中华医学会医师培训工程（高级系列）

CME TEXTBOOKS NATIONAL PROJECT 国家级继续医学教育项目教材 | 国家级继续医学教育项目教材

整形外科学高级教程

主　编 / 曹谊林　祁佐良　王　炜

中华医学会组织编著

中华医学电子音像出版社
CHINESE MEDICAL MULTIMEDIA PRESS
北　京

图书在版编目（CIP）数据

整形外科学高级教程 / 曹谊林，祁佐良，王炜主编．—北京：中华医学电子音像出版社，2021.6
ISBN 978-7-83005-243-0

Ⅰ．①整… Ⅱ．①曹… ②祁… ③王… Ⅲ．①整形外科学－资格考试－教材 Ⅳ．①R62
中国版本图书馆 CIP 数据核字（2019）第 273379 号

整形外科学高级教程
ZHENGXING WAIKEXUE GAOJI JIAOCHENG

主　　编：曹谊林　祁佐良　王　炜
策划编辑：裴　燕　史仲静
责任编辑：赵文羽
文字编辑：周寇扣
校　　对：朱士军
责任印刷：李振坤
出版发行：中华医学电子音像出版社
通信地址：北京市西城区东河沿街 69 号中华医学会 610 室
邮　　编：100052
E - mail：cma-cmc@cma.org.cn
购书热线：010-51322677
经　　销：新华书店
印　　刷：北京虎彩文化传播有限公司
开　　本：889 mm×1194 mm　1/16
印　　张：70.25
字　　数：2054 千字
版　　次：2021 年 6 月第 1 版　2024 年 6 月第 2 次印刷
定价（含习题卡）：450.00 元

内 容 提 要

本书根据对高级卫生专业技术资格人员的要求，结合目前的学科发展状况，系统地介绍了涵盖整形外科学和修复技术的经典方法和学科发展新理论，阐述了各种外伤、先天性疾病的整形技术和方法，以及细胞修复再生方面的新技术。本书具有权威性、实用性和指导性，可作为整形外科医师专业知识的培训教程，也可作为相关专业医师提高临床诊疗水平的工具书和参考书。

《整形外科学高级教程》

编委会

杨大平　哈尔滨医科大学附属第二医院
杨松林　上海交通大学医学院附属第六人民医院
吴溯帆　浙江省人民医院
沈尊理　上海交通大学医学院附属第一人民医院
张　英　上海交通大学医学院附属第九人民医院
张　舵　吉林大学医学院附属第一人民医院
张如鸿　上海交通大学医学院附属第九人民医院
张余光　上海交通大学医学院附属第九人民医院
张菊芳　杭州市第一人民医院
张智勇　中国医学科学院整形外科医院
张澜成　天津市整形外科医院
武晓莉　上海交通大学医学院附属第九人民医院
范志宏　上海交通大学医学院附属仁济医院
林子豪　第二军医大学附属长征医院
林晓曦　上海交通大学医学院附属第九人民医院
姜会庆　解放军南京军区总医院
殷国前　广西医科大学附属第一医院
高建华　南方医科大学附属南方医院
郭树忠　第四军医大学附属西京医院
栾　杰　中国医学科学院整形外科医院
展　望　海南省人民医院
曹谊林　上海交通大学医学院附属第九人民医院
章一新　上海交通大学医学院附属第九人民医院
蒋海越　中国医学科学院整形外科医院
鲁开化　第四军医大学附属西京医院
谢宏斌　北京大学第三医院
路来金　吉林大学医学院附属第一人民医院
滕　利　中国医学科学院整形外科医院
潘　宁　四川省人民医院

序

我国现有的医师培养过程分为医学院校教育、毕业后医学教育和继续医学教育三个阶段。专科医师规范化培训是毕业后医学教育的重要组成部分，是在住院医师规范化培训的基础上，继续培养能够独立、规范地从事疾病专科诊疗工作临床医师的必经途径。2017 年 7 月，国务院办公厅印发《关于深化医教协同进一步推进医学教育改革与发展的意见》（国办发〔2017〕63 号），文件中提出把医学教育和人才培养摆在卫生与健康事业优先发展的战略地位，为建设健康中国提供坚实的人才保障……支持行业学（协）会参与学科专业设置、人才培养规划、标准制（修）订和考核评估等工作，相关公共服务逐步交由社会组织承担。2015 年发布的《关于开展专科医师规范化培训制度试点的指导意见》（国卫科教发〔2015〕97 号）中明确提出：探索建立有关行业协（学）会协助政府部门做好专科医师规范化培训制度试点的业务指导、组织实施与日常管理监督的工作机制。根据需要，可组建由有关专家和医疗卫生机构、高等医学院校、相关事业单位、行业组织和政府相关部门等多方面代表组成的专科医师规范化培训专家委员会，协助开展有关工作。

中华医学会成立于 1915 年，经过百年的励精图治，已经成为党和政府联系医学科技工作者的桥梁和纽带、中国科协学会的翘楚、全国医学科技工作者的家园，其宗旨是团结医务工作者，传播医学科学知识，弘扬医学道德，崇尚社会正义。由中华医学会第二十五届理事会第四次会议审议通过的《中华医学会章程》中明确将“参与开展毕业后医学教育及专科医师培训、考核等工作”作为学会的业务范围之一。鉴于我国适用于专科医师规范化培训的教材存在系统性较差、内容质量参差不齐、学科覆盖不全面等诸多不足，中华医学会所属中华医学电子音像出版社依托学会 91 个专科分会的千余名专家力量，配合出版社三十余年传统出版和数字出版相结合的出版经验，策划了《 中华医学会医师培训工程（高级系列）丛书》，旨在通过本丛书引导医学教育健康发展和卫生行业人才的规范化培养。本套丛书的内容不仅包括专科医师应该掌握的知识，更力求与时俱进，反映目前本学科发展的国际规范指南和前沿动态，巩固和提高专科医师的临床诊治、临床会诊、综合分析疑难病例及开展医疗先进技术的能力，同时还增加了测试题，作为考查专科医师对专业知识掌握情况的依据。除此之外，本丛书还充分利用新兴媒体技术，就部分内容配备了相应的多媒体视频，以加强医务人员对理论知识和实际操作技术的理解。

在2016年举办的“全国卫生与健康大会”上，习近平总书记发表重要讲话，强调“没有全民健康，就没有全面小康”；在第十八届中共中央政治局常委会同中外记者首次见面会上，习近平总书记表达出对人民健康福祉的密切关注：我们的人民热爱生活，期盼有更可靠的社会保障、更高水平的医疗卫生服务、更优美的环境……实现全民健康离不开高水平医疗卫生服务的保障，开展高水平的医疗卫生服务离不开一支高素质、高水平的医疗队伍，这也是中华医学会组织国内各学科学术带头人、知名专家编写本丛书的目的所在。

本丛书在编写过程中多次召开组稿会和定稿会，各位参编的专家、教授群策群力，在繁忙的临床和教学工作之余高效率、高质量地完成了编写工作，在此，我表示衷心的感谢和敬佩！

中华医学会副会长兼秘书长

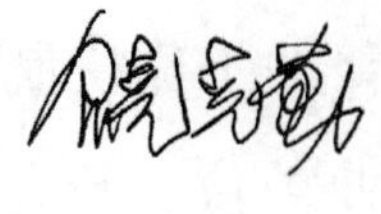

出版说明

为引导我国医学教育的健康发展，加强卫生人才培养工作，助力健康中国战略的实施，在中华医学会及所属 91 个专科分会的支持下，我们精心策划出版了《中华医学会医师培训工程（高级系列）丛书》暨《国家级继续医学教育项目教材》。

本套丛书的内容不仅包括医学各专业高年资从业者应该掌握的基本知识，更力求与时俱进，反映本学科发展的前沿动态，侧重医务人员临床诊治技能、疑难病例处理以及开展医疗先进技术能力的培养，具有专业性、权威性和实用性，因此既可作为正在试点推动的专科医师规范化培训的工具用书，又可作为医务人员或医疗行政管理部门开展继续医学教育的必备教材。同时，本套丛书在系统梳理专业知识的基础上均配备练习题库和模拟考试情境，有助于检验专业知识的掌握情况，亦可作为拟晋升高级职称应试者的考前复习参考用书。

限于编写时间紧迫、经验不足，本套教材会有很多不足之处，真诚希望广大读者谅解并提出宝贵意见，我们将于再版时加以改正。

目　录

第1章

概　论

第一节　整形外科的定义、命名和简史

整形外科(plastic surgery)是以组织移植为主要手段，修复先天的或因创伤、感染、肿瘤等各种原因造成的体表组织或器官的缺损与畸形，以改善或恢复其功能和外形的一门学科。在我国，整形外科又被称为整复外科、成形外科，但仅仅是称谓的不同，其定义、内容、原则是完全一致的。

整形外科本身包括了修复重建与美容两个部分，美容外科是应用整形外科的原则与技术手段，以改善体貌形态为主要目的的一个分支，是整形外科重要的组成部分。从整形外科的基本原则和发展等方面均无法为美容外科与整形外科划出一条界线，实际上两者都是必须具备美学观点的学科，其最终目标不仅仅是一般的正常，而是尽可能达到理想的美丽状态。

整形外科起源于第一次世界大战，涌现出许多早期著名的整形外科学家。此后整形外科不断发展壮大，在全球范围内相继建立起许多整形外科中心及期刊社，成为一门令人尊敬的、有价值的、对人类十分重要的学科。我国的整形外科兴起于朝鲜战争时期，在国外学习过整形外科的宋儒耀、张涤生、朱洪荫成为我国整形外科事业的主要创始人。

在整形外科的发展历程中，有无数创新给整形外科观念与技术带来了质的飞跃。尤其是组织扩张技术、显微外科技术、新型皮瓣的应用等，成为整形外科发展史上具有里程碑意义的进展。

皮肤软组织扩张技术于1950年 Neumann 首次尝试运用于鼻再造。1982年 Radovan 和 Schulte 研发了第一个真正的皮肤软组织扩张器，并用于乳房再造。此后，皮肤软组织扩张技术得到了快速的发展，目前已经成为整形外科解决组织量不够的有效措施和最主要的技术手段，被广泛应用于整形外科的各个领域。皮肤软组织扩张技术大大减少了供区的继发畸形，使得运用邻近组织修复整块大的缺损成为可能，是整形外科历史上的一大革命性的重要飞跃。

显微外科技术于20世纪60年代进入整形外科的应用领域，我国是最早开展显微外科技术的国家。1963年陈中伟断肢再植成功，1966年杨东岳足趾移植成功及1973年游离皮瓣移植成功。由杨果凡发明的前臂皮瓣享誉国际，被称为“中国皮瓣”。显微外科技术的应用对整形外科发展产生了重要作用，它使得整形外科从宏观走向了微观，极大地提高了手术的精度与效果，缩短了疗程，拓宽了组织缺损修复的范围及领域，成为整形外科普遍采用的技术手段。

皮瓣一直以来都是修补局部缺损及再造器官的主要手段之一。近年来出现了许多以穿支皮瓣、预制皮瓣为代表的新型皮瓣，极大地拓展了皮瓣的应用范围，减少了供区损伤。目前，穿支皮瓣因其设计灵活，供区损伤小等优势逐渐成为研究热点并在临床广泛应用，而预制皮瓣则向着在体内构建体表组织和器官的方向迈进了一大步。临床上皮瓣的应用正向着更实用、灵活，供区损伤最小化等方向发展。

整形外科与其他学科有着广泛的交叉和融合，是一个新兴的边缘学科，也是发展最为迅猛的一个学科。现代医学会使一个人接近最长寿命。随着寿命的延长，医学对于人类将来的主要贡献将是提高生命的质量。没有任何一个医学专业能像整形外科专业这样能够在这方面做出如此多的贡献。

第二节　整形外科的治疗范围和特点

一、整形外科的治疗范围

1. *先天性缺损与畸形*　如唇裂、腭裂、尿道下裂、小耳畸形、上睑下垂等。

2. *后天性畸形与缺损*　包括因创伤、体表良性与恶性肿瘤、感染及其他原因造成的畸形与缺损。

3. *美容外科*　如重睑、睑袋切除、隆鼻、鼻整形、隆颏、下颌角切除、除皱、隆乳、吸脂术、激光美容等。

二、与其他学科相比整形外科有着其特有的特点

1. *治疗范围广*　从部位上，整形外科的治疗范围从头到足，涉及全身体表各个部位及部分体内器官。从病因上，整形外科涉及的病种非常广泛，既有先天性畸形，又有后天性畸形；既有原发性的，又有继发性的；从病种上，既有创伤，又有肿瘤；从年龄上，既有新生儿，又有老年人。

2. *功能与形态并重*　整形外科在改善形态的同时，更注重功能的恢复与重建。在很多情况下，功能与形态的改善是相辅相成的，要达到良好形态与功能的目标，所需要的修复组织的质量要求也越高。形态改善的越好对功能恢复越有利。功能永远处于首位，形态必须跟随着功能。当形态与功能相矛盾时，应当首先保证功能的恢复。在某些因素的制约下，无法满足最高要求时，也应该把功能的恢复作为首要目标。

3. *既有原则性，又有创造性和灵活性*　整形外科是一个原则性很强的学科，其中包括了美学原则、无菌原则、无创原则及组织修复的原则等。同时，整形外科的特点又赋予了整形外科医生在手术设计与手术方式上有充分的创造性和灵活性。从这一点上来说，整形外科手术是最具有个性化特征的手术。然而，任何的创意和改变都必须符合整形外科的基本原则。例如，任何的手术设计都必须首先保证组织的成活，更多的情况下，医生的设计经常因组织成活的需要而不得不做出妥协。

4. *多学科交叉与联系*　整形外科是一个交叉学科，与普外科、骨科、脑外科、泌尿外科、妇产科、小儿外科、口腔科、皮肤科、眼科、耳鼻咽喉科都有着广泛的交叉。有些手术甚至在2个学科领域并存。同时，整形外科与美学、心理学、材料学、物理学等人文学科和自然学科领域有着密切的联系，并深受这些学科发展的影响。

5. *操作精巧、细致*　由于整形外科对形态的完美追求，整形外科的技术操作要远远比普通外科的操作精细的多。这种精细不仅体现在手术的操作上，也体现在手术的设计、所使用的器械及术后的效果上。

6. *审美观与艺术性*　整形外科医生要具备良好的美学修养，认识何为理想的美貌、美的黄金比例、美的个性化特征及美的千变万化。同时，必须深入了解患者对美的理解和认识，正确评估手术的美学效果，以最大限度地满足患者的美学要求。

7. *与精神心理关系密切*　在就诊的整形外科患者中，很多人存在着不同程度地心理问题。整形外科手术在很大程度上能够解决一些患者的心理问题，使患者摆脱自卑、建立自信。但是，并非所有心理问题都能通过整形外科手术加以解决，当患者有严重的心理障碍甚至精神问题时，整形外科手术只会带来更多的麻烦。因此，术前准确了解患者的心理状况是整形外科医生的一个基本功，对于获得满意的手术效果十分重要。

第三节　整形外科的发展与展望

近一个世纪以来，随着生命科学、材料科学、显微外科、计算机技术等相关科学技术的迅猛发展，整形外科基础理论研究日益深入，治疗范畴日趋广泛，与相关学科的交叉联系更加紧密，不断涌现出新理论、新技术、新材料并取得了令人瞩目的成就，如组织工程基础研究、皮瓣及瘢痕等临床疗法、超级显微外科技术、计算机辅助技术、同种异体复合组织移植、微创整形及新型生物材料等。当前，整形外科已发展成为一个追求高度完美、高度精细的手术学科，并显示出欣欣向荣的发展趋势和十分远大的发展前景。

一、微整形技术

微整形的概念是近年来逐步形成的。它通过外部设备、生物材料或自体组织的应用达到美容的目的，具有安全、没有手术切口、恢复期短等优点，深受求美者欢迎，成为当下最为流行的美容方式之一，并呈现逐年上升的发展趋势。目前微整形技术主要包括注射整形美容技术、激光整形美容技术等。微整形技术的诞生给整形外科注入了新的元素，将整形外科以最小的组织损伤达到最佳的美容效果的宗旨发挥得淋漓尽致，为整形外科带来了更为广阔的研究及创新机遇。

二、内镜辅助整形外科技术

内镜技术在整形外科的应用无疑是整形外科历史上的一次突破。整形外科使用内镜的主要目的是在经内镜直视下创造皮肤软组织下腔隙和获取供区组织。它较好地避免了多数传统手术方式切口大、瘢痕明显，术野暴露不佳、创伤大等缺点，极大地满足了患者对于美容手术附加损伤最低的要求。如今，内镜技术已经扩展到整形外科手术的各个领域，随着设备的不断改进及技术的不断探索，将持续在整形外科更为广泛的领域中发挥重要作用。

三、计算机辅助整形外科技术

随着计算机技术的飞速发展，计算机辅助三维重建（computer aided 3-D reconstruction，CATR）技术在辅助诊断、手术设计、手术过程模拟及个性化置入材料制备等多方面的应用日益受到重视。目前，利用CATR技术可以复制精确的颅颌面部的骨模型，模拟截骨线和术后效果；可比较准确地测量乳房体积并模拟术后乳房的三维形态；甚至制备个性化的假体、修复体、赝复体等。数字模拟技术作为整形外科直观有效的辅助工具，必将成为今后研究与发展的热点。

四、同种异体复合组织移植

利用同种异体复合组织移植修复器官缺损一直是整形外科重点研究的课题，近年来，已有临床报道同种异体手移植、腹壁移植、颜面移植及阴茎移植等成功案例，展示出良好的临床推广和应用前景。未来发展重点在于进一步提高移植成功率，修复器官形态兼顾功能等方面，研究安全、高效、持久的免疫抑制治疗或诱导免疫耐受疗法也是未来亟待解决的问题。

五、组织工程

组织工程学是综合应用工程学和生命科学的基本原理、基本理论、基本技术和基本方法，应用具有特定生物学活性的组织细胞与生物材料相结合，在体外或体内构建组织和器官，以重塑、修复及改善组织功能的目的。近年来组织工程技术取得长足发展，比较成熟并逐步在临床应用的产品主要有组织工程皮肤和组织工程软骨等。已经能够利用人的脂肪干细胞生产出含有表皮、真皮、皮下组织的皮肤。应用组织工程软骨治疗小耳畸形，获得了稳定的效果。应用具有多向分化潜能的间充质干细胞作为组织工程的种子细胞已成为未来的发展方向。目前已有大量研究诱导间充质干细胞形成其骨骼、肌肉、软骨、血管等间叶组织。预测未来间充质干细胞将有望应用于构建更为复杂的复合组织结构。目前正处于组织工程成果向临床转化的关键阶段，组织工程的发展将为整形外科学带来具有划时代意义的变革。

整形外科是一门既古老而又年轻的学科，至今仍然有着大量有待开发的新兴领域。近年来组织工程研究不断深入并取得突破性进展；临床诊断治疗不断精益求精；显微及同种异体复合组织移植技术更加成熟并向功能重建发展；计算机模拟辅助技术应用前景广阔；微创及非手术治疗成为新的趋势。展望未来，组织工程学、生物医学工程学、免疫学、材料学、信息科学等相关学科的发展将继续为整形外科提供新理念、新热点及更为广阔的发展空间，整形外科学将不断进步创新，取得更为令人瞩目的进步。

第四节　整形外科操作的基本原则与基本技术

施行整形、美容手术要达到好效果，必须在术前对治疗方案精心设计，术中精心操作，术后仔细观察护理及做好康复治疗。在这系统工程中虽然各类病变畸形的手术有其独特特性，而其中却贯穿着共性的整形外科手术的基本操作技术——基本功。

常言道“台上一分钟，台下十年功”。各行各业身怀绝技的人，都是以长期刻苦训练获得扎实的基本功为基础。

下面叙述整形手术操作的基本训练内容。

一、基本原则

(一)严格无菌操作

任何外科手术均应遵守无菌操作技术。整形手术往往有2处以上手术野，操作程序多，手术时间较长，体表创面暴露机会多，术中患者体位变换较多，因而招致感染的机会增多，因此严格无菌操作尤为重要。要求手术野严密消毒、范围大，铺巾后不致因手术体位改变而遭污染。做好口鼻附近的皮肤黏膜消毒。清醒的患者术中要用纱布盖于其口鼻，以防飞沫污染。烧伤瘢痕凹陷处的积垢不仅要在术前预先清除，而且在手术过程中还需进一步清洗。整形手术中组织移植占很大比例，游离移植的组织未重新建立血供之前，抗感染力低，带蒂组织移植的血供往往比正常组织降低，一旦感染既可致手术失败，又消耗了修复用的组织材料。至于硅胶假体、扩张囊埋置术后的感染，不易逆转，终以失败告终。

(二)减少组织损伤

任何外科手术对组织都有一定的损伤。整形、美容手术是要把这种损伤减少到最低程度。爱护组织，贯彻于做切口，止血结扎，剥离，钩拉组织及缝合等每一操作中。过度夹持、挤压、摩擦、牵拉、扭转、干燥或过热的纱布湿敷等，可直接造成细胞组织的坏死，血管痉挛、内膜损伤，使相关组织缺血、肿胀以至血供障碍。手术成员要禁忌粗暴操作，准确地使用精巧、锋利的器械，减少手术损伤。整形外科医师培养起始阶段就要有一个严格要求，形成紧密无创操作的习惯。

(三)消灭无效腔，防止血肿

由于局部组织缺损，创面闭合后在皮下或深层出现空隙即为无效腔(死腔)，这是造成血肿、感染的祸根，可转移组织瓣充填及放负压引流管，以消灭无效腔。小的无效腔可借缝合及加压包扎去克服。

血肿是因为止血不彻底所致，也或由于局部浸润麻醉药液中加肾上腺素后继发性出血引起。血肿影响手术创面的愈合，造成瘢痕及畸形愈合，移植皮片下血肿常使皮片坏死，皮瓣下血肿可使皮瓣部分感染、坏死，应予避免，产生血肿应予以清除。

(四)适度张力缝合

过度的张力缝合易引起组织器官移位和日后切口周缘皮肤切割伤及瘢痕过宽。有时因张力大导致组织坏死、创口裂开等。皮片移植时皮片张力大则使皮片与创基贴附不良，皮片坏死及皮片下血肿等。缝合时过分松弛则局部组织过多，形成组织堆积臃肿，因此，必须在缝合时保持适度张力。

(五)无创面遗留

在器官再造及组织缺损修复时应尽可能不要遗留创面，否则导致感染，肉芽形成，延期愈合，瘢痕多，影响修复效果。特别是手部新鲜创伤、皮肤撕脱伤等早期修复中，必须实行无创面遗留的原则。在上皮生长活跃区，或是非全层皮肤损伤中，遗留创面是为了减张愈合，如腭裂修复后如断层皮肤的供区。

二、基本操作技术

(一)切口

切口的长短、走向、形态，直接关系到能否达到治疗效果。

1. *切口走向应顺皮纹或皱纹*　切口方向应与Langer线平行。此皮纹与弹性纤维的长轴一致。顺皮肤皱纹、皱褶和曲折线走向，是切口走向选择的重要依据。按这两原则选择切口，有利于创口愈合，减少术后切口瘢痕。

2. *面部切口走向选择*　除顺皮纹、皱褶等做切口外，沿发际、皮肤与黏膜交界处、眶缘、耳前轮廓线等隐蔽部位做切口，有利于创口愈合，减少术后瘢痕，瘢痕隐蔽。

3. *手部*　为了手的特殊功能，除切口顺皮纹、横过皮纹时改成锯齿状外，需留意保护手部感觉神经。1～4指尽量避免在桡侧做切口，而小指避免在尺侧做切口。拇指处于内收、外展、对掌3种位置时，虎口所出现的皱纹或皱褶方向不一样，只有做四瓣或五瓣Z形术，才能满足不同方向皮纹的要求，避免切口挛缩。单个Z成形术是不行的。

4. *切口设计线的定点*　在面颈或眼、鼻、唇、眉区的整形，要左右侧对称，可先画出前正中线，测量手术区与正中线距离、大小形状，或用纸、布模子，用亚甲蓝绘就切口设计线，在麻醉后以4.5号针头刺出蓝点标志。

5. *切开*　取锋利的15号小圆刀或11号尖刀

刺入真皮下或皮下脂肪浅层，然后刀柄与皮肤呈45°～60°角运行，至末端时再竖起刀刃呈90°切入，使切口全长与深度一挥而就，创缘垂直。不做来回切割的拉锯动作。在毛发区内做切口时，沿毛发生长方向，切口略倾斜以减少毛囊损伤。要遵守逐层切开组织的操作。在刀刃运行中，常因体表弧度的转变，需注意保持切口创面垂直；经过弧状和尖角转弯，又要切出深度一致。

(二)剥离

整形手术中进行组织解剖剥离的操作较多，常采用准确的锐性剥离和钝性剥离结合，减少组织的损伤。

剥离平面不同的整形手术，解剖剥离的平面也有区别。

(三)止血

彻底止血是各种手术的基本要求。防止血肿是整形外科组织移植取得成功，达到一期愈合，获得较好手术效果的重要条件。

切除中用电凝止血特别是双极电凝止血好，能做到精细止血，组织损伤小。局部麻醉药液中加1∶(1 000 000～2 000 000)肾上腺素能达到减少创面出血及止血的目的。

(四)清洗

整形外科手术往往创面大、时间长，术中及缝合前宜多次清洗，清除组织碎片，以预防感染有利于组织修复。潜在感染的创面，术前用1∶2 000苯扎溴铵(新洁尔灭)液清洗创面及周围皮肤污垢3次，清创后，用1.5%过氧化氢溶液，生理盐水、再用苯扎溴铵(新洁尔灭)液、生理盐水清洗，重复1～2次，抗生素液冲洗、湿敷，以减少感染的可能。

(五)引流

经过止血后，创面大仍可能渗血，又不能单纯依靠压力包扎防止渗血时，宜放引流。缝合后有无效腔存在者，感染或有潜在感染者，术毕也要放引流，不能疏忽。常用的方法有负压引流、橡皮条引流和皮片戳孔低位引流。引流须放在低位和通连无效腔；引流口不能缝合过紧，可预留缝线供拔引流条后打结；负压引流管要求不漏气。

(六)缝合

缝合是整形美容手术中一项重要而技巧性强的操作。一个良好的手术设计方案，经过切开、剥离等项操作后，最终要靠缝合去完成组织的准确对位、塑形与再造，遵守适度张力缝合的原则。

1. *间断缝合法*　先用3-0丝线或3-0或5-0可吸收线缝合皮内，再以皮肤的间断缝合使组织减张对位。用细针细线(3-0、5-0黑丝线或6-0合成线)，距创缘3～5mm处从皮面垂直进针达真皮下，在真皮下平面穿过切口；到另一侧相同的真皮下平面的相应距离针尖上转90°，与皮肤面垂直出针，切口两侧的缝合深度相同。丝线打3～4个结，合成线打4～5个结。创缘密切靠拢，张力适宜，每个线结相距3～6mm。

2. *真皮层缝合法*　使真皮密切对合，减少皮肤表面张力，以减少切口瘢痕。真皮－皮下间断缝合法，用3-0白丝线缝合，打结于深层。

3. *连续真皮层缝合法*　多用于面部美容手术而创缘对合无张力。先做皮下密切缝合，再缝合真皮。若切口过长，可每隔4cm从皮肤穿出一针以便于拆线，缝合完成后用透气胶纸减张。拆线时间可酌情延至8～10d。

4. *连续毯边缝合法*　此种缝法尤其适用于为解除挛缩改善功能，在大面积瘢痕中做部分切除植皮手术中，用以控制瘢痕切缘难以解决的渗血。因此又称为锁边缝合(border-locking suture，或edge-locking suture)常用于无须打包加压的皮片移植时的缝合。或用于一般皮肤切口缝合，缝合皮肤前皮下宜做良好对合。在角状转弯处，要打结以免过松对合不佳。

5. *褥式缝合法*　有横褥式和纵褥式缝合法两种。精密的低张力的褥式缝合是整形、美容手术缝合的良好缝合，缝合完成后，用透气胶纸减张。

6. *三角皮瓣尖端缝合法*　有两种，一是按间断缝合法缝尖角皮肤，另一是皮肤→皮瓣尖角真皮下或皮下→穿出对侧创缘相应厚度皮肤，使尖角创缘平整对合，打结。

(七)包扎与固定

整形手术毕的敷料包扎与固定为手术的重要组成部分，包扎固定适当与否，可直接影响手术的成败。如皮片移植包扎固定欠妥，皮片就难与创基建立血供；皮瓣术毕的包扎固定，应避免蒂部受扭转、压迫和张力，否则导致皮瓣血供障碍。敷料包扎要达到3.33～4.0kPa(25～30mmHg)压力，要有利于压迫止血、消灭无效腔、静脉回流、减轻组织肿胀，促进局部制动与引流等目的，使创面愈合良好。良好的包扎应能保持7～14d，不致增加患者痛苦或造成组织损伤。

常用的包扎材料有消毒纱布、纱布绷带，各种胶布透气胶纸，弹性绷带、弹性网套等；固定用材料有石膏夹板、热塑夹板、木夹板等，均按需选用。

(1)一般包扎:所有手术伤口,先盖一层油纱布,再覆以平整纱布,以疏松纱布压紧或填平凹陷,具有适当的压力,用多条透气胶带减张粘贴,使切口处皮肤松弛。必要时外加绷带包扎,石膏固定。

(2)颜面部包扎:上面部包扎包括单眼包扎、双眼包扎、单耳包扎、双耳包扎,还有半颜面、全颜面包扎,鼻部、上唇、颌部包扎等。若把耳包扎在内则耳前后用纱布垫平后包扎。若把眼包扎在内,则眼部涂眼膏盖油纱布、眼垫后包扎。唯用纱布绷带包扎时外露耳、外露眼的上方,各纵放 1 条纱布条,再做包扎。包扎毕,纱布条打结,使敷料压紧,再加胶布固定。全颜面包扎时,纱布条放于额正中做结。

(3)手部包扎:要求诸指分开,指尖外露,诸指关节微屈,拇指呈对掌位。手掌内垫以纱布或绷带卷。包扎毕用石膏夹板固定腕关节于中位。小儿手部包扎与石膏固定,应至上臂,肘关节屈 90°。如仅包扎固定至肘关节以下,可能被小儿摔打致全部敷料呈脱手套状掉落。

(4)远处皮瓣转位移植的包扎:如胸、腹部皮瓣转移至手部,下肢交腿皮瓣等,需将有关肢体包扎固定。使皮瓣无张力及扭折。先用长胶布粘贴,继而垫以纱布,用绷带包扎,再做石膏固定。皮瓣远端留出观察孔以便随时检查血供情况。此类包扎固定良好十分重要。远处皮瓣移植的失败,有些是由于包扎固定不妥善所致。

三、皮肤局部整形的基本技术

整形、美容门诊手术常是皮肤局部的整形,很常用而且病人很多,包括颜面、肢体各部位的小型瘢痕,小的皮肤肿瘤(痣、血管瘤、囊肿、基底细胞癌、鳞癌状细胞等),及其引起皮肤缺损的修复,许多情况下把这类手术视为艺术创作。要结合每一个病变畸形的特点,仔细分析,并结合患者的要求、性别、年龄、婚姻、职业和心理状态,进行皮肤局部整形手术的设计,还要把手术可能达到的效果与不足,如实地留有余地地向患者解释,以取得合作与信任。

(一)单纯切除缝合法与分次切除缝合法

适用于面部宽 1.0cm 以下的皮肤良性肿瘤,顺皮纹的瘢痕、面部组织活检等,顺皮纹做病灶切除,直接缝合。肢体等能遮盖、较松动的部位,切除宽度酌情增加。对较宽的痣、毛细血管瘤等还可做分次切除缝合,每次手术间隔 3～6 个月。

顺皮纹设计梭形、弧梭形、S 形或 Y 形切口。切除痣等,切除范围的长宽比例达(2.5～3.0)∶1 时,缝合后平整效果佳。若只 2∶1,则易见两端组织隆起,以及日后切口瘢痕往往变宽。较大的痣,宽度超过 1.5cm,常需分次切除,宽度在 2.5cm 以上常要 3 次手术切除。分次切除缝合的最后 1 次手术,往往是决定美容效果的关键。采用分层间断缝合法,5-0 丝线或尼龙线缝合皮肤。术后做加压、减张粘贴至术后 2～3 周。

(二)对偶三角皮瓣成形、Z 成形术

又称 Z 形皮瓣或交错皮瓣,是实用、有效,广泛应用的一种基本修复方法。达到松解瘢痕挛缩或改变张力线的方向与位置,改善功能和外形。

手术设计:以瘢痕挛缩线或张力线为轴,在两侧各做一切口,称为臂,轴与双臂形成方向相反的 2 个三角形皮瓣,互相交换位置缝合后延长了轴线距离,即松解了挛缩或张力,2 个皮瓣的角度以 60°为最佳,易位后延长的距离最多,达 75%,45°者增长 50%,30°者增长 25%。超过 90°的对偶皮瓣互相转位较困难,Z 形皮瓣的两三角皮瓣,可以角度相等,也可制成一个角度大,另一个小些,称为不对称的 Z 成形术。以此为基础有许多演变,包括双 Z 成形,连续 Z 形术,四瓣、五瓣、六瓣、七瓣 Z 成形术,连续五瓣 Z 成形术等,颜面部做美容手术中 Z 形皮瓣的两臂长度通常可为 0.5－1.0－1.5－2.0cm。注意 Z 成形术的两臂切口,不一定是制成直线,而可依据皮纹的变化,而成弧形或流线形。

Z 形皮瓣及其演变的灵活应用,对治疗腋部蹼状瘢痕挛缩、对环状挛缩开大的、半环状的瘢痕挛缩、以及治疗虎口开大等均能获得好效果。如关节屈侧的蹼状瘢痕,鼻孔狭窄,先天性肛门闭锁,先天性内眦赘皮,指蹼轻中度挛缩等。为了预防瘢痕挛缩,整形手术中经常特意把皮肤组织或其他组织缝接成 Z 形或做 Z 形术。另外,依靠做 Z 形术来克服皮肤缺损是有限的,其周围需广泛皮下的分离,减张剥离,可在中段做 Z 形术以改变瘢痕方向。

四、W 成形术

W 成形术是应用锯齿形切口,进行瘢痕或皮肤斑、瘤切除的方法,由于形态似多 W,称为 W 成形术。其优点是减少缝合口张力,减少术后瘢痕,多半用于面部整形。适用于:①挛缩性瘢痕切除。②面部较大的痣,小的皮肤肿瘤切除的整形。如果陈旧性缝合瘢痕较宽,两旁针孔瘢痕又明显,也适于连续 W 术修复。

手术方法：在瘢痕或色素性病变两侧，绘出连续W形的切口设计线，实际是连续的三角皮瓣整形，三角皮瓣的两臂一般长0.5～0.8cm，可根据具体情况而变化，三角皮瓣的夹角60°～90°，呈等腰三角形时，手术操作较易，或是不等腰三角形，但要求与之对合的另一侧皮瓣也应相似，为不等腰的三角形。将两侧W形切口范围内的病变、瘢痕一起切除，也包括了此范围内的正常皮肤。

W成形术的倡导者Borges于1959年、1969年、1970年、1979年先后报道临床应用病例，解释其优点及选择此术式的理由。但1979年发表的论文中，他写道"经过20多年实践，作者的惟一遗憾是不再常用了"。因此，我们对W术要有清楚的认识，其缺点：①锯齿切口间必然会切除一些正常皮肤，锯齿越大越多被切除者越多；②短锯齿切口瘢痕多，其中与皮肤皱褶相交的角度较大者约占一半；③3～6个月后的瘢痕挛缩，连续W缝合的切口线往往又似直线状了。

五、V-Y成形术与Y-V成形术

V形切开，使三角形组织松解，退回到需要的位置，Y形缝合即达到组织复位。轻度的局限性下睑外翻、下唇唇缘外翻、鼻小柱延长术、颈部某些瘢痕等可用，也常常结合到其他局部皮肤整形术中应用。五瓣Z形术中中间一个三角皮瓣，实际上是Y-V术。Y形切开，依靠组织的松动性向前推进，缝成V形。

六、猫耳的修整

在局部皮瓣旋转后或椭圆形、梭形创面缝合末端，因两侧创缘长短不一地缝合至末端时，皮肤常突起成角状皱褶，称为猫耳(英语称狗耳)。这种突起不经修整不能自行舒平。面部手术后即使留下1mm的猫耳畸形，也会令患者和医师遗憾，如内眦上方的重睑纹、眼袋整形术鱼尾纹末端等。修复猫耳时，要保护皮瓣蒂部的血供不受损害。

修复方法：用皮钩提起突的皮肤皱褶顶端，倒向顺皮纹的一侧，绘出切口线，确认合适后做切口，舒平皱褶，依切口形状切除多余皮肤。还尽可能修剪去附近的皮下脂肪，使缝合后平整。若是在非外露部位的瘢痕区则不切除上述多余皮肤，再在附近加辅助切口，把多余皮肤瓣插进去缝合。有时，大猫耳修整缝合后仍出现小猫耳，则只修平突起处的表皮真皮即可。

七、旋转推进皮瓣法局部整形术

面颊部、下睑、眉间、鼻根部的小肿瘤或瘢痕切除后创面，常用旋转推进皮瓣法修复。其特点是在旋转皮瓣蒂部基底、长弧形切口的末端做一个逆切口，其周围皮下剥离。皮瓣既旋转又向前推进，把缺损创面闭合。

八、圆形、菱形、矩形缺损的修复

有2种方法：①从缺损的一侧创缘做一个菱形的邻位皮瓣或连续做2～3个菱形的邻位皮瓣转移修复。紧靠缺损处菱形呈120°钝角，而邻位皮瓣尖为60°，连续邻位菱形皮瓣者类似。亦可用皮下组织蒂皮瓣修复。②把缺损创面画出一条对角线，遂分成2个三角形创面。按三角形创面修复的方法设计旋转皮瓣、旋转推进皮瓣、扇形皮瓣或邻位皮瓣修复。

(祁佐良)

第2章

畸形学、综合征学和遗传学

第一节　畸 形 学

一、畸形学的概念

先天畸形是由于胚胎发育紊乱而引起的出生时存在的形态结构异常，研究先天畸形的科学称为畸形学(teratology)。畸形学研究的内容主要是分析归纳新生儿中出现的人体各部位或器官形态结构上的各种缺陷，探讨追溯可能造成这些缺陷的致病原因，研究这些缺陷的发病机制、发病过程、可能预后，推断家系遗传关系、同胞及后代再发风险，以期提供相应防治依据的临床医学的一个分支学科。畸形学研究范围主要是人体各部位和器官形态结构上的异常，不包括代谢疾病、免疫缺陷、聋哑疾病、视力障碍、精神错乱、产伤等。随着现代工业的快速发展、环境污染日趋严重，先天畸形的发生率有上升态势，作为危害健康的人类疾病已受到高度关注。

缺损和畸形的矫正与整复治疗是整形外科临床的一大专业领域，单纯从整形外科手术治疗角度考虑临床所遇到的问题可能过于单纯或易于造成一些遗漏；作为整形外科临床医师不能仅从矫正与修复的角度就事论事，应该从畸形学的观点深入认识、全面了解临床遇到的各类各种先天畸形，研究这些畸形的相关病因、可能的发病机制、各自的遗传规律、畸形涉及范围等，获取较为全面准确的认识，应该具有重要的临床意义。

正常胚胎发育分为 3 个阶段：胚前期、胚期和胎期。受精完成后受精卵发生连续有丝分裂，14d 后形成二胚层胚盘，15d 后二胚层胚盘分化为三胚层胚盘，称为胚前期；胚期为受精后第 15～56 天，历时 6 周，胚胎初具人形，细胞分化、组织发生、形体建立，这一时期的胚胎发育最为复杂，受环境有害因素的影响最为敏感，发生先天畸形的概率最大。经过胚前期、胚期的胚胎发育，人体部位形态已基本形成，大部分器官系统已建立。胎期自受精后第 9 周至胎儿出生，胚胎发育主要是组织和器官的成熟完善、胎儿快速生长，妊娠 3～5 个月胎儿身体增长特别显著、妊娠最后 2 个月体重增长特别明显，胎期胎儿头部生长逐渐减慢、躯体生长逐渐加快。

二、先天畸形的发生原因

(一)遗传因素

包括亲代畸形的血缘遗传、配子或胚体细胞的染色体畸变和基因突变。染色体数目异常和染色体结构异常均可造成畸变，染色体数目减少引起畸形如先天卵巢发育不全综合征(Turner 综合征)，为女性患者 X 染色体缺失一条即核为 45X 所致；染色体数目增多引起畸形如 21 染色体的三体引起的先天性愚型(Down 综合征)、18 号染色体的三体引起的 Edward 综合征、性染色体三体引起的先天睾丸发育不全(Klinefelter 综合征)。染色体结构畸变引起的畸形如 5 号染色体短臂末端断裂缺失引起的猫叫综合征。基因突变发生次数多但引起的畸形比染色体畸变引起的畸形少，主要有软骨发育不全、肾上腺肥大、小头畸形、多囊肾、皮肤松弛症、睾丸女性化综合征。

(二)环境因素

有生物性致畸因子、物理性致畸因子、致畸性药物、致畸性化学物质、其他致畸因子。

1. 生物性致畸因子　已明确对人类胚胎有致

畸作用的生物因子有风疹病毒、巨细胞病毒、单纯疱疹病毒、弓形虫、梅毒螺旋体等。

2. 物理性致畸因子　已确定对人类有致畸作用的物理因子有各种射线、机械性压迫、损伤等，高温、严寒、微波等对动物有致畸作用，对人类有无致畸作用证据不足。

3. 致畸性药物　多数抗肿瘤药物有致畸作用如氨蝶呤钠(氨基蝶呤)可引起无脑、小颅、四肢畸形，白消安、苯丁酸氮芥、环磷酰胺等均有致畸作用；某些抗生素如四环素可引起胎儿的牙釉质发育不全、大剂量链霉素可引起先天性耳聋、大剂量新霉素可引起白内障和短指畸形；某些抗惊厥药物(如乙内酰脲、三甲双酮)、某些抗精神病药物(如酚噻嗪、溴化锂、安非他明)、某些抗凝血药(如华法林、肝素)、某些激素(如性激素)均有不同程度的致畸作用，可引起不同的先天畸形。

4. 致畸性化学物质　工业废物、农药、食品添加剂和防腐剂中含有一些致畸作用的化学物质，如某些多环芳香碳氢化合物、亚硝基化合物、烷基化合物、苯类化合物，某些农药如敌枯双、某些重金属如铅、砷、镉、汞等。

5. 其他致畸因子　酗酒、大量吸烟、缺氧、维生素缺乏、重度营养不良等有致畸作用。

(三)遗传与环境因素相互作用

多数先天畸形是环境因素和遗传因素相互作用的结果，环境致畸因子通过引起染色体和基因突变造成先天畸形，遗传特性也可决定和影响胚胎对致畸因子的易感性。标示遗传因素所起作用大小的指标称为遗传度，遗传度越高表示遗传因素在该畸形发生中起的作用越大，如腭裂遗传度为76%，先天性髋关节脱位遗传度为70%。

(四)胚胎的致畸敏感期

畸形的发生不仅确定于致畸因子的性质、胚胎遗传性，还决定于胚胎受到致畸因子作用时所处的发育阶段，受到致畸因子的作用最易发生畸形的发育阶段称为致畸敏感期。胚前期(受精后2周)胚胎受到致畸因子作用后较少发生畸形，此阶段细胞分化程度低，致畸作用强则胚胎死亡，致畸作用低则少数细胞死亡，多数细胞代偿调整。胚期(受精后3～8周)胚胎细胞增生、分化活跃，器官原基正在发生，最易于受到各种致畸因子的作用，胚期是最易发生畸形的致畸敏感期，各器官发生的时间不同，因此各器官的致畸敏感期也不同。胎儿期历时(自第9周至出生)最长，胎儿发育快，受到致畸因子作用后发生的畸形多属组织结构和功能方面的缺陷，一般不出现大的器官畸形，胎儿期不属于致畸敏感期。

三、先天畸形的分类

(一)组织发育异常(dysplasia)

胚胎发育早期即3胚层形成、细胞分化、组织发生阶段出现的形态结构异常。严重遗传缺陷引起的整胚发育畸形大多不能形成完整的胚胎并早期死亡或自然流产；局限性组织发育异常可呈多发性或全身性分布，如血管瘤、色素痣、神经纤维瘤等，实际为错构瘤，可有较高恶变倾向如结肠息肉；血管瘤可永久存在也可逐渐自行消退，也可于出生后逐渐或迅速显现。

(二)畸形(malformation)

在胚胎器官形体建立阶段发育异常造成的形态结构异常，种类繁多，器官形体建立早期阶段可出现不发育，如无眼、无耳、双肾不发育；发育诱导和反应不足出现小头、小颏、小眼、小耳等；发育诱导和反应过度可出现多指、多乳头、多尿道等。器官原基形成后在融合、移行、闭管、成腔、分隔、退化、消失等过程中出现紊乱，可发生许多形态结构异常。融合异常可出现唇裂、腭裂、眼睑裂、面裂、尿道下裂；移行异常出现肾位置异常、睾丸未降、纵隔甲状腺、肠道回转；闭管异常出现房间隔缺损、室间隔缺损、无脑、脑膜脑膨出、脊柱裂、脊髓脊膜膨出；成腔异常出现食管闭锁、肛门闭锁、外耳道闭锁、阴道闭锁；分隔紊乱出现心脏畸形、直肠阴道瘘；退化消失异常出现动脉导管未闭、梅克尔(麦克尔)憩室、脐尿管未闭、残遗尾。畸形可以单发也可以是某一综合征的一部分，无特异性。

(三)变形(distortion)

变形是指非破坏性的机械外力持续作用于胎儿躯体造成发育胎儿某个部分出现的形态或位置异常，如马蹄内翻足、先天性髋关节脱位、先天性姿势性脊柱侧弯等。最多的外力来自子宫压力，如子宫伸展不足、双角子宫、子宫肌瘤等。

(四)毁形(disruption)

毁形指原本正常发育的器官或身体区域被干扰破坏形成的形态缺损，如子宫内组织索带缠绕造成的截指、截肢、环状缩窄。

畸形、变形、毁形在临床上相互之间有所区别，也有所关联，可相互重叠；有些病例既是畸形又是变形，或在变形的基础上伴随毁形。先天性形态结构的异常有轻重之分，重者明显存在功能障碍和形态破坏而易于引起重视，但对人群中较为普遍存在的轻度异常也应给予足够重视，因其提示可能隐藏的内脏重大缺陷、可能逐渐显现的其他问题或其家族中存在的各种异常。

第二节　综合征学

一、综合征学的概念

综合征是指一个先天性的、在发病机制上相互关联的多种不同临床表现的组合，综合征学（syndromology）是对各种先天性异常组合—综合征的病因学、分类学研究的学科。

二、综合征的分类

（一）根据形成及发生层次的不同综合征可以分为

代谢异常综合征、组织发育异常综合征、畸形综合征、变形综合征

1. 代谢异常综合征（dysmetabolic syndrome）先天性代谢缺陷造成，即体内某种特异酶或结构缺陷、生成量异常、活性异常引起的代谢紊乱。酪氨酸酶缺乏不能生成正常代谢产物黑色素而引起白化病较为常见；高苯丙氨酸血症和高苯丙酮尿症新生儿其肝内苯丙氨酸羟化酶缺乏，其底物苯丙氨酸无法代谢聚集于体内形成高苯丙氨酸血症，过多的苯丙氨酸又生成苯丙酮酸自尿中排除形成了高苯丙酮尿症；人体内磷酸核糖焦磷酸合成酶结构变异活性升高，磷酸核糖焦磷酸生成加快，其代谢分解产物尿酸在体内大量增加，尿酸盐沉积组织中形成的痛风也属代谢异常疾病。

先天性代谢异常综合征的特点：①大多属常染色体隐性模式遗传，也可以呈显性方式遗传；②小分子量代谢异常可受到母体代谢补偿，出生后随年龄增长逐渐显现症状，大分子量代谢异常母体难以补偿，症状在胎儿期或出生时即可显现；③一般不伴有先天畸形。

2. 组织发育异常综合征（dyshistogenic syndrome）　在细胞分化、组织发生层面上的发育紊乱，可以是单纯性组织发生异常，也可以是错构瘤性组织发育异常。

（1）单纯性组织发生异常：发育异常涉及一个胚层，常染色体显性或隐性遗传，如 Marfan 综合征为先天性中胚层发育缺陷，常染色体显性遗传，临床表现身材细高，四肢管状骨细长，因身体躯干不短，腿显得更长，手长过膝，指（趾）如蜘蛛腿样。可有鸡胸、漏斗胸、脊柱后凸或侧弯；各关节韧带松弛，关节可过度屈伸而呈现双向关节活动；可有髋关节、膝关节脱位、长头、凸额、面容消瘦、鼻梁低平、高腭弓、耳畸形等；有眼眶凹陷、眶上缘突出、睑裂倾斜、虹膜缺失或变色、严重近视，可发生自发性视网膜剥离，有青光眼、斜视，大多数病例有晶状体移位。50%以上患者有主动脉夹层瘤，可有心瓣膜异常、房间缺损、室间缺损、肺囊肿、肺叶发育不全等，常因主动脉夹层瘤破裂死亡。由于各种组织如骨、心血管内膜组织、腱韧带等中胚层发源组织中有硫酸软骨素 A 或 C 等黏多糖堆积，影响弹性纤维及其他结缔组织纤维结构和功能，导致有关器官或组织发育不良而引起上述改变。

（2）错构瘤性组织发育异常：发育异常涉及 1 个、2 个或 3 个胚层，常染色体显性遗传，主要特点为临床表现包括错构瘤并有肿瘤形成倾向。如 Gardner 家族性结肠息肉表现为结肠息肉、软组织肿瘤、骨瘤三联症，结肠息肉为多发属腺瘤，软组织肿瘤可发生于身体任何部位，可以是纤维瘤、脂肪瘤、神经纤维瘤、平滑肌瘤，骨瘤好发于颌骨、腭骨、蝶骨。

3. 畸形综合征（malformation syndrome）　发生于器官层次，表现在多处不相邻区域，在发病机制上相互关联的畸形组合，具有胚胎多样性特点，即在器官形成、体部建立时期，同一发病机制可使不同器官及不相邻近区域造成缺陷，一般不伴有生化异常紊乱。

4. 变形综合征（deformation syndrome）　环境因素造成，无遗传性，主要为机械原因引起胎儿正常发生和形成的结构出现变形和损害，病变可集中于身体某一区域，也可累及多个部位，除形态异常改变外可伴有功能障碍。

（二）根据致病因素综合征可分为遗传性综合征、环境因素引起的综合征、多因素引起的综合征

1. 遗传性综合征（herditory syndrome）　完全由遗传因素引起，分为：①谱系综合征，在已知家族谱系基础上发生，基因突变引起，可以是常染色体

显性遗传，也可以是常染色体隐性遗传疾病或染色体连锁遗传；②染色体综合征，由染色体数量或结构异常引起。

2. 环境因素综合征(syndromes caused by environmental factors) 环境因素包括物理、化学、生物因素。物理因素如电离辐射、机械因素等，化学因素如药物，生物因素如病毒感染等。

3. 多因素综合征(multifactoral syndrome) 在遗传素质的基础上受到环境因素影响发生的综合征。

界定综合征是将一组多发异常确定为综合征并给予认定、命名。综合征的界定具有重要临床意义。应用遗传学、分子生物学、环境卫生学、流行病学等的手段与方法，研究其病因、病理、病程、转归、遗传规律、再发风险等，利于临床医师正确了解掌握疾病规律，制定合理的治疗方案，给予患者及其家属一个合理准确的答复；对难以存活、预后严重患者告知家属做好思想准备；对再发风险高难以治愈的病种不主张患者父母再孕，有利于减少家庭社会负担，有利于提高人口素质，也有利于疾病的监测与预防。随着社会经济高速发展，人们的生活工作环境趋于复杂，受到的各种因素影响也越来越多，也会出现新的综合征，对其正确的界定同样具有重要的临床意义。

三、整形外科相关综合征概要

(一)Apert 尖头并指(趾)综合征(acrocephalosyndactyly syndrome)

1906 年法国神经病学家 Apert 首次报道，为常染色体显性遗传疾病，由于器官和智力发育障碍，很少存活到成年，家族性发病不多，多为散发病例。

临床表现：头高而扁，冠状缝早闭，前额突出，皮肤出现横行皱纹。眶距增宽，眼眶变浅，眼球突出，上睑下垂，外眦下斜，可有外斜视、弱视、先天性青光眼、白内障。面中部发育不良，外鼻低平，可有高拱腭、腭裂或黏膜下裂、开殆。手或足出现对称性并指或并趾，多为 2～4 指或趾完全并连成块，或指端骨性并连合并成一个总指甲。可有短前臂、尺桡骨融合、肩肘关节固定或发育不全、上肢运动障碍等。随着患者年龄增长可出现颅内高压、视盘水肿、视神经萎缩、视力减退或丧失、脑水肿、头痛、抽搐、听力丧失、智力发育迟缓等。

(二)Carpenter 尖头并指(趾)综合征Ⅱ型

1901 年英国伦敦 Carpenter 报道，与 Apert 尖头并指(趾)综合征一样有尖头并指(趾)畸形，称为尖头并指(趾)综合征Ⅱ型(acrocephalosyndactyly syndromeⅡ)。与 Apert 尖头并指(趾)综合征不同之处是：①为常染色体隐性遗传，较 Apert 尖头并指(趾)综合征罕见；②颅缝早闭涉及多条颅缝如冠状缝、矢状缝、人字缝；③可有拇指侧多指畸形；④有下肢并发畸形如漏斗骨盆、耻骨弓发育不良、髋外翻、髋关节脱位、膝外翻等；⑤肥胖；⑥有生殖器发育不全、性功能低下、隐睾。

(三)Crouzon 颅面成骨不全综合征(craniodysostosis syndrome)

1912 年神经病学家 Crouzon 首先报道，临床表现为多条颅缝早闭，可出现舟状头、尖头、塔头、三角头、短头。

(四)Demarquay-Richet 下唇陷窝唇(腭)裂综合征

1845 年 Demarquay 和 1862 年 Richet 先后描述下唇陷窝唇(腭)裂综合征，1954 年 Van de Woude 又有报道，也称为 Van de Woude syndrome，是常染色体显性遗传性疾病。

临床表现：下唇唇红正中线两侧出现 1 对或多个一般对称分布的陷窝，伴有唇裂，少数病例为唇腭裂，陷窝大多无症状，可有少量唾液分泌，病理检查为复层鳞状上皮瘘管夹有黏液腺泡或浆液腺泡。少数病例可有下唇重唇、牙列不齐、脊柱侧凸畸形，可有四肢、泌尿道、心脏异常。

(五)第一、二鳃弓综合征(first and second branchial arch syndrome)

第一、二鳃弓综合征为常染色体显性遗传，是面部排列第二的常见先天畸形，新生儿发生率为 1/5 000～1/4 000，多为单侧。

临床表现：耳郭轻度畸形或下移，重度则仅存耳部皮赘、外耳完全缺损、外耳道闭锁、中耳听骨发育不全、听力障碍或传导性耳聋。下颌骨畸形轻者表现为下颌骨升支及髁状突短小，关节窝变浅，重者整个升支消失，下颌骨体发育不全，患侧面部短小，咬殆 面倾斜并有开咬殆。

(六)Edward 染色体 18 三体综合征(trisomy18 syndrome)

1960 年 Edward 和 Patau 首次报道，常见染色体疾病，发病率占新生儿的 1/45 000，由于生殖细胞减数分裂配子形成时第 8 对染色体不分离引起，多见高龄生育父母。

临床表现：多样复杂，涉及全身所有组织和系统。有小样儿、瘦弱；长头、枕部后突；眶距增宽、睑裂狭窄、上睑下垂；耳郭畸形；上腭狭窄、唇腭裂、小下颌；脊柱裂、脊髓膨出；胸骨短、小骨盆；手呈特殊握拳姿势，拇指、中指、环指紧贴掌心，船形足；肌张力高，四肢常处于屈曲强制位。内脏畸形有室间隔缺损、动脉导管未闭、食管闭锁、肝外胆管闭锁、麦克尔憩室、脐疝、腹股沟疝、马蹄肾、隐睾。一般在婴儿时期夭折。

（七）Frey 耳颞综合征（auriculotemporal syndrome）

1923 年 Frey 报道 1 例腮腺部位枪伤患者进食时患侧耳颞部即出汗而得名。又名耳颞鼓索综合征（auriculotemporal and chorda tympani syndrome）、味觉出汗综合征（gustatory sweating syndrome）。

临床表现：腮腺手术后数月至 6 个月发生，进食或咀嚼时即手术侧耳颞部皮肤潮红、灼热、出汗不止，即使冬季也大汉淋漓，进食或咀嚼停止数分钟后即消失，也可见于腮腺外伤、感染及颈部淋巴清扫术后。

（八）睾丸女性化综合征（testicular feminization syndrome）

一种男性假两性畸形，X 染色体隐性遗传性疾病，性染色体型为男性 XY 或 XO/XY 嵌合体，发病机制为控制性器官靶细胞上产生雄激素受体的基因发生突变不能产生相应雄激素受体，致使靶器官对雄激素不敏感、无反应，影响雄性化过程。

临床表现：轻症宽肩小臀、男性体态，有乳房发育、阴茎似肥大阴蒂、阴囊分裂如大阴唇、睾丸在腹股沟或大阴唇内；发育充分病例完全如同女性，体态苗条、脂肪丰厚、乳房发育良好、肩部圆窄、臀部宽大、外生殖器完全如正常女性，阴道为盲端深浅不一，无子宫附件，隐睾可在腹股沟内。

（九）Goldenhar 面耳脊柱发育不良综合征（oculo-auriculo-vertebral dysplasia，OAV）

1952 年 Goldenha 将其确定为单一的综合征，主要特征为颅面脊柱发育不全伴眼球上皮样囊肿。

临床表现：面部颧骨、颌骨、颞颌关节发育不良，表现小颌、高腭弓、反咬殆、唇腭裂、面横裂；眼畸形有小眼球、睑裂外下斜、上睑下垂、上睑缺损、脉络膜缺损、球结膜有皮样囊肿或脂肪皮样囊肿、眼眉缺损、偶有眼肌麻痹。50％以上患者存在耳畸形如小耳、副耳、耳前赘皮、外耳道狭窄闭锁、传导性耳聋、口角耳屏连线有瘘管或盲端瘘孔；脊柱畸形可有寰枕融合、部分或全部颈椎骨融合、椎骨破碎、楔形骨、半椎骨、颈胸椎侧凸、第 1 骶椎腰化、脊柱裂、脊膜脊髓膨出等；可有肋骨异常、副肋；50％患者有心血管畸形，如房间隔缺损、室间隔缺损、右位心、大血管错位、四联症等；可有脑积水、肾积水、智力低下、精神障碍。

（十）Kasabach-Merritt 血管瘤及血小板减少综合征（hemangioma with thrombocytopenia syndrome）

1940 年 Kasabach、Merritt 首次报道，又称为毛细血管瘤及血小板减少性紫癜综合征。

临床表现：是血管瘤伴血小板减少性出血倾向性疾病，血管瘤可以巨大单发也可以散在多发，可发生在任何部位，少数病例可发生于肝、脾、肾、肺、骨骼、肌肉、结肠内等。出血性发作一般在婴儿期，表现为广泛出血点、瘀斑、紫癜，或聚积在血管瘤体内，血管瘤体可急剧增大，血小板迅速减少，计数可在 10×10^9/L(10 000)以下。标记血小板检查可发现血管瘤体内血小板大量堆积，血小板寿命缩短，可形成大块血栓，血管瘤得到控制或被切除后血小板可迅即上升，手术可引发 DIC。

（十一）Klinefelter 睾丸发育不全综合征（testicular dysgenesis syndrome）

Klinefelter 睾丸发育不良综合征又称为曲细精管发育不全综合征（seminiferous tubles dysgenesis syndrome）、男性女乳无精子生成综合征（gynecomnastia aspermatogenesis syndrome）。1959 年 Jacob 发现本征是由于 X 染色体重复造成，核型为 XXY。发病率男性 1‰～2‰，精神发育不全男性中占 1％，不孕男性中占 10％。

临床表现：青春期前症状不明显，青春发育期后睾丸不发育，保持小睾丸形态；阴茎阴囊可以正常，乳房发育如女性。睾丸病理组织检查为曲细精管发育不良、皱缩、透明性变、排列不规则、管间弹性纤维缺如。Leydig 间质细胞增殖成团，精细胞生成少或不生成，患者虽然婚配但无生育能力，除非是与正常核型嵌合的病例。相继发现的核型还有 48XXXY、48XXYY、49XXXXY 及多种不同的嵌合体，随着 X 染色体数目的增加，畸形也可加重，出现智力迟钝、精神障碍、尺桡骨融合、尿道下裂、阴茎阴囊发育不良等。

（十二）Klippel-Feil 颈眼听综合征（congenital cervico-oculo-hearing syndrome）

1912 年 Klippel、Feil 首次报道，又称先天性短颈综合征（congenital brevicollis syndrome）、先天性颈胸椎融合综合征（congenital synostosis of cervico-thoracic vertebrae syndrome)。

临床表现：主要为先天性颈椎骨性融合，多见轻度、单纯 1～2 个颈椎间隙间融合，少见全部颈椎包括头颅颈椎融合，还可有胸椎与颈椎广泛融合，可有半椎体、椎体碎裂，呈现颅底低平、短颈、后发际低、蹼颈、斜颈、颈部活动受限、驼背、脊柱侧弯、脊柱裂等；其他骨骼异常有颈肋、前臂或拇指畸形、高肩胛；大多数听力障碍为听神经核、听神经异常、内耳发育不良造成神经性耳聋，少数是中耳听小骨畸形、卵圆窗闭锁、外耳道闭锁造成的传导性听力障碍；眼部畸形有眼外肌麻痹、斜视、眼球内转时后缩下陷、视网膜脉络膜发育不良、视力减退等；神经系统还可有面神经瘫痪、四肢痉挛性无力以至进行性瘫痪；可有颜面不对称、高拱腭、腭裂、智力发育迟缓、心脏畸形如室间隔缺损、泌尿系统异常如一侧肾不发育等。

(十三)Klippel-Trenaunary 血管扩张性肢体肥大综合征(hemangiectatic hypertrophy syndrome)

1900 年 Klippel、Trenaunary 首次报道，常染色体隐性遗传疾病，发病机制不明确。

临床表现：出生即有或幼儿时出现单一肢体的血管异常，表现为鲜红血管痣、毛细血管瘤、海绵状血管瘤、先天性动静脉瘘、先天性小隐静脉曲张；多数伴有淋巴系统发育不良，呈现淋巴水肿及其皮肤改变；随年龄增长病变加重，骨组织、各层软组织过度发育肥大，有动静脉瘘患者肥大更为明显，且有局部体温升高；因两侧肢体不平衡生长可出现代偿性脊柱侧弯或跛行。伴有颈胸段椎管内血管异常的患者，因异常血管压迫或蛛网膜下腔出血压迫造成截瘫或脊髓性偏瘫。伴有眼部血管异常患者表现为结膜毛细血管扩张、视网膜静脉曲张、脉络膜血管瘤、单侧青光眼。个别病例有多指、并指或蜘蛛指(趾)畸形。

(十四)Larsen 腭裂多发性关节脱位综合征(palatoschisis multiple dislocation syndrome)

1929 年 McFarland 首次报道，1950 年 Larsen 做了详细描述，常染色体隐性遗传性疾病。

临床表现：额部隆凸、眶距增宽，鼻梁平凹、面扁平，腭裂，双侧肘关节、髋关节、膝关节多发脱位，圆柱状手指，甲宽掌短、马蹄内翻足；偶有脊柱裂、室间隔缺损。

(十五)Karcus Gun 张口瞬目综合征(jaw-winking syndrome)

1883 年 Rober Karcus Gun 首次报道，又称张口提上睑肌连带运动综合征，为先天性或家族性不规则常染色体显性遗传，肌电图证实下垂的上睑提肌收缩伴随翼外肌的收缩，两者连带运动，由三叉神经与动眼神经异常联结所致，联结部位不清。

临床表现：多见一侧先天性上睑下垂患者。患者说话、进食、咀嚼、下颌张开或向健侧偏斜时，下垂的上睑突然自动提升，甚至高于正常一侧，下颌偏向患侧时上睑下垂加重；偶见于正常人。

(十六)Marfan 蜘蛛指(趾)综合征(arachnodactyly syndrome)

1896 年 Marfan 首先报道，1902 年 Achard 将其命名为蜘蛛指(趾)综合征，又称 Marfan-Achard 综合征，常染色体显性遗传，一种单纯性中胚层组织发育异常，为骨和心血管内膜组织等中胚层发源组织中有硫酸软骨素 A 或 C 等黏多糖堆积，影响弹性纤维及其他结缔组织纤维结构和功能，导致有关器官或组织发育不良。

临床表现：身材细高，四肢管状骨细长，因身体躯干不短而腿显的更长，手长过膝，指(趾)如蜘蛛腿样。可有鸡胸、漏斗胸、脊柱后凸或侧弯；各关节韧带松弛，关节可过度屈伸而双向关节活动；可有髋关节、膝关节脱位、长头、凸额、面容消瘦、鼻梁低平、高腭弓、耳畸形等；有眼眶凹陷、眶上缘突出、睑裂倾斜、虹膜缺失或变色、严重近视，可发生自发性视网膜剥离，有青光眼、斜视，大多数病例有晶状体移位。50%以上患者有主动脉夹层瘤，可有心瓣膜异常、房间隔缺损、室间隔缺损、肺囊肿、肺叶发育不全等，常因主动脉夹层瘤破裂死亡。

(十七)Mobius 先天性双侧面神经展神经瘫痪综合征(congenital bilateral facial and abducent nerves paralysis syndrome)

1880 年 Von Graefe 首先报道，病因不清，为相关运动神经核发育不全引起，肌电图检查属核上性病变。

临床表现：表现为程度不等的双侧面神经及展神经瘫痪，面部无表情、闭眼不全、眼球不能外展、闭口不紧、流涎、吮乳困难、发音不清，重者累及动眼神经、三叉神经运动支、第Ⅸ、Ⅹ、Ⅺ、Ⅻ对脑神经，表现为眼外肌、舌腭、咀嚼、吞咽等运动障碍；部分病例有外耳、中耳、内耳异常如外耳道闭锁、听小骨畸形、内耳发育不良造成听力障碍或耳聋；可有并指(趾)、缺指(趾)、智力发育迟缓。

(十八)Mohr 口面指综合征Ⅱ型(orofacio-digital syndrome type Ⅱ)

1941 年 Mohr 首次报道，常染色体隐性遗传，男女均可发病。

临床表现：鼻根宽广、鼻端裂，颧弓、上下颌骨发育不良，高拱腭或腭裂，中切牙缺损，上唇中央裂，舌正中裂或侧裂；短指（趾）、并指（趾）或多指（趾）、小指内弯，常有听骨发育不良传导性听力障碍。

1954 年 Papillon、leage、Psaume 3 人首次报道 Papillon-Leage-Psaume 口面指综合征 Ⅰ 型（orofacio-digital syndrome type Ⅰ，OFDS Ⅰ），仅见于女性，智力常较低下，为 X 染色体显性遗传，除与 OFDS Ⅱ 表现基本相同之外，还有头发稀疏或秃发、眶距增宽、内眦或外眦移位、面部皮肤汗疹或皮脂溢出等

（十九）Patau 染色体 13 三体综合征（trisomy 13 syndrome）

1960 年 Patau 最初报道，新生儿发病率为 1/125 000，女性多于男性，一种染色体疾病，80％病例为标准染色体 13 三体，其余为 D/D 易位型或染色体 13 三体与正常核型的嵌合体。

临床表现：小头、前额低、无嗅脑、眶距缩窄、小眼或独眼、虹膜缺损、视网膜发育不全、耳郭低位、聋哑，50％以上病例有唇腭裂、小颌；大部分病例合并有心脏畸形如右位心、房间隔缺损、室间隔缺损、动脉导管未闭、大血管异位等，可有多囊肾、肾积水、双角子宫、隐睾、尿道下裂等，90％患儿死于 1 岁以内。

（二十）Pierr Robin 下颌后缩舌后坠气道阻塞综合征（retrognathia glossptosis inspiratory obstruction syndrome）

1929 年巴黎口腔医师 Pierr Robin 对此征详细描述，病因多种多样，有常染色体隐性遗传、内外环境因素、胎位限制、羊水过少等。

临床表现：主要为下颌后缩或发育不良（小颌）引起颏舌肌短缩或后退造成舌根后坠，在咽后部形成瓣膜样吸气障碍，舌位置不良阻碍了胚胎期两侧腭突的水平伸展、接触、融合而形成腭裂。患儿呼吸障碍，睡眠或哺乳时明显，容易发生发绀缺氧，是新生儿猝死原因之一，患儿营养不良、衰弱。可以出现心血管畸形如房间隔缺损、主动脉狭窄、右位心、动脉导管未闭；可伴有聋哑、近视、青光眼、白内障、颈椎畸形、智力发育迟缓等。

（二十一）Poland 胸大肌缺损并指综合征（pectoralis deficiency syndactyly syndrome）

1841 年伦敦医学生 Poland 在尸体解剖时发现并首次报道，病因不清。

临床表现：男性多见，一般为单侧。轻者胸大肌胸骨头缺损、第 3～4 指并指畸形，重者涉及胸小肌、肋间肌、邻近部分背阔肌、腹外斜肌、部分肋骨肋软骨；有病例表现为胸部反常呼吸、肺疝出、肩胛骨高位、皮肤皮下脂肪发育不良、乳头高位、女性小乳畸形或乳房缺损。手畸形为并指、短指、缺指、2～3 指中节指骨缺损、手指深浅屈肌腱融合、腕骨融合、尺桡骨融合；个别病例可伴有耳郭畸形、半椎体、脊柱侧弯、肾畸形、隐睾。

（二十二）Romberg 进行性颜面半侧萎缩综合征

1825 年 Parry 最初报道，1846 年 Romberg 详细论述，又称 Parry-Romberg 综合征。

临床表现：女性多见，一般在 20 岁前青春后期开始发病，多为左侧面部，从皮肤开始出现萎缩，逐渐波及皮下脂肪、筋膜、肌肉、软骨、颧骨、颞骨和上、下颌骨组织。病变一般不超越正中线，与正常组织界限分明；病变进行性发展也可停止于任何阶段；可有皮肤色素脱失、毛发脱失、多汗闭汗、唾液减少等。

（二十三）Rubinstein-Taybi 宽拇指（趾）综合征

1964 年 Rubinstein、Taybi 首先报道。

临床表现：患儿身材瘦小，精神智力语言发育迟缓；拇指（踇趾）粗短、指（趾）端变宽如匙状，可有其他指（趾）畸形。可有头面部发育畸形如小头畸形、宽额、前额颈后毛细血管瘤、上睑下垂、内眦赘皮、眼球震颤、虹膜晶状体脉络膜缺损、视神经萎缩、耳郭低置、高拱腭、小下颌；部分病例有房间隔缺损、动脉导管未闭、双肾盂、双输尿管、隐睾。

（二十四）Smith-Lemli-Opitz 小头小颌并指综合征（nanocephaly micrognathias yndactyly syndrome）

1964 年 Smith、Lemli、Opitz 3 人首先报道。因涉及内脏畸形，又称脑肝肾综合征。常染色体隐性遗传，男性较多。

临床表现：出生常为小样儿，瘦小低体重，精神萎靡运动迟缓；小头窄额、上睑下垂、眉连、外侧斜视、眼球震颤、白内障、视网膜色素异常；外鼻短宽、鼻孔上翻、外耳下移畸形；高拱腭或腭裂、小下颌；短拇指、手指屈曲、2～3 指（趾）并指趾、小指（趾）外侧多指（趾）；隐睾、小阴茎、尿道下裂；部分病例肌张力异常，亢进或减退。1/5 病例有法洛四联症、房间隔缺损或室间隔缺损、动脉导管未闭、肺动脉狭窄等心血管畸形；有肝大、肝内胆管发育不全、肾囊肿、肾位置异常、双肾盂、双输尿管、脑积水、脑干小脑发育不全。

(二十五)Sturge-Weber 面部及软脑膜血管瘤综合征

1879 年 Sturge 报道 1 例右侧面部血管瘤患儿并发左侧局限性癫痫发作，推测该患儿右侧脑皮质存在血管瘤病变，1897 年 Kalischer 对同样病例尸体解剖给予证实，1922 年 Weber 报道了其颅内典型钙化表现，认定是一种综合征。

临床表现：出生时即有三叉神经尤其是眼支支配区域皮肤及黏膜毛细血管瘤或海绵状血管瘤，表面平整或增生出现结节，一侧多见，甚者累及颈胸部，随年龄增长而趋向明显，男性多于女性；由于软脑膜存在相同血管瘤性病变，多数病例出现癫痫发作。X 线检查或 CT 扫描见特征性的钙化影尤其在顶枕部，45%患者因血管瘤病变累及眼球脉络膜或睫状体、眼球循环淤滞、房水形成增加而出现青光眼。

(二十六)Taybi 耳腭指综合征

1962 年 Taybi 首先报道。

临床表现：有长头、短头、方头、额枕突出、眶距增宽、睑裂口角下斜、鼻梁低平、小眼小口、腭高拱或腭裂、牙列不齐、咬合不全等颅面畸形；有不同程度的耳郭畸形，中耳听骨畸形造成传导性耳聋或听力障碍。指(趾)畸形有蹼指、并指、多指、弯指、指伸展不全，足部较手更显著；可有肘关节活动障碍、髋外翻等。

(二十七)Treacher-Collins 下颌面发育不良综合征

1846 年 Jhompson、1889 年 Berrry、1900 年 Treacher-Collins、1949 年 Franceschetti 及 Klein 对本病相继报道，常染色体显性遗传，病理为第一、二腮弓衍生器官和组织结构以及按 Tessier 分类中第 6、7、8 型颜面裂构成组织的异常发育，一般为双侧发病。

临床表现：发育异常差异程度大，轻者仅有轻度睑裂外下斜，重者颧骨、颧弓、部分上颌骨发育不良或缺失，造成眼眶外侧壁、眶下孔以外的眼眶底部缺损，表现为颧部塌陷、睑裂下斜、下颌外侧缺损、内 2/3 下睑缘睫毛缺失。下颌骨发育不良尤其下颌骨升支发育不良造成病侧颜面短小、下颌后缩、小颌开殆、高腭弓或腭裂。有外耳道闭锁、中耳发育不良、传导性听力障碍、耳前瘘管、耳前发际前移。可有智力发育迟缓。

(二十八)Turnaer 卵巢发育不完全综合征(congenital ovarian dysgenesis syndrome)

1930 年 Ullrich、1938 年 Turner 先后报道，1959 年 Ford 发现女性患者 X 染色体缺失一条即核 45X 造成 Turnaer 卵巢发育不完全综合征，发病率占新生儿 1/2 500，60%为 45 核型。其后又发现了嵌合型、臂染色体型、X 长臂或短臂缺失等类型，还有男性综合征，临床表现大同小异。

临床表现：女性患者，体格矮小，面容呆板，智力较低；颈短蹼颈，后发际降低；上睑下垂、内眦赘皮、眼球斜视、眼球震颤、白内障等；乳房、外生殖器、生殖道幼小发育不全；小子宫、原始卵巢或卵巢缺如；肘外翻、指甲膨隆及手、足背淋巴水肿；可合并有心血管、肾、骨骼畸形。

第三节 发育遗传学

发育遗传学(developmental genetics)是从不同水平研究分析基因和形状发育之间的关系，研究发育过程中以阐明发育的遗传学原理。遗传是发育的基础，发育是遗传的实现，发育是从基因型转变为表型的过程。

有关发育的研究历史悠久，现代发育遗传学涉及遗传学、发育生物学、分子生物学、基因组学、系统生物学、各种实验科学等。人类基因组计划完成后，人类基因学的发展为发育研究带来了崭新的研究方法与技术，如大规模突变体筛选、基因芯片监测、染色质免疫共沉、蛋白组学等，可同时获得大量基因组表达和基因数据，更能全面的研究发育的遗传调控机制。

一、发育概论

1. *发育的概念* 发育是多细胞生物从单细胞受精卵到成体所经历的系列有序的发展变化过程；医学上指人从生殖细胞开始到个体成熟的过程，分为出生前和出生后 2 个发育阶段。

从遗传学角度讲发育是按照基因组程序逐步实现细胞分裂、分化、形态发生的过程，受精卵能够增殖分化成为全部类型的胚胎细胞，胚胎各部分的细胞受到特定的细胞接触和分子浓度梯度等的位置信息诱导，沿着不同分化路径达到区域专一化。

细胞分化是指一个生物个体的细胞在形态结构、生理功能、生化特性等方面出现持续稳定差异的过程，是发育的核心，细胞分化在胚胎期最为活跃。

胚胎细胞在正确空间位置上形成特定结构的过程称之为图式形成。胚胎发育图式形成的过程是先形成胚胎，胚胎再沿着特定取向延伸、卷和、分化形成各种管腔，管腔膨大形成各种空腔。细胞通过增殖、变形、迁移、凋亡，最终形成各种组织、器官、结构，称之为形态发生。胚胎发育完成后逐步完成幼年、童年、青少年、成年、老年等发育阶段。

2. *研究发育的模式动物* 由于不能直接用实验方法研究人体发育，对发育机制研究的认知主要来自模式动物，主要是果蝇、线虫、斑马鱼、小鼠，这些模式动物的共同特点为生命期短、体积小、繁殖力强、易于养殖、易于实验操作、基因信息完备。

黑腹果蝇是遗传分析理想物种，已有大量的实验资料和突变型，对果蝇的遗传背景、基因定位、表型效应的认知已远高于其他动物，对其发育的分子机制研究也领先于其他动物。秀丽线虫繁殖迅速、细胞数少恒定、细胞谱系确定，可用实验方法得到许多突变型，在研究发育过程中的细胞分化、凋亡、图式形成中有独特优势。斑马鱼繁殖力超强，胚胎透明，易于观察连续动态发育过程，是目前惟一可进行大规模随机诱变筛选隐性突变体的脊椎动物。小鼠为最重要的实验动物，其基因总数与人类相当、种类相近，是分析研究人体发育和疾病机制及新药筛选不可缺少的实验模型动物。

二、发育的遗传控制

生物的发育受遗传信息调控，例如果蝇从母体效应基因完成对极性和胚轴的确定，随后激活分节基因、同源框基因并调节更多基因表达，以多层次、多方位网络调控形式控制胚胎发育过程。

1. *胚轴确立与母体效应基因* 果蝇胚胎发育之初的基本点是确定胚轴，胚轴的确定机制是母体效应基因的差异定位。母体效应基因是卵子发生过程中母体细胞大量转录的基因，转录形成的 mRNA 传递并储存到卵细胞中，在胚胎早期发育过程中起重要作用。母体效应基因产物蛋白的浓度梯度确立了胚轴的发育。

胎生哺乳动物的胎盘使得胚胎可从母体大量获取营养，卵黄退化，母体效应基因产物对胚胎发育的控制被胚胎细胞的表达产物代替，对胚轴形成的作用小。一般认为哺乳类胚轴形成的确定因素是受精卵中的极体位置和精子的进入位点，它们确定了卵裂的方向和内细胞团的位置，从而确定了置入点的位置、胚层的取向和腹的位置，背腹、头尾、左右的形态分化则是第 3 周原条细胞增殖、迁移、分化的结果。

2. *体节形成* 人类体节发生开始于受精后第 17 天，轴旁中胚层细胞局部增生在头区形成体节球，体节球进一步演化形成体节；第 1 对体节于受精后 20d 出现，之后以每天 3 对速度向尾端进展，共出现 42～44 对体节，体节发生的遗传机制尚不清楚。

3. *图式形成与 Hox 基因* *Hox* 基因（同源异形框基因）突变可使身体的一部分转化为另一部分，如可使果蝇的触角发育成腿，即发生同源异型现象。*Hox* 基因在染色体上紧密连锁的区域称为 *Hox* 基因簇，哺乳类有 4 个 *Hox* 基因簇。人类 *Hox* 基因簇突变可导致脑干综合征、急性成淋巴细胞白血病易感、尺桡骨间骨性联结伴无巨核细胞血小板减少、手足子宫综合征、D 型或 E 型短指、V 型并指、多发并指伴足异常，也是白血病的相关基因。*Hox* 基因簇在胚胎发育过程中起着关键的调控作用，参与从体节、脊椎、神经管到各个重要器官系统的图式形成和发生。

4. *性分化与性别确定基因* 虽然性别在受精时就已确定，但胚胎早期的两性原始生殖道并无性别差异。人类胚胎第 4 周中胚层衍生形成泌尿生殖系统的原基生肾节，逐渐发育形成前肾、中肾和后肾，第 5 周中肾内侧细胞和外围迁入的原始生殖细胞共同形成生殖嵴，第 6 周发育成中肾管和副中肾管，但尚无性别差异。性分化是一个复杂的过程，主要的遗传机制为第 6 周以后男性胚胎的 Y 染色体的 SRY（sex-determining region）基因开始表达，诱导形成 Sertoli 细胞和 Leydig 细胞。Sertoli 细胞分泌抑制因子，使副中肾管退化；Leydig 细胞分泌睾丸激素，使中肾管发育成男性生殖系统。女性胚胎无 Y 染色体和 SRY 基因，副中肾管得以发育形成女性生殖系统，中肾管退化。

三、发育缺陷

1. *发育缺陷的形成* 出生缺陷是围生期死亡的主要原因，即使存活大多终身残疾或致愚。2004 年全国妇幼卫生监测围生期出生缺陷总发生率为 1.28%，其中先天性心脏病为 0.185%，总唇裂为 0.149%，多指（趾）为 0.146%，神经管缺陷为 0.094%，脑积水为 0.079%。

胚胎发育前 2 周胚胎细胞数量少，损伤后多致胚胎死亡流产。由于胚胎尚未进入图式形成阶段，受损存活的胚胎可得到细胞补偿而不导致畸形。但卵裂期染色体不分离可出现嵌合型染色体畸变及相应畸形。在 12 细胞期至 32 细胞期之前如某种因素将桑椹胚细胞分开则出现同卵双生子；若未完全分开则可形成各种形式的联胎和畸胎瘤。

第 3～4 周以中枢神经系统发育最快，易发生神经管畸形如全脑畸形、人鱼体畸形、无脑儿、脊柱裂、脊膜膨出等。

第 2 个月是各系统器官发生和胚胎细胞迅速分化生长的关键时期，对致畸因子的耐受力很弱，是先天畸形的多发期。人面容开始显现，眼、耳、鼻已能分辨，唇和腭板由两侧向中线闭合，唇裂于 36d 前形成。38d 前可发生桡骨发育不全和严重并指，34d 前可发生大血管转位或房间隔缺损和室间隔缺损。30d 前可发生食管闭锁、气管-食管瘘。6 周前可发生膈疝、肛门闭锁。

第 3 个月及以后，各系统器官已建立并完善，对致畸因子抵抗力增强较少发生畸形，但迅速发育的脑、眼、性腺等仍然易于受到损伤而出现发育不全或病变。出生以后的发育过程中由于各种原因也可出现发育缺陷和病变。

2. 导致发育缺陷的遗传因素

（1）单基因遗传病：约占先天性畸形新生儿的 1%。常染色体显性遗传引起的畸形包括短指、多指、软骨发育不全、无虹膜等；常染色体隐性遗传引起的畸形包括白化病、小头畸形、先天性成骨不全Ⅱ型、垂体性侏儒症等；X 连锁遗传病包括抗维生素 D 缺乏性佝偻病、色素失调症、Lowe 综合征和眼白化等；遗传机制研究较为清楚的是假性肥大型肌营养不良。

（2）多基因遗传病：大多数常见先天畸形为多基因遗传疾病，一般用遗传度表示遗传和环境因素在发病过程中所起作用的大小；先天性心脏病的遗传度为 35%，唇裂为 76%，脊柱裂为 60%，先天性巨结肠为 80%，无脑儿为 60%，先天性幽门狭窄为 75%，先天性髋关节脱位为 70%。

（3）染色体病：患者具有共同发育缺陷如先天性多发畸形、智力低下、生长发育迟缓和皮肤纹理改变。唐氏（21 三体）综合征、18 三体综合征、13 三体综合征、5p 缺失综合征都具有不同程度的上述异常。性染色体异常如 45，X、47，XXY、47，XXX、47，XYY 主要表现为内、外生殖器的各种发育异常或畸形，大多数不能生育。

（4）体细胞遗传病：受精卵形成后的发育过程中体细胞出现基因突变或染色体畸变，可引起遗传病和肿瘤，一般不会遗传给后代。

（5）线粒体遗传病：线粒体基因组的突变可导致神经系统、感官、肌组织等耗能组织的发育异常。Leber 视神经病、线粒体肌病、肌阵挛性癫痫等都可表现出发育异常。精子线粒体位于颈部，受精时不进入卵子，故线粒体遗传病不会来自父亲。

3. 导致发育缺陷的非遗传因素　物理因素包括高热、辐射、低温，高热早期可导致流产、死胎、早产，高热最易影响中枢神经系统造成各种神经管闭合不全、小头畸形、智力低下；化学因素主要是药物，各类抗肿瘤药物对迅速增殖中的胚胎细胞有杀伤作用，导致小头、腭裂、断肢、发育迟缓等；部分抗癫痫药物、抗生素也可影响发育；药物以外的化学因素还有营养、环境污染、吸烟、饮酒、食品防腐剂、水污染等。生物因素是指感染某些病原生物如弓形虫感染导致胎儿眼和神经系统缺陷，可出现脉络膜视网膜炎、癫痫、小头、脑积水等；风疹病毒感染可引起耳聋；病毒如单纯疱疹感染出现皮肤疱疹、黄疸、血小板减少和出血；梅毒感染可致死胎，幸存者可患先天性梅毒。

4. 发育缺陷的预防与治疗　注意孕期保健、避免各类感染、不接触各类致畸因子、减少孕期用药等可降低先天畸形发生的风险，预防工作主要为：①检验筛查致畸基因携带者；②孕前胎儿畸形风险预测；③孕后羊水监测，产前诊断染色体畸变和遗传病；④B 超、胎儿镜产前诊断异常；⑤宫内手术矫正减少畸形胎儿；⑥遗传咨询。

大多数单发先天性畸形可行整复手术治疗，多发畸形治疗方法各异，一般应早期诊断、早期治疗，多数可获得良好效果。

第四节　染色体病和基因病

一、染色体病

染色体是遗传物质基因的载体，真核细胞的基因大部分存在于细胞核内的染色体上并随染色体的传递而传递。不同物种的染色体数目、形态结构、大小各具特征，同一物种染色体的形态结构、数目恒定。真核生物的体细胞一般是二倍体，每一号染色体都有相同大小、形态和结构的 2 条，分别来自父母互相配对存在，称为同源染色体。

在细胞增殖周期中的不同时期，染色体形态结构不断变化，有丝分裂中期的染色体形态最为典型，常用于染色体研究和染色体病的诊断。每一中期染色体都具有 2 条染色单体，之间由着丝粒相连接，失去着丝粒的染色体片段通常不能在分裂后期向两极移动而丢失。着丝粒还将染色体分为短臂(p)和长臂(q)两部分。在短臂和长臂的末端分别有一特化部位称为端粒，是一种特殊的蛋白质-DNA 结构，它可维持染色体形态结构稳定完整、保护染色体末端不被降解、防止与其他染色体末端融合。端粒长度的缩短与体细胞老化有关。人类近端着丝粒染色体的断臂末端有一球状结构称为随体。染色体着丝粒的位置恒定不变，据其可将染色体分为 4 类：①中着丝粒染色体；②亚中着丝粒染色体；③近端着丝粒染色体；④端着丝粒染色体。人类只有前 3 种类型的染色体。

人类共有 23 对染色体，其中 22 对为常染色体，1 对为性染色体，女性为 XX，男性为 XY。23 对染色体按照大小次序、着丝粒位置、有无随体，分成 7 个组：A 组包括 1～3 号染色体，B 组包括 4～5 号染色体，C 组包括 6～12 号染色体和 X 染色体，D 组包括 13～15 号染色体，E 组包括 16～18 号染色体，F 组包括 19～20 号染色体，G 组包括 21～22 号染色体和 Y 染色体。

(一)染色体畸变

体细胞或生殖细胞内染色体所发生的异常改变称之为染色体畸变，分为染色体数目畸变和染色体结构畸变两大类；染色体数目畸变又分为整倍性改变和非整倍性改变，染色体结构畸变有缺失、重复、插入、易位、倒位等。

无论是染色体数目畸变或结构畸变，其实质是导致染色体上基因群的增减、位置改变，涉及许多基因，患者有较严重或明显临床症状，也称之为染色体综合征，一般具有以下临床特征：①患者一般有先天性多发畸形、智力发育障碍和生长发育迟缓，有的还有特殊的皮肤纹理改变；②性染色体异常患者还有内、外生殖器异常或畸形。

化学因素如一些药物、许多化学合成农药、工业毒物、食品添加剂和防腐剂所含化学物质等，人服用、食用、接触这些化学物质都有可能引起染色体畸变或使染色体畸变率增高。

各种射线可引起细胞染色体异常，工业放射性物质污染也可引起细胞内染色体发生异常。畸变率随射线计量增高而增高，最常见的畸变类型有断裂、缺失、双着丝粒染色体、易位、核内复制、不分离等。一次接受大剂量射线照射可在短期内引起造血功能障碍而死亡，长期接受射线治疗或从事放射工业的人员，因不断接受积累微小剂量的射线，可出现体细胞和生殖细胞染色体畸变。

某些生物体本身或生物体释放的类毒素可引起染色体畸变，如某些病毒可引起宿主细胞畸变，真菌毒素也可引起细胞内染色体畸变。

母体年龄过大也是出现子代染色体畸变的原因之一。母体年龄大时所生子女体细胞中某一序号染色体出现 3 条的概率多于一般人群，母体年龄愈大生育先天愚型患儿的危险性就愈高。

(二)常染色体病

常染色体数目或结构异常引起的疾病成为常染色体疾病，约占染色体疾病的 2/3，包括三体综合征、单体综合征、部分三体综合征、部分单体综合征和嵌合体等。临床常见的常染色体疾病有 Down 综合征(21 三体综合征)、18 三体综合征、13 三体综合征、5p⁻综合征等。

Down 综合征(21 三体综合征)分为 3 种遗传类型：①21 三体型，具有 3 条独立存在的 21 号染色体；②易位型，增加的 1 条染色体不独立存在，而是与 D 组或 G 组的 1 条染色体易位，染色体总数是 46 条，其中 1 条为以为染色体；③嵌合型，较少见，主要是由于受精卵在卵裂过程中 21 号染色体不分离所致。据统计新生儿中 Down 综合征的发病率为 1/800，我国目前约有 60 万的 Down 综合征患儿，发病年龄随母亲生育年龄的增长而增高。Down 综合征主要临床表现为生长发育迟缓、不同程度智力低下和包括面部特征在内的一系列异常体征。智力发育不全是本病最突出症状，患儿智商在 25～50。患者呈现特殊面容，即眼距过宽、眼裂狭小、外眼角上倾、内眦赘皮、鼻梁低平、小外耳、耳郭低位或畸形、四肢短小、手短而肥等，男性患者常有隐睾无生育能力，女性患者常无月经，偶有生育能力。

5p⁻综合征主要临床症状是患者婴幼儿期哭声似猫叫；其他症状为生长、智力发育迟缓、小头、满月脸、眼距较宽、外眼角下斜、斜视、内眦赘皮、耳郭低位、小颌、并指、髋关节脱臼、皮肤纹理异常、先天性心脏病等。

(三)性染色体病

性染色体 X 或 Y 数目或结构异常引起的疾病称之为性染色体病，临床较为常见的性染色体疾病有 Klinefelter 综合征、Turner 综合征、XYY 综合征、X 三体综合征、脆性 X 染色体综合征和两性畸形。

个体的性腺或内外生殖器、第二性征有不同程度的两性特征称之为两性畸形，形成原因复杂，性染色体畸变又是导致两性畸形的发生，但并非所有的两性畸形都源自性染色体异常。内、外生殖器和第二性征的发育主要受到性激素的作用，遗传和环境因素的影响促使性激素的分泌和代谢出现紊乱均可导致发生两性畸形。

真两性畸形患者既有睾丸、又有卵巢，内、外生殖器间性。假两性畸形患者体内只有一种性腺，外生殖器和第二性征兼有两性特征或倾向于相反方向；男性假两性畸形患者性腺为睾丸，内、外生殖器具有两性特征，第二性征异常；女性假两性畸形患者性腺为卵巢，内、外生殖器呈间性，第二性征发育有男性化倾向。

二、基 因 病

基因是具有功能的 DNA 序列片段，储存着大量的遗传信息，精确编码细胞生长、分裂、分化、和对内外环境反应的所有指令。

DNA 的基本成分为核苷酸(nucleotide，由一个戊糖、一个碱基、三个磷酸构成)，磷酸连接了一个糖的 3′碳原子和相邻的另一个糖的 5′碳原子，通过 3′,5′-磷酸二酯键将核苷酸连成多核苷酸链，2 条多核苷酸链相互平行反向缠绕构成 DNA 双螺旋大分子结构。碱基有嘌呤和嘧啶 2 种，嘌呤为腺嘌呤(adenine，A)和鸟嘌呤(guanine，G)，嘧啶为胞嘧啶(cytosine，C)和胸腺嘧啶(thymine，T)。2 条多核苷酸链通过 A 和 T，G 和 C 之间的氢键相结合，使 DNA 双链互补；A 与 T 之间为 2 个氢键，G 与 C 之间为 3 个氢键，每一个称为碱基对(base pair，bp)。

DNA 分子的碱基序列储存了大量遗传信息，如果 1 个 DNA 分子长度为 n 个碱基，就可能有 4^n 种排序，人类所有遗传信息以碱基不同排列次序蕴藏在全部 DNA 序列中，并通过 DNA 分子的复制、增殖，将遗传信息传递到新制的 DNA 中去。DNA 上的遗传信息又通过 mRNA 的转录和转译，决定核苷酸、氨基酸、多肽的形成序列，不同的多胎组成不同的蛋白质和酶，各种不同的蛋白质行使各种不同的功能，决定生物体的各种性状。

基因分为 3 类：①结构基因与调节基因，可转录成 mRNA 且可翻译成多肽链。结构基因转录后翻译成的蛋白质作为机体的结构蛋白和功能蛋白；调节基因的作用是调控其他基因的活性，转录成的 mRNA 成阻遏蛋白或激活蛋白。②核糖体(rRNA)与转运 RNA 基因(tRNA)，只转录产生相应的 RNA 而不翻译成多肽链。③启动子和操控基因，启动子是转录时 RNA 聚合酶与 DNA 结合的部位，操控基因是调节基因的产物与 DNA 结合的部位。不论哪类基因突变都有可能导致遗传性疾病，基因突变引起的疾病称之为基因病。基因病的遗传方式与正常形状的遗传方式相同，遵循遗传学的基本规律。

(一)遗传的基本规律

遗传学奠基人孟德尔 1865 年提出了遗传因子分离率和自由组合率，1910 年摩尔根发现了连锁和交换律，从而奠定了遗传学的理论基础。

1. *分离率*　生物在生殖细胞形成过程中，同源染色体分离，分别进入不同的生殖细胞，即每个生殖细胞只有亲代成对同源染色体中的 1 条；位于同源染色体上的等位基因也随之分离，生殖细胞只含有 2 个等位基因中的 1 个；对于亲代其某一遗传性状在子代中有分离现象。

2. *自由组合率*　生物在生殖细胞形成过程中，非同源染色体之间完全独立，可分可合，随机组合，称之为自由组合率。

3. *连锁和交换律*　同一条染色体上的基因彼此间是连锁在一起，构成连锁群；同源染色体的基因连锁群并非固定不变，在生殖细胞形成过程中，同源染色体在配对时会发生交换，可使基因连锁群发生重新组合，称之为连锁和交换律。

(二)单基因遗传病

存在于生殖细胞或受精卵中的突变基因按一定方式在上下代之间传递，所带的突变信息经过表达则可形成具有一定异常形状的疾病，称之为单基因遗传病，其发生主要受一对等位基因的控制。根据决定该疾病的基因所在染色体的不同和基因性质的不同，将人类单基因遗传病分为 3 种遗传方式：①常染色体遗传，包括常染色体显性遗传和常染色体隐性遗传；②X 连锁遗传，包括 X 连锁显性遗传和 X 连锁隐性遗传；③Y 连锁遗传。

1. *常染色体遗传*

(1)常见的常染色体显性遗传病有舞蹈症、家族性高胆固醇血症、遗传性毛细血管扩张、急性间歇性卟啉症、迟发型成骨发育不全Ⅰ型、成年人多囊肾、α-珠蛋白生成障碍性贫血(α-地中海贫血)、短指(趾)症Ⅰ型、特发性肥大型主动脉瓣下狭窄、遗传性巨血小板病肾炎耳聋、Noonan 综合征、神经纤维瘤Ⅰ型、结节性脑硬化、多发性家族性结肠息肉症、肌强直性营养不良等。

舞蹈症是一种典型的常染色体显性遗传病,患者 30－45 岁缓慢发病,临床表现为进行性加重的舞蹈样不自主运动和智能障碍,病情加重后出现语言不清甚至发音困难,智能障碍进行性加重,最终出现痴呆。舞蹈症 *huntington* 基因 5′(CAG)。发生动态突变(CAG)。重复次数异常增加,突变的 huntington 蛋白其羧基端串联重复的谷氨酰胺数量大大增加,使之在进入细胞核后不能正常发挥调节基因转录的作用,而是相互聚集形成核内包涵体,最终导致神经元变性、死亡。

假如用 A 代表决定某种显性性状的基因,用 a 代表其相应的隐性性状的等位基因,在完全显性的情况下,杂合子 Aa 与显性纯合子 AA 的表型完全一致,即显性基因 A 的作用完全显现,隐性基因 a 的作用完全被掩盖,杂合子表现出与显性纯合子相同的性状。短指(趾)症是一个典型例子;假定决定短指的基因为显性基因 A,正常指为 a,短指症患者基因型应为 AA 或 Aa,显性基因 A 在杂合状态下是完全显性的,故基因型为 AA 与 Aa 的患者在表型上完全不能区分。绝大多数短指症基因型实际上为 Aa,因为根据分离率,AA 基因型中一个 A 来自父方,另一个必定来自母方,只有当父母均患短指症时,才可能生出 AA 型子女,这种婚配机会实际很少。绝大多数短指症患者为 Aa。患者 Aa 与正常人婚配,其子女中约有 1/2 是患者,即这对夫妇每生一个孩子,都有 1/2 可能生出短指症患儿。

常染色体显性遗传的典型遗传方式有如下特点:①致病基因位于染色体上,其遗传与性别无关,故男女患病机会均等;②患者双亲中必有一个为患者,大多数为杂合子,患者的同胞中有 1/2 可能也为患者;③系谱中可见本病的连续遗传,即连续几代可看到患者;④双亲无病则子女无患者。据此可进行发病风险评估,如夫妇有一人患病(杂合子),其子女患病可能性为 1/2,2 个患者婚配则子女患病可能性为 3/4。

(2)常染色体隐性遗传病有 α_1-抗胰蛋白酶(α_1-AT)缺乏症、镰状细胞贫血、家族性黑矇性白痴、β-珠蛋白生成障碍性贫血(β-地中海贫血)、同型胱氨酸尿症、苯丙酮尿症、丙酮酸激酶缺乏症、尿黑酸血症、Friedreich 家族性共济失调、Bardet-Biedl 综合征、半乳糖血症、肝豆状核变性、黏多糖贮积症Ⅰ型、先天性肾上腺皮质增生、血浆活酶前体缺乏症、囊性纤维变、血红蛋白沉着症。

常染色体隐性遗传病的致病基因为隐性基因,只有隐形纯合子才会发病。在杂合子时隐性基因的作用被其显性基因掩盖,不表现相应的疾病,表型与正常人相同,但可将致病基因遗传给后代,这种表型正常而带有致病基因的杂合子称之为携带者,白化症、先天性耳聋、先天性失迟缓症等属于此种遗传方式。

常染色体隐性遗传病家系中最为常见的是 2 个杂合子(Aa,Aa)的婚配,每胎孩子患病概率为 1/4,人群中最多婚配类型应该是杂合子与正常人婚配(Aa,AA),子代全部正常,但其中 1/2 为携带者。

常染色体隐性遗传的典型系谱特点为:①致病基因位于染色体上,其遗传与性别无关,故男女患病机会均等;②系谱中患者的分布往往是散发的,通常看不到连续传递现象;③患者双亲表型往往正常,但都是致病基因携带者;④近亲婚配时子女隐性遗传病的发病率要比非近亲婚配者高得多,因为他们来自共同的祖先,往往具有某种共同的基因。

2. X 连锁遗传

(1)X 连锁显性遗传:决定某种性状或疾病的基因位于 X 染色体上,此基因对相对应的等位基因来讲是显性的,称之为 X 连锁显性遗传。如抗维生素 D 佝偻病患者因肾小管对磷酸盐再吸收障碍,血磷降低,肠磷增多,肠道对磷、钙吸收不良影响骨质钙化,形成佝偻病。致病基因定位于 Xp22.1-p22.2。缺失和单个碱基置换是导致疾病的主要原因。其他 X 连锁显性遗传病有口面指综合征Ⅰ型、高胺血症Ⅰ型、Alport 综合征、色素失调症。

X 连锁显性遗传的典型系谱遗传方式的特点为:①人群中女性患者比男性患者多一倍,病情较轻;②男性患者的女性后代全部为患者,男性后代全部正常;③女型患者的子女中有 50%的可能性为患者;④患者双亲必有一名是患者;⑤可看到连续传递现象。

(2)X 连锁隐性遗传:决定某种性状或疾病的基因位于 X 染色体上,并为隐性基因,称之为 X 连锁隐性遗传。如假性肥大性肌营养不良基因是由于定位于 Xp21.2 的抗肌萎缩蛋白基因缺陷，使抗肌萎缩蛋白不能在肌细胞膜上正常表达，出现肌肉变性、萎缩、进行性肌无力等。其他常见 X 连锁隐性遗传病有色盲、睾丸女性化、鱼鳞癣、眼白化病Ⅰ型、Hunter 综合征、无丙种球蛋白血症Ⅰ型、肾性尿崩症、慢性肉芽肿病、血友病 B 等。

X 连锁隐性遗传的典型遗传方式的特点为：①人群中男性患者比女性患者多，系谱中往往只有男性患者。②双亲无病时男性后代可能发病，也可能不发病；男性后代发病，母亲肯定为携带者，女性后代 1/2 可能为携带者。③男性患者的兄弟、外祖父、舅父、姨表兄弟、外甥、外孙等也有可能是患者。④女性是一名患者，其父亲一定也是患者、母亲一定是携带者。

3. Y 连锁遗传　决定某种性状或疾病的基因位于 Y 染色体，这种基因随 Y 染色体传递，父传子、子传孙，具有 Y 连锁基因者都为男性，称为全男性遗传。已知的 Y 连锁遗传的性状或疾病较少，有 H-Y 康源基因、外耳道多毛基因和睾丸决定基因等。

（三）多基因遗传病

人类的一些遗传性状或某些遗传疾病的遗传基础不是由一对基因决定，而是由几对基因决定，每一对基因对形状或疾病形成所起的作用微小，这对基因称之为微效基因，若干对基因作用累加之后可以形成一个明显的表型效应，称之为累加效应，这些基因也称之为累加基因，这种形状或疾病的遗传方式称为多基因遗传。2 个以上微效基因的累加作用决定上述遗传性状或遗传病，由于遗传性状或遗传病也受到环境因子影响，因此，称为复杂性状或复杂疾病，如糖尿病、精神分裂症、哮喘、多发硬化症等。在多基因遗传的诸多微效基因中可能存在起主要作用的主基因，对主基因的研究有助于了解多基因病的发生、诊断、治疗和预防。

单基因遗传性状决定于 1 对基因，基因型和表型间的相互关系较为直截了当，多可区分具有或不具有某性状 2 种类型，当检测该性状时，这一性状的变异在人群中的分布是不连续的，称为质量性状，如红绿色盲、血友病、ABO 血型等。而多基因性状的变异在人群中的分布是连续的，有一个峰值即平均值，不同个体之间只是存在量的差异，称为数量性状。如人的身高、智能、血压等，极高或极矮的人只占少数，大部分个体接近平均身高，变异成正态曲线分布。

决定身高及其他数量性状的是由许多数目不详、作用微小的效基因控制，每一个基因的作用也不等同，还要受环境因素影响如营养、阳光、锻炼等，故数量性状在群体中的分布非常复杂。双亲身高决定了子女身高，多数身材高大的双亲其子女身材虽然偏高，但多数比父母矮，比父母更接近人群身高平均值，2 个极矮的双亲其子女身材高于父母身高的平均值。这种现象称之为平均值回归，说明数量性状在遗传过程中子代将向人群的平均值靠拢，这种回归现象也表现于其他相似的数量性状，对理解多基因遗传的特点有指导意义。

多基因遗传病是一类患病率较高、发病复杂的疾病，其发生过程中遗传和环境因素共同作用决定个体患病的可能性称为易患性，人群中易患性很高或很低的个体都很少，大部分个体接近平均值。个体易患性高达一定限度就可能发病，这种由易患性导致的多基因遗传病发病的最低限度称为发病阈值，它标志着在一定条件下发病所必需的最低致病基因数量，故多基因遗传数量也属于阈值数量。

多基因遗传病中遗传度是指多基因累加效应对疾病易患性变异的贡献大小。遗传度愈大表明遗传因素对疾病的贡献大，如遗传度高达 70%～80%，表明遗传因素在决定疾病易患性变异上有重要作用，环境因素作用较小；遗传度仅为 30%～40%，表明在决定疾病易患性变异上环境因素起重要作用，遗传因素作用不显则不会出现家族聚集现象。

（马少林）

第3章

整形外科手术的麻醉

整形外科手术的范围涉及全身的各个部位，患者具有年龄跨度大、儿童比例高、头颈颌面手术多、困难气管插管发生率高及呼吸道管理困难等特点。实施整形外科手术的麻醉时不仅需要对各种麻醉方式有全面的认识，熟悉儿科麻醉的特点和麻醉技术，还需要对整形外科手术的特点有全面的了解，并积累对处理困难气道的经验。

第一节　整形外科手术的麻醉特点

一、患者特点

（一）先天畸形多

各种先天性畸形的外科手术治疗是整形外科手术的重要组成部分，其中以头面部的先天性畸形较为多见，部分患者还合并存在其他部位和器官的先天性畸形。如 Goldenhar 综合征表现为一侧的面部发育不全，并伴有颈椎发育不良，其中 5%～58%伴有各种先天性心脏病，还可能存在肾畸形。头面部的各种先天性畸形均有不同程度颌骨、口周软组织及舌发育的异常，容易出现声门位置的变异和喉镜暴露的困难，导致气管插管困难，部分患者还可能出现严重的上呼吸道梗阻，进一步增加麻醉的处理难度。此外，合并内脏重要脏器病变的患儿还降低了手术麻醉的耐受力。

（二）困难气道发生率高

由烧伤、创伤、感染、肿瘤及头面部手术等原因导致头颈、胸部出现的解剖异常。如面颈部瘢痕导致的小口畸形、颏胸粘连，感染肿瘤引起的喉部解剖变异，面部扩张器和口周皮管导致的面罩通气困难等，均可以导致困难气道的出现，增加麻醉的难度和风险。

（三）年龄跨度大，小儿比例高

整形外科手术患者的年龄包括新生儿到老年人的各个年龄段，其中小儿的比例相对较高，约占各种整形外科手术麻醉的 50%，包括各种先天性畸形、烧伤和创伤患儿。这些小儿不仅伴有困难气道的问题，还需要早期手术矫正畸形，特别是涉及颅颌面畸形的手术，往往需要在新生儿期和婴儿期完成手术。手术时间长、出血多、创伤大，需要麻醉医师对小儿的麻醉生理、药理和麻醉技术有全面的认识和了解。

（四）美容手术

美容手术的患者多数为中青年、手术相对较小、身体状态好，通常能较好地耐受手术与麻醉。近年来，随着人们经济水平的提高，美容手术的种类、范围不断增加，手术患者的年龄范围越来越大，出现了一次实施多个手术的情况，而部分麻醉和手术医师对逐渐增加的麻醉风险和手术风险缺乏足够的认识，术前重视程度不够，准备不充分，术中出现问题时也缺少必要的应急措施，导致了一些严重并发症的发生。由于美容手术本身属于锦上添花的手术，出现问题后患者和其家属不理解麻醉存在风险，容易出现纠纷。

二、手术特点

（一）手术范围广

整形外科手术的范围涉及全身各个部位，其中头颈颌面的手术比例较大。头颈颌面部手术时，由于手术野在气道附近，术中麻醉医师需要远离呼吸道，不能近距离观察和管理呼吸，特别是导管和螺纹管被覆盖后，不易早期发现导管打折、接头松动、套囊漏气等情况，明显增加了呼吸管理的难度。由于手术中经常变换头部位置，以及口内手术时经常移动气管导管，增加气管导管脱出的风险。手术后，因口咽部组织肿胀、血液或分泌物堵塞、颌间结扎固定及头面部的加压包扎，以及急性出血等因素的影响，拔管后容易发生不同程度地上气道梗阻，甚至威胁患者的生命安全。

颅面手术时，开颅后的分离和暴露需要牵拉和推移脑组织，围术期需要有效控制颅内压增高和防治脑水肿。颌面、颈部神经丰富，手术操作过程中容易诱发不良神经反射。如颅颌面手术牵拉前移中面部时，可能刺激眼球发生眼心反射；颈部手术时压迫颈动脉窦反射。一旦发生不良神经反射，会立即出现心率、血压下降甚至心搏骤停，后果严重。乳房再造和乳房异物清除时，有可能损伤壁胸膜可以引起气胸。止血带在四肢整形手术使用较为广泛，快速松开止血带时还有可能出现止血带休克。因此，松开止血带前，手术医师和麻醉医师及时相互沟通。

（二）手术出血

面颈部血供丰富、手术部位深止血困难，加上麻醉药物的扩血管作用，容易出现术中出血的异常增多，如颅颌面的截骨手术；肿瘤根治后用游离组织皮瓣即时修复的手术，创面大、手术时间长，可出现较多的失血；而巨大的神经纤维瘤、口腔颌面部动静脉畸形如蔓状血管瘤，手术过程中有可能发生难以控制的大出血。

头面部手术的术后出血也是导致严重并发症的主要原因，由于下颌和颈部组织疏松，发生出血后容易出现血肿逐步挤压咽腔的情况，患者表现为缓慢加重的呼吸困难，不易早期发现。而后期发现时，往往已经出现较为严重的呼吸困难，由于敷料的影响，咽腔的严重变形，使后期的快速治疗十分困难。

（三）手术部位多时间长

许多整形外科手术诸如恶性肿瘤根治同时行皮瓣修复、大面积瘢痕切除及植皮、颅颌面严重畸形整复、游离组织瓣修复巨大缺损等手术不仅范围十分广泛，常需在多部位同时实施手术；而一些操作精细的手术如小血管吻合和移植显微外科手术，外耳道成形手术及面部美容手术也需要较长时间。因此，长时间、多部位手术也是整形外科的主要特点之一。

（四）包扎

整形外科手术的包扎较为特殊，需要使用较多的敷料和加压包扎，特别是头面部的大范围包扎，不仅造成下颌骨后移，咽腔减小，影响上呼吸道的通畅，还使紧急情况下的面罩使用出现困难，甚至无法使用面罩实施加压通气。因此，整形外科手术应在患者完全清醒后拔管，必要时可以延迟拔管，并常规准备喉罩通气道。

第二节　整形外科手术的常用麻醉方法

实施整形手术时，根据手术的范围和手术大小，可以采用局部麻醉、椎管内阻滞麻醉、局部麻醉辅助镇静镇痛技术和全身麻醉等麻醉方式。局部麻醉对生理干扰小、易于管理、恢复快，多用于体表和眼、耳、鼻的短小手术；局部麻醉辅助使用镇静、镇痛药物，可以减轻患者的焦虑和恐惧，增强局部麻醉的效果，扩大局部麻醉的使用范围；由于整形外科手术头面部比例大，儿童多，手术时间较长操作精细，多数手术需要在全身麻醉下完成。

一、局部麻醉

局部麻醉是在保持患者意识清楚的情况下，将局部麻醉药注射于手术部位，或注射在支配手术区域的神经或神经干，使局部出现神经传导功能阻滞及感觉丧失的麻醉方法。

（一）局部麻醉的方法

1. *表面麻醉*　用高浓度、穿透性强的局部麻醉药涂抹或喷洒于黏膜或皮肤表面，使手术部位产生麻醉作用。多用于眼、鼻腔、口腔等部位，常使用0.5%～1%地卡因或2%～4%利多卡因溶液，采用涂抹、喷雾、注入等方法。

2. *局部浸润麻醉*　将配制的局部麻醉药沿手术切口逐层注射，以达到阻滞分布于手术区域组织的神经末梢。常使用加入肾上腺素的0.5%普鲁卡因或氯普鲁卡因溶液，最大剂量为0.8～1.0g；0.25%～0.5%利多卡因溶液，最大剂量400～500mg。

3. *区域阻滞麻醉*　使用局部麻醉药液围绕手术区域四周及底部注射局部麻醉药，以阻滞支配术区的神经干及神经末梢。

4. *神经及神经丛阻滞*　使用局部麻醉药液注射于神经干、丛、节周围，以阻滞其所支配的区域。

头面部神经阻滞的麻醉范围可覆盖大部分的头面部手术区域。

（二）常用局部麻醉药

1. *选择原则* 在众多的局部麻醉药中，首先选择对机体影响小，起效快，毒性低，安全系数大的药物。使用时严格遵守安全剂量和安全浓度，通常使用最低有效浓度的局部麻醉药。在局部麻醉药物使用时加入适量缩血管药物可延长阻滞作用持续时间，减少血液循环对药物的吸收，起到减缓或降低血药峰值浓度及增强麻醉效能。

2. *局部麻醉药* 局部麻醉药的分子结构是决定局部麻醉药脂溶性、解离度和蛋白结合率等重要理化性质的化学基础。局部麻醉药的脂溶性与麻醉的强度成正比，解离常数（pka）决定药物起效的速度，而局部麻醉药与受体蛋白的数量增加，药物的作用时间也相应延长。局部麻醉药根据化学结构分为胺类（利多卡因）和脂类（普鲁卡因）局部麻醉药；根据作用时间分为短效（普鲁卡因）、中效（利多卡因）和长效局部麻醉药（罗哌卡因）。常用的局部麻醉药如下。

（1）普鲁卡因：时效短，45～60min，穿透、弥散较差，扩血管作用，毒性小，常用 0.5%浓度。

（2）利多卡因：起效快、弥散广、穿透强、无明显血管扩张作用；2%～4%用于表面麻醉，一次限量100mg；0.25%～0.5%用于局部浸润麻醉，时效120～140min；1%～2%用于神经阻滞，时效 60～120min。

（3）布比卡因：0.25%～0.5%可用于神经阻滞，麻醉效能强和持续时间长有心脏毒性。

（4）罗哌卡因：使用与麻醉效能与布比卡因相近，但安全系数较布比卡因高，一次最大用量 225 mg。

（5）地卡因：作用时间可达 3h，毒性大、起效慢，不宜用于局部麻醉。表面麻醉常用 1%～2%浓度，1 次限量 40mg。

3. *局部麻醉药的不良反应* 是指机体或组织器官对一定剂量局部麻醉药所产生的不良反应或损害。

（1）毒性反应：指单位时间内血液中局部麻醉药浓度超过机体的耐受力而引起的毒性反应。中枢神经系统对局部麻醉药最为敏感，在药物剂量过大或注射过快时，可快速出现中枢神经系统兴奋，表现为眩晕、视觉和听觉异常、多语、寒战、抽搐、直至惊厥。心血管系统毒性表现为血压升高进而降低，心率减慢甚至心搏骤停。其中布比卡因的心脏毒性较大，常引起室性心律失常，严重时出现心室颤动而致心脏停搏，并且复苏的成功率较低。使用局部麻醉药时，必须严格使用安全剂量，根据患者身体状态，使用部位调整剂量；注药前抽吸，边注射边观察病人反应；对缩血管药物无禁忌者，使用加入 1:200 000 的肾上腺素的药液；术前用药时给予适量巴比妥类或苯二氮䓬类药物，以提高对局部麻醉药毒性的阈值。出现局部麻醉药毒性反应时，要迅速吸氧，保持气道通畅，必要时辅助呼吸或控制呼吸。使用血管活性药物维持适当血压、心率。并静脉注射地西泮或硫喷妥钠，必要时使用氯琥珀胆碱终止惊厥。

（2）类过敏反应：局部麻醉药的类过敏反应较为少见，主要在酯类局部麻醉药出现。

二、椎管内麻醉

广义上讲椎管内麻醉也属于局部麻醉的范畴，但因其独特的解剖特点而单归一类。硬膜外麻醉和蛛网膜下腔麻醉（简称腰麻）都属于椎管内麻醉。椎管是椎骨和周围韧带围成的管状结构，内有脊髓，脊髓周围依次有软脊膜、蛛网膜和硬脊膜包裹，硬脊膜和蛛网膜毗邻比较紧密，在椎骨和周围韧带与硬脊膜之间的潜在性间隙称为硬膜外腔，在蛛网膜与软脑膜之间的潜在性间隙称为蛛网膜下腔。经椎骨间穿刺把局部麻醉药注入硬膜外腔即硬膜外麻醉，把局部麻醉药注入蛛网膜下腔即蛛网膜下腔麻醉。

三、镇静镇痛技术

局部麻醉手术时，多数患者存在不同程度的紧张和焦虑，部分患者甚至因而拒绝治疗。而适量使用镇静、镇痛药物可以使患者在手术过程中保持镇静，减轻术中的恐惧和焦虑，消除伤害性刺激的记忆，增强局部麻醉的效果，显著提高患者的舒适程度。而生命指征的实时监测和调控，还进一步提高了手术的安全性。

（一）镇静镇痛的目的

1. 监护并确保患者术中生命安全。

2. 降低患者术中不舒适感或疼痛感。

3. 减轻治疗对患者心理带来的不良刺激，消除不愉快经历的记忆。

4. 提高患者对不良刺激的耐受性。

5. 缩短患者麻醉后恢复时间，减少医疗花费。

（二）镇静、镇痛的方法

术中镇静、镇痛，从控制给药方式可分为医师控制镇静和病人自控镇静；从给药方案可分为间断给药和连续输注。根据患者的需要可采用单纯使用镇静药或镇痛药，也可以联合使用2种或2种以上的药物。由于使用单一药物，需要较大的剂量才能达到临床需要镇静、镇痛深度，容易出现不良反应。而镇静、镇痛药物复合使用，可以产生协同和相加作用，在减少2类药物的用量的同时，获得较为满意的临床麻醉效果，是目前最常用的方法。

（三）镇静、镇痛的药物

用于镇静、镇痛的药物很多，包括静脉用药和吸入性的药物，如：苯二氮䓬类、氯胺酮、异丙酚、阿片类、非阿片类及氧化亚氮（笑气）、挥发性吸入药物。镇静、镇痛理想的药物应该起效快，作用时间短，具有特定并可预测的量效关系。无刺激和兴奋性，无心血管、呼吸系统的抑制作用，并方便给药。常用药物如下。

1. 咪达唑仑　负荷量0.025～0.05mg/kg，维持输注速度1～2μg/(kg·min)。

2. 丙泊酚　负荷量0.5mg/kg或100～150μg/(kg·min)的速度输注3～5min，维持输注速度25～75μg/(kg·min)。

3. 氯胺酮　负荷量0.3～0.5mg/kg，维持输注8～16μg/(kg·min)。

4. 右旋美托咪定　负荷量0.5～1.0μg/kg静脉持续输注10min，维持输注速度0.2～0.7μg/(kg·h)。

5. 芬太尼　负荷量1～2μg/kg，维持剂量：0.01～0.03μg/(kg·min)。

6. 舒芬太尼　负荷量0.1～0.2μg/kg，维持剂量：0.0015～0.005μg/(kg·min)。

7. 瑞芬太尼　负荷量0.25μg/kg，维持剂量：0.05μg/(kg·min)。

四、全身麻醉

麻醉药物通过吸入、静脉、肌内或直肠灌注等途径进入体内，抑制中枢神经系统使意识消失的麻醉方法，统称全身麻醉。主要包括吸入麻醉、静脉麻醉、基础麻醉和静吸复合麻醉等方法。

（一）吸入麻醉

麻醉药经呼吸道吸入，通过肺吸收产生麻醉作用的方法。由于吸入麻醉的深浅取决于血液中的药物浓度，可以通过控制吸入浓度调节麻醉的深浅，临床上可以根据手术的刺激强度随时控制和调节麻醉深度。吸入麻醉药在体内分解代谢少，主要以原型从呼吸道排出，安全系数较大。目前常用的药物有恩氟烷、异氟烷、七氟烷和氧化亚氮。恩氟烷、异氟烷和七氟烷均属含氟类吸入麻醉药，通过麻醉机上的专用挥发器吸入，浓度精确，调节方便。吸入较高浓度时，可以扩张外周血管，减低血压，有利于控制性低血压的实施。七氟烷味道芳香，刺激性小，适用于小儿的吸入诱导。同时，七氟烷的血气分配系数最小，起效和恢复速度更快，是目前临床应用最广的吸入麻醉药；氧化亚氮是最早用于临床的吸入麻醉气体，无色，有甜味，无刺激性，不燃烧，不爆炸，储存在耐压钢瓶中。氧化亚氮麻醉性能较弱，不能单独使用，需要氧气作为运载气体与其他含氟类吸入麻醉药合并使用，常用的吸入浓度为50%～70%。氧化亚氮不仅能减少其他吸入麻醉药的用量，还有第二气体效应增强其他吸入麻醉药的麻醉性能。由于氧化亚氮在血液中的溶解度比氮气大32倍，容易弥散进入体内的含气腔隙内，增加腔隙的体积或压力。

（二）全身静脉麻醉

全身静脉麻醉是指所有的麻醉药通过静脉途径用药的麻醉方法。静脉麻醉的麻醉诱导经静脉直接用药，速度快，诱导较平稳，患者感觉舒适，无呼吸道刺激作用，无环境污染，也不需要特殊设备。由于静脉麻醉药的作用依赖于其药动学特性，在体内需经过再分布、生物转化和排泄，逐渐从体内消除。因而在使用静脉麻醉药时个体存在差异，可控性差。但近年出现的强效、半衰期短、消除完全的静脉麻醉药使全身静脉麻醉过程趋于完美。特别是出现了以药动-药效学理论为基础的计算机靶控输注新技术（TCI），通过调节血浆或效应室的药物浓度来精确控制或维持适当的麻醉深度，进一步提高了药物可控性。

（三）静吸复合麻醉

即患者同时或先后使用静脉和吸入麻醉药的麻醉方法。由于目前任何单一药物都不能完全满足临床麻醉所需要的镇静、镇痛、肌松和抑制伤害性反射的目的。因此，现代麻醉技术更强调药物和技术手段的联合使用，既可以获得理想的麻醉深度，又能维持围麻醉期患者生命体征的稳定，同时还能做到诱导平稳，恢复迅速，并发症少，提高患者的舒适度。联合用药不仅可以最大限度地发挥每类药物的药理作用，还可以减少各药物的用量，避免和减少药物的不良反应。其方法多种多样，如静脉麻醉诱导，吸入麻醉维持；或吸入麻醉诱导，静脉麻醉维持；或者静吸复合诱导，静吸复合维持。由于静脉麻醉起效快，诱导平稳，而吸入麻醉易于管理，麻醉深浅易于控制，因此，静脉麻醉诱导后采取吸入麻醉或静脉-吸入复合麻醉维持在临床麻醉工作中占主要地位。

第三节　整形外科手术时常用麻醉技术

一、控制性低血压技术

（一）控制性低血压的定义

控制性低血压是指采用降压药物与技术等方法，将收缩压降低至80～90mmHg或者将平均动脉压降低至50～65mmHg，不发生重要器官的缺血缺氧性损害，终止降压后血压可迅速恢复至正常水平，不产生永久性器官损害。

（二）控制性低血压的主要目的

主要目的是减少失血，改善术野的条件，减少输血，增加手术期的安全性。

（三）控制性低血压对器官功能的影响

控制性低血压通过降低外周血管阻力，使动脉血压下降，组织器官血流量是否减少是关键性的。必须强调足够的有效循环容量是维持器官血流充分灌注的必要条件，控制性降压过程中应定时评估血管内液体容量，以维持器官的最理想功能状态。

对脑神经系统的影响：适当的动脉血压对脑循环尤其重要。正常体温患者，控制平均动脉压（MAP）安全低限度为50～55mmHg。此范围内脑血流量的自身调节能力仍然保持。一旦MAP下降低于此限度，脑血流量将随动脉血压而平行下降，有可能产生脑缺血，影响脑功能。异氟烷诱导控制低血压越来越受到欢迎。异氟烷在低脑灌注压（<30mmHg）时，仍能维持良好的脑氧代谢率，提示有大脑保护作用。

心脏功能：异氟烷、七氟烷和地氟烷在控制性低血压中具有同等的心肌保护作用。控制性降压期间，保证心肌代谢所需的氧供充足是十分重要的。控制性降压时心肌灌注将明显减少，是否会发生心肌缺血与是否联合使用改善心肌代谢的药物有关。已知或怀疑心肌缺血病患者，原则上不应做控制性低血压。

（四）控制性降压的适应证和禁忌证

1. 适应证

（1）复杂大手术，术中出血可能较多，止血困难的手术。

（2）显微外科手术，要求手术野清晰的手术。

（3）宗教信仰而拒绝输血的患者。

（4）大量输血有困难或有输血禁忌证的患者。

（5）麻醉期间血压，颅内压和眼内压过度升高，可导致严重不良后果的。

2. 禁忌证

（1）重要脏器实质性病变者。

（2）血管病变者。

（3）低血容量或严重贫血者。

（五）控制性低血压的临床管理

1. 监测项目　包括连续动脉血压，心电图，呼气末二氧化碳，脉搏氧饱和度，体温监测，中心静脉压监测。长时间手术者，血清电解质，血气分析，血细胞比容水平应常规监测。尿量是简单而重要的监测指标，降压期间尿量至少应保持1ml/(kg·h)。

2. 降压程度　血压下降的数值应以维持心、脑、肾等重要脏器的充分灌注为限度，还需根据病人的不同情况酌情分别对待。

3. 降压措施与药物选择　全身麻醉或椎管内麻醉均有一定程度的降压作用。加深麻醉的降压方法适用于短时间降压的患者。需要较长时间降压者，宜采用联合降压的方法，使降压过程平稳。有条件的可选择联合降压药物。

4. 呼吸管理　控制性降压期间，肺内分流和无效腔量均可能增加，因此供氧必须充分，潮气量和分钟通气量以保持正常的动脉二氧化碳分压而定。

5. 补充血容量　控制性降压期间需要保证足够的有效循环血容量，以维持器官功能的正常。

6. 停止降压后处理　引起出血的操作结束即应停止降压，使血压逐步回升至原水平。停止使用降压药并不等于控制性降压作用已经结束，仍应加强对患者的监测。

二、自身输血和血液稀释技术

（一）储存式自身输血

储存式自身输血是术前一定时间采集患者自身的血液进行保护，在手术期间输用。

1. 适应证

(1)患者身体一般情况好，血红蛋白＞110g/L或血细胞比容＞0.33，行择期手术患者。

(2)术前估计术中出血量超过自身循环血容量15％且必须输血者。

(3)稀有血型配型困难的患者。

(4)对输异体血产生免疫抗体的手术患者。

2. 禁忌证

(1)血红蛋白＜100g/L。

(2)有细菌性感染的患者。

(3)凝血功能异常和造血功能异常的患者。

(4)输血可能性小的患者不需要自体储血。

(5)冠心病、严重主动脉瓣狭窄等心脑血管疾病及重症患者慎用。

3. 注意事项

(1)按相应的血液储存条件，手术前 3d 完成采集血液(可 1 次或分多次)。

(2)每次采血不超过 500ml(或自身血容量的10％)，2 次采血间隔不少于 3d。

(3)在采血前后可给患者铁剂、维生素 C 及叶酸(有条件的可应用重组人红细胞生成素)等治疗。

(二)回收式自身输血

血液回收是指使用血液回收装置，将患者体腔积血、手术失血及术后引流血液进行回收、抗凝血、洗涤、滤过等处理，然后回输给患者。血液回收必须采用合格的设备，回收处理的血必须达到一定的质量标准。体外循环的机器余血应尽可能回输给患者。回收血的禁忌证如下。

1. 血液流出血管外超过 6h。
2. 怀疑流出的血液含有癌细胞。
3. 怀疑流出的血液被细菌、粪便或羊水等污染。
4. 流出的血液严重溶血。

(三)急性等容性血液稀释

急性等容性血液稀释一般指在麻醉诱导前或诱导后、手术主要出血步骤开始前抽取患者一定量自体血在室温下保存备用，同时补充等效容量的晶体或胶体液，使手术出血时血液的有形成分丢失减少，同时又得到相当数量的自体血。待主要出血操作完成后或根据术中失血及患者情况将自身血回输，以达到不输异体血或少输异体血的目的。根据稀释程度的不同，可将急性等容性血液稀释分为：①急性有限度的等容血液稀释：血细胞比容稀释至28％左右；②急性极度等容血液稀释：血细胞比容稀释至 20％左右；③扩大性等容血液稀释：用具有携氧能力的红细胞代用品作为稀释液。

1. 适应证

(1)患者身体一般情况好，血红蛋白≥110g/L(血细胞比容≥0.33)，估计术中失血量大，可以考虑进行急性等容性血液稀释。

(2)手术中需要降低血液黏稠度，改善微循环时也可采用。

2. 禁忌证

(1)血红蛋白＜100g/L。

(2)低蛋白血症。

(3)凝血功能障碍。

(4)不具备监护条件。

(5)心肺功能不良患者。

3. 注意事项

(1)血液稀释程度，一般使血细胞比容不低于25％。

(2)术中必须密切监测患者血压、心电图、脉搏血氧饱和度、血细胞比容及尿量的变化，必要时应监测中心静脉压。

三、肿胀技术

(一)定义

肿胀技术(tumescent technique)，又称肿胀麻醉(tumescent anesthesia)，是一种局部麻醉方法，其狭义定义为在脂肪抽吸时将大量含有稀释的肾上腺素和利多卡因的生理盐水溶液注射至皮下组织，使之肿胀，注射量与预计抽吸脂肪量之比为(2～3)∶1，无须系统麻醉及静脉输液，且脂肪的抽吸量少于 4L 或小于患者体重的 4％。其广义定义指在皮下组织或组织间隙内注射大量含有稀释的肾上腺素和利多卡因的溶液，使之肿胀，以达到局部麻醉、止血及分离组织的作用。即可以作为单独的局部麻醉方法，也可以与全身麻醉、神经阻滞麻醉及镇静、镇痛技术联合使用。

(二)肿胀液配方

肿胀液目前还缺少统一的标准配方，通常由1 000ml生理盐水(或乳酸钠林格液)，1ml 的 1∶1 000肾上腺素含和不同剂量的利多卡因组成，也可以加入 10ml 的 5％碳酸氢钠。利多卡因的使用浓度变动较大，通常为 0.05％～0.08％，使用的容量较大时，可进一步降低利多卡因浓度。使用肿胀技术时，利多卡因的安全剂量可以超过常规使用剂量的 4～5 倍，达到 35mg/kg，美国美容外科协会2000 年脂肪抽吸指南推荐的最高剂量为 45～50 mg/kg；肿胀液中加入肾上腺素可以收缩血管，减少出血、减缓利多卡因的吸收、延长局部麻醉药物的作用时间。肾上腺素的有效浓度为1∶80 000～1∶1 000 000,最低为1∶2 000 000;加入碳酸氢钠可以中和肿胀溶液的pH,减轻注射时的疼痛。酸性溶液的pH升高,使游离碱基增多,CO_2穿过神经细胞膜进入轴浆,导致轴浆内pH下降,使局部麻醉药物离解,阳离子增多,与受体结合加强局部麻醉效果,减慢利多卡因的吸收。

(三)目的

1. 减少手术中失血肿胀液中的肾上腺素在较低浓度时,仍有收缩血管作用,而组织压力增高能加速肾上腺素进入细胞。大量的肿胀液放大了皮下组织间隙,采用小直径吸管,可以减少血管的损伤。此外,组织肿胀压力增高,压迫血管结构,也能减少出血。

2. 改变皮下脂肪组织的物理性质,皮下注射的大量肿胀液大大降低了脂肪组织黏滞度,使组织间隙肿胀,其本身具有液压分离的效应,还可能降低了周围组织的黏着牵引力,较低的负压即可将脂肪组织撕脱吸入抽吸管内。

3. 麻醉效果彻底、作用时间延长肿胀液在注射压力或重力的作用下,逐渐扩张并水压分离皮下组织,利多卡因均匀地分布于皮下组织,与感觉神经末梢的距离缩短,麻醉效果彻底。由于利多卡因吸收减慢,血浆浓度高峰明显延迟,麻醉作用时间可持续18～20h,减少了手术后镇痛药物的使用。

4. 增加手术的安全性内环境稳定,由于肿胀液的皮下输液作用(注射后2h可被吸收进入血液循环),手术中患者尿量充足,血压、脉搏稳定,对人体内环境影响较小,可耐受大容量脂肪抽吸,而无须输血输液,增加了脂肪抽吸术的安全性。由于肿胀技术的手术后恢复较快,出血量较少,在抽吸量<2 000ml时,患者无须住院观察。

(四)不足及潜在危险

1. *费时费力* 使用肿胀技术时注射时间较长,通常注射时间与抽吸时间大致相等。手工注射较为费力,采用输注泵技术可减轻劳动强度,缩短时间,但注射速度的加快也增加了刺激强度,增加了患者的痛感。此外,利多卡因的血浆浓度也与注射速度有关,机器输液的速度应控制在200ml/min左右,并由有经验的医师实施。

2. *药物的不良反应* 虽然大量研究证实肿胀技术的药物不良反应较小,但不能排除潜在危险。部分患者出现倦睡、手抖以及呕吐等症状,提示利多卡因的超量使用应慎重。术前应仔细检查患者的心、肺、肝、肾等主要脏器,以免因代谢障碍而发生毒性蓄积。

药物的毒性作用不一定出现在手术中,由于血浆高峰浓度可延迟到手术后12～24h,术后也应密切观察患者。此外,肿胀技术的药物研究多在血供较少部位如腹部、腰部、下肢部,血供丰富部位的安全注射剂量还有待进一步研究。在注射过程中,要警惕利多卡因的过敏及类过敏反应,随时注意患者的呼吸、血压、心率的变化,并观察注射部位有无异常血管扩张、瘀斑及针孔渗血。若产生上述症状,应立即停止注射并对症治疗,以免发生全身中毒反应及注射部位的皮肤软组织坏死。

肿胀技术若与全身麻醉或镇静、镇痛技术联合使用,可减少利多卡因的剂量,特别是使用较大容量的肿胀液时,应避免过量利多卡因的使用。配制时要加强核对,避免人为错误导致的药物过量。

3. *循环负荷过重* 由于肿胀技术在皮下大量灌注液体,注射后2h可被吸收进入血液循环,可造成细胞水肿、血浆蛋白稀释、大量液体吸收进入循环系统,增加循环负担、中心静脉压升高,甚至出现肺水肿。腹部、下肢注射过量肿胀液体可导致静脉回流受阻,组织因子释放,手术后血流缓滞,可造成静脉血栓形成。因此,肿胀液的注射量不要盲目增大,一般为抽吸混合液估计量的1.5～3倍,大容量脂肪抽吸肿胀液注射量应适当减少,可采用超湿性技术(即注射量与抽吸量的比例为1∶1)。此外,根据手术大小适当限制和控制静脉输液量,必要时应加利尿药物。

第四节 处理困难气管插管的新技术新方法

困难气管插管是临床麻醉中时常遇到的难题,由于整形外科手术患者的特殊性,困难气管插管的发生率相对较高,及时和正确处理困难气管插管,迅速建立安全的气道是确保麻醉安全的前提。近年来,各种解决困难气管插管的新技术、新方法不断应用于临床麻醉,有效地解决了困难气管插管的难题,提高了麻醉的安全性。

一、光棒技术

光棒(lightwand)实质上是一根可弯曲的管芯，前端装有灯泡，后端连接配有电池和开关的把柄。将气管导管套在光棒上，光线由光棒尖端射出，光棒头端弯曲的角度通常为 90°，有研究提示 45°～60°的弯曲角度，气管插管的操作更加容易，时间更短。整形外科医院的观察结果也证实 60°的弯曲度有利于插管的操作和推送导管，在声门位置明显偏高或婴幼儿使用可以选用 80°的弯曲度。插管时患者平卧，头后仰，光棒经口正中或口角向下朝着喉头进入，观察环甲膜，当颈前部出现明亮的亮点时，表明光棒的前端正位于声门开口处，此时保持光棒于原位并推送气管导管，即可将导管送入气管内，确诊导管进入声门后退出光棒。光棒技术插管简便、快捷，可用于张口度小和头颈不能运动的患者，且不受口腔分泌物和血液的影响。但不适用于颈部组织厚透光性差的患者，如肥胖患者、颈部瘢痕患者及颈部置入扩张器等患者。

二、视频喉镜技术

视频技术是近年来广泛应用于气管插管和困难气管插管的新技术，临床应用不仅操作方便，图像清晰，气管插管成功率高，同时方便教学。目前常用视频喉镜包括 Macintosh、GlideScope、McGrath、Tosight、Truview 等视频喉镜。此类喉镜由镜片前端的摄像头采集图像，经光缆线传导并放大到显示器上。由于不需要通过从口外观察声门，视点直接移到喉镜片的前端，缩短了观察距离，避免了直接喉镜的观察盲区，同时喉镜片的前端角度明显加大，使声门的显露更加清晰容易。由于喉镜片前端角度较大，通常情况下需要使用管芯的帮助才能完成气管插管。同时，眼手的协调也是使用视频喉镜时成功的重要组成部分。

Airtraq 喉镜的镜片由左右 2 个部分构成，镜片右侧部分为气管导管的引导槽，可以放置各种型号和不同内径的气管导管，左侧部分由一系列棱镜、透镜及反光镜组成，镜片左侧部分的末端是冷光源，以电池为电源，顶端连接取景器，并有电源开关。是通过透镜和棱镜的结合将图像传至顶端的取景器，能使图像由远端传送至近端的取景器，能够清晰看到声门、声门周围解剖及气管导管的顶端。Airtraq 喉镜的型号种类齐全、操作简单，不需要使用管芯即可完成插管，成功率高。

三、纤维光导硬镜技术

纤维光导硬镜由镜干、镜柄、目镜、光源和辅助设备等部分构成，其性能取决于镜干的直径、图像分辨率、焦距、视角和镜干曲度等。常用的纤维光导硬镜包括视可尼(Shikani)、Bonfils、Levitan 等硬镜，此类工具结合了光棒和可视的特点，口外操作就可以使镜干头端在喉咽部按所需方向任意移动进退，容易寻找和进入声门，明显提高成功率，缩短插管时间。使用纤维硬镜可选用直接寻找声门插管的方法，也可在常规喉镜暴露的情况下，在直视下将纤维硬镜放到会厌附近，再通过寻找声门并送入气管导管的方法。还可以利用颈部透光的原理，先采用光棒技术帮助定位，然后在直视下寻找声门的方法完成气管插管。

使用纤维硬镜前连接光源，调节焦距，润滑镜干，将挑选的合适气管导管套入镜干，气管导管的前端超出镜干 0.5～1cm。采用直接寻找声门插管时，应由助手托起下颌，以保证呼吸道通畅和一定的咽喉部空间，及时清除口腔分泌物是保证有良好视野的前提条件。使用直接喉镜联合纤维硬镜的方法时，在寻找到声门后可由助手帮助推送气管导管，也可由助手帮助固定直接喉镜，由操作者推送气管导管。

四、纤维光导支气管镜引导插管技术

纤维光导支气管镜(fiberopticbronchoscope，FOB)是目前解决困难气管插管最可靠和最有效的工具之一，具有前端调节角度大、直视以及直接引导插管等特点，临床应用刺激小、损伤轻、成功率高，使一些极度困难的气管插管成为可能。由于 FOB 引导插管技术的掌握有一定的技巧和难度，需要经过一段时间的专业的培训和练习。FOB 引导插管技术可经口和经鼻使用，由于鼻咽部弧度使纤维支气管镜或气管导管自然朝向声门，不管是选用先将气管导管推送声门附近后，再使用 FOB 引导插管的方法；还是直接将 FOB 放入气管后，再推送气管导管的方法均较易获得成功。而经口插管时，由于口咽部与气管之间存在一定角度，又缺少对 FOB 的支撑结构，采用 FOB 直接引导插管时难度明显增加，需要较长时间的专业训练。临床上可使用一些专用的口咽通气道、直接喉镜等工具帮助完成气管插管，降低插管难度。此外，通过 Cookgas 气管插管型喉罩引导插管，既能保证插管完成前的气道通畅，又能大幅度降低 FOB 引导气管插管的难度，明显提高困难气管插管的成功率，是解决困难气管插管最有效的方法之一。

五、喉罩技术

喉罩通气道(laryngeal mask airway，LMA)是目前方法应用于临床的气道维持方式，具有置入容易、操作简单、创伤小、循环反应轻等优点。临床麻醉时既可以用于困难气道的维持，还可以协助完成困难气管插管。特别是插管型喉罩通气道的研究和应用，使其在解决困难插管方面的作用更加突出，能够同时解决困难插管患者的气道维持和气管插管两大难题，成为目前解决困难气管插管最有效和最理想的方法之一。

1. 普通喉罩通气道在置入喉罩通气道，并确定气道通畅后，可经喉罩通气管置入合适的气管导管(ID 6.0mm)。当 LMA 位置正确时，通常喉罩内通气管开口与声门裂的对应关系较好，此时可采用下列方式进行气管插管：①选择适当大小的气管导管，在充分润滑后直接通过喉罩向前推进，部分患者的气管导管能顺利滑入气管内。②有些患者的声门位置高于喉罩内通气管开口，经 LMA 直接插管不能成功。可先将前端上翘的弹性探条经 LMA 盲探置入气管内。此时，可在喉罩内直接经弹性探条将气管导管引入气管内。也可在退出 LMA 后，再经弹性探条将合适的气管导管引入气管内。③通过喉罩使用发光的软质导芯，在颈前通过光点帮助定位和引导完成插管。④将带有套囊的气管导管套在纤维支气管镜干上，经 LMA 置入纤维支气管镜，在直视观察下把纤维支气管镜插入气管内，再置入气管导管。使用普通喉罩引导插管时，使用的气管导管偏细，可以通过弹性探条、气管导管交换芯、Aintree 等工具更换导管。

2. 气管插管型喉罩通气道(intubating laryngeal mask airway，ILMA)。ILMA 是一种专门为引导盲探气管插管而特殊设计的改良型喉罩通气道，包括标准通气罩，预塑形的金属通气管和金属手柄。与普通 LMA 相比，其通气管内径较粗较短，可通过常用的成年人气管导管并便于退出。其通气管为金属制成，带有金属手柄，便于调节喉罩的位置，使其开口与声门开口对合。通气罩内有一个类似三角形的活动性栅栏，在气管导管通过时，推动其上抬移开会厌便于气管导管进入气管内。由于 ILMA 为硬质通气导管，临床应用时有可能发生牙和咽喉部损伤；同时，ILMA 必须使用特制的带气囊硅胶气管导管，重复使用次数有限，且价格昂贵；此外，ILMA 还缺少可视功能，临床上采用盲探技术插管时，对操作者的经验要求较高，在一定程度上限制了 ILMA 在临床中的推广应用。CTrach 插管型喉罩是增加了可视功能的 ILMA，临床应用有效地降低 ILMA 的插管难度。

Daniel Cook 医师在普通喉罩和 ILMA 的基础上研制了一种新型气管插管型喉罩通气道(cookgas intubating laryngeal airway，CILA)。该喉罩材质柔韧、构造简捷，与咽喉部解剖曲线一致的弯曲角度有利于其顺利进入咽腔。临床应用具有操作简单、容易、盲探引导插管成功率高等优点，还能直接使用普通气管导管进行插管。整形外科医院的临床观察证实，在正常和困难气管插管患者使用 CILA，均有较高的盲探插管成功率，合并使用 FOB 时，还能降低 FOB 的使用难度，进一步提高气管插管的成功率。CILA 型号全，有专用的退喉罩工具，特别是近年来一次性喉罩 air-Q 的临床应用，可以解决从婴儿到成年人的各个年龄段的气管插管和困难气管插管。由于 CILA 为软通气管，有一定的变形能力，与硬质纤维镜联合应用，也有较好的临床效果。整形外科医院多年的临床经验已经证实，CILA 联合 FOB 是解决困难气管插管的理想方法之一。

(王　磊　邓晓明)

参考文献

[1] 刘具会，邓晓明，王磊，等. 小儿应用 Trachlight 光索引导气管插管的临床观察. 临床麻醉学杂志，2009，25(10)：904-906.

[2] 杨冬，邓晓明，罗茂萍，等. Cookgas 气管插管型喉罩用于预测困难气管插管的临床观察. 中国医学科学院学报，2007，29(6)：755-759.

[3] 庄心良，曾因明，陈伯銮. 现代麻醉学. 第 3 版. 北京：人民卫生出版社，2003.

[4] 曾因明，邓小明主译. 米勒麻醉学中文版. 北京：北京大学医学出版社，2006.

[5] 徐启明. 临床麻醉学. 第 2 版. 北京：人民卫生出版社，2006.

[6] 盛可名，王阳. 临床脂肪抽吸技术(形体雕塑艺术). 郑州：郑州大学出版社，2003.

[7] 叶铁虎，吴新民. 疑难合并症与麻醉. 北京：人民卫生出版社，2008.

第4章

组织移植生物学

第一节　移植的基本概念与分类

一、移植的基本概念

将个体的某一部分(如细胞、组织或器官)用手术或经其他途径移植到自己体内或另一个个体的某一部位的方法,称为移植术(transplantation),常用于实验研究和临床治疗。被移植的部分称为移植物(graft,transplant);手术则称为移植术。献出移植物的个体称为供者(donor);接受移植器官的个体称为受者(recipient)或宿主(host)。过去,移植术限指那些将器官和受者的血管相吻合的手术;而不吻合血管的组织移植称为种植术(implantation)。如今,移植术和种植术已成同义词,相互通用,而不在概念上保持上述区别。如果供者和受者为同一个体,则称为自体移植(autotransplantation)。在自体移植时,移植物重新移植到原来的解剖位置,称为再植术(replantation),例如断肢再植术,而不称为断肢移植术。必须指出的是,移植术不包括用人工合成(如高分子材料)或合成金属等材料的体内应用,如人工皮肤、人工心瓣膜、镶牙、塑料或金属人工关节、义肢等。因为这些人工制品不可能转化为生物体内的细胞和组织,虽能取代一定功能,但在体内始终是一个没有活力的异物,属于生物医学工程的范畴。

二、移植的分类

(一)按遗传免疫学的观点分类

如果供者和受者虽非同一个体,但有着完全相同的抗原结构,如同卵双生子之间的移植,称为同质移植(isograft,isotransplantation)。如供者和受者属于同一种族,但不是同一个体,如人与人、狗与狗之间的移植,称为同种移植或同种异体移植(allograft,allotransplantation);而不同种族之间,如狐与狗、猪与羊之间的移植,称为异种移植(xenograft,xenotransplantation)。同种异体移植常简称为同种移植,这是当今临床应用最多的移植类别。

(二)按移植物的活力分类

如果移植物在移植过程中始终保持着活力,在移植后能较快地恢复其原来的有效生理功能,则称为活体移植(viable transplantation)。与此相反的结构移植称为支架移植(structural transplantation)或非活体移植(non-viable transplantation),其移植物(如血管、骨、软骨、肌腱及筋膜等)的作用是机械性的,通过移植仅提供支持性基质和解剖结构,从而使来自宿主的同类细胞得以定居。所以,结构移植时移植物内细胞的活力并非必要,事实上细胞多已失去活力,有时还需有意识地经过灭活处理后才加以移植(如冻干血管、骨库异体骨等)。因此,同种结构移植在术后不会发生排斥反应。

(三)按移植方法分类

按照移植方法,移植术可分为游离移植、带蒂移植、吻合移植、带蒂游离移植和输注移植。

1. *游离移植*(free transplantation)　是指移植时移植物完全脱离供者,其全部血管、淋巴管已切断,移植时也不进行吻合,移植后从周缘的宿主组织生出新生血管,逐渐长入移植物内,建立血液供应,如各种游离皮片的移植。

2. *带蒂移植*(pedicled transplantation)　是指移植物与供者大部分解剖上的连续性已切断,但在移植过程中始终通过带有主要血管的蒂保持着有效血液供应,这种移植都是自体移植,如各种皮瓣移植。

3. 吻合移植(anastomosed transplantation) 即移植物完全脱离供者后,通过移植物主要血管(包括动脉、静脉)和受体血管的吻合,在移植术完毕时,移植物的血液供应得到有效恢复。临床上开展的各种同种异体心、肾、肝等移植都是吻合移植。如果吻合的主要血管所在部位成蒂形,也可称为带蒂游离移植(pedicled free transplantation),临床上应用的带蒂游离皮瓣移植、带蒂肌肉瓣移植即属此类。也有同时移植 2 个脏器,如心肺、胰肾等的移植,习惯上称为联合移植(combined transplantation)。如一次同时移植 3 个或更多器官,则称为多器官移植(multiple organ transplantation),但这类移植器官往往有一个总的血管蒂,整块切除后仍连在一起,外形如一串葡萄,故又名器官簇移植(cluster transplantation)。移植时只需吻合其主要动、静脉主干即可。

4. 输注移植(infused transplantation) 是指将有活力的细胞悬液,输入到受者的血液、体腔、组织、脏器内或包膜下层等处,例如输全血、输血细胞、骨髓移植、胰岛移植等。输注移植不需要也不可能吻合血管。

(四)按解剖学观点分类

从解剖学观点看,移植术可根据移植物的不同,分为细胞移植、皮肤移植、黏膜移植、脂肪移植、筋膜移植、软骨移植、骨移植、肌腱移植、肌肉移植、神经移植、血管移植、淋巴管移植、综合组织移植和器官移植或称脏器移植。按脏器名称命名的如肾移植、肝移植、心移植等。

(五)按移植部位分类

移植时,将移植物移到受者该器官原来的解剖位置,称为原位移植(orthotopic transplantation);移植到另一位置称为异位移植(heterotopic transplantation)或辅助移植(auxiliary transplantation)。因此,原位移植时必须将受者的器官先加以切除,如原位角膜移植、原位肝移植、原位心移植等;而异位移植时可以切除也可以不切除受者原来的器官,如将肾移植到髂窝内、将甲状旁腺移植到皮下或肌肉内。如异位移植物的部位位于受者原来器官旁或切除原器官的一部分,以便于移植物的置入,则称为原位旁移植(paratopic transplantation)。

除了上述分类方法外,还可以根据不同情况和需要对移植进行分类。例如根据移植物组织的发育成熟程度,可分为胚胎组织移植、新生儿组织移植、幼龄组织移植和成年人组织移植,这在实验性和临床应用的胰岛移植中有实用意义。

第二节 同种移植概论

一、同种移植的发展

(一)沿革

同种移植是目前临床应用的主要移植类型,用一个健康的器官取代一个丧失功能或患有致命性疾病的坏器官,是人类自古以来的一种愿望。器官移植应用至临床的历史是一个漫长的过程,历经了 5 个阶段。

1. 幻想阶段 早在纪元前,中国和古希腊均有用器官移植来治病的传说。如在公元前 300 年,我国有扁鹊大夫为 2 人互换心脏以治病的故事,见于《列子·汤问》,原文云:“扁鹊谓公扈曰:汝志强而气弱,故足于谋梦而寡于断。齐婴志弱而气强,故少于虑而伤于专。若换汝之心,则均于善矣。扁鹊遂饮二人毒酒,迷死三日,剖胸探心,易而置之,投以神药,既悟如初,二人辞归。”这段文章的大意是扁鹊大夫见鲁公扈、赵齐婴 2 人有疾,给喝麻醉酒后使之失去知觉 3 日,施行剖胸换心,2 人均愈。直到 18 世纪,才有许多学者开始做组织或器官移植的动物实验。

2. 尝试阶段 动物全身的各种组织都被用作移植,根据 Woodruff 的总结,19 世纪已出现多种移植的报道,如游离皮肤、肌腱、神经、软骨、肾上腺、甲状腺、甲状旁腺等移植。从技术上看,这些移植并不吻合血管,而是将其切成薄片或小块埋入体内。临床上只有用异体骨移植修补骨缺损偶获成功,这实际上只是一种结构移植。

3. 实验研究阶段 真正的器官移植动物实验到 20 世纪初才开始。1902 年,Ulman 首先用套接血管法施行自体、同种和异种肾移植,有的移植于髂窝,有的移植于颈部。而真正现代器官移植外科技术的奠基人,则是 Carrel,但由于他对同种移植所带来的排斥反应既无认识,也无相应的处理措施,故移植后器官常难以获得长期存活。1902—

1912 年，Carrel 和 Guthrie 首次用血管缝合法施行整个器官移植的动物实验，包括心、肾、脾、卵巢、肢体以及各种内分泌器官。他们对一只同种猫进行肾移植，猫存活了 21d，直到发生排斥反应才死亡。根据 Stickel 的记录，还施行过肺、肝、部分胃肠道和胰腺等移植。在带血管的动物器官移植外科技术获得成功的鼓舞下，逐渐有人试用移植器官来治病。最早试用于临床的是同种肾移植。1936 年，俄国 Voronov 首次为 1 例尿毒症患者移植尸体肾，供肾取自一个脑炎死亡者，术后 48h 患者死亡。此后 Woodruff、Dubost、Hamburger 和 Hume 均有肾移植的报道。其中 Hume 报道 9 例，有 1 例是移植尸体肾于患者大腿部，患者存活了 5 个半月。由于对免疫排斥反应仍然缺乏认识，并且从未采取任何免疫抑制措施，因此，在 20 世纪 50 年代以前，移植肾常难以获得长期有功能存活。

4. *临床早期阶段*　1954 年，美国 Murray 首次施行同卵双生兄弟间的肾移植获得成功，使人们觉察到同质移植和同种移植的免疫学差别。1959 年，Murray 和法国 Hamburger 各自第一次在异卵双生同胞间施行肾移植，此 2 例受者均接受全身照射作为免疫抑制，移植肾获得长期存活。1962 年，Murray 第一次使用尸体肾做同种肾移植，改用硫唑嘌呤作免疫抑制药，亦获得长期存活。这 3 次不同类型的肾移植相继获得成功，标志着现代器官移植时期的实际开始，人类长期向往的器官移植疗法终于得以实现。

现代器官移植是历经 3 个重要的突破才确立起来的。一是血管吻合技术的发展。二是短期低温保存供移植用器官法的成功：Belzer(1967)的持续低温脉冲式机器灌洗法能安全保存供肾 72h；Collins(1969)创用细胞内液型(灌洗)液做简单低温储存法，能安全保存供肾 24h，使离体供移植用的器官，从切下到移植后接通血管，始终保持着活力。三是用免疫抑制药物控制排斥反应的成功，如 1961 年硫唑嘌呤，1963 年泼尼松(作为类固醇类药物的代表)，1966 年抗淋巴细胞球蛋白(ALG)，1971 年环磷酰胺的相继应用。

5. *临床发展阶段*　在临床肾移植成功的鼓舞下，20 世纪 60 年代人类各种同种器官移植陆续开展，包括肝、肺、脾、胰腺、心脏、小肠、胰岛等移植。1968 年美国通过脑死亡的哈佛标准，又在法律上保证在心搏存着的尸体上切取脏器，以促使临床外科器官移植的稳步发展。但是临床器官移植的发展，在 20 世纪 60～70 年代并不是一帆风顺的。在常规免疫抑制药物的作用下(常规二联为硫唑嘌呤加泼尼松，常规三联再加 ALG)，有的器官移植如肾、肝、心移植获得了较广泛的应用和开展，20 世纪 60 年代在移植物有功能存活方面有所进展。进入 20 世纪 70 年代后，移植数逐年有所增加，但其结果(移植物有功能存活和患者存活率)没有多大进展。如尸体肾移植 1 年有功能存活者在 70%～75%，心脏移植为 70%，肝移植为 60%，难以再提高；有些移植如胰腺、肺、小肠和脾等均趋于停顿或予以放弃，以致出现新的移植术式替代，如胰岛移植和心肺联合移植分别替代胰腺移植和肺移植，小肠移植和脾移植则不再试行。直到 1978 年，新一代强有力的免疫抑制药环孢素的问世，才使临床同种器官移植疗效获得迅速提高，取得了一系列引人注目的成就，这一时代又称环孢素时代，一直持续至今。

(二)现状

现代器官移植步入 20 世纪 90 年代，取得了十大进展：①3 种应用最多的临床大脏器移植有功能存活率呈现大幅度的稳步提高。肾移植 1 年存活率已达 95%以上，心、肝移植也分别达到 90%与 80%以上。②出现了大批 10 年，甚至 20 年以上的长期存活群，其移植器官功能良好，有生活、工作和社会活动能力，身体、心理和精神状态均处于正常状态。③移植数字成倍增长。到 1989 年，全球肾移植者已超过 16 万人次，心、肝移植者均超过 4 000人次，骨髓移植者则以每年 2 500～3 000 例次的速度递增，新兴的胰腺移植已达 1 500 例次。④新的器官移植和移植术式不断涌现，如甲状旁腺、脾、肾上腺、睾丸、胸腺、神经组织移植和联合移植(心肺、胰肾等)相继兴起，对许多器官还开展了再次、三次和多次移植。⑤一度趋于低潮的移植，如肺移植、小肠移植等又呈上升趋势，相继出现了长期存活，如单肺移植已出现 1～2 年有功能存活，小肠移植在 1989 年已有了首例功能良好、存活 6 个月以上的公开报道。⑥腹部多器官一期移植已成为当时器官移植新的探索热点，到 1989 年已有 4 例公开报道，开创了 193d 长期有功能的纪录；到了 20 世纪 90 年代初用于上腹部晚期癌肿，获得了最长达 21 个月的无复发疗效。⑦保存液取得突破性进展。1987 年美国 Wisconsin 医科大学(Belzer)创制了一种新的 UW 保存液。已经证明，其做低温灌洗可以连续安全保存胰腺或肾达 72h，保存肝达 30h 或更长。⑧以环孢素为主，辅以 OKT3、激素为代表的新的免疫抑制联用方案，已经成为全球性广泛应用的基本模式。环孢素的应用为上述各种器官移植获得长期良好疗效创造了条件，被公认为现代临床器官移植功能的一项有力保证。新的免疫抑制药 FK506 已开始用于临床。⑨开展器官移植的单位日益增多，出现了大批临床与研究相结合的大型综合性中心，并出现了全国性或跨国性配有现代化高速运送工具和用电脑控制的供、受者调度中心。⑩我国器官移植日益显露出自己的特点，以带血管的胚胎器官移植、经短期培养的胚胎胰岛移植和多种形式的脾移植三者为代表，构成了我国器官移植的特色，取得了令国际瞩目的成绩。毫无疑问，上述成绩的获得还与现代外科技术与麻醉的进步、通讯网络和高速运送供移植用脏器交通网的建立、以法律形式准许切取脑死亡者脏器在发达国家中的普遍推行等因素有关。

(三)我国移植外科的发展与特点

1. 开创与进展　我国器官移植的实验开始于 20 世纪 50 年代，首先在武汉、北京做了不同动物的肝、肾、肺同种移植的尝试，但当时均无报道。系统的、有计划的大样本动物实验开始于 20 世纪 70 年代初，如夏穗生组，于 1973－1977 年做了 130 次狗的原位肝移植，以期摸索出整套手术方式运用于临床。就临床大脏器移植而言，我国和国外一样，始于肾移植。最早报道为梅骅(1972)的 1 例亲属供肾移植，存活超过 1 年，影响较大。因此，20 世纪 70 年代末、80 年代初形成了我国临床器官移植的第一个高潮。1977 年肾移植在我国大城市中开始推行，临床肝移植在上海(林言箴组)和武汉(夏穗生组)分别开始。临床器官移植成为 1978 年第九届全国外科学术会议新兴主题之一，当时统计肾移植 210 例，肝移植 11 例，心移植 1 例，关节移植 2 例。到 1981 年在武汉召开我国第一次器官移植座谈会时，全国统计肾移植已达 800 例，肝移植 54 例，甲状旁腺移植 25 例，心移植 3 例，肺移植 2 例，骨髓移植 3 例。到 1983 年又陆续开展了同种肾上腺、胰岛、胰腺等移植。但是这一时间内所开展的多数大脏器移植效果仍不够令人满意，主要是由于当时缺乏有效的免疫抑制药及医药费用昂贵，非一般患者和单位能够承担。1983 年以后，除肾移植外，我国多数大脏器移植暂时转入低谷，但也有新兴的内容，如脾移植。直到进入 20 世纪 90 年代，临床器官移植才又步入一个新的领域。

2. 现状与特色

(1)肾移植业成绩斐然：肾移植始终居于首位，而且呈稳步发展。到 1995 年底，已累积达 15 976 例次，1995 年开创了年度超过 2 000 例的纪录，达 2 382例次。移植肾 1 年有功能存活率达 86.6%，5 年以上超过 1 000 余例，最长存活已达 19 年。长期存活者，肾功能良好，有工作能力，身心和社会、家庭生活均处于正常状态。我国肾移植业已处于国际先进水平。

(2)大脏器临床移植出现好的转折：首先是心脏移植，20 世纪 90 年代已做 17 例，3 例存活超过 2 年，其中哈尔滨医科大学附属第二医院 1 例，患者存活已超过 4 年，且恢复了工作。肝移植到 1995 年底，累积达 80 例，天津第一中心医院所做原位肝移植 1 例，已存活 2 年 6 个月，肝功能良好；与此同时，浙江医科大学附属第一医院做了胰肾联合移植治疗 1 型糖尿病并发尿毒症 3 例，首例已存活 2 年 6 个月，患者不仅胰肾功能恢复，停用了胰岛素，且双目已完全复明，是亚洲最佳纪录。最近，我国还开展了腹部多器官联合移植治疗晚期上腹部癌肿，小肠移植治疗短肠综合征，后者有功能存活 314d；北京安贞医院施行了单肺移植 1 例，有功能存活已 1 年。此外，还有心肺联合移植的报道。

(3)显示了我国器官移植的特色：首先是胚胎胰岛移植治疗 1 型糖尿病，到 1991 年底已达 939 例，目前已超过 1 000 例，有良好疗效者 735 例，完全停用胰岛素者 59 例，时间 1.5～86 个月，是全球最大的系列单位报道。同济医科大学同济医院开展临床猪胰岛团悬液移植已达 9 例 11 例次，术后 1 个月内胰岛素减量平均达 43.6%，最佳 1 例完全停用达 6 个月，成为国际上将猪胰岛移植给人的 3 个国家中的 1 个。其次是带血管全脾移植共 19 例，我国占 11 例。第三是胚胎器官移植类型众多，现已达 28 种，其中胚胎甲状旁腺移植、肾上腺移植、胰腺移植都是国际上罕见的。

二、细胞移植、组织移植和脏器移植

(一)细胞移植

将有活力的细胞群，制备成悬液，从一个个体输到另一个体体内，称为细胞移植(cell transplantation)，接受移植细胞群的部位常为血液、体腔，也有植入到各种组织(如皮下、肌肉层)内和各种脏器(如脾、肾、肝)包膜下或实质内。

细胞移植属于器官移植范畴，因为它具有 2 个明显的特征：同种移植后必然发生不同程度的排斥反应；被移植的细胞在全部移植过程中始终保持着活力。然而，细胞移植和通常所说的器官移植相比较，又有其特点，如：①它不具有器官的正常外形及解剖结构，不是一完整的器官，而是一细胞群，移植时制成细胞悬液，无需吻合血管，因此，移植是通过各种输注途径来实现的；②供者细胞在分离、纯化、制备和输注过程中，多有损伤和活力丧失，为了取得疗效，要做大数量的高活力细胞群团移植；③移植物在体内是可以移动的，可在远离原来植入部位处遭到破坏，也可在远处发生局部症状和反应；④移植细胞多不在原来解剖位置，失去了正常生存环境，故对长期生长不利；⑤移植细胞经过几代传代繁殖后，就会发生变异，逐渐失去原器官的固有功能，因此，细胞移植的有效期多数是短暂的。

（二）组织移植

组织移植（tissue transplantation）包括皮肤、脂肪、筋膜、肌腱、硬膜、血管、淋巴管、软骨和骨等移植。除皮肤移植外，都属于结构移植或非活体移植，移植后的功能不取决于组织内细胞活力，而依赖于其机械结构。新鲜组织可用作移植，但常用的是经过处理后的组织。通常以冷冻或化学药品如汞剂做处理，其目的是达到无细菌、无真菌，但需完整地保存移植物的物理结构，不影响其韧性。总的来说，除皮肤移植外，上述各组织同种移植均未涉及免疫排斥反应，也可以说，上述各类新鲜或冻干组织移植免疫反应的强度与组织内剩余活细胞的数量成正比。除皮肤外，这些组织的主要成分是纤维和不定形的基质，不具有引起免疫反应的能力。但有实验指出，处于溶解状态的，变性不太严重的胶原，特别在某些辅助剂存在时，具有一定的免疫原性。

（三）脏器移植

用手术的方法，将整个保持活力的脏器移植到自己或通常是另一个体体内的某一部位，称为脏器移植或器官移植（visceral transplantation）。在临床医学上作为一种医疗手术，可用来治疗一些已不能用其他疗法恢复脏器功能的致命性疾病。

脏器或器官移植有着下列特点：①移植物从切取时切断血管直到置入时接通血管期间，始终保存着活力；②在移植术当时即吻合了动、静脉，建立了移植物和受者间的血液循环；③如为同种异体移植，术后不可避免地会出现排斥反应。因此，器官移植属于活体移植，器官内细胞必须持续保存活力，于移植术后能尽快地实现有效的功能。从移植技术来看，器官移植属于吻合血管的游离移植。

第三节　同种异体复合组织移植

创伤、烧伤及体表肿瘤切除后，常造成体表组织器官缺损，导致毁容或重要组织器官功能障碍。传统方法一直采用自体组织移植进行修复，但自体组织移植是一种“拆东墙补西墙”的办法，切取自体组织常导致供区继发畸形，并且由于人体各部位组织结构和形态的独特性，常难以获得与拟修复部位结构与形态完全相同的自体修复材料，对于严重毁容和一些重要组织器官（如手）的患者，修复重建效果往往不理想。

异体复合组织移植（composite tissue allotransplantation，CTA），通常指包括皮肤、皮下组织、肌肉、骨骼、血管和神经等多种组织的移植，如果单纯从外观与功能的角度考虑，无疑是修复效果最为理想的方法。由于移植后获得的良好修复效果，以及广泛的临床需求，据估计美国每年需要 CTA 的患者达 700 万，这包括超过 120 万的肢体截肢的患者。

近年来，由于新型免疫抑制药物的不断面世和组织配型技术的不断改进，移植外科发展十分迅速，肾、心、肝等内脏器官移植已经成为常规手术。受内脏器官移植成功率不断提高的鼓舞，近年来，在 CTA 技术领域开展了大量的研究探索。特别是近 10 年来先后在临床上成功开展了手、颜面、喉、舌、耳、腹壁等异体复合组织移植。极大地推进了体表的修复重建外科的发展，成为近年来骨科、整形外科、颌面外科等学科前沿热点。

一、异体复合组织移植的历史

早在公元前 5 世纪就有药物可以保证异体移植物成活的报道。CTA 最早有记载的历史源于公元 348 年的“黑腿的传说”，讲的是一对孪生兄弟 Cosmas 和 Damian 将一位才去世的黑种人的下肢移植给一名睡着的下肢部不健全的患者。在欧洲文艺复兴时期，意大利的 Gaspare Tagliacozzi 教授 1596 年报道了将一名奴隶的鼻子移植给他主人，然后用自体前臂组织再造了自己的鼻子，后面的手术成功了，但前面的手术失败了。

在1804年Bunger第一次报道羊皮异体移植后短期成功存活。100年之后，Alexis Carrel报道了狗的后肢异体移植成功，同时他提出了三角剖分的显微外科血管吻合方法，因为这些和其他的一些成就，他获得了1912年的诺贝尔奖。与此同时，Guthrie报道了狗的异体头部移植，术后短期内唾液分泌和眼睑睁闭功能有良好恢复，但是手术后不可避免的出现移植物排斥和受体的短期内死亡。这些尝试奠定了CTA的显微外科技术发展的基础，同时也意识到免疫排斥是CTA最大的障碍。

20世纪50年代，整形外科医师Joseph Murray研究了狗的皮肤和肾移植后成功开展了第一例人类肾移植术，获得诺贝尔奖。50年代后期到60年代，出现了像硫唑嘌呤、巯基嘌呤及皮质类固醇激素的出现，明显地延长了实体器官移植的存活，却不能延长包括皮肤组织的CTA。1963年，厄瓜多尔的一组外科医师进行首例人类手移植，但硫唑嘌呤和氢化可的松的二联用药免疫抑制不足，出现排斥反应，3周后不得不截去移植的手。环孢素的发明和应用是移植领域的重大突破，随后即应用于CTA的研究。90年代，环孢素与激素的二联用药用于一些临床的CTA(包括神经重建和修复肌腱、肌肉、骨和关节的缺损等)，进而应用CTA修复腹壁肌肉、舌、子宫的报道。这些尝试的结果普遍比较好，但都不包括皮肤和附件组织。

随着新的免疫抑制药物他克莫司(tacrolimus)、霉酚酸酯(骁悉)(MMF)等的应用及联合用药方法的深入研究，1988年法国Dubernard JM等人成功地开展了第1例的异体手移植术，随后美国的Jones JW，中国的裴国献先后开展了此类手术，异体手移植的成功开展极大地推动了CTA的进展。2005年11月27日，首例手移植完成者法国Dubernard教授带领的治疗组成功实施了首例人部分颜面复合组织移植，笔者于2006年4月成功完成了第2例人部分颜面复合组织移植术，此后法国巴黎又完成第3例手术，美国开展第4例手术目前已报道成功。颜面复合组织移植术的临床成功标志着CTA获得了重大的突破，成为最近移植学研究的热点。异体手和颜面复合组织移植术的临床开展对于CTA有非常重要的意义。

二、异体手移植术

到目前为止世界上共有9个国家开展异体手移植，在开展的29例39肢手移植中，单手移植17例，双手移植10例，异体拇指和手掌移植各1例，其中中国完成了12例15肢。除3例为女性外，其余均为男性，受者的平均年龄为32岁，受者的残端平面多在前臂远段至腕关节处，肢体缺失的时间为2个月至22年，手移植的手术过程虽然受到不同残端平面的影响，但同自体移植相类似。

由于移植手是可视的，因此对于排斥反应发生的观察要比对器官移植的观察更直接，可以通过外观和病理学来明确诊断。共有15例患者发生了急性排斥反应，大部分发生在移植后7～14周，以移植手皮肤出现红疹为主要表现，病理切片提示有淋巴细胞浸润。治疗方法通常为静脉使用大剂量激素，同时加大免疫抑制药的用量，所有的急性排斥反应均成功逆转。对于慢性排斥反应目前没有明确的诊断标准，对慢性排斥反应问题，借鉴器官移植的经验，出现慢性功能丧失的情况应该考虑慢性排斥反应的发生，而多次排斥反应的发生能否加速慢性排斥反应的出现仍不得而知，对于慢性排斥反应的病理学研究也仅仅在动物实验的水平。

所有移植手术后都恢复了正常的血供，毛发和指甲生长良好，保护性感觉和两点辨别觉都逐渐恢复，随着时间的延长更加接近健侧手；神经再生的速度相对于再植更加迅速；运动功能恢复从手外在肌开始，所有的患者开始都可进行大的抓握功能，而手内肌的功能多在术后6个月后开始恢复。由于运动功能的康复，大部分患者可完成一些日常活动，诸如刮胡子、使用筷子、刀叉、打电话、写字等，而且部分患者还返回了原有的工作岗位。患者们认为手移植对他们的生活质量提高帮助很大。

手移植后的功能评价一直不统一，不同治疗组使用不同的评价方法，意大利Lanzetta教授提出一个百分制的评价方法，从外观、感觉、运动、日常活动、心理社会评估几个方面进行评价，效果较好。受者存活率为100％，移植物2年存活率为100％，5年存活率为82％。除了法国首例患者因为拒绝服用免疫抑制药要求截除移植手，广州1例患者真菌感染后行封闭治疗导致正中神经顽固性疼痛截除移植手外，中国其他治疗组亦截除5例。可能与以下原因有关：①手移植后需要长期服用免疫抑制药，因此患者的依从性非常重要，部分患者对免疫抑制药的作用认识不足，自行减量或者拒绝服用导致慢性排斥反应的发生；②接受移植的患者虽然术前均接受过心理评估，术后给予心理辅导，但是由于受者文化素质普遍偏低，影响对治疗的理解，不配合治疗；③手移植应该是需要多学科合作，手术相对简单，而术后的处理和观察以及康复锻炼至关重要；④我国的医疗制度仍然处在改革阶段，昂贵的医疗费用也是一个不可忽视的原因，影响了受者的积极配合与坚持长期治疗的心态。

三、异体颜面复合组织移植

先天或后天原因所致颜面部严重的缺损与畸形，传统方法一般采用游离植皮、皮瓣转移、皮肤扩张术等方法进行修复，虽然可以明显改善外形、部分或全部恢复功能，但与正常颜面比较，存在颜色、质地、轮廓和面部表情活动等多方面的差异，修复后的外形常与正常容貌相差太远，且常需多次手术。而且颜面不只是表面的一层皮肤，深部有皮下脂肪和表情肌，而肌肉的活动受神经的支配与控制，没有颜面部肌肉的正常运动，说话、闭眼甚至饮食等活动都不可能。另外，面容是人体表最重要的标志，具有美感，容貌对于人的社交活动非常重要，严重的面部畸形与缺损对患者心理可以造成严重的创伤，患者往往不能被社会正常人群所接受，而是受到歧视、嘲笑和排斥。颜面部的重建非常困难，即使是最有经验的整形外科医师、采用目前最先进的组织修复方法，也不可能完全重建颜面部这个人体最复杂的器官。而采用异体颜面复合组织移植术（facial composite tissue allotransplantation），单从外观和功能上看，无疑是最好的选择。

异体面部移植的面部组织取自于捐献人（主要指尸体），可以包括皮肤、皮下脂肪、肌肉、鼻、下颌、唇、耳，甚至少量的面部软骨、腮腺，范围可以扩展到头皮和颈部，因此需要吻合数根重要的血管和神经才能保证其存活，这是我们需要考虑的问题。从技术的角度看，如果血管选择适当，目前的显微外科技术完全可以达到让移植面部成活的目的。

面部的主要血管有双侧颞浅动静脉、双侧面动静脉等 8 条血管。这几条血管中，动脉走行位置相对比较恒定，变异小，而静脉相对于动脉变异较大，但是它们作为异体颜面移植的吻合血管都是不错的选择。从理论和临床经验上讲，由于面部脉管之间有广泛的吻合支，只要将面动静脉吻合后，即可以保证移植面部的血供，而颞浅动静脉及其他静脉的吻合则可以增加手术成功的保险系数。为了进一步了解面部解剖学特点和为同种异体颜面移植提供基础理论知识和良好方案，很多学者以动物模型进行研究。

在人类，除了要达到满意的美容结果以外，最佳的效果还应该包括恢复面部的表情和肌肉运动功能。在烧伤患者，瘢痕下面的肌肉组织保持比较完整，造成面罩式的脸形成的因素主要是因为坚硬、无柔韧性的组织掩盖限制了下面的肌肉的活动。通过异体颜面移植，去除不良的组织，能够恢复下面肌肉的活动，从而恢复面部的功能。因此，在烧伤患者进行此类手术时，异体复合组织应该比较薄、具有柔韧性，使面部的表情显现，预防形成面罩式的脸谱。如果有必要携带表情肌，把肌肉作为颜面复合组织移植的一部分在技术上是可行的。通过吻合眶下神经、颏神经、面神经、眶上神经和滑车上神经，可以恢复面部表情。

对于异体移植来说，就是心、肝、肾等器官移植在伦理道德方面都没有停止过争论，更不用说对换脸这一敏感的问题。这首先是由于长期使用免疫抑制药所带来的不良反应，与异体移植后的所获得的利益比较，有时还很难说清楚。

在临床实际应用中，2003 年国内南京军区总医院的姜会庆等率先开展了 1 例同种异体头皮、颧面颈部和双耳郭复合组织移植术，修复恶性黑素瘤病灶扩大切除术后头面部及颌颈部巨大组织缺损。虽然这还不是真正意义的换脸术，但也非常相似。结果移植的头皮瓣及双耳郭血液循环良好，皮肤色泽正常，伤口一期愈合，头发生长良好，1 个月生长约 0.8cm，且无明显脱发。术后数次取头皮送病理检查结果均未显示有急性排斥反应。术后 1 个月时 FK506 浓度维持在 20 mg/ml 左右。虽然患者于移植术后 3 个月因肿瘤内脏转移死亡，但患者死亡之前，移植的组织一直成活良好。

但此例还不是严格意义上的异体颜面复合组织移植手术，直到 2005 年 11 月 27 日，首例手移植完成者法国 Dubernard 教授带领的治疗组对 1 例 38 岁狗咬伤致鼻、唇、下颌缺损女性患者施行了部分人脸移植，手术用时 5h，在使用常规的免疫抑制药的基础上，受者还接受了 2 次供者骨髓细胞的注射。术后 20d 出现了急性排斥反应，通过静脉使用激素纠正。至目前随访患者，外形得到了极大的改善，可以进行交谈、吃饭，表情恢复良好（图 4-1）。

在法国第 1 例异体颜面复合组织移植术成功开展后，笔者于 2006 年 4 月开展了第 2 例手术，对 1 例严重颜面毁损的患者采用同种异体复合组织修

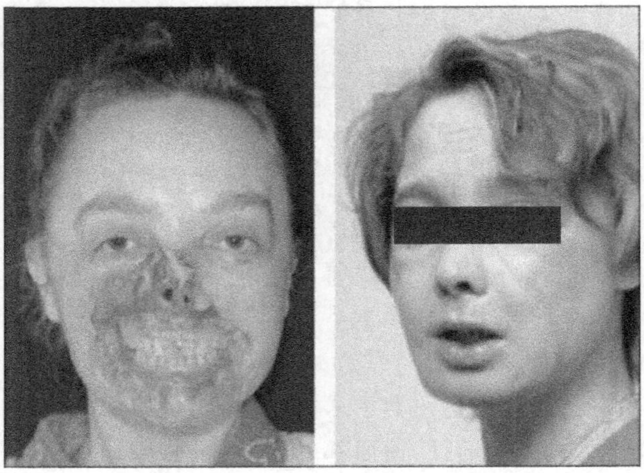

A　　　　B

图 4-1　第一例异体颜面复合组织移植手术前后

A. 术前；B. 术后［引自：Devauchelle B，Badet L，Lengele B，et al. First human face allograft：early report. Lancet，2006，368(9531)：203-209］

复。患者缺损的部位主要包括：①右颊部皮肤软组织，并严重瘢痕挛缩畸形；②上唇；③全鼻；④上颌窦前壁；⑤眶外侧壁和下壁；⑥颧骨大部分；⑦大部分腮腺。经过系统的准备之后，行异体复合组织移植，复合组织瓣以右侧面动脉和面前静脉为蒂，包含的组织有：全鼻、上唇、腮腺、上颌窦的前壁及部分眶下壁和颧骨体，术中还吻合了面神经。为了预防免疫排斥反应，本例患者应用 FK506、霉酚酸酯(骁悉)、皮质激素和人源化 IL-2 受体单克隆抗体(塞呢哌)等四联免疫抑制方案，并在急性排异反应期间局部涂搽 FK506 软膏。在术后 12 个月期间，定期监测免疫抑制药的剂量、外周血 T 淋巴细胞亚群和 IL-2，及进行不定期病理学检查和免疫组化染色。结果术后经过 2 年多随访，复合组织瓣存活良好，无血供障碍。在第 4、5、17 个月时，各发生过 1 次急性排异反应，调整 FK506 的用量或应用冲击治疗后，急性排异得到控制。术后肝、肾功能正常，未发生任何部位的感染。血糖在术后第 4 个月轻度升高，应用胰岛素后得到控制，未见其他并发症。结论患者行异体颜面移植后，很好地控制了免疫排斥和最大限度地避免了不良反应的发生，手术获得了成功(图 4-2)。

随后美国、西班牙等国家先后成功开展了异体颜面复合组织移植术，共有 24 例。再次证明了异体颜面复合组织移植的可行性，极大地推动了 CTA 的发展。

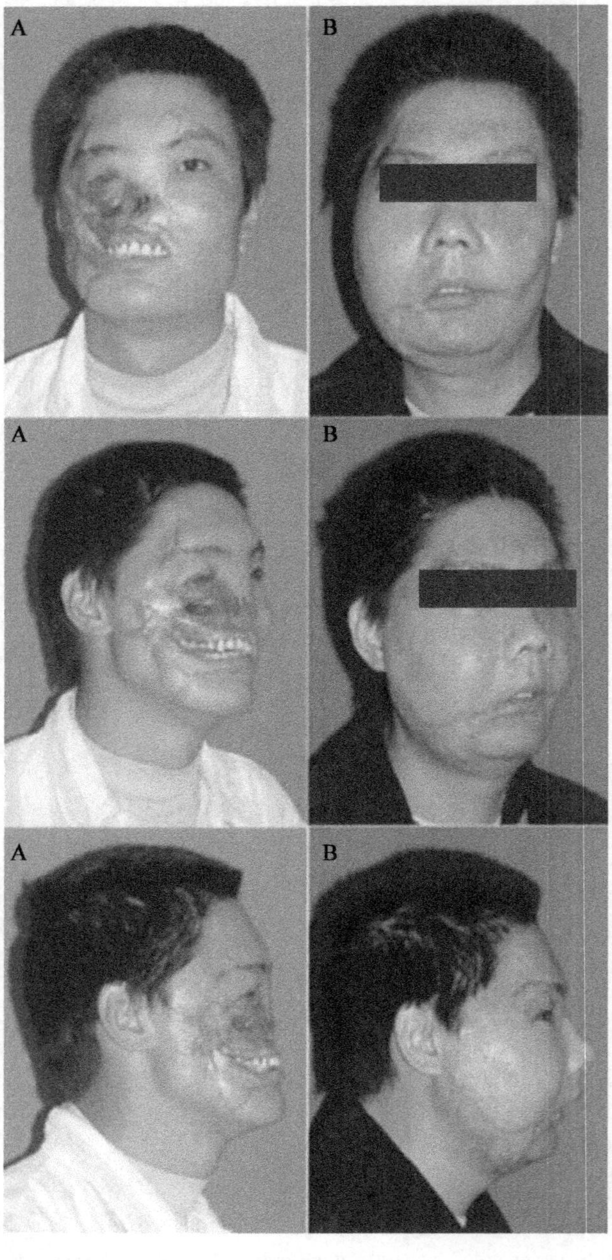

图 4-2　第 2 例异体颜面复合组织移植手术前后

A. 术前；B. 术后

四、异体复合组织移植的展望

同种复合组织移植的研究已经有了较大的进展，特别是在临床上已经逐渐成功开展，早期良好的效果鼓励了人们不懈地进行这方面的研究，但是长期的效果和免疫抑制治疗带来的不良反应需要进一步评估。异体移植不可能解决所有的缺陷，但是可以提高重建外科的修复能力，对患者是一种良好的选择。这方面的基础研究在迅速进展，在短期内，新的免疫抑制药和新的给药方式将会不断出现，可以减少药物的不良反应，治疗和预防排斥反应的发生。从长远来说，诱导耐受治疗等新的免疫策略将会为人们进行 CTA 带来更大的希望，使之成为安全和广泛应用的治疗手段。

第四节　移植与免疫

一、同种移植的免疫学基础

（一）移植免疫反应

人和高等动物都具有识别移植到体内的同种异体组织或器官的能力，并加以摧毁、排斥，导致脱落，称为免疫应答（immune response）。经过 20 世纪 40 年代 Medawar 大量系统的实验研究，认识到同种移植物的排斥是由宿主（受者）对“非己”组织的特异性免疫反应所引起，20 世纪 50～60 年代，更进一步认识到同种移植物的排斥是移植物的抗原和宿主体内免疫活性细胞相对抗的结果。一般说来，这种对抗结果导致了移植物的被排斥，称为宿主抗移植物反应（host-versus-graft reaction，HVGR），即排斥反应（rejection）。但是，同种移植在某些特定情况下，如移植的是免疫活性细胞，像骨髓移植时，也会发生移植物本身对受者组织抗原的免疫反应，这称为移植物抗宿主反应（graft-versus-host reaction，GVHR），从而使受者产生一系列临床症状，如发热、腹泻、毛发脱落、皮疹、贫血、白细胞和血小板减少，患者易发生感染而死亡。

宿主抗移植物的免疫反应即排斥反应，根据受者对同种移植物抗原是否已处于致敏状态，可分为初次排斥反应、二次排斥反应和白色移植反应。

从典型的初次排斥反应来看，构成移植免疫反应有 2 方面的必需条件。一是移植物的抗原，即移植抗原或组织相容性抗原。在人类主要是 ABO 血型抗原和 HLA 系统。二是受者体内的免疫活性细胞，主要是淋巴细胞。移植免疫反应是一个十分复杂的免疫学过程。现在还未阐明 T 细胞、B 细胞、巨噬细胞、中性粒细胞、树状突细胞和 K 细胞均参与机制的全过程。一般认为首先是人体内的巨噬细胞或树状突细胞吞噬移植抗原予以消化，经 mRNA 将抗原信息传递给 T 细胞和 B 细胞等。

（二）免疫耐受机制的研究

从上文得知，使移植物被摧毁主要是免疫反应的结果。要使移植物长期存活，有 2 种办法，一是使其不发生免疫反应，即免疫耐受（immune tolerance）；二是采用免疫抑制（immune suppression）的措施，主要是应用免疫抑制药。

免疫耐受机制的研究，近年来显示出有较大前景的有：

1. 应用基因工程转染技术。国际上有用小鼠心移植做模型移植前先用 H-2b MHC Ⅱ类（Ⅰ类）基因转染的 L 细胞处理受者动物，使受者动物的免疫原性发生改变，对转染基因形成耐受，延长移植物存活时间。

2. 现已知道，将取自同一供者的双器官或多器官做联合一期移植，可以减弱排斥反应，这是英国 Calne 发现的剑桥耐受现象。例如肝肠联合移植使得较难成功的小肠移植获得有效功能，腹部多器官移植手术成功率较高。其机制远未阐明，理论有：①排斥反应有限论，认为受者产生排斥能力，有一个“量”的限制，据此，多个移植可分散免疫摧毁能力，导致排斥减弱；②多器官移植可以使受者的免疫反应受到控制，容易产生免疫耐受；③免疫僵持学说，表明带人受者体内的供者活性细胞和受者针对移植物的激活免疫细胞，相互对抗，达到了“平衡”和“制约”状态，以致不发生排斥和 GVHR。

3. 诱导获取同种移植物的“特异性免疫无反应性”，即采取某些措施仅抑制受者对供者特异性同种抗原的排斥反应，而保留对其他抗原（细菌、病毒及其他供者的同种抗原）的免疫反应，从而使供者特异性移植物获得长期有功能存活，如用紫外线照射供者血、行供者特异性输血或输注脾细胞结合应用免疫抑制药。

4. 利用微嵌合体现象来免疫耐受，此由美国 Starzl 发现，亦称匹兹堡现象，即供者的抗原提呈细胞可以从移植物实体内逸出，分散到受者各部位淋巴器官中定居，导致免疫耐受。

5. 降低移植物的免疫原性，即采用移植物体外短期培养、照射过客细胞和淋巴细胞清除等法以削弱其免疫原性。值得提出的是，利用裸鼠作为中间宿主过渡，亦可减少移植免疫原性。

6. 也有应用费城耐受现象，也称再教育论，从而来获取免疫耐受。如给糖尿病大鼠胸膜内注射胰岛细胞前，先用 ALG 将受者绝大多数淋巴细胞清除，以后，由胸腺再生出新一代淋巴细胞将与其接触过的移植抗原当作“自我”而不予排斥。

二、人类白细胞抗原系统与同种移植

人类白细胞抗原（HLA）系统是引起强烈移植反应的人类主要组织相容性系统之一。决定同种移植排斥反应的 HLA 存在于细胞膜上，是由位于第 6 对常染色体短臂上的许多连锁基因位点所控制和决定的。

基因是染色体上的一段，是配对的，一个来自父代，一个来自母代，处于相应位置上的配对基因，称为等位基因。从 20 世纪 60 年代到现在，抗原基因陆续被发现，按生物学功能，分为 HLA Ⅰ类，Ⅱ类和Ⅰ类抗原（指补体组分）。根据 1995 年的命名，HLA Ⅰ类抗原基因是 10 个，HLA Ⅱ类抗原基因是 23 个。Ⅰ类基因中，HLA-A 类 59 个，HLA-B 类 118 个，HLA-C 类 36 个，HLA-E 类 4 个，HLA-G 类 4 个，均表达等位基因，其余 HLA-H，J，K，I：均为假基因，无表达；Ⅱ类基因中，HLA-DR 类 145 个，HLA-DQ 类 41 个，HLA-DP 类 50 个，均表达等位基因。整个 HLA 系统抗原是非常复杂的，还存在着种族差异，远未查清。

HLA 配型对临床器官移植预后的影响，显然与移植器官的种类、供受者是否为亲缘关系及受者的免疫状态等情况有关。从目前临床材料来看，皮肤移植、骨髓移植与 HLA 配型关系明显。肾移植与 HLA 配型关系较大，可归纳为：①HLA 配型易取得符合的活体亲属肾移植的效果，较尸体供肾为好；②尸体肾移植的长期存活率，HLA-A，B 完全相符者较错配者为佳；③HLA-DR 位点相符较 HLA-A，B 更重要。但另一方面，肝移植的资料表明术后存活与 HLA 配型的关系不大。

三、同种移植的选配

(一)免疫学选配

有两大类抗原系统在器官移植排斥中起着明显作用，即 ABO 血型抗原和白细胞抗原。两者都是组织相容性抗原。人的活性细胞（包括各种器官细胞）的表面，都有这 2 类抗原。因此，同种异体间器官移植都会发生排斥反应。为了预防过剧的，甚至是致命的排斥反应，移植术前应做下列检查。

1. 血型 ABO 血型必须相同。不同血型间的同种移植，特别在肾移植时，绝大多数会迅速发生超急性排斥反应。

2. 交叉配合与细胞毒性试验交叉配合（crossmatching），是指受者、供者间的血清与淋巴细胞的相互交叉配合。

3. 混合淋巴细胞培养（mixed lymphocyte culture，MLC），即将供者与受者的淋巴细胞放在一起培养，观察其转化率，是组织配型中最可靠的一种，有单相法和双相法，而以前者为佳。

4. HLA 的血清学测定（HLA 配型），国际标准是直接测定供者与受者 HLA-A，HI-A-B 与 HLA-DR 共 6 个位点。历来统计表明，HLA 6 个位点配型与亲属肾移植、骨髓移植的存活率有较密切的关系。从近年资料来看，HLA 与尸体肾移植的预后也有很大的关系。如有报道说：3 002 例尸体肾移植 5 年存活率，在 HLA-A、B 完全相符时为 55.6%，而有 3、4 个位点不相符时为 39.6%。资料还表明，HLA-DR 配型对尸体肾移植的预后更为重要，HLA-A，B 和 DR 完全相符时，1 年移植肾存活率高达 93%，而 HLA-DR 相符但 HLA-A，B 有 1 个位点不符时，1 年移植肾存活率仍高达 89%，但如 HLA-A，B 完全相符而 HLA-DR 有 1 个位点不符时，1 年移植肾存活率下降到 70%。但是，其他器官移植（如肝移植）和另有一些尸体肾移植的结果，并不符合上述规律，甚至出现相反情况，这显然与下列情况有关：①器官移植排斥并不单纯由 HLA 配型决定；②就 HLA 抗原系统来说，目前的认识也远不完善。近来，国内外的先进单位已采用 PCR 多聚酶链反应技术，把 HLA 配型提高到 DNA 分子水平。此外，尚有血小板补体结合试验、花环试验、花结抑制试验等组织配型。

(二)非免疫学方面的选择

年龄不应超过 55 岁；无血管性疾病、高血压、血液病、肝炎或恶性肿瘤；无全身性感染和局部化脓性疾病；心、肝、肾功能要良好；体重与身材应与受者相仿；供移植用的器官的大小，要和切除的患者的器官相等或略小，不宜过大。

(三)受者选择

应严格遵守手术适应证；年龄一般不宜超过 60 岁，但目前已有受者超过 70 岁的报道；除需切除的器官外，其他重要器官功能良好，一般应能忍受大手术；没有感染性疾病。以前认为肾移植术前输血可以导致超急性排斥，目前该看法有了改变。20 世纪 70 年代以来许多统计资料表明，术前输血反而能延长存活期，提高成功率；至于输血次数、间隔时间等，则意见尚未统一。

四、排斥反应

同种器官移植术后必然会发生排斥反应，导致移植物功能的丧失、毁损和脱落。排斥反应完全不同于无生命物进入体内所引起的非特异性炎性的异物反应。临床上，一般将排斥反应分为 3 类：超急性、急性和慢性。这种分类不单纯是时间上的概念，还包含着不同的发生机制、临床和组织学的差异及特点。

(一)超急性排斥反应

超急性排斥反应(hyperacute rejection)在移植术后 24h 以内，甚至在手术中吻合血管完毕，血流恢复后的数分钟、数小时内发生。因此，超急性排斥反应有“手术台上排斥反应”之称。

超急性排斥反应出现在：①供、受者 ABO 血型不合；②受者血清内有细胞毒抗体存在，如在多次妊娠后，或行再次移植而移植物仍取自与上次移植相同的供者；③异种移植，这是由于移植物的抗原和受者血液循环中早已存在的抗体，两者之间发生对抗所致。因此，超急性排斥反应是一种体液性免疫反应。以肾移植为例，其过程是：预存抗体随血流进入移植肾的毛细血管内，和血管内皮细胞膜上的抗原相结合，形成抗原抗体复合物，激活补体，产生中性粒细胞的破坏，释放出各种蛋白水解酶，破坏了血管内皮细胞，使其脱落，血管壁基底膜裸露，大量血小板在该处凝集，激活凝血系统，以致血管内发生广泛的血小板性血栓和纤维性蛋白性血栓，血管阻塞，移植物梗死。组织学的主要病变是肾毛细血管的微血栓栓塞，切面上可见严重的弥漫性出血。临床上超急性排斥反应一旦确诊，需立即切除移植肾。

(二)急性排斥反应

急性排斥反应(acute rejection)发生在移植器官功能恢复后，往往在术后数日，或 1～2 周首次发作，然后在术后 6 个月至 1 年多次重复间隔出现。主要症状是突然发生寒战、高热，因移植物肿大而致局部胀痛，受者一般情况突然变差，一度恢复的移植器官功能减退，如肾移植者出现排尿骤停，血肌酐、尿素氮增加和血压升高；肝移植者胆汁分泌突然减少，黄疸明显，血胆红素、黄疸指数、碱性磷酸酶、转氨酶等都上升；心移植者出现呼吸短促、心律失常和血压下降等，有时可闻及奔马律。组织学的主要改变是弥漫性间质性水肿和广泛的细胞浸润，开始主要是小淋巴细胞，以后还包括了巨噬细胞、大单核细胞、浆细胞和粒细胞等。移植物的小动脉和毛细血管内有纤维蛋白和血小板沉淀引起的梗死，肾移植出现肾小管坏死；肝移植可以发生肝小叶中心胆汁淤积和坏死。

急性排斥反应起主要作用的是细胞免疫或称细胞介导免疫，即由移植器官细胞的 HLA 和受者的致敏淋巴细胞之间发生特异性免疫对抗所致。这种急性排斥反应历经 4 个连续性阶段：①识别。同种移植术后移植器官的细胞，由于其所带有的 HLA 不同，被受者的免疫活性 T 细胞识别为“非己”之物(即异体组织)。②活化。受者的淋巴细胞因此受到活化而进入致敏状态，成为嗜派洛宁淋巴细胞(母细胞样细胞)。③增殖。致敏淋巴细胞大量增殖。④攻击。大量增殖的致敏淋巴细胞对移植器官进行破坏，即为急性排斥反应。排斥反应引起明显的临床症状时，称为排斥危象(rejection crisis)。由于每一阶段的形成都需要一定的时间，因此，首次急性排斥反应所致的排斥危象最早在移植术后数日内发生。

(三)慢性排斥反应

慢性排斥反应(chronic rejection)发生在移植术后数月之后，但也有早在数周内发生者，主要症状是进行性的移植器官功能的缓慢减退，以致丧失。如肾移植患者出现蛋白尿、水肿、高血压，终至慢性肾衰竭；心移植患者由于心肌缺血，发生心肌梗死、突发性纤颤或继发性阿-斯综合征。

慢性排斥组织学的主要改变是：①移植器官小动脉至中等动脉的弥散性纤维性内膜炎、内膜增厚，以至进行性的管腔狭窄和完全阻塞；②非常致密和广泛的进行性间质纤维化。虽然慢性排斥反应可能是细胞免疫和体液免疫共同作用的结果，但上述两种病变都导致移植器官慢性进行性缺血损害以至完全梗死。血管腔内含有大量免疫球蛋白和补体的沉积，是造成梗阻的明显因素，提示慢性排斥主要是体液免疫反应，是由于较小量的循环抗体长期抗击移植器官的结果。在肾移植时还可出现排斥肾小球炎，表现为上皮细胞肥大、空泡样变；心移植时主要出现进行性冠状动脉狭窄，系由高脂血症导致的血管内膜类脂浸润和排斥损害导致的内膜增厚所引起。慢性排斥反应的诊断除临床和生化检验外，尚可进行移植器官的血管造影和活检。慢性排斥反应无需特殊治疗，其对大剂量类固醇和其他免疫抑制药无多大效应。

五、排斥反应的诊断

（一）超急性排斥反应

随着移植物血供恢复后，短时间内即出现超急性排斥反应，给手术者以一个突然“打击”，原来手术完毕时良好的移植物，如呈现正常色泽、充盈饱满的移植肾，迅速变成紫红色，整个肿胀，甚至破裂出血，肾动脉吻合口的肾端侧搏动停止，功能很快衰竭，排尿停止，出现无尿，经排除肾动脉吻合口梗阻外，即可做出诊断。

（二）急性排斥反应

迄今还没有一个快速确切诊断急性排斥反应的指标，临床上的诊断一般依靠上文所述的综合性观察、生化改变、特殊性检查、免疫学方法和其他辅助性检查等。常用的特殊性检查有B超、彩色多普勒、CT、核素扫描、血流功能测定、移植物动脉造影和细针活检等。常用的免疫学诊断方法有白细胞游走抑制试验、淋巴细胞转化试验等。在肾移植时可见尿中纤维蛋白降解物升高，相对的T淋巴细胞较原值下降超10%。有的移植有特异表现，如胰腺移植做胰膀融吻合术式时，可出现尿淀粉酶突然升高。

（三）慢性排斥反应

诊断依靠临床症状（移植器官功能停止的表现）、生化检验，B超、彩色B超、核素扫描、ECT、移植物动脉造影、CT以及细针活检的组织学表现等。

六、排斥反应的免疫抑制治疗

一个理想的免疫抑制治疗应该具备2个特殊性能：完全的特异性和无毒性。所谓特异性，就是说它仅仅对移植抗原引起的移植排斥反应有效，而不抑制或损害受者的整个免疫系统；所谓无毒性，是指对受者的正常组织器官是无毒的和无害的。可惜的是，目前还没有完全符合上述要求的免疫方法和药物。

（一）常用免疫抑制药

现代常用的免疫抑制药，有第一代的硫唑嘌呤、环磷酰胺和肾上腺皮质激素，第二代的抗淋巴细胞血清（ALS）或抗淋巴细胞球蛋白（ALG），第三代的环孢素和单克隆抗体OKT3。环孢素的应用，使临床移植疗效大为提高，开创了移植的新纪元，被誉为环孢素时代。近年又有FK506、西罗莫司（雷帕霉素）等新药运用于临床。

1. 硫唑嘌呤是一种抗代谢药物，能抑制核酸合成。因此，硫唑嘌呤主要是损伤正在进行分裂的细胞，并且主要作用于T细胞。硫唑嘌呤的不良反应为抑制骨髓生长，以致白细胞数减少，其次是对肝有一定毒性，可引起胆汁淤积和肝炎。

2. 环磷酰胺是一种烷化药，对细胞，特别是增殖旺盛的细胞具有毒性。临床适用于骨髓、肾、肝移植，特别是在引起肝功能损害时，可用来代替环磷酰胺。

3. 皮质类固醇常用的有甲泼尼龙、泼尼松、琥珀酸氢化可的松等。皮质类固醇对治疗急性排斥反应，特别是对排斥危象有效，作用机制可能为抑制吞噬作用，抑制蛋白、核糖核酸、抗体的合成，具有淋巴溶解和强有力的抗感染作用。它对T淋巴细胞的作用较对B淋巴细胞为强。常见的不良反应是促进感染，引起胃肠道应激性溃疡，甚至导致大出血、糖尿病，长期服用后出现库欣综合征。

4. 抗淋巴细胞球蛋白临床应用的血清制剂，大都来自马、羊、猪或家兔。抗淋巴细胞球蛋白能直接作用于外周循环血液中的淋巴细胞，特别是T淋巴细胞，给予溶解或经调理后被网状内皮系统所清除。抗淋巴细胞球蛋白通常是与上述各类免疫抑制药联用，特别是和大剂量甲泼尼龙联合冲击治疗急性排斥危象，逆转率可达95%。它的不良反应有因马血清引起的过敏反应，如麻疹、高热、全身不适、低血压甚至过敏性休克等。肌内注射可以引起局部疼痛、红肿和炎性硬块。

5. 环孢素（cicloporin）是从2种真菌的代谢产物中提取的一种环状多肽，有11个氨基酸，具有抑制T辅助细胞的作用。临床应用于肾、肝、心、胰等移植都获得比较满意的免疫抑制效果，提高了受体的术后存活率，并在不同程度上延长了受者的存活期，是新一代的最强有力的免疫抑制药。其毒性较小，无骨髓抑制作用。主要不良反应是有一定的肝、肾毒性和过强的免疫抑制作用，以致削弱机体抵抗力而招致病毒感染和发生淋巴瘤。由于环孢素吸收的个体差别较大，又易受胆汁影响，因此有了新山地明的问世，这是一种胶囊微乳剂，吸收稳定。

6. 单克隆抗体为针对人类各种T细胞亚群表面决定簇的单克隆抗体。常用的是OKT3，其作用是针对T3受体的封闭，阻止淋巴细胞接受抗原传递。常见不良反应为类“流感样”症状，如发热、畏寒、恶心、呕吐、呼吸困难等。

7. FK506从放线菌酵解药中提取，为大环内酯类，作用于细胞分化时。早期阻断白介素-2、白介素-3、干扰素等产生。临床作用与环孢素相似，突出特点为能有效地逆转环孢素和皮质激素治疗无效的难治性排斥反应，在肝、心移植上，效果特优。不良反应为有一定的肝、肾与神经系统的毒性，易致高血钾、巨细胞病毒感染等。

8. 西罗莫司(雷帕霉素)类似于FK506的大环内酯类结构，可阻止白介素-2、白介素-6等细胞因子信使传达，从而抑制淋巴细胞增生和分化。西罗莫司与环孢素有协调作用，不良反应为引起高血脂、一过性高血压和高血糖。

9. 酶酚酸酯多与环孢素联用，起正协同作用，可逆转难治性急性排斥反应。

(二)免疫抑制治疗方案

临床历来的抗排斥反应治疗的实施方式是各类免疫抑制药物的联合应用，以期获取最大的抑制效能而又最大限度地减少有害的不良反应。20世纪80年代最常见的二联用药是硫唑嘌呤(或环磷酰胺)和皮质类固醇联合应用，如再加上ALG，就成为三联用药。目前，环孢素已成为主要免疫抑制药，以其为主药，加用硫唑嘌呤、小剂量激素或再加上ALG，就成为三联或四联用药。环孢素的最初剂量，国际上习惯用每日17mg/kg，我国用量较小，为每日6～8mg/kg，随后每月递减到每日3～5mg/kg作为维持量，维持服药血浓度谷值为200～300ng/ml硫唑嘌呤，开始剂量为每日3～5mg/kg，以后维持在每日2mg/kg，有的肝移植为每日0.5～1mg/kg。类固醇中常用泼尼松，从每日总量100mg开始，术后递减10d到30mg，6个月内维持在每日25～30mg，1年末为7.5～10mg。ALG常用剂量为5～10mg/kg，FK 506用量为0.15mg/kg，口服，每12小时1次。

根据用药和排斥反应发生的时间，可分为预防用药、冲击治疗和维持治疗3种。预防用药是指同种移植手术后的用药。冲击治疗是指发生急性排斥危象时的用药，原则是量大而期短。例如应用甲泼尼龙每日1 000mg，连续3～5d，如尚未能逆转，称为难治性急性反应，可换用ALG，OKT3或新药FK506、西罗莫司、霉酚酸酯等，择优或联合应用，一旦危象逆转，立刻转入维持量用药，以防止排斥危象再次发生。此外应注意在预防和维持用药时宜用最小有效剂量，避免量大时削弱机体抵抗力而易致感染等严重并发症。目前，大多数学者主张免疫抑制药应长期服用，甚至终身。如某种药物发生明显不良反应，则应换用其他药物；有的因经济原因也需换药。换药时宜谨慎，做好定期随访，防止患者自行换药或停药，以保证长期疗效。

第五节 异种移植

异种移植的特点与分类

(一)异种移植的特点

异种器官移植是指在不同种族的动物或动物与人之间的器官移植。异种移植在临床迄今未获长期存活，但由于目前供移植用器官来源甚是困难，因此从长远来看，人们仍寄希望于异种移植。早在19世纪与20世纪初，即已开始出现动物皮肤、肌肉、脏器在人体的移植，但均未获成活。1905年，Princeteau将兔肾切成片，移植于一尿毒症女性患者的肾包膜下，以治疗尿毒症，但结果并无功能。以后陆续有各种异种移植的尝试，其中以1964年为最多，Reemtsma、Hitchcock、Starzl、Hardy等先后施行猩猩、猴、狒狒对人的异种肾、心移植，共19例，大多在数天内死亡，但其中有1例肾移植受者存活达9个月。这些移植的失败主要归咎于猛烈的超急性排斥反应。但从早期尝试中得出的以下4点结论仍然使医学界对异种移植抱有信心：①动物器官曾在人体内发挥过功能作用并能维持一段时间的生命；②Reemtsma关于异种排斥可以用抗同种排斥的方法逆转的早期研究表明，排斥过程至少在某些方面与同种移植排斥相同；③异种同目移植的效果较异种不同目间略胜一筹，其排斥速度较慢；④有些异种移植患者可以长期存活(达9个月)，表明异种移植有可能获得完全成功。

(二)异种移植的分类

根据上述早期异种移植的结果，1970年Sir. R. Calne首次提出了异种移植分类法，即分为协调性异种移植和非协调性异种移植两种异种移植。进化关系较近，如同目间移植，存活以日为计的，类似于第1次同种移植排斥的异种移植，称为协调性异种移植(concordant xenograft)，如猩猩与人、狗与狼、大鼠与小鼠之间的移植均属此类；而进化关系较远，排斥以分或小时计算的，类似于第2

接触抗原的同种排斥反应的异种移植，称为非协调性异种移植（discordant xenograft），如猪与人、狗与羊之间的移植。此后，Hasan 等为了进一步区分不同性质的异种移植间的排斥反应，将协调性移植又分为困难型和容易型：由抗体介导的排斥为困难型；由 T 细胞介导的排斥为容易型。如仓鼠对大鼠为协调性异种移植，Hasan 实验证明抑制抗体产生的药物如环磷酰胺可延长移植物的存活，但即使加上环孢素也不能诱导出耐受，因而为困难型。又如实验证实，抗 CD,T 淋巴细胞单克隆抗体可以诱导大鼠对小鼠心脏移植的耐受，因而该移植为协调性中异种移植的容易型。按此划分，狒狒对人为困难型；猩猩对人为容易型；而猪对人则为非协调性异种移植。

（易成刚　郭树忠）

第5章

皮片移植

第一节　皮肤的解剖学和组织学特点

一、概　述

皮肤(skin)是人体与外界环境直接接触的重要器官，由起源于外胚层的表皮和起源于内胚层的真皮两部构成，借皮下组织与深部组织相连。皮肤总重量占体重的5%～15%，总面积为1.5～2.0m²，厚度因人或部位而异，为0.5～4.0mm，平均厚1mm。不同人种的肤色因皮肤中黑色素和胡萝卜素含量不同而异，同一人种个体肤色深浅的变化，与遗传、生活环境、营养、职业等因素有关。皮肤具有保护机体、抵抗外界侵害、感受刺激、呼吸、分泌、调节体温、维持水盐平衡机参与物质代谢等多种功能。皮肤的组织结构及皮片分类见图5-1。

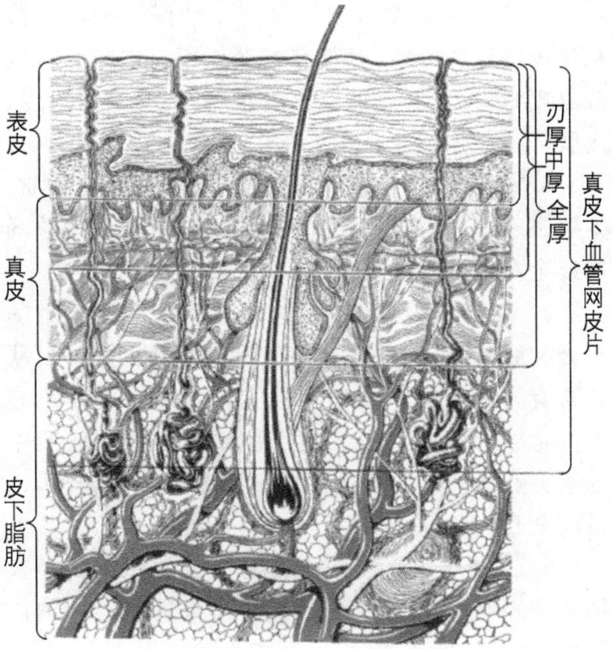

图5-1　皮肤的组织结构及皮片分类

二、表皮、真皮、皮下组织

1. *表皮*(epidermis)　位于皮肤的表层，由复层扁平上皮组成。从基底到表面，表皮可分为5层，即基底层、棘层、颗粒层、透明层和角质层。基底细胞层具有很强的分裂增生能力，同棘细胞层深部的细胞共同负责表皮细胞的不断更新，合成生发层。人体的表皮处于不断的更新之中，每15～30 d更换1次。

表皮通过基底膜与真皮紧密结合，表皮与真皮连接的部位起伏不平，表皮突入真皮的部分称为上皮脚，上皮脚之间的真皮部分称为真皮乳头。

2. *真皮*(dermis)　位于表皮下方，深部与皮下组织相连。真皮主要由结缔组织构成，成纤维细胞是主要的细胞成分，胶原纤维和糖胺多糖是主要的细胞外基质成分。胶原纤维约占真皮结缔组织的95%。真皮又分为乳头层和网状层。

(1)乳头层：乳头层向表皮隆起形成乳突，扩大了表皮和真皮的接触面，有利于表皮的营养代谢。乳突中含有丰富的毛细血管和感受器。

(2)网状层：为致密的结缔组织，包括胶原纤维、网状纤维和弹性纤维，给皮肤以韧性和弹性，能耐受一定的摩擦和挤压。

3. *皮下组织*(hypodermis)　位于真皮的下方，即解剖学所称的浅筋膜，由疏松结缔组织和脂肪组织构成，将皮肤与深部组织相连，并使皮肤具有一定的活动性。

三、皮肤附件

皮肤的附属结构有毛囊、皮脂腺、汗腺和指

(趾)甲。除手掌和足底外,所有部位的皮肤都有皮脂腺。皮脂腺为单泡或分支管腺,导管甚短。皮脂腺大部分与毛囊连接,开口于毛囊。除少数部位,人体皮肤都有汗腺分布。皮肤的附属器深入到真皮的深部,上皮细胞是组成皮肤附属器的重要细胞成分。断层皮片供区和二度烧伤创面由皮肤附属器断面上的上皮细胞再生而得以愈合。

四、皮肤的血管和淋巴管

表皮没有血管,所以很浅的刮削不会出血,伤及真皮乳突的毛细血管时才致出血。皮肤的血液供给是以形成皮肤动脉网为特征的。皮肤的动脉先在真皮下形成真皮下血管网,此后,动脉进入真皮,在网状层中构成真皮血管网,且逐渐失去肌层,在乳突层形成乳突下毛细血管网,最后将血液引流到细静脉网。皮肤血管供应见图 5-2。

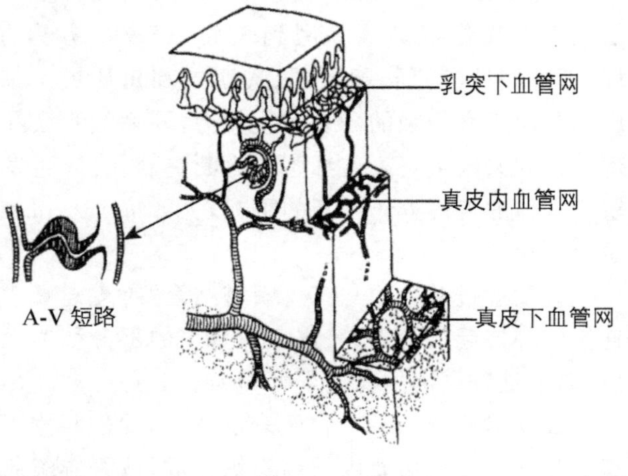

图 5-2　皮肤血管供应

静脉回流自真皮乳突层开始,再连接数个相邻的真皮内静脉网,到真皮与皮下脂肪交界处的另一组静脉网汇流。流经乳突下血管网的血量,可通过动、静脉短路进行控制。皮肤的血管结构除供给本身的营养外,对体温的调节有更为重要的功用。

真皮乳突层下有毛细淋巴管网,收集乳突中的淋巴管液和组织间隙中的淋巴管液。在真皮和皮下组织之间,汇集成淋巴管网,然后形成与静脉伴行的淋巴管离开皮肤。

五、皮肤的神经分布

皮肤内有丰富游离的神经末梢和有被囊的神经末梢,它们以脊神经或脑神经的有髓纤维末梢为主。其次是无髓的自主神经纤维末梢,分布于血管、腺体和平滑肌,调节腺体的分泌和平滑肌的收缩。神经进入真皮,在真皮深部形成深层的神经丛,并随血管向上至乳头层再形成浅层神经丛。大部分神经终止于真皮内,有些可越过基底膜,进入表皮深部。

六、皮肤的生理功能

皮肤的生理功能主要有屏障作用、调节体温、分泌排泄、吸收、感觉、代谢和参与免疫等功能。皮肤对身体的健康起着非常重要的保护调节作用,如果机体出现了异常情况,也可以在皮肤上表现出来。

1. 屏障作用　皮肤对于机械性、物理性、化学性及生物性刺激有保护屏障作用。表皮角质层坚韧而致密,对外来刺激有保护作用。真皮的胶原纤维和弹性纤维的抗拉性及皮下脂肪的软垫作用,可减轻外界的冲击。由皮脂腺分泌的皮脂与汗液及水分形成一层乳化脂类薄膜,能防止皮肤水分过度蒸发,使角质层滋润,避免干燥皲裂,同时能阻止外界水分进入皮肤,并能防止化学物质的渗透。角质层、棘细胞、基底层细胞和黑色素细胞可吸收紫外线,从而使人体减少紫外线的损伤。皮肤表面偏酸性,不利于细菌在其表面生长繁殖。

2. 体温调节作用　皮肤可以感受外界温度的变化,通过一系列的神经反射,调节皮肤内血管的收缩或扩张,从而使皮肤散失的热量增加或减少,以维持体温的恒定。

3. 分泌和排泄作用　皮肤中的汗腺分泌汗液和体内的代谢废物,对肾有辅助作用。皮脂腺可以分泌皮脂,在皮肤表面形成皮脂腺膜,可润滑毛发、皮肤,

4. 吸收作用　皮肤可有选择的吸收一些物质,主要是表皮和附属器发挥吸收作用,从而对皮肤局部或全身产生影响。

5. 代谢作用　真皮及皮下组织中含有大量的水分和脂肪,可使皮肤显得润泽和丰满。此外皮肤还含有蛋白质、盐类、葡萄糖等。葡萄糖可透过表皮细胞壁弥散并存于表皮细胞中。皮肤和血液中的水分和盐类在一定的条件下可互相转入转出,以适应全身代谢的需要。

6. 感觉作用　皮肤中含有大量的感觉神经末梢和神经小体,可以将外界刺激形成的神经冲动传至大脑皮质,形成感觉。

第二节　皮片的分类及其适应证

当外伤或手术等因素造成皮肤连续性被破坏和缺损时，必须及时予以闭合，否则可能产生常见的创面急性或慢性感染，如有重要血管、神经、肌肉失去皮肤软组织的保护，则可致创伤加深、加重。较大面积皮肤缺损时，可导致水、电解质、蛋白质的过量丢失，久之可致机体营养不良。创面瘢痕愈合影响美观或合并功能障碍时，日后需行整形治疗。游离皮片移植是常用的闭合创面的方法，通常当皮肤缺损的创面不能直接拉拢缝合亦不能用局部皮瓣修复时，可选用游离皮片移植术修复。

一、按皮片的厚度分类

可分为刃厚皮片、中厚皮片、全厚皮片和带真皮下血管网皮片，前两者又称为断层皮片。

(一)刃厚皮片移植

平均厚度为0.3mm左右，组织学上包含表皮层及少许真皮乳头层。这种皮片厚度极薄，很容易成活生长。而且皮片容易切取，供区可自行愈合。

【适应证】

1. *感染创面*　多见于创伤、烧伤后感染创面，慢性溃疡等肉芽创面。

2. *大面积的皮肤缺损*　如皮肤撕脱伤或表浅肿瘤切除后所遗留的大创面。

3. *其他*　口腔、鼻腔或眼窝黏膜缺损时，可用刃厚皮片进行修补。咬除骨皮质以后的新鲜骨髓创面亦可做刃厚植皮。

【禁忌证】

1. 全身情况较差，严重营养不良、贫血和低蛋白血症。

2. 无血供的创面，如软骨、骨外露或肌腱外露的创面。

3. 感染严重的创面，特别是溶血性链球菌感染未控制前。

4. 手掌、足底功能部位或颜面部少用、慎用或不用。

刃厚皮片的优点：①容易成活，抗感染能力较强，在条件较差或有轻度感染的肉芽创面上也可以存活。②供皮区恢复较快，取皮后7～10d即可自行完全愈合，无明显的瘢痕，必要时可再次取皮。头皮供皮后5～7d愈合，可重复供皮多至10余次。

刃厚皮片的缺点：①愈合后收缩较明显，有时可比原来缩小40%，甚至会出现凹凸不平的皱纹。而且植皮区愈合短时期内可能会较硬，需要较长时间才能软化。②在关节部位，常因皮片收缩而不能达到恢复功能的目的。③皮片较薄，经不起压力摩擦而形成溃疡，不易愈合。

(二)中厚皮片移植

中厚皮片平均厚度为0.3～0.6mm，含表皮及部分真皮。又可分为薄中厚皮片、一般中厚皮片和厚中厚皮片，厚度包含表皮及真皮的1/3～3/4，这种皮片含有较多的弹性组织而具有全厚皮片的特点，愈合后收缩少、柔软、耐磨、颜色和质地也较好等。供皮区仍能借毛囊、皮脂腺、汗腺的上皮生长而自行愈合，因此在整形外科中被广泛应用。

【适应证】

1. 修复颜面部或关节处的皮肤缺损，切除瘢痕或肿瘤后所遗留的创面。

2. 修复功能部位的新鲜创面，如新鲜创伤或整形手术所造成的继发创面。

3. 健康的肉芽创面，功能与外观要求较高的部位。

【禁忌证】

1. 感染未被控制的肉芽创面。

2. 无血供的创面，如骨骼、肌腱和关节外露的创面。

3. 皮源不充裕时，非功能部位的创面植皮，属于相对禁忌证。

中厚皮片的优点是移植后具有全厚皮片的特点，外形较美观，瘢痕较少，尤其是较厚的皮片术后收缩少，有利于功能的恢复。缺点是较厚的中厚皮片不易在有感染的肉芽创面上成活，且供皮区多不能再次取皮，常形成增厚的瘢痕。

(三)全厚皮片及含真皮下血管网皮片

该皮片因皮片较厚，抗感染能力较差，所以移植存活较难，但存活后在质地、收缩性、色泽等方面改变不明显，是理想的皮肤移植材料。其主要缺点是皮源受到限制，一般用于面积不大的创面修复，其存活率不如刃厚和中厚皮片高，主要用于修复面部及功能部位（如关节周围、手掌、足底等）的皮肤缺损（详见本章第五节）。

二、按皮片的形状分类

类型可分为点状植皮、邮票状、筛状、网状植皮等(详见本章第六节)。

三、按皮片的来源分类

类型可分为自体植皮、同种异体植皮、异种植皮等。自体植皮是指皮片取自患者本身,皮片从供区移植到创面,为整形外科中最常用的手术方法之一。同种异体植皮指取自他人的皮肤,目前绝大多数取自尸体的皮肤,死后 6 h(冬季可延长至 12～24 h)以内,无手术禁忌证即可选用。异体植皮主要用于烧伤科患者临时覆盖创面应用,已经成为抢救大面积严重烧伤的重要措施之一。目前异体皮移植后,往往可存活 2～3 周,临床上应用仅起暂时覆盖创面的作用。

第三节　游离皮片移植术

一、供皮区及皮片厚度的选择

(一)供皮区的选择

供皮区应选择与植皮区皮肤的质地及色泽相似,并易被衣物遮盖的部位为宜。耳后和乳突区域的全厚皮肤常用于眼睑部的移植,该区域肤色、皮纹与眼睑几乎无异。锁骨上区的皮肤可作为面部皮肤移植的供区,无论是全厚皮片还是断层皮片,颜色与纹理都相似于耳后皮肤,但能提供更多的皮片量,可用来修复前额、鼻、颊和上唇的缺损。如刃厚皮片或中厚皮片面积较大者,一般选择四肢的宽敞部分或躯干,如股部(大腿)、小腿、腹部、下胸部及上臂等处;俯卧位手术者可选择背部或臀部皮片。

有些部位是不适宜作为供皮区,如面颈部、关节活动部位、手足及会阴等部位。除非必要才作为供皮区,以免影响功能和外观。大面积烧伤时常选用头皮为供皮区,因其皮肤较厚,毛囊多、血供丰富,愈合快,可重复供皮。

术前供区的准备以清洗为主,每日 1 次;对女性及儿童,除头皮外,供区不必强调剃毛;头皮剃发应在手术之日进行,眉部手术不需剃眉。手术时供区忌用碘酒消毒,以 75 %乙醇或碘仿消毒为妥。

(二)皮片厚度的选择

1. *按植皮部位和目的决定*　如植皮区在外观和功能部位,如颜面、手掌、足底及关节活动部位,为了使功能和外观获得较好的恢复,宜选择偏厚一些的皮片,如厚中厚或全厚皮片。如单纯是为了消灭创面而与功能和外观无关,如在躯干或四肢部位,则可选用偏薄的皮片,甚至可采用刃厚皮片。

2. *按植皮区创面的性质和大小决定*　因较厚的皮片在感染创面上一般不易成活,所以在污染或肉芽创面上植皮,皮片不宜过厚,可选用刃厚或薄中厚皮片。如在无菌新鲜创面上植皮,皮片宜偏厚一些,以中厚或全厚皮片为宜。

3. *按供区皮肤的厚度决定*　因身体各部位皮肤的厚度不同,所以尚应考虑到供皮区取皮后的愈合情况。如背部皮肤较厚,故可切取较厚皮片,如选择股部取皮,其皮片厚度也应根据股部内、外侧皮肤厚度的不同而有所差别。

4. *按患者的性别、年龄决定*　女性的皮肤厚度较男性为薄,幼儿及年老患者皮肤也比青壮年为薄。故在决定皮片厚度时应考虑到这些差别。

二、植皮的术前准备

(一)一般准备

要求全身健康状况良好,无手术禁忌证。对早期烧伤或其他软组织损伤需植皮的患者,如有水和电解质紊乱,血红蛋白过低等现象,则须在术前给予矫正。此外,术前还应密切观察患者的精神状态,向患者解释有关术后制动、配合治疗及预期效果等问题,以取得患者的信任和配合。

(二)局部准备

手术患者植皮区应予清洗、剃毛或洗澡。面颈部手术者应理发。瘢痕畸形者,于术前 1～2 d 要清洗凹凸不平区的积垢。术前和术日晨检查植皮区附近有无毛囊化脓或皮疹等。

(三)受区准备

受皮区如为瘢痕组织,应将瘢痕组织做较彻底的清除,并松解挛缩的筋膜、肌腱。颜面部瘢痕切除不宜过深,以免造成凹陷。如果创面为肉芽组织,术前局部使用一定浓度的抗生素溶液湿敷换药,能使肉芽平实、渗出物减少。创面细菌数控制在 10^5/g 以下、无溶血性链球菌感染时方可进行皮片移植。肉芽创面细菌定量检查是目前可用的较好方法,细菌数应少于 10^5/g,否则皮片移植是靠不住的。在缺少创面细菌量的检测设备时，也可用同种异体皮片移植来检验。有学者提出，每天用生物性敷料换药可减低创面的细菌量。

三、取皮术

(一)徒手取皮

徒手取皮法是一种简单的取皮方法。刃厚皮片和中厚皮片都可用徒手取皮，但一般只适用于较小面积的取皮。通常用滚轴取皮刀和 2 块木板即可。切取皮片时，用少许液状石蜡涂于供皮区皮肤表面及刀片上，使取皮时木板与刀刃易于滑动。助手用一块木板压住供皮区的一端，术者左手持另一块木板压住另外一端，使木板之间的皮肤紧张而平坦。右手持刀在两板之间做拉锯式移动切削皮片，随切随将木板后退(图 5-3)。刀片与皮肤表面的角度以及向下切割的压力决定切取皮片的厚度。角度愈大皮片愈厚，一般为 20°～30°即可。徒手取断层皮，难以取得较宽、厚度较均匀的皮片，且边缘不整齐，其厚度同刀刃与肤面的夹角(角度愈大愈厚)及施加的压力(压力愈大愈厚)有关，操作中不易掌握。

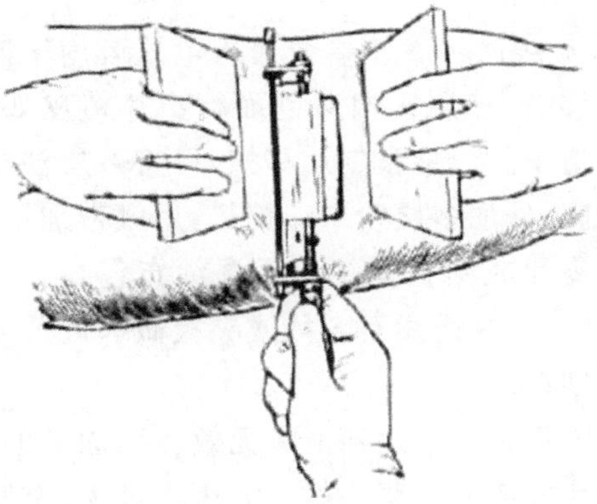

图 5-3 用滚轴式取皮刀取皮

(二)器械取皮

1. 鼓式取皮机　鼓式取皮机是较精确的取皮器械，尤其适用于同一厚度的皮片采取。它的工作原理是：将皮肤用胶水粘贴固定于金属鼓面上，刀片在预先调节好厚度的水平上贴近鼓面，拉锯和旋转切取皮片；鼓式取皮机刀片与鼓面的距离(即所取皮片的厚度)是通过调节盘来调节的。目前我国已生产出可锁定的调节盘，能防止取皮中调节厚度移动(图 5-4)。

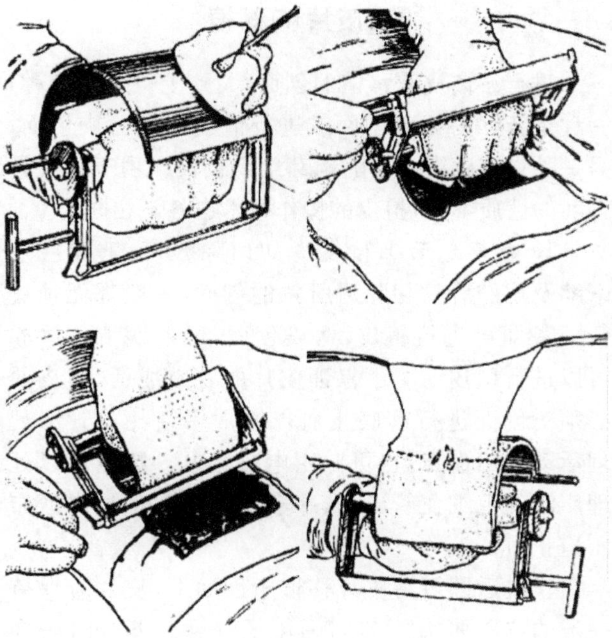

图 5-4 鼓式取皮机的取皮步骤

鼓式取皮机取皮前，要在供区及鼓面涂布胶水或使用双面胶纸，使鼓面与供区皮肤面相粘贴。取皮时手施加的压力要适当，压力太大，使所取皮片超出鼓的边缘，切缘呈锯齿状；压力过轻，可使皮肤与取皮机脱离(脱鼓)，无法完整取到整块皮片。当完成皮片的切取后，从鼓面上撕下的速度要快，这样可使胶水大部分留在鼓面上，皮片上胶水残留很少。

2. 电动取皮机　由电动机驱动刀片的电动取皮机，可以调节切皮的厚度，宽为 7.5cm，在肢体平坦部位切取长条状皮片。操作容易，缩短了取皮时间，不必在供皮区用粘胶，只涂些液状石蜡即可(图 5-5)。与鼓式取皮机比较可不受部位限制。但由于其厚度受压力大小的影响，一般只能切取较薄的皮片，因此只适用于严重烧伤的患者，在整形外科范围已较少应用。

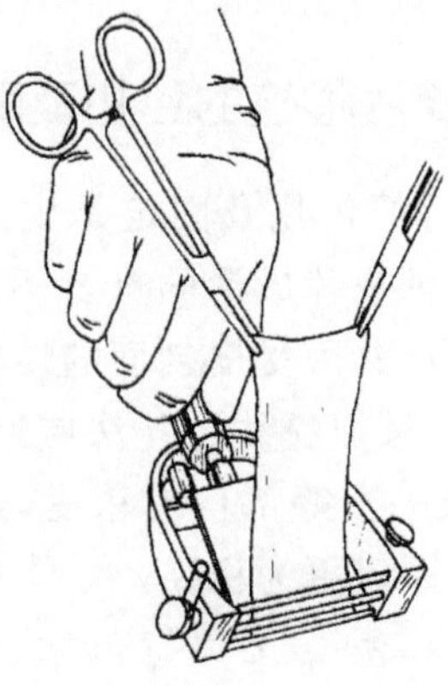

图 5-5 电动取皮机取皮

四、皮片的移植

进行游离皮肤移植的创面，大致上可分为 2 种：一种是新鲜的无菌创面或进行清创后的污染创面；另一种是有感染存在的肉芽组织创面。由于这 2 种创面的性质不同，植皮的操作技术也各不相同。

1. 新鲜创面上植皮　如切除瘢痕，解除瘢痕挛缩及皮肤肿瘤切除后所致的创面，一般都无须进行准备即可进行植皮，污染创面，经彻底清创后亦可以进行植皮。为了保证皮片的有效成活，植皮前必须对创面进行彻底止血。通常用结扎血管法处理活动的出血点，也可以用电凝止血。热敷可以处理广泛的毛细血管出血，一般用温热生理盐水纱布压迫止血。

止血后即可将皮片移植于创面上，皮片应保持一定的皮肤张力下与周围创缘缝合。缝合时先在皮片的边角固定数针，检查皮片的张力及形状是否安排妥当。修剪多余的皮片，再用间断缝合法进行缝合。缝合时注意安排保留长线位置，以利于进行打包包扎。术中力求组织准确对合，尽可能做到操作轻柔细致，以保证术后有良好的效果。缝合完毕用抗生素盐水冲洗皮片下创面，以去除皮下血液和血凝块，检查皮下有无活动性出血点，有的话还需拆除缝线重新止血。最后做加压包扎固定。

2. 肉芽创面上植皮　肉芽创面上植皮关键在于做好感染的控制，术前必须对肉芽创面进行彻底的清洗和去除坏死组织。对于过度增生的肉芽，手术时可用刀片削除多余肉芽，然后用温热生理盐水纱布轻压止血后，即可进行植皮。皮片宜薄不宜厚，一般采用大块表层皮片或薄的中厚皮片移植。植皮后可在皮片上做数个小切口，以便引流。在植皮创面较大，而全身皮源有限时，可考虑应用邮票状植皮法，也可选用点状植皮、筛状植皮等。

五、皮片移植的包扎及固定

皮片移植后的包扎及固定是皮片移植术的最后步骤，也是保证皮片成活的重要环节。皮片移植包扎及固定的方法，因受皮创面的性质和解剖部位的不同而异。一般以缝线包扎法应用较广，加压包扎法次之，四肢关节等部位的植皮，还常用石膏托以辅助制动，使固定更为稳妥。

1. 缝线包扎法　又称打包法、包堆法、缝扎法、缝合压力敷料法。这种方法是在植皮四周做保留长线相对结扎打包加压的方法。普遍用于无菌或污染创面的大片整张植皮，感染创面经过精心准备，有良好的肉芽组织生长后，行大张皮片移植也可采用该方法。将皮片与受区创缘缝合时，每隔2～3 针留一条长线备用，并用止血钳夹住。待缝合完毕后，在皮片上放置松散小块纱布或棉球等，然后将所留长线相对结扎打包加压（图 5-6），再覆盖以多层纱布或棉垫加压包扎。在创面底凹处，尚须做穿过皮片和创面基底间做缝合固定，然后打包加压。这样既可维持充分的压力，不至于敷料松脱移动，又使皮片与创面紧密缝合，有利于成活。这种方法特别适用于眼睑、面颈、腋窝、会阴部等处。

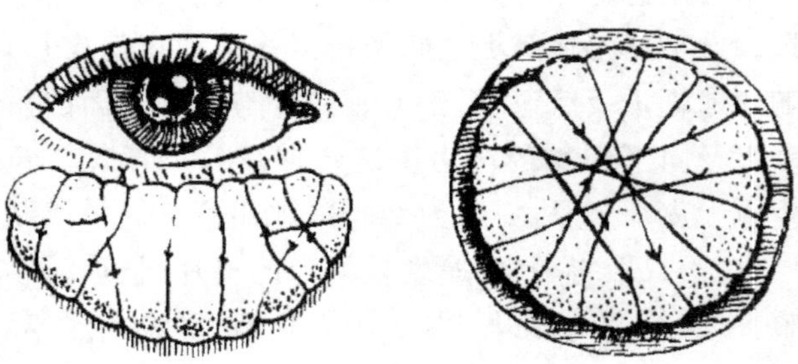

图 5-6　缝线包扎法

2. 加压包扎法　单纯加压包扎可用于四肢各种皮片移植，多用于肉芽创面行小片植皮如点状、邮票状植皮。对整张皮片移植，可将一层油纱布平展于受区，外加多层纱布和棉垫，用绷带加压包扎。对筛状皮片或网状皮片要用湿纱布包扎。在四肢植皮受区，往往需用石膏托或夹板做邻近关节功能位固定制动。

压力只是为了达到消除无效腔和固定的目的，并非皮片成活的必要条件。如压力过大，有时反而引致皮片受压而坏死。一般以 4.0～6.7kPa 压力为宜。

六、术后处理

术后移植皮片必须在一个位置上固定一定时间才能保证皮片成活。皮片愈厚，所需固定时间愈长。在无菌创面上植皮时，一般刃厚皮片需固定4～5d，中厚皮片固定 6～8 d，全厚皮片则需要固定8～10 d，带真皮下血管网皮片需固定 2～3 周。需超过此时限方能首次更换敷料和拆线，并观察皮片的成活情况。如皮片红润，皮片与创面基底粘连较紧，则表示皮片已成活。如皮片呈暗紫色，且局部有波动感，则表示皮片下有血肿形成，如发现较早，可用空针吸出积液，或将其切开，清除凝血块后再适当加压包扎，皮片仍有成活可能。皮片上有水疱时，多在皮肤表层下，可将其抽出或切开后继续加压包扎。如皮片渐成干性坏死，应将坏死部分及时清除，待创面尚未有严重感染时，重新植皮。肉芽创面植皮，不论采用何种植皮方法，都应在术后3～4d首次更换敷料。

首次更换敷料时，逐层缓慢揭开敷料，紧贴皮肤的内层敷料，如果和皮片黏附较紧，可用生理盐水渗湿后揭开。同时可拆去部分或全部缝线，以后继续包扎2～3周，再开始行物理治疗和功能锻炼。

皮片移植后需注意观察患者局部及全身情况。如植皮区伤口剧烈疼痛，局部有腐臭气味，邻近淋巴结大、压痛，同时伴有体温升高，白细胞计数增高等症状，则为发生感染的征象。此时应及早松解敷料，详细检查术区，必要时拆除部分缝线，便于引流及消除线头感染。如及时处理得当，移植皮片常不致全部坏死。

七、供皮区的处理

主要原则是预防感染、免受机械性损伤。

全厚皮和含真皮下血管网皮片切取后的供区通常采取缝合法闭合，如果供区创面较大，不能直接缝合时，可行局部皮瓣转移或移植断层皮片进行修复。断层皮片切取后的供区，由残存上皮细胞及附属器在创面上增生移行、相互融合而愈合。一般刃厚皮片供区在10d内愈合，中厚皮片在14～21d愈合。供皮区延迟愈合多数是因感染或皮片切取过厚所致，经处理后自行愈合无望时，应及早进行刃厚皮片植皮。

八、植皮失败的原因及预防措施

1. *血肿形成*　皮片移植后皮下发生出血或止血不彻底会导致血肿形成，是植皮失败最常见的原因。多发生于新鲜创面植皮时，由于止血不彻底，或固定不当造成创口出血以及患者凝血因素异常而致。为此，术中要求术者必须耐心彻底地做好创面止血。如果皮下形成血肿可使皮片部分或全部坏死。皮下血肿形成一般早期不易发现，等发现时皮片已经坏死。此时惟一的方法是将坏死的皮片剪除，清除血块，在无感染的情况下立即再行植皮。

预防措施：术中充分止血，保证创面无出血点的情况下再行植皮；在加压包扎前，需再检查皮片下有无活动性出血，如有的话必须剪开缝线再次止血后包扎；术后必须妥善固定植皮区，保持适合的压力及术区制动是很有效的措施。

2. *感染*　创面化脓感染也是造成植皮失败的常见原因。因而必须严格遵守无菌操作。大多数发生在肉芽创面植皮，新鲜创面植皮感染概率很小。应该强调术前细致的肉芽创面准备，重视无菌技术操作，术中彻底止血，防止血肿和无效腔的发生，以及术后合理应用抗生素等环节。

3. *包扎固定不当*　妥善的包扎固定，并保持适当的压力，有利于创面和皮片间毛细血管的联结。如因固定不良或患者制动不严格而致移动，可使皮片与创面间新生的毛细血管遭到断裂破坏，皮片不能及时获得必需的营养而导致坏死。故确实良好的缝合固定及术后适当的制动对于皮片的成活是至关重要的。

4. *皮片压力不当*　皮片上压力一般维持在4.0～7.0 kPa最为合适。压力过小，皮片与创面接触不好，皮片不能及时建立血供，同时会发生血肿；压力过大则新生血管向皮片生长受影响，也可造成皮片坏死。

5. *皮片移植床选择不当*　比如受区血供不良或感染较重，会使移植皮片不易成活。比如在无骨膜的骨皮质软骨上或无腱鞘的肌腱上植皮，移植皮片不能够获得血供，此时应考虑皮瓣移植修复。下肢静脉曲张溃疡面、广泛瘢痕中间的慢性溃疡面、较长时间的压疮、或神经瘫痪性溃疡等，游离皮片均难以生长，应予以重视。

6. *全身情况方面的原因*　贫血、低血浆蛋白、慢性衰竭、营养不良、烧伤败血症、糖尿病等均不利于皮片成活。以上情况术前应给予相应的调整治疗。

第四节　皮片的生长存活及远期演变

一、皮片的生长及存活

皮片的存活与生长过程，皮片移植后血管的建立主要有2个过程：①血浆营养期。当皮片被移植到受区创面上时，开始吸收受区渗出的血浆样液体，这种液体不但供给皮片最初的营养，而且其中所含的纤维蛋白可将皮片与创面粘连，这种粘连给下一阶段的血管再生提供了非常重要的条件。

②血管再生与血液循环的建立。在移植48h后，显微镜下就可见到早期的血液循环，随后毛细血管的密度不断增加，血管口径不断变粗；术后4～5d，受区的血管芽长入皮片，重新血管化，出现活跃的血液流动。在临床上可见皮片明显转红，血液进入皮片后可抑制血管芽的过度增生。在皮片血管化的同时，新淋巴管也同时建立起来(图5-7)。由此可做出以下结论：皮片移植后存活的关键时期是在移植后24～48h。皮片如能在24～48h顺利过渡到血管化即可存活；超过这个时间，皮片不能及时建立血供，使皮片移植归于失败。

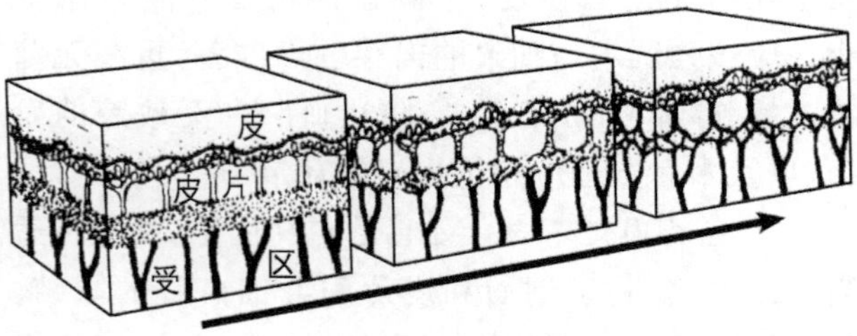

图5-7 皮片移植后血供建立

二、皮片生长后的远期演变

1. *皮片的收缩* 皮片从供区切下后，立即就会出现收缩，这种称为初期收缩。是由于真皮内含有的弹性纤维收缩所致，故皮片越厚，含有真皮的弹性纤维越多，皮片收缩越大。刃厚皮片收缩率为9%～10%，中厚皮片含弹性纤维少，约收缩20%，全厚皮片收缩可达40%。青年人真皮弹性纤维丰富，皮片收缩比老年者甚。皮肤张力线方向即为皮片初期收缩的方向。移植时需要牵拉缝合接近皮片原来的面积。

皮片成活后也会出现收缩，称为后期收缩。通常是由于受区创面的收缩而非皮片本身收缩，这种收缩开始于植皮后2周，为一个渐进的过程，而且受下列因素影响。

(1)皮片的厚度：皮片厚含真皮深层的弹性纤维和网状纤维多，后期的收缩少。全厚皮片比中厚皮片收缩小。

(2)受皮区状况：受区越坚硬皮片的晚期收缩越小，位于柔软而活动的部位或关节曲侧植皮，皮片收缩大，如颈、颊、腋、手指掌面等处。较固定的部位如额部、背部植皮，皮片收缩小。

(3)植皮部分失败：如果移植皮片没有全部成活，愈合后将导致瘢痕形成，而且创面愈合时间也较长，创面愈合时间越长，皮片的后期收缩也愈明显。

皮片移植的晚期收缩，对于功能的恢复有很大影响。植皮后必须及早预防皮片发生收缩。物理治疗和体育疗法是植皮后不可缺少的治疗环节，否则皮片会发生收缩而致再度功能障碍，降低了手术效果，甚至有再次手术的可能。另一方面，发挥患者的主观能动性，做主动的功能活动锻炼，也是保证手术成功的重要措施之一。

2. *皮肤附件的演变* 刃厚和薄中厚皮片中因为不包含皮肤附属器，移植后则不可能再生。全厚皮片移植后，能保留生长毛发、分泌皮脂和汗液的功能。所以，全厚皮片移植成活后会保留毛发生长功能，可用于眉毛、胡须的修复及永久性秃发的修复。

移植后由于皮片内皮脂腺分泌功能被破坏或由于暂时失去了神经支配所致。因此在神经再生和腺体分泌功能恢复以前，植皮区要涂以防干燥脂类加以保护。

除了全厚皮片移植有泌汗功能外，刃厚及薄中厚皮片移植后，出汗功能将永久性丧失。泌汗功能的恢复和神经感觉的恢复相平行，因为神经支配是汗腺泌汗的前提，手掌、足底、腋窝的泌汗有情感性，而其他部位的汗腺泌汗与体温有关。皮片移植的泌汗功能情况由其受区决定。因此，腹部皮片移植到手掌后，其泌汗由情感控制而不是热刺激。

3. *神经的再生* 移植皮片的神经功能恢复较慢，一般要1年以上感觉功能可得到较大恢复。皮片厚者比薄的皮片感觉恢复快。受皮区条件对感觉的恢复有明显的影响而与供皮区关系较小。如果受区基底末梢神经丰富，感觉功能恢复较快；有大量瘢痕，则感觉功能恢复较慢而且不规则。

移植皮片神经支配的恢复是由受皮区深部或创缘长入皮片的，并且呈随机分布。皮片成活后，痛、触、热、冷感觉与受区一致，一般植皮后3周感觉开始出现，1.5～2年恢复到最佳状态。所以，感觉功能完全恢复以前，要注意保护，防止烧伤、烫伤、冻伤和机械性外伤，涂油脂，还要加强功能锻炼。

4. *颜色的变化* 皮片移植后，常由于色素沉着，使其颜色较周围皮肤为深。虽选择质地相近的供皮区，亦无法防止色素沉着。经过一段时间后，色沉可能有一定程度的减退。避免移植皮肤直接暴露在阳光下，及定时涂抹能滤过紫外线的防晒霜，有助于防止皮片色素沉着。

5. *移植皮片的生长发育与对受区的影响* 有

学者观察到，在皮片收缩停止后，皮片的生长发育与整个机体表面积的增长率一致，但各个部位增长的程度不一样；张力是影响生长发育的重要因素，皮片的增长率较瘢痕高。

皮片移植在骨膜表面，不仅皮片本身发育受限制，也会影响骨的发育。如在幼年时紧贴下颌骨表面移植中厚皮，下颌骨将不能正常发育，引起面部比例失调，严重者可产生鸟嘴畸形。

第五节　全厚植皮、带真皮下血管网植皮、瘢痕上皮回植术、真皮移植

一、全厚皮片移植

全厚皮片又称全层皮片，包含表皮和真皮全层。这种皮片因含有真皮的全部组织结构，存活后质地柔韧、富有弹性，能耐受磨压，后期收缩小，色泽和质地接近正常，功能和外观效果均较满意，在整形外科临床上应用十分广泛。

1. 适应证

(1)面颈部皮肤组织缺损的修复。

(2)手足和关节等功能部位组织缺损的修复。

(3)躯体外露部位皮肤缺损的修复。

(4)洞穴的衬里和器官再造，如尿道再造、阴道再造、眼窝再造、外耳道再造等。

2. 禁忌证

(1)污染严重的创面、感染比较重的肉芽创面。

(2)血供不良的创面。

3. 手术方法与效果

(1)供皮区选择：供皮区应尽量选择与植皮区色泽和质地相似、隐蔽、可直接拉拢缝合的部位。取皮面积小者，多取自锁骨上、锁骨下、上臂内侧、耳后等区；面积大者，多取自侧胸、下腹、腋下、髂腰等部位。由于全厚皮片供区无自愈能力，取皮面积过大而超出可以直接缝合的限度时，需另植断层皮片闭合之。

(2)取皮方法：①徒手切取法。根据受区创面大小，剪出与创面大小和形状一致的布样或纸样，按样图形用亚甲蓝在供皮区绘出一致的轮廓，然后依图形切取，这样可使皮片与植皮创面更加吻合，若图形过大必要时可以拼接。面积小时也可直接做梭形切口。皮片切取时有两种方法。一种是沿真皮与皮下脂肪间直接切剥取下，如见创面基底呈白色纤维结构的网格状，而皮片上又不带皮下脂肪组织，即为最佳层次。此法切取快，很少需要修剪，但供区缝合时，仍需切除皮下组织方能顺利闭合。另一种方法是将皮肤、皮下脂肪自深筋膜浅面一并切下，再逐步剪除脂肪，制成全厚皮片(图 5-8)。此法较费时间，但利于供区闭合，目前临床多选择后者。皮片取下后，供区创面彻底止血，游离创缘尽量直接拉拢缝合。无法直接缝合者可做辅助切口或转移局部皮瓣，必要时也可行断层皮片移植。②取皮机取皮。常用于胸部等切取大块全厚皮片。其操作简单，皮片厚度均匀。缺点是常因皮片边缘不齐而被剪除，浪费皮片，且供皮区必须以断层皮片覆盖，故此法少用于全厚皮片切取。

制备全厚皮片时，过厚，带皮下脂肪，皮片不易成活；过薄，变成中厚皮片，失去全厚皮片的功能。全厚皮片的底面呈白色，有许多小斑点，即为皮下脂肪伸向真皮的脂肪柱。腹部皮肤制成全厚皮片时，皮片底面约 40%为脂肪柱，60%为真皮。上臂内侧，耳后等处的全厚皮片薄，脂肪柱少，80%～90%为真皮。

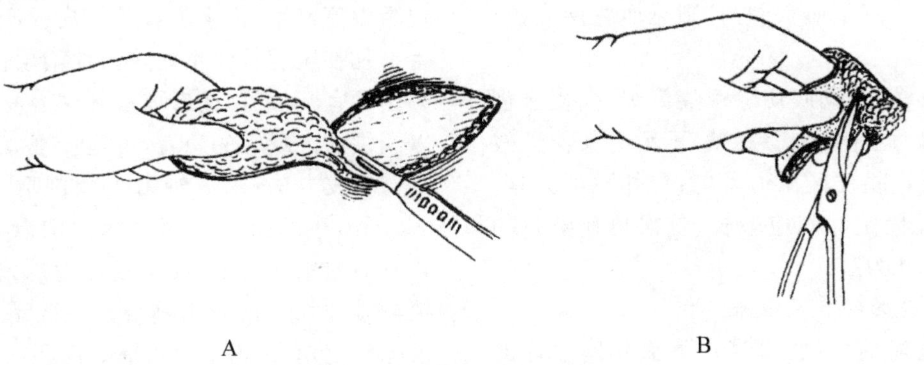

A　　　　B

图 5-8　全厚皮片的切取和修剪

A. 切取；B. 修剪

(3)植皮方法:基本与中厚皮片相同,由于其生长条件要求高,避免血肿,注意无菌操作预防感染,包扎固定等操作要更加确实。

(4)效果:全厚植皮成活后,质地柔软,皮片的弹性亦较好。而且全厚皮片晚期收缩较少,颜色改变也较轻,多数病例皮片颜色接近正常皮肤。儿童全厚植皮后皮片可随发育而生长,对指蹼的修复效果较好。足底全厚皮片移植到手掌,强韧耐磨,色调一致,感觉略迟钝,能满足功能要求。

二、带真皮下血管网植皮

带真皮下血管网植皮为日本塚田贞夫所创用。这种皮片包含有表皮、真皮、真皮下血管网和其间的少许脂肪,皮片成活后更加柔软、松动而富于弹性,能耐受磨压,收缩小。20 世纪 80 年代国内一度应用较多,但后来由于其成活率不够稳定,易出现表层真皮坏死呈水疱、花斑等缺陷,愈合后不够满意,限制了这种植皮方法的应用和推广。但植皮成活良好的病例,其外形、色泽、质地与功能则较全厚皮片为优,犹如皮瓣的效果。

1. *适应证* 颜面、颈、手、足及关节功能部位等无菌创面、截肢残端、瘢痕切除后创面等,均有实行带真皮下血管网皮片移植的适应证。凹陷明显的创面用血管网皮片移植覆盖,外形比较丰满。近年也有报道真皮下血管网皮片移植于功能部位的肉芽创面,能获得良好效果。

2. *植皮方法*

(1)血管网皮片的制备:选择胸、腹或股部(大腿)内侧做供皮区,按照所需面积和形状将皮肤连皮下脂肪整块切下。细心修剪皮下脂肪组织,但不要损伤皮下血管网。血管网层之下仅留很薄的脂肪组织。不必挤压排空血管网内的血液。修剪脂肪时,皮片内的血液流向皮面。修剪完毕反转皮片时,积血反流向真皮下血管网内,则见血管网充盈,毛细血管明显。

(2)皮片移植:应彻底切除瘢痕组织,受皮区创面要彻底止血。皮片与创面紧贴,不留有任何无效腔,做间断缝合。植皮区压力均匀,包扎不可太紧。局部制动,包扎固定时间应较长,首次更换敷料的时间以 10～14 d 为宜。

3. *血管重建的特点及效果*

(1)血管重建的机制:含真皮下血管网皮片的成活与全厚皮片及中厚皮片略有不同。前者主要是移植早期,皮片周围、基底与受区血管的开始吻合。由于皮片内保留了原有的血管系统,可直接进行血管的断端连接。其血管吻接的速度和数量决定了皮片成活的质量。皮片的血供的建立有 2 种形式:一种是由受区创面的毛细血管芽向皮片长入,包括向退变的血管腔内长入,即在原血管腔内套入新生毛细血管;另一种是皮片和创面毛细血管互相吻接,使皮片原来的血管网得以保留,成为永久性血管。

(2)手术效果:带真皮下血管网皮片的成活质量与皮片本身结构及生长特点有关,植皮操作技术对其也有影响。如皮片修剪时损伤血管网,或所带皮下脂肪太厚、创面感染未控制、止血不严密、固定不妥当、加压不均匀或时间太短等,对皮片成活质量均有影响,故植皮要求更高。

根据同一病例、同一次手术中选择相近的 2 个区域,一处移植含真皮下血管网皮片,另一处移植全厚或中厚皮片做对比,未发现血管网植皮比全厚或中厚皮有更易成活的征象,且愈合后效果也报道不一。一般认为,术后 8～12 d,大部分真皮下血管网皮片呈紫红色,间有散在性的水疱,甚至部分真皮浅层坏死。皮片完全愈合后,会不同程度地遗留色素沉着与色素减退区,形成花斑,需较长时间方能逐渐接近正常肤色。因此,应用此种植皮法修复颜面等部位时,存在效果不够稳定的问题。至于成活良好的血管网皮片,其效果优于全厚植皮是没有争议的。

三、瘢痕上皮回植术

大面积烧伤后广泛瘢痕增生,常因患者缺乏供皮区使处理感到困难,增厚的瘢痕不仅影响功能,而且伴有明显的疼痛和瘙痒,影响患者的生存质量。用削平突起的瘢痕和薄断层皮片自体植皮的办法,可取得较好的效果。但是主要缺点是复发,边缘瘢痕增生,色素沉着及供皮区产生新的瘢痕增生。凡临床症状较重的陈旧性增生性瘢痕,在其他方法不宜奏效时,或者取皮部位容易发生瘢痕增生以及供皮区缺乏的患者,可施行瘢痕上皮回植术。

取皮方法:用滚轴刀大片削取,厚度为 0.3～0.5mm,小的瘢痕可用手术刀削取,厚达 1.0mm。较厚的瘢痕上皮回植要缝合边缘,薄的上皮可密植,不留间隙,边缘不缝合。一次手术植皮面积视情况而定,有报道最大占体表面积 6%者。

瘢痕上皮移植的血供重建较正常皮肤的中厚皮片稍慢,转红需 5～6d。植皮区愈合后即可用弹性绷带压迫包扎。术后原有的瘢痕增生所致的痛、痒、发紧等症状消失，隆起的瘢痕平复，色素沉着较多，久之亦能变软和恢复感觉。

四、真皮移植

真皮移植是切取真皮而不带表皮层的游离移植，包括真皮乳突层的深部、全部的网织层，以及很少量的脂肪柱，也包括皮脂腺、汗腺和毛囊。

1. *真皮移植的优点* 真皮组织取材容易，来源充足、质地柔软、结构致密、强韧而富有弹性，且容易成活，埋植深层组织后，在较短期内即可与周围组织建立血供；其抗感染力较强，在稍差的条件下能成活。真皮移植是整形外科一项常用而有效的治疗手段。

2. *适应证*

(1)作为组织充填材料：主要用于颜面部凹陷畸形的修复，如颞部、颊部凹陷及轻度鞍鼻畸形等，也可用来修复鼻尖、耳轮等。

(2)作为组织加强物：修复膜性缺损，如用于腹壁疾病、硬脑膜、Peyronie 病阴茎海绵体等修补。

(3)作为组织的替代物：如替代肌腱和韧带等用于肌腱缺损的修复、关节成形术中韧带的重建。

(4)作为复合组织的成分：如游离真皮脂肪瓣和吻合血管的真皮脂肪瓣移植，可用以修复和充填组织缺损与凹陷。

3. *手术方法和步骤*

(1)真皮的切取：真皮片通常取自腹部和股部。先用滚轴刀或刀片切下所需面积的 0.3mm 左右的表皮，再用刀切取去表皮后的真皮皮片。将表皮皮片回植缝合于供皮区。也可先用鼓式取皮机，取下 0.6～1.3mm 的全厚皮片，粘于鼓面上不切断，然后退刀，再调节刻度至 0.3mm，从头再将真皮皮片切下，表皮皮片仍黏附于鼓面。最后揭下表皮皮片，回植缝合于供皮区创面。

(2)真皮的移植：将取下的真皮皮片按所需形状、大小进行裁剪或重叠，皮面朝上一般不超过 3 层，且重叠的面积逐层依次缩小形成塔形，然后移植至受区。将其周缘边角与四周组织缝合固定，并保持一定的张力。若为腔隙内埋置，应将边缘缝线褥式缝合，从腔内拉出固定于皮外油沙团上(图 5-9)，并加压包扎。7～10d 首次去除敷料检查。在感染创面上真皮也可翻转移植，即将其表皮面贴于创面，脂肪面向外。

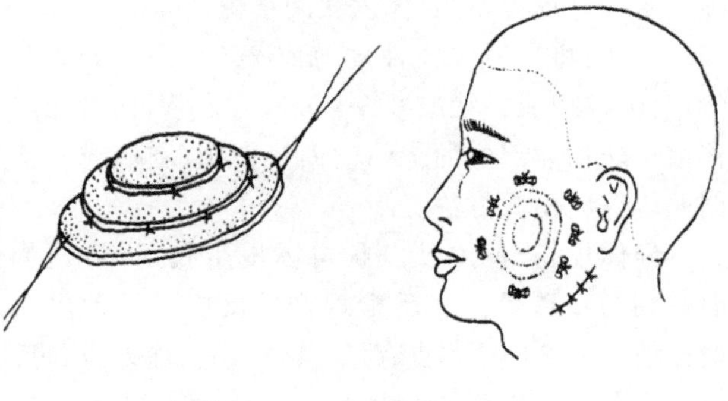

图 5-9 真皮移植

4. *真皮移植的血供重建* 真皮有丰富的血管和淋巴管，移植后最终转变为有弹性的腱膜。其愈合过程分 3 个阶段，共约为 6 周：①移植后早期先由组织液营养；②术后 4d 开始，血管从周围向真皮长入并吻接；③真皮逐渐转变成为腱膜。皮脂腺一般在 2 周内消失，毛囊术后 2 个月左右消失，大多数汗腺仍然存活，并持续其功能。汗腺分泌后被周围毛细血管吸收。

5. *移植后效果* 真皮移植易于成活，但有不同程度的吸收，一般在 20%以下，有时也可达 30%～50%，若受区创面止血不彻底，伤口感染，有表皮样囊肿形成及多层重叠移植时，可加重吸收。有实验表明，4 层真皮重叠移植，3 个月后几乎全部吸收，而单层真皮移植后的吸收率为 30%～50%，故认为真皮移植层数以少为好，若厚度不足，6 个月后可再次移植。

真皮作为软组织充填材料，尤其对于小面积的凹陷修复效果优于筋膜，但真皮缺乏滑动性，在肌腱修复重建方面效果不如肌腱移植。

第六节 烧伤创面植皮

深二度烧伤创面早期治疗时，用滚轴取皮刀削除坏死组织(削痂)，保留有生机的深层真皮，在此真皮创面植皮。创面可植自体皮、异体皮、液氮皮等。三度创面应植自体皮。深二度创面可用异体皮或液氮皮覆盖，创面无感染时，可自行愈合。

深二度或浅三度削痂创面移植自体皮后，深层真皮很快恢复血供，为移植的皮片提供支持作用，深层真皮内残留的毛囊、汗腺等可被吸收。因保留了真皮深层和皮下组织,远期功能良好,外观接近正常皮肤。

一、皮片的相间移植

大面积三度烧伤创面的治疗中,由于自体皮源缺少,可采用新鲜异体皮、液氮储存异体皮、新鲜异种皮与冻干皮等,和自体皮相间移植。

方法:将异体或异种皮剪成宽 0.7～1.0cm 条状,自体皮剪成条状或 0.3～0.5cm 点状,两者相间移植于非功能部位的烧伤创面。切痂、剥痂或肉芽创面均可应用此方法。

异体皮、异种皮及点状自体皮生长后,烧伤创面得到初步覆盖。随后出现排斥反应。异种皮一般存活 9～12d,异体皮存活 14～21d。如果排异反应发生早,自体表皮扩大生长的速度赶不上异种皮、异体皮脱落的时间,由两侧的自体皮上皮扩展而愈合。由此可见,相间移植的方法可以节省自体皮,用较小量的自体皮覆盖较大面积的烧伤创面,效果较好。缺点是植皮手术时间长,较烦琐。

二、点状、邮票状、筛状植皮与网状植皮

1. *点状植皮*　将刃厚皮片剪切成 0.3～0.5cm 的小方形或长方形皮片,如皮源不困难,也可用稍大的皮片。皮片间距为 0.5～1.0cm,散在移植于肉芽创面。皮片间距越小,创面愈合越快。

点状植皮除具有刃厚植皮的优点外,其操作简单,要求植皮的条件较低,即使有轻微的感染或在坏死组织未完全脱落,其间有较红润的肉芽组织上植皮时仍能生长。另一方面点状植皮可以节省供皮区。皮片越小,利用率越高,扩大生长的倍数愈大。

2. *邮票状植皮*　将较大的刃厚皮片或薄中厚皮片剪成邮票状大小,移植于制备好的肉芽创面上,间距可为 0.5～1.0cm。这种方法,可节省一些皮源,但自体皮片移植现已少应用。如果用异体皮或异种皮邮票状暂时覆盖创面,缩小间距,可以保护创面,减少渗出,减轻感染,为自体皮移植创造条件。

3. *筛状植皮*　在大张断层皮片上用手术刀戳许多小洞,洞的大小 0.5～1.0cm,密度视需要而定,可使皮片面积扩大,又有利于植皮区的引流。这种方法常用于除面部以外的其他部位,包括新鲜创伤皮肤缺损,三度烧伤切痂后或肉芽创面等,远期效果较好。

4. *网状植皮*　将切取的大张薄中厚皮片,在网状切皮机上切出密集的孔洞,拉开皮片成为网状,扩大了皮片面积。依所用切皮板的不同,皮片可以扩大 1.5、3、6、9 等倍数。可用较少量的皮片覆盖较大的创面,是节约皮片的一种方法,也缩短了手术时间。适用于深度烧伤切痂后的创面或肉芽创面。网状植皮愈合后,须用弹性绷带包扎,远期可有一定的弹性和耐磨性。

三、大张筛状异体皮嵌植点状自体皮

大面积三度烧伤早期切痂后,先移植大张筛状异体皮,皮片上每隔 1.0cm 以内戳孔 0.5～1.0cm,2～3d 后打开伤口。皮片已初步成活,在异体皮筛孔内嵌入 0.3～0.5cm 大小的自体皮。这样大张异体皮与点状自体皮均在创面上存活。自体皮逐渐扩大,取代异体皮融合成片,使创面愈合。这种方法适用于特重烧伤创面切痂后,自体皮源缺乏的患者。临床已取得良好效果,挽救了患者生命。唯嵌植点状自体皮时操作不便而费时,可考虑在移植大张筛状异体皮时一次移植自体皮,先将小片自体皮均匀地贴附于创面,再把大张筛状异体皮紧贴覆盖,固定,加压包扎。

第七节　皮片的保存

大面积皮肤缺损,如深度烧伤及严重创伤的创面,必须应用覆盖物加以保护。创面覆盖物的种类甚多,目前仍以具有活力的同种异体皮或自体皮效果为最好。而且在临床工作中,往往因为临时找不到质量满意的异体皮片而影响治疗。所以,有必要建立一个储存具有活力的皮肤的装置,随时供应质地良好的皮肤。

皮肤储存的方法,概括起来有 2 种:低温储存法(0℃以上)和深低温储存法(0℃以下)。

一、普通冰箱(4℃)保存法

此方法的优点是简便易行,只要有 4℃冰箱就可以进行储存工作。缺点是储存时间不能太长。皮片储存时,可加用等渗盐水或营养液保存。

1. *等渗盐水储存法*　将拟储存的皮肤浸于含有青霉素(40 万 U/500ml)或庆大霉素(4 万 U/100ml)的等渗盐水中，皮片与液体的比例为 $2cm^2/ml$；或用蘸有此溶液的纱布包裹皮片，放入无菌瓶中，置 4℃冰箱保存。此种方法最长保存时间为3～4d，不超过 1 周。

2. *营养液储存法*　常用的保存液有 MEM、DMEM、RPMI-1640 等，以 RPMI-1640 效果最好。皮片与储存液的比例仍为 $2cm^2/ml$。放入 4℃冰箱，每周更换 1 次储存液。一般储存 1～4 周后皮肤的活力分别为 98%、67%、48%、32%。故建议储存的皮肤应在 2～3 周用毕。

二、深低温冰箱保存法

零度以下的储存方法，称为低温或深低温储存法，可明显延长储存皮片的时间，但为了防止皮片低温冷冻时的损伤，冷冻前应在抗冻液中浸泡，常用的抗冻液配方如下：Kreb 林格磷酸缓冲液＋10%二甲基亚砜＋1∶5 000 呋喃西林液或 20%二甲基亚砜＋6%丙二醇。深低温冰箱储皮法包括－20℃、－40℃和－80℃ 3 种方法。冷冻前将拟储存皮片在上述抗冻液中浸泡 15～30min，然后放入无菌袋中，封口，加标签(注明皮片号，日期)，使用时把塑料袋放入 45℃水浴中快速复温，即可做植皮之用。这种方法在－20℃时皮片能够保存 3 个月左右，而在－80℃时则可保存至 1 年，1 年后皮片活性明显降低，不宜再做植皮之用。

三、皮肤的液氮储存

方法同深低温冰箱储皮法，皮片经抗冻处理后，可采用快速或慢降温法，储存于液氮(－196℃)中。在液氮温度的环境下，细胞的代谢和各种酶的活力几乎为 0。理论上可以把皮片或其他组织永久保存。但需要一定的设备，且液氮的消耗费用也很高。

四、储存皮肤的活力检测

由于肉眼观察、柔软度及弹性检查，难以鉴别皮肤活力的程度和质量，有必要对储存的皮肤活力进行检测。常用的测定方法有台盼蓝测定法、琥珀酸脱氢酶法和氧耗量测定法 3 种。

(察鹏飞　高建华)

参考文献

[1] 邹仲之. 组织学与胚胎学，北京：人民卫生出版社，2001.

[2] 盛志勇，郭恩覃，鲁开化. 整形与烧伤外科手术学. 北京：人民军医出版社，2004.

[3] 汪良能，高学书. 整形外科学. 北京：人民卫生出版社，1989.

[4] 朱洪荫. 中国医学百科全书整形外科学分册. 上海：上海科学技术出版社，1986.

[5] 杨之骏，等. 异体皮与自体皮混合移植烧伤治疗. 第 2 版. 上海：上海科学技术出版社，1985.

[6] 张涤生. 整复外科学. 上海：上海科学技术出版社，1979.

[7] 王炜. 整形外科学. 杭州：浙江科学技术出版社，1999.

第6章

皮瓣移植

第一节　概　述

皮瓣是指自身带有血供、包含皮肤与皮下组织或更深层次组织在内的复合组织块。将这样的组织块由身体一处转移至另一处的过程称为皮瓣移植。形成皮瓣的部位称为供区，接受皮瓣的部位称为受区。若将设计的皮瓣立即掀起并转移至受区，称为即时皮瓣移植；若将设计的皮瓣先经延迟手术，使其血供更加丰富后再行移植，称为延迟皮瓣移植。皮瓣自身携带血供的方式有2种：一种是与供区不完全分离，以“蒂”相连。“蒂”可为皮瓣的全层组织，也可为部分层次的组织，如皮下组织、肌肉、筋膜等，或仅为血管束。以此方式携带血供的皮瓣称为带蒂皮瓣，将其转移至受区的过程称为带蒂皮瓣移植。另一种皮瓣完全与供区分离，通过皮瓣的滋养血管与受区知名血管手术吻合的方式获得血供。以这种方式获得血供的皮瓣称为游离皮瓣，其转移过程称为吻合血管的游离皮瓣移植。

皮瓣移植后早期完全依赖自身携带的血供维持生存，以后随着愈合过程的进展，可逐渐从受区获得血供，同时对自身所带血供的依赖性逐渐减小，甚至可完全不需要，此时，如果有必要可将带蒂的皮瓣蒂部切断。

皮瓣移植是整形外科最基本、也是最常用的操作技术之一。其主要适应证包括以下几个方面。

1. 修复有骨关节、软骨、肌腱、重要脏器及血管神经裸露的皮肤软组织缺损创面。

2. 修复洞穿性缺损。

3. 修复血供不良创面，如放射性溃疡、慢性骨髓炎溃疡等。

4. 修复受磨压部位的创面，如足跟溃疡、压疮等。

5. 再造器官，如手指、耳、鼻、阴茎、阴道再造等。

6. 功能重建，如背阔肌肌皮瓣移植重建屈肘功能等。

除上述几方面外，对一些虽无重要组织结构暴露的创面，为获得良好的形态或功能效果，也宜选用皮瓣修复。

第二节　随意型皮瓣

随意型皮瓣(random pattern skin flap)又称任意皮瓣。随意皮瓣与轴型皮瓣相对，指的是一类蒂部不含有知名血管、由肌皮穿支供血的皮瓣。按照皮瓣组织成分划分，随意性皮瓣属单纯皮瓣。随意皮瓣内仅含有真皮内血管网、真皮下血管网，有时也带有皮下血管网，虽然由肌皮穿支血管供血，但与真正意义的穿支皮瓣在设计原则、转移方式上存在较大不同，应当加以区别。

随意皮瓣设计原则及注意事项

随意皮瓣设计遵循皮瓣设计的一般原则，通常采用逆行法设计，切取面积略大于受区创面。随意型带蒂皮瓣因皮瓣不含有知名的动、静脉，移植时依靠皮瓣的蒂部提供营养，因此，皮瓣蒂部的宽度直接影响到移植皮瓣的长度和面积。为保证移植皮瓣的成活，移植皮瓣的长度与蒂部的宽度应有一定的比例，否则皮瓣的远端会由于血液供应不足而坏死或部分坏死。随意型带蒂皮瓣的长：约为（1～2）∶1，一般而言 1.5∶1较为安全。如果皮瓣的长轴与体表血管走行方向一致，则皮瓣的长宽比例可达 3∶1；如在血供丰富的头面部、会阴部则可达 4∶1或 5∶1。

切取带蒂皮瓣应遵循无菌和无创操作原则，止血彻底。皮瓣经皮下隧道转移时，隧道应宽敞，以免皮瓣蒂部受压、过度扭曲或遭受牵拉，带蒂皮瓣移植后一般不采用加压包扎方式，尤其在蒂部，通常采取皮瓣下放置引流的方式预防积血或积液。远位带蒂皮瓣移植术后，供、受区肢体应固定牢靠，避免皮瓣撕脱。带蒂皮瓣移植后，如果需要断蒂，一般在术后 3 周左右实施，为安全起见，在皮瓣断蒂之前应进行血流阻断试验，阻断蒂部血流 1h 后皮瓣无血供障碍发生，即可安全断蒂。对带蒂皮瓣进行晚期休整，一般在术后 2～3 个月进行。

随意皮瓣设计灵活，临床应用广泛，按照皮瓣转移方式划分，随意可分为局部皮瓣、邻位皮瓣和远位皮瓣三大类，临床绝大多数的局部皮瓣均属随意皮瓣。

（一）局部皮瓣

局部皮瓣是在受区邻近部位形成的皮瓣，具有皮肤色泽、质地与受区一致，皮瓣转移操作简便，一次手术即可完成转移修复等优点。局部皮瓣按照转移轨迹可进一步分为推进皮瓣与枢轴皮瓣 2 类。

1. *推进皮瓣*（advancement flap）　是以滑行推进的方式自供区移动到受区的皮瓣。皮瓣设计在软组织缺损的邻接部位，经切开、分离等操作形成皮瓣，利用皮瓣自身及缺损周边皮肤软组织的弹性和松动性，以近直线的方向滑行推进，移动到受区覆盖创面，修复缺损。又称滑行皮瓣（sliding flap）。

推进皮瓣有矩形推进皮瓣、双蒂推进皮瓣、V-Y 推进皮瓣、Burrow 楔形皮瓣、皮下蒂皮瓣（风筝皮瓣）、A-T 皮瓣等几种常见形式。

（1）矩形推进皮瓣（rectangle advance flap）：是以皮肤缺损的一侧创缘作为皮瓣远侧游离缘，沿缺损区创缘两侧做平行的辅助切口，由远及近剥离，形成矩形的单蒂皮瓣，皮瓣向缺损区滑行推进，覆盖创面、修复缺损。矩形推进皮瓣适用于全身多部位创面的修复（图 6-1）。

H 形皮瓣（H flap）又称双侧推进皮瓣，是 2 个矩形推进皮瓣的组合形式。缺损两侧相向设计 2 个矩形推进皮瓣，缝合后切口呈"H"形，H 形皮瓣转移过程中，由于缺损两侧皮肤组织的弹性和移动性不同，2 个皮瓣并不一定会合于缺损的中央。H 形皮瓣常用于前额、上唇、下睑等部位皮肤软组织缺损的修复（图 6-2）

（2）V-Y 推进皮瓣（V-Y flap）：皮瓣供区以"V"形切口切开皮肤，利用皮下组织的松动性将皮瓣向受区推进后以"Y"形缝合。V-Y 皮瓣属推进皮瓣，在皮肤缺损或错位组织邻接部位设计等腰三角形切口，沿设计线切开皮肤、皮下组织，形成一块下方连于皮下组织而周缘游离的三角形皮瓣，皮瓣向前推进以闭合缺损或纠正组织错位，继发缺损直接对边缝合。V-Y 皮瓣主要适用于皮肤缺损修复、错位组织的复位、组织长度的延长等（图 6-3）。

（3）双蒂皮瓣（bipedicle flap）：形成于皮肤缺损

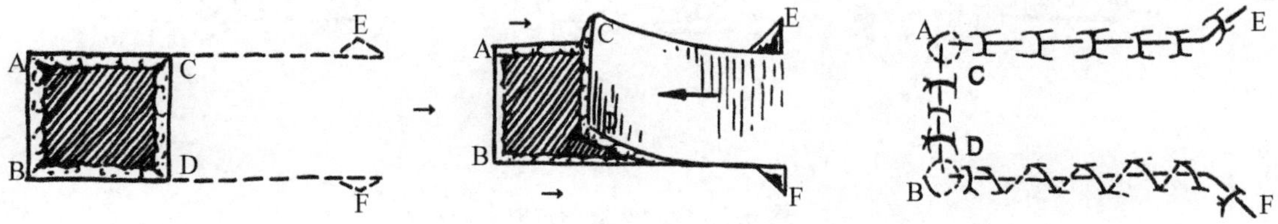

图 6-1　矩形推进皮瓣

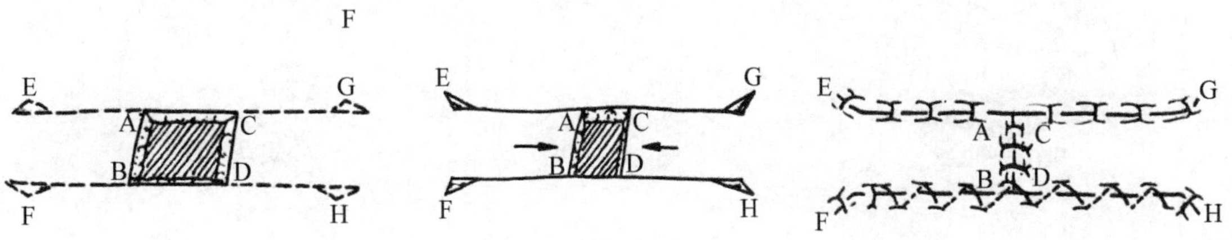

图 6-2　H 形皮瓣

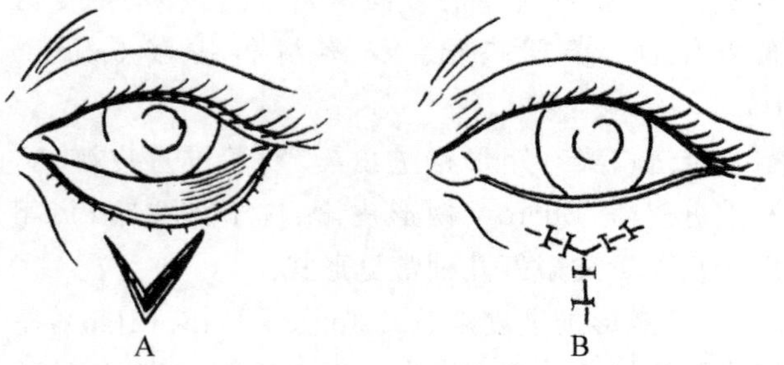

图 6-3 V-Y 皮瓣

邻接部位、蒂部位于两端的条形皮瓣。双蒂皮瓣以缺损的一侧创缘作为皮瓣的一边，平行此线，依照缺损范围，在缺损旁一侧正常皮肤组织部位设计切开线，切开、剥离形成皮瓣，以滑行推进方式覆盖创面。皮瓣转移后产生的继发缺损可通过皮片移植的方式加以修复。双蒂皮瓣凭借两端蒂部获得血供，因此其长宽比例可增大 1 倍。双蒂皮瓣主要适用于头皮、面颈部、四肢、指端等部位的梭形创面的修复(图 6-4)。

(4) Burow 楔形皮瓣(Burow′s wedge flap)：Burow 楔形皮瓣是推进皮瓣的一种常用变化形式，其闭合创面主要是靠皮瓣的推进运动，几乎不包含旋转成分，故将其划归为推进皮瓣。基本的 Burow 楔形皮瓣是将三角形缺损的一条边延长切开，与延长线远端缺损对侧切除约为原发缺损面积 1/2 的三角形皮肤，经潜行剥离形成皮瓣，利用皮肤的弹性，使两三角形缺损的两边逐渐对合、修复缺损。因皮瓣移动过程中，三角形缺损的 2 条边相对不动，因此，该皮瓣特别适合于一侧有重要解剖结构的缺损修复，例如，用 Burow 楔形皮瓣修复上唇、眉部的缺损极为适合，很少带来重要解剖结构的移位，造成面容改变(图 6-5)。

(5) A-T 皮瓣：A-T 皮瓣是一种双侧推进皮瓣。常用于修复三角形的皮肤缺损。基本的 A-T 皮瓣是在三角形缺损的一边向两侧延长切口，并在两侧延长线远端、缺损对侧各切除一小块三角形皮肤(Burow 三角)，经剥离形成皮瓣，利用皮肤弹性，使三角形缺损两边对合修复创面(图 6-6)。

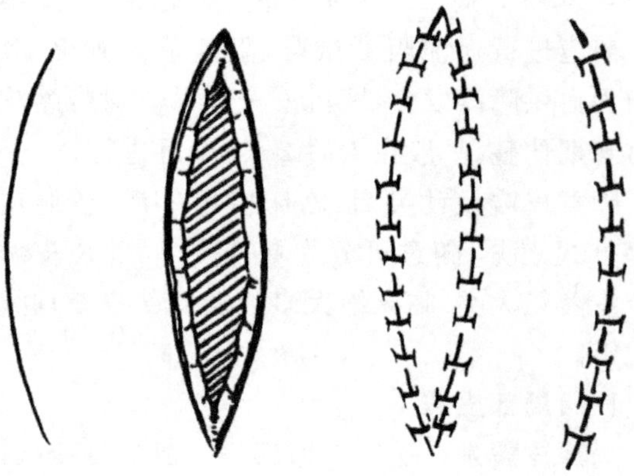

图 6-4 双蒂皮瓣

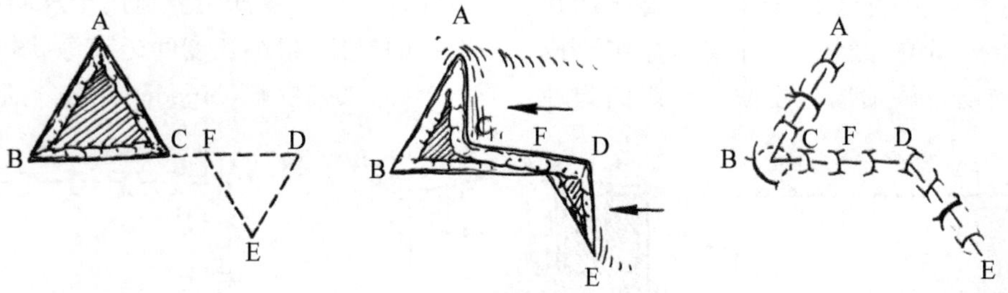

图 6-5 Burow 楔形皮瓣

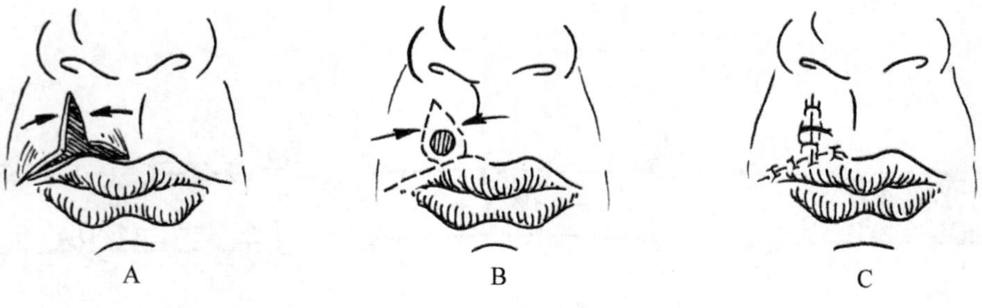

图 6-6 A-T 皮瓣

2. 枢轴皮瓣　枢轴皮瓣是指围绕某一轴心点通过旋转方式转移至受区的一类皮瓣。其旋转弧的半径为皮瓣的最大张力线。旋转皮瓣、易位皮瓣及插入皮瓣等均属枢轴皮瓣。

(1)旋转皮瓣(rotation flap):以旋转的方式自供区转移至受区的皮瓣。皮瓣在缺损创面外缘邻接部位形成,经切开、分离掀起后,将其轴线按顺时针或逆时针方向旋转一定的角度转移到受区,修复缺损创面。

设计旋转皮瓣时,所做弧形切口长度一般应为缺损区宽度的 4 倍。皮瓣旋转轴点至皮瓣最远点的长度应等于或略大于旋转点至创面最远点的长度,以减少旋转轴线上的张力,避免皮瓣转移后其远端不能抵达创面最远端、遗留部分创面得不到覆盖(图 6-7)。

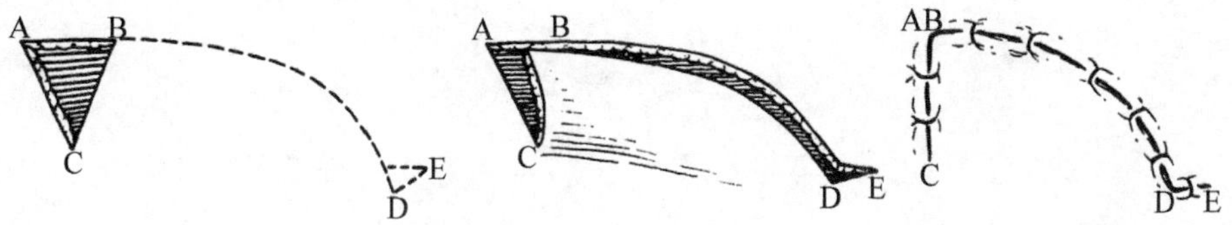

图 6-7　旋转皮瓣

旋转皮瓣可适用于全身各部位缺损的修复,尤其适用于三角形或圆形缺损。旋转皮瓣覆盖创面的移动轨迹不单纯是旋转,也包含一些推进成分,如果皮瓣皮肤的弹性好,皮瓣就主要通过旋转的方式覆盖创面,在弧形切口远端形成"猫耳"就较小;如果皮瓣皮肤的弹性差,皮瓣覆盖创面运动中包含的推进成分就多一些,就容易在缺损区旋转轴点及弧形切口远端形成"猫耳"。

旋转皮瓣覆盖缺损后,皮瓣的弧形切口中段会产生不等边的梭形继发缺损。如果皮瓣的弹性和厚度足以承受轻度的张力,继发缺损可采用等分缝合技术闭合,即采用中点缝合的方式,把不等长的部分平均分配到整个切口,从而形成最小的褶皱。另一种闭合继发缺损的技术是在长边远侧切除一个 Burow 三角,不但可以纠正两边不长,还有利于动员周围皮肤,特别是与皮瓣运动垂直方向上的皮肤。若皮瓣旋转至受区的张力过大,则可在最大张力线方向切断皮瓣蒂部的一小部分,即所谓的"逆切",使皮瓣蒂部宽度减小,增加皮瓣的旋转能力,但该法使皮瓣的底部变窄,牺牲了一部分血供,发生血供障碍的风险就相应增加。

(2)易位皮瓣(transposition flap):皮瓣形成于缺损一侧,整体绕蒂部轴点以侧向旋转的方式移动到受区。易位皮瓣供区的继发缺损可直接缝合或植皮修复,适用于全身多种创面的修复。易位皮瓣有以下几种常见形式

①经典易位皮瓣。以皮肤缺损的一侧创缘作为皮瓣一侧游离缘,设计位于缺损侧方的矩形皮瓣,皮瓣整体向侧方旋转以覆盖创面、修复缺损,供区通常需要皮片移植封闭(图 6-8)。

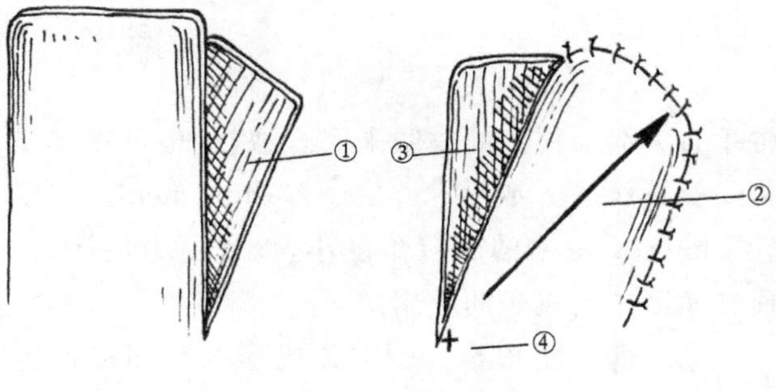

图 6-8　经典易位皮瓣

②菱形皮瓣(Limberg flap)。菱形皮瓣是根据它所覆盖的缺损的形状而命名的。在菱形缺损的一侧设计与缺损面积相同的菱形皮瓣,通过旋转和推进相结合的方式覆盖缺损区,可用于身体各部位,常用于面部外侧缘、前额部、颏部、鼻部及颏下区缺损的修复(图 6-9)。典型的菱形皮瓣是在菱形缺损的一侧,在菱形的短对角线方向延长切口,延长线与短对角线等长,再于延长线远端平行延长线邻边切开,经剥离、形成与皮瓣,采取旋转和推进相结合的方式直接覆盖缺损区,可用于身体各个部位缺损的修复。

DuFourmentel 皮瓣是菱形皮瓣的一种变化形式,是在菱形缺损短对角线与缺损一边的角分线上做辅助切口,与短对角线等长,依据皮肤松动性取适当夹角设计皮瓣另一边,切开后形成皮瓣,经旋转、推进至受区封闭缺损(图 6-10)。DuFourmentel 皮瓣与菱形皮瓣的原理是相同的,都是利用缺损短

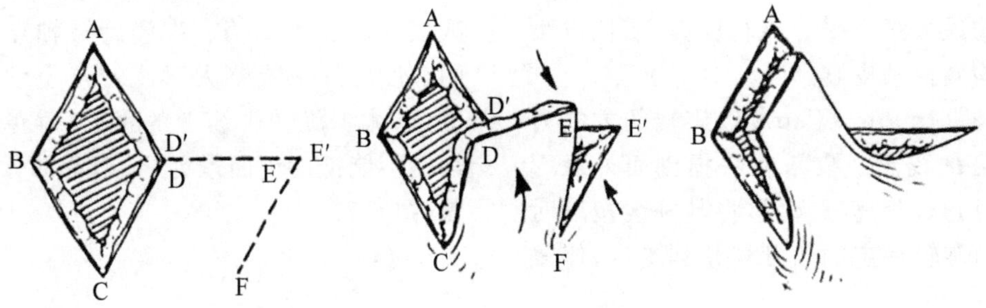

图 6-9　菱形皮瓣

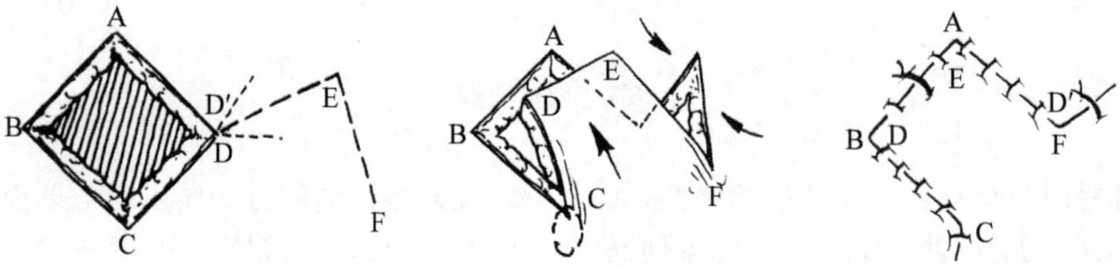

图 6-10　DuFourmentel 皮瓣

轴垂直方向上松弛的皮肤来闭合缺损，也可将其视为一类特殊的 Z 成形术。由于 DuFourmentel 皮瓣较 Limberg 皮瓣的旋转角度小，设计更为灵活，因而在实际中有更多的应用。

③对偶三角皮瓣，又称“Z 成形术”，切口设计呈“Z”形，“Z”字中轴和两臂等长并呈一定夹角，切开及掀起皮瓣后，两三角形皮瓣交换位置缝合。对偶三角皮瓣具有广泛的用途，可用于松解条索状、蹼状瘢痕及松解组织的环状狭窄，还可以用来矫正组织错位(图 6-11)。

对偶三角皮瓣在整形外科有着广泛的用途，可用于松解蹼装和条索状瘢痕挛缩及肢体或管道结构的环状狭窄、矫正组织错位等。用于松解蹼装、条索状瘢痕挛缩或环状狭窄时，“Z”字的中轴位于瘢痕的挛缩方向或环状狭窄上，两对偶三角皮瓣交错移位后可使中轴方向的长度增加，从而使挛缩或狭窄得到松解。理论上，当“Z”字的中轴长度不变时，随着臂与中轴夹角的增大，两皮瓣交错转移后中轴方向的长度也逐渐增加。例如，当夹角为 30°时，中轴延长 25%；夹角为 45°时，中轴延长 50%；夹角为 60°时，中轴延长 75%。但实际操作中因皮肤弹性形变，实际延长效果往往小于理论值。

Z 成形术有一些变化类型，例如连续 Z 成形术(图 6-12)、四瓣成形术(图 6-13)、五瓣成形术(图 6-14)，由多对小的三角瓣代替了一对大的三角瓣，其松解瘢痕的原理与 Z 成形术相同。

④双叶皮瓣(bi-lobe flap)。皮瓣分为 2 叶，共用一蒂，以邻接皮肤缺损的瓣叶修复创面，其继发

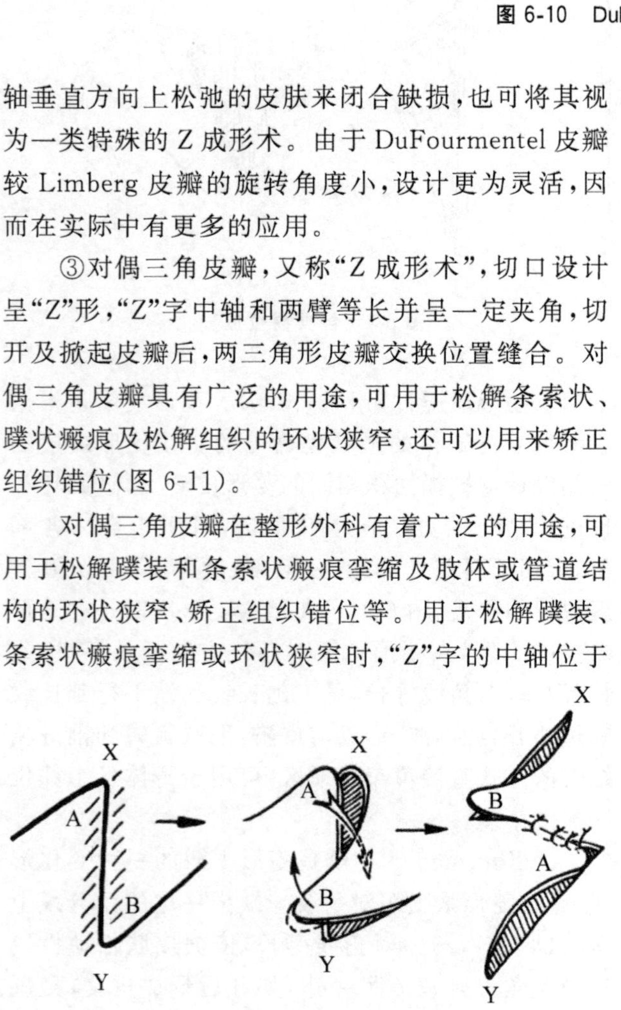

图 6-11　三角皮瓣

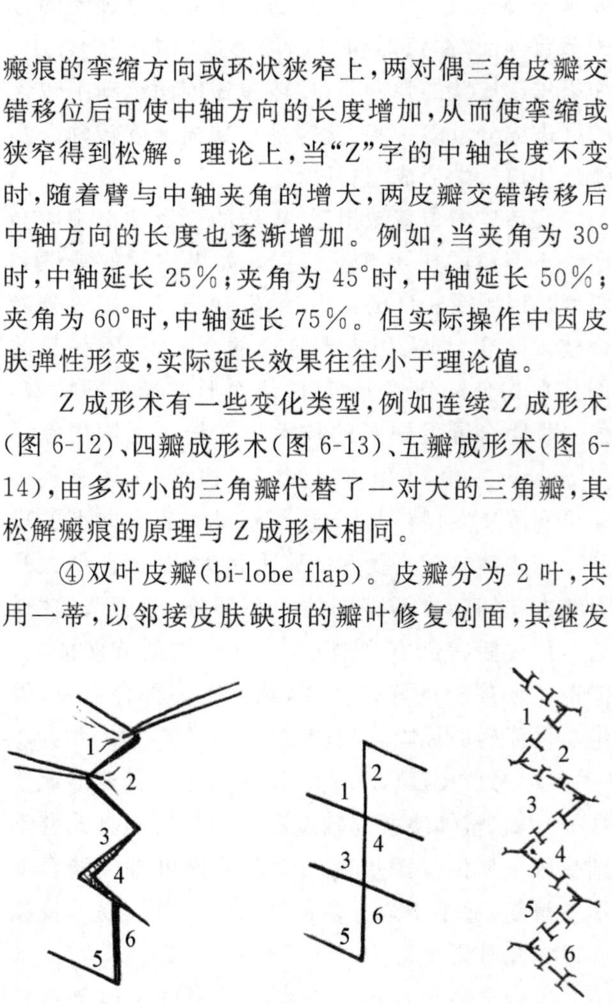

图 6-12　连续 Z 成形术

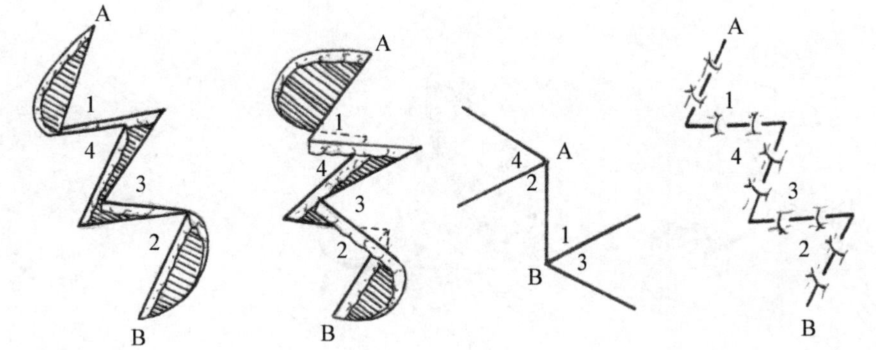

图 6-13　四瓣成形术

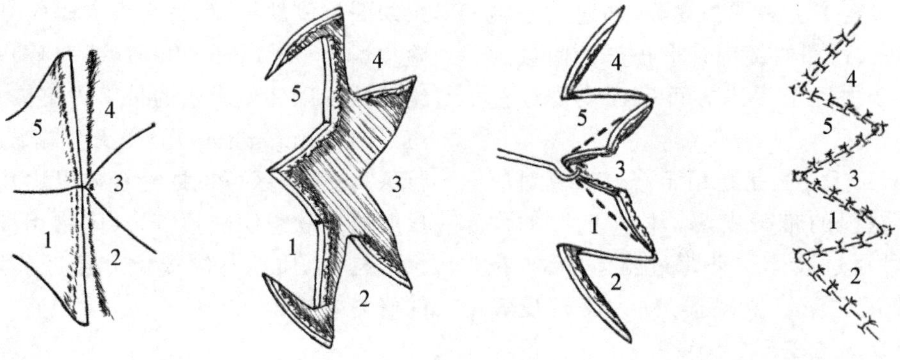

图 6-14　五瓣成形术

缺损以第 2 个瓣叶修复。双叶皮瓣的第 1 个瓣叶在圆形缺损的切线位上，瓣叶大小宽度与原发缺损相当，长度略长，转移修复原发缺损；第 2 个瓣叶与第 1 个瓣叶垂直，大小约为后者 1/2，转移修复前一瓣叶继发缺损，供区直接对边缝合。双叶皮瓣因 2 叶共蒂，需要皮瓣蒂部有可靠的血供条件，转移时应避免蒂部过度扭转。双叶皮瓣主要适用于面颈部创面的修复(图 6-15)。

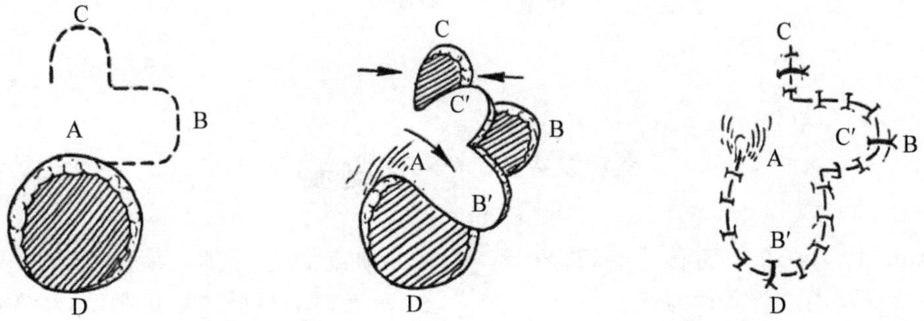

图 6-15　双叶皮瓣

(3)插入皮瓣(interpolation flap)皮瓣供区与受区间有正常组织相隔，转移时需跨过或穿过相间隔的组织。插入皮瓣的蒂部可以是全层皮肤组织，或者是皮下组织、血管等。插入皮瓣的转移方式有跨越相间组织上方及通过皮下隧道转移两种方式。插入皮瓣主要适用于颅面部软组织缺损、眉再造、四肢创面的修复等(图 6-16)。

(二)远位皮瓣

远位皮瓣是在距受区较远部位形成的皮瓣，可分为直接、间接或吻合血管的远位皮瓣。直接远位皮瓣是指通过肢体移动使缺损区直接得到修复的带蒂皮瓣，如移植至上肢、手部的腹部带蒂皮瓣、交

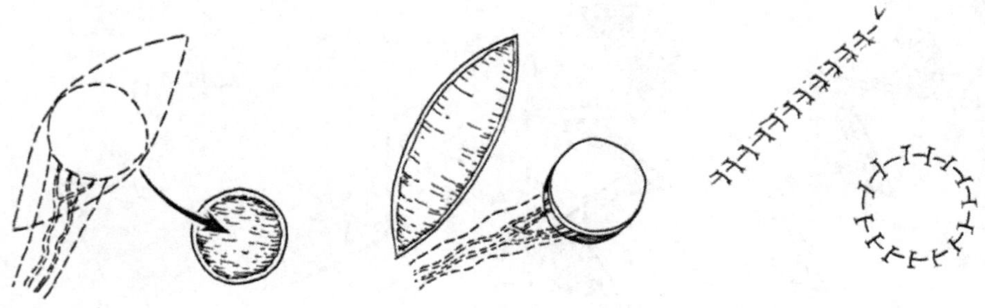

图 6-16 插入皮瓣

腿皮瓣、邻指皮瓣等。间接远位皮瓣是指经过中间站获得血供后转移至受区的带蒂皮瓣，如通过手腕部携带法转移至面、颈部的腹部管形皮瓣。间接远位随意皮瓣均需 2 次以上手术方可完成皮瓣移植过程。

交叉皮瓣(cross flap)：是指用于修复对侧对应部位皮肤软组织缺损的带蒂皮瓣。位于四肢的皮肤软组织缺损，可通过肢体移动跨过躯体中线，在对侧肢体形成带蒂皮瓣修复缺损，称为交臂皮瓣(cross arm flap)或交腿皮瓣(cross leg flap)；位于口唇、眼睑的软组织缺损，可在对侧形成带蒂全层组织瓣修复缺损，称为交唇皮瓣(cross lip flap)、交睑皮瓣(cross eyelid flap)(图 6-17)；手指的皮肤软组织缺损以邻位手指的带蒂皮瓣修复，称为邻指皮瓣(cross finger flap)。交叉皮瓣设计通常采用逆行法，皮瓣供区可拉拢缝合或以皮片修复。用交叉皮瓣修复软组织缺损符合"同物相济"的原则，皮瓣组织构成、质地与缺损十分接近，因而可获得良好的修复效果。

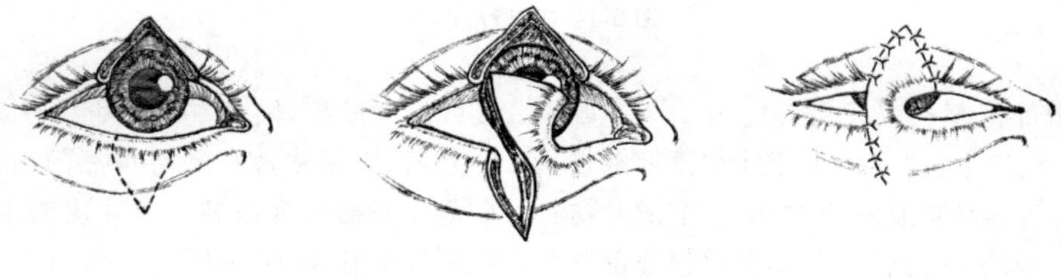

图 6-17 交睑皮瓣

(毕宏达　邢　新)

第三节 管形皮瓣

管形皮瓣(tubed skin flap)简称皮管，即在形成与转移过程中将皮瓣卷成管状而得名。

皮管作为整形外科传统的治疗方法至今仍有一定的应用价值，其优点：①皮管在形成与转移过程中卷成管状，完全封闭，无创面暴露，不易发生感染；②皮管在形成时相当于手术延迟，血液供应比较充分，后期修薄后还不致影响血供；③修复后挛缩机会也较少；④皮管蒂较长，转移比较方便灵活，身体许多部位的皮肤、皮下脂肪均可被转移至需要的部位；⑤由于已形成圆柱形，更适合于耳轮、鼻小柱、阴茎、手指等的再造，是扁平皮瓣无法替代的。

缺点是：①不能一期修复；②手术次数多，疗程长；③有时需行肢体固定制动，对老年人不太适合。

一、适应证及供区选择

1. 耳、鼻等器官不全缺损的修复或耳、鼻再造，可选用颈斜皮管、颈横皮管、耳前皮管、上臂内侧皮管等。

2. 拇指或手指再造，多选用胸肩峰皮管。

3. 外生殖器如阴茎、会阴再造，多选用腹部皮管，其次为股部(大腿)皮管。

4. 头面颈或下肢较大面积缺损的修复，可选用胸腹联合皮管或背胸腹联合皮管，有时长达 40cm 以上。常作为皮管供区的部位（图 6-18）。

二、手术方法

（一）皮管的设计

首先要选择好部位，如在下胸及腹侧壁，则以拟修复创面的大小为依据，其长宽比例一般不超过 2.5∶1，但颈部或其他血液循环较好的部位可增至 3∶1（图 6-18）。

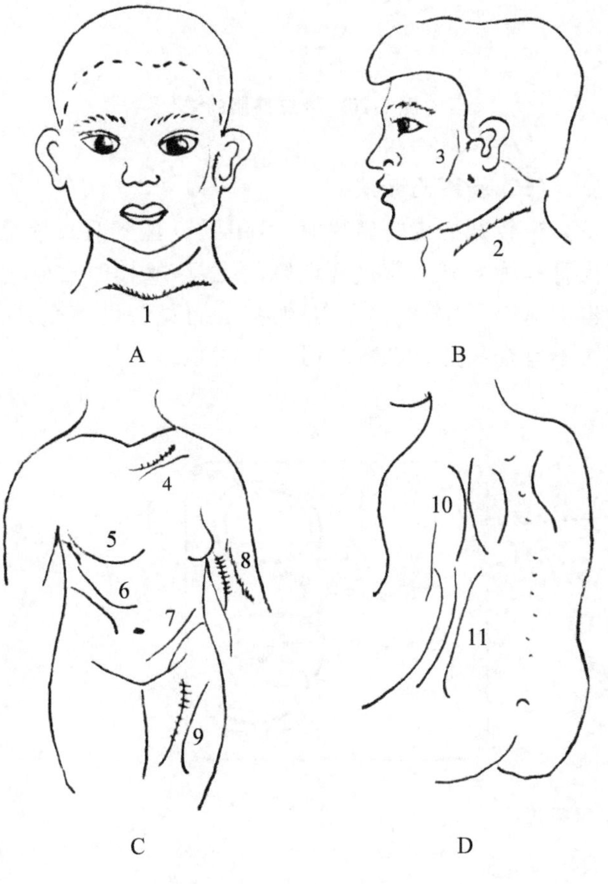

图 6-18　常见皮管供区

（二）皮管的形成方法与步骤

首先沿设计绘好的两条平行切口线切开，深达皮下脂肪层，仔细找出深筋膜平面，在深筋膜浅面剥离。剥离宜先从一侧开始直至对侧切口线位置后，再切开对侧皮肤下脂肪组织，使两侧相通（图 6-19）。

皮瓣剥离完成后，剪去皮瓣边缘突出的脂肪颗粒，将皮瓣卷成一实心的管形。必要时可放置负压引流。

关于供区创面的封闭，一般皮管形成后的创面宽度若在 7～8cm，多可直接拉拢缝合。

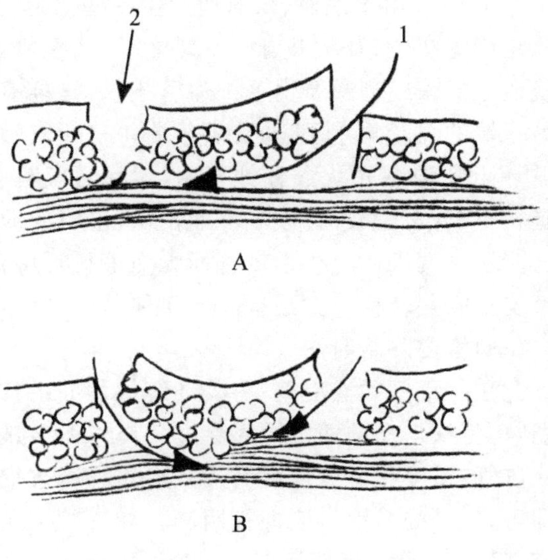

图 6-19　皮管的分离方法

A. 正确；B. 错误

大型皮管若供区创面过宽，无法直接缝合时，可移植中厚皮片或全厚皮片以修复供区创面。

皮管长宽比例超过 3∶1时，可在皮管的一侧，即平行切口的一侧留一条 1～2cm 宽的皮肤桥不切断，使皮管的血供不仅可来自两端，而且可来自桥部。经过 2～3 周后，在确定阻断桥部的血供不会影响皮管血液循环时，即可将桥部切断，缝合成全管状。

三、皮管携带转移

皮管形成后如果不能一次转移到拟修复的缺损处，则需先肢体携带、转移，也可以转移到身体固定的部位。在完成皮管转移后仍需尽可能将其修复回原来的状态。皮管转移受区需具备以下条件：

1. 皮管一端转移到此处后能建立充分的血液循环。

2. 所形成的切口不致妨碍局部的外观或影响今后的功能。

3. 部位适当，皮管可顺利转移至拟修复的区域。

4. 切口的方向及形状必须合适，便于转移。转移受区常用的切口为半月形切口或为铰链式皮瓣。

四、皮管的血液循环训练

为了在反复转移过程中确保皮管血供安全，断蒂前必须经过充分的皮管血液循环训练。其原理是：将拟断蒂端皮管的血液循环暂时阻断后，此端血压降至0，并由于缺血、缺氧而产生一些血管活性物质与代谢产物，如内皮素、一氧化氮、乳酸等，可促使血管扩张或刺激新生毛细血管生长，这样有利于另一端的血流顺利到达拟断蒂端。一般皮管血液循环阻断训练先从数分钟开始，然后逐渐延长，若延长至1h以上皮管仍无缺血表现，说明此时皮管已能从一端供血至整个皮管而无血液循环障碍，即可安全断蒂转移。方法有以下几种。

(一)橡皮筋阻断法

此法是用一条橡皮筋，将其环绕拟切断的皮管一端，再将橡皮筋的两端同时穿过一长约1cm的硬质橡皮管，适度拉紧橡皮筋后用止血钳将橡皮筋夹住即可，皮管的血液供应即被阻断。如皮管颜色无改变，阻断时间可逐渐延长，第1天可夹5min，以后再10min、15min，每天可训练1～3次，直至夹住1h以上无肤色变化及水肿时，表明皮管已能从保留端获得足够的血液供应，即可行皮管断蒂转移。该法压力比较均匀，用纱布在皮管周围衬垫后不易直接伤及皮管；缺点是要想将皮管下方皮肤多携带一些则不可能(图6-20)。

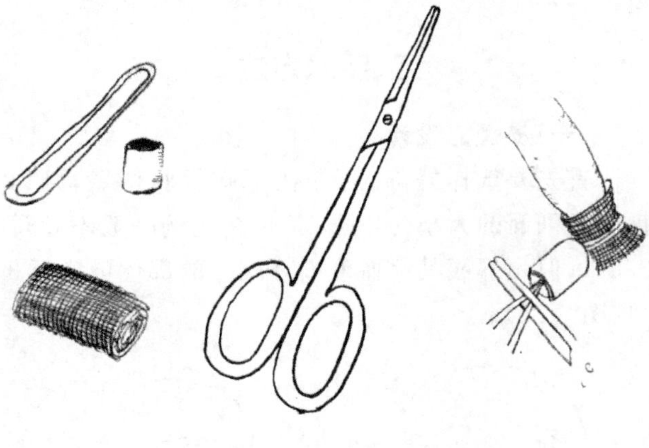

图6-20　橡皮筋阻断法

(二)肠钳阻断法

在较宽的皮管转移时，可用肠钳套上两根软橡皮管作为皮管血液循环训练的工具，操作时皮管上也应衬上1～2层纱布，且钳夹的力量适可而止，肠钳不宜全扣死，以防皮管损伤(图6-21)。

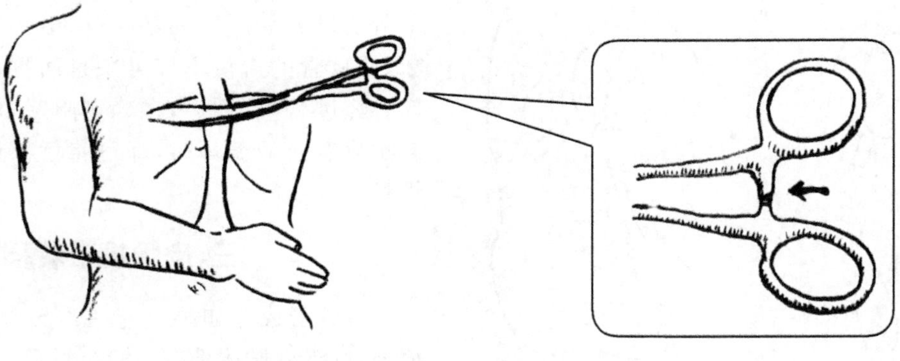

图6-21　肠钳阻断法

(三)特制的皮管(瓣)血供阻断训练夹

特制的皮管(瓣)血供阻断训练夹简称皮管(瓣)血供阻断夹，由2块夹片及2根螺丝组成(图6-22)，通过拧紧螺帽，即将2块夹片夹紧。用时皮管皮肤表面亦应用纱布保护，2块夹片内方亦应有海绵衬垫。

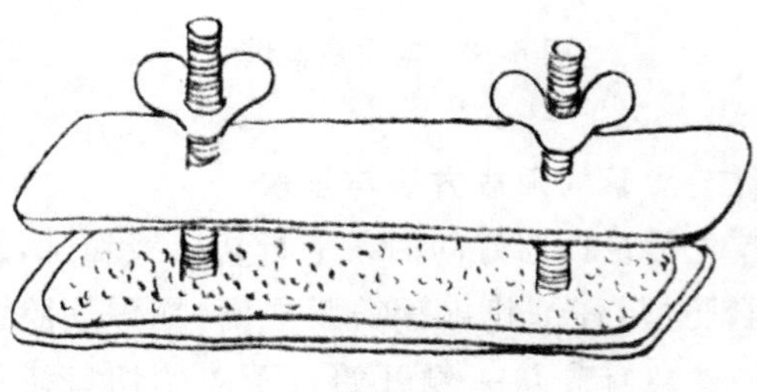

图6-22　皮管血供阻断夹

(四)血压计或充气止血带法

用一气囊式血压计袖带束缚于携带皮管肢体的近侧端，充气的压力超过肢体的动脉收缩压即可，观察皮管颜色与温度的改变。如肢体远端麻木发凉后，皮管也发凉，颜色呈灰暗或紫灰色，则表示皮管远离肢体一端的血供尚未建立。如皮管远离肢体一端颜色、温度正常，表示皮管血供已来自受区。若整个皮管颜色、温度正常，甚至接近皮管处的肢体，表示皮管已建立了良好的血液循环。此法应每天进行1～2次，并逐步延长阻断时间，一方面可观察血供建立的情况，另一方面也可以促进血液循环的建立(图6-23)。

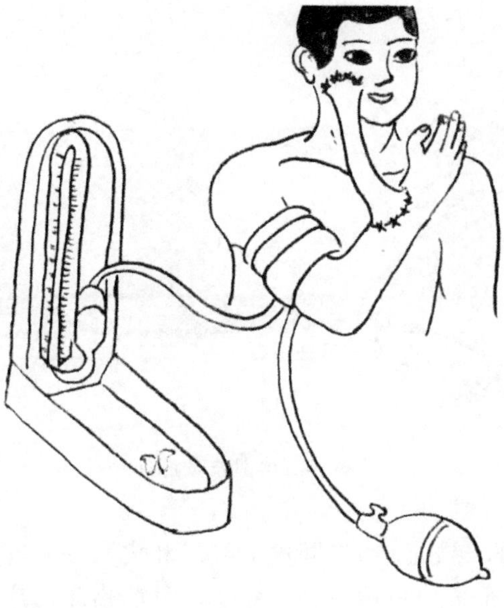

图 6-23　血压计或充气止血带法

(五)延迟手术

这是一种常用而且效果比较确切的方法。常采用分次延迟切断的方法，每次切开 1/3～1/2，并将切开处切口内的血管结扎止血后缝合，经过 5～7d 后可行再次延迟或直接断蒂转移(图 6-24)。经实践证明，此法安全可靠，可达到促进另一端血管代偿性扩张，并增加血液供应的目的；另一优点是还可以超出皮管蒂根部，延迟携带一片皮瓣，扩大修复范围。

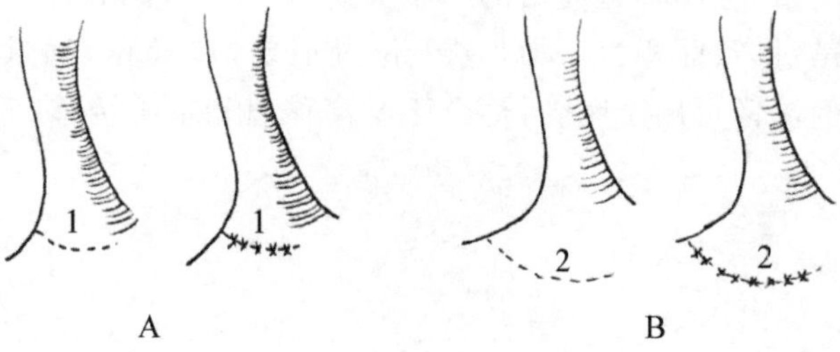

图 6-24　皮管延迟手术法

五、皮管的转移

皮管形成后 3 周，经过血供阻断训练，证实皮管的一端切断后不会发生血液循环障碍时，便可以切断，并在所需要的长度处剖开，切除皮管中心的纤维束，摊平皮管，即可转移至拟修复处，分层缝合。必要时在修复处新缝合的皮瓣下放置负压引流。因此，不难理解皮管的形成与转移，一般要经过 2～3 次或以上的手术。除非皮管在形成时，另一端可以直接覆盖修复缺损区从而行直接转移外，一般情况下，均需经过血流阻断试验，证实血供建立良好后方可断蒂转移。

第四节　轴型皮瓣

轴型皮瓣(axial pattern skin flap)，即皮瓣内含有知名动脉及伴行的静脉系统，并以此血管作为皮瓣的轴心，使之与皮瓣的长轴平行。

一、血供类型

随着对皮瓣血供研究的不断深入，轴型皮瓣的临床应用范围不断拓宽，皮瓣的种类亦在不断增加，归纳起来其血供类型如下。

(一)直接皮动脉

直接皮动脉起自深部动脉干，通过结缔组织间隙，穿出深筋膜后在皮下组织内走行一段距离，行程与皮肤表面基本平行，沿途发出一些分支，浅出供应皮下组织及皮肤(图 6-25)，可有 1～2 条伴行静脉。

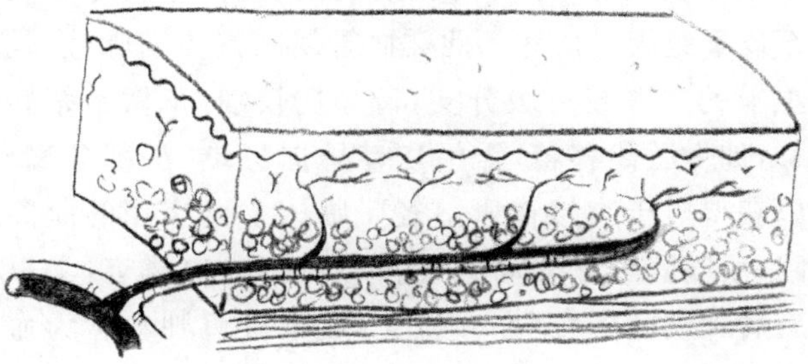

图 6-25　直接皮动脉

常用的直接皮动脉皮瓣有：①以颞浅动脉为轴的颞顶部皮瓣、额部皮瓣；②以胸外侧皮动脉为轴的胸外侧皮瓣；③以腹壁浅动脉、旋髂浅动脉为轴的腹股沟皮瓣(即下腹部皮瓣及髂腰部皮瓣)；④以耳后动脉为轴的耳后皮瓣；⑤以枕动脉为轴的枕部皮瓣；⑥以示指背桡侧动脉为轴的示指背皮瓣(也称旗状皮瓣)等。

(二)知名动脉血管干分支皮动脉

知名动脉血管干分支皮动脉由知名动脉主干发出小皮支穿出深筋膜后，再分出一些细小的分支供养皮下及皮肤，分支间可形成广泛的血管网，将知名动脉干分离出来，并与皮瓣长轴相平行形成的皮瓣，也属轴型皮瓣的一个类型（图 6-26）。其优点是：供瓣面积大，动脉主干位置恒定，口径粗，远近两端皆可用于吻合，适合于游离移植和带蒂转移。

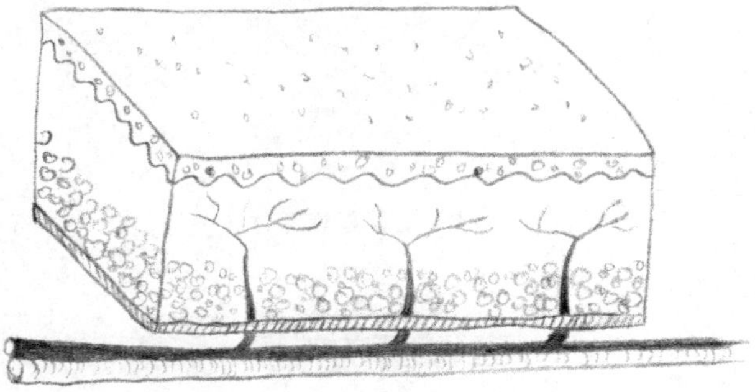

图 6-26　知名动脉血管干分支皮动脉

此类皮瓣有：①以桡动脉干分支皮动脉或以尺动脉干分支皮动脉为血供的前臂皮瓣；②以足背动脉干分支皮动脉为轴的足背皮瓣；③以胫前动脉干分支皮动脉为血供的小腿前部皮瓣；④以胫后动脉干分支皮动脉为轴的小腿后内侧皮瓣等。在切取此类皮瓣时应注意将主干血管从深部肌间隙中剥离出来，注意保护主干与分支间的连续性，否则可能出现皮瓣血供障碍。

（三）肌间隙或肌间隔皮动脉（间接皮动脉）

以肌间隙或肌间隔皮动脉为轴心动脉的皮瓣，其知名动脉发出较大分支在深部走行一段距离后才发出皮动脉，经肌间隙或肌间隔，再穿入深筋膜至皮下组织及皮肤。此类血管属间接皮动脉，多是主干的二级或三级分支，口径比较细，常做带蒂转移，如做游离移植，需沿皮动脉向近端、深部分离，以获得适于吻接血管口径。临床上已应用的肌间隙、肌间隔分支皮动脉（间接皮动脉）皮瓣有：①以旋肩胛动脉皮支（亦称浅支）或以旋肩胛动脉为血供来源的肩胛皮瓣；②以胸肩峰动脉皮支为轴的锁骨下皮瓣；③以腓动脉穿支为血供的外踝上皮瓣；④以尺侧上副动脉为轴的臂内侧皮瓣等。

（四）肌皮动脉

皮肤血供来自其下方肌肉的多数穿支，而肌肉的血供又来自深部单一或节段性的血管束。这些动脉主干均较粗大，贯穿肌肉时除发出众多的肌支外，还发出很多穿支，垂直穿过深筋膜至皮下，形成血管网，供养皮下组织及皮肤（图 6-27）。

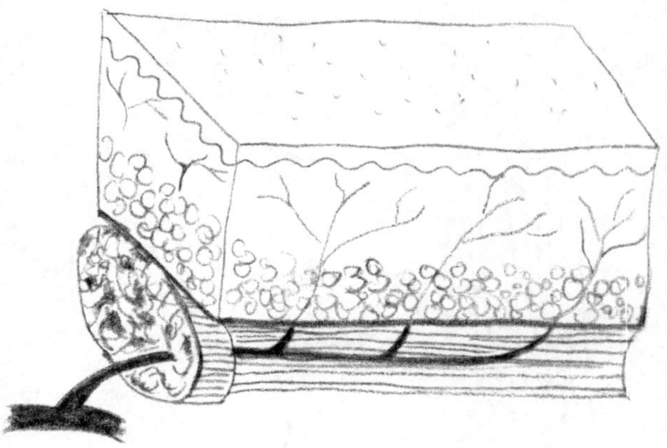

图 6-27　肌皮动脉

以进入肌肉的血管束为蒂，将肌肉（或剔除肌肉后的穿支血管）连同皮下组织和皮肤一并完整地掀起，形成肌皮瓣或轴型穿支。目前临床已应用的皮瓣有：①不带阔筋膜张肌的股外侧皮瓣，从肌纤维中将旋股外侧动脉升支剥出，连同肌肉表面的皮肤和皮下一并取下；②蒂部带少许背阔肌，将胸背动脉连同背阔肌起始部 2～3cm 的肌纤维（或剔除肌纤维）形成背阔肌穿支皮瓣；③以臀上动脉浅支或臀下动脉发出的穿支为蒂的臀部皮瓣；④以腹壁下动脉为蒂的胸脐皮瓣。

（五）终末支皮动脉

此类终末支皮动脉与直接皮动脉的不同点是：直接皮动脉没有肌支、关节支等，单独供养皮肤；而终末支皮动脉同时有供养骨、关节等深部组织的分支，如手指、足趾的指、趾动脉即属此种类型。应用时需结扎关节支，仅保留终末支皮动脉。由于不论手指与足趾均有双侧血管供应，故在临床上可以形成指、趾侧皮瓣转移修复手、足部较小的创面，如常用的中指桡侧或环指桡侧的血管神经束岛状皮瓣转移修复拇指指腹缺损，或用以改善皮管再造拇指后感觉较差及循环不足等。

二、优点及适应证

轴型皮瓣优点：①含有与皮瓣长轴平行的知名血管，血液循环丰富，成活长度显著优于随意型皮瓣；②应用方式灵活、简便，易于掌握，多数情况下不经延迟即可直接转移；③由于血供丰富，抗感染能力强，皮瓣应用范围较宽，包括有污染、感染的创面修复。

除皮瓣适应证范围外，其适应证进一步拓宽。可用于凹陷性缺损的修复，并进行功能重建与器官再造，明显减少了肢体创伤的截肢率，屈肘、屈指功能重建效果有了明显提高。除鼻、阴茎再造外，舌、唇、咽喉、食管、乳房、阴囊、阴道等再造也有了新方法。

三、皮瓣选择的原则及注意事项

(一)皮瓣选择的原则

1. 首选距受区较近的，肤色、质地、厚度相匹配的，且转移方便的皮瓣。

2. 根据组织缺损与修复的需要，决定选择一般皮瓣还是复合组织瓣。解决创面覆盖仅用一般皮瓣即可；需要肌肉功能重建的，应选用带有运动神经的肌皮瓣；需要恢复感觉功能的应选有感觉神经的皮瓣；有骨缺损的，则应选用骨肌皮瓣。

3. 皮瓣切取后对供区的功能与外形无明显影响，应尽可能选择比较隐蔽的部位。

4. 选择血管恒定、变异较小、易于切取的皮瓣，尽量选择不损伤主干血管的分支皮动脉皮瓣。

5. 条件许可，尽可能选择皮瓣带蒂移植。

(二)注意事项

1. 了解血管走行，掌握好剥离层次。轴型皮瓣的皮动脉均有穿出深筋膜这一共同特点，一般应在深筋膜与肌膜之间仔细剥离，注意保护皮动脉，切勿损伤。

2. 如发现血管蒂不够长或血管口径太细，须沿血管走行向近端、向深部追寻，有时需将肌肉切开，或沿肌间隙、肌间隔寻找。

3. 如皮瓣的范围需要超越皮动脉的供血范围，在操作时需仔细保留另一皮动脉穿支的完整性，不要破坏血管网，血流可通过吻合支，确保皮瓣的成活。

第五节　游离皮瓣

游离皮瓣手术是指利用显微外科技术完成吻合血管的皮瓣移植手术。

一、分　类

1. 游离皮瓣。
2. 游离肌皮瓣。
3. 游离复合组织瓣，如骨肌皮瓣。
4. 串联皮瓣与并联皮瓣(组合皮瓣)。
5. 预制后游离皮瓣(或称预构游离皮瓣)，如用大网膜或血管束预制的皮瓣，通过组织扩张预制的皮瓣。
6. 静脉皮瓣，是一种非生理性皮瓣，分为：①静脉血营养的网状皮瓣与轴型皮瓣；②静脉动脉化皮瓣，亦分网状皮瓣与轴型皮瓣2类。

二、预制游离皮瓣

预制游离皮瓣主要以3种方式形成。

1. 对原轴性皮瓣供区进行扩张预制，即在原轴型皮瓣供区深筋膜深层埋置扩张器进行扩张预制，可达到以下目的：①增加供区面积；②使皮瓣变薄且血液供应更加丰富；③适当延长血管蒂长度。

2. 将知名血管束移植于皮瓣内，经过6～8周，血管束与皮瓣内血管建立良好的吻合，即可形成预制轴型皮瓣，用于游离移植。如大网膜轴型皮瓣的预制，一期手术时将大网膜从腹腔引出到拟形成皮瓣部位的皮下组织内，其供血动、静脉为胃网膜动、静脉，经过6～8周皮瓣血管化后，大网膜的血管与腹部皮瓣区血管间建立广泛侧支吻合，形成以胃网膜血管为蒂的轴型预制皮瓣，用于游离移植。类似的还有颞浅动静脉预制耳后、颈上区游离皮瓣；胸背动、静脉预制上臂皮瓣；旋股外侧动脉降支及伴行静脉预制股内侧皮瓣；面动、静脉预制颈部皮瓣等。

3. 将皮片移植到含有丰富血供的筋膜、大网膜上，预制游离皮瓣，待皮片成活后可用于血管吻接的游离移植。如颞部植皮预制轴型皮瓣，一期于颞顶区做“T”形切口，翻开两侧的头皮瓣并做卷曲缝合，将中厚或全厚皮片移植至颞浅筋膜表面，皮片完全成活后2～3个月，预制的皮瓣可用于游离移植。

预制游离皮瓣的主要优点是：①可以选择口径理想的血管，降低了血管吻合的风险，同时血管蒂也比较长；②可以选择隐蔽的皮瓣供区；③可以预制较薄的皮瓣；④有的预制皮瓣可以有感觉。缺点是需分期手术，时间长。

三、串联皮瓣与并联皮瓣

(一)串联皮瓣

串联皮瓣是指在一块轴型皮瓣的远端，通过显微血管吻合的方式连接另一块游离皮瓣，形成复合皮瓣，近端皮瓣也称之为桥梁瓣，该皮瓣两端的血管应符合显微血管吻合的条件。一般选用知名动脉主干分支血管网皮瓣作为桥梁瓣，如前臂桡动脉或尺动脉皮瓣、足背皮瓣、小腿内侧胫后动脉皮瓣等。串联皮瓣可用于修复复杂的大面积软组织缺损(图 6-28A)。

(二)并联皮瓣

皮瓣游离移植过程中,从主干血管上分出一条侧支血管,该侧支血管再吻接另一块游离皮瓣,与串联皮瓣在主干血管远端吻接不同,该皮瓣吻接的是主干血管分出的侧支血管,吻接的皮瓣与原皮瓣是并联关系(图 6-28B)。

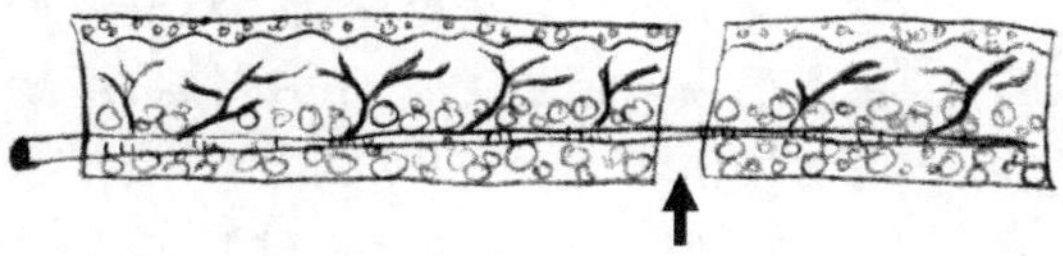
A

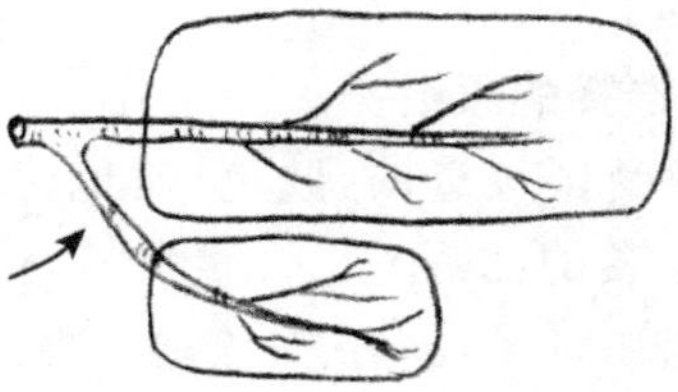
B

图 6-28 串联皮瓣与并联皮瓣

A. 串联皮瓣;B. 并联皮瓣

四、静脉皮瓣

以静脉作为血供来源的皮瓣总称为静脉皮瓣,依据血供类型的不同又可分为:①静脉血营养的静脉皮瓣(分为静脉血营养的网状皮瓣和静脉血营养的轴型皮瓣);②静脉动脉化皮瓣(也分为网状皮瓣与轴型皮瓣 2 类)。由于静脉皮瓣成活机制尚未完全清楚,建议临床慎重选用。

静脉血营养的静脉皮瓣在应用时,应选择静脉网丰富的区域,由于血氧饱和度不够,皮瓣在血供不充分的条件下勉强成活。

静脉动脉化皮瓣的特点在于用静脉代替动脉,通过非生理性循环暂时维持较低水平的血供,待皮瓣与受区建立新的血液循环之后,会逐渐取代这种非生理性的循环方式;由于压力较高的动脉血冲入静脉血管,会造成血流量迅速增多、静脉快速扩张,常出现静脉回流不畅,应用时应争取多吻合 1～2 条回流静脉,以利于皮瓣成活。

第六节 经吻合支跨区供血的反流轴型皮瓣

一、概 述

(一)概念

在特定的解剖区域,当该轴型皮瓣的血供被切断后,皮瓣的血供可由邻近轴形动脉通过细小吻合支跨区流入而获得。这种由动脉经吻合支反流注入失去血供的轴型皮瓣,称为反流轴型皮瓣。

(二)反流轴型皮瓣的原理与临床意义

反流皮瓣改变了轴型皮瓣原有的血供方式,即切断、结扎皮瓣中原有的轴型血管,迫使皮瓣血供由另一轴形血管,经过口径细小、数目较多的吻合支,跨区反流灌入并滋养该皮瓣,从而改变了皮瓣的血管蒂位置,或是通过这种方式形成了更长的血管蒂,能做更远部位的带蒂转移。反流轴型皮瓣的模式图如图 6-29。反流轴型皮瓣的形成需具备 2 个基本条件:①供血动脉有足够灌注压,使血流能通过细小的吻合支去供应另一轴形皮瓣的营养;②皮瓣的静脉回流有保证。

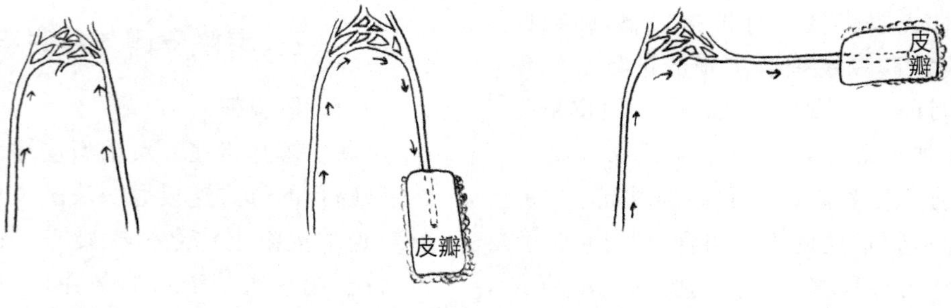

图 6-29 反流轴形皮瓣模式

二、耳后乳突区反流轴型皮瓣

（一）应用解剖

颞浅动脉顶支与耳后动脉的吻合区域位于耳郭上方的颞筋膜层，其下界距耳上极 2.0～4.2cm，上界距耳上极 4.9～9.0cm，上下界间距为 3.0～4.5cm，前后宽度约 3.0cm。吻合支有 2～4 条，外径为 0.3～1mm。吻合方式有 2 种：一是梯状吻合，吻合支较粗大（图 6-30A）；另一种是网状吻合，吻合支较细小（图 6-30B），部分耳后乳突区皮肤血供除来自耳后动脉外，还有颞浅动脉顶支发出的耳后支，呈垂柳状下行，分布于耳后乳突区皮肤。在筋膜蒂部，于耳后动脉与颞浅动脉之间将筋膜切开可延长蒂部达 12～20cm。

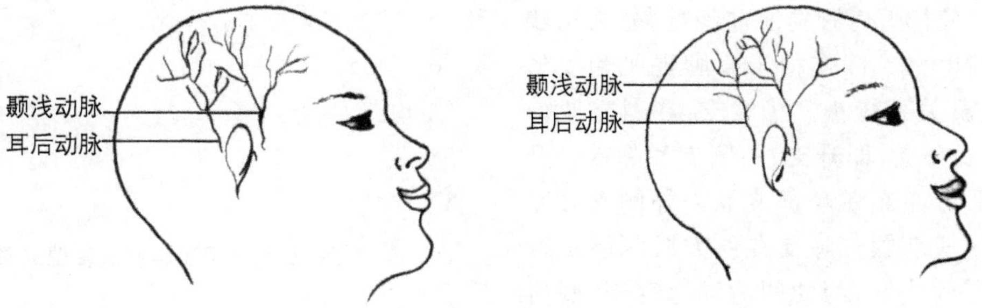

图 6-30　颞浅动脉与耳后动脉吻合交通支

A. 梯状吻合；B. 网状吻合

（二）适应证

该皮瓣适用于全鼻及部分鼻再造、全眶再造、眼窝成形、睑再造、睑外翻及鼻背唇颊缺损的修复。

（三）手术方法

1. 术前设计　用超声多普勒血流仪探查颞浅动脉和耳后动脉的行径，以亚甲蓝（美蓝）标记。根据修复部位所需皮瓣的大小、形状设计乳突皮瓣，范围自发际缘至颈部。该皮瓣还可与额部皮瓣或头皮皮瓣共血管蒂联合应用。

2. 手术操作

（1）沿乳突皮瓣上缘（约耳后发际线的位置）做皮肤切口，向前延伸越过颞浅血管，切口随后沿颞浅血管前缘向后上颞顶部方向延伸约 8cm，并在此切口远端另做一横形切口，整个手术切口呈“Z”字或“工”字形（图 6-31A）。在皮下向切口两侧锐性剥离，翻开头皮瓣，充分显露颞浅血管顶支和延伸至颞部的耳后动、静脉，及两者间的吻合网。

（2）皮瓣形成。在颞浅动、静脉前方 1cm 和耳后动、静脉后方 1cm 处切开颞筋膜，两切口在 2 组血管吻合网的远端交汇。在颞深筋膜下、胸锁乳突肌腱膜和耳郭软骨浅面掀起包含颞浅动、静脉及耳后动、静脉的筋膜蒂皮瓣（图 6-31B）。

（3）如果需要较长的蒂，可在筋膜蒂部颞浅血管和耳后血管之间，从耳郭上极处向上剪开筋膜蒂 3～6cm，以延长蒂部的长度（图 6-32）。

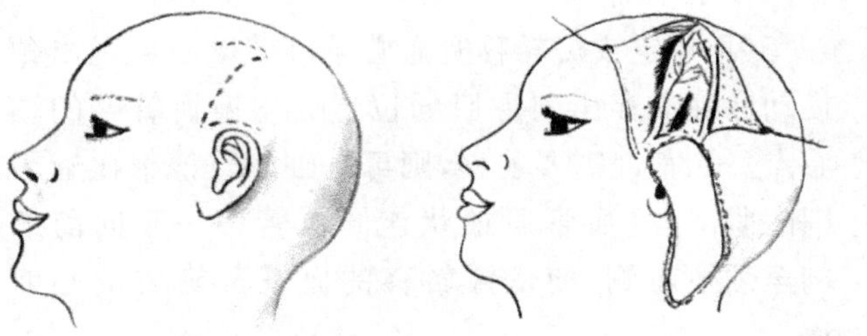

图 6-31　耳后乳突区反流轴型皮瓣手术

（4）在耳前切口与面部受区间剥离皮下隧道，皮瓣经隧道转移至面部受区，缝合蒂部头皮，皮瓣供区游离植皮封闭创面。

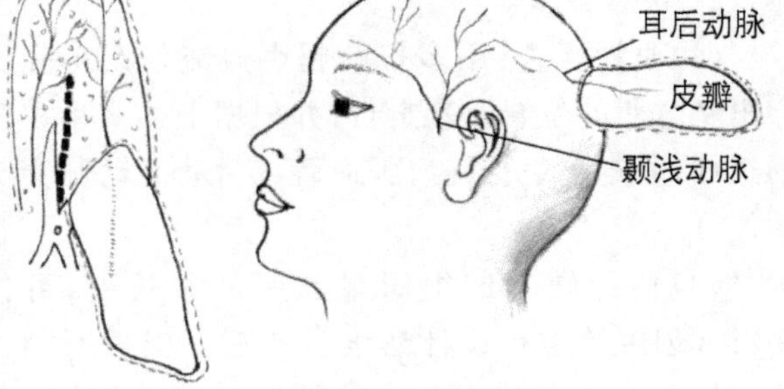

图 6-32　耳后乳突区反流轴型皮瓣蒂部处理

三、颈横动脉供血的颈肩背反流轴型皮瓣

(一)应用解剖

颈横动脉的出现率为100%,向后外走行,分别发出3主支①颈浅皮动脉:肩胛舌骨肌上缘发出一皮支——颈浅皮动脉,分布至锁骨前胸区及肩项颈区,并与颈横动脉浅支、枕动脉相吻合。②深支:颈横动脉继续向后外行近肩胛提肌前缘处,分为深浅2支,出现率为100%。深支行于肩胛提肌和菱形肌深面,与本皮瓣关系较小。③浅支:在斜方肌前缘,发出3支重要分支,即升支、外侧支和降支。升支穿出斜方肌后分布至颈项部皮肤。外侧支分布于肌肉与肩胛区浅筋膜。降支在斜方肌深层走行一段后穿出肌层到皮肤,与肋间后动脉皮支、旋肩胛动脉皮支相互吻合,在第7颈椎水平线两侧,降支分支跨中线互相吻合。此支(即颈横动脉浅支分出的降支,以下简称为颈横动脉降支)与颈肩背反流轴型皮瓣形成的关系较为密切。

(二)临床应用

1. 设计原则

(1)确定皮瓣转移时血管蒂旋转轴心位置以颈横动脉降支穿出斜方肌的位置为皮瓣血管蒂的轴心点。如蒂部需要前移,则可自轴心点携带血管周围的肌肉,呈血管肌袖状连同血管蒂一起向前解剖至颈根前侧,使皮瓣转移的血管蒂旋转轴心前移。

(2)肩背部皮瓣位置的设计已应用的有2种:①皮瓣设计靠外侧时,应以颈横动脉降支至旋肩胛动脉皮支的走行分布为皮瓣的主轴,形成的皮瓣范围自颈肩至旋肩胛动脉皮支所分布区域的皮肤(图6-33);②皮瓣设计靠背中线时,应以颈横动脉降支与后肋间动脉穿支相吻合形成的血管链为皮瓣的主轴,形成的皮瓣范围自颈部至肋间动脉皮肤穿支所分布区域的皮肤(图6-34)。

2. 操作要点

(1)血管探查:用多普勒超声血流仪定出降支穿出斜方肌的位置及其走行,并根据上述2种皮瓣的选择,测定三边孔旋肩胛血管或后肋间动脉穿支的位置。

(2)估计缺损的组织量及所需蒂长度:可按Gillies创用的逆行设计法设计皮瓣。根据所测血管的位置及血管主轴的方向、缺损面积的大小和形状,在颈肩背区以反流血管为轴,画出皮瓣范围。

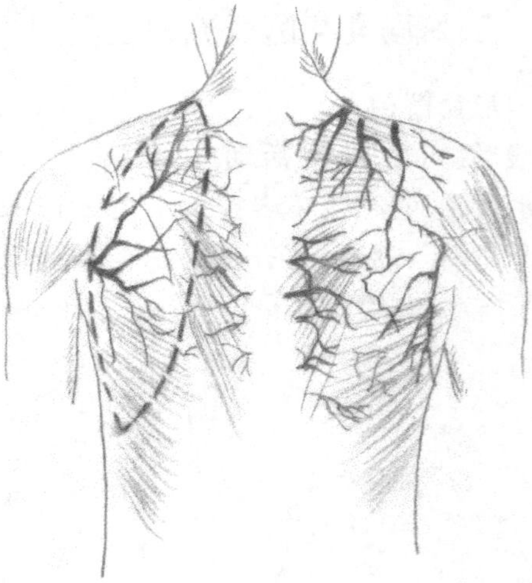

图6-33 颈肩胛反流轴型皮瓣设计

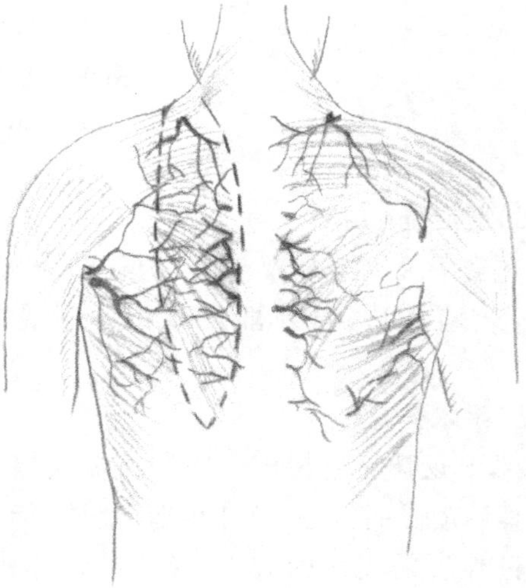

图6-34 颈背反流轴型皮瓣

考虑皮瓣有一定的收缩率,故皮瓣面积要放大10%。

(3)确定皮瓣宽度:皮瓣蒂部宽度一般在4cm左右即可。旋转有困难时,亦可前移蒂部,形成肌袖血管蒂的岛状皮瓣转移。

(4)不要损伤血管蒂:在深筋膜层深面,将皮瓣自远端向蒂部掀起,做肩峰与第7颈椎连线时,注意不要损伤血管蒂。

(5)蒂部处理:当皮瓣逆行掀起至血管蒂位置时,注意保护血管,勿使其裸露,以免发生痉挛,同时观察皮瓣的血液循环情况。皮瓣血液循环正常,旋转长度足够,则可直接转移至创面。若需要皮瓣继续向远方转移而蒂部不够长时(常因设计时未将皮瓣蒂长度延长2~4cm所致),可自血管蒂处带肌

袖继续向前方解剖，以利于皮瓣向远方转移。肌袖宽度约为4cm。

(6)供瓣区处理：①仅做一侧颈肩背反流轴型皮瓣，宽度<13cm者，多可做皮下潜行剥离后直接缝合；②做两侧颈肩背皮瓣者，一侧可直接缝合，另一侧则需植皮。

(7)术后上肢要固定：术后上肢内收向后固定，以利于供瓣区愈合。

四、眶上动脉供血的反流轴形耳郭复合组织瓣

(一)应用解剖

颈内动脉血流可以经滑车上动脉、眶上动脉→吻合支→颞浅动脉额眶支→颞浅动脉主干→颞浅动脉耳支，为临床应用以眶上动脉经吻合支跨区供血的岛状反流轴形耳郭复合组织瓣带蒂转移，一期修复鼻翼缺损提供了解剖学依据(图6-35)。

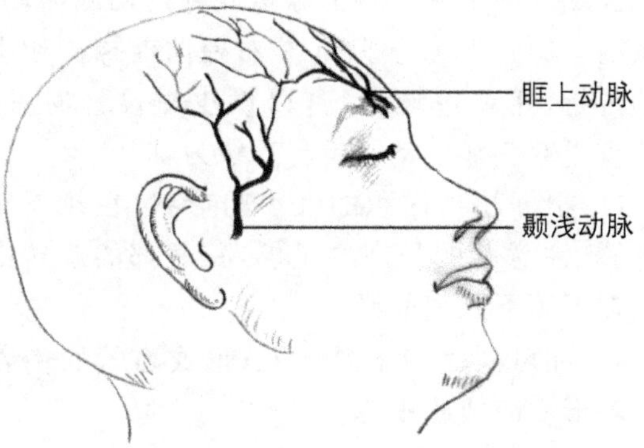

图6-35 眶上动脉与颞浅动脉吻合

(二)临床应用

1. 术前用多普勒超声血流仪检测眶上动脉、颞浅动脉有关分支的走行位置，根据鼻翼缺损情况和耳支血管位置，设计耳郭瓣。

2. 手术可在局部麻醉下进行。鼻翼缺损区的瘢痕应予切除，以创造有良好血液循环的受床。

3. 解剖血管蒂时要沿颞浅动脉→颞浅动脉额支→额眶支切开皮肤，显露血管，注意保留血管走行轴两侧组织不少于0.5cm，并在血管轴旁不少于0.5cm处切开额肌及筋膜，以保护血管，形成血管周围含有少量额肌和筋膜的蒂。

4. 按计划切取带蒂的耳郭复合组织瓣，经较为宽大的额部、鼻部皮下隧道，将耳郭瓣转移植于鼻翼缺损处(图6-36)。

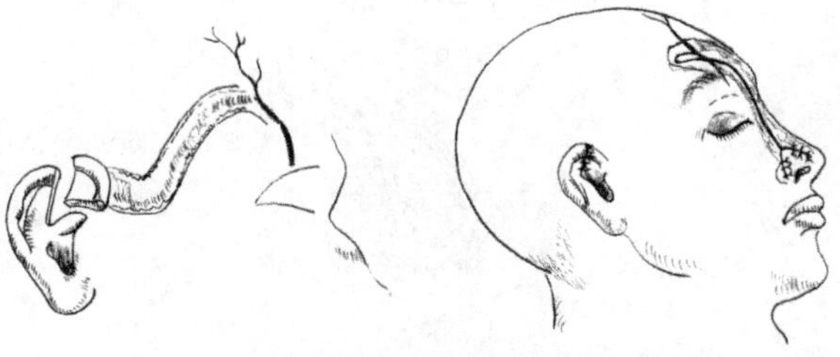

图6-36 眶上动脉反流轴型耳郭皮瓣

五、阴部内动脉供血的股会阴沟皮瓣

(一)应用解剖

股会阴沟(阴股沟)位于尿生殖三角的外侧与股内侧根部交界的皱褶处。该处及其两侧附近皮肤的血供，是由阴部外动脉供给的。阴部内动脉为髂内动脉前干的一个终末支，在穿出尿生殖膈下筋膜以前，发出会阴动脉；其主干则延续为阴蒂动脉。这些动脉不仅在同侧之间互相吻合，并且与对侧的同名动脉或其他分支动脉(如尿道动脉)互相吻合。会阴动脉的分支还与毗邻的阴部外动脉的分支互相吻合，沿腹股沟下行分布于股会阴沟，形成一丰富的血管吻合网。

股内侧股会阴沟反流皮瓣是由阴部内动脉供血，血流经吻合支反流注入阴部外动脉，使整个皮瓣得到营养的皮瓣(图6-37)。

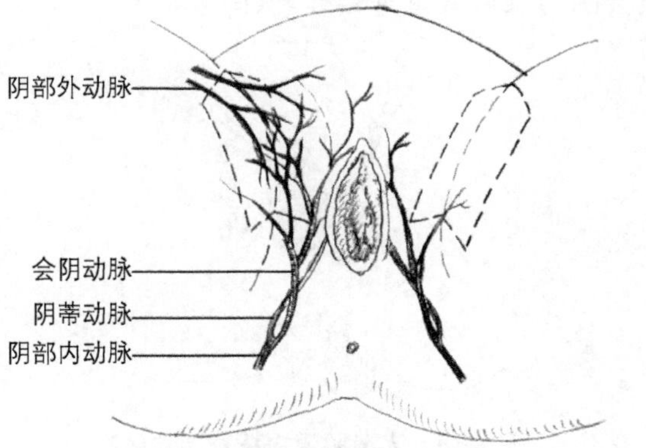

图6-37 股会阴沟皮瓣设计

(二)临床应用

股会阴沟皮瓣在临床上已成功地用于阴道再造。

技术要点

(1)皮瓣设计：用多普勒超声血流仪测定会阴动脉走行作为皮瓣设计的参考。在双侧股会阴沟偏股内侧处，设计一长10cm、宽5cm的皮瓣，皮瓣远端可达腹股沟，蒂部应含有会阴动脉。为了便于供瓣区直接缝合和避免未来阴道口的环状挛缩，皮瓣近端的皮肤切口应呈“W”形(图6-38)。

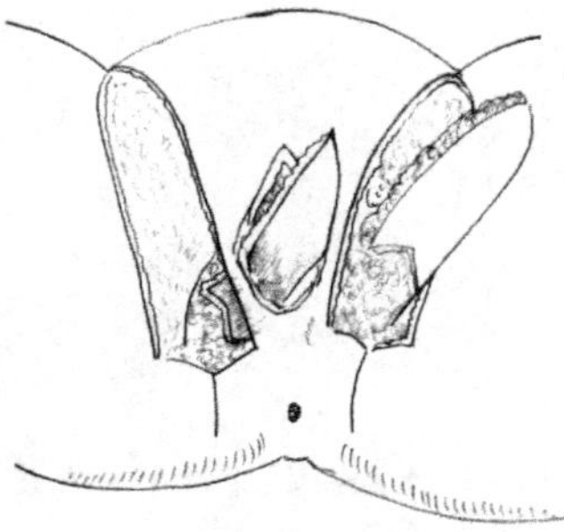

图 6-38　股会阴沟皮瓣转移

(2)形成人工阴道腔穴：在阴道前庭相当于阴道口部位做“X”形切开，并用手指沿膀胱、尿道与直肠之间形成人工阴道腔穴。

(3)皮瓣形成与转移：按设计形成一蒂在下端的股会阴沟皮瓣，注意皮下蒂部周围组织应尽可能予以保留，切勿伤及会阴血管。在皮瓣蒂部和阴道口之间做皮下隧道，将皮瓣经皮下隧道转移至人工阴道腔穴口。

(4)人造阴道的形成：皮瓣对合缝合，形成一个远端闭合而蒂端敞口的筒状皮瓣。将筒状皮瓣做套叠式翻转送入腔穴内。皮筒蒂端开口的边缘与阴道口边缘缝合，从而形成一个由股会阴沟皮瓣作为衬里的新阴道。

(5)人造阴道的处理：新阴道内填以碘仿纱条，股会阴沟供瓣区可直接缝合(图 6-39)。

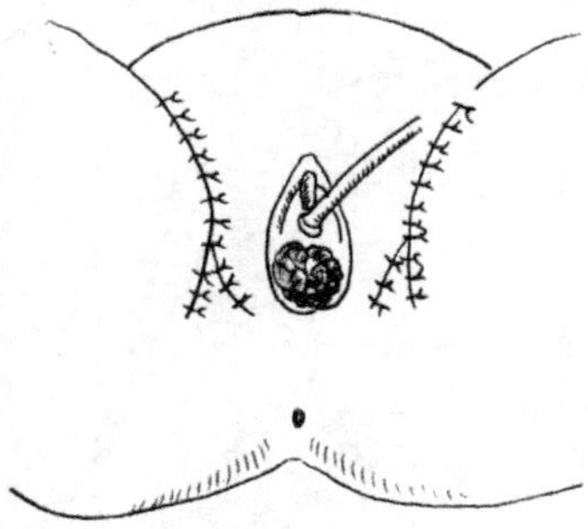

图 6-39　人造阴道内填塞碘仿纱布

六、颏下动脉带的对侧颏颈皮瓣

(一)应用解剖

颏下动脉为面动脉的一个恒定分支。面动脉行至下颌下腺后上处发出该支。颏下动脉发出后，沿颌下腺上缘，距颌下腺约 1cm 向前内走行于下颌舌骨肌浅面，除发出肌支供应颈阔肌、二腹肌、下颌舌骨肌外，尚发出 3～5 支皮支供养颏部皮肤，皮支动脉的出现率为 100%，与对侧颏动脉以及舌下动脉、下唇动脉均有吻合支沟通，形成丰富的皮下血管网。

(二)临床应用

颏下部位相对隐蔽，皮肤色泽、质地与面部皮肤近似，利用反流颏下皮瓣可延长蒂部，从而延长皮瓣转移范围。

操作要点

(1)用激光多普勒血流仪在两侧下颌骨下缘、咬肌前缘处的下颌下腺上缘探测到面动脉搏动后，继续沿下颌骨下缘下 1cm 左右处向前探测颏下动脉的走行，用亚甲蓝标记，以供皮瓣设计时参考。皮瓣宜以双侧颏下动脉走行连线为轴。

(2)根据缺损面积的大小与形状，在颏下区设计皮瓣，注意蒂的长度要足够，其蒂部的旋转中心可设在下颌下腺窝前缘。

(3)亦可同时带上颈阔肌，形成血管肌肉蒂的反流轴形皮瓣或肌皮瓣。

(4)皮瓣可做成岛状，或蒂部窄小而远端宽大。范围可包含整个颏下区及其毗邻约 1cm 的颏颈皮肤。

(5)双侧血管蒂可以作为互蒂。

第七节　带蒂皮瓣的转移、断蒂与修整

一、皮瓣转移

将皮瓣从供区转移至拟修复部位，称为皮瓣转移。按时间，可分为即时转移和延迟转移；按方法，可分为直接转移和间接转移。

(一)即时转移

皮瓣的形成与转移在同 1 次手术中完成，称为即时转移。显微外科吻合血管的游离皮瓣移植是即时转移修复的典型例子。

(二)延迟转移

皮瓣需要经过一次以上的延迟手术才能完成，皮瓣的完全形成及转移还需另一次手术完成，称为延迟转移。

1. 皮瓣延迟术选择　①随意型皮瓣若皮瓣长

宽比例超过2∶1时，需考虑先做延迟手术以保证安全；②长的皮管一般先做皮管形成术，然后再次手术将一端转移至修复区，更长的皮管在形成时为保证安全还要"留桥"，中间需做1次断桥手术后才能转移；③轴形皮瓣超出轴型血管供血范围时，远端多携带的部分也要先延迟。

2. *延迟手术目的*　使皮瓣内的血管发生符合血供需要的方向改变，同时使血管扩张增粗，并增加侧支血液循环，以确保皮瓣转移后的安全。

3. *延迟手术方法*　设计延迟皮瓣，只切开皮瓣2个边或第3边的一部分(图6-40)。切开皮肤、皮下组织直至深筋膜浅面，切断切口中的血管，结扎或电凝止血，自深筋膜浅层剥离，止血后原位缝合。

图6-40　皮瓣延迟术

4. *延迟手术原理*　延迟术后皮瓣内血管构筑的变化主要是血管排列方向和血管管径的改变。当切开剥离后，皮瓣两边的血管被切断，从基底来的穿支血管也被切断，迫使皮瓣血供从两端的蒂部获得；同时皮瓣内部分动脉失去血管舒缩功能的神经控制，失去张力，管径扩张增粗，血管内压力下降，易于通过吻合支，接受来自蒂部有正常神经支配、压力较高的血液灌注。这些变化主要发生在皮下浅筋膜层内的真皮下血管网，术后逐渐改变，至10～14d逐渐成熟。

(三)直接转移

由供区能直接转移至受区，不经过中间站的辗转移植，称为直接转移。是不经过中间站的一种转移方式，可以减少手术次数，缩短治疗时间，并省去皮瓣在辗转移植过程中的损耗。因此，临床上应尽量优选这种方法。

(四)间接转移

皮瓣或皮管形成后，需要经过中间站才能转移至受区，称为间接转移。在治疗选择上，间接转移只能用于缺损或畸形的晚期修复或器官再造。

皮管的间接转移方法一般有3种，即腕部中间站携带法、跳行法和蠕行法。

(1)腕部中间站携带法：皮管形成后，一端经血供训练后即可切断，断面常为圆形或椭圆形。手术时最常采用的方法是，用皮管的断端在腕部桡侧适当部位的皮肤上做一血印，手术切开其周径的50%，形成"铰链"，即恰好能与皮管断端互相吻合(图6-41)。

这种设计增加了接触面积，增强了血液循环，且活动度较好。当皮管与前臂建立了新的血液循环后，经过另一端的皮管夹持血供训练，便可切断另一端，将皮管通过前臂携带至头面及下肢等身体任何部位。

(2)跳行法：将皮管两端分别依次转移，有如步行，逐步转移至需修复的部位，称为跳行法(图6-42)。

(3)蠕行法：该法以分别使皮管两端交替接近和分开，逐渐移行至需要修复的部分，状如尺蠖的蠕动而得名(图6-43)。

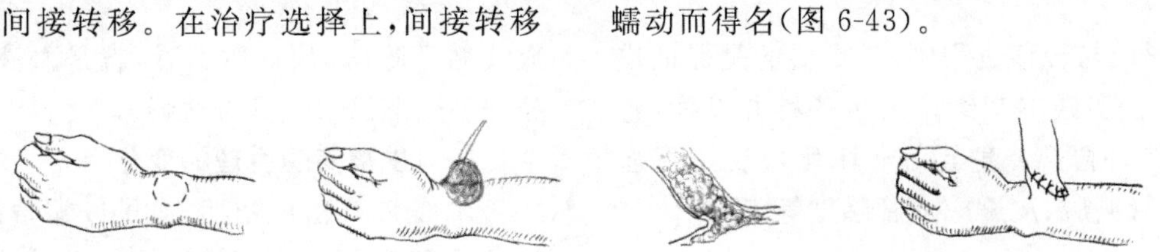

图6-41　腕部中间站携带法皮管形成

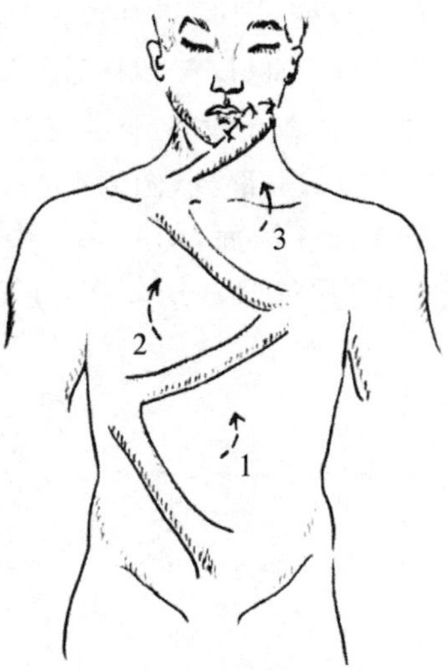

图 6-42 跳行法

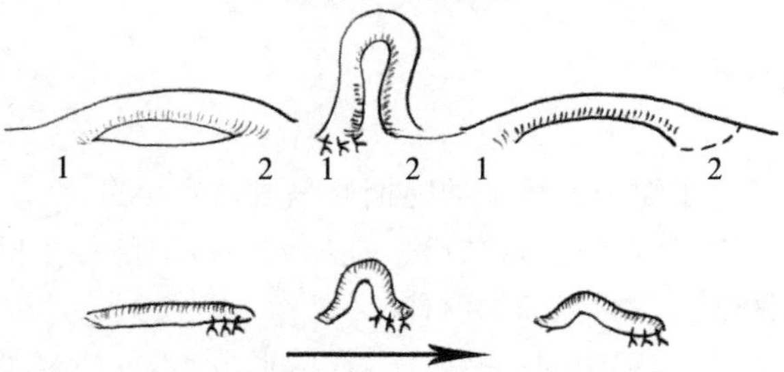

图 6-43 蠕行法

跳行法与蠕行法已较少使用。

二、皮瓣断蒂术

不少皮瓣在转移至受区后，经过 3 周左右，就与受区重新建立了血液循环，这时将皮瓣蒂部切断，并切除剩余组织或缝回原供区，这一手术操作过程称为皮瓣断蒂术，也是完成皮瓣移植手术的最后一道程序。

(一)断蒂的时间

皮瓣转移后，若无继发出血、血肿形成，无感染，无血供障碍等并发症时，一般可在 3 周左右断蒂。最好在断蒂前 5～6d 开始进行断蒂试验。

(二)断蒂的方法

断蒂切口的确定一般按预先设计施行，但到具体实施时，还要仔细计算，设计切口线时可偏向供皮区侧，以防皮瓣面积不够用。断蒂时宜先切断 1/2，观察一段时间，若皮瓣无缺血或淤血等血供不良表现，即可完全断蒂。如有可疑，宜暂时中止，待 1 周后再完全断蒂。

三、皮瓣的修整

皮瓣或皮管转移至缺损区，经过 2～3 个月，若无须进行深部组织修复仅外形臃肿者，可考虑采用去脂修整术。大型皮瓣的去脂术往往需分次进行，每次仅去除一部分(图 6-44)。

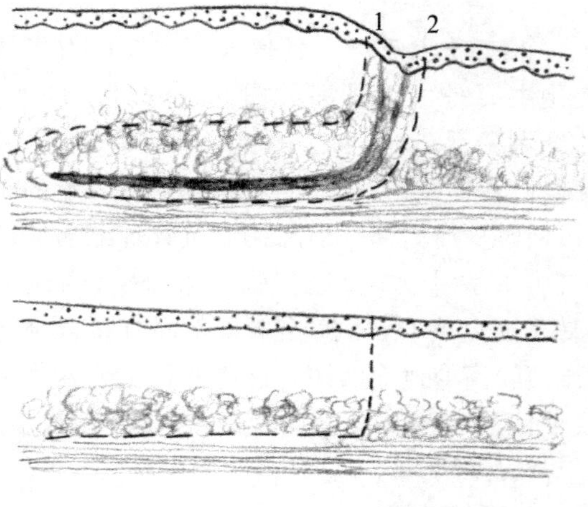

图 6-44 皮瓣修整

经彻底止血、放置负压引流后即可缝合，最好术后能适度加压包扎，以减少渗出及无效腔形成，促进静脉回流，使创面愈合后皮瓣平整。

第八节 皮瓣移植的并发症及防治

在皮瓣形成与转移过程中，最重要的是保证皮瓣成活，然而在实践中却经常发生各种并发症，包括皮瓣血液循环障碍(直至完全坏死)、皮瓣下血肿、皮瓣或皮管撕脱、皮瓣或皮管感染等。

皮瓣血液循环障碍

皮瓣出现血液循环障碍，导致皮瓣部分或全部坏死是比较常见而严重的并发症。皮瓣是否出现血液循环障碍，从本质上看，就是血液供应是否充分，静脉、淋巴回流是否通畅。

(一)皮瓣病理生理的变化

1. 皮瓣移植后初期，血供依靠蒂部；血供重建从术后第 2 天开始，以后皮瓣的血供一部分来源于皮瓣的基底床和创缘；术后第 6～8 天，皮瓣内新生的小动脉已起到了较完善的作用；术后 1～2 周，小静脉建立了有效的回流。术后第 4 天，淋巴回流开始建立，到第6天已基本完善。

2. 移植皮瓣微循环变化的研究。皮瓣移植后往往要经历一个缺血过程，缺血时间的长短对微循环的结构和功能产生一定影响：①缺血时间越长，微循环的反应能力越差；②缺血时间越长，微循环复通时间越长；③缺血时间越长，病理改变越明显。

(二)皮瓣血液循环障碍的常见原因

1. 内在性原因　①皮瓣供区选择不当，如有血管变异或血管疾病；②皮瓣在设计中长宽比例过大(一般部位在2∶1之内，面颈部血供丰富的区域不超过3∶1)；③超出轴型皮瓣知名血管范围而又未行延迟术；④难愈合的创面周围组织不健康，曾行放射治疗有较多瘢痕或血供贫乏等；⑤静脉、淋巴回流不充分；⑥有过敏、瘢痕增生等不良体质因素及动脉极易持续痉挛等。

2. 外在性原因　即非患者自身体质、解剖变异等内在性因素所致，而是外加的原因，包括手术操作失误、固定不当、护理不周等引起。

(1)手术操作不当：①手术者基本功不足，剥离层次不能掌握在同一平面，深一刀浅一刀，不慎损伤了供养血管；②皮瓣形成过程中长宽不足，导致缝合后有张力，特别是横形张力危害极大，常致远端血液循环障碍；③皮瓣转移角度过大，蒂部有扭转或有张力或有过深的折叠，影响血供或影响静脉回流；④术中止血不彻底，致皮瓣下或皮管内出血，形成血肿。

(2)术后处理不当：首先要注意皮瓣的位置，一般皮瓣远端宜稍高于蒂部，以利于皮瓣的静脉回流。若体位不当、固定不良，皮瓣蒂部牵拉张力大，有扭转或折叠，则均易造成皮瓣血液循环障碍。皮瓣近心端环形过紧的绷带缠绕包扎，可导致静脉回流受阻。术后皮瓣有一反应性肿胀过程，特别是在术后头4d，静脉、淋巴回流尚未建立新的侧支循环。发现肿胀若未做必要的处理，将导致皮瓣肿胀加重，最后引起皮瓣血液循环障碍甚至坏死。必要时应松解或拆除部分缝线减张。换药过程中如无菌消毒观念不强，则易引起局部感染。

(三)皮瓣移植术后的监测

1. 临床观察　临床观察指标包括移植皮瓣的皮肤颜色、温度、毛细血管充盈试验、血管搏动及出血特点等。比如动脉危象表现为颜色苍白、皮温低、毛细血管充盈慢；静脉危象表现为颜色暗紫、毛细血管充盈快、出暗红色血。这些观察方法简单，无需特殊仪器，在临床上常用。但临床观察是医师主观判断的方法，而非客观指标。另外，有些指标在血液循环障碍早期是不明显的，待颜色、温度等有明显改变时，皮瓣已进入不可逆损伤的程度，使抢救失去意义。因此，对这些方法的应用需要有丰富的经验。

2. 测温方法　移植皮瓣缺血后，皮瓣的温度逐渐下降，可用仪器测定。目前有红外线温度计和热电偶温度计。

3. 代谢的测定方法

(1)经皮氧分压测定：当组织缺血时，氧分压(PO_2)随之降低。

(2)经皮下pH测定：组织缺氧后，发生无氧代谢，组织内乳酸含量增加，其pH下降。

4. 光电测定方法

(1)多普勒超声仪和激光多普勒仪：多普勒仪检测灵敏、准确、安全，是临床常用较理想的检测技术。

(2)光反射体积描记仪：当一个恒定的光源照射皮肤时，结缔组织对光的吸收数恒定。血液流动时，血中氧合血红蛋白的多少决定反射光的强弱。用光反射体积描记仪可以敏感地测得皮瓣的血流变化，从而判断皮瓣血供是否有障碍。

(3)反射分光光度仪亦是一种能快速指示血液循环改变的检测仪。

5. 生物染料法　荧光染料是惟一用于临床的生物染料。荧光是指在没有能耗和分子分解情况下吸收光能的一种发光形式。常规方法是每千克体重取荧光素钠10～15mg，用生理盐水配成5%～10%的溶液，快速静脉滴注。10～20min组织渗透达最高峰，故为最佳观察时间。在暗室内紫外线下观察，如见皮肤呈黄绿色光，表明血液循环良好；如呈蓝色或模糊不清，则示血液循环不佳。此方法简单，可用肉眼观察。需要指出的是，这种方法并非直接测定移植皮瓣的血流量或血管内荧光素浓度，而是测定荧光素渗出血管后对皮肤的粘染量。本方法除有染料的不良反应外，还有不能做定量观测的缺憾。目前荧光染料方法被认为是最有发展前景的方法之一。

6. 核素方法　目前常用的核素方法是向移植物内注入核素做清除试验，或从血管注入核素做血流示踪，然后在一定时间内用γ摄像机做闪烁扫描比较。常用的放射物有^{133}X、^{131}I、^{99m}Tc、^{22}Na等。用这种方法观察的对象是皮肤毛细血管的血流。但该法存在核素来源不易、费用昂贵及核素对人体有害等缺点。

7. *其他方法* 除上述方法外，还有电磁血流法、放射性微球测量法、X线造影及显微镜观察等方法用于实验研究。

(四)皮瓣血液循环障碍的治疗

在术中发现皮瓣的供血血管损伤或其他原因引起皮瓣血液循环障碍(苍白或皮瓣发绀等)，最好的处理方法是停止手术，将皮瓣缝回原处，相当于做一次延迟手术。若缝回原处，皮瓣仍严重苍白并出现无血流现象时，需考虑将皮瓣取下，切成中厚或全厚皮移植覆盖创面。

若皮瓣转移后出现血液循环障碍，需仔细分析可能的原因而加以解决。动脉痉挛可通过镇静、镇痛、保温、补充血容量、应用扩容、抗凝血等措施来疏通微循环。扩张血管的药物，常选用右旋糖酐-40(低分子右旋糖酐)、复方丹参注射液静脉滴注；双嘧达莫25～50mg口服，每日3次；罂粟碱120～240mg，分4次静脉给予；小剂量阿司匹林0.3g，每日2～3次；链激酶、尿激酶及肝素在防治血栓形成时可以应用。在有缺血再灌注损伤时，还可以考虑应用类固醇类药物，如氢化可的松或地塞米松，以及自由基清除药别嘌醇和超氧化物歧化酶等。有条件时可以行全身或局部高压氧治疗。

对内在性原因引起的静脉回流障碍，血液淤滞及皮瓣发绀，目前尚缺乏有效的措施，可采用适当压力包扎，抬高肢体或皮瓣远端，采取体位引流的方法。另有，以下几种办法可能有一定的裨益：①将皮瓣边缘部分缝线拆除或剪开已结扎的创周边缘小静脉，用肝素、利多卡因生理盐水溶液经常擦拭，使淤滞的静脉血不断流出，直至3～5d，待毛细血管建立静脉回流、逐渐消肿时为止，皮瓣有可能成活；②应用水蛭吸血及释放出抗凝血物质，既能减轻皮瓣肿胀淤血，又能防止血液凝固，有一定效果；③用局部降温的方法，降低局部的新陈代谢；④用手指轻轻由皮瓣远端向蒂端按摩的方法，以利于静脉回流；⑤若系回流静脉损伤所致的静脉回流障碍，惟一有效的办法是应用显微外科技术行静脉吻合术或移植一段静脉。

(宋保强　郭树忠　鲁开化)

第九节　各种皮瓣移植

一、颞顶部皮瓣及筋膜瓣

(一)应用解剖

颞顶部筋膜瓣是以颞浅动静脉及其分支为血供的筋膜组织瓣，可利用的筋膜包括颞部的颞浅筋膜和颞深筋膜及顶部帽状腱膜，因为双侧颞浅动脉分支吻合十分丰富，在筋膜瓣的设计中还可以充分利用对侧的筋膜组织，当筋膜瓣与表面皮肤共同利用时，可形成多种颞顶部皮瓣。

1. *颞顶部筋膜* 颞部及顶部2个区域皮肤及筋膜的局部解剖特点有较大差异。颞部解剖结构由浅入深分别为皮肤、浅筋膜、颞浅筋膜、颞深筋膜(浅层和深层)、疏松结缔组织、颞肌、颅骨外膜和颅骨，而顶部则相对层次较少，分别为皮肤、浅筋膜、帽状腱膜、腱膜下疏松结缔组织、颅骨外膜和颅骨。颞浅筋膜实为颞部深筋膜，是SMAS的一部分，其上方与帽状腱膜相连，下方与颞深筋膜共同附着至颧弓，前后则分别与额肌和面部SMAS及枕肌相连，其厚度约为2mm，面积约为12cm×14cm。颞深筋膜覆盖于颞肌表面，结构非常致密，其大小与颞肌相似，约为7cm×7cm，上缘附着于颞上线，下方分离为浅、深2层并附着于颧弓，浅层和深层之间有一层脂肪垫，粗大的颞中静脉位于该间隙内。

2. *颞浅动静脉及其分支* 颞浅筋膜由颞浅动脉提供血液供应，颞浅动脉是颈外动脉的终末支，其主干在颧弓上方2～4cm处分为额支和顶支，主干的外径为2.0～3.6mm，长度一般为3cm，顶支的平均外径为1.8mm，该分支在颞浅筋膜表面行走约7.5cm后分为3～4条分支与相邻血管形成丰富的交通吻合支，这是最常见的颞浅动脉分布类型。此外，其分支还有多种变异类型。颞浅动脉及其分支先在颞浅筋膜表面走行，于颞上线上方开始逐渐浅出至帽状腱膜与皮下组织间。在沿途走行中颞浅动脉及分支发出许多细小分支供应颞浅筋膜及帽状腱膜，并在其表面形成粗大的吻合网，向浅层发出的分支进入浅筋膜和皮肤形成浅筋膜血管网，深层的分支则进入深面的颞浅筋膜和帽状腱膜形成浅、深2层血管网，部分穿过帽状腱膜到达骨膜的血管构成了颞浅筋膜骨板的解剖学基础。颞浅静脉多为1支，其外径较颞浅动脉略粗，但其变异较多，大多数情况下颞浅静脉是颞浅筋膜的主要引流静脉，当该血管过于细小时，耳后静脉或枕静脉也可以作为备选血管。颞中动脉是在颧弓平面发自颞浅动脉的一个分支，发出后贴颞深筋膜深面行走，其外径约 1mm，是颞深筋膜的主要血供来源，该动脉在颞肌后缘分为浅支和深支，分别供应颞深筋膜和深部的颞肌。颞中静脉是颞深筋膜的引流静脉，起自眶周静脉网，在颞深筋膜深浅 2 层之间的脂肪垫内走行至腮腺上缘深面并汇入颞浅静脉。

3. *耳颞神经* 耳颞神经为感觉神经，在腮腺上缘浅出时直径为 1.0～1.5mm，然后与颞浅动脉伴行，通常位于颞浅动脉及其顶支的后方，分布于颞浅筋膜及相连的帽状腱膜。

4. *颞浅动脉的侧支吻合* 头皮的动脉血管间吻合十分丰富，颞浅动脉与邻近血管的侧支吻合主要包括 3 部分：①与对侧颞浅动脉的吻合。两侧颞浅动脉之间有丰富的吻合，这些吻合血管的直径一般都在 0.2～0.5mm，最大可达 1.6mm，但大多双侧吻合点都集中在正中矢状线两侧，因此，当设计以一侧颞浅动脉为蒂而跨区包含对侧颞浅筋膜的“颞-顶-颞”长形筋膜瓣及皮瓣时，瓣的中轴应包括正中矢状线的中 1/3 段。②与枕动脉的吻合。颞浅动脉与同侧枕动脉之间的吻合血管管径多在 0.3～0.5mm，最大管径可达 1.4mm，大多数吻合点位于顶骨结节周围，因此，设计跨同侧枕部筋膜的“颞-顶-枕”长瓣时，瓣的中轴应通过顶结节。③与滑车上及眶上动脉的吻合。颞浅动脉额支与滑车上动脉、眶上动脉及对侧额支有很多小分支形成的广泛吻合，这也是额部皮瓣的解剖学基础。

（二）适应证

带蒂移植的颞顶筋膜瓣除可用来修复头面部软组织缺损外，还可以进行耳郭、鼻等体表器官的再造，带毛囊的颞顶皮瓣可用于眉再造；游离移植时可用于手、足等有特殊要求部位的软组织重建；另外，颞顶筋膜瓣还可作为血管载体预制各种薄皮瓣及复合组织瓣。

（三）手术方法

1. *筋膜瓣及皮瓣的设计* 在耳屏前位于颧弓上缘处可触及颞浅动脉搏动，另外还可利用超声多普勒探测血管走行以确定筋膜瓣及皮瓣的中轴。筋膜瓣及皮瓣的旋转点位于颧弓中央的上缘，该点距缺损区域的距离即为所需血管蒂的长度，瓣的形状则根据缺损部位的范围及深度来确定，只要解剖层次正确，一般不必担心组织瓣的血供。

2. *筋膜瓣及皮瓣的切取* 切取筋膜瓣时按血管走行范围做始于耳屏上缘前方的“T”形或“Y”形皮肤切口，若切取皮瓣则可根据皮瓣设计及血管走行设计相应切口。先找到颞浅血管束后顺血管走行向颞顶部分离并掀起切口两侧头皮充分显露颞顶部筋膜。筋膜浅层与皮肤及皮下组织之间的连接较为致密，分离起来比较困难，需利用锐利的刀片仔细剥离，切取过浅时容易损伤头皮毛囊，过深则会损伤颞浅筋膜及其内的血管网。在完全显露设计的筋膜瓣或皮瓣后，于瓣的远端上缘切开至颞浅筋膜或帽状腱膜深面，因为疏松结缔组织层的存在，分离过程会比较容易，采用逆行切取法于该层次分离并获取仅有颞浅血管蒂的岛状筋膜瓣或皮瓣。沿颞浅血管解剖至腮腺内可获得更长的血管蒂，但应避免损伤面神经。颞中动脉位于颧弓处自颞浅动脉主干发出，如果颞深筋膜也需要同时转移时应保留此血管。

（四）注意事项

筋膜瓣切取的平面是影响其血供的最重要因素：深面的切取一般位于帽状腱膜及颞浅筋膜深层，这一层次有疏松结缔组织存在，所以分离比较容易，但浅层的筋膜与皮肤之间的连接十分致密，分离时容易出血，因此分离很困难，需要耐心而仔细分离，并保持术野清晰以免造成分离平面深浅不一，否则容易损伤颞浅血管及其重要分支和筋膜血管网，最终造成筋膜瓣的血供障碍。另外，尽管颞顶筋膜瓣的动脉血管与周围邻近血管系统有十分丰富的吻合，但在设计跨血管区筋膜瓣或皮瓣时，在血管移行区必须保留足够的吻合交通支，一般应保留不少于 2～6cm 宽的筋膜组织，否则可能影响远端的血供。

二、额部皮瓣

（一）应用解剖

额部皮瓣是以颞浅动脉额支与眶上动脉及滑车上动脉之间的丰富吻合为解剖学基础的皮瓣，这 2 组血管之间有丰富的吻合支呈网状分布，既可以颞浅动脉及额支为蒂，也可以眶上及滑车上动脉为蒂，均可为皮瓣提供充足的血供。额部皮瓣是修复面部皮肤软组织缺损及鼻等器官再造的重要皮瓣。

1. *动脉血供* ①颞浅动脉额支：颞浅动脉额支在耳屏上方约 3cm 处发出，平均外径为 1.6mm，走行于前发际区。②眶上动脉及滑车上动脉：滑车上动脉是眼动脉的终末支之一，与滑车上神经伴行，在眼眶内上角穿出眶隔后向上走行，外径在0.6mm左右。眶上动脉及相应的血管神经束从眶上孔发出，外径在0.7mm左右，该动脉并不恒定存在，出现率约为72%，缺少时则由滑车上动脉及颞浅动脉额支代偿。

2. *静脉回流* 额部皮瓣的静脉回流一般均为同名静脉，但颞浅静脉额支与动脉伴行的频率仅为50%，且较为分散，故在手术时需特别注意。

3. *神经支配* 额部皮瓣的感觉神经支配主要包括耳颞神经、滑车上神经及眶上神经，这些神经在皮瓣转移的过程中都可以一同转移至受区。

4. *额部皮瓣的结构特点* 额部皮瓣一般包括皮肤、皮下组织及额肌3层，其下方为肌下疏松组织及骨膜。皮瓣所包括的这3层连接紧密，神经和血管均位于皮下组织内，被纤维组织包绕和固定。

(二)适应证

全鼻再造及鼻缺损的修复是额部皮瓣最重要的适应证，特别是在皮肤软组织扩张器的广泛应用之后，扩张的额部皮瓣成为了鼻缺损及部分鼻缺损的首选方案。此外，因额部皮瓣设计及转移都十分灵活，其还被广泛用于修复面颊部缺损，包括洞穿性缺损的修复；唇缺损的修复和再造，部分不能用邻近组织修复的广泛缺损，可采用双蒂不带毛发或带毛发的额部皮瓣修复；修复舌、口底或咽部的缺损。

(三)手术方法

1. *皮瓣设计* ①全额皮瓣：以颞浅动脉额支与对侧额支及同侧相邻血管之间的吻合为解剖基础，上界可至发际，下界至眉弓上缘，两侧至颞部发际线，可单蒂或双蒂转移，皮瓣轴心点为眉外侧到耳郭后2cm处，这样可包含颞浅血管及耳后血管。②半额皮瓣：以单侧颞浅动脉为蒂，皮瓣远端不超过中线，上下界同上。③部分额瓣：常用于鼻部分缺损的修复，可以颞浅血管或滑车上及眶上血管为蒂。

2. *皮瓣的切取* 根据皮瓣设计线，先于皮瓣远端切开皮肤至额肌深面，在骨膜表面分离皮瓣至相应血管蒂附近，与血管走行方向切开表面皮肤至皮下组织，注意保护深面的颞浅血管或眶上及滑车上血管，再获取足够长度的血管蒂后通过皮下隧道转移至受区。

(四)注意事项

额部皮瓣的应用一般都是通过皮下隧道的方式进行转移，应注意对皮下隧道进行充分剥离，以免血管蒂部受压或扭曲影响皮瓣血供，对于局部张力较大的部位应切开皮肤后转移血管蒂。皮瓣分离平面十分重要，特别是颞浅血管蒂的分离，其浅层的皮肤与颞浅筋膜之间的连接十分致密，应避免损伤深部的血管。眶上和滑车上血管可于术前使用超声多普勒进行探查以确保皮瓣血供。扩张的额部皮瓣不仅将可利用的皮肤面积有效扩张，而且皮瓣的厚度也得到了明显改善，但在一期手术中应将扩张器埋置在额肌深面，以避免损伤局部解剖结构进而影响皮瓣的二期转移。

三、耳后皮瓣

(一)应用解剖

耳后皮瓣是以耳后动脉和颞浅动脉及其分支为解剖学基础而设计的位于耳后的皮瓣，耳后动脉、颞浅动脉顶支和颞浅动脉额支与眶上动脉的吻合支是目前常用的耳后皮瓣的几种血管蒂类型。

1. *耳后动静脉* 耳后动脉为颈外动脉分支，于乳突水平自枕动脉起点上方发出，偶尔发自枕动脉深部，其起始部位的外径为1.2mm，主干沿乳突前方贴耳郭根部行走约3cm后在乳突与耳软骨之间分为耳支和枕支。耳支于耳后肌深面向上走行，并分出若干横行的细小分支供应耳郭背面及耳后区，在耳郭上方与颞浅动脉及其顶支发出的分支吻合，于是在颞浅动脉顶支与耳后动脉之间形成一个底在下方的三角形血管吻合区。枕支为耳后动脉的终末支，分出后在胸锁乳突肌止点表面上行并与颞浅动脉和枕动脉分支吻合，分布于耳郭后上方皮肤。耳后静脉通常与耳后动脉伴行，偶尔呈网状分布而不形成大的静脉血管，为耳后动脉分布区域的引流静脉，与颞浅静脉顶支和枕静脉属支交通，在耳郭后方注入颈外静脉。

2. *枕小神经* 枕小神经是来自颈丛的感觉神经分支，自胸锁乳突肌后缘中点处发出后上行，在耳后区与耳后动脉伴行，为耳后和枕部部分头皮提供感觉功能。

3. *耳后动脉及侧支吻合* ①与颞浅动脉顶支的吻合：吻合区位于耳郭上方的颞浅筋膜内，吻合方式为阶梯状粗大吻合或网状细小吻合，吻合支的外径在0.3～1.0mm，一般可见2～4个明显分支，吻合区的上下界分别距耳郭上极2.0～4.2cm和4.9～9.0cm，宽度约3cm。②与颞浅动脉额支及眶上动脉的吻合：耳后动脉与颞浅动脉额支之间一般不存在直接的吻合，而是通过其顶支及主干与额支形成交通，再通过额支与眶上动脉之间形成进一步吻合。

(二)适应证

耳后动静脉为蒂的耳后皮瓣可修复耳屏前区、面颊部和耳郭下半部的缺损；以颞浅血管为蒂的耳后皮瓣可修复眶上、眼窝、颊部和鼻旁的缺损；以眶上血管为蒂的耳后皮瓣可以修复鼻翼、鼻小柱缺损和鼻再造。耳后皮瓣偶尔也可以游离移植修复面部器官缺损。

(三)手术方法

1. *耳后动静脉为蒂的耳后皮瓣* ①皮瓣设计：皮瓣的轴心为耳后皱襞，形状和面积则根据受区缺损情况而定，最大可包括耳郭背面及乳头区皮肤。②皮瓣切取：按设计线切开皮肤，乳突区到浅筋膜层，耳郭区则应至软骨膜。皮瓣的分离应从两侧向中间剥离，到达耳后皱襞附近时应于耳后肌深面由远端向近端分离，因蒂部的耳后血管位置较深，分离时应注意保护。供区创面植皮闭合。

2. *颞浅动静脉为蒂的耳后皮瓣* ①皮瓣设计：皮瓣的轴心为耳后皱襞，形状和面积则根据受区缺损情况而定，最大可包括耳郭背面及乳头区皮肤。皮瓣所需血管蒂的长度也决定皮瓣的设计，若所需血管蒂长度较短，可利用位于下方的吻合支，若血管蒂长度过长，则需要利用耳后动脉与顶支主干的终末支吻合血管。②皮瓣切取：该皮瓣的切取方法与耳后动静脉蒂耳后皮瓣基本相同。一般先将皮瓣分离到耳郭上方发际缘后，沿颞浅动脉及其顶支的走行切开皮肤并显露血管吻合区的颞浅筋膜，根据血管吻合支的分布切取一个底边与耳后皮瓣相连的三角形颞筋膜瓣，并包含顶支及其向后方发出的分支。最后沿颞浅血管束向下分离达到所需要的血管蒂长度后转移皮瓣，供区植皮。

3. *眶上动静脉为蒂的耳后皮瓣* ①皮瓣设计：该皮瓣的设计主要是为了修复鼻唇部位的缺损，所利用的血管蒂为颞浅动脉额支与眶上动脉以及顶支与耳后动脉之间的吻合。分离血管蒂时需要在颞部增加一个底部向前倾斜的“T”形切口。其余设计与之前基本相同。②皮瓣切取：耳后皮瓣的分离层次应深达骨膜或软骨膜层，在皮瓣下缘结扎耳后动脉近端，但在上方应仅切开浅筋膜并保留深部的颞浅筋膜。沿“T”形切口切开颞部皮肤至皮下，分离并显露颞浅动脉主干、顶支、额支和与耳后动脉的交通支以及额支和眶上动脉的交通支，结扎颞浅血管主干，与颞浅筋膜深面分离血管蒂至眶上血管束，皮瓣蒂部应保留较宽的筋膜蒂。供区植皮闭合。

(四)注意事项

皮瓣在切取过程中应熟悉血管的解剖，耳后动脉在耳后皱襞处沿耳后肌深面走行，因此，以该血管为蒂设计耳后皮瓣时切取的深度应足够，以免损伤血管主干。耳后动脉与颞浅动脉顶支之间的吻合形成了一个底位于下方的三角形筋膜血管区，以颞浅血管为蒂设计耳后皮瓣时应保留该三角形区域，在分离血管蒂的过程中需要携带该三角形颞筋膜瓣。眶上血管蒂的耳后皮瓣因血管蒂较长，且吻合比较复杂，血管蒂切取时应携带足够宽度的颞筋膜组织以确保皮瓣的血供。

四、锁骨上皮瓣

(一)应用解剖

锁骨上皮瓣由起自颈浅动脉的锁骨上动脉供血，该皮瓣的范围涉及颈部、肩部及上臂，因蒂部位于锁骨上区而命名，实为一种筋膜皮瓣。锁骨上动脉起自颈浅动脉，偶尔发自肩胛上动脉，一般自肩胛舌骨肌的下方或后外侧发出，起始处的外径为1.0～1.5mm，在锁骨内中1/3段浅出至深筋膜并向外侧的肩锁关节走行，沿途发出数条小分支至三角肌上方的筋膜及皮肤。锁骨上动脉与旋肱后动脉在三角肌后缘发出的肌间隙筋膜皮支及三角肌肌皮穿支有丰富的吻合。与锁骨上动脉伴行的有1根较为恒定的静脉。

(二)适应证

锁骨上皮瓣主要用于颈部创面的修复，尤其是颈部瘢痕挛缩的治疗及其他继发的创面和皮肤软组织缺损。

(三)手术方法

1. *皮瓣设计* 皮瓣整体应位于颈肩部后外侧面，旋转轴心点位于锁骨中点上方1～2cm，一般在锁骨上窝外侧，旋转轴线向外延伸可跨过肩峰到达三角肌后外侧面。皮瓣的形状及面积根据受区皮肤软组织缺损情况而定，皮瓣可切取的面积为(4～10)cm×(20～30)cm。一般皮瓣在蒂部设计为三角形，而在远端为较宽的底部，以便于供区创面的闭合，宽度在6cm以内的供区一般都能直接闭合。

2. *皮瓣的切取* 沿术前设计线切开外侧皮肤至深筋膜深面并在该平面自远端外侧切开，遇到胸肩峰动脉分支时予以结扎。皮瓣颈部的切取应连同颈阔肌和深层的深筋膜一起进行。在锁骨上窝附近仔细剥离并找到肩胛舌骨肌，进而于该肌肉后方或下外侧辨认锁骨上动脉。找到锁骨上动脉后即可切开皮瓣内侧并掀起皮瓣。

（四）注意事项

在进行供区手术的时候应注意保护颈部的血管及其重要分支，尤其是颈横动脉及颈浅动脉，因为颈浅动脉来自颈横动脉，而锁骨上动脉又来自颈浅动脉，一旦损伤这些血管则会破坏皮瓣的血供。皮瓣分离的过程中应注意保护筋膜血管网，皮瓣的设计不可过长，如果实在需要较长皮瓣时可先行皮瓣延迟术。以锁骨上动静脉为蒂的岛状皮瓣在转移的过程中不会形成猫耳，应用也比较灵活，但首先应保证皮瓣的血供，只有在有充分把握和娴熟技术的情况下才能使用。

五、胸三角皮瓣及锁骨下皮瓣

（一）胸三角皮瓣

1. *应用解剖*　胸三角皮瓣是最早应用的轴型皮瓣之一，由胸廓内动脉供血的胸前皮瓣与胸肩峰动脉供血三角肌皮瓣组合而成，其范围包括锁骨下胸肌区和三角肌前外侧面的皮肤，因切取的过程中需要携带深筋膜，实际上也是一种筋膜皮瓣。

(1)胸廓内动脉分支：胸廓内动脉第1～4穿支是胸三角皮瓣的主要血供来源，这些分支一般位于相应肋间隙的胸骨外侧，但有些分支可能缺如。第2～3肋间穿支出现的频率最高，其外径一般在0.8～1.3mm。胸廓内动脉分支发出后在胸骨外侧约1cm处穿出肋间隙，并穿出胸大肌至深筋膜和皮下组织向外平行皮肤走行，皮下长度可达10～12cm。这些穿支相互之间以及与周围相邻皮动脉之间有十分丰富的吻合，向外侧则进一步与胸肩峰动脉的肌间隙筋膜皮支吻合。

(2)胸肩峰动脉分支：胸肩峰动脉起自腋动脉第2段，实为粗短的动脉干，穿过胸锁筋膜后其沿途分出胸肌支、锁骨支、肩峰支和三角肌支。一般主要是肩峰支和三角肌支发出的肌间隙筋膜皮支为皮瓣提供血供，它们自胸三角肌间隙浅出后平均外径为0.8mm。

(3)静脉回流：胸廓内动脉的每个穿支都有1～2条伴行静脉引流。胸肩峰静脉则负责胸肩峰动脉分支的血液回流，该静脉与动脉并不完全伴行，与皮瓣相关的肩峰支和三角肌支伴行静脉多为1支，外径分别达1.8mm和1.9mm。

(4)神经支配：胸三角皮瓣所在区域皮肤的感觉由锁骨上神经外侧支支配，该区域的神经分支十分细小，没有太大利用价值。

2. *适应证*　以胸廓内动脉穿支为蒂的内侧蒂胸三角皮瓣可修复乳突平面以下的面部、下颌及颈部的皮肤软组织缺损；若以外侧胸肩峰动脉分支为蒂则可修复肩关节和上臂上段的皮肤软组织缺损。

3. *手术方法*

(1)皮瓣设计：以胸骨旁第2肋间至肩峰之间的连线为轴线设计皮瓣，其轴心点可以为第2肋间胸骨旁1cm处和胸肌三角肌间沟。其上界可达锁骨，向下可至第5肋间，外侧至肩峰，内侧不超过前正中线。皮瓣的形状及面积根据缺损部位的具体情况而定。

(2)皮瓣的切取：①内侧蒂胸三角皮瓣。于皮瓣远端的肩峰附近切开皮肤至深筋膜深面，自三角肌和胸肌肌膜表面向内侧分离，结扎皮瓣远端的胸肩峰动脉分支，到达胸骨旁1cm附近后在第2肋间周到胸廓内动脉穿支。然后切开皮瓣内侧皮肤至胸骨骨膜并向外仔细分离至血管蒂处。若要获得更长的血管蒂还可向第2肋间隙深部进一步解剖以获得足够长的血管蒂。②外侧蒂胸三角皮瓣。切开皮瓣内外侧皮肤，从两侧向胸肌三角肌间沟处分离，找到肌间隙筋膜皮支后切开肌间隙，保护穿支血管及头静脉，沿肌间隙穿支追踪到胸肩峰动脉，若结扎其肌肉分支还可获得更长的血管蒂。

4. *注意事项*　胸三角皮瓣的2种不同形式都是在原有轴形皮瓣的基础上在远端增加了一个随意型皮瓣，因此远端的血供并不是十分充分，如果皮瓣面积较大或超出其正常范围时，可先行皮瓣延迟术。胸三角皮瓣的供区活动范围较大，皮瓣转移后应限制供区的活动，尤其是颈部，否则容易因张力过大、蒂部受牵拉、扭曲或挤压而影响皮瓣血供。

（二）锁骨下皮瓣

1. *应用解剖*　锁骨下皮瓣，也称锁骨前胸皮瓣和颈横动脉颈段皮支皮瓣，其蒂部位于锁骨上区，斜向内下，皮瓣的血供来源为颈横动脉颈段皮支。

(1)颈横动脉颈段皮支：颈横动脉起自甲状颈干，向外行走于胸锁乳突肌、肩胛舌骨肌深面，于锁骨上2.0cm处进入颈后三角底部，从胸锁乳突肌和肩胛舌骨肌交点直接发出皮肤动脉，行走于颈后三角的脂肪组织内，约于锁骨中点上1.8cm处进入锁骨上区皮下，并向下发出2条主要分支，主要营养锁骨上、下区及前胸部的皮肤。这些分支与胸肩峰皮动脉及胸廓内动脉穿支有丰富的吻合。颈横动脉皮支起点外径 1.1mm,其体表投影为胸锁关节旁 6.0cm,锁骨上 2.0cm。进入皮瓣的投影点为胸锁关节旁 7.7cm,锁骨上 1.8cm。

(2)静脉回流:颈横动脉的伴行静脉、颈前静脉和颈外静脉等都可作为皮瓣的回流静脉,但颈前静脉和颈外静脉比较恒定,口径相对较粗,一般作为主要回流静脉。

(3)神经支配:皮瓣的感觉由颈横神经和锁骨上神经的分支支配。

2. 适应证 因锁骨下区皮肤与面颈部皮肤十分接近,锁骨下皮瓣是面颈部和对侧胸部缺损的理想供区,适用于面颈部及颈胸或颏胸瘢痕粘连且一侧颈部皮肤正常的患者。

3. 手术方法

(1)皮瓣的设计:皮瓣旋转点位于胸锁乳突肌后缘及锁骨中点上方 1.8cm 的颈横动脉皮支穿出点,并向外下方延展。皮瓣上界可达锁骨稍上方,下界可至第 4、5 肋水平,内侧界为胸骨正中线,外侧界达肩峰并沿腋前线向下,后界为斜方肌前缘。皮瓣最大面积可达 20cm×18cm。

(2)皮瓣的切取:首先切开皮瓣的上、下及内侧缘至深筋膜层,在深筋膜深面从下方向上掀起皮瓣,分离过程中遇到胸廓内动脉穿支及胸肩峰动脉皮支时应将其结扎。至锁骨水平后应行钝性分离并辨认出颈横动脉颈段皮支,在胸锁乳突肌下缘常有一些小的肌皮分支,如果影响皮瓣旋转时可以靠近肌肉表面将其结扎。皮瓣蒂部的分离要十分小心,当皮瓣可无张力转移至供区即可,不可过分剥离以免误伤血管。皮瓣可旋转 90°～180°,供区一般需要植皮修复。

4. 注意事项 不可因为检视血管而过分剥离皮瓣蒂部,以免误伤供血动脉。颈横动脉皮支伴行的静脉较细小,为了保证皮瓣的静脉回流,应尽量多保留颈部的静脉血管。皮瓣的供血动脉与胸肩峰动脉皮支以及胸廓内动脉穿支之间有丰富吻合,在分离过程中遇到这些血管应予以结扎,并充分止血,以防止术后继发出血。

(孙家明)

六、臂三角皮瓣及三角肌皮瓣

臂三角皮瓣位于上臂后外侧三角肌表面,是一块薄型游离皮瓣。皮瓣设计及切取方便,皮瓣的血管直径适宜吻合,并有感觉神经进入皮瓣。移植皮瓣的面积较小时,供区可一期缝合闭合。如果面积较大,则需游离植皮修复,但其瘢痕及色素沉着区域易于暴露,有碍美观。

(一)应用解剖

臂三角皮瓣位于三角肌表面,是轴型皮瓣,由旋肱后动脉及其伴行静脉滋养,臂外侧皮神经随血管进入皮瓣。

旋肱后动脉和伴行静脉与臂丛神经一起经过肱骨后方,穿过四边孔行进在三角肌深面,并供养三角肌。神经的肌支支配三角肌、小圆肌等。神经皮支与旋肱后动、静脉皮支一起,在三角肌后缘中、下 1/3 区域,穿出三角肌、三头肌间沟,返转向前,进入三角肌表面的深筋膜层内,分布于三角肌表面和上臂后外侧的皮肤及皮下组织(图 6-45)。

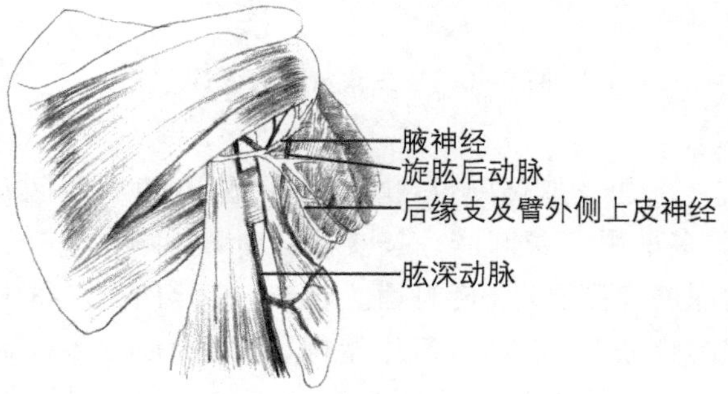

图 6-45 臂三角皮瓣的解剖

(二)适应证

1. 三角肌皮瓣可局部转移修复肩、背部有骨或深部血管、神经外露的创面,也可应用单纯的三角肌转移覆盖肩、背部创面,并在肌肉表面游离植皮。一般较少考虑选用游离三角肌皮瓣移植。

2. 臂三角皮瓣适用于小范围皮肤缺损的修复。该皮瓣是手掌、手背皮肤缺损修复的良好选择,也可用作足背、足底皮肤缺损的修复。

3. 如果要切取较大的臂三角皮瓣移植时,若宽度超过 8cm,可应用组织扩张器先埋在皮瓣下做预扩张,使供区提供较多的移植组织。在切取皮瓣后,供区创面可缝合。

(三)手术方法与步骤

1. 在肱骨内上髁与肩峰间画一连线,该连线与三角肌、三头肌间沟的交叉点为点 a,点 a 邻近于旋肱后动、静脉皮支及神经进入皮瓣的部位,即皮瓣的蒂部。为准确划定点 a 的部位,可借助于多普勒超声仪在三角肌、三头肌间沟中探测。以肩峰顶点为点 b。ab 连线为臂三角皮瓣的纵轴。皮瓣设计在纵轴的两侧(图 6-46)。

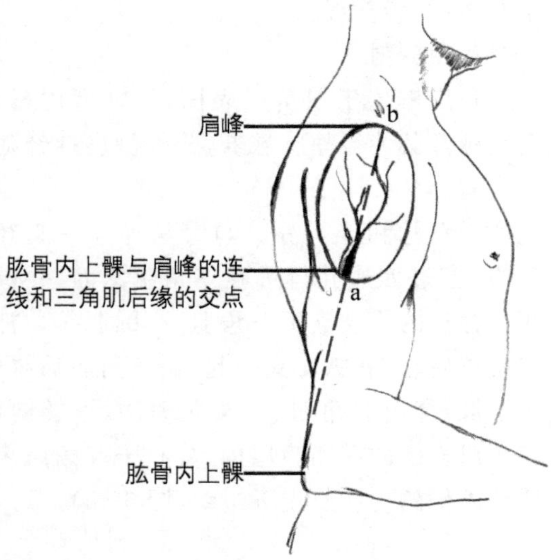

图 6-46　臂三角皮瓣的设计

2. 患者取仰卧位，供区肩部垫高，使肩后区暴露，多采用全身麻醉。按皮瓣设计线切开皮肤，直达深筋膜深层、肌膜表面。在点 a 区留有 2～3cm 宽的皮肤暂不切开，留作蒂部，以保护皮瓣蒂部血管。在深筋膜深层解剖分离，由皮瓣远端向蒂部掀起皮瓣。边分离皮瓣，边在皮瓣深筋膜表面观察旋肱后动脉的部位。从三角肌、三头肌间沟处向前提起三角肌的后边缘，可见肌肉下方的血管、神经分布。为分离切取较长的血管蒂，可切断、结扎旋肱后动脉到肌肉上的分支，但勿伤及腋神经到三角肌的肌支。待血管神经蒂有足够长度，并在受区准备完成后，切断皮瓣的皮肤蒂及血管神经蒂，供游离移植。

3. 切取的皮瓣宽度在 5～6cm 时，供区可以一期拉拢缝合；超过 7～8cm 宽度时，供区常需用游离植皮修复。为防止供区于身体易暴露区域留下丑陋瘢痕，在供区修复时可采用整形美容外科无创伤技术，使皮下组织密切对合。供区如用游离植皮修复时，瘢痕可暴露于体表。

七、上臂外侧皮瓣

上臂外侧皮瓣(lateral upper arm skin flap)位于上臂外侧。皮瓣血供主要来自桡侧副动脉，属知名血管，具有血管蒂长、走行恒定、口径粗、易于解剖等优点。血管口径粗，可作为游离皮瓣修复远处创面；也可形成顺行或逆行转移修复肩及肘部创面。带有恒定皮神经，属于良好的感觉皮瓣。

(一)应用解剖

上臂外侧皮瓣的主要供血动脉为肱深动脉及其终末支桡侧副动脉和桡侧副动脉后支。肱深动脉大都直接起源于肱动脉，同桡神经伴行，进入桡神经沟内，通常在桡神经的后外或后内方下行，于三角肌止点处分为中副动脉和桡侧副动脉。桡侧副动脉在三角肌止点下 4cm 处又分为前支和后支。前支在肱肌与肱桡肌间隙内随桡神经下行，位置较深，向前进入前臂部，对皮瓣的血供构成关系不大；后支从桡侧副动脉分出后，沿臂外侧肌间隔后方，在肱桡肌和肱三头肌之间下行，位置逐渐浅出，其终末支进入肱桡肌和桡侧腕长伸肌，在走行中发出 1～6 个皮支，分布于上臂外侧皮肤。桡侧副动脉的肌支有 6～19 支，皮瓣游离移植时肌支都要一一结扎。真正构成上臂外侧皮瓣血供的血管蒂为桡侧副动脉及其后支，其起始端外径为 1.1mm，平均长度为 6.1cm。

上臂外侧皮瓣的静脉分浅、深两组。浅静脉是头静脉，位于浅筋膜深面，沿肱二头肌外侧沟上行，进入三角肌、胸大肌沟内，沿途有皮下静脉注入，在三角肌止点处其外径为 3.1mm。深静脉为肱深静脉及桡侧副静脉，与同名动脉伴行，在三角肌止点处其外径为 1.9mm，稍粗于伴行的动脉。皮瓣游离移植时，浅、深 2 组静脉可依据受区的条件和需要，分别或同时与受区的静脉吻合，以确保静脉血回流通畅。

皮瓣的感觉神经主要是臂外侧皮下神经，在三角肌止点下 2.6cm 处穿出臂外侧肌间隔，分布于臂外侧下部皮肤。皮瓣移植时只要吻接臂外侧皮神经即可。

(二)适应证

1. *游离移植*　该皮瓣血管解剖位置恒定，极少变异。动脉起始端口径平均为 1.1mm，伴行静脉更粗，有利于血管吻合，可游离移植修复四肢软组织缺损。皮瓣内携带有较粗的臂外侧皮神经，可用于手、足部的感觉功能重建。

2. *岛状转移*　桡侧副动脉与肱深动脉相连。如果血管蒂位于近端顺行转移时，皮瓣可以向上修复肩部及上臂创面；如果血管蒂向远端逆行转移时，可修复肘部或前臂上部的创面。

(三)手术方法与步骤

1. *皮瓣设计*　三角肌止点与肱骨外上髁的连线为臂外侧肌间隔和桡侧副动脉后支的体表投影。以该连线作为皮瓣设计纵轴，皮瓣的上界可达三角肌止点上方 5cm，下界可达肘部或肘下 5cm，前后界宽度在 5cm 之内，供瓣区可直接拉拢缝合，以不超过上臂前后正中线为合适(图 6-47)。为确保手术成功，术前可用多普勒超声血流仪探测桡侧副动脉的确切走行位置。

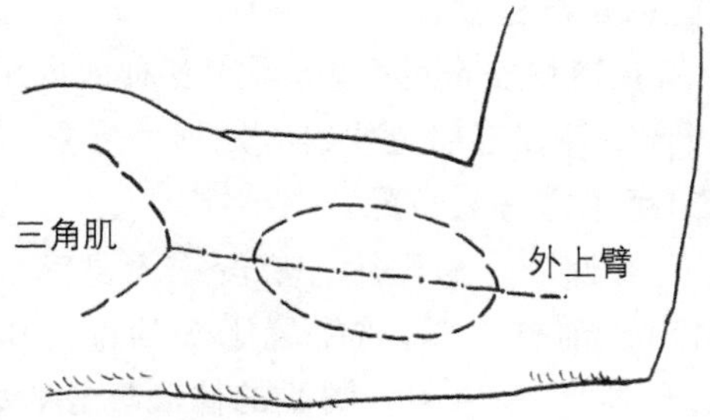

图 6-47　上臂外侧皮瓣的设计

2. *皮瓣切取*　沿设计线先做皮瓣后侧或远端切口，在深筋膜下向前分离至上臂外侧肌间隔，再做内侧切口，同样在深筋膜下向前分离至外侧肌间隔。循皮支血管向肌间隔深面解剖，仔细寻找位于肌间隔深面的桡侧副动脉后支，最后根据皮瓣转移形式决定蒂部位置及长度等。据丙永军报道，切取皮瓣时不必将头静脉包含在内，伴行静脉已足够维持皮瓣动、静脉循环的平衡。当需要同时修复神经缺损时，可将臂后侧皮神经及前臂后侧皮神经包含在皮瓣内，以提高皮瓣应用的质量。供区创面行中厚植皮。

八、上臂内侧皮瓣

上臂内侧皮瓣(medial upper arm skin flap)属于多源性供血皮瓣。

(一)应用解剖(图 6-48)

根据李吉(1993)的统计资料表明，上臂内侧皮瓣的主要皮动脉有下列 6 支：①尺侧上副动脉是臂内侧皮瓣的主要血管蒂；②臂内侧皮动脉；③肱深动脉皮支；④肱浅动脉；⑤腋动脉皮支；⑥尺侧下副动脉。

根据上臂内侧皮瓣各皮支的解剖特点，以选用尺侧上副动脉为佳，因该皮支动脉蒂长、位置恒定、解剖便利、口径较粗、血供范围大。如果尺侧上副动脉缺如或不发出皮支，则其他皮动脉就会变得粗大，其他粗大的皮动脉亦可作为血管蒂。术中根据解剖所见可灵活掌握。

上臂内侧皮瓣各供血动脉均有伴行静脉，分别注入相应的静脉主干。除伴行静脉之外，上臂内侧

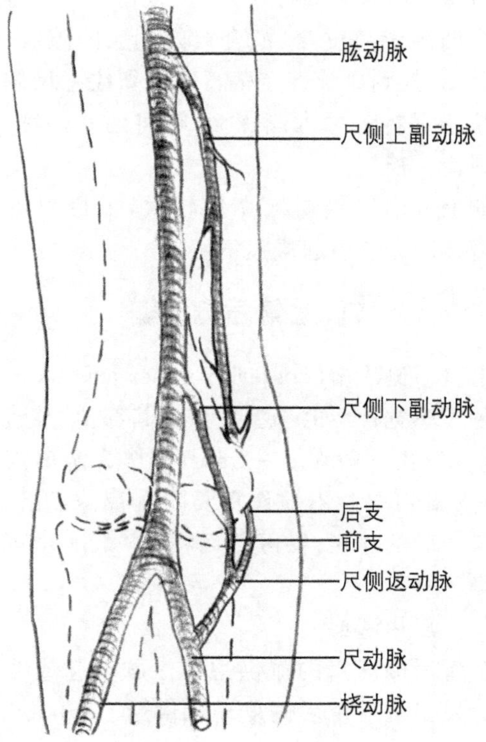

图 6-48　上臂内侧皮瓣血管解剖

皮瓣的主要浅静脉是贵要静脉及其属支，它们口径粗，收集范围广。该皮瓣大部分静脉血通过贵要静脉回流。手术中以贵要静脉作为皮瓣的静脉蒂比较合适，血管易于吻合，成功率高。

(二)适应证

1. *带蒂转移*　以尺侧上副动脉为血管蒂的上臂内侧皮瓣，可修复上臂上部和腋部创面；以尺侧下副动脉为蒂的逆行皮瓣，可用于修复肘部及前臂近端创面。

2. *游离移植*　因该皮瓣皮下脂肪少，富有弹性，色泽好，部位也较隐蔽，是修复颌面部软组织缺损的理想供区。

(三)手术方法与步骤

1. *皮瓣设计*　在上臂内侧以肱二、三头肌肌间沟为纵轴设计皮瓣，皮瓣形状不受限制。由于该皮瓣血供丰富，吻合支较多，皮瓣的切取面积有很大的可塑性。一般上界为腋窝皱襞边缘，下界为内外髁的连线，前界为上臂的前正中线，后界为上臂的后正中线。皮瓣最大可切取 8.0cm×20.0cm，必要时可向下及向外扩展至臂外侧。

2. *皮瓣切取*　在皮瓣近端正中沿肱二头肌肌间隙做一长约 5cm 的纵切口，依次切开皮肤和深筋膜，在肱二头肌肌间隙内找到肱动、静脉。然后在

皮瓣后缘或前缘做纵行切开至深筋膜，在肌膜和深筋膜之间隙游离皮瓣，汇合至内侧肌间隙后，切开皮瓣远端，找到血管神经蒂。但必须注意尺侧上副动脉位于尺神经的内侧深面，需将两者仔细分离，切勿损伤尺神经。

如上臂内侧供瓣区切取较大，采用植皮法修复。直接缝合易引起瘢痕增生。

九、上臂后侧皮瓣

上臂后侧皮瓣(posterior upper arm skin flap)是一种带感觉神经的小型皮瓣。其部位隐蔽，血管蒂恒定，口径一般在1～2mm，可作为游离皮瓣的供区；皮瓣切取时不损伤重要的血管神经组织，也不影响上肢的功能；供区创面在5～6cm均可直接缝合。

(一)应用解剖

上臂后侧皮瓣的血供主要由肱动脉或肱深动脉直接发出的上臂后侧皮动脉供给。Salmon曾详细记述过这一起源于肱动脉的大皮支，并根据该皮支的起源、走行等解剖特点，称之为三头肌内侧头动脉。由于该动脉与上臂后侧皮神经伴行，故称之为上臂后侧皮动脉。

上臂后侧皮动脉起源于肱动脉内侧，自背阔肌肌腱与肱三头肌长头交角外侧2cm处越过肱三头肌长头之间，经纤维束带下方穿越肱腱膜(图6-49)。

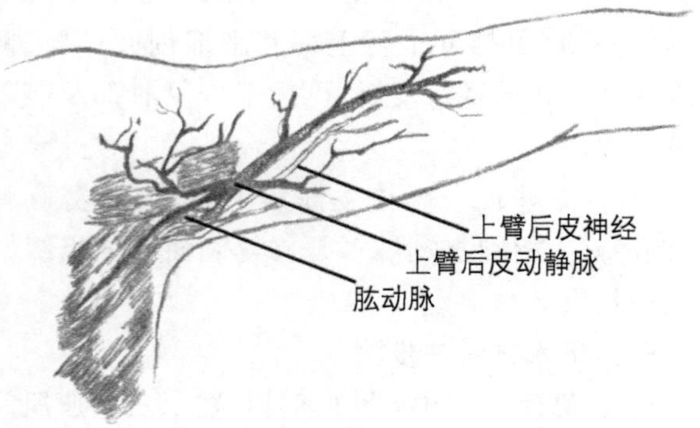

图6-49 上臂后侧皮瓣血管解剖

上臂后侧皮动脉沿途发出分支营养上臂后区皮肤，其皮肤供血区域有较大差异。经显微解剖和灌注标本显示，皮瓣面积可达13cm×7cm。

上臂后侧皮动脉一般有1～2根静脉伴行。

该皮瓣感觉由上臂后侧皮神经支配该皮神经与血管蒂伴行。它是桡神经发出的第1中间感觉支。

(二)适应证

1. 上臂后侧皮瓣具有质地优良、色泽与面部一致等特点，特别适用于面部创面的修复。该皮瓣还具有一定的感觉功能，也适用于手部创面的修复和感觉功能的重新建立。

2. 岛状转移安全可靠，可用于各种原因引起的腋窝、侧胸壁等邻近部位软组织缺损的修复。

(三)手术方法与步骤

1. *皮瓣设计* 做硬膜外麻醉或全身麻醉。患者取仰卧位，前臂上举，将手置于头顶部。用亚甲蓝先标记出肱三头肌和背阔肌的体表标志，然后在背阔肌与肱三头肌交角处与鹰嘴之间画一连线。该连线的上1/2为上臂后侧皮动脉的体表投影。动脉的皮肤线出点位子背阔肌与肱三头肌交角外2cm处。皮动脉的体表投影线为皮瓣设计的纵轴线(图6-50)。根据受区面积的需要设计相应大小的皮瓣。如为岛状转移，应充分考虑蒂的长度，以免蒂部张力过高而影响皮瓣血供。

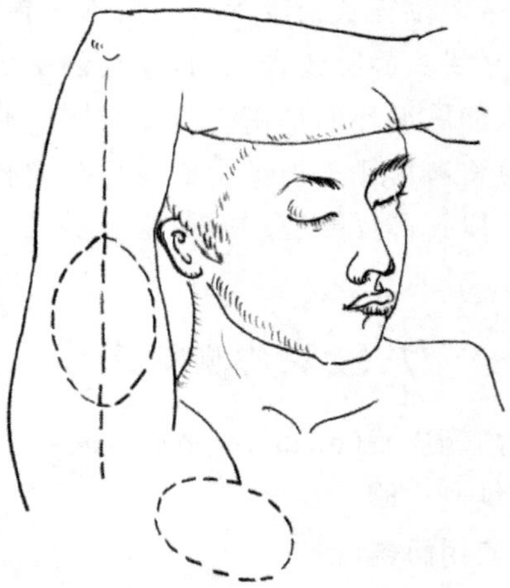

图6-50 上臂后侧皮瓣的设计

2. *皮瓣切取* 根据血管蒂的解剖位置，切取皮瓣应从内外两侧或远端逆行方向进行。切开皮瓣设计缘后至肌膜表面，在此解剖层由远端向近端掀起皮瓣，至近端1/3～1/2处可见上臂后侧皮动脉和伴行静脉。保护好深面的血管神经蒂，确认血管神经蒂在皮瓣内后再切开皮瓣近端，然后游离血管蒂至三头肌与背阔肌交界处的血管起始部。

该皮瓣一般有1～2条伴行静脉，仅做伴行静脉的吻合就能满足静脉血回流的要求，故无须再吻合浅静脉。上臂后侧皮神经是该皮瓣的感觉神经，一般性创面的修复不需要考虑吻接神经，但对于特殊部位如手掌、虎口、足跟等要求重建感觉时，最好能选择受区合适的感觉神经与上臂后侧皮神经吻合。对供区创面的处理，皮瓣宽度＜6cm 时，可直接拉拢缝合。直接缝合有困难时，可做中厚或全厚植皮。

十、前臂桡侧皮瓣

通常所称的前臂皮瓣是指以桡动、静脉为蒂的前臂桡侧皮瓣（radial forearm skin flap）。桡动脉主干血管发出众多分支形成丰富的血管网和吻合支营养整个前臂皮肤，是前臂皮瓣的解剖学基础。该皮瓣具有血管口径粗、位置浅表、解剖变异少、手术操作简便、皮瓣质地和色泽好、皮下脂肪少及厚薄均匀易塑形等诸多优点，曾在临床广泛应用。但是前臂会遗留明显的瘢痕而影响美观。其最大的缺点是，皮瓣切取后使前臂牺牲 1 条主要血管，损失较大。最好术前进行 Allen 试验，以评估尺动脉与桡动脉的血管吻合情况。方法步骤：①术者用双手同时按压桡动脉和尺动脉；②嘱患者反复用力握拳和张开手指 5～7 次至手掌变白；③松开对尺动脉的压迫，继续保持压迫桡动脉，观察手掌颜色变化。若手掌颜色 10s 内迅速变红或恢复正常，表明尺动脉和桡动脉间存在良好的侧支循环，即 Allen 试验阴性，若 10s 手掌颜色仍为苍白，Allen 试验阳性。这表明手掌侧支循环不良，不应选择桡动脉进行供血动脉治疗。

现在越来越多的学者认为在选择使用该皮瓣时应慎重，必须严格掌握手术适应证，并主张皮瓣切取后尽可能移植静脉将桡动脉重新修复。

（一）应用解剖

前臂桡侧皮瓣的血供主要来自桡动脉，有 2 条恒定的伴行静脉。桡动脉自肘窝处从肱动脉分出后，沿肱桡肌深面向下走行，其内侧上 1/3 为旋前圆肌，下 2/3 为桡侧腕屈肌。动脉后方自上而下依次为旋后肌、指浅屈肌、拇长屈肌及旋前方肌。桡动脉上 2/3 被肱桡肌掩盖，平均长度约 11.7cm，下 1/3 段位置浅表，直接位于皮下，仅被浅、深筋膜覆盖，平均长度约 10cm（图 6-51）。

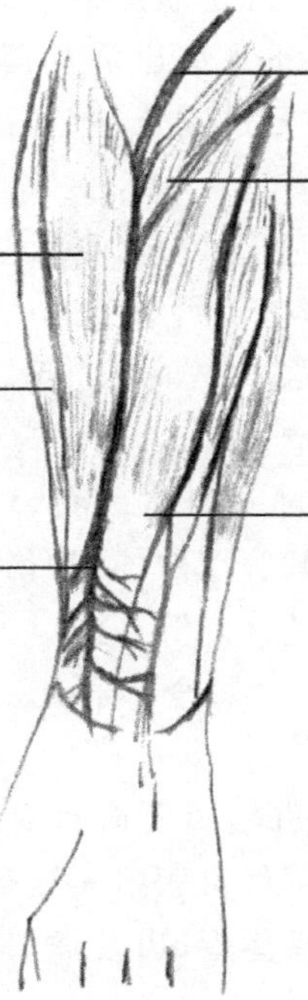

图 6-51　前臂桡侧皮瓣的解剖

桡动脉皮瓣的远、近两端均可做受区动脉吻接之用。桡动脉主干，除了近端发出的桡侧返动脉和远端掌浅支两大分支之外，构成皮瓣血供的主要是在前臂行程中从两侧发出的许多皮支和肌支。这些皮支在前臂皮下组织内形成丰富的血管网，并且与尺动脉皮支、骨间动脉皮支、肱动脉下端皮支等也有广泛的吻合，使皮瓣的切取范围远远超过了桡动脉皮支所供应的范围，皮瓣最大面积可达35cm×15cm。

前臂皮瓣的回流静脉可选用头静脉或与桡动脉伴行的桡静脉（图 6-52）。头静脉是前臂皮瓣主要回流的浅静脉，起自手背桡侧，沿前臂桡侧上行，与桡侧皮神经伴行，在肘窝处通过肘正中静脉与贵要静脉相交通。前臂皮瓣游离移植时，多以头静脉作为回流的主干。桡动脉伴行的 2 条桡静脉，皮瓣移植时单纯吻合桡静脉，皮瓣也能存活。

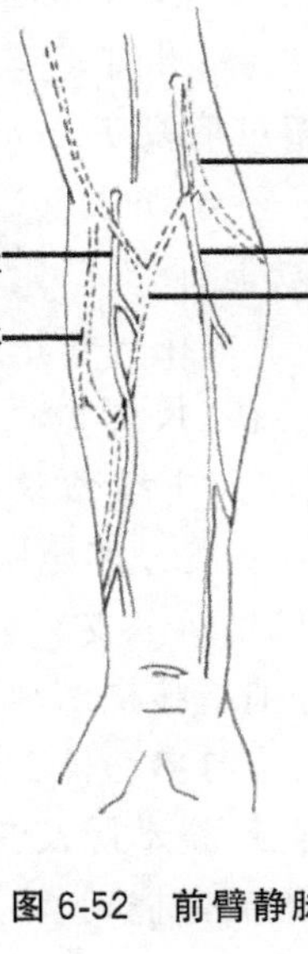

图 6-52　前臂静脉

前臂外侧皮神经是肌皮神经的一个终末支，在肘窝肱二头肌腱外侧穿出深筋膜，位于头静脉深面，可作为感觉皮瓣的吻合神经。

（二）适应证

前臂皮瓣的血管恒定、蒂长、口径粗、易于吻合，是临床游离移植使用最多的皮瓣之一。由于皮肤色泽好，质地柔软，较适合于面颈部软组织缺损的修复及器官再造。

1. *口腔颌面部软组织缺损的修复* 包括颌面部肿瘤切除术后软组织缺损、外伤瘢痕遗留畸形及口底软组织缺损的修复等。

2. *器官再造* 如全鼻再造、阴茎再造、舌再造、眼窝再造等。

3. *手部创伤引起的大面积皮肤软组织缺损的修复* 可用于手部严重瘢痕挛缩畸形，切瘢痕畸形矫正后深部组织裸露者，以及虎口挛缩矫正后的创面修复。

4. *拇指再造* 该皮瓣切取后要牺牲桡动脉主干，对手部血供有一定影响，而且术后供瓣区留下明显的瘢痕，影响美观，尤其对年轻女性，选择时应慎重。特别要强调的是，不能轻易切取前臂皮瓣去修复下肢等次要部位的皮肤软组织缺损。

（三）手术方法与步骤

1. *皮瓣设计* 在肘窝中点与腕部桡动脉搏动点做一连线，该连线为桡动脉的体表投影，也是皮瓣设计的纵轴线。由于桡动脉在显露部的分支明显多于掩盖部，因此前臂皮瓣游离移植时，应以桡动脉下段为纵轴。修复手部创面行逆行岛状转移时，皮瓣的旋转轴应位于桡动脉搏动处，皮瓣常设计在掩盖部。前臂皮瓣切取范围根据形态学资料，可以包括整个前臂皮瓣，并可延至肘上。但在实际应用时，上界应不超过肘窝下 2cm，同时保留贵要静脉及其表面皮肤，不予切取，以利于手部的静脉回流及保证前臂的功能（图 6-53）。

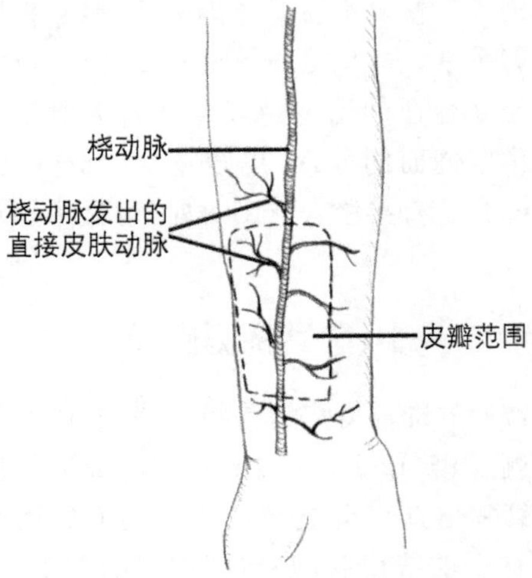

图 6-53 前臂桡侧皮瓣设计

2. *皮瓣切取* 手术在气囊止血带下进行。根据设计线，在皮瓣的桡、尺侧做适当的纵形切口。循深筋膜与肌膜之间向中线做锐性分离。尺侧分离至桡侧腕屈肌腱，桡侧分离至肱桡肌腱，注意勿损伤自桡动脉发出的细小分支。必须从桡动、静脉的深面掀起皮瓣，仔细结扎桡动脉发出的肌支。皮瓣切取有 2 种方式：①游离移植。切断皮瓣远端的前臂正中静脉、头静脉、桡动脉及其伴行静脉，分别一一结扎。此时已形成带桡动、静脉和头静脉蒂的前臂皮瓣。放松止血带后，观察皮瓣血液循环，确定皮瓣血供良好无误时，再切断血管蒂，确切结扎供区血管。②逆行岛状转移。前臂皮瓣在桡动、静脉近端切断之前必须用血管阻断夹阻断血供，观察手与前臂逆行皮瓣的血供情况无异常时即可将桡动、静脉血管束近端切断并妥善结扎。皮瓣就可以通过皮下隧道行至受区进行修复。如果皮瓣体积过大，通过隧道有困难时，可以直接切开皮肤，并做适当分离以减少蒂部张力，供瓣区取中厚皮修复。

十一、前臂尺侧皮瓣

以尺动、静脉为血管蒂的前臂尺侧皮瓣（ulnar forearm skin flap），是继桡动脉皮瓣之后在临床上又被广泛应用的前臂皮瓣之一。此皮瓣较桡侧皮瓣位置隐蔽，皮瓣薄而柔软，毛发及皮下脂肪较少，是手外科和整形外科较常用的皮瓣。应用形式可分为吻合血管的游离移植和岛状转移，也可带上尺侧腕屈肌或掌长肌形成肌皮瓣，以扩大皮瓣的应用范围。

（一）应用解剖

尺动脉上 1/3 位置较深，位于旋前圆肌和指浅屈肌深层，其向下行于指浅屈肌和尺侧腕屈肌所形成的尺侧沟内。近腕部时，尺动脉行于尺侧腕屈肌与指浅屈肌的间隙内，位置浅表，仅被深筋膜覆盖。在尺动脉下 2/3 从两侧发出桡侧皮支和尺侧皮支。桡侧皮支平均为 4.8 支，发出后即分布于前臂掌面皮肤，并与桡动脉的尺侧皮支吻合。尺侧皮支较少，平均为 2.3 支，发出后经尺侧腕伸肌健深面，分布于前臂背面皮肤。尺动脉有 2 条恒定的伴行静脉，口径比尺动脉略细，其间有数量不等的交通支。皮瓣逆行转移时，静脉血回流主要靠伴行静脉；游离移植时，静脉回流既可通过伴行静脉，也可利用贵要静脉。贵要静脉起自手背尺侧，沿前臂尺侧上行，在肘窝处注入肘正中静脉或肱静脉。皮瓣神经为前臂内侧皮神经，与贵要静脉伴行。

(二)适应证

适应证基本上与桡侧皮瓣相同，但切取后在前臂要留下明显瘢痕，影响美观，对于年轻女性须慎用。皮瓣切取后要牺牲前臂1条主要血管，对手部血供有一定影响，最好术前进行Allen试验，具体方法见前臂桡侧皮瓣章节。如时间允许，可切取自体静脉修复，以恢复血供，减少手部损害。

(三)手术方法与步骤

1. *皮瓣设计* 尺侧皮瓣以尺动脉在前臂走行的体表投影为纵轴，在前臂掌面尺侧半形成皮瓣。皮瓣上界可达前臂上、中1/3处，下至腕横纹，外界为桡动脉的内侧缘，内界为前臂尺侧缘。在该范围内，根据受区需要，可设计出合适的顺行或逆行皮瓣(图6-54A)。

2. *皮瓣切取* 根据皮瓣转移形式，先在皮瓣的上极或下极切开皮肤，显露尺动、静脉血管蒂，然后在皮瓣两侧依次切开皮肤及深筋膜。在深筋膜下从皮瓣两侧向中线解剖游离，在接近指浅屈肌与尺侧腕屈肌之间时，必须在筋膜下分离，以保证尺动脉皮支完整地包含在皮瓣内(图6-54B)。待皮瓣完全游离后，逆行转移阻断血管蒂近端5～10min，若皮瓣和手部血液循环良好，即可结扎近端血管蒂，供区创面最好用全厚皮片修复。

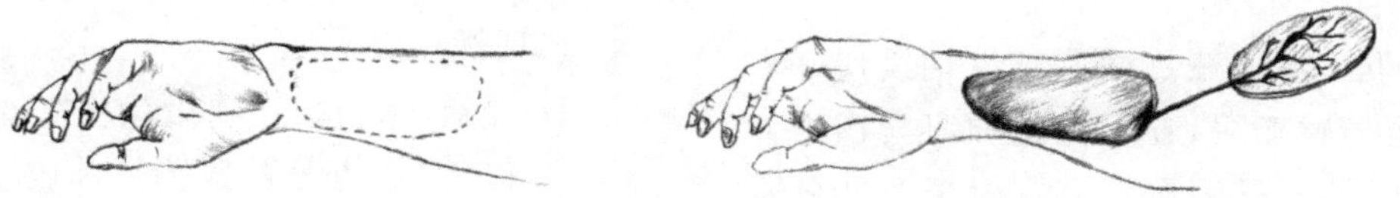

A B

图6-54 前臂尺侧皮瓣设计

十二、前臂骨间背侧动脉皮瓣

前臂骨间背侧动脉位置浅表，血管恒定，该动脉构成的前臂背侧皮瓣切取面积大，供瓣区相对隐蔽，不破坏前臂主要血管，不影响手的血液供应。此血管的起始端口径细、蒂短，不宜做游离移植，主要适用于逆行岛状转移修复大面积的手部创面。手术操作简便、成活率高、安全性大，已在临床广泛使用。

(一)应用解剖

骨间背侧动脉起源于尺动脉发出的骨间总动脉，起点位置恒定，穿越骨间膜上缘至前臂背侧；有两条恒定的伴行静脉，经旋后肌与拇长展肌之间，走行于前臂伸肌浅、深两肌群之间；与骨间背侧神经紧密伴行，神经位于动脉桡侧。该动脉起点外径1.5mm，沿小指伸肌与尺侧腕伸肌之间下行，途中发出5～13个皮支血管。其终末支在腕背与骨间掌侧动脉背侧支之间有弧形吻合支相连。网状吻合水平在尺骨茎突上方2.5cm，口径为0.5～0.9mm，位置比较恒定。该网状吻合支是构成前臂背侧逆行岛状皮瓣的解剖学基础。

皮瓣的静脉回流即通过2条伴行静脉间的众多交通支呈“迷宫”式逆流，仅伴行静脉就能满足静脉血回流的需要。

该皮瓣的感觉主要由前臂后侧皮神经支配。该神经自上臂背侧中部起于桡神经，在肘后进入前臂背侧，走行方向与前臂背侧动脉一致。如需要切取带神经的皮瓣，可仔细解剖此神经，并与受区神经相吻合。

(二)适应证

1. 主要用于修复手部软组织缺损，及手背、手掌皮肤软组织缺损等。

2. 可以解剖成带肌腱、骨组织的复合逆行岛状瓣，一次修复手部多种组织的缺损。

3. 由于皮瓣厚薄适度、不臃肿，又能携带较粗的感觉神经，故对拇指脱套伤的修复尤为适用。

4. 皮瓣血供好，抗感染能力强，可修复手部的感染创面。

(三)手术方法与步骤

1. *皮瓣设计* 在肱骨外上髁与尺骨小头桡侧缘画一连线，其中、下2/3为前臂骨间背侧动脉的体表投影，必须按此轴心线设计皮瓣，皮瓣旋转轴位于尺骨茎突上2.5cm处(图6-55)。因此，设计皮瓣不仅要考虑受区的部位、面积和形状，还要注意血管蒂的长度。以受区与旋转轴之间的距离为血管蒂长度。皮瓣切取面积可达10cm×8cm。

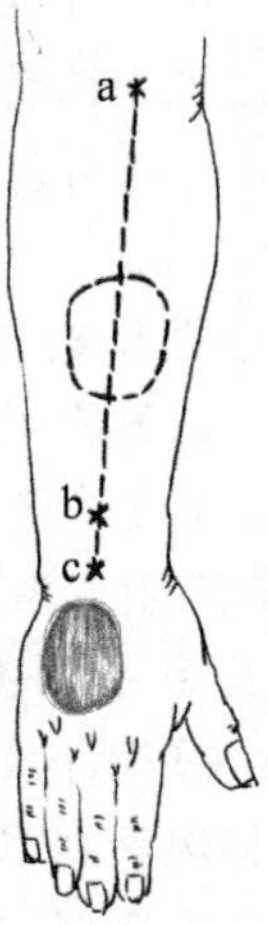

图 6-55 前臂背侧皮瓣设计

2. *皮瓣切取* 沿皮瓣远端蒂部纵轴线切开皮肤、皮下组织至前臂筋膜，在尺侧腕伸肌与小指伸肌腱之间分离出骨间背侧血管束及附带的部分肌间隔，浅面保留 1.5cm 宽的浅筋膜带，近端分离至皮瓣的远侧缘，远端至尺骨茎突上 2.5cm 处，为腕背弧形吻合支平面。然后切开皮瓣两侧缘的皮肤、皮下组织及前臂筋膜，在前臂筋膜与肌膜之间锐性分离皮瓣。为使血管蒂与皮瓣不脱离，切取皮瓣时需做到边分离，边间断缝合皮下组织与前臂筋膜的边缘。掀起皮瓣的两侧缘，在伸肌浅、深群之间，沿蒂部向近侧分离出骨间背侧血管束的上段及附带的肌间隔，但应注意不要损伤动脉的皮肤分支及骨间背侧神经的肌支。皮瓣和血管筋膜蒂完全分离后，可以用血管夹阻断骨间背侧血管束的起始部。一般观察皮瓣血液循环 5min 后，如果皮瓣颜色无苍白及淤血征象，说明逆行供血良好，此时可以切断结扎血管。前臂背侧供瓣区取腹部全厚皮片移植修复。

十三、手指血管神经皮瓣

手指血管神经皮瓣(digital neurovascular bundle skin flap)均具有血管解剖恒定、血供可靠、位置相对隐蔽、质地与受区近似，以及能满足手部中、小面积软组织缺损的修复要求等优点。

(一)应用解剖

尺动脉的末端和桡动脉的掌浅支吻合形成掌浅动脉弓，从掌浅动脉弓分出的指掌侧总动脉及由正中神经和尺神经所分出的指掌侧总神经，在掌侧屈肌腱的两侧并行，于蚓状肌表面前行，至掌指关节附近，分别接受来自掌深弓的掌心动脉，并各发出一穿支连于掌背动脉，然后再分为 2 条指掌侧固有动脉，分别至第 2～5 指的相对缘。神经位于动脉掌侧，指掌侧固有神经在近侧基部恒定地发出一较大的背侧分支，斜行走向近侧指间关节的背面，供应同侧中及远的指背侧皮肤(图 6-56)。

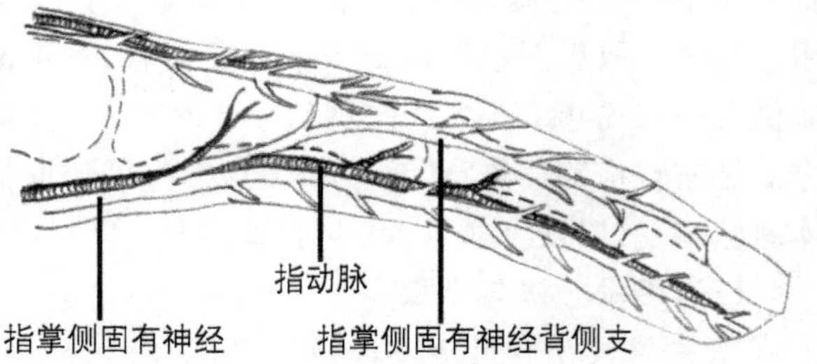

图 6-56 指神经血管解剖

(二)适应证

1. 拇指、示指指腹软组织急性创伤缺损者。

2. 拇指、示指等重要感觉部位，用皮管或皮片修复术后需要重建感觉功能者。

3. 手指掌侧瘢痕挛缩畸形，切瘢矫正畸形后骨、关节、肌腱暴露者。

4. 神经损伤致使手指重要区域感觉缺失者。

5. 手指重要感觉区有广泛瘢痕者。

6. 与其他皮瓣组合修复拇指脱套伤或再造拇指。

(三)手术方法与步骤

1. *指动脉侧方皮瓣*

(1)皮瓣设计：皮瓣常选自中指或环指尺侧面，以一侧指血管束作为皮瓣的轴位血管。皮瓣可切取的范围，近侧以不破坏指蹼缘为原则，远端至甲根部，两侧不超过指掌、背侧中轴线，皮瓣旋转轴应位于指总动脉起始部。

(2)皮瓣切取：在气囊止血带下施术。沿血管蒂纵轴切开皮肤，找到指掌侧血管神经束。然后按设计线切开皮瓣四周皮肤，从深筋膜与腱鞘浅层之间的疏松层掀起皮瓣。如果不需要带神经，则分离血管蒂时必须精细操作，最好在镜下紧贴神经外膜游离血管蒂。将神经留在原位，使疏松结缔组织尽量多地保留在血管束四周，这样不易损伤动、静脉主干和分支，放松止血带后观察皮瓣血液循环情况，并进行彻底止血。最后，将皮瓣通过宽敞的皮下隧道转移至受区修复创面，供区用全厚皮片修复(图 6-57)。

2. *含指背感觉支指动脉皮瓣* 该皮瓣与中、环指血管神经蒂的侧方皮瓣比较，最大优点在于：①

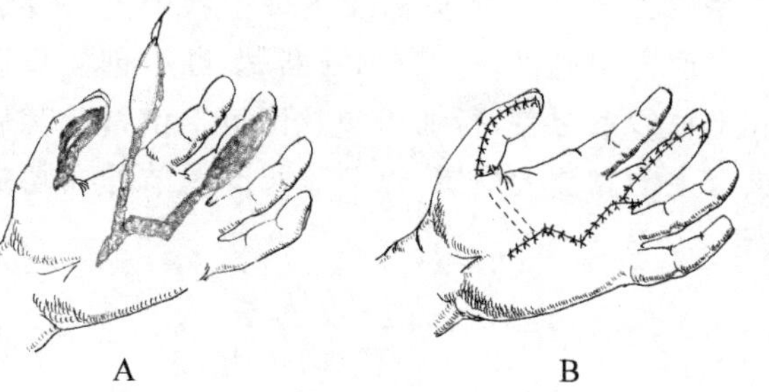

图 6-57　指动脉侧方皮瓣修复拇指

不牺牲指神经主干；②供区影响小，皮瓣的感觉恢复一般亦比较完全。

(1)皮瓣设计：根据伤指受区的需要，选择示、中、环指任何一指中节背侧皮瓣，常规以不超过远端指间关节背侧横纹为原则。

(2)皮瓣切取：①手术在驱血止血带控制下进行。②先从携带血管神经束侧依次切开皮肤，显露血管神经束，最好能在显微镜下做精细操作。仔细分离血管神经束，在指动脉血管束四周尽量多地保留结缔组织，以保证伴行静脉的完整，防止静脉血回流障碍。③沿设计线切取皮瓣，在伸肌腱旁组织浅层掀起皮瓣。于皮瓣一近端找到指固有神经背支，并沿其方向进行解剖分离至指背神经起始端，切断之，便形成了以指动脉为血管蒂的含指神经背侧支的轴形岛状皮瓣。④皮瓣通过切口或隧道转移至受区，修复创面，供瓣创面以全厚皮片游离移植修复(图 6-58)。

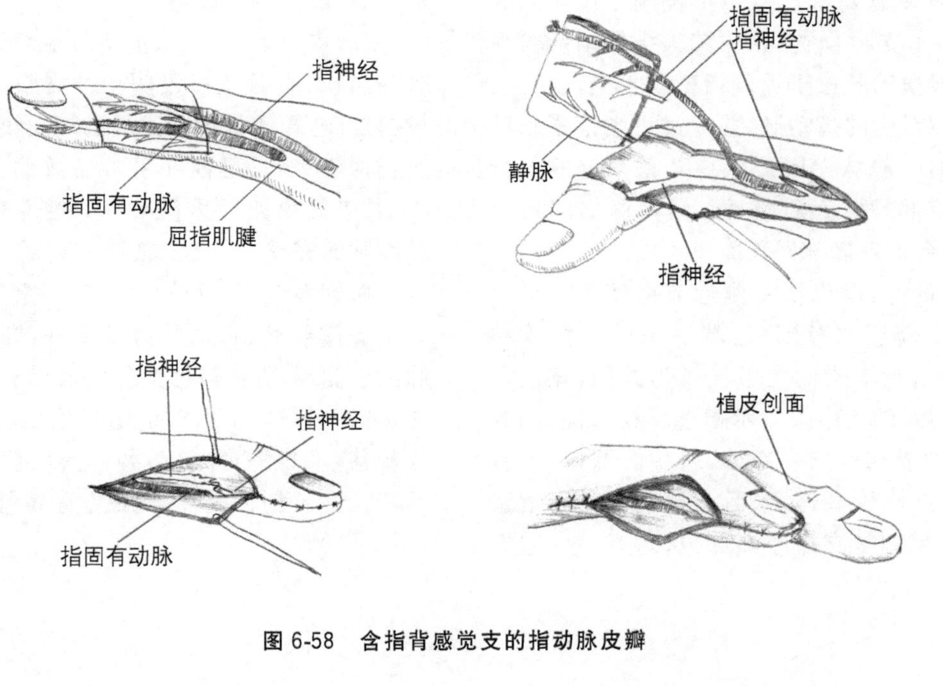

图 6-58　含指背感觉支的指动脉皮瓣

3. *以指动脉为蒂的邻指环状皮瓣*　该皮瓣是交指皮瓣的扩展应用。传统的邻指皮瓣仅适用于修复指掌侧小范围软组织缺损，对于指背创面或指端的脱套伤则难以采用。

该皮瓣逆行转移依靠对侧指固有动脉经由指端腹侧血管弓，及甲床背侧血管网绕行供血。因指部静脉已无瓣膜结构，且深、浅静脉之间的吻合支能够相互灌流，故逆行皮瓣的静脉血由浅静脉至深静脉系统顺利回流，临床上未见静脉危象出现。另外，双侧指固有动脉的指背分支在指背相互交错吻合，使皮瓣切取的范围可越过中线到达另一侧指横纹。

(1)皮瓣设计：在伤指的邻指中节设计皮瓣，以一侧指血管束为皮瓣的轴位血管，皮瓣的近侧缘和远侧缘均不越过近、远指间关节纹，掌侧缘不超过指掌侧中轴线，设计包括全部指背皮肤、呈半环形的岛状皮瓣。皮瓣的短径以 2～3.5cm 为宜，需保留掌侧 0.8～1.0cm 宽的皮肤连续性，以保证术后远侧指端的静脉和淋巴回流。根据缺损部位的修复需要，皮瓣可顺行，也可逆行。

(2)皮瓣切取：在气囊止血带下施术。沿血管蒂纵轴切开皮肤，找到指掌侧固有动、静脉束。然后按设计线切开皮瓣四周皮肤，从深筋膜层掀起岛状皮瓣。分离血管蒂时必须精细操作，最好在镜下操作，紧贴神经外膜游离血管束，这样不易损伤动、静脉主干和分支。松解止血带，观察皮瓣血液循环情况并进行彻底止血(图 6-59)。皮瓣蒂的长度可灵活掌握，以无张力和不发生扭曲为原则。供区创面行全厚植皮，面积不大时可从小鱼际部切取，以减轻手指供区的凹陷畸形。蒂部不宜游离太长，并在蒂部四周放置凡士林纱条进行保护，以防感染、干燥而影响血供。皮瓣 10d 断蒂，断蒂创面只需以凡士林纱条覆盖，行加压包扎即可。供指断蒂后应进行主动和被动锻炼，以利于指间关节伸屈功能的恢复。

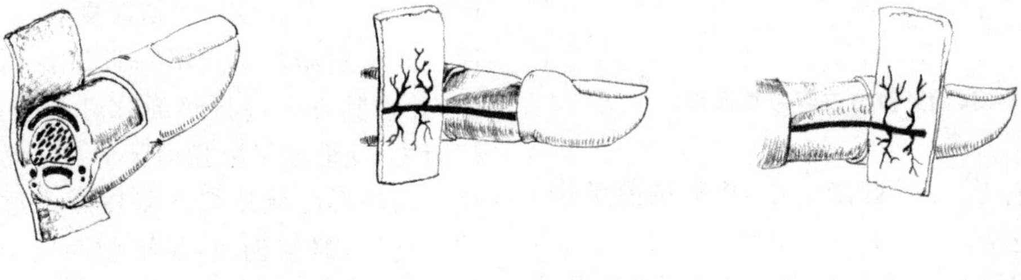

图 6-59　半环形岛状皮瓣

4. *指动脉逆行岛状皮瓣*　指桡侧与尺侧固有动脉间有 3～4 支吻合支，并称其为指横动脉。最远端的一支指横动脉位于远侧指横纹水平，逆行皮瓣的血供依靠对侧的指动脉，并通过远端指横动脉逆向循环供血。静脉血回流依靠 2 条恒定的伴行静脉完成。指部静脉无瓣膜，深、浅静脉之间可相互灌流，故不会出现静脉回流障碍。

(1)皮瓣设计：以患指一侧近节指动脉为纵轴设计皮瓣。皮瓣切取范围，近端以不破坏指蹼结构、远端不越过近节指间关节横纹为原则，宽度不超过指腹和指背的正中线。示指选择在尺侧，因为示指桡侧是构成虎口的一部分，属功能部位，不宜选择，再则位置比较显露，术后瘢痕明显。小指选择在桡侧，因尺侧是支撑摩擦部位，术后易引起瘢痕疼痛，故应尽可能避免。

(2)皮瓣切取：①从皮瓣近端切开皮肤，显露血管神经束，然后从指背侧切开皮肤，在伸肌腱浅层掀起皮瓣，掌侧从腱鞘浅层游离皮瓣。②仔细分离血管神经束，最好能在手术显微镜下精细操作，在指动、静脉束四周尽量带一些结缔组织，以保证伴行静脉的完整。神经、血管分离后，用血管阻断夹阻断血管蒂近端，放松止血带，观察皮瓣血供情况，如见皮瓣红润、指动脉搏动良好，则结扎皮瓣指动脉的近侧端，将皮瓣做逆行岛状转移。③血管蒂旋转点以不超过远侧指间关节纹为原则。蒂部做开放转移，不打隧道，以防蒂部受压而影响皮瓣血液循环。供区创面行全厚皮片移植修复，常规打包(图 6-60)。

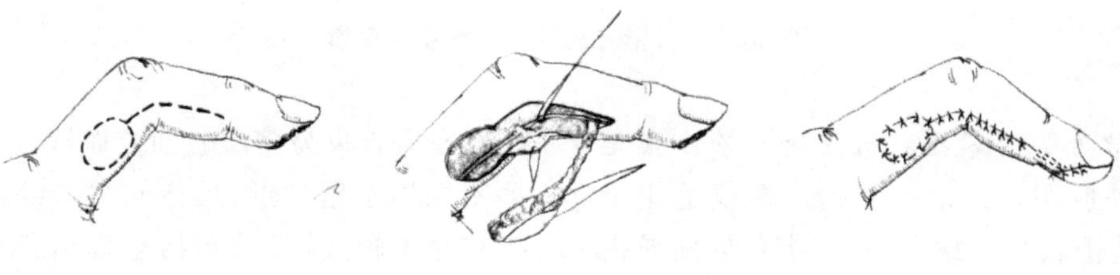

图 6-60　指动脉逆行岛状皮瓣

十四、掌背动脉皮瓣

(一)示指近节背侧皮瓣

示指近节背侧皮瓣的蒂部含有桡动脉腕背支第 1 掌背动脉、指背浅静脉及桡神经第 2 掌骨背侧分支，因此，该皮瓣可形成带血管神经蒂的岛状皮瓣，属良好的感觉皮瓣。第 1 掌背动脉虽然出现率恒定，但有 60%的血管在走行中呈不规则的网状类型，血管口径和走向存在较大差异。因此，蒂部必须带上宽阔的筋膜组织，方能保证动、静脉系统的完整，或者同时把示指背桡侧动脉也包括在蒂部内，以提高手术的成功率。

1. *应用解剖*　第 1 掌背动脉起源于桡动脉腕背支，该动脉在第 1 骨间背侧肌浅层向前走行，位于第2掌骨中段1/2处，有60%的血管呈网状分支（图6-61）。感觉神经属桡神经第2掌骨背侧分支，起端横径为2.4mm，该神经解剖位置恒定，主要支配示指背侧皮肤的感觉。

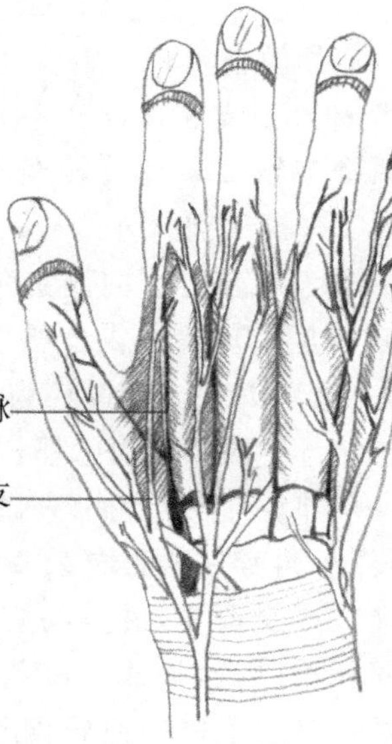

图6-61　第一掌背动脉解剖

2. 手术方法与步骤

(1)皮瓣设计：皮瓣远端以不超越近节指间关节为原则，两侧至侧方中线，近端根据皮瓣大小需要而定。面积较大时可向掌指关节近端适当延长。蒂部起点位于拇长伸肌腱与第2掌骨夹角处。蒂长可达6～8cm，能满足拇指末节修复的需要。

(2)皮瓣切取：于止血带控制下施术。在蒂部起点与皮瓣之间做"S"形切口或直线切口。切开皮肤后，在浅筋膜中见到浅静脉及桡神经第2掌骨分支，不做分离，在切口近端仔细观察第1掌背动脉搏动。位置确定后，将动脉、静脉、神经与筋膜组织一并切取。皮瓣切取后从远端向近端逐渐游离，并通过皮下隧道转移修复缺损的软组织。隧道要宽敞，以防蒂部受压，影响血供。供瓣创面最好用全厚皮修复。手术操作中慎勿伤及伸肌腱膜，以防术后粘连和保证皮片成活。

(二)中指近节背侧皮瓣

中指背侧皮瓣是以第2掌背动静脉为蒂的、中指近节背侧带神经的岛状感觉皮瓣。第2掌背动脉口径粗，有2条恒定的伴行静脉，并携带有较粗的桡神经皮支。

1. 应用解剖　第2掌背动脉起源于桡动脉腕背支，出现率为98%，较其他掌背动脉恒定，有2条恒定的同名静脉伴行。该动脉从桡侧腕背动脉发出后，沿第2骨间背侧肌浅层斜行穿过示指伸肌腱深面，走向第2指蹼中点，沿途有2～4支分支分别进入骨间肌和皮肤，呈典型的干状血管，血管长度平均为7.1cm。然后分成两终末支分别走行于示、中指背相对缘。另有一穿支与指掌侧总动脉相吻合，该吻合支是构成掌背逆行岛状皮瓣的解剖学基础（图6-62）。神经肌支属于桡神经浅支第2指蹼分支。

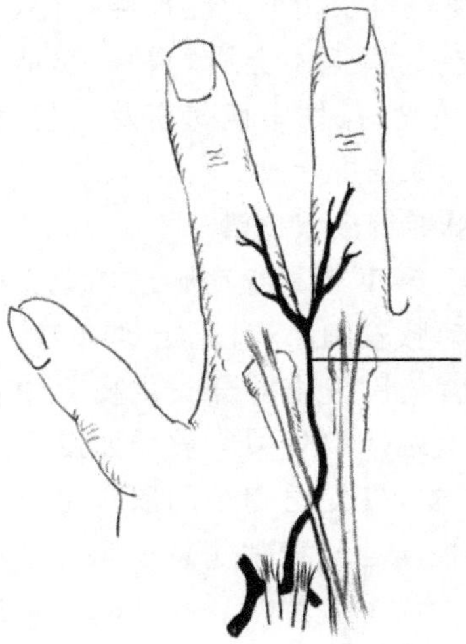

图6-62　第2掌背动脉解剖

2. 适应证

(1)用于拇指软组织缺损的修复。因该皮瓣具有良好的感觉功能，所以是拇指腹侧软组织缺损修复的最佳选择之一。

(2)用于虎口挛缩松解后的创面修复。

(3)与指侧方皮瓣、示指背侧皮瓣等手部小皮瓣联合应用，以再造拇指。

3. 手术方法与步骤

(1)皮瓣设计：以拇指伸肌腱与桡侧腕长伸肌腱的夹角处设a点，第2指蹼中点设b点。ab连线为第2掌背动脉走行的体表投影。然后根据受区皮肤软组织缺损的大小，形状，在中指近节背侧设计岛状皮瓣。切口范围远端不超过近侧指间关节横纹，近端以掌指关节为限，两侧在指侧中线。皮瓣面积能达到6.5cm×3cm，蒂长可达8～10cm，能满足拇指末节修复的需要。

(2)皮瓣切取：①顺ab连线做"S"形切口或直线切口，切开皮肤后在浅筋膜中解剖桡神经第2指蹼支，然后牵向桡侧，加以保护。②于血管起始段切开深筋膜，在桡侧腕长伸肌腱和拇长伸肌腱夹角处见到桡动脉腕背支后，切开示、中指伸腱腱间结合。将示指伸肌腱牵向桡侧，显露第2骨间背侧肌，在其表面即能见到斜行走向的第2指蹼的第2掌背动、静脉束。③沿血管束两侧切开肌膜游离至蒂部，切开皮瓣远端和两侧缘，在深筋膜与伸肌腱浅层之间向近端掀起皮瓣。皮瓣近侧切口仅浅至皮下，以防伤及血管蒂和桡神经皮支。④为增加蒂的旋转幅度，皮瓣须从示指伸肌腱深面穿过，再从a点至受区打通宽敞的皮下隧道，以供皮瓣转移通过之需。皮瓣神经可绕过示指伸肌腱尺侧，再从其深面穿越，虽有一定张力，但不会影响神经功能。⑤中指供区行全厚植皮，操作中慎勿伤及腱膜组织，以防止术后粘连和保证皮片成活。

(三)掌背动脉逆行岛状皮瓣

1. *应用解剖* 第1、2掌背动脉已在上文中描述。第3、4掌背动脉较细小，且不乏缺如者，术中应加以注意。掌背动脉发出的分支主要集中在掌骨近侧及指蹼处两端。掌骨中段被伸肌腱群所覆盖，几乎无皮肤穿支，仅发出细小的肌肉分支。第2～4掌背动脉在指蹼处与指掌侧总动脉有较恒定的穿支。该穿支平均口径为0.4～0.8mm，是逆行岛状皮瓣供血的解剖学基础。

2. *适应证* 本皮瓣血管蒂长，转移便利，较适用于手掌侧、指背及指掌侧软组织缺损的修复。对手掌指关节背侧的烧伤瘢痕切除后，可以大面积的掌背皮瓣推进进行修复，腕部创面可植皮。

3. *手术方法与步骤*

(1)皮瓣设计：以各指蹼点中心为血管蒂的旋转点，各掌骨间隙为掌背动脉的走行纵轴线；以血管的旋转点与受区之间的距离为蒂的长度，沿掌背动脉的纵轴线设计符合受区大小、形态的皮瓣。

(2)皮瓣切取：驱血后在止血带控制下施术。先切开蒂部皮肤、皮下组织，分开伸肌腱并切开伸肌腱群远端的腱间结合组织，在掌骨骨间肌群表层沿血管束两侧切开骨间肌肌膜，解剖掌背动、静脉，并保留0.5～0.8cm宽的深筋膜组织。然后沿骨间肌浅层切取皮瓣。蒂部游离至指蹼中点，从蒂的旋转点至受区创面做宽敞的皮下隧道，将皮瓣引至受区，修复创面。如修复掌侧创面时，皮瓣内可携带桡神经或尺神经皮支并与掌侧指神经做吻合，以促进皮瓣感觉功能的恢复。供区缺损在2.5～3.0cm时可直接拉拢闭合，否则宜行全厚皮片移植。

皮瓣切取时，近端以不越过腕背横纹为原则。腕背部在伸肌腱鞘组织浅层掀起皮瓣，切勿损伤腱鞘，否则术后易引起伸肌腱的粘连，影响伸指、伸腕功能。同样切开的腱间结合应原位缝合，否则容易引起伸肌腱的分离脱位及伸指力量减弱。

十五、掌背皮神经营养血管皮瓣

(一)应用解剖

1. 桡神经浅支在掌背分为内侧支和外侧支，内侧支然后分成第2掌骨背神经和第2指蹼支。拇指背桡侧支来源于前臂外侧皮神经。

2. 尺神经浅支分为内侧支和外侧支。

3. 皮神经及皮瓣血供皮神经四周均有微细伴行动脉，一般为1～2支，口径为0.2～0.4mm。它的分布和走行不像知名动脉那样恒定而有规律，走行中可穿入神经并与神经中央血管相吻合，血管口径变粗，然后再穿越神经外膜离开神经，同时相互间亦存在许多交通支，并且与真皮下血管、皮下血管网之间互相吻合，构成一网状的供血系统，使皮瓣筋膜蒂内组成了横向血管网和垂直的众多交通支，保证了皮瓣的血供来源。

4. 手部深、浅筋膜在指蹼处融为一体，该处深、浅血管形成网状形态的血管弓，使深、浅血管丛与这些伴行血管之间构成交通支，这些弓状的交通支是该皮瓣逆行供血的解剖学基础。

(二)适应证

该皮瓣供区损失小，特别适用于指蹼、指背及指腹软组织缺损的修复。

(三)手术方法与步骤

1. *皮瓣设计* 以指蹼或掌指关节横轴线作为皮瓣筋膜的旋转点，受区与旋转点之间的距离为筋膜蒂所需长度。旋转点最远不要超过近节指骨中份，以防供血不足而发生皮瓣坏死。以皮神经走向为纵轴，在掌背侧适当位置设计皮瓣。

2. *皮瓣切取* 取皮瓣近端切口，解剖桡神经或尺神经皮支。根据皮神经确切部位，可将设计好的皮瓣位置做适当调整，解剖浅静脉并将其携带在皮瓣内。切开皮瓣两侧缘至伸肌腱膜浅层，并从腱膜浅层掀起皮瓣，切取蒂部时皮神经和浅静脉两侧应保留1.0～1.5cm宽的皮下筋膜组织。筋膜蒂的宽度应根据皮瓣的大小和蒂的长度灵活掌握，防止神经旁血管丛损伤，并保证静脉回流。蒂部旋转点与受区创面之间紧贴皮下，形成宽敞的隧道，将皮瓣旋转180°后引至受区进行修复。

临床资料表明，皮瓣筋膜蒂长度与筋膜蒂宽度之比可达4.8∶1，说明血供可靠，蒂长可达5～6cm，能修复指端、指腹及手掌等创面，供区创面不超过2.5cm者均能直接闭合。该皮瓣的最大优点是手术操作简单，易被推广。

十六、小鱼际部血管神经皮瓣

小鱼际皮瓣位于手掌尺侧小鱼际部。该皮瓣以小指固有动脉和尺动脉的直接分支供血，携带有完整的感觉神经，属于良好的感觉功能皮瓣，可形成顺行和逆行2种转移形式的皮瓣，常用于手部重要部位的感觉重建。

(一)应用解剖

1. *小鱼际区皮肤血供*

(1)小指固有动脉：该动脉发自掌弓的尺侧，走行在小鱼际的脂肪垫中，发出皮支供应小鱼际区远端2/3皮瓣。有少数病例该动脉直接发自掌深弓。

(2)尺动脉掌深支：该动脉在穿越豆钩管前或在此管近端，小指短屈肌及小指展肌间的肌间隙发出分支以供应掌短肌及小鱼际区近端1/3皮瓣。2种来源的血管在皮下吻合成血管网，静脉均为伴行静脉。

该皮瓣的神经支配来源于尺神经皮支，属多源性皮神经支配：①发出尺神经在前臂的中点，皮神经发出后沿尺动脉掌侧下降，分布于小鱼际皮肤并支配掌短肌；②尺神经浅支穿过Guyon's管的顶部，支配掌短肌、小鱼际区及尺侧一个半手指的皮肤。

2. *小鱼际部皮瓣的范围*　该皮瓣可切取的范围为：尺侧缘位于掌背皮肤交界缘，外侧缘位于小指长屈肌腱，近端位于腕横纹，远端不超过小指掌指横纹。该区皮下组织丰厚，并含有掌短肌和脂肪垫。小指固有动脉和神经位于脂肪垫、掌短肌及小鱼际筋膜之间。

(二)适应证

1. 应用皮管或皮片移植修复的拇指或手指掌侧缺损，需要重建感觉者。

2. 以豌豆骨附近为皮瓣转移的旋转蒂部，皮瓣能即时恢复感觉，是修复大鱼际区软组织缺损的最理想术式之一。

3. 可急诊修复手指掌侧软组织缺损。

(三)手术方法与步骤

1. *皮瓣设计*　在掌中线中点与豌豆骨桡侧做一弧形连线，此连线为尺动脉掌浅弓行径的体表投影线。在此线上设计皮瓣所需要的宽度与长度，但不要超越该皮瓣可切取的范围。

2. *皮瓣切取*　①切开皮瓣桡侧缘，在近端先找到尺动、静脉和尺神经，在远端找到掌浅弓。注意保护走向尺侧小鱼际皮瓣的分支，一般应有1～2个分支可包括在皮瓣内。②做皮瓣尺侧缘切口，找到尺神经浅支后，沿浅支向近端解剖，注意向小鱼际皮瓣发出的皮支。沿皮支向主干方向做干支分离，达足够长度后切断，以备在皮瓣移位后与受区皮神经吻接，重建感觉。③根据移位的部位结扎腕部尺动脉或掌心掌浅弓，同时，需结扎掌浅弓所发出的指总动脉1～2支，以便皮瓣充分移位。④供、受区打通隧道，使小鱼际皮瓣转移时达到蒂部无扭曲、无张力和无压力。供区创面在2cm之内时可直接缝合，否则应全厚植皮。皮瓣最大面积可达6cm×4cm。⑤在受区解剖出指神经残端，与移位的小鱼际皮瓣内的尺神经皮支做束膜缝合。

(四)注意事项

1. 小鱼际皮瓣不论是顺行转移还是逆行转移，其供血血管均较细小，不宜做吻合血管的游离移植，易引起手术失败。

2. 手术中应注意皮瓣的解剖层次。皮瓣应在掌筋膜深层进行解剖，这样不易损伤血管、神经，可提高手术的成功率。

（宋保强　郭树忠　鲁开化）

十七、肩胛皮瓣

肩胛下血管系统是皮瓣外科学中发展最早且应用最广的皮瓣切取供区之一。早在1906年，Tansini就应用背阔肌皮瓣行乳房重建。在20世纪70年代末期，Mccraw，Mathes，Maxwell又相继对肩胛下血管系统的肌皮瓣进行了报道，80年代初期Das Santos和Gilbert相继报道使用肩胛皮瓣行远位移植。随后，Nassif报道了以旋肩胛皮动脉降支为血管蒂的肩胛旁皮瓣。同年Hamilton和Morrison报道了第1例肩胛皮瓣背阔肌瓣的复合组织瓣。旋肩胛动脉走行恒定，部位表浅，皮瓣切取较易，切取后对供区影响较小。肩胛区皮肤毛发较少，质地良好，皮下脂肪组织较薄，皮瓣总体厚度适中，是一个理想的皮瓣切取供区。

(一)应用解剖

肩胛下动脉自腋动脉发出(管径4～4.5mm)，走行2～3cm处分为旋肩胛动脉(管径2.5～3.5mm)和胸背动脉(管径2.5～3.5mm)，旋肩胛动脉沿小圆肌下缘走行，穿三边孔在肩胛骨腋缘分为深支和浅支。深支为肌支，浅支为旋肩胛皮动脉。旋肩胛皮动脉绕肩胛骨腋缘后分为升支、横支和降支,营养肩胛背区皮肤。升支向内上斜行,横支横向脊柱中线,降支沿肩胛骨腋缘下降。肩胛骨外缘的血供来自旋肩胛动脉的肌肉骨膜交通支。旋肩胛皮动脉各分支相互沟通,并与胸背动脉、肩胛上动脉和邻近肋间动脉皮支广泛吻合。胸背动脉进入背阔肌,并在其肌膜下走行,分为外侧支和内侧支,分布于背阔肌的内侧或外侧。胸背动脉的前锯肌支营养前锯肌和肋骨。

与旋肩胛动脉伴行的有2条静脉,其间有多数交通支相连接。三边孔处较粗的一条静脉外径可达4.5mm左右,较细的一条口径通常1.5~2.5mm,平均管径2.0mm。

肩胛皮瓣的感觉由第2~12肋间外后侧皮神经支配,肩胛皮瓣不含运动神经。

(二)适应证

1. 带蒂转移可用于同侧腋窝、颈部、侧胸壁瘢痕挛缩畸形的修整,上臂上中部单纯皮肤软组织缺损的覆盖,以及携带肩胛骨形成复合组织瓣修复皮肤及骨的复合组织缺损。

2. 形成游离皮瓣吻合血管远位移植修复肢体皮肤缺损。

3. 基于肩胛下血管系统,通过不同的组合方式形成组合皮瓣(chimeric flap)移植修复全身各部位的大面积皮肤缺损或复合组织缺损。

(三)临床应用

肩胛下血管系统是修复重建外科中最常用的皮瓣供区之一。可以针对不同的临床需要单独使用或与其他皮瓣联合运用。

基于肩胛下血管系统的组合皮瓣是典型的以分支血管为基础的组合皮瓣。除了可以切取双叶组合皮瓣外,还可以根据临床需要将背阔肌,前锯肌,前锯肌筋膜,旁肩胛筋膜,肩胛骨,肋骨等组织瓣进行组合,形成2种或2种组织结构以上的组合皮瓣。

双叶肩胛组合皮瓣适用于严重烧伤后面引起的颈部瘢痕挛缩及严重的下颌颈胸瘢痕粘连。对于伴随软组织或下颌骨部分缺损的患者可以根据需要切取带背阔肌、前锯肌、肩胛骨的组合皮瓣进行修复。

此类组合皮瓣虽可以用于修复上肢、下肢、躯干、头面部的组织缺损,但其皮瓣色泽、质地及组织结构等诸多特点使其在应用于口腔,颌面部组织缺损修复时更具优势。

我们在临床工作中发现,基于肩胛下血管系统的双叶组合皮瓣在修复严重烧伤后引起的下颌颈胸瘢痕挛缩效果确切。对于单纯颌颈瘢痕挛缩粘连引起的颌颈角消失、抬头受限患者,可应用双叶肩胛组合皮瓣进行移植修复术。通过2块皮岛相互拼接可恢复患者的抬头功能并使颌颈角恢复至90°~120°,皮瓣的颜色、质地、轮廓均令人满意。对于合并下颌骨组织缺损的患者,可以切取携带肩胛骨的双叶组合皮瓣进行修复。

(四)优点和局限性

1. 优点

(1)肩胛皮瓣血管蒂走行恒定,解剖变异少,易于切取。血管蒂口径较粗,适合于游离移植。

(2)皮瓣可供切取面积较大,皮下脂肪组织较薄,皮瓣质地柔软,毛发较少,色泽接近头面颈部皮肤,相对于前臂皮瓣或股前外侧皮瓣更适合于头面颈部瘢痕挛缩的修复。

(3)术后供区没有明显的功能缺失,肩关节活动不受影响。

2. 局限性

(1)如切取较大面积的皮瓣,供区通常不能直接拉拢关闭而必须通过植皮才能关闭创面。这个问题虽然可以通过埋置皮肤扩张器解决,但二期手术会带来额外的手术风险,增加患者的开支,延长患者的康复时间。

(2)皮瓣主干血管较短,不便于皮瓣的旋转及在受区的摆放。没有感觉神经蒂。

(3)术中需要侧卧位或斜卧位,体位摆放较为不便。

十八、侧胸部皮瓣

侧胸部皮瓣即胸外侧皮瓣,由Baudet于1976年首先报道,皮瓣依靠腋动脉发出的胸外侧动脉营养。1984年国内学者熊树明报道了背阔肌的血供,证明了胸背动脉发出的侧胸皮动脉营养背阔肌前缘部分皮肤的理论。基于这个理论,范启申于1985年对皮瓣进行了改良,并命名为侧胸部皮瓣。1986年范启申根据旋肩胛动脉及胸背动脉的特点,报道了肩胛侧胸皮瓣,皮瓣长度可达70cm。

(一)适应证

1. 修复大小在10cm×15cm的中等面积皮肤缺损。

2. 对于合并毛发缺损的受区可携带部分腋窝的毛发一同移植。

（二）应用解剖

1. *区域动脉解剖*　侧胸皮瓣的血供来源于腋动脉的分支胸外侧动脉或胸背动脉的侧胸皮动脉，伴行静脉1～2根。

（1）胸外侧动脉：胸外侧动脉于胸大肌外缘发出自腋动脉，起始外径1.2～1.5mm。走行一段很短的距离后发出肌支，进入胸大肌。在胸长神经前方进入前锯肌筋膜，最终成为表浅的直接皮动脉。

（2）胸背动脉侧胸皮动脉：为营养肌肉血管发出的皮动脉，与直接皮动脉相互吻合，营养侧胸部皮肤。胸背动脉发出的侧胸皮动脉出现恒定，供皮范围大，可以设计以肩胛下动脉为蒂，以胸背动静脉外侧支及侧胸皮动静脉为轴型血管的皮瓣。

2. *区域静脉解剖*　胸外侧动脉或胸背动脉的皮支通常有1根静脉伴行，最终注入腋静脉。

3. *区域神经解剖*　侧胸部皮瓣是具有神经感觉的皮瓣。

4. *皮瓣大小*　皮瓣最大面积可达10cm×20cm。上缘达腋动脉，前缘或内侧缘至胸大肌外缘、背阔肌外缘及第8肋后方。

（三）临床应用

手术方法　患者取平卧位，牵开双臂暴露两侧腋窝。扪及腋动脉搏动后沿着腋动脉血管走行做平行于腋动脉切口。腋动脉第2段在胸大肌外缘发出胸外侧动脉的概率在80%～90%。其与腋动脉第3段肩胛下动脉之间可找到副胸外侧动脉。在评估每支动脉的管径、位置及血管质量后根据所需皮瓣的大小，在腋下胸大肌与背阔肌之间设计皮瓣。

若患者的胸外侧动脉缺失，术者可以使用副胸外侧动脉为皮瓣的轴形血管。在以上2条血管都不能使用的情况下，术者需要将部分背阔肌带入皮瓣，以肩胛下动脉或胸背动脉为蒂，成为一块肌皮瓣。

血管蒂的长度取决于患者供区的血管解剖情况和受区的需要。通常蒂的长度在8～10cm。

皮瓣从胸大肌和前锯肌处开始掀起，依次结扎进入胸大肌的肌支。在解剖深层次组织时，应注意保护胸长神经。在结扎胸背动脉的细小分支后，皮瓣的后外侧边界从下方的背阔肌分离。在第8肋水平下方将皮瓣完整掀起。皮瓣仅依靠血管蒂同供区相连，根据需要选择带蒂或游离移植。

（四）优点及局限性

1. *优点*

（1）皮瓣供区隐蔽，通常可以直接拉拢关闭。

（2）血管蒂较长，可达8～10cm；管径较粗可达1.2～1.5mm。

（3）皮瓣切取时体位摆放较为方便，通常取仰卧位即可。

2. *局限性*　无论胸外侧动脉还是胸背动脉的皮支血管都存在10%～20%的缺失情况。必要的术前影像学探测技术有助于手术的顺利完成。

十九、侧腹部皮瓣

侧腹部皮瓣由肋间动脉供血，皮瓣的神经支配为肋间神经。侧腹部皮瓣属于轴形皮瓣，血供丰富，手术切取较为简单。皮瓣面积大，常可用作邻位移植，修复胸部、髋部的皮肤组织缺损；也可移位修复前臂、肘部或手部的皮肤缺损。皮瓣供区隐蔽，可直接缝合创面。但是对于一些肥胖的患者来说，腹壁脂肪较厚，皮瓣显得臃肿。

（一）适应证

1. 局部转移可修复同侧胸壁和髂部组织缺损。

2. 交叉转移可以修复同侧肘部、前臂及手部皮肤缺损。

（二）应用解剖

侧腹部皮瓣包括季肋区、腰区及髋区皮肤。由胸8～12肋间动脉供血。肋间动脉由胸主动脉发出后，向外侧走行，至肋骨小头下缘分为前、后2支。前支为肋间动脉主干的延续，向外经肺及胸膜后方和肋间内韧带的前方，至肋角处继续外行，与肋间神经、肋间静脉共同沿肋沟经肋间内肌和肋间最内肌之间，由后上斜向前下方行走。在相当于腋中线处，肋间动脉发出深支和浅支。深支从腹外斜肌深面进入肌肉；浅支在背阔肌前缘穿出进入皮下，成为皮瓣的营养血管，沿与肋间隙一致的方向走行于腹外斜肌筋膜表面。上、下肋间动脉的浅支之间相互吻合。其血管口径在腋中线处为0.7mm以上，为整个侧腹壁皮肤提供血液循环。在髂腹股沟区，肋间动脉的皮支与旋髂浅动脉、腹壁浅动脉分支有交通。皮瓣的静脉回流是肋间静脉。

腹侧壁皮肤由下5对肋间神经皮支提供感觉。皮神经大致与血管走行方向一致。

（三）临床应用

患者取仰卧位。在侧腹壁标出腋中线和腹直肌鞘外缘。沿髂嵴做与腹股沟韧带的平行线；从腋中线第8肋做与此线的平行线，构成一个菱形。在此菱形内设计不同大小的皮瓣，皮瓣最大面积可达22cm×24cm。

按设计切开腹直肌鞘外缘皮肤直达腹外斜肌腱膜后，切开皮瓣的上、下缘，由内向外解剖。从下方切口结扎腹壁浅动脉和旋髂浅动脉分支。于脐旁结扎腹壁下动脉的分支。在内上方结扎切断胸廓内动脉的分支。解剖分离在腹外斜肌筋膜下进行，由内向外侧解剖直至腋前线，应注意不可越过腋中线防止切断肋间动脉的皮支。

皮瓣转移至受区后，供区创面多可直接拉拢关闭。

(四)优点及局限性

1. 优点

(1)皮瓣血供丰富、修复面积大，手术切取较为简单。

(2)供区隐蔽，常可以直接拉拢关闭。

2. *局限性* 肥胖患者的皮瓣略显臃肿。

二十、脐旁皮瓣

1983年Taylor首先报道了扩大的腹壁下动脉皮瓣，皮瓣以腹壁下血管为轴形血管。由于皮瓣以腹壁下血管为蒂，且皮瓣在切取过程中血管蒂通常带有腹直肌肌袖，也有学者将其归类于腹直肌皮瓣或胸脐皮瓣。国内学者王成琪认为，无论皮瓣切取范围大小、皮瓣的轴心或皮瓣形式有所不同，其血管蒂均为腹壁下血管，并且供应皮瓣的血管多在脐旁穿过腹直肌前鞘分布于皮肤，故将其命名为脐旁皮瓣。我们认为传统腹直肌肌皮瓣和腹壁下动脉穿支皮瓣不应属于脐旁皮瓣的范畴。

(一)适应证

1. 四肢大面积皮肤缺损所致的早期创面或晚期瘢痕切除后创面修复。

2. 头颈部大面积皮肤缺损创面的修复。

3. 需要带部分骨质的创面修复者。

4. 局部皮瓣可修复股上部、髂腰部、会阴部皮肤组织缺损。

(二)应用解剖

1974年Taylor腹壁下动脉灌注时，发现皮肤染色可达胸肋部，脐旁有皮支血管穿出腹直肌前缘供养皮肤，并根据皮穿支的走行设计了从脐到肩胛下角连线为轴线的皮瓣，远端可达腋中线。

1. *皮瓣动脉解剖* 皮瓣的主干血管为腹壁下动脉。腹壁下动脉起自股动脉，起点在腹股沟韧带上方者占60%，距腹股沟韧带平均为0.7cm；平腹股沟韧带者占31%；在腹股沟韧带下放者占8%，平均距离腹股沟韧带1.3cm。腹壁下动脉发出后，经腹股沟韧带内2/5与外3/5交界处，斜向内上行，经腹直肌外侧缘至腹直肌后方，继续向上行5cm，经半环线的前方进入腹直肌鞘内，在腹直肌鞘后叶和肌之间上升在脐附近形成终末支。在半环线处，腹壁下动脉位居腹直肌中1/3者占50%，居外1/3者占47%，居内1/3者占3%。平脐部附近，腹壁下动脉主干或其主要终支居腹直肌中1/3者占82%，居外1/3者占15%，居内1/3者占3%。

腹壁下动脉干若以腹直肌外缘相交点为中心，有一段平均4.5cm长的无血管分支段。在此以前的分支进入腹直肌、肌膜和髂嵴等处。腹壁下动脉多数于半环线附近开始有较大分支，动脉主干入半环线后，沿途有节段性分支发出，除了进入腹内斜肌、腹横肌和腹直肌的分支外，还有肌皮动脉穿支。在腹直肌鞘前有内外两侧血管束，内侧支多从腹直肌鞘内1/3穿出，垂直穿过浅筋膜到达皮肤，管径较小，行程较短，供应腹直肌前面的皮肤。外侧支多自腹直肌鞘中1/3穿出，经浅筋膜到达皮下，管径较粗，行程较长，供应腹前外侧部皮肤。这些分支呈放射状，在脐以上的分支走向外上，在脐以下的则横行分布。在这些分支中，最粗最长的血管分支均在脐周，外径为0.8mm左右，长7～12cm。这些较粗的分支，是脐旁皮瓣的主要营养血管。这些肌皮动脉发出许多穿支，在切取皮瓣时应注意保留，避免伤及穿支血管。

腹壁下动脉起始处外径约2.6mm，与腹直肌外侧缘相交处约2.2mm，在半环线处约1.8mm，在脐平面约1.3mm。腹壁下动脉血管蒂从腹壁下动脉起点至腹直肌外侧缘相交处长约10.9cm，从起点至半环线约16cm。

腹壁下动脉与邻近动脉的吻合有深、浅2层吻合。腹壁下动脉肌皮支分布上达脐上6cm，下至脐下10cm，内至正中线，外侧距脐约14cm，外上方可达腋中线附近约25cm。

2. *皮瓣静脉解剖* 静脉多数有内外两侧支与动脉伴行，2个伴行静脉间有不少吻合支横跨动脉。内侧伴行静脉明显粗于外侧伴行静脉。在腹股沟韧带处，内侧伴行静脉外径约2.7mm，外侧伴行静脉约为1.4mm；在与腹直肌外侧缘相交处，内侧伴行静脉外径为1.5mm，外侧伴行静脉约为0.8mm；在脐平面，内侧伴行静脉外径为0.9mm，外侧伴行静脉约为0.5mm。因此，常用内侧伴行静脉为血管蒂进行吻合。

(三)临床应用

1. *皮瓣设计* 由于腹壁下血管口径较粗，蒂较长，在脐旁有许多较粗长的分支穿出腹直肌鞘供养皮肤，并与腹壁上动脉、肋间动脉及胸背动脉的终末支吻合。以腹壁下动脉为血管蒂可以设计出不同形式的皮瓣满足临床需要，如脐上部斜行皮瓣、脐旁横行皮瓣、腹中部皮瓣或带上第9～10肋骨的骨皮瓣。

2. *手术方法* 由腹股沟韧带内侧2/5与外侧3/5交点与脐的连线，是腹壁下动脉干行程的体表投影线；脐与耻骨结节连线的中、下1/3交点处，是腹壁下动脉和腹直肌外缘相交处。根据需要标出皮瓣切取范围。

从皮瓣的远侧端切开皮肤，直达深筋膜下，沿肋间肌和腹外斜肌表面，向脐部解剖分离，分离过程中切断结扎肋间动脉皮支。分离至腹直肌外缘时，应特别注意保护血管的皮支，不可损伤。

顺腹直肌内侧向腹直肌深面分离，并将腹直肌向外侧分开，找到腹壁下动静脉的走行，顺血管蒂向下分离足够长度，并结扎切断沿途的分支血管。根据需要保留进入腹直肌的肌穿支血管。血管蒂分离完毕后，顺血管向脐部分离，将皮瓣和血管蒂完全解剖分离。

皮瓣切取后，可根据需要带蒂或游离移植，修复较大范围的创面。切取皮瓣宽度为8～10cm，可直接拉拢缝合封闭创面。

(四)优点及局限性

1. *优点*

(1)皮瓣血管解剖较易，切取面积较大，并可以带上皮下组织、筋膜、肌肉和骨等组织。

(2)脐旁皮瓣设计多样，可以根据不同的临床需要设计不同的皮瓣。

2. *局限性* 皮瓣需要牺牲1条主干血管，在带上肌肉时对供区损伤较大。

二十一、髂腹股沟皮瓣

1973年Daniel和杨东岳、顾玉东成功完成了腹股沟与下腹部皮瓣的游离移植。髂腹股沟皮瓣由旋髂浅动脉供血。皮瓣具有供区隐蔽、切取方便等优点，尤其适用于儿童和年轻女性。但是髂腹股沟皮瓣的血管走行、血管口径及皮下脂肪因人而异，因此临床上并不常用。随着穿支皮瓣技术的发展，基于旋髂浅动脉穿支血管的皮瓣比传统髂腹股沟切取自由度更大，对供区损伤更小。

(一)适应证

1. *带蒂移植* 岛状瓣可用于下腹部、近端股部、阴茎、会阴、尿道、阴道和其他生殖器官的重建。

2. *游离移植*

(1)头面颈部皮肤及软组织缺损的覆盖。

(2)躯干、乳房缺损的填充。

(3)上、下肢皮肤缺损的覆盖、组织缺损的填充及肌腱重建。

(二)应用解剖

1. *皮瓣动脉解剖* 旋髂浅动脉是在腹股沟韧带下方2.5cm处发自股动脉的直接皮动脉，外径为0.8～1.8mm。在分为深浅2支之前血管蒂长度在1.5cm左右。浅支穿深筋膜及沿途腹股沟淋巴结营养上方皮肤；深支在深筋膜下方走行直达缝匠肌外缘形成肌支，最后在发出终末支止于皮肤之前走向髂嵴前外侧。

2. *皮瓣静脉解剖* 皮瓣的静脉系统分为深、浅2套。深部静脉与旋髂浅动脉伴行汇入股静脉。其血管外径一般＜0.8mm。皮瓣的浅部静脉系统平行于旋髂浅动脉，通常位于Scarpa筋膜的浅面，穿隐静脉裂空汇入腹壁下静脉，血管外径2～3mm，血管蒂长度2.5～4cm。

3. *皮瓣神经解剖* 轴形血管没有感觉神经伴行。

(三)临床应用

患者取仰卧位，在腹股沟韧带中点下2.5cm处扪及股动脉搏动点并在其内侧标出股静脉。与髂前上棘顶点连线，向髂嵴延伸，为皮瓣的长轴。设计时，皮瓣面积最大可达10cm×25cm。

在股动脉体表投影内侧做一长6～8cm的曲线切口。向下解剖直达Scarpa筋膜前面并找到皮瓣的静脉血管蒂。避开血管蒂周围淋巴结并解剖血管蒂直至需要的长度。

接着切开深筋膜找到旋髂浅动脉和腹壁浅动脉。检查有无血管解剖变异及手术的可行性。分离周围组织，解剖动脉血管蒂，并找到深、浅2支。深支在离开股动脉6cm处穿入深筋膜，标记并分离血管。

做外侧切口深度直达深筋膜上方，分离解剖过程在浅筋膜下方进行直至缝匠肌外侧缘。在分离旋髂浅动脉深支血管时要注意细致小心。结扎切断沿途肌支及外侧皮神经。从外侧掀起皮瓣直至与内侧切口汇合。掀起整块皮瓣，皮下脂肪过厚时可适当修薄皮瓣。最后，如需游离移植则准备断蒂。

(四)优点及局限性

1. 优点

(1)供区隐蔽,并通常可直接拉拢关闭。

(2)皮瓣没有毛发、切取面积大,并可通过延迟术进一步增加皮瓣的切取长度。

2. 局限性

(1)血管蒂较短,口径较小(0.8～1.8mm),并存在解剖变异。

(2)肥胖患者此部位皮下脂肪较多,切取皮瓣肥厚。

(3)皮瓣色泽较暗,不能作为头面部创面覆盖的最佳选择。

二十二、臀大肌皮瓣

臀大肌皮瓣于1974年由Stallings首先报道。在接下去的几年里臀大肌肌皮瓣因其良好的血供和优良的无效腔填充能力成为治疗压疮的金标准。随后又有不同学者报道臀大肌肌皮瓣用于骶部、股骨大转子及会阴部缺损的填充。1975年Fujino首次报道了臀大肌皮瓣的游离移植。1980年Le Quang报道了应用臀大肌皮瓣游离移植行乳房重建。然而臀大肌皮瓣血管蒂短,对供区损伤大的特点使其临床应用受到了一定的限制。

(一)适应证

1. 乳房重建。

2. Romberg病、半面短小综合征等疾病引起的头颈部缺损。

3. 腰、骶、股部的压疮。

(二)应用解剖

1. 皮瓣动脉

(1)臀上动脉:血管长度2～3cm,口径2～3mm。

臀上动脉为髂内动脉的终末支。经过梨状肌上缘进入臀部分为深、浅2支。深支与臀上神经伴行,走行于臀中肌深面,支配臀中肌和臀小肌;浅支在梨状肌和臀中肌间隙穿出后分成数支扇形分布至臀大肌上半部。

(2)臀下动脉:血管长度8～10cm,口径2.5～3.5mm。

臀下动脉与臀下神经伴行经梨状肌下缘穿出后,肌支支配臀大肌下半部,皮支在臀大肌下缘浅出后供养肌肉后侧皮肤。

2. 皮瓣静脉

(1)臀上静脉:血管长度2～4cm,血管外径2～4mm。

(2)臀下静脉:血管长度7～10cm,血管外径2.5～4mm。

臀上静脉外径2～3mm,略粗于臀下静脉。臀上、下静脉在汇入髂外静脉前通常没有吻合。静脉血管蒂的长度通常比同名动脉短2～3cm。

3. 皮瓣神经

(1)坐骨神经:坐骨神经走行于梨状肌下缘,坐骨结节和股骨大转子之间。其上方有臀大肌覆盖。尽向外侧1支运动神经至股二头肌短头。

(2)臀上神经:臀上神经(L_4、L_5、S_1)发自骶丛。在梨状肌上方坐骨大切迹处进入臀部区,与臀上动脉伴行,分布于臀中肌、臀小肌、阔筋膜张肌等外展、内旋肌群。

(3)臀下神经:臀下神经(L_5、S_1、S_2)发自骶丛。在梨状肌下方坐骨大切迹处进入臀部区,与臀下动脉伴行,分布于臀大肌。

(4)股后皮神经:股后皮神经(S_1～S_3)是单纯感觉神经,发自骶丛。在梨状肌后方坐骨大切迹处同臀下神经一起进入臀部区。起始部位于坐骨神经内侧,在臀大肌深面,股后皮神经越过坐骨神经行于其外侧。在穿过臀大肌下缘后下降至腘窝沿途穿过阔筋膜张肌发出皮支支配皮肤。

(三)临床应用

1. 臀大肌上部肌皮瓣　以臀上动脉浅支为血管蒂的臀大肌上部肌皮瓣可以用于修复骶尾部压疮。由于保留了臀大肌下半部,切取后对伸髋功能影响小。皮瓣切取面积可达13cm×30cm,供区创面不能一期关闭,需要游离皮片移植修复。

患者取俯卧位,切开皮瓣远端皮肤直达臀大肌上缘。分离解剖皮瓣外侧及臀大肌的上1/3。通过旋转下肢放松肌肉可适当加强皮瓣的血供。找到臀大肌和臀中肌间隙,并将其分离。掀起臀大肌可见到臀上动脉浅支血管走行于肌肉表面。分离切断皮瓣远端肌肉,根据血管走行情况做内下方切口。分离解剖过程中尽量保留臀下神经束发出的神经分支,并将其游离至臀下神经出口处。掀起肌瓣,分离臀上动脉浅支血管蒂。术中可根据需要保留部分肌肉。最后做内侧切口,将肌皮瓣完全游离。皮瓣可根据需要设计成旋转、岛状、推进及游离皮瓣。

2. 臀大肌下部肌皮瓣　臀大肌下部肌皮瓣可用于修复骶部、坐骨结节与股骨大转子的压疮。平行于肌纤维方向设计椭圆形皮瓣,皮瓣最大切取面积可达 15cm×30cm。

患者取俯卧位，按设计做皮瓣下部切口，显露臀大肌下缘，钝性分离臀大肌深面，游离臀大肌至股骨附着处，将其切断后向上掀起肌皮瓣。根据需要适当解剖分离血管蒂，皮瓣以旋转或推进转移至受区。

3. 扩大的臀大肌肌皮瓣　切取扩大的臀大肌肌皮瓣，结扎切断臀上动脉浅支，形成以臀下动脉为蒂的全臀大肌皮瓣。

沿臀大肌上及外缘设计扩大的臀大肌肌皮瓣，皮瓣起于骶部创面上部，沿臀大肌上缘向外，在大转子上方弯向内，至大转子和坐骨节节之间，可用于修复骶部压疮。如同时合并骶部和大转子部压疮，可将皮瓣向下延伸至股后部，形成扩大的臀大肌旋转皮瓣。术中为了增加皮瓣的旋转角度，需要结扎切断臀上动脉浅支，形成以臀下动脉为蒂的臀大肌肌皮瓣，从而向内旋转修复创面。

(四)优点及局限性

1. 优点

(1)供区隐蔽，脂肪肌肉组织量丰富，填充修复组织量大。

(2)皮瓣血供良好，可带上股后外侧皮神经形成神经感觉皮瓣。

2. 局限性

(1)肌皮瓣切取后供区将因肌肉的部分或全部缺失造成较为严重的功能障碍。

(2)术中出血量较大，需要结扎切断分支血管较多。

(3)皮瓣血管蒂虽然外径较粗(动脉 2～3mm，静脉 3～4mm)，但是长度较短(约 2cm)。

二十三、股后外侧皮瓣

20 世纪 80 年代 Maruyama 和 Taylor 报道了以股深动脉第 1～3 穿支为蒂的股后外侧皮瓣带蒂转移修复骶尾部、坐骨结节、大转子等部位的组织缺损，但因皮瓣位置及血管蒂受限，临床上应用并不广泛。股后外侧皮瓣营养血管可利用臀下动脉皮支、股深动脉发出的穿动脉、旋股外侧动脉降支的皮支和肌皮支、腘动脉皮支和膝上外侧动脉。但皮瓣营养血管较深、较短，使该皮瓣临床应用较少。

(一)适应证

1. 以臀下动脉或股深动脉为蒂的股后外侧皮瓣可通过带蒂移植修复腘窝、足跟等下肢皮肤缺损。

2. 以股深动脉第 1～3 穿支为蒂的股后外侧皮瓣，可带蒂转移修复骶尾部、大转子、坐骨结节等部位的软组织缺损。

3. 颈部瘢痕挛缩及四肢大面积皮肤缺损。

(二)应用解剖

1. 阔筋膜　阔筋膜包绕股部，近端直至骨盆，远端直达膝盖。

2. 髂胫束　髂胫束被阔筋膜纤维包绕，从髂嵴延伸至胫突，止于膝关节后方。

臀大肌和阔筋膜张肌的部分被髂胫束所覆盖，形成肌腱。髂胫束近端较远端宽。

3. 外侧肌间隔　股外侧肌间隔是人体中最坚韧的肌间隔，与髂胫束相连。内外两侧肌间隔沿股骨嵴外侧缘汇合并延续为骨膜。外侧肌间隔将胫部屈肌、外展肌和伸肌分隔开。

4. 股外侧肌　股外侧肌是股四头肌中最大的一块，覆盖股外侧约 2/3。其斜行的肌纤维将髂筋束表面一分为二。

5. 股二头肌　股二头肌有长头和短头。长头起自坐骨结节，穿过股骨全长，在腓骨头后方移行为髂胫束。长头的腱性部分离开腓骨头近端 12cm 发出自股骨，与短头肌纤维相融合。股二头肌位于股外侧肌后方，占据了股外侧肌肉的 1/3。

6. 股深动脉　股深动脉旁开股浅动脉外侧 5cm 起自腹股沟韧带。在股三角发出旋股内外侧动脉。接着股深动脉出三角区走行于耻骨肌和长收肌之间，在短收肌和长收肌近端发出第 4 穿支血管。

7. 穿支血管　穿支血管通常有 4 支。在股骨嵴近端发出自股深动脉后方。这些穿支血管穿过收肌肌腱止于股后群肌肉。

第 1 支穿支血管穿耻骨肌和短收肌肌腱中份，与臀下动脉、旋股内外侧动脉分支形成广泛吻合。

第 2 支穿支血管向股后短收肌发出营养分支，然后在距肌肉下缘 3～4cm 处穿过短收肌。

第 3 支穿支血管在短收肌和长收肌肌腱之间走行。

第 4 支穿支穿大收肌，止于股二头肌短头。

8. 第 3 支穿支血管　第 3 支穿支血管在穿过长、短收肌肌腱之后走行于外侧肌间隔内。在其进入外侧肌间隔后，血管外径在 3～5mm，血管蒂长度 8～10cm。

9. 皮瓣静脉解剖　第 3 支穿支血管有 2 条静脉伴行，通常在穿过长短收肌后汇合形成 1 条静脉,其外径比同名动脉粗 1～2mm。

10. *皮瓣神经解剖* 股后外侧部有股后皮神经和股外侧皮神经后支。股后皮神经从臀大肌下间隙穿出,主干在股后正中线深筋膜下走行,下行过程中沿途分支穿出深筋膜分布于股后皮肤,神经主干距股外侧肌间隔 2～2.5cm,股后皮神经横径 2～3mm,缝合神经科制成带感觉皮瓣。股后外侧皮神经后支不恒定,短小,难以利用。

(三)临床应用

1. *术前准备* 多普勒超声血流仪探测股后动脉穿出深筋膜的位置并做标记。通常第 3 穿支动脉处声响最强,在股部后正中、股骨内外侧髁连线上 8～10cm 处。选择声响最强处为血管蒂,以此血管设计皮瓣。

2. *手术方法*

(1)以股深动脉第 3 穿支为蒂的股后外侧皮瓣:患者取侧卧位,供区股部(大腿)在上。切开皮瓣的前界和下界,由前向后在阔筋膜表面的疏松结缔组织层剥离,接近外侧肌间沟,可找到第 3 穿支动脉穿出深筋膜后发出的前支。从下向上剥离,确定外侧肌间沟的位置。

切开皮瓣上界,注意寻找自上向下行走的股后侧皮神经,选择较粗且适当的作为神经蒂。向上切开皮肤,游离足够长的神经蒂。切开皮瓣后界,向下剥离皮瓣,直至血管蒂处。

接着解剖血管蒂。在距离血管蒂 1cm 处切开阔筋膜,进入肌间隔。牵开股外侧肌,可见血管蒂行走在其肌膜下。距血管蒂两侧 0.5cm 处切开肌膜,解剖游离血管蒂。沿途结扎细小肌支至所需长度。

(2)以腘动脉皮支为蒂的股后外侧皮瓣:从腘横纹上约 6cm、后正中线略偏外做纵形切口,切开皮肤直至深筋膜,向中线分离达股二头肌和半膜肌肌间隔,可见到腘动脉及其分支。分开肌间隔,保护并向下牵开坐骨神经,显露自腘动脉后正中发出的皮支起始部及随后发出的坐骨神经营养支。切断结扎臀下动静脉后,股后皮神经得到游离。在腘横纹处切开皮瓣下缘,切断结扎膝上外侧动脉,皮瓣得到完全游离。

皮瓣切取面积一般可以在(10～12cm)×(20～30cm)。

(四)优点及局限性

1. *优点*

(1)解剖恒定,血管蒂长,口径较粗,切取较易。

(2)皮瓣供区隐蔽,切取面积大[(10～12cm)×(20～30cm)]。

(3)皮瓣可携带神经感觉。

(4)皮瓣厚度是所有股部皮瓣中最薄的。

2. *局限性*

(1)皮瓣通常带有毛发。

(2)女性患者应用此皮瓣后对供区外观影响较大。

二十四、股前内侧皮瓣及股内侧皮瓣

(一)股内侧皮瓣

股内侧皮瓣位于股(大腿)前内侧,股内侧肌与股前方其他三块肌肉合成股四头肌,其血管呈节段性分布。股内侧肌连同表面皮肤形成肌皮瓣,局部推进移位可用于修复膝部创面。该皮瓣旋转弧度小,应用范围局限。

1. *适应证* 皮瓣可用于邻近部位的中等大小缺损修复(血管蒂长 2～3cm)。

2. *应用解剖* 股内侧肌位于股前内侧部,起自转子间线下部、粗线内侧唇和股内侧肌间隔。其附着部内侧与内收肌相连。肌纤维斜向前下移行为腱膜,进入股四头肌肌腱。营养股内侧肌的血管来自股动脉和旋股内侧动脉的肌支,呈节段性供应该肌及浅层皮肤。临床中以这些节段血管为蒂的股内侧肌皮瓣,可向前旋转推进修复膝部软组织缺损。

(1)动脉解剖

①股动脉:股动脉在腹股沟韧带下方进入股部。穿长收肌裂孔离开股部形成腘动脉。股动脉分支有腹壁浅动脉、旋髂浅动脉、阴部外动脉、股深动脉、多个肌皮穿支、肌间隔穿支及膝降动脉。

②肌间隔穿支动脉:股部穿支血管可在以下 3 个区域找到,即沿缝匠肌、半腱半膜肌之间和沿外侧肌间隔。

分支血管可沿着缝匠肌的前方及后方行走。前方到达缝匠肌的穿支起自股动脉,到达股内侧肌的穿支起自旋股动脉降支,而直接皮穿支起自股浅动脉。后方到达长收肌和股薄肌的穿支起自股动脉,到达拇收肌的穿支起自膝降动脉。这些穿支血管平均外径 1～1.2mm,互相之间存在吻合。

(2)静脉解剖

①浅表静脉系统:大隐静脉在阔筋膜浅面走行,在股中部则走行至缝匠肌后方。通过将大隐静脉带入股内侧皮瓣,可以保证皮瓣的静脉回流。

②深部静脉系统：与穿支动脉伴行，外径略粗于穿支动脉(1.4mm)。

③神经解剖：股神经有2支运动神经支配股内侧肌，一支在肌肉近端的神经血管门进入，另一支在股内侧肌内侧中点静脉浅面进入肌肉。

3. 临床应用　在股内侧设计C形皮瓣。皮瓣起点位于大腿内侧近端，外侧可达股外侧肌内缘，宽度占股下部周径1/3。

按设计切开皮肤和皮下组织，在深筋膜下方向内侧解剖直至股直肌与股内侧肌间隙。沿股内侧肌深面继续分离股内侧肌与股中间肌间隙。切开股内侧肌在股四头肌腱附着处，形成基底位于内侧的股内侧肌肌皮瓣。皮瓣向外下旋转推进，可修复膝部创面。供区采用V-Y闭合。

4. 优点及局限性

优点：①皮瓣菲薄；②携带感觉神经。

局限性：①皮瓣血管蒂短，口径较小；②定位其主要穿支血管耗时费力；③皮瓣供区毛发较多，当切取面积较大时需要皮片移植覆盖供区。

(二)股前内侧皮瓣

股前内侧皮瓣由Baek于1983年首先报道，其血管蒂不恒定，可来自股动脉发出的股浅动脉、旋股外侧动脉降支或直接发自股动脉。该皮瓣供血动脉均自股内侧肌三角穿出，易于解剖，供区隐蔽，皮神经丰富。

1. 适应证　在股前外侧皮瓣无法使用时可应用股前内侧皮瓣。在切取股前外侧皮瓣时，若其穿支血管不存在或过于细小无法使用时，可沿阔筋膜浅面向股内侧剥离，寻找股前内侧皮瓣的皮动脉。股前内侧皮瓣血管蒂很长，适合做岛状移植。

2. 解剖基础

(1)股浅动脉：股动脉发出旋股外侧动脉后下行，在旋股外侧动脉根部或直接自股动脉干发出股浅动脉穿出股中间肌，走行于股中间肌浅面、股直肌深面，沿途分支营养股中间肌、缝匠肌，在股直肌、缝匠肌及股内侧肌构成的三角间隙内浅出，发出2～3支皮支营养其表面皮肤。股浅动脉血管蒂长7～10cm，外径1.8～2.4mm，伴行静脉1条。

(2)旋股外侧动脉降支的内侧支：当股浅动脉不发出直接皮穿支时，旋股外侧动脉降支的内侧支发出自上述三角间隙，血管长6～8cm，外径2.5mm。

(3)股动脉中段直接分支：股动脉中段直接分支自三角间隙偏股内侧肌缘浅出皮下。血管蒂长3～5cm，外径1.5mm。

(4)股内侧皮神经：股内侧皮神经，皮神经发自股神经后沿缝匠肌深面斜向外下，从缝匠肌内侧缘穿出深筋膜，分布于股内侧皮肤。神经平均长9.6cm，横径1.6mm。

(5)股中间(前)皮神经：为肌皮神经，自股神经发出后穿缝匠肌，并分支至缝匠肌，然后沿缝匠肌表面下行，分布于股前中部皮肤。神经平均长7.4cm，横径1.6mm。

3. 临床应用　患者取仰卧位，沿髂前上棘到膝关节的连线找出股直肌中轴。在轴线内侧3cm做一平行线，为股直肌内侧缘的体表投影。连接髂前上棘与股骨内侧髁的连线为缝匠肌走行。

触诊扪及股直肌内侧缘、缝匠肌外侧缘及下方股内侧肌围成的三角间隙为肌间隔穿支穿出位置。明确血管位置后根据需要设计皮瓣。

根据设计切开皮瓣的外缘和上缘，自阔筋膜深面掀起皮瓣，显露股直肌、缝匠肌、股内侧肌三角间隙并分离。接着自股直肌深面分离出供血的股浅动脉，对其间走行的皮神经和浅静脉妥善保护，避免浅深筋膜牵拉分离导致损伤。血管蒂分离完毕，切开皮瓣其他边缘，掀起皮瓣。

4. 优点及局限性

(1)优点：①皮瓣切取时体位易摆放；②在股前外侧皮瓣无法使用时可作为候补选择；③皮瓣可携带感觉神经。

(2)局限性：①供区损伤较大，且通常不能直接拉拢关闭；②皮瓣的血供并不恒定，需要根据术中情况改变手术策略。

(章一新)

二十五、股前外侧皮瓣

(一)定义

以旋股外侧动脉降支及其伴行血管为蒂的、位于股前外侧区的皮瓣称股前外侧皮瓣。

(二)应用解剖

1. 旋股外侧血管降支的解剖　旋股外侧动脉从股深动脉或股动脉分出后，行向外侧分为升支、横支和降支。降支最为粗大，在股直肌与股中间肌之间行向外下方，并于髂前上棘与髌骨外上缘连线的中点附近分为内侧支和外侧支。外侧支行向外下，沿途发出数个肌皮动脉穿支，与终末支一起穿入股外侧肌，供养股外侧肌及股前外部皮肤；内侧支继续下行，终末支止于膝关节动脉网。旋股外侧动脉降支有 2 条伴行静脉，动脉外径 1.1～2.8mm，静脉外经 2.3～1.8mm. 血管蒂长度为8～12cm，血管蒂组织鞘内除动静脉以外，还包含股外侧肌神经(图 6-63)。

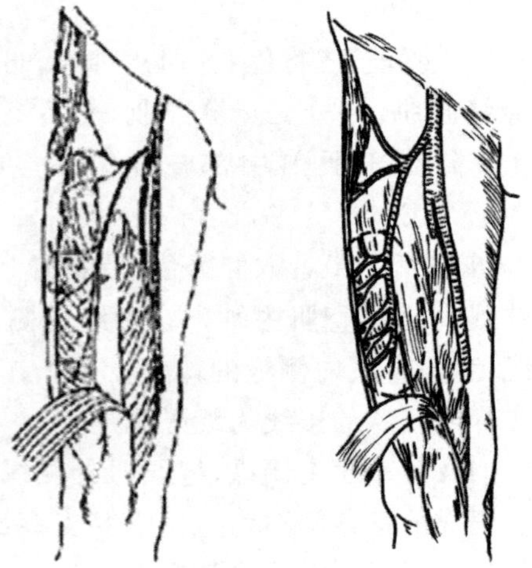

图 6-63　旋股外侧动脉降支的分支和分布

2. *皮动脉穿支解剖*　旋股外侧动脉降支沿途发出皮动脉穿支 1～8 支，平均 2.5 支，外径为 0.4～1.1mm。皮动脉穿支通过股外侧肌的方式通常有 2 种：一是肌间隔穿支型，即皮动脉穿支经过股直肌与股外侧肌之间的间隙，穿出深筋膜直接进入皮肤，占 40.2%。二是肌皮穿支型，即皮动脉穿支穿过股外侧肌后再进入皮肤，穿肌厚度平均为 15.6(0.5～34.0)mm。旋股外侧动脉降支的第一个皮动脉穿支发出于髂前上棘与髌骨外上缘连线的中点附近，是最为粗大的穿支，也是股前外侧皮瓣的主要供血动脉。肌间隔穿支型一般都发生于第 1 个皮动脉穿支，第 2 个穿支以后的皮动脉穿支基本上是肌皮穿支型。

少数情况下，可能存在变异，如皮动脉穿支可能来自旋股外侧动脉横支，或旋股外侧动脉干，甚至直接发自股深动脉的穿支，而这种穿支往往是直接皮肤血管。另外旋股外侧动脉及其降支的起点可能存在变异，旋股外侧动脉降支可以来自横支，而旋股外侧动脉也可以直接发自股动脉。升支可来自横支而非来自旋股外侧动脉。

3. *旋股外侧动脉降支及其第 1 皮动脉穿支的体表投影*　以髂前上棘与髌骨外上缘连线的中点为圆心，3cm 长为半径画圆，有 92%的人群第 1 皮动脉穿支的体表投影在此圆之中，其中又有 80%位于外下象限。从腹股沟中点至髂前上棘与髌骨外上缘连线的中点做直线，其下 2/3 段为旋股外侧动脉降支的体表投影(图 6-64)。

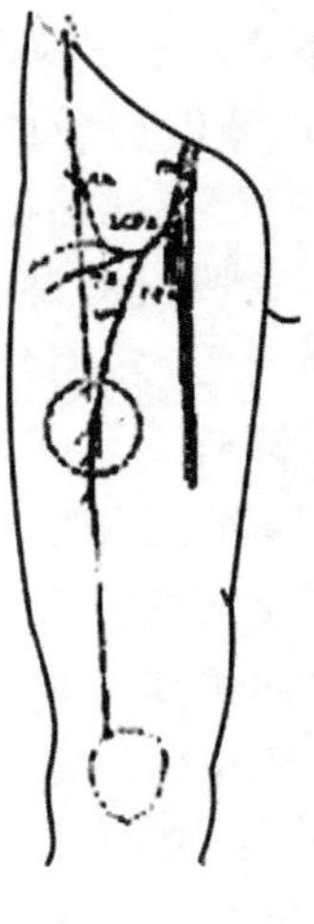

图 6-64　旋股外侧动脉降支及主要皮动脉体表投影

4. *股前外侧皮瓣的神经*　股前外侧皮瓣的感觉神经为股外侧皮神经。该神经从腰丛发出，在髂前上棘 1.0(0～3.8)cm 处穿过腹股沟韧带深面至股部，在此处分为粗长的前支和短细的后支。前支在缝匠肌和阔筋膜张肌之间的浅沟内下行，继而穿行于浅、深 2 层阔筋膜之间，在髂前上棘下方 7～10cm 处穿深筋膜，分布于股前外侧皮肤。该神经外形扁平，横径为 1.0～1.5mm，体表投影于髂前上棘与髌骨外上缘连线上 1/3 段的 1cm 范围内。当切取肌皮瓣时，与旋股外侧动脉降支伴行的股外侧肌神经可作为运动神经。

5. *股前外侧皮瓣的切取面积*　皮瓣的切取面积与携带的皮动脉穿支数量有关。我们尸体标本灌注显示：仅携带第 1 皮动脉穿支时灌注面积为 8cm×14cm，携带第 1、2 皮动脉穿支时灌注面积为 20cm×30cm。临床报道股前外侧皮瓣切取的最大面积可达 400cm^2。

(三)手术方法与步骤

患者仰卧位，于髂前上棘至髌骨外上缘做一连线，以此作为皮瓣的中轴线，以该线的中点为圆心，画一半径为 3cm 的圆形区域，在此区域用超声多普勒血流仪探测出第 1 皮动脉穿支浅出点，以该点为皮瓣的轴心，根据缺损部位的需要确定皮瓣的大小与形状，将皮瓣的上 1/3 部分置于轴心点之上。皮瓣可切取范围：上为阔筋膜张肌的远端，下至髌骨上 7cm，内侧达股直肌内侧缘，外侧至股外侧肌间隙或稍宽一些。再从腹股沟中点至髂前上棘与髌骨外上缘连线的中点做直线，标出皮瓣血管蒂(旋股外侧动脉降支）的体表投影，并在两线之夹角间标出“S”形切口。

先做“S”形皮瓣蒂部切口，必要时可向皮瓣内侧缘切口延伸，牵开股外侧肌与股直肌达肌间隙，显露间隙内旋股外侧动脉降支主干，沿主干向远侧解剖，依次可找到第1、2、3皮动脉穿支。将皮瓣上、下及外侧线切开，从阔筋膜下向外掀起皮瓣，在阔筋膜与股外侧肌之间小心寻找皮动脉穿支，根据皮动脉穿支的走行方向仔细分离穿支血管，如果是肌皮穿支型建议适当保留一点肌袖。如果要形成以膝外上动脉为蒂的逆行岛状皮瓣，则可切断旋股外侧动脉降支的近端，保留其远端，借助其在髌骨上方2.5cm处与膝外上动脉的吻合供养皮瓣，吻合处血管外径在0.6～1.5mm。因此，以膝外上动脉为蒂的逆行岛状股前外侧皮瓣血管蒂的应在髌骨上方2.5cm以上（图6-65、图6-66）。

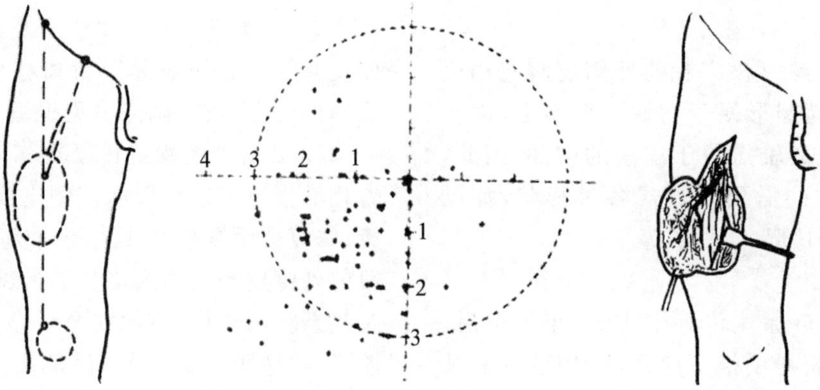

图6-65　股外侧皮瓣手术方法（一）

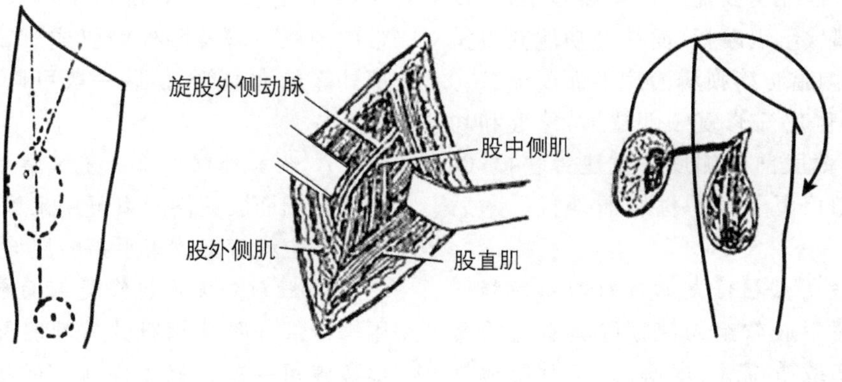

图6-66　股外侧皮瓣手术方法（二）

（四）皮瓣的类型

股前外侧皮瓣深受国内外临床医师喜爱的原因之一就是可以制成多种类型的皮瓣。

1. *顺行皮瓣与逆行皮瓣*　股前外侧皮瓣既可以带蒂顺行转移，修复髂嵴、粗隆部、腹股沟及会阴部的缺损。也可以带蒂逆行转移，修复膝关节周围及小腿上部的缺损。

2. *带蒂皮瓣与游离皮瓣*　股前外侧皮瓣血管蒂恒定、管径粗达2.5mm，蒂长达8～12cm既可带蒂移植，也方便游离移植。

3. *复合组织瓣与削薄皮瓣*　股前外侧皮瓣可形成多种组织的复合瓣，如：携带阔筋膜可修复硬脑膜、腹膜等缺损，携带骨外侧肌、髂胫束、降支血管、股神经股外侧肌支等组织复合移植可修复病变部位肌肉、肌腱、血管、神经、皮肤等组织缺损。另一方面股前外侧皮瓣还可在保留皮动脉穿支周围1cm范围皮下脂肪筋膜组织的情况下制成薄皮瓣或真皮下血管网皮瓣以解决移植后皮瓣较臃肿、影响外观的问题。

4. *带感觉的皮瓣*　股前外侧皮瓣可携带股外侧皮神经与受区感觉神经吻合重建皮瓣的感觉功能。但一些临床观察发现：吻合股外侧皮神经，术后股前外侧皮瓣感觉恢复并不理想。因此，股外侧皮神经、股神经上部穿支及股神经中部穿支在股前外侧皮瓣分布及其解剖与截面形态学特点有待进一步研究。

5. 股前外侧穿支皮瓣 穿支皮瓣是以穿支血管为蒂的、只包含皮肤和薄层皮下脂肪的组织瓣。股前外侧皮瓣拥有稳定而粗长的穿支血管，具备形成穿支皮瓣良好条件，临床应用证实其成活率高、术后外形功能好，被认为是目前临床常用的 6 种穿支皮瓣之一。

6. 股前外侧皮瓣形状 股前外侧皮瓣应用之初，一般是设计成椭圆形便于切取。事实上，由于股前外侧皮瓣供血的轴点位于皮瓣的中部，因此，可以根据缺损部位的需要设计成各种形状，如圆形、方形、"Y"形、"H"形、"手"形等。

(五)临床应用

股前外侧皮瓣自徐达传等于 1983 年报道后，已在 20 余个国家获得了推广应用，应用范围遍及头颈、躯干与四肢等部位，患者年龄小至 17 个月，大至 82 岁，皮瓣面积最大达到 40cm×20cm。

1. 股前外侧皮瓣移植修复头颈部组织缺损 ①带血管股外侧皮神经的股前外侧皮瓣移植，修复面神经缺损和面部软组织缺损，面神经功能获得满意恢复；②股前外侧脂肪筋膜瓣治疗半面萎缩获肯定疗效；③股前外侧皮瓣修复颊部缺损，外形和功能恢复良好；④削薄股前外侧皮瓣重建舌缺损；⑤股前外侧皮瓣移植修复下唇恶性肿瘤外科手术后局部缺损等。

2. 股前外侧皮瓣移植修复四肢软组织缺损 股前外侧皮瓣修复下肢软组织缺损除具有血管蒂长、血管口径粗、切取范围大、皮瓣薄、肤色质地好和供区损失小等优点外，还可重建感觉和作为串联皮瓣，以供区最小的损失获得受区最大的收益。如：采用股前外侧皮瓣移植修复前臂大面积皮肤软组织缺损，外形满意，皮瓣质地好，并恢复保护性感觉。

利用旋股外侧动脉降支与膝关节周围血管的吻合，以膝上外侧动脉为血供的逆行股前外侧岛状皮瓣修复膝关节周围软组织缺损，在国内外得到推广应用，但存在血管蒂和旋转点不恒定的缺点。

目前在国内股前外侧皮瓣已广泛应用于修复手部软组织缺损，如手背、手掌和虎口瘢痕挛缩松解后创面。由于股前外侧皮瓣可携带阔筋膜和股外侧皮神经，使皮瓣修复缺损后稳定性更好，并可重建感觉功能，尤其适合修复手掌、足跟和足底等特殊部位；另一方面手背要求皮肤松弛富有弹性，股前外侧皮瓣修复后可能继发阔筋膜挛缩，影响手的功能，因此，在修复手背皮肤软组织缺损时宜用不带阔筋膜的削薄股前外侧皮瓣。

3. 股前外侧皮瓣移植修复腹壁缺损 股前外侧皮瓣可携带股外侧肌、阔筋膜、皮肤及皮下等复合组织特别适合修复腹壁腱鞘、肌肉和皮肤的全层缺损，是重建腹壁、修复全层腹壁缺损的理想皮瓣。

4. 股前外侧皮瓣移植乳房再造 应用股前外侧皮瓣及其脂肪筋膜瓣游离移植隆乳或重建乳房在国外已有报道，国内少见报道。

5. 股前外侧皮瓣修复会阴部缺损 国内外学者相继报道了应用股前外侧皮瓣再造阴茎、重建阴囊、修复会阴缺损和压疮的病例。认为以顺行岛状股前外侧皮瓣的形式修复邻近部位压疮、感染创面及复杂会阴缺损，手术安全可靠，疗效满意；而股阔筋膜，再造阴茎韧性好，使龟头、阴茎体更丰满，可在一定程度上减少术后挛缩。

6. 股前外侧皮瓣重建咽喉、食管 咽喉、食管肿瘤切除后需重建下咽及食管，股前外侧皮瓣面积大，足以修复肿瘤切除后下咽及食管的缺损，其携带的阔筋膜瓣及股外侧肌或股直肌可用于保护颈部外露的大血管，供区一般可以直接拉拢缝合，无须植皮。

7. 股前外侧皮瓣修复肌腱缺损 股前外侧皮瓣携带阔筋膜或髂胫束可用来修复手部肌腱缺损，能在一定程度上改善手指的屈伸功能。

8. 股前外侧皮瓣修复颌面部洞穿性缺损 利用携带部分股外侧肌的分叶股前外侧皮瓣吻合游离移植可一次性修复面颊部的皮肤、肌肉、黏膜的洞穿性缺损。

(六)供区及并发症的处理

1. 封闭供区 供区封闭的方式有直接缝合、皮肤移植和皮瓣转移 3 种。对于皮瓣切取宽度≤7cm 的供区创面可以考虑直接拉拢缝合。对于切取宽度≥8cm 的供区创面不可勉强直接缝合，需要行皮肤移植或皮瓣转移，否则可能出现伤口迁延不愈、严重瘢痕及股四头肌功能障碍，甚至还可能出现骨筋膜室综合征。皮瓣切取后有股四头肌肌腱膜、股神经分支及髂胫束外露的供区创面，血供相对较差，不宜植皮，可考虑用邻近皮瓣转移修复，如用逆行腹壁浅动脉皮瓣修复。否则将会发生皮片坏死，局部感染等并发症。

2. 神经的处理　股前外侧皮瓣供区所涉及的神经主要是股外侧皮神经、股神经分支(股神经上部穿支,股神经中部穿支、股外侧肌支)。在切取皮瓣过程中注意保护、以免损伤。股外侧皮神经、股神经上部穿支及中部穿支均为感觉神经,如有损伤应及时修复或将残端在比较高的部位用快刀切断,使其埋置于正常组织内。避免粗暴的剥离、牵拉和压榨神经,或将神经残端置于瘢痕组织或感染区内。股神经的股外侧肌支为支配股外侧肌运动神经,伴行于旋股外侧动脉降支,在有些病例该神经穿行于第1、2皮动脉穿支之间,即第1皮动脉穿支在股外侧肌支的内侧发出,第2皮动脉穿支在股外侧肌支的外侧发出,因此,如果在切取皮瓣时要保留第1、2两个皮动脉穿支就必须切断股外侧肌支或在第1、2两个皮动脉穿支之间切断旋股外侧动脉降支。不管怎样,都应该在皮瓣切取完成后将他们重新吻合。

3. 数字技术在股前外侧皮瓣中的应用　数字技术是指借助一定的设备将各种信息,包括图、文、声、像等,转化为电子计算机能识别的二进制数字"0"和"1"后进行运算、加工、存储、传送、传播、还原的技术。也称数码技术或数字控制技术。数字技术应用于股前外侧皮瓣,目前主要是解决2个问题:一是确定皮动脉穿支的位点;二是了解皮瓣内在供血结构。其原理是:运用血管造影技术使目标血管显影,采用X线机、CT或MRI获取图像,应用Amira4.1(三维重建软件)进行三维重建,能够清晰显示皮动脉穿支点及皮瓣内丛的分布。皮动脉穿支穿越深筋膜进入皮瓣后先发出筋膜支,继而发出真皮下血管支,并形成相应的筋膜丛和真皮下血管丛,共同组成皮瓣内在供血结构。一般来说,筋膜丛丰富时、真皮下血管丛则较差。反之,真皮下血管丛丰富者,筋膜丛较差。而由旋股外侧动脉降支供血的股前外侧皮瓣,其真皮下血管丛比较丰富适合制成削薄皮瓣。

4. 彩色多普勒超声技术在股前外侧皮瓣中应用　彩色多普勒超声可以直观皮动脉穿支自旋股外侧动脉降支分出的起点、穿过深筋膜进入皮下组织的走行过程和浅出点,进行体表描记定位,较为精确地了解穿支营养皮瓣的范围,对于术前的皮瓣定位与设计有着重要的临床价值。

5. 并发症处理　股前外侧皮瓣供区常见的并发症有:移植皮坏死、肌肉坏死、伤口感染、伤口迁延不愈、瘢痕、局部感觉异常或不适及股四头肌功能障碍等。移植皮坏死、肌肉坏死、伤口感染、伤口迁延不愈、瘢痕等并发症与局部血肿、缺血、张力过大、手术破坏严重、感染等因素有关。局部感觉异常或不适及股四头肌功能障碍与神经损伤、外露、肌肉坏死有关。因此,在关闭供区时要做到严格的无菌操作、避免盲目地拉拢缝合、没有张力和无效腔及止血彻底;对于血供良好的创面可以植皮,否则用邻近皮瓣修复;避免不必要的神经、肌肉损伤,不得已损伤时要及时修复或将断端深埋;放置可靠的引流装置。对于症状严重的假性神经瘤、严重影响功能与外形的瘢痕可考虑手术治疗。

二十六、膝内侧皮瓣

(一)定义

膝内侧皮瓣又称小腿内侧上部皮瓣或隐动脉皮瓣,是以膝降动脉隐支为血供的皮瓣,位于膝关节内侧附近的区域。

(二)应用解剖

小腿内侧上部皮瓣血供有多种来源,包括膝降动脉、腘动脉、胫前动脉和胫后动脉的皮动脉。其中以膝降动脉隐支为主要血供来源,其具有其实恒定、径粗蒂长、分布范围广等特点。

膝降动脉又称膝最上动脉,在收肌管内起始于股动脉下端,穿出收肌管前壁后至缝匠肌深面即分为关节支和隐支,关节支分布于膝关节内侧,隐支继续下行约4cm后在膝关节平面,于缝匠肌和股薄肌之间浅出至皮下,浅出至皮下的行程平均约11cm,多数分布于小腿上1/3段,部分可达小腿中1/3段。隐动脉浅出至皮下的体表投影约在胫骨内髁最突出点上方3cm水平向后2cm处。此处隐动脉的外径为1.1～1.7mm。供养皮瓣的范围约为股内侧下段10cm×12cm,小腿上段6cm×14cm。

隐动脉的伴行静脉有1条或2条,略粗于隐动脉。在隐动脉皮瓣的浅筋膜内有大隐静脉通过,与隐动脉浅出点相距约1cm,外径为2.8～4.2mm,可用做皮瓣的静脉回流。

小腿内侧上部皮瓣的感觉是隐神经,隐神经伴随着隐动、静脉行走于缝匠肌和股薄肌之间,浅出皮下后与大隐静脉伴行,其浅出点横径为1.5～2.0mm。游离移植时与受区神经吻合可重建皮瓣的感觉功能。隐动脉皮瓣的血管和神经见图6-67。

(三)手术方法与步骤

1. 皮瓣设计　下肢内侧正中线作为皮瓣的轴线,在膝关节上方10cm,膝关节下方20cm,宽度在

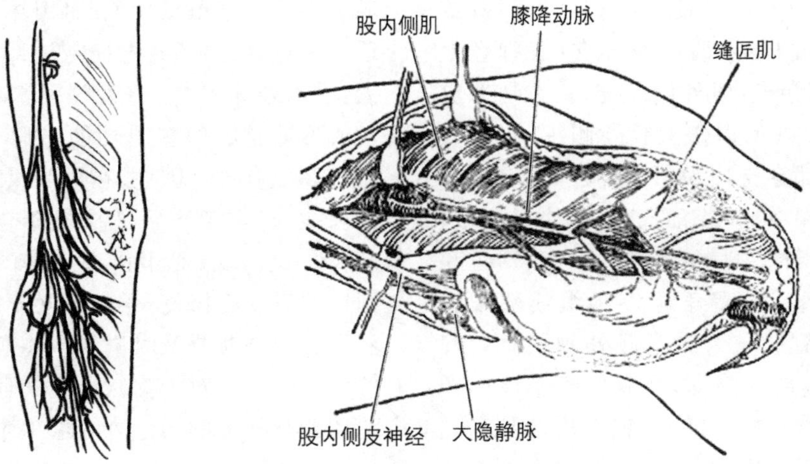

图 6-67　隐动脉皮瓣的血管和神经

6cm 范围内，根据需要设计皮瓣的外形与大小，标明皮瓣及其近侧切口线。

2. *皮瓣切取*　术前常规用超声多普勒确定并在皮肤上标记隐动脉的走行方向和浅出点。全身麻醉或腰部阻滞麻醉。仰卧位，下肢外旋外展，常规消毒，铺无菌巾单，上止血带。先做皮瓣近侧切口，在缝匠肌外缘找到收肌管及股动脉，打开收肌管，牵开缝匠肌，即可见到位于其深面的膝降动、静脉和隐神经。按设计线切开皮瓣前缘，在深筋膜下向后分离，沿血管神经束向远侧解剖，游离、结扎、切断关节支和肌支，保护好隐支。必要时可切断缝匠肌的腱部以充分显露隐动脉。辨清血管神经蒂后，切开皮瓣远端及后侧缘，在深筋膜下由远而近掀起皮瓣(图 6-68)。

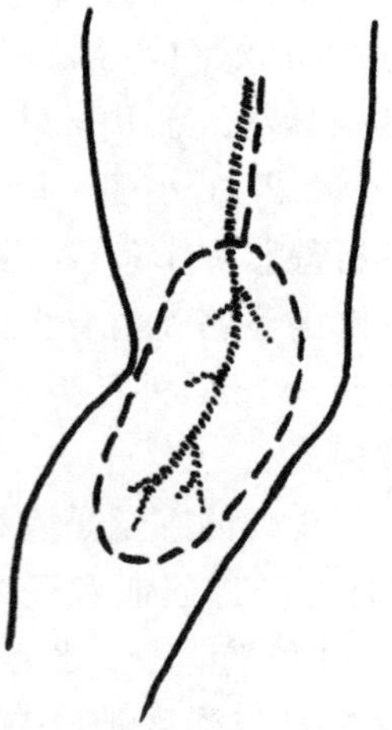

图 6-68　小腿内侧上部隐动脉皮瓣范围

在皮瓣的切取过程中注意将大隐静脉包含于皮瓣之中。

(四)临床应用

1. 制成带蒂皮瓣可用于膝部、腘窝及其邻近软组织缺损的修复。

2. 制成带隐神经、具有感觉功能的皮瓣适合用于足跟等部位的修复。

3. 由于皮瓣较薄、质地柔软细嫩，游离移植可修复手背、虎口及面颈部的缺损。

4. 可作为交腿皮瓣修复对侧小腿、足跟、足背等部位创面。

(五)供区处理与皮瓣特点

1. 供区创面一般不能直接拉拢缝合，需采用皮肤移植封闭创面。

2. 为保证供区创面良好的愈合，术后需用石膏托临时固定膝关节。

3. 切取隐神经后，小腿前内侧至踝部皮肤感觉丧失。

4. 皮瓣切取后对膝关节的屈伸无影响。

5. 皮瓣质地柔软细嫩，比较薄，成年人皮瓣厚度不超过 1cm，儿童不超过 0.6cm。

6. 隐动脉血管恒定、蒂长、走向直而表浅便于形成岛状、游离、轴形皮瓣。

(龙剑虹)

二十七、小腿内侧皮瓣

小腿内侧皮瓣血供来源于胫后动脉的肌间隙穿支，又可称为胫后动脉皮瓣，属于肌间隙型。由于皮瓣是由小腿主干血管供血，其血管蒂较长，口径较粗，皮肤质地好，供区较隐蔽，皮瓣切取面积大，应用灵活等优点。但皮瓣切取后牺牲 1 条主干血管为其缺点。

(一)应用解剖

小腿内侧中下部的皮肤血供直接来源于胫后动脉的肌间隙穿支,胫后动脉的肌间隙穿支数为2～4支,经比目鱼肌与趾长屈肌之间的肌间隙,穿过小腿内侧深筋膜的浅部时又分为前后支,前支分布于胫骨内侧面皮肤,后支分布于肌间隙以后的皮肤。穿支穿出筋膜处的体表投影为胫骨内侧缘中上1/3交界处至内踝后缘与跟腱中点的连线上。

小腿内侧上部的皮肤血供来自膝降动脉的隐动脉。胫后动脉的穿支与隐动脉之间形成丰富的血管吻合,有利于扩大皮瓣切取面积。在小腿下1/3踝关节附近,胫后动脉分支与胫前动脉分支、腓动脉分支构成血管吻合网。胫后动脉的终末支形成足底动脉弓与足背动脉与足背动脉弓相交通,这是切取逆行岛状皮瓣的解剖学基础。

(二)适应证

1. 皮瓣可顺行或逆行转移修复小腿膝部、腘部、足部及踝部创面。

2. 吻合血管的游离移植可用于修复手及前臂和面颈部创面。

3. 皮瓣桥式交叉转移适用于对侧小腿广泛性瘢痕挛缩及受区血管条件不佳、无法做吻合血管的游离移植的创面。

4. 与隐动脉皮瓣联合形成双蒂皮瓣,用于修复对侧足脱套伤。

5. 皮瓣带骨膜或胫骨骨片移植用于修复皮肤和骨缺损。

6. 由于皮瓣是由小腿主干血管供血,可与其他皮瓣串联应用。

(三)手术方法

1. *皮瓣设计*　皮瓣可取自小腿内侧中下部,皮瓣上界可至小腿上中1/3交界处,下界至小腿下1/3中段,前至小腿前中线,后至小腿后中线。在此范围内以胫后动脉为轴,根据受区的需要设计皮瓣的形状和大小。

2. *皮瓣切取与移植*　先切开皮瓣的后缘,沿深筋膜下向前游离,找到比目鱼肌与趾长屈肌间隙。显露胫后动静脉及胫神经,观察胫后血管发出的皮肤穿支的数目及分布。将胫后血管与胫后神经分离,并向远端各游离一段血管备用。

(1)游离移植:当胫后血管的前后两侧皮瓣游离完成后,将胫后血管、大隐静脉、隐神经,包括血管周围的组织,连同皮瓣一起掀起游离至上界血管蒂为止。待受区准备就绪后,再切断血管神经蒂。供区创面用中厚皮片覆盖。

(2)顺行转移:多用于修复膝部及小腿上1/3的创面。根据创面的大小设计皮瓣,在上述显露的基础上切开皮瓣的前缘,向后翻至肌间隙部位,切断并结扎从肌间隙血管向前、后侧发出的小肌支,切开皮瓣的上、下缘及大隐静脉和隐神经,此时除血管蒂外皮瓣已游离,在皮瓣以上将胫后血管游离至腓血管分叉处。皮瓣移位是旋转点在胫后动脉近端。然后在皮瓣的远端确定胫后动脉穿支进入皮瓣后切断并结扎胫后血管远端,形成顺行胫后动脉皮瓣。供区植皮覆盖。

(3)逆行转移:多用于修复足踝部创面。其血管的显露及皮瓣的游离和顺行移植相同,皮瓣游离后,在皮瓣下缘以下继续向远端游离胫后血管至内踝的后上缘,获得所需要的血管蒂长度。然后,用血管夹夹闭皮瓣近端的血管蒂5min,观察足及皮瓣的血液循环情况。若循环良好,则切断并结扎近侧血管,形成以远侧胫后动脉为蒂的小腿内侧岛状皮瓣。皮瓣移位时血管蒂旋转点在内踝部,供区以皮片覆盖。

(4)胫后动脉皮瓣桥式交叉转移:根据对侧小腿或足踝创面的位置大小来设计顺行或逆行皮瓣,桥式交叉至对侧。顺行设计血管蒂长度应达6～8cm,逆行设计血管蒂长度应为2～4cm,在小腿上端或内踝血管蒂处,皮瓣近端设计皮蒂封闭血管蒂。术后用交叉石膏固定。

(5)双蒂皮瓣移植:胫后动脉皮瓣也可与以隐动脉为蒂的膝内侧皮瓣联合,形成双蒂皮瓣。

(6)骨(膜)皮瓣:在切取胫后动脉时,也可带一部分胫骨骨膜或胫骨内侧骨片形成骨(膜)皮瓣,顺行、逆行或游离移植可修复伴有骨缺损的创面。

(7)胫后动脉穿支皮瓣:以胫后动脉在小腿内侧发出穿支为蒂可形成穿支皮瓣,局部转移修复邻近创面。术前用多普勒超声血流仪探测穿支血管穿出深筋膜的位置,根据受区需要选用上、中、下段的皮瓣,并设计皮瓣的大小、形状。先从皮瓣血管蒂的一侧切开皮肤,沿深筋膜下向蒂血管部位解剖分离。当发现较大的皮支血管时,应注意保护,并以此血管为蒂。再从皮瓣标记线的四周切开皮肤,直达深筋膜之下,逐渐向血管蒂的中心游离至穿支蒂处。并细致检查皮支血管情况,选择1～2条皮支血管作为血管蒂皮瓣局部移位修复邻近的创面。如果需要进行皮瓣游离移植术修复远部的创面,可顺蒂部血管向深层解剖,切断结扎肌肉的分支,必要时切断部分肌肉，解剖分离至可供吻合直径的血管。

(8)胫后动脉内踝上皮瓣：胫后动脉远端位于跟腱与趾长屈肌之间，位置表浅。胫后动脉在内踝上方 4～6cm 发出 2 条较大的皮支，以这 2 个皮支血管为蒂可形成内踝上皮瓣，局部转移可修复小腿远端及踝部创面。多普勒超声血流仪测定胫后动脉内踝上 2 个皮支动脉位置，并以这 2 个皮支血管为基部向上设计皮瓣。即以胫骨内侧与内踝连线为轴设计皮瓣，皮瓣旋转点位于内踝上 7cm，根据受区创面部位及大小设计皮瓣。按设计先做皮瓣前切口，在深筋膜下由前向后切取皮瓣，直至胫骨内侧缘。在跟腱与胫骨之间肌间隔寻找胫后动脉及其营养皮瓣的穿支血管。明确穿支血管进入皮瓣区后，根据穿支血管位置调整皮瓣设计，形成岛状皮瓣，局部转移修复内踝创面。供区用皮片修复。

二十八、小腿外侧皮瓣

小腿外侧皮瓣血供来源于腓动脉，腓动脉是小腿的次要动脉，此皮瓣带有 1 条可靠的皮神经和两套静脉，即腓静脉和小隐静脉，既可做游离移植，也能做带蒂转移。皮瓣切取后对供区的功能影响小。此皮瓣血管恒定，皮瓣供区较隐蔽，是一个常用的皮瓣。但该皮瓣营养血管位置较深，分离血管时受到腓骨限制，使皮瓣切取有一定难度。

(一)应用解剖

腓动脉起点外径为(3.7±0.1)mm，沿途发出数支肌皮动脉、滋养动脉，供应腓骨、邻近肌肉和小腿外侧皮肤。在腓骨头下缘 9～20cm 处，可找到这 3 支皮动脉。小腿外侧皮瓣的血供来源于腓动脉，根据皮支的形式，可分为 3 种类型。

Ⅰ型：腓动脉皮支。腓动脉起端程细短状的皮支，经过小腿外侧肌间隔而直接进入小腿外侧皮肤。此皮支血管口径较细弱，为 0.3mm。

ⅡA 型：腓动脉肌皮穿支。腓动脉进入踇长屈肌肌腹前由主干发出比目鱼肌肌皮穿支。常有 2 支穿支穿出比目鱼肌筋膜进入小腿外侧皮肤。穿支口径在 0.5～1mm。

ⅡB 型：腓动脉肌皮穿支。腓动脉进入踇长屈肌后，在小腿中 1/3 段发出穿支，穿出肌筋膜后进入小腿外侧皮肤，是小腿外侧皮瓣血供的主要穿支。口径为 0.3～0.8mm。

腓动脉于外踝上约 7cm 处形成 2 条终支：①外踝后动脉，自外踝上方的后内侧向外侧走行；②穿动脉，向前骨间膜至外踝上方的前内侧。腓动脉主干在踝关节平面与胫后动脉均有较粗的交通支相吻合。这就位小腿外侧部皮瓣采用游离移植，或顺行，或逆行转移提供了解剖学依据。

小腿外侧皮瓣的回流静脉可分深、浅 2 组：①深静脉为 2 支伴行的腓静脉；②浅静脉为小隐静脉。皮瓣神经为起于腓总神经的腓肠外侧皮神经。

(二)适应证

小腿外侧皮瓣供区皮肤质量较好，血管解剖恒定，血管蒂较长，因此是目前临床常用的皮瓣供区之一。适用于小腿上部、膝关节以及踝关节或足部创面的修复，可采取顺行或逆行小腿外侧皮瓣转移。可切取带腓骨的骨皮瓣，修复肢体皮肤伴长骨缺损。

但由于腓血管部位较深，血管分支较多，解剖分离血管蒂时有一定困难，因此必须正确掌握手术指征。一般不宜首选做游离皮瓣的供区。

(三)手术方法

1. *皮瓣设计* 皮瓣的轴心线为腓动脉的走行线，即腓骨小头至外踝的连线，其连线中点附近是肌皮穿支进入皮肤的关键点。皮瓣切取范围可包括整个小腿外侧皮肤。小腿后外侧皮肤深层支腓肠神经，根据需要可一并切取，作为带神经的皮瓣移植。如果需要带腓骨的皮瓣，应将腓骨设计于皮瓣的中央。

2. *皮瓣切取* 沿皮瓣的前缘切开皮肤，直达深筋膜与肌膜之间，在深筋膜下向后在比目鱼肌与腓肠肌肌间隔中点附近，解剖由肌间隔或比目鱼肌穿出的穿支。选择较粗的 1～2 条穿支作为皮瓣的轴心点，重新调整皮瓣的远近端及前后缘，以保证皮瓣的血供。按设计切开皮瓣四周，沿穿支顺外侧肌间隔分离，如果较粗的穿支是来自比目鱼肌、踇长屈肌，分离穿支时应保留 1.0cm 肌袖，以免损伤肌皮穿支血管。

应用带腓骨的皮瓣移植时，除保留腓血管皮支周围 1cm 的筋膜和肌肉外，还应保留 1～2cm 的肌袖于腓骨周围，并注意保护腓动脉至腓骨的滋养动脉，故在解剖分离过程中，可将皮瓣边缘与深筋膜、肌膜或骨膜缝合固定数针，以免分离后影响血供。

二十九、小腿前部皮瓣

小腿前部皮瓣的血供来自胫前动脉，亦可称胫前动脉皮瓣，属于肌间隙型。由于血管蒂较深在，解剖血管有一定的困难，临床应用较少。若以胫前动脉踝上皮支为蒂形成踝上穿支皮瓣，由于血管蒂位置表浅，皮瓣切取容易，且皮瓣薄，质地好，既可带蒂转移，又可游离移植，是修复足踝部或手部创面的理想供区。皮瓣切取范围上到膝下部，下至踝部，前到胫骨前嵴，后至腓骨小头和外踝的连线以外。

（一）应用解剖

胫前动脉从腘动脉发出后，穿小腿骨间膜，进入小腿前区，走行在胫骨前肌和趾长伸肌之间，下行经蹞长伸肌深面，在踝间线上方又转转至蹞长伸肌与趾长伸肌之间移行于足背。胫前动脉在小腿前区内的长度平均为29cm，其上部外径为3.6mm，中部外径为2.9mm，下部外径为1.4mm。胫前动脉发出1～5个穿支，平均3支。穿支平均外径为1.2mm。主要分布于小腿中、上1/3的皮肤。该皮瓣无粗大的皮静脉。解剖分离胫前动脉时，应一同将伴行的2条胫前静脉解剖分离。小腿前部皮瓣皮神经无主干，与胫前动脉干及其皮动脉伴行的腓深神经主要是肌支，故不能作为皮瓣感觉神经移植。但解剖分离胫前血管时，应注意保护神经，以免造成小腿前群肌肉瘫痪。腓深神经在腓骨小头后下方由腓总神经分出，与胫前血管伴行。

（二）适应证

皮瓣可顺行转移修复小腿上部、膝部创面。皮瓣也可逆行转移修复足背及踝部创面。游离移植可用于修复手及前臂中等范围的皮肤缺损。

（三）手术方法

1. *皮瓣设计*　在胫骨前嵴外侧及腓骨小头平面下3cm处，用超声多普勒血流仪探测胫前动脉位置，以胫前动脉走行为轴线，设计皮瓣切取范围及其形状。

2. *皮瓣切取*

（1）于胫骨前嵴外侧腓骨小头平面下3cm处切开皮肤，显露胫前血管。从小腿远侧切开皮瓣，直达深筋膜，从皮瓣切口两侧向以胫前血管走行为轴线的中心解剖分离。沿胫骨前肌和趾长伸肌之间解剖分离胫前血管及其穿支血管，将穿支及周围的筋膜组织保留于皮瓣内。

（2）当沿皮瓣两侧解剖至血管蒂处的肌间隙时，将胫前血管的远侧结扎切断，顺肌腱向上分离，即可完成皮瓣顺行的解剖分离。如果逆行游离，则应结扎血管的近端，将皮瓣逆行向远端游离。

（3）在肌间隙内解剖胫前血管时应保护腓深神经。

（4）供区创面的封闭先将肌间隙缝合，皮肤边缘适当潜行剥离，尽量向创面区牵拉缝合固定以缩小创面，但不可强行拉拢缝合皮肤，以免张力过大而影响小腿的血供。取中厚皮片覆盖剩余的创面。

（5）胫前动脉穿支皮瓣。此皮瓣以胫前动脉踝上穿支为蒂的小腿前中下部皮瓣。皮瓣薄质地好，切取面积大。由于不牺牲胫前动脉，因此不影响足部血供。必要时也可以该穿支的来源血管胫前血管为蒂转移或游离移植，扩大其应用范围。

胫前动脉在小腿下段沿胫骨外侧下行，走行于胫骨前肌与蹞长屈肌之间。在小腿下段近踝部向内侧发出1支较粗大的穿支，紧贴胫骨外侧骨面，向内向上走行至胫骨前缘，并绕过胫骨前缘，继续紧贴胫骨前内侧骨面，在骨膜外、深筋膜下向内上方向行至一段距离后，穿深筋膜进入皮肤。在胫骨前内侧骨面发出升支和降支，升支较长，为3.5～6.0cm，有2～3支。踝上皮支沿途在胫骨外侧和前内侧骨膜表面行走时，还发出许多细小的骨膜支营养胫骨中下段及其骨膜。胫前动脉踝上穿支在胫骨前内侧骨面行走时，可与周围血管分支形成广泛的吻合。在小腿内侧与胫后动脉皮支血管相交通。在小腿中部与隐动脉分支形成吻合。在小腿下部与内踝前动脉及外踝前动脉的分支相交通。

以胫前血管踝上穿支为蒂形成岛状皮瓣，皮瓣转移可以覆盖足背、内外踝或跟部皮肤缺损。

（四）注意事项

1. 术前必须仔细检查胫前动脉或胫后动脉搏动情况。如两者之一有损伤，不能选用。

2. 胫前血管位置较深，在解剖血管时要保护好皮支血管勿受损伤。

3. 腓深神经在与胫前血管伴行，且走行方向有变化，切勿损伤腓深神经。

三十、小腿后部皮瓣

小腿后部皮瓣，位于小腿后面中上部的腓肠肌表面。筋膜皮瓣的解剖层次仅包含皮肤、皮下脂肪和深筋膜，筋膜皮瓣特点是长宽比例较大，且易成活。可能原因如下：①血供的多源性，如小腿后内侧筋膜皮瓣，有腘窝内侧皮动脉、腓肠内侧皮神经营养动脉、隐动脉的分支、膝下内侧动脉的分支和腓肠肌内侧头得肌皮穿支供血。小腿后外侧筋膜皮瓣，有腘窝外侧皮动脉、腓肠外侧皮神经营养动脉、膝下外侧动脉的分支和腓肠肌外侧头得肌皮穿支供血。而小腿后方中部的筋膜皮瓣,有腘窝中间皮动脉和腓肠内、外侧皮神经的营养动脉等。②包含大、小隐静脉。Ponten 应用的筋膜皮瓣蒂部均位于腘窝,属于近端蒂筋膜皮瓣。Ponten 指出,在皮瓣中应至少包含大隐静脉或小隐静脉,以促进静脉回流。浅静脉干周围均有静脉营养血管丛存在,在近端蒂皮瓣中保留浅静脉,不仅增加静脉回流,而且能增加皮瓣血供。③皮瓣中带有腓肠内、外侧皮神经和腓肠神经。皮神经周围亦有其自身的营养血管,皮神经周围的营养血管增加深筋膜血管网供血的纵行方向性,血液循环低阻力的血管丛轴向能运行较长的距离,扩大筋膜皮瓣的成活长度。

(一)小腿后侧近端蒂筋膜皮瓣

1. 应用解剖　小腿后侧皮肤上端血供主要来自腘动脉的直接皮肤动脉,与小腿后部血供有关的主要是腘窝外侧皮动脉、腘窝中间皮动脉和腘窝内侧皮动脉,下段血供来自胫后动脉和腓动脉穿支。

(1)腘窝外侧皮动脉:出现率 100%,又称外侧腓肠浅动脉,主要起自腘动脉干,平均外径为 1.5mm,深筋膜下带长 3cm,行向外下,可达小腿中下 1/3 交界处,并与腓动脉的远侧穿支相互吻合。

(2)腘窝中间皮动脉:出现率为 60%,起始外径为 1.5mm,在腓肠肌内外侧头汇合处穿出深筋膜,发出升支和降支。降支和腓肠神经伴行,并与腓肠内、外侧神经的营养动脉的分支共同形成腓肠神经营养动脉。腓肠神经营养血管在下降的过程中,与腓动脉穿支形成血管吻合。

(3)腘窝内侧皮动脉:出现率为 100%,起自腘动脉。起始外径为 1.3mm,于后正中线穿出深筋膜,分为升支和降支。降支与腓肠内侧皮神经伴行,分布于小腿后面内侧部的皮肤,与胫后动脉的穿支相互吻合。腘窝内侧、中间和外侧皮动脉在小腿后侧的深筋膜、浅筋膜和真皮层均形成丰富的血管网,相互间有丰富的吻合。

2. 适应证　小腿后侧腓肠筋膜皮瓣以近端为蒂,旋转弧较大,适合修复膝关节周围及小腿中上段前面和内外侧面的皮肤软组织缺损。

3. 手术方法

(1)皮瓣设计:先以腘窝中点与跟腱的连线画好小腿的后正中线。①如设计小腿后外侧筋膜皮瓣,则皮瓣的轴心线在后正中线外侧 2cm。②如设计小腿后内侧筋膜皮瓣,则皮瓣的轴心线在后正中线的内侧 2cm。③如需要皮瓣较大,包括整个小腿后部,则以后正中线为轴心线。皮瓣的旋转轴点即皮动脉的出发点,位于腘窝部。皮瓣的远侧一般不超过小腿中下 1/3 交界处。

(2)手术步骤:以小腿后外侧筋膜皮瓣为例。按设计先做皮瓣远侧切口,在深筋膜下逆向切取皮瓣。将腓肠神经和小隐静脉包含在皮瓣内。结扎起自腓肠肌外侧头得肌皮穿支血管。靠近腘窝时,向上翻起筋膜皮瓣,观察腘窝中间皮动脉和腘窝外侧皮动脉。选取其中优势皮支。将皮瓣转移至受区。供区植皮。

(二)小腿后侧远端蒂筋膜皮瓣

1. 应用解剖　利用腘窝皮动脉在小腿下段与胫后动脉或腓动脉发出的穿支吻合而设计,其最下的 1 个穿支吻合在踝上 4～7cm。

2. 适应证　小腿后侧远端蒂筋膜皮瓣适用于修复踝部和小腿下段的皮肤软组织缺损。

3. 手术方法

(1)皮瓣设计

①外踝上后外侧筋膜皮瓣:因带有腓肠神经营养血管,又称带腓肠神经营养血管的筋膜皮瓣。由腓动脉在外踝后上方的穿支供血。皮瓣设计的轴心线即是腓肠神经的走行,为小腿后正中线中点向外踝与跟腱中点的连线。皮瓣的旋转轴点在外踝上 4～7cm。皮瓣近端可达小腿中部。

②内踝上后内侧筋膜皮瓣:由胫后动脉的内踝上筋膜穿支供血。皮瓣的旋转轴点在内踝上 5cm。

(2)手术步骤:以外踝上后外侧皮瓣为例。按设计先做蒂部切口,在真皮下向两侧翻开皮肤瓣 1.5cm,使筋膜蒂宽度达 3cm。切开小腿近侧皮肤直达深筋膜下间隙。将腓肠神经和小隐静脉包含在皮瓣内。在深筋膜下由近及远向蒂部解剖,至外踝上 4～7cm 腓动脉穿支。

(杨大平)

三十一、足背皮瓣

足背皮瓣由足背动脉及大、小隐静脉提供血液循环。应用以足背动脉和大隐静脉为血管营养蒂的岛状皮瓣可修复瘢痕性挛缩和溃疡,用足背皮瓣游离移植可修复各种创伤性软组织缺损,利用腓浅神经的吻接可恢复局部感觉功能。

(一)应用解剖

足背皮瓣的血供主要来自足背动脉和大、小隐静脉。吴晋宝等对 100 例中国人尸体足部标本进行观察分析,现简述如下。

1. 足背皮肤的血液供应——足背动脉　足背

动脉是胫前动脉的延续，从踝关节前方经伸肌支持带深面到达足背，贴附于趾骨头、舟骨、中间楔骨及其韧带的背面前行，内侧有𧿹长伸肌腱，外侧为趾长伸肌腱及趾短伸肌，表面为足背深筋膜所覆盖。其远侧经内侧楔骨与第2跖底间，进入第1跖骨间隙，表面有𧿹短伸肌越过，在第1跖骨间隙后端，分为足底深支和第1跖背动脉。足背动脉及其分支都发出一些细支穿出深筋膜，分布于足背皮肤及皮下组织，这是足背皮瓣的主要血供来源。此外，来自足底内侧动脉和足底外侧动脉的分支也分布到足背皮下。依据动脉来源和其分布区域，足背动脉分布到足背皮下组织的动脉分支基本上可以分为3组。

(1)中央组直接从足背动脉或第1跖背动脉发出。发自足背动脉的皮支，在深筋膜下向内侧或外侧行走一段距离后，即穿出筋膜到达皮下组织，共4～7支。近侧分支常大于远侧，其分布范围亦较广，并分出细支到足背内侧皮神经上。

(2)中央旁组近侧部分的分支由足背动脉本干及其跗内侧动脉和跗外侧动脉分出，它们先向内侧经𧿹长伸肌腱下行，或向外侧经趾长伸肌腱和趾短伸肌下行，最后穿出深筋膜到达皮下。这些分支分布于内侧者有2～4支，外侧者有5～7支。远侧部分的分支来自第2～4跖背动脉。除第1跖背动脉通常是足背动脉的延续外，第2、3、4跖背动脉的起点变异较大，它们可分别从弓状动脉、跗外侧动脉或足底动脉发出。因此，这个区域皮肤和皮下组织的血供来源变异也较多。

(3)边缘组是来自足底内侧动脉或足底外侧动脉的分支，由足底经𧿹展肌或小趾展肌和小趾短屈肌的深面，绕过跗骨或跖骨的侧缘转向背侧，分布于足背内侧缘或外侧缘附近的皮肤及皮下组织。

McCraw，Furlow指出，足背皮瓣的主要血供来自足底深支到伸肌支持带中间一段足背动脉的一些分支，如果皮瓣在这段中与血管蒂分离，皮瓣就会失去血供而不能成活。笔者认为这个观点是正确的，并发现这些分支主要就是跗内侧动脉和跗外侧动脉的一些分支。跗内侧动脉分支较小，直接终于皮肤。跗外侧动脉分支较大，它们走向皮下后，还进入趾短伸肌的下方，因此，足背内侧部位皮肤常较外侧部位有较丰富的血液供应。

以上资料表明，足背皮瓣的动脉供应，主要来自中央组和中央旁组。边缘组的分布区域一般已超越足背皮瓣范围之外。中央组的动脉分支只被深筋膜所覆盖，手术中如能紧贴附骨骨膜背面分离皮瓣，此组动脉分支就可以被完整地保留在皮瓣内。这是足背皮瓣动脉血供的主要来源。中央旁组的各个分支除跗外侧动脉的部分分支直接穿入皮下组织外，起始段都在肌腱或肌肉深面，最后才穿出深筋膜到达皮下，在掀开皮瓣时均可被结扎切断。但它们分布的区域仍可通过与中央组吻合的皮下动脉丛和皮内动脉丛处得到血供。

2. 足背静脉

(1)足背浅静脉：大致可分为浅、深2层。浅层形成一个接近真皮的静脉网，这些静脉的口径一般都很细小。它们起始于足背的内、外侧缘及组织背面，逐步汇集成一些较细的静脉干，越过足背静脉弓向内上方行走，最后成为几支较粗的足背浅静脉，在小腿中部注入大隐静脉。大、小隐静脉和足背静脉弓位置较深，可视作为足背浅静脉的深层。在所有足背静脉中，以大隐静脉的口径为最大。在吴晋宝等的研究中，于内踝下端水平测量，其外径平均有3.05 mm，最大口径为4.3 mm，最小为1.7 mm。大隐静脉是足背静脉弓内侧端的延续，常经内侧楔骨和舟骨背侧，循内踝的前缘上行。它是足背静脉回流的主干，口径大，位置恒定，故可作为进行足背皮瓣游离移植时静脉吻合的首选。但这条静脉常因多次穿刺或输液而造成静脉炎，导致静脉回流不畅或阻塞，故术前应予以详细检查。

小隐静脉沿足背外侧缘上行，位置较深，一般在外踝后方接受跟外侧支静脉，以及由内侧越外踝而来的小隐静脉属支后，口径才显著增大，然后沿外踝后缘上行。小隐静脉在外踝后方测量时，其外径平均为2.2 mm，最粗者达3.6mm，最细者为1.2mm。小隐静脉在足背部变异较大，其分布区域可为延长的跟外侧支及来自内侧的小隐静脉属支所替代。小隐静脉比较粗者，其直接参与足背静脉弓组成的32%。

足背静脉弓在过去的解剖教材上都记载为：它的内侧端的延续为大隐静脉，外侧端的延续为小隐静脉。但在本组尸解标本中发现，多数足背静脉的主流，不是流向在足背外侧缘行走的小隐静脉，而是流向位于较内侧、越外踝前缘或表面上行的小隐静脉属支。为了和小隐静脉的主干相区别，称之为小隐静脉足背支。它的外径平均为1.32mm，最粗达2.3mm，最细者仅为0.9mm。由此可见，足背静脉弓的外侧端多数不是直接走向外踝的下端，而是经外踝前缘或越过外踝，然后才注入小隐静脉。此点可供足背皮瓣移植时寻找静脉作参考。

在本组尸解中，足背静脉弓以单弓形式出现者最多，占 90%，呈双弓形式者占 9%，缺乏弓形者占 1%。

(2)足背深静脉：有 2 条，它们是足背动脉的伴行静脉，主要接受足背深部的静脉属支。其表面为足背深筋膜所覆盖。足背深静脉的远侧端较细，在接受跗外侧静脉和内、外踝静脉后，口径显著增粗。2 条静脉相互有吻合细支，缠绕于足背动脉四周，和动脉关系密切。在伸肌支持带远端测量，足背内侧深静脉的外径平均为 1.39mm，最粗者有 2.4mm，最细者只有 0.6mm；足背外侧深静脉的外径平均为 1.35mm，最粗者为 2.6mm，最细者为 0.6mm。这些静脉对足背皮肤或足趾的回流作用不大，在大、小隐静脉阻塞不能应用时，可作为接受静脉吻合之用，但回流一般较差。

足背浅静脉和深静脉中间均有吻合支，大致有 3 种吻合形式：①大、小隐静脉与胫后静脉及足底静脉间的吻合；②大、小隐静脉和足背深静脉属支间的吻合；③足背静脉弓或第 1 跖背静脉与足背深静脉远端间的吻合。在这 3 种形式中，只有第 3 种是和足背深静脉有直接联系的。

3. *足背皮肤组织的感觉神经分布*　足背皮肤组织的感觉神经来自腓总神经深支，称腓深神经。它伴随足背动脉下行，向前分布于第 1 趾蹼间的皮肤组织及第 1、2 跖趾关节。但更主要的是其来自腓浅神经的分支。它们从外侧方向内侧下行，在浅筋膜上行走，分布于足背的大部分区域，直到䠀趾近侧部位的背面。

虽然在一般皮瓣移植后，其皮肤感觉均可望在 3～6 个月逐渐恢复，但如能同时吻接 1 条感觉神经，则感觉的恢复将更加迅速而完善。

(二)适应证

足背皮瓣的适应证与一般皮瓣移植的适应证大致相同，但足背皮瓣的面积被足背范围所限制，长宽一般无法超过 15cm×10cm。在笔者的病例中，最大面积达 14cm×10cm。术前必须首先检查是否确有足背动脉存在、胫后动脉有无损伤或阻塞、足背有无可供吻合的回流静脉。这些情况都可因先天条件或曾受各种创伤而造成变异。术前将血管分布情况用亚甲蓝(美蓝)在皮肤上标出，以作为切取皮瓣时的参考。手术分切取皮瓣组和受区组两组同时进行。

(三)手术方法与步骤

1. 根据移植需要，在足背上设计好切取皮瓣大小的图形，并用亚甲蓝画出。皮瓣的远端可接近于趾蹼，两侧可各到第 1 跖骨和第 5 跖骨内、外缘，近心端可达伸肌支持带上下。手术从皮瓣的远端向上方近心端进行。先在趾蹼上方做横切口，直达腱膜表面，注意应保持䠀长伸肌腱、趾长伸肌腱腱周围膜的完整性。切断跖背静脉，分别予以结扎。切断跖背神经支，不要误认为是血管而进行结扎，以免在术后引起疼痛。在第 1 跖间隙远端可能出现第 1 跖背动脉，亦予以结扎切断，使它包含于皮瓣中。

2. 沿皮瓣的内、外侧各做切口，深度在深筋膜表面和伸肌腱的腱周围膜表面，注意保护大、小隐静脉和足背浅静脉，以便在切断皮瓣的血供前有较多的静脉血管可供选择。

3. 从远端将皮瓣掀起，在䠀短伸肌腿和䠀长伸肌腱的汇合处将䠀短伸肌腱切断，给予标志，使䠀短伸肌腱包含在皮瓣中。继在第 1 跖间隙中进行解剖分离，解剖层次在骨间肌肌膜表面和䠀短伸肌腱的深面间进行。

4. 在两侧牵引趾长伸肌腱和䠀长伸肌腱，以暴露第 1 跖背动脉(如果存在时)；再在第 1 跖间隙的基底部结扎并切断足背动脉的足底深支及其伴行静脉。

5. 在足背动脉深面和跗关节表面分离足背动脉及其上方的皮瓣。此时在跗关节内、外侧有跗内侧动脉和跗外侧动脉，应在离足背动脉较远处结扎切断之(大概有 1cm 的距离)，此处恰巧是䠀短伸肌肌腹部位。拉开趾长伸肌腱，可切断䠀短伸肌部分肌腹，以使这部分肌腹包含在皮瓣中。为了防止将皮瓣和足背动脉间的组织联系拉断(主要是跗内侧及跗外侧动脉的小分支)，在分离过程中，应随时将皮瓣的真皮下层组织和深组织分别予以定位缝合。这样皮瓣间的组织和血供联系就不至于因牵拉而中断，以保证足背皮瓣动脉供应系统的完整性。

6. 将两侧皮肤切口在皮瓣近心端相连接。为了切取足够长度的足背动脉带，切口还可向小腿方向延长。应分离足够长度的足背动脉和大、小隐静脉。必要时可以切开伸肌支持带，以便于向上方暴露胫前动脉。

7. 待整块皮瓣除动、静脉血管蒂以外已游离完毕，即可等待受区准备妥善后予以断蒂并进行移植。

解剖足背皮瓣时，应特别注意勿切取过浅，随时保护足背动脉和皮肤间的联系，手术中应以锐性分离为主。皮瓣边缘血管较多，不做吻合的小血管应仔细一一结扎，防止术后出血。

8. 受区血管吻合的处理。皮瓣完全离断后，即送交受区组，准备做血管吻合。在吻合血管前，应先将皮瓣在受区做适当缝合固定，并决定血管吻合的方位，保证吻合血管有一个稳定的组织移植床，防止扭曲。

由于足背动脉和大隐静脉口径较粗大，一般都可以在肉眼下进行血管吻合。但为了精确起见，还是以在手术显微镜下操作为佳。一般可在 6～10 倍的镜下操作。

9. 足背皮瓣供区的处理切取足背皮瓣后，足背部的创面可采取中厚皮片移植覆盖修复。术中笔者曾强调，切勿切除趾伸肌腱的腱周围膜，因为保留周围膜的完整，可保证植皮片成活和术后肌腱功能滑动正常。如腱膜受损伤，腱组织暴露，应设法应用邻近疏松组织覆盖，否则中厚皮片就不易在腱上成活，或在成活后造成肌腱粘连，发生功能障碍。

由于术中足背静脉均被切除，使足部静脉回流大大减少，故术后常可发生足部肿胀。所以应在术后常规应用弹力绷带包扎肢体 3 个月左右，以防止足部水肿，术后 2～3 个月一般都恢复正常。此外还可发生足趾背侧皮肤感觉迟钝，但一般均能逐步恢复。

（四）优点与缺点

足背皮瓣具有一定的优点，现列举如下。

1. 供应足背皮瓣的足背动脉和大、小隐静脉外径粗大，易于解剖，易于吻合。只要供区和受区选择恰当，又具有较熟练的显微外科技术，术中及术后处理适当，则足背皮瓣移植成活率很高。

2. 足背皮瓣皮下脂肪层较薄，皮肤组织致密、韧性大、角质层较厚，耐磨耐压，且易于塑形，是四肢外伤修复良好的软组织供区。

3. 足背皮瓣的供应血管蒂可解剖出很长一段，故使用方便。特别当受区具有较广泛的血管损伤时，可以在较远的正常血管床部位进行血管吻合术，而无须做血管移植术。

4. 足背皮瓣可以连同腓浅神经合并移植，手术中同时做神经吻合术，以使感觉恢复得更早。此外，该皮瓣还可以连同趾短伸肌一并移植，以恢复手部内在肌麻痹后的功能，甚至可连同一小段跖骨进行移植。笔者(1977)创用了足背皮瓣连同第 2 足趾合并移植以再造拇趾。这些都属于足背皮瓣的扩大应用。

5. 足背皮瓣的供区创面采用中厚皮片移植修复，只要处理适当，一般都没有功能活动障碍。

6. 足背皮瓣可连同趾蹼皮瓣、胫前皮瓣一并移植，成为串联皮瓣，修复多处缺损。

足背皮瓣的缺点是皮瓣大小有一定限度，面积一般最大在 15cm×10cm 以内，无法供应更大面积的皮瓣。

三十二、趾蹼皮瓣

趾蹼皮瓣是由足背动脉及其属支所供养的皮瓣，因其具有特殊的形态和结构特点，同时具有良好的感觉，故在应用时有其特殊的适应证。该皮瓣的蹼状结构与手部虎口极为相似，因此多用于严重的虎口挛缩，以扩大虎口，也可用作吻合移植，做拇指或手指再造。

（一）应用解剖

趾蹼皮瓣动脉血供来自第 1 跖背动脉。该动脉是第 1 足背动脉弓的主要分支，它沿着第 1 骨间肌表面向远端行走，在跖骨头部分成 2 根趾背动脉，供养拇趾与第 2 足趾相邻的两侧，并有穿支与足底的第 1 跖底动脉相沟通。如果第 1 跖背动脉有解剖变异，缺如或纤细，可选用跖底动脉为蒂，通过穿支与趾背动脉吻合（参见第 44 章“拇指及手指缺损的再造”）。

静脉回流有 2 套，即深部的通过动脉的伴行静脉；浅部的通过足背静脉弓回流入大隐静脉。第 1 趾蹼皮肤由 2 组神经支配，皮瓣背侧大部分由腓深神经支配；而趾侧及拇趾与第 2 足趾相邻面，则由足底总神经分出的趾固有神经支配。

腓深神经在小腿伸肌支持带深面行于拇长伸肌腱与趾长伸肌腱之间，走向第 1 趾蹼，终末分成 2 根趾背神经。腓深神经沿途发出若干肌肉一关节支。

（二）手术方法与步骤

1. *皮瓣设计* 根据受区的形态和范围设计皮瓣。该皮瓣供区的特点是，纵向范围可相对随意延长，甚至可连同足背皮瓣取下，但横向受到足趾距的限制。因此，必要时可将拇趾和第 2 足趾相邻部的皮肤取下，以增加该皮瓣的宽度。

2. *皮瓣切取* 驱血后在止血带下手术。确定进入皮瓣的大隐静脉属支的走向，在兼顾切取大隐静脉、足背动脉及跖背动脉的情况下，于足背做“S”形切口。切开皮瓣背侧缘皮肤，形成“Y”形切口，在足背切口两侧皮下做潜行分离，解剖出大隐静脉及其进入皮瓣的属支，达所需长度，结扎分支。在伸肌支持带远端、䠀长伸肌腱外侧分离出足背动脉，并用橡皮膜提起，继续向远端解剖达䠀短伸肌。将该肌在肌腱部切断，并将肌腹向近端翻起，显露足背动脉在第1、2跖骨间隙的近端，分离出足背动脉足底穿支及第1跖背动脉，保护好第1跖背动脉，切断并结扎足底穿支。处理足底穿支是非常重要的环节，笔者的方法是在足底穿支周围做充分的钝性分离，略向背侧牵出，先结扎，然后切断。第1跖背动脉起始部变异很多，常见的有第1跖背动脉的起始及走行较表浅，而且纤细，很容易误认为是足背浅静脉。另一种情况是第1跖背动脉位置很深，但在跖骨头部位又转向浅层，注意到这个特点才不易引起损伤。趾蹼间皮瓣与足背皮瓣不同，后者只要保留足背动脉弓水平的皮肤穿支（皮肤穿支多见于足底深支相对侧的足背动脉弓的起始部），皮瓣的血供就没有问题。而前者必须保持第1跖背动脉及其终末分支趾背动脉的完整，否则该皮瓣远端的血供将会受到影响。如果第1跖背动脉缺如，或终末动脉未进入皮瓣而直接深入足底与跖底动脉吻合，则此时要改变术式，切取跖底动脉及分支趾固有动脉来供养皮瓣，但此时，皮瓣背侧的“V”形尖角不宜过长。

胫前（腓深）神经行于足背动脉的外侧，在第1、2跖骨间隙跖骨头近端浅出至皮下，进入皮瓣的皮肤感觉支是腓深神经的内侧支。必要时在内、外侧支交界处纵形劈开腓深神经，以保留外侧支的功能。

按设计皮瓣的画线切开皮瓣其余的皮肤，并向中心分离，皮瓣内是否包含趾固有血管神经束，应视切取的皮瓣大小而定。尽可能不切取趾固有神经及趾总神经，除非受区需要恢复精细的感觉功能。松去止血带，行供区创面止血，检查皮瓣血供情况。皮瓣血供恢复后断蒂，创面做皮片移植。

3. *皮瓣缝合* 将皮瓣置于受区，缝合静脉、动脉及神经。用该皮瓣修复虎口时，做吻合。将腓深神经与桡神经浅支做吻合。

（三）优点与缺点

该皮瓣有良好的感觉，两点分辨距离为8～15mm，而且它的神经支配十分恒定。该皮瓣血管蒂为足背动脉，蒂长、口径大，容易吻合，成功率高。皮瓣质地好，与手指、手掌及手背皮肤极为相似，特别适合于虎口区的软组织缺损，可使手术效果趋于完美。由于血管蒂较长，可形成带有神经的岛状皮瓣来修复足底负重部缺损；又因其具备良好的质地和感觉，故能有效地防止溃疡的发生。

该皮瓣的主要缺点：切取皮瓣的面积有限；趾蹼背侧与跖侧的皮肤质地不同，在转折处皮下组织较厚，联系紧密、不易展平；在用于虎口以外的受区时形态欠佳。因此，该皮瓣主要用于严重虎口挛缩的病例。

（张余光　王　炜）

三十三、䠀趾趾甲皮瓣

䠀趾趾甲皮瓣由Morrison在1980年首先报道。䠀趾趾甲皮瓣可以包绕在脱套伤的䠀指指骨上进行䠀指修复，所以，此瓣在英文中称为“包绕瓣”（wraparound flap）；另外，䠀趾趾甲皮瓣联合自体骨移植可以用于缺损䠀指的重建。采用䠀趾趾甲皮瓣重建，手术后患侧䠀指外形与对侧相似，且具有良好的感觉，供区又不失足趾，深受国内外学者青睐，是䠀指重建常用方法之一。但䠀趾趾甲皮瓣联合植骨重建的䠀指无关节活动，且植骨条容易被吸收或发生骨折，因此更适于䠀指皮肤套状撕脱伤及䠀指近节中1/3水平缺损的重建。

（一）应用解剖

䠀趾趾甲皮瓣是䠀趾甲（包括部分末节趾骨）、䠀趾背侧和腓侧皮肤形成的复合组织瓣，保留了䠀趾胫侧皮瓣，从而保留了䠀趾胫侧趾底动脉和神经。

䠀趾趾甲皮瓣的供血动脉为足背动脉-足底深支-第1趾背（底）动脉-䠀趾腓侧趾背及趾底动脉。回流静脉为䠀趾趾背静脉—跖背静脉—足背静脉弓—大隐静脉。神经是由䠀趾腓侧的趾足底固有神经和背侧的腓深神经皮支或腓浅神经皮支构成。

（二）手术方法

1. *皮瓣设计* 根据健侧䠀趾的外形和患侧䠀趾缺损的情况，于患侧同侧䠀趾设计䠀趾趾甲皮瓣切取的范围。䠀趾与䠀趾周径的差决定了胫侧舌状皮瓣的设计宽度，通常近端为15mm，向远端逐渐变窄，延伸至趾端腓侧甲缘。于第1、2跖骨间的背侧设计纵切口线，用于显露足背动脉及大隐静脉或第1跖背（底）动脉及跖背静脉。

2. *手术步骤*

(1)䟲趾趾甲皮瓣制取:沿足背设计的纵行切口线切开皮肤,在皮下由远端向近端依次显露并游离䟲趾趾背静脉、跖背静脉和大隐静脉,显露和分离至䟲趾趾甲皮瓣的腓深神经皮支或腓浅神经皮支。之后,解剖足背动脉、足底深支,以及第1趾背动脉分向䟲趾腓侧的趾总、趾背及趾底动脉。在䟲趾跖侧横行切开皮肤,分离出䟲趾腓侧的趾足底固有神经。按所需长度切断趾足底固有神经和背侧的腓深神经皮支或腓浅神经皮支。

沿设计线切开䟲趾皮肤,保留胫侧舌状瓣。在背侧深筋膜下及䟲长伸肌腱浅层剥离,将䟲趾趾甲皮瓣掀起。当剥离至甲缘附近时,用7号锐刀在甲床与趾骨骨膜间小心做锐性剥离,要求既不损伤甲床又不过分切取骨膜,以保证甲床的完整性,又有利于趾背皮片移植成活。然后继续向跖侧剥离掀起皮瓣,在趾骨上保留一层脂肪组织。皮瓣掀至腓侧时应把腓侧血管和神经包括在内。此时除足背动脉和大隐静脉相连外,其他组织均已离断。

(2)手部供区准备:若为急诊䟲趾皮肤脱套伤,医师应先对䟲趾受区进行严格清创,保留䟲长伸、屈肌腱,找出并标记尺侧指固有神经;若为择期䟲趾再造,重建术前应切除䟲趾残端瘢痕,用咬骨钳去除残端硬化骨至新鲜骨断面,并于䟲趾掌侧找出并标记尺侧指固有神经。根据缺损䟲趾的长度和粗细切取自体髂骨或肋骨,并将自体骨与䟲指断端行克氏针交叉内固定。于鼻烟窝处做斜行切口,分离出头静脉、桡动脉和桡神经浅支,并从此切口至䟲趾残端之间做一宽阔的皮下隧道。

(3)䟲趾趾甲皮瓣移植:受区准备完备后,将䟲趾趾甲皮瓣血管蒂游离足够长度后断蒂。将䟲趾趾甲皮瓣包绕原䟲指指骨或移植骨,摆正䟲趾趾甲皮瓣位置,缝合䟲趾趾甲皮瓣胫侧及掌侧皮肤以形成䟲趾。将血管神经蒂通过皮下隧道引至鼻咽窝切口处。于高倍手术镜下将䟲趾趾甲皮瓣腓侧的趾足底固有神经和拇指尺侧指掌侧固有神经吻合,将腓深神经皮支或腓浅神经皮支与桡神经浅支吻合。最后,分别将头静脉和大隐静脉、桡动脉和足背动脉做端-端吻合。待䟲趾趾甲皮瓣重建血液循环后,再对皮肤予以修整,缝合䟲趾趾甲皮瓣所有切口,结束手术。

(4)供区创面覆盖:用含有血管神经束的胫侧舌状皮瓣覆盖于趾骨残端,䟲趾创面取中厚皮片移植并加压包扎。

(三)适应证

1. 拇指皮肤套状撕脱伤。

2. 伴有虎口挛缩或皮肤缺损的经近节指骨或经掌指关节的拇指缺损,可以应用带足背皮瓣的䟲趾趾甲皮瓣移植进行修复重建。

3. 经近节指骨或经掌指关节的拇指缺损。

(臧梦青　刘元波)

三十四、足外侧皮瓣

(一)定义

足外侧皮瓣主要由足跟外侧动脉供血,可修复同侧的足背中内侧、足跟及跟腱部的软组织缺损。该皮瓣质地较好,较薄且耐磨,供皮区隐蔽,为非负重区,不损伤足部的主要血管,皮瓣感觉神经外径较粗,移植后感觉恢复好,是理想的皮瓣供区。Grabb将足外侧皮瓣设计成纵形短皮瓣及弧形长皮瓣,前者用于修复足跟后创面,后者用于修复足跟底创面;郑和平等通过跗外侧动脉的解剖学研究,设计了以跗外侧动脉终末支之一(前行支或后行支)为蒂的足外侧逆行皮瓣,转位修复足跟、外踝及足背远侧皮肤缺损的术式。但该皮瓣蒂短,切取范围有限且供区需要植皮是其不足之处。

(二)应用解剖

1. *动脉*　王成琪、钟世镇等报道,足外侧皮瓣取自足背的外侧部,该区域有4个血供来源:

(1)跟外侧动脉,自胫后动脉与腓动脉的吻合支上发出,与足部小隐静脉伴行。

(2)腓动脉终末穿支发出的降支。

(3)外踝前动脉,发自胫前动脉下端,在外踝前方与腓动脉终末降支吻合。

(4)跗外侧动脉,发自足背动脉;血供来源在足背外侧区域内互相吻合沟通。

2. *静脉和神经*　足外侧皮瓣的静脉为小隐静脉和跟外侧动脉的伴行静脉,两组静脉有交通支吻合。皮瓣的神经为足背外侧皮神经,与小隐静脉相伴行,为腓肠神经的终末支。

(三)手术方法

1. *顺行皮瓣*

(1)皮瓣设计:用多普勒探测证实跟外侧动脉的存在,踝前正中与外踝尖做一横行连线,该连线的中点与腓动脉终末穿支的穿出点(外踝上6cm,小腿前外侧胫腓骨之间的中点,以此点为圆心,半径1cm的圆形范围内)的连线,为血管蒂的体表投影。延长该投影线至第5跖骨基底,为皮瓣的中轴线；皮瓣的切取范围是近侧到外踝上方 3～4cm，远侧达第 5 跖骨基底部，背部在外踝及足背外侧 1/3 部，下方到足底外侧缘。

(2)手术方法：自外踝前做弧形切口，先分离出足背静脉、小隐静脉及足外侧皮神经，再顺行解剖分离腓动脉穿支及其降支，当解剖至外踝与距骨隆突之间、在动脉进入趾短伸肌肌腹之前，可见降支与外踝前动脉相吻合，并发出皮支进入皮瓣，此时可切断结扎外踝前动脉，沿趾短伸肌肌腹浅层或深层解剖降支主干，当显露至第 5 跖骨关节平面时，结扎跗外侧动脉及其他终末分支，掀起整块皮瓣，在此过程中，可携带部分趾短伸肌肌肉以保护血管。

2. *逆行皮瓣* 以跗外侧血管体表投影线作为皮瓣纵轴，以直接皮血管发出点为皮瓣中心，可根据需要设计不同血管蒂的足外侧皮瓣：以跗外侧血管终末后支为蒂，以第 5 跖骨底后方 2cm 为旋转点，适于修复足跟或外踝部皮肤缺损；以跗外侧血管终末前行支为蒂，以第 5 跖骨底前方 2cm 为旋转点设计的足外侧逆行皮瓣适于修复足背或足底远侧部的皮肤缺损。

（朱　珊　刘元波）

三十五、足底皮瓣

(一)足底内侧皮瓣

1. *定义* 足底内侧皮瓣(medial plantar flap)是以足底内侧血管神经为蒂的皮瓣，可修复足底负重功能最重要的足跟部创面。该皮瓣位于非负重区，部位隐蔽，切取皮瓣后对足的负重功能及外观影响小，且供区邻近足跟，皮瓣移位方便；皮瓣组织结构与足跟皮肤相似，且有良好的血供和感觉，以之修复足跟创面外观功能良好。

2. *应用解剖* 胫后动脉在小腿深、浅两肌群之间下降，至内踝与跟骨结节之间，穿踇展肌起点的深面，分为足底内、外侧动脉。足底内侧动脉分为浅、深两支：浅支分布于足底内侧的皮肤及肌肉；深支行于踇展肌与趾短屈肌之间，行程中分出肌支和皮支。足底内侧静脉与动脉伴行，多为 2 条，汇入胫后静脉。足底内侧神经来自胫神经，与同名血管伴行。

3. *手术方法*

(1)皮瓣设计：以内踝前缘延续线与足底内侧缘的交点作为皮瓣的近侧旋转轴点。从该点向第一、第二跖骨头间引一直线，为皮瓣的轴心线。在轴心线两侧、跖骨头后面的足底非负重区设计皮瓣。从旋转轴点至皮瓣最远端的距离应稍大于该点至创面最远点的距离。皮瓣的切取面积一般不超过 8cm×4cm。

(2)皮瓣切取：在第一跖骨头近侧先做皮瓣远侧切口，切开皮肤和跖筋膜，在踇展肌与趾短屈肌之间寻找足底内侧动脉。将较粗的足底内侧动脉皮支结扎。于跖筋膜下的踇展肌肌膜表面分离，由远及近掀起皮瓣；在踇展肌与趾短屈肌的间隙内解剖出足底内侧动脉主干及伴行的足底内侧神经。将血管向近侧的胫后动静脉分离至足够长度，将足底内侧神经主干保留在原位，保留发向皮瓣的神经分支。

(二)足底外侧皮瓣

1. *定义* 足底外侧皮瓣(lateral plantar flap)是以足底外侧血管神经为蒂的皮瓣。由于足底外侧参与足的部分负重功能，故只有在足底内侧皮瓣无法切取、又无其他合适的皮瓣可用时，才作为皮瓣的供区，修复足跟部范围不大的缺损。该皮瓣位于负重区，血管神经位置较深，切取难度较大。

2. *应用解剖* 足底外侧动脉自胫后动脉起始后，在踇展肌起点深面斜向前外侧，经趾短屈肌深面，走行于趾短屈肌与小趾展肌之间。继之行于足底外侧沟中，至第 5 跖骨粗隆前方 1.5cm 处转向内侧，至第 1 跖骨间隙近端与足背动脉的足底深支吻合，形成足底动脉弓。其伴行静脉一般有 2 条。足底外侧皮瓣的神经支配由起自胫神经的足底外侧神经提供。

3. *手术方法*

(1)皮瓣设计：以内踝前缘延续线与足底内侧缘的交点作为皮瓣的旋转轴点。从该点向第 4、5 跖骨头间引一直线，为皮瓣的轴心线。在该线两侧按缺损的范围设计皮瓣。皮瓣的切取面积一般不超过 6.5cm×3.5cm。

(2)皮瓣切取：先做皮瓣远侧切口，于跖筋膜下分离，在趾短屈肌与小趾展肌之间解剖出足底外侧血管，将远端结扎。继续于筋膜下、由远及近分离皮瓣，直至获得足够长的血管蒂。为保护由深部血管发出通过肌间隙进入浅层的筋膜皮肤穿支血管，术中应带上相邻的趾短屈肌与小趾展肌部分肌膜，连同肌间隔中的筋膜、软组织一并游离。保留进入皮瓣的足底外侧神经分支。

（朱　珊　刘元波）

三十六、腓肠神经逆行岛状皮瓣

(一)皮神经营养血管的历史回顾及其优点

20世纪90年代,法国Masquelet、巴西Bertelli等,先后研究了皮神经营养血管与皮肤血供的相互关系,证实任何一条皮神经必然伴行一条皮动脉轴,同时指出,在深筋膜上,皮神经伴行血管在营养神经的同时,发出许多皮支供养相应区域的皮肤。伴行血管口径细小,有时还呈丛状分布环绕神经走行,因此不能将血管从神经旁游离作为岛状皮瓣供养血管,临床上将神经同伴行血管一并游离作为岛状皮瓣的血管蒂,这就是皮瓣可以成活的理论基础。1999年钟世镇研究提出应将此类皮瓣统一命名为“皮神经营养血管皮瓣”并认为皮神经干的血供为“多源性节段状分布”的特点。依据以上基本理论,法国学者Masquelet等首次报道了腓肠神经营养血管皮瓣的解剖和临床应用。近几年来临床应用报道日益增多。

皮神经营养血管皮瓣属于局部-区域性组织瓣,多用在邻近缺损创面的覆盖上。适用于除有明显炎症外的一切创面。除此之外,还具有以下优点:①较一般的组织瓣多了一套密集的皮神经营养血管(丛)供血系统,因此 血供丰富,容易成活且质量可靠,可安全到达较远的创面;②临床常用的远端蒂皮瓣修复肢端创面,尤其对手、足端的创伤和组织缺损,提供了一种不损伤重要血管、不影响肢体血液循环、不需显微外科血管吻合的新方法;③能制成带感觉的皮瓣,为某些特殊的摩擦、受压和知觉部位提供了良好的覆盖和感觉功能。

(二)腓肠神经逆行岛状皮瓣的应用解剖

腓肠神经营养血管上段主要来源于腘窝中间皮动脉,在下段尚得到胫后动脉和腓动脉穿支以及腓肠肌和比目鱼肌的肌皮穿支的补充和加强。在腘窝,腓肠内侧皮神经起自胫神经,腓肠外侧皮神经起自腓总神经,两者分别由腘窝内、外侧皮动脉伴随。在腓肠内侧皮神经与腓肠外侧皮神经支交汇合成腓肠神经时,其伴行的营养血管也相应地汇拢。其营养血管不仅营养神经,同时发出众多皮支营养小腿后部皮肤,并与邻近血管构成以营养血管为轴心的纵向(链式)吻合网,使血供自腓动脉肌间隔皮穿支及其终末支、踝后穿支→腓肠神经营养血管网→相应皮瓣→皮下静脉网→穿支伴行静脉回流入深组静脉网,形成完整的皮瓣循环系统。故可设计带腓肠神经营养血管蒂的轴形岛状皮瓣。

(三)腓肠神经逆行岛状皮瓣的适应证

腓肠神经逆行岛状皮瓣适用于修复小腿下1/3段、踝足部及前足部皮肤软组织缺损修复。

(四)腓肠神经逆行岛状皮瓣的手术方法

1. *皮瓣设计*

(1)腓肠神经营养血管皮瓣制备:术前用多普勒血流仪探寻外踝尖上远端腓动脉肌间隔皮穿支及外踝后动脉穿支或跟外侧动脉穿支。

(2)皮瓣轴线:腘窝中点至跟腱与外踝中点的连线为皮瓣轴心线,远端蒂皮瓣的最低旋转点在外踝上2.5～3.5cm,以保证神经及周围血管与深部知名动脉的交通支不受破坏。根据病变缺损的部位高低、彻底清创后的深度、缺损面积,按一般腓肠神经营养血管皮瓣设计远端蒂。

2. *手术步骤* 远端蒂皮瓣切取:皮瓣以腘窝中点至跟腱与外踝中点的连线为轴心线,由皮瓣近端向蒂部逆行掀起,从近侧在腓肠肌两头间找到腓肠神经干切断,于深筋膜下行径与皮瓣一同向远端分离掀起,小隐静脉干包含在皮瓣轴位内,蒂宽2.5～3.5cm或形成窄的皮肤筋膜蒂;将皮瓣通过明道或皮下隧道无张力移位充填覆盖受区,皮瓣下放置负压引流。供区缺损适当缩小创面,切取中厚皮片移植,缝合固定法包扎。

3. *皮瓣的一些特殊处理*

(1)小隐静脉的处理:小隐静脉与腓肠神经营养血管远端蒂皮瓣的静脉回流密切相关。高位结扎小隐静脉主干后,再将蒂部小隐静脉浅深交通支的远侧主干及粗大侧支结扎,必要时行皮瓣内小隐静脉干近端与受区静脉吻合,既阻断远侧静脉血的倒灌,又能建立正常的静脉回流通道,有利于皮瓣静脉血的回流,由此降低了皮瓣淤血程度和坏死率。但做静脉吻合相应增加了操作的难度,况且在受区常常又无法找到可供吻接的静脉,另对于大面积、长蒂的远端蒂腓肠神经营养血管皮瓣采用小隐静脉远端结扎也能达到令人满意的效果。

(2)腓肠神经的处理:因损失一条皮神经,供区可能感觉缺乏,为了克服这一缺陷。1994年Hasegawa等提出保留腓肠神经于原位的逆行岛状皮瓣,并指出可以重建感觉。基于上述观点一些学者尝试重建供区感觉。保留腓肠神经内侧支于原位不动。而将腓肠神经外侧支从近端切断保留于皮瓣中向下翻转,在外踝后方将皮瓣中腓肠神经外侧支与腓肠神经内侧支远端吻合。但在游离神经时有易损及周围血管支对皮瓣血供不利。

4. *术后护理* 术后保持室温在25℃左右，局部烤灯照射，抬高患肢促静脉回流。根据缺损的创面感染情况选用敏感的抗生素抗感染治疗1周，并密切观察皮瓣循环变化。负压引流管放置3～5d后拔出，并观察皮瓣成活情况，当出现皮瓣远端肿胀，色泽暗紫，局部水疱等并发症时，检视发生原因，进行针对性处理，如拆除部分缝线减少张力，局部按摩，灯烤，抬高下肢，使用扩血管药物及加压包扎促进静脉回流等。如果皮瓣远端静脉淤血征象无法缓解，最终发展至远端皮瓣的坏死，应待其坏死界限明显，予清创换药愈合或残留肉芽创面选用中厚皮移植修复。

5. *临床应用改进* 近几年随着该皮瓣的基础解剖及临床应用的进一步深入，皮瓣在蒂部、瓣部和旋转轴点等方面，均有不少改进，如从宽厚的脂肪筋膜皮下蒂（adipofascialpedicle）演化出细小的穿支蒂（perforatorpedicle），由此蒂部损伤小，皮瓣转移自由度大，外形好；从高位旋转点下移为低位旋转点，在小腿设计切取的皮瓣部位高度由下移的距离可成倍降低，既保证了皮瓣充足的血供又使皮瓣修复范围因下延而增加；从单纯筋膜皮瓣—带肌、骨复合瓣；以此提供血供丰富、抗感染力强、柔韧可塑相当厚度的肌肉组织将骨感染深凹的腔隙覆盖，又同期修复骨皮软组织缺损。宁金龙等对需小腿高位（超过下腿中上1/3部位）切取的巨大皮瓣修复足部远位缺损及远位蒂又有穿支血管部分受损或穿支血管细小不确切的病例，采用传统的皮瓣延迟手续（7～10d），可以解决以往皮瓣转位后引发皮瓣远端部分坏死的难题，也收到好的临床效果。近年来，对外伤严重污染深度缺损创面，皮瓣延迟同时结合创面封闭负压引流技术处理（VSD）同样能达到快捷的修复效果。

（五）腓肠神经逆行岛状皮瓣注意事项

1. 术前应常规用多普勒血流仪探寻各动脉穿支的浅出点，作为术中设计皮瓣蒂旋转点的依据。

2. 皮瓣的蒂部必须保留一定的宽度，一般切取2.5～3.5cm以包含皮神经周围的营养血管。

3. 切取皮瓣时，不宜用电刀，以减少瓣内吻合血管支受损，遇有活跃出血，可用双极电凝或缝扎止血，也避免大块组织结扎。

4. 皮瓣切取由近端向远端掀起，应将皮瓣切缘与深筋膜暂时缝合固定以避免撕脱分离损伤皮下穿支血管网丛供血，若切取带复合组织瓣更应注意皮瓣与深层组织保持固定。

5. 切取平面要保持一致，避免深浅不一，过浅损及皮瓣血管网、血管丛或吻合血管链引发皮瓣局部坏死，过深损伤肌膜有碍供区皮片移植术后造成肌肉粘连活动受限。

6. 踝周皮肤紧皮下组织少，为减避免蒂部血管受压，以明道转移受区或带少量皮肤蒂嵌入形成明道对位缝合。

7. 踝周、足背的修复，为保持蒂部松弛，减少牵张力对皮瓣血管蒂损害，选用支具或石膏托固定，并抬高患肢，减少肢体肿胀，促进皮瓣静脉回流。

（李小静　孙家明）

■参考文献

[1] 王炜. 整形外科学[M]. 杭州：浙江科学技术出版社，1999.

[2] 侯春林. 带血管蒂组织瓣移位手术图解[M]. 第3版. 上海：上海科学技术出版社，2006.

[3] 侯春林，顾玉东. 皮瓣外科学[M]. 上海：上海科学技术出版社，2006.

[4] 张恒术，任海涛，沈为民，等. 鼻端缺损的四种修复方法比较[J]. 中国实用美容整形外科杂志，2005，16(6)：346-348.

[5] Di Mascio D，Castagnetti F. Tubed flap interpolation in reconstruction of helical and ear lobe defects[J]. Dermatol Surg，2004 Apr，30：572-578.

[6] Suchin KR，Greenbaum SS. Preauricular tubed pedicle flap repair of a superior antihelical defect [J]. Dermatol Surg，2004 Feb，30：239-241.

[7] 陈宗基，牙祖蒙，吴念. 动脉经吻合支跨区供血的反流轴型皮瓣与常规轴型皮瓣的比较22年临床回顾性分析[J]. 整形再造外科杂志，2004，1(1)：16-19.

[8] 郑建生，郑庆亦，陈锦河. 耳后反流轴型皮瓣修复颜面部创面的临床应用[J]. 中国美容医学，2008，17(1)：31-32.

[9] Yamauchi M，Yotsuyanagi T，Yamahita K，et al. The reverse superficial temporal artery flap from the preauricular region for the small facial defects[J]. J Plast Reconstr Aesthet Surg，2012 Feb，65(2)：149-155.

[10] Kalantar-Hormozi A，Loghmani S，Motamed S. Using hairy and non-hairy retroauricuar-temporal composite flap in facial reconstruction[J]. Archlran Med，2009 Nov，12(6)：566-569.

[11] 姜娟，胡建武. 以颈横动脉浅支为蒂的颈肩背反流轴型皮瓣在修复颈部瘢痕挛缩中的应用[J]. 宁夏医学院学报，2007，29(9)：667-668.

[12] 邓裴，任军，唐玲，等. 颈肩背轴型反流皮瓣修复儿童颏颈瘢痕挛缩[J]. 中华医学美学美容杂志，2006，12(2)：76-78.

[13] 郑建生，郑庆亦，郭文勇，等. 颈肩反

流轴型皮瓣修复颈胸部瘢痕切除后创面[J]. 中国美容医学,2011,20(2):187-189.

[14] Oqawa R,Hyakusoku H,Murakami M,et al. Clinical and basic resear-ch on occipito-cervivo-dorsal flaps:including a study of the anatomical territories of dorsal trunk vessels[J]. Plast Reconstr Surg,2004 Jun,113(7):1923-1933.

[15] 杨彪炳,朱希山,樊文胜,唐胜建. 眶上动脉蒂反流轴型耳颞皮瓣的应用解剖[J]. 中国临床解剖学杂志,2006,24(4):387-389.

[16] 陈宗基,吴念,陈美云,等. 眶上动脉跨区供血的反流轴型耳廓复合组织瓣 1 期修复大块鼻翼缺损[J]. 实用美容整形外科杂志,1999,10(2):71-73.

[17] Li S,Cao W,Cheng K,et al. Microvascular reconstruction of nasal ala using a reversed superficial teporal artery auricular flap[J]. J P-last Reconstr Aesthet Surg,2006,59(12):1300-1304.

[18] 白晋,乌兰哈斯,宋建星. 阴股沟皮瓣的解剖学基础及其在男性会阴部修复重建中的应用[J]. 第二军医大学学报,2007,28(4):399-404.

[19] 何月勇,张蓓,王姣姣,等. 股会阴沟皮瓣阴道再造术 11 例临床分析[J]. 中国综合临床,2004,20(1):29.

[20] 李光早,程新德,赵天兰,等. 阴股沟岛状皮瓣阴道成形术的应用解剖及疗效评价[J],中华医学美学美容杂志,2004,10(5):274-276.

[21] 李光早,程新德,赵天兰,等. 岛状阴股沟皮瓣阴道成形术的临床应用[J]. 中华整形外科杂志,2003,19(2):183-185.

[22] Sathappan S,Rica MA. Pudendal thigh flap for repair of rectovaginal fistula[J]. Med J Malaysia,2006 Aug,61(3):355-357.

[23] 丁茂超,毛以华,陈世新,等. 颏下动脉穿支皮瓣的数字解剖学研究[J]. 中国临床解剖学杂志,2010,6:603-605.

[24] 王先成,李晓芳,鲁青,等. 颏下动脉穿支皮瓣修复面下部畸形及缺损[J]. 中华整形外科杂志,2010,1:18-20.

[25] Ramkumar A,Francis NJ,Senthil Kumar R,et al. Bipaddled subm-ental artery flap[J]. Int J Oral Maxillofac Surg,2012 Jan,17.

[26] Shi CL,Wang XC. Reconstrucrion of lower face defect or deformi-ty with submental artery perforator flaps[J]. Ann Plast Surg,2011 Jul,5.

[27] Wang Z,Sano K,Inokuchi T,et al. The free deltoid flap:microscopic natomy studies and clinical application to oral cavity reconstruction[J]. Plast Reconstr Surg,2003 Aug,112(2):404-411.

[28] Deltoid muscular flap transfer for the treatment of irreparable rotator cu-ff tears[J]. Orthop Rev(Pavia),2009 Oct,1(2):15.

[29] 聂振军,李东,刘雷. 上臂外侧游离皮瓣治疗重度虎口瘢痕挛缩[J]. 中国美容整形外科杂志,2011,22(6):357-359.

[30] 马文龙,程春生,赵治伟,等. 上臂外侧皮瓣修复手/足部小面积皮肤缺损[J]. 创伤外科杂志,2011,13(2):172.

[31] 杨卫玺,李春江,王一兵,等. 游离上臂外侧皮瓣修复手部深度烧伤[J]. 中华显微外科杂志,2010,5:436.

[32] 李学渊,王欣,陈宏,等. 游离上臂外侧皮瓣在手部皮肤缺损中的应用[J]. 中华手外科杂志,2009,25(2):69-70.

[33] 袁冶,陶振江,吴煜农,等. 上臂外侧皮瓣在口腔癌术后缺损修复中的初步应用[J]. 中华口腔医学杂志,2006,41(10):593-595.

[34] Wong M,Tay SC,Teoh LC. Versatility of the Turn-Around Technique of Lateral Arm Flap for Hand Reconstruction[J]. Ann Plast Surg,2011,Jul 5.

[35] 刘勇,陈俊杰,于蓉,等. 上臂内侧皮瓣修复腋窝瘢痕挛缩畸形 13 例的治疗体会[J]. 四川医学,2009,30(3):379-380.

[36] 王和平,杨晓东. 上臂内侧皮瓣修复鼻缺损 16 例[J]. 实用美容整形外科杂志,2000,11(4):198.

[37] Lin J,Yu YL,Ying ZD,et al. Clinical application of medial neurocuta-neous flap with perforator vessel in upper arm[J]. Zhonghua Zheng X-ing Wai Ke Za Zhi,2009 Sep,25(5):355-357.

[38] 徐立群,返秦寅,张宝亮,等. 前臂桡侧皮瓣血流动力学模型的建立[J]. 上海口腔医学,2011,20(2):136-140.

[39] Loreti A Di Lella G Vetrano S. 股前外侧皮瓣与前臂桡侧皮瓣修复口腔缺损:皮瓣供区并发症的比较[J]. 中国口腔颌面外科杂志,2008,6(4):246.

[40] Handschin AE,Peters T. Osteotendocutaneous radial forearm flap for hand reconstruction following circular saw injury[J]. Handchir Mikrochir Plast Chir,2012 Jan,44(1):40-43.

[41] Clements JR,Mierisch C,Bravo CJ. Management of combined soft tissue and osseous defect of the midfoot with a free osteocutaneous radial forearm flap:a case report[J]. J Foot Ankle Surg,2012 Jan-Feb,51(1):118-122.

[42] Tan ST,James DW,Moaveni Z. Donor site morbidity of free ulnar forearm flap[J]. Head Neck,2011 Nov,2:10.

[43] Martin MC,Machado GR,Wong WW,et al. Transverse ulnar for-earm flap[J]. J Craniofac Surg,2010 Nov,21(6):1741-1744.

[44] Van Cann EM,Koole R. The ulnar forearm free flap for the recon-struction of soft tissue defects in the head and neck area:free flap outcome and donor site outcome[J]. Oral Surg Oral Med Oral Pathol Oral Radiol Endod,2009 Dec,108(6):851-854.

[45] 路来金,王首夫,付中国. 前臂骨间后动脉皮瓣在手外科的应用[J]. 中国实用手外科杂志,1987,1:15-17.

[46] 路来金,宫旭,刘志刚,等. 前臂骨间后动脉逆行岛状皮瓣及符合组织瓣移植的远期疗效分析[J]. 中华显微外科杂志,2002,25(4):249-251.

[47] 严浩. 前臂骨间背侧动脉皮瓣修复手腕掌侧创面体会[J]. 河南外科杂志,2008,14(2):94.

[48] 刘洋,杨青. 前臂骨间背侧动脉岛状肌皮瓣在手部软组织缺损合并掌骨慢性骨髓炎中的应用[J],中华手外科杂志,2008,24(1):64.

[49] 吴春,林涧. 应用指动脉皮瓣改善第二足趾移植再造拇指外形[J]. 中华显微外科杂志,2011,34(4):346.

[50] 周晓,许亚军,芮永军,等. 指动脉远侧指间关节皮支蒂至侧方岛状皮瓣

修复指端软组织缺损[J].中华整形外科杂志,2011,27(3):204-207.
[51] 林涧,余云兰.指动脉逆行岛状皮瓣临床应用69例报告[J],实用手外科杂志,2004,18(4):218-219.
[52] 邢丹谋,周必光,彭正人,等.带指固有神经背侧支的指背筋膜逆行岛状皮瓣修复指腹缺损[J].中华骨科杂志,2002,22(7):390-393.
[53] 谢小红,唐平,许科,等.指动脉逆行岛状皮瓣在手外科的应用[J].中华现代外科杂志,2010,7(4):219-220.
[54] Matsuzaki H, Kouda H, Yamashita H. Preventing postoperative congestion in reverse pedicle digital island flaps when reconstructing composite tissue deffects in the fingertip: A patient series[J]. Hand Surg, 2012, 17(1): 77-82.
[55] Nuzumlali ME, Ozturk K, Bayri O, et al. The versatile reverse-flow digital artery cross-finger flap[J]. Tech Hand Up Extrem Surg, 2007 Dec; 11(4): 259-261.
[56] 张文龙,张子明,高顺红,等.改良第二掌背动脉皮瓣修复示中指中末节套脱伤[J].中华手外科杂志,2011,27(2):87-89.
[57] 肖强,张彩顺,张基仁.手背尺侧皮瓣在手外科中的临床应用[J].中华急诊医学杂志,2010,8:884-885.
[58] 路来金,宫旭,刘志刚.掌背动脉逆行皮瓣及复合组织瓣的临床回顾性研究.中华显微外科杂志,2004,27(2):103-105.
[59] 王澍寰.手外科学[M].第2版.北京:人民卫生出版社,1994.
[60] 顾亚东,王澍寰,等.手外科手术学[M].上海:复旦大学出版社,1999.
[61] 孙步梅,陈传俊,李罗珠,等.掌背筋膜修复手指近节背侧软组织缺损[J].中华手外科杂志,2005,21(2):126.
[62] Dauphin N, Casoli V. The dorsal metacarpal arteries: anatomical study [J]. J Hand Surg Eur Vol, 2011 Nov, 36(9):787-794.
[63] 韩洪舜,刘泽,兰永红,等.掌背皮神经营养血管皮瓣修复手指背侧软组织缺损14例分析[J].中国误诊学杂志,2010,10(21):52-61.
[64] Chen XS, Xu YQ, Xiao MM, et al. Study of distribution of dominat perforators arising from peroneal artery with color Doppler flow imaging and its clinical significance for sural neurocutaneous flap[J]. Zhonghua Zheng Xing Wai Ke Za Zhi, 2010 Nov, 26(6):417-421.
[65] 龚洪国,刘子山,袁益.小鱼际皮瓣的显微解剖及临床应用[J],临床骨科杂志,2006,9(4):316-318.
[66] Pasquella JA, Levine P. Anatomy and function of the hypothenar muscles [J]. Hand Clin, 2012 Feb, 28(1): 19-25.
[67] Germa´n Augusto Wolff, Alfredo S. Patro´n, Ovidio Herrera, at al, Reconstruction of Volar Digital Defects: Clinical Experience with the Hipothenar Flap[J], Techniques in Hand & Upper Extremity Surgery, 2010, 14(3): 191-195.
[68] Tansini I. Sopra il mio nuovo processo di amputazione dellamammella. GazzMed ItalTorino, 1906, 57: 141-143.
[69] McCraw JB, Dibbell DG. Experimental definition of independent myocutaneous vascular territories. Plast Reconstr Surg, 1977, 60(2):212-220.
[70] McCraw JB, Dibbell DG, Carraway JH. Clinical definition of independent myocutaneous vascular territories. Plast Reconstr Surg, 1977, 60(3): 341-352.
[71] Mathes SJ, Vasconez LO, Jurkiewicz MJ. Extensions and further applications of muscle flap transposition. Plast Reconstr Surg, 1977, 60(1): 6-13.
[72] Mathes SJ, Vasconez LO. Myocutaneous free-flap transfer. Anatomical and experimental considerations. Plast Reconstr Surg, 1978, 62(2): 162-166.
[73] Maxwell GP, Stueber K, Hoopes JE. A free latissimus dorsi myocutaneous flap: case report. Plast Reconstr Surg, 1978, 62(3):462-466.
[74] Gilbert A, Teot L. The free scapular flap. Plast Reconstr Surg, 1982, 69(4):601-604.
[75] Nassif TM, Vidal L, Bovet JL. The parascapular flap: a new cutaneous microsurgical free flap. Plast Reconstr Surg, 1982, 69(4):591-600.
[76] Hamilton SG, Morrison WA. The scapular free flap. Br J Plast Surg, 1982, 35(1):2-7.
[77] Das santos LF. Retalho scapular: um-novo retalho livre microcirurgico. Rev Bras Cir, 1980, 70: 133.
[78] Holmberg J, Ekerot L. The free scapula flap. Scand J Plast Reconstr Surg, 1986, 20:219.
[79] Thoma A, Heddle S. The extended free scapular flap. Br J Plast Surg, 1990, 43:709.
[80] Upton J, Albin RE, Mulliken JB. The use of scapular and parascapular flaps for cheek reconstruction. Plast Reconstr Surg, 1992, 90:959.
[81] Koshima I, Soeda S. Repair of a wide defect of the lower leg with combined scapular and parascapular flap. Br J Plast Surg, 1985, 38:51.
[82] Angrigiani C Grilli D. Total face reconstruction with one free flap. Plast Reconstr Surg, 1997, 99:1566.
[83] Germann G, Bickert B, Steinau HU, et al. Versatility and reliability of combined flaps of the subscapular system. Plast Reconstr Surg, 1999, 103: 1386-1399.
[84] Yuanbo Liu, Shenji Yu, Reconstruction of Posterior Lumbar Defects in Oncologic Patients Using Two Island Flaps of the Back in Series, Annals of Plastic Surgery, 2010, 65(3):326-329.
[85] Grant A, GG. Hallock. Facial reconstruction using a combined flap of the subscapular axis simultaneously including separate medial and lateral scapular vascularized bone grafts, Annals of Plastic Surgery, 2002, 49(1): 104-107.
[86] Masao Kakibuchi, Masakazu Fujikawa, Ko Hosokawa, Functional Reconstruction of Maxilla with Free Latissimus Dorsi-Scapular Osteomusculocutaneous Flap, Plastic and reconstructive surgery, 2002, 4(1):1238-1244.
[87] Baudet J, Boudard PH, Cabas JN. A study of two free thoracodorsal axillay flaps: The cutaneous axillary flap and the myocutaneous axillar flap (latissimus dorsi flap). Brunelli G: Textbook

of Microsurgery. Milano, Italy, Masson, 1988, pp: 155-161.
[88] Baudet J, Guimberteau JC, Nascimento E. Sucessful clinical transfer of two free thoracodorsal axillary flaps. Plast Reconstr Surg, 1976, 58: 680.
[89] Boeckx W, de Coninck A, Vanderlinden E. Ten free flap transfers: Use of intra-arterial dye injection to outline a flap exactly. Plast Reconstr Surg, 1976, 57: 716.
[90] Harri K, Torii S, Sckisuchi J. The free lateral thoracic flap. Plast Reconstr Surg, 1978, 62: 212.
[91] LeQuang CL. Breast free flap: The lateral mammary flap. In Brunelli G(ed): Textbook of Microsurgery. Milano, Italy, Masson, 1988: p163-167.
[92] 钟世镇. 显微外科解剖学基础. 北京科学出版社, 1995.
[93] 侯春林. 带血管蒂组织瓣移位手术图解. 上海: 上海科学技术出版社, 1992.
[94] 徐达传, 钟世镇, 刘牧支, 等. 股前外侧皮瓣的解剖学[J]. 临床应用解剖学杂志, 1984, 23(3): 158.
[95] 张志新, 姜波, 陈雷, 等. 游离股前外侧皮瓣在儿童软组织缺损修复中的应用[J]. 中华显微外科杂志, 2006, 29(3): 224-225.
[96] Ozkan O, Coskunfirat OK, Ozgentas HE, et al. Rationale forreconstruction of large scalp defects using the anterolateral thigh flap: structural and aesthetic outcomes[J]. J Reconstr Microsurg, 2005, 21(8): 539-545.
[97] Chen HC, Tang YB. Anterolateral thigh flap: an ideal soft tissueflap[J]. Clin Plast Surg, 2003, 30(3): 383-401.
[98] Gedebou TM, Wei FC, Lin CH, et al. Clinical experience of 1284 free-anterolateral thigh flaps [J]. Handchir Mikrochir Plast Chir, 2002, 34(4): 239-244.
[99] Heller F, Hsu CM, Chuang CC, et al. Anterolateral thigh fasciocutaneous-flap for simultaneous reconstruction of refractory scalp and dural defects[J]. J Neurosurg, 2004, 100 (6): 1094-1097.
[100] Iida T, Nakagawa M, Asano T, et al. Free vascularized lateral femoral cutaneous nerve graft with anterolateral thigh flap for reconstruction of facial nerve defects[J]. J Reconstr Microsurg, 2006, 22(5): 343-348.
[101] Wang X, Qiao Q, Liu Z, et al. Free anterolateral thigh adipofascial flap for hemifacial atrophy[J]. Ann Plast Surg, 2005, 55(6): 617-622.
[102] Ozkan O, Mardini S, Chen HC, et al. Repair of buccal defects with anterolateral thigh flaps[J]. Microsurgery, 2006, 26(3): 182-189.
[103] Huang CH, Chen HC, Huang YL. Comparison of the radial forearm flap and the thinned anterolateral thigh cutaneous flap for reconstruction of tongue defects: an evaluation of donor-site morbidity [J]. Plast ReconstrSurg, 2004, 114(7): 1704-1710.
[104] Ozkan O, Coskunfirat OK, Ozgentas HE. The use of free anterolateral thigh flap for reconstructing soft tissue defects of the lower extremities [J]. Ann Plast Surg, 2004, 53 (5): 455-461.
[105] Yildirim S, Gideroglu K, Akoz T. Anterolateral thigh flap: ideal free flap choice for lower extremity soft-tissue reconstruction [J]. J Reconstr Microsurg, 2003, 19(4): 225-233.
[106] 芮永军, 张全荣, 许亚军, 等. 股前外侧皮瓣修复前臂大面积软组织缺损[J]. 中华手外科杂志, 2005, (21)1: 11-12.
[107] 张功林, 葛宝丰, 姜世平, 等. 逆行股前外侧岛状皮瓣和肌皮瓣移植术[J]. 中华医学杂志, 1990, 70: 676-678.
[108] Sekido M, Yamamoto Y, Furukawa H, et al. Change of weight-bearing pattern before and after plantar reconstruction with free anterolateral thigh flap[J]. Micosurgery, 2004, 24 (4): 289-292.
[109] Yildirim S, Gideroglu K, Akoz T. Anterolateral thigh flap: ideal free flap choice for lower extremity soft tissue reconstruction [J]. J Reconstr Microsurg, 2003, 19(4): 225-233.
[110] 肖添有, 司徒朴, 陈伯华, 等. 轴型血管蒂股前外侧真皮下血管网皮瓣的应用解剖[J]. 中国临床解剖学杂志, 1997, 15(1): 7-9.
[111] 徐达传, 阮默, 张春, 等. 股前外侧部皮瓣的进一步解剖学研究——高位皮动脉与皮瓣血供的分型[J]. 中国临床解剖学杂志, 2002, 20(6): 410-413.
[112] Duffy FJ, Brodsky JW, Royer CT. Preliminary experience with perforator flaps in reconstruction of soft-tissue defects of the foot and ankle[J]. FootAnkle Int, 2005, 26(3): 191-197.
[113] Hong JP. Reconstruction of the diabetic foot using the anterolateral thigh perforator flap[J]. Plast Reconstr Surg, 2006, 117(5): 1599-1608.
[114] Lyons AJ. Perforator flaps in head and neck surgery [J]. Int J OralMaxillofac Surg, 2006, 35(3): 199-207.
[115] 任义军, 任高宏, 金丹, 等, 数字化股前外侧皮瓣的可视技术在临床中的初步应用[J]. 中华创伤骨科杂志, 2008, 10(5): 432-435.
[116] Tsai FC, Chen HC, Chen SH. Free deepithelialized anterolateral thigh myocutaneous flaps for chronic intractable empyema with bronchopleural fistula [J]. Ann Thorac Surg, 2002, 74(4): 1038-1042.
[117] Kimata Y, Uchiyama K, Ebiharra S, et al. Anterolateral thigh flap donor-site complications and morbidity [J]. Plast Reconstr Surg, 2000, 106 (3): 584-589.
[118] Hallock GG. Have we found an ideal soft tissue flap? An experience with 672 anterolateral thigh flaps(Discussion)[J]. Plast Reconstr Surg, 2002, 109(7): 2219-2226.
[119] Hsieh, Ching H, Yang CC, et al. Free anterolateral thigh adipofascial perforator flap[J]. Plast Reconstr Surg, 2003, 112(4): 976-982.
[120] Hallock GG. The preexpanded anterolateral thigh free flap [J]. Ann PlastSurg, 2004, 53(2): 170-173.
[121] Zhao Y, Qiao Q, Liu Z, et al. Alternative method to improve the repair of the donor site of the anterolateral thigh flap[J]. Ann Plast Surg, 2002, 49(6): 593-598.
[122] Ribuffo D, Cigna E, Gargano F, et al. The innervated anterolateral thigh

flap: anatomical study and clinical implications [J]. Plast Reconstr Surg,2005,115(2):464-470.

[123] Iida H,Ohashi I,Kishimoto S. Preoperative assessment of anterolateral thigh flap cutaneous perforators by colour Doppler flowmetry [J]. Br J Plast Surg,2003,56(1):21-25.

[124] 陈立科,陈四华,吴波,等.带髂胫束股前外侧皮瓣游离移植修复手背组织缺损.中国康复理论与实践,2011,17(8).

[125] 唐举玉.股前外侧皮瓣的临床研究进展.中国临床解剖学杂志,2009,27(1).

[126] 江奕恒,徐达传.数字技术在研究薄型股前外侧皮瓣中的应用.中国临床解剖学杂志,2009,27(1).

[127] 王先成,杨新明,李晓芳,等.股前外侧皮瓣重建咽喉食管一例近期疗.效中国修复重建外科杂志,2009,23(3).

[128] 龙剑虹,张丕红,雷少榕,等.无神经损伤的双蒂股前外侧游离皮瓣.中华整形外科杂志,2001,17(3).

[129] Morrison, W. A., O'Brien, B. M., MacLeod, A. M. Thumb reconstruction with a free neurovascular wrap-around flap from the big toe. *J Hand Surg Am*, 1980,5:575-583.

[130] 韦加宁 .韦加宁手外科手术图谱.北京:人民卫生出版社,2003.

[131] 方光荣,等.以腓动脉终末降支为蒂的足外侧皮瓣.中华手外科杂志,1995,11(2):67-69.

[132] 吴梅英,等.足跟软组织缺损的治疗.中华显微外科杂志,1986,9(2):178-180.

[133] 许亚军,等.吻合血管的足外侧皮瓣修复手部皮肤缺损.中华手外科杂志,1998,9(2):73-74.

[134] 徐达传.手功能修复重建外科解剖学.北京:人民卫生出版社,1998:257-259.

[135] Grabb, W. C., Argenta, L. C. The Lateral Calcaneal Artery Skin Flap (The Lateral Calcaneal Artery, Lesser Saphenous Vein, and Sural Nerve Skin Flap). *J. Plast Reconstr Surg*, 1981,68(5):723-730.

[136] 王成琪,等.足外侧皮瓣的解剖研究与临床应用.解放军医学杂志,1985,2:104-106.

[137] 郑和平,等.跗外侧动脉足外侧逆行皮瓣的解剖学依据.福建医科大学学报,1997,31(2):200-202.

[138] 聂水生,等.足跟软组织缺损的显微外科修复.中华显微外科杂志,1999,22:225-226.

[139] 谭祥清,等.足跟部软组织缺损的显微外科修复.中华显微外科杂志,2000,23:143-144.

[140] 马心赤,等.逆行足底内侧动脉蒂足内侧岛状皮瓣修复前足底皮肤缺损.中华显微外科杂志,2001,24:55-56.

[141] Shanahan RE. Medial Plantar Sensory Flap for Coverage Heel Defects. *J. Plast Reconstr Surg*, 1979, 64: 295-298.

[142] William WS. Anatomic Basis of Plantar Flap Design: Clinical Applications. *J. Plast Reconstr Surg*, 1986, 78:637-641.

[143] Gary LB. Fasciocutaneous Island Flap Based on the Medial Plantar Artery: Clinical Applications for Leg, Ankle, and Forefoot. *J. Plast Reconstr Surg*, 1990, 85: 147-151.

[144] Bertelli JA, Kboury Z. Vaseularigation of lateral and medialcataneous nerves of the forearm. Anatomic basis of neuro-cutaneous island flap on the elbow. Surg Radiol Anat, 1991, 13(2):345-346.

[145] Masquelet AC tRomana M C, Wolf G. Skin island flaps supplied by the vascular axis of the sensitive superficial nerves: Anatomic study and clinical experience on the leg. Plast Reeonstr Surg, 1992,89(6):1115-1121.

[146] 钟世镇,徐永清,周长满,等.皮神经营养血管皮瓣解剖基础及命名[J].中国临床解剖学杂志,1999,22(1):37-39.

[147] 郑和平,徐永清,张世民.《皮神经营养血管皮瓣》[M].天津:天津科学技术出版社,2006.

[148] 陶圣祥,喻爱喜,郑晓晖,等.远端蒂小腿皮神经营养血管肌皮复合组织瓣的解剖学研究[J].中华实验外科杂志,2007,24(2):237-238.

[149] 王德运,谢卫国,王礼放,等.皮神经营养血管逆行岛状皮瓣修复肢体远端组织缺损[J].中华烧伤杂志,2007,23(5):356-358.

[150] 田志红.拇指尺侧指背皮神经营养血管皮瓣逆行修复拇指皮肤软组织缺损[J].临床医学,2010,30(2):66-67.

[151] 陈永峰,刘伟,等.含指背皮神经的逆行岛状筋膜蒂皮瓣在指端软组织缺损骨外露修复中的临床应用[J].组织工程与重建外科杂志,2009,5(6):333-335.

[152] 肖峰,肖宏,郭筱秋.带腓肠神经营养血管逆行岛状皮瓣修复足跟部皮肤软组织缺损[J].中国修复重建外科杂志,2009,23(2):253-254.

[153] 董忠根,魏建伟,刘立宏.腓肠神经血管皮瓣修复足跟区皮肤软组织缺损[J].中国矫形外科杂志,2009,17(6):421-423.

[154] 李小静,宁金龙,张林,等.逆行腓肠皮神经营养血管筋膜肌皮瓣转移修复胫骨外露创面[J].中华整形外科杂志,2007,23(5):139-440.

[155] 李勇,许瑾,章祥洲,等.低旋转点腓肠神经营养血管皮瓣修复足远端电击伤[J],中华损伤与修复杂志(电子版),2007,2(5):291-293.

[156] 张世民,顾玉东,李继峰.浅静脉干不同处理方法对远端带蒂皮瓣影响的实验研究[J].中华手外科杂志,2003,19(1):36-38.

[157] H. Hyakusoku, M. D, H. Tonegawa, M. D. and M. Funiiri, M. D. Heel Coverage with A T-Shaped distally based sural Island fasciocutaneous Flap. Plast Resconstr Surg, 1994, 93(4):872-876.

[158] 翁小娟,李小静,宁金龙,等.应用改进逆行腓肠神经营养血管皮瓣修复下肢软组织缺损。中华显微外科杂志,2010,33(3):122-124.

[159] 柴益民,林崇正,邱郧永,等.带皮穿支血管的皮神经营养血管皮瓣的临床应用[J].中华整形外科杂志,2006,22(1):34-37.

[160] 姜厚森,王成琪,刘光军.低旋转点逆行腓肠神经营养血管皮瓣的临床应用.临床医学,2009,29(1):5-7.

[161] 战杰,姚阳,石强.低旋转点超大腓肠神经营养血管皮瓣的临床应用[J].中国修复重建外科杂志,2007,1(4):356-359.

[162] 林松庆，张发惠，张朝春. 低旋转点腓肠神经营养血管远端蒂皮瓣修复足踝部软组织缺损[J]. 中华显微外科杂志，2005，28(2)：122-124.

[163] Le Fourn B，Caye N，Pannier M. Distally based sural fasciomuscular flap：anatomic study and application for filling leg or foot difects. Plast Reconstr Surg，2001，107(1)：67-72.

[164] 张发惠，郑和平. 上肢皮神经-浅静脉营养血管远端蒂复合瓣的解剖学基础[J]. 解剖与临床，2007，12(1)：3-6.

[165] 宁金龙，李小静，左宗宝，等. 下肢皮神经-浅静脉营养血管逆行皮瓣的应用改进. 中华整形外科杂志，2008，24(2)：108-111.

[166] Scherer LA，Shiver S，Chang M，el at. The vacuum assisted closure device. a method of securing skin grafts and improving graft survival. Arch Surg，2002，137(8)：930-933.

第7章

筋膜瓣移植

第一节　筋膜瓣移植概述

筋膜一般指皮肤与肌肉之间及肌肉与肌肉之间的结缔组织，包括浅筋膜、深筋膜和筋膜隔3部分。

浅筋膜即皮下组织，位于皮肤与深筋膜之间，由纤维束和脂肪小叶构成。筋膜内的纤维束连接皮肤与深部的深筋膜或骨骼。浅筋膜由浅、深2层构成，浅层是脂肪层，在身体各部厚薄不一，在不同体质的人相差很大。深层为膜性层，含有弹性组织，薄而富有弹性。浅筋膜的浅、深两层紧密相贴，不易分离。在浅筋膜浅、深2层之间含有浅部的血管、淋巴管和皮神经，有些区域包裹乳腺、表情肌和颈阔肌。

深筋膜又称固有筋膜，由致密结缔组织构成。它包绕体壁和肢体，是人体结构浅部与深部的分界平面。人体各部深筋膜的厚薄与致密度，所含脂肪、胶原纤维和弹性纤维以及强度等，均与该部所执行的功能相适应。四肢及颈部的深筋膜比较发达。人体多数部位，深筋膜的浅面与浅筋膜之间用钝性剥离易于分离，但在骨性凸起的部位则贴附在一起，难以分离。深筋膜的深面与肌肉之间存在间隙，容易分离，故 Hacrtsch 称之为“外科平面”，但在某些部位深筋膜已成为肌肉附着的部位，则很难分离。

筋膜隔是深筋膜与深部骨骼相连的结缔组织隔，常将肌块或肌群分隔，因此，亦称肌间隙或肌间隔。

皮下筋膜层，特别是深筋膜层，有丰富的血管网，是皮瓣移植血液供应的重要来源。在皮瓣游离移植中，因其轴型血管分布在深筋膜层，因此需连同深筋膜一并移植；在皮瓣带蒂移植中，如果移植皮瓣蒂部包括深筋膜，则可改善血供，使皮瓣长宽比例从(1～3)∶1，提高到(3～5)∶1。

早在20世纪或以前即有人应用带有血管的筋膜皮瓣移植。Dunham 于1893年应用带血管的颞部筋膜皮瓣修复面部缺损。Gillies 和 Esser 在1918年就已认识到深筋膜对皮肤血供的影响。Mcgerger 发现，在切取胸三角皮瓣时把深筋膜也包括进去，皮瓣的长宽比例可增大些。Ponten 等于1981年首先报道了这种新型皮瓣——筋膜皮瓣(fasciocutaneous flap)。它包括皮肤、皮下组织和深筋膜。强调筋膜皮瓣形成时带上完整的深筋膜，血供主要来自其深、浅2层的血管网，使不含较大皮动脉的随意皮瓣的血液循环更丰富，长宽比例增大，可达到(2.5～3)∶1，而不发生皮瓣远端坏死。这是皮瓣形成方面的一个重大进展。而筋膜瓣移植的推广应用是在20世纪80年代兴起的。Smith 于1980年应用带血管的头皮筋膜瓣游离移植加植皮修复下肢溃疡。王炜、卫莲郡在1981年报道用头皮筋膜瓣游离移植加植皮治疗烧伤爪形手畸形。Tolhurst 于1982年研究了腋部筋膜瓣，Waltan 于1985年报道了带血管的小腿后方筋膜瓣游离移植成功。Kim 于1987年阐述了胸背部筋膜吻合血管游离移植的解剖及临床应用经验。金一涛于1989年应用肩胛筋膜瓣的游离移植加植皮修复手、足部皮肤软组织的缺损。

筋膜瓣移植是在筋膜皮瓣移植的基础上发展起来的一种新型的组织瓣移植。它的主要优点是：血供丰富；供区可保留皮肤，无明显继发性畸形，外观不受影响；筋膜瓣较薄，受区不臃肿，功能和外形较好。

筋膜瓣加植皮可制成"薄型皮瓣",可用于修复重要器官的皮肤、皮下组织的缺损。筋膜瓣可带蒂移植,修复邻近部位的组织缺损。筋膜瓣还可携带皮瓣、骨瓣、骨膜瓣,用于相应组织缺损的修复,或器官再造。

筋膜瓣的供区几乎遍及全身,对于大面积烧伤后正常皮肤缺损的患者,应用筋膜瓣移植,有广阔的发展前景。

一、筋膜瓣血供的解剖学基础

筋膜的血供相当丰富,其主要来自 3 方面:即直接皮动脉、肌间隔动脉及肌皮动脉穿支。这 3 组血管在筋膜层互相吻合,形成血管网。

筋膜及皮肤的血供是由深至浅,其走行过程及各段的分布情况如下。

深部血管主干→分支经过和(或)分布于筋膜隔或进入肌肉→穿过和(或)分支形成深筋膜血管网→经过和(或)分布于浅筋膜→供养皮肤。

(一)筋膜隔血管

血管主干发往浅层的分支,除一部分浅居皮下的血管干可发直接皮支到达筋膜及皮肤外,多数分支要经过肌间隙或肌间隔到达浅层,沿途发出较长较粗的降支和较短细的升支(或称返支),相邻血管的分支之间相互吻合(图 7-1)。这些血管在筋膜隔内发出小分支互相吻合,形成筋膜隔血管网。在手术应用上,截取粗大的肌间隔血管,可以做吻合血管的筋膜瓣或筋膜皮瓣游离移植。

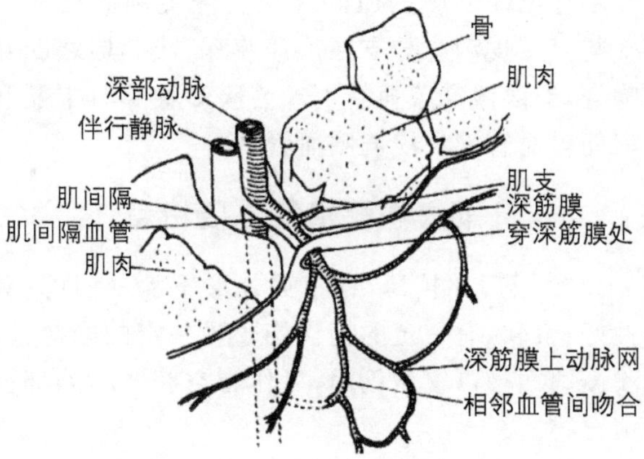

图 7-1　肌间隔血管

(二)肌皮血管

血管主干发往肌肉的分支部分穿出肌肉后到达深筋膜,称为肌皮动脉穿支。

(三)深筋膜血管网

从血管主干发出的走行于肌间隔或肌间隙的较粗大的分支血管,在穿过深筋膜前、后均发出许多分支与来自筋膜隔血管网及肌皮血管穿支的分支互相吻合,形成深筋膜下血管网的深筋膜上血管网(图 7-2)。深筋膜上血管网较深筋膜下血管网吻合充分,参与吻合的血管亦较粗,为深筋膜的主要血供来源,是筋膜瓣移植血供的解剖学基础。

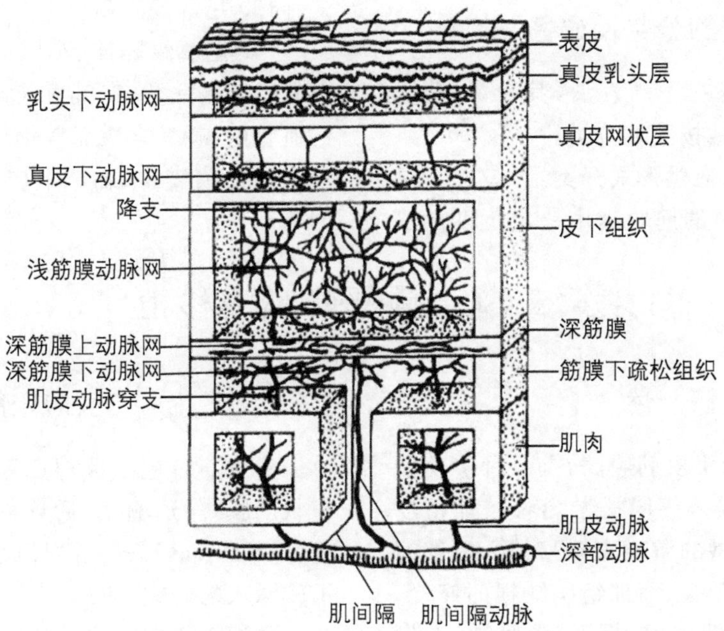

图 7-2　筋膜(皮)瓣血液供应

（四）浅筋膜血管网

刚穿出深筋膜的肌间隔血管分支和肌皮血管穿支与直接皮动脉分支在浅筋膜深、浅2层之间互相吻合，形成浅筋膜血管网。筋膜瓣移植时主要利用深筋膜血管网和浅筋膜血管网。

二、筋膜瓣移植的主要特点

1. 筋膜瓣比较薄，移植后外形不臃肿，且具有弹性好，柔软，有一定的韧性能耐受一定的摩擦力，筋膜瓣两面均可覆盖创面，可作为空腔及凹陷部位的填充物。

2. 筋膜瓣血供好，抗感染能力强，能控制感染，促进创面愈合。长宽比例可达到(3～5)∶1。

3. 供区范围广，即使供区有瘢痕存在，只要筋膜正常，则仍可进行筋膜瓣移植手术。特别适用于大面积烧伤后缺乏皮源的病例。

4. 临床应用较广，可适用于头、面、颈部及躯干、四肢创伤早期或瘢痕溃疡，肿瘤切除后的血管、神经、肌腱、骨、关节等深部结构裸露的组织缺损创面的修复。

5. 筋膜瓣可携带皮肤、肌肉、肌腱、神经、骨膜及骨块等组织，可修复相应组织的缺损或器官再造。

6. 转移方式灵活可顺行、逆行、交叉、双叶、桥形、翻转和旋转等，可带蒂移植也可以游离移植。

7. 手术操作简单方便，安全、易于普及推广。

三、筋膜瓣的分类及命名

由于筋膜瓣的研究在不断发展，其命名、分类在不断变化，目前较多地按下述分类。

（一）按移植方式及血供形式分类

1. 带筋膜蒂　移植的筋膜瓣由一定宽度的筋膜蒂提供营养。

2. 带血管蒂　移植的筋膜瓣仅以动、静脉为蒂与供区相连。

3. 带血管的筋膜瓣游离移植　目前通常把不带血管的筋膜瓣移植简称为筋膜移植或筋膜游离移植，把带血管的筋膜瓣游离移植简称为游离筋膜瓣移植或筋膜瓣游离移植。

（二）按移植的组织成分分类

1. 单纯筋膜瓣移植。

2. 复合筋膜瓣移植，包括筋膜皮瓣、筋膜骨瓣、筋膜骨膜瓣、筋膜肌瓣、筋膜神经复合组织瓣移植等。

（三）按解剖部位分类

1. 颞部筋膜瓣。

2. 耳后筋膜瓣。

3. 额部筋膜瓣。

4. 腋部筋膜瓣。

5. 胸三角筋膜瓣。

6. 背部筋膜瓣，包括肩胛筋膜瓣。

7. 侧胸（前锯肌）筋膜瓣。

8. 腹部筋膜瓣，包括上腹部、下腹部及髂腹股沟部筋膜瓣。

9. 前臂筋膜瓣。

10. 示指近节背侧岛状筋膜瓣。

11. 股部筋膜瓣。

12. 小腿筋膜瓣。

13. 足部筋膜瓣。

14. 阴囊纵隔瓣、小阴唇返转皮瓣。虽然不是以筋膜瓣来命名，但其血液供应形式是依靠筋膜层的血管网，就其本质而言仍属于筋膜瓣的一类。在众多的筋膜瓣中，临床上应用较多的，将分节叙述如下。

第二节　颞部筋膜瓣移植

一、概　述

颞部筋膜瓣又称为头皮筋膜瓣，是一种多功能的筋膜瓣移植材料。颞部筋膜瓣游离移植加植皮术，其功能如同一块薄型的游离皮瓣移植。颞部筋膜瓣也可带蒂移植，用于头、面部组织缺损的修复。同时，该筋膜瓣还可携带皮瓣、骨瓣、骨膜瓣、毛发移植，用于各类相应组织缺损的修复或器官的再造。颞部筋膜瓣以颞浅动、静脉作为其供养血管。

二、应用解剖

头皮筋膜包括颞部筋膜及帽状筋膜。中间为帽状筋膜，前达额肌，后连枕肌，两侧为颞部筋膜。Abul-Hassna(1986)等对颞部筋膜及其血液供应做了较深入的研究。

颞部筋膜在应用上可分为2层，即颞浅筋膜和颞深筋膜。颞浅筋膜表面有颞浅动、静脉分布，形成丰富的血管网。颞深筋膜覆盖在颞肌表面。

颞部浅筋膜与面部的表情肌筋膜系统(SMAS)连成一片。

颞浅动脉是颈外动脉的终末支,起自腮腺处,于耳屏上 5～7cm 处分为顶支和额支,顶支沿途发出多支小分支,其中有 3～5 支发向枕部。颞浅静脉与颞浅动脉伴行。颞浅动脉的顶支或额支可根据需要分别应用,但较多是采用包括 2 支在内的筋膜瓣移植。

颞浅动脉顶支发往枕部的分支与耳后动脉在耳后皮下及耳上颞枕部头皮下形成血管网,这是耳后筋膜瓣移植血供的解剖学基础。滑车上动脉、眶上动脉在额部帽状腱膜层构成血管网与颞浅动脉额支互相吻合,这是额部筋膜瓣移植或筋膜皮瓣移植的血液供应基础。

颞浅动、静脉分布恒定,少有缺如。颞浅动脉的直径为 1.3～1.5mm,血管蒂长 2～3cm,有时可达 6cm。筋膜瓣面积可达 17cm×14cm,其厚度为 2～5mm(图 7-3)。

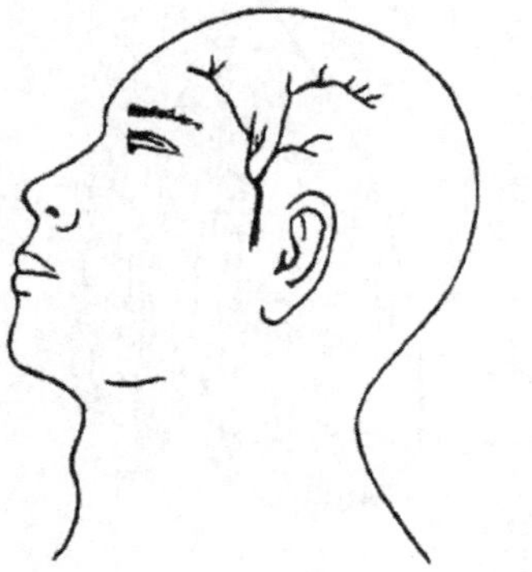

图 7-3　颞浅动、静脉分布

三、适 应 证

1. 吻合血管的颞浅筋膜瓣游离移植加植皮

(1)用于覆盖有关节、骨、肌腱外露而不宜选用厚皮瓣修复的受区,如手掌、手背、足跟、足背等。

(2)用于下肢溃疡的修复或慢性骨髓炎清创后无效腔的充填。

(3)作为面部或其他部位器官缺损再造的衬里。

(4)覆盖身体重要组织的外露,如脑组织外露,血管、神经等组织外露。

2. 带蒂颞浅筋膜瓣移植及复合筋膜瓣移植

(1)带蒂颞浅筋膜瓣移植用于轻度半侧颜面萎缩症的皮下充填。

(2)带蒂筋膜头皮瓣用于眉毛再造。

(3)筋膜皮瓣用于鼻全部或局部缺损的再造,眼窝再造,颊部缺损的修复等。

(4)耳后筋膜皮瓣移植用于鼻部分缺损的再造,眼睑缺损的修复,眼窝再造,或颊部缺损的修复。

(5)筋膜骨瓣或筋膜骨皮瓣用于眶缺损、颧弓缺损及颅骨缺损的修复。

3. 带蒂颞浅筋膜瓣加真皮脂肪的复合组织瓣移植　可修复因各种原因引起的面部凹陷畸形。颞浅筋膜复合组织瓣综合了带血管蒂颞浅筋膜瓣和游离真皮脂肪组织移植的优点,克服了单纯颞浅筋膜瓣厚度过薄和游离真皮脂肪组织血供差、吸收率高及吻合血管游离组织瓣操作复杂的缺点,起到了扬长避短的效果。

四、手术方法

1. 筋膜瓣的设计

(1)颞部筋膜瓣的设计:耳屏前颞浅动脉搏动处定位点 a。用扪诊或多普勒超声探测颞浅动脉行向颞顶部的经路,测得颞浅动脉行走方向与顶矢状缝的交点为点 b。ab 连线构成颞部筋膜瓣的纵轴,筋膜瓣设计在纵轴的两侧(图 7-4)

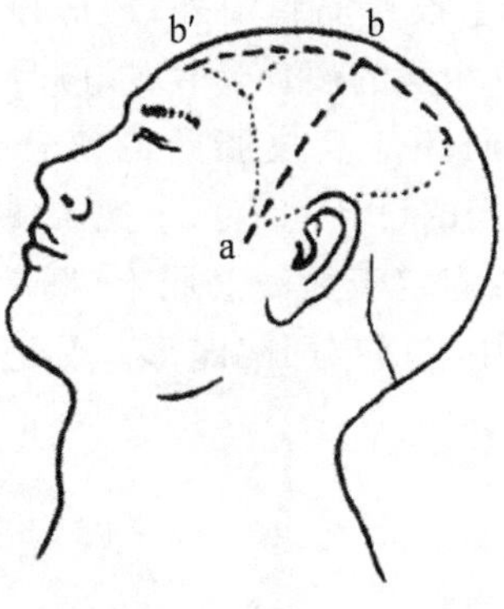

图 7-4　颞部筋膜瓣及其切口的设计

(2)额部筋膜瓣的设计:筋膜皮瓣的点 a 同上,点 b 设计在眉与额部发际之间,点 B 与点 A 间的距离视受区所需的筋膜皮瓣大小而定。ab 的弧形连线构成额部筋膜皮瓣的纵轴,皮瓣设计在纵轴两侧。由于筋膜瓣携带了大部或整个额部的皮肤及皮下筋膜,术前应仔细检查颞浅动脉向额部的分支状况。如果分支存在,可一期切取额部皮瓣,如果没有明显的动脉分支,为安全起见可先做皮瓣远端 2/3 的延迟术。设计额部皮瓣时,筋膜血管蒂应尽可能宽一些，以提供较好的血液供应。也可采用皮肤及筋膜全层作为组织瓣的蒂，这就是传统的“镰刀形”皮瓣。

在额部筋膜皮瓣移植中，尚可应用滑车上动脉、眶上动脉作为轴型血管，制成额部筋膜皮瓣，一次转移，修复鼻缺损或鼻再造。

(3)耳后筋膜皮瓣的设计：在耳后设计适当大小的皮瓣。为增加皮瓣的面积，皮瓣设计尽可能地包括耳郭背部的皮肤及皮下组织。此筋膜皮瓣由3部分组成：①皮瓣包括耳后及耳郭背面的皮肤和皮下组织；②耳前的颞浅动、静脉，为皮瓣的血管蒂；③位于耳上颞部的三角形头皮筋膜瓣，底部宽度与皮瓣宽度相同，顶点至底部的距离一般为6cm，头皮筋膜瓣内应包括颞浅动脉的顶支及与耳后动脉相吻合的血管网，耳后返转筋膜皮瓣的血供是通过此血管网从颞浅动脉获得。为增加血管筋膜蒂的长度，可将颞浅动、静脉与耳后筋膜皮瓣之间的头皮筋膜做部分剪开。为保证皮瓣的血供，在与颞浅动脉顶支连着的头皮筋膜内至少保留1～2支较粗的颞浅动脉向枕部发出的小分支。此皮瓣面积为6cm×6cm，颜色、质地、厚度与面部皮肤相似，适宜修复面部小面积的缺损(图7-5，图7-6)。

(4)筋膜骨瓣或筋膜骨膜瓣的设计：同筋膜瓣的设计，但除了设计筋膜瓣外，还应设计切取一块与筋膜瓣血供相连的颅骨骨膜，或颅骨外板。

(5)颞浅筋膜加真皮脂肪的复合组织瓣的设计：颞浅筋膜瓣的设计同上。①把1块游离真皮脂肪组织瓣缝合固定于颞浅筋膜上(图7-7A)。此术式适用于轻、中度面部凹陷畸形。②把2块游离真皮脂肪组织瓣或1块真皮脂肪瓣和1块脂肪组织瓣分别缝合固定于颞浅筋膜的深面和浅面(图7-7B)。此术式适用于中、重度面部凹陷畸形。③把1块游离真皮脂肪组织瓣包裹在折叠的颞浅筋膜瓣内(图7-7C)。此术式适用于凹陷范围不大而凹陷较深的面中、上部的凹陷畸形。

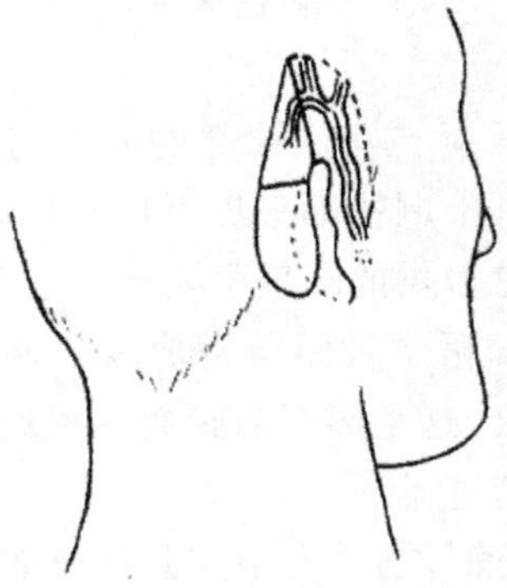

图7-5　耳后筋膜瓣的设计(1)

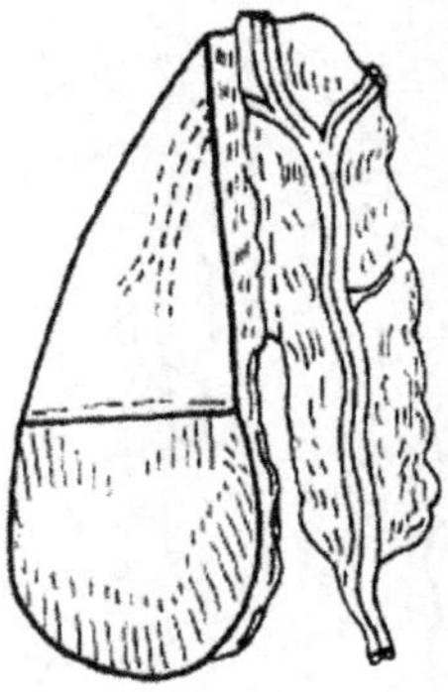

图7-6　耳后筋膜瓣的设计(2)

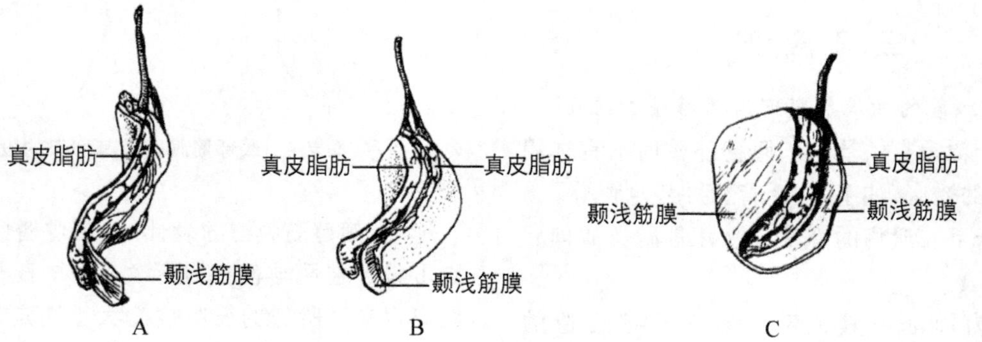

图7-7　带蒂颞浅筋膜复合组织瓣的3种应用模式

2. 颞部筋膜瓣的切取　取局部麻醉或全身麻醉。在局部麻醉中避免加入肾上腺素或其他缩血管药物。头歪向一侧，在耳屏前上方颞浅动脉搏动处向颞顶部头皮设计“T”形切口。切开皮肤及皮下组织，在头皮毛囊深面与皮下筋膜之间进行细致分离，向两侧掀起头皮瓣。切忌过深，避免伤及颞浅筋膜表面的颞浅动、静脉；亦忌过浅，以免损伤毛囊造成秃发。但头皮掀起到足够范围时，在颞浅筋膜表面用色笔标出需切取颞浅筋膜的范围，然后在颞肌肌膜浅面将颞浅筋膜自远端向蒂部掀起，形成含颞浅动、静脉的轴型筋膜瓣。待受区准备完成后，断蒂供游离移植或带蒂转移。需要时可将筋膜瓣连同颅骨膜或颅骨外板一起取下，并注意颞浅筋膜与颅骨膜或颅骨外板紧密相连，防止损伤颅骨膜或颅骨外板的血供。

如额部筋膜瓣、筋膜皮瓣、耳后筋膜皮瓣的切取方法与上类同，在此不赘述。

第三节　肩胛筋膜瓣移植

一、概　述

肩胛筋膜瓣位于背部肩胛区，在皮肤与肩胛冈下区肌肉之间，是胸背筋膜中血供丰富的中心区。与背阔肌、斜方肌、前锯肌表面的深筋膜连成片，主要由旋肩胛动脉的皮支所供养。该瓣也可称之为胸背筋膜瓣。

Tolhurst(1982)指出肩胛旁皮瓣属于筋膜皮瓣；Kim(1987)应用肩胛筋膜瓣及胸背筋膜瓣移植修复四肢、躯干及头皮缺损；金一涛(1989)报道了肩胛筋膜瓣加植皮修复手、足部皮肤缺损的经验。

二、应用解剖

肩胛筋膜是胸背筋膜的一部分。Kim(1987)的尸体解剖研究中，在旋肩胛动脉中注射造影剂，发现背阔肌、斜方肌的肌肉穿支及其表面皮肤均有造影剂出现。在他的病例报道中，有一例背部臀部有巨大创面，无法应用背阔肌肌皮瓣覆盖，应用胸背筋膜及背阔肌肌皮瓣一并移植修复创面，并称之为扩大背阔肌肌皮瓣移植。

旋肩胛动脉是肩胛下动脉的分支，由大、小圆肌与肱三头肌长头组成的三边孔内穿出到达背部筋膜层。旋肩胛动脉在经过三边孔时，分出肌支营养肌肉及肩胛骨，进入筋膜部分的动脉是旋肩胛动脉的皮支，皮支一般分为水平支及降支。旋肩胛动脉一般为恒定分布。王炜在 30 余例肩胛皮瓣移植中仅发现 2 例没有明显的旋肩胛动脉皮支进入肩胛筋膜层。旋肩胛动脉常有 2 支伴行静脉。

肩胛筋膜与斜方肌、背阔肌、前锯肌表面的筋膜连成一片。肩胛筋膜或胸背筋膜瓣的移植面积可达 33cm×6cm。

三、适 应 证

肩胛筋膜瓣吻合血管的游离移植加植皮术，较皮瓣移植薄，适用于手、足部皮肤及皮下组织缺损的修复，从而避免了皮瓣移植臃肿需要修整的缺点。其他四肢、躯干或头部遇有骨、肌腱、神经、血管等组织外露时，均可采用筋膜瓣加植皮修复。还可应用带蒂肩胛筋膜瓣移植加植皮修复腋部瘢痕挛缩畸形。

四、手术方法

1. *肩胛筋膜瓣的设计*　前臂置于背后，并内收臂肘，位于肩胛骨外缘上部可见一凹陷区，其中点相当于旋肩胛动脉皮支穿出处，即三边孔，定为点 a。若凹陷区不明显者，可取肩峰尖与肩胛下角尖连线中点，用手指按压可触及一空虚区，即为三边孔所在。以肩胛下角定为点 b。ab 连线构成此旋肩胛动脉皮支降支为纵轴，筋膜瓣设计在纵轴两侧，为肩胛旁筋膜瓣。也可以取点 a 的水平延伸线与脊柱的交叉点定为点 b，ab 连线构成以旋肩胛动脉皮支水平支为纵轴，以此纵轴设计横行肩胛筋膜瓣(图 7-8，图 7-9，图 7-10)。

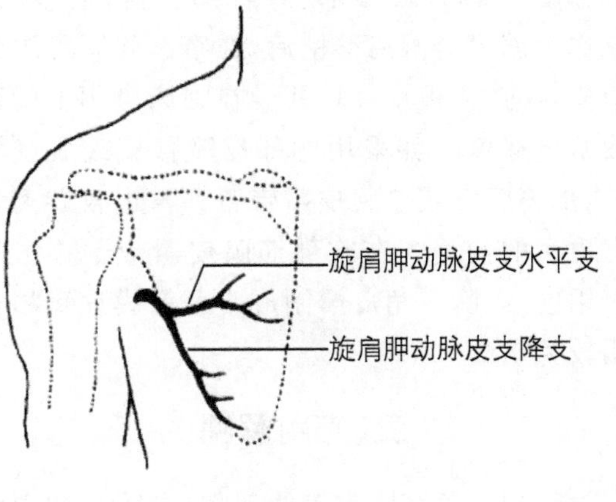

图 7-8　旋肩胛动脉皮支分布

2. *肩胛筋膜瓣的切取*　患者取俯卧位、侧卧位或半侧卧位，按筋膜设计做 T 形或 S 形切口，从两侧掀起筋膜瓣表面的皮肤。为防止掀起的皮肤坏死，宜保留真皮下血管网。待分离到足够的面积，即上达三边孔、下止筋膜瓣的下缘时，自下而上在大圆肌腱膜表面掀起筋膜瓣。至三边孔处，切断结扎旋肩胛动脉在三边孔里的较细小的肌支。待受区准备完成后，进行带蒂移植或断蒂后吻合血管游离移植。

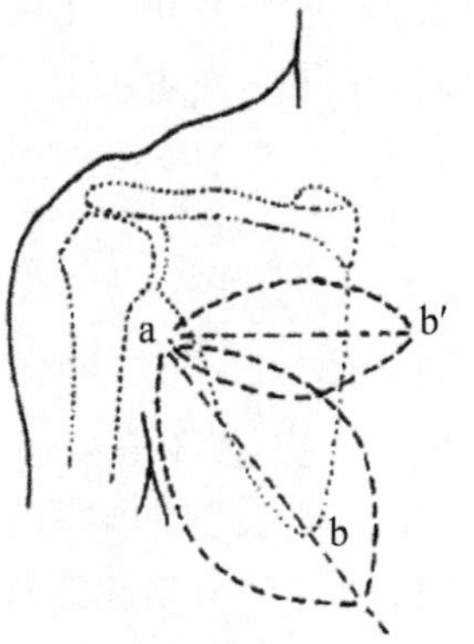

图 7-9　肩胛筋膜瓣设计

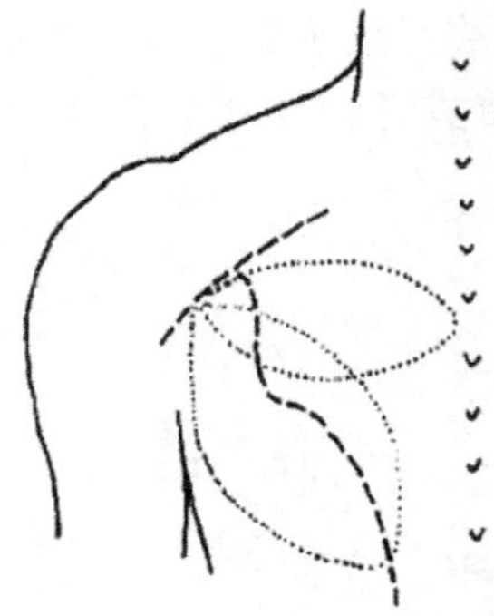

图 7-10　肩胛筋膜瓣切口设计

第四节　胸部筋膜瓣移植

一、概　述

胸部是人体中皮瓣移植、肌皮瓣移植的较大供区。胸部的皮瓣与胸侧壁及背部皮瓣连成一片，其筋膜的血管互相贯通，因而也是筋膜瓣移植有发展前景的供区。

胸部所有的皮瓣移植供区均可制成筋膜瓣进行游离移植，也可作为带蒂移植。包括胸三角皮瓣、锁骨下皮瓣、胸外侧皮瓣、肋间外侧皮瓣等。但是胸部皮下脂肪较颞部、肩背部丰富，肌膜较薄。因此作为筋膜瓣游离移植后，在富有脂肪组织的表面植皮，易造成植皮片坏死。在临床应用上胸部筋膜瓣游离移植不如采用胸部皮瓣移植或肌皮瓣移植，胸部筋膜瓣或筋膜皮瓣带蒂移植也较游离移植具有更大的前途。在胸部筋膜皮瓣带蒂移植的临床应用中，以胸三角皮瓣制成带蒂筋膜皮瓣移植的应用较为广泛。

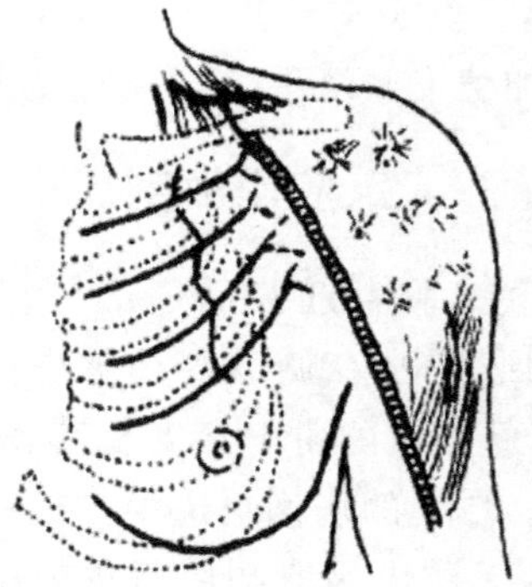

图 7-11　胸三角皮瓣的血供与设计(1)

二、应用解剖

关于胸三角筋膜皮瓣的解剖，在第 6 章中已有详细阐述。

胸三角筋膜瓣血供较胸三角皮瓣丰富，除了胸廓内动脉的前胸穿支提供血供外，还多了一套深筋膜血管网，则皮瓣的长度可增加，由 20～22cm 增加至 24～27cm(图 7-11，图 7-12)。

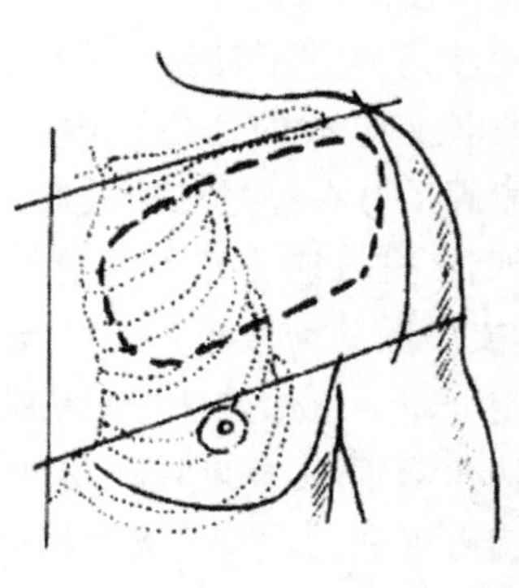

图 7-12　胸三角皮瓣的血供与设计(2)

三、适 应 证

胸三角筋膜皮瓣移植，可做面、颈部皮肤缺损的修复，颈部食管、咽、喉缺损的再造，胸壁缺损的修复。

由于胸部筋膜血管与背部和腹部的血供相连，

因此，胸、腹、背部筋膜皮瓣在胸、腹壁缺损的修复中可发挥重要作用。在临床应用上，更多的是与肌皮瓣联合运用，常用的有胸大肌肌皮瓣与背阔肌肌皮瓣移植。王炜应用这类肌皮瓣修复了胸壁骨肉瘤、血管内皮细胞瘤、纤维肉瘤切除后的巨大胸壁缺损，并用于修复颈部食管瘘，食管狭窄等病变。

四、手术方法

在一侧上胸部，于锁骨下缘、第 4 肋间、胸骨外缘旁开 2cm 及三角肌区之范围内按需设计适当大小的胸三角筋膜皮瓣。切开皮肤、皮下组织达深筋膜深面，自远端三角肌区向胸骨外侧分离，为了防止损伤胸廓内动脉的前胸穿支及保护深筋膜血管网，将胸大肌表面的肌膜与深筋膜一同掀起，在胸骨外缘旁开 2cm，动脉穿出处外侧 1cm 即应停止剥离，以免损伤蒂部主要血管造成皮瓣缺血坏死。筋膜瓣或皮瓣转移后要舒平、固定，防止蒂部受压和扭曲。

第五节　腹部筋膜瓣移植

一、概　述

腹部是带蒂皮瓣及游离皮瓣移植的发源地，是皮瓣移植供区的群集之处，也是筋膜瓣移植的良好供区，特别适用于带蒂筋膜瓣或筋膜皮瓣移植。

腹部筋膜瓣移植有 2 方面特点：①腹部筋膜都有丰富的皮下脂肪，因此，较少应用腹部筋膜瓣游离移植加植皮的术式；②腹壁筋膜血供丰富，与胸部筋膜、股部内、外侧筋膜连成片，可联合制成筋膜瓣或筋膜皮瓣移植。

腹壁筋膜瓣移植类似皮瓣移植，其血供可来自皮下轴形血管，也可来自肌皮血管或肌间隙血管。其命名也与皮瓣类同，有下腹部筋膜瓣、髂腹股沟筋膜瓣、脐旁筋膜瓣、肋间外侧筋膜瓣(该筋膜瓣跨越胸腹)等。这些筋膜瓣可制成单个筋膜瓣、筋膜皮瓣移植，也可制成联合数处的筋膜瓣、筋膜皮瓣移植，以修复胸部、腹部、会阴部、股部皮肤及皮下组织缺损，或用于器官再造，如阴茎再造、阴道再造等。

腹壁筋膜携带脂肪及真皮移植，是软组织缺损引起凹陷畸形修复的良好供区。

二、应用解剖

腹壁血供十分丰富，供应深浅筋膜的主要血管来自下列几方面：①上腹部主要来自胸廓内动脉的腹壁上动脉。②上腹部主要是来自髂外动脉的腹壁下动脉，旋髂深动脉和来自股动脉的腹壁浅、旋髂浅动脉。③侧腹壁血管为肋间动脉。这 3 个部分血管在上腹及侧腹部与胸肩峰动脉的胸肌支皮支、胸外侧动脉、胸背动脉的肌皮支、肋间动脉穿支在筋膜层互相吻合；在下腹部与来自股深动脉的旋股内、外侧动脉的皮支在筋膜层相吻合，这就是腹部筋膜瓣移植既可独立进行，又可联合移植的解剖学基础(图 7-13)。

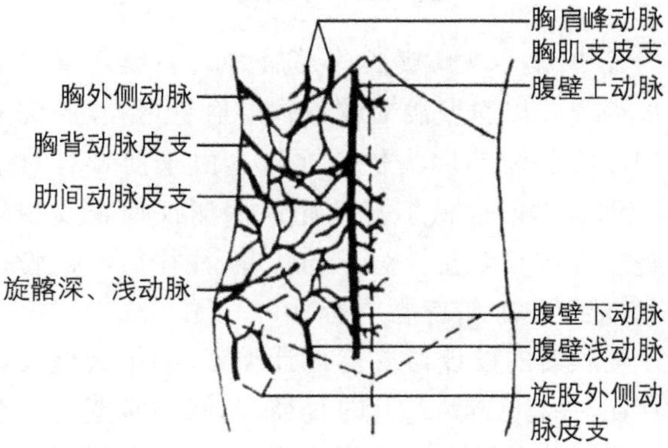

图 7-13　腹壁的血供

在腹壁血管中，腹壁上动脉及腹壁下动脉的位置较深，在腹直肌鞘内。在 2 条动脉行进过程中，有穿支穿过腹直肌前鞘进入腹壁皮下，其穿支密集在脐部上、下 10cm 左右腹直肌前鞘区。因此，制作蒂在腹部近中线区的筋膜瓣，应将腹直肌脐部周围的腹直肌前鞘包括在内，并保证腹壁上、下动脉中有 1 支完整无损作为蒂部。

三、适 应 证

1. 下腹壁筋膜瓣及髂腹股沟筋膜瓣移植，或筋膜皮瓣带蒂移植可用于会阴部创伤修复，阴茎再造，阴道再造，腹壁缺损修复等。

2. 腹壁上、下动脉筋膜瓣或筋膜皮瓣移植应用于乳房再造，胸壁缺损及腹壁缺损的修复。

3. 对躯干部位肿瘤切除后的巨大缺损的修复，可采用灵活机动的联合皮瓣，包括肌皮瓣、筋膜皮瓣及轴形皮瓣等几种皮瓣联合的带蒂移植。其设计有 4 种形式：①以背阔肌肌皮瓣、胸外侧皮瓣、肋间外侧皮瓣及下腹壁皮瓣制成联合皮瓣，几乎包括了半个胸侧壁及腹部，用于修复上腹、胸部巨大缺损。运用了肌皮瓣、筋膜瓣及轴形皮瓣的联合移植。由于皮瓣的蒂位于胸侧壁或背部，因此，在带蒂移植的同时还可将皮瓣远端的腹壁浅动、静脉与受区的血管进行显微外科吻合。②以下腹部皮瓣、髂腹股沟皮瓣及腹直肌肌皮瓣联合，制成蒂在下方的联合皮瓣，用于修复对侧或腹中部的巨大缺损。③以下腹部、髂腹股沟及阔筋膜张肌皮瓣联合，修复髂部、下腹部巨大缺损。④包括脐周腹直肌鞘在内的各种腹直肌肌皮瓣或筋膜皮瓣，修复上、下部侧腹壁的缺损。巨大的胸腹壁肿瘤切除后的缺损均能获一期修复成功。

四、手术方法

1. 下腹部及髂腹股沟筋膜瓣或筋膜皮瓣　下腹部筋膜瓣以腹壁浅动脉为轴形血管，髂腹股沟筋膜瓣以旋髂浅动脉为供养血管。由于前者有时缺如，因此，术前应做多普勒超声探测仪检查及物理检查以确定其存在。对于肥胖者，往往需经血管造影，方能了解血管存在与否。

筋膜瓣的设计与皮瓣设计类似，如果腹壁浅动脉存在，并有 1mm 以上的直径，同侧的腹壁均可制成筋膜瓣带蒂移植(图 7-14)。髂腹股沟筋膜瓣设计在血管纵轴两侧。这 2 种筋膜瓣可单独移植，也可联合移植。筋膜瓣在腹外斜肌腱膜表面逆行掀起。

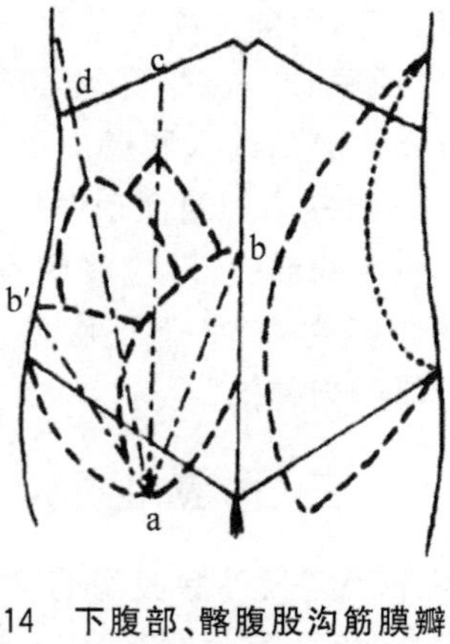

图 7-14　下腹部、髂腹股沟筋膜瓣设计

2. 腹壁上、下动脉筋膜瓣或筋膜皮瓣　该筋膜瓣与腹直肌皮瓣及脐旁皮瓣设计类同。筋膜瓣设计在血管纵轴两侧(图 7-15)。如果带蒂移植，可各瓣单独设计，也可联合设计成大的筋膜瓣。

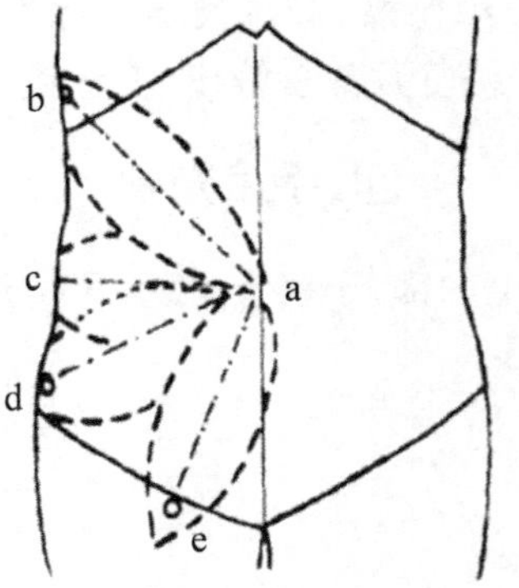

图 7-15　腹壁上、下动脉的筋膜瓣或筋膜皮瓣设计

腹直肌肌皮瓣可通过一侧腹壁下动脉携带整个下腹部肌皮瓣供移植(图 7-16)。因此，在保护好腹壁下动脉发向筋膜及双侧腹直肌前鞘的血管分支时，同样可制成类似形式的带蒂筋膜皮瓣供移植。

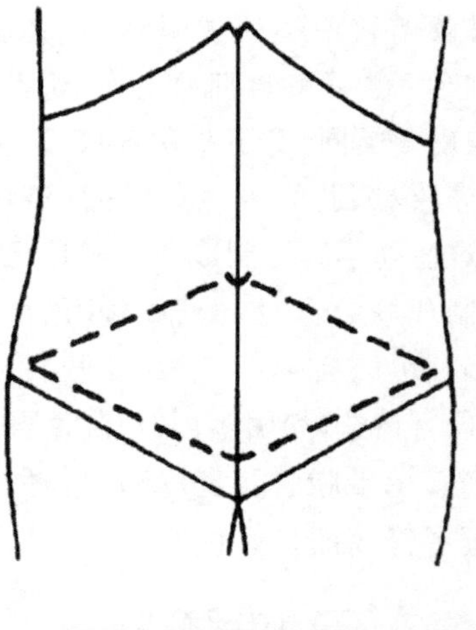

图 7-16　腹壁下动脉可制成携带整个下腹部皮肤的筋膜皮瓣

第六节　前臂筋膜瓣移植

一、概　述

前臂是多种皮瓣、筋膜瓣移植的供区。恰当地掌握手术适应证，前臂筋膜瓣移植修复手部创伤是一良好的选择。

王炜(1983)应用带有桡动脉的前臂筋膜瓣游

离移植加植皮术，修复手掌因大部分皮肤缺损造成的严重掌挛缩。术后前臂取筋膜的供区，仅留一小条线状瘢痕，而且修复的手掌的筋膜瓣，也较一般皮瓣为薄。但由于前臂筋膜瓣仍然牺牲了桡动脉，在使用上受到限制。金一涛等(1984)报道应用前臂逆行岛状筋膜瓣移植加植皮术，修复手部烧伤瘢痕切除后的软组织缺损共 10 例，获得成功。因本术式也要牺牲桡动脉，其适应证宜限于严重创伤的修复。因此，自 1984 年 7 月至 1985 年 6 月在观察前臂筋膜血供的基础上应用不带桡动脉，而仅包含 1 条皮下静脉的前臂逆行筋膜皮瓣修复手部软组织缺损 8 例获得成功。张涤生、王炜等(1988)在《前臂皮瓣的进展》中，揭示了不牺牲前臂主干动脉的逆行筋膜瓣或筋膜皮瓣移植，使前臂筋膜瓣或筋膜皮瓣扩大了应用范围，且减少了并发症。

前臂筋膜瓣游离移植加植皮，或前臂筋膜带蒂移植加植皮，或筋膜皮瓣移植，是皮下组织少的"薄型"皮瓣移植，适用于手掌、手背皮肤缺损的修复，特别适用于手部严重创伤后畸形或急症手外伤中广泛皮肤缺损的修复。

二、应用解剖

1. 前臂筋膜的基本结构　该筋膜分为深、浅 2 层。浅筋膜分布有丰富的浅静脉网，是静脉筋膜瓣移植或是静脉动脉化筋膜瓣移植的供区。深筋膜层为前臂筋膜，前臂的桡动脉、尺动脉、掌侧骨间动脉及背侧骨间动脉均在深筋膜层形成血管网。目前通常采用的筋膜瓣或筋膜皮瓣移植，包括前臂的深、浅筋膜在内。

2. 前臂筋膜瓣移植的分类　我们曾应用各类前臂皮瓣、前臂筋膜瓣移植 200 余例，包括前臂游离皮瓣移植(1979)，前臂逆行岛状皮瓣移植(1980)，前臂筋膜瓣游离移植(1983)，前臂逆行岛状筋膜瓣移植(1984)，前臂骨间背侧动脉逆行岛状皮瓣(1984)，以及前臂不带主干动脉的逆行筋膜瓣或筋膜皮瓣移植(1986)等。根据移植组织的成分和血供形式，前臂筋膜瓣或筋膜皮瓣移植可分为下列几类。

(1)前臂桡动脉游离筋膜瓣移植，吻接的血管为桡动脉，头静脉或桡动脉的伴行静脉。

(2)前臂尺动脉游离筋膜瓣移植，吻接血管为尺动脉，贵要静脉或尺动脉的伴行静脉。

(3)前臂骨间背侧动脉游离筋膜瓣移植，吻接的血管为前臂骨间背侧动脉，头静脉或前臂骨间背侧动脉伴行静脉。

(4)前臂桡动脉逆行岛状筋膜瓣(带蒂)移植或逆行岛状筋膜皮瓣移植，逆行岛状筋膜骨皮瓣移植，逆行岛状筋膜肌皮瓣移植等。其血供来源是尺动脉、骨间动脉，静脉回流是桡动脉的伴行静脉及头静脉等。

(5)前臂尺动脉逆行岛状筋膜瓣移植或逆行岛状筋膜皮瓣移植等。其血供来自桡动脉，骨间动脉，静脉回流是尺动脉伴行静脉及贵要静脉等。

(6)前臂骨间背侧动脉逆行岛状筋膜瓣移植或岛状逆行筋膜皮瓣移植。其血供来自骨间背侧动脉，静脉回流是骨间背侧动脉的伴行静脉或头静脉、贵要静脉。

(7)前臂桡侧逆行筋膜瓣移植或逆行筋膜皮瓣移植。筋膜瓣蒂部不包括前臂的主干动脉，血供依靠腕部深筋膜层的血管网。

(8)前臂尺侧逆行筋膜瓣移植或逆行筋膜皮瓣移植，筋膜瓣蒂部不包括前臂的主干动脉，血供同样是腕部深筋膜层的血管网。

(9)前臂背侧逆行筋膜瓣移植或逆行筋膜皮瓣移植，也不包括前臂的主干动脉，血供同样是腕部深筋膜层的血管网。

上述(7)、(8)、(9)3 类筋膜瓣移植，以前臂桡侧筋膜瓣或筋膜皮瓣移植较为安全，成功率高，这是由于前臂桡动脉在前臂下 1/3 区域有 10 支左右的分支进入深筋膜层。(7)、(8)、(9)类筋膜瓣或筋膜皮瓣移植因为不牺牲主干动脉，其适应证范围相对地较其他前臂筋膜瓣、皮瓣移植为广。

3. 前臂筋膜瓣移植的血供基础　桡动脉在前臂肘窝下 3～4cm 分出后，在桡侧沟(肱桡肌及桡侧腕屈肌间沟)内行进，其深筋膜层的分支较多地分布在前臂远端 1/2 区域内。桡动脉近端 1/2 或 1/3 的范围内较少有直接皮支。其近端的分支有 2 组，一组是接近桡动脉起始部，这部分分支很难被利用；另一组是桡动脉的肌皮支及桡返动脉，肌皮支常有 1～3 支，在前臂中上 1/3 区域由桡动脉发出，穿过肱桡肌边缘部位，进入皮肤。桡返动脉是较粗的分支，多半在桡动脉的起始部分出，下行与桡神经伴行。桡动脉在行进过程中有 11～14 个分支进入筋膜层，主要分支在桡动脉的远端 1/2 部分。在前臂中部，常常有 1 支较粗的可见分支，穿过肱桡肌肌腹肌腱交界处的腱膜，进入前臂皮下。在腕部桡动脉的皮支丰富，而且多半成对分出，这些分支参与构成腕部血管网。基于桡动脉近端 1/2 或 1/3

部分进入皮肤及筋膜层的分支，以肌皮支的形式为主，因此，在切取大片前臂筋膜瓣或筋膜皮瓣移植时，为保证血供安全起见，笔者习惯切下肱桡肌边缘的肌腹宽 1cm 左右，保护肌皮支进入筋膜或皮肤的部分。

尺动脉可应用于筋膜瓣或筋膜皮瓣移植部分是在骨间总动脉分支的远端。该动脉在旋前圆肌上方分出。尺动脉沿途发出肌皮支及营养尺神经的分支。尺动脉在腕部也有较多分支，与桡动脉的分支一样，统称腕掌支，经指深屈肌深侧向外，与桡动脉的腕掌支吻合。尺动脉在腕横纹上方约 5cm 处，常有 1 支直径接近 0.6mm 皮支，如果该支血管存在，必然有利于逆行筋膜瓣移植的成活。

骨间掌侧动脉及骨间背侧动脉由尺动脉的较大分支骨间总动脉分出。骨间掌侧动脉位置较深，位于指深屈肌及拇长屈肌之间，不能独立地作为前臂筋膜瓣的血供来源。但其远端部分在旋前方肌上缘进入该肌的背面，并继续向远端下降，有分支达腕掌侧筋膜。更有 1 支穿过前臂远端的骨间膜的裂孔，达腕背，与骨间背侧动脉吻接，参与腕背网。骨间背侧动脉虽较骨间掌侧动脉为细，主要在前臂深、浅 2 层伸肌间下降，位置较浅，并有较多的分支进入皮下，更因为其到达腕部后加入腕背血管网，与骨间掌侧动脉相吻合，因此这是前臂筋膜瓣的供养血管。骨间背侧神经与动脉伴行，手术时勿使其受到伤害。

4. *腕部及手部血管网*　前臂不带主干动脉的逆行筋膜瓣或筋膜皮瓣移植的血供来源，是以腕部与手部相互沟通的血管网所提供。

桡动脉、尺动脉的腕掌支及腕背支，尚有多支无名的皮支，在腕背部及腕掌部深筋膜层形成血管网，该血管网表浅层与皮肤及浅筋膜层血管吻接，深层与腕关节表面的血管网沟通。腕背网向远端发出 3 条掌背动脉，在伸指肌腱下，在第 2～5 指相邻缘达指蹼。

骨间掌侧动脉与骨间背侧动脉在旋前方肌下方的骨间膜裂口处互相吻合成襻，两支动脉又有分支进入腕背网及腕掌网，其吻合襻使腕背网与腕掌网除了侧面相互沟通外，又在中央部分使腕背、腕掌及深、浅两层沟通，形成了一个立体的、四通八达的血管网。

尺动脉的末端与桡动脉的掌浅支构成掌浅弓，以及桡动脉的末端与尺动脉的掌深支构成掌深弓，在手掌区形成血管网，掌深弓的返支参与腕掌部血管网的构成。掌浅弓的指掌侧总动脉向远端分出指固有动脉，指固有动脉在指蹼处与腕背网分出的掌背动脉相吻合。

指固有动脉与指背动脉在近节指间关节附近及远节手指区互相吻合，这一系统的多吻合的血管网，为前臂逆行筋膜瓣移植提供血供基础。

三、适 应 证

前臂吻合血管的筋膜瓣游离移植，或逆行岛状筋膜瓣、筋膜皮瓣移植，由于要牺牲 1 条前臂的主干动脉，应尽可能谨慎地选用。虽然在国际上某些国家仍称誉这是“中国皮瓣”，但为了避免远期可能产生的不良影响，除特殊需要，一般较少采用。前臂逆行筋膜瓣或筋膜皮瓣带蒂移植，虽然不牺牲前臂的主干动脉，但该供区是身体易于裸露的区域，手术后有碍于美容，也不宜轻易选用。其主要适应证如下。

1. 手部严重的面积较大的皮肤缺损修复，因手术简易，成功率高，术后受区功能、外形良好，特别适用于急症情况下手部严重的皮肤缺损面积较大的创伤修复。

2. 晚期烧伤爪形手畸形，由于关节畸形及伸肌腱的粘连或损毁，必须采用皮瓣进行修复，而身体上又因广泛烧伤没有相适应的皮瓣供区时，前臂筋膜瓣或筋膜皮瓣常是最佳的选择。

3. 某些手部先天性畸形特别是拇内收畸形或手先天性发育不良，需要应用皮瓣移植才能扩大第 1 指蹼的病例，应用前臂筋膜瓣或筋膜皮瓣移植，是简单易行的选择。

4. 手背或手掌的皮肤撕脱伤，拇指的皮肤撕脱伤也是前臂筋膜瓣、筋膜皮瓣移植的适应范围。

四、手术方法

目前临床上应用的吻合血管的筋膜瓣移植，主要应用桡动脉筋膜瓣和尺动脉筋膜瓣移植。

桡动脉或尺动脉筋膜瓣移植的设计与前臂桡动脉或尺动脉皮瓣移植的设计类同(图 7-17)。为切取筋膜瓣，前臂做一“S”形切口，将前臂皮肤包括

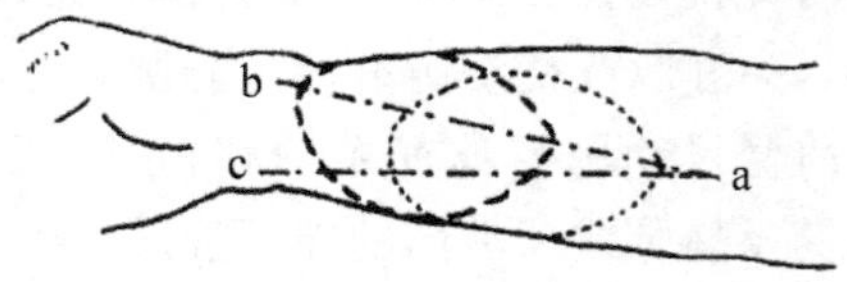

图 7-17　前臂筋膜瓣设计

部分真皮下血管网，向切口两侧掀起，暴露前臂浅筋膜层。待皮肤掀起到足够范围时，将前臂筋膜自远端向近心端掀起，注意切取深筋膜时应保护肌腱周围的腱旁系膜，防止损伤。在桡动脉或尺动脉周围的皮支应予保护，防止筋膜血供受损。在受区准备完成后，切下筋膜瓣及相关的主干血管，即桡动脉、头静脉或尺动脉、贵要静脉，或其伴行静脉，以供移植(图 7-18)。

A B

图 7-18 前臂筋膜瓣切口设计及切取方法

不带主干动脉的前臂逆行筋膜瓣或筋膜皮瓣移植是一种不损伤主干血管的手术选择。其设计仍以主干血管的体表径路作为筋膜瓣或筋膜皮瓣的纵轴，其设计方法类似前臂逆行岛状皮瓣的设计，不同之处不包括前臂主干动脉，但带上完整的深筋膜甚至连肌腱也一起切取(图 7-19)。

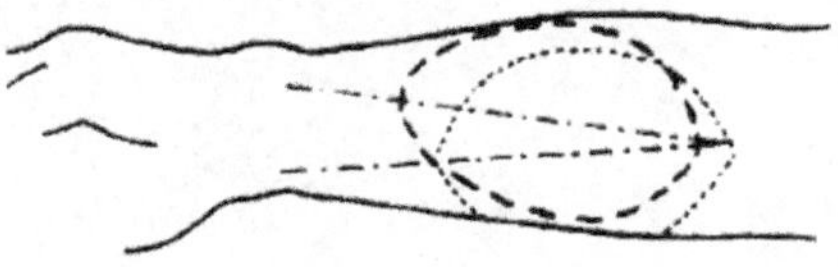

图 7-19 前臂逆行筋膜瓣或筋膜皮瓣设计

前臂逆行筋膜瓣或筋膜皮瓣移植成活的关键是保护好腕部的血管网及保持筋膜瓣的深筋膜血管网的完整性。其宽度宜控制在 6～8cm，长宽比例(2～3)∶1较为安全，而且腕关节处筋膜蒂应在不影响筋膜瓣或筋膜皮瓣旋转的前提下，尽可能宽一些。特别是在桡动脉或尺动脉经过腕部区域的筋膜要完整，以保证筋膜瓣或筋膜皮瓣的血供。

临床经验表明皮瓣的血供障碍由于动脉供血不足引起的较少，多数系静脉回流障碍所致。故设计筋膜瓣或筋膜皮瓣时包括一条皮下静脉以利回流。在金一涛报道的前臂逆行皮下组织筋膜蒂皮瓣中有 4 个皮瓣的长宽比例为 5∶1而未发生血供障碍可能与此有关。防止患肢下垂及腕关节屈曲，亦有助于改善筋膜瓣或筋膜皮瓣的血供。

第七节 小腿筋膜瓣及小腿后筋膜瓣移植

一、概 述

位于小腿的皮瓣移植供区，以其筋膜层血管解剖特点而言，均可制成相应的筋膜瓣，包括小腿内侧、小腿外侧、小腿前外侧、小腿后侧及隐动脉供应区等。但在临床实践中，这些部位的筋膜瓣较多地用作筋膜皮瓣带蒂移植修复小腿的创伤皮肤缺损，较少用作游离移植。

以小腿内侧筋膜瓣游离移植而言，是以牺牲胫后动脉、大隐静脉及小腿部浅层淋巴通道为代价，因此该筋膜瓣移植应严格掌握适应证。

隐动脉皮瓣区域的筋膜瓣游离移植，因筋膜瓣供区是膝关节活动的重要功能部位，又是淋巴通道的必由之路，因此也属筋膜瓣游离移植的次选供区。

小腿前侧或小腿外侧区域制成筋膜瓣移植也不是理想的选择。因为在游离移植时，保留的小腿皮肤移植后易造成愈合不良，或产生溃疡，因此可能造成得不偿失的结果。

上述各类皮瓣均可制成相应的筋膜瓣或筋膜皮瓣进行带蒂移植，已广泛地用于小腿、足及膝关节区域的创伤皮肤缺损的修复。

Walton(1984)推荐小腿后筋膜瓣游离移植，并于 1985 年报道临床应用 6 例，其中 1 例失败，2 例因出血、血肿致部分坏死，1 例筋膜瓣远端裂开，其效果是令人失望的。笔者用该区域的筋膜瓣或筋膜皮瓣做带蒂移植，认为是修复膝关节及股下部皮肤组织缺损的良好选择，

二、应用解剖

小腿后筋膜瓣位于小腿后上方，腘窝下方。小腿后筋膜层的深浅面均有较丰富的血供。

小腿后筋膜瓣的动脉直接来自腘动脉的占50%，其他来自腓肠外侧动脉等。根据尸体解剖及病例报告，筋膜的动脉外径为1.0～2.0mm，平均为1.2mm，有1～2条伴行静脉、外径为2～3mm。如果筋膜瓣设计在腓骨头的水平，血管蒂的长度可达8～10cm。在筋膜瓣移植中，腓肠外侧神经可包括在筋膜瓣内。

筋膜瓣可切取的面积，可达17cm×22cm。

三、手术方法

术前在小腿后上方用多普勒超声探查筋膜瓣动脉所在的部位，根据探查结果确定筋膜瓣的纵轴，或是以小腿后部中线与腓骨纵轴投影之间的中线，作为小腿后筋膜瓣的纵轴。筋膜瓣设计在该线的两侧，小腿的上、中部。

根据筋膜瓣的设计范围，在筋膜瓣表面的皮肤设计"S"形切口。切开皮肤，在浅筋膜层表面掀起小腿上方的皮肤。为防止掀起的皮肤坏死，皮肤下面应使真皮下血管网完整。在"S"形切口两侧的皮肤掀起到足够范围时，根据筋膜瓣切取范围，在腓肠肌表面，自下而上地切开并掀起筋膜瓣，大多数病例的血管蒂有腓肠外侧神经伴随。有的病例，筋膜瓣的血管蒂起源于腓肠内侧神经的伴行静脉，这时小隐静脉、腓肠内侧神经不得不包括在筋膜瓣内。当筋膜瓣不解剖分离到蒂端时，仔细解剖动脉从腘动脉或腓肠动脉的起始部，并保护好相应的伴行静脉。待受区准备完成后，切断筋膜瓣蒂部血管供移植(图7-20)。

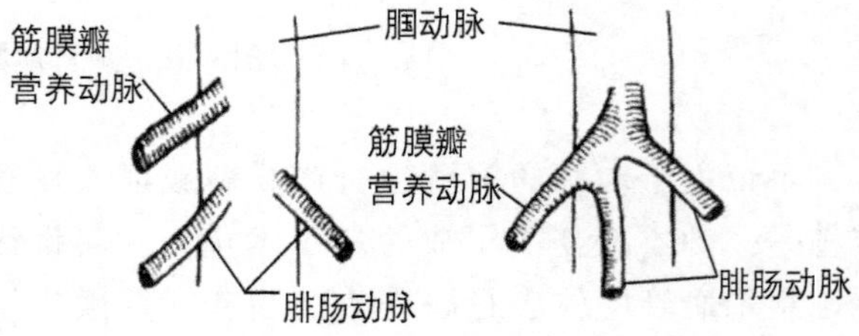

图7-20　小腿后筋膜瓣营养血管来源的类型

(祁佐良　王　炜)

第8章

肌皮瓣移植

第一节 肌皮瓣移植的解剖基础

一、肌肉的血管解剖

人体肌肉的血供方式是复杂的，Mathes(1981)将可形成肌皮瓣的肌肉血供分为5种类型。

1. Ⅰ型　Ⅰ型即单一血管蒂。进入肌肉的营养血管只有1组，如腓肠肌、股直肌、阔筋膜张肌等(图8-1A)。

2. Ⅱ型　Ⅱ型即优势血管加小血管蒂，有的学者称其为大小血管蒂。有1～2个大血管束，从肌肉的起点或止点进入，另外亦有一小血管蒂，如小趾展肌、踇外展肌、股二头肌、趾短屈肌、股薄肌、腓骨长肌、颈阔肌、半腱肌、比目鱼肌、胸锁乳突肌、斜方肌、颞肌、股外侧肌等(图8-1B)。

3. Ⅲ型　Ⅲ型即2个优势血管(或称双大血管蒂)。有2个大血管束同时来自不同动脉，如臀大肌、腹直肌、前锯肌等(图8-1C)。

4. Ⅳ型　Ⅳ型即节段性血管蒂。一块肌肉由几组节段性血管供养，如趾长伸肌、踇长伸肌、趾长屈肌、踇长屈肌、缝匠肌、胫前肌等(图8-1D)。

5. Ⅴ型　Ⅴ型即一个优势血管蒂，加次要的节段性血管蒂(又称一大血管蒂加节段性血管蒂)，如胸大肌、背阔肌等(图8-1E)。

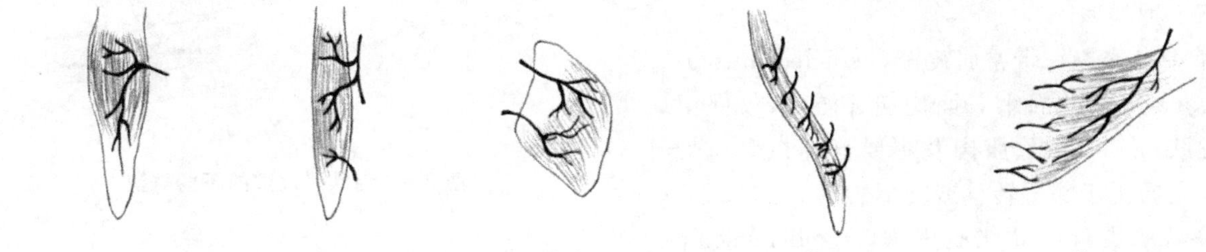

图8-1　肌肉血供的5种类型

由此我们可以明确，肌肉的血供大多数是多源化的，各动脉支间有丰富的吻合支，但有一支管径最粗，供给该肌大部分血液，称为主要营养动脉。在临床应用时应力争保留或吻接此条主要营养动脉以确保肌瓣或肌皮瓣的成活。

二、肌皮瓣表面皮肤的血供

众所周知，肌肉表面皮肤的血供是由进入肌肉的节段性血管发出肌肉皮肤动脉穿支分出的皮肤血管供应的，又称为肌皮动脉系统(musculo cutaneous arterial system)。

肌皮瓣表面皮肤的血供方式可以细分为以下3种情况。

1. 肌肉皮肤血管穿支　肌肉皮肤血管穿支(musculo cutaneous perforator artery)简称肌皮穿支，是节段性血管和皮肤血管系统之间的连接血管。这些血管不仅在肌肉内有分支，而且有无数分支穿出肌膜及深筋膜，以近似垂直方向进入皮下脂肪层形成皮下血管网而成为肌肉皮肤穿支。这是营养皮肤的主要形式。

2. 肌皮血管缘支　肌皮血管缘支(septocutaneous branch)是肌皮动脉发出的侧支,主干没有穿过肌肉实质,而是沿着肌肉边缘的肌间隙进入皮下层,营养皮肤。

3. 皮下血管网　通过皮下血管网(subcutaneous vascular plexus),肌皮瓣表面皮肤可与邻近皮肤间的血管网形成广泛的吻合支,从附近皮下获得部分营养。实际上肌肉皮肤的血供是多样性的,在详细的尸体解剖观察后发现以下类型。

(1)由在肌肉之上水平走行的主干血管向上下发出肌支和皮支,如颜面表情肌等(图 8-2A)。

(2)皮支与肌支分为 2 条,各自单独走行,如下肢的阔筋膜张肌等(图 8-2B)。

(3)来自肌肉下方的血管在途中向肌肉发出分支,并贯穿肌间或肌肉,其终支再分至皮肤,如臀大肌等(图 8-2C)。

(4)在肌肉内走行的肌支,向皮肤发出了数个垂直的穿支,如背阔肌等(图 8-2D)。

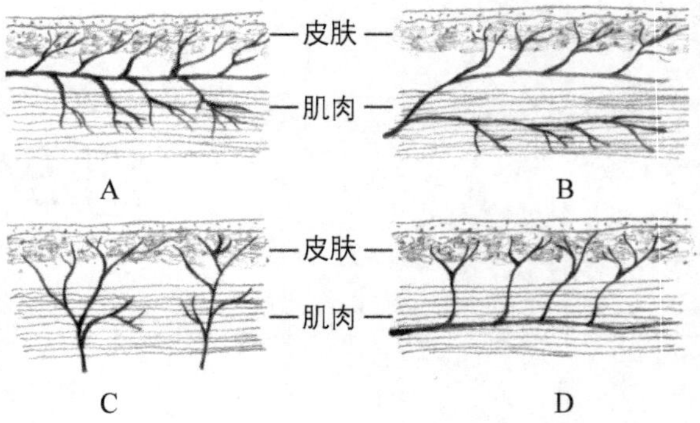

图 8-2　肌肉皮肤血供的多样性

第二节　肌皮瓣的分类及优缺点

一、肌皮瓣的临床类型

肌皮瓣(musculo cutaneous flap)是一种复合组织瓣,即利用身体某块肌肉(或一部分肌肉)连同其浅层的皮下组织皮肤一并切取,用于较大创面缺损的修复及肌肉功能的重建。由于可免除肌瓣转移后再在其上植皮,因此应用更广。临床应用的主要有以下 3 种类型。

1. 带蒂肌皮瓣　带蒂肌皮瓣(pedicled musculo cutaneous flap)的周缘 3 面均切开游离,仅保留蒂部的皮肤、皮下组织、肌肉及主要营养血管。带蒂肌皮瓣主要用于邻近转移或交腿转移。

2. 岛状肌皮瓣　岛状肌皮瓣(island musculo cutaneous flap)即在上述带蒂肌皮瓣的基础上、根据转移或修复的需要,将蒂部的皮肤去除一部分使之成为岛状。在岛状肌皮瓣中又可分为单纯血管神经蒂、部分肌肉蒂、完全肌肉蒂、肌肉筋膜蒂等不同情况,但必须保留主要营养血管。这种方法主要是为了增加肌皮瓣的延伸长度及转移的灵活性(图 8-3)。

3. 吻合血管游离移植的肌皮瓣　吻合血管游离移植的肌皮瓣(free musculo cutaneous flap by vascular anastomosis)即在岛状肌皮瓣的基础上,完全游离后转移至远位,通过与受区血管、神经的吻合,建立新的血供。

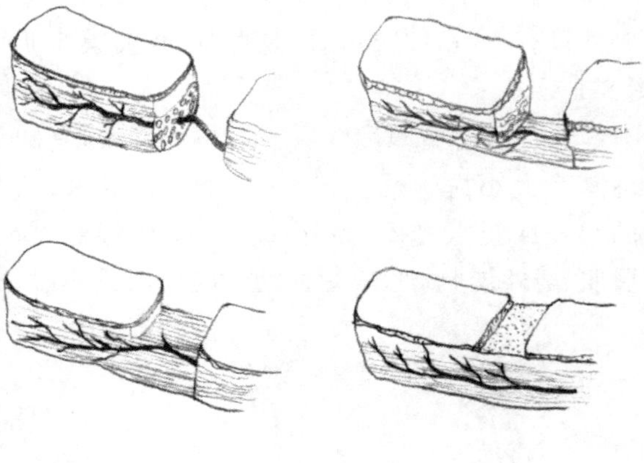

图 8-3　岛状肌皮瓣的不同类型

二、肌皮瓣的优缺点

1. 优点

(1)手术操作容易。

(2)只要血管分布范围无变异,且没有搞错血管,则血液供应非常良好。

(3)生物学的清除作用较皮瓣高,抗感染能力强,又可改善局部血液循环。

(4)部分肌皮瓣面积大、体积厚,用于覆盖创面、充填缺陷作用明显。

(5)带血管神经移植可以用于肌肉功能的重建。

(6)应用显微外科技术,可进行远位转移。

(7)几乎在身体的任何部位(头、颈、四肢、躯干等)均可形成肌皮瓣。

2. 缺点

(1)因牺牲肌肉而致供区肌力减弱。

(2)供区常有凹陷畸形,影响美观,应严格掌握适应证。

三、肌皮瓣移植的适应证与选择原则

本着手术成功率高、功能与外形好、操作简单易行、对患者痛苦少、代价较小的原则,肌皮瓣临床应用的。

1. 适应证

(1)修复软组织缺损,特别是较深的缺损,以及局部血液循环差而较难愈合的创面,如慢性溃疡、放射性溃疡、伴有慢性骨髓炎等感染的创面等。

(2)用于组织器官再造,如乳房、阴道等。

(3)用于肌肉功能的重建,如屈肘、屈腕功能等。

2. 肌皮瓣的切取必须符合以下 4 条原则

(1)由肌肉表面或肌肉内走行的肌皮动脉供血给皮肤。

(2)有协同肌可以代偿其功能,不会因为该肌肉转移后引起明显的功能障碍。

(3)以血管蒂为轴,有相当大的移动或旋转范围。

(4)肌皮瓣的选择同样要遵守就近取材、就近转移、尽可能不损伤肌肉的运动及神经支配的原则。

(宋保强　郭树忠　鲁开化)

第三节　各种肌皮瓣的移植

一、额肌肌皮瓣

在第 6 章的“额部皮瓣”中已述及额部皮瓣包括 3 层,即皮肤、皮下组织及额肌,故额部皮瓣从组成来说是含有额肌的肌皮瓣。关于额部皮瓣的应用解剖、适应证及手术方法已作了介绍,关于用全鼻再造手术的术式与手术方法,修复口腔咽侧壁肿瘤切除后创面,以及上、下唇的修复和再造、面颊部洞穿性缺损的修复等也做了描述,在此仅将额肌肌瓣与额肌肌皮瓣(frontalis musculo cutaneous flap)的应用情况做一补充阐述。

(一)额肌筋膜瓣用于治疗上睑下垂

1. 应用解剖额肌居额部皮下,是枕额肌的一部分,前部为额肌,后部为枕肌,中央是帽状腱膜。额肌起自眉与鼻根部的皮肤及皮下组织,部分肌纤维与眼轮匝肌纤维相互交错,无骨性起点向上止于帽状腱膜。额肌由面神经颞支支配,作用时使前额起皱纹,协同提上睑。血液供应非常丰富,除滑车上动脉、眶上动脉外,尚有颞浅动脉额支供养。

2. 适应证主要用于重度上睑下垂,单纯用上睑提肌缩短术效果不显著者。

3. 手术方法及步骤在上睑缘上 6～8mm 外做弧形切口,与重睑成形术切口一样。切开皮肤、皮下及眼轮匝肌,沿睑板前筋膜向上打开眶隔,推开眶隔内脂肪,可见下方之上睑提肌,沿其浅面向上分离至眉下方。此时再在眉下做一横行小切口,长约 2cm,切开皮肤、皮下组织后在眼轮匝肌及额肌表面向上分离约 2cm,然后切至肌肉下,再由眼轮匝肌及额肌深面向上分离约 2cm,此时已形成肌瓣。接着可按患者上睑提肌的宽度,向上剪开 2 条纵形切口,内侧在眶上血管神经束稍外侧,向上剪开 1.5～2.0cm,外侧向上剪开 1.0～1.5cm 即可,防止面神经颞支分出的额支的损伤,然后将此额肌肌瓣向下拉至眶隔脂肪层下,与上睑提肌在睑板交界处缝合,这样借额肌的作用即可使上睑提肌上提,调整至健侧相对称的程度即可。

上述的手术方法并不切断上睑提肌,仅在合适的位置上固定缝合;也可以将上睑提肌切断并与下移的额肌缝合,称为上睑提肌腱膜瓣与额肌吻合术。

(二)前额正中肌皮瓣上唇修复再造术(图 8-4)

1. 应用解剖前额部包括额肌及其上的皮肤,有多源性血管供应。若采取以颞浅血管额支为蒂,以耳屏前颞浅动脉主干搏动的部位为轴心,血管蒂长为 11～14cm,而由此轴心至上唇的距离一般也是 11～14cm。该皮瓣有耳颞神经司感觉、面神经颞支司运动(眶上神经与滑车神经虽分布该区,但形成皮瓣时多已切断)。

2. 适应于因外伤、肿瘤致上唇部分或完全缺损者。

3. 手术方法及步骤

(1)手术前需对受区的大小、深度进行细致的

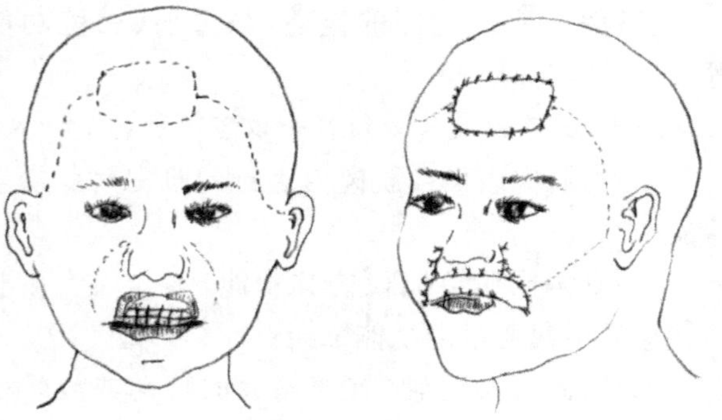

图 8-4 前额正中肌皮瓣上唇修复再造术

了解与测量，并检查双侧鼻唇沟处有无可利用的组织。若鼻唇沟处完好，可形成 2 个三角形皮瓣翻转向口腔面作衬里组织，否则皮瓣下还需另行植皮。

(2)根据上唇缺损的大小及需要(男性需要有胡须)，在前额部画出皮瓣的大小及形状，男性可带部分有毛发的头皮，并探明血管蒂的走行。

(3)沿一侧颞浅血管走行旁切开皮肤，达真皮层下分离并翻开皮肤，寻找与暴露颞浅动、静脉，沿其两旁各 0.5cm 剥离，形成带血管神经蒂的皮下浅筋膜组织瓣。

(4)在前额部沿切口设计画线，切开两侧及远端，直抵骨膜浅面，然后剥离掀起皮瓣。在蒂部时需留成扇形的皮下组织蒂。

(5)剥离隧道，一般在表情肌浅面剥离，严防损伤腮腺导管及面神经颊支、颧支，隧道要有足够的宽度。

(6)将皮瓣经过隧道引至上唇缺损处缝合，未经扩张的额部肌皮瓣转移后，额部的创面多需全厚皮片移植修复(扩张后的则可直接拉拢缝合)。

(7)术后皮瓣下及隧道处需放置负压引流 3～4d。

二、颞肌肌瓣与肌皮瓣

以颞浅血管供养的颞顶部供区，是一个立体的结构，血管走行于筋膜浅层，浅面有皮肤，深层有颞肌及颅骨外板。临床上可依据组织缺损的部位与需要，在颞顶部选用不同的组织，如皮瓣、筋膜瓣、颞肌肌瓣、颞肌筋膜瓣、颞筋膜-颞肌-颅骨外板复合组织瓣等。颞顶部皮瓣与筋膜瓣在上两章中已有介绍，在此仅补充阐述颞肌肌瓣与颞肌肌皮瓣(temporalis musculo cutaneous flap)。

(一)应用解剖

颞肌起于颞凹颞筋膜，止于下颌骨突及下喙支的前缘，是较薄的扇形肌肉，也是升颌肌群中最大的肌肉。由于其较宽，故有较大的体积，由三叉神经的颞深神经支配。营养血管主要是颞深动、静脉，其前支与后支均由颌内动脉发出，血管由附着端深面进入肌肉，在颧弓下肌肉内走行，颞浅血管与颞深血管之间有交通吻合支。近年的研究证明，以颞浅血管为蒂携带颞肌、颅骨外板转移，术后 5～6d 利用骨扫描技术，显示颞肌、颞深血管、颅骨外板骨瓣血供均良好。

(二)适应证

颞肌或肌皮瓣可转移至颜面正中、耳周、鼻唇沟、眼窝等部，因此可用于上述各部位组织缺损、凹陷畸形的修复与充填。

(三)手术方法及步骤

1. 根据眼窝缺损、同侧面部凹陷程度的需要，或根据面瘫悬吊的需要，设计切口线及决定组织切取量。一般采用颞顶部纵切口线“T”字形切口，长约 11cm。

2. 单纯颞肌瓣或颞肌筋膜瓣可以翻转应用，而肌皮瓣只能旋转。

3. 术中为防止肌瓣与筋膜分离，宜在进行剥离时及时将皮缘与肌瓣间固定缝合。

4. 在修复眼窝凹陷畸形时，为了让肌瓣进入眼眶内，同时也为防止血管蒂受压及减少张力，可以将眼眶的外侧壁凿除一槽状(2cm ×1.2cm 左右)，以利于肌瓣的填入，并需与眶缘骨膜缝合数针。

三、颈阔肌肌皮瓣

(一)应用解剖

颈阔肌位于颈前外侧部的浅筋膜内，为一薄而宽阔的长方形皮肌，与皮肤贴附密切，而与深部组织间较易分离。该肌起于胸大肌和三角肌筋膜，肌纤维由外、下向内、上方，越过锁骨和下颌骨下缘至面部。内侧界开始时是分开的，在两侧向上的过程中逐渐靠近，约成 40°夹角，最后左右肌纤维交错，但亦有少数直至颏底也不交错者。颈阔肌肌纤维走行及交错情况见图 8-5。

颈阔肌的动脉供应是多源性的，包括颈横动脉浅支、甲状腺上动脉颈阔肌支、面动脉颈阔肌支、须下动脉等，耳后动脉、肩胛上动脉及舌动脉也有分支进入该肌。

静脉回流主要通过颈前静脉和颈外静脉回流。

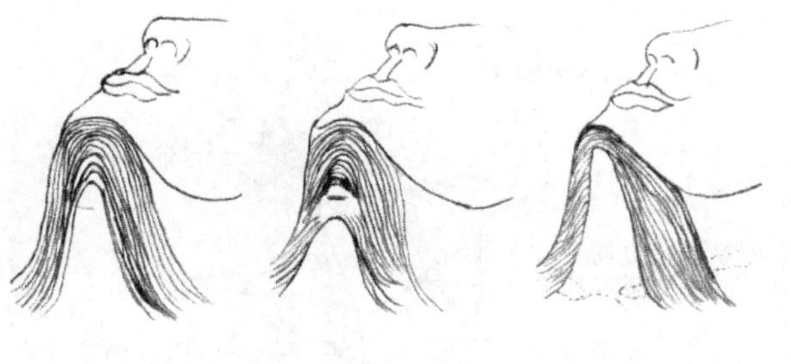

图 8-5　颈阔肌肌纤维走行及交错情况

颈前静脉在颈前正中线两侧，沿下颌骨肌及胸骨舌骨肌表面下行，至颈下部锁骨上方时转向外侧，穿过深筋膜，经胸锁乳突肌和舌骨下肌群之间，注入颈外静脉末端或锁骨下静脉，在颈部接受来自颈阔肌的 1～2 条分支。此外，颈阔肌尚有多条较小的静脉直接注入颈外静脉。颊下静脉、面静脉、舌静脉也有细小的颈阔肌支，因此静脉回流也是多条通道。

颈阔肌的运动神经来自面神经的颈支，颈阔肌区皮肤的感觉主要由颈丛的颈神经支配。

(二)适应证

由于颈阔肌肌皮瓣(platysma musculo cutaneous flap)面积大、皮瓣薄、血供好，多数表面无毛发，肤色接近面部，易于切取、折转及塑形，因此是颌面部缺损修复较为理想的供区，其具体应用的适应证如下。

1. 用于唇颊部、耳前部小范围皮肤缺损的修复。

2. 面颊部洞穿性缺损的修复，用于口内衬里较为理想，且不会毁容，患者乐于接受。

3. 用于覆盖下颌骨骨面的裸露创面。

4. 修复口腔内颊、舌和口底组织缺损，对口内黏膜缺损者尤为适用。

5. 吻合血管游离移植可用于面颊部、眼睑、眼窝缺损的再造，唇颊和鼻缺损的修复，效果较胸大肌皮瓣、肩胛区皮瓣与足背皮瓣为优。

(三)手术方法及步骤

1. 带蒂移植，以带真皮肌肉蒂的一期形成与转移法较为常用。带皮肤肌肉蒂二期法因需断蒂，目前已较少采用。

2. 肌皮瓣的蒂可以设计在颌下区面动脉附近(下颌角与颊孔间)，蒂的宽度视需要而定，但以切取后创缘能够拉拢缝合为度，即用拇指与其他 4 指沿颈阔肌的方向能抓起，然后放下，其间的宽度即为蒂的宽度。

3. 颈阔肌肌瓣移位可移至牙槽嵴黏膜下，用以覆盖或包裹骨块，提供良好的软组织床，以利于植骨块的生长与愈合。

4. 切取皮瓣时，患者取仰卧位，肩下垫软枕，头偏向对侧。沿切口先切开肌皮瓣前缘，再切开后缘，最后切开远心端，掀起皮瓣，逆行剥离，直至颌下，其间对甲状腺上动脉和面动脉应特别注意标记和保护。在必要时可将面动脉的远心端与甲状腺上动脉的近心端吻合，从而增加皮瓣血流量。

5. 若以颈阔肌的下方为蒂，在舌骨下区的血管不如舌骨上区恒定，并且管径较细，其中以颈横动脉发出的颈阔肌支出现率较高(达 92%)。回流静脉则选择颈前静脉或颈外静脉的颈阔肌支，如能携带颈横神经或锁骨上神经分支，则可制成带感觉的肌皮瓣，以提高修复效果。

(宋保强　郭树忠　鲁开化)

四、胸锁乳突肌肌皮瓣

Owen(1955)首先报道胸锁乳突肌肌皮瓣局部转移修复颌面组织缺损。Conley 设计了带有锁骨的胸锁乳突肌复合组织瓣修复伴有骨缺损的口腔组织缺损。Ariyan 进一步研究了胸锁乳突肌的血液供应、皮瓣设计及切取方法。为避免切取胸锁乳突肌肌皮瓣造成的“歪颈”后遗症，通过解剖学研究，设计了胸锁乳突肌单头肌皮瓣，并广泛地应用于临床。近年来，对于胸锁乳突肌亚部肌构筑、肌梭和神经入肌点定位进行了基础研究，为胸锁乳突肌亚部的临床应用提供形态学依据，拓宽了其临床应用范围。

(一)应用解剖

1. 胸锁乳突肌的形态　胸锁乳突肌起自胸骨、锁骨，斜向后上方，止于颞骨乳突及上项线。胸骨头起始部多为腱性，长约 3.3cm，宽约 1.2cm，起自胸骨柄前面同侧半的上 1/4 范围内，一般在胸骨柄和锁骨内侧端上缘处移行为肌性。锁骨头起自锁骨内侧半的内中 1/3，起始处的内侧端距锁骨内侧端 1.1cm，起始处外侧端距锁骨中点 2.5cm，锁骨头为肌性，有利于锁骨头带锁骨做成骨肌皮瓣。所带锁骨主要为锁骨内侧半，宜保留锁骨内侧端于原位，以保全胸锁关节及其功能。在肌肉起始处，锁骨头比胸骨头宽；但在肌肉中点，胸骨头的宽度和厚度都大于锁骨头。锁骨头向上行走时，大多逐渐走入胸骨头的深面。在锁骨上方，两头之间呈现 1

个三角形裂隙，即胸锁乳突肌三角。由于该肌的中、下份 2 个头易于分离，可分离长度约为 7.6cm，因而有利于做成单头肌皮瓣应用。

2. 胸锁乳突肌的血供

(1)胸锁乳突肌的动脉：胸锁乳突肌斜跨颈部的全长，沿途接受许多来自颈部的动脉肌支血管，各家报道不一。Ariya 的研究显示该肌上部血供来自枕动脉的胸锁乳突肌支，中部来自甲状腺上动脉的肌支，下部为甲状颈干的肌支支配。国内的应用解剖学研究资料表明，该肌肉系多源性、节段性血供，上段肌支 100%来源于枕动脉，分为 1～2 支入肌；中段肌支多为颈外动脉直接分出，到肌肉附近分 1～3 支入肌，少数也可由颈升动脉、甲状腺上动脉或颈深动脉发出；下段动脉主要来源于甲状腺上动脉，出现率 80%，此外供应该段的血管还有颈横动脉及肩胛上动脉。

枕动脉的肌支：位置较深，不易显露，常伴副神经行走，主要分布于肌肉的上 1/3 段，其出现率为 95%，起始处外径(1.85±0.05)mm，长度为(19.30±1.52)mm，主要供应胸锁乳突肌的上段，位置深在；此外供应该段的血管还有耳后动脉的分支，出现率为 5%。

甲状腺上动脉的肌支：在胸锁乳突肌的中 1/3 或中下 1/3 交界处接近肌肉的深面，并于肌肉的 2 个头之间下行，沿途陆续分支供应肌肉的 2 个头。其出现率 77.8%，起始处外径(2.05±0.06)mm，长度为(21.40±2.08)mm，主要供应胸锁乳突肌的中段。

颈外动脉的肌支：多起自颈外动脉壁外侧半，起点在舌动脉与面动脉起点之间。肌支起始后多立即跨越舌下神经，这一点可作为寻找肌支的标志。该肌支主要分布于肌肉中 1/3 段。

颈横动脉的肌支：多在胸锁乳突肌的后缘附近进入肌肉，供应锁骨头的部分范围，不是该肌的主要血供。肩胛上动脉的肌支 位置较深，不易显露。经锁骨后面反向上行，到达胸锁乳突肌，仅分布于两头起始处。

以上诸支血管之间吻合十分丰富，使得胸锁乳突肌呈多源性节段性血供特点。上部主要为枕动脉的肌支；中部主要为甲状腺上动脉及颈外动脉发出的分支；下部主要为甲状颈干和颈横动脉的肌支(图 8-6)。

(2)胸锁乳突肌的静脉：各支动脉肌支均有 1～2 支伴行静脉，其口径与相应动脉相同或略细，分

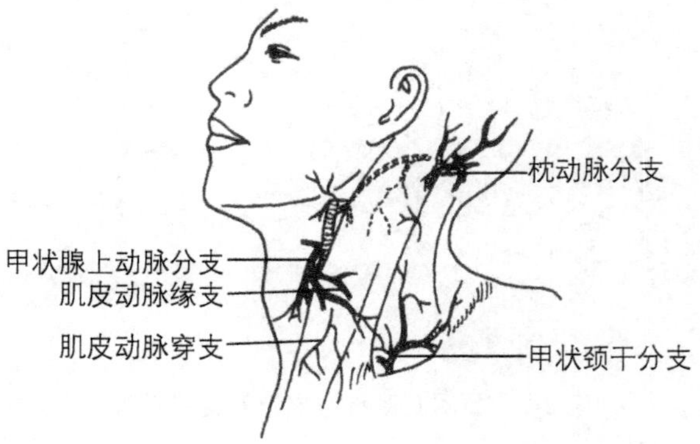

图 8-6　胸锁乳突肌血供

别汇入附近的静脉。由于肌支静脉较细，故在设计皮瓣时，可考虑将颈外静脉包含在皮瓣内。颈外静脉越过胸锁乳突肌表面，在肌肉上、下缘处外径分别为 4.0mm 和 4.5mm。

3. 胸锁乳突肌的神经支配及体表投影　胸锁乳突肌的神经支配主要是副神经，另外有来自颈丛(C_3、C_4)的分支。副神经从二腹肌后腹深面的后下缘与之呈直角穿出，与颈部大血管相邻，部位较深，副神经在二腹肌后腹下缘处越过颈内静脉浅面，经颈静脉深面至其后缘。进入胸锁乳突肌后，副神经穿过胸锁乳突肌，在胸锁乳突肌深面行走；发出 2 支分支支配该肌。副神经在胸锁乳突肌后缘穿出点距耳大神经在胸锁乳突肌后缘穿出点上方 1.5cm，距锁骨中点 11cm，距胸锁关节 13cm。副神经在颈后三角内位置表浅，走行在浅筋膜中，斜向后外下方，进入斜方肌前缘，副神经进入斜方肌点距锁骨中点 6cm。在胸锁乳突肌深面，肩胛提肌浅面，副神经与颈丛间存在吻合支。副神经从胸锁乳突肌后缘至肩胛冈下方呈主干走行，自该点远端形成终末支进入肌肉(图 8-7)。

4. 胸锁乳突肌表面皮肤特点及其血供　胸锁乳突肌表面皮肤薄而柔软，富于弹性，皮下脂肪较少，不含毛发及汗腺，与口腔黏膜及颌面部皮肤层次结构较为近似，术后修复效果较好。胸锁乳突肌皮瓣属于带知名血管蒂的肌皮血管皮瓣，其表面皮肤血供大部分来自于通过肌组织发出的穿支，少部分来自于未穿过肌组织而直接支配皮肤的“缘支”。肌肉的中上 1/3 穿支来自枕动脉，肌肉的下 1/3 来自甲状腺上动脉。缘支从胸锁乳突肌胸骨头的前缘和后缘穿出，直接分布到该区两侧的皮肤，其中与皮瓣供血有关的主要为前上缘支和前下缘支。前上缘支由枕动脉的胸锁乳突肌支分出；前下缘支

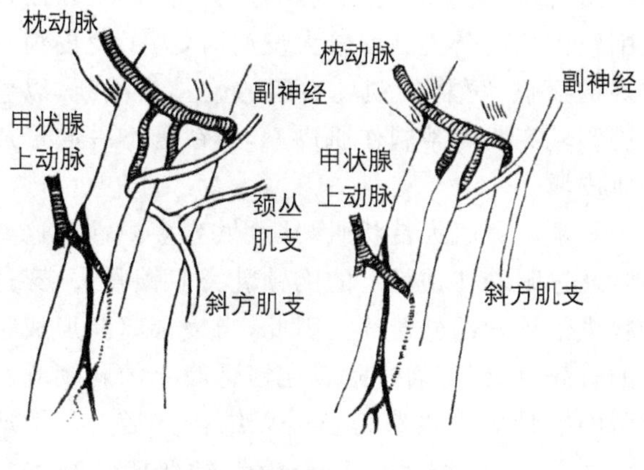

图 8-7　胸锁乳突肌的神经支配

由甲状腺上动脉的胸锁乳突肌支分出。各缘支均在皮下组织和真皮下相互吻合形成血管网，该网向上与面部，向下与胸部的血管网相连接。这种供血特点扩大了皮瓣的应用面积，同时也要求在操作中要注意保护缘支。

传统的岛状皮瓣的宽度一般不超过胸锁乳突肌的前后缘，即宽度 4～5cm，远端不能超出肌肉的附着点。随着对胸锁乳突肌表面皮肤血供的深入了解，岛状皮瓣的设计已更加自由和灵活。目前胸锁乳突肌岛状皮瓣的大小已超过上述范围，其前后缘可超过胸锁乳突前后缘 1cm 以上，下端可达锁骨下 2～3cm，由此设计的岛状皮瓣最大可达 8cm×8cm，这就基本能满足口腔颌面部多数肿瘤切除术后缺损的修复。

5. *胸锁乳突肌表面皮肤的神经*　胸锁乳突肌下部皮瓣供区的感觉神经来自颈丛皮神经的颈前皮神经和锁骨上皮神经。颈前皮神经为 1 支，从胸锁乳突肌后缘中点穿出颈深筋膜的浅层，水平稍下行向颈内侧，在末梢部进入颈阔肌和皮肤；锁骨上神经的内侧支和中间支分布到胸锁乳突肌下部供区，该 2 支神经在胸锁乳突肌后缘中点穿出深筋膜，在胸锁乳突肌和颈阔肌之间向前下方斜行，开始往往形成共干，在近锁骨上方时分开，在锁骨上缘处穿出颈阔肌，分布到颈前下部和胸前壁的皮肤。

(二)适应证

1. 修复同侧中下面部的皮肤软组织缺损。

2. 修复颌面部洞穿性缺损及气管瘘时作为衬里组织。

3. 携带肌肉可修复面部凹陷性缺损，肌段可代替咬肌修复咀嚼肌瘫痪，恢复咀嚼功能。

4. 携带锁骨段可修复伴有下颌骨缺损的皮肤缺损。

5. 用于舌再造。

6. 晚期面瘫的矫治。

胸锁乳突肌系节段性血供，血管口径较大，便于吻合，可作为吻合血管游离移植修复远位的组织缺损，但应首先考虑其他部位的组织瓣作为供区，当无适当组织瓣可利用时，可以考虑选择使用该肌皮瓣。

(三)手术方法

1. *上端血管蒂全胸锁乳突肌肌皮瓣*

(1)皮瓣设计：该皮瓣以枕动脉和甲状腺上动脉为血管蒂，将胸锁乳突肌下部形成皮瓣移位修复缺损。以乳突下 4cm 处为皮瓣血管蒂旋转中心，以此点至锁骨的距离为半径，根据要修复的受区缺损范围及形状设计皮瓣的大小。但皮瓣的最下界以不超过锁骨下 4cm，前后缘不超过肌肉边缘 3cm 为宜，上端视需要酌情切取，标出切口线及肌肉血管蒂位置。

(2)皮瓣切取：先做肌皮瓣蒂部切口，切开皮肤、颈阔肌及颈浅筋膜，行筋膜下分离，显露胸锁乳突肌前后缘。再切开皮瓣的前侧及下端切口，分离并切断胸锁乳突肌的 2 个肌头，从前向后、从上向下，依次切开皮瓣周缘，将颈深筋膜浅层连同胸锁乳突肌一起向上掀起，分离至血管神经蒂部。分离肌皮瓣时及时将深筋膜、肌肉及皮下组织缝合固定，防止皮瓣与皮下组织滑脱，亦可保护来自血管蒂部的肌缘支。

如受区部位较近，所需蒂部不长时，可以保留甲状腺上动脉至胸锁乳突肌的缘支，切断结扎该动脉至甲状腺的腺支。若受区较远，所需蒂部较长，可切断甲状腺上动脉，而以枕动脉为蒂，但要特别注意保护来自枕动脉的前上缘支。肌皮瓣转移后，供区可于供区后侧设计一个三角形 V-Y 推进皮瓣修复，避免另选择供区取皮修复或采用游离皮片移植修复。

如果用于晚期面瘫修复，则不用携带皮肤，仅分离出胸锁乳突肌即可，但在该肌中部后缘仔细解剖出副神经，沿该神经向乳突端分离，在胸锁乳突肌上部深面，可显露副神经的胸锁乳突肌支及伴行的由枕动脉发出的胸锁乳突肌滋养动脉，务必注意保护，切勿损伤。为减少肌肉转位时受到副神经的牵制，可将胸锁乳突肌支从副神经主干上小心劈开 1～2cm，以增加肌肉转位的幅度。从耳前切口沿腮腺筋膜浅层，向下斜向鼻唇沟切口，潜行分离出一弧形的隧道，将胸锁乳突肌由隧道穿出，调节肌肉的张力适度后与鼻翼外侧脚至口角间的口轮匝肌仔细缝合。

2. *上端血管蒂胸锁乳突肌单头肌皮瓣* 若受区不需要全部胸锁乳突肌，可以利用该肌胸骨头及锁骨头两头之间容易分离，分离后不影响血供的解剖特点，设计为单头肌皮瓣转移，两头均可选择，由于胸骨头较表浅，因此较多被选用。此术式的优点是可以保留部分胸锁乳突肌的功能，避免了术后产生“歪颈”的后遗症。

(1)皮瓣设计：以胸骨头肌皮瓣为例。皮瓣蒂部设计在乳突部位，以胸锁乳突肌胸骨头为中心，根据受区缺损大小设计皮瓣，可利用的皮瓣范围同全胸锁乳突肌肌皮瓣(图 8-8)。

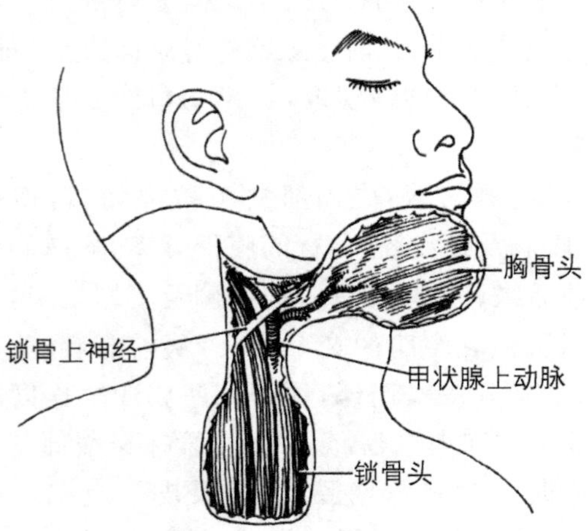

图 8-8　胸锁乳突肌皮瓣设计

(2)皮瓣切取：皮瓣切取的手术操作与全胸锁乳突肌皮瓣相似，不同的是在掀起皮瓣下缘时，只将胸骨头附着处离断，保留锁骨头，于 2 头之间钝性分离，如同时保留该皮瓣供区的锁骨上神经内侧支和中间支，可使皮瓣具有感觉功能。用于全舌再造时，可设计双侧胸锁乳突肌胸骨头肌皮瓣，这样术后在肌力上平衡对称，其运动功能较为理想。

3. *胸锁乳突肌肌皮(骨)瓣* 该瓣的设计及操作同前，只是在肌瓣远端携带部分锁骨。锁骨瓣的切取以胸锁乳突肌锁骨头附着处为中心，取锁骨的上外侧部分，保留锁骨的下内侧部分。将皮瓣设计于胸锁乳突肌胸骨头偏前方，以尽可能让皮瓣与锁骨瓣之间保持一定距离，特别是舌癌患者，防止术后牵连明显影响舌体运动。如果软组织缺损范围较小，仅用胸锁乳突肌的锁骨头为蒂设计并制作骨肌皮瓣，保留胸锁乳突肌的胸骨头。而对于软缺损范围较大从而需要制取较大皮瓣时，为了使皮瓣有较好的血供，可将胸锁乳突肌的胸骨头截断，以整个胸锁乳突肌为蒂制作肌皮瓣，与锁骨瓣一起形成骨肌皮瓣。

胸锁乳突肌为带状肌，其血供为多源性。这些血管通过附着在锁骨上的胸锁乳突肌锁骨头，穿过骨膜供给锁骨部分营养。因此，当锁骨离断形成带蒂的骨瓣时，仍可通过附着在锁骨瓣上的胸锁乳突肌蒂的锁骨头血供获得营养以维持其活力。切取部分锁骨，而保留另一部分锁骨以维持其基本功能，保证胸锁关节、肩锁关节的完整性，加上锁骨切除后锁骨周围肌肉的代偿功能，可以明显降低锁骨切除后对上肢稳定性的影响，必要时可以用钛板加强固位剩余锁骨，能提高其对外力的承受，更多地保留锁骨的功能。但不适用于对大面积下颌骨缺损的修复。

4. *下端血管蒂胸锁乳突肌肌皮瓣* 该肌皮瓣以甲状颈干及颈横动脉的小分支为血供来源，蒂部选在胸锁乳突肌下部的两头起始处，将胸锁乳突肌的上端肌肉及其表面皮肤形成皮瓣。但临床上较少应用(图 8-9)。

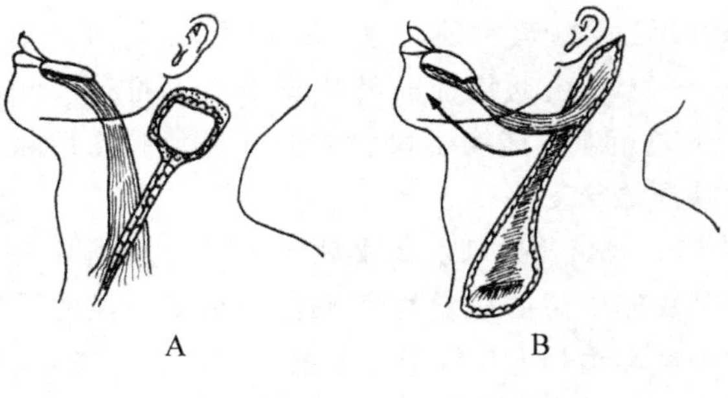

图 8-9　胸锁乳突肌皮瓣

A. 下端蒂；B. 上端蒂

5. *胸锁乳突肌肌皮瓣游离移植*

(1)皮瓣设计：游离移植的胸锁乳突肌肌皮瓣常选用肌肉的中下部分为供区。肌皮瓣上界平下颌水平，下界可至锁骨下 3cm，前后缘在肌肉前后缘旁开 3cm。

(2)皮瓣切取：显露血管蒂。于肌皮瓣前缘切开皮肤、颈阔肌及颈浅筋膜，选择保留 1～2 支皮下主干静脉，切开颈深筋膜浅层，于甲状软骨上缘平面处辨明颈外动脉，仔细找出自颈外动脉发出的甲状腺上动脉，该动脉向前下方行于颈总动脉之前，在胸锁乳突肌前缘分支进入该肌，此肌支距颈外动脉起始处 2.1cm，血管外径 1.1mm。结扎甲状腺上动脉的腺支，保护喉上神经。在胸锁乳突肌后缘旁开 3cm 切开皮瓣后界，距乳突下约 4cm 处寻找副神经，切开神经外膜，保护斜方肌肌支，切断胸锁乳突肌的肌支，标记备用。

在保护好血管神经蒂的前提下，切开皮瓣周缘，于下颌角水平切断胸锁乳突肌上端，于胸锁骨上切断其起点，自颈深筋膜浅层分离肌皮瓣，待受区准备充分后再切断血管神经蒂行吻合血管移植。供瓣区可采用游离皮片移植或局部皮瓣修复。

（四）优缺点

1. 优点　它提供了一期修复方式，且在颈部淋巴结清扫术野内完成，不增加第二创面，不需要二次手术，供区无须植皮。

（1）操作相对简单，易推广应用。

（2）与口腔颌面部邻近，旋转半径和皮瓣大小均能基本满足一般的修复需要。

（3）皮瓣成功率高，手术时间短。

（4）在修复缺损的同时，可减少颌下和颈部无效腔。

（5）皮瓣色泽、质地与口腔黏膜及颌面部皮肤相近，皮下脂肪较少，黏膜化效果好，外观不臃肿。

（6）供区位于颈部淋巴结清扫术野内，术后供区无明显缺损和功能障碍。

2. 缺点　组织瓣的应用同时也受到以下因素的限制。

（1）潜在地影响颈部淋巴结清扫的彻底性，供血血管邻近淋巴结转移多发区域，无法在根治肿瘤的同时保持血管神经的完整性，为限制其使用的主要因素。

（2）提供的组织量有限。

（3）如曾行放射治疗，将可能影响皮瓣存活。

（4）皮瓣移植后，颈部大血管将失去肌肉保护。

五、斜方肌肌皮瓣

自 1979 年 McCraw 等报道应用斜方肌肌皮瓣以来，对斜方肌及其形成的各种皮瓣的应用研究不断深入，实践证明该组织瓣在修复头、颈、背部，肩部、腋部、面部及下颌等部位的组织缺损中具有多种用途，且是修复头颈、上背部及上面部大面积组织缺损最常用的组织瓣之一。在临床应用中，根据斜方肌的解剖特点，可以形成 3 个基本的斜方肌肌皮瓣，即上斜方肌肌皮瓣、外侧斜方肌肌皮瓣和下斜方肌肌皮瓣。下斜方肌肌皮瓣最早由 Mathes 等和 Baek 等在 1980 年分别报道其应用并将其定义，其后不断有学者对其进行解剖学和应用研究，由于该组织瓣较其他两个组织瓣可以提供更大的皮瓣面积、蒂部旋转更灵活、供区瘢痕更隐蔽、对斜方肌的功能影响更小、可以修复的缺损部位更多，且几乎可以涵盖上侧和外侧两个组织瓣的修复区域等优点，是 3 个皮瓣中研究最多、应用最广的肌皮瓣。

（一）应用解剖

1. 斜方肌的形态　斜方肌位于项背部，是大而薄的三角形扁平阔肌，两侧合在一起为斜方肌，按肌纤维的走行方向，将其分成上、中，下 3 部分。上部起自上项线的内 1/3，枕外隆突，项韧带和 C_4，C_7，肌纤维向外下走行，止于锁骨的外 1/3；中部起自 C_7 和上 6 个胸椎棘突，肌纤维水平向外走行，止于肩峰和肩胛冈上缘；下部起自下 6 个胸椎棘突，肌纤维向外上走行，止于肩胛冈下缘的内侧。此肌麻痹或缺失时肩下垂、肩部内外旋转和外展上抬受限，上肢会产生疼痛、麻木或感觉异常。有人从功能和美学上把斜方肌划分为上部和下部，上部附着于锁骨的外 1/3 和肩峰，形成项背部，从功能和美学上是斜方肌最重要的部分，它提起肩峰和肩胛骨上引，下半部附着于肩胛冈外侧，降低和收拢肩胛骨，因有菱形肌、前锯肌协同发挥前述作用，所以，它的缺失对肩部功能影响不大。

斜方肌的肌长（14.04±4.95）cm，肌腹长（10.79±3.45）cm；肌厚（0.92±0.49）cm，降部和水平部的起点交界处 2 个三角形腱膜长（3.03±0.72）cm，升部止点处的腱膜长（6.82±1.55）cm。降部和水平部的肌束在起点端较薄，向止点方向走行时逐渐增厚。在斜方肌 3 个亚部中，水平部肌最厚[水平部的上部肌厚（1.72±0.44）cm]，升部肌最薄[升部的下部肌厚（0.39±0.12cm）]，升部肌束自上而下由短到长，升部的上部肌长（9.45±0.95）cm 和肌腹长（7.24±1.14）cm 均最小，升部的下部肌长（23.72±2.16）cm 和肌腹长（16.90±2.41）cm 均最大。斜方肌各亚部或同一亚部内不同部位的肌长、肌腹长和肌厚均各不相同。斜方肌整个肌肉的表面积为（239.77±32.71）cm^2。斜方肌降部和水平部两亚部的表面积之和为（132.55±25.42）cm^2，降部与水平部在项韧带与上部胸椎棘突起点处的腱膜面积为（13.73±4.30）cm^2。斜方肌升部的表面面积为（107.22±14.81）cm^2，升部在止点处的腱膜面积为（8.41±2.10）cm^2。

2. 斜方肌的血供

(1)斜方肌的动脉：斜方肌的动脉主要来自颈横动脉及其分支，此外，营养斜方肌的血管还有枕动脉、椎动脉、颈深动脉、最上肋动脉及肋间动脉背外侧支，在斜方肌的外侧缘有肩胛上动脉的分支。

颈横动脉起源于甲状颈干者占 58.33%，起源于锁骨下动脉者占 40%，起于肋颈干 1.67%，颈横动脉的全程分为颈、背 2 段。颈段，由起点到斜方肌前缘，长 47.0mm，外径 4.0mm；背段，由斜方肌前缘到颈横动脉深浅支分歧点处，长 63.1mm、外径 3.4mm。颈段起源不恒定，行径位置变化较多，背段行径位置恒定，易于解剖暴露。颈横动脉自发出后行向外上方，越过斜角肌、膈神经及臂丛神经，经肩胛舌骨肌进入枕三角。枕三角由中斜角肌、臂丛神经及肩胛提肌围成，系寻找颈横动脉颈段的标志。背段于肩胛骨上角外上方 15.1mm 处分歧为深、浅 2 支，此点可作为肌皮瓣的旋转点。翻开斜方肌确定肩胛肌和肩胛骨上角后，即可见颈横动脉及其分支。

颈横动脉浅支的出现率为 100%，浅支除分布到斜方肌上、中部外，还发出分支供应肩胛提肌、肩胛舌骨肌下腹、冈上提肌等。紧贴斜方肌下行的浅支，并分为 4 大分支：升支、横支、降支及肩胛冈支。升支，分布于斜方肌上部，长 49.4mm，外径 1.9mm；横支，分布于斜方肌中部，长 48.3mm，外径 1.9mm；降支，分布于斜方肌下部，长 135.6mm，外径 2.3mm；肩胛冈支，分布于肩胛冈上缘处基底部，长 48.6mm，外径 2.2mm。颈横动脉深支出现率为 100%，发出后绕过肩胛上角，于脊柱缘前沿菱形肌附着部深面下行，与浅支分支吻合，参与营养斜方肌中、下部，并与其他动脉分支吻合形成广泛血管网。

(2)斜方肌的静脉：斜方肌的回流静脉为各支动脉的伴行静脉，以颈横动脉伴行静脉为主要回流静脉。颈横静脉多行于颈横动脉下方，少数行于颈横动脉的上方，个别行于动脉的前方；静脉背段与动脉紧密伴行，静脉颈段与动脉逐渐分开，至锁骨上方多数汇入颈外浅静脉，少数汇入锁骨下静脉，汇入端外径 4.3mm，背段中点外径 3.6mm，深支外径 2.4mm，浅支外径 2.7mm，浅升支外径 2.3mm，浅横支外径 2.4mm，浅降支外径 2.7mm，浅肩胛冈支外径 2.6mm。

3. 斜方肌的神经　斜方肌主要受到副神经和颈 3、4 神经支配。副神经是斜方肌的主要支配神经，属运动神经；颈丛与副神经之间的交通支变异较大，为混合神经，以感觉神经为主。副神经于乳突下方(5.2±1.8)cm 处胸锁乳突肌后缘穿出，跨过颈后三角区斜向外后下，行向斜方肌深面筋膜，36.7%发出分支向上支配斜方肌上部，主干在斜方肌深筋膜深面蜿蜒走行，在肩胛冈水平转向下平行于肩胛骨内侧缘下行，在肩胛冈下方(5.0±1.5)cm 进入肌肉成为终末支。副神经损伤可造成垂肩、耸肩及肩外展受限。副神经受损后保留颈丛 3、4 到斜方肌的分支对斜方肌功能的恢复具有一定意义。在进行颈淋巴结清扫中几乎都会损伤副神经，而在制备斜方肌肌皮瓣的同时不进行颈部淋巴结清扫，一般不会损伤副神经主干。

颈 3、4 神经的分布范围较小，支配斜方肌靠近上部前缘的肌纤维。颈 3 神经长 52mm，粗度 2.0mm；颈 4 神经长 58.3mm；粗度为 1.9mm，颈神经前支在斜方肌前缘附近与副神经会合，支配其表面皮肤的感觉功能。

4. 斜方肌表面皮肤的血供　斜方肌表面皮肤系多血供来源。①颈横动脉浅支分布于斜方肌表面皮肤上、中部的外侧缘。因此，斜方肌上、中部的皮肤除可与肌肉一起制成肌皮瓣外，还能以颈横动脉浅支为蒂制成皮瓣。②肋间动脉后支的肌皮穿支，分布于斜方肌表面皮肤的内侧份。③颈横动脉的深支肌皮穿支，分布于斜方肌表面皮肤的下端部分，连同浅降支血管可形成下部斜方肌肌皮瓣。④枕动脉的肌皮穿支分布于斜方肌上部内侧份的表面皮肤。各血管之间存在着广泛的吻合支，相互沟通血液循环，形成斜方肌表面皮肤的跨区供血的血循环特点(图 8-10)。

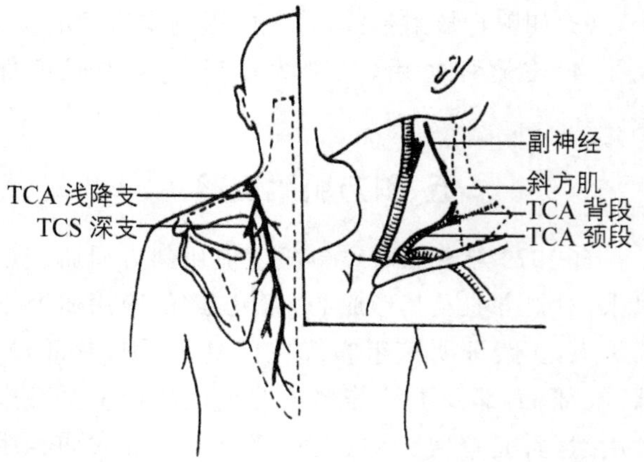

图 8-10　斜方肌血供

(二)适应证

斜方肌肌皮瓣系多源性血供,诸血管在皮下形成丰富的血管网,故只要保留其中1支血管,即可保障较大面积的皮瓣血供;同时该肌皮瓣组织量大,可满足不同类型的组织缺损修复。应用时可制成上斜方肌肌皮瓣、外斜方肌肌皮瓣、下斜方肌肌皮瓣及斜方肌复合组织瓣等多种类型,其适应证较广。

1. 外伤所致头面部及颈部组织缺损。如:头皮撕脱伤后大面积颅骨外露、面颈部重要血管神经外露等。

2. 颌面部及颈部大面积瘢痕挛缩的修复。

3. 头颈部各种肿瘤扩大切除后组织缺损。

4. 颌面部及颈部放射性溃疡及各种炎性病灶切除后的组织缺损。

5. 肌皮瓣可以去除表皮后用于充填半面萎缩症的凹陷畸形。

(三)皮瓣的设计与应用

1. *上斜方肌肌皮瓣*　上斜方肌肌皮瓣较早由Demergasso(1979)报道应用修复口腔缺损,同时应用该瓣携带肩峰及肩胛冈形成复合组织瓣修复伴有下颌骨缺损的颌面部畸形。Ariyan(1979)应用该肌皮瓣行颈段食管重建获得成功。Bertotti(1980)将上部斜方肌制备成岛状组织瓣修复颌面部缺损,功能和外形均较满意。黎冠瑜(1984)、Netterville(1987)、朱辉(1990)分别报道该瓣在颌面及颈部的应用。但由于该瓣蒂部较短,且易损伤副神经,供区多需皮片移植,有损于肩部功能和外形,故其应用受限。

(1)皮瓣设计:上斜方肌肌皮瓣主要利用斜方肌上部肌纤维表面皮肤设计,血管蒂以颈横动脉浅升支为首选,其终末支与枕动脉的降支相互吻合,故亦可选用枕动脉为血管蒂。皮瓣以肩锁关节为中心设计,前切口线沿斜方肌前缘,后切口线与前切口线基本平行,上界最高可达乳突区,远端止于肩峰,肌皮瓣的形状及面积可根据所需修复的缺损情况灵活掌握。皮瓣的长宽比例一般为(2～3):1,该肌皮瓣主要包括斜方肌的上部肌纤维及其表面覆盖的皮肤,其近端1/3为肌皮瓣,远端2/3为筋膜皮瓣。该肌皮瓣不经延迟可达30cm×7cm大小,可以修复咽部、颊部、颈部及下颌面部的缺损;肌皮瓣经延迟术后面积可增大至35cm×8cm,可修复口底前部及鼻缺损。肌皮瓣转移后供区宽度不超过8cm时,一般可直接拉拢缝合。

(2)皮瓣切取:切开皮瓣的周边,在深筋膜层分离皮瓣远端部分,形成筋膜皮瓣,此时可见数根较粗的肌肉穿支血管进入皮瓣,应妥为保护。当游离至颈肩角处时,切断斜方肌,于该肌深面层次进行分离,形成肌皮瓣,术中要注意将皮肤与筋膜缝合,以免撕脱肌皮穿支血管而影响皮瓣血供,通过皮下隧道或切开皮肤将肌皮瓣转移至受区。供区可直接缝合或游离植皮修复(图8-11)。

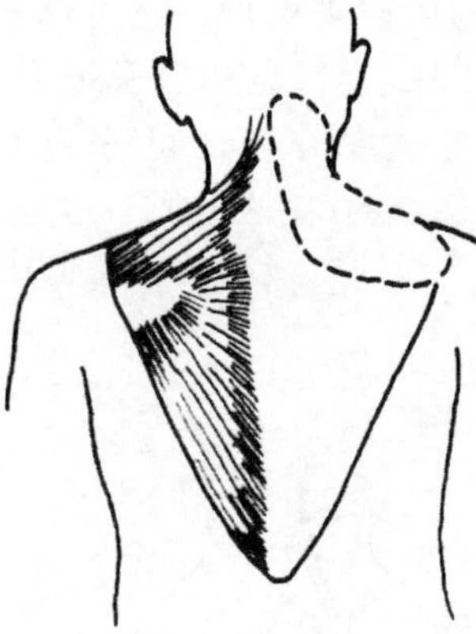

图8-11　上斜方肌皮瓣

上斜方肌肌皮瓣并非完全是一个轴形皮瓣,而主要依靠多数颈部、枕部等血管穿支及其吻合支形成皮瓣,严格地讲属于任意皮瓣,因此,转移范围受到一定限制为其不足,同时在分离皮瓣远端时在深筋膜层次进行,至颈肩角处转入斜方肌深面分离至蒂部,在分离过程中易损伤副神经,故该肌皮瓣的临床应用受到限制。

2. *外侧斜方肌肌皮瓣*　外侧斜方肌肌皮瓣较早由Demergasso(1979)报道应用于颌面部缺损修复;Guillamondgui(1981)将该肌皮瓣远端超出肩锁角外6～8cm,远端皮瓣较薄,用于颈段食管再造及咽部修复,尤其适合于已放射治疗后的病人,因为肌肉组织血供丰富,利于术后愈合。同年,Gantz将该瓣蒂部的肌肉部分切断,形成肌肉血管蒂,成为岛状肌皮瓣,由于该瓣较厚,尤其适合于较深组织缺损的修复,而且转移灵活;Kenyeres(1984)应用外侧斜方肌携带肩胛冈及部分肩胛骨内侧缘形成复合组织瓣,肩胛冈活骨块修复颧弓缺损,肩胛骨内侧缘修复眼眶外侧壁缺损,皮瓣部分修复面部皮肤缺损,术后外形良好,但皮瓣色素较深为其不足。张永福(1985)应用该瓣修复颌面缺损及半舌再造,还比较了Gantz法和Guillamondgui法的特点。Netterville(1987)将该岛状肌皮瓣远端部分

(40%)形成任意筋膜皮瓣,用于修复口腔及鼻部缺损,效果良好。

(1)皮瓣设计:外侧斜方肌肌皮瓣主要利用斜方肌中部的肌纤维及表面皮肤形成肌皮瓣,并可延伸到斜方肌上、下部的外侧份,肌皮瓣的血管蒂选用颈横动脉浅支或浅横支。此肌皮瓣的旋转轴心在颈横动脉的近端,亦即颈横动脉浅、深支分歧点处。旋转弧度半径可达 15～20cm,包括血管蒂的长度和所携带的肌皮瓣长度。它可修复的范围包括腮腺、嚼肌区、耳前后、颧颊区及下颌骨体部,同侧口底及颌下区。皮瓣设计可分为 Gantz 法和 Guillamondgui 法 2 种(图 8-12)。

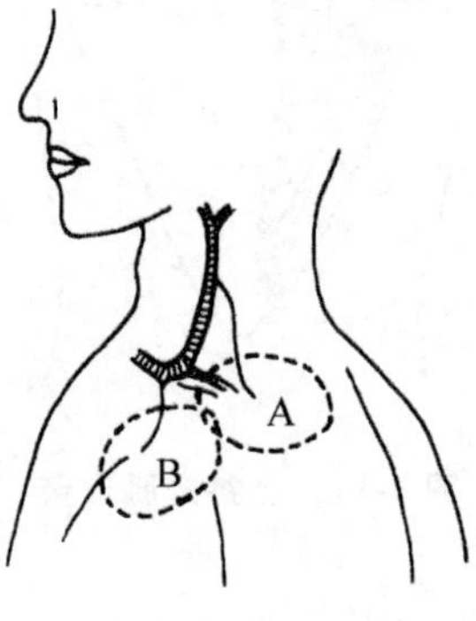

图 8-12　外侧斜方肌皮瓣

Gantz 法:该法皮瓣的旋转轴心点位于颈横血管束的近心端,以颈横血管束的长轴延线作为皮瓣的长轴,根据受区情况在斜方肌外上方设计皮瓣并标记。

Guillamondegui 法:该法皮瓣的旋转轴心点亦位于颈横血管束的近心端,不同的是皮瓣设计时以肩锁关节为中心,根据受区的情况标出皮瓣的切取范围。

(2)皮瓣切取

Gantz 法:沿设计线切开皮瓣四周,由外向内在斜方肌深面进行分离,注意勿损伤颈横动脉束,保留部分肌肉组织包绕血管束形成肌袖血管蒂。在斜方肌深面,血管继续行径在疏松结缔组织中向后向外下行一段距离,可以用手指在血管深面的疏松组织中分离,不可在血管与肌肉之间剥离,以免肌皮穿支断裂,形成肌皮瓣后转移至受区。如皮瓣宽度不超过 8cm,一般均能原位缝合。

Guillamondegui 法:皮瓣切取步骤同 Gantz 法,只是分离肌皮瓣远端时,在深筋膜层进行,这部分不含肌肉为筋膜皮瓣,至肩锁关节时离断斜方肌,于其深面继续向内分离肌皮瓣。供区往往需游离皮片移植修复。

Gantz 手术方法简便灵活,其皮瓣全长均带有较厚的肌肉,血供好,适合修复缺损组织量大而且较深的病例;而 Guillamondgui 法的肌皮瓣可超过肩锁关节,其远端部分不带肌肉,较薄,近端皮瓣带有肌肉蒂,较适合于凹陷不明显的缺损修复,如颌面部肿瘤行病灶切除加颈部淋巴结清扫术,皮瓣部分修复颌面部皮肤缺损,而近端肌瓣部分可以覆盖颈部裸露的大血管神经。可根据临床修复需要选择肌皮瓣类型。

3. *下斜方肌肌皮瓣*　Baek 和 Mathes(1980)分别报道以颈横动脉为主要血供的下部斜方肌肌皮瓣修复颌面部缺损;此后 Rosen(1985)、田敖龙(1988)及袁中华(1989)等先后对该肌皮瓣进行解剖学及应用研究,将皮瓣远端设计到距肩胛下角下 10～15cm 处,使修复范围扩大到眶周及枕部;Urken 及 Netterville(1991)又分别对该肌皮瓣的应用解剖、手术方法及命名等方面做了阐述;宁金龙(1992)以颈横动脉浅降支为蒂设计下斜方肌肌皮瓣,远端达肩胛下角下方 17cm 处,皮瓣远端可达颅顶及前额发际线处,覆盖范围较大,皮瓣远端超出斜方肌范围,将其命名为"超长下斜方肌肌皮瓣";百束比古(1992)报道以颈横动脉浅支为蒂的颈背部筋膜皮瓣可达 33cm×15cm;如将该筋膜瓣远端的脂肪组织去除形成真皮下血管网薄皮瓣长宽比例可达 5∶1;靳开荣(1994)提出以颈横动脉深支为蒂形成下斜方肌肌皮瓣,但深支行走于肩胛骨内侧缘深面,分离较困难;章建荣(1995)报道颈横动脉为蒂的颈背反流轴形皮瓣,强调皮瓣设计部位应尽量与主血管轴方向一致。下斜方肌肌皮瓣已成为颌面外科修复中的较好皮瓣设计。

(1)皮瓣设计:主要利用斜方肌下部肌纤维及其表面皮肤构成肌皮瓣,血管蒂多选用颈横动脉浅降支。从棘突与肩胛骨内侧缘之间画一中垂线,即可作为颈横动脉浅降支的体表投影及下斜方肌肌皮瓣的中轴,肩胛上角外上方 1.5cm 为旋转轴心,根据受区的远近和缺损范围,确定皮瓣的位置及大小,皮瓣远端可延伸至肩胛下角下 15～17cm,皮瓣两侧与肌肉同宽,皮瓣面积可达 36cm×13cm。下斜方肌肌皮瓣适用于颅顶、中上颌面部及颈部缺损的修复,基本上可满足颅颌面外科的修复需要。根据临床需要亦可设计为双侧下斜方肌肌皮瓣应用,其总面积可达 36cm×25cm 大小(图 8-13)。

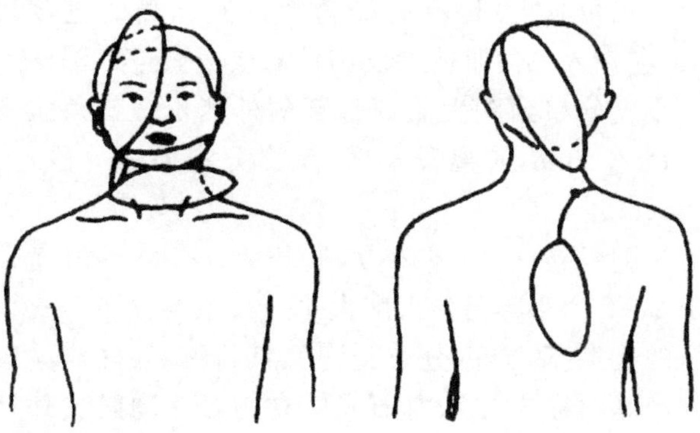

图 8-13　下斜方肌皮瓣及修复范围

(2)皮瓣切取：切取皮瓣时远端自深筋膜层分离，至斜方肌下端时将其包含在皮瓣内，于斜方肌深面向上沿肩胛骨内侧缘找到颈横动脉浅降支，然后沿血管束两侧各约 2cm 切断斜方肌，形成肌肉血管蒂，分离至颈根部即形成下斜方肌肌皮瓣，术中尽量不损伤深层的菱形肌，以免影响肩部功能。供区不超过 10cm 时一般可原位缝合或行皮片移植。

4. *全斜方肌肌皮瓣*　将全部斜方肌组织及表面皮肤掀起形成肌皮瓣，可以选用颈横动脉浅支为血管蒂并保留其他各主要分支，以肩胛上角为中心设计皮瓣，由于术中需将斜方肌起止点全部游离，使斜方肌功能全部丧失，影响肩部功能，故临床较少使用。

5. *斜方肌复合组织瓣*　指斜方肌肌皮瓣同时携带肩胛骨形成骨肌皮复合组织瓣，该复合瓣以肩胛上角外上方 1.5cm 处为其旋转轴心点。如果切取带肩胛冈的复合瓣，可以肩胛冈为轴心，保留颈横动脉浅支肩胛冈支为蒂；如切取肩胛骨脊柱缘的复合瓣，可以脊柱缘为轴线设计，选用颈横动脉深支为蒂。斜方肌复合组织瓣临床上主要用于修复伴有骨质缺损的皮肤软组织缺损。

6. *斜方肌联合肱三头肌长头移位重建肩外展功能*　臂丛神经损伤经过神经修复手术后三角肌功能没有恢复者，或因损伤时间过长(超过 2 年)丧失了行神经修复手术时机的患者，可用肩周附近有功能的肌肉移位重建肩外展功能。目前常用于移位的肌肉有斜方肌、背阔肌、胸大肌等。

(1)手术指征：斜方肌及肱三头肌长头肌力在 4 级以上是进行该手术的基本条件。肱三头肌长头的神经支配主要来自 C_7 神经，斜方肌的神经支配来自副神经，该手术对 C_5，C_6 神经根、臂丛神经上干损伤或节段性明显的脊髓灰质炎患者适用。全臂丛神经损伤的患者经手术治疗或自然病程恢复后，斜方肌及肱三头肌长头肌力达 4 级以上者也可行该手术。行神经修复或神经松解的患者需术后观察 2 年以上，仍无肩外展功能或虽有肩外展动作但外展角度＜30°，且肩外展上举被动至少＞90°者可考虑行该手术。

(2)手术方法：患者取侧卧位，患侧向上。于肩峰上方沿斜方肌在锁骨上缘、肩峰外侧缘和肩胛冈上缘止点处做 U 形切口。由肩峰下到三角肌粗隆做纵形切口。分离皮下组织后，暴露四边孔，分离出大圆肌、小圆肌及肱三头肌长头，注意腋神经的走行，避免损伤。拉开小圆肌下缘，暴露肱三头肌长头的起点及其附着点——盂下结节，用骨刀将肱三头肌长头的起点连同盂下结节凿下后，向肌肉的远端游离，注意保护肱三头肌长头的血管神经入肌点。在斜方肌表面掀起 U 形皮瓣，沿锁骨及肩胛骨上缘切断斜方肌止点，远端部分携带约 3cm×4cm×0.5cm 大小肩峰的骨块，再自远端向近端分离斜方肌下份，并保护好副神经及血管直至颈根部。于三角肌粗隆近端纵行切开三角肌，显露出肱骨大结节，于肱骨大结节处凿出一骨毛糙面。将肩关节外展 90°以上，将与斜方肌连同的骨块置于此处，用 1～2 枚螺钉固定。将游离后的肱三头肌长头经三角肌后缘纤维下方的隧道内移位至肩峰，在肩峰及盂下结节上分别打洞用钢丝横褥式缝合固定，或将肱三头肌长头的腱性起点与肩峰用肌腱缝线缝合固定。术后采用肩肱石膏外固定，将肩关节固定于前屈上举 120°位置 8 周。后分 3 次，每次间隔 2 周，将上肢逐渐放下，同时指导患者行肩外展功能锻炼。

(四)岛状斜方肌肌皮瓣制取后对肩臂功能影响

目前尚未见岛状斜方肌肌皮瓣制取后对肩臂功能及生活质量影响的相关报道，临床缺乏统一的观察指标和标准。有临床研究发现，岛状斜方肌肌皮瓣制取修复颌面部组织缺损后，患者可能出现不同程度的肩臂功能障碍，对患者的生活、工作等方面有不同程度的影响。大多数患者出现肩周组织疼痛，尤其在晨起、承重、运动时疼痛加剧。肩周疼痛的原因可能是制取岛状斜方肌肌皮瓣后斜方肌的结构和形态受到了破坏，失去了吊肩旋肩功能，产生了垂肩以及肩胛骨异常旋转、移位等肩周功能失调，造成臂丛和肩周其他肌肉组织的牵拉和过度紧张；另一方面也可能与颈淋巴清扫时切断副神经和颈丛神经有关，使肩周组织失去了神经支配，导致肌功能紊乱。

六、胸大肌肌皮瓣

胸大肌肌皮瓣是临床上用于修复颌面部、颈肩部组织缺损以及上臂骨骼肌功能重建常用的组织瓣，陈中伟(1973)、杨东岳(1978)报道吻合血管神经的胸大肌及胸大肌皮瓣移植修复前臂屈肌功能。Ariyan(1979)、Hurwitz(1979)分别报道应用胸大肌皮瓣修复头颈部肿瘤术后组织缺损和严重的颈部瘢痕挛缩。此外，胸大肌肋骨复合瓣转移还用于修复伴有骨缺损的软组织缺损。目前，胸大肌皮瓣是临上用于修复颌面及颈部缺损的常用组织瓣之一。

(一)应用解剖

1. 胸大肌形态　胸大肌是覆盖于前胸部的一块扁状肌，呈扇形，起自锁骨的内侧半、胸骨和第1～6肋软骨等处。各部肌束聚合向外，以扁腱止于肱骨大结节嵴。根据胸大肌的起点及血管神经分布特点，可将其分成锁骨部、胸肋部和腹部3部分。锁骨部起自锁骨前内侧端，起端宽约5.86cm，厚约0.75cm，肌腹长约为12.3cm，止端宽为4.79cm，厚为0.66cm，止腱长0.69cm。胸肋部起自胸骨外侧半上6个肋软骨前方，腹部起自腹直肌前鞘前叶，亦可起自胸肋骨远前侧，胸肋部与腹部仅在起点端分界明显，肌腹处无分段的自然界限，起点宽为19.9cm，厚为0.34cm，上缘长15.2cm，下缘长21.3cm，止腱长3.54cm，宽5.45cm，厚0.17cm。3部分纤维向外侧集中，以扁平腱止于肱骨大结节嵴。止腱分前、后2层，前层由锁骨部及胸肋上部纤维组成，后层由腹部及胸肋下部纤维组成。胸大肌在其他协同肌参与下，可使肱骨内收、旋内和前屈，如上肢固定可上提躯干，也可上提肋以助呼吸。

2. 胸大肌的血供

(1)胸大肌的动脉：胸大肌的血液供应主要有3个来源，即胸肩峰动脉的胸肌支及三角肌支、腋动脉的胸肌支、胸廓内动脉的前肋间动脉和穿支。此外，胸最上动脉和胸外侧动脉的分支也供应胸大肌。这些血管在胸大肌的各部之间，以及各部肌肉内部，都有广泛的吻合。

胸大肌皮瓣常利用的血管为胸肩峰动脉，它起于腋动脉第2段，亦可起自第1段。起始处外径2.8mm，动脉向前内行，经胸小肌上缘，穿出胸锁筋膜后，分为三角肌支、胸肌支、肩峰支和锁骨支。胸肩峰动脉发出胸肌支之前，干长为1.2cm。

三角肌支：是胸肩峰动脉行向外侧的直接延续，它在入三角肌前除发出肩峰支外，还发出1～3个小支分布到胸大肌锁骨部的外侧份。三角肌支外径2.1mm，游离段长度(发出分支前的一段)为1.4cm。

胸肌支：行向下内方，全长为12.3cm，沿途发出2～8个小支后穿入胸大肌。其主要分布于胸大肌的胸肋部，亦可分布到胸大肌的腹部，并与胸廓内动脉的穿支在肌内形成侧支吻合。胸肌支外径1.7mm，游离段长度3.7cm，是胸大肌的主要血供来源。胸肌支缺如时，可由胸外侧动脉或外侧胸肌支代替。

锁骨支：为胸肩峰动脉的小分支，部分为双支型(占24%)。少数锁骨支可起自三角肌支或胸肌支。该支行向内侧，主要分布于胸大肌锁骨部的内侧份，在肌内与来自三角肌支的分支形成侧支吻合。此外，锁骨支还发出小分支分布到锁骨内侧、锁骨下方和胸锁关节。锁骨支外径1.2mm，游离段长度1.4cm。

(2)胸大肌的静脉：胸肩峰动脉的分支均有静脉伴行，一般为1支，少数有2支。它们单独或几支合干后泄入腋静脉或头静脉，而不是汇合成1条总干。

3. 胸大肌的神经　Taylor根据肌肉的神经支配特点将肌皮瓣分为：1型，单一无分支神经支配型，如阔筋膜张肌皮瓣；2型，单一有分支(即在将要进入肌肉时才发出分支1神经支配型)，如股外侧肌皮瓣；3型，多支共干神经支配型，如胫前肌皮瓣；4型，多支异干神经支配型，如胸大肌皮瓣。通过对肌肉神经支配类型的理解，可以预测供区肌肉的功能能否被保留，供区肌肉能否作为动力载体恢复受区的部分功能，以及数个功能性肌皮瓣能否同时转移。

胸大肌由胸外侧神经和胸内侧神经支配，分别发自臂丛神经外侧束(C_5、C_6、C_7)与内侧束(C_8、T_1)。锁骨部与胸肋部的神经主要来源于胸外侧神经的分支。腹部来自胸内侧神经的分支，这与其他两部的神经主要来源于胸外侧神经的分支不同，而与胸小肌的神经支配同源。其走行也有2种形式：一种是自胸内侧神经发出后，经胸小肌深面直接进入胸大肌腹部。另一种形式是由胸内侧神经发出，穿胸小肌后进入胸大肌腹部。

4. 胸大肌表面皮肤的血供　胸大肌表面皮肤的血供主要来自胸廓内动脉的穿支，此外胸肩峰动脉在胸大肌表面发出许多外径在 0.3mm 以下的肌皮穿支，它们与胸廓内动脉穿支和胸外侧动脉的皮支吻合形成皮下血管网，共同支配胸大肌表面皮肤（图 8-14）。

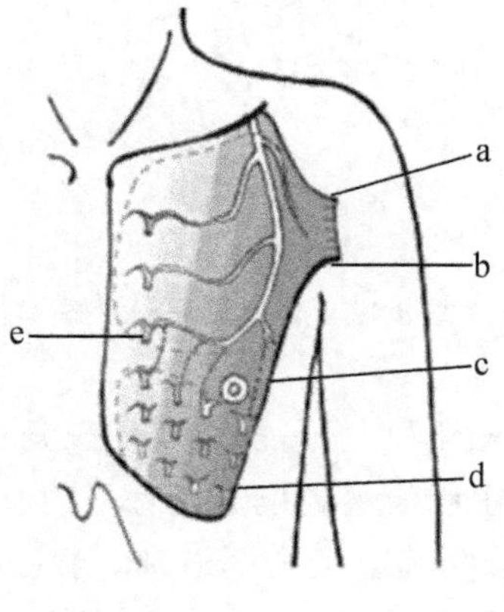

图 8-14　胸大肌的血供

a. 胸肩峰动脉胸肌支；b. 上部血供区；c. 交通支；d. 下部血供区；e. 第 3 肋间动脉穿支及其肌支

虽然胸肩峰动脉的胸肌支是胸大肌皮瓣的血管蒂，但是实际上该血管并未进入胸大肌皮瓣的皮岛内，皮岛的血供主要来自胸大肌的次要供血来源即前肋间动脉的穿支。当胸大肌皮瓣翻起时，所有的肋间穿支血管都被切断，此时，胸肩峰动脉的胸肌支则成为皮岛的惟一血供来源，该血管通过其与第 4、5、6 肋间穿支血管间的吻合支达到对整个胸大肌皮瓣皮岛的供血。

（二）适应证

1. 修复口腔颌面、肩颈部及上肢皮肤软组织缺损。

2. 口腔及咽部洞穿性缺损时作为衬里，舌及食管等再造。

3. 胸大肌功能正常者，利用其转位术治疗小儿麻痹后遗症，臂丛神经损伤所致三角肌、肱二头肌瘫痪重建肩关节外展及屈曲肘关节功能。

4. 肌骨瓣或肌皮骨瓣用于修复下颌骨缺损，肱骨骨不连等，尤其伴有皮肤缺损者。

（三）手术方法

在设计胸大肌肌皮瓣时，应根据手术需要，在胸大肌的 3 个部分找出独立的主要血管神经束。如：锁骨部的血管神经束应是胸肩峰动脉的三角肌支及其伴行静脉和胸前外侧神经的锁骨支；胸肋部的血管神经束应是胸肩峰动脉及其伴行静脉和胸前外侧神经的上胸肌支；腹部的血管神经束应是胸肩峰动脉的胸肌支及其伴行静脉和胸前内侧神经。胸大肌表面覆盖的皮肤有许多肌皮穿支血管供应。这样，胸大肌的 3 个部分都可解剖分离出血管束，并可分别或联合切取 3 个部分的胸大肌皮瓣。临床上常用是胸大肌胸腹部皮瓣和胸大肌锁骨部皮瓣。

1. 胸大肌胸腹部皮瓣

（1）皮瓣设计：自肩峰至剑突画一连线 ab，自锁骨中点做垂直于 ab 的连线 cd，其交于点 o，cob 即为胸肩峰动脉的体表走行标志。以 cob 为中心轴，根据受区需要及所需蒂部长度，画出切取肌皮瓣的范围，其内侧可至胸骨旁，外侧可至腋前线，上至锁骨，下至肋骨边缘，足以满足颌面部及颈部的缺损所需修复的组织量（图 8-15），也可根据修复缺损的需要设计为不同蒂部进行转移（图 8-16）。

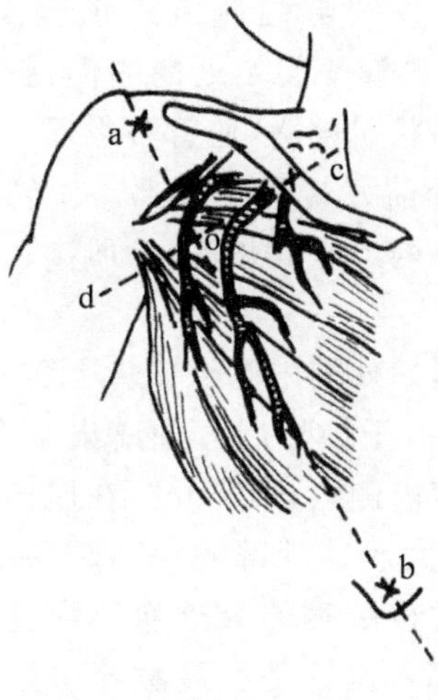

图 8-15　胸大肌皮瓣的设计

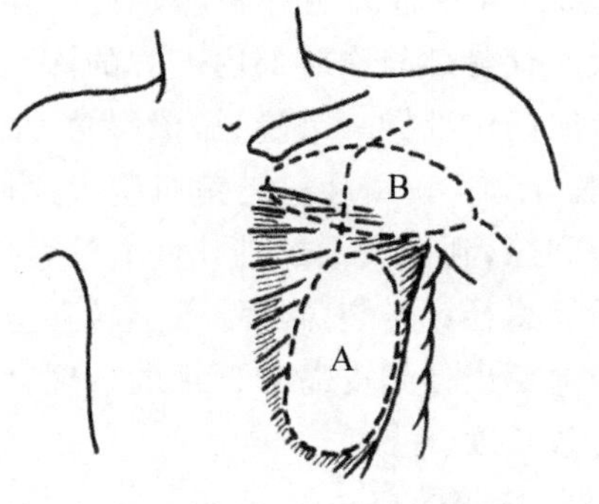

图 8-16　不同蒂的胸大肌皮瓣设计

（2）皮瓣切取：先沿血管轴的方向切开肌蒂部皮肤，于浅筋膜下向两侧分离 3～4cm，再沿皮瓣外侧缘切开皮肤和胸大肌全层，在胸固有筋膜深面分离肌皮瓣，将此筋膜连同其浅面的胸大肌一并掀起，然后于胸大肌深面向血管轴的两侧向上做钝性分离直至蒂部。翻开部分胸大肌，寻找位于其深面的血管神经束，确认血管神经束后，即可沿设计线切开皮瓣内缘皮肤和全层胸大肌，皮瓣掀起时，沿四周将肌肉与皮下组织暂时缝合，以免肌肉与皮肤组织因牵拉而滑脱，影响皮瓣血供。在肌皮瓣蒂部，于血管神经束两侧 2cm 平行切开肌肉，形成肌袖包绕血管神经束。如患侧行颈淋巴结清扫术，肌蒂可适当增宽，既可覆盖裸露的颈动脉又弥补了颈部外形上的缺陷。位于锁骨部深面的血管蒂不带有肌肉组织，其余部位的血管蒂带有宽约 3cm 的肌肉，这样便形成了带有肌肉血管蒂的岛状肌皮瓣。

皮瓣的转移有以下几种方式。

血管蒂起始处的内侧经锁骨上转移：岛状肌皮瓣制备完成后在胸大肌肌纤维附着于锁骨处分离出 1 个裂隙，该裂隙内侧点距锁胸关节 1cm，长 5cm。在肌肉血管蒂起始处的内侧，胸大肌锁骨部的深面转移岛状肌皮瓣，血管蒂以通过该裂隙的最近途径经锁骨前方转移至颈部。血管蒂由裂隙的穿出点到皮岛的近缘的长度，为肌肉血管蒂的有效长度。

血管蒂起始处的内侧经锁骨下转移：岛状肌皮瓣制备完成后，于锁骨后方分离出 1 个裂隙，内侧起于锁骨上窝内侧点，长 5cm。在肌肉血管蒂起始处的内侧，胸大肌锁骨部的深面转移岛状肌皮瓣，血管蒂以通过该裂隙的最近途径穿过裂隙经锁骨下转移至颈部。血管蒂在裂隙穿出处到皮岛的近缘的长度，为肌肉血管蒂的有效长度。

血管蒂起始处的外侧经锁骨上转移：岛状肌皮瓣制备完成后，在肌肉血管蒂起始处的外侧，皮瓣穿过胸大肌锁骨部与胸肋部内上方的深面转移，三角肌胸大肌间沟处做一个隧道，该裂隙上端起于锁骨下缘，长 5cm。皮瓣通过三角肌胸大肌间沟处形成的分裂间隙，到达头颈部；同时，血管蒂以通过该裂隙的最近途径穿过裂隙经锁骨上转移至颈都，血管蒂由裂隙穿出处到皮岛的近缘的长度，为肌肉血管蒂的有效长度。

2. 胸大肌锁骨部皮瓣（图 8-17）

（1）皮瓣设计：根据修复缺损需要划出肌皮瓣的范围，上界可达锁骨下缘，下界至腋皱襞平面，内界至胸骨旁，外界接近三角肌前缘。

（2）皮瓣切取：先从胸骨旁第 2 肋骨上缘开始，经锁骨下向外达胸大肌在肱骨的止点，做皮瓣上缘切口，将肌筋膜与皮瓣的皮缘缝合固定。沿头静脉将胸大肌与三角肌分开，静脉留于三角肌一侧。向上将胸大肌上缘游离到位于锁骨上的起点外侧，做骨膜下剥离，使其起点全部游离。在三角肌、胸大肌和锁骨之间的三角内，沿头静脉向上分离，在肌肉上缘即可见到胸肩峰动脉的胸肌支及其伴行静脉和胸前外侧神经，予妥善保护。切开皮瓣下缘，找出胸大肌锁骨部与胸肋部间的肌沟，顺肌纤维方向分离，将胸大肌锁骨部与胸壁及胸小肌分开，此时即已形成带血管神经蒂的胸大肌锁骨部肌皮瓣。肌皮瓣转移修复受区缺损，供瓣区可直接缝合或游离皮片移植修复。

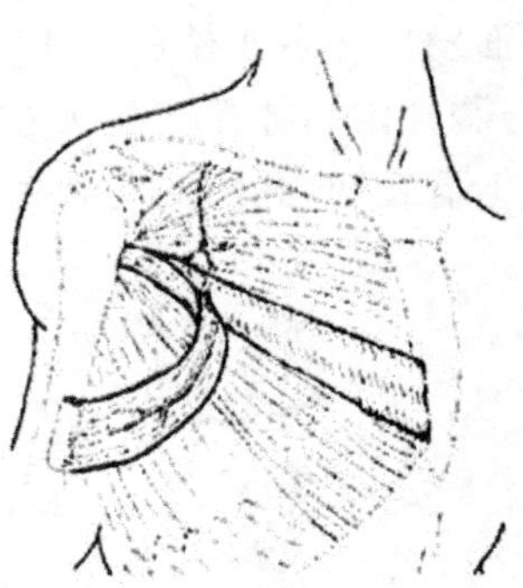

图 8-17　胸大肌骨部皮瓣

（3）全胸大肌皮瓣：以胸肩峰动脉的主干为蒂，可将胸大肌锁骨部及胸腹部合并形成全胸大肌皮瓣。其优点是可提供大面积的组织瓣，也可依据胸大肌血管神经的分布特点，制成几个指状的肌瓣加以利用，用于修复前臂肌群缺损有独到之处。缺点是供区缺损大、毁形明显且完全丧失胸大肌功能，临床应用较少。

（4）胸大肌胸肋部肌蒂骨（膜）瓣骨缺损：依次切开皮肤、皮下组织，显露胸大肌胸肋部起始附着处，钝性分离其上、下缘，用薄骨凿掀起胸骨外板，切开肋软骨骨膜，骨膜下分离，由内下至外上游离肌蒂，并仔细分离从胸肋部后方进入的包括胸肩峰动脉胸肌支及伴行静脉和胸外侧神经的神经血管束。受区准备妥当后，将肌骨（膜）瓣翻转 180°经皮下遂道至肱骨骨折处，胸骨块移植入骨缺损处，骨膜包绕骨折端，妥善固定。

（四）供区功能影响

胸大肌在上肢运动、呼吸运动，以及在胸部外形的塑造中均有很重要的作用，胸大肌锁骨部在肩关节内收与前屈运动时起主动作用。因此，术中对胸大肌锁骨部肌纤维的保护十分重要，胸大肌岛状肌皮瓣转移术中应避免损伤胸外侧神经锁骨部支和胸肋部支的上部分支，以避免剩余的胸大肌失去神经支配而丧失功能。胸大肌锁骨部肌腹较长，起止部位具有较大的宽度和厚度，从肌构筑学上具有提供较大的力量和速度的潜力，所以利用有限的一部分胸大肌而使胸大肌的上半部分的功能不被破坏，则可以保存胸大肌的一部分功能，切取胸大肌的一部分后，由于众多协同肌肉的作用，对臂的正常活动不致造成明显影响。

（展　望）

七、背阔肌肌皮瓣

背阔肌肌皮瓣（latissimus dorsi musculo cutaneous flap）是身体上可供游离移植或带蒂移植范围最广、功能最多的皮瓣之一。该供区可制成移植的皮瓣、肌皮瓣、肌瓣、骨肌皮瓣、分叶肌皮瓣、复合肌皮瓣或复合骨肌皮瓣以及管状肌皮瓣等，是整形外科最常选用的移植皮瓣的供区。Baudet（1976）首先报道了背阔肌肌皮瓣游离移植成功的经验。在笔者千余例游离皮瓣移植的临床病例中，应用了30多种皮瓣游离移植，而背阔肌肌皮瓣或肌瓣的移植几乎占病例总数的1/4。该供区优点多，如皮瓣血管分布恒定；供吻接的胸背动、静脉外径在1.5～2.0mm或以上，移植皮瓣的血管蒂可长达6～8cm，王炜（1989）将该供区制成血管神经蒂长达12～17.5cm的肌瓣供移植；可供移植的皮肤可达（8～23）cm×（20～40）cm。背阔肌肌皮瓣移植后供区功能障碍虽不明显，但该肌是脊柱的稳定平衡及臂内收内旋的肌肉，而且是呼吸的辅助肌肉，对某些功能不全的患者，此肌的存在是有意义的。因此，特别是在儿童时期，应用此肌皮瓣移植应慎重。

（一）应用解剖

背阔肌肌皮瓣是移植背阔肌及其表面的皮肤及皮下组织。胸背动、静脉是该皮瓣的供养血管；运动神经是与血管伴行的胸背神经。

1. 肌肉解剖　背阔肌是背部的一块扁平的范围宽阔的三角形肌肉，位于胸侧部及下半背部的皮下。背阔肌的起始部分的腱膜为腰背筋膜的后层，起于下部6个胸椎，全部腰椎及骶椎和棘上韧带，以及髂嵴的后部，其腱膜部分在季肋下部移行于肌腹部分，呈扇形向上，止于肱骨小结节及大圆肌前的结节间沟。背阔肌起于胸椎部分的腱膜为斜方肌所覆盖，背阔肌前缘下部与腹外斜肌及前锯肌交锁，中下部附着在前锯肌表面及下4根肋骨，背阔肌中部以上的前缘下方，为疏松的结缔组织，易于前锯肌分开，并构成腋后线的隆起，肌肉前缘向上只有疏松结缔组织与胸壁相连，并构成腋窝后壁，肌腹继续向上呈一束肌肉及肌腱，止于肱骨。背部背阔肌的上缘部分肌束起于肩胛下角。肌肉长约30cm，宽18～20cm（图8-18）。

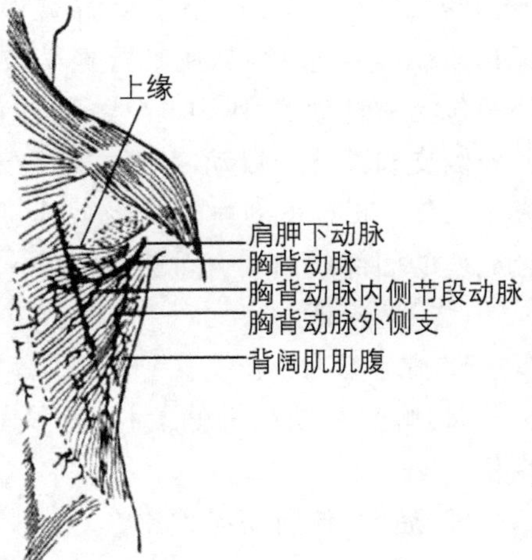

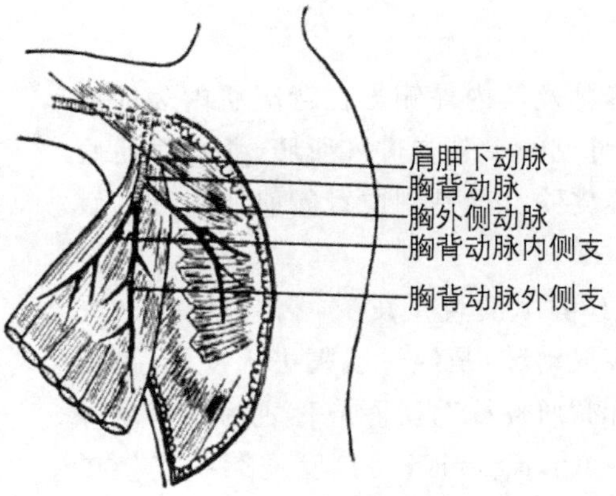

图8-18　背阔肌解剖

A. 背面观；B. 掀起背阔肌，其内侧壁的血管分布

2. 血管解剖

（1）胸背动脉及其伴行静脉：肩胛下动脉在腋动脉下方约3cm处分出旋肩胛动脉及胸背动脉2个终末支，胸背动脉的外径为1.6～2.7mm。有2条伴行静脉，外径3～4mm。

胸背动、静脉位于背阔肌的内表面肌膜下行

进，位于肌腹前缘后方 2～3cm 处下降。胸背动脉通常情况下分为外侧支及内侧支两大分支，分布于背阔肌的内侧或外侧，有时内、外侧支外径相似，有时内侧支偏大，但较多的是外侧支偏大。内侧支及外侧支各有 2～3 分支，在背阔肌肌腹中部的内表面的肌腹下前进，该血管称之为胸背动脉的节段动脉，及伴行的节段动静脉，构成背阔肌各独立又互相吻合的血供系统。笔者于 1983 年注意到此解剖特点，制成背阔肌分叶肌皮瓣移植，及 1986 年制成节段背阔肌游离移植(图 8-19)。

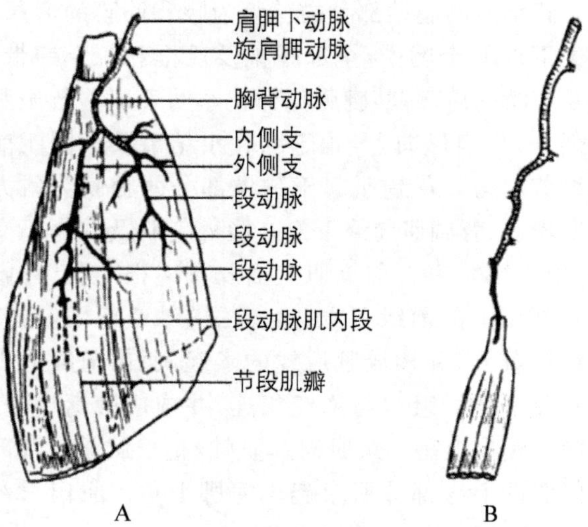

图 8-19　背阔肌节段肌瓣

A. 背阔肌胸背动脉及其段动脉分布；B. 背阔肌节段肌瓣

胸背动、静脉及其内外侧支在背阔肌内表面肌膜下有数十条可见的小分支进入肌腹，并穿过肌腹进入皮下，供养皮肤。这是制成背阔肌肌皮瓣的解剖基础。

(2)胸背动、静脉的直接皮支：胸背动、静脉尚有 2～3 支直接皮动脉，是经过肌腹进入皮肤，可被制成没有肌肉的"肌皮瓣"，实际应称之为胸背动脉皮瓣，供移植。Angrigiani(1995)发现第一直接皮支位于腋后壁下 8cm，背阔肌前缘后方 2～3cm 处，穿过肌腹进入皮肤，血管直径为 0.4～0.6mm。第 2 穿支位于第 1 穿支下方 2～3cm 处，直径在 0.2～0.5mm，有时还会有第 3 支直接皮动脉出现。

(3)胸背动、静脉的吻合支：背阔肌的胸背动、静脉，有分支与供养前锯肌、大圆肌、腹内斜肌、腹外斜肌、斜方肌、腹直肌的血管互相吻合。实质上是胸背动脉与胸外侧动脉、旋肩胛动脉、胸肩峰动脉、颈横动脉的降支、肋间动脉、腰动脉、腹壁上下动脉、旋髂浅深动脉、腹壁浅动脉的分布区所供养的皮肤、皮下组织、筋膜、腱膜组织及肌肉和骨组织之间有互相交叉的供养关系，这种血供结构使应用背阔肌肌皮瓣移植时，可联合上述动脉供养的组织块一并移植，构成范围更为广阔，种类更多的联合组织移植供区。

背阔肌还直接接受来自肋间动脉及腰动脉的供养，特别是第 9、10、11 肋间后动脉的外侧支及肋下动脉，这是外径较粗的皮动脉，有时可达 1mm 以上，可应用此动、静脉，制成吻合血管的侧腹壁游离皮瓣供移植。因此，以肋间后动脉的外侧支的穿出处为轴心，制成逆行旋转的背阔肌肌皮瓣，修复胸腹壁或乳房的组织缺损。

(4)胸背神经：背阔肌的支配神经是来自臂丛后索的胸背神经，在肩胛下肌表面下降，在胸长神经的后方，位于胸背动脉的后外侧，在背阔肌的内表面肌膜下方，与动、静脉紧紧伴行下降，胸背神经也同样分出内侧支及外侧支，内、外侧支又分出 2～3 支背阔肌节段神经，支配背阔肌各个部分。由于神经紧随动、静脉分布于肌肉内，因此，在手术过程中只要保护好动静脉不受损害，也可使神经受到保护，制成带血管神经的节段肌瓣供移植。

(5)血管神经蒂：胸背动、静脉及神经的起始部分，构成移植背阔肌的血管、神经蒂，在通常情况下，其蒂长为 5～8cm，易于供游离移植，应用节段背阔肌肌瓣移植时，其血管神经蒂较长，其血管神经蒂包括胸背动、静脉、神经主干，并包括其内侧支或外侧支和部分节段动、静脉、神经在内，因此可制成 12～17.5cm 长的血管神经蒂部，用于晚期面神经瘫痪的面部肌肉动力重建。

(二)适应证

1. 带蒂移植

(1)胸腹壁缺损的修复；压疮及骶尾部创伤的修复。

(2)屈肘、伸肘功能重建。

(3)面部、颈部皮肤及皮下组织缺损的修复。

(4)乳房再造。

(5)颈部或部分胸段食管缺损的再造(管状背阔肌肌皮瓣)。

(6)慢性脓胸空腔的充填。

2. 吻合血管的游离移植

(1)面、颈部肿瘤切除或外伤后皮肤缺损的修复。

(2)头皮撕脱伤等头皮皮肤缺损的修复。

(3)上、下肢或躯干部、皮肤皮下组织缺损的修复。

(4)肢体运动功能丧失的肌肉移植运动功能重建。

(5)脓胸、肢体慢性骨髓炎等无效腔的充填及治疗。

(6)咽、喉腔的再造或部分食管缺损的修复及再造等。

(7)面部瘫痪肌肉动力重建。

(8)骨肌皮瓣移植可用于面部、胸部、四肢的骨、皮肤缺损的修复。

(三)手术方法

1. 皮瓣或肌皮瓣的设计

(1)血管、神经的体表投影:于腋窝后壁下方,扪及背阔肌前缘,在背阔肌前缘后2.5cm处画一平行于背阔肌前缘的垂线,该线即是胸背动、静脉,神经及其外侧支的相对体表投影。

(2)后背阔肌肌皮瓣的设计:以背腰部皮肤为主要供区的背阔肌肌皮瓣,称之为后背阔肌肌皮瓣,这是最常选用的背阔肌肌皮瓣的术式。皮瓣主要部分位于背部。皮瓣设计如下:在腋窝下方2.5cm,与背阔肌前缘后方1.5～2.5cm垂直线的交叉处,设计点a,即胸背动、静脉及神经蒂的体表投影点,于骶髂关节上缘设计点b,ab 2点之间的弧形连线构成肌皮瓣的纵轴,根据受区的需要决定皮瓣的大小及形态。皮瓣的宽度在6～8cm,供区可拉拢缝合。皮瓣的设计宜略大于受区皮肤缺损范围,即增加1～2cm宽度及长度,在皮瓣纵轴两侧,用亚甲蓝绘出要切取皮瓣的范围,切取的范围可达15cm×35cm。该皮瓣多半用于游离移植,也可带蒂移植,用于修复胸腹壁组织缺损(图8-20)。

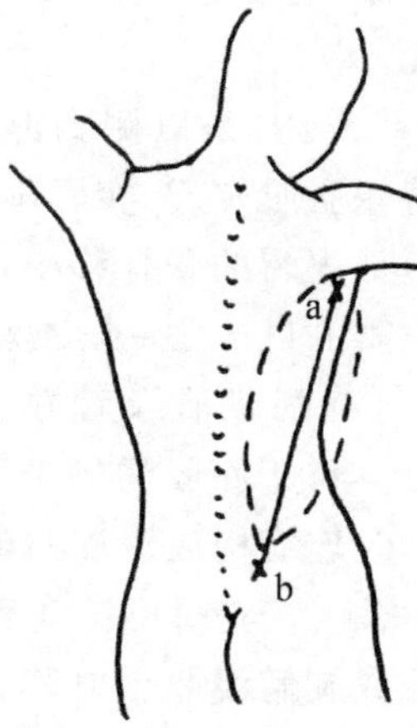

图8-20 后背阔肌肌皮瓣设计(ab轴饰设计皮瓣的纵轴)

(3)横行背阔肌肌皮瓣:是上半背部横行的背阔肌肌皮瓣,可用于乳房再造或胸壁缺损的再造。笔者(1990)利用此肌皮瓣制成管形背阔肌肌皮瓣,用于修复食管癌术后部分颈部胸部食管缺损的再造(图8-21)。该肌皮瓣的设计的点a如上所述,在腋窝下方2.5cm,背阔肌前缘后方1.5～2.5cm处,点b设计在肩胛下角下方3～5cm处,ab连线构成肌皮瓣的横轴并向脊柱中线延伸。根据受区需要,在横轴上下用亚甲蓝(美蓝)绘制出肌皮瓣切取范围及形态。

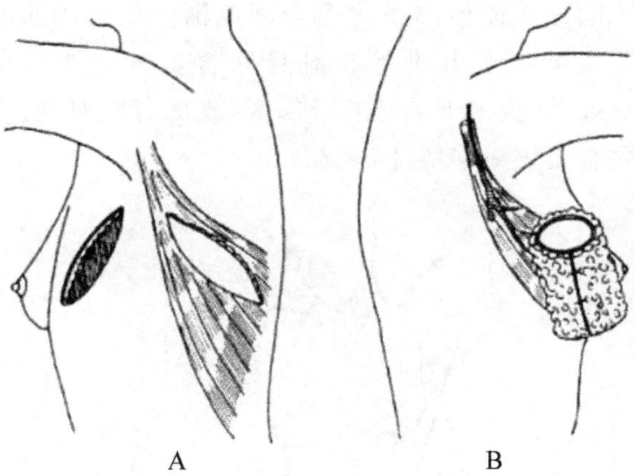

图8-21 横形背阔肌肌皮瓣

A. 用于乳房再造;B. 制成管形皮瓣,修复颈部食管缺损

(4)逆行背阔肌肌皮瓣:是以腰动脉或肋间后动脉为滋养血管,带蒂移植的背阔肌肌皮瓣移植,用于修复腹壁缺损或骶尾、髂区的压疮或其他原因造成的皮肤大范围缺损。皮瓣设计方法为以腋中线第10肋间设计点a,上述肌皮瓣设计的点a为本皮瓣的点b,即腋窝下方2.5cm,背阔肌前缘后1.5～2.5cm处,本皮瓣的点a,实际上不是一点,而是一个区域,即第9、10、11肋间及肋下动脉穿出的区域,ab连线构成该皮瓣的纵轴,肌皮瓣设计在皮瓣轴的两侧。先做蒂部血管探查,如果在腋中线与第9、10、11肋下交界处有外径在0.6～1.0mm的动脉发现,选择其中条件最好的血管作移植皮瓣的蒂部,即可制成长200倍、宽100倍于血管外径的皮瓣移植,而不会发生移植皮瓣坏死,即200D＝移植皮瓣的长,100D＝移植皮瓣的宽度(D＝血管外直径)。如外径1mm的血管蒂,可制成的移植皮瓣的

长度至少可达 20cm，宽度可达 10cm，移植后不会发生移植皮瓣坏死。

(5)前背阔肌肌皮瓣：是以侧胸部及侧腹壁的皮肤作为供区的背阔肌肌皮瓣，实际本肌皮瓣为背阔肌肌皮瓣及下腹部皮瓣的联合移植，可制成上身体上最大的游离皮瓣的供区之一，皮瓣的点 a 也是腋窝下方 2.5cm，与背阔肌前缘后方 1.5～2.5cm 垂直线交界处。点 b 位于腹股沟韧带下方 2.5cm，股动脉搏动处，点 ab 连线构成该皮瓣的纵轴，皮瓣设计在皮瓣轴的两侧，该皮瓣可游离移植，宜吻合胸背血管及腹壁浅或旋髂浅 2 套血管，也可制成带蒂移植，以胸背血管为蒂，或以腹壁浅或旋髂浅血管为蒂，进行旋转移植，为保证移植皮瓣全部成活，在蒂远端的皮瓣宜做血管吻接，很有经验的医师，在皮瓣制作及设计上做精确处理，皮瓣远端血管有时不吻接也能使移植皮瓣全部成活。前背阔肌肌皮瓣也可将点 b 设计在耻骨联合上方白线外侧 3cm 处，即腹壁下动脉的投影区，制成背阔肌、腹直肌联合肌皮瓣移植(图 8-22)。

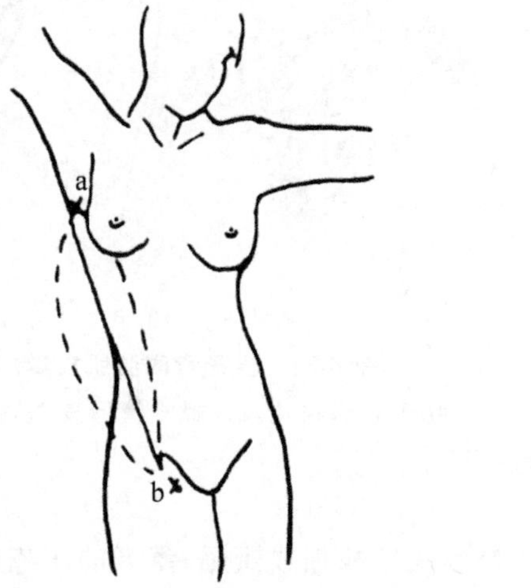

图 8-22 前背阔肌肌皮瓣设计(ab 轴是设计皮瓣的纵轴)

(6)分叶及节段背阔肌肌皮瓣：根据背阔肌的内在血管解剖，用一血管神经蒂制成 2 块或多块皮瓣或肌皮瓣移植，称之为串联皮瓣。背阔肌还可制成背阔肌节段肌瓣移植及节段分叶肌皮瓣移植做肌肉动力重建(见面神经瘫痪)(图 8-23)。

(7)联合背阔肌肌皮瓣：是背阔肌肌皮瓣与相邻近的皮瓣制成 1 块皮瓣移植或制成分段或分叶皮瓣进行移植。可以有一神经血管蒂，也可以是 2 个以上的血管神经蒂，在临床上可选择的联合背阔

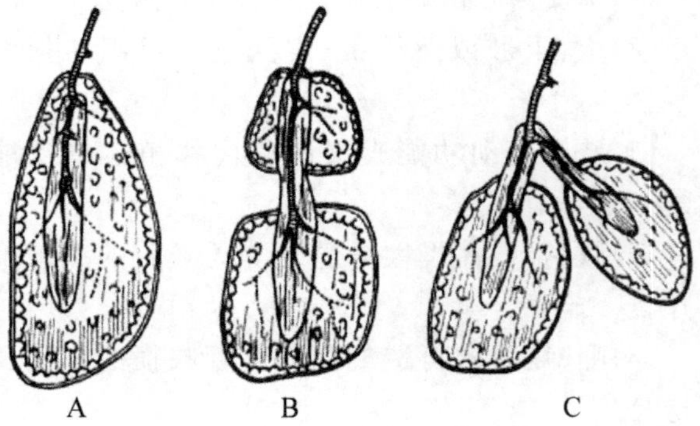

图 8-23 背阔肌节段肌皮瓣

A. 仅有肌束的背阔肌肌皮瓣；B. 串联背阔肌节段肌皮瓣；C. 分叶背阔肌节段肌皮瓣

肌肌皮瓣移植，即背阔肌肌皮瓣加肩胛旁皮瓣或肩胛骨皮瓣移植、背阔肌肌皮瓣加腹直肌肌皮瓣移植、背阔肌肌皮瓣加胸大肌肌皮瓣移植、背阔肌肌皮瓣加斜方肌肌皮瓣移植、背阔肌肌皮瓣加下腹壁皮瓣或骨皮瓣移植，以及背阔肌肌瓣加前锯肌肌瓣移植等。这些皮瓣的设计则根据不同的联合方式进行具体的设计(图 8-24)。

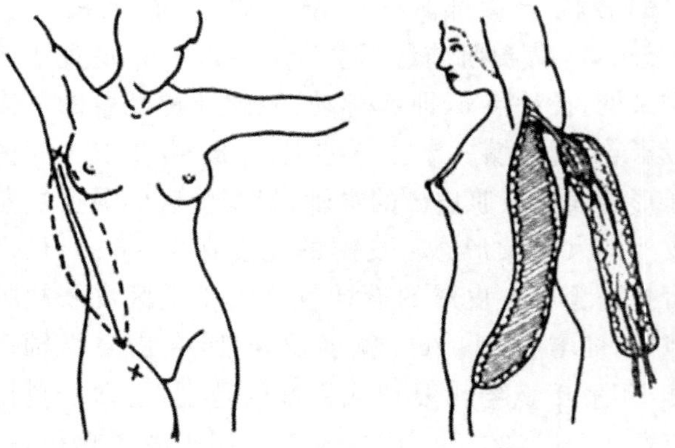

图 8-24 联合背阔肌肌皮瓣，与下腹壁皮瓣联合

(8)延伸背阔肌肌皮瓣：是一种后背阔肌肌皮瓣游离移植的术式，将后背阔肌肌皮瓣完全切取下来，在切断的胸背动、静脉间移植静脉，延长胸背动、静脉蒂部，使背阔肌肌皮瓣向远端延伸，以修复骶尾部、下腹部或髂股部皮肤缺损。

2. 肌皮瓣的切取

(1)体位：前或后或横行背阔肌肌皮瓣的切取宜采用侧卧位或半侧卧位，臂外展，前屈 90°，并屈肘，将肘及前臂固定在支架上(图 8-25)。

(2)血管探查：背阔肌肌皮瓣设计完成后，在肌

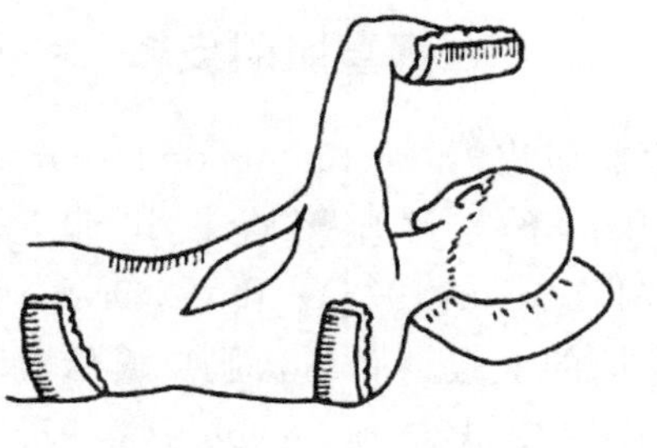

图 8-25 背阔肌肌皮瓣切取体位

皮瓣设计线的前上部，即背阔肌前缘，做 6～10cm 长的切口，切开皮肤，皮下组织，直达胸壁肌肉肌膜表面，暴露背阔肌前缘，用示指及中指在背阔肌前缘下方疏松结缔组织内做钝性分离，此间隙很疏松，当示指深入到背阔肌下 2～3cm 处，即可扪及胸背动脉的搏动，探清动脉搏动情况，通过触诊，手术医师了解胸背动脉的直径及走向，然后切取皮瓣。

(3)皮瓣切取方法及解剖层次：胸背动脉情况探明后，全层切开肌皮瓣设计线的前边缘，用电刀由远向近心端，由前向后在胸壁肌肉表面掀起背阔肌及其附着在表面的皮瓣，在季肋下方及腰筋膜区，背阔肌移行到腱膜，并与腹外斜肌起点交错在一起，此处宜用电刀边切开，边止血，减少术中出血。在第 9～11 肋间处有较为粗大的肋间后动脉的外侧支，后方有腰动脉，宜予以结扎。当肌皮瓣远端解剖完成后，再解剖胸背动脉血管神经蒂，如果有手术放大镜则可对胸背动脉、静脉做精细解剖，特别对瘦小的妇女或儿童，用手术放大镜解剖，使手术更为精确。结扎到大圆肌的血管及旋肩胛动脉，使移植的肌皮瓣有较长的血管、神经蒂。

待受区的血管、神经解剖完成后，即可切下肌皮瓣供移植。

如果是背阔肌皮瓣带蒂移植，则对血管、神经蒂不做精细解剖，保留肌肉止点，或切断肌点均可，根据需要而定。

联合肌皮瓣的切取方法：较为常用的联合肌皮瓣是背阔肌肌皮瓣加下腹壁皮瓣；背阔肌肌皮瓣加腹直肌肌皮瓣。患者采取半侧卧位，使切取肌皮瓣侧垫高。切取背阔肌肌皮瓣加下腹壁皮瓣游离移植时，先分离背阔肌肌皮瓣，分离胸背血管神经蒂，予以切断，结扎，并标记之，再向下腹部延伸切口，直达腹外斜肌表面，掀起下腹部皮瓣，待受区准备完成后，切断下腹壁皮瓣的血管蒂(腹壁浅或旋髂浅血管)，然后进行游离移植。

切取背阔肌肌皮瓣加腹直肌肌皮瓣时，可以先分离背阔肌肌皮瓣，也可先分离腹直肌肌皮瓣，为了保证这 2 块肌皮瓣能联合取下供移植，要特别注意保证好脐周的腹壁下动脉的穿支不受损害，为此，一侧脐周的腹直肌前鞘需包括在移植肌皮瓣之内。

八、小指展肌肌(皮)瓣

小指展肌肌皮瓣带有一支恒定的尺神经小指展肌分支。具有良好的动力功能，主要用于大鱼际肌瘫痪的功能重建，以恢复拇指的对掌功能。

虽然皮瓣面积不大，肌体体积小，但解剖结构恒定，操作简便，具有一定的临床使用价值。但该皮瓣切取后小指将失去外展功能。

(一)应用解剖

小指展肌起自豌豆骨和豆钩韧带，肌纤维斜向下内，止于第 5 近节指骨基底部的尺侧结节，恰好在侧副韧带附着处的远端。并且有一部分移行于小指的指背腱膜。小指展肌平均长 7.4cm，肌中部平均宽 1.7cm，厚 0.7cm。具有屈和外展小指的功能。肌肉血管神经来自尺动脉和尺神经深支，尺动脉在钩骨钩处位于尺神经的桡侧，发一深支与尺神经的小指展肌支伴行作为血管神经束，在钩骨下方平均 1.0cm 范围内进入小指展肌。其浅层皮肤除接受深层肌肉来的肌皮穿支外，另外直接从尺动脉发出的筋膜支平均 3.8 支，供应小鱼际区的皮肤。尺神经深支有 1～2 支。其中的 1 支在豆钩管内发出后直接进入该肌。根据解剖特点可单独形成肌瓣、皮瓣或肌皮瓣(图 8-26)。

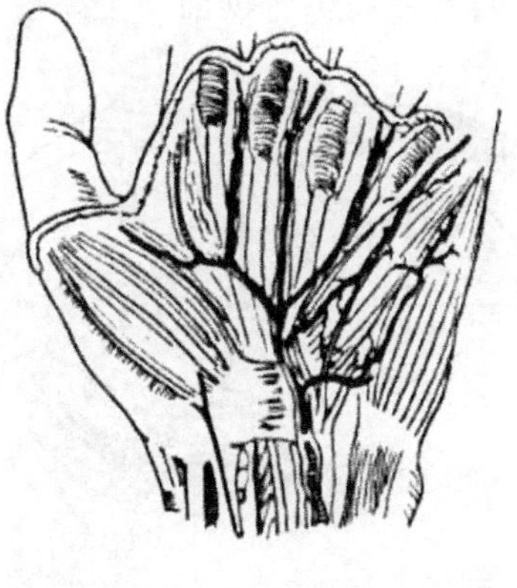

图 8-26 小指展肌瓣血管神经分布

(二)适应证

1. 小指展肌位于小鱼际区内侧的一块长肌，一般作为肌瓣转移重建拇指对掌或外展功能，或肌皮瓣转移，同时修复大鱼际区的软组织缺损。

2. 该皮瓣较长，转移后可以到达腕部及前臂下部，因此，前臂远侧的神经松解或神经瘤切除术后可提供一个良好的神经血管再生床，用于解除顽固性疼痛的神经瘤。

3. 对腕部放射性溃疡，屈肌腱的粘连等提供较好的修复材料。

(三)手术方法

1. *皮瓣设计* 根据受区皮肤软组织缺损的面积、距离在小鱼际区尺侧设计皮瓣，皮瓣的旋转轴位于钩骨钩处，单纯做肌瓣转移，在手掌尺侧缘做"S"形切口防止垂直瘢痕挛缩增生。

2. *皮瓣切取* 沿设计线做皮瓣一侧切口，切开皮肤、皮下组织至小鱼际筋膜，见到小指外展肌后将皮瓣缘与小鱼际筋膜暂时性固定，以防止皮瓣与小鱼际分离。尽量在靠远侧切断小指展肌腱性附着点，可以延长该肌的腱性部分。在屈小指短肌1cm处应仔细解剖寻找由深面入肌腹的血管神经蒂。为增加肌皮瓣转移幅度可游离起始部的血管、神经，动脉可逆行向上带上一段尺动脉，神经可借助显微镜做束间分离。最后做皮瓣近侧切口，形成血管神经蒂小指展肌肌皮瓣供游离移植用(图 8-27)。如重建拇指对掌功能，肌瓣起点保持在原来位置，在拇指掌指关节桡侧做 2.5～3.5cm 长的纵形切口，切开大鱼际筋膜后，暴露外展拇短肌的腱性部分和拇指背侧的伸腱装置，然后通过隧道将小指展肌引至鱼际隆起部并将远端的腱性部分固定在外展拇短肌及伸肌装置上，以达到拇指对掌或内收，外展的功能重建的目的。单纯肌瓣供区可直接缝合。肌皮瓣转移后供区创面用全厚皮片修复。

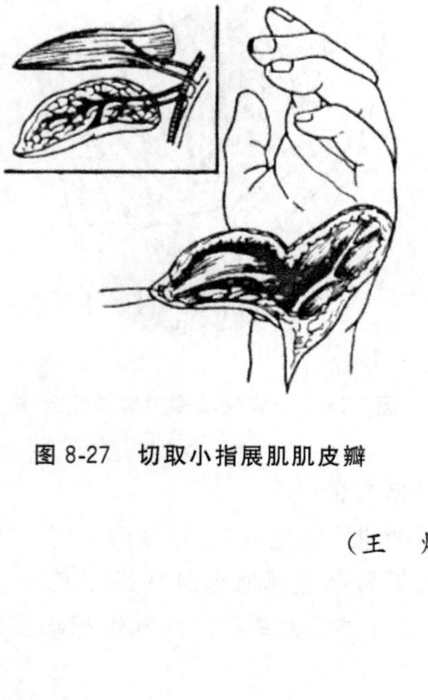

图 8-27 切取小指展肌肌皮瓣

(王 炜)

九、腹直肌肌皮瓣

腹直肌肌皮瓣(rectus abdominis musculo cutaneous flap)的转移应用始于 20 世纪 70 年代(Tai，1974；Brown，1975)。随后，Drever(1977)报道垂直方向的上腹直肌岛状肌皮瓣修复乳房下瘢痕切除后的皮肤缺损，Robbins(1979)、Drever(1981)对这一技术加以改进用于乳房再造。Hartrampf(1982)应用单侧腹直肌为蒂携带下腹部大块的皮肤脂肪瓣(下腹部横行腹直肌肌皮瓣，称TRAM 皮瓣)行单侧乳房再造获得成功。这种方法不仅能为乳房再造提供足够体积的软组织，而且切除了腹部过多的皮肤和皮下脂肪，起到腹部整形的效果，因而日益受到人们的重视。Taylor(1981)对腹直肌及腹壁血供进行了解剖学研究，发现腹壁下动脉在脐旁有较粗大的穿支供养脐旁皮肤，通过对腹壁下血管及其脐旁穿支解剖分离技术的改进，将腹壁下血管为蒂的腹直肌肌皮瓣改造成血管蒂包含部分肌袖的皮瓣，称之为脐旁皮瓣。Koshima和 Soeda(1989)报道了腹壁下动脉穿支皮瓣(DIEP皮瓣)的应用。DIEP 皮瓣是对传统 TRAM 皮瓣的改良，将腹壁下动脉穿支从腹直肌中分离出来，形成脐旁由一个肌皮穿支血管供养且仅包含皮肤和皮下脂肪的岛状皮瓣。脐旁皮瓣、DIEP 皮瓣带蒂转移或吻合血管游离移植，不仅拓宽了该组织瓣对组织器官缺损畸形进行修复与重建的范围，而且可减少腹直肌和腹直肌鞘的缺损，使腹壁疝、腹壁膨出、腹壁薄弱等并发症得到很大降低。

(一)应用解剖

腹直肌位于腹壁正中线两侧，中间被腹白线分隔，前后被腹直肌鞘包裹，上端附着于剑突前面及第 5～7 肋软骨，下端附着于耻骨嵴以下的耻骨体前面。腹直肌的前面借腱划与腹直肌鞘前壁紧密相连，腱划多为 3 个，位于脐平面以上，少数第 3 腱划位于脐平面之下。中国成年人腹直肌平均长30cm，上宽下窄，上段宽约 7cm，下段宽约 2cm。腹直肌鞘后壁的下部有明显的半环线，其体表投影相当于脐耻间距下中 1/3 交点平面的上、下 1cm 范围内。半环线以下无腹直肌鞘后壁。

腹直肌肌皮瓣血供主要来自腹壁上、下动脉。腹壁上动脉为胸廓内动脉的直接延续，经胸肋三角下达腹直肌，在腹直肌后穿入肌质内，于脐附近与腹壁下动脉的分支吻合。腹壁上动脉的起点平第 6 肋间隙，或平第 7 肋软骨或其下缘，血管起点至肌门平均长 46mm，动脉外径为 2.1mm，伴行静脉 2 条，外径 2.8mm。腹壁下动脉约于腹股沟韧带上方 1cm 处发自髂外动脉的内侧壁，在腹股沟韧带内 2/5 与外 3/5 交界处，于腹横筋膜后向内上方斜行，越过腹直肌外侧缘后在肌后方上升，于半环线的前方进入腹直肌鞘内，在腹直肌鞘后叶与肌质之间上行，至脐旁附近形成终末支，并与腹壁上动脉及肋间外侧动脉皮支吻合。据 Moon(1988)报道，半环线以上腹壁下动脉与腹壁上动脉的吻合形式有 3 种类型。Ⅰ型：腹壁下动脉以 1 支主要肌内动脉上行与腹壁上动脉吻合；Ⅱ型：腹壁下动脉约于半环线处以 2 支肌内动脉与腹壁上动脉吻合；Ⅲ型：腹壁下动脉以 3 支肌内动脉与腹壁上动脉吻合。腹壁下动脉于每侧腹直肌鞘的前面均有排列较为整齐的内、外 2 组穿支，内侧穿支管径较小，行程较短，供养腹直肌前面的皮肤；外侧穿支多从腹直肌鞘中 1/3 部穿出，呈放射状斜向外上方经浅筋膜到皮下，供养腹前外侧皮肤。在这些穿支中，以脐旁穿支较粗，一般有 2～3 支，其中有 1 支最为粗大，多从腱划处穿出前鞘进入皮下，称为脐旁皮动脉，是脐旁皮瓣的主要供养血管，其外径为 0.2～0.8mm。该动脉走向与肋骨平行，指向肩胛骨下角。腹壁下动脉起始直径平均为 3.4mm，伴行静脉 2 条，直径平均为 2.5mm(图 8-28)。

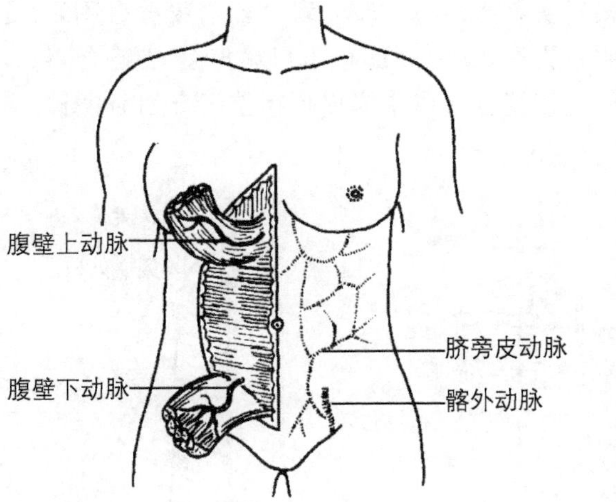

图 8-28　腹直肌血供

(二)适应证

1. 乳房缺损畸形的修复与再造。乳房因良性肿瘤切除或恶性肿瘤如乳房癌根治术后，一侧乳房缺损、胸壁畸形，选用 TRAM 皮瓣带蒂转移或 DIEP 皮瓣吻合血管移植进行修复与再造。

2. 胸壁缺损畸形的修复与再造。以腹壁上血管为蒂的腹直肌肌皮瓣用于创伤、肿瘤切除、放射性损伤等所致胸壁皮肤软组织缺损的修复及胸腔手术后感染或胸骨骨髓炎的治疗等。由于腹直肌肌皮瓣有良好的血供，可提供皮瓣的面积及组织量大，因此，胸壁病变切除范围较少受修复所需皮瓣大小的限制，有利于彻底切除病灶。

3. 食管缺损的再造。以腹壁上动脉为蒂的腹直肌肌皮瓣和胸三角皮瓣联合构成胸壁外皮管，用于颈、胸段食管缺损的再造。

4. 会阴部组织器官缺损的修复与再造。以腹壁下血管为蒂的腹直肌肌皮瓣可带蒂转移，用于髂、腹、腹股沟、股部中上段皮肤软组织缺损的修复。经改造设计成的脐旁皮瓣，用于会阴部器官如阴茎、阴道、阴囊等的再造。

5. 以腹壁上动脉为蒂的腹直肌肌皮瓣及以腹壁下动脉为蒂的脐旁皮瓣，均可作为游离组织瓣吻合血管远位移植用于头面部、四肢软组织缺损的修复，也可作为腹直肌前鞘皮瓣游离移植，用于跟腱-皮肤缺损的一期修复重建等。

(三)手术方法及步骤

以腹壁上血管为蒂的腹直肌肌皮瓣最常用于乳房再造及胸壁缺损的修复。其设计形式常可分为 4 个类型，即垂直腹直肌肌皮瓣、横形上腹直肌肌皮瓣、横形下腹直肌肌皮瓣及“L”形腹直肌肌皮瓣(图 8-29)。

1. TRAM 皮瓣、DIEP 皮瓣乳房再造的设计及切取方法参见相关章节。

2. 本节以腹壁下血管为蒂的脐旁皮瓣行阴茎再造为例，描述设计及切取的手术方法。

(1)脐旁皮瓣设计：以脐下 3cm、旁开腹中线 2cm 为起点，该点至肩胛骨下角为轴线设计皮瓣。皮瓣由 a、b、c 3 个部分构成，皮瓣 a 形成尿道，皮瓣 b 形成阴茎体，皮瓣 c 作为再造阴茎的蒂瓣(图 8-30)。

(2)手术步骤：硬膜外麻醉，取平仰卧位。先在 ab 邻接处切除 1 条 10cm×0.5cm 表皮和真皮。然后全层切开皮瓣外侧部分皮肤至腹外斜肌腱膜浅面，向脐掀起皮瓣。在距腹直肌鞘外侧缘 1～2cm 处，可见 2～3 支较粗大的脐旁穿支进入皮瓣。选用最粗大的 1～2 支作为皮瓣的轴形血管加以保护，注意务必包含脐旁皮动脉。按设计将整个皮瓣及脐下腹正中切口切开，显露腹直肌前鞘。然后在选用的穿支旁开 1～2cm 处，梭形切开前鞘并向下延长切口，在腹直肌与后鞘之间显露腹壁下动、静

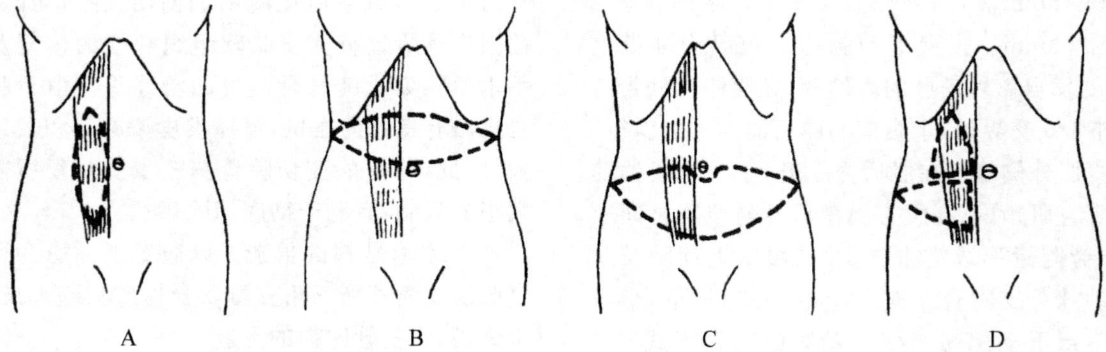

图 8-29　腹直肌肌皮瓣设计类型

A. 垂直腹直肌肌皮瓣；B. 横形上腹直肌肌皮瓣；C. 横形下腹直肌肌皮瓣；D."L"形腹直肌肌皮瓣

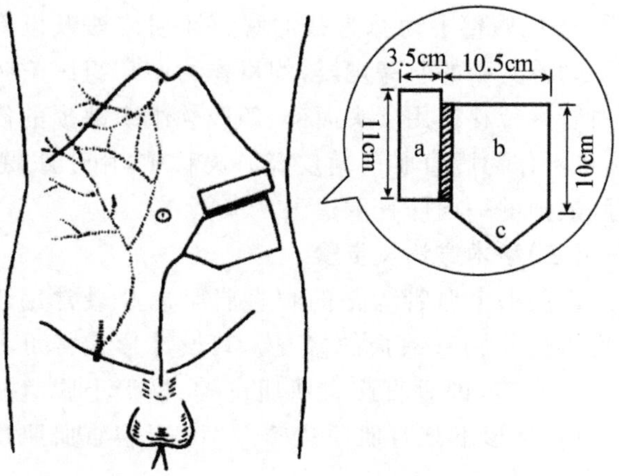

图 8-30　脐旁皮瓣阴茎再造设计

脉，并循血管向髂外动脉始发点追溯解剖，直至所需血管蒂的长度。注意，在脐旁穿支穿出腹直肌及前鞘处，解剖该段血管蒂且带肌袖 1～2cm，以免损伤血管蒂。至此形成以腹壁下血管及其脐旁穿支为蒂的岛状脐旁皮瓣，将其转移至再造阴茎受区。皮瓣 a 皮面朝里，间断皮内缝合卷成尿道，皮瓣 b 皮面朝外，包绕尿道间断缝合形成阴茎体，两皮瓣间植入肋软骨或硅胶棒作为支撑物。在距原尿道外口 1cm 处环形切开皮肤及皮下组织，两侧切缘略做皮下分离。其内侧切缘与再造尿道近端切缘以皮内缝合吻接尿道，再造尿道远端切缘与阴茎体远端切缘缝合形成新的尿道外口。将支撑物近端与残留阴茎海绵体或耻骨联合前筋膜缝合固定，完成阴茎再造。腹直肌鞘切口以"8"字法缝合，供皮瓣区直接缝合或以中厚皮片移植闭合创面(图 8-31)。

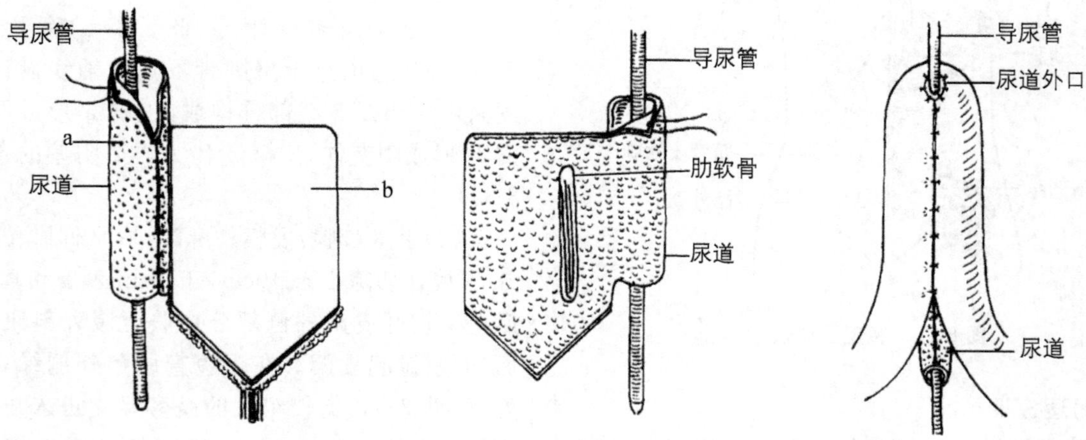

图 8-31　阴茎成形术

A. 尿道成形；B. 支撑组织置入；C. 阴茎体成形

(四)注意事项

1. 以腹壁上动脉为轴心动脉的一侧腹直肌携带上腹部横行腹直肌皮瓣时，同侧非腹直肌表面的皮肤组织血供，可由腹壁上动脉的分支上腹壁浅动脉、肌皮穿支与外侧肋间动脉分支的交通吻合支供应，而超过中线的对侧皮肤组织血供仅来自其真皮下血管网。因此，上腹横行腹直肌肌皮瓣的对侧皮肤组织切取范围，以不超过对侧腹直肌外缘为宜。在下腹部形成横行腹直肌肌皮瓣时，其超过中线的皮瓣远侧部分血供亦较贫乏，术后该部极易发生坏死，术中如发现局部血供不良，应果断予以修剪。

2. TRAM皮瓣用于乳腺癌术后乳房再造及胸壁瘢痕或缺损修复时，有单蒂、双蒂腹直肌肌皮瓣转移2种方式。单蒂法通常选择对侧腹直肌为蒂，其优点是可避免患侧因术后放疗对血管造成的损伤而影响肌皮瓣的血供，增大肌蒂的旋转角度，避免扭曲和张力过大，切取肌皮瓣后对腹壁抗腹压作用削弱程度较轻；缺点是肌皮瓣最远端(Ⅳ区)的血供常难以保障。双蒂法由于有两侧腹壁上动脉供血，因此能保障整个肌皮瓣的血供；其缺点是肌皮瓣在转移过程中的旋转角度和灵活性均会受到一定限制，扭曲程度及张力相对较大，且切取肌皮瓣后下腹壁薄弱显著。

3. 腹壁半环线以下无后鞘组织，切取腹直肌肌皮瓣后腹壁薄弱，特别在采用双蒂法的病例尤为显著，术后容易发生腹壁疝和腹壁膨出。术中必须对保留的前鞘采用加强缝合整形或用生物材料补片修补，以减少并发症的发生。

4. 应用DIEP皮瓣移植术前使用多普勒或双向扫描探测确定穿支血管的位置和大小。术中先做皮瓣紧靠创面侧的有限切口将皮瓣向一侧提起，寻找主要的穿支血管。根据穿支血管具体情况，再将皮瓣进行调整。在发现更大的穿支血管前，保留每一个出现的穿支血管，在遇到一个更大的穿支血管后，才切断电凝先前遇到的小穿支血管。选用最好的穿支血管(通常为脐旁皮动脉)，直径越大越好(直径应>1mm)。

5. 在形成肌皮瓣过程中，随时注意防止皮肤组织与肌肉分离。一旦损伤肌皮穿支，将导致肌皮瓣的皮肤组织坏死。

(江　华　林子豪)

十、臀大肌肌皮瓣

自从Minami等(1977)报道臀大肌肌皮瓣(glutaeus maximus musculo cutaneous flap)修复骶骨、坐骨及股骨大转子压疮及Fujino(1975)采用吻合血管的臀大肌肌皮瓣移植乳房再造成功以来，国内外学者对臀大肌肌皮瓣的解剖学研究及其临床应用均有较多报道。Sato(1976)、徐达传(1981)对臀大肌的应用解剖进行了详细的研究，为临床提供了重要的资料。Bruining(1981)介绍臀大肌肌瓣重建肛门括约功能取得满意效果。Hilton(1979)提出臀大肌可分别以臀上动脉及臀下动脉为蒂，形成臀大肌上部肌皮瓣及臀大肌下部肌皮瓣供做移植，从而提高了该肌皮瓣应用的灵活性。由于臀大肌肌皮瓣血供丰富，可提供的组织量大，且有2套主要滋养血管，可独立切取上部肌皮瓣和下部肌皮瓣，故临床上应用比较广泛。

(一)应用解剖

臀大肌为四方形强大的扁厚肌，内侧缘以较宽的短腱起自髂骨臀后线及其骨面、骶骨下部的后面和尾骨的背面，以及骶结节韧带和腰背筋膜等处。肌纤维向外下方斜行，分为上半部肌纤维束和下半部肌纤维束。上半部肌纤维束越过大转子，以腱膜连续于髂胫束，下半部肌纤维束以厚腱板止于股骨臀肌粗隆。臀大肌的主要滋养血管为臀上动脉和臀下动脉。臀上动脉出梨状肌上孔分成深、浅2支，深支在臀中肌深面分支供养臀中肌、臀小肌等；浅支在梨状肌上缘和臀中肌后缘之间浅出，在臀大肌深面分支入肌，主要供养中上部臀大肌、髂嵴后部及邻近的皮肤，并有分支与臀下动脉吻合。浅支动脉出梨状肌上孔处外径为3mm，伴行静脉1～2支，外径略粗于动脉。臀下动脉是髂内动脉前干终末支之一，出梨状肌下孔后行向外下方，发出分支至臀大肌中下部。臀下动脉穿出点的表面投影在髂嵴与坐骨结节之间垂直连线的下1/3与中1/3交点处的内侧。动脉穿出处外径为3.5mm，伴行静脉多为2条，外径粗于动脉。臀大肌受臀下神经支配，臀下神经在臀下动脉内侧出坐骨大孔，后与臀下动脉伴行，经梨状肌下孔伴行血管入肌(图8-32)。

(二)适应证

1. 带蒂肌皮瓣转移可用于修复邻近部位皮肤肌肉软组织缺损及治疗骶尾部、坐骨结节、股骨大转子区压疮。

2. 双侧臀大肌肌瓣带蒂转移可用于肛门括约功能的重建。

3. 吻合血管肌皮瓣游离移植可用于乳房癌切

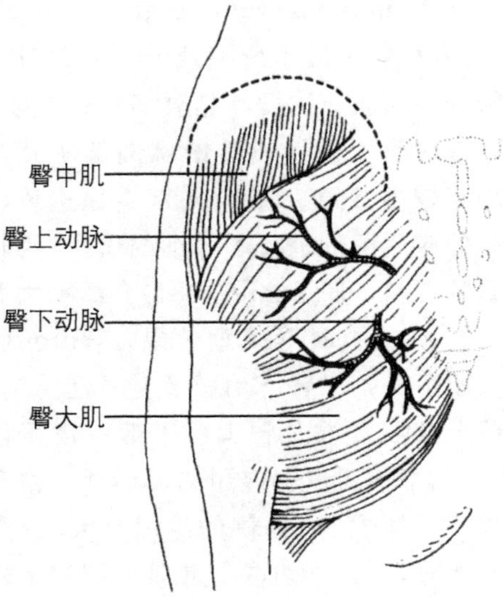

图 8-32　臀大肌血供

除术后乳房再造等。

(三)手术方法及步骤

1. 臀大肌上部肌皮瓣　以髂后上棘与股骨大转子尖端的连线为纵轴设计皮瓣。该线相当于臀上动脉走行的体表投影，其上、中 1/3 交界处相当于臀上动脉出梨状肌上孔处，作为肌皮瓣旋转轴点。按设计先做皮瓣外上方切口，在髂后上棘与股骨大转子连线上寻找臀大肌和臀中肌间隙，钝性分离两肌之间的疏松结缔组织，掀起臀大肌即能见到走行于肌肉深面的臀上动脉浅支，应加以保护。在臀大肌深面向远侧钝性分离至与髂胫束移行部，做远侧肌皮瓣切口，切开皮肤及臀大肌移行部。根据血管走行情况做内侧切口，切开皮肤、筋膜，分离臀大肌，由远而近掀起肌皮瓣至臀上动脉浅支的血管神经蒂部。最后切断臀大肌的内侧附着部，形成臀上动脉浅支为蒂的肌皮瓣，即可供岛状转移。如做成游离肌皮瓣，则循浅支解剖一段血管蒂，于适当部位断蒂即可供吻合血管远位移植。

2. 臀大肌下部肌皮瓣　在髂嵴与坐骨结节连线的中、下 1/3 交点处稍内侧，距髂嵴约 12cm，距坐骨结节约 5cm，此点相当于臀下动脉出梨状肌下孔处。以骶骨中部至股骨大转子连线为纵轴设计皮瓣，上界为髂后下棘至大粗隆之间的连线，下界平臀沟，外至大粗隆，内至髂后下棘垂直线。在皮瓣上界切口至大粗隆处垂直纵行切开皮肤及筋膜，钝性分离臀大肌，在梨状肌下缘解剖臀下血管束及臀下神经，并加以保护。按设计由外向内切开皮肤、筋膜，切断臀大肌下部在各部的附着处，掀起以臀下血管神经为蒂的臀大肌下部肌皮瓣，供岛状转移。如沿血管神经走行解剖一段蒂并在适当部位离断，即可供吻合血管神经游离移植。

3. 全臀大肌肌皮瓣　沿臀大肌边缘设计皮瓣。按设计线切开皮肤、皮下组织及外侧的阔筋膜，显露臀大肌外缘。切断外下方臀大肌的肌腱部，于臀大肌深面钝性分离臀大肌、臀中肌间隙，由下向上掀起肌皮瓣，直至找到臀上血管束及臀下血管束。游离出臀大肌在骶骨的附着处并切断之，形成以臀上、臀下血管为蒂的全臀大肌肌皮瓣，即可做岛状转移。如同时保留 2 套血管束影响肌皮瓣的旋转，可结扎切断臀上血管，仍能保证全臀大肌肌皮瓣的血供。如需游离移植，可将 2 条供养血管各解剖一段，根据受区情况选择 1 个血管蒂或 2 个血管蒂，在适当部位断蒂即可供吻合血管远位移植。

(四)注意事项

1. 术中应严格按解剖层次切取肌皮瓣，臀大肌与臀中肌之间为一层疏松结缔组织，在此间隙内很容易将两者分离，不易损伤营养血管，出血也少。

2. 切取肌皮瓣带蒂转移时，应小心分离臀上动脉浅支，术中不宜暴露臀上动脉主干，以免损伤造成难以控制的出血。

(江　华　林子豪)

十一、股直肌肌皮瓣

Tamai(1970)、陈中伟(1973)首先应用吻合血管神经的方法，用狗做了股直肌游离移植的动物实验并获得成功。以后，McCraw(1977)、Ger(1983)分别在临床应用股直肌肌皮瓣、肌瓣带蒂转移修复腹壁缺损。Badran(1980)报道用吻合血管神经的股直肌肌皮瓣(rectus femoris musculo cutaneous flap)游离移植治疗前臂 Volkmann 挛缩均获满意效果。国内外学者如陶永松(1980)、王启华(1981)、Angrigrani(1982)均报道了股直肌血供的解剖学研究结果，为股直肌肌皮瓣移植的临床应用提供了重要依据。股直肌肌皮瓣血管神经蒂位置恒定，解剖变异少，只要保留 1 条主要的血管蒂即可保障血供，血管蒂外径适于吻合，既可带蒂转移，也适于做吻合血管神经游离移植，用于创面修复及肌肉功能的重建。但切取肌皮瓣后会在不同程度上影响伸膝屈髋功能，因此不作为首选应用。

(一)应用解剖

股直肌是双羽状肌，属于股四头肌的一部分，位于股前部正中，以腱性直头与反折头分别起于髂前下棘和髋臼上缘。两头合并向下移行为肌质，然后缩成窄而厚的腱与股内、外侧肌及股中间肌融合成总腱，附着于髌骨上缘和侧缘，向下延续为髌韧带止于胫骨粗隆。股直肌的主要滋养血管为旋股外侧动脉降支的股直肌支，血管沿股直肌内侧缘下降，于髂前上棘下方约 16cm 处入肌，肌外长度约 4cm，外径 2.5mm，伴行静脉 1 条，外径为 3.4mm。供养股直肌的血管尚有来自股动脉、股深动脉、旋股外侧动脉升支和横支 4 组血管的分支，多在肌肉深面入肌。支配股直肌的神经为股神经的股直肌支，与血管伴行入肌(图 8-33)。

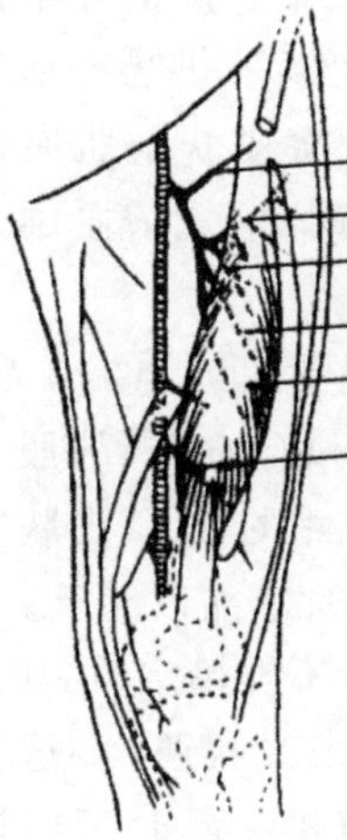

图 8-33　股直肌血供

(二)适应证

1. 带蒂股直肌肌瓣、肌皮瓣转移，用于耻骨联合、同侧股骨大转子及邻近部位因外伤、肿瘤、放射性溃疡、压疮等病灶切除后创面的修复。

2. 一侧或双侧股直肌肌皮瓣、肌瓣转移可用于腹壁巨大缺损的修复和腹壁疝的修补。

3. 吻合血管神经游离移植，可用于四肢皮肤肌肉软组织缺损的修复及前臂伸屈功能的重建。

(三)手术方法及步骤

以髂前上棘至髌骨中点连线为纵轴，腹股沟韧带中点下方约 8cm 处为旋转轴点设计皮瓣，外界为股外侧肌的内缘，内界为股内侧肌和缝匠肌的外缘，远端达腱止点。先做皮瓣外侧切口，切开皮肤直达肌膜，钝性分离股直肌与股外侧肌间隙，向外牵开股外侧肌，结扎切断股直肌外侧缘深面进入股直肌的小血管，在股直肌深面向远侧和内侧钝性分离直至肌皮瓣远侧和内侧缘。在皮瓣远侧切断股直肌腱并与股内、外侧肌分开。做皮瓣内侧皮肤切口，由远端向近端切取，掀起肌皮瓣，直至腹股沟韧带下约 8cm 处股直肌主要的血管神经束入肌部位。做肌皮瓣近端切口，并切断股直肌形成只保留血管神经蒂的肌皮瓣，供岛状转移修复邻近部位创面。如做游离肌皮瓣移植，则需循降支血管向旋股外侧血管起始部解剖血管神经蒂，结扎切断升支，于旋股外侧血管起始部、股神经的股直肌主干处切断血管神经蒂，供吻合血管神经远位移植。

(四)注意事项

1. 股直肌营养血管约在肌肉中、上 1/3 深面内侧进入，由远而近切取肌皮瓣不易损伤血管蒂。

2. 股直肌与股内侧肌、股外侧肌联系虽不紧密，但要仔细辨认。股内侧肌、股外侧肌纤维为斜行走向股中线，而股直肌为纵行走向，两者联合处有 1 条脂肪线，在此间隙内分离，出血较少。

3. 股直肌的主要营养血管为旋股外侧动脉的降支，若以旋股外侧动脉升支和横支(水平支)为蒂修复腹壁缺损时，在切断主要营养血管前，应先做血管蒂阻断试验，以观察皮瓣远端的血供。

4. 游离肌皮瓣移植时，血管蒂要分离到旋股外侧动脉起始处以增加血管蒂长度和血管口径。注意仔细结扎分支血管。

(江　华　林子豪)

十二、股薄肌肌皮瓣

Pickrell(1952)报道股薄肌肌瓣带蒂转移重建肛门括约功能取得良好效果。Harii(1974、1976)先后报道了吻合血管的股薄肌肌皮瓣(gracilis musculo cutaneous flap)游离移植修复皮肤软组织缺损和吻合血管神经的股薄肌肌瓣游离移植治疗晚期面瘫均获得成功。McCraw(1976)首先报道应用股薄肌肌皮瓣再造阴道。朱盛修(1977)采用吻合血管神经的股薄肌肌皮瓣移植重建前臂屈肌功能也获得比较满意的效果。由于此肌皮瓣有较长的血管蒂，血管外径较粗，可携带神经移植，切取后对肢体功能影响不大等优点，因而临床应用较广。

(一)应用解剖

股薄肌为一条扁长带状肌，位于股内侧皮下，长收肌内侧，位置表浅。上端以扁平宽腱起自耻骨下支前面的闭孔前缘，向下逐渐变窄，经股骨内侧髁后方以腱索在缝匠肌止点的后方止于胫骨粗隆内侧面。股薄肌的主要营养血管为发自股深动脉的分支，血管自股深动脉发出后，斜向内下经内收长、短肌之间走行，于股薄肌中上 1/3 处(相当于耻骨结节下方约 8cm)由肌肉深面入肌。血管入肌后在肌内纵行向下走行，沿途发出 3～5 支肌皮动脉穿过筋膜滋养浅层皮下组织和皮肤。动脉起始处外径约 2.3mm，肌外血管蒂长约 6cm。2 条静脉与动脉伴行入肌。此外，旋股内侧动脉及腘动脉均有分支供养股薄肌。支配股薄肌的神经为闭孔神经前支，经长收肌深面至股薄肌上 1/3 处入肌，支配肌肉运动功能及皮肤感觉。股薄肌远端浅层有缝匠肌斜行通过，该处股薄肌无肌皮动脉发出，因此，可切取皮瓣的范围仅限于股薄肌上 2/3 部分皮肤(图 8-34)。

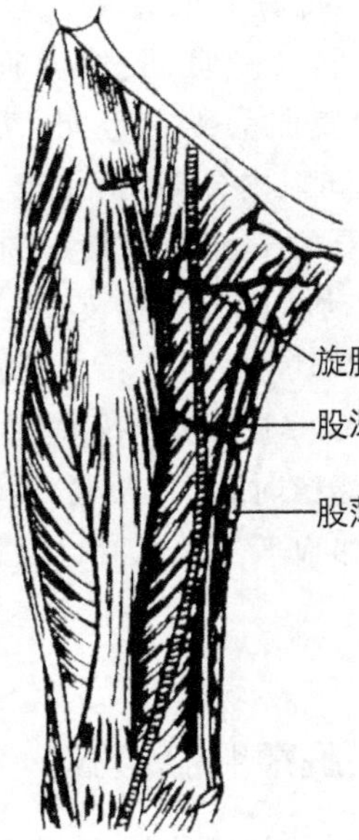

图 8-34　股薄肌血供

(二)适应证

1. 带蒂肌皮瓣转移可修复同侧腹股沟、会阴和骶尾部创面，治疗骶尾部、坐骨结节部压疮。

2. 带蒂股薄肌肌皮瓣转移可用于阴茎再造和阴道再造。

3. 股薄肌肌皮瓣带蒂转移可用于重建肛门括约功能，吻合血管神经移植可用于晚期面神经瘫痪的治疗。

4. 吻合血管神经的股薄肌肌皮瓣移植可治疗因外伤、骨髓炎、瘢痕、溃疡或肿瘤切除后皮肤肌肉缺损，以及需恢复肌肉功能者。特别适用于前臂挛缩肌肉的功能重建。

(三)手术方法及步骤

标示耻骨结节与膝关节内侧点，后者相当于半腱肌肌腱处，此 2 点的连线相当于股薄肌的内侧缘线。在连线的上、中 2/3 部后方 10cm 范围内设计皮瓣，以耻骨结节下约 8cm 处为肌皮瓣的旋转轴，从该点至皮瓣最远端距离应稍大于至创面最远端的距离，按创面范围绘出肌皮瓣切口线。先做肌皮瓣近侧端内侧缘切口，切开皮肤、深筋膜，找到内收肌长头与股薄肌间隙，在肌间隙内、股薄肌中 1/3 处解剖分离进入该肌的主要血管蒂。然后沿股薄肌深面由近端向远端钝性分离，结扎切断远侧进入肌肉的细小血管分支。再做皮瓣外侧缘及远侧端切口，切开皮肤、深筋膜，切断股薄肌远端，由远而近掀起肌皮瓣，直至股薄肌中、上 1/3 处主要血管蒂入肌部，即可带蒂移植。如切断股薄肌近端，即可形成岛状肌皮瓣，也可按蒂长度需要解剖一段主要滋养血管及支配神经，离断后供吻合血管神经游离移植。切取时注意随时将皮肤与肌肉做暂时间断缝合固定，以免两者分离影响皮瓣血供。

(四)注意事项

1. 由于缝匠肌斜经股薄肌远侧 1/3 浅层，使股薄肌远侧 1/3 无肌皮穿支供应皮肤，故股薄肌肌皮瓣切取安全范围在该肌近侧的 2/3，皮肤宽度可超出肌缘 2～3cm，皮瓣设计时应加以注意。

2. 当术中股薄肌位置不够确定时，尤其在肥胖患者，不要企图分离皮瓣来寻找肌肉，这将损伤肌皮血管穿支而影响皮瓣血供。此时可向远侧延长切口，先找到缝匠肌，该肌为股部惟一由外上向内下斜行的肌肉，易于辨认。以此为标记寻找位于其深面的股薄肌，然后按逆行方法切取肌皮瓣。

3. 股薄肌与表面皮肤联系疏松，极易分离，操作要轻柔，并将皮肤与肌缘暂做间断缝合固定，以防两者分离而影响皮瓣血供。

(江　华　林子豪)

十三、缝匠肌肌皮瓣

王启华(1982)、熊树明(1983)报道缝匠肌血供的解剖学研究，为缝匠肌肌皮瓣(sartorius musculo cutaneous flap)临床应用提供了重要的依据。王以强(1990)在 56 例成年人下肢应用解剖研究的基础上，设计带血管蒂缝匠肌肌皮瓣顺行或逆行转移，用于股骨大转子区及股骨下段创面的修复及骨髓炎的治疗。Bin(1990)、范清宇(1990)报道缝匠肌与阔筋膜张肌肌皮瓣联合应用修复臀部巨大软组织缺损，取得满意效果。缝匠肌位于股前内侧面皮下，为 1 条带状长肌，可分别以上、下主要血管分支为蒂做肌皮瓣顺行或逆行转移。修复范围上可达臀部，下可达小腿中段，切取后因有协同肌代偿，故对下肢功能影响不大。但由于缝匠肌血供呈节段性分布，缺乏明显优势滋养血管，可携带的皮肤量有限，因此临床应用有一定限制。

(一)应用解剖

缝匠肌起于髂前上棘，斜向内下，跨过髋关节及膝关节，下端经膝内侧下行，以腱膜止于胫骨体上端的内侧面，一部分腱膜移行于小腿筋膜。其血供呈节段性，上半部血供主要来自旋股外侧动脉及股动脉的众多分支，其中，在腹股沟韧带下约8cm处有一相对较粗的血管，滋养近端约15cm范围的肌肉。下半部血供来自膝降动脉、膝动脉缝匠肌支和腘动脉的分支，其中，膝降动脉的缝匠肌支是恒定的主要滋养血管。各动脉均有2条静脉伴行。缝匠肌的支配神经为股神经发出的缝匠肌支，多为1～3条，大多在3/8段处入肌，入肌点比较分散(图8-35)。

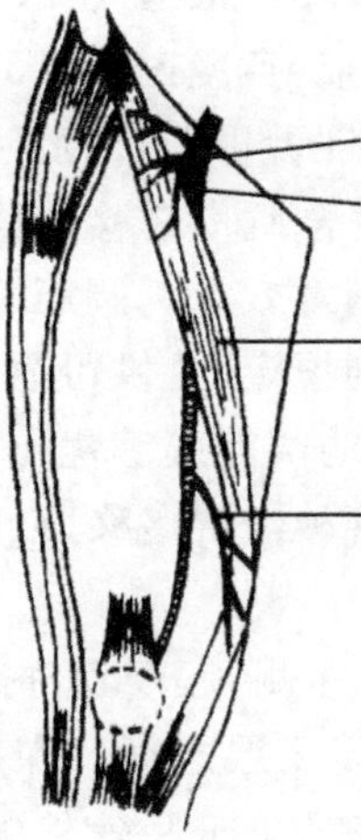

图8-35　缝匠肌血供

(二)适应证

1. 以近侧为蒂顺行转移可修复耻骨区、会阴部创面，以及治疗大粗隆转子区压疮和股骨上段骨髓炎。

2. 以远侧为蒂逆行转移可修复膝关节、腘窝及胫骨上端的创面。

3. 以膝降动脉为蒂的缝匠肌下部肌皮瓣可吻合血管游离移植，用于修复肢体皮肤肌肉软组织缺损。

(三)手术方法及步骤

1. 近侧为蒂的缝匠肌肌皮瓣　以髂前上棘与内收肌结节连线为纵轴设计皮瓣，旋转轴点位于腹股沟韧带下方约8cm处。先做皮瓣远端切口，切开皮肤、深筋膜，显露缝匠肌并切断。再按设计切开皮瓣皮肤、深筋膜，随时将皮肤与肌肉做暂时缝合固定，以免皮肤与肌肉分离影响皮瓣血供。在缝匠肌深面由下向外上分离掀起肌皮瓣，至腹股沟韧带下方约8cm处，仔细解剖显露供养肌肉的优势血管，切断并结扎影响转移的细小分支血管后，形成肌皮瓣即可带蒂转移，或离断缝匠肌近端做岛状肌皮瓣转移。

2. 远侧为蒂的缝匠肌肌皮瓣　以髂前上棘与内收肌结节连线为纵轴设计皮瓣，在内收肌结节上方10cm处为旋转轴点。按设计做皮瓣切口，切开皮肤、深筋膜，将皮肤与肌肉间断缝合数针做暂时固定，以免皮瓣与肌肉分离影响皮瓣血供。切断缝匠肌上端，在其深面自上而下向蒂部分离，结扎切断进入缝匠肌上部的血管分支，掀起肌皮瓣，至内收肌结节上方约10cm处，切开内收肌管，找到股动脉，解剖分离膝降动脉。然后切断血管蒂远侧端缝匠肌，形成以膝降动脉供血的岛状肌皮瓣，逆行转移修复创面。如切断蒂部血管即可供吻合血管游离移植。

(四)注意事项

1. 由于缝匠肌血供呈节段性分布，故不能切取全长缝匠肌(皮)瓣，否则远端易发生血供不良导致坏死，临床切取肌皮瓣长度以不超过该肌全长1/2为宜。

2. 切取下部缝匠肌皮瓣时，应注意保护自肌肉前后缘发出的皮支血管，以保证切取肌皮瓣的皮肤部分血供。要考虑到血管变异因素，需有应变措施。

(江　华　林子豪)

十四、股外侧肌肌皮瓣

股外侧肌位于股前外侧，其主要滋养血管为旋股外侧动脉，既可带蒂转移，也可吻合血管游离移植，切取后对功能无明显影响。但由于其肌质肥大，且表面大部分无皮肤直接覆盖，临床上多以肌瓣移植充填巨大无效腔，故应用受到一定限制。

(一)应用解剖

股外侧肌为股四头肌的外侧部分，其上2/3与深面的股中间肌的界线较清楚，而下1/3部分与股中间肌无明显界线，两者不易分开。其主要滋养血管来自旋股外侧动脉的降支。血管发出后在股直肌深面沿股外侧肌前缘下降，于该肌中、上1/3稍上方入肌，肌外血管蒂长约6cm。股外侧肌上部为股直肌和阔筋膜张肌所覆盖，无直接肌皮血管进入皮肤,故此部分肌肉不能形成肌皮瓣。其远端部分有肌皮支直接经皮下进入皮肤,使该肌远侧可携带一岛状皮瓣,形成股外侧肌肌皮瓣(vastus lateralis musculo cutaneous flap)移植(图 8-36)。

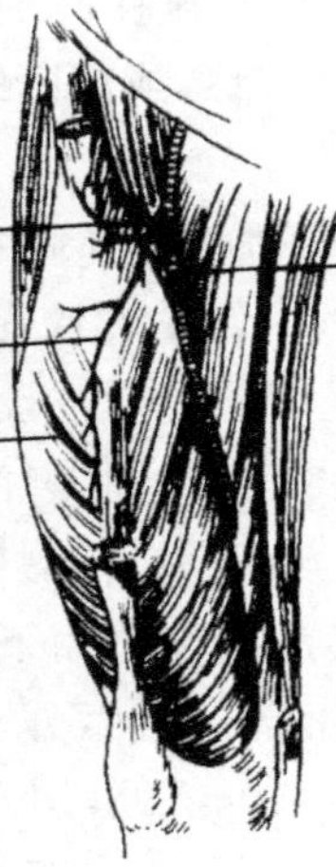

图 8-36 股外侧肌血供

(二)适应证

1. 可携带肌肉远侧皮肤形成岛状肌皮瓣。带蒂转移用来填塞髋部无效腔,修复大转子部压疮和股骨上段骨慢性髓炎。如组织缺损范围较大,皮瓣部分不敷覆盖应用,可在肌瓣上植皮修复创面。

2. 与阔筋膜张肌皮瓣联合应用可修复髋部巨大创面。其中股外侧肌皮瓣填塞深腔,阔筋膜张肌皮瓣用以覆盖创面。两者血供均来自旋股外侧动脉,切取方便。

3. 吻合血管游离移植可用于充填巨大无效腔,修复皮肤肌肉缺损,也可用于治疗四肢慢性骨髓炎。

(三)手术方法及步骤

在股部下 1/4 部外侧面设计皮瓣,前界不超过髂前上棘至髌骨外上缘连线,下界为髌上 4cm 处,皮瓣部分最大切取范围可达 7cm×10cm。先做皮瓣近侧纵形切口,切开皮肤、皮下组织及深筋膜,显露股外侧肌,辨清其与股直肌和阔筋膜张肌的解剖关系。钝性分离股外侧肌与股直肌间隙,在该间隙内显露旋股外侧动脉降支,追寻血管至入肌处。按设计做皮瓣四周切口,切开皮肤、皮下组织及阔筋膜,将皮缘与阔筋膜及肌肉做暂时缝合固定,以免两者分离影响皮瓣血供。在切口上部将股外侧肌与股直肌及股中间肌钝性分离,自上而下掀起远端携带一岛状皮瓣的股外侧肌肌皮瓣,即可带蒂转移。如需做游离移植,则将股外侧肌上端切断,并循降支解剖分离血管蒂至旋股外侧动脉的股动脉始发处,形成岛状肌皮瓣,按蒂长度需要离断血管,即可供吻合血管远位移植。

(四)注意事项

1. 股外侧肌在上 2/3 与股中间肌界线比较清楚,而在下部与股中间肌肌纤维混在一起,不易分开,故切取肌皮瓣应自上而下进行解剖。

2. 股外侧肌血管蒂位置较深,靠近股中间肌肌膜,由上而下切取股外侧肌,应保持股中间肌肌膜与股外侧肌间的连系,以免损伤血管蒂。

(江　华　林子豪)

十五、阔筋膜张肌肌皮瓣

自 Hill 于 1978 年首次成功应用阔筋膜张肌肌皮瓣(tensor fascia latae musculo cutaneous flap)吻合血管移植以来,该肌皮瓣已成为临床上较常用的组织瓣之一。Baker(1981)报道应用阔筋膜张肌骨肌皮瓣修复下颌骨缺损,黄爱玉(1985)应用阔筋膜张肌肌皮瓣进行功能性舌再造,范清宇(1990)应用阔筋膜张肌-缝匠肌联合肌皮瓣移植修复臀部巨大软组织缺损,均取得满意效果。阔筋膜张肌肌皮瓣具有血管口径粗、解剖恒定、血供可靠,可供组织量面积大及可携带强韧的阔筋膜等优点,既可带蒂转移,也适于做吻合血管神经游离移植。

(一)应用解剖

阔筋膜张肌位于股外侧,起于髂嵴前部外唇,肌腹扁而短,包于阔筋膜 2 层之间。在股骨上、中 1/3 交界处移行为髂胫束,止于胫骨外侧髁。主要滋养血管为旋股外侧动脉升支,血管发出后经股直肌深面与髂腰肌之间横向外上方,至阔筋膜张肌肌门处分数支入肌。此外,还直接发出前、后缘支沿肌间隙进入皮肤,供养全肌及膝上 5cm 的股前外侧皮肤及部分髂嵴。血管入肌点约在髂前上棘下方约 8cm 处,升支起始处动脉外径为 3.1mm,伴行静脉 2 条,外径分别为 3.7mm 和 2.6mm。肌皮瓣区内有胸 12 神经的外侧皮支和股外侧皮神经分布,前者在髂前上棘后约 6cm 处下行,分布于髂嵴和阔筋膜张肌上部的皮肤。后者在髂前上棘内 2cm 处行于股前外侧,分布于该区阔筋膜张肌肌皮瓣远侧 2/3 部皮肤(图 8-37)。

(二)适应证

1. 带蒂或游离移植适用于肢体较大范围的皮肤肌肉软组织缺损并有深部重要组织外露创面的修复。

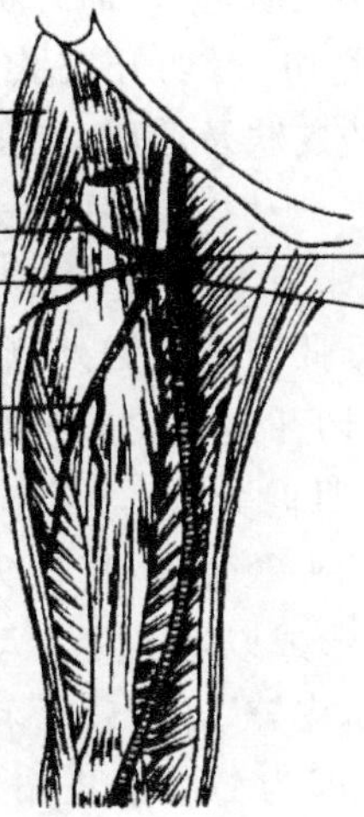

图 8-37　阔筋膜张肌血供

2. 带感觉神经血管蒂岛状肌皮瓣移植用于治疗骶尾部和股骨大粗隆部压疮。

3. 带运动神经血管蒂岛状肌皮瓣移植可修复同侧腹壁缺损和治疗腹壁疝。

4. 吻合血管神经肌皮瓣移植可用于功能性舌再造。

(三)手术方法及步骤

根据受区组织缺损情况，在髂嵴上 2cm 至膝上 5cm 范围内设计皮瓣，前后界可超过肌缘 2cm。按设计先切开肌皮瓣内侧缘切口，将缝匠肌牵向内侧，找到股直肌与阔筋膜张肌间隙，将两肌分别向内、外侧牵开。于髂前上棘下方 8～10cm 处仔细寻找横过该间隙的旋股外侧动脉升支，在阔筋膜张肌深面沿升支主干解剖到入肌点，妥加保护。再做外侧缘和下缘切口达阔筋膜深面，自远端向近端掀起肌皮瓣，边切取边将皮肤与阔筋膜缝合数针做暂时固定。最后将外侧切口向上延伸并转向内侧，切断阔筋膜张肌在髂嵴的附着部，形成以旋股外侧动脉升支为蒂的岛状肌皮瓣直接转移，或断蒂供吻合血管神经游离移植。如需同时恢复受区感觉神经支配，可在髂嵴和髂前上棘处的切口内分别找出胸 12 神经外侧皮支和股外侧皮神经，使其包含在肌皮瓣内。如欲形成骨肌皮瓣，需在阔筋膜张肌的髂嵴附着部，将所需骨块连同肌肉及其表面皮肤一起切取。

(四)注意事项

1. 阔筋膜张肌肌皮瓣转移时，常遇到供区上部创面闭合困难，如试图向两侧做较大范围的皮下分离，将破坏皮缘血供。勉强拉拢缝合，则可因张力过大而造成皮缘近侧三角形坏死。故设计时可在原肌皮瓣前上部(或后上部)连接一个小三角形皮瓣，当肌皮瓣向后(或向前)转移时，三角形皮瓣刚好转移至下方，插入供区近侧两皮缘之间的缺损区，使全部创面均能一期缝合。

2. 肌皮瓣远侧腱膜与皮肤联系疏松，手术时应避免两者间任何剪力，可将皮缘与腱膜做暂时性缝合固定，以免两者分离而影响皮瓣血供。

3. 肌皮瓣的游离以旋转后能无张力地覆盖创面为度，不必常规暴露和游离血管蒂，以免误伤。而且由于血管蒂周围有软组织环绕，还可减少皮瓣转移时其扭转的程度。

4. 为增加皮瓣旋转角度，可切断皮瓣基部的皮肤和深筋膜。但不必切断基部肌肉，以减少出血。

5. 修复巨大腹壁缺损或腹壁疝时应包括肌肉运动神经(臀上神经的分支)，修复压迫性压疮时肌皮瓣内应包含感觉神经。

6. 阔筋膜张肌远侧为腱性组织，皮瓣较薄。当修复较深创面所需厚度较大时，可在肌皮瓣远端多切取一些髂胫束，将其向上折叠，以增加肌皮瓣厚度。也可在肌皮瓣筋膜层上连带部分股外侧肌一起切取，肌肉的血供逆向来自腱膜与肌肉之间的血管穿支。如修复巨大髋部创面，可切取股外侧肌和阔筋膜张肌联合肌皮瓣，两者血供均由旋股外侧动脉供应，前者填塞深腔，后者修复创面。

7. 切取阔筋膜张肌髂骨皮瓣时，一般不需显露和分离旋股外侧动脉升支，只要保护好髂嵴上的肌附着部，其下的骨块即能获得丰富的血供。

(江　华　林子豪)

十六、股二头肌肌皮瓣

James(1980)首先报道股二头肌肌皮瓣(biceps femoris musculo cutaneous flap)转移用于转子区及坐骨区压迫性压疮的治疗，并取得满意效果。陶永松(1981)报道股二头肌的显微解剖学研究资料，为该肌皮瓣的临床应用提供了重要的依据。股二头肌属股后肌群，其长头位置表浅，切取后有臀大肌及股后肌群代偿，对下肢功能影响不大，临床上多以股二头肌长头形成肌皮瓣或肌瓣带蒂转移应用。

(一)应用解剖

股二头肌位于股外侧肌后外侧，有长头和短头。长头与半腱肌、半膜肌共同起于坐骨结节，短头以肌质起于股骨嵴外侧唇和股外侧肌间隔，两头在股下部相当于腓骨小头上方融合成腱止于腓骨小头。股二头肌长头的主要滋养血管为股深动脉发出的穿支动脉，股深动脉自上而下发出第1、2、3穿支动脉，分别在不同高度穿过大收肌止点至股后部。第1穿支动脉于坐骨结节下方约8cm处至股后，在臀大肌下缘和股二头肌长头之间通常分为升支和降支。升支行向上外方，主要分布于臀大肌下部和大粗隆等部位。降支行向下内后，经坐骨神经深面下行至其内侧，除与第2穿支动脉升支吻合外，沿途恒定发出分支至股二头肌长头。动脉外径约1.7mm，肌外血管蒂长约6cm，伴行静脉2条，外径1.7～2.3mm。第2、3穿支动脉及旋股内侧动脉、臀下动脉、腘动脉的分支呈节段性分布供养股二头肌长头，但在血供上不起主导作用。股二头肌短头的血管大部分来自穿支动脉及腘动脉的分支，因其管径细小且短，临床上较少利用。支配股二头肌长头的神经为坐骨神经肌支，多与第1穿支动脉的肌支伴行入肌。短头的支配神经发自腓总神经，在肌的上内后入肌(图8-38)。

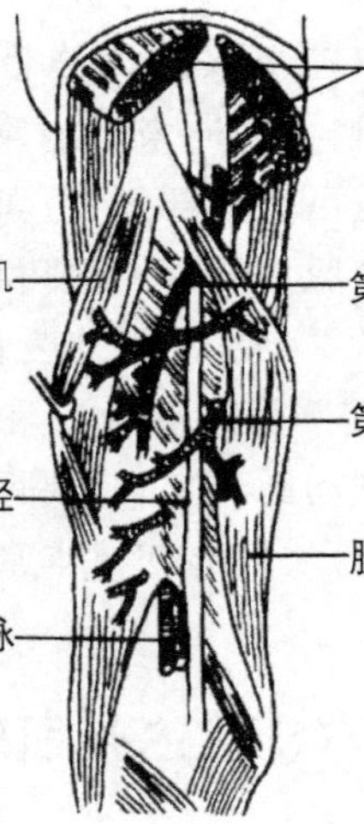

图8-38　股二头肌血供

(二)适应证

1. 股二头肌长头肌皮瓣带蒂移植可用于邻近部位皮肤肌肉软组织缺损的修复，以及治疗转子区或坐骨区压疮。

2. 吻合血管神经游离移植可用于肢体肌肉功能的重建，如前臂伸屈功能的重建等。

(三)手术方法及步骤

以股二头肌长头为中心，按受区需要设计肌皮瓣。切取范围上界为臀沟，下界为腘窝上10cm，相当于肌肉与肌腱移行处，外侧至阔筋膜张肌后缘，内侧至股后侧半膜肌、半腱肌外侧缘。先做坐骨结节下皮瓣的内侧切口，切开皮肤及筋膜，同时切开皮瓣上界切口的皮肤及筋膜，向上牵开臀大肌。以坐骨神经为标志，于股二头肌长头的外侧解剖第1穿支动脉，找到坐骨神经至股二头肌长头的肌支，妥加保护。按设计切开皮瓣外侧及下界切口，切开皮肤及筋膜，边切开边将皮肤与肌肉做暂时缝合固定，以免皮肤与肌肉分离，影响皮瓣血供。切断股二头肌长头与短头融合处，将长头下端切断后向近端掀起肌皮瓣，形成以第1穿支动脉及神经分支为蒂的股二头肌肌皮瓣，即可带蒂转移。如切断股二头肌长头上端，即为岛状肌皮瓣，分离一段蒂部血管神经后，断蒂即可供吻合血管神经游离移植。

(四)注意事项

1. 股二头肌长头与半腱肌、半膜肌在近端结合在一起共同起于坐骨结节，而在坐骨结节下8cm处互相分开，所以，切取肌皮瓣应从远端开始，由远侧向近侧解剖，这样易于将肌肉分开。

2. 股二头肌为节段性供血，其血供来源较多。在切取肌瓣时，应尽可能保留较多的肌支以保障肌皮瓣血供。

(江　华　林子豪)

十七、腓肠肌肌皮瓣

McCraw于1976年首次介绍用腓肠肌内侧头肌皮瓣转移修复小腿前方、膝部软组织缺损。次年他又通过显微解剖研究观察到腓肠肌的2个头各自有独立滋养血管，因而可形成内、外侧头2个独立的肌皮瓣。Salibian(1982)报道采用双蒂腓肠肌肌皮瓣移植，以增加皮瓣远端的血供，延长皮瓣长度，滑行修复胫骨下1/3创面。Linton介绍腓肠肌内、外侧头V-Y推进岛状肌皮瓣修复踝关节后方跟腱部皮肤缺损。国内开展此类手术的报道也较多，程绪西(1979)首先报道吻合血管腓肠肌内侧头肌皮瓣移植获得成功；朱盛修(1981)、方绍孟(1982)都先后报道腓肠肌内侧头肌皮瓣移植修复小腿各种原因所致的创面，并取得满意效果。腓肠肌肌皮瓣(gastrocnemius musculo cutaneous flap)包括腓肠肌内侧头肌皮瓣和腓肠肌外侧头肌皮瓣2个独立的肌皮瓣，临床上多分开来应用，而以腓肠肌内侧头肌皮瓣最为常用。

(一)应用解剖

腓肠肌位于小腿后侧面皮下，以内、外侧头分别起自股骨内、外侧髁。2个头的肌腹在腓骨头平面附近合并，向下移行为腱，再与比目鱼肌融合成跟腱，止于跟骨结节。腓肠肌内侧头的血供来自腘动脉发出的腓肠内侧动脉，多数为1支，少数为2支，外径为2.1mm，肌外长度约4.0cm。血管在腘窝中线内侧2cm处入肌，供养整个肌肉，再分出肌皮穿支进入皮下，供养该肌相应的表面皮肤。腓肠内侧静脉与同名动脉伴行，入肌处外径约3mm。支配内侧头的神经多起自胫神经，少数与比目鱼肌神经或腓肠肌外侧头神经共干。腓肠肌外侧头的血供来自腘动脉的腓肠外侧动脉，供养肌肉及其相应表面的皮肤，动脉外径为2.3mm，肌外长度约4cm，伴行静脉1支，外径2.6mm。支配外侧头的神经大部分起自胫神经，少数与比目鱼肌神经共干（图8-39）。

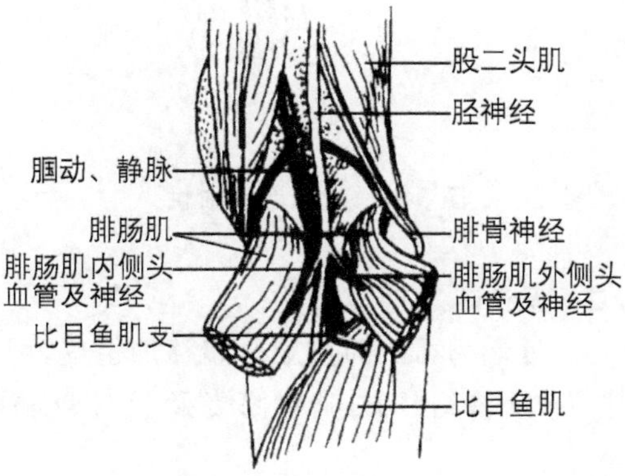

图8-39　腓肠肌血供

（二）适应证

1. 可用于开放性骨折、骨不连接、局部有广泛不稳定性瘢痕或伴有骨、神经、肌腱、血管外露创面的修复。

2. 用于股骨下端、膝部、胫骨中上段慢性骨髓炎伴窦道形成、皮肤放射性溃疡，或因骨肿瘤切除后残留空腔合并皮肤软组织缺损的修复。

3. 吻合血管神经的肌皮瓣游离移植可修复四肢皮肤肌肉大块缺损，重建肌肉功能。

4. 用于膝关节人工假体或骨折内固定器材外露创面的覆盖。

5. 岛状腓肠肌肌皮瓣推进转移可用于小腿下1/3部组织缺损的修复。

（三）手术方法及步骤

1. 腓肠肌内侧头肌皮瓣　根据受区创面范围设计皮瓣，基部位于小腿后上方。外界为小腿后中线，内界不超过胫骨内侧缘，上界可达腘横纹，下界不得低于内踝上5cm。先在腘窝处做皮瓣后上切口，切开皮肤及深筋膜，于小腿后正中线找到小隐静脉及腓肠神经，并将其牵向外侧。辨清内、外侧头及其肌间隙，钝性分离两头，找到腓肠肌内侧头与比目鱼肌间隙并做分离。于腓肠肌近端可见腓肠肌内侧血管神经束由肌肉深面入肌，应加以保护。继续由近而远钝性分离腓肠肌内、外侧头和内侧头与比目鱼肌间隙，依次做皮瓣前缘及远侧切口，全层切开皮肤、筋膜及肌肉或肌腱，由远而近掀起肌皮瓣，即可带蒂转移。如将肌皮瓣基部皮肤切开并切断腓肠肌内侧头起点处肌腱附着部，即可形成岛状肌皮瓣直接转移，或切断血管神经蒂做游离移植。

2. 腓肠肌内、外侧头V-Y岛状推进肌皮瓣设计　肌皮瓣的远端即为小腿下1/3缺损区创缘的上端，两侧切口按创缘宽度向近端弧形汇合于腘窝屈曲皱纹处，使切口呈倒“V”形。先做肌皮瓣上端两侧切口，切开皮肤、深筋膜，显露腓肠肌内、外侧头及内、外侧血管神经束，并加以保护。沿两侧切口向下全层切开皮肤、筋膜及腓肠肌，在肌皮瓣远端腓肠肌肌腹与肌腱交界处横断腓肠肌，将肌皮瓣于腓肠肌与比目鱼肌间隙内向上钝性分离至内、外侧头起点处，并予切断，形成腓肠肌内、外侧头岛状肌皮瓣。屈膝位将肌皮瓣向下推进覆盖创面，通过V-Y成形直接缝合皮肤切口。

除上述2种方式外，临床应用尚有以下方式：①腓肠肌外侧头肌皮瓣移植。显露血管神经蒂及切取肌皮瓣的方法参照内侧头肌皮瓣的切取手术，只是所利用的血管神经蒂为腓肠肌外侧血管神经束，术中需加以解剖分离。此外，切取肌皮瓣时应注意避免损伤腓总神经。②双蒂腓肠肌肌皮瓣移植。在小腿后侧面做2条近乎平行的切口，切开皮肤、筋膜后钝性分离腓肠肌与比目鱼肌间隙，切断腓肠肌的跟腱移行部，在深筋膜深面向下分离皮瓣达踝关节水平，形成以上、下两端为蒂的双蒂腓肠肌肌皮瓣向前移位，用于小腿下1/3胫前部位创面的修复。③腓肠肌内侧头肌皮瓣交叉移植。手术方法与切取腓肠肌内侧头肌皮瓣基本相同，掀起肌皮瓣后将其交叉转移，用于修复对侧小腿皮肤肌肉软组织缺损。

（四）注意事项

1. 切取腓肠肌肌皮瓣务必在腓肠肌与比目鱼肌间隙进行，两者在上半部极易分离，而下半部合成跟腱，故应从上向下进行分离。

2. 根据腓肠肌内外侧头不同纤维方向辨清两

头间隙后钝性分离，并寻找腓肠肌与比目鱼肌间隙，切不可误入肌肉内而损伤营养血管。

3. 腓肠神经与小隐静脉位于小腿后正中深筋膜下，此为腓肠肌内、外侧头分界线，术中需注意保护，勿予损伤。

4. 腓肠肌与表面皮肤联系疏松，极易分离，切取时应避免两者间任何剪力，可将皮肤与肌膜做暂时性缝合固定，以免两者分离，影响皮肤血供。

5. 为便于转移或推进而将皮瓣基部皮肤及肌腱切断，此时血管蒂失去肌肉保护易受牵拉，在皮瓣转移或推进后，应将肌腱向近侧稍做牵拉后固定在附近软组织上，以保护血管蒂。

6. 设计双蒂肌皮瓣时，远侧蒂部皮肤宽度不应少于 4cm，以保证皮瓣远端血供。若皮瓣前移受限，可切断近端皮肤和肌腱来增加移动度。

7. 术中应注意在皮瓣前切口内小心保留大隐静脉，因该静脉可供皮瓣血液回流之用。

（江　华　林子豪）

十八、比目鱼肌肌皮瓣

Townsend(1978)对比目鱼肌血供的研究结果表明，保留内踝上 6～12cm 以内的血管供养支，形成以远端为蒂的肌瓣逆行转移，可修复足跟部创面，并在临床上应用获得成功。Mathes(1980)曾将比目鱼肌与腓肠肌肌皮瓣联合使用，用于修复小腿上段创面，也取得良好的效果。比目鱼肌位于腓肠肌深层，其表面无皮肤直接覆盖，不能独立形成比目鱼肌肌皮瓣(soleus musculo cutaneous flap)，因此，临床上一般多以肌瓣应用，并在其上植皮的方法修复创面。作为肌皮瓣应用，多与腓肠肌肌皮瓣联合切取形成比目鱼肌-腓肠肌肌皮瓣。

(一)应用解剖

比目鱼肌位于小腿后侧上半部，大部分被腓肠肌所遮盖。它起于腓骨小头，延至腓骨后、上 1/3 部，越过胫后血管神经，以薄腱附着于胫骨比目鱼肌线及此线以下之胫骨内侧缘的中 1/3 部，形成马蹄状起端转为比目鱼肌弓。短肌纤维从肌肉腱性隔到达其后面的腱膜，肌腹分为内、外侧两部分。在小腿中部该肌腱膜与腓肠肌相合移行为跟腱，止于跟骨结节。比目鱼肌的血供呈节段性，主要滋养血管来自胫后动脉，肌外侧部分由腓动脉的分支供养。胫后动脉始于比目鱼肌弓，是腘动脉的延续，在小腿后侧三头肌深部间隙内下行达内踝，沿途向比目鱼肌近侧发出 2～3 个分支，是该肌的主要供养血管。胫后动脉在行程中，向远侧端也发出 3～5 个分支，供养远侧部分肌肉，其中内踝上 5～7cm 处有 2 条血管分支对肌瓣逆行转移非常重要。各动脉分支多有静脉伴行。支配比目鱼肌的神经来自胫神经，在肌上缘分支入肌(图 8-40)。

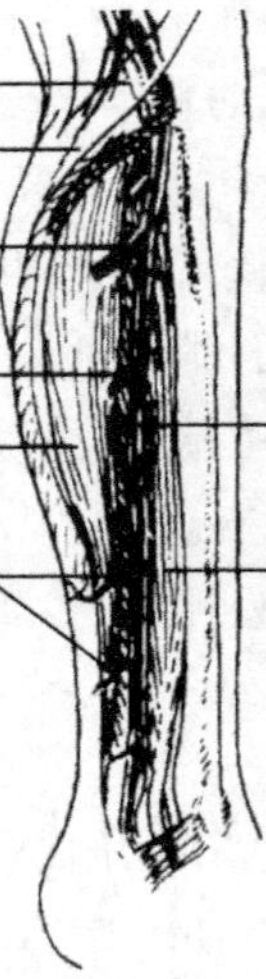

图 8-40　比目鱼肌血供

(二)适应证

1. 以近端为蒂的肌瓣顺行转移加植皮，可用于小腿中、下段软组织缺损的修复及胫骨骨髓炎的治疗。

2. 以远端为蒂的肌瓣转移加植皮，可用于跟腱、踝、跟部皮肤软组织缺损的修复。

(三)手术方法及步骤

沿小腿内侧胫骨内缘 1cm 做纵形切口，切开皮肤及深筋膜，于切口上部找到比目鱼肌与腓肠肌间隙，自内向外、自上而下钝性分离两肌，直至比目鱼肌与腓肠肌及进入跟腱的腱性部分，并予以分开，使比目鱼肌浅面完全游离。如以胫后动脉近侧端血管分支为蒂顺行转移，则在切口下部自下而上游离比目鱼肌深面，结扎切断胫后动脉向比目鱼肌远侧部发出的分支，向上掀起肌瓣，直至胫后动脉向比目鱼肌近侧发出的血管分支处，形成以上端为蒂的比目鱼肌肌瓣供转移修复创面。如以胫后动脉远侧端血管分支为蒂逆行肌瓣转移，则在切口上部自上而下游离比目鱼肌深面，结扎切断胫后动脉向比目鱼肌近侧部发出的血管分支，将比目鱼肌在腓骨上端及胫骨内侧缘的附着部分离或横行切断，向下掀起肌瓣，直至胫后动脉内踝上发出的主要血管分支处，形成以下端为蒂的比目鱼肌肌瓣逆行转移修复创面。

（四）注意事项

1. 比目鱼肌在小腿内侧，较易与腓肠肌分离，故切取比目鱼肌肌瓣从小腿内侧进入较为方便。该肌在上部与腓肠肌联系疏松，在下部与胫骨易于分离。故游离比目鱼肌浅面应从上向下分离，而游离比目鱼肌深层则应从下向上解剖。

2. 若胫骨骨髓炎病灶清除后残留无效腔不大，可仅切取比目鱼肌内侧一部分作为肌瓣填塞胫骨无效腔，术中将比目鱼肌从中间纵行劈开，其内侧部分血供由胫后动脉分支供应，而外侧部分血供由腓动脉的分支供应。若残留无效腔较大，可与内侧腓肠肌肌皮瓣联合应用，以比目鱼肌肌瓣填塞无效腔，腓肠肌肌皮瓣覆盖创面。

3. 跖肌腱位于比目鱼肌与腓肠肌之间，自内踝后方斜向腘窝，术中可作为分离腓肠肌与比目鱼肌间隙的标记。

（江　华　林子豪）

十九、趾短屈肌肌皮瓣

Hartrampf(1980)首先报道应用趾短屈肌岛状肌皮瓣转移修复足跟部组织缺损，Skef(1983)、方绍孟(1986)也有类似应用报道。张放鸣(1987)对足底肌瓣血管神经的巨微解剖研究为临床应用提供了重要的资料。趾短屈肌肌皮瓣(flexor digitorum brevis vasculo cutaneous flap)由于皮肤质地坚韧，可携带神经移植，特别适合足底及跟部受摩擦及负重部位组织缺损的修复。切取后因有其他肌群代偿，故对足部功能影响不大。趾短屈肌由足底内、外侧动脉滋养，可分别以足底内侧动脉或足底外侧动脉为蒂形成肌皮瓣移植。

（一）应用解剖

趾短屈肌属足底肌的中间肌群，位于跖腱膜深面，起自跟骨结节，肌腹向前移行为 4 条肌腱，分别进入第 2～5 趾的屈肌腱鞘内，止于各趾的第 2 节趾骨底。血供来自胫后动脉的 2 个终末支，即足底外侧动脉和足底内侧动脉。胫后动脉经内踝后方转入足底，至展肌深面分为足底外、内侧动脉。足底外侧动脉在展肌深面发出后，于趾短屈肌与跖方肌之间前行，沿途发出分支入趾短屈肌和跖方肌，并有肌皮支穿过跖筋膜营养足底皮肤。于第 5 跖骨附近，足底外侧动脉转向内侧走行，穿过足䟴收肌斜头和骨间肌之间，在第 1 跖骨底附近与足背动脉深支吻合形成足底弓。足底内侧动脉发出后沿足䟴展肌和趾短屈肌之间前行，沿途发出分支至䟴趾侧肌群、趾短屈肌和足底内侧 1/3 部皮肤。胫神经在分裂韧带深面分为足底内侧、外侧神经，伴行同名血管入肌，支配足底肌及皮肤(图 8-41)。

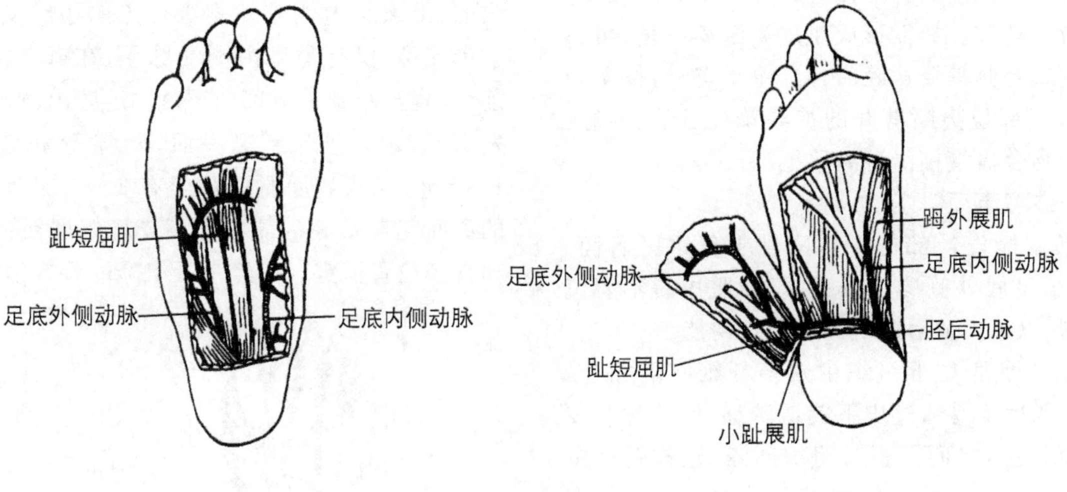

图 8-41　趾短屈肌血供

（二）适应证

1. 带血管神经蒂转移用于同侧小腿下 1/3 部、踝关节及足部创面的修复，特别适用于足底及跟部负重部位皮肤软组织缺损的修复。

2. 吻合血管神经移植可用于手部大、小鱼际肌缺损的功能重建，以及对侧足底和跟部皮肤软组织缺损的修复。

（三）手术方法及步骤

于足底非负重区以趾短屈肌为中心设计皮瓣，远侧切口在跖骨远端 1/3 处，近侧切口在跟骨非负重处,外侧切口保留足底外侧皮肤 2～3cm,内侧切口可超过足底内侧缘 1～2cm。皮瓣近侧端切口向内踝后延伸。先做内踝后切口,纵行切开皮肤及支持韧带,显露胫后血管神经束,向内踝前下方延长切口与肌皮瓣内侧切口相续,并切开外侧切口的近侧部分。将跖筋膜及趾短屈肌在跟骨上的附着部切断,掀起肌皮瓣,显露胫后血管神经及足底内、外侧血管神经的分叉部。根据血管发至趾短屈肌分支的多寡粗细情况,决定选用内侧血管或外侧血管为蒂,两者保留其一则可满足肌皮瓣血供。如决定以足底外侧血管为蒂,沿足底内侧切口向前延伸至足底前端切口,切开跖筋膜及趾短屈肌肌腱,将离断肌腱的远端与相应的趾长屈肌腱做缝合固定。切开足底外侧切口皮肤、跖筋膜,将趾短屈肌与皮肤暂时缝合固定数针,以防皮肤与肌肉分离影响肌皮瓣血供。在肌皮瓣远侧结扎切断足底外侧血管与足底弓的连系,由远侧向近侧掀起肌皮瓣,形成以足底外侧血管神经为蒂的岛状肌皮瓣,即可局部转移修复创面。若需增加血管蒂的长度,则需结扎切断足底内侧血管,保留胫后血管至足底外侧血管及至趾短屈肌分支的连续性,并向近侧解剖分离胫后血管神经束至所需蒂的长度。如欲形成以足底内侧血管神经为蒂的肌皮瓣,则于胫后血管发出两终末分支处,将足底外侧血管结扎切断,形成以足底内侧血管神经连接胫后血管神经的岛状肌皮瓣,便可供带蒂转移。如欲形成肌皮瓣游离移植,可将足底内侧或外侧神经从胫后神经主干劈开,按蒂长需要在适当部位离断劈开的神经及胫后动、静脉,即可用于吻合血管神经游离移植。

(四)注意事项

1. 肌皮瓣设计部位应在跖骨头负重区后面。此外,由于足底外侧参与负重,设计肌皮瓣不要偏足底外侧,以免切取后影响足底负重功能。

2. 由于足底皮下组织由众多纤维间隔相连,肌皮瓣切取后不易通过皮下隧道转移,设计时肌皮瓣与创面相连,之间无正常组织间隔,这样转移更为方便。

(江　华　林子豪)

二十、足踇展肌肌皮瓣

足踇展肌位于足底内侧缘皮下,血供丰富,因其切取后不影响足的功能,临床上常取该肌瓣或肌皮瓣,带蒂移植或游离移植修复足底、踝部的软组织缺损和改善血供,或重建面部和手的运动功能。江华等在解剖学研究的基础上,于 1991 年报道了吻合血管神经的足踇展肌游离移植治疗晚期面瘫,其优点:①肌肉的形态大小适中,保证移植后面部外形不显臃肿,并有足够的肌力。②以足底内侧动静脉和神经为蒂,解剖恒定,位置表浅易于切取,血管神经蒂可延伸至胫后动静脉和部分胫神经束,可切取充分长度的血管神经蒂以满足需要。③肌肉和血管神经蒂切取后对足的功能、形态无明显影响。

(一)应用解剖

足踇展肌为一羽状肌,位于足底内侧缘皮下,起自跟骨结节的内侧突和分裂韧带,肌束向前移行于肌腱,与足踇短屈肌同止于第一趾骨底的跖侧。该肌有完整的肌膜覆盖。肌长 13.4cm,其中肌腹长 6.5cm,肌腱长 2.3cm,移行部长 4.5cm。肌腹宽 2.6cm,移行部宽 2.3cm,肌腱宽 1.0cm。肌厚 1.8cm。足踇展肌的主要营养血管来自由胫后动脉分出的足底内侧动脉。胫后动脉从内踝与跟骨结节之间走行,穿足踇展肌起点的深面,分为足底内侧动脉和足底外侧动脉(图 8-42)。江华等对国人 28 侧新鲜尸足解剖学观察,发现该动脉分布到踇展肌有下列 3 种类型。①二支型:有足底内侧动脉本干(深支)及其浅支(25 侧)。②三支型:除足底内侧动脉本干和浅支外,还有一从足底内侧动脉根部发出的、沿该肌内侧或外侧缘行走的边缘支(2 侧)。③单支型:仅有足底内侧动脉干,在踇展肌的深面前行,直至跖趾关节部(1 侧)。足底内侧动脉干约发出 7 支小动脉到踇展肌,其伴行静脉外径为 1.8mm。支配踇展肌的神经有 1～4 支,均在该肌的深面起自足底内侧神经。支配踇展肌的主要运动神经位置恒定。以经舟骨粗隆的垂直线(以下简

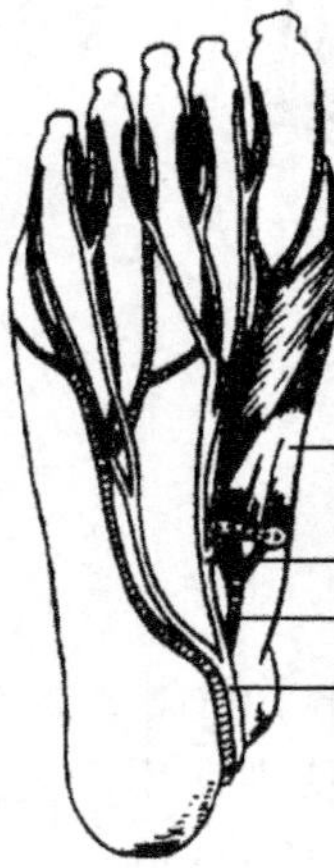

图 8-42　足踇展肌血供

称垂线）和跗展肌的外侧缘为标准，起点均在垂线的足跟侧，距垂线 1.2cm，距肌外侧缘 0.8cm，入肌点都在垂线与肌外侧缘相交处。该支神经干长 1.7cm，横径 1.7mm，且与足底内侧动脉本干或浅支紧密伴行，入肌后分成 3 支，分别走行于肌肉的浅、中、深 3 个层次的肌肉间隙中，每支沿途再发出 2～4 级分支分布于肌肉。

（二）适应证

1. 带蒂肌皮瓣转移可用于足底、跟部、踝关节及小腿下段因肿瘤、放射性溃疡、外伤、压疮病灶和跟骨骨髓炎切除后皮肤软组织缺损的修复。

2. 肌皮瓣吻合血管神经移植可用于对侧足底及跟部创面的修复，以及肢体部伴有凹陷畸形的小面积组织缺损的修复。

3. 吻合血管神经的肌瓣移植可用于各种原因引起的晚期面神经麻痹，有明显的下面部畸形者。

（三）手术方法及步骤

1. *足跗展肌瓣游离移植治疗面瘫*　患者取仰卧位，全身麻醉。由于足跗展肌的血供和神经支配主要来自足底内侧动脉和足底内侧神经，设计成以足底内侧动静脉和足底内侧神经为蒂的足跗展肌瓣，则供应和支配足跗展肌的血管和神经均包括在内，且血管神经可延伸至胫后血管和胫神经。

（1）切口设计：以足舟骨粗隆和第 1 趾的跖骨头连线为轴，设计切口，并延长至内踝下和内踝后（图 8-43）。

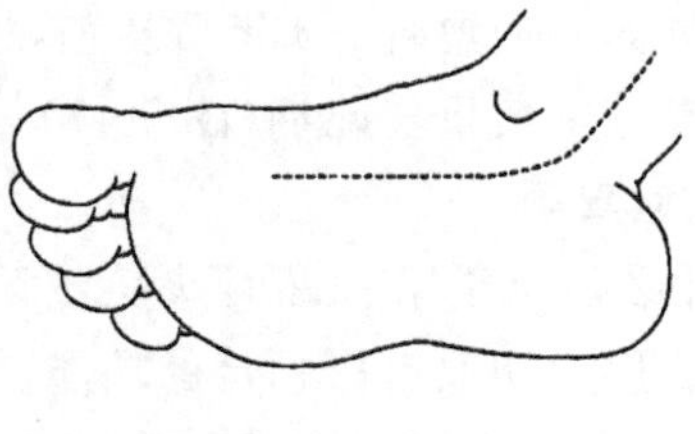

图 8-43　切口设计

（2）手术步骤：①显露血管和神经。切口从足底内侧延长到内踝后方，切开支持韧带，打开踝管，分离出胫后动静脉和胫神经。并向足跗展肌深面分离，解剖出足底内侧动静脉和足底内侧神经的起始部。如不需要长的血管神经蒂时，则以足底内侧血管和神经为蒂。若需要较长的血管神经蒂，则切口再向小腿后上方延伸，暴露胫后血管和胫神经。结扎切断足底外侧血管。沿足底内外侧神经分叉处向上按神经的自然分束做逆行劈开，达需要的长度。保留蒂中血管和神经间的结缔组织联系，保证神经蒂为一带血供的神经移植。②切取肌肉瓣。按足底内侧缘的切口深达肌膜浅层，沿肌膜浅层分离掀起皮瓣，暴露足跗展肌。从足跗展肌内侧缘起，在其深面分离达肌外侧缘。切断肌肉止点，将其由远向近端翻起。注意保护支配足跗展肌的运动神经。结扎切断在足跗展肌外侧缘穿出的足底内侧血管。切断足底内侧神经，并将足底内侧神经的近断端分成多束，置入运动神经入肌点附近的肌腹中。切断肌肉起点的附着部，则肌肉和血管神经蒂完全游离。电刺激神经蒂，检查肌肉的收缩强度。待受区准备完毕即断蒂，供区伤口直接缝合。③肌瓣移植。于患侧面部的发际缘和口角分别做切口，两切口以皮下隧道相通，以容纳移植的肌肉；同时，于健侧耳前和下颌缘做切口，暴露和游离健侧面神经颊支和面动静脉。切取的足跗展肌置于患侧面部皮下，肌起始端固定于口角和上、下唇，止端固定于颞筋膜，静态下使两侧口角维持对称。其血管神经蒂通过上唇皮下隧道，分别与健侧面动静脉和面神经颊支吻合。

2. *足跗展肌肌皮瓣修复足跟创面*

（1）皮瓣设计：以足底内侧血管为蒂的足跗展肌肌皮瓣旋转轴位于足底内侧缘与内踝前缘延续线交点，以足跗展肌为轴心线，在足底内侧非负重区设计皮瓣。

（2）手术步骤：足跗展肌肌皮瓣有 2 种切取方法，可任意选用。

①顺行切取肌皮瓣。按设计先做内踝后侧切口，打开跗管，暴露胫后血管神经束，沿血管向远侧解剖直至足跗展肌起点深面胫后动脉分叉处，辨清血管后切断该肌。按术前设计沿足底内侧动脉由近向远切取足跗展肌肌皮瓣，术中应结扎切断至深层肌肉的分支，保护至浅层肌肉及皮下组织的血管分支；注意保护进入皮瓣的神经分支，并沿神经分支向近侧进行神经束间分离，以达到足够长度，形成血管神经蒂岛状肌皮瓣（图 8-44）。

②逆行切取肌皮瓣。逆行切取肌皮瓣方法同以足底内侧血管为蒂的足底皮瓣。在皮瓣远侧，于足跗展肌与趾短屈肌间隙内寻找并切断跖内侧血管后，以该血管为向导由远而近在肌肉深面分离，术中防止血管与肌肉分离，切断血管至足底深层肌肉的分支，用同样方法使跖内侧神经足底分支包含在皮瓣内，切断肌肉起点形成岛状肌皮瓣局部转移修复受区创面（图 8-45）。

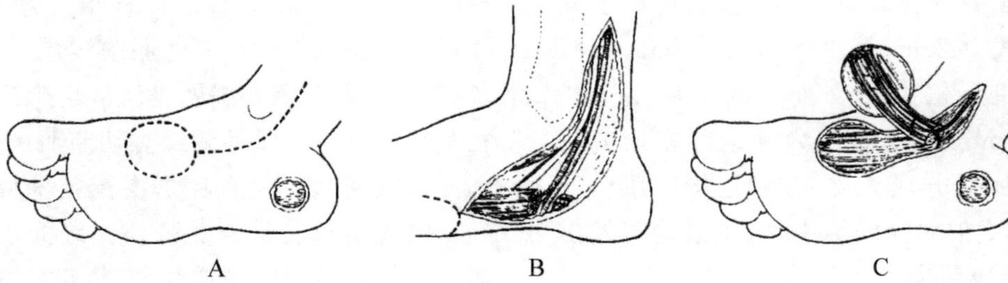

图 8-44　顺行法切取足踇展肌肌皮瓣

A. 皮瓣设计；B. 显露血管蒂；C. 切取肌皮瓣

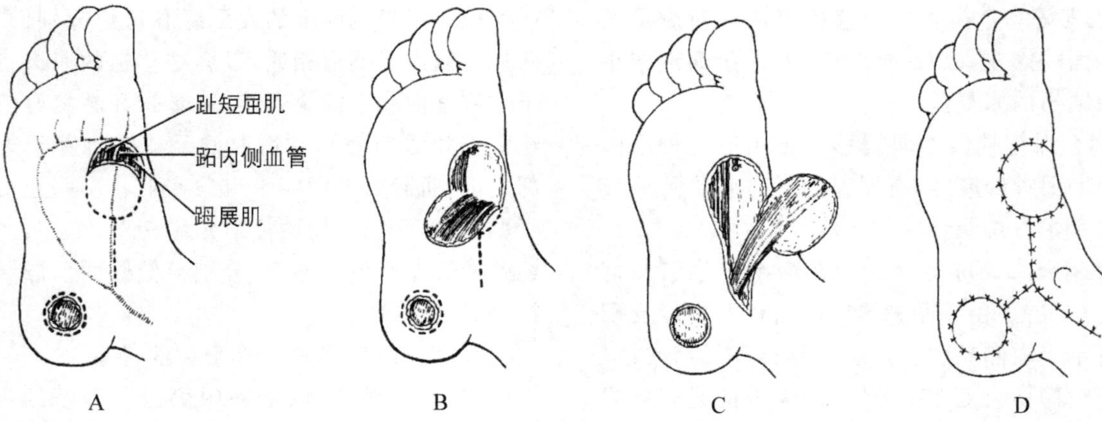

图 8-45　逆行切取足踇展肌肌皮瓣

A. 肌皮瓣设计；B. 肌皮瓣切取；C. 肌皮瓣游离；D. 肌皮瓣转移

(四)典型病例

病例 1：足踇展肌游离移植治疗晚期面瘫。

患者女性，24 岁。因突发高热后左侧面部歪斜、运动障碍 23 年入院。在全身麻醉下行吻合血管神经的足踇展肌游离移植一期修复晚期面瘫。术中取左侧足踇展肌，其血管蒂延伸至胫后动静脉，神经蒂则由足底内侧神经逆行沿足底内、外侧神经分叉处劈开至胫神经束，形成以胫后动静脉和部分胫神经束为蒂的肌瓣。按上述肌瓣移植方法移植于面部皮下，肌肉起始端固定于口角和上、下唇，止端固定于颞筋膜，血管神经与受区面动静脉和面神经吻合。术后 3 个月，肌电图显示，刺激健侧面神经，在移植肌肉上可引出新生动作电位。移植术后 6 个月，可观察到轻微的口角运动；术后 1 年，基本恢复对称协调的面部运动(图 8-46)。

病例 2：足踇展肌肌皮瓣(abductor hallucis musculo cutaneous flap)修复跟骨骨髓炎创面。

患者男性，35 岁。2 个月前因从高处坠落致左足跟开放性骨折、骨髓炎，久治不愈，跟骨外露。1984 年 8 月彻底清除病灶，创面约 5cm×6cm，切取 6cm×7cm 足踇展肌肌皮瓣局部转移，一期修复创面，术后创面一期愈合。3 年后复查，骨髓炎未复发，完全恢复正常负重功能期(图 8-47)。

(五)注意事项

1. 设计必须位于第一跖骨头负重区后面的足弓区，以免肌皮瓣切取后影响足的功能。

2. 足底皮下组织有众多的纤维间隔将表面的足底皮肤与深面的足底深筋膜相连，皮下组织活动度小。肌皮瓣切取后不易通过皮下隧道转移，常需切开血管蒂与受区之间的皮肤进行明道转移，或在肌皮瓣设计时使之与创缘与相连，这样转移则更为方便。

3. 单纯足跟部软组织缺损，宜采用足底内侧皮瓣，因该皮瓣属筋膜皮瓣，皮瓣转移后，其深面的跖筋膜与跟骨直接相连。如果采用肌皮瓣，由于肌肉与皮瓣间的滑动，可造成站立及行走不稳定。故足踇展肌肌皮瓣主要用于修复骨缺损的足跟部创面，其中肌肉部分消灭无效腔，皮肤覆盖创面。

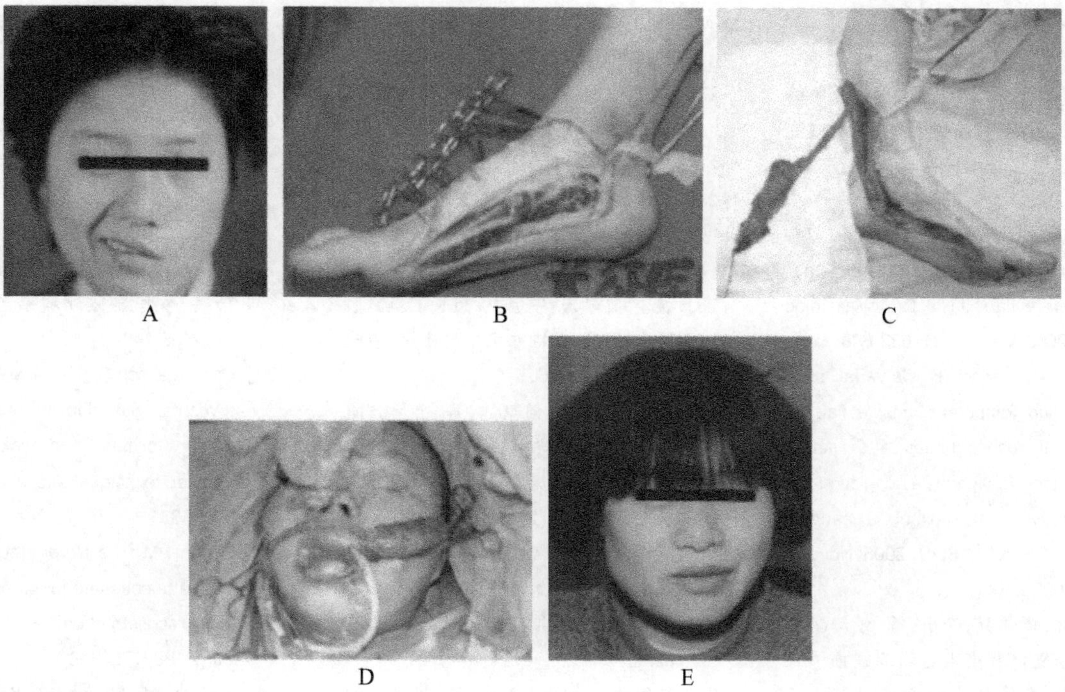

图 8-46　足踇展肌游离移植治疗晚期面瘫

A. 术前；B. 术中，显露足踇展肌；C. 肌瓣游离；D. 肌瓣移植于面部；E. 术后

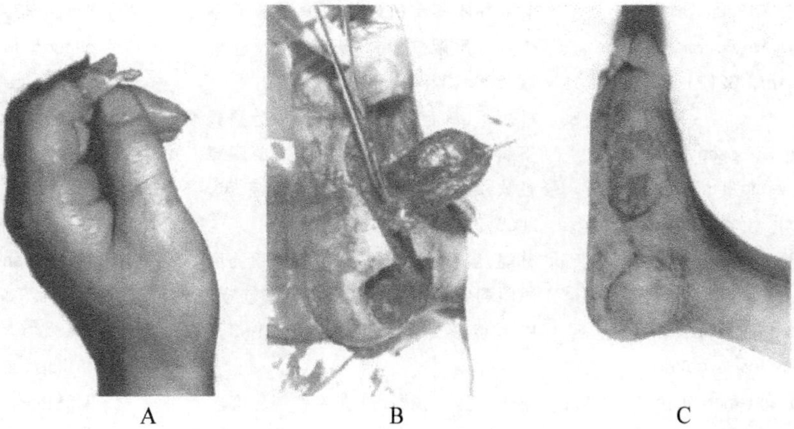

图 8-47　足踇展肌肌皮瓣修复跟骨骨髓炎创面

A. 术前创面；B. 术中肌皮瓣掀起；C. 术后肌皮瓣成活

（江　华　林子豪）

参考文献

[1] 王炜. 整形外科学[M]. 杭州：浙江科学技术出版社，1999.

[2] 侯春林. 带血管蒂组织瓣移位手术图解[M]，第 3 版. 上海：上海科学技术出版社，2006.

[3] 侯春林，顾玉东. 皮瓣外科学[M]. 上海：上海科学技术出版社，2006.

[4] 白晓东，刘晓杰，刘贤华，等. 超宽前额肌皮瓣修复眼眶周围恶性肿瘤切除后缺损[J]. 医学研究生学报，2009，22(11)：1165-1170.

[5] Benlier E，Bozkurt M，Kulahci Y，et al. An alternative frontalis suspen-sion technique：triband suspension--a modified Garcia′s procedure[J]. Ann Plast Surg，2011 Mar，66(3)：222-227.

[6] Ibrahim HA. Use of the levator muscle as a frontalis sling[J]. Ophthal Plast Reconstr Surg，2007 Sep-Oct，23(5)：376-380.

[7] 张瑛，朱虹青，刘伟弘，等. 颞肌瓣在口腔肿瘤手术后缺损的修复[J]. 口腔颌面外科杂志，2000，10(1)：14-16.

[8] 李建邦. 岛状颞肌筋膜瓣修复颌面部良性肿瘤摘除后巨大缺损一例[J]. 中华整形外科杂志,2008,24(2):97.
[9] 张一帆,张志钢,陈穗俊. 带血管蒂的颞肌筋膜瓣在改良乳突根治术中的临床应用[J]. 临床医学工程,2009,16(4):5-6.
[10] Toro C, Robiony M, Cian R, et al. The prefabricated temporalis fascio-cutaneous free flap[J]. J Oral Maxillofac Surg,2009 Mar,67(3):683-688.
[11] Cenzi R, Carinci F. Calvarial bone grafts and temporalis muscle flap for midfacial reconstruction after maxillary tumor resection: a long-term retrospective evaluation of 17 patients [J]. J Craniofac Surg, 2006 Nov, 17 (6):1092-1104.
[12] 陈林林,谭伟兵,李群,等. 颈阔肌肌皮瓣修复口腔癌术后组织缺损[J]. 中国修复重建外科杂志,2005,19(10):784-785.
[13] 梁尚争,李万山,谢家敏,等. 中华医学美容杂志,2000,6(7):65-66.
[14] Savoldelli C, Castillo L, Guevara N, et al. The superior pedicled platy-sma-myocutaneous flap[J]. Rev Stomatol Chir Maxillofac,2008 Apr,109(2):98-102.
[15] Salvatori P, Podrecca S, Bosco R, et al. Platysma myocutaneous flap in Oral cavity recontruction[J]. Acta Otorhinolaryngol Ital, 2000 Aug, 20 (4): 260-266.
[16] Moschella F, Cordova A. Platysma muscle cutaneous flap for large defects of the lower lip and mental region [J]. Plast Reconstr Surg, 1998Jun, 101(7):1803-1809.
[17] 宁金龙,吴仁秀,袁中华,等. 下斜方肌皮岛状瓣及滑行肌皮瓣 9 例报告. 中华显微外科杂志,1992,15:164.
[18] 宁金龙,汪春兰,李晓静,等. 超长双下斜方肌岛状肌皮瓣修复全头皮撕脱骨外露感染一例. 中华整形烧伤外科杂志,1993,9:86.
[19] 孙弘,侯春林. 带血管蒂皮瓣肌皮瓣转移术. 南京:江苏科学技术出版社,1988.
[20] 朱盛修. 现代显微外科学. 长沙:湖南科学技术出版社,1994.
[21] 汪良能,高学书. 整形外科学. 北京:人民卫生出版社,1990.
[22] 吴仁秀,董吟林. 活骨移植外科学. 合肥:安徽科学技术出版社,1986.
[23] 吴仁秀. 斜方肌皮瓣显微外科解剖学研究. 中华显微外科杂志,1990,13:222.
[24] 陈尔瑜,梅芳瑞. 常用皮瓣和肌皮瓣的解剖及临床应用. 重庆:科学技术出版社重庆分社,1987.
[25] 展望,高学宏,宁金龙. 超长下斜方肌肌皮瓣在头部肿瘤术中的应用. 中国肿瘤临床,1996,7:473.
[26] 王银龙,周健,何家才,等. 上斜方肌皮瓣骨肌皮瓣的解剖和修复口腔颌面部缺损的临床应用. 中华显微外科杂志,2001,24(2):97-98.
[27] 毛驰,俞光岩,彭歆,等. 改良的胸大肌皮瓣制备技术及其临床应用. 现代口腔医学杂志,2003,17(3):227-229.
[28] 韩思源,宋涛,王玉新,等. 带耳大神经的胸锁乳突肌肌瓣在腮腺癌手术修复中的应用. 中华整形外科杂志,2004,20(6):425-427.
[29] 彭田红,范松青,张心宽,等. 胸大肌胸肋部肌蒂骨(膜)瓣修复肱骨骨不连的应用解剖. 南华大学学报. 医学版,2004,32(4):451-453.
[30] 杜永军,陈巨峰,李庆生,等. 折叠式下斜方肌岛状肌皮瓣在颌面部洞穿性缺损的应用. 中华整形外科杂志,2005,21(6):423-425.
[31] 林煌,唐平章,李森恺. 对侧胸锁乳突肌肌蒂锁骨骨膜瓣修复气管壁缺损. 中华整形外科杂志,2005,21(3):211-213.
[32] 杨川,王炜,张群. 改进的胸锁乳突肌移位法修复晚期面瘫. 中华整形外科杂志,2005,21(2):104-106.
[33] 潘朝斌,李劲松,黄洪章,等. 带肋胸膜的肋骨—胸大肌复合瓣修复晚期舌癌根治术后缺损. 中华外科杂志,2006,44:911-914.
[34] 郑行跃,薛志强,王佳琦,等. 应用巨型扩张的斜方肌肌皮瓣修复儿童颈部重度瘢痕挛缩畸形. 中华整形外科杂志,2007,23(3):196-198.
[35] 廖贵清,苏宇雄,杨小平,等. 胸大肌肌皮瓣脂肪液化的相关危险因素探讨. 中华整形外科杂志,2007,23(4):315-317.
[36] 蒋封运,廖天安,郑长泰,等. 岛状额瓣加胸锁乳突肌皮瓣一期修复颊癌术后大面积洞穿性缺损. 中国修复重建外科杂志,2009,19(10):815-817.
[37] 闫利,王毅铮,姜孟臣,等. 预扩张斜方肌肌皮瓣在儿童面颈胸部烧伤后瘢痕修复中的应用. 中国急救复苏与灾害医学杂志,2010,5(5):428-430.
[38] 吴志远,黄海华,郭晓瑞,等. 应用胸大肌皮瓣修复颈部双侧慢性放射性溃疡. 中华显微外科杂志,2011,34(2):139-140.
[39] Demergasson F. Piazza MV. Trapezius myocutaneous flap in reconstructive surgery for head and neck cancer: an original technique. Am J Surg, 1979, 138:533.
[40] Rosen HM. The lower trapezius musculocataneous flap for cranioorbital facial reconstruction. Plast Reconstr Surg, 1985, 75:318.
[41] McCraw JB, Magee WP, Kalwaic H. Uses of the trapezius and sternomastoid myocutaneous flaps in head and neck reconstruction. Plast Reconstr Surg, 1979, 63:49.
[42] Horch RE, Stark GB, The contralateral bilobed trapezius myocutaneous flap for closure of large defedts of the dorsal neck permitting primary donor site closure. Head Neck, 2000, 22: 513-519.
[43] Ogawa R, Murakami M, Vinh VQ, et al. Clinical and anatomical study of superficial cervical artery flaps: retrospective study of reconstructions with 41 flaps and the feasibility of harvesting them as perforator flaps. Plasti Reconstr Surg, 2006, 118:95-107.
[44] Sesterhenn AM, Zimmermann AP, Wagner U, et al. Improved technique of harvesting the pectoralis major myocutaneous flap for reconstruction in female head & neck cancer patients. Clinical Otolaryngology, 2008, 33:378-380.
[45] Rikimaru H, Kiyokawa K, Watanabe K, et al. New Method of Preparing a Pectoralis Major Myocutaneous Flap with a Skin Paddle that Includes the Third Intercostal Perforating Branch of the Internal Thoracic Artery. Plast Reconstr Surg, 2009, 123:1220-1228.

[46] He JX, Xu X, Chen MY, et al. Novel method to repair tracheal defect by pectoralis major myocutaneous flap. Ann Thorac Surg, 2009, 88: 288-291.

[47] Bianchi B, Ferri A, Ferrari S, et al. Improving Esthetic Results in Benign Parotid Surgery: Statistical Evaluation of Facelift Approach, Sternocleidomastoid Flap, and Superficial Musculoaponeurotic System Flap Application. Journal of Oral and Maxillofacial Surgery, 2011, 69: 1235-1241.

第9章

显微外科技术在整形外科的应用

第一节　显微外科技术对外科技术及整形外科的促进和影响

Nylen(1921)最早进行显微外科手术，现代显微外科的先锋是Jacobson(1960)。中国显微外科的迅速发展，以陈中伟(1963)断肢再植成功，及杨东岳足趾移植成功(1966)和游离皮瓣移植成功(1973)为起点。在整形外科的进程中，显微外科(microsurgery)已经产生异常广泛和深刻的影响，它是近代整形外科发展的阶梯。30多年来可以分为3个阶段：①起点阶段，1960—1973年，从微血管吻合研究开始，至游离皮瓣移植的成功。②大发展阶段，1974—1985或1986年，显微外科百余种组织移植供区的发现及数百种治疗方法的创造和成功。③成熟、继续深入发展阶段，1986年至今，显微外科广泛并成功地用于整形外科及修复重建外科的各方面，同时使组织移植的理论、实验研究及对移植物进行改造、预制的研究有了新发展。

显微外科是近代外科技术发展的新的里程碑。它使外科技术从宏观扩展到微观领域，给外科所属的许多专业带来了飞跃，诸如断肢(指)再植与移植的成功；游离皮瓣移植、游离肌肉移植及吻合血管的游离骨移植在临床上的广泛应用；游离器官移植给临床外科、实验外科带来新的变化，而且为相应的基础学科的发展提供了新的思路。

显微外科既是一门新颖的技术，又是一门新的边缘学科，显微外科既有各临床外科应用的技术问题，又有与这项技术相关的解剖学、生理学、生物化学、病理学及诊断学的基础理论研究。因此，目前国内外把显微外科作为一门独立的学科，称之为“显微外科学”或“显微修复外科学”。不少学者编写了专著，并有专科杂志及定期性国际学术交流，在我国国内及国际上还成立了显微外科学会和显微修复外科学会。

一、显微外科开创了整形外科组织移植缺损修复的新纪元

20世纪70年代以前，在整形外科遇有大块组织缺损时，通常采用不吻合血管的带蒂组织移植，手术次数多，效果差，而且移植的组织数量受到很大限制。1961年，笔者曾收治了1名演员，因车祸造成左小腿大范围皮肤撕脱伤合并开放性骨折。为修复小腿的大块皮肤及皮下组织缺损，先在两侧胸腹部制成了2条巨大的皮管，数星期后进行第二期手术，将2条巨大的皮管分别接到手腕部及前臂，并充分制动，再数周后，待皮管能完全依靠手腕及前臂提供血时，进行第三期手术，切断两巨大皮管的腹部蒂部，由前臂携带巨大的皮管移植到小腿，又经过数周，两巨大的皮管能完全依靠患腿的血液供应时，方进行第四期手术，切断皮管在手腕及前臂的蒂部，并使移植的皮管铺平，修复小腿的皮肤撕脱缺损。显然，这是一项巨大的“系统工程”。在整个治疗过程中，任何一次手术的失误均可导致整个“工程”失败。该病人住院1年余，经历了10多次手术。如今，由于有了显微外科技术，这类创伤可用巨大的背阔肌肌皮瓣移植，一期修复，完成治疗。

显微外科使各类组织依靠血管吻合游离移植成活成为现实，大大拓宽了组织缺损修复的范围及领域。笔者从1963年起从事游离皮瓣再植及移植的实验性研究。自1974年开始，在临床上开展了30余种游离皮瓣移植的应用，积累了千余例用于组织器官修复重建的经验。实践证明，在许多严重创

伤及组织缺损的修复中，没有显微外科的方法就难以完成。如一男青年，28 岁，左小腿中及下 1/3 被 1 吨重物造成挤压、撕脱伤，胫腓骨中下段粉碎性骨折，其伤势较上述演员伤势还严重。伤后 10 余天撕脱挤压皮肤坏死，焦痂下已有感染征象，肢体远端血供尚存，为要求保留肢体转来我院。在全麻下进行左小腿彻底清创，采用“3，2，1 清洗”(3 次肥皂水洗涤，然后 2 次 1∶2 000 苯扎溴铵清洗，将坏死组织清理切除后，再用 1 次苯扎溴铵清洗)，并在整个清洗过程中以大量生理盐水冲洗。清创后更换手术衣、敷料及手术器械。切除胫前区坏死皮肤及肌肉后，对碎成 10 余片的胫腓骨钻孔，用羊肠线缝合，三维固定。小腿中下 1/3 骨外露的皮肤缺损，取 15cm×27cm 的游离背阔肌肌皮瓣行吻合血管的移植修复。术后创口一期愈合。肢体长短、粗细和形态以及行走、弹跳功能均如伤前。

又如一男性，19 岁，因左侧从头顶、面颊至下颌缘的巨大神经纤维瘤入院。瘤体下垂大如足球。由于难以切除，不易修复而辗转就诊于全国各地医院，但未得到治疗。其在来我院之前，曾于某大医院试行切除，先结扎患侧颈外动脉，当切开肿瘤边缘后，因出血无法控制而被迫中止手术，输血10 000ml，才避免生命危险。住我院后，择期再次手术，又因出血无法控制而中止，输血10 000ml才得救。后经数月的精心准备，选用低温低血压麻醉，经瘤体周围正常组织作为肿瘤切除的进路，并于切除前先做微波瘤体深部烧灼，术中对瘤体内多不胜数的直径 0.5～1.0cm 的主干血管采用“步步为营，分块结扎”的方法控制出血，历经 7h，一次切除巨大的神经纤维瘤。面部骨及肌肉外露的创面，采用吻合血管的游离背阔肌肌皮瓣 12cm×27cm 移植修复，创口一期愈合。其后佩戴假发及眼镜式赝复体，外貌近似常人，可以参加工作和日常的社会活动。

二、显微外科技术大大拓宽了整形外科带蒂组织移植的内容及范围

整形外科带蒂组织移植的历史已逾千年，古老的印度及意大利法造鼻术至今仍被采用。这些方法虽在近代特别是第二次世界大战后有了很大发展，但在皮瓣移植方面，其长度及宽度比例不能超越 2∶1、3∶1，少数可达 4∶1或 5∶1的界线。近年来由于显微外科游离皮瓣移植的诞生，对皮瓣血供的深入解剖学了解，加之对皮瓣血供动力学的深刻认识，有数十种岛状皮瓣、肌皮瓣、骨皮瓣、筋膜皮瓣相继问世，并用于临床，不仅使整形外科中带蒂组织移植的种类增加，而且可移植的范围也大为扩大，长宽比例的限制也被突破了。

笔者设计以带蒂皮瓣、肌瓣移植方法自 1973—1994 年进行了 11 例胸腹壁巨大恶性肿瘤切除后胸腹壁缺损的修复。采用钛钢或有机玻璃支架修复胸廓，用涤纶网修复腹壁，并用巨大的岛状背阔肌肌皮瓣加胸大肌肌皮瓣，或腹直肌肌皮瓣、腹外斜肌瓣、腹内斜肌瓣或大网膜、阔筋膜张肌肌皮瓣等带蒂移植共同修复巨大的胸腹壁缺损，取得了成功。

病例 1，男，40 岁。胸骨肉瘤数次切除后复发，肿瘤上界达胸锁关节，两侧过乳头线，下及剑突，肿瘤向内压迫胸腔及心包，向外突出约为半只足球大小。切除肿瘤后，胸腔及心包敞开。经采用钛合金钢支架修复胸廓，以右侧岛状背阔肌肌皮瓣(18cm×33cm)及左侧胸大肌肌皮瓣覆盖缺损，肿瘤终被切除，生命得到挽救。

病例 2，女，30 岁。右侧胸腹壁巨大血管内皮细胞瘤几经切除后复发，上及胸腔，下达脐下与腹股沟之间，后至肩胛中线，前近腹中线。肿瘤组织以压迫腹腔为主。肿瘤切除后，腹腔壁用腹直肌鞘及腹外斜肌和腹内斜肌瓣带蒂移植，如衣襟样重叠缝合修复，其表面皮肤因肿瘤瘤体向外生长而扩张，故皮肤缺损可以直接对拢缝合。

三、显微外科扩展了整形外科一期器官再造的理论及实践

在显微外科问世之前，对于外伤、先天性畸形、肿瘤切除或后天性疾病造成的器官缺损，修复或再造的方法较少，而且受到很多条件的限制，手术效果也较差。应用显微外科带血管神经的器官移植后，为器官缺损的修复、替代、再造开辟了十分广阔的天地，真正地达到了使患者“伤而不残，残而不废”的治疗目的。目前应用显微外科技术进行器官缺损的修复及再造主要有下列几种。

1. *运动器官缺损的修复和再造*　最先采用显微外科技术进行器官再造的是运动器官。目前在临床上应用的有断肢(指)再植及移植、足趾移植做拇指再造或手指再造、多足趾移植做拇指及手指再造或多手指再造、跖趾关节移植或趾间关节移植做掌指关节或指间关节再造、跖趾关节移植做颞颌关节强直的功能再造等。

前臂严重 Volkman 挛缩(缺血性挛缩)表现为

前臂屈肌群大片坏死与瘢痕化。过去缺乏良好的治疗方法;显微外科提供了吻合血管的肌肉移植的方法,为这类严重创伤的功能再造带来了希望。

2. 呼吸及消化器官的修复和再造　因外伤或肿瘤切除造成的咽、喉、食管缺损,或上、下颌骨,口腔壁与舌的缺损,均可采用显微外科技术进行修复和再造。例如:游离肠段移植做咽喉再造或食管再造;游离皮瓣移植或带蒂皮瓣、肌皮瓣移植做咽和喉腔再造、口腔壁缺损再造及舌再造;吻合血管的骨移植或骨皮瓣移植做上、下颌骨的再造等。

20 多年来,笔者所在科室利用显微外科技术修复食管缺损 30 余例,再造手指、拇指及手掌 200 余例,再造阴茎 100 余例,其他尚有再造乳房、耳郭、眼窝、阴道及肛门括约肌等病例,均获成功。

游离肠段移植再造食管,早在显微外科正式创立之前在国外即已有人开展,并取得了成功,但其推广及进一步发展改进的研究却不过近十几年。笔者所在医院进行的食管再造,包括采用肠段移植、肠襻片状移植,及近端带蒂血管吻合的肠段移植,并有带血管肌皮瓣、皮瓣移植食管再造等多种方法,积累了 30 余例的经验。其中不少病例是在多次手术失败的情况下,最后用显微外科技术治疗而解除痛苦的。

病例 1,男,43 岁。食管化学灼伤,颈段及胸段食管狭窄,靠胃造口维持营养多年。其他医院曾经多次手术,均失败,其中包括空肠带蒂移植后肠段坏死,再进行结肠代食管术,结果远端结肠坏死,在胸骨柄处形成瘘口,留有颈段食管缺损,无奈又采用胸肩峰皮管再造食管,历经 1 年余的多次手术,又以失败告终后转来我院。入院后经积极强化营养及全身准备,取游离空肠带血管移植再造颈部食管,获得成功。患者经过多次手术失败的折磨,前后历时 10 年,终于依靠显微外科术式,方获新生。

在食管部分缺损的再造中,有的病例因长期营养不良难以承受较大的腹部手术,笔者设计双叶胸大肌肌皮瓣及岛状管形背阔肌肌皮瓣移植术式,进行颈段及部分胸段食管再造,取得了一期成功的效果。

病例 2,男,60 岁。食管癌切除行结肠代食管术后远端结肠坏死,致颈段及部分胸段食管缺损长达 9cm。患者营养匮乏,卧床不起,估计难以承受大手术的创伤,故选用左侧岛状背阔肌肌皮瓣,皮面朝里卷成管状,再造食管,手术一次成功。手术创伤小,采用硬膜外麻醉及局部麻醉即可完成。

病例 3,男,58 岁。食管癌切除结肠代食管术后远端肠段坏死,形成食管瘘。瘘的后壁尚有残留的黏膜组织,前壁食管缺损长 6cm,瘘周围皮肤呈现广泛化学侵蚀性炎症,患者营养状况不良,卧床不起。遂设计双侧岛状胸大肌肌皮瓣,左侧 6cm×6cm 用以修复食管前壁缺损,右侧 6cm×8cm 修复胸部食管瘘周围缺损。手术后早期虽局部有瘘,但经多次换药而愈。

3. 泌尿生殖器官缺损的修复和再造　应用前臂皮瓣游离移植做阴茎再造,不但可一次手术完成,而且外形及功能良好。由此推动了带蒂皮瓣移植作阴茎再造的一系列研究,如腹壁下动脉、脐旁皮瓣带蒂移植阴茎再造;腹壁浅、旋髂浅动脉下腹皮瓣带蒂移植阴茎再造;以及股前外侧皮瓣带蒂移植阴茎再造等。这些术式也都是一次完成手术,效果良好。这些带蒂移植虽然没有进行血管吻合,但均应用显微外科技术进行皮瓣的分离、解剖及移植,而且显微外科技术应用得当与否,是手术成败的关键。因此,在临床上习惯将它们划为显微外科范畴。

妇产科、泌尿科所进行的输卵管吻合、输精管吻合、卵巢移植、睾丸移植等,都是因为显微外科的发展而诞生或发展的。女性阴道缺损采用显微外科皮瓣转移进行修复再造,外形及功能良好,而且无手术后挛缩的后遗症。

4. 五官及头皮缺损的修复及再造　鼻、耳、眶、颊、颅骨、头皮、唇缺损等,均是整形外科修复手术的难题。显微外科组织移植可达到这些器官一期塑形再造的目的,这是修复显微外科的广阔天地。目前在耳再造、鼻再造中,应用前臂预制,然后一期移植,在临床上取得了满意的效果。

多少年来整形外科的器官再造都需多次手术完成,一旦一次手术失败,可致前功尽弃。采用显微外科技术再造器官可一次完成,其外形、感觉及运动功能良好。显微外科技术开创了器官再造历史的新篇章。

四、显微外科推进了肿瘤切除及修复外科的进展

显微外科一方面用于肿瘤的切除,可使手术的精确度大大提高,既彻底切除病灶组织,又最大程度地保护了健康组织,特别是在颅内肿瘤的切除及颜面或肢体血管瘤的切除上,显微外科技术是必不可少的。另一方面,对肿瘤切除后局部存在的组织或器官的缺损,显微外科技术提供了多种修复及再造的方法,使外科医师在肿瘤切除时,能够较彻底地清

除病灶，而不用担心切除术后局部残缺的修复问题。

五、显微外科促进了周围神经损伤修复技术的发展

由于显微外科技术在周围神经修复中的应用，从而形成一个独立的显微外科分支——神经显微外科。利用神经束膜缝合修复断裂的神经，或是神经束组吻合修复断裂的神经，使周围神经损伤的修复展现了新的一页。随之而产生的显微神经移植技术，包括吻合血管的神经移植，已被广泛地用于四肢神经损伤的修复。神经纤维在肌肉内种植，或是在皮肤皮下组织内种植，以达到肌肉运动及皮肤感觉的神经再支配，是近年来显微外科的新发展。周围神经显微外科修复技术同样也用于脑神经损伤的修复，如面神经损伤的修复，以及用肌肉移植做面神经损伤后面部表情肌肉功能的再造，这是在神经损伤功能再造中发展较快的领域，使神经损伤的修复、肌肉移植及肌肉神经再支配的过程融于一体。该领域已引起国内外学者广泛的研究兴趣。利用显微外科技术进行臂丛神经损伤的修复，或是断离神经的吻合，或是神经缺损的修复，以及跨肩神经转移移植等，为臂丛神经损伤的治疗开辟了新路。

六、显微外科促进了淋巴管损伤、疾病修复的研究

淋巴管是细小的循环通路，但淋巴循环的研究远没有血液循环的研究那样深入。许多淋巴循环的疾病还没有被认识，无法诊断，更无法进行治疗。应用显微外科技术重建阻塞淋巴管的通道，是近 20 余年来的新思路。国内外学者进行静脉-淋巴吻合，使阻塞的淋巴通道转流，以及应用淋巴管移植、静脉移植修复淋巴管缺损等，从此，阻塞性淋巴水肿的治疗有了新的起点。为适应这些治疗的发展，有关动物淋巴水肿模型的制造、淋巴管疾病的诊断、淋巴管疾病的各种造影诊断、淋巴管疾病的分类，以及淋巴循环的动力学、淋巴管瓣膜功能等研究，成为当今引起国内外学者广泛注意的新内容。这使得在国际上又形成了一支专业队伍，即显微外科学的又一分支——显微淋巴外科学。

七、显微外科将使整形外科走向更加辉煌的明天

显微外科技术的 3 要素：①用光学放大手段；②辅以精密的显微手术器械；③完成高度精密，高度无创的手术。无疑这将使整形外科及修复和美容外科走向更加灿烂的未来。这些基本原则不仅促进整形外科精密操作技术的发展及研究，也使与其相关的解剖学、组织学、组织血供的生理病理、组织生长及愈合，以及术后监护和功能康复研究等问题进一步深入，从而取得更加辉煌的成果。

1. 显微外科将成为整形外科医师必须掌握的基本技术之一。在新一代整形外科医师的培养中，显微外科已被列入外科基本知识及技能的范畴，可以预期新一代整形外科医师必定会应用显微外科技术 3 要素，把显微外科技术在整形外科的应用推向新的高度。

2. 组织、器官缺损的再造将进一步向前发展。不仅体现在以血管吻合的游离组织、器官移植方面，也体现在做组织、器官缺损的再造术中，并将在方法、功能及外形的完美等方面取得进一步发展；而且在以带蒂组织移植行组织、器官缺损的再造术时，会出现更多损伤小的供区，操作简便，成功率高，功能及外形良好。在组织、器官缺损的急诊即时再造中，显微外科的介入，将为达到早期缺损的修复和重建日益发挥巨大的作用。

3. 对显微外科移植组织及器官的预制或改进会有进一步发展。鉴于显微外科移植组织、器官的供区有限，经过近 20 年的挖掘，目前供区已几乎遍及全身。早在 20 世纪 80 年代即有预制游离皮瓣，用组织扩张器改进游离移植一次器官再造的研究，同时对移植组织血供的生理病理及增加、促进移植组织成活可能性等一系列的研究，都将会更加深入扩展，以提高移植的成功率及术后的功能效果。

血管吻接成功是显微外科组织移植、再植成功的关键。多少年来人们研究的重点是在微创操作上下功夫，而基因工程采用血管内皮细胞相关因子的基因调控手段，促进吻合血管的内皮愈合，这为显微外科的广泛推广应用提供了保证。

4. 显微外科问世之后，有关神经损伤的修复及肌肉损伤后动力重建等有了很大进展，但是有关神经生长、再生、肌肉神经化及其康复治疗等，尚有很多难题有待克服，这不仅包括了外科技术问题，而且还有许多基础研究亟待开发及扩展。

组织工程研制的软骨、骨可作为身体内预制器官的支架，或制成带血管的组织块移植，修复缺损和器官再造，这在 21 世纪将可望成为现实。

5. 显微外科对美容外科的发展也将会起到重要的推进作用。高度精密、高度无创的操作，肯定

会较一般美容手术技术取得更加优良的效果。在面部及身体外露区域的肿瘤切除,以及血管瘤、淋巴管瘤切除等采用显微外科技术,可使手术达到较理想的美容效果。近几年发展起来的内镜美容外科手术,也是显微外科的演变及发展,在不久的将来,内镜美容外科手术将取代不少美容手术,并取得创伤小、效果好的结果。

6. 显微外科在淋巴管修复中,以及手部先天性畸形和小管道缺损(如泪小管)等的修复中,也将会进一步发展。这些都将使整形外科不断向前迈进,攀登新的高峰。

(王　炜)

第二节　显微外科的器械和设备

一、手术显微镜和手术放大镜

手术显微镜与手术放大镜是显微外科的最基本设备,对于直径在 2mm 以下的血管吻合,以及细小血管、神经的解剖,均应在手术显微镜与放大镜下操作。

1. 手术显微镜　手术显微镜有双人双目或单人双目及落地式、悬吊式、台式或壁式等类型,其中落地式双人双目手术显微镜最为常用。

手术显微镜由光学系统、照明系统及机械系统3个部分组成。光学系统是显微镜的主件,通常有放大 6 倍、10 倍、20 倍及 40 倍的目镜及 200～275mm 的接物镜。放大倍数越大,手术视野越小。一般都具有 3 对目镜,第 3 对供示教。照明系统多采用冷光源内照明,由光导纤维传导。机械系统由机械支架及支架可升降的变焦马达组成。一台良好的手术显微镜,其变倍、调焦及转移动显微镜身均可由脚控开关来控制,此外,尚拥有摄影及录像转播的闭路电视系统等。

2. 手术放大镜　手术放大镜可帮助外科医师做精确的解剖及细微的缝合,可用于组织移植时的血管解剖,也可用于神经吻合、血管瘤手术的解剖切除及尿道下裂的修补等。

手术放大镜有头盔式、台式及眼镜式几种,以眼镜式最为常用。有的手术放大镜伴有照明装置,由于附件沉重,较少被采用。放大镜的倍数以 3～4.5 倍为宜,5～6 倍的放大镜虽然能加强辨别能力,但由于视野较小,长时间应用易使术者眩晕不适,一般只能用作短时间的精细解剖。

二、显微外科手术器械

显微外科手术器械是完成显微外科操作的必要工具,其基本操作器械包括显微外科组织镊、持针器、剪刀、血管夹、冲洗针头等。

1. 显微外科组织镊　显微外科组织镊用作夹持、提取组织,持线、打结及分离组织等。如为笔式,可在拇、示、中指间随意转动改变方向。镊子尖端直径为 0.15mm,光洁,有 5～10mm 的接触面,持线时不易脱落。

2. 显微外科持针器　显微外科持针器用作持针、缝合、打结等,以半圆形柄、尾部弹簧启闭式为佳。新式持针器在示指接触部位有一细微杠杆,推向前端即成剪刀或镊子,可减少术中更换器械所需的时间。持针器有直、弯 2 种,弯型持针器弯度为 30°～45°,较直型更为适用。

3. 显微外科剪刀　显微外科剪刀用作修剪、分离血管、神经、淋巴管等,也可用作 5-0～11-0 线的剪线工具。为保护刀刃锐利,不可修剪其他组织及物质。其形态类似持针器,为半圆形柄,尾部弹簧启闭式,有直、弯 2 种,其尖端略呈圆形,以便安全地分离血管周围组织,而不至于误伤血管壁。弯剪刀弯度为 30°～45°。

4. 显微外科血管夹　显微外科血管夹用来夹细小血管,阻断血流。小血管夹的压强宜控制在 30g/mm^2 以下。血管夹可以单个使用,也可以是带有离合臂的 2 只血管夹并联,2 只血管夹间距离可调节。这种血管夹被用于血管端-端吻合,有利于血流阻断、血管位置的固定及翻转缝合。

5. 冲洗针头及冲洗装置　冲洗针头及冲洗装置用在血管吻合前,可把管腔内余血冲洗干净;用于吻合过程中,能保持手术野润湿、清洁。用 4 号、4 号半针头,针尖要求平滑,不损伤血管内膜。

6. 其他手术器械　其他手术器械包括显微卡尺(用于测量小血管直径),以及显微外科血管钳等。

7. 显微外科缝针及背景材料　常用的显微外科缝线以单丝尼龙线最佳,因其具有较强的拉力,且表面光滑。国 9-0 单丝尼龙无损伤血管缝针,适用于直径 1.0mm 以上的血管吻合;1.0mm 以下的血管及淋巴管吻合,可采用 11-0 无损伤缝合针。常用显微血管缝针规格见表 9-1。

表 9-1　常用显微血管缝针规格

针号	缝针直径(μm)	缝线直径(μm)	拉力(g)
7-0	200	50	50
8-0	150	38	50
9-0	100	25	25
11-0	70	18	10

国外显微血管缝针种类较多，缝针直径最小可达 50μm，针尖截面有 T 型、V 型等多种型号，缝线直径与国产相近。

在小血管吻合时，手术野下衬以显微外科背景材料，有利于血管吻合，特别是 1.0mm 以下的血管吻合。有了背景材料，可使手术野清晰易辨。可采用硅胶膜或塑料片，淡蓝、淡绿、乳白、奶黄等颜色均可。

三、显微外科其他设备

1. 双极电凝器　双极电凝器用于手术过程中止血。它可以电灼 1.0mm 以下的小血管或其分支，而不至于损伤周围组织。双极电凝器应具有足控开关或手控开关，功率可控制，并配有良好的显微外科电凝镊。

2. 血流检测仪　最常用的是超声波血流听诊器。它利用超声波探测体表血管状况，可检查体表细小的动脉及静脉。使用时将听诊器探头置放在有介质的皮肤上，检查有无小动脉或小静脉存在。动脉声呈节律的枪击声，短、急促；静脉声为"嘘嘘"吹风声，有时静脉存在但安静无声。超声波血流听诊器可于术前检查供、受区血管状况，也可在术中或术后检查吻合血管是否通畅。

3. 皮肤测温监护设备　激光多普勒、经皮氧分压测定仪、红外线液晶血流监测仪等是显微外科术后的监护设备，可用作监测移植物或再植组织和器官的皮肤温度、血流状况、皮肤氧代谢状况及血供状况的整体分析。

（李青峰）

第三节　显微外科基本技术的内容及要求

显微外科手术基本技术包括两大部分：显微外科基本技术及小口径管道修复、吻合技术。显微外科基本技术是为适应显微外科的需要所进行的组织切开、分离、暴露、切断、切除、结扎、缝合等技术。小口径管道的修复及吻合技术包括显微血管、神经、淋巴管、输精管、输卵管、输尿管、泪小管、儿童胆管的修复及吻合等。本书在相关章节将叙述显微血管、神经及淋巴管的吻合技术。对于小口径管道修复、吻合技术的重要性，是众所周知的，而对于显微外科基本技术的重要性，则往往需要在多次临床实践中逐步加深认识。后者是前者的基础，前者是后者的继续。两者相辅相成，才能顺利完成显微外科手术。

显微外科基本技术有区别于一般外科基本技术。为达到彻底将病灶切除，成功地进行显微外科组织移植、器官修复或器官再造的目的，必须使一般的外科基本技术得到精炼和提高，成为高度无创、高度精细、高度准确的技术操作，这就是外科显微基本技术。为此，外科医师在学习显微外科小管道吻合技术的同时，一定还需要在显微外科基本技术方面，有一个适应和再训练的过程。

一、显微切开和分离技术

为使组织切开时损伤小、准确，一般常用 11 号刀片或 15 号刀片，使切开过程犹如微雕技术一样。目前通用的刀片还不能适应显微外科技术发展的需要。用 11 号刀片虽然有刀头尖锐、准确切割的优点，但是刀刃部分太长，易造成周围组织的损伤，因此，使用时应小心操作。一种刀头尖、刀刃长 3～5mm 的刀片，并且有各种偏角的刀刃，将会更加适用于显微外科。

显微组织分离是显微外科手术的必经过程。在受吻合血管、神经、淋巴管的解剖暴露中，均需采用显微分离技术，以锐性分离为主，用尖头刀片或锐利的剪刀分离。如需做必要的钝性分离时，宜使用显微血管钳、蚊式钳或镊子做小幅度的分离，每次幅度在数毫米范围之内。要完成这种分离、暴露的操作，手术医师的肘部及腕部要有支撑，用掌指关节、指间关节的活动及少量的腕部活动完成操作。

二、显微组织的提持技术

在显微外科手术中，忌用外科有齿镊子或血管钳扣齿夹持组织。应使用尖头、无齿的整形外科镊子、珠宝镊子或显微镊子提持组织。对于需吻合的血管、淋巴管及神经的镊持，只夹其外膜，不直接夹持血管、淋巴管、神经的全层组织，特别是不要用镊子夹持血管的内膜，以免损伤。

三、显微组织的牵开及暴露技术

同一般外科技术一样，牵开及暴露是显微外科手术所必需的。为了达到少损伤及具有足够手术野的目的，均采用手外科小拉钩。皮肤、皮下组织的牵开，采用 14～16cm 的单齿或双齿皮肤拉钩。在血管吻合时，多用小型自动撑开器暴露手术野，也可用缝线使创口缘外翻，与周围皮肤缝合做牵开。对于血管、淋巴管、神经的牵开，采用薄的橡皮片或塑料条牵引。宜采用彩色及不透明的橡皮片或塑料条，以防止其误留在组织内。

四、显微外科的结扎及止血

在显微外科手术中，应广泛地应用双极电凝器来止血，使电凝处周围的组织损伤减少到最低程度。对于需做吻合用的血管的分支，其止血仍以结扎法为妥，可用 5-0 丝线或 6-0 尼龙线结扎。对于较大血管的止血，可用银夹或 3-0 的丝线结扎。

五、显微外科的清创技术

在进行显微外科组织移植、再植的清创术中，应贯彻微创技术，显微外科的清创技术同样要求达到清洗创口，去除坏死组织，并做组织缺损的修复的准备。但是，显微外科对清创要求较一般外科严格，应尽可能彻底地清除坏死组织。由于手术过程中借助手术放大镜，对组织损伤程度的分辨有较为准确的判断，能将坏死组织及可能近期坏死的组织彻底切除。

显微外科清创中，要求创造具有良好血供的血管床或神经床，以便在组织移植及修复中应用。

清创是减少感染的有效方法。多次、无损伤的清洗是显微外科清创的特点之一。如前述所采用“3:2:1清洗法”可作为早期污染创伤的清洗。

六、治疗的总体设计及手术中的分组分工

显微外科的修复重建手术，有时需要几次手术才能完成。经管医师应对每一患者的治疗都有一总体设计，包括总体需要几次手术完成治疗任务，每次手术的任务及治疗目的，2 次手术的时间间隔及术前、术中、术后其他治疗的配合等。经管医师还应对每次手术做细致的个别设计，包括手术内容、目的，多少医师参加手术，医师间如何分组，技术上如何分工，每组医师在手术过程中何时洗手上台，如何做好供、受区准备及组织移植的衔接，每个医师、护士站立的方位等。从而使手术有条不紊地进行。

（王　炜）

第四节　显微血管吻合技术

对直径＜2mm 的血管做吻合，应借助手术放大镜或手术显微镜进行操作，以达到理想的效果。

显微血管的吻合方法有 5 种，即缝合法、套管法、黏合法、机械吻合法及热凝吻合法。至今仍以缝合吻合法为首选，其吻合时所需器械简单，操作方便，术后通畅率高。血管吻合的形式有 3 种：端端吻合、端侧吻合及侧侧吻合。其中以端端吻合最为常用，吻合时血管吻合口容易准确对合，操作方法易于掌握，术后通畅率高。

一、显微血管吻合的操作技巧及注意事项

显微血管吻合是显微修复外科组织移植及再植的决定性步骤。在手术中，由于血管损伤清创不彻底、手术创伤、血管吻合欠佳、血管床血供不良、术后局部血肿形成、血管痉挛没有及时处理、制动欠妥及感染等因素，均可造成吻合血管狭窄或血栓形成，导致手术失败。一个训练有素的医师，应尽量避免上述不利因素的发生，保证手术成功。

（一）实验室能力与临床能力的差别

在实验室取得了熟练吻合血管技巧的医师，为其临床显微外科工作打下了坚实的基础。但实验室内的工作能力与临床工作能力有明显的差别，这应引起年轻学者的重视。临床的供区、受区的条件是多变的，实验室中血管吻合的条件较为恒定，处理方法相对单纯。在临床上，2 条吻合的血管可能口径不一样，或许走行方向不一致，或许管壁厚度相差较多，再有血管床的变化，血管的位置深、浅不一样等，都可能造成血管吻合的困难。一个刚从事显微外科的医师，对这些因素均应有思想准备，并对各种变化的情况有相应措施。

在实验室里操作，操作者可有一舒适的座位进行血管吻合。但在临床上，特别是头颈部的显微外科组织移植手术，医师只能站立着进行血管吻合，其肘部及腕部均无良好的支撑，会给手术带来较大的困难。

（二）识别吻合血管正常与否

识别吻合血管正常与否，选择正常的血管进行吻合，这是手术成功的前提。正常的小动脉或小静脉呈充盈状况，卧于软组织中，周围有疏松结缔组织，管壁柔软，切断后管腔内壁呈乳白色，清晰，血管内膜、中膜紧密贴合，在 8～10 倍手术显微镜下，不易分辨血管中膜、内膜的界限。当外伤后，如撕脱伤、挤压伤、电击伤、放射性损伤或炎症后，血管失去正常形态。手术时应清除病变血管，直到完全正常的血管部位，这样才能保证血管吻合成功。笔者根据数千例急诊或选择性显微外科手术病例的经验，认识到下列几种血管状况不适宜进行血管吻合，只有在彻底切除病变血管后，才能进行吻合。

1. 紫癜征　血管壁有青紫斑块，一种是散在的或密集的青紫斑点，常见于挤压撕脱伤，造成血管壁内出血，只有切除有紫癜的血管至正常部位，才能进行血管吻合。另一种是血管呈长条状青紫，多出现在小动脉，这往往是由于小动脉的分支断裂，没有结扎，在小动脉外膜下或小动脉周围形成血肿，这类血管没有必要整段切除，只需切开外膜，清除索状血肿，找到小动脉分支的出血处，予以结扎，即可供吻合。

2. 节段征　常见于小动脉损伤，血管交替呈现一段粗而厚实，一段细而空虚，这往往由于血管撕脱伤，造成血管外膜下部分中膜断裂，或是中膜、内膜断裂所致；这种血管也可见于长时间缺氧的带血管组织移植中，只有切除损伤血管，方能吻合。

3. 唧筒征　常见于小动脉的撕脱伤。表现为血管内膜肿胀，与中膜分离，两者之间的间隙明显加大，乳白色的血管内膜伸出血管口之外，而中膜及外膜后缩，形成望远镜镜筒样。这种情况多见于皮瓣游离移植时血管蒂长时间牵拉，或是由于血管长时间痉挛、缺氧之故。笔者发现此表现多见于老年患者，可能与血管硬化有关。这段血管应予彻底清除，直至正常血管腔，内膜、中膜紧密相贴，在 8～10 倍显微镜下不见明显中、内膜分离为止。

4. 网状征　为血管栓塞前的症状，在血管腔内有或多或少的银丝状纤维，附着于血管内膜上。常由于血管内膜损伤引起，或是外膜卷入吻合口内造成纤维沉着之故，因纤维素沉着在管腔内呈网状而得名。对这种血管，应去除内膜损伤部分，清除管腔内沉着的纤维素，进行彻底的管腔内冲洗，至内壁光滑无异物后，方可做血管吻合。

5. 血栓形成　即在血管腔内有血栓，可见于小动脉，也可见于小静脉，有白色血栓及红色血栓 2 种，后者常见于阻塞的小静脉。凡有白色血栓者，常是血管损伤所致，必须清除血栓，剪去损伤的血管，直至正常处。红色血栓可见于阻塞的静脉远端，如见于组织再植或血管吻合的组织移植血管栓塞早期。若出现静脉内红色血栓，用镊子取出红色栓子，经仔细观察，如果内膜没有损伤，仍可供吻合。

6. 血管板结征　是血管及血管床均有病变的表现。僵直的血管埋在广泛的瘢痕之中，血管细、硬、苍白，与周围瘢痕组织没有明显界限，硬结如板样。如勉强将血管分离出来，可见管壁增厚、动脉搏动不明显、静脉失去柔软及可变形特点。剪开动脉，可见管腔严重狭窄，外径 1mm 以上的动脉，管腔犹如针尖一样，只有缓慢溢血，没有活跃的喷血。这样的血管，见于电击伤和撕脱伤后的 Volkmann 挛缩、肿瘤组织浸润及慢性炎症之后，特别是放射治疗之后。这类血管应予切除，直至正常节段，才能供吻合；或另取健康的血管供吻合。

（三）吻合血管的准备

吻合血管前的准备工作是在供、受区血管解剖完成后进行的，包括一般准备工作及吻合血管准备。

1. 一般准备工作　根据手术医师及其助手的眼屈光度与眶距，调节手术显微镜目镜的屈光度与筒距。调节手术显微镜的放大倍数，当吻合直径 1～2mm 的血管时，放大镜倍数宜为 6～10 倍；直径＜1mm 的显微外科技血管吻合，放大倍数可达 10～16 倍。手术护士应将与显微手术无关的器械移开，将显微手术器械安放在手术医师及其助手取用方便的地方。将显微血管缝合针放在乳白色的塑料片上，或清洁湿纱布上，便于传给手术者。配制好冲洗溶液：肝素 12 500U、利多卡因 400mg，加入林格溶液 200ml。吻合血管的肢体或头部需良好制动。手术野两侧各放置一块湿润的纱布巾或白色纺绸巾，以便吻合血管时，缝针在纱布上清晰可见。吻合血管的下方衬以天蓝色或明黄色或湖绿色的塑料片作为背景。

2. 吻合血管准备　去除血管吻合口的外膜，防止血管外膜悬垂于血管腔内，是预防吻合血管栓塞的重要措施。血管吻合前，常规剥除吻合口周围血管外膜长4～6mm。清除外膜的方法有2种：一是用镊子提起吻合口周围的外膜，如脱袖子一样，将外膜拉出吻合口外，予以剪除，剪除后，外膜自然回缩到离吻合口缘4～6mm处；另一种是用镊子提起吻合口周的外膜，修剪去4～6mm(图9-1)。

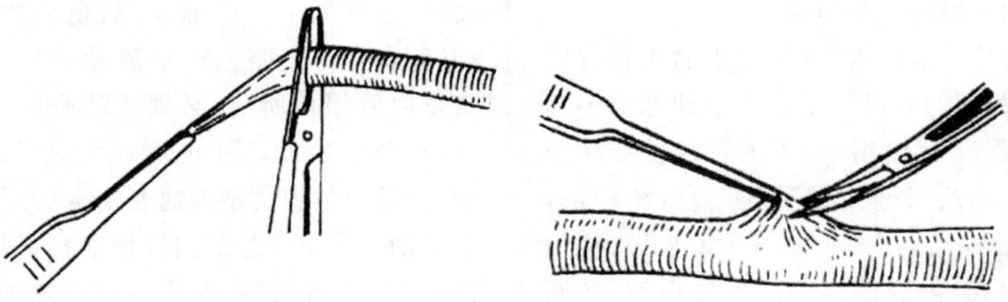

图9-1 血管外膜修剪的两种方法

(四)吻合血管的注意事项

1. 准确进针，针距、边距均匀　血管缝合的进针应一次完成，切忌反复穿刺血管壁。缝合血管的针距及边距视血管直径与管壁厚度而定，一般针距为0.3～0.5mm，边距为0.2～0.4mm。血管直径超过1mm时，针距及边距可再大一些。静脉吻合时，边距也可大一些，以保证吻合口外翻。当针距增大时，边距也应增大，方可使吻合口对合良好。管壁厚的血管，边距也可>0.4mm。

2. 张力适宜，防止扭曲　吻合血管的张力太大时，易致血管壁损伤，轻者仅损伤内膜，严重时则引起吻合口撕裂。张力太小则可能产生吻合口血管折叠，血流不畅。吻合血管的扭曲是由于血管的两吻合口对位不良所致。在手术显微镜下操作，由于手术者集中思想观察镜下血管吻合口情况，加之视野很小，故显微镜视野外的血管发生的轴形旋转，在镜下常不易被察觉，常在血管吻合完成后，移开手术显微镜时才发现。发生这种情况时，只能拆开，重新缝合。这种失误不是罕见的，为此，术者在吻合血管前应将血管准确对轴、对位，防止扭曲及旋转，然后再应用手术显微镜进行血管吻合。

3. 无创操作，创面湿润　血管吻合时，忌用镊子直接夹持吻合口，以免损伤血管内膜；只用镊子夹持外膜。手术野经常用溶液冲洗，保持吻合血管的湿润状态。

4. 密切配合，外翻对合　血管缝合吻合法虽可以1人操作完成，但如果有1熟练的助手协助，不但可提高吻合速度，而且可使吻合口有效外翻。为使吻合口外翻对合，措施有2个：一是进针时缝针与血管壁间的夹角为30°～45°，而不是通常的90°，这种角度的缝合可使血管外膜的边距少一些，内膜的边距大一些，打结时内膜外翻良好；二是打结时手术者轻轻提起缝合针线，助手用镊子的两尖端轻压缝合线处的血管壁，可保证血管内膜外翻(图9-2)。

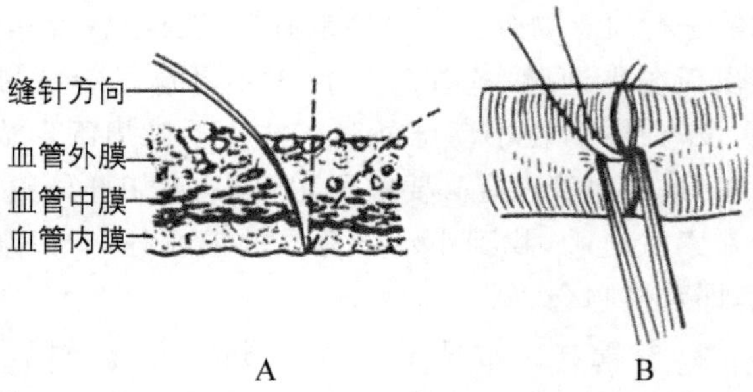

图9-2 血管内膜外翻缝合法

A. 进针方向，使缝针与血管壁呈45°；B. 打结时用镊子轻压血管壁，使吻合口外翻

5. 减少刺激、解除痉挛　及时解除吻合血管的痉挛状况，是保证显微血管吻合成功的关键之一。任何机械刺激、化学物质刺激及寒冷等，均可引起血管痉挛。避免上述刺激因素是防止血管痉挛所必需的。而解除血管痉挛的最有效的方法目前有下列几种。

(1)持续的热生理盐水纱布湿敷是最有效的方法，但往往费时较多，一般需20min左右，如果血管蒂很长，血管严重痉挛，费时可达1h以上。笔者曾有1名足趾移植的病例，因吻合血管痉挛，一直等待了3～4h，经积极处理，才解除了血管痉挛。

(2)高浓度的丁卡因(2%～10%)解除血管痉挛也很有效,但是药物剂量应小心控制。可采用小纱布吸取丁卡因对痉挛血管湿敷,能有效地解除血管痉挛。用 2%利多卡因也可解除血管痉挛。

(3)机械扩张及液压扩张也是常用的方法,对于吻合口处的痉挛,只要用显微镊子伸入管腔内,轻轻撑开,即可解除痉挛,便于血管吻合。对于整段的不易解除的血管痉挛,可采用液压扩张,这较多地用于静脉,特别是静脉移植(图 9-3)。用液压扩张的血管,很少再度发生痉挛。

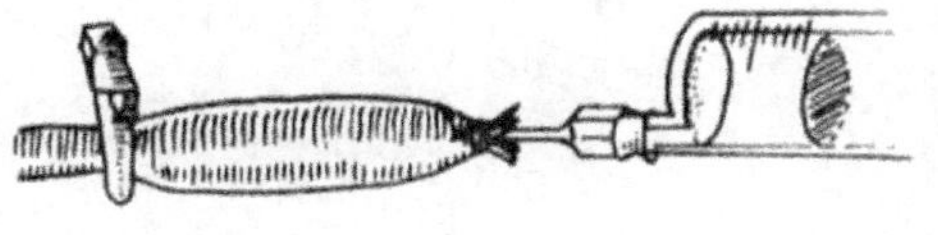

图 9-3　痉挛血管液压扩张法

6. *及时配合术中用药*　在显微外科足趾移植时,笔者习惯在游离移植的组织断蒂前,静脉快速滴注右旋糖酐-40(低分子右旋糖酐)(分子量 2 000 以下)500ml,1h 左右滴完。这不仅具有稀释血液的作用,而且可增加血流速度,有抗凝血作用,同时对移植组织的缺氧状况还有保护作用。或许这就是笔者 200 余例足趾移植无 1 例失败的原因之一,同时,也是笔者所在上海交通大学附属第九人民医院近年来完成数百例游离皮瓣移植无 1 例失败的原因之一(在早期,曾发生过一些皮瓣移植完全坏死的病例)。

7. *密切关注患者的全身状况*　显微外科手术要求手术者长时间高度地思想集中。初学者往往容易把注意力全部集中于移植组织或再植器官的成活与否上,而忽视了全身状况的严密观察,国内外均有显微外科手术后死亡的病例报道。因此,不但在急诊手术时要密切注意全身状况,即使是选择性手术,也应密切注意。笔者曾遇到一单纯性游离皮瓣移植病例,术中发现创口渗血如出汗一样,情况异常,立即加速进行组织游离移植的血管吻合,关闭创口,并检查输血瓶是否有错,怀疑有 DIC 可能。后经多方面会诊及化验证明是 DIC,及时治疗,使患者转危为安。术后分析可能与输血有关。

8. *温度适宜*　手术室温度保持在 22℃以上,这是显微外科手术所必需的。寒冷季节,在无暖气供应的地区,这一点尤应注意。

9. *术后制动*　术后良好的制动,避免血管吻合处有任何张力性活动,同样是手术成功的重要因素。

二、显微血管缝合吻合法

用 9-0～11-0 的单丝尼龙无损伤缝针缝合血管。直径 1mm 以上的血管吻合用 9-0 线,直径＜1mm 的血管吻合用 11-0 线。缝合方法有单纯间断缝合、单纯连续缝合、间断褥式缝合及连续褥式缝合等几种。

单纯间断缝合法是最常用、最安全的缝合方法,操作简单,吻合口对合准确,术后通畅率高。单纯连续缝合的缝合速度快,吻合后吻合口漏血现象很少发生,但缝线易被抽紧,造成吻合口狭窄,也难做到血管吻合口的准确外翻对合,这种缝合不适用于 2mm 以下的血管吻合。对于直径 2mm 以上的血管,可采用分段连续缝合,即将全吻合口分成 2～3 段连续缝合,既提高了吻合速度,又可防止吻合口狭窄。

间断褥式缝合法是使血管吻合口外翻对合的缝合方法,因此可防止术后血栓形成。由于操作较困难,平时较少采用。遇有两吻合口血管直径不等,或管壁厚度相差较大时,为了准确地使血管吻合口外翻对合,可使用此法。连续褥式缝合法最易造成血管吻合口狭窄,在临床上已很少用。

(一)端端吻合法

端端吻合(termino-terminal anastomosis)恢复了血液的正常流向,能保持血液的最大流速及流量。为避免血管吻合时发生扭曲或吻合口对合不良,常采用二定点或三定点端端缝合。四定点缝合技术,因为定点缝线太多,影响手术操作,已很少应用。三定点缝合适用于管壁薄、内径小、前后壁呈贴合状态的血管吻合,如内脏静脉的吻合等。

1. *二定点端端缝合法*　将两吻合的血管端端对合后,在吻合口缘 0°及 180°的部位,各缝 1 针,分别打结,留有 10～15mm 长的尼龙线,作为牵引,以利于其余的缝合的操作。在第 1、2 针之间的中点,缝合第 3 针,再在第 1、3 针间的中点及第 3、2 针的中点,分别缝第 4、5 针。然后牵引第 2 针的牵引线,使血管翻转 180°,让血管吻合口的后壁缘暴露。在第 2、1 针间的中点,缝第 6 针,再在 1、6 针间及 6、2 针间,缝合第 7 与第 8 针。至此血管缝合结束(图 9-4)。检查吻合口对合是否良好,如有不佳,可加缝合。剪除牵引线。最后放松血管夹,如吻合口有少量漏血,用温热盐水纱布轻压吻合口片刻,即可控制漏血。如有喷射性出血,则应加缝 1 针。一

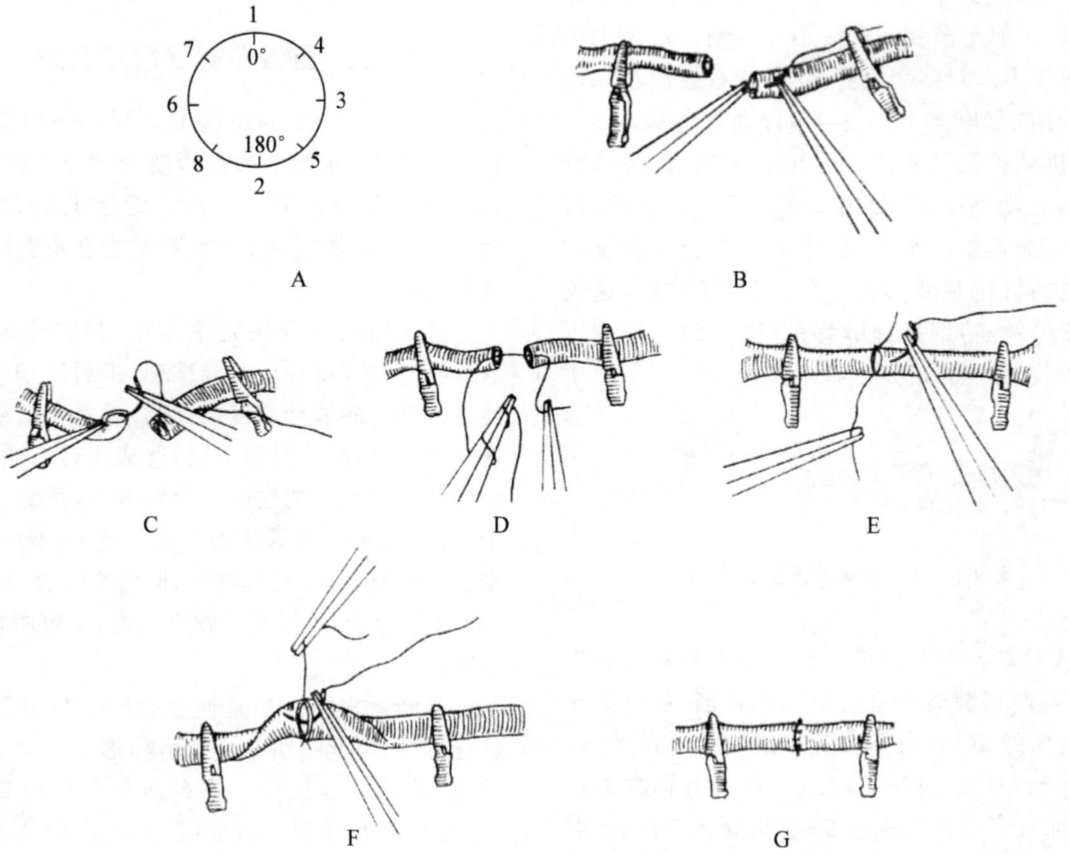

A　B　C　D　E　F　G

图 9-4　二定点端-端缝合法

A. 缝合定点方位及缝合法进针次序；B. 第 1 针缝合方法；C. 使吻合口外翻缝合技巧，不用镊子夹持血管壁，仅轻轻地扶持，可使内膜边距大一点；D. 双套圈打结，防止滑脱；E. 前壁缝合方法；F. 后壁缝合方法，用牵引线将血管翻转 180°，使后壁转到前面，然后逐针缝合；G. 缝合完毕

般直径 1～2mm 的血管均缝 8 针。直径小的血管边距小一些，而直径大的血管边距大一些。

二定点顺序缝合法是二定点缝合的改进，在技术熟悉后可采用此法。第 1、2 定点缝合仍在 0°及 180°进针，第 3 针位于第 1、2 针间的上 1/3 部分，第 4、5 针进行连续缝合，留长线，剪端后间断打结（图 9-5）。这种缝合方法加快了吻合速度，而且在做第 4、5 针连续缝合时，吻合口的两边缘张开，有足够的视野，可见到对侧管壁，防止缝合到后壁上。后壁的缝合同前壁缝合，第 7、8 针做连续缝合，分别打结。另外尚可采用“不等距二定点缝合”，先缝 0°及 135°，或 0°及 225°部位，使血管的前后壁周边长度不等而自然下垂，在缝合时可防止缝住对侧的血管壁。这种缝合方法的定点不易，初学者不宜采用。

2. *三定点端-端缝合法*　在两吻合血管口缘的 0°、120°及 240°方位各缝 1 针，使吻合口妥贴对合后打结，每结均剪去一根缝线，留下 10～15mm 尼龙线做牵引。然后再在第 1、2 针间，第 2、3 针间及第 3、1 针间，视管径大小，各缝 1～2 针（图 9-6）。三定点缝合法有 3 个方向的牵引线，可防止缝合到对侧管壁上，特别适用于管壁很薄的内脏静脉的缝合。对于技术不够熟练的医师，其定点不易准确掌握。

3. *翻转端-端缝合法*　是一种手术视野小，血管不易翻转暴露血管后壁时应用的缝合方法。两吻合的血管端均侧翻 90°，先在后壁中点缝合第 1 针，在第 1 针上、下方，分别缝合第 2、3 针及第 4、5 针（图 9-7）。血管后壁缝合完成后，再缝合前壁，缝合方法同上。

4. *盘端吻合法*　是一种增加吻合口直径的血管整形方法，由杨东岳（1973）所创用。在腹股沟皮瓣游离移植时，由于腹壁浅或旋髂浅动脉过于细小，故设计在股动脉上切取一块盘状动脉壁，以增加腹壁浅或旋髂浅动脉的直径，提高游离皮瓣移植

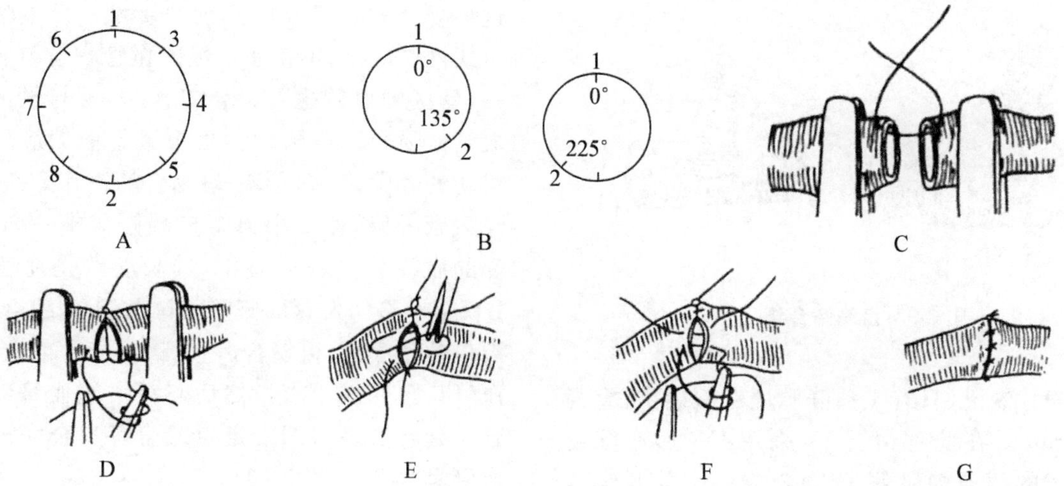

图 9-5　二定点顺序缝合法

A. 二定点顺序缝合法的进针次序；B. 不等距二定点缝合的第 1、2 针定点缝合的 2 种形式；C、D. 二定点顺序缝合的定点缝合；E. 第 3 针缝合完成后，第 4、5 针连续缝合，剪断连续缝针；F. 使第 4、5 针分别打结；G. 前后壁血管缝合完毕

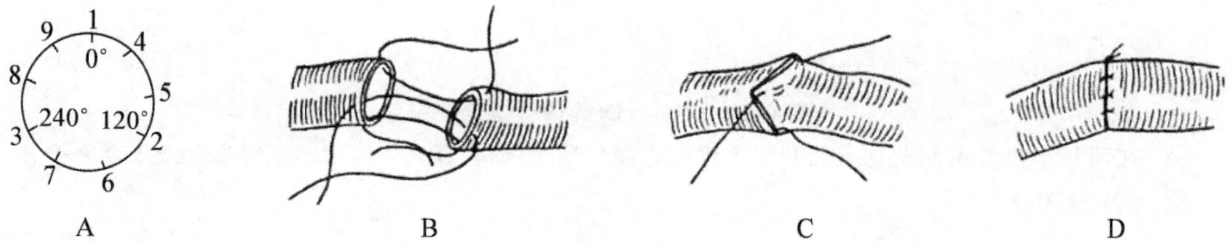

图 9-6　三定点端-端缝合法

A. 三定点缝合法的进针顺序；B. 三针定点方位；C. 三针定点的牵引方向；D. 缝合完毕

的成功率。股动脉壁的缺损，用 6-0～7-0 的尼龙线缝合。该方法可做盘端吻合（图 9-8），也可做盘侧吻合（图 9-9）。

5. *“Y”形端-端缝合吻合法*　是一种增加血管吻合口直径，减少血管吻合次数的血管整形技术，由王炜（1983）创用。最初用于 1 名 4 岁女孩的肩胛皮瓣移植手术中。患者手部皮肤撕脱伤，取对侧肩胛皮瓣游离移植。供区皮瓣有 2 根伴行静脉，十分细小，直径只有 0.3～0.5mm。手部受区动脉情

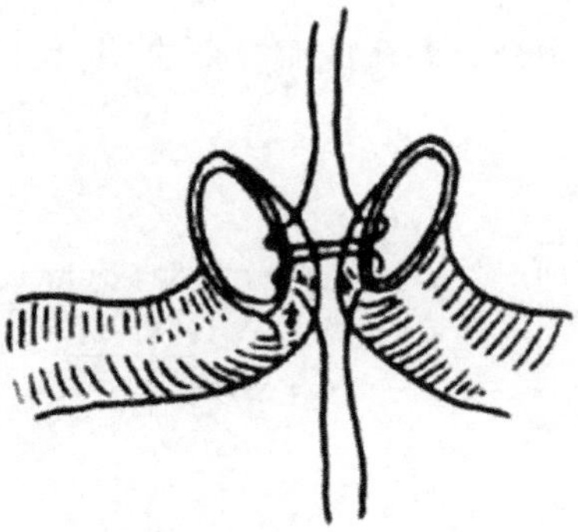

图 9-7　翻转端端缝合法

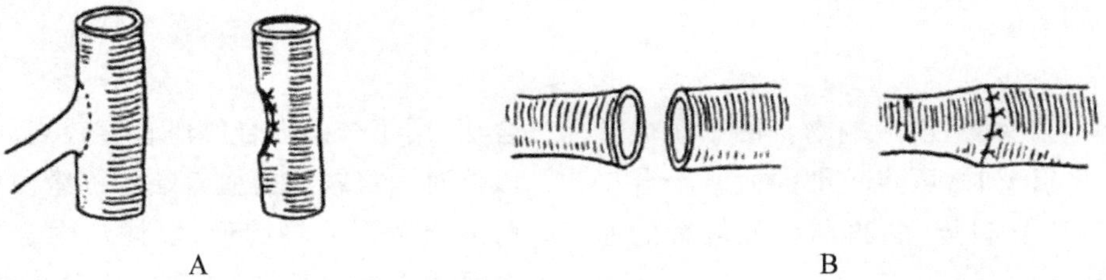

图 9-8　盘端吻合法

A. 从主干血管上取带盘的吻合血管；B. 盘端吻合

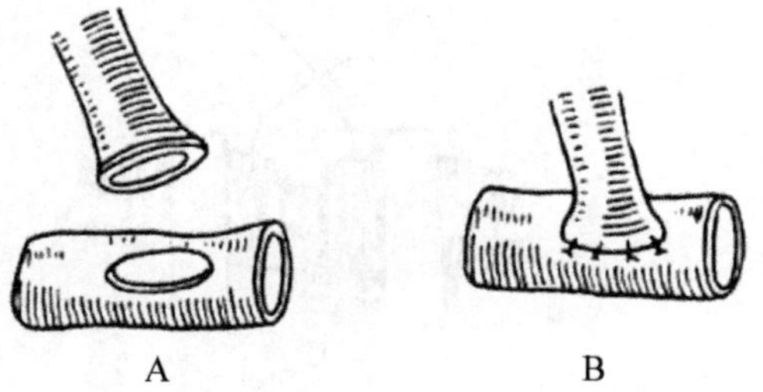

图 9-9 盘侧吻合法

况尚可，静脉缺乏，只有 1 条静脉埋在瘢痕中，直径约为 1.0mm。在此种情况下，采用“Y”形血管吻接，使供区的两条静脉侧-侧吻合成一个静脉吻合口，再与头静脉端-端吻合，手术一次成功。以后，这种吻合方式又推广到别的手术。日本学者将此术式推广应用，不仅使供区的血管吻合口可合二为一，受区的血管也可以合二为一，再与供区的 1 条血管做吻合。美国学者也报道了他们应用此术式成功的经验。“Y”形端-端吻合的操作方法如下：去除血管外膜，使 2 根血管口端修剪成一样齐，在相邻的血管侧壁制成裂口，其长度约是血管直径的 1.5 倍。将两血管的侧壁裂口做侧-侧缝合，先缝合裂口的基底部，再缝合后壁，最后缝合前壁，使 2 个血管口合并成 1 个。然后与另一端血管吻合口吻合。缝合法多采用二定点缝合。吻合完成后 3 条血管呈“Y”形（图 9-10）。

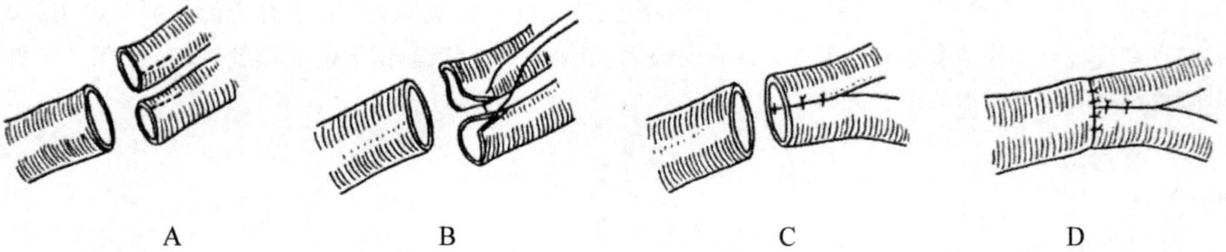

图 9-10 “Y”形端端缝合吻合法

A. 在两细小血管壁侧壁造成裂口；B. 将两侧裂口做侧-侧吻合；C. 将两小血管合并成 1 个吻合口；D. “Y”形端-端吻合

6. *等弧端-端吻合法* 在临床上，端-端吻合的 2 条血管常会遇到血管直径相差较大的情况。如果 2 条血管的直径相比在 1∶1.5 的范围内，可采用等弧端-端吻合。血管直径较大的吻合口，针距宽一些，血管直径较小的吻合口，针距窄一些，但两者针距弧度相等。这样可使大口径的吻合口缩小，小口径的吻合口扩大，使 2 个口径不等的吻合口妥贴对合，防止吻合口漏血或血栓形成（图 9-11）。

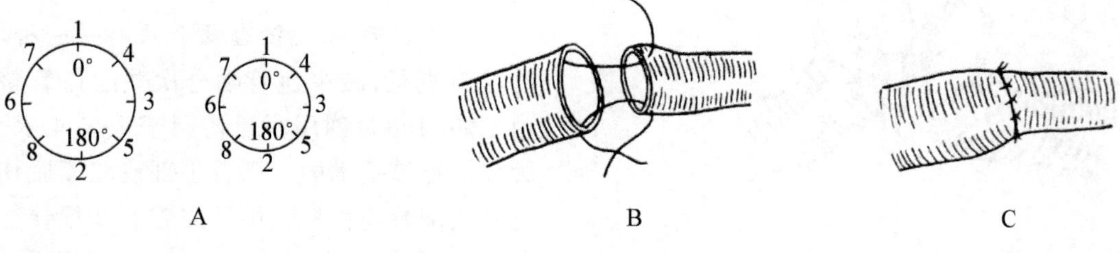

图 9-11 等弧端-端吻合法

A. 两吻合血管直径不等，可采用针距不等但弧度相等缝合法；B. 不同直径血管吻合的二定点缝合；C. 缝合完毕

7. *斜口对端吻合法* 当端-端吻合的 2 条血管直径相差在 1.5 倍以上时，可将较细的血管吻合口剪成斜面，以增加吻合口周径，再与口径较大的血管吻合（图 9-12）。

8. *侧裂口对端吻合法* 此法类似斜口对端吻合法，用于 2 条吻合的血管直径之间相差在 1.5 倍以上时。将较细的血管端的侧缘剪成裂口，裂口修剪成半圆形或椭圆形，以增加吻合口周径，使之与口径较大的血管做对端吻合（图 9-13）。

9. *杈口对端吻合法* 对于有分支的血管与另

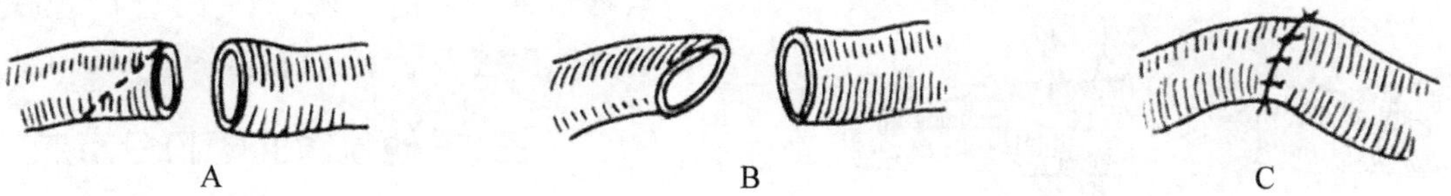

图 9-12　斜口对端吻合法

A. 口径小的血管吻合口剪成斜面；B. 将两吻合口对合；C. 吻合完毕

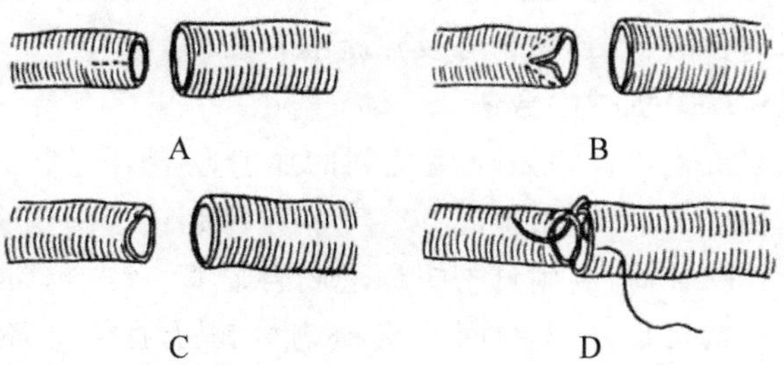

图 9-13　侧裂口对端吻合法

A. 较小血管的侧壁做纵行切开；B、C. 切除直径较小血管的部分侧壁，以增加吻合口的周径；D. 进行不同直径的血管吻合

一血管吻合时，为了增加血管吻合口的周径，并尽可能避免牺牲吻合血管的长度，可利用分支基底部的血管壁膨出部分，制成喇叭口形，与另一血管做对端吻合或端-侧吻合。其吻合步骤如同一般端端吻合或端侧吻合(图 9-14)。

10. *斜坡缩口对端吻合法*　当两吻合血管直径相差很大，例如超过 1∶3或 1∶4时，很难做端端吻合，又无法选择端-侧吻合，此时可采用斜坡缩口对端吻合。笔者(1977)曾应用此法做游离皮瓣移植，由于前臂受区静脉直径有 3～4mm，而供区静脉直径只有 1mm，只得采用此法，使手术取得成功。O′Brien 在其《显微修复外科》一书中(1988)也描述了这种术式。其手术方法是将过于粗大的静脉吻合口予以缩小。如果吻合对端静脉的直径为 1mm，则将粗大的静脉端吻合口留出直径 1mm 的范围剪成平面，其余部分剪成斜坡形，斜坡的角度为 45°～60°。斜坡部分采用间断褥式缝合或连续缝合，务必使其血管壁有效地外翻缝合，防止术后血栓形成。留下的血管剪成平面的部分，与供区静脉做对端吻合(图 9-15)。本术式只在特殊情况下使用。

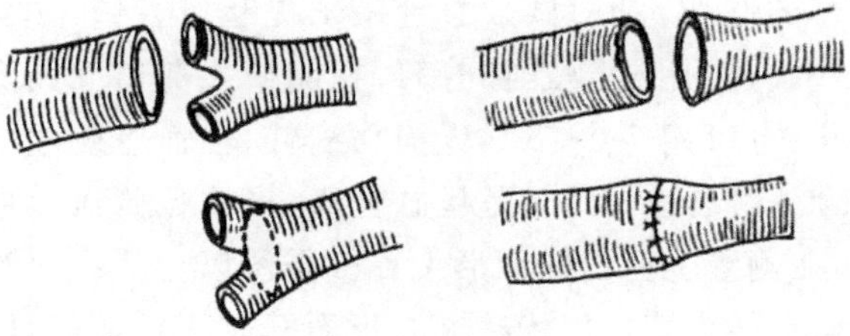

图 9-14　杈口对端吻合法

A. 切除血管分支部，保留基底部；B. 两血管端对端缝合

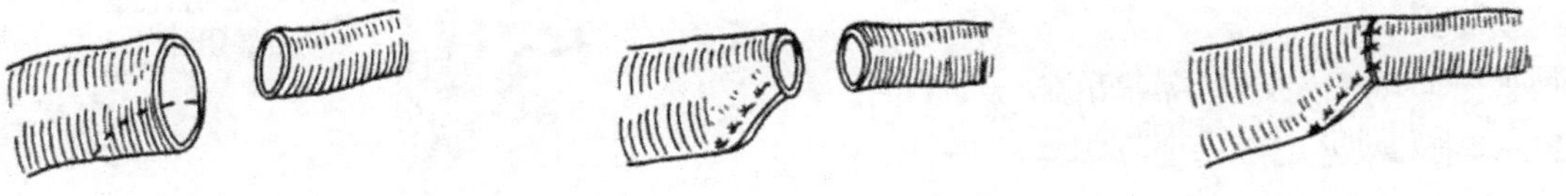

图 9-15　斜坡缩口对端吻合法

A. 将粗口径的静脉吻合口部分管壁切除；B. 切除后的侧壁做间断褥式缝合；C. 将缝窄后的吻合口与另一静脉端吻合

11. *套叠对端吻合法*　是将一端血管的吻合口伸入到另一端血管管腔内，完成血管吻合，由于吻合时只需缝合 2～4 针，因此加快了吻合速度(图 9-16)。Lauritzen(1978)报道了鼠股动脉套叠对端吻合法实验的通畅率，动脉通畅率为 21/21，静脉为 19/21；术后 1 周内血管内膜愈合。陈中伟等也在实验室及临床上成功地应用此术式，做血管对端吻合。

(二)端-侧吻合法

端-侧吻合(end-side anastomosis)于两吻合血

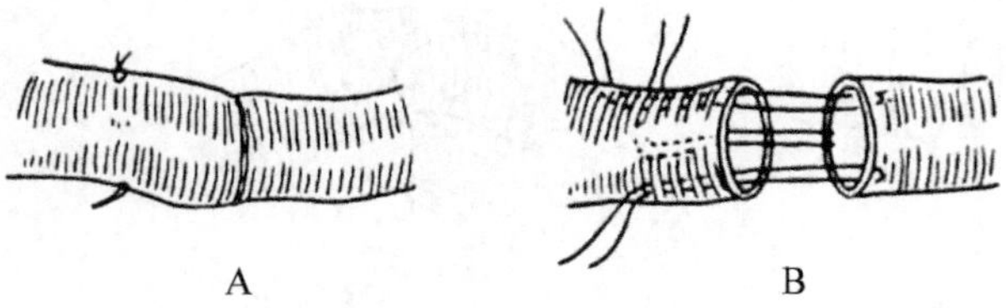

图 9-16　套叠对端吻合法

A. 将一血管套入另一血管管腔内；B. 用 2～4 针间断褥式缝合

管口径悬殊太大，或受区血管不宜被切断做端端吻合时使用。

1. *吻合口的制备*　端-侧吻合通常以供区血管的末端与受区血管的侧壁裂孔吻接。供区血管端剪成斜面。实验及临床实践均证明斜面的夹角以 45°～60°为最佳，斜面应是顺血流方向，既便于吻合，通畅率又高。受区血管侧壁造成的裂孔为椭圆形，裂口的周径宜略大于供区血管的吻合口周径。裂口的制作，可用显微血管镊子提起血管壁，先去除外膜，再用显微血管剪刀，在侧壁上剪出椭圆形裂孔；也可用 7-0～8-0 无损伤缝针，在血管侧壁上缝合一针作为牵引，提起血管壁，再用显微血管剪刀，在侧壁上剪出椭圆形裂孔。企图以刀片在血管侧壁上做纵切口以代替椭圆形裂孔是不可取的，因为血管壁的纵切口往往因血管壁的弹性而自然闭合，容易引起吻合口狭窄或栓塞（图 9-17A、B）。

2. *端-侧吻合的缝合方法*　可采用二定点缝合法或顺序缝合法。二定点缝合法适用于缝合时血管前后壁易暴露的情况；顺序缝合法则用于吻合血管后壁不易显露的病例，即先缝合血管后壁中点，然后再顺序缝合后壁及前壁（图 9-17C、D）。

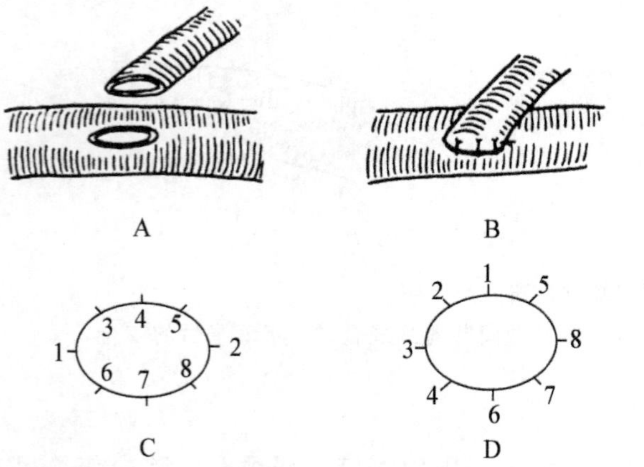

图 9-17　端-侧吻合法

A. 在受区血管侧壁造成椭圆形裂孔，移植血管剪成 45°斜面；B. 血管端-侧吻合结束；C. 二定点端侧吻合缝合次序；D. 顺序端-侧吻合法缝合次序

三、其他显微血管吻合方法

缝合吻合法仍是当今显微血管吻合的首选方法，但缝合吻合法毕竟是手工操作，技术要求高，操作费时，因此改变这种手工操作，仍是我们努力的方向。其他显微血管的吻合方法有机械吻合法、套管吻合法、粘合吻合法及热凝吻合法等。

（一）机械吻合法

机械吻合法是应用特制的血管吻合器进行血管吻合。早在 20 世纪 50 年代，苏联制造了古道夫血管吻合器，利用订书机原理吻合血管。吻合器的主件是可以离合的两瓣机械吻合钳及血管套环。吻合前，选择口径合适的血管套环，每一套环由 2 个半环构成，在套环内安放吻合血管的钽合金“U”形钉，把套环安放在吻合钳上。血管吻合时，将血管吻合口翻套在吻合钳的血管套环上，将吻合钳的两瓣合拢，加压，“U”形钉即被挤出，穿过吻合口缘，完成血管的对端吻合（图 9-18）。应用此器械做血管端端吻合，虽然吻合速度加快，在 2～3min 即可完成，但由于机械构造复杂，操作准备时间很长，而且此器械只能吻合 1.5mm 以上直径的血管，因此难以在临床上推广。但笔者应用此吻合器吻合小血管获得成功，如果能对此器械加以改进，还是

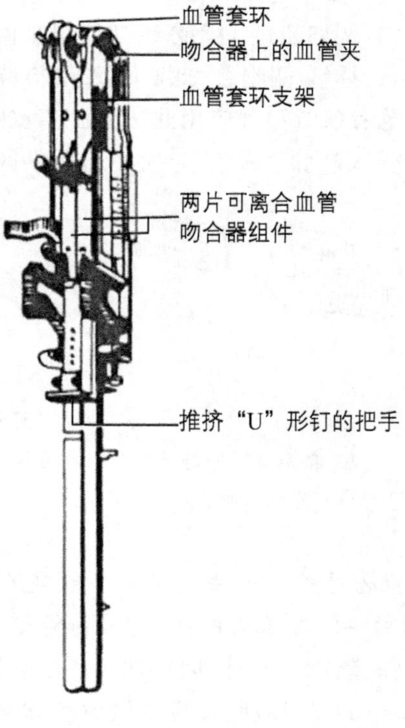

图 9-18　古道夫血管吻合器

有应用价值的。

日本 Nakayama 血管吻合器，是又一种机械套环吻合法工具。器械包括精制的带有钉的套环及可离合的吻合器。吻合血管时，将血管套环安放在吻合器上，使吻合的血管翻套在血管套环上。将吻合器的两瓣结合，加压，即完成血管吻合，然后拆除血管吻合器(图 9-19)。Obtrup 曾报道选择兔子面后静脉做机械吻合，他认为此法优于缝合法。目前，一个训练有素的医师能用缝合法在 5～15min 完成 1mm 以下血管的吻合，而且通畅率可达 100%，因此这种机械吻合法没有被推广。

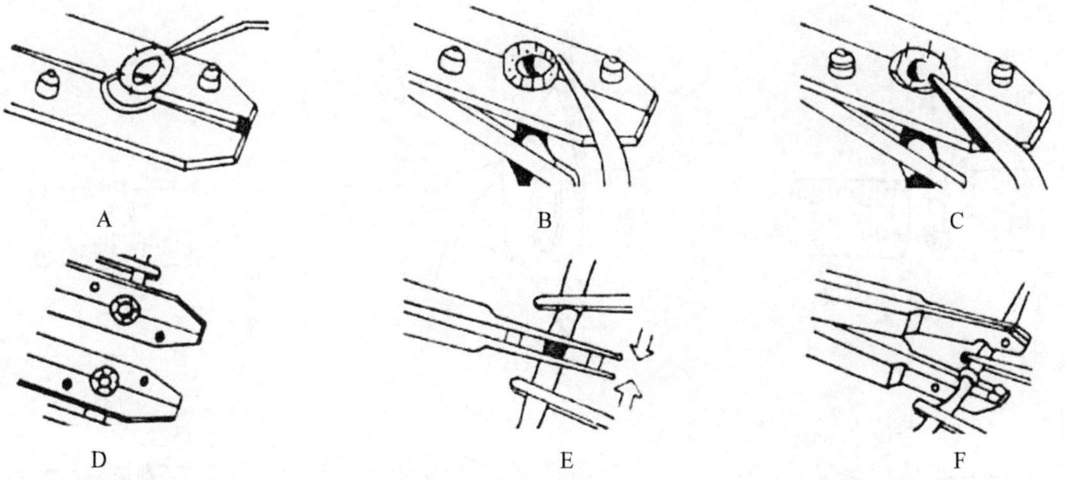

图 9-19 Nakayama 血管吻合器吻合血管过程

A. 将吻合血管的套环安放在血管吻合器上；B. 将受吻合血管穿过血管套环，使血管吻合口外翻，套在套环钉上；C. 血管吻合口外翻完成；D. 将 2 片血管吻合器在完成了血管吻合口外翻后，准备对合；E. 2 片血管吻合器对合，加压，完成血管吻合；F. 移去血管吻合器

瑞典 Berggren(1987)报道了一种新的非离合的血管吻合器，也是由带有钉的血管套环与吻合器 2 部分组成。但其吻合器不是由两瓣组成，而是如钳状，血管套环放在钳端。将受吻合的血管套在套环上，关闭两钳端，即使 2 套环对合，完成血管吻合。Berggren 选用兔子的血管做实验，动脉直径 1.6～2.4mm，36 个吻合口于术后观察 2～16 周，有 1 条完全阻塞，2 条部分阻塞，其余通畅。

(二)套管或套环吻合法

早在 19 世纪中叶即有人提出应用象牙、羽毛管做套管吻合血管，而近代多半是用金属套管，如不锈钢、铝等。由于套管吻合法可使吻合血管的内膜外翻良好，管腔内没有吻合材料暴露，因此通畅率较高。但对于外径在 1.5mm 以下的血管，管壁不易翻转，吻合较为困难。由于套管法均有套管留在组织内的缺点，近年来有人设计了可吸收的套管，并在实验室及临床上取得成功。金属套管分为有齿及无齿套管 2 种，多半用有齿套管。方法是将血管断端之一伸入套管腔内，将血管内膜翻转套在套管外，然后将另一血管端套在已翻转血管壁上，并用细丝线结扎(图 9-20)。也有人应用聚乙烯制成血管套管，用于血管吻合。陈中伟等完成的第 1 例断肢再植中，曾用聚乙烯套管吻合静脉取得成功。血管套环类似套管，其区别仅仅是长度不同。套环也可分成为有齿及无齿套环 2 种。此法虽然很多学者进行了实验性研究，并有少数应用于临床，但终未得到推广应用。

(三)粘合吻合法

粘合吻合法即采用黏合剂粘合血管吻合口，以完成血管吻合。一般采用 α 氰基丙烯酸酯类做实验，该药物毒性较大，效果不良。目前需研究出生物毒性较小的黏合剂，粘合吻合法才能推进一步。

(四)热凝吻合法

目前有人应用激光及电热凝固完成血管吻合，特别是激光吻合法已在实验室取得成功，并有部分人已将其用于临床。这是一项有发展前途的吻合方法。

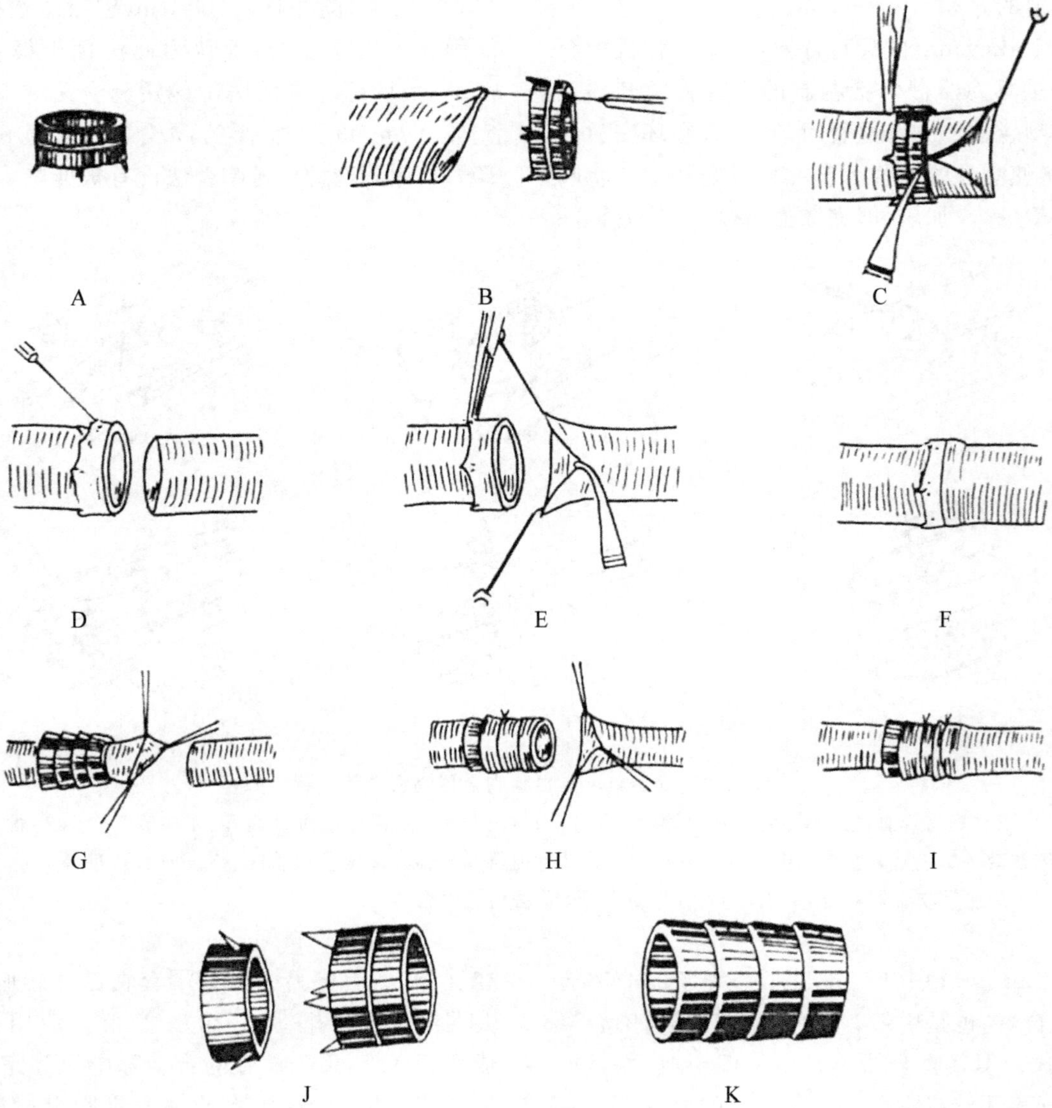

图 9-20 血管套环吻合法

A～F. 有齿套管吻合法；G～I. 有槽套管吻合法；J. 有齿套管；K. 无齿套管

四、显微血管移植

在显微外科临床中，无论是断肢（指）的再植、血管创伤的修复、皮瓣的游离移植，或其他各类组织器官的移植，常会遇到吻合血管短缺，必须采用血管移植修复。勉强在高张力下缝合，必然导致血栓形成，手术失败，这是手术所禁忌的。

血管缺损的修复包括动脉缺损和静脉缺损的修复。在实践中，应将血管切断后的自然张力回缩与血管缺损区别开来。正常情况下，动脉切断后间隙在 1cm 以内，两端血管对合是无张力的。如果是血管缺损，则其间隙往往超过 1cm，术者将两端血管对合时，可出现张力。这时可通过使两端血管长距离游离，改变血管的行径，变“弯路”为“直路”，使两断端接近，便于吻合。但一般有经验的临床医师，仍愿意尽早采用血管移植修复缺损。

血管移植最为常见的是用静脉移植修复动脉或静脉缺损，也可以利用废置的动脉移植修复动脉或静脉缺损。至于人造血管的应用，在显微外科临床上及实验室里尚未取得较肯定的效果，目前尚未能广泛应用。

（一）显微静脉移植的优点

在临床显微外科中，遇有动脉或静脉缺损时，常选用静脉移植。因为静脉移植供区广泛，取材技术简便，有各种口径的血管可供切取，切取后对供区损害较小，而且移植静脉的血管痉挛易于解除。

直径1mm以上的小静脉移植后，血管吻合的通畅率可达100%。

（二）显微静脉移植的供区选择

可供移植的静脉几乎遍及全身。在手部的显微外科手术中，常在前臂或腕部屈侧切取静脉，此处静脉多，直径有粗有细，分支较少，血管壁较薄，较少受到静脉穿刺的损害。同时，前臂屈侧或腕部屈侧做移植静脉的供区时，可采用横切口，术后瘢痕少。前臂伸侧、腕部伸侧也有较多的静脉可供移植，但此处静脉直径较大，管壁也较厚。相对而言，伸侧做供区时术后瘢痕较为显露。

在下肢或躯干部做显微外科手术时，足背浅静脉的分支，或是大、小隐静脉及其属支，均可供移植。在肠段移植食管缺损的显微外科手术中，或在面部创伤、畸形的显微外科修复中，可用颈外、面后静脉等移植，修复动脉或静脉缺损。

静脉移植供区选择的注意事项如下。

1. 静脉移植供区部位的皮肤、皮下组织良好，无新鲜或陈旧的深层组织损伤，无炎症感染迹象，无局部放射性损伤或电击伤史，无静脉炎或反复静脉被穿刺的病史。

2. 术前用手指触摸移植静脉，凡是静脉壁柔软，弹性和充盈良好，没有硬结的，均是良好静脉移植供区。冬季因寒冷可致表浅血管痉挛呈索条状硬结，局部热敷后能恢复血管弹性和充盈状况时，仍可供移植。

3. 用双指法测试移植静脉的血流方向，看血流是否畅通，而且可查出静脉瓣的部位。静脉移植时，应避免在血管吻合口处有静脉瓣存在。

4. 移植静脉的切取宜就地取材，并应选择身体的隐蔽区域，以免切口瘢痕过于醒目。

5. 供区静脉的直径应与受区缺损血管的直径相近。一般而言，移植静脉的直径宜略大于缺损血管的直径，避免管径偏小。

（三）静脉移植的外科技术

1. 在肢体或身体其他部位用亚甲蓝（美蓝）描绘出要切取静脉的行径路线，采用符合于皮纹的切口，或"Z"形切口暴露静脉。

2. 如果移植静脉的供区在肢体时，应采用止血带，保证手术在无血下进行。

3. 移植静脉切取后，其长度有30%左右的回缩，因此，当修复动脉缺损时，移植静脉的长度应大于动脉缺损的实际长度约30%。又由于静脉本身具有22%的伸展性（Pribaz，1983），因此，当修复静脉缺损时，移植静脉的长度只需略长于放松状况下静脉缺损的间隙即够。

4. 供移植的静脉全长暴露后，用3-0～5-0丝线仔细结扎静脉的每一分支。由于血管缺损的修复可能是多处的，因此，移植静脉的总长度是多处血管缺损的长度之和。

5. 切取下来的移植静脉供修复动脉缺损时，应予倒置，以防止移植静脉内有静脉瓣的存在，影响血流通过；用于修复静脉时，则其方向不变。为了使移植静脉切下后，容易识别血管的近、远心端，应在移植静脉的近心端做3-0丝线结扎作为标志。

6. 移植静脉切取后，有时会出现较严重的血管痉挛，应予以解除。以液压扩张法最为简单有效，也可采用热敷、化学药物等方法。

7. 移植静脉是在塌陷、不充盈状况下进行血管吻合的，有时移植血管扭曲不易被发现，特别是较长距离的血管缺损修复时容易发生，因此，术者应仔细检查血管，防止扭曲。

8. 跨越关节的静脉移植，除了要适当增加移植血管的长度外，术后应制动，可用夹板或克氏针内固定7～10d。

（四）显微动脉移植

显微动脉移植在临床上较少被选用，有关文献报道也较少。动脉移植除了供区较少外，切取下来的移植动脉有时呈现严重痉挛，不易解除。在临床上，多半选用废弃的手指或肢体的动脉做移植，修复动脉缺损。O'Brien（1979）曾在兔身上进行实验，用动脉移植修复静脉缺损，发现其移植通畅率与静脉移植相等。

（五）显微人造血管移植

很多人对人造血管移植在显微外科的应用进行了实验性研究。Parsa及Spira（1979）取直径1mm、长5mm的聚四氟乙烯人造血管，修复鼠的股动脉及静脉缺损，观察6周，其通畅率为0%。Lidman（1980）采用内径1.0～3.0mm的PTFE人造血管在兔、狗及鼠身上进行实验，其移植血管的通畅率为23%（14/60），而1.8mm直径的人造血管，做兔颈动脉缺损的修复，通畅率为83%（10/12），并且认为，肝素化或缝合方法的改进不能提高移植血管的通畅率。O'Brien将内径1mm、长8mm的PTFE人造血管移植到鼠股动脉上，其通畅率为80%，平均观察时间为40d。由此可见，显微人造血管移植目前尚处于实验室研究阶段，未能用于临床。

（王　炜）

第五节　显微外科手术微循环监测仪器

目前对移植组织的术后血液循环监护主要依靠临床观察，任何监测仪器都无法替代有经验医师的临床观察判断能力。各种仪器目前都存在着价格昂贵、操作较复杂、易受外界因素干扰等不足，有很多尚待完善之处，难以在临床普及使用。但随着新技术的不断更新及新方法的创立，显微外科手术微循环检测仪器必将有着美好的前景，必定会有助于移植组织术后监测水平的提高。

一、测定血流的仪器

测定移植或再植组织的血流状态是显微外科临床最常用的监护技术，主要仪器有以下几种。

1. *多普勒超声血流仪（UDF）*　其原理是：当高频声波射入血流时，入射声波的一部分被流动的血细胞散射而导致散射信号的频率发生变化，即多普勒频移。这是一项简单、快速、安全及可多次重复的方法。UDF 要求测定时探头与血管具有很好的角度关系，当探头位置不合适时，就不易测出。因此，临床用于对组织瓣移植监测时，可作为辅助工具。

2. *激光多普勒血流计（LDF）*　是基于多普勒转换原理设计的一种新型血流探测仪。它测定的是光线频率的转换，而不是超声波。在确诊移植物有无血供的判断上，是有价值的。然而 LDF 在应用中明显地受到外界的干扰，需对其作用进行综合性评价。

3. *光电容积描绘仪（PPG）*　PPG 作为血管性疾病的诊断方法，临床应用已有多年。其原理是：光电脉冲传感器中的发光二极管发出的红外线照射于皮肤表面（深度＝3mm），由皮肤表浅血管血液反射回的光线由传感器中的光敏晶体管接收，转变成电信号。反射的红外线量随局部血容量的改变而迅速改变，从而随血管的搏动，电信号呈现出脉冲样的变化，经放大后可以直接显示或记录。PPG 的优点是无损伤，可重复连续测定，缺点是易受外界光线的干扰、温度的影响及探头与皮肤接触的压力的影响。在静脉回流不足时，脉冲信号仍持续存在。所有 PPG 尚不能区别动、静脉阻塞。

4. *电磁血流测定仪（EMF）*　当导电流体在磁场中经过时，形成一个移动的电导体，在磁场及流体流动成直角的方向上产生电动势，电动势强度与血流速度成比例，从而可测知流量。应用 EMF 可测定直径 1～2mm 血管的血流量。电磁血流计的应用在操作上要求极严格，任何一个环节有问题均可造成测定上的误差，这也是其临床应用受到限制的主要原因。

二、测定组织代谢的仪器

经皮氧分压测定，经组织的气体交换水平取决于血液循环的状况。目前使用的小型热化气体敏感电极（Clark 电极）和气体分析仪，是一种可提供准确的经皮非侵入性的气体分压监测仪器。Clark 电极是由加热原件加热到 43～44℃，此时 $TcPO_2$ 电极下皮肤的毛细血管扩张，血流量增加，提供的氧比皮肤所消耗的氧要多，剩余氧经电极的透氧膜与 Clark 电极内的电解质发生反应，产生电阻变化，因而电流的大小与氧的含量成正比。$TcPCO_2$ 的测定原理基本上与上述 $TcPO_2$ 的一样。$TcPCO_2$ 是移（再）植组织活力的敏感指标，反应快速，有利于早期察觉血循环危象，准确可靠，可用于连续监护。但经皮气体测定也有其缺陷，它可受到全身氧状况水平、局部组织代谢的氧消耗、气体传导、某些探头性能及加温部位不同等影响。

三、测定组织 pH 的仪器

这是一种有损伤的侵入性检测仪，目前常用电极有玻璃电极和锑电极。其原理是：pH 可以反映移植组织瓣在血供不足、无氧代谢而造成乳酸堆积时的代谢变化。不同的 pH 可导致电极内电传导率的改变，从而由电极的输出信号可测出组织 pH 的变化。当组织瓣比邻近正常组织 pH 相差＞0.35 就有坏死的可能。但所有组织 pH 的测定都需将电极置于皮下或皮内，具有一定的损害性。

四、测定皮肤色泽的仪器

其原理是：在皮肤色素不变，吸入氧分压恒定，心血管、呼吸功能正常的情况下，组织瓣的色泽主要随乳头下血管丛的血流量及血液氧分压状态的变化而不同。Jones 应用反射光光谱测定仪（RSP）进行游离皮瓣的色泽测定的实验。可从某一波长的 RSP 分析来判断动脉输入及静脉回流的情况。所有成功的皮瓣 RSP 光谱位均高于失败的皮瓣。

缺点是在应用不同波长光谱时要进行反射光的标准化，操作困难，不适合于连续测定。

五、皮肤温度测定仪

移植组织血液循环的改变可以出现局部组织温度的变化，临床常用半导体点温计进行测量。此方法在临床较易行，有经验的医师及护士能准确地应用该仪器测定皮肤温度，避免受环境温度影响。

六、肌电测定仪

适用于肌肉移植或肌肉皮瓣移植术后。这是利用肌肉在缺血 60min 后，对电刺激后的 M 波反应变化情况，来监测移植肌肉血液循环的一种方法。一般来说，M 波在手术后 1～5d 可消失，但如加强刺激及增加刺激时间，则仍可见到 M 波的出现。若未见到 M 波形时，则提示血液循环障碍。在临床上较有意义的临界线是肌肉移植后 90min，即使是加强和延长刺激，其 M 波也全部消失者，常提示动脉栓塞。

此外，还有荧光素钠测定、核素组织瓣清除率测定及组织间液压测定等方法，以辅助组织瓣血液循环监测，但同样都存在很多需进一步解决的问题，故影响了这些方法在临床的使用。如荧光素法尚不能明确组织瓣生存与可能坏死的界线，此外，该法还受主观判断、客观环境、温度、注药时间等因素影响。而组织间液压测定法亦因需多次穿刺，对移植物有一定损伤，同时针头常易堵塞而无法测定而影响临床应用。

（王　炜）

第六节　显微血管术后常用药物

一、全身扩血管药物

（一）妥拉唑啉

1. 作用与用途　为 α 受体阻滞药，是咪唑啉衍生物。妥拉唑啉（妥拉苏林）的作用机制又 2 种：一种是作用于交感神经，α 受体的阻滞使神经末梢去甲肾上腺素耗去，阻滞去甲肾上腺素对血管的作用；另一种是直接松弛血管平滑肌的作用。用药后皮肤、内脏、血管平滑肌中浓度很高，能抑制血管收缩，使血管扩张。本药是显微外科手术后的常用药，常用来预防和解除血管痉挛。

2. 用法与剂量　其片剂与针剂均为 25mg。显微外科手术后常用 25mg，肌内注射，每 6 小时 1 次，以预防血管痉挛，常与罂粟碱交替使用。

3. 不良反应　可引起中枢兴奋而发生恶心、呕吐、烦躁不安、畏寒、潮红、心悸等，发生率不高，一般较轻，但一次大剂量应用可引起直立性低血压。有消化性溃疡和冠状动脉供血不足者禁用。

（二）罂粟碱

1. 作用与用途　本药属吗啡类药物，为阿片中异喹啉类生物碱之一，是一种非特异性解痉药，可人工合成。它对血管平滑肌，尤其是对大动脉平滑肌有显著的松弛作用，且有一定的降压作用，能使全身血管床呈扩张状态。罂粟碱松弛平滑肌的作用机制可能是：其一，减少细胞膜和肌浆内质网对钙离子的通透性，降低平滑肌的兴奋性；其二，抑制环磷腺苷酸二酯酶，使平滑肌细胞内环磷腺苷积累，抑制化学递质的释放，从而使平滑肌兴奋性降低。

2. 用法与剂量　其片剂和针剂均为 30mg。口服后极易吸收，1～2h 体内血浓度可达最高点，作用可持续 2～6h，为显微血管手术后常规用解痉药。一般成年人剂量为 30～60mg，皮下或肌内注射，每 6 小时 1 次，常与其他常用的扩张血管的药物如妥拉唑啉等交替使用。手术中如发现血管痉挛，可用 3% 盐酸罂粟碱溶液滴入或注射于血管外膜之下，数分钟后即可解除痉挛。小儿用药宜注意减少用量。

3. 不良反应　用药过量可引起恶心、呕吐、嗜睡等症状，还可引起房室传导阻滞。静脉注射剂量过大或速度过快时，可造成心室纤维颤动而死亡，故应注意。另外，长期使用者应注意成瘾及肝功能损害。

（三）酚妥拉明

1. 作用与用途　为 α 受体阻滞药，是咪唑啉衍生物。其作用机制与妥拉唑啉相似，α 受体阻滞作用较妥拉唑啉为强，但持续时间不及妥拉唑啉长。此外还有直接扩张小动脉和毛细血管的作用。其拟胆碱作用和组胺样作用可引起不良反应。本品可用于显微外科血管手术后预防和解除血管痉挛。

2. 用法与剂量　其片剂为 25mg，针剂为 5mg。用于血管解痉作用的剂量，可肌内注射或静脉注射 5mg，每日 1～2 次。本药忌与铁剂配伍。

3. 不良反应　可有心动过速、直立性低血压、恶心、呕吐、眩晕等。静脉用药尤需注意血压迅速下降。

二、局部扩血管药物

(一)硫酸镁

本药有直接扩张平滑肌的作用，故能扩张血管。在显微外科手术中，常用其 10%水溶液冲洗或湿敷血管局部，可起预防或解除痉挛的作用。

(二)利多卡因

本药为神经阻滞麻醉药。因阻断神经反射弧，使阻滞的节后血管处于扩张状态。显微外科手术中常用 1%～2%溶液冲洗或湿敷于血管局部，有较好的预防和解除痉挛的作用。

三、抗凝血药物

(一)肝素

肝素存在于人体所有组织，主要由嗜碱性肥大细胞产生，是一种黏多糖硫酸酯，平均分子量 15 000，相当稳定，但可与组蛋白、鱼精蛋白形成无活性的复合物。国产肝素系从猪肠黏膜提取，分子量为6 000～20 000，1mg 相当于 125～130 生物活性单位。

肝素的抗凝血作用与其分子含有大量带负电荷的基因有关。其抗凝血作用主要是通过抗凝血酶Ⅲ(AT-Ⅲ)来抑制凝血酶及凝血因子Ⅱ、Ⅸ、Ⅹ、Ⅺ和Ⅻ的活性来发挥。在 AT-Ⅲ缺乏的情况下，肝素还能抑制 Xa 对凝血酶原的活性。

显微外科开展初期所应用的全身肝素化疗法(或称大剂量肝素疗法)，由于抗凝血疗效不易掌握，个体用量差异大，且需烦琐的实验室监测控制剂量，所以缺乏经验时常会发生严重的出血倾向，准确应用则确实有益于移植物血管危象的解除。

近些年应用小剂量肝素预防术后血管痉挛及血栓形成的报道很多，小剂量肝素的抗凝血解痉机制为：①肝素为内皮细胞提供负电荷基质；②肝素为 AT-Ⅲ提供活性的复合物；③肝素为内皮细胞的修复提供必要条件；④小剂量肝素主要作用于对血管痉挛物质的阻断。

小剂量肝素既有预防血栓形成的作用，又不易引起出血，显示了小剂量肝素的优越性。但随着显微外科操作的日臻成熟，小剂量肝素亦不作为术后常规应用药物，仅在术中血管吻合质量欠佳，血管内膜有病变或术后血管状态不稳定时才应用。

肝素一般以持续静脉滴注较为安全，其作用发生快，消失亦快。肝素静脉射注后 3min 起效，30min 时作用达最高水平，1h 后开始下降，2h 基本恢复正常。肝素用量越大，凝血时间延长的程度也越显著，但其作用持续时限不受用量的影响。一般可先静脉注射，首次剂量 62.5～125U/kg，然后将 24h 所需剂量溶于 5%葡萄糖溶液或生理盐水 1 000ml内，以每分钟 1ml 速度静脉滴注。用药期间应进行实验室监测。

皮下注射可作为小剂量肝素的给药途径。肝素皮下注射后 30～60min，血药浓度逐渐上升，2h 达峰值，作用持续 12h。第 12 小时皮下注射肝素钙 12 500～20 000U，可以达到非常稳定的血浆肝素浓度(0.1～0.3U/ml)。皮下注射的优点：①吸收缓慢而均匀，能较长时间维持抗血栓形成作用；②应用小剂量肝素，不需要实验室监测，出血并发症少；③不引起 AT-Ⅲ减少。肝素钙皮下注射引起的局部疼痛比肝素钠轻，血肿也少。

出血是肝素应用过程中的主要不良反应，多系剂量偏高所致。与阿司匹林合用或间歇性静脉注射等，更易引起出血。如发生出血现象，可根据病情减少肝素用量或停用。出血严重需要立即中和肝素的作用时，接最后一次肝素用量，以鱼精蛋白 1mg 对肝素 100U 的比例静脉注射鱼精蛋白，一般静脉注射 1%硫酸鱼精蛋白 5ml 即可，必要时经 15min 后再补充注射 5ml。

(二)右旋糖酐-40

右旋糖酐-40(低分子右旋糖酐)系葡萄糖组成的多糖。由于分子中葡萄糖部分相互连接的方式和数量不同，中、低、小 3 种分子量的右旋糖酐制剂，3 种右旋糖酐的分子量分别为 70 000、40 000 和 20 000。其黏度随分子量增大而增高，故右旋糖酐-70(中分子右旋糖酐)黏度最大，为 0.210～0.260，右旋糖酐-40 黏度为 0.160～0.190，右旋糖酐-10(小分子右旋糖酐)的黏度则在 0.160 以下；而在体内排泄的速度则随分子量减小而增快，输入人体 1h 后，中、低、右旋糖酐-10 分别从尿中排出 30%、50%、70%；24h 分别排出 60%、70%、80%。比较起来，右旋糖酐-40 的黏度和排泄速度介于右旋糖酐-70、右旋糖酐-10 之间，其不仅能改善微循环，还能扩充血容量，具有较好的抗凝血作用。

右旋糖酐-40 的抗凝血机制：①使血液稀释，扩充血容量；②减少血小板数量；③使红细胞和血小板的负电荷增加，对血管壁的附着性降低，从而保持血管内壁的完整和光滑，使血液通畅，不致形成漩涡和导致血栓；④右旋糖酐可改变纤维凝块的机械性，促进纤维蛋白溶解。

使用右旋糖酐-40的注意事项：①右旋糖酐-40溶液连续应用数天后，患者红细胞、血红蛋白、血小板均可明显下降，出现稀释性贫血，因此心脏功能不全或有冠状动脉疾病的患者应慎用或不用。②右旋糖酐可使血液稀释，血细胞比容下降，当低于20%时，由于血液过度稀释，可使血液的携氧能力急骤下降，而出现全身缺氧。此时应立即停用并输血。③由于右旋糖酐能与血浆中纤维蛋白原和抗血友病球蛋白相结合，血小板又因吸附右旋糖酐分子而失效，所以连续应用后，可以发生出血现象。当血小板减少至术前1/2时，常会出现伤口渗血，甚至形成血肿。如将右旋糖酐减量或停用，则血小板就会上升，渗血就会停止。为减少出血并发症发生，应将右旋糖酐限量于每天每千克体重1.5g以内，或成年人每人不超过1 000ml。④右旋糖酐可引起过敏症，轻度反应一般有恶心、呕吐、瘙痒、皮疹、发热、气促等。严重时可出现休克、寒战、潮红、支气管痉挛，甚至心搏、呼吸停止。输注右旋糖酐-40时应密切观察患者反应。

（三）阿司匹林

在临床上常用于抗感染、解热、安定、镇痛等。其抗凝血作用机制为：①进入血液后易与清蛋白（白蛋白）结合，使已与清蛋白结合的抗凝血药游离，而发生抗凝血作用；②能抑制肝合成凝血酶原，通过抑制血小板释放二磷酸腺苷，从而阻碍血小板的凝集；③能使血小板中抗肝素因子不易释放，故减少了血管内栓塞的机会。

使用阿司匹林抗凝血治疗时，应注意以下几点：①用量要小于常规用量。一般用0.3g，每日2～3次，否则易引起出血；②注意观察阿司匹林的过敏反应，除发生荨麻疹、支气管哮喘、血管神经性水肿外，有时还可发生过敏性休克；③阿司匹林可引起过敏性皮疹，有多形性红斑型、水疱型和紫斑型3种类型，停药后一般可消退；④阿司匹林可引起消化道刺激症状，一般使用肠溶阿司匹林可减轻该不良反应。

（四）双嘧达莫

双嘧达莫具有扩张血管和预防血栓形成的作用。机制为能提高血小板内环磷酸苷水平，抑制血小板功能。根据临床观察，双嘧达莫有降低血小板黏附性、聚集性和第Ⅳ因子的功能。其抑制血小板功能只有在血浓度达3.5μmol/L时方可发生，若低于此浓度，则对血小板功能无影响。其与阿司匹林合用时效果更好，每次25～50mg，每日3次。如血中浓度过高，可出现头痛、消化不良、肌肉软弱及眩晕等不良反应。

（李华林）

第七节　显微外科的术后处理

显微外科是近20年来在外科基础上迅速发展起来的一门新技术，是正在逐步形成的一门新的边缘学科。术后的治疗或护理工作亦处于不断的发展之中。

显微外科护理工作和其他外科相比有其共性，但也有其特殊性。显微外科的治疗范围遍布全身各个系统，并不局限于某一个特定的解剖部位，因此，需要护理人员不断学习各系统的全面护理知识，创建一套新的护理常规。显微外科的治疗手段大多是自体组织移植，不仅手术时间较长，而且术后观察、处理都较繁复，病情往往变化多端，历尽波折，因此，要求医务人员一定要树立高度的责任感，做好患者的思想工作，争取患者的信任和主动的配合，这样才能保证整个治疗的顺利完成。与此同时，细致的术后观察和护理，简化各种治疗手段，建立舒适安静的病室环境，保持病室一定的室温，以及尽量减轻患者的痛苦等，这些都是术后非常重要的环节。现将术后护理工作的几个重要方面简述如下。

一、术后常规处理

1. 以广谱抗生素预防感染。

2. 常规应用右旋糖酐-40 500ml，静脉滴注，每日1～2次。

3. 常规应用复方丹参注射液，每日8～16ml，放在10%葡萄糖溶液内静脉滴注。

4. 必要时给予阿司匹林，每日100～300mg；或妥拉唑啉25mg，每日3次。

5. 对移植物温度、色泽、水肿情况、毛细血管反应进行监护，每小时1次。

二、术后观察室的准备

显微外科病员术后，在一般情况下，需要3～10d的严密观察和重点护理，在此期间应建立一个舒适、安静、温暖、卫生的观察室和一套特护制度，这样既有利于防止交叉感染，同时也是保证手术成功的重要条件。如有术后监护室，则更有利于术后观察及处理。

1. 术后观察室的消毒

(1)空气消毒：可采用1∶1 000苯扎溴铵溶液喷雾，或乳酸10g/100m³蒸熏。用药后门窗紧闭1h，通风后使用。上述方法一般用于患者入室前的消毒。患者入室后可用紫外线照射法(功率30W，照射30min，每日2次)。照射前患者需戴好防护眼镜。

(2)用具消毒：用1∶1 000苯扎溴铵溶液或3%来苏水擦洗，再用清水抹净，每日1次。

(3)被服敷料消毒：都用高压蒸汽消毒。

2. 观察室的治疗用具　除了一般的急救药品、器械、设备外，还需配制一些专门器材，如小型换药车、光电温度计或半导体测温仪、可调节吸引力的负压吸引器、立式烤灯及调节体位的摇床、支架等。此外，根据手术的范围、部位，可增添一些专科设备。

3. 室温的调节　移植器官、组织的血液循环，对外界环境刺激的反应非常敏感。特别是寒冷的刺激可使移植血管发生痉挛，导致栓塞和移植物坏死。闷热的环境可使患者烦躁不安，汗腺、皮脂腺分泌增加，易致创口感染。室温以保持在25～28℃最为适宜，因此室内最好配备取暖、降温设备。

4. 单位隔离　入室的患者，必须先更换消毒衣裤。除生活必需品外，其他衣物用具不得携入室内。控制家属亲友探视，禁止其他病员入室探望。特别在呼吸道传染病季节，更需严格执行。室内患者的治疗和生活上的照顾，均由特别护士护理。

三、全身情况的观察和护理

显微外科病员术后的表现，有时仅是一只手断指，全身状况良好，有时生理反应和病理变化混淆不清，是多变而复杂的。医护人员往往容易把注意力集中在移植物的成活方面，而忽略了对全身情况的严密观察。有些并发症，如创伤严重、肢体高位离断再植的患者，常可能发生术后急性肾衰竭和脂肪栓塞；食管缺损修复术后可能发生纵隔炎和纵隔脓肿以及术后大出血等，应用抗凝血药物后，可能有全身出血倾向，如消化道出血及发生硬脊膜外血肿造成的高位截瘫等。这类并发症不仅直接影响着移植组织的存活，而且也严重地威胁着患者的生命。面对这些复杂的因素，应严密地对各种生命指标和影响移植物存活的各项全身因素进行观察，发现问题及时处理，才能保证患者的安全和手术的成功。

1. 生命指标的观察　有条件的单位，应处于ICU的监护下，血压、脉搏、呼吸、体温、神态等的改变，常是各种病理状态出现的先兆。当然，在术后初期，由于麻醉作用、手术反应、饥饿、疲劳等因素，上述体征可以有一个短暂的波动时期。在一般情况下，要求每小时检查1次，直到平稳为止。但如果随着时间的推移，波动未见改善，反而有恶化趋势，则必须警惕并发症的存在，宜结合手术和用药的特点，深入检查，全面进行分析判断，找出问题的所在，及时给予处理和解决。

2. 血容量的判断和处理　血容量不足，可使心排血量减少，血流迟缓，周围血管收缩。严重的血容量不足，可致血压下降，出现休克状态。因此，即使是轻度血容量不足，也会影响移植组织的血供，引起组织缺血性改变，增加循环的阻力。

血容量不足的一般表现为：患者口舌干燥，精神萎靡，食欲缺乏，肢端皮温下降，体表血管收缩，皮色苍白，指甲床毛细血管充盈时间迟缓，小便浓缩，尿少，尿比重增高。严重的血容量不足，常表现为休克状态，患者烦躁不安，面色苍白，皮肤湿润多汗，呼吸脉搏急促，血压下降，中心静脉压明显下降(正常为10～15cmH_2O)。因此，对血容量不足的处理应把重点放在预防上，准确估计手术时的失血量、术后创面的渗血或“滴”血量。对于显微外科术后，血容量的补充最好以鲜血为主，尽量少用晶体液或血浆代用品，注意切忌使用升压药物。血容量的补足后，周围循环可见到明显的改善，如肢端温热红润、体表血管充盈扩张、毛细血管充盈时间增快(2s以内)、中心静脉压的测定表现回升趋势等，特别是颈外静脉的充盈，是一个比较可靠和容易对比观察的指标。

3. 出血倾向的观察和处理　显微外科术后，为了保证血流通畅，防止栓塞，常需使用一些抗凝血药和扩血管药物，使血流加速，防止血液内有形成分的聚集和黏着，改善周围微循环的阻力。因此会出现轻度的出血倾向，这是治疗上的需要。只要创面轻度渗血得到通畅的引流，局部不形成血肿，一般无须特殊处理。但应严密观察其发展趋势，根据所使用抗凝血药物的性质，随时检查凝血时间和凝血酶原活动度，进行对比观察，目前已不主张常规应用肝素等抗凝血的制剂了。

严重出血倾向的发生，多因短期内输入较大剂量的速效抗凝血药物，或长期使用慢效抗凝血药物的积蓄所致。其表现为全身性的出血，包括皮肤、黏膜及各重要体腔、内脏的出血，渗出的血液稀薄，不凝集，此时应立即停止输入。肝素引起出血时，可复查凝血时间，如在20min以内，尚可继续观察，一般4h症状可缓解。但对凝血时间超过20min，症状又表现严重者，可考虑使用鱼精蛋白静脉滴入。使用鱼精蛋白、维生素 K_1 等凝血药物对移植再植物的血供有着不良影响，因此，必须以全面的得失关系来衡量，慎重使用。良好的选择一般还是输入新鲜全血400ml。

四、局部的观察和护理

（一）体位的安置

关于显微外科术后的体位有下列几个原则：①保证移植再植物的血供；②防止受压；③防止移植再植物血管蒂部的扭曲和张力；④有利于局部的引流。以上原则应根据病情发展和变化，随时予以调整。

肢体部位的手术，一般先置患处略高于心脏水平，如发现患处逐渐发绀、水肿，则表示静脉回流不畅，应适当抬高体位。如患处苍白，毛细血管充盈反应迟钝，常表示动脉供血不足，可将体位放平。体位的调节也常作为判断移植物血液循环的一种检查方法。抬高患处5～10min，使皮色苍白，然后放平或低垂患处，在1～2min如皮色不转红润，常预示移植再植物有血供障碍，应立即查明原因，积极处理。

其他部位手术，如伴有胸腔、腹腔、颅腔修复的显微外科手术，应根据专科的需要和上述4项原则，灵活掌握。

在体位调节和变化过程中，特别在多向活动的关节部位，如颈、肩、前臂、小腿和髋等部，应随时注意移植物的血供变化，防止血管吻接处的扭曲、受压和张力。

（二）局部的保温措施

移植或再植物的血液循环仅靠吻接后的血管蒂相通，对寒冷的刺激非常敏感。一旦发生痉挛，势必造成移植或再植物的缺血，严重或较长时间的痉挛是术后血管栓塞和移植组织坏死的常见原因。笔者曾遇到1例足趾移植的患者，因手术室室温较低，发生小动脉血管的严重痉挛，使用了全身和局部扩血管药物，但均未奏效，使手术难以进行。最后用干敷料包裹患处，置于烤灯下加温1个多小时，方使血管痉挛缓解。由此可见，保温不但是预防血管痉挛的重要措施，也是治疗血管痉挛的有效手段。在术后2～3h，移植物的温度常显著地低于正常部位，说明术后初期最容易发生血管危象。在此期间，保温复温措施就更显得更加重要。

保温的方法，除了要求室温保持在25～28℃，全身用电热毯覆盖，肢体裸露部位穿着棉袖套外，患处可用60W普通电灯照射烘烤，照射距离30～40cm。

（三）移植或再植物血液循环的观察和处理

1. 体表移植或再植物的观察和处理

（1）色泽：术后移植再植物复温以后，色泽常较健处稍红，如色泽青紫，常表示静脉回流受阻，苍白则表示动脉供血不足。观察色泽变化时，应避免在强烈光照下进行，以免识别不清。

毛细管充盈反应（capillary congestion reaction）：是指用玻璃棒压迫皮面使之苍白，移去玻璃棒时，皮色应在1～2s转为红润；如超过5s，或反应不明显，则都应考虑有血流障碍的存在。对于皮下脂肪肥厚的移植物，此种反应常不明显。此外，在静脉回流障碍的初期，因毛细血管内血液淤积，充盈反应反较平时活跃，应结合其他体征综合判断。

（2）皮温的测定：皮温的变化已被广泛证明是判断移植或再植物血液循环情况的最为敏感和有效的方法。复温后的移植物的皮温，应等于或略高于健处1～2℃。如果低于健处3℃以上并伴有色泽的改变，常提示有血液循环障碍。此外，测录的皮温曲线也可反映出血液循环的动态，如皮温始终低于健处1～2℃，色泽保持正常红润，则可以认为是在正常范围之内。如皮温曲线逐渐下降或突然骤降，就必然存在血液循环障碍，需立即处理。在一般情况下，如皮温维持在31℃以上则属正常；如皮温降低到27℃以下，常提示动脉性血液循环障碍；如皮温降低到27～31℃，常提示静脉性血液循环障碍。凡是皮温突然降低3℃以上，或持续较健侧低3℃以上，均为手术探查的指征。

（3）血管的充盈和搏动：在移植物的浅层存在较大血管走行时，如足背皮瓣的游离移植，常可见到静脉的充盈和动脉的搏动，可作为一种可靠的观察指标。较小的或深层血管，可借多普勒超声血流仪来测定，则更为准确可靠。

(4)激光多普勒：以它来测定皮肤的微循环状况，是一新颖的观察指标，必需每小时进行观察，一旦发生血管危象，则宜每 10～30 分钟观察 1 次，以决定是否要进行手术探查。

另外尚可配合其他微循环监测仪器测定(详见本章第五节显微外科手术微循环监测仪器)。

2. 深层或体内移植物的观察和处理　处于深层或体腔内的移植物，很难直接观察其血液循环，只能通过移植物的全身和局部反应来判断(其处理方法应根据移植物的组织特性来定)。每个正常存活的组织，都有其一定的硬度和弹性，可借此进行对比观察。肠段游离移植修复食管缺损，置于颈部皮下者，可扪诊肠管的硬度和弹性，并能观察到阵发的蠕动波。置于胸腔内或胸骨后的肠段发生血液循环障碍后，可出现急性的炎症表现和脓肿形成，并伴有全身寒战高热，呼吸困难等中毒症状，局部疼痛，引流物骤增，逐渐转变成脓性。出现上述情况时，应及早诊断和进行适当处理，以免发生更严重的并发症。此时应注意脓液的引流，选用大剂量的敏感抗生素控制感染，再次手术去除移植肠段，并妥善处理食管和残存肠段的瘘口。笔者在最初的手术病例中，曾有意识地将移植肠段的一端做造口术暴露于皮肤外，根据肠黏膜的色泽、蠕动情况以及肠液分泌来判断血液循环情况。对于术中血管吻合有疑问的病例，暂时的肠道造口术还是有必要的。

五、血管危象的防治

所谓血管危象(vascular crisis)，是泛指因吻接血管发生血流障碍，从而危及移植再植物存活的一种现象。造成血流障碍的原因有时是多方面的，有时是单一的，有时是综合性的；有的发生于血管本身，如血管痉挛、血栓形成、血管扭曲或张力，有的为血管外因素，如血肿、组织水肿，通过血管蒂的隧道过分狭窄，皮肤缝合张力过大等，都可压迫血管蒂，造成血流障碍。制动不牢固、体位改变使吻合口张力增加甚至撕裂，也是原因之一。

血管危象的严重程度和持续时间的长短，是影响处理效果的关键问题。长期的血流障碍，造成血管段广泛的栓塞或血液淤滞，可使移植再植物细胞缺氧水肿，导致毛细血管循环阻抗增加。这种血管危象，虽经积极处理也常难以逆转，即出现所谓的不复流现象。

所幸临床上发生血管危象的病例，常属单一的因素，只要及时发现，积极处理，多数病例可望得到挽救。

1. 血管危象发生的时间　由于血管本身的问题而发生血管危象者，大多在术后 24h 之内。此时是血管损伤后血内有形成分积聚的高峰阶段，而 24h 以后这种现象开始逐渐减退。血管外因素造成的血管危象，则无一定规律，但都有一定的诱因或征象可查及，如水肿、感染、体位突变等。一般来说，术后 3d，血管危象的发生率是较为少见的。

2. 血管危象的判断和处理　关于血管危象的判断并不困难，本章已列举了各种观察指标及其临床意义，其中任何一项征象的改变，都可被疑为有血管危象的存在。首先引起人们注意的是皮色的改变，然后再结合皮温测定曲线、毛细管充盈反应等来判断，必要时还可通过药物处理、体位调节等诊断性治疗措施，以观察其发展趋势，从而使判断更为客观。

血管危象处理方法的选择，有时是相当困难的，很难用某些标准来决定手术探查的指征。处理血管危象的步骤一般是：①确诊血管复杂的病因，进行对症处理。②发现血管危象的征象后采取积极治疗，包括体位调整、保暖措施、抗痉挛和抗凝血药物的应用等，并严密观察处理后的反应。同时积极做好手术探查的术前准备。③经上述处理 30min 后，病情仍持续恶化者，应立即手术探查。④处理后 1～2h 病情未继续恶化，但又未见明显好转者，也应立即手术探查。持续不解除的严重血管痉挛，也有手术探查和处理的必要。因此，一旦发生血管危象，其中多数都需进行手术探查，即使探查时没有发现吻合血管发生血栓，也有助于做出明确的判断、制订积极的治疗措施以及对预后做出估计，以便做好善后处理。

探查手术本身是一种创伤，对无菌、无创、无痛技术要求更高。手术前也必须对各种因素逐一检查分析，要做到探查手术有的放矢，探查范围也宜循序渐进，使创伤限制在最低程度内。

(王　炜)

第八节　显微外科技术在整形外科应用的并发症及其防治

减少手术并发症的原则是：①能用简单手术收到同样效果者，就不采用复杂的显微外科手术；②应用不吻合血管的邻近组织转移修复，能收到相同手术效果时，不宜选用吻合血管的游离组织移植；③只能用次要部位的组织作供区，移植修复重要受区部位；④既要考虑受区的功能与外形的良好恢复，还应尽可能地减少供区功能与外形的损失，切忌因此造成供区继发性畸形或功能障碍；⑤注意患者全身健康状况，根据各类病况防止并发症。

一个最佳手术方案必须是成功率高、受区的功能和外形好、供区影响小、操作简单、患者痛苦少、费用省的方案。此外还应考虑本院的医疗条件、术者的技术水平和患者的需要甚或是一些特殊的需要。

显微外科技术在整形外科应用的并发症的种类数以百计，但究其发生原因而论，可概括为下面 5 种，外科医师应根据不同的病因，采取相应的预防措施。

全身重要脏器的并发症：一般而言，显微外科手术本身不会直接引起重要脏器的器质性损害，但有几种常见的原因会引起重要脏器的损害，从而导致多种并发症的发生。例如：①患者原患有心脏、血管、肝、肾、肺、消化道等器质性病变，术前未被察觉，经过手术、麻醉，这类疾病暴发了或加重了；②术中或术后用药造成肝、肾疾病及消化道出血等并发症；③大量失血、输血导致全身性疾病等；④严重肢体创伤显微外科修复，伴有脑或肺或肝或肾损伤的病例。前 3 类并发症，轻者影响手术效果，重者危及患者生命，但只要主持治疗的医师有丰富的临床知识及技术，又具有对发生上述并发症的警惕性，通过术前对患者仔细询问病史，仔细体检，术中术后的用药、输血等均有相应预防并发症的措施，则这类并发症是可以预防的。

全身性代谢性疾病、血液及内分泌系统的并发症：由于术前检查的疏忽，可能患者存有隐袭性疾病没有发现，而引起多种并发症，如严重贫血、血液凝结不良类的疾病、糖尿病、甲状腺功能亢进症或减退性疾病等。

麻醉并发症：显微外科技术在整形外科应用过程中，可采用各种麻醉方式，会有各种并发症的发生，术者及麻醉医师应予以注意。

血管吻合组织移植并发症：凡是吻合血管游离组织移植均可能发生血管吻合失败，血栓形成，移植组织坏死的并发症。

组织移植供区并发症：显微外科的组织、器官移植，均是自体移植，必然给供区带来或大或小的并发症，应根据各种组织移植供区状况进行相应的预防及处理。

(一)血管吻合方法的错误

组织、器官移植，或修复中的血管吻合，均是小血管吻合，这要求手术医师有熟练的显微外科吻合技术，更要有高度负责的精神及顽强的克服各种手术困难的毅力，才能达到手术成功。

1. *动、静脉血管吻合错误*　血管吻合中应静脉与静脉吻合，动脉与动脉吻合。但在吻合血管的组织移植过程中，由于供区由一组医师手术操作，受区血管吻合手术是另一组医师，很容易造成移植物动、静脉识别错误，从而导致吻合错误。在切取组织瓣的手术过程中，应将动、静脉分别标记。笔者习惯在静脉上用丝线套环作为记号，防止在组织移植的血管吻合中，发生动、静脉互相吻合错误。

2. *血管吻合方向扭曲*　在小血管吻合中，应做到对线、对位、等弧度吻合，防止血管扭曲。这要求在血管吻合前，先在肉眼下检查血管行径方向，再在低倍手术显微镜下(2～4 倍)检查血管行径方向，最后才在高倍的手术显微镜下(8～16 倍)进行血管吻合，防止吻合血管后扭转。

3. *血管吻合张力过大*　小血管吻合应该是低张力吻合，吻合的两血管之间的距离，在无张力下为 1cm，如果超过 1.5cm 以上，不宜勉强吻合，首先应做血管周围组织松解，使其间距为 1cm 左右；如果仍超过 1.5cm，宜做关节屈曲，使周围组织松动以减少血管吻合的张力；如果尚不能缩小两吻合口间距，则宜做血管移植。

4. *吻合血管折叠*　这是由于吻合的两血管过长，造成吻合血管折叠及卷曲，导致吻合血管血栓形成，手术失败。

5. *血管吻合口漏血*　多半由于吻合血管的针距过大、边距太小造成，小血管吻合的针距及边距，应在 0.4～0.6mm。血管壁厚的血管吻合，针距及边距可大一些；血管壁薄的血管吻合，针距及边距可小一些。

6. 血管吻合口内翻　这是最多见的造成术后吻合血管栓塞的原因。在吻合中要确保血管吻合并轻度外翻。

7. 血管外膜在吻合口内悬浮　这也是造成吻合血管血栓形成的原因。在吻合血管前,应将血管外膜剥除5mm,防止血管外膜组织在吻合口漂浮。

8. 吻合血管的内膜损伤　由于操作者使用的工具不良,或是手术者操作技术不熟练,或是没有在手术放大镜、手术显微镜下操作,可造成血管内膜损伤,血管栓塞,手术失败。

(二)吻合血管的血管床不良,血管栓塞

吻合的小血管应处于健康血供的良好的软组织床上。在瘢痕中,在坏死组织中,在骨裸露区做血管吻合,容易发生吻合血管术后血管栓塞,手术失败。

(三)血管移植错误

在吻合血管短缺需进行血管移植修复时,常见有下列几种错误。

1. 移植血管外径悬殊太大,吻合不良,手术后血管栓塞,手术失败。

2. 移植静脉方向颠倒,由于血管瓣膜存在,血流阻塞,造成手术失败。

3. 对于直径2mm以下的小血管短缺,在目前尚没有理想的人造血管可供选择时,如将不成熟的人造血管用于临床,会导致手术失败。

(四)血管吻合口撕裂

血管吻合口撕裂可发生在手术中及手术后。手术中血管吻合口撕裂是由于手术操作失误,造成缝线拉脱,吻合口撕裂;手术后血管吻合口撕裂是由于术后关节制动不良。这种并发症只要术者稍加注意,是可以防止的。

(五)血管痉挛,吻合血管栓塞

外径1mm以下的血管在吻合中,血管痉挛是血栓形成的重要原因,防止血栓形成在于下列几方面:①吻合血管环境在25～28℃;②受术者血容量充足;③手术操作者高度微创操作;④术前术后戒烟;⑤血管吻合之前已发生血管痉挛时,应积极处理。液压机械扩张是解除血管痉挛的有效方法,直到血管痉挛解除后再进行血管吻合。吻合后如出现血管痉挛,应在解除血管痉挛后再关闭创口。

术中及术后减退血管痉挛的有效方法是:①环境温度加温到30℃左右,或局部热敷,红外线照射,但应注意防止烫伤;②局部用2%～10%利多卡因湿敷;③局部制动,减少刺激;④全身补充血容量;⑤右旋糖酐-40 500ml静脉滴注治疗,以改善微循环,有利于解除血管痉挛。

(六)术后血管危象的表现和处理

显微外科组织移植术后的血管危象,是指吻合血管的组织移植后发生吻合血管的痉挛、栓塞,危及到移植组织的存活的症候群。

1. 血管危象的表现　在许多显微外科专著中已多次描述,可概括为:①移植组织的皮肤颜色改变,由正常肤色变发绀,或苍白;②移植物皮肤温度降低,与健侧对照,降低2～4℃或以上;③移植毛细血管充盈缓慢,或消失;④静脉回流中断;⑤吻接动脉阻塞;⑥激光多普勒检查发现移植物血流中断;⑦经皮氧分压较健侧明显降低等。以前5种表现最为直接,并无须重要仪器设备,有经验的外科医师一般均能掌握。

2. 血管危象的处理　血管危象的病因判断最为重要。病因包括血管痉挛及吻合血管栓塞。吻合血管外因性痉挛的原因有:室温过低,低于20℃;患者肢体固定不良;环境嘈杂;吻合血管受压等。吻合血管内因性痉挛的原因有:血管吻合不良;患者精神紧张;睡眠不良;患者血容量不足;应用了引起血管痉挛的药物等。血管栓塞应早期诊断。

一旦发生血管危象,其处理要点有下列几点:①进行密切监护,每10～30分钟做1次记录;②判断血管危象的病因;③在严密观察下,血管危象经积极处理1～2h完全没有解除者,即可手术探查,进行对症处理。血管危象出现后经过积极处理,时有缓解,但逐步恶化,经3～4h没有改变者,也应手术探查。

（王　炜）

第九节　显微外科组织瓣移植的并发症及预防

可供游离移植的皮瓣、肌皮瓣、肌瓣、骨皮瓣、筋膜皮瓣、神经皮瓣(以下简称皮瓣)等已有百余种。各种皮瓣游离移植或制造成轴型皮瓣的局部转移移植,均可发生各自的并发症,应根据不同情况进行预防。从总体上而论,下列并发症应予避免,以达到显微外科组织移植后,取得功能、外形均满意的效果,并且使供区损害最小。并注意,使供区的损害,必须远远小于受区功能重建得到的益处。

一、皮瓣移植的适应证选择不当

1. 身体可供移植的各类皮瓣，笔者(1988)统计有 54 种，朱家恺(1997)统计已超过 100 种。对于一种组织、器官缺损的修复，选择何种皮瓣移植为好，是每一个医师都必须慎重选择的。每一种游离皮瓣都有它一定的应用范围，而每一类组织或器官畸形、缺损的修复，只有几种皮瓣移植是其最佳的选择。如阴茎缺损的再造，可供选择的优良皮瓣的供区，对于腹部及周身皮下脂肪较少的患者，可选用下腹壁皮瓣、大腿前外侧皮瓣带蒂移植；但如果是肥胖的患者，则前臂游离皮瓣是最佳选择。

曾有应用背阔肌肌皮瓣移植进行阴茎再造者，在肌肉没有萎缩之前，再造的阴茎很大，而且由于背部皮肤较厚，再造尿道不易，其手术效果往往令患者不满，让医师难堪，从而达不到应有的治疗的目的。

2. 面部组织、器官的缺损，采用显微外科组织移植修复时，应选用皮肤颜色、质地、厚度接近面部皮肤的供区，不然也会影响其效果。

3. 每一种显微外科组织、器官移植，均可造成供区的损害。外科医师在选择皮瓣移植时，应选择供区损害少的皮瓣，修复功能缺损大的器官、组织。曾有人应用前臂皮瓣移植修复足背皮肤缺损。显然，前臂供区的损害，大于修复足背缺损所得到的外形及功能的改善，这是错误的选择。

二、移植皮瓣、肌皮瓣、肌瓣等的部分坏死或全部坏死

移植皮瓣的部分或全部坏死，造成手术失败。如果皮瓣移植修复四肢出现坏死情况，可造成重建功能丧失，外形丑陋；如果是作器官缺损的修复出现坏死情况，轻者造成再造器官修复的失败，导致器官瘘、窦道形成，局部或全身性感染，严重者可危及生命。如果用背阔肌节段肌瓣作为心脏缺损及功能性修复出现坏死情况，则可能引起患者生命垂危或死亡。

预防移植皮瓣的部分或全部坏死宜注意以下几个方面。

1. *选择最佳皮瓣进行移植*　最佳皮瓣移植的条件根据移植受区的需要而定，即：①供区移植组织的色泽、结构、功能与要修复区域的组织缺损相似；②移植组织瓣的吻接血管外径较大，动脉外径在 1mm 以上，有良好的回流静脉；③如果有感觉神经可供吻合更好；④移植组织瓣内部的血供良好。

2. *移植受区良好*　①受区有接受吻接的动脉、静脉及神经，并且直径在 1mm 以上，吻接血管本身及其周边组织血供良好；②受区没有残余感染，没有坏死组织或异物残留；③受区周边组织健康，血供良好；④受区在组织移植后能有效地制动，防止被吻接的血管因活动而产生张力，造成吻接血管的栓塞。

3. *受区及供区手术的医师要有良好的协调操作，并有负责的精神*　首先是保证血管吻合成功，同时也要重视每一手术步骤的操作，防止失误。例如，下腹部游离皮瓣移植，在供区准备完成后，断蒂移植前，做供区准备的医师离去，由于没有进行局部皮瓣的固定，可能会因为患者体位的改变，或助手们不小心，造成移植皮瓣的血管撕脱、血管损伤，有时会导致整个手术失败。

4. *术后处理不当*　皮瓣移植术后应认真护理。发生血管危象时积极处理，是移植物完全成活的保证(详见本章第七节“显微外科的术后处理”)。

三、移植皮瓣形态或功能不良

用于组织及器官缺损修复的皮瓣移植，不仅要保证移植后皮瓣存活，而且要求形态及功能良好。这就要求术者在术前对缺损区功能丧失情况有透彻的了解，移植皮瓣后使缺失功能得到良好恢复，并在手术后进行必要的康复治疗。

1. *修复区皮瓣臃肿、下坠或毛发丛生*　在颜面部或肢体体表软组织缺失修复时，由于游离皮瓣、肌皮瓣组织量、厚度选择不当，造成局部臃肿。例如，用阔筋膜张肌肌皮瓣移植，修复颜面的软组织缺损，移植后受区外形常较为臃肿，形态不佳。又如，选用腹股沟皮瓣游离移植，用于女性下面部组织缺损的修复，术后移植皮瓣臃肿下坠，两侧面部不对称，或有阴毛在面部生长，可造成女性难堪面容。

2. *皮瓣修复区圆丘形畸形*　皮瓣移植修复组织缺损时，总是呈圆形或椭圆形，皮瓣移植后，由于四周瘢痕的环形挛缩，造成术后圆丘形畸形。为预防圆丘形畸形，应选择梭形皮瓣移植，或在圆形或椭圆形皮瓣的四周加 Z 成形，以预防术后产生环状挛缩。

3. *缺损修复区凹陷畸形或肌腱粘连*　在四肢组织缺损区的皮瓣移植的修复中，特别是伴有深层肌肉肌腱大量缺失的修复后，会有凹陷性畸形及肌

腱粘连，这常是由于移植的组织量不足，或对肌腱的处理不当所致。遇有这种情况，宜选择皮下组织丰富的皮瓣供区，并加以筋膜瓣移植，覆盖肌腱易于粘连的受区。

4. 移植皮瓣供区的严重损害　有经验的整形外科医师，除了自己承担显微外科组织移植瓣的设计及主要操作外，同时也承担了供区切取组织瓣后的修复的设计及主要操作。轻视后者，造成供区功能障碍较为严重的有几种：①肢体远端供血不良。如前臂皮瓣移植术后手指发凉，足背皮瓣，小腿内侧皮瓣移植后足趾发凉、发绀，移植皮片坏死等。②腹壁疝。如腹直肌肌皮瓣移植术后腹壁疝。③腰疝。背阔肌移植后发生腰疝，与腰三角缺乏保护有关。④跛行。如腓骨骨皮瓣移植后导致跛行。⑤膝关节瘢痕挛缩。可发生在隐动脉皮瓣切取后。⑥肢体淋巴水肿。由于取背阔肌肌皮瓣，或腹股沟皮瓣，或髂骨骨皮瓣移植，少数有淋巴管畸形的患者，术后会发生下肢淋巴水肿。⑦足趾溃疡。取足底内侧皮瓣，损伤足趾的神经、血管，没有进行修复，轻者失去感觉，重者可出现溃疡。⑧手指坏死。取手指血管神经岛状皮瓣移植，手指另一侧血管神经不健全或损伤，术后可造成手指坏死。此外，还有许多意料不到的并发症，难以一一罗列。

（王　炜）

参考文献

[1] 王炜，等. 微小血管端端吻合的新方法："Y"形吻合法. 中华显微外科杂志，1985，8(1)：53.

[2] 朱盛修. 现代显微外科学. 长沙：湖南科学技术出版社，1994：109-125.

[3] 杨东岳，等. 带血管的游离皮瓣修复颊部缺损1例报告. 中华医学杂志，1974，54：163.

[4] 陈中伟. 小血管套叠缝接的实验研究. 上海医学，1983，6：282.

[5] O'Brien. Microvascular reconstructive surgery lasted. Edinburgh：Livingstone，1977：1-39.

第 10 章

皮肤软组织扩张术

第一节 定 义

皮肤软组织扩张术(skin soft tissue expansion)简称皮肤扩张术，是将皮肤软组织扩张器(简称扩张器)置入正常皮肤软组织下，通过注射壶向扩张囊内注射液体，增加扩张器容量，对表面皮肤软组织产生压力，使其通过生长和弹性扩张增加面积，利用新增加的"额外"皮肤软组织转移进行组织修复和再造的一种方法。皮肤扩张术已有近 30 年的历史，自从发明以来，基础研究不断深入，临床应用范围不断拓宽，技术水平逐渐提高，并发症逐渐减少，目前已成为整形美容外科常规治疗手段之一，被广泛用于整形美容外科的许多领域。许多用传统方法治疗效果不佳或难以治疗的患者用皮肤扩张术后效果显著提高，此项技术已使大量患者受益。

第二节 扩张器的类型、结构与原理

一、皮肤软组织扩张器类型

有可控型与自行膨胀型两大类，每类又有若干种不同规格和型号。

(一)可控型软组织扩张器

主要由扩张囊、注射阀门(或称注射壶)和导水管组成(图 10-1)。该类型扩张器的优点在于根据需要可控制扩张量和扩张时间。

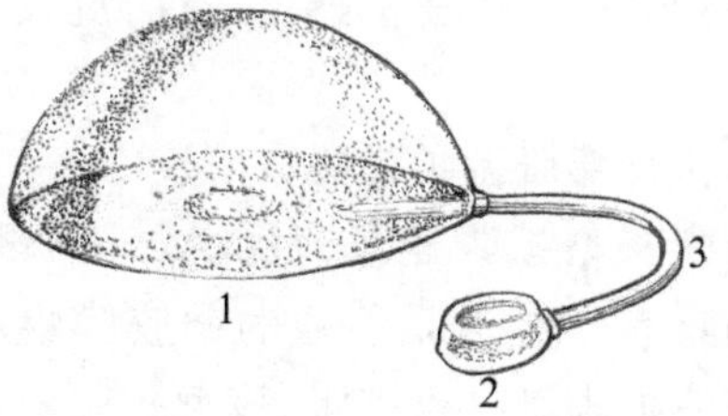

图 10-1 可控型软组织扩张器的结构

1. 扩张囊；2. 注射阀门(又称注射壶)；3. 导水管

1. 扩张囊 是扩张器的主体部分，依容量大小及形态不同可分为多种规格及型号，其功能和应用部位亦有不同，随着应用范围的扩大，其规格及型号也不断增多。扩张囊主要功能是接受充液，完成对皮肤软组织的扩张。要求囊壁具有较好的弹力伸缩性和良好的密闭性，较强的抗撕、抗爆破耐力，可接受额定容量以上的充液扩张。常用的形状、规格及型号如下(图 10-2)。

(1)圆形：包括圆球形、半球形、椭圆形、铁饼形等。其容量为 30ml、50ml、100ml、140ml、300ml、500ml 不等。此类扩张器皮肤扩张后表面呈半球面状，中央扩展率最高。由圆心向外周其扩张率呈递减趋势。可用于所需要的各个部位，200～300ml 容量扩张囊可充当隆乳乳房假体置入前腔隙的预扩张，以后置入永久性乳房假体。

(2)方形：有长方形、立方形、冰袋形等，其容量相对较大，为 100ml、170ml、250ml、500ml、700ml 等。方形扩张囊扩张后仍呈方形，边和角比较圆滑，形成皮瓣后向前滑行推进较易。此类多用于躯干及四肢。

(3)肾形：包括大肾形、小肾形、新月形等，其容量为 20ml、30ml、50ml、100ml、250ml、450ml 等。

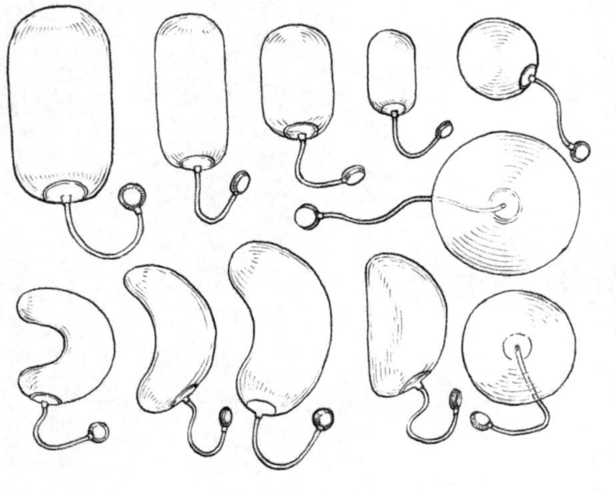

图 10-2　各种形态的扩张囊

此类扩张囊扩张后皮肤呈肾形隆起，内侧弧度较小，外侧弧度较大，外侧皮肤扩展率大于内侧。多用于与其弧度相适应的部位，如下颌缘、颈部、眶下、耳后等。

(4)长柱形：主要有圆柱状、半圆柱状等，其容量有 10ml、100ml、200ml、400ml 不等。多适用于四肢的皮肤扩张。

(5)特殊形：指按特殊部位的需要而设计的扩张器。如用于眶周的"C"形、用于下颌部的马蹄形、用于脂溢性秃发的香蕉形、用于指背的长条形以及为特定部位设计的定向型扩张囊。定向型扩张囊底面外衬较厚硅胶底盘，囊壁厚薄不等，需要向外扩张的部分囊壁较薄，不需扩张的部位则逐渐增厚。

2. 注射阀门(注射壶)　是接受穿刺的主要部件，扩张溶液由此向扩张囊内注射。其形态大小不一，有半球状、乳头状、圆盘状，其直径为 1.0～2.0cm，高为 0.7～1.7c m。其结构主要为顶盖、底盖、防刺穿不锈钢片或尼龙片及防渗漏装置。阀门又有双向和单向之分。所谓单向阀门，即在阀门内设有定向通过装置，注入盐水后，进入扩张囊的溶液受到定向阀门限制而不能反流回阀门内，其优点是减轻阀门所承受的内压，避免阀门穿刺部位渗漏。但不足之处是当注射液扩张，致使囊内压过高时，不能通过阀门抽液减压。一旦注入量过多，囊内压过高，致使扩张局部皮肤血供障碍时，处理较困难。所谓双向阀门是指既可通过阀门向囊内注液，又可通过阀门抽出囊内溶液。优点是可以通过注入或抽出扩张溶液调节囊内压，不足之处是当囊内压较高时，扩张溶液有自阀门顶盖穿刺针孔外渗之可能，尤其在阀门质量欠佳时，穿刺孔渗漏较明显。目前国产扩张器注射阀门均为双向。有的国产注射阀门耐受穿刺和防止渗漏等项性能指标优于国外同类产品，还有的注射阀门设计在扩张囊的中央部(图 10-3)。

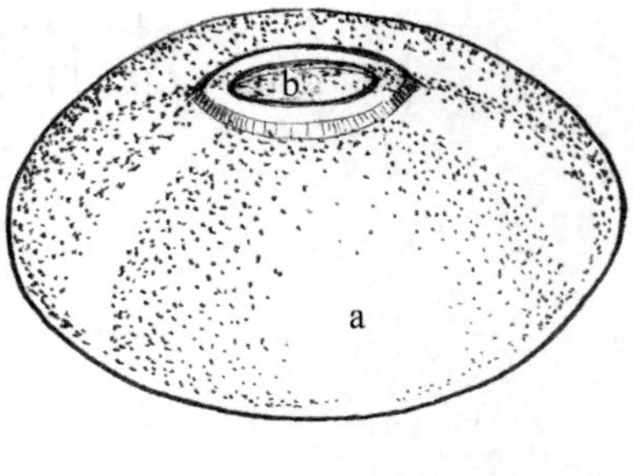

图 10-3　在囊中央的注射阀门

a. 扩张囊；b. 注射阀门

国外尚有 Beker 永置型扩张器，这种扩张器外层为硅胶液，囊内腔为扩张囊，多用于乳房再造。Elliott 磁定位型扩张型，在注射壶上有磁性装置，用磁定位器明确注射壶的位置。还有 Dickson 外注型扩张器，将注入装置外置于扩张组织表面，由 1 个金属的三通阀门替代注射壶。

3. 连接导管　连接注射阀门及扩张囊之间的硅胶管，长度为 5～15cm，直径亦因扩张囊大小而异，一般为 2～3.5mm，导管不宜过短或过长。导管壁应有一定厚度才不易被压瘪、扭曲或折叠。

4. 连接栓　采用不锈钢、尼龙等耐酸碱腐蚀、耐氧化的较稳定材料制成。其主要功能是连接被剪断的导管，在扩张器重复应用时比较方便。

在临床实践中不少医师提出研制新型扩张器的想法，希望扩张囊是定向的，减少对下方组织的压力与损伤。单向阀门在近阀门侧，有连接栓连至皮外。导管通过一段皮下隧道，有引流及防感染的功能。

(二)自行膨胀型扩张器

自行膨胀型扩张器最初由 Austad 设计，其原理是利用具有半渗透膜性能的硅胶膜囊壁内外的渗透压差使扩张囊自行扩张，该型扩张器没有注射阀门，扩张囊内含有一定容量的氯化钠饱和溶液。当扩张囊埋入体内后，体内组织液渗透压远远低于囊内，故囊内外产生渗透压差，通过扩张囊半透膜作用，囊外的组织液慢慢地渗透入囊内。随着时间的延长，扩张囊逐渐充盈膨胀而达到自行扩张的目的。优点是不需要定期向囊内注入盐水，操作比较方便。然而扩张速度和时间不易控制，一旦扩张囊密闭性遭到破坏，囊内的高渗盐水渗漏到组织，可招致局部组织坏死，故临床应用较少。国内尚未见有同类产品。

二、扩张器的理化特性

皮肤软组织扩张器是由高纯度的医用硅橡胶经硫化而成形，所以它具有硅橡胶所特有的性能。

（一）耐化学性能

一般来说，硅橡胶扩张器具有良好的耐化学物质性能。而以橡胶或乳胶为材料的扩张器（如气球、避孕套等）内含有较多的不稳定小分子化合物，且多具毒性，置入人体后是有害的。乳胶易老化，遇煤油等油脂类物质易裂解。硅橡胶具有一定的惰性，良好的硫化后无臭、无味、不含或有微量不稳定物质，在与机体及其他材料接触时不会引起污染和损害。与机体有很好的组织相容性，无抗原性，极少引起免疫排斥及过敏反应，无致癌、致畸、致突变的作用。在体温环境下，与体液、各种阴阳离子及其他有机物质的长时间接触过程中，能保持原来的弹性及柔软度，不变形，不易老化，不易腐蚀、代谢、降解，具有良好的稳定性。

（二）机械性能

硅胶扩张器所配制的胶料经硫化成形后具有较好机械性能，弹性回缩力较高，其弹性伸长率应为 450% ～ 550%。抗扯断能力为 543.6kg/2.54cm²，抗撕裂强度为 1 050.16～1 401.50kPa（27.2～36.3kgf/2.54cm²），硬度为 65～75/邵氏单位。永久变形率在7%以下。扩张囊的弹性伸长率越高，在扩张时所能承受的容量越大，抗扯断能力及抗撕裂强度越高，扩张囊壁抗爆破、抗冲击力越好。这样埋入体内后不会因超容量注射充注液或受外界挤压而破裂。由于永久变形率较低，所以在超容量、长时间扩张后，放出囊内溶液后仍可使囊壁即刻恢复原来状态而不变形。扩张器外表光滑，边角圆钝、质地柔软，对组织的机械刺激较少，可减少组织对异物刺激的反应。上述的机械性能与胶料的配方、炼制工艺以及硫化成形工艺有密切关系。

（三）使用温度

硅橡胶最突出的特性是在很宽的温度范围内（－100～316℃）保存着许多合乎要求的性能。据估算，在120℃以下，硅橡胶的有效使用寿命（弹性伸长率下降 50%的时间），可达 20 年之久。其最显著的特性是，在适中的工作温度下，使用寿命更长。所以临床应用时，应用高温高压灭菌消毒、煮沸消毒、钴 60（^{60}Co）放射源放射消毒等都不会使其性能受到明显的影响。

第三节　基本手术操作方法与注意事项

一、扩张器的选择与准备

（一）扩张器的选择

扩张器的选择要根据拟修复的部位、形态及病变范围、可供扩张的正常皮肤的大小和形态来决定。扩张器的形状主要取决于可供扩张部位的大小与形态。多数情况下头皮选择长方形、肾形、长柱形或香蕉形，额部选择长方形，面部选择圆形或长方形，眶周选择新月形，鼻背选择三角形，耳区选择肾形，颈部选择肾形或长柱形，躯干和四肢选择肾形或长方形，手指选择细长形，阴囊选择半圆形。扩张器的容量一般取决于需要修复面积的大小和可供扩张的正常皮肤的面积大小。根据第四军医大学西京医院整形外科研究所5 000余例次的临床经验总结，修复 1cm² 秃发区的头皮扩张容量为3～3.5ml，面颈部扩张时修复 1cm² 的缺损需要容量为8～14ml，躯干和四肢介于前两者之间。

（二）扩张器的检查与消毒

购置来的新扩张器使用前需要检查是否破损，可向扩张器内注入 10～20ml 的生理盐水，或将扩张囊放入一盆水中，检查是否渗漏，扩张器容易破损的部位是黏合连接处，用前需仔细检查。

扩张器由医用硅橡胶制成，容易吸附沾染灰尘，置入体内易刺激致纤维包膜增生。因此，使用前应避免接触灰尘，如果已沾染灰尘，应认真清洗。如果重复使用扩张器，应用稀盐酸溶液或 0.25%胰蛋白酶溶液浸泡 24h 后再进行清洗，以免置入体内后引起异体蛋白反应。

扩张器可采用高压蒸气、煮沸、环氧乙烷或放射（^{60}Co 照射）消毒，但不宜用浸泡和甲醛溶液（福尔马林）熏蒸消毒，因后 2 种方法很难杀灭囊内的细菌。消毒时避免与锐利的手术器械接触，以防刺破扩张囊。煮沸或高压消毒前要将扩张囊抽空，以防消毒中膨胀破裂。

二、扩张器置入术(一期手术)

(一)扩张区域的选择

因为供区与受区解剖部位越邻近,修复后皮肤的色泽、质地、毛发分布越匹配,治疗效果越好,所以选择扩张区域时应首选病变区的邻近部位。如相邻的区域已无供区可用时,可选择远位区域进行扩张,如胸部扩张后转移至面部。

选择供区的另一考虑因素是供区继发畸形是否相对隐蔽。因扩张皮瓣转移时,多数情况下需要有辅助切口,埋置扩张器前需要预测未来扩张皮瓣的切取转移方式和转移后皮瓣边缘所处的位置,尽可能地将切口瘢痕置于相对隐蔽的位置。

拟扩张区域皮肤血管的来源和走行方向也是决定扩张器埋置部位的重要因素。拟埋置扩张器的部位应远离扩张区域皮肤从深部穿出的血管,如胸三角皮瓣预扩张时胸廓内动脉穿支的保护。可切断那些不必保留的血管,从而达到皮瓣延迟的效果,如胸三角皮瓣预扩张时可切断颈横动脉颈段皮支血管和胸肩峰动脉的皮支等。

扩张区的选择需考虑不损伤重要的组织和器官,不影响功能,不引起周围器官的变形。

(二)切口的选择

扩张器置入时的切口选择要根据扩张器埋置的部位而定,如果在病变的邻近区域埋置扩张器,则切口可选择在正常组织与病变组织交界处或病变组织一侧距离交界处 1～2cm 处。如果病变组织两侧均埋置扩张器,而病变组织又不太宽,可在病变组织中央做切口,向两边分离埋置扩张器。如果是远位埋置则切口可选择在比较隐蔽的部位(如额部扩张时选发际内头皮切口)或选择在二期转移扩张皮瓣的边缘。

切口一般与扩张器的边缘平行,远离扩张的皮肤为 2～3cm,以免扩张后期切口裂开。必要时也可采用垂直于扩张囊的切口。切口的长度一般以能充分暴露拟剥离的腔隙而又不越过病变范围为度。一次埋置多个扩张器时可共用 1 个切口,亦可分数个切口,其选择视具体情况而定。

(三)埋置的深度

扩张器埋置的深度因供区和受区的不同部位而不同。头皮扩张时扩张器一定要埋置于帽状腱膜深面、骨膜表面。枕部和颞部因剥离困难,易出血,又不易止血,一般不选择为扩张区,确需埋置时可埋置于枕肌和颞肌的浅面。额部正中可埋置在额肌深面,两侧应埋置在额肌浅面皮下层,避免损伤面神经的额支,同时也利于二期扩张皮瓣的设计剪裁和移位。面颊部宜在皮下组织深面、SMAS 层浅面。耳后位于耳后筋膜浅面或深面。颈部位于颈阔肌的浅面或深面,位于浅面时二期转移皮瓣后回缩率低,但扩张量大时易造成扩张器外露,位于深面时回缩率较高,但不易导致扩张器外露。颈部扩张时有致颈动脉窦受压的可能,出现恶心、呕吐、面色苍白等症状,故在侧颈部扩张时,最好在扩张器囊底部衬垫硅胶片或薄钢片,使之向外定向扩张。躯干和四肢扩张器一般置于深筋膜和肌膜之间。

(四)扩张组织腔隙的剥离

首先将扩张器放于拟埋置部位的皮肤表面,用亚甲蓝画出手术切口线、扩张囊埋置的位置和注射壶埋置的位置。其中扩张囊埋置的组织腔隙剥离的范围应比扩张囊周边大 0.5～1.0cm。

切开皮肤须垂直于皮肤表面进刀,一直切到需要剥离的平面。剥离一般采用剥离剪(扁桃体剪)钝性剥离,头皮、额部、耳后区一般层次较清楚,完全以钝性分离即可完成,这些部位也可用尿道探子或手指推开。颈前部,躯干和四肢组织分层较清楚,也以钝性剥离为主,但需注意分离结扎沿途遇到的深部血管穿支,结扎与电凝勿离表面的组织太近,以防影响其血液循环。面颊部和侧颈部组织分层不十分清楚,剥离时先用剥离剪钝性分离出许多腔道,钝性分离不开的部位可剪开。剥离尽可能在直视下进行,光源可直接从切口射入,亦可从表面皮肤透射(光源须比较强),有条件时亦可用带冷光源的拉钩将光线射入。不能直视的部位或将手指伸入腔隙内引导,或将左手放于皮肤表面,通过触摸掌握剥离的层次和深度。分离始终保持在一个分离平面,避免分离平面呈阶梯形,否则扩张的皮瓣薄厚不均,薄区容易胀破,致使扩张囊外露。

术者必须对埋置扩张器部位的组织解剖非常熟悉,以免损伤重要的组织结构,并一直保持在需要分离的平面。剥离过浅可导致表面皮肤的坏死,而剥离过深将有可能伤及重要神经血管组织,特别是在面颈部,更应仔细、认真。

剥离过程中遇到较大的血管出血或活跃的出血点,应立即止血。剥离完后可用湿盐水纱布填塞压迫 3～5min,如果是分离多个腔隙,可在分离完每一个腔隙后填塞,全部分离完后再依次止血。

大的活跃出血点应结扎或缝扎，小的出血点可电凝止血，腔隙表面的出血点结扎时组织量不宜过多，电凝不宜烧灼时间过长，以防止造成表面皮肤坏死而导致扩张器外露。肾上腺素应不用或慎用，以防术后反弹性出血。

埋置注射壶的组织腔隙剥离可略浅一些，以利术后注水，但如果表面为瘢痕，则不宜过浅，以防止表面组织坏死而注射壶外露。也有将注射壶置于体外的外置法，其优点是注射时患者没有疼痛，同时免除了注射壶埋置和取出的剥离，减少了创伤和出血。但注射壶外置也有诸多不便，应视具体情况灵活掌握。

(五)扩张器的置入和切口的关闭

放置扩张器前应在手术台上向扩张器内注入适量的(一般为 10～20ml)生理盐水，再次检查扩张器是否有渗漏。扩张器质量检查合格后即可放入剥离形成的腔隙内，有的扩张器一面有制造时粘接形成的隆起，应放在底面而不应放在浅面，应将平滑的一面放在浅面。置入的扩张器应展平。注射壶置入时注射面应向上，导管可有弯曲，但不能成锐角，更不能折叠，扩张器置入后再在扩张器下面放置剪有数个侧孔的负压引流管，负压管远端必须放置到组织腔隙的最底部。

先缝合埋置注射壶的组织腔隙的外口，以防术后注射壶移位。缝合切口时先在距切口边缘 0.5～1cm 处将表面组织与深部组织缝合数针，以防扩张器移位到切口下。然后分层缝合切口，但头皮可全层缝合。同时用缝线固定负压引流管，缝合一定要在直视下进行，以防刺破扩张器。

切口缝合后，可穿刺注射壶进行回抽或再注入 5～10ml 生理盐水，以证实注射壶没有翻转，导管没有折叠，扩张囊没有破裂。负压引流管也要回抽检查能否形成负压。上述检查如发现问题，可在术中及时进行处理。

(六)术后处理

术后早期扩张器埋置区可适当加压包扎，但压力不能太大，以防止影响扩张器表面皮肤的血液循环或影响呼吸(面颈部)。面颈部埋置扩张器术后 3d 内最好进流质食物。全身应用抗生素 3～5d。负压引流瓶应保持持续的负压，引流管中的引流液变为淡黄色后即可拔除引流管。如果切口位于正常组织内可按时拆线，如位于病变组织内则可先注水，后拆线，拆线时间可推迟 3～5d。

三、注液扩张

(一)注射液的选择

最常选用的注射液是注射用生理盐水。扩张囊为半透膜，小分子物质在渗透压的作用下可自由进出，因此，不可选用注射用水。可在生理盐水中加入镇痛药物(如利多卡因)、抗感染药物(如甲硝唑、庆大霉素)、防止纤维包膜形成与抗挛缩药物(如地塞米松)和促进血管扩张药物(如茶碱)等。

(二)注射时间

实际上手术中即已开始了注液扩张，手术中扩张囊内的注液量视扩张器的容量、表面皮肤的松弛度和注液对切口张力影响的大小而定，一般为10～20ml，最多可达 80ml。

术后开始注液的时间，在对切口影响不大的前提下，一般宜早不宜晚，多数情况下可于术后 5～7d 开始注液。但如果注液对切口张力影响比较大，应推迟注液的时间或推迟拆线的时间。

每次注液的时间间隔目前尚无统一的标准。有用微量注射泵恒压持续注射的方法，也有每天向扩张囊内注液的快速扩张法，多数学者现在采用间隔 3～5d 注射 1 次的常规扩张方法。理想的方法应该是微量泵恒压持续注射法。

完成注液的时间因扩张的部位、扩张器的大小、需要修复的面积多少而不同，多数情况下需要 1.5～2 个月。

(三)注射量

每次向扩张器内注射液体的量取决于表面皮肤的松弛度和扩张器的容量。每次注水时以扩张囊对表面皮肤产生一定的压力而又不阻断表面皮肤的血流为度，压力不应高于 5.3kPa(48mmHg)，如果注射后表面皮肤变白，充血反应消失，或用激光多普勒、经皮氧分压仪器等测定发现血流被阻断，应等待 5～10min，如供血仍不恢复，则要回抽部分液体，直到表面皮肤血供恢复。

(四)注射方法

常规碘酒、乙醇消毒注射壶表面的皮肤及操作者左手示指及拇指，用左手示指和拇指固定注射壶，右手持注射器，选用 $4\frac{1}{2}$或 5 号注射针头，垂直刺入注射壶中央表面皮肤，遇到注射壶后有轻度阻力感，进一步刺透注射壶表面的硅胶，达到有金属抵触感为止。缓缓推入注射液。如果要继续注射，不要拔出注射针头，而应将注射器拔下，抽液后再注射。注射完拔出针头后局部再用乙醇消毒1次。每次充注一定要严格按无菌技术要求操作，否则可导致扩张注射部位感染等。

四、扩张器取出和扩张皮瓣转移术(二期手术)

当皮肤软组织经过充分的扩张达到预期的容量，即可取出扩张器，形成扩张皮瓣，在保留足够的组织覆盖供区的同时用扩张产生的皮肤软组织修复受区。如果一次扩张不足以修复全部病变区，可在二期手术时在扩张皮瓣下再次埋置扩张器，进行“接力”扩张。也可于伤口愈合后6个月再次埋置扩张器扩张。

(一)扩张皮瓣的设计

扩张后皮瓣的设计方式取决于受区的要求和供区的条件。设计时应遵循以下的原则：①充分舒展具有三维立体结构的扩张组织，尽可能应用扩张获得的组织；②尽可能减小辅助切口，或将辅助切口置于相对隐蔽的位置，辅助切口尽可能顺皮纹或与轮廓线一致；③皮瓣尽可能顺血液循环方向设计，如为轴型皮瓣，不应超出其血供范围，如为任意皮瓣，其长宽比例可比未扩张皮瓣略大一些，但不能过大；④皮瓣远端携带的未扩张皮肤不宜超过1∶1的比例，皮瓣近端最好不要超过扩张囊的边缘；⑤扩张皮瓣的设计同样应该遵循常规皮瓣设计的一般原则。

常规的扩张皮瓣设计有以下几种方式。

1. *滑行推进皮瓣*　在扩张皮瓣的两侧设计1个或数个小的三角瓣，相互交错使整个皮瓣向前滑行推进，亦可于两侧形成直线或弧形切口向前滑行推进。其优点是设计和操作简单，比较安全，缺点是向前推进的距离有限，一般仅能延伸4～5cm(图10-4)。

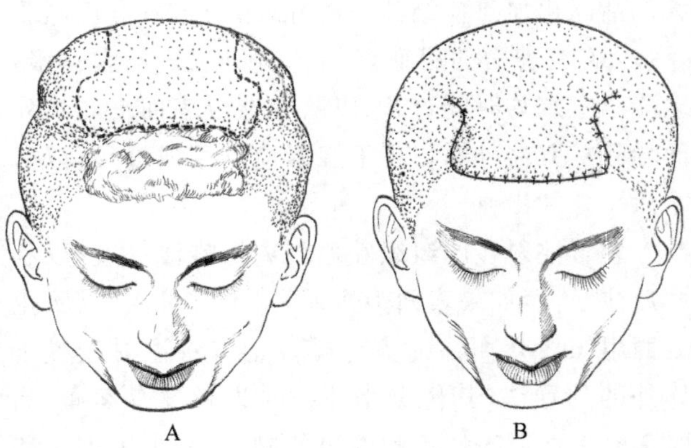

图10-4　滑行推进皮瓣

A. 术前设计；B. 推进术后

2. *旋转皮瓣*　形成的皮瓣以邻近修复区的一侧为蒂，形成一与受区平行，并能依一定轴线向受区旋转的皮瓣(图10-5、图10-6)。

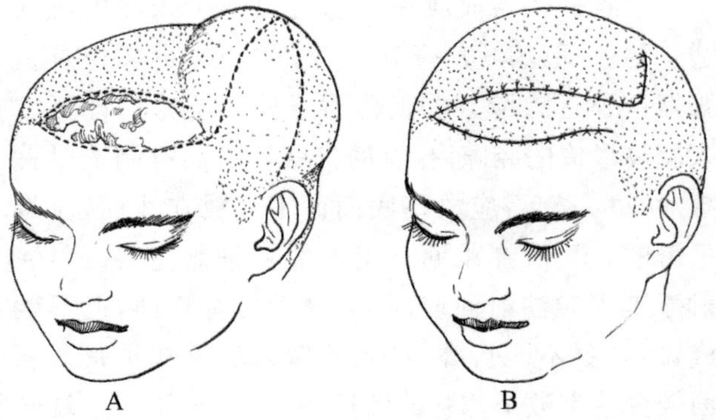

图10-5　旋转皮瓣

A. 术前设计；B. 推进术后

与修复相邻的一侧为皮瓣的蒂部，皮瓣的一侧位于扩张组织与修复区交界处，切取扩张后皮瓣向病变区旋转的同时向前推进修复创面，优点是辅助切口少，缺点是扩张组织有时难以充分展平。

3. *易位皮瓣*　又称交错皮瓣，以顺血供的一侧为蒂，形成一个较长的三角皮瓣(舌形或矩形皮瓣)。其蒂部一侧靠近受区，皮瓣远端位于远离受区的部位。所形成的皮瓣与受区之间相隔有一部分扩张与未扩张的正常皮肤，形成的皮瓣插入受区，扩张后的皮瓣可获得充分利用(图10-6)。易位皮瓣的优点是转移的距离比较远。

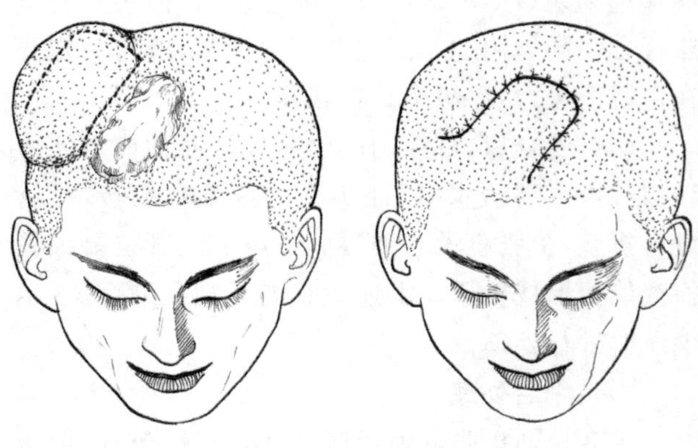

图10-6　易位皮瓣

尽管皮瓣设计有以上3种分型方法，实际设计时，常是根据患者的具体情况灵活地进行设计，常有2种或2种以上的方式相互结合，并且需要在手术前画出皮瓣设计的基本图形，手术中取出扩张器后再根据皮肤的松紧度和血管走行进行调整。

(二)手术方法

手术可先取出扩张器,取扩张器的切口可以是原埋置时的切口,也可位于正常组织与病变组织交界处,还可在手术设计皮瓣的边缘,切开皮肤皮下组织直达纤维包膜的表面,用血管钳分开纤维包膜或采用切开包膜的方法切开纤维包膜,待纤维包膜形成一裂口后即可用剪刀剪开全部切口,注意防止刀片或剪刀尖等锐器刺破扩张囊。取出扩张囊后顺导管钝性剥离,取出注射壶,剥离时一直要紧贴导管和注射壶,由于注射壶大,导管细,只有充分松解开全部纤维包膜后方能取出注射壶。

扩张囊底部周边形成横断面为三角形的比较厚的纤维环,如对皮瓣的舒展有影响,应将其切除,如果没有影响,也可不必切除,后期多能自行吸收。对于囊壁上的纤维包膜是否去除,要视具体情况而定,如果影响皮瓣的舒展,可仔细剥除或多处切开,否则可留于原位,待其自行吸收。

二期手术时须先取出扩张器,形成扩张皮瓣后根据可供修复的材料的多少决定病变组织切除的面积,以防先切除病变组织后扩张皮瓣不足而陷于被动的局面。

考虑到扩张过程中皮肤软组织持续保持一定的张力,皮瓣转移亦应保持一定的张力,如果皮瓣太松而回缩率过高,有可能导致皮瓣中的血管纡曲而影响静脉回流而出现发绀。扩张的皮瓣下亦应放负压引流管,术后适当加压包扎。

伤口愈合后,应采取防止瘢痕增生变宽、对抗皮瓣挛缩的措施,如使用弹力外套、颈托、支架等。术后早期扩张的皮瓣变硬,并有回缩的趋势,一般术后 6 个月左右能够软化,恢复自然弹性。

第四节　扩张技术在整形外科的应用

一、头皮扩张术

(一)头皮的组织结构特点

头皮由外向内依次由皮肤、皮下组织、帽状腱膜、疏松结缔组织和颅骨骨膜 5 层结构组成。头皮中有大量的毛囊及其他皮肤附件。头皮有以下结构特点:①皮肤厚、皮下组织薄,缺乏弹性和伸缩性。②含有丰富的毛囊。头发的密度因人而异,一般 79～156 根/cm^2,不同部位的密度也不同,顶部最密,枕部次之,颞部最稀,毛囊耐缺血能力差。③皮肤、皮下组织和帽状腱膜及额肌 3 层紧密连接,难以分开,而这 3 层组织通过疏松结缔组织与颅骨骨膜相连。④头皮由额、颞、枕 3 组血管供血,相互之间有丰富的血管吻合,血供非常丰富,形成头皮瓣时尽管蒂部较窄,仍可满足皮瓣血供的需求。由于头皮缺乏弹性,切开头皮后不能靠组织收缩或血管弹性回缩止血,因此出血较多。

(二)头皮扩张的原理与适应证

头皮扩张时尽管有表皮和深部组织的生长扩展,但毛囊的数量并没有增加,因此头皮扩张术实际上是剩余毛发的再分布,术后供区头发变得稀疏,但由于是均匀分布,效果仍较满意。

头皮扩张术适合于局限性秃发的患者,不适合于弥散性秃发或秃发面积过大(超过头皮面积的 50%以上)的患者,主要适合于下列秃发患者。

1. *瘢痕性秃发*　由于烧(烫)伤、创伤、感染、手术等原因,毛囊不能再生,局部形成瘢痕,局限性秃发。

2. *头皮缺损及颅骨外露或缺损*　头皮撕脱伤、电击伤等造成头皮缺损甚至颅骨的外露坏死缺损。此类秃发可先行创面植皮后再行头皮扩张术,亦可一期行头皮扩张术。

3. *脂溢性秃发*　经药物治疗头发仍不能再生的脂溢性秃发可采用头皮扩张术前移发际或消灭秃顶。

4. *头顶肿瘤和斑痣*　头顶部巨痣、疣状痣、血管瘤、神经纤维瘤和早期恶性肿瘤,可在病变周围进行预扩张后再切除病变组织并用扩张后的头皮瓣覆盖创面。

(三)扩张器置入术

1. *术前准备*　一般术前剃光头发,如果患者不愿剃发,可于术前 3d 用 0.05%苯扎溴铵(新洁尔灭)每天洗头 1 次,术前仅剃去手术切口处 2～3cm 宽的头发。

2. *麻醉*　儿童多选用基础加局部麻醉,成年人则多选用局部麻醉,在局部神经阻滞麻醉的基础上,用低浓度的局部麻醉药每 15～20ml 加入 1 滴肾上腺素在帽状腱膜下浸润,可达到镇痛、减少出血和有利于剥离的效果。

3. *扩张器的选择*　扩张器的大小、形状要根据秃发区和可供扩张区的面积和形状而定,根据笔者的临床经验,修复 1cm^2 的秃发区需要 3～3.5ml 的扩张容量，据此决定扩张器的大小。

4. *扩张部位和切口的选择* 一般选择邻近秃发区、较隐蔽、容易扩张和便于二期手术皮瓣转移的部位埋置扩张器。枕部组织致密，分层不清楚，不易剥离，易出血且不易止血，扩张过程中患者不能仰卧，除非必要，一般不选为扩张区。扩张器注射壶一般置入秃发区、耳后或额部，应与扩张囊有一定的距离，如果秃发区瘢痕太薄也不宜埋置注射壶，以防瘢痕坏死，注射壶可外置。

切口一般选择在正常头皮与秃发区交界处且与扩张器边缘平行。如果为颅骨外露，可选在颅骨外露边缘 1.5cm 的正常头发内。如果同时埋置几个扩张器，几个扩张器可共用 1 个入路切口。如瘢痕区比较松弛，可于瘢痕中央做梭形切除，以缩小秃发区。手术切口一般不宜太长，能置入扩张器即可。有时也可选择与扩张器边缘垂直的切口。该种切口术后早期即可开始扩张，并且扩张器不易从切口外露。

5. *扩张器埋置腔隙的剥离* 切开皮肤、皮下组织及帽状腱膜后，在帽状腱膜和颅骨骨膜之间用剥离剪刀或尿道扩张器进行钝性剥离，也可用手指进行分离，由于此层结构疏松，容易剥离，加之穿支血管很少，出血也不多。埋置注射壶的腔道不宜过大，以注射壶恰好通过即可，以防术后注射壶向扩张囊方向移位。由于剥离形成的腔隙内很少有大的出血点，一般为渗血，用湿纱布填塞压迫止血即可，术后也极少形成血肿。

6. *扩张器的置入* 由于头皮松动性有限，埋置扩张器时囊内注液量不宜过多，一般 10～20ml 即可。扩张器下放置负压引流后在直视下全层缝合头皮切口，缝线可密一些，便于切口边缘止血，术后适当加压包扎，包扎时扩张囊与注射壶之间可多放些敷料，以防术后注射壶移位。如果注射壶埋置在瘢痕下，表面包扎的压力不宜过大，以防表面瘢痕坏死。

(四)扩张器的注液扩张

头皮扩张注液开始的时间取决于注液是否增加切口张力。如果对切口张力影响不大，可于术后 3d 拔除引流管后即开始注液，否则推迟到伤口基本愈合后再开始注液。也可先注液后拆线，拆线时间推迟到术后 10～14d，甚至更晚。

注液间隔时间和注入量因人、因扩张器而异。一般小儿头皮弹性好，易扩张，可间隔短一些，每次注液量可多一些。但不可过多，因为毛囊耐缺血能力差，如压力过大，可因缺血造成毛发脱落。个别情况下可遇到注液后头皮剧烈疼痛，此时可采用少量多次注液的方法，降低每次注液后的压力，也可在扩张囊内注入局部麻醉药，外渗到周围组织中以达到镇痛的目的。还可行神经阻滞麻醉。

(五)扩张头皮瓣的转移

二期手术可在使用头皮止血带的条件下进行，以减少术中出血。扩张头皮瓣的转移，除应遵循扩张皮瓣转移的一般原则外，还应注意以下几点：①术前先进行初步设计，取出扩张器后再根据皮肤的松弛度进一步设计皮瓣。头皮血供丰富，皮瓣长宽比例比较大或蒂部比较窄时一般也能成活。②扩张头皮瓣可采用滑行推进、易位和旋转皮瓣，其中滑行推进瓣应用比较多。由于头皮缺乏弹性，皮瓣旋转的角度不宜过大，否则容易形成“猫耳朵”。③头皮瓣形成后，根据皮瓣的大小决定切除瘢痕秃发区的面积。如果先切除瘢痕，即使皮瓣略小于创面，由于缺乏弹性而难以拉拢缝合，可给手术造成不必要的麻烦。④头皮瓣转移时，如有可能，须尽量考虑毛发的生长方向。⑤为防止术后切口瘢痕过宽，缝合时应先缝合帽状腱膜，再缝合皮肤和皮下组织。如果为直接全层缝合，拆线的时间应晚一些。⑥头皮扩张过程中常见到因压迫造成的颅骨外板吸收，一般后期能自行恢复，可不予处理。

二、在面颈部瘢痕、血管瘤、色素痣、文身皮肤切除后创面的修复

面颊部瘢痕、血管瘤、色素痣、文身皮肤切除后创面的修复见图 10-7～图 10-9。

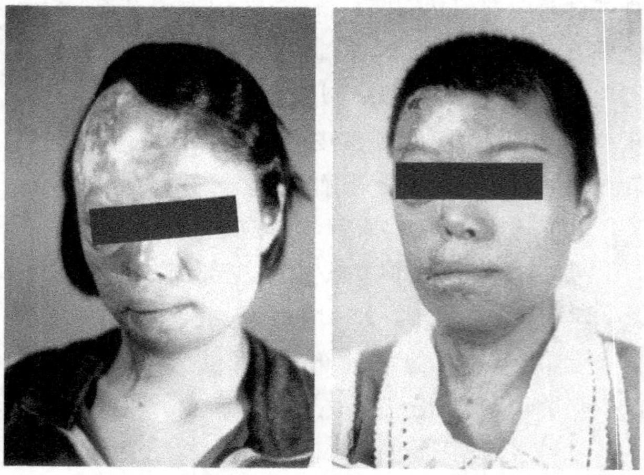

A　　B

图 10-7　面部瘢痕

A. 术前；B. 术后

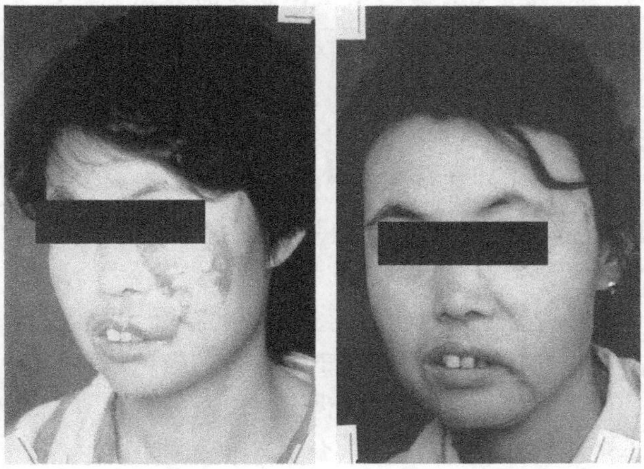

A　　　　B

图 10-8　面部血管瘤

A. 术前；B. 术后

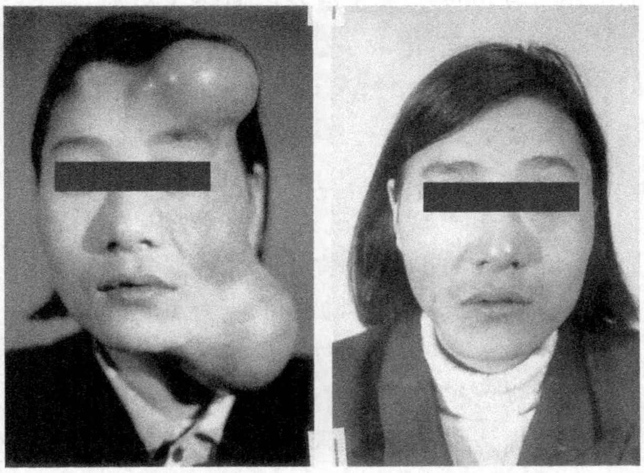

A　　　　B

图 10-9　面部色素痣

A. 术前；B. 术后

（一）适应证

颜面、颈部是外露部位，瘢痕及肿瘤等切除后的修复，不能仅满足功能的需要，还必须考虑到颜色、质地的匹配，因而用扩张后皮瓣的修复已越来越受到重视，其具体适应证如下。

1. 颜面颈部较大的增生性或萎缩性瘢痕。

2. 较大范围的色素痣。

3. 较大范围的毛细血管瘤或混合型血管瘤。

4. 外伤性文身。

5. 神经纤维瘤及部分可切除的皮肤恶性肿瘤，如基底细胞癌或鳞状上皮细胞癌。

6. 面部植皮后因皮肤颜色和质地不匹配者。

（二）治疗方法的选择

1. *病变组织周边正常皮肤软组织的扩张*　视病变大小及周围正常组织的大小决定扩张囊放置的位置及数目。扩张后的皮瓣以局部皮瓣的形式转移。

2. *远处皮肤软组织扩张后带蒂转移至面颈部*　目前常用的是颈胸部供区的预扩张，然后带蒂转移，如胸三角皮瓣、锁骨上皮瓣及颈横动脉颈段皮支皮瓣、胸肩峰皮瓣等，它们的轴型血管蒂分别是胸廓内动脉（亦称乳房内动脉）的Ⅱ、Ⅲ穿支，颈横动脉颈段皮支以及胸肩峰动脉的皮支等。

关于局部皮瓣转移的有关技术问题在头皮扩张术一节中已基本阐述清楚。现将扩张后的轴型皮瓣带蒂转移术的成功要点简述如下。

（1）从颈胸部形成的皮瓣转移至面颈部时一定要确保蒂部的血供。第一，在皮瓣设计时必须将知名的轴型血管设计在皮瓣蒂内。第二，操作时要妥善保护，防止损伤。第三，在转移后防止蒂部的扭转、折叠或牵拉、形成张力。有时蒂部缝成管状时缝得过紧，影响血供，遇到此种情况，采用皮瓣创面植皮或将瘢痕皮肤翻转形绞链的方法解决。

（2）皮瓣转移后为使创基与皮瓣间尽早重建血液循环，扩张后皮瓣创面上的纤维膜应尽量剔除，但只去除极薄的包膜，防止皮瓣上的血管损伤。

（3）在皮瓣断蒂舒平修复前，需要判断皮瓣血供建立的情况，采用断蒂前皮瓣训练的方法仍然是确实有效的，一般阻断血流 1h 以上，无血液循环障碍表现者可视为安全断蒂的指征。必要时仍可采用手术延迟后再断蒂。

（4）在皮瓣形成、转移、断蒂、修整等所有操作中应仔细止血，放置负压引流，防止血肿，选用有效抗生素防止感染，以及确实有效的固定等均属基本措施，对保证皮瓣成活、取得满意疗效是很重要的。

（三）在颜面部应用中的注意事项

应用扩张后皮瓣治疗修复面颈部的瘢痕或缺损，关键是要满足外形上的要求。首先，颜面根据器官的分布而有不同的分区，如额区、眼眶区、鼻区、面颊区、口周区等，在修复时必须充分注意每个区域的特点和要求，切口线一般宜与轮廓线与分区线相一致（如鼻唇沟，眼眶区等）。其次，眼、鼻、口等部位均不能有张力或牵拉，因为有张力或牵拉必然造成器官的移位及变形（如眼睑外翻、口角歪斜等），故在皮瓣转移之前，必须预测扩张后产生的“额外”皮肤软组织的量是否能满足修复的需要，在头皮扩张术中曾提到修复头皮 1cm^2 的缺损需 3.0～3.5ml 的扩张容量，而在面部修复 1cm^2 的缺损，则需要 6.0～8.0ml 甚至更多，颈部缺损修复 1cm^2 需要 8～14ml 的扩张容量才能满足，这是因为在面颈部即刻回缩率较大，以及面部各器官易受张力牵拉而移位等，故必须在无张力条件下缝合。

三、在器官再造中的应用

扩张后皮瓣为面部器官再造提供了一个全新的方法，在过去传统方法再造耳、鼻、上下睑、上下唇的基础上，使治疗效果有了明显的提高。

（一）耳郭再造

1. *适应证*　耳郭缺损或先天性小耳、无耳畸形，只要耳区及乳突区有正常皮肤者为适应证。耳区已无正常皮肤者，只能在他处（如同侧上臂以及胸前区）扩张预制成耳郭后再带蒂转移至缺损处。也可通过显微外科吻合血管的方法转移至耳区。

2. *手术操作要点*　重点介绍郭树忠应用完全皮肤扩张耳郭再造的方法。

文献报道耳再造的方法很多，归纳起来主要包括：一期耳再造、分期耳再造、部分扩张技术耳再造和完全扩张耳再造四大类。虽然国内外均曾有学者尝试一期完成耳再造，但由于一期再造的耳郭外形欠佳而未能推广应用。目前国际上多数学者仍然采用分期耳再造技术，虽然很多学者应用这种技术获得了相当好的结果，但这种传统的耳再造技术存在耳前皮瓣偏厚（中国人由于真皮厚度较白种人厚，此问题更加突出）导致再造耳轮廓不够清晰、耳后植皮区色素沉着（中国人比白种人更容易发生色素沉着，此问题也更加突出）和植皮区挛缩导致颅耳沟变浅等缺点。鉴于传统耳再造方法的上述缺点，国内学者庄洪兴等发展了耳区皮肤部分扩张耳再造技术，他在残耳区埋置 50ml 容量的扩张器，再造耳的前面用扩张皮瓣覆盖，由于扩张皮瓣薄，再造耳的轮廓比传统耳再造方法清晰，但是耳后区仍然采用筋膜瓣表面植皮的方法，没能克服耳后植皮区色素沉着和由于皮片挛缩导致的颅耳沟变浅等问题。在上述工作的基础上，国内外均有学者尝试采用充分扩张，耳前耳后均采用扩张皮瓣覆盖的方法，克服了传统方法的缺点，获得了良好的效果。有学者将一期耳再造技术称为第一代耳再造手术，经典的分期耳再造术为第二代耳再造技术，耳区部分扩张和耳后植皮为第三代耳再造技术，而完全用扩张皮瓣覆盖的为第四代耳再造技术。

3. *适应证选择*　采用皮肤扩张技术进行耳再造主要适用于先天性小耳畸形，也适用于后天原因造成的耳部分或全部缺损、但耳后区皮肤正常的患者，耳再造区域有无可供扩张的正常皮肤是能否选择扩张术进行耳再造的关键，如果无可供扩张的皮肤，只有选择其他传统的耳再造方法，如颞筋膜瓣转移耳再造或赝复体人工种植技术。

先天性小耳畸形耳再造的年龄确定，最佳的年龄应该在 10 岁左右。关于耳发育的问题以往有学者做过详细观察，一般认为 4 岁左右儿童的耳郭大小已经达到成年人的 85％，并且再造的耳郭由于有正常血液供应，为有活力的自体组织，可以随患者年龄增长而成比例增长，因此，再造耳的生长问题对手术年龄的选择并无影响。

4. *耳区皮肤扩张器置入*　耳再造埋置扩张器的大小可以根据扩张区皮肤的面积大小和对侧正常耳大小来确定，笔者一般选择额定容量为 100ml 的扩张器（图 10-10），实际注水量一般在 130～150ml，由于扩张器囊壁弹性好，实际注水量可以大大超过额定容量，选择 100ml 容量扩张器的原因是其底面积大小一般与拟扩张区正常皮肤面积接近，如果采用过大的扩张器，由于扩张器底面积太大而导致过多的头皮扩张，而扩张头皮有毛发、比较厚，用于耳再造效果差，选择过小的扩张器往往难以获得足够的皮肤组织供耳再造用，如果为了达到足够量的皮肤而增加注液量，则有可能局部过度扩张而使扩张皮瓣太薄，容易出现扩张器或支架外露等并发症。

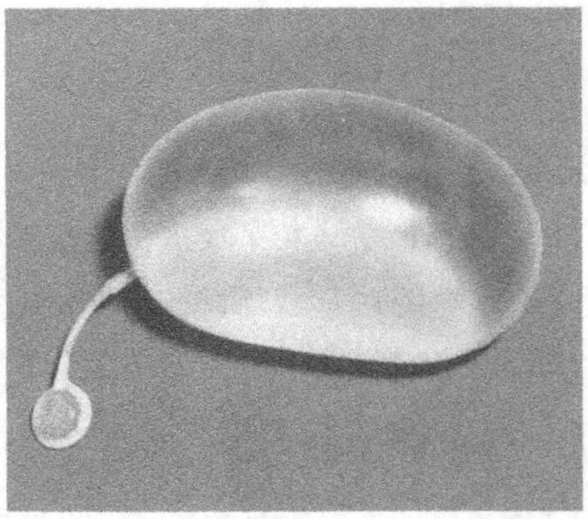

图 10-10　100ml 肾形扩张器

扩张器的形状最好是选择肾形或月牙形，与耳区拟扩张区残留皮肤的外形接近。由于耳区皮肤比较薄，宜选择囊壁质地柔软的扩张器，避免使用质地偏硬的扩张器，扩张器的导管不宜太长，否则容易打折，注射壶不宜太厚，因为注射壶一般埋置于头皮下，头皮弹性有限，注射壶太厚不好埋置，也容易由于压迫而导致局部脱发。

以往我们主张将扩张器埋置在耳区皮下，试图获得足够薄的扩张皮瓣，后来的临床实践发现，埋置太浅容易发生表面皮肤过薄，甚至出现扩张器表面皮肤坏死致使扩张器外露，即使勉强达到扩张量完成扩张，耳再造之后也由于皮瓣太薄，容易发生软骨支架外露。因此，近年来笔者主张将扩张器埋置的深一些，以埋置在乳突区骨膜表面为宜，这样扩张过程中扩张器不容易外露，再造的过程中如果感觉扩张皮瓣太厚，可以在术中修剪去除纤维包膜，甚至可以去除一部分皮下组织，一般情况下，皮瓣的成活不受影响。

关于扩张器埋置的位置，笔者的体会是如果有残留的耳甲腔，应尽可能地将扩张器埋植在紧邻残耳的耳后区域，如果没有残留的耳甲腔和外耳道，应将扩张器的 1/3 埋置在残耳前面，2/3 埋置在残耳后区域，扩张器的下缘应该与残耳耳垂下缘平齐即可，上缘可以进入发际内(图 10-11)。以往我们曾为了扩张乳突区的皮肤将扩张器埋置的位置比较低，结果发现耳再造时最需要皮肤的位置位于残耳上部，但往往皮肤量不足，乳突区扩张形成的皮肤虽然比较富余，但如果采用皮瓣转移的方法向上移位，则由于切口过多容易出现软骨支架外露，如果不将扩张区皮肤上移，在乳突区扩张部位直接再造耳郭，则再造耳的位置往往偏低。术者需要明白，最需要扩张皮肤的位置(即再造耳的上极)应该是发际下缘的皮肤，而非乳突区。

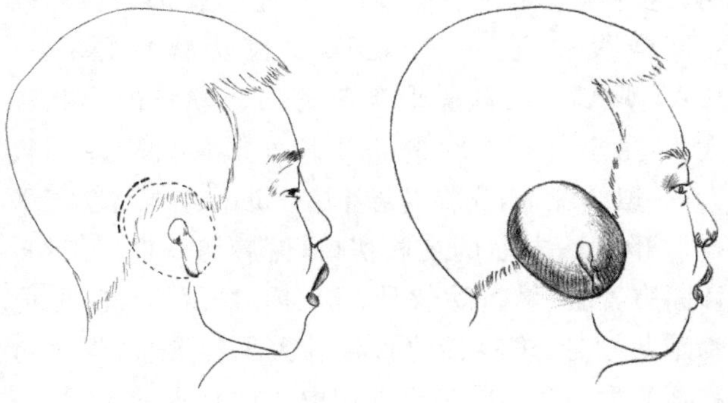

图 10-11 扩张器埋置位置

对于没有外耳道的患者，我们主张将残耳软骨掀起，将扩张器埋置在其深面，埋置扩张器时如果试图剥离去除残耳软骨，由于软骨表面皮肤薄，容易导致扩张器外露，而残耳软骨可以保留到扩张二期耳再造时再剔除，保留残耳软骨到二期手术剔除的另外一个好处是如果肋软骨量不足，残耳软骨可以作为耳支架底座的支撑材料。

扩张器注射壶一般埋置于耳后区头皮内即可，应避免埋置在颞区，因为埋置阀门时在颞区剥离有可能损伤颞浅血管，而保护好颞区血管是为了后期万一出现支架外露时可以应用颞筋膜瓣进行修复。

耳区血管丰富，扩张器置入后容易出现血肿，为了预防血肿的发生，应该在扩张器埋置术中尽可能充分止血，大的出血点最好采用结扎或缝扎，避免单纯依靠电凝止血，如果有条件在内镜或冷光源拉钩下操作，止血更加完善。采用肿胀麻醉技术可以减少术中出血，同时由于水分离的作用，容易控制剥离的层次，但肿胀麻醉液中肾上腺素的用量不能太高，否则，有术后反弹出血的可能。术后需要放置负压引流管引流 2～3d。

置入扩张器后应该采用敷贴简单包扎伤口，避免采用加压包扎的方法，有人为了达到压迫止血的目的而加压包扎，由于颅骨和扩张器比较硬而缺乏弹性，表面皮肤又比较薄，加压有可能影响表面皮肤的血供而导致皮肤坏死致扩张器或注射阀门外露。

由于扩张器为人工合成材料，置入体内为异物，术后有感染的风险，为了预防伤口感染，可以适当的全身应用广谱抗生素预防感染，但没有必要用过于高档的抗生素，预防感染的关键是手术中的严格无菌操作。

埋置扩张器的手术切口线一般位于头皮内，不必按照常规时间拆线，可以先开始注水，10d 至 2 周或以后再拆线，这样可以防止扩张器从切口外露。

5. *注水扩张* 耳区埋植扩张器，一般在术中可以注水 10～15ml，术后扩张器注液可以在术后 1 周左右开始。为了避免注液压力对埋置扩张器皮肤切口愈合的影响，可以采用先注液后拆线的办法。

尽管有实验研究证明某些抗生素可以透过扩张器囊壁的半透膜进入扩张囊周围的组织内，但是目前还不清楚哪些抗生素可以透过、哪些不能透过，透过的抗生素能否达到有效浓度仍然不清楚。因此，注射液体内是否需要加入抗生素目前并无统一的看法，我们认为，如果无感染征象，直接注射生理盐水即可，不需要加入抗生素。

由于耳区皮肤比较薄，容易出现注液过多导致表面皮肤坏死而使扩张器外露，因此，每次注液量要严格控制，以不影响扩张器表面皮肤血液循环为度，一般开始注液的早期可以量多一些(5～10ml)，后期一般逐渐减少(3ml左右)，2次注液的间隔时间一般为2～3d，如果发现注液量过多，应立即回抽部分液体。

注液的速率一直是一个矛盾的问题，多数患者为学生，为了不影响学习，都希望在比较短的时间内完成耳再造。但我们在临床实践中发现，扩张时间长，特别是那些经过数月时间扩张的患者，再造耳外形更好，分析原因可能与扩张过程中"新生"皮肤量有关，如果在比较短的时间内完成扩张，扩张获得的组织以弹性扩张为主，由于生物性生长而获得的"新生"皮肤量有限，弹性扩张获得的组织在取出扩张器之后容易回缩，即使雕刻形成一个外形逼真的耳软骨支架，也由于扩张皮肤的弹性回缩而使皮肤难以与支架的沟槽内的软骨良好贴附，如果表面的皮肤不能与深部的软骨良好贴附，则早期无效腔由血清样渗出填满，后期则发生纤维化，最终在这些部位难以形成清晰的凸凹结构。笔者认为，持续缓慢的注液最安全，效果也最好，目前，笔者实施手术的多数患者的注液时间超过2个月。即使在短期内完成了注液，也最好等待一段时间"养皮"，使生物性生长的皮肤比例增加，同时，也可以使快速扩张过程中由于压力对表面皮肤造成的"微损伤"得以修复。

由于扩张过程中扩张器表面的皮肤比较薄，且突出于头的一侧，容易发生碰撞损伤或冻伤，特别是睡眠如果过深，可以压迫局部造成局部缺血坏死，因此，要嘱咐患者和其家属特别给予保护。

6. *肋软骨的切取与耳支架的雕刻* 在扩张器置入后何时实施耳再造主要取决于扩张产生的皮肤的质与量，如果扩张后皮肤菲薄和表面颜色发红，可以等待一段时间(养皮)再实施耳再造手术，但如果皮肤过薄，随时有皮肤坏死扩张器外露的可能，则应该尽快实施耳再造术。扩张量取决于需要再造耳的大小，由于多数情况下是单侧耳畸形，所以，可以以健侧耳郭的大小为参考，由于人耳郭大小差异很大，所以难以确定一个准确的注液量的标准，对侧耳大一些，注液量相对多一些，对侧耳小一些，注液量相对少一些，一般为130～150ml。

过去几十年，国内外均有学者尝试用人工合成材料做支架进行耳再造，早期试用最多的是硅胶材料制成的支架，其缺点是支架过于柔软，难以维持其外形，虽有少数比较成功的案例，但多数情况下因外形不佳而难以推广。近10多年来，国内外均有学者尝试用聚乙烯制作的耳支架(Medpor)进行耳再造，这种人工合成材料的缺点是质地过硬，用皮瓣覆盖很容易外露，后来有学者改用颞筋膜瓣包裹后表面植皮的方法，虽然外露的比例降低(但仍然达到25%左右)，但植皮后色素沉着仍然影响其效果。此外，人工合成材料只有一种固定的外形和大、中、小3种型号，而不同人的耳外形和大小差别很大，用人工合成材料难以模拟健侧耳的外形，再造耳与健耳外形差别很大。由于上述种种缺点，人工合成材料耳再造的方法一直难以推广。但使用人工合成材料可以避免在胸部切取肋软骨的继发损伤，对于那些没有掌握耳支架雕刻技术的医师来说，也可以完成耳再造，因此，一直有部分医师采用这些人工合成材料实施耳再造。也曾有医师尝试用异体或异种软骨行耳再造，但这些材料不论是否采取过措施进行降低抗原性的处理，最终均出现吸收和变形，因此，也难以推广应用。

到目前为止，全世界绝大多数医师，特别是那些耳再造经验比较多的医师仍然主张用自体肋软骨制作耳支架，因为使用肋软骨并发症最低，效果最好，可以因人而异地进行雕刻，而切取肋软骨后对胸部外形影响有限，一般形成一个10cm以内的瘢痕，局部略显低平，而对局部功能几乎没有影响，不影响体力劳动。

如果没有特殊情况，一般切取患耳对侧胸部的肋软骨，因为对侧胸部的肋软骨的天然弧度与再造耳比较接近，容易雕刻，有人顾虑损伤心脏而避免在左侧切取肋软骨，但根据笔者大量的临床实践证明，这种担心是没有必要的，在左侧胸部切取肋软骨同样很安全。一般切取3根肋软骨(图10-12A)，取哪些肋软骨取决于每根肋软骨的形状和大小，由于每一个人的肋软骨外形与大小差别很大，一般情况下，先在肋缘上3～5cm基本与肋缘平行切开5cm左右的皮肤切口，然后切开皮下组织，切断腹直肌，暴露肋软骨，上、下、左、右分离，充分暴露肋软骨，观察各肋软骨的大小和形状，根据对侧耳的大小和形状确定拟切取的肋软骨的位置，一般取2根比较粗的肋软骨制作基座(耳甲腔和对耳轮下角)和主支架(耳舟和对耳轮及其上角)(图10-12B、C)，取第1浮肋制作耳轮(图10-12D)。确定拟切取的肋软骨后，根据需要扩大切口后切取，切取肋软骨时是否保留软骨膜不同的医师有不同的习惯，主张保留软骨膜者认为可以减少穿透胸膜的概率，早期曾认为保留软骨膜可以形成新的软骨，但以后的研究证实，即使保留了软骨膜，切除肋软骨后形成的腔隙并没有发生软骨化，而是由结缔组织充填，因此，保留软骨膜的这一理由已经不能成立，因此也有医师为了缩短切取肋软骨的时间，在肋软骨膜表面进行剥离，长期观察发现，是否保留软骨膜并无差异。不论是骨膜表面还是在深面切取肋软骨，很重要的一点是在剥离过程中不要损伤肋软骨，切开肋软骨表面，特别是浮肋表面，有可能影响肋软骨弯曲成型时的弧度，使其弧度不够自然流畅。切取肋软骨后伤口分层缝合和留置负压引流管是必要的。

肋软骨雕刻前术者一定要对切取的材料进行仔细研究，因为肋软骨的外形和大小因人而异，耳郭的大小和外形也因人而异，所以，难以按照一个固定的模式进行雕刻，另外，雕刻肋软骨如同木刻，下刀之后就难以改变，所以每次下刀之前必须能够想象出雕刻后的形状是术者所期望的形状，基本的原则是：外形和大小依健侧耳而定，先考虑外轮廓和内轮廓再考虑细节，支架外形要比健耳略显夸张，支架要有足够的强度，尽可能模拟健耳形成每一个解剖结构。雕刻的顺序是先形成主支架，然后雕刻底座，其后雕刻耳轮和对耳轮，固定在一起时再进行必要的调整。

耳支架的固定材料个人有不同的习惯，有医师用缝线固定，但如果采用有颜色的缝线，若扩张皮瓣比较薄，则容易在皮肤表面看到缝线的颜色，而白色丝线一般为 3-0，不够结实，故应选用 0.25mm 的钢丝固定主支架，用 5-0 的单股尼龙线固定比较细的软骨结构(图 10-12E)。

在雕刻软骨中是否保留软骨膜对后期软骨的成活没有影响；雕刻的软骨的厚薄是在能够保持支架形状的前提下越薄越好，但很难薄到和正常耳软骨一样的厚度，因此，再造耳总是显得比正常耳厚；雕刻的沟沟槽槽和凹凸处要略显夸张，因为，扩张皮瓣再薄，也难以达到正常耳表面皮肤的厚薄，另外，在皮瓣与深部软骨黏附过程中可能有血性或血清性渗出，其纤维化后有可能充填软骨凹陷处；雕刻时尽可能保持软骨的完整性，减少拼接，要充分利用肋软骨的天然弧度设计和操作；固定一定要牢靠，因为扩张皮瓣有回缩的特点，没有足够得支撑有可能后期发生变形(图 10-13A、B、C、D)。

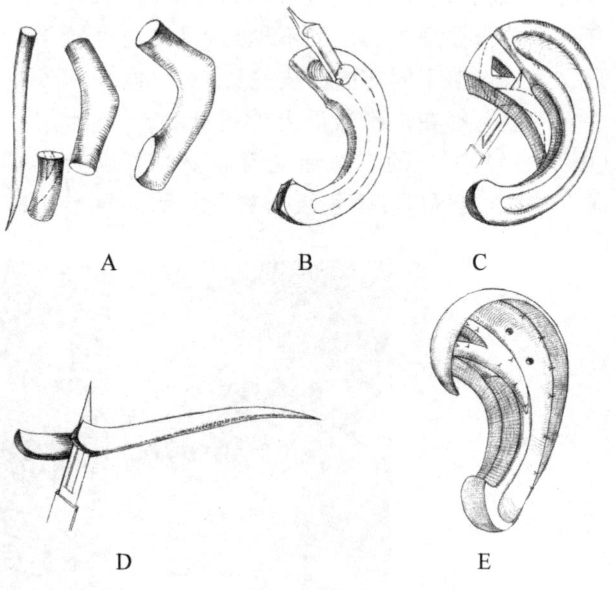

A　B　C　D　E

图 10-12　再造雕刻与固定

A. 切取的肋软骨；B. 主支架雕刻；C. 底座与三角窝雕刻；D. 用浮肋雕刻耳轮；E. 支架的装配与固定

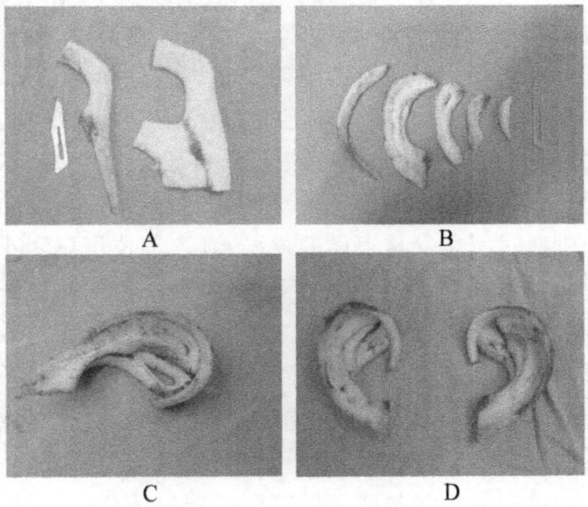

A　B　C　D

图 10-13　耳再造基本的雕刻与固定实例

A. 切取的肋软骨；B. 雕刻完成的部件；C. 单侧耳支架装配与固定后外形；D. 双侧耳缺损支架雕刻照片

7. 扩张皮瓣的设计切开与软骨支架的置入　扩张皮瓣的切口设计需要考虑以下因素：首先是切口要少，耳软骨支架表面缝合的伤口越多，软骨越容易外露，早期开展此项技术的许多医师发现软骨外露是导致手术失败最常见的因素；其次是缝合伤口后要尽可能的收紧再造耳的颅耳沟，在临床实践中发现，如果在缝合伤口后没能收紧颅耳沟，而是简单的切开皮肤将支架放入扩张形成的腔隙内，即使术后早期依靠负压吸引可以形成比较好的耳外形，拔除负压引流管之后，颅耳沟也会逐渐变浅，甚

至消失；最后，切口设计要考虑到皮瓣转移的需要，有时候扩张器埋置的位置不理想，可以通过转移扩张皮瓣来调节不同方向的皮肤量。

一般选择在扩张器后上方设计一个V形切口(图10-14)，形成的三角形皮瓣需要时可以向上或向下转移，也可以在不需要时将其切除。V形切口的具体的位置因人而异，可以先根据经验进行初步设计，然后抽出扩张囊内液体，撮捏局部扩张皮肤，根据形成的皮袋的位置调节切口位置，皮袋的位置应该与拟再造的耳的位置一致。调整切口后可以切开皮肤取出扩张器。

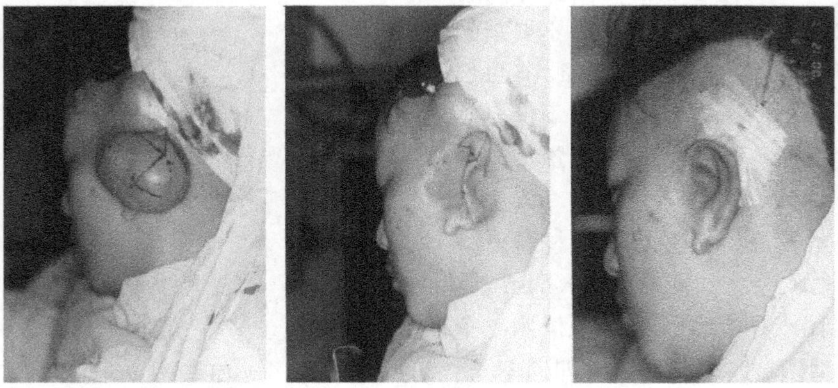

图10-14 扩张皮瓣切口设计与支架置入、固定、包扎

取出扩张器后需要进一步进行剥离，首先需要观察扩张皮肤的厚度，如果厚薄合适或偏薄，则保留纤维包膜，如果过厚，则需要剥离去除纤维包膜，在某些部位(如再造耳前的皮肤或比较厚的部位)去除纤维包膜，在某些部位保留纤维包膜(如皮肤比较薄的部位和用于覆盖耳后区的皮肤)。为了防止剥离过程中穿透表面的皮肤，剥离部位可以用小针头注射局部麻醉药或生理盐水使其肿胀并在纤维包膜与正常组织间的疏松平面形成水剥离的效果，然后用小剪刀仔细钝性剥离，术者的另一只手始终在皮肤表面触摸，控制剥离的深度，防止穿透皮肤。

处理完纤维包膜之后需要处理残耳软骨，一般主张剥离去除除耳屏和外耳道的所有残留耳软骨，如果保留这些软骨，将影响再造耳的外形。剥离软骨时同样采用肿胀技术，但宜采用手术刀在软骨表面锐性剥离，用剪刀钝性剥离则很容易穿透软骨表面皮肤。

处理完软骨后对扩张形成的腔隙进行仔细检查，常常会发现某些位置扩张不够，如耳轮角或耳垂等部位，必要时对这些部位进一步进行剥离，以形成一个大小和位置合适的可以容纳耳支架的腔隙。

最后需要对剥离形成的创面进行仔细止血，由于支架置入后的支撑作用，组织往往帖附不好，容易形成血肿，因此，充分止血非常必要。对于皮瓣上的出血点，最好采用结扎止血，避免用电凝止血。

皮肤处理完毕后即可将支架置入腔隙内，此时要仔细观察对侧健耳作为参考，尽可能地使再造耳的支架的大小、前后上下位置、突度、角度接近健侧，位置的确定只是在腔隙内移动即可，角度和突度的确定则需要调节耳软骨支架，增加或去除软骨块。完成上述调整之后即可抽吸形成负压进行固定，一般并不需要对支架缝合固定。

确定好支架位置后，如果皮瓣组织过剩，可以修剪去除多余的皮瓣，如果耳上部皮肤量不足，可以将三角瓣向上旋转行单Z插入，如果耳后皮肤不足，则向后旋转行单Z插入，如果皮肤足够，可以将三角形皮瓣切除，并在耳后区再切除1块三角形皮肤，使最终切除的皮肤外形类似于菱形，然后分层缝合关闭伤口，为了防止软骨支架从切口外露，切口一侧可以保留一部分皮下组织，将其重叠放置于伤口另一侧皮肤的下面。

术后除切口表面用无菌胶布覆盖外，再造耳表面并不需要任何敷料覆盖，耳外形的维持和固定主要依靠负压(图10-15)，因此，维持负压通畅与有效非常重要，如果术中放置的负压管不够通畅，可以在耳前在用细头皮针穿刺增加一个引流管。引流管内必须保持持续的负压，负压引流管一般保留1周左右后再拔除。耳后和头皮无张力的缝线可以

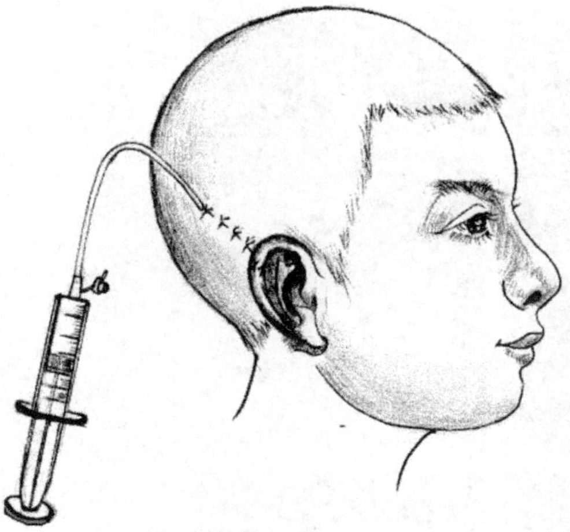

图 10-15　负压引流管的放置

在术后 1 周拆除，但颅耳沟内的缝线一般需要维持到术后 12d 左右拆除，以防因张力过大、伤口裂开和软骨外露。术后全身应用广谱抗生素是必要的，一般使用 5d 左右。

8. 再造耳郭的进一步修整　耳再造二期手术后，一般最少需要等待 3 个月左右的时间，待再造耳肿胀消退，表面皮瓣与深部软骨粘连牢靠后再实施三期修整。过早进行第三期手术可能会影响手术效果。

三期手术术式主要取决于患者耳畸形的状况，对于具有耳甲腔、外耳道、耳屏和耳垂的患者，只进行耳垂转位即可，但如果缺乏上述结构，则需要进行再造。

先天性小耳畸形患者的耳垂下端位置一般正常，而上端的位置一般偏前，三期手术时采用“Z”成形的方法，将残耳耳垂上端向后移位与再造耳衔接，在拼接的过程中可以比较再造耳与健侧耳的大小和外形，必要时进行调整，多数情况下二期手术时再造的耳郭偏大，以利三期手术时进行调整，调整的方法主要是去除再造耳下端的多余软骨，尽可能保留耳垂的软组织，在女患者更要注意这一点，因为将来患者有可能穿戴耳环。

耳屏成形一般采用局部皮瓣折叠，如果健侧耳屏比较大，也可以利用修整再造耳软骨支架时去除的肋软骨再造。

耳甲腔如果偏小或偏浅，可以去除部分残留的软组织，局部全厚植皮，现在一般认为外耳道成形对于患者听力改善有限。所以，对于单侧小耳畸形的患者，多数医师不主张采用乳突区开洞植皮再造外耳道，而是在局部软组织上形成一个盲洞，局部植全厚或中厚皮，更多的是解决外观问题，而非功能问题(图 10-16～图 10-19)。

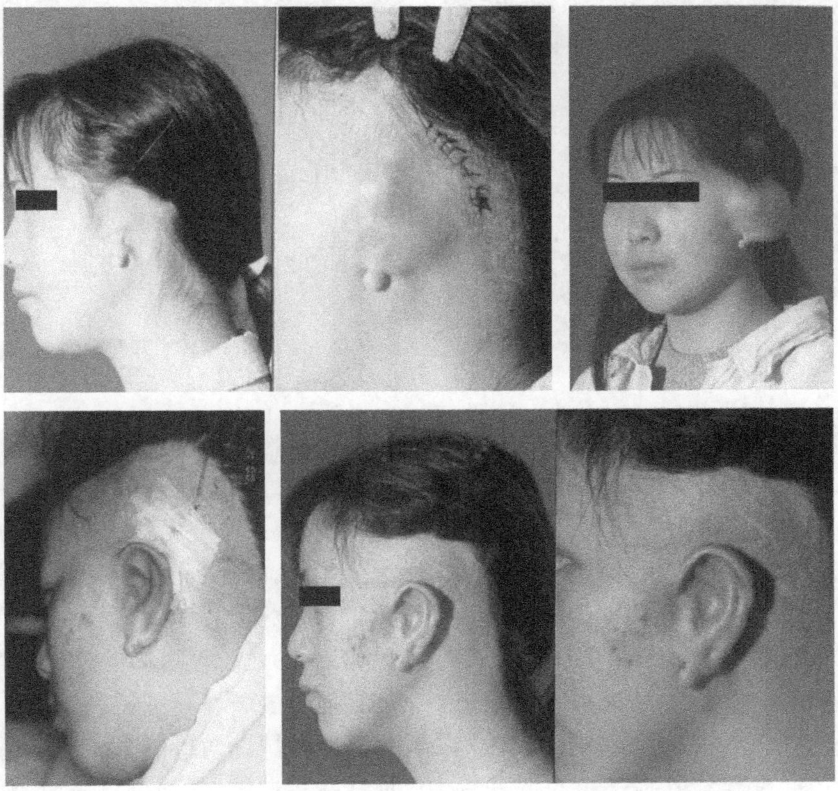

图 10-16　耳再造全过程(无外耳道)

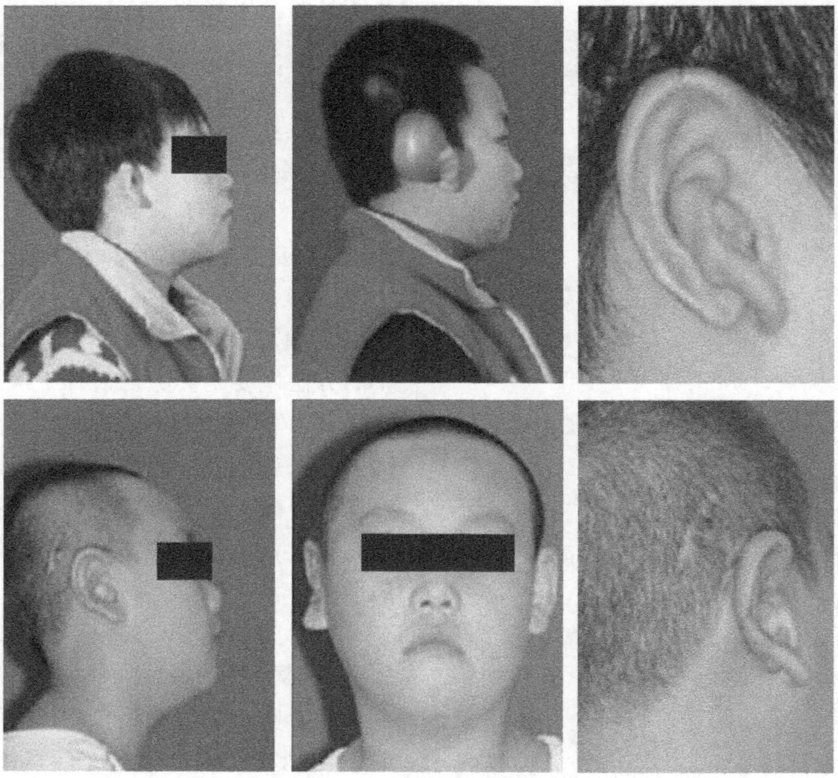

图 10-17　耳再造全过程(有残留外耳道)

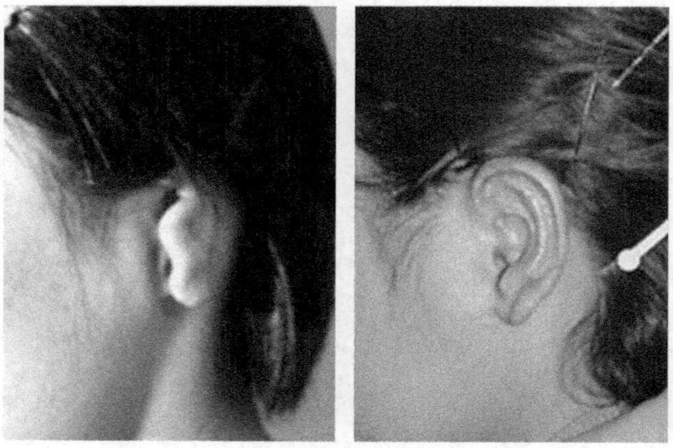

图 10-18　耳再造术前术后比较

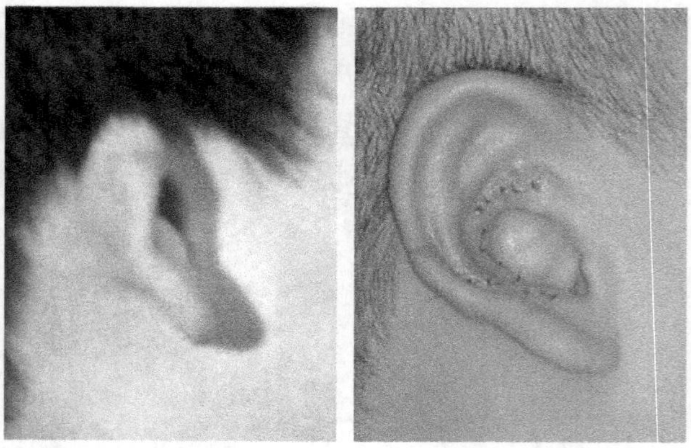

图 10-19　耳再造术前术后比较

9. *并发症防治*　利用皮肤软组织扩张技术进行耳再造需要 3 次手术,疗程比较长,在治疗期间任何环节出现问题均有可能影响治疗效果,严重者甚至使整个手术失败,而如果出现手术失败,由于局部再造耳的条件被破坏,有可能将来无法进行耳再造,对患者来说,代价很大,因此,并发症的预防与处理十分重要,实际上,并发症的处理贯穿整个耳再造的全过程。

扩张器置入时的并发症与其他部位扩张器置入相似,但耳区埋置扩张器比较突出的并发症是扩张器外露,其原因包括埋置位置过浅、血肿、感染和注液过快过多,预防的关键是扩张器埋置的位置不能太浅,埋植时宁深勿浅。扩张器埋置的位置不能太低,乳突区皮肤比较薄,容易外露,而乳突区往往位置比较低,过分扩张并无必要。注液也宁可慢一些而不要太快,否则很容易压迫表面皮肤影响血液循环而使皮肤坏死。扩张后期扩张器表面皮肤越来越薄,锐器接触和摩擦、压迫、冻伤等因素均有可能造成皮肤破溃,而一旦破溃,则很难再继续进行扩张,因此,需要嘱咐患者与其家属要小心保护扩张区皮肤，免于损伤。

二期手术耳再造的并发症包括血肿、软骨支架外露、感染等，如果术者精心设计、精心操作，其发生率可以很低，但如果设计不够周详、操作过于粗暴、出现问题不能及时发现和处理，则有可能影响手术效果，严重的可能使手术完全失败。血肿是二期手术最常见的并发症，多数情况下会有一定量的渗血，如果负压引流通畅，并能保持持续负压，渗血一般会在2～3d停止，有时负压引流不够充分，会在耳前区形成小的积血，可以用小号头皮针在耳前穿刺引流，并形成第2个引流管，绝大多数情况下问题可以得到解决。最严重的是大的血管断端处理不牢靠，则有可能在很短的时间内形成血肿，临床表现为局部肿胀明显，耳郭轮廓消失、可以触到搏动感，遇到这种情况，惟一有效的处理方法是再进手术室打开伤口止血。软骨支架外露多数情况下是切口愈合不良所致，也有可能是压迫、感染等原因造成表面皮肤坏死，如果有外露迹象，越早处理越好，如果能够局部清创缝合最好，如果不能直接缝合，必须在周围转移局部皮瓣或筋膜瓣覆盖创面，如果不能及时有效的关闭伤口，则有可能使软骨支架外露的范围越来越大，处理起来颇为棘手。感染是另外一个比较难处理的并发症，扩张皮瓣血供较差(特别是剥离去除纤维包膜之后)、同时有软骨移植、一定程度的无效腔存在等易发生感染的因素存在。操作中严格按照无菌操作的原则实施手术对于预防感染十分重要，如果一旦发生感染，越早处理越好，及时更换敏感有效的抗生素、必要时进行局部抗生素的缓慢静脉滴注和充分的引流是控制感染最有效的方法。

后期可能发生的并发症也主要是软骨的感染外露，但随着时间的推移，软骨周围的软组织与软骨彻底愈合、粘连牢靠，软骨周围建立了正常的血液供应，此时如果发生软骨支架感染外露等并发症，处理起来相对比较容易，处理方法与早期处理感染和外露基本相似。

(二)全鼻再造

鼻再造已经有3000年的历史，目前鼻再造的基本方法与3000年前的方法无显著差别。鼻再造供区按照效果和临床应用的频次依次为：额部、上臂、前臂、胸部和面颊部。实践证明，用扩张后的额部皮瓣是全鼻再造的最佳方案。供区预扩张可以获得比较薄的皮瓣，更容易塑性，同时，供区可以直接缝合而减少供区继发畸形。一期鼻再造和多次手术鼻再造比较各有优缺点。

1. 适应证　因外伤、感染或烧伤等原因造成鼻下部或鼻大部分缺损，且额部有正常皮肤或浅度烧伤后已愈合的皮肤可作为供皮瓣区者均是手术的适应证。

2. 额部扩张鼻再造的操作要点

(1)首先要视鼻部伤情决定是单纯皮肤软组织覆盖问题，还是伴有支撑组织和衬里组织的修复问题，依其决定治疗方案。

(2)决定额部扩张的范围，选择合适的扩张囊。经过实践一致公认以长方形的扩张囊扩张的效果最好。

(3)手术成败的关键是蒂部血供的好坏。一般情况下，只要血管蒂的动静脉(特别是浅静脉)回流支无损伤、蒂部经过隧道无受压，并不会发生血供障碍。另外，皮瓣设计一定要防止过短，以防转移后有张力。其次是术中应防止止血不彻底所形成的血肿压迫。

(4)选择170ml的矩形扩张器。

(5)扩张器斜行埋置，斜向哪一边取决于两侧鼻翼缺损的程度，哪一侧缺损的多，扩张器就向哪一边斜，扩张器的一个角插入眉间，在不损伤血管蒂的前提下，扩张器埋置的越下越好，越下越利于二期手术时血管蒂的处理，上边的一个角插入发际最高处，作为将来皮瓣的远端，尽可能减少皮瓣远端携带毛发(图10-20，图10-21)

(6)扩张的速度不能太快，太快有造成组织损伤、特别是血管蒂损伤的可能。

(7)扩张完成后可以在暗室或用手电筒的照射下确定眶上和滑车上血管走行方向，皮瓣的设计必须将至少1根轴形血管包括在内，皮瓣一般要放大20%～30%，在能够将供区直接关闭的前提下，皮瓣的设计尽可能大一些，旋转以后可以根据需要进一步裁减。

(8)皮瓣蒂部充分松解、游离是将皮瓣向下充分转移的关键，在骨膜下剥离可以避免损伤血管蒂。

(9)蒂部尽可能避免张力，否则术后有皮瓣血供障碍的危险。

(10)断蒂的时间适当延长可以使再造的鼻的颜色更接近正常。

(11)断蒂时蒂部适当修整，使再造部分与原有的部分平缓过渡，可以使再造的鼻外形更加自然(图10-22)。

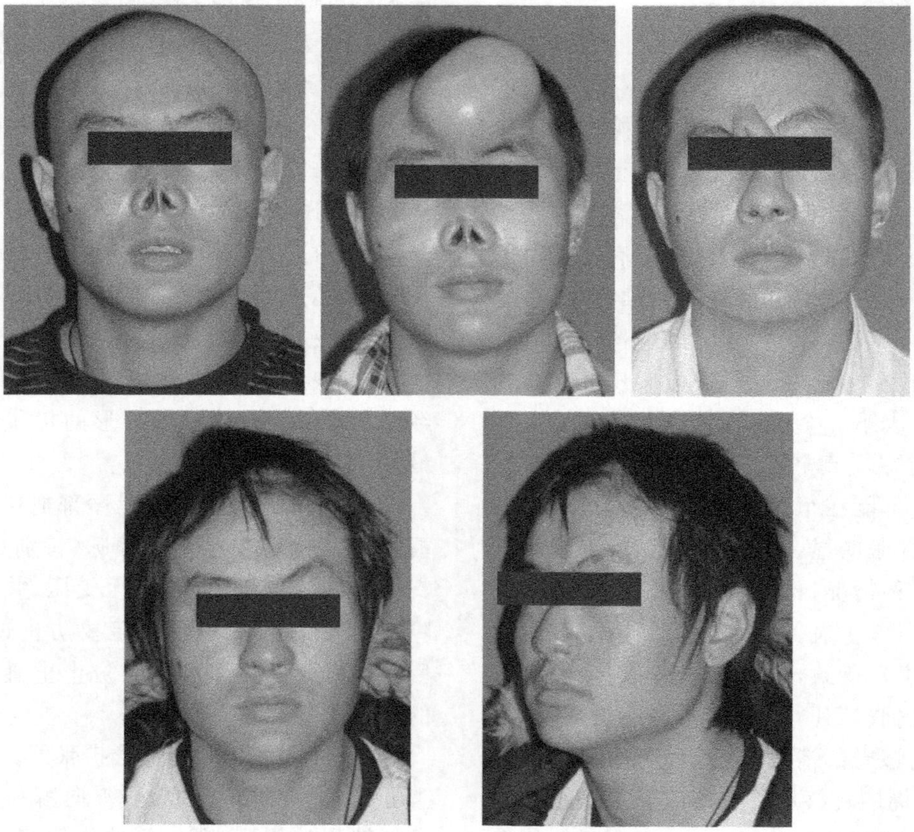

图 10-20　矩形扩张器斜形埋置于额部

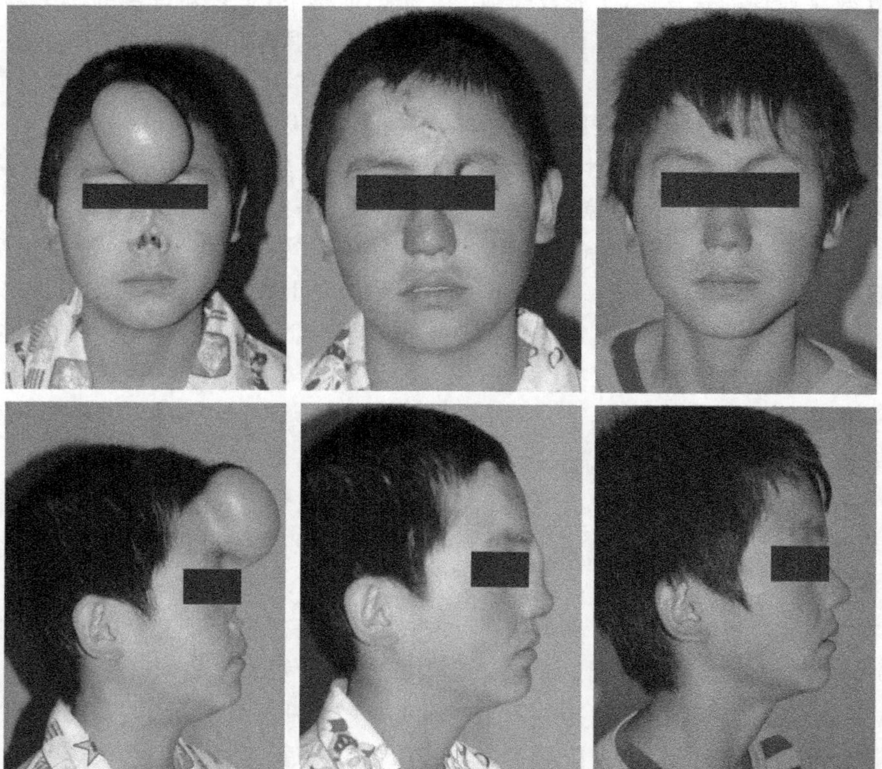

图 10-21　扩张器埋置的越下越好，一个角插入眉间，放在血管蒂下方勿损伤血管蒂

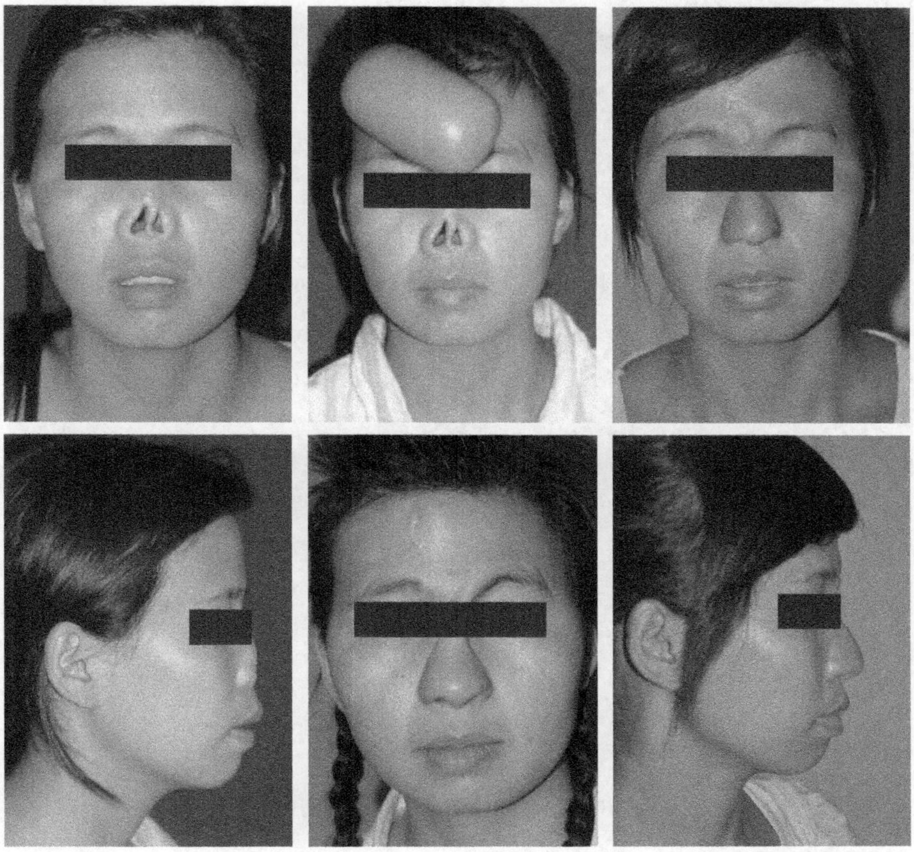

图 10-22　再造部分与原有的部分平缓过渡，使外形更加自然

(12)如果需要垫高鼻尖，一般后期再行软骨置入。

(13)有上唇缺损时，全鼻再造和上唇再造可以同时进行一期修复(图 10-23)。

3. *前臂扩张皮瓣*　胸三角扩张皮瓣均可行鼻再造，但色泽，挺拔程度均不如额部皮瓣，故仅在额部毁损没有条件时才考虑选用(图 10-24，图 10-25)。

一般再造鼻能初步成活并非难事，然而要做到再造鼻的大小、长短、外形各方面为患者、家属、医师三者均满意，就非一日之功，要经反复实践，精雕细琢，掌握好许多技术要点和细节才能完成。

此外，若额部没有正常组织，可利用扩张后的面颊部皮瓣或胸三角皮瓣施行全鼻再造。具体方法从略。

(三)上下睑与上下唇的再造

1. 对上、下睑缺损的病例可以采用面颊部(必要时加额部)扩张，用扩张后的皮瓣将创面覆盖，只要眼窝内衬里能用原残存的结膜及皮肤形成，外面的缺损一般单用面颊部及下颌颈部扩张获得的皮瓣即能完全覆盖。创缘先与患侧眉下的上睑皮肤缝合，使之愈合，6 个月后再将眼裂切开，然后装配义眼。也可以用扩张后的额部皮瓣修复再造上睑，而用扩张后的面颊部皮瓣修复再造下睑。但此种修复方法不做上、下睑缘粘连，皮瓣修复后的上下睑(特别是下睑)极易回缩，再次出现眼裂增宽、下睑外翻等缺点。

2. 上、下唇缺损的病例也可通过面颊部扩张获得的组织进行修复。在修复再造中黏膜衬里的修复是难点之一，实在无黏膜修复材料时，可在扩张后转移的皮瓣内创面上植皮。其皮瓣形成与转移基本上是扇形皮瓣的原理实施，即在鼻翼旁鼻唇沟处弧形或楔状切除部分皮肤，让扩张后的皮瓣向内下方旋转，然后在中线处缝合。关于修复再造的效果，需视缺损的程度决定。一般若黏膜及肌层尚有部分残存，修复后就有一定功能；若为全层缺损，缺乏动力，则功能较差。若出现小口畸形，3 个月后可再行小口开大术。

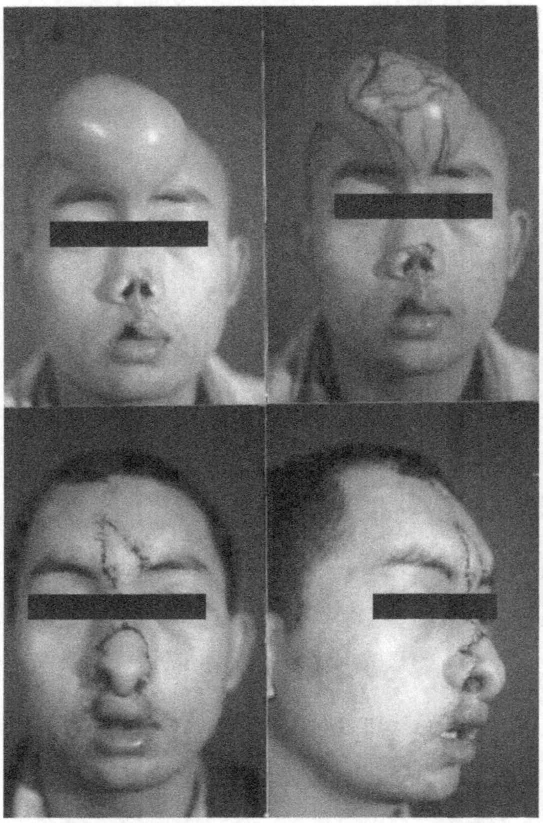

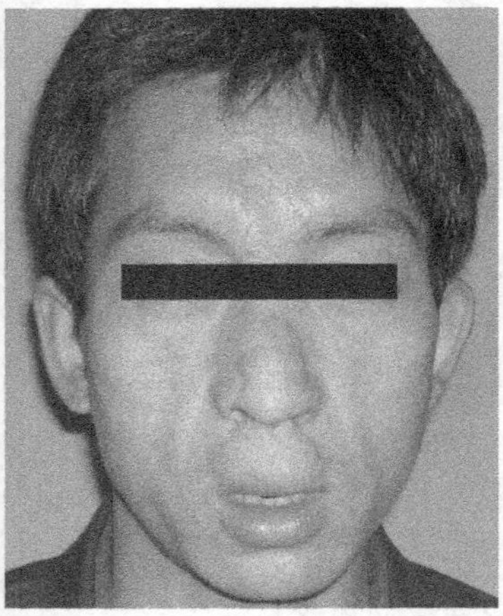

3年后病人随诊的照片

图 10-23　鼻与上唇同时再造的病例

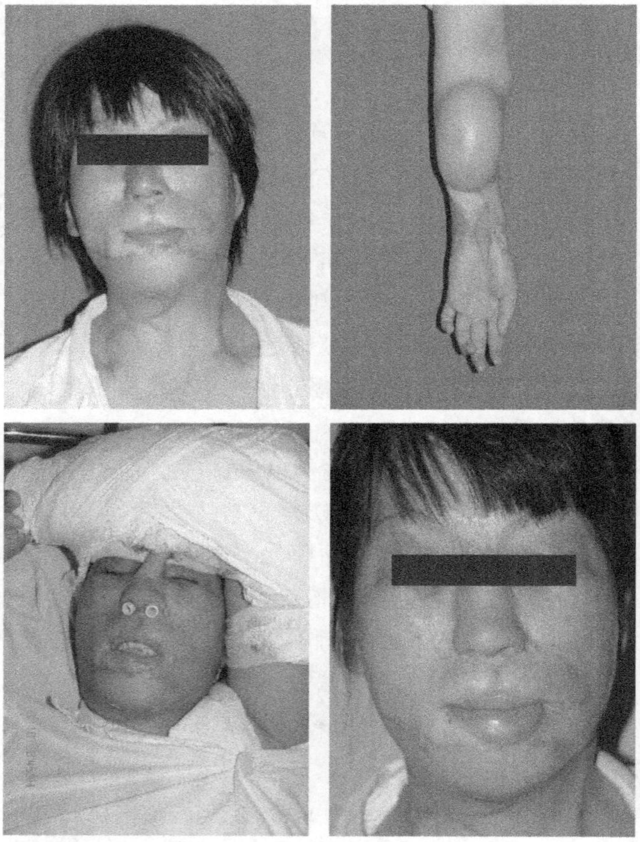

图 10-24　前臂扩张皮瓣行全鼻再造的病例之一

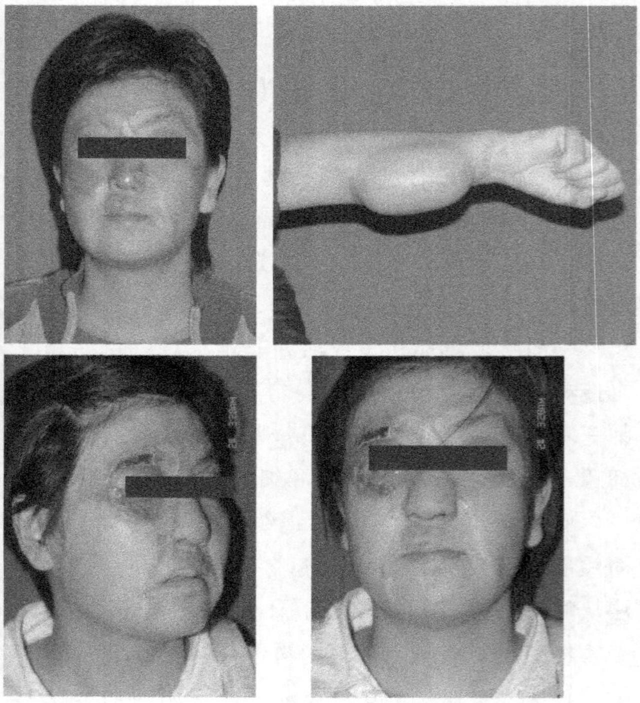

图 10-25　前臂扩张皮瓣行全鼻再造的病例之二

四、皮肤软组织扩张术在乳房整形手术中的应用

(一)适应证

乳房是皮肤软组织扩张术应用最多的部位之一，在关于扩张器临床应用的英文文献中有关该类应用的文献位居第二。临床上主要有以下适应证。

1. 乳腺癌根治术和乳腺癌单纯切除术后乳房再造，包括乳腺切除同时一期再造和乳腺切除数月至数年后的二期再造。

2. 先天性乳房发育不良，包括波兰综合征和桶状乳房等。

3. 乳房萎缩，主要见于哺乳后妇女。

4. 男变女性手术的乳房再造等。

(二)操作技术

1. 扩张器或假体埋植的部位　上界为第 2 肋下缘，下界达乳房下皱襞或第 6、7 肋骨，外侧至腋前线，内侧至胸骨旁线。术前用亚甲蓝画出预计剥离的范围，剥离的范围比预计埋植的扩张器或乳房假体大 0.5～1.0cm。

2. 切口的选择

(1)乳晕切口：是临床最常应用的切口之一，位于乳晕边缘，一般宜选择内上部，而不应选择乳晕的外下缘，以防切断到乳头、乳晕的第 4 肋间神经，术后影响乳头的感觉和勃起。切口长 3～5cm，占乳晕周长的 1/3～1/2。优点是该部位不容易长瘢痕，且乳晕的颜色与瘢痕的颜色基本一致，因此术后不易发现切口瘢痕，并且操作容易，入路近。缺点是尽管瘢痕比较细，细看仍可以看出，不愿在乳房表面遗留手术切口痕迹的患者仍不易接受。另外术后腺体组织内瘢痕对乳房 X 线检查结果判断有影响。

(2)乳房下皱襞切口：另一个比较常用的切口，位于乳房下皱襞中段，长 3～5cm。优点是入路近，暴露容易，可在直视下剥离腔隙，止血及假体置入均比较容易操作，术后立位时手术切口比较隐蔽。缺点是，如切口愈合不良，有可能导致扩张器或乳房假体外露。另外，容易出现瘢痕增生，术后卧位时切口瘢痕比较明显。

(3)腋部切口：位于胸大肌外缘上段腋前皱襞处或腋窝顶部横皱襞处，长 4～5cm。优点是切口远离乳房，乳房区无瘢痕，由于腋毛覆盖，瘢痕比较隐蔽，且不损伤乳腺组织。由于可同时在侧胸部分离埋置注射阀门，因此，适合于埋置扩张器预扩张后更换乳房假体者。缺点是因离乳房有一定距离，操作不方便，如有出血不容易止血。

(4)腋前线切口：位于乳房外侧缘的纵切口，因术中容易损伤第 4 肋间神经到乳头、乳晕的穿支，且术后瘢痕明显，现已基本放弃不用。

(5)乳房切除术切口：乳房切除的同时可在胸大肌下埋植扩张器，也可二期手术从原手术切口瘢痕处入路埋置扩张器，其部位取决于肿瘤在乳房中所处的位置。优点是不增加新的手术切口，缺点是扩张过程中有可能导致切口裂开，扩张器外露。各切口见图 10-26。

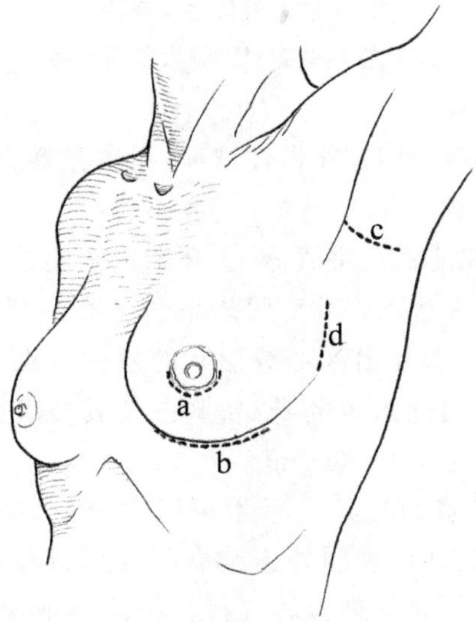

图 10-26　切口

a. 乳晕切口；b. 乳房下皱襞切口；
c. 腋部切口；d. 腋前线切口

3. 假体置入层次的选择

(1)乳腺后间隙：位于乳腺腺体与胸大肌之间，血管分布少，层次清楚，仅由疏松结缔组织相连，容易分离，术后乳房外形较好。但由于术后纤维包膜挛缩发生率比较高，已很少应用。

(2)胸大肌后间隙：位于胸大肌与肋骨之间，分离比较容易，出血也很少，但内下方胸大肌附着处剥离较难。因术后纤维包膜发生率低，故被多数医师所选用。乳房再造时为防止假体外露，一般也置入此间隙(图 10-27)。

4. 假体的选择

(1)皮肤软组织扩张器：主要用于乳房再造术等皮肤软组织不足的患者，通过扩张后产生的组织形成足够大的腔隙可供植入永久性乳房假体。扩张器一般选择半圆形，容量 300～500ml。由于扩

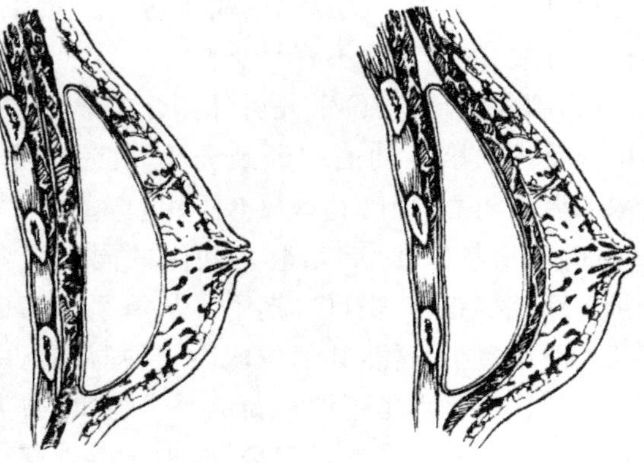

图 10-27 假体置入层次

A. 乳腺后间隙；B. 胸大肌后间隙

张器的注射阀门存在慢性渗漏，用扩张器直接隆乳已被废弃。

(2)充注式乳房假体：适合于皮肤比较松弛者，术中用生理盐水将乳房假体完全充盈，一次完成隆乳，有半圆形和泪滴形等形状的假体可供选择，充注的容量根据患者的身高、胸围及其要求而定，中国人一般为 150～300ml。

5. *麻醉的选择* 手术可以在全身麻醉、静脉复合麻醉、高位硬膜外连续麻醉、肋间神经阻滞加局部浸润麻醉下进行。选择何种麻醉取决于患者全身情况和麻醉条件。目前此类手术常在门诊进行，多数患者可以忍受局部麻醉。对惧怕疼痛、情绪比较紧张的患者可采用局部麻醉加强化的方法。

6. *手术操作* 采用乳晕边缘切口时先切开皮肤、皮下组织，直达乳腺表面，可以通过 2 种入路达胸大肌表面。一种为顺乳腺体导管走行方向做放射状切口，垂直切开腺体组织，直达胸大肌表面。该入路比较常用。另一种是从乳腺表面剥离，自乳腺下极绕过腺体，达胸大肌表面。后者的优点是不损伤腺体组织，缺点是操作较复杂。到达胸大肌表面后顺胸大肌肌纤维钝性分开胸大肌，即可到达胸大肌后间隙。

采用乳房下皱襞切口时，切开皮肤和皮下组织后分离并辨认出胸大肌下缘，在胸大肌肋骨附着处切断部分胸大肌纤维后即可到达胸大肌后间隙。

采用腋窝和腋前线切口时，切开皮肤、皮下组织即可找到胸大肌外侧缘，通过胸大肌外侧缘钝性剥离，即可进入胸大肌后间隙。

乳房再造术中手术入路需根据手术中具体情况而定，但肌肉切口最好不要与表面皮肤切口重叠，以防扩张器外露。

进入胸大肌后间隙后，一般采用钝性分离的方法进行剥离，其中外上方剥离比较容易，内下方胸大肌附着处剥离比较难，必要时要强行将其分开，否则术后假体容易向外上方移位。由于此层穿支血管少，剥离时出血很少，多数情况下用湿纱布填塞压迫止血即可，如有活跃出血则应电凝或结扎止血。

充分止血后将假体置入剥离形成的腔隙内。如果假体用扩张囊代替，须将注射壶同时埋置于离扩张囊一定距离的部位，一般埋置于侧胸部皮下，术中可向扩张器内注液 20～50ml。如果为充注式乳房假体，其注射阀门位于假体表面中心部位，旧式假体用注射器直接穿刺，新式假体用特制的注射导管注射，注射完毕后将导管拔除即可。充注的液体为生理盐水，可以在其中加入抗生素如庆大霉素预防感染，加入肾上腺皮质激素如地塞米松防止纤维包膜挛缩的发生。有研究表明，乳房假体的固态硅胶外膜是一种半透膜，在渗透压的作用下囊内外的小分子物质可以顺浓度梯度进行交换，注入囊内的庆大霉素和地塞米松可以渗到囊外，达到有效的药物浓度。需要注意的是，术中要安全排净囊内空气，假体必须完全充盈。如果假体未完全充盈，就有可能导致囊壁皱褶，置入体内长期慢性活动后皱褶处有可能破裂而造成渗漏。乳房的大小只能靠选择不同型号的假体的大小来调节，而不应用囊内注射液体量的多少来调节。

假体充注完毕后，须认真仔细检查，无渗漏后方可分层关闭切口。缝合切口时须十分当心，防止刺破假体或扩张器。

7. *扩张器注液扩张* 术后扩张器注液扩张的方法同普通扩张器注液扩张的方法，但为了防止扩张器从皮肤切口外露，注液的速度不宜太快。扩张总容量要比预计更换的永久性假体的容量多 20%～40%，扩张器在体内保留的时间应比普通扩张时间长 4～6 个月，因为扩张器保留的时间越长，纤维包膜越容易成熟和软化。

8. *更换永久性乳房假体* 更换永久性乳房假体时一般从原切口或乳房下皱襞切口入路，取出扩张器后检查有无纤维包膜挛缩形成。纤维包膜挛缩形成比较轻者可采用放射状或“#”字形切口，比较重的则应行纤维包膜切除术。更换的充注式乳房假体在双侧埋置时，根据患者的身高、胸围及要求决定大小，如为单侧则应根据对侧乳房的大小来决定其容量。

乳头、乳晕可在更换永久性乳房假体时行一期再造，也可延期数月后再造，并同时重建乳房下皱襞，使再造的乳房外形更加逼真。

第五节　并发症的预防与治疗

皮肤扩张术需两次手术和1～2个月的注液扩张，完成整个疗程长达3～4个月，涉及的环节比较多，如果不慎发生并发症，有可能影响整个治疗过程，严重者甚至可造成整个治疗的失败而致前功尽弃。因此，对并发症的防治要高度重视。

影响并发症发生率的因素是多方面的，主要因素包括以下几个方面：①术者操作的熟练程度，一般而言，操作越多，经验和教训积累得越丰富，操作越熟练，并发症的发生率越低。②患者的个体因素，患者的年龄、身体素质、扩张器埋植的部位、层次、病变种类、扩张区组织健康程度等均与并发症的发生率有关，其中不同部位并发症的发生率差别很大。这与局部的解剖特点有关，一般面颈部并发症发生率最高，头皮最低，躯干和四肢居中。③扩张器的质量，质量不佳可因扩张囊破裂而被迫中断扩张，注射壶太厚也易造成局部皮肤坏死。

一、血　肿

血肿多数发生于埋置扩张器后24h以内，少数患者在术后14d以内和二期手术后也可发生。大部分血肿发生在面颊部和颈部血液循环丰富处，躯干和四肢发生率较低，头皮少有血肿发生。

(一)发生血肿的主要原因

1. 面颊部和颈部组织分层不清，由深部向表面垂直穿行的血管比较多，术中容易被切断，同时面颈部血液循环丰富。

2. 止血不彻底，埋置扩张器时因为形成的腔隙难以在直视下操作，容易切断血管而又未彻底止血。

3. 引流不通畅，包括引流管放置不够深，脱出或堵塞。

4. 全身有出血倾向。

5. 局部应用肾上腺素过量，术后反弹出血。

6. 血管断端结扎不牢固或电凝不彻底，术后活动因扩张器摩擦发生再出血。

7. 针对容易引起血肿的原因，具体操作时要注意以下事项。

(1)面颊部和颈部埋置扩张器时一定要高度重视血肿的预防。

(2)尽可能在直视下操作，在情况允许时尽可能做比较大的切口。采用冷光源，直射光或透过表面组织的透射光照明，并充分暴露和显示剥离形成的腔隙、彻底止血。

(3)止血务必彻底，仔细检查所有的创面，大的出血点必须结扎或缝扎，电凝只能用于小的出血点，慎用或不用肾上腺素，反复检查见止血彻底后方可置入扩张器。

(4)负压引流管要放置到剥离形成的腔隙的最深部，多剪几个侧孔，切口处要缝合固定牢靠，以防术后脱落。缝合切口后用注射器抽吸，证明有负压后再包扎伤口。术后及时更换负压瓶，保持持续的负压引流，引流液变清后再拔管。

(5)术后3d局部制动，面颈部手术后进流质食物，适当加压包扎，也可全身应用止血药。

(二)临床表现和治疗

发生血肿后的临床表现为术区肿胀明显，且逐渐加重，扩张器表面的皮肤青紫甚至出现瘀血斑，引流管堵塞，颊部可压迫颊黏膜使之突入上下齿间，颈部可压迫气管而影响呼吸。早期可应用强有力的止血药，如果观察一段时间出血不能停止，应及时在手术室无菌条件下打开切口，清除血肿并彻底止血，如果处理及时，血肿一般不会影响治疗效果。

二、扩张器外露

扩张器外露分从切口外露和从表面皮肤外露两种情况，多数为扩张囊外露，也有注射壶外露的情况。

(一)原因

扩张器外露的原因如下。

1. 切口选择不当，如位于不稳定瘢痕表面，扩张器离切口太近或扩张器移位到切口下，造成切口愈合不良。

2. 剥离层次过浅或损伤表面主要血管，引起皮肤坏死。

3. 扩张器未展平，折叠成角或扩张囊与连接导管接合处位于表面，致使扩张的皮肤破裂、囊外露。

4. 注水过程中一次注水量过多，阻断表面皮肤血液循环，这是导致扩张器从表面外露的最常见原因。

5. 注射壶太厚或早期包扎过紧，压迫表面皮肤，使之坏死。

6. 感染和血肿影响切口愈合或继发表面皮肤坏死。

（二）预防

预防扩张器外露的方法如下。

1. 切口应距扩张器边缘最少 1cm，切开切口时务必垂直切入并达拟埋置的层次后再剥离，剥离过程中避免用锐利的器械对切口缘的组织反复牵拉，这在切口位于瘢痕内时尤其要注意。

2. 关闭切口时应分层缝合，并且在距切口 1cm 左右处将表面组织与深部组织缝合固定数针，防止扩张器移位到切口下。

3. 剥离层次要清楚，结扎或电凝止血时离表面皮肤要有一定距离。

4. 分离的腔隙距扩张器周边约 1cm，扩张器要铺平，如果术后注液过程中发现有成角现象，应加快注液的速度并轻轻按摩，使其尽快展平。

5. 一次注液量不可过多，如发现表面皮肤颜色苍白，充血反应消失，等待 5min 后不能恢复正常，应立即回抽部分液体，直到表面血液循环恢复。有条件时可在注射过程中使用经皮氧分压仪或激光多普勒等仪器监测血液循环。

6. 扩张囊与连接管接合处应置于囊的深面，防止压迫皮肤。

（三）治疗

如果扩张器从切口外露，应尽快处理，或进一步剥离后将扩张器向深部埋置，或回抽部分液体，或更换小扩张器，在最小张力下重新缝合切口。如果是注射壶外露，可将注射壶外置采用体外注射法。如果是扩张过程中从表面外露，应尽快行二期手术，进一步注液和等待都有可能增加外露的面积。

三、感　染

（一）原因

1. 切口附近有感染灶。

2. 术中无菌操作不严格。

3. 扩张器外露。

4. 血肿。

5. 扩张器表面或周围感染灶如疖肿等向扩张囊周围扩散。

6. 向扩张囊内注液和更换负压引流瓶时无菌操作不严格。

7. 全身抵抗力低所致的血源性感染。

（二）预防

1. 严格无菌操作，包括术中、注液及更换引流瓶等操作。

2. 术区有感染灶时应暂缓埋置扩张器。

3. 扩张器周围或全身有感染灶时应积极处理。

4. 向扩张器内注射的液体中加入甲硝唑、庆大霉素等抗感染药物。

5. 积极处理血肿、扩张器外露等并发症。

（三）临床表现和治疗

如果扩张器周围发生感染，除红、肿、热、痛等局部表现外，早期引流液可变得浑浊，严重者发热、淋巴结肿大，血常规检查白细胞升高，诊断一般比较容易。

（四）抗感染的措施如下。

1. 全身大剂量应用敏感有效的抗生素。

2. 将扩张囊内液体更换成含抗生素的液体。

3. 早期可直接从引流管中向扩张囊周围滴注抗生素。扩张后期可切开，放置引流管滴注。

4. 加快扩张速度，尽快使扩张器展平，减少细菌隐藏之地。

5. 如感染不能有效控制，只好提前进行二期手术，取出扩张器后感染一般能得到控制。

四、扩张器不扩张

（一）原因

扩张器不扩张见于以下情况。

1. 术前扩张器已破裂，术中检查不仔细而未发现。

2. 术中刺破扩张器，特别是缝合关闭切口时误伤扩张器而未发现。

3. 注液过程中压力增加或挤压扩张器由于粘接部质量不佳而裂开。

4. 导管折叠成锐角。

5. 注射壶移位到扩张囊下或翻转。

6. 穿刺注液时因注射壶离扩张囊太近而误伤

扩张囊。

7. 2 个扩张器一起埋置时，注液过程中一个扩张器压迫另一个的导管。

(二)预防

预防扩张器不扩张的关键是术前选购优质扩张器并于消毒前、埋置前仔细检查，特别是埋置前要向扩张器内注入 10～20ml 生理盐水，检查有无渗漏及破裂，一切操作均须避免锐利的器械与扩张器接触，注射壶埋置距扩张囊应有一定的距离，尽量不要折叠成锐角，缝合完切口后再次向扩张囊内注液，检查导管是否通畅。

(三)治疗

如果因扩张器导管折叠、注射壶移位或翻转等原因造成不能向扩张器内进一步注液，可局部切开，针对有关问题进行矫正。如果扩张器已破裂，早期可再次手术更换扩张器，扩张后期应立即进行二期手术。

五、皮瓣坏死

(一)原因

扩张皮瓣坏死主要是由于皮瓣血液循环障碍引起的，包括皮瓣长宽比例过大，损伤了其主要供血血管，蒂部受压所造成的缺血，以及皮瓣转移时过于松弛，造成皮瓣内血管纡曲，从而引起的血液回流不畅，出现淤血和皮瓣下血肿等。

(二)预防

预防的措施包括：严格遵守整形外科皮瓣设计的原则；皮瓣近端和远端尽可能不要超过扩张区；剥离纤维囊壁时要十分仔细，扩张的皮瓣要充分展开并保持一定的张力。

(三)治疗

如果皮瓣远端出现青紫等血液回流不畅的表现，可在皮瓣远端打包，轻微加压包扎，以利回流。

六、其他并发症

皮肤软组织扩张术尚可遇到下述并发症。

1. *疼痛*　多见于头皮、额部和四肢，成年人多见，注液扩张后期每次注液后可发生剧烈疼痛，有时疼痛难以忍受。可采用少量多次注射、缓慢持续注射和扩张注射且液体中加入利多卡因等局部麻醉药及局部神经封闭等方法缓解疼痛，疼痛实在无法忍受的可停止扩张。

2. *神经麻痹*　多见于肢体，面颈部偶有发生，一般为扩张器压迫所致，二期手术一般能自行恢复。

3. *骨质吸收*　头部尤以额部多见，主要是由于扩张器所致，二期手术后能自行恢复。

4. *肢体水肿*　扩张器压迫，影响淋巴回流所致，二期手术后能很快自行恢复。

5. *头发脱落*　较少见，多因扩张速度过快，压迫导致毛囊缺血所致，减慢扩张速度后能自行恢复。

6. *颈部压迫症状*　包括颈动脉窦受压引起的恶心、呕吐、面色苍白、血压下降等症状和体征，很少见，回抽部分液体后可恢复。

（鲁开化　郭树忠　马显杰　艾玉峰）

参考文献

[1] Neumann C G. The expansi on of an area of skin by progressive distention of the subcutaneous ballon. Plast Reconstr Surg, 1957, 19: 124.

[2] Radovan C. Presented at the Annual meeting of the American Society of plastic and Reconstructive Surgeors Boston. September, 1976.

[3] Austad ED, Rose GI. A self inflation tissue expander. Plast Reconstr Surg, 1982, 70: 588.

[4] Radovan C. Breast reconstruction after mastecto my using the temporary expander. Plast Reconstr Surg, 1982, 69: 195.

[5] Austad ED, et al. Tissue expansinon. dividend or loan. Plast Reconstr Surg, 1986, 78(1): 63.

[6] Antonythyn O, et al. Tissue expansion in head and neck reconstruction. Plast Recenstr Surg, 1988, 82: 58.

[7] 张涤生，等. 皮肤软组织扩张术应用于烧伤晚期整复(附 10 例报告). 中华整形烧伤外科杂志，1985, 1(4): 241.

[8] 艾玉峰，等. 国产皮肤软组织扩张器的研制及临床应用. 中华外科杂志，1988, 26(10): 610.

[9] 俞宝梁，等. 应用国产皮肤组织扩张器修复瘢痕挛缩畸形. 中华整形烧伤外科杂志，1988, 26(10): 610.

[10] 鲁开化，等. 皮肤软组织扩张术的适应证与并发症(临床应用 100 例分析). 修复重建外科杂志，1988, 2(3): 43.

[11] 艾玉峰，等. 国产皮肤软组织扩张器用于烧伤晚期整形. 中华整形烧伤外科杂志，1988, 4(4): 247.

[12] 艾玉峰，等. 头皮扩张术治瘢痕性秃发的皮瓣设计. 中华外科杂志，1989, 27(9): 558.

[13] 鲁开化，等. 用扩张后的额部皮瓣行鼻再造术. 中华整形烧伤外科杂志，1989, 5(3): 182.

[14] 罗锦辉，等. 国产皮肤软组织扩张器

用于面颈部的修复(附 80 例报告).修复重建外科杂志,1990,4(2):65.
[15] 汪良能,高学书.整形外科学.北京:人民卫生出版社,1989.
[16] 鲁开化,艾玉峰.皮肤软组织扩张术.北京:金盾出版社,1991.
[17] 鲁开化,艾玉峰,郭树忠.新编皮肤软组织扩张术.上海第二军医大学出版社,2007.

第11章

其他组织移植

第一节　黏膜移植

一、概　述

黏膜由上皮和真皮组成，含有丰富的血管结构。口腔、咽部和食管的黏膜为复层鳞状上皮，消化道的其他部位为单层柱状上皮，泌尿系黏膜为变移上皮。按其结构和生理特点，可分干燥黏膜和湿润黏膜，红唇部位的黏膜和黏膜下层无腺体存在，表面干燥，称干燥黏膜。口、鼻、结膜和阴部的黏膜及黏膜下含有较多的黏液腺及浆液腺，经常处于湿润的环境中，谓之湿润黏膜。

黏膜移植(mucous menbrane graft)与皮片移植有若干相似之处，如具有强烈的抗原性，只能进行自体移植；移植方式有游离移植、带蒂移植和复合组织移植；移植后的成活过程也分为血浆营养期和血管营养期；断层移植片比全厚移植片容易成活；血肿、血浆肿、移植片的滑动、感染、植床血供不佳可引起移植失败；移植成活的黏膜可发生挛缩等。但黏膜移植片和皮片移植不同之处是不同部位的黏膜之间亦有许多不同之点。黏膜移植片移植后，典型的血浆营养期为48h，2～4d便发生再血管化，开始重建血供。4～5d，移植片内淋巴引流恢复。Baskin(1995)认为，进行颊黏膜移植欲达到最大成功需要4个条件，即受区血供佳，快速有效地获得弥散营养，快速有效地血管连接以及在新血管形成和黏膜愈着过程中的制动。

对黏膜移植后的生物学行为，以对膀胱黏膜的研究较为充分。在愈合初期，膀胱黏膜之上皮层部分退化，但能够完全再生，此点和厚的皮片不同。后者在愈合过程中上皮始终保留着，再生是来自乳头基层，犬的上皮再生时间为16d。Fairbanks(1992)指出，膀胱黏膜移植片的上皮化为12～14d。在完成上皮化之前，移植片的行为不稳定，因此移植片的固定时间至少需要2周。犬颊黏膜移植后同样发生早期的上皮退变和其后的再生过程。至术后21d，临床和组织学检查均证明能达到基本愈合。

在组织学上，各种黏膜可能具有相当大的区别，如颊黏膜的上皮层非常厚，相当于膀胱黏膜上皮厚度的4倍，表明颊黏膜具有坚硬而不易弯曲的机械力学特征，对颊黏膜弹性纤维进行染色证明含有大量的弹性蛋白，以上解释了该种黏膜为何弹性较大，容易切取和缝合。此外，颊黏膜之固有层含有丰富的血管结构，使受区血管容易长入，同时其固有层相对薄又便于获取弥散性营养，故移植成功率高。非但如此，颊黏膜还具有抗菌特性和较强的再生能力。临床实践证明，口腔黏膜损伤后能够很快愈合而不发生感染，而且有些口腔手术并不需要做抗菌准备。Schonwetter(1995)发现牛舌的黏膜含有一种丰富的抗菌肽(LAP)。还有人证明颊黏膜也含有蛙皮肤中的抗菌肽(MorGainin)和气管中的抗菌肽(TAP)。这些肽具有抗菌作用，能促进愈合，尤其是在黏膜松弛的部位。鉴于黏膜具有较强的再生能力，切取黏膜的供区创面即使不做缝合也能自行愈合。有实验证实犬气管黏膜2cm×4cm大小的缺损，2周便可自行修复。但是自行愈合的创面也会产生挛缩，也要经历逐步变软的过程。如颊黏膜再造尿道后，往往需要进行6个月的持续扩张，才能防止狭窄。用于眼窝再造的黏膜片不仅厚度要大些，而且术后要有充分的加压固定时间。

在临床工作中，常可用移植皮片的方法修复黏膜缺损，这些皮片是否因长期处在湿润的环境而化生为黏膜，尚无客观证据。有报道指出，用颊黏膜细胞移植治疗慢性乳突炎时，颊黏膜细胞呈现出宿主上皮细胞的特征，即鳞状上皮外观。用皮片代替黏膜时，两者颜色不同，相接之处挛缩程度也较大，容易形成硬而厚的瘢痕组织，较易引起损伤。

二、适应证和禁忌证

黏膜移植在整形外科主要用于红唇缺损和有视力的眼睑黏膜缺损（如睑球粘连分离术后）的修复，也用于鼻泪管和尿道再造。受区有明显炎症存在暂不宜手术。

三、供区选择

干燥黏膜移植片多取自下唇。湿润黏膜主要取自上、下唇内侧和颊部的黏膜，女性患者需要较大面积黏膜片亦可取自阴道壁，但一般少用。

四、手术方法及注意事项

1. 干燥黏膜切取　采用黏膜下浸润麻醉，使黏膜隆起，然后用止血钳夹持保安刀片或用特制小型滚轴刀徒手切取刃厚或中厚黏膜片。亦可用手术刀切取小块全厚黏膜片而将供区创缘直接缝合。刃厚或中厚黏膜片的供区创面，压迫止血后，暴露或贴敷单层油纱布半暴露即可（图 11-1）。

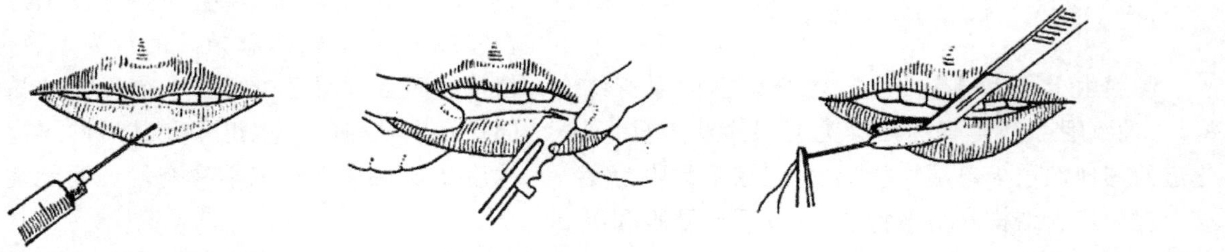

图 11-1　下唇黏膜切取

2. 湿润黏膜切取　切取颊部黏膜时，采用气管内插管麻醉较为安全，便于从容手术，插管移至口腔的一侧并不影响操作，也便于同时切取上、下唇内侧的黏膜。腮腺口为乳突状，正对第 2 磨牙，应首先证实加以保护。黏膜供区应在腮腺口下方至前庭反折处（即牙龈与唇颊之间的间隙）。标出供区，局部注射 1%利多卡因（含 1∶100 000 肾上腺素）浸润麻醉并防止出血，用手术刀和剪刀将黏膜和黏膜下层一并切取。Baskin（1995）等主张从第 2～3 磨牙下方向腭部解剖，供区用肠线拉拢缝合。成年人颊部可切取 6cm×2.5cm 黏膜，儿童可提供（4～5）cm×（1.5～2）cm 黏膜。取下的黏膜应将黏膜以外的组织（黏膜下脂肪和腺体）全部去除，修剪成中厚或全厚黏膜片即可移植（图 11-2）。

下唇或上唇内侧的黏膜切取较为简单，助手协助将唇黏膜显露，同上进行切取，供区直接缝合。不宜将颊部和内侧的区连成一片，以免引起口角明显瘢痕挛缩畸形。术中还需注意止血完善及移植后充分加压固定。

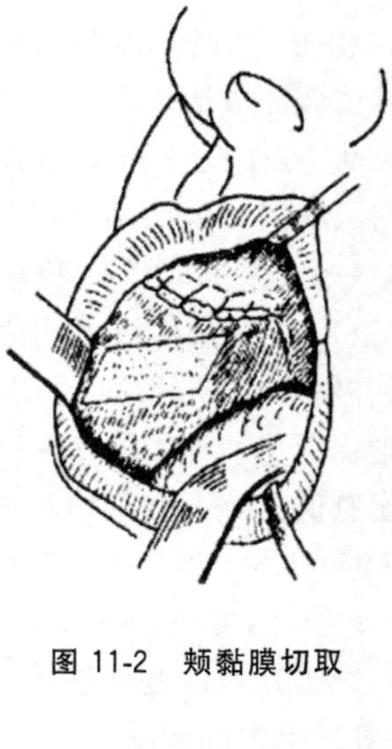

图 11-2　颊黏膜切取

（陈绍宗）

第二节 脂肪移植

一、概 述

自体脂肪组织游离移植在整形外科领域沿用已久。1889 年 Van der Meulen 首先报道了游离脂肪移植的临床应用。1893 年 Neuber 用多个小块脂肪组织移植修复软组织缺损畸形。1909 年，Lexe 采用腹部脂肪块移植治疗眶下区凹陷、半侧颜面萎缩。此后。应用脂肪移植(fat graft)治疗鞍鼻畸形、乳房缺损等。但是，由于脂肪组织游离移植后吸收严重，容易发生中心部位无菌性坏死，易发生感染，长久疗效不满意。Peer(1965)、Billings(1989)都认为游离脂肪组织移植以后，体积减少50%～60%，大部分被纤维组织所代替。脂肪组织移植成活的关键在于血供的再建。20 世纪 60 年代后期，随着显微外科技术的发展，吻合血管的大网膜游离移植和带血管蒂的筋膜脂肪移植的广泛应用，游离脂肪移植因缺点较多而逐渐被放弃。

1986 年 Ellen Bogen 为了增加脂肪移植物的存活，采用颗粒状脂肪组织移植治疗痤疮、外伤后组织缺损、鼻唇沟过深、眼睑凹陷、面部萎缩等小面积的畸形，取得良好效果。他将切取的脂肪块修剪成 4～6mm 的脂肪颗粒，在严格的无菌操作下进行胰岛素液外用处理，然后把颗粒状脂肪移植到受区，术后口服维生素 E，预防脂肪细胞分解破坏。他发现眼睑凹陷畸形的患者，施行颗粒状脂肪移植术后，随着患者体重的增加，移植区逐渐凸起，类似眼袋，需要再次手术，将切取多余的脂肪组织做病理切片观察，见到正常脂肪组织结构，周围有炎症细胞浸润形成包裹。他认为颗粒脂肪组织移植后不但能够成活，而且逐渐有正常的脂肪细胞生长。近年来，应用颗粒状脂肪组织移植治疗颜面部凹陷畸形、乳头内陷畸形、半侧颜面萎缩以及颜面局部除皱等取得了良好的效果。也有人采用颗粒状脂肪组织注射治疗小乳症。但是，临床应用中也曾出现过因注射脂肪，发生液化坏死及感染而失败的病例。所以，在选择大量颗粒状脂肪组织移植或注射时，应持慎重态度。每次颗粒状脂肪组织移植的数量、间隔的时间、移植方法和途径还有待于进一步研究总结。

1990 年 Nguyen 对颗粒状脂肪组织的抽吸和切取做了对照，病例切片显示，应用负压脂肪抽吸法获得的脂肪颗粒，其中 90%的脂肪细胞受到损伤和破坏，完整的脂肪细胞仅有 10%，应用抽吸的脂肪混悬液移植，必然导致液化、吸收和纤维化。这提示我们颗粒状脂肪组织在吸取过程中，其损伤程度对移植效果有直接影响。超声脂肪抽吸机吸取的脂肪混悬液，不宜作为移植供体。笔者(1988)进行颗粒状脂肪组织游离移植的实验研究中，用外科技术切取脂肪颗粒，经切片观察，脂肪细胞的完整率 95%。外用胰岛素液将的颗粒状脂肪做对照研究，结果组织学变化和移植后的体积变化无显著性差异，胰岛素外用对移植的脂肪细胞无明显的保护作用，通过 6 个月的观察，移植脂肪颗粒的体积减少 45%。影响体积变化的因素主要与以下几方面有关。

1. *在移植过程中对脂肪组织的损伤* 颗粒脂肪组织移植需把脂肪组织修剪成小颗粒或用注射器抽吸，手术中不可避免地造成部分脂肪细胞的破坏。损伤的程度将对移植结果有直接影响，破碎的脂肪细胞过多，移植物液化吸收严重。

2. *早期血液循环的建立* 采用颗粒状脂肪移植的目的就是为了使脂肪细胞能在早期缺血的情况下，更多地获得基底床的营养，而增加脂肪细胞成活的数量，通过成活的脂肪细胞吸收合成三酰甘油(甘油三酯)，分化成熟来维持移植物的体积。

3. *移植数量与受区面积的影响* 受区面积小、移植的脂肪组织颗粒少，容易成活，并且能够维持受区一定的体积。否则，移植的脂肪颗粒数量过多，基底床的养分难以满足过多脂肪细胞代谢的需要，必然导致部分脂肪细胞变性、液化及坏死。

4. *基底条件的影响* 受区应选择血供丰富，不容易活动的部位，使移植物有良好的生长环境，宜于脂肪细胞的成活。

5. *感染* 脂肪组织抗感染能力差，血供也较差，容易发生感染，手术时应该严格无菌操作，术后给予抗生素，一旦发现感染或脓肿形成，要尽早把移植物取出或引流。

脂肪移植在治疗颜面部凹陷畸形等疾病的效果比较显著，在手术中为了避免由于脂肪细胞变性、液化而造成的体积减小，移植脂肪应矫枉过正，过度矫正的数量要参考脂肪移植后体积减少的数量。

二、适应证和禁忌证

1. 适应证

(1)面部软组织缺损或凹陷畸形。颜面部血供丰富,脂肪移植后容易成活,一次充填或注射效果良好,如果移植量过多,一般需要做2～3次脂肪移植。

(2)半侧颜面萎缩小范围凹陷畸形。

(3)小乳症。近年来,有人采用颗粒状脂肪组织注射施行隆乳术,但是,临床上还存在许多争议。

(4)颜面美容手术,如鼻唇沟过深、眉间皱纹、鱼尾纹等。由于重睑术或眼袋切除术造成的眶隔脂肪切除过多,也可以采用脂肪移植进行修复。

2. 禁忌证

(1)感染,对于有感染病灶的受区,不能做脂肪移植。脂肪移植术必须在严格的无菌条件下进行,即使轻微地感染,亦可导致脂肪液化坏死,如果是真皮脂肪复合移植则真皮也可能发生坏死。用脂肪注射隆乳,可能因感染导致严重后果。

(2)受区血供较差的部位是相对禁忌,瘢痕组织的受区由于血供较差,移植脂肪不易成活。

(3)预防肌腱和神经吻合口粘连,以往认为肌腱和神经吻合后,用脂肪移植隔离周围组织,防止粘连,但实践证明移植物缺血后易于变性,机化后更容易形成瘢痕。

(4)修复硬脑膜缺损和预防腹部手术后粘连。

三、脂肪组织游离移植的组织变化

脂肪组织游离移植后的早期,移植脂肪处于广泛缺血状态,最初4d,移植脂肪周围出现大量的受区细胞浸润。移植后第7天,可见移植物周围有毛细血管长入,切片中毛细血管扩张,有大量的红细胞。14d,在脂肪颗粒的间隔有较大的血管生长。1个月后,可见到脂肪颗粒的中心部位有丰富的毛细血管分布。移植术后2个月成纤维细胞的胞质中有空泡样的脂滴形成,细胞体增大,胞质呈泡沫样改变,细胞生脂功能开始活跃,6个月的切片中移植物的结构基本与正常脂肪组织相似。

四、手术方法及注意事项

1. 颗粒状脂肪组织的吸取　供区一般多选择腹部、上臂内侧、股部(大腿)或臀部等皮下脂肪组织丰富的部位,严格消毒后,采用10ml或更大的注射器,针头用16号,局部注射0.5%利多卡因加1∶20万肾上腺素液,注射量根据供区面积和脂肪的厚度而定,在针筒内吸入2ml生理盐水,将针头马蹄口朝下刺入皮下脂肪组织,用最大负压,在脂肪组织中呈放射状反复抽吸,注意保持针头行进的平面,抽吸达到所需要量后,供区加压包扎。然后,将抽吸的脂肪液沉淀,去除液体部分。受区准备完毕后,将脂肪颗粒注射到受区,一般要矫枉过正,超量30%～40%,注射后塑形,加压包扎。一次注射量不可过多,一般认为不宜超过50ml。

2. 颗粒状脂肪组织的切取　在供区切取所需要的脂肪组织,用刀片或剪刀修剪成直径为4～6mm大小的脂肪颗粒,生理盐水冲洗,尽量减少对脂肪细胞的破坏,备用。受区在隐蔽部位、原瘢痕处或凹陷的周边做小切口,缝合后加压包扎。

3. 真皮脂肪移植的切取　用鼓式取皮机或取皮刀,按设计的形状、大小切取刃后皮片,不断蒂部,用刀片切取真皮脂肪组织,供区创面止血后,把皮片缝回原处,打包或加压包扎。把真皮脂肪按设计大小、厚度和形状修剪后,移植到受区,固定、缝合、塑形、加压包扎。

(祁佐良)

第三节　筋膜移植

一、概　述

筋膜组织细密而薄,柔软,富有弹性和伸延性,是坚韧而滑润的结缔组织,其基质由成纤维细胞构成,比较容易适应新的环境。据计算,人体阔筋膜的平均张力强度为7000磅/平方英寸。1/4英寸宽的网状新鲜阔筋膜张力为10.73磅(1磅＝0.453592kg;1英寸＝0.0254m)。兔腰背筋膜强度为1.3～2.5kg。人体的筋膜(深筋膜)分布十分广泛,但各部位筋膜的厚度和强度不同。在整形外科领域,移植单一的筋膜组织用于修复目的者,主要是阔筋膜,其次为颞筋膜,其余部位的筋膜多用于和浅面的皮肤组织一起移植,最典型的莫过于各种筋膜皮瓣。

自体筋膜条或筋膜片移植以后，成纤维细胞不仅能保持活力，而且能保持原有的结构和性能，原因在于移植后总是处在不断地机械刺激之中。筋膜游离移植成活的关键在于受区具有丰富的血供，而且移植体要与周围组织密切接触。Peer(1995)证明，人自体筋膜移植到腹壁脂肪后2～3d血管即可长入。鲍卫汉(1987)发现兔腰背筋膜自体移植后，无论有无张力或张力是否持续存在，均能成活。大多数移植片能保持原来的外观、组织形态、紧张程度及部分或全部张力强度。但也有部分移植片变细、变薄、部分或完全被吸收。

筋膜组织虽具有较好的弹性或伸延性，但是存在一定的临界值，其张力强度也会随年龄老化而降低。筋膜的临界值与其所受牵拉力的大小和持续时间有关，如长1.7cm，宽1.0cm的人体新鲜筋膜片被牵拉的临界长度为30%左右，超过此临界值或者长时间被牵拉，则逐渐伸长，不能回复到原来的长度，弹性消失乃至断裂。用筋膜条悬吊矫正口角下垂畸形时，由于健侧肌肉牵拉和重力作用，筋膜被拉长，强度下降，可能是畸形复发的原因。因此，适当增宽悬吊用筋膜条的宽度，并在筋膜条与受区组织达到牢固的愈合之前，应用口角拉钩或胶带作外力协助提起口角，减轻筋膜条的负荷，可能对防止畸形复发有一定意义。

阔筋膜除用于游离移植外，亦可带蒂移植，用以形成阔筋膜襻代替静脉瓣膜，治疗大隐静脉曲张。柏树令等(1994)证明，不同部位的阔筋膜，其血供来源和血管走行方向也不同。如股前、后侧之筋膜，血管走行基本与肢体纵轴平行。而股内、外侧的血管与肢体纵轴垂直或近似垂直走行。因此，在股前、后侧取阔筋膜时应做纵行切口、在股内、外侧切取时，应做近水平方向切口。颞筋膜和胸背筋膜均可作为单一组织进行带蒂移植，前者可用于耳再造时包裹肋软骨支架，充填面部凹陷形缺损和颞下颌关节成形术中充填截骨间隙等，已为人们所熟悉。而胸背筋膜的应用尚不多，有待开发。Kim(1987)报道用微球技术研究旋肩胛动脉的解剖分布，并对该筋膜不同水平的横断面进行组织学研究，证明斜方肌肌皮瓣、背阔肌肌皮瓣、肩胛皮瓣和肩胛旁皮瓣的血管分布相互重叠，并通过位于胸背筋膜内的旋肩胛血管互相连接。该筋膜范围非常广泛，位于整个后胸背部，上界为肩胛冈，内界至脊突，外界在腋后线，下界是髂嵴，血供丰富，薄而柔软，既可携带上面的皮肤和肌肉，又可单独作为血管蒂筋膜瓣转移或吻合血管移植，从功能和美容方面，从扩大上述皮瓣和肌皮瓣面积或设计灵活形式的皮瓣考虑，具有一定应用价值。

二、适应证和禁忌证

筋膜的适应证较广，包括：①面神经麻痹、上睑下垂和睑外翻悬吊；②肛门括约肌功能丧失和手部肌腱损伤的修复；③面部软组织凹陷形缺损(尤其是软组织被粘连到骨面引起的凹陷)充填；④疝、胸壁和腹壁缺损修补；⑤覆盖截骨术的骨端，防止断端愈合。受区存在感染，血供不佳和无良好的软组织覆盖忌做筋膜移植。

三、供区选择

用于肌肉悬吊的筋膜取自阔筋膜。充填面部凹陷时依情况取自阔筋膜或颞筋膜。覆盖耳郭后面缺损可用颞筋膜或耳后筋膜。

四、手术方法及注意事项

1. 阔筋膜切取

(1)筋膜片切取：局部浸润麻醉，在股前外侧做纵行切口，剥离皮下组织显露阔筋膜后，用手术刀切取。需要较大块筋膜时，可做"S"形切口或2个平行皮肤切口切取。片状筋膜切取后，如缺损区较窄，将两侧筋膜拉拢缝合即可。不能缝合者则将筋膜切口扩大，以防肌疝发生。术后供区应做压力包扎，卧床3～5d，防止血肿和肌疝。

(2)筋膜条切取：用筋膜抽取器切取较为便利，没有筋膜抽取器时，也可做较长的纵"S"形切口，直接用手术刀切取。使用抽取器时，先在膝上外侧做一纵行小切口，显露阔筋膜。继之在阔筋膜上做2个纵切口，各长2～3cm，以为确定筋膜切取的宽度。在该处切断筋膜，并用血管钳夹住，使近断端从抽取器内套管的小窗中穿出，用止血钳夹住后向远侧牵拉，沿着阔筋膜纤维方向，将抽取器向近侧方向渐渐推进。达到要求长度时，推进外套管并辅以旋转动作，即可切断筋膜条之近端而抽出。筋膜切取宽度1.5～2.0cm，不易发生肌疝，缺损部位也可自行修复。取下的筋膜应保持湿润，尽快移植，用于上睑下垂或面瘫悬吊的筋膜条，悬吊的紧张度应比矫正所需者略大。筋膜供区需加压包扎和制动。

2. 颞筋膜切取　在耳前上方触及颞浅动脉搏动，由此向颞顶部头皮做"T"形切口达毛囊深面。在毛囊和颞筋膜间的皮下组织中钝锐结合剥离，充分显露颞筋膜。用作岛状瓣移植时，按所需筋膜大小将其切开，保留颞浅血管蒂，即可进行转移(见第7章"筋膜瓣移植")。小面积耳轮缺损，可用颞浅血管额支携带邻近发际的小块皮肤形成岛状皮瓣修复，最好先用多普勒血流仪检测血管行径。修复耳郭较大范围的缺损或进行耳再造时，可将头皮创缘向内卷折并缝合固定，在颞筋膜上移植中厚皮片。2～3 周或以后再沿皮片边缘切开，连同筋膜和血管一并掀起，转移至受区。用颞浅筋膜瓣进行颞下颌关节成形术时，注意勿损伤越过颧弓向前上方走行的面神经颞支和颧支。

(陈绍宗)

第四节　软骨移植

一、概　述

软骨由软骨细胞及其周围的软骨黏蛋白和纤维网构成。不同类型的纤维迂回通过软骨黏蛋白形成支持组织，决定着基质的实际特征和软骨的功能。根据基质的特征，分为透明软骨、弹性软骨和纤维软骨 3 种。弹性软骨含有弹性纤维，其他 2 种软骨皆含胶原纤维。但透明软骨的胶原纤维薄而细，纤维软骨的胶原纤维较粗而明显，软骨基质较少。透明软骨覆盖于关节面，联结骨性肋骨和胸骨，形成咽、气管、鼻翼和鼻中隔的骨性物质。弹性软骨发生在需要柔软易弯具有支持作用的部位，如外耳、会咽和咽部，而纤维软骨位于有坚硬支持作用或需张力强度的部位，如椎间盘、韧带和肌腱附着于骨的地方。整形外科使用的软骨为透明软骨和弹性软骨。

完整新鲜的软骨，具有内聚应力保持其解剖形态，当某一侧的完整性被破坏时，即可引起变形卷曲，这是有活力的标志。发生最大程度变形约需 30min，故雕刻好的软骨待这段时间度过再置入为好。

软骨内虽无血管结构，但因其细胞代谢功能低下，可靠吸取周围组织液中营养而成活，约 2 个多月即与周围组织形成纤维性或纤维骨性粘连而愈合。兔鼻中隔软骨原位移植后 1 周，软骨膜边缘发生白细胞浸润、水肿、松弛、细胞破坏。软骨则发生退变，表现为水肿、结构分解、软骨细胞质空泡形成和基质局部分离。2～3 周或以后，新软骨开始形成，但仍有局部白细胞浸润和软骨膜水肿。6 周后，炎症大部消退，软骨膜发生改造，可见不同成熟阶段的新软骨。12 周后，软骨膜只有局灶性炎症反应，小圆形细胞浸润，有血管形成，软骨细胞均能成活，可见到无活力的软骨细胞被活细胞包围的现象。人和兔的鼻中隔软骨非常相似，移植后 6 个月，除新形成的软骨细胞外，还有退变的细胞。10 个月时，中央的软骨细胞大部为柱状排列，14 个月仍可见退变的软骨细胞，甚至在 3～5 年之后，中心还有血管长入细小而无活力的软骨细胞，说明未完全愈合。据报道，鼻中隔软骨(透明软骨)和耳软骨(弹性软骨)愈合过程中软骨细胞的病理变化是一致的。也证明软骨移植后的愈合对血管有明显的依赖性，而且愈合速度随着软骨细胞与血管距离的增加而减慢。移植体的不同部位愈合速度也不相同，一般在边缘区域退变和再生较快，血管数量也较多。

软骨移植(cartilage graft)时是否要带上软骨膜？软骨膜是否可促进软骨与受区愈合？有过较长时间的争论，目前已趋向一致：①软骨膜能阻止结缔组织侵入受区；②保留软骨细胞活力，促进愈合；③内层软骨膜能防止吸收，具有保护功能；④促进新软骨形成。Gubisch(1995)认为，对软骨膜认识上的矛盾是由于实验中未能区分软骨膜的内、外层，他证明黏膜下软骨切除时，实际上内层软骨膜(inner perichondrium)因和相邻的软骨融合一起而被取下，并证明内层软骨膜具有防止软骨吸收的作用。Critique(1983)也证明带软骨膜移植后，移植片厚度和重量比单纯移植软骨要大得多。

软骨膜再生软骨的能力，已被多数学者予以肯定，但尚在实验阶段。Skoog(1989)将兔肋软骨和耳郭软骨膜包绕于硅棒并封在透析袋中，分别置于膝关节髌上囊和腹腔，2 个月后取出镜检。在体外实验中，对小块软骨膜用组织培养液孵化，并加入小牛血清、表皮生长因子、血小板衍生因子、滑膜液或人血清蛋白，证明：置于膝关节内的软骨生长良好，置于腹膜内者很少生成软骨。凡用表皮生长因子和血小板衍生因子和滑液的培养物，软骨膜纤维细胞均明显分化为软骨细胞，认为软骨膜纤维细胞的分化在体外由生长因子启动，滑液含有促进和增加软骨膜生成软骨的因子。Ljung(1995)将肋软骨膜转移到膝关节，0d 和 6d 取标本镜检，并用免疫组化和原位杂交法分析 PDGF-β(血小板衍生生长因子 β)受体蛋白和信使核糖核酸(m RNA)的存在与否,以确定软骨生成早期是否涉及 PDGF-β 的刺激作用。结果显示 0d 标本只有少数阳性免疫组化反应,6d 标本有软骨膜增殖和软骨样成熟的征象,免疫组化染色反应广泛,主要位于增殖的软骨膜细胞中,有的软骨细胞也有。原位杂交证实了 PDGF-β 受体 mRNA 表达,说明软骨再生早期阶段与 PDGF-β 的刺激作用有关。

软骨移植后的吸收问题,有关的研究资料较少,认识上极不统一。一种意见认为,吸收是由于对软骨的损伤造成。而另一种意见认为,主要是损伤造成,但不能代表全部原因,因为偶能看到有结缔组织锥深入到基质中,而这种组织锥术前可能就存在,2 周内不可能形成。还有人认为软骨吸收属于自身免疫疾病征象,但未能证明有抗体的存在。

软骨移植后是否能生长,为多数学者所关注。如果在幼年时用耳郭软骨修复鼻翼缺损或用肋软骨支架进行耳再造,而这些被移植的软骨能与供区软骨相应生长,则可通过与正常侧对比预期鼻翼或耳郭未来的生长,指出移植片要取多大,避免成年时进行二期手术。Farks(1974)曾测量 6－18 岁正常人耳郭和鼻翼,发现 6 岁时耳郭生长已近完成,到 18 岁耳长度增加 7.2mm,鼻翼长度增加 9mm,鼻翼和耳郭生长基本相等,认为可预期耳软骨移植到鼻翼后能与正常侧鼻翼同步生长。Gubisch(1995)和 Brent(1992)的实验和临床研究均支持移植软骨生长的观点。前者证明幼兔鼻中隔原位再植后能够生长,生长方式为添加性生长(appositional growth),即软骨膜内层的骨原细胞向软骨表面不断添加新的软骨细胞和细胞间质,使软骨向周围扩大,后者对 500 例 5－62 岁耳再造患者进行调查,随访 1～17 年(平均 5.3 年),其中 5－6 岁手术者 25 人,6－7 岁 201 人,8－10 岁 102 人,认为 41.6%儿童再造耳长了数毫米。有学者指出,人鼻中隔的不同区域有与年龄相关的不同生长行为。一般认为软骨再生从切缘和软骨膜处发生,移植体与受区软骨之间周围部分产生连接,先决条件是移植软骨要有活力。另外,不同发生阶段、不同部位的鼻中隔软骨,其细胞增殖和基质形成活性也不同,活性最大区域是后上区,继之为前上区和中央区,因此,从鼻中隔后上区切取软骨最好。

为了适应于填充不同形态的表浅性损害和缺损,Cottle(1951)首先采用对软骨压榨(crush)成型的方法。压榨后是否仍保持细胞活力,能否形成新软骨,以及术中未用完的软骨可否将其保存留待以后用,这些问题仍在继续之中。Bujia(1994)证明,压榨过的软骨,多数细胞产生不可逆性损伤,活软骨细胞比例取决于受压程度,在 10%～30%。而切割的软骨,多数细胞保持其活力并增殖。Ruddermam(1994)证明,用含庆大霉素、氯霉素、林可霉素和头孢菌素生理盐水溶液－23.3℃储存 4 个月的未压榨耳郭软骨,置入皮下 3 个月时软骨保留量为 91.34%。虽然大多数细胞无活力,但有血管长入,周围有明显的新生软骨细胞。而储存的压榨过的软骨,保留量为 74.19%,多数软骨细胞已经失去,但有血管侵入,并有类骨质(前骨质 osteoid)形成。新鲜的未压榨的软骨中,均为活的软骨细胞,软骨细胞的保留量为 94.54%。压榨的新鲜软骨保留量为 69.73%,活软骨细胞为 70%～90%。Guyuron(1994)等也报道 186 例鼻中隔成形术的患者,用储存的自体软骨进行修整术,认为软骨保留量和新鲜软骨一样多,二次手术中无需再取新软骨。

近年来,用扩张耳部皮肤的方法进行耳再造术也时有报道。皮肤被扩张后,虽能增加血管结构和扩大面积,但也同进引起炎症反应。这种炎症反应对移植软骨支架有无影响,也曾引起关注,但资料不多。Mutaf(1994)的研究认为,软骨置入被扩张过的皮肤中比置入未扩张的皮肤生长量要多。从此观点看,儿童用皮肤扩张技术进行耳再造是可行的。

二、适应证和禁忌证

主要用作充填和支持材料,如修复颅骨、颧骨、额部、颏部和眶部等位于皮下的硬组织凹陷性畸形或缺损,下颌骨髁状突截除或脊柱裂所形成的腔洞形缺损,眼球摘除后眶内充填,耳郭再造术支架材料及鼻中隔薄的矫正等。也可和与其连接的皮肤或黏膜一起移植,如耳郭和鼻中隔复合组织修复鼻翼和眼睑缺损。感染和受区血运条件差不宜进行软骨移植术。疑有梅毒的鞍鼻患者应检查血清康氏、华氏反应,阳性者应先行对梅毒治疗。

三、供区选择

小块而薄的软骨片从耳郭切取即可。如需用较大的软骨块进行移植,可从第 7、8、9 肋或第 6、7、8、9 肋软骨连接处采取,一般取右侧者,避免误伤心包的危险。

四、手术方法及注意事项

1. 耳郭软骨切取　局部浸润麻醉下，在耳郭后方皮肤上做纵切口，分开皮肤，显露软骨。按需要切断软骨周围，仔细与软骨前方皮肤剥离，取下软骨。如不携带软骨膜，可用剥离子分离软骨膜，将其留在原位，但操作较困难，有可能损伤软骨。止血后，缝合皮肤切口，加压包扎。

如将软骨和耳前方皮肤一并切取，应在耳郭前方皮肤上做切口，深及耳前皮肤和软骨，锐性剥离使之与耳郭后方皮肤分开。耳郭上供区缺损用全厚皮片修复。如需切取全层耳郭组织，应按实际缺损用X线底片制作模型，置于耳郭适当部位（一般靠近耳轮缘），用亚甲蓝做出标记。之后，在拟切取的移植片上穿一针缝线做牵引，用利刀切取。供区缺损小者可直接缝合；缺损大者，应修整缺损区创缘，使其成为楔形或锯齿状，以便使缝合后的耳轮呈自然延续状态（图 11-3）。移植片的体积不宜过大，作为复合组织移植时，其长和宽均为 1.0～1.5cm，否则可能影响血供重建。做局部浸润麻醉时，不应把局部麻醉药物注射到耳郭前方皮肤与软骨之间，以防止软骨与前方皮肤分离，影响移植片成活。切取耳软骨移植片应遵循无创原则，减少损伤，移植时还应设法增加移植片与植床的接触面并妥善固定。

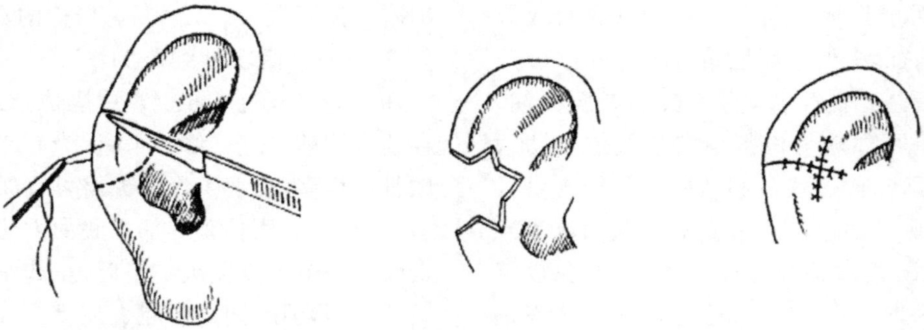

图 11-3　耳郭软骨切取

2. 肋软骨切取　手术在局部麻醉下进行。沿拟切取的肋软骨走向做斜行切口，切开皮肤、皮下和腹直肌前鞘，纵行分开或切断腹直肌纤维，显露肋软骨。纵向切开软骨膜，并在切开的两端各做一横形切口，使软骨膜切口呈“H”形，用骨膜剥离器分离软骨膜。充分显露拟切取的软骨，在拟切断点软骨下方垫以尖端弯曲的剥离器，用手术刀切断软骨将其取下（图 11-4）。如需切取较大的软骨块，应注意保持软骨间的纤维连接稳定。剥离软骨膜时应仔细，勿用力过猛，以免损伤胸膜。穿透胸膜，应立即缝合，术后严密观察，必要时做闭式引流术。切下的软骨块应立即用生理盐水纱布包裹，防止干燥和滑落，妥善保管。手术切口在关闭前仔细止血和冲洗，然后分层缝合软骨膜、腹直肌前鞘、皮下和皮肤。用黏膏封闭伤口，适当加压包扎。术后给予抗生素，10～12d 拆线。

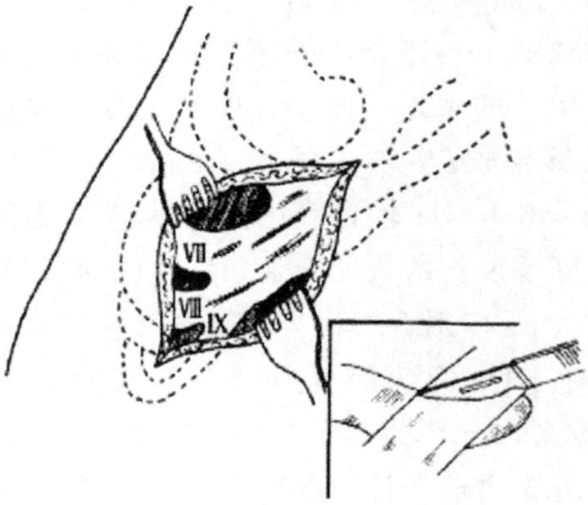

图 11-4　肋软骨切取

3. 鼻中隔软骨切取　鼻中隔软骨常与一侧的黏膜同时切取。切取前宜用复方薄荷油（薄荷脑和樟脑各 1g 加液状石蜡至 100ml）滴鼻 3～5d，每日 2～3 次，保护鼻黏膜。采用局部浸润或地卡因表面麻醉。在距鼻小柱和鼻中隔顶端各 0.6cm 处，做经一侧黏膜和软骨的纵切口，伸入剥离子，在对侧黏膜下剥离达一定范围后，扩大原切口，取下移植片（图 11-5）。如在对侧黏膜和软骨膜下注入生理盐水，则便于切取。取下的移植片要防止干燥，两侧

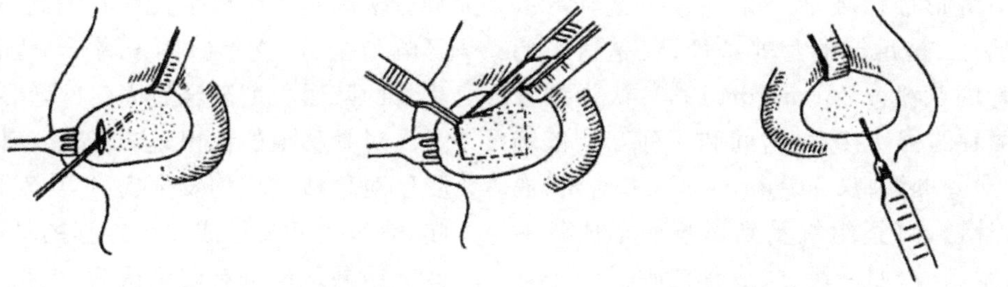

图 11-5　鼻中隔黏膜软骨切取

鼻腔则充填凡士林或碘仿纱条，维持鼻中隔于中位。切取移植片时，勿穿通鼻中隔对侧的黏膜，造成穿孔，注意勿使移植片的软骨和黏膜分离。

（陈绍宗）

第五节　骨移植

一、概　述

骨移植（bone graft）成功首次报道距今已逾 300 年，用于融合关节和修复骨缺损成功已有 80 年历史，如今临床应用十分广泛。在整形外科领域，自体骨移植最常用骨为髂骨和肋骨，亦可取自腓骨、胫骨及颅骨外板等。

根据植骨的组织结构，可分为骨松质和骨皮质（密质骨）。前者生长速度较快，后者强度较高。目前以新鲜自体骨应用最多，效果最好，与受骨融合速度也最快，往往用作衡量其他种移植效果的标准。

移植骨移植到骨缺损区或皮下和肌肉组织中，均能与受区建立血供而成活。Laland（1984）证明，犬肋骨移植片移植到胫骨长方形缺损区和皮下 1 周，至少在植骨与受骨结合部的一处髓质中有血管侵入，血管穿透的深度平均为 7mm（0～28mm）。此时，因骨膜的血管侵入不明显，植骨中央很大部分尚无血管。第 4 周时，来自髓质和骨膜的血管已跨过植骨的全长，自骨膜穿支的血循环较第 1 周显著增多。此外，移植于骨缺损或皮下的骨，不管是否保留骨膜，其再血管化速度和方式均无差别。

骨移植后，表浅的骨细胞可靠吸收植床的营养成活，而深部的骨细胞则自溶。自体植骨通过 2 种方式与受骨愈合。

1. *爬行代替*　其主要过程包括：①植骨周围炎症水肿，巨噬细胞侵入，吞噬髓腔和哈氏管内的坏死物质；②毛细血管伴随原始间充质细胞长入髓腔；③成骨细胞产生新骨，包围死骨；④破骨细胞清除死骨，新骨完全代替。

2. *骨诱导*　植床周围组织中的间质细胞，受植骨的刺激（诱导）转化为成骨细胞，侵入植骨而形成新骨。骨松质比骨皮质诱导骨生成的能力更强，诱导物质的主要成分是骨形态发生蛋白。

骨松质和骨皮质移植后的早期反应是相似的，毛细血管和原始间充质长入植骨髓腔的时间约需 2 周，其后，植骨的存活过程则视其组织结构而有所不同。成骨（或诱导骨生成）能力主要取决于能否吸收到它所需要的营养。由于骨松质是开放结构，容易从受区获得弥散来的营养物质，表面的细胞能够继续存活。毛细血管能很快侵入移植骨，继之原始间充质细胞分化为成骨细胞，很快在坏死的骨小梁周围聚集，形成骨样组织，死骨被清除前新骨已经形成。皮质骨因阻碍弥散营养的吸收，血管只能通过哈氏管长入植骨，在血管长入前，破骨细胞先要清除哈氏管内的死骨，扩大哈氏管，死骨清除后才能形成新骨，故骨代替过程较慢。

Burchardt（1983）认为骨松质和骨皮质移植片在组织学上有 3 点不同：①骨松质比骨皮质再血管化快而完全；②骨松质爬行代替在最初为添加性骨形成期（appositional bone formation phase），继之为吸收期（resorptive phase），而骨皮质的爬行代替过程相反；③骨松质修复随时间延长而完成，而骨皮质则作为死骨和活骨混合物继续保留着。此外，植骨块的机械力学强度与修复过程也有关，骨松质最初强度较大，而骨皮质较弱。

移植骨与受区结合的过程除取决于移植骨的血管再生以外，还要有其他环境因素参与。Bassett

(1962)认为新骨形成需要3个条件。一是有可以生成骨的细胞;二是足够的营养条件;三是适当的诱发产生新骨的刺激。Burchardt(1983)认为愈合过程取决于两者的密切接触、时间和下列互相依赖过程的平衡,即骨母细胞(osteoprogenitor)增殖、成骨细胞分化、骨诱导(指组织受到影响而形成骨的机制,需要诱发刺激,如一块骨、成骨细胞或利于骨形成的环境等)、骨传导(osteoconduction),指毛细血管、周围组织和骨母细胞从植床进入植骨的过程及植骨的生物力学特征。因此,在临床实践中要注意保护植骨上的骨细胞,如减少手术创伤和暴露于空气;避免手术灯照射、消毒药品、抗生素等杀伤骨细胞等。

除移植骨的再血管化速度和骨的结构特征等影响骨生成以外,还有许多因素,如骨的固定方法,骨的胚胎起源等影响着骨移植的成败。所谓移植骨的胚胎起源,是指其为膜性骨(membranous origin)还是软骨内骨(endochondral origin),移植后再血管化和被吸收情况可能不同。一些人认为膜性骨移植后大多数存活,吸收少,再血管化速度快,软骨内起源骨吸收多,再血管化速度慢,移植后大部被纤维组织取代。但也有实验证明未必如此,如Pinholt(1994)将大鼠同源锁骨、下颌骨、胫骨和髂骨置入背部肌肉,移植前用组织形态测定法测量软组织间隙总面积和植骨面积的比率,移植后3周用Ce141微球沉积法评价再血管化程度,其结论不支持上述观点。因为下颌骨和锁骨是膜性骨,髂骨和胫骨是软骨内骨。多数学者认为再血管化和植骨的存留量之间并无恒定的关系,而是与骨的结构特征有关,血管化快慢取决于所含骨松质的多少。Chen(1994)通过测定兔锁骨和髂骨移植到口鼻部骨膜下后再血管化和破骨细胞活性,分析植骨的存留量,证明锁骨为72%,髂骨为32%,两种骨的骨松质部分破骨细胞活性与再血管化比皮质部分显著增加,支持Pinholt的结论。

不同固定方法(嵌植、骨板螺钉和钢板螺钉)对植骨的影响,是针对生长期的幼骨发育提出的,确实存在此种现象。Fearon(1994)观察自体颅骨移植片用不同方法固定对正在生长的猪的颅面骨发育的影响,发现不做任何固定时猪的颅面部最长,骨片螺钉固定者次之,钢板螺钉固定者最短,同时植骨后颅面宽度也显著增大,提示骨的生长中心可能发生变化。Yaremchuk(1994)对幼猴做眶上和额骨截骨术,观察到钢丝、钢板螺钉和广泛的螺钉3种方法固定对颅骨生长均有限制,但以钢丝固定法影响最少,广泛螺钉固定者最大,表明对幼猴颅骨生长的障碍程度随金属固定件增多而增加。

对骨移植的认识远未结束,实际上植骨本身和受区对移植过程均发生反应,均对修复过程产生影响,骨吸收和骨形成2个过程的平衡将决定最终的修复结果。最近有假说认为,生长因子可刺激骨的修复,调节骨吸收与骨形成的过程,并取得一定结果。Finkelman(1994)观察到颅骨移植体比其他部位的供体成活多,并具有抗骨质疏松症之能力,提出颅骨可能含有1种以上生长因子之假说。通过对10例64岁以上的男性尸体取颅盖骨、髂嵴和椎体标本检查,证明颅盖骨中胰岛素样生长因子Ⅱ(IGFⅡ)和转化生长因子β(TGF-β)的含量比其他骨显著增多。Eppley(1991)还证明,假如在兔受过大剂量照射的下颌骨切除区(受区),在移植髂骨修复前2周预先给予碱性成纤维细胞生长因子(bFGF),可使50%动物的植骨产生愈合,在邻近受区的皮质骨边缘可见活跃的骨形成,改善了被照射区的血管数和细胞质量。而不用bFGF处理的受区,则均形成死骨,不产生愈合。此初步结论提示,bFGF像对其他软组织一样,也能促进骨的愈合。

二、适应证和禁忌证

在整形外科领域,骨移植主要用作支持和保护性组织,填充体表凹陷,修复颅骨、眶骨、颧骨及上、下颌骨的缺损和畸形,以及手指再造和手指延长术等。随着颅面外科的发展,骨移植的应用更加广泛。受区存在感染、血供不佳和无良好的组织覆盖者为禁忌。原有感染的骨折部位植骨,必须在创口完全愈合后3~6个月方可施行手术。

三、供区选择

自体骨移植多选自髂骨、肋骨、胫骨、腓骨和颅骨,术者应向患者和其家属说明其必要性。

四、手术方法及注意事项

1. *髂骨块切取* 取髂骨侧臀部垫高,一般采用局部浸润麻醉。先将髂嵴部皮肤向下牵拉,沿髂骨嵴做皮肤切口,切口前端不超过髂前上棘。切开髂嵴肌肉附着点和骨膜,在内、外板骨膜下剥离即可显露髂骨(取单侧骨板时,仅剥离该侧骨膜)。放松皮肤的牵拉,皮肤切口即回到髂嵴上方,如此形成的瘢痕可避开骨缘和皮肤的摩擦。然后根据所需取骨范围，用骨凿或电锯取下骨块。患者取仰卧位时，可切取髂骨的前 1/3 部分，但要保留髂前上棘，以便维持缝匠肌和股薄肌起始部的完整性。尚可保留髂骨一骨块，切取髂骨翼部骨块供移植。取俯卧位时，便于切取髂骨的后 1/3 部分，包括髂后上棘。髂骨嵴的内板比外板容易切取，而且切取外板容易破坏臀肌的附着点，使术后感到臀区疼痛不适，甚至引起跛行。植骨切取后，应用明胶海绵加凝血酶或用骨蜡填塞髓腔止血，也可用温热盐水纱布压迫止血。止血完善后，缝合肌止点，分层缝合骨膜和皮肤，尽量使软组织之间和与骨之间贴合，不遗留无效腔。如渗血较多，切口内应放置橡皮引流条，并给予加压包扎。

2. 肋骨移植体切取　以气管内插管全身麻醉为佳，也可采用局部浸润麻醉。一般取右后肋。皮肤切口循第 7 肋从腋前线向肩胛骨下角方向，切开皮肤、皮下和背阔肌。继之分开前锯肌纤维，向上、下方向充分剥离，即可显露第 2～10 肋骨。根据所需植骨的长度和曲度要求，将选定的肋骨骨膜切开、剥离。剥离肋骨上缘骨膜时要从后向前推，剥离下缘时要从前向后推，然后再剥离肋骨深面的骨膜。将肋骨完全游离后用肋骨剪剪断，取下肋骨。骨断端用骨蜡止血，冲洗肋骨床，分层缝合各层组织。用宽胶布封闭伤口，以减轻术后疼痛，但不宜用长条胶布固定，以免妨碍呼吸。需要用多条肋骨移植时，应间隔采取，以免造成胸壁塌陷。术中慎勿穿透胸膜，术后还应严密观察呼吸情况。

3. 腓骨移植体切取　一般切取腓骨的中 1/3 段，也可切取近侧段包括腓骨头。但腓骨的远侧 1/4段应当保留，以便维持踝关节的稳定。在小腿外侧沿腓骨干做纵行皮肤切口，自腓骨长、短肌和比目鱼肌间隙进入，直抵腓骨。在骨膜下分离，将腓骨肌向前方牵开显露腓骨干。然后按所需长度，在截骨平面钻孔，并用骨刀截断，也可用线锯或电锯由两端截断。如需将腓骨头一并切取，应延长皮肤切口，首先在股二头肌止点的后内侧显露腓总神经，适当游离后牵开保护。腓骨头和胫骨之间的胫前血管亦应注意保护。切取腓骨近段后，股二头肌肌腱要与腓侧副韧带和附近的软组织缝合固定。

4. 胫骨移植体切取　硬膜外或全身麻醉下，在胫骨中 1/3 前内侧面做弧形皮肤切口，“H”形切开胫骨骨膜后进行剥离，内侧至胫骨内缘，外侧至胫骨嵴，按需要用骨凿或电锯将骨块取下，亦可用钻在拟切取骨片的四周钻数个定位孔，再用电锯或骨凿取下。胫骨的前缘和内缘应保留，不得暴露髓腔。

（陈绍宗）

第六节　神经移植

一、概　述

神经移植(nerve graft)是 1870 年 Phillipeaux 和 Vupian 首先报道的，已有相当长的历史，但进展并不快，主要原因是能被接受的供区缺乏，找不到合适的神经代替物，影响轴突跨越移植段的因素较复杂，加之对移植效果评价困难，导致较多争议性的结论。多年来，在对周围神经再生的实验研究中，人们发现了接触引导、神经趋化性和神经营养性，影响着再生轴突的生长和定向。以神经移植修复神经缺损的方法，即是利用接触引导的观点，早已成为现代周围神经外科修复的主要依据。后两者虽仍属于实验性结论，但对临床有所启示，而且确有个别用此理论指导修复短距离神经缺损，取得一定效果的报道，为周围神经外科展现了新的希望。

神经移植段取下之后，很快即出现 Waller 溃变，其存活和溃变过程均必须在良好的血供条件下才能顺利完成。如果血供不充分，溃变和再生过程将被延迟，胶原纤维增多，轴突向前生长受阻。移植段的血供重建有两种方式，即神经内方式和神经外方式，前者是指植床各组织中的血管通过神经外膜和束膜长入神经，于移植后 3～4d 出现，5d 最为明显，持续达 5～6 周；后者是指远、近侧神经干内的血管通过缝接区长入移植段，出现在移植后 6～8d，此后以这种方式为主，持续约 24 周。

影响移植段成活和功能恢复的因素，除移植床血供条件外，还与移植神经的长度、直径和结构有关，最根本的因素是能否发生缺血坏死。由于来自移植床的新生血管要通过较坚韧的束膜再长入束内，比经过缝接区的血管长入更困难，血管形成的时间推迟，故移植段的中间部分较其余部分更易受到缺血性损害。移植段短者，能迅速地依靠近、远侧神经干血管长入重建血循；移植段长者，中央部分则完全依靠受床血管的长入。由此观点出发，强调移植床血供，避免在瘢痕组织区移植神经，禁用生物性或非生物性材料包裹神经。

作为神经移植供体，应具备解剖恒定，易采取，对供区影响小，外径与受区神经相等或稍大和再血管化速度快等特征。Sunderland（1978）和Daniel（1977）还提出，束的粗细及外膜与束膜的比例和移植段的成活密切相关。发现外膜少但具有较多小束的神经重建血供快，只有2～3个束的神经，中央不易及时建立血供。外膜组织多时，新生血管长入费时，中央各束更易受到缺血损害。此外，一些学者也主张选择供体时不仅要重视神经束的结构，还要重视束的搭配和准确对位，因为只有长入移植段束内的轴突才能通过整个神经段，只有长入远侧神经段的轴突才能长向末梢，具有恢复功能的条件。但是神经缺损段与移植段的束型不可能完全一致，应选择束排列紧密，束间组织少的移植体，增加与神经缺损区断端搭配机会，利于再生轴突长入。

通过保留血供来避免神经移植时出现短暂缺血期的方法，早在20世纪40年代就有人尝试，1976年Taylor有成功报道。带血管神经移植的主要优点，是移植体不依赖移植床的血供条件，保留了神经旁组织，对纵向拉力不如游离神经移植敏感，并可改善受区总的血液循环状况，但尚未能证明带血管神经移植明显优于游离移植。

用非神经组织修复周围神经缺损的研究，从20世纪50年代开始。非神经移植体多种多样，大致分3类：①非自体神经组织，如动、静脉及假性滑膜鞘管、肌腱和腱管、骨骼肌；②人工合成材料，如硅胶管、聚四氟乙烯管、聚脂管等；③异体生物材料，如异体动脉、羊膜、胶原管等，距离实际应用尚甚远，仍在继续研究之中。

运动束与感觉束的区分，是周围神经外科的难点之一。顾小松、严志强等（1996）在提取兔脊神经感觉神经元特异蛋白（分子量29KD），制备抗脊神经感觉神经元单克隆抗体的基础上，用酶联蛋白A法及蓝标抗体法显示感觉神经纤维，证明准确而迅速。在此基础上，提取人脊神经感觉神经元特异蛋白，并制备了相应的单克隆抗体，用ABC法可在40min内显示感觉纤维，为在临床应用前进了一步。

神经植入术是近年出现的一种神经移植术。运动神经植入是将邻近的运动神经分支植入失去神经支配的肌肉，使其恢复运动功能，已证明可再生新的运动终板。感觉神经植入术，是把神经植入失去神经支配的皮肤或感觉功能不良的皮瓣之中。神经来源为体表次要皮神经，如腓肠神经、前臂外侧皮神经、股外侧皮神经等，也可利用创区邻近在功能上较次要的皮神经，需将移植神经的一端和失感觉区的神经近端做外膜缝合2～3针，移植神经的远端植入失神经皮肤的皮下组织，以靠近真皮为好。陈绍宗等证明，植入的神经不仅能再生正常形态结构具有触、压、痛、温、冷感觉功能的游离末稍，而且能再生触觉小体（meissner corpuscle）、环层小体（pacinian corpuscle）、梅克尔细胞-轴突复合体（merkel cell neurite complex）及Ruffini和Krause五种感觉小体，其中以触觉小体为最多，6个月再生率可达70%，12个月可达90%。该小体为快适应纤维感受器，能提供两点辨别觉。同时还证明感觉功能重建的机制是再生轴芽长入溃变的神经内膜管，与终器建立联系，使之获得神经再支配。神经植入术后有一段感觉过敏过程，是再生神经尚未发育成熟的表现，随时间会逐渐消失。为增加轴突发芽机会，植入的神经可以采用曲折分布的方式，扩大支配面积，促进感觉功能快速重建。

二、适应证和禁忌证

各种原因造成的周围神经缺损长度超过2～3cm（指神经缺损长度超出0.5cm），经过各种使两断端接近的措施（如游离神经、神经移位和调整肢体位置等），不能在无张力下直接缝合远、近断端者，应做神经移植。植床瘢痕组织多、血供不佳或感染未得到控制者，禁做游离神经移植。

三、供区选择

位于体表的皮神经，切取之后对该区皮肤感觉功能影响不大者，均可作为供体（神经切除后，麻木区可因邻近皮神经长入而逐步缩小，即侧支神经支配）。应根据具体情况，选择位置较隐蔽的供区。对于较粗大的皮神经，亦可只取其中几个束而不必切取全干。常用作移植的神经有腓肠神经、隐神经、耳大神经、股外侧皮神经、小腿后侧皮神经、前臂外侧皮神经和臂内、外侧皮神经等。桡浅神经切除后可能会引起痛性神经瘤，一般不宜采取。已离断而废弃的肢体，如有完好神经存在，应首先考虑利用。

四、手术方法及注意事项

1. *腓肠神经切取* 该神经长25～35cm，由胫神经在膝关节平面稍下方腓肠肌两头之间发出，分布于小腿后外侧。在小腿上半部中央，位于深筋膜下，分支少，在中、下1/3交界处穿出深筋膜至皮下，向外踝和足外侧走行。切取时，采用局部浸润麻醉，在外踝后方做1～2cm长纵行皮肤切口，分开皮下组织，以小隐静脉作为标志，在其附近找到腓肠神经。据统计，神经位于血管外侧者占56%，位于内侧者占22%，在其深面者为12%。神经干内有4～5个束，横径3.3mm，前后径1.4mm。将神经与小隐静脉分开，轻轻挑起，沿神经通路向近侧延长皮肤切口，按需要长度切取神经，切取长度应比实际缺损长度大15%。将取下的神经段展平于生理盐水纱布上，去除神经外面的脂肪和结缔组织，准备移植。多个小切口逐段抽出的方法切取神经的方法，损伤神经，不宜采用。

2. *前臂外侧皮神经切取* 该神经为肌皮神经的续行段，至前臂分成前、后2支，分别在前臂外侧份的前、后面下行。切取时，在肘前桡侧，肱二头肌腱外侧2～3cm处，向前臂远侧方向做"S"形切口，在深筋膜浅面寻找。此神经较细，但外径和神经束的数量与指神经相仿，束的排列紧密，作神经植入应用时，末端可携带细小分支和一些皮下组织，以增加再生神经末梢数量。一般取10cm长神经做6cm的皮肤切口即可。

3. *股外侧皮神经切取* 自髂前上棘下方8～10cm处向远侧做纵行或"S"形切口，分离皮下，在皮下脂肪深层寻找，按需要切取移植段。解剖应仔细，凡皮下组织中的神经小束勿轻易切断，应作为线索顺之寻找主干。股外侧皮神经也较细，但束排列尚致密，适宜修复指神经。

4. *桥接移植* 将取得的神经移植体置于拟修复神经的两断端之间，准确对合神经束，在手术显微镜下用9-0～11-0无创缝线做外膜或束膜缝合。移植的神经段应完全置于健康组织（如肌肉、蜂窝组织或脂肪组织）中。用细小神经修复较粗大的神经缺损时，可将其按所需长度分为数股，合并后做电缆式移植，每股的断面均应与神经的断端对合。

5. *神经植入术* 适用于手、足部位感觉神经撕脱、损伤或瘢痕化，而无法做桥接移植的病例，也用于因软组织和神经同时缺损，用皮瓣修复后感觉功能不佳者。以手指神经损伤为例，单纯神经缺损而手指掌侧皮肤仍可利用者，仅做神经植入即可。方法：做手指侧中线切口，自该侧从腱膜浅面掀起掌侧皮瓣。将取得的皮神经全程铺于皮瓣之下，一端与指神经的近断端做外膜缝合2～4针，另一端（末端）固定于指腹，皮瓣原位缝合即可。为增加植入神经的分布面积，以增加轴突发芽机会，促进感觉功能恢复或重建，可将移植体迂回曲折放置。用较厚的皮瓣修复足底负重区时，可在皮瓣的皮下组织面作浅表切开或做成隧道，将神经移植体引入皮瓣中央固定。皮瓣面积较大者，可植入带分叉的移植体或植入1条以上，单独或共同与创区附近的神经断端缝接。有学者采用在皮瓣皮下组织面做几个小洞，将神经移植体末端分成细束，分别植入洞穴中，固定在真皮组织间隙内。前者可称全程植入，后者为洞穴式植入。以前者较为简便，而且因失神经支配皮肤与神经接触面大得多，轴突发芽机会多，感觉功能重建较快而完全，用2倍放大镜在门诊即可进行手术。我们曾用交腿皮瓣（11cm×7cm）修复足跟底缺损患者植入一分叉形神经，术后感觉功能重建效果良好。

神经移植适用于周围神经损伤后缺损的修复。较小的神经缺损可以通过远、近侧神经干的游离而延伸修复，当神经缺损达到一定长度时，只能通过神经移植来修复。对于这一缺损长度的认识，从机械力学角度考虑，尸体神经物理性能的极限是延长9%～26%（Sunderland、Bradler，1961），也就是说，在成年人，正中神经容许的极限缺损长度在5～8cm，在这一范围，可以通过游离神经干来延伸直接缝合。但从生物学角度来观察，过大的张力将导致吻合口瘢痕化，从而使修复失败。研究表明，当神经缺损达总长3%时，吻合处张力有一极为显著的增加（Millesi，1972），不利于功能的修复，电生理研究也支持这一结果。顾玉东（1982）则认为这一缺损长度应是神经直径的4倍。而另一方面，当神经缺损达8%时，如直接缝合，其张力也将使神经干处于缺血状态。因此，当神经缺损达到一定长度时，神经移植修复效果将优于直接缝合。

神经段移植后，移植段首先发生沃勒（华勒）变性，出现轴突与髓鞘的崩解，巨噬细胞浸润、吞噬、清除崩解产物，同时雪旺细胞分裂增殖。这是移植神经段为接受再生轴突长入的启动过程。在这一过程中，移植神经段的血供起十分重要的作用，是完成这一病理过程的基础。如移植神经段得不到充足的血供来完成这一过程，移植神经段将出现坏死和纤维瘢痕化，从而使神经修复失败。可见，影响神经移植效果的主要因素是移植神经段的血供情况，这与移植神经的粗细、长度和受区移植床条件有关。游离移植神经早期依靠周围组织液的渗透来获得滋养，4～6d后，周围血管长入才重新获得血供。如果移植神经较粗或较长，难以通过组织液渗透而获得滋养，中心将发生变性、坏死和纤维化。受区移植床差，移植神经段在一定时间内得不到血管化，也将发生变性、坏死和纤维化。因此，游离神经移植需要良好的移植受床，同时，在操作上应注意使移植神经能获得较大的与周围组织床的接触面，较粗的神经应解剖为多束分别移植，较细的神经束组合成“电缆式”神经移植时，神经束间不宜缝合、固定。而当移植受床严重瘢痕化，以及移植神经较粗、长时，则应考虑做带血管的游离神经移植。

游离神经移植供体，常用的有腓肠神经、耳大神经、隐神经等，腓肠神经因其分支少，有较长长度，且切取后造成的局部感觉障碍少，而往往成为首选。带血管的神经游离移植供体主要有：带桡动、静脉的桡神经浅支，吻合伴行动、静脉的腓浅神经，带腓动、静脉或小隐静脉动脉化的腓肠神经移植等。供体的选择应以创伤小，供区的功能障碍少为原则。

目前，虽然带血管的神经游离移植在指征上仍有分歧，但以下指征，得到学者们的认可：①长段神经缺损（超过10cm）；②严重的瘢痕化移植受床；③修复直径粗大的神经缺损；④伴有大血管的缺损。此外，也有学者认为在游离神经移植修复神经缺损失败时，也应行带血管的游离神经移植。带血管的神经移植做“电缆式”缝合时，应仅在外膜做纵向切口，挑出轴突切断吻合，以保证整段神经的血供。

神经的异体移植，目前尚在实验阶段。有报道将猴子的异体神经经放射线照射后进行移植，在1.5～3cm的神经移植中，75%能有轴索生长。如移植神经较长（7～11.5cm），则仅有40%左右能生长。冷冻处理后移植的神经，随着时间增长有纤维组织增生现象（丁文龙，1992），是否是某些较弱或隐藏的抗原的表达尚不知。另一方面，也有学者认为应用免疫功能发育未完成的胎儿神经移植，基本不受免疫排斥影响，这点值得注意。

一般说来，如神经损伤时间不长（不超过6个月），局部血供良好，无瘢痕组织，无局部感染，加上手术操作细致，无过度紧张的拉力，则手术后恢复的机会很大。但时间过久并不是一个绝对的禁忌证。陆裕朴曾对受伤多年（2～21年）的晚期神经损伤病员进行修复手术，其中包括1例5条各长20cm神经的病人，均得到较为满意的效果。单纯的感觉神经损伤，进行断端吻合，一般均能获得较好的恢复。单纯的运动神经如面神经损伤后，如能立即或在伤后不久做吻合术或移植术，术后数月到1年左右常可恢复正常的表情肌活动。但对运动神经来说，如时间较久，所支配的肌肉已经有严重萎缩者，则手术效果往往很差。例如正中神经损伤后，在手部内在肌已有严重萎缩的情况下，则正中神经断端重新吻合或移植手术后，通常只能达到感觉的恢复，内在肌的功能恢复往往很少或无效。同样，尺神经与面神经损伤也是类似情况。混合神经的修复则因为功能束匹配的问题尚不能有效解决，效果较单纯感觉或运动神经的修复差。

（陈绍宗）

第七节　肌肉移植

一、概　述

肌肉移植（muscle graft）一般都是指骨骼肌（skeletal muscle transplantation）。肌肉移植是修复肌肉瘫痪导致的功能障碍的主要手段。一个多世纪以来，肌肉移植技术无论在动物实验方面，还是临床应用方面都取得了显著的进步。

1874年，俄国病理学家Zielonko首先做了游离肌肉移植的实验，他将蛙大腿的骨骼肌移植到淋巴囊，发现植入的肌肉未能建立血供，术后第3天就开始出现缺血坏死，60d后已经完全被纤维组织所代替。此后，许多学者在动物和人体上进行游离肌肉移植的研究，均未取得成功。

1951年Peer和Walker对游离骨骼肌移植进行研究，取得了一些进展，他们提出如下观点

1. 如果把骨骼肌移植到血供较好的受区，在3～4d就可以重新建立血液循环，但是，受植床的毛细血管长入移植肌肉的深度仅有2～3mm，深部肌肉纤维不能获得血供，而发生变性坏死、吸收和纤维化。然而，小块的肌肉移植有成活的可能性。

2. 移植前2～3周，如果将供肌预先去神经支配，降低肌肉内氧化酶的活性及肌肉的代谢率，肌肉移植后容易成活。如果将邻近的运动神经纤维植入移植肌肉，则移植肌肉有可能重新获得神经支配。

3. 移植肌肉必须保持肌腹的完整性。

4. 肌肉移植后长度松紧要合适，以保持肌肉原有的张力。

1960年Studitsky和Bosova用鼠的腓肠肌做游离移植的实验，移植前2周腓肠肌预先去神经支配，移植时把腓肠肌制成碎块，术后碎肌肉块虽能成活，但功能恢复较差。Thompson(1971)，他把狗完整的前肢肌肉分别游离移植到面部咬肌、口周肌肉及后肢缝匠肌和股薄肌之间，把实验分成2组，其中一组移植前2～3周预先去神经支配。结果移植前未去神经支配的移植肌肉仅有50%存活，存活部分的移植肌肉只有原来的5%～10%，而预先去神经支配组的移植肌肉有70%存活，体积则达到原来的80%以上，经过组织学切片观察，正常肌纤维占3/4。同年Thompson又报道了不吻合血管神经的趾短伸肌和掌长肌移植治疗单侧完全性面瘫的病例，在移植前2～4周把趾短伸肌预先去神经支配，然后把肌肉移植到患侧面部及口周，去除肌肉外膜，使移植物靠邻近肌肉提供营养和神经支配，术后4～18个月，所有8例患者都获得较满意的肌肉运动，而且，组织学检查及肌电图检查均证实移植肌肉是存活的，他认为移植前供肌预先去神经支配能够提高肌肉的生存能力。

Hamacler(1948)报道1例急性脊髓灰白质炎后遗症导致嚼肌瘫痪的病例，应用双侧带蒂胸锁乳突肌瓣转移重建嚼肌功能，随访20余年效果良好。此后，这种带血管神经蒂的肌瓣、肌皮瓣转移术得到蓬勃发展，在治疗近距离肌肉瘫痪及重建组织缺损方面效果非常显著。佐佐木(1970)首先用狗的腹直肌做吻合血管神经的原位再植，术后观察3～9个月，移植的40块肌肉中28块成活，这些成活的肌肉均具有正常的再植结构和收缩能力。O′Brien(1973)首先报道1例臂丛神经完全缺损的患者应用吻合血管的股薄肌游离移植重建屈肘功能，但神经功能没有恢复。陈中伟(1973)应用吻合血管神经的胸大肌肌皮瓣重建前臂肌肉功能，为肌皮瓣移植开辟了新的供区。Harii(1974)采用吻合血管的股薄肌游离移植修复头颈和下肢畸形，外观组织缺损得到明显改善。

二、骨骼肌的组织结构

骨骼肌借肌腱附着于骨骼或韧带，是由肌细胞(肌纤维)和结缔组织膜构成。肌纤维是骨骼肌的基本功能单位，是细长圆柱形的细胞，长1～30cm，直径10～100μm，肌纤维内有多个甚至数百个椭圆形的细胞核，位于细胞边缘。肌纤维内的胞质称为肌浆，内含许多与细胞长轴平行排列的肌原纤维，肌原纤维之间有大量的线粒体和糖原及少量脂肪滴。肌原纤维由收缩蛋白——肌丝构成，每条肌原纤维上显有明带和暗带相间的横纹，明带中间有一条较深的细线称Z线，相邻2个Z线之间的一段肌原纤维称肌节，是肌原纤维的结构和功能单位。一般认为肌纤维乃至肌原纤维的数目自童年后就不再增加，肌肉组织粗细的变化只是肌纤维内肌浆多少的不同。

肌纤维周围有少量的结缔组织称为肌内膜(endomysium)，肌内膜含有丰富的毛细血管。大量平行的肌纤维聚合成束，很多的肌束又集合成解剖上的每一块肌肉，在整块肌肉外面的结缔组织为肌外膜(epimysium)，它是一层致密结缔组织膜，含有血管和神经，这些血管和神经的分支伸入肌肉内，分隔和包围大小不等的肌束，形成束膜(perimysium)。这些结缔组织除有支持、联系和保护肌组织的作用外，对单个肌纤维的活动和一束肌纤维的群体活动起调节作用。

骨骼肌纤维有红肌纤维(red fibers)和白肌纤维(white fibers)。通过组织化学的酶活性定位法可将2种纤维清楚、准确地加以区别，红肌纤维内含肌红蛋白和细胞色素较多，在红肌纤维周围毛细血管分布密集，肌浆内脂酶和线粒体酶含量丰富，而磷酸化酶和ATP酶含量较少。白肌纤维相反。由于两种肌纤维的组织结构不同，因此，功能上也存在差异。红肌纤维为糖的需氧代谢，收缩反应缓慢，持续时间较长，故又称为慢缩肌纤维(slow twitch fibers)。而白肌纤维为无氧酵解，细胞膜皱褶较少，收缩反应快，持续时间较短，故又称为快缩肌纤维(fast twitch fibers)。在1块肌肉中，红肌纤维和白肌纤维混合存在，在不同的肌肉中2种肌纤维所占的比例不同。

三、骨骼肌移植后的再生与再神经化

骨骼肌的再生能力是很低的，骨骼肌细胞的有丝分裂甚为少见。在肌肉受到轻微损伤时，肌纤维剩下的未受损伤的残断便能长入残留肌肉的肌膜内，受损伤部位的肌卫星细胞转变为成肌细胞，进行分裂，并分化为肌纤维，填补受伤部位。在肌肉受到较大损伤时，受损部位则成纤维细胞浸润，最后由结缔组织充填，骨骼肌再生时，必须有支配肌肉的运动神经纤维存在才能完成。

骨骼肌游离移植后肌纤维和神经再生均取决于血液循环的重建。肌肉游离移植后早期，肌肉的血供完全中断，血管内皮细胞发生严重变性及部分崩解，原有血管已遭到内源性破坏。移植后第 1 天，移植物除表层肌纤维由移植床组织液维持生存外，中心部位处于广泛缺血状态。移植后第 4 天，肌肉周围开始有血管新生，并有大量的组织细胞浸润，如多形白细胞、巨噬细胞及淋巴细胞等，这些细胞起着吞噬和清除坏死肌浆的作用，而且，这种吞噬过程是向心性进行的，5～7d 时，能够达到肌肉中心部位。骨骼肌再生最早可在移植后 3d，出现在移植物表层存活的肌纤维深部可见新的肌细胞，这些肌细胞被认为是肌卫星细胞转变的成肌细胞。移植后 7d，在移植肌肉的外周有新生的小动脉向肌肉生长，2 周左右，可见小动脉小静脉已延伸到移植物的中心部位。1 个月后，移植肌肉毛细血管丰富，新生的血管口径变粗，小动脉、小静脉在肌膜之间呈网状分布，肌纤维呈均匀分布。而部分无血供建立的肌肉成纤维细胞增生，坏死的肌纤维被清除，由纤维组织所代替。随着运动神经纤维的再支配，移植肌肉的结构不断完善，并且可产生收缩功能。

运动神经的再生是游离肌肉移植功能恢复的决定因素。各种游离肌肉移植的方式不同，再神经化的过程也不完全相同。带血管神经蒂的肌肉移植主要依靠吻合神经的近心端再生，新生的雪旺细胞增殖形成髓鞘，轴突不断延伸，长入移植肌肉，从而获得神经再支配。不吻合神经的游离肌肉移植，再神经化的方式有两种：一种是肌肉-肌肉神经化，即移植肌肉去除外膜，使肌纤维直接与受区的肌纤维接触，受区肌肉的神经末梢在失神经肌肉某种因素的诱导下，能够向移植肌肉长入。另一种是神经-肌肉神经化，移植肌肉邻近受区的运动神经纤维，向移植肌肉发出支芽再生。关于再神经化的机理尚不清楚，有学者认为肌纤维内可能存在某种神经诱导因素，当肌肉失神经时这种因子被激活，并且作用于周围神经纤维和神经元，从而诱导神经再生，并能够定向长入失神经的肌肉。

（祁佐良）

第八节　肌腱移植

一、概　述

肌腱移植(tendon graft)主要用于修补肌腱的断裂与缺损，多采用游离移植的方式来进行。人体存在滑液内肌腱与滑液外肌腱两种肌腱(intra synovial tendon，extra synovial tendon)。滑液内肌腱是指腱鞘与滑液囊包绕的肌腱；滑液外肌腱是指滑液囊与指(趾)腱鞘外的肌腱，其表面为腱旁疏松组织所包绕。这两种肌腱在生化组成、形态结构、营养与创伤愈合机制上均不相同。除血管滋养外，滑膜内肌腱还可通过其表面存在的滑液推进系统，通过滑液而获得营养。但仅靠滑液营养，肌腱愈合是不完全的。两种肌腱的愈合过程，都由细胞反应、纤维蛋白沉积与细胞迁移、再塑形 3 个阶段完成。但在行肌腱移植时，应选择具有相同组织特性与环境条件的肌腱供体，以获得更好的疗效。如滑液内肌腱移植于腱鞘内，在相同条件下比移植滑液外肌腱效果更好(Gelberman，1992)，这是因为不同的肌腱具有不同的营养与创伤愈合机制，如将腱鞘外肌腱移植于滑液内，移植体中的腱细胞不适应于滑液内环境，发生死亡，而由受区腱鞘内肌腱腱细胞长入替代(Amiel，1986)，移植肌腱此时仅起一生长引导支架的作用。这一愈合过程也就远较移植段腱细胞不发生坏死的同种肌腱移植的愈合时间为长。在后一情况下，移植段腱细胞与受区肌腱腱细胞均参加愈合活动。这些表明肌腱移植存在供体组织特异性上的选择。

肌腱移植后是否发生粘连，在滑液内肌腱，主要与滑膜层存在有关，滑膜层由于其形态结构及生化组成的特性，对保持肌腱表面的水化状态，防止肌腱与周围粘连等方面起重要作用。因此，进行肌腱移植手术时，应连同滑膜一起切取移植，避免损伤。滑液外肌腱的移植，由于没有滑膜层的保护，与移植受床产生粘连，但术后可随着肌肉收缩、牵拉，以及酶的降解作用，粘连组织逐渐松解、伸长，使肌腱可在一定范围内滑动。不论何种肌腱移植，精细、无创的手术操作是关键。这些操作应包括肌腱吻合处的平整、滑膜的完整以及尽量少的对移植床的损伤等。此外，防止粘连的另一个主要措施是术后早期活动，根据修复肌腱的位置和缝合方式，在控制下进行主动或被动活动。同时，早期活动还可通过压力的舒张，促进滑液内肌腱的代谢和生长。

自体肌腱是最好的移植材料。虽然多年来也有人对应用异体肌腱或动物肌腱移植的问题进行研究，但目前还未能作出定论，组织工程人造肌腱研究是当今研究热点，期望在22世纪初能被用于临床。

通常以掌长肌腱为游离肌腱移植的主要来源。这条肌腱的周径较小，横断面为椭圆形，腱膜组织丰富，采取方便，切除后不造成任何功能障碍。但在患者因先天缺失没有掌长肌，或不愿在前臂做切口时，则可用趾长伸肌腱、跖肌腱，或切除下的屈指浅肌腱等代替。但后两种肌腱不很理想，跖肌腱质地较硬，采取时也不方便，指浅屈肌腱较粗，且无腱膜组织。在同时需要多条的肌腱移植时，则可采用足背的第2～4趾长伸肌腱。

肌腱移植初期，靠血浆扩散和腱鞘的滑液维持营养，但移植肌腱的成活最终有赖于再血管化，再血管化有两种途径：一是肌腱床血管与移植腱血管直接吻合(初期再血管化)；二是毛细血管长入移植腱，形成新的血管网(二期再血管化)。人的无腱鞘肌腱异位移植后3d，移植腱内部即可看到红细胞，说明已有血管沟通，但一般认为移植腱成活以二期再血管化为主。10～14d移植腱和肌腱床之间毛细血管开始沟通，第6天即形成新的动脉系统。

移植腱与断腱缝合以后，其愈合过程分为3期：①细胞反应期(2周内)。主要表现为肌腱缝合处形成肉芽组织，呈半透明梭形红色团块，并与周围组织粘连。②纤维蛋白合成期(2～3周)。主要表现开始出现胶原并逐渐增多，纤维排列方向与肌腱长轴垂直逐步变为一致。③瘢痕组织改建期。主要表现炎症逐渐消失，周围组织粘连逐渐被吸收，胶原纤维恢复正常排列，全部过程完成需6～9个月。

滑囊的滑液和肌腱的血供，对肌腱的营养和修复具有十分重要的意义，研究的最终目的，在于促进肌腱术后的愈合，防止粘连。有实验证明，家兔膝关节内一段游离肌腱依靠滑液便能成活。鸟肌腱在无菌培养基中DNA和胶原合成均可增加。在20世纪70年代早期，即有人证明纤维鞘管区的滑液对肌腱营养作用的重要性，并发现修复纤维鞘管的肌腱之愈合质量和速度优于切除纤维鞘管者。在肌腱外科中，如能尽量保护滑液鞘，不仅能促进肌腱愈合，还能防止粘连。对肌腱血供进行研究，是当今腱外科的热点课题。Azar(1983)，Kleinert(1988)等认为肌腱血供的基本规律：一是为节段性，大致分为3段，近段由肌肉与腱联合及长系带提供，中段由长、短系带分节段单独提供，远段由短系带提供，腱在骨的附丽处尚有来自骨组织的血供。二是系带血供来自指动脉，前臂远侧和掌心部肌腱血供来自周围组织。三是腱内有微血管网存在者粘连少，愈合牢固，而无血管网者愈合强度差，粘连多。高崇敬(1990)等用40例新鲜成年人足标本巨微解剖、透明标本和组织切片的方法，证明趾长伸肌腱滑液囊外近侧端血供为肌血管的延伸；滑液囊及肌腱滑囊段血供主要来自胫前动脉、跗上外侧动脉和足背动脉；滑囊远侧 段血供来自跖背侧动脉。杨志明(1992)等证明成年人屈指肌腱血管构筑具有明显的规律性：①无论是屈指深肌腱或浅肌腱，也不论肌腱所处的平面，腱表面血管多，血管构筑较为复杂，可呈网状，襻状或纵向干型；而肌腱内血管数量少，构筑较简单，呈纵横分布。②在鞘管内和手掌近侧屈指肌腱的血管主要位于肌腱的背侧。在前臂和手掌中部则分布较均匀。③屈拇长肌腱在腕管和手掌部主要分布在掌侧，而在鞘管区偏向桡侧。④肌腱内的血管均位于腱束间结缔组织内。⑤腱内的纵向血管呈节段分布，不贯穿肌腱全长。用体视学方法观察屈指肌腱的血管密度，发现成年人屈指肌腱与血管体积比为0.45%，单位体积的血管长度为1.9mm，不同屈指肌腱血管密度无显著差异，同一屈指肌腱在鞘管区血管密长比在掌、腕和前臂段低。

肌腱移植或修复后发生粘连是肌腱功能效果不佳的主要原因，在发生粘连的诸因素中，对肌腱血供的干扰是重要因素之一。为了减少粘连，必须尽可能保存肌腱的血液供应。在临床工作中可以采取以下措施：带血管的肌腱移植术、保存腱系膜和腱纽的完整、选择血供好的腱段做游离移植和采用二期肌腱修复手术。与手术有关的预防措施有：皮肤切口应垂直或斜行跨越肌腱，使之与肌腱接触面减少；肌腱吻合点放在血供良好的软组织处，避开腱鞘、韧带、关节囊、骨性沟管或裸露骨质，不能避开时，可将其部分切除，开阔通路；肌腱吻合点光滑，避免血肿形成；无创操作，避免植腱干燥。

药物控制的研究方面有：①用氨基丙嗪(BAPN)抑制赖氨酰基氧化酶(lysyl oxidase)，从而抑制胶原和弹性纤维的交链。②局部注射或口服异丁苯丙酸(ibuprofen)溶剂，可减少肌腱滑动所需之力。③氦-氖激光照射，减少炎性渗出，促进水肿吸收，促进滑液分泌。④肌腱表面和腱鞘内涂以几丁糖胶溶液，抑制成纤维细胞活动，形成生物屏障。

两期肌腱移植术是指第一期手术置入1个人工腱，形成假腱鞘，第二期手术再移植自体肌腱。曾用过的人工腱材料有玻璃纸、丝绸、火胶棉(celoidine)、钽丝、不锈钢管、聚四氟乙烯或聚乙烯包裹金属线或丝线等，大都存在排斥反应，或因妨碍手指活动，增加关节僵硬发生率。Hunter(1971)应用硅橡胶-涤纶人工肌腱修复150例屈肌腱缺损，80%手指取得较好的效果。1983年又在8只猴的32个手指中置入硅橡胶人工腱，证明形成的假腱鞘具有内膜、中层和外膜结构。内膜层能分泌滑液样物质，中层有大量胶原，外膜则有丰富的血管结构。这些结构具有稳定的形态学特征，因而为二期肌腱移植提供了可靠的肌腱床。经后来的临床应用证明，移植肌腱很少发生粘连。他认为此法特别适用于肌腱床严重破坏的病例，在置入人工腱时，还应该同时修复滑车。此法已在国内外广泛应用。

预防肌腱粘连的方法虽多，但术后早期活动仍是最重要的手段之一。Merle(1980)根据国外12个手外科中心的经验提出，术后应该使用弹力支架早期活动，24h即可开始，一般使用3周。修复屈指肌腱要运用主动伸展、被动屈曲的支架，反之亦然。

二、适应证和禁忌证

1. 适应证　①肌腱缺损；②肌腱断裂后早期未做修复，因弹力减退断端不能拉拢缝合；③肌腱严重损伤，广泛粘连，无法做肌腱松解术者。

2. 禁忌证　①手指关节僵硬或强直；②手指掌侧瘢痕组织较多；③受区有感染存在。

三、供区选择

临床上最常应用的自体肌腱供体是掌长肌腱、跖肌腱和第2、3、4趾长伸肌腱。掌长肌腱位于前臂屈侧中央，深筋膜的深面，桡侧屈腕肌和尺侧屈腕肌之间，腱长10～12cm，该腱是人体变异最大的肌腱之一，异常发生率约为9%，可以从起点到止点均有肌腹，或只存在于其行程中的中央或远侧部分，也可以是双肌腹或分叉。据报道，白种人双侧掌长肌腱缺如占23.3%，亚洲人是4%，单侧者占1～2%，以左侧多见，性别差异不明显。也有报道掌长肌腱缺如发生率为15%，双侧掌长肌缺如者的3%有单或双侧跖肌腱缺如。跖肌腱起自股骨外侧髁，膝关节囊和斜韧带。肌腹长7～10cm，肌腱细长，为20～25cm(有报道男性腱平均长度30.8cm，女性28.8cm，宽4.2cm)。该腱于腓肠肌和比目鱼肌之间下降，附于跟骨内侧。腱的胶原纤维束构造特殊，腱周组织少，整个肌腱可以展开成为一条宽而扁的带，可分成数条供多根肌腱移植用，但剖开后因无腱周组织包绕易发生粘连。

掌长肌腱术前检查：手指伸直，拇指和小指指腹用力接触，大、小鱼际尽量靠拢并使腕关节做小范围屈伸运动，掌长肌存在者则呈弓弦状明显突出于皮下，清晰可见。

跖肌腱检查：因位置较深，无法用手法检查。1990年Mackay研究用同步超声仪(7.5MHz线形排列探针)检测30名志愿者，证明比较容易确定跖肌肌腹的存在，亦可确定肌腱直径和其走向，具有无损伤性，优于断层或磁共振成像法检查。

四、手术方法及注意事项

1. 掌长肌肌腱切取　局部浸润或臂丛阻滞麻醉下，在腕横纹正中做1cm横切口，在皮下解剖，即可显露肌腱。通过牵拉止血钳，了解肌腱走向，循其行径在前臂皮肤上做数个1cm长横切口，用细长剪解剖，逐段抽出肌腱，有采用向近侧做切口直到能获取足够长度的肌腱，但前臂瘢痕太明显。连同腱系膜和腱旁膜一并取下。术中注意，掌长肌的近侧部分覆盖在正中神经的内侧面，游离和切取肌腱时勿损伤。取下的肌腱应当用生理盐水纱布包裹，防止干燥，并避免夹压肌腱和触摸损伤，争取尽快移植。

2. 跖肌腱切取　先在内踝后方做2～3cm长纵切口，达深筋膜，钝性分离，在跟腱外侧找到跖肌腱。切断止点，用止血钳夹住断端，在小腿中、上1/3交界，胫骨内缘后方做5cm长纵切口，注意保护大隐静脉和隐神经。切开深筋膜，在腓肠肌内侧头和比目鱼肌之间找到跖肌，从肌肉、肌腱交界处切断，自远侧切口抽出。由于该肌腱较长，位置较深，用肌腱抽取器切取较为方便。取下的肌腱应保持湿润。在跟腱旁寻找跖肌腱时，需和跟腱副支相区别，后者无腱旁膜。

3. 2、3、4 趾长伸肌腱切取　趾长伸肌位于胫骨前肌与蹈长伸肌外侧，起自胫骨外侧髁外面，腓骨前面上 3/4 与邻近的骨间膜和深筋膜深面，下行至小腿中、下 1/3 交界处由内侧份开始逐渐变为肌腱，通过伸肌支持带深面，跨过踝关节前面至足背，分为细支，止于外侧四趾中节及远节趾骨基部的背侧。腱长 12～15cm。切取时，在肌腱行径上做数个横切口，以便分段抽出肌腱。如同时移植数条肌腱，最好做一较大的弯曲斜切口。找到肌腱止端后切断，用止血钳夹住断端，按所需长度完整取下肌腱和腱鞘。趾长伸肌腱的副支应全部切断。切取肌腱不宜使用肌腱抽取器。

手指屈肌腱移植方法见第 40 章“手及上肢肌腱损伤”。

（祁佐良）

第九节　血管移植

一、概　述

一般的小血管缺损，不论动脉与静脉，均宜用体表的自体静脉移植修复。这些静脉位置浅，数量多，切取方便，而且移植到动脉的愈合过程，与动脉之间吻合的愈合过程相似，所需时间也不较之为长，可能与动脉血氧分压较高，静脉内皮细胞活力增强有关。使用静脉移植修复动脉最早开始于 1898 年(Gluck)，但第 1 例成功的报道是在 1906 年 Carrel 和 Guthrie 将狗的颈外静脉移植到颈动脉。此后，自体静脉便作为一种血管代用品广泛在临床应用。第二次世界大战以前，大部分采用结扎止血或截肢的办法处理动脉损伤，战后才逐渐用移植静脉处理。

自体静脉移植到动脉以后，静脉管壁各层发生一系列变化，这些变化既参与愈合过程，又影响近、远期的通畅率。

1. 内膜改变　经过 4 个阶段。

(1)内皮细胞脱落阶段(2～3d)：与手术、缺血、动脉血流冲击、灌注等损伤和血流阻滞时趋化物质聚集，白细胞黏附迁移有关，脱落的细胞形成附壁血栓。如果血流灌注速度过低，血凝活性过强，便发展为早期栓塞。

(2)过渡阶段(1 周内)：残留的附壁血栓开始演变为致密平滑的被膜，残存的血管内皮细胞、裸露的内膜下层组织和机化血栓三者并存。

(3)内膜重建阶段(6 周)：新生的内皮细胞来自残存内皮细胞的增殖，也来自邻近的内皮细胞再生代替和血管中膜的肌内膜细胞分化而成。此过程在静脉移植后即开始，需 6 周以上完成。

(4)内膜增厚阶段(2～4 个月)：主要变化是内膜增殖和粥样硬化。如果内膜增殖相对稳定，将不影响通畅率。如有泡沫细胞侵入即形成类粥样硬化灶，管腔变窄乃至阻塞。

2. 中膜改变(6 周)　最初为水肿，炎细胞浸润，局灶性出血。之后，部分平滑肌细胞坏死，部分转化为成纤维细胞，最终被胶原纤维和成纤维细胞代替，导致中膜纤维化，增厚变硬。

3. 外膜改变(约 2 个月)　开始，胶原纤维束断裂，滋养血管栓塞，72h 开始新生滋养血管，2 个月即达到正常水平，纤维组织也逐渐增多，外膜增厚。

自体静脉移植的影响因素很多，随着电子技术和生物力学等的不断发展而被逐渐认识，简述有以下几个方面：①手术创伤。各种手术操作和手术器械均可能造成损伤，如解剖、游离、结扎、机械扩张、长时间缺血、干燥、导管和机械刺激及牵拉等，可造成静脉内皮细胞脱落，血小板及纤维素沉着，内膜下层炎细胞浸润、中层及外膜出血等。Moore(1985)通过光镜和扫描电镜观察，认为“无损伤”血管钳和夹在早期会使内膜脱落、撕裂，最终形成血栓。晚期可因内膜损伤处的平滑肌增生致管腔狭窄。②保养液。离体静脉用适当的保养液处理，能增强内皮细胞对各种因素的耐受性，减轻病理改变，提高通畅率。一般的保存液均含蛋白质，主要用其减少内皮细胞的代谢性损伤。有报道用 pH7.4 的 0.2%戊二醛溶液保存离体静脉可保持静脉瓣的抗拉强度和管壁的扩张性。③温度、pH 和酶。温度对内膜的影响同保养液性质和扩张与否紧密相关，但具体做法有争论，如用 37℃保存，还是用 4℃，或者先用 37℃营养液扩张，再 4℃保存，对内膜产生 PGI 2 的影响等。酸性环境下血管壁僵硬，碱性条件下血管扩张，以 pH 7.0 为好。弹性蛋白酶能使血管壁僵硬，而胶原蛋白酶可使其扩张。④离体时间。血管内膜对缺氧异常敏感，离体

10min 即可引起内膜严重损伤。缺氧时间超过耐受时限，内皮细胞变性坏死脱落，内皮下胶原纤维裸露，血小板和纤维素沉着，发生血栓。缺氧对血管平滑肌也有损伤作用。⑤血管壁缺血。是动脉粥样硬化和内膜增生的主要原因，血管移植后滋养血管未形成之前，内膜改变呈进行性。⑥血流动力学及生物力学因素。以往的研究多从血管通畅性和管壁形态学变化观察，近年来也比较重视研究力学因素对血管移植命运的影响。血管壁的组织结构、力学性质及流经该段血管的血流动力学三者间的相互联系，共同影响着移植血管的命运。目前许多学者把零应力状态作为考察血管组织重建的一种途径。⑦液压扩张因素。研究内容涉及对血管壁各层的影响，尤其是内皮细胞形态学和功能的变化。理想的扩张应是既克服血管痉挛和管径差异，又能最大度地保留内皮细胞的形态与功能。

自体静脉移植的研究已近一个世纪，但仍有许多问题尚未解决，如内膜增生的机制仍有争议，增生内膜的来源尚缺少直接证据；不同压力扩张后静脉段的生物力学和内膜细胞功能尚不完全清楚。

临床实践中尚有许多细节问题，如解痉药物应用、静脉移植段的周围组织要否去除、近远期通畅率和用自体小动脉修复大动脉缺损的方法等，均存在一定认识上的差异，有待进一步研究。

自体动脉血管移植的成功率较高，晚期效果好。在整形外科，一般选择失用的功能影响较小的动脉作为移植材料，如用颞浅动脉修复指动脉缺损。但在实际应用中供区有限，取材困难，取下的动脉血管痉挛不易解除，况且一般动脉缺损均可用自体静脉修复，故临床实际意义较小。有研究提示小动脉缺损范围很小时，张力缝合后血流量和内膜增生情况优于静脉移植，但微动脉瘤发生率较高，可能因管壁张力大，吻合口薄弱而形成局限性膨大。

二、适应证和禁忌证

下列情况下宜做血管移植术：①有重要功能的血管损伤或缺损；②显微外科手术中血管蒂短或移植后血管栓塞需再次手术；③肢体缺血性病变及淋巴管阻塞；④血管断端回缩，缝合口有张力。如移植体有明显粥样硬化改变，受区存在感染或无良好的皮肤组织覆盖视为禁忌。

三、供区选择

静脉移植体的供区较多，一般取自肢体的浅表静脉，如头静脉、贵要静脉及其属支；手背、足背静脉网；大、小隐静脉及其属支等。缺损血管外径＞1mm 者，可取手背的静脉；＜1mm 者可用前臂屈侧知名静脉的交通支。＞2mm 的血管缺损，可选用头静脉或大隐静脉。总之选择原则是供、受区血管口径大致相等。深部动脉的伴行静脉管壁薄，分支多，2 条伴行静脉之间有较多的交通支，而且位置深在，不宜选用。

四、手术方法及注意事项

1. 自体静脉移植

(1)移植体切取：沿所选择血管的行径画出标记，邻近血管旁用较小针头做局部浸润麻醉。切开皮肤，显露位于皮下组织中的静脉。钝性游离血管，逐一结扎切断血管分支。按比实际缺损大 30% 左右的长度，在已游离血管的近、远端各上一把止血钳。之后，在两血管钳的相对面用利刀切断血管，取下后用生理盐水纱布包裹备用。因有静脉瓣存在，最好在取下的血管的一端用缝线穿过外膜做出标记，以便识别血管瓣膜的方向。取下的静脉段如发生痉挛，可用液压扩张或热敷解除，注意不得损伤内膜。术中应使皮肤切口长度与切取的静脉段之长度一致，以利于显露和不致损伤血管。不宜采用做多个小切口采取血管。结扎血管分支时，应在血管分出点用细线准确结扎，离分出点太远，分支残端可因动脉压力而扩张，形成动脉瘤样改变。离起点太近又可导致静脉管壁局部狭窄。

(2)移植：将切取的血管移植段倒置，使静脉瓣的方向与血流方向一致。受区血管的近、远断端各上一个压力适合的血管夹。按二定点或三定点缝合法，用无损伤尼龙线与动脉一端的前壁吻合。前壁缝合完毕，翻转移植段再吻合后壁。同法吻合血管的另一端。吻合口切割要整齐，对合准确，内膜外翻。缝针穿过管壁应一次到位，边吻合边用抗凝血液冲洗吻合口。血管吻合完毕先放松吻合口远侧的血管夹，再放松近侧者。

2. 自体动脉移植　动脉移植与静脉移植相似。以切取颞浅动脉移植段为例，先检查耳前区血管搏动情况，沿搏动行径做出标记。局部浸润麻醉下，沿标记线切开皮肤，在皮下组织浅层显露颞浅动脉。用蚊式或显微血管钳钝性游离血管，结扎切断分支，按所需长度取下。

（祁佐良）

第十节　毛发移植

一、毛发移植概念和发展历史

(一)毛发移植概念及原理

毛发移植是从个体的某一部分的毛发用外科手术的途径移植到自体的另一部位的方法；毛发移植属于游离移植。毛发移植手术 2 个必要条件：①供区要有足够的毛发量以供提取，而且提取后不会影响供区的外观。②受区微环境有较丰富的组织和血供，以保障移植后的毛发良好成活。

现代毛发移植的理论基础是建立在 1959 年美国医师 Norman Orentreich 提出的“供区优势理论”之上：即从后枕部安全供区获取毛发，移植到受区，移植后的毛发仍保持其在供区的生长特性，并能在受区长期存在，受区微环境不能改变供体雄激素水平(图 11-6)。

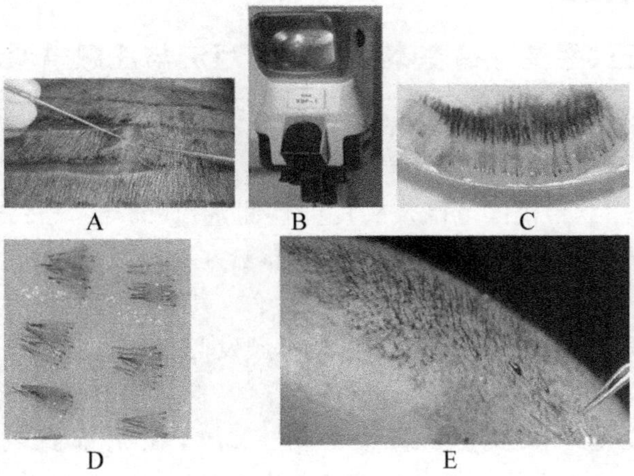

图 11-6　移植过程

A. 切取后枕部头皮条；B～E. 在显微镜下将头皮分离并植入脱发区

(二)毛发移植的发展历史

美国医师 Norman Orentreich “供区优势理论”的发现对外科治疗男性脱发和其他类型的脱发具有划时代的意义。但 Orentreich 医师并不是第一个提出毛发移植理念的人，早在公元 1804 年，Baromio 就成功地在动物身上进行了自体毛发移植。但第一次在临床上用自体毛发移植治疗秃发并获得成功的先锋是 Dieffenbach。他在 1882 年发表的博士论文中提到：用鹅毛羽茎作为打孔器，将供区的毛囊成功的移植到无毛区。然而，Dieffenbach 将这个成绩归功于他的老师 Karl Unger。随后他们进行了一系列的尝试，用毛发移植治疗瘢痕性秃发。1893 年 Durham，1911 年 Davis，1931 年 Passot 的工作为 Okuda 的成就做了很好的铺垫。1939 年 Okuda 发明了一种直径 2～4mm 的圆形手术刀，并用它从供区获取毛囊种植到秃发区、眉毛、胡须。然而 Okuda 并没有把这种方法应用于男性脱发。1959 年，Orentreich 医师创立了“供区优势理论”。1970－1989 年，毛发移植中引进了环钻取毛囊技术，但该技术的缺陷是移植后的毛发呈“洋葱样”外观，而在供区切口留下许多圆形的瘢痕。1988 年，Bobby Limmer 提出毛囊单位移植概念，发表了现代毛发移植技术而获殊荣。2000 年起，对毛囊干细胞的研究、毛发再生与构建也成为该领域新的热点。

二、毛发移植方法

按照提取毛囊单位移植体的方法不同，现代毛发移植可以分为两种：头皮条切取技术(FUT)和毛囊单位提取技术(FUE 技术)。FUT 技术包括 2 个基本的外科要点，即供区条状头皮的获取；显微分离毛囊单位。如果毛囊单位直接从头皮安全供区逐个获得直接移植到受区，而不需要切取条状头皮进行显微镜下分离的方法称为毛囊单位提取技术(即 FUE 技术)。

(一)FUT 技术方法及优缺点

1. 操作方法　从患者后枕部安全供区切取合适大小的头皮条，然后把头皮条在高倍放大镜下分离为单个毛囊单位移植体，再移植到受区的技术称 FUT 技术。毛囊单位头皮条切取技术起源于 1988 年 Bobby Limmer 发展起来的显微切割技术，而 FUT 技术这一名称，在 1998 年出版的《皮肤外科杂志》中被毛发移植医师正式确立。FUT 技术包括 2 个基本的外科要点：①供区条状头皮条的获取；②显微分离毛囊单位(图 11-7)。而且强调手术过程必须包括这 2 个部分，才能保证毛囊单位移植体的完整性。

2. FUT 技术的优缺点

(1)优点：①植发可以获得自然的美容外观，避免多毛囊单位移植、团块移植导致的“簇状生长”外

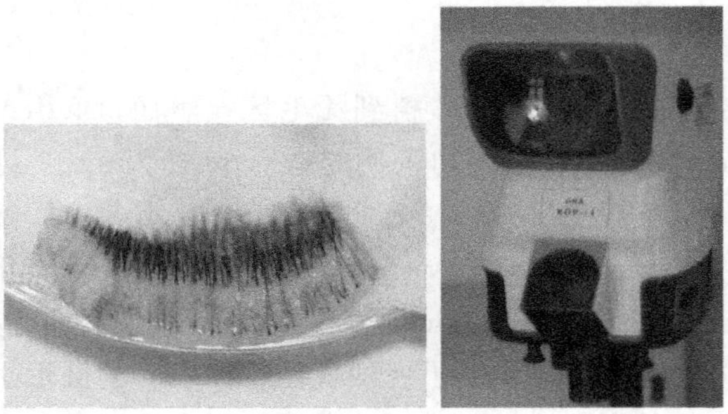

图 11-7　切取的头皮条及分离的显微镜

观的发生；②可以进行大数量的毛发移植，最大一次移植量可以达到或者超过 4000 个毛囊单位，密度达到每平方厘米 30 个毛囊单位或以上的高密度移植；③极大地扩展了毛发移植术的使用范围，可以应用到头皮瘢痕性秃发移植，眉毛移植、睫毛移植、胡须移植等其他部位的毛发移植。

(2)缺点：①手术过程耗时长，需要参与人员数量多；②培训及培养技术娴熟的团队需要较长时间；③需要特殊的设备，包括双目立体显微镜，特定的打孔工具，大小与移植体匹配。

(二)FUE 技术及优缺点

1. 操作方法　如果毛囊单位直接从头皮安全供区逐个获得并直接移植到受区，而不需要切取条状头皮进行显微镜下分离的方法称为毛囊单位提取技术(即 FUE 技术)。操作方法是用内径很小的环钻，直径一般为 1mm 甚至更小，对单个毛囊单位进行环切，深度约在真皮中层。然后用较钝的环钻或者 27-G 穿刺针联合牵拉和剥离，切断纤维连接，轻柔地将毛囊单位取出(图 11-8)。

2. FUE 技术优缺点

(1)优点：①避免了条索状头皮瘢痕；②恢复期疼痛不明显，没有头皮条切取后的胀痛；③需要的人员较少，一般有 2～3 位医务人员即可进行；④整个操作过程创伤较小，恢复快，容易接受；⑤适用于男、女秃发患者的毛发移植、头皮瘢痕性秃发移植、眉毛移植、睫毛移植、胡须移植、体毛移植等；⑥大大节约手术时间：术孔径($\phi<1$mm)的提取管提取出的单位毛囊更容易分离，比 FUT 的毛囊分离节约更多手术时间。

(2)缺点：①因为抽取毛囊单位的速度和数量受限，不能进行一次性大数量移植；最大移植量可达到 3000 根毛囊；②因为在盲视下进行操作，对操

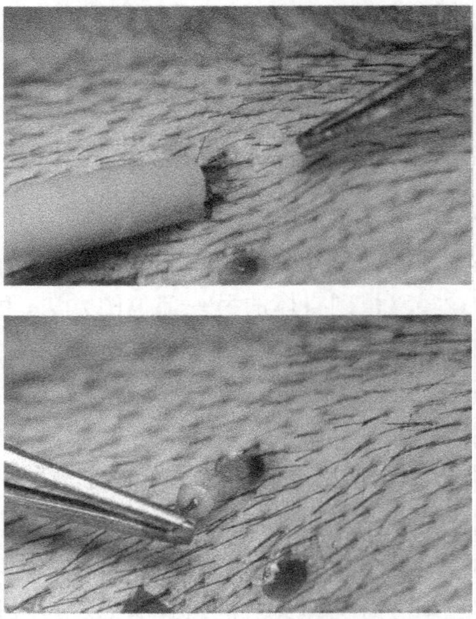

图 11-8　提取单个毛囊单位

作者提取技术要求较高，否则移植体存在被横断的可能性。

三、毛发移植基本手术操作方法与注意事项

(一)毛发移植术前设计

1. 供区设计与评估

(1)供区范围及头皮弹性测量：1995 年 Unger 报道了经过他研究的 328 例年龄在 65 岁以上的患者所得出的毛发安全供区理论。其供区的前界在耳屏前约 28mm 并平行于耳颞发际线。上界在外耳耳颅沟上 20～70mm 的水平线，向后枕部与枕部正中线相交，在颞部宽约 50mm，在枕部宽约 80mm，下界要根据家族遗传史来决定(图 11-9)。

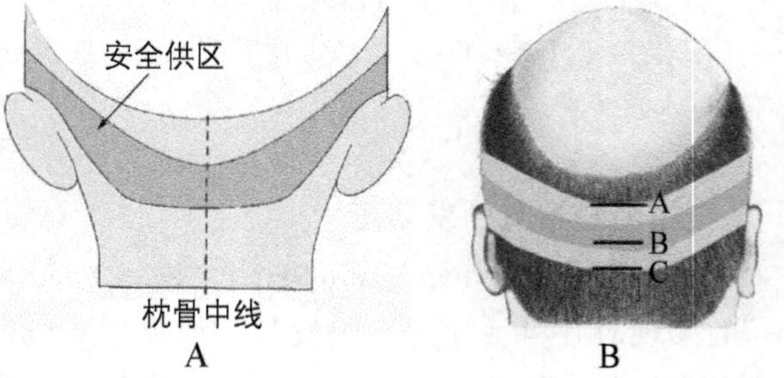

图 11-9　供区范围

A. 安全供区范围；B. 为 FUT 技术首选切取范围

头皮弹性测量主要用于 FUT 技术，医师要比较精确的估计出能够安全切除的最大的头皮条宽度。而对 FUE 技术，因为不存在头皮组织量的缩

减，所以头皮弹性测量就不是非常重要。

Mayer 和 Paul 提出的方法，用百分位数来代表被挤压的头皮弹性。此方法能够安全估计需切取的头皮条大小，而且适用于头皮的所有区域。将标尺放置在 5cm 长头皮的两端，做好标记，然后用示指和拇指向内侧挤压头皮，测量被挤压后的头皮长度，两者之差除以原长度得出的百分比即代表头皮的弹性，见图 11-10。例如：头皮在被挤压后的长度从 60mm 缩短为 48mm，头皮弹性＝(60mm－48mm)/60mm×100％＝20％

Mayer 和 Paul 建议在第一次毛发移植手术时安全的供区切取宽度在中间与旁边的大小一般为：10％弹性，中间 10mm、旁边 8mm；15％t 弹性，中间 15mm、旁边 10mm；20％弹性，中间 20mm、旁边 15mm；25％弹性，中间 22mm、旁边 15mm；30％弹性，中间 22mm、旁边 15mm。

Mayer 和 Paul 还建议，在随后每次的手术中所切取的头皮条宽度，要比所测得的头皮大小减少 20％，可以获得比较好的供区瘢痕。

已经测出最安全的头皮切取宽度(W)，将切取面积(S)除以宽度就是需要切取的长度(L)。

L＝S/W

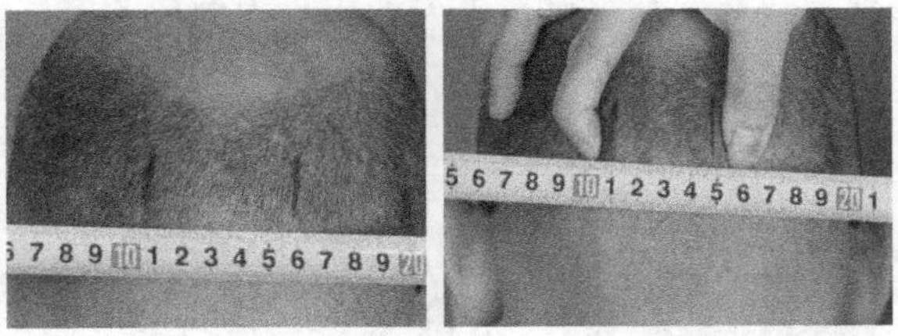

图 11-10　头皮弹性测量

(2)切取头皮条大小计算：所需毛囊单位总数(T)除以供区毛发密度(D)，得出的面积即为需要切除的头皮条大小(S)。

如需要移植毛囊单位数为 2000 束(T)，供区毛发密度为 76 FU s/cm^2(D)，则 T/D 即是需要切取的供区面积(S)。S 除以头皮条宽度即为头皮条长度。

对于 FUE 技术，将安全供区分割为两侧对称的 8 个区域，根据需要移植的数量，计算在不同区域需要提取的毛囊单位数量。在进行提取时，先从最右边的 1 区开始，然后到最左边的 2 区，接着 3、4、5、6、7、8 区域，如此操作便于统计移植体数量，也可以防止在某一区域提取过多而造成局部毛发特别稀疏。在进行毛囊单位提取，注意选择生长期的毛发而非退化期毛发(图 11-11)。

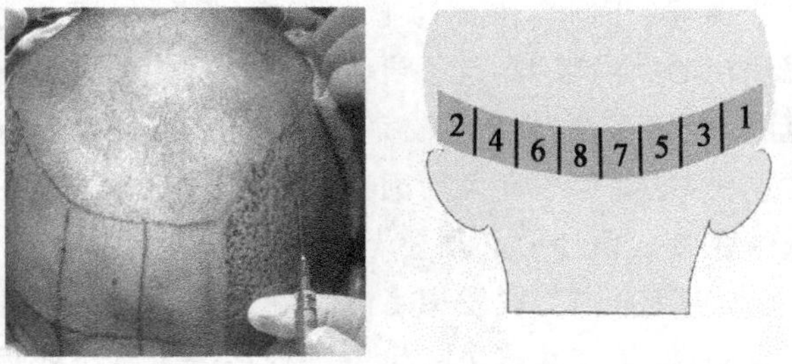

图 11-11　分区提取毛囊单位

2. 受区设计

(1)脱发的分区：为了更好描述脱发程度，将脱发分为以下几个主要区域，见图 11-12。

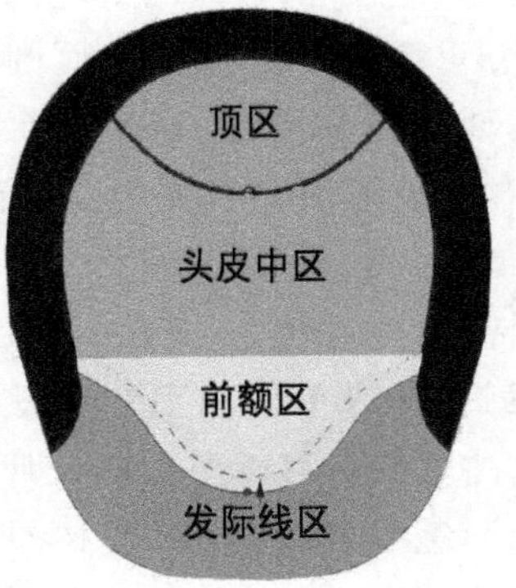

图 11-12　毛发移植设计中的头皮分区

①发际线区(frontal hairline zone)，于发际线前缘的位置，一条由前向后毛发密度逐渐增加的移行区过渡区，宽 6～10mm。

②前额区(frontal pegion)是毛发移植术中最重点被设计并移植毛发的区域，有时甚至是惟一被设计移植毛发的区域；额区的移植将塑造脸型并对患者面部外观形成最直接的影响；它向两侧延伸与颞区、顶区边缘相连接。

③头皮中区(midscalp)，头最上部相对水平的区域。它的边界在两侧位于颞部头发的边缘，前方边界是连接两侧额颞角的连线，后方位于顶区边界线的前缘。

④顶区(vertex 冠区)，此区是雄性激素依赖性脱发(MPHL)患者最靠后的区域。具有近乎圆形或者椭圆形轮廓，以头发生长方向不同形成的涡旋为标志。它的后边界是枕缘头发的最上边缘。为了形成完整的镜像这条曲线向前突出，它的范围可以从早期很小的中央稀疏区到 Norwood 七级患者超大的顶部无发区不等。

(2)受区设计基本要点：男性脱发是一个渐进性的疾病。因此，在设计毛发移植时，不仅应该考虑现在的秃发区，而且还要考虑将来可能的脱发区范围，所以一个相对比较完美的植发，术前设计非常重要，也避免患者今后因为脱发的进一步发展带来的尴尬。设计前必须要考虑的一些基本要素。

①年龄：因为脱发患者的发际线不可能是静止不变的，而是在其整个一生中都处在一个逐渐不断地后退、毛发逐渐变细的过程之中。患者的年龄越大，他最终的毛发脱失情况将相对的越是易于预测，对于年轻患者，一般移植的前额发际线需要设计的相对更高一些(≥8cm)，同时非常谨慎处理颞部及顶部的移植。

②面部轮廓：患者的自然面部轮廓对于取得最终的效果十分重要。对于拥有宽而圆的脸形的患者，发际线需要设计的更高、更平。而一个拥有较窄脸型的患者则需要一个相对收紧(不向外展开)的发际线。

③毛发特征：毛发密度(FU s/cm2)、浓度(由毛发直径和每个毛囊单位的平均毛发根数共同决定)、颜色、弯曲度都对移植毛发的设计有影响。简单地说(例如)：毛发密度越高，在相同面积内就可以取得更多的毛囊单位；使用较为粗糙的或者直径较粗的毛发，术后外观显得更浓密。毛发颜色与头皮越是相近(匹配)，将越是容易取得自然效果。

④意愿及期望：医师和患者之间必须有足够的交流，使患者的期望与医师的治疗计划可以基本达一致，术前不切实际的期望往往是患者术后不满意的主要原因。

⑤性别：男性发际线伴有在前额、颞交界位置的增大的额颞三角，而对于女性，一般正常发际线前额和颞侧的连接不存在额颞三角，而是相对平直的曲线。

⑥种族：根据不同种族的特点与个人要求设计。

(3)发际线特点及各区密度设计

①自然发际线特点：不规则的前缘，呈锯齿状分布，具有2～3个"美人尖"；不规则的头发密度，自然过渡。柔软随意的头发位于发际线的最前面，越到后面头发越粗；按毛发自然的方向和角度设计。

②密度设计：一般来说，低密度是指移植的密度在10～20FUs/cm^2，一般用于FUE技术中；或者经过第一次毛发移植后密度欠理想而需要加密的患者；或者原来毛发密度尚高，只是需要加密以达到更加自然的效果的患者。高密度移植指移植密度至少30FUs/cm^{2}或者更高。但许多医师并不采用高密度移植技术，而是将移植密度维持在25～35FU s/cm^{2}的美容密度"cosmetic" density范围内，简单而快捷。最大密度"maximum density"是指每平方厘米范围达到50 FUs/cm^{2}或以上的密度，这个技术由毛发移植领军人物Dr. Jerry Wong在10年前报道，一般只有在高加索人的毛发移植中会达到如此高的密度，而亚洲人或者黑种人的毛发移植，很难达到这个密度，因为亚洲人或者黑种人的毛发直径较粗而且卷曲。所以，对于亚洲人或者黑种人，美容密度移植已经完全能够达到与最大密度移植后的效果。

各部位密度可以均匀分布，也可以呈现阶梯状分布，根据个人脱发情况与要求而定。一般在"前额中心区"密度最高，其次是发际线和额角，顶部过渡区不必成为高密度移植区，否则晚期会造成"孤岛样"外观，与周围毛发极不协调。

(4)受区打孔方向和角度：要达到一个自然的最终效果的一个重要因素是移植毛发的角度和方向。

如图11-13所示，头顶部漩涡中心处毛发生长方向改变迅速，而远离漩涡的区域趋于缓和，颞部鬓角的毛发与皮肤贴近，生长角度很小，所以，必须非常关注每个部位每根毛发的生长方向和角度。

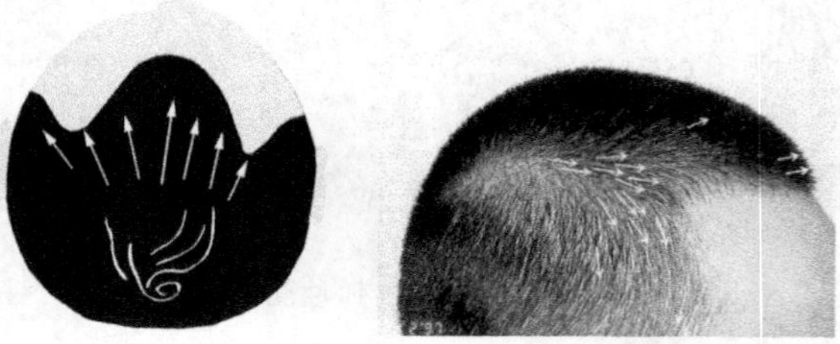

图11-13 打孔方向和角度顺着毛发自然生长方向和角度进行

(二)移植体获取，准备和植入

1. 移植体获取和准备

(1)对于FUT技术的过程，首先要进行头皮条切取。

①供区麻醉及头皮条切取

神经阻滞麻醉药液：含1∶10万肾上腺素1%～2%利多卡因溶液5ml，用神经阻滞及"Ring Block"麻醉。

局部浸润肿胀麻醉药液：考虑到麻醉药的用量及需要作用的面积及作用时间，对于切取不同数量的毛囊移植单位配制的局部浸润肿胀麻醉药液需要的总量和成分浓度有相应调整，见表 11-1。

表 11-1　局部浸润肿胀麻醉药液

毛囊单位	生理盐水	肾上腺素	2%利多卡因
少于 1000 株	50ml	0.125mg	5ml
超过 1000 株	100ml	0.25mg	10ml

局部麻醉成功后，用 10 号圆刀片沿设计线切开头皮，刀刃的方向始终与毛发的方向平行，可以借助皮肤拉钩将头皮向两侧牵拉，以便显露毛发生长方向；切割时一定要注意避免伤及毛囊部分，见图 11-14。

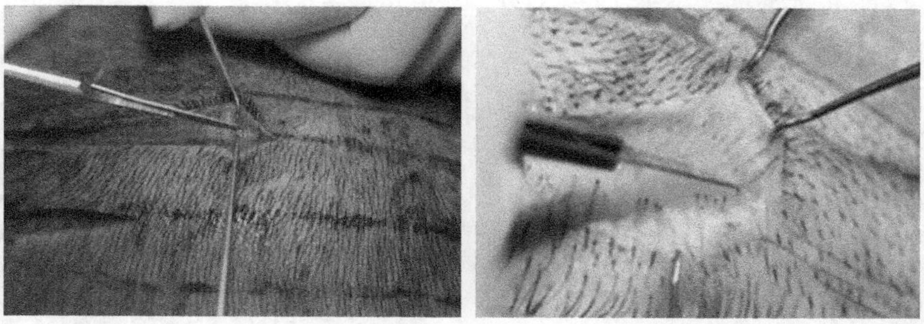

图 11-14　供区头皮条切取，使用皮肤拉钩充分显露毛发位置

②供区无张力缝合：获取最小瘢痕的一个永恒不变的原则是无张力缝合。经过多年的探索很多技术可以使术后的瘢痕几乎看不见。促进毛发生长的关闭伤口技术首先是由 Drs. Patrick Frechet，Mario Marzola、Paul Rose 在 2005 年提出的。在关闭供区切口之前，先将切口下缘皮瓣的游离缘剪去 1～2mm 的表皮组织，剪刀角度呈锐角，生理盐水冲洗创面，止血后分层缝合，见图 11-15。

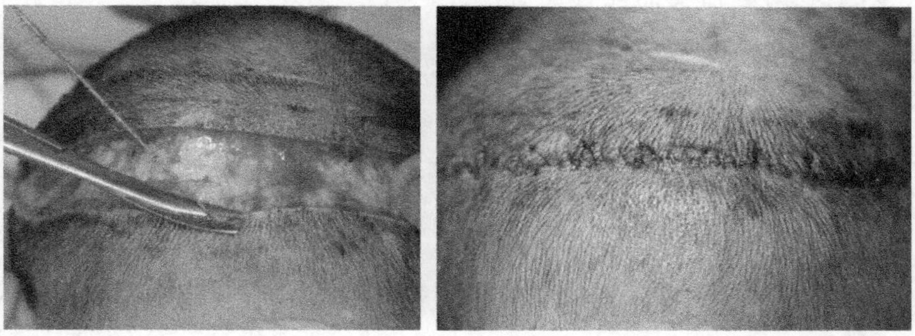

图 11-15　修剪下缘皮肤，切取约 2mm 宽表皮；供区无张力缝合

③毛囊单位移植体获取：一位助手用刀片和精细镊子将头皮条在立体放大镜下分片，另外几位将“薄片”继续分离为保留结构完整的毛囊单位移植体。分离好的移植物被放置在装有盐水纱布的低温无菌培养皿中，并按 1，2，3 及以上毛发的毛囊单位排列，便于计数和分类提取，图 11-16。

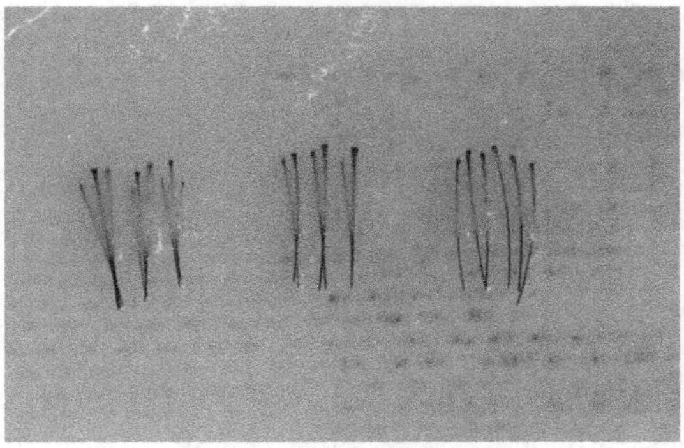

图 11-16　含 1，2，3 根毛发的移植体

（2）对 FUE 技术过程，麻醉成功后，用直径合适的手动或者电动钻环对单个毛囊单位进行游离并提取，将提取后的移植体放置在装有盐水纱布的低温无菌培养皿中，排列计数。如果提出来的移植体体积较大，含有的毛发数量，皮肤和脂肪量较多，均需要在立体放大镜下再进行分离，否则不仅放置

困难，而且术后效果也不自然(图 11-17)。

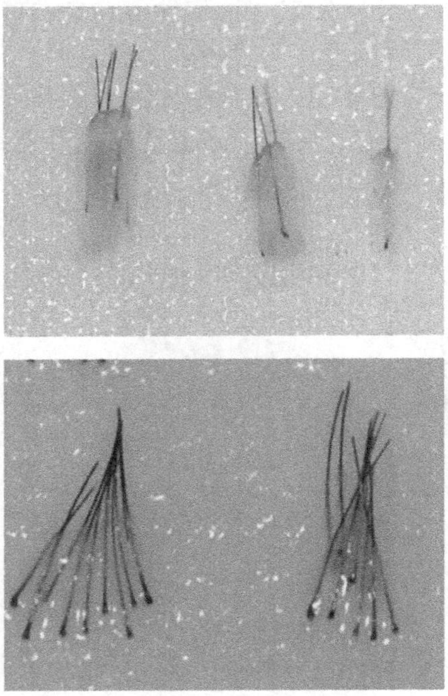

图 11-17 将粗的移植体细化

2. 毛囊单位移植体的植入

(1)常见植入方法：在所有需要的孔打完后，助手用镊子将移植体小心植入受区。还有一种方法就是“边打孔边植入”。手术者用刀片或自制植发针在受区头皮打孔，当刀片或针头取出时，移植物也同步被植入新形成的孔隙内。这种移植方法一般使用 22G 普通针头或直径为 0.7mm 的刀具，在距针尖 1cm 处弯曲成 120°，打孔时刺入皮肤的 1cm 长针头尽可能平行于皮肤表面。这种方法比较适合鬓角及眉毛的置入，术后效果自然美观。

(2)医务人员所需具备的耐心和技巧：是毛发移植团队中的很重要的部分，如果助手很有经验且十分投入，结果就会很好。如果他们不具备合适的手眼协调能力或很粗心，那么结果就会变得糟糕。一个优秀的医师可以用非常轻的手抓住待植入的毛发，对于切口的角度和方向有很好的感觉，并且用一个动作就能完成植入。此外，医师必须随时控制出血，并尽量减少对附近已经移入的头发的压力，从而防止“爆裂”。同时必须集中精力，要看清楚不错过任何一个孔径，或是避免重复移植。2 个能快速植入的成员组成一个好团队的核心，足以在合理的时间完成较大的移植手术。

四、毛发移植临床应用和随访

(一)毛发移植在男性雄激素性脱发中的应用

1. 适应证。心理和身体健康，自身对毛发移植有需求，供区有足够的毛发以供移植，除 1～2 级脱发外均可以进行毛发移植。

2. 操作要点如前所述，不同的技术采用不同的操作过程。

3. 病例照片对比见图 11-18。

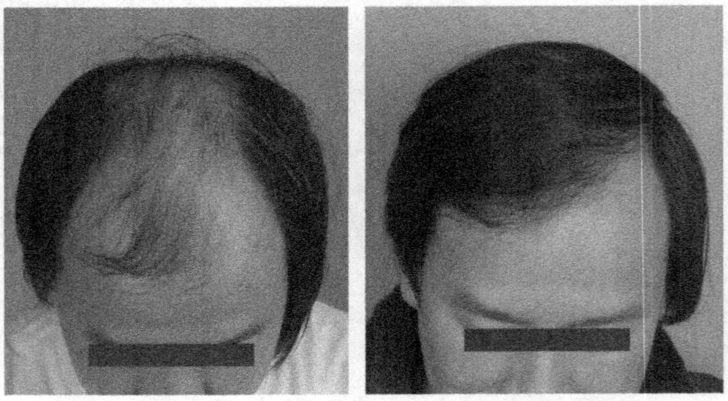

A　　B

图 11-18 男性雄激素性脱发五级

A. 第 1 次移植了 2880 个毛囊单位；B. 术后 13 个月，头发能梳理成形，效果良好

(二)毛发移植在瘢痕性秃发中的应用

1. 适应证

(1)各种烧伤、烫伤、外伤、肿瘤切除手术后遗留的瘢痕性秃发。

(2)各种非瘢痕性脱发经非手术治疗无效，毛囊全部萎缩毛囊口消失转变成瘢痕性秃发。

(3)面部除皱手术后引起的瘢痕性秃发，头皮外露。

2. 病例选择与操作要点　首先测量头皮瘢痕大小及部位。如果瘢痕范围较大，超过 $100cm^2$；瘢痕处组织很薄，几乎贴近颅骨；瘢痕范围相对集中，而不是零星分散，又位于头皮较中心区域，而不是靠近额部，颞部或者后颈部等情况下，首先考虑软组织扩张器修复。除上述情况外的其他瘢痕性秃发，均可考虑毛发移植。对软组织扩张器手术后遗留的瘢痕性秃发，毛发移植将是一个非常完美的选择。

瘢痕性脱发特点及移植的要素：瘢痕性头皮的特点为血供欠佳，头皮弹性差，张力高，头皮厚度较薄。①瘢痕区植发密度。由于瘢痕血供欠佳，所以不宜进行超过 $35～40FUs/cm^2$ 的高密度毛发移植，防止局部头皮坏死。移植密度在 25～30FUs/cm^2 为最佳密度，此密度一方面可以保持瘢痕头皮的血供不受影响，使移植后的毛发生长良好；另一方面也可以防止因瘢痕头皮弹性差、不易收缩及因移植体之间相互挤压引起的移植体"蹦出"。②瘢痕区打孔深度。瘢痕性头皮的厚度较正常头皮薄，所以在打孔过程中注意打孔深度，一般深度在 0.45cm 为佳，此深度略小于正常毛发的毛干长度 0.5cm，可以防止由于移植体皮肤内陷引起的毛囊炎。③瘢痕区打孔方向。打孔方向与头皮原毛发生长方向一致，或与邻近毛发方向一致，特别在前发际线区，应注意与对侧的发际线对称，或与原发际线高度一致，且发际线的连接处要自然，因为发际线对面部的轮廓建立非常重要，使术后效果更加自然。

3. 病例照片对比　见图 11-19。

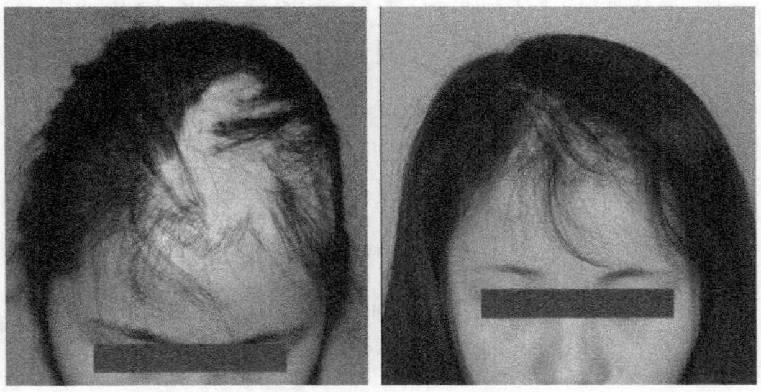

A　　　　B

图 11-19　头皮烫伤后瘢痕

A. 移植了 2570 个毛囊单位；B. 12 个月后，生长毛发基本能覆盖头皮瘢痕

(三)毛发移植在眉毛稀少中的应用

1. 适应证

(1)先天性眉毛缺失。

(2)不活动的自身免疫性疾病，如斑秃。

(3)感染引起的秃发症，如结核或麻风。

(4)使用激光或者酸性物质去除文身所引起的缺陷或者创伤例如灼伤、裂伤，直线瘢痕所引起的缺失。

(5)通过加密来增强正常的眉毛。

(6)缺乏外侧 1/3 或内侧部分的不均匀的眉毛。

2. 操作要点

(1)根据个人要求设计眉形。

(2)用直径 0.6～0.7cm 的刀具打孔，打孔时刀具尽量贴近平行于皮下，打孔方向与各部位眉毛自然生长方向一致。

(3)用直径较细的单根毛发的毛囊单位移植。

(4)密度尽可能高。

3. 病例照片对比　见图 11-20。

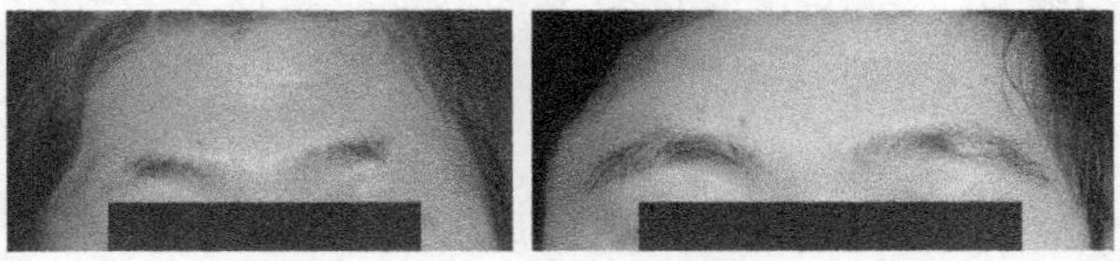

图 11-20　先天性两侧眉毛稀少

共移植了 478 个毛囊单位(左 260 FU，右侧 218 FU)，术后 12 个月，眉毛外形自然

(四)毛发移植在阴毛稀少中的应用

1. 适应证　稀毛症或无毛症是疾病中异样的一种，它们多数是特发性的。这些疾病在蒙古族的女性中很常见，但在白种人女性中很罕见。这些疾病往往导致患者的心理问题，例如自卑和由此产生的社会歧视。外科手术治疗可以帮助患者恢复他们的心理健康。

2. 操作要点

(1)根据阴部特征设计阴毛形状，呈橄榄状或者三角形。

(2)足够肿胀麻醉，形成较大的局部张力，便于打孔和减少出血。

(3)用直径 0.7～0.8cm 的刀具打孔，打孔时刀具尽量贴近并平行于皮下，打孔方向与阴毛自然生长方向一致。

(4)尽量用单根毛发的毛囊单位移植。

(5)密度选择中间高，边缘低。

(6)术后 24h 内局部严格制动，尽量减少活动，必要时卧床插导尿管。

3. 病例照片对比　见图 11-21。

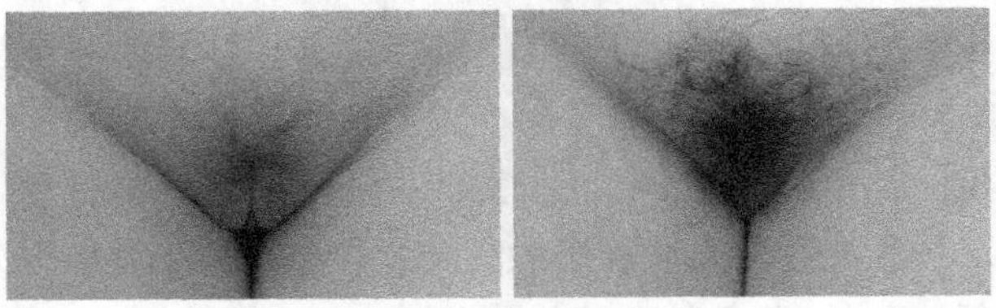

图 11-21　先天性阴毛稀少，移植 980 个毛囊单位，效果满意

(五)毛发移植在胡须稀少中的应用

1. 适应证

(1)在没有胡须和胡须的区域进行填补以创造一个新的外貌，或按照患者要求塑造一个新型的胡

须形状。

(2)在现有的胡须和胡须区域增加密度。

(3)为了遮盖因为意外损伤或医源性损伤如唇裂修复,唇部肿瘤切除造成的唇部瘢痕而无毛发生长。

2. 操作要点

(1)根据要求设计胡须形状。

(2)坐位或者半卧位进行,足够肿胀麻醉,形成较大的局部张力,便于打孔和减少出血。

(3)用直径0.7~0.8cm的刀具打孔,打孔时刀具尽量贴近并平行于皮下,打孔方向与各部位胡须自然生长方向一致。

(4)尽量用单根毛发的毛囊单位移植。

(5)移植密度选择美容密度。

(6)因为胡须的毛发直径最粗大,不适合移植到其他部位,特别是睫毛。

(7)术后24h内少讲话,流质饮食,尽量减少口周运动,必要时局部包扎。

五、毛发移植术后并发症预防与治疗

(一)早期并发症和防治

1. 出血和血肿　出血出现在术中或者术后24h,嗜酒及高血压患者,较容易出血,术后可以适当加压包扎。一旦出现血肿,则要进行抽吸和清除。

2. 晕厥　术后晕厥不常发生,多数在患者长时间平卧后瞬间站立时发生。预防措施有术中腿部的运动,经常性地变化体位,短暂的休息,能量补充也是必要的。一旦患者发生晕厥,应立即平卧,给予相应的对症支持治疗。

3. 感染　头皮血供丰富,感染发生可能性很小。血糖控制不佳的患者、头皮本身有潜在性感染灶未被发现者,发生感染的概率要高。如果术中供区缝合张力过大,愈合差,也可导致感染。术前头皮的清洁能有效的降低感染发生率。术后常规口服抗生素3d,可预防感染。当疑有感染时,需对局部清创处理,并使用抗生素。

4. 水肿和瘀斑　一般在术后1~3d会出现肿胀、瘀斑,主要分布在眼周、眉间,甚至顺延至脸颊。可以服用消肿的药物或者激素,48h内尽量抬高头部,可在前额部局部冰敷,常规使用头部绷带2~3d,基本能缓解肿胀。一般在术后7~10d肿胀会自行消退。

5. 移植体蹦出　一般在极高密度移植情况下可能发生,数量不多。在第2天洗头时如果发现有移植体蹦出,可以用小镊子将其原位植入。

6. 结痂、囊肿、毛囊炎　结痂在术后1个月内未消除,甚至粘住移植的毛发,导致移植体过早脱落,所以术后头部清洗很重要。囊肿和毛囊炎一般发生在术后1~6个月。主要原因是移植孔太深,移植的毛发深陷入孔中,而无法长出于表皮。移植时带入表皮或是分离毛囊单位时所带表皮太多,分离毛囊单位时切断了毛囊,植入时捎带了毛发碎尖等原因,也可以引发炎症。小的毛囊炎可以挑破,类似于处理痤疮的治疗。而大的囊肿或者较深的囊肿,则需要手术治疗。此外,保持头皮的清洁、局部使用抗生素和激素药物,也有一定的疗效。

(二)晚期并发症和防治

1. 疼痛、麻木、感觉迟钝或过敏　很多患者在术后抱怨供区或受区有麻木感或是感觉迟钝,也有些表现为感觉过敏。原因是手术可能会导致表浅的表皮神经损伤,由此而引发有麻木等感觉。一般无须治疗,多数患者会在3~6个月恢复,极少数的可能会持续18个月之久。为了减低术后感觉异常的发生率,术中应注意以下几点:①减少或避免使用电凝;②解剖层次应在脂肪层浅层,以免层次过深伤及神经束;③供区缝合张力适中。

2. 术后继续脱发　术后2~3周,供区和受区都可出现暂时的脱发。在供区,因为缝合处的血供较差尤其是缝合张力较大时,缝合线周边的处于生长初期的毛发会脱落。这种脱发只有极少数才会发展到比较严重的程度。在受区,由于打孔时损伤到头皮的毛细血管,影响了血供循环,毛发也会脱落。这种现象是必然的,是一个自然的过程。如果患者受区原有的毛发较多或是要求种植密度大,那么这种脱发会更明显、更严重。特别是年轻的男性患者,移植的毛发在旺盛生长,而自然的头发确仍在脱落。因此,要保持术后良好效果,减轻术后继续脱发,建议服用非那雄胺片(保发止)6个月至1年,同时外用米诺地尔以改善症状。

3. 瘢痕　为了避免缝合时张力过大,切取的头皮条宽度尽量应在1.5cm以内。如果患者本身的头部皮肤较紧,切取的宽度要控制在0.8cm以内,或者使用FUE技术进行提取,这样不至于造成明显的张力。促进毛发生长的缝合有助于减轻瘢痕症状。

4. 毛发生长方向不一致,发际线不美观　移植后的毛发长出后,呈现出与该区域正常毛发之间不同的生长方向，或者移植的毛发生长方向凌乱。这个现象在头顶毛发形成漩涡处和颞部最为明显。最关键的操作是手术中打孔的方向和角度，严格与原毛发生长方向和角度一致。

术前的设计对术后发际线的外形起到至关重要的作用，精致完美的发际线设计是决定良好手术效果的关键。发际线设计有其基本原则，而不是做光滑的弧线设计。发际线的设计可以采取锯齿形，有数个发尖，单根不规则等，移植时同样遵循此原则。

5. *毛发卷曲* 术后 3～6 个月毛发开始长出时，会发现有些长出的毛发是卷曲的，这可能是因为在植入毛囊单位的过程中，毛囊乳头未被放置在底部，而是被折叠于孔内。术中注意放置位置和方向对改善术后毛发卷曲有帮助，有些毛发在经过 1～2 年的生长后会逐渐好转。

6. *凸起和凹陷性斑点* 由于毛囊植入太深引起的凹陷性现象或者皮肤过多植入过浅引起的凸起斑点，在光线下十分明显。常见原因有所制作的裂隙太深或者比移植体大，常见于一般的微小移植或迷你型移植。预防方法：①制作的裂隙与移植体大小匹配；②避免埋藏移植体；③避免过多皮肤残留。一旦发生，可以使用 FUT 方法单根毛发进行修复，或使用激光脱发方法去除后再进行移植。

（张菊芳）

第十一节 大网膜移植

一、概 述

直到 19 世纪末，人们才开始逐步认识大网膜的功能。大网膜在修复外科上的应用始于 20 世纪初。1914 年 Durmond 和 Morsion 报道用网膜移植修复胸部巨大肿瘤切除后的创面。Jobet 和 Lambell(1926)报道用于治疗肠创伤。Kiricuta 普及了大网膜带蒂移植的应用，而网膜吻合血管移植是 Mclean，Buncke 和 Harii 首先报道的。

大网膜具有抗感染、免疫（抗微生物免疫和抗肿瘤免疫）、再血管化、吸收、调节胃肠道血循环、分泌等多种功能。曾被誉为“腹腔内宪兵”“腹腔长柄扫帚”和“艺术王国”等。网膜上的乳斑（milky spots）由成丛的各种类型、大小不同的淋巴细胞、未分化的间质细胞和粒细胞等组成，这些细胞具有强大的潜在分化功能，一旦受到刺激，细胞大小和形状均产生很大变化。有学者还发现，猪的大网膜被完全切除后可造成生长延缓，认为网膜具有调节躯体生长的作用。当腹腔某处发生缺血、感染，无菌性、机械性或化学性损伤时，大网膜便迅即与其粘连，6h 即能产生毛细血管芽，侵入大网膜和缺血组织间的纤维粘连，24h 内产生密集的血管网，以后的 48～72h 中则形成肉芽组织。但网膜并不粘连到血供好的部位。当大网膜从腹腔内取出并转移以后，仍能保持这种特点，能与被修复的组织迅速粘连，结为一体而建立侧支循环，从而显著改善缺血组织的血供。有实验证明，猫大网膜放到脑表面后，两者之间产生许多血管连接；把大网膜提取液注射给兔，可引起兔角膜血管生成；大网膜提取物注射到缺血区，可增加血液灌注量（Goldsmith，1984，1986）。其机制可能是大网膜组织的内皮细胞合成碱性成纤维细胞生长因子（bFGF），刺激各种细胞的生长和分化，诱导趋化和促有丝分裂活性，刺激血管新生（Bikfalvi，1990）。

临床实践发现，用大网膜修复体表缺损时，大网膜上面如果不立即用皮片覆盖，就会经历肉芽组织形成的缓慢过程，使大网膜硬化。如能立即移植皮片，则能保持大网膜特有的柔顺性。在猪的大网膜上移植中厚或全厚皮片，6d 即能全部成活，而且可进行吻合血管的移植。兔的带蒂大网膜瓣上移植中厚皮片，3d 断蒂皮片成活 40%，组织学检查可见大网膜内纤维母细胞和毛细血管增生。4d 皮片成活 69%，纤维母细胞和毛细血管已向皮片推进。6d 皮片成活达 98%，新生的血管已明显扩张充血。人的大网膜上移植皮片，7～10d 即可充分血管化，皮片越薄，血管化速度越快。术后 1 个月左右，成活的大网膜组织发生纤维性变，失去其过度柔软的特性，与皮片和深部组织粘连紧密而坚韧，组织学上表现纤维透明样变性，但其内皮层仍保持不变。

大网膜上具有丰富的血管网，用大网膜携带肌肉、皮瓣或骨组织，均能使之再血管化。用大网膜包绕骨块还可以促进新骨的形成和改建。由于大网膜的静脉血管缺少静脉瓣，用大网膜修复下肢缺损时，行走或劳动过久即会出现肢体水肿，但休息后便可消失，也可用穿戴弹力袜预防。

大网膜有 2 个动脉弓，胃大网膜左动脉和胃大网膜右动脉形成大网膜上动脉弓，大网膜左动脉和右动脉下行至大网膜游离缘吻合成下动脉弓，又称Barkow弓或Haller弓。上动脉弓向大网膜内发出5～10条网状动脉，这些动脉互相吻合，形成丰富的血管网。彭新民等(1985)测量大量人活体网膜数据，提供了丰富的资料，简述如下。大网膜长度(胃大弯中点至大网膜下缘)男性为(23.3±6.20)cm，女性为(25.8±4.4)cm。宽度(大网膜长度中点垂直于两侧缘的距离)男性为(30.0±4.0)cm，女性为(29.3±5.4)cm。面积(长×宽)男性为(702.5±236.4)cm^2，女性为(777.2±224.0)cm^2。大网膜血管外径：胃大网膜左动脉，男性为(1.8±0.5)mm，女性为(1.7±0.4)mm；胃大网膜右动脉在男性为(2.9±0.9)mm，女性为(2.8±0.4)mm。大网膜下缘的弓长，男性为(31.7±9.2)cm，女性为(28.6±7.6)cm。大网膜血管弓总长(即大网膜前叶左、中、右动脉弓之和)，男性为(65.1±11.2)cm，女性为(67.2±9.5)cm。由于大网膜血管的总长度决定了带蒂移植的距离，一切最佳剪裁方案都受制于大网膜血管的总长度，故上述数据对临床很有参考价值。

大网膜游离移植的实用价值较小，一般认为只有当缺损面积较小，被修复的组织血供较好时，才能获得成功。但Kiricuta(1980)曾对10例较大而又非常难处理的创面，用大网膜游离移植进行治疗，结果7例获得完全成功。其经验是：①被修复部位血供好，止血一定要完善；②大网膜上移植皮片的厚度比要修复的面积更为重要，中厚皮片比全厚皮片成活好，大网膜脂肪少比脂肪多好；③用局部冷却的方法(如冰袋)，可降低大网膜组织的代谢，延长大网膜耐受缺血的时间，增加愈合的机会。Chamorro(1993)报道，大鼠坐骨神经1cm长缺损用对侧坐骨神经移植体修复后，与对照组相比较，用大网膜片包裹的神经移植体内血管数和再生的轴突数多，而纤维化的区域小，腓肠肌的收缩幅度大，认为与大网膜内皮细胞合成酸性和碱性成纤维细胞生长因子有关，它们具有血管生成和神经营养作用。

进行大网膜移植需做开腹术，对患者损伤较大，曾有术后肠粘连、肠扭转和因腹膜炎致死的报道，故需严格掌握适应证，征得患者同意。同时由于对腹膜的情况事先不了解，有时难以判明有无腹膜发育不良、短缩或粘连，故拟做大网膜移植前，应备有其他治疗方案，采取相应措施。我们曾报道在取大网膜前先用腹腔镜进行预测，了解大网膜的具体情况，避免开腹手术的盲目性。Saltz(1993)还报道用腹腔镜切取大网膜瓣，为1名膝关节复发感染和骨外露的患者进行大网膜移植成功。从理论上讲，这种方法切取大网膜对患者损伤小，合并症少，为今后之发展方向。

二、适应证和禁忌证

1. 适应证　大网膜游离移植应严格选择适应证，下述的第1条是可选的适应证，而第2～6条是尽可能不要选用的适应证。

(1)体表各部位较大面积缺损或深部组织外露，无法用一般的皮瓣修复，或因损伤部位血供过度贫乏，无法提供皮瓣移植的血管床，如大面积头皮撕脱颅骨裸露的创面，胫骨骨折骨不连接伴有皮肤缺损和溃疡的创面，以及胸腹壁缺损修复的衬里等。

(2)用作填充材料修复萎缩性凹陷或腔穴，如半侧颜面萎缩，慢性骨髓炎清创后的腔穴。

(3)修复皮肤软组织深度缺损，如皮肤放射性损伤或压疮等慢性顽固性溃疡切除后的创面。

(4)改善肢体血供、静脉或淋巴回流，如血栓闭塞性脉管炎和慢性淋巴性水肿等。

(5)严重手外伤，用“大网膜手套”覆盖骨、肌腱和神经等。

(6)形成大网膜轴型皮瓣、皮骨瓣，修复远距离软组织和骨的缺损。

2. 禁忌证

(1)大网膜发育不良。

(2)有腹部手术史(大网膜可能粘连或短缩)。

(3)有腹腔感染史(大网膜可能粘连或纤维化)。

三、供区选择

由胃大弯至横结肠，全部或部分大网膜均可采取。

四、手术方法及注意事项

硬膜外或全身麻醉下，做上腹正中或旁正中切口。开腹后，将胃和大网膜提至腹腔外，展平，检查大网膜发育情况和血管分布类型。带蒂移植时，根据修复组织的部位、距离，选择胃大网膜左动脉或右动脉为蒂，沿横结肠游离大网膜。如以胃网膜右血管为蒂，则在靠近脾下极处切断胃大网膜左血管，再沿胃大弯与胃大网膜动脉弓间游离，逐一结扎切断胃大网膜动脉弓发至胃壁的分支。之后，根据大网膜血管分布，按受区需要覆盖的面积、长度和宽度，对大网膜进行合理剪裁和延长。延长大网膜时，必须注意防止血管损伤，出血点应一一仔细结扎，防止大网膜内血肿发生。为保证大网膜瓣的最远端有足够的血供，在剪裁之前，可用小血管夹阻断其他方向来源的血流来证实。转移至受区的皮下隧道应足够宽大，切忌使大网膜瓣长距离途经腹腔内，可通过腹膜后隧道，并加以固定，以免发生内疝和肠粘连。为防止血供障碍，可在大网膜出腹腔处的腹壁腱膜上做一小的横行切口，也可将皮下隧道切开，植入大网膜后再将其缝合。进行吻合血管的大网膜移植时，切取大网膜瓣的方法与上述相同，血管蒂要有足够的长度。由于胃网膜右动脉血管蒂较长，口径也较大，故常选做吻合的血管。切取大网膜瓣时，不必将大网膜全部取下而造成浪费，可根据血管分布和所需大网膜面积进行切取，未被切取的大网膜组织应展平放回原处。有条件者，可先用腹腔镜了解大网膜的情况，避免开腹的盲目性。

带蒂大网膜瓣转移到受区以后，周边做数针固定。用于覆盖缺损时，如大网膜面积较大，可用手轻轻挤拢法使其适合创缘，不宜将大网膜折叠。皮下隧道内应放置橡皮引流条，防止渗出液由伤口渗入腹腔内。大网膜上可立即移植中厚皮片，包扎压力不宜过大。亦可用油纱布等暂时包扎，第2次手术再移植皮片，手术间隔不大于1周。

（祁佐良）

参考文献

[1] 鲍卫汉，等．自体筋膜移植物物理性状的实验研究．中华外科杂志，1987，25(10)：601．

[2] 严志强，等．快速免疫组化法区分人周围神经性质．中华显微外科杂志，1996，19(1)：3．

[3] 陈绍宗，等．神经植入重建皮瓣感觉的实验研究和临床就应用．中华整形烧伤外科杂志，1991，7(3)：164．

[4] 徐永清，等．氦－氖激光对损伤肌腱粘连及愈合影响的实验研究．中国修复重建外科杂志，1992，8(2)：65．

[5] 杨志明，等．显微外科技术修复肌腱的实验研究(二)成人屈指肌腱血管密度研究．中国修复重建外科杂志，1992，6(3)：174．

[6] 高崇敬，等．趾长伸肌腱及其滑液囊血管的应用解剖．中国临床解剖学杂志，1992，10(1)：14．

[7] 北京积水潭医院《手外科学》编写组．《手外科学》．北京：人民卫生出版社，1978：310-312，330-336．

[8] 钱济先，等．液压扩张对移植静脉显微结构成分影响的定量分析．中国修复重建外科杂志，1995，9(2)：72．

[9] 赵黎，等．自体静脉移植血管力学特性和血流动力学变化．中国修复重建外科杂志，1993，7(2)：91．

[10] 王善昌，等．国人自体头发移植术的研究．中华整形烧伤外科杂志，1995，11(2)：122．

[11] 张廷才，等．兔大网膜微血管构筑．Chinese J. Clin. anat. 1993，11(3)：220．

[12] 邓全美，等．大网膜外科及其生理研究(文献综述)．国外医学外科学分册，1986，4(4)：196．

[13] 彭新民，等．活体大网膜测量数据及其临床意义．临床应用解剖学杂志，1985，3(2)：100．

[14] 陈绍宗，等．大网膜移植前的腹腔镜预测．中华整形烧伤外科杂志，1995，11(6)：439．

[15] Baskin LS, etal. Buccal mucosa grafts in hypospadias surgery. Br. J. Urology, 1995, 76, suppl: 3, 23-30.

[16] Kim PS, et al. The dorsal thoracic fascia: anatomic significance with clinical applications in reconstructive microsurgery. Plast. Reconstr. surg, 1987, 79(1): 72.

[17] Ljung A, et al. Expression of platelet-derived growth factor-β receptor in chondrogenesis of perichondrial transplants. Scand. J. Plast. Reconstr. Surg, 1995, 29: 289.

[18] Gubisch W, et al. Experimental and clinical study on the vitality of orthotopic cartilage transplants. Plast. Reconstr. Surg, 1995, 95(4): 633.

[19] Skoog V, et al. The effect of growth factors and synovial fluid on chondrogenesis in perichondrium. Scand. J. Plast. Reconstr. Surg, 1990, 24: 89.

[20] Brent B. Auricular repair wirh autogenous rib cartilage grafts: Two decades of experience with 600 cases. Plast. Reconstr. Surg, 1992, 90(3): 355.

[21] Rudderman RH, et al. The fate of fresh and preserved noncrushed and crushed autogenous cartilage in the rabbit model. Ann. Plast. Surg, 1994, 32(3): 250.

[22] McCarthy JG, et al. Plastic Surgery. Philadelphia: WB Saunders company, 1990: 559-564.

[23] Pinholt EM, et al. Revascularization of calvarial, mandibular, tibial and iliac bone grafts in rats. Ann. Plast. Surg, 1994, 33: 193.

[24] Fiala TG, et al. The effect of rigid fixation on craniofacial growth of rhesus monkeys. Plast. Reconstr. Surg, 1994, 93(1): 1.

[25] Finkelman RD, et al. Elevated IGF-Ⅱ and RGF- concentrations in human calvarial bone: potential mechanism for increased graft survival and resistance to osteoporosis. Plast. Reconstr. Surg, 1994, 93(4): 732.

[26] Millesi H. Peripheral nerve surgery today: turning point or continuous development? J. hand surgery, 1990, 15B

(3):281.

[27] Mackay IR, et al. Imaging the plantaris tendon with ultrasound. Br. J. Plast. Surg, 1990, 43(6):689.

[28] Olivier TV, et al. Effect of cold storage on the subsequent structure and function of microvenous autografts. Br. J. Plasr. Surg, 1994, 47(8):548.

[29] Hata Y, et al. Eyelash reconstruction by means of strip skin grafting with vibrissae. Br. J. Plast. Surg, 1992, 45 (2):163.

[30] Li Li, et al. Effect of skin-graft harvesting on hair growth: implication for the study of alopecia. Ann. Plast. Surg, 1995, 34:539.

[31] Kiricuta I. Use of the omentum in plastic surgery, Elmsford, New York, Pergamon press, 1980:31-41, 82-89. 230-231.

[32] Sahz R. et al. Laparoscopically harvested omental free flap to cover a large soft tossue defect. Ann. Surg, 1993, 217(5):542.

[33] Goldsmith HS et al. Lipid angiogenic factor from omentum. JAMA, 1984, 252(15):2034.

[34] Chamorro M, et al. The effect of omental wrapping on nerve graft regeneration. Br. J. Plast. Surg, 1993, 46 (5): 426.

第12章

生物材料在整形外科的应用

第一节 整形外科常用生物材料概况

整形外科中所用的移植物除了自体移植物、异体和异种移植物外，生物材料作为一种替代材料在整形外科中得到广泛的应用，起到了一定的功能替代作用。生物材料(biomaterials)或称生物医用材料总体上可以分为体表修复材料(如人工皮肤)或体内置入材料两大类。体内置入材料大致可以分为：①充填材料如软组织充填材料和骨充填材料；②人工骨和人工软骨如人工颅骨、人工下颌骨、人工椎体骨和人工耳软骨等；③人工关节如人工髋关节、膝关节、肘关节、指关节和下颌关节等；④人工肌腱和韧带；⑤人工血管；⑥可降解组织诱导材料，这是近年来发展起来的生物再生诱导材料，有望在组织再生中发挥作用。

(刘 伟)

第二节 整形外科常用生物材料的种类与特点

生物材料大致可以分为天然材料和人工合成材料两种。现将常用生物材料的基本特性、种类及相关特点描述如下。

一、作为置入材料必须具备的特性

1. 具有良好的生物相容性 包括不引起毒性反应、炎症反应、异物反应、变态反应、无抗原性和致癌性，具有良好的人体组织相容性及抗血栓形成能力。

2. 具有良好的物理特性 如一定的强度、抗拉力和压力、能承受一定的负荷、合适的弹性模量、较高的耐磨损和耐老化能力。

3. 具有良好的化学稳定性 不发生化学特性改变、良好的耐腐蚀能力、不产生有毒性溶出物。

4. 其他特性 不具有磁性，便于加工、塑形和易于消毒和灭菌等。

二、整形外科常用材料的分类

1. 高分子材料类生物材料

(1)种类：包括硅橡胶、聚甲基丙烯酸甲酯、聚四氟乙烯、高密度聚乙烯、聚乳酸、聚羟基乙酸、聚酯(涤纶)和聚酰胺(尼龙)、聚氯乙烯和聚丙烯腈等。

(2)特点：与人体组织具有较好的相容性，如在水溶液中稳定、耐化学腐蚀、易于加工和基本无毒性。关于这些材料长期置入后在体内的稳定性、组织毒性反应和致癌性等尚有争议。

2. 无机非金属类生物材料

(1)种类：包括人工合成的陶瓷材料(如羟基磷灰石和磷酸三钙)和天然的珊瑚材料等。

(2)特点：生物相容性较好，但存在曲强度小、抗张强度低和缺乏机械强度等缺点。

3. 金属类生物材料

(1)种类：纯钛、钛合金、镍钛记忆合金、钴-铬合金、不锈钢等。

(2)特点：具有高机械强度、耐磨耗、负重能力好和生物相容性好。缺点是加工塑型较难，生物活性差。通常用于人工关节、种植体和固定用钢板和螺钉等。

(刘 伟)

第三节　高分子材料及其应用

一、硅 橡 胶

1. 理化性能及应用现状　其物理性状由聚合物内的单体数目决定，单体数越多，聚合物黏度越高，硬度越大。其物理状态可以呈现为液态油状、乳状、胶冻状、网状、膜状、海绵状或固体块状等形状。

硅胶具有良好的理化稳定性和生理惰性，体内长期埋置能耐组织液腐蚀，不被机体代谢、吸收和降解。液态硅胶注射可引起炎症反应、肉芽肿和甚至组织坏死，不宜采用。而固态的硅胶或封闭的液态硅胶具有较好的生物安全性。

2. 病理组织学表现　固态硅胶置入后周围通常有纤维包膜，其厚度与硅胶假体的形态、表面粗糙度、置入部位、与周围组织的相对活动度、手术及愈合过程和患者的体质等有关。病理学检测可见置入部位有炎性细胞浸润、纤维组织形成及胶原纤维玻璃样变等典型特征。纤维包膜挛缩是常见的并发症，可使假体变硬和变形。

3. 主要临床应用范围

(1)充填增加组织量，如隆鼻、隆颏、隆胸及增厚、增高颅骨、颧骨等。

(2)修复软硬组织缺损或充填凹陷性畸形，如颅骨、下颌骨、颧骨等骨缺损，半面萎缩及上、下颌骨发育不良等充填治疗。

(3)作为腱鞘、外膜或包膜等间隔性材料应用，如防肌腱粘连、神经吻合口包绕、作为掌指关节头或颞下颌关节头的包膜等。

(4)作为软骨支架应用，如耳郭软骨、鼻翼、鼻尖和鼻小柱的修复。

(5)用于创面覆盖预防瘢痕增生。

二、聚四氟乙烯

1. 一般理化性能　聚四氟乙烯(polytetrafluoroethylene，PTFE)是一种有机氟化物乙烯的多聚体，其理化性能稳定、无毒、耐高低温、耐腐蚀。其物理形状包括海绵状、膜状、片状、块状和圆筒状等，表明光滑、摩擦系数极小、易塑型、有一定的弹性和柔韧性、不易撕折，适合于软组织修复及具有一定柔韧度的血管、韧带等缺损的修复。

2. 病理组织学表现　聚四氟乙烯具有良好的生物相容性，尚未见有致癌报道。置入体内后与固体硅胶周围组织反应类似，但异物及炎性反应比硅胶要稍明显，同时也可在其周围形成纤维包膜。但膨体聚四氟乙烯及微孔状的PTFE由于组织可以长入微孔内，并无明显的纤维包膜形成。

3. 临床应用范围

(1)作为充填材料：如隆鼻和颅面部组织缺损充填等。

(2)作为悬吊材料：包括上睑下垂、面瘫的悬吊等。

(3)作为防止神经、肌腱、关节或皮肤等粘连的间隔物。

三、高密度聚乙烯

1. 一般理化性能　高密度聚乙烯(high density polyethylene，HDPE)，商品名为Medpor。商品化HDPE呈白色，表面粗涩、多孔、孔径40～200μm，孔与孔相互贯通，具有一定的柔韧性和相对不可压缩性。鉴于其多孔的特性，容易藏匿细菌，需要严格消毒。

2. 生物相容性及病理组织学表现　相关研究表面，HDPE具有良好的组织相容性，置入后纤维组织或骨组织可以长入小孔内，同时血管也易于长入形成血管化的移植物。由于这些特征，HDPE与置入部位周围组织形成良好的稳固关系，很少发生移动。

3. 临床应用范围

(1)骨缺损修复：HDPE临床应用的报道较多的是对颊部、眶弓、眶底、上下颌骨、颧骨、颞骨、耳部等头和颜面部的修复获得良好的治疗效果。

(2)用于隆鼻：但有外露的危险。

(3)用于耳再造：有学者认为HDPF可作为自体软骨移植耳再造的辅助材料，若全部用HDPE行耳再造，须有良好的颞肌筋膜覆盖，以免材料外露。

四、聚甲基丙烯酸甲酯

1. 一般理化特性及病理组织学表现　聚甲基丙烯酸甲酯(polymethylmethacrylate，PMMA)，俗称有机玻璃，为一种热塑型丙烯酸树脂类塑料，其特点是质硬而轻、透明、耐光、不导热、能透X线、机械性能佳、火烤下易塑型。PMMA置入后周围形成纤维包膜。与硅橡胶相比，由于其刺激性大，故其周围组织的炎症反应较明显。

2. 临床应用范围　PMMA为比较陈旧的材料，早期曾用于骨组织缺损的修复，但术后易导致局部积液，材料也易老化和脆裂。

五、生物可降解材料

生物可降解材料(synthetic biodegradable materials)包括人工合成的可降解聚合物和天然提纯的可降解材料。

1. 人工合成生物可降解聚合物　属于高分子可降解聚合物，可以通过水解和酶解将大分子聚合物逐步降解为可以在体内被代谢的分子。

(1)常用高分子聚合物

①聚乳酸(polylactic acid，PLA)：降解后形成乳酸单体，最后被机体代谢为水和二氧化碳。

②聚羟基乙酸(polyglycolic acid，PGA)：降解后形成羟基乙酸单体亦可被机体代谢为水和二氧化碳。

③聚乳酸-羟基乙酸共聚物(poly lactic-co-glycolic acid，PLGA)：由两种单体乳酸和羟基乙酸随机聚合而成，兼有PLA和PGA的特性，其降解率也介于两者之间。

(2)合成高分子可降解聚合物的临床应用范围

①骨固定材料：PLA通常被用来作为骨固定材料，如骨钉和骨固定板。

②外科缝线：PGA，PLGA均被用于作为可吸收缝线，在整形外科中广泛应用。

③软组织充填：PLA有报道被用来作为注射剂进行充填。

④组织工程支架材料：PGA，PLGA和PLA均被用作为组织工程支架材料来构建和再生组织。

⑤药物缓释：PLGA等材料被用作为载体支架缓释药物，可用于组织再生或促进组织血管化等的用途。

2. 天然可降解可降解材料　多为天然的细胞外基质成分，如胶原和氨基多糖分子，具有良好的细胞相容性和组织相容性，为组织再生的重要生物材料来源之一。

(1)常用天然可降解材料

①黏多糖(氨基多糖)：为细胞外基质主要成分之一，通常为动物组织中所提取。最常用为玻璃质酸分子，商品名多称为玻尿酸。目前也有采用基因重组的方法来进行制备，可以降低成本并可进行较好的质量控制。

②胶原：是细胞外基质的重要成分之一，也是结缔组织的主要细胞外基质成分。目前胶原主要来源于动物组织，有望通过新的技术发明来生产重组人胶原。

③脱细胞基质：如脱细胞真皮、脱细胞血管、脱细胞骨和脱细胞神经等。这些脱细胞组织由于去除了细胞成分，不具有免疫原性，但同时保留了完整的组织结构，有利于细胞的再进入和组织再生。

(2)天然可降解材料的临床应用范围

①作为填充注射剂：如玻璃质酸和胶原等分子。

②组织修复和再生：脱细胞真皮组织被广泛用于脑膜修补、胸腹壁修补、创面修复、面瘫悬吊治疗、乳房重建等。脱细胞骨组织被用于颅骨和其他部位骨组织的再生治疗。脱细胞神经被用于周围神经的修复和再生。

六、聚酯和聚酰胺

聚酯(polyester)俗称涤纶，聚酰胺(polyethane)俗称尼龙，两种材料的用途基本相同，它们在整形外科领域主要用于替代人工颌骨、肌腱、筋膜或血管等。这些材料的成品质地柔软，有韧性，可制成片状、网状或网管状、泡沫状和膜状等。主要用途包括人造血管、面部充填、作为乳房假体置入、上睑下垂或晚期面瘫的悬吊修复等。

七、医用高分子生物材料的不良反应

医用高分子材料绝大多数化学性能稳定，但其所含的各种添加剂或未聚合的单体与组织长期接触可引起各种反应，造成组织炎症、坏死或肿瘤产生。若由于材料老化，其各种有害成分析出，也可能致癌、致突变等。

硅胶在人体应用、观察和研究的时间最长，目前尚无明确的科学证据来显示硅胶有严重的不良反应。此外，目前所用的其他多种医用高分子材料的生物相容性及是否存有潜在不良反应还需经过严密的科学研究来加以验证。

(刘　伟)

第四节 无机非金属材料及其应用

无机非金属生物材料包括人工合成的陶瓷类材料和天然形成的珊瑚、蚕丝等材料。可置入人体的陶瓷材料可以包括：①生物活性或表面活性陶瓷（如羟基磷灰石和某些含磷、钙和钠的硅基玻璃）；②可吸收陶瓷（如磷酸三钙）；③非反应或接近惰性陶瓷（如致密氧化铝、微晶玻璃陶瓷和碳）。

一、羟基磷灰石

1. 一般理化特性　羟基磷灰石（hydroxyapatite，HA），因其HA的成分与人体骨与牙釉质内天然的HA的组成成分和晶体微观结构类似，故具有极好的生物相容性。按照来源不同，HA可以分为两大类：①化学原料合成的HA（如致密性HA，多孔型HA和颗粒状HA）；②天然材料加工而来的HA（如珊瑚型多孔HA和脱蛋白骨）。根据HA的加工和制备条件不同，理化和生物学特性也有所不同。其物理形状可以分为块状和颗粒状；按其孔性可分成致密、大孔和微孔；按结晶性分成结晶型和非结晶型。总体而言，HA具有较好的骨传导性，但脆性较大，难以雕刻塑型。HA具有良好的生物相容性，无毒、无刺激性、无排斥反应、不老化、不致敏和不致癌等特性。

2. 生物学性能及病理组织学表现　HA具有良好的骨传导性，但不具有骨诱导性。置入后，周围新骨细胞再生活跃，再生的骨细胞可以来自周围的骨床，也可以通过材料表面的钙、磷等离子溶解，使材料周围骨组织的钙、磷离子浓度增加，溶解于钙池，再重新沉积在HA表面，形成与受体骨的界面愈合。病理学检测显示HA与受体骨之间无纤维长入，结合牢固，置入区周围形成很薄的纤维包膜，基本上没有炎性细胞浸润。

3. 临床应用范围

(1)用于充填骨窝洞类缺损：多采用颗粒状HA或多孔型HA。

(2)作为人工骨应用：因生物相容性极好，块状HA仍然是非负重部位骨缺损的常用材料，多用于下颌骨、颧骨、眶弓、眶底的修复，也有用于隆颏、隆颅或隆鼻等的治疗。

(3)作为复合材料应用：如HA与天然生物材料复合如胶原和纤维蛋白黏合剂；与有机生物材料复合如高聚物材料涤纶等；与无机生物材料复合如金属合金材料；与生物自身来源材料的复合如自体红骨髓或矿化物的复合；与多种材料复合如MBP及明胶或胶原的复合。

(4)作为组织工程骨再生支架材料。

二、钙磷陶瓷

1. 一般理化特性　钙磷陶瓷（又称磷酸钙陶瓷，tricalcium phosphate，TCP）与生物惰性材料相比，因其组成、结构与机体骨、牙等硬组织的无机成分接近，置入体内细胞相容性好，无抗原性、不应起过敏反应、不影响正常骨的矿化过程、能促进组织修复、具有良好的组织相容性和骨引导作用，是较为理想的骨组织修复的复合涂层材料。

2. 生物学性能及病理学组织学表现　TCP具有极好的生物相容性，促骨生成作用明显，体内可被降解吸收，并促进周围新骨生长。材料与骨结合界面连接良好，无软组织间隔，具有较好的骨引导再生作用。

3. 临床应用范围　TCP的临床应用适应证与HA基本相同。与HA比较，TCP促进新骨组织的长入与固定更早，为早期骨生长提供支架如组织工程骨的再生。

三、氧化铝

置入后会在体内不断释放铝离子，而被机体组织包裹，无明显的生化效应。其组织相容性不及HA，但与不锈钢相似。氧化铝质地坚硬、牢固、耐磨，被用于髋关节置换和人工骨充填材料，其缺点是脆性大，易于在负荷时折断，临床已较少适用。

四、碳

通过对聚合纤维、人造丝等进行缓慢加热留下纯碳成分。通常以碳纤维的物理形式存在，被用于人工肌腱和韧带的置换。

五、硅酸盐

常用硅酸盐类材料如下：

1. 生物玻璃（bioglass）　该材料置入后与骨直接接触时，材料表面可形成磷酸钙碱性层，从而使骨与其产生骨结合。

2. 离聚物（ionogron）　是一种多孔性硅酸盐

类离聚物材料，可作为骨缺损的充填材料。多呈颗粒状，置入后不吸收，在纤维骨组织包围前有变形和移位的可能。

3. 离子化骨水泥(ionomeric cement)　由硅酸铝玻璃粉末和聚羟酸反应形成。材料经过调合呈糊状，10min 后固化，固化前可塑性，该材料与骨能结合，但骨水泥填充处无法被再生骨替代。骨水泥还存在松弛和单体毒性等问题。

（刘　伟）

第五节　金属生物材料及其应用

金属类材料因其较高的机械强度，故多用于承受应力部位的人工骨和人工关节的材料。目前的金属材料中，以钛及其合金的生物相容性最好。此外，不锈钢、金和钴-铬合金也是整形外科常用的金属材料。

一、纯钛及钛合金

1. 一般理化特性　较其他金属而言，钛比重小、强度大、耐高低温，具有极好的耐腐蚀性、生物相容性及理化、力学和综合工艺性能良好。纯钛的外表与钢相似，不会生锈，呈银灰色，其粉末为深灰色。钛的导热性差，可以避免置入体下面组织的冷热刺激。钛的磁化率低不宜被磁化、高压消毒后不影响其机械性能。钛元素活泼性高，在含氧环境中极易形成一层薄而坚固的氧化物薄膜，形成与组织的稳定接触面。与纯钛相比，钛合金具有更高的强度、可改善钛的耐磨性。故常用于负重部位骨缺损的修复材料。

2. 生物学性能及病理组织学表现　纯钛的生物相容性极佳，而钛合金的生物相容性不如纯钛。置入体内后，钛不会引起炎症、过敏和变态反应、无致癌性、无抗原性、无毒，还具有抗血栓能力，与人体骨组织能形成较好的骨整合。钛-骨界面的反应是研究的重点，其机制的阐明将有助于进一步改善钛-骨界面愈合，提高其骨整合程度。

3. 临床应用范围

(1)人工骨：主要用于修复负重部位的骨缺损，具有充足的机械强度，加工困难是其缺点，可以根据缺损的大小进行预制成形。

(2)人工关节：钛合金是人工关节的常用材料。

(3)种植体：如固定夹板、螺钉等。

二、不 锈 钢

不锈钢包括铬不锈钢和铬镍不锈钢等，是一种不生锈的金属，比重较大。可以作为人工骨材料的选择，但其耐人体组织液腐蚀性能差，时间久后可出现腐蚀和断裂，是为其主要缺点。

三、钴-铬合金

铬合金在耐腐蚀、耐疲劳性及磨耗性等方面优于不锈钢，但加工困难。虽然钛合金多用于大的人工关节如人工髋关节或膝关节，但在易于产生摩擦的部位，钴-铬合金因其具有良好耐磨耗性可以作为优选的材料。

四、黄　金

黄金是一种惰性金属材料，故具有很好的耐磨耗性、耐腐蚀性，无毒性、与人体组织具有很好的相容性。在整形外科领域，黄金假体被用于治疗睑外翻和上睑下垂或面瘫上睑不能闭合的治疗中。

（刘　伟）

参考文献

[1]　王炜. 整形外科学. 第 12 章：生物材料在整形外科中的应用. 杭州：浙江科学技术出版社，1999：354-375，　　（注：本章基于此参考书内容编写）

第 13 章

组织工程学在整形外科的应用

第一节　组织工程的基本概念

组织工程学(tissue engineering)是一门多学科交叉产生的新兴学科，它涉及材料学、工程学及生命科学等诸多领域，为应用生命科学和工程学的原理与技术，在正确认识哺乳动物正常及病理两种状态下的组织结构与功能关系的基础上，研究、开发用于修复、维护和促进人体各种组织或器官损伤后功能和形态生物替代物的学科。其基本原理是将体外培养扩增的、具有特定生物学功能的种子细胞(seed cell)与可降解生物材料(biodegradable polymer)相结合形成细胞-材料复合物，在体外培养一定时间后置入体内，用以修复或替代病损组织、器官，随着种子细胞在体内或体外不断增殖并分泌细胞外基质，生物材料被逐渐降解吸收，最终形成与相应组织、器官形态和功能相一致的组织或器官，从而达到修复病损和重建功能的目的。生物材料所含的三维结构不仅为细胞获取营养、生长和代谢提供了一个有利的空间，也为置入细胞分泌细胞外基质并最终形成相应的组织或器官提供了一个良好的环境。

组织工程技术构建组织工程化组织的研究主要经历了 3 个发展阶段。第 1 阶段是 20 世纪 80 年代末至 90 年代初，主要是进行组织工程化组织构建可行性的初步探索。其中最具有代表性的研究是 1991 年 Vacanti 等用牛关节软骨细胞与可降解生物材料在裸鼠皮下成功构建出成熟透明软骨，这项研究证明了应用组织工程技术能够构建出形态及结构特征接近正常的成熟组织；第 2 阶段自 90 年代中期开始，主要是在免疫功能缺陷的裸鼠体内构建各类组织工程化组织(如骨、软骨和肌腱等)，其中在裸鼠体内成功构建的精确人耳郭形态的软骨为主要标志，它证明了组织工程技术可以构建具有复杂形态和结构的软骨组织，向人们展示了组织工程研究的广阔前景。但是，在裸鼠体内的组织工程学研究，不能全面反映免疫功能正常的机体与细胞、生物材料及组织工程化组织之间的相互作用。组织工程研究成果要向临床应用过渡，就必须在具有完全免疫功能的哺乳动物体内构建组织工程化组织，修复组织缺损，重建组织功能，这就是组织工程研究发展的第 3 阶段，也是目前国内外组织工程研究的热点。

近几年，组织工程研究已在诸多方面取得了突破性的进展。各种结构相对简单的组织工程化组织体内外构建及缺损修复研究几乎均已在高等哺乳动物中获得成功，部分研究成果已开始临床应用，一些结构和组成较为复杂的组织甚至器官的相关研究也取得了重大进展。在美国，已有多家公司开发出数种组织工程皮肤产品并已用于各类临床皮肤缺损治疗。我国的组织工程研究在组织构建领域基本处于国际领先地位，目前已成功地完成了接近临床应用的骨、软骨、肌腱和皮肤等组织的构建与缺损修复的大动物实验研究，并已初步开展了的组织工程骨与皮肤的临床应用。

(曹谊林　刘　伟　周广东)

第二节　组织工程的主要研究内容

从组织工程技术的基本原理可以看出，种子细胞、生物材料、组织构建是组织工程的 3 个基本要素，因此，组织工程的主要研究内容也是围绕这 3 个基本要素展开的。

一、种子细胞研究

种子细胞是组织工程最为关键的要素，是组织工程化组织能够再生的首要物质基础。目前用于修复组织缺损的种子细胞仍然主要来源于自体，须满足以下几点要求：①来源广泛，数量充足；②体外增殖能力强，能进行大规模扩增；③活力和功能良好，具备构建组织的特定生物学功能；④细胞纯度高，具备特定生物学功能的细胞占主导；⑤无免疫排斥反应。

一般来说，按分化阶段不同可将种子细胞分为胚胎干细胞、成体多潜能干细胞、成体定向干细胞（祖细胞）及终末分化的组织细胞。它们的分化潜能相应从全能性（三胚层）分化潜能、多向分化潜能降低到定向分化潜能及终末分化。不同分化程度的细胞有其各自的优缺点，研究的侧重点也不尽相同。成体定向干细胞及终末分化细胞因其已具备形成特定组织的能力，研究目的在于如何得到活力良好、功能正常的大量种子细胞，因此，研究重点主要集中在体外大规模扩增技术、延缓细胞功能老化及阻止细胞发生去分化等几个方面。而对于胚胎干细胞及成体多潜能干细胞，由于它们体外扩增能力强，不容易发生老化，因此，在进行体外大规模扩增技术、延缓细胞功能老化等研究的同时，更重要的研究是如何将这些细胞定向诱导分化为具有特定生物学功能的组织细胞或其前体细胞。

干细胞的相关研究已开展了许多年，但直到近几年才逐渐应用到组织工程研究领域并作为一种重要的种子细胞来源。目前的研究结果表明，几乎各类组织中均存在干细胞，如骨髓中的骨髓间充干细胞、造血干细胞，脂肪组织中的脂肪干细胞，角膜组织中的角膜缘干细胞等，某些组织中可同时存在多种干细胞（如仅皮肤组织中就存在 6 种以上的干细胞），因此，对新型干细胞的研究开发及定向诱导分化越来越成为当前种子细胞研究的重点。

二、组织工程支架材料

生物支架材料是组织工程研究的另一个基本要素。它是种子细胞在形成组织之前赖以生存和依附的三维支架，能将细胞固定在一定的位置，为细胞的生长、繁殖、物质交换、新陈代谢及细胞外基质分泌等生理活动提供空间场所，并能引导再生组织的基本形状。用于组织工程的生物材料必须满足以下几个基本要求。

1. *良好的生物相容性及组织相容性*　应有利于细胞的黏附与增殖，对细胞无毒性作用，对机体无明显的免疫原性，不会引起炎症反应等。

2. *生物可降解性*　在生物体内可完全降解，降解产物对生物体无毒害作用，而且最好是降解速率可控，不同的组织要求有不同降解速率的支架材料。因为只有生物材料的降解速率与组织形成速率基本一致，才能及时准确地为细胞外基质沉积及组织再生提供空间并引导再生组织的精确形状。

3. *具有可塑性及一定机械强度*　能够进行预塑形，能够维持一定的大小和形状，能满足组织移植与修复手术的可操作性。

4. *一定的孔隙率及适当大小的孔径*　孔隙率一般要求在 90％以上，孔径应均匀一致，根据接种的细胞不同，孔径一般应控制在 150～450μm，这样才能保证细胞均匀地分布于支架材料的表面及内部。

5. *满足生物材料的一般要求*　无毒、无不良反应，来源充足，性质稳定，不同批号之间应无明显差异，易储存易消毒等。

组织工程研究与应用的生物材料种类繁多，一般根据其来源分为天然材料与人工合成材料两大类。两类材料均有其各自优缺点。

（1）天然材料：如胶原、壳聚糖、珊瑚、脱细胞基质等，具有较好的细胞亲和力和组织相容性，但性质不稳定，不同物种及个体来源的同一天然材料孔径、孔隙率、降解速率、力学强度等基本性质差别较大，较难形成标准化的产品。

（2）人工合成材料：如聚乳酸（PLA），聚羟基乙酸（PGA），以及两者的复合物（PLA-PGA）等，性质均一稳定，可塑性及重复性均良好，能形成标准化产品。但其细胞亲和力及组织相容性均较差，置入体内会引起严重的炎症反应。

三、组织构建技术

组织构建技术是组织工程研究的核心，也是组织工程技术的创新所在。根据构建组织培育环境的不同，组织构建技术可分为体外构建和体内构建两大类。

1. 体外构建　组织构建的大致过程是：将体外大量培养扩增的种子细胞接种在相应的支架材料上，经体外较长时间的培养，生物材料逐渐降解，细胞不断分泌特异性细胞外基质，最终形成完整成熟的特定组织后再置入体内，修复相应组织缺损。这种方法构建的组织在置入体内前已具有良好的形态和生物学功能，其组织形成和成熟过程基本上都在体外培养环境中进行。其优点是大部分过程均在体外进行，便于观察和评价，相关的影响因素容易分析和控制，并有可能实现组织工程技术的产业化发展。但体外构建技术对体外培养环境要求较高，不同组织的形成和成熟需要不同的生长环境或生理刺激，应用干细胞体外构建特定组织时还必须加入相应的诱导因子，只有在提供了适当的生长环境、生理刺激或相应诱导因子的条件下，体外构建的组织才能逐渐地形成和成熟。如体外构建皮肤组织时，除了要提供一个气-液界面培养环境外，还必须适当控制培养介质中钙离子的浓度，只有这样再生的皮肤才能逐渐成熟。在体外肌腱构建过程中，则必须给予一个类似体内肌腱生理活动的力学刺激，再生的肌腱才能具有一定的力学强度。而体外血管的再生和成熟则需要一个脉冲性的张力刺激。为了精确地模拟这些生理刺激和生长环境，研究者们开发和研制了适合各类组织构建的生物反应器，这一领域的深入研究已成为组织工程体外构建技术研究的生长点。

2. 体内构建　体内组织构建的大致过程是：将体外大量培养扩增的细胞与生物材料混合后直接置入体内，或将细胞接种于生物支架材料后，经体外短时间培养，细胞与生物材料充分黏附后既置入体内，随着生物材料被机体逐渐降解吸收，细胞不断分泌特异性细胞外基质，复合物最终在体内环境中逐渐形成特定功能的组织。体内组织构建的优点是操作过程简单，体外培养周期短，不需要特定的培养装置和培养环境，完全依赖于体内环境促进组织再生和成熟。其主要缺点是体内组织形成过程不易观察，受个体差异及置入部位局部微环境的影响，组织再生结果差异较大，构建结果稳定性和重复性较差。

各种组织的结构和功能差异很大，相应的组织构建技术也必须做相应调整。如软骨、肌腱、表皮等组织结构单一，基本无血管和神经组织分布，营养成分要求较低，体外相对容易模拟出其体内生长环境，能够在体外生长并逐渐成熟，因此，构建这些组织时常以体外研究为主。对于骨、神经、肌肉以及各类器官，组织结构相对复杂，营养条件要求较高，代谢活跃，体外较难模拟出类似的体内环境，因此，构建这些组织时常以体内研究为主。

（曹谊林　刘　伟　周广东）

第三节　组织工程学在整形外科的应用前景

组织工程研究的最终目标是将组织工程技术构建的组织用于临床组织缺损或器官功能障碍的修复与治疗。目前组织构建与缺损修复技术比较成熟的组织主要是骨、软骨、皮肤、肌腱、血管和神经等，这些工程化组织的成功构建和相关产品的开发将有助于其在整个形外中的应用。现将简要介绍上述几种组织工程化组织的研究现状、发展方向及应注意问题。

一、组织工程化骨组织

骨组织构建研究中最重要和最有意义的是骨缺损修复研究，因为其研究结果可以直接转化为临床应用。近年来这一领域研究已经获得了很大的进展，具有临床应用前景的工程化组织包括如下。

1. 组织工程颅骨构建　我们实验室利用山羊作为模型，采用骨髓间充质干细胞（BMSCs）经过体外扩增和成骨诱导后接种到支架材料上（藻酸钙或脱细胞骨基质）回置入体内再生颅骨组织获得成功（图 13-1），展示了其在临床骨缺损的应用前景。

2. 组织工程下颌骨　我们实验室利用狗为动物模型，在下颌骨造成 3cm 的节段性缺损，将 BMSCs 经过体外扩增和诱导分化后接种到 β-PCP 支架材料上体外培养 1 周后回置入骨缺损处，采用小钢板固定。术后 26 周作用可见组织工程下颌骨得到完全的再生，其大体形态和组织学特征与正常组织下颌骨相似（图 13-2），其生物力学性能与正常下颌骨相似，展示了其临床应用前景。

3. 组织工程股骨　我们实验室利用山羊为动物模型，在股骨中段造成 2.5cm 的节段性缺损，将 BMSCs 经过体外扩增和诱导分化后接种到珊瑚支架材料上体外培养 1 周后回置入骨缺损处，4 个月后骨组织再生，8 个月后成熟的骨组织形成，与正常股骨的大体形态、组织学和生物力学性能相似（图 13-3），为其临床应用奠定了良好的基础。

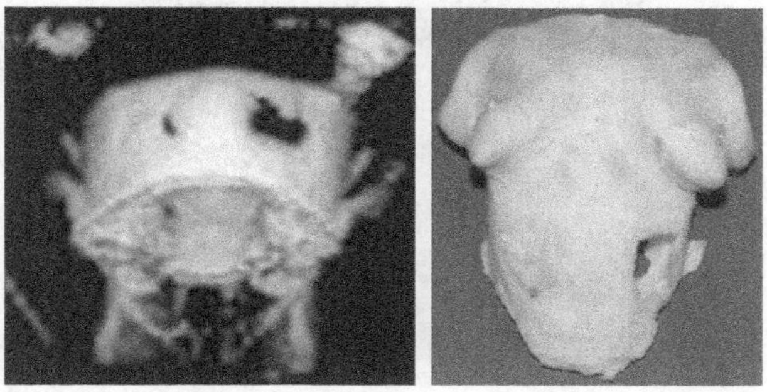
A　　B

图 13-1　组织工程骨修复羊颅骨缺损和三维 CT 及大体观察

A. 实验组；B. 对照组

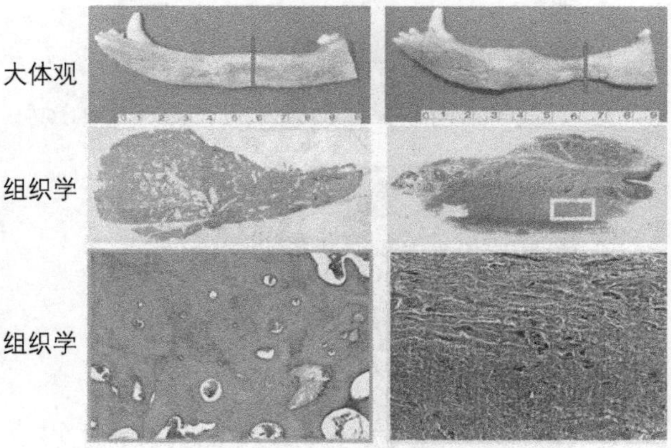

A　　B

图 13-2　组织工程骨修犬下颌骨缺损

A. 实验组；B. 对照组

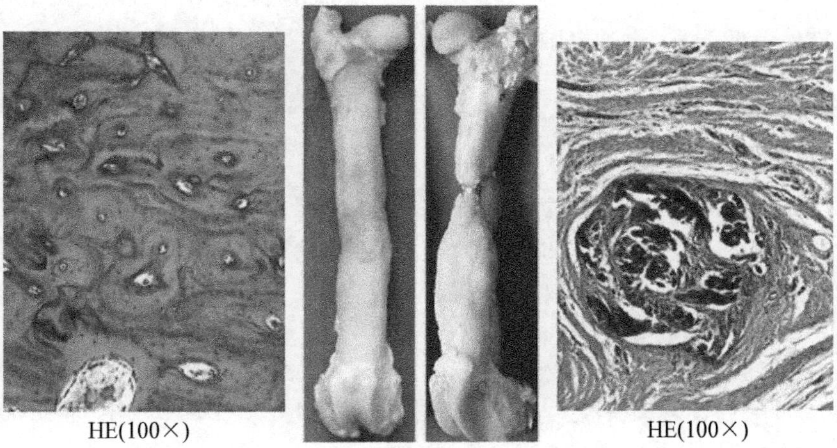
HE(100×)　　HE(100×)

A　　B　　C

图 13-3　组织工程骨修山羊股骨缺损

A. 实验组；B. 术后 8 个月；C. 对照组

4. 组织工程骨的临床应用　近年来，全国多家单位均报道了组织工程骨的临床应用，包括颅骨缺损和长干骨的缺损修复，取得了初步的临床治疗效果。

二、组织工程化软骨组织

软骨修复也是整形外科的重要任务之一，如全耳再造，鼻软骨重建和关节软骨修复等。近年来这一领域的研究也获得了一些进展，现描述如下。

1. 体内构建人耳郭形态组织工程软骨　早在 20 世纪 90 年代中期，利用裸鼠模型构建组织工程人耳郭形态获得成功（图 13-4）。其基本方法是，利用聚羟基乙酸无纺棉支架材料置入人耳郭形态模具中，压出人耳郭形态，并将约 3% 的聚乳酸滴注到材料上形成较为稳固的耳郭形态。然后取小牛肩关节软骨，获得软骨细胞，经体外扩增后接种到制备好的耳形态支架上，并在培养箱内培养 1 周之后回置到裸鼠皮下，并用外支架固定，8 周之后形成耳郭形态之软骨，得到组织学的验证。

2. 体外构建人耳郭形态组织工程软骨　首先

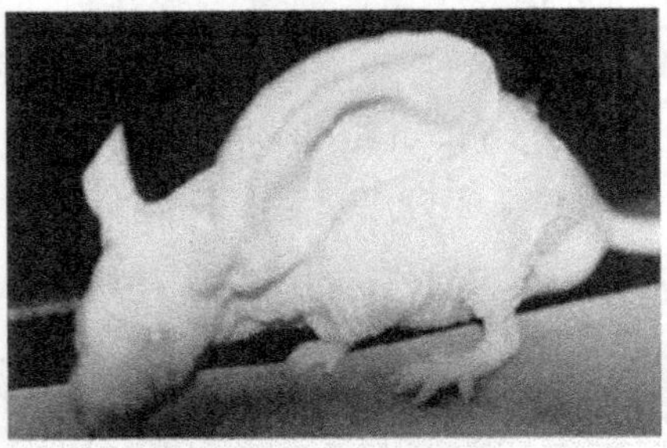

A

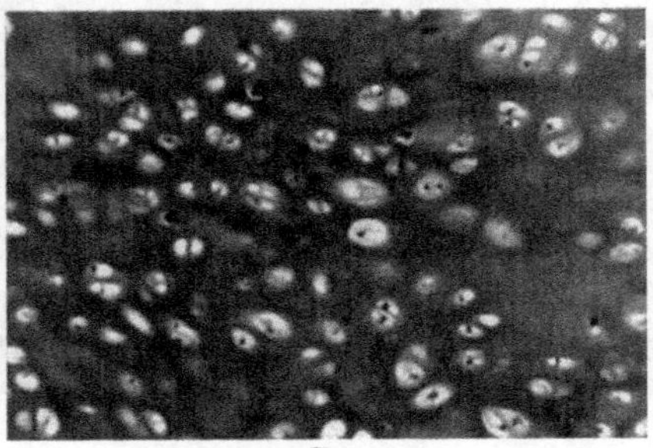

B

图 13-4 裸鼠体内构建组织工程耳软骨

A. 大体；B. 组织学

利用激光扫描仪扫描患者健侧耳，通过电脑系统比对获得对侧缺损耳的三维电子档案，通过三维打印技术打印出患者耳三维形态的阴模和阳膜，将聚羟基乙酸无纺棉支架材料置入模具中，压出人耳郭形态支架后，再滴注 3% 的聚乳酸形成较为稳固的耳郭形态支架。之后将分离和体外扩增后的猪软骨细胞接种到支架材料上，并在体外培养箱内培养 12 周，最终在体外形成人耳郭形态的软骨组织（图 13-5）。这一成果为将来的临床应用奠定了科学基础。

3. *可注射性软骨用于临床隆鼻手术* 日本学者切取患者少量耳郭软骨，经酶消化后获得人软骨细胞并在体外扩增形成含有软骨细胞及其分泌的软骨基质的胶状物，皮下分离形成组织腔隙后注入该胶状物，外支架固定，随访 2 年后仍维持较好的隆鼻形态（见文献[10]）。这一方法还用于面部轮廓重建（见文献[11]）。

4. *组织工程技术构建手指关节软骨* 日本学者报道了利用多聚物支架接种软骨细胞和肌腱细胞并包绕骨膜重建模拟人全手指关节组织，获得初步成功，但要获得应用还需进一步的研究（见文献[12]）。

三、组织工程化皮肤组织

皮肤移植是整形外科最常用的移植组织之一，特别是在烧伤或外伤后的创面修复，供皮区的创面

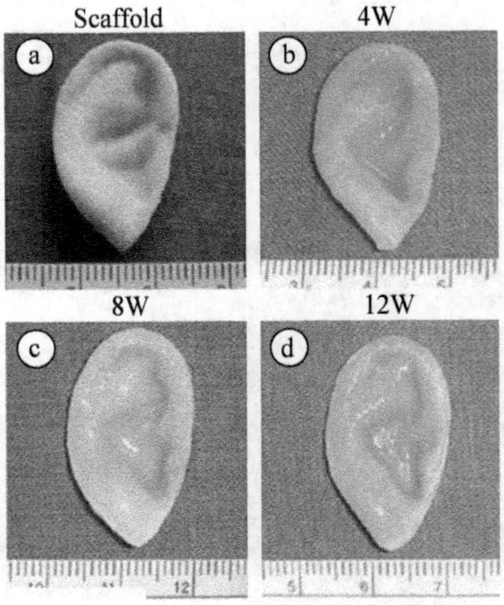

A

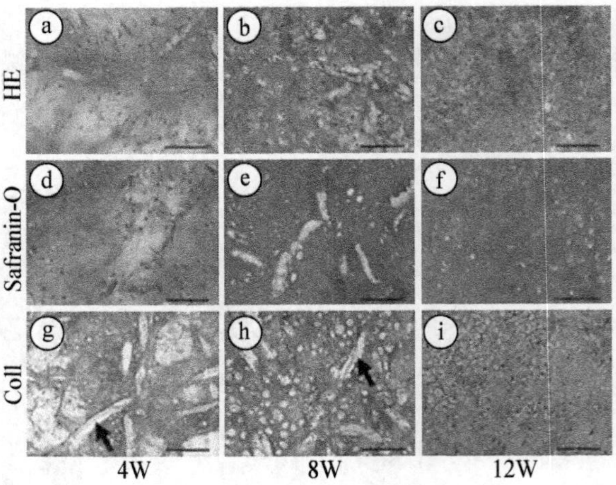

B

图 13-5 体外构建人耳郭形态软骨组织

A. 大体观；B. 组织学

修复。组织工程皮肤是最接近临床应用的组织工程化组织，而这一领域已经获得很大进展，并在临床应用方面取得了良好的效果，介绍如下。

1. *组织工程表皮* 美国 Genzyme 公司开发出了自体表皮细胞为主的人工表皮并用于临床烧伤创面的修复。日本、韩国和欧洲等国家也都有类似的产品。我们团队正在研发组织工程表皮产品，初步的临床应用结果显示可以有效促进供皮区创面的愈合并抑制瘢痕的增生。

2. *组织工程全层皮肤* 美国 Organogenesis 公司生产的以动物胶原为支架的人异体组织工程皮肤成为全球最为广泛使用的组织工程皮肤，并获得了良好的临床治疗效果，如促进各种原因的慢性创面愈合。可喜的是，我国第四军医大学也自主开发出

了类似的全层组织工程皮肤产品获得国家 SFDA 的批准，并也已开展了相关的临床治疗研究。

四、组织工程化肌腱组织

肌腱移植也是整形外科最常用的移植物之一，近几年来这一领域的研究也获得了诸多的进展，介绍如下：

1. 体内构建组织工程肌腱　我们实验室利用鸡为动物模型，获取自体肌腱细胞，体外扩增后接种到聚羟基乙酸无纺棉纤维支架上，外裹脱细胞小肠黏膜组织，在切取肌腱组织后将培养的细胞-材料复合物移植到缺损处，14 周后形成组织工程化肌腱组织，其大体观和组织学均与正常肌腱组织相似，其生物力学性能亦能达到正常值的 70%～80%，表明了组织工程肌腱具有良好的功能(图 13-6)。

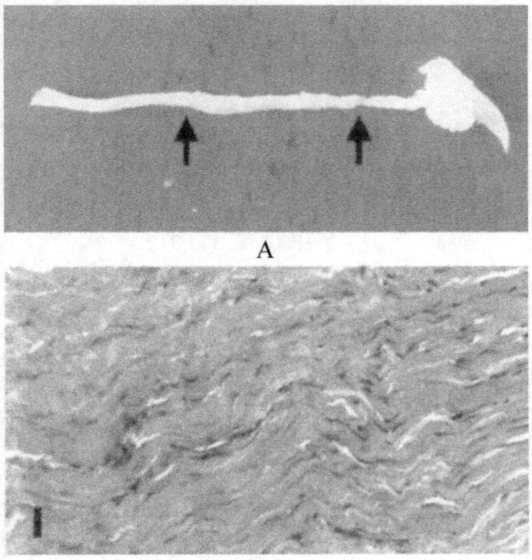

A

B

图 13-6　体内鸡爪模型构建肌腱组织
A. 大体观；B. 组织学

2. 体外构建组织工程肌腱　本实验室开发出了体外构建组织工程肌腱的技术，在静态张力下能构建出大体形态和组织学特征与正常肌腱类似的工程化肌腱组织(图 13-7)，但生物力学性能仍较弱。我们在后续的工作利用生物反应器体外施加牵张力，使得构建肌腱的生物力学性能有了进一步的提高。

3. 体内构建组织工程腱鞘　组织工程腱鞘损伤是导致肌腱功能障碍的重要原因。我们实验室在这一领域开展了一些初步的工作。利用鸡爪作为模型，切去 1cm 长的腱鞘全层缺损，将获取的自体腱鞘细胞接种到聚羟基乙酸无纺棉支架材料上，经体外培养 1 周后包绕腱鞘缺损处，而单纯材料组和不修复组作为对照。实验结果显示，经过 12 周，回植的组织形成大体结构和组织学特征与正常肌腱类似的组织结构，构建的腱鞘与所包绕的肌腱未见明显的粘连(图 13-8)。相反，材料对照组和空白对照均有明显的纤维组织形成和与肌腱组织的粘连，肌腱滑动明显程度明显受限。

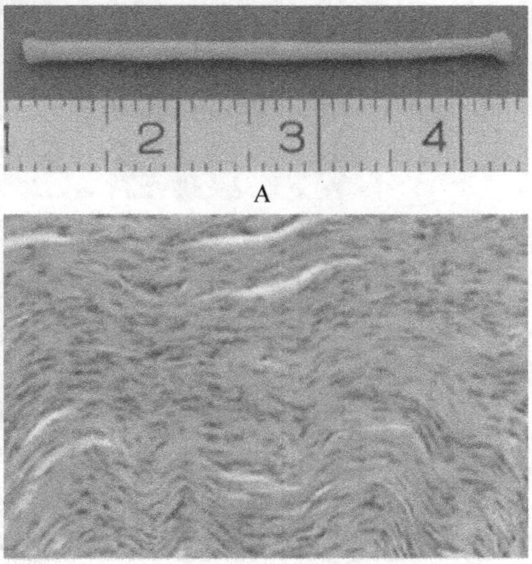

A

B

图 13-7　体外构建组织工程肌腱组织
A. 大体观；B. 组织学

五、组织工程化血管和神经组织

组织工程血管和神经的研究已经获得很大进展。较大口径组织工程血管构建已经基本成功，主要的难题仍然在于组织工程小口径(<2mm)的构建。本实验室已在体外成功构建大口径组织工程血管壁组织，具有良好的弹性和规则排列的血管壁组织结构。组织工程神经导管常用的材料有胶原、壳聚糖或聚羟基乙酸或脱细胞神经等材料，近年来亦有将间充质干细胞与神经导管复合再生神经，取得了较好的成果。可喜的是，无论在国内外，经过临床前的实验验证，已经有许多研究进入了临床试验阶段。

六、组织工程脂肪组织

国内外学者均报道了利用分离的脂肪干细胞接种到支架材料上置入体内可以形成组织工程脂肪组织。同样将分离的脂肪干细胞与脂肪细胞混

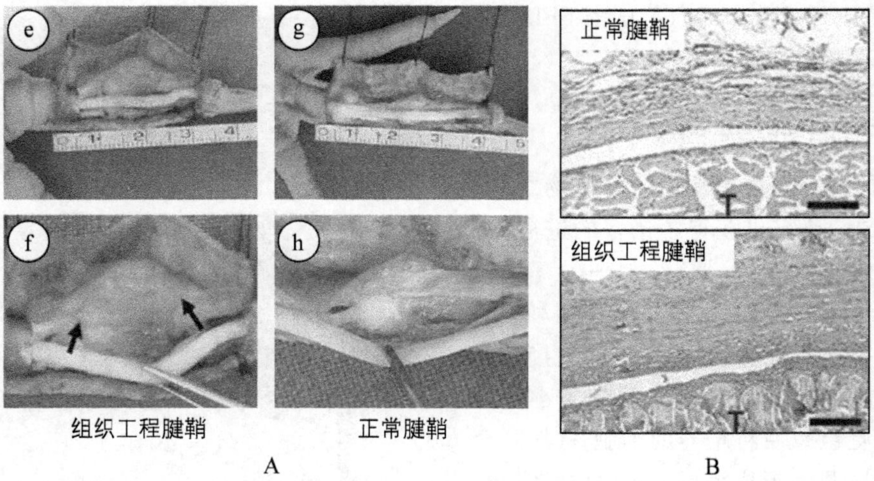

图 13-8 体内鸡爪模型外构建组织工程腱鞘组织

A. 大体观;B. 组织学

合注射可以提高移植脂肪的存活率。这些研究成果将为临床的脂肪充填和乳房再造等提供新的技术手段。

(曹谊林 刘 伟)

参考文献

[1] 曹谊林. 组织工程理论与实践. 上海:上海科学技术出版社,2004.

[2] Stock UA, Vacanti JP. Tissue engineering: current state and prospects. Annu Rev Med, 2001, 52: 443-451.

[3] Vacanti CA, Langer R, Schloo B, et al. Synthetic polymers seeded with chondrocytes provide a template for new cartilage formation. Plast Reconstr Surg, 1991, 88: 753-759.

[4] Shang Q, Wang Z, Liu W, et al. Tissue-engineered bone repair of sheep cranial defects with autologous bone marrow stromal cells. J Craniofac Surg, 2001, 12: 586-595.

[5] Yuan J, Cui L, Zhang WJ, Liu W, Cao Y. Repair of canine mandibular bone defects with bone marrow stromal cells and porous beta-tricalcium phosphate. Biomaterials, 2007, 28 (6): 1005-1013.

[6] Zhu L, Liu W, Cui L, Cao Y. Tissue-Engineered Bone Repair of Goat-Femur Defects with Osteogenically Induced Bone Marrow Stromal Cells. Tissue Eng, 2006, 12(5): 1369-1377.

[7] Chai G, Zhang Y, Liu W, et al. Clinical application of tissue engineered bone repair of human craniomaxillofacial bone defects. Zhonghua Yi Xue Za Zhi, 2003, 83: 1676-1681.

[8] Cao YL, Vacanti JP, Paige KT, et al. Transplantation of chondrocytes utilizing a polymer-cell construct to produce tissue-engineered cartilage in the shape of a human ear. Plast Reconstr Surg, 1997, 100: 297-302.

[9] Liu Y, Zhang L, Zhou G, Li Q, Liu W, Yu Z, Zhang WJ, Cao Y. In vitro engineering of human ear-shaped cartilage assisted with CAD/CAM technology. Biomaterials, 2010, 31: 2176-2183.

[10] Yanaga H, Koga M, Imai K, Yanaga K. Clinical application of biotechnically cultured autologous chondrocytes as novel graft material for nasal augmentation. Aesthetic Plast Surg, 2004, 28: 212-221.

[11] Yanaga H, Yanaga K, Imai K, Koga M, Soejima C, Ohmori K. Clinical application of cultured autologous human auricular chondrocytes with autologous serum for craniofacial or nasal augmentation and repair. Plast Reconstr Surg, 2006, 117: 2019-2030.

[12] Landis WJ, Jacquet R, Hillyer J, Lowder E, Yanke A, Siperko L, et al. Design and assessment of a tissue-engineered model of human phalanges and a small joint. Orthod Craniofac Res, 2005, 8: 303-312.

[13] Cao Y, Liu Y, Liu W, et al. Bridging tendon defects using autologous tenocyte engineered tendon in a hen model. Plast Reconstr Surg, 2002, 110: 1280-1289.

[14] Cao D, Liu W, Wei X, Xu F, Cui L, Cao Y. In vitro tendon engineering with avain tenocytes and polyglycolic acids: a preliminary report. Tissue Eng, 2006, 12(5): 1369-1377.

[15] Xu L, Cao D, Liu W, Zhou G, Zhang WJ, Cao Y. In vivo engineering of a functional tendon sheath in a hen model. Biomaterials, 2010, 31: 3894-3902.

[16] Fivenson D, Scherschun L. Clinical and economic impact of Apligraf for the treatment of nonhealing venous leg ulcers. Int J Dermatol, 2003, 42: 960-965.

[17] Xu ZC, Zhang WJ, Li H, Cui L, Cen L, Zhou GD, Liu W, Cao Y. Engineering of an elastic large muscular vessel wall with pulsatile stimulation in bioreactor. Biomaterials, 2008, 29: 1464-1472.

第 14 章

骨内种植体在颅颌面整形外科的应用

一、现代骨内种植学定义及生物学基础

现代颅颌面外科种植学是应用符合解剖学原则及力学原理的赝复体，利用骨内种植体的良好固位，进行颅颌面缺损修复重建技术，其特征是以恢复功能与形态为目的一门新兴医学工程。

颅颌面种植的生物学基础是骨内种植，特征是具备足够的强度和长期稳定性，包括义耳、义眼、义鼻及颜面部缺损，甚至应用于耳助听器固位。骨内种植研究开始于 19 世纪，种植材料与种类繁多，如金、银、瓷、象牙、贝壳。20 世纪中期瑞典 Branemark 发现金属钛制成的套筒与兔胫骨结合异常牢固的现象后，经 10 余年的研究，证实了金属钛具有良好的生物相容性，能与骨组织形成紧密、牢固的结合。种植体置入骨内后，需要 3～6 个月的愈合期，修复后的护理十分重要，直接影响到种植治疗的成败（图 14-1）。

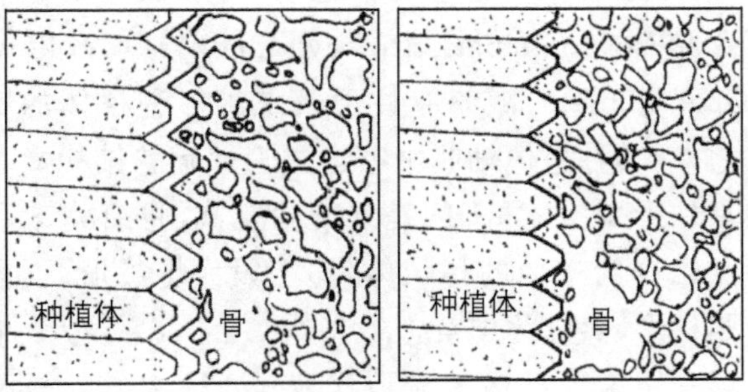

A　　　　B

图 14-1　种植骨与骨结合形式

A. 界面软组织；B. 界面骨结合

以骨内种植为固位的赝复体与传统赝复体有本质区别。例如传统眼镜框架式固位赝复体通过皮肤负压吸合、胶黏剂黏合、软硬组织倒凹等方法进行塑形固位来完成的。不少患者因缺乏上述固位条件，而成为临床上的困难病例。尽管采用的补救方法有从力学及解剖因素方面考虑的眼式、眼镜框架式固位体（图 14-2）或应用各种黏合剂等，但其功能、外形及固位效果均不甚理想。随着新型材料、生物力学及细胞、分子水平的基础与临床研究的推动，种植系统的研制开发和临床研究，颅颌面重建的概念发生了巨大变化，临床上的困难病例通过种植系统牢固固位，能够得以实现功能与形态修复，使得种植技术在颅颌面得以迅速发展。

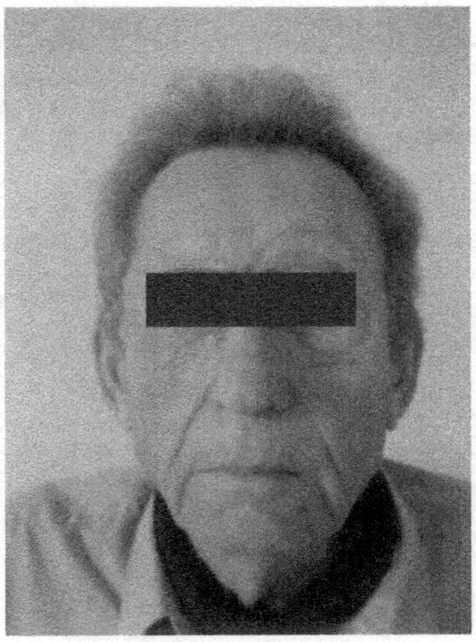

图 14-2　传统眼镜框架式固位赝复体

二、适 应 证

种植技术适用于各类缺损、畸形的形态与功能恢复。临床上包括先天性因素、发育性因素，以及手术性、外伤性或感染性等后天性因素所致的外耳、鼻、颌骨或眼眶缺损、缺失畸形者。

目前，尽管许多颅颌面缺损、畸形可以单独应用整形外科、口腔颌面外科、显微外科等技术方法进行修复重建，例如游离或吻合血管植骨、皮瓣移

植、植皮或皮管转移等，但在某些情况下，如缺损范围较大而复杂，单独应用上述方法难以达到良好的修复效果，患者因体弱不能承受较大或多次手术者，缺损区放射治疗后或既往生物组织修复重建失败者，或患者对手术有恐惧心理者，均可采用种植赝复体重建修复。

三、种植体分类

(一)根状种植体

埋入骨内种植体形状像牙根。又可分为螺旋形、圆柱形、两者结合的种植体。

1. *螺旋形种植体*　螺旋形种植体(screw root form implant)是目前临床上最常用的一种种植体，其形状酷似螺钉。利用螺旋原理，可在术中方便地借助扭力手机将其旋入就位。相应的种植窝骨壁上应预先用攻丝钻制备好适应的内螺纹。

特点：一是对骨组织的机械损伤小，且就位后种植体与骨的接触面积大，固位力强。二是发生感染等某些并发症需将种植体取出时，利用反向旋转方式则很容易旋出。三是种植系统，如Branemark种植系统、ITI系统、Screw-Vent系统及目前常用Straumann口外种植系统等全部或大部分采用的是螺旋形种植体，只是在种植体的一段式或二段式设计方面有所侧重和区别。四是用于口腔以外颅颌面骨内种植的置入体形态与口腔内的置入体有所不同。虽然都是螺旋形，但该种植体有2个特点：①较短，仅为3mm或4mm长；②在其冠部有一宽大多孔的帽檐样扩展区。这一独特设计的目的是为防止种植体偶受意外的外力作用而嵌入骨内或颅内，帽檐上的多孔区有利于骨的内坐长，借此增加种植体的固位力(图14-3～图14-5)。

2. *圆柱形种植体*　圆柱形种植体(cylinder-shaped implant)表面没有螺纹，根端部圆钝并有椭圆形横贯孔。

特点是呈球面的根端可防止应力过于集中，横贯孔提供骨的内向生长条件，能增加种植体的固位力。拥有这一结构种植体的系统有IMZ、Steri-oss等。圆柱形种植体表面积不如螺旋形种植体大，为此，许多产家采用表面涂层工艺处理，如有的应用TPS涂层技术即钛等离子体喷涂(titanium plasma spray)或采用烧结工艺在金属钛芯的表面形成氧化钛或羟基磷灰石(HA)涂层，以改善组织相容性，扩大表面接触面积，最终增强骨结合强度。

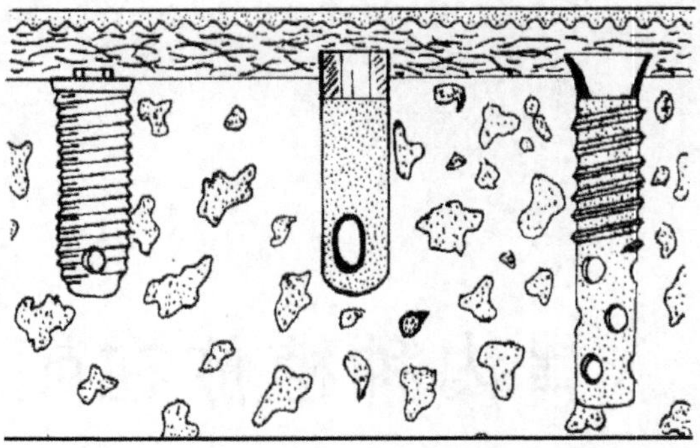

图14-3　不同根状种植体

A. 螺旋形种植体；B. 钛等离子体喷涂圆柱形种植体；C. 钛等离子喷涂柱-螺旋中空复合形种植体

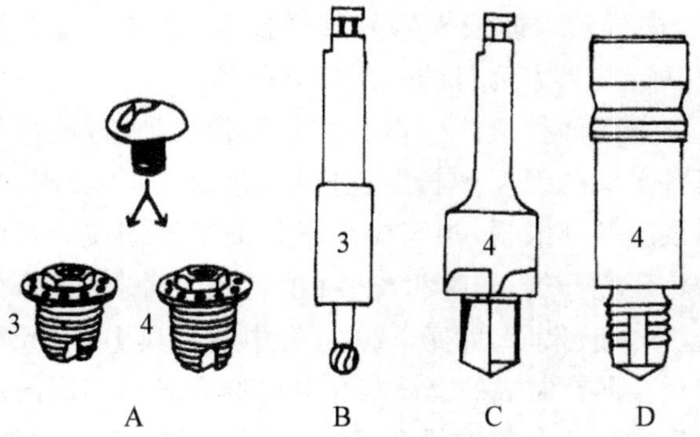

图14-4　BAHA颅颌面骨内种植体及专用器械

A. 种植体及覆盖螺帽；B. 恒定深度球形导钻；C. 冠部成形钻；D. 内螺纹攻丝钻

3. *柱-螺中空复合形种植体*　柱-螺中空复合形种植体(combination of cylinder-screw hollow-shaped implant)隙兼有柱形及螺旋形种植体的特点之外，其种植体轴芯中空形成管形筛状结构。有的是柱形中空式，有的是螺旋中空式，也有将3种特点结合为一体的种植体，即上段为螺旋形，下段为圆柱形，其内为中空。

采用这种结构的典型代表是ITI系统。该类种植体表面均采用TPS涂层技术，置入时需用配套的专用金属杆敲击就位。

(二)叶状种植体

叶状种植体(plate form implant)为一薄片形种植体，因状如树叶而得名，主要用于口腔内种植(图14-6)，多采用纯钛、钛合金或钴铬合金制作。其优点是：与骨组织接触面积大，能抗较大的垂直和侧向䝟力。由于埋入骨内的种植支架呈薄片船

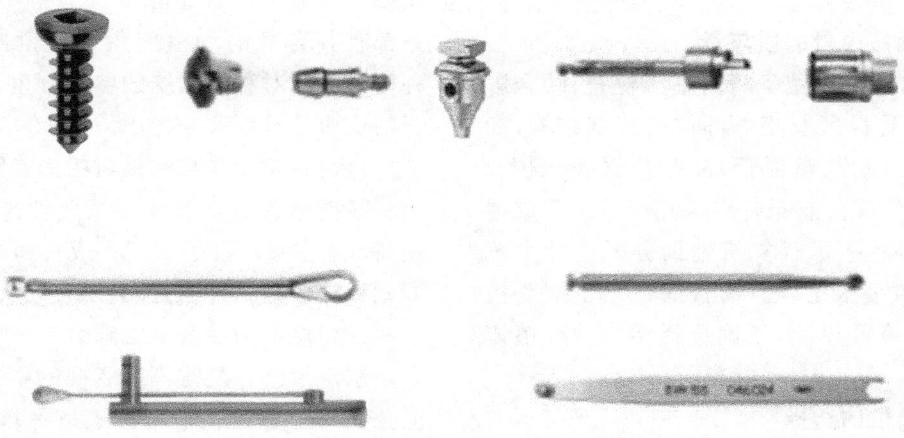

图 14-5　Straumann 口外种植体及专用器械

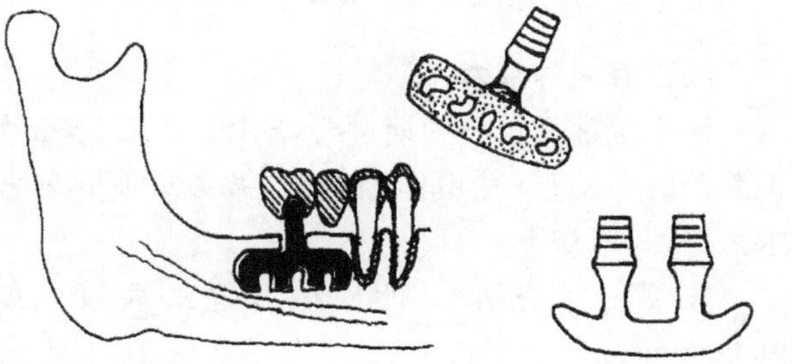

图 14-6　叶状种植体及下颌骨内种植

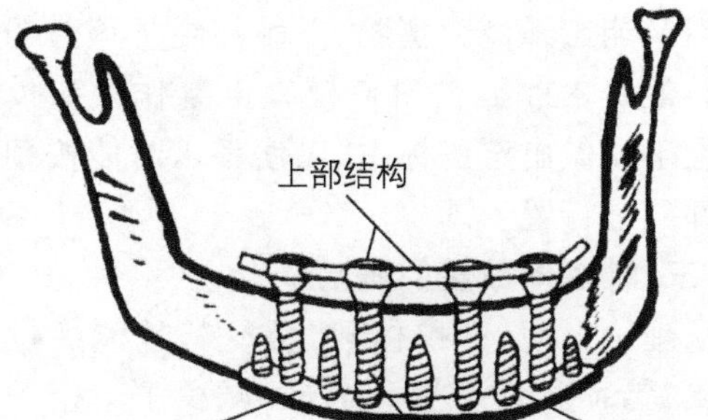

图 14-7　下颌骨支架种植体

形，故较易避让下颌神经管及上颌窦，主要适用于磨牙区种植，特别是适合于牙槽骨颊舌方向明显吸收者。其缺点是：制备受植骨床时较复杂，去骨量及创伤也较大。

（三）支架式种植体

支架式种植体（frame-type implant）又可分为穿下颌骨种植体及下颌支支架种植体。

1. 穿下颌骨种植体（transmandibular implant，TMI）　即指从下颌骨下缘皮质骨穿入进口腔内的一种支架式种植体。Bosker 穿下颌骨重建系统，这一支架式穿下颌骨种植体的置入与修复无须先行既往常规的下颌牙槽骨增高术，它不仅能恢复咀嚼功能，改善患者面容，且能够在其置入后阻止牙槽骨的渐进吸收，诱导骨的生长，进而增加牙槽骨的体积与高度（图 14-7）。

TMI 种植体应用的主要适应证，包括严重的下颌骨萎缩、下颌骨骨质属第Ⅳ型者、骨质疏松症、放疗之后的下颌骨、因肿瘤或感染等原因下颌骨部分切除与植骨重建者、萎缩型下颌骨之骨折、骨内及骨膜下种植体失败取出后、夜磨牙症患者等。

TMI 种植体置入的特点，一是为一期完成；二是必须在全麻下施术；三是须从口外颏下做切口。手术器具配置后可以产家给定的操作程序按步骤完成。手术结束时，由合作的修复科医师及时取印模，并在复制的石膏模型上准确完成套筒、连接杠的焊接，术后第 2 天将焊接好的套筒、连接杠复合体放置于锁扣螺母的表面，其上用防松螺帽固定，然后依次重新取模，最后完成义齿的制作与安装。

2. 下颌支支架种植体（mandibular ramus frame implant）　经双侧下颌升支前下分和下颌正中联合牙槽脊置入的支架式牙槽嵴。主要应用于下颌骨牙槽嵴重度萎缩，特别是下牙槽神经管已丧失的患者。

四、种植技术

种植技术的治疗方案和手术设计的正确与合理性，是种植修复体在其功能与形态方面成功的首要条件。在制定手术计划时应从如下几个方面入手加以考虑。

(一)患者颅颌面骨的质与量

通过缺损区边缘残留骨嵴的临床检查,结合影像学分析,了解受植区及相邻部位的解剖结构,如上颌窦、额窦、下颌管、鼻泪管、鼻腔及眶底、颏孔、乳突、外耳道等情况。有条件者采用三维 CT 成像及 SIM/Plant 种植手术计算机辅助分析设计系统进行分析和模拟手术更佳。其目的在于了解受植区骨的结构、密度及厚度,正确选择相应的种植体类型及大小尺寸。

(二)受植部位的选择

缺损畸形周边骨的结构与质量因不同患者、不同部位、缺损的大小或是否接受放射治疗而存在差异。结合模型研究及 X 线检查,选择骨量及质量比较好而又能避开鼻旁窦腔、下颌神经管等薄弱解剖部位。最好术前能在研究模型上制作外科模板并在其上事先做出定位标志,以便手术时能按预定设计的部位进行置入。

(三)种植体数量的确定

从理论上说,种植体数量越多,越能提供较稳定的支持,而且由于应力分散,减少了单个种植体所承受的负荷,可望获得长期稳定的骨结合。然而临床实际应用时则受如下几个因素制约:一是需根据支持牙修复体、颅面赝复体及耳助听器的需要而定。例如通常耳助听器的固位仅需要 1 枚种植体支持即可,而眼眶部赝复体至少需要 3 枚种植体,下颌支架式固定总义齿则需 4~6 枚种植体。二是需根据局部解剖条件而定,缺损区周缘骨嵴厚实、面积大、骨质好者可多置入数枚种植体。三是需根据种植体置入术的操作原则而定。骨内种植体之间必须保持 5mm 间隔(约 1 个植入体的直径),过密不仅会使手术操作不便,并且会因种植体周围血供不足而影响骨结合。

(四)种植体上部结构的设计

种植手术的目的在于上部结构形态和功能的最终重建,因此,上部结构的优化设计治疗计划时还要根据缺损畸形的具体情况、患者的要求、所在单位修复条件及医师掌握:个体化磁性固位附着体及球-槽(凹)尼龙固位附着体主要适合于眼窝已封闭的,浅在位附着体则适合于眶部缺损范围大而位置深在者。

(五)种植系统及种植体的选择

选择尤显重要,但在制定的技术水平而定。临床上要根据缺损畸形的部位及修复要求来决定应用哪一种适宜的种植系统。通常每一商品化种植系都有其自身的种植应用适应范围和具体要求。种植组医师对种植系统的熟悉程度,以及种植体类型的适应性等因素来考虑。

(六)种植术式与种植时相的确定

根据患者的要求及受植条件来确定是采用一期完成种植术,还是二期完成种植术;是同期植骨即刻种植还是植骨后延期种植。

(七)患者的经济支付能力

制定治疗计划时不容忽视的事宜是价格问题,应务必向患者交代清楚。进口种植机和种植体价格明显高于国产系统。临床应用时应根据患者的具体要求和支付能力来进行选择。

五、螺旋形种植体置入术

颅面骨内种植术

该手术常规也分两期进行,现以 Branemark 种植系统的 BAHA 种植体及技术,并以外耳区种植术为例,介绍如下。

1. 第一期手术　即种植体置入术(fixture placement)。

(1)术前用药与麻醉:成年人可静脉给予地西泮 10~20mg,一般选用局部浸润麻醉法;儿童给予地西泮 0.3~0.5mg/kg,宜在全身麻醉下施术。通常采用 1%利多卡因肾上腺素局部麻醉药液 10~20ml 做受植部位骨膜上、下浸润即可,种植部位多者,药液量相应增加,应由麻醉医师参与观察及监护。

(2)切口设计与翻瓣:用标记笔借助 BAHA 定位器标记出需种植的部位,置入位点须与外耳道相距 50~55mm,围绕种植位点做一半径为 10~15mm 的半圆形切口,锐性分离经皮下及肌层后深抵骨膜,翻瓣后继而在骨膜上做同样切口并将骨膜瓣翻起,显露骨面(图 14-8)。

(3)种植窝制备:根据骨的解剖,先用直径 3mm 的恒定深度球形导钻在确切受植部位的骨面上轻触做标记,然后以 1500~3000G/min 的速度钻孔,同样需做上、下提拉动作,便于切削下的骨屑排出孔外。钻孔必须始终维持适量的水冷却。若骨质较厚,3mm 深度达到后,更换长度 4mm 的球形导钻继续用同法钻孔。完成 4mm 深度后,继用 4mm 长度置入体冠部成形钻制备置入体冠部的骨边缘外形,以适应置入体冠部的帽檐形状,同时扩大下部种植窝以适应种植体的置入(图 14-9)。

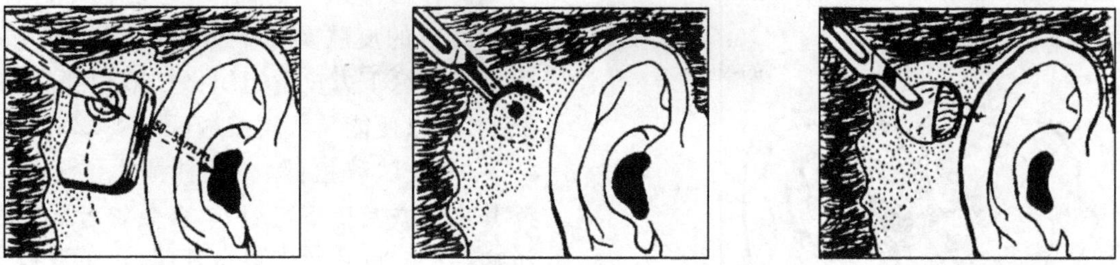

A　　B　　C

图 14-8　外耳区第一期种植术切口设计与翻瓣

A. 定位器标记;B. 切开;C. 翻瓣

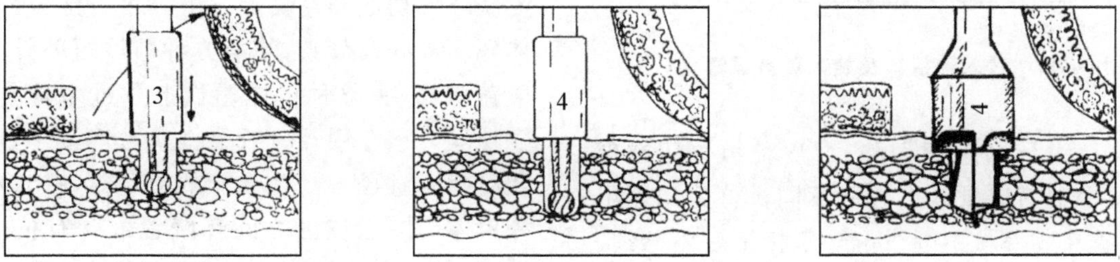

A　　B　　C

图 14-9　种植窝制备

A. 3mm 恒定深度球钻钻孔;B. 4mm 恒定深度球钻钻孔;C. 4mm 深度冠部成形钻扩孔成形

(4)骨孔内螺纹制备:根据种植置体的深度选用 3mm 或 4mm 长度的内螺纹攻丝钻,通过连接器安装在慢速电动手机上,以每分钟 8～20 转的慢速度缓缓向管形骨孔内攻入,直至底部手机自动停止,然后反钻退出。若有多个种植骨孔需攻丝时,每攻一种植窝之前须用专用钛针清理攻丝纹内的骨屑。攻丝的全过程需保持持续的生理盐水冷却(图 14-10)。

(5)置入种植体:骨孔内螺纹形成后,依据深度选用直径 3.75mm,长度为 3mm 或 4mm 冠部呈凸缘的种植体。同法通过连接器安装在慢速扭力手机上,以每分钟 8～20 转的慢速旋入骨孔内,手机自动停止后,卸下连接器。若植入体尚未到位,继用手动扳手夹持后旋紧,整个过程仍需生理盐水冷却,然后将覆盖螺帽旋入植入体的内螺孔内。最后依次间断缝合骨膜及皮肤,创面常规放置无菌纱布(图 14-11)。

(6)术后注意事项:术后可常规给予广谱抗生素口服以预防感染。1 周内注意保持伤口清洁,勿接触水,术后第 7 天拆线。

2. 第二期手术　即基台连接术(abutment operation),术后 3～4 个月即可进行二期穿皮基台连接术。

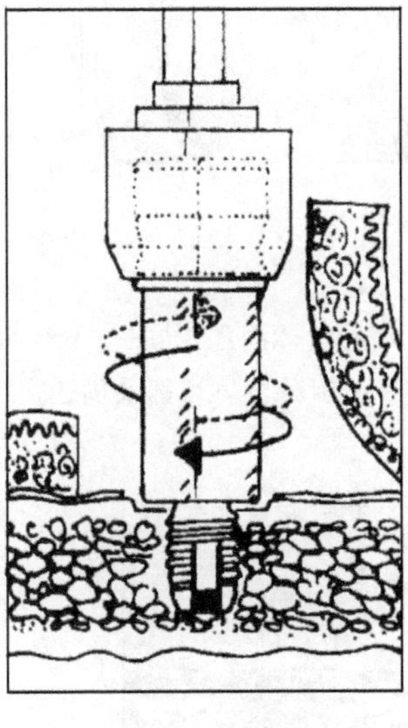

图 14-10　内螺纹供丝钻旋入攻

(1)术前准备与麻醉:基本同第一期手术。术前根据第一期手术记录及局部检查结果,确定前次置入种植体的位置。术区常规消毒铺巾后,局部皮下及骨膜上浸润 1%～2%利多卡因肾上腺素 5～10ml。

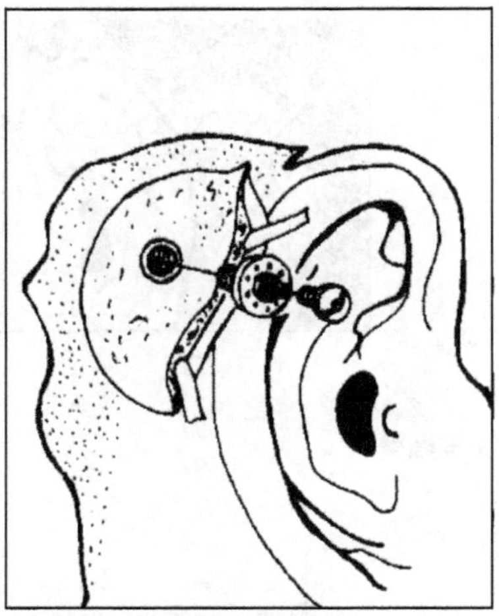

图 14-11　置入种植体及旋入覆盖螺帽

(2)切口设计与组织切除：穿皮种植体所在部位不同，其手术切口设计也有所不同。首先用亚甲蓝(美蓝)或外科手术用画线记号笔标记好发际线。若单一种植体位于发际内，以种植体为中心，10mm长度为半径做一圆形切口；若为2个以上种植体，则距两种植体做一椭圆形切口。切除种植体周围切口线内的皮肤及皮下组织，仅保留骨膜，同时也将周边皮缘下方皮下组织做楔形切除，使其周边皮肤变薄，以便能与骨膜接触(图 14-12)。

(3)皮肤移植：除少数种植体位于发际无须切除其上皮肤及皮下组织外，多数患者需行小块皮肤游离移植。皮片大多取自耳后，也可取自上臂内侧区，移植于种植体上方皮肤缺损区后用4-0～6-0非吸收单丝线缝合固定(图 14-13A)。

(4)穿皮环切与基台连接：在移植固定后的皮片上方触摸到种植体后，用一直径为4mm的专用皮肤环形切取器在其上方中点垂直定位，围绕种植体环切皮肤及骨膜，使下方种植体冠部外露。卸下覆盖螺帽，去除种植体帽檐上方过多骨质，应用十字螺丝刀和专用开口扳手将基台连接于置入体上。随后旋入直径10～20mm的愈合帽，在其愈合帽与种植体周围植皮区之间环绕置入含有抗生素的油纱布，其上覆盖无菌纱布保护(图 14-13B、C)。

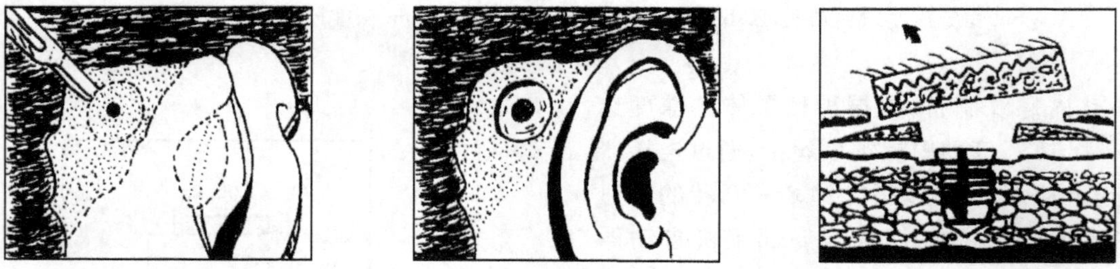

A　　B　　C

图 14-12　外耳区第二期种植术

A. 种植体周围皮肤、皮下组织及耳后拟切取皮片切口线；B. 切除皮肤及皮下组织后仅保留骨膜；C. 横断面示种植体顶部及周边皮下楔形切除

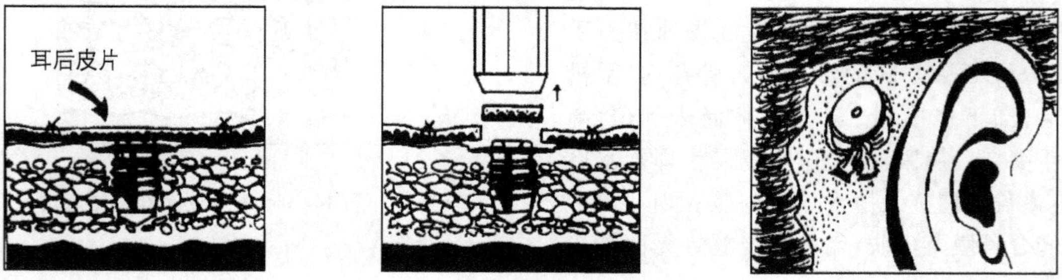

A　　B　　C

图 14-13　皮肤移植

A. 耳后皮片移植于种植体上方；B. 皮肤环切器切取种植体上方皮肤及骨膜，卸下覆盖螺帽；C. 旋入愈合帽，含抗生素油沙布覆盖

(5)术后注意事项:①术后第 1 天去除覆盖的无菌纱布;②术后第 3 天卸下愈合帽及其间缠绕的抗生素油纱布,仔细清洗基台及周围皮肤,并用气枪吹干 1h 后将清洗消毒的愈合帽再次旋上,重新缠绕更换的抗生素油纱布;③术后第 10 天去除环绕之油纱布,让其开放;④术后 3～5 周可进行义耳修复或戴入助听装置。

六、颅颌面重建与种植修复

(一)耳缺失种植赝复体修复术

传统的耳赝复体(义耳)固位方法是利用外耳道将义耳插入,采用黏合剂、残留组织倒凹或借用眼镜框架连体固位义耳。其缺点是患者使用十分不便,且固位不可靠,易脱落,易损坏。骨内种植体支持的耳赝复体为全义耳的固位建立了牢固的基础,克服了传统义耳固位不方便、不稳定的缺陷。

1. *适应证*

(1)先天性、后天发育性、外伤、感染及肿瘤等因素所致的全外耳缺失者。

(2)部分耳缺损或全耳缺失经外科整复手术效果不佳或失败者。

2. *手术方法与步骤*

(1)第一期手术:即种植体置入术,手术过程如下。

①术前用药与麻醉,同上节介绍的“口腔外颅面骨内种植术”。

②切口设计与翻瓣,在距耳缺失区外耳道后方 3cm 处的乳突上方做一弧形切口,切开皮肤、皮下组织及骨膜,应用骨膜剥离器紧贴骨面翻瓣后显露骨面(图 14-14)。

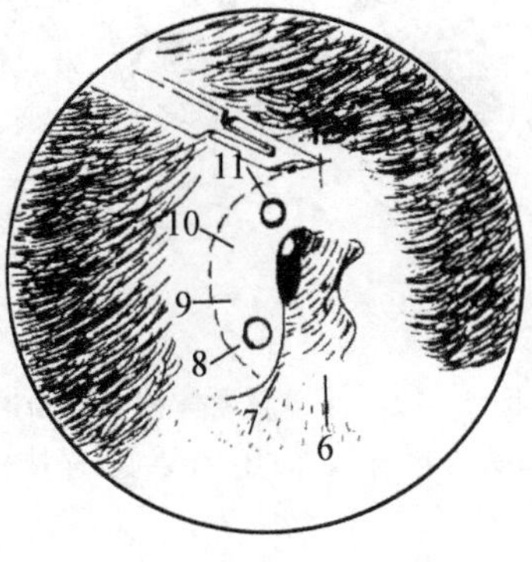

图 14-14　切口设计

③种植窝制备及置入:种植体基本操作要点参见“口腔外颅面骨内种植术”。作为耳赝复体的支持固位需用 2～4 个种植体。在耳区置入 2 枚种植体时,理想的种植部位,右耳应在 8 点和 11 时钟位;左耳应在 1 时钟位和 4 时钟位。种植体相距最小不能短于 1cm,通常以>2cm 为宜(图 14-15)。

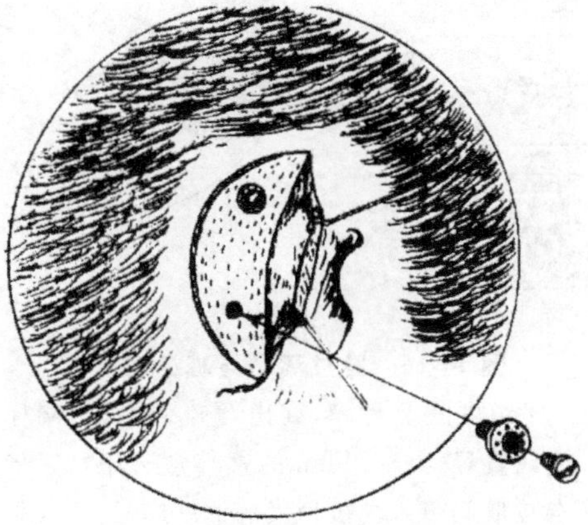

图 14-15　掀起黏骨膜瓣,在右耳 8、11 时钟位处置入 2 枚种植钉

(2)第二期手术:即基台连接术,可在第一期术后 3～4 个月进行。

①术前准备与麻醉参见上节介绍的“口腔外颅面骨内种植术”。

②切口设计与组织切除,在原切口处重新做弧形切开。需要十分注意的是:此时要切除种植体周围切口内皮下组织,使薄层皮肤复位缝合。

③穿皮环切与基台连接,用专用皮肤环形切取器做种植体下方皮肤及骨膜环切,卸下覆盖螺旋帽,旋入基台。之后将愈合帽旋入螺帽螺纹内。用含抗生素的纱布行愈合帽下皮肤加压覆盖(图 14-16)。

④术后注意事项。除每周更换愈合帽下方纱布 2 次,连续 2 周后让其开放之外,其余术后护理同前述的“口腔外颅面骨内种植术”。

⑤耳赝复体的连接在第二期种植术后 3～5 周即可考虑受植区的取模及上部义耳的制作与连接工作。其方法参见前述的“口腔外颅面骨内种植术”。其中有 2 枚种植体支持固位的义耳(图 14-17,图 14-18)及 4 枚种植体支持固位的义耳。

(二)并发症及处理

1. *穿皮基台周围组织感染*　通常可置因种植体周围皮肤频繁移动而引起。皮肤移动的原因则是皮下组织层去除不够多。此外,基台松动或置入体未发生骨结合均可导致感染。

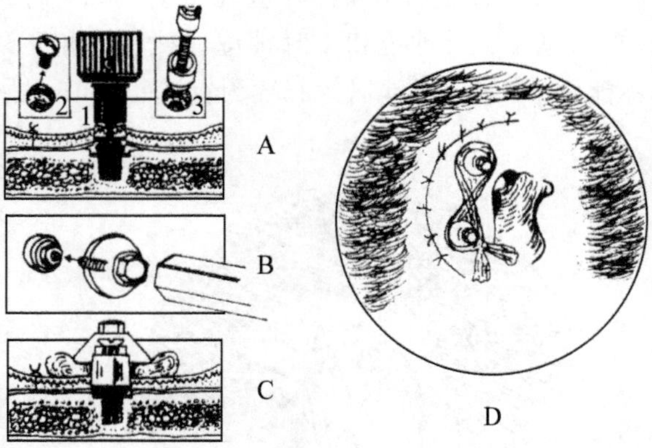

图 14-16　穿皮环切与基台连接

A. 环切皮肤及骨膜，旋出覆盖螺钉，连接标准基台；B. 旋入直径 10～20mm 的塑料愈合帽；C. 剖面示愈合帽与皮肤间垫入含抗生素的油纱布；D. 2 枚种植体间“8”字形缠绕抗生素油纱布

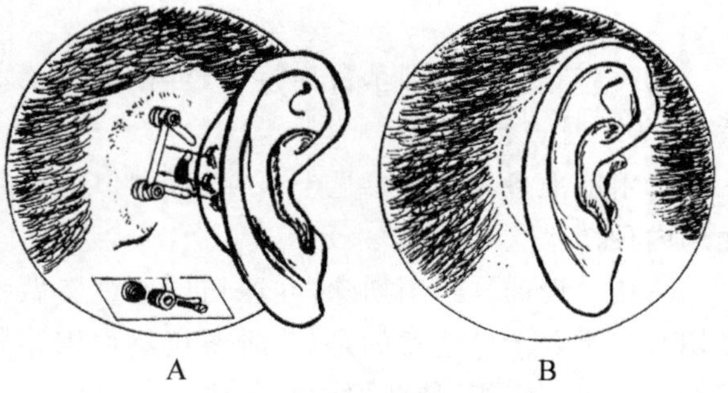

图 14-17　义耳的上部结构

A. 耳赝复体与 2 枚种植体之连接；B. 固位后的义耳形态

2. 种植体周围附着皮肤缘炎症　主要因种植体周围附着皮肤不稳定而易动所致。2 种植体相距过近（<1cm）也是刺激因素。此外，皮肤疾病如脂溢性皮炎，或局部卫生不良、过多清洁刺激均会导致种植体周围炎。

对于松脱的基台在找出原因后须再度拧紧，若种植体松动应立即取出。仔细搔刮骨窝使其充满凝血块后，可望于 1 年内长入新骨重新种植。如果种植体周围皮肤易动，应再度切除皮下组织，术后用纱布加压 2～3 周并加强术后随访。另外，创缘勿用乙醇或氯已定（洗必泰）制剂，必要时根据培养结果选用抗生素。连接杆及固定后义耳形态见图 14-18。

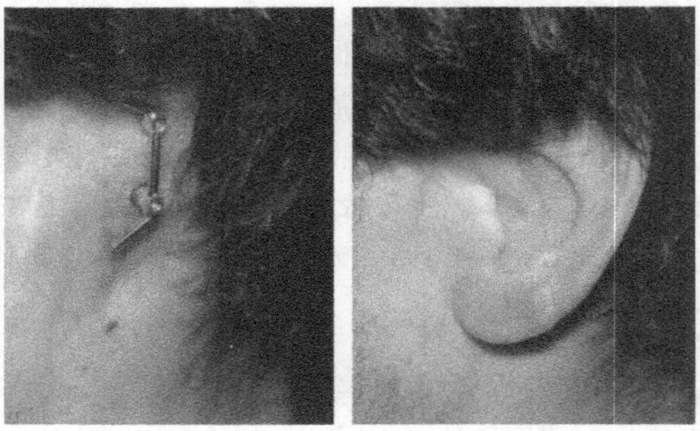

图 14-18　连接杆及固位后义耳形态

七、眼眶缺损种植赝复体重建修复术

（一）适应证

1. 眼球及周围软组织因肿瘤、外伤等原因接受眼内容物摘除术后遗留眶内凹陷畸形。

2. 肿瘤手术眼内容物摘除及部分眶骨切除后遗留眶骨凹陷畸形。

3. 先天性无眼畸形。

（二）眼眶种植赝覆体附着固位方式的分类

1. 弹性夹-连接杆附着固位法　固位力强，适合用于眶骨缺损大，位置深，眶上缘置入种植体。

2. 个性化磁性附着固位法　适用于眶浅的缺损，上、下缘均可置入种植体，优点是基台易清洁，装戴容易，制作简单。

3. 球-槽附着固位法　适用于眶部浅缺损，赝复体附着固位装置小占据空间小，装戴较困难。固位见图 14-19，图 14-20。

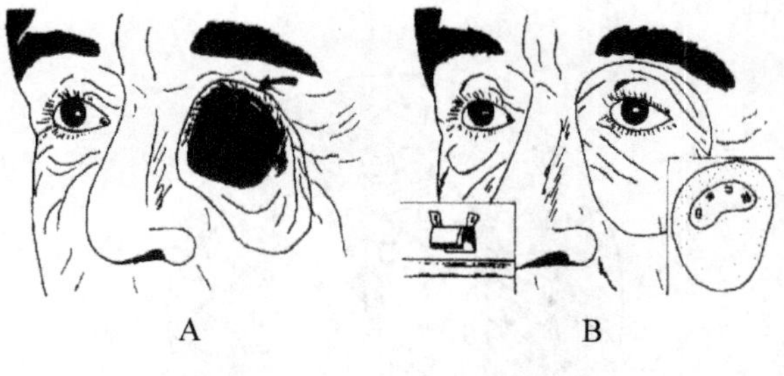

图 14-19　种植赝覆体附着固位

A. 眶上缘置入 3 颗种植体；B. 弹性夹-连接杆附着固位

（三）眼眶种植赝复体制作

取模-连体杆制作-连接丙烯酸基板-义眼位置确定-蜡性雕塑-铸模-硅胶美观处理。

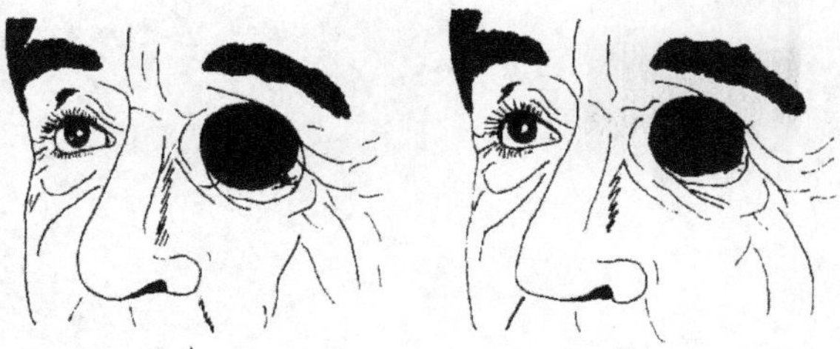

图 14-20　种植赝覆体附着固位

A. 眶上下缘采用磁性附着固位；B. 采用球-槽附着固位

八、种植体技术临床应用评价

种植赝复体要求术前详细检查，扎实的手术操作和术后精心的护理。上海第九人民医院整复外科种植体修复开展近 20 年，现成功率近 90%以上，失败病例发生原因和文献报道相似。大多数发生在后期，主要是由于瘢痕性皮肤愈合能力差，种植体暴露，和种植体骨界面骨的代谢及改建适应能力差、感染、过负载或这几种因素综合，种植体松动。

为确保种植赝复体的长期稳定性，术前应有三维 CT 片，观察骨质密度，是否能够具备足够厚度，使得与钛种植体有良好愈合力；同时进行生物力学分析、设计，选择种植体及对种植体合理布局，结合扎实、精细手术操作，保证皮肤严密愈合以及术后良好的护理。

（祁佐良　张　英）

参考文献

[1] 王炜. 整形外科学. 杭州：浙江科学技术出版社，1999.

[2] 汪良能，高学书. 整形外科学. 北京：人民卫生出版社，1989.

[3] 陈安玉，口腔种植学，成都：四川科学技术出版社，1991.

[4] 赵士杰，韩科. 临床口腔种植学. 北京：中国标准出版社，1994.

[5] 黄洪章. 义齿修复前外科学，武汉：湖北科学技术出版社，1996.

[6] Albrektsson T, Branemark PI, Jacobsson M, et al. Present clinical applications of osseointegrated percutaneous implants. Plast Reconstr Surg, 1987, 79(5)：721-730.

[7] Block MS, Kent JN. Endosseous implants for maxillofacial reconstruction. Philadelphia：W. B. Saunders, 1995.

[8] Bosniak S. Principles and practice of ophthalmic plastic and reconstructive surgery. Philadelphia：W. B. Saunders, 1996.

[9] J Fonseca RD, Davis WH. Reconstructive oral and maxillofacial surgery. 2nd Edition. Philadelphia：W. B. Saunders, 1995.

[10] Mckinstry RE. Fundamentals of facial prosthetics. Arlington：ABI Professional Publications, 1995.

[11] Misch CE. Contemporary implant dentistry. St. Louis：C. V. Mosby, 1993.

[12] Naert I. Steenberghe DV, Worthington P. Osseointegration in oral rehabilitation. London：Quintessence Publishing Co. Ltd, 1993.

[13] Spiekermann H, Donath K, Hassell T, et al. Color atlas of dental medicine：Implantology. George Thieme Verlag. Thieme Medical Publishers, 1995.

[14] Tolman DE, Desjardins RP, Jackson IT, et al. Complex craniofacial reconstruction using an implant-supported prosthesis：case report with long-term follow-up. Int J Oral Maxillofac Implants, 1997, 12 (1)：243-251.

第 15 章

激光在整形外科的应用

第一节 概 述

激光(laser)是指“受激发射的光放大”(light amplification by stimulated emission of radiation),laser 是各词第一个字母组成的。激光与半导体、原子能、计算机一样,是 20 世纪人类科学进步的典范,1916 年著名物理学家爱因斯坦首次提出了“受激辐射”的概念,从而奠定了激光的理论基础。激光医学从孕育至今经历了 50 多年的历程,已成为一门新兴的边缘学科,大体可划分为 4 个阶段:基础研究阶段(20 世纪 60 年代)、临床研究应用阶段(20 世纪 70 年代)、学科形成阶段(20 世纪 80 年代)、发展成熟阶段(20 世纪 90 年代)。1960 年,Maiman 发明了世界上第一台激光器,脉冲红宝石激光器。1961 年,红宝石视网膜凝固机在美国问世,这是世界上第一台医用激光器。1963 年,美国的 McGuff 发表的“激光生物效应的探讨”,同年,Goldman 就尝试利用激光的生物学效应进行皮肤疾病的治疗,从此以后,激光生物学作用机制的研究与激光医疗设备的开发突飞猛进,带动了激光在临床治疗中的创造性应用,并逐渐深入到医学的各领域。激光在眼科的应用最为成功,如氩激光治疗视网膜裂孔、糖尿病性视网膜病变,脉冲染料激光治疗早期闭角性青光眼,准分子激光治疗近视眼。在动脉粥样硬化性血管病及血管狭窄或闭塞治疗上,激光血管成形术也取得了巨大的社会效益,在荧光屏监视下,利用激光消除血管内的血栓和硬化斑块使血流状况改善。激光手术刀也是激光与医学结合的产物,可以使手术切缘整齐,止血效果好,损伤小,减少恶性肿瘤的医源性转移。此外,激光内镜治疗在部分胸、腹部手术中的应用、激光碎石、低能量激光治疗在特异反应性疾病的应用、肿瘤的光动力学治疗、激光物理治疗、穴位治疗等,都是激光在医学领域应用的典型例子。应用激光参与治疗的病种愈来愈多,对于其中许多疾病来说,激光无非是手术刀或其他已有治疗手段的替代工具,而对于另一些疾病来说,激光治疗确代表着革命性的进步,这些疾病以往的治疗往往十分不理想,甚至束手无策,激光使这些无法解决的难题有了新的答案。激光在整形外科的应用,尤其是近年来出现的治疗项目,多数是属于后者,比如,葡萄酒色斑、毛细血管扩张等浅表血管性疾病的治疗,太田痣、咖啡牛奶斑等先天性色素疾病的治疗,以及人工文身或浅表的外伤性文身的消除,激光已成为当之无愧的首选方法,因此,整形外科医师需要更多地掌握这些新的治疗手段,才能超越常规的手术方法,为患者提供更理想的治疗。

第二节 激光的基本原理

原子是有带正电的原子核和绕核旋转带负电荷的电子构成。不同电子轨道层到原子核的距离都不同,每一层都具有特征性的固定能量级,电子可以从一个轨道运动到另一个轨道,它们的能量水平取决于它们轨道的位置。当电子处于紧靠核的轨道时,能量水平最低,称为基态(ground state),当基态原子获得足够的能量时,原子就会从基态跃迁到较高能量的激发态,处于激发态的原子是不稳定的，停留在激发态的寿命很短，仅百万分之一秒。在没有外界任何作用下，它们会自发地从高能级状态跃迁到低能级或基态，并自动地以光子的形式释放出来，称为自发辐射。1917 年，爱因斯坦首先提出在自发辐射的同时，还存在着受激辐射，受激辐射的特点在于：它不是自发产生的，必须有外来光子的刺激才能发生，它对外来光子的频率有严格的要求，受激辐射的光子与入射光子具有相同频率，相同的发射方向，相同的偏振，相同的相位和速率，即无法区分它们中哪个是原来的入射光子，哪个是受激辐射的光子。所以，这 2 束光子相互叠加后使光的强度增强，即受激辐射引起了光放大，这是激光产生机制中的重要概念。当存在足够数量的处于某一激发态的电子与相应的光子相撞，那么，就会产生光子受激辐射的连锁反应，使输入的光被放大，形成激光。

虽然爱因斯坦为激光的出现奠定了理论基础，但玻尔在 19 世纪就已经提出的理论直接导致了后来探索激光的实践。由于在常温下激发态电子总是少于基态电子，不会发生上述连锁反应。因此，需要产生一个持续的受激辐射，只有通过特殊的处理，使处于激发态的电子多于处于基态，即粒子数反转，此时原子内的多数电子处于一种过渡态(transitional state)。一些电子在此阶段自动释放光子回到基态，这些自动发射的光子就与那些处于过渡态的电子相撞，刺激它们释放出另一个波长相同的光子。这些光子将与更多的过渡态电子相撞，产生了连锁的受激发射，此时发射的光子波长是相同的，但它们却朝着不同的方向运动，这些自由的、向不同方向受激辐射的光子必须被引导到一个平行的方向。

如果在工作介质的两端分别放一个全反射镜和一个部分反射镜。当给予这个工作介质能量时，就能产生众多的朝不同方向辐射的激发态光子。这些自动发射的光的一部分将沿着工作介质的轴线传播。由于它们的强度不足与穿透部分反射镜，而被反射回来，再穿过工作介质。这时，如果这些发射的光子遇到低能级的原子，那么它们将被这些原子吸收，产生更多激发态原子；如果这些发射的光子遇到已处于激发态的原子，那么它们就将激发这些原子产生与它们同一方向运动、同样能级的光子。当外源性能量继续泵(pump)着电子达到激发态，这种受激发射过程最终将产生强度足以穿透部分反射镜的准直光束，这就是激光。

第三节　激光发生器的基础知识

一、激光的基本特性

激光因具有方向性强、亮度高、单色性好和相干性好等特性，所以具有强大的应用价值与潜力。

1. 方向性强　衡量光源方向性好坏的标志是光束的发散角，激光是一束发散角极小的定向发射光，其发射角可<0.1mrad(毫弧度)，几乎可认为是平行光，光能量完全集中与此方向上。根据计算，如果把一束激光射到离地球 38 万 km 的月球上，其在月面上的光斑仅不到 1km^2(平方千米)，而如果改用目前最好的探照灯代替，光斑要扩大到 78 万 km^2。

激光的方向性好就意味着可以把激光束传播到很远的距离而仍然保留极大的强度。在应用范围内激光强度几乎和距离无关，激光束通过聚焦可以获得极小的焦斑，达到 0.1μm 大小，可对细胞进行切割或焊接。

2. 亮度高、强度大　激光具有良好的方向性，能量高度集中，因此具有很高的亮度。光亮度是指光源表面单位面积上在单位时间内，垂直于表面方向的单位立体角内发射的光能量。由于激光在时间、空间上的 高度集中造成其高亮度，其亮度甚至可达太阳表面亮度的百万倍以上。

应该指出，这里所谓的亮度是指辐射亮度，与人眼对不同波长的感光灵敏度(即光亮度)无关，例如，亮度很高的红外激光器，如 Nd:YAG 激光器，发出的激光虽然看不见，但可以切割肿瘤和骨骼，而看起来很亮的氦氖激光只能用于低能量的照射治疗。

3. 单色性好　不同波长的可见光作用于眼的视网膜上，使我们感觉到不同的颜色，如波长 670～630nm 呈红色感，波长 600～570nm 为黄色，而绿色光的波长分布在 570～500nm，由此可见，某一颜色的光不是处于单一的波长，而是有一个波长范围，也称谱线宽度。谱线宽度愈窄，光的单色性愈好，激光几乎是单一波长的光，其谱线宽度可小至亿分之一纳米，要比单色性最好的氪灯单色性高10万倍。

利用激光的高单色性，可以开拓一系列生物医学的新方法，新技术，如受激辐射分析技术等。

4．相干性好　干涉现象是光波的特征之一，但普通光只有在特殊装置下才能获得相干光，而激光束在频率、位相上都是同步的，在相当长的距离内保持着恒定的位相关系，因此，激光的相干性比普通光强的多。

激光的相干性能主要用于基础研究和诊断技术，此外，激光的相干特性还被用来观察和分析生物组织结构的显微照片。

二、激光发生器的基本结构

尽管目前问世的激光发生器已有数千种之多，但已在整形外科中有明确地位的可能只有近10种。整形外科医师不仅需要在以后的工作中了解激光的常规应用，同时也必须掌握激光发生器的基本知识与物理特性。

激光器有5个基本结构，即工作介质、激光谐振系统（laser resonator）、电源系统、冷却系统和控制系统。工作介质是指激光器中受特定外源性能量激发后能产生激光的物质，物质特性决定了输出的激光的波长、功率、能量等。

工作物质位于谐振腔内，最原始的激光谐振系统有2个反射镜组成，1个为全反射镜，1个为部分反射镜，两者之间保持一定距离，相互平行，工作介质就位于其间。由于并非所有用于激发工作介质的能量都转化成激光，大部分转化成热，导致工作介质温度上升，必须通过冷却系统把工作介质的温度控制在许可温度之内。目前在整形外科应用的激光器还多配备微型计算机控制系统，通过控制面板调整输出功率与参数；此外，激光器的工作介质需要外来能源激发才能使之进入激发态，固态激光常由闪光灯（flash lamps）、弧光灯或另一种激光作为泵浦源，该过程称为光学泵浦（optical pumping），气体激光器则是选择高压电源来泵浦工作物质。

三、激光器的分类

一般激光器按照其工作物质或运转方式分类，以下在分类中简要介绍几个基本的概念。

1．按工作介质分类　一般激光器的名称是根据其受激发光的工作介质来命名的，例如工作介质是铜蒸气，就称为铜蒸气激光器。受激发光的工作物质按其物态特性可以分为固体、气体、液体和半导体四大类。

（1）固体激光器：固体激光器的工作介质，是把具有能够产生受激发射作用的金属离子按一定的比例，掺入到晶状体或玻璃基质中而制成晶状体棒或玻璃棒，选择它们作为工作物质的激光器分别被称为晶状体激光器或玻璃激光器。如红宝石激光器、钕玻璃激光器等。

（2）气体激光器：气体激光器所使用的工作物质可以是原子气体、分子气体或者离子气体。如氦氖激光器的工作介质属于原子气体、CO_2激光器属于分子气体、Ar^+激光器属于离子气体激光器。

（3）液体激光器：液体激光器的工作物质，主要的有染料溶液，如若丹明6G染料激光器，以及含有稀有金属离子的无机化合物溶液两大类。

（4）半导体激光器：这类激光器按其有电注入式、光泵式和高能电子束式的激励方式而称为电注入式半导体激光器、光泵式半导体激光器和高能电子束式半导体激光器。

2．按运转方式分类　由于激光器所选择的工作物质不同，以及激光器的使用目的的不同，所以相应的运转方式也不同。常用的有单脉冲式、重复脉冲式、连续式、Q突变式和波形可控式5种运转方式，与之相对应的就有下列5种激光器。

（1）单脉冲激光器：脉冲激光是指在较短的时间内施加较强的激励，使激光工作物质获得较大程度的粒子数反转，从而在较短时间内输出一个较强的激光脉冲。单脉冲激光器就是指接通激励源后，只发生一个脉冲激光的过程，也就是只输出一次较强的激光。

（2）重复脉冲激光器：重复脉冲激光器输出的激光也是脉冲式的，但它不像单脉冲激光器那样在接通激励源之后只输出一个脉冲，而是输出一串激光脉冲。单脉冲激光与重复脉冲激光统称脉冲激光（pulse laser），都通过脉冲泵浦源泵浦，由于脉冲工作介质可在脉冲瞬间内承受较高功率的泵浦冲击，所以在高功率泵浦下可以输出比连续激光高得多的功率的激光，但平均功率远远不如连续激光。脉冲功率通常比连续激光高3个数量级。

（3）连续激光器：连续激光器是通过连续激励工作介质，从而能够使激光连续输出的激光器，输出的连续激光（continuous wave）在一段时间内输出功率基本稳定。

(4)Q 开关激光器:Q 值是无线电技术中的一个术语,它的值越大,即表明器件的品质因素越好,转换效率越高。Q 突变激光器,是在谐振腔内增设某些装置,来提高其 Q 值,把脉冲过程压缩在极短的时间内完成的激光器。如在谐振腔内设置一光电开关,阻止光子通过,储存能量,当能量达到一定值时,开关打开,释放出一个独立的高能脉冲。这类激光器的峰值功率可达 10^{12} W,所以又称为巨脉冲激光器。巨脉冲激光(giant pulse laser)与上述的脉冲激光相比,其脉冲宽度更窄,约压缩了 3 个数量级,约为 10^{-7} s,每个激光脉冲产生光热作用以外还产生一个机械性的声波。这种激光器在色素及文身治疗中起了主要作用。

(5)波形可控制式激光器:通常的激光器的振荡波形有很多,而且不同波形之间的相位关系和波形的振荡频率多会随机变动。如采用波形限制技术使振荡波形只有一个,这种激光器称为单波形激光器。如采用专门技术使不同波形之间的相位差固定,这种激光器称为锁模激光器,比如超短脉冲激光(ultrashort pulse laser),把上述 Q 开关脉冲时间再大大压缩,缩短 3 个以上数量级,其峰值功率因此可提高 3 个以上数量级,此常用锁模技术来实现,属于锁模激光器。如采用稳频技术使激光振荡频率稳定在一个较小的范围内变动,这种激光器称为稳频激光器。这 3 种激光器统称波形可控激光器。

3. 按波长范围分类　激光按照波长分为紫外、红外、可见光激光器等。在皮肤美容领域中应用最多的是可见光激光器,用于治疗血管性病变和色素性病变等;其次应用较多的是用来切割、气化皮损组织和用于磨削除皱的红外激光仪;紫外激光器用于皮肤美容的较少见。

激光器的还可依据激励方式、波段范围、输出功率大小、激光器用途、光学谐振腔、激光波谱、激光束模式等分类,但按工作物质分类是最常用的分类方法。

四、临床常用的激光物理量

整形外科涉及的一些基本的激光参量包括波长、频率、功率、能量密度等。

1. 波长(wavelength)　是光在一个振动周期内所传播的距离,以纳米(nm,namometer)为单位,往往依据波长与吸收组织的特性相结合决定治疗的靶组织,波长同时也决定了光在组织中的穿透深度。在可见光范围内,反射随波长增加而增加,投射也随波长增加而增加,但吸收则随波长增加而减少。

2. 能量密度(fluence)　又称剂量,是指激光单位照射面积上的能量,常用 J/cm^2 来表示。

3. 功率密度(power density)　是指激光照射靶区单位面积上的功率,常用 W/cm^2 来表示。

4. 脉宽(pulse width)　又称脉冲持续时间(pulse duration),是指脉冲激光单位脉冲的持续时间,一般用毫秒(ms)及纳秒(ns)来表示。

5. 脉冲延迟(pulse delay)　若干一个脉冲由 2 个以上子脉冲组成,则 2 个相邻子脉冲之间的时间间隔,称为脉冲延迟,一般用 ms 来表示。

6. 光斑大小(spot size)　是指激光在正常聚焦状态下的照射范围,不同的激光治疗手柄可形成不同形状的光斑。如光斑呈圆形,则往往用光斑的直径来表示光斑的大小。常用单位为毫米(mm)。

7. 功率(power)　是指激光在单位时间内输出的能量,常用单位为瓦(W)。

8. 色基(chromophore)　即色素基团,是指组织中能够吸收一定波长光的生物分子,大多为生物体内自然存在的色素。皮肤组织中最重要的色基为血红蛋白、黑色素和水。每种色基都有自身特定的光吸收曲线。

9. 热弛豫时间(thermal relaxation time,TRT)　是指色基吸收激光能量后,温度下降 50% 所需的时间。一般而言,色基体积或直径越大,热弛豫时间越长。

10. 激光的辐射剂量　通常区分为物理剂量和生物剂量。用物理量表征的剂量称为物理剂量。激光的物理剂量是指激光束垂直照射到生物体单位面积上的功率与照射时间的积,即:

$$\mathrm{D}=\frac{W}{A}\cdot t\cdot \cos\theta$$

其中 W 是到达受照处的激光功率、单位是瓦。A 是治疗区域面积,单位是平方厘米(cm^2)。t 是照射时间,单位是(s)。θ 是入射激光束与治疗平面的夹角,即激光的入射角。D 即物理剂量,也就是上述的能量密度,单位为焦耳/平方厘米(J/cm^2)。

由于不同个体或不同照射组织的生物学特性不同,同一物理剂量的激光导致的生物作用强度是不同的,因此,有必要直接将生物组织反应的强弱程度分级,并定出分级的标准,按这种标准所分的级,称为生物剂量。过去临床上常将红斑反应按其程度分成0～V级，代表亚红斑量到超强红斑量六级，操作者可根据生物剂量分级选择其中一级作为合适的治疗剂量，当然，生物剂量因激光治疗项目的不同而有所不同。

五、激光束分布模式

光学谐振腔里的光子群的量子统计状态通常不止一个状态，而是在谐振腔轴的横向和纵向上有1个或多个状态分布。在横向上分布的状态叫横模(transverse electromagnetic mode，TEM)，在纵向上分布的叫纵模(longitudinal mode)，只有一个状态的称单模，同时具有多个状态的称多模，每一种量子状态就称一种模式(mode)。

1. *横模*　激光束在垂直断面上的光强分布是不均匀的。横截面上经直径上的各点的光密度大小是符合以圆心为中点的正态分布曲线，即中间点最亮，随光点直径的增加而光强逐渐减弱，这种分布模式即TEM_{00}。这种模式的激光能量较集中，很适合与组织切割，并使周围组织的损伤达到最小。TEM_{01}在光束横截面上只有此一点的称单横模，多光点的就称多横模。是另一种常见的光束密度分布模式，在光束横截面上各点的密度相同，适用于大面积的组织去除，不适于组织切割。

2. *纵模*　谐振腔内沿轴向形成的稳定的光波振荡形式称纵模。每一个谐振频率对应着一个纵向模式，如只有一个频率则称为单纵模，如有多个频率则称为多纵模。在临床治疗时对于是否多纵模并不重要。

六、激光的输出方式

1. *光导纤维*　通常使用的医用光纤为折射率突变型石英光纤。外经1～1.5mm，传输波长为0.2～2.5nm(紫外-近红外)。光在介质面发生多次全反射，使之不会逸出光纤。

2. *关节臂*　导光关节臂由接管、轴承、全反镜3部分组成，1个关节臂多有5～7个关节组成，经过数个关节的反射，使光传输至出口处。

3. *刀头*　分为接触式和非接触式两类，接触式刀头与组织直接接触，达到切割的目的；非接触式刀头往往采用锥形刀头套管，内有一凹透镜将光聚焦到出光孔附近。

4. *光耦合系统*　激光的截面线度在毫米数量级，而常用的光纤芯料直径在200～600μm，无法将全部激光直接注入光纤中，所以要利用一聚焦镜将光束聚焦后注入光纤，这种将光输送到光纤中的装置称为光耦合器。

第四节　激光与组织的相互作用

一、人体皮肤的光学特性

皮肤是人体最大的器官，覆盖整个体表。皮肤由表皮、真皮和皮下组织构成。此外，还包括血管、神经、淋巴管和皮肤附属器。激光照射到皮肤组织，不可避免地与后者相互作用，皮肤组织对激光的影响主要表现在以下几个方面：

1. *反射*　几个光照射到皮肤表面时，一部分被皮肤反射，这部分光不进入皮肤，因而也不会产生生物学效应。

2. *吸收*　是指激光的能量进入皮肤组织，并转化为其他形式的能量，如热能、化学能等。根据Grothus－Draper定律，只有当激光被吸收时，才能产生生物学效应。激光主要被皮肤中的色素基团(简称色基，chromophore)所吸收。皮肤中主要的色基是黑色素、血红蛋白和水，每种色基都有自身特定的吸收曲线。吸收过程除了与色基有关外，还受到波长和组织结构均匀性的影响。

激光的穿透深度是指激光的有效能量在皮肤组织中所能到达的深度，具有重要的临床意义。穿透深度实际上与激光的吸收密切相关，皮肤浅层吸收越多，激光穿透深度就越浅，反之则越深。激光的穿透深度与波长有关，在300～1000nm，波长越长，穿透越深；波长＜300nm时，由于蛋白质、黑色素、DNA对激光的强吸收，故穿透浅；波长＞1300nm时，由于被水强吸收，故穿透也较浅(图15-1)。

3. *散射*　是指激光进入皮肤组织后，由于皮肤结构的不均匀性，从而导致光的方向发生改变，散射可以发生在各个方向。

4. *透射*　是指激光透过皮肤组织而进入另一种媒介，这部分光也不对皮肤组织产生生物学效应。

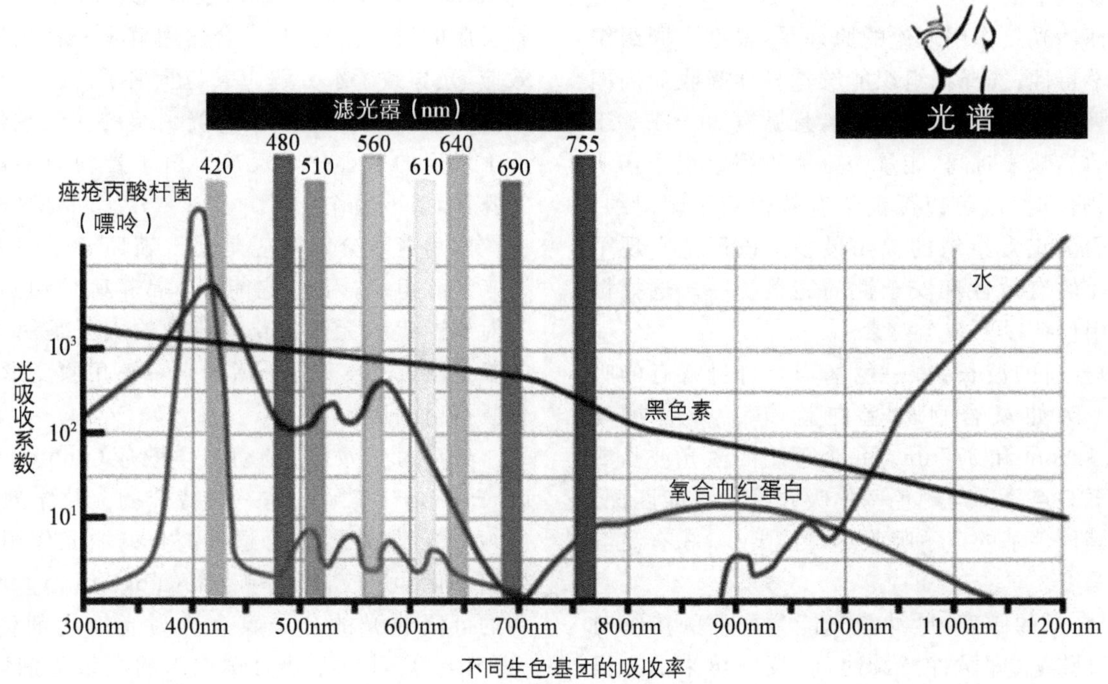

图 15-1 黑色素、血红蛋白、水的吸收曲线

二、激光对皮肤组织的生物学效应

激光的能量必须转化成其他形式的能量才能起到对组织的治疗作用。构成生物组织的分子和原子能够吸收激光的能量，并最终把它转化成其他形式的能量。激光与组织的相互作用就是根据组织将激光转化成何种能量来分类。

1. 光热作用(photo themal interactions) 此类效应是组织吸收激光的光能，并转化为热能，导致组织的温度上升。不同的组织所含的发色基团(chromophore)，因此，不同的组织有不同的吸收系数(absorption coefficients)，存在不同的吸收曲线。对于远红外波长的激光，组织中的水是吸收光能的主要成分；某些特殊波长的红外激光也能直接被某些特定组织的成分所吸收，如色素颗粒对 1064nm 波长的吸收。位于可见光波段的激光很难被水分子吸收，通常主要被血液中的血红蛋白和组织中的色素吸收并转化成热，在组织中能吸收可见光的分子有血红蛋白、叶黄素和黑色素这对整形外科中的激光治疗来说是最重要的。蛋白质、DNA、RNA 能很好地吸收位于紫外波段的激光能量，把光能转化为热能。

激光诱发的光热效应主要导致局部高热、凝固、止血、汽化、融合及选择性光热作用(photothermal effect)，其中选择性光热作用是整形激光治疗的基本原理之一：即选择适当的波长，能被病灶中的靶基团最优先吸收；选择足够短的脉冲宽度，可以减少热传递引起的周围组织的非特异性损伤；选择足够高的能量，能导致靶组织的热损伤破坏。利用选择性光热作用这一重要原则，人们可选择相应的波长与脉宽，可在脉冲时间里对巨噬细胞内的文身颗粒、色素细胞及微小血管等特殊的微小结构实现选择性的破坏，脉冲间期应大于从脉冲能量作用瞬间的靶组织温度经冷却下降到 50％所需的时间，即热弛豫时间，以减少对周围组织的热传导损伤。选择性光热作用通常是通过高能的脉冲激光系统实现的。

光热作用的另一种效应是气化，即利用激光的高能量把固体组织转化成气态，可以用于整形手术中的组织精细切割与止血，以及消除细小面部皱纹。上述的其他光热效应，如主要用于肿瘤的实验性治疗的局部高热，以及凝固、止血和融合等，在整形外科领域均无特异的应用。

选择性光热作用理论：选择性光热作用(selective photothermolysis)理论是 1983 年由 Anderson 和 Parrish 提出的，这一理论的提出具有划时代的意义，是激光发展史上的一个重要里程碑。短脉冲激光和稍后问世的强脉冲光(IPL)，都是建立于这一理论基础上的。

选择性光热作用理论的原理是：根据不同组织的生物学特性，选择靶组织能够选择性吸收而周围组织不吸收的特定波长的激光，且脉宽短于或等于靶组织的热弛豫时间，能量密度大于靶组织损伤所需要的阈值时，就可以保证最有效作用于靶组织，同时对周围正常组织的损伤最小。该理论实现了激光治疗的有效性和安全性的完美统一。选择性光热作用包括以下3个要素。

(1)合适的波长：每一色基均有自身特有的吸收曲线，例如氧合血红蛋白就有3个吸收峰418nm、542nm和577nm。一个理想的激光波长要符合以下3点。①与靶色基的吸收峰尽可能匹配；②来自其他色基的竞争吸收尽可能要少；③有足够的穿透深度。

(2)合适的脉宽：脉冲激光能量释放的持续时间是通过脉宽(即脉冲持续时间)反映出来的。根据选择性光热作用原理，脉宽应小于或等于靶色基的热弛豫时间，这样靶组织没有足够的时间将热能传到周围正常组织，对周围正常组织的热损伤最小。

(3)足够的能量：这是脉冲激光治疗的必要条件。选择能使靶组织破坏而不引起并发症的合适能量，实际上是治疗终点。

2. 光爆裂效应(photodisruptive interactions)

这类效应主要有脉冲激光产生，激光能量转换成声能，属机械能，产生高冲击力的冲击波(shock wave)。这种冲击力量可用来爆裂与粉碎组织，该效应通过调节峰值功率(peak power)、脉冲宽度、脉冲强度及激光的聚焦程度实现预期的效果。

3. 光化学效应(photo chemical interactions)

当激光的能量被组织吸收，并转化为化学能，此时，组织间的化学联结直接被激光光能破坏，同时，激光激发这些分子进入生物化学活跃状态，这就是激光的光化学效应。激光波长是此效应的决定性因素。通常激光波长<400nm时才可能直接破坏这种分子间的化学键，如准分子激光。一些特别的可见光波长的激光也可能产生光化学效应。由于不同种类反应分子的电子激发态能量值不同，而且只有与此激发能对应量子能量的光子才最容易被该反应分子吸收，因此光化学效应具有波长选择性。光化学效应的产额决定于照射光的强度与曝光时间乘积。

光化学效应包括两种类型：①光致分解效应(photolysis)，即通过组织吸收光能后导致化学分解反应的过程。比如，光合作用就是一种光致分解效应，光导致了水分解为氧与氢离子。②光动力学效应，是生物系统特有的由光引起的在光敏化剂帮助下发生的一种化学反应。由于光动力学效应的特殊性，以下另作介绍。

因为光致分解效应是通过破坏分子间的化学键来清除组织，因此，它能够非常精确地切割组织，而对周围组织无热损伤。典型的例子是用193nm的氟化氩(ArF)准分子激光来矫正角膜变形，治疗角膜折射畸形。

光动力学效应：光动力学效应(photodynamic interactions)实际上是一种特殊的光化学效应，当组织中光敏分子，在合适的波长的激光作用下，产生生物化学反应，产生单态氧(singlet oxygen)。所用的可吸收光的分子媒介称为光敏化剂(photosensitizer)，目前光动力学作用的光敏化剂已找到400种以上，临床较常用的血卟啉衍生物就是其中的一种。根据光敏化剂的不同，可以选择不同波长的光，通常是相干或不相干的特殊波长的可见光或近红外波长光来控制光动力学作用。主要原理是光敏化剂吸收光能量，被激活成电子激发态分子，然后将其能量传递给邻近的氧分子，使之成为单态氧。单态氧能氧化和永久性破坏周围一定范围内的组织，导致局灶的组织变性。利用这一原理开展的治疗即光动力学治疗(photodynamic therapy，PDT)。通常光动力学用于治疗肿瘤，因为在一定的时相内存在光敏化剂的肿瘤内积聚。但在整形外科领域，光动力学治疗主要利用注射早期时光敏化剂在毛细血管内的积聚进行葡萄酒色斑的治疗。

4. 生物刺激效应(biostimulation)　在临床用低反应水平的激光剂量(弱激光)治疗中人们发现了一些至今不能解释的效应，如弱激光照射局部具有消炎、镇痛、扩张血管、提高非特异性免疫功能和促进伤口愈合等作用，这些现象无法用激光的上述效应解释。根据传统生理学中有关物理因子的生物刺激作用概念，认为生物组织吸收弱激光能量以后有一种光致生物刺激作用。

弱激光刺激作用所产生的生物效应有两类：刺激引起兴奋反应或刺激引起抑制反应，前者使运动或活性由弱变强，后者则由强变弱，是兴奋反应还是抑制反应多用剂量控制。因为难以在同一实验条件下对结果进行定量的分析，所以难以得到令人信服的结果。在整形外科临床，尚未利用此类效应进行治疗。

5. *荧光效应*(fluorescence)　如果所用的波长合适，某些组织在与激光相互作用后，会重新发射部分它所吸收的激光能量，这种组织发射的光是向各个方向散射的，波长也不同于所吸收的激光波长，是代表这个组织特征的特有波长。这种组织发射的荧光称为激光诱发组织荧光(laser-induced fluorescence，LIF)。当生物组织处于健康或良、恶性病变状态时，可致波长、偏振、相干图形等光学参数的改变明显不同，因此，激光诱发组织荧光主要可用于临床的检测和诊断。

三、其他的激光与组织相互作用理论

1. *扩展的选择性光热作用理论*　虽然在色素增加性皮肤疾病的治疗中，选择性光热作用原理得到了最为成功的实践，但是对于脱毛治疗和皮肤血管性皮肤疾病的治疗，这一原理似乎显得不够。因为，毛囊的生长部位——毛乳头是不含色素的，同样位于毛囊隆突部位的毛囊干细胞也不含色素，这些相对“透明”的部位，对于激光能量是相对不吸收的，因此激光对他们也相对没有什么作用。治疗时需要将脉冲宽度适当延长，这样毛干及毛鞘内的黑色素因为吸收光能所产生的热能便有充足的时间扩散到邻近的毛囊隆突部位和毛根部，使毛囊干细胞或者毛乳头生发部位发生不可逆地损伤。但是在这一过程中，仍然存在热限制这一问题，如果热进一步弥散到周围其他组织，就可能导致远离干细胞和毛乳头部位的正常组织的损伤。因此，脉冲宽度必须与靶组织的热损伤时间相适应，所谓热损伤时间(thermal damage time，TDT)就是指导致靶组织出现损伤的时间，即整个靶组织包括基本色基(黑色素)和周围的靶组织(毛囊)冷却约 63%的时间，因此，这一理论被称为扩展的选择性光热作用原理(extended theory of selective photothermolysis)。

这一理论同样是由 Anderson 等提出来的，是对选择性光热作用的一个重要补充和扩展。事实上在临床中似乎也印证了这一理论的正确性，临床上发现应用长脉冲的翠绿宝石激光脱毛时，脉冲宽度在相当宽的一个范围内(2～20ms)，脱毛的疗效与脉冲宽度并不像过去想象的那样，脉冲宽度与毛发粗细间一定存在相关性，换言之，在这一范围内，临床上似乎没有必要再根据毛发的粗细来确定脉冲宽度的长短。激光治疗皮肤血管性疾病的情况多少与此类似：色基是血管内的血红蛋白，而治疗靶位是血管内皮细胞，同样，我们需要一个较长的脉冲宽度，以便使激光的能量有足够的时间从血管内释放到血管内皮中去。

2. *局灶性光热作用理论*　自从 1983 年提出选择性光热作用(selective photothermolysis，SP)理论，激光的靶向作用已广泛应用于年轻化治疗。期间剥脱性激光和非剥脱性激光取得了一定的临床疗效，但是剥脱性激光同时发生瘢痕、色素改变等不良反应的风险较高，而非剥脱性激光降低了发生不良反应的风险，却疗效有限。为了克服以上两种激光治疗的不足，2003 年 Anderson 首次提出局灶性光热作用(fractional photothermolysis，FP)理论。依此而设计的点阵激光随之应运而生，短短的几年间，显示了独特的治疗优势。

局灶性光热作用的原理就是通过点阵激光产生微小光束作用于皮肤，产生阵列样排列的微小热损伤区，命名为微治疗区(microscopic treatment zones，MTZ)，与传统的剥脱性和非剥脱性激光产生层状热损伤不同，FP 产生的微治疗区实际上是一个三维立体的微小热损伤柱结构，直径在 50～150μm，可深达 550～1000μm，每一 MTZ 周围都残留未损伤的正常组织，MTZ 之间的正常组织距离随微阵列的密度变化，这些未损伤组织的角质细胞可以爬行至 MTZ 的距离缩短，微小创面的愈合更快。

第五节　常用激光器及其特点

临床激光治疗的进展取决于治疗原理的研究与新型激光器的开发进展。近年来，许多成熟的激光器进入整形外科临床，表 15-1 列出了目前整形外科临床常用的激光器及其简要特性。

表 15-1 与整形外科有关的激光器及应用

激光器种类	工作物质	波长(nm)	运转方式	主要吸收基团	治疗适应证
氩	氩	488/514	连续	血红蛋白	扩张型葡萄酒色斑
KTP	磷酸钛氧钾	532	脉冲	血红蛋白	浅表血管扩张
倍频 Nd:YAG	掺钕钇铝榴石	532	Q 开关	黑色素、文身颗粒	色素增多、文身
倍频 Nd:YAG	掺钕钇铝榴石	532	长脉冲	血红蛋白	浅表血管性疾病
铜蒸气(溴化亚铜)	铜	578/510	准连续	血红蛋白 光动力学治疗	扩张型葡萄酒色斑 葡萄酒色斑的光动力学治疗
闪光灯泵浦脉冲染料	不同的有机溶液可供选择	可在 400～800 510 585 630	脉冲	 黑色素、文身颗粒 血红蛋白 光动力学治疗	 色素增多、文身 浅表血管性疾病 浅表血管性疾病、体表恶性肿瘤
金蒸气	金	628	准连续	光动力学治疗	浅表血管性疾病、体表恶性肿瘤
红宝石	红宝石晶体	694	Q 开关	黑色素、文身颗粒	色素增多、文身
红宝石	红宝石晶体	694	脉冲	毛囊黑色素	毛发增多
翠绿宝石	紫翠玉晶体	755	Q 开关	黑色素、文身颗粒	色素增多、文身
翠绿宝石	紫翠玉晶体	755	脉冲	毛囊黑色素	毛发增多
Nd:YAG	掺钕钇铝榴石	1064	Q 开关	黑色素、纹身颗粒	色素增多、纹身
Er:YAG	掺铒钇铝榴石	2940	脉冲	水	细小皱纹、皮肤磨削 高精度的组织切割
二氧化碳	二氧化碳气体	10 600	连续	水	非特异性组织破坏
高能二氧化碳	二氧化碳气体	10 600	脉冲或连续	水	细小皱纹、细小瘢痕磨削 高精度的组织切割

一、Nd:YAG 激光器

Nd:YAG 激光器的工作物质是掺钕钇铝榴石，其中钕(neodymium,Nd)是发光物质，钇铝晶体(yttrium aluminum garnet,YAG)是基质，输出波长为1064nm 的近红外激光。连续输出的功率就高达数百瓦。Nd:YAG 激光器具有连续波长、准连续波长、倍频、Q 开关和自由运行脉冲等不同模式。由于其1064nm 波长在软组织中能穿透力强，可达到 3～5mm 的深度，并可与光导纤维联合使用，连续输出时常用组织气化、血管凝固、切割等，在整形外科中目前应用较多的是 Q 开关 Nd:YAG、Q 开关倍频 Nd:YAG 以及脉冲 Nd:YAG 激光器。

Q 开关 Nd:YAG 输出的 1064nm 波长激光是近红外光，十分易于被黑色文身颗粒吸收，也可被黑色素吸收，是黑色文身的首选治疗手段之一，有些学者认为，也是太田痣的首选治疗。

倍频 Nd:YAG 激光器是通过波谐转换(harmonic conversion)将1064 nm 的基本波长转换成50%的波长，即 532nm。这种经过双重晶体后转换成的激光是绿光。Q 开关倍频 Nd:YAG 激光除可被黑色素、文身颗粒吸收，该激光还可较特异地被红色文身颗粒吸收。

脉冲倍频 Nd:YAG 激光波长 532nm，脉冲宽度 2～10ms 可调，由于脉冲宽度可调，为根据靶血管直径选择治疗脉宽提供了可能，且治疗用的波长在血红蛋白吸收峰的附近，所以，也是葡萄酒色斑或其他浅表血管疾病选择性光热作用治疗的选择之一。

二、脉冲染料激光器

染料激光器是一种液体激光器。自 1966 年 Sorokin 等成功研制染料激光器以来，现已发现数千种有机染料可实现受激辐射输出，其中有实用价值的激光染料已达到近百种。每种染料都有一个波长连续的谱线宽度可供调谐，每种染料的可调谐波长范围可达数十纳米至数百纳米。

脉冲染料激光器（flashlamp-pumped pulsed dye laser，FPPDL）以脉冲闪光灯或其他激光为泵浦源。在整形外科中常用的是脉冲 595nm、585nm、510nm 激光。

由于血红蛋白在 585nm 附近存在能量吸收高峰，选择的脉冲宽度 450μs、波长 585nm 的脉冲染料激光，成为以葡萄酒色斑为代表的多种浅表血管疾病的最常用的治疗方法。新一代 595nm 的脉冲染料激光，皮肤穿透更深，具有更大的可调脉宽，并结合了冷却系统，能够作用于更大口径的血管，在临床上对葡萄酒色斑的扩张增厚病灶更加有效。另一种常用的脉冲染料激光器可发射波长 510nm，脉冲持续时间 300mμs 的绿色可见光，主要被吸收黑色素或文身染料吸收，作用原理与倍频 Nd：YAG 激光相似，用于治疗体表色素性疾病或文身。此外，脉冲染料激光器发出的 630nm 波长的红光，还可用于葡萄酒色斑、体表肿瘤等浅表血管疾病的光动力学治疗的光敏光源。

三、红宝石激光器

红宝石激光器的工作物质是固体的红宝石晶体棒，红宝石晶体是在刚玉基质中掺入少量氧化铬拉制而成的，其中铬离子是辐射激光的激活离子，输出波长是 694nm 的红光。

Q 开关红宝石激光器的脉宽 20～40mμs，峰值功率可达 10MW 以上。该激光可被黑色素或蓝黑色的异物颗粒吸收，是选择性较高的一种色素增生类疾病或文身的治疗手段。

近年脉冲红宝石激光开始用于尝试多毛症（hirsutism）的实验与治疗。常用的脉冲宽度为 200～400μs，治疗要求的能量密度较大，多在 30J/cm^2 以上。激光脱毛仍然是利用了毛囊富含的黑色素对 694nm 波长的相对高选择吸收，达到光热破坏的目的。

四、翠绿宝石激光器

闪光灯泵浦翠绿宝石激光器与红宝石激光相似，翠绿宝石激光器也是发射红光，使用的工作物质是翠绿宝石晶体（alexandrite），波长较长，为 755nm，脉宽 40～80mμs。该波长也易被黑色素或黑、蓝或绿色异物颗粒吸收，加上 Q 开关翠绿宝石激光提供的瞬间高能与短脉宽使组织的损伤较小，因此，主要用于治疗各种表皮及真皮色素增生类疾病，前者包括雀斑、咖啡斑、脂溢性角化病、雀斑样痣、Becker 痣等，后者包括太田痣、获得性太田痣样斑、文身、异物文身等。翠绿宝石激光具有无创伤治疗的理想效果，术后基本无瘢痕形成。长脉冲的翠绿宝石激光也可以用于选择性激光脱毛。

五、二氧化碳激光器

二氧化碳激光器在医学上的应用十分广泛，其最基本的应用就是通过光热作用切割组织。二氧化碳激光器发出的激光波长 10 600nm 波长的远红外不可见光，能迅速被水吸收，使细胞内外的水分即刻加热并汽化。但连续过量的热传导导致了非特异性的周围组织损伤，易于出现增生性瘢痕等无法接受的并发症。近年出现了两类较新的二氧化碳激光器，一种是高能超短脉冲二氧化碳激光器，在每 600mμs 至 1ms 的脉冲时间内，能产生高达 500MJ 的高能，使照射组织瞬间完全汽化，从而防止了治疗组织的残余热量的非特异性传导，使破坏的精度大大降低。另一类新型二氧化碳激光器是采用通用的连续二氧化碳激光器，配以微处理器控制的高速旋转镜头，输出的高能量密度的激光呈螺旋式扫描，使每照射点的时间短于皮肤的热弛豫时间。输出的每光斑直径 2～6mm，完成一次旋转周期的时间约 0.2s。这两类新型二氧化碳激光器的出现，使利用激光进行的皮肤表面重塑（laser skin resurfacing）成为可能，并用于临床的面部细小皱纹消除、萎缩性痤疮瘢痕的治疗等，而不产生在传统的皮肤磨削或化学剥脱术中常见的深度控制的困难，从而减少了瘢痕形成、永久性色素改变等并发症。

六、铒激光器

铒激光（Er：YAG）是一种固体脉冲激光，其结构与 Nd：YAG 激光相仿，在 YAG 晶体中掺入铒（Er）元素，输出激光波长为 2940nm，属于中红外光，能被水强烈吸收，其吸收系数比 Nd：YAG 激光大 800 倍，是 CO_2 激光的 16 倍。激光脉冲频率为 1～20Hz，能量密度为 5～20J/cm^2。波长恰好位于水的最高吸收峰（2950nm），皮肤中 70％以上的成分是水，铒激光作用于皮肤组织时，水能大量吸收热量，使得光的穿透性很浅，引起浅层皮肤的快速升温，导致组织的瞬间气化分离和精密剥脱，而激光的热损伤也限定在 10～20mm。其适应证主要包括 3 种类型：①良性浅表皮肤肿瘤及赘生物（如汗管瘤、毛发上皮瘤、睑黄瘤、色素痣、脂溢性角化病等);②萎缩性或凹陷性瘢痕(如外伤或手术瘢痕、痤疮瘢痕等);③除皱,适合与去除手部、颈部和面部浅表、细小和较深的皱纹,其独特的作用效果使术后色素沉着被控制在最小程度,尤其适合于较黑的人和东方人的皮肤种类。

七、半导体激光器

工作物质有砷化钾、砷化铟、锑化铟、铝化镓等,输出波长大都在可见光的长波到近红外之间,医用最短的有650nm(常用作瞄准光),常见的波长有800nm、810nm、850nm、980nm等。不同种类的半导体激光器输出功率差别较大,半导体激光器电光转换率高(30%),没有多余的热量产生,避免了传统Nd:YAG、KTP、Ho:YAG及CO_2激光所需的庞大水冷系统,因此体积精巧,重量轻。也没有传统激光的闪光灯、晶体棒等高压、高热易损元件,因而寿命较长,一般半导体芯片的寿命可达100万h。具有操作方便,机动灵活,耗电少,效率高等优点。由于半导体激光器的谐振腔短,所以产生激光的方向性较差,发散角较大。此外,因其能级复杂,所以产生激光的谱线较宽,单色性较差。

波长为810nm的半导体激光脱毛机,脉宽一般为5~400ms可调,配有自制接触式冷却系统,可根据皮肤类型选择不同的脉宽,脉宽越宽对保护色素性皮肤更好,该波长能为毛囊中的成熟黑素所吸收,进而通过热损伤破坏毛囊,一般对生长期的毛囊作用更强。临床上主要用于脱毛,疗效好,作用持久。

第六节　其他光学系统

一、强脉冲光

强脉冲光(intense pulsed light,IPL)与激光不同,是一种非相干光,其波长范围一般在515~1200nm,可根据不同的适应证采用不同的滤光片,以获得所需的波段。强脉冲光可包括1~3个子脉冲,子脉冲的脉宽与子脉冲间的脉冲延迟均可调节,一般在毫秒级。强脉冲光系宽谱光,可为血红蛋白及黑素所吸收;此外还可通过热效应刺激胶原纤维合成,达到除皱嫩肤的目的。临床适应证范围广,术后反应轻是强脉冲光的作用特点。

临床适应证主要包括:浅表色素增生性皮肤病(如雀斑、脂溢性角化病、Becker痣等)、血管增生性疾病(如葡萄酒色斑、毛细血管扩张、酒渣鼻等)和除皱嫩肤等。此外,还可用于脱毛治疗。

二、射　频

射频(radio frequency,RF)是电磁波谱中一个非常重要的组成部分,其电磁波频率范围很宽,可以在数百千赫(kHz)到数百兆赫(MHz)的范围内。与激光不同,射频相关的热生成源于组织对于射频场中运动的电子的自然反应,而不是像激光那样由色基吸收后产生热量,因此,射频对皮肤的穿透与皮肤的厚度、颜色没有太大关系。

射频可将皮肤组织中电场的电极性迅速地反复改变,从而产生热效应,一旦能量到达皮肤,就可以观察到双重作用。首先是胶原遇热发生原发性的胶原收缩,可能是个短期的作用,与气化行CO_2激光进行表皮重建时所见的相似,这可能是由于在射频的作用下,部分胶原分组间的连接键断裂松开,同时蛋白质三级结构开始解旋,但这些改变不是完全彻底的。当部分键保留时,胶原分子会出现收缩。其次是射频热损伤引起胶原合成可持续很长一段时间,这是因为胶原纤维发生变性后,机体的创伤愈合机制会自然启动,在修复这些变性的胶原过程中,将产生大量的新胶原,使得皮肤丰满起来,从而起到除皱紧肤的作用。

临床主要用于治疗皮肤松弛以及轻中度的皱纹,如眼角皱纹、口周皱纹、颈部松弛、腹壁松弛等。此外,还可以810nm半导体激光或强脉冲光联合应用,以增强除皱紧肤及脱毛的效果。

三、等离子技术

等离子技术(Plasma)是一种新的治疗技术,直到2007年以前只有Rhytee Inc公司在推广这种技术,Portrait PSR是该公司生产的等离子治疗设备。从现有少量文献报道中显示,等离子技术似乎是一种疗效能与CO_2气化磨削和局灶性光热作用激光的疗效相似甚至更优,但患者的疼痛感却明显轻微,可以采用局部麻醉甚至在不用任何麻醉药下进行治疗,而且治疗后不影响患者的上下班,无需休假,因此是一种值得关注的治疗技术。

等离子是物质的第 4 种状态，是气体的高度解离状态，由不同的气体产生的等离子特性也不同。临床用于皮肤年轻化治疗的等离子由氮气解离产生，等离子能量以毫秒级的脉冲发射出来，治疗时不接触皮肤，能量直接透入皮肤，不依赖与皮肤内的色基，也不受皮肤中色基的干扰，在皮肤中产生的热刺激导致新的胶原合成达到治疗皱纹的目的。等离子技术可用于任何类型的皮肤，在年轻化治疗中也不会产生色素沉着或色素减退的改变。

第七节　激光在整形外科中的应用

一、浅表血管性疾病

继 1981 年 Apfelberg 把氩离子激光用于浅表皮肤血管疾病的治疗之后，近年应用 480～630nm 波长的激光治疗浅表的血管性疾病已较为普及，其原理主要是依赖选择性光热作用，原理是：毛细血管内血红蛋白在 580nm 波长附近存在吸收高峰，而周围组织相对吸收的能量较少，同时兼顾脉冲长度与能量，既要达到血管闭塞，又希望尽量减少过高能量导致的热释放损伤周围组织。目前可选择激光治疗的体表血管性疾病包括葡萄酒色斑、各种类型的皮肤毛细血管扩张、草莓状毛细血管瘤、充血的增生瘢痕等。

1. **葡萄酒色斑**（port-wine stains，PWS）　又称鲜红斑痣，民间俗称“红胎记”。这是是一种常见的先天性的毛细血管畸形（congenital capillary malformation），发病率约为 0.3%。多数病例的病理基础是在真皮的浅层或更深的层次存在畸形的毛细血管网，多数深度在 0.8mm 以内。此类疾病出生时即部分或完全发现，以后随着身体生长成比例扩大，病灶未发现细胞增殖存在的依据，但畸形血管随着年龄的增长，在长期异常血流动力学的作用下，可能出现不同程度的扩张，65%的患者在 40 岁前已出现增厚与不同程度的结节形成，以下为叙述方便，把未出现明显增厚或多发结节形成的浅表葡萄酒色斑称为普通型，而出现增厚或多发结节的称为扩张型葡萄酒色斑。

普通型葡萄酒色斑的治疗主要可以考虑选择性光热作用的激光治疗和光动力学治疗。

（1）选择性光热作用

①脉冲染料激光（pulsed dye laser，PDL）。研究表明，人血红蛋白的能量吸收谱线从高到低依次是 415nm、577nm 和 542nm，但其穿透强度从高到低依次是 577nm、542nm 和 415nm，因此 577nm 是理论上的首选波长。自从 1985 年 FDA 批准脉冲染料激光器的临床应用以来，输出波长 585nm、脉宽 450ms 的脉冲染料激光得到日益广泛的应用，成为浅表血管性疾病激光光热作用治疗手段的代表。因为其波长与 577nm 的血红蛋白 β 吸收峰接近，450ms 的脉冲宽度所释放的能量足够导致靶血管内凝固，又要短于热弛豫时间。脉冲染料激光仍然是目前的葡萄酒色斑一线治疗方法。要求的治疗次数较多，每次治疗往往都导致一定程度的减轻。通常治疗前后的消退程度通过反射比分光光度测量法（reflectance spectrophotometry）定量。治疗结果以一组 76 例的报道为例，患者平均经过 9.1 次（2～19 次）的治疗，平均达到 79%的消退。另一组 118 例患者平均经过 6.6 次（2～18 次）治疗，15.3%患者最后达到几乎完全消退（即消退 90%以上），65.3%患者到达大部分的消退结果（50%～90%），17.8%仅小部分消退（11%～49%），1.7%几乎经过治疗后没有反应（<10%）。现在认为，普通型葡萄酒色斑达到最大消退程度所需的治疗次数在各年龄组之间没有明显的区别，有报道认为利用脉冲染料激光治疗相对要求次数最多的是 3－8 岁年龄组，这与 20 世纪 90 年代初认为儿童期葡萄酒色斑易于治疗的观点不同。不少患者初次消退的程度较大，以后需耐心接受后继的治疗。

一组 500 例治疗后的并发症统计如下：2 例出现萎缩性瘢痕，但未发现继发的增生性瘢痕，1%患者出现长期的色素沉着，2.6%患者出现暂时性的色素减退。因此，相对于以往的氩离子激光、铜蒸气激光等连续或准连续激光的选择性光热作用，脉冲染料激光的治疗十分安全，易于操作，并发症少，因此是目前使用最广泛的治疗方法。

由于以上第一代脉冲染料激光很难获得病灶的完全清除，部分病例出现治疗的耐受，近年来，通过对激光波长、脉宽、冷却系统的改进，产生了许多第二代脉冲染料激光即 595nm 脉冲染料激光。激光波长增加，皮肤穿透深度更深，能够靶向作用到更深的畸形血管；脉宽增大且可调，能够根据不同的血管口径选择更优的脉宽。在增加了皮肤冷却系统后，可以增加激光治疗的能量的同时，很好地保护表皮，减少瘢痕的形成。另外，还增加了激光的光斑，可以高效均匀地进行治疗。多项研究显示595nm 脉冲染料激光加大脉宽后可以治疗对一代脉冲染料激光耐受的葡萄酒色斑，能够获得进一步的改善。

对经治疗接近完全消退的 118 例病例，5 年后随访结果提示：约 50%病例在 3～4 年出现血管再通和红斑复发的迹象。这一现象值得引起关注。

②强脉冲光(intense pulsed light，IPL)。强脉冲光也已被用于治疗 PWS。它不像激光系统，这些闪光灯产生非相干广谱光，波长在 515～1200nm，并可设定各种脉宽。滤光片用来除去不需要的波长，可以到达更深层的血管。Raulin 等报道了 IPL 治疗，28/40 个患者达到 70%～100%的清除，达到 100%病损清除的平均治疗次数，淡红色为 4 次，红色为 1.5 次，紫红色达到 70%～99%清除需 4.2 次，但这一报道结果与其他学者报道有差距。IPL 治疗 PDL 耐受性 PWS 的潜在作用已经被研究证实。Ho 等前瞻性研究 IPL 治疗 PWS，有 40%患者获得>50%临床清除，长期并发症低，疼痛较轻，患者耐受好，不影响日常生活。使用 Lumina-IPL 治疗 PWS，平均有效反应率为 66%，颜色越深，消退越好，且远端病损比靠近头部区域反应差。也有学者自身对照比较强脉冲光和脉冲染料激光的疗效，结果显示强脉冲光可以获得和脉冲染料激光相当甚至更好的临床疗效。所有强脉冲光可作为对脉冲染料激光耐受的葡萄酒色斑的另一很好的选择。

非相干光源治疗参数的选择多种多样，很难进行标准化的研究，所以进一步的研究才能得到更有效的结论。

③长脉冲 Nd：YAG 激光。近年长脉冲的倍频 Nd：YAG 激光成为选择性光热治疗的另一选择，其原理是血红蛋白在 532nm 处也存在较大程度的能量吸收，而倍频 Nd：YAG 能比染料激光提供大得多的能量密度，组织可以接受的理想脉冲长度应比 450μs 更长，在 1～10ms。初步的治疗结果认为治疗后不出现即刻的紫癜是主要的优点。这种治疗方法需要更多的实践方可定论。

④双波长激光(595nm PDL 联合 1064nm Nd：YAG 激光)。研究发现，正铁血红蛋白对 1064nm 激光有吸收峰值，而且 595nm 激光治疗后，治疗区域的血管中氧合血红蛋白大量转换为正铁血红蛋白，这使得 1064nm 激光的对靶血管的破坏能力可以提高 4 倍。所以将 PDL 和 ND：YAG 联合使用可以使得低功率的 1064nm 激光低功率就可以获得有效治疗效果，并且减少并发症的出现。

但 1064nm 激光治疗窗有限，两者治疗的间隔时间，ND：YAG 的功率和脉宽的选择都有较为严格的要求。拥有 2 套激光系统，一个治疗头的双波长激光机器出现，使得更进一步精确调控 PDL 和 ND：YAG 成为可能。目前有文献报道了这种双波长激光机器在白种人群中的应用于血管性皮肤疾病，对增厚型葡萄酒色斑疗效高于单独使用这两种激光的治疗，在亚洲人种的应用还有待进一步临床验证。

(2)光动力学治疗：或称光化学治疗，虽然在国外因为激光技术的高度发展，使葡萄酒色斑的光动力学治疗未引起重视，但实践的结果证明，光动力学治疗是不可缺少的另一重要治疗方法。

光敏物质在注入血循环后一定时相内，在血管内存在高浓度，即使在恶性肿瘤的光动力学治疗中，血管内皮细胞和肿瘤的血管系统也被认为是最重要的靶部位，此时用与该光敏物质的发射光谱相对应波长的光照射靶组织，被组织吸收的光子在光敏物质的参与下产生一系列的光生理与光化学作用，导致了靶组织中酶的失活、细胞的破坏，进而达到微小血管的破坏。

目前在各种光动力学治疗中常用的光敏物质有多种选择，其中使用较广泛的第一代光敏剂是血卟啉衍生物(hematoporphyrin derivative，HPD)，国外同类产品为光敏素Ⅱ(prorin Ⅱ)，国内为癌光啉(PSD-007)，其不足之处是为卟啉混合物，纯度不够，排泄缓慢，易发生光毒反应，用药后需严格避光 1 个月，否则会出现日光性皮炎。因此，为解决以上缺点，出现第二代光敏剂，为血卟啉单甲醚(hematoporphyrin monomethyl，HMME)、苯丙卟啉(BHpD)、δ-氨基乙酸丙酸(ALA)。第二代光敏剂的特点是大多为卟啉类化合物的衍生物，体内排泄快，光毒反应小，用药后仅需避光 1 周。此外还出现了二氢卟酚、红紫素衍生物、叶绿素衍生物、酞菁等许多较新的光敏物质。

光源可选择非相干光和激光 2 类。非相干光即普通光源，早期治疗时常选择非相干光，如卤素灯、汞弧灯、氙弧灯、冷荧光灯等，其中尤其以高压汞弧灯加适当滤光片及冷却系统应用为多。但通过一系列滤光装置后，光的强度大为减低，激发效率不高。因此，除非对面积过大的肢体葡萄酒色斑，光动力学治疗的光源应首选激光，激光具有亮度高、单色性好等特点，临床可选择的激光器包括染料激光、铜蒸气激光、金蒸气激光、半导体激光、倍频 YAG 激光、高功率多路并联输出的氦氖激光、氪离子激光等。

葡萄酒色斑的光动力学治疗已被广泛应用，作者对 120 例经 2 年以上随访提示：经过 1～2 次治疗，27.1％的治疗区域达到 90％以上的消退，46.6％的治疗区域达到大部分消退，24.6％达到小部分消退，1.7％治疗区域无明显反应，另 1 例出现小灶增生性瘢痕，无持久的色素改变。由于光动力学治疗的效果与解剖部位有关，如颈、颞、额、颊部的病灶易于到达较理想的治疗效果，但上唇、下颌区的病灶治疗效果较差。因此，上述的统计结果中未能完全除外选择偏倚。但可以看到光动力学法是一种十分有效的葡萄酒色斑治疗手段。

笔者对 20 例随机选择的病例进行脉冲染料激光与光动力学治疗的自体对照，从而排除个体与解剖部位的治疗偏倚，光动力学治疗在多数部位达到更理想的单次及最终治疗效果。表现在术后色泽更自然、均匀，对色素的影响小且均能完全恢复，治疗次数少，对随访 4 年以上的病例提示无血管再通复发的现象。但光动力学治疗对治疗经验要求较高，影响治疗的环节多，治疗过程中患者较痛苦，治疗后的严重水肿及光毒反应等，导致其治疗的推广有所影响。

在葡萄酒色斑的治疗上，上述两种方法各有不同的适应证，如小面积或散在的病灶更适于激光治疗，婴幼儿、儿童无法耐受门诊光动力学治疗，可以接受激光治疗，此外，一些用光动力学治疗效果不理想的病例，仍可能经激光治疗达到较好的效果。葡萄酒色斑的治疗选择尚需更多的研究才能得到明确的定论。

上述治疗对仅存在轻度病灶扩张的葡萄酒色斑仍有效，但对于畸形血管已严重扩张，病灶明显增厚或广泛瘤状结节形成的患者，可选择整形外科手术治疗。但此类病灶也是氩离子激光治疗的首选对象。由于此类病灶对治疗后外观的要求较低，经过次数较少的非特异性光热作用治疗，如二氧化碳激光或 Nd：YAG 激光气化等，也可达到较明显的改善。

2. *婴幼儿血管瘤*　婴幼儿血管瘤本质上是内皮细胞及毛细血管异常增殖而形成的良性肿瘤，常见于体表。根据新生血管在皮肤分布层次的不同，可能被称为浅表型、深在型或混合型血管瘤。由于以染料激光为代表的激光光热作用的有效治疗深度多在 8mm 以内，所以，仅可能对浅表的鲜红色的毛细血管实现选择性破坏，而对更深在的病灶无效。也有报道使用长脉冲 1064nm Nd：YAG 激光治疗，可以治疗深在的广泛出血的血管瘤溃疡，但也存在很高的瘢痕形成风险。由于激光治疗仅是物理性的破坏，无法阻止增生期毛细血管瘤的血管新生与细胞增殖，加上婴幼儿血管扩张牵拉表皮导致皮肤菲薄，激光治疗极易损伤表皮，发生溃疡，形成瘢痕。鉴于激光治疗婴幼儿血管瘤的争议，有随机对照研究专门比较了婴幼儿血管瘤早期接受 PDL 治疗和未接受 PDL 治疗，随访至 1 岁，结果显示病灶清除或残余病灶无显著差异，而激光治疗部位更易出现皮肤萎缩和色素减退；家长对这 2 组血管瘤的外观影响评价无差异，PDL 治疗后惟一改善的就是红色消退较多。

因此，婴幼儿血管瘤接受脉冲染料激光等选择性光热作用治疗的适应证是：增生早期点状散在病灶，激光治疗后创面周围正常皮肤使得愈合较快；血管瘤溃疡创面，经积极换药后创面肉芽清洁，低能量脉冲染料激光的热效应可以促进溃疡创面的快速愈合，缓解疼痛；消退期血管瘤残余的毛细血管扩张，可采用激光治疗，能完全清除。另外血管瘤消退后残留的皮肤松弛和浅表瘢痕，可采用点阵激光治疗加以改善。

3. *静脉畸形*　静脉畸形属低流量的脉管畸形，病灶常同时累及皮肤黏膜至深层的组织，无水乙醇的硬化治疗对深部病灶疗效极佳，达到根治的效果，而对于浅表病灶，硬化治疗往往导致皮肤的坏死溃疡，形成瘢痕而影响外观。长脉冲 Nd：YAG 激光能选择性清除皮肤浅层病灶，同时不损伤表皮，经过 3～5 次的治疗，能达到良好的美容效果。位于黏膜的浅表病灶，亦可使用连续 Nd：YAG 激光或半导体激光直接热凝固治疗，产生的黏膜瘢痕不显著，经 1～2 次的治疗，获得病灶的完全清除，减少了原有病灶破溃出血的风险。

4. *其他体表血管性疾病*　选择性光热作用激光治疗还对体表的多种血管性疾病有效，如毛细血管扩张（telangiectasias）的凝固、充血性增生瘢痕退色等均有明显的显效，皮肤异色病（poikiloderma）、Kaposi 肉瘤、化脓性肉芽肿（pyogenic granulomas）、纤维血管瘤、疣（verrucae）也均是治疗的适应证。

二、皮肤黑色素增多性疾病

皮肤黑色素增多性疾病包括真皮黑色素细胞增多性疾病，如太田痣与伊藤痣、蒙古斑、蓝痣、褐青色斑等，以及以表皮黑色素产生增多的疾病，如咖啡牛奶斑、雀斑、脂溢性角化、雀斑样痣等。这类疾病发生率高，又缺乏理想的治疗，一直是整形外科及皮肤科的一大难题，针对黑色素细胞的选择性光热作用的出现为这类疾病提供了较理想的治疗方法。

选择性光热作用激光治疗是黑色素增多类疾病的首选治疗方法。目前常用激光包括波长1064nm的Q开关Nd:YAG激光、波长755nm的Q开关翠绿宝石激光、波长694nm的Q开关红宝石激光、波长532nm的Q开关倍频Nd:YAG激光，以及相对较少使用的波长510nm的闪光灯泵浦脉冲染料激光。

由于黑色素对上述较大波长范围的激光均能较好吸收，Q开关激光提供的毫微秒级脉宽与瞬间高能实现了对黑色素颗粒的选择性光热作用，对其他皮肤组织的损伤很小，因此成为色素增生类疾病与深色文身的首选治疗方法。

1. 太田痣(nevus of Ota)　本病于1939年由日本医生太田(Ota)加以系统描述，故名。是东方民族常见的一种色素性胎记，发病率报道不一，一般在0.15%～0.8%，发病年龄的分布呈一大一小2个高峰，分别出现于婴儿期和青春期，1岁以内发病者最多，占61.35%；其次为11－20岁年龄段，约为20%；20岁以后发病少见。本病多见于女性，男女比例为1∶(2.5～4.0)。太田痣患者多无家族史，一般认为与遗传关系不大。日晒、劳累、情绪不好及月经与妊娠都可加重本病。

本病发病机制不明，可能系胚胎期黑素细胞移行异常所致。主要病理改变为真皮浅层和中层可见梭形、树枝状、星状的黑色素细胞，数量增多，分布于胶原纤维之间，故该病属于真皮色素增生性疾病。电镜观察可见真皮黑素细胞含大量黑素小体，平均每个细胞中含104枚成熟黑素小体，这也成为选择性光热作用的靶基。

太田痣临床表现为皮肤和黏膜的色素沉着，有时亦可累及其他脏器，实质上是一种综合征。皮损主要位于颜面部，三叉神经眼支、上颌支区域，颜色从褐色、青灰至青色、紫褐色或青黑色不等，上无毛发，边界不清，呈斑片状，周边可分布大小不等的斑疹。皮损的初发部位依次为下睑、颧、巩膜、颞、上睑。

根据皮损累及的广泛程度，Tanino将皮损分为4型：①轻型，又分为轻眼眶型(淡褐色斑，仅限于上下眼睑)、轻颧骨型(淡褐色斑，仅限于颧骨部)、轻前额型(淡褐色斑，仅限于前额部)、轻鼻翼型(淡褐色斑，仅限于鼻翼)；②中型，深蓝色至紫褐色，分布与眼睑、颧骨及鼻根部；③重型，深蓝色至褐色，分布于三叉神经的第一、二支支配区；④双侧型，约占5%，又分为对称型和非对称型。此外还有根据颜色分为褐色型和青色型；根据年龄分为早发型(出生数年后)、迟发型(青春期以后)。

太田痣可广泛累及眼、耳、鼻、口、咽喉等部位的黏膜。眼部色素沉着最为常见，巩膜、结膜、虹膜、视网膜、视盘，甚至球后脂肪组织及眼眶骨膜均可累及。其后依次为上腭、鼓膜和鼻黏膜。且太田痣累及范围越广泛，黏膜累及越多见。

太田痣最常见的眼部并发症是青光眼，其次是先天性白内障、原发性色素性视网膜炎、视盘海绵状血管瘤。皮肤并发症包括各类真皮色素细胞增生性皮肤病(如蒙古斑、蓝痣、伊藤痣等)、色素性斑痣、咖啡斑、葡萄酒色斑及毛细血管扩张症等。另外，还合并少见的疾病如恶性黑色素瘤等。

太田痣发生于颜面部，常给患者造成较大的心理压力，求治心情非常迫切。以往传统的治疗手段包括化学剥脱、冷冻、皮肤磨削、植皮术、连续式激光等，它们均由表皮破坏至真皮，不仅难以清除真皮黑素细胞，且对正常组织造成不可逆损伤，导致瘢痕形成、持久性色素异常等不良反应，疗效极不理想。20世纪90年代各种新型Q开关激光器的相继问世，使得太田痣的治疗取得近乎完美的效果。但巩膜色素病变尚不能去除。

目前常用的激光器主要有Q开关翠绿宝石激光器(755nm)、Q开关红宝石激光器(694nm)、Q开关Nd:YAG激光器(1 064nm)、Q开关倍频Nd:YAG激光器(532nm)。这类激光器均采用调Q技术，脉宽4～100ns。一般需要3～7次治疗，即可达到接近完全消退。每次治疗间隔3～6个月，每次治疗可在数分钟至数十分钟内完成，患者感受到皮肤受脉冲光束的拍击，术后疼痛多迅速消失。治疗的次数与病灶特点的关系最密切，而与上述激光波长的关系为次。从黑色素细胞内的黑色素颗粒在肉眼观察与黑色素细胞镜下分布的规律上看，当细胞分布于真皮浅层时，往往呈淡棕色或棕色，分布在真皮较深层时，表现为蓝色或灰黑色，同一颜色的深浅又与黑色素细胞的分布的密度有关，这一规律在进行治疗时判断预后及治疗次数十分实用。

太田痣治疗的对象是畸形分布的黑色素细胞，这些黑色素细胞仅存在数目上的增多，每次治疗存在"累加"的结果，因此治疗效果较可靠，未见复发的报道。由于太田痣的分布较深在，有些学者认为1064nm激光的穿透力最大，是更理想的波长选择，利用高能量密度治疗时可使治疗次数减少。

激光治疗后因表皮有部分爆破，应局部应用抗生素油膏预防感染，持续1～2周直至痂膜脱落。术后避免日光暴晒，使用SPF≥30的防晒霜。勿早使用化妆品。少数患者治疗后出现暂时性色素沉着，多在3～6个月自行消退。

上述激光治疗后罕见增生瘢痕、皮肤质地改变以及持久的色素改变等，因此，明显优于其他治疗手段，且激光治疗后极少出现复发。因此，选择性光热作用激光治疗是目前的太田痣首选治疗。

2. 雀斑(Freckles)　系常染色体显性遗传，主要见于曝光部位，雀斑的颜色受日光照射的量而异，冬季色浅，呈淡棕色，夏季色加深，呈棕色或暗棕色。大部分斑疹直径在1～2mm，少数可大至数毫米，但一般都<5mm，边界清不规则，数量不等，常成群分布。镜下表现为表皮基底层的黑色素增多，表皮突不伸长。黑色素细胞虽体积较大，树枝状突较长，但数目正常或减少。雀斑的组织病理学改变与咖啡牛奶斑，黄褐斑几乎相似，无法区分。

上述的激光选择性激光光热作用也可适用于雀斑的治疗。可以选择Q开关的短脉冲激光，波长选择那些能被黑色素很好吸收的波段。常用的激光设备包括：Q开关翠绿宝石激光（波长755nm）、Q开关红宝石激光（波长694nm）、Q开关倍频Nd：YAG激光（波长532nm、1064nm）等，使用2～5mm的小光斑。治疗简便、安全，多数经1～2次的治疗即可达到消退。1年后复发的病例较少，但是否会出现更长随访后的复发，尚无明确的结论。另外，还可选用强脉冲光治疗（波长一般为540～1200nm），经过3～5次的治疗，也可清除病灶。

治疗后患者往往有烧灼感，一般30min缓解；治疗处出现轻度红肿，一般在6～48h消退；少数会出现紫癜。治疗后4～14d皮损以黑色薄痂的形式脱落。

值得一提的是，治疗后2～4周少数患者可能出现反应性的色素沉着，一般都是暂时的，大多可在4～6个月消退，少数可能需要9个月或更长时间。如治疗剂量过大可能会出现色素减退斑，多于6～9个月自行消退。1岁时发生不良反应需耐心等待其自然消退后再确定治疗计划。

治疗后10～14d不要化妆，可每天外涂抗生素软膏。更为重要的是避免日光照射，使用有效的防晒霜。

3. 咖啡牛奶斑(cafe au lait spots)　是先天性的皮肤淡棕色的斑块，是单纯的表皮色素增多的表现，它的发生及存在与曝光无关，在正常人群中发生率为10%～20%。

临床表现为出生就发现皮损，可发生在身体任何部位。皮损颜色可由淡褐色至深棕色，就像咖啡和牛奶以不同比例混合而呈现不同的深浅，同一皮损的颜色均匀一致。皮损大小不等，边界清晰。表面皮肤质地完全正常。本病常分为2型：①孤立性咖啡牛奶斑，皮损数量一般在3个以下，大小通常在0.5～1.5cm；②多发性咖啡牛奶斑，常为一些多系统疾病的临床特征，多见于神经纤维瘤病及其他神经外胚层综合征患者。

镜下表现与雀斑十分相似，主要表现为表皮中的黑色素数量的异常增多，但黑色素细胞的数量是正常的，表皮附件黑色增加。电镜显示角质形成细胞内黑素小体的数量增加。

咖啡牛奶斑由于存在局部黑色素细胞代谢活跃等特点，使其治疗的结果有时难以预料。部分病灶可能经治疗后出现反应性的色素加深，使治疗难以继续。咖啡牛奶斑的治疗平均次数较多，一组34例大面积咖啡牛奶斑病例，均Ⅰ，Ⅱ类皮肤，经8.4(4～14)次治疗，达到完全消退，术后1年随访无复发。其中术后5例出现平均8周的色素沉着加重，需等待反应性的色素加深自然消退后继续治疗。术后一般不出现色素减退或脱失、皮肤质地改变及瘢痕形成。

由于咖啡牛奶斑的黑色素细胞分布于表皮内，因此利用较短波长和较小的能量密度即可破坏表皮黑色素细胞，一般认为504nm波长是较理想的选择，非特异损伤也较小，此外，510nm的脉冲染料激光、532nm的Q开关倍频Nd：YAG激光都是较好的选择，亦可使用选择性作用于黑色素的红宝石激光和翠绿宝石激光。

治疗后即刻可能出现表皮皮损，局部可能出现小水疱，部分患者治疗后出现暂时性色素沉着或色素减退，多需6个月左右的恢复。术后防护与雀斑相同。

4. 色素痣(nevus pigmentosus)　又称痣细胞痣，是由痣细胞组成的良性新生物，是人体最常见的良性肿瘤。根据出现时间不同分为先天性和后天性。临床上根据色素痣不同发育阶段所形成的组织结构，可分为交界痣、皮内痣和混合痣3种。

后天性色素痣一般不需治疗，如为美容需要，<3mm的痣可行激光、电离子或冷冻治疗去除。如色素痣增厚伴毛发生长，或者有恶变倾向的色素痣，需及早行手术完整切除，并密切关注病理。对于先天性浅表色素痣，在排除先天性巨痣的基础上，暂时不考虑外科手术切除的病灶，可尽早选用激光治疗，以CO_2激光最为常用，从最初的连续型到后来的超脉冲CO_2激光，疗效明显，不良反应越来越少。新近的CO_2点阵激光的出现，实现了更小创伤的基础上有效去除痣细胞，可经过10余次的治疗，获得良好的外观，是目前较好的方法之一。经验提示治疗时间越早，疗效越佳，并在治疗的间隔期，对部分增生的毛发进行脱毛治疗，能有效减少复发现象。对于残留较淡的黑色素痣，也可使用Q开关翠绿宝石激光、Q开关红宝石激光补充治疗。

黑色素痣经激光治疗后，创面的护理至关重要，需要保持创面的湿润环境，辅以抗生素软骨预防感染，促进创面的愈合。激光治疗后皮肤可能会残留色素改变，甚至瘢痕形成，需术前告知患者。另外，激光治疗黑色素痣增加痣细胞突变可能目前尚无明确结论。因此，激光治疗时，应尽量彻底清除痣细胞。

5. 其他色素性疾病　除了上述的3种常见黑色素增多疾病外，老年斑也是常见的表皮黑色素沉着，通常可选择上述多种激光的选择性光热治疗，一般经1～2次治疗即可治愈。

黄褐斑是健康生育期妇女的常见的色素增多现象，可分为3型：表皮型、真皮型、混合型。主要对称发生于两颊和额部，有时呈蝶翼状，色素深浅可能与季节、日光、内分泌变化有一定关系。镜下表现是基底层的黑色素增加，但无黑色素细胞的增殖，即主要是黑色素形成活跃。一般认为黄褐斑不是上述激光治疗的理想适应证，首次治疗后常出现较长时间的反应性色素沉着，但待其自然消退后色斑可维持原状或稍显减退。近来有报道应用低能量密度的Q开关Nd:YAG激光多次治疗后，取得一定的疗效，但治疗的能量控制仍需注意。新近的点阵激光的应用，也有部分患者取得了一定程度的颜色消退。但由于黄褐斑是一个多因素的动态变化的皮肤疾病，治疗应以病因处理的基础上，辅以各类局部外用药物和激光治疗。

三、文身及外伤性文身

通常所指的文身是一种人工的化装，又称人工文身，职业文身(professinal tattoo)常是由专业文身人员利用专用工具不可溶的颜料，如卡红、靛蓝、铬绿、钴蓝和汞等刺入皮下的装饰手法，形成各种花纹与图案。但目前在中国最常见的文身还是由非专业的人员用缝针将墨水刺入皮下形成的，多数是黑色或蓝色的。镜下可观察到真皮层内为主的色素颗粒及数量不同的嗜色素巨细胞积聚。

利用激光进行文身治疗的探索早在20世纪60年代初就已经开始，但在近10年内，随着选择性光热作用原理的推广应用及激光技术的发展，才成为文身的首选治疗。目前常用文身治疗的激光包括波长1064 nm的Q开关Nd:YAG激光、波长755nm的Q开关翠绿宝石激光、波长694nm的Q开关红宝石激光、波长532nm的Q开关倍频Nd:YAG激光及波长510nm的闪光灯泵浦脉冲染料激光。

巨脉冲模式在短脉冲时间内提供了极高的能量，产生的瞬间高温使文身颗粒因热膨胀而破碎，碎片较大颗粒容易为组织中的巨噬细胞或其他炎症细胞所吞噬，最后被输送至局部淋巴结。此外，治疗过程中也有部分碎片经表皮消除。

对于黑色文身，上述的激光均可出现明显的效果，一般认为业余文身经过3～5次治疗多可消除，尤其是装饰行性的文眉或眼线，色素颗粒分布表浅，多数经1～2次治疗即可消除。但多色职业文身可能需要更多的次数，较难完全清除，这主要是因为职业文身使用的是有机金属染料，且刺入部位较深。以一组Q开关翠绿宝石激光的治疗结果为例，业余文身与职业文身达到清除时的平均治疗次数分别为4.6次与8.5次。此外，由于职业文身中不同色彩的颗粒对激光吸收还与波长有密切关系(表15-2)。

表 15-2　彩色文身颗粒对不同波长激光的吸收程度

激光器类型	波长	黑色颗粒	绿色颗粒	红色颗粒
Q 开关红宝石激光	694nm	+++	++	—
Q 开关翠绿宝石激光	755nm	+++	+++	—
Q 开关 Nd:YAG 激光	1064nm	+++	+	—
Q 开关倍频 Nd:YAG 激光	532nm	—	—	+++
闪光灯泵浦脉冲染料激光	510nm	—	—	+++

+++、++、+、—分别代表对该激光反应的程度从极强到弱

专业文身往往包含多种颜色，需要多种波长，上述的任何一种 Q 开关激光都能有效地去除黑色或蓝色文身，治疗后的瘢痕或皮肤质地改变罕见。一般认为，绿色文身颗粒可选择 Q 开关翠绿宝石激光治疗，红色文身可选择 Q 开关倍频 Nd:YAG 激光，反之则无效。彩色文身如能选择合适波长的激光，经过多次治疗，多数能得到较理想的结果。值得注意的是某些患者文身处本身就存在瘢痕，或者业余文身造成皮肤损伤，即使激光治疗后能明显消除文身颜料，但皮肤仍会残留永久性瘢痕，需要进一步借助整形外科手术治疗。

另一类常见的文身是外伤性文身，即外伤性的粉尘沉着，主要是因为车祸、擦伤、爆炸等造成大小、密度不等的异物在皮肤及皮下的沉着，对于此类文身的治疗需根据异物的颗粒大小、色泽、深浅而定，较表浅的可以通过上述的选择性激光光热作用治疗达到理想的效果，但对于异物颗粒较大而密集的病例，可能难以奏效，只能选择整形外科手术治疗。

四、面部年轻化

皮肤老化可以归因于内源性的生理过程和外源性老化。由于遗传及不可抗拒的因素(如地心引力、机体重要器官的生理功能减退等)引起的皮肤内在性衰老称为自然老化，而由于环境因素如紫外辐射、吸烟、风吹及接触有害化学物质引起的皮肤衰老称为外源性老化。

皮肤老化的基本变化为出现皱纹。而光老化的特征在于上述变化限于光暴露部位，临床光老化的特点是：①皮肤质地的改变，如皮肤干燥、粗糙松弛、皱纹、毛孔扩大等；②色素性改变，如色素增加或脱失；③血管性改变，如表皮血管扩张等。这 3 方面的改变构成了光老化的全部症状，同时影响了皮肤的外观。

组织学上，光老化主要包括表皮变薄、黑素增多，真皮中细胞成分减少，胶原和弹性纤维减少，毛细血管排列紊乱、弯曲扩张等。但最具有特征性的变化还是真皮基质成分的变化，而基质成分中又以弹性纤维和胶原纤维最为重要，这两者的变性损伤导致皮肤出现松弛和皱纹。

显然要想逆转皮肤老化的临床表现，自然老化是生命体的基因程序性老化，目前还没有方法可以调控。而光老化是后天的外在因素导致的，其最主要的组织学提示我们选择合适的治疗方法来恢复真皮中各种成分至关重要。在机体创伤修复机制的启发下，我们可以借助外在的损伤或刺激启动真皮的自身修复机制，激发胶原合成与重塑，改善皮肤的质地。同时，还要改善皮肤色素性皮损和血管性皮损，从而达到年轻化治疗的目的。

1. 剥脱性嫩肤技术　剥脱性嫩肤技术的原理就是通过各种物理化学的方法去除皮肤表皮后暴露真皮，然后刺激真皮组织启动皮肤修复机制，使皮肤内的成纤维细胞产生许多新生胶原蛋白，最终增加真皮内胶原数量并使它们重新排列，从而启动紧肤去皱的作用。同时光老化的许多色素的黑色素细胞都位于表皮基底层，在去除表皮的同时也去除了色素。真皮内扩张的血管在激光的热效应下也能凝固部分血管改善毛细血管扩张症状。

二氧化碳(CO_2)激光是最早应用于医学领域的激光之一。20 世纪 70 年代已开始使用的连续波长 CO_2激光治疗的最常见并发症依次是增生性瘢痕，瘢痕疙瘩或创口经久不愈。80 年代末，人们仍利用低流量二氧化碳激光进行面部激光除皱，但易于产生瘢痕等严重并发症。随着上述高能二氧化碳激光的出现，超短脉冲与瞬间高能能导致治疗区域组织的受热气化，脉冲宽度短于热弛豫时间，大大避免了对周围组织的热传导，可以更精确地作用于目标组织而较好地避免周围组织的损伤。这种对组织的高选择性破坏技术已广泛应用到临床，如面部皱纹重塑(resurfacing of facial rhytides)、痤疮

继发瘢痕的治疗、激光头发移植等。

在过去20年内，利用高能脉冲二氧化碳激光进行的激光面部除皱手术日益普及，尤其口周、眼周细小皱纹经此类激光手术后常可收到较明确的效果。治疗过程持续时间短，由于术中无出血，加上组织汽化后的无碳术野，便于术中对治疗深度及层次的判断。手术一般一次治疗即完成，术中需经过数次激光扫描，每次扫描通常均能达到特定的皮肤层次，这与各种激光的类型与参数有关，术中推荐使用镇静药，EMLA或局部麻醉。激光除皱手术的最重要的并发症是术后较长的红斑期及反应性的色素沉着，在国外文献中这些反应都能在数周，偶在数月即能完全自行消退，加上文化背景的影响，即使全面部治疗后的色素沉着可能能够接受，因此，细小皱纹的去除与面部表面重整在白色人种中已逐渐被接受。

黄色人种属Ⅲ、Ⅳ皮肤类型，治疗后存在明显的色素沉着，往往持续6个月以上，甚至1年后仍有色素痕迹，这对局部治疗，如口周、眶周治疗的患者的术后生活与工作带来不可忽视的影响，这种影响又使治疗时的扫描次数与能量均受限制，因此，术后皮肤绷紧的效果较难长期保持。随后出现的铒激光(Er:YAG)在除皱中的应用使上述的并发症有所改善，尤其是治疗后炎症性色素沉着显著改善，缩短了术后恢复期。由于水对铒激光的吸收要比CO_2激光强10倍，其能量转换率相当高，同时铒激光的穿透深度更浅，对皮肤的损伤更小，适用于精细磨削(表15-3)。尽管如此，铒激光和CO_2激光一样，在黄色人种的皮肤磨削应用中，仍会被一些常见的不良反应所困扰。比如延迟性红斑可持续6～12周，有些甚至可持续12个月；色素沉着可持续3～6个月；以及术后感染和瘢痕形成，严重阻碍了临床应用。铒激光与超脉冲CO_2激光的比较见表15-3。

表15-3 铒激光与超脉冲CO_2激光的比较

鉴别要点	铒激光	超脉冲CO_2激光
波长	2940nm	10 600nm
脉宽	200～400μs	1ms
靶基	水	水
单脉冲磨削深度	5～10μm	20μm
对周围组织的影响	周围组织坏死带＜50μm	周围组织坏死带＜100μm
术后继发色素沉着	较轻	较重
止血效果	几乎无	有
真皮收缩	几乎无	有

综上所述，在黄色人种中使用面部激光表面重塑应十分慎重，同时，在整形外科要求除皱治疗的病人多属绝对皮肤松弛，需要手术治疗。对面部，尤其眶周、口周微小皱纹的患者，在具备合适的术后条件、经过全面的术前谈话，方可考虑治疗。

2. 非剥脱性嫩肤技术　为了避免以上剥脱性激光治疗后的不良反应，缩短愈合时间，减少停工期，同时又能高效地刺激新的胶原产生和改善肤质，非剥脱性嫩肤逐渐被人们所青睐。目前很多激光设备(表15-4)和光设备被用于实现这个目标。这些设备通常于表皮的预冷却和后冷却联合进行，以避免真皮受到热损伤时表皮也受损。真皮的热损伤会诱导成纤维细胞增生以及Ⅰ、Ⅲ型胶原纤维表达上调。一系列治疗后的数周至数月，在真皮中可以观察到胶原合成增加。具有较短波长的非剥脱性激光设备(如532nm KTP、PDL)或包含这样波长的宽作用光谱(如IPL)可以额外地改善皮肤血管性和色素性皮损，从而全面改善皮肤老化。以下简要概述这些嫩肤设备的临床疗效。

(1)脉冲染料激光(PDL)一直是治疗血管性皮损如葡萄酒色斑的标准治疗，在治疗中观察发现治疗区肤质会有所改善，这种肤质改善在没有血管性皮损的光老化患者中得到了验证。被美国FDA批准用于嫩肤。

(2)长脉宽1064nm Nd:YAG激光以黑色素、血红蛋白和水作为靶基，能在皮肤中有足够的穿透深度，对真皮进行选择性加热，从而刺激新的胶原合成。临床观察证实肤质、皮肤色泽和皱纹均得到轻度改善。

(3)1540nm Er:glass激光是以水为靶基，并能穿透 0.4～2mm 深的激光设备，前瞻性临床研究发现经该激光治疗后 6 个月随访可见皱纹缓慢而持续的改善。皮肤不良反应限于激光照射后暂时性红斑和水肿。

(4)1320nm Nd：YAG 激光为中红外线激光，配有喷雾冷却可以保护表皮。研究表明该激光可诱导新的胶原合成，改善皱纹，不伴有表皮汽化，术后不良反应轻微。

1540nm 半导体激光也是中红外线激光，其峰值能量较低，导致需要更长的暴露时间，这种延长的脉冲需要在脉冲到达之前、之中和之后进行制冷。前瞻性临床研究表明使用该设备后面部皱纹有轻度临床改善，美国 FDA2003 年批准了眼周皱纹的治疗。

(5)强脉冲光(IPL)不是激光，但其工作原理与激光一样，同样遵循选择性光热作用原理。波长为 500～1200nm 的强复合光，这种光本质上和日光非常接近，有可见光和红外线组成。依据不同的治疗要求，采用不同的滤光镜滤掉短波长光源，从而获得不同波段的光进行治疗。其治疗原理主要有 2 个方面：①特定光谱的 IPL 穿透皮肤后，被组织中的黑素及血管内的血红蛋白优先选择性吸收，在不破坏正常组织的前提下，使扩张的血管、色素颗粒、黑素细胞等破坏、分解，从而达到治疗毛细血管扩张、色素斑的效果；②IPL 照射皮肤深部组织后，产生光热作用，这是一种轻度可逆性损伤，由此启动皮肤组织的修复机制，导致深部的胶原纤维和弹性纤维发生重排，恢复弹性，最终使面部皮肤皱纹得以缓解，同时也有一定的缩小粗大毛孔的作用，临床上达到是皮肤年轻化的效果。

IPL 具有激光所不具备的特征：理想的光源波长、合适的脉冲宽度、大光斑以及多脉冲技术，因此对色素性、血管性和皮肤质地的治疗具有其自身优势。强脉冲光在临床的重要应用是被称为光子嫩肤(photorejuvenation)治疗，IPL 能全面改善皮肤老化的各项临床表现，经过 1 个疗程 5 次治疗后，色素性皮损的有效率＞60%，甚至达到 100%；毛细血管扩张的有效率＞80%，有＞60%的人获得皮肤质地的改善，治疗后仅出现暂时性潮红，1～2h 消退，治疗安全且不影响患者的上、下班。

表 15-4 非剥脱性嫩肤设备

设备类型	波长(nm)
可见光激光	
磷酸钛钾(KTP)	532
脉冲染料激光(PDL)	577、585、595
红外激光	
Nd：YAG	1064、1320
半导体	1450
Er：glsss	1540
强脉冲光(IPL)	515～1200
低强度光源	
发光半导体(LED)	

3. *点阵激光* 尽管剥脱性激光和非剥脱性激光取得了一定的临床疗效，但是剥脱性激光同时发生瘢痕、色素改变等不良反应的风险较高，而非剥脱性激光降低了发生不良反应的风险，却疗效有限。为了克服以上 2 种激光治疗的不足，局灶性光热作用(fractional photothermolysis，FP)理论的提出为年轻化治疗的发展翻开了新的一页，基于这一理论的激光技术即为点阵激光(fractional laser)，因在激光照射皮肤产生许多微治疗区(microscopic treatment zone，MTZ)而得名。这一新技术的建立和进一步临床应用，从而建立起一种安全高效的嫩肤手段。

点阵激光的嫩肤原理：通常情况下我们认为，皮肤损伤后是否产生瘢痕主要取决于损伤深度。当损伤深度达真皮中层或更深的部位时，创面的组织缺损就有瘢痕组织代替。但日常生活经验发现，当皮肤损伤面积很小时(如适用细小针头进行皮肤穿刺时)，皮肤并不形成瘢痕，微小组织损伤没有被瘢痕组织代替，而是正常组织填补了损伤区域。因此，只要皮肤组织损伤面积较小，周围存在足够多的可再生组织，愈合时就可避免瘢痕形成，而且这种对皮肤较深的创伤仍能有效地激发皮肤的修复机制。点阵激光正是从这一常见现象中创造出的一个全新的治疗方法，即保证了足够的组织刺激，又可快速修复而不遗留瘢痕。

自从 2003 年美国 FDA 批准的第一台非剥脱性点阵激光 Fraxel SR 以来，随着这一技术的逐步推广，出现了一系列的非剥脱性和剥脱性点阵激光(表 15-5)。

表 15-5 部分点阵激光设备

公司	设备	波长(nm)	模式	光斑直径(mm)	微光斑直径(μm)	MTZ 最大能量(mJ)	密度(cm^2)	性质
Reliant	Fraxel SR	1550 Er:YAG	Scan	7.5	30～70	40	250	非剥脱性
				15	30～70	40	250	非剥脱性
Palomar	Lux 1540	1540 Er:YAG	Stamp	10	200～300	100	100	非剥脱性
				15	200～300	150	320	非剥脱性
Cynosure	Affirm 1440Nd:YAG	1440Nd:YAG	Stamp	10	50～100	8J cm^{-2} $pulse^{-1}$	1000	非剥脱性
	Affirm 1320Nd:YAG	1320Nd:YAG	Stamp	14	50～100	14J cm^{-2} $pulse^{-1}$	1000	非剥脱性
Alma	Pixel 1320	1320 Er:YAG	Stamp	7×7	100～150	150	7×7	非剥脱性
						250	9×9	非剥脱性
	Pixel 2940	2940 Er:YAG	Stamp	11×11	100～150	17	7×7	剥脱性
						28	9×9	剥脱性
Lumenis	Active Fx	10 600 CO_2	Scan	可调	1300	80～100	可调	剥脱性
	Deep Fx	10 600 CO_2	Scan	可调	120	80～100	可调	剥脱性
Sciton	ProFractional	2940 Er:YAG	Scan	20×20	100～200	8～18	可调	剥脱性

不管是剥脱性还是非剥脱性点阵激光，在照射皮肤 24h 后，MTZ 的表面已被正常的表皮细胞所覆盖，此时创面已无需防水；治疗后 7d MTZ 表面薄痂已基本脱落，皮肤恢复正常肤色或轻度红斑，此时已不影响正常生活。治疗后 3 个月的组织学发现热休克蛋白持续表达，证实真皮新生胶原的形成，皮肤改善的组织学征象。

由于点阵激光治疗的安全性大大提高，已在亚洲人群中广为使用，且应用范围逐步拓展，目前主要临床适应证为：光老化所致的皮肤色素改变；皮肤皱纹、松弛和毛孔粗大；各种原因引起的凹陷性瘢痕，尤其对于痤疮凹陷性瘢痕有着确切的临床疗效；还有皮肤膨胀纹或妊娠纹；面部黄褐斑也有一定的改善。

点阵激光治疗后短期不良反应包括：皮肤点状结痂呈古铜色改变，水肿，皮肤干燥、继发感染少见，罕见的表面麻醉药的毒性反应。长期的不良反应包括：炎症后色素沉着(PIH)，术后防晒是预防的关键；罕见增生性瘢痕形成，故治疗时避免光斑重叠，对于上唇等好发部位应适当降低能量。

总之，点阵激光所带来的临床适应证和疗效是传统剥脱性和非剥脱性激光无法媲美的，而且点阵激光也从原先的非剥脱性光源逐步发展到剥脱性光源，希望能够将传统剥脱性激光和非剥脱性点阵激光融为一体，提升临床疗效。因点阵激光临床应用时间较短，需要在今后的研究中不断优化治疗参数，在年轻化治疗中发挥更大的优势。

4. 射频(radiofrequency，RF) 是电磁波谱中的一个非常重要的部分，其频率范围很宽，在数百 kHz 到数百 MHz 的范围。在日常生活的各个领域被广泛应用。随着皮肤年轻化治疗的快速发展，依据患者要求治疗后恢复很快甚至无须休假，射频作为一种新的非激光紧肤治疗技术显示了其临床优势。

与激光不同，射频相关的热的生成源于组织对于射频场中运动电子的自然反应，一旦射频能量达到皮肤，就可以发生双重作用。首先是原发性胶原收缩，发生于治疗即刻；其次是射频产生的可逆性损伤启动皮肤的修复机制，引起新的胶原纤维合成，并导致胶原重塑，这一过程持续时间较长，可发生于射频治疗后的几个月内。

射频的作用具有 2 个特点：①射频的作用与皮肤色素关系不大，可以说其作用方式是“色盲”的，这是因为射频产生的热效应主要取决于皮肤阻抗，这一特点使射频在治疗深肤色人群时具有相当的优势；②射频穿透深，可加热至真皮深层乃至皮下脂肪，不但促进胶原纤维的合成，还可使真皮与皮下组织中的纤维隔膜收缩，因而能有效治疗皮肤松弛。

射频按照电极的数量主要分为 2 种：单极射频和双极射频。ThermaCool TC 射频是最早被美国 FDA 批准用于皮肤松弛和皱纹治疗的单极射频。

并经过严格的临床研究证实治疗后可减少眶周部位皱纹，同时产生持久的眉部提升，并且可改善睑部美容。以后又出现了一系列射频系统如 Aluma 真空辅助的双极射频系统、Elos 技术（双极射频结合 IPL）、Accent 领航者射频系统（同时具有单极射频和双极射频）。所有这些系统在皱纹和皮肤提升方面发挥了不可小觑的作用。而且治疗后皮肤仅有轻微潮红，无其他任何水疱、结痂、色素沉着等不良反应，为广大年轻化治疗患者所接受。

五、选择性脱毛

1963 年，激光开始应用于医学时，即有人曾经尝试过用当时的红宝石激光脱毛，但较成熟的治疗是在近年开始形成的。激光脱毛术是利用毛囊、毛球等毛发结构中的黑色素细胞对激光能量的选择性光热吸收而破坏，从而达到脱毛的目的。目前可选择脉冲翠绿宝石、红宝石激光及新型的半导体二极管激光等多种激光发生器，初步的报道提示每次治疗后的暂时性毛发脱落将持续 1～3 个月，如果要求长效的脱毛效果需要长期的门诊治疗。相对于以往的治疗，激光脱毛无疑易于操作，而又可能达到类似毛发电解术毛发破坏效果，是脱毛治疗的重要进展。这一方法减少了脱毛过程的痛苦。

通常使用的脱毛激光治疗均是根据选择性光热作用原理，在白色人种的临床应用中得到肯定的效果。但在有色人种，因其皮肤相对富含黑色素细胞，因此易于影响黑色素细胞的代谢，易形成皮肤非特异性损伤，如色素减退、皮肤质地改变等。因此，人们又根据毛囊与皮肤黑色素细胞体积上的差别以及热动力学参数的区别，设计了相适的脉宽等参数，从而对毛根的破坏实现了更高的选择性，称为选择性热动力学原理，增加了治疗的安全性。

治疗本身的长期效果尚需进一步观察外，此外，由于毛发的生长分为 3 期：生长期、退行期及休止期，只有生长期及部分退行期的毛发具有上述的黑色素分布及热动力学特点，因此，对未成熟的毛发作用不大，因此，激光脱毛一般需要反复治疗才能实现持久的脱毛目的。

六、激光在整形外科领域的其他应用

高能二氧化碳激光也是目前面部痤疮继发萎缩性瘢痕的较理想治疗方法。一组 50 例患者经过 1 次治疗后 81.4%出现明显改善，治疗后的主要缺点也是术后一定时期内的红斑期与色素沉着，但多能自行消退。

激光在增生瘢痕的治疗上也已经显示其潜在价值，已证实脉冲染料激光可以改善增生瘢痕的充血状态，此外，利用激光对伤口愈合过程中血管形成的影响，是否能预防瘢痕的过度增生，也是一个重要的研究方向。

利用激光技术进行激光头发移植、美容手术的皮肤及组织切开等，不仅减少了术中出血，缩短了手术时间。

总之，激光作为整形外科的一种不可忽视的新的手段，已经为一些棘手问题提供了良好的方向，为整形外科提供了一个新的发展点。随着激光技术的发展与普及，其必将纳入整形外科的常规治疗范畴，因此，整形外科医师需要更多地掌握相关知识，与传统的手术治疗结合使用，才能为患者选择更合理、全面的治疗。

（林晓曦　马　刚）

参考文献

[1] Achauer BM, Vander Kam VK: Clinical experience with the tunablepulsed-dye laser in the treatment of capillaey vascular malformations. Plast Reconstr Surg, 1993, 92(7): 1233.

[2] Anderson R, Parrish J: Selective photothermolysis: precise microsurgery by selective absorption of pulsed radiation. Science, 1983, 220: 524.

[3] Anderson R: Laser-tissue interactions. In Fitzpatrick RE, Goldman MP: Cutaneous Laser Surgery, St. Louis, CV Mosby, 1994.

[4] Alster TS: Improvement of erythematous and hypertrophic scars by the 585nm flashlamp-pumped dye laser. Ann Plast Surg, 1994, 32: 186.

[5] Bass L: Understanding laser-tissue interactions helps predict clinical effects. Plast Reconstr Surg, 1995, 95(3): 607.

[6] Goldman MP, Fitzpatrick RE, Esparza JR: Treatment of port-wine stains with the flashlamp-pumped pulsed dye laser. J Pediatr, 1993, Jan: 71.

[7] Lin Xiao-xi, Wang wei: Treatment of congenital capillary malformation with photochemotherapy. Plast Reconstr Surg, 1997, 99(7): 1826.

[8] Nelson JS: Selective photothermolysis and removal of cutaneous vasculopathies and tattoos by pulsed laser. Plast Reconstr Surg, 1991, 88(4): 723.

[9] Phillips, D. Photodynamic therapy. Science Prog, 1994, 77: 295.

[10] Rosenberg GJ, Gregory RO. Lasers in aesthetic surgery. Clin Plast Surg, 1996, 23(1):29-48.

[11] Yu SS, Pai S, Neuhaus IM, Grekin RC. Diagnosis and treatment of pigmentary disorders in Asian skin. Facial Plast Surg Clin North Am, 2007 Aug, 15(3): 367-380, vii.

[12] Jones CE, Nouri K. Laser treatment for pigmented lesions: a review. J Cosmet Dermatol, 2006 Mar, 5(1): 9-13. Review.

[13] Athavale SM, Ries WR, Carniol PJ. Laser treatment of cutaneous vascular tumors and malformations. Facial Plast Surg Clin North Am, 2011 May, 19(2): 303-312.

[14] Willenberg T, Baumgartner I. Vascular birthmarks. Vasa, 2008 Feb, 37(1): 5-17.

[15] Alexiades-Armenakas MR, Dover JS, Arndt KA. The spectrum of laser skin resurfacing: nonablative, fractional, and ablative laser resurfacing. J Am Acad Dermatol, 2008, May, 58(5): 719-737, quiz 738-740.

[16] Bogle MA, Arndt KA, Dover JS. Evaluation of plasma skin regeneration technology in low-energy full-facial rejuvenation. Arch Dermatol, 2007 Feb, 143(2): 168-174.

[17] Elsaie ML, Kammer JN. Evaluation of plasma skin regeneration technology for cutaneous remodeling. J Cosmet Dermatol, 2008 Dec, 7(4): 309-311.

[18] el-Domyati M, el-Ammawi TS, Medhat W, Moawad O, Brennan D, Mahoney MG, Uitto J. Radiofrequency facial rejuvenation: evidence-based effect. J Am Acad Dermatol, 2011 Mar, 64(3): 524-535.

[19] Manstein D, Herron GS, Sink RK, et al. Fractional photothermolysis: A new concept for cutaneous remodeling using microscopic patterns of thermal injury. Lasers Surg Med, 2004, 34(5): 426-438.

[20] Saedi N, Petelin A, Zachary C. Fractionation: a new era in laser resurfacing. Clin Plast Surg, 2011 Jul, 38(3): 449-461, vii. Review.

[21] Rerknimitr P, Pongprutthipan M, Sindhuphak W. Fractional photothermolysis for the treatment of facial wrinkle in Asians. J Med Assoc Thai, 2010 Dec, 93 Suppl 7: S35-40.

[22] Metelitsa AI, Alster TS. Fractionated laser skin resurfacing treatment complications: a review. Dermatol Surg, 2010 Mar, 36(3): 299-306, Epub 2010 Jan, 19.

[23] Geronemus RG. Fractional photothermolysis: current and future applications. Lasers Surg Med, 2006, 38(3): 169-176.

[24] Hodgkinson DJ. Clinical applications of radiofrequency: nonsurgical skin tightening (thermage). Clin Plast Surg, 2009 Apr, 36(2): 261-268, viii.

[25] Paasch U, Bodendorf MO, Grunewald S, Simon JC. Skin rejuvenation by radiofrequency therapy: methods, effects and risks. J Dtsch Dermatol Ges, 2009 Mar, 7(3): 196-203, Epub 2008 Jun, 17.

[26] Alvarez N, Ortiz L, Vicente V, Alcaraz M, Sánchez-Pedreño P. The effects of radiofrequency on skin: experimental study. Lasers Surg Med, 2008 Feb, 40(2): 76-82.

[27] Haedersdal M, Beerwerth F, Nash JF. Laser and intense pulsed light hair removal technologies: from professional to home use. Br J Dermatol, 2011 Dec, 165 Suppl 3: 31-36.

[28] Ibrahimi OA, Avram MM, Hanke CW, Kilmer SL, Anderson RR. Laser hair removal. Dermatol Ther, 2011 Jan-Feb, 24(1): 94-107.

[29] Gold MH. Lasers and light sources for the removal of unwanted hair. Clin Dermatol, 2007 Sep-Oct, 25(5): 443-453.

第 16 章

瘢痕与瘢痕疙瘩

第一节　瘢痕定义和分类

皮肤瘢痕(Scar 或 cicatrix)是人体皮肤组织受到创伤之后，其伤口或创面自然愈合后所形成的纤维结缔组织，导致正常皮肤组织结构和功能受到损害。临床上，瘢痕通常表现为伤口处皮肤组织形态改变，病理性瘢痕可以出现局部痛痒症状和充血、组织隆起、组织挛缩或渐进性增大和浸润正常皮肤等体征。

瘢痕的种类繁多，其分类尚无统一标准，常用的分类方法如下。

一、按瘢痕的病理特征分类

1. 生理性瘢痕　又称为正常皮肤瘢痕或普通瘢痕，为皮肤伤口愈合后形成线状或片状的纤维结缔组织，通常没有明显症状，不会导致明显的功能障碍。

2. 病理性瘢痕　主要包括增生性瘢痕和瘢痕疙瘩。前者在伤口愈合后可出现持续增生伴有局部充血、痛痒、组织隆起甚至组织挛缩等症状和体征，其主要特征是具有一定的自限性；瘢痕疙瘩具有良性皮肤肿瘤样特征，可以自发形成或轻微损伤后持续生长，并逐渐浸润正常皮肤，其主要特征为病损范围超出皮肤创伤的范围，并不具有自限性。

二、按表面形态分类

按表面形态可以分为扁平瘢痕、凹陷性瘢痕、肥厚性或隆起瘢痕(通常为增生性瘢痕或瘢痕疙瘩)。

三、按对机体功能的影响分类

按对机体功能的影响可分为挛缩性瘢痕和非挛缩性瘢痕。

四、按组织学特征分类

按组织学特征可分为浅表性瘢痕、萎缩性瘢痕、增生性瘢痕、瘢痕疙瘩和瘢痕癌。

五、其他分类

还可以按照瘢痕稳定性、病因、有无症状、形态、大小和部位等分类。

(刘　伟　武晓莉)

第二节　瘢痕形成的机制

瘢痕是伴随着伤口愈合过程而逐渐形成的，这一个过程中的异常均可参与和导致瘢痕的形成。导致瘢痕形成和增生的原因众多，机制复杂，本节将做一简单介绍。

一、伤口愈合的过程

各种原因引起皮肤损伤均可导致局部皮肤组织缺损、坏死、血管断裂和出血等，并启动伤口愈合过程。伤口愈合是一个动态和各种因素相互作用的过程，包括了可溶性介质、血细胞、细胞外基质成分和间质细胞。伤口愈合具有 3 个特征性的时期：炎症期、组织形成期和组织重塑期，这 3 个期在时间节点上有一定的交叉，而这 3 个期内的异常均可参与和导致瘢痕的形成。

1. 炎症期　外伤导致血管破裂，血液外渗和血凝块形成，其中血小板释放大量炎症介质和生长因子并趋化炎症细胞进入伤口，如中性粒细胞、淋巴细胞和单核/巨噬细胞等。这些炎症细胞可被激活并进一步释放生长因子促进肉芽组织形成，并启动了后续的瘢痕增生过程。阻断这一起始过程在瘢痕预防和治疗中有着重要的意义。在这一时期，伤口再上皮化的过程也已启动，通过周缘表皮细胞的迁移来完成伤口的覆盖。重要的是，伤口再上皮化过程的延迟可导致炎症反应的持续存在及炎症因子和生长因子的过度分泌，促进瘢痕的增生。因此，促进伤口的表皮快速覆盖成为抗瘢痕治疗的重要一环。

2. 组织形成期　伤口形成后约第 4 天就有毛细血管、成纤维细胞和巨噬/单核细胞进入形成新的伤口基质，称为肉芽组织。其间，巨噬细胞可持续分泌各类生长因子，促进纤维素（fibroplasia）形成和血管生成。重要的是，其分泌的因子如血小板源性生长因子（PDGF）和转化生长因子-β（TGF-β_1 和 β_2）可以进一步激活成纤维细胞分泌和沉积大量胶原组织和其他细胞外基质成分，成为瘢痕增生重要的早期阶段。同时，这阶段的血管神经再形成也是未来瘢痕形成的重要机制之一。这一过程的干预调控被认为是预防瘢痕形成和抗瘢痕治疗的重要策略之一。

3. 组织重塑期　早期的伤口组织需要在后续的不断组织重塑过程中变得成熟和获得功能重建。其间，部分细胞会产生凋亡、基质成分被降解，从而避免过度的细胞增殖和过度的细胞外基质堆积。这一过程受到一系列生长因子的调控。例如，过度分泌的 TGF-β_1，β_2 可以抑制成纤维细胞的凋亡并通过下调基质金属降解酶（MMP）和上调组织金属蛋白酶抑制物（TIMP）的功能来抑制基质降解和组织重塑，导致瘢痕形成。

二、瘢痕形成的常见机制

1. 细胞因子与瘢痕形成　研究表明以下几种因子在瘢痕发生和发展中起重要作用。

（1）转化生长因子-β（TGF-β_1，β_2）：其主要作用包括促进成纤维细胞增殖和分泌胶原、将成纤维细胞转化为肌成纤维细胞、抑制基质降解和组织重塑、抑制表皮细胞增殖和延缓伤口再上皮化以及刺激伤口和瘢痕内的血管增生。

（2）结缔组织生长因子（CTGF）：被认为是 TGF-β 的下游作用分子，具有促进细胞增殖、胶原分泌等类似的作用。

（3）血小板衍化生长因子（PDGF）：可以促进细胞胶原合成及刺激伤口和瘢痕血管增生。

（4）血管内皮生长因子（VEGF）：在伤口和瘢痕组织血管过度增生中起到重要的作用。

（5）其他因子：白细胞介素-6 和白细胞介素-8，为促炎性因子，具有促进瘢痕形成作用；而白介素-10 具有抑制炎症反应的作用，其过表达有助于减少瘢痕形成。碱性成纤维细胞生长因子（bFGF）和酸性成纤维细胞生长因子（aFGF）及表皮细胞生长因子（EGF）也被发现在瘢痕形成过程中起到一定的作用。

2. 组织重塑功能障碍　大部分患者在瘢痕形成之后可以通过组织重塑机制将瘢痕组织改建成基本接近正常的组织结构。但在具有“瘢痕体质”的患者中可以见到瘢痕重塑功能障碍，以至于胶原持续合成与沉积，而胶原降解减少，最终导致肥厚瘢痕组织的形成。如前所述，生长因子的异常表达是其中重要的机制之一，其他机制如基质降解酶表达调控和功能异常也可能是重要的原因之一。

3. 色素/皮脂与免疫反应　伤口愈合过程及随后的瘢痕生长过程中的免疫调控及免疫反应在瘢痕形成和发展过程中起到重要作用。胎儿皮肤无瘢痕愈合的重要机制之一是促炎症反应的白介素-6 和白介素-8 水平均低于成体皮肤，而在瘢痕疙瘩中白介素-6 显著升高。此外，有研究表明色素和皮脂暴露于免疫细胞，可被机体识别为异物加以攻击，导致持续炎症反应和瘢痕增生。这在瘢痕疙瘩和增生性瘢痕中较为常见，手术切除可以起到一定的缓解瘢痕增生的作用。

4. 伤口张力　这一理念已在大量临床实践和实验研究中得到验证，重要的是如何将减少伤口张力的理念转化为实际的治疗手段将有助于瘢痕治疗的进步。

5. 遗传因素　瘢痕疙瘩通常具有遗传倾向，提示基因遗传可能在瘢痕疙瘩形成过程中起到一定的作用。目前仍然无法分离出导致瘢痕疙瘩形成的决定性基因，可能的科学推测为多种基因遗传的共同作用。如国内同行发现了瘢痕疙瘩患者 p53 基因的异常表达。此外，有关端粒酶、细胞凋亡、胶原分泌、生长因子合成调控等相关分子基因突变或表达异常均有可能导致患者的瘢痕倾向，即所谓的“瘢痕体质”。

6.“真皮模板”结构缺失　国内有学者最近提出了瘢痕增生的“真皮模板”结构缺失科学假说，认为在创面愈合过程中如缺乏真皮组织结构的引导可以诱发瘢痕增生。这一假说可以在全厚皮移植后瘢痕明显少于断层皮移植后的瘢痕形成的现象中得到证实。

7. 皮肤再生功能丧失　发育生物学的研究提示，胚胎皮肤伤口之所以形成无瘢痕愈合的重要原因是其皮肤组织含有大量未分化的皮肤干细胞和具有促进组织再生的良好微环境。当伤口形成之后，可以通过这些再生因素来再生完整的皮肤结构。这些机制可以归纳为胚胎皮肤再生的“种子和土壤”的科学假说。从这一点观点出发，瘢痕形成可以被认为成体皮肤的再生机制丧失，而模拟胚胎皮肤的再生机制是未来抑制伤口瘢痕形成的重要方向之一。

8. 其他　迄今，瘢痕形成的机制仍然未能得到完全阐明，但可以肯定的是多种因素发挥着网络式的调控作用。因此，瘢痕治疗方法的设计和实施也应该基于综合因素的考虑，即所谓的“综合治疗”。

（刘　伟　武晓莉）

第三节　生理性瘢痕及治疗

生理性瘢痕按其形态可以分为线状瘢痕和片状瘢痕，由于创伤涉及的范围大小不同，其愈合以及瘢痕形成的机制可有不同的特点，进而在瘢痕预防和治疗措施上也各有不同，分别描述如下。

一、线性瘢痕及其预防和治疗

1. 线性瘢痕的定义　锐性外伤或手术切口愈合后产生的线条状瘢痕。一般经过 6 个月以上的增生期后，进入成熟期，形成灰白色、较平软的线状瘢痕组织。少数情况下，如出现伤口感染或局部皮肤张力过大等情况时，可由于瘢痕增生而形成较为粗大的条索状瘢痕。

2. 线性瘢痕的预防　所谓预防，是指在创伤后早期通过一系列的伤口护理和治疗措施，使得创伤愈合后形成的瘢痕较为细小，避免瘢痕增生，或通过早期重塑治疗，改变瘢痕组织结构，使其外观接近于正常皮肤。但目前尚无技术能够完全预防瘢痕的产生。线性瘢痕早期预防的主要措施如下。

（1）外伤后及时清创，尽量去除坏死及受污染的组织，修剪创缘组织至正常皮肤；分层缝合，勿留无效腔，在张力较大的部位需要注意皮下充分分离减张。

（2）尽早拆线。头面部伤口在伤后 4～5d 拆线，拆线后可采用生物胶水外涂或减张胶布进行减张。这种方式能够防止拆线过晚留下的针脚瘢痕（蜈蚣脚样瘢痕）。

（3）早期、持续采取减张措施，防止瘢痕增宽及增生。由于皮肤张力的存在是导致瘢痕增宽及增生的重要条件，故减少皮肤的张力能够有效减少瘢痕的形成及增生。常用的减张措施包括：术中的深筋膜层充分减张缝合及术后持续外用减张措施如减张胶布等 6 个月。

（4）药物注射。必要时可以局部注射皮质激素类药物，以抑制瘢痕增生。

（5）伤口完全愈合后早期采用硅胶类产品治疗，促进瘢痕成熟。硅胶类产品可以分为硅胶膜和硅凝胶两大类，其基本的作用原理可能是通过“水合作用”发挥作用，即使用硅胶产品后，瘢痕表面水分蒸发减少约 50%，皮肤内水分转移到角质层，间质水溶性物质减少，流体力学压力下降，从而使得瘢痕组织软化。对于水潴留的作用，有人做如下推理：硅胶膜黏敷可以起到正常角质的作用，减少水分的蒸发，从而减少局部对毛细血管的需求，抑制了毛细血管的再生，从而减少了胶原的沉积。

3. 线性瘢痕的治疗　对于已经形成的线状瘢痕可以通过以下的措施进行治疗。

（1）手术整形：较明显的线性瘢痕，可采用手术的方法来进行外观的改善。与皮肤张力松弛线（relax skin tension line，RSTL）平行的线状瘢痕，所受张力低，可按照原瘢痕方向进行修整手术。平行于 RSTL 的瘢痕，恢复后能够达到良好的隐藏效果。垂直于 RSTL 的瘢痕，或有轻度挛缩的线状瘢痕，可采用 W-改形术或 Z-改形术进行手术治疗，使瘢痕方向接近于 RSTL 或松解瘢痕挛缩，达到改善瘢痕外观的效果。手术中需注意减张缝合，精密对合真皮、表皮。术后护理措施同“线性瘢痕的早期预防措施”。

（2）激光或射频治疗：线状瘢痕可采用激光、射频、磨削等治疗方案进一步改善。常用的有 CO_2 点阵激光、铒激光、射频（微等离子体）、微晶磨削和机械磨削等。激光及微等离子体均通过深层的热效应来促进瘢痕内胶原纤维重塑，同时通过剥脱效应促进表皮重塑。磨削治疗则只有剥脱效应，故对于凹陷型瘢痕效果较差。

(3)抗瘢痕药物治疗：新鲜的线状瘢痕可采用抗瘢痕药物治疗，促进瘢痕成熟并抑制其增生。常用的有中药类(如积雪苷霜)和植物提取物(如康瑞宝和芦荟胶)等。

(4)硅胶类产品：硅凝胶涂剂或硅胶膜。

二、片状瘢痕的治疗

1. 片状瘢痕的定义　皮肤浅表的片状陈旧瘢痕，多呈灰白色或灰褐色，质地较为柔软，表面汗腺、皮脂腺开口及毛发多缺失。

2. 片状瘢痕的分类　主要分为表浅瘢痕及萎缩性瘢痕。

3. 病因及临床表现　表浅瘢痕多由皮肤轻度擦伤、浅二度烧烫伤、表浅的皮肤感染等创面愈合后形成。因受伤时伤及真皮层，故愈合后遗留表浅的片状瘢痕。萎缩性瘢痕又称“不稳定瘢痕”，多由较深的外伤或较大面积的三度烧烫伤、严重的皮肤感染、皮肤慢性溃疡，经过较长时间仅靠伤口边缘上皮细胞爬行使创面愈合者。此类瘢痕组织表皮菲薄，表面平坦，色素减退，质地坚硬，局部血液循环极差，浅表仅覆盖一层萎缩的上皮细胞，易受外力作用而破裂出现溃疡，经久不愈，或时愈时好，晚期有发生恶变的可能。

4. 片状瘢痕的预防

(1)创伤后早期覆盖创面，防止创面感染，促进创面尽早愈合，避免创面加深。

(2)创面愈合后采用抗瘢痕药物及弹力压迫及硅胶类产品等方法，防止瘢痕增生(详见增生性瘢痕的预防和治疗)。

5. 片状瘢痕的治疗

(1)表浅瘢痕：陈旧性的表浅瘢痕也可以通过采用 CO_2 点阵激光、射频(微等离子体)、铒激光、微晶磨削和机械磨削等治疗方案进一步改善。

(2)萎缩性瘢痕：治疗原则根据瘢痕面积大小、粘连程度、有无畸形等而定。较小的萎缩性瘢痕，周围组织张力较小者，可直接切除瘢痕，松解周围组织，将两侧正常皮下筋膜层及脂肪层对位缝合，避免再次发生粘连。较大面积的萎缩性瘢痕，尚有较多皮下组织者，可以在手术切除瘢痕、松解粘连后采用皮片移植来修复创面，而无明显皮下组织的萎缩性瘢痕，需要在切除瘢痕、松解粘连后采用皮瓣移植的方法来进行修复。

(武晓莉　刘　伟)

第四节　病理性瘢痕诊断及治疗

一、增生性瘢痕

(一)病因及发病机制

1. 病因　见于较深层次的皮肤外伤愈合后，如皮肤擦伤、切割伤、深二度和浅三度烧伤、切取厚的中厚皮片的供皮区创面自行愈合后，亦常见于皮肤感染性疾病愈合后。

2. 发病机制　皮肤损伤或感染后，局部炎症反应较强烈，创面愈合后炎症反应仍持续较长时间，炎症因子促进成纤维细胞增殖及分泌胶原，造成胶原纤维沉积。根据病程可将增生性瘢痕分为3个阶段，即增生期、减退期和成熟期。早期为增生期，短则数月，长者可达数年，然后进入减退期和成熟期。

(二)容易导致伤口瘢痕增生的因素

1. 皮肤张力与部位　肩背部、胸部、四肢外侧、下颌等部位属于皮肤张力较大部位，容易出现伤口瘢痕增生。

2. 年龄　年轻人皮肤张力大，皮脂分泌旺盛，易于出现伤口瘢痕增生。

3. 皮肤色素　有色人种易于出现瘢痕增生。

4. 感染　急性或慢性感染愈合后易于发生增生性瘢痕。

5. 异物存留　滑石粉、线结等异物存留容易导致瘢痕增生。

6. 其他　创面深度加深，伤口角度倾斜，修复时间延长等均能够增加瘢痕增生的风险。

(三)症状、体征及诊断

1. 症状　增生性瘢痕常具有针刺或虫咬样疼痛、瘙痒。在环境温度升高、情绪激动或饮酒、食用刺激性食物后加重。

2. 体征　局限于皮肤的厚而硬的瘢痕，早期瘢痕表面呈鲜红或紫红色，病变不超出原始创口或创面范围。增生性瘢痕按照病程分为3期。

(1)增生期：局部充血明显，隆起、质硬，痛痒症状较为明显。

(2)消退期：瘢痕不再继续生长，充血有所减退，质地较前软化，痛痒症状较前有所缓解。

(3)成熟期：瘢痕无明显充血，轻度高出皮面，硬度接近正常皮肤，可存在色素沉着或减退。表皮缺乏汗腺、皮脂腺开口及毛发，折光性较强。

3. 诊断　有较深的皮肤擦伤、深二度以上烧烫伤或皮肤切割史，瘢痕充血、隆起呈块状、质硬，有疼痛或瘙痒感症状。

4. 鉴别诊断　主要需要和瘢痕疙瘩进行鉴别(表 16-1)。

(四)预防

1. 促进伤口或创面的早期覆盖和愈合。延迟愈合的创面易于导致瘢痕增生。

2. 预防感染。感染会加深创面，增加瘢痕增生的风险。

3. 深二度以上烧烫伤创面或中厚皮片供皮区创面愈合后，早期使用硅胶类产品和弹力压迫，并应用夹板保持关节于功能位，以减少瘢痕增生和挛缩。

(五)治疗

1. 外用药物　中药类(瘢痕软化膏)；硅胶类(硅凝胶涂剂或硅胶贴片)；化学药物类(糖皮质激素如曲安奈德新霉素贴剂)。

2. 口服药物　中药类(积雪苷片)；镇痛类(针对神经病理性疼痛的药物如普瑞巴林(乐瑞卡)；止痒类如氯雷他定片(开瑞坦)。

3. 瘢痕内药物注射

(1)糖皮质激素：去炎松是目前国内外广泛应用的最常用的瘢痕治疗糖皮质激素。临床上常用曲安奈德(去炎舒松)注射液进行瘢痕内注射来促进瘢痕软化、成熟。糖皮质激素治疗增生性瘢痕的原理可能是该药物能够抑制胶原合成并促进胶原分解，同时能够减轻病损部位的炎症反应。除了曲安奈德，临床上常用的还有复方倍他米松注射液，该注射液为二丙酸倍他米松和倍他米松磷酸酯二钠的复合制剂，属于长效糖皮质激素类药物，药物浓度比较低，但可以维持较长时间。较大面积瘢痕长期激素治疗时需要考虑到药物不良反应对患者的影响，如痤疮、月经不调、阳萎、皮下组织萎缩等，但这些不良反应多为可逆的，在停药之后会减轻或消失。

(2)化学药物：此类化学药物的作用主要是抑制增殖活跃的细胞，以促进处于增殖期的成纤维细胞凋亡。常用的有氟尿嘧啶(5-FU)及平阳霉素等。

(3)低浓度化学药物联合糖皮质激素治疗方法：10 年来，我们采用低浓度化学药物 5-FU 联合糖皮质激素治疗的方法，治疗数千名增生性瘢痕及瘢痕疙瘩患者获得了良好的疗效。低浓度化学药物能够抑制瘢痕内增殖旺盛的毛细血管内皮细胞，通过抑制增生性瘢痕及瘢痕疙瘩的血供而发挥作用，辅以糖皮质激素注射后能够起到减少激素不良反应、抑制瘢痕复发的效果。具体方法见参考文献[10]、[11]、[15]。

(4)疗程及撤药方法：我们多年来的增生性瘢痕药物注射治疗经验是，无论采用何种药物注射，待瘢痕有所萎缩、变平、变软时，需要逐渐减少药物的使用浓度并延长药物的治疗周期，才能够使瘢痕彻底治愈。

(5)瘢痕内注射注意事项：①药物注射范围应严格控制在瘢痕内，避免药物渗入正常皮肤后造成周围组织萎缩。②注射部位不宜过浅，以免引起表皮坏死；不宜过深，以免引起皮下组织萎缩。③瘢痕内均匀分点注射，以使瘢痕组织可以较均匀地接受药物的作用。注射量约 0.2ml/cm^2。对于质硬的瘢痕，药物注射至使瘢痕发白；对于大部分平软但局部尚未稳定的瘢痕，应均匀少量注射于瘢痕内。④对于面积较大的瘢痕，应控制药物用量，一次用量曲安奈德不超过 50mg(1 支)，得保松不超过 14mg(2 支)，且每周使用不超过 14mg。⑤对于面积较大，边缘持续生长的瘢痕应特别注意边缘部位的注射。⑥对于局部有感染的瘢痕，应避免对感染部位进行注射。⑦注射后应嘱咐患者充分压迫止血。⑧对于极少数药物过敏的患者，可半卧位、给予吸氧，严重者给予葡萄糖酸钙静脉推注及肾上腺素 1ml 肌内注射。

4. 手术治疗　增生性瘢痕在增生期做手术容易导致新的手术切口瘢痕出现增生过程，这是因为增生性瘢痕中含有丰富的毛细血管及大量增生活跃的组织细胞及生长因子类物质，所以增生性瘢痕的手术治疗时机一般在 6 个月至 2 年。如果增生性瘢痕出现感染、破溃或因瘢痕挛缩造成四肢五官畸形时，可早期手术治疗，但必须采用一些辅助治疗手段来抑制切口瘢痕组织的增生，如术后放射治疗，术中、术后化学药物和糖皮质激素的应用等。

5. 放射治疗　对于早期的增生性瘢痕或瘢痕增生期进行手术的患者，可以采用放射治疗。常用治疗手段包括直线加速器；^{60}钴；核素敷贴(^{90}Sr，^{32}P，^{192}Ir)；浅层X线机等。然而对于年幼者或大面积瘢痕来说，不宜于使用放射疗法。头面部、颈部甲状腺或阴囊睾丸邻近部位需慎用放射治疗。

6. *冷冻治疗* 有学者报道冷冻治疗能够促进瘢痕组织成熟萎缩，抑制瘢痕复发，但临床上亦常见冷冻治疗后复发的患者。

7. *压迫治疗* 压迫治疗是针对增生性瘢痕非常有效的一种治疗方式。压迫治疗需要达到一定的压力和时间，一般认为需要每天坚持压迫23.5h或以上。压力需要达到至少10～15mmHg(1.3～2.0kPa)，最好能够超过毛细血管压(25mmHg)。需要持续加压3～6个月或以上，直至瘢痕成熟、稳定时才停止。

8. *蜡疗* 石蜡疗法是一种热疗法，具有良好的软化瘢痕和减轻瘢痕组织挛缩的作用，特别是在功能锻炼之前，进行石蜡治疗可使瘢痕柔软，减轻活动时的疼痛，增大关节活动幅度。

二、瘢痕疙瘩

(一)病因及发病机制

1. *病因* 痤疮、蚊虫叮咬、预防接种、手术、感染、外伤等原因或无明显原因自发形成。

2. *发病机制* 瘢痕疙瘩是一种皮肤的纤维组织良性肿瘤，具有持续浸润性生长、侵蚀正常皮肤的特点。易于出现在皮肤张力比较大的部位，如肩背部、胸部、四肢外侧等。瘢痕疙瘩的确切发病机制尚有待进一步阐明，但组织炎症反应、遗传因素、肿瘤样特性等均与瘢痕疙瘩的发病机制有密切的关系。

(二)症状与体征及诊断

1. *症状* 皮肤损伤或无明显原因引起的皮肤肿块，充血、隆起、质硬，有瘙痒及疼痛。

2. *体征* 皮肤散发或多发或单发的组织包块，高出皮面，边缘部位充血明显，质韧，

3. *诊断* 多种原因导致的皮肤创伤或无明显原因的皮肤自发块状瘢痕，逐渐增大和浸润正常皮肤，生长通常无自限性，有痛痒，难以自行消退。多种治疗均易复发。

4. *鉴别诊断*

(1)增生性瘢痕：详见表16-1。

(2)隆突性皮肤纤维肉瘤：两者均表现为突出于皮肤表面的结节状肿物，质硬，边界较清，病因不明，渐进性生长。其鉴别诊断除根据病史、体征检查外，更重要的是手术切除后的病理检查结果，需通过病理切片检查而确诊。

(3)皮肤肉芽肿炎性病变：也表现为突出于皮肤表明的结节状肿物，表面充血红肿，质硬，与新生

表16-1 瘢痕疙瘩和增生性瘢痕的鉴别诊断要点

鉴别点	瘢痕疙瘩	增生性瘢痕
发病年龄	多自青春期开始发病	任何年龄，青少年多见
发病原因	可有明显的皮肤损伤，也可以无明显原因(痤疮、蚊虫叮咬等)	手术、烧烫伤、其他深及真皮的皮肤损伤
好发部位	胸、肩、上臂外侧等皮肤张力大的部位	损伤部位，张力较大处尤其易于出现
家族史	常见家族史，被认为是常染色体显性遗传病	无明显家族史，多和皮肤的创伤程度有关
生长方式	缓慢或快速向四周扩张(一般顺着皮肤张力方向)，在将周围皮肤转变为瘢痕疙瘩组织的同时，瘢痕中央部位可能渐萎缩	往往在数年后自行萎缩软化
形态	超过原始损伤界线，在生长过程中可以浸润周围正常皮肤，从而扩大病变范围	向高处生长，基底部局限于原始损伤界线之内
病程	持续数年至数十年	0.5～3年自行衰退
病理特征	成纤维细胞很多，并有分裂象，可见粗大胶原纤维致密堆积、排列不规则，黏液样间质较多	成纤维细胞较多，胶原纤维、细胞和小血管呈结节状或漩涡状随机排列，黏液间质少
单发多发	常为多发	单一损伤处发生
症状	可无明显症状，也可出现明显痛痒	痛痒症状较明显
治疗	各种治疗均有极高的复发率，特别要避免进行单纯的手术切除。压迫治疗效果差	压迫、激素注射、放疗均有作用，复发率较瘢痕疙瘩略低
合并症	可能合并身体其他器官的纤维增生性疾病，如肝、肾纤维化等	不合并其他部位病变

瘢痕疙瘩易于混淆。鉴别方法是肉芽肿炎性病变常有急性炎症病史，刮取表面组织或切取病变组织细菌培养阳性。病理活检可进一步明确诊断。

(4)皮肤纤维瘤：位于皮肤真皮层内的结节状肿物，一般呈灰白色，质硬，无浸润性生长史。边界明显，手术切除不易复发。病理活检可进一步明确诊断。

(三)治疗(可参考增生性瘢痕的治疗)

1. *外用药物*　硅胶类(硅凝胶涂剂或硅胶贴片)；化学药物类(糖皮质激素如曲安奈德新霉素贴剂)。

2. *口服药物*　中成药类(积雪苷片)；中草药类。

3. *瘢痕内药物注射*

(1)糖皮质激素：具体方法同增生性瘢痕的治疗。

(2)化学药物：具体方法同增生性瘢痕的治疗(图 16-1)。

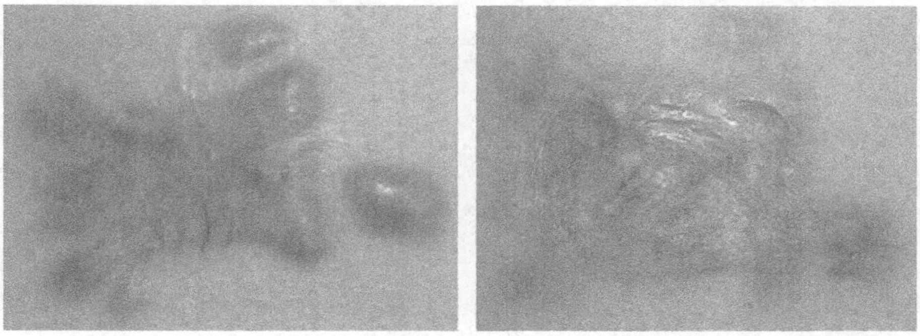

A　　B

图 16-1　低浓度 5-FU 和醋酸曲安奈德瘢痕内注射治疗胸部瘢痕疙瘩

A. 治疗前；B. 治疗 2 年后，瘢痕平软，不再复发

4. *手术治疗*　较大的、蒂部较窄的瘢痕疙瘩及经常发生感染的瘢痕疙瘩，可首先采用手术切除。术中在将瘢痕疙瘩切除后，于深筋膜层向两侧充分剥离，并在深筋膜层充分减张缝合。由于单纯手术后瘢痕疙瘩的复发率高达 45%～100%，所以术后预防复发的措施非常重要。这些措施包括：术后早期放射治疗、术中及术后激素类药物注射、外用药物治疗、减张等(图 16-2)。

5. *放射治疗*　对于手术切除后的瘢痕疙瘩，可以采用术后即刻放射线照射治疗预防复发。常用的如直线加速器；^{60}钴；同位素敷贴(^{90}Sr，^{32}P，^{192}Ir)；浅层 X 线等。对于年幼者或大面积瘢痕不宜使用放射疗法，头面部、颈部甲状腺或阴囊睾丸临近部位需慎用放射治疗。

对于未行手术切除的瘢痕疙瘩，也可考虑行放射治疗，其疗效不如手术切除后早期预防性治疗。重要的是，放射治疗的照射量需要严格控制在安全范围之内，以免引起其他并发症，请参见相关参考书。

6. *冷冻治疗*　有学者报道冷冻治疗能够促进瘢痕组织成熟萎缩，抑制瘢痕复发，但临床上亦常见冷冻治疗后复发的患者。

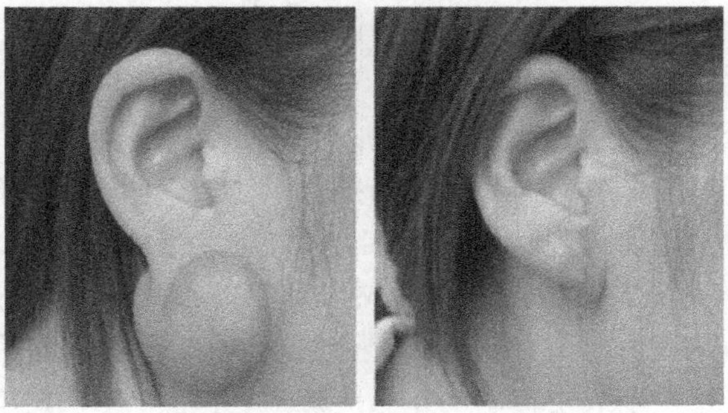

A　　B

图 16-2　手术切除和低浓度 5-FU＋醋酸曲安奈德注射治疗耳垂瘢痕疙瘩

A. 手术前；B. 手术后 40 个月(含术后药物注射 6 个月)

7. *压迫治疗*　压迫治疗对于瘢痕疙瘩效果有限。

8. *综合治疗*　鉴于瘢痕疙瘩形成和复发的多因素参与机制，最有效的方法是综合多种治疗手段进行序贯系列治疗。我们的经验是，先行手术切除，术后给予减张治疗(如减张胶片等)、术区局部低浓度药物注射预防性治疗或放射治疗以及局部硅胶类产品外用和适当加压治疗。

(武晓莉　刘　伟)

第五节 瘢痕治疗方法研究和进展

由于病理性质不同，瘢痕治疗的策略和方法的建立也需要从不同的角度进行考虑。但瘢痕治疗的最终目标是达到抑制病理性瘢痕增生和消除生理性瘢痕的目标，故分别就生理性瘢痕和病理性瘢痕治疗策略和方法进展描述如下。

一、生理性瘢痕治疗策略和方法进展

总体的策略和方法可以分为瘢痕预防和瘢痕重塑两大方向。

1. *瘢痕预防策略和治疗方法进展* 对于生理性瘢痕而言，预防其形成应该是瘢痕治疗的重要策略。这一设计主要是针对伤口愈合早期阶段如炎症期和组织形成期，干预早期阶段的愈合过程有助于打断瘢痕形成的起始过程及后续瘢痕形成过程的恶性循环。

(1)基于多种因子的生物治疗：瘢痕的形成过程复杂，包括了炎症反应、基质过度分泌沉积、组织重塑异常等多个步骤，其中多种生长因子及炎性因子参与了瘢痕的形成过程，如 TGF-β、PDGF、白细胞介素、CTGF 以及 EGF 等。

国外研究者基于 TGF-β 是瘢痕形成的重要因子的科学发现，开发了能拮抗该分子的药物 Avotermin(重组 TGF-β_3，可拮抗 β_1 和 β_2)，并用于临床治疗。此外，抗 TGF-β 抗体、TGF-β 受体拮抗药、TGF-β 反义寡核苷酸都成为潜在的治疗药物。日本学者将 bFGF(具有抑制胶原合成作用)作为基因治疗手段成功抑制动物瘢痕形成，并将 bFGF 重组蛋白用于治疗临床瘢痕。有学者采用过表达白介素-10(抑制免疫反应因子)达到了抑制动物瘢痕形成的实验目标。

综上所述，瘢痕形成可能是一个多种因素参与的机制复杂的过程，因而多因素联合干预可能是消除瘢痕更加有效的策略。从瘢痕形成机制而言，这个联合干预的策略应该考虑到同时阻断致纤维化因子的表达、抑制炎症反应、抑制基质的合成与沉积，同时还要考虑促进伤口基质的重塑和组织再生。例如，若能将抗 TGF-β，bFGF 和白介素-10 联合使用，将有望获得比上述单个因子作用更好的疗效。

(2)基于组织再生的抗瘢痕治疗：如前所述，胚胎皮肤无瘢痕愈合的重要机制之一是其具有强大的再生能力，其中皮肤干细胞起着关键性的作用。随着未来科技的发展，有望在新鲜成体皮肤伤口内模拟胚胎皮肤样伤口环境，如注射抑制纤维化和促进组织再生的因子，并同时在伤口内加入干细胞和促再生的细胞外基质，将传统的伤口瘢痕愈合过程转化为伤口皮肤再生过程，从而达到较少或消除瘢痕的目的。

(3)张力导致瘢痕形成机制的阐明及干预：虽然通过减张胶布或皮肤减张器等措施，已经可以观察到明显地减少瘢痕的临床治疗效果，相关的机制探索将有助于进一步提高抗张治疗疗效。例如，国外学者利用小鼠牵拉瘢痕模型发现了介导张力促进增生性瘢痕形成的重要分子是黏着斑激酶，而通过局部注射该激酶的抑制药可以有效减少伤口局部瘢痕的形成。

(4)细胞移植减少创面瘢痕形成：如前所述，促进创面快速上皮化和尽早伤口闭合是减少瘢痕形成的重要策略。国外学者开发了一种快速提取人表皮细胞并喷洒到创面的试剂盒(Re-cell)，并用于治疗烧伤或创伤等形成的创面，发现能有效促进创面愈合和减少瘢痕形成的作用。

干细胞移植也可能是预防瘢痕形成或瘢痕治疗的重要发展方向。近来已有学者开展了脂肪干细胞局部注射治疗瘢痕，发现能够软化瘢痕，改善组织质地，增加柔软度并在一定程度上松解挛缩的瘢痕组织，提示了这一新领域的良好前景。

(5)组织工程皮肤移植较少创面瘢痕形成：国内学者杨军等利用体外构建的人工表皮修复供皮区创面，发现能够显著加快创面的再上皮化过程，并显著减轻增生性瘢痕的形成。国内学者陆树良等提出了“真皮模板”学说，阐述真皮结构对创面皮肤重建和减少瘢痕具有引导作用。Integra 是一种组织工程人工皮肤替代品，利用胶原和蛋白多糖分子来再建真皮组织，具有引导体内细胞重建真皮的作用，从而恢复正常皮肤结构并到达减少瘢痕的目的。Alloderm 是一种人脱细胞真皮，保持了原来的真皮结构，移植后可快速重建受损的真皮组织。这一领域的进展及在烧伤或创伤形成的创面修复中的应用将为瘢痕治疗提供新的技术手段。

2. *瘢痕重塑策略和治疗方法进展* 从伤口愈合的原则而言，瘢痕一旦形成之后很难再逆反回正常皮肤组织结构。但是从瘢痕的形成机制看，细胞外基质重塑不良是瘢痕形成的一个重要机制。事实上，瘢痕形成之后的确存在组织重塑的过程，只是其重塑程度不足于完全逆转瘢痕的组织结构。我们在以往的工作中发现，某些瘢痕疙瘩组织通过药物注射的长期重塑治疗可以使其部分组织转化为类似于正常皮肤的外观，提示了人为重塑改建瘢痕的可能性(图 16-3)。

近年来开发出来的微等离子体技术，可以采用点阵模式局部破坏瘢痕组织的胶原结构和再生正常的胶原结构。我们近期的临床实践表明，通过反复多次的治疗，可以使得浅表、平软的生理瘢痕的组织结构得到重塑，使得瘢痕外观得到明显的改善。这一技术不仅被用于陈旧生理性瘢痕的治疗，也被用于早期伤口愈合过程的干预，显示了具有一定程度上减少或预防瘢痕形成的作用(图 16-4)。同样，二氧化碳点阵激光也可被用于瘢痕的重塑治疗。重要的是，这一方法与药物导入或其他方法的合并使用，将有助于进一步提高治疗效果。

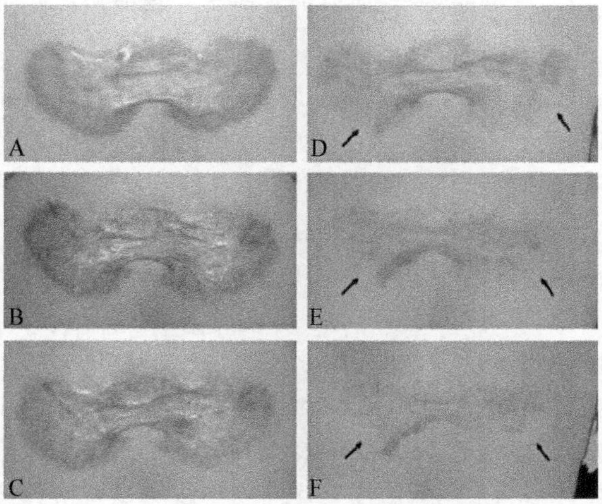

图 16-3　胸部瘢痕疙瘩药物注射重塑治疗，箭头示重塑区域(引自文献[15])

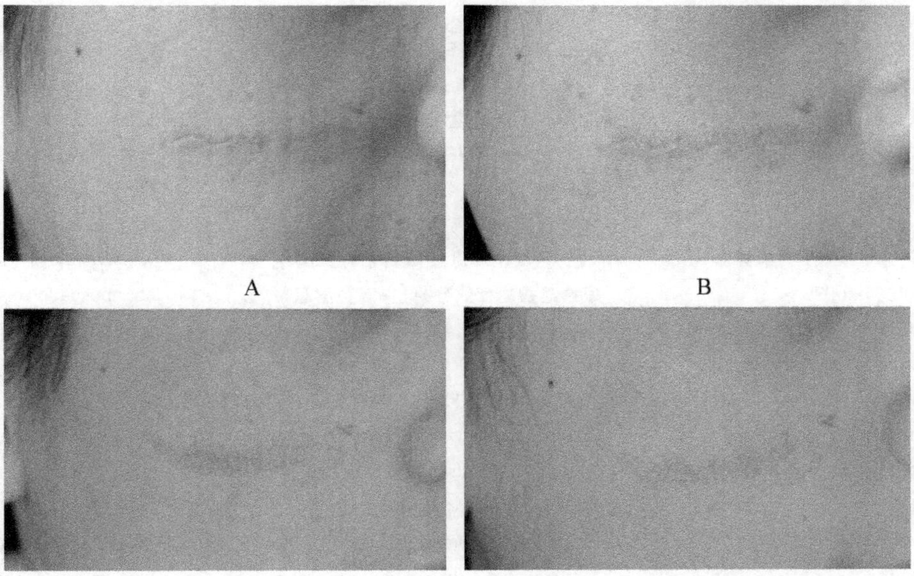

图 16-4　面部瘢痕手术后微等离子伤口重塑治疗

A. 治疗前；B. 治疗 1 次后；C. 治疗 3 次后；D 治疗 4 次后

二、病理性瘢痕治疗策略和方法进展

病理性瘢痕的治疗仍然是临床治疗的难题之一，特别是瘢痕疙瘩对各种治疗方法具有一定的抵抗，并具有较高的复发率。虽然国内外已经在病理性瘢痕领域开展了大量的研究，但临床治疗手段仍有待于突破。从病理特征看，过度的血管增生是增生性瘢痕和瘢痕疙瘩的共同特征，此外瘢痕疙瘩还具有肿瘤样特性。针对这些病理特征着手设计治疗手段，也许能有助于提高治疗效果。

1. *激光治疗*

(1)染料激光：对组织充血和血管增生具有良好的治疗作用，可以用于早期增生性瘢痕或瘢痕疙瘩的治疗，通过控制血管增生有望达到一定的抑制瘢痕增生的治疗效果。

(2)光动力激光疗法：被广泛用于血管瘤的治

疗，这一方法也可以被用于大面积增生性瘢痕的治疗，如烧伤创面愈合后早期的血管增生治疗和大面积瘢痕疙瘩的治疗，通过抑制或破坏瘢痕组织内的血供来达到治疗目的。

(3)超脉冲二氧化碳点阵激光：国外学者采用高能量低密度的超脉冲激光治疗增生性瘢痕取得了瘢痕软化、萎缩以及挛缩松解的治疗效果。此外，还可以结合点阵激光后的皮肤内药物传递进一步提高治疗效果。

2. *化学药物治疗进展* 基于瘢痕疙瘩具有肿瘤样生长特性，因此，化学药物治疗也被用于瘢痕疙瘩的治疗，包括 5-FU 和平阳霉素等药物。由于化学药物具有一定的不良反应，限制了其临床应用。因此，采用低浓度化疗药物不仅可以减少药物的不良反应，又有利于药物的长期应用。笔者采用的低浓度 5-FU 复合糖皮质激素瘢痕注射治疗瘢痕疙瘩取得了满意的治疗效果(见图 16-2～图 16-4)但在临床实践中也发现有一定的耐药性存在，阐明耐药机制并采用多种药物联合治疗可能是瘢痕疙瘩化疗未来的发展方向之一。

3. *放射治疗进展* 增生性瘢痕和瘢痕疙瘩放射治疗是已经开展了数十年的常规治疗方案，具有一定的治疗效果，但仍不能完全控制瘢痕疙瘩的复发。近年来，日本学者报道采用较高的放射量(20Gray 或更高的放射量)对手术后的瘢痕疙瘩进行治疗，取得了很好的治疗效果，并在长期的随访中未发现有癌变等不良反应。进一步明确具有显著治疗效果的安全放射量不仅是一个重要的学术问题，也将为瘢痕疙瘩的治疗带来突破。

(刘 伟 武晓莉)

■参考文献

[1] 张涤生.整复外科学.上海:上海科学技术出版社,2001.

[2] 蔡景龙.现代瘢痕学.2版.北京:人民卫生出版社,2008.

[3] Singer AJ, Clark RAF. Cutaneous wound healing. New Eng J Med, 1999, 341:738-746.

[4] 刘伟.瘢痕研究的新策略.中华医学杂志,2009,16:1081-1083.

[5] Liu W, Wu X, Gao Z. New potential antiscarring approaches. Wound Repair Regen, 2011, Suppl 1:s22-31.

[6] Liu W, Wang DR, Cao YL. TGF-beta: a fibrotic factor in wound scarring and a potential target for anti-scarring gene therapy. Curr Gene Ther, 2004, 4:123-136.

[7] Lu F, Gao J, Ogawa R, Hyakusoku H, Ou C. Biological differences between fibroblasts derived from peripheral and central areas of keloid tissues. Plast Reconstr Surg, 2007, 120:625-630.

[8] Mustoe TA, Cooter RD, Gold MH, Hobbs FD, Ramelet AA, Shakespeare PG, Stella M, Téot L, Wood FM, Ziegler UE; International Advisory Panel on Scar Management. Plast Reconstr Surg, 2002, 110:560-571.

[9] 武晓莉,刘伟,曹谊林.低浓度氟尿嘧啶抑制血管增生在瘢痕疙瘩综合治疗中的作用初探.中华整形外科杂志,2006,22:44-46.

[10] 武晓莉,刘伟,高振,曹谊林.低浓度5-FU与糖皮质激素联合治疗胸骨前瘢痕疙瘩的疗效分析.中国美容整形外科杂志,2007,18:437-440.

[11] Ferguson MW, Duncan J, Bond J, Bush J, Durani P, So K, Taylor L, Chantrey J, Mason T, James G, Laverty H, Occleston NL, Sattar A, Ludlow A, O′Kane S. Prophylactic administration of avotermin for improvement of skin scarring: three double-blind, placebo-controlled, phase Ⅰ/Ⅱ studies. Lancet, 2009, 373:1264-1274.

[12] Wong VW, Rustad KC, Akaishi S, Sorkin M, Glotzbach JP, Januszyk M, Nelson ER, Levi K, Paterno J, Vial IN, Kuang AA, Longaker MT, Gurtner GC. Focal adhesion kinase links mechanical force to skin fibrosis via inflammatory signaling. Nat Med, 2011, 18:148-152.

[13] Wood FM, Giles N, Stevenson A, Rea S, Fear M. Characterisation of the cell suspension harvested from the dermal epidermal junction using a ReCell® kit. Burns, 2012, 38:44-51.

[14] Yang J, Woo S, Yang G, Wang J, Cui L, Liu W, Cao Y. Construction and clinical application of a human tissueengineered epidermal membrane. Plast Reconstr Surg, 2010, 125:901-909.

[15] Liu W, Wu X, Gao Z, Song N. Remodelling of keloid tissue into normal-looking skin. J Plast Reconstr Aesthet Surg, 2008, 61:1553-1554.

[16] Kwan JM, Wyatt M, Uebelhoer NS, Pyo J, Shumaker PR. Functional improvement after ablative fractional laser treatment of a scar contracture. PM R, 2011, 3:986-987.

[17] Ogawa R, Yoshitatsu S, Yoshida K, Miyashita T. Is radiation therapy for keloids acceptable? The risk of radiation-induced carcinogenesis. Plast Reconstr Surg, 2009, 124:1196-1201.

第 17 章

体表肿瘤

第一节 色素痣

色素痣，又称为黑痣，是由于来源于黑色素细胞的痣细胞异常聚集或增生而形成。痣细胞是一种体积较大的细胞，含有丰富的胞质，粗大的颗粒，但缺少树突。大多数痣细胞常在真皮和表皮交界的基底层中出现。根据美国皮肤病协会的统计，只有1%的人出生时即出现黑痣，大多数人在20岁以前出现。后天出现的黑痣常称为是获得性痣，被认为是一种良性的肿瘤。先天性的痣常被认为是一种畸形或错构，部分有一定的恶化倾向，值得临床注意。

色素痣的种类很多，先天性的有：结构和细胞异型性痣、蓝痣、Spitz痣、先天性痣、巨大黑色素痣、蒙古样色斑和复发性痣等；后天性痣被统称为获得性黑痣，其中按痣细胞在皮肤中的出现层次又被分为交界痣（Junctional nevus）、混合痣（Intradermal nevus）和皮内痣（Compound nevus）。

一、获得性痣

（一）发病机制

对于痣样黑色素的起源是从表皮分化而来还是直接起源于真皮仍然充满着争议。依靠电镜进行的超微结构观察证明，在真皮层和表皮层均可以发现痣样黑色素的良性肿瘤样的增生。过多的表皮黑色素可以产生大量可见的黑色素痣的色素。和先天性痣不一样的是获得性痣表现为黑色时间要更晚一些。阳光、激素等刺激因素可能会刺激获得性痣产生大量的黑色素，而导致临床上黑色素痣的突然出现或增多。

（二）病理特征

获得性痣的重要病理学表现是黑素细胞聚集成巢或良性增生。真皮层的黑素细胞常位于乳头层或者网状层上部，并且由上到下逐渐变小，黑素逐渐减少，巢逐渐消失。黑素细胞分布对称，界限清楚，一般<5mm，在交界处如果有黑素细胞，则排列有序。当细胞巢位于表皮内，基底膜以上时称为交界痣；细胞巢存在于真皮内和交界部位时，称为混合痣，如病变主要集中在真皮内时，称为皮内痣。

（三）临床表现

获得性痣通常表现为丘疹状、半球状隆起，也可平坦而不隆起，多数为黑色，但也有少数呈肉色或淡红色。如果痣中含有蓝灰色、红色或白色区域则应特别注意。当获得性痣突出皮面后，其颜色可能转淡，而保持平坦的获得性痣，其颜色反而较黑。突出的黑痣可能是以皮内痣为主要成分，而平坦的黑痣则有可能交界痣为主。当妊娠、处于青春期或全身性糖皮质激素的应用时都有可能使得全身的黑痣出现突然增大、瘙痒等症状，但如果只是单颗黑痣出现上述症状，则要注意其恶变的可能。

（四）鉴别诊断

获得性黑痣的诊断比较容易，但需要注意到有高度恶变倾向的黑痣。任何黑痣如果出现短期内突然增大，边缘不规则，色素不均，周围出现卫星状小病灶，甚至溃疡、出血时就应及时取材检查。此外，位于肢体末端（如手掌或足底）或黏膜处（如口腔黏膜）的黑痣应该十分注意观察其是否存在恶变的倾向。

（五）治疗

大部分获得性痣并不需要治疗。但是当疑有恶变时，应常规行切除活检。切除范围应包括全部的病灶，以及病灶深层的皮下组织。病灶的部分残留可能会导致复发。大部分获得性痣患者要求治疗的目的是为了美观，如果黑痣较大时，如直径＞2mm，建议使用手术完整切除而不建议使用电灼的方法进行治疗。对于那些正在扩大，严重影响外观，出现异常症状的黑痣更应手术切除。单纯的病灶大小及是否存在毛发，对于鉴别病灶是否恶性并没有太多帮助。

二、先天性黑色素痣

先天性黑色素痣是在出生时候就已出现的黑色素痣，大小不一，可以从数毫米到数厘米。病灶可以累及躯干、四肢和面部。其临床表现可以为片状黑痣，疣状黑痣和巨大的毛痣。

(一)病理特征

在先天性黑色素痣的表皮和真皮中都可以发现痣样黑色素的存在，而且在真皮中痣样黑色素常表现为片状、网状或灯芯绒状，有别于获得性黑痣的从浅到深逐渐减少的特点。

(二)临床表现

先天性黑痣常比获得性黑痣要大一些，常＞1.5cm。除了面积较大，在外观表现上先天性黑痣和获得性黑痣都十分相近。先天性黑痣通常呈圆形或椭圆形，稍隆起于皮面，表面光滑，外形规则，边缘清晰，部分可见毛发生长。部分先天性黑痣的颜色也可为棕色或黑咖啡色。

一般认为，任何部位的痣面积在 $144cm^2$ 以上，或直径超过 20cm，或肢体、躯干部痣面积＞$900cm^2$，即可达到巨痣的诊断标准。如病灶覆盖了眼睑、耳郭、手等特殊部位，造成较大的影响，修复要求也较高者，如面积小于上述标准，也可称为巨痣(图 17-1)。

(三)鉴别诊断

先天性黑痣应和咖啡牛奶斑进行鉴别，后者外观上主要表现为平坦、边界清楚的咖啡色斑片。巨痣有时需与孤立性神经纤维瘤进行鉴别，两者都有皮肤色素的加深，巨痣呈黑色，而神经纤维瘤表面通常呈淡褐、棕褐或黑褐色，可见或触及皮下异常增生的软组织。

先天性黑痣的恶变在临床工作中应引起重视。先天性黑色素痣的恶变被认为和黑痣的大小成正比，有证据表明当黑痣超过人体表面积的5%时，其恶变的风险很高。从前瞻性随访的结果来看，先天性巨痣出现恶变的概率在1%～12%，一旦出现恶变其预后通常很差。

(四)治疗

因先天性黑痣有潜在的恶变风险，恶性黑色素瘤可能在婴幼儿时间就出现，因此建议先天性黑痣应该早期切除。巨痣的切除应该根据患者本身的情况而制定手术方法。扩张器的运用，为巨大黑痣切除后的组织缺损修复创造了便利条件。治疗的目标是在保留功能和外貌完整的基础上尽可能多的切除黑痣。切除先天性黑色痣的手术的目的不仅仅是为了防止恶变，而且还包括治疗病灶的慢性瘙痒、溃疡和感染。

对于有异常表现的小的先天性黑痣应该立即切除，而其他的小的先天性黑痣在 12 岁以前建议做预防性切除，因为在此年龄之后，先天性黑痣的恶变率会迅速上升。

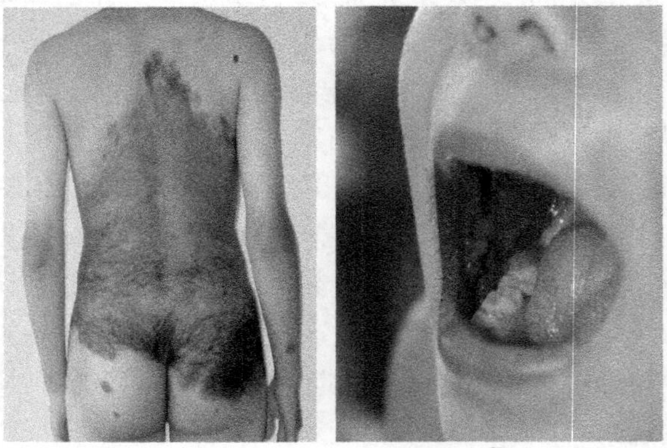

A　　B

图 17-1　先天性黑色素痣

A. 先天性巨痣；B. 累及颊黏膜的先天性黑痣

三、雀　斑

(一)临床表现

雀斑(freckles，ephlides)系常染色体显性遗传病，多在儿童发生，常首见于5岁左右，雀斑的数目随年龄的增长而增多，颜色加深，女性居多，主要见于暴露部位，特别是面部、臂部伸侧及手背。病灶为棕色斑点，呈圆形、卵圆形或不规则，境界清楚，但边缘常不规则、直径1～2mm，很少超过5mm，约为针头或米粒大，淡褐色到黑褐色。常见的是数十个到数百个密集分布，但每个斑点是孤立存在而不融合的。最常见于面部，特别是鼻背和两颊，也可偶见于手背、颈肩部，但不发生于非暴露区、表皮外观正常。随患者年龄的增长而增多，散在分布，日晒后颜色加深，此外X线、紫外线的过多照射皆可促发本病并加剧，甚至日光灯的荧光亦可能激发。

雀斑的颜色受日光照射的量而异，冬季色浅，呈淡棕色，夏季色加深，呈棕色或暗棕色，但从不呈黑色，借此可与雀斑样痣、交界痣区分开，后者均呈黑色，颜色不受日光照射的影响。

（二）病理特征

镜下表现为表皮基底层的黑色素增多，表皮突不伸长。黑色素细胞虽体积较大，树枝状突较长，但数目正常或减少，尽管如此，但雀斑部位的黑色素细胞受日光照射后比邻近正常皮肤产生黑色素的量要大得多，速度要快得多。真皮乳头层内有时见噬黑色素细胞。附属器上皮中无黑色素增加。电镜观察雀斑发生处的黑色素细胞与黑种人种族的黑色素细胞相似，比周围的正常黑色素细胞体积大，多巴阳性反应强，树枝状突更多、更长。雀斑的组织病理学改变与咖啡牛奶斑几乎相似，无法区分。

（三）治疗

雀斑患者应该减少日光的过度照射。目前主要是利用激光进行治疗。可以选择 Q 开关 Nd:YAG 激光波长（1064nm）或翠绿宝石激光激光（波长为 755nm）进行治疗。目前雀斑激光治疗后可能存在复发的风险，需要多次治疗。

四、咖啡牛奶斑

（一）临床表现

咖啡牛奶斑（Cafe au lait spots）出生时即可见，色泽自淡棕至深棕色不等，但每一片的颜色相同且十分均匀，深浅不受日晒的影响，大小自数毫米至数十厘米，边界清晰，表面皮肤质地完全正常（图 17-2）。

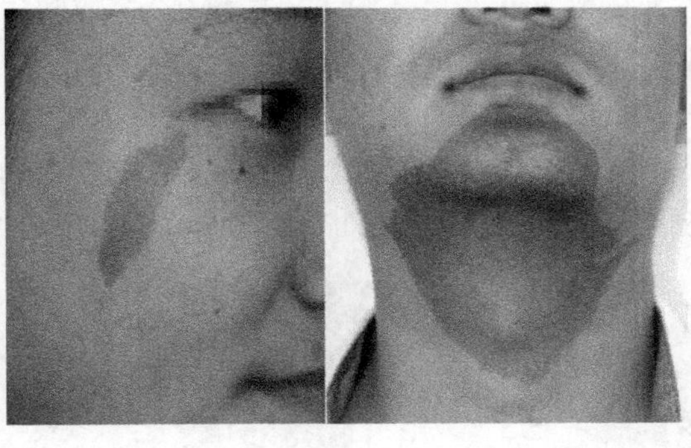

图 17-2　右颧部和颏颈部咖啡牛奶斑

（二）病理特征

镜下表现与雀斑十分相似，主要表现为表皮中的黑色素数量的异常增多，但黑色素细胞的数量是正常的。

（三）治疗

咖啡牛奶斑最常见于Ⅰ型神经纤维瘤病患者，但是大多数有咖啡牛奶斑的患者并非Ⅰ型神经纤维瘤病患者，仅是单纯的表皮先天性色素增多的表现，所以该疾病的治疗往往出于美容的目的。咖啡牛奶斑的治疗和雀斑相似，但是效果不如雀斑。

五、太田痣

（一）临床表现

太田痣（nevus of Ota），有时也被称为眼上颌青褐色痣（nevus fuscocaeruleus ophthalmo-maxillaris），是一种常与三叉神经周围分支分布相一致的真皮层黑色素增多的疾病。由于黑色素细胞来源于神经嵴，在胚胎发育的第 10 周至第 20 周完成细胞向表皮迁移的过程，由于尚未知的因素，这一过程在真皮的中上部即终止。

约 50％的患者出生时即被发现，但也可至儿童期甚至青春期时才逐渐显现，表现为棕色、灰色及蓝色的斑点所组成的斑片，病灶边界不清，色泽深浅不一。斑片发生于前额、眼周、颊部及颧区，即与三叉神经的第Ⅰ、Ⅱ区的分布一致。斑片多发生于面部的单侧，也偶有发生于双侧的。有的黑色素细胞同时还分布于结膜、角膜及视网膜上（图 17-3）。太田痣无遗传倾向，与恶性变无明确的关系。

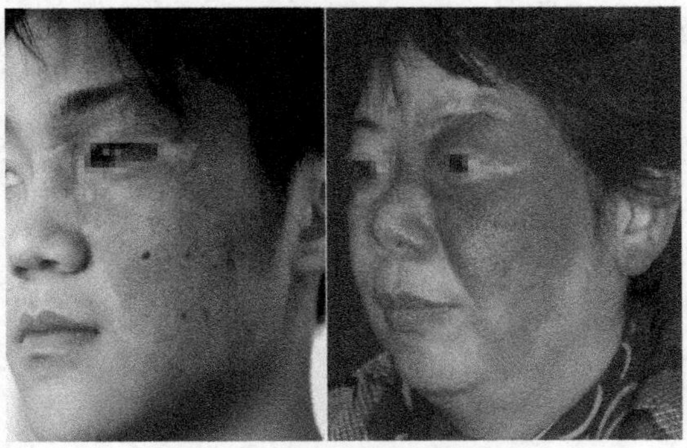

图 17-3　左面部太田痣

（二）病理特征

在真皮网状层的中上部及乳头层内，可见长轴与皮肤表面平行的细长树枝状或纺锤状黑色素细胞，胞浆内有黑色素颗粒，这些细胞稀疏地散布于真皮胶原纤维之间，多巴染色反应阳性。在肉眼观察与黑色素细胞分布的规律上看，当细胞分布与真皮浅层时，往往呈淡棕色或棕色，分布在真皮较深层时，表现为蓝色或灰黑色，同一颜色的深浅又与黑色素细胞的分布的密度有关，这一规律在进行治疗时判断预后及治疗次数十分实用。

（三）治疗

目前激光治疗太田痣可以获得几近完全消退的极佳效果。常用的为Q开关激光，输出波长选择在500～700nm，主要是通过激光的选择性光热作用对黑色素细胞进行破坏，并很少遗留下新的皮肤色素异常。

第二节 血管瘤和血管畸形

血管瘤和血管畸形是一组极为常见的血管性病变，前者是由血管内皮细胞增殖而形成的真性肿瘤，而后者则是由不同类型的血管，如动脉、静脉或毛细血管先天发育异常而构成的畸形。两者生物特性最根本的区别在于是否存在血管内皮细胞的异常增殖。

血管瘤在国内外文献中现特指婴幼儿血管瘤(infantile hemangioma)，旧称草莓状血管瘤，为最常见的婴幼儿良性肿瘤，表现为皮肤鲜红色肿块，具有出生时或出生后不久迅速增生和1岁左右开始自发消退的特征性自然病史。

血管畸形依据血流动力学的差异，又被分为低流速和高流速血管畸形。最为常见的类型为：①葡萄酒色斑(Port Wine Stain)，为低流速血管畸形，亦称鲜红斑痣、红胎记，为先天性的毛细血管畸形，表现为粉红至紫红色，界线清晰的斑片，位于头面部的病灶成年以后常出现增厚和结节。②静脉畸形(venous malformation)，为低流速血管畸形，旧称海绵状血管瘤，由异常沟通的薄壁静脉扩张充盈而形成，表现为紫蓝色的柔软包块，具压缩感，体积大小可随体位改变而变化。③动静脉畸形(arteriovenous malformation)，为高流速血管畸形，旧称蔓状血管瘤，是由动脉和静脉直接沟通形成的纡曲扩张的血管团，皮温高，搏动或震颤明显。可出现严重的并发症，如组织坏死、大量出血或充血性心力衰竭，是危害最大、治疗风险最高的类型。

一、婴幼儿血管瘤

婴幼儿血管瘤是最为常见的婴幼儿良性肿瘤，发病率各家报道不一，一般认为3‰～1%。血管瘤可分布于全身，但相对好发于面颈部。男女发病比例悬殊，为1∶(3～5)。

（一）发病机制

血管瘤的发病机制目前尚不明确，其增殖和消退现象仍没有得到很好的阐释。有关血管瘤发生存在各种理论：成血管细胞理论、胎盘起源理论、血管发生失衡理论、细胞因子调节通路的突变理论、发育区缺陷理论、血管瘤形成中非内皮细胞理论、免疫与炎症学说等。而血管瘤的消退则被认为与下列因素有关：细胞成分改变、细胞因子的表达改变、细胞凋亡等。随着血管瘤特征性的流行病学、基本生物学和细胞学信息的不断积累，其增长和消退机制的研究已经有显著的进展。由于缺少理想的动物模型对研究的深入有一定阻碍。目前的研究热点仍集中在成血管细胞、胎盘种植、血管生成失调以及发育缺陷方面，但对血管瘤消退机制研究甚少，未来的研究应着眼于此，这对于血管瘤的早期预防，特异性的干预治疗提供新思路，并为血管发育生物学的研究开辟新的视野。

（二）临床表现

血管瘤的自然病程可分为：增生期、稳定期和消退期。初发时多表现为蚊咬状或针尖样红点，也可出生时即为片状红斑，生长速度有的十分缓慢，有的则能在数周内侵犯大片正常组织和器官，严重时几乎可累及整个面部，造成严重外观畸形和功能障碍。其典型外观为鲜红色隆起的质韧肿块，界线清楚，压之不退色。若病灶完全位于皮下组织，则表现为皮下的蓝紫色包块，而无鲜红色皮损。当全身不同部位出现2个或2个以上的病灶时，称为多发性血管瘤。在经历了约1年的增生后，病灶生长停滞，进入稳定期。当病灶中央开始逐渐发白，并融合扩大时，肿块开始变软时，即提示进入消退期。退化后可遗留色素沉着、瘢痕形成、毛细血管扩张以及纤维和脂肪沉积(图17-4)。

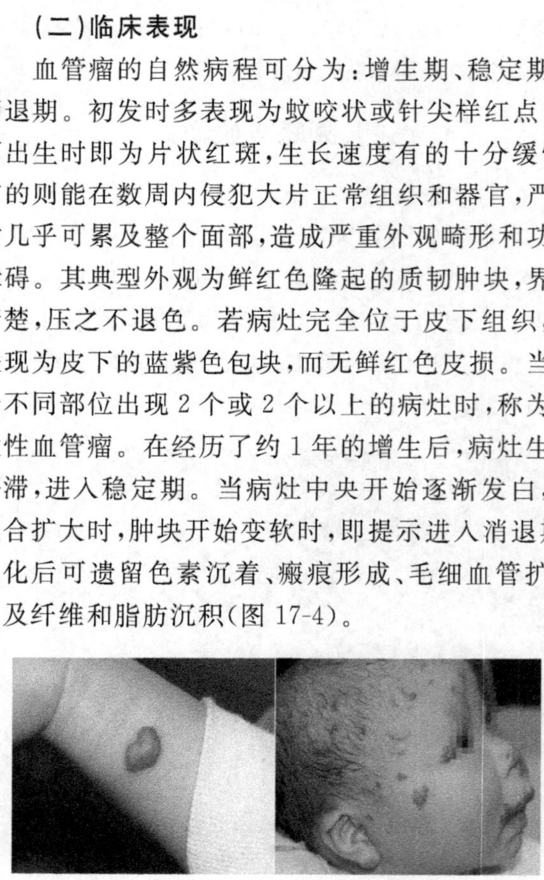

A　　B

图17-4　婴幼儿血管瘤

A. 婴幼儿血管瘤典型的草莓样外观；B. 多发性血管瘤

(三)治疗

1. *口服普萘洛尔治疗* 2008 年 Bordeaux 儿童医院第一次报道了口服普萘洛尔(心得安)治疗血管瘤的 11 例患者,这是一个极其偶然并意义重大的发现。因其良好的效果、较少的不良反应和简便易行性,正逐渐成为治疗婴幼儿血管瘤的一线治疗药物。

普萘洛尔作为一种非选择性 β 受体阻滞药,在临床上治疗高血压,肥厚性心肌病、心律失常等疾病已有数十年,其安全性已获认可,而治疗血管瘤的历史短暂,其治疗血管瘤的机制也尚未明确。

主要适应证包括:①由于血管瘤压迫或占位有症状体征者,包括就诊时尚未明显表现,但可预测是处于早期增生阶段的病灶,日后可能影响患儿功能及容貌者。②重要部位或器官累及者,如声门下或气管血管瘤伴气喘、呼吸困难者;眼周血管瘤合并斜视、近视、弱视、眼球突出等;腮腺区巨大血管瘤预计消退后可遗留腮腺区脂肪纤维组织者(整形手术可能损伤面神经);鼻部、唇部、关节、会阴部部位的血管瘤等。③全身多发性血管瘤。④巨大节段性血管瘤。⑤PHACE 综合征等。

在用药方法上,Siegfried 和 Lawley 提出了国际上目前较为认可的"阶梯治疗方案",即初次使用普萘洛尔治疗的患儿,入院 48h 监测血压、心率、血糖等,使用前完善必要检查(心电图,心彩超,儿童心内科会诊等,排除心脏病变、气道高敏感疾病和其他肺部疾病),初始剂量为每 8 小时 0.17mg/kg [即 0.5mg/(kg · d),3/d],逐渐将药量加到最大剂量每 8 小时 0.67mg/kg,[即 2.0mg/(kg · d),3/d]。没有条件入院监测的门诊病人,初始剂量也为每 8 小时 0.17mg/kg[即 0.5mg/(kg · d),3/d],服药 1h 后检查生命体征和血糖水平,若是无明显异常,可以每 3 天加量 1 倍,直至每 8 小时 0.67mg/kg。大部分患儿都对这种治疗方案可以耐受并取得较好的疗效。

已报道的普萘洛尔治疗血管瘤过程中发生的不良反应包括血压降低、暂时性呼吸窘迫、病灶复发、心率减慢、高血钾、低血糖、恶心呕吐、嗜睡、转氨酶升高、易激惹、四肢冰冷、夜惊,皮疹等,大部分对症支持治疗或是自行可缓解。目前尚未有关于儿童服用普萘洛尔致死或严重不良反应的报道。

2. *激素治疗* 皮质类固醇激素可口服或瘤体内注射来治疗血管瘤。口服用药主要用于体积较大或增生迅速的病灶,而对于十分局限的小面积病灶,则可选择局部注射。常规口服泼尼松的方案是:按 4mg/kg 计算,隔日早晨顿服,共 8 周,以后每周减量一半,通常给药不超过 2 个疗程,间隔 2~3 周。早期疗效表现为肿瘤停止生长,而非消退,治疗导致血管瘤提前进入稳定期和消退期,表现为瘤体变软,表面开始发白,出现皮面皱褶,生长停止等。

并非所有的增生期血管瘤都对激素治疗敏感,其有效率在 85%左右。在第 1 个疗程未见疗效的血管瘤,提示对激素治疗不敏感,不应继续使用大剂量的激素治疗。对已经进入消退期的血管瘤,不应使用激素治疗,因为此时血管形成的过程已经中止。从大样本的治疗结果来看,按规定用药者很少出现明显或严重的并发症,即使出现肥胖等并发症,也能在停药后逐渐恢复。值得注意的是,注射出现的激素并发症,有时可能比口服用药更为明显。还有学者认为不能用于鼻尖或耳部血管瘤的注射,因为有可能导致软骨发育不良。

3. *外用咪喹莫特治疗* 咪喹莫特是一种免疫调节药,可直接诱导 α-干扰素、肿瘤坏死因子,间接诱导 γ-干扰素在病灶的聚集,并可能诱导细胞凋亡。在皮肤科被用于尖锐湿疣、鳞癌或基底细胞癌等疾病的治疗。在 2002 年最早被报道用于治疗婴幼儿血管瘤,前瞻性的自身对照研究已证实其有效性。主要适用于早期较为平坦的病灶,即使面积较大,亦可使用。对于已有明显增厚的病灶,效果欠佳。常用方法为隔日 1 次,睡前涂于病灶,晨起时清水洗净。主要不良反应为局部刺激性反应,如病灶周围皮肤发红瘙痒、病灶不同程度结痂,严重时可出现破溃,应尽量避免,否则将遗留浅表瘢痕。

4. *抗肿瘤药物局部治疗* 局部注射抗肿瘤药物在临床应用也比较广泛,其中报道最多的是平阳霉素,可抑制细胞周期,对 G2 期的作用最显著,对头颈部鳞状上皮癌有较好疗效,对食管癌等许多种恶性肿瘤也有一定疗效,对增生期的血管瘤也有明显的治疗作用。在较低浓度下注射治疗的确能阻抑血管瘤的增生,是目前国内在血管瘤治疗中的常见手段。但若浓度过高,可导致注射部位正常组织的纤维化或坏死,尤其对浅表的病灶更应注意。因此,治疗不应求迅速"治愈",而应以抑制增生为目的,确保治疗不引起包括色素改变和瘢痕增生等在内的多种影响最终外观的不良反应。

5. *放射治疗(包括放射性核素敷贴治疗)* 增生期血管瘤的血管内皮细胞处于幼稚的增殖状态,

对放射治疗有较高的敏感性，经治疗后血管生成停止，毛细血管变性闭塞，出现类似消退的表现，效果较为可靠和客观。但可能出现局部皮肤色素改变，尤其是色素减退、瘢痕形成和毛细血管扩张等并发症，导致了对消退后皮肤最终效果的影响。剂量过大的放射治疗，甚至可导致骨生长中心的阻抑、深部组织损伤及慢性放射性皮炎等并发症。这给放射治疗的开展蒙上了阴影，尤其在出现了激素治疗之后，放射治疗的使用大为减少。但国内临床实践已证明，对小面积的增殖期浅表病灶进行及时、小剂量的核素敷贴，几乎不引起任何皮肤的损伤，至少很少出现色素改变，血管瘤却能迅速有效的停止生长，并大大提早和增快后期消退的过程，故针对其狭窄而准确的适应证，核素治疗仍是值得推荐的。

6. *激光治疗* 其原理主要是依赖激光的选择性光热作用。选择性光热作用是指利用毛细血管内血红蛋白在580nm波长附近存在吸收高峰而周围组织吸收热量较少的特性，以及利用脉冲间期散热的原理，实现对血红蛋白较高选择性的热凝固作用，最终导致血管闭塞。治疗首选脉冲染料激光(585nm)，一般较少发生继发的瘢痕形成和色素改变，但由于在此波长范围内的可见光的实际穿透能力较弱，往往<1.5mm，不能作用于大多数草莓状血管瘤的全层病灶，因而不能作为主要的治疗方法，仅用于表浅、面积较小且生长缓慢或已停止的部分草莓状血管瘤，并以不形成任何瘢痕及永久色素改变为前提，因此目前只有在合适的病例，由有经验的人员进行操作才能满足这一要求。此外，Nd:YAG、CO_2激光等非选择性光热作用进行的治疗，应趋淘汰，因为当病灶消退后，可能会看到治疗后留下的凹陷性瘢痕。

7. *手术治疗* ①血管瘤位于较为特殊的部位，如上下睑、外鼻或嘴唇，可能造成明显功能障碍，如弱视、斜视、呼吸不畅或进食困难时，可考虑手术全部或部分切除，以改善功能；②血管瘤消退后所遗留的皮肤松弛、纤维脂肪沉积和组织器官移位，可通过手术进行整复。

8. *随访* 对于增殖很不明显或已进入稳定期、消退期的血管瘤，不要过于积极地进行治疗。因为自然消退所留下的是基本正常的皮肤结构，消退后甚至有时难以察觉，即使残留了松弛的表面皮肤，也易于通过后期整形而得到矫正。相比之下，如果选择非特异的、损伤较大的治疗手段，则可能不仅对病灶缩小无效，反而造成瘢痕或色素改变等不良后果。因此，对于不便手术或术后外观不良的消退期病灶，以及预计生长较缓慢，甚至已经接近静止的增生期血管瘤，随访是一种较理想的选择。

二、葡萄酒色斑

葡萄酒色斑，俗称“红胎记”，又称鲜红斑痣，属于先天性毛细血管畸形或微静脉畸形，发病率高达0.3%～2.1%。

(一)发病机制

葡萄酒色斑的发病机制至今未明，目前此方面的研究仅限于组织病理学观察，初步发现葡萄酒色斑病变血管的神经支配极度减少甚至缺失，血流逐渐冲击缺少神经紧张性调节的血管，产生葡萄酒色斑的血管扩张。

(二)病理特征

真皮出现大量异常扩张的毛细血管瘤或微静脉。在出现增厚的病灶内不仅存在异常扩张的血管成分，还有分布着大量的上皮、神经、间充质成分的错构样改变。

(三)临床表现

葡萄酒色斑表现为出生时即有的红色或粉红色的皮肤斑片，压之褪色，界线清楚。病灶分布于于全身各处，75%发生在面颈部。面积大小不等，最大甚至可累及接近50%的体表面积。随着年龄增长，颜色逐渐加深，呈紫红甚至暗红色。至20—30岁时，大部分位于面颈部的病灶可发生明显的增厚，并在此基础上形成众多大小不一的结节。极端者可至鸡蛋大小，或多个结节成簇增生下垂，形成“葡萄串”样外观，严重影响外观(图17-5)。

(四)治疗

葡萄酒色斑的治疗至今尚无完美的方法，以往的治疗包括冷冻、人工文身、外科切除并修复、药物注射、硬化剂、电凝固、皮肤磨削、敷贴中药、激光非选择性光热作用治疗等。但是，由于上述方法对畸形血管网缺乏特异的治疗原理，所以，瘢痕形成和无法消退一直与之伴随，甚至治疗后发生各种继发畸形。

1. *激光治疗* 随着激光技术的不断发展，选择性光热作用理论革命性的出现，脉冲染料激光随之应运而生，并成为国际上葡萄酒色斑治疗的金标准。但是，虽经不断改进激光波长、脉宽，辅以冷却装置，多次的重叠治疗，以及各种波长激光的组合，总体疗效仍只能达到20%左右的完全清除率。并

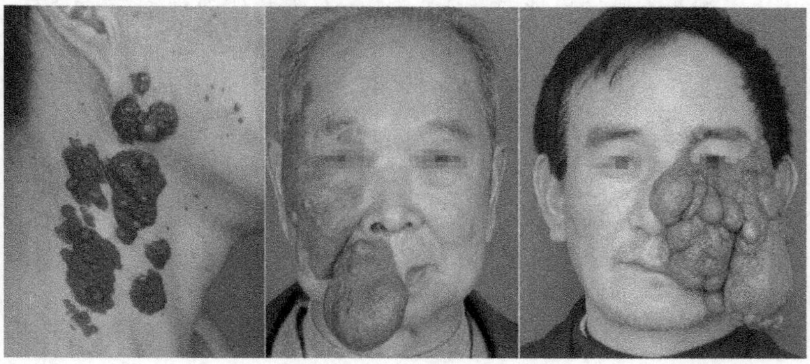

图 17-5　面部葡萄酒色斑形成结节样外观

且，由于激光光斑较小，难以均匀作用于皮肤，治疗后皮肤可能呈明显的花斑状外观。因病灶常不能完全清除，深在的残留血管依然可以通过血管再生使表浅区域出现新的血管并扩张，出现治疗后的复发现象。

2. *强脉冲光治疗*　强脉冲光（intense pulsed light，IPL）不同于激光系统，它产生 515～1200nm 非相干光，使用滤光片可以滤过不需要的波长的光，可以治疗更深层的血管。可减少治疗后的紫癜，对于躯干部位大面积病灶，以及脉冲染料激光治疗耐受的病例，可以作为优先选择的治疗方法，但疗效尚无系统的评价。

3. *光化学治疗*　20 世纪 70 年代，光化学法（PDT）开始用于恶性肿瘤的治疗，其机制为肿瘤血管的光敏破坏。其原理是经全身给光敏剂后，在一定的时相内光敏剂选择性蓄积在靶组织中，此时给予一定强度的激光照射，光敏剂分子受激发后与其底物发生一系列的光化学反应，产生一些中间活性物质，包括单线态分子氧等，导致重要细胞内结构不可逆的生物学破坏。葡萄酒色斑是真皮内扩张畸形毛细血管组成，利用 PDT 嗜血管的特性，血管内皮细胞吸收光敏剂最快，在一定时相内浓度远高于表皮组织，在光激发下高度选择性地破坏扩张的毛细血管网的内皮细胞，使其发生变形、坏死，血栓形成，导致管腔闭锁，红斑消退，而覆盖其上的表皮不受损伤。目前使用的光源主要有：铜蒸汽激光（578nm）、氪离子激光（488nm）、半导体激光（637nm 或 532nm）等。因光斑较大（直径 7～10cm），在大面部的葡萄酒色斑治疗上具有明显优势，颜色的消退均匀而自然，治疗次数相对较少。对深色及轻度增厚的病灶也能达到一定的治疗效果，瘢痕的发生率低于 1%。在笔者 118 例的研究中，27.1%的病例可达到几近完全的消退，而完全无效的病例仅占 1.7%。光化学治疗对医师的经验依赖性较高，而且随着光敏剂及匹配光源的不断发展，这将是葡萄酒色斑研究及治疗发展的新方向。

4. *手术治疗*　①接受过不恰当的治疗后遗留永久性瘢痕、色素改变和组织萎缩等继发畸形的病例；②未经治疗，病灶自然出现了明显的增厚和结节，无法行非手术治疗的病例。采用植皮、游离皮瓣修复常常效果不佳，因此在条件允许的情况下，首选皮肤扩张技术进行修复，成功的扩张修复可达到皮肤色泽和质地的理想匹配，并且不出现明显的瘢痕增生。当累及眼睑、鼻翼或唇部的葡萄酒色斑增厚时，可导致上述结构的增生肥厚，影响视物、说话或进食，手术整复常能明显改善上述畸形。

三、静脉畸形

静脉畸形（venous malformation），以往称之为海绵状血管瘤，是一种低流量的先天性血管畸形。发生率低，男女发生率无明显差异。大多数为散发性，极少数表现出家族聚集性，为常染色体显性遗传。

（一）发病机制

静脉畸形属于先天性的血管发育异常，散发性静脉畸形发病的分子机制仍未阐明，但家族性静脉畸形的研究近年来有所进展。1994－1995 年，在具有常染色体显性遗传特征的 2 个皮肤黏膜静脉畸形家族中，遗传学分析显示基因突变位于染色体 9p21。Tie2 信号途径在毛细血管床的形成过程中发挥了重要作用，上述 2 个静脉畸形家族均表现为编码内皮细胞 Tie2 受体激酶区域的精氨酸被色氨酸所替代，引起高度磷酸化和酪氨酸激酶受体活性增强，从而导致血管异常发育。

1999年，国外报道了另外4个常染色体显性遗传的静脉畸形家族，其中只有1个家族与前述的2个家族具有相同的突变，其他家族的基因突变位点与染色体9p21无关，由此提示遗传性静脉畸形存在遗传异质性。其他的研究还包括对Tie2受体的配体、血管生成素-1和血管生成素-2的检测。这些蛋白被认为在血管的非内皮成分包括平滑肌等的形成中发挥重要作用。

(二)病理特征

主要表现为病灶由衬以内皮细胞的大量不规则管腔形成，内皮细胞无增殖特征，管腔的平滑肌层非薄或缺如。

(三)临床表现

静脉畸形出生时即有，随身体成比例生长。部分患者出生时病灶不明显，甚至成年后才开始显现。病灶可见于全身各处，以头颈部多见，呈局限性或弥漫性生长，可累及皮肤、皮下组织，甚至深达肌肉、关节囊和骨。典型的浅表病灶表现为蓝紫色，柔软而压缩感明显的肿块，皮温不高、无震颤或搏动，病灶大小可因体位变化而改变，当处于身体最低位时，充盈至最大。在体积大和病程长的病灶中，可扪及大小不一、质地坚硬、光滑易活动的结节，为病灶内血栓机化后形成的静脉石(图17-6)。

头颈部静脉畸形可能导致明显的外观畸形，引起眼睑、嘴唇的变形移位，巨大病灶还可导致面部骨骼的肥大或萎缩。如病灶位于舌部、咽部或气管旁，会出现进食困难和气道阻塞。位于四肢的静脉畸形如深达肌肉或肌间隙，称为肌间静脉畸形。严重者可累及几乎整个肢体，引起明显疼痛、肿胀和关节功能障碍等。

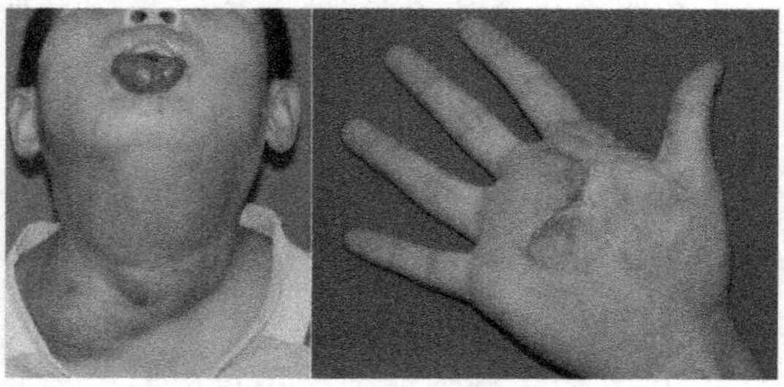

图17-6 面颈部和手部静脉畸形

(四)诊断

大多数患者依靠病史和临床表现即可确诊。MRI是明确病灶范围、深度及其邻近组织结构关系的最重要影像学检查。静脉畸形在T_1像呈中等信号，T_2像呈明显高信号，增强后可见不同程度的强化。经皮行病灶穿刺可见暗红色回血，有助于诊断。静脉石和骨质侵犯通过X线平片和CT可以明确。经皮瘤腔穿刺造影可以良好显现病灶及其血流动力学特征。经动脉的血管造影难以显示静脉畸形，通常不作为常规检查。如MRI显示病灶累及舌根、咽喉或气管，需行喉镜检查评估受累程度及在治疗前行气管切开的风险。

(五)治疗

如静脉畸形导致了外观畸形、疼痛肿胀和功能障碍等，常需要治疗。如病灶局限、部位隐蔽、大小稳定者，可密切临床随访。治疗方法的选择，需根据病灶的范围、大小和深度而定。

1. *血管内治疗* 常规硬化治疗或栓塞引流静脉的硬化治疗是目前国际主流的治疗方法。通过无水乙醇、平阳霉素、鱼肝油酸钠或泡沫硬化剂(聚多卡醇、十四烷基硫酸钠)等药物破坏血管内皮细胞，造成病灶血管的封闭和体积的萎缩，实现较好外观和功能的康复，并且复发概率较小。但是对于广泛而弥散的病灶，可能需相当多次的治疗，而且效果相对较差。

2. *其他治疗* 包括硬化联合手术治疗、电化学治疗和翻瓣激光治疗等，目前的应用已逐渐减少，成为辅助性治疗手段。静脉畸形的单纯手术切除存在创伤大、出血多、切除难以彻底及遗留明显瘢痕等不足，不建议作为常规手段。病灶广泛的患者，若早期坚持穿戴弹力服，可延缓病情的进展。

四、动静脉畸形

动静脉畸形(arteriovenous malformation)，以往称之为蔓状血管瘤。动静脉畸形是一种高流量的先天性血管畸形，由纡曲扩张的动脉和静脉交错沟通而构成，异常的动静脉之间缺乏正常毛细血管床。动静脉畸形发生率低，男女发生率无明显差异。

(一)发病机制

动静脉畸形的发病机制尚不明确，可能是由于胚胎发育过程中原始血管丛中的动静脉交通未完全退化所致。这种胚胎学的理论解释了动静脉畸形在头颈部好发的现象，因为早期胚胎主要由头侧结构组成。另外，与该理论相符的临床现象是，面部动静脉畸形好发于颊部和耳部，而这2个部位在早期胚胎结构中比面部其他区域占有更多的表面积。

绝大多数的动静脉畸形为散发性，但也有少数病例表现为家族聚集性。最近的分子遗传学研究发现，毛细血管畸形合并动静脉畸形的患者染色体 5q 上表达 p120-rasGAP33 的 RASA1 基因发生突变。虽然动静脉畸形病情进展的原因不明，但可以推测原始存在的处于休眠状态的动静脉交通，因血流动力学的改变和外伤所致的局部缺血而重新开放，可能是病情加重的原因。

(二)临床表现

40%～60%患者在出生时就已出现病灶，约 30%患者在儿童期表现出可见的皮损，头颈部相对好发。按照病情进展的严重程度，动静脉畸形可被分为 4 期。

静止期：无症状，通常从出生时到青春期。此期病灶不明显，或仅仅表现为皮肤的红斑，但皮温可出现升高。有些病灶可长期停留在静止期。

扩张期：通常在青春期开始，肿物进行性增大，皮肤红色加深，侵及皮肤和深部组织。可触及搏动或震颤，并闻及血流杂音。青春期激素分泌变化、不恰当手术切除和栓塞治疗、外伤和妊娠等，是促使静止期向扩张期进展的主要因素。

破坏期：病灶出现疼痛、自发性皮肤坏死、慢性溃疡甚至难以控制的大出血等症状，是病灶长期进展破坏的结果。

失代偿期：因长期血流动力学异常，患者出现充血性心力衰竭，严重者可致命(图 17-7)。

(三)诊断

主要依据患者临床表现和影像学检查。超声和彩色多普勒通常可作为初始检查，以大致了解病灶的血流动力学特征。MRI 可显示病灶的范围，其流空效应有助于明确高流量血管的存在。CT 血管造影可以显示动静脉畸形病灶的血管性成分及其与骨组织之间的关系。数字减影血管造影(DSA)检查是动静脉畸形必须的影像学检查，是治疗恰当方法选择的依据。

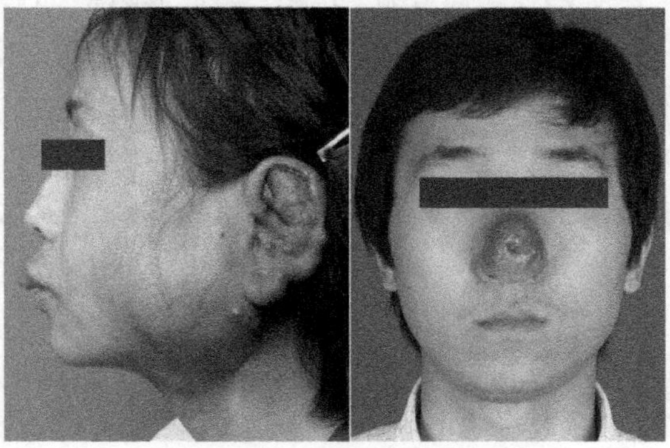

图 17-7　左耳部及鼻部动静脉畸形

(四)治疗

动静脉畸形的主要治疗手段为介入栓塞治疗及手术切除，需依据病灶的大小、范围和分期来合理选择。①对于静止期及部分扩张期患者，需行超选择性栓塞治疗，以尽可能的接近病灶，达到完全栓塞病灶的目的；②对于破坏期和无法行超选择栓塞的扩张期患者，可先行栓塞治疗，再将病灶完整切除，并行创面修复；③对于无法行超选择栓塞的静止期患者，可暂随访观察；④手术无法切除且无法行超选择栓塞的病灶，仅行姑息性栓塞治疗。

值得注意的是，在行介入或手术治疗时，均应避免只栓塞主要供血动脉或行供血动脉的近端结扎，因其可能导致侧支循环的大量开放，进一步加重原有病情。由于栓塞材料和技术的不断进步，血管内治疗的适应证正在逐渐扩大，不仅能有效缩小病灶体积，控制疼痛、出血等症状，并能在一定程度上恢复外观。

第三节　淋巴管畸形

淋巴管畸形(lymphatic malformation)，以往称为淋巴管瘤，是一组以先天性淋巴管系统发育畸形，淋巴液循环障碍为特征的疾病，病因目前尚未明确。依据畸形淋巴管的形态学特点，通常被分为 2 型，即微囊型和巨囊型淋巴管畸形，2 种类型混合性的病灶亦不少见，其分型与治疗方法的选择密切相关。

(一)病理特征

淋巴管畸形主要由扩张的淋巴管组成，大量分布于真皮浅层或黏膜，可侵犯至皮下、黏膜下甚至肌肉等处。扩张的淋巴管内衬非增殖性的内皮细胞，形成大小不等的薄壁囊腔，腔内充满淋巴液，富含淋巴细胞、红细胞及中性粒细胞等。微囊型淋巴管畸形的囊腔微小而密集，呈蜂窝状；巨囊型淋巴管畸形则由体积较大的单个或数个畸形管腔构成。

(二)临床表现

淋巴管畸形多在幼儿期出现，接近 50%的病灶位于头颈部,一般生长缓慢。病灶可呈局限或弥散分布,可累及皮肤皮下,也可侵犯肌肉、内脏。微囊型淋巴管畸形相对常见,可见于眼睑、颈部、四肢近端、舌及口底等部位,表现为隆起的柔软包块,压迫感不明显,体位试验阴性。位于皮肤的微囊型淋巴管畸形常表现为多发的皮肤小囊泡或疣状结节,可伴皮肤角化过度,可能累及大范围皮肤。位于黏膜时可形成紫红或暗红色粟粒状微小淋巴滤泡。巨囊型淋巴管畸形,旧称囊状水瘤,好发于颈部,腋窝、腹股沟和胸壁,呈囊性肿块,具波动感,可顺沿神经、血管和组织间隙延伸至口底、锁骨后、甚至纵隔,少数生长迅速压迫气管及食管(图 17-8)

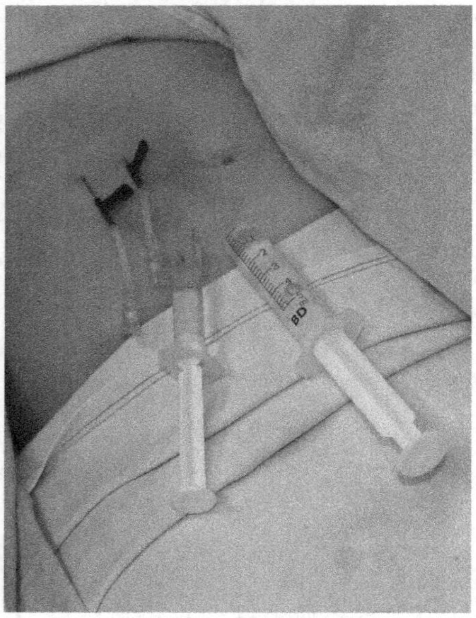

图 17-8　腹壁巨囊型淋巴管畸形,可穿刺出淡黄色淋巴液

淋巴管畸形最常见的并发症为感染和出血,可致病灶体积突然增大,皮肤出现瘀斑。位于特殊部位反复的感染肿胀,可致功能障碍,如视力损害、吞咽困难等。发生于肢体的广泛淋巴管畸形可伴发淋巴水肿,出现肤质改变及外形障碍。广泛的淋巴管畸形可合并高蛋白血症及淋巴细胞减少。当淋巴管畸形与血管畸形合并存在时,根据合并的血管畸形的病理特征可称为毛细血管淋巴管畸形或淋巴静脉畸形等。

(三)诊断

淋巴管畸形的诊断主要依靠体检、诊断性穿刺和影像学检查。诊断性穿刺可抽出淡黄色清亮液体,囊内出血或合并静脉畸形时可抽出血液。巨囊型淋巴管畸形透光试验阳性。增强 MRI 是最重要的诊断和鉴别诊断方法,在 T_2 像呈明显的高信号,但不可被强化。如病灶内出血,可见明显的“液-液平面”。据上述特点可与婴幼儿血管瘤、静脉畸形等相区别。

(四)治疗

目前的治疗主要为硬化剂注射和手术切除。巨囊型淋巴管畸形硬化治疗通常可以取得令人满意的效果,目前常用药物为平阳霉素和溶血性链球菌制剂,应根据病灶部位特点选择合适的注射方法,避免组织坏死及损伤重要神经、腺体等。微囊型淋巴管畸形硬化治疗通常不易使病灶明显萎缩,可配合硬化治疗实施手术切除。如病灶位于上睑及额部,并影响睁眼,是良好的手术适应证,但多数病灶难以彻底切除。位于黏膜的淋巴滤泡可用 Nd:YAG 激光或脉冲染料激光去除。

第四节　神经纤维瘤和神经纤维瘤病

神经纤维瘤(neurofibroma),是由源于神经嵴的施万细胞异常分化而形成。如仅有单一皮肤病灶者称为孤立性神经纤维瘤(solitary neurofibroma),又被称为丛状神经纤维瘤(plexiform neurofibroma)如存在多个病灶并伴有相关其他系统病变时,即为神经纤维瘤病(neurofibromatosis),可分为 2 型,其中较常见的是Ⅰ型,又称 Von Recklinghausen's 病;较少见的是Ⅱ型,又称双侧听神经纤维瘤(bilateral acoustic neurofibromatosis)。

一、孤立性神经纤维瘤

(一)临床表现

孤立性神经纤维瘤的男女发病率相近,在身体各部位发病概率均等。早期表现为位于皮下肿块,质地柔软、边界不清,皮肤色素加深。当肿块体积缓慢增大至一定程度时,即出现松弛下垂,严重者呈囊袋状,常导致邻近组织和器官发生移位和变形,造成明显的外观畸形甚至功能障碍。如位于眼周的病灶,可造成上下睑的肥厚下坠,遮挡视线。当病灶累及中面部时,鼻和口唇均可向下变形移位。而位于躯干的病灶，可生长至巨大体积，极端者可数十至上百千克，患者如负重物，行动困难。

（二）病理学特征

在大体标本上呈灰白色，切面光滑发亮，除紧密脆嫩的瘤组织外，可有胶样物质。部位病灶内含有密集的大小不等的血管窦腔及稀松的蜂窝状组织，血供丰富，窦腔壁无收缩功能，出血时较难控制。其典型病理学表现为核呈波浪状、深染的细长形细胞交织成束，这些细胞与胶原紧密排列，其间可见少量黏液样物质，病灶基质中偶见肥大细胞、淋巴细胞和极少量的黄色瘤细胞。

由于色素细胞及雪旺细胞都起源于神经嵴，因此病灶表面常可见色素异常的表现，在组织学上，这些色素细胞与皮肤的色素细胞具有相同的染色与超微结构特征。

（三）治疗

出现症状或有导致功能障碍趋势的孤立性神经纤维瘤可行手术切除。由于病灶常常体积较大，且与正常组织无明显界线，无包膜，血供极为丰富，又要考虑病灶周围重要的正常组织结构的去留，因此手术的难度较大，故术前应有合理的评估，必要的准备。比如，充分的备血，术前通过超声检查了解病灶内大血管及血窦的分布情况，粗略估计可能的出血情况。对于少数特别巨大的病灶，甚至可通过血管造影了解交通血管的粗细和流速，有条件的还可在手术前进行经导管栓塞、电化学或药物硬化等治疗，以尽量减少手术中的出血。

切除时尽量选择在病灶周围正常组织内切开，因为如只是大部切除，残余病灶仍可能继续增生，并且如直接在病灶范围内切开，难以有效地控制出血。这类病灶切除后创面的修复，应结合创面大小、部位和层次等因素综合考虑，可以选择植皮、岛状皮瓣及游离皮瓣等进行一期修复。如果病灶面积过大，供皮区域不足时，可以考虑切取病灶表面相对正常的皮肤，予以回植。对于某些特殊病例，如预计修复效果可能不理想时，也可行姑息性部分切除，以达到缩小体积、减少重量，改善外观或功能的目的。

二、Ⅰ型神经纤维瘤病

（一）发病机制

Ⅰ型神经纤维瘤病（neurofibromatosis 1，NF1）是一种常染色体显性遗传病，如父母一方为患者，则其子女有 50% 的概率罹患此病。多达 50% 的Ⅰ型神经纤维瘤病患者为家族中首发，即由于自身新的基因突变所致，而与遗传无关。Ⅰ型神经纤维瘤病的发病与 NF1 基因的突变密切相关。NF1 是一个位于 17 号染色体长臂（17q11.2）上的抑癌基因，长为 350kb，其突变率为 1×10^{-4}，是人类基因突变率最高的基因位点之一，并表现为完全的外显率。NF1 基因编码一种作用于微管系统的肿瘤抑制蛋白——神经纤维瘤素（neurofibromin），它广泛存在于各种组织间，如中枢神经系统的感觉神经元和外周神经系统的施万细胞等。当该蛋白缺乏时，将出现细胞的过度生长与增殖，导致Ⅰ型神经纤维瘤病多系统病变的发生。

（二）临床表现

1. *神经纤维瘤*　是Ⅰ型神经纤维瘤病最重要的临床变现，依据病灶的形态，主要分为 3 类：皮肤型、皮下型和丛状神经纤维瘤。

（1）皮肤型神经纤维瘤几乎见于所有的患者，常在 20 岁左右出现，呈紫红色带蒂，大小不等的结节，严重时可密布于全身。目前尚无皮肤型神经纤维瘤发生恶变的报道。

（2）皮下型神经纤维瘤表现为皮下隆起的柔软包块，常沿受累神经呈串珠样分布，用手按压时会出现沿神经干分布的疼痛或感觉异常。皮下型神经纤维瘤极少发生恶变。

（3）丛状神经纤维瘤病程因人不同差异较大，有些在出生时即被发现，有些直到成年人后才开始显现，但是也有约 50% 的患者不会出现丛状神经纤维瘤。瘤体通常呈弥漫性生长，累及多条神经或神经丛，如正中神经、三叉神经等，并浸润生长至周围软组织，病灶表面皮肤常有大面积的色素沉着，并易出现松弛下垂。国外报道，在Ⅰ型神经纤维瘤病患者中，丛状神经纤维瘤有 2%～5% 的概率转化为恶性神经鞘瘤。年龄多在 20－50 岁，主要表现为以前的病灶在短期内迅速增大或发痛，如出现上述情况，尤其是前者，应立即行组织活检，经证实后及时实行根治手术，但最后的预后仍不乐观，如恶变为恶性神经鞘瘤的患者 5 年生存率低于 20%。

2. *皮肤病变*　主要为咖啡牛奶斑和雀斑样斑点。

（1）咖啡牛奶斑：表现为淡棕至棕褐色的、平坦、界线清楚的斑片。在Ⅰ型神经纤维瘤病中的发生率超过 99%，通常在出生时到 12 岁之前表现出来。咖啡牛奶斑的特征性病理表现为表皮基底层的色素细胞的增多，其中包含有巨大黑色素颗粒，藉此即可在组织学上与雀斑等区分。咖啡牛奶斑的数量随着患者年龄的增长而逐渐增多,其数目多少是确立诊断的一个有意义的指标。

(2)雀斑样色素痣:此种色素痣早期时很小,表现为成簇的淡棕色斑点,与雀斑相似,主要见于身体皮肤皱褶的部位,如腋窝和腹股沟。雀斑样色素痣通常在3岁至青春期时长出,随着年龄增长其直径变大,颜色加深,其在Ⅰ型神经纤维瘤病中的发生率达85%,也是一个较有意义的诊断指标。

3. *眼部病变* 90%的Ⅰ型神经纤维瘤病病人伴有虹膜色素错构瘤,即Lisch结节,无主观症状,在正常人及Ⅱ型神经纤维瘤病患者中几乎不发生。这种现象虽然与Ⅰ型神经纤维瘤病的其他特异表现无明确联系,但对于此病的诊断很有意义。

4. *骨骼病变* 约2%的Ⅰ型神经纤维瘤病患者存在骨骼畸形,包括原发性的发育缺陷及软组织肿瘤侵蚀引起的骨骼病变。如先天性胫骨假关节,病变多发生在血供较差的胫骨中下1/3段,表现为小腿下段向前成角,肢体缩短且变细,无明显疼痛,有时可在皮下扪及神经纤维瘤结节。先天性胫骨假关节可能的发生机制是,疾病导致局部的纤维组织增生活跃,将周围骨质压缩,引起继发性骨萎缩、骨血循环障碍而发生骨折,而形成不易愈合,病变较广泛的假关节。此外,部分患者还可能出现颅面骨骼的发育畸形,如蝶骨大翼发育异常导致突眼,下颌骨和颅骨出现溶骨性病灶等。

5. *中枢神经系统肿瘤* 神经胶质瘤是Ⅰ型神经纤维瘤病患者最主要的中枢神经系统肿瘤,好发于视神经、脑干和小脑。其中,视神经胶质瘤见于15%的患者,而只有5%的患者会出现各种症状和体征,如视力减退、视野缺失、斜视和视盘苍白等。

6. *其他* 神经纤维瘤除可见于体表外,还可见于脊神经、脑神经和内脏器官。如病灶发生于椎管内则表现为慢性神经根痛和晚期出现的脊髓或马尾压迫症。脑神经中以三叉、面、听神经和迷走神经最常累及,出现咀嚼肌无力和萎缩、面部麻木、周围性面瘫、耳鸣、听力减退等症状。当神经纤维瘤累及不同器官,如胃肠道、阑尾、喉、血管及心脏,可出现相应的少见症状,如肠梗阻或消化道出血。

此外,还有多种其他表现与此病相关,但其本身对神经纤维瘤病的诊断并无参考价值,比如指端肥大症、呆小病等生长发育失调、性成熟及心理发育失调、甲状腺功能亢进或减退、不育症、肾上腺皮质功能减退症、糖尿病、肺部发育畸形等。另包括神经鞘瘤、嗜铬细胞瘤、神经节瘤、肾胚细胞瘤及白血病等多种肿瘤均有与神经纤维瘤病合并发生的报道(图17-9)。

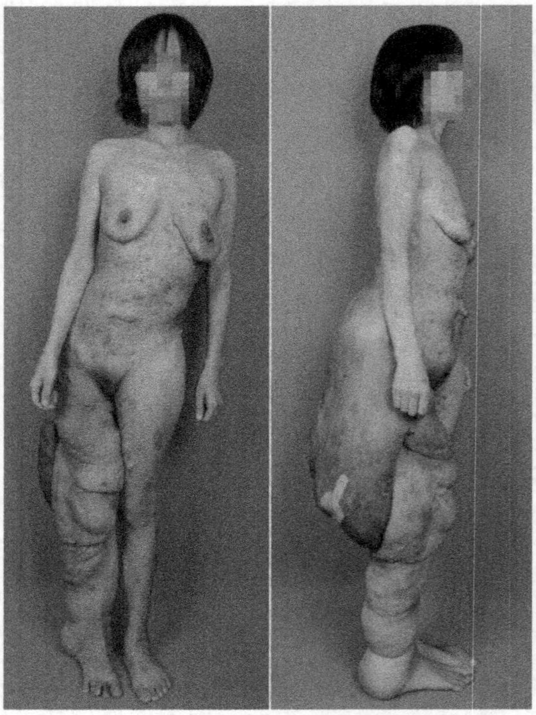

图17-9 Ⅰ型神经纤维瘤病

(三)诊断

对同一患者存在下列表现中2条或2条以上者即可诊断为Ⅰ型神经纤维瘤病。

1. 周身可见6个或6个以上的咖啡牛奶斑(青春期以前的患者,斑片直径>5mm,成年人患者斑片直径>15mm)。
2. 2个或2个以上皮肤型/皮下型神经纤维瘤或1个丛状神经纤维瘤。
3. 腋区或腹股沟区雀斑样色素痣。
4. 视神经胶质瘤。
5. 2个或2个以上的Lisch结节,即虹膜色素错构瘤。
6. 特征性的骨骼病变,如蝶骨发育不良,胫骨假关节形成,长骨皮质菲薄等。
7. 一代血亲(父母、同胞及子女)中存在经正规诊断标准确诊的神经纤维瘤病患者。

(四)治疗

1. *神经纤维瘤的治疗* 由于皮肤型和皮下型神经纤维瘤病灶数量多,分布于全身各处,因此不可能靠外科手术来切除所有病灶。由于该2型病变几乎不会造成功能障碍,故位于暴露部位的病灶，出于美观目的，可行部分切除。CO_2 激光也可用于切除，操作简便快捷，止血效果好，但易遗留瘢痕，主要用于躯干部病灶的治疗。从状神经纤维瘤的手术治疗同“孤立性神经纤维瘤”一节。对于经组织活检证实已有恶变的患者应立即接受根治手术以及相应后续治疗。

2. 其他系统病变的治疗　皮肤的咖啡牛奶斑，如位于面部、颜色较深而明显影响外观，可接受激光选择性光热作用治疗。神经纤维瘤病所合并的脊柱畸形往往较严重，治疗比较困难，手术常需把整个脊柱固定才能接近矫正的目的。胫骨假关节是较为棘手的一类疾病，已有的手术治疗方法达数十种，但通常只有 50%左右的患者最终能达到骨性愈合，近年来采用了长段吻合血管的游离腓骨移植治疗先天性胫骨假关节后，骨性愈合成功率大为增加，被认为是首选的有效方法。对于颅面部继发畸形，应按颅面外科的原则制定治疗方案，以较为典型的单侧眶畸形为例，可经 CT 扫描后采集到颅面骨骼的三维图像，选择完全或次全瘤体切除后行眶顶植骨。

三、Ⅱ型神经纤维瘤病

(一)发病机制

Ⅱ型神经纤维瘤病又称为双侧听神经纤维瘤病，远较Ⅰ型神经纤维瘤病少见，发病率约为 1/25 000与Ⅰ型神经纤维瘤病相似，这也是一种高外显率的常染色体显性遗传病，其突变基因位于 22 号染色体长臂(22 q11-13.1.)，编码产物为 Merlin 蛋白，该蛋白具有肿瘤抑制功能，当其缺乏时，细胞增殖失去接触抑制从而形成瘤样增生。

(二)临床表现

Ⅱ型神经纤维瘤病最具特征性的病变为双侧听神经瘤，多在青春期或稍后发病，病程较长，从发病到治疗常间隔数年时间。主要的临床表现为耳鸣、听力丧失、眼球震颤及头晕眩晕等。听神经瘤大多数由听神经的前庭支发生，其中双侧发生者，基本上是属于Ⅱ型神经纤维瘤病的局部表现，瘤体呈圆形，生长缓慢，有完整的包膜，与周围组织较少粘连。磁共振检查可诊断出约 90%的听神经瘤。

除听神经瘤以外，约 50%的病例还伴有其他脑神经的神经鞘瘤、脑膜瘤或室管膜瘤等中枢神经系统肿瘤。Ⅱ型神经纤维瘤病也可伴有皮肤和眼部病变，主要为咖啡牛奶斑以及青少年性囊下白内障。

(三)诊断

当符合以下 3 种表现之一时，即可诊断为Ⅱ型神经纤维瘤病。

1. 影像学证实的双侧听神经瘤。

2. 患有神经纤维瘤、脑膜瘤、胶质瘤或神经鞘瘤且一级亲属中有被确诊的Ⅱ型神经纤维瘤病者。

3. 患有青少年性后囊下白内障且一级亲属中有被确诊的Ⅱ型神经纤维瘤患者。

(四)治疗

听神经瘤经手术完全切除后有望达到根治，术中保留面神经的成功率亦在逐渐提高。其他伴发的病灶可经神经外科、眼科和五官科等共同收治。

第五节　脂 肪 瘤

脂肪瘤是最常见的间充质来源的良性肿瘤。由于绝大多数的脂肪瘤不导致直接的症状和并发症，患者并未就诊和治疗，因此确切的发病率难以统计。脂肪瘤包括了以下 5 种类型：①普通脂肪瘤，由成熟的脂肪及少量的间质组织组成，是最常见的脂肪瘤。可以单发，也可以多发，表现为皮下或深部的质软肿块。②变异脂肪瘤(variants of lipoma)，如血管脂肪瘤(angiolipoma)、肌脂肪瘤(myolipoma)和软骨脂肪瘤(chondroid lipoma)等，在临床或病理上与普通的皮下脂肪瘤有所不同。③异位脂肪瘤(Heterotopic lipomas)，此类可能是错构组织，在发生部位上与皮下的脂肪瘤有所不同，如肌内脂肪瘤(intramuscular lipoma)、肌间脂肪瘤(intermuscular lipoma)、腱鞘脂肪瘤(lipoma of the tendon sheath)等。④浸润型脂肪瘤(infiltrating lipomas)，脂肪增生压迫邻近结构，包括弥散型脂肪瘤、痛性肥胖症等。⑤良性棕色脂肪瘤(hibernoma)。

(一)发病机制

确切的发病机制尚不清楚，普通单发性的脂肪瘤和 12 号染色体的重组有关。有时发现创伤后局部也有脂肪瘤存在，但创伤是否是引起脂肪瘤发病尚不明确。

(二)病理特征

脂肪瘤切面多为淡黄色，在术中可见完整的薄层纤维包膜，瘤体常由纤维分隔成大小不一的小叶状。镜下脂肪瘤主要由成熟的脂肪细胞组成，间杂少量核大空泡的脂肪母细胞，有时病灶内还见黏液变性、囊性变或钙化。

（三）临床表现

脂肪瘤主要在成年人期发现，尤其常见于30—50岁年龄段，在<20岁的人群中十分罕见，一般到个体开始出现脂肪沉积时，才逐渐表现出来。一般单发病灶的发现时年龄偏大，对称分布的多发性病灶多在较早期即被发现。脂肪瘤发病的男女比例报道不一，国内报道男女比例为2.5∶1，而国外报道男女比例则为1∶(2～3)。

脂肪瘤好发于躯干，如肩背、颈项、乳房和臀部，其次也见于面部、头皮与外生殖器。脂肪瘤通常表现为单发或多发的皮下扁平圆形肿块，或呈分叶状，质地柔软，表面皮肤多无明显异常。肿块大小不一，可自芝麻至拳头大小。脂肪瘤的生长具有一定的自限性，大多数脂肪瘤在最初表现为隐匿性生长，到一定体积以后则几乎没有明显的变化，终身存在，也偶见自发萎缩现象。脂肪瘤本身多无自觉症状，较大肿块可致行动障碍，或引起神经卡压症状。除了好发于皮下外，脂肪瘤还可发生于肌间隔或肌肉深层，位于皮下的脂肪瘤常由薄弱的纤维结缔组织包绕，深部的脂肪瘤则往往无明显包膜。

与脂肪瘤相关的综合征如Gardner综合征，除了脂肪瘤外，患者还伴发面部骨瘤、表皮样囊肿、多发性结肠息肉、纤维瘤等。

多发性脂肪瘤还应考虑到脂肪瘤病(lipomatosis)的可能，这是一种具有明显遗传倾向的、家族性的、以多发性脂肪瘤为特征的一组疾病，其脂肪瘤往往较小，多者可达数百个。多发性脂肪瘤又常见2种表现。一种是出生时即发现的，多呈弥漫性的脂肪瘤，位于一侧肢体，随着年龄增长而逐渐扩大，质地柔软，无边界，此类脂肪瘤多伴发弥漫性肢体血管畸形，如静脉性血管畸形，以及骨关节畸形、横纹肌发育畸形等，上述畸形可能形成巨肢。另一类脂肪瘤病出生时多无表现，以对称性躯干脂肪瘤为特征，此类脂肪瘤病多并发神经系统疾病。

（四）诊断

依据病史和临床表现，约85%的患者即可明确诊断。影像学检查有助于进一步明确诊断，表现为脂肪性肿物，少数患者病灶内可见钙化。

（五）鉴别诊断

应注意与恶性肿瘤脂肪肉瘤鉴别。脂肪肉瘤是常见的软组织肉瘤，好发于腹膜后和股部的软组织。肿物体积较大，直径通常超过5cm。表现为恶性肿瘤的生物学行为，如生长较快、侵犯神经和骨组织等，明确诊断需病理学检查。

（六）治疗

脂肪瘤一般无自觉症状，如无碍外观与功能，可不治疗。对较大的脂肪瘤，尤其当出现囊肿样变，或有碍行动者可以考虑手术切除。手术治疗几乎是惟一的有效治疗方法，对于浅表、有包膜的病灶切除时尽量保留完整的包膜，病灶浅面的皮肤在切除时可予保留，经分离后直接拉拢缝合。

第六节　体表囊肿

一、皮脂腺囊肿

皮脂腺囊肿(sebaceous cyst)是因皮脂腺导管堵塞后腺体内分泌物潴留而形成的囊肿，又称粉瘤或皮脂囊肿，通常所称的粉刺也是一种浅表的皮脂腺囊肿。它是一种十分常见的皮肤囊肿，外伤、感染、毛囊角化等因素均可致皮脂腺腺口或排出管阻塞而引发皮脂腺囊肿。

（一）病理特征

囊肿位于真皮内，囊内腔充满逐渐分解的皮脂细胞，形成半流状的物质，并含有大量的胆固醇和胆固醇结晶，并常见钙化。囊壁结构与皮脂腺腺泡相同，由数层角化上皮细胞组成。囊周为纤维结缔组织。标本切口时可闻及腐臭味。

（二）临床表现

皮脂腺囊肿多见于皮脂腺分泌旺盛的青年，好发于皮脂腺丰富的部位，如头面部、臀部及背部，而胸颈部等皮脂腺较少的部位相对少见。其临床症状是皮内出现一肿物，可缓慢增大，大小常在1～3cm。其体积因深浅、内容物多少而不同，从米粒至鸽蛋大小均可，可被误诊为脂肪瘤等。皮脂腺囊肿多为单发，偶见多发，呈球形隆起，硬度中等或有弹性，表面光滑，境界清楚，推动时感到与表面皮肤相连，与基底无粘连，无波动感。皮肤颜色可正常，也可表现为淡蓝色，增大过快时，表面皮肤可发亮。有时在表面可见脐形开口，可从此挤出白色内容物，此开口即是通向皮肤表面的皮脂腺导管的开口所在，开口凹陷系导管长度不足所致。穿刺可见白色乳酪样物或油滴状物。

若皮脂腺囊肿并发感染，局部会出现红、肿、热、痛，虽可因囊肿破溃，潴留物排出而消退，但可能形成瘢痕，并易于复发。皮脂腺囊肿亦可硬化和钙化，偶见癌变的报道，成为基底细胞癌或鳞状细胞癌。

(三)治疗

治疗选择手术摘除，术中可在与囊肿相连的皮肤，尤其可见导管开口时，沿皮纹设计梭形的皮肤切口，连同囊肿一起切除。分离时应十分细心，尽量完整分出，囊壁较薄，如有残留，易于复发。如就诊时存在红肿等感染表现，应先控制炎症，后期再安排手术。

二、皮样囊肿

皮样囊肿(dermoid cyst)是一种由表皮细胞形成的较罕见的囊肿。在胚胎发育过程中，这些表皮细胞于沟槽融合时误卷入，偏离了原位，从而沿胚胎闭合线处形成先天性囊肿，因此它实际上是发育过程中的一种畸形。

(一)病理特征

囊肿的内壁由皮肤及其附属器(汗腺、皮脂腺、毛囊等)组成。囊腔内容物有脱落的上皮细胞、毛发、皮脂及大量纤维组织等，偶尔还可见骨和软骨。

(二)临床表现

皮样囊肿近 50% 出生时存在，可不被发现，其余的一般在 5 岁之内发生。它分布于胚胎发育融合缝处(如颅骨骨缝)的皮下深层，可发生与头、面、颈及躯干，多见于头顶、额部颞侧、眼眶、眉弓外侧、鼻根、鼻中线、鼻周围、耳后、耳下、枕部及口底，如颏下或舌下等部位。亦可见于身体的前后中线处。

皮样囊肿多为单发的皮下结节，增大缓慢，一般无自觉症状。大小为 1～2cm，偶有较大的。质地可柔软，也可较坚硬，但均有囊性感。与皮肤无粘连，基底部常与深面组织，如筋膜、骨膜粘连，故难以推动。颅骨被囊肿长期压迫可形成压迹或凹陷，偶有囊肿突入颅骨或颅内呈哑铃状。发生于鼻根部的皮样囊肿应与脑膜膨出及神经胶质瘤等鉴别，脑膜膨出有压缩性和搏动感，体位试验阳性，神经胶质瘤多位于鼻侧面，结合影像学检查也可鉴别。

(三)治疗

皮样囊肿主要选择手术摘除。取皮纹切口，沿切线皮内麻醉。不宜皮下浸润麻醉，以免将麻药注入囊肿致囊壁破裂、组织水肿、镇痛不全。仔细分离后尽可能将囊肿连囊壁完整切除，若切除不彻底，极易复发。若基底部与深层骨膜粘连，应一并切除骨膜。较大囊肿的深面可能形成凹陷，缝合时需利用周围组织充填，以达到满意的手术效果。少数严重的凹陷性缺损，可根据伤口的清洁程度即期或二期行自体组织或代用品充填。

原则上有感染不做手术切除，待炎症消退后再手术，但也应根据具体情况处理。若感染只限于囊肿内，周围炎症反应重，亦可连同周围皮肤及皮下组织一并切除。若已形成脓肿，可切开引流，待脓液排出后尽量取净囊壁。有时感染化脓后囊壁分解，找不到明显的囊壁组织，可用干纱布擦抹脓腔，并用盐水冲洗，放置引流，第 2 天取出引流，压闭切口。很多患者愈合后即不再复发，如有复发可二次手术。

三、表皮样囊肿

表皮样囊肿(epidermoid cyst)，又称外伤性表皮囊肿、上皮囊肿或表皮包涵囊肿，往往是外伤时，表皮经创道进入真皮或皮下，逐步缓慢生长，从而形成表皮囊肿。由于发现时常与外伤时间相隔数年，可能无法追忆相应的外伤史。

(一)病理特征

病灶位于皮内或皮下组织，囊壁为表皮层，可见部分复层鳞状上皮细胞结构，由角质层到生发层依次从内到外排列，还可见明显的棘细胞和中性粒细胞积聚，但无真皮层结构；内容物为角化不全的角质层和中性粒细胞；随着囊腔的扩张，囊壁受压萎缩至仅存一两层扁平的细胞。

(二)临床表现

表皮样囊肿常见于运动摩擦的部位，如手掌、指端、足跖、趾底、耳周、臀、背等，偶见于头部或瘢痕组织上。它生长很缓慢，患者多无自觉症状，位于真皮和皮下组织内，可单发或多发，呈 0.5～2cm 或更大的圆形或椭圆形隆起肿物。表面皮肤变薄，无色泽改变，无黑点或脐形小孔。肿物与皮肤粘连，随皮肤移动，但与周围组织不粘连，基底可移动。质地坚硬，有囊性感。肿物一般无压痛，继发感染或破裂时，可引起粘连、疼痛，继而形成脓肿或囊肿周围蜂窝织炎。反复感染会导致周围结缔组织增生，局部变硬。偶见恶变为鳞状细胞癌的报道，但分化程度较高。

（三）治疗

治疗选择手术摘除，切除时可包括部分的表面皮肤及囊肿周围组织，分离时应十分细心，防止破裂，如出现部分囊壁残留，易于复发。若恶变为鳞状细胞癌可手术切除，术后预后尚好。

（林晓曦　陈　辉）

第18章

深度烧伤的早期修复治疗

第一节 深度烧伤概述

烧伤的等级划分是由16世纪法国著名的外科医生、现代外科奠基人之一 Ambroise Pare 所创建并沿用至今，即目前国内普遍采用的三度四分法。按烧伤深度分为一度、浅二度、深二度、三度。临床习惯上称一度、浅二度为浅度烧伤，深二度、三度为深度烧伤。

深度烧伤创面系指皮肤全层或包括皮肤以下组织的坏死。较小面积的深度烧伤创面常可自愈，而大面积的深度烧伤创面一般都需要在切、削痂或(和)焦痂脱落后进行创面植皮。创面感染并发侵袭性感染，成为目前严重烧伤患者死亡的主要原因。因此，及早去除痂皮或焦痂并争取早期植皮，修复创面，不仅杜绝了水、电解质和蛋白质的丢失，同时也成为较少感染机会和降低病死率的一种有效措施。移植时所采用的皮肤，除自体植皮外，在大面积烧伤患者中，还往往需要异体或异种皮。异体皮或异种皮虽然不能永久成活，但仍可能短期的在创面上保留，从而达到保护创面，控制或消除感染的目的，因此，在抢救严重烧伤患者过程中，显示出相当重要的作用。

深度烧伤后其病情变化较为复杂，严重者可发生全身感染而死亡。造成严重烧伤患者死亡的最主要原因是休克和感染。无论烧伤的深浅或面积的大小，伤后均迅速发生体液渗出；小面积浅度烧伤表现为局部的水肿；大面积烧伤时(成年人面积>15%、小儿面积>5%)由于烧伤区及其周围或深层组织广泛的毛细血管扩张、通透性增加导致大量液体渗出和丢失，造成有效循环血量不足，出现低血容量休克，同时有血液浓缩、低蛋白血症、低钠血症及代谢性酸中毒等。因灌注不良、外周血流再分配，造成皮肤、肌肉及各脏器组织细胞缺血缺氧，进一步加重休克，形成恶性循环。休克的发生发展与烧伤面积和深度密切相关，其病理生理过程是逐步进展的。烧伤后体液丧失的速度一般以伤后6～8h为高峰，至伤后18～24h速度减慢。当然，烧伤面积越大，体液丧失速度越快、量越多，休克发生就越早、越重，故需抓住休克未发生或未发展至严重阶段前这一时机，积极采取一系列抗休克措施，防止休克的或将其纠正。

由于在抗休克治疗方面已取得很大进展，因休克而致烧伤患者死亡的发生率已大大下降，但烧伤侵袭性感染仍然给严重烧伤患者带来生命威胁。如能早期修复创面，不仅能加速创面愈合，减少感染，降低临床死亡率，同时也能预防产生烧伤后畸形。

烧伤创面的处理，贯穿于烧伤治疗的全过程，而烧伤创面的变化又往往是左右烧伤病情的重要因素，因此，正确处理创面时烧伤治疗成败的关键。20世纪70年代中期，我国对大面积深度烧伤患者采取早期分批、分期的焦痂切除，并立即用整张打孔的异体皮覆盖，于孔内嵌入邮票状自体皮，达到尽早消灭创面，降低了败血症的发生率，提高了治愈率。故大面积深度烧伤的处理原则为：应尽可能争取早期积极去痂(如削痂、切痂)植皮，减少并发症，缩短疗程，最大限度地恢复功能与外形。下面将分节详述深度烧伤的早期修复治疗方法。

第二节　焦痂的处理

焦痂(eschar)是指皮肤组织受到全层烧伤后，表皮及真皮组织全部被烧焦炭化后形成的一层坏死组织。

焦痂无弹性，覆盖在创面上，限制局部水肿向外扩展，环状焦痂紧紧地环绕于患者肢体与躯干上，加上痂下组织渐进性水肿，这两种力量像止血带一样持续而有力的压迫深部组织，引起压迫综合征。如在肢体压迫深部的血管与神经、肌肉等组织，可造成血液循环障碍，引起筋膜综合征，表现为受压局部肌群缺血性坏死，甚至发生四肢末端坏死，严重者整个肢体坏死；在颈、胸部压迫气管或胸廓，可严重影响呼吸，导致呼吸困难，甚至最终发生呼吸衰竭。

焦痂是一种凝固坏死的蛋白质，为细菌繁殖孳生的良好基地。因此，在深度烧伤后的焦痂上发生不同程度的感染，几乎是很难避免的事。另外，焦痂到一定时间将自溶、分离，在这过程中可释放出多种腐败产物，加上细菌作用引起感染，毒素吸收后引起中毒，轻者出现一系列中毒症状，重者可致死，故对焦痂要采取适当的处理措施，防止上述并发症的发生。

按照焦痂的病理生理发生过程，焦痂需要14～21d或更长时间才可完全与深部正常组织分离而脱落。待基底部位出现新鲜的肉芽创面时，就可以进行皮肤移植来修复创面。这是焦痂的自然脱落过程。这个过程有快有慢。深二度烧伤比三度烧伤焦痂分离要早。血液供应丰富的部位焦痂脱落较快，潮湿而有感染的焦痂往往也比干燥无感染的焦痂脱落为早。关节活动部位及受压部位分离也较早。幼年孩童的焦痂较成年人脱落为早，而年老体弱患者肉芽组织不易生长，焦痂往往很难与底层正常组织分离。

在焦痂自然脱落的过程中，由于伴有不同程度的细菌感染，故常有痂下积脓、创面污秽等现象，这时患者常有弛张性高热，严重者，焦痂和焦痂下组织有大量细菌繁殖，并累及血管，形成细菌性血管炎或淋巴管炎，同时在烧伤边缘未烧伤组织内也有细菌和炎症反应，形成创面脓毒症，细菌或者大量细菌释放的毒素进入血液循环，并发烧伤侵袭性感染。导致侵袭性感染的细菌以革兰阴性杆菌为多见。烧伤后并发侵袭性感染的一个常见阶段是在灼伤后第3～4周，这和焦痂在分离脱落过程中细菌孳生有关。这说明在严重烧伤患者的抢救中，焦痂的处理是否适当和患者的预后有密切关系。因此，只有彻底清除烧伤坏死组织，才能防止侵袭性感染的发生。

一、焦痂切开减压法

焦痂切开减压术(escharotomy)可减轻环状焦痂对肢体的损伤程度；改善颈部、胸部环状焦痂烧伤患者的呼吸状况，挽救患者生命。

(一)手术指征

1. 动脉搏动消失，烧伤肢体为环状焦痂。由于肢体水肿，动脉搏动突然消失，肢体发凉、发绀。

2. 知觉丧失，这一指征更为重要，因为周围神经的改变比动脉搏动更加敏感。

3. 焦痂内组织压力接近或超过动脉压。可用一18号针头插入痂下，其上接玻璃测压管，组织液进入测压管中，其水平面所示刻度即为焦痂内组织压。

4. 颈、胸部焦痂，患者感到呼吸困难或呼吸深度减弱，或血气分析出现渐进性低氧和高碳酸血症者，是行躯干、颈部焦痂切开术的临床指征。

(二)切口选择和注意事项

焦痂切开减压无须麻醉。切口长度应延伸到焦痂两端的浅度烧伤创面，甚至到达正常皮肤。焦痂切开平面应达深筋膜下。但电烧伤常伴有深部肌肉坏死，水肿多发生在深筋膜之下，必须同时做深筋膜或肌膜切开减压，才能达到减压目的。具体部位切口的选择如下。

1. *颈部焦痂*　切开减压的切口，沿胸锁乳突肌走形切开。

2. *胸部焦痂*　可沿两侧腋前线切开，如为胸、腹部焦痂，还需沿两侧肋缘各做一横切口，以达到胸廓能充分扩张和保证良好的呼吸。

3. *下肢焦痂*　应在肢体的外侧或内侧中线切开，避免损伤其主要皮神经，皮下静脉应尽量保留。小腿三度烧伤未及时做焦痂切开减压者，易发生胫前肌群的坏死和腓总神经的瘫痪，因胫前间隙的两侧为胫腓骨，后侧为骨间筋膜，前侧为深筋膜，故毫无伸展之余地。两侧切口不能松解胫前间隙时，应同时做胫前筋膜的切开减压。

4. 足部焦痂 切口应在足的两侧,并于跗趾、小趾外侧切口相连。在蹠骨骨间肌的表面可做纵长切口,以缓解足内肌受压。

5. 上肢焦痂 在上肢内、外两侧正中线行切开。前臂内侧切口,应从内上髁前方直达尺骨茎突,切开时注意肘部的尺神经和尺骨茎突近侧的感觉支。前臂外侧切口,应从外上髁前方直达桡骨茎突,要注意避免损伤桡神经,否则易发生痛性神经瘤。

6. 手部焦痂 需在腕部尺桡两侧切开,其目的是松解手内肌。如为电击伤手部严重肿胀者,应在手术室无菌条件下松解腕管,以防正中神经受压。桡侧切口经腕直达拇指桡侧。在手的尺侧做尺侧切口与前臂腕部尺侧切口相连。手指切口做在尺桡两侧直达指尖,以松解各指,改善血供,保留手指长度。

焦痂减张切开,应看作是抢救手术,决不能等待。如果等到知觉和脉搏消失,则肢体可能发生不可逆的损害。如果等到血气改变,则患者很快发生呼吸衰竭。

7. 焦痂切开后创面的处理 焦痂切开处创面最好用生物敷料覆盖,如猪皮、异体皮或人工皮,其上再盖消毒纱布,用4号线在两侧缘连续缝合固定。如无上述生物敷料,可用抗生素湿纱布填充,再用缝线固定,以防切口感染。

二、削痂法

以深度创面为主的大面积烧伤,不论临床上采取暴露疗法,还是包扎疗法都不能避免存在创面进行性加深的现象,最终仍有相当部分创面需要植皮,从而延缓了创面封闭的时间。

1. 早期削痂能有效防止创面进行性加深 烧伤后坏死组织的存在,引起机体过度的炎症反应会导致局部组织的进一步损害而致创面加深。而创面进行性加深往往发生在伤后48h内,及早手术削痂去除坏死组织,可减轻烧伤创面的炎症反应程度,阻止创面进行性加深、维持局部组织生长因子的释放,从而有利于加速烧伤创面的愈合。

2. 早期削痂植皮对创面愈合有促进作用 以深度烧伤创面为主的中、大面积烧伤常因创面干燥、间生态组织继发血栓或创面浸渍、感染而延迟创面愈合。早期削痂植皮、异体皮覆盖,创面得到妥善的保护,使间生态组织得已恢复生机,残存上皮、皮肤附件和植皮在有效覆盖的保护下得到新生、扩展、融合。与自然脱痂后肉芽创面植皮比较,治疗时间明显缩短。

3. 早期削痂异体皮覆盖是防止感染的重要途径 烧伤后全身一系列变化源于创面,而且创面又是感染的重要途径。早期削痂,创面尽早妥善覆盖,全身炎症反应综合征和高代谢得到有效的遏制。同时减少了创面对内环境的扰乱。此外创面暴露的早,也减轻了医护人员的工作强度。

4. 早期削痂植皮异体皮覆盖能提高创面愈合的质量 烧伤创面愈合时间与愈合质量的关系是:创面愈合时间越早,瘢痕的发生率越低,否则瘢痕的发生率就会升高。早期清除深度烧伤创面变性坏死的细胞及细胞外基质成分,为新生上皮的爬行、细胞增殖创造了一个良好的场所,加速创面愈合。对于以深度烧伤创面为主大面积烧伤只要条件允许,应该争取尽早手术,手术时间越早,感染发生率越低,植皮成活率越高,创面愈合得快,后期瘢痕增生轻,功能和外观恢复也就好。

烧伤创面因损伤程度不同,自边缘至中心,自深层至浅层分为3个区域:充血区、瘀滞区和凝固坏死区。削痂主要削去凝固坏死区。削痂时间一般争取在烧伤后5d内进行,此时3个区域分界明显,容易削到较理想的平面。太晚时淤滞区与凝固区融为坏死组织,可因感染而加深削痂平面影响手术效果。手术前必须对烧伤深度作出正确判断,才不致削得过深或过浅。用包扎法的创面有利于削痂的进行,平面易于调节,但亦有因包扎而加重局部感染之嫌。

在有效抗休克及其他常规治疗的前提下,72h内实施削痂手术治疗。四肢部位削痂应在止血带下进行。削痂层次依据创面深浅而定。深二度创面真皮内削痂,保留部分真皮、浅筋膜。三度创面彻底削除坏死组织,用滚轴式取皮刀削去坏死的表皮及部分真皮,削至真皮组织显示银白色微黄,具有光泽的平面为止。注意寻找丝状微血管是否有血液充盈,若有即表示平面合适。此时松去止血带,即可见有活跃的出血点。削痂后的创面可立即用大张薄中厚皮片移植覆盖,顺利时2周左右创面即愈合。大面积削痂创面,缺乏充分自体皮片者,可考虑小皮片自体皮片密植后,再用异体皮、异种皮或人造皮覆盖创面。如削痂后的创面面积不大,真皮组织健在较多者,亦可覆盖油纱布或人造皮,而不植自体皮,让其自然愈合。

三、焦痂切除法

烧伤创面所致全身炎症反应综合征(systemic inflammatory resporse syndrome,SIRS)是大面积烧伤常见的并发症,目前许多研究认为,在大面积烧伤早期进行焦痂切除可以较为有效地防治SIRS,而SIRS可以加重全身感染和组织细胞的损伤及器官功能障碍,出现多种严重并发症,也是并发MODS早期阶段的病理过程。为了在轻、中度烧伤中缩短疗程,更早更好地恢复功能,在严重烧伤中防止侵袭性感染的发生,降低死亡率,早期用外科手术切除焦痂,进行皮肤移植,现已证明是一种较好的办法。目前,临床实践已十分肯定对于小面积三度烧伤应用手术切除焦痂的价值。对于功能部位如手和关节部位的三度烧伤采取切痂植皮,可防止瘢痕挛缩并较好的恢复功能。

早期切痂对大面积烧伤患者的治疗有极重要的意义。大面积烧伤早期时,由于组织和血管内皮的严重损伤导致凝血、抗凝血系统间平衡机制的破坏,造成严重的高凝血状态,这种强烈的血栓形成倾向进一步损伤组织并使创伤加剧。焦痂切除可以在很大程度上控制炎症介质的释放并减少全身炎症反应综合征的发生,对避免血栓形成或DIC发生具有重要作用。虽然在短期内进行分期分批切除三度焦痂,患者处于频繁的手术刺激之中,但由于烧伤坏死组织不清除,则机体应激状态和感染的威胁将不能消除。患者处于超高代谢状态,高热不退,白细胞升高,全身水肿,食欲缺乏。因此只要在做好充分的术前准备,保证血容量和维持电解质平衡,在有效抗生素的保护下,还是应做手术切除焦痂;甚至个别患者在已发生创面脓毒症的情况下,估计切除已感染创面,脓毒血症能得到控制时,手术还有可能挽救危重患者的生命;而对于有毒化学物质烧伤且又能经皮肤吸收者更应及早手术切除焦痂,能减少有毒化学物质的吸入。若不把焦痂及时清除,焦痂同时大量溶解与感染,机体难于抵御这种突然出现的感染侵袭。因此,若能在烧伤早期,就有计划的分期进行焦痂切除,进行同种或异种皮肤移植,并适当的结合自然或药物脱痂,后又及时地进行自体皮肤移植,消灭创面,这样就能主动地控制烧伤病程的演变。

1. *切痂的时间*　应根据烧伤总面积及患者的全身情况来决定。

(1)焦痂立即切除及自体皮肤移植:本法适应于小面积烧伤伴有深度烧伤的患者。在全身情况许可下,深度及其范围已被确定后即可进行。这种手术可在烧伤后24～48h进行。

根据国内经验,认为烧伤总面积不超过20%,焦痂不超过10%的患者,可以考虑在烧伤后24～48h进行焦痂切除及自体植皮手术。这特别适用于手部及关节功能部位的焦痂。

焦痂切除的深度问题,一般是将焦痂连同它下方的正常皮下脂肪层直到深筋膜上切除。这样切除焦痂不仅可以减少手术中出血量,而且可以把皮片直接移植到正常的深筋膜上从而保证所植皮片的成活。当深度烧伤波及深筋膜、肌肉或骨膜组织时,则焦痂切除就很难做得很彻底。如四肢或手指(足趾)等部位受到深度烧伤时,常有肢体或指(趾)坏死的可能,成为截肢或截指(趾)的适应证。对于这种情况,烧伤后立即切除焦痂常是不适宜的。

(2)早期切除焦痂及植皮:在中大面积的烧伤,第3天后患者一般已度过休克期,此时烧伤的深度也已趋向明确,也可以正确判定焦痂的范围。同时烧伤创面在外用抗生素霜剂的保护下,细菌数一般在1×10^5以内。这时只要患者一般情况尚好,无严重并发症,就可以考虑进行焦痂切除及皮肤移植术。手术最好争取在烧伤后7d内进行。因为7d后,焦痂不易保持干燥,痂下组织可能有较严重的细菌感染。

在已有感染的情况下进行切痂,就可能导致败血症或造成植皮失败。但这并不是一条绝对的戒律,例如在重度烧伤患者,一方面由于休克的稳定一般较晚,故应略推迟到第5天后切痂,另一方面又因深度烧伤范围广大,不能在一、二次手术中完全切除,这时就应该依据患者的全身情况及伤情而制订切痂方案,分期分区切痂。原则上先切除焦痂易于软化或已有软化的部分,而设法保持其他烧伤部位的焦痂干燥完整,以留待于最后切除。这样,切痂手术在烧伤后2～3周仍可继续进行。在另一种情况下,焦痂已开始感染,或甚至已发生侵袭性感染,病情危急,焦痂的存在已成为危及患者生命的主要矛盾时,就应该不计时日,当机立断,在其他综合措施的密切配合下进行焦痂清除手术。在这种情况下,实际上已非前述的切痂手术,而只是在行将分离脱落的焦痂下做分离及剪除,清除坏死组织及清洁创面,应用异体或自体皮片覆盖创面。了解焦痂的发生发展规律,分析机体与焦痂的矛盾和变化,辨证地抉择手术时机,已经使许多特别严重的烧伤患者从而获得第二次生命。

2. 一次去痂面积及间隔时间　在小面积的烧伤患者，10%以下的焦痂可以在一次手术中予以切除，并立即进行自体皮肤移植。在大面积烧伤患者，深度面积也较大者，一次切除应限制在20%左右，一般最多不超过30%。如焦痂总面积超过30%者，可分次切除，每次手术间隔2～3d，并依据患者全身情况而定，情况良好者适当缩短，反之则适当延长。根据目前我国救治大面积烧伤患者的经验，焦痂应争取在烧伤后2周内予以切除，这样疗效较好。

3. 切痂部位　焦痂切除手术并不适应于身体上任何部位。无原则的任意切除一切焦痂，会给患者带来不必要的损害。头皮厚而且附件深埋，有利于上皮细胞再生；面部皮肤有表情肌直接相连，且缺乏明显的皮下脂肪层，故都不宜做焦痂切除手术。颈部不易制动，易发生感染，对植皮不利，故不宜做切痂手术。以上这些部位的血液供应丰富，焦痂易于分离脱落，可以较早的进行植皮。

此外，在身体上皮肤较厚的部位如背、臀、肩及股外侧根部等处，虽然临床上明确诊断为三度烧伤，但由于皮层深处尚有上皮细胞残留，故焦痂脱落后创面常有自行愈合的可能性，因此，一般不宜在背、臀等部位做焦痂切除手术。

胸廓部位的焦痂可形成铠甲状束缚，限制患者的呼吸运动，极易引起呼吸困难及肺部并发症。这种焦痂可及早予以切除，并做暴露植皮，手术后可大大改善患者的呼吸。

在小女孩乳头周围切痂时，应在乳头四周保留3～6cm的焦痂，以保持乳腺组织。

选择切除焦痂的部位时，一般是先四肢，后躯干。但还须注意到应先切除焦痂有明显感染的部位，这样可以消除病灶，减少并发症。

焦痂手术的立即或早期处理，并进行自体皮肤移植有利于手部功能的更有效恢复，已公认是一种理想的处理方法，应力争在可能条件下施行。

4. 手术前及手术中应注意的问题

(1)术前应动员患者，密切与医务人员配合，同时应给患者补充血容量，纠正贫血及水、电解质和酸碱平衡紊乱。

(2)依据手术部位及患者情况，选用安全的麻醉方法。以局部麻醉、阻滞麻醉及静脉复合麻醉较好。

(3)术中应充分补液输血，防止术中及术后发生休克。

(4)大面积焦痂切除时应事先准备好质量较高的异体皮肤。在术前预先将异体皮肤缝成大块，可以大大缩短手术的时间。

(5)特重患者做切痂手术，应组织好人员分组进行切除手术及植皮手术，以尽量缩短手术时间。

(6)在四肢进行切痂时，可在止血带下进行，减少术中出血。若2个肢体同时手术，在开放止血带时，应一个肢体先开放，而后再开放另一个肢体，以免血压下降。术后应把手的姿势维持腕关节功能位置，抬高患肢，一般手要高过肘，肘要高过肩。

(7)在下肢切除焦痂时，在跟腱、腘窝等部位因组织层次不清，容易切得过深，应注意防止。

(8)大面积切痂手术可以降低机体抵抗力，为诱发败血症创造条件，故术前术后应充分考虑抗生素、激素及其他中西药物的适当使用，提高机体抵抗力。

(9)手术中如发现有肌肉坏死，应一并切除。如整块肌肉坏死可全部切除，如仅部分肌纤维坏死，可切除坏死部分直到出血平面。但对于手部来说，应尽量保留残指长度，以留待做后期整复，任意截去全手或整只手指是不恰当的。

(10)焦痂切除后，在创面上仔细止血，准备植皮。在小面积烧伤及小面积焦痂切除后，应进行自体皮片移植；在中、大面积烧伤患者则应视全身情况及切痂面积大小而选用自体皮及异体皮或异种皮肤混合移植或全部暂时用异体皮覆盖创面等措施。

四、焦痂的自然脱落和分离

采用暴露疗法的焦痂，由于暴露后易于保持焦痂干燥，感染较轻，分离脱落较晚。但在受到压迫的部位，容易发生感染而脱落较早。故在焦痂处理过程中，如使局部焦痂等到充分暴露，不使之受压迫，就能保持它的完整和干燥。在采用包扎疗法的患者中，如每隔2～3d反复用干敷料换药，也同样有助于防止焦痂过早发生感染和脱落。反之，若使用油质敷料或脱痂药，则就有促使焦痂提早分离的作用。对于小面积的深度烧伤焦痂可以使用上述包扎及脱痂等方法进行处理。但对于大面积的深度焦痂，如果坐待所有焦痂同时软化脱落，大面积创面外露，就必然会加重感染，增加发生创面脓毒症和败血症的机会。因此，我们应该利用干燥和脱痂这2个完全相反的原则，有计划、有步骤的来使一部分焦痂保持干燥，而另一部焦痂应用脱痂药物促进早期分离脱落，以达到分期消灭创面的目的。

在进行焦痂脱痂的过程中，如发现部分的焦痂已经开始分离脱落，应及时用剪刀将已经松解分离的焦痂剪除。这样不但可使创面得到充分引流，防止脓液积聚，而且还可能加速创面的培育，及早进行植皮。去痂时，勿撕脱尚未分离的部分，做到无痛、无创和不出血。较小面积的深度烧伤患者，可等待全部焦痂完全脱落，出现大片健康肉芽创面后进行一次植皮。但在大面积深度烧伤患者中，在同一烧伤部位上，焦痂分离脱落的速度往往不一致，如果等待焦痂全部脱落，常需要较长时间。在这种情况下，等待不但可能使肉芽老化，影响植皮的成活率，而且还由于广大创面暴露而增加全身感染的机会，危及生命安全。故应抓紧时机，在剪除小片焦痂予以短暂的湿敷后，立即在分散的肉芽创面上进行小片的自体或同种异体皮或异种皮覆盖。这样就可以在最短时期内消灭较大创面，减少感染径路，在抢救严重烧伤患者过程中掌握主动权。

浸浴有促进坏死组织分离、清洁创面、较少感染创面的细菌数量和引流痂下脓液等作用，方法是将患者的躯干或肢体浸泡在水槽中，槽中可注满浸泡液，或可在浸泡液中有针对性地置放一些抗生素药物，温度可按患者自觉地舒适程度予以调解。在浸浴中，可小心剪除已松解的坏死组织。此法有时可使局部焦痂在烧伤10d以后就全部脱落，出现鲜红的肉芽创面，即可植皮。

在烧伤晚期，如有严重的感染肉芽创面时亦可应用本法，可促进肉芽好转，有利于早植皮。但在创面很大，体力衰弱的患者，全身浸浴有时会产生血压降低、晕厥、虚脱等现象，应予以注意和防止。有时由于患者用力，肉芽创面上亦可发生广泛的出血。

五、其他方法

中医学在烧伤治疗方面已获得不少成绩。这些中草药，有的内服，有的外治。外用中草药根据其作用可分为4类：抗菌消炎药、提脓去腐脱痂药、收敛结痂药和生肌长皮药。中草药往往一种药具有几方面的功能，而且常互相兼顾配合应用，发挥多方面的作用。临床上使用时主要用于结痂和脱痂，尤其是脱痂。结痂药常用单味药，其主要成分含鞣质或黏液质，故有收敛结痂作用，其中以四季青等含缩合鞣质的效果较好且对肝毒性小，但形成的痂薄，不能受压，易于痂下积脓。使用时密切观察。常制成水剂或酊剂外涂与创面。现已不常应用。

脱痂药常用复方，其基质为油质，如凡士林、麻油等，调入活血化瘀类药物。适用于已感染的深度烧伤创面，尤其是感染严重而又不宜做手术切痂的深度烧伤创面。目的是使已感染的坏死组织尽快脱落，引流脓液，痂下形成肉芽组织以期感染局限化。在使用中草药进行脱痂的过程中，常有脓液分泌增多的现象，这是使用中草药后常见的去腐现象，可不必顾虑。一旦坏死组织全部脱落，脓液也就减少。但如在大面积深度烧伤创面上进行脱痂，则广泛面积的脓液分泌必然会给患者带来全身性反应，如高热寒战、食欲缺乏等中毒症状，这就会增加诱发败血症的机会。对于这种患者，应妥善计划，谨慎使用，宜采用分期分区进行中药脱痂，一般一次脱痂面积控制在10%左右。在感染较严重的情况下，可加入适量的抗生素冷霜混合后使用，使之具有抗菌作用，以保证患者的安全。

中草药方剂还有一个特点，就是能妥善保护残留的上皮组织。在深度创面上，焦痂脱落后有时可促进上皮细胞增生扩大，有助于创面的愈合。换药时，坏死组织脱落后的肉芽组织创面上，如见到小白点的皮岛，应加于保护，不可误认为是脓点而予以清除。

对于中小面积烧伤患者，深度烧伤创面不大时，应用中草药治疗，有使疗程缩短，较少植皮面积及具有换药不痛、创面不出血、焦痂易于脱落等优点，值得推广。

颜面部如果任其自然脱痂植皮，病程长，且在肉芽创面上植皮，很难避免瘢痕增生挛缩；早期切痂植皮，深度不易分辨，切痂平面不易把握、且术中出血多，创面难止血。近年来有文献报道称颜面部烧伤焦痂可行早期焦痂"田"字切开，术后湿敷剥痂植皮。经综合治疗，水肿消退、病情稳定后，于伤后3d，在表浅麻醉下用手术刀在消毒后创面焦痂上行"田"切开术。创面切线间距1cm，深度至切口出现少量缓慢珠状渗血。然后用等渗盐水纱布湿敷创面，半暴露。若纱布有较多血痂、组织蛋白痂或脓痂，应及时更换，保持贴敷创面纱布湿度，适当控制感染。一旦焦痂溶解松动，遂行创面剥痂。剥痂后创面用手术刀轻刮削至出现弥漫性点状出血，创面彻底止血。1.5%过氧化氢液、生理盐水和稀释碘仿液交替冲洗创面后，用电动取皮机切取0.4～

0.6mm 自体厚中厚皮片按面积分区移植，外用敷料，弹力绷带加压包扎。创面愈合后用弹力面罩和一些药物防治瘢痕增生挛缩。皮片移植时应注意保持皮片的皮纹与面部皮纹走向一致，生理凹陷加压缝合固定。

第三节　皮肤移植

一、皮肤移植方法

1. *皮肤移植全身及局部条件*　在早期切除焦痂后的创面上进行自体皮或异体皮移植，是根据烧伤后有无休克或休克是否稳定等情况来决定的。但于晚期，在肉芽创面上进行植皮时，就必须对患者的全身情况给予充分的注意。患者必须处于一个比较良好的状态中。然而在严重烧伤患者要求每次手术前都能维持在上述标准是很困难的。只有抓紧时机，及早植皮以消灭创面才是最根本的有效措施，而不应坐待全身情况好转，错失消灭创面的机会。

早期切除焦痂的创面，在坏死组织已被彻底切除及仔细止血后即可进行植皮。只有在不敢肯定坏死组织已全部清除，或止血困难的情况下，可以考虑延期在术后 3～4d，再进行植皮。

在晚期肉芽组织创面上植皮，必须做充分术前准备，方能保证植皮成功。适宜于植皮的创面必须是肉芽坚实、细致、平坦、色泽鲜红、较易出血、分泌物较少及无水肿。如创面分泌物多、肉芽灰滞、色暗红或灰黄者，必须先做准备。湿敷是使肉芽组织得到良好引流，促进向健康转化的常规和有效方法。一般湿敷 2～3d 即可达到目的。湿敷可用生理盐水或其他抗生素，纱布应使用柔软、网眼较细、吸水性较强者。在创面污秽、脓性分泌物多、感染严重的情况下，可根据药敏实验选择局部用药。在已证实有溶血性链球菌感染时，可局部及全身应用青霉素，须待细菌完全消失而为另一种细菌替代时方可植皮。当肉芽有水肿时，可采用高渗盐水做湿敷，并加压包扎，抬高患肢促使肉芽平坦。

铜绿假单胞菌是烧伤创面较常见细菌之一，而且也是导致败血症死亡率最高的一种细菌。但在创面上铜绿假单胞菌感染对植皮手术并非禁忌证，只须按照上述方法并根据铜绿假单胞菌的特性予以术前处理，移植植皮片同样可以得到成活。局部及全身可选用敏感的抗菌药物。潮湿而温热的环境最利于铜绿假单胞菌繁殖而加重感染，故不做过度湿敷和严密包扎。相反，干燥暴露有利于抑制细菌生长。在铜绿假单胞菌感染创面上做快速术前准备及术中的短暂抗生素溶液湿敷，并采用暴露法植皮，皮片的成活率通常是很高的。

在肉芽创面上植皮时，如肉芽新鲜，亦可直接植皮，如肉芽老化或高低不平，一般应该先将肉芽组织削除一部分。用切皮刀将表面的肉芽削去一层，用温盐水纱布加压止血，然后进行植皮。另一个较彻底可靠的削除方法是将肉芽推除，可用手术刀柄将肉芽从它的基底层做钝性推除，暴露出一层灰黄色的基底组织。在这基底层上推除肉芽时，创面较少出血。如创面上以前曾移植过异体皮片而仍有零星部位未脱落者亦可随同肉芽一并推除。加压止血后即可将皮片移植在此基底层上。切除不能过深以至破坏基底层而进入正常的皮下组织。在肉芽组织上植皮的最好时机是烧伤后 4～6 周。时间过久后，肉芽组织老化，已成为坚实的瘢痕性纤维组织，此时肉芽就不能被推除。

在大面积烧伤患者中，由于全身情况一般较差，削除或推除肉芽组织都可以引起创面出血，增加细菌侵入血循环产生败血症的机会。此时可把皮片直接移植于肉芽创面上。在小块零星创面上植皮亦不必削除浅表肉芽。

2. *供皮区的选择*　在中小面积烧伤的患者中，自体皮肤来源很多，选择供皮区并无困难，通常以大腿部较方便。在成年人的一侧股部，通常一次可以采取 4 鼓得皮片（约合 800cm^2），其量已足够供应一次中等面积植皮手术的需要。如腿部已被烧伤，可选择胸、腹或背部。胸腹部一般可取得 6～8 鼓皮，个别患者可采到 10 鼓皮片。背部一般亦可得到同量的皮片。

选择供皮区时，应注意，原则上勿于烧伤创面过近，以免造成交叉感染；还须考虑到烧伤创面的部位，例如当烧伤创面在背部时，患者经常在俯卧位置，则供皮区就不宜在胸腹部，而以下肢为宜。在有周围性烧伤时，可采用分区采皮法：第一次采用前面的皮片，移植在前面的创面上，待第二次手术时，患者在俯卧位，则采取背部的皮片来移植于背部创面上。

身体上有些部位是不适宜作为供皮的，如面部、腋窝、腹股沟、肘前区、会阴等。除非供皮来源异常困难，否则不应在这些部位采皮。对大面积深度烧伤患者，自体皮供应极端困难时，可利用头皮作为供皮区。头皮厚而毛囊深，血供丰富，采皮后创口不易感染，愈合快，在短期内可重复多次采皮达8～9次之多。由于毛囊位置较深，故采皮后头发照常生长。

值得指出的是在严重烧伤患者治愈后，通常均有瘢痕挛缩畸形出现，需在后期进行整复手术。故此，在早期抢救阶段，务必有计划的采取皮片，珍惜每一个供皮部位和每一小块皮片。有条件时，还应有意识的保存一部分供皮区的完整，以备后期之需。

在烧伤后立即切除或早期切除焦痂的创面上植皮时，因创面较清洁，或仅有轻度污染，皮片成活有充分保证，或在关节部位植皮，可采用中厚皮片，以0.35～0.4mm厚度为佳。但在肉芽创面上植皮时，因创面上已有各种程度的感染，应采用较薄的皮片，厚度以0.3～0.35mm为宜，薄于0.25mm的刃厚皮片，虽然成活率较高，但成活后收缩的程度和色素沉着均较明显。只有在严重烧伤患者，供皮来源困难，需要在同一供皮区反复多次采皮者，方可采取较薄的刃厚皮片供移植之用。

在烧伤创面上植皮时，要采取大张厚度适当的自体皮片，以使用鼓式切片机较为方便，而且免于浪费皮片。但在没有掌握使用鼓式切皮机的情况下，或无切片机在手边的时候，亦可应用一般徒手切皮刀，甚至普通剃刀、解剖刀或截肢刀。但后者仅能取得面积较小的皮片，而且厚度不易控制，仅适用于小型皮肤移植手术。滚轴式切皮刀，备有可供调节厚度的装置，技术熟练后也可以采用大张的厚度均匀的皮片。电动取皮机或气动取皮机适宜于身体各部位取皮且操作方便。

3. 皮肤移植术前准备及术后注意事项 术前供皮区皮肤应进行准备，术前1d剃净毛发，用肥皂水洗刷后再用清水洗净，最后用70%乙醇灭菌。手术晨重复一次，并用消毒巾包裹。手术时供皮区一般先用肥皂液去除油脂，继用0.1%苯扎溴铵酊灭菌后，再用70%乙醇拭擦。不应用碘酊等刺激性较强的杀菌药，以免皮肤受到损害，影响皮片的成活。

术后先用温盐水纱布压迫止血。如条件许可，可按常规方法加压包扎，术后7～10d打开换药。但在大面积烧伤患者，这种包扎供皮区的方法往往做不到，特别是在躯干等部位采皮后，常和烧伤创面夹杂在一起，无法加压包扎。此时可采用半暴露法：采皮后，在创面上盖一层油质少的凡士林纱布，再覆以温热盐水纱布压迫止血。手术完毕后，去除纱布，保留油纱布贴附在创面上直到愈合。近年来又有许多人工合成敷料，用于供皮区覆盖，具有保护创面，防止感染，保持一定湿度，有利于创面愈合。其种类繁多，疗效不一，当视情况选择。

4. 移植皮肤的方法 在小面积的深度创面上植皮，不论是焦痂切除后或是在肉芽创面上植皮，原则上都应该使用大张的自体皮片。大张的皮片不但可以全部或大部分覆盖创面，而且还可以得到更好的功能上及外观上的恢复，并防止了瘢痕挛缩。特别是全面部的深度烧伤，应尽一切可能用大张的自体皮片移植修复。邮票式或点状植皮对面部来说是极不相宜的。

在烧伤创面大、自体皮来源不足，不能用来覆盖全部创面时，就必须周详考虑如何使用少量的自体皮片来修复较大或很大的创面。在这样的情况下，为了更好的恢复功能和外观，身体上某些重要部位必须受到优先照顾，使用大张自体皮片来移植，如面部、双手、关节功能部位。其他部位则按具体情况而选用下述各种方法。

(1)自体皮片与异体皮片间隔植皮法：在自体皮源不足，只有创面的50%左右时，可用异体皮肤同时进行移植，使全部创面得到覆盖。这种混合移植的方法很多，其中有条状皮片间隔移植。将自体皮及异体皮各剪成1～1.5cm宽的长条，相接触而间隔的排列在创面上能减少50%的自体皮片。术后异体皮经2～4周后开始脱落，自体皮也开始从边缘上增生扩张，而逐渐修复异体皮脱落后的创面。

(2)邮票式植皮法：在自体皮片来源不足时，可应用邮票式植皮法，将自体皮片剪成1～2cm^2的小方块，贴附在肉芽创面上，每块皮片相距不超过1cm。待皮片成活后，边缘上皮细胞就逐渐从周缘生长伸展，最后全部修复创面。如有异体皮备用，可同时将异体皮的小块覆盖于自体皮片的间隙创面上，以全部消除创面。

邮票式植皮法的缺点在于创面愈合后，由于新生的上皮组织与植皮片有不同结构，形成网眼状瘢痕，影响外观，故不宜应用于面部植皮。一般说来，邮票式植皮后的功能恢复还是比较好的。

(3)异体皮移植后开窗法：在大面积烧伤患者

自体皮来源很少时，可在早期切痂术后，一期移植大张异体皮，全部覆盖创面。在异体皮移植前，先用尖刀在皮片上戳约 0.5cm 长，间隔 1～1.5cm 的裂孔。移植后 2～3d，打开敷料检视，如异体皮已开始成活，即可在裂孔中嵌植小块自体皮片。待自体皮片成活后，可增生扩张，而逐步消灭融解脱落的异体皮创面。自体皮和异体皮移植后 1 周，异体真皮血管周围出现淋巴细胞浸润，3 周左右可见异体皮脱屑，3～6 周大多数异体皮表皮被排异坏死脱落，为邻近的自体表皮匍行代替，但异体真皮抗原性弱，故能较长时间留存体内。

(4)网状皮片法：把大张中厚皮片，通过一个特殊的滚筒切割装置后，即在皮片上切成一定长度和间距的许多小切口。然后把皮片拉开，就可形成网状皮片；依据切口的长度不同，可将皮片面积扩大 3～9 倍。将这种网状皮片移植于肉芽创面上，不但可节约皮片，并可大大缩短手术时间。

5. 皮片移植后的处理

(1)缝合或贴附：在焦痂切除后进行大张的自体或异体皮肤移植时，都应做间断或连续缝合以固定皮片。但在肉芽创面上植皮时，就不需要做严密的缝合，而只要在四周做简单的缝合固定以保持皮片的适当张力即可。邮票式皮片及其他小块皮片都不做缝合，仅贴附在创面上。间隔的自体皮条及异体皮条移植时亦不必加以缝合，必要时可略做固定。

(2)包扎或暴露：皮片经缝合或贴附后，一般可应用包扎法。通常先用一层大网眼纱布铺在皮片上，外加湿盐水或抗生素纱布数层，再加上较厚的吸水棉垫，外用绷带做加压包扎。包扎压力不需过大，注意切勿压迫肢体血供。最后将植皮部位固定在抬高位置。必要时可用石膏托板固定。手术后第 3～4 天应打开检查。在感染较重、分泌物较多时可提早到术前 2～3d 换药。

在不适宜于加压包扎的部位植皮时，如面部、颈部、会阴等处，可采用暴露植皮。术后任移植皮片暴露在空气中，不加任何敷料，或仅覆盖一层轻油纱布。皮片成活率可和包扎法相同。创面有铜绿假单胞菌感染者亦适用本法。

二、异体皮肤的应用

在现代烧伤治疗过程中，任何较大面积的深度烧伤，不论是应用手术切除焦痂，或是应用药物方法脱痂或自然分离，最后都必须应用自体皮肤移植来消灭创面。但在广泛深度烧伤患者中，由于正常健康皮肤剩余不多，自体皮片来源极少；或因烧伤后由于全身情况严重，一时不允许在患者身体上进行采皮手术，这时就需要应用异体皮肤来暂时覆盖创面。

到目前为止，同种异体植皮除同卵双胎在相互移植后可以永远成活外，一般经过 3～4 周或以后就逐渐自融脱落，再度出现创面。利用这种异体皮肤可在患者创面上短期生长的特点来抢救危重烧伤患者，是一种有效的方法。患者经过异体皮肤移植后，创面上渗液停止，避免蛋白质、电解质及体液的额外消耗，而且也防止或控制了创面的感染，使病情能在短期内得到很大的改善。在许多情况下，因此挽救了患者垂危的生命。待全身情况改善后，再进行自体皮肤的移植。

近年有临床实践证明脱细胞异体真皮与自体薄皮片复合皮作为一种新型创面覆盖物，移植治疗手背（指背）、腕、前臂、肘、上臂、胸壁、足背（足趾背）、踝、膝、下肢、颈等关节功能部位深度烧伤及瘢痕挛缩畸形，取得了较为满意的临床效果。脱细胞异体真皮去除了引发宿主免疫排斥反应的细胞，保留了真皮组织，且有完整的基底膜，具有与自体真皮细胞外的相同结构及成分，有诱导、促进宿主细胞长入的作用，能促进纤维细胞增生、新生血管和上皮形成，与自体整张薄皮片复合移植，解决了自体全厚皮移植供皮量受限和不易在感染创面上存活的问题，不失为一种异体皮肤应用的新方法。

1. 异体皮肤移植的适应证

(1)在严重烧伤患者，深度面积在 15%以上，或小儿烧伤总面积在 20%以上，深度在 10%以上，在早期切除焦痂后，往往都需要应用异体皮肤移植。在 30%的深度烧伤患者，可以考虑一部分自皮肤和一部分异体皮肤移植。如深度超过 40%时，则宜用异体皮肤或异种皮覆盖，在同一次手术或 2d 后，将异体皮裂隙开成适当大小的方孔，并将自体小块刃厚皮片嵌入进行自体皮肤移植。

(2)在患者全身情况不佳，有败血症或并发肺炎等情况下，应用异体皮移植在深度肉芽创面上，具有显著的临床疗效。在焦痂已全部融解脱落，出现广泛肉芽创面，或又因其他原因，延误了自体皮移植的时机，这时患者往往有严重感染，创面化脓，渗出多，全身衰弱，并发肺炎或败血症，出现弛张性高热或低体温，食欲缺乏，精神萎靡，神志不清，生命危在旦夕。在这种情况下，虽经各种措施，如输血补液、抗生素等应用，通常还不能有效的扭转。由于此时的主要矛盾在于广大的有感染的肉芽创面，若不抓住这点就无法解决问题。因此立即应用大量异体皮肤覆盖创面就可以达到转危为安的目的。在很多病例中，我们见到异体皮片移植后不几天，患者体温下降，食欲增加，局部渗出停止，感染得到控制。一旦病情继续得到稳定，就可以逐步进行自体皮肤的移植。

(3)在较大面积的深度烧伤中，自体皮片的移植往往不可能在一次手术中完成，这时最好的办法是和异体皮肤做混合移植，以便在充分利用有限的自体皮片移植的同时，应用异体皮肤来覆盖更多的创面。有时，由于移植的皮片出现部分坏死脱落，又出现零星的小创面，这时应用小块异体皮片随时的、反复多次的覆盖创面，把它作为一种生物敷料，也是处理烧伤创面有效措施之一。

2. *异体皮肤的来源* 异体皮肤的来源是采自死亡不久的尸体(包括死婴及死胎)。虽然异体皮片亦可采自志愿献皮者，但由于采皮后供皮区创口愈合较慢，献皮者常需卧床休息 2～3 周。再者异体皮片在烧伤创面上停留的时间常与皮片的厚度成正比例。若在献皮者身上采皮，过厚的皮片将加长供皮区的愈合时间，以后也将出现增生性瘢痕、遗留刺痒等病痛。故目前以尸体皮肤为异体皮的主要来源。

死亡不久的尸体皮片在移植后成活的情况及停留在创面上的时间与活体皮片并无显著不同。但尸体皮片以在死亡之后 6～8h 采下者为好；如冬季气候寒冷，或尸体已进行冷藏者则死亡稍久，甚至数日后仍可供采皮之用。死婴或死胎皮肤可供移植之用，但质量不如成年尸体皮肤。

采取尸体皮时，先用肥皂及清水将尸体洗净，然后用手术刀将整个尸体切成数大块皮片连同脂肪层将尸体上切下，放入 1∶1000 苯扎溴铵溶液中浸泡 1h，再用灭菌生理盐水冲洗干净。然后反放在切皮机上削除部分真皮及皮下脂肪组织。应连续切割使成为大张的厚度在 0.4～0.5mm 的皮片。死婴及死胎的皮片则以全厚皮片为宜。

三、皮肤代用品的研究

采用早期切痂和有效的封闭创面是救治大面积烧伤患者生命和促进患者创面修复的重要手段之一。然而皮肤严重受损和缺乏合适的皮肤代替物，大大阻碍了烧伤创面的重建。显然，采用皮肤代用品来治疗烧伤其重要作用是不言而喻的。理想的皮肤代用品应具有以下特点：①廉价，易于获得，能长期生存，且没有抗原性；②耐用、柔软，能防止水分丢失，对细菌有屏障作用；③适合不规则创面表面，能用于一期手术和儿童，不会变得过度肥大等。

以下介绍几种已被研究证实具有一定临床价值的皮肤代用品。

1. *动物皮肤* 近年来不少临床医师都在不断地探索能否应用哺乳类动物的皮肤来移植于人体创面上，发现胎牛、小猪及小狗等动物的皮肤都可以与创面建立短暂的血液循环，其效果与同种异体的冷冻干燥皮肤相仿，且认为此类皮片还有刺激人体上皮细胞生长的作用，目前已初步肯定了它们在临床应用上的价值。在这几种动物中，以猪皮最常用，一般选用小白猪，因猪皮的组织学结构与人体近似，与其他动物比较，毛发生长较少。将新鲜的小猪的中厚皮片移植于人体烧伤创面上后，一般可黏附 7～10d 或以上。干燥冷冻的猪皮可贴附创面达 14d，较同种异体的冷冻干燥皮略短。猪皮移植后，不论是自行融解脱落，或有意的撕去，皮下常已出现新鲜清洁的肉芽创面，为移植自体皮片做好准备。猪皮来源丰富，采皮技术简单，在皮肤代用品方面有较大的发展前途。近年来猪皮作为生物敷料，在临床上应用比较广泛。无论削痂或切痂后用以覆盖创面，或在大面积烧伤治疗中和自体皮做混合移植，其价值都已得到肯定。目前用冷冻干燥法制成冻干皮或经放射线辐射后的辐照猪皮，已成为商品供应。辐照猪皮是选用生物工程培育的白毛皮长白小猪皮，再经生物工程高科技处理后，其具有镇痛、抗感染和促进创面上皮生长的治疗功能，且无毒、无菌、无刺激，透气性好，减少创面渗出及蛋白质丢失，并能保持细胞生存必需的温度和湿度，它较好地解决了三度焦痂处理与创面的及时覆盖问题，从而进一步提高了大面积深度烧伤的治愈率。

2. *人工皮* 是指经加工过的生物材料，或者化学合成材料，也可以是这两类材料的复合制成品。一般分为两类：①合成材料，其中包括高分子复合材料、人造纤维等；②生物材料主要为重建胶原及重建蛋白。20 世纪 80 年代 Burke 和 Yannas 等用黏性塑料为表层，牛的再生胶原与鲨鱼软骨提取的硫酸软骨素做成里层的复层人工皮更符合生理状况。国内 20 世纪 70 年代制成的Ⅱ号人工皮，是聚氨酯和猪胶原的复层人工皮。T41型人工皮则为高分子合成的复层人工皮。人工皮用来覆盖和保护烧伤创面，用于三度烧伤早期切痂创面，以及三度、深二度的脱痂创面，证明能起到防止感染、减少液体损耗、蛋白质及盐分的丢失，达到暂时保护创面的作用。但目前还存在着某些缺点，人工皮放置在创面上时，不能有皱褶以免积液。换药时发现有积液应及时剪开引流。

近年来，由于组织工程技术的发展，应用上皮细胞的培养和扩增，经过一系列的改进和实验，已在实验室中开创了组织工程化的上皮细胞，和复层上皮、真皮部分组织的人工化用品来修复皮肤烧伤后病损的新方法。Green等发明了一种将表皮角质层细胞在成纤维细胞营养基上进行培养而获得快速增殖的体外培养方法，可在3～4周得到大量扩增的自体上皮细胞。其他多种方法各异的人工皮肤试验均在进行中。通过这些研究者的努力，可能最终会使可靠耐用的永久合成皮替代品成功地应用于临床。

第四节　特殊部位深度烧伤的处理

特殊部位的烧伤是指头颈、眼、耳、口腔、手及会阴部等部位的烧伤。这些部位有的常暴露在外，易于烧伤；有的由于其解剖、生理特点与其他部位有所不同，所以烧伤后的病理变化和临床处理也有其特殊性。

一、头颈部烧伤

1. *临床特点*　头颈部皮下组织疏松，神经与血管丰富，烧伤后水肿严重，有时还可因热力直接作用而引起脑水肿。头颈部烧伤多伴有呼吸道烧伤，严重者可压迫或阻塞呼吸道，导致呼吸困难。头皮毛发与眼、耳、鼻、口腔等部位的分泌物容易引起头颈部创面感染，头颈部血管丰富，创面感染后全身中毒反应较重；但局部抗感染能力亦较强。头颈部烧伤对患者精神影响较大，深度烧伤后期常有瘢痕增生，即使植皮，亦有不同程度的因瘢痕挛缩而发生的畸形，严重影响患者工作和生活。

2. *处理方法*

(1)剃除毛发，清洁创面予以暴露。休克期过后，改头高位以减轻头面部水肿。

(2)保持创面干燥，经常用消毒棉球拭去渗液，并拭去五官分泌物。进食后口唇部用消毒棉球拭去食物，保持干净。深二度烧伤或有感染的创面，可用抗生素冷霜外敷，每日2次至愈合，每次更换时应清除原有药物。

(3)面部焦痂一般不做切除术。应让焦痂自行分离脱落，在肉芽创面上给予大张植皮。植皮时宜将皮片的缝接处置于隐蔽对称的位置上。如深度烧伤，伴有深部肌肉坏死，甚至贯穿性损伤，可考虑做焦痂切除。清除坏死肌肉后做游离皮瓣移植修复创面缺损。

二、外耳烧伤

1. *临床特点*　外耳皮肤较薄，皮下组织很少，较深的深度烧伤极易累及其下的软骨和软骨膜，造成耳软骨缺血、坏死。如不及时引流，则感染蔓延，甚至造成整个耳软骨膜和软骨坏死。耳软骨膜表面神经丰富，周围皮下脂肪又少，如因炎性肿胀，极易压迫神经末梢，产生剧痛。

2. *处理方法*　耳烧伤时创面应在清创后予以暴露，保持局部干燥，减少感染。如已发生感染，痂下积脓，应去除痂皮，拭去脓液，选用抗生素液做局部湿敷。或用抗生素冷霜外敷或半暴露治疗，每日2次。如已并发软骨炎、耳肿胀、疼痛，应严密注意，全身加强抗生素治疗，局部可用干热吹风治疗。如发生深部水疱，应在严格消毒下抽吸。如仍无效，已发展到化脓阶段，软骨已有坏死，波及全部耳郭，则应在无菌条件下在肿胀最明显处，沿耳轮外缘进行切开排脓，并将坏死软骨和发炎的软骨膜截除，用抗生素油纱布填塞，引流包扎。手术后换药必须在无菌条件下进行，以免感染及病灶扩散。积极处理常可防止耳软骨全部坏死，造成严重的外耳缺损。

三、眼烧伤

1. *临床特点*　头面部烧伤时，眼睑有反射性闭合反应，故较少烧伤眼球，但由于眼为人体重要器官，每个眼周围烧伤患者，特别是化学烧伤，均应检查有无眼球烧伤。

2. *处理方法*　眼睑烧伤时应检查有无眼部烧伤。结膜轻度充血、水肿而角膜正常时，可用0.25%氯霉素液滴眼，每2小时1次，及金霉素眼膏涂眼,每日4次。角膜有烧伤时应加用2%多黏菌素油膏,每日4次,及0.5%~1%链霉素液每小时滴眼1次,以防止眼内发生铜绿假单胞菌感染。应用阿托品油膏或1%阿托品眼药水滴入,每日3次,以防止虹膜睫状体炎。

如眼睑外翻、睑结膜水肿不能回纳者,可做眼睑焦痂横切开减压,也可同时切除眼睑部焦痂立即植皮,使睑结膜回纳,以保护角膜。眼睑焦痂脱落后应尽早进行植皮,所移植皮片应稍宽,以减少继发挛缩致眼睑外翻。如睑组织受伤较深,角膜一时无法得到适当保护,在条件许可下可应用无影眼罩暂时保护之,以待后期尽早做眼睑外翻的纠正。

四、手烧伤

1. 临床特点　手是劳动器官,经常暴露在外,易与面部同时受到烧伤。手部烧伤后如处理不当,可以加重以后的功能障碍和残废程度,故从预防观点上说,及时妥善地处理手部烧伤是十分重要的。

2. 处理方法　在中小面积烧伤时,手部深度烧伤应考虑进行早期焦痂切除或削痂及移植自体皮。手术应在全身情况许可下尽早进行,以在烧伤后1~5d进行为佳。5d后焦痂常开始软化感染,切痂后常影响皮片成活率。在大面积烧伤患者,全身情况不佳及局部已有明显感染时,则不能做焦痂切除手术。应在焦痂自然脱落,出现肉芽创面后,尽早进行植皮手术,以保证术后功能的较好恢复。

(1)焦痂切除后立即植皮:先用亚甲蓝画出切除范围。应将邻近的深二度烧伤一并切除。深二度创面虽然能自愈,但自愈后常生长增生性瘢痕,影响功能,所以也应同时切除。手术宜用橡皮绷带驱血,上止血带后进行。切除深度包括全层坏死的皮片。如手背静脉未栓塞,应尽量保留浅筋膜层,务必不使肌腱、骨质直接暴露。如肌腱周围疏松组织尚正常,应小心保留。在大、小鱼际部位,勿暴露肌纤维组织。如烧伤已深及肌腱或骨质,则手术效果不好,不宜早期切痂。这点术前应诊断明确。在去除止血带以前,先结扎或电凝止血;再用盐水纱布垫覆盖创面,用绷带或橡皮绷带自指尖包裹到手腕部,然后去除止血带。再分段逐步自腕部开始放开绷带,再次止血。这样操作除可以减少出血外,还可以加速手术进行。

彻底止血后,采取大张自体中厚皮片移植覆盖创面。用细丝线做间断或连续缝合。虎口及指蹼间应将所移植皮片做三角形插入指蹼间,超越手背而至掌侧,以防止术后皮片收缩造成假蹼形成。

皮片缝合后,外放几层盐水纱布,再用纱布、棉垫加压包扎并将手固定在功能部位。注意指蹼间的压力要适当均匀。压力过大则可有压迫指根部血管的危险,压力过小则可能在皮片创面间留有空隙,造成术后血肿及植皮坏死。

术后抬高患手,第3~5天打开包扎敷料检查。第7~8天可拆线。皮片成活后尽早开始物理治疗及功能锻炼。

(2)手部肉芽组织上植皮:在手部焦痂开始分离融解后,可采用浸浴的方法来促使焦痂早日脱落。可将患手浸泡于温盐水中,每日1~2次。浸泡时随时剪除坏死组织,勿使创面出血。用这种方法处理后,可望在烧伤后17~20d出现肉芽创面,进行植皮。但在较深的手背部烧伤时,清理肌腱、关节附近及骨膜上面的坏死组织,则应保守一些,以防止该处深部组织的暴露,有碍移植皮片的成活。可在该处坏死组织自行脱落而出现肉芽组织,或等待附件肉芽组织长入覆盖该处深部损害,再行皮肤移植术。临床上可以见到小面积的肌腱或骨组织裸露者,如历时不长,皮片仍有在其上面生长成活的可能。

手术中,先用盐水冲洗肉芽组织。如有过度增生,可用切皮刀削去一层或推除之,创面经压迫止血后即可植皮。植皮片宜较薄,以0.35mm为宜。缝合时可用细丝线做间断缝合,缝结宜稀疏不宜密,只起到固定作用就行。皮片缝合后可用抗生素液冲洗。其他包扎等手续与切痂后的方法相同。

肉芽创面上植皮虽然不及早期切除焦痂立即植皮的疗效优良,但如能尽早清除坏死组织,争取在健康的肉芽组织上植皮,皮片成活率也很高,术后如能进行有效的功能锻炼,仍可得到满意的效果。

显然,不论是在切痂后植皮或是在肉芽创面上植皮,皮片的成活率与未来手部功能恢复是有很大关系的。根据国内经验,在早期切痂植皮时,皮片成活率可高达100%,一般亦至少在95%~98%,故术后功能可得到良好恢复。在肉芽创面上植皮时,如能依法进行理想的处理和植皮,则一般的成活率也是很高的。在这个基础上进行理疗和体疗,手部功能的恢复还是很好,与切痂组几乎没有区别。但如成活率较差,有时只达80%~85%,这时手功能的恢复就较差。因此,不论在何种情况下植皮,如皮片未能全部成活,其遗留的创面应尽早再次用皮片覆盖。即使是很小的创面，也不应任其自行愈合，否则就会增加瘢痕形成，影响功能恢复。手部严重烧伤的病例，有时虽然有深部组织暴露，并发较重感染，但如能尽力控制感染，保持功能位置，及早植皮消灭创面，以后再进行适当的后期修复治疗，常可得到较好的功能恢复。

(3)手掌部深度烧伤的立即扩创皮瓣覆盖：手掌部皮肤较厚且有坚韧的皮下脂肪垫，在三度烧伤后如进行游离植皮，往往在术后引起掌部挛缩及功能障碍。手掌部深度烧伤，或合并其他外伤，常多见于电击伤、热挤压伤。电击伤烧伤深度深，涉及面广，大多有肌肉、骨骼、关节、血管等损伤；而在热挤压伤，则除了烧伤以外，尚有挤压损伤，常伴有骨折存在，且有进行性坏死的特点。对于这类烧伤在确定坏死平面后，即行清创，清除坏死组织，骨质尽可能保留，有骨折者同时以克氏针做内固定。创面应以皮瓣覆盖修复，可以保留部分间生态组织，减少瘢痕增生。皮瓣可来自前臂岛状皮瓣、胸腹部带蒂皮瓣或游离皮瓣。

五、会阴部烧伤

创面采用暴露疗法，清创后外用中草药，减少渗出，防止感染，促进结痂。应定时翻身，勿使创面受压过久，堆积的分泌物应及时清除。注意大、小便护理，大、小便后应以0.1%苯扎溴铵清洁会阴周围创面。深度创面脱痂时，可采用浸浴，待坏死组织脱净后，及早扩创植皮，植皮以采用邮票植皮，以大网眼纱布固定半暴露为宜。

（刘　伟）

参考文献

[1] 张涤生，等. 整复外科学. 2版. 上海：上海科学技术出版社，2002：117-140.

[2] 积水潭医院. 北京医学文库·烧伤创面修复与全身治疗. 北京：北京出版社，1993：47-63.

[3] 钟宇，等. 中华损伤与修复杂志，2007年第2卷第5期 Chin J Injury Repair Wound Healing (Electron Ver), October 2007, Vol2, No.5：345-346.

[4] 赵永健，等. 中华急诊医学杂志，2003年10月第12卷第10期 Chin J Emerg Med, October 2003, Vo1. 12, No. 10：695-696.

[5] 吴志谷，付小兵. 感染、炎症、修复. 2001年12月第2卷 第4期 Infect Inflamm Rep Vol 2 No 4 Dec 2001：240-241.

第 19 章

皮肤放射性损伤的整形治疗

皮肤放射性损伤(dermal radiolesion)是指皮肤受到一定剂量的某种射线辐射后所产生的一系列生物效应。皮肤是最早被认识的受放射损伤的组织。自 1895 年 Roentgen 发现 X 射线后,1896 年 Stevens 及 Leppin 等就相继报道了皮肤放射性损伤的资料。引起皮肤放射性损伤常见的射线有 X 射线、γ 射线、β 射线、高能电子束和中子等。随着科学技术的不断发展,放射性物质和原子能日益广泛地用于工业、农业、医药和国防建设等领域,由此造成的皮肤放射性损伤患者亦日渐增多。平时多见于核工业生产、放射性实验室、原子能反应堆、核电站、辐照加工和加速器等意外事故;也可见于应用放射线诊断和治疗某些疾病过程中的失误或后遗效应。在核战争时,主要是因体表受到放射性灰尘沾染未及时清洗或清洗不彻底而引起的皮肤放射性损伤。因此,了解和掌握皮肤放射性损伤的特点及防治原则,对平时、战时均有重要的实际意义。据不完全统计,20 多年来,全国已收治了数千例皮肤放射性损伤患者,救活了多名放射性事故伤员,积累了较丰富的临床治疗经验。

第一节　病理生理

射线作用于组织后,使组织细胞内的物质代谢、各种酶的功能、染色体的形态及功能都受到影响和损害,产生一系列"生物效应",从而使组织细胞呈渐进性、持久性的退行性改变和坏死。现就人体有关组织的主要病理变化分述如下。

一、皮　肤

皮肤上皮细胞和皮肤附属器官的上皮细胞是对射线比较敏感的组织,其受到一定剂量照射后,可发生一系列渐进性改变。在小剂量照射下,表皮和毛囊的基底细胞分裂减慢,并有轻度肿胀,表皮下乳头血管扩张,真皮层出现水肿。在大剂量照射下,上皮细胞多呈空泡样变,核增大或缩小,真皮层肿胀,久之,细胞崩解,可见细胞层次减少,有时也可出现区域性棘细胞层肥厚,汗腺和毛囊上皮萎缩、退变或消失。近年来通过电子显微镜观察,皮肤放射性溃疡的病变特点为成纤维细胞和毛细血管明显减少,成纤维细胞变性。病程在 6 个月以内者,主要是粗面内质网减少、扩张、脱颗粒;病程在 6 个月以上者,主要是粗面内质网及核蛋白体全面和极度减少,线粒体空泡化,同时微管、微丝减少。

二、血　管

血管内皮细胞对射线较敏感。射线损伤早期,真皮毛细血管充血、扩张,血流淤滞,通透性增加,小血管壁肿胀,出现玻璃样变性、纤维素样坏死、胶原纤维和嗜银细胞肿胀崩解等血管内膜炎改变。继之可造成血管壁增厚、管腔狭窄或闭塞、血循环障碍及血管壁周围的炎性浸润,久之形成纤维化瘢痕,压迫或绞窄血管,加重血管损伤。电子显微镜显示毛细血管内皮肿胀、增生,管腔狭窄,微饮泡减少,内皮细胞连接间隙增宽,基底膜局部崩解,以至消失。

三、肌　肉

肌肉组织对射线一般不敏感,但在大剂量照射下,仍可造成肌细胞空泡样变,骨骼肌萎缩、纤维化。

四、神　经

神经组织对射线的敏感性较低,但在大剂量照射条件下,也可造成神经细胞结构和功能的改变。

早期表现为神经周围和神经束膜内毛细血管充血、水肿及炎性细胞浸润压迫神经；后期主要是间质纤维组织增生、瘢痕形成，束膜内和束间血管发生改变，造成神经纤维的缺血和绞窄性坏死，产生不可逆的神经损害。

五、骨　骼

近年文献报道骨组织也是对损伤剂量电离辐射作用反应较敏感的组织。射线对骨组织的损伤主要表现为以下几个方面：①在一定剂量照射条件下，骨的有机质代谢障碍，表现为骨有机质主要成分（胶原和葡萄糖胺葡聚糖）合成代谢过程减低，葡萄糖胺葡聚糖破坏加重，造成骨组织脱钙。当骨骼中钙含量丧失 20%～25%以上时，X 线检查可反映出来。②营养骨的血管受到损伤，发生狭窄或闭塞，造成骨组织营养障碍，从而加重损伤，以致造成骨细胞变性和死亡，发生骨坏死或病理性骨折。③成骨细胞对射线也十分敏感，当受到一定剂量照射后，成骨细胞发生变性坏死，从而造成骨发育不良或发育停止。

第二节　影响皮肤放射性损伤的因素

皮肤放射性损伤程度的轻重可受到多种因素的影响，如放射线的种类、照射剂量、剂量率，以及各种组织生物、物理因素的影响。

一、放射线的种类和照射剂量

不同种类的射线，照射剂量不同，造成皮肤损伤的轻重程度也不尽相同。如日射线和浅层 X 射线的能量低、穿透力弱，大部分被皮肤浅层吸收，一般仅达皮肤表皮或真皮浅层。深层 X 射线、Q 射线和高能电子束的能量高、穿透力强，可达皮肤深层。^{60}Co 射线的组织吸收剂量在距皮肤 4cm 处仍达 80%，现代医用直线加速器能量及穿透力更强，最大剂量可深达 5～7cm。因此，照射剂量大小与损伤程度呈正相关（表 19-1）。

表 19-1　人体皮肤急性放射性损伤的分度与照射剂量（Gy）的关系

射线种类	损伤分度（照射剂量 Gy）		
	Ⅰ度	Ⅱ度	Ⅲ度
软 X 线	3～5	6～8	>9
硬 X 线	5～7	8～10	>11
β 射线	4～6	7～9	>10
γ 射线	7～10	11～15	>16

二、剂量率和间隔时间

剂量率高，一次照射或分次照射的间隔时间短，射线对皮肤的效应也就较大。譬如，同一种射线，照射总剂量相同，但一次完成照射与分次照射的反应就不同，前者反应重，后者反应轻。照射间隔时间的长短亦与反应程度有关，间隔时间短者为重，反之则较轻。

三、生物学因素

年龄、性别、机体状况和身体不同部位对射线的敏感性不尽相同。儿童比成年人敏感性高，妇女在妊娠、月经期对射线的反应较平时明显。某些疾病，如肾炎、结核、心脏病、高血压、各种皮炎及代谢性疾病（糖尿病、甲状腺功能亢进症等），可增加皮肤对射线的敏感性。身体屈侧较伸侧敏感，身体潮湿和受摩擦区（腋窝、会阴等）敏感性较高。严重贫血和少血管区的皮肤敏感性较低。

四、理化因素

热、光、紫外线及某些化学物质（酸、碱、碘酒等）均能提高皮肤对射线的敏感性。在受照射前曾经日晒的部位所发生的红斑比较明显。

第三节　临床表现

皮肤放射性损伤与热力烧（烫）伤不同，前者是一种放射能的作用，射线造成组织细胞代谢、功能和结构的改变，这与后者存在着本质的不同。此外，放射性损伤病变过程发展较缓慢，并有明显的分期和急、慢性变化。

一、急性皮肤放射性损伤

急性皮肤放射性损伤(acute dermal radiolesion),是指皮肤受到1次或近日内受到多次一定剂量的射线照射后所引起的损伤。根据损伤程度的轻重,一般临床上采用3度分类法。根据病变发展,每一分度的临床表现又可以分成为4期:初期反应期、假愈期、基本反应期和恢复期。

1. Ⅰ度损伤——红斑、脱毛

(1)初期反应期皮肤受照射当时,局部可无任何症状,有的3～4h局部仅出现轻微的瘙痒、灼热感,继之逐渐出现轻度水肿和充血性红斑,1～2d红斑、肿胀暂时消退。

(2)假愈期一般为2～4周,此期局部通常无任何症状。

(3)基本反应期开始时皮肤出现轻度潮红、瘙痒,并逐渐加重,直到又出现明显红斑,且逐渐转为浅褐色,局部灼痛。出现粟粒状丘疹,毛发松动脱落。

(4)恢复期上述反应期症状一般持续4～7d逐渐减轻,但局部可暂时留有轻度色素沉着,皮肤干燥、脱屑、脱毛,或伴有刺痒等症状。以上症状一般2～3个月可望消失,毛发可再生,一般无功能障碍或不良后遗症。

2. Ⅱ度损伤——水疱、湿性皮炎

(1)初期反应期:受照射当时可有一过性灼热、麻木感,24～48h相继出现红斑、灼痛和肿胀等症状。

(2)假愈期初期:反应期经24～48h,上述症状逐渐减轻乃至消失,无明显的临床症状。但此期较Ⅰ度损伤稍短,为1～2周。

(3)基本反应期:假愈期后受照射局部再次出现红斑,色泽较前加深呈紫红色,肿胀明显,疼痛加剧,并逐渐形成水疱。开始为小水疱,3～5d逐渐融合成大水疱。疱皮较薄,疱液呈淡黄色。水疱破溃后形成较表浅的糜烂创面。如为^{60}Co放射源、加速器引起的皮肤损伤,此度可无明显水疱,其表现为表皮松解、创面糜烂和渗出较多等湿性皮炎反应。

(4)恢复期:上述水疱或创面经处理后如无感染,一般4～5周开始出现上皮生长,但较缓慢,新生上皮菲薄、弹性差。经一段时期后转为慢性改变,如皮肤厚度变薄,毛细血管扩张,皮肤色素减退与沉着相间呈“大理石”样,毛发脱落不再生长,皮脂腺、汗腺萎缩,排泄功能发生障碍。久之,局部组织纤维化,如受外界刺激,易反复破溃,如继发感染,形成溃疡,则甚难愈合。

3. Ⅲ度损伤——坏死、溃疡

(1)初期反应期于受照射当时或数小时后即出现明显的灼痛、麻木、红斑及肿胀等症状,且逐渐加重。

(2)假愈期此期较短,一般为2～3d,或仅于受照射1～2d局部红斑、肿痛等症状稍有减轻,但不能完全消失。通常2～3d症状即进入基本反应期,重者无明显假愈期。

(3)基本反应期此期红斑明显,颜色逐渐加深,常呈紫褐色,肿胀加重,疼痛剧烈,并相继出现水疱和皮肤坏死区,坏死皮肤大片脱落,形成放射性溃疡。

(4)恢复期面积较小(直径<3cm)或相对较浅的溃疡,经相当长时期的换药及其他辅助治疗后可望暂时愈合,但新生上皮极不稳定,稍遇外界刺激就易发生皲裂或破溃。面积大而深的溃疡逐渐加深,易继发细菌感染,重者可波及深部肌肉、骨骼、神经干,甚至内脏器官。放射性溃疡愈合极为缓慢,有的完全不能愈合,溃疡基底或周围形成瘢痕;位于功能部位的严重损伤,常伴有功能障碍。

大面积的Ⅱ度和Ⅲ度急性皮肤放射性损伤在基本反应期阶段因水疱和水肿,致使体液大量丢失,有效循环血量减少,可发生低血容量性休克;也可由于损伤组织分解代谢产生大量的毒性物质被吸收而发生中毒性休克,甚至导致肾、肝等多脏器功能障碍或衰竭。在辐射事故中,除造成大面积急性皮肤放射性损伤外,还常伴有全身不均匀照射,产生不同程度的骨髓造血功能、免疫功能障碍的全身性放射病,从而产生一系列的全身反应。

二、慢性皮肤放射性损伤

慢性皮肤放射性损伤(chronic dermal radiolesion),是指局部受到多次反复小剂量照射,受照射后数月或数年出现皮肤损伤的改变;亦可由急性损伤迁延而来。根据损伤程度和病理变化,临床上可分为慢性皮肤放射性皮炎、硬结性水肿和慢性放射性溃疡。

1. 慢性皮肤放射性皮炎(chronic radiodermatitis) 轻者损伤区皮肤干燥、粗糙、轻度脱屑,皮肤纹理变浅或紊乱,有轻度色素沉着和毛发脱落;重者局部皮肤萎缩、变薄、干燥,并可见扩张之毛细血管，色素沉着与脱失相间，呈“大理石”样改变，瘙痒明显，皮下组织纤维化，常出现皲裂和瘢状增生。手部慢性放射性皮炎除皮肤病损外，还有指甲增厚、质脆，出现纵嵴，呈舟状改变。

2. 硬结性水肿(callous edema)　常发生在照射后 6 个月或数年，损伤部位逐渐出现非凹陷性水肿，触摸有坚实感，皮肤失去弹性，深压时又形成不易消失的凹陷，局部疼痛明显

3. 慢性放射性溃疡(chronic radioulcer)　即指受照射局部皮肤在上述病变的基础上，出现大小不一、深浅不等的溃疡，其轻重与剂量和感染程度有关。此类溃疡的特点是溃疡边缘不整齐，呈潜行性，基底凹凸不平，肉芽生长不良且污秽，常有一层纤维素样物覆盖，多伴有不同程度的细菌感染。解放军第 307 医院曾调查 130 例溃疡创面，铜绿假单胞菌感染率占 47%。溃疡四周皮肤变薄，色素沉着，深部组织纤维化，形成瘢痕，使局部硬似“皮革状”。此类溃疡若波及深部肌肉或神经时疼痛剧烈。如有 1 例领颈部慢性放射性溃疡患者，由于颈阔肌及颈前肌部分溃烂，气管、甲状腺等组织外露，疼痛剧烈难忍，不思饮食，不能入睡，每天需要肌内注射哌替啶(度冷丁)400～500mg，仍不能完全解除痛苦，严重时曾给予冬眠药物，使其处于睡眠状态。放射性溃疡发生在手部时常出现软组织萎缩变性、关节挛缩、肌腱断裂、关节囊外露等，造成手的功能障碍。

三、放射性损伤后恶变

有关放射性损伤后恶变的报道呈逐渐增多的趋势，但发病率的报道很不一致。根据 Teleh 检查皮肤放射性损伤 121 例标本中，有 34 例发生恶变，其发生率为 28.1%，Malbec 报道放射性皮炎的癌变率为 13.4%，解放军第 307 医院收治的 154 例放射损伤患者中，有 7 例恶变，发生率为 4.5%。高学书曾在《中国医学百科全书》中写道：“癌变是慢性放射性皮肤损伤的最终表现，放射性皮肤癌变发生率为 20%～30%。”国内近年文献报道有关肿瘤患者放疗后癌变的发病率为 6%～10%。发病率差异的悬殊，可能与统计者所收集的样本不同有关。放射性损伤后恶变发生时间一般为 5～10 年，长者可达 20～30 年，但最短者仅为 2.5 年。关于放射性损伤后恶变的发病机制，目前主要有两种学说：①有人指出，电离辐射直接致癌是主要因素。认为辐射致癌的靶分子是 DNA，射线直接作用于细胞，造成细胞 DNA 损伤，引起 DNA 双螺旋结构的复制发生紊乱和错误，因细胞突变而形成癌肿。癌的启动学说认为，绝大多数癌症都存在单细胞(单克隆)突变起点，通常认为即使有不到百万分之一癌的起动细胞残留下来，也会发展到癌，由此可介导出辐射致癌总剂量阈值的观点。也有人认为，高剂量或低剂量与中等剂量相比，中等剂量(30～60Gy)产生亚致死细胞多，这种细胞易发生癌变。②慢性刺激学说。这也是一种较公认的理论，认为慢性溃疡在癌的发生中具有重要意义，慢性皮肤放射性溃疡长期受炎性刺激，可能既是一种致癌因素，又是一种促癌因素。溃疡边缘鳞状上皮的反复蜕变和再生，既可诱发鳞状上皮的突变，也可促使原有突变基础的表皮细胞癌变，最终演变为癌。近年来应用免疫组化方法对慢性皮肤放射性溃疡和放射性皮肤癌进行研究，发现 p53 蛋白功能异常可能与皮肤溃疡的反复发作，经久不愈，最后癌变的机制有关。

放射性损伤后恶变的病理类型有鳞状上皮细胞癌、基底细胞癌、纤维肉瘤和骨肉瘤等，以前 2 种常见。在面部多为基底细胞癌，四肢多为鳞状上皮细胞癌。

无论职业性、事故性照射或放疗后诱发的恶性肿瘤，均发生在受照射部位或非原发癌的照射野内。职业性照射主要发生在骨科医师、放射线科医师或长期接触放射性物质的工作人员，病变常发生在双手，尤以手指背侧常见，在慢性皮肤损伤的基础上发生恶变。其表现为受损部位皮肤萎缩变薄、粗糙、角化过度、皲裂、角质突起或形成溃疡，反复发作，经久不愈。病理类型以高分化鳞状细胞癌为主。潜伏期一般较长，多在 10 年以上。

放疗后诱发的恶性肿瘤主要表现为在照射野内皮肤出现经久不愈的溃疡，溃疡表面经常附有较厚的干痂，痂下时有分泌物溢出，溃疡边缘出现高低不平的结节状新生物，也有表现为蕈样增生，突出于体表。病理类型不同于原发的肿瘤组织学分类，以鳞状细胞癌或肉瘤多见。

放射性皮肤癌一般恶性程度较低，肿瘤细胞分化程度高，又因局部组织严重纤维化，血管、淋巴管闭塞，癌细胞向四周浸润和转移缓慢。

第四节　诊断与鉴别诊断

皮肤放射性损伤病程发展缓慢，初期症状不明显，尤其在假愈期，临床上一般无明显症状。因此，损伤程度的真实性一时常辨识不清，有可能发生误诊或漏诊而延误治疗。文献中就有误诊为过敏性反应或药物性皮炎的报道。笔者也曾遇到过不少病例被误诊为一般皮炎或甲沟炎、毛囊炎的，有的甚至在受照射数月乃至数年后，已形成慢性皮炎或溃疡，经久不愈，在进一步探讨其不愈之原因时才得以确诊。如有2例患者，1例为外科医师，1例为外伤患者。医师在X线透视下为患者取手部金属异物时受到辐射，数日后医师指端出现红肿，误认为是甲沟炎而做切开引流，加重了损伤，形成溃疡。外伤患者在数日后出现局部红肿，误认为是术后感染，用50%乙醇温敷，次日即发生破溃。笔者收治的病例中，有8例医务工作者将自己手部已有的慢性放射性损伤视为一般皮炎，而未引起重视，仍经常或多次在X线照射下较长时间工作，加重了病情发展，延误了治疗时间。因此，正确的诊断对临床治疗和预后有非常重要的意义。笔者认为，根据病史，结合射线损伤后的病变特点，一般是可以得到及时确诊的。下面重点介绍急、慢性皮肤放射性损伤的诊断与鉴别诊断。

一、诊断依据

1. *确切的放射线接触史*　这是诊断皮肤放射性损伤的可靠依据之一。要注意详细询问患者的职业史和病史，包括患者近期或以前接触放射性物质情况，如核素种类、射线能量、受照射时间、放射源距离，以及个人防护用品使用情况等。在原子能反应堆、核电站事故及核战争条件下，主要应考虑放射性物质的沾染和辐照史，尤其要注意患者在事故时所处的位置和环境情况、在沾染区停留的时间、清洗情况，以及是否合并其他损伤等。值得提出的是，急性放射性皮肤损伤初期症状不明显，有时无主观感觉及客观表现；慢性放射性损伤在相当长一段时间内无任何表现，有的患者直至出现红肿、刺痒、脱屑，甚至溃疡形成后，才回忆起接触过射线的病史。

2. *典型的临床症状与体征*　皮肤放射性损伤的临床经过与热力烧(烫)伤不同，伤后有一定的潜伏期，故皮肤损伤症状出现较迟。凡有以下情况则应考虑为放射性损伤：①在接触放射性物质过程中或以后数天内，局部出现红斑、灼痛、麻木和肿胀等；②继首次红斑消退或症状减轻之后，再次出现红斑、肿胀、疼痛反复加重，或出现水疱或糜烂溃疡等；③长期从事放射工作的人员，凡出现脱毛，皮肤干燥、脱屑、萎缩变薄、粗糙、弹性变差或经久不愈的溃疡，手部出现指甲变形、增厚、纵嵴和质脆易裂等。

对于放射性皮肤癌或放疗后诱发的恶性肿瘤的诊断，主要有以下标准：一是有确切的射线照射史；二是肿瘤发生在受照射部位或非原发肿瘤部位的照射野内；三是有一定的潜伏期；四是有病理组织学证实，或具有与原发肿瘤不同的组织学类型，或有依据排除转移癌的可能性。

二、鉴别诊断

急性皮肤放射性损伤早期某些临床改变与一般热力烧(烫)伤及某些皮肤疾病也有相似之处，应注意鉴别，尤其应与日光性皮炎、过敏性皮炎、药物性皮炎、甲沟炎、丹毒等相区别。慢性皮肤放射性损伤应注意与神经性皮炎、慢性湿疹、皮肤上皮角化症及其他非特异性溃疡相鉴别，必要时可考虑做组织学检查，以明确诊断。

第五节　治　疗

皮肤放射性损伤的临床治疗是一个比较复杂、困难的问题。尤其是事故性病例，虽损伤仅限于某一肢体或某一局部，看起来损伤面积不大，但多数病例除此之外，还同时伴有一定剂量的全身照射或内脏损伤，以及局部严重放射损伤造成的全身反应。局部重度放射性损伤除皮肤溃疡外，常波及肌肉、肌腱、神经干、大血管和骨骼，形成大而深的复合性溃疡，用一般传统的方法治疗难以奏效，若处理不当，可影响功能造成伤残，甚至危及生命。因此，在治疗过程中，应抓好全身治疗和创面处理两大环节。

一、全身治疗

在事故性照射病例中，大多数患者体表可能受到大面积损伤，部分患者伴有全身不均匀照射，甚至伴有急性或慢性放射病。因此，应当重视全身治疗。全身治疗主要依据病情的轻重而定，其治疗措施是综合性的。除给予高蛋白饮食、多种维生素外，还应根据病情发展的不同阶段采取相应的措施。早期应用调整自主神经系统功能、防止胃肠道反应和改善造血功能的药物，如谷维素、叶酸、核苷酸和核酸钠等；在假愈期则根据病情进行对症处理；在进入基本反应期（又称极期）时应积极采取措施控制感染，防止出血及水、电解质和酸碱平衡失调。此外，还应根据病情输注全血，必要时输注白细胞、血小板等血液成分。骨髓移植目前已成为救治极重度放射病的重要措施。近年来的研究表明，全身应用造血生长因子白细胞介素-3、集落细胞生长因子及白细胞介素-1，可加速造血系统功能的恢复。同时还应针对大面积皮肤损伤反应期造成的体液渗出、组织分解毒性物质对机体的毒害，积极采取相应的抗休克措施。补液、少量多次输血等措施不仅可以中和并排出毒素、减轻全身反应和促进造血功能的恢复，还有利于皮肤损伤创面的修复。局部肿胀、疼痛明显时，可适当应用糖皮质激素，以减轻血管的通透性，减轻局部肿胀和疼痛。丙种球蛋白及胎盘组织制剂等可增强机体免疫力、促进坏死组织分离和肉芽组织形成。

慢性放射损伤病例，尤其是肿瘤放疗后造成慢性放射性溃疡者，病程较长，体质差，营养状况不良，有的伴有低蛋白血症。因此，应当注意改善营养状况，纠正低蛋白血症。对疼痛明显者可合理使用镇静、镇痛药。

二、创面处理

由于放射性损伤的特殊病理变化，其治疗也较困难，特别是在事故性照射条件下，局部放射性损伤的处理是急性放射病治疗中的一个特殊问题，对患者的预后有直接影响。创面处理主要根据损伤程度和各个发展阶段采取相应的措施。Ⅰ度与Ⅱ度损伤以非手术治疗为主，Ⅲ度损伤宜采取手术治疗。

1. *急性皮肤放射性损伤的创面处理*

(1)Ⅰ度损伤创面：注意防止局部皮肤遭受摩擦、搔抓等机械性刺激，避免紫外线、远红外线的照射，禁止使用对皮肤刺激性较强的药物。红斑反应时，可选用止痒清凉油、0.1%曲安西龙（去炎松）软膏或 5%苯海拉明霜等药物，以减轻皮肤红肿和灼痛等症状。疼痛明显时，局部应用呋喃西林、硼酸液及氯已定（洗必泰）溶液冷敷，位于四肢的严重损伤可使用 1%普鲁卡因做套式封闭。

(2)Ⅱ度损伤创面：Ⅱ度损伤的初期和假愈期处理原则与Ⅰ度损伤基本相同。但在基本反应期往往形成水疱且表皮松解脱落。因此，应积极处理创面，以预防和减轻感染、促进创面愈合为主。对损伤面积小，完整散在的小水疱，只要张力不大，可以保留疱皮，让其自行吸收、干瘪，但吸收较缓慢。对于较大水疱或张力大的水疱，应在无菌操作下行低位穿刺排液，或用剪刀剪开一小口排液，然后加压包扎。如果疱液已浑浊，其周围有明显炎性反应，或水疱已破溃时，都应剪除疱皮，以防加重感染。对糜烂创面，可选用维生素 B_{12}、复生膏、溃疡油、沙棘油等换药。有继发感染时，可应用庆大霉素、卡那霉素等有效抗生素溶液湿敷，或与上述药物交替应用。

(3)Ⅲ度损伤创面：Ⅲ度损伤的治疗较为困难。损伤早期处理同Ⅰ度、Ⅱ度损伤。在基本反应期主要根据病程发展采取相应措施，原则上以镇静、镇痛和防止创面感染为主。局部疼痛剧烈时，可应用 10%普鲁卡因做离子导入；位于肢体的严重损伤，必要时可用 1%普鲁卡因做近端动脉注射；如坏死、溃疡>3cm 者，应采用早期切除，以皮瓣组织移植修复。

2. *慢性皮肤放射性损伤的创面处理*　慢性皮肤放射性损伤病变发展缓慢，临床上常以慢性皮炎或经久不愈之溃疡的形式出现。因此，应针对不同程度的损伤采取相应措施。对于慢性放射性皮炎，应注意避免各种物理、化学因素的刺激，局部选用止痒、滋润皮肤的中性油质药物，如止痒清凉油、蛋黄油、氢地油、溃疡油等。有学者报道植物性血球凝集素（PHA）是一种强的生物原刺激素，它能使组织易于生长并上皮化，可能会缩短创面的渗出期。PHA 油膏对于红斑、干性及湿性皮炎或硬结水肿有显著疗效。有过度角化、瘢状增生时，可应用中草药泡洗。对于慢性放射性溃疡，应加强溃疡换药、控制感染等措施。根据溃疡面渗出物细菌培养和药物敏感试验结果，选用有效的抗生素溶液换药。对于较小、较浅的溃疡，待感染基本控制后，可选用活血生肌、促进愈合的药物，如溃疡油、蛋黄油等。对于较深、经久不愈的溃疡，一等感染基本控制，就应尽早采用手术治疗。

3. *整形外科治疗* 对于局部严重放射性损伤，近年来多主张采取整形外科治疗。笔者认为采取局部扩大切除，以组织移植的方法修复是治疗严重皮肤放射性损伤的重要手段。现提出以下治疗方案。

(1)手术适应证：①各部位的急、慢性Ⅲ度损伤，坏死、溃疡超过3cm以上者；②功能部位(如手、足、关节)的急、慢性Ⅱ度损伤，如早期手术，可以防止关节畸形，以保护和促进功能恢复；③大面积Ⅱ度急性损伤伴有全身放射病、内脏损伤及全身中毒反应明显时，手术有利于减轻复合伤，减少并发症的发生；④有恶变者。

(2)手术时机：对于皮肤放射性损伤的手术时机，目前看法仍不完全一致，尤其是对急性皮肤放射性损伤的手术时机更不一致。有的学者认为，急性皮肤放射性损伤早期深度难以判断，坏死界线不明，估计植皮难以成活，故主张损伤后6个月或更长时间，待创面开始有愈合倾向时方可考虑手术治疗。但是，近年的临床实践证明，对于急性皮肤放射性损伤，可以根据局部所受照射剂量，结合临床表现来判断损伤深度和范围。Ⅱ度、Ⅲ度损伤的反应期达高峰后，开始进入稳定阶段时，皮肤坏死、溃疡的界线和深度基本清楚。一般在受照后1～2个月，无论放射病，还是局部损伤的反应期都趋于稳定，如病情允许，可以手术。对于大面积或四肢严重的局部急性放射损伤，如受照剂量确系非常大(>100 Gy)，可在基本反应期之前采取手术封闭创面或截肢处理。解放军第307医院收治的57例急性放射损伤病例中，有26例在伤后1～3个月施行手术治疗，其中有20例是在伴有心、肺、气管、食管等脏器损伤或全身放射病的情况下采取手术治疗，一次植皮(或皮瓣)成活优良者23例，占88.5%。1996年1月收治的1例放射事故病例，患者双下肢、双手及前臂发生严重放射损伤并伴全身中度骨髓型放射病，局部受照射剂量最大为830 Gy，受照后第4天肢体高度肿胀、坏死，为防止肢体组织大面积坏死而导致肝、肾等多脏器衰竭和为平稳度过放射病的极期创造条件，于伤后第8天做了右股部和左前臂的截肢处理，使患者顺利度过了放射病极期，并挽救了生命。

(3)切除范围：一般切除的范围要足够大，手术时应尽量将所受照射区域中萎缩、变薄、有色素改变的损伤组织全部切除并超出损伤边缘1～2cm。这是因为在一定受照射范围内，无论是溃疡中心还是其周围组织的受照射剂量基本上是一致的，虽然周围创面有时可暂时愈合，但新生上皮菲薄，稍遇刺激，可再形成溃疡而难以愈合。因此，以一次彻底切除为好。否则，损伤边缘组织供血不足，可导致移植的皮片或皮瓣与创缘愈合不良而发生术后裂开等并发症，从而影响愈合。

(4)切除深度：理想的切除深度应该包括所有受照射后的变性组织，这适宜于由β射线损伤后的浅表性溃疡。但临床上往往难以做到彻底切除，而采用“生物切除法”，这是因为：①深部X射线、γ射线所造成的严重损伤，其深部均为变性、纤维化的瘢痕组织，严重者可发生肌肉、骨骼的变性、坏死，甚至与深部脏器贯通或粘连；②现代放疗技术(如直线加速器等)虽然对皮肤损伤小，但对皮下及深部组织损伤大，当皮肤出现溃疡时，其深部组织损伤将更为严重。因此，对此类溃疡不能采用一般外科手术方法切除和使用皮片移植的方法修复创面。对较深的放射性溃疡或伴有大血管、神经干及骨骼损伤，甚至波及深部脏器者，手术只能采用“生物切除法”。此法即适当控制切除深度，而仅将坏死组织切除至略有出血的瘢痕组织层，当伴有骨损伤时，清除死骨，搔刮至有活跃渗血时为止；遇有大血管、神经干、胸膜或心包时，仅搔刮清除其表面坏死组织，然后必须采用血液循环丰富的皮瓣、肌皮瓣或大网膜等组织移植来修复。

例，李某，男，28岁，放射科医师。因操作X线机防护不当造成颈部严重放射性损伤，波及气管、甲状腺及颈总动脉。为了保护这些重要器官和血管，术中仅清除明显的坏死组织，然后以两侧胸部皮瓣移植修复创面，术后皮瓣成活良好，伤口一期愈合。

(5)创面的修复：损伤区及溃疡切除后，大多数创面都不能直接缝合，常需要采用皮肤组织移植的方法来修复。可根据创面的大小、损伤的深浅及伤员的全身状况等合理选择最佳方法修复缺损区。目前常采用的组织有皮片、各种皮瓣(或皮管)、肌皮瓣、肌瓣等。

①皮片移植：适用于急性皮肤放射损伤Ⅱ度、Ⅲ度创面，或适用于面颈部等血液循环丰富部位的慢性放射性浅表溃疡切除后的创面，也可用于急性Ⅲ度损伤溃疡的暂时封闭，为二期修复创造条件。

关于皮片的厚度,可视具体情况选用。如病损组织切除较彻底,创面条件好,可以选用中厚或全厚皮片;对于大面积Ⅱ度损伤创面欲争取创面早日愈合,或为了暂时封闭溃疡,可选用刃厚皮片;功能部位可选用偏厚的中厚皮片或全厚皮片。

②皮瓣移植:随着整形外科的发展,皮瓣移植技术已在放射性损伤中较多地被使用。皮瓣移植是修复放射性损伤创面或溃疡最常采用的方法之一,如各种局部皮瓣、筋膜皮瓣、真皮下血管网皮瓣、岛状皮瓣、游离皮瓣等。皮瓣移植适用于损伤较深的溃疡,或洞穿性缺损的修复。皮瓣的选择应根据缺损区的范围和邻近组织的条件来考虑。如周围有完全健康的皮肤可利用时,应尽早采用局部皮瓣,包括局部旋转皮瓣、推进皮瓣,也可选用轴型岛状皮瓣等。局部无条件形成皮瓣,切除后的创面又不适宜皮片移植时,可采用交叉皮瓣进行修复。但此方法需固定肢体、手术次数多、痛苦大,仅适用于四肢创面且不能用其他方法修复者,老年人慎用。一般以交臂、交腿式或以病肢与胸、腹相连的形式做修复。笔者近年应用腹部保留真皮下血管网的薄皮瓣修复手部、前臂的急性或慢性放射损伤,效果良好。对于损伤面积较大、损伤较深的溃疡,由于提供皮瓣区的组织或血管受到损伤,使皮瓣的血液供应受到影响,而限制了皮瓣的应用,在这种情况下也可以采用皮管移植来修复。由于皮瓣有较好的血液供应,有的还含有比较粗大的知名血管,因此血液循环丰富,能改善创面及周围的血液循环。所以,大多数溃疡切除后,均可采用皮瓣移植来修复,效果较好。近年来,组织扩张器的应用为放射损伤的修复开辟了新的途径和方法,其增加了供皮源和供皮量,也已治疗了许多以往需做皮管或游离皮瓣移植,以及一次难以修复的溃疡。

③肌皮瓣移植:带血管蒂的各种肌皮瓣已成功地应用于严重放射性溃疡,且收到了良好的效果,修复了许多过去认为难以修复的巨大溃疡或经久不愈的慢性溃疡。如应用背阔肌肌皮瓣可以修复肩部、腋窝和胸部的放射性溃疡;腓肠肌肌皮瓣是修复小腿、膝关节周围的良好材料;腹直肌肌皮瓣、胸大肌肌皮瓣、斜方肌肌皮瓣、股薄肌肌皮瓣、阔筋膜张肌肌皮瓣等在临床应用也较广泛。肌皮瓣血液循环丰富,适用于较深的腔穴性溃疡,它既能充填腔穴又能覆盖创面,还能有效地改善局部血液循环,促进愈合。

例,刘某,女,36 岁。因右髂骨巨骨细胞瘤接受^{60}Co 放射治疗,局部累积受照射剂量为 180 Gy。放疗后局部红肿、溃烂,13 年来局部反复破溃、疼痛,且行走困难。入院时右髂部损伤区面积为 22cm×13cm,溃疡深 4cm,髂骨部分坏死、裸露,右下肢屈曲畸形,功能障碍。采用损伤区及溃疡切除,清除死骨,以阔筋膜张肌肌皮瓣岛状移位修复。术后肌皮瓣全部成活,溃疡一期愈合,右下肢功能完全恢复。

④肌瓣移植:溃疡切除后如有较大腔穴存在时,则需以具有良好活力和血供丰富的组织瓣充填。肌肉组织瓣就是一种良好的组织瓣。如直肠、会阴和髂尾部的巨大窦腔,就可选用臀大肌、股薄肌或缝匠肌肌瓣转移充填。

⑤有关截肢(指或趾)问题:在四肢发生严重放射性损伤或癌变时,应考虑做截肢(指或趾)处理,但必须十分慎重。有人主张局部照射剂量应>100 Gy,以早期做截肢术为妥,截肢的平面应当认真考虑,可根据照射剂量分布图和临床症状综合分析,既要避免截除过多,影响功能,也应防止损伤区截除不彻底,发生伤口愈合不良或继续坏死。Schenck 曾报道 1 例因加速器事故造成四肢损伤患者,局部一次照射剂量为 27.5~60 Gy,伤口 22 个月内施行了 11 次截肢术,从远端向近端逐渐截除,下肢截至膝关节,上肢截至前臂才控制了肢体残端的坏死过程,因此,他认为对于难以保留的肢体宜早期截肢,可在受照射后 2~3 个月在一定平面上截肢。笔者曾收治 1 例^{192}Ir 极不均匀外照射致局部极重度放射损伤的患者,其受照后 2h 右下肢发麻、抽搐,4h 出现红斑,20h 出现伤肢严重肿胀,48h 出现水疱,所测受照射剂量为 68.9~3 738.0 Gy。由于受照射剂量非常大,临床症状发展迅速,为防止肢体广泛坏死及发生多脏器功能衰竭,于受照射后第 8 天即行截肢处理,术后切口愈合良好。

三、身体各部的治疗特点

1. *头面部*　头部软组织较少,放射损伤溃疡常波及颅骨,造成颅骨坏死。术中应注意将坏死之颅骨清除。一般先将颅骨外板切除,如有活跃渗血,就不必切除内板;倘若内板也坏死,应彻底清除。颅骨缺损可暂时不做一期修补,先以局部头皮瓣旋转或推进修复,缺损范围大者可采用先埋置扩张器,应用扩张后的头皮瓣转移修复,也可以斜方肌皮瓣移位修复头部较大缺损。若颅骨缺损超过 3cm,必要时可做颅骨二期修补。面部皮肤放射性损伤常见于面部血管瘤、色素痣和皮肤癌等用β射线或浅X射线治疗后造成的损伤。此类溃疡一般比较表浅，多数损伤仅波及皮下组织层。由于面部血液循环丰富，损伤区彻底切除后可用全厚皮片移植修复。近年来笔者应用扩张后的胸三角皮瓣移植修复，亦收到了良好效果。

2. 颈部　颈部放射性损伤除了事故性原因造成外，也可因为医务人员操作X线机防护不严，或因颈部肿瘤接受^{60}Co、深部X线及加速器治疗后所致。由于颈部大血管、臂丛神经等位于深部，深度放射损伤常波及这些重要组织，后期由于组织广泛纤维化造成高位臂丛神经损伤而致上肢瘫痪，同时也造成解剖不清，因此宜早期手术，以防止进行性损伤。手术中尤其要注意保护重要血管和神经，不要过多剥离血管周围组织，可采用“生物切除法”切除坏死组织，然后选用胸肩峰筋膜皮瓣、胸大肌肌皮瓣、胸三角皮瓣等移植修复。

例，王某，女，56岁。因鼻咽癌左颈转移以^{60}Co和X线治疗后7年，左颈部形成慢性放射性皮炎伴散在溃疡，局部瘢痕硬似板状，颈部功能受限。行扩大切除损伤区皮肤，部分切除瘢痕组织，松解粘连，以左胸肩峰皮瓣转移修复。术后皮瓣全部成活，伤口一期愈合，颈部功能基本恢复。已随访10年，颈部功能恢复良好。

3. 胸部　胸部放射性损伤常见于乳腺癌根治术后或胸壁其他恶性肿瘤广泛切除后接受放射治疗者。其特点是：损伤面积大，损伤深，除造成肋骨、胸骨损伤外，还常波及胸膜、肺及心脏，周围可利用的正常组织不多，修复、保护变性的胸膜，不要碰破。肋骨去除时应将部分变性的肋间肌削除，避免基底留下无效腔。胸部缺损的修复以往多选用背阔肌皮瓣、健侧的胸部筋膜皮瓣，近年应用各种类型的腹直肌肌皮瓣修复胸壁缺损，收到了良好效果，既修复了缺损又起到乳房成形的效果。

例1，郑某，女，59岁。因右侧乳腺癌根治术后放射治疗致右侧胸壁慢性放射性溃疡，伴胸骨和第5、6、7前肋骨髓炎，22年来多次手术仍未愈，有溃疡长期存在，窦道形成。采用扩大切除溃疡和四周瘢痕，清除坏死胸骨和肋骨，以左侧胸壁筋膜皮瓣转移修复，术后皮瓣成活良好，12d拆除缝线，伤口一期愈合。随访6年皮瓣存活，伤口愈合好。

例2，王某，女，52岁。因右侧乳腺癌根治术后以深部X线放疗，造成胸壁巨大溃疡伴第4、5、6、7肋软骨坏死及前肋的骨髓炎。扩大切除溃疡，去除坏死的肋软骨和肋骨，以左侧腹壁上动脉为蒂的腹直肌肌皮瓣转移修复，术后肌皮瓣全部成活，伤口一期愈合。

4. 腰背部　腰背部的放射损伤除事故照射外，还多见于在X线透视下取异物时照射时间过长，或皮肤恶性肿瘤放射治疗后所造成的损伤。背部的严重放射性溃疡常波及肋间神经，造成剧烈的疼痛。腰背部的放射性溃疡切除后可应用局部皮瓣移植修复，较大的缺损可应用逆行岛状背阔肌肌皮瓣转移修复。

例，张某，女，48岁。因右乳腺癌腰椎(腰2、3)转移而以^{60}Co-γ射线放疗，造成腰部放射性溃疡13cm×10cm，骶突骨外露。扩大切除溃疡，清除坏死组织和去除部分骶突骨，以左侧逆行岛状背阔肌肌皮瓣转移修复腰部缺损。术后肌皮瓣全部成活，伤口一期愈合。

5. 骶尾、会阴部　骶尾、会阴部的放射性损伤多见于直肠癌及宫颈癌等大剂量放疗后所造成的损伤。由于该部位软组织少，加之距肛门、会阴较近，容易遭受细菌感染，加重局部损伤，因此常形成较深的窦腔，甚至波及骶尾骨及直肠，造成骨坏死或直肠瘘，治疗上较困难。手术中要注意清除坏死组织和死骨，对纤维化的组织不必强求彻底切除，尤其是阴道后壁和盆底处应防止切除过多而发生瘘或与盆腔相通。溃疡切除后，窦腔内以3%过氧化氢溶液、1∶1000氯己定(洗必泰)溶液和生理盐水反复冲洗，清除窦腔内血块和残留坏死组织，以保证移植物的成活和伤口一期愈合。应根据病变部位及腔穴的大小和深度酌情选择皮瓣。骶尾部清创后较浅的缺损，不伴有骨髓炎或骨坏死者可选用股后皮瓣转移修复。如伴有骸尾骨坏死，清创后腔穴较深，可选用臀大肌肌皮瓣转移修复，选用臀下动脉为蒂的肌皮瓣较为方便。对直肠癌根治加放疗后在会阴部(肛门区)形成的巨大窦腔，可利用一侧股薄肌转移充填深面，然后再利用另一侧股薄肌肌皮瓣转移修复。

例，刘某，男，52岁。因直肠癌术后以^{60}Co-γ射线放疗，剂量为80 Gy。放疗后骶部出现红斑、水疱，并逐渐坏死，形成溃疡，疼痛剧烈。查见骶尾部放射损伤区范围为14cm×15cm，骶骨外露，溃疡周围皮肤红肿，坚硬似皮革状。溃疡内渗出物细菌培养为铜绿假单胞菌和大肠埃希菌。入院后加强换药，控制感染。然后再行损伤区及溃疡切除，清除坏死的骶尾骨，以右侧臀大肌肌瓣转移充填深面，以左侧臀大肌肌皮瓣转移修复浅面。术后肌瓣、肌皮瓣全部成活，溃疡一期愈合。现随访10年，移植皮瓣存活好，局部未再破溃，患者能平卧，生活自如。

6. 腋部　腋部的放射性损伤常由于乳腺根治术后行腋部放射治疗所造成。但也有因腋臭应用X线放射治疗不当而造成放射性损伤。该部位的深度放射损伤常波及臂丛神经、腋部血管和淋巴管并造成损伤。一般损伤后6个月左右出现神经、血管损伤的症状，主要表现为上肢进行性肌肉萎缩、神经性疼痛、瘫痪和水肿。所以，对此类严重损伤，宜早期行局部切除，神经、血管松解，以背阔肌肌皮瓣、侧胸壁皮瓣转移修复。

例，罗某，男，17岁。因双侧腋臭以深部X线放射治疗，每侧剂量不详。照射后15d腋部皮肤出现水疱，并复破溃。6个月后腋部皮肤及皮下组织变硬，呈“大理石”样改变。双上肢感觉消失、肌肉萎缩，双手及上肢功能基本丧失。因各种非手术治疗无效，而行局部溃疡和瘢痕切除，神经和血管松解，左侧以侧胸壁皮瓣修复；右侧切除一段变性、坏死的正中神经，以腓肠神经移植进行“桥接”，再以侧胸壁皮瓣转移修复创面。术后皮瓣成活良好，双上肢温痛觉逐渐恢复，功能也逐渐恢复，现生活基本能自理。

7. 手部　手是事故性放射损伤或放射科、骨科医师防护不严造成损伤最常见的部位。由于手部有软组织少、肌腱和关节多的特点，受照射后常波及骨骼、肌腱及关节；又由于手部经常活动和摩擦，Ⅱ度损伤愈合后也常发生皮肤及软组织萎缩、皲裂，关节畸形或溃疡，重者发生骨质疏松。单个手指的深度损伤，常采用邻指岛状皮瓣转移修复；对整个手背或手掌的损伤，可应用一侧胸、腹壁保留真皮下血管网的薄皮瓣修复，以取得功能和形态的恢复。手部的放射损伤除早期植皮修复外，还应注意早期功能锻炼，以防止关节挛缩畸形，促进功能的恢复。

8. 下肢　下肢血液循环较差，又是身体负重部位，易发生淋巴和静脉回流障碍，一旦溃疡形成，很难愈合。因此，宜早期采取手术治疗，以各种皮瓣、肌皮瓣转移修复。溃疡位于足底或内、外踝区可采用足背皮瓣岛状移植修复；胫前溃疡可选用小腿后侧逆行筋膜皮瓣修复胫前缺损；股部的损伤和溃疡可以根据不同的部位选用股内侧皮瓣、股前外侧皮瓣等移植修复。必要时可以选用交腿皮瓣修复，但这仅适用于青壮年患者。

例，颉某，男，68岁。因右小腿前外侧神经性皮炎而行2个疗程的X线放射治疗，累积剂量为40 Gy，其间由于放疗失误，一次照射剂量为18 Gy，因此共累积剂量为58 Gy。照射后第5天局部皮肤出现水疱，第6天水疱破溃，逐步坏死形成溃疡，曾行清创、刃厚皮片移植，但术后1年局部又破溃，胫、腓骨外露。查见右小腿前外侧中、上1/3放射损伤区范围为15cm×12cm，中央有8cm×3cm的溃疡，胫、腓骨中上段外4.5cm，溃疡脓性渗出物较多，疼痛剧烈。溃疡内渗出物经细菌培养为铜绿假单胞菌。X线片显示右胫、腓骨上段呈病理性骨折。入院后加强局部换药，控制感染，渗出物很快减少，但溃疡内未见肉芽生长。切除溃疡及皮肤损伤区13cm×8cm，术中见胫外侧肌群及腓肠肌、比目鱼肌外侧缘均呈暗灰色，无光泽，失去弹性，无收缩力，腓骨中、上1/3处呈粉碎性骨折。部分切除坏死肌肉及瘢痕组织，并切除坏死腓骨7cm，切除后该处形成一个窦腔。在同侧小腿后侧设计一17cm×8cm的腓肠肌肌皮瓣旋转充填腔穴及修复缺损区。术后一般情况好，肌皮瓣全部成活，术后13d拆线，21d下地活动。随访4年，皮瓣存活好，未见破溃及窦道形成。

（仇树林）

参考文献

[1] 杜悦娇，王德文，高亚兵，等. 人皮肤慢性放射性溃疡c-fos，Rb蛋白异常高表达病理研究. 中华放射医学与防护杂志，1996，16(4)：220.

[2] 杨志祥，王方薪. 岛状肌皮瓣和轴型皮瓣治疗深度放射性溃疡. 中华整形烧伤外科杂志，1991，7(2)：87.

[3] 杨志祥，王方薪. 事故性局部放射损伤的早期医学处理. 中华放射医学与防护杂志，1993，13(5)：339.

[4] 杨志祥，王方薪，杨文峰，等. 6例放射性皮肤恶性肿瘤的临床特征及其治疗. 中华放射医学与防护杂志，1996，16(6)：421.

[5] 陈运奇，李福孟，李国民，等. 慢性局部放射性皮肤损伤的病理学研究. 军事医学科学院院刊，1984，31(3)：43.

[6] 赵坡，杨志祥，李国民，等. 放射性皮肤溃疡。c-erb-2，EGFR蛋白高表达病理研究. 中华放射医学与防护杂志，1996，16(1)：26.

[7] 郭力生，葛忠良. 核辐射事故的医学处理. 北京：原子能出版社，1992：332-358.

[8] Miner SH，Rodulph R. Healing in the irradiated. Wound Clin Plast Surg，1990，17(3)：503-508.

[9] Parkash S, Banerjee SN. Gluteus maxmmum myocutaneous flap cover for sacral radiation ulcers. Plast-N-Z-J-Surg, 1986, 56(6): 481-484.

[10] Rudolph R. Complmcation of surgery for radiotherapy skin damage. Plast Reconstr Surg, 1982, 70(2): 179.

[11] Shack RB. Management of radiation ulcers. South-Med-J, 1982, 71 (12): 1462-1466.

[12] Zhao po. Yang zhixiang. Wang dewen. O Ver pression of c-erbB--2 and P21 oncoproteins in human radiation-induceel skin-ulcers. Journed of Environmental Pathology Toxicology and Oncology, 1995, 14(1): 21-33.

第 20 章

头皮与颅骨缺损

第一节　应用解剖

一、头皮的构成

额顶枕区头皮软组织由皮肤、皮下组织（浅筋膜）、帽状腱膜、腱膜下疏松结缔组织、骨膜 5 层组成。其中，前部 3 层紧密结合，厚 5～6mm，不易分离。颞区头皮软组织由浅入深依次为皮肤、颞浅筋膜、颞筋膜、颞肌、骨膜。

1. 皮肤　厚而致密，含大量毛囊、汗腺、皮脂腺及丰富的血管、淋巴管。由于皮肤厚，头皮毛囊经真皮深入皮下组织内，故为良好的供皮区，可反复切取刃厚皮而不影响头皮生长（图 20-1）。

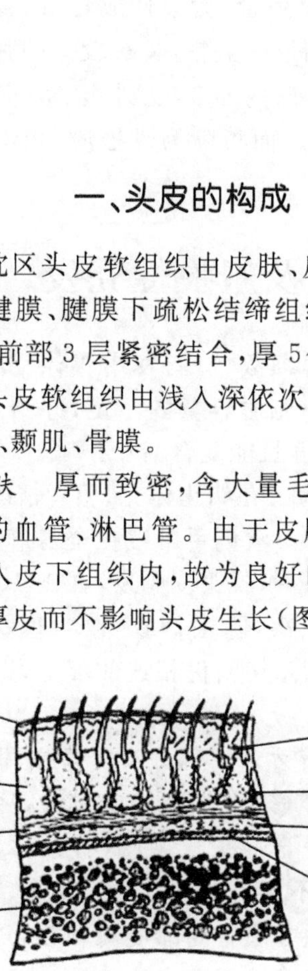

图 20-1　头皮及颅骨解剖

2. 皮下组织（浅筋膜）　致密而坚韧，纵行走向的纤维间隔使皮肤与帽状腱膜紧密连接，缺乏弹性。此层含所有头皮血管及神经，具有丰富的侧支吻合，头皮血管分支进入皮肤组织，因此，头皮皮瓣蒂部虽较狭小，亦可成活。此层血管断裂后不易收缩，故外伤或手术出血多，不易自行止住，需要压迫或缝合止血。纤维间隔使感染局限化，但脓性分泌物聚集压迫间隔中的神经，产生疼痛。

3. 帽状腱膜层　坚韧致密，前连枕额肌的额腹，后连该肌枕腹，两侧至颞区渐薄，与颞浅筋膜相续。头皮裂伤伴有该层横向断裂时，由于枕额肌收缩，则伤口裂开较大，缝合头皮时，应将腱膜仔细缝合，以减少皮肤张力，有利于止血和创口的愈合。

4. 腱膜下疏松组织　又称腱膜下间隙，头皮借此层与颅骨膜疏松结合，头皮撕脱伤多自此层分离。此隙范围广，移动性大，积血或积脓时，可扩散蔓延至全颅顶。该隙由于含有静脉网，借静脉与颅骨的板障静脉和颅内的硬脑膜静脉窦相通，若发生感染，可继发颅骨骨髓炎或颅腔感染，因此被认为是危险区域。

5. 骨膜　为一层致密的结缔组织，与颅骨组织紧密相连，在骨缝处尤甚。骨膜下血肿或感染，常局限于一块颅骨的范围。严重头皮撕脱伤中，骨膜也可一并撕脱。失去骨膜后的颅骨没有生成新骨能力，因此，颅骨缺损后不能再生颅骨，只能少许骨质增生。穿越颅骨膜的血管及颅骨外板的小静脉可能成为感染扩散至板障的通道并造成颅骨骨髓炎。

二、头皮的血管神经

头皮动脉供应丰富，主要来自颈内、外动脉的分支，分为前、侧、后 3 组。各组均有伴行的静脉和神经。前组为颈内动脉的分支眼动脉、眶上动脉、滑车上动脉及伴行的同名静脉、神经。侧组为颈外动脉分支、颞浅动脉、耳后动脉及伴行的同名静脉、耳颞神经和面神经耳后支。后组为枕动脉、静脉和枕大、小神经（图 20-2）。

头皮动脉位于皮肤组织中，自周围向颅顶部聚集，两侧3组血管间有丰富的吻合支形成血管网，

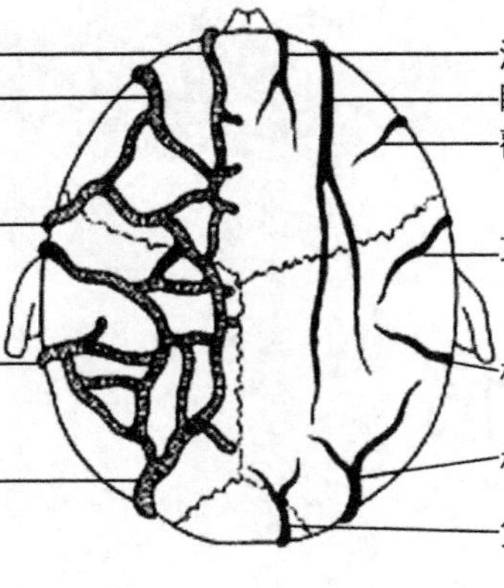

图 20-2　头皮动脉供应及神经分布

血液供应丰富，因此伤口愈合较快。以头皮做皮瓣，其长宽比例较其他部位为大。而头皮撕裂时，虽仅存一狭小蒂部皮瓣，也能成活。

三、头皮的淋巴回流

头部的淋巴结大多分布在头颈交界处，枕后引流入枕淋巴结，颞侧及顶部引流入耳前、耳后淋巴结，额部和额顶部归入下颌下淋巴结及颈淋巴结。

四、颅　骨

根据颅骨的发生、功能和位置，可将颅骨分成脑颅和面颅 2 部分。脑颅构成颅腔保护脑；而面颅则是颜面的基础。脑颅中颅盖部的额、顶、枕诸骨及颞骨鳞部均属扁骨，为膜性成骨，以骨缝相连而形成一完整的圆形颅盖骨，具有较大的弹性和坚固性。其结构在外向内分 3 层：外板、板障、内板。内外板均为致密骨，而板障为骨松质，板障内有板障静脉。

第二节　头皮撕脱伤、外伤性头皮缺损及瘢痕性秃发

一、头皮撕脱伤

头皮撕脱伤(scalp avulsion injury)指头皮全部或部分撕脱，有时可连同前额、眉、上睑及耳等一并被撕脱。撕脱平面常在帽状腱膜和颅骨膜之间，也可合并撕脱颅骨膜。常见于女性，多因长发被卷入高速转动的机器或皮带中导致，头发被卷入的量越多，撕脱伤越严重。也见于交通事故伤等。

头皮撕脱伤后常遗留永久性秃发畸形，给患者造成生理和心理上的严重创伤，因此，预防及处理好头皮撕脱伤至关重要。

(一)头皮撕脱伤急诊处理原则及注意事项

1. 原则　检查有无合并伤、预防和纠正休克、处理创面并选择合适治疗方法。

2. 检查有无合并伤　特别注意交通事故伤患者，检查有无并发颅骨骨折及脑损伤的症状及体征，如神志、瞳孔对光反应等。常规做 CT、MRI 等检查及请神经外科医师协同治疗。判断损伤程度，在多种合并撕脱部位中，颅骨外露时最容易发生的并发症，耳郭是最容易合并的撕脱部位。

3. 预防和纠正休克　头皮撕脱伤的全身情况一般较为复杂，头皮血供丰富，大量血管网存在，头部血管自主收缩功能差。大片或全部头皮撕脱后，造成大量失血及疼痛，患者常发生休克，检测生命体征，检查头皮撕脱区域有无活跃出血点，如有应立即压迫和结扎止血，若患者出现面色苍白、眩晕、出汗、口渴、脉搏细数、口唇发绀等休克症状，应给予输血、输液，补充血容量的不足，并给予镇静、镇痛药物，使其安静且能配合治疗。

4. 处理创面　在纠正休克、患者情况较为稳定后进行清创手术。清创手术宜在全身麻醉下进行。首先彻底清创，将撕脱头皮剃发，在 1∶1000 苯扎溴铵溶液中清洗 3 次，除去污物，以生理盐水冲洗 2 次待用。不可随意切断仍相连的部分，以免损伤血管、神经。

5. 选择治疗方法　部分头皮撕脱，根据头皮远端血供情况逐步修剪，直至出血量大，将这部分头皮原位缝合。完全性头皮撕脱，有条件再植的，应吻合血管再植；不能再植而骨膜完整者，首选植皮；颅骨外露的处理方法有局部皮瓣和筋膜瓣覆盖、将撕脱头皮反鼓切取成中厚皮片回植、凿除颅骨外板加中厚皮片移植、钻股引髓待肉芽生长后植皮、大网膜覆盖或游离肌瓣移植等，其中凿骨植皮为首选，但较易产生贴骨瘢痕。

急诊手术中吻合血管的撕脱头皮回植，若能存活，可达最理想治疗效果。回植成功的关键有以下几点：①过硬的显微外科技术。②撕脱头皮基本完好，没有严重的挤压、撕脱或挫伤，撕脱头皮置于密封袋中，外加冰 4℃冷藏。③有可供重新吻合的颞浅动静脉、枕动静脉等血管。由于枕部头皮撕脱层次较浅，吻合血管时常需变动体位，操作不便，术后枕部血管易受压，故当一侧颞浅动静脉无法吻接

时，再考虑枕部血管。吻合动静脉的比例为 1∶(2～3)，以防止再植后出现静脉回流不足。④严格控制感染，术前纠正出血性休克，并处理危及生命的合并伤。⑤术中切除已损伤血管内膜的血管，应用静脉移植在无张力的情况下吻合血管，在受区及供区同时进行血管吻合，可先将动脉吻合以使撕脱头皮尽快得到血供，缩短手术时间。⑥术后严防头皮下血肿形成，以免使吻合血管受压而导致手术失败。慎用血管扩张药及抗凝血药物，使用该类药物可能会增加再植头皮的出血和血肿形成，从而影响再植头皮的成活。

头皮撕脱伤常合并双侧颞浅神经和枕大神经的损伤，在撕脱头皮再植过程中应尽力修复感觉神经，术后 6 个月头皮可出现感觉，术后 2 年头皮两点分辨率为 15mm。

(二)头皮撕脱伤的晚期处理

未能急诊处理或处理方法不当时，为防止颅骨干性坏死或颅骨外板分离，应争取在伤后 1 个月内修复。撕脱头皮原位缝合，造成头皮坏死、创面感染，且伴有头痛、发热等全身症状时，首先控制感染，应用抗生素，给予输液、输血，增加营养，以改善全身状况。入院后在全身麻醉下做彻底的头颅创面清创术，清除坏死或感染的头皮，消除感染源，创面进行湿敷及充分引流，一旦创面出现新鲜肉芽组织时，即可用中厚皮片或网状皮片覆盖创面。网状皮片具有节约皮源、减少继发性损伤、贴敷良好、引流通畅等优点。

颅骨外露首选凿除颅骨外板加中厚皮片或网状皮片移植，肉芽组织在 1～2 周即布满创面，且较新鲜；也可采用外板钻孔法，钻出许多密集孔直达有活跃出血的骨松质，肉芽从钻孔处长出且逐渐布满创面后，植以薄皮片覆盖，此法用时长、需多次植皮且术后瘢痕挛缩明显。当颅骨外板干燥或死骨形成时，Shanoff 等(1982)报道应用精密的环钻，非常仔细地钻孔至颅骨内板，待自硬脑膜产生的肉芽组织覆盖所暴露的颅骨后，在创面进行皮肤移植。

(三)术后并发症

1. *头皮感染坏死*　早期治疗措施不当或污染较重，或术后头皮广泛渗血，头皮下积血形成无效腔，导致头皮感染或坏死。

2. *血管危象*　吻合血管静脉血管血栓形成，导致头皮全部坏死。因此，术后应密切观察再植头皮的肿胀程度及颜色、温度、血管搏动等情况。

3. *头皮压疮*　因术后体弱、惧怕疼痛及失败等，不敢活动头部，造成枕部头皮压疮，局部坏死。应鼓励患者活动，取半卧位，亦可自制下颌托套架。

4. *再植头皮边缘坏死*　由于血管解剖走行，再植的头皮可合并撕脱耳郭的坏死和鼻根部的坏死。

5. *多系统器官功能衰竭*　是头皮撕脱伤的严重并发症。

二、外伤性头皮缺损

(一)概述

外伤性头皮缺损(traumatic defects of the scalp)通常由于创伤、烧伤、撕脱伤、手术切除头皮肿瘤等诸多原因造成。根据损伤的深度，可分为部分头皮缺损(颅骨膜存在)和全层头皮缺损(颅骨膜缺失)两大类。

部分头皮缺损：缺损达头皮帽状腱膜层，而颅骨膜尚完好。小创面可直接缝合，较大的创面可用撕脱头皮再植、局部皮瓣转移、游离皮瓣或皮肤移植的方法修复。

全层头皮缺损包括颅骨膜的缺失及单纯植皮不能成活者。根据缺损范围的面积、外伤的原因及周围邻近头皮的情况，可选择下列不同的治疗方法：①去颅骨外板，即时或延期植皮；②应用颅骨膜瓣及皮肤移植；③携带帽状腱膜的头皮皮瓣移植；④游离皮瓣移植；⑤头皮扩张术。

(二)头皮缺损的显微外科修复及带蒂皮瓣移植

根据头皮缺损的范围，可将其分成轻、中、重度。修复按照覆盖创面、就近取材、尽力保护毛发完好的原则，首选邻近头皮瓣结合皮片移植法修复。如颞顶部创面可选用枕动脉或颞浅动脉额支轴型皮瓣，额眉眶部创面可选颞浅动脉额支轴型皮瓣转位修复。在无形成局部皮瓣条件时才选择远位吻合血管的游离皮瓣等方法。

手术注意事项：①彻底清创，咬除坏死颅骨直至边缘可见渗血为止。对感染坏死的硬脑膜甚至部分脑组织也应予以切除，硬脑膜损伤可移植筋膜修补。②清创后创面可应用术前细菌培养药敏试验的抗生素溶液湿敷。③皮瓣缝合忌有张力，以免影响血供。④高质量的显微外科技术。

1. *轻度头皮缺损*　缺损范围直径小于 6cm，首选局部皮瓣，设计时应尽可能以顶前部及发际处有头发覆盖为原则。在帽状腱膜下掀起皮瓣，以包含主要营养血管的外周头皮为蒂，可应用多普勒超声血流仪或单纯的触诊判断营养血管的位置，可在帽状腱膜层做间距约 1cm、与张力方向垂直的多刃切口，使皮瓣更为舒展，以覆盖头皮缺损。

(1)旋转皮瓣：直径 6cm 以内的头皮缺损首选，尤其适用于圆形或三角形缺损。在帽状腱膜下间隙松解邻近的头皮，可使皮瓣易于旋转且缩小供区面积，设计双叶皮瓣，尽量使供区能够直接缝合（图 20-3）。

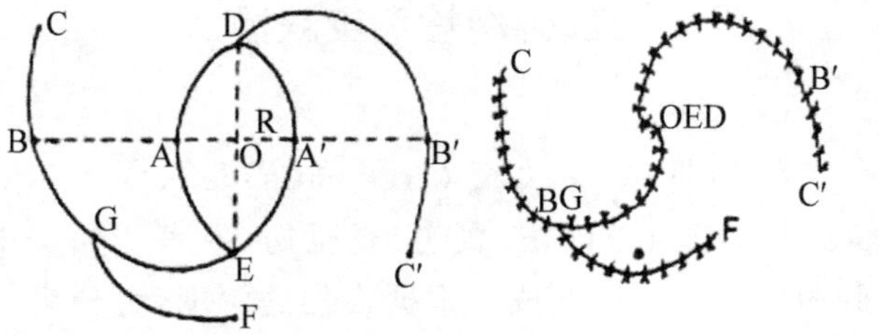

图 20-3 改良的双侧旋转皮瓣修复头皮缺损

(2)推进皮瓣：利用创面周围皮肤的弹性和可移动性，在缺损区的一侧或两侧设计皮瓣，剥离掀起后，滑行延伸至缺损区覆盖创面。常用于颈项部皮肤向上以及前额部头皮向后方推移，修复头顶后部的大面积头皮缺损。在设计推进皮瓣时，需注意保护头皮的主要血管以及帽状腱膜。缺点是皮瓣的移动度有限。

(3)颅骨膜瓣：颅骨膜是位于颅盖骨表面的结缔组织，含丰富的血管网；应用颅骨膜瓣覆盖暴露的颅骨以及作为皮肤移植床，也可为骨移植提供血供并增加骨移植的成活率。设计颅骨膜瓣需宽蒂，其大小与缺损面积相仿或略大于缺损区，也可将其上方的头皮一并掀起共同作为皮瓣。颅骨膜瓣的优点在于提供了良好的皮肤移植床而供区损伤较小。当面临较大面积的头皮缺损时，周边部头皮缺损可利用局部皮瓣修复；中央区域缺损可使用颅骨膜瓣加植皮，后期再次修复。

2. *中度头皮缺损* 头皮缺损范围直径＞6cm，局部皮瓣无法覆盖创面时，临床多应用头皮扩张术及复合皮瓣转移术修复。

(1)头皮扩张术(scalp expansion)：应用头皮扩张术修复头皮缺损，头发密度无显著变化，效果良好。一期将扩张器置于帽状腱膜下，置入切口可选择在正常头皮上，切口不影响二期手术时的皮瓣血供。注水至额定容量，按每修复 $1cm^2$ 创面需 4ml 扩张器容量推算扩张器大小。二期皮瓣转移修复时，去除坏死的颅骨外板，取出扩张器，转移皮瓣。扩张初期扩张缓慢注水，而后逐渐加快扩张速度，必要时可重复多次进行头皮扩张。预防和控制感染是手术成功的关键。

据艾玉峰等报道，采用头皮扩张术一次最大修复 $250cm^2$ 头皮缺损，所以未超过此值的病例均可考虑应用头皮扩张术修复。该法的缺点是历时较长。有观点认为 3 岁以下儿童不宜应用头皮扩张术，研究认为扩张器所产生的压力对其下方的颅骨可造成暂时性压迫，但不会造成永久性伤害。

(2)多瓣法：主要为三瓣法，可利用所有残留的头皮修复缺损，邻近缺损区域的 2 个较小的瓣用于闭合原发创面，而较大的第三瓣则用于闭合前两瓣旋转后所造成的继发性缺损。

多瓣以知名血管为蒂，颅前部及前额头皮皮瓣包含颞浅动、静脉，而颅后部及枕部头皮包含枕动、静脉，最好能包含耳后动、静脉，可用多普勒仪探查明确血管走行。皮瓣转移后的继发性缺损区域若不能直接缝合，可采用皮肤移植。该法皮瓣有可靠的轴型血管作为血供，皮瓣易成活，而头皮缺损可一期闭合，且皮瓣来自毛发正常生长的头皮区域，能获得较满意的毛发生长的效果，但用该皮瓣修复更大面积的头皮缺损时需慎重。

3. *重度头皮缺损* 指头皮缺损范围超过全头皮的 1/3 直至全头皮的撕脱，必须迅速将暴露的颅骨覆盖。首选的重建方法是将撕脱头皮回植，无条件回植的，可采用吻合血管的游离组织瓣转移覆盖。

(1)回植：重度头皮缺损患者经救治生命体征平稳且能承受全身麻醉时，首选撕脱头皮回植。

头皮组织缺乏肌肉，可承受较长时间的缺血，在冷藏情况下可保存 8～12h，Sirimaharaj 报道全头皮撕脱伤缺血时间 24h 仍成功再植，但时间越长，成活率越低。撕脱头皮回植一般利用颞浅动、静脉或枕大血管，常需静脉移植及 2 条以上动、静脉吻合，以确保回植头皮成活，也有报道仅吻合 1 条动、静脉而成功的。回植成功后，可有头发的再生，能获得最佳治疗效果。

(2)吻合血管的游离组织瓣移植：当没有再植的条件，也不能采用皮片移植时，可应用吻合血管的游离组织瓣转移覆盖的修复方法，其主要缺点是不能恢复头发生长，术后需佩戴假发。

①吻合血管的游离大网膜移植。大网膜是腹腔内的重要器官之一，对控制腹部炎症起重要作用，术后可能引起腹内脏器粘连，所以应尽量避免使用。

②双侧股前外侧游离皮瓣移植。该瓣供区面

积大、血管蒂长、血管口径粗，双侧切取皮瓣足够修复巨大创面之需，且血供丰富，抗感染能力较强。

③下斜方肌肌皮瓣。该皮瓣双侧同时切取总面积可达 700cm²；皮瓣蒂部较长，旋转弧度大，转移后远端可到达颅顶，解决了一般带蒂皮瓣难以完成的颅顶组织缺损修复难题；供区位于背部，较隐蔽，皮瓣宽度＜12 时，供区多能原位缝合；术中保留了斜方肌上部纤维，不损伤菱形肌，对肩部及上臂功能影响小(图 20-4)。但该皮瓣较厚，术后外形臃肿。

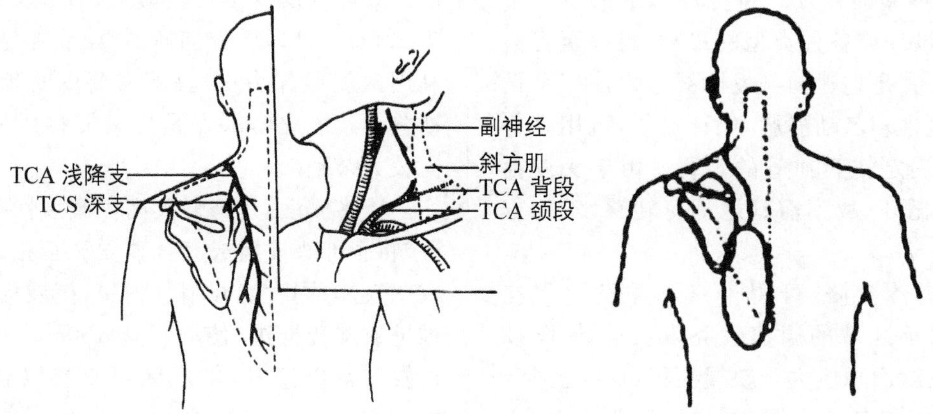

图 20-4　颈横动脉及肌皮瓣解剖图

④背阔肌皮瓣。可用肌皮瓣或单用肌瓣而表面植以中厚皮片。该皮瓣覆盖范围广，血管蒂为胸背动、静脉，解剖恒定，血管蒂较长皮瓣的肌肉也可为颅骨缺损区域提供组织覆盖，应用较广泛，但术后组织过于臃肿，后期修复有一定困难。

⑤肩胛皮瓣。以旋肩胛动脉的终末支为血管蒂。该皮瓣没有背阔肌皮瓣的臃肿，血管较粗且恒定，但皮瓣较小。

三、瘢痕性秃发及修复

(一)概述

瘢痕性秃发(cicatricial alopecia)，即指各种原因造成的毛囊损伤性头皮缺损经瘢痕愈合或经植皮修复后产生的秃发畸形，与因遗传、内分泌、营养失调等因素产生的所谓男性型秃发不同。

人类头发总数平均约 10 万根，平均每日脱发约 100 根。头发每日生长约 0.35mm，每月生长约 1cm，人类的头发分别处于 3 个时期：①毛发生长初期，约占 90%，持续约 3 年；②毛发生长中期，持续 1～2 周；③毛发生长终期(亦称休止期)，将近 10%的头发处于该期，持续 3～4 个月。

(二)修复方法

瘢痕性秃发常伴有前额发际线的部分缺失，对患者的容貌和心理都会产生不良影响，手术是惟一有效的修复方法。带毛发正常头皮移植、头皮皮瓣、秃发区头皮瘢痕分次切除，以及头皮组织扩张术，是常用的 4 种治疗方法。

1. *秃发区头皮瘢痕切除术*　适用于小面积的秃发瘢痕，常采用分期切除的方法。

通常秃发区皮肤以纵行方向椭圆形切除，一般在额部发际后 2cm 处直至枕部，椭圆的最大宽度在 3.0cm，长度为 12～15cm 者可一次切除缝合。如果存在较明显的张力，可在周围头皮中进行广泛的潜行分离，使继发缺损区一期缝合。分次切除缝合有 2 种方法，视瘢痕深浅而定。瘢痕较浅，有皮下组织存在，与骨膜无粘连，则可在瘢痕中央，一次切除宽 3cm 的瘢痕后，拉拢创缘缝合。3～6 个月后做第二次切除缝合。如瘢痕较深，与骨膜粘连，先在瘢痕两侧各切除宽为 1.5cm 瘢痕，剥离创缘的正常头皮与残留瘢痕缘缝合，第二次手术的瘢痕切除宽度应小于第一次，以免缝合困难。

2. *带毛发正常头皮移植*　此法主要用于男性型秃发，由于瘢痕头皮受区的血供较差，移植的头皮(毛囊)较难成活，术后毛发生长稀疏。Kolasinski 等认为可在头皮皮瓣转移修复术后 3～4 个月，采用毛发移植术为补充治疗方式，这样可获得更为理想的效果。头皮游离移植法常用的方法为头皮环钻簇植法。应用特殊的环形头皮切取刀，在供发区钻取直径 4～4.5mm 的全层头皮，深达皮下脂肪层，包含完整的毛囊。取后创面直接缝合。在受区用同法去除秃发头皮，直径缩小约 0.25mm，形成洞穴状创面。将带毛囊的簇状头皮种植于洞穴内，皮缘与创缘缝合固定，每次可移植50～75簇头皮。手术应注意洞穴的间距和血供。也可用特制的双刃刀，将移植的头皮切成宽3～8mm的条状头皮移植，长度依受区和供区的情况而定。

3. *头皮皮瓣法* 常用于面积小于头皮总面积20％的局部性瘢痕性秃发。指将较隐蔽部位的带毛发正常头皮设计成各种类型的皮瓣，转移至更为重要的部位，尤其是重建前额发际线。术前仔细设计皮瓣，尽量包含知名动静脉，保证血供，可用多普勒血流探测仪确定皮瓣血管的走行。由于头皮存在广泛的侧支循环，故不需延迟即可转移，常用方法先简述如下。

(1)局部旋转皮瓣：可用于修复秃发面积在$100cm^2$以内的小区域的瘢痕性秃发。设计1～2个旋转皮瓣，皮瓣面积应大于缺损面积，长度至少4倍于缺损区才能将其完全覆盖，供区无张力缝合。帽状腱膜因缺乏弹性，如术中发现皮瓣不能覆盖缺损创面时，可将帽状腱膜多形切开，间隔1cm，可使皮瓣伸展0.1cm，以供修复较大的创面。

(2)邻位转移皮瓣：用于修复较大面积的瘢痕性秃发，尤其是秃发区位于前额部者。顶枕部头皮常为最佳供区，皮瓣转移后遗留的继发性缺损区通常可一期缝合，若缺损区域过大，可用中厚皮移植。

①颞-顶-枕皮瓣：皮瓣蒂部位于颞部头皮颞浅动脉的位置，根据秃发区的分布和范围而设计不同的皮瓣数目。狭长的颞顶枕部皮瓣宽约4cm，长度可达25cm，经过1～2次延迟，可移植对侧发区，头皮两侧同时做皮瓣转移，可形成前额发际线，供区广泛剥离后可直接缝合。也有报道蒂宽2cm，瓣体宽3cm的皮瓣，延迟一次，可跨越前额达2/3，该瓣更为方便，蒂部不出现猫耳畸形，供区易直接缝合。

②颞部垂直皮瓣：此法仅适用于男性秃发。皮瓣转移后蒂部存在较大的皱褶，由于皮瓣的血液循环方向是逆向，需延迟二次，时间长达3个月，可作为颞-顶-枕皮瓣不能完全修复前额秃发的辅助方法。

③侧头皮皮瓣：又称颞顶皮瓣，蒂部平均宽度为2.5cm，自耳后方向跨越顶部到达前额部位，可利用两侧颞部头皮，且不需要皮瓣延迟，供区可一期缝合。该皮瓣缺点是皮瓣转移后的毛发生长方向较为杂乱。

④多瓣法：是修复大面积瘢痕性秃发的重要方法，将全部头皮组成完全独立又互相关联的四大瓣或三大瓣；同时切开帽状腱膜，扩展皮瓣面积，经过推进或旋转推进，使面积达$150cm^2$的头皮缺损或秃发区得以修复，供皮区可直接缝合或做少量植皮。

⑤吻合血管游离皮瓣：应用显微外科技术重建瘢痕性秃发，也可治疗男性单纯性秃发。该方法可一次移植大量的头发，且在术前即可设定皮瓣的方向，因此在皮瓣移植成活后，毛发呈自然生长方向。

4. *头皮组织扩张术* 自扩张器应用以来，瘢痕性秃发的治疗取得巨大进步。主要应用于秃发面积占全头皮50％左右的病例。其主要优点是将扩张器埋置于正常头皮组织下方，在经过一定时间的扩张后，可用完整的正常头皮覆盖较大面积的秃发区，术后毛发生长良好(图20-5)。其并发症主要为扩张器外露、感染、血肿、扩张器破裂、皮瓣尖端部分坏死。具体操作及并发症的防治见“皮肤软组织扩张术”章节。

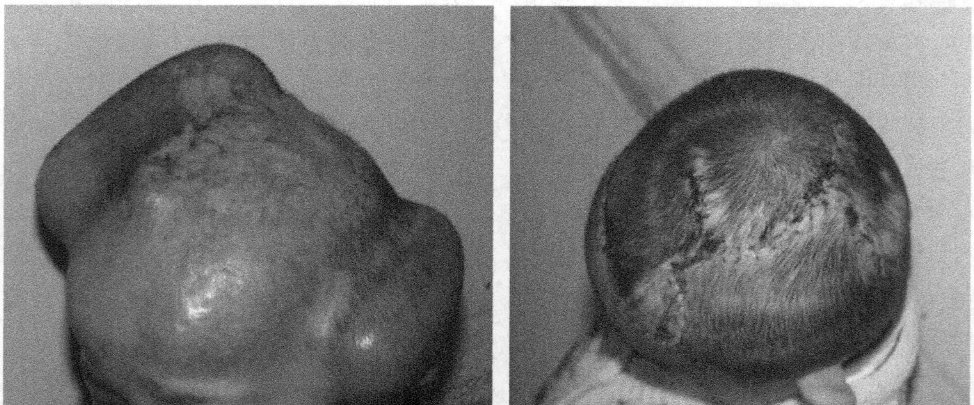

A　　　　B

图20-5　头皮组织扩张术

A. 扩张器埋置术后；B. 扩张器取出、皮瓣转移修复术后

第三节 颅骨缺损的修复

颅骨缺损常见于以下几种情况：①神经外科手术行颅内减压时去除颅骨；②切除感染颅骨、浸润至颅骨的肿瘤；③严重的外伤、电击伤或三度烧伤造成颅骨缺损。对各种致伤因素所导致的颅骨缺损病例，早期清创，在积极治疗全身及脑部并发症的同时，修复颅骨缺损。对于大块颅骨块脱落甚至有严重污染时，也不宜轻易放弃，可消毒后放回原位。对伴有颅内高压者，应待全身情况好转、颅内压渐趋正常后3～6个月再行颅骨缺损修复。

颅骨属膜性成骨，再生能力差，较大的缺损只能凭借手术修补。颅骨修补不仅可以缓解或消除去颅骨术后诸如头痛、头晕或耳鸣等不良反应，还可恢复头颅外形保护缺损部位的脑组织，而且可以促进减压后异常脑电图和神经生理功能的恢复。

一、修复原则

1. 局部应具备健康的软组织覆盖。颅骨缺损常合并头皮等软组织损害，造成瘢痕粘连和塌陷等畸形。因此，在颅骨修复前，必须首先检查局部软组织情况。如局部头皮或皮肤组织瘢痕少，历时久，质地柔软，与基底硬脑膜可一并滑动者，可考虑做一次性颅骨缺损修复。反之，如局部头皮或软组织缺损或有瘢痕形成，与深部组织有粘连时，应先做头皮修复，同期或后期行颅骨缺损修复。

2. 局部无感染征象，如有感染应及时控制，并在局部情况稳定3个月后才可手术。

3. 皮肤切口应尽量位于颅骨缺损区外围，宜采用冠状或瓣状切口，避免皮肤切口愈合不良导致修补物质外露。

4. 保护脑组织，避免损伤，如有损伤可设法使用筋膜组织修补。

5. 依据患者综合情况选用合适的修补材料。

二、颅骨缺损修补材料要求及分类

比较理想的颅骨修补材料要求：无生物学活性，无抗原性，不被机体排斥和组织反应性小、无毒；坚固、质地轻、耐用、耐冲撞、抗腐蚀；化学性能稳定，在组织内不被吸收、老化、不致癌；X线能穿透，不受磁场影响，不导热，不导电；高温消毒不变形，化学灭菌不变质；价格便宜；易塑形，外观完美，达到骨性愈合，符合人体生理要求；修复方法简便、创伤小、并发症少；儿童颅骨修补还需要适应颅骨生长，不变形。

临床有多种颅骨修补材料，但截至目前尚无一种材料能完全符合上述要求。修补材料大致可分类为：

1. *自体骨* 主要采用颅骨外板、肋骨和髂骨。

2. *生物材料* 按其能否与骨结合可分为生物活性材料和生物惰性材料2类。前者如颅颌优（羟磷灰石生物陶瓷颗粒和医用塑形剂复合材料），后者包括高密度聚乙烯材料、钛网或钛板、聚甲基丙烯酸酯（有机玻璃）、硅橡胶等。

3. *组织工程骨*。

三、颅骨缺损修补材料的选择与应用

1. *自体骨* 自体骨最符合生理要求，免去了排斥反应，抗感染能力强，几乎没有头皮反应性水肿和皮下积液，并有骨性愈合的可能。

（1）肋骨：特别适用于小儿和年轻患者，其优点是易于成活，肋骨切取后只要骨膜完整，再生速度快；能够修补较大面积的缺损；供区可保持正常发育。但是增加了二次手术，劈开平铺后表面不平整，术后产生搓板样畸形，因此多用于头发覆盖区域。

（2）髂骨：成年人适用，尤其是中小型前额骨或眶上缘缺损的修复，表面较光滑，同样增加了二次手术和供区瘢痕。

（3）颅骨：利用自体颅骨外板修复颅骨缺损，不增加供区切口，骨块不易被吸收，修复后外形良好。缺点是取材不易，且量较小，仅适用于直径5～6cm的缺损病例。

2. *生物材料* 主要是有机玻璃、硅橡胶、Medpor及钛网（板）等，人工材料在生物相容性、强度或塑形等方面存在不同程度的缺憾。

（1）聚甲基丙烯酸酯（有机玻璃）：在高温下软化，可任意塑形，曾被广泛使用。但是对人体有一定刺激，术后易皮下积液，易老化，脆性大，强度弱，当受意外打击时易破碎并损伤脑组织，现已少用。

（2）硅橡胶：加网硅橡胶颅骨成型片在工厂内已经制成颅骨形状，应用时根据颅骨缺损部位的形状和大小剪裁。硅橡胶材质易塑形，组织相容性好，应用较广泛。但是硅胶质地柔软，易变形，与骨组织间界面清晰，如果材料中含有杂质，则较易出现异物反应导致皮下积液，严重者出现纤维增生导致瘢痕。

(3)线性高密度聚乙烯材料(Medpor)：该种材料有良好的组织相容性，特点是具有可开放和相互交通的孔型结构，置入人体后，生物组织能够长入其中。目前该种材料有多种型号，可满足一定的临床需求。使用时需要医师根据颅骨缺损具体情况对材料行进一步切削塑形，故对临床医师技术水平要求较高。Medpor 不会与骨组织产生骨性结合，且有记忆功能(将材料弯曲后产生回弹力而逐渐恢复到出厂时的弯曲度)，在使用时需要打钉固定。由于 Medpor 材料的颗粒与颗粒之间靠表面黏性互相结合，所以材料置入颅部若干年后，有可能会发生老化现象，即颗粒表面黏性下降，材料断裂。

(4)钛网(板)：钛合金网是比较理想的修补材料，临床中广泛应用。钛网与组织相容性好，无毒、无老化、无腐蚀，组织反应轻，致密大孔有利于液体引流及肉芽组织贯穿生长固定钛网；强度大，抗腐蚀能力强；薄厚适当，易塑形；无磁性，对 X 线、CT、MRI 无明显影响。钛板的缺点是部分患者术后对冷热反应敏感，皮下积液较多；术后影响影像学检查；术后部分患者发生慢性切割性溃疡；颞部等特殊部位应用效果欠佳。临床应用中常发生钛网(板)外露，外露原因包括局部张力过高、皮瓣血供不良，选择弧形切口、无张力缝合，尽力避免此类并发症。

利用三维重建技术和快速成型技术，可将医用钛和人工骨预制成个性化钛置入体修补颅骨缺损，操作简单、并发症少，修复精确，由于目前成本较高，只在少数医院应用，未得到广泛推广(图 20-6)。

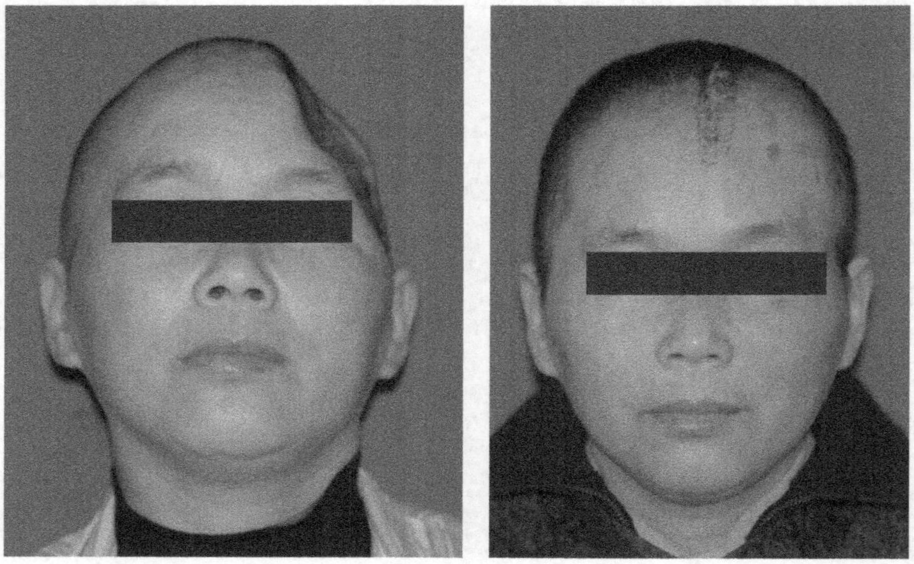

A　　　　B

图 20-6　颅骨缺损

A. 术前；B. 术后

(5)树脂-羟磷灰石复合材料(颅颌优)：EH 复合人工骨由羟磷灰石颗粒和 EAM 医用树脂组成。采用 CAD/CAM 技术重建颅骨模型并翻制成石膏阴模，在模腔中填入复合材料，经过一系列处理后制成治疗所需的颅骨修复体。其优点是①良好的组织相容性和骨结合性，术后无感染、排异、积液发生，对周围组织及神经系统无损伤，伤口均一期愈合；②易塑形；③固化后强度适当，不会变形、吸收，理化性质与人体骨相当，使用后患者无坠重感；④经计算机精密设计，可修复其他产品无法满意修复的部位，如额颞部、眶部、眉弓等，术后外形美观；⑤无导磁性，不影响术后患者行影像学检查，无电磁辐射反应。该材料可应用于神经外科、整复外科、五官科、口腔颌面外科等临床领域。

3. 利用组织工程或干细胞技术　该技术修复颅骨缺损尚处于实验室的研究阶段，离临床还有一定距离，但随着技术的日益成熟、产业化的组织工程产品研制成功，在未来该技术必将会在临床得到大规模的应用。

(韦　敏　袁　捷　侯　瑞)

参考文献

[1] 张涤生. 整复外科学. 上海:上海科学技术出版社,2002:1.

[2] 王炜. 整形外科学. 杭州:浙江科学技术出版社,1999:9.

[3] 郭树忠,鲁开化,艾玉峰,等. 头皮撕脱伤治疗方法的回顾与探讨. 实用美容整形外科杂志,2001,12(4):183-185.

[4] 吴仁秀. 斜方肌皮瓣显微外科解剖学研究. 中华纤维外科杂志,1990,13(4):222-224.

[5] Kolasinski J, Kolenda M, Algorithm of hair restoration surgery in children. Plast Reconstr Surgery,2003,112(2):412-422.

[6] 陈言汤,刘林,张建文,等. 大面积瘢痕性秃发的整形修复. 中华医学美容美学杂志,2003,9(1):37-38.

[7] 卿勇,岑瑛,刘勇,等. 头皮扩张术治疗瘢痕性秃发及并发症的防治. 中国修复重建外科杂志,2006,20(12):1193-1195.

[8] 归来,左锋,张智勇,等. 颅骨缺损的个性化修复. 中华整形外科杂志,2004,20(2):98-100.

[9] 詹明坤,赵嘉琦,韦敏,等. 计算机辅助三维映射建模技术修复单侧颅骨缺损. 中华整形外科杂志,2008,24(5):350-352.

第 21 章

颌面损伤

第一节　颌面部软组织损伤

一、损伤类型

口腔颌面部软组织伤可以单独发生，也可以与颌、面骨折同时发生。根据损伤的原因和伤情的不同可分为擦伤、挫伤、切割伤、刺伤、挫裂伤、咬伤及火器伤等。各类损伤的临床症状和处理方法也各有其特点，如普通创伤、动物咬伤和火器伤的处理是不尽相同的。

1. 擦伤　擦伤的特点是皮肤表层破损，创面常附着泥沙或其他异物，有点状或少量出血。由于皮肤感觉神经末梢暴露，痛感明显。擦伤的主要治疗是清创术，去除附着的异物，防止感染。可用无菌凡士林纱布覆盖，或任其干燥结痂，自行愈合。

2. 挫伤　挫伤是皮下及深部组织遭受损伤而无开放创口。伤处的小血管和淋巴管破裂，常有组织内溢血，形成瘀斑，甚至发生血肿。主要特点是局部皮肤变化、肿胀和疼痛。挫伤的治疗主要是止血、镇痛、预防感染、促进血肿吸收和恢复功能。早期可用冷敷和加压包扎止血。如血肿较大，可在无菌条件下，用粗针头将血液抽出，然后加压包扎。已形成血肿者 1～2d 可用热敷、理疗或以中药外敷，促进血肿吸收及消散。血肿如有感染，应予以切开，清除脓液及腐败血凝块，建立引流，并应用抗生素控制感染。

3. 刺、割伤　这类损伤的皮肤和软组织已有裂口。刺伤的创口小而伤道深，多为盲管伤。刺入物可将沙土和细菌带至创口深处。切割伤的创缘整齐，伤及大血管时可大量出血。如切断面神经，则发生面瘫；损伤腮腺，则发生涎瘘。刺、割伤的治疗应行早期外科处理，即清创术。

4. 撕裂或撕脱伤　为较大的机械力量将组织撕裂或撕脱，如长发辫被卷入机器中，可将大块头皮撕脱，严重者甚至可将整个头皮连同耳郭、眉毛及上眼睑同时撕脱。撕脱伤伤情重，出血多，疼痛剧烈，易发生休克。其创缘多不整齐，皮下组织及肌肉均有挫伤，常有骨面裸露。撕裂伤应及时清创，复位缝合。如撕脱伤有血管可行吻合者，应即做血管吻合组织再植术；如无血管可供吻合，在伤后 6h 内，可将撕脱的皮肤在清创后，切削成全厚或中厚层皮片做再植术。如撕脱的组织瓣损伤过重，伤后已超过 6h，组织已不能利用时，则在清创后，切取健康组织皮片游离移植消灭创面。

5. 咬伤　咬伤在城市农村中均可见到，有狗咬伤、宠物咬伤偶见鼠咬伤。农村及山区还可见狼、野猪、熊咬伤。亦可见人咬伤。大动物咬伤可造成面颊部或唇部组织撕裂、撕脱或缺损，常有骨面裸露，外形和功能损毁严重，污染严重。处理咬伤时应根据伤情，清创后将挛缩，移位的组织复位、缝合。如有组织缺损则用邻近皮瓣及时修复。缺损范围较大者，先做游离植皮消灭创面，待后期再行整复。如有骨面裸露且无软组织可供覆盖着，可行局部湿敷，控制感染，带肉芽组织覆盖创面后，再行游离植皮。对狗咬伤的病例，应预防狂犬病。

6. 火器伤　火器是指以火药为动力的武器，如枪、炮、手榴弹、地雷、炸弹等。这类武器的研制正趋向增高弹丸或弹片的初速、扩大其杀伤范围。例如：自动步枪和机枪的弹头初速大多已达每秒 800m 以上，飞机投掷的钢珠弹、橘子弹、蜘蛛雷等爆炸后发出数百小弹丸（片），跳弹、箭头弹等到炮弹能发出更多的弹丸或箭头。现代的火器发展，使火器伤伤情比过去的更为严重且复杂，需要专门研究处理。

高速的弹丸、弹片等投射物击中人体后，形成不同于一般创伤的“创伤弹道”。投射物的前冲力能直接挤碎组织，形成原发伤道。同时，由于其能量大，在运动过程中还挤压周围组织，形成比原发伤道直径大数倍至数十倍的暂时性空腔，腔内呈负压，数毫秒后周围组织回缩，成为永久性伤道。此外，投射物运动中在组织内还可出现冲击波，或使受伤组织（如骨片）起继发性投射物作用，造成更广的损伤。

(1)火器伤的局部病理改变可分为3个区域：①原发伤道，为一不规则腔隙，内有失活组织、异物、血液和血凝块等。②挫伤区，紧接原发伤道，2～3d后炎症明显，并发生组织坏死；坏死组织脱落后，原发伤道扩大而成继发伤道。③震荡区，围绕挫伤区，主要由于受侧冲力作用后血液循环发生障碍所致，可有充血、水肿、血栓形成等。

(2)按弹道的伤口情况区分：①只有入口而无出口者称非贯通伤，有弹丸或弹片存留。②有入口和出口者称贯通伤。其中多数的出口大于入口；近距离射击者的入口可能大于出口；高速的弹珠射击者的入口和出口可能等大。③入口与出口相连成沟状者为切线伤。④反跳伤的出口与入口在同处。

弹道都受到程度不同的污物沾染，因为弹丸、弹片可将体外的衣物碎片带入伤口，而且弹道形成暂时性空腔时有负压，可吸入污物。

二、口腔颌面部软组织创伤清创术与技巧

1. 冲洗伤口　软组织处理的第一步，即彻底清洗伤口。一般认为，细菌在进入创口6～12h，处于静止和适应环境的时期，尚未大量繁殖，而且细菌停留在损伤组织的表浅部分，易于通过机械冲洗、洗刷而被清除。先用一块纱布保护伤口，然后以肥皂水洗净伤口周围的皮肤；再在麻醉下，用大量生理盐水或1%～3%过氧化氢溶液冲洗伤口，同时用纱布团反复清洗。通过机械冲洗，尽可能清除创口内细菌、组织碎片、异物或泥沙等。在冲洗伤口的同时可以检查组织损伤的范围和程度。

2. 清理伤口　伤口清洗后，再消毒周围皮肤，铺消毒巾，进行清创处理。口腔颌面部组织由于血供丰富，再生愈合力强，为减少组织缺损畸形，原则上应尽可能保留组织。一般仅将破碎的创缘略加修整，除去坏死组织，不要轻易牺牲过多的组织。即使大部已撕脱的仅留一窄蒂的组织瓣缝回原处，也多可成活。对于窄蒂的组织瓣，甚至已有发绀，也不一定坏死，可用手指压迫，如压之色淡，移去手指色又变深，表示组织瓣内血供尚可流通，则应尽力保留组织瓣。若在清创时，一时难以判断组织瓣是否坏死，可用温盐水直接热敷，有利于将要坏死的组织瓣“复活”。清理时须除去确已坏死的组织、血肿和异物、碎石、破布片和金属异物。新鲜而整齐的刺伤和切割伤，常不须切除组织。

3. 缝合伤口　以往对于缝合的时间有一定的限制，认为超过48h多不应缝合。但自从使用抗生素以后，并且由于颌面部血供丰富，组织再生能力强，一般的伤口几乎都可以缝合，而不应受时间的限制。缝合前必须除去异物，明显化脓的伤口经过处理后才可缝合，仅表面有轻度感染的伤口，并不是缝合的禁忌证。是否可以缝合与伤口是否有异物和明显化脓感染有关，与伤后时间并无直接的关系。

缝合技巧：缝合时，要注意关闭与腔窦相通的伤口。口腔颌面部损伤常与口腔、鼻腔等腔窦相通。为了预防感染，促使创口早日愈合，应尽早关闭穿通口。暴露的骨面，应争取用软组织覆盖。眼睑、耳、鼻、唇、舌等处的撕裂伤，即使大部分游离，也应尽量保留，甚至有时完全离体，在没有坏死和感染的情况下，也应力争缝回原处，仍有可能愈合。缝合这些离体组织时，应先修剪成新鲜接触面，用细针细线缝合。口腔颌面部创口的缝合要细致，创缘要对位整齐，缝合要平整。缝合皮肤要用小针细线，缝合后创缘要外翻。在眼睑、鼻、唇、耳等部位缝合时，一定要将点、线、棱、角对位准确，恢复正常解剖曲线。如果有组织缺损，也应通过潜行分离滑行，或局部皮瓣交叉等整形手段，尽最大可能恢复外形，再做仔细缝合。如伤口有明显化脓感染，暂时不要缝合，可进行局部高渗盐水纱布湿敷，待伤口已无明显脓液，肉芽组织新鲜健康后再缝合。亦可采用高渗盐水和抗生素液交替湿敷。

三、各类软组织损伤的处理特点

(一)初期处理

1. 询问受伤经过，查问伤情纪录，认真检查局部和全身情况。遇见复杂的伤情（多处伤、复合伤等）或同时处理多位患者，必须分清轻重缓急，做合理安排。

2. 积极防治休克，尽可能迅速消除休克病因

(如出血、张力性气胸等),输液、输血、给氧等,以备及早实施手术处理。

3. 为防治感染,及早给予抗生素和破伤风抗毒血清。

4. 大多数火器伤需要清创,一般应在伤事 8～12h 内施行;如早期用抗菌药物,无明显感染征象,伤后 24～72h 仍可清创。但如果处理时间过晚,伤口已经感染,则只宜引流、清除显见易取的坏死组织和异物,进行敷料更换。

手术与平时清创术基本相同。但火器伤道大多数复杂,需扩大伤口并充分切开深筋膜、肌膜等。尽量取出伤道内泥沙、弹片、碎片等异物。有的金属异物部位深、小而数目多,摘取困难或可能损伤重要器官,不可勉强取出。彻底切除坏死组织,但大骨片应保留于原位。神经和肌腱应以软组织包埋或者吻合,重要血管也应修复。清创后伤口一般不做一期缝合,可做延期处理。但头、胸、腹及关节的伤口均应缝闭其体腔,同时保持一定的引流。

术后监护患者的呼吸、脉搏、血压、意识状态等。注意防治休克。继续用抗生素药物。患者应取适当的体位,伤肢须抬高。注意敷料包扎的松紧度、外表有无渗血、渗液和肢端血液循环情况。

(二)舌损伤

舌损伤手术技巧舌的活动度较大,缝合伤口时要尽可能保留其长度和活动度。

1. 当缝合不规则伤口时,尽可能使缝合的伤口成前后纵行方向,以保持舌的长度。

2. 当舌侧面受伤,同时与舌受伤部位相接触的牙槽部、舌腹面或口底部也有伤口时,如果处理不当,舌伤口与其接触的伤口发生粘连,即影响舌的活动,因此要求将创面缝合,以防粘连。最好将舌侧创面与邻近部位创面分别全部缝合,如不能全部缝合也应将舌侧创面缝合,牙槽创面任其自行愈合。

3. 舌组织脆弱,加之缝合后不能制动,所以清创时要止血彻底,缝合时要用大针粗线每针边距要大,即多缝一些组织,并应打三叠结,以免缝线松脱和伤口裂开。

(三)颊部贯通伤

颊部贯通伤的治疗原则是尽量关闭伤口和消灭创面。

1. 面颊部损伤手术技巧,如无组织缺损可分层缝合。如组织缺损过大,勉强缝合可能形成张口受限,可根据具体情况做适当处理。

2. 当口内层缺损过多时,则只缝合口外层,口内层创面敷以碘仿纱布;当口外层缺损过多时,则仅缝口内层,将口外层创缘拉拢;当口内外全层都缺损过多,分层完全缝合会影响张口时,则将口内黏膜层翻出与皮肤边缘缝合,由此遗留的洞形缺损,做整形治疗。

3. 当颊部大面积撕脱伤时,不能用拉拢缝合法完全关闭时,也应采用拉拢的方法使创面缩小。

4. 如创面为软组织,伤后时间短,创面比较清洁,则可在清创后立即用游离植皮消灭创面。如创面已有明显感染,则在清创后,用高渗盐水或呋喃西林液湿敷,待感染控制,创面较清洁,或创面已有健康的肉芽组织后再植皮。

(四)面神经损伤

面神经手术技巧,面神经主干或较大分支,如在颌面部损伤时被切断,在早期清创时,应尽可能找出神经的断端,做神经外膜或束膜相对吻合术。

吻合的方法:先将两断端对齐,避免扭曲,并略加修整,使神经干的轴心部分比外膜短,然后用 9-0～11-0 无创尼龙线缝合神经外膜,在有显微外科条件的情况下,应尽可能做神经外膜——束膜联合缝合,使神经束或神经束组获得准确对位,神经吻合好后,将吻合处两侧的神经外膜缝合固定在周围组织上,以防操作时不慎将吻合处再次拉断。做神经束缝合时,应使神经束或束组形成有错落的对位,避免吻合处位于同一断面,同时在吻合时针不应穿入神经束轴心内,这样可以减少瘢痕增生和粘连,待生长愈合后,即可恢复面神经的连接与功能。如神经干有缺损,不能直接吻合时,可在同侧取一段耳大神经移植桥接于两断端之间并吻合,恢复面神经连续性,促进面神经功能的恢复。

(五)腮腺及腮腺导管损伤

腮腺或其导管损伤后,唾液可通过伤口流到面部。当伤口基本愈合后,可在面部留一瘘管,向外流唾液,称为腮瘘,对患者危害很大,因此,首诊时要注意对该部位的检查,尤其是导管与面神经的损伤。

腮腺伤或其导管伤的中心问题是防止腮瘘的形成。

1. 腺体损伤　如为新鲜伤口且伤口整齐清洁,则可做初期清创缝合。当腺体损伤后时间较长、伤口明显化脓,或有异物存留时都会增加腮瘘形成的机会,则应及早除去异物和坏死组织,伤口湿敷,同时使用抗生素治疗,创造缝合条件。缝合腺体后,应加压包扎10d左右，防止腮瘘形成。经过上述的治疗，一般都可以成功而不遗留涎瘘。

2. 腮腺导管损伤　腮腺导管损伤治疗的主要问题是使唾液重新引流入口腔，同时将面部伤口关闭。根据不同情况，可采用腮腺导管吻接术。当导管断裂位置靠近口腔黏膜侧时，可以重新改道，做口内造口。当腮腺管缺损较长，无法做上述的处理时，可结扎导管，加压包扎，使腮腺萎缩，或做腮腺摘除术。

（六）腭损伤

腭损伤的处理应根据不同情况进行：硬腭软组织撕裂做黏骨膜缝合即可。软腭贯通伤分别缝合鼻腔侧黏膜、肌和口腔侧黏膜。如硬腭有组织缺损或与鼻腔、上颌窦相通者，可在邻近转移黏骨膜瓣，封闭瘘口和缺损，或在硬腭缺损两侧做松弛切口，从骨面分离黏骨膜瓣后，向缺损处拉拢缝合。松弛切口骨面裸露处可自行愈合。如腭部创面过大，不能立即修复者，可做暂时腭护板，使口、鼻腔隔离，以后再行手术修复。

（七）血管损伤

颈部的大血管较多，主要有颈总动脉、颈内动脉、颈外动脉、颈内静脉、椎动脉等。颈动脉出血可引起失血性休克和死亡。如果伤口较小，组织内积血过多，可压迫呼吸道，发生呼吸困难或窒息。颈部静脉出血，可因血管腔的负压，发生空气栓塞而死亡。有些血管伤可遗留外伤性动脉瘤或动静脉瘘，有极大的潜在危险。因此，要对颈部的血管损伤进行及时急救处理和修复。

1. 颈动脉损伤修复手术技巧　颈总动脉和颈内动脉损伤后，应尽可能避免结扎，而争取修复。伤后清创和修复动脉应越早越好，根据伤情选用以下修复方法：

（1）血管伤口的缝合：对非火器性大动脉壁切割伤，边缘整齐、无感染的清洁伤口，血管本身不需要清创者，可做直接缝合修补。血管缝合时，先夹闭动脉伤口上、下部的管腔，用肝素溶液冲去管腔内血凝块，然后缝合修补。火器性血管伤，因创伤范围大，又有感染，并须做血管的清创，清创术后应用广谱抗生素以防止感染，同时加强护理，注意营养，促进伤口顺利愈合，预防并发症的发生。为预防破伤风，对颌面部火器伤患者应常规注射破伤风抗毒素1500U。

（2）动脉端端吻合术：先找到动脉两断端，将动脉断端的上下各游离出一段距离，剪除动脉断端的外膜。用肝素溶液冲洗断端血管腔，除去血栓，并在手术中不时地冲洗。做动脉端对端吻合。在吻合时，若动脉有张力，可向两端做适当游离，确保在无张力情况下吻合。

（3）颈内、外动脉吻接术：当颈内动脉撕裂难以修复时，可将撕裂段切除，结扎近心端，将远心端残端修剪整齐后待用，然后将颈外动脉剪断，结扎其远心端，将颈外动脉的近端与颈内动脉的远端吻接。以便使颈外动脉的血液流入到颈内动脉中，以保证脑的血液供应。

（4）静脉移植术：如缺损的动脉较长，或估计端端吻合有张力时，可用自体静脉移植术。选择移植静脉时应注意其直径接近损伤动脉的直径，同时将切取的静脉倒置于动脉缺损区内，动脉近心端与静脉远心端吻合，动脉远心端与静脉近心端吻合，防止移植静脉的瓣膜阻碍血流。静脉移植后，在其周围用组织或肌肉做适当的包裹加固，防止吻合口破裂出血或动脉瘤形成。

2. 颈部静脉损伤手术技巧　颈部的静脉损伤均可结扎。但同时有两侧颈内静脉损伤时，应确保一侧修补成功。静脉在结扎时，需上、下两端的结扎。颈内静脉小的伤口，可直接缝合。近颅底处的颈内静脉损伤，一般不做修补，近、远心端结扎即可，若颅底侧（远心端）结扎有困难时，则可采用明胶海绵或止血绫填塞止血，周围组织缝扎加固。

（八）唇、舌、耳、鼻及眼睑断裂伤

对唇、舌、耳、鼻及眼睑断裂伤，如离体组织尚完整，伤后时间不超过6h，应尽量设法缝回原处，以减轻因组织丢弃给日后修复带来的困难。缝合前，离体组织应充分冲洗，并浸泡于抗生素溶液中备用。伤区创面彻底清创，并修剪成新鲜创面，用细针细线将离断组织做细致缝合。术后妥善固定，注意保温。全身应用抗生素。如修复失败，可在瘢痕软化后用其他技术修复。

1. 后继处理

（1）清创后逐日更换敷料，检查伤口。如果伤面比较清洁新鲜，无脓性分泌物，周围无明显红肿，可以在3～7d将创缘缝合。伤口可能接近一期愈合。

（2）清创后伤口发生感染，需更换敷料等待肉芽组织生长和周围炎症消退。较小的伤口由于肉芽组织纤维化和伤口收缩，可以达到二期愈合。较大的伤口需植皮或者切除肉芽组织再缝合，使其愈合。

(3)有骨折或深部组织器官损伤者,手术后各需相应的术后治疗。

2. 其他注意事项　清创术应根据具体情况选择施行。小而浅的伤口可不必手术,以等渗盐水等清洗,乙醇消毒皮肤,必要时对伤道加以搔刮,然后包扎。伤口较大而伤道深者,清创时对创缘稍给予修整;如果距受伤时间短、伤口较清洁,可考虑一期缝合。伤道深者,则按上述清创术处理。

注意内部器官的损伤。小弹片穿透颅骨后,易造成颅内血肿;弹片经颌面或颈部入颅者,更易并发颅内感染。一旦出现颅内压增高症,必须及时开颅手术。穿透胸腔后,如出现大量血气胸、心脏压塞或心脏损伤、食管伤或进行性纵隔气肿等,应及时开胸手术。

第二节　下颌骨骨折

一、下颌骨骨折的分类与临床表现

下颌骨位居面下1/3,易受到打击造成骨折,道路交通事故是主要致伤原因。下颌骨骨折约占颌面部骨折的50%。Ellis(1985)报道的2137例颌面部骨折中,下颌骨骨折占45%。北京大学口腔医学院(2003)统计的1084例颌面部骨折中,下颌骨骨折占68.9%。由于下颌骨是颌面部惟一能动的大骨,且参与颞下颌关节的构成,因此伤后对咀嚼功能影响较大。下颌骨骨折主要表现为局部疼痛、肿胀、面部畸形、张口受限和错颌。错颌类型与骨折移位有关,肌肉不平衡牵拉是造成骨折移位的主要原因。

颏/颏旁、下颌体及下颌角的简单骨折用牙弓夹板单颌固定或头帽颏兜固定4～6周。复杂骨折通常伴有明显的移位,应切开复位并坚强内固定。多数髁突骨折经非手术治疗后可以通过功能改建达到临床治愈,当骨折严重移位并造成升支高度明显降低及咬合关系紊乱时,应手术复位并做坚强内固定。早期功能训练是治疗髁突骨折的一个重要原则。陈旧性骨折包括骨折错位愈合、延迟愈合和不愈合。治疗方法包括"再骨折"复位、植骨、局部截骨、牵引成骨等。康复治疗是骨折治疗的重要组成部分。

(一)临床分类

1. 按骨折性质分类　①青枝骨折:骨裂或皮质骨折裂,但骨连续性完好。②闭合性骨折:骨折表面软组织完好,骨折呈封闭状态。③开放性骨折:骨折表面软组织损伤,与骨折部位相通。④简单骨折:骨折单发,无移位或轻度移位。⑤复杂骨折:骨折多发,有明显移位。⑥粉碎性骨折:骨折部位骨碎裂,常伴有移位。⑦骨缺损:骨折伴有骨缺损及移位。

2. 按骨折部位分类　分为髁突骨折、喙突骨折、升支骨折、下颌角骨折、下颌体骨折、颏/颏旁骨折、牙槽突骨折。

3. 按骨折线方向分类　分为有利型骨折和不利型骨折。前者是指骨折线方向与肌肉牵拉方向垂直;后者指骨折线方向与肌肉牵拉方向平行。

(二)临床表现

1. 症状与体征　骨折部位疼痛、肿胀;内出血在局部形成皮下瘀斑;当骨折放生移位时,可在骨折部位探知骨擦音和异常动度;功能障碍主要表现为张口受限和错颌,张口受限取决于骨折部位和损伤严重程度,错颌类型取决于骨折部位及骨折段移位。骨折发生移位后,可造成面部畸形,其中以下颌偏斜畸形较为常见。当骨折损伤下牙槽神经时,可引起下唇及颏部麻木。

2. 不同部位骨折的移位特点　下颌骨呈板状马蹄形,骨折后常发生移位,并导致错颌。影响移位的因素包括致伤力、肌肉牵拉、牙状态、骨折线类型,其中以肌肉牵拉为主。不同部位和不同类型的骨折,移位及错颌表现各异。

(1)颏/颏旁骨折:颏正中单线骨折因两侧肌肉力量对称,一般不发生移位,有时受外力或骨折线方向和斜度影响,也可以发生轻度重叠移位;颏部双线或粉碎性骨折,中间骨段受颏舌肌和颏舌骨肌牵拉向后下移位,两旁骨段受下颌舌骨肌和二腹肌前腹牵拉向中线内聚,容易造成下颌弓缩窄,并出现舌后坠,以致影响呼吸。

(2)下颌体骨折:下颌体骨折将下颌骨分为前、后2段,前骨折段受降颌肌群和健侧翼外肌牵拉,向下、后、患侧移位,后骨折段受升颌肌群及患侧翼外肌牵拉,向上并偏对侧移位,造成患侧牙偏斜接触,健侧前牙区偏斜开颌。下颌体骨折除局部疼痛、肿胀和轻度开口受限外,还可因骨折移位挫伤下牙槽神经造成下唇及牙龈麻木。

(3)下颌角骨折:当骨折线位于咬肌和翼内肌

附着之前时，肌肉的牵拉作用与下颌体骨折相似，但骨段移位可能更明显。如果骨折线在下颌角后上部，骨折线两侧的骨段均有咬肌和翼内肌的附着，起着类似于加固的作用，骨折段可以没有移位或移位很小。

(4)髁突骨折：单侧髁突骨折时，翼外肌牵拉髁突骨折段向前、内方向移位，咬肌、翼内肌和颞肌牵拉升支骨折段向上、后方向移位，导致前牙和健侧牙开颌；双侧髁突骨折时，升颌肌群牵拉整个下颌骨向后、上方向移位，导致双侧磨牙早接触，前牙开颌。偶然情况下，颏部受到猛烈暴力可使髁突向上移位，突破关节窝顶，移位至颅内。

二、不同类型骨折的治疗

(一)颏/颏旁及下颌体骨折的治疗

发生于颏/颏旁及下颌体的简单骨折，经手法复位后，用牙弓夹板做单颌固定，并辅助头帽颏兜制动4～6周即可。如为复杂骨折，特别是斜线、双线、层片状和粉碎性骨折，通常伴有明显的移位，应切开复位，并行坚强内固定。

1. 直线和垂直断面状骨折　手术经口内入路。解剖复位后，用骨折复位钳或颌间固定保持复位，直到完成固定。

颏/颏旁骨折可以采用2.4mm DCP行加压固定，接骨板水平放置在根尖下10～15mm处，固位螺钉长度12～14mm，固定在双侧骨皮质上。用牙弓夹板做张力带可以保证断面的均匀加压和紧密接触。也可以采用2根2.0mm小型接骨板固定，平行放置，彼此间隔5mm以上，固位螺钉长度6～8mm。

下颌体骨折多使用2.0mm小型接骨板固定。对于复位后再移位倾向不严重的骨折用单板固定即可，接骨板放在下牙槽管和牙根之间，用6mm长的螺钉固位。如为双线或多线骨折必须用2根接骨板固定。为了避免过度牵拉颏神经导致术后下唇麻木，固定前可以先在颊部适当分离神经。

2. 斜线和斜面状骨折　颏/颏旁斜线骨折首选2.4mm拉力螺钉固定，一般用单根螺钉横穿固位，再配合单颌牙弓夹板作张力带，即可获得稳定的固定。斜面状骨折可以采用2～3颗皮质骨螺钉按拉力螺钉方式做对穿固定。

下颌体容易发生层片状骨折，复位有一定的难度。复位时要彻底清除断面间纤维骨痂和碎骨片，复位后要用颌间固定维持复位，并且用骨折复位钳从颊舌向夹持骨折使之密和，骨断面的任何错动或断面间嵌顿物都可能影响复位效果，术后出现颌干扰。此类骨折不宜采用小型接骨板固定，应采用皮质骨螺钉按拉力螺钉方式做对穿固定。通常用3颗螺钉固定，成角分布。

3. 粉碎性骨折　发生于颏/颏旁及下颌体的广泛的粉碎性骨折，应按照骨折前的颌关系实施功能复位，不必过于强调解剖复位，否则可能造成小骨折片的游离，以致影响愈合，甚至发生骨坏死。由于粉碎性骨折缺少骨连续性支撑，最好采用重建接骨板固定。重建接骨板主要用于连接骨折区两侧的骨段，骨折区内的小骨片可以用小型或微型接骨板连接，也可以直接用螺钉做穿接固定。

(二)下颌角骨折的治疗

下颌角是高应力集中区，骨断面薄、骨皮质厚、血供差，加之第3磨牙的存在，术后并发症多。对于单发于下颌角的简单骨折，采用头帽颏兜制动4周即可。如骨折发生移位，必须行解剖复位和坚强内固定。复位过程中，如发现位于骨折线上的智齿碎裂、脱位，影响骨折复位时，应予以拔除。下颌角骨折的固定方法有多种，应根据骨折线类型合理选择。

1. 有利型骨折　常规采用小型接骨板张力带固定。手术入路采用磨牙后区角形切口，暴露骨折和外斜线。撬动远中骨折块，使骨折断面解剖复位。由于外斜线处是张力部位，下颌角下缘是压力部位，张力部位复位后，压力部位可自动闭合。固定采用2.0mm小型接骨板，沿外斜线放置，跨越骨折线，按解剖复位后的骨面弯制接骨板，使之与骨面贴合。骨折线每侧至少用两颗螺钉固位。螺钉长6mm，入单层骨皮质，一般不会伤及下牙槽管及牙根。

2. 不利型骨折　不利型骨折移位倾向较大，需要更稳定的固定。有后外向前内的斜面状骨折特别适用拉力螺钉沿外斜线固定。同样是起张力带作用，拉力螺钉较小型接骨板固定具有更强的稳定性效果。螺钉直径一般为2.4mm，长度25～30mm，应保证螺钉的有螺纹段把持在对侧骨皮质上，螺钉固定方向沿外斜线由前外向后内。

如骨折严重移位或断面有缺损，单靠张力带固定很难保证功能性稳定效果，术后下缘骨折线很容易出现张裂，不稳定的固定可能继发固位螺钉松动和感染。这时，应在张力带固定的基础上，进一步在下颌角下缘做补偿固定。

（三）髁突骨折的治疗

与下颌骨其他部位骨折不同，髁突骨折可以通过2种形式达到临床治愈，一种是骨折复位后在正常解剖位置上愈合，另一种是骨折错位愈合后进行功能改建。从功能角度讲，改建比愈合更有意义，但改建必须具备2个基本条件，即正确的颌关系及升支垂直距离。髁突骨折的治愈标准是颜面对称、下颌无痛性运动、颌关系正常。正是由于髁突具有较强的自身塑形及改建能力，临床多数骨折经非手术治疗后可以治愈。只有当骨折移位，预计不能通过功能改建达到治愈标准时，才考虑手术治疗。

1. *髁突骨折的分类*

(1)按骨折侧与合并骨折情况分：单侧髁突骨折、双侧髁突骨折、合并其他部位的髁突骨折。

(2)按骨折部位分为：髁头骨折、髁颈骨折、髁颈下骨折、矢状骨折。

(3)按移位骨折块与关节窝的相对位置分为：移位性骨折和脱位性骨折。移位的方向主要有内移位、前内移位和外移位；脱位的方式可以是内弯脱位，也可以是分离脱位；脱位的方向主要有内脱位、前内脱位、前脱位和外脱位。

(4)按骨折移位方式分为：无移位、错动移位、弯曲移位、重叠移位。

囊内骨折属于特殊类型的骨折，是指骨折局限于关节囊内，呈局部碎裂或表层剥脱，临床应做独立诊断。

2. *髁突骨折的非手术治疗*　髁突骨折颌关系正常者，用头帽颏兜制动10～21d，随即配合理疗进行张口训练。如骨折移位造成错颌，则必须通过颌间牵引恢复咬合关系。颌间牵引时在牙早接触区放置2～3mm厚的颌垫，然后牵引开颌区，使颌关系复原。随后行颌间固定，固定时间2～3周，骨折位置越低，固定时间越长，之后开始张口训练，并配合关节区理疗。

3. *髁突骨折的手术治疗*　髁突骨折外移位或脱位，低位髁颈和髁颈下骨折严重内移位或脱位，伴升支垂直高度明显降低(>4mm)，并继发错颌者应采用手术治疗。手术最好在伤后12h内或骨折5～7d进行。手术入路通常选择颌后（环下颌角）切口，暴露骨折后行解剖复位，固定前需校准颌关系。斜面状骨折用2～3颗2.4mm骨皮质螺钉做穿接固定；横断面骨折用髁突拉力螺钉固定；其他类型骨折用2.0mm小型接骨板沿后外缘放置做张力带固定。

4. *儿童髁突骨折的治疗*　儿童髁突骨折治疗的目的是促进髁突功能性改建，防止关节强直，避免颌骨发育畸形。关节强直的发生率为0.4%～1%；颌骨畸形的发生率为20%～30%。儿童髁突骨折具有很强的改建能力，骨折错位愈合后可以通过功能塑形形成一个近似正常形态的新的髁突。因此，骨折早期，几乎所有类型的骨折均应采用非手术治疗。可以带一个1～2mm厚的软颌垫，以降低髁突，缓解急性期症状。同时牵引下颌向前、向上，在颌垫的引导下纠正错颌，并适当制动，7～10d后开始张口训练，尤其是前伸开口训练。如骨折移位、升支垂直高度降低，出现明显的下颌后缩或偏斜畸形，则应采用牙弓夹板或正畸装置做颌间牵引，必要时增加颅颌牵引，以恢复下颌骨位置。乳牙期和替牙期儿童髁突骨折不要求严格复位咬合关系。关键要恢复升支垂直高度，并在此基础上尽早做功能训练。如发现持续性张口受限8周以上，强迫性开口训练收效甚微时，应警惕关节粘连和早期强直的可能，采用积极态度行医疗介入，松解关节粘连，然后再配合理疗进行张口训练。

（四）陈旧性骨折的治疗

临床对陈旧性骨折的概念缺乏统一的认识。陈旧性骨折从组织学概念可以分为错位愈合、延迟愈合及不愈合。错位愈合是指愈合在错误的解剖位置上的愈合，其组织修复过程是正常的。延迟愈合及不愈合可以涉及或不涉及骨段位置是否正确，主要是组织修复过程的异常，前者愈合速度较正常缓慢，后者骨愈合进程完全终止。

所谓“陈旧性”实际上是一个时间概念，一般将其限定在4～6周或以上。延迟愈合者，骨断端呈铰链式异常运动，X线片上可以见到骨折线有不规则的、凹凸不平的透射区。骨不愈合者，骨断端呈三维异常运动，X线片上骨断面变得粗钝似象脚样或尖锐似竹笋样改变，并有硬化征象。

陈旧性骨折的发生最常见于合并颅脑或四肢损伤而延误治疗者，其结果是多数形成错位愈合，治疗必须通过手术复位或截骨矫治。延迟愈合和不愈合多继发于骨折感染，也有因复位和固定不当所致。对没有错位的延迟愈合在消除感染因素并给予适当制动后，多数可自行愈合。骨不愈合者，可以采用加压固定保持断面紧密接触和稳定固定促使其愈合。对于伴发错位的延迟愈合和不愈合则必须通过手术重新复位，并做稳定固定。因感染继发的骨不连接首先要消除感染因素，待感染控制后再行手术，形成新鲜骨创面，骨缺损区置入骨松质。

1.“再骨折”复位 适用于简单的、复位后不会形成骨与软组织缺损的陈旧性骨折。手术尽量沿原骨折线凿开，如为斜面状、已发生错位愈合的骨折，可以用电锯或裂钻从颊侧向舌侧做垂直断面截开。纤维性愈合者，应彻底清除断面间骨痂组织。骨性愈合者，应去除断端增生的骨组织，以便骨折正确对位。陈旧性骨折很难密合对位，骨段本身也不稳定，因此必须严格固定。

2. 植骨 骨折后骨缺损主要见于3种情况：一是骨不连接，手术截除骨断端形成新鲜骨创面时形成骨缺损；二是骨折感染继发骨髓炎，行骨髓炎刮治或清理死骨后形成骨缺损；三是开放性粉碎骨折，清创过程中摘除了游离的碎骨片，形成骨缺损。伴骨缺损的陈旧性骨折的复位应以颌关系为标准，用颌间固定维持复位后的颌关系。供骨源常选髂骨，可以做骨块移植，也可以做碎骨移植。稳定固定可以防止骨吸收，减少骨感染，最好用重建板桥接固定。牙槽嵴区骨缺损通常伴有软组织缺损及挛缩。骨折复位和植骨后，黏膜量不足，难以封闭植骨床。对此，术前应妥善设计，如果缺损范围小，可以用局部颊黏膜滑行瓣修复；如果软组织缺损较大，可以考虑行游离皮瓣或肌皮瓣修复。

3. 局部截骨 下颌体及颏部骨折错位愈合后骨长度缩短5～10mm、且无黏膜缺损者，可行下颌体“L”形截骨术。截骨的方式有2种：垂直“L”形截骨的截骨线呈垂直阶梯形；水平“L”形截骨的截骨线呈水平阶梯形。截骨完成后，滑行移动骨段，复位颌关系使骨段达到功能性复位，并做暂时性颌间固定。垂直“L”形截骨复位后用小型接骨板固定，骨缺损区可以从颏部取松质骨充填。水平“L”形截骨无须植骨，如果断面能紧密接触，可以用螺钉穿接固定，如果断面间不能紧密接触，要用小型接骨板固定。

4. 牵引成骨 对于下颌骨骨缺损5cm以内，伴软组织缺损的下颌骨陈旧性骨折，尤其是青少年和儿童患者，特别适合采用牵引成骨技术进行矫治。手术时机应选择在骨折已骨性愈合之后。下颌体和颏部骨折一般采用口内牵引器，下颌角骨折采用口外牵引器。术前取牙颌模型、上颌架、常规拍摄下颌曲面断层和头颅正侧位片，通过头影测量和模型外科分析，确定牵引方向，牵引距离和牵引器的安置位置，并与正畸医师共同商议，确定牵引后的牙矫治方案。牵引从术后第5～7天时开始，牵引进度以每天1mm，分3～4次完成。牵引到位后，牵引器留置3～4周，在被牵引骨尚处于纤维骨痂的弹性阶段，适时进行颌间牵引矫治开颌，个别牙错颌行正畸矫治。

5. 康复治疗 康复治疗是骨折全程治疗的重要组成部分，方法主要包括理疗、肌电刺激、肌功能训练、颌治疗等，主要针对陈旧性骨折的肌源性错颌因素，因为长期错颌必然使颌周肌肉在错颌基础上建立新的“错位肌平衡”，当手术矫治了骨源性错颌后，“错位肌平衡”并不能随之同步改善，必须通过在颌间弹性牵引引导下的肌功能训练逐步纠正，使之适应于正确的颌关系。

第三节 上颌骨骨折

一、上颌骨解剖特点与临床表现

上颌骨是面中部的重要骨骼，左、右各一，内有上颌窦，结构较薄弱，受损伤后易发生骨折。由于该区域解剖结构较复杂，损伤后可严重影响面部外形和功能，并且常伴有邻近颅脑的损伤，救治不及时或延误治疗将留下严重畸形，给后期处理带来困难，因此主张早期积极地治疗。

(一)上颌骨解剖特点

上颌骨是面中部最大的骨骼，主要占据面中1/3，左、右各一，在中线相连，参与构成鼻腔外侧壁。上颌骨上方与颅骨中的额骨、颞骨、筛骨及蝶骨相连；上颌骨两侧与颧骨、鼻骨、泪骨相连，参与构成部分眼眶；上颌骨的后面与腭骨相连参与构成口腔的顶部。由于上颌骨主要维持面中部的外形并邻近颅脑。因此，骨折时常影响眼、鼻、咬合与容貌，严重时可并发颅脑伤与颅底骨折。

上颌骨及其周围骨骼通过骨缝构成拱形支柱结构。当上颌骨受到轻度外力时，外力常被这些支柱结构消散而不引起骨折；但当遭受较大外力打击时，上颌骨与其他骨骼的连接遭到破坏，可形成多个骨骼和多个结构的损伤，根据打击的力量和方向，常形成高、中、低位骨折。

(二)上颌骨骨折的临床分类

1. Le Fort 分类　目前上颌骨骨折的分类一直沿用国际上通用的 Le Fort 3 型分类方法。

(1)Le Fort Ⅰ型骨折:又称上颌骨低位骨折或水平骨折,骨折线位于梨状孔下缘平面,牙槽突和上颌牙列根尖上方,向后水平延伸到两侧上颌结节与翼突连接附近,涉及鼻底、牙槽突、硬腭和翼板等结构。骨折块可仅与黏膜相连,向下或向后移位,摇动上颌牙列时整个骨块随之浮动。

(2)Le Fort Ⅱ型骨折:又称上颌骨中位骨折或锥形骨折,骨折线自上颌骨额突向两侧扩展,横过鼻梁、泪骨、眶底至颧上颌缝或眶下孔,再沿两侧上颌骨的侧壁到达翼突和翼腭窝,有时波及筛窦而达颅前凹。

(3)Le Fort Ⅲ型骨折:又称高位骨折或颅面分离,骨折线自鼻额缝横过眶底,经颧额缝和颧弓向后达蝶骨翼突,形成面中部凹陷,骨骼与颅骨的完全分离,仅靠软组织与之相连。临床上 Le Fort Ⅲ型骨折常合并颅脑损伤,出现耳、鼻出血或脑脊液漏。

临床上由于所受打击力的方向、大小和打击部位的不同,典型的 Le Fort 分类并不多见,而常见两侧骨折线不在同一平面或两侧不属同一类型,也可发生单侧上颌骨骨折,或合并其他部位骨折,如颧骨、颧弓、鼻骨、筛骨、眼眶和下颌骨骨折。

2. 改良分类

(1)低位(水平)骨折:上颌骨呈水平断裂,骨折在 Le Fort Ⅰ型水平,但不涉及颧骨、眼眶、鼻筛区。临床表现主要为咬合关系紊乱,骨折块或下垂或偏移,骨折有明显的异常动度。治疗原则是恢复咬合关系。

(2)高位(水平)骨折:上颌骨呈水平断裂,骨折线在 Le Fort Ⅱ型或Ⅲ型水平,骨折块呈锥形或粉碎,涉及颧骨、眼眶、鼻筛区。临床表现为咬合关系紊乱,伴发颧面、眶周、鼻筛区畸形。治疗原则是恢复咬合关系,同时要解决面部畸形。

(3)矢状骨折:上颌骨呈垂直断裂,骨折线位于正中或正中旁,垂直或斜行向上,将上颌骨分裂为两半,形成"创伤性腭裂"。临床表现为牙弓增宽,有时一侧骨折块下垂致另一侧开合,骨折可能伤及颅底。治疗原则以解决咬合关系为主,关闭"创伤性腭裂"。

(4)牙槽突骨折:骨折线局限于根尖水平,仅波及牙骨段。治疗原则是复位和固定牙骨段。

(三)上颌骨骨折临床表现

上颌骨骨折除具有一般骨折的共同特征外,还有以下特殊临床表现。

1. 骨折移位及面部畸形　因上颌骨附着肌肉较少,其移位的方向主要取决于受力的方向和大小及上颌骨的重力,一般骨折段向后或向下移位,导致面中部凹陷或面中 1/3 变长,形成"盘形脸"或"马样脸"畸形。

2. 咬合关系错乱　由于骨折的移位,常出现咬合关系的错乱,后牙或伤侧牙与下颌牙的早接触,使前牙或对侧牙呈开牙合状态,如果仅为线状骨折,可以不出现咬合错乱。

3. 眼部症状　上颌骨骨折常累及眼眶周围组织而出现一系列眼部症状,如眼睑及结膜下出血、眼球移位和复视等。由于上、下眼睑及眶周组织的淤血青紫,出现"眼镜症状",这是上颌骨骨折早期出现的特有症状。如合并眶底和眶壁的骨折,可导致眼球和内眦移位,伤侧眼球下降,两侧眼球不在同一水平位置,出现复视。如伤及动眼神经或展神经,可使眼球左右动度不协调,出现视觉障碍。

4. 口、鼻、耳症状　上颌骨骨折常伴有鼻腔和副鼻窦黏膜的撕裂出血,出血较多时可经后鼻孔从口腔流出。上颌骨与前颅凹紧密相邻,当发生严重的上颌骨高位骨折时,常合并颅底骨折而撕裂硬脑膜,出现脑脊液鼻漏。如合并颞骨岩部骨折,还可出现脑脊液耳漏。

5. 神经症状　上颌骨与颅底骨关系密切,当发生 Le Fort Ⅲ型骨折时,可累及多对脑神经,如三叉神经等,导致相应症状。当眶下缘骨折线经过眶下孔或有错位时,压迫损伤眶下神经,会出现眶下区及上唇麻木。

6. 呼吸困难　严重的上颌骨骨折,由于明显的骨折移位,使口咽腔缩小,加之口腔、鼻腔的出血及组织的肿胀,而出现呼吸困难。

(四)上颌骨骨折的诊断

上颌骨骨折,可根据外伤史、临床表现、体征和必要的辅助检查手段做出诊断。

在临床表现中,咬合关系错乱和面部畸形是最有价值的诊断体征。发生 Le Fort 骨折时,上颌骨下垂可出现前牙开䪼与后牙早接触,一侧上颌骨发生 Le Fort 骨折时,可出现伤侧牙的早接触及咬合错乱。用器械摇动上颌骨可发现上颌骨松动,有浮动感。伴有颧骨颧弓骨折时,还可出现面部塌陷,复视,张口受限和眶下、上唇的麻木感等。需要指出的是，因上颌骨毗邻颅底，有时会出现脑脊液耳漏和鼻漏。一般面中部骨折的诊断并不困难，如需要了解骨折的具体部位、骨折线的方向和数量以及移位情况，可借助影像学手段进行检查，常用的 X 线投照片有瓦氏位、铁氏位、颧弓切线位，但由于上颌骨与颅骨常有重叠，有时骨折不易看清而容易漏诊，因此必要时可做 CT 检查，尤其是三维 CT 对颅面骨进行重建，对骨折的诊断和治疗有重要参考价值。

二、上颌骨骨折的治疗

(一)上颌骨骨折的治疗原则

1. *选择正确时机、早期处理*　严重的上颌骨骨折患者，首诊应特别注意对颅脑合并伤和其他重要脏器合并伤的检查与处理，对于合并颅脑损伤的患者应优先救治。上颌骨骨折向下向后移位，还可导致咽腔缩小，堵塞上呼吸道而威胁患者生命，应及时发现予以解除，可用器械将上颌骨托起，或将舌拉出以利于通气。患者昏迷时要防止误吸。对有脑脊液鼻漏、耳漏者，不可进行鼻腔和耳道填塞。

2. *正确的骨折复位和稳定可靠的固定*　为避免发生错位愈合，应尽早进行骨折的复位与固定，并以恢复患者原有的咬合关系为治愈标准。即使由于各种原因延误了早期治疗，也应争取时间，防止错位愈合。固定的方法可根据条件选用，目前以手术开放复位坚强内固定为主要治疗方法。

3. *功能与外形兼顾*　在恢复咀嚼功能的基础上，应注意恢复上下颌骨的高度、突度和弧度。

4. *合并软组织伤的处理*

5. *骨折线上牙的处理*　颌骨骨折治疗时常利用牙做骨折段的固定，应尽量保存，即使在骨折线上的牙也可考虑保存。但如果骨折线上的牙已松动、折断、龋坏、牙根裸露过多或有炎症者，则应予以拔除。

(二)上颌骨骨折的治疗方法

对上颌骨骨折，只要全身情况允许，应尽早进行骨折的复位与固定，以免因延误治疗而发生纤维性愈合及错位愈合，给治疗带来困难。上颌骨骨折的手术治疗原则是恢复正常的咬合关系，恢复面部的高度、突度和宽度，恢复面部的三大支柱。

1. *颌骨骨折的复位方法*

(1)手法复位：在局部麻醉下，用徒手方法，对骨折的上颌骨用拉、推、压等向不同方向施力，使移位的上颌骨骨折段回复到正常的位置，此方法简便易行，适用于骨折的早期，骨折断端间纤维骨痂尚未形成，骨折段较易移位的情况。

(2)牵引复位：对于骨折已有纤维骨痂形成，时间较晚，难以用手法复位达到复位效果者，则可用牵引的方法持续加力，使其复位。常用的牵引方法有颌间牵引法和颅颌牵引法。

①颌间牵引法。在上、下牙列上安装带有挂钩的牙弓夹板，按照骨折段需要复位的方向，套上橡皮圈进行弹性牵引，使移位的骨折段逐渐恢复到正常的咬合位置上。如部分上颌骨骨折，或一侧上颌骨骨折，单用颌间牵引，即可达到复位的目的。如为双侧上颌骨横断骨折，除做颌间牵引外，还需加用颅颌牵引法。

②颅颌牵引法。在上颌牙列上安装牙弓夹板，牙弓夹板相当于在颧牙槽嵴的位置固定一细钢丝，将钢丝的另一头自前庭沟处黏膜穿入，颧突处皮肤引出，在头部制作石膏帽，石膏帽上引出金属支架，在钢丝与支架间用橡皮筋持续弹性牵引，则可将移位的上颌骨牵引到正常的位置。

(3)手术复位：如骨折时间较久，骨折处已有致密的纤维骨痂或骨性骨痂形成时，用手法复位和牵引复位都难以复位时，则可做手术切开复位，去除骨折处的骨痂，造成再次骨折，用手术器械撬动移位的骨折断段，使其松动，而后将其复位到正常的解剖位置。如为高位陈旧性横断骨折，骨折线经过的部位解剖关系复杂，不必重新暴露原骨折处，可在低位做 Le Fort Ⅰ型人工骨折，将上颌骨下段复位，以恢复咬合关系为目的。如伴有颧骨、鼻骨和眶区骨折时，现多采用头皮冠状切口，向下翻起额颞部皮瓣，可以充分显露额、颞、颧区和上颌骨部分骨面，便于在直视下进行骨折段复位和固定的操作，容易做到解剖复位，取得较好的治疗效果。冠状手术切口位于发际内，比较隐蔽，术后无面部手术瘢痕，患者比较容易接受。尤其适用于在额鼻眶颧区有多处骨折的患者，可以避免在面部做多处切口的做法。有些患者，一种复位方法达不到理想效果时，可采用两种或 2 种以上方法综合使用，如用手术切开的方法难以达到复位效果时，术后可继续采用弹性牵引的方法辅助骨折复位，能达到比较满意的效果。

2. *颌骨骨折的固定方法*

(1)单颌固定法、颌间固定法：对于一侧上颌骨骨折，无骨折段明显移位，且咬合关系无错乱或仅有轻微错乱者，复位后，可采用上颌骨单颌固定法，或利用颌间固定法，基于健侧的上颌骨来固定骨折侧，达到上颌骨固定的目的。单颌固定法和颌间固定法常是上颌骨骨折固定的辅助方法。

(2)颅颌固定法：利用头颅骨固定上颌骨。在上颌牙列上安装牙弓夹板，牙弓夹板相当于颧牙槽嵴的位置固定一细钢丝，将钢丝的另一头自前庭沟处黏膜穿入，颧突处皮肤引出，在头部制作石膏帽，石膏帽上引出金属支架，将钢丝结扎在石膏帽的金属支架上以固定上颌骨。

(3)骨间固定法：上颌骨骨折最常用的治疗方法是开放复位坚强内固定术，对于 Le Fort Ⅰ 型骨折，术前行全口牙弓夹板结扎，手术做口内前庭沟切口，暴露骨折线后用器械使之解剖复位，确认恢复咬合关系后，以微型钢板做坚强内固定。Le FortⅡ型与Ⅲ型骨折合并颧骨颧弓骨折时，手术进路可采用全冠状切口或半冠状切口，加口内前庭沟切口的方式，充分暴露各条骨折线，尤其是颧上颌缝、颧额缝、梨状孔、眶下缘等部位，复位并确保咬合关系恢复后，在上述部位行微型钢板多点稳固的坚强内固定，术后维持颌间固定数天或视咬合情况不做牵引。伴有眶下壁骨折导致眶内容物下陷至上颌窦内，并存在复视的患者，手术时注意将眶内容物还纳至眶腔，使眼球复位，如眶下壁有缺损，可取薄片髂骨或植骨代用品将缺损垫起，防止眼球移位并纠正复视。目前，临床上使用最多的接骨板是微型钛板，可吸收接骨板也已逐渐使用。对于因各种原因延误治疗而发生错位愈合的上颌骨陈旧性骨折，术前应取牙颌模型分析导致咬合错乱的原因和部位，仍可采用上述手术进路暴露上颌骨，以微型骨锯做错位骨折线的截骨，使咬合关系复位后做微型钢板坚强内固定。陈旧性骨折多伴有眼内眦移位，手术时常须做内眦韧带重附着术。

(4)上颌窦填塞固定法：上颌骨并发眶底、眶缘折裂、眼球下陷移位时，应通过开放的上颌窦腔，使移位的骨折片连同眶内容物一起向上复位。在上颌窦腔内填塞碘仿纱条固定，下鼻道开孔引出。所填塞的碘仿纱条可在 2 周后逐日抽出，4 周内抽完。

第四节　颧骨颧弓骨折

一、颧骨颧弓骨折的临床分类及临床表现

颧骨和颧弓是面侧部比较突出的部分，易受撞击而发生骨折。颧骨与上颌骨、额骨、蝶骨和颞骨通过骨缝相连接，其中与上颌骨的连接面最大，参与形成眼眶外侧壁，维持面侧部外形。颧骨骨折后常与上述结构分离，并常与上颌骨同时骨折。颧骨的颞突与颞骨的颧突连接构成颧弓，较细窄，可单独发生颧弓骨折，也可以与颧骨同时骨折，导致面侧部塌陷畸形、两侧眼裂不在同一水平线、复视等症状。颧骨外形不规则，位于面侧最突点，前接上颌骨，后接颧弓，下邻喙突，并参与组成眶外侧壁，其解剖特征决定了颧骨骨折的三大症状，一是颧骨移位造成面部畸形，二是颧骨下陷压迫喙突造成张口受限，三是颧骨旋转使眶容积改变造成复视和眼球内陷。以往的治疗观点以“改善功能，兼顾外形”为原则，重点在于解除张口受限，通常的做法经口内入路，填充上颌窦，支撑颧骨，有时要切除喙突。这种做法有很大的局限性，首先，颧骨是不规则多面体，骨折常以颧额缝为轴点发生旋转，单纯从口内复位不可能使颧骨解剖对位，术后外形效果难以保证，更谈不上通过颧骨复位恢复眶外侧壁结构矫正复视和眼球内陷。其次，通过上颌窦填充支撑颧骨是一种软固定，术后 1～2 周必须撤出填充，此时恰值骨周瘢痕形成，由于瘢痕收缩、肌肉牵引、重力下垂，使原本复位不全的骨块发生移位性回弹，进一步降低了复位效果。此外，由于复位不全，颧骨和喙突之间的间隙不够，张口度难以恢复正常，加上固定不稳定，早期不敢张口训练，一些患者会出现永久性张口受限。

(一)颧骨颧弓骨折的临床分类

1. 六型分类法

(1)骨折无移位。

(2)颧弓骨折。

(3)颧骨体骨折向后内下移位，不伴转位。

(4)向内转位的颧骨体骨折。

(5)向外转位的颧骨体骨折。

(6)复杂性骨折。

2. 北医分类

A 型：局部骨折，颧骨体完整。

B 型：颧骨骨折移位，颧骨体完整，可伴或不伴颧弓骨折。

C 型：颧骨体粉碎性骨折，颧骨体外形破坏。

(二)颧骨颧弓骨折的临床表现

1. *颧面部塌陷畸形*　颧骨颧弓骨折后骨折块移位主要取决于外力作用的方向，多发生内陷移位。在伤后早期，可见颧面部塌陷，两侧不对称，随后由于局部肿胀，塌陷畸形可能被掩盖，易被误认为单纯软组织损伤。而肿胀消失后，又出现局部塌陷畸形。

2. *张口受限*　由于骨折块发生内陷移位，压迫了颞肌和咬肌，阻碍喙突运动，导致张口疼痛和开口受限。

3. *复视*　颧骨构成眶外侧壁和眶下缘的大部分。颧骨骨折移位后，可因眼球移位、外展肌渗血和局部水肿及撕裂的眼下斜肌嵌入骨折线中，限制眼球运动等原因而发生复视。

4. *神经症状*　颧骨上颌骨的骨折移位，可造成眶下神经的损伤，使该神经支配区域有麻木感，如同时损伤面神经颧支，可发生眼睑闭合不全。

5. *瘀斑*　颧骨颧弓骨折时，眶周皮下、眼睑和结膜下出现出血性瘀斑。

颧骨颧弓骨折可根据病史、临床特点和X线摄片检查而明确诊断。

二、颧骨颧弓骨折的治疗

颧骨、颧弓骨折后，如仅有轻度移位，畸形不明显，无张口受限、复视及神经受压等功能障碍者，可行非手术治疗。凡有张口受限、复视等功能障碍者均应做手术复位。虽无功能障碍但有明显畸形者也可考虑手术复位内固定，手术一般不采用局部切口。颧骨、颧弓骨折可单纯选择复位术，手术简单方便。术前不须特殊准备，如经颞部入路常需要备皮。一般采用局部麻醉，患者取仰卧位，头偏向健侧。

(一)手术步骤、技巧及注意事项

1. *颧弓巾钳牵拉复位术*　该方法不须做皮肤切口，消毒并浸润麻醉后，利用巾钳的锐利钳尖刺入皮肤，深入到塌陷的骨折深面或夹住移位的骨折片，紧握钳柄向外做缓慢提拉，使颧弓回复至正常位置。牵拉时注意不能施加暴力，术者可用手指协助成形，以免形成反方向移位。复位后应妥善保护伤区，防止因再度受压和撞击而塌陷。颧弓骨折复位的标准是患者面侧部畸形消失，不再有张口受限。

2. *切开单齿钩复位术*　在颧弓骨折处表面皮肤做一小的横切口，切开皮肤、皮下组织，钝性分离直达颧弓表面，探明塌陷的骨折部位后，将单齿钩插入骨折片的深面，将移位的骨折片拉回原位。操作时另一手手指要协助复位，防止骨折反方向移位。还应注意防止面神经颧支损伤，因为该支走行在颧弓下方，故尽量采用钝性、平行于神经走行方向分离组织。

3. *口内切开复位*

(1)前庭沟入路：自上颌结节处沿前庭沟向后做1cm长的切口，切开黏膜及黏膜下组织，然后用长而扁平的骨膜分离器从切口向后上方伸入到颧骨、颧弓骨折的深面，以骨折塌陷相反的方向撬动并抬起颧弓，如复位颧骨，则还须向前、向上施力，另一手手指放在颧面部感觉复位情况。复位后缝合前庭沟伤口。

(2)下颌升支前缘入路：在口内升支前缘做长约1cm的纵切口，将扁平骨膜分离器插入切口，在喙突外侧经喙突颞肌腱和颞肌浅面伸入到颧弓骨折的下方，向外侧抬起塌陷的颧弓，另一手要配合和感觉复位情况，然后将剥离器前后移动，以恢复颧弓完整的外形。复位后缝合伤口。

4. *颞部入路*　在伤侧颞部发际内做长约2cm的切口，切开皮肤、皮下组织和颞筋膜，显露颞肌，在颞筋膜与颞肌之间插入细长的骨膜剥离器，伸入至颧弓或颧骨的深面，用力将颧骨向前上、外方向复位。复位后冲洗并缝合伤口。

(二)颧骨、颧弓骨折固定术与技巧

可采用头皮半冠状切口复位固定法。

颧骨颧弓骨折最常见颧额缝、颧上颌缝和颧颞缝的分离，从复位与固定的角度看，至少要达到三点固定，才能达到稳定。该部位由于属暴露区，为避免面部瘢痕，经常不能做到就近切开复位内固定，因此目前常用半冠状切口、睑缘下切口及口内切口来显露、固定颧骨颧弓骨折。一般采用半冠状切口加口内前庭沟切口即可显露颧额缝、颧颞缝和颧牙槽嵴达到稳定固定。做冠状切口翻瓣时最担心的区域是颞部，该部位解剖比较复杂，如果翻瓣时层次不清，则可能损伤面神经分支，而过于担心损伤神经则可能使骨折显露不充分。面神经颧、颞支自腮腺前上缘发出后，颧支一般在颧弓下缘的皮下组织内向前上走行，然后越过颧骨支配眼轮匝肌。颞支自腮腺上缘发出后，在皮下组织中斜向前上越过颧弓后段骨膜的浅面支配额肌和眼轮匝肌上份。因此，头皮冠状切口在颞部翻瓣时，其层次应该在颞肌筋膜的浅层进行解剖，可避免损伤面神经分支。

术前患者剃光头，外耳道清洗，青年女性可在术前每日用苯扎溴铵洗头发1次，术前将头发沿预计切口线前后编成小辫子，可免除剃光头的苦恼。麻醉采用经鼻腔或口腔插管全麻。患者取仰卧位头偏向健侧。

1. 手术步骤、技巧和注意事项

(1)切口设计：用亚甲蓝标记出切口线，自头皮中点发际线上1cm经颞部发际至耳轮角，然后顺耳屏前皮肤皱襞向下至耳屏。

(2)翻瓣：以含肾上腺素的生理盐水在切口线帽状腱膜下浸润注射，特点是量要打足，使切口线隆起，这样可减少翻瓣时出血，也有利于翻瓣。按切口线切开头皮直达帽状腱膜下层、骨膜的浅面，此层的特点是结构疏松，非常容易分离，可用手指推动即可翻起，此时边翻瓣边上头皮夹止血直到眶上缘上方。此时帽状腱膜与颞肌筋膜相融合。在眶上缘处切开骨膜，在骨膜下向前分离翻瓣，分别暴露眶上缘、眶外侧缘和颧骨，一般可顺利找到颧额缝骨折线，如有必要，可自骨膜下将眶外侧壁、下壁显露。眶上神经血管束可不做解离，向下皮瓣的层次与颞部皮瓣相连。当进入颞部时要在颞肌筋膜的浅层进行分离，颞筋膜的特点是非常坚韧，呈银白色。一般分浅、深2层，在接近颧弓时浅层与颧弓骨膜和腮腺咬肌筋膜相融合，颞筋膜深层则附着于颧弓的内侧面，深浅2层之间为疏松的结缔组织。沿颞筋膜向下分离至颧弓上缘处时，可用刀将颞筋膜浅层切开，向前与眶外侧缘骨膜切口相连，在骨膜的深面向前暴露整个颧骨，向下暴露整个颧弓及颧弓骨折线，这样做的目的是为了保护自颧弓表面越过的面神经颞支，将其一并包括在皮瓣内翻起，以免损伤。

(3)口内切口：于口内患侧第1切牙至第2磨牙上颌前庭沟反折处做切口，直达骨膜，以骨膜剥离器自骨膜下向上分离，即可显露颧颌缝，此时可检查眶下神经有无受压，眶下缘有无错位等，如有错位，用骨膜分离器自骨折处反复松动、撬动，助手同时在冠状切口区用持骨钳夹住颧骨额突向上对位，使颧骨彻底复位。

(4)颧骨骨折的固定：颧骨骨折复位后，一般先将颧额缝进行固定，可选用四孔微型钛接骨板，然后复位颧弓，恢复颧弓的外形与弧度，以长微型接骨板进行固定。口内骨折固定的位置多选择在颧颌缝，即犬牙槽嵴区，因该部位骨质较厚，固定可靠，一般用小钛板固定。此时颧骨骨折已经达到三点固定，成为稳定的结构。因此，眶下缘骨折线则不须做内固定，此外，口内切口尚难以固定眶下缘骨折，如需要固定还须配合睑缘下切口。

2. 术中并发症的预防

(1)主要是防止面神经的损伤，避免的要领是注意颞部翻瓣的层次，一定要在颞肌筋膜的浅层分离，在距颧弓上缘平面处切开颞肌筋膜，在筋膜下向下分离显露颧弓。这样可将面神经分支包括在翻起的皮瓣之中。

(2)术中骨折要力争达到多点固定，最少应达到两点固定。

第五节　鼻眶筛骨骨折

一、鼻骨骨折临床表现与治疗

(一)病因

多由于暴力以及跌打损伤或车祸引起，可以单独发生，也可以合并其他颌面部骨折。

(二)鼻部解剖学特点

鼻部骨骼主要由鼻骨和上颌骨额突所构成，上方与额骨的鼻突相连。鼻中隔由筛骨垂直板、犁骨及鼻中隔软骨所组成。鼻骨是高于面中部较菲薄的骨块，易遭受跌打损伤、车祸等而发生骨折，且多见双侧粉碎性骨折。

(三)临床表现

1. 移位以及畸形　鼻骨骨折的类型取决于打击力的性质、方向和大小。如打击力来自侧方，可发生一侧鼻骨骨折并向鼻腔内移位，造成外鼻侧弯畸形；如打击力量较大，可使双侧鼻骨连同鼻中隔同时骨折，使整个鼻骨向对侧移位，鼻弯曲畸形更为明显；如外力直接打击鼻根部，则可发生横断骨折，使鼻骨与额骨分离，骨折片向鼻腔内移位，同时可发生鼻中隔和筛骨损伤；如鼻骨受到正前方的暴力打击时，可发生粉碎性骨折及塌陷移位，出现鞍鼻畸形。

2. 鼻出血　鼻腔黏膜与骨膜粘结紧密，鼻骨骨折伴有鼻腔黏膜撕裂，同时可能伴有鼻翼等鼻部软组织撕裂伤而引发出血。

3. 鼻通气障碍　鼻骨骨折后，由于骨折片移位、鼻腔黏膜水肿、血凝块以及鼻腔分泌物堆积等原因,阻塞鼻腔,引发通气障碍。

4. 眼睑部瘀斑　鼻骨骨折时,由于出血或者血肿等原因,血液沿组织间隙渗到双侧眼睑以及结膜下堆积而出现瘀斑。

5. 脑脊液鼻漏　鼻骨骨折伴发筛骨骨折或者颅前窝骨折时,可能发生脑脊液鼻漏。

(四)术前准备、麻醉和体位

鼻骨骨折一般应尽早复位固定。由于鼻部血液循环丰富,骨片比较薄,骨折后若未及时复位,容易发生错位愈合,增加复位难度。但是如若患者全身状况不允许,患者生命体征不平稳,需待患者全身状况好转后再行复位。但如果有明显肿胀,可延迟,术前每日给予抗生素滴鼻药和血管收缩药。麻醉可选用局部麻醉结合黏膜表面麻醉药。

患者取后仰位或仰卧位。

(五)治疗

1. 鼻外复位法　适用于向外侧方移位的鼻骨骨折。在局部浸润及鼻黏膜表面麻醉下,用双手拇指压迫向外突起的骨折片,使其复位。

2. 鼻内复位法　适用于向内塌陷移位的鼻骨骨折。在局部麻醉下用套有橡皮管或裹有油纱布的骨膜分离器,插入鼻腔内,使其前端伸到骨折的深面,将内陷的骨折片向前外方推动,同时用另一只手的拇指和示指在鼻外侧辅助复位。复位后用碘仿纱条填塞于鼻腔内骨折处,以防止骨折片再移位,同时有助于止血。5～6d即可抽出鼻腔填塞物。

注意:①骨膜分离器插入鼻腔的高度,避免穿透筛板进入颅内,引发颅内感染等严重并发症。②有脑脊液鼻漏症状者,禁忌鼻腔填塞。对有脑脊液鼻瘘的患者,不能行鼻腔填塞者,可单用鼻外夹板固定,防止再移位。脑脊液鼻漏应听任自流,并且应用抗生素预防感染,多在3～7d逐渐减少或者停止,如果长期不止,应请神经外科会诊,行硬脑膜瘘口修补术。

如用鼻骨复位钳,可将钳的两喙插入两鼻孔内,先用力将鼻骨向前复位,然后复位鼻中隔。将1只钳喙进入鼻腔,1只钳喙放于鼻背复位鼻侧壁,用吸引器吸净鼻腔内的血块和分泌物,然后在鼻腔前庭部置入裹有碘仿纱条的橡皮管,协助成形。鼻夹板可用印模膏制作,其内衬以敷料,在对鼻部无压力的情况下,用胶布固定。也可在鼻旁两侧各放置1～2个小纱布卷,使之高于鼻背,再用胶布固定,起保护和成形作用。对有脑脊液鼻瘘的患者,不能行鼻腔填塞者,可单用鼻外夹板固定,防止再移位。鼻外夹板或纱布卷可在7～10d去除。嘱患者1个月内不要挤压鼻部或用力擤鼻涕等。为了防止鼻外部受压和更好地成形,还可在鼻外部加用夹板保护。

3. 手术复位与固定　对于鼻骨粉碎性骨折、陈旧性错位愈合或有缺损需要植骨的骨折,可以采用开放复位内固定术。手术入路可选用双冠状切口,也可以利用原伤口瘢痕暴露骨折。如果采用直接入路,在鼻根两侧各做"八"字形切口,可以直接显露骨折区。用骨膜剥离器将塌陷、移位的鼻骨松解,分别恢复与额骨和上颌骨额突的连接,用2块微型钛板将鼻骨固定在额突上。如上颌骨额突同时骨折,应一并固定。伴有骨缺损时,可取肋骨或代用品修复。

二、眶骨骨折的解剖特点与治疗

(一)定义

眶骨骨折是累及眶缘和眶腔骨壁的骨折。单纯眶部骨折并不多见,仅占面部骨折的4%～15%。但是它易与颌面部其他骨合并骨折,如颧骨、上颌骨Le Fort Ⅲ骨折均易累及眼眶。

(二)解剖特点

眼眶骨由向前突出的眶缘和围绕眶内容物的眶腔组成,呈圆锥形并略向外展。有多块骨骼参与组成眼眶,如颧骨构成眶外缘和部分外侧壁,上颌骨参与构成眶下缘和眶底,额骨构成眶上缘和眶顶,此外筛骨参与构成眶腔内壁,蝶骨参与构成眶腔外壁,泪骨和腭骨也参与部分组成。眼眶的骨性特点是:眶缘骨质粗大、强度高,而眶腔骨壁很薄而易碎,尤其是眶下壁和眶内侧壁,眶腔后部围绕视神经孔的骨质又变厚,以保护视神经。某些来自正前方的打击力可造成眶内压力急剧增加,致使眶腔下壁骨折向下塌陷到上颌窦,发生特征性的单纯眶底骨折,又称爆裂性骨折。眶下缘一般不易骨折,如骨折常伴有上颌骨、颧骨的骨折。

(三)临床表现

1. 骨折移位　眼眶骨折常可在眶下缘和颧额缝触及台阶感;眼眶内外侧骨折移位,可造成内外眦的附着脱离,造成两侧眼裂不一致。

2. 眼球内陷。

3. 复视　眼底爆裂性骨折时,眶内容物包括眼下直肌、下斜肌、和眶壁骨膜均向下移位,使眼外肌出现垂直方向的运动受限而产生复视。动眼神经受到损伤也可引起复视。

4. 眶周淤血肿胀。

5. 眶下区麻木　骨折若挫伤或者挤压眶下神经,可以引起该神经支配区域麻木。

(四)眼眶骨折的并发症

主要有眼球内陷(enophthalmos)、眼球下陷(hypophthalmos)以及复视和眼球运动受限。

(五)适应证

1. 即刻手术适应证　①出现复视、CT 显示肌肉或肌肉周围软组织嵌顿、存在无法自行恢复的眼心反射;②年轻患者、手术复位固定者发生"white. eyed"爆裂性骨折,即眶周瘀斑和水肿不明显、眼球垂直向运动严重受限,CT 提示存在肌肉或肌肉周围的软组织嵌顿;③早期出现眼球内陷和(或)下陷,畸形明显。

2. 两周内手术适应证　①存在眼肌牵拉试验阳性的复视、CT 显示肌肉或肌肉周围软组织嵌顿;②眶底大面积骨折、有后期发生眼球内陷的危险;③明显眼球下陷;④眶下皮肤持续麻木。

3. 儿童眼眶骨折手术适应证　①骨折面积大于眶底面积的 1/2;②眼球内陷＞2mm;③＜30°的严重复视,干扰日常生活。

(六)手术治疗

1. 眶上缘骨折复位固定术　眶上缘由额骨构成,骨折可单独发生或者鼻眶骨折同时发生。在局部麻醉下沿患侧眉毛下缘皮肤做皮肤切口。分别切开皮下组织显露眶上缘。掀起骨膜后复位骨折片,在骨折线两端打孔,钛板钛钉固定。缝合创口。

2. 眶外侧缘骨折复位固定　在额骨颧突以及颧骨额突连接处的颧额缝是最薄弱点,可以使眶外侧缘发生骨折。在局部麻醉下,沿患侧眶外侧缘皮肤做弧形切口,掀开骨膜,暴露眶外侧缘骨折处,显示骨折复位,再行坚强内固定。

3. 眶底骨折复位固定术

(1)手术目的:无论眶底骨折是爆破性还是非爆破性均可并发眼球内陷、复视。眼内出血、泪道阻塞等。手术的目的是恢复嵌顿眼球、肌肉脂肪组织以便恢复眼球活动、消除眼球内陷和骨折造成的眼眶过大。

(2)麻醉:一般全身麻醉或者局部组织麻醉下进行。

(3)手术方法

①睑下途径:紧贴眶下缘皮肤做切口,切开皮肤,显露眼轮匝肌,沿眼轮匝肌纤维下缘分离至眶下缘。在眶下缘下方横行切开骨膜,沿骨面剥离眶底骨膜,向上翻起直到眼底骨折处。将嵌塞的软组织轻轻分离,从骨缝中松解使之回到眶内。此时可以进行骨折片复位。

②上颌窦途径:又称柯-卢切口(Cald-Lue incision),对于眶底骨折并发颧骨、上颌骨等复杂性骨折时,通过上颌进行复位。在口内患侧犬齿凹处沿前庭沟皱襞处做切口,掀起骨膜显露上颌窦前壁,进入上颌窦腔。清除窦内血凝块、异物、骨碎片,并检查骨折情况后,抬起向下移位的眶底,将进入上颌窦腔的眶内容物推回至眶内。随后将下移的骨折片向上复位,再将窦腔内填塞上碘仿纱条以支持重建眶底。在鼻腔下鼻道开口引出碘仿纱条。碘仿纱条可以保留 15～20d。

并发症的预防:上颌窦顶填塞要填实,否则术后眶底塌陷可能复发。

术后处理:术后给予口腔护理,填塞纱条可在术后 10～15d 分次自下鼻道抽出。

三、鼻眶筛区骨折解剖分类与治疗

(一)定义

鼻眶筛区骨折是指涉及鼻骨、眼眶和筛骨以及上颌骨额突和额窦的骨折。

(二)应用解剖

该区域内结构复杂,骨缝连接多,如鼻骨与额骨、上颌骨与额骨和鼻骨、筛骨与上颌骨等,骨质薄而易碎,因此骨折多为粉碎性的,此外内眦韧带也附着于上颌骨额突,断裂后常引起眼内眦的移位,严重影响面部外形,该区域骨折有时也累及泪器。来自正前方的打击常发生鼻根塌陷,形成鞍鼻畸形;来自侧方的打击常导致两侧眼裂不对称,内眦距变宽。筛骨骨折常为粉碎性并向筛窦塌陷,致使眶腔容积加大,是眼球发生陷没的因素之一。目前认为该区域骨折是颌面部最难处理的骨折。

(三)分类

Hopkins 分类如下。

Ⅰ类:中央骨段完整或者移位很小,内眦韧带未发生剥离。

Ⅱ类:中央骨段粉碎且有移位,内眦韧带随骨偏发生移位。

Ⅲ类:中央骨段粉碎性骨折,内眦韧带附着剥离。

（四）手术目的

恢复鼻眶骨的连续性和外形；重新附着内眦韧带使内眦距对称；重建筛区骨缺损，恢复眶内容积。

（五）术前准备、麻醉和体位选择

如局部肿胀明显，可待肿胀大体消退后手术。术前常规行抗生素结膜囊冲洗数天。麻醉根据术式不同选择，如选择冠状切口进路则采用全麻，如选择局部切口可考虑局部麻醉加强化。患者取仰卧位。

（六）手术步骤、技巧和注意事项

1. 切口设计　手术进路可采用冠状切口、鼻旁切口和睑缘下联合切口，冠状切口入路和睑缘下切口已经介绍。此处介绍鼻旁入路。

2. 手术步骤　在鼻根两侧各做“八”字形切口，如感觉显露不充分，可做一横切口将鼻旁连接起来，切开皮肤、皮下组织，翻起组织瓣，切开骨膜，充分暴露额骨鼻突、鼻骨、上颌骨额突、部分眶下缘以及内眦韧带，如果内眦韧带未断裂，不要使内眦韧带失去骨附着。沿上颌骨额突骨壁向后显露筛区骨折部位，分离时注意勿损伤泪囊。先探明骨折类型和移位方向，用骨膜剥离器将断裂的鼻骨、上颌骨额突复位，用微型钛板做内固定。如上颌骨额突断裂成数段，接骨板应跨过所有骨折线，并将骨折片固定在接骨板上。骨折复位固定后，如内眦韧带失去与骨的附着，可将其断端寻找出来，用细钢丝做环绕缝扎，用弯脊柱针穿刺到对侧泪嵴，然后将钢丝穿过鼻骨至对侧泪骨嵴部位，将钢丝向上拉紧，固定于事先固定在额骨的螺钉上，使内眦韧带复位。有学者将其称为“拴马桩”式固定。这种方法固定可靠，同时也防止上颌骨额突向外旋转移位。如两侧眶内侧缘均有骨缺损，不能固定内眦韧带，可采用先植骨，然后将内眦韧带用钢丝拉至对侧，分别固定于对侧的植骨上。内眦韧带重附着应注意两侧内眦距的对称。筛板的骨质很薄，骨折后无法固定，如塌陷缺损太大，常使眶腔容积增大，致使眼球后缩。因此需要做钛网或植骨衬垫以减小眶腔容积，使眼球前移，矫正眼球的内陷。

（七）术中注意事项

1. 鼻眶筛骨折要注意固定部位，一定要将骨折固定在稳定的部位，如额骨鼻突、眶下缘和梨状孔边缘等部位，否则容易再移位。

2. 内眦韧带固定时注意两侧对比。

（张澜成）

参考文献

[1] 高家让，毛祖彝，徐平平. 颌面部损伤附284例临床分析[J]. 华西口腔医学杂志，1997，15(4)：42.

[2] 于梦勇. 颌面部损伤的治疗[J]. 河北医学院学报，1991，12(4)：227.

[3] OJIC. Maxillofacial injuries. J Plast Reconstr Surg，1996，97：866.

[4] 李志刚，王田力. 螺旋CT扫描和三维重建成像在口腔颌面部骨折的应用[J]. 实用口腔医学杂志，2007，23(1)：51.

[5] 王东，彭诚，崔江涛，等. 颧骨复合体骨折临床治疗探讨[J]. 现代口腔医学杂志，2006，20(3)：261.

[6] 东耀峻，张清彬，李祖兵，等. 颧骨骨折复位径路与固定部位的临床研究[J]. 中华口腔医学杂志，2004，39(1)：12.

[7] 梁志刚，郑苍尚. 眶-上颌骨-颧骨联合骨折86例临床报道[J]. 临床口腔医学杂志，2005，21(5)：299.

[8] 徐金科，刘彦普，薄斌，等. 548例颌面创伤患者的回顾性分析[J]. 中国口腔颌面外科杂志，2007，2(5)：91.

[9] Cboung PH，Nam IW. An intraoral approach to treatment of condylar hyperplasia or high condylar process fractures using the in traoral vertico-sagittal ramnus osteotomy. J Oral Maxillofac Surg，1998，55：563.

第22章

唇颊部畸形与缺损及面部烧伤整形

第一节　概　述

唇颊部畸形与缺损病因有先天性和后天性两种。先天性的畸形与缺损，常见者有口裂及面裂等畸形。后天性的畸形与缺损，可能由外伤、良恶性肿瘤切除术后，以及感染性疾病等引起。唇颊部畸形与缺损的诊断一般并不困难，但重要的是要判断缺损畸形的范围和严重程度，以利于正确选择修复方法。

唇颊部的解剖特点是外被皮肤，内衬黏膜，中有口轮匝肌或颊肌，又有血管、神经及腮腺导管穿行其间，这对缺损组织供区的选择有很高的要求，并且增加了整复的难度。唇颊部缺损与畸形，均有不同程度的毁容和功能障碍。因此，在修复原则上既要恢复功能又要修复外形改善容貌。

唇颊部缺损畸形的修复方法较多，应根据缺损和畸形情况作多种选择。在拟定最佳的手术方案和疗效评价时，应注意以下几个方面。

1. 在供区选择上，应采取邻近组织修复为好，即供区组织的选择愈接近唇颊部愈好，不仅手术简便，而且因肤色、质地与其相近，修复后的功能及美容效果均好。

2. 在选择手术方法上，应遵循的原则是能用简单的方法就不用复杂的方法，能用局部和邻近的组织修复就不用远位组织转移，能用邻近组织瓣就不选用游离组织瓣移植。

3. 在手术效果上，应获得功能和外形、近期和远期的良好效果。手术效果的最终评价，有时需经过长期观察方能最终确定。如下唇全层组织缺损，整复后下唇组织常有自然下坠倾向，对此不仅应在术中采取必要的预防措施，而且只有通过远期观察（常需2年以上）方能肯定其最终疗效。颊部洞穿性缺损畸形的修复时，还应注意修复后自然的张口度和面颊部的丰满度。

第二节　唇颊部手术麻醉选择

一、唇颊部手术麻醉的特点

（一）手术范围广、部位多、时间长

唇颊部因致伤的伤因不同，疾病累及和肿瘤侵犯的范围不同，除唇颊部组织本身缺损和畸形外，尚可波及颜面与口腔多个部位同时遭受损害，因此手术范围广，部位多。整形手术要求精细切割缝合，雕塑成形，多数情况下还需要同样精细的修复供区创面，故手术时间一般较长。如组织缺损范围较大，为比较复杂的手术，尤其进行吻合血管的远位组织瓣游离移植进行修复，手术更为复杂，手术所需的时间更长。因此，手术对麻醉亦有特别的要求，包括体位、失血量、麻醉方法的选择等均应做到心中有数。在整个手术过程中，直至缝合伤口，术后包扎，麻醉均需处于平稳状态。

（二）多采用气管内插管麻醉

唇颊部位邻口腔，口内有唾液，头面部血供丰富，术中出血较多，术中如何避免渗血侵入气管内或误吸非常重要。为了保持上呼吸道通畅，顺利完成手术，对较复杂的唇颊部手术多采用气管内插管麻醉。唇颊部缺损畸形，由于正常解剖关系遭到破坏，有时张口困难，常给全身麻醉诱导和气管插管

带来一定困难。如需选用气管内插管麻醉者，麻醉医师应在术前详细检查患者，有时需与经治医师共同研究拟定一个比较安全的方案。

(三)呼吸道管理困难

唇颊部手术，手术野与气管内插管处于同一部位，术中气管内的插管容易移动，应特别注意固定和保护好管道。而且供麻醉医师坐立的位置为手术者所占用，由于麻醉医师需服从于手术者的需要，这样往往对麻醉深度变化的观察、呼吸道分泌物的清除和气体交换的掌握产生不便，给呼吸道管理带来一定困难。

二、唇颊部手术麻醉选择的原则

唇颊部手术选用何种麻醉方法为宜，应根据患者的体质、病变的性质和范围、手术部位，以及麻醉药物对机体可能产生的影响等加以综合考虑，从而选择安全、有效、方便、简单又经济的麻醉方法。

唇颊部手术常用的麻醉方法有：局部浸润麻醉、局部神经阻滞麻醉和全身麻醉。

第三节　唇颊部畸形与缺损修复的原则及围术期处理

一、唇颊部畸形与缺损修复的原则

唇颊部畸形与缺损修复的原则，应根据造成畸形的原因、组织缺损的范围和供区组织的可供量等情况，而采用不同的修复方法。

1. 供区组织部位的选择应遵守“就近取材”的原则，还需考虑供区组织的供量是否足够，供区术后是否会造成更大的畸形和功能障碍，以及供区组织不应有明显的毛发等因素。

2. 口腔属于污染区域，无法彻底灭菌。唇颊部畸形修复手术多与口腔相通，为Ⅱ类切口，应预防性应用抗生素，并注意手术前后口腔清洁和护理。

3. 唇颊部先天性畸形和肿瘤切除术后的周围组织松软且常无瘢痕，外伤造成的畸形多有瘢痕，常以组织的错位愈合为主，而感染性疾病引起的畸形，如唇颊部坏疽性炎症瘢痕较厚，且常伴有较深部组织的广泛破坏，包括口腔黏膜及颌骨组织，并可因颊部深层瘢痕挛缩而造成张口困难，因此应根据造成缺损与畸形的病因有针对性地选择修复方法。

4. 唇颊部肿瘤切除后，其周围组织多属正常，较小的组织缺损常可利用邻近组织修复。如缺损范围过于广泛者，可视情况采用带蒂或游离的远位组织瓣加以修复。

5. 烧伤造成的唇颊部畸形，常见的有唇外翻，瘢痕挛缩畸形，唇红与黏膜组织外翻明显。修复时应切除瘢痕松解组织，使唇部恢复到正常的解剖部位，为使修复后唇部外形满意，有时需将多余的唇红和黏膜组织切除。当唇组织严重外翻畸形，有时可伴有口轮匝肌不同程度的缺失，故亦应对肌肉缺损加以修复。下唇缺损整复后组织常有自然下坠倾向，修复时应注意采取预防措施。

6. 唇颊组织严重缺损畸形，日久常伴发或导致牙及牙槽骨的发育障碍畸形，因而造成咬合错乱、开颌畸形，或严重外伤合并颌骨缺损畸形。依上述缺损畸形情况，在修复次序上，必须遵循的原则为：如仅合并有牙槽部缺损畸形，其处理原则是先安装托牙，后修复软组织。如合并下颌骨骨组织缺损，其处理原则是先修复软组织，后修复骨组织，最后安装托牙。

二、唇颊部畸形与缺损修复的围术期处理

(一)术前准备

1. *患者精神心理上的准备*　唇颊部缺损畸形患者，由于颜面部存在缺陷，常存有性情孤僻，沉默寡语，或戴口罩，或以手掩盖患部。医护人员对这类患者应给予高度的同情与关怀，使其感到温暖和亲切，解除其精神心理上的障碍。这类患者对手术的效果多存有顾虑，应增强其信心。对手术疗效预测应给予恰如其分的说明，以取得患者的合作，以及家属及其有关人员的配合、协助与支持。

2. *手术区检查与准备*　在患者全身情况许可，可以耐受手术的前提下，术前必须对手术区进行详细检查，了解缺损范围、畸形程度以及肿瘤等病变切除后组织缺损的程度，以便选择修复方法，拟订比较全面和合理的最佳手术方案。唇部烧伤性瘢痕的男性患者常有胡须、毛发嵌入瘢痕区，术前应对瘢痕区仔细清洗和消毒。

3. *供区组织检查与准备*　采用唇颊部邻近组织瓣修复时，应检查缺损边缘松软瘢痕可否利用、邻近组织的可供量及修复后组织移位可能增加面

颊部畸形的程度。采用远位组织瓣修复时，需注意供区部位应较隐蔽，切取组织后不应继发功能障碍，而且供区肤色、质地与厚度，应接近于唇颊部。对选用的供区应检查组织瓣内的血管有否静脉穿刺史，如果经过多次穿刺，血管管壁纤维化增厚，管腔可能狭窄或闭塞，则不宜采用。已确定的供区，应做好标记。

4. 降低伤口感染发生率的准备　口腔属于污染区域，术前应对患者做常规口腔检查，清除慢性感染病灶，填补龋齿，拔除残根。对口腔卫生较差者，常规进行口腔洁治，并用过氧化氢溶液清洗或用含有抗生素的漱口剂含漱，尽量减少口腔局部的细菌数，降低口腔伤口感染发生率。

(二)术后处理

1. 体位与饮食　局部麻醉患者可视情况采用仰卧位或头偏向一侧，次日可改为半卧位。采用唇瓣交叉修复时，术后要用绷带包扎妥加固定。全身麻醉患者清醒前采用仰卧位，头偏向健侧，清醒后可视情况改为半卧位，以利引流和改善移植皮瓣的静脉回流。术后体位应妥善安置，一定要避免移植组织瓣的蒂部扭转或张力过大。

唇颊部术后的饮食非常重要。局部麻醉术后或全身麻醉清醒后 3d 内常规进食温流质饮食，忌饮食温度过高而影响移植皮瓣成活。3d 后可改为半流质饮食。如唇部需制动或唇瓣交叉移植时，可用橡皮管插入口腔进食，特殊患者可放置胃管鼻饲。

2. 预防感染　唇颊部手术为Ⅱ类切口，应按有关规定预防性应用抗生素，以防感染。

3. 伤口处理与更换敷料　唇颊部伤口术后涂一层抗生素油膏(如金霉素眼膏)或加盖一层凡士林油纱布，可预防伤口被唾液污染，更换敷料时也不易黏附伤口缝线。然后再在其上加盖敷料，稍做加压固定，以利止血、消灭无效腔。手术范围水肿不严重者，次日可去除敷料让伤口暴露，以免唾液污染浸湿敷料而增加伤口感染机会。对游离组织瓣移植修复者，加盖敷料时注意不要压迫组织瓣蒂部，以免造成血供障碍。创面若较大，应常规放置引流。伤口覆盖的敷料需在其上留置一观察窗口，以便随时观察皮瓣血供情况，敷料可于术后第 3 日更换。

4. 加强口腔护理　术后因唇颊部限制活动，伤口疼痛，口腔自洁作用较差；且术后流质饮食，如牛奶等易黏附在口内缝线上，故容易遭致感染，术后应加强口腔护理。

5. 移植组织瓣血供观察　对采用带蒂或吻合血管的游离组织瓣修复者，术后密切观察组织瓣的血供情况，若发现血管危象，应寻找原因，及时处理。

6. 伤口拆线　因颜面部血供丰富，唇颊部伤口拆线时间一般较躯干、四肢为早，一般 4～5d。早期拆线可减少产生瘢痕，但应根据伤口所处的解剖部位和张力大小酌情掌握。如张力不大，可早期拆线；如张力较大，可于 7～10d 分次拆除；位于口内的缝线可于 10d 左右拆除；如口内伤口张力较大，缝线可不予拆除，让其自行脱落。

第四节　唇颊部畸形与缺损的修复方法

一、上唇缺损畸形

(一)诊断与修复原则

上唇缺损或瘢痕挛缩畸形的诊断并不困难，多见于外伤或肿瘤术后。如为坏疽性口炎后遗症，除有组织缺损外可有广泛的瘢痕粘连，唇龈沟过浅，甚至完全消失；伴有鼻组织缺损者可造成唇部紧缩和鼻翼畸形；严重的烧伤性瘢痕挛缩可造成上唇紧缩或外翻畸形。

上唇缺损畸形的修复原则如下。

1. 根据上唇缺损畸形类型来选用修复方法，应首选邻近或对侧组织，只有缺损范围较大者才考虑应用远位组织。

2. 合并有鼻缺损与上颌骨小范围缺损时，若不是外伤急诊，病情允许，应先行托牙康复治疗，修复上颌骨缺损，然后再修复唇和鼻组织缺损。

3. 修复时应尽量珍惜和利用残存的唇组织，尤其是唇红组织。

(二)修复方法

1. 上唇组织瓣推进修复法　本法适用于唇红及唇组织缺损在 1～1.5cm 或仅占全唇长 1/4 以下者。

方法：采用直接缝合法，将唇部缺损部位的边缘切成“V”形创口，然后分层缝合。缝合时应注意唇缘两边厚度应相等，唇红黏膜与皮肤连合处应对齐。

2. 下唇交叉组织瓣(Abbe 瓣)移植修复法　本法适用于上唇组织缺损较大，达全唇长 1/3～1/2 时。

方法：根据上唇缺损的部位和范围，可采用下唇单个交叉组织瓣、2 个交叉组织瓣及方形组织瓣转移修复。

(1)下唇单个 Abbe 瓣修复：在下唇设计一个以唇红为蒂的三角形唇瓣组织，其高度等于缺损的高度，底部的宽度则为缺损宽度的一半，这样术后上、下唇的长度可以相等。唇瓣的蒂部位于下唇的内侧，其旋转后应位于缺损的中央，以减少蒂部转移时产生的扭转力和张力。手术分两期进行，第一期于术后 2～3 周切断蒂部，并行唇缘小的修整(图 22-1)。

对上唇正中较大的缺损，且缺损部位、形状和大小不宜制作成等腰三角形时，可在下唇正中设计一个符合缺损特殊形状的唇瓣。如缺损超过唇长的 1/2 时，可采用双侧上唇的组织瓣向中央滑行移动，与下唇单个 Abbe 瓣联合应用(图 22-2)。

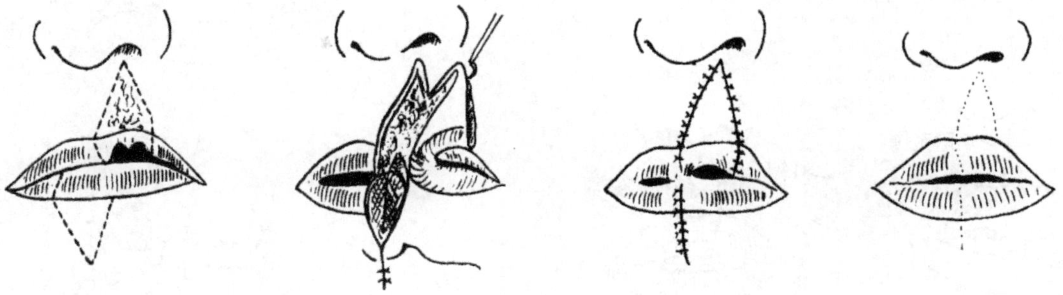

图 22-1　下唇单个 Abbe 瓣修复法

A. 上唇瘢痕切除及下唇交叉切口；B：下唇瓣交叉转移至上唇缺损处；C. 唇瓣交叉已缝合；D. 断蒂，修复后

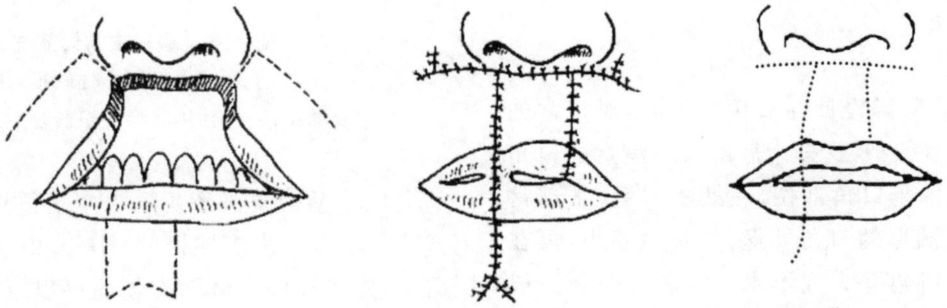

图 22-2　下唇单个交叉瓣与鼻唇沟瓣修复法

A. 双侧鼻唇沟瓣；B. 下唇叉形瓣与鼻唇沟瓣修复法；C. 断蒂，唇部加以缝合

(2)下唇 2 个 Abbe 瓣修复：如上唇人中两侧存在矩形组织缺损，为了保证唇修复后人中能在正常位置，可于下唇正中部位设计 2 个矩形的 Abbe 瓣进行修复(图 22-3)。

(3)方形唇部组织瓣修复：此法是 Иванов 首先提出的一种改良方法，Федорова 又加以改进，主要用于唇部一侧缺损的修复。按照 Abbe 瓣转移的原则，用下唇正常的唇组织瓣修复上唇缺损(图 22-4)。

Abbe 瓣转移修复注意要点：①唇瓣设计应视缺损部位和对侧唇组织的情况而定。对侧唇组织多属正常，其唇瓣蒂部(即唇红横径的宽度)可等于缺损底部的 1/2。如果唇组织周围有瘢痕或组织弹性较差时，唇瓣蒂部的宽度应加大。②唇瓣蒂部的血管应加以保护，防止损伤。③唇瓣的形状根据受区缺损的需要而定，可设计成三角形、矩形或与缺损相似的形状。因唇瓣含有血管，血供丰富，故唇瓣的长宽比例和形状一般可以不受限制。④当缺

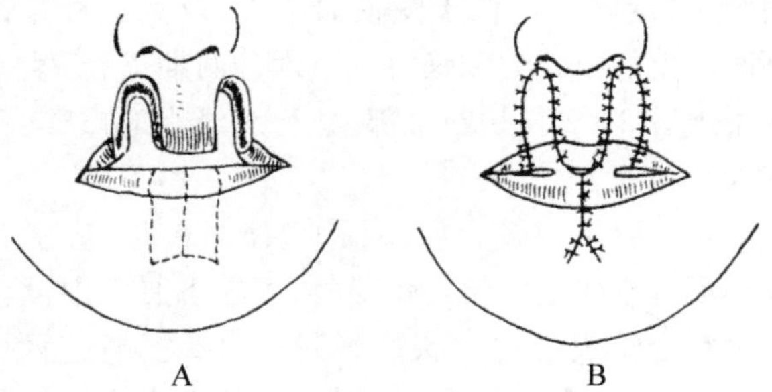

图 22-3　下唇两个 Abbe 瓣修复法

A. 上唇组织缺损情况及下唇 2 个矩形瓣的设计；B. 下唇 2 个矩形瓣转至上唇，伤口缝合后

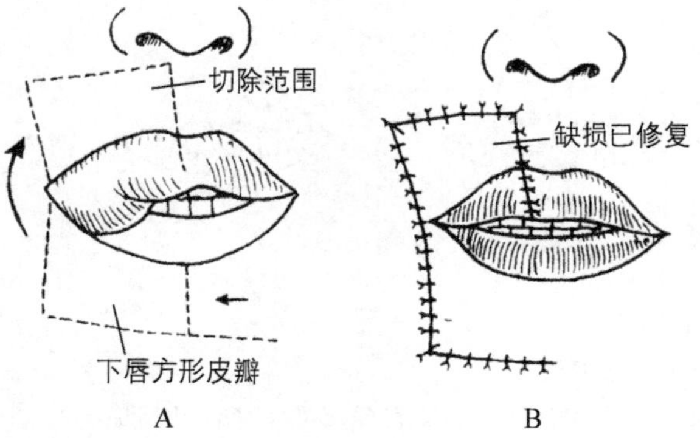

图 22-4　上唇一侧缺损，用下唇方形组织瓣修复

A. 上唇病变切除范围及下唇方形瓣术前设计；B. 转位修复缝合后

损接近口角，或唇瓣设计在口角附近时，对正常的口角组织应妥善保护，这样术后能获得满意的口角外形。如缺损位于口角部位，一期手术后，蒂部常成为钝圆形或圆形的口角外形，口裂也变小，可在二期手术中行口角开大成形术。⑤唇瓣断蒂一般可在术后 2 周进行。唇瓣组织有瘢痕时，可于术后 3 周断蒂，但断蒂前数天应做蒂部的钳夹血供训练。断蒂部位应先照顾被修复的部位有充分的组织，否则会嫌上唇唇红过少，影响修复效果。

3. *扇形皮瓣修复法*　本法适用于上唇缺损占全唇长的 1/2 以上，或缺损区接近口角区，而对侧组织和颊组织又均属正常者。

方法：以上唇正中部位缺损为例。设计皮瓣可在两侧下唇外下方定点，然后根据上唇的高度，在双侧鼻唇沟设计鼻唇沟组织瓣。鼻唇沟组织瓣的最高点一般位于鼻翼部，此点与下唇的外下方定点之间要设计一连线成弧形，这样更便于组织瓣向上唇中部旋转滑行。最后在两侧口角平面稍上方各做一向下的附加切口，附加切口与弧形切口构成的角度可＞45°，并于下唇外下方定点处，与口角平面的附加切口平行，向上各另做一附加切口形成“Z”形。当此扇形组织瓣转移修复后，位于唇下方的“Z”形瓣正好相当于口角的平面(图 22-5)。此法术中口裂变小可暂不处理，待二期再行口角开大术。

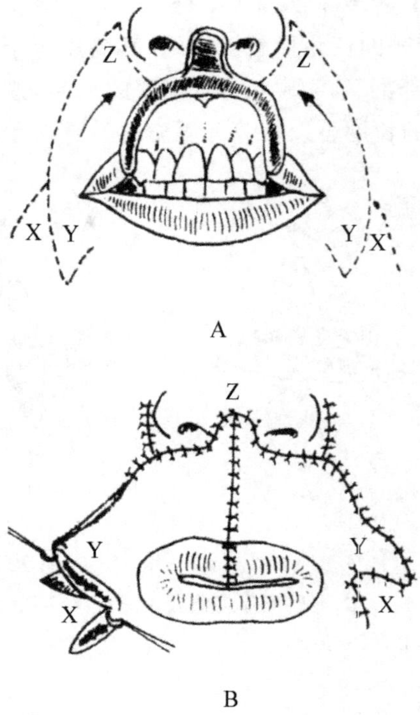

图 22-5　扇形皮瓣修复法

A. 上唇正中及鼻小柱缺损；B. 上唇及鼻小柱缺损，用扇形组织修复后

4. *鼻唇沟皮瓣修复法*　本法适用于上唇部分或有 1/2 以上组织缺损的修复。由于鼻唇沟接近唇部，皮瓣转移后鼻唇沟创面可以直接拉拢缝合，术后遗留的瘢痕不明显。它是上唇组织缺损修复时比较理想的组织供区，也是唇部组织缺损最简便的一种修复方法。采用本法时，可根据唇部组织的缺损情况进行手术设计。

(1)一侧皮肤及皮下肌层缺损，可设计一侧鼻唇沟皮瓣(图 22-6)。

(2)上唇正中大块组织缺损，可设计两侧鼻唇沟皮瓣。

(3)上唇近口角处部分全层缺损，可设计口角下方鼻唇沟皮瓣(图 22-7)。

5. *颞浅血管前额岛状皮瓣修复法*　本法适用于全上唇缺损的修复。额部供区植皮后，可遗留镶嵌性畸形，有碍面容，年轻患者不易接受，女性患者

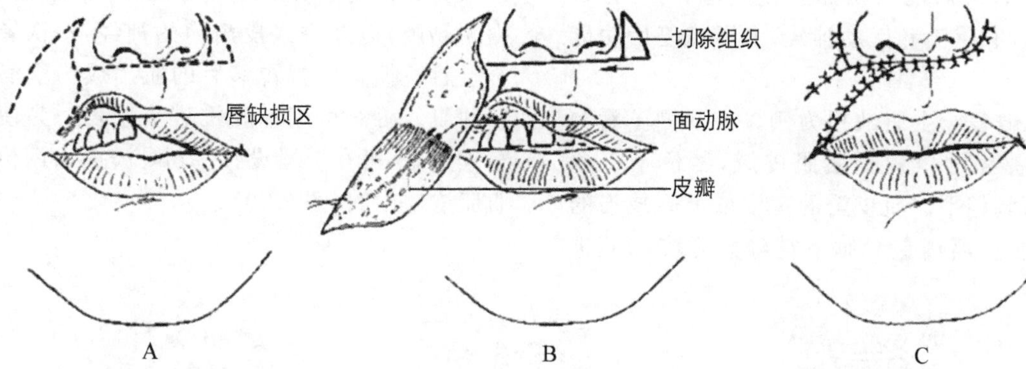

图 22-6　一侧鼻唇沟瓣修复一侧上唇缺损

A. 皮瓣切口设计；B. 皮瓣切取；C. 皮瓣转移修复

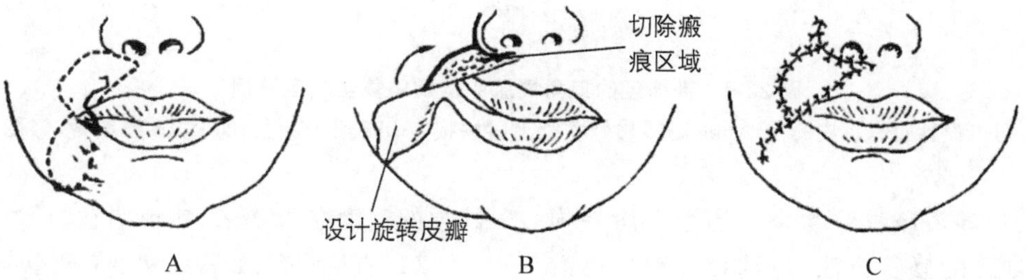

图 22-7　口角下方鼻唇沟瓣修复一侧上唇缺损

A. 皮瓣切口设计；B. 皮瓣切取；C. 皮瓣转移修复

更难接受。但若进行前额皮肤软组织扩张后，再行前额岛状皮瓣修复，供区可不需植皮，将避免这种不足之处。本法设计有以下几种类型。

(1)如上唇鼻唇沟组织仍可利用，可在双侧鼻唇沟各设计一个三角形皮瓣翻向口内做衬里组织，其上用长方形岛状前额瓣一次修复(图 22-8)。

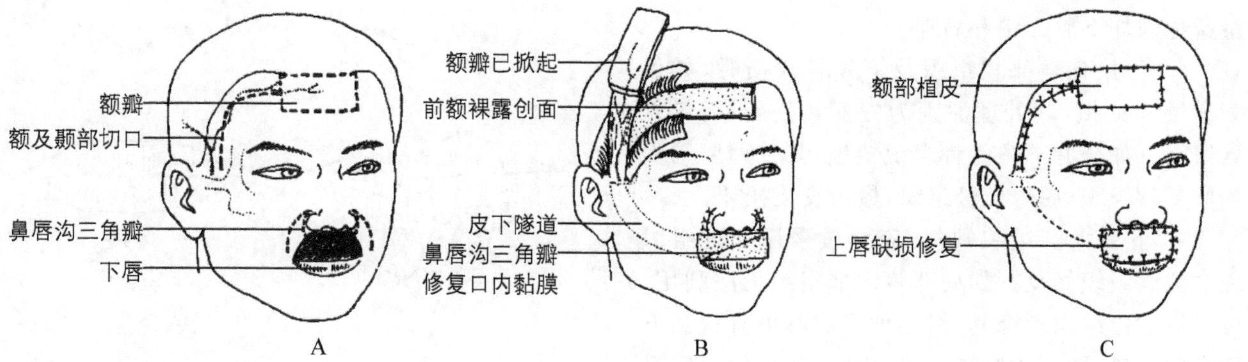

图 22-8　双侧鼻唇沟瓣联合前额岛状瓣修复全上唇缺损

A. 皮瓣切口设计；B. 皮瓣切取，双侧鼻唇沟皮瓣翻转作衬里；C. 上唇缺损修复

(2)如鼻唇沟组织无法利用，可在前额皮瓣下先行游离植皮，创面向外，皮面向骨面，置入皮瓣下，待 10d 后再行上唇缺损修复。

(3)将前额皮瓣加宽，设计成长方形前额瓣，采用并列折叠式修复。唇外皮肤和口内黏膜缺损修复一次完成。

6. 带神经的口角提肌肌皮瓣修复法　本法适用于上唇大型缺损的修复。如为全上唇缺损，需要双侧口角提肌肌皮瓣与下唇正中 Abbe 瓣联合应用。肌皮瓣内包含有眶下神经感觉支和面神经颊支的运动支，转位后的口角提肌变成口腔括约肌，因肌皮瓣内含有感觉和运动神经，上唇修复后功能满意。

方法：以修复全上唇缺损为例。在双侧鼻唇沟部位设计带神经的口角提肌肌皮瓣，蒂位于口角处，与口裂两侧相平。肌皮瓣的宽度依上唇缺损的高度而定。肌皮瓣内包含眶下神经感觉支和面神经颊支。将连于上颌的口角提肌，连同外面皮肤的内侧黏膜，以及进入皮瓣内的神经，一次转移修复全上唇缺损。皮瓣转移后的肌肉成为上唇的口腔括约肌。唇红可用黏膜推进法修复。为使上唇不至于过紧，可在下唇设计 Abbe 瓣插入两侧口角提肌肌皮瓣中间（图 22-9）。

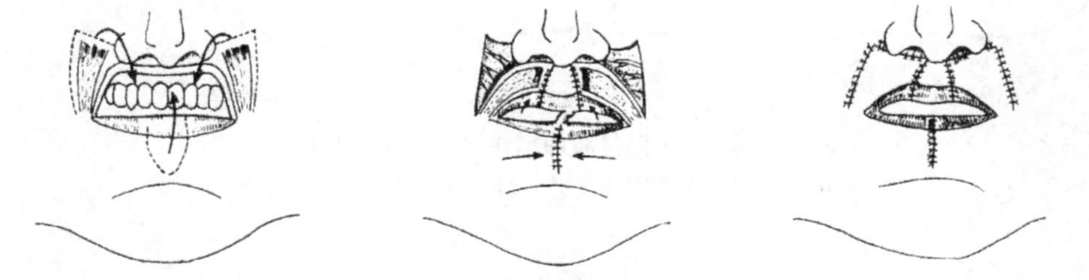

图 22-9　带神经的口角提肌肌皮瓣修复全上唇缺损

A. 切口设计；B. 肌皮瓣及 Abbe 瓣转移修复全上唇缺损，Abbe 瓣未断蒂；C. Abbe 瓣断蒂，修复后

7. *前臂皮瓣游离移植修复法*　当全上唇缺损时，如无其他合适的修复方法，可选择前臂皮瓣游离移植修复。

二、下唇缺损畸形

（一）诊断与处理原则

下唇缺损畸形的原因和处理原则，除与上唇缺损相同外，尚应注意处理好以下问题。

1. 如选用上唇部组织修复下唇缺损时，要尽量避免破坏上唇人中和唇珠。

2. 合并有颏部软组织及下颌骨缺损时，如仅为牙槽部缺损，其处理原则为先安装托牙，后修复软组织。如合并下颌骨骨组织缺损，其处理原则为先修复软组织，后修复骨组织，最后安装托牙。

3. 下唇大型组织缺损，应尽量采用邻近组织或对侧唇组织修复。如局部唇颊部组织无法利用，可采用远位组织瓣修复，但这种组织瓣可有自然下坠倾向，要采取预防措施。较为理想的远位组织瓣是足背皮瓣和前臂皮瓣（尺侧肌皮瓣），因均可包含肌肉在内，故对预防下唇下垂非常有利。对下唇缺损伴有颊部软组织或骨组织大块缺损的病例，在修复上较为困难，可选用胸肩峰皮瓣和胸大肌（骨）皮瓣。但胸大肌（骨）皮瓣修复后外形肥厚臃肿，效果不如胸肩峰皮瓣。还可选用远位皮管修复。

（二）修复方法

1. *下唇组织瓣推进修复法*　本法适用于下唇缺损的宽度在 1.0～2.0cm 者。

（1）直接缝合：如唇红和下唇皮肤均有缺损，则可采用此法。手术时先切除缺损缘瘢痕组织，沿缺损底线两侧延长切开，将 2 块唇组织瓣推进在中线缝合。

（2）直接缝合加 Z 成形术：此法多适用于唇红缺损时，可将唇缺损缘切成“V”字形（图 22-10），去除瘢痕组织，在两侧唇颊沟底做松弛切口，最后将两侧唇部组织推进拉拢缝合，术后下唇皮肤缝合成曲线。

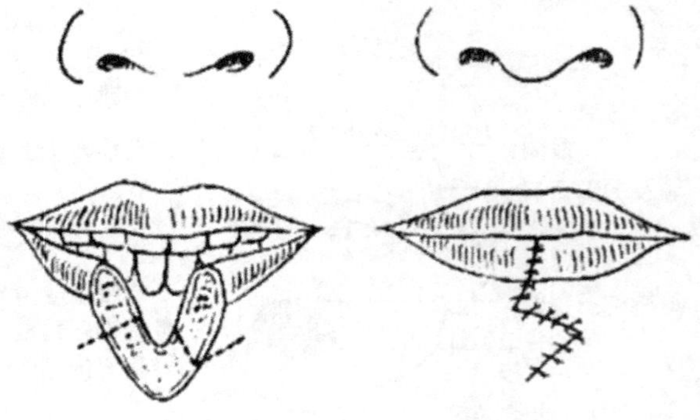

图 22-10　直接缝合加 Z 成形术

A. 切口设计；B. 缝合修复后

2. *上唇 Abbe 瓣转移修复法*　本法适用于下唇正中组织缺损达 1/2 以上，或大部缺损的修复。Abbe 瓣可设计在人中旁或上唇外侧。因为切取上唇正中组织会破坏人中，故以采用上唇人中旁 Abbe 瓣转移修复效果最好。

方法：根据下唇组织缺损的部位和范围，手术方法可分为两种。

(1)人中旁三角形 Abbe 瓣：本法根据下唇缺损的部位和大小，在人中旁各设计一三角形唇瓣，唇瓣外侧唇红不切断，有唇动脉相连，然后将 2 个带蒂唇瓣向下转移 180°修复下唇正中缺损，2 周后断蒂。此法的优点是保持人中和唇珠在正常的解剖位置上，修复后两侧口角对称(图 22-11)。

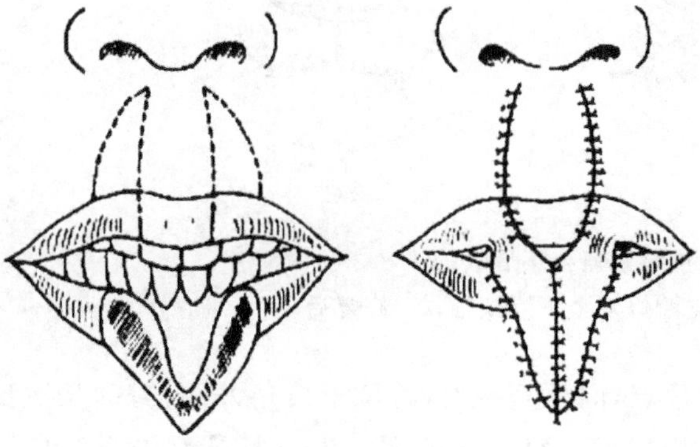

图 22-11　人中旁三角形 Abbe 瓣修复

A. 上唇人中旁 Abbe 瓣设计；B. Abbe 瓣转移至下唇

(2)人中旁矩形 Abbe 瓣：设计原则与手术步骤与第一种术式基本相同。不同者在于本法可根据下唇缺损的高度和宽度，在上唇人中旁设计同样大小的唇瓣。为使唇瓣转移至下唇后，人中旁一侧创面便于缝合，可在矩形唇瓣上缘(相当于鼻底线)各向外侧做一延伸切口，使上唇两侧组织滑向中央拉拢缝合(图 22-12)。

3. 扇形皮瓣修复法　本法适用于下唇中央的中型缺损。

方法：皮瓣宽度的切口设计应等于唇缺损的宽度。切口先自两侧上唇外侧的适当部位唇红缘开始，继而斜向颊侧，然后绕过口角，再与下唇的缺损缘相连。手术时应穿透唇部切开全层，以两侧上唇唇红缘为唇瓣蒂部，并在两侧颊部做一横向附加切口。最后将两侧上唇外侧的扇形唇瓣各旋转 60°左右，在下唇正中相互缝合。唇瓣蒂部形成新的口角，唇瓣的夹角插入两侧颊部横向的附加切口内(图 22-13)。手术后口裂较小，可在二期做口角开大术。

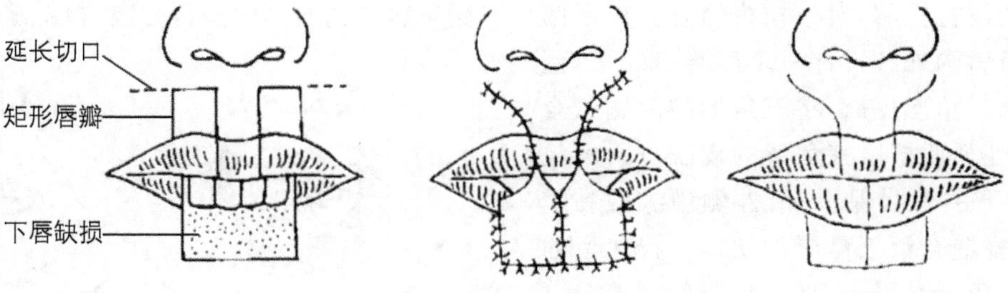

图 22-12　双侧人中旁矩形 Abbe 瓣修复

A. 术前切口设计及下唇切除范围；B. 皮瓣转移至下唇，未断蒂；C. 断蒂，修复后

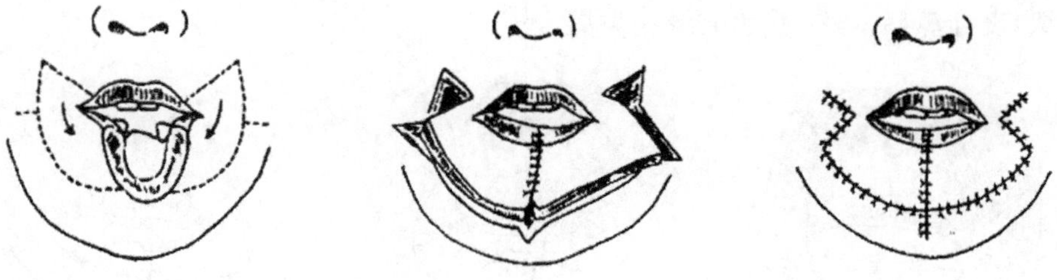

图 22-13　扇形皮瓣修复下唇缺损

A. 术前切口设计；B. 皮瓣转移至下唇；C. 修复后

4. 带神经的口角降肌肌皮瓣修复法 本法是利用带有神经的口角降肌复合肌皮瓣转移修复下唇部分或全部缺损，如为全下唇缺损者，需用双侧肌皮瓣。

方法：以修复全下唇缺损为例。在双侧设计口角降肌肌皮瓣，肌皮瓣的蒂部位于口角，与口裂相平。肌皮瓣的宽度依下唇缺损的高度而定。肌皮瓣包括口角降肌、颏神经、面神经下颌缘支、外周皮肤和口内黏膜，两侧肌皮瓣一次转移至下唇缺损区，在中线对位缝合，口角降肌作为下唇的口腔括约肌，唇红用黏膜推进法修复，创面依层缝合（图22-14）。

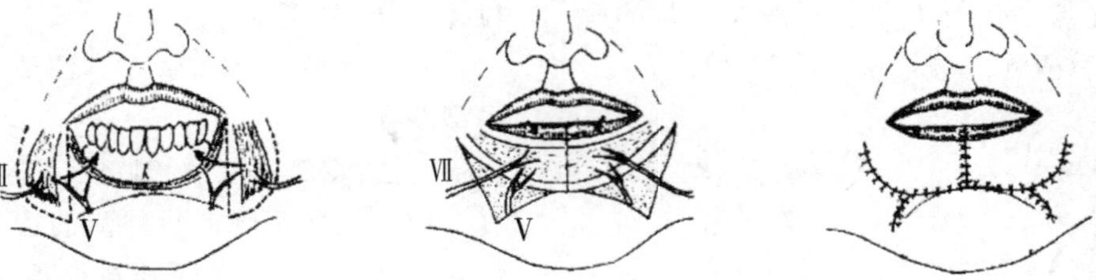

A B C

图 22-14 带神经的口角降肌肌皮瓣修复全下唇缺损

A. 皮瓣口设计；B. 带神经的口角提肌肌皮瓣修复全下唇缺损；C. 修复后

5. 双侧颊组织瓣推进修复法 本法适用于下唇大型缺损或全下唇缺损，伴有颏部软组织不同程度缺损的病例。

方法：沿两侧颌下缘做皮肤切口，切口长度可根据组织缺损的需要量而定。口内黏膜由前庭沟切口，分离两侧颊组织瓣直至咬肌部，然后将两侧大型颊瓣向中线滑行推移，对位拉拢缝合。再在两侧上唇的口角鼻唇沟处各设计一个底与口裂平行、尖端向上的颊部三角形皮瓣，将三角形的两侧做全层切开，底边只切透肌层。三角形的皮肤与肌肉组织予以切除，其下的黏膜保留，沿外侧创缘做黏膜下潜行分离，拉拢缝合消灭鼻唇沟切口。将保留的蒂位于口角的三角形黏膜瓣组织内，向外翻转与下唇的皮肤创缘缝合形成唇红（图22-15）。

6. 双侧鼻唇沟与颊组织瓣修复法 本法适用于全下唇矩形缺损的修复。

方法：根据下唇矩形缺损范围，在双侧鼻唇沟（包括部分颊组织）设计鼻唇沟瓣，瓣的上缘在鼻唇沟顶点，向外至颊部，蒂位于口角外侧，瓣的长宽比例相当于下唇缺损范围。当双侧鼻唇沟瓣全层切取后，各向下旋转90°至下唇缺损部位。两侧组织瓣向中线拉拢缝合，内侧黏膜缝合，将鼻唇沟上缘内侧的黏膜翻转向外，借以修复唇红。为预防下唇正中直线收缩，可将鼻唇沟瓣末端做交叉缝合，双侧鼻唇沟创面稍做潜行分离，拉拢缝合（图22-16）。

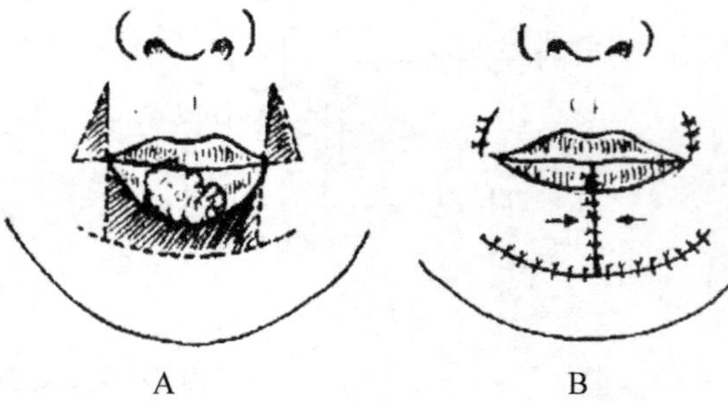
A B

图 22-15 双侧颊部组织瓣修复全下唇缺损

A. 下唇癌切除后下唇大型缺损及切口设计；B. 修复后

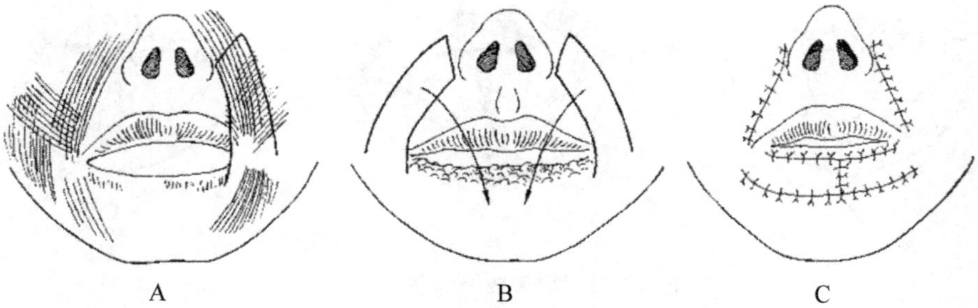
A B C

图 22-16 双侧鼻唇沟瓣与颊部组织瓣修复全下唇缺损

A. 下唇癌切除后下唇大型缺损及切口设计；B. 皮瓣切取；C. 修复后

7. *双侧颈阔肌双蒂肌皮瓣联合局部皮瓣翻转修复法*　本法适用于全下唇缺损再造。

方法：将全下唇连同肿瘤完全切除后，根据唇缺损范围大小，首先在缺损双侧颊部设计局部皮瓣，翻转作为衬里，再在颌下颈部设计两侧颈阔肌肌皮瓣切口线，形成双蒂肌皮瓣，向上方移转并与两颊部设计的翻转衬里皮瓣瓦合，共同完成下唇再造（图 22-17）。

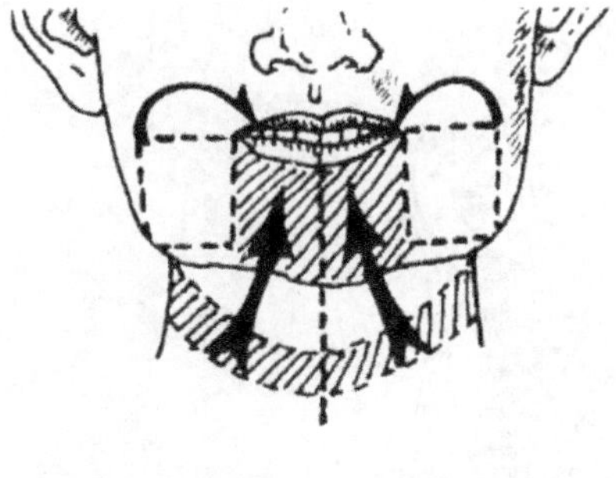

图 22-17　双侧颈阔肌双蒂肌皮瓣向上移转与两颊部设计的翻转衬里皮瓣用于全下唇再造

8. *足背皮瓣游离移植修复法*　本法适用于修复全下唇缺损，伴有广泛颏部组织缺损，而又无法利用邻近唇颊组织修复的病例。

足背皮瓣内可包含腓浅神经分支，移植后有感觉功能；皮下脂肪层较薄，修复后无臃肿感。足背皮瓣内可包含䟴短伸肌，一起做复合组织瓣移植；利用肌腱分别悬吊于两侧口角的口轮匝肌上，对防止下唇修复组织下坠及外翻十分有利，作为全下唇缺损的修复是较理想的供区之一。

三、唇红缺损畸形

（一）诊断与修复原则

唇红组织缺损可根据唇红组织特有的颜色加以辨别，诊断并不困难。但当唇红组织外伤后产生瘢痕，单以颜色和外形无法确定时，则需要依靠病史和触诊检查。

唇红缺损畸形修复原则如下。

1. 唇红部小范围缺损，主要采用邻近唇红组织、口内前庭黏膜修复。

2. 唇红部较大范围缺损，可采用对侧唇红组织，或舌组织瓣修复。

3. 唇红部大部缺失或无唇红，可采用口轮匝肌肌黏膜瓣或带蒂颊黏膜组织瓣修复。

4. 唇珠不明显或缺损时，应以邻近唇红组织进行修复。

（二）修复方法

1. *Z 成形修复法*　本法适用于唇红部小范围缺损。

方法：唇红部小范围缺损，常在缺损部位有凹陷切迹形成。手术时可沿凹陷切迹处两侧，做“V ”形或“U ”形切除，然后按 Z 成形术原则缝合修复。

2. *对侧唇红组织修复法*　本法适用于上唇正中小范围缺损，唇珠不明显的病例。

方法：根据上唇正中唇红及唇珠缺损的组织量大小，按照 Abbe 瓣手术设计原则，在下唇设计一个蒂在一侧的黏膜肌肉瓣，修复上唇唇红缺损，下唇创面直接缝合，7～10d 断蒂，此法修复后可获得唇红及唇珠处的满意效果（图 22-18）。

3. *舌组织瓣修复法*　本法适用于近口角处唇红小范围缺损，缺损范围小于一侧 1/2 者。注意女性患者用本法时，常用舌的腹侧面，以便于术后使用口红，对男性，恰恰相反，具有乳头状突起的外观较好。

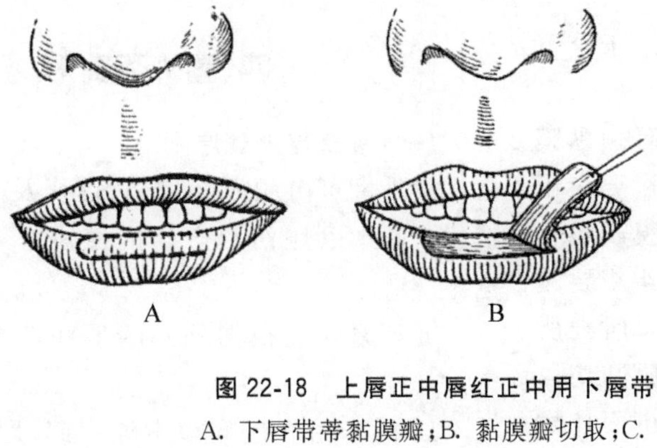

图 22-18　上唇正中唇红正中用下唇带蒂黏膜瓣修复

A. 下唇带蒂黏膜瓣；B. 黏膜瓣切取；C. 修复后，未断蒂方法：根据唇红的缺损范围，在同侧舌缘设计舌瓣。如修复上唇唇红，舌瓣蒂位于舌缘以上，下唇则舌瓣蒂位于舌缘以下。切取舌瓣时包括部分舌肌，肌层厚度可根据唇红组织的量而定，后将舌瓣缝于缺损面，10d 断蒂。

4. *口轮匝肌肌黏膜瓣修复法*　本法适用于唇红较大范围的缺损。

方法：在切除唇红的创缘上，由皮肤肌肉交界处斜向内下，侧位矢状面切口应至唇内侧黏膜下，其间肌黏膜瓣必须将下唇动脉包括在内。然后切口向下折转，在肌层和黏膜下腺体之间深达前庭沟，充分分离肌黏膜瓣，向唇红缘掀起。肌黏膜瓣创缘与唇部皮肤创缘对位缝合，修复唇红缺损。为了延伸下唇高度，可在下唇系带处做 V-Y 手术，延长下唇。为使唇黏膜的"Y"形缝合更加顺利，可在前庭龈唇沟处做一水平切口（图 22-19）。

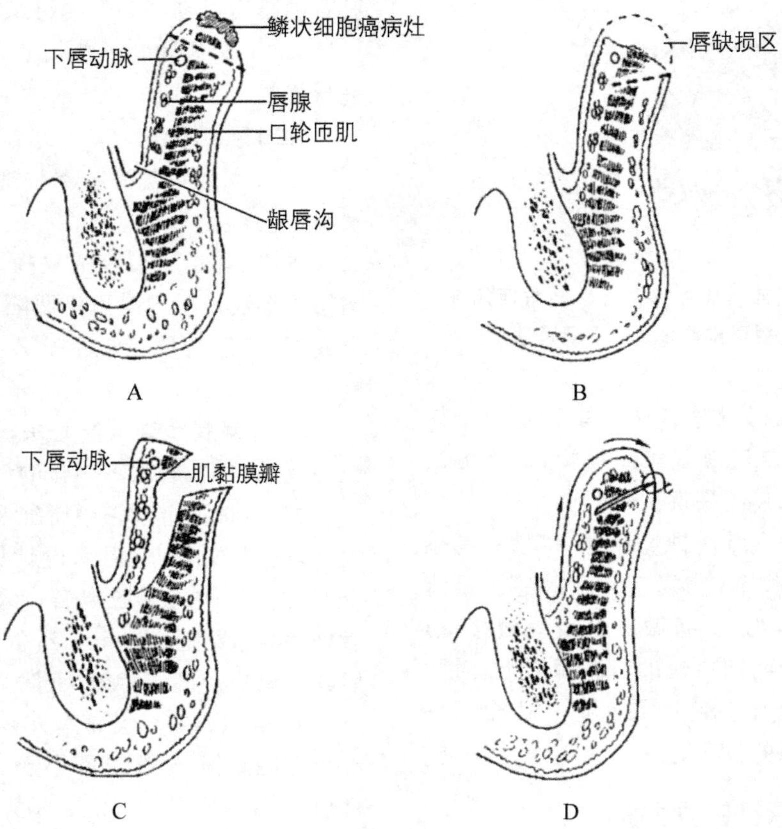

图 22-19　口轮匝肌肌黏膜瓣修复唇红大范围缺损

A. 病变切除；B. 口轮匝肌黏膜瓣设计；C. 肌黏膜瓣切取分离；D. 修复后

5. *唇颊黏膜组织瓣修复法*　本法适用于全下唇唇红缺损的修复。

方法：以全下唇唇红缺损为例。设计唇颊黏膜组织瓣时，蒂位于双侧口角处黏膜，蒂的宽度要大于颊黏膜瓣宽度，长度可不受限制。唇颊黏膜瓣转移后蒂的旋转弧要＞90°，切取时蒂部保留的组织要较远端厚一些，以保证黏膜瓣血供。根据下唇唇红所需宽度，切除下唇皮肤制备受区。按上述原则切取黏膜瓣，并转移至下唇修复唇红缺损，供区创面拉拢缝合。

四、唇外翻畸形

（一）诊断与处理原则

唇外翻可由颜面部烧伤、创伤及感染等因素所造成。其中以烧伤后产生的瘢痕挛缩引起者为多见。

处理原则应根据外翻畸形和功能障碍程度而定。

1. 对于由轻度瘢痕挛缩引起、唇轻度外翻者。用局部皮瓣转移，行 V-Y 推进术或 Z 成形术，畸形即可矫正。

2. 颏颈或颏胸部发生严重粘连时,下唇可极度外翻并出现进食、咀嚼、语言,甚至呼吸等方面的功能障碍。如幼年发生这种畸形,可因瘢痕牵拉而影响下颌骨的发育。可视情况采用邻近皮瓣转移修复,下颌骨畸形采用正颌外科矫治。

3. 火器伤造成的唇外翻畸形,因伤后多伴有严重感染,产生的瘢痕较为广泛。坏疽性口炎常合并深部组织的广泛破坏或瘢痕挛缩,甚至可发生颌骨或颞下颌关节粘连,在修复时对此应有充分的估计。

(二)修复方法

1. *V-Y 推进皮瓣法*　本法适用于条索状瘢痕挛缩,唇部轻度外翻畸形,而唇周组织松软者。

方法:在唇外翻的一侧做"V"形切开,组织瓣的蒂部应位于唇红一侧,切开的深度应深达肌层。充分游离组织瓣,向唇红侧推进的程度,应使外翻的唇部充分复位,且缝合后不应有过大的张力。行"Y"形缝合矫正唇外翻畸形。

2. *Z 成形术*　本法适用于上、下唇的直线瘢痕挛缩所引起的外翻畸形。

方法:以上唇直线瘢痕挛缩为例。手术时将瘢痕切除,按 Z 成形术原则,使直线变成曲线,延长上唇长度,使上唇因瘢痕收缩所形成的凹陷切迹畸形得到矫正。

3. *鼻唇沟皮瓣法*　本法适用于下唇一侧且较轻度的外翻畸形。

方法:将下唇瘢痕切除,松解,使外翻下唇复位至正常高度之后,根据下唇组织缺损的范围,在鼻唇沟设计蒂位于下方的皮瓣,皮瓣向下转移至下唇缺损区,鼻唇沟创面拉拢缝合。

4. *颌颈部旋转皮瓣法*　本法适用于下唇及口角处因瘢痕挛缩而造成的外翻畸形。

方法:根据下唇口角区瘢痕切除后组织缺损的范围,在同侧颌颈部设计蒂位于上方的长方形皮瓣,皮瓣转移至下唇及口角创面进行修复。供区组织松软,一般可直接拉拢缝合。

5. *游离皮片修复法*　较严重的唇外翻畸形,局部无转移皮瓣可提供时,可采用刃厚、中厚、全厚皮片或真皮下血管网皮片游离移植。

五、口角歪斜畸形

(一)诊断与处理原则

口角歪斜畸形,由于烧伤挛缩瘢痕的牵拉,或因外伤、感染等所引起。前者一般为单纯的瘢痕挛缩,并无或仅有少量的组织缺损;而后者常有不同程度的组织缺损或伴有组织移位。

处理原则:根据瘢痕挛缩的部位和程度、口角唇红组织的完整性,以及口角周围组织的松软度来选择修复方法。对轻度口角歪斜畸形,而无组织缺损的病例,可采用局部皮瓣转移修复;如一侧口角因瘢痕牵拉发生移位者,可采用 Z 成形术原则处理。

(二)修复方法

1. *V-Y 推进皮瓣法*　本法适用于轻度口角歪斜畸形,而无组织缺损的病例。其手术原则、切口设计,与唇外翻畸形的手术方法基本相同。

2. *Z 成形术*　本法适用于一侧口角因瘢痕牵拉向上方或下方移位造成的畸形。

方法:修复一侧口角向上牵拉移位畸形时,先让患者做开闭口动作,以测量并选定正常的口角部位,然后按 Z 成形手术原则进行。

六、小口畸形

(一)诊断与处理原则

小口畸形即口裂较正常者较小,又称小口症。其原因可分为先天性和后天性两种。先天性小口畸形为胎儿时期发育障碍,严重者可为无口症;后天性小口畸形,最常见原因为口周烧伤后瘢痕挛缩,亦可因外伤、手术后,或唇裂修复失败等引起,严重影响饮食和语言功能,但口腔内黏膜组织一般未受损害为其特点。小口畸形可为单侧,也可为双侧,但以单侧多见。

小口畸形的诊断及分级,可根据口裂横度测量而定。正常成年人当上、下唇轻闭时,理想的口裂宽度口角间距和眼内眦间距之比来看,以 3∶2为宜,约相当于平视时两眼瞳孔垂直延伸线的间距,平均值为 36～45mm,即标准型。小于上述标准者为窄型,大者则为宽型。亦可以分为 3 度。口裂大小等于瞳孔内侧缘垂线之间距离的为小口Ⅰ度,等于眼内眦角间距离者为Ⅱ度,小于内眦角垂直缘间距离者为Ⅲ度。

处理原则:根据小口畸形发生的原因、程度及口周瘢痕和组织松软等情况,采用不同的修复方法。如为一侧口角唇红部发生粘连,可采用唇红组织瓣滑行或转位修复开大口角。如唇红组织丧失较多,可采用颊黏膜瓣修复,该法适用于双侧口角开大术。

(二)修复方法

1. *唇红组织瓣法*　有两种设计方法。

(1)唇红滑行瓣法:本法适用于一侧口角唇红部发生粘连,粘连性瘢痕切除后唇红缺损创面在 1～

1.5cm 者。

方法：按健侧口角位置定点新口角，沿新口角部位至口裂做一水平切开，直到口腔黏膜。将此区内粘连的瘢痕组织切除，沿上、下唇正常唇红缘和口内黏膜各做一个水平切口，形成上、下 2 个唇红组织瓣。再将上、下唇组织瓣各用一针褥式缝合固定于口角外侧正常皮肤上，最后将组织瓣分别与唇红缘及口内黏膜加以缝合，开大口角(图 22-20)。

(2)唇红旋转及滑行组织瓣法：本法适用于一侧口角瘢痕较小，而唇红组织丰满者。

方法：口角定位与唇红滑行瓣法相同。手术时，在下唇唇红向上唇延伸部位，设计一个上唇唇红旋转组织瓣 a，切除口角的瘢痕组织，在 a 瓣内侧，形成另一个上唇唇红组织滑行瓣 b。a、b 两瓣分别形成后，转位至口角处加以缝合，开大口角(图 22-21)。

2. 颊黏膜瓣法　有两种设计方法，适用于一侧唇红组织丧失较多和双侧口角开大的病例。

(1)颊黏膜旋转瓣法：对于一侧口角畸形者，口角定位与唇红滑行瓣法相同；若为双侧口角开大，按正常口裂定位口角。根据唇红组织缺失大小，在同侧近口角处的颊黏膜上设计一个双叶状颊黏膜组织瓣，蒂部在后方。组织瓣充分游离后，转移至上、下唇唇红缺失的创面上，缝合开大口角(图 22-22)。

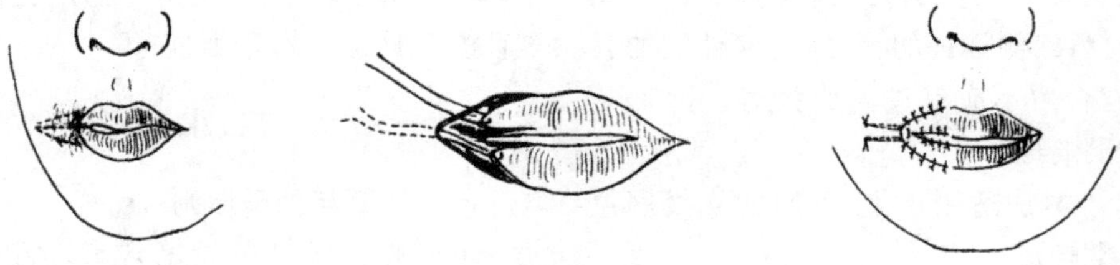

A　B　C

图 22-20　唇红滑行瓣法开大口角

A. 切口设计；B. 瘢痕及黏膜切开后；C. 修复后

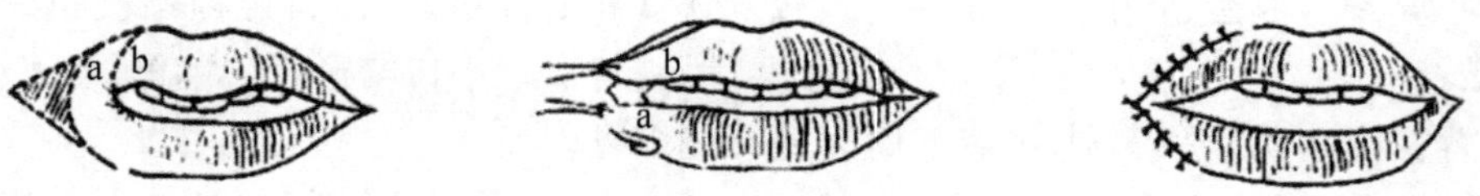

A　B　C

图 22-21　唇红旋转及滑行组织瓣法开大口角

A. 切口设计；B. 组织瓣转移；C. 修复后

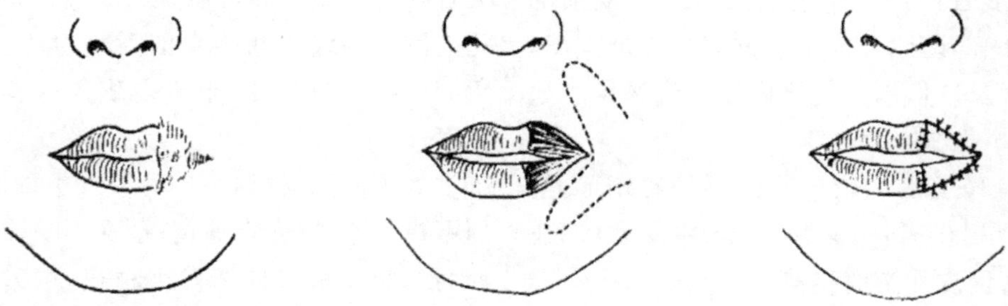

A　B　C

图 22-22　唇红旋转及滑行组织瓣开大口角

A. 口角瘢痕粘连；B. 瘢痕切除，颊黏膜双叶瓣设计；C. 整复后

(2)横 Y 形颊黏膜滑行瓣修复法：口角定位同颊黏膜旋转瓣法。根据口角区组织缺损大小，在同侧口内黏膜设计一横 Y 形切口，Y 形三角黏膜瓣底部应位于颊侧。切开颊黏膜瓣，并行黏膜下分离，将 Y 形三角黏膜瓣尖端转向外侧口角与皮肤创缘缝合，形成新的口角。然后将上、下两块黏膜瓣的创缘做适当修剪，与上、下唇皮肤创缘缝合(图 22-23)。

3. *唇黏膜推进方形口角法*　本法适用于烧伤后口周有环形瘢痕，张口困难者。

方法：按正常口裂定位口角。手术时先用亚甲蓝绘出拟定口唇外形的轮廓。沿绘出的上、下唇唇红缘切开，切除瘢痕组织，两侧口角处各保留一三角形皮瓣，皮瓣蒂部宽度为 0.5～1.0cm。沿口内黏膜创缘充分游离，将口角处黏膜做 1～2cm 平行切开，最后将口腔黏膜拉出与上、下唇皮肤创缘缝合形成唇红，将口角处三角形皮瓣转向口内，与黏膜创缘缝合形成口角，本法术后口角略成方形(图 22-24)。

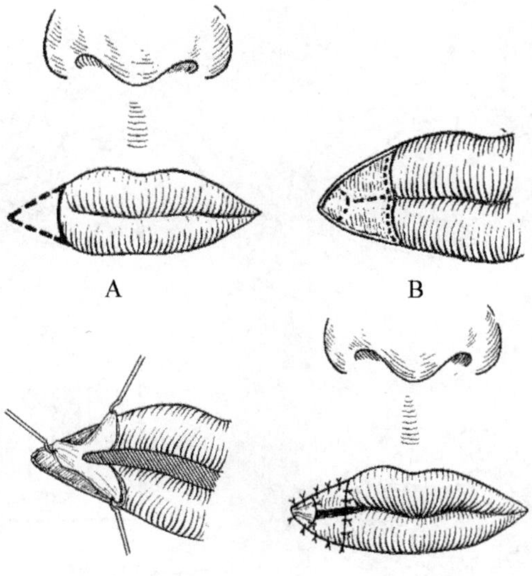

图 22-23　横 Y 形颊黏膜滑行瓣修复法口角开大

A、B. 切口设计，切除瘢痕及表层皮肤组织，在皮下及颊黏膜组织上做横 Y 形切口；C. 将形成的 3 块组织瓣分别翻转；D. 修复后

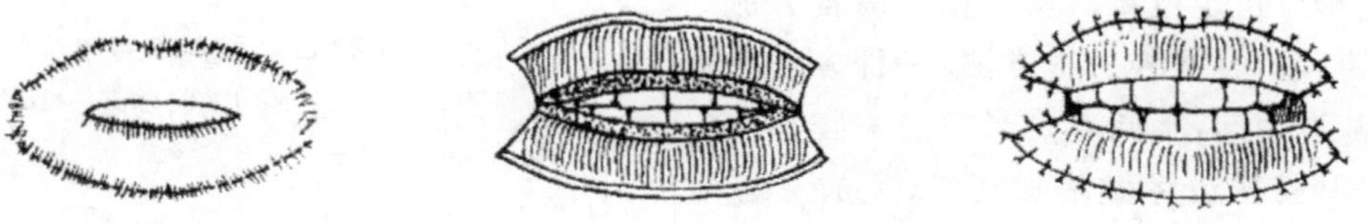

图 22-24　口角环形瘢痕挛缩口角开大术

A. 口角环形瘢痕挛缩；B. 切除口角瘢痕组织，口角三角形皮瓣；C. 口内黏膜向外拉出与唇缘皮肤创缘缝合，口角处皮肤向内缝于黏膜创缘

七、大口畸形

(一)诊断与处理原则

大口畸形是一种先天性畸形，亦称巨口症。它是面裂的一种，可为单侧裂或双侧裂，多为单侧，以男性多见，一般裂隙多终止于颊部，严重者可形成面横裂。根据面横裂隙的不同程度，可分为轻、中、重度 3 种。轻度指由口角至颊部，中度指由口角至咬肌前缘，重度指由口角达下颌骨后缘或达外耳道。

另有一种属于第一鳃弓及第二鳃弓畸形，也常呈巨口症。该症形似巨口，但并非真正的巨口症，系因软组织的缺失，使口角斜向患侧；常可同时伴有一侧颌骨发育不良和外耳畸形，严重者可使颌骨发育发生严重障碍。

处理原则：修复的时间和年龄可按唇裂修复术的原则进行。其修复方法可根据大口畸形的程度选用直接缝合法或口角成形术。

(二)修复方法

1. *直接缝合法*　本法适用于单侧或双侧轻度大口畸形的病例。

方法：以单侧大口畸形为例。按健侧口角定位新口角位置。手术沿 abc 线及 ba′d 线分别切开，将 2 个三角形唇黏膜瓣掀起，将 ba′d 唇红黏膜瓣翻转向内，其一边创缘与上唇内侧黏膜创缘相对缝合做口腔衬里，再将肌肉缝合。最后将掀起的 abc 唇黏膜瓣，稍加修整和 ba′d 唇红创缘缝合，构成患侧口角，皮肤相对缝合(图 22-25)。

2. *Z 成形术*　本法适用于单侧较严重大口畸形的病例。

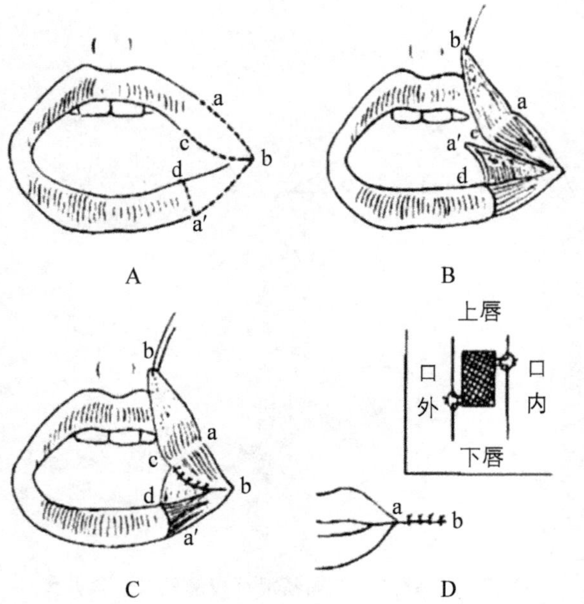

图 22-25 直接缝合法矫正大口畸形

A. 切口设计;B. 2 个三角瓣已翻起;C. 下唇黏膜瓣与上唇口内黏膜边缘缝合;D. 缝合后

方法:按健侧口角定位新口角位置。按照Z成形术原则设计切口。有两种手术方法:一种方法是与直接缝合法基本相同,不同点是当口内黏膜和肌肉缝合后,在裂隙皮肤边缘做附加切口,完成Z成形术,因皮肤切口呈曲线,不致产生瘢痕挛缩,术后瘢痕亦不明显。另一种方法是在上、下唇及口角做"Z"形切口,"Z"形瓣分离后,完成Z成形术缩小口裂(图 22-26)。

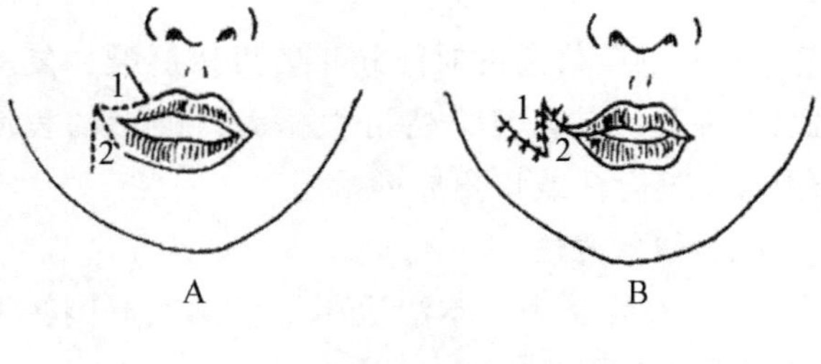

图 22-26 Z成形术矫正大口畸形

A. 切口设计;B. 修复后

八、面颊部皮肤缺损与畸形

(一)诊断与处理原则

面颊部皮肤缺损可因外伤、感染、肿瘤等原因所造成,诊断并不困难。小范围缺损除瘢痕外,无明显面部畸形;如为大面积严重缺损,则可影响语言、咀嚼、表情等重要生理功能,造成较明显的面部畸形。处理原则如下。

1. 面颊部小缺损可以梭形切除,直接拉拢缝合,应尽量使最终瘢痕短小且顺皮纹。较大的缺损,就要使用美学分区的概念作为指导,选择适当的修复方法,以使畸形最小。

面颊美学单位可分为3个互相重叠的区域:眶下区(Ⅰ区)、耳前区(Ⅱ区)和颌颊区(Ⅲ区)(图 22-27)。Ⅰ区内侧界为鼻唇沟,外侧界为发际前缘,下界为龈齿沟,上界为下睑皮肤。Ⅱ区从耳轮与颊部交界处的上外侧,自内穿过鬓角到达颧骨突出处,下方到下颌骨。包括腮腺咬肌筋膜表面所有组织。Ⅲ区包括面颊部前下区域,在Ⅰ区的下方和Ⅱ区的前方。

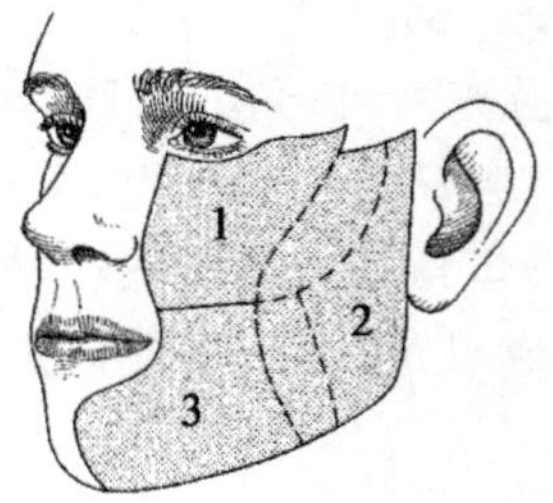

图 22-27 面部美容单位分区

1区. 眶下区;2区. 耳前区;3区. 颌颊区

在3个区域的整形中,皮肤扩张术是较好的修复方法。其他可供选择的修复方法有下列数种,作为选用时参考。

(1)用于Ⅰ区缺损修复的方法:①全厚皮片移植;②局部皮瓣,如推进皮瓣、旋转皮瓣、交错皮瓣等;③面颈部皮瓣。

(2)用于Ⅱ区缺损修复的方法:①全厚皮片移植;②局部皮瓣,如推进皮瓣、旋转皮瓣、交错皮瓣等;③颈胸皮瓣等。

(3)用于Ⅲ区缺损修复的方法:①全厚皮片移植;②局部皮瓣;③邻位皮瓣,如胸大肌肌皮瓣、背阔肌肌皮瓣、斜方肌肌皮瓣,胸三角皮瓣等。

2. 应首选局部皮瓣修复,修复后效果比较满意。面颊部无邻近组织可利用时,方可考虑采用颈胸部或其他远位皮瓣。

3. 修复时应注意外形和功能两者应当兼备。

(二)修复方法

1. *局部旋转皮瓣法* 本法适用于面颊各区域较小范围缺损的修复。

方法:局部转位皮瓣是对面部小范围缺损最常

用的一种局部皮瓣，一般将皮瓣设计成长方形，长的一边两侧应相等，短的一边作为蒂部。皮瓣设计的切口要符合美容要求，即必须使切口瘢痕与面部皮纹线和皱纹线相一致。如此切口恰位于皮纹线上，术后瘢痕不明显。

2. *皮下组织蒂皮瓣法*　本法适用于唇颊部皮肤小范围缺损的修复，尤其适用于鼻唇沟周围和鼻唇区缺损的修复。

方法：以鼻唇沟上部皮肤基底细胞癌切除后缺损修复为例。以皮肤缺损的最宽距离设计皮瓣切口，沿鼻唇沟和唇上缘各做一弧形切口，相交于鼻唇沟下方。然后切开皮肤，分离皮下组织蒂时，要注意保存皮下蒂的微血管，并将皮下蒂稍行分离，以足以将皮瓣推进至缺损区，按照 V-Y 推进瓣方式，对位缝合皮瓣，继发创面拉拢缝合(图 22-28)。

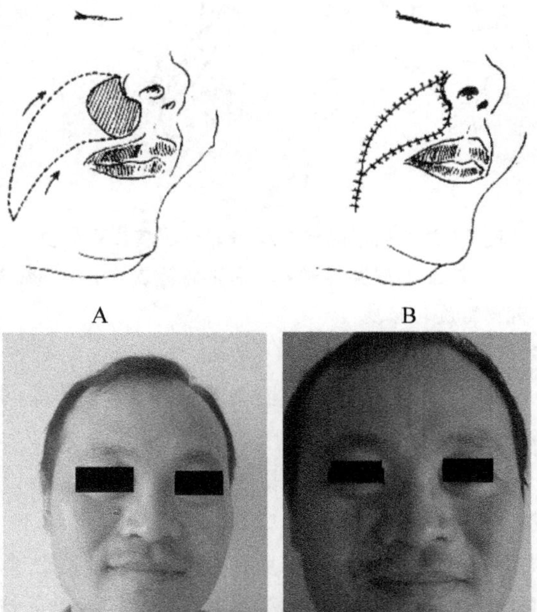

图 22-28　皮下组织蒂岛状皮瓣修复唇颊皮肤缺损

A. 切口设计；B. 缝合修复后；C. 右侧鼻唇沟基底细胞癌术前；D. 术后

3. *面颈旋转推进皮瓣法*　本法较适用于面颊部Ⅰ区大型皮肤缺损的修复。

方法：对面颊部Ⅰ区大型皮肤缺损，根据缺损范围设计一种大的面颈旋转推进皮瓣。皮瓣的基部位于颈前部内下方，后面切口视情况设计在颈部发缘和斜方肌前缘。为了保证皮瓣转位推进后皮瓣远端不致造成血供障碍，提高可靠性，可以在“深层”进行剥离。与 SMAS 除皱方法相同，皮瓣可在面部 SMAS 层下方剥离，颈部可在颈扩阔肌深面剥离，注意保护面神经分支，颈部创面用中厚皮片植皮(图 22-29)。

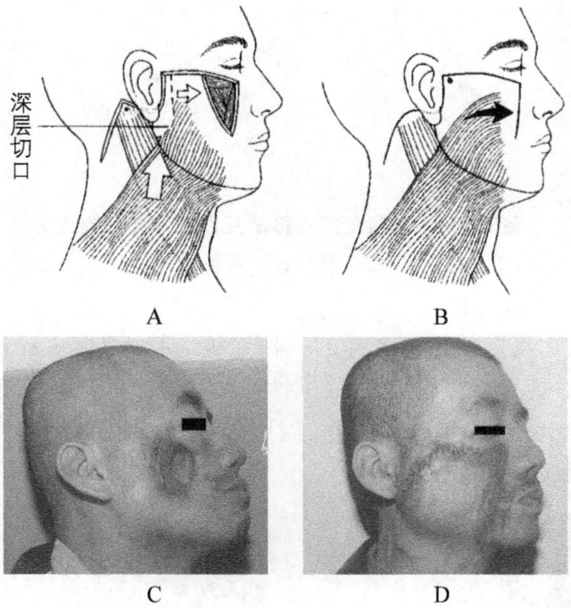

图 22-29　面颈旋转推进皮瓣法修复右面颊部Ⅰ区大型皮肤缺损

A. 切口设计；B. 皮瓣转移；C. 右面颊部外伤后Ⅰ区大型皮肤软组织缺损、上颌窦暴露，术前；D. 术后

4. *颈胸旋转皮瓣法*　本法较适用于面颊部Ⅱ区皮肤较大缺损的修复。

方法：根据面颊部Ⅱ区皮肤缺损的范围设计切口。其蒂位于颈前内侧，皮瓣血供主要为颈横及胸廓内动脉的前胸穿支。切口环绕耳垂至耳后发缘，沿颈部发缘向下达前斜方肌边缘后 2cm。然后切口越过肩锁关节，沿胸肌外侧缘，且与锁骨平行，约在男性乳头上或第 3 肋间隙以上 3cm。皮瓣在颈阔肌和胸肌肌膜深面掀起，将下部颈阔肌可包括在皮瓣内，避免在颌下区颈阔肌深面的剥离。可拉拢缝合，不需植皮(图 22-30)。本法最大的优点为血供丰富，皮瓣转移修复后可拉拢缝合，不需植皮；经过耳后与颈部的切口，因位于发际而不明显。其缺点为创面较大，上胸部可存留瘢痕。

5. *全厚皮片移植*　本法适用于面颊部较大范围的皮肤缺损。全厚皮片移植术后 6～12 个月，质地柔软，皮片下可生长、积存一薄层脂肪组织，随着真皮内弹性纤维的再生，皮片弹性亦有所恢复。皮片晚期收缩较少，颜色近似正常皮肤，也是修复面

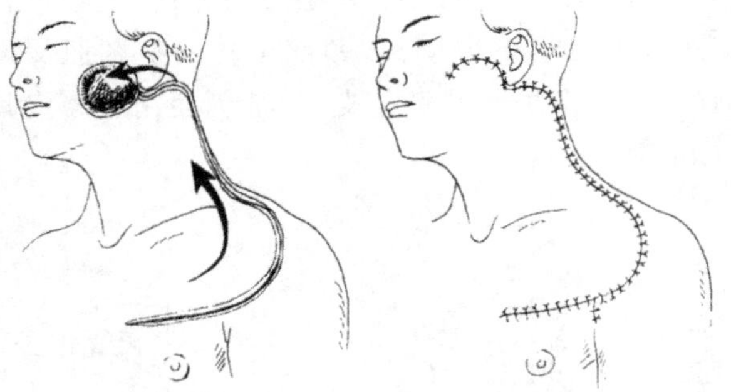

图 22-30　颈胸皮瓣转移修复面颊部皮肤损伤

A. 切口设计；B. 转移修复

颊部皮肤缺损可选择的一种方法(图 22-31)。皮片供区，可根据缺损的范围、大小，依次选用耳后、锁骨上、上臂或前臂内侧、侧胸等部位。以选用越接近面颊部的皮肤为好。

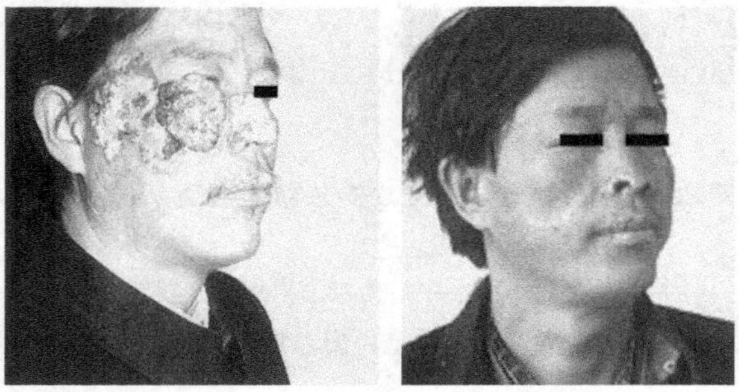

图 22-31　面颊部大面积皮肤病变切除后缺损，全厚皮片移植修复

A. 术前；B. 术后

九、面颊部洞穿性缺损畸形

(一)诊断与处理原则

面颊部因恶性肿瘤、外伤或感染造成的洞穿性缺损，诊断并不困难。但不同病因所造成的组织缺失量有所不同。如颊癌根治时，术后造成缺损的范围常较大。外伤或感染所遗留的瘢痕挛缩畸形，瘢痕切除松解后，一般常较术前估计的缺损范围要大。处理原则如下。

1. 修复时应充分注意保持正常的张口度和面颊部的丰满度。如唇颊同时缺损，尚应注意修复后唇的功能和外形。

2. 供区部位应遵守"就近取材"的原则，并注意受区所需要的组织量、肤色和质地等因素。

3. 应选操作简单、时间较短、对组织创伤较小的整复方法。

(二)修复方法

面颊部洞穿性缺损的修复具有方法多、难度大和要求高等特点。以下仅介绍经临床应用被认为较为理想的方法。

1. *局部翻转皮瓣与邻近旋转皮瓣修复*　本法适用于颊部洞穿性缺损较小的病例。

方法：根据洞穿缺损大小与周围组织的情况，在洞穿周围局部皮肤上设计一个皮瓣，翻入口内作衬里组织。然后视皮肤的缺失量，在缺损周围设计邻近旋转皮瓣，修复皮肤缺损(图 22-32)。

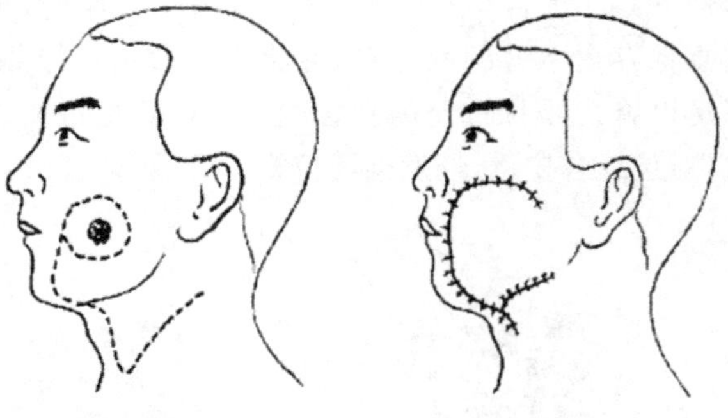

图 22-32　局部翻转皮瓣与邻近旋转皮瓣修复

A. 颊部小洞穿性缺损，局部翻转皮瓣作衬里；B. 邻近皮瓣旋转修复

2. *前额岛状皮瓣修复*　本法适用于颊部洞穿性缺损较大的病例。

(1)皮瓣内植皮法：根据面颊部缺损大小设计皮瓣，沿额部发际缘做切口，深度至帽状腱膜下，置入中厚皮片作为衬里，皮片愈合后，切取额瓣，自颧弓上至面颊部制备的皮下隧道引出，分层缝合修复缺损，额部创面植皮(图 22-33)。

(2)皮瓣折叠法：按全额瓣设计，在设计的额瓣中央½处做垂直切开，仅切去部分表皮，其宽度约0.5cm，使额瓣形成近、远 2 个皮岛，先后口内、口外折叠修复面颊部洞穿性缺损(图 22-34)。

(3)双叶皮瓣法：在前额及同侧头皮各设计 1 个皮瓣使其成为双叶皮瓣，大小以缺损而定，在前额部设计一个以颞浅动脉为血管蒂的全额瓣，同侧颞部与头皮设计另一块由颞浅动脉后支供血的头皮瓣，形成以颞浅动脉为血管蒂的双叶皮瓣。因为皮瓣上有毛发，如患者无胡须，此法不宜采用(图 22-35)。

3. *前额岛状皮瓣与颈阔肌岛状肌皮瓣联合修复*　本法适用于大面积颊部洞穿性缺损。

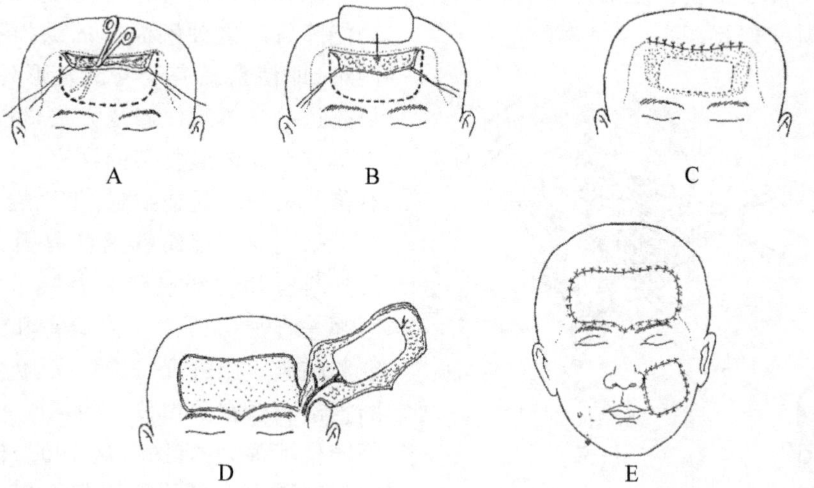

图 22-33　前额岛状皮瓣内植皮法修复面颊部洞穿性缺损
A. 皮瓣设计；B. 置入皮片；C. 皮片已置入；D. 皮瓣切取；E. 修复后

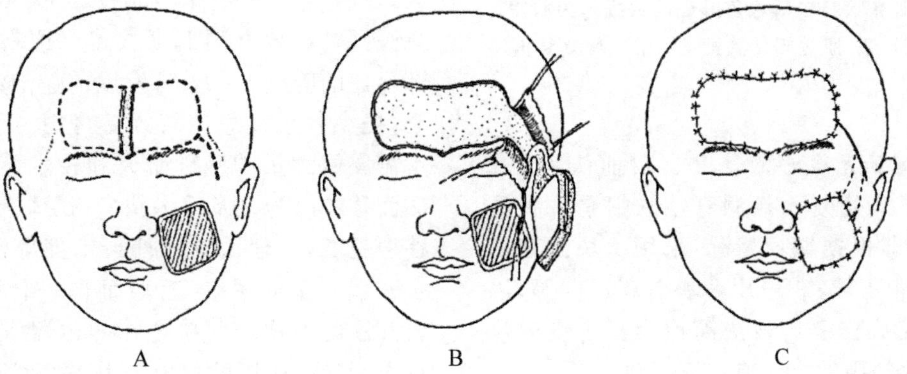

图 22-34　前额岛状皮瓣折叠法修复面颊部洞穿性缺损
A. 皮瓣设计；B. 皮瓣切取；C. 修复后

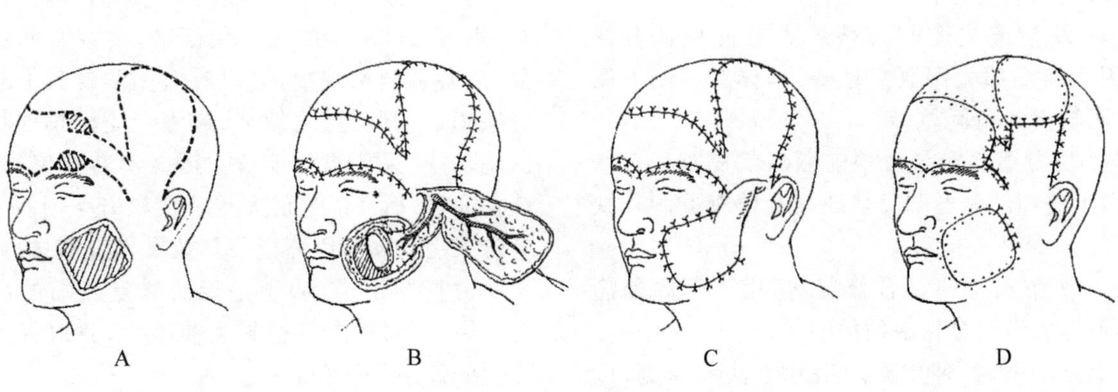

图 22-35　双叶皮瓣法修复面颊部洞穿性缺损
A. 皮瓣设计；B. 皮瓣切取；C. 皮瓣修复；D. 断蒂，修复完成

方法：根据面颊部洞穿性缺损范围大小，设计颈阔肌岛状肌皮瓣旋转做衬里修复颊黏膜，再设计前额岛状瓣修复缺损(图 22-36)。

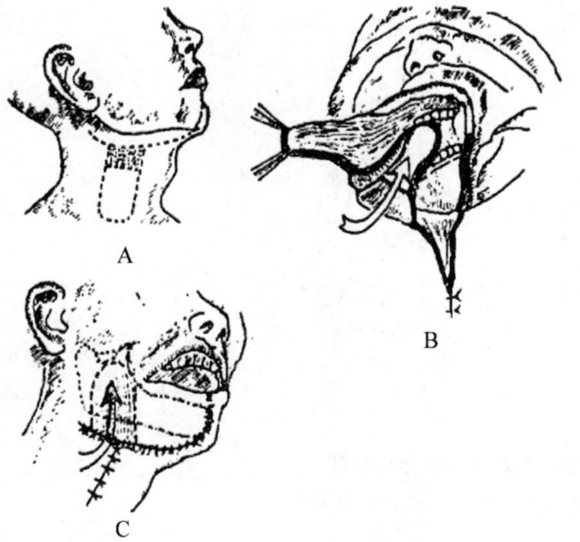

图 22-36　颈阔肌岛状肌皮瓣修复颊黏膜缺损作为衬里
A. 切口设计；B. 肌皮瓣转入缺损区；C. 修复颊部作为衬里

4. 2 块皮瓣呈瓦合形式修复　目前认为用 2 块皮瓣呈瓦合形式修复面颊洞穿性缺损是一种最佳的修复方法，即根据缺损情况，采用 1 块游离皮瓣，再加 1 块带蒂皮瓣；或采用 2 块游离皮瓣等，以瓦合形式一次完成修复。该法简称为瓦合皮瓣修复法。临床上较常用的方法有以下几种。

(1)1 块游离皮瓣与邻近旋转皮瓣瓦合修复：适用于面颊洞穿性缺损较大，用一种皮瓣无法修复或修复后效果欠佳者。

(2)1 块游离皮瓣与带蒂胸大肌皮瓣瓦合修复：适用于面颊部大型洞穿性缺损，伴有一侧下颌骨与口底缺损的病例。

(3)1 块游离皮瓣与带蒂前额岛状皮瓣瓦合修复：适用于面颊部大型洞穿性缺损及伴有上颌骨缺损的病例。

(4)2 块游离皮瓣瓦合修复：适用于下颌龈癌伴面颊下部大型洞穿性缺损的病例。

以上方法中，各种皮瓣的手术方法和原则，以及注意点详见相关章节。游离皮瓣的运用，最常选用前臂游离皮瓣。

十、唇颊部复合缺损畸形

由于烧伤、外伤、感染和肿瘤等原因造成的唇颊部联合全缺损畸形，尤其合并鼻、眼睑、颌骨等重要组织和器官缺损的患者，造成颜面部严重毁容和功能障碍。这种颜面部的缺损畸形修复重建非常困难，即使是最有经验的整形外科医师、采用目前最先进的自体组织修复方法，也不可能完全重建颜面部这个人体最复杂的器官。同时，自体组织移植有修复材料不足或缺乏、供区继发畸形等缺点。

采用异体组织移植修复毁损的容貌一直是整形外科医师的梦想和努力探索的方向。整形外科医师一直密切关注异体器官和组织移植的基础研究和临床应用进展。近年来，免疫抑制新药物的不断推出和器官移植技术的不断进步，对整形外科医师产生了很大的鼓舞，从 1998 年开始，整形外科医师又逐渐进入异体颜面复合组织移植领域进行探索，不断有实验研究的报道发表出来，并不断有医师提出计划开展人异体颜面复合组织移植术(俗称换脸术)，这些学者分别来自美国、英国、法国和中国，在国内，分别有来自北京、上海和南京的整形外科医师宣称要开展此项技术。这是彻底地解决面部重建的问题的一条有发展前途的潜在的技术，但是，提出一项设想比较容易，但真正实施一项新技术需要做大量的基础研究和技术储备工作。异体颜面移植因为涉及手术技术、供体选择、组织配型、移植免疫、心理适应和社会伦理等多方面的工作，是一项复杂的系统工程，而非一个简单的手术，需要开展此项技术的单位在异体器官移植和整形外科方面具备雄厚的技术实力、先进的设备条件和相当强的组织协调能力。

郭树忠等于 2006 年 4 月 14 日成功地实施了国内首例，国际第 2 例换脸术。本例患者为男性，30 岁，于 2004 年被熊咬伤面部，导致右面部大部分、上唇和全鼻缺损，同时有右侧颧骨和上颌骨部分缺损，右侧腮腺也缺如，该患者受伤早期在当地医院治疗，采用自体前臂皮瓣游离转移修复，但未获得成功，后面部遗留大片缺损和肉芽创面。该患者若采用自体组织移植修复效果肯定不佳，而且手术非常复杂困难，特别是无法修复毁损的鼻与上唇。因而，郭树忠等选择了换脸术，并取得了非常满意的效果(图 22-37)。

十一、唇美容术

(一)口唇的美学参数

对口唇的审美观，常随时代的潮流而改变。是厚唇美还是薄唇美，是崇尚大口形还是追求樱桃小

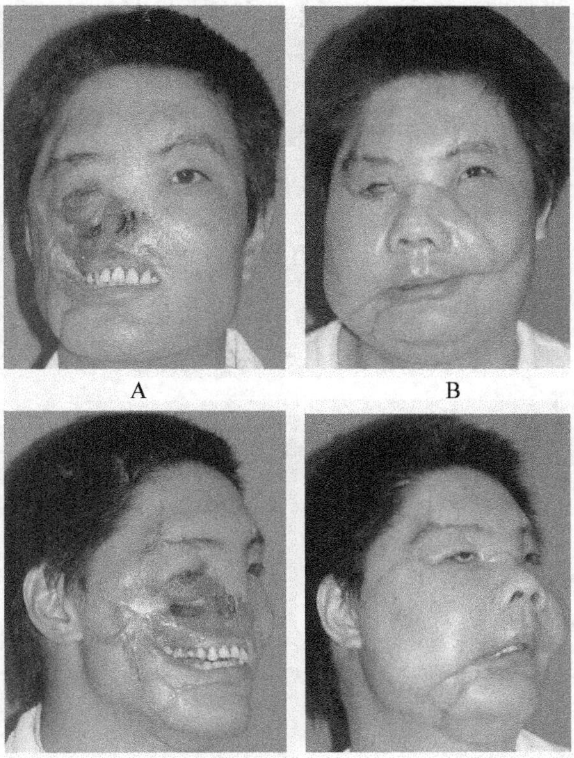

A　B　C　D

图 22-37　换脸术(郭树忠提供)

A、C. 术前;B、D. 术后

口,众说纷纭。以下是目前人们所公认的优美唇形的标准。

1. *上唇高度*　指鼻底至唇峰的距离。我国成年人上唇高度在 13～22mm。

(1)低上唇:＜12mm。

(2)中等唇:12～19mm。

(3)高上唇:＞19mm。

2. *唇的厚度*　指上、下唇轻闭时,上、下唇红部的厚度。上、下唇厚度的比例是 2∶3。

(1)薄唇:厚度在 4mm 以下。

(2)中等唇:厚度在 5～8mm。

(3)厚唇:厚度在 9～12mm。

(4)厚凸唇:厚度在 12mm 以上。

3. *口裂宽度*　约相当于在两眼平视时两瞳孔向下延伸的垂线上,通常可分为 3 类。

(1)窄型:＜35mm。

(2)中等型:36～45mm。

(3)宽型:46～55mm。

4. *唇弓的形态*　上唇唇红缘的形态在个体间、种族间存在较大差异,一般可分为弓形、桥形和弧形。其中最符合美学标准的是弓形,此点可供唇部手术时作参考。

(二)手术方法

1. *厚唇修薄术*　在唇红黏膜与口腔黏膜交界处的口腔黏膜侧,设计一横向梭形切口,可使切口瘢痕较为隐蔽。为防止瘢痕挛缩,切口线可为波浪形。切口应超过口角,以免口角侧出现"猫耳朵"。唇正中部切除的宽度应较两侧为小,以保证术后唇珠部丰满。创缘两侧不需做分离,切口直接拉拢缝合(图 22-38)。

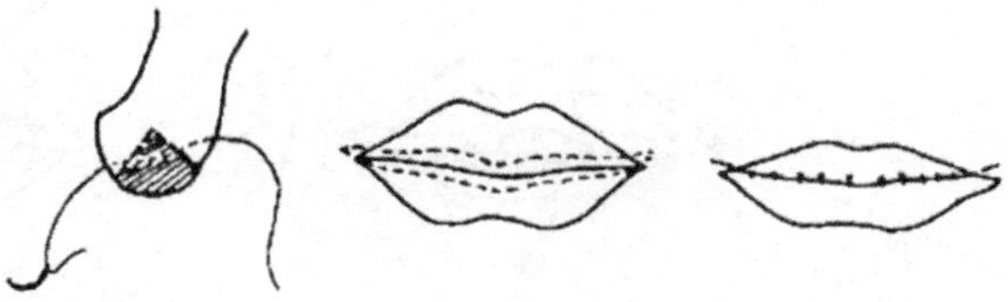

A　B　C

图 22-38　厚唇整复术

A. 切口缝合剖面图;B. 切口两侧超过口角;C. 缝合后瘢痕线在口内

2. *重唇修复术*　重唇是较少见的先天性畸形,多见于男性青年的上唇。常因近中线的两侧唇红黏膜下组织及黏液腺的增生而形成。其症状是在唇红的里面又有一条唇红,故称重唇。一般在闭口时畸形不明显,而在进食、说话等口唇运动时,可明显见到两层唇缘之间有深浅不等的唇沟,黏膜也常呈松弛下垂状。

手术方法与厚唇修薄术相同。

3. *薄唇增厚术*　薄唇是指唇红较薄,一般较少见。

手术方法:上唇黏膜双 V-Y 法。

在上唇的口腔黏膜上,设计 2 个横向开口向外的 Y 形切口,竖线在同一轴线上,长度为 1.0～1.5cm。两 Y 分叉的夹角根据唇红所需增加的量而定,夹角越大则唇红增加的量也越多。然后进行 V-Y 改形修复加厚唇红部(图 22-39)。

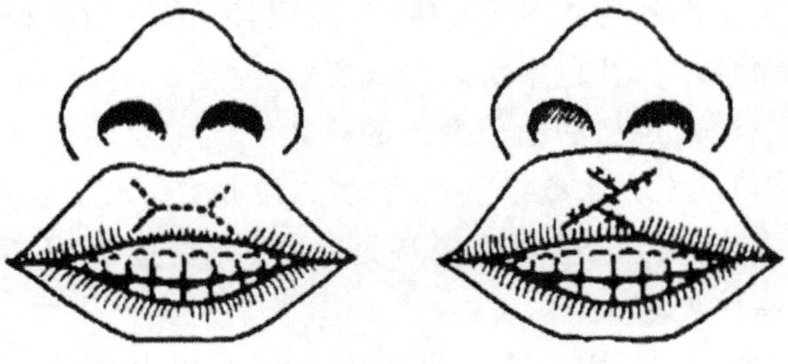

A　B

图 22-39　薄唇修复术

A. 双 Y 切口设计;B. V-Y 改形修复后

4. 唇珠重建术　适用于那些唇红中部扁平且厚度稍差的人。有两种方法整复。

(1)双侧黏膜下肌瓣转移修复：如果两侧唇红组织较厚，可在中线两侧设计一个蒂在中央部的黏膜下肌肉瓣，瓣的宽度可视两侧唇红部的量而定。在唇中部的黏膜下做分离，翻转两侧肌瓣，充填于唇中部的黏膜下并做交叉缝合(图 22-40)。

(2)中央部黏膜下肌瓣转移修复：在上唇中线内侧黏膜上，设计一个蒂在唇红处的黏膜下肌瓣，通过唇中部的黏膜下隧道，转移至唇珠部，重建唇珠(图 22-41)。

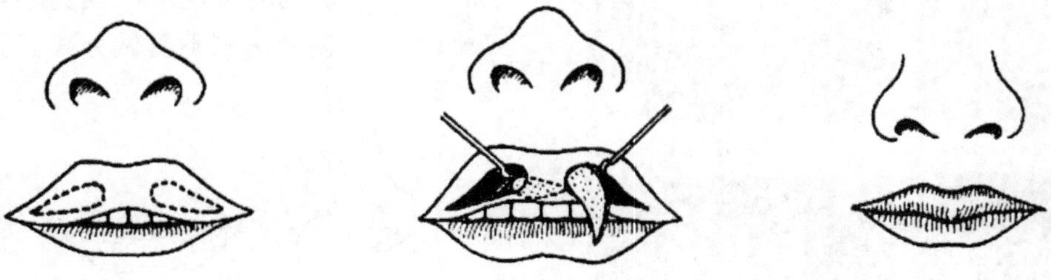

图 22-40　双侧黏膜下肌瓣转移唇珠重建

A. 上唇两侧肌瓣设计；B. 黏膜下肌瓣形成及转移；C. 修复后

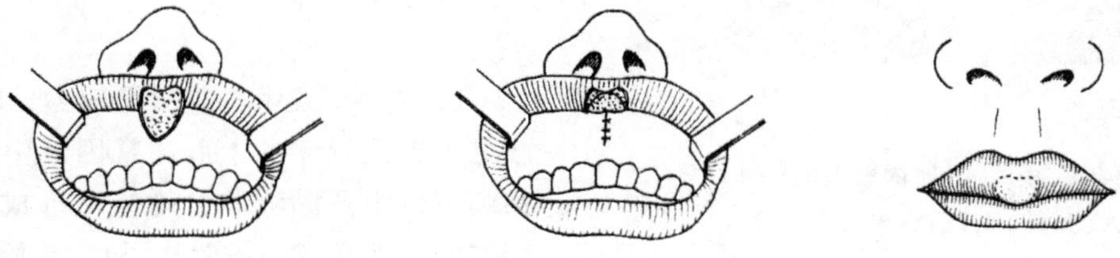

图 22-41　中央部黏膜下肌瓣转移重建唇珠

A. 唇中央部黏膜下肌瓣设计；B. 黏膜下肌瓣形成及转移；C. 修复后

(王　彪　庄福连)

第五节　颜面部瘢痕畸形的修复

一、概　述

颜面部因暴露故烧伤概率较高。颜面部烧伤后畸形主要有 3 种情况：①组织器官破坏；②瘢痕增生挛缩致组织变形、移位、固定，表情活动障碍；③瘢痕本身及色素沉致外观影响。

(一)烧伤后面部瘢痕的分类

1. 浅表性瘢痕　见于浅二度烧伤，累及表皮或真皮浅层。色素改变常见，一般无功能障碍，不需特殊处理。

2. 增生性瘢痕　见于深二度及以上烧伤，累及真皮深层。瘢痕增厚变硬，凸出皮面，早期可有充血发红、痛痒等症状。与深部组织间有一定的移动度，后期可出现瘢痕挛缩，导致畸形和功能障碍，常需手术治疗。影响瘢痕增生的因素很多，如种族、年龄、遗传等，但最主要的 3 个因素是创面愈合时间、感染和局部皮肤张力改变。

3. 萎缩性瘢痕　见于大面积三度烧伤，累及皮肤全层及皮下脂肪。与深部组织紧密粘连，局部血供差，表皮薄，易形成慢性溃疡。瘢痕收缩性大，可致畸形和功能障碍。

4. 瘢痕疙瘩　为高出周围正常皮肤的、超出原损伤部位的持续性生长的肿块，质硬，界线清，一般不自行消退，一般不挛缩，但视发病部位可能引起功能障碍。常发生于局部损伤 1 年内。

(二)基本治疗原则

1. 治疗目的　改善功能,兼顾外貌。

2. 手术时机　瘢痕充血增生改善后,一般3～6个月。过度增生迅速、明显者,不可过早手术。轻度增生者,可等待其自行平复。有功能影响、器官畸形者,应及早手术。

3. 设计　全面设计,整体考虑。

(1)手术要点:①考虑供区的量、质地,避免继发畸形。②在颜面部手术时应尽量采用与皮肤皱纹一致的切口或在隐蔽部进行。切口要避开神经、大血管。切除皮肤病变组织,一般以梭形切口为好。③掌握切除瘢痕的深度。

(2)麻醉方法:全身麻醉为主。局部麻醉配合低浓度肾上腺素浸润。

二、颜面的分区与修复

(一)分区

颜面部可分额、眼、鼻、口唇、颊及耳共6区域。各区之间厚薄有区别,以皮纹或张力线为界。手术时以张力线为界设计区域。

(二)修复方法

1. 修复要点

(1)全面部烧伤,要整体考虑按功能及迫切性定出先后次序。

(2)按面部分区为单元,手术之间要有间隔。

(3)选择颜色与质地近似颜面部的供皮区。小面积供皮区常选用耳后、颈部和上臂内侧。大面积植皮时,常选用股内、外侧及腹部。

(4)额、颊、颈等区域可利用皮肤扩张器。

(5)考虑患者要求及全身情况。

2. 几种皮肤移植方法及适应证

(1)面部分区植皮:按分区,每次1～2个对称区。优点是效果好,手术时间短,恢复快。缺点为手术次数多。再次手术要切除上次的边缘。

(2)全颜面植皮:一次手术全面部瘢痕切除植皮。优点是一次完成,痛苦少,避免多次手术。缺点为手术时间长,出血多,外形功能不够理想。表情较呆板。

3. 皮瓣修复　常用方法。依次选用局部皮瓣、扩张术后皮瓣,远处转位皮瓣及游离皮瓣等,适合于器官组织缺损、肌肉骨骼烧伤的患者。

4. 扩张器在面部瘢痕中的应用

(1)扩张器的选择:根据修复瘢痕的部位,相应选择不同的扩张器形状和容量。

(2)扩张器置入术(Ⅰ期手术):掌握好层次,选择交界处瘢痕做切口。止血要彻底。

(3)注液扩张:掌握好皮肤张力,3d开始注液。

(4)扩张后皮瓣转移术(Ⅱ期手术):扩张后皮瓣的设计。充分注意每个分区的特点与要求,切口线一般与轮廓线和分区线一致。眼、鼻、口等部位不能有张力或牵拉。设计方法有点线式和模板逆行式两种。

(范志宏　陆　毅　王　琳)

三、额部瘢痕畸形的修复

(一)额部瘢痕

表浅的额部瘢痕仅限于皮肤层,也可深达皮下和肌层,瘢痕与骨膜粘连。额部瘢痕主要影响外观,也可因瘢痕挛缩牵拉眉毛和上睑引起畸形。治疗要点如下。

1. 小面积瘢痕可一次或分次切除缝合。

2. 切缝困难者可采用皮肤扩张术,用扩张皮瓣修复瘢痕切除后创面。

3. 额部次全或全部瘢痕,应按分区原则切除后用整块中厚皮片修复,上至发际,下达眉缘,两侧至鬓角。

4. 瘢痕与骨膜粘连者,切除时可在骨膜上留下薄层瘢痕,在其上植皮。

(二)额部皮肤瘘

额部皮肤瘘较少见,为深度烧伤后,额部软组织及额窦前壁骨质破坏造成,或因额骨裸露试图钻孔引髓植皮,操作失误所致。因窦腔外露,常伴慢性炎症,局部血供差,难自愈,需手术治疗。治疗要点如下。

1. 此洞穿性缺损的修复包括衬里和被覆组织2部分。

2. 衬里常用瘘口周围的瘢痕组织瓣翻转或窦腔黏膜瓣形成。

3. 被覆组织常用局部皮瓣或头皮筋膜瓣加植皮修复。

4. 缺损较大者,需行骨缺损的修复。额鼻管阻塞者,可刮除窦壁黏膜。

(范志宏　王　琳)

四、眼部瘢痕畸形的修复

(一)概述

1. 病因　烧伤植皮后易发生瘢痕挛缩而导致眶周外形变得平坦,眼睑和眼球之间发生移位。瘢痕挛缩严重时，会导致眼睑皮肤的外翻畸形，上、下眼睑退缩。

2. 临床表现　睑外翻表现为眼睑和眼球脱离密切接触，泪小点与眼球不能贴附，睑结膜向外翻转外露。下睑较上睑易发生外翻而上睑只有当皮肤缺失较多时才会发生。

主要症状：①泪溢；②结膜的慢性炎症，久后可导致结膜充血、干燥、肥厚增生、角化等；③暴露性角膜炎及溃疡，甚至失明。

（二）手术治疗

1. 治疗原则

（1）尽可能恢复眼睑皮肤菲薄的特性和其正常结构。

（2）正确地复位，彻底松解上睑皮肤内源性和外源性挛缩，恢复正常的睑-球位置。

2. 手术方法

（1）睑板、睑结膜梭形切除术：适用于轻度下睑外翻，泪点外露。如有急性炎症，应先行治疗，待炎症消退后方可手术，围术期间需滴眼药水，夜间用金霉素药膏涂抹以保护角膜。

（2）植皮法：适用于严重的瘢痕性睑外翻，以及眼睑肿瘤切除后眼睑皮肤缺损等。

要点：①首先应彻底切除瘢痕；②上下眼睑的松解手术需分开进行，以免出现过度矫正；③供区要根据颜色和质地相近原则；④上睑多采用中厚皮片移植，且需过度矫正。一般采用上臂内侧或耳后皮肤，老年人也可取自对侧上眼睑的皮肤；⑤下睑需全厚皮片移植，锁骨上部的皮肤较为合适；⑥为维持眼睑复位后的稳定，防止皮片后期收缩引起外翻复发，应行睑缘粘连术；⑦继发性睑外翻可在6个月后再次植皮矫正。

（3）皮瓣修复法：①"V-Y"和"Z"成形术。前者适用于轻度外翻的矫正，后者适用于上、下睑中央部垂直条状瘢痕所致轻度睑外翻的治疗。②邻位皮瓣。适用于较重的瘢痕性下睑外翻。缺点是在面部会遗留瘢痕。③上睑皮瓣。只能修复下睑轻度外翻。上睑皮瓣一般取单蒂，对老年睑皮明显松弛的患者可以设计成双蒂。④颞部皮瓣。对上、下睑外翻都适用。设计做成颞部真皮下血管网薄皮瓣，长宽之比可达8∶1，术后外观好。⑤颧部皮瓣。适用于下睑外翻病例。颧部皮瓣要充分游离，供区直接拉拢，分层缝合。⑥以颞浅动脉额支为血管蒂的额部岛状瓣：以颞浅动脉额支为血管蒂的额部岛状瓣，可用以修复上、下睑较大面积的瘢痕挛缩引起的睑外翻。

（三）眼睑缺损的修复

眼睑缺损系指眼睑全层缺损而言。眼睑缺损的危害，上睑重于下睑。尤其上睑中央部缺损后易发生角膜炎，轻则形成溃疡，重则穿孔，导致视力降低甚至失明。全眼睑缺损者极为少见。眼睑缘损伤常合并睫毛缺损。

1. 睑缘缺损的修复　缺损不超过眼睑全长的1/4时，可直接缝合不致发生变形或功能影响。如缝合时张力较大，必要时可切断外眦韧带减张。

2. 全眼睑缺损的修复　包括内层的衬里、中层的支持组织和肌肉、外层的皮肤的修复。内层衬里的修复，首选黏膜与支持组织同时综合修复的方法。若只能行黏膜游离移植，为维持术后形态，多用局部翻转的合页皮瓣法修复。

3. 睫毛缺损的修复　取眉毛或耳后发际处的长条全厚皮肤，包含2排毛发的全部毛囊，将所取皮片嵌入睑缘的切口中，用凡士林纱布覆盖，加压包扎。

（四）眼眦部瘢痕畸形的修复

1. 内眦修复法　轻中度的畸形可以通过VM-改形或者双"Z"字整形来治疗。大面积的缺损，可用Convers的延长法。

（1）上下眼睑内眦处由于瘢痕牵拉形成的蹼状瘢痕均可应用"Z"成形术纠正。

（2）内眦垂直蹼状瘢痕可应用内眦皱襞的修复方法，先切除瘢痕，并依情况设计Z形皮瓣。

（3）内眦瘢痕为膜状皱褶时，可在距内眦5mm处向鼻侧做平行切口，其度等于蹼状瘢痕的一半，然后在蹼状瘢痕旁向上、下睑各做一三角形皮瓣，改形缝合。

2. 外眦修复法

（1）外眦切开术：外眦部由于烧伤瘢痕或其他原因致眼裂较小时，可做外眦切开术以扩大眼裂。

（2）外眦缝合粘连术：由于瘢痕的牵引或眼窝形成术后，眼裂过大或外眦过宽时，可行外眦缝合粘连术。

（五）眉缺损的修复

眉的部分或全部缺损因对功能和外貌都有妨碍患者常迫切需求修复。常用头皮游离移植颞浅动脉岛状瓣皮瓣法修复。

（范志宏　黄一雄）

五、鼻部烧伤后畸形的修复

(一)鼻背部瘢痕的修复

鼻背部烧伤后畸形而无鼻翼和无鼻尖缺损者,仅为瘢痕牵拉移位。治疗上给予切除瘢痕组织复位,皮片移植,多可达要求。

1. 全厚植皮适用于鼻背部较广泛的瘢痕,此法的优点为修复完整的鼻美容区。

要点:①用一整块皮,把切线隐藏于皱褶线或颜面美容分区界线中;②锐性剥离,切除瘢痕;③剥离鼻下端时,保护鼻翼软骨,并保留皮下组织,使鼻尖、鼻翼具有自然的弧形;④彻底止血,妥善固定。

2. 鼻部分区全厚植皮适用于鼻孔黏膜明显外翻,鼻根上方有瘢痕者。分为鼻背中区和两侧鼻翼区。眉间有瘢痕者另设眉间区,此法可矫正鼻翼小部分缺损和防止鼻根至眉间出现纵形蹼状瘢痕。

(二)鼻翼缺损的修复

1. *分级* 轻度者失去鼻翼的自然弧形伴黏膜轻度外翻。中度者鼻翼游离缘缺损,略小于整个鼻翼的1/2,黏膜外翻,鼻孔朝前上,鼻尖瘦削,失去丰厚弧形;重度者为鼻下端缺损畸形,鼻下端指鼻尖、小柱和鼻翼,相当于鼻的下1/3部分,结构上包括皮肤、软骨和黏膜,鼻部本身除皮肤与部分软骨缺损外,常合并鼻孔外翻,及鼻背瘢痕向上挛缩,甚至整个鼻尖、鼻小柱、全鼻翼缺损,两侧鼻道开口狭窄。

2. *治疗* 轻、中度鼻翼缺损畸形的修复,可采用全厚皮片移植,鼻唇沟皮瓣转位,耳郭复合组织移植或颞额部皮瓣转位修复。重度鼻翼缺损畸形可施行全鼻再造。

3. *要点*

(1)轻、中度鼻翼缺损时,瘢痕较少,组织片与受区创面交接处最远处<1.0cm,而又必须带耳软骨做支撑时才考虑用耳郭复合组织移植。

(2)全鼻再造包括皮肤、支架和衬里3个部分组成:烧伤后全鼻再造需要皮肤覆盖为主。其骨性支架和大部分软骨支架仍存留,往往不必重修。衬里则多数可利用外翻黏膜复位,加少许再造鼻皮瓣内翻补足。鼻下端全缺损者,尽量翻转鼻背瘢痕性皮肤做衬里,或基本上由再造鼻皮瓣内翻做衬里。

(3)鼻前庭完全缺损,鼻道开口瘢痕狭窄者,造鼻前必需开大鼻道。

(4)上唇外翻瘢痕多,影响小柱、鼻翼定位者,应先施行上唇瘢痕切除全厚植皮。

(5)首选额部皮瓣造鼻。

(6)额部皮肤毁损,可选用远位皮管或皮瓣(如左上臂皮管或胸三角皮瓣)、皮肤扩张术或游离皮瓣。

(三)烧伤后前鼻孔狭窄

术前需仔细检查狭窄瘢痕为隔膜状或柱状,酌情选用修复方法。

1. *"Z"成形术* 最常用。适用于轻度鼻孔狭窄,以及由隔膜型瘢痕所致的重度狭窄或完全闭锁。

2. *鼻唇沟皮瓣转移修复* 适用于鼻孔底及鼻孔外侧壁附近瘢痕所致的鼻孔狭窄。

3. *皮片移植法* 适用于鼻孔鼻前庭广泛瘢痕者。

要点:①伴鼻小柱过短或缺损修复,抬高鼻尖才能开大鼻孔;②术中尽可能开大鼻孔,成年人直径1.1~1.2cm;③术毕填塞鼻孔,维持形状并促进伤口愈合;④坚持在鼻孔内持续放置橡皮管6个月左右。

(范志宏　王　琳)

六、口周瘢痕畸形整形修复

(一)常见口腔周围瘢痕畸形及其修复原则

常见畸形有上下唇外翻、口角倾斜和小口畸形。

修复原则

(1)首先考虑应用局部邻近的皮肤组织,颜色质地协调,修复后功能佳。

(2)缺损较大,用中厚或全厚皮片移植。植皮后弹力绷带压3~5个月。

(3)尽量利用局部残存的组织修复,宜少用皮管修复。

(4)如果没有局部组织可供利用,考虑带蒂皮瓣或皮管来修复。

(二)上唇瘢痕

依缺损情况,主要有以下方法。

1. *局部皮瓣* 鼻唇沟皮瓣。

2. *游离植皮* 适用于上唇中央或瘢痕缺损较大且周围皮肤无法利用时要点:①切除瘢痕时应保留鼻翼并使其复位;②保持上唇唇弓弧线;③瘢痕位于人中嵴两旁时,可将人中嵴对缝呈管状,在外翻的创面上植皮,重建人中嵴和人中沟;④两侧切除到鼻唇沟注意对称;⑤彻底切除瘢痕组织,但注意保护口轮匝肌,恢复上唇到正常位置;⑥植皮与缺损相同大小，人中处皮片不宜过长，全厚和中厚皮片均可；⑦术后避免咀嚼与唇部运动。

（三）下唇外翻的修复

1. 局限性瘢痕挛缩外翻可采用植皮或局部皮瓣修复。

(1)游离植皮：将瘢痕组织自正常软组织与口轮匝肌浅面切除，使唇部恢复到正常状态。两侧口角切除应超出正常皮肤范围。瘢痕广泛者，切除范围应绕口角到上唇，使植皮后下唇可向上牵引。

(2)局部皮瓣：①下唇局限性外翻，瘢痕“V”形切除和“Z”改形；②下唇缘全外翻，口角外下颌部皮瓣转移修复；③下唇一侧局限性皮肤缺损形成的外翻，即口角处唇外翻，采用口角处局部皮瓣修复。

2. 远处皮瓣转移。适用于广泛的瘢痕挛缩，局部无可利用组织时。严重烧伤后颏颈部瘢痕累及下唇致下唇严重外翻者应先解决颏颈部瘢痕。

(1)颈部或颈胸部双蒂皮瓣，转移时颏部略内收以减少蒂部张力。

(2)双侧胸三角皮瓣，颈部瘢痕较广泛无法应用双蒂皮瓣时。

（四）口角倾斜的修复

修复远处瘢痕缺损解除其对口角的牵引，“Z”改形进行口角局部修复。

（五）小口畸形的修复

1. *小口畸形诊断* 正常口角的位置在瞳孔垂线与口裂水平线相交点。

2. *处理原则*

(1)切除口角较厚瘢痕，口腔黏膜Y形切开；若口角瘢痕较软，Z形皮瓣。

(2)一侧口角唇红部发生粘连，创面1～1.5cm，滑行唇红瓣或转位修复开大口角；若唇红组织丧失较多，可用颊黏膜瓣修复，双侧口角开大。

(3)小口症张口困难时，切除口周环形瘢痕，在新口角外侧0.5～0.7cm设计新口角，口角处三角形或方形皮瓣向口内翻转与黏膜缝合。

小口畸形开大术注意要点：①口角位置的确定；②术前术后位置相同；③颊黏膜瓣的血供。

（范志宏　傅敏刚）

七、颈部瘢痕挛缩畸形的修复

（一）颈部瘢痕挛缩的分度

Ⅰ度：单纯颈部瘢痕或颈胸瘢痕。

Ⅱ度：颏-颈瘢痕粘连或颏-颈-胸瘢痕挛缩。

Ⅲ度：颈-颌-下唇粘连。

Ⅳ度：下唇、颏、颈、胸粘连。

（二）颈部瘢痕挛缩畸形的修复方法

修复方法首选颈胸肩区皮瓣转移加全厚植皮。Ⅰ度可用局部皮瓣、Z成形术、四瓣术。Ⅱ度可以用全厚中厚皮植皮。Ⅲ～Ⅳ度需联合植皮、皮瓣或游离皮瓣等方法。

术前控制呼吸道感染。严重挛缩畸形的患者需局麻松解瘢痕，头后仰后插管麻醉。麻醉必须维持到手术包扎结束为止。

1. *“Z”成形术* 适用于纵形条索状瘢痕或蹼状瘢痕，两侧的皮肤较为正常。可以设计2个或多个连续的Z成形术。

2. *中厚游离植皮* 适用于颈部瘢痕比较广泛，皮肤有一定缺损，不能用局部皮瓣修复，或挛缩畸形严重，影响患者生活，必须尽快解除或松解。缺点：可能有一定程度挛缩或皱褶。

3. *皮瓣修复* 常用的如下。

(1)颈部双蒂皮瓣：瘢痕仅限于颈上部，切除瘢痕后循颈阔肌向下直达锁骨与胸骨切迹，横行切开形成颈下部双蒂皮瓣，向上提起覆盖创面，供区植皮。

(2)颈侧皮瓣：适用于颈前区创面较小而颈侧部有正常皮肤的病例。皮瓣蒂可放在耳后，包含耳后动脉，瓣膜循深筋膜平面沿斜方肌前缘向前下方延伸，长宽比例可达2.5∶1。可设计双侧，供区植皮。

(3)锁骨前胸皮瓣：最常用邻位皮瓣。蒂位于锁骨区，瓣部斜向前下方，可循深筋膜平面剥离，长宽比稍>2∶1。双侧足以覆盖全部颈前区。

(4)颈肩皮瓣和颈肩胛皮瓣：适用于颈部瘢痕，锁骨前胸区无完好皮肤者。皮瓣蒂起自颈的一侧，向上可到耳下，向前可到锁骨上缘，向后可到颈后部，远端可到肩峰部三角肌止端，长宽比可达4∶1。如肩部无好皮肤可利用，可从颈侧部延向肩胛区做成颈肩胛皮瓣。

(5)皮管型皮瓣：适用严重颈部挛缩，或伴有颏部与下唇挛缩畸形，前胸、肩、背部均无可供形成皮瓣的正常皮肤。皮管应尽量做在靠近颈部的位置如胸肩峰皮管、胸腹皮管、背部皮管等。

(6)游离皮瓣：供瓣区可采用股外侧游离皮瓣、腹部皮瓣、前臂皮瓣等等。

（范志宏　陆　毅）

八、耳部瘢痕挛缩畸形的修复

(一)耳的解剖

耳郭外覆皮肤,内由形状复杂的弹性软骨作为支架,并附以韧带、脂肪、结缔组织、肌肉等构成。耳郭皮下分布着丰富的神经、血管与淋巴管。

耳郭的血液供应相当丰富,耳郭的动脉主要来自颈动脉的颞浅动脉和耳后动脉。耳郭前面的细小静脉汇入颞浅静脉,耳郭后面的静脉流入耳后静脉。

耳郭神经分布极为丰富,有来自脑神经的三叉神经(耳颞神经支)、面神经、舌咽神经、迷走神经,以及来自脊神经的耳大神经、枕小神经。

耳郭的淋巴管亦比较丰富,多呈网状。耳郭前面的淋巴管注入腮腺淋巴结,后面的淋巴管大部分注入耳后淋巴结。

(二)常见的烧伤后耳郭畸形及修复

常见的耳郭畸形有耳郭瘢痕增生、耳郭粘连、耳郭部分或全部缺损等。耳郭烧伤畸形,多有组织组织粘连、瘢痕增生等多种畸形并存。如伴有感染,耳软骨广泛破坏,耳郭皮肤挛缩成一团,耳郭外形完全消失,形态极不整齐。

1. 耳郭粘连的修复　耳后粘连:如果不太广泛或为条状时可用”V-Y”或”Z”成形术修复。如果广泛粘连,则需要游离植修复,注意勿暴露耳郭软骨,应保留一层皮下组织,便于皮片生长。剥离至耳后褶皱处切口应该稍微向上、向下各延伸 0.3～0.5cm,以防止植皮后形成蹼状挛缩。

2. 耳轮缺损的修复　如果耳轮缺损不大时,可采用直接缝合修复,即将耳郭全层做星状切除,然后分层缝合。或可采用耳后皮肤修复。如果缺损较多或耳后皮肤无法利用时,可采用局部皮瓣修复。

3. 耳郭部分缺损的修复　耳郭部分缺损包括软骨及其周围软组织的复合缺损,需要皮肤及软骨支架才能修复。在耳后皮肤良好的情况下,尽量采用耳后皮肤复合自体肋软骨移植修复。

4. 耳垂缺损　一般耳垂缺损多因先天性或创伤的结果,烧伤后单纯的耳垂缺损较少见。常是部分缺损与瘢痕粘连同时存在。其修复的方法可利用掀起耳垂部皮瓣后创面植皮的方法。烧伤后耳垂部分缺损同时伴有耳后粘连时,可先将耳垂的瘢痕组织依耳垂的设计切开,然后在耳后设计蒂在耳郭后的皮瓣,皮瓣覆盖耳垂创面,间断缝合形成耳垂,耳后创面可游离附近皮肤后直接缝合。

5. 耳大部或全部缺损的再造术　耳郭的结构细致,有一定的凹凸曲折形态。耳再造是一个很复杂的手术,方法很多,各有利弊。耳是由皮肤与软骨支架构成的,因此耳再造首先就得考虑这 2 个因素。耳支架目前一般认为自体肋软骨最为理想;皮肤则以耳后乳突区无毛皮肤最好。但在烧伤后的耳郭缺损患者中,其周围皮肤多有瘢痕,多不能供耳再造之用。故在耳再造时,应先切除耳后瘢痕及一部分发线上的头皮,用全厚植皮修复遗留创面。3～5 个月后,可行分期全耳再造术。

分期全耳再造术:第一步手术是埋入耳郭支架。先是用透明胶片按对侧正常耳郭大小取样,继之在患者身体的右肋部第 7～9 肋软骨联合部切取一块肋软骨,医师按取样的形状精心雕刻成耳郭支架,然后将支架经耳部置入预先设计的皮瓣内。3～6 个月后再做第二步耳郭成形手术。此期是将包着软骨支架的耳皮瓣向前掀起,在后方植上一块中厚皮片或全厚皮片,使再造的耳竖起,角度约为 60°,与健侧接近。2～3 个月部分患者还需要行耳屏和耳甲腔成形手术。方法是 自耳郭前缘原瘢痕处切开,做一个蒂在前方的舌形皮瓣,将其折叠缝合形成耳屏,舌瓣掀起后的创面用中厚皮片植皮,做成耳甲腔。同时再做一些必要的修整,这样再造出来的耳手术就成功了。

6. 菜花状耳郭畸形的修复　菜花状耳多为烧伤过深,或浅度烧伤耳受压,继发化脓性感染,形成软骨膜炎未获妥善治疗的结果。因为软骨坏死,纤维结缔组织增生和收缩,卷曲一团,形成及不整齐的菜花状。触之质地硬韧,并常有压缩。如果残留的皮肤尚可,可从耳郭处切开,切除挛缩的软骨和瘢痕。然后置入耳形软骨支架。二期手术用耳后或颈后皮瓣再造耳轮。

(范志宏　徐海松)

九、烧伤瘢痕性秃发的修复

(一)皮肤组织扩张后的改变

1. 扩张后局部表面面积增加的来源

(1)局部组织细胞的增殖细胞绝对值增加。

(2)细胞间隙被拉开、增宽;最后是邻近皮肤组织被牵拉移位到扩张区。

2. 扩张皮肤血流动力学及皮肤氧分压的影响

(1)皮肤软组织受压后产生的一过性血流性阻断,可启动毛细血管的自身调节机制,使关闭状态下的毛细血管床开放，局部的血流灌注很快得以恢复。

(2)扩张后皮肤软组织局部的血供得到增强，从而提高了皮瓣的活力。

3. 扩张后组织的形态学改变　表皮扩张后有增厚的现象，真皮层变薄，皮下组织厚度降低，延长周围神经，对骨组织轻度吸收。皮肤软组织扩张后新生毛细血管与神经末梢均有明显增加。

(二)皮肤软组织扩张器扩张术的要点

1. 置入部位　首选病变区的邻近部位，不损伤重要的组织和器官，不影响功能，不引起周围器官变形。供区继发畸形相对隐蔽。扩张区域皮肤血管的来源和走向也是决定扩张器埋置部位的重要因素。

2. 切口的选择　正常位置与病变交界处，一般和扩张器的边缘平行。

3. 埋置的深度　头皮部埋于帽状腱膜深面骨膜表面。额部宜置入额肌深面。面颊部在皮下组织深面 SMAS 层浅面。耳后位于耳后筋膜浅面。颈部位于颈阔肌的浅面或深面。躯干和四肢深筋膜的浅面。

4. 腔隙的剥离　剥离范围应比扩张囊周边大 0.5～1cm，钝性分离，止血彻底，注射壶尽量不放在瘢痕下。

5. 扩张器的置入　置入前注入生理盐水检查扩张器有否渗漏。置入时不能折叠，注射壶面向上，缝合完再注入生理盐水 10ml。

6. 注液扩张　在对切口张力影响不大的情况下，注液 4～5d 1 次，每次 10～20ml，压力 < 40mmHg，观测皮肤的充血反应。

7. 扩张后皮瓣转移术　每修复 $1cm^2$ 的秃发区需要 3～3.5ml 的扩张容量。术前仔细设计，一般设计为滑行推进，易位和旋转皮瓣。根据皮瓣大小决定切除瘢痕的面积。转移时考虑毛发的方向。逐层缝合减少瘢痕。颅骨外板的吸收不予处理。

（范志宏　傅敏刚）

■参考文献

[1] 王炜，马奇，鲁开化，等. 整形外科学. 浙江：科学技术出版社，1999：584-641.

[2] 侯春林，顾玉东，皮瓣外科学. 上海：科技技术出版社，2006：265-276，295-303.

[3] 黎介寿，吴孟超，周树夏. 口腔颌面外科卷. 北京：人民军医出版社，1994：631-638.

[4] Sherrell J. Aston，Robert W. Beasley，Charles H. M. Thorne. Grabb and Smith's PLASTIC SURGERY，Lippincott Williams & Wilkins，1999.

[5] 庄福连. 颈阔肌肌皮瓣设计及其临床应用. 中华整形烧伤外科杂志，1996，12 (5) ：355.

[6] 庄福连，许东坡. 应用颈阔肌岛状皮瓣一期整复颊部缺损. 中华外科杂志，1985：11：652.

[7] Shuzhong Guo，Yan Han，Xudong Zhang，et al. Human facial allotransplantation：a 2-year follow-up study. Lancet，2008，372：631-638.

第 23 章

先天性唇裂及腭裂

第一节　唇和腭的胚胎发育及唇腭裂的形成

唇和腭部是人类颌面部的一部分，头面部发育也是人体胚胎发育的一部分。整个发育经历了细胞分裂，分化，迁移以及细胞间的相互作用，细胞凋亡直至逐渐成熟，一般可分为3个阶段。

第一阶段（胚卵期）：受精到受孕后第1周末，在此阶段经历的变化有受精、卵裂、胚泡的形成及开始植入。

第二阶段（胚胎期）：受孕后第2周至第8周末，主要变化为植入完成，胚胎形成及分化，三胚层胎盘、胎膜的形成、各个器官原基形成，此时已初具人形。

第三阶段（胎儿期）：受孕后第9周至分娩，颌面部的发育在胎儿期完成分化及发育，同时各个器官的发育也进一步完善。其中颌面部的发育与鳃弓的分化与鼻的发育密切相关。

鳃弓的发育起始于胚胎第3周，此时发育中的前脑迅速膨大，在其下端间充质局部增生形成突起称为额鼻突，额鼻突形成同时，口咽膜尾侧原始心脏发育长大，称为心突。胚胎第4周时，在额鼻突与心突之间原始口咽处间叶细胞迅速增生，形成左右对称的背腹走向的6对柱状隆起，称为鳃弓（branchial arch），相邻鳃弓之间的凹陷称为鳃沟（branchial groove），6对鳃弓中，第1对最大，与面部发育关系密切，称为下颌弓，第2对与舌的发育有关，称为舌弓。第3对称之为舌咽弓。其余3对较小，无特别名称。颜面的发生分为两个阶段，第一阶段为原始口腔及面突形成，第二阶段为各突起的生长，分化及相互联合或融合而形成颌面部。

一、原始口腔发育及面突的形成

（一）原始口腔发育

原始口腔即口凹或原口（oral pit or stomdeum）的形成与上述鳃弓密不可分。它的上方是胚胎第3周末时前脑下部的腹侧隆起所形成的额鼻突，下方为迁移神经嵴细胞增生形成的第1对鳃弓即下颌突在中线的联合，同时下颌突两侧的上方区域的间充质细胞增殖分化生长出2个圆形隆起，即上颌突。两侧为上颌突联合的终点即形成口角。此时三者中央形成1个凹陷即为原始口腔或口凹（图23-1）口凹的深部与前肠相接，两者之间有一薄膜即咽膜相隔。

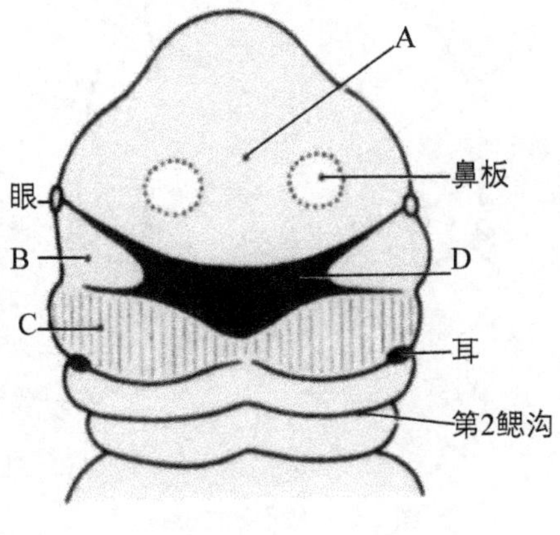

图 23-1　原始口腔发育

A. 额鼻突；B. 上颌突；C. 下颌突；D. 原始口腔

（二）面突形成

胚胎发育至第4周，口咽膜破裂，原始口腔与原始消化管的头端咽部贯通。此时额鼻突的末端两者的外胚层上皮出现椭圆形局部增厚区，称鼻板或嗅板(olfactory placode or nasal ploacode)(图23-2)。鼻板外侧细胞增生隆起，使鼻板中央凹陷，形成鼻凹或称嗅窝，此时鼻凹将额鼻突分成3个突起，即中间的中鼻突及两侧的侧鼻突，鼻凹是将来形成鼻孔的原基，鼻板细胞形成鼻黏膜上皮及嗅神经上皮。胚胎第5周，中鼻突生长迅速，其末端间充质细胞增生出现左右侧2个球形突起称之为球状突。此时面部发育所需9个突起已完成分化，面部由上述突起发育而来(图23-3)。

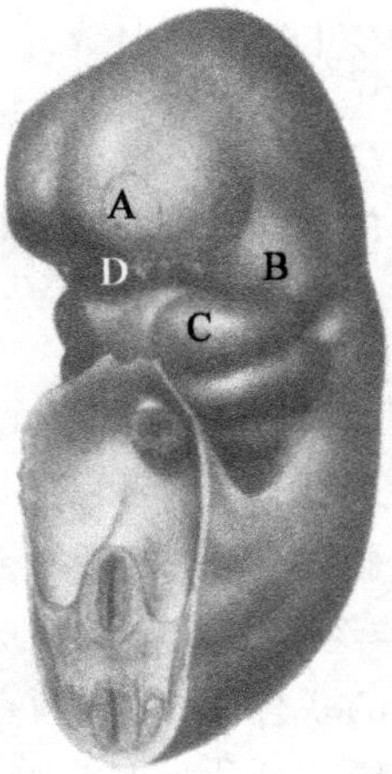

图 23-2 鼻板的形成

A. 鼻板；B. 上颌突；C. 下颌突；D. 原始口腔

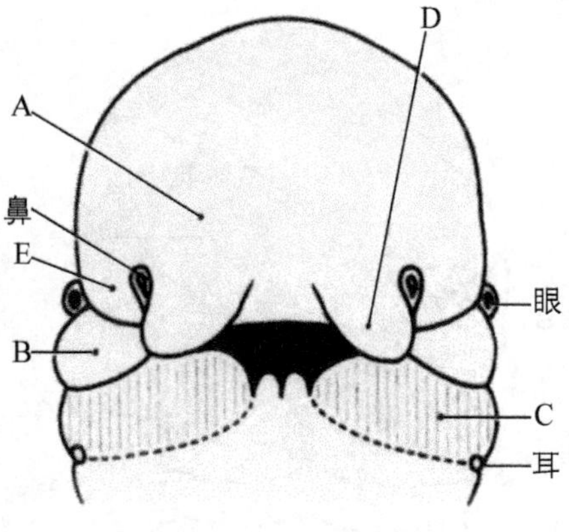

图 23-3 面突的形成

A. 中鼻突；B. 上颌突；C. 下颌突；D. 球状突；E. 侧鼻突

二、面部形成及唇的发育

(一)面部形成

面部的形成及发育是由上述9个突起即1对下颌突，1对上颌突，额鼻突的衍生物中的1个中鼻突，1对侧鼻突及1对球状突生长、分化、联合(merge)或融合(fuse)而成。胚胎第6周，随着胚胎的进一步发育，已形成的突起，一方面继续生长发育，一方面又与对侧的突起逐渐联合或融合。两侧的下颌突向中线联合后生长发育成下颌骨、面颊下部、下颌牙及下唇。中鼻突形成鼻梁、鼻中隔及邻近软组织。左右两侧侧鼻突形成鼻侧凹、鼻翼及部分面颊。随后位于中鼻突下方的2个球状突向下生长并在中线联合，形成人中，上颌突自两侧向中线方向生长与球状突联合形成上唇，其中球状突形成上唇近中1/3部分，上颌突形成唇的远中2/3部分。下颌突和上颌突由后向前联合，形成面颊部，两者的联合终点形成口角。

(二)唇的发育

如(图23-4)所示胚胎5～6周时，口腔前庭已形成口唇，上皮明显增厚，唇黏膜与牙槽黏膜分开。外侧皮肤部分可见发育中的毛囊，而皮脂腺等毛发附属器等发育还未完成，口轮匝肌的肌纤维也清晰可见(图23-5)。胚胎第7周时，上、下唇已基本形成。胚胎7～8周，面部各突起完成联合，颜面基本形成并初具人形，此时鼻宽广而扁平，两侧鼻孔向前，分隔较远，两眼位于头部的前外侧方且眼距较宽。随着面部垂直高度增加，鼻梁也逐渐抬高。至胎儿期鼻孔向下并相互接近，整个鼻部变狭窄，两眼由两侧移向前方，近似成人面型。其中约60%的人胚在8周末已完成两眼由两侧移向前方，其余40%人胚在步入胎儿期第9周后才完全移位(图23-6)。

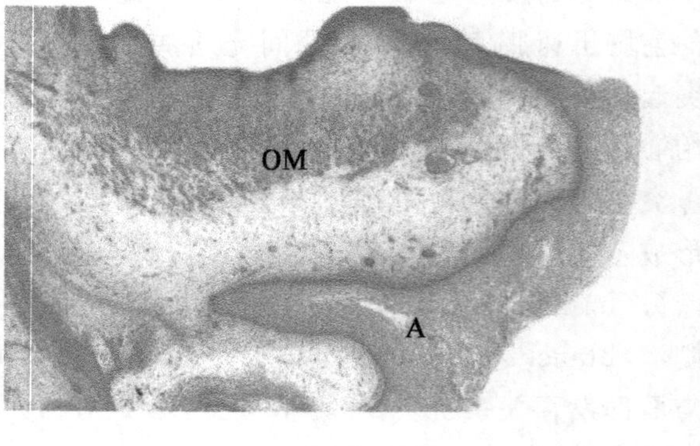

图 23-4 唇形成切片

OM. 口轮匝肌纤维；A. 口腔前庭

三、口腔黏膜的发育

口腔黏膜的发育主要来自胚胎的外胚层，小部

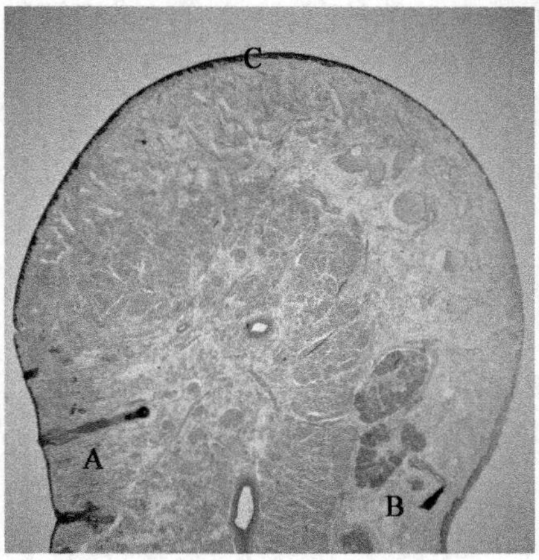

图 23-5　唇的切片

A. 皮肤侧；B. 黏膜侧；C. 唇红

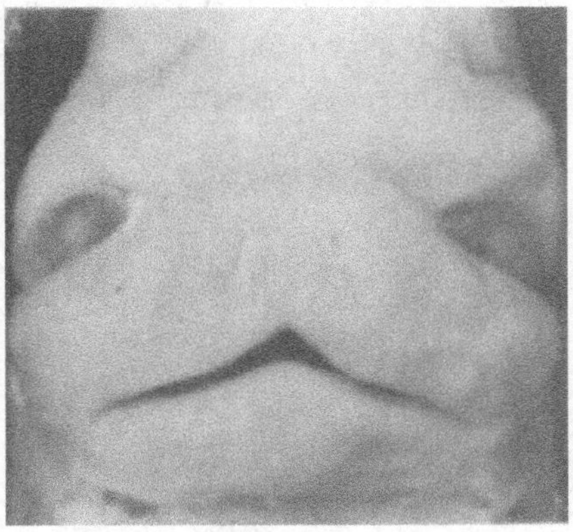

图 23-6　第 8 周末胚胎已初具人形

分来自内胚层，如舌根及口底黏膜。在胚胎第 3 周即原始口腔时，衬覆其内的细胞来自外胚层，呈单层排列，胚胎 5～6 周时上皮排列从单层变为双层，表层为扁平细胞，深层则为柱状细胞，以后口腔前庭黏膜明显增厚，胚胎 8 周以后，增厚的口腔前庭黏膜表面细胞逐步退化，至 14 周左右时，口腔前庭形成的唇颊黏膜与牙槽黏膜分开。此时口腔黏膜不同处的结构差异也逐渐显示出来，硬腭处牙龈区及中间区的黏膜为咀嚼黏膜，舌背黏膜为特殊黏膜。其余的口腔黏膜则为被覆黏膜，咀嚼黏膜的角化则在出生后 6 个月才出现。胚胎第 9 周起上颌突的下缘与上颌突的上缘及鼻突侧面上皮增厚，在 Meckel's 软骨外下方及鼻腔外侧出现骨化中心，形成未来的下颌骨（图 23-7）。

四、颌面部发育异常

造成口腔颌面部先天性畸形的确切原因至今

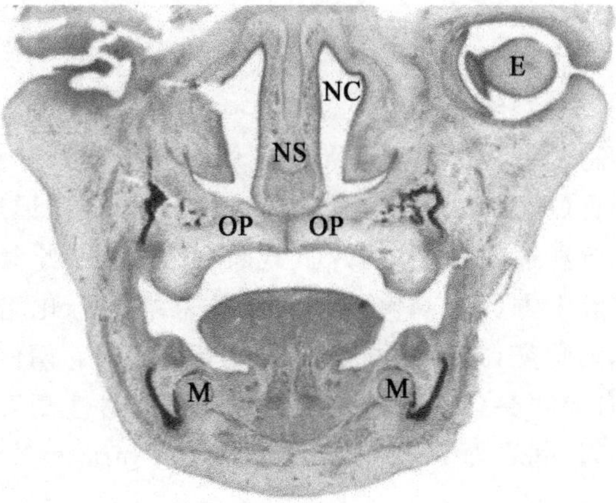

图 23-7　下颌骨的发育

E. 眼；NC. 鼻腔；NS. 鼻中隔；OP. 侧腭突；M. 下颌软骨

仍不十分清楚，然而一些研究结果示：由于多种致畸因子影响了人类颌面部的生长发育，不同的时期和不同的作用可造成人类各面突不能在第 6～7 周如期融合，从而造成口腔颌面部的发育畸形。临床上最多见的是唇裂、腭裂等。

（一）唇裂

唇裂最常见于上唇，为一侧球状突与同侧上颌突未联合或部分联合所致。此类唇裂发生在唇的侧方，裂隙可为单侧或双侧，多见于单侧。依病变程度可分为完全性和不完全性两种，前者从唇红至前鼻孔底部完全裂开，此类唇裂常伴有切牙和尖牙间的颌裂及腭裂，后者中最轻微的只在唇红缘有一小切迹，又称唇红裂。如两侧球状突中央部未联合或部分联合则形成唇正中裂，两侧下颌突在中线处的外胚间叶细胞未如期增生及基质的聚集，由此阻碍了两侧下颌骨在中线的结合，而形成了下唇裂。但两者在临床均属罕见。

（二）面裂

面横裂和面斜裂在临床上罕见的面裂，因上颌突与下颌突未联合或发生了迁移所形成，如上述突起部分联合则产生横面裂，裂隙可从口角到耳屏前。上颌突未与同侧的侧鼻突联合则产生斜面裂。斜面裂的裂隙由口角开始，通过鼻翼部经面颊至眼内眦，此时患者鼻泪沟未能内陷，所以，在临床上部分患儿有鼻泪管缺损。还有一种极少见的情况，因侧鼻突与中鼻突之间发育不全，在鼻部形成纵行的侧鼻裂。总之面裂的发生较口唇少见得多。

五、腭的发育

(一)腭突的形成

腭的发育开始于胚胎第6周,起源于前腭突及侧腭突(图23-8)。此时口腔和鼻腔外形虽已形成,但彼此相通,从胚胎切片上观察(图23-9),此时原始口腔上方为中鼻突(NS),它的末端将分化增殖形成前腭突,又称原发腭(primary palate)。两侧为左、右上颌突的口腔侧,向原始口腔内各生长出1个突起,称之为侧腭突(lateral palatal process)。

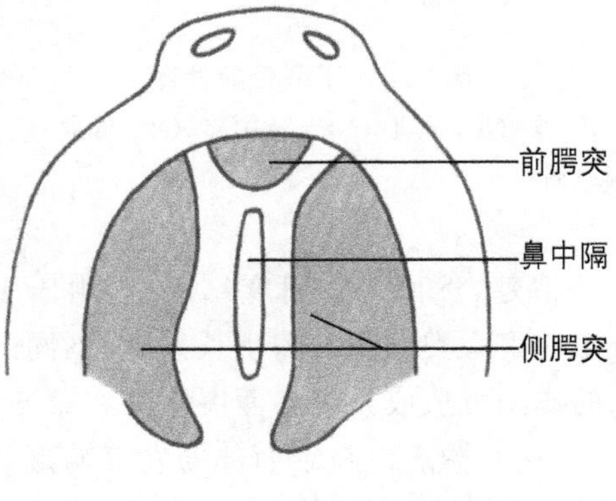

图23-8 腭突的形成

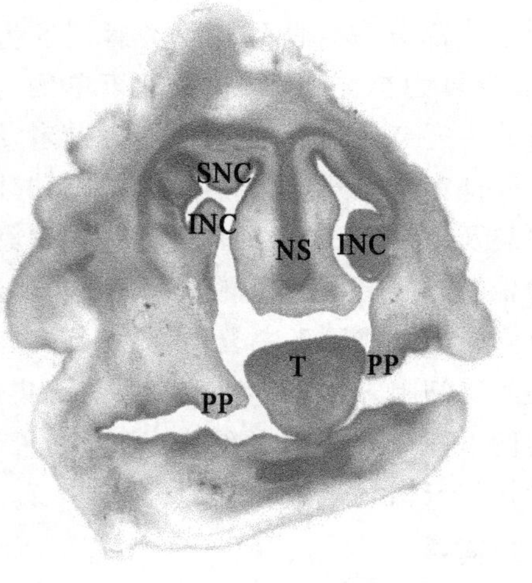

图23-9 腭早期发育切片

SNC. 上鼻甲;INC. 下鼻甲;NS. 鼻中隔;PP. 侧腭突;T. 舌

前额突来自中鼻突,是中鼻突向原始口腔内长出的1个短小突起,它的发生与鼻中隔,侧鼻突,上颌突有密切关系,将演化成腭的前一小部分。

两个侧腭突来自左、右2个上颌突的口腔侧,胚胎7周时,侧腭突向中线方向生长,但此时舌发育较快,位置较高,几乎充满了原始口腔,侧腭突只能向下生长位于舌的两侧。

(二)腭突的融合

腭突的融合始于胚胎8周,随着下颌骨长度和密度的增长,舌形态逐渐变扁平,位置下降,侧腭突发生水平向的转动向中线生长。侧腭突到达水平位置后,快速生长,并在中线处接触,位置在前腭突侧方及后方,此时,侧腭突与前腭突向前联合,两侧侧腭突相互向后联合,3个突起的融合的中心处,留下切牙管(incisive canal)即鼻腭管(naso-palatal canal)。为鼻腭神经的通道,鼻腭管的口腔开口处则成为切牙孔。其表面有较厚黏膜覆盖,称之为切牙乳头。此联合过程持续数周至胚胎12周时,侧腭突也与鼻中隔发生融合,此时腭部发育基本完成(图23-10),口腔与鼻腔完全隔开。

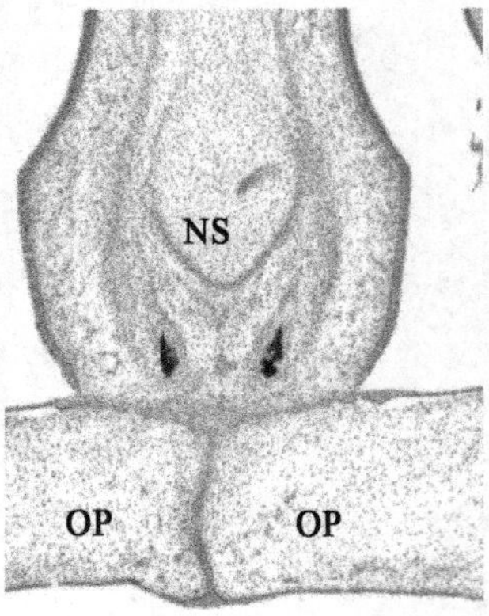

图23-10 腭突的融合

NS. 鼻中隔;OP. 侧腭突

(三)腭发育异常

腭裂　腭裂可发生单侧,亦可发生于双侧,前者畸形系一侧侧腭突只与鼻中隔融合,而未与对侧侧腭突融合,后者畸形系两侧侧腭突未融合,腭裂程度轻者可仅为腭垂裂,又称不完全腭裂。重者可从切牙孔至腭垂全部裂开,又称完全腭裂。因腭部形成与上颌突与球状突有关,所以,约80%的腭裂患者伴有单侧或双侧唇裂。

(钟　滨　王国民)

第二节　唇、腭部的解剖生理特点

口腔是消化道的起始部分，前为唇，后经咽门，与口咽部相续，两侧为颊、上为腭部，下由舌下区组成。通过口咽部与鼻腔、喉相通，它参与消化过程，协助发音，辅助呼吸，并具有表情及对温度、味觉等功能，具有不可忽视的重要生理功能。

一、唇的解剖

(一)唇的境界及表面解剖标志

唇位于面部下 1/3 区域，是外形美的重要标志之一，其质地较软，富有一定韧性和弹性。上界为鼻底，下界为颏唇沟，两界为唇面沟。中部有口裂将唇分为上唇及下唇，口裂两端为口角。上、下唇的游离缘系皮肤与黏膜移行区，称之为唇红。上唇的唇红呈弓背状，称唇弓。唇弓在正中线稍低向前微突，此处称为人中点，左、右两侧唇弓最高点称为唇峰。唇珠是上唇正中处唇红呈珠状向前下方的突起。人中是鼻小柱向下至唇红缘的纵行自然浅沟，其上中 1/3 交点为人中穴，两侧各有 1 条与其并行的皮肤嵴称之为人中嵴。上述部位是唇裂整复术中的重要解剖标志(图 23-11)。因此，每一位手术医师术前应该掌握这些重要的局部解剖标志和特点。

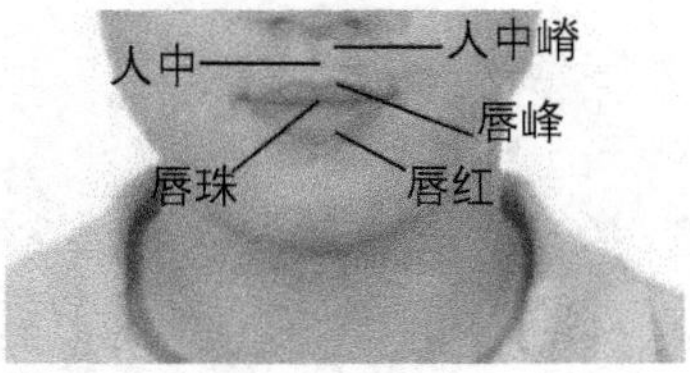

图 23-11　唇的表面标志

(二)唇的解剖层次

唇由外侧皮肤，内侧黏膜及两者之间的移行部分唇红组成，其结构由外向内可分为 5 层(图 23-12)。

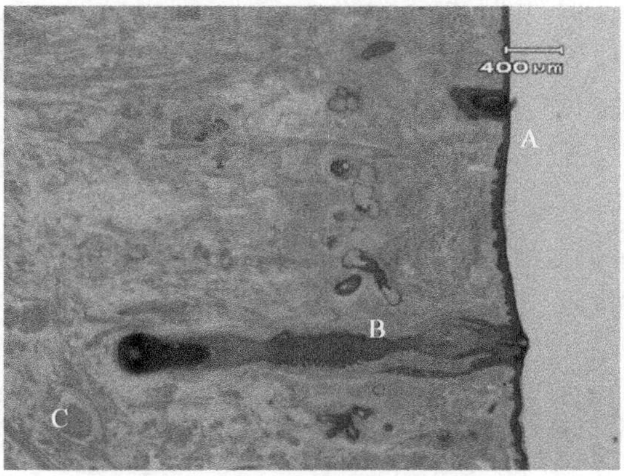

图 23-12　唇的解剖层次

A. 皮肤侧；B. 皮肤附着器；C. 口轮匝肌

1. 皮肤　与浅筋膜及表情肌紧密结合，表皮有角化、真皮及皮下组织构成，皮下组织中含有丰富的皮肤附属器。

2. 浅筋膜　较疏松。

3. 肌层　主要为口轮匝肌。

4. 黏膜下层　较厚，深部附着于口轮匝肌，内含上、下唇动脉及唇腺(图 23-13)。

5. 黏膜层　唇黏膜属被覆黏膜，并含有唇腺开口。

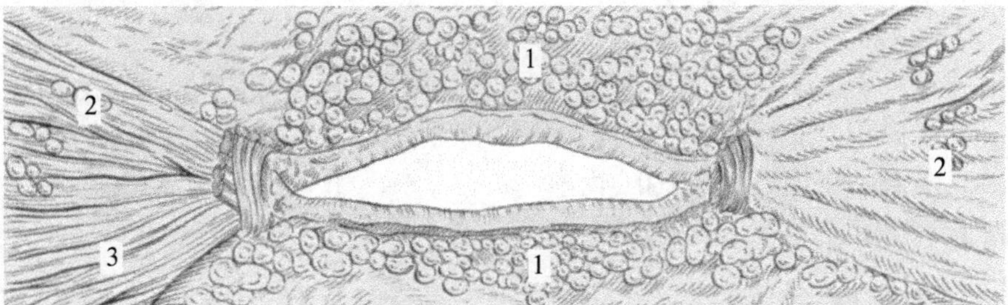

图 23-13　唇腺的模式

1. 唇腺；2. 口轮匝肌；3. 口轮匝肌

（三）唇的血液供应、淋巴回流及神经支配

1. 唇的血液供应　唇的血液供应主要来自颌外动脉的分支，上、下唇动脉。静脉血经面浅静脉回流。

2. 唇的淋巴回流　上唇及下唇外侧部的淋巴管注入下颌下淋巴结；下唇中部的淋巴管注入颏下淋巴结；下唇中线或近中线的淋巴管，可相互交叉至下颌下淋巴结。

3. 唇的神经支配　唇的感觉神经来自上、下颌神经的分支，面神经则支配唇的运动。

（四）唇的生理功能

1. 口唇能体现人类丰富的面部表情，特别是分布在唇周围的口轮匝肌收缩时可使面部呈现不同表情。

2. 口唇能辅助食物的摄取，特别在婴幼儿时期其作用更为突出。

3. 咀嚼过程中，口唇又能将保持切咬的食物在适当位置，并把食物转送至固有口腔。

4. 与舌共同保持口腔动力平衡，以免局部负担过重。

5. 与舌、腭同样具备丰富的感受器，故能排除、辨别进入口腔内的异物，或致伤性物质，对机体起防御功能。

6. 调节发音与语言，特别是唇音和唇齿音，中国最早医书《黄帝内经》中对唇腭等功能有如下描述："咽喉者，水谷之道也。喉咙者，气之所以上下者也。会厌者，声音之户也。口唇者，声音之扇也。舌者，声音之机也。悬雍垂者，声音之关也。"

二、腭部解剖

腭指介于口腔和鼻腔之间的组织，又名"口盖"。分为前 2/3 硬腭及后 1/3 的软腭，与唇、颊、舌部等共同参与发音、言语以及吞咽等活动。

（一）硬腭表面解剖标志

1. 腭中缝　为硬腭中线上纵行的黏膜隆起。

2. 切牙乳头　位于腭中缝前端，左、右上颌中切牙之间的腭侧黏膜隆起，其深面为切牙孔，内有鼻腭神经，血管穿行于此，是麻醉鼻腭神经的表面标志。

3. 腭皱襞　位于硬腭前部，自腭中缝前部向两侧呈辐射状排列的软组织嵴，由固有层致密的结缔组织组成。

4. 腭大孔　位于硬腭后缘前方约 0.5cm 处，上颌第 3 磨牙腭侧，约相当于腭中缝至龈缘之外、中 1/3 处。腭前神经及腭大血管经此孔向前布于硬腭后 2/3 区域。

5. 上颌硬区　此区位于腭中央部分，黏膜较薄，无黏膜下层，固有层与骨膜紧密相连，故缺乏弹性。

6. 上颌隆突　在上颌硬区的前部，有时可有不同程度的骨质隆起即上颌隆突，其组织构造与上颌硬区相似。

7. 翼钩　触摸上颌第 3 磨牙，后内侧 1～1.5cm 处有一骨质隆起，即为翼钩，此结构与腭裂手术有关。

（二）硬腭的解剖层次

硬腭由上颌骨腭突及腭骨水平板构成其基础，表面覆以软组织呈粉红色，从表面至骨板可分为如下几层。

1. 黏膜的上皮层　从表面至骨板可分为黏膜上皮层、固有层、黏膜下层及骨膜。上皮层的表面角化层较厚。

2. 固有层　固有层为致密的结缔组织组成。

3. 黏膜下层　黏膜下层内含有脂肪及腭腺，前者位于硬腭的前部，称为脂肪区。后者则位于硬腭的后部，称为腺区。腭部的牙龈区及中间区则无黏膜下层，此 2 个区域固有层深部直接附着在骨膜上，形成黏骨膜（图 23-14）。

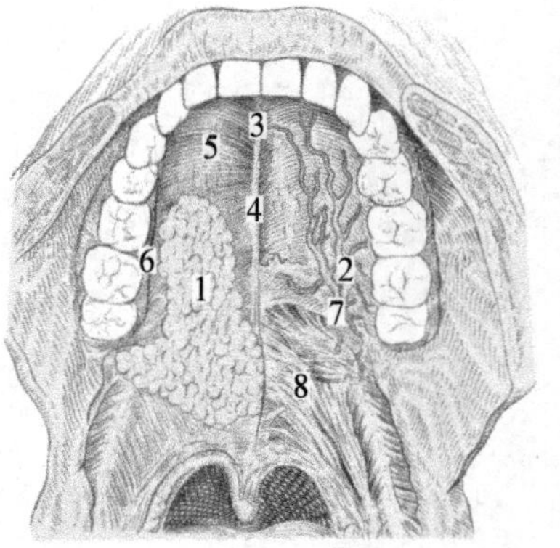

图 23-14　腭的解剖层次

1. 硬腭腺区；2. 腭动脉；3. 切牙孔；4. 腭中缝；5. 腭皱襞；6. 硬腭的牙龈区；7. 腭大孔；8. 软腭肌肉

（三）软腭的表面标志

1. 腭凹　软腭位于硬腭后缘，为一能活动的肌肉膜样膈，其前端中线两侧的黏膜各有一对称之为腭凹（palatine foveola）。

2. 腭帆　软腭后缘游离，斜向后下的部位，称之为腭帆。

3. *腭垂*　软腭中央处伸向下方的指状突起，称之为腭垂(uvula)。

4. *腭舌弓、腭咽弓*　软腭后部向两侧形成前、后 2 条弓形皱襞，前方者移行于舌，称之为腭舌弓(palatoglossal arch)；后者移行于咽侧壁，称之为腭咽弓(palatopharyngeal arch)。两弓间三角形凹陷称之为扁桃体窝，容纳腭扁桃体。

5. *咽门*　咽门则由腭帆、腭舌弓和舌弓共同组成(图 23-15)。

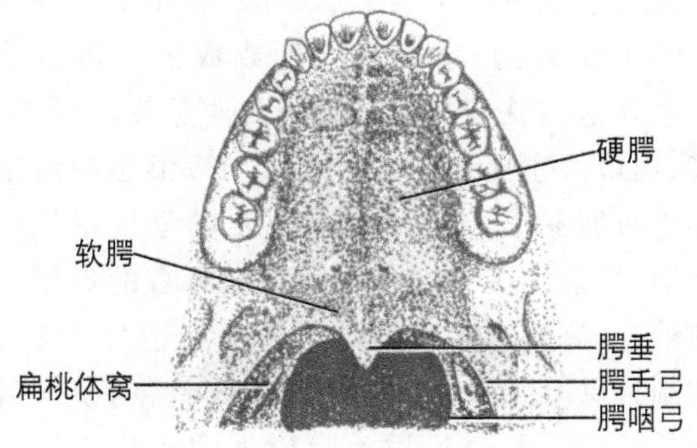

图 23-15　硬腭与软腭

(四)软腭的解剖层次

软腭由黏膜、黏膜下层、腭腱膜及腭肌组织构成。

1. *黏膜层*　与硬腭黏膜相延续，颜色较硬腭深，富有弹力，血管分布较多。

2. *黏膜下层*　疏松，含有较多的黏液腺。

3. *腭腱膜*　主要由腭帆张肌的腱膜组成，近硬腭处的腱膜坚厚，向后移行处则变薄弱。

4. *腭肌*　共有 5 对，腭帆张肌、腭帆提肌、腭舌肌、腭咽肌及腭垂肌。

(五)腭的血液供应、淋巴回流及神经支配

1. *腭部血液供应*　主要来自有颌内动脉的分支腭降动脉，软腭尚有咽升及腭州动脉分布，静脉血流至翼丛。

2. *腭的淋巴回流*　淋巴主要引流至颈深上淋巴结。

3. *腭的神经支配*　腭部的感觉神经来自三叉神经的上颌支，舌咽神经也有分布于软腭。除腭帆张肌外，软腭运动主要由副神经的延髓根迷走神经咽支支配，腭帆张肌则由三叉神经支配。

(六)腭的生理功能

1. 腭使口腔与鼻腔闭合，因而进食时食物不易进入到鼻腔，在发一些辅音时有效地关闭口腔与鼻腔，从而达到腭咽闭合功能。

2. 由于硬腭的黏膜不易移动，因而咀嚼中能承受食物的摩擦和咀嚼压力，利于咀嚼效率的提高。

3. 软、硬腭黏膜层或黏膜下层含有丰富的腭腺，腺体的分泌有助于咀嚼完成。

4. 软、硬腭的形态及发育状况可对言语产生影响，对语音清晰度有重要作用。腭裂患者由于腭部不同程度的裂开，影响了发音时所需的环境，造成语音清晰度低的“腭裂语音”。

5. 腭与唇、颊、舌共同作用，完成吮吸运动。而唇腭裂患者因口腔内不能形成负压，而致吸乳困难。

6. 覆盖在唇、腭及其他部位的口腔黏膜，对温度较敏感，同时对温度的耐受力要大于皮肤。

(王国民)

第三节　唇腭裂的临床分类

唇腭裂(cleft lip/palate)是目前人类口腔颌面部最为常见的先天性畸形。2011 年 6 月在美国旧金山召开的一次国际唇腭裂学术研讨会上，当今国际唇腭裂流行病学领域资深研究专家 Marie M. Tolarova 教授长期以来的研究结果告诉各国同行：目前正以每 2 分钟新增加一位面裂新生儿，每年以 25 万左右的面裂患儿来到我们这个地球村，这是一个应值得国内外从事该专业人士关注的重要课题。根据她的这一研究结果，推测我国目前每年新增面裂患儿在 2.5 万～3 万例。Mark P. Mooney 2008 年报道，美国目前面裂患儿的发生率在 16.87/10 000人左右。亚洲目前唇腭裂的发生率在 15.0～36.1/10 000 人，欧洲目前唇腭裂的发生率在 10.0/10 000 人，据近来的文献报道，唇腭裂患概发生率最低的是在非洲，其发生率在 5.0/10 000人左右。在我国，对唇腭裂的发生率曾有过多次比较代表性的调查，因调查者或因调查年代或地域的不同，其调查结果也难以一致。1996－2000 年我国西北缺陷检测中心所调查结果显示：在国内 31 省市 2 218 616 名入围儿童中，有唇腭裂患儿 2265 例，其发生率为 1.625/1000 人。国内外的报道几乎表明近年来唇腭裂的患病率有上升的趋势。值得注意的是：唇腭裂既是口腔颌面部先天性畸形的常见病，还有不断上升的趋势，应受到各国同行专业人员的重视和关注。

在整形外科，口腔颌面外科，口腔正畸等临床科室唇腭裂患者是常见病，多发病。近年来国内外学者普遍认为：对唇腭裂的临床分类似乎并不十分困难或复杂，但至今还没有一种能被国内外该专业人士普遍认可的唇腭裂统一临床分类方法。由此可见，事实上要真正制定一种让国内外该专业人士能接受并在临床上应用的国际统一的唇腭裂分类方法，目前还有难度。仍有待于各国同行间的不断沟通与研究，探讨与总结。建议国内外该专业人员要加强临床与相关方面的深入与合作，尽快地制定出一份能被国内外同行普遍认可或接受，并可以在世界范围临床应用的真正统一的唇腭裂临床分类方法。

一、唇腭裂分类的必要性

不少长期从事唇腭裂临床的专科医师常会问，在临床上做得好好的，难道还不知道唇腭裂的临床分类吗？事实真是如此吗？目前国内外真还没有一种被统一的唇腭裂临床分类方法。那么我们是否一定有必要去追求这么一种统一的唇腭裂临床分类方法吗？回答应该是肯定的，“有必要”！是为从事唇腭裂专科医师提供一种比较客观和科学的统一诊断和治疗标准，既有利于临床专科医师之间对唇腭裂畸形诊断的完整性，也有利于他们客观对医疗方法和治疗结果的科学评估。事实上，唯有被大家认可的临床分类方法，才能真正意义上建立对患者治疗结果的标准，不然，各自的治疗结果常会受到临床医师的质疑。国内外大多数长期从事该领域的专业人士认为，一种比较完整或比较客观的唇腭裂临床分类方法原则上应该具备以下几个基本要素：能最大限度地客观记录每一位唇腭裂患者的畸形部位与程度；形态应直观，容易被描述，更易被记忆，简单和实用，便于推广。特别应该值得关注的是近年来，由于计算机应用技术不断广泛渗透于各现代医疗领域，能否对唇腭裂的临床分类进行计算机数字化管理呢？使他既有利于日常的临床资料保存和管理，更有利于同行间的交流，同时也有助于对患者术前术后的客观评价。然而，事实上由于唇腭裂的发生部位，畸形的程度十分复杂，即便是同一种唇隐裂其临床表现也各有不同，因此，用单一分类方法去描述和理解，或欲通过似准确的方法进行统一的唇腭裂分类，在目前还是有不少难以解决的难题，也是不客观和不现实的。虽然，国内外学者在该领域经历了几代人的前赴后继努力，试图尽快能建立国内外统一的唇腭裂临床分类方法，事实上仍然困难重重，其难以实现的主要原因也正是综上所述的一些问题所在。要积极解决这些问题既需要一些长期真正从事在国内外临床第一线同行间的良好合作，不定期的共同研讨，不断发现问题，共同解决问题，从而建立一种真正能使国内外临床应用的唇腭裂临床分类方法是有希望的。

二、唇腭裂的分类方法

国内外有关唇腭裂分类方法的文献和报道经常可见，主要有以下几种：用作者个人名字命名的；按所在大学或专业学会给命名的；有用形态或畸形程度给予命名的；也有用字母或数字等进行分类的。纵观这些临床分类方法，虽然复杂，分类方法繁多，但最终主要还是根据患者局部形态和解剖的畸形进行唇腭裂分类是其最主要的理论依据。众所周知，目前国内外同行对唇腭裂患者的提倡综合序列治疗，有众多相关学科的热情专业人员参与讨论和制订具有针对性的个体化治疗计划，使其每一位接受经多学科讨论后治疗患者的治疗结果得以大大提升，患者的功能（如语音和咬合等）也得到了明显的改善。但在这个由众多专业人士组成的治疗团队人员中，其占主要治疗内容的有外科医师（surgical management）和正畸科医师（orthodontic treatment）承担。因此，现有的唇腭裂临床分类方法主要是围绕着形态和畸形的程度进行分类。这些分类方法尽管长期以来在临床上已广被应用或大家所接受，但它仍然存在着一些不足之处。例如：在临床上同样一个不完全性腭裂的患者，它的裂隙或畸形程度、软腭肌肉的发育或局部组织缺损的程度，以及上、下颌骨的生长发育程度，气道的局部情况等都各有不同，由于这些局部或全身畸形都可以不同程度地直接或间接影响患者的治疗结果，当然，还可以在临床上有诸多不确定因素，如：操作者的治疗技能，患者或其家属的配合程度等。因此，唇腭裂的临床分类方法虽然重要，也十分有必要，然而，要真正既客观又简便实用地制定一份唇腭裂临床分类方法，仍有待各国同行学者相互交流和共同努力，才有望得到一种比较代表性的分类方法。

近年来，有些国外的科学家想通过人类发生学，试图通过基因方面或病因系统来弥补这些临床上唇腭裂分类方法的缺陷，他们试想通过染色体分析（chromosomal analysis）或一些基因方面的技术来完善对唇腭裂的分类设想（gene mapping，game linkage），但仅仅是有学者所提出这方面的设想，是否能弥补现有唇腭裂临床分类方法的缺陷，还需要时间的考验和国内外同行的认可程度。

三、常用的唇腭裂临床分类方法

（一）国内常用的唇腭分类方法（按程度分和按部位分）

1. 根据程度分类

（1）单侧唇裂

Ⅰ度唇裂：裂隙仅局限在红唇部分（可包括唇隐裂）（图 23-16）。

Ⅱ度唇裂：裂隙至上唇大部分组织，但鼻底未裂开，鼻底部分皮肤完整（图 23-17）。

Ⅲ度唇裂：一侧上唇、直至鼻底皮肤，肌肉完全裂开（图 23-18）。

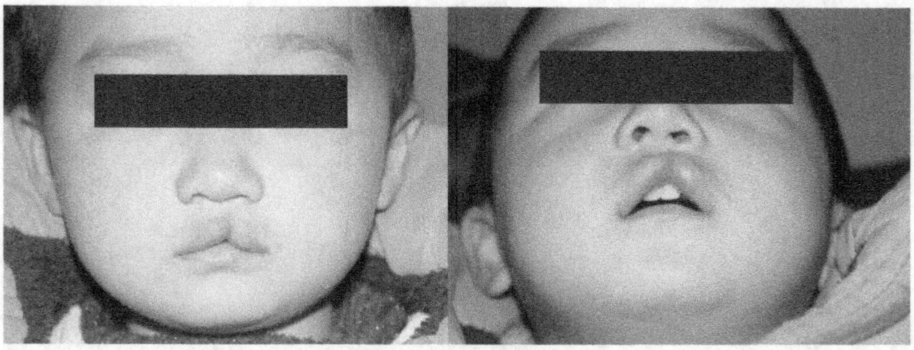

图 23-16　Ⅰ度唇裂

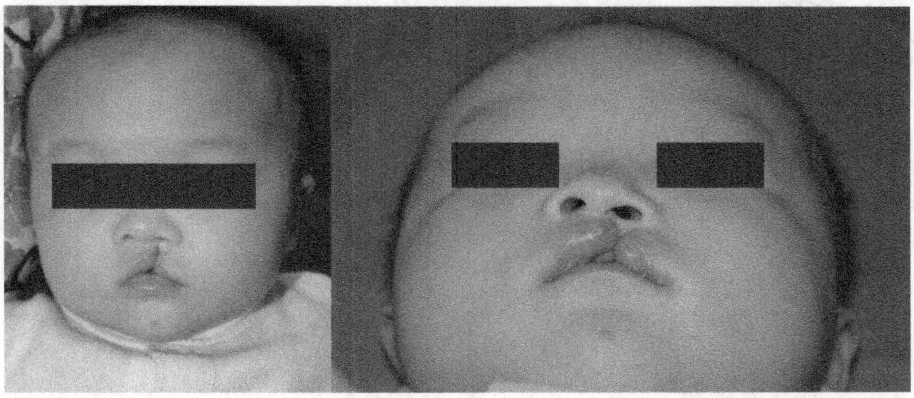

图 23-17　Ⅱ度唇裂

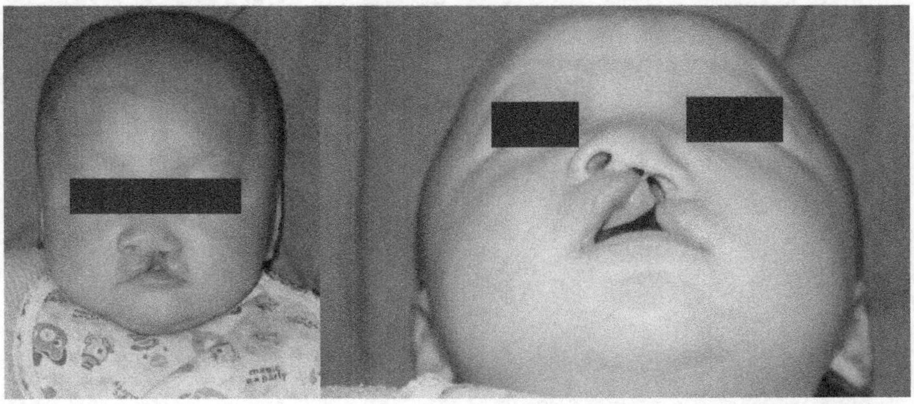

图 23-18　Ⅲ度唇裂

(2)双侧唇裂：用单侧唇裂分类法对双侧分别进行分类，例如：双侧Ⅲ度唇裂，图 23-19；双侧Ⅱ度唇裂，图 23-20；一侧Ⅲ度另一侧Ⅰ度或Ⅱ度度混合性唇裂，图 23-21；双侧Ⅰ度唇裂，图 23-22。

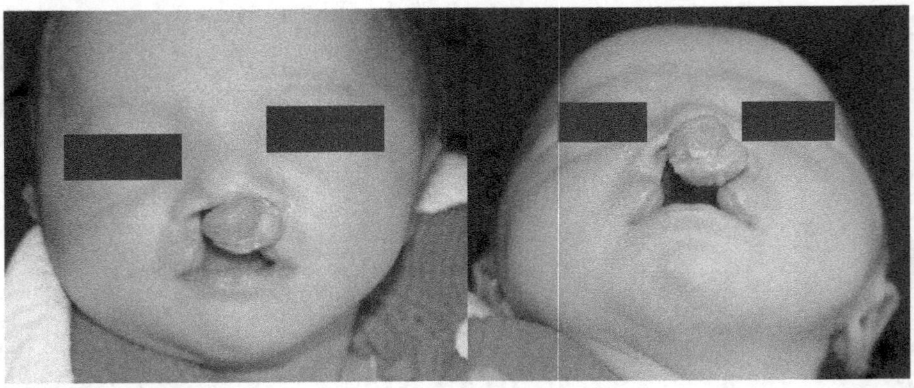

图 23-19　双侧Ⅲ度唇裂

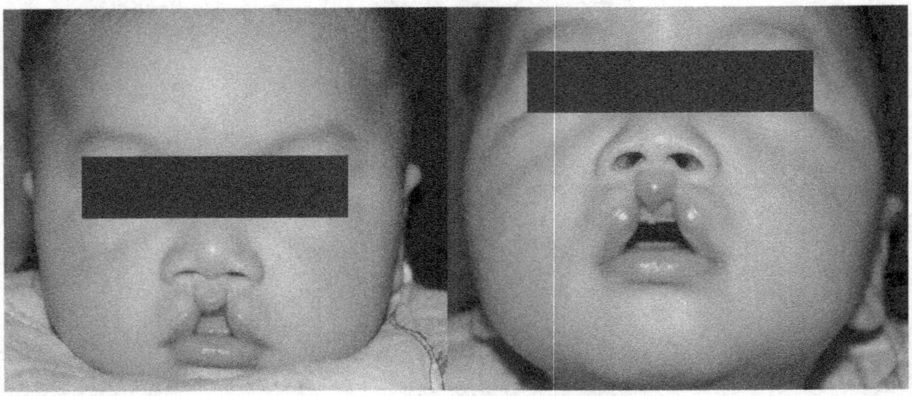

图 23-20　双侧Ⅱ度唇裂

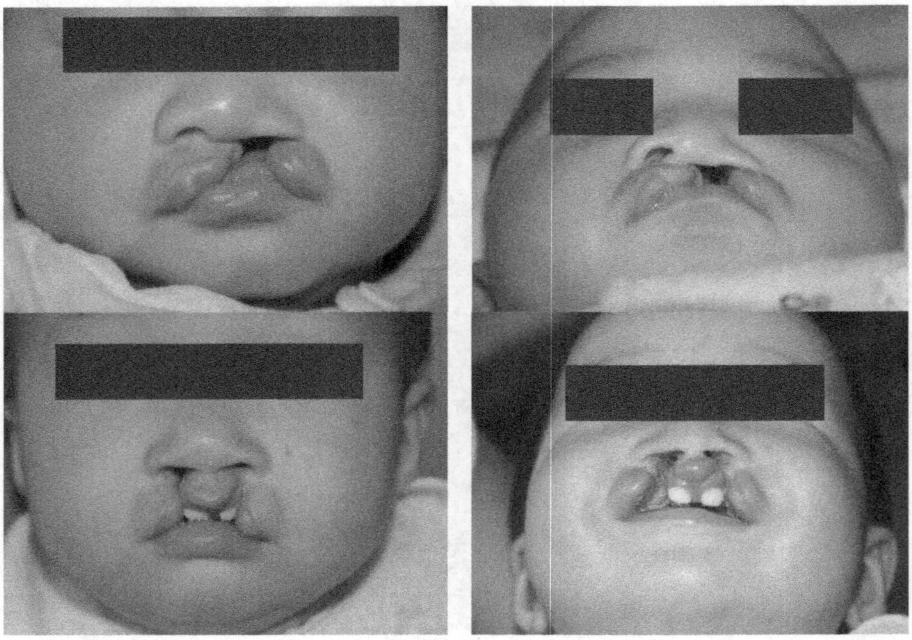

图 23-21　一侧Ⅲ度另一侧Ⅰ度或Ⅱ度度混合性唇裂

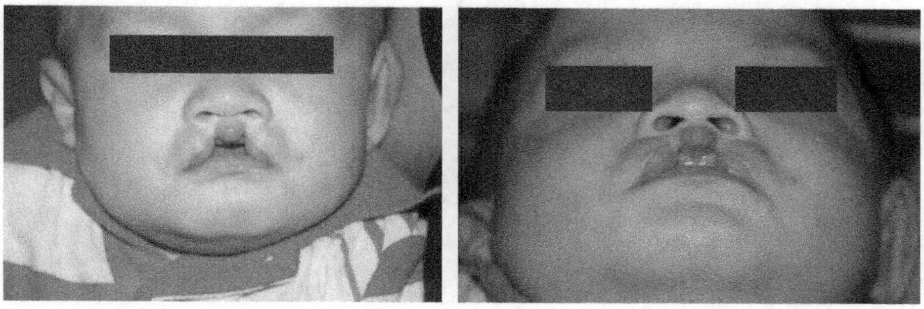

图 23-22　双侧Ⅰ度唇裂

2. 根据裂隙部位分类

(1)单侧唇裂：不完全，完全(图 23-23)。

(2)双侧唇裂：不完全(图 23-24)；混合型(图 23-25)；完全性(图 23-26)。

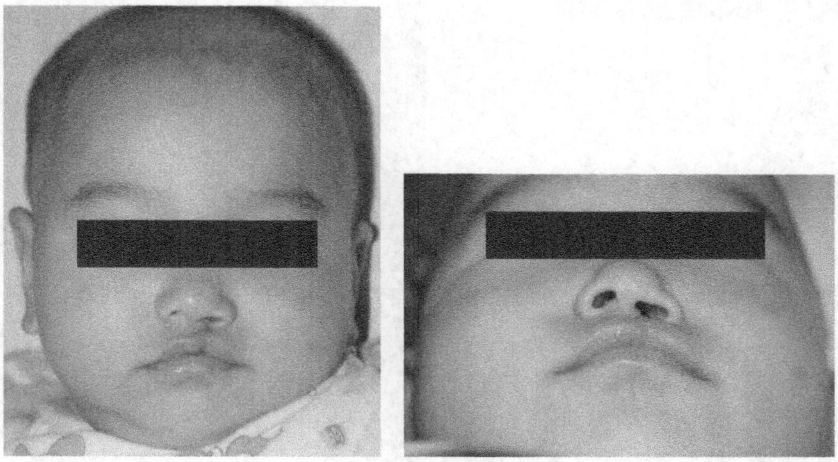

图 23-23　单侧唇裂

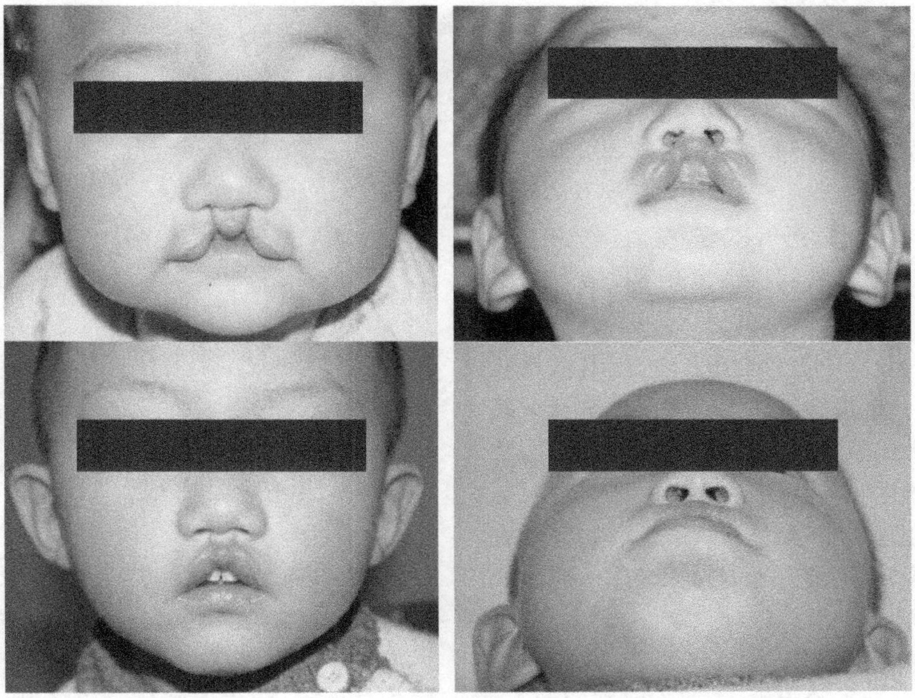

图 23-24　双侧唇裂(不完全)

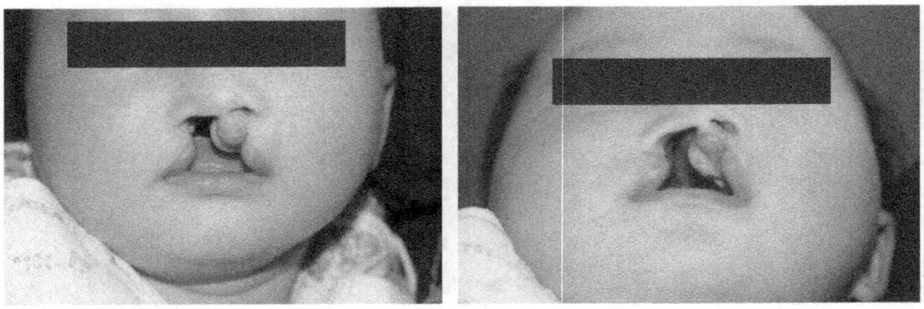

图 23-25　双侧唇裂(混合型)

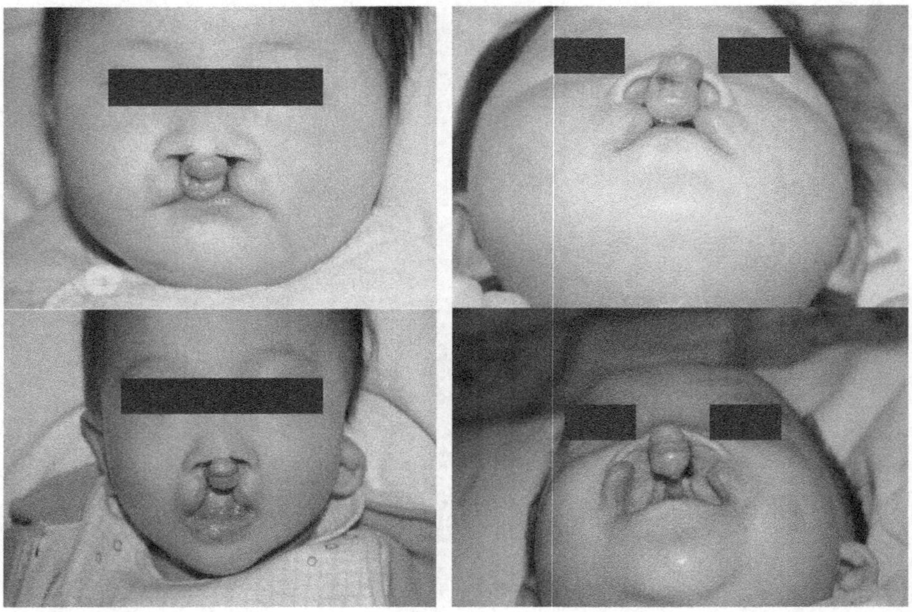

图 23-26　双侧唇裂(完全性)

近年来,有的学者主要根据硬腭和软腭的骨质、黏膜、肌层裂开的程度和部位,主要采用下列的临床分类方法。

①软腭裂:仅软腭裂开,不分左、右,临床上以女性为多见,有些患儿软腭肌层发育不良或长短不一,有的仅仅是腭垂裂开,有的腭部仅仅黏膜完整,肌层和硬腭都裂开。应该特别指出的是:有些患儿常伴小下颌,临床上应特别注意有无其他全身系统疾病,如,临床上比较常见的有先天性心脏病等,常会增加手术的难度和风险(图 23-27)。

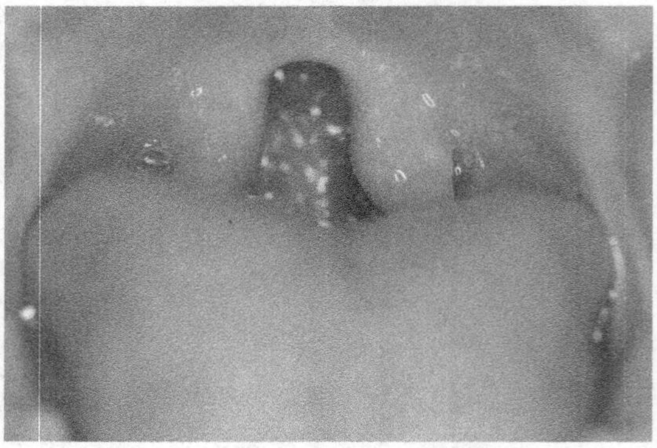

图 23-27　软腭裂

②不完全性腭裂:亦称部分腭裂。软腭完全裂开或部分硬腭裂开,这类患者的临床表现一般比较复杂,部分患者伴其他综合征(图 23-28)。

③单侧完全性腭裂,裂隙至切牙孔,一侧牙槽突裂开,牙槽突裂的裂隙表现不一,有时裂隙变大,有时仅为一非常细的裂缝,可常伴同侧唇裂(图 23-29)。

④双侧完全性腭裂:裂隙在前颌骨部分,各向两侧斜裂,直达牙槽突,鼻中隔,前颌突及前唇部分孤立于中央,临床上常伴双侧唇裂,在行腭裂整复术时应特别关注牙槽突裂部分(图 23-30)。

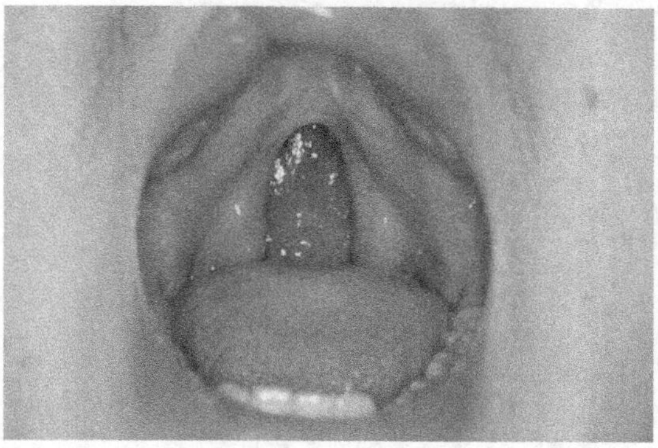

图 23-28　不完全腭裂(硬腭部分隐性裂开)

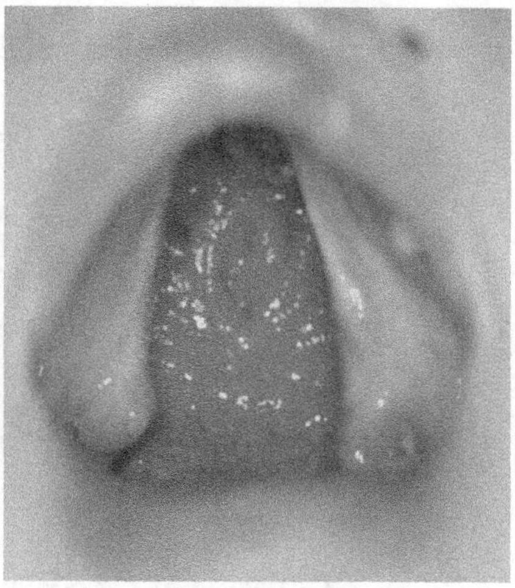

图 23-29　单侧完全性腭裂

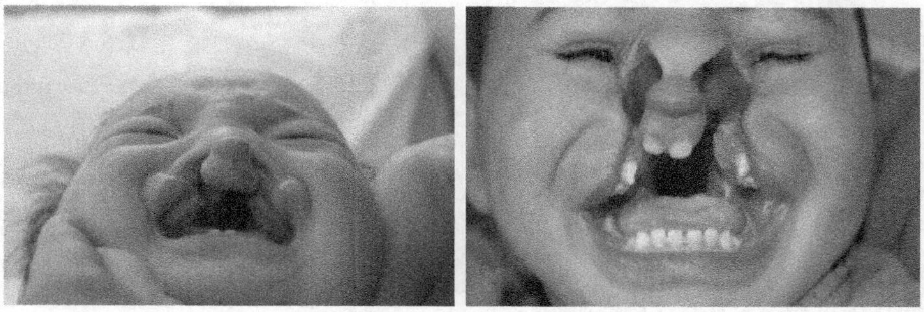

图 23-30　双侧完全性腭裂

Ⅰ度仅在软腭或腭垂(图 23-31)。

Ⅱ度部分腭裂,腭部不完全裂开,临床上常与综合征伴发(图 23-32)。

Ⅲ度腭部全裂开,包括牙槽突裂,常与唇裂伴发(图 23-33)。

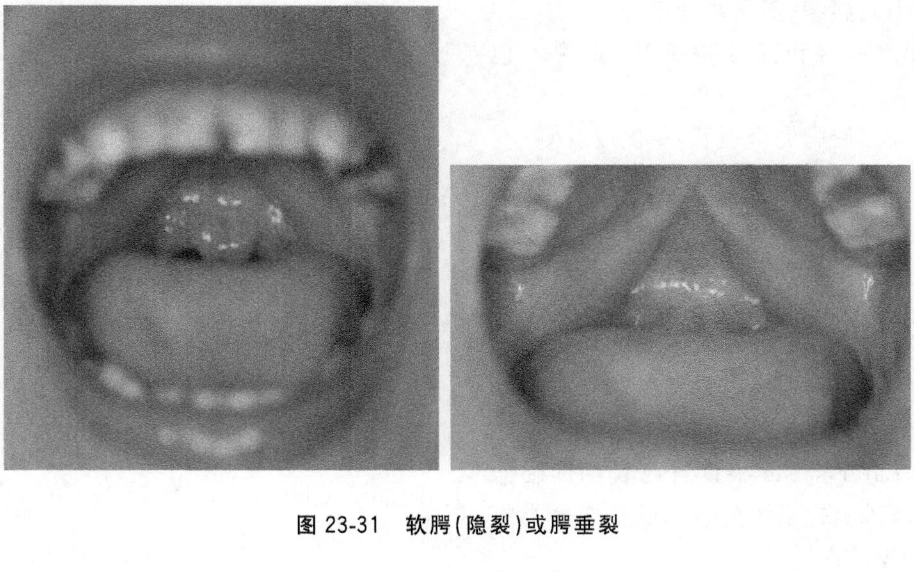

图 23-31　软腭(隐裂)或腭垂裂

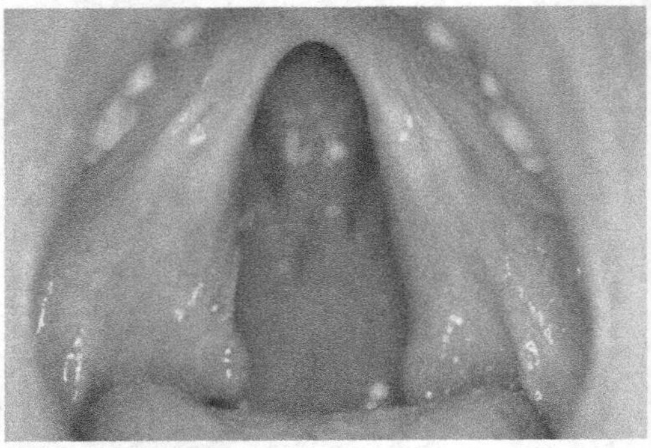

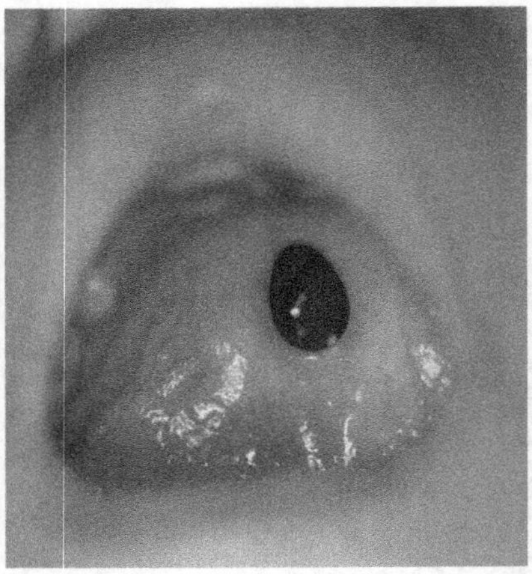

图 23-32 腭部不完全裂开，(右图是罕见的不完全腭裂，手术者要特别注意)

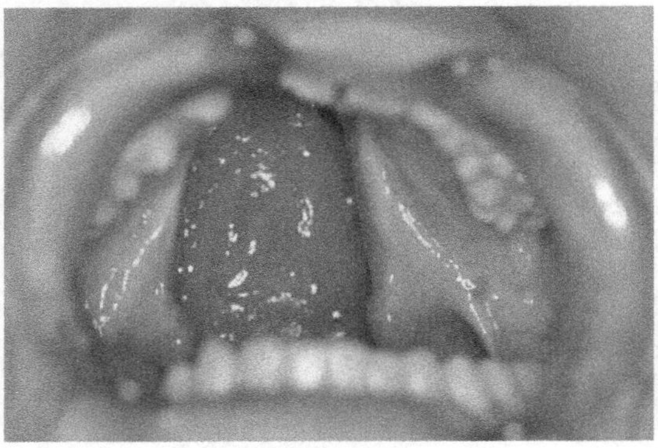

图 23-33 完全性腭裂

(二)国外目前常用的分类方法

1. 根据形态学的分类方法(morphologically based classification systems)

1 组(group 1)：唇裂(不累及牙槽裂)。

2 组(group 2)：唇和部分腭裂开(隐裂不包括)。

3 组(group 3)：唇腭完全裂开(单侧或双侧)。

该方法早在 1922 年由 Davis J. S 报道以来，至今仍在沿用，后人仅仅在他的版本基础上做了一些修改，由于该方法存在着不少缺陷，如唇、腭隐裂在该分类方法上几乎不能或难以客观地体现出来。但在今天的临床上唇和腭隐裂确实又是一种值得治疗的唇和腭部的先天性畸形，事实上对它的治疗往往比完全性唇腭裂的患者更为麻烦。因此，在 20 世纪 30 年代的 Later，Veau 根据自己长期的临床经验，在原来的基础上提出了他自己的临床分类方法并做了以下的修订。

Ⅰ型(type Ⅰ)：软腭裂。

Ⅱ型(type Ⅱ)：软、硬腭裂。

Ⅲ型(type Ⅲ)：单侧完全性唇、腭裂。

Ⅳ型(type Ⅳ)：双侧完全性唇、腭裂。

这些分类方法能比较客观地说明部分唇腭裂畸形，但仍欠全面和完善。Kernahan 医师根据自己长期在唇腭裂临床治疗上的经验，提出用“Y”形唇腭裂的分类法，但该方法自报道以来，真正在临床上被引用者很少见。数年后，Kriens 医师主张用“LAHSHAL”分类法，这种分类方法较以前的传统的唇腭裂临床分类方法更全面地能表达唇腭裂的畸形部位，但真正在临床上应用仍然存在着众多不足之处。事实上也正是由于这些缺点，无论是“Y”形还是“LAHSHAL”唇腭裂分类法都难以在临床上被真正推广应用，即使在其作者的所在国学者，也很少有医师在临床上用其分类方法，由此可见，这些唇腭裂的临床分类方法真正要在国际上被推广使用看来还有难度。

2. 根据病因学的临床分类方法(pathogenically based classification systems) 西方有些学者试图通过病因或胚胎形成学说或理论来进行唇腭裂的临床分类，最常见或具有代表性的有以下几种。

1 组(group 1)：原发性唇裂(clefts of the primary lip)。

2 组(group 2)：原发和继发性腭裂(clefts of the primary and secondary palate)。a. 唇；b. 牙槽；c. 硬腭。

3 组(group 3)：继发性腭裂(clefts of the secondary palate)。a. 硬腭(hard palate)；b. 软腭(soft palate)。

3. 其他常用的唇腭裂分类方法(图 23-34) 长期以来，国内外相关专业人员就其唇腭裂的临床

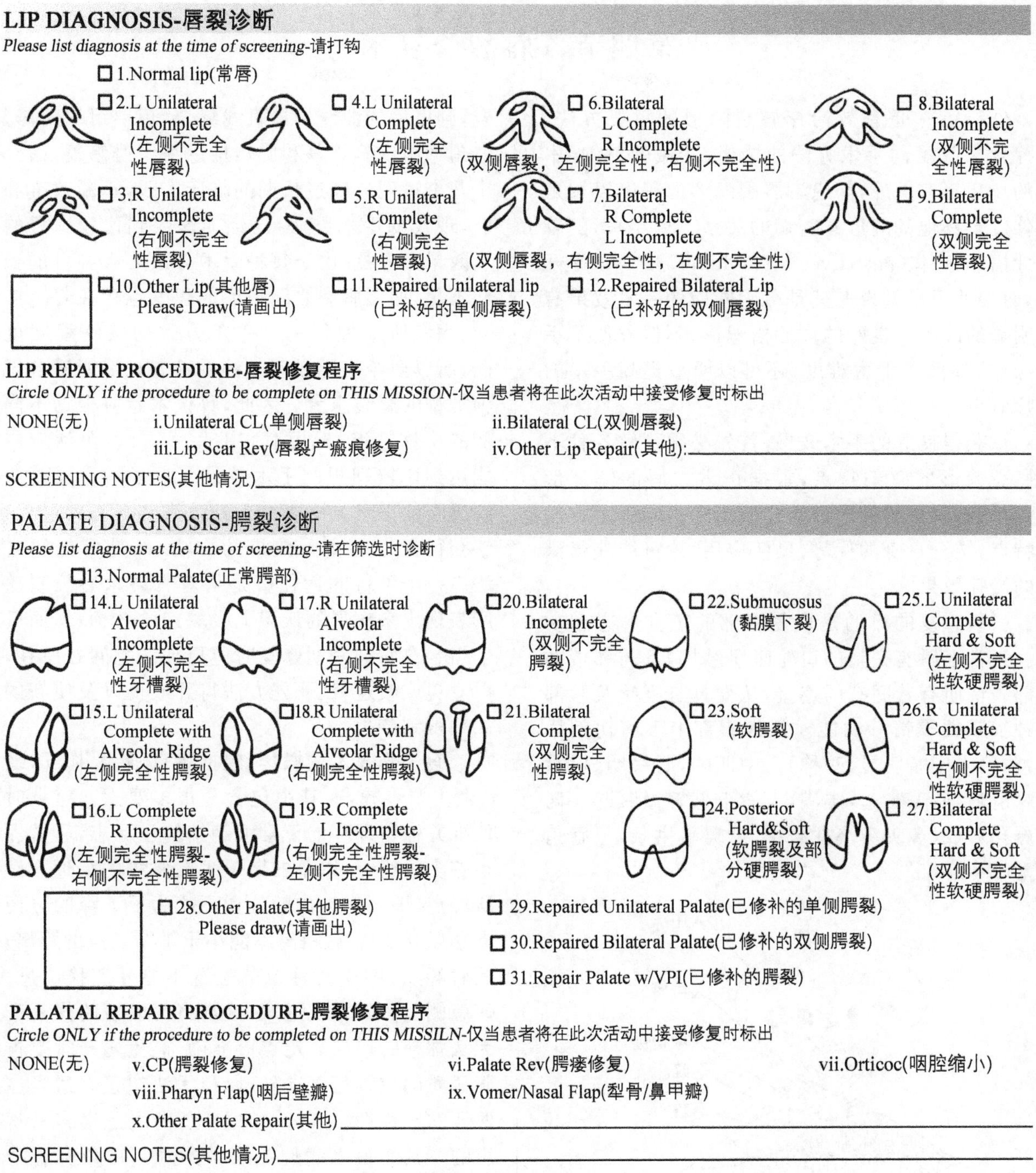

LIP DIAGNOSIS-唇裂诊断

Please list diagnosis at the time of screening-请打钩

□1.Normal lip(常唇)

□2.L Unilateral Incomplete (左侧不完全性唇裂)　□4.L Unilateral Complete (左侧完全性唇裂)　□6.Bilateral L Complete R Incomplete (双侧唇裂，左侧完全性，右侧不完全性)　□8.Bilateral Incomplete (双侧不完全性唇裂)

□3.R Unilateral Incomplete (右侧不完全性唇裂)　□5.R Unilateral Complete (右侧完全性唇裂)　□7.Bilateral R Complete L Incomplete (双侧唇裂，右侧完全性，左侧不完全性)　□9.Bilateral Complete (双侧完全性唇裂)

□10.Other Lip(其他唇) Please Draw(请画出)　□11.Repaired Unilateral lip (已补好的单侧唇裂)　□12.Repaired Bilateral Lip (已补好的双侧唇裂)

LIP REPAIR PROCEDURE-唇裂修复程序

Circle ONLY if the procedure to be complete on THIS MISSION-仅当患者将在此次活动中接受修复时标出

NONE(无)　i.Unilateral CL(单侧唇裂)　ii.Bilateral CL(双侧唇裂)

iii.Lip Scar Rev(唇裂产瘢痕修复)　iv.Other Lip Repair(其他):________

SCREENING NOTES(其他情况)________

PALATE DIAGNOSIS-腭裂诊断

Please list diagnosis at the time of screening-请在筛选时诊断

□13.Normal Palate(正常腭部)

□14.L Unilateral Alveolar Incomplete (左侧不完全性牙槽裂)　□17.R Unilateral Alveolar Incomplete (右侧不完全性牙槽裂)　□20.Bilateral Incomplete (双侧不完全腭裂)　□22.Submucosus (黏膜下裂)　□25.L Unilateral Complete Hard & Soft (左侧不完全性软硬腭裂)

□15.L Unilateral Complete with Alveolar Ridge (左侧完全性腭裂)　□18.R Unilateral Complete with Alveolar Ridge (右侧完全性腭裂)　□21.Bilateral Complete (双侧完全性腭裂)　□23.Soft (软腭裂)　□26.R Unilateral Complete Hard & Soft (右侧不完全性软硬腭裂)

□16.L Complete R Incomplete (左侧完全性腭裂-右侧不完全性腭裂)　□19.R Complete L Incomplete (右侧完全性腭裂-左侧不完全性腭裂)　□24.Posterior Hard&Soft (软腭裂及部分硬腭裂)　□27.Bilateral Complete Hard & Soft (双侧不完全性软硬腭裂)

□28.Other Palate(其他腭裂) Please draw(请画出)

□29.Repaired Unilateral Palate(已修补的单侧腭裂)

□30.Repaired Bilateral Palate(已修补的双侧腭裂)

□31.Repair Palate w/VPI(已修补的腭裂)

PALATAL REPAIR PROCEDURE-腭裂修复程序

Circle ONLY if the procedure to be completed on THIS MISSILN-仅当患者将在此次活动中接受修复时标出

NONE(无)　v.CP(腭裂修复)　vi.Palate Rev(腭瘘修复)　vii.Orticoc(咽腔缩小)

viii.Pharyn Flap(咽后壁瓣)　ix.Vomer/Nasal Flap(犁骨/鼻甲瓣)

x.Other Palate Repair(其他)________

SCREENING NOTES(其他情况)________

图 23-34　唇腭裂分类方法

分类方法从各个方面提出了各自不同的理论和观点，以及他们长期以来应用于临床的分类方法。这些临床分类方法都在不同的年代和国家或地区得到临床医师的广泛采用，有的已被应用至今。但目前还没有一份真正能被国际上认可或统一的唇腭裂临床分类方法。上述介绍仅是目前在临床上具有代表性的唇腭裂分类方法，这几年国内学者也提出“五叶”分类法，但影响力非常有限。

值得指出和关注的是：近年来，随着在孕期产前检查的普及和质量的提高，畸形程度严重的患儿正在不断减少，但唇隐裂近年有不断增多的趋势。国际上有学者对上唇隐裂有了新的认识和提法，把传统临床上的“唇隐裂”，近来有学者把它称之“微小唇裂”（microform cleft lip）。同时，又可以根据患者唇部和鼻部畸形的程度进一步把“微小唇裂”细分为多个亚型。这一分类方法目前并（或者还）没有被国内外同行广泛接受或真正应用于临床。

（王国民）

第四节 唇裂修复术

外科治疗是有效治疗唇裂畸形的重要方法。治疗效果除了同手术方法的选择、器械的精细、术者的技巧等有关外，与患者唇裂畸形的程度以及是否伴发有其他的畸形有密切的关系。近年来，随着鼻牙槽塑形术（nasoalveolar molding，NAM）的开展，唇裂的手术效果尤其是鼻唇同期的手术效果有了明显的改善。良好的鼻牙槽塑形，不但方便了手术操作，降低了手术难度，还可以明显提高手术的治疗效果。

欲获得良好的手术效果，首先必须了解各种不同唇裂畸形的解剖特点，根据正常人唇的解剖形态，应用唇裂整复的序列治疗概念和不同手术方法的特点，结合自身的优势，灵活应用，才可能获得满意的治疗效果。

唇裂整复的目的是恢复唇部的正常形态和功能。正常上唇有完整的口轮匝肌结构，且与邻近的面部表情肌有着固有的连接，从而具有吸吮及唇部各种细腻的表情等功能。正常唇部上下唇比例协调，两侧人中嵴明显、对称，人中凹陷，唇弓明显，唇红缘清晰，唇珠突起，丰满，上唇下部轻微噘起。两侧鼻孔对成，鼻尖鼻小柱居中，鼻翼呈拱状，鼻唇角正常（图 23-35）。

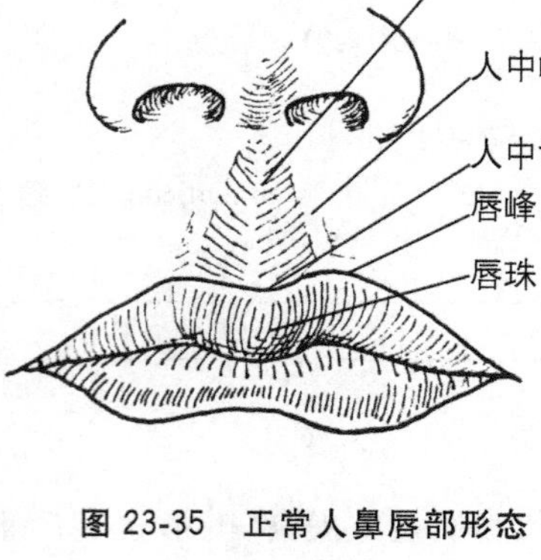

图 23-35 正常人鼻唇部形态

唇裂手术是否同期行鼻畸形矫正的问题，原先一直存在着争议，争议焦点就是早期鼻矫正是否会影响鼻软骨的发育导致鼻翼长度不足，鼻孔过小。现在基本达成一致，早期行鼻畸形矫正对鼻的发育影响不大，尤其是有条件做鼻牙槽塑形术的，影响更小。因此做唇裂同期一般都行鼻畸形矫正术。

唇裂的外科手术由最初的简单缝合，直线缝合，到以后的曲线切口直线缝合，矩形组织瓣修复，三角形组织瓣修复和旋转推进组织瓣修复，已经历了几个世纪。经过长期的临床实践，不断改进和创新，现代的手术方法，已经能够收到比较满意的修复效果。但是，由于每种手术方法均有各自的长处和不足，加之唇裂之间畸形的程度也存在着个体差异，术者所掌握每一种手术方式的熟练程度也不同，所以至今尚无任何一种手术方式都能适合于各种类型的唇裂患者。因此，每位术者应根据不同病例的个体特点，选用适宜的手术方法，灵活应用才能达到比较理想的手术效果。术者本身也要认识到唇裂的手术方法有个不断改进和提高的过程，能够获得良好的实际效果的方法，都是可行的好方法。一个可行的途径就是从对唇裂术后长期随访所表现出来畸形的认识上吸取经验教训，从而反过来指导在唇裂一期修复时应更加注意问题所在，加以避免或改进，使原先方法得到改良以及使新的方法的得到产生。

唇裂修复术的操作，包括定点画线、切开、缝合 3 个主要步骤，这其中包含了很多要素。定点时要认准并保留即存的正常解剖结构和标志，尽量保留足够多的组织，以备二期手术有修复的余地。健侧唇峰点，即 3 时钟位的位置不能为了下降的方便而下移，1，3 二点的距离不能小于 1，2 二点的距离；患侧唇峰点，即 4 时钟位的位置不能外侧移位过多，使患侧上唇的宽度过短，这都将为以后的修复带来无法弥补的错误。定点应准确，避免切开时要再次确认瓣的位置是否准确，以免无法纠正。适当注意两侧的对称性，＞3mm 的差距，肉眼是很容易辨别出的。其实很多病例无法做到两侧口角到唇峰的距离等长，不然两侧的唇高又不容易控制；反之只注意唇高，可能使患侧唇峰定点偏外侧较多，加之缝合时的错位，会导致术后中线偏移明显，唇珠偏斜。如何取舍要根据术者丰富的临床经验。切开时要准确，以使创缘整齐，并需在解剖结构移位的地方做松解切口以达复位目的。肌肉松解应在颌骨骨膜上进行，这样可以去除异常的肌肉附着，尽可能恢复到正常的解剖位置上。手术操作时应沿定点的亚甲蓝（美兰）线垂直整齐的切开，用小镊子轻夹轻捏组织，避免创伤皮肤。止血要准确及时，避免蚊式钳钳夹过多的组织而引起的组织变形，如裂隙过宽而存在较大张力时，需在口腔前庭黏膜转折处做松弛切口以减少缝合张力，同时要避免由于牙槽部的塌陷造成组织的内卷，使两侧唇红的厚薄出现较大的差异，缝合时应使各层组织准确对位，用可吸收线分别缝合肌层及皮下组织，用细针细线缝合皮肤，要做到对等平齐，轻度外翻，操作轻柔精细，这些都有利于减少手术本身引起的瘢痕。尤其是唇峰点及唇红对合要准确，避免唇峰点分离，口轮匝肌要对位缝合，避免沟状凹陷以及患侧唇部组织下垂。双侧唇裂手术时，应尽量把侧唇的肌肉留给做唇珠的部分，可以避免"口哨样"缺损畸形，鼻底肌肉组织尽可能在中线复位缝合，同时要做到组织无太大张力，避免鼻翼过宽畸形。

单侧唇裂修复术

单侧完全性唇裂的解剖特点：单侧完全性唇裂由于上唇部完全裂开，叩轮匝肌分离不再形成环状结构，而是沿裂隙边缘向上健侧异常附着于鼻小柱基底部，患侧异常附着于鼻翼基底部，当肌肉运动时，牵拉鼻小柱、鼻中隔软骨下缘向健侧偏斜和患侧鼻翼向外下方移位，致使患侧鼻孔宽大，鼻翼塌陷，鼻翼脚塌陷外移。唇部正常解剖标志移位和消失，健侧唇峰点向上移位，人中嵴不明显，唇红变薄，干唇红变窄，患侧唇宽不足。特别是伴有牙槽裂和腭裂的患者，患侧鼻底塌陷导致鼻唇部畸形更加严重（图 23-36）。

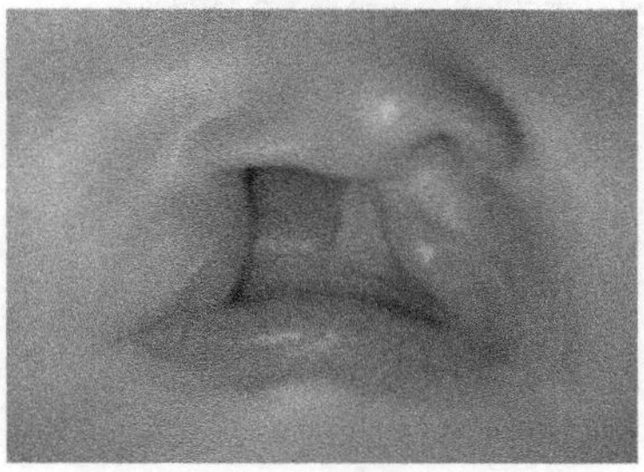

图 23-36　单侧完全性唇裂的解剖特点

单侧唇裂的常用整复术方法

（一）唇粘连术

Randall 为了提高完全性唇裂的手术效果，提出了切开唇裂边缘组织，对唇裂部位进行部分封闭的极简单的唇粘连手术方法。该手术将完全性唇裂改变为不全性唇裂，缩窄牙槽裂的宽度，降低其在数月后进行唇裂修复术的难度，从而使上唇和外鼻获得接近正常的外形。这一方法目前在国内开展的不多。

如图 23-37 所示，Randall 最初设计了在两侧唇裂的边缘部形成宽短的三角瓣，并将其重叠缝合的唇粘连术方法。

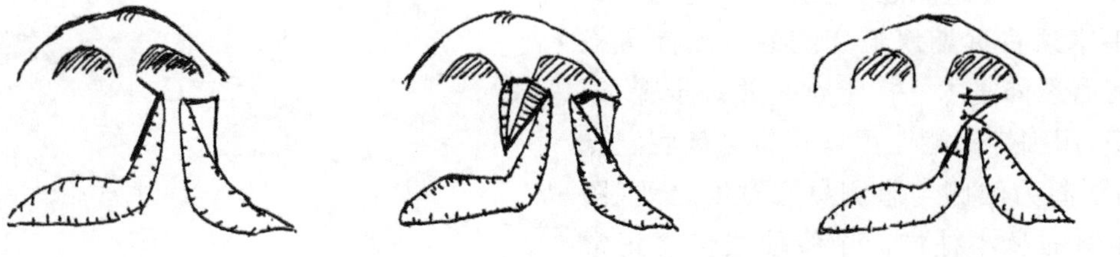

图 23-37　Randall 唇粘连术三角瓣重叠缝合

以后，Randall 等为了降低唇部张力，采用了如图 23-38 所示的在唇裂缘形成基部相对较宽的 2 个矩形瓣，并在组织内的行减张缝合，这种减张缝合用 3-0 号的尼龙线，缝合针从黏膜侧开始，在离缝合线 1.0～1.5cm 的皮肤处穿出，然后再从该针孔重新穿入。由此再通过肌肉层与对侧相对的皮肤部位穿出的基础上，再次从同一针孔穿入，通过唇组织全层，尔后从黏膜侧穿出并打结完成手术。利用该方法缝合唇裂后，不需要再对上颌组织进行剥离。

现在通过 NAM 的应用，可以缩小裂隙及改善

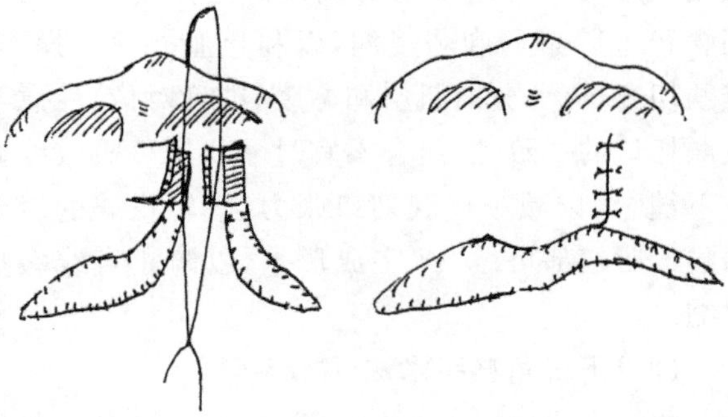

图 23-38　Randall 唇粘连术之矩形瓣重叠缝合

牙槽骨段的弧度，矫正鼻翼塌陷的程度，减少术后组织的张力，完全可以一次完成手术。

（二）LeMesurier 矩形瓣法

按常规做鼻底定点 1、1′，3、3′点为健、患侧唇峰。在 3、3′点外上方分别定 2、2′点，使 2～3＝3′－2′，且此长度应稍短于唇高的 1/3。患儿唇高一般为 12mm，故 2－3 或 3′－2′一般不超过 4mm。自 2′点沿 1′－2′延伸至 4，使 2′－4＝3′－2′，且 1′－4 大致平行于红白唇嵴。患侧矩形瓣 3′－2′－4 的旋转角度决定唇峰高度，影响人中形态，旋转过大则唇峰位置过高。由于术后两侧生长不均衡，健侧常偏短，故设计时宜使患侧较健侧略短 1～2mm。线 1′－4 一般为直线，也可轻度向裂隙侧凸出。1′－2′－3′组织瓣向上旋转以助修复鼻底。健侧裂隙边缘自 1－3 切开，待上部切口分层缝合后，再做 3－2 切口，以便正确掌握 3～2 的长度和角度。红唇部多用直线缝合，若患侧红唇薄弱，则用健侧红唇全层插入（图 23-39）。

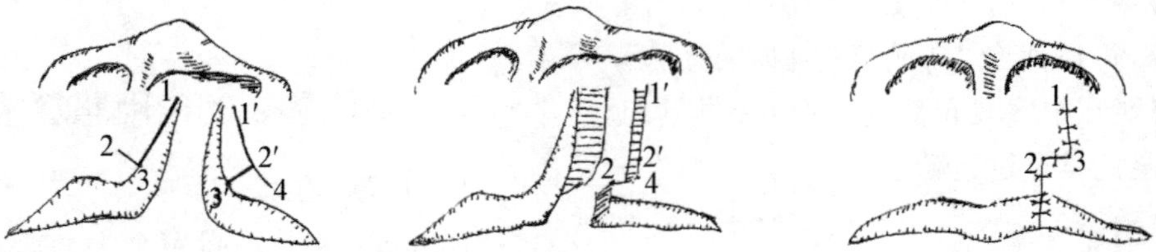

图 23-39　LeMesurier 矩形瓣法

这种矩形瓣法的优点是红白唇嵴自然，对患侧红唇破坏小，唇峰形态好。适用于裂隙较宽的病例。但人中下部有瘢痕，后期有两侧生长不均衡倾向，运用灵活性小，术中切开后不易修改，患侧常较健侧长，术中须做适当调整。

（三）Rose-Thompson 直线缝合法

此法的优点是切口瘢痕与人中嵴重叠，定点精确和操作简单，但牺牲组织较多，适于 1 度唇裂或唇隐裂。该手术须将远期瘢痕挛缩的可能性考虑在内。与任何唇裂修复术一样定点是关键步骤，须参照健侧鼻底，用细针头蘸亚甲蓝在患侧鼻底定点 1、1′，1－1′间距离为健侧与患侧鼻底宽度之差（图 23-40）。将偏斜的鼻小柱推向中线使之恢复正常位置，有助于准确定点。测量健侧鼻底至唇峰的高度，并作为患侧定点的标准，在两侧唇峰点定 2、2′，宜用弧形切口可增加上唇高度。定点画线后局部用含肾上腺素局麻药浸润，以利止血并便于操作。皮肤切开，充分分离肌层和黏膜，准确对位，注意与皮肤切口的一致性，缝合不宜过紧。用可吸收线做皮下缝合，以减小皮肤切口张力，减轻皮肤的缝合瘢痕。唇红部可做“Z”字成形术，以防止直线瘢痕收缩。

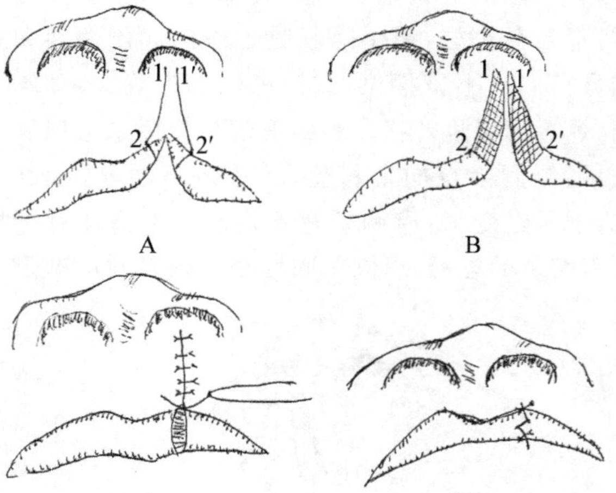

图 23-40　Rose-Thompson 直线缝合法

A. 定点；B. 切开；C. 肌肉及皮下对位缝合；D. 红唇“Z”成形术

（四）下三角瓣手术法（图 23-41）

此法由 Tennison 于 1953 年提出的术式改良而来。本法的优点是定点测量明确，初学者易于掌握，并保存了唇缘的自然解剖结构，术后患侧的唇高易于恢复，与健侧对称。其缺点是在患侧要切除一些正常的唇组织，故术后上唇横向组织较紧而具张力。另一缺点是由于三角瓣嵌入上唇下 1/3 部，瓣尖又恰在人中下份，破坏了人中凹的正常形态，有损于术后的外形效果。在很多病例，特别是不完全性唇裂，术后远期常可出现患侧唇高过长的现象，二期修复时是一个较困难而且需要特别加以注意的问题。

1. 定点　健侧唇峰点定为 1，人中切迹定为 2，以 1～2 的长度在唇红缘等距测量定点 3，然后在患侧裂隙的唇缘上定点 4，4 点至患侧口角的距离约

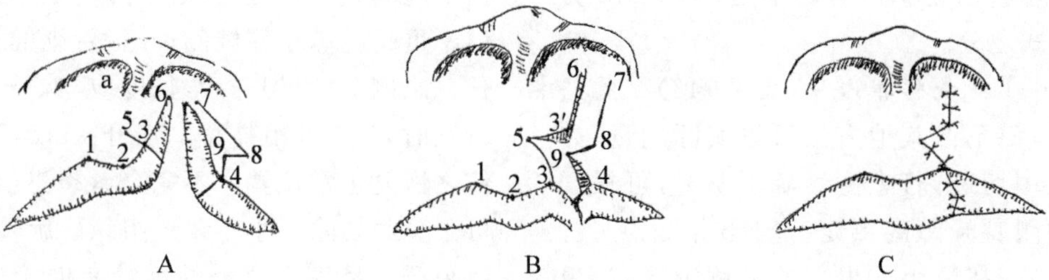

图 23-41　下三角瓣手术法

A. 定点；B. 切开；C. 缝合

等于 1 点至健侧口角的距离，前者通常略短。如此则能保持术后两侧唇峰口角距的对称。3、4 两点缝合后即构成患侧唇峰。

在健侧鼻底线的中点定为 a 点，并由此点至健侧唇峰点 1 点作连线，a—1 的距离即为健侧唇的高度，修复后的患侧唇高应与此相等。

以健侧鼻孔底中点 a 点，将其分别至健侧鼻翼基部及健侧鼻小柱根部的距离测出，然后在患侧的裂隙两侧鼻底的相应部位，以此距离等量测定而得出 6 点和 7 点，应使 6、7 两点缝合后的患侧鼻底宽度与健侧相等。

以健侧唇高 a—1 距减去患侧唇高 3—6 距离即为健患侧唇高差，以 X 表示，即患侧修复后的唇高应为 3—6＋X。

Tennison 法之所以又习称为下三角瓣法，乃是在健侧唇裂隙边缘的下方设计一三角形缺隙而由患侧唇做成相似的三角形组织瓣嵌入以修复之。故在健侧唇裂隙边缘 3 点处，向健侧唇的方向做一切口线，此线的要求是长度应为 X（即健患侧唇高度差值），同时还要使此切口线与 3—6 连线成 120°。此切线的末端即定为 5 点。当切开 3—5 连线，将 3—6 连线复位至垂直向，并使 3 点与 1 点居于同一水平线上时，则在 3—6 线的下方形成一个以 X 为边长的等边三角形缺隙，即可使患侧具有与健侧相等的唇高。

在患侧鼻翼下方的皮肤上先以 7 点为圆心，以 3—6 距离为半径画弧线，4 点为圆心，以 3—5 距离（即 X）为半径画弧线，两弧线的相交点定为 8 点。再分别以 4 点及 8 点为圆心，以 3—5 距离为半径，在 7—8 连线内侧皮肤上画弧线相交于 9 点，然后用亚甲蓝分别连接 3—6、3—5，7—8、8—9 及 9—4 连线。可见在患侧的 7—8 距离加 8—4 距离即与 a—1 距离相等而作为患侧修复后达到与健侧相等的唇高，至此，定点即告完成。

2. 切开　选用 11 号尖刀片，按所画的各连接线分别行全层唇组织切开，画线外的红唇缘近裂隙末端的红唇组织应暂时保留，以备修整红唇时使用。在 7—8—9—4 连线内上方所遗留的小块组织，可经过适当修整后向上方旋转，用以修复鼻底部的缺隙，如不需要，可将其切除。

对裂隙较宽，为减少缝合张力及恢复鼻小柱和鼻翼的正常位置，应加做松弛切口以减张，通常可在裂隙两侧的口腔前庭黏膜转折处做水平向切口，但一般仅做在患侧即可。切开黏膜和肌层直至骨膜上，切口的长度应根据松弛的范围而定。切开后即可用刀柄或骨膜剥离器将唇颊部软组织自骨膜上剥离，剥离的范围可达梨状孔边缘、眶下孔区域及后方的磨牙区，但应根据裂隙大小、鼻小柱及患侧鼻翼基部移位的程度而定。

3. 缝合　用 5-0 的可吸收线和 6-0 的尼龙线按各创口及组织瓣相应位置的各点分层缝合皮肤、肌层及口腔黏膜。在单侧完全性唇裂尚需封闭患侧鼻底裂隙，除可使用患侧 7—8—9—4 连线内侧上方组织转移至鼻底以修复外，还可采用在鼻底裂隙两侧各做一矩形黏骨膜瓣，向下翻转缝合、置线头于口腔侧以修复做成口腔面组织，再拉拢缝合鼻小柱裂侧及患侧鼻翼基部内侧的皮肤，以修复鼻腔侧。

（五）旋转推进法（Millard 法）

为 Millard 在 1958 年所提出，后经国内外学者们作了不少的改进，形成了许多改良方法。本法的主要优点为：切除组织少，可最大限度地保留唇部自然的解剖结构，上唇下始组织丰满、松弛，并恢复了唇下缘，自然的前翘患侧唇部下份的瘢痕线与人中嵴相近似，以及鼻小柱复位较完全等。其缺点是：定点的灵活性较大，使初学者不易掌握，在部分完全性唇裂患者会出现患侧唇高不足。Millard 方法有Ⅰ式和Ⅱ式之分。

1. Millard Ⅰ式旋转推进法(图 23-42) 此法定点步骤灵活,而不像其他方法可以实际测量,先定点唇峰和人中切迹,若患侧唇峰不明显,可根据人中切迹至健侧唇峰距离测定。定出鼻底点 6、7 及唇峰点 3、4 后,在鼻小柱根部偏健侧定 5 点,患侧鼻翼基底稍外下方定 8 点。沿定点画线。5—3 呈弧线,下段基本与人中嵴平行。先切开 5—3,切口长度以使唇峰扭转下降至正常位置。因此可根据情况调整 3 点位置,若下降不足,可将 5 点外移,但不可超越鼻小柱健侧边缘,否则健侧唇高也会加长。患侧 7—4 切开后,长度应与 5—3 相等。裂隙较宽时,4 点可稍外移。切开 7—8,旋转患侧鼻翼使之恢复正常位置。不完全唇裂患侧鼻底较宽时,可于鼻底切除一小三角形组织。旋转健侧 6—3—5 组织瓣至鼻底。此瓣的旋转有助于矫正向健侧偏斜的鼻小柱的位置。若患侧唇高不足,可自 2'点沿红白唇嵴稍向外延长,延长过多,可使患侧唇宽度减小。

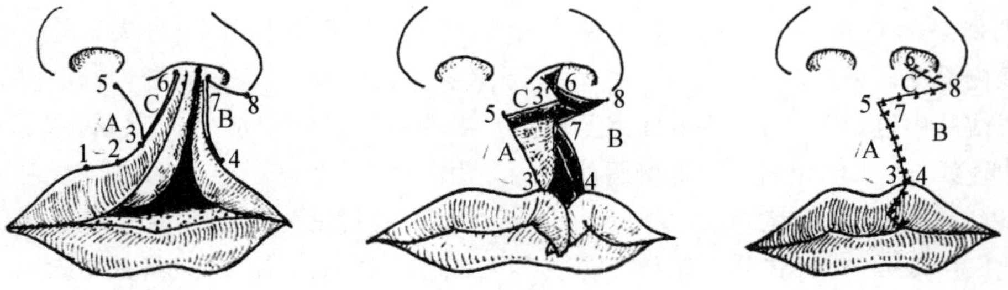

图 23-42 Millard Ⅰ式旋转推进法

A. 定点;B. 切开;C. 缝合

此法运用灵活,整个手术过程中各步骤可不断进行修改调整。切口瘢痕位于人中嵴和鼻底,唇弓和人中嵴外形好。唇下半部丰满微翘。后期两侧生长不均衡现象少见。术后短期内,由于切口周围充血等反应,患侧可能稍显短,后期可自行恢复。鉴于以上优点,此法被称为不完全唇裂的最佳修复方法。

在裂隙较宽的完全性唇裂,为形成足够大的患侧组织瓣而将 4 点外移,从而牺牲过多红唇组织,造成唇弓不对称是本法的最大缺点。

2. Millard Ⅱ式旋转推进法(图 23-43) 针对 Millard Ⅰ式手术方法的不足,特别是难以使裂隙宽的完全性唇裂中唇弓充分旋转下降的缺陷,Millard 设计了旋转推进Ⅱ式法。保留唇弓形态仍为定点设计中须遵循的原则。6、7 及 3、4 定点方法同 Millard Ⅰ式。5 点位于健侧鼻小柱边缘和唇中线之间。自 3 点沿人中嵴向上并转向外侧至 5 点全层切开。Millard Ⅱ式法与Ⅰ式法的主要区别在于自 5 点起向外下方延长至 p 点,这一步骤称为"back-cut"。X 点一般不越过健侧人中嵴,p 点位置灵活,可根据旋转量进行调整。患侧自 7 点起沿鼻翼基底作弧形切口。剖开 6—3、7—4 裂边缘,切除少量红唇。健侧旋转下降后应使 3—p 等于 7—4。用小拉钩牵引患侧鼻孔顶端,充分游离组织瓣 6—3～p。在 3—5 弧线上定点 9,使 5—9 大致等于 5—p,并将此两段切口相对缝合。通过鼻翼旁弧形

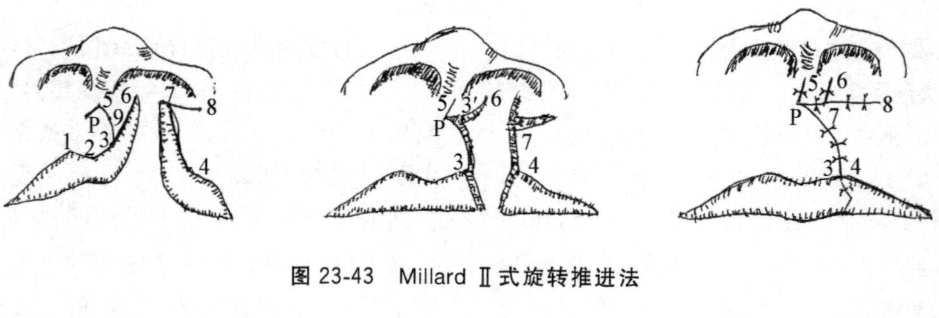

图 23-43 Millard Ⅱ式旋转推进法

切口和龈颊沟松弛切口将患侧鼻翼和唇部在骨膜上广泛剥离。然后做 7－p 尖角对位缝合。切口 3－p 与 7－4 不一定相等，可在保证 2 点位置正确的前提下进行调整。关闭鼻底时，注意保持两侧唇高一致。有时可在 4 点内上方形成一小三角瓣，插入 2 点上方小切口内，如此处理，可望获得更好的红白唇嵴外形。分 3 层关闭伤口。

此法除具有 Millard Ⅰ式法全部优点外，尚可延长鼻小柱，矫正鼻穹窿畸形，鼻翼外形好。手术方法非常灵活。但是，很难用 Millard Ⅱ式手术在不同病例中得到相同的效果。Millard Ⅰ式中用于修复鼻底的瓣在Ⅱ式中用于延长鼻小柱，因此，对患侧瓣提出了额外要求，增加了既要患侧瓣向健侧充分推进，又不明显影响患侧唇宽的手术难度，即有可能使唇高得到充分降低，但由于瓣的横行转移，导致鼻孔过小，且由于鼻解剖特征的种族及组织量的差异，Millad Ⅱ式某些优点的体现程度，如变健侧旋转瓣修复患侧鼻底为延长鼻小柱，会有一定的变化。

(六)Millard 方法的罗慧夫改良(图 23-44)

我国台湾长庚医院的罗慧夫(Noordhoff)教授，根据自己长期的临床实践，在 Millard 方法的基础上，提出了在临床治疗上实用的变化方法，这种方法已得到了很广泛的应用。

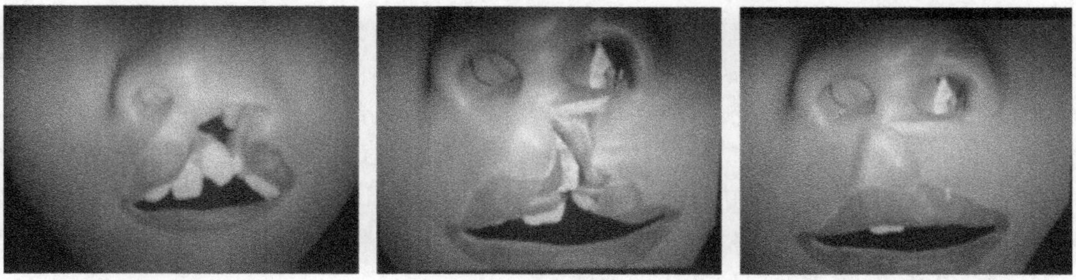

A　　B　　C

图 23-44　罗慧夫改良的 Millard 方法

A. 单侧完全性唇裂；B. 切开后；C 瓣插入 8 点，健侧唇红三角区形成，患侧唇红三角瓣形成；C. 缝合后

定点同 Millard Ⅰ式，沿 3，4 点连线切开，继续向上至鼻前庭，抬高患侧鼻小柱，形成鼻前庭黏膜缺损区，应用健侧的蒂在上唇红黏膜瓣，旋转修复该缺损区。患侧唇红黏膜瓣形成蒂在上的 L 瓣，修复患侧鼻前庭的黏膜缺损。如果裂隙过宽，还可利用下鼻甲黏膜瓣一起修复鼻腔黏膜的缺损。两侧的唇红黏膜瓣相对缝合封闭鼻腔和上唇的黏膜。8 点的位置在患侧鼻翼基底的内侧，切开后 C 瓣旋转插入缝合。患侧唇红形成干唇三角瓣，插入健侧唇红的干唇内，增加健侧干唇的高度，可避免唇红的凹陷畸形和干湿唇线的峰状畸形。唇红缘可做微小的附加切口，来形成良好的唇弓形态。

罗慧夫的改良方法亦同期矫正鼻的畸形，彻底分离双侧鼻翼软骨和侧鼻软骨，使患侧鼻翼软骨恢复到正常位置固定，延长患侧鼻小柱，患侧鼻小柱后穹窿的黏膜缺损由同侧的唇红黏膜瓣转入修复。

(七)上海九院方法的唇裂修复术(图 23-45)

上海第九人民医院，和上海交通大学医学院唇腭裂治疗研究中心在长期的临床实践中提出：唇裂手术方法是越简单越好，能用简单的方法解决问题，就不需要用烦琐的方法来解决，并反对随意在唇部行"横行"切口。这一方法最大的优点是去除组织量少，上唇形态完整，惟一的术后瘢痕与健侧人中嵴接近，人中嵴对称，人中凹自然等；其不足是患处唇峰会过短，对术者操作技能有一定的要求等。

1. *定点*　他将 Millard 方法的 5 点定在鼻小柱的患侧，C 瓣向上修复鼻小柱后侧和鼻底的缺损，这样 3，5 连线缝合后形成的人中嵴与健侧人中嵴接近对称。同样，无论不完全性或完全性唇裂，患侧鼻翼下方的 8 点都不切开，这样就少了一条横行的瘢痕，术后效果更美观，而且同样能够获得足够的唇高，先定点唇峰和人中切迹，若患侧唇峰不明显，可根据人中切迹至健侧唇峰距离测定。定出鼻底点 6、7 及唇峰点 3、4 后，在鼻小柱根部偏患侧定 5 点，至此，定点即告完成。

2. *切开*　选用 11 号尖刀片，按所画的各连接线分别行全层唇组织切开，画线外的红唇缘近裂隙末端的红唇组织应暂时保留，以备修整红唇时使用。健侧黏膜翻转向前庭沟区，缝合在原来唇系带

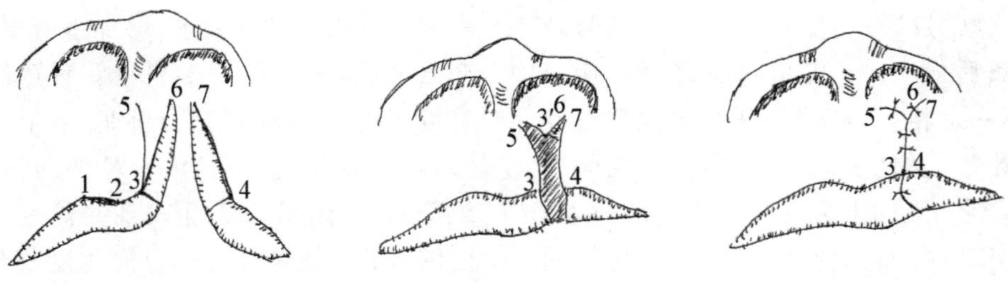

图 23-45 上海九院唇裂整复法

A. 定点;B. 切开;C. 缝合

剪开后遗留的创面,使得唇裂修复术后有良好的前庭沟深度,同时进行肌功能修整,能够使肌肉得到良好的复位,和错位的皮肤产生一定的分离,对裂隙较宽,为减少缝合张力及恢复鼻小柱和鼻翼的正常位置,应加做松弛切口以减张,通常可在裂隙两侧的口腔前庭黏膜转折处做水平向切口,但一般仅做在患侧即可。切开黏膜和肌层直至骨膜上,切口的长度应根据松弛的范围而定。切开后即可用刀柄或骨膜剥离器将唇颊部软组织自骨膜上剥离,剥离的范围可达梨状孔边缘、眶下孔区域及后方的磨牙区,但应根据裂隙大小、鼻小柱及患侧鼻翼基部移位的程度而定。

3. 缝合 用 5-0 的可吸收线和 6-0 的尼龙线按各创口及组织瓣相应位置的各点分层缝合皮肤、肌层及口腔黏膜。在单侧完全性唇裂尚需封闭患侧鼻底裂隙,除可使用患侧 7～4 连线内侧上方组织转移至鼻底以修复外,还可采用在鼻底裂隙两侧各做一矩形黏骨膜瓣,向下翻转缝合、置线头于口腔侧以修复做成口腔面组织,再拉拢缝合鼻小柱裂侧及患侧鼻翼基部内侧的皮肤,以修复鼻腔侧。

红唇的修复是唇裂修复的一个重要部分,也是相当有技术难度的一部分,一方面红唇部本身就是很精细的解剖结构,有很强的立体感;另外唇部位于脸部较中心的位置,常处于美学焦点上,稍有左、右侧不对称,就会被放大,显得很明显,常用的方法有 3 种:第一种是直线缝合法,即将裂隙缘两侧红唇末端组织修整后对位缝合。此法易在术后红唇游离缘遗留下凹陷畸形。若能将两红唇末端组织中的肌组织从红唇和膜下分离出来对位缝合,再缝合黏膜层,则可以明显减少这种红唇游离缘凹陷畸形的发生(图 23-46)。第二种方法是用健侧红唇末端组织形成的三角形红唇肌瓣,插入患侧红唇沿红唇干湿黏膜交界线切开的切口中,用健侧红唇上尚存的唇珠形态恢复红唇的外形。但其缺点是红唇上的切口缝合线与白唇上的切口缝合线方向一致,易产生术后伤口瘢痕的收缩而使唇峰上移(图 23-47)。第三种方法是用患侧红唇末端组织形成的三角形红唇肌瓣,插入健侧红唇沿红唇干湿黏膜交界线切开的切口中,用患侧红唇组织重建唇珠的形态。如此缝合后,皮肤和红唇的切口不在同一方向的直线上,避免了切口瘢痕组织收缩的影响(图 23-48)。上述几种方法,术者应视术中患者的实际情况和自身操作技术的熟练程度,实行个性化设计。

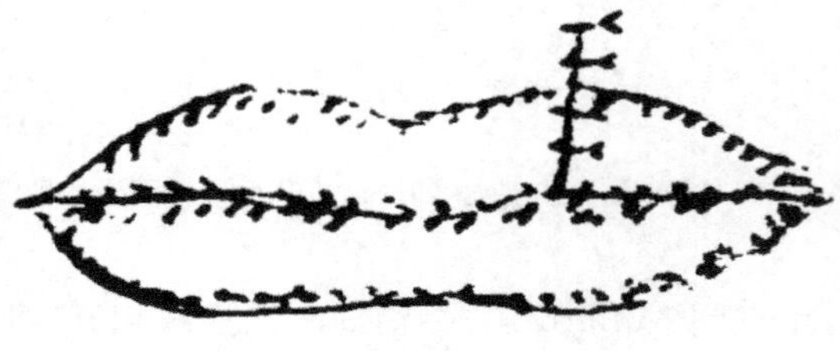

图 23-46 直线缝合法

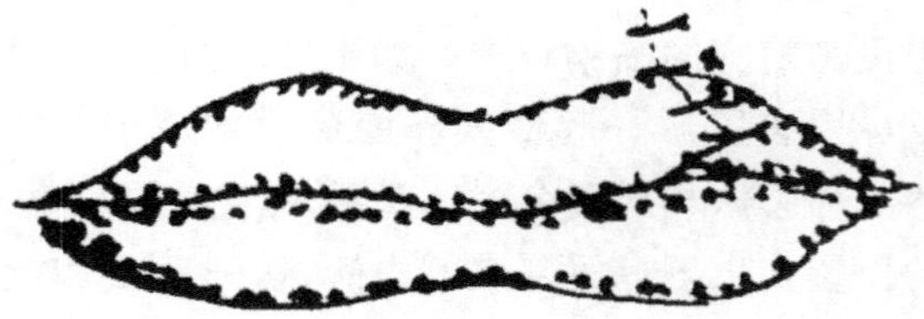

图 23-47 健侧红唇肌瓣法

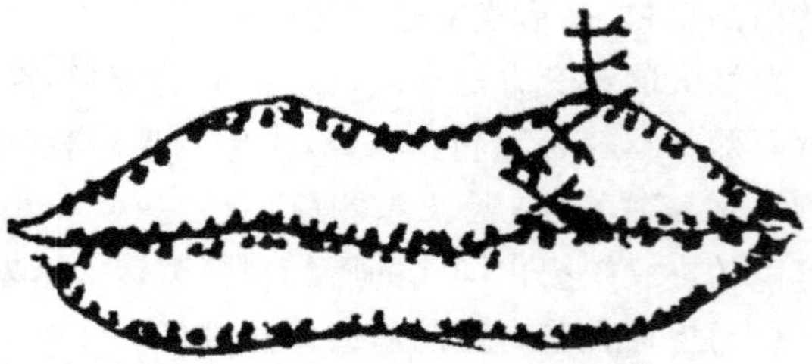

图 23-48 患侧红唇肌瓣法

4. 唇隐裂的黏膜内缝合法　唇隐裂的分类也不同一，各类型唇隐裂的手术方法也不同，适用于黏膜内缝合的唇隐裂的适应证掌握也不一致。我们的经验是上唇皮肤没有明显凹陷及色素沉着，唇红缘没有明显错位，不需要切开调整的唇隐裂均可行黏膜内缝合，但这部分唇隐裂不是很多。

手术方法描述上比较简单，实际操作上要求比较高。在上唇黏膜侧对应于皮肤隐裂线的位置直线切开黏膜，将部分断离的肌层完全切开大批下，千万不可切破皮肤。仔细分离两侧的肌层，向皮肤侧翻卷缝合，形成人中嵴形态，同时将断离的肌肉对位缝合，缝合上唇黏膜层，修整唇红，消除凹陷，直线，三角瓣，Z 形瓣均可。

（王国民）

第五节　双侧唇裂整复术

双侧唇裂的分类，临床常用的分为双侧完全性唇裂、双侧不完全性唇裂和双侧混合型唇裂。双侧混合性唇裂可包括一侧完全性唇裂，一侧不完全性唇裂或一侧完全性唇裂，一侧隐裂；也可一侧不完全性唇裂，一侧隐裂，也可见双侧隐裂患者。畸形最严重为双侧完全性唇裂，双侧混合性唇裂的对称性要求比较高，双侧隐裂最轻。

双侧完全性唇裂的解剖特点：双侧完全性唇裂常伴有双侧牙槽裂，其中间的前颌骨前突和偏斜的程度不同表现为不同的畸形程度，前唇组织的大小，也决定着将采用不同的手术方法，术后的效果也不一样。双侧唇裂是上唇部两侧裂开，前唇组织中几乎没有口轮匝肌，双侧裂隙外侧的口轮匝肌沿裂隙边缘向上异常附着于两侧鼻翼基底，牵拉鼻翼基底向外侧、下方移位，形成过宽的鼻孔。双侧鼻翼塌陷，鼻小柱短小，严重者鼻尖直接附在前唇上（图 23-49）。

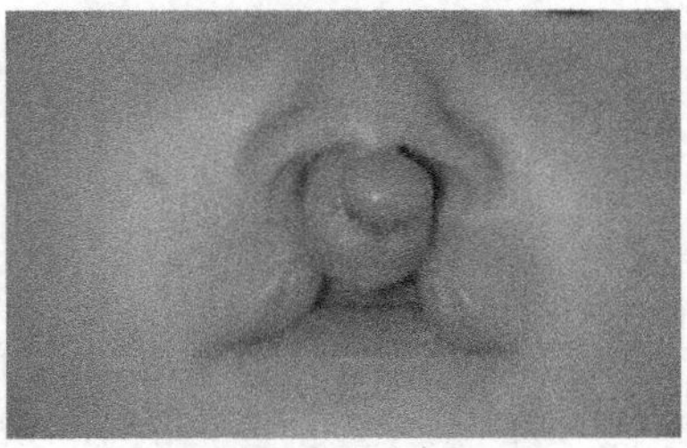

图 23-49　双侧唇裂畸形的解剖特点

双侧唇裂的组织畸形程度比单侧唇裂为重，手术难度也比单侧唇裂大，目前所采用的术式，按其前唇的发育情况分为前唇原长修复术和前唇加长修复术，以及中国台湾长庚医院的双侧唇裂整复术和双侧混合性唇腭裂的分期整复术。

一、前唇原长修复术

此类型的手术方法应用较多，此法的定点设计和操作均较简单，效果较好，适用于正在生长发育阶段的婴幼儿及前唇发育较好且长度足够的成年患者。本法在手术后短期内上唇可稍嫌短小，但随着上唇功能的恢复和年龄的增长，其高度会逐渐恢复正常，故远期效果良好。

1. 定点　点 3 定在鼻小柱基部稍外，点 2 定于前唇缘，相当于术后唇峰的位置，点 1 定于前唇红唇缘中点，即术后人中切迹处，点 2－3 连线即为修复后的人中嵴，故两侧点 2－3 连线的位置应参照正常人中形态来调整，切不可以前唇原有的形态作为修复后的人中，以免术后上唇形成 3 等份的不良外观。

在侧唇上先定点 4，定此点时应考虑修复后上下唇宽度的协调性，点 4 不应仅定于侧唇的红唇最厚处，可用下唇 1/2 宽度或接近此宽度，由口角测量而定出点 4。沿红唇皮肤嵴向上连线至点 5，再做点 2 至点 3 连线，按同法完成另一侧定点（图 23-50）。

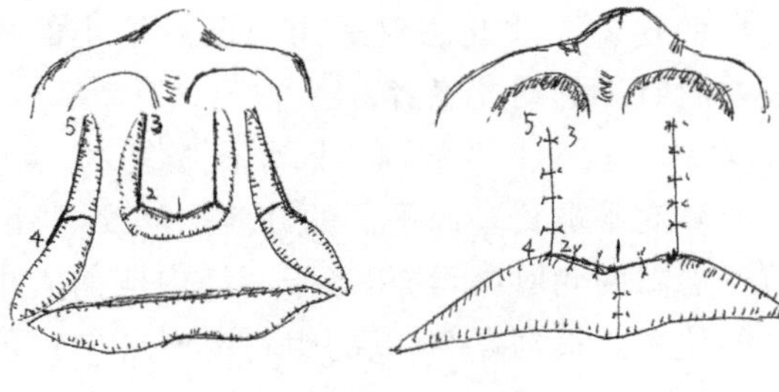

图 23-50　前唇原长修复术

2. 切开　沿 2－3 连线切开至皮下，2－1 连线切开并剥离并翻起前唇外侧缘的皮肤黏膜瓣向口腔侧，做修复口腔黏膜层之用。再于侧唇部 4－5 连线全层切开，刀片尖端可向外侧倾斜，以保留足够多的红唇组织。仔细止血，如需修复鼻底者，同单侧唇裂鼻底修复法。另一侧切开相同。

3. 缝合　为了使鼻翼基部获得良好的复位，宜采用自点 2 及点 4 两唇峰点开始的由下而上的分层逆行缝合法，保证两侧上唇高度的对称性。

按同法进行另一侧的缝合。

双侧唇裂的红唇整复后常因前唇下端的红唇组织菲薄而显得不够丰满，其解决的方法主要有 2 种：一种是用去上皮的两侧唇唇红末端组织瓣做衬里，用前唇唇红黏膜组织瓣覆盖其表面形成唇珠，另一方法是利用前唇唇红黏膜瓣做前庭衬里，用两侧唇红组织瓣在中线对位缝合修复唇珠。

在双侧唇裂原长整复术中，还有叉形瓣储备法整复术（图 23-51）。储备的叉形瓣主要用于后期的鼻小柱高度的延长。定点基本同前唇原长修复术，不同在于点 3 位于同侧鼻小柱基部，点 3 外侧唇红缘定点 6，连线 3－2－6，形成 3－2－6 瓣。在鼻翼基底定点 8，切开 7－8 连线，将 3－2－6 瓣插入缝合，即形成叉形储备瓣。后期延长鼻小柱时，再切开 3－2－6 瓣，将两侧瓣在鼻小柱下对位缝合，延长鼻小柱，7－8 切口原位缝合。

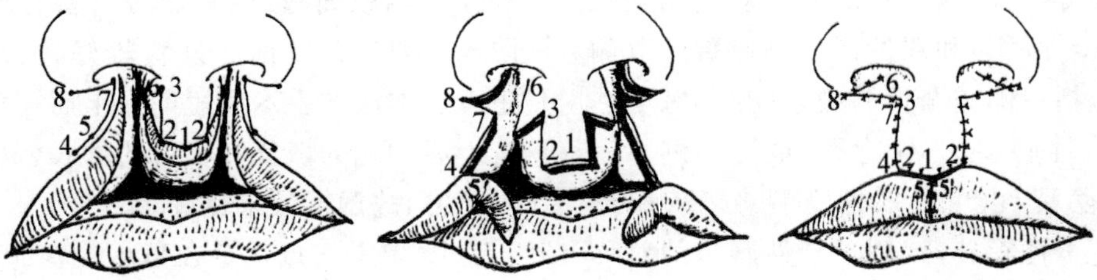

图 23-51　双侧唇裂叉形储备瓣整复术

A. 定点；B. 切开；C. 缝合

二、前唇加长修复术

此类手术中以双侧矩形瓣的术式较为常用。此法是将侧唇的唇组织转移到前唇的下缘，以缩减上唇横向距离来增加上唇纵向长度，故用此法修复后的上唇在术后短期内虽有较好的外形，但随着上唇的生长发育和年龄的增长，却可逐渐出现上唇下部过紧而上部突出，上唇横向过窄而纵向过长，红唇缘内翻的现象。故此法仅适用于前唇短小的成年人及前唇特小的幼儿患者。

1. 定点　点 1、2、3 的确定同原长修复术，点 4 定于侧唇鼻底平鼻翼基部平面的红唇皮肤交界处，点 5 位于裂隙两侧唇缘，约相当于唇峰内侧的人中切迹处的位置。根据点 2－3 的距离定出点 6，应使点 4－6＝2－3，在点 4－6 连线上定点 7，应使点 6－7＝1－2，角 5、6、7 接近 90°。点 5－6 的长度灵活性较大，一般约为上唇全长的 1/3，旋转后作为上唇中央全长的下份。还应注意，点 6 至红唇缘的距离一般应稍长于点 7 至红唇缘的距离，如此可形成较为明显的唇弓外形。

2. 切开及缝合　按照定点画线，切开唇组织，将点 4 与 3、点 6 与 1、点 7 与 2 相对缝合。最后将两侧唇红组织瓣相对缝合修复唇珠（图 23-52）。

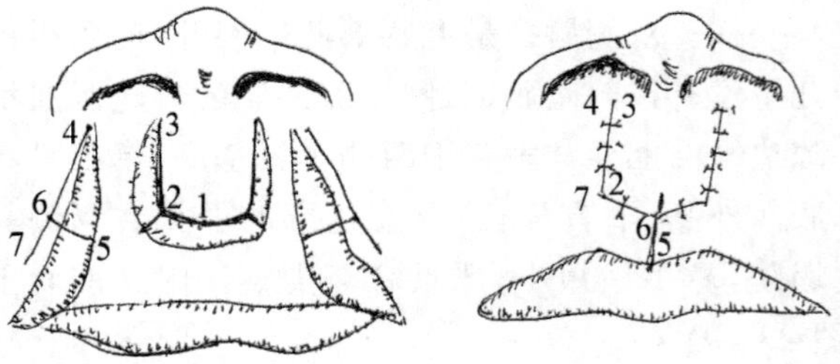

图 23-52　前唇加长修复术

三、长庚法双侧唇裂整复术

1. 定点与连线　在前唇中点定点 1，前唇两侧的唇峰点定点 2 和 3，2～3 的距离为 4～5mm，前唇的宽度向上逐渐缩小，至鼻小柱基部为 3～4mm。鼻小柱侧面的组织为 2 个叉形瓣，瓣的下缘起于人中嵴上端，垂直于前唇瓣的纵向切口，横向外至皮肤与黏膜的交界处，转折向上沿着膜样鼻中隔的皮肤黏膜交界处向上到鼻翼穹窿。前唇下缘的切口设计成唇弓的形态，切口在白唇线上方。侧唇唇峰点 2′，3′位于红唇最宽处，一般位于侧唇红线与白唇线交点的外侧 3～4mm 处。侧唇的切口位于白唇线上方 1mm 处，形成白唇线-唇缘瓣，用于唇弓的重建。

2. 切开缝合　用 11 号刀片在前唇按连线直线切开，将前唇瓣由前颌掀起，用剪刀将前唇，叉形瓣及鼻小柱与鼻中隔分离，用大双钩钩住鼻翼使前唇、叉形瓣及鼻小柱向头侧前移，使鼻小柱在新的位置上缝合。侧唇切口注意要在白唇线上方 1mm 出切开，留下 1mm 宽的白唇线与其内侧的红唇及唇缘内部的口轮匝肌组成白唇线唇缘瓣，用于唇弓重建。肌层的解剖是在上颌的骨膜上进行，解剖范围示个体情况而定，两侧的肌层在中线缝合没有太大的张力即可。用 PM 瓣和 L 瓣缝合封闭鼻底和上唇黏膜，过宽的裂隙可应用下鼻甲瓣。肌层下半部用垂直褥式缝合，上半部简单缝合，肌肉上缘用缝线固定于鼻中隔，防止书后唇部下垂。将前唇的唇峰点与侧唇的唇峰点相对应做精确缝合，全层的 OM 瓣放置在前唇皮瓣之下，OM 瓣的长度稍长于唇峰至唇中点的距离，有利于形成噘嘴的形态及饱满的唇珠。长庚双侧唇裂整复术是同期行鼻畸形矫正术，双侧鼻翼边缘做田岛式（Tajima）切口，在目视下用剪刀解剖外侧鼻翼软骨，直到鼻头的纤维组织与软骨彻底分离为止。将两边分离后的下外侧鼻翼软骨在中线褥式缝合，将鼻头的纤维脂肪组织重新缝合于鼻翼软骨上。将田岛式切口多余的皮肤切除，缝合切口。用 5-0 PDS 线对鼻中隔、鼻翼-颜面沟做内外固定缝合，藉以关闭因软骨解剖所产生的无效腔，也能对下外侧软骨的外侧脚提供额外的支撑（图 23-53）。

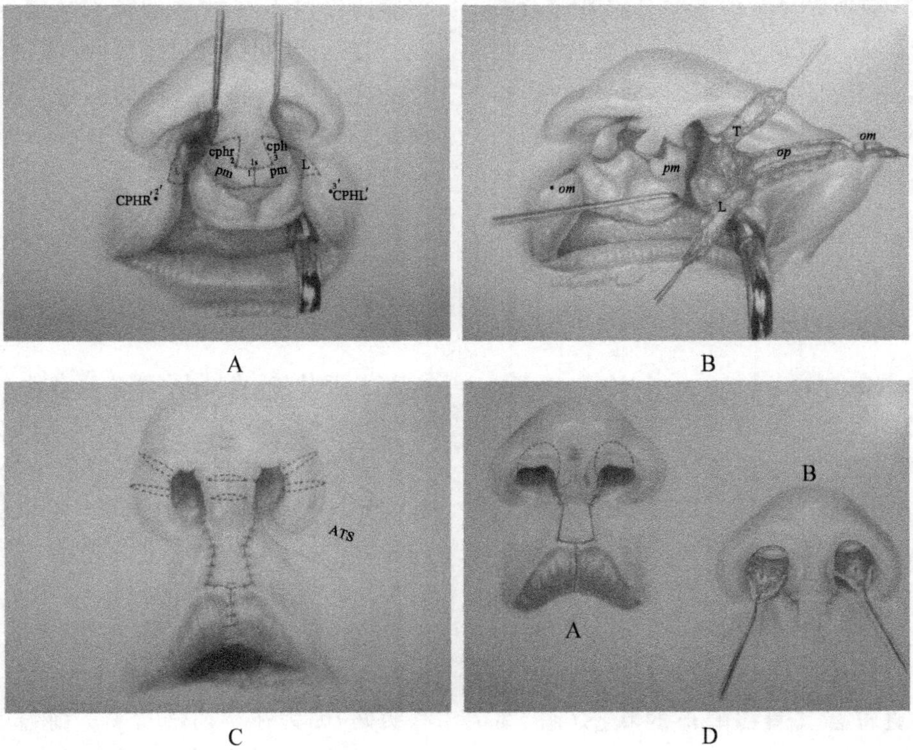

图 23-53　长庚法双侧唇裂整复术

A. 定点；B. 切开；C. 缝合；D. 田岛式切口

四、双侧混合性唇腭裂的分期手术

对于双侧混合性唇腭裂，尤其是两侧相差悬殊，明显不对称且伴有腭裂患者，上海第九人民医院的经验是患者 3 个月时先用改良的 Millard 方法做严重一侧唇裂整复术，等到患者 12 个月时，再做腭裂修复时，同期做对侧的唇裂修复时，这样，可以早期将患者的严重畸形改变为轻度畸形，也容易将两侧不对称畸形做到对成，亦没有增加患者的手术次数，只是在分期手术时，对唇珠的修复要求更高，往往会造成唇珠不丰满。

五、功能性唇裂整复术

功能性唇裂整复术并不是一个单独的手术，是指在唇裂整复术时，将移位的口轮匝肌解剖分离，并复位回到正常位置，使术后上唇的功能活动恢复正常。方法如下。

1. 定点　按常法在红唇缘处定出各点，然后在患侧鼻底裂隙两侧定出2点。沿红唇皮肤嵴连接裂隙两侧的连线，同时标画出健侧人中嵴及患侧的鼻唇沟线，此两线即分别为健侧和患侧解剖分离口轮匝肌的外侧范围。双侧唇裂则按保留前唇长度的手术法定各点，其肌解剖的范围则为双侧的鼻唇沟。

2. 切开及肌解剖　沿裂隙两侧的连线切开并向口腔侧翻起黏膜瓣，用15号刀片或小眼科剪分别在两侧创口的皮肤和肌之间，肌和口腔黏膜之间按前述解剖范围锐性解剖分离口轮匝肌。然后在健侧的鼻小柱基底深面，切断在前鼻棘的异常附着肌，并将肌束旋转向下。此时在前鼻棘处可形成小盲袋，同时还需在健侧唇珠位置也分离形成另一个小盲袋。在患侧，应剪断异常附着在鼻翼基部及梨状孔外侧缘的肌束，形成一较宽大的肌瓣，并也将其旋转向下。双侧唇裂同样经两侧侧唇缘切口，按单侧唇裂患侧的肌解剖方法进行，与此同时还需将前唇的口腔侧黏膜，自前庭沟黏膜转折处切开，并将口腔黏膜瓣向下方翻起，或在前唇侧方切口的两侧由皮下分离成贯通隧道，以备两侧肌瓣能在中线相互缝合。

3. 缝合　先缝合两侧自裂缘内翻的黏膜瓣以修复口腔侧，将患侧肌瓣向下旋转并牵拉向健侧，用手术剪将此肌瓣分为上2/3及下1/3两个瓣，上份肌瓣缝合于前鼻棘下的盲袋内，下份肌瓣则缝于健侧唇珠部位的盲袋内，以支撑形成丰满的唇珠．健侧肌瓣则与患侧两肌瓣间行交叉缝合，如此即完成口轮匝肌的重建。皮肤创口的缝合可酌情选用Tennison术式或Millard术式。红唇可按常规方法整复。

对双侧唇裂，先将两侧唇裂缘翻向口腔侧的黏膜瓣在前唇的口腔侧相互缝合，然后将两侧肌瓣在前唇的皮肤下在中线处行端端缝合，最后缝合皮肤。修整红唇时，可先将两侧唇的末端创口在中线相互缝合以后，再将翻起的前唇黏膜瓣覆盖于其表面，小心切除覆盖区域内的口腔黏膜上皮后，逐一对位缝合创缘。

（杨育生　张　勇　王国民）

第六节　微小唇裂修复术

（一）微小唇裂的介绍

唇隐裂是唇裂患者中畸形最为轻微的一种，目前国外学者用的比较多的专业名词是：submucocial cleft lip 或 microformcleft lip，以后者比较常用。这2个英语词组翻译成汉语几乎都可是：唇黏膜下裂或微小唇裂（microform cleft lip）。近年来，国内在临床上常常还是习惯用“唇隐裂”。无论从唇裂的性质，还是畸形的程度，唇隐裂的名词确有不全之处，微小唇裂更符合其唇部畸形的状态（图23-54）。

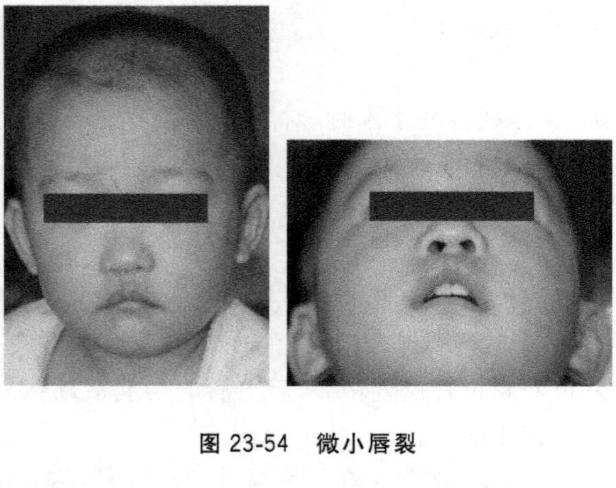

图 23-54　微小唇裂

最近几年，微小唇裂患儿有明显增多的趋势，而完全性唇裂患儿有比较明显的减少，在国内外是一个比较突出的现象，这可能与孕期超声影像技术和性能提高有着密切的关系。3年前，笔者被邀到韩国讲学，韩国的同行告诉笔者，发现近来临床上唇裂患儿有明显减少的趋势，他们关心的是中国有没有这个倾向。当笔者问他们，为什么你们国家近来唇裂患儿会明显减少？回答是那么的出乎预料和明确，因为在孕期普及了产前各项检查，尤其是超声影像技术和性能的提高，早期孕妇得知胎儿有唇裂时，有不少孕妇会主动终止妊娠。在我国近年有无类似的现象，笔者难以回答。但在笔者的专科门诊时常有不少准妈妈拿着B超单前来就诊，真正终止妊娠的比例有多少，值得进一步观察。

综上所述，笔者认为目前我国微小唇裂增多的主要原因可能来自2个方面：首先是的微小唇裂患儿家属在就诊时提问的问题往往非常繁多，这应该完全可以理解，由于微小唇裂局部畸形的程度常十分轻微，但在临床上常选择的手术方法与完全性唇裂整复术式几乎相同，使大多数家属难以接受或认同，医师对其说明或解释的时间远远多于一般唇裂的家属，同时微小唇裂患儿的家属对其术后的期望值普遍很高。从而在临床上对手术医师操作技能的要求特别高，使一些基层医院和非专科医院的手术医师常主动把这些患儿介绍到国内一些比较知名的专科医院就诊。其次是由于专科医院的医师在操作技能上的优势，他们难以再以其他理由把患儿（者）介绍到其他医院，也只能被动或主动地使他们接受来自各地区的微小唇裂患儿。临床上有个别微小唇裂家属认为由于唇部畸形并不明显，自认为随着患儿长大可能局部的畸形会逐渐消失或改善，事实上，微小唇裂患儿随着年龄的长大，原来唇部并不明显的畸形会越来越明显（图 23-55）。

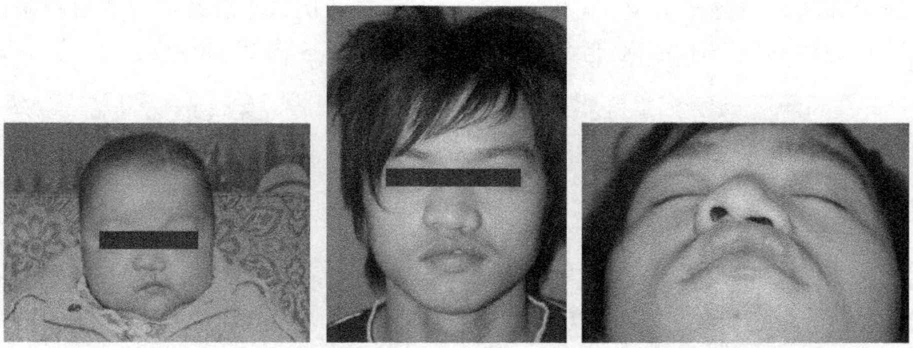

图 23-55 微小唇裂（随着患儿年龄增长畸形越来越明显）

近年来，国内外的准妈妈得知自己怀孕的是唇裂胎儿时，除了精神上的打击外，常会感到困惑和不知所措，有些孕妇来医院咨询后，使小孩顺利地出生，但也有些孕妇选择终止妊娠。据上海交通大学医学院唇腭裂治疗研究中心，附属第九人民医院的临床数据示：2006 年 7 月至 2011 年 8 月在该专科病区接受手术治疗4728例唇腭裂患者中，微小唇裂患儿（者）共 216 例，男性 128 例，女性 88 例，本地 26 例，非本地 190 例。该临床资料示：微小唇裂患（儿）者所占比例并不高，但它在临床上还是可见的，而近年有所增多的趋势，应值得国内同行关注和重视。

目前国内外对其手术方法的报道不一，较多的临床医师把微小唇裂按单侧唇裂手术方法行常规唇裂整复术，也有医师报道行所谓的“内切口或黏膜切口”的，但仅仅是在学术会议上的交流，尚没有真正看到这方面有影响力的文章或报道。总而言之，国内外临床上在对微小唇裂患儿手术方法的选择还是比较繁多的，目前还难以有代表性的术式。长期的临床实践经验示：由于微小唇裂的畸形程度和局部缺损的组织远不如完全性唇裂患儿那么严重，因此，在临床上手术时一般比完全性唇裂要简单得多。但也正是由于这一临床特点，几乎每一位微小唇裂患儿家属的要求往往都非常高，他们术前渴望了解的内容也较其他唇裂患儿的家属多得多。因此，建议手术医师或主管医师术前要与患儿家属有充分的沟通，使他们了解术后可能发生的问题，术前不应回避和被忽略，尤其是术后唇部的瘢痕和患侧外鼻形态的畸形。术前应与家属有比较全面和良好的沟通和清晰的说明。微小唇裂患儿术后唇部遗留瘢痕是避免不了的，尤其在一些瘢痕体质的患儿有可能出现局部瘢痕增生畸形，甚至于个别患儿（者）因术后局部瘢痕增生影响外观的形态，也有可能发生比没有手术更差的病例，在亚籍人唇部瘢痕畸形比高加索人更为明显。

（二）适应证

微小唇裂手术的术前检查同其他唇裂整复术相同，但应根据手术者的操作技能或临床经验而选择合适的手术年龄，不应单一或盲目急于追求尽早手术，在有些微小唇裂患儿甚至可在 12 个月以后进行手术。

（三）手术方法

麻醉方法和手术时患儿（者）的体位与其他唇裂方法相同，建议气管内插管。

手术方法的选择，不建议选择行经典的 Tenission 和 Millard 术式，前者除切口线严重影响上唇正常解剖标志外，局部瘢痕广泛和明显，同时切除局部组织往往过多等不足之处。后者虽然是目前国内外临床上十分流行的唇裂整复术术式，但由于它在患侧鼻底有一横切口，这一横切口线在术后常可有明显的瘢痕形成。另外，在临床上常发现用“C”瓣者和无“C”瓣者术后局部的瘢痕完全不一，有“C”瓣者术后局部的瘢痕常较没有“C”瓣者明显得多，尤其在瘢痕体质者更是特别地明显。究竟是什么原因？值得国内同行关注，是手术者操作技能问题？还是其他原因？真正的原因有待国内同行共同分析和总结。

临床上仔细观察每一位微小唇裂患儿就不难发现，其实他们的局部畸形也是十分复杂，有的患侧外鼻畸形明显，有的唇部肌肉不对称，但他们有一个共同的特点是局部组织缺损并不严重。因此，手术医师在选择或决定手术方法时应严格按照整形外科的手术原则，把局部术后难以避免的瘢痕尽可能符合或接近健侧的解剖标志或形态。由于笔者在临床上还没有完全成熟的术式，故不应急于提出我们的方法。待有成熟的方法后再做介绍。但下面是几例微小唇裂术前术后的病例，供大家参考（图 23-56～图 23-60）。

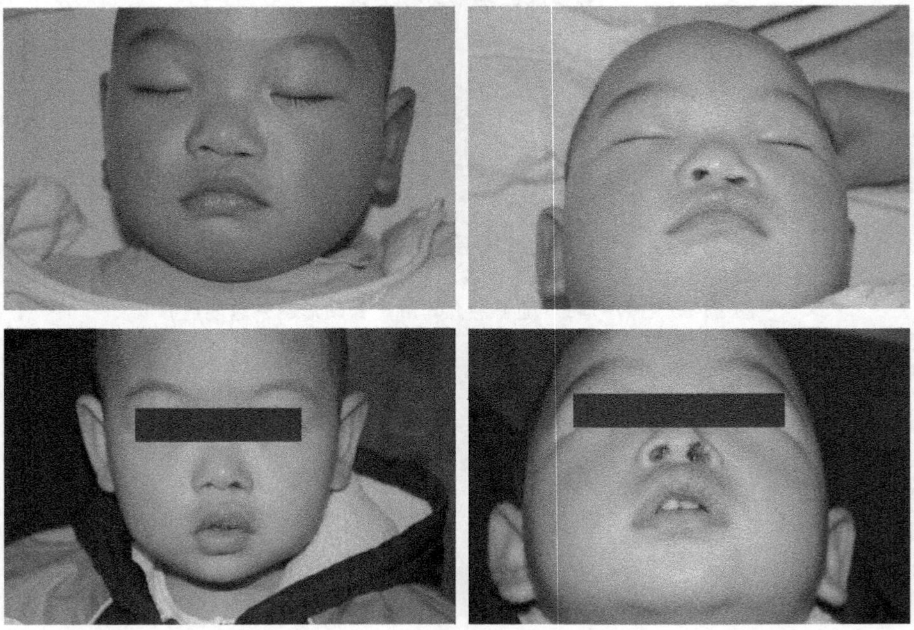

图 23-56　微小唇裂术前术后

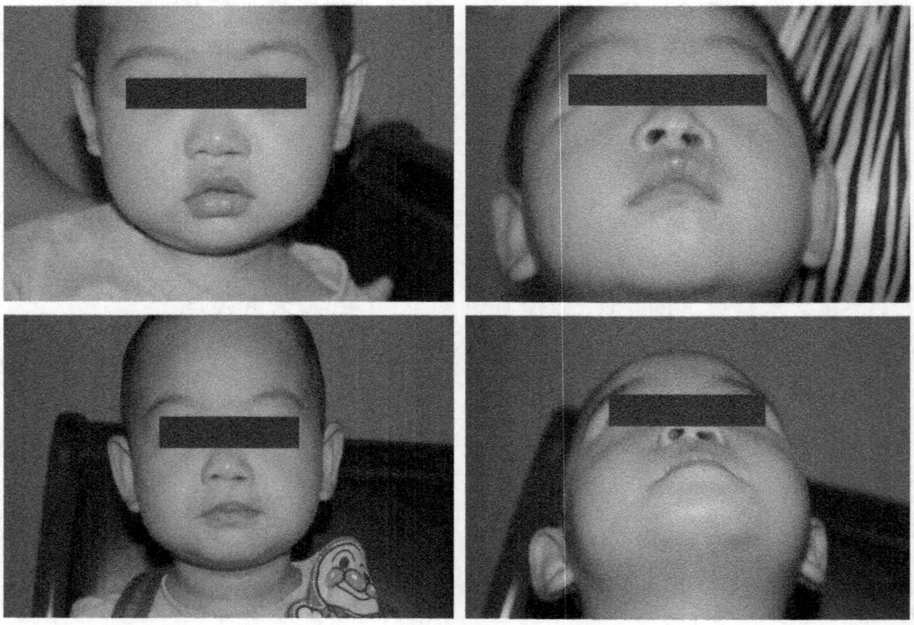

A　　　　　B

图 23-57　微小唇裂术后

A. 1 个月，B. 4 个月

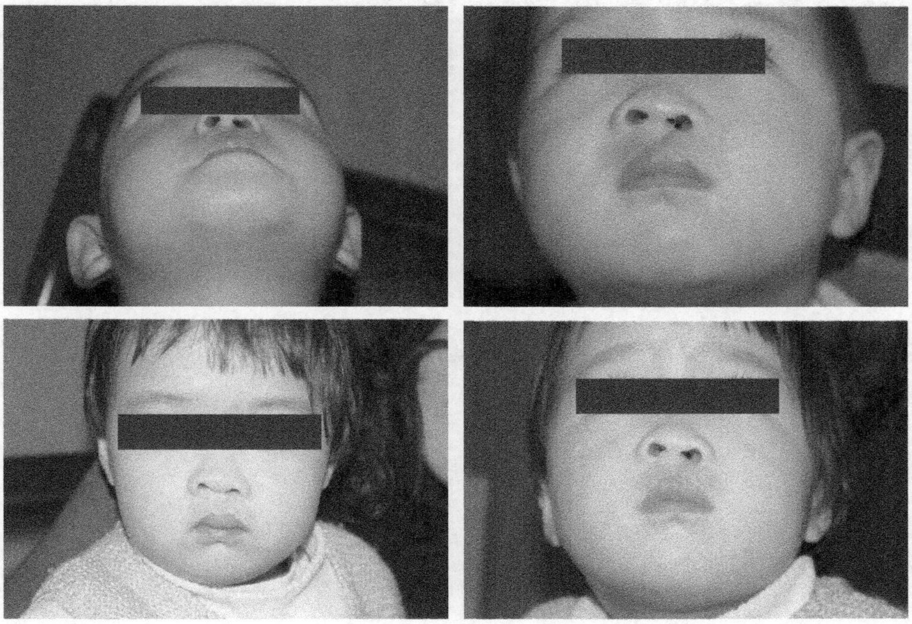

图 23-58　微小唇裂术前术后(下图为术后 6 个月)

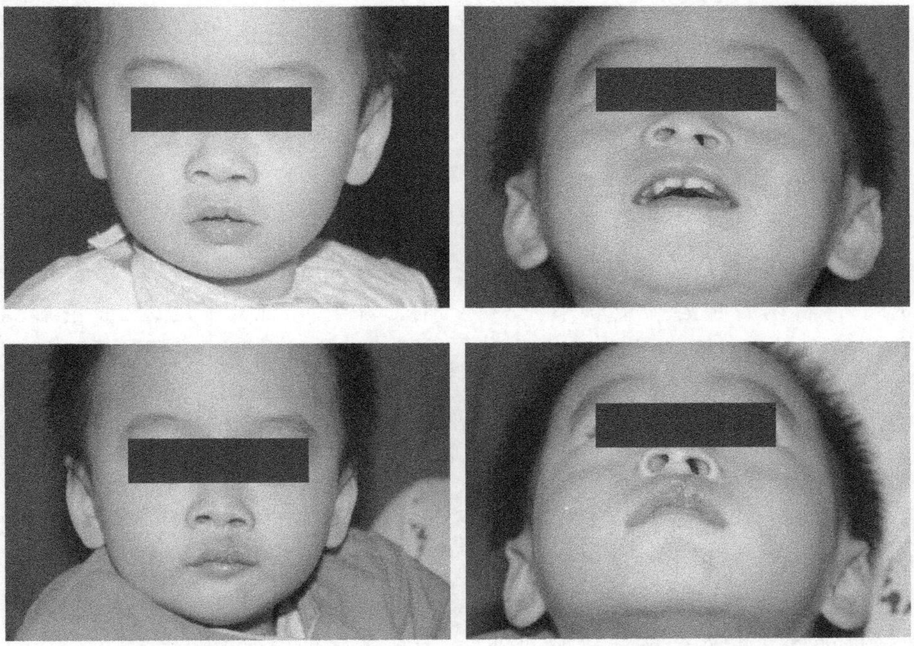

图 23-59　微小唇裂术前术后(部分切开)

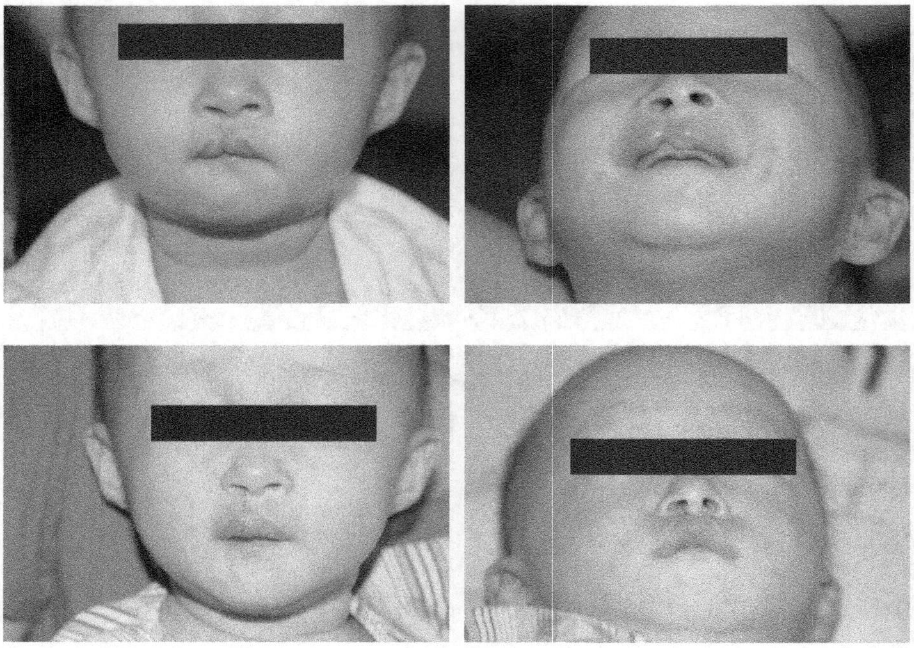

图 23-60　微小唇裂术前术后(改良直线切口)

(王国民)

第七节　腭-心-面综合征

腭-心-面综合征(velo-cardiofacial syndrome,以下简称 VCFs)是一种在临床上比较罕见的基因异常(genetic disorder)先天性疾病。由于有些患者的临床表现与 DiGeorge 综合征患者有着相似的症状,因此在临床上常将两者很容易被联系在一起,并有的医师认为两者是同一种疾病。VCFs 与 DiGeorge 综合征一样,可以发生染色体的异常,但两者的发生率有争议。

20 世纪 60 年代中期,Angelo DiGeorge 医师报道了他在临床上发现的一组特有的先天性疾病患者,但他当时的关注部分主要集中在患者的心脏和血液流量等方面。当然,他当时也发现这些患儿可同时伴有不同程度的唇或腭部的解剖畸形。到了 20 世纪 70 年代后期,美国学者 Robert Shprintzen 在前人的研究基础上,比较详细地报道了他平时在临床上所观察到的这些患者主要临床表现等,由于他是一名出色的语音病理学家,当时他不断地比较详细地报道了这一组患者的临床特征和具体临床表现,以及比较有效地临床治疗方法。但主要还是集中在语音病理学方面的内容,他的多篇文献报道尽管详细,当时在该临床领域也很有代表性和比较大的影响力,但他的这些报道几乎很少或没有涉及有关 VCFs 患者临床诊断和病因等方面的内容。在当时,他几乎是这方面有影响力的研究者代表,国际相关的学术会议他常是被特邀的专题演讲者。因此,在国外有的文献,或有学者把 VCFs 称之 Shprintzen 综合征。值得特别指出的是,近年来,他似乎已淡出了该学术领域,在国际上相关的专题会议上已很难再现他的身影,在近来 VCFs 国际研究会上也很少看到他的系列或有影响力的研究报道。进入 20 世纪的 80 年代,随着分子生物学技术不断地发展和进步,对 VCFs 的疾病也有了前所未有新的认识,同时对该疾病的研究也有了更多的了解。一些研究者们高兴地发现 90%VCFs 患者的第 22 对染色体的 q11 区域可出现畸形(As mentioned,90 percent of patients with the features of this syndrome are missing a small part of their chromosome 22 at the q11 region)。同时,有些学者在他们的研究中意外地发现10%左右的VCFs患者中有类似的家族史。但在本组的病例中难以支持这一观点。

尽管通过这些年国内外科学研究者和临床医师的不懈努力，对VCFs疾病有了不少了解，但VCFs仍然是一种对该疾病名称至今在国内外仍有些争议的先天性疾病，由于VCFs患者临床表现或症状十分复杂，因此，至今对VCFs在临床有多个疾病名的先天性疾患也就不难理解了。由此可见，目前在国内外同行中仍有大部分专科医师还缺乏对此综合征的认识和了解。2002年有国外学者报道，该综合征的首诊年龄在10.3岁；而上海交通大学医学院唇腭裂治疗研究中心对1999－2006年在该中心就诊的110例腭-心-面综合征病人的统计资料显示：首诊时的平均年龄为13.2岁（4－38岁）。值得同行高兴的是，通过近年来各国同行对该先天性疾病的重视和不断深入研究，尤其是近年来生物技术的快速发展和对其研究力度的不断加大，对此疾病的认识已有了很大的变化。近年来，国内外同行间的学术交流也日益增多和深入，并在国际上成立了VCFs专病研究会，为每年有来自世界各地的同行参加国际性的学术研讨会提供了共同交流的学术平台，参会者共同探讨和分享大家在对该疾病诊治过程中的经验和教训。近几年，国内学者或专科医师对VCFs的认识程度已有了很大的提高，无论在基础研究方面还是在临床诊断与治疗领域，都有了不断地提高，深入和普及，再也不是简单地停留在原有的认识水平。尤其是近年笔者所在的专科门诊，前来就诊的VCFs患者较以前有明显的增多，而就诊患者的年龄有不断趋小的现象，以前常见到多次在其他科室就诊的患者也正在不断地减少，在前来就诊者中，一些学龄前的VCFs患者已经十分普遍。

综上所述，由于早期在国内外医学界对VCFs这一先天性疾病的认识不十分清楚，故对他的命名几乎是习惯用报道者的人名来加以命名。20世纪80年代，日本的学者为了避免与临床上常见的因腭裂术后“腭咽闭合功能”相区别，习惯把VCFs称为“先天性腭咽闭合功能不全”，并在临床上使用了很多年。1978年美国学者Shprintzen等首次将其称之“腭-心-面综合征”，因此，也在有的文献中把VCFs称之Shprintzen综合征。从对该综合征疾病的命名不难看出现代医学界对它的认识是在不断提高和深入，但目前国内外学者对VCFs患者的诊断标准和治疗方法还是存在一些争议，尤其在对VCFs患者治疗方法上，目前还难以有真正意义上的统一治疗方法。国内学者王国民曾在1998年报道该团队对VCFs患者的临床治疗结果，同时也提出了他们对VCFs患者的临床治疗方法和原则。他和他的团队回顾并总结了在该中心治疗的110例VCFs患者对疗效，其结果进一步证实了该团队提出治疗方法的科学性和实用性。即：他们对VCFs患者临床治疗的原则有2个部分组成：临床医师明确患者是VCFs后，首先必须改善患者的腭咽闭合功能，接着才能进行行之有效的行为疗法，所谓行为疗法就是“语音治疗”。由于几乎所有VCFs患者的临床表现都十分复杂，大部分患者或他们的家属已有多方或多次就诊的痛苦经历，这些因素的叠加，加上专科医师对该疾病的认识程度有限，加重了对该疾病治疗上的难度也就不难理解了。

在日常门诊时有些VCFs患者或他们的家属常会焦急地提出很多问题，部分患者家属甚至于是带着怀疑的心情前来就诊，作为医师应认真地听完他们的主诉和每一个问题，然后耐心地一一向他们解答，专科医师的用语要通俗化，尽量避免过多使用专业语言。不应被专科医师忽略的是：大部分VCFs患者的智力（IQ一般在65～90）或听力可以微低于正常者一些，但常常并非十分的低，弱。同时由于患者（儿）长期以来语音障碍，几乎他们的性格都十分内向，很少愿意主动说话和他人交流，因此，VCFs患者几乎都是十分害怕与人交流。故专科医师在问病史时应特别注意，室内尽量不要有过多的人，医师问诊时要带有同情心，仔细，认真辨听他的发音和语音清晰度。

临床上明确诊断VCFs患者后，要耐心告诉患者或家属该疾病的特殊性，和具体治疗的内容，主要方法，以及患者治疗所需的费用和疗程，在整个治疗过程中可能会发生的并发症，以及在治疗过程中要他们的配合内容。我们的治疗经验表明，VCFs患者在整个治疗过程中，医师的操作技能和临床经验及针对性的治疗十分关键外，患者或家属配合的程度也直接可以影响每一位患者治疗的效果。

发生率：国外学者报道该综合征的发生率在1/4000～6000，但在我国至今未见有学者报道该综合征的发生率。

（一）临床表现

国内外学者早期对 VCFs 的临床症状了解不多，认识也不足，因此在临床上患者首诊时的年龄一般也往往比较大，即便在 21 世纪初的一些发达国家中，VCFs 患者初诊时的平均年龄也在 10 岁以上。2006 年国际腭-心-面综合征研究会网站报道其相关临床表现多达 180 种以上。其中以先天性心脏疾患，学习能力低下，不同程度听力障碍等在临床上比较多见。笔者所报道 110 例该综合征患者的临床症状显示，VCFs 患者的临床症状确实十分复杂，但在唇腭裂治疗研究中心前来就诊的患者主要有以下临床特征：①相似的面容，每一位患者虽然来自不同的国家和地区及家庭，但他（她）们的面形有着惊人的相似之处，如同出自同一个家庭，眼较小，内眦间距偏大，双侧眶下扁平，长脸者居多等；②语音清晰度差，过度鼻音，鼻漏气，辅音弱化或脱落；③腭部解剖形态几乎正常，但软腭、咽侧壁活动微弱，有的甚至于软腭和咽侧壁毫无动度；④常见伴有的其他临床症状，如先天性心脏病，学习能力低下，听力不同程度地异常；⑤若行血液染色体检查，有典型面容的大部分患者有 22 号染色体现出异常；⑥头颅侧位定位片静、动态时软腭活动度减弱，软腭与咽后壁间隙较大。Riski 等（1999）的资料表明：约有 20％的腭-心-面综合征同时可伴有不完全性腭裂。他对两组来自不同单位的病例作了详细的调查与观察分析，其中一所公立学校中有 19/25（76％）的腭-心-面综合征患者没有腭裂，但有明显的过度鼻音。另一组资料来自心脏病中心，发现仅 5/22（23％）有过度鼻音者无腭裂。

（二）临床诊断

根据每一位 VCFs 患者或家属的主诉；详细观察他（她）们面部特有的形态或面容，尤其应该仔细全面检查患者口腔内在发音时软腭和咽侧壁的活动度，语音清晰度，辅音脱落或弱化的程度。头颅定位侧位片在临床上也经常被用作常规的检查方法，常规拍摄 3 个位置：即静态和嘱患者分别发 KA/M 音时，观察和评价被检查者上述发音时软腭活动度在动和静态时的变化。这些患者在临床上除语音清晰度差外，过度鼻音，学习能力低下等临床症状便可比较明确地诊断该综合征。在有条件的单位还可行染色体检测，上海交通大学医学院唇腭裂治疗研究中心通过 10 余年的临床观察和研究，近来的研究结果进一步证实：对临床症状典型者行染色体检查，几乎患者都有异常，主要表现在第 22 对染色体长臂的异常。这一研究结果为临床客观明确诊断该先天性疾病起到了积极的作用。图 23-61 腭-心-面综合征面部和图 23-62 腭部的形态。

（三）治疗

长期以来，国内外学者对腭-心-面综合征患者的治疗方法报道有所不同，治疗方法更是各异，结果也难以一致。国外有学者主张首先选择非外科手术疗法，即：使用发音辅助器（speech-aid）治疗，同时配合语音治疗，但这一方法虽然风险不大，但除它的疗效非常有限外，而整个治疗过程需要很长，一般是 2～5 年，有的更长，大部分 VCFs 患者最后还是需要手术。纵观近 20 年国内外学者所报道的文献，目前对此综合征的治疗方法大致可归纳为两大类，即：外科手术或非外科手术方法。选择外科手术方法是国内目前最常用的治疗方法，也是首选的常规方法。非手术疗法常用可摘式语音辅助器。笔者所在中心选择非外科手术方法的病例几乎是 VCFs 患者因全身因素不能接受咽成形术者，如血液病和严重的先天性心脏病等；以及因第 1 次咽成形术后失败的病例不能再次接受咽成形术的患者。我们临床上曾经有 1 例 VCFs 患者用发音辅助器治疗后，患者的语音也完全正常，但该患者 6 年后，主动要求外科手术，并弃用了原来的发音辅助器。值得指出的是：无论选用何种方法，均需通过改善患者腭咽闭合功能后，紧接着必须积极配合行之有效的语音治疗，直至患者完全获得正常语音。若手术效果未能达到改善腭咽闭合功能，语音治疗效果往往是不理想，甚至不能行语音治疗。临床上只有在进一步改善腭咽闭合功能后才能考虑进一步语音治疗。由此可见，临床上对该疾病的诊治带有十分强烈的挑战性，每一位从事该专业的医师，除熟悉对该疾病认识外，还需掌握良好的专科操作技能，两者缺一不可。外科治疗主要是行咽成形术。

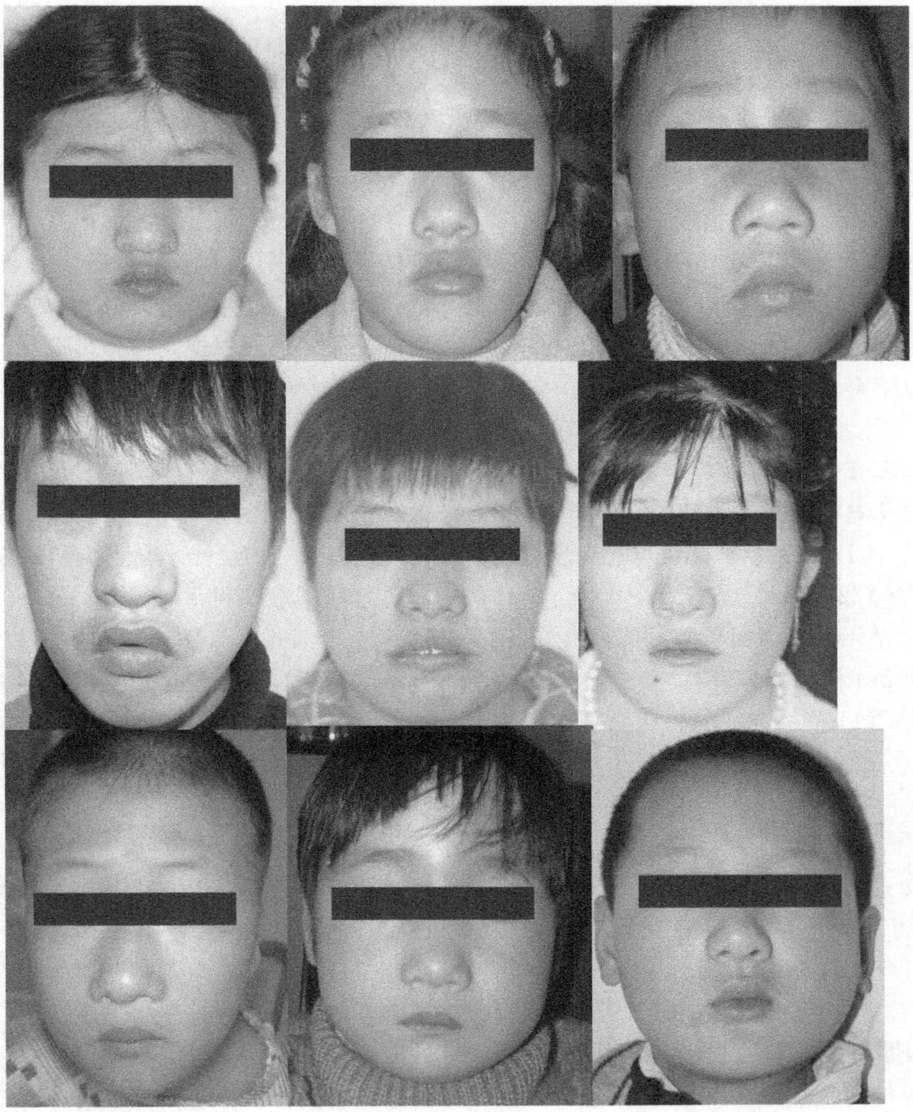

图 23-61　腭-心-面综合征面部

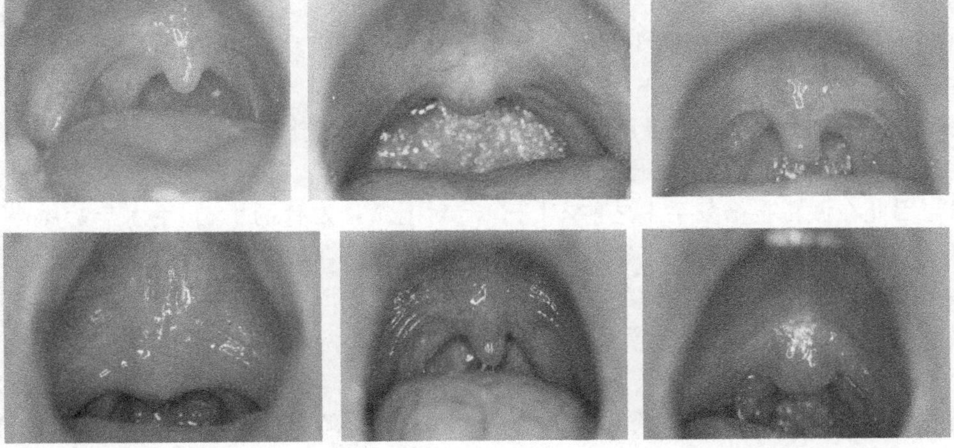

图 23-62　腭部的形态

（王国民）

第八节　先天性腭裂

腭裂是一种较为常见的口腔颌面部畸形，可以单独发生，也可与唇裂同时发生。腭裂不仅有软组织的畸形，也可能包括有骨组织畸形。腭裂患者常伴有吸吮、进食、语音等生理功能障碍以及面中部凹陷、咬合关系紊乱等面部畸形。这些都会对患者的学习、生活、工作带来不利的影响，同时也可能会造成患者的心理障碍。

唇裂合并或不合并腭裂（cleft lip with or without palate，CL/P）在不同种族中的发病率各不相同。中国人的发病率为1.7/1000人。单纯腭裂（cleft palate only，CPO）发病率与种族差异没有明显相关性，大约为1/2000人。与CL/P相比，导致CPO发生的致病基因和环境因素是不同的。CL/P患者男女比率为2∶1，CPO患者为2∶3。有25%的CL/P和50%的CPO是综合征的临床表现的一部分。

一、临床表现

1. *腭部解剖形态异常*　软硬腭完全或部分由后向前裂开，使腭垂一分为二。完全性腭裂患者可见牙槽突有不同程度的断裂或畸形。

2. *体重不足*　出生时，腭裂患儿的平均体重与正常儿基本相同。但在做腭裂修复手术之前，这类患儿的体重增长曲线明显低于正常儿童。长期观察表明，在做了唇腭裂修复手术后，唇腭裂患儿体重增长曲线会逐渐增加，并且在4岁左右达到正常儿童水平。也有研究表明在青春期唇腭裂患者生长发育平均比正常人迟滞6个月，这可能与这些患者更容易出现上呼吸道和耳部的感染以及激素水平差异相关。

3. *吸吮功能障碍*　由于患儿口鼻腔相通，口腔内不能产生负压，因此患儿无力吸吮母乳或乳汁易从鼻孔溢出。因此在做腭裂修复手术之前，对于这类患儿的喂养可以采用特殊的装置，比如较长、软的人造乳头和可以控制流量和流速的奶瓶；同时喂养时应该保持患儿头较高的位置，注意喂养时间和奶量。

4. *语音异常*　这是腭裂患者所具有的另一个临床特点，这种语音特点是：发元音时气流进入鼻腔，产生鼻腔共鸣，发出的元音很不响亮而带有浓重的鼻音（过度鼻音）；发辅音时气流从鼻腔漏出，口腔内无法形成一定强度的气压，从而发出的辅音很不清晰而且软弱（鼻漏气）。这样的语音当然不能令人听清楚。年龄较大的患者，由于不能进行正常的发音和讲话，常以各种异常的发音代替正常发音，结果形成更难以听懂的腭裂语音。对于综合征性的腭裂患者还可能存在腭部肌肉运动功能障碍；此外，听力障碍和环境刺激因素都与腭裂患者语音异常有关。

5. *口鼻腔卫生不良*　由于口鼻腔直接相通，鼻内分泌物可流入口腔，造成口腔卫生不良；同时进食时，食物往往反流到鼻腔和鼻咽腔，既不卫生，也易引起局部感染和溃疡。

6. *牙列错乱*　完全性腭裂往往伴发完全性唇裂，牙槽裂隙较宽，唇裂修复后，患侧牙槽骨向内塌陷，牙弓异常。同时，裂隙两侧牙萌出时缺乏应有的骨架支持而错位萌出，由此导致患者牙列紊乱，产生错颌。

7. *听力降低*　腭裂造成的肌性损害，特别是腭帆张肌和腭帆提肌附着异常，其活动量降低，使咽鼓管开放能力较差，影响中耳气流平衡，易患非化脓性中耳炎。同时由于腭咽闭合不全，进食时吞咽常有食物反流，易引起咽鼓管及中耳的感染。此外，在腭裂患儿中咽鼓管自身软骨框架结构异常发生率也较高。多中心研究表明96%～100%腭裂患儿存在中耳的炎性浸润情况，20%～30%患儿有听力降低。回顾性研究发现行腭裂修复手术的患者听力降低的情况优于未行手术的患者。

8. *上颌骨发育不足*　有相当数量的腭裂患者常有上颌骨发育不足，随年龄增长而越来越明显，导致反颌或开颌及面中部凹陷畸形，其原因是：①唇腭裂本身伴有先天性上颌骨发育不足，双侧唇腭裂更为明显，随生长发育而畸形明显；②腭裂手术对上颌骨发育的影响，手术年龄越小，手术损伤对上颌骨发育影响越大。笔者的研究观察表明，小年龄行腭成形术对上颌骨发育的影响，主要表现在牙弓的宽度方面，对上颌骨的前后向和高度影响较小。另外，有部分唇腭裂患者的下颌发育过度，这些患者下颌角过大，颏点超前，错颌有时呈开颌，更加重了面中部的凹陷畸形，需经X线头颅定位侧位片的头影测量加以鉴别。

腭裂的诊断并不困难，但在少数情况下，对一些非典型性病例应予注意。如黏膜下裂(隐裂)者，软腭虽未见到裂开，但仔细观察可见软腭正中线黏膜呈浅蓝色，扪诊时可触及软腭中线肌层中断的凹陷区。有条件者可行纤维鼻咽内镜检测腭咽闭合是否完全。

腭裂在临床上还应与由于舌系带过短造成卷舌音发音不清、先天性腭咽闭合不全及低智儿童的讲话不清等相鉴别

二、治疗原则

腭裂的治疗原则，应采取综合序列治疗来恢复腭部的解剖形态和生理功能、重建良好的腭咽闭合及获得正常语音。对面中部有塌陷畸形、牙列不齐和咬颌紊乱者也应予以纠正，以改善他们的面容和恢复正常的咀嚼功能；对有鼻耳疾患的患者应及时治疗，预防听力障碍；对有心理障碍的患者更不应忽视对他们进行心理治疗，从而使腭裂患者达到身心健康。为此，治疗方法除外科手术以外，还应采用一些非手术治疗，如正畸治疗、缺牙修复、语音训练及心理治疗等。由相关学科的专业人员组成治疗组，共同会诊、讨论，对患儿制订治疗计划，系统地按计划进行治疗，从而达到预期的治疗效果。关于序列治疗的程序，尤其是某些治疗方法和治疗年龄的选择、治疗效果的评价等，目前尚未有统一认识，许多腭裂中心采用不同的治疗步骤和方法，同样可获得良好效果。各医疗中心在一致公认序列治疗原则的基础上，根据各自所积累的经验，制订自己的序列治疗的程序，因此略有不同。

三、腭裂的手术治疗

腭裂手术修复是序列治疗措施中的关键，其主要目的是：整复腭部的解剖形态；恢复腭部的生理功能，重建良好的腭咽闭合，为正常吸吮、吞咽、语音、听力等生理功能恢复创造条件。修复的基本原则是：封闭裂隙，延伸软腭长度；将移位的组织结构复位；减少手术创伤，妥善保留与腭部营养和运动有关的血管、神经及肌的附着点，以恢复软腭的生理功能，达到重建良好的腭咽闭合功能的目的；同时减少手术对颌骨发育的干扰，确保患儿的安全。

手术时机：从语音方面考虑：腭裂修复手术的关键有二：一是外科技术本身；二是手术修复的时机。Victor Veau 在 1931 年首先阐述了手术修复时机与发音的关系。他发现在 12 个月前进行手术的患儿发音优于 2－4 岁修复的患儿，而 9 岁以后进行修复的患儿发音最差。目前国内外尚有争议，手术方法的不同，外科医师技巧的高低，语音评估的差异使得这一问题更加复杂。尽管从 4～6 个月时，婴儿就开始有音韵方面的发育，但腭裂修复手术是要改善患儿最终的发音情况，因此目前大多数医师认为最佳的手术修复时机应该是在患儿开始学习说话的时候，在 12 个月左右。

从颌骨发育方面考虑：腭裂修复手术对于上颌骨的发育是起到决定性作用的。头影测量显示未进行修复的腭裂患者上颌骨发育基本正常。实验表明唇裂修复手术会影响上颌骨前后方向的生长。但对于大多数患者来说，腭裂修复手术的影响更大。腭裂修复手术可以导致上颌骨牙列拥挤，反颌、开颌畸形。当然，患者上颌骨本身内在生长动力不足也是导致畸形的原因之一。随着生长发育，35％～40％的患儿出现前牙反颌畸形的表现，15％～20％的患儿在成年后需要进行 Lefort Ⅰ型截骨整形手术。由于颌骨畸形可以通过正畸和正颌外科手术治疗，因此对于较大的腭裂患儿进行语音重建治疗就显得更为困难。

综合征性腭裂的手术时机：很多综合征都合并腭裂的发生。对于综合征性的腭裂治疗必须进行全面的检查，制订个性化的治疗计划。对于生长发育明显迟滞、预期寿命较短的腭裂患儿，应当暂缓手术。应当明确的是对智力障碍的腭裂患儿进行修复手术只能改善发音，但不能改善语言能力。

术前准备：腭裂整复术较唇裂整复术复杂，操作较难，手术时间较长，创伤较大，失血较多，术后并发症也较严重，因此术前的周密准备是非常重要的。首先要对患儿进行全面的健康检查。体格检查主要检查患儿的生长发育、体重、营养状况、心、肺及有无其他先天性畸形和上呼吸道感染，以及中耳等全身器质性疾病；实验室检查主要进行 X 线胸片、血常规、出血和凝血时间等检查，必要时再做针对性检查。手术应在腭裂患儿健康状况良好的条件下进行。对于胸腺肥大患儿，由于应激反应能力较差，麻醉、手术等刺激易引起心脏停搏等意外，故宜推迟手术。口腔颌面部也应进行细致检查，如面部、口周及耳、鼻、咽喉部有炎症疾患存在时，需先给予治疗；扁桃体过大可能影响术后呼吸者，应先摘除；要保持口腔和鼻腔清洁，术前先清除口腔病灶。腭裂手术事先要做好输血准备和术后应用抗生素的药物过敏试验，如有需要，预先还要制备腭护板。

麻醉选择：儿童腭裂修复手术均采用全身麻醉，以气管内插管为妥，保证血液和口内的分泌物不流入气管，保持呼吸道通畅和氧气吸入。腭裂手术的气管内插管可以经鼻插管，也可以经口腔插管。经鼻插管可借鼻孔固定，不干扰口内的手术操作；但对于行咽成形术者，则应采用经口腔插管，用胶布将其固定于左侧口角或下唇的一侧，并用缝线在口角处缝合一针加强插管的固定，以防术中插管移动或滑脱。幼儿的喉头黏膜脆弱，气管内插管可能损伤喉头或气管而引起喉头水肿，造成严重并发症，故操作时应细致、轻柔、正确，必要时术后用激素，以防止喉头水肿。

手术方法：自 1764 年，法国牙科医师 Le Monnier 最先施行关闭腭裂的最原始手术，直至 1861 年 Von Langenbeck 提出分离裂隙两侧黏骨膜瓣向中央靠拢，一次关闭软硬腭裂的手术方法，被人们称为腭裂修补的基本术式以来，已有一百多年历史。在长期的临床实践中，许多手术方法被提出并不断加以改进，基本手术操作不管何种手术方法，除切口不同外，其基本操作步骤大致相同。

1. *Langenbeck 法基本步骤*

(1)体位：患儿平卧，头后仰并放低。手术者的位置应根据使手术操作方便及术者的习惯而定，一般在手术台前端、患儿的头顶或头侧进行手术。

(2)松弛切口：做切口前先在腭部用 1∶20 万～1∶10 万肾上腺素的 0.25％～0.5％普鲁卡因或利多卡因或生理盐水做局部浸润注射，以减少术中出血并便于剥离黏骨膜。切口用 11 号尖头切片从舌腭弓外侧翼下颌韧带稍内侧开始，绕过上颌结节的后内方至硬腭，沿牙龈缘 1～2mm 处向前切开黏骨膜到侧切牙，注意切口在硬腭应深达腭骨骨面，慎勿伤及腭降血管神经束，也勿超越翼下颌韧带外侧，以免颊脂肪垫露出。

(3)剖开腭裂裂隙边缘：沿裂隙边缘，自前方向后直抵悬雍垂末端，小心地将边缘组织剖开。软腭边缘，特别是悬雍垂部分的剖开应小心进行，刀刃必须锋利，因这部分组织十分脆弱，极易造成撕裂。

(4)剥离黏骨膜瓣：用剥离器插入松弛切口，向内侧剥离直抵裂隙边缘，将硬腭的黏骨膜组织与骨面分离。剥离黏骨膜瓣时，一般出血较多，可用盐水纱布(或加入适量肾上腺素液)填塞创口，紧压片刻即可。剥离黏骨膜组织瓣时，要求迅速准确，及时吸去血液，使手术区清晰；并应随时用压迫法止血，有活跃出血点时应及时缝扎止血，以减少手术中的失血量。

(5)拨断翼钩：在松弛切口的后端、上颌结节的后上方扪及翼钩位置，用剥离器拨断或用骨凿凿断翼钩。此时，腭帆张肌便失去原有张力，两侧腭瓣组织可松弛地被推向中央部，以减少软腭在中线缝合时的张力。

(6)腭前神经、腭降血管束的处理：要得到腭瓣的向后推移，延伸软腭的足够长度，以及进一步消除软硬腭交界处的张力，必须妥善处理该血管神经束。处理方法是将黏骨膜瓣分离后掀起，显露两侧腭大孔，用血管分离器或牙槽刮匙从腭大孔后缘细心插入，提起血管神经束根部，小心游离血管神经束 0.5～1.5cm，以消除其对腭瓣的牵制，称为血管神经束游离。也有人将腭大孔后缘骨质凿除，使血管神经束可向后部推移，但此种方法后推程度有限。

(7)切断腭腱膜：在软硬腭交界处将黏骨膜瓣拉向外后侧，显露腭腱膜，用细长弯头组织剪刀，沿腭骨后缘剪断腭腱膜。可视裂隙大小、需要松弛的程度决定切断或不切断鼻腔黏膜，这样可使两侧软腭鼻黏膜得到充分游离，并能在中央无张力下缝合。

(8)分离鼻腔侧黏膜：将弯剥离器沿硬腭裂隙边缘切口鼻侧面插入，并广泛分离，使两侧鼻腔黏膜松弛，能在中央缝合，以消灭鼻腔创面。分离时应注意剥离器刃应紧贴骨面，否则易穿破鼻腔侧黏膜。另一侧同以上步骤一样操作。

(9)缝合两侧腭黏骨膜瓣及软腭：向中央靠拢，后推与对侧组织瓣相接触后，用 0 号或 0～3 号细丝线将两侧组织瓣分层缝合。缝合应自前向后先缝合鼻腔侧黏膜，再缝合软腭肌层，最后由后向前缝合口腔侧黏膜。在硬腭区可采用纵形褥式与鼻腔侧黏膜兜底缝合加间断缝合，使两侧黏骨膜瓣内侧缘与鼻腔侧紧密贴合，防止黏骨膜瓣脱离骨面，保持腭穹窿的高度。

(10)填塞创口：用内包裹碘仿纱条的油纱布条填塞于两侧松弛切口中。填塞可以防止术后出血及食物嵌塞，并减少组织张力，以利于创口愈合。除翼钩凿断处外，应注意慎勿过度填塞，否则可造成松弛切口创缘外翻。

2. *单瓣术*　亦称后推或半后推术，适用于软腭裂。该方法由 Dorrance(1925)首先提出，此手术分为两期完成，间隔 2～3 个月。其操作如下。

(1)整个牙槽突的腭侧，做一个马蹄铁形切口。

(2)将切口所包括的黏骨膜掀起，形成一个舌状黏骨膜瓣。

(3)在瓣的蒂部，将两侧的腭后孔以及自孔内钻出的腭大血管、神经觅出；将腭大血管、神经在孔外切断，并在切断后立即用蚊式止血钳将血管神经束的断端塞入孔内，以便止血。

(4)止血后，将黏骨膜瓣缝回原处。

(5)Ivy在将黏骨膜瓣缝回原处以前，在瓣的创面进行游离植皮。第二期手术是正式的后推手术，其操作如下。①第一期手术的切口，将黏骨膜瓣再次掀起。②将软腭的腭腱膜及其后面的鼻黏膜，横行剪断，使其与硬腭的后缘完全分离。③将两侧的钩突截断。④将裂隙两侧的黏膜纵行剖开，并将裂隙两侧的组织分为鼻黏膜、肌肉和口腔黏膜等3层，分层缝合。⑤将硬腭的黏骨膜瓣和软腭，整块地向后推移，使软腭的鼻侧面很自然地与咽后壁贴合(形成腭咽闭合)；然后，将黏骨膜瓣的前缘与硬腭后缘的剩余软组织缝合；结果，整个腭部的长度即被加长。⑥手术后，可用一个预制的腭托保护腭部。

后经张涤生(1954)改进，由二次手术变为一次完成。其手术方法为：先在一侧翼下颌韧带稍内侧起，绕过上颌结节的内后方，距牙龈缘2～5mm处沿牙弓弧度做一弧形切口，至对侧翼下颌韧带稍内侧为止，然后剥离整个黏骨膜瓣。此种切口，不能切断腭前神经、腭降血管束，只宜游离之。如前端的弧形切口在乳牙尖牙部位(成年人在前磨牙部位)即弯向对侧，称为半后推切口。此类切口，由于腭瓣较小，故可将血管神经束切断，并结扎之。

依上法拨断翼钩，并将腭腱膜或连同鼻侧黏膜剪断，这时整个上腭黏骨膜瓣就可以向后方推移，从而达到延长软腭的目的。然后将裂隙边缘剖开形成创面，分层缝合软腭。如果硬腭后缘鼻侧黏膜不剪断，可在软腭裂隙两侧鼻侧黏膜做“Z”形黏膜瓣交叉，以延长鼻侧黏膜。最后将黏骨膜瓣前端与腭骨后缘的膜性组织缝合数针，以固定黏骨膜组织瓣。用碘仿纱条油纱布填塞两侧切口及腭骨组织暴露创面，敷料可用缝线(或护板)固定之。

3. *Veau-WardilI-Kilner手术*　Kilner于1937年在英国的《进修外科》杂志发表其手术。由于他们在手术时都用法国腭裂大师Veau的犁骨黏骨膜，所以现在医家称其手术为Veau-Wardill-Kilner手术。手术的步骤如下。

(1)先在裂隙两侧做裂缘切口和松弛切口，然后分别在2组切口的中部再各做一斜切口。

(2)将切口所形成的4个三角形黏骨膜瓣和2个鼻腔黏膜瓣掀起。注意，近中侧的鼻腔黏骨膜瓣为Veau的犁骨瓣。

(3)在4个三角瓣的2个后三角瓣的蒂部分别找出腭大孔，并将由腭大孔钻出的腭大血管神经束拉出一定的长度。再分别将位于腭大孔后外侧的钩突截断。

(4)将鼻腔黏膜缝合。

(5)按V-Y改形术，将4个三角形黏骨膜瓣缝合，加长腭部的长度。Kilner在裂隙较宽，缝合有困难时，尚自松弛切口沿着截断的钩突的翼内板的内侧面，向下深至颅底，将Emst间隙(咽上缩肌与翼内肌之间的疏松结缔组织间隙)分开，使软腭的肌肉尽量向中线移动，减少中线处缝合的张力。

4. *两瓣术*　又称两瓣后推术。该方法是在Von Langenbeck法的基础上加以改良发展而来，是多瓣法中最常用的手术方法，可达到关闭裂隙、后推延长软腭长度的目的。该法适用于各种类型的腭裂，特别是完全性腭裂及程度较严重的不完全性腭裂。其手术方法为：修复完全性腭裂时，切口从翼下颌韧带内侧绕过上颌结节后方，向内侧沿牙龈缘1～2mm处向前直达裂隙边缘并与其剖开创面相连。修复不完全性腭裂时，可根据腭组织多少，使切口到尖牙或侧切牙处即斜向裂隙顶端而呈“M”形，然后剥离黏骨膜组织瓣，剖开裂隙边缘，拨断翼钩，分离鼻侧黏膜，剪断腭腱膜，最后缝合。

5. *犁骨黏膜瓣手术*　单侧完全性腭裂，由于健侧与鼻中隔犁骨紧连，不可能在该侧显露和分离鼻腔黏膜。此时，硬腭鼻侧面的关闭就不可能是两侧鼻黏膜相对缝合，而必须将健侧犁骨黏膜瓣向上翻转，使创缘与患侧鼻侧黏膜缝合，以封闭鼻腔侧创面，称为“犁骨黏膜瓣手术”。

以前，犁骨黏膜瓣手术常与唇裂修补同时进行，以先整复硬腭的缺损，目前则常作为腭裂手术关闭鼻腔创面的组成部分，很少单独施行。犁骨黏膜瓣手术的方法是：在健侧腭瓣形成后，沿裂隙边缘的切口，用扁平剥离器直插入犁骨骨面，即可容易地将犁骨黏膜分开；再在犁骨后缘向颅底方向做斜形切口，形成梯形瓣，则犁骨黏膜瓣即可翻转向对侧接近，与对侧鼻侧黏膜缝合，关闭鼻腔创面。

修复双侧完全性腭裂时，在犁骨上做双“Y”形切口，剥离后形成双侧犁骨黏膜瓣，与两侧裂隙之鼻腔侧黏膜相对缝合，关闭鼻腔侧创面。

如为单独施行犁骨瓣手术，则需先在健侧腭部与犁骨交界处切开，缝合时患侧裂隙边缘亦需剖开并稍加分离，然后将犁骨黏膜瓣插入此间隙中与患侧瓣边缘相对缝合数针即可。

6. *提肌重建手术*　Braithwaite在1964年的"汉堡腭裂会议"上曾作如下的报告：①腭帆提肌和腭咽肌在腭裂修复手术中为最重要。另外还有一个肌肉，即咽上缩肌也很重要。上方的2个腭帆提出肌自其起点的颅底颞骨岩部向下，向前止于软腭；在软腭内形成"提肌吊带"。下方的2个腭咽肌自其起点的喉咽腔后壁的外侧，向上、向前也止于软腭；在软腭内形成腭咽肌吊带。后方的2个咽上缩肌，自其起点的颅底部向下、向前止于腭咽部两侧的钩突和翼下颌缝。②说话（和吞咽）时，2个吊带的肌肉都发生收缩，将软腭向上提起，同时又将其向后牵拉，与咽后壁的咽上缩肌接触。③在此同时，腭咽部两侧的咽上缩肌还向中线移动，使咽腔缩小。因此即形成严密的腭咽闭合。显然，如果腭帆提肌和腭咽肌被腭裂的裂隙分开，则腭咽闭合即不能形成。

7. *软腭逆向双"Z"形瓣移位术*　Furlow（1978）报道通过口腔面和鼻腔面的2个方向相反、层次不一的"Z"形黏膜肌瓣交叉移位，以达到肌纤维方向复位和延长软腭的目的。该法适用于裂隙较狭的各类腭裂和腭裂术后腭咽闭合不全，或先天性腭咽闭合不全者。其操作方法为：剖开裂隙边缘后，在口腔黏膜面的裂隙两侧各做一个成60°的斜形切口，形成"Z"组织瓣，蒂在前面（近硬腭）的组织瓣切口仅切开口腔黏膜层，蒂在后方（近软腭游离末端）的组织瓣切口应切断肌层达鼻腔侧黏膜。分离后，在口腔侧即已形成2个层次不一的对偶三角组织瓣。然后在鼻腔面做2个方向与口腔面相反的斜形切口，以形成鼻腔侧两个层次不一的对偶三角组织瓣，即蒂在前面的鼻腔黏膜瓣与蒂在后面的鼻腔黏膜肌瓣。最后分别将鼻腔面和口腔面的对偶组织瓣交叉移位缝合，裂隙两侧的肌纤维方向也将随组织瓣的移位交叉而恢复到水平位，并相对重叠近似正常。同时由于"Z"形组织瓣的交叉，还达到了延长软腭的目的。

8. *岛状瓣手术*　该方法由Millard（1962）首先报道，主要用于封闭腭裂后推修复术时因剪断腭腱膜和鼻侧黏膜后在软硬腭交界处形成的菱形创面，以防止该部位创面愈合瘢痕挛缩致软腭继发性缩短，影响软腭长度。其方法为：按单瓣或两瓣后推术操作形成腭部舌形黏骨膜瓣或两大黏骨膜瓣剥离后，剪断腭腱膜及鼻侧黏膜，将黏骨膜瓣连同软腭后推，即在硬腭后缘的鼻侧形成一菱形创面。单瓣法：将单瓣的两侧血管神经束再充分游离后，在瓣的前端两侧各做一由前向后的斜形切口，小心勿切断血管神经束，则形成带两侧血管神经束的双蒂菱形岛状组织瓣。两瓣法：在健侧黏骨膜瓣前端的外侧做一由后向前的斜形切口，同样勿切断血管神经束，即形成带血管神经束的单蒂岛状组织瓣，将岛状瓣向后翻转，使其黏膜面在鼻腔侧、创面向口腔侧，缝合于硬腭后缘黏膜缺损区，以达到消灭鼻腔创面的目的。该方法应与腭裂修复术同时进行，修复软腭裂或不完全性腭裂时，硬腭部位的舌形切口应前移到切牙孔，即可利用硬腭前区的黏骨膜做岛状组织瓣，后区的黏骨膜组织可后推。

修复完全性腭裂时，健侧瓣的前端组织做岛状组织瓣后，硬腭前区的裂隙可利用犁骨黏膜瓣修复，同时患侧的黏骨膜瓣前端稍向健侧推进，覆盖裂隙口腔侧创面。应注意，该方法不适宜在1－2岁幼儿时期进行，以免手术创伤和硬腭区裸露创面影响患儿的颌骨发育。

四、术后处理

1. 腭裂手术结束，须待患儿清醒后方可拔除气管内插管。拔管后患儿往往有一嗜睡阶段，因此回到病室或复苏室后，仍应按未清醒前的情况护理：严密观察患儿的呼吸、脉搏、体温；体位宜取平卧、头侧位或头低位，以便口内血液、唾液流出，并防止呕吐物逆行性吸入。在嗜睡时可能发生舌后坠，妨碍呼吸，可放置口腔通气道，必要时给予氧气。如发现患儿哭声嘶哑，说明有喉头水肿，应及时用激素治疗并严密观察呼吸。发现有呼吸困难时应及时行气管切开术，防止窒息。对术后高热应及时处理，预防高热抽搐、大脑缺氧而导致意外发生。

2. 注意术后出血。手术当天唾液内带有血水而未见有明显渗血或出血点时，局部无须特殊处理，全身可给予止血药。如口内有血块，则应注意检查出血点；少量渗血而无明显出血点者，局部用纱布压迫止血。如见有明显的出血点应缝扎止血；量多者应回手术室探查，彻底止血。

3. 患儿完全清醒4h后，可喂少量糖水，观察30min，没有呕吐时可进流质饮食。流质饮食应维持至术后2～3周，半流质1周，1个月后可进普食。

4. 每日应清洗口腔，鼓励患儿饮食后多饮水，保持口腔卫生和创口清洁。严禁患儿大声哭叫和将手指、玩具等物纳入口中，以防创口裂开，术后 8～10d 可抽除两侧松弛切口内所填塞的碘仿油纱条，创面会很快被肉芽和上皮组织所覆盖。腭部创口缝线于术后 2 周拆除；如线头感染，可提前拆除；如患儿不配合，缝线可不拆除而任其自行脱落。

5. 口腔为污染环境，腭裂术后应常规应用抗生素 3～5d，预防创口感染。如发热不退或已发现创口感染，抗生素的应用时间可适当延长。

6. 患儿在手术后 4～6d，若无特殊情况可以出院。出院后，患儿的父母或其他监护人应有意地多与患儿交谈，让其主动地发音和说话。同时，尚可让患儿每日做吹肥皂泡、吹气球和吹口琴等游戏。

7. 在患儿手术后 12～18 个月可返院，来语言治疗室复查。此时最好有手术者、语言病理学家和口腔矫形科医师在座。手术医师可向患儿父母或监护人询问患儿吹肥皂泡、气球或口琴的情况，询问其饮用流体饮食时，有无液体自鼻孔流出；询问其是否主动愿意发音和说话；发音和说话是否正确。

五、手术并发症

1. 咽喉部水肿　由于气管内插管的创伤和压迫，以及手术对咽部的损伤，都可能导致咽喉部水肿，造成呼吸和吞咽困难，甚至发生窒息。防治措施为：根据患儿年龄选择适宜大小的插管，防止导管对气管壁的持续性压迫；插管动作要轻巧，减少创伤；手术时，尤其是行咽成形术时操作应仔细、轻巧，止血要彻底，以减少对组织的损伤和血肿形成；术后给予适量激素，可减轻或防止其发生，必要时应做气管切开。

2. 出血　腭裂术后大出血并不多见，但在幼儿患者，虽有小量出血，亦能引起严重后果，故术后应严密观察是否有出血现象。术后的早期出血(原发性出血)多因术中止血不全所致。出血部位可来自断裂的腭降血管、鼻腭动脉、黏骨膜瓣的创缘，以及鼻腔侧暴露的创面。术后后期的出血(继发性出血)，常由于创口感染而引起。

如发现出血，先要查明准确部位和出血的原因。如为渗血，可用明胶海绵或止血粉、止血海绵，或浸有肾上腺素的小纱布做局部填塞和压迫止血。如出血在鼻腔侧创面，可滴入 1％麻黄碱溶液数滴，或以浸有麻黄碱液的纱条填塞和压迫止血。发现有明显的出血点时，应及时缝扎止血。如查明是由于凝血因素障碍而引起的出血，应输鲜血，并给予相应的止血药，如维生素 K，或维生素 K_3、酚磺乙胺(止血敏)等。

3. 感染　腭裂术后严重感染极少见，偶有局限性感染，可因创缘缝合过密或缝线过粗，影响创缘血供及线头反应发生创口部分或全层裂开而穿孔。严重感染者可见于患儿抵抗力差、手术操作粗暴、对组织损伤太大等原因，为此术前必须对患儿进行全面检查，在健康状况良好时方可手术。术中对损伤小的组织，创缘缝合不宜过密，缝线以 0 号或 3-0 号线为宜。术后注意口腔卫生，鼓励患儿饮食后喝水，防止食物残留创缘，常规应用抗生素 3～5d。

4. 鼻腔通气不畅或睡眠时打鼾、屏气而突然惊醒　此类现象多发生于咽后壁瓣成形术或腭咽肌瓣成形术后，因局部组织肿胀引起，随组织肿胀消退，呼吸可逐渐恢复正常。如果是由于咽后壁组织瓣过宽，伤口愈合后，整个咽后壁与软腭粘连，两咽侧孔消失或腭咽肌瓣转位后新形成的咽腔孔过小而导致鼻腔不通气，平时只能用口呼吸，睡眠时严重打鼾，频繁出现突然惊醒、屏气或呼吸暂停等症状，则在做咽成形术时，咽后瓣大小设计的适当就显得非常重要。腭咽肌转位后形成的新咽腔口以直径 1.5cm 为宜，这样就可避免发生永久性鼻腔不通气，如一旦发生，需再次手术矫治。

5. 创口裂开或穿孔　腭裂术后创口可能发生裂开或穿孔，常位于硬软腭交界及悬雍处，也可能发生在硬腭部位；亦有极少数情况是创口全部裂开。其原因常为两侧黏骨膜瓣松解不够，软腭部血管神经束游离不足，或翼钩未凿断、腭帆张肌未松弛等，阻碍了组织瓣向中线靠拢，从而使缝合张力过大；也可因吞咽动作使软腭不断活动，加之硬软腭处组织菲薄，鼻腔侧面裸露，极易遭受感染等，导致软硬腭交界处创口复裂或穿孔。在悬雍垂处创口裂开，常由术中组织撕裂或缝合不良等原因造成。

较小的术后穿孔，常可随创口愈合而自行缩小闭合。腭裂术后穿孔不论大小，都不要急于立即再次手术缝合，因组织脆弱，血供不良，缝合后常会再次裂开。一般以手术后 6 个月至 1 年行二期修复为好。

硬腭中部穿孔的修补方法是先切除瘘孔周围瘢痕组织，形成新鲜创面；然后在瘘孔两侧靠近牙槽突内侧，各做一松弛切口，将所形成的黏骨膜瓣向中线推移拉拢缝合，两侧松弛切口处所遗留的创面，用碘仿纱条填塞。手术应由有经验的医师操作，由于松弛切口减张不足，有可能再次裂开。

位于一侧较小的穿孔，可用局部黏骨膜瓣转移法修复。为行双层修复，可利用瘘孔边缘为蒂的向鼻侧翻转的黏膜瓣作为鼻腔面衬里。

位于硬软腭交界处的穿孔，可按不完全腭裂修复法作“M”形切日，形成2个较大的黏骨膜瓣，再将瘘孔周围近边缘处的瘢痕组织切除，将两侧黏骨膜瓣向中线处移动缝合，并用碘仿纱条填塞所遗留的创面。

对于有较大穿孔或几乎全部裂开的病例，常需要按腭成形术方法重新整复。

（尹宁北）

第九节　先天性唇腭裂整复术后继发畸形

一般的唇裂，包括单侧唇裂和双侧唇裂，经过修复手术治疗以后，大多都有良好的治疗效果，不过也有少数，其治疗效果却尚不能令人满意。后者的发生原因有五：①患儿的年龄甚小，有些畸形要素尚不明显，以致施行手术时未将畸形全部修复；②手术者的经验不足或对手术方法尚未能完全掌握，以致手术发生错误；③手术方法本身具有缺点；④畸形本身比较严重，在一次手术的范围内，不可能将畸形彻底修复；⑤手术当时并无畸形，以后随着唇部、鼻部和上颌骨的不断生长，新的或继发的畸形才相继出现。最后2个原因是手术后畸形的常见原因。通常手术后的畸形也称为继发畸形。

为了提高唇裂手术的治疗效果和纠正或补充一期手术治疗的不足，施行二期、三期或更多期的手术修复也是一项重要的工作。本章将把单侧唇裂和双侧唇裂的唇部和鼻部的继发畸形的发生机制（原因）、预防要点和修复手术，以及手术的年龄、麻醉和牙与牙槽嵴畸形的修复等问题讨论于后。

手术时机：一般常见的继发畸形大多都是属于单侧唇裂的较轻的手术后畸形。这些畸形可以而且应该在患儿入学以前给予修复。最早可在一期手术后3～6个月。早期修复可以避免患儿在精神发育过程产生变态心理。不过，有些较重的或属于双侧唇裂的手术后畸形，则还是最好等待患儿稍长，或至少年之时，才进行修复。因为这些畸形，很多都是随着发育而产生的畸形，它们在过早之时，常不十分明显。另外，过早地矫正这些发育畸形，有时也可能妨碍患处的继续发育。值得注意的是，对于唇裂术后继发鼻畸形，如果较轻，手术较小可以早期手术；如果需要进行骨、软骨的全面调整，鼻中隔的矫形，则应该等到鼻子发育成熟后在进行手术。一般女性11－12岁，男性14岁左右鼻子发育成熟。

单侧唇裂术后继发畸形的修复：唇裂术后继发畸形表现在唇部和鼻部以及上颌骨的畸形，但又因人而异，而且同一种畸形的程度各不相同，所以手术十分复杂而又灵活。首先要找出所有存在的畸形或缺陷，并逐一加以纠正，这样最终才能得到较满意的效果，故二期手术可能要做2次或多次。先将正常人和唇裂修补术后患者的唇鼻部外形进行对比，就会发现前者生动，富有立体感；而后者却平坦，缺少丰满、微翘且线条轮廓分明的外形。因此，单纯使两侧对称并减少瘢痕，这样的二期修整是绝对不够的。而必须做移位组织的彻底游离及复位、口轮匝肌的功能性复位，以及再造凹陷的人中凹和隆起的人中嵴，加深患侧鼻唇沟近中侧凹陷的鼻唇沟三角；还要使唇弓上略凹陷的沟状线连续起来，这样在侧面观时唇红微微翘起；此外，还需将塌陷的鼻翼软骨复位固定，同时要注意到鼻小柱、鼻底以及鼻孔的形态完整。这些易被忽视的畸形的纠正，其实对唇裂患者外形接近正常是很重要的。

单侧唇裂的继发畸形较多，有：上唇过紧、上唇过松、瘢痕增生、红唇不显、红唇凹陷、朱缘不齐及朱缘弓消失等。一般的单侧唇裂手术后畸形，大多都是同时兼有数个继发畸形。例如，上唇过松的患者大多都在同时兼有红唇凹陷、朱缘不齐和鼻孔过大等继发畸形。不过，为了叙述方便，在此还将把这些继发畸形分别论述。

（一）上唇过紧

上唇过紧是单侧唇裂手术后继发畸形当中最严重的一个畸形，所幸现已不多见。这种畸形的特征是修复后的上唇在纵的方向过长，在横的方向过窄。

1. *原因*　上唇过紧的发生原因主要是第一次手术时的裂缘切口距离裂隙的边缘过远，以致将有用的上唇组织切除过多所致。

2. *治疗*　上唇过紧的较轻者可用Brown（1941）的上唇前移手术矫正。此手术的操作步骤如下。

（1）上唇外面，沿着旧裂缘切口（缝合切口的瘢痕)将上唇的全厚切开。

(2)在上唇里侧面,沿旧的松弛切口瘢痕将唇牙槽沟的黏膜切开。

(3)在松弛切口的 2 个外端,再做 2 个垂直的短切口。

(4)将松弛切口和短切口所形成的 2 个单蒂黏膜肌肉瓣向前方转移,然后在前移的位置相对缝合。

(5)最后,将上唇的全厚分层缝合。

前移手术可将上唇里面的唇牙槽沟加深,同时又可将上唇的黏膜向前移动,故其结果,可使上唇的下半部不仅比较手术前更为松动,而且还稍向前方翘起,因而上唇过紧的情况即可获得一定程度的矫正:上唇过紧较重的患者,由于其上唇组织缺损过多,上唇的人中嵴、人中凹和朱缘弓全不存在,不可能用上唇的局部组织取得满意的继发畸形修复。比较可行的方法是用 Blair 和 Letterman(1950)的交叉唇瓣进行修复。这类患者的下唇组织相对较多,其下唇正中的红唇组织丰富;红唇下方的白唇有一凹窝。将此处的下唇组织转移至上唇,可以恰好恢复上唇缺失的朱缘弓、人中凹和人中嵴(摹拟)。不过,有一事必须注意,即在手术时不要顾及上次手术瘢痕的存在,要在上唇的正中,全层切开,此手术的步骤如下:①在上唇正中全层切开。②将低矮的鼻小柱向上推移。再按上唇缺损的大小,在下唇正中形成一个 Abbe 唇瓣。③将 Abbe 唇瓣缝合在上唇正中的缺损处。④2 周后进行断蒂。最后修整上唇和下唇。

(二)上唇过松

上唇过松的主要症状有四:一是上唇在纵的方向过短;二是上唇在横的方向过长;三是上唇缝合处的组织较薄;四是红唇的表面或下缘有缺裂和凹陷畸形。

1. 原因　发生上唇过松的主要原因是第一次手术时的裂隙切口,过于接近裂隙边缘,以致未能达到应有的厚度;其次的原因则是第一次手术时未将唇裂的肌肉层缝合。

2. 治疗　上唇过松是手术后畸形中最轻和最易矫正的畸形。矫正的方法是选择一个适当的单侧唇裂修复法,再做一次唇裂修复手术。有些程度较轻的上唇过松畸形,如果没有红唇畸形,亦可不予矫正。

(三)瘢痕增生

上唇修复后的瘢痕增生畸形常有两种形式,即凸起的瘢痕疙瘩和扁而且宽的缝线瘢痕。前者的发生原因是手术后伤口曾有感染或缝合过紧;后者则是由于缝合时曾用大针、粗线、宽缝扣和紧结扎等不正确方法缝合裂隙所致。这种畸形的较轻者可用瘢痕切除,直接缝合法矫正。不过,较重者则无论使用何种方法都是很难获得满惠的改正。因此,瘢痕增生的最好的治疗方法即是注意预防其发生。

(四)红唇不显

正常上唇的红唇常是较宽、较松,并且稍向前方翘起(外翻),因而就比较明显。手术时若将红唇切除过多,则缝合后的红唇即有与正常恰恰相反的情况,即红唇表现过少、过窄、过紧、过于向后收缩(内翻),因而就很不明显。红唇不显这一情况不但有损外观,而且妨碍唇部的功能。

治疗红唇不显的方法有二:①Brown 的上唇前移手术;②Gillies 的朱缘再造手术。后者是将上唇里面的黏膜用带蒂移植的方法转移至上唇外面,补充外面红唇的不足。不过,这 2 个方法在实际上尚都不能使畸形获得满意的矫正,因为整个上唇过紧和向后收缩的情况并未得到改正。因此,红唇不显的最好的疗法即亦是预防。预防的要点是在第一次手术时,要尽量爱惜红唇组织,在原则上,要使红唇宁可过多,不可过少。

(五)红唇凹陷

唇裂修复后的瘢痕若为一条直线,则瘢痕的收缩有时即可使红唇发生凹陷畸形。治疗红唇凹陷时,要注意不切除过多的红唇组织,以免手术后又发生红唇过紧的情况。

较轻的红唇凹陷畸形,可用 V-Y 改形术在局部进行治疗。较重的红唇凹陷畸形,最好用曲线缝合术治疗。严重的包括有白唇畸形的红唇凹陷畸形,有时需要重新施行一次单侧唇裂修复手术,方能得到满意的疗效。

(六)朱缘不齐

修复唇裂之时,如果未将分裂的口轮匝肌的纤维准确地缝合,则即使曾将皮肤和黏膜准确地缝合,手术后红白唇交界的朱缘亦可发生参差不齐的畸形。此种畸形的较轻者,可用红唇和白唇的对偶三角瓣换位术(Z 改形术)矫正。不过,较重者则需用再切开和再缝合的方法或另做一次单侧唇裂缝合手术,进行矫正。

(七)朱缘弓消失的畸形

朱缘弓消失的重要表现是手术后的朱缘不呈

一个弓形曲线。发生这种畸形的主要原因是手术时所用的手术方法本来就有不能产生朱缘弓的缺点。时常采用不能产生朱缘弓的手术方法来修复唇裂的学者 Brown 认为,朱缘弓的有无并不十分重要,必要时可用胭脂涂出一个朱缘弓。不过,绝大多数的患者和医师均认为,修复后的上唇,如果不具一个弓形朱缘,究竟仍是美中不足。

为了改正这种美中不足的情况,Gillies 曾建议施行一个朱缘弓再造手术。

1. 在红唇上方的白唇,做一个弓形的皮肤切口(此切口的位置是将来的朱缘弓的朱缘嵴)。

2. 将切口与红唇之间的窄条皮肤切除。

3. 通过切除的创面,向红唇做广泛的潜行分离。

4. 将红唇的黏膜与白唇的弓形切口缝合。

注意,施行以上的朱缘弓再造手术时,务必使红唇与白唇的缝合不带张力。有需要时,可在上唇里面做 1 个松弛切口,减少缝合处的张力。因为缝合处的张力如若过大,则再造的朱缘弓将有瘢痕增生,出现比较修复前犹不美观的结果。此外,有些朱缘弓消失的患者还可用 LeMesuries 朱缘弓再造术进行治疗。

(八)单侧完全唇裂鼻部继发畸形

常见的单侧完全唇裂鼻部继发畸形较多。即有:鼻尖不正、鼻孔过大、鼻孔过小、鼻翼下陷、鼻孔底部缺裂、鼻翼基底过低、鼻孔内皱襞、鼻小柱歪斜、鼻下部歪斜及鼻全部歪斜。这些继发畸形的修复如下。

1. 鼻尖不正　鼻尖不正的主要症状有二:一是鼻尖偏向健侧;二是患侧的鼻尖部和鼻孔边缘都向下前方移位。这种畸形本是单侧唇裂在一期手术以前已有的畸形,由于手术时未将畸形彻底矫正所致。施行二期手术时,可根据患鼻的具体情况和患者的年龄而分别选用 Ivv 手术、Berkellev 手术和鼻软骨整形手术,进行矫正。

(1)Ivy 手术,亦称 Kilner 手术:它适用于年龄较小、畸形较轻,和鼻尖患侧皮肤较多的患者。它的主要操作是在鼻尖的患侧,沿鼻翼边缘,切除一块新月形的皮肤,然后将伤口缝合。

(2)Berkelley 手术:Berkelley 手术适用于年龄较小、畸形较轻,但鼻尖患侧皮肤不多的患者。它的操作步骤如下:①鼻尖至鼻小柱的基底做一个垂直的正中切口;②通过切口,显露左右两个鼻翼软骨;③将向下前方移位的患侧鼻翼软骨(内侧脚)提起,与健侧的鼻翼软骨(内侧脚)缝合;④皮肤切口缝合。

(3)鼻翼软骨整形术:畸形较重和年龄较大的患者,由于其鼻翼软骨较厚、硬,更富于弹性,不似幼儿的鼻翼软骨那样较薄、较软、弹性比较不强,因而就不能使用简单缝合的方法将畸形彻底矫正。这类患者须用鼻软骨整形术进行修复。①鼻尖部下方做一蝶形切口。②通过切口,显露两侧鼻翼软骨。在直视之下,先将健侧的鼻翼软骨,在其内侧脚与外侧脚的交界处剪断;然后将患侧的鼻翼软骨,在其应该陆折的地方剪断。③先将 2 个鼻翼软骨的内侧脚缝在一起,矫正患侧鼻尖部过低的情况。④再将两侧鼻翼软骨的外侧脚缝合,矫正患侧鼻尖向健侧歪斜的情况。⑤将皮肤切口缝合。

2. 鼻孔过大　鼻孔过大的主要表现是鼻孔过宽、过扁、与健侧不相对称。产生这种畸形的原因有二:一是手术时未将患侧鼻翼的基底彻底游离(患侧鼻翼的基底仍旧附着在上颌骨的梨状凹的边缘)。因而不能从过度外展的畸形位回复到正常位;二是手术时鼻孔裂两侧的切口过于接近裂隙,保留了过多的皮肤。

对于第一种原因所产生的畸形,在施行二期手术时,应该先将患侧鼻翼的基底游离,然后再在鼻孔底部做 Z 改形术进行矫正。

对于第 2 种原因所产生的畸形,在施行二期手术时,可在鼻孔底部重新正确地选出 A 点和 A′点,并适当地切除一小块荚形的皮肤组织,然后缝合。

3. 鼻孔过小　鼻子过小的常见症状是鼻子在横的方向过窄,在纵的方向过长。发生这种畸形的主要原因是第一次手术时,鼻孔裂两侧的切口过于远离裂隙(A 点和 A′点距离裂隙过远),切除了过多的皮肤组织所致。施行二期手术时,可先将鼻孔底部切开,再在鼻翼外侧(颊部)做 1 个三角形皮瓣,最后将皮瓣用 Z 改形术的方法,移至鼻孔底部,补充鼻孔底部皮肤组织的不足。

4. 鼻翼下陷　鼻翼塌陷畸形常与鼻尖不正的畸形同时发生,故在治疗时,须与后者同时矫正。矫正的方法较多,最简单的是 Ivy 法,即在鼻尖和鼻孔上缘切去 1 块三角形组织,然后将切口缝合。

在临床上,有些鼻翼塌陷畸形时常伴有“上唇过短”的畸形。后者是一个假象。在鼻翼塌陷被改正以后,上唇过短的情况往往就不再存在。

日本鬼琢卓弥的方法对鼻翼塌陷的畸形进行矫正,效果良好,方法如下。

(1)在患侧鼻翼向下前方突出处，沿鼻孔的边缘形成 1 个三角形皮瓣，瓣的蒂部位在近中侧，其宽度应不小于 2～3mm。

(2)将鼻孔边缘的切口向下延长至鼻小柱的基底和鼻孔的底部。

(3)将在鼻孔边缘形成的三角瓣向下旋转，移植至鼻小柱的基底和鼻孔的底部。

(4)将供瓣处的创面直接缝合。

注意，在鼻子边缘的三角瓣向下旋转时，旋转处(瓣的蒂部)时常出现一个猫耳状凸起。这个凸起对于组织先天缺少的鼻小柱基底部甚为有利，它不仅不增加鼻部的畸形，反而可以矫正鼻部的畸形。

5. 鼻孔底部缺裂　发生鼻孔底部缺裂的原因有二：一是第一次手术的范围并未包括鼻子底部即未被修复；二是第一次手术的范围虽曾达到鼻孔底部，但将底部的组织切除过多，以致缝合后由于张力过大而发生复裂。

治疗时，对于第一种原因所产生的底部缺裂可用下法以矫正：①沿缺裂的两侧做切口；②将缺裂两侧的组织潜行分离；③将缺裂分皮肤和皮下 2 层缝合。对于第 2 种原因所产生的底部缺裂，则须先在鼻孔外侧形成 1 个三角形皮瓣，再将皮瓣转移至鼻孔底部，补充底部组织的不足。

6. 鼻翼基底过低　发生鼻翼基底过低的原因有二：一是第一次手术时未将鼻翼做向内的旋转和向上的提升；二是患者的唇裂是较宽和较重的三度裂，其患侧上颌骨的梨状凹亦有发育不全的情况。

治疗时，对于第 1 种原因所产生的畸形可用 V-Y 改形术，将过低的鼻翼基底向上推移。不过，施行 V-Y 改形术时，Y 形缝合后的直线瘢痕，有时可将鼻翼向下牵拉，使其再度回到手术前的过低的情况。为了避免发生这种情况，Limberg 在手术时，常将 V 形瓣向鼻孔内旋转，缝成 Z 形。另外，鼻翼基底过低的畸形，如果同时还兼有鼻孔过大的畸形，则修复时，可在鼻孔底部形成一个皮瓣，将皮瓣向外旋转 90°，也缝成 Z 形。在此还应指出，有些比较严重的鼻翼基底过低畸形，在使用 V-Y 改形术之时或在 Z 改形术治疗以后，尚需施行骨或软骨移植术方能获得满意的效果。对于第 2 种情况(患侧上颌骨梨状凹处有凹缺)，需用肋骨移植术将下陷的鼻翼基底垫高来矫正。

7. 鼻孔内皱襞　鼻孔内皱襞是鼻孔内有皱襞堵塞的一种畸形和功能障碍。这种畸形是用 Blair 法修复单侧唇裂之时，常见的一种手术后畸形。发生这种畸形的主要原因是手术时，牺牲鼻孔内的皮肤组织过多，以致鼻翼软骨在相形之下出现过多所致。不过，Brown 则认为这种畸形的发生是由于手术时未将鼻翼软骨与其表面的皮肤组织充分分离所致。实际上，按照 Blair-Brown 的手术方法，在鼻翼软骨和其表面皮肤之间曾做广泛分离的病例，有时亦出现这种畸形。发生这种畸形的另一个原因可能是由于鼻翼在横的方向，其软骨组织较多，皮肤组织较少；在纵的方向，软骨较少，皮肤较多，以致从外展的位置向内侧弯转形成鼻孔时，过多的软骨即在鼻孔内形成皱襞，堵塞鼻孔。矫正时，可在横的方向将皱襞切开；再在切口的前后各形成 1 个三角形组织瓣；然后用 Z 改形术的方法，将 2 个三角瓣换位，使在横的方向过多的软骨组织被转移到纵的方向，将皱襞消除。

8. 鼻小柱歪斜　鼻小柱歪斜也是单侧唇裂手术前已有的一个畸形，在手术时未将这个畸形彻底矫正所致。施行二期修复时，可在鼻小柱基底做一 Z 改形术，进行矫正。

9. 鼻下部歪斜　鼻下部歪斜是比较广泛的单侧完全唇裂鼻部继发畸形。其具体表现是：①患侧的鼻翼塌陷；②患侧的鼻孔扁平；③鼻小柱偏向健侧；④鼻尖向下向前移位，并且也偏向健侧。这些畸形本来都是单侧唇裂原有的畸形。手术后又再出现这些畸形，其原因主要是手术时未将这些畸形彻底矫正所致。

(1)鼻孔内鼻翼软骨整形术：这类患者如果年龄较小(学龄前)，可采用鼻孔内鼻翼软骨整形术，进行矫正。操作步骤如下。①患侧鼻孔内，沿鼻翼软骨的上缘和下缘，各做一半环行切口。②将一小剪，自鼻翼软骨下缘(鼻孔边缘)的切口插入，由鼻翼软骨上缘的切口钻出，使鼻翼软骨与其表面的皮肤分离。③用同一小剪，按照健侧鼻翼软骨的弯折处，将患侧鼻翼软骨剪断，以便它在相同处发生弯折。患侧鼻翼软骨若有过宽的情形，可用小剪将过宽的部分剪去，使两侧的鼻翼和鼻孔大小对称。④用褥式缝合法，将鼻翼软骨的内侧脚与鼻尖部的皮肤贯穿缝合。⑤再用同样的缝合方法，将鼻翼软骨的外侧脚与鼻翼的皮肤贯穿缝合。⑥有需要时，可再做 1 个褥式缝合，将鼻小柱和鼻翼的基底贯穿固定。

(2)鼻外进路鼻整形术(andrson-ries)：这类患者如果年龄较大(15－16 岁)可采用鼻外进路鼻整

形术进行矫正。鼻外进路鼻整形术是美国J. R. Anderson和W. R. Ries(1986)在整形外科医师们奉为经典的Joseph鼻内进路鼻整形术盛行多年以后,提出的一个鼻部美容外科手术:此手术的优点在于它可将鼻部的软骨充分暴露,使手术者可以更准确地对鼻部畸形进行矫治(Joseph手术是在盲视之下,进行鼻整形手术)。它的唯一缺点是它在鼻小柱下部皮肤所作的短横切口不能隐蔽。关于这点,在美容外科必须取得患者同意。不过,在单侧完全唇裂鼻部继发畸形的矫治工作中,如果事先向患者说明,大多都可取得患者的谅解和同意。现将Anderson-Ries手术对鼻下部歪斜的手术步骤列述如下。①鼻小柱下部(鼻翼软骨内侧脚的下端)做一弧形横切口,切开皮肤至皮下的软骨。②在鼻小柱的两侧分别做垂直切口,深达软骨,并与鼻小柱下部的横切口相连接。③由垂直切口向外,分别沿两侧的鼻孔边缘(鼻翼软骨外侧脚的前缘)伸延切口。④通过以上切口,将鼻下部的皮肤掀起,完全显露出鼻侧软骨、鼻翼软骨和中隔软骨的三角区。⑤将患侧鼻翼软骨与该侧的鼻侧软骨相连接的腱膜剪断;再将患侧鼻侧软骨与中隔软骨的连接处剪断。剪断前,最好先将软骨与其下面的黏膜分离,不剪断黏膜,使鼻孔内没有出血创面,于是,将下陷的患侧鼻侧软骨与正常的对侧鼻侧软骨缝合;将向下异位的患侧鼻翼软骨向上提升,并与该侧的外侧软骨缝合;将塌陷的患侧鼻翼软骨穹窿与对侧正常的鼻翼软骨穹窿缝合。

(3)将掀起的皮肤退回原位,并将切口缝合。手术至此完毕。手术后胶布条将鼻下部固定。

(九)双侧唇裂术后继发畸形的修复

常见的双侧唇裂手术后畸形有:前唇凹缺、前唇凸出、白唇过长、上唇过紧等畸形。现将这些畸形的原因和机制,及其修复方法论述如后。

1. *前唇凹缺*　修复双侧唇裂时,有些修复手术为了使前唇在手术后能够自由无阻地向下生长,常将前唇下部(包括前唇的红唇)完全保留,仅将前唇两侧的裂隙缝合。由于前唇的红唇甚薄,所以修复后的上唇即有前唇凹缺畸形。这种畸形有时亦称"吹口哨畸形"。

具有这种手术畸形的患儿,在其年龄到达15岁左右时,可用Brown法或Barsky法,再施行一次双侧唇裂修复手术(二期手术),完成一期手术所未完成的工作。

2. *前唇凸起*　为了使双侧唇裂在手术后短时能够具有较好的外形,有些修复手术在为年幼的患儿施行双侧唇裂修复时,常将前唇的下部(包括前唇的红唇)切除.然后自两侧的上唇转移两个三角瓣或矩形瓣,一次就完成患唇的修复。由于三角瓣和矩形瓣都常将前唇向下生长的路径阻断,所以在患儿逐渐长大后,前唇上部的白唇即逐渐向前凸起。前唇向前凸起的情况与正常人中向后凹陷的形态恰恰相反,故其畸形极为显著。

较轻的前唇凸起畸形可用V-Y改形术修复。不过,严重的前唇凸起畸形则需施行交叉唇瓣手术修复。

采用Barsky法修复的双侧唇裂,在手术后大多都有上唇过长的情况,这种情况在年幼进行治疗的患者更为严重。这种畸形,有时可用上唇"次全层切除术"(即皮肤-肌肉层切除术)进行治疗。

3. *上唇过紧*　多数的双侧唇裂患者,在第1次手术修复以后皆有不同程度的上唇过紧的畸形。第1次手术时,如果曾经错误地将前唇切除或用前唇再造鼻小柱,则上唇过紧的畸形即更为显著。具有上唇过紧畸形的患者,其下唇(与上唇对比)时常表现过松、过大和过于向前突出。施行二期修复之时,可以使用Abbe手术,从下唇转移1个三角形组织瓣(或称Abbe唇瓣),矫正上唇组织的不足。这个手术有时亦称"交叉唇瓣手术",在实施时分为两步。

第一步手术:

(1)将上唇的全厚,在正中切开。

(2)在下唇正中切取1个三角形的全厚组织瓣(上唇正中如果有白唇突出,则可将下唇的组织瓣做成具有"燕尾"的长方形)。此组织瓣的蒂部是1条很窄的红唇。由于红唇内常有下唇动脉供给血供,所以组织瓣的营养即无问题。

(3)将下唇的组织瓣旋转180°,移至上唇,然后,按照黏膜、肌肉和皮肤的层次与上唇分层缝合。

(4)将下唇的伤口也分层缝合。

第二步手术:在第一步手术后10～14d施行。

(1)将下唇组织瓣的蒂部切断。

(2)将下唇和上唇的朱缘修复整齐。

双侧唇裂和单侧唇裂一样,其鼻部常有轻、重不等的各种畸形。一般来说,唇部的分裂愈重,其鼻部的畸形即亦愈重。

双侧完全唇裂常见的继发畸形有鼻尖过低,鼻小柱过矮和鼻孔扁平等情况。实际上这些情况常是同时存在。产生这种畸形的原因是常规的双侧唇裂修复手术大多只将唇部畸形修复，对于鼻部畸形未加修复所致。笔者虽然主张修复单侧完全唇裂之时，应将其鼻部畸形同时修复，但在采用鼻小柱侧面皮瓣修复法修复双侧完全唇裂之时，为了不影响前唇的中隔动脉供血，亦将鼻部畸形留待二期修复。

(十)双侧完全唇裂鼻部继发畸形的修复

可因畸形的轻重和患者年龄的大小等因素的不同，而各有不同。

1. *蝶形切口整形术*　对于畸形较轻和年龄较小的患者可用蝶形切口整形术进行修复。方法如下。

(1)在鼻尖部，沿2个鼻孔的边缘做1个蝶形切口。

(2)将切口所包括的三角形皮瓣掀起，充分显露出2个鼻翼软骨。

(3)将分开的2个鼻翼软骨缝合3～4针，使鼻尖成为较高的圆凸形。

(4)将两侧的皮肤切口缝合3～4针，使鼻小柱的长度增长。

(5)鼻尖部的三角形皮瓣，如果在横的方向有皮肤组织过多的表现，可在皮瓣的两侧各剪去一小块三角形皮肤；如果在纵的方向有组织过多的表现，则可在皮瓣的尖端剪去一小块三角形皮肤。最后，可将切口缝成Y形或T形，使整个手术成为V-Y改形术。

2. *复叶式皮瓣移植术(鼻小柱加长术)*　鼻尖过低、鼻小柱过短和鼻孔扁平虽是3个共同存在的畸形，但鼻小柱过短乃是起主导作用的畸形。施行二期手术时，如果能将过短的鼻小柱加长或改造，则鼻尖过低和鼻孔扁平2个畸形皆可得到改善。

对于过短的鼻小柱进行加长时，有些学者主张采用前臂(内侧)皮管或手背皮管成形术，进行鼻小柱再造。不过，这样形成的鼻小柱，时常过于粗大，既不美观，又妨碍鼻孔通气。比较好的手术是Brown(1940)复叶式前唇皮瓣移植术。方法如下。

(1)在鼻小柱下方的唇人中和人中两侧的鼻孔底部，或在向前凸起的前唇，形成复叶式皮瓣1、2和3。

(2)将复叶式皮瓣掀起，在鼻中隔的两侧各做1个切口Ⅰ和Ⅱ；通过2个切口，将鼻尖部皮下组织广泛地剥离。

(3)将鼻尖、鼻小柱和复叶式皮瓣整块提起，将皮瓣1和2缝在切口Ⅰ和Ⅱ处。

(4)在上唇和鼻孔底部再做广泛地皮下潜行分离，然后将所有的切口完全缝合。

以上的手术，不仅可将突出的前唇切除，而且可将过短的鼻小柱加长，将过低的鼻尖升高。这个手术的缺点是，一般的男性患者在成年以后，时常需要为鼻小柱进行剃毛，否则鼻小柱即有胡须丛生的情况。

3. *叉式皮瓣移植术(鼻小柱加长术)*　Millard于1960年提出一个新的鼻小柱加长手术，即叉式皮瓣成形术。此手术与Brown手术相似。它所用的皮瓣亦是取自前唇。不过，皮瓣的形状是叉式，不是复叶形。方法如下。

(1)在前唇的2条瘢痕处做切口，形成叉式皮瓣。

(2)将皮瓣蒂部的切口分别沿鼻小柱的两侧向上伸延至2个鼻孔的穹窿。于是，将皮瓣、鼻小柱和鼻尖部的皮肤掀起。

(3)将皮瓣向上提升，加长鼻小柱。再将过多的叉式皮瓣末端剪去。

(4)将唇部和鼻部的切口缝合。

4. *肋软骨移植术(隆鼻术)*　有些年龄较大的鼻尖部和鼻背部都表现过低的患者，在用叉式皮瓣加长鼻小柱以后，尚需施行肋软骨移植术(隆鼻术)，方能将鼻部畸形满意的矫治。方法如下。

(1)在一侧鼻小柱的侧面做一垂直切口。将切口向上伸延至鼻孔的穹窿部。

(2)通过切口将鼻尖部和鼻背部的皮肤掀起，形成一个皮下隧道。

(3)按照在头部X线侧位摄片上预订的移植体形状、长度、高度和厚度，对取得的自体肋软骨进行雕刻。然后将雕刻好的隆鼻用肋软骨移植体植入鼻尖和鼻背部。

(4)如果患者对移植后的面形满意，即可将切口缝合。手术至此完毕。

(十一)腭裂继发畸形

常见的腭裂继发畸形主要是手术后复裂所形成的腭部漏孔。修复漏孔的组织必须2层，一为衬里(鼻腔面)，二为盖面(口腔面)。现将其常用的修复手术简述如下。

1. *腭前部漏孔的修复*　硬腭前部具有漏孔的患者，可用Wassmund(1939)的唇牙槽沟黏膜瓣转移术进行修复。手术的操作如下。

(1)在上唇的唇牙槽沟形成一个单蒂黏膜瓣，瓣的蒂部位在沟的一侧。

(2)将漏孔周围的黏骨膜剥离，并向鼻腔翻转，作为衬里。

(3)将单蒂唇牙槽沟黏膜瓣移转，盖在漏孔周围的黏骨膜翻转后所形成的创面上，然后用间断缝合固定，以便将漏孔修复。

2. 腭后部漏孔的修复　硬腭后部具有漏孔或裂隙的患者，可用 Davies-Colley 的黏骨膜瓣成形手术进行修复。手术的操作如下。

(1)在裂隙的一侧形成黏骨膜瓣Ⅰ，其蒂部位在裂隙的边缘。在裂隙的对侧形成黏骨膜瓣Ⅱ，其蒂部位在软腭。

(2)将黏骨膜瓣Ⅰ翻转，使其创面向口腔，黏膜面向鼻腔，并与对侧边缘的黏骨膜缝合。

(3)将黏骨膜瓣Ⅱ向内侧旋转，覆盖在瓣Ⅰ的创面之上，并与瓣Ⅰ周围的创缘缝合。

具有硬腭穿孔的患者，如果需要佩戴义齿，则其腭部的穿孔还可利用牙托赝复，不必进行手术治疗。

3. 软硬腭交界处复裂的修复　软硬腭交界处复裂的修复比较复杂。实施时须根据每个复裂空隙的大小，及其周围组织的多少和松动程度如何等情况而分别考虑。裂隙甚小和周围组织相当松动的复裂，可用硝酸银烧灼(LeMonnier 法)，待其自动愈合。裂隙较大，周围组织较少且较不松动的裂隙，需用 Padgett(1936)颊黏膜瓣转移术Ⅰ进行修复。至于裂隙甚大，周围组织甚少且甚不松动的复裂，则需将 Padgett 颊黏膜瓣转移术Ⅱ与再一次的 Langenbeck 腭裂手术结合起来，进行修复。

4. 软腭复裂的修复　软腭复裂的修复亦比较复杂。这类软腭大多都较手术前更短。实际修复时亦要根据每个患腭复裂的轻重和缩短的多少而分别考虑。

对于复裂较轻和缩短较少的患者，可考虑用下列的手术进行修复。

(1)沿裂隙做裂缘切口。

(2)由上颌最后一磨牙的内侧，做松弛切口，并在切口内做深而且广的松解。

(3)将软腭的裂隙分为鼻侧黏膜、肌肉和口侧黏膜 3 层缝合。对于复裂较重和缩短较多的患者，则须使用咽后壁组织瓣转移术进行修复。

5. 腭全部复裂的修复　腭全部复裂是腭部在缝合后又全部裂开。这种情况在腭裂治疗工作的统计分析中常被称为“手术完全失败”。手术完全失败以后，患腭不仅具有和手术前一样的缺裂，另外还有较手术前更短、更硬、更纤维化和更是血液循环不良等不利的情况。因此，腭全部复裂即是一个比较严重的腭裂继发畸形。

这种继发畸形，在原则上是应该采用“再施行一次”腭裂修复手术的方法进行治疗，不过，这个再一次的手术又必须是带有后推性质的能够增加腭部长度的手术，因为患腭在第 1 次手术以后往往变得甚短。

6. 软腭大部分组织坏死缺损的修复　软腭在腭裂手术以后，发生大部分坏死缺损亦是一个严重的情况。这种情况有时可用 Morestin(1910)手术治疗。

Morestin 手术的主要操作是：①将软腭两侧的腭咽弓在其基底部切断；②把它们分离出来；③然后相对缝合。这个手术不仅可以修补软腭的组织缺损，而且在形态上也可以进行悬雍垂的再造。

7. 腭部广泛组织坏死缺损的修复　腭部广泛组织缺损是腭裂手术后最严重的继发畸形。20 世纪 30 年代，在后推手术开始盛行之时，由于腭大血管神经切断手术的施行比较普遍，这种畸形曾比较多见。现在，由于严重破坏腭部血液循环的手术已少施行，这种继发畸形已经相当少见。过去，对于这类继发畸形，Kappis(1918)曾经采用颈部皮瓣移植术，Rosenthal(1932)曾经采用面颊部皮瓣移植术，Padgett(1936)曾经采用上臂皮管移植术，进行口外组织的移植治疗。这些口外组织移植手术比较复杂，需要多次手术才能达到口内的修复，而其修复的结果又只是在腭部添补一块粗糙、厚硬、完全没有动度的皮肤组织，它的最大作用也不过等于 1 个人工的腭托或弥补物，对于语言功能是完全没有助益。因此，这类手术都应该不再使用。

鉴于腭部广泛组织缺损的修复手术的完全不能令人满意，目前对于这种继发畸形就应该：首先预防其发生；一旦发生，则考虑用赝复的方法进行治疗。

(尹宁北)

■参考文献

[1] 王翰章,周学东.中华口腔科学.2版.北京:人民卫生出版社,2009.

[2] 于世凤.口腔组织病理学.6版.北京:人民卫生出版社,2007.

[3] 钟滨,钟伟.口腔组织学图谱.上海:上海教育出版社,2006.

[4] 金岩.口腔颌面组织胚胎学.西安:陕西科技出版社,2002.

[5] Avery JK. oral development and histology. 3th ed. New York. Theme, 2002.

[6] Ten Cate A R. oral histology:development, structure, and function. Missouri:CV mosby, 1980.

[7] 脇田稔,栗栖浩二郎,前田健康.標本で学ぶ口腔の発生と組織.東京:医歯薬出版株式会社,2003.

[8] 相山名誉,等.口腔の発生と組織.第2版.東京:南山堂株式会社,1998.

[9] 大江規玄,歯の発生学.第2版。東京:医歯薬出版株式会社,1990.

[10] 北村博則,織田正豊.人体口腔組織図譜.第4版.東京:医歯薬出版株式会社,1988.

[11] 邱蔚六.口腔颌面外科学.6版.北京:人民卫生出版社,2008.

[12] 张震康,邱蔚六,皮昕.口腔颌面外科临床解剖学.济南:山东科学技术出版社,2001.

[13] 皮昕.口腔解剖生理学.6版.北京:人民卫生出版社,2008.

[14] Sicher H. oral anatomy. 7th ed. st Louis:Mosby Co, 1980.

[15] Susan S. Gray′s anatomy. 39 th ed. Elsevier churchill Livingstone, 2005.

[16] Mark P. Mooney. Classification of Orafacial Clefting. Joseph E. Losee., Rickard E. Kirschner: Comprehensive Cleft Care, The McGraw-Hill Companies, 2009:21-34.

[17] Losee JE, Kirschner RE, Whitaker LA, et al. Congenital nasal anomalies: A classification scheme. Plast Reconstr Surg, 2004:113, 676.

[18] Harkins CS, Berlin A, Hardino RL, et al. A classification of clerft lip and cleft palate. Plast Reconstr Surg, 1962:29, 31.

[19] Kernahan DA. The striped Y-A symbolic classification for cleft lips and palates. Plast Reconstr Surg, 1971, 47:469.

[20] 王国民.腭裂的临床分类,邱蔚六.口腔颌面外科学.5版,北京:人民卫生出版社,2003:393-394.

[21] Farina A, Wyszynski DF. Pezzetti F, et al. Classification of oral clefts by affection site and laterality:A senotype-penotyne correlation study. Orthod Craniofac Res, 2002, 5:185.

[22] Davis JS, Ritchie HP. Classification of congenital clefts of the lip and palate. J Amer Med Assoc, 1922, 79:1323.

[23] Veau V. Division Palatine. Paris: Masson, 1931.

[24] Kriens O. LAHSHAL. A concise documentation system for cleft lip, alveolus, and palate diagonsis. In Kriens O (ed). What is a cleft lip and Palate? A multidisciplinary Update. Stuttgart: Thieme, 1989:30.

[25] Carstens MH. Development of the facial midline. J Craniofac. Surg, 2002, 13:129.

[26] Mulliken JB. Double unilimb Z-plastic repair of microform cleft lip. Plast Reconstr Surg, 2005, 116:1623.

[27] 王光和.唇腭裂的序列治疗.北京:人民卫生出版社,1995.

[28] 石冰.唇腭裂修复外科学.成都:四川大学出版社,2003.

[29] 陈国鼎,等.双侧唇腭裂 一期唇鼻修复的整合性治疗方式.台湾:财团法人罗慧夫颅颜基金会,2009.

[30] Randall P. History of cleft lip nasal repair. Cleft Palate-Craniofacial J, 1992, 29:527-530.

[31] Millard DR. Discussion:Unilateral cleft lip repair. Plast Reconstr Surg, 1987, 80:517.

[32] Noordhoff MS, Chen YR, Chen KT, et al. The surgical technique for the complete unilateral cleft lip-nasal deformity. Operative technique in plastic and Reconstructive Surgery, 1995, 2: 167-174.

[33] Mulliken JB. Repair of bilateral complete cleft lip and nasal deformity-state of the art. Cleft Palate Craniofac J, 2000, 37:342.

[34] Randall P, Whitaker LA, LaRossa D. The importance of muscle reconstruction in primary and secondary cleft lip repair. Plast Reconstr Surg, 1974, 54 (3):316-323.

[35] Le Mesurier AB. A method for cutting and suturing the lip in the treatment of complete unilateral clefts. Plast Reconstr Surg, 1949, 4:1-12.

[36] Noordhoff MS. Reconstruction of vermilion in unilateral and bilateral cleft lips. Plast Reconstr Surg, 1984, 73 (1):52-61.

[37] LaRossa D. Respecting curves in unilateral cleft lip repair. Oper Tech Plast Recon Surg, 1995, 2:182-186.

[38] Grayson BH. Presurgical nasoalveolar molding in infants with laeft lip and palate. Cleft palate Craniofac J, 1999, 36(6):486-498.

[39] Cho BC. New technique for correction of the microform cleft lip using vertical interdigitation of the orbicilaris muscle through the intraoral incision. Plast Reconsttr Surg, 2004, 114:1032.

[40] Byrd HS, Salomon J. Primary correction of the unilateral cleft nasal deformity. Plast Reconstr Surg, 2000, 106(6):1276-1286.

[41] Salyer KE, Genecov ER, Genecov DG. Unilateral cleft lip-nose repai-long-term outcome. Clin Plast Surg, 2004, 31(2):191-208.

[42] Kenneth E. Salyer: A Passion for Excellence. Journal of Craniofacial Surgery. 2009, 20(Sup 2):1632-1634.

[43] Guomin Wang, Yusheng Yang, Ke Wang, et al: Current Status of Cleft Lip and Palate Management inChina. Journal of Craniofacial Surgery. 2009, 20(Sup 2):1637-1639.

[44] Karin Vargervik, Snehlata Oberoi, William Y. Hoffman: Team Care for the Patient with Cleft:UCSF Protocals and outcomes. Journal of Craniofacial Surgery. 2009, 20(Sup 2):1668-1671.

[45] Martin RA, Hunter V, Neufeld-Kaiser W, et al:Ultrasonographic detection of orbicularis oris defects in first degree relatives of isolated cleft lippatients. Am J Med Genet, 2000, 90: 155.

[46] 邱蔚六．口腔颌面外科学.第4版.

北京：人民卫生出版社，2000：372-392.

[47] 王翰章. 中华口腔科学. 北京：人民卫生出版社，2001：3299-3353.

[48] Millard DR, Cassisi A, Wheeler J. Designs for correction anc camouflage of bilateral clefts of th lip and palate. Plastic and Reconstrructive Surgery, 2000, 105：1609-1623.

[49] Cutting CB. Secondary cleft lip nasal reconstruction：state of the art. Cleft Palate-Craniofacial J, 2000, 37：538-541.

[50] 袁文化，邱蔚六，刘世勋，等. 135 例幼儿腭裂手术临床总结. 华西口腔医学杂志，1989，7：93-94.

[51] 姚隆浩，袁文化，唐友盛，等. 应用提肌重建术修复腭裂的初步报告. 实用口腔医学杂志，1991，7：74-75.

[52] 王国民，等. 汉语语音清晰度测试字表的建立和临床应用. 上海口腔医学杂志，1995，4：125-127.

[53] 王国民，袁文化. 咽后壁组织瓣转移术. 口腔颌面外科杂志，1997，7：282-285.

[54] 王国民，陈阳. CSL 在异常语音分析中的临床应用和评价. 见：蔡莲红，周同春，陶建华主编新世纪的现代语音学. 北京：清华大学出版社，2001：45-48.

[55] Stefan OP, H. Dhar BK, Peter HR et al, A 10 Year Review of Perioperative Complications in Pharyngeal Flap Surgery. Plastic and Reconstructive Surgery, 2002, 110：1393-1397.

[56] Strauss P. Cleft Palate and Craniofacial Teams in the United States and Canada：A Narional Survey of Team Organization and Standards of Care. Cleft Palate-Craniofacial Journal, 1998, 35：473-482.

[57] Shprintzen RJ, Goldberg R, Lewin M, et al. A new syndrome involving cleft palate, cardiac anomalies, typical facies, and learning disablities. Cleft palate J, 1978, 5：56-621.

[58] Guomin Wang, Y. Chen, Y. L. Wu. et al：Comparison of therapy of cleft lip and palate in different areas of China and Philippines. International Journal. of Oral & Maxillofacial Surgery, Vol, 2009, 38(5)：450.

[59] Guomin Wang, Yusheng Yang, Ke Wang, et al：Current Status of Cleft Lip and Palate Management in China, The Journal of Craniofacial Surgery, Vol, 2009, 20(2)：1637-1639.

[60] Guomin Wang, Ke Wang, Yang Chen, et al：Sequential Treatment of Speech Disorders in Velocardiofacial Syndrome Patients：An 8-Year Retrospective Evaluation, The Journal of Craniofacial Surgery, Vol, 2009, 20 (2)：1934-1938.

[61] Ke Wang, Guomin Wano, Yusheno Yang, et al：Utilization of Three-Dimensional Computed Tomography for Craniofacial Phenotypic Analysis in Children With Velocardiofacial Syndrome, The Journal of Craniofacial Surgery, Vol, 2009, 20 (6), 2013-2019.

第 24 章

颅面外科

第一节　一般概念

先天性颅面畸形是指遗传基因异常或胚胎发育异常导致的与生俱来的颅骨、眶周骨、颧上下颌骨的畸形及面部软组织缺损畸形，以及五官功能障碍。澳大利亚颅面外科中心(1961—1975)调查17 000名新生儿中发现79例颅面畸形患儿，发生率为1∶4000。迄今为止在我国尚无确切的先天性颅面畸形发病率的统计资料，根据国家统计局和国家计生委的年度统计公报，参照欧美国家先天性颅面畸形1/4000的发生率估算，我国2006—2009年每年1584万～1615万名新生儿中有3900～4000名颅面畸形患儿，这个数目逐年累积递增。

先天性颅面畸形种类繁多、形态复杂，常伴有五官功能障碍，颅面部是大脑、脑神经、感觉器官之所在，颅面畸形使原本复杂的解剖关系更为紊乱，颅面畸形整复手术风险大、难度高，涉及大脑、脑神经、颈内外动静脉系统的大血管等生命攸关的器官、结构的保护或处理，必须在修复重建该区域解剖形态的同时，保存或恢复五官功能，改善或美化患者容貌。手术常需多个相关学科(神经外科、眼科、耳鼻咽喉科、口腔颌面外科等)共同完成。

颅面外科学是现代外科学中一门分支学科，它的定义和内容随着历史的进程、科学技术的进步，而不断充实和更新。早期的颅面外科仅局限于对先天性颅面畸形的手术矫治。随着医学科学、医疗设备、材料科学、诊断技术、手术方法的发展与改进，对先天性颅面畸形的病因病理的认识逐渐明确，对颅面晚期癌瘤手术根治和严重创伤的修复重建工作逐步开展，先进的生物材料、牵引成骨、骨融合种植体、微创内镜等技术在颅面外科的应用等，使颅面外科学的治疗范围不断地拓展，学科已由最初的颅面外科分化为：以矫治先天性颅面畸形为主的经典颅面外科；以根治颅颌面巨大肿瘤为主要内容的肿瘤颅面外科；以治疗颅颌面严重复合创伤为主要内容的创伤颅面外科；以美容整形为目的美容颅面外科等。

现代颅面外科学的范畴包括针对以下疾病的发生发展规律的研究、临床诊断与治疗的理论和技能，以及各种相关新技术。

1. 先天性颅面畸形，其中包括：①眶距增宽症；②颅面成骨不全症(Crouzon综合征、Apert综合征)；③颅缝早闭症(舟状头，短头等各种头颅畸形)；④各种类型的颅面裂、Treacher-Collins综合征及相关疾病；⑤颅面不对称畸形，包括斜头畸形、半面短小症等。

先天性颅面畸形主要采用颅内外联合入路的大型颅面骨截骨、植骨手术进行整复治疗。

2. 颅颌面晚期恶性肿瘤、颅内外交通的肿瘤、颅底肿瘤根治术及术后大型颅颌面缺损畸形，如鼻旁窦癌晚期侵犯颅底，颅内外交通的脑膜瘤、血管纤维瘤，累及颅面、颅底的血管瘤或血管畸形，颅颌面骨纤维异常增殖症等。均需采用颅内-颅外联合入路彻底根治，所遗留的巨大复合组织缺损一般需要即刻修复重建。

3. 颅颌面严重复合伤后遗畸形，常需要行颅-眶-颌骨截骨复位、植骨及坚固内固定手术治疗，许多病例需要行义眼、义鼻、义颌修复。近年来，骨融合钛种植体已开始用于颅颌面赝复体的固位。

4. 颌面骨发育畸形、唇腭裂伴发颌骨畸形、复杂牙颌面畸形，需通过Le Fort截骨手术，牵引成骨技术和口腔正畸治疗给予矫正。

5. 颅面美容整形。随着时代的进步、人民物质文化生活水平的提高以及审美情趣的改变，越来越多的正常人想使自己的容貌更美，更具魅力，而要求较大程度地改变自己的颜面外形。可通过颅面截骨手术来改变求美者的颅面骨架结构，达到“改头换面”的效果。

6. 其他疾病和有关修复治疗技术。颅面种植及赝复体修复技术；内镜微创颅面外科技术；颅面组织工程修复技术等。

（祁佐良　杨　斌）

第二节　颅面外科特点、基本条件及基本技术

一、颅面外科的多学科参与特点

现代颅面外科从一开始就是由整形外科医师与影像学专家、解剖学专家、神经外科医师合作，完成先天性颅面畸形的诊断评价、术前准备、手术治疗、术后处理等整个医疗过程。颅颌面部位解剖和功能复杂，中枢神经器官、感觉器官密布，且为消化、呼吸道的上端。颅颌面外科手术不仅要矫正畸形、切除病变，还必须保护重要的中枢神经系统、感觉器官、大血管及脑神经；不仅要重新塑造一个美观或正常的容貌，还要恢复患者的五官感觉、咀嚼、语言等功能。因此，颅面外科的手术难度大、风险高，涉及的学科专业面广泛。需要多个相关学科专业的医生、护理人员、心理和语言治疗专家、社会工作者共同参与，相互协作，才能使患者获得符合现代生物-心理-社会医学模式的较完善的治疗，使患者能够身心健康的成长或融入正常的现实社会生活。

颅面外科手术范围广，涉及颅骨、颅底、眼眶及眼球、鼻及鼻窦、上下颌骨的截骨、移位和重新组合、植骨及固定等多个解剖部位，手术步骤复杂。在术前要正确诊断畸形的性质、程度和范围，决定手术的最适宜年龄，设计最安全和最有效的手术方案。在手术中则涉及麻醉方法的选择、麻醉的安全平稳、颅内压的测定和控制、术中出血量的估计和及时补充。术后应进行严密的监护，防止感染和其他并发症等的发生。远期还应矫正眼、鼻、口颌等功能和心理障碍；进行语言语音治疗。正是由于颅面外科手术治疗的复杂性，需要多学科的医师参与并默契配合，其中以整形外科、颅面外科和神经外科医师为主，负责手术操作、保证术中安全及术后的最佳效果。

由于上述原因，颅面外科专业的医师认识到多学科协作的重要性，在临床医疗中主动地与相关学科专业的医师专家协作，开展颅面大型整复手术，取得良好的疗效。一个多学科的颅面外科协作组或协作队伍，其成员包括医学影像科、眼科、耳鼻咽喉科、口腔正畸和修复科、麻醉科、儿科医师，此外还应包括遗传学家、心理学家、语言学家和社会学家的参与和咨询。目前，在包括中国在内的世界各国，颅面外科都是以多学科协作组的形式开展工作。先天性颅面畸形的发病率较低，需要将颅面畸形患者集中到设备及技术条件好的医院，由经验丰富的颅面外科医师进行手术治疗，因此，世界各地相继建立了一些颅面外科中心以利于开展研究、培训和临床医疗工作。建立颅面外科医疗中心更加有利于多学科专业人员相互协作；医疗中心的医师能从更多数量的病例治疗中获得经验；医疗中心有利于制订规范化的治疗方案、手术术式；有利于患者的长期随访观察和序列治疗；有利于进行较大样本量的前瞻性研究及回顾性研究，研究手术或其他治疗对颅面生长发育的远期影响。

颅面外科和心脏外科等新专业一样，是现代外科学中诊疗技术要求最高的领域之一。由于需要进行整复手术的颅面畸形较为严重和复杂，如果进行大型颅面截骨、植骨手术，一般可能产生一些严重的并发症，如颅脑损伤、颅内高压、颅内感染、视力损害、失明、失血性休克、嗅觉障碍、甚至死亡等；因此，开展颅面整形外科手术需要谨慎从事，需要多学科专业通力协作，方能获得医患双方均感满意的治疗效果。

二、颅面畸形的多学科协作治疗程序

各种颅面畸形患者的最佳治疗应符合下述几条基本原则。

1. 只有多学科协作治疗组才有可能对颅面畸形患者提供最佳治疗。

2. 只有每年能治疗足够数量的患者、并能保持诊断和治疗方面临床技能的协作治疗组，才能对颅面畸形患者提供最佳治疗。

3. 最佳初诊时间应在出生后数周内，最好是在数日内。但对患儿进行综合评价和治疗则在任何

年龄都是适当的。

4. 自与患儿及其家庭成员第 1 次接触之日起即应尽力协助患儿家属适应新生的颅面畸形患儿及由此所产生的一系列需求和对整个家庭的压力。

5. 必须让患儿父母或监护人员了解有关治疗步骤、方式、危险因素、有利因素及所需开支等问题，以协助他们为患儿做出明确的选择并准备好接受所有推荐的治疗步骤。治疗组成员应积极要求家属参与并合作制定治疗计划。当患儿成长足够成熟之后，也应参与治疗方案的确定。

6. 治疗方案应在协作治疗组各专业人员提议的基础上形成和确定。

7. 协作治疗组各专业应协调对患者的治疗。复杂的诊断和手术治疗步骤应限制在设备完善、医师经验丰富的大型医疗中心进行。

8. 协作治疗组成员应敏感地注意一些如语言、文化、道德、心理社会、经济及物质等能影响协作治疗组与患者及其家属之间动态关系的因素。

9. 协作治疗组成员都有责任严密观察短期及长期的治疗效果。因此，纵向随访患者并进行适当的记录和存档是十分重要的。

10. 对治疗效果的评价必须包括患者的满意程度和心理社会状态，以及对发育、功能和面容的影响。

由于颅面畸形的复杂性，颅面外科手术及相关治疗需在不同的发育阶段分期进行。减低颅面外科手术的并发症发生率和死亡率需要有一个技术精良的外科队伍，需要经常参加手术操作并配备充足的支援设备。即使通过手术成功地解决了解剖上的缺陷，也需对病人进行长期随访。颅面畸形多学科协作治疗的程序大体上可归结如下。

(1)治疗组中来自遗传畸形学、神经外科、眼科及颅面外科等学科的专家应通过采集相关病史和身体检查等完成对颅面畸形患儿的初始评价。

(2)对累及眼眶位置和形状及眼球位置的眶颅畸形患者的初始评价和长期随访，可采用与单纯颅顶缺陷患者相同的原则。

(3)应根据畸形的类型和受累的颅面区域来决定颅面手术术前、术中和术后评价的具体内容。

(4)常规的颅骨 X 线片可视为一种筛查手段；应进行 CT 扫描和必要的磁共振影像检查，这些影像检查的结果可作为制订治疗计划或评价术后效果的依据。

(5)眶-颅-面畸形手术的时机取决于相关软组织的缺陷程度、功能障碍程度及心理社会因素。

(6)小儿颅面外科手术时必须有具有儿科麻醉知识和经验的麻醉师参加。

(7)颅骨切骨术或任何可能影响呼吸道通畅性的手术术后必须准备好适当的特殊护理装置。

(8)应定期随访所有的患者直到青春期，监测的内容应包括颅及面部发育、全身生长发育、神经功能状况、视觉、语音和听力功能状况，以及心理社会适应状况等。

(9)对有小耳畸形的患儿，应进行外耳、听道及中耳的手术重建。通过粘连及骨结合置入物而进行的义耳修复可作为一种替代方法。具体选择何种手段应根据医疗条件及患者的意愿而定。但如果采用骨结合置入物则会妨碍后期的外耳成形术。

(10)常需进行二期手术来矫正下颌骨、上颌骨、眶、颧、前额及鼻的剩余畸形。

(11)在常规的正畸手段不能重建功能和形态良好的颌关系及面容的谐调的情况下，应考虑正颌外科手术。手术时机的选择应注重尽量减少对术后发育的不良影响；具体的手术时间应在征询协作治疗组成员的意见后决定。如有可能，正颌外科手术应推迟到全身发育基本完成以后进行。但在有严重呼吸道、下颌功能、语音及心理社会适应等方面的障碍时也可考虑早期手术，但必须使患者及家属了解以后可能需再次手术以达到最佳的治疗效果。

(12)如果存在下颌关节强直，应在确定诊断后尽快通过手术解除。手术治疗应与术后物理治疗相结合，以促进下颌发育，改善通气道及解决喂养困难等。

(13)若手术步骤可能导致牙颌关系的改变，则在制定术前计划时应完成模型外科及面形预测分析。

三、基本条件

1. 必须在有多学科协作的颅面治疗中心开展颅面外科手术，以保证患者安全、防止较严重的并发症发生。

2. CT 设备。颅面畸形复杂多样，骨骼结构畸形缺损严重，头颅颌面 X 线平片上解剖结构影像重叠干扰，难以准确诊断畸形性质、程度和范围。CT 影像能清晰地显示颅面解剖、畸形特点，可以准确诊断，指导制订整复手术方案，预测手术效果。因此，颅面外科治疗中心应该配置 CT 机器及 PACS

图像传输网络系统。

3. 微型手术动力系统及精密手术器械。颅面手术在大脑、眼球等重要生命器官周围进行，必须有小巧精准的手术动力系统。需要有自动控停开颅电钻、切骨铣刀、截骨微型电锯（来复锯、摆动锯、矢状锯）、专用的带冷光源和吸引器的拉钩等手术器械。

4. 麻醉科、ICU、监护设备仪器。需要经验丰富、擅长于颅面手术配合的、精于气管插管操作和管理的麻醉医师。需要有监护设备齐全的ICU监护病房，保证术后患者生命体征稳定、密切监护、常规护理治疗，避免术后严重并发症。

5. 颅面外科专业医师。必须有经过规范化住院医师训练，经过颅面外科专业训练，有先天性颅面畸形治疗经验、具有高级职称的整形外科或颅面外科专业医师施行手术。

6. 多学科协作。医院或治疗中心有相关学科医生和技术人员，多学科协作十分必要。

7. 颅面中心、病例集中、经验丰富、标准统一、手术规范、制度严格，所有这些都有利于保证颅面外科手术的安全、优质。

四、颅面外科基本技术

（一）颅面外科手术入路

1. **双冠状切口**（bicoronal incision）（图24-1）冠状切口打开了通向颅内、颞窝、眶、鼻根、颧骨等处进行整形的通路，并为切取颅骨瓣提供了便利。对于额骨切骨开窗、额面部年轻化手术、广泛的眶整形术，LeFort Ⅱ、Ⅲ型截骨术、浮动额骨瓣手术、额面整体前徙术等，应首选双冠状切口。冠状切口与眶下切口、口内前庭沟切口联合应用更扩大了其颅面整形显露和解剖中的作用。

Tessier指出双冠状切口有3个重要优点：①可提供眶顶直到眶上裂、眶外侧壁直到蝶-上颌缝、额-鼻角、眶内侧壁、鼻根、泪囊、内眦韧带的良好显露。②它提供通道清楚显露颞窝、颧后凹，便于眶外侧壁劈开截骨。③可以严密控制颅面骨段在前后向、垂直向和水平向位移后保持对称，并保证良好的植骨和固定。

冠状切口的改良：传统双侧前冠状切口（图24-1A）；改良双侧后冠状切口（图24-1B）。

2. **颅内-颅外联合进路**（combined intra-and-extracranial approach）

（1）截骨进颅：经双冠状切口显露额骨。将一

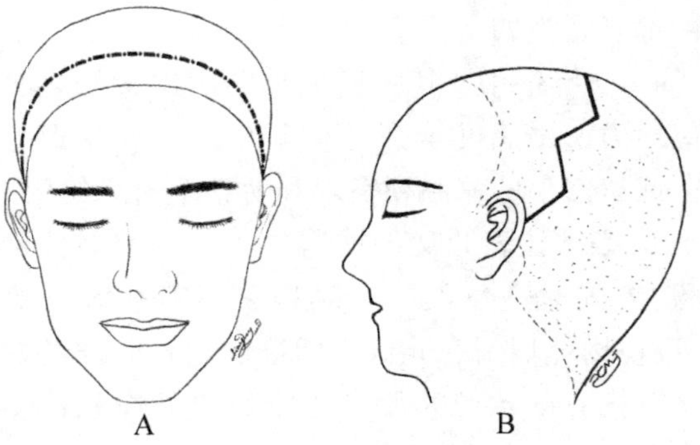

图24-1 双侧颅顶冠状切口

足够大小的额骨瓣截取以充分显露前额凹。谨慎剥离可能粘连的硬脑膜和处理较大的穿透颅骨内板的静脉导血管。将大脑额叶自颅前窝抬起后界直到蝶骨小翼嵴，内侧分离到筛板外侧缘。

（2）显露骨眶架结构：眼眶四壁骨膜、眶内容分离松解，后界达眶腔中、后1/3交界处。眶尖和鼻泪管不要剥离。保存眶上孔出来眶上神经血管束。上斜肌滑车、内眦韧带和泪囊均由骨膜下分离。骨膜下剥离直到梨状孔基部。

（3）眶上截骨（supraorbital osteotomy）：平行于额骨瓣下缘截骨线截骨，制作额桥（frontal bar）。额桥不论是作为解剖位置参考坐标还是作为眶架截骨移动后的固定支持结构都是十分重要的。额桥可以截断弯曲，可以截取后充分显露眶腔内容行眶整形，术后复位固定额桥。

3. **眶下切口入路**（infraorbital approach）

（1）下睑皮肤台阶状切口入路（steplike transcutaneous lower eyelid incision）（图24-2）：自泪点至外眦距下睑缘约3mm做皮肤切口，仅切透皮肤，在眼轮匝肌表面向下解剖至睑板下方，再按切口全长切开眼轮匝肌直达眶隔筋膜，在其表面向下方解剖至眶下缘下方约2mm为止。骨膜切开后可进达眶底、眶内、外侧壁以及上颌骨、颧骨前壁。

（2）下睑结膜囊切口进路（transconjunctival incision）（图24-3）：由Tessier提倡用于先天性或创伤性眶畸形整复术后才引起重视。此切口有眶隔膜前、眶隔膜后2种进路。可进入眶底、上颌骨前壁。睑结膜囊切口避免了皮肤切口的瘢痕、避免了上方注视时的兔眼症等。此切口操作中需要避免眶内容脂肪疝出眶隔。

4. **口内切口进路**（intraoral approach）　上颌前庭沟切口入路是经典颅面外科进行Le Fort Ⅰ、Ⅱ、Ⅲ型截骨术时与冠状切口并用的联合进路，对

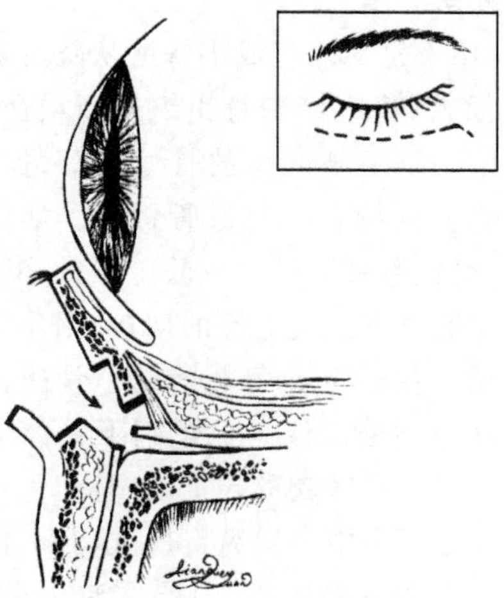

图 24-2　下睑皮肤台阶状切口入路

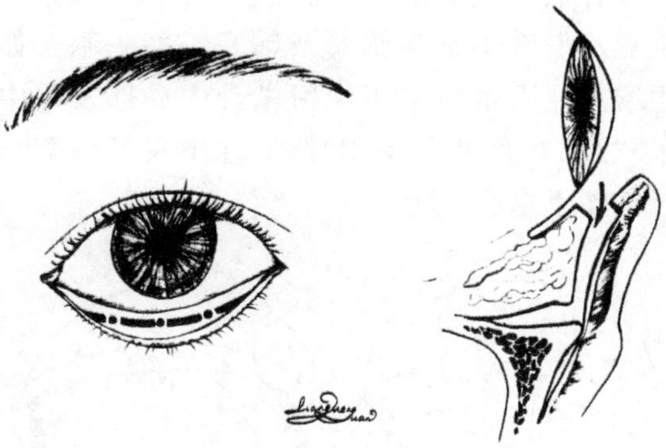

图 24-3　下睑结膜囊切口进路

上颌骨、颧骨、眶下缘能予以良好的显露。下颌前庭沟切口可用于颏部、下颌下缘骨膜下剥离进行全面部的“面罩”抬起提紧术和颌颈形态重塑术。经口内切口还可行下颌角肥大整形术、中面部骨骼扩张术、颧骨缩小或扩大术、双颌前部截骨美容术以及颏部截骨整形术。

(二)颅面外科大型截骨手术

颅面外科通过开颅、颅面部多块截骨、骨块移位及重新组合、植骨、固定等较复杂的手术步骤来完成矫治颅面畸形的目的。手术设计方案须依据畸形类别而定。有些畸形如 Crouzon 综合征、Apert 综合征、Treacher-Collins 综合征等均可以应用颅外径路的 Le Fort 型手术进行矫治，但对颅狭症的治疗，则必须采用开颅径路才能完成。在治疗一些复杂的颅面畸形如眶距增宽症时，还必须通过颅内外联合径路进行手术。这些手术操作步骤都具有一定规范的操作技术和程序，下面将就颅面外科手术的几种常规操作方法进行叙述。

1. 前额部颅骨开窗手术　前额部颅骨开窗手术常是颅内径路进行颅面畸形矫治手术的第 1 个操作步骤(图 24-4)。通过打开前额部颅腔，才可以暴露颅前窝和眶顶，并得以进行眼眶骨架的部分或全部截断游离，同时结合颅骨、鼻骨、上颌骨的立体式截断，全方位的重新组合来矫治畸形。前额骨的开窗截骨手术亦是矫治前额或颅顶部本身畸形的治疗步骤，如小儿颅狭症的早期治疗或成年人颅额畸形的矫治。将前额及颅顶部骨截开重新排列组合，是获得彻底矫正头颅畸形的必要手段。

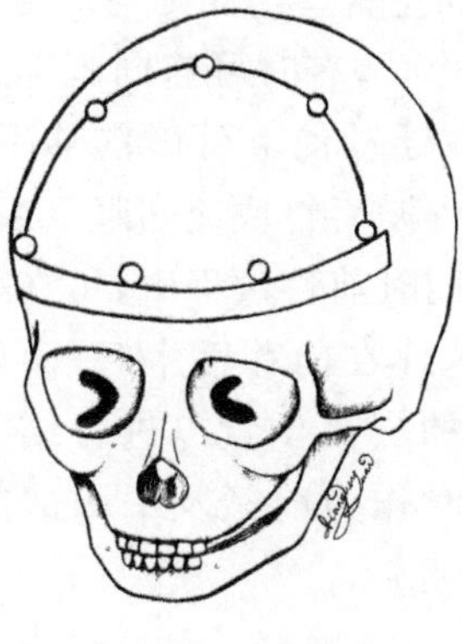

图 24-4　前额部颅骨开窗手术

前额开窗手术的优点在于可清晰地暴露手术视野，安全和最方便地进行各类手术操作。其缺点是具有一定的并发症和危险性。但通过较长期的实践，手术者操作熟练，这些缺点可得到逐步克服。

前额开窗手术操作步骤为先从一侧耳屏前方切开皮肤，在额部发际后 1.5～2.0cm 处横过颅顶，到另一侧耳屏前方，做头皮冠状切口。然后在骨膜上、帽状筋膜下翻开前额皮瓣，直抵眶上缘。于眶上缘上 1.5cm 处切开骨膜，在骨膜下分离，注意保护眶上血管神经束。两侧软组织分离部位应达到颧骨下方部位。鼻中央部应到达鼻梁中上部。在分离过程中，小心止住头皮出血点，目前都采用头皮止血夹。使用颅骨钻及铣刀将前额骨半圆形一块颅骨截下。取下的额颅骨板妥置一旁，以备手术结束前重新覆盖原位。在硬脑膜外用脑压板，轻轻将大脑额叶向上后方牵拉，以暴露颅前窝及眶顶部，此时。可发现中缝部的硬脑膜在嗅窝、筛板的骨缝处均可能存在嵌入粘连，须小心分离，如硬脑膜有破裂，有脑脊液外漏，亦应即时缝合修补。手术时亦勿损伤中央部的矢状静脉窦。

除此以外，额眶骨架整块前移(Ortiz-Monesterio 法)是用以矫正短头畸形的一种重要方法，但手术具有较大的危险性，需谨慎从事。Anderl 报道了改良两分法（bipartition）手术方法，即采用颅面中央劈开和额眶整块前移两者结合的手术方法，用以矫正短头和眶距增宽同时存在的综合征型颅面畸形，可获得更满意的治疗效果。

2. 前额眶上桥制备手术　前额眶上桥亦称额骨桥，是指在前额颅开窗部的下缘与眶上缘之间，保留 1 条横形的额骨桥（图 24-5A）。眶上桥的作用，是骨桥上下两侧骨架（额颅和眶骨）游离移位后，做骨间固定之用。眶上桥的宽度视患者年龄而定，一般在 1cm 左右。两侧则与颞骨相接连。但骨桥还可有多种形式，有时可连同眶上缘骨骼在内进行整块前移；在浮动前额骨瓣前移手术中，则可在两侧做榫舌形骨瓣而整块地同眶上缘一同前移。

在眶上桥同时前移过程中，可在两侧颞骨上设计舌形榫沟，这样在前移手术后，两侧眶上桥骨端可以获得更好的嵌接位置以进行结扎固定。这个前移骨桥可同时作为前额及中面部前移术的骨性支持（图 24-5B）。

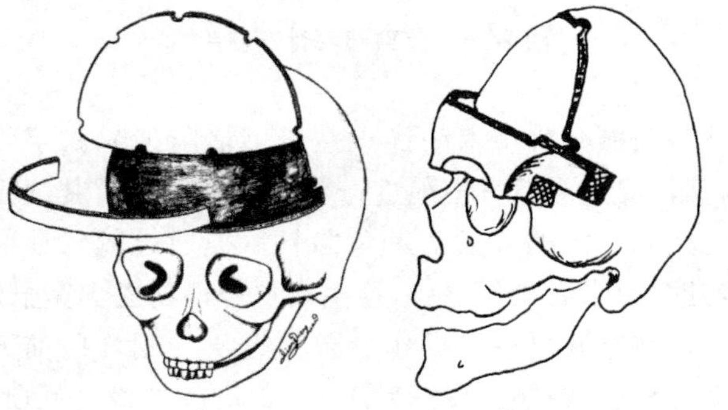

A　　B

图 24-5　前额眶上桥制备手术

A. 横形的额骨桥；B. 前额及中面部前移的骨性支持

3. 眼眶周围的截断游离手术　先从一侧开始，在冠状切口外侧，横行切开颞筋膜，分离颞肌而进入颞窝骨膜下。从此处分离和暴露颧骨和颧弓。再在眼结膜囊内下睑板上缘处切开睑结模，分离软组织直抵眶下骨缘，切开该处骨膜。用骨膜分离器插入骨膜下，向后方分离眼球和眶组织，直到离视神经孔及眶下裂 1cm 部位。随后用骨膜分离器插入眶上缘骨膜下，分离眶内组织，直到离眶上裂及视神经孔 1cm 部位。在内眦部切断内眦韧带，用黑丝线缝上 1 针作为标记，以便于手术后期将它作为内眦成形的标记，重新复位固定。细心分离泪囊，勿损伤之。这时整个眼球和眶内其他组织已完全在骨膜下松解游离。

随后，用来复式电锯或小骨凿从眶外侧及前颅窝外侧处插入，将眶侧壁骨组织锯断或凿断，直抵眶下裂部位。眶下裂部位的骨壁极薄，操作便捷。然后沿眶侧壁的颧骨部将颧骨锯开。如感到操作存在困难，可在颧骨部做一皮肤上辅助小切口以协助之。继而通过下睑板上缘的切口，用小拉钩暴露眶下孔区域。在孔下方用电锯或小骨凿在眶下部做一骨的横形截断。注意保护眶下神经血管束不受损伤。这时手术区就进入了上颌窦，可进行局部冲洗。再在面部鼻中央做纵行皮肤切开，向两侧分离鼻根部及上颌骨鼻突部，以暴露整个鼻根部位，然后又回到颅前窝，用电锯在左、右眶上缘横行锯开骨板以形成眶上桥。再用小骨凿截除前颅窝中央的筛骨板及嗅窝组织，并将中央区宽大的鼻骨、鼻中隔及发育不良的筛骨及筛窦一并去除。如在眶距增宽症手术中采用保留鼻骨中央部及鼻中隔的术式，则在这部分操作时，应在中央部两侧分别进行截除手术（图 24-6）。

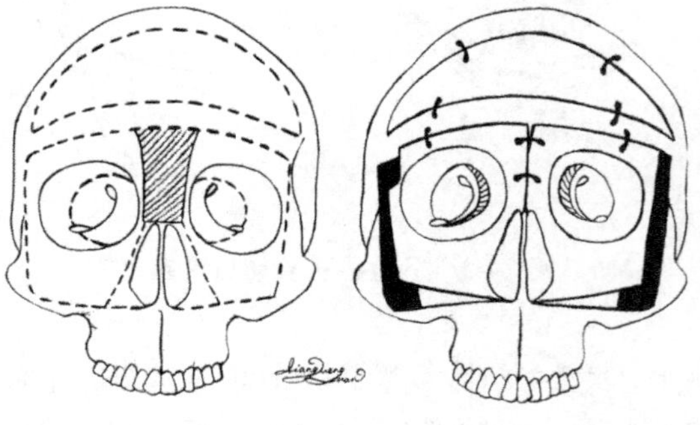

图 24-6　眶周截骨术

最后在明视操作下，用电锯在颅前窝、眶顶部的前 2/3 与后 1/3 之间的交界线上，凿断眶顶部。至此，整个眶架骨组织已从上、下、左、右及后方全部被截断，从而可以容易地被移位固定，矫正畸形。

应用相同手术操作在另一侧进行眼眶截断手术，以使双侧眶架得到全部游离。最后按手术设计要求，将它们向中央部移位靠拢，进行结扎或应用微型钢板固定。

4. Le Fort 型截骨手术　法国医师 Le Fort（1901）将颌面部创伤造成的严重骨折分成 3 型（Ⅰ、Ⅱ、Ⅲ型）。Ⅰ型骨折是指上颌骨的低位横形骨折；Ⅱ型骨折是指上颌骨的离体型中位骨折；Ⅲ骨折型则是属于颅骨和面部骨骼彻底脱开的一种最严重的骨折，即面部和颅底的全部分离。骨折线多通过颧额缝、上颌额缝、鼻额缝、眶上部以及筛骨等部位。在颅面外科手术时，为了手术需要，就是利用这些容易发生骨折的部位——Le Fort Ⅰ、Ⅱ、Ⅲ型骨折线，进行 Le Fort Ⅰ、Ⅱ、Ⅲ型截骨手术，治疗各类先天性及创伤性等的颅面畸形，其中尤以Ⅲ型手术最为常见，且显示出优越的治疗效果。

(1)Le Fort Ⅲ型手术(图 24-7)：Le Fort Ⅲ型手术和它的一些改良术式是颅面外科中将中面部前移的重要手术。改良术式可包括合并眶上缘截断前移及连同额骨前移手术等。也可以和 Le Fort Ⅰ型手术同时或分期进行以调整牙的咬合关系。Ⅲ型手术的最重要目的是将中面部前移以矫正突眼、上颌后缩症状，如应用于治疗 Crouzon 综合征。Le Fort Ⅲ型手术是一个较复杂和困难的手术过程，具有一定的危险性，但在目前的技术条件下，手术已可以在准确、高效、时间较短和很少并发症的情况下进行和完成。

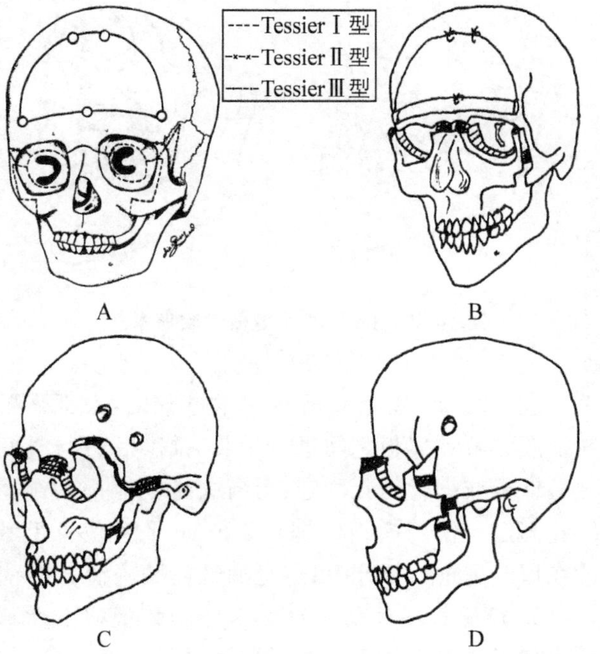

图 24-7 Le Fort Ⅲ 型 截骨术

A. Le Fort Ⅲ型 截骨线(Tessier Ⅰ、Ⅱ、Ⅲ型)；B. Le Fort Ⅲ 型 截骨术(Tessier Ⅰ型)；C. Le Fort Ⅲ 型 截骨术(Tessier Ⅱ型)；D. Le Fort Ⅲ 型 截骨术(Tessier Ⅲ型)

Le Fort Ⅲ型手术现有 3 种径路可供选择：①颅骨下(颅外)径路(Tessier Ⅰ法)；②扩大颅内-外联合径路(Tessier Ⅱ法)；③自动固位法(Tessier Ⅲ法)。

手术应在鼻插管全麻下进行。先做双侧冠状切口，在骨膜下将额面部软组织向下方分离，暴露前额骨直到眶上缘上方，并进入眶壁四周，以及上颌骨前方部位。两侧则到达颧骨颧弓。先将右侧颧弓截断，然后在适当位置，自外侧向内侧用来复式电锯截断眶侧壁。操作时应保护好眶内容物。随后从外侧方向眶上方进行眶壁截开。再从眶下裂开始，自下而上截断眶底部，直抵眶内侧壁。在内眦韧带部位，将眼球推向外方，以确定眶内侧壁上的截断口，从此点向上方用电锯截开骨壁，直抵鼻泪沟的后方。至此，整个眶架骨骼就可被全部截断。

在左侧进行相同操作。最后截断鼻根部的额鼻联合部，并和左右两侧的截断线相联合。手术时应小心保护好包括眼球及其他内容物在内的软组织，使不受损伤。

两侧眼眶完全分离后，用一把骨膜剥离器插入额鼻联合部截断的骨间隙中，轻轻地撬开和扩大间隙，将上颌骨及眶部推向前方。再进一步用肋骨分离器插入其中，轻柔地更多地扩大间隙，使整块中面骨骼向前方撬开。接着，手术者将左手示指伸入口腔中，扪出翼颌结节部位，用弯式骨凿(Kawamoto 凿)自后向下，插入翼颌缝中，用小锤轻敲，将上颌结节和翼突分离。此时应注意该部位的黏膜组织有无撕裂，如有裂开，应缝合之。在两侧完成同样操作后，整个上颌骨及眶架已基本上被完全离断，但仍未全部松动。然后用 Rowe 骨钳，分别插入鼻腔及口腔中，钳夹住整块骨组织，轻柔地左右摆动和向前方牵拉，以使整块中面部骨骼和颅底部得到离断。离断时可以听见清脆的骨裂音。此时，再将弯形骨膜分离器插入翼颌结节缝中，协助将骨块推向前方。这种游离必须充分彻底，注意切不可勉强，以免造成颅底骨折。

最后整块上颌及眼眶骨块可向各个方位推移而不受牵制。应注意在进行牵拉前移时，可使眼球受到一定程度的刺激，因而导致患者血压下降，故分离牵拉动作必须轻柔和间歇地进行操作。此种中面部整块前移一般可达到 1～3cm 的间距，特别在矫正 Crouzon 综合征时，要求获得最大限度的前移。

最后，按手术设计要求，在口腔中放置预制的咬合导板及颌间结扎以恢复基本正常的咬合关系，进行中面部整块骨前移和骨间固定。应用钛板钛钉坚固内固定，亦可用骨骼穿孔钢丝结扎的老办法，也可望达到固位目的。在大部分病例中，前移后所造成的骨间隙均需进行植骨以防止复发。植骨部位主要在眶侧壁前移后所形成的空隙中，另一部位是上颌结节后方和翼突的间隙中。

(2)Le FortⅡ型手术(图 24-8)：Le FortⅡ型手术目前临床上很少采用。Salyer 等曾应用于治疗 Treacher-Collins 综合征，以加长和前移上颌骨，但需同时进行下颌骨前移手术，及植骨、颌间结扎等手术。

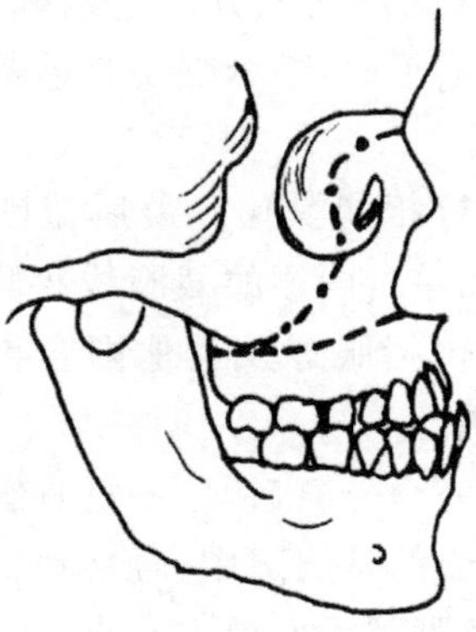

图 24-8　Le Fort Ⅰ、Ⅱ 型 截骨线

(3)Le Fort Ⅰ型手术(图 24-9)：Le Fort Ⅰ型手术适用于上颌骨下部，特别是牙槽上部的正颌手术，可单独进行，或和 Le Fort Ⅲ型手术同时进行。有时还应和下颌骨或下颏部截骨整形手术同时进行。这是一种简单而有效的手术，可使面容改观。上颌骨经低位截骨后可在三维方向移动，可改善中面部前突度和矫正殆关系。Crouzon 和 Apert 综合征患者在进行早期手术矫治后，常可能在发育过程中出现症状复发或呈现不平衡情况，此时可考虑进行 Le Fort Ⅰ型手术做进一步矫治。

上颌骨横行截断是 Le Fort Ⅰ型手术的基本原则。有 4 种术式可供考虑。第 1 种选择是在正水平位截骨，这样的截骨前移较为容易，是经典的截骨术式，但无增长上颌长度的效果。第 2 种横行截骨方向是前方高而后方低位方式，这样，当将上颌骨前移后，可以达到并获得缩短上颌骨的效果；但有时也可能造成面部下 1/3 相对地显得过长的结果。第 3 种是将截骨平面线在相反方向进行，即后高前低位方式，则在手术操作时，由于牙咬合关系阻碍，会造成一定的手术困难。但这种操作可获得上颌骨稳定的增长，而使面部下 1/3 缩短。第 4 种术式为台阶状 Le Fort Ⅰ型截骨，水平截骨至颧牙槽嵴处转而垂直截骨，形成台阶，再水平截骨达

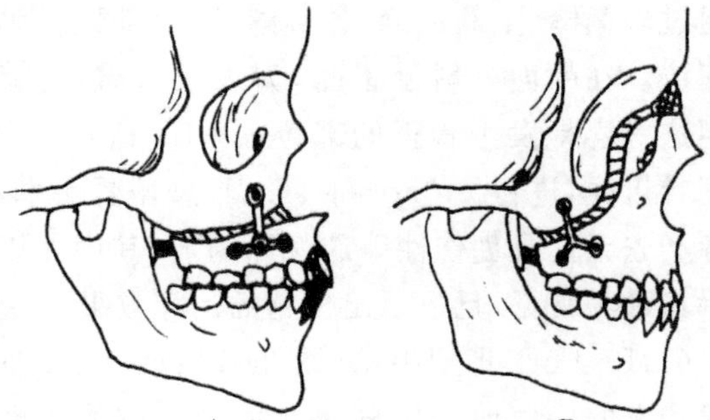

图 24-9　Le Fort Ⅰ、Ⅱ 型 截骨术

A. Le Fort Ⅰ型截骨前徙术；B. Le Fort Ⅱ型截骨前徙术

翼颌缝，这样截骨前移后上、下骨段之间的接触面增大，前移骨段后台阶状间隙内植骨能使骨段更为稳定，以避免术后复发(图 24-10)。

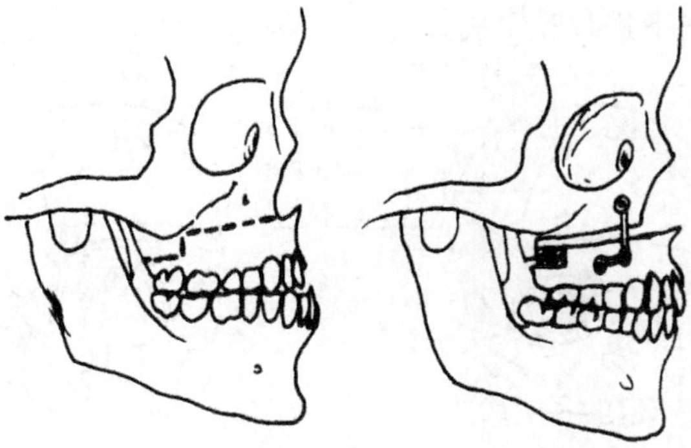

图 24-10　Le Fort Ⅰ型截骨改良术式

在 Le Fort 型上颌前移手术过程中，大都需要在上颌结节和翼板之间进行植骨，前移后进行骨间微型钛板或钢丝结扎固定，可省去常规应用的颌间结扎固定。使用微型电锯，Le Fort Ⅰ型截骨手术能在口腔内进行操作，可避免面部皮肤瘢痕。

5. *颅骨板移位或成形手术*　颅骨板截下后移位或加工成形操作手术常适用于婴幼儿的尖头、斜头或短头畸形的矫治(图 24-11)。手术可在 1 岁以内进行，亦可应用于儿童期或成年人病例。在有颅内高压病例时，可采用颅顶及颅额 2 块颅骨板相互更换位置的方法来进行调正整治，有时再加上包括眶上缘在内的前额眶上桥前移的方法来彻底矫治畸形。两侧颞部则应用 Marchac 提出的 Z 形骨板镶嵌来加强固定。颅骨骨板除移位手术外，还可应用各种弯曲成形的骨板、人工骨折、柳枝状骨折等方法来矫正骨板畸形。例如在幼儿病例中，由于颅

骨较薄，极易用骨钳弯曲改形到所需形态。在成年人病例，颅骨板较厚而硬，则可在内板上截除楔形骨组织，就可以弯曲成所需弧度。在治疗三角头畸形时，可在前额眶上桥内板上做多个截开，进行青枝骨折弯曲，可在中央部进行植骨，结扎固定，以达到良好塑形。

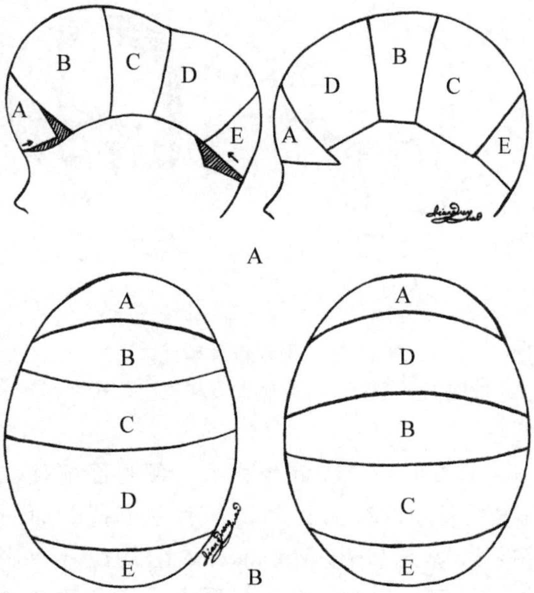

图 24-11　颅骨板移位重排全颅穹窿再造术

A. 头颅侧面观；B. 头颅顶面观

6. *植骨来源及手术*　在颅面外科手术过程中，植骨术常是一个必要的手术步骤。植骨目的，一是在畸形矫正后所遗留的多处骨间隙中，填充骨组织以加强固定、促进骨愈合和防止复发；二是在有骨凹陷和骨缺损的情况下，充填矫形性植骨更是一种行之有效的手段。

植骨的来源大都来自病人自体，但在某些特殊情况下，异体骨或高分子材料也是一种选择，但较少应用。过去整形外科医师在植骨手术时，都采用肋骨或髂骨，但近年来颅面外科医师由于就近和采截方便，颅骨片本身就成为另一个植骨来源，但由于它的供应量有一定限制，故仍不能排除肋骨及髂骨的应用。

(1)颅骨植骨片：颅骨植骨片的优点在于它在移植后，与肋骨或髂骨相比，不易被吸收。缺点是来源较少，过于广泛的采骨有引起颅内并发症的危险；此外，颅骨板较薄而脆，易被折断。

颅骨片的采取一般在进行颅内径路手术时可选用。采用冠状切开的手术，当向切口后方分离时，可得到广泛的颅骨暴露，得到更大的采骨来源，且视野清晰，手术便捷。植骨片主要采自颞顶部位，因该部颅骨较厚，内外板和板障较明显，手术时可将该部的颅骨整块取下，然后用来复式电锯、骨凿或钢丝锯等插入板障，从各个方向逐步将内外板分开。再将外板放回原位，内板即成为植骨来源(图 24-12)。

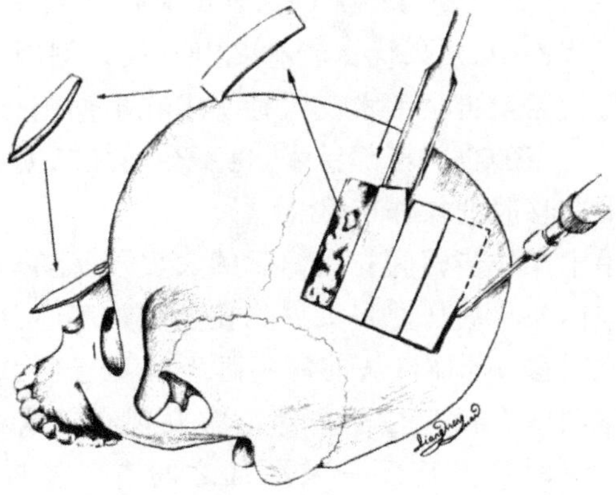

图 24-12　颅骨外板截取移植手术

另一手术方法是用骨凿在颅骨外板上直接采取，但此法不易采得大块骨片，而只是小块骨块。凿骨时慎勿损伤内板。

(2)肋骨及髂骨植骨：肋骨及髂骨的采截在各类整形外科书籍中早已被广泛叙述和应用。肋骨截下一段后可切成 2 片，用来修补颅骨缺损特别有其适应证，如在创伤性颅骨缺损中不但厚度适宜，而且弧度亦相近，有时亦可经过加工塑形。

小块肋骨亦可用来填塞各种前移松解手术后的骨间腔隙。髂骨可在大块截取后切成所需形状和大小，以填塞骨间隙进行植骨。

7. *浮动额骨瓣手术*　浮动额骨瓣手术是 1977 年法国 Marchac 及 Renier 提出的一种新的治疗颅狭症的手术概念，主要适用于婴儿短头畸形和严重型的 Crouzon 及 Apert 综合征。在患有冠状缝早闭的婴儿，仅仅进行颅骨冠状缝带状切除效果不佳，易致复发。1969 年 McCarthy 及 McLauria 扩大了这个手术，把冠状缝切除范围扩大和伸延到其下方，切除眶侧壁，直抵蝶颌裂使手术效果得到改善。但对于有重度短头畸形的严重 Crouzon 综合征，手术效果依然欠佳。Marchac 及 Renier 最终改进了这个手术，将前额骨和眶上骨桥同时前移以扩大颅腔。

这样，在颅内减压和容貌改善两方面都达到了较好结果。这个手术不但有利于大脑获得充分发育，解除了对大脑的限制，另一方面，大脑发育过程中所产生的推动力，可把游离的前额骨推向前方，这就是所谓的：浮动额骨瓣手术。这一手术术式适用于婴幼儿。在 Marchac 一组 19 名短头畸形病例中，17 例在 1 岁内进行，最幼小者仅为 2 个月，2 例在 11 个月内进行手术。19 例中，手术效果良好者有 17 例。另一组 25 例 Crouzon 综合征及 Apert 综合征病例中，效果优良者有 22 例，仅 3 例因效果不理想而需要再次手术。这种手术在早期施行，不会影响儿童的再次额部手术，也不会增加二期手术中面部前移时的操作困难。

手术操作步骤为先做偏后的头皮冠状切口，注意前囟门勿予损伤。将头皮先在颅骨骨膜上分离，然后在骨膜下剥离，从前额到眶上缘至患侧颞窝，暴露颧颞联合部。在这个部位常发现有较紧密的粘连。有时可发现颧骨及颞部之间有骨质缺损。在眶上缘上方约 1.5cm 处，画出眶上桥的上缘截骨线，向侧方颞窝深入约 3cm，再标出包括冠状缝骨化线在内的冠状缝颅骨部位，截骨宽度 1～2cm。冠状缝颅骨截除后，分离前额骨瓣下硬脑膜，随即将已设计好的颅骨骨瓣游离下来，放置一旁备用（图 24-13A）。

继续分离颅底颅前窝硬脑膜，操作应十分细心，特别是在中央部分。因为在婴儿期，这部分软骨组织尚未骨化成熟。勿穿入鼻腔，因有导致术后诱发脑膜炎的危险。在设计好的眶上桥下缘做截开术，截开部位经眶侧壁上方，向下连接眶下裂。中央部则在鼻骨上缘。继续在颅底部扩大颅骨截除部位，应包括翼点在内。最后将眶上桥两端在颞骨部截断，将它取下备用。这时可以见到增厚的蝶骨大翼和增大的蝶骨小翼。

截下的眶上骨桥带常有畸形，可进行重新塑形。中央前突部分可用骨钳弯扭使它形成宽阔弧度。如这部分骨质过于薄软，可在该处进行小片植骨（约 3.0cm×1.5cm）以加固。两侧则在内缘处进行多个楔形切除，形成 90°，在适当部位钻孔用钛板或可吸收板固定。

经重新塑形的眶上骨桥在鼻根部及两侧颧骨上固定是手术中最关键的一步，中央部可应用骨片移植镶嵌固定在鼻根部，使它得到必要的支撑以保持它在前突位置。两端则结扎固定在颧骨上。在未满 3 个月的婴儿颅骨上，颧骨体往往体积很小，骨质疏松，脆弱易碎，且位置亦较低，故亦可加用颅骨皮质骨以加固之。待眶上骨桥获得前移固定后，就将前额骨瓣固定在它的上方（图 24-13B）。这样，可使额骨骨瓣的后缘前移约 2cm，以确保大脑的发育所起的向前推动作用。术后应注意勿在头部做加压包扎，以防止前移的浮动额骨瓣受到任何向后的外来压迫。

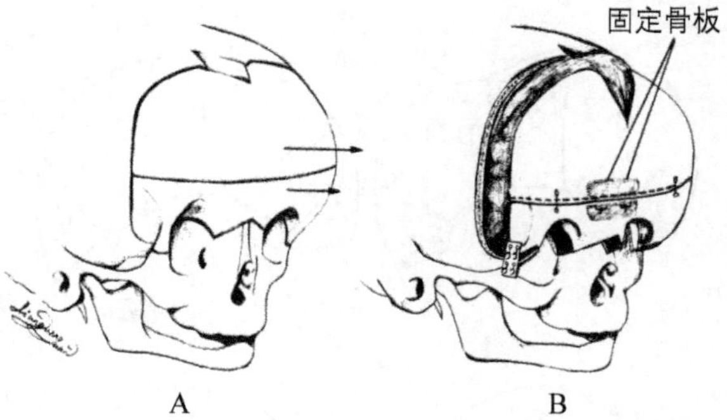

图 24-13 浮动额骨瓣手术

A. 截取额骨瓣；B. 前徙额骨瓣和眶上额桥后固定

8. 额眶面部整块前移手术　额眶面部整块前移手术是经颅内径路将额及眶骨中部截断而一次前移的手术，是 Ortiz-Monasterio 在 1978 年首次提出的。前移部位包括前额骨、眶上骨桥和整个中面部。手术步骤包括前额骨瓣截开、眶上骨桥制备及截断、及 LeFort Ⅲ型截骨前移手术等多项。首先将眶上骨桥前移和固定作为基础，然后分别将前额骨瓣和中面部分别固定在骨桥的上、下两侧（图 24-14）。手术可矫正突眼症，同时将眶顶、眶底和眶内外侧壁前移，以改善前额形态，保持鼻子外形，避免常易发生于 Le Fort Ⅲ型截骨手术后的面部高度增长。术后一般不会出现颅骨板及大脑组织间的空隙。手术的缺点是术中颅前底暴露，术后导致颅内感染的机会较多。

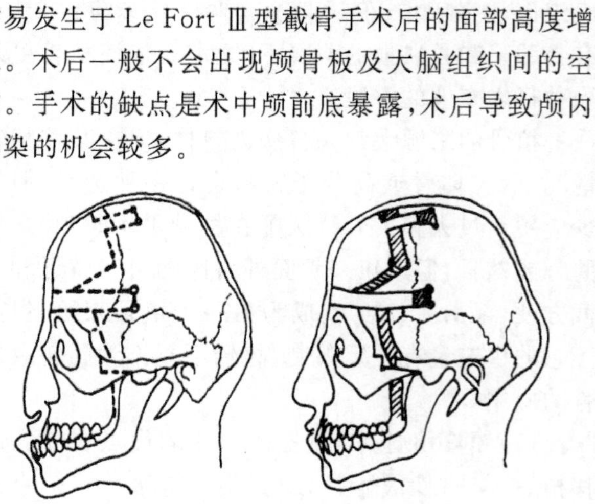

图 24-14 额-眶-面整体前徙术（monoblockadvancement）

本手术的适应年龄是 2 岁。一般是在 3－10 岁进行手术的。目前较多的学者都认为 14 岁以上的患者不适宜进行这种手术，因为此时前移后的大脑已停止发育扩大，故无法充填手术中形成的间隙，术后易发生感染。

手术的并发症较多，如脑脊液漏、硬脑膜下脓肿、额骨瓣坏死、脑膜撕裂大量失血等。手术死亡率亦较高。虽然这种整块面额骨前移手术长远效果较好，但由于手术难度较大，并发症较多，故必须由一个技术纯熟、配合良好、经验丰富的手术组进行较为安全。

Fearon 等在一组 29 名病例、30 次额中面部前移手术中，进行整块前移手术者占 10 例，Le Fort Ⅲ型手术前移者有 20 例。整块前移手术后的感染率达 20%，术后感染原因是由于鼻腔和筛窦的暴露导致感染。Le Fort Ⅲ型手术因在颅外进行，其感染率仅为 5%，故比较安全。

为了预防术后感染问题，Anderl 等(1983)提出改良手术方法。在将前额骨瓣前移后，在眶上神经上方做眶顶部截开，而只保留一条较狭的眶上桥，以避免暴露颅前窝，然后进行 Le Fort Ⅲ型截骨术和中面部前移术，并用植骨来充填间隙。这个手术方法可以大大降低因感染而导致术后并发症的机会。

五、先天性颅面畸形的手术整复时机

先天性颅面畸形的手术年龄，一般分为 3 个手术时期，1 岁以内进行的早期手术；9 岁以前进行的中期手术；10 岁以后，或成年人时进行的后期手术。

(一)早期手术

早期手术的指征主要依据患儿的早期诊断、有无颅内高压存在、或已开始出现视力障碍或视神经萎缩。颅缝早闭可以导致颅内高压，这可从摄 X 线片得到证实。X 线片上如出现颅骨内板有示指压印(或称斑状纹)，提示有颅内压增高征象，则早期手术治疗实属必要。眼底检查如存在视盘水肿，提示有颅内压增高，亦同样为早期手术的适应证。

颅缝早闭如包括全部颅缝在内(矢状缝、冠状缝、人字缝、及鳞岩缝全部闭合)，则可出现尖头畸形、三角头畸形等。Crouzon 综合征患者有时亦具有此特征。但一些单独颅缝早闭，或一侧颅缝早闭，如矢状缝、冠状缝、人字缝的单侧早闭，通常不致发生颅狭症的颅压增高症状，在这些患儿虽然也可能见到智力低下的现象，但手术治疗的效果却并未能改善大脑的发育。

早期手术除能解除颅内压增高外，还具有改善颅面外貌的效果，特别在三角头及斜头畸形的患儿，常可获得永久性的治疗结果。此外，Marchac 认为在颅面缝早闭及短头畸形中，早期手术还可望获得前额部及上面部在术后具有更佳的发育条件。

Marchac 曾主张舟状头和短头畸形应在婴儿 6 个月以内进行手术，三角头畸形则在 6～8 个月手术为宜。他还认为在最严重并得到早期明确诊断的病例，完全可能在出生后数周内进行手术，他所提出的前额颅眶部浮动骨瓣手术就是为了早期手术治疗而设计的。手术原则是将前额颅眶部整块前移，将它向前固定在眶侧壁骨板上。这个手术可以有效防止骨质再生而致颅缝早闭的复发，以及使颅眶骨架适应大脑的正常发育。这个手术目前已被国际公认，肯定了它的价值。但 David 则认为在严重颅面畸形患者中，除颅缝早闭外，实际上还存在着颌面骨缝早闭的畸形，早期手术虽然能解决颅缝及颅底缝早闭的症状，但中面部畸形仍然存在，如 Crouzon 综合征患者，需要在第二期手术中矫正中面部畸形。

如早期发现颅面畸形患者，是否越早手术效果越好？近 20 年来，各颅面外科中心通过总结和比较，基本上有如下的共识。

原则上，早期发现病情，应早期选择手术治疗，早期手术目的有三：一是从改善功能的角度看，可以减少颅内压增高而引起的脑神经受压，眶腔容积减少而致眼球及视力受损。二是早期手术可以改善上面部(如颅、额、眶)和中面部(如鼻上颌，颧骨)的外形。三是从手术安全角度看，患儿出生 6 个月左右大脑向前发育较快，这种脑发育可以迅速充满颅面前移所遗留的无效腔，减少手术后颅内外交通所致的各种严重并发症。

对各类畸形，手术的时间和术式的选用不尽相同。

Marchac 强调短头畸形在 2～4 个月时(不大于 6 个月，体重不超于 5kg)宜进行前额浮动骨瓣术，以使前额能受大脑额叶的发育推力，自动前移；4 个月以后至成年人，可做双侧颞部带舌形骨瓣固定的额眶前移术以改善额部外形。三角头畸形应尽早做额部及颞部的颅骨成形(最早 2～4 个月)。斜头畸形以 6 个月至 6 岁时做额眶成形术效果较好；6—12 岁时，除进行额眶成形外，应对额窦进行适当的处理；12—18 岁，则应同时进行额眶鼻的截骨整形。舟状头在早期(2～6 个月)宜进行矢状缝旁的截骨,6～9个月时可行必要的额部成形;2－6岁以后,手术较为困难。全颅缝早闭在2～4个月时即应做颅缝的切开松弛和多块骨的切开重建,尽早做浮动骨瓣术(2－5个月)。塔头畸形建议在6～9个月时做前颅和后颅的改形。尖头畸形则应在2－6岁考虑做额眶成形。

对于Crouzon和Apert综合征,目前认为二期手术较为安全,即在2～4个月时进行前额浮动骨瓣术式,4个月至2岁时做颞部有舌形骨瓣固定的额眶前移术,至患者6岁以后考虑做Le Fort Ⅲ型或Le Fort Ⅰ型截骨以改善中面部外形和咬合关系;对于颅面联合前移的Monobloc手术,以5－12岁时进行效果较好,但手术风险仍然较大,仅当有颅面严重后缩、重度突眼、有气道(鼻咽部)狭窄时选用;建议对中面部发育不良,伴眶距过宽,开颌的病例,同时选用Bipartiton手术,效果好,并发症少,对Apert患者尤为适宜。

另外,美国McCarthy的经验也可以借鉴,短头畸形在6个月左右行颞部固定的眶带前移即可,一般不会发生面中部发育不良而无需二期手术。斜头畸形的早期手术时间在7～8个月,采用额眶带过中线折断的方法,有10%～20%的患者需行二期额眶带成形术(2～3年)。在斜头的治疗中较为棘手的是两眼眶的高低不平,可在额眶带前移的同时,做一侧眼眶的移动,通常是患侧下移。对于三角头畸形,其早期手术方法选用额眶前移重新固定和颅顶骨的塑形。

当然,早期手术并不是没有缺点,它主要表现在以下3个方面:①对额窦和面中部发育的影响。早期的额眶带前移,会阻碍额窦的发育,使额部的自然弧度消失,需进行二期整形手术。早期的Monobloc手术颅面联合前移,会使中面部的向前发育受阻,呈现中面部凹陷畸形。②微型钢板或钛板的应用问题。金属板对颅面骨的固定效果良好,但随着小儿颅面骨的发育,金属板常会埋在正常骨内,影响骨的发育,更不易取出。建议早期手术时尽量用可吸收板或钢丝结扎固定。③对有些畸形是否需早期手术尚有争议。如Apert综合征矫正术后的随访显示,术后塔头或短头畸形未明显改善,因而并不能改善颅内压增高。

(二)中期手术

中期手术是在1－9岁进行。在这个阶段中,手术指征仍然包括颅狭症、眶缝或颌面缝早闭的病例。这些病例大多是发现较晚,或较迟出现症状者。这时颅内压增高常是主要症状。在某些已经在1岁以内手术的病例,随年龄增长,又继续产生症状,或由于其他颅缝亦开始出现闭合,或第一次手术复发的病例,都可在此时期进行手术。

严重的眶缝早闭可导致视力障碍,也应及早进行手术。此外,如颅面部存在的畸形已给予患儿造成心理障碍,在学校和生活中引起性格上变化,也是及早进行手术的指征。

但对中面部的畸形治疗问题,目前仍存在争议。一般认为中面部畸形的手术应在患儿年龄较大,特别是应在恒牙萌出以后最为适宜,否则,手术不但会影响到中面部的发育,而且还阻碍了手术后的颌间固定。但亦有学者认为,为了学龄儿童的心理改善,在4－5岁时进行手术仍属必要。

一般来说,尖头畸形和斜头畸形应在2－3岁时进行手术。三角头畸形的治疗原则较简单,仅是颅骨块的互换位置,并不影响骨骼的生长发育,手术年龄也就有较大的选择余地。单纯的短头畸形可在1岁以后进行手术,做前额外形重塑,而在2岁以后再进行颅顶部的矫治。Crouzon和Apert综合征则应先诊断是否伴有颅内高压症,如存在颅内压增高症状,则应先进行额面部的整块前移术;如并不存在颅内压增高,则可考虑做二期手术,即先将前额部前移,待稍长大后再进行中面部骨块的前移术。

(三)后期手术

后期手术是指在儿童10岁以后,直到成年人时进行手术,它适用于仅有面缝或眶缝早闭的病例。手术时需将眶壁及整个上颌骨前移及植骨。例如在治疗眶距增宽症时需将两侧眶架截断分离,凿除中间增宽的鼻骨,将它们向中央靠拢。手术范围较广泛,包括前颅开窗,暴露硬脑膜、鸡冠及蝶骨嵴等部位,并须将鼻腔及鼻窦打通,再加上植骨等步骤;手术范围广而污染源较多(如鼻窦、颅内外交通),易引导致术后并发症,增加手术危险性。但在患者年龄较大时进行矫正手术,由于此时患者的身体恢复能力增强,且在目前技术熟练、设备条件很好的情况下,手术的危险性已大大减少。

当然,后期手术还包括各种应该在早期和中期手术,因当时条件受限而未能进行手术治疗的所有颅面畸形病例;此外,还包括所有肿瘤和创伤所后遗的严重颅面畸形患者。后期手术可以纠正畸形、改善容貌,但不能恢复已有的大脑发育障碍或视力障碍等功能问题。总之,有不少颅面畸形可在后期手术矫治,但在成年人进行手术时,颅面骨早已发育成熟，骨质厚实坚硬，因此增加了手术的难度，手术中及手术后发生的并发症机会往往较年幼时手术为高。故此按照各种畸形的手术年龄的适应证，尽早在早期、中期或后期的较早时期（指 9－12 岁），进行一期或二期手术为宜。

（祁佐良　杨　斌）

第三节　颅面畸形的诊断技术

一、颅面畸形的临床表现及严重并发症

先天性颅面畸形的症状除明显的颅面部和四肢等部位的异常畸形，还有相关的功能障碍，其中有些是十分严重的并发症。

（一）颅面畸形的临床表现

1. *颅裂畸形，伴发脑膜-脑膨出*　颅裂伴发脑膜-脑膨出是中枢神经系统的先天性发育畸形。胎儿如在胚胎第 4 周因故发生发育障碍，神经管的顶端和脑膜未能闭合，即可导致颅裂。患儿的脑膜或脑组织通过颅裂的缺口，形成大小不等的膨出，从而成为脑膜-脑膨出或单纯性脑膜膨出。膨出的程度与缺口大小有关。膨出的脑组织一般发育不良，甚至仅呈薄壁囊状。有时，枕骨缺损与颈椎椎板缺损同时存在，遂出现脑、脑膜、颈部脊髓及脊膜均膨出于皮下，称为脑-脊髓膨出。

2. *颅狭症所致的颅内压增高*　颅狭症是颅缝早闭的直接结果，它主要限制了大脑的正常发育。在畸形婴儿发育过程中，经常发生的危险并发症是颅内高压症。这种颅内压增高和一般占位性（如肿瘤病变所致的急性颅内压增高）颅内压增高不同，而是一种慢性过程。慢性颅压增高可引致视神经萎缩，最后造成失明。颅内压增高时，患儿智力发育常见轻度下降。从年龄观察，在 6 岁时测验，颅内压增高可达到最大程度。超过此年龄，则压力反出现下降趋势。但这并非好现象，因为这可能显示着大脑已发生萎缩。

在多颅缝早闭的情况下，如短头畸形、尖头畸形、Crouzon 综合征及 Apert 综合征中，颅内压增高者可高达 42%。而在一般认为并不致产生颅内高压的斜头畸形、舟状头畸形中，亦可有 13%的病孩测出存在颅内高压。颅内压测定最可靠与正确有效的诊断方法是采用颅内传感器进行连续测定。颅内压增高除进行直接测定法外，头颅 X 线摄影显示颅骨内壁出现鱼鳞状斑纹或称指压印迹。

3. *头颅、眼眶及颌面部畸形*　颅缝早闭、颅面裂、颅颌面骨发育不全等均可导致不同程度的头颅形态异常、眼眶大小和位置改变、颌面部裂缺畸形。头颅畸形包括短头、长头、尖头、三角头、塔状头等（图 24-16）；眼眶畸形包括眶距增宽、小眼或无眼畸形、双侧眼眶不对称畸形等；颅面裂缺畸形种类繁多，Tessier 将其分为 15 种类型（图 24-17）。

4. *智力、精神及心理障碍*　严重的颅缝早闭可以阻碍大脑发育，导致智力发育障碍。在颅面骨成骨不全症，如 Apert 综合征中，常见伴有智力低下。前额骨后倾畸形严重者，可以造成颅前窝容积明显缩小，而成为大脑额叶发育不良的病因，同时还可能存在其他异常情况，如脑积水和脑萎缩等。早期诊断及手术治疗可以有助于防止这些情况的发展。

此外，生育患有此类畸形的婴儿，会给家庭带来烦恼和不幸；一旦患儿逐渐长大，丑陋的容貌给他本人造成心理障碍。患儿心理反常，性情孤僻，成年后在社交、求职、生活、婚姻等各方面都会产生极大的负面影响，伴有智力低下时后果更为严重。

（二）颅面畸形的严重并发症

颅缝早闭的直接结果或临床表现是颅狭症，它主要是限制了大脑的正常发育。因此，常出现的严重并发症是颅内高压症，继而导致视神经萎缩，出现视功能异常或失明，同时由于大脑的萎缩，可导致智力发育异常。

1. *颅内高压*　在婴儿发育过程中，经常发生的危险并发症是颅内高压症。这种颅内高压和一般因患颅内占位性病变所造成的急性颅内高压不同，而属于一种慢性过程。颅内高压症可以造成视神经萎缩，导致失明和大脑萎缩性痴呆。一般来说，颅的容积越小，大脑发育就越受限制，颅内高压也就越大，所产生的后果也越严重。正常人大脑在出生后 2 年内发育最旺盛，故此脑发育和颅腔容积的矛盾在这个时期内也越见突出，产生颅内高压或疝的机会也最多。由于在婴幼儿发育期发现和诊断颅内高压相当困难，患儿不能表达头痛等症状，呕吐也并非常见，检查出视盘水肿则更属罕见，故非常容易被忽视。

颅内压测定是惟一正确有效的诊断方法。测定方法较多。法国 Marchac 介绍放置 1 个颅内传感器来连续测定颅内压颇有效果，且无危险。方法

是先在头皮下钻开1个颅骨小孔，将传感器放置于硬脑膜上，用1条软管通过头皮切口而连接于1个记录仪上，进行12h以上的连续测定(包括一段晚间睡眠时间)。

颅内压增高和患儿的智力发育存在密切关联，颅内压增高者智力水平常见有下降，严重颅狭症则可导致严重智力障碍。依据正常大脑发育标准，大脑的重量和容积随年龄增长而增大。

一般来说，在颅狭症病例中，在6岁时测量，颅内压增高可达到最大程度，超过此年龄，颅内压反而出现下降趋势，但这并不显示情况的好转，而实际上是大脑的停止发育而出现萎缩。从智商方面观察，3岁以上的儿童智商常见降低。

在多颅缝早闭的情况下，如短头畸形、尖头畸形、Crouzon综合征及Apert综合征中，颅内压明显增高者高达42%，而在一般认为并不致发生颅内压增高的斜头畸形、三角头畸形和舟状头畸形中，亦有13%测出存在颅内压增高。一般来说，颅缝早闭的数目和颅内压增高成正比。

2. *视力减退*　视力减退是颅内高压症的另一种严重后果，但由于婴儿年龄极小，不能主诉，故一时无法判断视力障碍的存在和发展，很难作出早期诊断视力减退的主要原因是由于视盘水肿和静脉回流淤滞而导致视神经萎缩。但从未发现因视神经管狭窄而导致的原发性视神经萎缩，这是因为这个解剖部位从未发生由于颅缝早闭而造成狭窄。一般说来，当家属或医师一旦发现患儿存在视力严重障碍，视物不清时，往往已有不可逆转性的视神经萎缩存在。在多种不同类型的颅面畸形中，尖头畸形由于颅腔狭窄、容量较小、诊断较晚，故最易发生视神经萎缩。在短头畸形及颅面骨成骨不全症中，由于较易诊断，发现较早，故视力障碍发现亦可能较早。但在目前我国颅面外科尚未普及，家庭及社会对此重视不足的情况下，早期诊断和治疗较国外要迟些。

严重的眶距增宽症和某些斜头畸形亦可以影响视力，导致复视。有时可以发生一侧眼球有弱视以调节视力汇聚。通过早期发现和矫正这种视力分散来防止这种弱视是必要的。非麻痹性外、内斜视在颅缝早闭症中是常见症状之一。除非斜视和弱视有关，则可单独地进行斜视矫正手术。额眶部骨架的移位矫治并不能矫正外斜视，但在一些由于眶畸形而造成的外斜视中，却常可以在手术矫正眶畸形后，外斜视将同时获得矫正。

3. *精神及心理障碍*　神经及心理障碍是颅狭症可能引起的第3个后果。严重的颅缝早闭常可导致智力发育障碍，有时可达到严重程度。

严重的颅缝早闭是造成大脑受压迫的主要因素，但并非惟一的因素。在严重的尖头畸形或短头畸形中，存在慢性颅内压增高，而在舟状头畸形和斜头畸形中，由于并不存在颅内压增高，故不会发生任何功能性问题。但三角头畸形却是例外；颅内压并未增高，而大脑发育障碍却特别多见，可能是大脑额叶发育不良所致。

在颅面骨成骨不全及Apert综合征中，常见伴有智力发育障碍。相反，在Apert综合征的患者，常存在一个宽大而延迟闭合的前囟，故可避免发生颅内压增高，至少在前囟骨化闭合以前是这样的。此外，在颅面骨成骨不全病例中，常有显著的前额部后倾表现，故此造成颅前窝容积的明显缩小，这是大脑额叶发育不良的原因。除此之外，同时还可能存在大脑的其他异常情况，如脑积水和脑萎缩等。这可能是由于颅内静脉异常而引起。总之，在Apert综合征中，智力下降是主要症状之一。早期手术矫治可有助于防止这种情况的继续发展。此外，癫痫也是颅缝早闭并发症之一，但较少发生。

毋庸置疑，生育患有颅面畸形的婴儿，对父母来说，是一个严重的家庭不幸，患儿及父母受到歧视或经常可能发生弃婴的悲剧。当婴儿长大后，这些患儿由于容貌丑陋，不但造成心理上的障碍，受到同伴们的讥讽，不易合群，并逐渐孕育和形成孤僻的性格；而且在成年后，在个人婚姻、社交活动、工作等方面都会有极大影响，故此手术矫治属非常必要。但也必须对其家属说明，虽然早期手术矫治对颅面外形的改善是十分必要的，但仍然不可能一次性解决和满足患儿及其父母的所有对畸形矫正的要求，以后进行再次或甚至数次较小的手术修整也同样是必要的。

由于在世界许多地区，包括我国在内，目前进行早期手术矫治的机会较少，患儿或成年人在心理上早已形成某种程度的障碍，故此心理科医师参加诊查和治疗是十分重要的。

二、先天性颅面畸形的诊断分类

先天性颅面畸形临床表现复杂多样，种类繁多，其致病因素、发病机制、遗传学特征迄今尚未完全探明，很多颅面畸形的称谓亦未统一。国外一些学者从不同角度研究不同类型的颅面畸形，根据临床表现、X 线征象，提出了多个颅面畸形分类方法，但是有些畸形重复出现在不同分类中，造成自相矛盾和概念混淆。有些分类方法仅仅侧重于某一类畸形，而不能较全面的包括各类颅面畸形。近 10 年来，分子遗传学的迅速发展及其在颅面畸形病因学研究的应用，使人类逐步认识了先天性颅面畸形的遗传学特征及病因。相信在不久的将来，可以提出一个既能反映颅面畸形的临床表现、病理解剖特征，又能提示其病因的较为全面深入的先天性颅面畸形分类系统及标准。

(一)Tessier 颅面裂分类

Tessier 根据其所治疗患者的临床检查、术中解剖及头颅 X 线平片中所发现的颅面裂畸形特点，以眼眶为中心，将颅面裂分为 15 种类型(0～14 号裂)(图 24-17)。

Tessier 颅面裂分类特点是：皮肤软组织裂隙与骨结构裂隙相对应，以眼眶为中心，将颅面部划分为“南北半球”(8 号裂恰位于“赤道”)，将颅面裂划分为眶上方“北向裂”(northbound cleft)或颅裂(cranial cleft)，以及眶下方“南向裂”(northbound cleft)或面裂(facial cleft)。从颅面正中线开始，分别向两侧，依顺时针或逆时针方向，环绕眼眶按自然数依次命名各裂隙。在 Tessier 的分类中，除 6、7、8 号裂以外，其他颅裂与面裂在解剖结构上是相对应和延续的，因此亦称之为：0～14 号裂，1～13 号裂、2～12 号裂、3～11 号裂、4～10 号裂和 5～9 号裂。

Tessier 颅面裂分类简明扼要便于记忆，有利于临床外科医师用于诊断分类和选择治疗方案。

(二)Marchac 分类

法国颅面外科专家 Marchac 曾建议将颅面畸形概括地分为两大类：其一，颅缝早闭症或颅狭症(craniosynostoses or craniostenoses)；其二，颅面骨成骨不全症(craniofacial dysostoses)。

1. *颅缝早闭症*　颅缝早闭症或颅狭症是指颅骨骨缝在正常骨性融合年龄之前提早发生骨化闭合。颅缝早闭造成颅面骨畸形，不同部位的颅缝早闭，产生的颅骨畸形有所不同，某一颅缝的早期骨化会产生与骨化颅缝呈垂直方向的颅骨生长不全；而顺骨化颅缝方向的其他颅缝周围的颅骨则呈代偿性过度生长。临床上常见的典型畸形有如下几种(图 24-16)。

(1)长头畸形或舟状头畸形(scaphocephaly)：其特征是颅腔横径短缩，前后径增长呈哑铃状畸形，是矢状缝早期骨化所致。

(2)短头畸形(brachycephaly)：主要表现为颅腔前后径缩短。额骨后缩，特别是眶上额带退缩在后方。颅腔的横径呈代偿性增长。是双侧冠状缝早闭所致。

(3)三角头畸形：额部呈三角状，为额缝过早骨化闭合所致。

(4)斜头畸形：患侧额-眶短缩后倾，为一侧冠状缝过早骨化所致。

(5)尖头畸形：颅顶呈塔尖状高突，为多条颅缝过早骨化闭合所致。

2. *颅面骨成骨不全症*　欧美一些学者亦将其归类为综合征型颅缝早闭症。其病变除有颅穹窿畸形外，同时伴有面中部成骨不全或发育不良，面中 1/3 后缩，特别是与颅底连接部位颅缝发生病变。

包括 Pfeiffer、Carpenter、Cohen、Morguio、Turner、Zellweger 等以发现者的名字命名的许多综合征，最为常见的是 Crouzon 和 Apert 综合征，后者还合并四肢手足畸形。

Crouzon 和 Apert 综合征是由于颅面骨发育不全，颅底部多条骨缝早闭所致，主要表现为面中部严重后缩，呈盘状脸(dish-face)，眶腔容积缩小，出现突眼畸形，下颌相对前突，上下牙列反殆。这 2 种综合征患者常并发颅内压增高症状，严重者可发生视盘水肿或失明、智力发育障碍。

Crouzon 综合征常呈短头畸形，Apert 综合征则呈尖头畸形。Crouzon 征突眼症状明显，而 Apert 症则症状较轻。Apert 综合征合并有并指和肢体关节僵直等。

(三)颅面畸形临床诊断综合分类(中国颅颌面外科协作组分类法)

以往的颅面畸形分类虽有多种，但都不够全面或重复交叉，笔者参照 Tessier、Marchac、David、Cohen 和张涤生等的分类，主要依据临床表现、影像学特征、解剖部位和病因提出一个新的临床诊断综合分类。总体上将颅面畸形分为先天性或发育性畸形与后天获得性畸形两大类，获得性畸形又分为损伤性、肿瘤性和其他原因如炎症、放射等所致的畸形。

提出这一新分类系统的目的在于，有利于国内颅颌面外科协作组成员单位以统一的诊断标准分类记录、统计总结，以便于进行长期、大样本量的前瞻性或回顾性研究。亦有利于进行国际间学术交流。颅面畸形临床诊断分类如下。

1. 先天性/发育性颅面畸形(conginetal craniofacial anomaly) 颅缝早闭症(craniostenosis):①单纯型颅缝早闭症(Isolated craniosyenostsis)。舟状头畸形、短头畸形、三角头畸形、斜头畸形、小头畸形、塔状头畸形及三叶状头畸形。②综合征型颅缝早闭症(颅面成骨不全症)。Crouzon 综合征(颅骨面骨发育不全症)、Apert 综合征(尖头并指畸形Ⅰ型,acrocephalysyndactyly ACS Ⅰ型)、Vogt 综合征(ACS Ⅱ型)、Saethre-Chotzen 综合征(又称假性颅面发育不全症,ACS Ⅲ型)、Wardenburg 综合征(先天性耳聋眼病白额发综合征,ACS Ⅳ型)、Pfeiffer 综合征(ACS Ⅴ型)、Noack 综合征(acrocephalopolysyndactyly,ACPS Ⅰ型)、Carpenter 综合征(ACPS Ⅱ型)、Cohen 综合征(颅面额鼻发育不全)、Binder 综合征(额鼻发育不良)及 Treacher-Collins 综合征(下颌面发育不全症,Mandibular dysostosis)。

2. 颅面裂 采用 Tessier 0～14 数字顺序分类,其中包括颅面裂合并脑膜-膜膨出的病例。

3. 其他颅面畸形综合征

(1)Turner 综合征(卵巢发育不全综合征)。

(2)唐氏综合征(染色体 21 三体型综合征)。

(3)Creig 综合征(Ocular hypertelorism syndrome,眼眶过宽综合征)。

(4)Pierre-Robin 综合征(腭裂下颌过小舌后退综合征)。

(5)Edward 综合征(染色体 18 三体型综合征)。

(6)Zellweger 综合征(脑肝肾综合征)。

(7)Larsen 综合征(腭裂多发性关节顶部)。

(8)MarcusGun 综合征(张口瞬目综合征)。

(9)Mobius 综合征(先天性双侧面神经外展,神经瘫痪综合征)。

(10)Mohr 综合征(口面指综合征)。

(11)Smith-Lemli-Opitz 综合征(小头小颌并指综合征)。

(12)Nager-Reynier 综合征(肢端面骨发育不全综合征)。

(13)Cleidocramial dysplasia syndrome(锁骨颅骨发育不良综合征)。

(14)第一、二鳃弓综合征(first and second branchial arch syndrome)。

4. 眶眼畸形

(1)眶距增宽症(hypertelorism):①原发性眶距增宽症;②继发性眶距增宽症。

(2)眶距狭窄症。

(3)各种眶眼畸形、小眼、无眼畸形。

(4)单侧眶(位置或形态)畸形。

5. 非对称性颅面畸形(asymmetry craniofacial malformation)

(1)斜头畸形。

(2)半面短小症(hemifacial microsomia)。

(3)半面肥大症(facial hemihypertrophy)。

(4)眼耳脊椎综合征(Goldenhar 综合征)。

(5)进行性半面萎缩综合征(progressive hemifacial atrophy syndrome,Parry-Romberg disease)。

6. 创伤性颅面畸形

7. 肿瘤切除和其他原因(炎症、放射)所致颅面畸形

(1)颅面骨纤维结构不良(包括 von recklinghausen's disease)。

(2)颅面部巨大神经纤维瘤。

(3)颅面区血管瘤及血管畸形。

(4)侵犯颅底的副鼻窦及口腔颌面晚期恶性肿瘤。

8. 内分泌、代谢疾病所致颅面畸形

(1)先天性高磷酸酶血症(congenital hyperphosphatasemia):又称 Paget 病,或称变形性骨炎(Osteitis deformans),全身多个骨骼受累变形。

(2)低磷酸酯血症(hypophos phatasia):颅骨矿化缺陷、颅缝早闭,尖头畸形。

(3)抗维生素 D 佝偻病:血中碱性磷酸酶过低,佝偻病,少数患者出现颅缝早闭。

(4)多骨性骨纤维(结构不良)异常增殖症(multiple fibrous dysplasia of bones):又称 Albright 综合征,具有典型的三联症,即①多骨性纤维结构不良;②皮肤黏膜色素沉着;③内分泌紊乱。

三、颅面畸形的检查、影像学诊断分析

颅面畸形不仅是皮肤软组织的畸形、裂缺、异位,主要是颅面骨骼的畸形或异常,为了明确诊断、制订手术方案、采取有效的治疗措施,除了需要进行全面细致地体检以外,必须进行颅颌面颈部摄 X 线片、CT 断层扫描、三维 CT 检查测量,必要时尚需行 MRI 检查以明确脑组织、重要的神经血管情况及其与颅颌面畸形的相互关系。

(一)颅面畸形的体检

着重检查颅面部的容貌或外观形态的异常、畸形、裂隙、缺损以及与颅内高压、视神经萎缩、智力障碍有关的症状和体征。由于颅面畸形常是遗传性综合征在颅面部的表现，因此，尤需重视检查伴发的身体其他部位的畸形。

1. *颅部畸形*　须检查有无颅骨裂隙、缺损、脑膜脑膨出；检查有无颅骨形态异常，如舟状头、短头、三角头、斜头、塔状头、三叶状头、小头、尖头等畸形。

2. *眶部畸形*　须检查有无颅面裂隙、脑膨出；检查有无两侧眶距增宽表现、两侧眼眶在水平和垂直方向上是否对称、眼球突出度是否异常；检查有无眼睑、眼球、内外眦的异常；检查鼻根、鼻背、鼻孔有无裂缺、重复畸形。

3. *中面部畸形*　须检查中面部上颌骨是否发育不良、是否有上颌后缩、腭部裂缺、突眼、鼻根低平凹陷、呈碟形面、反𬌗、咬合平面偏斜；检查是否有两侧面部不对称、面神经麻痹、肌肉软组织萎缩等。

(二)颅面畸形的影像学检查

1. *X 线片及测量分析*

(1)X 线头影测量分析：自 1931 年 Broadbent 首创 X 线头影测量方法后，此项技术随时间推移，不断地为许多学者改进，形成了许多特定的测量分析方法、测量指标及正常参考数值。目前，X 线头影测量分析已成为临床上较为实用的诊断分析方法或疗效评价方法。X 线头影的获得需要专门的头颅定位装置，目前国内许多医院较普遍使用的是德国 Siemens 公司生产的头颅定位全景摄影系统，该装置用左、右 2 个耳塞和鼻根标尺下端固定患者头颅，使眶耳平面(frankfort plane)与地平面平行，与中轴矢状面垂直。X 线球管的投照距离和高度保持不变。X 线球管前部增设滤过板，能同时显示颅颌面骨性结构及皮肤软组织轮廓影像。

按以上装置拍出的 X 线片，称为 X 线头影测量片。如用透明硫酸绘图纸按 X 线影像描出颅面结构，并按颅面标志点、线段、颅面角，测量线距的长短和线角的大小变化等，可获得颅面软硬组织结构的变化关系。X 线头影测量片有利于颅面畸形的诊断，然而更主要的是它有利于治疗前后的对比观察，并可预测颅面结构的发展趋势。20 世纪 80 年代开始，在头颅 X 线测量的基础上引入了对数据的计算机图形处理、计算机辅助设计，能更形象和准确地显示颅面部结构的正常与否，及追踪颅面骨结构的发育情况。

X 线头影定位测量的关键是确定与畸形及其发育有关的颅面部标志点和线段、颅面角。在颅面畸形中，各类疾病的发病机制不尽相同，畸形发生的部位也有差异，因而选用测定畸形和评价术后效果的标志点和线段、颅面角也有所不同。与以往研究𬌗畸形为主的 X 线头影测量不同，颅面畸形的 X 线头影测量着重于颅底骨结构与面部骨结构的关系，如颅底的长度(S-N)、角 SNA、角 SNB、眶底的位置(Or)、上颌骨底部长度(ANS-PNS)、鼻根点的位置(N)等。

(2)华特位(鼻颏位)片：华特位片在颅面畸形诊断中应用最多。患者面向暗盒，头矢状面与暗盒垂直，使颏部靠暗盒下缘，头后仰，使听眦线与胶片成 37°，鼻尖与上唇间的中点放于暗盒中心。

此投照位除能较好地显示副鼻窦位置以外，还可显示眶上缘、眶下缘、眶外缘以及颧骨和颧弓，同时避免了上述结构与颞骨岩部、颈椎等的影像重叠。

颅面畸形中，眶距增宽症的患者，筛板、筛房、鼻根部等两眼眶的骨组织宽度明显增加，有时华特位片上两眼眶的水平轴明显分开，可有上颌骨发育不良。Treacher-Collins 综合征的患者可见颧骨明显发育不良、颧弓短小或平坦、上下颌骨发育不良、下颌骨的升支或喙突较为短小。颅面外伤，尤其是眼眶及眼眶周围的外伤骨折，华特位片是主要的诊断依据。骨折线较多地位于眶外缘中部(颧额缝)和眶下缘中、外 1/3 处(Malar 骨折)；有时华特位片上未见明显的骨折线，但如患侧眼眶的眶口影像较健侧增大，则提示有眶壁骨板的破裂，最常见的是眶底和眶内下壁最薄弱处的软组织陷入性骨折(blow-out fracture)。此种情况如加摄眼眶的水平面和冠状面 CT 扫描或三维 CT 重建，即能发现眶壁的破裂骨折(图 24-15)。

(3)头颅后前位片(正位片)：常规的头颅后前位片在颅面畸形的诊断中也较常用。通常，颅缝早闭症患者，头颅后前位片上可见早闭的颅缝(高密度的颅缝影)，较小婴儿则可见囟门的影像。可根据其年龄的大小和临床表现估计是否有囟门早闭存在。

在头颅后前位上有一些特征性的 X 线影像：①指压切迹。慢性颅内压增高，可见颅骨板上的指压切迹影。临床上应结合头颅 CT 平扫观察脑室的

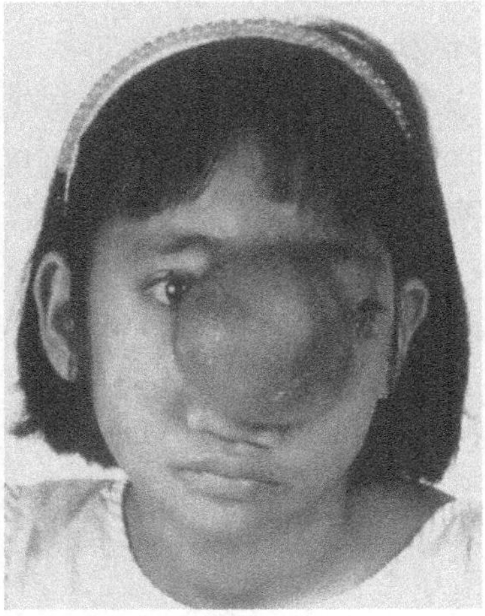

图 24-15　眶爆裂骨折 CT 图像

大小变化，来估计颅内压增高和颅缝早闭的严重程度。②眶上缘蝶样翘起。在一些颅缝早闭症如斜头畸形中，可见一侧眶上缘（蝶骨大翼）的影像向上翘起（蝶样上翘），这是由于该侧颅底缝和冠状缝早闭，导致蝶骨大翼（眶上缘）未获得正常发育而下降不足之故。诊断时应明确，畸形位于X线片上蝶样翘起的一侧，而临床上常误认为畸形是发生在眼眶位置较低的一侧，此点应予注意。③牙胚及上颌窦的位置：对婴幼儿患者，应注意牙胚的位置是否已下降，上颌窦是否已开始发育。手术截骨，尤其是眶下缘截骨时，应避免损伤上颌牙胚和上颌骨的发育中心，以免影响今后上颌骨的发育和牙的正常萌出。

有条件的话，最好选用X线头影测量正位片以代替常规的头颅后前位片。

（4）鼻额位（柯氏位）：患者俯卧于摄影台上，保持身体平衡，头部矢状面对中线，前额和鼻部紧靠暗盒，使听眦线（耳屏至外眦的连线）与暗盒垂直，将鼻根放于暗盒中心。该位置除可观察额窦和筛窦外，由于头稍后仰，颞骨岩部恰好投影于眶底下方，使眼眶影像清晰，并可见视神经孔和圆孔的影像。

在眶距增宽症中，用柯氏位和头颅后前位片都可以测量眶间距（IO D），但相对来说，柯氏位的图像较清晰，测量眶间距较为准确。

在额眶部骨纤维性异常增生症（骨结构不良）中，一些病例由于眶顶、蝶骨岩部的病理骨组织增生，可能使视神经孔变小，甚至压迫视神经。在柯氏位上，可见视神经孔变小，或呈不规则圆形。

（5）其他：颧弓位可显示颧弓骨折的情况。薛氏位可显示颞下颌关节的情况。颌骨全景片（曲面体层摄影）可显示牙胚、颌骨的情况。头颅侧位片可显示颅骨与面部上下颌骨的关系。

2. 电子计算机X线体层摄影　电子计算机X线体层摄影（computed tomography，CT），是由Hounsfield于1971年首创成功的，其分辨率高、定位准确、图像清晰的优点给颅面外科的诊断、手术设计和术后的效果评定提供了极大的方便。

CT摄影机利用X线束，通过人体各种不同密度的组织，对X线吸收程度不同，可获得各种不同的吸收系数的特点，来分辨和判断被检查组织是否正常；同时，应用褶积反射法、解析法或迭代法等数学方法，可以计算出扫描图像各层各点X线吸收系数，通过数字/模拟转换，做冠状、矢状面图像的重建。

（1）横断扫描：这是最基本的扫描平面。患者取仰卧位，以听眦线为基准线，平行于扫描平面。扫描6～8层，每层厚3～10mm。如对明确大致部位的一些裂隙畸形，如颅面裂、脑膜-脑膨出蒂茎部等，可减少扫描的范围，同时增加每层扫描的密度（如每层厚1～2mm）。

（2）冠状扫描：患者取仰卧顶颏位，采用特殊头托及调整机架，使扫描平面与听眦线呈90°，向外耳道前方做5～9层扫描，层厚5～10mm。为显示眼眶部畸形，扫描平面应尽量向前。也可取俯卧位，颈部尽量前伸呈颏顶位。如患者就位困难，可采用亚冠状平面扫描，其扫描平面与基准线呈60°～80°。

（3）头颅CT扫描的测量：由于CT扫描采用计算机对获取的数据进行处理，因而在CT扫描时或在CT图像上进行点、线段、角度等的测量较X线片上更为准确（图24-16）。

对眶距增宽症或眼眶高低不齐（如斜头畸形）的病例，选用头颅冠状扫描，在CT片上标定两眼球中心间距、两眼眶间骨性结构的最小值（IO D），以及以正中矢状线为基准、分别测量两眼球中心至正中矢状线的垂直距离（对眼眶高低不齐的病例尤为有效）。如摄片时做比例标定，可在CT摄影机上直接读出所测量线段的直线长度。Posnick等（1994）在CT片上测定Crouzon综合征和Apert综合征前颅底的长度、宽度、颧弓间距、眶壁的长度等，对手术计划的制定和手术效果的评定有极高的参考价值。

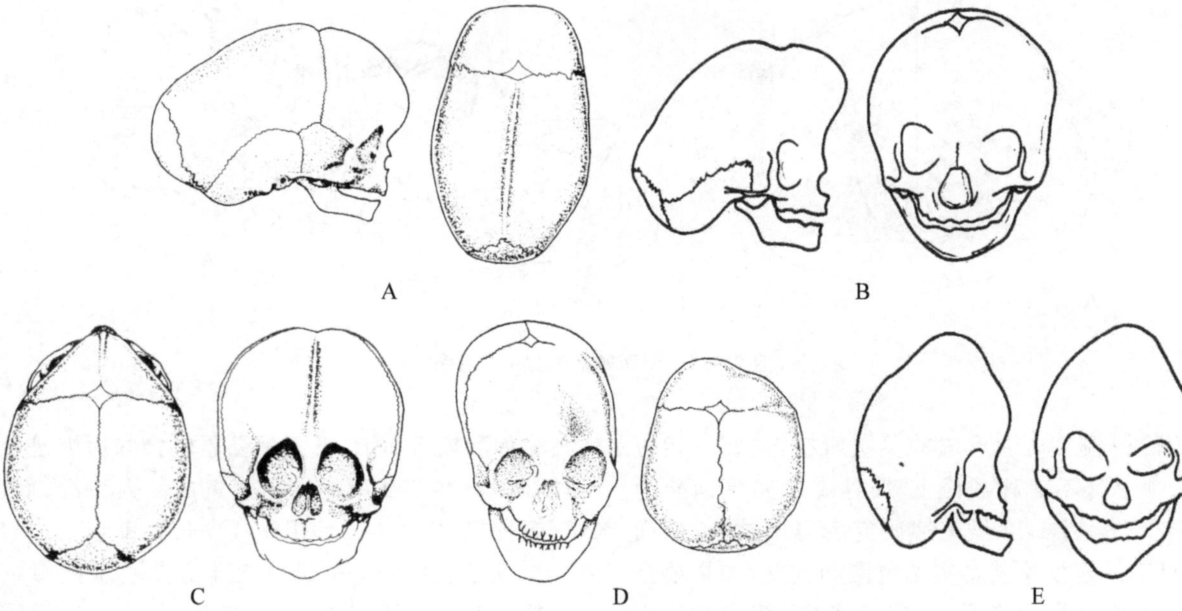

图 24-16　颅面 CT 图像测量

3. 三维 CT 影像学诊断分析技术(three-dimensional CT,3-D CT)　三维 CT 影像技术是近 10 余年来计算机科学技术与影像学技术相结合产生的新技术。该项技术在颅面整复外科领域的应用发挥了重要作用:①立体显示解剖结构,定性和定量诊断分析,对于高度复杂的骨骼畸形有极高的诊断价值;②对于颅底、颅颈连接处畸形诊断十分有利;③可揭示颅面不对称颅畸形的重要解剖结构特点,如筛板和蝶骨大、小翼的位置、脑膨出的位置和累及的结构;④模拟设计手术和疗效评价。⑤借助 CAD/CAM 技术制作颅骨和置入体模型等功用,从而使颅面外科研究和诊治水平达到一个新的高度。近年来国内外相继开发了以 CT 影像资料为信息源的颅面外科计算机辅助三维诊断分析与手术设计系统,可对颅面畸形进行包括线段距离、线面夹角、结构面积和体积在内的三维测量分析,不仅可以定性的观察颅面畸形的解剖特征,而且能定量的分析颅面畸形的程度和范围。

三维 CT 影像特别适合于复杂的先天性和发育性颅面畸形的检查诊断,其最常用的适应证为颅缝早闭症、颅面不对称畸形、眶距增宽症、颅面狭窄症、颅面短小综合征、颅面裂等(图 24-17),它能揭示二维影像不易显示的不对称改变,可定量分析、精确记录颅面骨、软组织的病理解剖结构,可将健、患侧影像翻转重叠以确定畸形所在和组织缺损或肥大量并设计相应的修复手术方案。

Salyer 应用三维 CT 影像技术对先天性颅面畸形作了较为系统的研究,其资料来自 187 例患者的 253 次 CT 检查分析。其中儿童病例占 83%(155/253),46%为颅缝早闭症患者。各种畸形包括:颜面不对称畸形、Goldenher 综合征、斜头畸形、进行性半面萎缩、颅面裂、额鼻脑膨出、眶距增宽症、眶距狭窄症等。观察到了既往普通 X 线检查未能发现的畸形特征,为多种畸形诊断提供了依据。观察发现三维 CT 影像可清楚显示筛窦、筛板水平、脑膨出的位置等前颅底情况。这对于制订眶距增宽症整复手术入路和截骨方式至关重要。

Tessier(1976)基于临床经验和普通 X 线影像创立了颅面裂简明数字分类体系,该体系结束了以往混乱的命名和分类,已被各国颅颌面外科医师普遍采纳。David(1989)应用三维 CT 影像技术研究分析了 253 例颅面裂病例,确认和增补了许多 Tessier 原来的记录,观察到了颅面裂邻近骨骼和软组织畸形,揭示了以往 X 线平片未观察到的颅底畸形,明确了正中裂、旁正中裂和额筛脑膜-脑膨出之间的差别。深入探讨并充实了 Tessier 分类体系。David 认为脑膜-脑膨出病例的颅面骨骼仅仅是位置改变而骨实质正常;他发现大部分颅面裂患者均有蝶骨-颅底的改变,表现为蝶骨大、小翼形态明显不对称,翼突不等距的偏离中线,据此认为蝶骨翼突位于颅面裂隙后端,蝶骨翼突的变形和异位真正反映了颅面裂的位置和轴线。从而提出:蝶骨

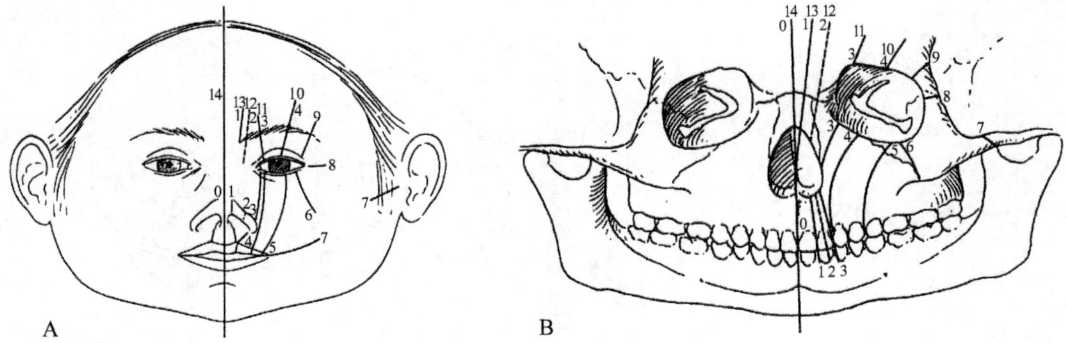

图 24-17　颅面畸形三维 CT 图像

是颅面裂、颅底畸形形成的关键所在，只要有相应的前、颅中窝不对称或颅底-蝶骨畸形亦可诊断为颅面裂畸形。David 经上述研究后得出结论：颅面裂可见部并未反映其真实的范围和程度，如果要全面了解和彻底矫治畸形，术前三维 CT 影像学诊断非常必要，它可以帮助外科医师决定手术时机和分期手术计划、切口位置和手术入路、软组织扩张的需要、移植骨数量和位置、截骨类型及固定方式等。

三维 CT 技术还有助于了解颅面畸形的发病机制和病理解剖特征，如应用三维 CT 技术研究进行性半面萎缩症（romberg syndrome）的病理解剖结构特征，并监测半面萎缩症骨、软组织病变稳定的时间，借此选择整复手术治疗时间。Smith 采用镜像法计算患组织缺损量后发现：此病症骨组织、软组织均受累萎缩。额颞颧骨占骨缺损的 53.2%，上颌骨占 25.8%，下颌骨仅占 13.8%。颅眶颧骨萎缩程度较重而上、下颌骨受累较轻的原因是颅眶颧骨体积在儿童早期即已接近成年人标准，而上、下颌骨却在 10 岁以后仍继续生长发育。

以三维 CT 为基础的三维仿真手术模拟技术目前已开始应用于临床，定量化设计手术、演练手术过程、预测手术效果并与患者家属交流（图 24-18）。使手术更为准确，手术时间缩短。平常作为专业医师培训方式，将来可用于远程会诊。

三维医学影像技术在颅面畸形研究和诊治方面有很大的实用意义，进一步的应用前景广阔。未来的发展方向包括：深入研究外科手术导航的方法；逐步开展远程会诊和远程手术；建立民族和地区的颅面三维影像正常测量数据和影像库，作为诊断畸形和研究颅面生长以育规律的标准；建立各类颅面畸形三维影像病理资料和数据库，以利于学术交流和深入研究。

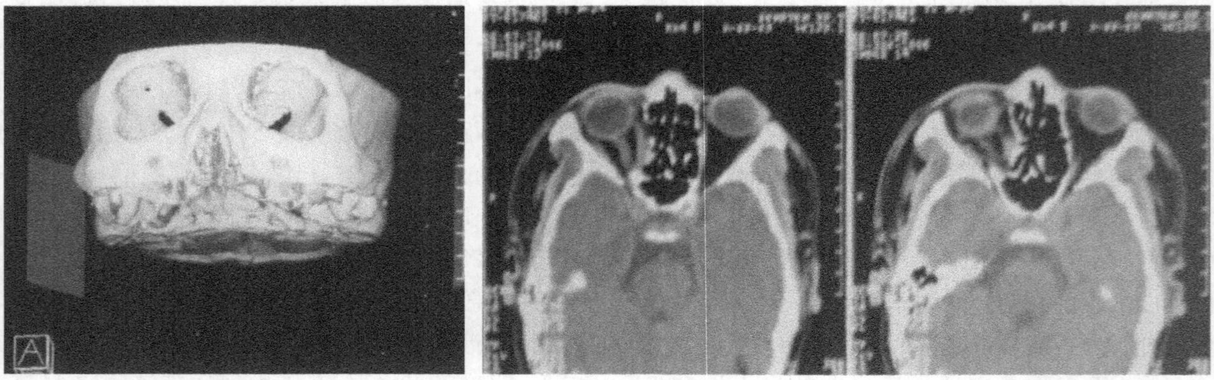

图 24-18　三维手术模拟

（祁佐良　杨　斌）

第四节　眶距增宽症

（一）病因及分类

眶距增宽症是指两眼眶间骨性距离过度增宽的一种疾病。过去它一向被认为是一种独立的颅面部畸形，但经过近年的仔细观察和分析，现已证明两眼眶间距离的增加只能说是一种症状，它可以出现在许多类型的颅面畸形中，因而并不是一种独立的颅面畸形，如在 Tessier 颅面裂的分类法中，0 号、10 号、11 号、12 号、13 号、14 号颅面裂都可以产生眶距增宽的症状。

1. *病因*　Tessier 提出有 5 种可能的病因：①中面部或颅面部原发性发育不良；②单侧颅面裂；③颅面部正中裂或鼻裂；④额鼻部的鼻筛型脑-脑膜膨出或额窦肥大；⑤颅缝早闭症，如见于 Crouzon 及 Apert 综合征患者。Cohen 等亦曾描述额颅骨发育不良综合征，它实际上是一种累及颅、额、鼻及颌骨的骨发育异常，症状之一就是眼眶间距较正常人为宽。颅面外伤后也可引起眶距增宽症，但多为单侧或不对称者。

2. *内眶距的测量*　确定眶间距正常及异常宽度的标准是指内眶距的精确测量。

测量两眼眶的骨性标志以眶内侧壁的泪嵴(Dacryon)点为测量基准。图 24-19 为 Dacryon 基点，它是上颌骨鼻突、额骨及泪骨的交汇点。此点可用示指在眶内侧皮下扪得。两侧泪嵴点间的距离称为内眶距，简称 IO D(interorbital Distance)。应参考患儿内眦角间的距离来确定眶距增宽的严重程度。头颅骨的正位片亦可测定这个间距，但可能因摄片投射角的差异而造成误差。如进行 X 线摄片观察，必须具有相同的投射角和摄距(如头颅定位片)。头颅 CT 平扫及及三维成形，可以确定左、右眼眶及眼球在前后突度及高低距离方面的差异，这对于单侧眶距增宽症的诊断有较高的价值(图 24-20)。但 Jackson 则认为头颅 X 线的 IO D 测量，仅适用于对称性眶距增宽症。

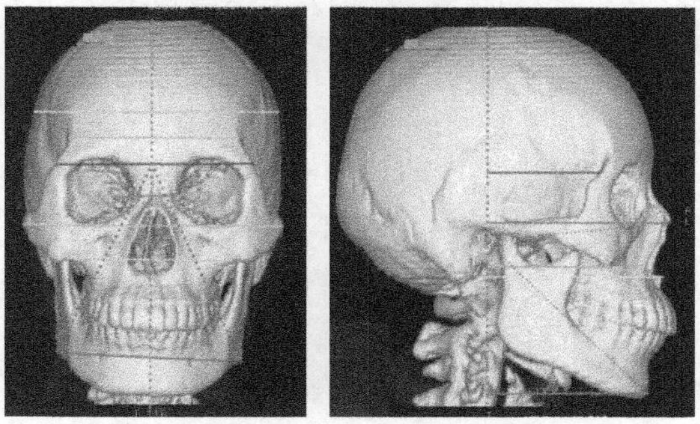

图 24-19　Dacryon 点示意
(上颌骨鼻突、额骨及泪骨的交汇点)

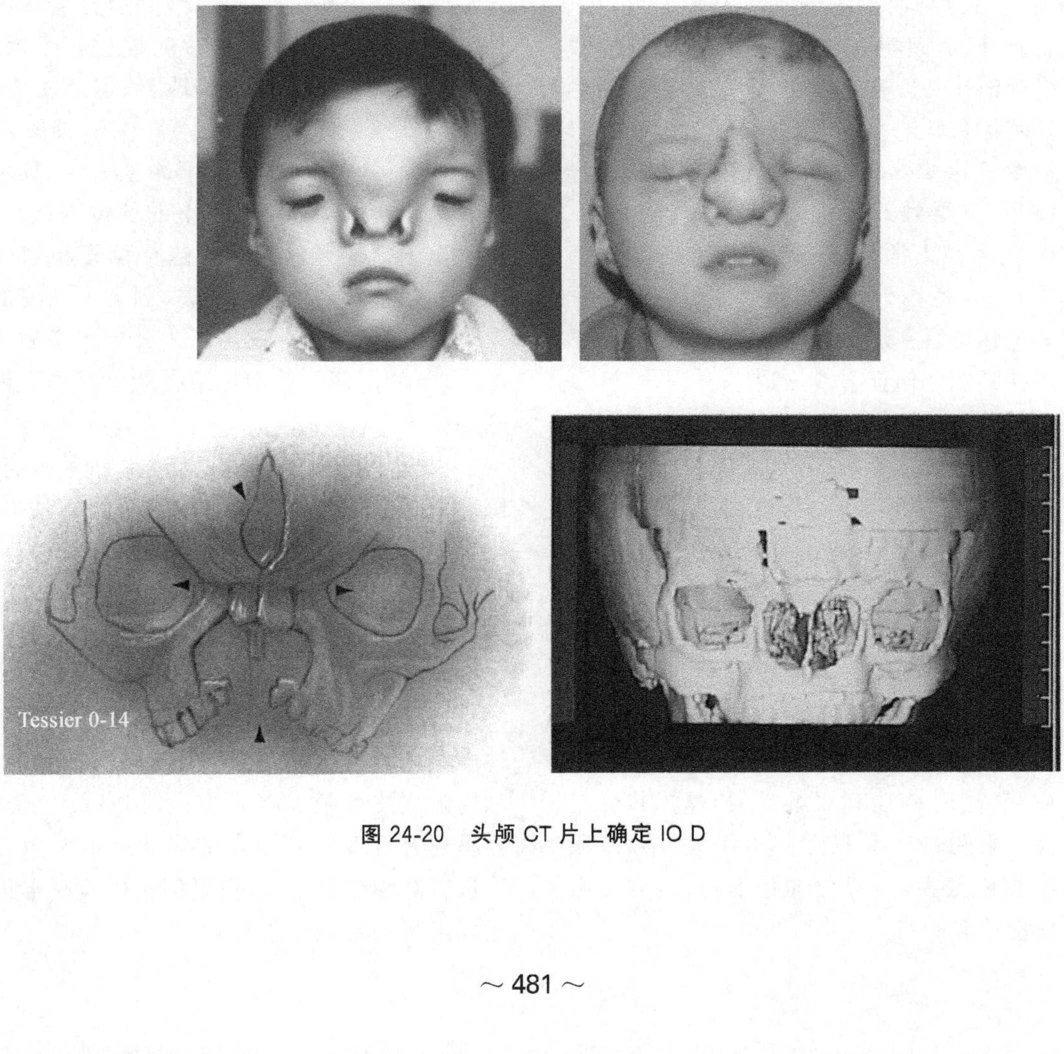

图 24-20　头颅 CT 片上确定 IO D

眼眶骨性间距的宽度随种族、年龄、性别而有所不同。以X线头颅定位正位影像为例，正常婴儿出生时，平均距离约为16mm，以后随年龄增长逐步增加；女性至13岁、男性至21岁左右，眶间距离基本恒定而不再改变。东方人种的眶间距(IO D)较西方人为宽。西方人女性正常值是25mm，男性则约28mm，而东方人的眶间距(IO D)较西方人稍宽。东方人对眶间距离略宽的心理耐受性较西方人为大，在一些轻度的眶距增宽症病人中，眶间距在32～36mm的患者，有些本人或家属并不认为是畸形。

3. 眶距增宽的病理机制　除眶间距离增宽外，眶距增宽症患者的颅面骨和颅前窝亦有改变，可观察到鼻中隔、鼻骨、筛骨、筛板及嗅窝等部位均宽于正常人。鼻根部宽阔平塌，无正常鼻梁隆起。有时在脑-脑膜膨出病例中，可以发现鼻根部存在正中沟状裂隙。

筛房窦的水平方向增宽是眶距增宽症的主要病理机制，但仅限于筛房的前部分增宽，而不涉及筛房的后部及蝶窦部分。此外，还可见到筛板的脱垂，即筛板超过正常额骨缝水平而向下方脱垂。这在X线摄片上可得到明显的证实，CT片上可见宽大的筛板。此外，并可见到嗅沟变圆，鸡冠重复或消失。但视神经孔一般在正常位置，故此造成两侧眼窝呈向外侧扩张状。在严重眶距增宽的病例中，这个扩大角度可达60°，而在正常人仅为25°，这样更加重了畸形，并导致双眼协同视物功能的丧失。依据视神经孔多在正常位置的解剖特点，手术时，可在离眶顶8mm范围外进行眼眶周围截开，使眶缘骨架游离及移位后在新的矫正位置作固定，而不致造成对视神经的任何损害或压迫。

在额筛部脑-脑膜膨出症中，其眶距增宽的程度，即两侧瞳孔间距的增大，不如面中裂所致的眶距增宽来得明显，原因是前者完全由脱垂的脑组织的机械作用所致，而畸形的程度完全取决于脑组织脱垂的程度。

在Cohen综合征的病例中，由于颅缝早闭而使中面部显得格外短小，加上眼眶间距增大，故当发育完全时常需进行二期手术治疗整复。

面裂的中鼻部支架受到破坏，呈现鼻部变宽伴有双重鼻中隔，同时往往有双重鼻尖，鼻翼软骨常见发育不良。眶距增宽症眼眶间距增大导致双眼视轴的间距相应变大，这样更加重了畸形，并导致双眼协同视物功能的丧失。

4. 眶距增宽症的分类　眶距增宽症严重程度据Tessier的分类有3型，是按照西方人的标准进行分型。其分类依据是X线头颅定位正位影像片上测得的数据。

Ⅰ度：轻度眶距增宽，IO D在30～34mm。

Ⅱ度：中度眶距增宽症，IO D在35～39mm。

Ⅲ度：重度眶距增宽症，IO D>40mm，或IO D虽在35～39mm而伴有眼球横轴歪斜或高低不平者。

依据临床经验，国人的眶距增宽症诊断标准可以有所改变，Ⅰ度增宽的IO D在32～35mm，Ⅱ度眶距增宽的IO D在9～36mm，Ⅲ度眶距增宽的IO D则在40mm以上。

基于CT扫描或三维头颅成形的影像资料上测得的眶间距更接近临床实际，通常误差在5%左右。当然，眶间距离测量的验证，可依赖于在手术时直接测量两侧泪嵴间的真性骨间距离。

(二)眶距增宽症的治疗

1. 眶距增宽症的手术年龄　手术矫治的年龄不宜过早。一般来说，5－6岁时可以进行第一次比较彻底的眼眶部手术。过早手术，不但在进行眶缘下截骨时会损伤恒牙的胚胎，而且还会影响颅面骨骼的正常发育。在5－6岁时期进行手术矫治，可有助于学龄前儿童的心理改善；但最主要的是，由于此时骨组织较薄软，手术操作远较成年人为方便。Tessier建议，在眶架下缘截骨时，其水平截面应在眶下孔血管神经束以上的部位进行离断，这样就不至于损伤牙的胚胎。这个位置相当于恒牙单尖牙和儿童时高位的上颌窦，因为上颌窦的最后发育下降，要等到恒牙萌出后才开始。术后可用钢丝将上、下颌间两侧单尖牙结扎就可获得足够的固定作用。

由于眼眶截骨手术或多或少都有一定的复发。国际上各颅面外科中心的统计资料，均有20%～40%的复发率，因而二次手术的比例较高。同时由于患者脸部的发育、软组织的牵拉等原因，成年后通常还需要进行各种小型的整形手术，以使容貌更趋完美。

2. 手术方法选择　对于轻度畸形，有时并非真性眶距增宽，而属于遗传性或创伤性内眦角畸形，如内眦赘皮所致。在东方人，如鼻梁过于平塌，亦会呈现有轻度眶距增宽的症状。本型患者一般无需进行眶距截骨手术，只要纠正内眦畸形或填高鼻梁即可得到矫正或改善。

在中度眶距增宽症中，并不存在眼球真性移位和偏斜。但患者面部呈现较宽大，X 线片显示眼眶外形正常，眶间距未见缩小，眼眶亦没有侧向异位。本型病例一般只需采用颅外径路手术，如 O 形或 U 形截骨手术即可得到矫正或改善。但如存在有筛板脱垂，则亦需采用颅内径路进行截骨矫治手术。

严重(Ⅲ度)的眶距增宽症，两侧眼眶存在真性侧偏异位，造成两侧外眦角和外耳道口距离缩短，成金鱼状脸形。这时患者视力可以发生偏视，有不能集中视物模糊及斜视等视力障碍。此属于真性眶距增宽症，必须采用颅内-外联合径路的眶周矢状截骨术以彻底松开和游离眶缘骨架，截除眶间多余骨块后，眶架在新的位置重新固定。

对于Ⅲ度眶距增宽伴眶纵轴倾斜的特别严重病例，如综合征型颅缝早闭症伴眶距增宽症的病例(Apert 综合征)，可选用中线颅面部劈开法(Bipartition)。

3. 手术操作步骤

(1)切口选择：颅内-外联合径路选用横颅冠状切口。

颅外径路的 U 形截骨和 O 形截骨也选用冠状切口。

眶内壁截骨内移则既可选用冠状切口，也可选用鼻根内眦部的局部切口。

(2)颅外径路截骨手术：颅外径路手术操作方法有以下几种。

①眶内侧壁截断及内移手术。先截除鼻中隔的过宽鼻骨及筛窦，然后将部分或全部眶内侧壁和鼻眶缘截断后连同内眦韧带向中央靠拢，最后进行钢丝结扎固定，或应用微型钢板固定(图 24-21)。两旁的截骨后间隙则进行嵌入植骨。这种手术仅游离部分眶内侧壁和眶内缘，并不包括整个眼眶，也不改变眼球的位置，故实际上只是将两侧内眦韧带及其附着骨块向中央靠拢而纠正了内眦间的过宽畸形。手术切口如在鼻背部外侧进行，会留下较明显的瘢痕，故可选用冠状切口进路。

②U 形截骨术。在眶内侧壁、外侧壁、眶下缘和眶底进行截骨，截下骨块呈 U 形，同时截除中央部过宽的鼻根部及筛窦组织，将眶下部向中央靠拢，结扎固定，并在留剩的两侧骨间隙中进行植骨。手术切口沿眶周外下区进行，术后瘢痕较少。

本术式适用于Ⅱ度眶距增宽症，且筛板位置较高，及无脑膜膨出的病例。据 Converse 和 Munro 意见，U 形手术约可以缩短 IO D 的距离约 1cm，故适用于 IO D<40mm 的病例。

手术模拟团例

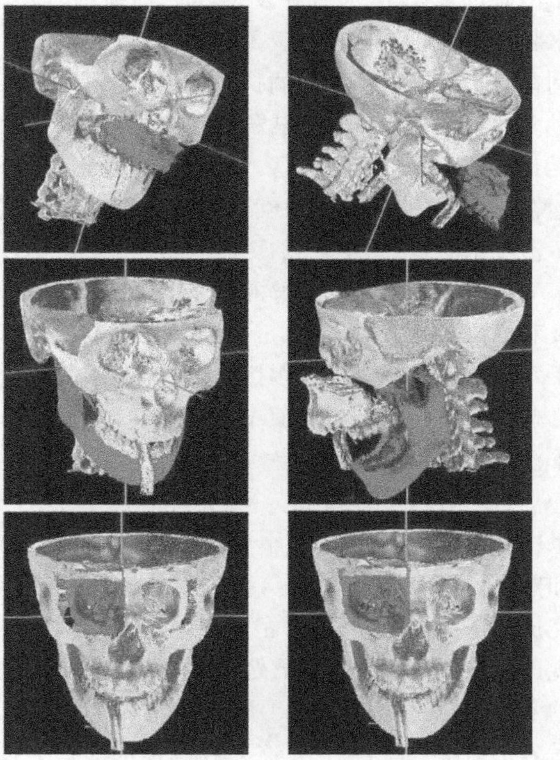

图 24-21　单纯眶内侧壁截骨术

眶内侧壁截断及内移手术示意

③O 形截骨术。这是在 U 形手术的基础上扩大、连同眶上缘及额窦的底部一并截断，向中央拉拢固定的术式，较 U 形手术为彻底，适用于中度眶距增宽病例而额窦尚未完全发育者。7－8 岁的儿童不宜应用本手术，否则可能造成颅前窝的暴露。

(3)颅内外联合径路手术：基本手术操作步骤是前额开窗、前额眶上骨桥制备、眼眶截断并向中央靠拢及植骨等步骤。通常较多的选用保留鼻骨中央和部分筛骨正中板的旁正中截骨术，它包括双侧眼眶周壁及眶底的截骨术，但应保留鼻骨中央 1 条与眶上额带的完整，即中面部截骨形成两个游离的眶架和中央骨条的 3 个骨块。

保留正中结构与筛板相连。图示截去骨的轮廓。如需旋转或垂直位移动眼眶的话，须截去上部或下部骨组织。

颅内外联合径路矫治眶距增宽症的手术，比较复杂和困难，且具有一定的危险性。Tessier(1974)报道的 65 例中，曾有 2 例死亡，其中 1 例死于术中输血不足，另一例则死于脑水肿。3 例由于术后未能做眼睑暂时性缝合，致造成角膜摩擦伤而形成角膜溃疡。Converse(1972)报道 52 例中,有 1 例死于出血过多,5 例术后并发神经性抽搐,长时期脑水肿,和硬脑膜下血种。Edgerton(1974)报道 14 例在 6 岁内进行手术的病例,亦有 1 例因术中失血过多而死亡;另一例术中发生心搏骤停,虽抢救恢复,但留下永久性脑损害。Marchac 亦曾报道说,他在第 1 次为 1 名 24 岁女性患者进行眶距增宽症矫治手术时,不幸发生死亡。

近 10 年,伴随着麻醉的进步、手术后 ICU 的普及和推广、手术术式的稳定、手术器械的更新,以及手术熟练程度提高等诸多因素,此类手术的死亡率已非常低。国际上各颅面中心的汇总统计资料,几乎没有出现死亡病例。

当然,此种手术仍有一定的危险并发症,故手术中及手术后必须谨慎小心,操作技术轻柔,准确和熟练,手术组密切配合,使手术能够顺利进行和完成。术后加强护理,严密观察,防止感染,及时发现出现的异常情况,给予处理,这些均是非常重要的术中、术后注意要点:①眼眶截骨深度。在眶架后方截断眶壁时,截骨术必须在眶顶部的眶上裂部位距蝶骨嵴 8~10mm 处进行。如截骨线过于靠近视神经孔将导致眶架移位后压迫视神经和血管,造成视神经损害;但如截骨线过于在眶缘前方,则不能有效地矫正畸形,或可导致术后复发。②鼻部截骨。在鼻部中央及颅前窝进行截骨时,其范围应包括筛板、筛房、鼻根和上颌骨额突等组织。一种是连同鼻梁、鼻中隔、筛板、鸡冠、嗅窝全部截除(Tessier 法)。另一种则是保存鸡冠、嗅窝和鼻中隔,而分别在它们的两侧做旁中央截除术(Converse 法)。目前都趋向于后一种手术操作,这种手术由于保留了嗅板及嗅神经,故术后患者仍保留了正常的嗅觉;且鼻中隔仍保留,故左、右鼻道仍保持了正常解剖形态。手术时,一般不需切除鼻中甲,但如患者有中鼻甲肥大,则应做截除术,以免阻碍了眶架的靠拢而阻塞鼻道通气。③显露颅前窝。在截除颅前窝骨组织时,保护脑组织和精细的脑膜修补是手术成功的关键之一。术中可通过过度换气以降低颅内压,以有利于良好暴露颅前窝诸结构,包括鸡冠、筛板及蝶骨嵴。对过度换气后仍不能有效地降低颅内压者,可用 20%(0.5~1.0g/kg)甘露醇静脉快速滴注,或放出一些脑脊液,直到颅内压出现明显降低,足以良好地暴露颅前窝为止。如有硬脑膜破裂,则应细致地进行修补,这样可以防止术后脑脊液漏或颅内感染。在手术最后关闭颅腔以前,更应小心检查有无细小的硬脑膜破裂和脑脊液渗漏。

4. 手术相关问题

(1)术中止血:术中止血问题非常重要,由于手术范围大,术中良好而有效地止血实属重要。头皮切开的冠状切口,出血较多,一次性塑料头皮止血夹是方便有效的材料。Whitaker(1980)报道由于手术熟练度提高,手术时间由平均 7.5h 降低到 4h,术中失血量由平均全身血容量的 86%(最多为 173%,最少为 26%)减少到 56 %(最大为 117%,最少为 10%)。

(2)颅内压问题:颅内压增高是手术中及手术后应特别注意的问题。防止脑水肿和颅内压增高的关键是在术中尽量减少对脑组织的牵扯和避免压迫。

手术中降低颅内压的措施可采取过度通气、快速应用脱水药(如甘露醇)等。不得已时可以采取脑膜穿刺放脑脊液。

与神经外科医师的密切配合以保护好脑组织,以及在硬脑膜表面良好的止血,防止血肿形成等。Yokon 等的研究表明,脑牵拉,特别是在颅内压较高时的过度压迫、持续牵连,都会造成严重的脑损伤,其中包括脑电活动和形态学的改变。

手术中由于颅底筛板被凿断,致使与下方鼻腔相通,可导致发生暂时性脑脊液鼻漏,也可能成为术后的感染途径,引致产生脑膜炎等严重并发症。为了防止术后颅内血清肿或血肿,术后不应做闭合式缝合以利引流。

(3)角膜的保护:在手术中,由于不经意地碰触眼球,或在手术中长时间的眼角膜暴露,可使角膜受到损伤,导致术后发生角膜溃疡,长期不愈时可致形成角膜浑浊和白斑,导致视力障碍。术中放置眼球保护器或隐形眼镜可以保护角膜不受损伤(千万别忘记在手术结束时取出)。手术时临时性的上下睑缘缝合亦是保护角膜的一个方法。

眶距增宽症患者多伴有各类斜视,可待手术矫治后请眼科医师予以纠正。之所以在术后纠正斜视是由于大多数患者在眶架移位后,有眼球易位,眼内外斜肌必须在术后建立新的平衡,以调节眼球活动功能,故必须等待眶架位置定型后再进行视力纠正较妥。Diamond 曾于眶壁整复前先做斜视纠正,但效果并不理想。

(4)组织扩张的作用:组织扩张对于矫正眶距增宽症可以起到有效的辅助作用(Moore 等,

1992)。软组织常常限制眼眶的内侧移位，而当鼻缺损需再造时又没有足够的软组织量可加以利用。在这种情况下，可在术前 1 个月分别在颧弓区的骨膜下，和在前额部区的骨膜上分别置入组织扩张器，可以有效地克服软组织的内在张力并防止术后复发。

(三)手术后护理要点

治疗眶距增宽症的颅内径路手术是一个大型手术，术后的妥善护理和及时处理危象和任何并发症，对手术成功至为重要。术后应严密观察患者的生命体征，包括呼吸、脉搏、血压及颅内压变化。最好能进入监护病房(ICU)观察 1 周。应重点注意患者的意识状态、双侧瞳孔变化、四肢活动情况等等。应有一组经过专业培训的护士担任特别护理。随时进行眼、鼻、口腔清洁，鉴别有无脑脊液从鼻孔中流出，防止感染和压疮形成。如有脑水肿、血容量不足、瞳孔异常等情况出现，应及早报告医师进行紧急处理。

术后常规给予广谱抗生素静脉滴注 7d。术后 10d 拆线。如有暂时性睑缘缝合，可在术后 5d 拆除。

(四)眶距增宽症手术矫正后的二期修整

在进行彻底性的眶距增宽矫正手术后，常在后期发现患儿(者)仍有一些较小的、不甚满意的面部缺陷存在，如斜视、鼻梁低塌、眼内眦畸形等。严重者可能发生植骨片坏死脱落、局部感染性窦道或瘘管、颅内小血肿、脑脊液漏、甚至眶距逐渐增宽复发等。这些情况都必须凭借检查分别进行处理，或再做小手术进行矫正恢复，以增加美容效果，例如，斜视纠正术、内眦成形术、鼻梁填高植骨术、鼻尖部或其他整形小手术等。

(穆雄铮)

第五节　颅缝早闭症

一、概　述

颅缝早闭症，是指出生前或出生后不久(3～6 个月)即发生颅骨骨缝的异常闭合(骨化、石化)，从而导致和受累颅缝相关的颅骨发育障碍，进而出现颅骨形态异常、颅内压力增加、智力发育障碍、突眼、脑积水、颅面发育障碍等形态和功能异常。通常此类畸形和遗传或者基因突变有关；近来的研究证实，一些综合征型颅缝早闭症有明确的基因位点异常。

颅骨畸形、形态异常和颅缝早闭症的密切关系早在 19 世纪已被 Virchow 和其他学者所认识。19 世纪末期，在许多此类病例中，手术减压已经是一种明显需要进行的治疗方法，手术是沿着闭合的颅缝切除 1 条颅骨，和(或)将骨瓣抬高。但是，虽经应用各种材料来减慢重新骨化，但复发率仍然很高，而需再次手术。1956 年波兰神经外科医师 Powierowski 建议施行全颅骨切除术，和使用头套以保护脑部和便于颅骨重新形成，但上述方法的效果都不甚理想。

直到 20 世纪 70 年代，由法国的 Marchac 和 Tessier 等提出和施行了早闭颅缝完全离断松解和颅骨整体塑形的手术，才根本改变了颅缝早闭症的治疗效果。以后随着弹簧扩张、牵引成骨技术等应用，终于在颅缝早闭症的治疗方面形成了一套比较完整的治疗手段。

二、单缝发生的颅缝早闭症

本症是指 1 条颅缝受累的颅缝早闭症。较为常见，发病率在 1/1000～1500 新生儿。如将妊娠期一些其他致病因素都考虑在内，如病毒感染及胚胎位置异常等，则发病率将更高些。有报道称，39%有家族遗传史。

依据颅缝受累情况，临床表现为下列几种畸形(表 24-1)。

表 24-1　畸形分类表

主要症状	颅面畸形种类
斜头畸形(Plagiocephaly)	为单侧冠状颅缝早闭；穹窿畸形及一侧性前额后缩，眼眶后缩和抬高及鼻根部歪斜
三角头畸形(Trigonocephaly)	为额缝早闭。前额呈三角形状，眶距缩小
短头畸形(Brachycephaly)	为双侧冠状颅缝早闭；前额垂直部后退，头颅横向扩张，颞窝膨大
舟状头畸形(Scaphalocepaly)	为纵形颅缝(矢状缝)早闭；前后径增长，颅穹窿，中央部凹陷

(一)斜头畸形

额部前斜头畸形(frontal plagiocephaly)主要是指额颅部、上面部的不协调。它包括颅面结构和器官在三维空间的上、下不齐、前后突度不一和左、右位置不对称。其特点是畸形很少局限于某一器官或解剖结构,而呈现多部位、多器官的不协调,给人一种扭曲和变形的直观印象。如两侧额部、眼眶、面部发生不对称,从而形成斜头,甚至眼眶和面部的歪斜畸形。通常智力发育尚正常,有轻度或中度得颅内压增高症。外形畸形需要手术矫治。

前斜头畸形主要有2类原因所致。一类是单侧颅缝早闭引起的真性前斜头畸形;另一类为源于某些外力因素而形成的继发性前斜头畸形,临床上需手术治疗者多为真性前斜头畸形。

1. 真性前斜头畸形　真性前斜头畸形(synostosis frontal plagiocephaly,SFP)是颅缝早闭症的一种,受累颅缝为单侧冠状缝。畸形的早闭颅缝首先发生于冠状缝的额顶缝下份很小的区域内,继而这种早闭过程向上发展,逐渐出现前颅底内侧邻近骨缝的过早骨化和融合,如蝶额缝、蝶筛缝、蝶颧缝和额筛缝等。颅骨和相应面骨的发育出现三维方向的不平衡,进而形成头颅和面部的歪斜和扭曲。

冠状缝早闭的原因尚未明了,多为散发,无明确的遗传学规律特征。其发生率为成活婴儿的万分之一。

2. 继发性前斜头畸形　继发性前斜头畸形(deformational frontal plagiocephaly,DFP)又称压挤性前斜头畸形,在新生儿中较为多见,占正常新生儿的5%~48%。大多数新生儿的头形经父母亲的按摩可自行好转。只有极少数患者表现较为严重。畸形发生于胎儿入骨盆时或出生时产道的挤压或用力过度的牵拉。与正常胎儿85%为左侧枕前位相对应的是,75%的新生儿继发性前斜头发生于右侧。另一方面,挤压的作用还可造成臀部异位、招风耳、小颌等其他的不对称畸形。

由于仅是单侧性畸形,有些医师主张仅进行单侧的矫正即可。但远期临床随访资料表明,双侧额部颅骨的松解和塑形,其效果远较单侧额部颅骨重建来的好。

年龄越小,手术效果越好。在婴儿期进行双侧性额部颅骨塑形矫正,远期效果十分满意。因为畸形虽在一侧,但正常侧常存在代偿性膨出应予矫正;如进行两侧的颅骨重新排列,易获得双侧颅形对称。将额上部作为一整块骨片可以得到合适的弧度,同时,它的牢固度将有助于维持重新成形的眶上桥,并可避免一条可能出现的中央部凹陷。另一方面,从颞窝一侧到对侧做一个完全性的颅底前部切开可以使受颅缝早闭的束缚得到更好的解除。

手术时,先在眼眶上方1cm部位画一道横线,此线在偏斜侧较另一侧略高些。然后在眶侧缘上做一楔形切除,以便将眶上骨桥向后方水平方向移动。在正常侧,眶上骨桥略短,在患侧则有一个长形的颞骨突出部。应尽可能把这块新的前额骨位于头颅的最前位置,以减少过多的骨凿除。这块前额骨有助于决定未来的前额位置,然后再进行其他颅骨片的切开以获得最适宜而准确的调整。

在将上前额骨及骨桥抬高以后,患侧的眶顶部可得到矫正,此时常向上方呈角形,角顶部骨质最厚,可用咬骨钳咬除一部分,并做修正。其他内外侧部分则用一把骨钳各做一个柳枝骨折加以塑形,使它呈完美形态。

然后将眶侧壁向前方移动,从眶骨直到蝶颌缝部位,将骨膜翻起,并将颞肌抬起,然后将眶侧壁凿断,直达蝶颌缝。用弯凿将它做柳枝骨折,并推向前方。从眶顶部凿下的骨片中,选择一块三角状植骨片插在缝隙中,以维持它的向前移位。

矫正不对称的眶上骨桥,需要在畸形部后方做一不完全性切开,再将它做柳枝骨折,并弯曲之使形成一个满意的正常弯曲度。

通常还存在着一个双成角畸形,即后退畸形一侧存在水平方向旋转,而它的下部则过于低垂。这时,暂时并不一定要将骨桥折断,但必要时还得将它全部切断,然后用钢丝结扎以保持连续性。眶上桥则用钢丝结扎固定于后方。注意使它在患侧保持充分的前移。颞骨突此时可使它获得需要的前突。

然后调整额部上方。所有颞部缺陷可细致地利用前额的其他骨片来进行修复。在修正所有不整齐的部位后,将颞肌复位固定。最后将皮肤复位和缝合。如此时前额仍呈现不对称,则必须立即重新做进一步前移。

外形的矫正过度,通常要比矫正不足更好。实际上,需要的是要有轻度的过度矫正,以期获得满意的最终效果。虽然,鼻及眼眶将随时间而得到进一步改善,但前额则将永远如此存在如颅顶部在冠状缝后方存在严重不对称,可以将顶骨抬起,以矫正其不对称。方法是将骨片旋转及交换位置。不对后方和顶枕部进行矫正手术。这种畸形多见于单侧冠状缝早闭，这主要可能是由于大脑发育所产生的代偿性推力所致，因为临床上极少见到骨化的人字形骨缝。且在矫正手术中，如在静脉窦水平做广泛分离，可能出现危险性出血。这种顶枕部的不对称畸形在前额部矫正手术后往往逐步消失。

(二)三角头畸形

三角头畸形是由于颅中缝过早闭合所致。患儿前额成三角形，并有中央嵴，伴眶侧壁发育不良及眶距狭窄等症状。其原因可能是在妊娠期中，胎儿受伤害似乎是主要发病因素。智力发育异常并不多见，有轻度的颅内压增高症。

诊断极易。X 线摄片可见明显的眶距狭窄，虽然有时在临床上却并不明确地观察到。

手术矫正主要为前额和眼眶上骨带的截骨和塑形，包括将眶上骨桥矫直，和重建一个形态适当的前额部。手术常采用的是将两半的前额骨片重新调整，或将前额骨片倒置，使原先后方部成为前额前部。

手术必须注意下列几点：

1. 是否必要在手术同时矫正眶距狭窄，而将鼻骨在中央劈开，插入一块植骨片。目前的观点不建议再进行鼻骨分裂术，从而减少鼻窦开放的危险。

2. 手术中常需将眶侧壁后置，方法是在眶侧壁上做一垂直凿骨术而将它前移到离眶缘 1cm 处，直抵蝶颌缝和眶底部。将眶侧壁前移时，还需做 1 个柳枝骨折，一般为 7～8mm，然后将 1 片三角状骨片插植于间隙中，以使前移眶侧壁得到固位，这种操作不但可以矫正眶距外侧壁的后缩畸形，还可以使它和已经矫直的前额骨桥得到固定，并获得联系和稳定。

3. 如何解决额部和眼眶扩张后常见的颞部凹陷问题。在本畸形中，颞部常较狭，可做几个柳枝骨折使它扩大。方法是做几条平行的骨裂，然后用厚实的骨撬将它抬高。也可在后期做颞部的软组织充填。

(三)舟状头畸形

舟状头畸形是由于颅纵缝即矢状缝早闭所致，常开始于冠状缝水平，是一种常见的颅缝早闭症。畸形的程度各不相同，较少有智力发育障碍。少见颅内压增高征象。欧美的发生率较东方人为多。

轻度舟状头畸形，如发现较早，可在婴儿 6 个月以前戴头帽进行非手术治疗。国人有些并不认为舟状头为头颅畸形，因而常错过最佳治疗时间。严重的舟状头畸形需要进行矫治手术。手术时将矢状缝做 1 条宽大的颅骨截除。如担心可能损伤矢状静脉窦，可在沿中缝两侧各进行 1 条截骨术。

如在颅穹窿部发现显著的畸形，或畸形发现较晚，则可进行顶部骨瓣手术，然后将这块骨瓣抬高，邻近的颞顶骨则做柳枝骨折，再向外侧推移。应用骨凿将骨片相互嵌插，以便使它很好地固定于外侧位置(rogerie)。

顶颅和枕颅部得弹簧扩张或者牵引成骨，对舟状头的外形改善效果明显，近来已成为欧美的主要治疗手段。

事实上，在许多病例中，不但存在穹窿部出现鞍状凹陷和颞顶部狭窄，而且还有前额的向前方鼓突，而枕后部则呈后倾状。手术矫正前额时并不需要移动前额骨桥，仅在骨桥上方做水平状截骨术并进行摇动，已足够将前额上部向后移位。然后在枕部侧方做完全性截断，并在中央做 1 个柳枝骨折，这样就可将枕部推向前方。手术中应特别注意避免损伤侧静脉窦，由于窦壁十分脆嫩，一旦破损不易修补，可导致大量失血。

所有颅骨的中间部位，可进行多个横形截开，并像 1 个圆桶的各个部分向外方撑开。

也可以将最前面的 1 个骨片放置到后面，而枕前的 1 块恰好放置在前额的后方。在外侧方应在较低部位切开骨片。而为了得到更好效果，还应将其余骨块切开，在颅底部进行柳枝骨折，并使之推向前方。总之，头颅的前后向矢状距离应予缩短，而头颅的左、右向横径应相应增加。

在婴儿期手术时，并不需要用钢丝和前额骨进行骨间固定，可使用吸收性缝线结扎，甚至应用纤维素胶将骨片和硬脑膜粘固即可。有时可使用一个用高分子材料制成的大型塑形头网将骨折片维持在一定位置，然后就可将头皮缝合覆盖。手术后重要的是将婴儿放置在仰卧位以保持面部向上。

枕后区的矫正是手术中最危险的部分。如非特别显著，可暂勿进行手术。但前额异常突出者则不应迟疑，以使它后退，并扩大两侧颞窝。

在舟状头畸形中，通常可以应用颅骨指数测定畸形严重程度，以及术后疗效评价的指标。

颅骨指数(cephalic index)，特别是水平指数有助于诊断舟状头畸形的严重程度以及估计预后。水平颅骨指数以下列公式计算：

水平颅骨指数＝头颅最大横径/头颅最大周径×100

水平颅骨指数的正常值是76～80。

舟状头畸形的水平头颅指数较正常为低，在56.5～74，平均为66.1。手术矫治后畸形得到改善，则可望头颅指数有所上升。

三、多缝发生的颅缝早闭症

（一）短头畸形

双侧冠状缝早闭是发生前额纵向后缩之短头畸形的主要原因。伴之而发生的还有头颅横向扩张，或形成尖头畸形，这是由于大脑发育的需要而谋求另一方向的扩张而造成。通常有或多或少的智力发育障碍，有长期的颅内压增高，而表现为慢性颅内压增高症。如合并有颅底缝、颅面缝的早闭时，可以表现为综合征型畸形，如Crouzon、Apert、Pfeiffer综合征等出现突眼、中面部发育障碍等。

检查短头畸形时，应注意到中面部是否亦受到影响。冠状缝向内侧方向延伸直达颅底和蝶骨区，而通常在X线片上却很难显示颅底部是否已被侵犯。临床上，在检查上下颌骨关系时，常发现存在密切关联，或存在中度的上颌后缩畸形。

扩大颅前窝区的容积、改善额颅和顶颅的外形是手术的主要目的。可以通过颅面部的截骨，以及截骨后顶颅、额颅、眼眶带等的重新完全塑形等手段达到改善短头畸形外形和功能，这样，可以将受约束的前额推向前方，同时又不影响患者自身的大脑向前发育推力，并希望借此种推力能够传导给中面部，而使其同步获得正常发育。

手术时，在将头皮及骨膜分别分离和抬起，以获得更多的松解和弹性后，可见眶上桥十分显著的突出，并带有2个长长的颞骨接合榫舌。这时应选择和决定前额前移的适当位置，予以固定和就位。此时前囟中央线常呈开放形态，故常需将2块骨片组成的上前额部重新调整位置，并和颞骨接合榫舌相嵌，固定在一起。

此时，颞窝常呈向外鼓出状态，则可将突出部分整块截下，并转向180°，这样就可以形成一个颞窝凹陷。

重新形成眶上桥。方法是在眶侧壁水平将骨骼后部做不完全的切开，就可以得到所需外形。在中央部进行横状植骨可获得更好的固定。然后将重新成形的眶上桥固定在一个前移位置上（常可前移2cm）。然后和鼻根部和眶侧壁做固定，可用1片骨片水平位的植于鼻根和眶上桥之间。如颧骨及前额骨仍不稳定时，若在眶侧壁上做固定有时会发生困难，这时可用2条钢丝结扎，或外加植骨，以加强固定，并将眶上榫和眶侧壁接连。

前移的眶上榫的固定是否确实牢固是手术成功的关键，因为前额部皮肤的覆盖将易于使其向上移动。

婴幼儿患者不宜使用钛板和螺钉进行截骨、塑形后的固定，而应改用可以吸收的聚乳酸板钉系统，以免微型钛板压在硬脑膜上，或竟穿入脑部。如果条件所限无法应用可吸收板钉系统者，可以应用钢丝结扎进行固定，反而安全、方便和有效。

在前移的前额后方常出现一个宽大的腔隙及暴露的大脑组织和硬脑膜，但这个无效腔可望在术后2～3周消失，这是由于硬脑膜膨张和前移而致，故无须如过去曾有学者建议的应切开硬脑膜，而在其中插补另一块组织。

如在缝合头皮时，发生较大张力，则应在头皮切口后方做较大范围的剥离，以得到松解，便于缝合。

手术结束时，不宜在前额部加任何敷料包扎，以避免因加压而发生眶上桥移位，可仅在冠状切口部位用简单的敷料覆盖就可。

手术后初期，前移的前额部显得特别突出，并在鼻上部呈现阶梯状。但数月后外形即可渐趋正常。矫枉过正通常不为过。

（二）几种少见和复杂的畸形

1. 尖头畸形（Oxycephaly） 最常见于北美，是仅有的一种发生于后期的颅缝早闭症。在2－3岁时，冠状缝及额缝开始融合，致使头颅前部向后方倾陷，并在中央前囟部出现一个突起。结果形成一种尖头形态。大脑受压是常见的症状，发现畸形的最早症状是视力障碍、头痛及呕吐，故此减压手术成为十分必要。治疗方法是将眶上桥向前方重新固定，以形成一个新的额鼻角，以及将颅骨块更换位置。有时，仅存在轻微的歪扭，外形基本正常，而仅是颅骨前部的过于狭窄，但颅骨内板仍显示指压印迹，这是属于一种和谐性的尖头畸形。治疗时仍采用上述原则，但必须注意在将前额前移时，一定要将它保持在一个较好的平衡位置上。

2. 丁香叶（三叶头）头颅畸形（cloverleaf skull） 本症特征是头颅部呈三叶畸形，是一种常合并有面部后缩的严重畸形。由于颞缝及顶缝早闭可产生1条深沟。在颅骨片抬高后，可见到硬脑膜上亦存在这条深沟。我们曾数次应用Z形手术以解除硬脑膜上这种束条。

3. *人字缝骨缝早闭*(lambdoid suture synostosis)　这种畸形可单独发生，但通常和短头畸形或斜头畸形合并存在。可以采用向后移位手术矫治之，原理和额骨前移相同，并附带有 2 个侧榫。术中应使用坚固的骨固定，因为很难保持婴儿在手术后于仰卧位不动。

4. *多条颅缝早闭的联合畸形*　在我们一组病例中，这类畸形占 9% 的发生率。它表现的形态各异，治疗效果亦不如单一颅缝畸形那么良好。

(三)全身相关畸形

在检查颅面部畸形时，还必须寻找身体上有无其他畸形存在，其中最常见的是脑积水。其他如手、足部、肾、心脏疾病有时也可能和颅缝早闭并存。这些并存畸形不但在手术中、手术后可能产生严重问题，并且对治疗后的功能和形态恢复亦带来较差效果。

脑积水这个最常见的并存畸形代表着一个问题，即在手术后脑组织应得到扩大发育的机会以填满改造后的颅腔。但如脑积水未经治愈，则大脑发育必然仍受到影响。如已装置中脑水管，它可能因吸引力过大，而妨碍大脑填满无效腔。如神经外科医师决定在进行额颅重新排列手术以前，安放一个搭桥装置可能有利于在手术时暂时阻止出现这种情况。

(穆雄铮)

第六节　颅面裂隙畸形

(一)概述

颅面裂畸形系指涉及颅面部的多种先天性裂隙畸形，畸形累及的部位以面部为主，但也可波及到前颅凹、额骨、及眶骨。颅面裂畸形可有多种类型、严重程度不一，畸形可累及单侧或双侧，在同一患者，双侧可发生不同类型的颅面裂。因而，对颅面裂畸形的分类也十分困难。颅颌面外科创始人法国的 Paul Tessier 教授根据其多年的临床实践和对大量临床资料分析，以眼眶为基点，按时针转动方向将颅面裂分为 0～14 型，裂隙位于睑裂以上指向头侧者称为颅型裂，裂隙位于睑裂以下指向尾侧者称为面型裂，两者的结合构成颅面裂。通常情况下，构成颅面裂的颅型裂和面型裂常位于同一时间区带上(time zone)，因而临床上常可见到 0～14 型、1～13 型、2～12 型、3～11 型、4～10 型等，此概念对指导医师临床查体时非常重要，如常见的唇裂为 1、2、3 型面裂的一部分，遇到此情况时，应沿着同一时间区带向头侧方向检查是否存在隐性颅型裂。

(二)流行病学

罕见颅面裂的确切发病率尚未明确。据 Kawamoto 统计约为每 10 万成活新生儿中有 1.4～4.9 个颅面裂患者。每 1000 个唇腭裂中有 9.5～34 个罕见颅面裂。真正发病率也许更多，因为有些报道将某些复杂颅面裂患者全包括在一种颅面裂类型中。尤其在我国尚未有明确的流行病调查资料，原因主要是对疾病的认识不够，各个地区医疗技术水平不一，缺乏完善的疾病控制和统计制度和体系等。

(三)胚胎发育学

颅面裂的胚胎发育过程极其复杂，包括众多的特殊分化组织的整合控制形成。包括：外胚层，神经嵴，中胚层和咽腭弓。它们共同作用形成头面部的中枢和周围神经系统，中轴骨骼系统，肌肉系统和结缔组织。

1. *正常面部胚胎发育理论*　想要理解颅面裂的发育机制并需要了解正常面部的发育过程，回顾历史，复习文献，关于面部形成和发育有 3 个层面和阶段的理解。

第 1 个层次：是最流行、容易理解和被广大学者接受的是面突融合学说。直到现在，也是世界上众多教科书采用的经典理论。但是这个理论很模糊和笼统，仅仅停留在疾病发育的表面现象，真正的发育机制并未涉及。

第 2 个层次：面部的发育形成是由神经嵴调控的。面部的每个部分都是由神经嵴特定的片段控制的。它们分泌释放一些特殊的物质通过一定的通道表达到靶目标来实现正常面部的形成。虽然该理论较面突融合理论更进一步和更接近发育的本质，但是仍然没有触及面部发育调控的本质。

第 3 个层次：随着基础医学的发展，绝大多数学者都接受人体发生发育都是由特定的 DNA 控制的，同样该理论也适用面部的胚胎发育过程。到目前为止可以认为该理论是最近接面部胚胎发育调控的内在本质。但是具体的过程和机制还没有研究清楚。

2. *颅面裂的胚胎发育理论* 虽然对颅面裂的胚胎发育理论研究多年，但是没有一种的理论被所有学者接受并能够解释所有颅面裂畸形。复习文献，有2个主要的理论在基础研究和临床实践中起重要作用。

第1个理论：颅面裂的发育形成是由于面突融合和神经管闭合过程中的意外造成的。最有利的临床支持是面正中裂、面横裂、和单纯唇腭裂。

第2个理论：是发育不全理论。临床上有许多的疾病采用发育不全这个名称，其实这是个不精确的解释，确切的具体过程需要学习和研究。该理论认为，在胚胎发育过程中由于某些特殊因素干扰，引起面部特定点或特定部分的发育不全。可以表现为骨组织，软组织的发育不足，严重者出现裂隙畸形。

（四）病因学

根据上述胚胎发育理论，颅面裂病因主要包括：基因学说和环境学说。最近很多学者发现孕妇期间的营养因素也起到很大的作用。

目前公认的与基因遗传有关的颅面裂畸形主要是2个疾病：Treache-collins 和 Goldenhar 综合征。其他罕见颅面裂畸形与环境和营养因素有关。环境因素包括放射辐射、感染、孕妇代谢失衡、药物和化学物质。Van Rooij 等证明孕妇患有低维生素 B_{12} 和高铜血症或胎儿低叶酸症可以增加颅面裂的风险。

（五）分类

先天性颅面裂临床表现纷繁乱杂，从19世纪开始，众多的学者对其进行分析并希望提出理想的分类方法。分类的依据很多，主要可以分为3个方面。每种分类都有各自的优势和不足，所以没有一种分类被所有学者认同（图24-22）。

1. *以遗传学为基础分类* 许多综合征是以遗传学进行的分类，最具代表性的疾病是 Treache-collins 综合征和 Goldenhar 综合征。

2. *以胚胎发育学为基础分类* Ksrfik（In 1966）根据胚胎和组织学标准罕见颅面裂分为A～E五大类。

（1）A类：为脑鼻眶的畸形，A1亚类即轴型组，包括衍生自额鼻突的畸形；A2亚类，旁轴线组，裂隙位于鼻附近。

（2）B类：包括第一、二鳃弓来源的畸形。

B1亚类由外侧耳颅畸形组成，包括颅面短小。Pierre Robin 综合征，Treacher-Collins 综合征，以及耳缺损。

B2亚类包括下颌中线区缺陷。

（3）C类畸形集中位于眶睑区域。

（4）D类畸形由颅脑畸形组成，包括 Crouzon 综合征、Apert 综合征。

（5）E类：由先天性肿瘤，发育不足，肥大增生所致的非典型畸形归属此类。

In 1983，Van der meulen 和他的同事用发育不全来取代裂隙畸形。他们考虑有的时候畸形并不表现为真正的裂隙，而表现为软组织萎缩，移位或者接近正常。

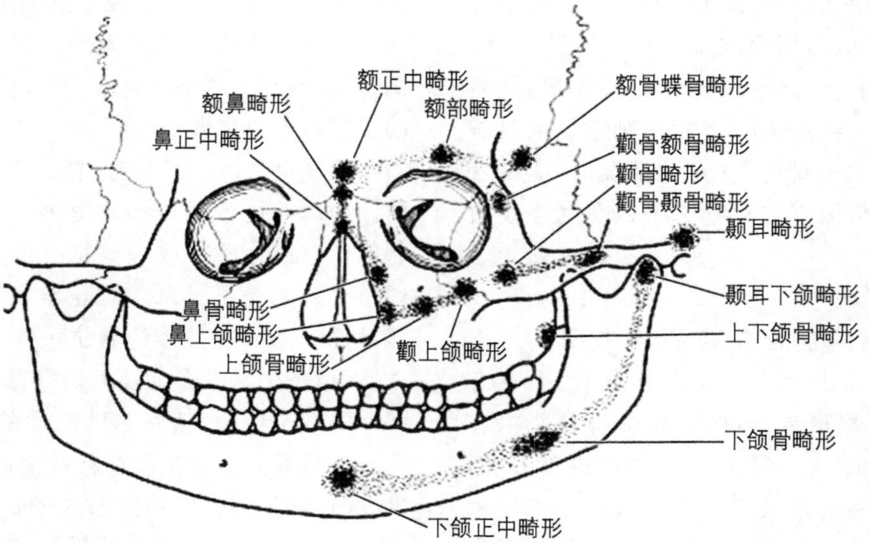

图24-22 先天性颅面裂畸形分类

3. *以临床表现为基础分类*　1887 年，Morian 在柏林首先将裂隙畸形分为 3 类：Ⅰ类，口鼻裂；Ⅱ类，口眶裂；Ⅲ类，口耳裂(图 24-23)。

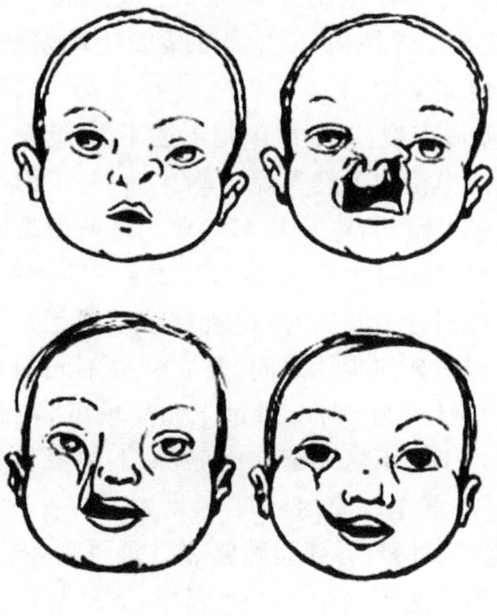

图 24-23

(左上图)不完全性鼻上颌发育不良(鼻眼裂，Tessier 2 号面裂)；(右上图)完全性鼻上颌发育不良(口鼻眼裂，Tessier 3 号面裂)；(左下图)上颌内侧发育不良(4 号面裂)；(右下图)上颌外侧发育不良(5 号面裂)

1962 年，Harkins 及其同事提出一个分类系统并得到美国腭裂康复学会的认可，这些少见的面裂被分为 4 类：①下颌突裂；②鼻眼裂；③口眼裂；④口耳裂。

(1)下颌突裂包括下唇和下颌骨裂缺畸形。

(2)鼻眼裂：位于内眦和鼻翼之间。

(3)口眼裂：连通口裂和睑裂，此类又分为口内眦裂和口外眦裂。

(4)口耳裂：从口角延伸到耳屏。

1970 年，邱武才根据眶下孔将口眶裂进一步分为 2 个亚类，即口眶裂Ⅰ亚类和口眶裂Ⅱ亚类(图 24-24)。

1973 年，Tessier 提出一个颅面裂分类系统，该分类以其工作经验为基础，颅面裂特征描述详尽，局部观察与手术所见完好结合，临床外观表现与骨骼畸形相结合，该分类法给全世界外科医师交流提供了一个很好的平台。该方法以眼眶为中心点，按时针转动方向将颅面裂分为 0～14 型(图 24-25)，裂隙位于睑裂以上指向头侧者称为颅裂，裂隙位于睑裂以下指向尾侧者称为面裂，两者的结合构成颅面裂。

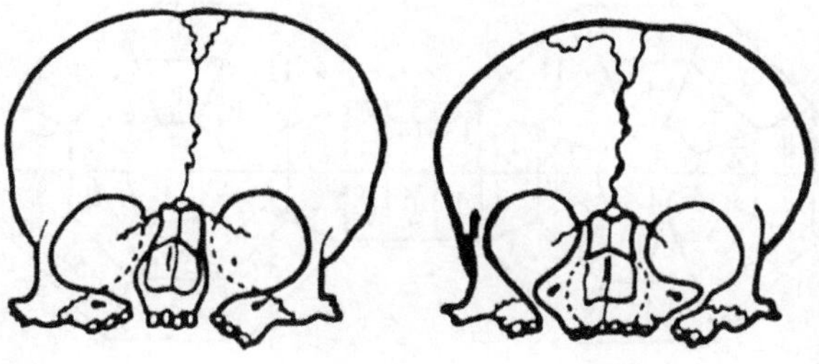

A　　B

图 24-24　口眶裂的亚类

A. 口眶裂Ⅰ亚类；B. 口眶裂Ⅱ亚类

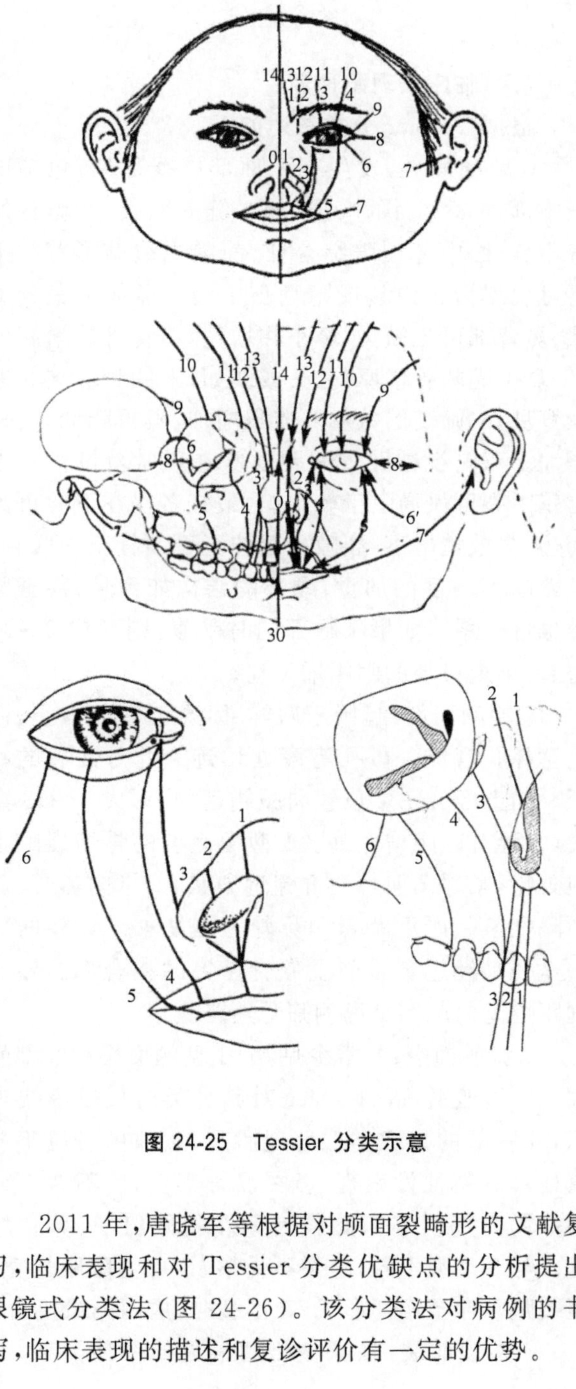

图 24-25　Tessier 分类示意

2011 年，唐晓军等根据对颅面裂畸形的文献复习，临床表现和对 Tessier 分类优缺点的分析提出眼镜式分类法(图 24-26)。该分类法对病例的书写，临床表现的描述和复诊评价有一定的优势。

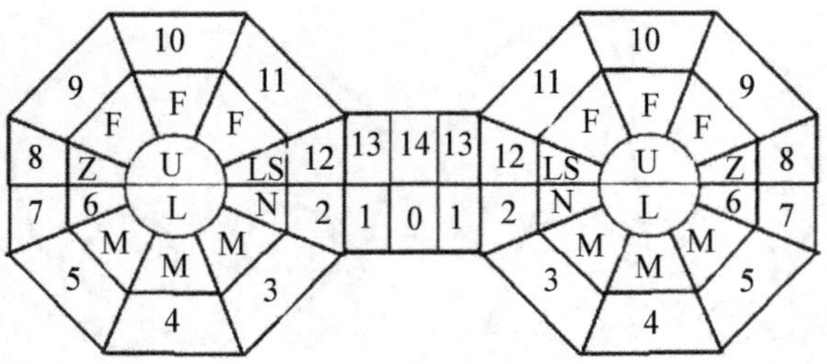

图 24-26 眼镜式分类法

0～14 代表和 Tessier 分类中相同的软组织裂隙；M 代表上颌骨；F 代表额骨；Z 代表颧骨颧弓复合体；N 代表鼻骨；U 代表上眼睑；L 代表下眼睑；LS 代表泪道系统

（六）临床表现及诊断

根据 Tessier 分类叙述如下。

0 型颅面裂，发生在颅面部中线部位，包括面正中部许多颅面部畸形，如中缝处面裂、额鼻骨发育不良、面中部裂隙综合征、前脑无裂畸形等。上唇可表现为正中裂或隐型正中裂。鼻部常呈分叉状、鼻背部可见纵沟、鼻小柱增宽，鼻背骨骼增阔低平、鼻中隔软骨增厚、分叉或缺如，上颌骨鼻突一般发育良好，筛窦的数量及体积增加，嗅板降低，鸡冠增大。双侧视神经管间距通常在正常范围内。下唇正中裂可仅局限于软组织，最轻者仅在下唇可见切迹，多数情况下，裂隙可延伸至下颌骨正中联合，随着畸形程度的加重，颈部的结构如舌骨、甚至胸骨也可受累。如果颅眶部同时受累，则形成 0～14 型裂，出现典型的眶距增宽症。

1 型颅面裂：起始于唇峰部，类似普通唇裂，向上达鼻孔穹窿。鼻孔穹窿处切迹为此型面裂的特征。向上经旁正中位置向颅侧延伸，形成 1～13 型裂，常伴有眶距增宽症。1 型颅面裂的骨骼裂隙也很独特，紧邻鼻前棘侧方穿过梨状孔，指向鼻骨，鼻中隔完整。严重者患侧鼻骨完全缺如。骨裂的另一途径是经过鼻骨与上颌骨鼻突的接合部。导致眶距增宽的原因是患侧筛骨迷路受累。

2 型颅面裂：非常少见，为 1 型颅面裂和 3 型颅面裂的过渡型，故 Tessier 对其分类时仅以虚线表示，其唇部的裂隙类似普通唇裂，裂隙中份位于鼻翼处具有特征性表现，鼻翼发育不良，而不像 1 型裂鼻翼为一切迹。受累侧鼻外侧份扁平、鼻背增宽。与 3 型裂不同，睑裂不受累及，可见眶距增宽。当裂隙延伸至额部形成 12 型裂时，眉内侧缘扭曲。

3 型颅面裂：临床上相对常见的一种类型，又被称为鼻眶裂。唇部裂隙同普通唇裂，鼻翼中度缺损，鼻翼基底与内眦间的垂直距离缩短，鼻泪管系统中断，下泪小管畸形。内眦韧带发育不良，附着点下移。骨裂经侧切牙与尖牙之间通过上颌牙槽嵴，犁状孔外缘缺损，可见鼻中隔及上颌窦缺失，上颌骨鼻突完全缺如。

4 型颅面裂：唇部裂隙与上述不同，起于人中与口角之间中份向上经鼻翼外侧达颊部，于泪小点内侧终止于下眼睑，鼻翼基本正常。该型面裂向头侧的延伸经过眉及上睑内 1/3，形成 4～10 型颅面裂。泪囊和鼻泪管通常完好，内眦韧带位置正常。骨裂起始于侧切牙与尖牙之间，与 3 型裂不同的是其梨状孔常保持完好，向上通过上颌窦前壁，在眶下孔内侧终止于眶下缘及眶底内侧份，上颌窦与鼻腔的正常分隔（既上颌窦内壁）存在。

5 型颅面裂：唇部裂隙紧邻口角内侧，向上经过颊部外侧份达下睑中外 1/3 区域，下睑与口角的垂直距离缩短。骨裂始于尖牙之后的前磨牙区域，向上经眶下孔外侧达眶下缘及眶底中份，眶内容物可经裂隙 突入上颌窦。3、4 号裂和 5 号裂在文献中被统称为面斜裂。

6 型颅面裂：为不完全型 Treacher-Collins 综合征的典型表现，Vander Muelen 等称之为颧上颌发育不良（maxillozygomatic dysplasia）。患者面部畸形程度远较完全型者轻，尽管外耳形态接正常或近正常，但常伴有听力缺损，轻微反先天愚型样睑裂倾斜，下睑缺损位于中外 1/3 处，面裂经口角外侧向下指向下颌角。

6 型颅面裂：骨性畸形具有特征性表现，与完全性 Treacher-Collins 综合征不同，颧骨存在但发育不良，颧弓连续性完整，于眶下缘外下区域可扪及骨裂切迹，向下骨裂位于发育不良的上颌骨与颧骨之间的颧上颌缝，牙槽嵴无实际裂隙存在，但在磨牙区可见发育不良带。

7 型颅面裂：7 型颅面裂亦称作颞-颧裂，是颅面裂中最常见的一种。用于描述这类裂的名词术语包括：半面短小（hemifacial microsomia）、耳下颌发育不全（otomandibular dysostosis）、小耳综合征（microtia syndrome）、第一、二鳃弓综合征（first and second branchial arch syndrome）、口耳裂（oro-aural cleft）、颧颞发育不全（zygotemporal dysplasi-a）及颅面短小症（craniofacial microsomia）等。7 型颅面裂亦见于 Treacher-Collins 综合征。Goldenhar 综合征与 7 型颅面裂密切相关，但前者伴有眼

球上表皮样囊肿和椎体畸形。

7 型颅面裂是所有面裂中最靠外侧的裂隙，此畸形的出生发病率为每 3000～5000 名新生儿中有 1 例。据报道，与之紧密相关的 Goldenhar 综合征，是常染色体显性遗传的，但大多数研究者认为，此类畸形的绝大多数属于散发类型。男性较女性更多患病，左、右裂侧发生率相同，不对称两侧受累者占 10%。自口角到耳前有一软组织凹沟，从口角增宽到完全裂至外耳临床表现不一，裂隙很少越过嚼肌前缘。常伴有发育不良的外耳、中耳异常。裂隙侧腮腺和导管可缺如，第Ⅴ、Ⅶ对脑神经及其支配的肌肉亦可受累。半面短小患者耳前毛发缺如。但在 Treacher-Collins 综合征，来自颞部的发际常指向口角，一侧软腭和舌常发育不良。骨性裂通过磨牙区。Tessier 认为裂隙位于颧颞缝中央区。上颌后部和下颌升支在垂直方向上发育不足，导致患侧殆平面头向倾斜。下颌骨冠状突和髁突常发育不良和不对称，这导致患侧后牙开殆。颧骨体畸形，发育不足或移位。在最严重的病例，颧弓异常仅呈一短突。颧骨发育不足导致眶上外侧角向下移位，并导致外眦异位。有时，严重的 7 型颅面裂可导致真性眶下移异常的前颧弓后移犹如颞骨的正常颧突。颅底不对称和倾斜，引起异常位置盂样颅窝。蝶骨解剖异常，可有残迹样翼突内、外板。

8 型颅面裂：很少作为一种独立的畸形单独存在。裂隙起始于外眦，斜向上延伸至颞部。骨性裂隙位于颧额缝。颅面裂可同时发生不同类型裂的组合，双侧 6、7、8 型联合裂具有特异性，Tessier 认为此型联合裂可最好解释完全性 Treacher-Collins 综合征。颧骨缺损是完全性 Treacher-Collins 综合征的特征性标志。6 型颅面裂导致下睑缺损、下睑内 2/3 睫毛缺损或完全缺失；7 型颅面裂可解释颧弓缺失、咬肌和颞肌的融合及发育不良、耳畸形、鬓角前移以及下颌骨缺损；8 型颅面裂导致眶外缘缺失、眶外壁仅由蝶骨大翼构成，外眦韧带由于缺少附着点导致外眦下移而出现睑裂的反愚形倾斜。

9 型颅面裂：从 9 型颅面裂开始，眶上部即受累及。Tessier 将其描述为上外侧眶裂。9 型颅面裂相当罕见。Morian（1887）最早描述此畸形，Van der Meulen 等称之为额蝶发育不良。上睑和眉毛外 1/3 裂开，外眦畸变。严重病例可出现小眼畸形。眶的上外侧骨缺损使眼球向外侧移位。裂向头端延伸进入颞顶头皮内。颞部发际线向前移位形成颞部头发突出部。可出现第Ⅶ对脑神经额支麻痹。骨性裂隙通过眶外上角向上延伸，裂隙继续通过蝶骨大翼上部抵达颞骨鳞部上份并接近顶骨。蝶骨大翼发育不良伴眶外侧壁向后、向外旋转。可见轻度颅底畸形和蝶骨翼突发育不良，颅前窝的前后径常缩短。

10 型颅面裂：Tessier 将其描述为上中份眶裂。Van der Meulen 的分类中将其归为额骨发育不全组。此裂隙与 4 型颅面裂向颅部的延伸相对应。此裂隙通过上眼睑、眉毛的中 1/3 部，外侧眉毛可以垂直成角朝向颞部发际，10 型颅面裂伴有明显的睑裂延长，患侧眼弱视并向外下方移位。严重病例整个上眼睑缺失。可出现眼球畸形，包括缺如。裂隙向头端延伸进入额部发际。与 9 型颅面裂相似之处是，额部发际突出与眉毛外侧相连。骨性裂隙越过眶缘中央部，额骨，于眶上神经外侧通过眶顶壁。额部脑膨出常占据额骨裂隙处，表现为受累侧额内 1/3 膨隆。出现继发性眶外下旋转，眶移位严重者，可出现眶距增宽症。前颅底畸变为扁平宽阔形状。

11 型颅面裂：常与 3 型颅面裂同时发生，向上穿过额部发际中 1/3。在上颌骨鼻突区域可有 2 条径路与 3 型颅面裂同时发生，1 条是经过筛骨外侧，于眉及眶内 1/3 处形成裂隙，另 1 条是穿过筛骨迷路，后者常可见眶距增宽症。

12 型颅面裂：相当于 2 型颅面裂向颅侧的延续。眉在紧邻其内缘处断开，骨裂在上颌骨鼻突或上颌骨与鼻骨之间穿过，筛骨迷路受累，横向体积增大，导致眶距增宽症。由于裂隙位于嗅沟外侧，因此，筛板的宽度正常。

13 型颅面裂：相当于 1 型颅面裂向颅侧的延伸，由此开始，可见筛板的变化。

13 型颅面裂：特征是嗅沟增宽，筛板的横向宽度增大。如同时伴有旁正中脑膨出，筛板则向下移位。如同其他颅面裂一样，13 型颅面裂可为单侧或双侧，双侧者可发生最严重的眶距增宽症。筛窦迷路扩张，可同时伴有额窦的过度气化。其表面的特征是眉内侧端的眉毛异位，最终导致眉向下移位，眉本身并不存在缺损。额部发际表现为“V”形。

14 型颅面裂：相当于 0 型颅面裂向颅侧的延伸。包括组织缺损型和组织过多型 2 种情况，全前脑颅畸形有组织缺损（眶距过窄和严重脑畸形），中枢神经系统畸形严重危及新生儿生命，寿命通常仅有数小时至数月。而大多数则表现组织过剩，如眶距过宽和双鼻结构，有些病例鸡冠受累增宽或呈分叉状，有时鸡冠缺如。当鸡冠严重扩大者，在行眶距增宽矫正手术时，嗅神经很难保留。额骨平坦，如伴有脑膨出，则可见巨大额骨缺损。

（七）治疗

1. 治疗原则

（1）手术时机的选择。如畸形程度不十分严重，不危及患者生命或严重功能障碍，手术可适当推迟。较轻的颅面裂可在 1 岁以内进行，畸形严重、范围较大者可推迟到 1—2 岁时进行软组织的修复。

（2）早期手术一般仅限于软组织，包括移位软组织的复位和缺损软组织的修复。软组织的早期修复有助于矫正面部扭曲以及深层骨性支架的对合复位。

（3）骨骼重建一般都推迟到生长接近完成时采用颅颌面外科基本技术进行。但是许多此类患者不具备正常的生长潜能，因而不必要等到发育完成。畸形严重者，早期治疗对本人和家庭心理影响好，即使长大以后需要再次手术也值得。

（4）由于颅面裂畸形的复杂性，多样性，手术涉及到颅面软组织的修复和骨骼畸形的重建，因而，针对每一患者均应设计个体化治疗方案。手术时应遵循颅颌面外科和整形外科的原则，综合利用相关整形外科技术，最大限度地恢复患者的外形和功能。

2. 治疗目的

（1）美学修复：尽量减少瘢痕。①瘢痕尽量隐藏在组织自然皱褶中，相邻解剖单元的连接处；②瘢痕放在隐蔽部位；③用邻近相同组织进行修复，修复时需要考虑面部解剖单元。

（2）功能修复：①保护眼球，防止由于角膜暴露引起角膜炎进而失明；②肌肉结构和功能的修复和重建；③骨骼结构和功能的修复和重建。

（3）促进生长：①促进对称性的生长；②保证呼吸系统的良好发育。

（张智勇）

第七节　半侧颜面萎缩症

半侧颜面萎缩症是一种少见的，以单侧皮肤、皮下组织及骨结构进行性萎缩为特征命名的疾病。1825 年由 Parry 首先描述，1846 年由 Romberg 又详细地描述了此病，故又称 Parry-Romberg 综合征或 Romberg 病。1871 年，Enlenburg 根据病程发展的规律提出了进行性半侧颜面萎缩（progressive facial hemiatrophy，PFH）这一名称。

一、病因与发病机制

遗传学的研究支持该疾病为非先天性的，因为绝大多数病例是散发的；家族性的病例没有明确的遗传模式，但在近亲结婚中发病率高。该病的发病率至今仍不清楚。迄今为止，半侧颜面萎缩症的发病机制不明，病因假说较多，包括损伤学说、遗传学说、三叉神经学说、感染学说、硬皮病学说、交感神经学说、神经皮肤综合征学说、神经管嵴细胞迁移异常学说等。

组织病理学变化：表皮生发层变薄，皮肤附件和真皮萎缩，皮下组织慢性炎症改变，脂肪组织慢性炎症和瘢痕形成，Peš ková 等发现半侧颜面萎缩症和硬皮病慢性炎症的区别在于前者选择性地保留了弹力蛋白。真皮深层和脂肪组织轻微的纤维变性和淋巴细胞和浆细胞浸润，周围面神经空泡变性。电子显微镜显示：有髓鞘和无髓鞘轴突高度退化。Miyakawa T 等对半侧颜面萎缩患者的神经和肌肉进行光学显微镜和电子显微镜检查，发现无髓鞘神经纤维数量减少，残存的无髓鞘神经纤维形状不规则，呈高电子密度。有髓鞘神经纤维数量轻度减少，施万细胞（Schwann cells）也萎缩，呈高电子密度。肌丝内及肌丝间包含大量的糖原粒，肌内的线粒体萎缩，呈高电子密度。一些萎缩严重的部位肌纤维内出现蜂窝样结构，形成大的空泡。

二、临床表现

半侧颜面萎缩症多在 20 岁以前发病，女性较多于男性，左、右侧发病率相近，发病的高峰期和活动期常在初次出现症状后 2.5～10 年，病变呈慢性进行性发展，可停止稳定于任何阶段。病损主要涉及半侧颜面组织，如皮肤、皮下组织、肌肉、软骨及颧、颞及上、下颌骨组织，造成部分或全部萎缩，其中以皮下组织和结缔组织较为显著。波及范围多在同侧三叉神经的分布区域，一般不超越中线，少数累及同侧躯体及四肢。如发病在幼年（10 岁以前）面部骨骼未发育完成时，可影响患侧骨骼的正常发育，造成严重畸形；如发病在成年期，则面部骨骼已有相当程度的发育，畸形不明显。萎缩多从口角、鼻侧、眶下或颊部开始，病变可局限于某一部位或由一个部位逐渐扩展，波及半侧面部，使面颊凹陷、鼻翼短小、红唇薄弱，两侧面部不对称，常在额部正中或偏一侧出现一分界凹陷痕，称为“军刀痕”；严重时左、右犹如2人面容；涎腺分泌减少，口干；半侧舌萎缩；少汗或汗闭；上下颌骨发育不全，牙缺失；病变累及眼部时，导致眼球凹陷、眼肌麻痹、上睑下垂、外眦下移、斜视、眼底色素障碍、青光眼、视神经萎缩、视力减退或致盲；头发脱落，亦可累及眉毛、睫毛和胡须；皮肤色素沉淀或脱失。发病早期可出现三叉神经痛，亦可并发癫痫，硬皮病，脊髓灰质炎，颅内动脉瘤，颅内淋巴管瘤，脑皮质发育不良，脑梗死，患侧大脑功能障碍，偏头痛甚至偏瘫等疾病。

三、诊断与鉴别诊断

根据临床体征、病史，辅以病理、生化、放射、免疫、肌电图及脑电图等检查，可以诊断半侧颜面萎缩症。病理学检查软组织主要呈萎缩性改变；免疫学检查提示该病有自耗倾向；CT、MRI检查见颅内脑组织萎缩、变性，颌骨萎缩变小，但骨结构一般无明显改变；涎腺造影见腺泡萎缩；生化分析可见硫酸盐、透明质酸比率增加。

本病应与局限性硬皮病的线性硬皮病亚型、第一、二鳃弓综合征、进行性脂肪营养不良等疾病相鉴别。局限性硬皮病者皮损呈纵行带状萎缩，边缘有紫红色晕，损害常由额部正中向头皮延伸，如刀砍状，较少见有下颌及舌的畸形。病变相对较表浅，与下方组织粘连明显。鉴别诊断最可靠的是病理学检查，硬皮病表现为水肿、变性、纤维化，真皮内不同程度的血管硬化和阻塞。镜下见胶原纤维变性、减少。第一、二鳃弓综合征是先天性的单侧或双侧颜面组织发育不全，常表现为耳部畸形，下颌骨发育不良致颜面短小，还可有智力障碍。而进行性脂肪营养不良为全身性疾病，无硬组织及皮肤黏膜的萎缩。

四、治疗

由于病因不明，无法针对病因治疗。因此，目前以手术治疗为主，以恢复和重建颜面形态和丰满度，力求与正常侧对称。Inigo等将半侧颜面萎缩症的严重程度分为3度。轻度：仅在三叉神经1支分布区域的皮肤和皮下组织萎缩，骨组织不受影响；中度：2支三叉神经的分布区域受影响，骨组织不受影响；重度：三叉神经所有3支的区域均受影响或骨组织受影响。手术治疗方案的选择应根据畸形的严重程度来灵活选择。骨骼畸形不明显而主要为软组织萎缩凹陷者，可采用组织移植的手段给予充填修复；对同时伴有颅面骨骼发育不良的患者，应首先重建面部的骨骼支架，在此基础上，再进一步完成软组织的修复。多数学者认为最佳手术时机以病情进展停止后为佳。

1. 面部骨骼支架的重建　半侧颜面萎缩多累及患侧颧骨、上颌骨，表现为颧上颌部明显凹陷，有些病例上颌明显发育不良，上颌纵向长度短缩，咬合面向患侧倾斜，造成患侧开䏦，影响咀嚼功能。下颌发育不良导致下颌体窄小，颏部偏斜。根据骨骼的畸形情况采用截骨移位或充填植骨的方法以重建面部的解剖支架，增加局部的骨体积。一般情况下，通过面部骨骼的重建，面部形态多能明显改善。在此基础上进行软组织同期或二期修复，方能获得较好的手术效果。

(1)颧、上颌部骨性发育不良的重建：畸形程度较轻者，可采用自体骨或骨生物代用品予以充填，矫正颧、上颌部的凹陷畸形。自体骨移植以自体颅骨外板为佳，因其具有较多的密质骨，置入后不易吸收，且其良好的自然弧面特别适合于面部凹陷的充填修复。严重颧、上颌部凹陷畸形者，应采用颧骨截骨移位增高的方法，必要时结合颧、颌面贴附植骨，以重建中面部的宽度及前突度。上颌骨发育不良伴咬合面倾斜者，需同时行上颌骨Le Fort Ⅰ型截骨旋转结合下颌骨矢状劈开截骨以重建正常的关系，改善面部形态。

(2)下颌骨发育不良的矫正：主要采用充填植骨的方法增加患侧的骨体积，可采用对侧下颌骨外板与人工骨联合充填，效果良好。颏部偏斜者，需同时行颏部截骨整形术。

2. 自体软组织修复

(1)游离组织移植：自体脂肪颗粒注射充填，1889年Vander Meulen首先报道人类自体脂肪组织移植，之后脂肪移植成为临床研究的热点。本法主要适用于轻中度软组织缺陷的半侧颜面萎缩患者，具有可重复性，供区损伤小，手术时间短，无明显瘢痕等优点。对于重度萎缩畸形的半侧颜面萎缩患者，由于严重的软、硬组织萎缩凹陷，萎缩组织血供不足，脂肪颗粒注射脂肪充填后不易成活，脂肪组织的吸收率可达30%～70%，临床效果并不满意。

其他游离组织移植包括：真皮和真皮脂肪块游离充填，游离筋膜组织移植等。

(2)带蒂组织移植：带蒂组织移植包括带蒂颞浅动脉岛状筋膜瓣（或）结合自体真皮脂肪块游离移植、胸三角真皮脂肪瓣移植、颈阔肌蒂胸壁真皮脂肪瓣移植、胸锁乳突肌肌瓣移植等。

(3)吻合血管的游离组织移植：包括股前外侧脂肪筋膜瓣游离移植、背阔肌瓣游离移植、前锯肌瓣游离移植、大网膜游离移植，吻合血管的游离真皮脂肪瓣等。

在传统股前外侧皮瓣基础上，滕利等提出股前外侧脂肪筋膜瓣游离移植治疗半侧颜面萎缩。此脂肪筋膜瓣解剖容易，血管恒定，口径粗；不携带肌肉，对膝髋关节功能影响甚微；供区可以直接缝合；脂肪瓣附着于阔筋膜之上，彼此成为一个整体，既保证了血供又保证了脂肪组织的稳固性；术中能够即时从浅层逐层修薄脂肪而不会影响血供，能够较方便地调整组织体积；阔筋膜面与面部肌筋膜相贴，脂肪与面部皮下脂肪相愈合，还可以辅以聚乙烯等骨代用品修复受累骨骼支架，符合生理解剖，远期效果稳定。

3. *人工替代物修复* 常用的人工替代填充物包括：医用硅胶，聚四氟乙烯(e-PTFE)，羟基磷灰石(HA)，高密度多孔聚乙烯(MEDPOR)，聚烷基酰胺水凝胶(Bio-Alcamid)等。

4. *唇和鼻的修复* 当病变累及唇时会导致与健侧不对称的薄唇，可采用交叉唇瓣带蒂转移术或唇瓣带蒂水平转移术来矫正。当病变累及鼻翼时，可采用耳郭复合组织瓣游离移植术来矫正鼻翼短小。

（滕 利）

第八节 颅面短小症

颅面短小症(craniofacial microsomia，CFM)是一种先天性疾病，其发病率约为1∶5 000，男女发病率为1∶1。1881年，Arlt第一次在文献中详尽描述了这种疾病，后来Converse将此类疾病正式命名为颜面短小症。此类疾病由于临床表现多种多样，因此也包括一系列的疾病类型如：半侧颜面短小；第一、二鳃弓综合征；耳下颌骨发育不全；Goldenhar综合征；口-下颌-耳综合征等。有报道显示约有65%的颜面短小患者会出现面部不对称，面部畸形更容易出现在右侧面部。

一、定 义

颅面短小畸形的是由于遗传与环境因素导致第一、二鳃弓发育异常所引起颜面骨骼结构与形态发育不全，经常伴有面横裂（大口畸形）、外耳畸形与副耳，上、下颌骨发育异常等。这种发育性畸形在临床并不罕见，在幼年期颜面不对称畸形即可表现出来。患儿可同时伴有脊柱、四肢、心脏、肾、眼、中枢神经系统等异常。

二、病 因

该病致病原因目前尚不明确。一般认为在胎儿发育的第4周，由于肿瘤压迫或遗传因素使供应面部血供的血管出现栓塞或畸形，造成面部血供不足，从而影响面部骨骼及软组织发育。另有报道显示在妊娠期间服用影响血管活性的药物；孕中期出血；糖尿病孕妇也可增加该病发生的概率。遗传学研究表明5p的缺失及18、22号染色体的异常亦可导致颅面短小的发生。

三、诊 断

由于颜面短小症的临床表现多种多样，且多以综合征的形式出现，所以，迄今为止，还没有一个公认的统一的诊断标准，目前为止较常采用的诊断标准有SAT(skeletal，auricular and soft tissue categories)和OMENS(orbit，mandible，ear，nerve soft tissue)。对其中的每一项进行评分(0～3分)，最后计算分值，根据分值对疾病进行分类，从而指导疾病的诊断，进而确定治疗方案。

四、临床表现

症状轻微者可仅表现为患侧耳前较小的皮赘，严重者可累及双侧上、下颌骨，颧骨，颞骨，耳和口，严重的下颌骨发育不良甚至会引起呼吸困难，除了以上较典型的临床症状外，下面一些临床表现在颜面短小症中亦较为常见。

1. *面部* ①口裂；②唇腭裂。

2. *颌* ①颞下颌关节强直；②下颌骨升支较短造成的下颌骨不对称；③面中部发育不良；④错颌。

3. *耳* ①外耳畸形；②外耳缺失；③外耳道闭锁；④内耳缺失，听力丧失。

4. *眼* ①眼球外层皮样囊肿；②睑裂缩短；③

小眼或无眼；④上眼睑缺损；⑤眼窝垂直移位。

5. *骨骼*　主要是脊椎畸形，颈椎融合畸形及半侧脊柱发育不良较为常见。

(1)脑神经：①面神经麻痹；②感音神经性听力损失；③腭弓高度不对称；④动眼肌运动不良；⑤三叉神经麻醉。

(2)还有一些临床上较为罕见的表现：①心脏。法洛四联症，间隔缺损及主动脉弓异常等。②肾。肾缺如，双输尿管畸形，肾积水等。③四肢。桡或尺骨畸形。④中枢神经系统。脑畸形，小头畸形，脑膨出等。

五、治　疗

由于颅面短小症的临床表现较为复杂，病变累及的器官及系统较多，所以需要长时间的对患者进行系统的治疗，即在不同的时间采用不同的治疗手段，以取得最佳的治疗效果。

1. *口部畸形的治疗*　CFM 患儿往往伴有大口畸形及唇腭裂，由于畸形的存在会给患儿的饮食造成困难，所以应尽早的给予治疗，一般在患儿 3 个月大时，对单侧唇裂和大口畸形进行修复；6 个月大时，对双侧唇裂给予修复；1 岁时进行腭裂修复术；3－4 岁时进行语音训练，如效果欠佳可采用腭咽闭合不全矫正术。3 个月前的患儿应采用特殊的奶瓶奶嘴进行喂养，如有必要可采用鼻饲，使患儿术前达到理想的身体状态。

2. *呼吸道阻塞的治疗*　伴有严重下颌骨发育不良的患儿，在早期即应行气道切开及下颌骨前徙术，以避免呼吸道梗阻及缺氧，从而影响大脑发育。

3. *耳部畸形的治疗*　一般认为儿童在 6－8 岁时，其外耳大小已接近于成年人，所以外耳畸形手术多在 6 岁后进行，但在外耳手术前应对耳部进行 CT 扫描，以确定中耳及内耳是否存在问题，对于外耳道闭锁的患儿，应及时给予修复，以免影响听力。听小骨发育不良或缺如的患儿，应及时佩戴助听器。对于耳部有畸形的患儿，应避免使用有耳损伤的药物。

4. *正颌治疗*　对于口腔牙生长错乱的患儿应尽早进行正畸治疗，早期的正畸治疗在一定程度上将有助于面部颌骨的发育，一般认为，在生长发育停止之后，大部分患者应接受正颌外科手术，手术内容包括下颌升支矢状劈开截骨前移或垂直截骨术及内外置式延长器置入术。对于伴有殆平面偏斜的患者可采用上颌 Le Fort Ⅰ型骨切开术下降前徙患侧上颌骨，健侧上颌骨多需适量上移，从而摆正倾斜的上颌殆平面。术中可拔除双侧智齿，以利于术后正畸；对于颏部短小的患者可采用颏部水平截骨术，使颏部延长前移，达到理想的外观；对于面部严重不对称的患者，可采用患侧置入自体骨或人工材料的方法，调整面部的对称性；对于患侧软组织发育不良的患者，可采用显微外科或脂肪填充术。

5. *眼部畸形的治疗*　对于眼部较大的且影响视力的眼球外层皮样囊肿，应给予切除。对于睑裂短小的患者，可采用内外眦开大及重睑术。

对于心脏、肾、中枢神经系统及脊柱等存在畸形的患者，应在专科医师的指导下，及时的进行检查和治疗。

总之，颜面短小症是一种比较复杂的疾病，病因尚不完全清楚。由于该病的多样性，其诊断标准尚不统一。病症涉及范围较广，需要参与治疗的专科医师较多，治疗难度较大，因此需要各科医师通力合作，才能达到较为理想的治疗效果。

（滕　利）

第九节　颅面部综合征

一、Treacher-Collin′s 综合征

(一)概述

Treacher-Collin′s 综合征又名下颌骨颜面部发育不良，是第一、二鳃弓发育异常所致的双侧对称性畸形，由 Berry（1889 年）、Treacher-Collin′s（1900 年）、Franceschetti 和 Klein（1949 年）等先后报道并命名，其发病率为 1∶25 000～1∶50 000。该病主要累及中面部和下面部，引起骨结构的异常及软组织的畸形，表现为颧骨和上下颌骨发育不良、小耳畸形、外耳道闭锁、睑裂外下垂等。

(二)病因、病理及分类

Treacher-Collin′s 综合征虽无明显的家族性（约占 60%），但目前已证实，这是一种常染色体显性遗传病，其染色体异常的位置位于 5 号染色体长臂的 5q31.3～q33.3（TCOF1 基因）范围内。且 Treacher-Collin′s 综合征的常染色体显性遗传其外显不全，表现度变异大，致病基因的外显率有时高达 80%～90%，而低者仅为 10%～20%，是一种不规则的显性遗传。Treacher-Collin′s 综合征病因复

杂，但目前认为能引起第一、二鳃弓发育异常的各种因素，如鳃弓相关供血动脉异常，维生素 A 酸改变等，与该病发生密切相关。

Treacher-Collin's 综合征发生的病理机制主要是颅面部复合裂隙畸形，主要是颧骨骨结构的发育异常，累及颞骨、上颌骨及下颌骨，目前大多数学者认为这是 Tessier 颅面裂的 6、7、8 型复合裂。颧骨发育不良或缺失是本病的重点，可以分为轻、中、重度 3 种：颧眶骨在正常 2/3 以上者为轻度发育不良，1/3～2/3 者为中度，不足正常的 1/3 或者缺失者为重度。

（三）临床表现

Treacher-Collin's 综合征临床上主要表现为突出的面部、高起的鼻背和退缩的下颌与颏部（图 24-27）。其眼睑、颌面骨、耳、口腔及四肢可存在先天性畸形：①睑裂外侧向下倾斜，下睑发育不良性缺损，内侧睑睫毛缺如，下外侧眶异位，外眦角下移呈反蒙古眼状；②颧骨发育不良或缺失，上颌骨发育不良，狭小过度前突，腭弓高窄，颏部长而后缩，呈“鸟嘴状”面容，鼻骨前突并宽阔，额鼻角平坦；③鼻道狭窄，伴后鼻孔狭窄或闭锁，舌位置偏后，相对舌偏大，可出现吸吮和吞咽功能障碍；④轻重程度不一的耳畸形，外耳缺如、畸形或者错位，因不同程度的耳闭锁导致听力障碍；⑤部分患者有腭裂，伴或不伴有唇裂，巨口症，偶有四肢骨及脊柱畸形，伴智力低下。Treacher-Collin's 综合征最有特征的骨异常是颧骨发育不良，常有骨裂通过颧弓，上、下颌骨同时发育不良，对颞下颌关节有不同程度的影响。出生时 Treacher-Collin's 综合征患儿已经表现为比较稳定的状态，其畸形一般不随年龄的增长而改变。

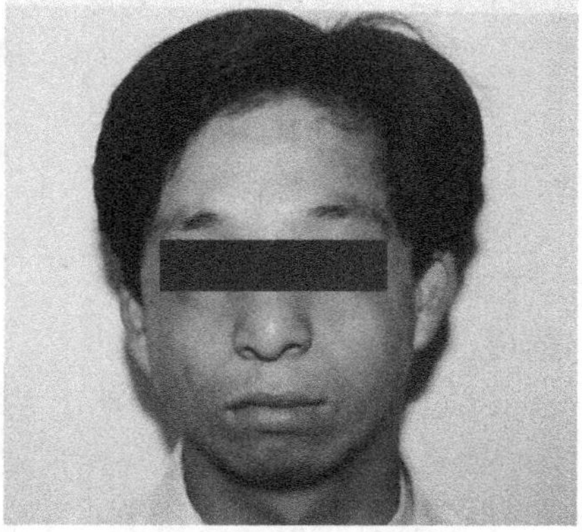

图 24-27 Treacher-Collins 综合征患者

（四）诊断

根据患者的临床表现，多能做出明确诊断。为进一步了解骨骼畸形缺损情况，还需做相关影像学检查。X 线检查包括头颅正侧位、投影测量片、Water's 位及下颌骨全景片，具有良好的诊断价值，可显示以下特点：密度增高而小的乳突；鼻骨前突而且宽阔，额鼻角平坦；颧骨颧弓发育不良或缺损；上颌骨狭小前突，上颌窦小；下颌骨发育不全，体部及升支短小，角前切迹加深。CT 和三维重建可以更加直观反映骨裂隙部位和骨的发育不良，有利于进一步明确诊断。超声检查的运用可以在胎儿中检测出 Treacher-Collin's 综合征，患病胎儿与正常胎儿相比表现为羊水过多，无胎儿的吞咽活动，双侧颅顶径和头围的发育较差。在有 Treacher Collin's 综合征病史的家族中，还可以用胎儿镜进行产前宫内诊断。

（五）手术治疗

1. *年龄选择* Treacher-Collin's 综合征患者畸形涉及较广，累及骨骼及软组织，一般需要进行分期手术治疗。在新生儿期，要注意患儿口咽及鼻腔情况，严重者可能存在呼吸及吞咽障碍，为挽救生命应早期治疗改善呼吸；1 岁以内可进行部分软组织的整复，行上睑、颧部及鼻唇沟皮瓣修复下睑缺损、外眦上移固定等手术；颧骨眶骨的修复一般建议在 10 岁左右，此时颅-眶-颧骨的发育接近完善，可减少因生长发育而降低手术效果的情况发生；颌骨的修复可以在 6－10 岁时进行，也可以在骨成熟早期进行，此时可获得最佳的美容效果；外耳成形一般在 6－8 岁或以后，以获得充分的软骨支架。

2. *手术方法*

(1)颧骨眶区的修复：颧眶部的修复是 Treacher-Collin's 综合征治疗的基础和重要部分。其修复原则为：①颧眶骨的充填。植骨使颧骨体、颧弓、眶下缘、眶外壁丰满隆起，具有正常的弧度和外形。②眼眶整复。Treacher-Collin's 综合征眶口外下角为卵圆形的向下倾斜，需适当磨除眶外上缘，垫高眶外下缘，充填内移眶外侧壁，使其接近眶水平位于横轴的正常方形眼眶。

重度患者大多取冠状切口，可以较好的显露两侧眶外侧缘，眶顶，眶下缘，上颌骨前壁，颧骨颧弓等手术视野，中、轻度患者可采用下睑缘切口及上睑带蒂皮瓣局部进路。在眶外侧部、颧骨体及颧弓部进行骨膜下剥离，充分显露眶外下部骨缺损或骨裂隙，颧骨缺失者在相应部位分离出一个腔隙，以利颧骨再造。

植骨大多采用自体骨组织，包括肋骨、颅骨、髂骨等。其中肋骨分片移植为首选，需准备 3～4 根，长 8～10cm 的肋骨，从中间劈开 2 片，移植于颧骨体部、颧弓部和眶外侧。在颧骨体部多层肋骨片重叠移植以获得足够的体积，在颧弓部可对塑形后的肋骨片进行青枝骨折以获得合适的弧度；眶外下缘和眶外侧壁同时移植肋骨，抬高眶外下缘，修复眶外下壁和眶外侧壁缺损，同时还需磨除部分眶外上缘以改善眶外形。如果植骨量巨大，可同时采用髂骨移植，由于髂骨来源丰富，也可单用髂骨移植再造颧眶骨。

采用颞浅筋膜蒂颅骨外板移植进行颧眶再造在临床上也较为多见。一般在颞顶部取带蒂颅骨膜的颅骨外板，以颞浅筋膜为蒂的复合骨瓣进行颧骨再造。经冠状切口，顶部在帽状腱膜下、颞部在颞浅筋膜浅面分离头皮，显露颞顶部，保留骨膜附于颅骨。在颞线以上颞顶部设计所需大小和形状的颅骨瓣，以电锯锯开骨瓣四周的颅骨外板，用骨凿小心凿下骨瓣，使骨膜与所取骨瓣相连，颞浅筋膜为蒂，形成带蒂颅骨瓣再造颧骨。

采用自体骨组织移植，其优点无排斥反应，一旦存活终身稳定，但也有远期骨吸收较多，取骨量大，骨源不足等缺陷。随着材料科学的发展，人工材料 Medpor 也应用于颧眶部的再造，其塑形方便，无供区损伤，在 1994－2002 年上海第九人民医院进行了 13 例采用 Medpor 材料修复颧眶部缺损手术，均取得满意效果。但人工材料易于外露，使用年限尚短，临床经验不足，仍需谨慎使用。

(2)上、下颌的修复：上、下颌畸形的修复包括改变面部的高度、纠正下颌水平向的缺陷和颏部的畸形(纵向的增长和水平向的后缩)。

上颌骨所在中面部的畸形主要表现为上颌狭长前突，鼻骨宽而前伸，额鼻角平坦呈鹰钩鼻状。轻度的患者以鼻畸形为主，可以选用类似驼峰鼻矫正的手术方法，即凿去鼻正中骨块，在两侧梨状孔边缘截骨，使两侧鼻背骨块折断后向下向后移位，既纠正了驼峰鼻，又获得了较满意的额鼻角。对于有颧弓缺损和上颌严重前突的重度患者，可以进行上颌骨截骨前移以纠正纵向、水平向和横切面的畸形。根据畸形的程度，可选用 Le Fort Ⅰ 型截骨、Ⅱ 型截骨或非典型的Ⅲ 型截骨(Tessier 上颌骨截骨法)，同时配合下颌骨的截骨前移及颧眶部的整复，以获得良好的面部外形及咬合关系。

下颌骨的畸形主要表现为发育不良，Ⅱ 类错𬌗伴开颌，颏部长而短缩。对于轻度畸形的患者，主要以改善外貌为主，可以选用隆颏术、颏部植骨术或颏部水平截骨前移术来矫正；对有严重畸形的患者，除考虑外形的修复还要同时进行生理功能的重建，主要目的是改善咬合关系、扩大咽腔减少呼吸道的阻塞，改善下面部外形轮廓，术式可以选择下颌升支矢状纵劈术和下颌升支截骨术等，截骨后可植骨或行牵引成骨术延长下颌骨。当前首选骨牵引，手术年龄一般选择在 7 岁左右，即使气管切开长期置管患者同样如此。因年龄过小行骨牵引，如患者术后不配合进行功能锻炼，极易造成颞颌关节强直，开𬌗畸形。

(3)软组织的修复：软组织的修复主要是下眼睑缺损的修复及外眦角的整复。若单纯应用上睑皮瓣或用游离植皮以修复缺损及提高外侧眼裂水平，大多难以达到较好的纠正效果。宜沿重睑切口设计带有部分眼轮匝肌的上睑肌皮瓣，皮瓣长宽比例在 1∶3～1∶5，将其向下旋转修复下睑创面，充填下睑全层的组织缺损，供区则直接缝合，同时做外眦韧带复位并固定于眶外侧缘残存骨壁上，使外侧眼裂位于正常位置上，纠正 Treacher-Collin's 综合征反蒙古眼畸形。还有部分医师提出应用将上下睑沿灰线劈开形成的睑板结膜瓣缝合的方法，适用于范围较大的眼裂缺损。局部凹陷处可充填自体脂肪修整(图 24-28)。

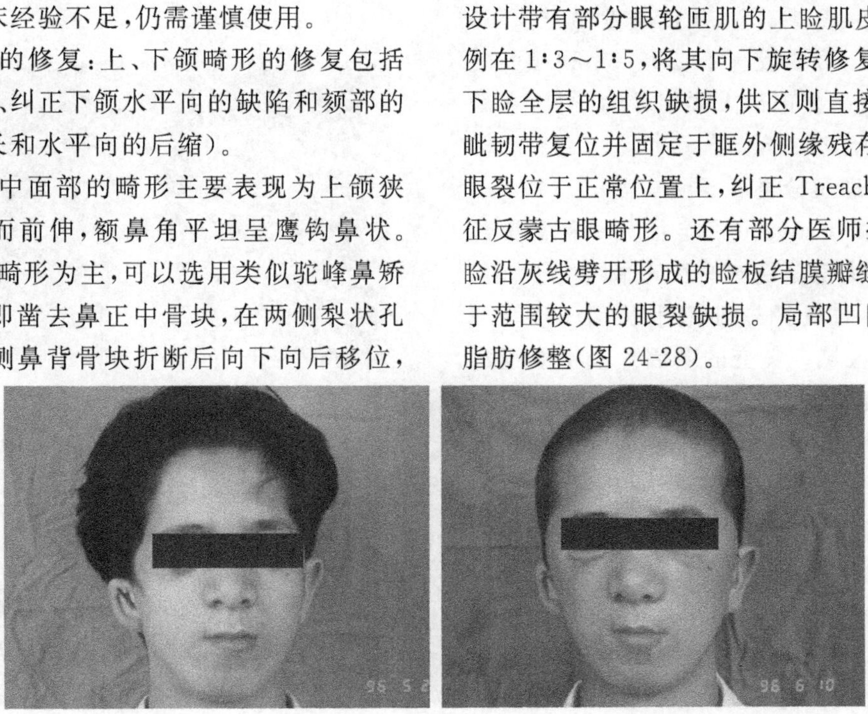

A　　B

图 24-28　局部凹陷处充填自体脂肪修整

A. 术前；B. 术后

（六）并发症及注意问题

1. 麻醉问题　Treacher-Collin's 综合征患者一般都有口咽腔、鼻咽腔狭小的情况存在，麻醉插管不易，术后容易发生呼吸道阻塞，故在术中及术后需重点关注患者呼吸情况，若有呼吸阻塞，应及时处理，必要时需行气管切开。

2. 置入材料吸收、外露问题　Treacher-Collin's 综合征充填骨缺损首选自体骨组织，包括肋骨、髂骨及颅骨等，但其治疗需要大量的骨移植，而自体骨来源有限，且远期骨吸收较多。因此，考虑到骨吸收及患者颅面骨的进一步发育，在手术植骨时可稍矫枉过正，部分患者可能需行Ⅱ期植骨术。而生物材料修复骨缺损，其最大问题在于组织间的排斥，有外露的可能性，因此选择时需谨慎考虑及告知患者相关情况。

3. 其他问题　术后可能出现感染、出血、神经损伤等并发症，与其他颅颌面手术一样，需在手术中仔细操作，严格遵循无菌原则，可有效减少相关并发症的发生。

二、Crouzon 综合征

（一）概述

Crouzon 综合征又名颅面骨发育障碍综合征，是先天性颅缝早闭的一种类型。该病主要是由于颅缝早闭及颅面部成骨不全，从而继发颅腔狭小，眼眶浅眼球突出，上颌骨发育不良等一系列颅面畸形。Crouzon 综合征在正常人群中较为罕见，在新生儿中其发病率为 $15\sim16/10^6$。

（二）病因、病理及分类

目前研究表明，Crouzon 综合征是一种常染色体显性遗传病，绝大部分病例的致病基因位于染色体 10q25～10q26 的成纤维细胞生长因子受体 2（FGFR2）的基因区域。突变的基因片段主要通过影响 FGFR2 免疫球蛋白样结构域的表达，引起与 FGFR 相关的异常改变而致病。在遗传学研究方面，Crouzon 综合征患者有家族聚集发病的特点，但散发的患者也有相当比例，为 30%～60%，具体原因不明。

Crouzon 综合征为多颅缝早闭及颅面骨发育不全所致，其主要可以分为 3 个阶段：①颅骨缝过早愈合，使部分骨不发育；②颅内脑组织随年龄增长向未融合的骨缝方向及骨板薄处扩展；③颅骨缝闭合形成畸形，脑及各部位组织受压迫而出现症状。其中，蝶骨发育不全尤为关键，可引起颅底狭窄并延伸至颅顶部及侧颅缝，造成上颌骨发育不全的反𬌗，中面部塌陷。颅骨前后径变小，垂直径增大变长，头颅伸展呈塔形，随着脑的发育增大，可出现颅内压增高。由于眶上壁所在前颅底前后径变短，眼眶容积小，眶底比正常人短浅导致不能容纳整个眼球，眼球向前移位并突出，可伴眼球脱位，是 Crouzon 综合征的一个明显特点。

根据疾病发生的时间分类，大部分 Crouzon 综合征患者颅缝早闭发生于胚胎发育中，出生时就有头颅畸形，即传统型 Crouzon 综合征；少数 Crouzon 综合征患者出生时只有面部发育不全，而颅缝早闭和颅内高压等表现要迟至出生后数月或数年时才出现并逐渐进展，即为出生后亚型。而根据疾病的严重程度及累及范围分类，Crouzon 综合征又可分为 5 种：①上颌型 Crouzon 综合征；②假性 Crouzon 综合征；③颜面型 Crouzon 综合征；④颅型 Crouzon 综合征；⑤颅面型 Crouzon 综合征。

（三）症状和临床特征

相比其他综合征型颅缝早闭症，Crouzon 综合征较为常见，其主要为双侧冠状缝受累及，表现为头颅前后径变小，垂直径增大，塔头畸形症状，若同时累及其他颅缝，也可以表现出相应的头颅畸形，如尖头畸形，尖短头畸形等。同时，由于合并有骨发育不良，可引起面部一系列与骨发育相关的临床表现（图 24-29）。

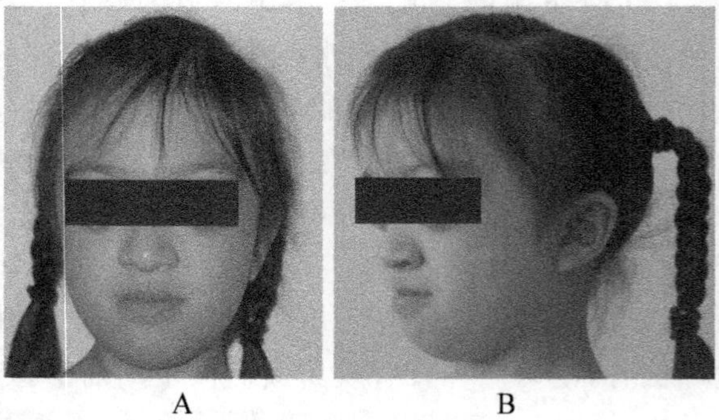

图 24-29　典型的 Crouzon 综合征患者，表现突眼，面中部凹陷，反𬌗等症状

A. 正位；B. 斜位

突眼症是 Crouzon 综合征的典型症状之一，由于冠状缝早闭及面中部骨发育不全，特别是眶周骨架发育不良，使得额眶后缩，眼眶容积过小，不能容纳眼球致双侧眼球突出，严重者可以存在视功能的障碍，出现双眼外斜视，辐辏功能不良，甚至视力减退等。部分 Crouzon 综合征患者除单纯眼球突出外，还可合并有眶距增宽，双眼内眦距增大的症状。

咬合关系紊乱是 Crouzon 综合征的又一典型症状，由于上颌骨发育不良及严重后缩，面中部扁平凹陷，即使下颌骨仍属正常，仍可表现出下颌骨相对前突状态，牙咬合关系不良，牙列不齐，呈反殆畸形。在孩童时期，该症状临床表现相对不明显，而随着年龄的增长及骨发育的进行，逐渐出现临床明显的反殆畸形。

除面中部塌陷，眼球突出及反殆畸形等典型症状外，Crouzon 综合征可有上腭狭长，腭弓高拱，鼻骨发育不良，鼻咽腔狭小，钩状鼻及外耳道闭锁等畸形表现。部分患者由于颅缝早闭引起颅压增高及脑损伤，出现头痛、呕吐及智力低下等症状。

（四）诊断

根据典型的临床症状，一般可以对 Crouzon 综合征患者做出初步诊断，此外，X 线及 CT 的影像学检查对于 Crouzon 综合征的诊断也具有重要作用。

1. *X 线片及头颅定位测量*　X 线片检查可以明确骨骼发育情况及颅缝闭合情况。在 Crouzon 综合征患者的 X 线片上可以见到明显的颅骨畸形及面部骨发育不良，额骨向下向后倾斜，颅骨骨壁薄，冠状缝迹消失，脑回压迹增加，颅底短而深，蝶鞍呈垂直位、眼眶明显变小，鼻梁凹陷，下颌骨相对前突，反颌畸形。部分患者有慢性颅内压增高时，X 线片上可见颅骨有明显的指压迹。

通过头颅定位 X 片对 Crouzon 综合征患者进行测量分析，可以了解上下颌骨畸形的性质、部位及严重程度，对于诊断 Crouzon 综合征及指导手术治疗、评价手术效果具有重要意义。其中，SNA、SNB 反映上下颌骨及颅底三者之间相互关系而在 Crouzon 综合征头影测量中被较多采用。正常人群 SNA 角度为（82.99±3.05）°，SNB 角度约为（80.17±3.06）°，而 Crouzon 患者其 SNA 角度可减小至 70°左右，SNB 可以正常或者轻度改变。

2. *CT 扫描及三维重建*　CT 扫描是诊断 Crouzon 综合征的又一重要手段。其不仅可以明确颅骨及颅缝发育情况，还能对颅骨与大脑、眼球间的关系进行分析。在 CT 平片上，可以进行颅腔体积，眼球突出度，眼眶深浅度及颅底前后径的测量。目前，随着计算机技术的进步，头颅 CT 三维重建也被广泛应用于 Crouzon 综合征的诊断治疗中（图 24-30）。CT 三维重建能具体地显示颅骨的整个立体概貌，并通过旋转技术显示出各条颅缝的情况及各个颅骨的内外表面情况，同时可以测出颅骨及颅腔的畸形程度。它可以观察到闭锁的颅缝及健侧过度生长的颅骨，最重要的是可以观察到颅底的颅缝闭锁，这一点可以弥补其他影像学的不足。此外，CT 三维重建还可用于术前模拟手术，上海第九人民医院在三维重建基础上，采用相关计算机辅助技术，进行模拟手术截骨，从而指导手术治疗，达到术前预计效果，在所进行的多例患者中，取得了较满意的效果。

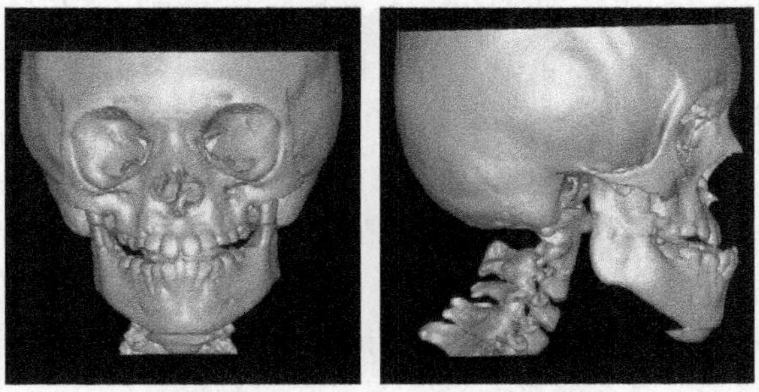

A　　B

图 24-30　CT 三维重建在 Crouzon 综合征诊断治疗中的应用

A. 术前正位；B. 术前侧位

（五）手术治疗

手术治疗是纠正 Crouzon 综合征颅面骨畸形的主要手段，除有严重系统性疾病等原因导致不能耐受手术的患者外，大部分患者均可通过手术治疗进行纠正，主要通过截骨前移上颌骨、额眶及额骨等，达到解决面中部凹陷，突眼畸形及反颌畸形等，若并发有颅内压增高的，还需行颅骨板重塑以改善头颅外形，降低颅内压。

1. *手术方法*

（1）术式选择：目前，治疗 Crouzon 综合征的手术方法主要有①Le Fort Ⅲ型截骨前移植骨，并根据需要二期进行额眶前移手术，对于以面中部凹陷为主，无或仅有轻度的前额突出畸形的患者，采用该手术为主；②Monobloc 截骨前移手术，即额眶上颌整块截骨前移手术，主要治疗 Crouzon 综合征合并前额及额眶畸形的患者；③对于严重的 Crouzon 综合征合并眶距增宽，高腭弓畸形的患者，可以采用在 Monobloc 手术的基础上，同时行中面部及眶部中间劈开、骨块内旋固定，即 Bipartition 术来进行治疗。上海第九人民医院于 2006 年对 1 例严重 Crouzon 综合征进行 Bipartition 术，术后改善效果良好。此外，为保证手术效果，防止术后复发及前移骨块后缩，部分患者在截骨的同时，放置牵引器，进行术后持续牵引成骨，即 DO 技术，来替代一次性的截骨前移，治疗过程一般持续 3～6 个月，大多获得良好满意的效果。

（2）手术年龄：对于轻度的 Crouzon 综合征，可以在 12 岁以后骨及牙发育完全，再行手术治疗；而重度的 Crouzon 综合征患者，由于现在有 distraction 技术，不必利用恒牙作为固定，在麻醉和重症监护技术允许的基础上，提倡早期手术，早期治疗，降低患者手术的年龄，以提供一个更加及时、更加合理有效的治疗，一方面有利于术后恢复及手术效果，另一方面也对患者心理健康发育具有重要意义。

（3）术前准备及麻醉：Crouzon 综合征手术均为较大规模的，较长时间的全身麻醉手术，术前全面的体检和化验十分必要，排除心脏病、高血压等手术禁忌证，完成外科手术术前常规化验，如血常规和肝、肾功能等，此外，由于麻醉时需行经鼻腔气管内插管，还应该检查鼻腔情况，鼻甲肥大情况等，术中需输血的，还应备血 1000～1500ml。除完成上述外科术前常规准备外，Crouzon 综合征患者还需行正颌手术相关准备，术前根据头影测量、CT 三维重建（有条件时可进行计算机手术模拟），确定手术方式及上颌骨前移范围，并完成模型外科准备，在石膏上、下牙模上模拟截骨，计算机三维模拟截骨并测量，制作头颅模型，进一步确定术中截骨部位、截骨量及上颌骨移动方向及距离。术前制作正常咬合关系的塑料殆板，用于术中校正咬合关系。术前告知患者需行颌间结扎 4～6 周，若行持续骨牵引，应告知患者牵引 1 个月左右，保持 3～6 个月，使得患者有心理准备，并积极配合。

Crouzon 患者采用经鼻腔气管内插管的全身麻醉。术前建议常规放置鼻肠管，用于胃肠减压，防止胃肠反流吸入呼吸道。术中监测血压及中心静脉压，同时行开颅手术的，还应监测颅内压。部分手术损伤较大出血较多的，需配合使用低血压技术，将收缩压控制在 80～90mmHg 或平均动脉压在 60～70mmHg，可有效减少术中出血及输血的可能。大部分 Crouzon 患者手术经口径路进行的，可凡士林涂抹唇黏膜，防止术中反复牵拉、器械触碰导致术后唇黏膜溃疡、糜烂。

（4）手术过程与步骤

①Le Fort Ⅲ截骨手术：采用双侧冠状切口，起于一侧耳轮前缘前上方的发际内，终于另一侧耳轮前缘前上方的发际内，全层切开头皮直至帽状腱膜下，于帽状腱膜下进行剥离，向前剥离至眶上缘上约 1.5cm 时进入骨膜下，注意保护眶上神经，用骨凿凿开眶上孔，使眶上神经血管束从眶上孔中游离出来，暴露双侧眉弓及眶上缘、眶上壁，暴露额、双颞部颅骨，设计高位上颌骨离断 Le Fort Ⅲ型截骨线。

用来复锯或摆动锯按设计截骨线截骨后，用剥离子经颞下窝向下继续剥离直至翼上颌连接，骨凿凿开双侧的翼上颌连接后，用 Rowe 钳插入双鼻孔和上腭之间，夹持整个上颌骨和中面部，折断其与前颅底后部的连接，游离中面部骨块并使其前移达到正常的咬合关系，同时改善突眼症状。在上下、牙列间置入颌板，用颌间结扎固定上颌中面部骨块，固定时应轻度超殆防止后缩。

同时，另一组医师取患者髂骨或肋骨骨块，用于中面部骨块前移后骨间隙的填充，植骨后各骨块间行钢丝结扎固定或钛板钛钉坚固内固定。检查无活动性出血后，将骨膜复位后缝合固定，然后全层间断缝合头皮并在帽状腱膜下放置负压引流管，手术完毕。

②Monobloc 手术：切口选择及骨膜下分离与 Le Fort Ⅲ型手术相同，在颅骨眶骨显露完全后，在额颅区域处设计颅骨瓣截骨线，用线锯进行截骨并最终取下颅骨瓣，将其与硬脑膜仔细分离，硬脑膜若有破损及时缝合。在充分保护眼球和硬脑膜的情况下，用电锯由前颅底向下进行眶上壁截骨，嗅神经束前方横跨筛板，向两侧达眶外侧壁，于颞颧缝前方截断颧弓，用骨凿进行眶内侧壁，眶下壁的截骨。以同前方式打断翼上颌连接及 Rowe 钳折断整个颅面骨和前颅底后部的连接后，游离整个颅面骨，包括双侧眼眶、颧骨、上颌骨、鼻部诸骨。将游离的颅骨瓣及整个颅面骨整体前移至预设位置处分块固定，骨间隙处植骨固定，效果满意后，复位头皮瓣，放置负压引流管后分层缝合，手术完毕（图 24-31）。

③Bipartition 手术：即一期联合行额眶面前移（Monobloc 术）及中面部、眶部中间劈开术。患者麻醉成功后，先行 Monobloc 术（同前）纠正面中部后缩畸形，待中面部颅面骨完全游离后，于眶内侧壁梨状孔上方至眉弓水平间设计三角形截骨，并在正中线处锯开前颅底，分离鼻中隔，打断上腭腭弓骨性连接，使得面中部颅骨块在眶部可以向中线自由旋转。根据术前设计，将各游离骨块前移及旋转至预设位置后，钢丝线固定，骨间隙处植骨固定，效果满意后，复位头皮瓣，放置负压引流管后分层缝合，手术完毕。

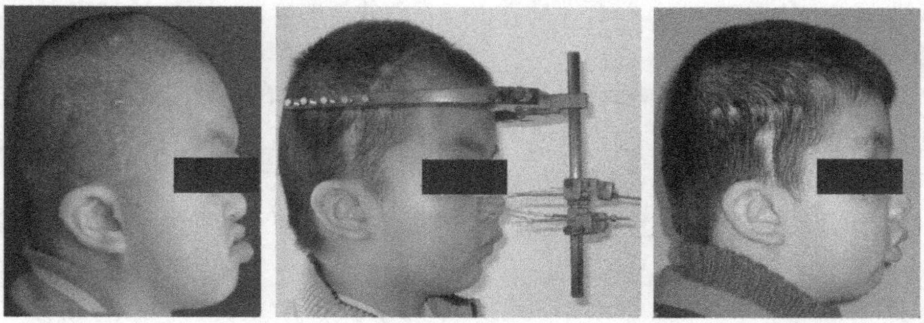

A　　B　　C

图 24-31　Monobloc 截骨牵引

A. 术前；B. 牵引中；C. 术后

④牵引成骨技术：分为内置牵引及外置牵引两种，目前我们采用较多的为外置式牵引，其与上述 3 种手术方式联合运用，可较好的解决一次性截骨前移因术后瘢痕牵拉及植骨吸收等导致的骨块后缩问题，改善手术效果。采用牵引成骨技术时需注意，进行牵引的颅面骨与其他前移的骨块之间用钢丝进行松弛固定，并确认此固定不会限制颅面骨的牵引前移。手术一般在双侧外眦角下方和双侧鼻唇沟部切开 0.4cm 的皮肤，剥离至骨膜下，将牵引钉分别固定于双侧颧骨和上颌骨上，用固定钉将牵引架固定于两侧颞线下方的颅骨上，用钢丝将牵引钉和牵引架连接起来，通过调整牵引杆来获得一个合适的牵引方向。一般在术后 7d 左右开始牵引，速度为每天 1mm，上午和晚上各 1 次牵引，牵引过程中主要参考术前模拟、面形和咬合关系的变化，牵引达到理想位置后停止牵引。一般需牵引 1 个月，维持 6 个月左右，可以达到较为满意效果。对于牵引后出现开合或其他错牙合畸形情况，轻度可考虑正畸调整，重度可考虑二期行Ⅰ型截骨调整，如术前预先判定会出现错牙合畸形，甚至可同期行Ⅲ型截骨牵引前移改善面型，Ⅰ型截骨调整咬合。

2. *术后护理*　Crouzon 综合征的手术均为大型手术，其术后护理对于患者的康复及保证手术效果，有重要的作用。主要包括：①生命体征的监护；②体位，去枕平卧 6h，6h 后头部抬高 20°左右，利于颅内静脉回流及减轻脑水肿、脑脊液漏；③呼吸道管理，需保证呼吸道通畅、及时吸出分泌物，防止吸入性肺炎；④脑脊液漏及颅内压的监测及护理；⑤有外置牵引器的患者，需行牵引器护理，防止感染及保证固定牵引良好；⑥保证口腔卫生；⑦预防术后感染等。

3. *术后并发症*

(1)死亡：Crouzon 综合征手术复杂损伤较大，有一定的死亡率，死亡率一般为 0.3%左右。死亡原因主要为心脑血管意外、颅内血肿、脑水肿、麻醉意外等。手术需高度重视，应由经验丰富的颅颌面外科医师施行。

(2)出血：可发生在术中及术后。术中出血主要由于术中血管损伤引起出血，需及时处理，一旦血管损伤，结扎止血或明胶海绵压迫止血。术后出血可引起局部血肿，形成继发感染，影响移植骨存活，小血肿经非手术治疗可自愈，严重血肿需行穿刺抽血，必要时可探查止血。

(3)感染：Crouzon 综合征手术大部分需连通口鼻，感染为主要并发症之一，因此，术中无菌操作，术中及术后抗生素的应用，消除术野无效腔等，对于有效减少感染的发生具有重要意义。

(4)脑脊液漏：是 Crouzon 综合征的严重并发症之一，主要是由于硬脑膜损伤或修补不全所致。产生脑脊液漏后，鼻腔需保持清洁通畅，行体位引流，避免逆行颅内感染。大多数患者引流 1 周后脑脊液漏可停止，少数严重者可能需长期引流，必要时可行硬脑膜修补术。

(5)神经损伤：眶下神经及面神经额支、颧支在术中容易损伤，导致相应区域皮肤麻木及肌功能障碍，需术中仔细操作，避免神经损伤。

(6)视功能损伤：由于术中眶底、眶内外侧壁及眼眶前部相对前移，软组织切开及游离时可能会损伤眼球，导致视力减退甚至失明，一般较少发生，但后果严重，术中需引起重视。

(7)其他畸形：如下睑外翻，睑下垂，复视斜视，移植骨外露等。

三、Apert 综合征

(一)概述

Apert 综合征又称尖头并指(趾)综合征，由法国神经学家 Apert(1906)报道,是由于颅面骨成骨不全合并多颅缝早闭所致的综合征。

(二)病因、病理

此征为散发常染色体显性遗传。也有研究表明,其基因异常是位于成纤维细胞生长因子受体 FGFR-2 上的第 2、3 位点基因突变。发生率为 1/30 万～1/10 万。

(三)临床表现

颅面部症状与 Crouzon 综合征相似。头高而扁,冠状缝早闭致前额明显突出,皮肤有横纹。眶距增宽,轻度突眼,上睑下垂,睑裂外眦下斜,有外斜视、弱视、先天性青光眼、白内障。上颌骨发育不良,鼻低平,可有高拱腭、腭裂或黏膜下裂、牙列拥挤、开殆。

并指(趾)畸形。一般为对称性第 2、3、4 指(趾)并连,或指间骨性粘连,共用一个指甲,掌指关节仍可活动。拇指及小指亦有不同程度畸形。也可伴发如前臂短、尺桡骨融合、肩肘关节固定或发育不全及上肢运动障碍等。

神经系统方面多有智力发育障碍。

(四)诊断

诊断依据临床检查及家族史(常为散发性),颅部 X 线及 CT 检查可明确诊断。手、足 X 线片可确定手、足畸形的骨病变。

(五)鉴别诊断

Crouzon 综合征:多缝早闭造成头颅畸形,可有舟状头、尖头、塔头、三角头等各种表现。面部畸形明显,可有盘形脸、青蛙眼及鹦鹉状嘴,突眼症状明显。手足畸形、肢体关节僵直等少见。

Carpenter 综合征:常染色体隐性遗传,更为罕见。多缝早闭导致多种头颅畸形。并指及拇指侧多指。下肢并发畸形如:漏斗骨盆、耻骨弓发育不良、髋外翻、髋关节脱位、膝外翻等。肥胖、生殖器发育不全、性功能低下、男性隐睾等表现。

(六)手术治疗

小儿 1 岁以内时可行额眶前移手术治疗以改善额-眶-颞部形态及促进大脑发育,术后应密切监测颅顶骨生长状况,以便部分患者二期行颅骨后部畸形纠正。如有气道阻塞,可在 4－5 岁时行面中部前移手术以改善症状,也可按 Tessier、Wolfe 等的观点,行颅面联合前移的扩大 Le Fort Ⅲ型截骨,同期做中面部劈开去骨以矫正眶距增宽症。成人颅面部手术选择同 Crouzon 综合征。

并指的分割、重建,通常在 1 岁以后即可开始,可按照分指的整形原则进行一期或分期的分指手术,如“Z”组织瓣改形、植皮等。

四、Capenter 综合征

Capenter 综合征又称尖头并指综合征Ⅱ型,为常染色体隐性遗传,常有智力发育异常。Gorlin 报道,由于冠状缝、矢状缝、人字缝多缝早闭导致 Capenter 综合征患者有明显的头颅畸形,单侧病变导致颜面不对称畸形。上肢常见畸形,如:手掌及手指多宽而短,并指、指弯曲、拇指侧多指。下肢并发畸形,如:漏斗骨盆、耻骨弓发育不良、髋外翻、髋关节脱位、膝外翻、足外翻、踇趾及第 2 趾多趾等。还可有肥胖、生殖器发育不全、性功能低下、男性隐睾等表现,约有 1/3 患者伴发心血管畸形。

五、Pfeiffer 综合征

Pfeiffer 综合征与其他颅面部综合征相比,临床表现最接近 Crouzon 综合征。一般认为该综合征为常染色体显性遗传,有不完全外显率。Cohen 报道了 3 类临床分型。Pfeiffer 综合征Ⅰ型的典型表现是冠状缝早闭,面中部发育异常,轻度眼球突出,智力发育无明显异常,整体寿命预期较好。Pfeiffer 综合征Ⅱ型有更为严重的面中部畸形,眼球突出度与多颅缝闭合导致的头颅畸形程度有关,拇指(趾)过宽。Ⅲ型患者有明显的眼球突出,前颅基线长度变短,眶容积减小,面中部畸形。宽指(趾)畸形有助于诊断。Pfeiffer 综合征Ⅲ型患者的踇趾近似球形或三角形并呈外翻姿势,借此可与同样伴发宽指(趾)畸形的 Saethre-Chotzen 综合征区别。Jackson-Weiss 综合征患者踇趾形态类似于 Pfeiffer 综合征,但是并不伴发宽踇指畸形。一般来说,Pfeiffer 综合征Ⅲ型患儿常伴发神经损害,整体寿命预期较差。

六、Saethre-Chotzen 综合征

Saethre-Chotzen 综合征为常染色体显性遗传,高外显率。Saethre-Chotzen 综合征有复杂的颅面部畸形,颅缝早闭为其伴发症状。在颅缝早闭患者中,冠状缝早闭导致的短头畸形较常见。此外还可见位低厚重的前额发际线、上睑下垂、面部不对称、短指及并指畸形等临床表现。

(韦 敏 徐 梁 侯 瑞 袁 捷)

第十节 脑膨出

一、概 述

脑膨出(mengiocephalocele)是指颅腔内容物通过颅骨和硬脑膜的缺损向颅外突出,可发生在枕后、顶部、前颅(颅盖的前半部)及颅底部位。

二、病因、病理及分类

一般认为胚胎期间神经管闭合不全及中胚叶发育停滞导致该病发生。其发病率有明显地域倾向,欧洲较低,约为 1/10 000,80%～90%为枕后区;非洲和南亚为高发区,据泰国 Suwanwela 报道,其发病率为泰国总人口的 1/5000～1/4000,大多位于颅腔的前部。

Naidich 等(1992 年)将脑膨出分为 4 种组织类型:脑膜膨出(含脑膜和脑脊液)、脑膜脑膨出(含脑膜和脑组织)、闭锁性脑膨出(atretic encephalocele)、胶质脑膨出(glioceles encephalocele)。

Simposon 等(1984 年)将脑膨出分为枕颈部、枕部、顶部、额部、颞部、额筛部、蝶上颌部、蝶眶部、鼻咽部、非中线部等 10 个类型。除发生在颅底外,其余脑膨出外观均可见,但形状与大小各异。脑膨出可被皮肤部分或全部覆盖,基底可有毛发,常可见皮肤异常,伴有葡萄酒色斑。

三、分 述

1. 额筛脑膨出 额筛脑膨出分为 3 型:鼻额型、鼻筛型和鼻眶型。颅骨缺损的内口在额骨和筛骨之间,鸡冠在内口的后缘。约 50%的患者为单一的中线开口;25%为单侧开口;25%在筛板前面的两侧开口,2 个开口之间有一骨板。

脑膜膨出是额筛脑膨出的最常见类型。通常额筛脑膨出的疝出脑组织没有功能。绝大部分患者精神及躯体发育正常。额叶脑组织常受累,同时伴有嗅球和嗅丝的疝出,额叶下部脑组织和第三脑室、前交通动脉可向前下移位于鸡冠水平,并造成视神经在视神经管后方被牵拉变形。颈内、外动脉亦可向前下移位。严重者膨出囊内包含两侧额叶、大脑镰,甚至伴有大脑发育畸形,如前脑畸形、四叠体板过长、中脑水管成角畸形等,从而造成脑积水、脑干和下视丘延长、大脑颞叶在蝶骨翼上方疝入颅前窝、胼胝体畸形、胼胝体脂肪瘤,甚至发生小脑回和无脑回畸形。有 10%～20%的额筛脑膨出伴有脑积水。畸形越严重,脑积水的发生率越高。

(1)临床表现:额筛脑膨出可分为单个或两个类球形膨出物,位于眉间、鼻根部或眶部。肿物皮肤大多覆盖良好,局部皮肤光滑或有皱褶和色素沉着。透光试验可阳性,患儿啼哭或压迫颈静脉时肿物张力增高,体积增大。肿物巨大时可影响视力并使鼻腔阻塞。3 种类型均伴有不同程度的眶距增宽。

(2)辅助检查:MRI 软组织分辨率高,能在横断、矢状及冠状位上极好判断颅外疝出物与脑膜脑组织的关系,在一定程度上对区分脑膜脑组织、炎性渗出物及恶性组织提供帮助,能发现脑积水、脑室扩大及蛛网膜囊肿等伴发畸形,矢状位尤佳,故 MRI 为脑膨出首选的影像学检查。CT 可明确疝出部位,以冠状位为佳,可清晰显示前颅底骨质缺损,鸡冠变形等畸形,可显示膨出囊内的组织结构、脑水肿及其他脑伴发畸形。脑池碘剂增强造影可见蛛网膜下腔及其他囊内物的延伸。X 线头颅摄片包括颅底位摄片及断层摄片,可显示颅骨缺损,边缘清晰光滑,无骨质侵蚀。鼻额型脑膨出可见"V"形额骨缺损,眶壁上内侧缘弓形向外移位,额骨和筛骨之间敞开,筛板下压,鼻骨与一圆形软组织影重叠。鼻筛型表现为眶间圆形骨缺损和眶距增宽。鼻眶型可见一侧或两侧软组织肿块,鼻骨、上颌骨额突和眶内侧壁围绕成骨缺损。筛骨水平板、筛窦、额骨和鼻骨关系正常。

(3)诊断:患儿多出生后即发现鼻外或枕下的肿物,囊性,随年龄生长逐渐长大,并有搏动感。X 线头颅摄片初步诊断后,行矢状位 MRI、冠状位 CT 进一步明确诊断。

(4)鉴别诊断:额筛脑膨出必须与其他伴发眶距增宽的鼻根部肿块相鉴别。

①鼻部神经胶质瘤。Barkovich 等认为这 2 种病为同一胚胎发育障碍的不同表现。其鼻根部肿块比脑膨出更坚硬,无搏动。啼哭或压迫颈静脉时肿块张力不增高、不增大,患儿眶距增宽多不明显。CT 及 MRI 检查肿块与颅内常无连通。

②嗅沟脑膜瘤。发生在幼儿和少年时可致眶距增宽,X 线片可见颅前窝底骨质破坏,CT 及 MRI 可发现颅内肿瘤的特征性表现。

③先天性皮样囊肿。多发生在枕部，少数位于额部中线附近，局部稍有隆起，常有一皮窦，内有长毛。皮窦通过窦道与颅内皮样囊肿连通。逐渐增大，张力高，用手挤压无缩小，常有神经系统症状。头颅摄片、CT 或 MRI 检查均有助于诊断。MRI 矢状位上不与蛛网膜下腔相通，但有时可造成颅骨外板压迹。

④颅骨骨膜窦。病因不一。发生在额部时，头皮下有一个可收缩的软性肿物，无搏动。有的患者局部有小的血管瘤、毛细血管扩张和蜘蛛痣。啼哭或压迫颈静脉时肿块增大。头颅片可见局部有大小不等的骨孔，脑血管造影时可在静脉发现病变。局部穿刺造影可见上矢状窦与肿物同时充盈。

(5)手术治疗

①手术时机：脑膨出的手术时机，视患儿不同的临床表现而定。脑膨出皮肤有破溃，脑脊液漏或皮肤菲薄将要破溃应急诊手术。大多数脑膨出皮肤覆盖良好，手术是选择性的，有学者认为 2 岁为宜。其理由是随患儿发育，畸形将加重，给手术带来困难，应尽早手术，但年龄太小的患儿耐受力差，风险大，应待患儿全身状况稳定后尽早手术。

②手术原则：术前周密计划，手术由经验丰富的颅面外科手术组执行。原则上手术要求达到 4 个目的：消除膨出囊、保护有功能脑组织、修补硬脑膜和骨性缺损、纠正颅面畸形。因此，首选颅面外科手术矫治。也有专家认为小儿颅骨尚需发育故缺损的颅骨暂不做修补。

③手术方法：颅鼻联合入路切除膨出囊。此法直接，暴露好，同时方便一期整形。如有可能，应将膨出的脑组织回纳入颅腔。如果认为膨出的脑组织已丧失功能，有明显的机化和粘连，则回退入颅腔是困难的；如勉强为之，不仅会影响颅内正常脑组织的功能，而且可使硬脑膜张力过高，不易修补，增加术后脑脊液漏的机会。在这种情况下，于囊颈部切除脑组织是比较安全的。切除离断的脑组织时，应仔细分离硬膜囊，尽可能多保留囊颈的硬脑膜以便于缝合。脑组织离断面务求彻底止血，以防止发生颅内血肿。

严密的硬脑膜缝合至关重要，硬脑膜的缝合张力不能太高，针距要小，要求达到不漏水的程度。自身组织不够时需应用生物脑膜补片施行脑膜成形术，紧密缝合后应用生物蛋白胶补缀，以防脑脊液漏。如处理不善，脑膨出有复发倾向。颅骨缺损的修补材料可取自颅骨的颞下部，经验证明对婴儿或儿童来说，颞下部作为供骨部位后，颅骨的再生很快。颅骨外板、肋骨或髂骨等自体材料亦常被采用。

面部畸形主要为眶距增宽，可采用 U 形、C 形截骨术等纠正，详细内容参见本章“眶距增宽症”的手术治疗。

除脑积水外，其他颅内伴发畸形不是手术指征。如果脑积水症状明显，应在脑膨出处理之前，先期行脑脊液分流术。

2. *颅底脑膨出*　颅底脑膨出根据颅骨缺损部位分 3 种：①蝶眶型(sphenoorbital，颅内容物通过视神经管、眶裂进入眼眶)；②蝶颌型(sphenomaxillary，颅内容物通过眶上裂进入翼突腭窝)；③鼻咽型(nasopharyngeal，颅内容物通过筛骨、蝶骨或枕底部进入鼻咽部)(图 24-32)。其发病率不足脑膨出患者总数的 5%。颅底脑膨出可伴有眼部畸形，如视乳头扩大、小眼畸形和视神经萎缩等。脑部的伴发畸形有胼胝体发育不良、垂体功能不足等。经蝶形脑膨出的膨出物中可包含下丘脑、垂体、动脉血管等重要中枢神经结构。

(1)临床表现：颅底脑膨出可以没有任何外部表现，多有鼻梁较宽，偶尔表现为眶距增宽和两颞部稍低。蝶眶型有单侧搏动性突眼。鼻腔内或鼻咽部的膨出囊会造成呼吸道受阻及异常呼吸声，常有呼吸道感染及流涕、脑脊液漏(常因误诊为鼻息肉取活检而诱发)，伴发中枢感染或内分泌失调。

(2)辅助检查：颅底脑膨出部位隐匿，影像学检查意义重大。头颅 X 线摄片，包括颅底摄片及颅前窝断层片、视神经孔位摄片等已被 MRI 和 CT 取代。CT 检查能明确脑膨出的大小、部位、有无并存中枢神经系统的畸形，根据 CT 值的测定可确定膨出物。MRI 横断面、矢状面及冠状位平扫及加强扫描对病灶的显示更为清楚，为手术提供第一手资料。

(3)诊断：颅底脑膨出，尤其是鼻咽型诊断较为困难，少有出生后即发现的，患者多以鼻腔流清液间断发作脑膜炎为主诉。小儿或青年单侧的鼻腔肿物应考虑脑膨出的可能性，同时与鼻息肉、鼻部神经胶质瘤相鉴别。MRI 及 CT 明确诊断，同时收集鼻腔清水样液体做常规检查(糖含量超过 3.3mmol/L，可认为是脑脊液鼻漏)。

(4)鉴别诊断

①鼻息肉：鼻咽型脑膨出易被误诊为鼻息肉，应常规行鼻咽部检查。鼻腔内膨出囊位于中鼻甲

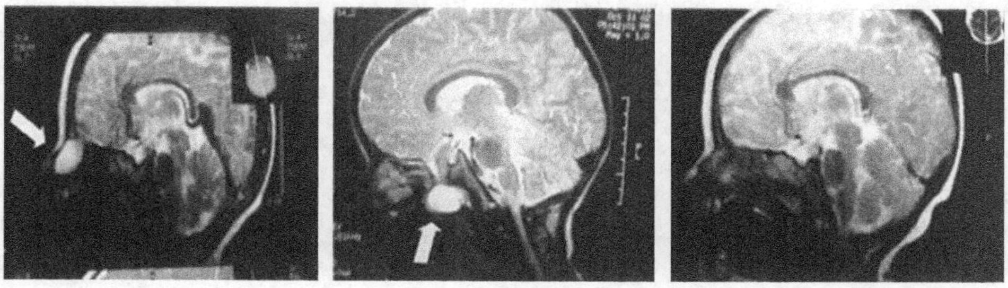

A B C

图 24-32 鼻咽部脑膨出

A. MRI 矢状位示鼻腔后部高信号影(箭头);B. MRI 示咽后部类圆形高信号(箭头);C. 术后 MRI 平均鼻腔内高信号消失

内侧近鼻中隔处,表面鼻黏膜覆盖良好,而鼻息肉多在中鼻甲外侧且有一个明显的蒂部,用探针可沿息肉的内外两侧到达蒂部。脑膨出基底宽阔,与鼻中隔关系密切,并可随呼吸及心搏同步搏动。压迫颈静脉可见肿块扩大(Furstenberg 综合征)。由于鼻息肉很少发生在婴儿和儿童,因此对这个年龄组的患者更应多考虑脑膨出的可能。此外,鼻息肉在使用肾上腺素后肿物缩小且穿刺后无脑脊液流出。

②神经胶质瘤:如前所述,在胚胎发育障碍方面与脑膨出联系密切,大部分不与颅腔相通。确诊依赖 MRI。

(5)手术治疗

①手术时机:颅底脑膨出外科干预时机尚有争议,但患者若有脑脊液鼻漏或鼻咽阻塞症状应尽快手术,因脑脊液漏可引起中枢感染而危及生命。

②手术方法:颅底脑膨出如不伴有面部畸形(如眶距增宽),传统方法一般应采用颅内入路或颅鼻联合入路切除脑膨出并修补之。膨出囊的处理、硬脑膜及颅骨缺损的修补原则与额筛脑膨出相同。该术式创伤大、手术时间长、操作不易、并发症多。晚近由于内镜技术的发展,内镜下经鼻入路,经眶上匙孔入路(keyhole approach)治疗鼻咽型脑膨出已多见报道。由于可在直视下切除脑膨出组织,修补漏口,避免开颅,是治疗脑脊液鼻漏和鼻咽型脑膨出的理想方法。用于修补缺损的筋膜和肌肉,其生理性与硬脑膜相似,经反复的分解可产生结缔组织达到组织修复的目的。蝶眶型和蝶颌型脑膨出宜采用额颞入路,以便更容易暴露出囊颈。

3. 前囟脑膨出　膨出囊通过 2 块额骨和 2 块顶骨之间的颅骨缺损部向颅外突起,可伴有胼胝体周围动脉向骨窗内的移位,有时伴有胼胝体缺。需与先天性皮样囊肿、颅骨膜血窦鉴别。颅骨膜血窦为颅外血管异常扩张,头低位时肿块会增大,增强扫描时可见与静脉窦相通,颅骨缺损很小,局部穿刺造影可见上矢窦与肿物同时充盈。

4. 额间脑膨出　位于额部中线,经额缝部位的骨窗向前膨出,膨出囊基底部在鼻骨上方,鼻骨不受累,上方可并入前囟,偶尔伴有颅内异常。

5. 颞部脑膨出　脑膨出在眶外缘的后面,骨缺损在翼点或侧前囟、额顶颞骨及蝶骨大翼的连接点。其发病率较低,不足全部脑膨出的 1%。该症可逐步扩大而影响眶外缘及外耳,有时越过颧弓影响面部。虽然有时伴有神经系统损害,但预后良好。X 线头颅摄片可见眶侧壁及蝶骨大翼骨质缺损,脑血管造影可见大脑中动脉的分支向膨出囊内疝出。颞部脑膨出的手术修复多无困难。

(韦　敏　侯　瑞　袁　捷)

参考文献

[1] 张涤生.颅面外科学.上海:上海科技出版社,1997.

[2] 杨斌.颅颌面外科学.北京:科技文献出版社,2005:82-86,182-196,250-256.

[3] 杨斌.先天性颅面畸形整复手术技巧.北京:科技文献出版社,2011.

[4] Le Fort R. Experimental study of fractures of the upper jaw (classic reprint), Part Ⅰ & Ⅱ. Plast Reconstr Surg,1972,50:497-506.

[5] Murray JE,Swanson LT. Midface osteotomy and advancement for craniosynostosis. Plast Reconstr Surg, 1968, 41:299-306.

[6] Monasterio-Ortiz F,Campo AFD,Carrillo A. Advancement of the orbits and midface in one piece combined with frontal repositioning for the correction of Crouzon′deformities. Plast Reconstr Surg,1978,62:507-515.

[7] Tessier P. Osteotomies totales de la face syndrome de Crouzon′s, syndrome d′Apert, oxcephalies, scaphalocephslies, turicephalies. Ann Chir Plast, 1967, 12:273.

[8] Marchac D, Renier D. Craniofacial surgery for craniosyonostosis. Little, Brown and Company, 1982:129-159.

[9] Jackson IT, Munro IR, Salyer KE, Whitaker LA. Atlas of craniomaxillofacial surgery. St. Louis: C. V. Mosby Company, 1982.

[10] Fearon JA, Whitaker LA. Complications with facial advancement: A comparison between the Le Fort Ⅲ and monobloc advancements. Plast Reconstr Surg, 1993, 91(6):990-995.

[11] Matthews D. Craniofacial surgery-Indications, assessment and complications. Br Plast Surg, 1979, 32(2):96-105.

[12] Van der Meulen JCH, et al. Surgery related to the correction of hypertelorism. Plast Recionstr Surg, 1983, 71(1):6.

[13] Anderl H, et al. Frontofacial advancement with bony sepration in craniofacial dysostosis. Plast Recionstr Surg, 1983, 71:303.

[14] Converse JM, et al. The treatment of nasomaxillary hypoplasia: A new pyramidal naso-orbital maxillary osteotomy. Plast Recionstr Surg, 1970, 45:527.

[15] Epstein F, McCarthy J. Neonatal craniofacial surgery. Scand J Plast Surg, 1981, 15:217.

[16] Whitaker LA, Munro IR, Salyer KE, Jackson IT, Ortiz-Monsterio F, Marchac D. Combined report of problems and complications in 793 craniofacial operations. Plast Recionstr Surg, 1979, 64:198.

[17] Whitaker LA, et al. Improvements in cranio-facial reconstruction: methods evolved in 235 consecutive patients. Plast Recionstr Surg, 1980, 65:561.

[18] Salyer KE. Salyer & Bardach′s atlas of craniofacial & cleft surgery. Vol Ⅰ. Craniofacial surgery. Philadelphia. New York: Lippincott-Raven, 1999:271-279.

[19] Haug RH, Steinberg B(eds). Atlas of the oral and maxillofacial surgery clinics of North America. Craniofacial surgery. 2002, 10(1) March: 1-43, 101-148.

[20] Lin KY, Ogle RC, Jane JA. Craniofacial surgery. Science and surgical technique. Philadelphia, London, New York: W. B. Saunders Company, 2002:189-332.

[21] Parry CH. Collections from the unpublished medical writings of the late Caleb Hillier Parry, London: Underwoods(pub), 1825:478.

[22] Henoch E, Romberg HM. Klinische ErgebnisseBerlin: A. Forstner(pub.), 1846:75-81.

[23] Eulenberg, A. Lehrbuch der functionellen Nervenkrankheitem. Berlin: S. Karger, 1871.

[24] Lewkonia RM, Lowry RB. Progressive hemifacial atrophy (Parry-Romberg syndrome) report with review of genetics and nosology. Am J Med Genet, 1983 Feb, 14(2):385-390.

[25] McCarthy JG: Plastic Surgery Philadephia, W. B. Saunders, 1990: 3135-3143.

[26] Henta, Tetsuro; Itoh, Yoshiyasu; Tajima, Shingo.; Ishibashi, Akira. Axonal Degeneration of Peripheral Facial Nerve in a Patient with Progressive Hemifacial Atrophy. Plast Reconstr Surg, 1999, 103(6):1700-1702.

[27] Miyakawa T, Murayama E, Sumiyoshi S, et al. Pathological changes of peripheral nerve and muscle of patients with hemiatrophy. Folia Psychiatr Neurol Jpn, 1978, 32:115-122.

[28] Yano T, Sawaishi Y, Toyono M, et al. Progressive facial hemiatrophy after epileptic seizures. Pediatr Neurol, 2000, 23(2):164-166.

[29] Sandhu K, Handa S. Subdural hygroma in a patient with Parry-Romberg syndrome. Pediatr Dermatol, 2004, 21(1):48-50.

[30] 王炜. 整形外科学. 杭州: 浙江科学技术出版社, 1999:32.

[31] Sakuraoka K, Tajima S, Nishikawa T. Progressive facial hemiatrophy: report of five cases and biochemical analysis of connective tissue[J] Dermatology, 1992, 185:196-201.

[32] Orozco-Covarrubias L et al Scleroderma "en coup de sabre" and progressive facial hemiatrophy. Is it possible to differentiate them? J Eur Acad Dermatol Venereol 2002, 16:361-366.

[33] 周卫兵, 等. 进行性半侧颜面萎缩[J]. 中华医学美容杂志, 2001, 7(2):106-108.

[34] Inigo F, Rojo P, and Ysunza A. Aesthetic treatment of Romberg′s disease: Experience with 35 cases. Br. J. Plast. Surg, 1993, 46:194.

[35] Inigo F. Jimenez-Murat Y, Arroyod O, Fernandez M and Ysunza A, Restoration of facial contour in Romberg′s disease and hemifacial microsomia: Experience with 118 cases. 2000, Microsurgery 20:167.

[36] 滕利, 等. 股前外侧脂肪筋膜瓣游离移植矫治半侧颜面萎缩[J]. 口腔颌面外科杂志 2005, 15(1):60-62.

[37] Gorlin RJ, Cohen MM Jr, Levin LS. Syndromes of the ead and neck. 3rd Ed. Oxford: Oxford University Press, 1990.

[38] Gorlin RJ, Jue KL, Jacobsen U, Goldschmidt E. Oculoauriculovertebral dysplasia. J Paediatr 1963, 63:991-999.

[39] Converse JM, McCarthy JG, Woodsmith D, Coccaro PJ. Craniofacial microsomia. In: Converse JM(editor). Reconstructive Plastic Surgery 2nd edition. W. B. Saunders, Philadelphia, 1977: 2359-2400.

[40] James DR, Baggs PR. Craniofacial anomalies. In: Adams DA, Chinnamond M J. (editors) Scott-Brown′s Pediatric Otolaryngology 6th edition. Butterworth-Heinemann, Oxford, 1997: 1-53.

[41] Hemifacial microsomia The Children′s Hospital and Health System of Wisconsin. Accessed 20 January, 2008.

[42] David DJ, Mahotumarat, Cooter RD. Hemifacial microsomia: A multisystem classification. Plastic Reconstr Surg, 1987, 80:525.

[43] Vento AR, Labrie RF, Mulliken JB. The OMENS classification of hemifacial microsomia. Cleft Palate Craniofac J,

1991,28:68-76.
[44] Dixon,Michael J. Treacher Collins syndrome [J]. J Med Gen,1995,32:806-808.
[45] Dixon MJ,Dixon J,Houseal T,et al. Narrowing the position of the Treacher Collins syndrome locus to a small interval between three new microsatellite markers at 5q32-33. 1 [J]. Am J Hum Genet,1993,52:907-914.
[46] 卢建建. Treacher-Collins 综合征的诊断与治疗[J]. 中国美容医学,2007,16(10):1451-1454.
[47] 韦敏,穆雄铮,张如鸿,等. Treacher-Collins 综合征颧眶骨再造术[J]. 中华整形外科杂志,2004,20(2):101-103.
[48] Posnick JC,Ruiz RL. Treacher Collines sydrome: current evaluation, treatment,and future directions. Cleft Palate Craniofac J,2000,37:434.
[49] Sherrell JA 著,郭树忠 译. 格-斯整形外科学[M]. 西安:世界图书出版公司,2002:313-320.
[50] 王德昭,张涤生,周丽云,等. Treacher-Collins 综合征的整复治疗[J]. 中华整形烧伤外科杂志,1987,3(4):244-246.
[51] 张涤生. 张涤生整形外科学[M]. 上海:上海科学技术出版社,2002:496-497.
[52] 王炜. 整形外科学[M]. 杭州:浙江科学技术出版社,1999:640-742;
[53] Cohen MM Jr,Kreiborg S. Birth prevalence studies of the Crouzon syndrome:Comparison of direct and indirect methods[J]. Clin Genet,1992,41:12-15.
[54] 张涤生. 颅面外科学[M]. 上海:上海科学技术出版社,1997:168-183.
[55] Reardon W,Winter RM.,Rutland P,et al. Mutations in the fibroblast growth factor receptor 2 gene cause Crouzon syndrome[J]. Nature Genet,1994,8:98-103.
[56] 王兴,张震康,张熙恩. 正颌外科手术学[M]. 济南:山东科学技术出版社,1999:55-68.
[57] 韦敏,詹明坤,方建蔺,等. Monobloc 截骨牵引成骨和颅骨重塑治疗 Crouzon 综合征[J]. 中华整形外科杂志,2008,24(4):267-270.
[58] 王炜. 整形外科学. 杭州:浙江科学技术出版社,1999:9.
[59] 金惠明,吴皓,孙莲萍,等. 小儿先天性颅底脑膨出的诊断和治疗. 中华小儿外科杂志,2006,27(12):622-624.
[60] 吴涛,杨伟炎,韩东一,等. 脑膜脑膨出的诊断与外科治疗. 中华耳鼻喉科杂志,1999,34(1):33-35.
[61] Zinreich SJ,Borders JC,Eisele DW,et al. The utility of magnetic resonace imaging in the diagnosis of intranasal meningoencephaloceles. Arch Otolaryngol Head Neck Surg,1992,118:1253-1256.
[62] Barkovich AJ,Vandemarck P,Edwards MSB,et al. Congential nasal masses CT and MR imaging features in 16 cases. AJR,1991,156:587-598.
[63] Cappabianca P,Cavallo LM,Colao A,et al. Endoscopic endonasal transsphenoidal approach:outcome analysis of 100 consecutive procedures. Minim Invasive Neurosurg,2002,45:193-200.

第 25 章

正颌外科

第一节　正颌外科的定义

牙颌面畸形(dentofacial deformities)是一种因颌骨发育异常所引起的咬合关系失调及颜面形态异常。正颌外科(orthognathic surgery),又称外科正畸(surgical orthodontics),是指应用外科手术和传统的牙正畸方法,联合矫治牙颌面畸形的一种新的分支学科。正颌外科包括术前正畸治疗、正颌外科手术与术后正畸治疗 3 方面内容,能够获得过去单独用外科手术或口腔正畸矫治难以达到的功能与形态 2 方面都满意的治疗效果。

第二节　牙颌面畸形的分类

(一)以安氏分类为基础的分类方法

关于错𬌗的分类方法有很多,但国际上应用最为广泛的错𬌗分类法仍然是安氏分类法。该分类法于 1899 年由 Angle 提出,根据上下第一恒磨牙的𬌗关系将错𬌗分为Ⅰ类错𬌗(ClassⅠ),Ⅱ类错𬌗(ClassⅡ)和Ⅲ类错𬌗(ClassⅢ)。Lischer 又把安氏Ⅰ类错𬌗称为中性𬌗(neutroclusion),把Ⅱ类错𬌗称为远中𬌗(distoclusion),把Ⅲ类错𬌗称为近中𬌗(mesioclusion)。

由于安氏分类法只局限于上、下牙和牙弓的近远中关系,不能反映骨骼的情况,有学者后来根据 Angle 的分类原则和术语及 X 线头影测量结果,提出了面部骨骼分类。

Ⅰ类骨型:上下颌骨相对近远中关系正常,下牙槽座点(B)在上牙槽座点(A)前后 2mm,或 ANB 角在 0°～5°(N 为鼻额缝的最前点)。该类型主要见于双颌前突畸形。

Ⅱ类骨型:下颌骨相对于上颌骨处于后缩位或上颌骨相对于下颌骨处于前突位置,ANB 角＞5°。该类型主要见于下颌后缩和上颌前突,或者上颌前突伴下颌后缩。

Ⅲ类骨型:下颌骨相对于上颌骨处于前突位或上颌骨相对于下颌骨处于后缩位置,ANB 角＜－2°。该类型主要见于下颌前突和上颌后缩,或下颌前突伴上颌后缩。

虽然错𬌗,尤其是骨性错𬌗可能存在三维空间不调,但临床上仍以牙颌前后向关系异常的病例为多见,例如安氏Ⅱ类或Ⅲ类骨性错𬌗是正颌外科治疗的主要对象。

(二)常用的临床分类方法

1. 颌骨前后向发育异常

(1)上颌发育过度,又称上颌前突,包括上颌前部牙槽骨与全上颌发育过度。

(2)上颌发育不足,也称上颌后缩。

(3)下颌发育过度,即下颌前突,也包括下颌前部牙槽骨发育过度。

(4)下颌发育不足,又名下颌后缩,如果伴有下颌支与颏部发育不足者又称为小下颌畸形。

2. 颌骨垂直向发育异常

(1)垂直向发育过度:骨性开𬌗或长面综合征,多由上颌骨垂直向发育过度引起。

(2)垂直向发育不足:骨性甚覆𬌗或短面综合征,主要因上下颌垂直高度不足所致。

3. 颌骨横向发育异常

(1)、宽面畸形，主要指由于双侧咬肌肥大伴下颌角发育过度引起的方颌畸形，往往合并颏部发育不足，呈方形面容，国外有学者称之为宽面综合征。

(2)、上颌横向发育不足，临床上主要表现为上颌牙弓缩窄。

4. *颏部畸形*

(1)颏部骨骼前后向发育不足或过度引起的颏后缩或突颏畸形。

(2)颏部垂直向发育不足或过度，如果颏部前后向与垂直向均发育不足者又称为小颏畸形。

(3)颏部偏斜畸形。

5. *双颌畸形*

(1)下颌前突伴上颌发育不足。

(2)上颌前突伴下颌发育不足。

(3)上颌垂直向发育过度伴下颌后缩。

(4)双颌前突，在东方人群以上下颌前部牙槽骨发育过度为多见。

6. *颜面不对称性畸形*

(1)半侧颜面短小畸形。

(2)单侧下颌发育过度。

(3)半侧颜面肥大畸形。

(4)进行性半侧颜面萎缩畸形。

(三)病因分类

1. *先天性畸形* 此类畸形属先天性，且多为全身综合征的一部分，如唇腭裂伴随的颌骨畸形、尖头并指综合征及第一、二鳃弓综合征等。

2. *发育性畸形* 是指颌骨在发育过程中受到周围器官或环境影响而造成的畸形，包括不良习惯、生产时产钳拉伤、婴幼儿期颌面部手术、颌面部血管瘤、骨髓炎、颞颌关节强直、内分泌疾病如肢端肥大症等引起的畸形。

3. *获得性畸形* 主要是指成年患者在治疗肿瘤时，切除部分或全部上、下颌骨引起的骨缺损，或因颌骨骨折错位愈合或骨缺损而造成的畸形。还有其他疾病继发畸形：颞下颌关节强直后遗症及骨折后继发畸形等。

第三节 上颌骨畸形的外科手术治疗

一、上颌骨基础研究

1. *上颌骨应用解剖* 上颌骨位于颜面中部，左、右各一，相互对称。与邻骨连接，参与眶底、口腔顶部、鼻腔底部和侧壁、颞下窝和翼腭窝、翼上颌裂及眶下裂的构成。

上颌骨形态不规则，可分为一体四突。

(1)上颌体：前外面有眶下孔、尖牙窝，眶下孔位于眶下缘中点下方约 0.5cm 处，眶下孔向后、上、外方通入眶下管；后面(颞下面)有颧牙槽嵴、牙槽孔和上颌结节(上颌骨的一个天然骨质疏松区)；上面(眶面)有眶下管；内面(鼻面)参与鼻腔外侧壁的构成，有上颌窦裂孔、向前下方的沟与蝶骨翼突和腭骨垂直部相接构成翼腭管，向下开口于腭大孔，内行腭大动脉及腭神经。

(2)额突：与额骨、鼻骨和泪骨相接，并参与泪沟的构成。

(3)颧突：与颧骨相接。

(4)腭突：与对侧腭突在中线相接，构成硬腭。

(5)牙槽突(牙槽骨)：两侧上颌牙槽突在中线相接，形成牙槽骨弓。

上颌骨体部内为一空腔，即上颌窦，上颌窦的底壁由前向后盖过上颌第二前磨牙到上颌第三磨牙的根尖，与上述牙根尖之间隔以较薄的骨质，甚至无骨质而仅覆以黏膜。其中以上颌第一磨牙根尖距上颌窦底壁最近，上颌第二磨牙次之，第二前磨牙与第三磨牙再次之。牙根尖部感染可向上蔓延造成牙源性上颌窦炎。上颌窦肿瘤或其他病变，有时可出现牙疼痛和松动等症状。有时因拔牙手术不慎，可造成口腔上颌窦穿通，或将牙断根推入上颌窦内。手术中如有小骨片掉入上颌窦腔隙内应尽可能取出。上颌骨的上面参与构成眼眶的下壁，下面参与构成口腔顶部，其内侧面参与构成鼻腔的外侧壁，其后下部分呈粗糙之圆形隆起称为上颌结节，上牙槽后神经、血管由此进入上颌骨内。上颌骨的前面有眶下孔，眶下神经、血管即从此孔穿出。上颌骨的下面即硬腭部，在上颌中切牙的腭侧约 5mm 处有切牙孔，鼻腭神经、血管即从此孔通过。在上颌第二、三磨牙的腭侧约 1cm 处有腭大孔，左、右各一，腭前神经、腭大动脉从此孔穿出，临床上做口腔局部麻醉时应熟悉这些骨性标志。

2. *上颌骨的支撑系统* 上颌骨与咀嚼功能关系密切，在承受咀嚼压力明显的部位，骨质比较厚，形成了 3 对支柱，均下起上颌骨牙槽突，上达颅底。

(1)尖牙支柱(鼻额支柱)：主要承受尖牙区的咀嚼压力，起于上颌尖牙区的牙槽突，上行经眶内缘至额骨。

(2)颧突支柱:主要承受第一磨牙区的咀嚼压力,起于上颌第一磨牙区的牙槽突,沿颧牙槽嵴上行达颧骨后分为 2 支:一支经眶外缘至额骨,另一支经颧弓至颅底。

(3)翼突支柱:主要承受磨牙区的咀嚼压力,由蝶骨翼突构成,翼突与上颌骨牙槽突的后端连接,将咀嚼压力传导至颅底。

上述支柱间的横行连接构成上颌骨支架。

3. 上颌骨血供特点　上颌骨的血供非常丰富,颌内动脉的分支,如上牙槽后动脉、眶下动脉、蝶腭动脉和腭降动脉均为上颌骨提供血液供应及营养支持。上颌骨前面有眶下动脉及其分支供血;后外侧有上牙槽后动脉供血;腭侧有腭降动脉供血;内侧有蝶腭动脉的分支供血。上颌骨皮质骨薄,骨质较疏松,表面有许多滋养血管孔。上颌骨的血供方式既有上述动脉经滋养孔进入骨髓内的离心性供血,也有这些动脉在颌周软组织内形成的广泛吻合网提供的向心性供血。Epker 于 1984 年总结了上颌骨的血供特点:① 颊侧牙槽骨,牙周膜及牙的血供来自于上牙槽后动脉。②腭及腭侧牙槽骨的血供来自于腭降动脉的分支——腭大动脉。③唇颊侧牙龈及牙槽黏膜的血供来自于深部骨髓的离心性血供。腭大动脉在前部与上牙槽前动脉及鼻腭动脉有吻合。在牙弓的两侧与上牙槽后动脉有吻合。从而为上颌牙、牙周膜及牙槽骨提供充足的血流。

二、上颌骨发育过度

1. 上颌骨前后向发育过度

(1)病因:又称上颌前突,该病具有明显的家族遗传史,不良的口腔习惯如口呼吸,咬下唇等也可引起上颌前突。

(2)临床表现:面型往往呈凸面型,上前牙前突,开唇露牙,上下唇闭合不全,微笑时上牙龈外露,有时可伴有小颏畸形,前牙深覆盖或深覆殆。若为双颌前突伴有小颏时可表现为“鸟嘴”样畸形。

(3)诊断:主要通过临床表现及 X 线测量,X 线头影测量显示 SNA 角大于正常。

(4)手术治疗:①对于单纯上颌前部牙及牙槽骨前突而后牙咬合基本正常的患者,可采用上颌前部根尖下截骨后退,双侧上颌第一前磨牙拔除术给予治疗。手术软组织切口选择在双侧第一前磨牙之间唇龈沟偏唇侧 5mm,水平截骨线在尖牙根上方 5mm 处,垂直截骨线在前磨牙拔除后的牙槽骨处,牙龈及腭侧黏骨膜瓣不做切口,剥离范围不要过大,截骨器械能伸入即可,以保证截开骨块的血供。根据术前牙模设计及制作的咬合导板,确定骨块移动距离及方向,小钛板钛钉固定,再用钢丝将垂直截骨线两侧牙进行牙间固定,术后 1～2 个月拆除钢丝。②对于上颌骨整体向前发育过度者,应采用 Le Fort Ⅰ型骨切开术进行治疗。具体手术方法为,于上颌唇龈沟和龈颊沟唇颊侧上方 5mm 处,局部注射 0.5%的利多卡因副肾盐水(1:20 万),自一侧第二磨牙止于对侧第二磨牙取黏膜切口,切开黏骨膜,自骨膜下剥离,暴露梨状孔、前鼻棘、上颌窦前外侧壁、颧牙槽嵴,并沿上颌结节的弧形骨面,向后潜行分离达翼上颌连接处。沿梨状孔侧方剥离双侧鼻底黏膜。从梨状孔边缘起,沿距上颌牙根尖上至少 5mm 设计截骨线。自一侧梨状孔缘,插入一骨膜剥离子保护鼻腔黏骨膜,沿设计好的截骨线用钻或锯沿梨状孔边缘开始向后跨过尖牙窝,越过颧牙槽嵴截开上颌窦内侧壁及前外侧壁。继续截开外侧壁的后半部。用弯凿沿上颌结节弧形外侧面向后方滑行,使凿刃正对翼上颌缝,另一手指伸入口腔,触摸翼上颌连接相对应的口腔上腭部黏膜,感觉凿刃深度,用骨锤适当用力凿劈,示指感觉到凿刃时立即停止,同法完成另一侧翼上颌连接离断。用鼻中隔凿紧贴鼻中隔基底部向后完全离断鼻中隔。用上颌分离钳撑开上颌牙骨段,使其与上部的颅面骨结构充分离断,补充离断残存骨连接,使其充分松动。放置术前设计的咬合导板,分别于梨状孔边缘及颧牙槽嵴处用钛板钛钉行骨间坚固内固定,分层缝合切口。

2. 上颌骨垂直向发育过度

(1)病因:由遗传因素和环境因素造成。但主要由于环境因素,特别是某些不良的口腔习惯(如吮指,口呼吸等)长期作用所引起的。由于上颌骨垂直向发育过度,使下颌骨顺时针方向旋转,磨牙早接触,导致开殆。通常认为,颌骨发育异常所引起的口腔骨性开殆往往与遗传因素有关。

(2)临床表现:面下 1/3 过长,比例失调,表现为“长面综合征”;开唇露齿,微笑时牙龈外露;可以伴有颏部后缩;鼻背高,鼻翼窄,高下颌平面角;可伴有开殆。

(3)诊断:此类病人面下 1/3 过长,因此又称之为“长面综合征”。长面综合征的 SNA 大多正常,面高比例失调是其主要诊断依据。正常人上面高

(N-ANS)约占全面高的 45%，下面高(ANS-Me)约占 55%，而长面综合征患者下面高比例过大。由于上颌骨的垂直向过度发育使下颌骨顺时针旋转，造成颏部后移，开𬌗。

(4)手术治疗：通常采用 Le Fort Ⅰ型骨切开术，上移上颌骨，如上移距离<5mm，下颌可自动向前上旋转移位，但如果上颌上移>5mm，下颌不能通过自动旋转移位，因为这样大幅度的旋转移位超过了颞下颌关节的生理适应范围，所以还应加做下颌升支截骨术，使下颌逆时针复位。如颏部过长可同时行颏部水平截骨缩短术。对于上颌牙弓平面不平整的患者，可以行 Le Fort Ⅰ上颌分段骨切开术，调整咬𬌗关系。

三、上颌骨发育不足

1. 上颌骨前后方向发育不足

(1)病因及临床表现：又称上颌后缩，病因与环境及遗传因素有关。唇腭裂及某些综合征如 Apert 综合征、Crouzon 综合征，上颌骨外伤骨折等也可以表现上颌后缩。临床表现为上颌区或面中部后退，鼻唇角过锐，鼻头和上唇区低平内陷，前牙对刃或反𬌗，后牙也可能对刃或反𬌗。可能伴有下颌前突畸形。

(2)诊断：主要通过临床表现及 X 线测量，X 线头影测量显示 SNA 小于正常，ANB 角减小多为负值。

(3)手术治疗：通常采用 Le Fort Ⅰ型骨切开前徙术；对鼻旁区塌陷的患者可选用改良的 Le Fort Ⅰ型骨切开前徙术；对于面中部或眶下区严重凹陷的患者可选用 Le Fort Ⅱ或Ⅲ型骨切开前徙术(Le Fort Ⅱ型骨切开术的水平截骨线沿梨状孔外缘向上达眶下缘，再在下方绕过泪囊窝向上，两侧截骨线在鼻额缝下方汇合；Le Fort Ⅲ型截骨术的截骨线：在鼻根部横行截开，通过眶内侧壁，眶下壁，眶外侧壁，在颧额缝处截开，颧弓处打断，翼上颌连接处截骨分离)。对于伴有下颌前突或上颌前移受限(唇腭裂患者)的患者可以同时行下颌升支截骨后退术。对于部分年轻患者还可以行缝牵引或截骨牵引术，骨牵引在增加骨量的同时可以牵引扩大软组织，能够降低术后下颌后缩复发的概率。如上颌骨前移过多(≥6mm)，应在翼上颌连接后方骨缝内植骨，以保证上颌骨稳定性，又可以降低术后复发。

2. 上颌骨垂直向发育不足

(1)病因及临床表现：①病因。遗传和环境因素共同起作用的结果，可见家族史。②临床表现。面下 1/3 过短，为短面综合征的一种类型(另一类为下颌垂直向发育不足)；鼻翼基底宽大，鼻孔大；自然状态或微笑时不露牙；颏前突，颏唇沟深，下颌呈低角面型；可伴有反牙𬌗畸形，常伴有颞下颌关节功能紊乱。

(2)诊断：根据临床表现结合 X 线头影测量结果进行诊断。下面高(ANS-Me)缩短，下颌面平角(MP-FH)小于正常。

(3)手术治疗：通常采用上颌骨 Le Fort Ⅰ型截骨垂直向延长，截骨缝隙内自体骨移植填充治疗。如上颌下移过多，下颌旋转角度多大，将出现开𬌗畸形，此时应结合下颌升支截骨术进行治疗。

3. 上颌横向发育不足

(1)病因及临床表现：①病因。先天发育性、不良的口腔习惯或创伤等因素。②临床表现。上颌牙弓窄，腭盖高拱，牙列不齐。双侧或单侧后牙反𬌗，前牙反𬌗或开𬌗。

(2)治疗：①对于牙性上颌弓狭窄或处于生长发育期的患者，可采用单纯牙正畸的方法治疗。正畸采用 Haas 矫治器横向牵张上颌骨。②对于成年人骨性上颌骨性发育不足可通过外科辅助的上颌扩弓(SAME)的方法治疗。

具体的治疗原则：a. 当上颌横向扩展量<5mm 时，采用正畸或矫形的方法治疗；b. 当上颌横向扩展量>5mm 时，选用 SAME 进行早期扩弓，再进行下颌牙列的去代偿正畸治疗；c. 患者同时伴有其他牙颌面畸形，而上颌横向扩展量<7mm 时，应行上颌分块骨切开术；d. 当需要用上颌分块骨切开术扩展上颌骨的量>7mm 时，由于腭部软组织的限制，很难在术中达到完全的扩展，对于这种病例，可先行 SAME 进行早期扩弓，然后行整块 Le Fort Ⅰ型截骨术矫正其他方向的发育畸形。

第四节　下颌骨发育畸形的外科矫治

下颌骨是构成人类颜面结构的一个重要骨性支架，也是颌面部惟一能动的骨骼结构。因下颌骨的形状、大小与位置异常导致的面下 1/3 畸形在临床上最为常见，这种畸形明显影响容貌外观，而且咬合错乱及咀嚼功能障碍，也会严重影响患者的生理与心理健康。下颌骨的畸形可以分为前后向、垂直向及水平向，分别导致下颌骨长度、高度及宽度的异常。绝大多数下颌骨畸形都是由于前后向发育异常所致，因此本节主要介绍 2 种典型的下颌骨发育性畸形，即下颌骨发育过度与下颌骨发育不足。

一、下颌骨局部应用解剖

下颌骨(mandible)由下颌体(水平部)和下颌支(垂直部)组成，是面下份轮廓的骨性支架，由于两侧髁状突参与构成颞下颌关节也使得下颌骨成为颌面诸骨中惟一能动者。

下颌体的外面有颏孔，通常位于第一、二前磨牙之间的根尖下方，在牙槽嵴顶与下颌骨下缘之间。颏神经血管束由此孔穿出进入软组织。术中应注意保护颏神经，以免术后出现下唇及颏部麻木。下颌骨外斜线有降下唇方肌及降口角肌附着。下颌骨内面近中线处有上颏棘和下颏棘，分别为颏舌肌及颏舌骨肌的起点。下颌舌骨肌起始于内斜线，二腹肌前腹起始于二腹肌窝。在行颏部水平截骨时，应注意保护舌侧肌肉附着，因为远心骨段的血供主要来自于这些肌肉的向心性供血。

下颌支又称下颌升支，为一个几乎垂直于下颌体的长方形骨板。喙突与髁状突之间借 U 形乙状切迹相连，切迹内有咬肌血管和神经通过。髁状突是下颌骨的主要生长区，儿童时期的髁状突损伤合并关节强直，将导致成年后严重的下颌发育不足畸形。下颌支内面有下颌孔，呈漏斗形，朝后上方开口，成年男性下颌孔约相当于下颌磨牙的殆平面，女性及儿童位置较低。下颌孔后上方有下颌神经沟，下牙槽神经血管束通过此沟进入下颌孔。下颌小舌的后下方有翼肌粗隆，为翼内肌附着处。

下颌孔向前下进入下颌管，此管在松质骨中走行，管壁由皮质骨形成，在前端与颏孔相连，下牙槽神经血管束走行于下颌管内，沿途发出分支至各个牙槽窝及牙槽骨。下颌管从下颌孔至下颌第一磨牙的位置具有如下规律：下颌管距舌侧骨板较颊侧骨板为近，距升支前缘较后缘为近，距下颌下缘较牙槽嵴为近。

下颌骨主要附着肌肉有咬肌、颞肌、翼内肌、舌骨上肌群、翼外肌等。上颌动脉的分支下牙槽动脉是下颌骨的主要供血动脉。下颌骨的体部、下颌角和升支前下缘由下牙槽动脉提供离心性血供；髁状突、喙突及升支还有来自颌内动脉分至翼外肌、颞肌和咬肌、翼内肌的营养血管供应；而下颌颏部还有来自于舌动脉的分支舌下动脉和面动脉的分支颏下动脉以及下唇动脉的末梢穿支供应。因此，下颌骨不仅有来自下牙槽动脉的离心性血供，尚有来自这些动脉在下颌骨内外侧软组织内形成的广泛吻合网络提供的向心性血供。

二、下颌骨发育过度

下颌骨发育过度(mandibular excess)是指下颌骨相对于颅底位置向前生长过度引起的咬合关系错乱和面下部畸形，又称下颌前突(mandibular prognathism)，是临床常见的一种牙颌面畸形。

1. *病因与临床表现*　下颌发育过度的病因与遗传和环境因素有关，其中遗传因素可能占主导地位。临床上常可见这类患者有家族史。下颌骨的创伤及肿瘤也可致下颌前突。其主要临床表现如下。

(1)面部轮廓：面下 1/3 向前突出，尤其是下唇位置明显靠前。多数伴有颏部突出过长，但也有部分患者颏部并不前突。有的伴有面下 1/3 的左右不对称。

(2)咬合情况 Class Ⅲ类殆，前牙反殆、对刃殆或开殆。

(3)功能异常：咀嚼功能障碍，甚至伴有颞下颌关节功能紊乱，严重者影响唇闭合与发音功能。

2. *诊断与鉴别诊断*　主要根据临床检查与 X 线头影测量分析结果进行诊断。X 线头影测量分析显示下颌前突患者的下颌骨长度大于正常，下颌相对于颅底位置靠前，如 SNB 角$>80°$，ANB 角减小甚至为负角等。由于下颌及颏部向前突出，下面高多增大。

每个患者均需要摄取颌骨全景片，必要时可拍摄螺旋 CT 或 CBCT 了解双侧下颌骨的形状、对称度及下颌管的位置及走向等。对下颌前突患者还需检查颞下颌关节的功能状况，可拍摄关节 X 线片，了解关节有无问题。

X 线头影测量及牙颌模型分析还能帮助了解前牙反殆引起原因是骨源性还是牙源性。前者的磨牙关系多为 Class Ⅲ类殆，颏点位置靠前；而后者可表现为 Class Ⅰ类错殆，颏点位置正常甚至后缩。对于磨牙关系正常的下牙槽骨发育过度的患者，可选择下颌前部根尖下骨截骨术进行矫正。鉴别诊断除了需要明确是否骨性畸形外，还特别注意鉴别是不是上颌发育不足导致的假性下颌前突，因为上颌发育不足也表现为 Class Ⅲ类殆及前牙反殆。

3. 治疗　下颌骨性前突只有通过颌面外科与正畸科合作治疗才能获得理想的外形与功能的矫治。因为对于骨性下颌前突的患者，单纯采取掩饰性正畸治疗，使上前牙过度唇倾、下前牙过度舌倾来获取正常的覆牙合覆盖关系，这不能有效解决患者容貌及功能上的缺陷。其治疗分为术前正畸、正颌手术及术后正畸 3 个阶段。

(1)术前正畸：绝大多数下颌发育过度患者的前牙会发生代偿性倾斜，多表现为下前牙舌倾而上前牙唇倾，对术中的下颌骨后退及术后正常牙𬌗关系的建立存在极大影响。术前正畸治疗的主要目的是去除这种牙代偿，故术前正畸又被称为正畸去代偿矫治。旨在从功能及外形基础上完善咬合关系，减少或避免对颌骨的分块截骨，简化手术过程、降低手术风险，并稳定、巩固手术矫正后的效果。

(2)正颌手术：自从对下颌发育过度的患者实施外科与正畸联合治疗以来，国内外学者采用过多种手术方法，包括下颌体部骨切开术、下颌前部根尖下骨切开术、髁突截除术、髁颈部截骨术、乙状切迹下升支水平骨切开术等，但长期研究与临床实践发现，上述方法均伴有较多的并发症，术后效果不理想。随着外科技术的进步以及骨内固定材料的发展，几种经过不断改良、并发症相对较少的新术式被大多数学者学者所认同。术式主要包括：下颌支直/斜行骨切开术和下颌升支矢状劈开术，切口均以口内法最为常用，而后者更为常用。如果患者磨牙关系正常，只是由于下颌牙槽骨发育过度导致前牙反𬌗，可选择行下颌前部根尖下骨切开后退术进行矫正。对于颏部形态、大小或位置不理想者，可同期施行颏成形术。

(3)术后正畸：术后正畸治疗是为了进一步排齐牙列，防止牙的异常移动，关闭术前和术中形成的间隙，调整覆𬌗覆盖关系，保持术中所建立的咬合关系。在术后，当骨骼愈合基本完成，颌骨处于稳定期时，即可开始术后正畸治疗。若术中采用坚强内固定者，4～5 周即可开始术后正畸治疗。行下颌支直/斜行骨切开术者颌间牵引固定需要 4～6 周，拆除橡皮圈后应进行开口训练，待开口度基本恢复后再开始术后正畸；而行下颌升支矢状劈开术者，一般不需要颌间固定，只需在术后双侧各用 1～2 根橡皮圈行颌间 3 类牵引即可，多在术后 4 周开始正畸治疗。对于有复发倾向者，可施以Ⅲ类牵引，必要时可采用上下颌垂直牵引及头帽颏兜。正畸后建议戴用保持器来保持牙𬌗关系的稳定、防止复发，戴用时间为 1 年左右。

随着生活节奏的加快，有些患者不能接受术前及术后长时间正畸，故有些医师正在尝试术前不正畸、术后快速正畸的治疗方案，也达到了预期的治疗效果。

三、下颌骨发育不足

下颌发育不足(mandibular deficiency)是由于下颌骨向前生长不足，导致下颌相对于颅底及正常位置的上颌骨位置靠后、咬合关系错乱与面部畸形，又称为下颌后缩(mandibular retrognathism)。如果患者同时存在下颌体，下颌支和颏部的严重发育不足，则称为小颌畸形(micrognathia)。

1. 病因与临床表现　下颌发育不足的病因与遗传和环境因素有关，但多由遗传因素所致，如某些颅面发育不全综合征(如 Treacher-Collins 综合征等)及第一、二鳃弓综合征就可存在严重的下颌发育不足。环境因素变化也可导致下颌生长及发育障碍。主要临床表现如下。

(1)面部轮廓：面下 1/3 后缩，由于下颌后缩常给人以面下份高度不足的印象，侧面观呈凸面型。由于小颌畸形的颏突度严重不足，颏肌紧张，颏颈距离过短而上颌相对前突，成典型的"鸟嘴"面容。

(2)咬合情况：后牙 Class Ⅱ类错𬌗以及前牙区覆盖和覆𬌗增大。

(3)功能异常：可伴有颞下颌关节紊乱综合征，甚至伴有阻塞性睡眠呼吸暂停综合征(OSAS)，表现为睡眠时打鼾、呼吸暂停、日间嗜睡、机体处于低氧或缺氧状态等。

2. 诊断、鉴别诊断与分类　根据临床表现和 X 线头影测量分析结果进行诊断。X 线头影测量分析显示下颌体长度小于正常，下颌相对于颅骨和上颌骨位置靠后，SNB 角＜78°、ANB 角增大、B 点后缩等。由于颞下颌关节强直是造成下颌后缩及小下颌畸形的原因之一，在治疗前可通过颞下颌关节张闭口侧位片、螺旋 CT 或 MRI 了解双侧颞下颌关节的情况。

临床上需要与上颌前突相鉴别，因为上颌前突常给人以下颌后缩的错觉。在对下颌发育不足患者进行诊断时还需要对其颞下颌关节的形态功能，以及上气道宽度和睡眠呼吸功能进行全面评估。

以 X 线头影测量的下颌平面角(MP-FH)大小为标准[正常值(27.3°±6.1°)]，Epker 和 Wolford 将下颌发育不足分为 3 种类型：低角型(下颌垂直向发育不足，常表现为Ⅱ类2分类内倾型深覆𬌗)，均角型(下颌垂直向基本正常，多为Ⅱ类1分类)和高角型(下颌垂直向发育过度，多为Ⅱ类1分类及前牙开𬌗)。

3. *治疗* 骨性下颌发育不足不仅有颌骨的发育异常，同时存在牙列拥挤、咬合紊乱等牙𬌗畸形。因此常规的正畸治疗不能获得理想效果，应考虑采用正颌-正畸联合治疗。

(1)术前正畸：骨性下颌后缩的患者多存在上颌牙弓狭窄，下前牙唇倾及 Spee 曲线异常等错𬌗表现。为此，在行外科手术前，需通过正畸方法去除这些牙代偿。如果下牙列拥挤，下前牙唇倾严重，应考虑拔牙减数的方法排齐牙列与去代偿。常规的术前正畸矫治一般包括扩大上牙弓，排齐牙列、整平 Spee 曲线等。

(2)正颌手术：矫治下颌后缩的首选正颌术式是下颌升支矢状劈开术，另外还有下颌支倒L形骨切开术，升支水平或斜形骨切开术，C形骨切开术与全牙列的根尖下骨切开术等。由于大多数下颌发育不足患者伴有颏部后缩，经常需要辅以颏前徙成形术才能达到更好地美容效果。20世纪90年代以来，牵张成骨技术被引入正颌外科，该技术为严重下颌发育不足及小下颌畸形的外科矫正提供了新的选择。针对下颌发育不足的3种类型，其正颌外科术式上略有不同。对于高角伴开𬌗的患者，其手术设计较为复杂。通常需要行 Le Fort Ⅰ型骨切开术上移上颌骨，解决其垂直向发育过度并改变𬌗平面角度，此时下颌会发生一定程度的逆时针方向自动旋转使得下颌前移并关闭开𬌗；若不够还应行下颌升支矢状劈开术前徙下颌来改善高角面形。对于低角下颌发育不足患者，术前颏部可为正常位置，在前移下颌骨后，颏部可能相对前突，这时需通过手术后退颏部来获取协调面型。

(3)术后正畸：对行下颌升支矢状劈开术加坚固内固定的患者，一般术后4～5周开始行术后正畸治疗。在治疗中进一步调整颌位，校正中线，协调上下牙弓形态，稳定并细调咬合关系，防止术后复发。对于有复发倾向者，可适当采用Ⅱ类颌间牵引。在术后正畸结束后，应戴用保持器约1年进一步巩固咬合关系。

第五节 牵张成骨的定义及技术原理

一、牵张成骨的定义

牵张(引)成骨(distraction osteogenesis，DO)是通过牵开或扩张对切开后的骨段施加特定大小的牵引或扩张力，使骨段间隙内再生新骨以延长或扩宽骨骼，达到矫治骨骼发育不足或修复骨缺损的一种外科技术。牵张成骨技术起源于矫形外科，最先用于四肢骨的延长，至20世纪90年代，这项技术才开始引入颅颌面外科。1992年 McCarthy 等首次报道利用骨牵张术成功延长了半侧颜面短小畸形患者的下颌骨。1995年 McCarthy 通过口内入路安放的颌骨牵引器，从而开启了内置式颌骨牵张成骨的新阶段。此后内置式颌骨牵张骨技术迅速成为国际口腔颌面外科界以及整形外界的研究热点。颌骨牵张成骨为颌面骨骼发育不足的外科矫治与骨缺损畸形的整复治疗打开了全新的窗口，被认为是20世纪口腔颌面外科域具有里程碑意义的新进展。

二、牵张成骨的技术原理

对生物活体组织逐渐施加牵引力可以使其产张力，而这种张力可以刺激和保持这些活体组织再生与生长。Ilizarov 将之称为张力拉力法则(law of tension-stress)。在缓慢稳定的牵引力作用下机体组织成为具有代谢活性的、以增生和细胞生物合成功能被激活为特征的状态。当骨组织受到牵引力刺激时，受力区间充质干细胞骨向分化与成骨细胞增殖功能增强。DO是在应力作用下新骨生长的过程，目前主要观点认为是膜内成骨。颌骨的胚胎发生属于膜性骨，血供来源属多中心性，在一定的应力刺激下成骨能力成倍增加，可达儿童期自然生长率的4～6倍，牵引后骨膜成骨细胞增殖，胶原纵向排列，钙化成针样骨组织，改建成编织骨、板层骨，牵引间隙直接形成新骨。DO术正是利用这一生物学原理，将切断后仍保留骨膜、软组织附着及血供的两骨段，通过安置其上的牵张器，施以一定强度的牵张力，使两骨段逐渐分离；牵开的间隙则由新生骨组织所取代，从而使短小的骨骼延长、缩窄的骨骼变宽以及使骨缺损区为新生骨质所填充修复。

牵张成骨的治疗程序及牵引方式：第一期为手术期，行骨切开术，造成人工骨折。第二期为延迟期，是在骨切开和开始进行骨牵引之间的时间，即修复性骨痂形成所需要的时间。目的是使骨膜、软组织和骨髓愈合，形成骨痂，以保证骨段间无间隙存在，这一时期从36h到15d，年龄小的延迟期就相对缩短。第三期是牵引期，即渐进性的牵引力施加于骨段上并产生新骨所经历的时间。在此期内，牵引速度和频率对成骨有着重要的影响。第四期为固定期，是再生骨塑形所需要的时间，即在停止骨牵引和去除牵引器之间的时间间隔。当牵引达到预定位置时，固定期的存在对于维持和巩固牵引效果具有重要意义。

牵张成骨的方式有3种，即单点式、两点式和三点式。

牵张成骨的影响因素：①骨切开过程中保存有成骨活力的组织　骨膜、骨髓、营养血管在新骨形成过程中具有重要的作用，应尽量加以保护。牵张成骨的方式是膜性成骨，骨膜是新骨形成的最主要的来源，只要保护好骨膜，即使没有骨髓的血供也能保证牵张成骨的成功。骨髓血供对牵引骨形成是有利的，但不是必需的。当然，在行骨切开时，保护好骨髓血管，会更有利于新骨形成。②延迟期对牵张成骨的影响　延迟期是影响牵张成骨的一个很重要的因素，保持适当的延迟期能够促进新骨的形成。临床上尚无确定的延迟期。理想的延迟期的确定要根据每一患者的具体情况并参照其血管和组织的反应而定。③牵引速度，是指每天牵引的总量(mm)。当牵引速度<0.5mm/d时，则容易出现过早骨化，而当牵引速度>1.5mm/d时，再生区易于出现局部缺血、延迟骨化或假关节形成。理想的牵引速度是1.0mm/d。④牵引频率，是指每天牵引的次数。当牵引速度固定时，牵引次数以较多为好。目前临床上普遍采用的是每日牵引2次，每次0.5mm，这不仅有利于新骨的形成，还可最大限度地减少对周围筋膜和神经的影响。⑤固定器的稳定性，固定装置须稳定，它不仅有利于牵引区血供系统的恢复，也有利于组织对牵引力的反应。⑥固定期，指再生骨塑形所需要的时间，即在停止牵引拉力与去除牵引器之间的间隔。固定装置放置于原有部位有利于新骨的成熟与塑形。固定期一般为8～12周，如有条件，应尽量延长固定期的时间。

(一)颌骨牵张成骨的适应证

1. 年龄选择　2岁以下由于可能会损伤牙胚、骨组织钙化不完全、螺钉固定困难、牵张器易松动、患儿不合作等，应严格选择牵引成骨手术适应证。2—6岁，对颌骨发育不足畸形可考虑行牵张成骨，并配合正畸矫正牙颌畸形。但由于以后的生长发育情况难以估计，可能需要第二次正颌外科手术或骨牵张成骨术矫治。6岁至青春期，此期为混合牙列期，手术及安置扩张器容易损伤恒牙胚，应主要采用牙面矫形或正畸手段刺激颌骨生长。对处于青春期的患者实行颌骨牵张应慎重，最好推迟到骨骼完全发育成熟后进行。成年期，各种颌骨发育不足畸形或缺损均可在此期进行。

2. 主要适应证

(1)上、下颌及面中份骨骼发育不足，包括唇腭裂术后继发面中份发育不足。

(2)半侧颜面短小畸形。

(3)颌骨及牙弓扩宽及腭骨延长。

(4)颌面创伤后继发颌面畸形和骨质缺损。

(5)肿瘤切除术后颌骨缺损。

(6)颞下颌关节重建。

(7)阻塞性睡眠呼吸暂停综合征。

(8)牙槽嵴增高。

(9)移植骨牵张。

(二)下颌骨牵张

牵张成骨技术在颅面骨的临床应用是从下颌骨开始的。经过20多年的发展，特别是各种口内牵张装置的开发和研制，使这一技术在矫治下颌骨量发育不足或畸形方面显示出令人鼓舞的应用前景。下颌骨牵张主要包括：下颌骨(体或支)的延长、下颌中线的扩张及节段性骨缺损的整复。

下颌骨牵张应根据畸形部位和矫治目的选择牵开和固定装置，确定牵张器安放部位与方向。为了不损伤牙胚或牙根及维持牙列的完整性，骨切开术及牵张器的安放一般选择在下颌体磨牙后区或下颌支。若要行下颌骨扩宽，则多在颏中线行骨切开术。Grayson根据牵张方向分为垂直牵张、水平牵张和斜形骨牵张3种。常见的下颌牵张方式如下。

1. 下颌骨垂直骨牵张　牵张器长轴方向与下颌体长轴或下颌牙𬌗平面的前交角为90°左右，下颌垂直牵张主要用于升高下颌支。一般在下颌孔与乙状切迹之间做骨切开后经口内途径安置牵张器。随着下颌支的逐渐延长，后牙会出现开牙𬌗。

2. 下颌水平骨牵张　下颌水平骨牵张主要用于延长下颌体。骨切开部位在磨牙后区的下颌体，牵张器长轴应平行于下颌牙𬌗平面安置，如果牵张器平行于下颌骨下缘安放，可能会出现前牙开牙𬌗。

3. 下颌斜行骨牵张　如果牵张目的是同时延长升支和下颌骨体，则应将牵张器的牵张方向与牙𬌗平面呈一定的倾斜角度安放，下颌斜行骨牵张可同时增加升支高度和延长下颌体长度。一般选择在下颌角处做斜行骨切开术，由于牵张方向与下颌平面有一定夹角，因而下颌斜行骨牵张后可导致前牙开牙𬌗。

4. 下颌中线骨牵张　下颌中线骨牵张主要用于矫治发育性牙弓狭窄、牙列拥挤以及创伤后颏部骨质缺损所致牙弓缩窄等。方法为下颌中线做垂直骨切开，安置骨支持式，牙-骨支持式或牙支持式口内牵张器。以牙为支持的口内舌侧牵张器无需螺钉固位，因而减少了感染概率。但如果缺失牙较多或牙松动不能作为支持者，则必须采用骨支持式牵张器。无论采用何种牵张器都要注意牵张器的牵张方向应于牙𬌗平面平行，否则可能导致牵张后左右牙𬌗平面台阶形成。在牵张期和固定期可配合颌间弹性牵引稳定牙𬌗平面。

5. 下颌骨缺损整复　由于肿瘤切除、外伤等原因造成的下颌骨节段性骨缺损可以通过输送盘骨牵张术进行整复，这样不仅可以避免植骨，而且再生骨段的形态大小也接近于原来的骨组织。对于较大的骨缺损可以先用再造夹板固定两骨断端，在一侧断端设计形成一定体积的输送盘，在再造钛板引导下用骨牵张器将输送盘逐渐牵引至对侧断端，使较大范围的节段性骨缺损得以整复。

6. 颞下颌关节重建　McCormick 曾报道运用牵张成骨技术重建颞下颌关节的方法，在下颌升支乙状切迹至下颌角上缘上 1.5cm 之间做“L”形骨切开，安置牵张器将近心骨段(输送盘)向上延伸至关节窝，经过一段时间的功能刺激，此输送盘逐渐改建形成新的髁状突。其生物学原理在于输送盘的上端在牵张过程中有一层纤维软骨帽形成，这一层纤维软骨可以替代关节盘而行使关节功能。胡静等用恒河猴作为实验对象，采用输送盘牵张成骨术重建关节髁突，发现输送盘牵张成骨术可以重建一个形态和功能都基本接近正常的髁突。因此这种技术可以作为一种整复 TMJ 缺损的新方法。

(三)上颌骨牵张

牵张成骨术在口腔颌面外科主要应用于下颌骨。20 世纪 90 年代陆续有文献报道上颌骨及面中份牵张以及腭裂术后患者延伸上颌骨。

1. 上颌骨横向牵张　上颌横向发育不足导致的上牙弓狭窄和牙列拥挤是临床常见的一种牙颌畸形。矫治生长发育期儿童上颌横向发育不足的有效方法是上颌快速扩张(rapid maxillary expansion，RME)，即通过特制扩弓器分离腭中缝。对于骨缝已闭合的成年患者，采用这种方法难以扩宽上颌弓，骨牵张术矫治成年人上颌横向发育不足可取得稳定的治疗效果。基本方法是行上颌 Le Fort Ⅰ型骨切开术(凿断翼上颌连接但不做下降折断)后，将已融合的腭中缝切开，再利用牙支持式上颌牵张器按一定的牵张速率向两侧扩宽上颌基骨弓。这种方法主要是通过牵张间隙中新骨生成而不是靠移动牙齿来达到扩弓效果，其效果稳定，复发率低。

唇腭裂患者上颌骨发育不足：大部分唇腭裂术后患者均存在颌骨畸形，尤其是上颌骨在三维空间的发育不足。采用牵张成骨术矫治腭裂患者上颌发育不足主要有以下优点：①可同期渐进性延长软组织，因此不受腭部瘢痕和腭裂术后软组织血供差的限制，可较大距离的前徙或扩宽上颌骨。②对儿童腭裂患者可早期应用牵张成骨术矫治上颌发育不足，有利于儿童身心健康，减少患儿成长过程中的社会心理疾患。③牵张成骨术可一次性矫正上颌骨三维空间发育不足以及关闭腭部裂隙而无须植骨。

2. 常见牵张方式

(1)颅骨支持式上颌骨牵张：由于上颌骨解剖形态与结构特殊，骨质薄和上颌窦腔的存在均不利于口腔内安置骨支持式牵张装置，因此，临床常用颅骨作为支抗设计牵引器前徙上颌骨。且腭裂患者左、右颌骨不连续，腭部骨质缺损，双侧完全性腭裂患者的上颌骨分为 3 段，因此在 DO 术前必须将各段上颌骨连成一整体。方法为在磨牙上安置带环和贴粘锁槽，利用唇弓或夹板将各段上颌骨连成一整体，同时应用腭杆加固。然后做 Le Fort Ⅰ型骨切开术，将口外牵张器一端固定与唇弓或夹板上，通过头帽式支撑装置逐渐前徙各段上颌骨。

(2)口内骨支持式上颌前牵张：考虑到上颌骨形态和结构特殊，加之腭裂患者骨质发育不全，可行阶梯状改良 Le Fort Ⅰ型骨切开术，在垂直骨切开线两侧安置牵张器前徙上颌骨。

(3)腭骨延长：腭裂整复术后许多患者的硬软腭长度不足，从而导致腭咽闭合不全。可在翻起的腭部黏骨膜瓣下，在硬腭骨板上做“U”形骨切开术，通过骨牵张器向后逐渐延长硬腭和软腭，还可使患者的语音功能得到改善。

第六节　并发症预防与治疗

一、呼吸道梗阻

呼吸道梗阻是正颌外科手术的严重并发症，可在短期内危及患者生命，因而需要高度重视围术期管理，在术中和术前采取措施预防其发生。

(一)发生呼吸道梗阻的主要原因

1. *手术原因*　上、下颌骨手术均易导致术后呼吸道的梗阻。上颌骨手术常波及上颌窦和鼻腔软组织，由于渗血、黏膜水肿等原因，使得鼻咽腔气道狭小，形成通气不畅。下颌升支部手术常可至咽侧壁肿胀，并因手术部位较深，很难按常规彻底止血，从而形成血肿造成上呼吸道通气障碍；此外，下颌后退手术可使口底组织和舌后移使口咽腔狭窄、颏成形术后致口底水肿或血肿，均可致呼吸道阻塞。

2. *麻醉因素*　通常正颌外科手术全身麻醉选择经鼻腔气管插管，插管可致鼻腔、咽壁及气管黏膜的损伤或水肿，导致上下呼吸道变狭窄。拔管前未将口咽腔内积血及分泌物吸出或咽喉壁填塞敷料未完全取出等，均可导致呼吸道梗阻。

3. *监护因素*　正颌术后患者口内术区形成血肿，及患者在麻醉尚未完全清醒前出现恶心、呕吐会引起吸入性或阻塞性呼吸道梗阻。因此术后必须严密监护，必须及时抽吸口内血液、分泌物及呕吐物等。

(二)呼吸道梗阻的预防

1. *术中*　尽量减少对口腔黏骨膜及颌骨软组织的不必要剥离，操作准确轻柔，缩短手术时间，减少不必要的创伤。同时尽可能彻底止血，局部加压包扎，应用止血药物，减少口腔渗血及血肿形成。

2. *术后*

(1)术后 24h 内常规进行冰敷，有效缓解术后肿胀。

(2)使用皮质类固醇药物，预防和减轻喉头和颌面部的水肿。常用的药物有地塞米松和氢化可的松。术后常规使用 3d。

(3)留置鼻咽通气管，防止未完全清醒且各种保护性反射未完全恢复的患者，发生舌后坠所致的呼吸道阻塞。

(4)在恢复室进行床旁监护，严密观测患者生命体征，及时施行气道护理。如随时抽吸口鼻腔分泌物，并可使用麻黄碱滴鼻，减轻鼻黏膜水肿。

(5)防止呕吐，可在拔除气管插管前留置胃管进行胃肠减压并吸出胃内容物。同时可预防性应用止吐药物，如异丙嗪等。

(三)呼吸道梗阻的治疗

呼吸道梗阻一旦发生应立即处理。

1. 有颌间固定的患者，应剪断颌间橡皮圈或者结扎丝，将舌体牵出，吸尽口咽部分泌物。

2. 有气管插管的患者，应将头偏向一侧，抽吸分泌物。

3. 对遇到窒息等紧急情况时，可做气管内插管加压给氧，以迅速解除梗阻。

二、出血、血肿

正颌外科手术大多采用口内入路，因手术部位较深、视野狭窄，术中不能有效止血，而致术中、术后大出血和深在部位的血肿，应尽早发现并及时处理。

(一)术中术后出血的原因

1. *患者的全身状况*　如存在出血倾向、月经期及术中血压高等因素。

2. *术中血管损伤*

(1)上颌骨手术：①损伤上颌动脉和(或)其分支。大出血主要发生于骨切开和折断下降时的直接损伤，如离断翼上颌连接时骨凿放置的方向不正确。②损伤腭降动脉：直接损伤或上颌骨段前移距离过大，牵拉撕裂腭降动脉导致出血。

(2)下颌骨手术：①下牙槽神经血管束、翼静脉丛、面后静脉。多发生于口内入路的下颌升支矢状劈开截骨术。暴力剥离下颌升支内侧软组织、骨劈开时器械使用力量和方向不正确而损伤了下牙槽神经血管束、翼静脉丛；手术器械劈凿过猛或者剥离过多直接损伤面后静脉等。②咬肌动脉。多发生在下颌升支垂直骨切开术时，因乙状切迹处放置牵开器和分离肌肉、骨膜时动作粗暴所致。

3. *软组织渗血*　水平截骨颏成形术时，可因软组织切开及过度剥离，损伤了下颌舌骨肌或颏舌骨肌中的血管，造成弥漫性渗血。

(二)术中术后出血的预防

1. *术前*

(1)术者对颌骨的解剖及手术步骤充分了解。

(2)认真检查患者是否有凝血功能障碍，必要时请血液内科会诊。手术尽量避开月经期，以减少出血。

2. 术中　①采用低压控制麻醉，尽量将血压控制在高压 13.3kPa(100mmHg)以下，此时可将毛细血管的渗血、小血管的出血控制在最低限度；②在骨膜下剥离软组织，切忌使用暴力，剥离范围不宜过大；③避免截骨时间过长，用骨蜡填塞骨创面的活跃出血点；④充分压迫止血，仔细分离并结扎撕裂的血管；仔细检查口底肌肉有无出血，彻底止血，避免损伤舌侧口底软组织。

3. 术后　①术后局部加压包扎并配合冰敷治疗；②适当应用止血药物，减少出血。

(三)术中术后出血的治疗

1. 结扎血管　如 Le Fort Ⅰ型截骨时，上颌牙-骨段折断下降后，可在直视下结扎腭降动脉。若出现出血汹涌、视野不清及血管远心端回缩致结扎止血困难时，采用银夹止血或者填塞止血。对上颌动脉靠加压填塞控制效差时，可考虑颈外动脉结扎止血。

2. 填塞止血　多用骨蜡、海绵及速即纱进行填塞。如在劈裂升支内外侧骨板时损伤下牙槽神经血管束时，可用骨蜡填塞止血。而面后静脉及翼内静脉丛损伤时，出血弥漫，结扎止血困难，也主要用填塞止血。

3. 药物止血　术后小量渗血，可给予镇静并临床观察。术后应静脉途径应用止血药物。对鼻腔渗血时可喷麻黄碱等血管收缩药止血。

4. 再次手术　对较多的或者反复的出血，经填塞、压迫、药物等方法无效者，因重返手术室，打开创面，查找出血原因，重新结扎、电凝、填塞止血。若出血严重，除全身补充血容量外，必要时迅速结扎同侧颈外动脉。

三、感　染

虽然口腔属于细菌污染环境，但口内入路的正颌外科手术发生伤口感染的并不多见。这可能与颌面部血供丰富及抗生素的使用密切相关。

(一)发生感染的原因及表现

主要是由于手术区域的污染、电刀使用致局部软组织烧灼严重、碎骨片残留、血肿形成等所致。临床上患者术后 3d 内肿胀不消，皮肤出现红肿热痛且血象发生变化。

(二)感染的预防

1. 严格执行无菌操作，尽量清除残留碎骨片和血凝块。关闭切口时仔细进行对位缝合、术后加压包扎。

2. 需采用植骨术式或其他复杂截骨方式者，黏骨膜切口尽量不使用电刀。

3. 术后常规早晚两侧清洁伤口，并要求患者进食后及时使用含氯已定类药物的漱口水漱口。对能够张口的患者应指导使用儿童软毛牙刷清洁口腔。

4. 术前预防性应用抗生素，术后连续使用直至引流管拔除。

(三)感染的治疗

发生感染后除静脉应用针对性抗生素外，更重要的是局部处理，每日使用过氧化氢(双氧水)、生理盐水冲洗伤口，表面覆盖碘仿纱条，以待新鲜肉芽组织生长，上皮重新覆盖。脓肿形成后应尽早切开引流，防止感染扩散。

四、骨坏死、骨愈合不良

从 20 世纪 60 年代末，以 Bell 为代表的研究人员首次对颌骨血供进行动物学的研究，到如今人们对正颌外科手术认识的不断深化，骨块坏死或骨愈合不良的情况已较为少见。

发生骨坏死、骨愈合不良的原因。

(一)血供障碍

1. 过多的进行小骨块(如上、下颌前部)的切割、拼对。

2. 不适当的剥离附着肌群，损伤软组织营养蒂。

3. 不良的颌间或骨间固定方法。

4. 术后腭部瘢痕的形成。如腭裂修补术后患者行上颌后缩矫正术，瘢痕形成影响骨块血供。

5. 知名血管的损伤。如下牙槽动脉、蝶腭、腭降血管的损伤等。

(二)其他

1. 骨块断面间接触不良。

2. 植骨表面软组织量不足或张力过大致骨外露。

3. 术后创口发生严重感染。

4. 患者的全身健康状况。

(三)骨坏死、骨愈合不良的预防

1. 避免截骨块过小，对较小的牙-骨块尽量设法扩大血管蒂。

2. 避免损伤做两牙根间垂直骨切口时的牙根，并勿切割过多的牙槽间隔骨质，以改善邻牙牙髓和牙周组织健康的恢复。

3. 防止唇腭侧黏骨膜蒂被挤压在骨折断端间。

4. 选择可靠的坚固内固定方法，必要时在截骨线及分块截骨的裂隙处植骨。

5. 确保植骨表面软组织量充足，及时关闭植骨与口腔的通道。

(四)骨坏死、骨愈合不良的治疗

一旦发生骨块坏死，在使用抗生素的同时，应经常用生理盐水冲洗伤口，保持良好的卫生。并尽早清创，终止坏死的进一步发展。必要时进行二次手术，采取相应措施，如切除骨段间纤维组织、植入骨松质等。

五、神经损伤

正颌手术中各种不当的操作都可能损伤邻近的神经组织，引起术后局部的感觉或运动障碍。大多数为一过性，数天、数周或数月后逐渐恢复，少数则表现为永久性的功能障碍。

(一)常见的神经损伤及症状

1. *鼻腭神经* Le Fort Ⅰ型截骨时必然切断此神经，但术后一般不遗留局部功能障碍。

2. *眶下神经* Le Fort Ⅰ型截骨时，尖牙区剥离黏骨膜过高；Le Fort Ⅱ型、Le Fort Ⅲ型骨切开时，截骨线通过眶下孔及眶下管时可损伤此神经。导致术后鼻旁上唇区感觉功能障碍。

3. *下牙槽神经* 下颌各种手术操作不当都可损伤此神经，主要发生在下颌升支矢状劈开截骨时。如垂直骨切开时的直接损伤，骨段移动时的牵拉损伤，内固定时螺钉的直接穿通伤，骨段间的压迫损伤，术后下牙槽神经管出血、血肿压迫及水肿所致的间接伤等，可口周麻木。

4. *颏神经* 颏成形术时软组织切口直接切断颏神经，术中过度牵拉软组织致颏神经撕脱等，可致下唇区域麻木不适。

5. *面神经额支、颧支* Le Fort Ⅲ型骨切开时可损伤此神经，致术后眼轮匝肌功能障碍、额纹消失。

(二)神经损伤的预防

条件允许时应尽量直视下操作。

软组织切开和剥离过程中应动作轻柔，在神经出入的眶下孔、颏孔及下颌孔处避免剥离范围过大。

口外入路的正颌手术中，防止过度牵拉、挤压损伤面神经下颌缘支。严格按照下颌标准切口（下颌缘下方1.5mm）平形切开。

下颌升支矢状骨劈开术时完全切开骨皮质，切忌暴力。

行钛板、钛钉内固定时，避开下牙槽神经管。

下颌升支垂直或斜行截骨线应绕过下颌孔后方，必要时在下颌孔后方做弧形切骨。

术中及术后适量应用激素减轻神经束水肿。

(三)神经损伤的治疗

术中如神经被切断，应尽可能找到两断端，采用显微方法于无张力下进行吻合，以恢复神经功能。并于术后应用营养神经药物促进神经再生。

六、意外骨折

(一)定义

意外骨折是指正颌外科手术时，各种原因所致的颌骨在非设计部位或非骨切开部位发生断裂。常发生于下颌升支矢状劈开截骨术、上颌 Le Fort Ⅰ型截骨术及下颌角弧形截骨整形术时。

(二)意外骨折发生的原因

1. 骨皮质切开不全或操作过猛过急，为最常见原因。可见于下颌升支矢状劈开截骨时，水平、垂直、矢状骨切口处骨皮质切开不全，强行劈开易造成垂直骨切口处外侧骨板及水平骨切口处内侧骨板的折断，甚至发生升支不规则断裂；下颌角弧形截骨时骨皮质切开不全或截骨方向错误，而造成下颌升支的意外骨折等。

2. 骨质较薄。可见于上颌 Le Fort Ⅰ型截骨时，上颌窦前外侧壁的骨壁较薄，截骨时或上颌下降折断时易出现骨折。

3. 第三磨牙埋伏阻生造成病理性骨折好发区，可导致下颌升支矢状劈开截骨时远心骨段的垂直骨折，但较少见。

4. 离断骨性连接时，骨凿的方向偏离。可见于上颌 Le Fort Ⅲ型截骨。离断鼻额连接及颅前窝连接时，骨凿方向偏离致颅底损伤。

(三)意外骨折的预防

1. 选用锋利的工具进行截骨，完全切透骨皮质，避免暴力行骨劈开和去骨。

2. 术前仔细阅读X线片，参考影像学进行操作。

3. 准备行下颌矢状劈开截骨术的患者，术前3

个月应拔除埋伏阻生的第三磨牙。

(四)意外骨折的治疗

1. 轻微骨折不影响手术进一步实施者，可将骨折处做微型钛板内固定。

2. 严重的骨折使矫正手术不能继续进行者，可将整个骨折块复位后原位固定，待骨折完全愈合后进行二期矫治手术。

3. 对造成骨折断端间接触不良，影响骨折愈合者，固定后还可予以植骨。

4. 一旦发生颅底损伤，大剂量应用抗生素，预防颅内感染，术后严密观察生命体征。

七、术后复发

复发主要是指正颌手术矫正后颌骨部分或全部回到术前位置的情况，是一个较为复杂而具有普遍性的问题。各种手术均具有不同程度的复发。

(一)术后复发的原因

1. *术后移植骨的吸收和改建* 如采用 Le Fort Ⅰ型截骨下降上颌，于骨折断端间植骨以增加面中份高度时，术后可因移植骨吸收和改建以及咀嚼压力的作用，使术后有较大的复发倾向。

2. *术后瘢痕挛缩，鼻中隔干扰* 如上颌骨前移术时，其术后复发率有报道在 31%～68%。

3. *骨间固定不良及颌间固定时间不够* 骨间固位不良不易减少肌肉的牵引，而导致术后牙-骨段移位；在无殆和多个牙缺失而不易采用颌间结扎固定的患者，术后复发明显。

4. *肌群的牵引* 肌肉的牵引在复发中的作用已得到公认，牙-骨段移位后必然改变肌肉原有位置和长度，因此有牵拉牙-骨段至原来位置的趋势。下颌骨前移术后复发主要与舌骨上肌群向后牵引有关，下颌后退术后的复发主要与升颌肌肉对下颌的向前牵引有关。此外附着于喙突及外支前缘的升颌肌群和附着于下颌颏部的降颌肌群的相互牵引，可导致术后发生开颌。

5. *髁突移位和吸收* 下颌周围软组织的张力作用，非接触性下垂的髁突可以逐渐恢复到术前位置；同时如果髁突固定于较后的位置，可对其后方才生压力，使髁突受压吸收发生形变。从而造成早期的复发。

6. *其他* 局部软组织不足、巨舌，及不良的口腔习惯没有得到纠正。

(二)术后复发的预防

1. *术中行坚固内固定* 可靠的坚固内固定不仅有助于增加骨段间稳定性、促进愈合，更有利于骨移植后移植骨的愈合和改建，有效地增强颌骨抵抗颌间软组织的牵引复位力量，防止复发。

2. *适当的颌间结扎固定* 正颌外科术后，肌肉的延长和平衡需要较长时间的固定才能调整和适应。因此临床上一般采用 6～8 周的颌间固定。对于复发较大的术式，术后须适当延长固定时间。

3. *必要时植骨* 截骨线处骨间隙内植骨可增加骨接触面积，消除骨间隙，促进骨愈合，控制骨性复发。如上颌骨前徙量>6mm，一般需要在上颌骨后部遗留的骨间隙内植骨，避免术后畸形复发。

4. *消除肌肉的牵引作用* 牙-骨段移动距离越大，肌肉的张力就越大，术后复发的概率和程度也越大。消除肌肉的牵引作用可行二腹肌前腹，颏舌骨肌及下颌舌骨肌前腹切开术。

5. *防止髁突移位* 在行下颌升支矢状劈开截骨术和升支垂直截骨时，行骨间或颌间固定之前应确认髁突位于关节窝内，尽量在无张力下进行坚固内固定。

6. *适度过矫正* 如中重度的颧上颌发育不足的患者，Le Fort Ⅰ型截骨，应常规做 2～3mm 的过矫正，对腭裂修复术后的患者甚至可做 4mm 的过矫正，以抵消复发。

7. *术后正畸* 积极有效的术后正畸及调殆治疗，使其咬合处于中性殆状态也是防止复发的重要手段。

8. *其他* 有舌体过大者，行舌前 2/3 部分舌体切除术。有不良口腔习惯者应于术前改正。

八、其他并发症

1. *颞下颌关节紊乱* 正颌外科手术后，是否对颞下颌关节带来不良影响，目前尚无定论。但髁突移位一直被认为是术后发生颞下颌关节紊乱病的重要原因。如在下颌支垂直骨截骨术及升支矢状骨劈开截骨术时，远心骨段移位或术后肌肉的牵引作用可导致髁突移位或者旋转；上颌 Le Fort Ⅰ型截骨上移上颌骨后，下颌骨可发生旋转而致髁突移位。因此预防的主要措施是在下颌前移或后退术中尽量避免造成近心骨段移位及髁突旋转。行骨内坚固固定或者颌间固定时应在无任何张力下进行，并确保髁突位于关节窝内。一旦发生颞下颌关节紊乱，应积极寻找原因，尽早处理。

2. *牙根损伤及牙髓坏死* 根尖下截骨时，截骨线设计失误造成根尖横行切断，供给牙髓的侧支循环不足而致牙髓缺血性坏死；牙根间垂直截骨时，患者牙列拥挤、牙根间隙不足而又未做正畸治疗，致使牙根及牙周组织损伤，牙髓血供障碍、牙髓坏死。此外，根尖孔附近组织水肿也会影响牙髓血供循环；移动的牙-骨段过小，移动过程中造成营养蒂损伤或撕脱，同样造成牙髓血量不足，牙髓坏死。因此，为预防牙根损伤及牙髓坏死，根尖下水平截骨线要求距根尖孔至少 5mm。术前在曲面断层 X 线上观察截骨线两侧牙根走行。必要时术前正畸，分离牙间垂直截骨线两侧的牙根，校正牙长轴。此外，还应扩大牙-骨段的软组织血管蒂。一旦发生牙髓坏死、牙体变色，可采用牙体漂白及根管治疗。

3. *鼻中隔变形、鼻翼基底变宽、鼻孔变扁平以及红唇变薄*　上颌前部截骨术或者 Le Fort Ⅰ型截骨术均会产生此类并发症。多因广泛的剥离、上颌骨上移及术后软组织收缩等有关。术中可行鼻翼基底复位术、上唇行缝合术等。

4. *鼻泪管损伤*　常规 Le Fort Ⅰ型截骨在下鼻甲下方做水平骨切开，一般不会伤及鼻泪管。但方块形 Le Fort Ⅰ型截骨术在下鼻甲上方做水平骨切开增加了鼻泪管损伤的机会，从而引起术后流泪。严重导致阻塞症状者行鼻泪管吻合术。

5. *眼球损伤、术后复视*　上颌 Le Fort Ⅲ型截骨时累及眶底、眶内外侧壁，因此，眶下缘软组织切开及分离可引起眼球损伤，在手术操作时应重点保护，同时还应保持骨块前移时的平行，避免造成复视。

6. *脑脊液外漏*　上颌 Le Fort Ⅲ型截骨时损伤颅底可出现脑脊液鼻漏。术中因参照 X 线、CT 片进行仔细操作，各段截骨因彻底。一旦发生，因应用抗生素预防颅内感染。

7. *颏下垂与下唇外翻*　多见于颏成形术时，多因术中过分剥离颏部软组织以及切口缝合时未能正确复位所致，患者可出现颏唇沟变浅平、颏下区出现赘肉，甚至下前牙开唇露牙。预防重点在于避免过度剥离软组织附着，特别是下颌下缘以外范围，同时在缝合关闭切口时，尽量逐层对位缝合。

（滕　利　王立新）

第 26 章

面神经瘫痪

面神经瘫痪(facial palsy 简称面瘫)是由于多种原因造成的面神经损害,以面部表情功能丧失和障碍为主要表现的综合症候群。在我国,千年之前的寺庙的罗汉雕塑中早有面瘫形态的面容,自从Bell(1814)在猴身上制造面神经瘫痪模型以来,国内、外许多学者对面瘫的发病原因、分类、临床症状及治疗方法进行了研究,发表了数以百计的论文,对于早期 Bell 面瘫、面神经早期损伤及晚期面瘫的动力性修复方面都取得了显著的成就。但是,晚期面瘫表情肌修复的效果仍然不尽如人意,是临床医师感到十分棘手的难题。

面瘫的主要症状是面部表情肌功能不全或丧失,导致口角㖞斜、眼睑闭合不全、面部表情呆板、语言不便、患侧口腔滞留食物甚至患侧角膜浑浊、失明,造成丑陋的面容,给患者的生活、工作和社交带来极大困难,而且造成心理和精神上的创伤,使患者失去参加社会生活的信心和勇气,甚至痛不欲生。医师的责任是尽力寻求最佳的治疗方案,给患者恢复匀称的面容,提供重新生活的条件。面瘫的治疗应该采取综合治疗,包括患者的心理治疗、术前手术效果估计、面神经损伤修复术、动力性功能重建术、静态悬吊术、面部皮肤松弛整复术、药物治疗、中医治疗、理疗及手术后的功能康复治疗等。

专有名词

面瘫	facial palsy
表情肌	mimetic muscle
跨面神经移植	cross face nerve graft
面-舌神经交叉吻合术	facial-hypoglossal nerve anastomoses
面-副神经交叉吻合术	facial-accessory nerve anastomoses
胸小肌瓣	pectoralis minor muscle flap
腹内斜肌瓣	internal oblique abdominis muscle flap
吻合血管神经的	microneurovascular
节段断层背阔肌瓣	segmental and split latissimus dorsi muscle flap
中枢性面瘫	central facial paralysis
核上性面瘫	supranuclear facial paralysis
周围性面瘫	peripheral facial paralysis
跨面神经移植	cross-facial nerve graft

第一节　面神经的应用解剖

面神经是第Ⅶ对脑神经,属混合性神经,由运动性神经、内脏性感觉神经和内脏性运动神经构成。大部分为运动性神经纤维,起始于脑桥,主要支配面部表情肌。小部分为独立的细干,位于运动性神经纤维的外侧,内脏感觉神经纤维分布于舌前2/3 味蕾,传导味觉;内脏运动神经纤维为副交感纤维,它控制泪腺、舌下腺、颌下腺以及腭和鼻腔黏膜腺体的分泌。

面神经在茎乳孔出颅以后是纯运动神经纤维。发出 3 个小分支,支配枕肌、耳周围肌、二腹肌后腹和茎突舌骨肌。面神经主干交织组成腮腺丛,走行于腮腺深浅叶之间,自腮腺前缘呈放射状发出 5 个分支(图 26-1)。

颞支:2～4 支,支配额肌和眼轮匝肌等。

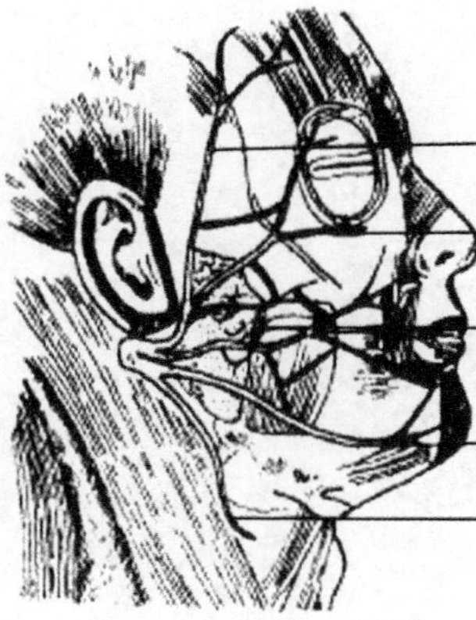

图 26-1　面神经解剖

颧支：3～4 支，支配眼轮匝肌及颧肌。

颊支：分为上、下颊支，主要支配颧大肌、颊肌、上唇方肌、口轮匝肌及其他口周围肌。

下颌缘支：支配下唇方肌和三角肌等。

颈支：支配颈阔肌。

面神经的终末分支变异很大。Conley(1976)在 1 000 余例腮腺切除的病例中，对其中 100 例采用术中面神经分支分布的影像分析，结果面神经分支的形式没有 1 例完全相同。这一特点给面神经损伤探查时，寻找面神经断端带来不便。有学者将面神经的末梢分支的类型分为 6 类，对于了解面神经分支的变化有帮助(图 26-2)。面神经面部分支位于表情肌肉筋膜系统(SMAS)的下方腮腺前缘分出，其体表定位对外科医师进行面神经探查时有参考价值。Peterson(1987)描绘的面神经终末支分布的体表投影，可供临床应用。以耳前及耳垂为界，比划出下颌缘支、颊支、颧支及颞支的部位(图 26-3)。

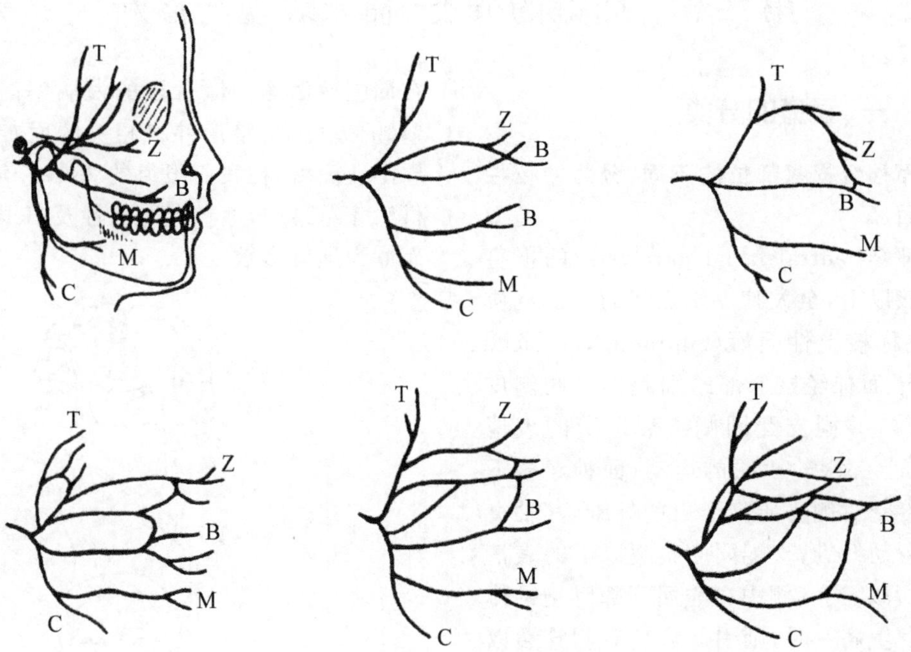

图 26-2　面神经末梢分支类型

(仿 Converse：Reconstactive Plastic Surgery. Vol. 3 第 2 版 1977)：T. 颞支；Z. 颧支；B. 颊支；M. 下颌缘支；C. 颈支

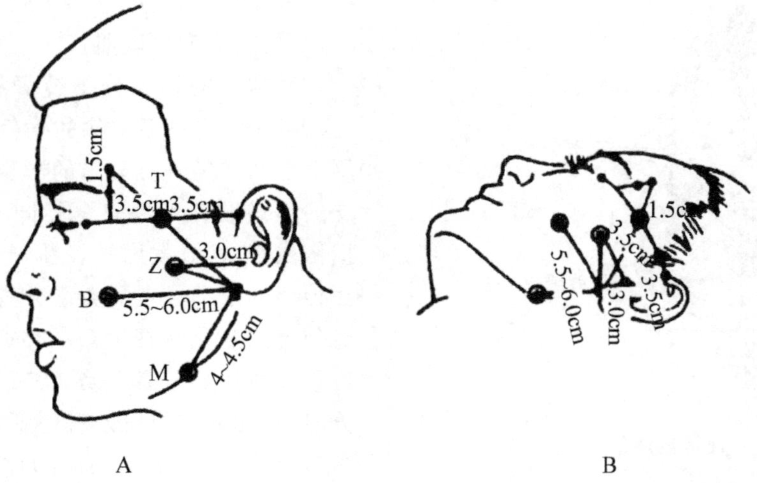

图 26-3　面神经终末支体表投影

(仿 Peterson,Clinic in Plastic Surgery,1987):T. 颞支;B. 颊支;Z. 颧支;M. 下颌缘支。以耳前为界,定位各末梢支的位置。颊支在耳垂前方 5.5～6.0cm 处出现,下颌缘支在耳垂下方 4～4.5cm 处出现

第二节　面瘫的分类、临床表现与诊断

一、面瘫的分类

(一)根据面神经损害部位的不同,分为中枢性面瘫和周围性面瘫

中枢性面瘫(coentral facial paralysis)的损害部位在面神经核以上,至大脑皮质之间的一侧皮质脑干束纤维,也称核上性面瘫(supranuclear facial paralysis)。由于面神经核上部的细胞接受两侧皮质脑干束的纤维,共同支配同侧睑裂以下的表情肌,包括额肌和上部眼轮匝肌的运动;面神经核下部的细胞则只接受对侧皮质脑干束的纤维,其轴突组成面神经的运动纤维,支配同侧睑裂以下的表情肌(图 26-4)。所以,当一侧中央前回下部巨型锥体细胞及其轴突发生病变时,则引起病变对侧睑裂以下的表情肌瘫痪。中枢性面瘫的临床特点是病变对侧睑裂以下的面部表情肌瘫痪,常伴有与面瘫同侧的肢体瘫痪或功能障碍,无味觉和唾液分泌障碍。周围性面瘫(peripheral facial paralysis)是面神经核或面神经运动纤维发生病变所造成的,也称为核性或核下性面瘫。如果损害发生于脑桥下部至茎乳孔段,还可能伴随味觉丧失、泪腺涎腺分泌障碍、听觉改变等临床症状。据发病率统计资料表明,周围性面瘫的发病率远远高于中枢性面瘫,而在周围性面瘫中颞骨段的发病率高于颅内段和出茎乳孔段。与整形外科相关的面神经瘫痪主要是周围性面瘫,在我们报道的 300 多例面神经瘫痪外科治疗总结中,面神经外伤性及 Bell 面瘫即周围性面瘫为绝大多数。

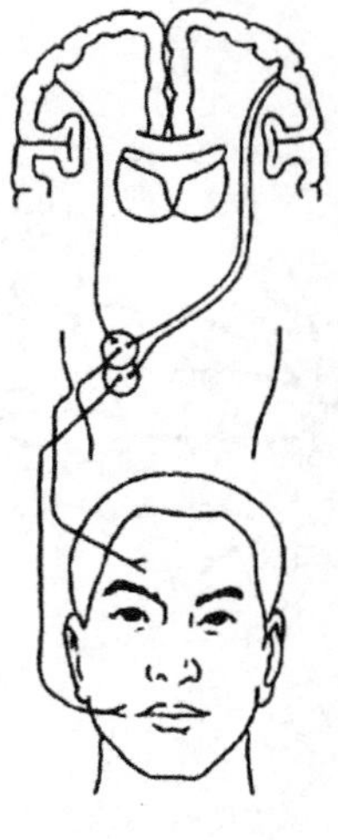

图 26-4　中枢性面瘫和周围性面瘫

(二)根据发病原因分类

1. *炎症*

(1)Bell 面瘫。Bell 面瘫是由 Charles Bell(1821)最先描述该疾病而得名,其发病原因尚不明确,可

能与寒冷侵袭、病毒感染、炎症、面神经营养血管痉挛等因素有关，病变限于颞骨骨管内面神经水肿，因此，把这种病因不明确的面瘫统称为 Bell 面瘫。Bell 氏面瘫通过消炎、应用神经营养药物、面神经减压、中医针灸、理疗等往往能够治愈，或者明显改善症状，也有少部分病例不治自愈，如果早期经过治疗无效或症状改善不明显，2 年以后就转变为陈旧性面瘫，面部表情肌瘫痪而且发生进行性萎缩，表情功能完全丧失。

(2)中耳炎、腮腺炎、脑炎、脑膜炎等炎症也可导致面神经损害。

(3)Hunt 综合征，病变侵犯面神经颞骨管内段全程，有明显的耳甲腔疱疹或不明显的疱疹，需要与 Bell 面瘫相鉴别。

2. 外伤或手术损伤

(1)产钳外伤：婴儿乳突尖未发育时面神经位置表浅，可能在分娩过程中用力过猛或使用产钳不当造成面神经损伤。

(2)颞骨骨折：面神经在颞骨骨管内走行较长，颞骨岩鳞部的骨折，往往造成面神经损伤、受压或断裂。

(3)颜面外伤：面神经出茎乳孔后，在耳下及颜面部位置表浅，颜面部外伤尤其是切割伤，均可引起面神经断裂，导致面神经支配区发生功能障碍。近年来，交通肇事等因素不断增加，外伤性面瘫的发病率也逐渐提高。

(4)手术损伤：常见于乳突根治术、听神经瘤摘除术、腮腺肿瘤切除术、面部血管瘤切除术后等。由于面部皮肤提紧术、下颌角截骨术、下颌支和髁状突骨折内固定术时，意外造成面神经损伤。

3. 肿瘤　发生于颅内外可能波及面神经的肿瘤，如听神经瘤、腺样囊性癌、中耳鳞状细胞癌、脑膜瘤和神经鞘瘤等均可能出现面瘫。

4. 先天性面瘫　由于胚胎发育过程中某种不清楚的原因导致的面神经发育不全，故患者出生后即出现面部表情肌瘫痪，有的发生于单侧，也有的发生于双侧，并伴有其他症状，如面部狭长，双侧下颌前突，智力发育障碍等。

(三)根据面瘫发生部位分类

1. 单侧性面瘫　在面瘫的病例中，绝大多数发生于单侧，引起面部表情不对称及语言功能障碍。

2. 双侧性面瘫　临床上很少见，往往为先天性面瘫，可能同时并发其他畸形。

(四)根据面神经的损伤程度分类

1. 完全性面瘫。

2. 不完全性面瘫。

(五)根据面瘫的病程分类

1. 早期面瘫　是指面神经损害的早期阶段，面部表情肌无明显萎缩，面神经经过治疗可能有不同程度的恢复，例如：Bell 面瘫早期应用神经营养药物、激素、理疗、神经减压、针灸等治疗获得明显疗效；外伤性面瘫早期可以进行神经松解术、神经吻合术、神经移植术、跨面神经移植术和吻合血管的跨面神经移植术等治疗，恢复对面部表情肌的再支配。

2. 晚期面瘫　也称为陈旧性面瘫是指各种原因引起的面瘫，病程超过 2 年以上，面部表情肌功能无明显恢复的病例；外伤性面瘫曾做过神经吻合手术、神经移植术、跨面神经移植术等，术后 1 年面神经功能无明显恢复的病例。

二、面瘫的临床表现与诊断

面瘫是一个综合症候群，不同类型临床表现各异，除面部表情肌瘫痪外，还并有其他症状。检查手段主要依靠物理检查，根据临床表现进行诊断和鉴别诊断。肌电图检查对面神经的功能状况及再生状况的诊断有所帮助，但对表情肌瘫痪的程度、面神经的损伤程度及表情肌的萎缩程度尚无确切的检查手段。

(一)面部表情肌瘫痪

1. 额部症状　患侧额部平坦、光滑；做皱额、皱眉、眉毛上举等动作时，表现为健侧活动良好，患侧表情肌瘫痪。

2. 眼部表现　双侧眼裂可能不在一个水平面上，患侧外眦角下垂，两侧眼裂大小不等，患侧明显大于健侧。患侧下眼睑不同程度外翻，或下眼睑中央部分下垂，下眼睑泪点有时不能紧贴泪湖，溢泪。患侧下睑眶筋膜松弛，呈眼袋外观。当患者做闭眼运动时，眼睑不能完全闭合，如果是不完全性面瘫，眼睑虽然能够轻微闭合，但用手指撑开眼裂时，眼睑缺少张力抵抗。由于长期眼睑闭合不全，导致结膜慢性炎症、内外眦角分泌物积聚及角膜外露，可能造成角膜浑浊甚至失明。

3. 鼻部表现　患侧鼻唇沟消失，鼻翼下降或塌陷，人中嵴偏向健侧，鼻孔不能缩小或扩大，不能皱鼻。对于鼻翼下降程度及人中嵴偏斜程度应予以测量及记录。方法是以内眦角水平连线为基础，测量两侧鼻翼底部至两内眦连线的距离。

4. 颊部表现　患侧颊部皮肤和皮下组织臃肿、松弛、下坠。特别是病程3～5年的陈旧性面瘫，以及年过40岁的患者尤为明显。

5. 唇部及口角　患侧上、下唇肌肉萎缩，唇变薄，闭合不全，口角下垂，失去正常口角外形，呈现圆形口角，口裂向健侧歪斜。让患者提上唇、下唇动作时，口裂歪斜更加明显。这类患者不愿讲话及谈笑，因为讲话和谈笑时口鼻歪斜更加严重。患者不能自主、对称地外翻上下唇，也不能对称地开唇露牙，做鼓气动作时患侧口角漏气，不能吹口哨，不能闭口鼓气。患者上下红唇变薄，对于上述畸形均应加以检查并记录。

6. 颈及下颌部　组织臃肿，不能自主地下降口角及下唇，颈阔肌不能收缩使下唇偏向健侧。

7. 语言改变　严重的患者常伴有语言不清，特别是发唇齿音时发音不清。

8. 对进食的影响　由于颊部肌肉瘫痪，导致进食活动受到影响，食物残余积聚在龈颊沟内，且患侧颊部组织易被不自主地咬伤。

9. 面肌痉挛　不完全性面瘫患者常伴有不自主地面部肌肉痉挛及抽搐。

(二)味觉改变

面神经损伤发生于茎乳孔以内段，还可能伴有味觉丧失。检查时用手持纱布固定舌体，擦干唾液后，以棉签蘸糖水或盐水涂于患侧的舌前2/3。嘱患者用手表示有无味觉，确定是否有味觉丧失。

(三)听觉改变

主要是检查镫骨肌的功能状态。分别对患侧与健侧进行由远至近的比较，以了解患侧听觉有无改变。听觉的改变是由于镫骨肌神经麻痹后，失去了与鼓膜张肌神经(由三叉神经支配)的协调平衡，于是使镫骨肌卵圆窗的振幅减小，造成低音性过敏或听觉增强。

泪液检查：亦称Schirmer's实验。目的是观察膝状神经节是否受损。用滤纸2条(每条为0.5cm×5cm)，一端在2mm处弯折。将两纸条分别放置在两侧下睑结膜囊内做泪液流量测定。正常情况下5min末的滤纸浸湿长度约为2cm。由于个体差异浸湿长度可能不同，但两眼基本对称。如膝状神经节以上岩浅大神经受损害，则患侧泪液流量显著减少，有助于面神经损害的诊断。但是，必须在放置滤纸条的同时，将两眼所积存的两泪液吸干。由于患侧的泪运障碍，故积留于结膜囊内的泪液增加。

面瘫的诊断并不困难，周围性面瘫要根据面部表情肌瘫痪的程度和范围、味觉、听觉及泪液检查的结果，来明确面神经损害的部位，从而做出相应的损害定位诊断。

1. 面神经茎乳孔以外段受损：表现为患侧面瘫。

2. 鼓束与镫骨肌神经节之间受损：表现为患侧面瘫＋味觉丧失＋涎腺分泌障碍。

3. 镫骨肌与膝状神经节之间受损：表现为患侧面瘫＋味觉丧失＋涎腺分泌障碍＋听觉改变。

4. 膝状神经节受损表现：为患侧面瘫＋味觉丧失＋涎腺、泪液分泌障碍＋听觉改变。

5. 脑桥与膝状神经节之间：患侧面瘫＋味觉、分泌功能障碍＋可能耳鸣眩晕。

6. 核性损害：患侧面瘫＋轻度感觉与分泌障碍＋影响展神经或累及皮质延髓索。

面瘫的诊断对指导临床选择治疗方法是十分必要的，不同原因、损伤部位、程度及病程导致的面瘫其治疗方法也不相同。

第三节　面瘫的整形外科治疗

面瘫的外科治疗可分为非动力性静力性悬吊手术和肌肉功能动力性再造手术。非动力性手术(静力性悬吊)是通过应用阔筋膜或组织代用品材料等悬吊下垂口角及面部软组织，使面部在静态获得对称。动力性手术疗法是指通过神经修复等外科手术使患侧面神经及表情肌恢复收缩功能，或采用吻合血管神经的肌肉移植手术，获得面部表情动态下的对称。然而，治疗面瘫的任何一种外科手术方法，要获得面部表情肌的对称运动都是十分困难的，采用多种外科手术及术后表情功能训练的综合治疗，可能得到较满意的治疗效果。

一、面瘫的非动力性治疗

(一)静力悬吊术

静态悬吊术是治疗晚期面瘫的传统手术方法，通过张力悬吊矫正颊部软组织松弛、口角下垂、眼睑闭合不全及下睑外翻等畸形，这种术式只能改善面瘫患者静态时面部的畸形，然而，当患者说话或笑时，仍然出现口鼻㖞斜的面像。静态悬吊术以Blair(1926)的阔筋膜悬吊最具有代表性，静力性筋膜悬吊治疗晚期面神经瘫痪仍是一基本技术，王炜(1997)总结301例面神经瘫痪外科治疗中有92例采用阔筋膜悬吊。本手术只要技术应用确当，在矫正口、眼歪斜方面是一有效的术式。由于动力性面部肌肉功能再造的适应证的限制，本手术时临床上较常用的手术方法。临床也有应用掌长肌腱、真皮以及硅橡胶、聚四氟乙烯(polytetrafluoroethylene PTFE)等材料的报道，但是，以阔筋膜的应用最为广泛。近年来，在探索高分子生物材料方面取得了显著进展，Petroff(1994)从1983－1990年对31例完全性面瘫患者使用GORE-TEX的膨体聚四氟乙烯(ePTFE)置入材料悬吊，经过10年的临床观察所有面瘫患者的术后效果都较为满意。

1. *适应证*　各种原因引起的完全性陈旧性面瘫，无法进行神经吻合、神经移植和吻合血管神经的肌肉移植术的病例。对于早期面瘫不应选择静力悬吊手术来修复。

2. *手术方法*　在颞部做2～4cm长的小切口，分离达颞深筋膜；在患侧鼻唇沟做约0.5cm长的小切口，分离达到口轮匝肌；在健侧上、下唇唇红缘处做2个0.5cm长的小切口，分离到口轮匝肌表面；在健侧眉头下缘做0.5cm长的小切口，分离到深筋膜。

准备悬吊置入材料，如果选择阔筋膜悬吊，需切取2.0cm×20cm阔筋膜1条，再把阔筋膜条分成0.5cm×20cm宽度的4条备用；如选用PTFE等材料，需将悬吊消毒后准备待用。然后，分别用筋膜针沿面部深筋膜表面从颞部切口进入，至眉头、鼻翼、口角等部位穿出，造成隧道，将悬吊材料条引入隧道，从颞部切口拉出；口角处要做一个套环，另一端的2个悬吊材料从颞部拉出。用尼龙线或PTFE缝合线，呈“8”字形缝合固定颞深筋膜深层之上。悬吊时要矫枉过正，悬吊的程度往往过度矫正1.0～1.5cm，以预防筋膜被拉长或固定点松弛(图26-5)，应用PTFE时颞部一端常用钛钉将悬吊材料固定在颧骨或颧弓上(如图26-6，图26-7)。

在眉头、鼻翼、上下唇切口缝合时，为了避免出现切口处凹陷畸形，缝合前应做皮下游离。术后1个月内，弹性钩悬吊口角，以避免发生松脱。

(二)颞肌瓣转移术

这是一种面瘫的表情肌动力再造手术，但手术方法类似于筋膜悬吊，故列于此。颞肌瓣转移术是利用一束带蒂的颞肌，前端连接2～4条筋膜，将颞肌瓣转移向下方，筋膜通过皮下隧道穿入，另一端从上下眼睑的内眦部及口角引出，并固定于上、下眼睑的内眦部和口角，依靠颞肌收缩来恢复闭眼功能和矫正口角下垂。颞肌瓣的切取时采用颞部及耳前面部除皱切口，切开颞浅筋膜及颞深筋膜两

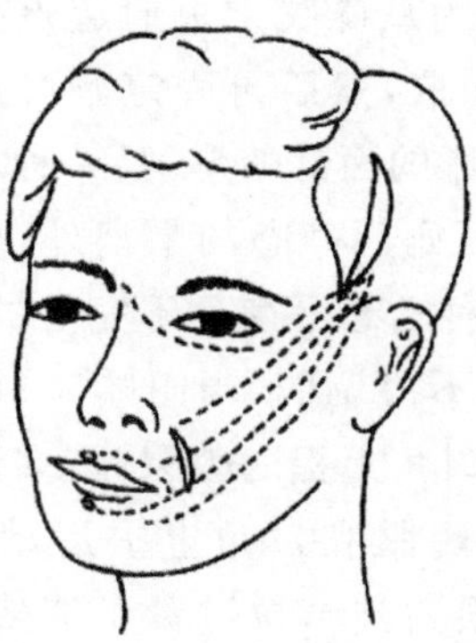

图 26-5　面神经瘫痪阔筋膜静力悬吊的皮肤切口及皮下隧道设计

皮肤切口：颞部，健侧眉角，鼻唇沟，上、下唇；皮下隧道：虚线部分，悬吊4～6区

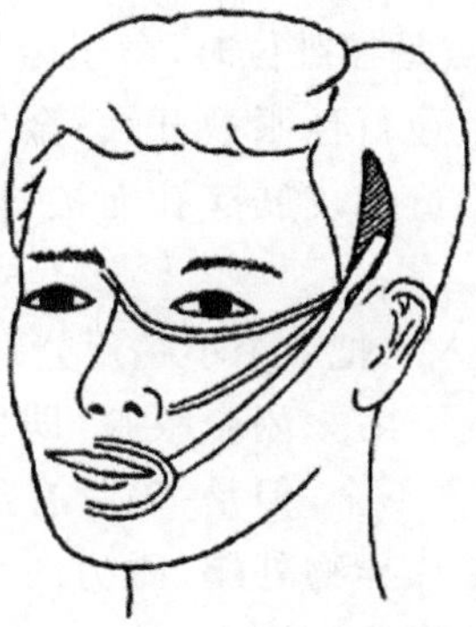

图 26-6　面神经瘫痪阔筋膜静力悬吊

悬吊下睑缘、鼻唇沟、口周及口角

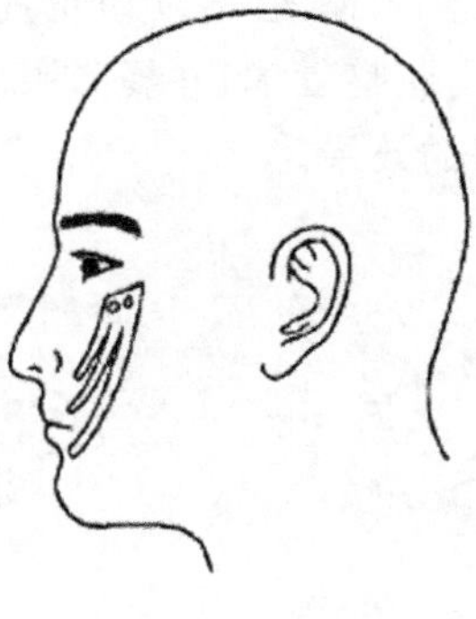

图 26-7　PTFE 悬吊术

层,暴露颞肌,为从喙突上颞肌起点处切取一束颞肌,锯开颧弓切取,然后再固定颧弓。颞肌瓣转移术悬吊矫正面瘫的面部畸形,是一种动力性悬吊术式,除了矫正面瘫后静态的平衡外,尚有动力性的作用,但是,这种动态平衡是不完善的,因此所获得的面部运动是不协调的,当咀嚼时颞肌瓣收缩,从而产生闭眼和口角上提的效果,许多患者术后都为这种不自主的闭眼和口角上提运动感到不快,另外,闭眼时外眼角被牵拉过紧可能造成眼裂狭窄,外观也不自然。

(三)其他治疗方法

1. 金属片置入　利用增加上眼睑的重力,达到矫正因眼轮匝肌功能丧失的兔眼畸形,在眼睑内置入金属片,当患者直立时可以靠重力达到闭眼的效果,置入的金属片常有金片、钽和有筛孔的不锈钢片等。其缺点是在卧位时,由于金属重力方向的改变,往往发生逆行性眼裂开大;金属片在眼睑内长期摩擦,可能造成皮肤穿孔而被排除,目前已很少应用。

2. 磁片置入　把2个小磁片分别置入上、下眼睑,依靠磁石的引力来闭合眼睑,即使仰卧位也不会发生眼睑闭合不全,但是,磁片在组织内容易引起排斥,造成磁片异物外露,磁力的大小也很难掌握,目前在临床上很少应用。

3. 皮肤整复术

(1)下眼睑整复术:长期面瘫患者,由于眼轮匝肌功能丧失,下眼睑皮肤松弛往往下垂或外翻,即使采用下眼睑悬吊术,也难以纠正皮肤松弛,如配合进行下眼睑皮肤整复术,并提紧眼轮匝肌(图26-8),可获得良好的效果。

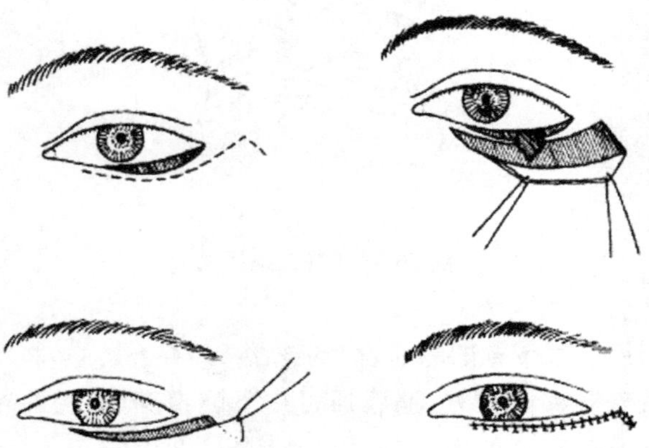

图26-8　下眼睑切除部分松弛皮肤,使眼轮匝肌和皮肤提紧

(2)眉毛上移术:为了矫正眉毛位置下垂和向上仰视时的视野狭窄,可以选择筋膜眉毛悬吊,配合面瘫动力性和非动力性修复手术,也可通过眉毛上方的皮肤切除,使眉毛位置上移(图26-9),为预防复发需要稍微做些过度矫正。

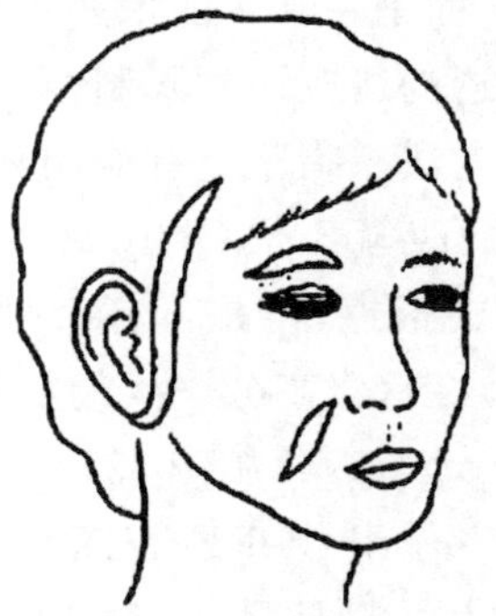

图26-9　在颞部、耳前、额部及鼻唇沟做部分皮肤切除,使上睑、眉毛及口角上提

(3)睑缘粘连术:在面瘫以后,严重的眼睑闭合不全可能发生角膜浑浊甚至失明,为了预防并发症,矫正眼睑闭合不全,可采取睑缘粘连术(图26-10),改善眼睑闭合不全的缺陷。

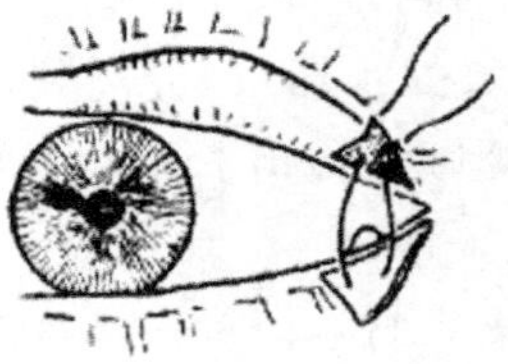

图26-10　做眼睑粘连改善眼睑闭合不全

(4)鼻唇沟再造术:为了使面颊部形态尽力对称,矫正面颊部软组织下垂,鼻唇沟消失,在做静态悬吊或吻合血管神经的肌瓣移植手术的同时,可以配合鼻唇沟再造及悬吊术,也可以单纯做鼻唇沟再造术,作为一种辅助治疗方法。

二、面瘫的动力性治疗

面瘫的动力性治疗包括面神经断裂的修复、面神经-舌下神经吻合、跨面神经移植、颞肌瓣、咬肌瓣转移以及带血管神经肌瓣移植等,对于晚期面神经瘫痪,凡患者身体健康,年龄在50－60岁或以下,一侧性面瘫我们推荐采用带血管神经肌瓣移植。

在吻合血管神经的肌瓣移植中,可供移植的肌肉有掌长肌、趾短伸肌、股薄肌、背阔肌、阔筋膜张肌、胸小肌和前锯肌等。供肌应具备以下条件：①供肌不应具备一个血供和多单元神经支配源；②供肌的肌纤维走向、性状、大小应与所需要重建的表情肌相符；③易于取材，切取后供区不遗留功能障碍。Terzls则提出胸小肌具有2个神经源，可作为同时恢复2块以上的肌肉动力再造。王炜提出超长血管神经蒂肌瓣移植一期治疗晚期面瘫，移植肌肉可使被其覆盖的瘫痪肌肉再神经化，能使面瘫肌肉动力再造达到较为完善的程度。Harii观察股薄肌移植术后8个月体积缩小大约50%，移植肌肉术后萎缩是肌肉移植的一个共同问题，主张采用大块的肌肉做供肌。但是，许多学者认为，无论是股薄肌、胸小肌或背阔肌移植，术后供肌臃肿是较为普遍的缺点，王炜提出的节段性断层背阔肌瓣移植，使移植肌瓣缩小到[(2～6)cm×6]～9cm×0.4cm，使移植肌瓣恢复至与健侧在静态及动态均对称的效果。在面部表情肌功能重建的治疗中，无论是一期、二期吻合血管神经的肌肉移植，对于晚期面瘫的动力性修复临床报道均取得了比较满意的效果。有学者从理论上推测，一期肌肉移植的血管神经蒂较二期肌肉移植的长、肌肉神经化的时间相应地增加。肌肉的萎缩也应该增加，而二期肌肉移植的神经再生要经过两处吻合部位，纤维组织增生的可能性就大，必然影响局部血供和再生轴突的通过数量，导致获得的肌肉收缩力减弱。王炜的62例一期肌肉移植治疗晚期面瘫的临床经验证明，一期肌肉移植，虽然血管神经蒂很长，但肌肉神经化的时间并没有延长，其中有的病例在肌肉移植后107d移植肌肉出现了新生电位，128d移植肌肉产生自主运动，一期肌肉移植治疗面瘫的成功率较高，疗效满意。

(一)面神经吻合术

由于锐性损伤、手术误伤造成面神经断裂，应尽量早期做神经断端吻合术，达到恢复表情肌神经支配的目的。

1. 适应证

(1)锐性损伤造成面神经完全性或不完全性断裂的病例，在损伤后6～8个月均可进行一期神经吻接。

(2)面神经切割伤病程不超过1年的病例，表情肌无明显萎缩。

(3)面神经缺损＜0.5cm，神经吻合无张力。

2. 手术要点

(1)切口：采取面部外伤瘢痕切口或手术原切口，或耳前-下颌区面部除皱切口"S"形切口。

(2)解剖面神经：根据面神经断裂的部位解剖面神经的近、远心端，有时断裂神经不易辨认，可在术中藉助神经刺激仪或针麻仪刺激以明确神经两断端，并适当向两侧游离，尽量减少面神经的缺损程度。

(3)面神经吻合：2个面神经断端在无张力的情况下，可进行神经外膜缝合、束膜缝合或外膜-束膜联合缝合，神经吻合时用11-0无创伤缝线，应在手术放大镜下或手术显微镜下缝合以保证吻合质量。防止被意外拉断。

(4)创口缝合：清洗创面，严密止血，分层缝合，放置引流，加压包扎。对于腮腺包膜打开时，应将腮腺包膜缝合，以避免术后出现腮腺漏。

(二)神经移植修复面神经缺损术

早期面神经损伤，神经缺损较大，病程不超过1年，面部表情肌无明显萎缩的病例，可考虑神经移植术，修复面神经缺损。

1. 适应证

(1)面部外伤或手术造成的早期面瘫，面神经的中枢端是健康的，而且，近、远心端均具有神经吻合的可能性。

(2)面部表情肌无明显萎缩。

(3)面神经断端的缺损＞0.5cm以上。

2. 手术要点

(1)切口：采取耳前-下颌面部除皱切口。

(2)解剖面神经断端：测量面神经缺损长度。

(3)切取神经：神经移植的供区常选择腓肠神经、耳大神经或桡神经浅支等感觉神经。

①腓肠神经移植：见第11章第六节。

②耳大神经移植：沿耳前-下颌切口分离皮下组织和颈阔肌，暴露颈外静脉和胸锁乳突肌，耳大神经在胸锁乳突肌后缘中点的上方穿出，并沿肌肉表面走向腮腺尾叶和耳部。游离耳大神经达到移植足够的长度，切取耳大神经。

(4)吻合神经：神经移植修复面神经缺损，采用外膜或束膜端端吻合。

(三)面-舌下神经吻合

Korte(1903)首先报道了由于乳突、腮腺区肿瘤根治性切除造成的面神经缺损，为了避免患侧面部表情肌发生萎缩，维持表情肌的张力和运动，采取面-舌下神经吻合术，以舌下神经为动力源，恢复面部表情的对称，这是一古老的术式，对于早期外伤性面瘫近端无法修复，但远段面神经良好的患者，本术式可较完全地恢复面部表情肌的动力功能，术后达到静态及动态面部表情肌的双侧平衡，因此，这是一良好的选择，但是该手术造成一侧舌下神经瘫痪，约有1/3患者，术后言语及进食受到影响。

1. 适应证　损伤面神经的近中枢端无法吻合，远心端神经具备吻合条件，而且，面部表情肌无明显萎缩。可用于早期周围性面神经损伤，也可用于听神经瘤切除后早期面神经瘫痪等。

2. 手术要点

(1)切口：从乳突尖部沿胸锁乳突肌前缘向下颌骨下缘内1.5cm处，设计长8～10cm的切口。

(2)解剖面神经：取耳前切口，根据不同情况解剖出面神经远端。如果在面神经出茎乳孔处损伤的患者，其步骤是切开颈阔肌，暴露胸锁乳突肌、腮腺尾叶筋膜和颈外静脉，沿腮腺后缘和下缘与胸锁乳突肌之间做钝性分离，并将胸锁乳突肌往后牵引，显露二腹肌后腹。继而在乳突尖的上方约1cm处，二腹肌后腹与外耳道软骨交角之间仔细地做钝性分离。暴露面神经干，沿面神经干向远心端解剖，游离面神经干，供吻接。

(3)解剖舌下神经及降支：沿胸锁乳突肌前缘向下分离，分别把胸锁乳突肌前缘向后牵拉，二腹肌后腹向前牵引，暴露颈动脉三角。逐渐向深层钝性分离，在颈内静脉和颈外动脉浅面，仔细寻找舌下神经及降支，游离舌下神经达足够转移的长度，然后切断舌下神经干供吻接。

(4)吻合神经：分别将面神经的远心端和舌下神经的中枢端转移，在无张力的情况下，把舌下神经中枢端与面神经远心端做显微吻合(图26-11)。

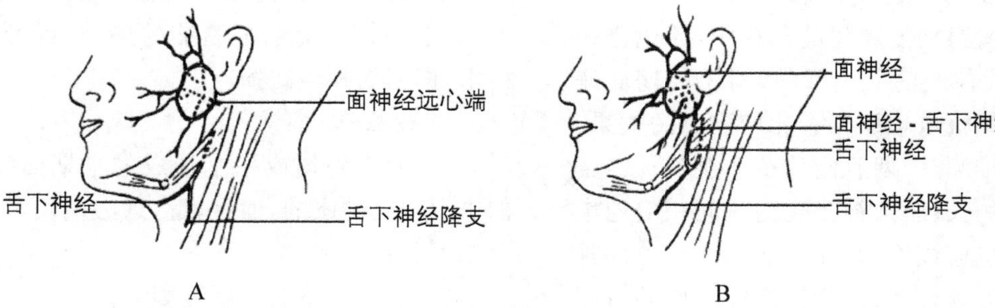

图26-11　面神经-舌下神经吻接

(5)缝合创口：将舌下神经与面神经的吻合处固定在周围组织，冲洗创口，严密止血，逐层吻合，放置引流，加压包扎。

(四)面-副神经转移术

面-副神经转移吻合术是Drobnik(1897)最早报道的动力性修复面瘫的手术方法，这种方法对作为动力源的损伤相对比较小，可获得良好的面瘫表情运动，只是这种面部表情运动是不协调的，在耸肩时才能表现出来，在我们的临床上，见到有的病例虽然进行了面-副神经吻接，由于功能欠佳及肩部不适，而要求恢复原样。Hofmen(1994)对42例行面-副神经转移吻合术的患者进行随访，结果大多数患者感到十分不自然，并要求切断这种神经吻合。

(五)跨面神经移植术(cross-facial nerve graft)

跨面神经移植术是使用长段的神经移植，一端与健侧面神经分支的中枢端缝合，移植神经经皮下隧道达到患侧，使移植神经另一端与患侧面神经的远心端吻接在一起，通过面神经轴突再生恢复患侧表情肌的功能。Scaramella、Smith(1971)等相继报道了跨面神经移植术治疗面瘫的病例，这种手术方法试图靠健侧面神经的传导支配患侧，以获得对称性的表情运动。使用健侧面神经作为运动神经传导源的理论依据有以下2个方面：①在日常生活中，大部分情况下的表情肌运动是左右对称的，表情肌是随意肌，如果以其他脑神经作为传导源，不能重建协调的表情运动；②面神经的分支及吻合支很多，有50%的二级以下分支由于手术的需要被切断，都不会造成其支配区的表情肌面瘫，这就成为把面神经的二级以下分支切断，用于作为恢复患侧面神经功能重建的动力缘。

跨面神经移植术的优点在于患侧表情肌接受来自健侧面神经的再生纤维，与健侧表情肌连动，面部表情比较自然，患侧表情肌的运动与健侧协调，表情有整体性，而且，手术不造成其他功能障碍。但本术式不只适应于晚期面神经瘫痪的修复。

1. 适应证

(1)由于各种面神经创伤所造成的早期面瘫，患侧面神经中枢端缺损或无法吻合，不能进行面神经吻合术及面神经移植术的病例。

(2)面瘫经过其他方法治疗 1 年内功能未得到恢复；或早期修复后 1 年效果不佳，面部表情肌无明显萎缩，患侧面神经中枢端不能吻合的病例，也可采用本术式。

(3)陈旧性面瘫，患侧面部表情肌严重萎缩，选择二期吻合神经血管的肌肉移植术的一期手术。

2. 禁忌证

(1)陈旧性面瘫，患侧面部表情肌明显发生萎缩的病例。

(2)双侧面瘫的病例。

3. 手术方法及要点

(1)切口：双侧面部腮腺手术面部除皱切口。

(2)解剖双侧面神经：略(同前)。

(3)腓肠神经切取：根据需要切取一定长度的腓肠神经。

(4)神经跨面移植：Anderl (1973)、Fisch (1976)等也报道了应用跨面神经移植术治疗面瘫，使这种手术又进一步得到改进和完善，各种术式存在一定差异，但手术方法可总结为 3 种类型。

①Scaramella 法。健侧面神经颊支的分支与患侧面神经总干之间，通过腓肠神经移植相互吻接，移植的腓肠神经在下颌皮下内穿过(图 26-12)。

②Anderl 法。将健侧与患侧面神经颧支、颊支、下颌缘支的各分支之间通过 3～4 根神经段进行交叉联络。手术分为 2 次进行，一期手术只做神经移植，把移植神经与健侧面神经各分支的近心端吻合起来。经过 4～6 个月或以后再进行第二期手术，将各移植神经的远心端分别与患侧各对应面神经的分支吻合。Anderl 之所以把手术分为 2 期，是因为轴突再生需要较长时间，如果第一期手术就吻合患侧，在轴突再生达到患侧面神经各吻合口之前，吻合处已经形成瘢痕，必然妨碍轴突通过吻合口，功能恢复不理想。因此，分为 2 次手术(图 26-13)。

③Fisch 法。取 2 根移植神经，把健侧面神经颧支、颊支的分支分别与患侧面神经的颞面干和面颈干吻合，2 根移植神经都通过上唇皮下筋膜隧道达到患侧(图 26-14)。

(5)缝合创口。

跨面神经移植术在理论上是一种理想的手术方法，但是，表情肌在神经再支配之前，失神经支配约有 1 年的时间，在此期间将进行性地发生萎缩。由于轴突再生要通过较长的移植神经，最终通过吻合口到达患侧面神经的再生轴突数量很少，所以，获得地表情肌收缩力就弱，在跨面神经移植中，如果采用吻合血管的跨面神经移植，其结构优于单纯的神经移植。

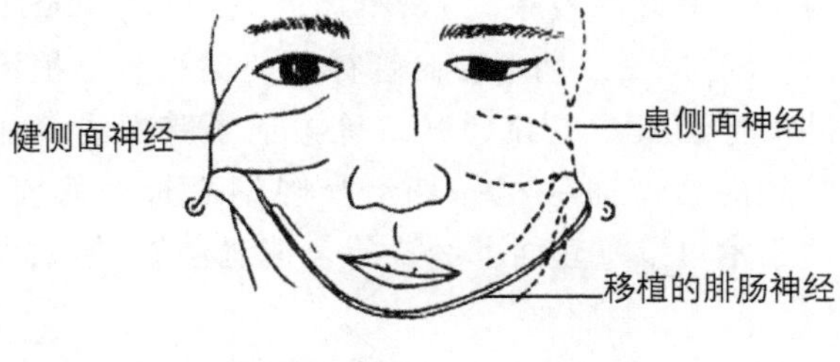

图 26-12　跨面神经移植术 Scaramella 法

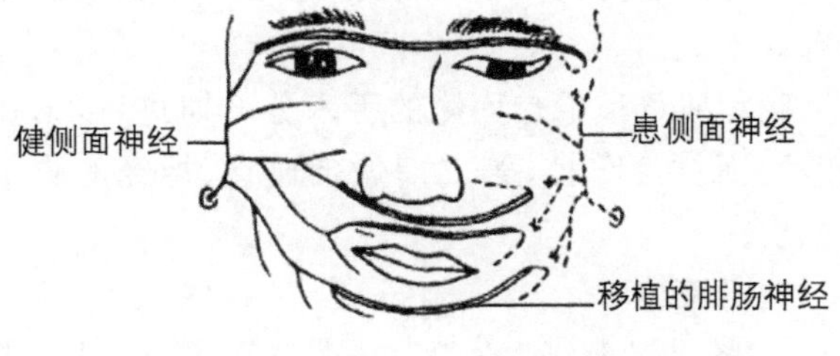

图 26-13　跨面神经移植术 Ander 法

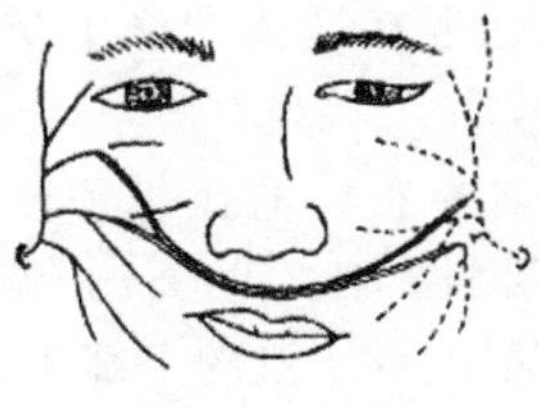

图 26-14　跨面神经移植术 Fisch 法

(六)神经肌肉内种植术

当面神经末梢端发生离断或撕脱时，面神经中枢端无法与表情肌端吻接，王炜(1990)曾将面神经的中枢端置入表情肌内，临床上取得面部瘫痪表情肌的功能部分恢复的效果(见本章第四、五、六节)。

(七)吻合血管神经的肌肉移植术

应用吻合血管神经的肌肉移植术重建陈旧性面瘫的表情肌功能，已经被认为是有效的治疗方法。Harii(1976)报道了应用吻合血管神经的股薄肌移植重建瘫痪侧的表情肌功能。O′Brien(1980)将跨面神经移植术与游离肌肉移植术结合起来，进行二期吻合血管神经的趾短伸肌移植治疗陈旧性面瘫取得良好的效果。Terzis(1982、1989)、Harrison(1985)采用二期吻合血管神经的胸小肌移植治疗陈旧性面瘫。王炜(1989)等报道了跨面吻合血管神经的背阔肌移植一期治疗晚期面神经瘫痪。这些手术可以重建面下 2/3 的表情肌功能,使颧大肌、颊肌、提上唇肌等的肌张力和收缩功能得到部分恢复。祁佐良(1997)等报道了多血管神经蒂的腹内斜肌瓣移植治疗陈旧性面瘫的应用解剖研究,进一步探讨患侧表情肌功能的整体重建。

第四节　胸小肌移植治疗晚期面瘫

吻合血管神经的胸小肌移植是治疗晚期面瘫的有效术式。

胸小肌移植治疗面瘫的手术分 2 期进行,第一期做跨面神经移植,第二期做带血管、神经的胸小肌移植。

(一)概述

1. 胸小肌较薄,不臃肿,呈三角形,是面部表情肌重建所要求的移植肌肉的形态,但举重、游泳运动员的胸小肌发达,应尽量避免选用。

2. 胸小肌切取后肢体功能不受影响,而且切取肌肉的切口较小。

3. 胸小肌具有独立的血供和胸前神经支配,是做供肌的解剖学基础。Terzis 强调指出,胸小肌神经支配的特殊性,胸小肌的上部 1/3 由胸前神经外侧支支配,而下部 2/3 由胸前神经内侧支支配,后者是臂丛神经内侧束的分支。这就使得胸小肌的 2 部分形成各自独立的运动单位,这对面瘫的治疗是难得的良好供区。

4. 胸小肌位置较深,而且动、静脉分布差异较大,不易切取。为做胸小肌移植治疗面瘫带来不便,有时手术时间长达 16～17h,因此,可能导致移植肌肉缺血时间过长。

5. 胸小肌移植同其他肌肉移植一样,手术需分期进行,2 期手术时间相隔需 8～10 个月。

(二)应用解剖

胸小肌位于胸大肌深面,是一块扁肌,呈三角形,长 12～14cm,以分散的肌束起自第 3、4、5 肋骨的前面,近肋骨、肋软骨结合处,肌纤维向外上方汇成一扁平肌腱止于肩胛骨喙突。

1. *血液供应*　胸小肌的血供变异较大,动脉来源有 3 种情况,分别可能来自胸肩峰动脉、胸外侧动脉或直接来自腋动脉。这些 3 种来源的动脉可单独供养胸小肌,也可同时存在。胸小肌的回流静脉常不与动脉伴行,有 2～3 支,直接注入腋静脉。胸小肌的动脉常从肌肉的内侧边缘穿出分支供应肌肉,也可自胸三角肌肌间沟到达胸小肌(图 26-15,图 26-16)。

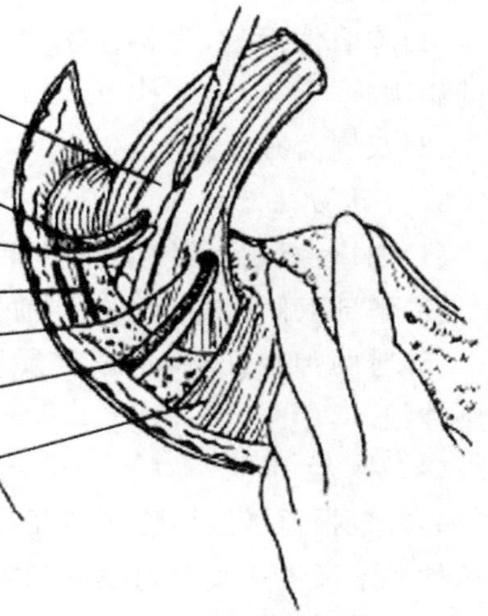

图 26-15　胸小肌解剖

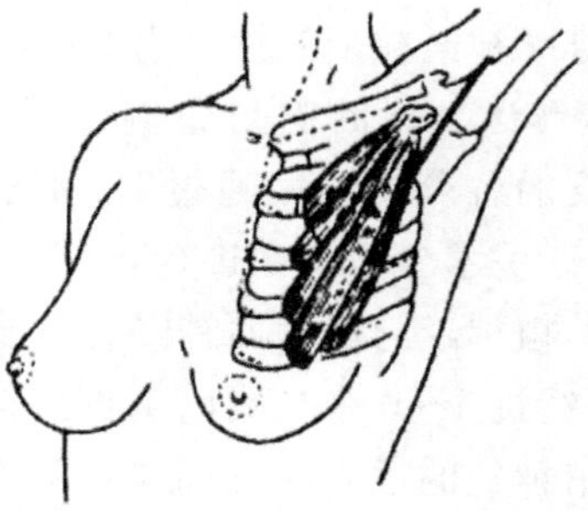

图 26-16　胸小肌的位置

2. *神经支配*　胸小肌的支配神经是胸前神经,其神经纤维来自 C_5、C_6、C_7、C_8 神经及 T_1 神经,这些运动神经纤维到胸小肌时分成 2 支,即胸前神经外侧支及内侧支,以后者为主。胸前神经的外侧支常穿过胸小肌,但不是胸小肌的主要支配神经。

(三)适应证

1. 早期面神经损伤引起的面瘫,无法采用面神经吻合或神经移植修复的病例。

2. 各种原因引起的陈旧性面瘫,排除颅内占位病变没有医治者，均可采用本术式。Terzis 在其大宗的临床应用病例报道中，建议在儿童面瘫治疗中，选择该手术血供更好。

(四)手术要点

手术分为 2 期进行，第一期做跨面神经移植术；经过 8～12 个月后，第二期手术做吻合神经血管的胸小肌移植。

1. *第一期跨面神经移植术*　取腓肠神经 25～28cm，做跨面神经移植。神经的一端与健侧的面神经的颊支吻合，选择颊支中吻合支以切断，可用神经刺激器来确认；另一端旷置在患侧颊部皮下，留待二期手术时应用。术后检查 Tinel 征，阳性时说明健侧面神经纤维已长入移植的神经内，这往往需要 6 个月以上的时间。

曹谊林等将第一期手术改良为带血管蒂的腓肠神经移植，利用腓肠神经伴行的小隐静脉与健侧面动脉端端吻合，使之静脉动脉化，小隐静脉远端与患侧的颞浅动脉远心端吻合。

2. *第二期吻合神经血管的胸小肌移植*

(1)胸小肌的切取：患者取平卧位，气管内全身麻醉，手术可分为 2 组同时进行，一组切取胸小肌瓣，另一组准备受区，解剖跨面神经移植的远心端和患侧面动脉、静脉。由于受区和供区比较靠近，2 组同时手术也有些相互干扰。

切口：患侧胸部 Terzis 取腋窝前皱襞后方的切口，该切口隐蔽，是良好设计。但由于切口位置较深，胸小肌不容易暴露，作者采取胸大肌、三角肌间隙切口，向下延伸至腋窝皱襞的前方，此切口较容易暴露胸小肌。

肌肉及其血管神经蒂的暴露：暴露胸大肌的下缘，游离胸外侧血管进入胸大肌下缘部分。追踪胸外侧动脉进入胸小肌内表面的进路，这是胸小肌的供养血管。显露胸小肌的下缘，并游离胸小肌于胸廓上的起点部分；掀起胸小肌使其外翻。暴露胸小肌内表面的血管蒂，显露胸前神经进入肌肉的内侧支及外侧支，并游离 2 支神经的共干部分，尽可能取得较长的神经蒂。游离动、静脉。在喙突处切断肌肉的止点，并使肌肉全部游离，但保留血管蒂，待受区准备完成后再断蒂进行肌肉移植。

(2)受区准备：面部做患侧除皱手术切口，在 SMAS 筋膜层分离，解剖跨面神经移植的远心端，游离移植神经断端，在下颌缘处解剖面动脉和面静脉，游离后待用。面部皮肤的分离范围，上方达颧弓及颞浅筋膜，下方到患侧口角及鼻唇沟。

(3)吻合血管神经的肌瓣移植：肌瓣断蒂后移植到患侧面部，胸小肌的胸廓端固定在口角及鼻唇沟处，喙突端固定于颧弓上方和颞肌筋膜，移植时应保持肌肉原有的肌张力，口角的上提程度以过度矫正 1cm 左右为宜，胸前神经的断端与跨面移植神经的断端吻合，胸外侧动、静脉与面动、静脉吻合(图 26-17)。

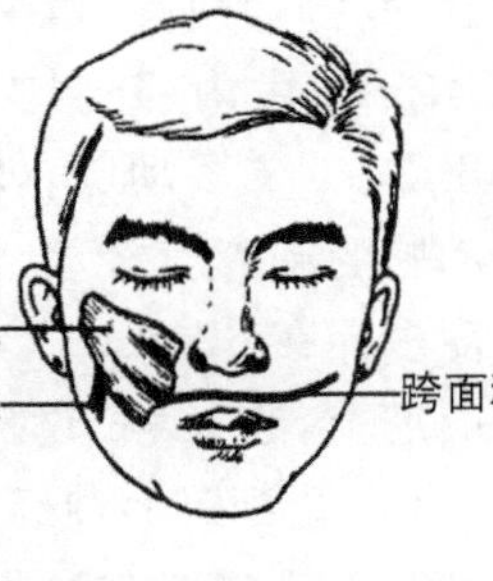

图 26-17　胸小肌移植治疗面瘫第二期手术：血管与面动、静脉吻合，神经与跨面神经吻合

(4)关闭创口：创口严密止血，逐层缝合创口，放置引流，包扎。

第五节　超长蒂节段断层背阔肌瓣一期移植治疗晚期面瘫

在吻合神经血管的肌瓣移植治疗晚期面瘫中，所采用的趾短伸肌、股薄肌、胸小肌、胸大肌、背阔肌及前锯肌等均选择 2 期手术，第一期进行跨面神经移植 8～12 个月后进行第二期手术，即吻合血管神经的肌肉移植，主要是因为供区肌瓣难以找到足够长度，能做跨面神经移植的神经蒂，另外，一些学者认为一期跨面吻合血管神经的肌瓣移植，由于神经再生的时间需 8～12 个月，在长时间的轴突过程中，移植肌瓣失神经支配而发生肌肉萎缩，造成手术失败。王炜(1985)设计了超长血管神经蒂的节段性背阔肌瓣移植，1986 年用于临床并取得成功，背阔肌瓣可解剖一个 14.0～17.5cm 长的神经血管蒂，一期完成跨面神经移植和背阔肌肌瓣移植，缩短了治疗周期，减少了手术次数，提高了手术成功率，术后疗效良好。

(一)概述

以往进行的带血管、神经肌肉移植，多半是整块肌肉，因此肌肉的本身形态，即是移植肌肉的形态，王炜设计了背阔肌节段断层肌瓣移植，根据背阔肌显微解剖结构，背阔肌可分成5～6个节段肌瓣，一般采用胸背动脉外侧支外侧节段肌瓣供移植，节段肌瓣解剖完成后，由于其厚度较厚，为防止臃肿，还可去除该肌瓣的脏层，制成断层肌瓣供移植，还可根据患者的病情设计不同形态、不同厚度的肌瓣供移植，而且，可制成一蒂两肌瓣的串联肌瓣供移植。

O'Brien等设计的分期肌肉移植手术，其跨面神经移植是不带血管的，因此，术后神经恢复时间较长，而且时间移植的成功率也受到影响。我们选用的超长蒂肌瓣移植，实际是带血管的胸背神经跨面移植，所以，神经移植的成功率高，临床实践证明轴突再生速度快。

（二）应用解剖

以胸背动脉的段动脉所供养的肌瓣，称为背阔肌节段肌瓣，或背阔肌段肌瓣。胸背神经的段神经常与段动脉伴行。肩胛下动脉由腋动脉分出后，在起点下方2～3cm处，分出旋肩胛动脉，并向下移行为胸背动脉。约在肩胛骨下角平面上方分为内、外侧支（占92.45%），由内、外侧支再分出段动脉；内侧支多半分出2～3支段动脉，外侧支分出3～4支段动脉。段动脉的起点直径多伴在0.5～0.9mm，段动脉的长度多伴在6～7cm。

在临床应用上，超长蒂节段肌瓣移植，蒂长需要14～17cm才能达到跨面神经移植的目的，因此，背阔肌的血管蒂不仅包括有胸背动脉，而且包括肩胛下动脉在内。即使如此，背阔肌的可见血管蒂长度也只有11～14cm，即：肩胛下动脉2～3cm，胸背动脉3～4cm，内或外侧支2～3cm，段动脉6～7cm。为了使蒂部有足够的长度，常需要将肌肉内的段动脉连同部分肌束，制成超长的蒂。肌肉内的段动脉往往肉眼不易观察，可借助手术放大镜观察其肌膜下的踪迹（图26-18）。

（三）适应证

1. 早期面瘫患侧面神经的中枢端严重缺损，无法进行神经吻接进行修复的病例。或者做跨面神经移植术经8个月以上的随访，患侧面部表情肌无功能恢复的患者。

2. Bell面瘫及各种原因引起的面瘫，病程在2年以上，面部表情肌的运动功能无明显恢复的病例。

3. 面神经损伤后经神经吻合术、神经移植术、神经松解等治疗无效的病例。

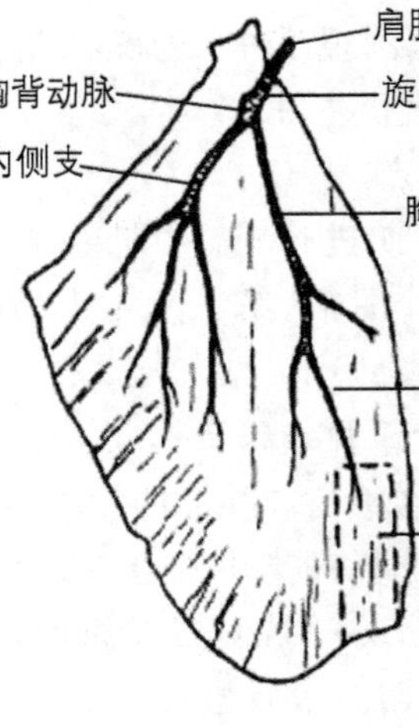

图26-18　背阔肌胸背血管的解剖

4. 颅面手术造成面神经颅面损害的患者。

（四）手术方法

麻醉选择气管内插管麻醉。取半侧卧位，或健侧垫高30°的仰卧位，目的是使供、受区手术可以同时进行。

手术分2组进行，一组在供区切取超长蒂节段断层背阔肌瓣；另一组在受区解剖健侧面神经、患侧面动静脉及肌瓣移植床。

1. 切取超长蒂背阔肌节段断层肌瓣

（1）切口：在健侧腋中线相当于背阔肌前缘的后方2～3cm处，做大锯齿形切口，长25cm左右。

（2）解剖胸背神经血管束：切开皮肤及浅筋膜，暴露背阔肌前缘，向后使背阔肌肌腹显露宽为6～7cm。钝性分离掀起背阔肌的前缘，在背阔肌内侧表面的肌膜下，自上而下暴露肩胛下动脉。切断、结扎旋肩胛动脉、胸背动脉的内侧支，沿胸背动脉的外侧支继续向下分离，一般选择胸背动脉外侧支的第2段或第3段动脉作为肌瓣的供养血管（图26-19，图26-20）。

（3）节段及断层肌瓣的设计：在背阔肌前外侧下端，选择薄的、有较粗段动脉滋养的肌肉作为供区。移植的节段肌瓣的内表面的肌肉束可削除，即削除节段肌瓣的脏层，制成断层节段肌瓣。此处肌肉厚0.4～0.6cm。肌瓣的蒂端设计成三叶状，可供移植时分别固定在鼻唇沟、上唇、口角和下唇。肌瓣长为8～9cm，宽为5～6cm，用亚甲蓝描绘肌瓣形态，便于切取。

（4）超长血管、神经蒂的准备：术前应对超长血管、神经蒂的长度有所估计，测量患侧口角上方1cm到健侧面动脉搏动处的距离，即是血管、神经

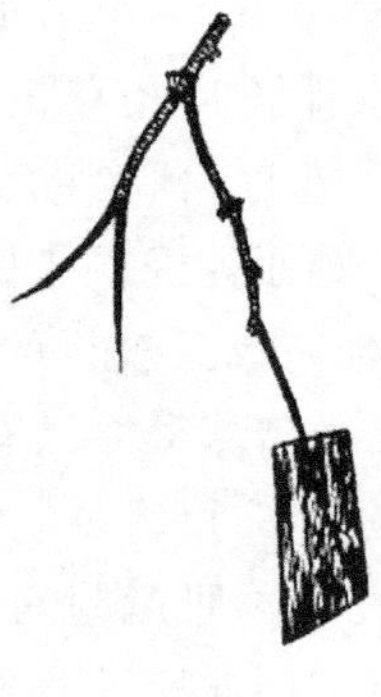

图 26-19 制作超长蒂肌瓣(神经血管蒂可达14～17cm)

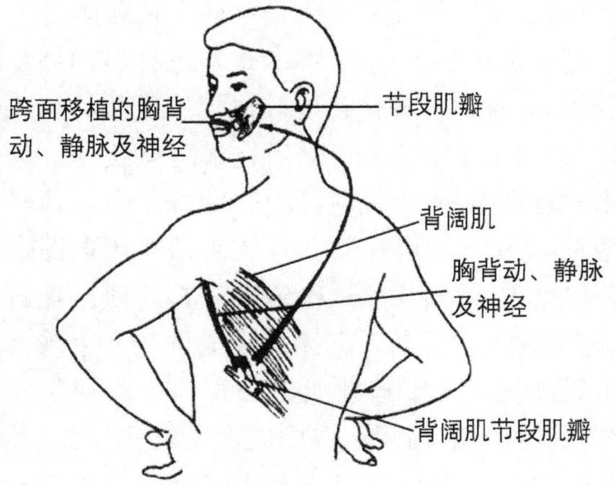

图 26-20 超长神经血管蒂的背阔肌瓣移植,修复颧大肌和颊肌的功能

蒂所需要的长度。由于血管、神经蒂通过上唇隧道,测量时应予以算入。一般成年人血管、神经蒂的长度在14.5～17cm,即能达到跨面移植的目的。

(5)肌瓣及血管、神经蒂的切取:在上述操作步骤完成后,在肌瓣表面标志出5cm的直线,在此线上,相距1cm缝合1针,以便肌瓣移植时作为测定肌肉张力的依据。结扎不需要动脉的分支,使血管、神经束完全游离,并用神经刺激仪检查肌瓣的神经支配,最后用电刀切断背阔肌,使肌瓣完全游离,并保护好血管、神经蒂不受损伤。将节段肌瓣暂时埋藏在腋背部皮下,待准备完成后再断蒂供移植。

2. 解剖健侧面部血管、神经 为创造跨面神经移植的受区条件,需做健侧面部解剖,此手术由另一组医师完成。

(1)切口:做腮腺切除手术耳前及下颌除皱切口。

(2)解剖面神经:健侧面部皮肤切开后,在腮腺筋膜表面掀起皮瓣,于腮腺前缘0.5cm的正中点,向颊部深层水平钝性分离,可见乳白色的腮腺导管。在腮腺导管的上方及下方做横向分离,可以找到面神经的上、下颊支,直径为1.0～1.5mm。有时可以有3支颊支,这些颊支再向下发出分支即二级以下分支,常相互吻合成网,上颊支与颧支之间也有吻合。应用神经刺激仪选择能引起上唇或口角表情肌收缩的分支切断,作为受区的吻合神经。同时切断的神经分支还起到减少健侧肌肉收缩力的作用,更有利于术后两侧肌力的平衡。

(3)解剖健侧面动、静脉:在下颌下缘触诊面动脉的搏动处,向深层钝性分离,找到面动脉和面静脉,并游离2cm左右的长度,备用。

3. 患侧面部受区的准备

(1)切口:同健侧。

(2)肌瓣移植床的准备:掀起面颊部皮瓣,上方显露至颞浅筋膜,下抵下颌缘,前方达口角及鼻唇沟,在颧骨上制成1块1cm×4cm的筋膜骨膜瓣,蒂在上,作为肌瓣的止点处,并在上唇制作隧道与健侧相通,可容血管、神经蒂通过。

(3)腮腺筋膜与颞浅筋膜叠合:在肌瓣移植前,切除臃肿的皮下组织或部分臃肿肌肉,做腮腺筋膜与颞浅筋膜折叠缝合,以矫正面部松弛,类同SMAS除皱术。

4. 超长节段性肌瓣移植 在面部健侧及患侧受区准备完成后,切断背阔肌节段肌瓣的血管神经蒂,使患者改为平卧位。

(1)节段断层肌瓣移植到受区:将游离的节段断层肌瓣移植到患侧面部,先用薄壁乳胶管导引,使肌瓣的血管神经束从患侧面部通过上唇隧道穿到健侧,将节段肌瓣蒂部的三叶肌束用缝合线固定于上唇、鼻唇沟、口角及下唇。按切取前肌肉的正常张力,把肌瓣的止点固定在颧骨骨膜筋膜瓣上,切除过长的肌肉。

(2)血管、神经吻合:应用显微外科技术先后依次吻合静脉、动脉、神经。在血管吻合完成后,可见胸背神经的断端有活跃的渗血,再做神经外膜-束膜联合吻合,使胸背神经与面神经颊支的分支吻合,此时可见肌瓣的边缘有渗血。

5. 皮肤提紧术 肌瓣移植完成后,先做健侧面部止血及创口冲洗,关闭创口。再至患侧面部进行细致止血,冲洗创口。由于面瘫后患侧皮肤、皮下组织均松弛,为此常需要切除1～1.5cm多余的皮肤，达到皮肤紧缩的目的。

(五)术后处理

1. 常规应用广谱抗生素　手术中参加人员较多，手术时间较长，为 6～8h，因此，术后应常规预防性应用大剂量抗生素。笔者习惯应用抗葡萄球菌等广谱抗生素。

2. 常规应用血管活性药　术后给予右旋糖酐-40(低分子右旋醣酐)，复方丹参等药物。术后 5～6d 开始，给予维生素 B_1、维生素 B_{12} 或新维生素 B_1，持续应用 3 个月。

3. 应用神经再生活性因子　对于有条件的患者可考虑给予神经生长因子、bFGF 等药物，以促进神经轴突的再生。

4. 防止患侧面部再度下坠　采用胶布索条牵引面部皮肤，或用口角塑料钩悬吊口角，应维持 3 个月。如患者有顾虑，可在夜晚应用。

5. 定期随访检查　术后前 3 个月每 2 周随访 1 次，在 3 个月时进行肌电图检查。以后每 2 周进行 1 次肌电图检查，直至肌肉完全恢复自主运动为止。

(六)超长蒂背阔肌节段断层肌瓣移植

超长蒂背阔肌节段断层肌瓣一期移植张力面神经面瘫是一种新的术式，与以往的术式相比具有下列特点。

1. 把 2 期手术改为一期完成。如前所述，O′Brien 或 Terzis 等均是先行跨面神经移植，然后再进行带血管、神经的肌肉移植。本手术省去了跨面神经移植阶段，减少了手术次数，缩短了张力周期。

2. 变整块肌肉移植为节段肌瓣移植。在 Terzis 所进行的胸小肌移植及其他学者所进行的趾短伸肌移植等均是整块肌肉移植。笔者根据背阔肌内血管神经分布的特点，一块背阔肌可以分为 5 个以上的节段肌瓣供体。这样可扩大背阔肌节段肌瓣的应用范围，根据不同的受区需要、所需肌瓣的大小、形态和厚薄，以及血管蒂的长短等，灵活地进行切取。

3. 把单纯的不带血管的跨面神经移植改进为带血管和带“靶器官”的跨面神经移植。在过去一些学者所创用的术式中，其第一期跨面神经移植，均采用不带血管的腓肠神经移植。本术式的胸背神经做跨面神经移植时，有胸背动、静脉伴行。该神经穿过上唇与对侧面神经颊支的分支吻接时，由于是在动、静脉吻合完成后进行的，因此，胸背神经的断端有活跃的渗血，说明神经有丰富的血供，此有利于移植神经的生长和修复。更重要的是胸背神经的远端有一块节段肌瓣附着，它的存在，是起着诱导健侧面神经末梢向跨面移植神经生长的“靶器官”，这无论是对于移植神经生长修复的速度而言，或是对于期移植神经的成功率，以及对跨面神经生长方面的导向方面都是极其有利的。节段肌瓣的存在，可诱导面神经末梢定向生长和修复。

笔者通过临床观察，本术式移植神经的修复速度较快，儿童的神经化速度较成年人更快。如 1 例男性，36 岁，听神经瘤切除后造成一侧面瘫。采用本术式进行治疗，移植肌瓣长 90mm，胸背神经血管蒂长 155mm，术后 107d 移植肌肉在肌电图上出现新生电位，术后 128d，移植肌肉在面部出现自主的、随意的表情运动。上述新生电位与自主表情运动出现说明是由于移植肌肉的神经支配初步完成的结果。如果以出现肌电图的新生电位计算，其神经化的速度分别为每日 1.91mm[(155＋90)mm/128d＝1.91mm/d]或每日 2.29mm[(155＋90)mm/107d＝2.29mm/d]。

4. 变全层肌肉移植为断层肌瓣移植。本术式采用背阔肌断层肌瓣使肌瓣可以变得更薄，断层的节段肌瓣的内侧面有丰富的神经末梢裸露，移植后容易使面部瘫痪的表情肌获得神经再生。这种肌肉-肌肉神经化的过程，通过病例观察以口轮匝肌、颊肌出现最早。如有 1 例颅脑损伤导致面瘫 2 年的病例，术前患侧面神经、展神经、听神经完全瘫痪。术后 9 个月，移植肌肉出现了自主活动。患侧的提上唇肌，口轮匝肌的诱导电位测定，均出现了肌电活动和随意的表情运动。

从本术式的上述特点来看，背阔肌是设计超长蒂节段肌瓣的理想供区，值得临床选用。

第六节　多神经血管蒂的腹内斜肌瓣一期移植治疗晚期面瘫

一期超长蒂吻合血管神经的背阔肌节段肌瓣移植治疗晚期面瘫，经过长期的临床研究和随访观察，已表明是一有效的方法，术后 1～2 年患侧面部均可以出现自主的表情运动，肌肉收缩力量的程度与术者的手术操作的水平有直接的关系。然而，目前所有的动力性修复手术，都仅能恢复面下 2/3 的表情运动，而且肌瓣只有 1 个血管神经蒂，即使肌瓣分成 3 条肌束也不能获得多方向的面部表情运动。祁佐良(1997)报道了多神经血管的腹内斜肌瓣一期移植术治疗晚期面神经瘫痪，为寻找多神经蒂肌瓣移植供区，王炜于 1991 年设计了多神经蒂腹内斜肌瓣移植治疗晚期面神经瘫痪，于 1995 年用于临床。

(一)应用解剖

腹内斜肌呈扇形，是 1 块扁肌，位于腹外斜肌的深面，起始于胸腰筋膜、髂嵴和腹股沟韧带的外侧 1/2 或 1/3 处，其后部肌束几乎垂直上升止于下 3 个肋骨，大部分肌束向前上方以不同斜度放散而变成腱膜，在腹直肌外侧缘分为前后 2 层包裹腹直肌，参与构成腹直肌鞘的前后层，至腹正中线终于腹白线。腹内斜肌的下部肌束行向前下方，做凸向上的弓形，跨过精索后，延为腱膜再向内侧与腹横肌腱膜会合形成腹股沟镰，止于耻骨梳的内侧端。

腹内斜肌的神经支配主要来源于第 10、11 肋间神经和肋下神经的运动支(图 26-21)，这些肋间神经的运动支分别发出分支或终末支止于肌肉的上、中、下部，在我们进行的腹内斜肌 22 例尸体解剖研究中，第 11 肋间神经入肌点至腋后线的长度为 11.9cm，肋下神经入肌点至腋后线的长度为 12.3cm。第 10、11 肋间神经和肋下神经由肋间隙穿出后，走行于腹内斜肌和腹横肌之间的肌间隙，在行程中不断发出分支支配腹内斜肌和腹横肌，终末支穿出腹内斜肌后，又发出运动支支配腹外斜肌和腹直肌，其感觉支分布腹部皮肤。

腹内斜肌的血供主要来源于肋间动、静脉，肋下动、静脉和旋髂深动、静脉的主要肌支(图 26-22)。肋间动静脉、肋下动静脉与肋间神经和肋下神经相伴行，分别走行与腹内斜肌和腹横肌之间，在距腹直肌外侧缘 5.5cm 出穿出腹内斜肌，终末支分布于腹直肌和腹部皮肤。腹内斜肌的血供特点是具有节段性分布，其上部血供主要来源于第 10、11 肋间动脉，中部来源于肋下动脉，其下部接受旋髂深动脉腹壁肌支的血供。这些血管相互之间吻合形成血管网。第 10、11 肋间动脉和肋下动脉在腋后线的外径为 1.6mm 左右，伴行静脉较动脉更细仅有 1.3mm，多数旋髂深动脉的腹壁肌支比较粗大，血管直径在 1.5mm 以上，成为腹内斜肌的主要血供来源，作为肌肉移植的吻接血管。

旋髂深动脉多起于髂外动脉，少数起于腹股沟韧带下方的股动脉，旋髂深静脉主干是由伴行于旋

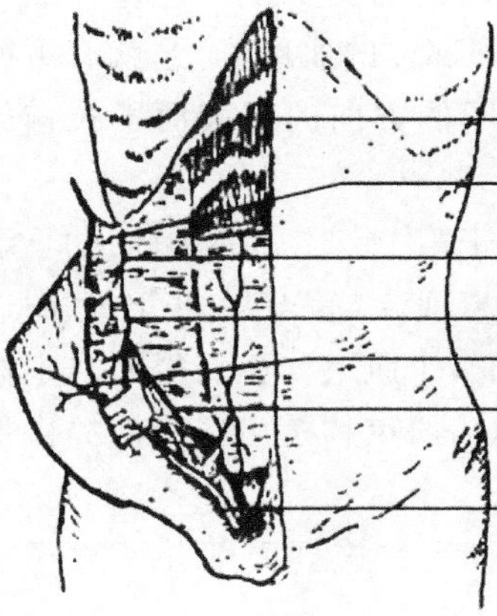

图 26-21 腹内斜肌的血供

来源于第 11 肋间动脉、肋下动脉和旋髂深动脉的腹壁肌支，各主要血管之间有丰富的吻合。取旋髂深血管，作为吻接血管

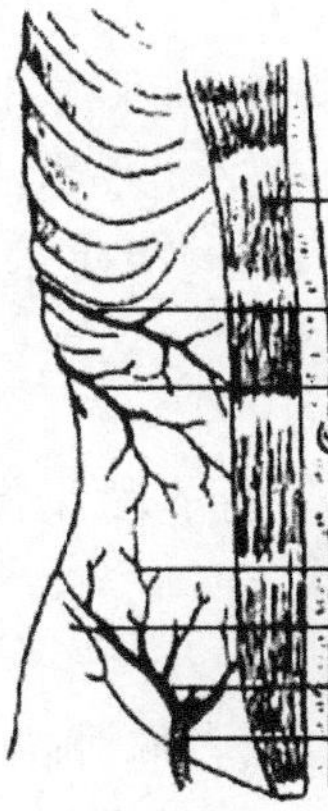

图 26-22 腹内斜肌的神经支配

来源于第 11 肋间神经和肋下神经

髂深动脉上、下方的 2 条静脉汇合而成的，全部注入髂外静脉。旋髂深动脉分为两段，即腹股沟段和髂嵴段，从髂外动脉发出后，沿腹股沟韧带向外侧走行，在距起点约 3.5cm 处，通常有 2～4 个分支，向上走行于腹内斜肌和腹横肌之间，其中 1 支粗大的、行程最长的分支称为腹壁肌支或升支，或被称为腹壁外侧动脉。另一个终末支穿经腹横筋膜至髂前上棘，向后内方沿髂嵴内侧发出分支，滋养骨膜、髂骨和髂肌，称为髂骨支。腹壁肌支主要供养腹壁肌肉及皮肤，并且与下位肋间动脉、肋下动脉以及腰动脉的分支吻合。腹壁肌支起点的口径为 2.0mm 左右，伴行静脉的口径为 2.2mm 左右，其长度约 6.5cm。

1. 腹内斜肌有多神经支配，一般接受第 10、11

肋间神经和肋下神经的运动支支配。这些神经均有肌支分布于肌肉不同部位的肌纤维，这就有可能将腹内斜肌瓣剪裁成不同方向的肌束而不失神经支配。

2. 肌肉血供来源于第10、11肋间动脉、肋下动脉和旋髂深动脉的腹壁肌支，呈节段性分布，制成多个方位肌束的肌瓣时，个肌束均能获得来自不同动脉或吻合支的血供，为肌束移植后的成活提供保障。

3. 腹内斜肌是扁肌，移植到面部并不显得过分臃肿。

4. 在切取腹内斜肌瓣的同时也要切取第11肋间神经血管、肋下神经血管和旋髂深动静脉的腹壁肌支，剩下的腹内斜肌、腹横肌、腹直肌和腹膜，还有旋髂深动脉的其他肌支和肋间动脉的吻合支供血，不至于发生缺血性坏死，也不会引起严重的功能障碍和并发症。

5. 选择腹内斜肌瓣移植，在手术中患者可采取卧位，肌瓣切取和受区准备2个手术小组可同时操作，术中不必翻动患者体位，减少手术的麻烦，缩短手术时间。

(二)适应证

同超长蒂吻合血管神经的节段性背阔肌瓣移植术。

(三)手术要点

术前备血200～400ml，患者取卧位，气管内麻醉。手术分成2组同时进行，一组在供区切取腹内斜肌瓣。另一组在受区解剖健侧面神经的上颊支和颧支的分支，患侧分离移植床，解剖颞浅动、静脉并准备在显微镜下吻合移植时间和血管。

1. 切取腹内斜肌瓣

(1)切口：在第11肋骨下缘与腋后线的交界处，向前下腹部正中相当于髂前上嵴水平，做约30cm长的"S"形切口(图26-23)。

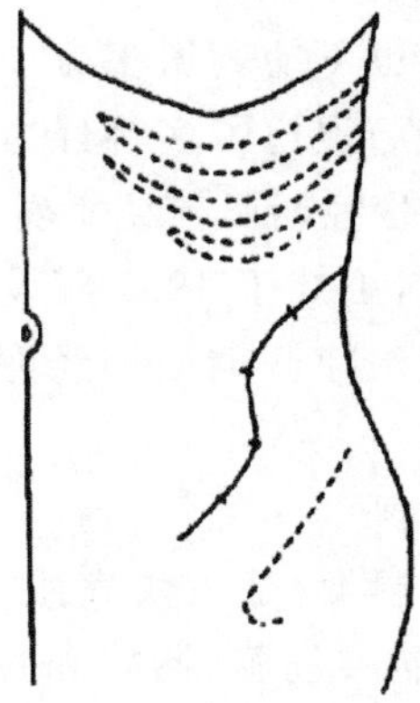

图 26-23 腹部切口

(2)显露腹内斜肌：沿切口线切开皮肤达腹外斜肌筋膜表面，将皮肤向两侧分离，暴露腹外斜肌，按照腹外斜肌肌束的走行方向，从肌束筋膜间打开腹外斜肌，显露出肌纤维方向垂直的腹内斜肌，用拉钩牵开腹外斜肌，尽量充分暴露腹内斜肌(图26-24)。

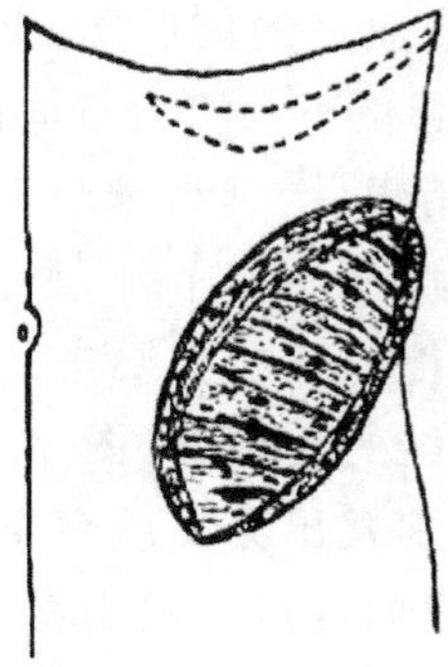

图 26-24 暴露腹内斜肌

(3)解剖神经血管：在腹直肌外侧缘垂直切开腹内斜肌的边缘，显露腹横肌肌膜，沿腹横肌肌膜表面分离腹内斜肌，一定将肌筋膜带在腹内斜肌的内侧面，肋间神经血管束、肋下神经血管束和旋髂深动静脉都走行于肌筋膜，以确保不损伤神经血管。在距腹内斜肌内侧缘约5.5cm处可以见到旋髂深动静脉，其上方即第11肋间神经血管束，外侧有肋下神经血管束，按照术前设计肌瓣大小，把肌瓣水平剪裁并保留神经血管的联系，宽度一般为3～6cm，解剖肋间神经血管束和肋下神经血管束至长度为12～14cm，分离旋髂深动脉的腹壁肌支至旋髂深动脉干处。切取肌瓣长度为10cm左右，将肌瓣完全游离准备断蒂。

2. 受区的准备

(1)切口：双侧耳前面部除皱切口。

(2)解剖健侧面神经：同超长蒂吻合血管神经的节段性背阔肌瓣移植术，在显露面神经颊支的同时分离颧支，找到颊支和颧支的分支及吻合支以备切断，作为移植肌瓣的神经吻接。

(3)分离患侧移植床：在腮腺筋膜浅面分离，上界达到颞浅筋膜，前方到下睑内眦的外侧，解剖至眼轮匝肌、鼻唇沟和口角，用20cm细长的解剖剪刀在上唇分离皮下隧道，从患侧达到健侧，供肌瓣的神经蒂从隧道中穿过。在耳前解剖颞浅动、静脉，使颞浅动、静脉完全游离，作为受区的吻合血管。也可以选择患侧面动、静脉作为受区血管，如何选择受区血管应根据旋髂深动脉腹壁肌支在肌瓣的位置而定。

(4)多神经血管蒂的腹内斜肌瓣的制备：将游离的肌瓣内侧缘按照肌束的走行方向分离为上中下 3 束，分离深度不超过 2.0cm，避免损伤神经血管的入肌点，按设计切断第 11 肋间神经、肋下神经和旋髂深动脉腹壁肌支，完全游离腹内斜肌瓣移植并到患侧面部。腹部用剩余的腹内斜肌进行修补，将缺损部位拉拢缝合，腹外斜肌、皮下组织和皮肤逐层对位缝合，放置负压引流，腹带加压包扎。

(5)吻合神经血管：肌瓣移植的患侧面部后，先用 1 条硅橡胶管与 2 个神经蒂近端的结缔组织缝合，利用硅橡胶管把神经蒂从患侧通过上唇隧道牵到健侧，可避免穿过隧道时损伤神经蒂。固定肌瓣，把腹内斜肌瓣的外侧端固定于颧弓及颞浅筋膜，肌瓣的内侧缘分成 3 束，上束固定于下睑眼轮匝肌，中束固定于上唇口轮匝肌和鼻唇沟处，下束固定于下唇口轮匝肌和口角。将旋髂深动脉腹壁肌支与患侧颞浅动脉吻合，伴行静脉与颞浅静脉吻合；第 11 肋间神经与健侧面神经颧支的分支吻合；肋下神经与健侧面神经颊支的分支吻合(图 26-25)。

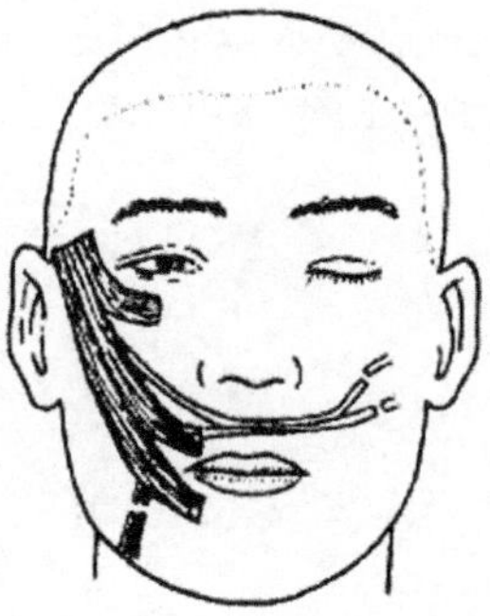

图 26-25 将腹内斜肌瓣分成 3 束

第 11 肋间神经、肋下神经与健侧面神经颧、颊支的分支吻合，旋髂深动脉腹壁肌支与患侧面动脉吻合

(6)皮肤提紧：面瘫后患侧皮肤、皮下组织常松弛，缝合创口前可以切除多余的皮肤，把面部皮肤提紧，以矫正面部皮肤松坠畸形。

(7)关闭创口：冲洗创口，双侧面部皮肤逐层对位缝合，放置引流，包扎创口。

(祁佐良)

参考文献

[1] Thompson N. Antogenous free grafts of skeletal muscle A preliminary experimental and clinical study. Plast Reconstr Surg, 1971, 48: 11.

[2] Smith JW. A new technique of facial reanimation. Trans 5th Internat congr. Plast Reonstr Surg, 1971: 83.

[3] Anderl H. Reconstruction of the face through cross-face nerve transplantation in facial paralysis. Chir Plastica, 1973, 2: 17.

[4] Scaramella L. L´anastomose traidue nerve facial. Arch Ital Otologia, 1971, 82: 209.

[5] 宫本义洋，茂要定之，风野伸二，等. 颜面神经麻痹の再建手术. 手术, 1991, 45: 766.

[6] Fisch H. Cross-face nerve grafting in facial paralysis. Arch Otolary ngol, 1976, 102: 453.

[7] 上田和毅，波利井清纪. 陈旧性颜面神经麻痹に対する手术. 颜面神经, 1990: 344.

[8] 波利井清纪. 颜面神经麻痹に対する机能再建术. 手术, 1981, 35: 149.

[9] Mayou BJ, Watson JS, Harrison DH, et al. Free microneurovascular transfer of the extensor digitorum brevis muscle for the treatment of unilateral facial palsy. Br J Plast Surg, 1981, 34: 362.

[10] Tamai S, Komatu S and Sasamoto H. Free muscle transplantation in dogs with microsurgical neurovascular anastomosis. Plast Reconstr Surg, 1970, 46: 299.

[11] Harii K, Ohmori and Torris. Free gracilis muscle transplantation, with microvascular anastomosis for the treatment of facial paralysis. Plast Reconstr Surg, 1976, 57: 133.

[12] O´Brien B, Franklin J and Morrison W. Cross-facial nerve graft and microneurovascular free muscle transfer for long established facial palsy. Brit J Plast Surg, 1980, 33: 202.

[13] Manktelow RT. Free muscle transplantation for facial paralysis. Clin Plast Surg, 1984, 11: 215.

[14] Mackinon SE. Technical consideration of the latissimus dorsi muscle flap: a segmentally innervated muscle transfer for facial reanimation. Microsurgery, 1988, 9: 36.

[15] Terzis JK, Sweet R Cand Dyke RW. Recovery of function in free muscle transplantation using microvascular anastomosis. JH and Surg, 1978, 3: 37.

[16] 曹谊林，张涤生，王德昭，等. 吻合血管神经的游离胸小肌移植治疗晚期面瘫. 中华整形烧伤杂志, 1990, 6: 182.

[17] 祁佐良，王炜，徐达传，等. 多神经血管蒂腹内斜肌瓣修复面瘫的应用解剖. 中国临床解剖杂志, 1997, 15(4): 254-257.

[18] 王炜，张涤生，杨川，等. 跨面吻合血管神经的背阔肌移植一期治疗晚期面神经瘫痪. 中华显微外科杂志,

1989,12:155-158.

[19] 王炜,张涤生,杨川,等.超长蒂节段肌瓣移植一期治疗晚期面神经瘫痪.中华医学杂志,1992,72:681-684.

[20] 王炜,祁佐良,陈守正,等.面神经瘫痪外科治疗301例回顾.中华整形烧伤外科杂志,1997,13(6):439-442.

[21] Wangwei, Yangchuan, Karim Hussaim et al. Facial reanimation with a single-stage free transfer of split and segmental latissimus dorsi flap. J. Shanghai Second Medical Universith, 1994, 8(2):7-13.

第 27 章

颈部畸形

一、斜　颈

(一)概述

斜颈一词源于拉丁文，原意为“颈部扭转”，一般是指各种原因所导致的胸锁乳突肌缩短所引起的面、颏部向同侧倾斜和对侧旋转。根据发病年龄，斜颈可分为先天性斜颈和后天性斜颈。以病因分类，肌性斜颈占绝大部分，非肌性斜颈包括颅后窝或颈椎棘突肿瘤引起的神经性斜颈、Klippel-Feil综合征或旋转性颈椎不稳定所引起的骨性斜颈、视力或听力缺失所引起的斜颈以及 Grisel 和 Sandifer 综合征所引起的斜颈。就肌性斜颈而言，既包括先天性肌性斜颈(CMT)，也包括后天性斜颈如冷风侵袭、感染或创伤引起的急性斜颈、颈部局限性肌张力障碍导致的痉挛性斜颈等。

CMT 是斜颈中最为常见的一种。国外报道其发病率 0.3%～2.0%。男、女婴儿的发病比例约3∶2，右侧多于左侧。CMT 又包括 3 个亚型：亚型一最为常见，此型患儿在出生时即可在颈部触及质硬的可活动的纤维瘤，大多数患儿在 1 岁时纤维瘤可自行消退；亚型二为斜颈伴胸锁乳突肌紧缩，但不伴有可触及的肿块；亚型三又称作姿势性斜颈(postural torticollis)，既无颈部肿瘤亦无胸锁乳突肌紧缩。

(二)病因

CMT 的确切病因尚未明了。目前的研究发现 CMT 的发生可能与下列因素有关：初产儿、胎位不正、宫内压迫、围生期颈部受伤后纤维化、颈部静脉受压迫所致的间隔室综合征、胸锁乳突肌原发性肌病。

(三)诊断与分级

CMT 的诊断并不困难。对每一个新生儿均应仔细检查其头颈部的活动范围并行颈部触诊以明确是否存在颈部硬结或胸锁乳突肌紧缩。对于查体有阳性发现者，需详细询问是否有臀先露或难产史。随后进行完善的体格检查，包括对患儿的视野检查、听力状况检查及神经系统检查，以排除视力、听力缺失及神经系统病变所导致的非肌性斜颈。超声检查在 CMT 的诊断、预后评估及病情动态观察等方面有着重要作用。CMT 的常见 B 超表现为低回声背景中可见不均匀回声点和线条。对伴有颈部硬结者，B 超亦能较好地发现。

传统的分级方法根据头颈倾斜程度将斜颈分为 3 型。

1. *轻型*　头颈向一侧歪斜＜20°，颈部包块＜1cm，头颈活动轻微受限。

2. *中型*　头颈向一侧歪斜 20°～30°，颈部包块＜2cm，质稍硬，面部稍有不对称，头颈活动受限。

3. *重型*　头颈向一侧歪斜 30°以上，颈部包块＞2cm，质硬，面部变形，头颈活动显著受限。

(四)治疗

50%～70%的颈部硬结将在 1 岁前自发消退。因此仅在患儿颈部旋转运动受限时开始医疗干预。常见的非手术治疗方法如下。

1. *局部按摩及牵拉*　是治疗 1 岁内婴儿 CMT 的最常用方法。大多数患儿可获得良好效果。主要的并发症是部分或完全性胸锁乳突肌断裂。

2. *物理疗法*　目的是通过超声、旋磁治疗等使坚硬的结缔组织延长变软。超声的发热作用还可促进局部血液循环，改善供氧，利于包块软化。

3. *药物治疗*　局部注射激素可抑制炎症细胞浸润，防止粘连和瘢痕形成。国外有将肉毒碱(Botox)用于治疗斜颈的报道，其短期疗效满意，但其安全性和远期效果尚待进一步证实。

4. *其他*　使用各种器械限制头部向患侧偏斜也是常用的辅助治疗方法。

手术治疗的指征包括：①持续的胸锁乳突肌挛缩，头颈部旋转活动受限12～15个月；②持续的胸锁乳突肌挛缩伴有进行性一侧面部发育不良；③超过1岁发现的CMT；④非手术治疗6个月以上疗效不佳，仍有头颈向一侧歪斜15°以上，并伴有肌肉紧缩或硬结者。国内多数学者主张手术应在2岁后进行。手术的根本目的在于解除胸锁乳突肌挛缩。常用的术式为切断挛缩的胸锁乳突肌锁骨头肌腱或胸骨头肌腱，或将2个肌腱同时切断，以解除胸锁乳突肌的挛缩。1940年Steindler提出了肌腱延长法，即将锁骨头从其附着点处切断，胸骨头从其中1/3处切断，然后2个头相对缝合，以延长胸锁乳突肌，解除挛缩。Lauge和Cronin则主张在切断胸锁乳突肌下端2个头的同时，再在乳突下方切除该肌2.5～4cm长的一段肌肉组织，使挛缩松解得更为彻底，但术中应注意保护耳大神经。Brown更主张除了切断胸锁乳突肌外，尚需进一步切开颈阔肌，颈前筋膜以及前斜角肌的前缘，这样方能将挛缩完全解开。凡斜颈病程在1年以上的患者，术后必须将头部放置在过度矫正位6～8周以防复发，并在术后1～2d开始用颈托加以固定。

二、蹼　颈

蹼颈最早于1883年由Kobylinski报道，并由Funke于1902年命名。由于蹼颈在黑猩猩较为常见，因此这一畸形被认为是一种返祖现象。1912年Klippel和Feil报道了一种以蹼颈和颈椎变异引起的颈部短小为主要表现的综合征。1938年Turner报道了一种主要发生于女性的综合征，包括蹼颈、发育幼稚和肘外翻，称之为Turner综合征。该病患者往往只有45条染色体，即44条常染色体和1条性染色体XO。Ulrich-Noonan综合征是Turner综合征的一种变异形式，主要发生于男性患者并为染色质阳性，患者仍有46条染色体并有性染色体XY。蹼颈的临床表现主要为颈短而宽，颈部皮肤和皮下组织呈蹼状增宽，项部发际低宽，颈的左右旋转略受限制。多数患者伴有体表或内脏的其他畸形。蹼颈是一种临床表现，诊断时需做颊黏膜涂片以检查核染色质并确定患者的真实性别。蹼颈的治疗包括对症治疗和手术治疗。前者主要指对青春期的患者给予雌激素治疗。手术治疗最早由Chandler报道，主要是通过Z成形术矫正双侧蹼颈。由于此类患者项部发际较低，设计皮瓣时必须在蹼部切除1块半月形或椭圆形带发皮肤，再在创面的上、下端增加不对称的附加斜切口，形成不对称的Z成形术，以尽量将多发区皮瓣转移到颈后，少发区皮瓣转移到颈前。蹼颈的发生是否与颈部肌肉或筋膜有关尚存争议。部分学者认为此类患者伴有颈部肌肉(主要是斜方肌和胸锁乳突肌)或筋膜(主要是颈筋膜浅层)的牵拉，因此，在Z成形术的同时必须予以松解，否则手术效果不佳且易复发。

三、颈部瘢痕挛缩畸形

颈部瘢痕挛缩畸形在临床上较为常见，大多数是由于深度烧伤后瘢痕挛缩而形成的后遗症，多发生于颈前，也可在颈侧。颈部皮肤或皮下组织的严重感染坏死、创伤或手术后所致的纵行切口或伤口，也可形成条索状或蹼状挛缩瘢痕。

(一)临床表现及分度

挛缩的瘢痕可使头颈部的运动受到限制。严重者可造成下唇、颏部与颈、胸粘连，面部器官与胸、腋部的皮肤受到牵拉，使得下颌与下唇的活动、咀嚼和语言功能受限，眼睑、鼻翼和口角因牵拉而畸形外翻，甚至影响呼吸通畅，患者无法平卧。

根据瘢痕挛缩对颈部和邻近器官功能的影响，颈部瘢痕挛缩畸形可分为4度。

Ⅰ度：单纯的颈部瘢痕或颈胸瘢痕。瘢痕局限于颏颈角以下，无明显功能障碍。

Ⅱ度：颏-颈或颏-颈-胸瘢痕粘连。患者颏颈角消失，颈部后仰与旋转受限，饮食和吞咽有轻微影响。但下唇前庭沟存在，能闭口，不流涎。

Ⅲ度：下唇-颏-颈粘连。瘢痕自下唇延至颈前区，挛缩后下唇、颏部与颈前区粘连在一起。患者处于强迫低头位，下唇严重外翻，流涎不止，饮食困难，口角、鼻翼甚至下睑均可因牵拉而向下移位。

Ⅳ度：下唇-颏-颈-胸粘连。瘢痕自下唇下缘延至胸部，挛缩后唇、颏、颈、胸4个部位粘在一起。除Ⅲ度的表现外，患者颈部极度屈曲，不能后仰、平视或闭口，呼吸也发生困难。儿童患者可继发下颌骨、颏部发育不良。

(二)治疗

颈部瘢痕挛缩畸形均需手术治疗。术前应对患者进行全面系统的检查，如有慢性呼吸道感染或瘢痕溃疡感染，均需予以控制。术前皮肤准备要彻底，瘢痕凹陷处的污垢要清洗干净。

手术应在良好的麻醉下进行。对于瘢痕范围较小者，可在局部浸润麻醉下手术。瘢痕范围较大者，宜采用气管插管全身麻醉。对瘢痕挛缩严重，处于强迫低头位、不能充分张口的患者，可先在局部麻醉下松解颈部与口周挛缩瘢痕，再行气管插管。

手术时机的选择，通常成年人Ⅰ度、Ⅱ度患者在创面愈合后6个月左右、瘢痕挛缩基本稳定时进行手术。Ⅲ度、Ⅳ度患者因生活明显受限可提早手术。小儿病例因严重的瘢痕挛缩可影响生长发育也应及早手术。

手术的目的包括挛缩瘢痕的切除、松解和创面修复。在切除瘢痕时，应切开瘢痕全层直达瘢痕下正常组织层面，再在此层面进行分离，切除瘢痕和松解挛缩。应注意挛缩严重的患者颈部的重要器官可能因瘢痕牵拉而移位，术中需仔细解剖防止误伤。如瘢痕较深，可将颈阔肌及颏颈角的脂肪结缔组织部分切除，以更好地松解挛缩并加深颏颈角。创面修复方法多样，包括Z成形术、四瓣或五瓣成形术、全厚或厚中厚皮片移植、局部或邻近皮瓣修复、皮管移植及游离皮瓣移植等。每种修复方法均有其特点，临床上应根据患者的实际情况选择合适的修复方法。总体原则是既要避免手术带给患者不必要的创伤，又要有效地松解挛缩、恢复功能，还要兼顾术后颈部外形并防止挛缩复发。一般来说，条索状或蹼状瘢痕可用Z成形术或四瓣、五瓣成形术修复创面；Ⅰ度畸形多可用局部皮瓣转移修复；Ⅱ度畸形多需用皮片移植修复；Ⅲ度、Ⅳ度畸形除游离植皮外，常需联合局部皮瓣、皮管形皮瓣或游离皮瓣方能达到治疗目的。

术后48～72h应严密观察呼吸道通畅情况。遇有呼吸困难者，应立即拆开敷料，检查伤口。如有喉头水肿，应及时行气管插管甚至切开。如发现皮片下血肿压迫气道，应毫不犹豫地拆除缝线、清除血肿，妥善止血后再将皮片缝回原处。一般在术后5～7d可进食流质。

患者在术后第2周即应戴颈圈。其目的包括：①使颈部保持伸展位置；②保持颈前曲线尤其是颏颈角的形态；③对移植皮片均匀加压，防止皮片下方与皮片周边生成增生性瘢痕。如移植皮片无皱褶形成或挛缩复发的趋势，可在术后6个月左右除去颈圈，否则必须延长戴颈圈的时间。

四、咽部狭窄及闭锁

咽部狭窄及闭锁是指各种原因引起的咽部瘢痕组织形成导致腔内狭窄。

（一）病因

1. 烧伤或腐蚀伤。是引起咽部瘢痕狭窄最常见的原因。

2. 机械性或医源性损伤。

3. 感染。由于抗生素的广泛应用，由感染所致的咽部狭窄已逐步少见。

（二）临床表现

口咽部瘢痕狭窄较轻者仅有口咽部牵拉感，严重者可表现为吞咽困难，讲话有阻力。鼻咽部瘢痕狭窄的主要症状是鼻阻塞、经鼻呼吸困难和经口呼吸。

（三）治疗

包括非手术治疗和手术治疗。舌根一次有轻度粘连时，可让患者反复练习伸舌，用手指压迫舌根，以松解咽部挛缩瘢痕。轻度鼻咽部狭窄者，可用手指或扩张器反复进行扩张。

手术治疗主要用于病情较严重者，如口咽狭窄已出现吞咽困难，鼻咽狭窄者已影响呼吸功能。手术方式为切开狭窄部位后，用邻近黏膜瓣修复创面。常用的方法包括软腭瓣缝合成形术、磨牙后区黏膜瓣转移术和软腭及咽后壁成形术。

五、颈段食管缺损

颈段食管缺损又称为高位食管缺损。其病因包括颈段食管癌、喉癌手术或放疗后缺损；胃肠代食管术后，因血供不佳形成吻合口瘘或远端组织坏死形成缺损；机械性损伤或化学性烧伤后颈段食管缺损或狭窄。

目前，临床效果较为满意的颈段食管缺损的修复方法主要有以下2种。

1. *岛状肌皮瓣法*　常用的有胸大肌肌皮瓣、胸锁乳突肌肌皮瓣、斜方肌肌皮瓣等，主要适用于食管缺损范围较小者。该方法简单易行，疗效良好；但供区范围有限，且组织瓣较厚不易塑形。

2. *显微外科法*　包括游离空肠移植再造食管和游离皮瓣移植再造食管。常用的游离皮瓣是前臂皮瓣和小腿内侧皮瓣，对于食管缺损范围较小者也可用足背皮瓣。这些皮瓣具有薄、可供皮瓣范围较大、血管蒂长、血管口径粗等特点，适用于食管再造。皮瓣的宽度一般在7～9cm，太小会导致再造食管口径偏小引起术后狭窄，太大则会出现颈部组织臃肿，无法关闭创面。皮瓣切下后翻转制成皮肤向内的皮管，与食管残端吻合时，宜采用曲线形成Z形，以防止吻合口环状狭窄。

（姜会庆）

第 28 章

躯干部畸形缺损及食管狭窄

第一节　漏斗胸、鸡胸及胸骨裂

漏斗胸(funnel chest)、鸡胸(pigeon chest)及胸骨裂(stennal clefts)是胸壁先天性畸形或胸壁后天性发育缺陷。患者常常主要是为了美容目的而就诊,也常因为功能缺陷而求诊。

一、漏 斗 胸

漏斗胸又称胸部凹陷畸形(pectus excavatum),是一种较为常见的胸部先天性畸形,常在出生时已发现畸形。

(一)病因

漏斗胸的病因不明,与家族遗传有关。现在有人认为这种畸形的发生是由于早期肋软骨过度生长,使胸骨向后凹陷;也有学者认为是由于胸骨发育不良,下部胸骨成骨不良;或胸壁在子宫内受压;尚有学者认为是胸骨下端纤维束,以及膈肌中央腱短缩,胸骨被向后牵拉所造成。漏斗胸的男性患者是女性的 4 倍。

(二)临床表现及诊断

胸部凹陷成漏斗状,腹部凸出,双肩前倾,脊柱侧弯。

胸骨、肋软骨及部分肋骨向脊柱方向凸出,胸骨凹陷通常起自于胸骨柄关节,即第 3 肋软骨开始,到第 7 肋软骨区,在胸骨剑突上方最明显,剑突的下端向前翘起。胸骨、肋软骨及部分肋骨向脊柱凸出,严重的病例,胸骨与脊柱相接,有时胸骨凹陷从脊柱的一侧经过,进入脊柱旁沟。因此漏斗胸的胸部凹陷畸形,可以是左、右对称性的,也可以是左、右不对称性胸廓凹陷。

漏斗胸的诊断是一目了然的,随着年龄增长,脊柱侧弯率增加。漏斗胸轻者没有明显症状,许多学者报道在大多数患者中心肺功能检查中发现心律正常,血压、静脉压、氧饱和度正常,但常出现运动后心脏耐受力降低。凹陷严重者出现心肺受压症状,儿童生长发育较差,多病,易有呼吸道感染,年长者常出现心率加速,呼吸困难,易疲倦,有人检查患者的呼吸功能,在 11 个患者中,有 9 例最大通气量减少 50%。也可出现心律失常,右束支传导阻滞,及 P 波倒置或双向等改变。

在胸部后前位 X 线片中显示心影左移,侧位片显示胸骨凹陷,心脏扁平。Davidsen 等(1957)将 X 线胸部侧位片中胸骨角到胸椎前的距离>7cm 者,称为 轻度胸骨凹陷;在 5~7cm 的,称为 中度胸骨凹陷;距离<5cm 者,称为严重胸骨凹陷。

胸骨凹陷的严重程度也可用漏斗胸容量来估计凹陷程度,测量方法是患者取卧位,将水注入漏斗部位测量,也可在凹陷部位取模,然后再测量。

笠置康提出的漏斗胸指数(F_2I),对胸部凹陷程度的分类有价值,其公式如下:

$$F_2I=\frac{a\times b\times c}{A\times B\times C}$$

式中:a 为漏斗胸凹陷区的纵径,b 为凹陷区横径,c 为凹陷的深度,A 为胸骨长度,B 为胸廓横径,C 为胸骨角到胸椎前面的最短距离。

$F_2I>0.3$ 为严重漏斗胸;$F_2I<0.3$ 为中度漏斗胸;$F_2I<0.2$ 者为轻度漏斗胸。

(三)治疗

胸部凹陷畸形的治疗主要是手术治疗。

凹陷畸形的患者常因外形不美观而就诊,医师应对患者的心肺功能及胸部 X 线片,仔细检查决定手术指征。

漏斗胸的治疗是以胸部凹陷的矫正为主要内容，常用的手术有下列几种：①胸骨翻转术，将凹陷的胸骨切取下来，然后翻转，再修复胸部缺损。在胸骨的翻转方法上有 3 类，即游离胸骨、肋软骨翻转法和带有下方腹壁上动静脉蒂的胸骨翻转及采用带有腹壁上动静脉、胸廓内动静脉蒂的双向血供的胸骨翻转等 3 种。②胸廓整形术，是将凹陷的肋软骨切下，使胸骨抬起，再植骨固定，在术后外固定采取多种方式，有钛板条、Zimmer 钢板、海鸥假体固定等。Actic Dato GM(1995)报道了意大利 315 例胸部凹陷畸形矫正，术后采用海鸥假体固定。术后效果良好，笔者平均随访 15.8 年之久。③采用硅橡胶充填及乳房整形等可用于轻度胸骨凹陷。

1. 手术时机　Morshuis,W 等(1994)报道了 152 例漏斗胸畸形手术的病例，平均手术年龄 9.8－20.8 岁。法国 Nancy 一医院报道(1995)190 例漏斗胸手术患者，及 20 例鸡胸患者，64％的患者手术时年龄为 10－18 岁，36％的患者＜6 岁，因为有严重的功能缺陷。笔者经过长期随访，对于 3－6 岁时手术的患儿，其结果很好，而且手术后发育良好。3 岁以前可能有假性漏斗胸，不宜手术。

2. 适应证

(1)有呼吸及循环系统症状，及发育受阻者。

(2)虽然呼吸循环系统无明显症状，但外形丑陋，影响心理发育者。

(3)手术宜在 3 岁以后进行。

3. 术前准备

(1)患者应是健康的，心肺功能代偿良好，没有肝、肾等脏器的器质性病变。

(2)控制呼吸道感染。

(3)营养状况良好。

(4)必要时应检查肺功能。

(5)胸部后前位及侧位，斜位 X 线片，同时进行胸部 CT 扫描。

(6)检查心电图，及超声心动图等。

4. 麻醉　气管内插管全身麻醉。

5. 手术方法

(1)胸骨翻转术：胸骨翻转手术(sternal turnover)是将胸骨及肋软骨截下，翻转覆盖在胸廓上。目前多半采用腹直肌蒂胸骨翻转术。

①切口。采用胸部正中切口，或乳房下皱襞处的横行切口。男性可用正中切口，女性选用横切口。胸部正中切口，起自凹陷区上端，到凹陷区的下端，即起自胸骨柄稍上方，向下到达剑突、脐之间。横切口位于乳房下皱襞，两侧达腋前线。

②游离胸廓表面软组织。切开皮肤后，分离皮下组织及胸肌。在胸骨表面，肋软骨表面及腹外斜肌表面电刀分离胸肌，腹直肌在胸廓下端的附着区不予切断，但两侧予以分离。

③分离胸膜：在肋弓下缘切开，提起肋弓，从胸骨间隙向两侧在肋软骨内面推开胸膜，紧贴肋软骨分离，防止胸膜破损。

④抬起胸骨，切断肋软骨。在胸部凹陷外侧，切断肋软骨或肋骨。自肋弓开始向上，切断结扎两侧胸廓内动、静脉向肋间的血管分支。如采用腹直肌下腹壁上、下动静脉作为翻转胸骨的营养血管，在切断肋软骨或肋骨到达胸骨角时，结扎、切断两侧胸廓内动、静脉。国内学者改进了这种术式，不切断胸廓内动静脉，使翻转的胸骨、肋软骨片的血管不仅有来自腹壁上、下动静脉，而且来自胸廓内动静脉，以提高翻转胸骨的血供。一般而言，腹直肌蒂胸骨翻转术，是足以提供胸骨及肋软骨的血供的。

⑤翻转胸骨及肋软骨。将游离的带有血管、腹直肌肌肉蒂的胸骨板，肋软骨稳当地翻转，不要损伤其血供，用钢丝或钢板螺钉固定翻转的胸骨断端。并在胸骨板上留有 1、2 根钢丝，留做术后牵引时备用。

翻转的胸骨板有时变得凸出于胸部，可采用凸出处削平，或做胸骨中部楔形截骨，使之平覆于胸部，截骨处做钢板螺钉或钢丝结扎固定(图 28-1)。

翻转的肋软骨做适当的修整，与胸廓的肋骨缝合，可采用钢板螺丝钉固定，也可采用钢丝结扎，或尼龙线、丝线缝合，并缝合肋间肌。

⑥缝合腹直肌、腹外斜肌腱膜及胸大肌。遇有胸膜破损时，可安放胸腔引流。缝合皮肤。并外置胸骨牵引支架，将胸骨的牵引钢丝固定在胸骨牵引支架上，维持 4～6 周。

Ishikawa(1988)报道了一种简单的保持胸廓内动、静脉的胸骨翻转技术，他在第 2 肋胸关节处截断胸骨，并截除第 2 肋软骨。这样，使胸廓内动、静脉在胸骨翻转时没有张力，保证了翻转胸骨有较多的血供。

(2)肋骨整形术：漏斗胸的治疗除了采取胸骨、肋骨截骨翻转术之外，还可采用肋骨整形术(costoplasty technique)。

Wada 等(1972)报道了采用肋骨整形术治疗漏斗胸，用于不对称漏斗胸。从胸肋关节处切下一侧

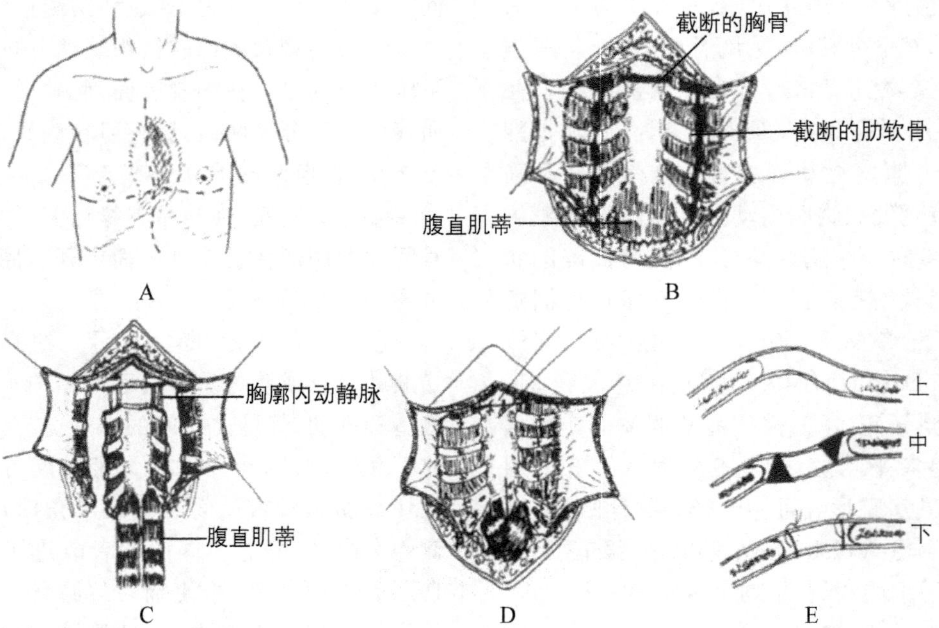

图 28-1 漏斗胸腹直肌蒂胸骨翻转术

A. 漏斗胸的皮肤切口：纵切口或横切口；B. 截断胸骨及截断肋骨软骨，保留或结扎胸廓内动、静脉，保留下部腹直肌蒂；C. 截断胸骨及肋软骨之后，保留腹直肌蒂（内有腹壁上动、静脉），或同时保留胸廓内动、静脉蒂；D. 将切下的胸骨、肋软骨翻转固定在胸壁上，胸骨及肋软骨做钢丝固定，并悬吊一钢丝，作为术后牵引，胸骨下部做切开整形；E. 胸壁凹陷整形前后（冠状面）：上为整形前，胸骨凹陷畸形，中为胸骨翻转后，胸壁凸出畸形，进行肋软骨楔形截骨；下为胸骨翻转后，并进行肋软骨楔形截骨后，胸壁形态近似正常

凹陷的肋骨及肋软骨，然后，对肋软骨做楔形截骨或做部分截断。造成柳枝骨折，使之矫形，矫正凹陷畸形后，固定后再与胸骨及肋骨缝合，抬高肋骨，矫正胸部凹陷畸形。

(3)胸骨提升术(sternal elevation)：胸骨提升术是一种牵引凹陷的胸骨上体的手术。原理是切下过度生长变形的肋软骨，游离胸骨在胸骨柄、体处截断胸骨，并楔形截骨。并采用外固定支架，如Zimmer骨结合板等，固定抬高的胸骨、肋骨。此法术后复发率较高。Hakamura(1995)报道了34例漏斗胸，采用Zimmer骨结合板及"U"形柱治疗漏斗胸，术后78.6%效果满意，5例有并发症，胸廓内动脉出血；"U"形柱旋转脱出；软组织感染；胸肌切口崩裂；皮肤部分坏死等。笔者报道其患者卧床时间少于7d，出血少于300ml，术后3周都未配戴胸部保护或支撑物，恢复了日常活动。

(4) Ravitch 胸骨抬高术：Aston 及 Pickredl (1977)描述的Ravitch胸骨抬高术方法如下。

①体位。患者胸廓弓形抬高，在双肩胛下垫一块折叠的浴巾。

②切口。在胸骨中线、做一垂直切口，对部分女青年可采用乳房下弯形切口。

③暴露。掀起两侧的胸廓皮瓣及胸肌，向上方暴露整个畸形区域。两侧的别损伤软骨膜。

④分离软骨膜。在肋骨软骨膜上做"H"形切口，用骨膜剥离子分离软骨膜。软骨上、下缘的骨膜较薄，分离时应细心操作。用钝性骨膜剥离子，仔细分离肋软骨后面的软骨膜。

⑤切下畸形肋软骨。用Kocher钳夹起肋软骨，在肋软骨的内、外侧端予以切断。胸骨两侧的畸形肋软骨应一一切下，但应尽可能保护好肋骨肋软骨接和处，在婴儿及年幼儿童，上部软骨切除为3～5cm，在年长的儿童及青年，肋骨畸形范围到骨性肋骨。最少切下3根肋软骨，通常切下4～5根双侧畸形肋软骨。如果切除数量不够，或切除范围不足，会影响术后效果。

当畸形的肋软骨被切除后，其最上方的肋软骨，通常是第2肋软骨或第3肋软骨，做斜行切断，便于使畸形胸骨游离。

⑥提起胸骨。在剑突处截断胸骨，胸骨后方的

纵隔内分离，推开两侧胸膜反折区，结扎从胸廓内血管到肋间的血管束。

⑦截断胸骨、植骨。在胸骨拟定截骨处穿一钢丝，在第 2 肋软骨上方胸骨的后表面用锐利骨凿使胸骨骨折，并在骨折区植入肋骨骨片，并缝合移植骨片，防止术后移植骨片滑入纵隔内，使骨折的胸骨缝合固定在矫枉过正位。

⑧胸骨体畸形处理。做横行截骨，取切下的肋骨楔形植骨。为使矫正后的胸骨稳定，应做 2～3 针钢丝的有效缝合，被截下的剑突无需缝回再固定，在纵隔内放置引流，最后缝合肌肉和皮肤。

二、鸡　胸

鸡胸（pigeon breast；chiken breast）亦称胸部隆突，这是胸骨向前方凸起的一种畸形。Shamburger（1967）报道胸部畸形 910 例，其中鸡胸 152 例（16.7%），胸部凹陷畸形 758 例（83.3%），152 例鸡胸中，男性多于女性，（119∶33），对称鸡胸 89 例，不对称鸡胸 49 例，混合型（一侧突出，一侧凹陷）11 例。

（一）病因

鸡胸的病因不明，与遗传有关，鸡胸畸形，有报道鸡胸家族中涉及胸壁畸形者占 26%，脊柱侧弯者 2%。尚有认为是胸骨成分异常愈着固定；胸骨骨化中心缺乏；膈肌附着及发育异常；肋软骨过度向前生长，造成胸骨柄、胸骨体及剑突向前生长等，鸡胸常是独立的畸形，也有的伴有心脏畸形，Shamburger（1988）报道 20 860 例婴幼儿先天性心脏病儿，仅有 36 例（0.17%）伴有鸡胸畸形。

（二）临床表现

鸡胸的诊断也是一目了然的，胸骨前突、肋软骨及肋骨凹陷。少数伴有心肺受压症状，重者易出现疲劳，反复呼吸道感染及支气管哮喘等。鸡胸和漏斗胸发生率相比约为 1∶10。

Brodkin（1949）将鸡胸分为 2 种类型：①胸骨体软骨型鸡胸。胸骨下部分前突及剑突前突表现最为显著，两侧胸部陷落。此类型较多见。②胸骨柄软骨型鸡胸。表现为胸骨及其邻近的第 1、2 肋软骨突出。

（三）治疗

可采用胸骨翻转法或胸骨沉降法。胸骨沉降法类同于胸骨提升术，是将畸形增长的 3～7 肋软骨切下缩短，矫正胸骨畸形，并沉降，但需注意胸骨沉降后不要压迫心包，影响心脏功能。如果是一侧鸡胸，则可做一侧性肋骨胸骨矫正等。

三、胸 骨 裂

（一）病因

胸骨裂（sternoschisis）是一种较为罕见的胸骨畸形，早在 1772 年 Sandigot 就描述过胸骨裂。在胎儿 6 周时，胸骨分为两侧的胸骨索，7～10 周胸骨索自上而下愈合，愈合障碍即可形成胸骨缺如、半侧缺损、窗型缺损和胸骨裂等。

（二）临床表现

胸骨裂有 3 种类型：①单纯性胸骨裂。仅仅是胸骨索愈合障碍，包括完全性胸骨缺损、完全性胸骨裂，或上、下部胸骨裂。②真性心脏脱出。胸骨裂伴心脏外置于胸廓之外，常伴有不同程度的心脏先天性畸形。③胸腹心脏脱出，又称苛全五联症。表现为下部胸骨或胸骨缺损，膈肌前部新月型缺损，上腹壁中部缺损或脐突出等，心包顶部缺损与腹腔相通，心脏畸形包括室间隔缺损，法洛四联症、室壁动脉瘤或单纯性右旋心等。

（三）治疗

手术宜在新生儿或婴幼儿时期进行。将脱出的内脏复位，将裂开的胸骨对拢缝合，如果裂孔较大者可进行骨移植，修复胸骨缺损。骨可采用第 8～10 肋骨移植修复缺损，也可采用金属网或钛网或聚乙烯等修复缺损。对胸腹心脏脱出，需在体外循环下行一期手术治疗。

第二节　胸、腹壁畸形、缺损的修复

胸、腹壁畸形、缺损包括胸部、腹部的皮肤、皮下组织、肌肉、胸骨、肋骨、肋软骨、胸膜、腹膜的畸形及缺损，脊柱的畸形也会引起胸、腹壁的畸形。

胸、腹壁畸形、缺损的修复常是由整形外科会同胸外科、腹部外科、肿瘤外科协同完成。

（一）病因

1. 胸、腹壁外伤后畸形、缺损，如胸、腹壁的烧伤、电击伤、爆炸伤、放射性损伤等，可造成胸、腹壁不同范围及不同程度的缺损及畸形。

2. 胸、腹壁的软组织或骨组织的肿瘤切除后造成的胸、腹壁的缺损。

3. 胸、腹壁的先天性畸形或发育过程中畸形，包括漏斗胸、鸡胸、胸骨裂、Poland 综合征、腹部裂、脊柱侧弯等。

4. 胸部或腹部感染性缺损，如胸部慢性感染后胸腔残腔、支气管胸膜瘘胸壁畸形，及腹部气性坏疽或广泛蜂窝织炎后腹壁的缺损及愈合后瘢痕挛缩等。

对于上述畸形，因为组织缺损、畸形的种类不同，其修复方法也有区别(表 28-1)。

表 28-1 胸、腹壁畸形和缺损及其修复

胸、腹壁畸形及缺损	修复方式选择
胸、腹壁软组织覆盖的缺损及畸形	采用皮瓣、肌皮瓣移植或大网膜移植加植皮修复
胸、腹壁先天性畸形或发育过程中畸形	
胸骨裂	胸骨裂闭合或植骨修复
鸡胸、漏斗胸	胸凸出或凹陷畸形整形
脊柱侧凸	脊柱畸形矫正
Poland 综合征	胸壁畸形矫正、乳房再造
腹壁裂	腹部裂修复
胸廓骨支架后天性畸形及缺损	
胸部外伤后胸廓畸形	胸骨、肋骨缺损修复及皮瓣、肌皮瓣移植修复
胸部骨、软组织肿瘤切除后畸形	胸骨、肋骨缺损修复及皮瓣、肌皮瓣移植修复
胸部或腹部慢性感染后胸腔无效腔、支气管胸膜瘘管和窦道形成	采用有良好血供的皮瓣、肌皮瓣、大网膜移植充填

(二)胸壁软组织覆盖畸形、缺损的修复

1. 胸壁缺损的分区　胸壁缺损的分区一般是指前胸壁的分区。为了治疗方案的选择，可将前胸壁分成为 8 区。前胸壁上界是锁骨，下界为季肋缘，侧方为两侧腋中线，通过锁骨中线将前胸壁分为左、中、右 3 部分，再以第 3 肋下界水平线及剑突水平使胸壁分成上、中、下 3 部分，并使胸壁分成为 8 区(图 28-2)。

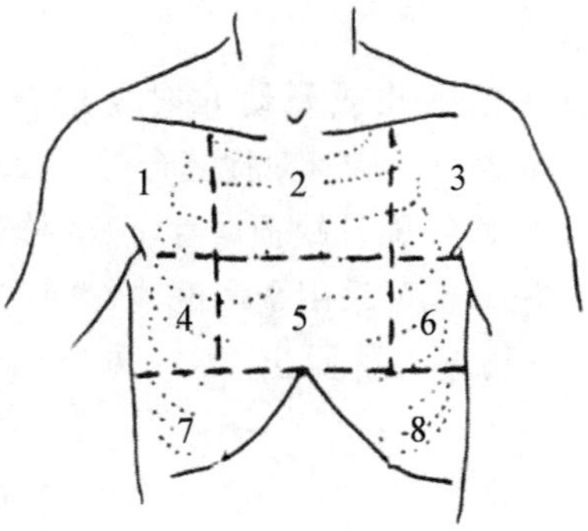

图 28-2 前胸壁的分区

1、4、7 为右侧区；3、6、8 为左侧区；2、5 为中央区

2. 胸壁软组织覆盖缺损的修复　在胸壁软组织覆盖缺损中，由于缺损范围的大小不同，其修复方法也不同。胸壁软组织缺损中，常常是几个区域联合缺损。

(1)1、4、7 区缺损的修复与 3、6、8 区缺损相同，可采用局部旋转皮瓣修复，或带血管的肌皮瓣修复(图 28-3)。

(2)胸壁中央区缺损，即 2、5 区缺损，或是侧方 1、4、7 区或 3、6、8 区缺损伴有 2、5 部分缺损时，其修复方法采用胸大肌肌皮瓣移植(图 28-4A)，或胸大肌肌皮瓣加背阔肌肌皮瓣移植，或局部 2 块旋转皮瓣进行修复(图 28-4B)，或胸三角轴型皮瓣加背阔肌肌皮瓣移植进行修复(图 28-4C)。或采用腹直肌肌皮瓣移植修复(详见腹直肌肌皮瓣移植乳房再造)，或采用大网膜移植加植皮修复。

(三)胸廓缺损的修复

胸廓缺损的修复是指胸骨、肋软骨及肋骨缺损伴有软组织缺损的修复。大范围缺损修复是一项较复杂的手术。

大范围胸廓缺损较多半是由于复发性的胸部骨肉瘤所致。

小范围的胸廓骨肉瘤切除后，可采用自体骨移植，修复胸廓支架，骨支架的修复可采用游离髂骨移植，游离肋骨移植或带血管的肋骨移植修复缺损，也可采用有机玻璃、硅橡胶、多孔聚乙烯、钛合金钢支架修复等，皮肤缺损可用一侧或双侧胸大肌肌皮瓣移植修复。

大范围的胸廓缺损，常由于胸骨肉瘤复发，波

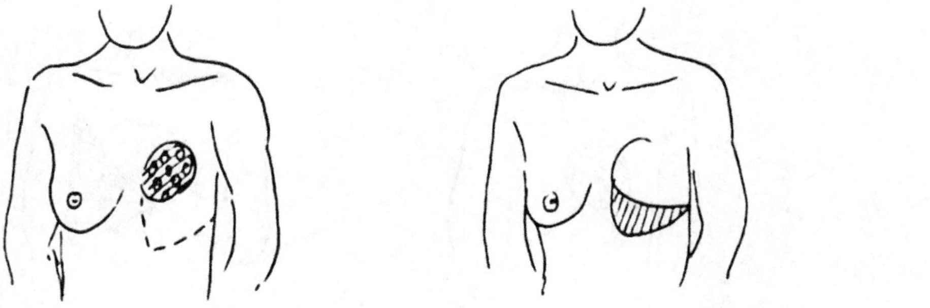

A

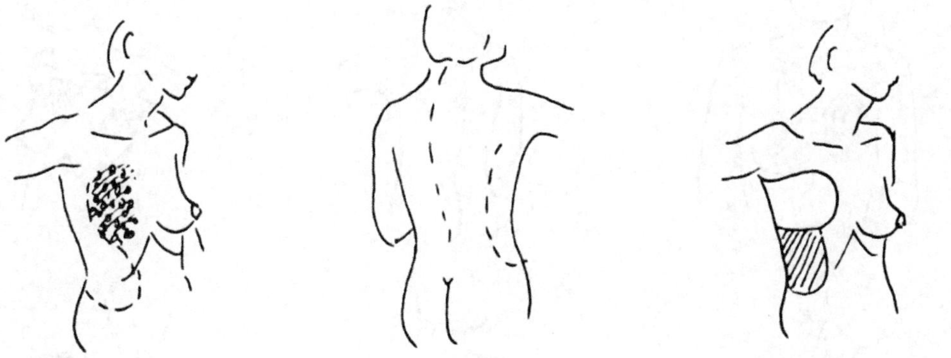

B

图 28-3　胸壁侧区软组织缺损的修复

A. 4 区或 6 区胸壁缺损，缺损范围没有达到胸骨中线区，常可选用胸部局部旋转皮瓣修复。由于该皮瓣是轴型皮瓣，长宽比例可超过 3:1，皮瓣供区植皮修复；B. 1、3、7 区大部分胸壁缺损，采用背阔肌肌皮瓣移植修复，皮瓣供区植皮修复

及胸廓 2 区、5 区，以及两侧的 1 区、3 区、4 区、6 区，胸部巨大骨肉瘤切除，包括胸骨、肋软骨及肋骨及其表面的软组织切除，造成前胸壁 2/3 缺损，其修复不易，在修复上，难以采用自体骨移植修复胸部骨支架，需要设计特别的钛合金支架，或不锈钢支架，或多孔聚乙烯支架，修复胸骨、肋软骨及肋骨的缺损，并采用胸大肌肌皮瓣加背阔肌肌皮瓣修复皮肤缺损。

笔者曾修复了多例胸壁复发性巨大胸骨肉瘤切除后胸廓缺损，以及 1 例左侧胸腹部纤维肉瘤切除后的胸腹壁缺损的修复。

患者 1，男性，46 岁，复发性胸骨肉瘤，1973 年入院，肿瘤在胸廓 2 区，进行胸骨肉瘤切除，上部胸骨、肋软骨及肋骨缺损，用有机玻璃支架修复，皮肤缺损采用双侧胸壁旋转皮瓣修复，术后 1 年，有机玻璃暴露，肿瘤复发。

患者 2，男性 42 岁，复发性胸骨肉瘤，肿瘤范围占据胸廓 2 区、5 区，并波及部分 1 区、4 区、3 区、6 区，肿瘤侵蚀整个胸骨、双侧肋软骨、肋骨、胸膜及心包。切除肿瘤后，心包缺损做心包转移修复；胸廓胸骨、肋软骨及肋骨缺损，采用预制的网状钛合金网支架修复；皮肤软组织缺损采用一侧胸大肌肌皮瓣旋转移植，另一侧采用 26cm×36cm 的背阔肌肌皮瓣移植。

患者 3，男性，53 岁，左侧季肋区复发性巨大纤维肉瘤，波及胸壁及腹壁。肿瘤切除后采用背部旋转皮瓣加半侧大网膜移植，修复缺损。

（四）腹壁缺损的修复

腹壁缺损常见外伤性腹壁缺损、肿瘤切除后缺损及先天性发育不良性缺损等，表现为腹壁疝、先天性腹裂、脐凸出等。

1. *腹壁裂及脐凸出*　腹壁裂（gastroschisis）及脐凸出（omphaalocele）是一种先天性腹壁发育不良所引起的腹中部缺损。表现婴儿出生后腹中部白线分开，肠段等腹腔内容物凸出于腹壁表面，被一层腹膜所覆盖。

腹裂及脐凸出的治疗应注意全身状况的处理，及并发症的处理和伴发畸形的处理。

轻度的腹壁裂及脐凸出，可仅做局部脐疝修复。严重腹裂及脐凸出，在腹壁表面有大量腹腔内容物

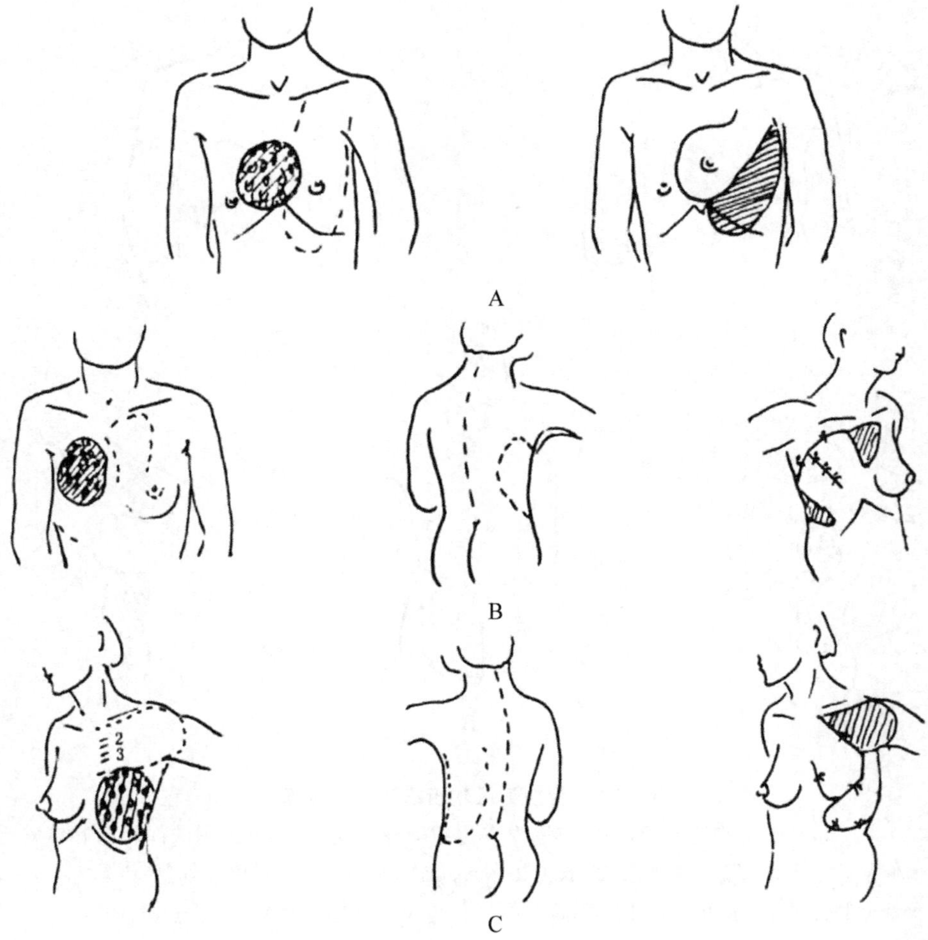

图 28-4　胸壁中央区缺损及联合区域缺损的修复

A. 5 区缺损，采用一侧胸大肌肌皮瓣移植修复，供区做游离植皮；B. 1 区、3 区伴有部分 2 区、5 区缺损，采用健侧及患侧胸部旋转皮瓣进行修复，供区植皮修复；C. 6 区、8 区伴有 5 区缺损，采用胸三角轴型皮瓣加背阔肌肌皮瓣移植进行修复，供区植皮修复

外置，强行将外露的腹腔内容物回纳会引起严重的并发症。因此，在回纳腹腔内容物、腹壁修复之前，应做好良好的手术前准备，包括维持水及电解质平衡、胃肠道外给予抗生素，注意胃肠道减压，以减少内脏回纳后的压力，同时防止呼吸道并发症发生。

对严重腹壁裂的患儿，可采用 2 次手术进行治疗。第一次手术进行腹壁皮肤、皮下组织的分离，回纳腹腔内容物，不进行腹部筋膜、肌肉层的修复。待数月后，腹腔膨出物缩小了，再进行腹壁筋膜层及肌层的修补。

为了能关闭腹腔，减少腹腔压力，有学者建议进行腹壁减张切口。有些医师为了回纳内脏、关闭腹壁、减少回纳内脏后的腹腔压力，而进行肠部分切除或脾切除等，这显然是不适宜的。

为了使内脏回纳、腹壁关闭，又减少张力，可以先进行腹壁涤纶或聚四氟乙烯补片移植，修复腹壁缺损，这是创伤较小的手术操作，然后仅做皮肤及皮下组织的闭合。待患者身体条件允许时，可再进行腹壁肌层及筋膜层的修复。

2. *腹壁巨大缺损及腹壁巨大疝的修复*　腹壁巨大缺损常由于腹壁巨大肿瘤切除术后所造成，也可能由于外伤或严重感染所致，腹壁巨大疝畸形多半由于外伤或外科手术所致。

对于腹壁缺损的修复包括 2 方面：即皮肤及皮下组织的覆盖及腹壁肌肉、腱膜的修复。

腹壁可分为 9 区，各区可适用组织移植修复的供区也有所区别。腹壁分为左、中、右及上、中、下 3 区，共计 9 区（图 28-5）。

左、右上、中腹部的皮肤、皮下组织缺损可采用逆行背阔肌肌皮瓣移植进行修复（见肌皮瓣移植，

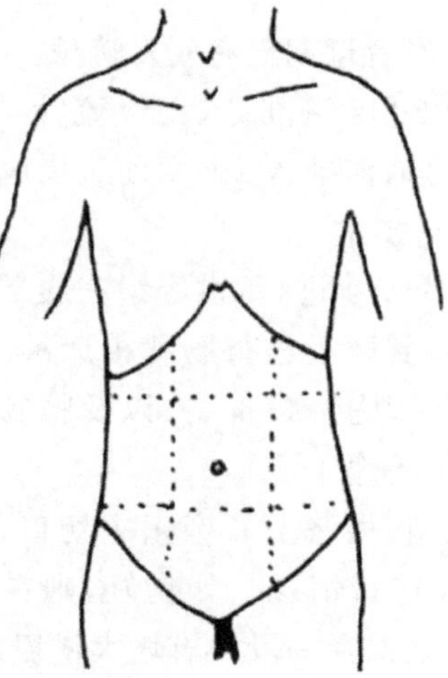

图 28-5　腹壁的分区

"背阔肌肌皮瓣移植")。

左、右下腹壁及左、右侧、中腹部的缺损，可采用阔筋膜张肌肌皮瓣移植进行修复。或采用腹外斜肌腱膜翻转修复，皮肤缺损采用局部旋转皮瓣修复。

中腹部缺损及上、中腹部缺损，采用腹肌前鞘翻转，修复腹壁，局部皮瓣旋转修复皮肤及皮下组织缺损。

在腹壁巨大缺损无法采用腹部腱膜修复时，可采用涤纶、纺绸、聚四氟乙烯补片修复，局部或远处皮瓣转移，修复皮肤及皮下组织缺损。

巨大腹壁疝的修复，应尽可能选用腹外斜肌腱膜，或腹直肌前鞘带蒂移植修复，也可选用涤纶、纺绸或聚四氟乙烯补片修补，增厚的疝囊折叠也可作为修复材料。

第三节　食管狭窄、缺损的修复与再造

食管癌、喉癌广泛切除后食管缺损，或是食管癌、喉癌放射治疗后的食管狭窄、缺损，或是化学灼伤或其他外伤所造成的食管狭窄、缺损，需要进行食管狭窄、缺损的修复与再造，这类患者常是胸外科、五官科诊治，涉及一些复杂病例，不能用常规治疗方法得以医治的患者，转至整形外科采用组织移植的食管再造。

一、修复与再造方法分类

对于食管狭窄及缺损的修复与再造，有以下几种治疗方法可选择。

1. *胃肠管带蒂上移食管再造*　食管癌切除后食管再造，或是化学灼伤后食管狭窄的食管再造，通常采用胃肠管带蒂上移食管再造。这类手术常由胸外科医师完成，包括胃、空肠、回肠或结肠带蒂上移食管再造。单纯胸段食管缺损，可采用胃上提移植食管再造等；而颈胸段食管缺损，则常选用结肠带蒂移植食管再造，当这类方法不能达到食管再造的目的时，常转至整形外科进行食管再造。

2. *游离胃肠管移植食管再造*　单纯性颈段食管缺损，或是颈、胸段食管缺损采用常规的胃肠管带蒂移植无法达到再造食管的足够长度时，或是常规的胃肠管带蒂移植失败后，可采用显微外科技术的胃肠管游离移植，达到食管再造的目的。

3. *游离皮瓣移植食管再造*　应用前臂游离皮瓣时，足背游离皮瓣移植，卷制成管状，可达到小范围食管狭窄及缺损的再造。其他股部皮瓣，背阔肌肌皮瓣移植等也可作为食管再造的皮瓣供区。

4. *岛状肌皮瓣移植食管再造*　颈段食管缺损或狭窄，可选用岛状胸大肌肌皮瓣、岛状背阔肌肌皮瓣移植、岛状腹直肌肌皮瓣移植，卷成管状，进行食管再造或食管狭窄的修复。

5. *皮管或局部皮瓣移植食管再造*　这是 20 世纪 50～60 年代整形外科医师所采用的食管再造的手术方法，目前已很少采用。由于显微外科技术的发展，当前几种手术方法无法选择时，可选用局部皮瓣移植食管再造，例如胸肩峰皮瓣移植、胸三角皮瓣移植，或胸锁乳突肌肌皮瓣移植食管再造等。

二、游离胃肠管移植食管再造的种类

Hiebert(1961)报道应用胃窦部组织游离移植食管再造；Nakayama(1962)应用乙状结肠游离移植修复食管缺损；笔者(1976)应用显微外科技术进行游离空肠及游离空肠襻移植食管再造的试验性研究，取得成功，并于次年用于临床，积 32 例临床应用的经验。

游离胃肠管移植食管再造，是一种成功率较高的手术方法，而且使用的灵活性较大，可采用以下方法。

1. 游离胃窦部组织移植咽腔或食管再造。
2. 游离空肠移植咽腔或食管再造。
3. 游离回肠移植咽腔或食管再造。

4. 游离结肠移植咽腔或食管再造。

5. 游离乙状结肠移植咽腔或食管再造。

6. 游离空肠襻补片移植食管再造或咽腔再造。

7. 远端空肠带蒂，近端空肠血管吻合食管再造等。

三、游离空肠移植或游离空肠襻移植食管再造技术

(一)适应证

1. 咽部恶性肿瘤切除后咽腔缺损。

2. 颈部食管癌切除后颈部食管缺损。

3. 食管癌结肠或胃上移代食管，远端坏死，颈部食管瘘，或颈部食管缺损。

4. 食管化学灼伤，高位食管狭窄。

(二)术前准备

1. 术前X线检查，了解食管狭窄或缺损范围及部位。

2. 胃造口维持患者喂养，患者营养状况良好，没有贫血，血浆蛋白正常。

3. 没有心、肝、肾等器官的器质性病变。

4. 没有高血压，糖尿病等，或这些疾病已被控制。

5. 肿瘤患者近期没有复发迹象。

6. 术前3d肠道准备，无渣流汁3d，肠道消毒药物3d，肠道清洁准备2d，术前1周应禁止吸烟。

(三)外科技术

手术分为3步进行，供区组在腹部供区切取游离移植肠段；受区组进行肠移植床准备、吻合血管准备、咽及食管吻合口准备；以及将肠管移植至受压，血管吻合，食管再造。

1. 供区组：做脐上右旁正中切口，按层进入腹腔，检查原胃造口情况。如良好，则在屈氏韧带下方7～10cm处选择一段没有增大淋巴结的、血管粗的、有6～8cm或以上系膜蒂的空肠一段。在拟切断肠段的近端肠壁，缝以丝线标志之，以识别肠蠕动方向。提起肠段，在系膜根部解剖空肠系膜的动、静脉。血管解剖完成后，保留血管蒂，切取稍长于受区缺损需要的空肠。待受区准备完成后，切断血管蒂供移植。

空肠襻移植是将空肠段在空肠系膜的对面肠壁剪开，使肠段变成肠片，以修复食管壁的缺损(图28-6)。

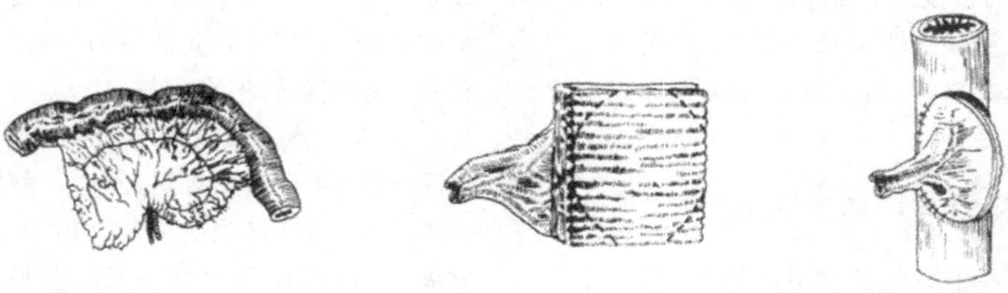

A　　B　　C

图28-6　游离空肠襻移植修复食管壁缺损

A. 游离空肠段供移植；B. 游离空肠段制成空肠襻供移植；C. 游离空肠襻移植修复食管壁缺损

2. 受区组：做左胸锁乳突肌前切口，皮下解剖颈外静脉，予以保护备用。约在下颌角及舌骨水平，寻找甲状腺上动脉，予以保护备用。

在气管后方寻找食管，向上向下追寻梨状窝及食管残端。如发现食管入口完全损毁，则在口底造口。手术过程中注意保护好血管床及喉返神经。

3. 肠移植食管再造：受区准备完成后，切断空肠系膜血管蒂，游离的空肠用1%新霉素或1∶2000苯扎溴铵进行肠腔灌洗，防止灌洗液浸入血管吻合口，再按肠顺蠕动方向移植至颈部。将肠段与周围组织做数针固定，以求得稳定的移植床，再进行血管吻合，先静脉，后动脉。当动脉血供建立后，肠段会有明显的蠕动及大量乳糜样肠液分泌。肠段与颈部食管残端吻合，根据情况可取端端吻合，也可取端侧吻合，端侧吻合适用于咽喉修复的方法之一，我们早在20世纪70年代已采用，但近来国外90年代的文献，有学者又将端侧吻合适用于咽喉修复方法作为新的术式而报道。吻合口缝合针数不宜太密、太紧，每隔0.6～0.8cm缝合1针，最后用大量温盐水冲洗颈部创口，检查肠段血供无不良现象，放置引流，关闭创口(图28-7)。

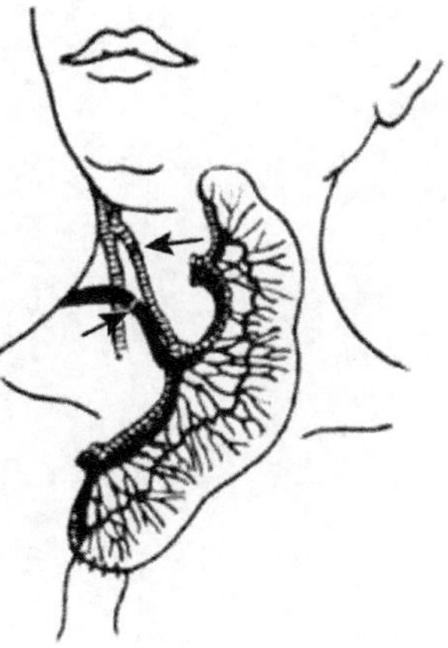

图 28-7　游离空肠段移植颈段食管再造

上方箭头．空肠系膜动脉与甲状腺动脉相吻合；下方箭头．空肠系膜静脉与颈外静脉相吻合

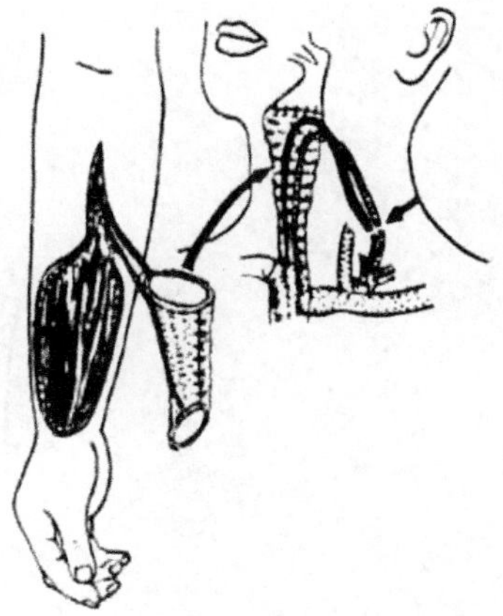

图 28-8　前臂游离皮瓣移植做颈段食管再造

四、游离皮瓣移植食管再造技术

可用于食管再造的游离皮瓣应具有薄、无毛、可供皮肤范围广，血管蒂长，血管直径粗等特点。因此，前臂皮瓣是首选的供区，小腿内侧皮瓣也可应用。如果缺损范围小，足背皮瓣也是良好供区之一。腹股沟游离皮瓣虽也曾被人用于修复咽缺损，但是应选择瘦型病例，它由于血管蒂较短，而且血管变化较大，给手术带来不便。

前臂皮瓣移植食管再造手术也分供区、受区准备及移植食管再造 3 步进行。皮瓣的切取方法见前臂皮瓣。前臂皮瓣移植食管再造关键是皮瓣的设计，应有足够的宽度，(应在 7～9cm)，以保证再造食管的口径较大(达 2.5～3cm 直径)，以防止术后狭窄。但也不宜太大，以免产生颈部组织太臃肿，无法关闭创面。皮瓣切下后翻转制成皮肤向内的皮管移植至颈部，桡动脉及头静脉与甲状腺上动脉及颈外颈静脉相吻合，最后与食管残端吻合(图 28-8)。

五、颈、胸食管狭窄缺损的显微外科修复

颈、胸食管联合缺损，一般都可以通过胃、肠带蒂上移修复，但是有些病例缺损范围较广，特别是化学灼伤后食管狭窄，造成颈部及口底胸段食管均瘢痕化，一般通过胃、肠带蒂移植，血供难以达到移植胃肠的远端，手术后易发生移植肠段部分坏死，则宜采用肠段移植并在其远端再吻接血管，以补充移植肠段的血液灌注量。手术分以下 4 步进行。

1. *供区准备*　腹部组先在右脐上旁正中切开，按层进入腹腔。在屈氏韧带下 7～10cm 处选择健康的空肠一段。探查空肠系膜根部的血管蒂的第 1、2、3、4、5 动脉分支，一般切断结扎第 2、3 支分支，而以第 4 支或第 5 支为蒂。将空肠系膜上的第 1 对动静脉与颈部受区的颈外静脉及甲状腺上动脉吻合，也可结扎第 1、3、4 支，而吻接第 2 对动静脉，第 5 支为蒂。具体应根据受区吻接血管的部位及肠系膜伸展长度而定。为使移植肠段展平，有足够的长度，肠系膜上的弓形血管应予切断及结扎，只保留末级弓。在切断弓形血管时要充分，不然不能矫正空肠的弯曲迂回，但也要防止误伤肠段的末级弓，造成肠缺血而导致坏死。

2. *颈部受区组*　同本节“游离空肠移植或游离空肠襻移植食管再造”中的受区准备。

3. *胸部组*　在膈肌前纵隔做隧道，以便让肠段顺利通过，直达颈根。隧道应足够宽大，但又要防止胸膜被穿破。如果前纵隔因过去手术造成瘢痕区不易制成新隧道者，则应在胸部皮下做隧道，直通颈部，以供安置肠段。

4. *肠移植*　一切准备完成后，切断空肠，将空肠经结肠后上移。血管蒂端空肠与胃做端侧吻接。肠段用聚乙烯塑料套保护，经前纵隔，轻轻地提聚乙烯套，使肠段进入颈部创口。缝数针固定肠段，再做血管吻合，最后做空肠与食管残口或口底吻接。冲洗后关闭颈部创口，置引流条。与此同时，腹腔组做空肠供区端端吻接，修补系膜；空肠系膜根部与横结肠系膜做固定，关闭腹腔(图 28-9，图 28-10)。

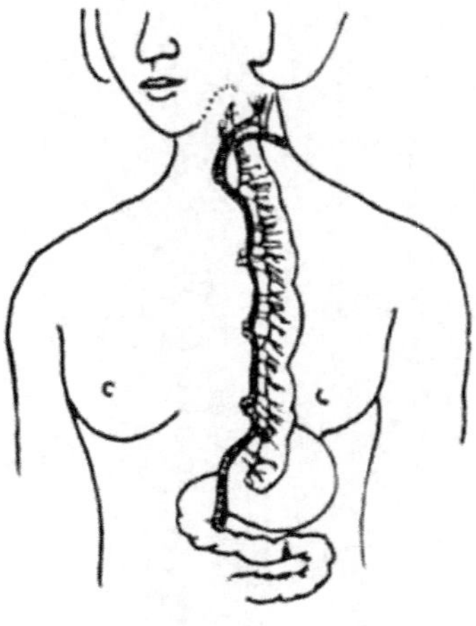

图 28-9　颈、胸段食管缺损再造

近心端空肠带有血管蒂，远端空肠系膜血管与颈部血管吻合

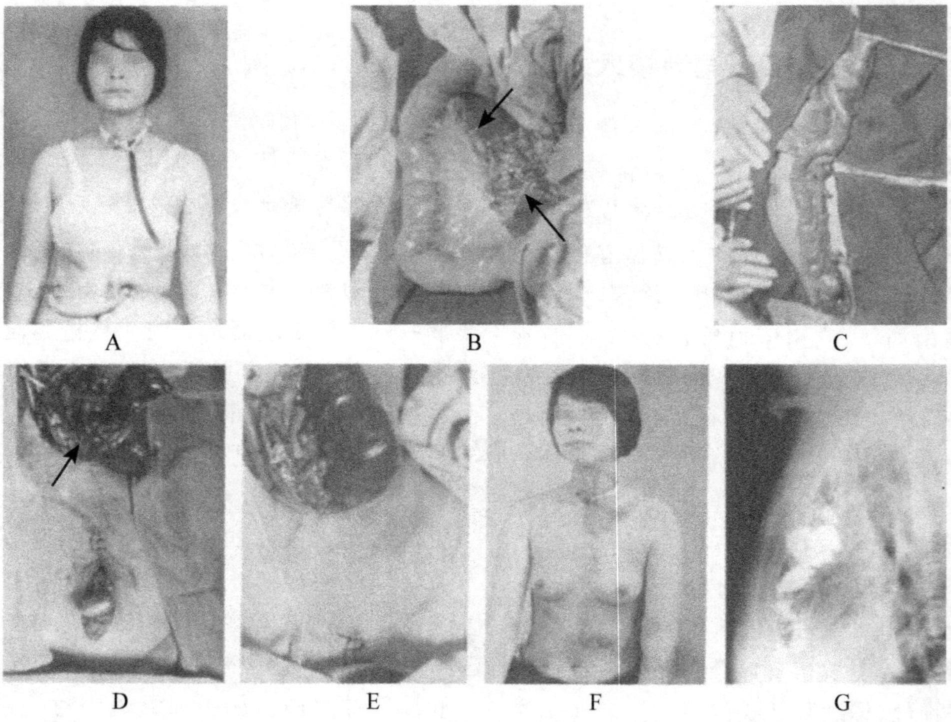

图 28-10　颈、胸食管狭窄缺损的显微外科修复

A. 女性，25 岁，食管化学烧伤，颈、胸段食管狭窄，气管切开，颈部用硅橡胶管食管扩张，失败，胃造口；B. 显微外科空肠段移植，上箭头：第 2 支空肠系膜血管供吻合的动静脉。下箭头系第 5 支空肠系膜血管为移植空肠的血管蒂。中部肠系膜血管需进一步分离到末节血管弓，增加移植空肠的长度；C. 移植空肠保留肠系膜血管的末节血管弓；D. 移植空肠的血管分别与颈外静脉及甲状腺上动脉吻合；E. 颈部皮瓣移植覆盖移植空肠段；F. 手术后恢复正常饮食 1 个月；G. 手术后恢复正常饮食，颈、胸段食管造影

六、肠移植食管再造受区吻接血管的选择

肠或皮瓣移植到颈部后，受区吻接的血管以同侧的甲状腺上动脉及颈外静脉最为方便。但有时因种种原因不能采用时，可采用其他血管作为受区吻接血管，如对侧的甲状腺上动脉，颈外动脉或颈横动脉，甲状腺下动脉；面总静脉，面静脉，颈正中静脉等。除此以外，也可将肠系膜动脉与颈总动脉做端侧吻合；吻合时为避免完全阻断颈总动脉，可采用小儿心耳钳，部分阻断颈总动脉进行吻接。其

他尚可与锁骨下动脉、胸廓内动脉吻合。但前者需切断锁骨，后者则需切除第 2 肋软骨或第 3 肋软骨，以暴露动脉。在考虑用胸廓内动脉作为吻接血管时，应选择哺过乳的妇女较好，因这类患者有较粗的胸廓内动、静脉。而一般人的胸廓内动脉直径较粗，为 1.5～2.0cm，而静脉过于细小，或分成数支，难以被应用。

七、肠管或皮瓣游离移植食管再造术后的处理

1. 肠管或皮瓣移植术后常规处理同一般显微外科手术，给予右旋糖酐-40 500ml 静脉滴注，每日 2 次；复方丹参 4 支加 10％葡萄糖溶液 250ml 静脉滴注，每日 2 次。如果对血管吻合没有把握，尚可加用阿司匹林 0.3g，胃管内注入，每日 1～2 次。

2. 密切观察移植肠段或移植皮瓣。由于移植物深埋皮下，较难进行观察，只有通过一定的改建装置，才可以对移植物的温度及肠蠕动波进行观察。有时采取移植肠段颈部造口，以观察其血供，但这样就需要进行再次手术，以修复肠段造口。一个简易的办法是观察来自再造食管的口腔引流物，及颈部引流物，如果有色、有味，常是不良预兆，应及时处理，包括手术探查等。

3. 术后预防性应用广谱抗生素。

4. 术后 1 周可以进少量水及盐分，10d 左右可进流质。在完全能正常进半流质 1 周后才拔除瘘胃管，因为少数病人术后产生吞咽失调，过早拔除胃管会有不良结果。

八、显微外科技术食管再造的并发症及其预防处理

出血、感染、颈部唾液漏及食管吻合口狭窄等一般并发症不在本节描述。仅就显微外科技术食管再造特殊并发症讨论如下。

1. 空肠系膜撕裂伤　空肠由腹腔被牵引经前纵隔到颈部的过程中，因牵引不当造成空肠系膜撕裂，远端肠段与近端肠段完全失去系膜联系，可造成肠段缺血坏死。预防方法在于制造宽阔的前纵隔隧道，并在空肠外套以聚乙烯薄膜套，一边在颈部牵聚乙烯套管，一边用盐水作为润滑剂，使肠段通过前纵隔，而不直接牵引肠段，以防止肠系膜撕裂。一旦肠系膜撕裂，应在撕裂远端肠段做血管吻合，重建肠段血供，或可避免手术失败。

2. 移植物血栓形成　这是较难早期发现的并发症，一旦发生，常导致移植肠段坏死。只有尽早去处移植物，颈部创口开放引流。

3. 吞咽失调　我们的 27 例肠段移植食管再造中，有 3 例肠段移植虽成活，肠段与口底吻合口良好，但是无法进食。起初怀疑是吻合口狭窄，进行相应处理，仍不见效。其中有 1 例，吻合口可通过两指，仍无法吞咽。造成此种无法吞咽的原因不明，但这类患者经过 3～6 个月的训练及适应，最后都恢复了正常进食功能。

4. 颈段再造食管球状扩张　这是罕见的并发症，文献未见有类似的报道。笔者等遇有 1 例 5 岁的患儿，误服强碱食管灼伤食管狭窄，用空肠代颈段食管，近端带蒂，远端吻合血管，术后 3 年颈部食管严重扩张，鼓起时如小足球，达 14cm×14cm，再次住院，切除膨大的肠段，术后经过良好。这或许是由于儿童移植肠段生长速度超过颈部生长的速度所致(图 28-11)。

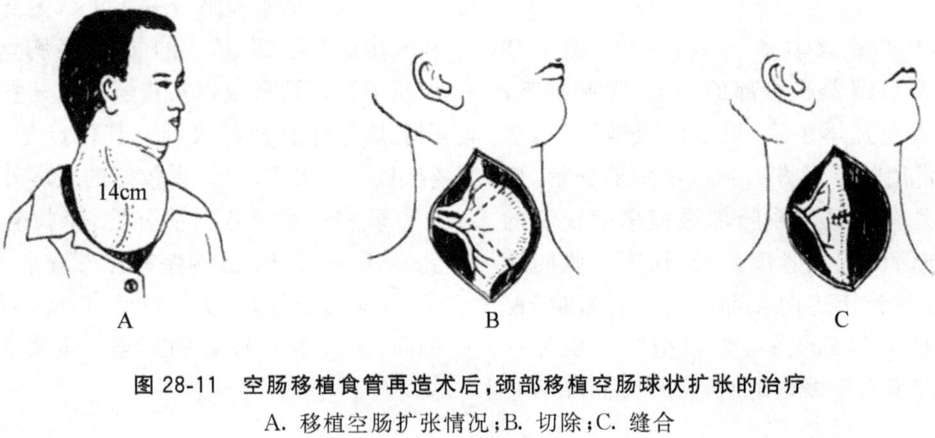

图 28-11　空肠移植食管再造术后，颈部移植空肠球状扩张的治疗

A. 移植空肠扩张情况；B. 切除；C. 缝合

5. 空肠膈肌裂孔绞窄嵌顿　这也是未见报道的并发症，患儿5岁，误服强碱，食管灼伤后狭窄，1978年进行空肠远端带蒂，近端血管吻合颈胸食管再造，术后进普食良好，并恢复到正常活动。术后40d突然出现胸骨后疼痛，及肠梗阻症状。手术探查发现膈肌前裂孔处绞窄，远端肠段坏死，颈段再造食管却仍有血供，去处坏死肠段，6个月后再次进行食管再造手术。分析该绞窄发生原因时，或许是由于暴食而诱发。

第四节　躯干广泛瘢痕的处理

躯干广泛瘢痕多半由于烧伤引起，躯干为人体的衣着部位，单独烧伤者少见。广泛的躯干瘢痕多见于大面积严重烧伤晚期病人。畸形的轻重及其对功能的影响则与烧伤的深度有关。

浅度烧伤所致的躯干广泛瘢痕常限于皮肤层，瘢痕早期可呈增生性，一般无严重挛缩，除了产生痛、痒，不适等症状外，不影响胸腹部活动。后期可自行软化。通常无须手术治疗，可应用弹性胸带、腹带或穿弹力紧身衣予以持续压迫，促进瘢痕软化。

深度烧伤造成的躯干广泛瘢痕常合并有颌颈、腋窝、腹股沟等部位的瘢痕挛缩。腹背侧瘢痕连成一片，严重者呈环形缩窄，致使患者体形改变，胸腹部纵横径缩小，双肩内收，前倾，肩胛骨向后突起，双髋屈曲，严重束缚着胸腹部活动，呼吸、消化、排便等功能受到损害。儿童患者由于肺活量的降低，慢性缺氧，可造成躯体发育不良，可继发脊柱侧弯畸形。女性患者因胸腹部烧伤，瘢痕挛缩牵拉乳房产生变形，乳头乳晕缺如。成年前致伤者则可合并乳腺发育不良甚至不发育。此类畸形常需手术整复，改善功能。但常因供皮部位的缺乏，给整复治疗造成很大的困难。

躯干部广泛瘢痕有2种情况需要手术整复治疗。

1. 躯干部环形瘢痕挛缩　如上所述，躯干部环形瘢痕挛缩常束缚着胸腹部的活动，限制呼吸，尤其是儿童患者应及早手术，以解除束缚压迫，改善呼吸功能。常用的手术方法为瘢痕挛缩松解，创面植皮。在合并有颌颈部或腋部瘢痕挛缩松解的同时，将切口向两侧及锁骨部延长，切断颈胸间瘢痕，再在胸前自胸骨切迹向腹部纵行切开瘢痕，使挛缩在纵向与横向得到松解，创面用中厚皮片修复。在切除腋部瘢痕挛缩松解时，将腋窝前缘切口向肩部及侧胸壁伸延，使肩胸间的挛缩获得充分松解。在胸腹间有连续的瘢痕挛缩时，则应在胸部与腹部间横行切开瘢痕，使之松解。下腹部瘢痕挛缩常与腹股沟瘢痕挛缩同时松解，创面植皮。

躯干广泛瘢痕挛缩手术治疗的最大难题是供皮部位的缺乏，手术者常爱莫能助。近10余年来，由于组织扩张术在临床的应用，于浅在的瘢痕部位或瘢痕间零星的正常皮肤间隙应用组织扩张的方法，提供“额外”的皮肤组织可补充供皮的来源。

2. 乳房瘢痕畸形　女性胸部广泛瘢痕挛缩常合并有乳房、乳头、乳晕的畸形或缺损，严重者全部乳房为瘢痕覆盖，乳头乳晕缺损。成年前烧伤者乳房畸形则更为严重。常用的整复方法为瘢痕松解，游离植皮。术前用亚甲蓝液标出挛缩乳房下皱褶，取平卧位手术，于乳下皱褶处做“W”形切口，深达胸肌筋膜，彻底松解挛缩，使移位的乳房复位至两侧对称。止血后，将两侧的三角形组织瓣相向旋转，互相缝合，使乳房向前呈半球状隆起，创面用中厚皮片修复。

乳房全部为瘢痕覆盖的病例，则应切除瘢痕，使挛缩得到彻底松解，创面中厚植皮或皮瓣移植。未成年的病例，应在乳腺发育前手术，以免乳腺发育受到瘢痕的束缚。

对乳房瘢痕畸形合并有乳腺发育不良的病例，在乳房瘢痕松解、植皮的同时，经胸侧方切口，在胸大肌下置入圆形组织扩张器行乳房扩张，二期手术用乳房假体置换扩张器。其优点是预防了植皮的挛缩，又扩张了乳房，有较好的乳房外形。

乳房部瘢痕若为部分性，牵拉乳房使之移位，乳晕、乳头变形，侧胸壁有正常皮肤和软组织存在时，在瘢痕松解，乳房复位后，可应用局部皮瓣修复创面，使乳房有较好的形态。皮瓣供区用植皮修复。

第五节　胸背部表浅肿瘤

胸背部表浅肿瘤可起源于皮肤、软组织以及骨组织。按肿瘤性质可分为良性肿瘤和恶性肿瘤。此外，来自深部或身体其他部位的转移性肿瘤亦可发生在胸背部，应注意鉴别诊断。

诊断方面应结合病史、症状、体征考虑外，可应用 X 线片、CT 扫描、超声、磁共振(MRI)和活组织穿刺等检查手段，进一步明确肿瘤性质和范围。手术切除的病变组织应常规送病理检查，确定性质。

治疗方面根据肿瘤性质采用手术治疗和非手术治疗。通常以手术治疗为主，切除病变组织和修复创面。后者依据肿瘤的大小，切除的范围按整复外科原则选择手术方法，诸如创缘直接缝合、局部皮瓣转位、组织扩张、远位皮瓣、肌皮瓣、游离植皮或着吻接血管、皮瓣游离移植等。恶性肿瘤手术前后可采用放射治疗、化学治疗等辅助疗法以缩小肿瘤范围和预防肿瘤的复发，或作为姑息治疗延缓肿瘤的复发。

现将有关的胸背部表浅肿瘤分良性肿瘤和恶性肿瘤 2 部分予以介绍。

一、良性肿瘤

1. *色素痣*　胸背部除了一般的色素痣，有时可见到面积较大的色素痣即巨型色素痣。分布于胸背或整个腰背部。呈青灰色或灰黑色，周界清楚，表面可有毛发生长，瘤体生长缓慢，随机体的生长发育，病变面积相应增大。病变皮肤可增厚、变粗，向外突起，严重者可下垂如肉屏状，严重影响患者的如常生活和活动。有时因擦破、溃烂，愈合后色素减退，偶有发生恶性退行性变者。手术治疗应争取整块切除，创面植皮。对少数巨型腰背部色素痣的手术治疗，术前要统筹计划，包括麻醉的选择、手术中的体位、出血量的估计、全身情况的监护和供皮部位的选定等问题。个别病例可考虑在切下的病变组织上，用取皮机切取中厚皮片回植于创面，以解决供皮区的不足。术后应定期随访患者，观察回植皮片的病理变化。

2. *脂肪瘤*　参见第 17 章“体表肿瘤”

3. *纤维瘤*　参见第 17 章“体表肿瘤”

4. *神经纤维瘤*　神经纤维瘤系起源于神经膜的一种皮肤或软组织的良性肿瘤，可在神经末端或沿神经干的任何部位发生，呈单发性或多发性，后者比较常见，称神经纤维瘤病。

神经纤维瘤可发生在胸部或腹部，通常在皮下可触及，为一硬性结节性肿瘤，大小不等，大者可累及整个腰背部，皮肤呈黄褐色或咖啡色，表面有散在的乳头状突起，肿物在皮下可弥漫堆积，触之有蠕虫样感觉。患者一般无症状，有时局部有疼痛或酸胀下坠感觉。

单发性神经纤维瘤可行手术切除。发生于神经干者，可将瘤体自神经上切除并切断部分神经行对端吻合。多发性神经纤维瘤则较难将所有的瘤体如数切尽。对其中有症状或生长迅速者应尽可能手术切除，标本送病理检查，除外恶变。

对巨型神经纤维瘤的手术治疗可参考巨型色素痣的治疗，术前应充分做好准备，包括足够的备血量，创面的修复计划以及围术期和手术后全身情况的监护和处理等。

5. *软骨瘤*　胸骨部软骨瘤发生在肋骨和肋软骨交界处。患者以青年多见。肿瘤生长缓慢，除畸形和压迫性症状外，极少产生其他症状。在 X 线片中，显示边缘清晰、整齐，密度均匀的扩张性透明阴影，其中可见散在的砂粒样钙化点。手术治疗包括瘤体及两端少许正常骨质的成段切除。术中应慎防损伤胸膜。

6. *纤维性骨发育不良*　多发生于幼年和少年。在后肋区出现无痛性肿块，生长缓慢。X 线片显示梭形扩张性溶骨性阴影，骨皮质变薄。手术可将病变肋骨切除。

7. *骨软骨瘤*　骨软骨瘤为无痛性肿物，发生在肋骨者少见。在邻近的骨骺融合后，肿物即自行停止生长。倘发现继续生长或疼痛，应注意肿物恶性变的可能，其发生率约占 20%。对无症状及无恶变倾向的骨软骨瘤，可听其自然，但需注意观察。对必须施行治疗的肿瘤应采取彻底手术切除。

8. *嗜酸性肉芽肿*　嗜酸性肉芽肿系起源于网状内皮系统的一种疾病，可伴有发热，全身不适，白血细胞和嗜酸粒细胞增多。约 20% 的病例出现肋骨或胸骨的骨皮质破坏，伴疼痛的溶骨性病灶。治疗为局部切除或行放射治疗。

二、恶性肿瘤

1. *上皮癌*　胸背部上皮癌的发生较少见。其临床表现与发生在身体其他部位的相同。对于发展迅速的皮肤肿物或反复不愈的皮肤溃疡应怀疑上皮癌的可能。取病变组织或整块切下做病理检查。如病变发展成典型的菜花状或侵蚀性溃疡，通常已属晚期。确诊为上皮癌的病例，应彻底切除病灶，创面根据其范围做整形修复。

鳞状上皮癌有局部淋巴结转移的倾向，发生率为5%～10%，故对确诊为鳞状上皮癌的病例，局部淋巴结增大者做淋巴结活检或淋巴结清扫，术后应用化疗，预防肿瘤复发。

放射性溃疡可视为上皮癌的前期病变。胸部特别是女性因患乳腺癌手术后或作为姑息疗法接受放射治疗而产生胸壁放射性溃疡。由于放射线的生物学特性，溃疡边缘的上皮可反复破坏，角化增生，经过一定的潜伏期，5～25 年可发生恶性退行性变，发展成上皮癌或肉瘤，故对放射性溃疡应做彻底手术治疗，将溃疡连同周围的病变组织一并切除，创面选用血供丰富的组织瓣，如胸大肌、背阔肌或腹直肌肌瓣或肌皮瓣修复。

瘢痕癌发生在胸背部较少见。但如同身体其他部位一样，胸背部烧伤后形成的不稳定性瘢痕，如反复破溃，经久不愈形成的慢性溃疡，最终可发生恶性变，产生鳞状上皮细胞癌或基底细胞癌。一旦确诊，应做局部广泛切除，创面用植皮或皮瓣修复。

2. *纤维肉瘤*　纤维肉瘤可发生在胸背部，呈进行肿大性，伴疼痛，表面皮肤常固定。在 X 线片上显示大块软组织阴影，边缘模糊，周围软组织受到侵犯，骨质发生破坏。如无远部转移，可大块手术切除，术后辅以化疗，但易复发。

3. *软骨肉瘤*　软骨肉瘤可发生于肋骨与肋软骨交界部和胸骨。主要组织成分为肿瘤软骨细胞。患者多为 20－30 岁的青年。主要症状为疼痛和局部肿物，生长缓慢，表面皮肿可固定，血管扩张。有 2 种类型：一为原发性软骨肉瘤，肿瘤开始生长即为恶性；一为继发性软骨肉瘤，由良性肿瘤演变而成，预后较原发者为佳。在 X 线片上显示因肿瘤组织破坏而产生的分叶状透明阴影，与周围组织无正常分界线。

对确诊的软骨肉瘤病例，应大块切除胸壁，包括肿瘤周缘 5cm 正常组织，上、下肋骨和邻近的胸骨。骨缺损，通常 3～5 根肋骨，可采用合成金属网做赝复。软组织缺损采用背阔肌或胸大肌肌皮瓣修复。

放射治疗和化学治疗对软骨肉瘤的效果均欠佳。

4. *成骨肉瘤*　成骨肉瘤可发生于胸部。患者多为青少年。肿瘤生长迅速，且疼痛剧烈，可早期肺部转移。诊断确定而无肺部转移的病例，结合手术前后的化学治疗，可将病变做大块切除，修复，但预后较差。

5. *骨髓瘤*　骨髓瘤又称浆红细胞瘤，可发生在肋骨，但其他骨骼部位均可发生，特别是颅骨。X 线片可显示多发性虫蚀样溶骨性病灶。患者常有发热、乏力、血清蛋白异常等全身症状。经骨穿刺活组织检查可确切诊断。采用化学疗法。

6. *Ewign 肉瘤*　Ewign 肉瘤可发生于肋骨。患者多为青年。伴有发热、不适、红细胞沉降率增高等全身症状，可早期转移。X 线片显示骨膜呈典型的洋葱皮样阴影。结合放射治疗，局部可做彻底切除，但预后较差。

7. *其他恶性肿瘤*　如血管肉瘤、神经肉瘤、脂肪肉瘤、Hodgkin 病、网状细胞肉瘤等同样可发生在胸背部，诊断与治疗可参考有关书籍。

第六节　脊柱裂

脊柱裂(spina bifida)一般指脊椎在发育过程中未按正常规律融合而造成椎板缺损，使脊柱背部出现裂口的一种先天性畸形。多发于腰骶椎，可伴有椎管内容物的疝出。据估计，人群中 20%者，其脊椎有不同程度的缺损。

(一)病因和发病机制

脊柱裂产生的确切原因尚不清楚，因可合并有其他先天性畸形，如颅裂、唇裂、腭裂及手、足畸形等，故被认为是一种由多种致畸因素造成的先天性发育上的畸形。

在人胚发育早期，神经系统发育的过程中，位于中轴两旁的中胚层增厚，形成一纵形的细胞索，约于第 3 周开始分化成左、右对称的体节，由脊索的颈端向尾部发展。脊椎由体节分化，每一椎骨由左、右两半融合而成。若某一段椎骨的椎弓未愈合致椎板缺损，脊柱背部出现裂口，即成脊柱裂。

在人胚第 3 周末，中轴背侧的外胚层细胞增厚，中央下陷区域形成神经沟，其两侧隆起形成神经皱襞，两侧的神经皱襞逐渐靠拢，最后形成神经管，两端开口即神经孔，于第 4 周相继封闭。若前神经孔未闭，形成无脑儿；后神经孔未闭，则形成脊髓脊柱裂。

在胎儿 3 个月时，脊髓的神经根与脊髓成直角，以后脊柱长得比脊髓快，致脊髓只占椎管之上份，初生儿的脊髓园锥平第 3 腰椎水平，成年人在第 1 腰椎水平，且脊神经愈下而愈倾斜。如发育过程中脊髓因膨出或粘连而不能相对生长而受到牵引，神经组织就受到损伤。

(二)分型和症状

脊柱裂按椎管内容物是否疝出，可分为隐性脊柱裂和显形脊柱裂(又名囊性脊柱裂)，后者按疝出的内容物又分为脊膜膨出，脊膜脊髓膨出和脊髓膨出。

1. 隐性脊柱裂　隐性脊柱裂指单纯有脊椎的脊突和椎板的缺损，不伴有椎管内容物的疝出，是畸形最轻的一种脊柱裂，仅在 X 线检查时偶然被发现。患者一般无症状，有时该部皮肤多毛、色素沉着、表面皮肤凹陷或有脂肪瘤膨出；偶见因神经组织受粘连、牵引而出现神经系统症状。

2. 脊膜膨出　脊膜膨出指有脊膜自脊椎的裂口处疝出的一种脊柱裂，常见于腰骶部，占显形脊柱裂的 10%～15%。局部有柔软的囊性肿物膨出，表面皮肤完整，但常见的是一层发育不全的皮肤，且易溃破，肿物内含脑脊液。患儿哭泣时肿物可增大。少数病例肿物为大块的脂肪组织，内仅含一个较小的膨出囊，通常无神经症状。

3. 脊膜脊髓膨出　脊膜脊髓膨出占显性脊柱裂的 80%～90%。常见于胸腰段，发生于胸段占 10%，颈段占 5%，偶呈多发性。表现为脊柱背侧中线附近有肿物膨出，大小不一，肿物内包含有脊膜、脑脊液、马尾及发育不良的脊髓组织。肿物表面皮肤大多发育不全，易破溃，形成溃疡和继发感染。常见的神经系统症状是排尿障碍、肛门括约肌障碍和下肢各种程度的瘫痪和感觉障碍。患儿可伴有 Annold-Chiani 畸形，一种因神经组织在畸形部位有粘连和固定引起的先天性后脑异常，小脑扁桃体与延髓被牵引而向下移位，以致小脑的一部分自枕骨大孔疝出至脊柱上端，小脑与脊髓发生粘连，使导水管闭锁，产生脑积水。

4. 脊髓膨出　脊髓膨出又称脊髓外翻，为最严重的一种脊柱裂，表现为脊髓全部或大部分外露。患儿通常预后差，不易存活。

(三)诊断

脊柱背侧中线附近有皮肤凹陷、多毛、色素沉着、血管瘤或肿物膨出时，应怀疑有脊柱裂的可能。隐性脊柱裂通过 X 线检查可发现。显形脊柱裂除局部有肿物膨出外，常有神经系统的症状和体征，如大小便异常，下肢感觉和运动功能的异常。应用 CT 扫描、超声、磁共振等检查可进一步明确累及的脊髓平面。

(四)手术治疗

1. 手术适应证　隐性脊柱裂通常无症状，无须手术治疗。少数有神经症状或神经根疼痛的病例，宜手术探查，将粘连组织切除。部分患者因单纯脊柱背侧皮肤凹陷、多毛、色素沉着或肿物膨出要求手术切除时，术前应确定有否脊柱裂的存在。如有脊柱裂，术中应注意病变组织与神经粘连的可能性，不应损伤神经组织。

对脊膜膨出和脊膜脊髓膨出的病例，应尽早施行手术，切除部分囊壁并做整复治疗，预防因神经粘连可能产生的并发症。对局部皮肤有破溃或囊壁穿破或神经系统症状呈进行性者，在控制感染的前提下应及时手术。

脊髓膨出者因脊髓外露、肢体瘫痪、括约肌功能丧失，预后不良，手术多无帮助。

2. 手术原则　手术治疗包括：膨出组织和部分囊壁的切除；粘连的神经组织的松解，并要妥善保护；脊膜、深筋膜、皮下组织和皮肤层缺损的闭合和修复。椎板缺损一般不需要修复。

3. 整复方法的选择　上面提到，脊柱裂主要是脊膜膨出和脊膜脊髓膨出两型需要手术治疗，包括切除部分囊壁、回纳神经组织和创面的修复。创面的闭合和修复应用整复外科的常用方法，根据创面的大小而选择，关键是避免张力。

(1)创缘直接缝合：适应于缺损不大的脊柱裂病例。因小儿背侧皮肤松动性大，将两侧创缘的皮下组织潜行剥离后可拉拢缝合。当两侧创缘拉拢缝合有张力时，在距创缘的侧方附加松弛切口，形成纵行或横行的双蒂皮瓣，向缺损部推进，闭合创面，松弛切口处可做皮片移植，以减少张力。Reigel (1989)报道了 358 例脊膜脊髓膨出病例，均经创缘拉拢缝合，无 1 例需要皮瓣修复。

(2)局部皮瓣覆盖：创面缺损较大，创缘直接缝合有困难时，可根据缺损部位和大小，在附近设计旋转皮瓣或移位皮瓣覆盖创面，供皮瓣区直接缝合或植皮。皮瓣掀起时包括深筋膜，组织筋膜皮瓣，可增加皮瓣血供。

(3)皮肤软组织扩张：在无皮肤破溃的脊膜膨出和脊膜脊髓膨出的病例，估计应用局部皮瓣不敷覆盖创面时，可先在膨出的一侧或两侧皮肤下行组织扩张术，然后用扩张的皮瓣组织修复病变切除后的缺损。

(4)肌皮瓣转位：肌皮瓣的应用增加了皮瓣的血供，减少了创面缝合的张力。可供应用的肌皮瓣，常用的有3种。

①双侧推进背阔肌肌皮瓣。在缺损的两侧的背阔肌下进行潜行剥离，掀起形成背阔肌肌皮瓣，向缺损部推进缝合。因肌皮瓣血供丰富，促进创面的愈合。

②双侧双蒂背阔肌肌皮瓣。上述推进的背阔肌肌皮瓣，因外侧斜行纤维的附着，限制了皮瓣的推进。可在肋腰部做松弛切口，切断背阔肌的外侧纤维，形成双蒂背阔肌肌皮瓣，使之容易向中线推进，减少了中线处缝合的张力。松弛切口形成的创面可暂做植皮。

③双侧背阔肌-臀大肌肌皮瓣。较大的腰骶部脊柱裂的修复，单独应用背阔肌肌皮瓣不够覆盖时，同时应用双侧背阔肌-臀大肌肌皮瓣移转的闭合创面。

(五)预后

多数脊膜膨出和脊膜脊髓膨出的病例的预后是好的。经及时手术治疗，90%以上的病例可以生存；但合并有Annold-Chiari后脑畸形者则预后差。75%的患儿有正常智力，但如继发合并有中枢神经系统感染者，智力可低下。85%的患儿可徒步或借双拐行走，但有神经功能损害者常难以恢复。脊髓膨出者则预后不良，不易存活。

第七节　压　疮

压疮(pressure sore)是指局部组织持续受压，血液循环障碍，产生缺血、缺氧、营养不良造成组织坏死而形成的溃疡，通常发生在有骨突起的部位。病变可从表浅的皮肤溃破，到皮下脂肪、筋膜、肌肉以及骨关节等深部组织的广泛破坏。如任其发展，常可因继发感染、败血症导致患者全身衰竭而死亡。

(一)病因

压疮发生的主要原因是局部组织受压，这一点已为大家所公认。压力造成组织破坏与压力的强度和持续时间的长短有关。当压力的强度达到毛细血管动脉端压力的2倍，即9.3kPa(70mmHg)，持续2h，即可产生不可逆转的组织损伤而致缺血坏死。如作用时间短暂，即使压力到达32kPa(240mmHg)，仅引起轻微的组织改变。

机体的全身营养状况下，如处于饥饿、重病或营养不良时，局部组织的抗张能力降低，可促使压疮的发生、发展。

神经系统病变，如瘫痪患者，由于皮肤感觉的减退或丧失，肌张力的改变以及组织的神经营养性变化，亦可促使压疮的发生、发展。

(二)病理

压疮初起时组织受压区呈现潮红，逐渐肿胀，出现水疱、淤紫，继而溃烂。此时若能消除压迫，适当医治，病变可逆转康复；如继续发展，病变向深部进展，各层组织包括皮肤、皮下组织、筋膜、肌层和骨关节均可累及。典型的压疮经反复的破坏和愈合，溃疡边缘瘢痕坚韧，上皮菲薄，基底为致密的瘢痕组织，肉芽苍白、污秽，有脓性分泌积滞。病变周围的皮下或筋膜下层可形成潜在的脓性腔隙和窦道。创面培养常有多种病菌生长。

显微镜下检查无特异性改变。在红斑肿胀的病变早期阶段，血管舒张，间质水肿；继而出现上皮细胞分离，毛细血管出血、凝固，肌纤维呈蜡样退行性变，空泡形成和组织细胞坏死。病变中有中心白细胞和淋巴细胞浸润，巨噬细胞增加，坏死区周围有间质增殖形成的周界。溃疡边缘与基底有大量胶原纤维沉积，血管栓塞，组织坏死，肌纤维中可见钙质沉淀。

(三)临床表现

压疮通常发生于组织受压的部位，特别是有骨隆突的部位。但身体各部遭受持续的压迫，均可发生压疮。有关各部位压疮发生的百分比，文献报道稍有差异(表28-2)。

表28-2　各组压疮发生部位百分比(%)

例数	坐骨结节部	骶骨部	股骨大粗隆部	根骨部	踝部	胫前部	髌骨部	足部	脊柱隆突部	肘部	其他
Yeoman 等(1954 年 240 例)	28	27	12	18	18	4					3
Dansereau 等(1964 年 1 604 例)	28	17	19	9	5	5	4	3	2.5	1.5	6
吴、杨、巫、陈、卢等(1988—1991 年 51 例)	33	49	12	2	2		2				
Isenbery 等(1995 年 100 例)	10	40	16	15						19	

压疮发生的部位与多种因素有关,如患者的卧床姿势,肌肉的瘫痪状态等。长期卧床的患者,通常取仰卧位,骶尾部与肩部受压最大,为压疮易发部位。取侧卧位时,股骨粗隆、膝关节内外侧等部易患压疮;俯卧位时,髂前上棘、髌骨、胫前及足背等部易患压疮。常坐轮椅的患者,坐骨结节部的皮肤软组织极易破溃。

脊髓损伤早期,肢体呈弛缓性瘫痪,血管舒缩功能丧失,组织易破溃。患者常仰卧于床,有时取侧卧位。后期转为痉挛性瘫痪,肢体间易相互摩擦,股骨内髁,胫骨内髁等部易发生压疮。

除骨隆突部外,如股中段、小腿、前臂和上臂等软组织部位持续受压,以及皮下组织中的剪力影响同样可造成皮下组织损伤,均可产生破溃,形成压疮。

压疮根据其溃烂的深浅可分为4度:Ⅰ度,溃疡深达真皮层;Ⅱ度,深达皮下脂肪层;Ⅲ度,涉及肌肉层;Ⅳ度,累及骨或关节或骨关节。

经久不愈的压疮,由于反复的组织破坏,边缘上皮的增生,角化可发生恶性退行性变。对病程达10～15年或外观呈菜花状的压疮应高度怀疑溃疡恶变的可能性。

(四)治疗

1. *全身治疗*　目的为改善机体的一般状况,增强身体抵抗力和组织的修复能力。措施有下列方面。

(1)增加营养:采用高蛋白、高热量、高维生素膳食,提高血浆总蛋白,纠正低蛋白症。对进食困难的患者采用胃管鼻饲或高营养素静脉滴注。

(2)定期输血:纠正贫血。

(3)减轻组织受压:床垫要轻软,干净,平整。做到定期翻身或变换体位。采用羊皮垫、水波床、气垫床或电动转身床等,使支持体重的面积大而均匀,减少骨隆突部位皮肤上所受到的压力。

(4)对抗肢体痉挛:用夹板制动,减少肢体间的摩擦。

(5)抗感染:根据创面培养及药敏试验的结果选用有效的抗生素,以控制压疮和身体其他部位的感染。

2. *局部治疗*　局部治疗的目的是变污秽伤口为清洁伤口,促进溃疡愈合或为手术切除做术前准备。分非手术治疗和手术治疗2个方面。

(1)非手术治疗:主要措施是加强伤口的敷料交换,清除伤口内的坏死组织。溃疡面大、污染较重的伤口,应在全身情况允许的前提下进行手术清创,去除失活的组织和死骨,创面用生理盐水或抗生素溶液湿敷,保持引流通畅。溃疡周围的正常皮肤可用氧化锌软膏保护,预防浸渍、糜烂。伤口经积极的处理后,基底的肉芽组织转为鲜红,边缘上皮开始生长。小的溃疡常可自行愈合;面积较大的溃疡可用中厚皮片移植,暂时消灭创面,或等待手术切除,整复。

(2)手术治疗:浅在的或面积较小的压疮经非手术治疗后能自行愈合。但大多数压疮需经手术彻底切除,应用正常的血供良好的组织修复,以获得持久的愈合。手术要求切除全部溃疡及其周围的瘢痕组织;切除病骨,修整骨突起,降低在骨隆突部位皮肤上承受的压力;妥善止血;消灭无效腔和消灭创面,应用皮瓣,筋膜皮瓣或肌皮瓣修复。

术前准备:①创面准备。如前所述,伤口应清洁,肉芽新鲜,或已经植皮,无开放创面。②体位适应。因多数压疮患者手术后为防止皮瓣受压,需取俯卧位,故手术前1周起应训练患者俯卧位生活,包括进食,大小便等以适应手术后体位。③坐骨和骶尾部压疮患者,术前2d开始少渣饮食,术前清洁灌肠2次。④修复方法的选择。压疮切除后,创面修复是手术成功的关键。常用的整形手术方法,如局部拉拢缝合、局部改形术以及游离植皮术等,效果均欠理想,术后创面易破溃、复发。通常需用带蒂组织瓣修复,特别是肌皮瓣,抗感染力强,用于骨面或无效腔的覆盖及填塞,效果理想,术后愈合稳定,较少复发。

常见部位压疮切除后创面的修复,可选用的皮瓣或肌皮瓣有很多。对骶骨部压疮的修复,可选用下方蒂局部旋转皮瓣、臀大肌肌皮瓣、臀大肌岛状肌皮瓣、臀大肌V-Y形肌皮瓣、横行腰骶皮瓣、翻转臀大肌成形术,臀-股皮瓣及带感觉岛状皮瓣等。对坐骨部压疮的修复,可选用臀大肌下部肌皮瓣、股二头肌肌皮瓣、阔筋膜张肌肌皮瓣、股薄肌肌皮瓣、下部臀大肌成形术及内侧蒂股后侧皮瓣。

（王　炜）

■参考文献

[1] 崔忠厚,黎介寿.手术学全集.胸外科卷.北京:人民军医出版社,1995:63-86.

[2] Actis Dato GM,Depaulis R,Actis Dto. Actal correction of pectum excavatum with a self-retaining seagull wing prosthesis: Long-term follow-up. Chest,1995,107(2):303.

[3] Goetzen M, Baltze A, Schulitz KP. Long-term results after operation for funnel chest arch orthop. Trama surg, 1993,112(6):289.

[4] Hazari A,Mercer NS,Pawade A,et al. Superior sternal cleft:Constrution with a tilanium plate. Plast Reconstr Surg, 1998,101(1):167.

[5] Ishikawa S,Uchinuma E,Itoh M,et al. A simpe sternal turnover procedure using a vascular pedicule for a funnel chest. Ann Plast Surg, 1988, 20(5): 485.

[6] Nakamura T,Ikeda T,Senda H,et al. Instrumentation surgery for funnel chest. Int Surg,1995,80(3):235.

[7] Paolin A,Ruggieri M,Leone Sossi FL, et al. Pectus excavatum in adults:Destructive surgery or simple correction of an aesthetic defects. Riveur sci med farmacol,1996,18(1):11.

[8] Shamberger RC, Walch KJ. Surgical correction of pectus carinatunm. J Pediatr Surg,1987,22(1):48.

[9] Shamberger Rc,Walch KJ,Castaneda AR,et al. Anterior chest wall deformities and congenital heart disease. J Thorac Cardiovasc Surg, 1988, 96(3):427.

[10] Wada J, Ikeda. Clinical Experience with 306 funnel chest operation. Int Surg,1992,57:707.

第29章

美容外科学的基础

第一节　概　论

一、美容外科简介

1. 美容外科的定义和特点　美容外科是通过整形外科的手段来改善或增进健康人容貌美和体形美的学科。美容外科既是整形外科的分支，也包含于医学美学的范围内。美容外科以整形外科技术为手段，一切的操作都不能违背整形外科原则；同时又以人体美学理论为基础，对人体进行修整和塑造，通过美学与整形外科技术的完美结合，来维护及增进治疗对象的面容美和形体美。

美容外科的特点有：服务对象是身体健康的求美者而不是有疾病的患者；实施目的是通过塑造人体美达到提高自信心和治疗心理障碍的目的；人体美的标准存在着地区、种族和个体审美观的差别，没有一个统一的标准；美容手术的要求通常由求美者提出，而医生的建议仅供参考，结果的评判很大程度上也取决于求美者的主观意见，缺少客观的标准及检测手段；美容外科和社会经济水平有密切的关系，只有在人们满足了自己的基本需求之后，才会产生出通过手术来增加美感和年轻化的需求。

2. 美容外科的诊疗范围　美容外科的诊疗范围和整形外科一样，非常广泛，涉及全身范围内的毛发、皮肤、软组织、骨骼、五官、乳房等，健康人通过整形手术来达到人体美的操作都属于这个范畴之内。常见的面部美容手术包括：重睑(双眼皮)、隆鼻、鼻整形、除皱、眼袋、面部年轻化整形、面部轮廓整形、酒窝成形、唇整形等；乳房的美容手术包括：隆乳术、乳头乳晕整形、巨乳整形等；身体塑形手术包括：脂肪抽吸、腹部成形、脂肪移植等；还有一些其他美容手术：皮肤磨削术、化学剥脱术、注射美容术、毛发移植、会阴部整形、瘢痕整形等。

人们对美的追求是无止境的，审美的标准也在发生变化，随着科学技术的发展和时间的流逝，相信今后会出现更多的美容手术项目，美容外科的诊疗范围也会不断扩大和延伸，可以幻想一下未来的美容外科还可能会包括：组织工程制造的细胞或组织移植、激素年轻化治疗、无瘢痕手术、胎儿整形美容治疗、以美容为目的的基因治疗等，相信当美容外科发展到极致的时候，没有丑陋和衰老，世界将变得更加美好。

3. 美容外科的发展史　整形外科的历史一直可以追溯到公元前，在公元前600年印度就有使用组织移植的方法再造鼻和耳垂的记载。我国的晋书中就有关于修补唇裂的记载，但是形成一个专业学科还只有约100年的历史，和其他的医学专科比较，是一个相对年轻的专业。整形外科在第二次世界大战中得到了革命性的发展，战争中的大量创伤修复极大地推动了学科的进步。

美容外科作为整形外科的分支，其发展史重叠在整形外科的历史之中，在短短几十年的过程中，美容外科经历了从无到有、从小到大的过程。19世纪整形外科还仅仅是一个雏形，其中几乎没有美容手术；20世纪前期(第二次世界大战后)整形外科高度发展，美容手术有所增多，但也不是主要内容；20世纪后期，世界经济高度发展，生活水平明显提高，美容手术也随之明显增多，接近半壁江山；21世纪开始美容手术量反超传统整形手术，进入全盛时期。

在我国，整形外科和美容外科的经历可以说是起步迟、发展快。整形外科从新中国成立初期才开始出现,朝鲜战争中大量伤残病员的救治推动了我国整形外科的发展。新中国成立后的前30年,我国的整形外科在外科领域中只是一个很小的专业,而美容外科则更加弱小。经过近20年来的发展,整形外科已经成为一个独立的专业学科,一般的三级医院都设有整形外科,中华医学会还设有整形外科学分会,有多份专业学术刊物。美容外科也随着改革开放后的经济发展得到了爆炸性的增长,目前已成为整形外科中的主要组成部分,美容外科的手术数量已占整形外科手术总数的大半以上。在学术上也渐渐地成熟并趋于独立,1990年中华医学会也顺应发展地成立了医学美学与美容学分会,为美容医学专业提供了一个更好的学术平台。

4. 整形外科和美容外科的关系　按治疗目的和对象的不同,可以将整形外科笼统地划分为修复整形(reconstructive plastic surgery)和美容整形(aesthetic plastic surgery),前者是将各种外表畸形功能残缺的患者通过整形治疗向正常人转变;而后者是将健康的求美者变得更加俊美。如果说前者是"雪中送炭"的话,后者则可以称之为"锦上添花"。所以,美容外科是整形外科的一个重要组成部分。在整形外科刚刚起步的阶段,绝大部分工作内容都是修复整形,而随着社会和经济的发展,美容治疗逐渐增多并超过了修复整形。

美国整形外科医师学会(ASPS)统计了该学会医师实施的手术及操作(约占全美整形手术总量的1/3),显示出了美容类和修复类手术的发展趋势(图29-1),从图上可以看出,在20世纪,美容手术的数量一直少于整形手术,但经过逐年的递增,从2001年起,美容类操作(包括手术及注射等)的数量反超了修复类手术,并持续增长,2005年达到了2∶1的反比,2010年增加到了3.4∶1的程度。

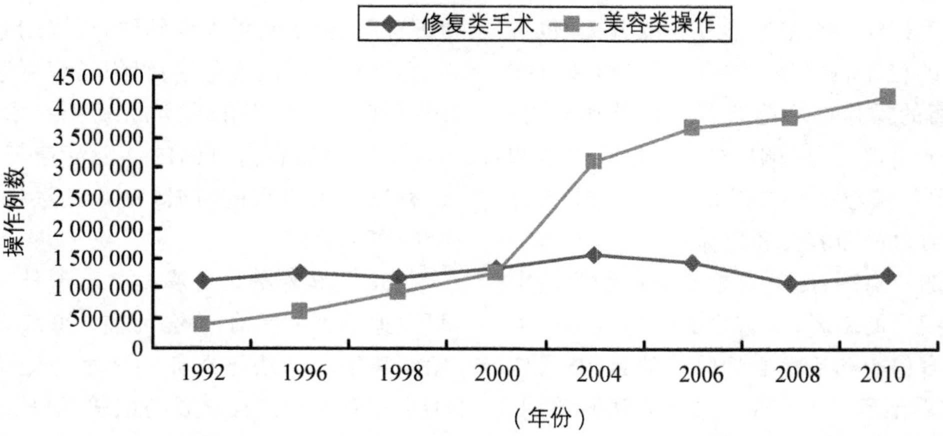

图29-1　1992－2010年美国ASPS会员医师开展的美容和修复类整形手术例数的走势

从图中可以看到,在美容类手术急剧增加的10余年中,传统的修复类手术的数量没有明显变化,在最近几年中甚至有所下降。其原因之一是经济发展带来的生活水平提高,使人们对美的要求增加了,同时也有经济能力接受美容手术。原因之二是科技发展尤其是医学的发展使人们的健康水平得到了提高,新生儿的畸形率下降,预防天灾人祸的能力提高了,尤其在和平年代,没有战争带来的大量伤残患者,减少了修复类整形手术。随着社会的不断进步和发展,我们有理由相信,在不远的将来,美容外科将会更加壮大和发展,甚至有可能形成一门单独的学科。

二、美容外科的基本原则

美容外科的各项操作首先需要符合临床大外科的基本原则,包括住院患者的病历书写规范、手术前的充分准备、手术中的无菌操作、手术后的水和电解质平衡、围术期的抗生素使用原则等。此外,由于美容外科衍生于整形外科,故而要服从整形外科的基本原则,比如切口设计的隐蔽和无张力原则、无创和微创原则、组织节省原则、组织移植时的得失原则等。除了上述基本原则之外,美容外科还有一些比较特殊的原则。

1. 与人体美学相结合　美容外科医师应该熟练掌握面部和身体的美学特征和标准。任何美容外科的操作都应该从美学的角度出发加以考虑。美容外科的操作要在符合外科原则的前提下，充分地从美学角度考虑问题，以期达到最完美的结果。

2. 与心理学密切相关　由于美容外科的许多求美者都有一定程度的心理障碍，所以有必要了解一些心理学的知识，在充分掌握求美者的心理动机的情况下，再决定是否做及怎样做一个美容手术，可以大大增加手术后求美者的满意程度，减少不必要的纠纷。

3. 求美者(患者)优先　一项手术是否需要做、做成怎样的结果等都要充分听取求美者的意见，以他们的意见为主，医师可以结合整形原则和美学特点给予建议。值得一提的是，在评定一个美容手术的好坏时，缺少统一和客观的标准，没有像诊治疾病那样的检测手段，所以，求美者本人的主观评判常是起到决定性作用的。

4. 医疗方可拒绝　虽然美容外科的动机和结果评判等均要以求美者为主体，但是对于有不切实际的要求和期盼的求美者、有严重心理问题的求美者、未成年人等，医师有权且应该不予以手术。在这一点上，和大多数的其他医学专业相悖，通常医师有义务提醒甚至强制某些疾病的患者尽快接受治疗。

5. 特有的术前告知　除了如一般的外科手术那样告知一些常规的风险以外，还要针对美容外科的特点告知求美者手术后可能出现的并发症和达到的效果，因为美容外科手术是一类非常特殊的操作，手术对象在术前是一个正常人，而手术后的恢复期反而出现疼痛、肿胀、瘀斑等不正常的表现。所以，必须要让求美者有一个承受暂时不完美的心理准备，同时，还一定要预防求美者产生不切实际的过高期待，否则一个医疗方认为非常完美的手术都会受到求美者的抱怨。

6. 医学摄影　不同于一般的专科，对于美容外科的求美者一定要做到“人人拍照、次次留影”，因为绝大多数情况下，美容操作能改变的只有人体外表和外形的变化，只能通过影像资料加以保存。这些资料可以用于观察和评估治疗效果；还可作为医学资料用于学术交流；更重要的是在发生医患纠纷时，是不可缺少的客观证据。

三、美容外科的基本操作

一般的美容外科手术都由切开、分离、止血和缝合等几个方面构成，必须要掌握这些基本的操作技术。

1. 设计　皮肤切口的设计是决定美容外科手术效果的第一步，其根本目的是将手术的痕迹减少到最低程度，设计时要注意以下几点：①将切口设计在隐蔽的部位(如头发内、轮廓阴影内、自然的皱褶内、非暴露部位等)；②切口的方向要与皮纹或朗格线一致以减少切口的张力；③用弯曲或转折线代替长线条的直切口以避免手术后的瘢痕挛缩等；④切口线尽量和大的神经血管平行，以减少损伤机会；⑤跨关节的切口线应该与长轴一致，以减轻对关节的影响。与其他专科不同的是，无论是一个全新的手术还是每天操作的常规手术，每一个美容外科手术都需要在手术前进行认真的切口设计，用明显的颜色标记出切口线，这样可以大大提高手术的质量和精确度。

2. 切开　应该使用锋利的刀片准确地按照设计线切开皮肤，通常情况下手术刀的平面要和皮肤平面垂直，并且一次切透皮肤全层。有特殊需要时(比如在头皮切开时为了避免伤及毛囊)也可以斜行切开。切除皮肤病变组织时，可将刀刃稍稍地斜向正常皮肤侧，这样缝合后可以使得伤口呈现轻度地外翻，以抵消伤口愈合之后张力导致的瘢痕变宽。长切口和曲线切口选用 15 号小圆刀片，短切口和精细切口选用 11 号尖刀片。

3. 分离　分离是美容外科手术的主要步骤，其目的是根据手术的需要将组织按照不同的层次和范围分开。美容外科手术的分离大多是在浅筋膜层次，分离时需要注意以下几点：①熟悉相关部位的解剖。保证正确的分离范围和层次，避免损伤神经血管及其他重要的解剖结构。②减少对组织的损伤。尽量使用锐性分离，尽量减少分离的范围，尽量减轻动作的幅度。③尽可能地在直视下或内镜下操作，以确保分离的准确性。

4. 止血　止血的目的是减少失血、保持手术视野清晰、避免术后出血和血肿。美容外科手术中常用的止血方法有：①电凝法。适用于细小血管的出血，按照器械电凝头的不同可以分为双极电凝和单极电凝，双极电凝的止血效果远比单极电凝好，止血精确，术后再出血的可能性很小，是可靠的止血方法。②结扎法。适用于较粗血管的出血，用缝线结扎或缝扎。由于美容外科手术中一般不需要离断大血管，所以较少使用。③压迫止血法。适用于毛细血管的渗血，可以使用纱布、热盐水纱布或含有肾上腺素的湿纱布直接压迫。④肿胀麻醉法。

整形外科医师通常都比较喜欢使用含有肾上腺素的局部浸润麻醉，注射麻醉后等待 15min 左右，待肾上腺素发挥作用之后开始手术，可以明显减少术中出血，目前还流行一种使用大量的低浓度麻醉药进行浸润麻醉，据报道可以更加明显地减少出血。⑤止血带止血法。适用于四肢的手术，应该注意根据不同的部位和患者的年龄调整止血带的压力，单次止血的时间不超过 1h。

5. 缝合　没有哪一个手术步骤可以像缝合这样能够表现出美容外科的专科特色，也没有哪一个专科像美容外科这样对缝合有如此高的要求。从缝合的手法和效果上可以迅速判断出操作者是否是一位受过专业训练的美容外科医生。美容外科的追求就是在少留痕迹的前提下美化人体，而目前的医疗水平还无法做到切开的皮肤愈合之后没有痕迹，惟一能够做到的就是超精细的缝合技术来掩饰瘢痕，缝合质量的好坏直接影响到了美容手术的效果甚至成败。美容外科的缝合要求：一是创口对合非常整齐；二是缝合张力松紧适中；三是尽量使用细针细线，使用锋利的三角针和单股的合成线或尼龙线，少用编织线及丝线。常用的缝合方法有：①间断缝合，是最常用的缝合法，操作简单；②连续缝合，整条伤口使用连续的缝合，不间断打结，可以使伤口更加紧密地联结，此法在国外比较流行使用；③褥式缝合，用于张力比较大的或组织比较脆弱部位的伤口缝合，以避免伤口撕裂或创缘坏死，从缝合的方法上可以分为水平褥式缝合和垂直褥式缝合 2 种；④皮内缝合，将缝线穿行于真皮和皮下组织内，间断或连续缝合真皮和皮下组织，缝线不穿出皮肤，术后可以达到更加美观的效果，为了使表面的创缘对合更加整齐和紧密，可以配合使用皮肤胶水或其他粘合剂；⑤一些特殊情况下的缝合，比如厚薄不等的创缘缝合、三边衔接处的缝合、猫耳朵的处理及缝合等。

6. 包扎　包扎是外科手术的一个结束步骤，其作用是压迫止血、固定塑形、防止伤口外露和感染。美容外科手术的目的是外形的塑造，所以手术后的包扎更加重要。常用的包扎方法有：①胶布固定包扎法。适用于一些小切口，使用胶布直接粘贴在伤口外，沿垂直于伤口的方向粘贴，以抵抗伤口的张力，如果使用一种带有细线的胶布可以有更强的拉力。②纱布绷带包扎法。适用于范围较大的手术切口，先使用纱布或棉垫覆盖切口，外加绷带加压包扎。包扎注意事项：范围应该大于手术创面；厚度适中，以提供缓和的压力和吸收伤口的渗液；压力适中，不能压力过大以免组织缺血坏死，比如缠绕额部的加压包扎最好绷带内加垫一块棉垫，包扎后应该可以伸入一指。

7. 拆线　拆线的时机对于美容手术来说比其他专科手术重要，因为尽早拆线可以避免留下明显的缝线痕迹。普通的切口是 6～7d 拆线，头面部没有张力的切口可以 3～5d 拆线，如果是有张力的切口需要 10d 后拆线。全厚游离植皮的加压包扎缝线要 10d 后开包拆线。为了避免拆线后伤口裂开，可以给予间断拆线或拆线后使用胶布粘贴加强固定数日。

四、美容外科的基本技能

皮肤切开整形手术是最常见的美容外科手术，为了达到美容外科的目的，有多种整形手术的方法，常见的手术方法有以下几种。

1. 梭形切除术　对于一些较小的皮肤赘生物，使用梭形切除，关键点在于手术设计时要将梭形的长轴设计在顺着皮肤张力线的方向，以减轻手术后的瘢痕。一般情况下手术后的切口长度将会是赘生物直径的 1.5 倍左右，如果强行缩短长度，可能会导致切口两端产生猫耳。为了缩短切口的长度，可以不延长切口线，仅沿赘生物边缘切除，而后使用荷包法直接抽拢缝合，或术中使用牵引法拉长切口后缝合。当赘生物（比如毛痣）过大而无法一次切除或切除后长度过大时，可以分次切除以减轻缝合张力和缩短最后切口的长度。

2."Z"成形术（图 29-2）　又称作对偶三角瓣成形术，是整形外科最杰出的发明之一，充分体现了整形外科的灵活性和创造性。它利用了皮肤组织

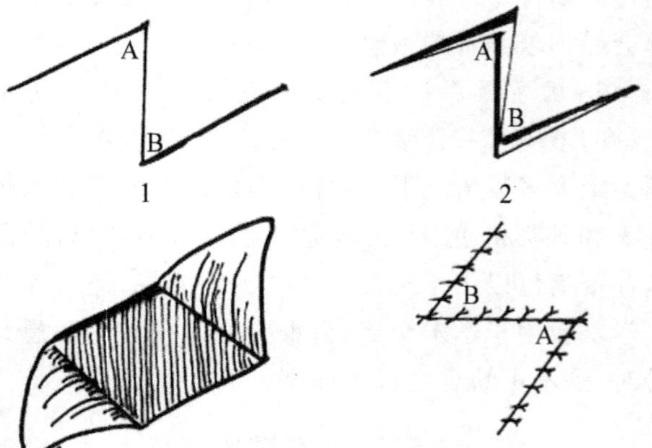

图 29-2　"Z"成形术

的弹性，制作 2 个相反方向的三角形皮瓣，将它们交换位置后缝合，从而改变组织的张力方向，调整 2 个不同方向上的距离，改变了 2 个方向上的组织分配，从而用于松解瘢痕挛缩或修补组织缺损。在实际操作中必须注意将“Z”切口的中轴设计在需要延长的轴线上，3 条边的 2 个夹角一般为 45°～60°，也可以根据具体的手术情况进行调整。单个“Z”成形术可以被组合成复合“Z”成形术，其组合方法有单纯的连续多个“Z”成形术、四瓣法“Z”成形术等。

3. *“V-Y”成形术*（图 29-3）　是利用 1 个三角瓣对组织进行缩短或延长的整形方法。三角瓣 2 条侧边的部分被拉拢缝合，将三角瓣向底边方向挤压，缝合后三角瓣的形状由“V”变成“Y”，三角瓣组织向底边方向移动。如果在三角瓣的顶端做一延长切口呈“Y”形，然后将三角瓣向前移动缝合在延长切口的顶端，这样就变成了“V”形，三角瓣组织向顶端方向移动。在美容外科手术中，可以根据具体的需要设计不同的“V-Y”成形术。

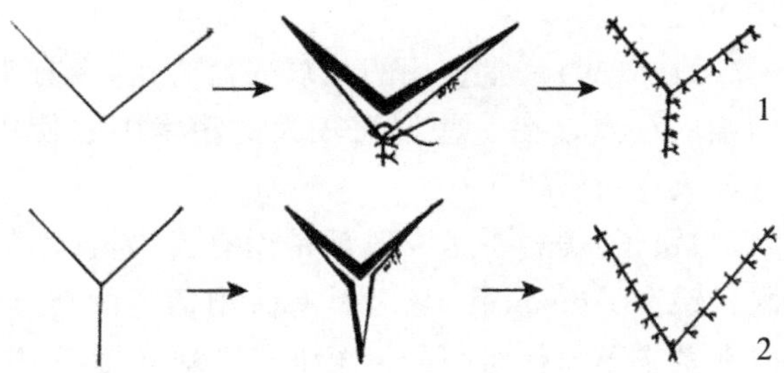

图 29-3　“V-Y”成形术

4. *五瓣法成形术*　又称作“Mastarde”法成形术（图 29-4），其本质是 2 个“Z”成形术中间加 1 个“V-Y”成形术。这一方法可以同时利用“Z”成形和“V-Y”成形，以达到最大程度地将组织向一个方向延长。设计的时候必须注意将“V-Y”成形术的三角瓣设计在有多余组织或疏松组织的一侧，以充分发挥松解的效果。

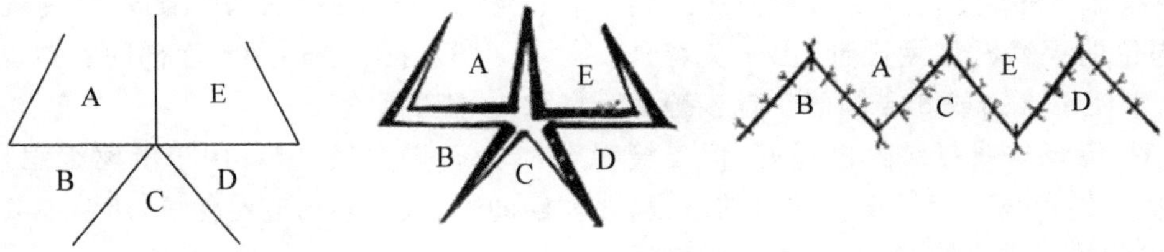

图 29-4　五瓣法成形术

5. *“W”成形术*　将原来的直线切口人为地做成弯曲的“W”形（图 29-5），以避免直线瘢痕带来的挛缩，在实际操作中需要根据切除组织的形状设计出各种不规则的弯曲形状，要点是两侧的切口要角角相对，相嵌对合。由于切口必须设计在正常的皮肤上，所以在制作两侧对称的切口时，常常需要切除少量正常的皮肤组织。

6. *其他皮瓣成形术*　除了上述几种常用的成型方法外，还有很多其他方法，比如邻位皮瓣法、任意皮瓣法等，详见本书的相关章节。

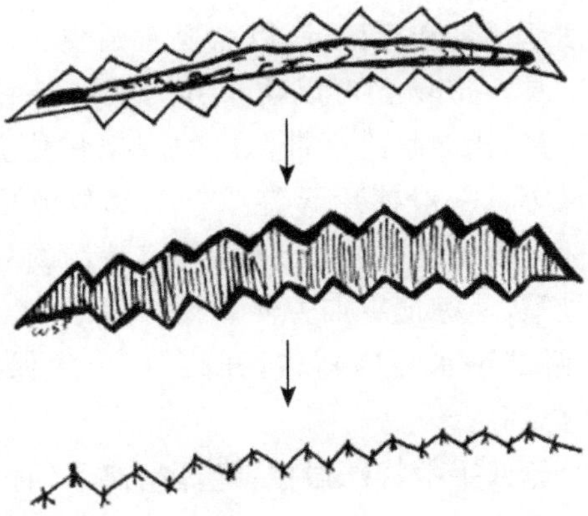

图 29-5　“W”成形术

五、美容外科常用的器械及设备

美容外科的手术器械比较小巧精细，可以最大程度地做到无创微创。随着美容外科的发展，出现了更多的专用器械和设备。

1. *手术器械*

(1)手术刀：手术刀由刀柄和刀片构成，美容外科常用的是 3 号刀柄、11 号（小尖刀）和 15 号（小圆刀）手术刀。

(2)手术剪刀：常用的是弯头眼科组织剪和中等长度的组织剪，前者用于重睑等剥离范围较小的面部小手术，后者用于剥离范围较大的除皱等手术中。隆乳手术中需要使用长组织剪，便于更深的剥离操作。

(3)血管钳：最常使用的是蚊式血管钳，具有头细精确的特点。在一些创面较大的手术中也使用中弯和大弯血管钳。

(4)镊子：美容手术一般都是用有齿镊，常用的是眼科镊和 Adison 镊，后者具有头细柄宽的特点，可以在基本不损伤组织的情况下有力地夹持组织。

(5)持针器：常用 12.5cm 长的小型持针器，具有小巧精细的特点。还有根据美容外科单人操作的特点定制的带有剪刀的持针器，以及为了夹持细线而特制的镶有合金的持针器。

(6)拉钩：拉钩对于充分暴露手术视野起到了重要的作用。面部美容手术常用的拉钩是小巧精致的单爪、双爪和三爪拉钩；眼睑手术中还会用特殊的睑板拉钩；乳房手术中使用的拉钩比较大；面部轮廓的骨性整形手术中使用的拉钩最为讲究，需要针对不同的骨骼(如下颌骨和颧骨)使用不同的拉钩，并且在拉钩的顶端带有照明和吸引器。

(7)缝针缝线胶水等：美容外科通常使用三角针，仅在黏膜部位的手术时使用圆针，由于美容外科的精细要求，常使用半圆或 3/4 圆的小针。缝线的种类越来越多，传统丝线打结性能最好，但是缝线反应较大。从无创和减轻缝线反应的目的出发，应该提倡使用单股的合成线如 Prolene 线和尼龙线等，但这类缝线往往打结性能较差，需要打 3 个结以上才比较牢靠。

(8)测量器具及画笔：美容外科手术的设计常需要仔细地测量和标记，所以需要有圆规、尺子、记号笔等工具。市场上可以购买到为美容外科定制的测量工具，比如眼睑用带标尺的圆规和乳房测量用的卡尺等。一般使用牙签或针头蘸取亚甲蓝或紫药水标记皮肤切口线，目前已经有特制的外科手术用记号笔，使标记更加方便。

(9)眼部手术特殊器械：开睑器、角膜保护板、睑板固定夹等。

(10)鼻部手术特殊器械：隆鼻剥离子、骨锉、骨凿、骨锯、假体置入钳、假体置入导引器等。

(11)隆乳手术特殊器械：各种形状的剥离子、撑开器、铲刀等。

(12)植毛器械：特殊取毛刀、打孔器、置入器等。

(13)取皮机：滚轴式取皮刀、鼓式取皮机、电动取皮刀等。

(14)其他器械：酒窝成形特殊器械、埋线法除皱用倒刺线、皮肤扩张器等。

2. 手术设备

(1)电刀和电凝器：稳定的高频电刀可以使手术出血大大减少，最好是配备双极电凝器，可以确保最可靠的止血效果。

(2)皮肤磨削机：包括机械磨削机、微晶磨削机等。

(3)吸脂机：单纯负压吸脂机、共振吸脂机、外超声吸脂机、内超声吸脂机、皮外激光吸脂机、皮内激光溶脂机等。

(4)激光设备：超脉冲 CO_2 激光可代替手术刀进行无出血的切割；Q 开关激光治疗黑胎记及文身；染料激光治疗红胎记；CO_2 激光治疗皮肤赘生物；YAG 激光治疗血管瘤；皮内插入式 YAG 激光治疗腋臭等。

(5)面部骨骼整形用动力系统：普通的动力系统经过配置以后用于面部骨骼的整形，如蛇牌、史赛克、白马等品牌，还有特别设计而用于面部骨骼整形的动力系统，如国产冠鹰。

(6)内镜系统：用于面部的除皱、皮下赘生物的取出、隆乳术等。

(7)手术显微镜：用于游离组织移植中血管神经的吻合、精细的毛发移植、超精细的瘢痕整形等。

六、美容外科围术期处理及并发症预防

1. 围术期处理

(1)手术前处理：首先要按照普通外科手术的手术前准备做好各项工作，比如详细采集病史、全身检查、排除重大疾病、月经期外、大手术备血等。美容外科有一些特殊的手术前准备，第一是从求美者的心理状况出发，充分确定其具备手术的适应证。第二是要对手术后的预计效果有充分的告知，必须要使得预计的手术效果和患者的期望效果有最大的重叠。第三要完成医学摄影。以上的所有内容均要记入手术前告知书并得到受术者的签字同意。

(2)手术后处理：首先按照普通外科手术和全身麻醉后的原则进行手术后的处理，比如生命体征的监测、抗生素的使用、定期观察和换药等。美容外科特有的手术后处理主要是心理方面的支持，包括术后的心理护理、定期的回访等，帮助求美者顺利渡过美容手术后由正常状态变为创伤状态的不适应期。

2. 手术并发症的预防和处理　美容外科的手

术并发症比其他手术的并发症更容易引起患者不满，其原因是求美者在手术前是一个正常的健康人，无论我们怎样充分地告知手术产生并发症的可能性，求美者总是容易将美容手术误认为是买一件昂贵漂亮的衣服，无法接受出现的任何瑕疵。对于可能出现的并发症和纠纷，预防手段有：明确具体地术前告知，以取得求美者的充分认同；绝对认真而规范地操作，避免不必要的偏差；拒绝任何没有把握(包括技术上的把握和对求美者心理的把握)的手术。

在美容外科，有很多从专业上看起来正常的手术后现象，都可能被求美者当作“并发症”而导致不满，比如面部手术后的局部淤青、抽脂手术后皮肤表面的瘀斑、手术切口周围的暂时麻木、除皱手术头皮切口周围的脱发、手术后的恢复时间内无法抛头露面等，如果手术前没有充分沟通，手术后就会需要数倍的时间来解释。一旦产生了较大的并发症，首先要进行规范和积极地处理，同时还要取得求美者的心理接受和配合，要有超越医学知识之上的沟通能力和应变能力，要努力寻找共同点，避免对立、拖延和躲避，积极地解决问题。

七、美容外科求美者的心理学

1. 正常的求美心理　求美之心人皆有之，爱美是最基本的精神和心理需求，也是求美者就诊的原动力。人在得到美的满足之后，会有极大的快乐和自信。求美的欲望大小和周围的环境、个人的条件、生活水平等有关。正常的求美心理是希望通过整形美容的操作使容貌及体形美化和年轻化，以增加自己的自信度，求美者明确知道这种改变是有限度的，其就诊目的比较单纯，主要是为了满足精神心理的自信需要以及社会活动中的从众需要。

2. 异常的求美心理　有时一个客观上成功的手术并不会得到求美者的认同，他们会有相反的看法，会投诉医师甚至产生攻击医师的举动，文献显示整形外科医师和精神科医师是医疗纠纷中的高危人群，原因就是整形美容患者中心理异常的比例较高。整形外科医师对患者手术后的满意程度无法事先预测，然而，一些在初诊时就出现的心理异常可以作为整形外科的手术禁忌，常见的心理及举止异常的情况如下。

(1)精神病、抑郁症、心理偏执、人格障碍者。

(2)体像障碍，如对细小的缺陷有夸大的抱怨者。

(3)过度整形，要求全身各处都要整形或某个部位反复多次整形者。

(4)盲目整形，如无法具体说出明确的整形要求、或要求变成某个明星者。

(5)期望过高，如希望有不留任何痕迹的整形效果者。

(6)目的不正，如希望通过整形达到职场晋升或拯救婚姻者。

(7)既往异常，如有过自杀或自毁经历者、及曾于多家医院就诊不满意者。

(8)特殊人群，一些心理异常高发的人群，如男性的鼻整形者、新近经历生活工作重大变故的求美者。

对于上述心理异常的求美者，应考虑拒绝给他们实施整形美容操作，以免术后出现医患纠纷甚至加重其病情。有效的对应手段是在术前细心甄别，和患者的沟通时间应该充足，初诊的交谈时间不应短于30min，以充分了解求美者的真实动机。医师应该善于从一大堆平淡的谈话中敏锐地找出有价值的信息。应详细告知整形的基本过程、结果、可能出现的风险等，以防止求美者对整形的期望值过高，危险意识过低。此外，手术前必须拍照存档，可以用作今后的手术前后对比，万一出现医患纠纷可以作为有力的证据。

3. 体像(Body Image)　体像是指个体对自身躯体外形的自我认知。这一概念由Schilder首先提出，体像就是人们对自己容貌体形这个三维图像的主观印象，当一个人看着自己并想象自己时，体像就产生了。

(1)体像是身体和精神的一种联系，是一个人的外表给自己带来的心理效应。

(2)体像是非常主观的，不同的个体对相同的外貌特征产生不同的体像感受，所以体像会受到种族、文化、家庭等影响。

(3)体像可以很大程度上影响个体的情绪和行为，因为个体通过体像来评价自身的身体和精神能力，带来自信心的变化。整形美容就是通过改变求美者的体像来影响他们的精神和心理，如果整形美容的结果被求美者所接受，就会对他们的情绪和行为产生积极的作用，从而提高生活质量。

(4)几个重要阶段的体像变化。①学龄前期。从出生最初的几个月开始，婴儿就从周围的人们那里学着怎样看待自己。②学龄期。孩子离开家庭到学校与外界交往，如果有自信的体像，会良好成长。③青春期。会出现身高增长、容貌变化、性征出现、体毛生长及痤疮等剧烈的体像变化，容易引发强烈的情绪反应。④老年期。体像随着衰老发生了变化，容易产生不自信甚至沮丧的情绪。

(5)体像障碍。体像障碍是指个体对自身躯体外形认知的歪曲，即个体对自身容貌体形的错误印象。体像障碍的发病率在美容外科的求美者中发生率较高，可能和他们的审美观、过度追求完美等心理有关。

4. 人格障碍　主要表现为行为古板不适应环境、工作和生活能力下降、容易与他人发生冲突，他们往往对全世界不满，而看不到自身的问题。常见的人格异常有。

(1)强迫型人格：表现为固执、细心、谨慎、易怒、焦虑、追求完美，常见于成功人士和领导。

(2)自恋型人格：表现为过度自我、重视自身、嫉妒、傲慢、焦虑等，常见于知识型的女性。

(3)依恋型人格：表现为缺少自信、要求关注、爱慕医师等，常见于年轻女性。

5. 抑郁症　抑郁症是整形美容手术的相对禁忌证，如果怀疑求美者有抑郁症的可能，应该建议患者去看精神科的医师，应该首先治疗抑郁症，然后再考虑外科手术。

(1)临床表现：抑郁症的表现宽泛，如对周围事物没兴趣、失眠、易怒、体重减轻、思考能力下降、精神无法集中、罪恶感、自杀倾向、生活工作能力下降等，所以其诊断标准比较难以统一。

(2)生理性变化：抑郁症不仅仅表现在精神和心理层面，有研究显示抑郁症会发生生理性的变化，如K细胞的活动能力、CD4和CD8的细胞活性、T淋巴细胞的数目、淋巴细胞的有丝分裂反应等都会出现负面的变化。此外，抑郁症会对手术后的愈合和恢复产生很大的负面影响。

(3)高发病率：抑郁症在美国的发病率在9%～20%。严重的抑郁症在有其他疾病的患者和单身和离异的个体中发生率较正常人群高。严重抑郁症在青春期前的发生率为18%，在青春期的发生率为5%，有报道说在青春期，甚至有1/3的抑郁症发生率。抑郁症还和用药有关。

(4)隐蔽性：约有50%的抑郁症患者戴有“面具”，甚至许多患者还是成功人士，难以被发现。可能会被某次突发事件而激发出来。

（吴溯帆）

第二节　医学人体美学的测量和评估

人是生物进化的最高产物，是地球上最高级的动物和最完美的生命体，人体是地球上最美的形式之一，人体的轮廓、线条、质感和谐地结合成整体，呈现出无可比拟的美感。人体美学是将人体作为审美对象进行分析和研究的学科。广义的人体美包括个体的气质风度和言谈举止等组成的内在美及形体容貌和服装发型等构成的外在美，本章节仅讨论形体美和容貌美构成的狭义的人体美。

人体美的基础是健康的身体，只有身体各个部分生长发育的正常，才能显示出体形美和容貌美，离开健康则人体美将无从谈起。人体美的前提是比例和谐，身体上的各个器官的比例只有符合美学标准，才能显示出整体的美。人体美的标准有种族差异和时代特征，比如东西方的审美观就有较大的不同，各个时代的审美标准又有明显的差异，我们需要从中寻找具有共性的规律。

一、黄金分割律

黄金分割律(golden ratio，PHI，Φ)是古希腊数学家毕达哥拉斯所发现，此后古希腊哲学家柏拉图将此称为黄金分割。黄金比例是一种符合审美标准的数学比例关系，如果使用黄金分割法将一条线分为2段，较短的一段和较长的一段之比等于较长的一段和整条线之比(图29-6)，也就是全长和短段的乘积等于长段的平方，经过一元二次方程的数学计算后可以得到其精确值为$\Phi=(\sqrt{5}-1)/2$，其解是一个不会循环的无理数，其近似值是0.618。这是一个充满魔力的数值，蕴藏着巨大的美学价值，广泛地出现在数学、建筑、美术甚至音乐领域内，有学者甚至夸张地认为，世界上所有能使人能产生美感

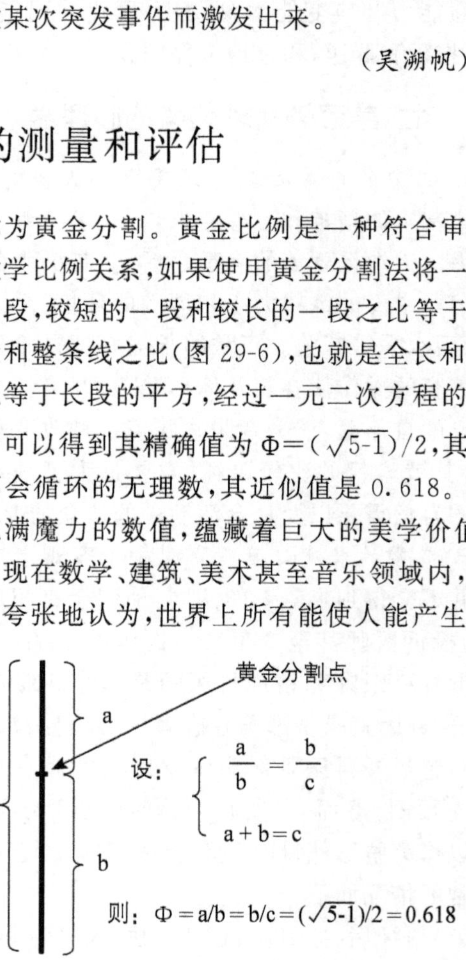

图29-6　黄金分割示意

的物品，几乎都符合黄金比例，将其称作“神的比例”。在人体上也有许多比例符合黄金分割，如脐位于整个身高的黄金点上、乳头线位于锁骨至腹股沟的黄金点上、肘关节位于上肢的黄金点上、膝关节位于下肢的黄金点上，面宽和面长的比、手宽和手长的比、内眦间距和内眦到面外侧缘的比等都近似于黄金比例。有学者认为，人体上的许多比例越接近黄金分割，就越漂亮，所以这一数值为美容外科的术前设计和术后评估提供了有力依据。

二、面部的美学测量和评估

容貌是人类个体识别的重要依据，容貌美是生命活动的重要体现，是人体美的主要表现和审美焦点，美丽的面容可以给个体本人带来自信，同时还能给周围的人带来愉悦的审美体验。实验证实不满周岁的婴儿就能对美丽的面容产生更多的关注，这种对美的趋向性喜爱是与生俱来的。虽然面部美丽的特征具有种族特点、时代特征和个体差异，但通常一张美丽的面容可以得到世界上大多数人的认同。难以用数字或语言来制定统一的容貌美丽标准，然而美丽的面容有一些共同特征，主要表现在轮廓、五官和皮肤三大方面。

1. *面部轮廓的美学测量和评估*　面部轮廓的美学标准包括骨性轮廓的比例恰当及软组织的适度丰满。

(1)骨性轮廓：由于所有的软组织都附着在颅骨的表面，所以头面部的骨性轮廓的形状、大小及比例是面容美的基础。亚洲人骨性轮廓的长宽比例较高加索人小，面中份及面下份比较宽大，有时需要对颧骨及下颌骨进行缩窄改型。常用的面部骨性影像标记点及平面见图 29-7，标记点及标记平面的中英文名称见表 29-1 及表 29-2。如图及表中所示，头面部有 14 个测量点和 5 个平面在美学测量中比较重要。

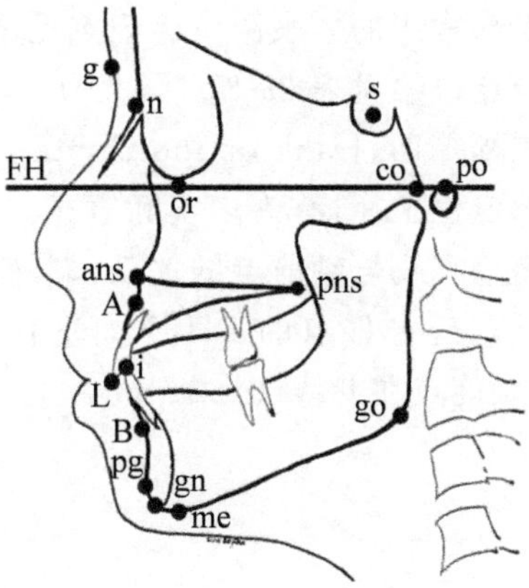

图 29-7　头影像测量标记点

表 29-1　头影像测量标记点

蝶鞍点/sella(s)	蝶鞍的中心点
眉间点/glabella(g)	额骨最前突的点
鼻根点/nasion(n)	鼻骨和额骨的交界点
外耳道上点/porion(po)	外耳道上缘最高点，位置与颞下颌窝的上缘接近
眶下点/orbitale(or)	眶骨下缘最低点
前鼻棘/anterior nasal spine(ans)	上颌骨前面最凸点
后鼻棘/posterior nasal spine(pns)	上颚骨后缘最后凸点
上切牙点/Incision superius(I)	上颌正中切牙最下点
下切牙点/incision inferius(i)	下颌正中切牙最上点
颏前点/pogonion(pg)	下颌骨颏部最前突点
颏下点/gnathion(gn)	下颌骨颏部最前下方点，大致在下颌颏部颏前点与颏点中间的位置
颏点/menton(me)	下颌骨颏部的最下点
下颌角点/gonion(go)	位于下颌角，为下颌骨降支后缘与水平支下缘交点
髁点/condylion(co)	髁状突上缘最高点

表 29-2 头影测量常用平面

蝶鞍-鼻根平面(SN)	蝶鞍点与鼻根点连线构成的平面,代表前颅底的长度。是决定中下面部结构关系的最关键的参考平面
法兰克福平面(FH)	外耳道上点与眶下点连线构成的平面,即眼耳平面(eye-ear plane),是国际公认的头部定位之标准平面
上颌骨平面/颚平面(PP)	前后鼻棘的连线构成的平面,表现了前后鼻棘的坡度及上颌骨的方向
咬合平面(OP)	指由上、下颌骨牙接触点构成的平面
下颌骨平面(MP)	经过下颌角点(go)和颏点(me)的切线构成的平面

(2)面部轮廓:面部轮廓是由骨性轮廓和面部软组织共同组成的外貌效果。

①头面部常用的体表测量标记点见图 29-8,它们的名称及定位参见表 29-3。

法兰克福平面(frankfort horizontal,FH)是常用的头面部定位平面,有许多实际意义。经鼻下点的 FH 平面垂直线与颏前点的关系:颏前点在此线后(3±3)mm,经鼻根点的 FH 平面垂直点与颏前点的关系:颏前点在此线(0±2)mm。

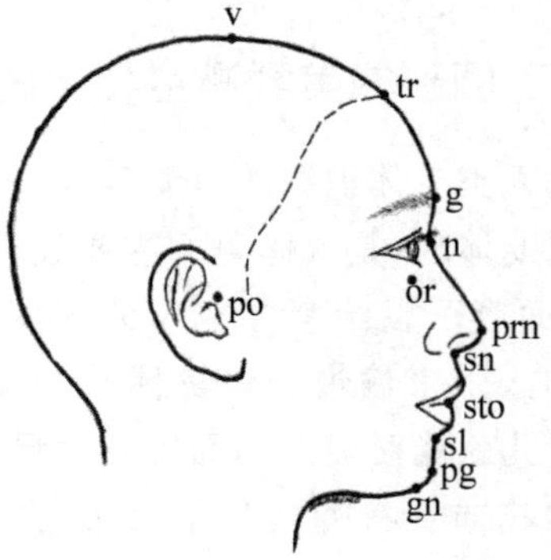

图 29-8 头面部常用的体表测量标记点

表 29-3 头面部体表测量标记点的名称及定位

头顶点 vertex(v)	头顶部矢状面的最高点
发际点 trichion(tr)	前额发际与正中矢状面的交点。
眉间点 glabella(g)	左、右眉弓之间在正中矢状面上最前突的点
鼻根点 nasion(n)	额鼻缝(额骨与鼻骨相交之处)与正中矢状面的交点。从侧面看是鼻背的最凹点,位于两侧睫毛连线上
眶下点 orbitale(or)	眶下缘最低点
外耳道上点 porion(po)	外耳道上缘最高点
法兰克福平面 Frankfort horizontal(FH)	为左、右耳屏点和眶下点所构成的平面,即眼耳平面(eye-ear plane),是国际公认的头部定位之标准平面
内眦点 endocanthion(en)	上、下睑缘内侧端汇合之处(即内眦处)
鼻尖点 pronasale(prn)	鼻尖部最向前的突出点
鼻下点 subnasale(sn)	鼻小柱基部与人中上端的最凹陷交点
口裂点 stomion(sto)	上下唇自然闭合时,口裂的正中点
唇下点 sublabiale(sl)	下唇下缘与颏部上缘的交界线的正中点,是颏唇沟的最凹处
颏前点 pogonion(pg)	颏部正中线上最向前的突起点
颏下点 gnathion(gn)	下颌骨下缘最低点,也称为颏点(menton,me),在头影测量分析中,颏下点和颏点是下颌骨上不同的 2 点

②面部的理想比例。我国很早就有关于面部“三庭五眼”的美学标准,它阐明了人体面部纵横的比例关系。“三庭”是指将人面部横向分为 3 个等份,即从发际至眉线为 1 等份,眉线至鼻底为 1 等份,鼻底至颏底线为 1 等份(图 29-9)。由于鼻子的长度近似于耳的长度,所以一般认为从发际到颏底的距离等于 3 个耳或 3 个鼻的高度。“五眼”是指面部在眼水平线上,左、右耳孔之间的距离正好等于 5 个眼的宽度,即两内眦之间的距离为 1 个眼的宽度,从外眼角垂线至外耳孔垂线之间为一个眼的宽度(图 29-10)。事实上“三庭五眼”是一个比较粗略的标准,如果精确测量,其数值还是略有出入的。国内赵启明小组的研究结果显示,漂亮脸型的三庭比例为 1010∶1000∶989。国外的测量计算的结果

是：发际点至眉间点(tr-g)平均距离为 55mm，眉间点至鼻下点(g-sn)平均距离为 65mm，鼻下点至颏点(sn-me)平均距离为 68mm。

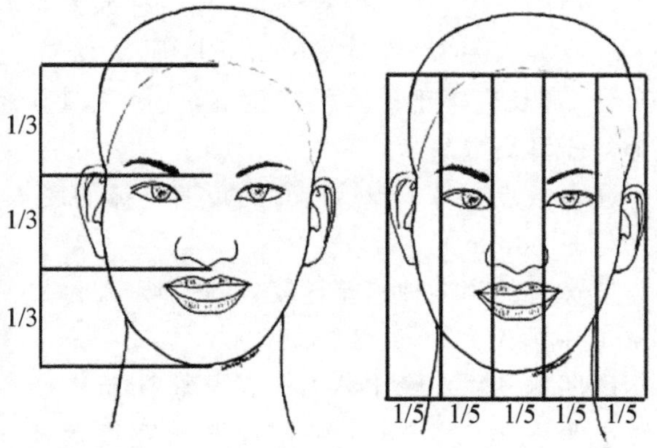

图 29-9　面部的三庭五眼

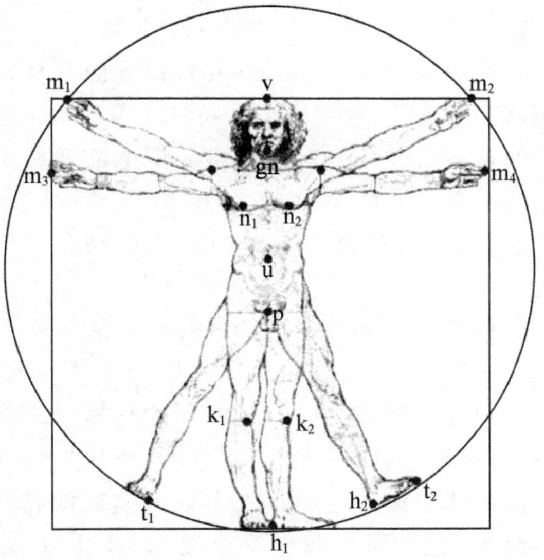

图 29-10　达芬奇的人体比例作品—《维特鲁威人》

面部比例的其他美学标准：横向二等分法，即内眦连线位于头面部的正中线上，从颅顶到内眦连线的距离等于从内眦连线到颏底的距离。横向四等分法，即头顶点至发际点的距离＝发际点至眉间点的距离＝眉间点至鼻下点的距离＝鼻下点至颏下点的距离。纵向四等分法，即面中线、角膜外缘线、面外侧线将面部平分为四等份。

面型对美貌也有影响，赵启明等测量了 500 余例中国年轻女性的脸型，将她们分为 8 种不同的脸型，其中椭圆脸和倒三角脸属于最漂亮的脸型。测量后显示漂亮面容的颞宽：面宽：下颌角间宽为830∶1000∶865。面部各器官的对称也是容貌美的条件，但事实上面部的左、右都有微小的差异，这种差异可以形成生动的面容美。有实验显示，单用 2 个左侧面或单用 2 个右侧面组成的面容，远不如原来的面容漂亮。所以，对称而略有差别才是最美的，所以有学者形象地比喻：左、右面部应该是姐妹，而不是双胞胎。

③面部软组织的容积。面部软组织的丰满是构成容貌美的重要条件，只有足够的皮下组织的支撑，才能体现出美丽的容貌。皮下组织容积的减少是衰老的重要特征，随着面部软组织减少及萎缩，面部开始出现凹陷和皱纹，有学者将此称作 4D：deflation(萎缩)，deterioration(衰退)，descent(下挂)，disproportion(比例失调)。所以，对于开始退缩的软组织，可以使用充填剂给予补充。

④面部各个区域的审美标准：a. 额部。额部应该平整光滑、宽度适中、曲线流畅、并有一定的凸度，过于低平或窄小的额头是不美观的。随着年龄的增长，额部会逐渐低平并出现皱纹。发际点到鼻根点的距离(tr-n)表现了前额的高度，参考数值是 65mm。前额倾角为 6°～14°。b. 眶颧区。应该组织丰满而不过于凸出或凹陷，整个区域构成统一流畅的曲面，使颧骨隐藏在软组织内而不显现。这一区域是最早出现的衰老信号之一，随着年龄的增长，眶颧区逐渐出现低平甚至凹陷。c. 颊部。按目前的审美标准，略显消瘦的颊部可以使面中份缩小。颊部主要是由软组织构成，在皮肤的深层是腮腺和颊脂肪垫。颊部有酒窝会显得比较可爱，酒窝的位置在外眦向下垂线和口角线的交点。d. 下颌区。下颌骨和咬肌构成了面下份的宽度，如果下颌骨过宽，会影响整个面部的轮廓。从侧面看，下颌的颏下点应该位于鼻尖和唇前缘连线的延长线上。这是常用的基准线，即 Rickett 审美平面，三点位于此平面上时被认为是标准的位置。颏部的美学比例有：上唇高∶下唇颏高＝1∶2；下唇和颏部连线上，最凹陷的部位是唇颏沟(labiomental groove)，通常认为此点应位于口点到颏点的上 1/3 处(实际测量位置略偏下)，即鼻底至口裂线∶口裂线至唇颏沟∶唇颏沟至颏下＝1∶1∶1。

2. 五官的美学测量和评估　面部五官的美除了它们各自符合美学标准以外，还需要五官之间的位置和比例需要符合面部的审美标准。

(1)眉的美学测量和评估：在面部所有器官中，眉毛的动作是最丰富的，其形状会随着表情而发生明显的变化，表现出个体的内心心理活动。此外，眉毛还可将眼衬托的更加明亮。眉毛的美学标准是左、右对称，毛发密集，眉呈弧形，眉峰最高，眉尾比眉头略高，女性的眉峰最高点位于眉毛的中外1/3交界处，男性的眉峰较女性靠内侧，最高点位于眉的中点附近。女性之眉以纤细深长、弧度柔和为美，男性的眉以浓密刚劲、棱角分明为美。

(2)眼的美学测量和评估：眼是心灵的窗户，人类使用眼进行各种情感的交流，目光中可以流露出灵魂的密码，所以眼的美在面部起到最重要的作用。从大小上说，一般都认为眼以大为美，如果再配以重叠的上睑(双眼皮)、长长的睫毛，则眼就更生动立体。从色泽上说，眼的美要黑白分明，东方人特有黑色虹膜配以瓷白的结膜，异常闪亮。从角度上说，外眼角比内眼角高比较漂亮。有关眼的一些美学测量标准如下。

①睁眼时上睑最高处位于上睑缘中内1/3交界处。

②睁眼时下睑最低处位于下睑缘中外1/3交界处。

③平视时眼裂高度(上、下睑缘间最宽处的距离)为10～12mm。

④上睑的睑缘覆盖角膜上缘1～2mm，下睑缘刚好贴在角膜下缘。

⑤眼裂的宽度(内眦至外眦的距离)为30～36mm。

⑥内眦间距为30～36mm。

⑦上睑缘与眉毛的距离15～20mm。

⑧内眦眼裂角48°～55°、外眦眼裂角60°～70°。

⑨重睑线睁眼时宽度2～3mm，闭眼时宽度6～8mm。

(3)鼻的美学测量和评估：鼻是面部最突出的部位，在面容表现上首当其冲，有“五官之王”的美称。鼻的审美标准比较统一，均强调“正”“挺”“直”，首先是居中，位于正中线上，其次是笔直而挺拔。正面观，以鼻根部最窄，沿鼻背部向下逐渐增宽，至鼻翼部为最宽。女性的鼻子以小巧、柔和为美，男性的鼻子以直线刚性为美。有关鼻子的一些测量标准如下。

①鼻根点(n)位于眉中点(g)下方4～6mm，与睁眼正视前方时的瞳孔连线平齐。

②鼻的宽度(鼻翼外缘的间距)为32～40mm。鼻宽应等于内眦间距，实际测量显示约有1/3的人鼻翼外缘的间距略宽于内眦间距1～2mm；也有人认为鼻的宽度等于鼻长的7/10；鼻翼宽度等于两颧弓外缘间宽度的1/4；鼻翼宽度等于口裂宽度的2/3。

③鼻的长度(从鼻根点到鼻尖点)种族差异较大，高加索人种为60～75mm，中国人为41～49mm。鼻长应等于外耳的高度，但实际测量显示要略短于耳高数毫米。

④鼻根点至鼻下点(n-sn)的距离是鼻的底长，参考值是53mm。

⑤鼻尖的高度种族差异较大，高加索人为23～26mm，中国人为10～18mm。

⑥两侧鼻翼下缘比鼻小柱下缘高2mm。

⑦鼻孔高度为8～10mm，鼻孔宽度为5～7mm。

⑧侧面观鼻背倾斜角度等于外耳的倾斜角。

⑨鼻额角(nasofrontal angle)，即侧面观鼻背线和前额的夹角，参考值120°～135°。

⑩鼻面角(nasofacial angle)，即侧面观鼻背线和冠状面的夹角，参考值34°～36°。

⑪鼻唇角(nasolabial angle)，即侧面观鼻小柱和上唇平面的夹角，参考值90°～105°。

⑫鼻尖角：鼻背线与鼻小柱线的夹角，85°～90°。

⑬鼻基底角：鼻小柱线与眼耳平面的交角，5°～10°。

(4)耳的美学测量和评估：耳的美学标准首先是左、右对称，其次是大小和角度。外耳是结构最复杂的面部器官，由皮肤包裹耳软骨支架构成三维立体结构，包括多个解剖亚单位：如外耳门、外耳轮、对耳轮、耳轮脚、耳甲艇、耳甲腔、三角窝、耳舟、耳屏、对耳屏、耳屏间切迹、耳垂、达尔文结节(外耳轮后上部内缘的一个小突起)等。外耳的上缘与眉同高，耳郭下端与鼻小柱基底对齐。相关测量数据如下。

①耳长62～65mm，近似于鼻长，相当于面长的1/3。

②耳宽30～33mm。

③外耳倾斜角等于鼻背倾斜角。

④颅耳角(耳郭与头颅侧面的交角)，参考值为30°～60°。

⑤耳甲后壁与颅侧面垂直。

⑥耳甲后壁与舟甲角垂直。

⑦耳郭上缘与颅骨间距<20mm。

(5)唇的美学测量和评估：口唇的基本生理功

能是进食和语言，在人类由于其具有亲吻的特殊功能，所以体现了性感和爱，使其在人体美学中具有独特的地位。对唇的审美标准是对称、丰满、红润、柔软，东西方文化的差异，对唇的大小、厚薄的审美标准有所不同，我国古代以“樱桃小口”为美，现今的审美观也在逐渐接近西方，认为丰满稍大的口唇为美。动态的口唇是表情的重要组成部分，细微的活动即可表达丰富的心理活动。口唇的测量数据如下。

①口唇宽度为 45～55mm；口唇的宽度等于鼻翼间距的 1.5 倍(实际测量显示大部分人略宽于此数值)、或等于两侧瞳孔中点的间距。

②明显的丘比特弓比较漂亮。

③人中宽度为 7～10mm。

④上唇高度(鼻底至上唇下缘)为 19～26mm，上唇唇红厚度 9～12mm。

⑤下唇高度(下唇上缘到颏唇沟)为 16～21mm，下唇唇红厚度 6～10mm。

⑥口唇处于放松状态时，上切牙应微微露出。

⑦口唇处于微笑时，上切牙露出 2/3，下切牙露出 1/2。

⑧侧面观口唇的最前突点应该位于鼻尖点和颏下点的连线上。

3. *皮肤的美学评估*　主要表现在皮肤的色泽和质地、以及毛发的生长和分布等方面。

(1)皮肤的色泽：根据种族的不同皮肤的色泽会发生变化，对中国人来说，皮肤以白为美，有“一白遮百丑”之说，所以漂亮的皮肤色泽应该是白皙亮丽的。对于一些喜欢日光浴的或是户外劳动的人，皮肤的颜色会深一些，但是其色泽应该均匀一致，表面不应出现各种色素加深的色斑，或是色素减退的区域。

(2)皮肤的质地：由于皮肤内含有大量的水分和胶原，健康的皮肤质地应该柔软并有弹性，其表面一般没有皱褶和凹陷，在光的作用下，皮肤应该散发出特有的质感。随着年龄的增长，皮肤中的水分和胶原会逐渐丢失，其质地会慢慢下降，出现皮肤松弛、干燥、萎缩等变化。

(3)毛发的生长：皮肤的美还表现在毛发的生长方面，除了皮肤表面正常分布的汗毛之外，还有胡须、头发、腋毛、阴毛等体毛，这些毛发都有其特有的分布形状和方式。在男性，胡须及其他体毛加强了第二性征的表达。头发的稀疏也是年老的象征。

三、躯体的美学测量和评估

1. *理想的人体比例*　人体美在很大程度上取决于身体的各个部分是否和谐匀称，以及它们是否符合相应的美学比例。在公认完美的人体上存在许多美学比例，早在许多年前达芬奇就在他的作品《维特鲁威人》中，充分展示了完美人体的各种比例(图 29-10)。从图中可以看出许多人体的标准比例：两手平伸时的指尖距离(m_3～m_4)约等于身高(v～h_1)，身长(v～h_1)等于 8 个头高(v～gn)或 7 个足掌的长度(h_2～t_2)，耻骨联合部(p)位于身长(v～h_2)的中点，脐点(u)恰好位于身长(v～h_1)的黄金点上，小腿长(k_2～h_1)是头高(v～gn)的 2 倍，乳头间距(n_1～n_2)等于头高(v～gn)，肩宽是头长的 1.5 倍。从图中还可以看出，当四肢展开时，整个人体的四肢末点($m_1 m_2 t_1 t_2$)基本位于以脐点(u)为圆心的圆周上。

还有一些在实践中总结出来的身体测量方法，如女性的三围的估算参考值＝身高(cm)×0.535(胸围)/0.365(腰围)/0.565(臀围)；胸围接近于身高的 1/2。人体的许多部位还体现出了几何美，如头部呈上大下小的椭圆形、躯干近似椭圆柱体、四肢接近圆柱体、乳房为半球形，而且几乎所有的体表面都呈现出曲线和曲面美。此外，人体还存在对称美，如人体的绝大多数体表器官都呈现出左、右对称性，如面部的五官和四肢。

2. *头高法测量人体比例*　艺术家在创作时常使用人的头高来衡量人体的各个部位，他们总结出：身高接近于 8 个头高，头顶至乳头线等于 2 个头高，膝关节至足跟等于 2 个头高，锁骨至骨盆上缘等于 2 个头高，脐孔到头顶等于 3 个头高，颈长等于 1/3 个头高，乳头间距等于 1 个头高。有些部位存在性别差异，如男性的肩宽等于 7/3 个头高，女性较窄，等于 7/4 个头高；乳头线至臀下缘在男性等于体宽等于 7/3 个头高，而在女性位置较低，为 6.5/3 个头高。

3. *身高体重的关系*　成年人身高与体重的协调也是人体美的一个条件，需要符合一定的比例，正常体重和身高的关系有多种计算方法：

(1)简单的计算方法：体重(kg)＝〔身高(cm)－100〕×0.9。

(2)不同性别的计算方法：男性体重(kg)＝身高(cm)－100；女性体重＝身高(cm)－105。

(3)世界卫生组织的计算方法：男性体重(kg)

=〔身高(cm)－80〕×0.7;女性体重=〔身高(cm)－70〕×0.6。

(4)复杂的计算方法:男性体重(kg)=50+〔身高(cm)－150〕×0.75+(年龄－21)÷5;女性标准体重(kg)=50+〔身高(cm)－150〕×0.32+(年龄－21)÷5。

4. 体重指数　体重指数又称作体质指数(body mass index,BMI),是一个国际通用的体重和身高的关系参数,其计算方法为:BMI=体重(kg)÷身高(m)的平方,即 BMI=kg/m^2。对于 20 岁以上的成年人,体重指数的正常值为 18.5～24.9,低于 18.5 为偏瘦,介于 25.0～29.9 为偏重、超过 30.0 为肥胖,如 BMI 高于 35 或 40 则可认为是中度肥胖或重度肥胖。亚洲人的 BMI 数值一般比白种人偏低。

(吴溯帆　潘　蕾　吴　华)

第三节　皮肤磨削术

(一)背景及简介

皮肤磨削术(dermabrasion)是面部换肤术(facial resurfacing)的一种手段,面部换肤术的主要方法是皮肤磨削术、化学剥脱术及激光换肤术,后 2 种方法事实上属于广义的皮肤磨削术,只不过它们分别是应用化学腐蚀和激光高温作用于皮肤,以达到去除皮肤表层的治疗效果。本文仅讨论狭义的皮肤磨削术,即机械法皮肤磨削术,又称作“磨皮术”或“擦皮术”,是指利用砂纸、旋转砂轮或钢轮等器械磨削皮肤的外科技术。通过磨削去除皮肤的表皮甚至真皮乳头层,依靠皮肤附属器(毛囊、皮脂腺、汗腺)上的表皮再生功能,皮肤可重新生长出真皮浅层及表皮,覆盖整个磨削区域,以达到一个新的表皮覆盖。其愈合过程类似于一度或浅二度烧伤,由于皮肤创伤仅限于皮肤的真皮浅层,所以愈合后不会遗留瘢痕,从而达到治疗皮肤表面疾病如瘢痕及色斑的疗效。

皮肤磨削美容的应用可以追溯到数千年前,古埃及就有使用浮石粉(pumice)和雪花石膏(alabaster)磨除面部瑕疵的记载。现代医学的文献显示,德国医师 Kromayer 于 1905 年首先报道了皮肤磨削术的临床应用,此后这一技术成为了医疗手段。1947 年美国的 Iverson 医师使用砂纸进行皮肤磨削,1953 年 Kurtin 使用改良的 Kromayer 旋转磨削技术,1956 年 Burks 报道了钢丝刷磨削技术。我国在新中国成立后也有整形医师开始使用这一技术,主要用于治疗天花患者面部遗留下的多发性凹陷瘢痕,使用的工具有砂纸、用录音钢丝自制的钢丝轮、砂轮等。在 20 世纪 70 年代之前,皮肤磨削术是处理许多皮肤问题的首选治疗手段,但自从激光剥脱术和微晶磨削术的出现,机械法磨削术的使用逐渐减少。2010 年美国 ASAPS 统计资料显示,全国机械磨削法治疗例数仅 20 000 余例,排名第 15,比 1997 年下降 43%,而例数统计排名第 4、5、6 位的激光嫩肤、化学剥脱和微晶磨削均有 50 万例左右,可见传统的皮肤磨削术已经较少在临床使用。

(二)皮肤磨削术的设备及操作

1. 常用皮肤磨削法　常用的皮肤磨削术主要有以下几种方法:砂纸摩擦法、线刷摩擦法、碳化硅磨头法、钢丝磨头法、不锈钢磨头法、微晶磨削法等。

(1)砂纸摩擦法:徒手用消毒的砂纸直接磨削皮肤治疗区域,为了使用方便,可将砂纸包裹在圆筒形器具外操作。这种方法是多年前在设备不足的情况下使用的,现已较少应用。其优点是方便易行,缺点是磨速较慢,费时费力,无法精准到小面积区域尤其是面部凹凸不平的区域。此外,砂纸上的砂粒还有可能残留在创面内,造成二次创伤。

(2)旋转磨头法:使用电机带动高速旋转的磨头,直接磨除皮肤表层。这是目前主要的皮肤磨削方法。早期使用的磨头可连接在简易牙钻上,转速较慢,磨力较小;目前使用的是手柄式的电机,转速可达到每分钟数万转,速度及磨力足够强大。磨头的材质各有不同,目前最常用的还是金刚砂和不锈钢磨头。

(3)微晶磨削法(microdermabrasion):是一种新兴的皮肤磨削方法,采用高速喷射的气体或液体带动细小的微晶颗粒,对皮肤表层进行高速的冲击和磨削,起到皮肤磨削和抛光的效果。与传统皮肤磨削术相比,微晶磨削法更多地服务于美容目的,其磨削的深度较浅,一般仅局限在表皮层附近,愈合时间短,主要用于处理皮肤表面的色素、细小的皱纹等,去除表层皮肤后还可促进护肤品进入皮肤发挥作用。1985 年第 1 台微晶磨削机在意大利出现,使用的是氧化铝(aluminium oxide)晶体,颗粒大小为 100μm 左右，碳酸氢钠和氯化钠也可用于微晶磨削，1997 年 FDA 批准使用。

2. *磨头的材质*

(1)碳化硅磨头：为早期使用的产品，由碳化硅构成的磨头，其硬度达到 9.2，磨削皮肤足够，但其表面有硅粒可能在磨削时会脱落至创面，现已少用。

(2)钢丝刷磨头：在磨头的轴心上有集束捆绑的坚硬钢丝，大量钢丝断端整齐修剪成刷子状，旋转时可对皮肤产生“擦伤”，达到磨削的效果。钢丝刷硬度足够，磨削速度快。由于其钢丝头较细，还可以磨至凹坑深部的皮肤。其缺点是难以控制磨削面积，磨削深度容易过深，目前少用。

(3)金刚砂磨头：目前常用，在不锈钢磨头表面贴附了金刚砂，其颗粒大小不同，磨头的形状也各异，适用于不同的磨削部位。砂粒越大，磨力越大，砂粒越小，磨削后的创面越平整。

(4)不锈钢磨头：磨头的表面是反向于转动方向的锯齿，一般为球形、橄榄形、圆柱形、圆锥形等，大小各异，用于磨削不同大小的瘢痕，既有足够的硬度，又可精准控制磨削面积。其磨削速度和力度大于金刚砂磨头，不易于初学者使用。

3. *手术方法*

(1)设计：术前标记出需要磨削的范围，对于一些凹陷或突起比较明显的区域可以重点标记。

(2)麻醉：面积比较小的、或磨削比较浅的部位可以不麻醉，使用冷敷减轻疼痛；还有一种冷冻喷雾器可产生冷冻的麻醉效果；也可以使用 5%利多卡因软膏做皮肤表面麻醉。一般情况下使用局部浸润麻醉或治疗区域的神经阻滞麻醉，特别大面积的磨削可以考虑使用全身麻醉。

(3)磨削：常规消毒铺巾，在磨削时需将磨削区域皮肤绷紧，以达到足够的磨削力度。使用磨头对准病变区域磨削，对于凹陷性瘢痕，需要重点磨除高低交界的“台阶”位置，使新生皮肤在此位置显示出缓和的落差，使瘢痕不显。对于色素性病变，一般磨除表皮即可，瘢痕的磨削一般需要达到真皮浅层，如瘢痕较重，需要等创面愈合后再次磨削。

(4)磨削深度的控制：磨至表皮时创面一般没有出血；当磨至真皮浅层(乳头层)时，创面会出现均匀性的细小点状出血，有时还可见细小的纤维，此时应停止磨削；如超过此深度，到达网状层，则出血点会增多，纤维会变粗，一般不宜超过此深度。临床最常用的磨削深度是达到真皮乳头层，即可以起到足够的疗效，术后又不会留下瘢痕。

(5)磨削注意事项：磨削时应绷紧皮肤，使皮肤对磨头有反作用力，以方便磨削时控制深度。对于皮肤下有骨性支撑的部位如颧骨、鼻骨、额骨等处，磨头的按压力要适度减轻，以防磨削过深。磨削时应握紧手柄，防止滑脱，磨削头的转速从慢到快，逐渐加速。此外还应保护患者的眼，以避免损伤。磨削达到真皮层之后会出现渗血，有时血液会随着磨头飞溅出来，需要使用透明遮挡板阻止血液污染，操作者需要佩戴眼镜防护。术中可使用含有肾上腺素的盐水纱布压迫止血。

(6)再次磨削时机：同一区域的 2 次磨削应间隔 3 个月以上，等待前一次磨削的皮肤再生完成并成熟后进行。

(7)器械的消毒：磨削术中磨头会直接接触患者皮肤创面的渗血，如果重复使用的磨头，需要严格的清洗和消毒。对于一些含有深齿的磨头，在使用后要认真清洗或使用超声波清洗，除去所有的组织残留物，而后再使用彻底的高温高压消毒或环氧乙烷消毒，以杜绝交叉感染。

4. *磨削术后的护理*

(1)即时处理：磨削区域的皮肤会露出渗血的真皮，需要使用带有软膏敷料包扎。可以选择普通的凡士林纱布覆盖，也可以选用一些促进表皮生长的软膏和敷料外用，近年来有不粘伤口的敷料也比较适用于磨削的创面。每天或隔天换药，直至皮肤表面完全愈合。

(2)创面护理：术后避免创面沾水，保持创面清洁，定时换药，创面通常在 10～14d 愈合。

(3)抗生素使用：小面积的磨削一般无需使用抗生素，如果面积较大，或磨削处的皮肤有感染情况，则可以使用 3～5d 的抗生素，以预防感染。

(4)瘢痕及色素沉着的预防：磨削处的皮肤在前 2 周有敷料覆盖，无须特殊处理。皮肤愈合后除去敷料，则需要使用其他方法遮挡紫外线的照射，以减轻色素沉着的程度。磨削区域愈合初期呈淡红色，如果持续发红，则可能是磨削过深，有瘢痕生长的可能。可使用着色的硅胶瘢痕贴，即能预防瘢痕生长，又可避免紫外线的照射。

(三)皮肤磨削术后常见的并发症及处理

1. *感染*　由于皮肤磨削后是开放性创面，通过换药逐渐愈合，所以在愈合过程中可能会出现感染情况，但发生率很低。表现为创面渗出量增多、渗出时间延长，局部红、肿、热、痛等感染症状。

(1)病因:常见于磨削部位有感染灶、磨削面积比较大、磨削过深愈合延迟、磨削部位位于活动部位、夏季出汗、术后护理不当过早沾水污染等情况。

(2)预防:针对病因注意调整磨削术的操作,如避免在皮肤感染的情况下磨削、磨削面积不宜一次过大过深、活动部位磨削应更浅、术后护理应详细告知等。

(3)治疗:如果出现感染征兆,应及时使用局部抗炎清创处理,必要时给予全身用药,以避免遗留瘢痕。

2. *色素沉着* 色素沉着是皮肤磨削术后最常见的并发症,尤其在亚洲人群中,非常容易出现色素沉着,有文献报道其发生率可高达30%以上。表现为磨削区域的皮肤色泽较周围色泽深,影响到患者的容貌。色素沉着一般在磨削术后3～4周出现,6～8周最重,此后逐渐淡化,完全消退需要6～12个月甚至更长。

(1)病因:色素沉着的原因尚无定论,有学者认为是由于磨削后的炎症刺激导致的皮肤内酪氨酸酶增高,导致黑色素的形成增加;此外,紫外线照射刺激了新生皮肤内的酪氨酸酶活性,使黑色素产生增加,出现色素沉着。

(2)预防:对于色素沉着的预防有3点,即控制磨削深度、保证愈合质量、避免紫外线照射。磨削过深就容易导致色素沉着,应控制磨削深度,可以采取少量多次的磨削方法;愈合过程中出现炎症或延期愈合,则容易出现色素沉着,所以应该重视磨削后的换药和护理;紫外线照射可加深磨削区域的色素沉着是公认的,所以应该避免。

(3)治疗:磨削后的色素沉着其实质属于一种炎症性的色素沉着,没有特效的治疗方法,只能等待其自然消退。

3. *粟丘疹* 也是皮肤磨削术后较常见的并发症。表现为在皮肤磨削区域出现针尖样大小的散在的丘疹,无明显不适,但会影响容貌。

(1)病因:可能和皮肤磨削后新生皮肤过程中阻塞了汗腺导管有关。

(2)预防:磨削后使用湿敷法进行创面护理,保持创面清洁,有助于新生皮肤的结构正常。

(3)治疗:无须特殊治疗,可以自行消退。也可以使用针挑或激光去除粟丘疹表面,将其内容物挤出。

4. *瘢痕* 皮肤磨削术后有可能产生新的瘢痕,表现为磨削区域发红、发硬,有时甚至突出于皮肤表面,可能伴随痒痛等不适症状。

(1)病因:主要原因是磨削过深,其次是磨削后创面感染,这两种情况都可以导致新生皮肤在愈合过程中出现瘢痕性愈合。对于一些活动性的部位如口周和关节附近,由于皮肤始终处于活动状态,会延缓创面的愈合,容易形成瘢痕。

(2)预防:磨削深度应控制在真皮乳头层以上,对于一些较深的凹陷性瘢痕,应分次治疗,不可操之过急,磨削过深。对于活动部位,磨削深度应更浅。同时还需注意磨削后的护理,避免创面感染,如果出现感染征兆,应及时抗感染治疗。

(3)治疗:如果出现磨削区域的持久性泛红,就要考虑瘢痕形成的可能,可以使用抗瘢痕的软膏或外用硅胶薄膜敷贴,坚持使用,直至皮肤色泽正常。对于已经形成的增生性瘢痕,可以使用瘢痕内激素注射治疗。

(四)皮肤磨削术的适应证

1. *瘢痕* 瘢痕尤其是凹陷性瘢痕是皮肤磨削术的最佳适应证,最早皮肤磨削术主要就是应用于天花患者面部遗留下来的凹陷性瘢痕,也可应用于水痘、痤疮等遗留下来的凹陷性瘢痕;此外,也可以应用于突出于皮肤的线性瘢痕或瘢痕性的皮肤不平整,可以使瘢痕平整化及淡化。

2. *外伤性文身* 对于一般的黑色文身,通常首选Q开关激光去除。而对于激光难以去除的彩色文身,以及一些嵌入细小异物颗粒的外伤性文身,仅仅使用激光难以去除,可以使用磨削法将异物从皮肤内扫出。

3. *面部皱纹* 使用皮肤磨削术对面部皱纹区域甚至全面部进行磨削,去除皱纹部位的表皮和真皮的浅层。在愈合过程中,新生的皮肤胶原纤维可以使皮肤更加紧致,从而减少皱纹,达到美容的效果。这种方法在高加索人群中使用较多,而在亚洲人群中,考虑到术后色素沉着的可能,较少使用。

4. *色素沉着* 对于一些表皮层的色斑如雀斑、咖啡牛奶斑、老年斑等,可以使用皮肤磨削术去除,但由于无法将深度精准控制在表皮层内,一旦过深又容易引起炎症性色素沉着,所以目前较少应用。使用超脉冲激光、Q开关激光或强脉冲光可以更精确地控制磨削深度。

5. *其他疾病* 除了上述常见的适应证以外,早期还使用皮肤磨削术治疗许多其他疾病,如线状表皮痣、脂溢性角化病、汗孔角化病、皮脂腺瘤、酒渣鼻、疣状痣、结节硬化性纤维血管瘤、毛表皮痣、皮肤膨胀纹、角化棘皮瘤等。此后由于出现了激光等其他疗法，这类疾病已很少用皮肤磨削术治疗。

(五)皮肤磨削术的禁忌证

1. 精神异常者。

2. 严重的全身性疾病。

3. 出血性疾病，如血友病及凝血功能异常者。

4. 磨削区域皮肤异常，如皮肤感染、单纯疱疹、皮肤放射治疗后、黄褐斑、鲜红斑痣、炎症性色素沉着。

5. 瘢痕体质，如有瘢痕疙瘩或增生性瘢痕病史者。

（吴溯帆）

第四节　化学剥脱术

(一)背景及简介

化学剥脱术(chemical peeling)又称为化学换肤术、化学削皮术、皮肤化学提紧术，是一项控制性地去除皮肤表皮和部分真皮，通过表皮和真皮的再生，达到去除面部色素斑，改变皮肤色泽、光滑度与张力，减少面部细小皱纹等美容目的的一种治疗方法。这一疗法是利用某些具有腐蚀性化学药物的细胞毒性及蛋白质凝固融解作用，将其涂覆于皮肤表面后使皮肤角质层分离和蛋白凝固变性、坏死、干涸、结痂、脱落或剥脱，从而达到治疗或美容的效果。

化学剥脱术起始于 19 世纪后期。1882 年，德国皮肤病学家 Unna 首先发表了使用酚脱皮的报道，同期 Fox、Hebra 等皮肤科医师也采用酚、升华泥敷剂及间苯二酚(雷锁辛)、水杨酸和三氯醋酸行化学剥脱术。20 世纪前期，化学剥脱术的应用范围有了一定发展。1903 年，皮肤病学家 Mackee 利用酚对痤疮后瘢痕进行化学剥脱治疗。到 20 世纪 30～40 年代，美国的一些学者将化学剥脱术用于治疗皱纹，50 年代，纽约大学研制出了 Jessner 液，60 年代，Baker 和 Gordon 又研制出了内含苯酚的 Baker-Gordon 液，有效应用于临床，此后苯酚脱皮术才被医学家接受，并广泛应用于临床。1986—1994 年 Brody、Monheit、Coleman 等在学术期刊上最早描述了 3 种中等深度的化学剥脱方案，由此也表明化学剥脱技术开始走入渐进成熟阶段。

化学剥脱术在白色人种的疗效明显，且并发症少。由于黄种人的皮肤对日光照射的色素反应较强，剥脱术后容易出现色素沉着等不良反应，因而限制了化学剥脱术在亚洲各国的广泛开展。随着人们对皮肤美容的关注和重返青春容颜的追求日益高涨，日本、韩国等国家分别寻找到了适应本国人皮肤的化学剥脱剂，使得化学剥脱术在整形外科和皮肤科临床得到了比较广泛的推广和应用。同期，在我国学者也纷纷报道了该技术的应用成果。1992 年笔者首先报道了采用酚剥脱治疗 700 多例面部雀斑，并对患者的尿酚进行检测及安全性研究。1996 年桑海霞报道了应用不同浓度的苯酚制剂对2000例面部皮肤病进行治疗，均获得满意疗效。化学剥脱术的应用逐步得到开展，其病理组织学的研究也得到进一步深入。2001 年笔者对苯酚化学剥脱术后雀斑皮肤组织的病理变化进行研究，表明酚剥脱不仅使皮肤表皮层内黑色素颗粒明显减少，而且使皮肤真皮层增厚，从病理学上证实了化学剥脱术可以使皮肤年轻化，同时找到了治疗雀斑的病理学依据。2002 年，陈智勇等报道了采用苯酚化学剥脱术治疗6805例雀斑患者的远期疗效，90%以上获得满意效果。

除了传统的酚剥脱以外，近年来比较流行作用力温和的果酸剥脱。1974 年美国皮肤科学家 Scott 教授和 Yu 博士从水果中发现了一系列 α 位有羟基的羟酸，统称为果酸，1983 年美国 HERALD 药厂第一家被授权合法生产果酸系列产品，提供给美容外科医师做浅层换肤美容，并受到广泛的欢迎，1991 年推出不需要处方的美容专业护理全系列产品，1993 年后该产品在全世界流行。目前在我国整形美容外科及皮肤科，化学剥脱术得到了广泛应用，不仅已成为换肤美容的方法之一，同时也是皮肤病的治疗方法之一。

化学剥脱术可使皮肤表面重新塑形，呈现更加均匀一致的外观，这是一般外科手术难以达到的。然而，该技术也受到化学剥脱制剂的种类、浓度、皮肤解剖厚度、治疗前后用药及术后护理等因素影响，可能产生一些并发症。因此，必须详细了解剥脱术的治疗方法及其注意事项。术前严格掌握适应证，术中操作规范，术后严密观察并随访受术者，及时对症处理以减少并发症的发生。尽管化学剥脱术存在一定的风险，但它具有其他药物和手术不能替代的优势，目前仍然是皮肤美容外科的新热点，2010 年美国的 ASPS 和 ASAPS 统计显示，化学剥脱术的治疗例数占非手术治疗的第3位和第5位，此方法同时也赢得了广大爱美者的青睐。

（二）化学剥脱术的分类及药物配制

化学剥脱术的原理就是有控制地去除表层皮肤，使皮肤再生及重建。为了达到这一目的，必须正确掌握使用剥脱剂的种类、浓度、用量、pH、皮肤厚度与穿透皮肤时间等，否则可引起色素沉着时间延长或瘢痕形成等不良反应。

根据化学剥脱剂对组织损伤深度，从组织学上可将化学剥脱术的深度分成3种：浅层剥脱，最深达到真皮乳头层；中层剥脱，可达真皮网状层上部；深层剥脱，达到真皮网状层中部。一般认为，浅层换肤的安全性较高，恢复时间短，但是，临床上能达到的效果也较为有限；越深层的剥脱，其引起的不良反应越大，恢复期越长，效果也越明显。

目前通常将皮肤剥脱药按剥脱损伤的程度分为3类，即浅层、中层和深层剥脱药。浅层剥脱药主要有果酸（主要是α羟基酸），10%～30%三氯乙酸（TCA），杰森液（Jessner）等；中层剥脱药有30%～50%三氯乙酸（TCA），20%～50%苯酚；深层剥脱药有50%～60%三氯乙酸（TCA），50%～88%苯酚。大多数学者都选择果酸进行浅层剥脱，使用苯酚进行中层和深层的剥脱。除以上几种常用剥脱药外，近来实验室研究结果表明，中药剥脱剂（斑蝥、鸦胆子、硼砂、儿茶、蒲公英、芦荟、大黄、生石炭、安息香、枇杷叶、巴豆油、丁香油）也有良好的研究和应用前景。

1. *常用制剂及作用机制*　果酸：果酸是指一系列α位有羟基的羟酸的统称，简称AHAs，是一类自然界存在的无毒的化合物，主要来源于各种水果，故俗称果酸。它是最温和的浅层剥脱剂，也是目前应用最广泛的换肤制剂，由于其有保湿和抗角化作用，很多护肤品中都含有低浓度的果酸。果酸是一种天然的有机酸和皮肤营养剂，在剥脱的同时对皮肤还有滋润、养护作用，促进角质层细胞重新排列，使皮肤光洁淡化色素沉着，改变皮肤外观，以达到年轻化的效果。因此，一般不会出现色素沉着和瘢痕。

①果酸的种类。果酸共有37种，其分子结构简单，分子量小，水溶性好，无臭无毒，具有强渗透性，能透过角质层被皮肤吸收。按其分子结构的不同，分子量由小到大依次是甘醇酸（又称甘蔗酸，羟基乙酸）、乳酸、苹果酸、酒石酸、枸橼酸、杏仁酸等。甘醇酸分子量最小，对皮肤的渗透力最快，乳酸其次，但浓度高时，酒石酸却是能使皮肤松解脱皮最快的，其次是甘醇酸和乳酸。在促进细胞更新方面，则以乳酸效果最好，其次是甘醇酸。在医学美容界中最常被用到的成分主要是甘醇酸和乳酸。常用不同分子结构的果酸见表29-4。

表29-4　常用不同分子结构的果酸

果酸种类	来源	功能特点
甘醇酸	甘蔗	去角质，促进肌肤再生
乳酸	酸奶	滋润保湿，修复舒缓，去角质
苹果酸	苹果、葡萄	去角质，保湿，抗自由基，美白
酒石酸	葡萄酒、覆盆子	去角质，保湿，抗自由基
柠檬酸	柠檬、柑橘	较温和地去角质，细胞更新
杏仁酸	杏仁、米子	较温和地去角质，细胞更新

果酸对皮肤的作用，除了受果酸不同种类影响之外，浓度及pH也起到重要作用。一般认为，极低浓度的果酸对皮肤只有保湿效果；浓度提高时才可以破坏角质层细胞间的连接，促进皮肤新陈代谢，产生去角质作用；在更高浓度下可使表皮层完全剥脱，起到化学剥脱作用，但此时发生不良反应的可能性也会随之增加。

②果酸的作用机制

a. 降低角质形成细胞间的粘连：许多研究表明，皮肤老化是因为角质层粘连性增加的结果。皮肤干燥，毛囊角化是由于角质层粘连性增加，角质形成细胞脱落减慢而致细胞堆积，使皮肤失去光泽而粗糙。5%～20%浓度的果酸可使皮肤质地和外观得到明显改善。如果毛囊颈部角化物堆积，可造成毛孔堵塞，致使皮脂腺不能通畅排泄，进而发生粉刺、炎性丘疹、脓疱、囊肿等，果酸的这一作用可将毛囊颈部堵塞打通，使其通畅，治疗痤疮。

b. 增强角质层的解离性：果酸能引起角质层松解。浓度5%～20%的果酸可使角质层细胞松解；当浓度达到70%时，可使表皮松解、脱落。这是因为果酸能干扰细胞表面的结合力，从而减弱角质细胞的相互粘连性。果酸对真皮也有作用，高浓度果酸可使表皮与真皮分离，产生化学剥脱术的效果。

c. 改善皮肤色泽：果酸进入真皮深层后，可使真皮内的肥大细胞颗粒释放多种炎性介质，使毛细血管扩张充血，皮肤色泽得到明显改善。

d. 保湿：果酸作用于真皮浅层，可使真皮内保湿因子，透明质酸（HA）增加，从而使皮肤含水量增加，使皮肤润泽富有弹性。

e. 延缓皮肤老化：皮肤老化是因为表皮层变薄，真皮内胶原纤维断裂、变性，而果酸可使表皮层厚度恢复正常，真皮内胶原增多，弹力纤维恢复正常，真皮内黏多糖含量增加，皮肤皱纹变浅，色素斑减退。

f. 加强皮肤屏障：果酸能保持皮肤的正常微酸性，可防止细菌滋生，加强皮肤屏障作用。

g. 增强细胞代谢：果酸可刺激角质形成细胞有丝分裂，代谢增强，细胞数增加，使皮肤更具有活力。

2. 苯酚　苯酚是一种酸性比较弱的有机酸，其芳香族化合物有一个直接连接到苯环上的OH键。苯酚是所有化学剥脱制剂中临床使用最多、治疗效果最好的一种。

(1)苯酚的作用机制：苯酚对组织蛋白有凝固作用，是一种凝固蛋白的原生毒剂。皮肤使用苯酚后，角蛋白和细胞蛋白结构的硫磺键被破坏，蛋白质发生变性。苯酚和角蛋白化合后形成大分子物质，可改变脂类溶解度，限制了苯酚的穿透力，使其穿透深度仅为0.3～0.4mm，即破坏的层次位于表皮层和真皮浅层。虽然苯酚可穿透至真皮乳突层，但完整地保留了深层的网状层。苯酚接触皮肤后引起组织蛋白凝固而形成厚痂，能防止药液继续向深部组织侵蚀，皮肤表面则产生继发性炎症反应。痂皮待炎症反应消退后脱落，病损也随之消失，此病理过程类似于浅二度烧伤。另外，苯酚对黑色素细胞有选择性的破坏作用，且苯酚在空气中被氧化成苯醌，可增加脱色活性。

(2)术后的组织学改变：苯酚接触皮肤后，使表皮和部分真皮乳突最上层发生坏死，损害不超过基底细胞层，术后第2天新的表皮细胞就开始再生，4d后表皮再生基本完成(面部需5～7d，颈部需10d或更久)。真皮的中上层胶原纤维重新排列，弹力纤维和胶原纤维再生；再生是来自真皮乳头层的纤维细胞、毛囊和表皮附件。再生的情况因人而异，健康状况越好、年龄越小，则再生能力越强，再生速度越快。

笔者对酚剥脱术术前及术后15d、90d、5年、10年患者皮肤分别进行了皮肤活组织检查以观察皮肤组织形态的变化，发现：①术后的真皮层胶原结构发生均质变和增厚。②术后在表皮基底层细胞内的黑色素颗粒数量明显减少。③用弹性纤维特殊染色后，术后可看到真皮层中被染色的弹性纤维量明显增加。④电子显微镜观察到术后表皮基底层细胞内黑色素颗粒体积明显减小，数量明显减少；真皮层胶原纤维、弹性纤维增多。⑤免疫组化显示，术后成纤维细胞增生活跃，可以说明这种组织学变化是永久性的。

(3)体内代谢：皮肤对酚的吸收速度较快，在30min可吸收70%的酚，24h的吸收量达到99%，其吸收率取决于接触面积与接触时间。在体内，部分苯酚被氧化为焦二苯醇及对苯乙醇，部分与硫酸盐葡萄糖醛酸结合，血液中也可存在游离酚，它以原型或代谢产物形式经肾排出。研究表明，酚治疗后6h以内尿酚的含量达到最高，以后逐渐下降，24h后基本接近正常。体内小量苯酚(0.05～0.06g/kg)在2d内可经尿液排泄。因此，酚剥脱术后0.5～6h其毒性反应达高峰，此时段为关键预防期，术前或术后30min内大量输液等可以促进酚从尿液中快速排出体外。

(4)毒性反应：苯酚是一种毒性制剂，成年人如果口服苯酚8.5～15g，在24h内即会致命。当大面积外用苯酚溶液时，对心、肝、肾功能有影响，少数患者可出现窦性心动过速、房性期前收缩、室性期前收缩，甚至心搏骤停。笔者对面部皮肤进行化学剥脱术已达上万例，观察200例手术前后肝、肾功能均无变化，心电监护发现部分患者心动过速或减慢，个别体质特异的患者出现频繁室性期前收缩，经治疗后恢复。因此，在用酚实施剥脱术时，剥脱面积不宜过大，全面部剥脱时分2次进行，操作不宜过快，同时监测心电图、血压、脉搏以及血氧饱和度，以防止意外发生。

3. 常用制剂的配制

(1)复方酚液：复方酚液是常用的化学剥脱制剂，其剥脱愈合后一般不留瘢痕。复方酚液可单独使用，亦与其他药物混合，如添加巴豆油和肥皂液等可增强其剥脱效果。酚作为一种剥脱溶液活性剂，是非常有效的蛋白凝固剂；巴豆油是一种刺激剂，可促进表皮和真皮起疱和糜烂，还可改善增殖上皮的质量；经肥皂液皂化乳化作用后，酚溶液更易穿入角化的表皮细胞，达到更好的剥脱效果。

①药物组成。晶状酚500g，达可罗宁10g，樟脑1g，无水乙醇50ml，甘油50ml(含酚浓度81.83%)。配制后摇匀，避光保存备用。无水乙醇可加强蛋白的凝固作用，甘油减轻对皮肤的刺激，达克罗宁可以止痛，樟脑有兴奋皮肤的作用。

②配方浓度。苯酚配方浓度国内外各有不同，

有20%、25%、30%、58.9%或81.83%。常用有效浓度应为60%～80%,浓度升高并发症增加,浓度越低则越容易复发。也有学者提出酚液的浓度应根据年龄、肤色、病损深浅而加以选用,一般临床所选浓度多凭个人应用经验而定。

(2)三氯醋酸:三氯醋酸为一卤代酸,具有很强的酸性和腐蚀性。常用浓度为30%～50%,较安全,且用药后色素沉着较轻,但疗效不显著;60%～70%浓度时效果显著,但风险增加。三氯醋酸的腐蚀性较强,使用不当易产生瘢痕,不宜大面积应用。该制剂的主要优点是对肝、肾、心脏无不良反应。

①复方三氯醋酸溶液。甲液:三氯醋酸70g(加少量水溶解),醋酸泼尼松龙0.05g(溶于甘油),甘油10ml,水加至100ml。乙液:丙二醇(化学试剂)。

②用法。方法一,涂甲液后即涂乙液,能迅速止痛。方法二,待甲液稍干后涂用5%氢氧化钾(KOH)水溶液,以便中和三氯醋酸,以免药物腐蚀太深。

4. 果酸　果酸配方设计时,要根据果酸成分活性要求,搭配合适的原料,以达到促进果酸成分在皮肤吸收的效果,主要依据果酸的种类、浓度、酸碱度及适当使用添加剂进行配制。

①低浓度果酸:1%～4%果酸有滋润、保湿作用;5%～7%果酸有轻微剥脱作用;8%～9%果酸可剥脱角质,加速新陈代谢,促进细胞再生。

②中浓度果酸:10%～30%果酸可渗透到真皮组织,对于消除青春痘、淡化黑斑及改善皱纹有良好效果。

③高浓度果酸:30%～70%果酸具有相当强的渗透力,可将老化角质一次性剥脱,加速祛斑除皱效果。

酸性环境下有利于果酸保存,在偏碱性环境下,果酸会被解离而失去作用,例如浓度15%的果酸,在pH>5的溶液中,大多数的果酸分子都会解离而失去活性。pH在2.5～3.0的酸性范围,果酸的效果最佳,但刺激性也增大。目前市场上化妆品专柜的保养品,果酸的浓度在5%以下,pH都在3.0以上,主要起去角质及保湿作用,对于除皱、美白没有明显疗效。

(三)化学剥脱术的适应证和禁忌证

1. 浅层剥脱的适应证

(1)皮肤皱纹:深部皱纹可连续使用高浓度果酸数月,每周1次,使角质细胞核分裂增加,表皮角质重新排列组合,同时能增加真皮内黏多糖,促进真皮乳头层的胶原形成,使真皮变厚,皱纹消退。

(2)痤疮:低浓度果酸对治疗轻度痤疮有明显的效果,高浓度果酸可治疗脓疱型痤疮。

(3)黄褐斑:果酸能有效治疗色素沉着皮损,现已广泛用于治疗黄褐斑,其机制可能为表皮重塑、脱落加速和抑制黑色素形成。

(4)脂溢性角化症:这是利用果酸对表皮角质的分解作用,低浓度治疗时间长,高浓度治疗时间短,但刺激性较大。

(5)其他:对各种类型鱼鳞病和毛发苔藓有很好的疗效,使皮肤恢复正常。

2. 中深层剥脱的适应证

(1)雀斑。对于广泛密集的面部雀斑,可行全面部化学剥脱术;对于局限性或散在性者,可行点状剥脱,疗效好,且复发率低。

(2)咖啡斑。剥脱后咖啡斑可完全消退,且易复发,但黑色素变淡。

(3)表浅性痤疮瘢痕。剥脱后瘢痕可有所改善。

(4)面部细小皱纹。可单独用于除皱,尤其适用于上下唇部的纵形皱纹及鼻唇沟、颌部、颞部、额、眼周等处的细小皱纹;也可与面部皮肤提紧术联合应用,但不可在做皮肤提紧术的同时行化学剥脱术,而必须在手术除皱后3～6个月才能施行,否则会引起严重的并发症,导致全层皮肤坏死。

(5)放射性皮肤色素沉着。用剥脱术治疗放射性皮肤色素沉着,远期效果较好。

(6)面部泛发性白癜风。将面部白癜风仅存的正常皮肤岛剥脱后变白,使其面部白癜风肤色一致。

(7)皮肤移植后的表面分界线,剥脱后肤色可以接近。

(8)脂溢性角化病及睑黄疣等。

3. 浅层剥脱的禁忌证

(1)对果酸过敏者。

(2)治疗部位有过敏性皮炎的患者。

(3)面部有细菌或病毒感染性皮肤病(单纯疱疹、寻常疣)者。

(4)有免疫缺陷性疾病的患者。

(5)在6个月内口服或外用过维A酸类药物者。

(6)正在服用抗凝血药或吸烟者。

(7)近期接受过手术(有正在愈合伤口)者。

(8)近期接受过放射治疗的患者。

(9)对光防护不够或有日光晒伤者。

(10)在 6 个月内局部做过冷冻治疗者。

(11)妊娠期妇女。

(12)有炎症后色素沉着或色素减退的病史。

4. 中深层剥脱的禁忌证

(1)对于化学剥脱制剂如酚类过敏者及敏感体质者。

(2)全身状况较差的患者,如患有严重的肝、肾疾病,或免疫缺陷性疾病。

(3)皮肤恶性肿瘤,如皮肤原位癌、基底细胞癌患者;对于有恶变可疑的色素痣要采用手术切除,以防化学试剂刺激引起恶性变。

(4)皮肤感染性病变,如单纯疱疹,寻常疣等。

(5)皮肤免疫性病变,包括湿疹、接触性皮炎、异位性皮炎等。

(6)服用维 A 酸类药物超过 6 个月者,应先停用 1 年后再施行剥脱术。

(7)近 6 个月内治疗区曾行手术或局部冷冻治疗者。

(8)妊娠、哺乳期妇女。

(9)精神失常、情绪紊乱及神经质者。

(10)大面积瘢痕组织,或瘢痕体质者。

(11)不能坚持避光者。

(12)黄褐斑非绝对禁忌,但应慎重。因其远期效果不好,且容易遗留长期色素沉着。

(13)其他,如色素痣、太田痣、毛细血管扩张症等。

(四)化学剥脱术的操作

1. 浅层(果酸)剥脱术

(1)操作过程:①给受术者介绍换肤术的疗效、安全性及操作时的感受。②治疗前、中、后均应拍照,以便判定疗效。③准备材料与器械,包括 20%、35%、50%、70%的果酸换肤液;2%～4%的碳酸氢钠溶液,凡士林纱布、秒表、冷喷机等。④药物涂抹,给受术者常规洁面、铺巾、戴帽子;将凡士林抹于眼睑、鼻孔和口唇周围以作保护。用美容刷蘸取果酸换肤液,由额部、鼻背、睑颊、下颏的顺序涂抹,停留 1.5～3min,当涂抹部位的皮肤出现红斑、白霜或刺痛时,用 4%碳酸氢钠溶液中和,然后冷喷 20min,接着涂上营养霜保护。⑤治疗周期,每 2 周进行 1 次,4～5 次为 1 个疗程,逐渐延长果酸在皮肤上的停留时间,或提高换肤液的浓度。

(2)注意事项:①治疗后不得外出吹风、日晒、雨淋,外出时使用日光防护系数(SPF)值>15 的防晒霜;②不得用毛巾、纸巾擦脸,更不能用肥皂和洗涤剂。可涂抹营养霜;③不能同时用对皮肤刺激的外用药,如维 A 酸类药物等;④治疗部位应避免搔抓,不可自行剥除结痂或脱屑;⑤出现严重过敏反应者应及时停用果酸并对症治疗。

2. 中深层(苯酚)剥脱术

(1)术前准备:治疗前应与患者充分沟通与交流,为了增加医生和患者之间的信任感以及避免术后纠纷,术前患者本人必须签署手术知情同意书。化学剥脱术后,皮肤存在一个炎症恢复期,因此一定要让患者了解该治疗的适应证和风险,对于治疗效果也要有一个合理的期望值。另外,术前还要详细询问患者的既往病史和用药史,对于过敏体质或敏感皮肤,不宜进行化学剥脱术。在使用酚面部化学剥脱术时,为减少患者术中疼痛等不适症状,可于术前 30min 肌内注射哌替啶 50mg 和非那根 25mg,同时开通静脉输液,治疗同时监测心电图、血压、脉搏以及血氧饱和度。

(2)操作过程:①清洁面部。首先以洁面乳、中性肥皂清洗面部,去除皮肤表面的油腻、分泌物及化妆品。②消毒和麻醉。用 75%乙醇消毒清洁面部。为减轻患者术中疼痛感,必要时可以采用利多卡因及 654-2 混合液纱布覆盖面部,并用塑料薄膜封闭包裹 30min。③药物涂抹。根据病损面积大小,选择合适的操作工具。全面部剥脱术者,可选用消毒棉签蘸上剥脱剂,均匀地滚涂于病损及施术区域;点状病损,如数颗雀斑的处理,可以用牙签尖蘸上少许药液,均匀小心地涂布于皮损处,切勿超出皮损范围,以免导致正常皮肤损伤而加重患者的痛苦。必要时可反复涂布 1～2 次,待皮肤变为霜白色时,以消毒干棉球吸附掉残余的药液。约 30min 后,皮肤变为淡褐色、局部红肿,于 10d 后消退。以全面部苯酚剥脱治疗雀斑为例,用棉棒蘸取少许酚液涂抹整个面部,涂布顺序为额部一鼻根部一左右眼睑一面颊部一直至双侧下颌缘。范围上至发际,两侧至耳前,下颌到下颌缘下 1cm。涂药速度缓慢均匀,反复涂抹至面部皮肤呈现霜白色即可停止。如图 29-11 中 A～F 所示为酚化学剥脱的操作过程。④结痂与脱痂涂药后第 2 天结痂,7～10d 痂皮逐渐脱落,皮损随之消失,创面光洁。皮损初期呈肉红色,约 20d 时部分患者于皮肤脱痂处逐渐出现继发性色素沉着,一般 2～6 个月可逐渐恢复正常肤色(图 29-12)。

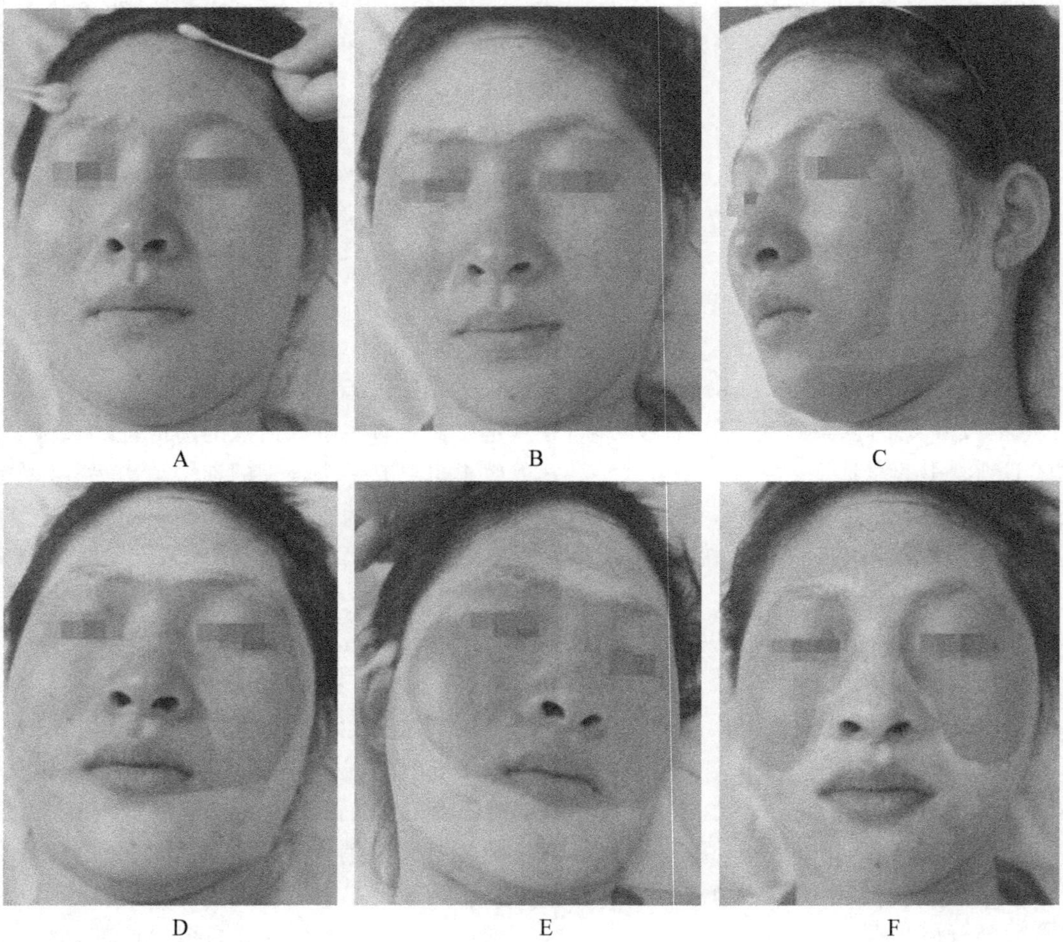

图 29-11　酚面部化学剥脱术操作步骤

A. 全面部清洁消毒后从额部开始涂抹；B. 涂抹区域呈现出霜白色；C. 左侧面颊部涂抹；D. 颏部涂抹；E. 右侧面颊部涂抹；F. 鼻部涂抹

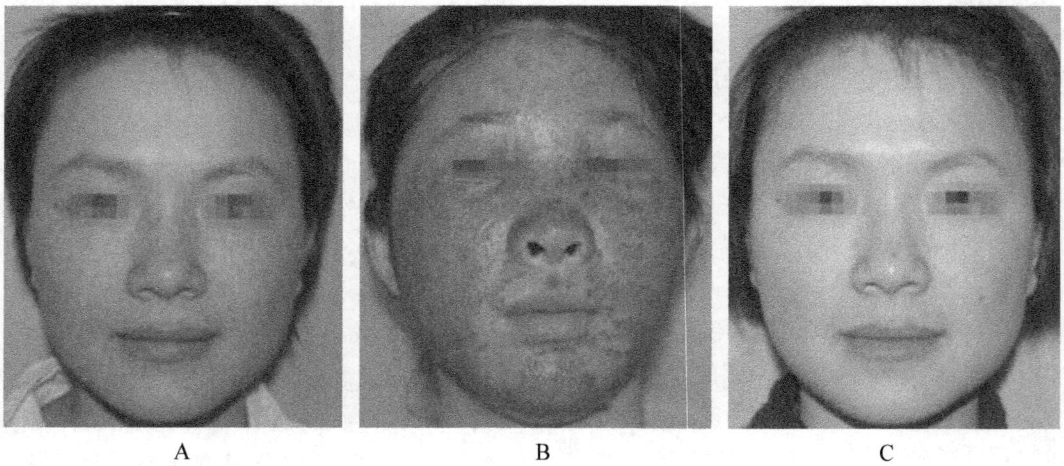

图 29-12　雀斑患者酚剥脱术前与术后比较

A. 术前可见全面部散在多发性雀斑；B. 术后第 6 天，痂皮开始脱落；C. 术后 4 个月，面部雀斑基本消失，皮肤光泽细腻，而面部的痣(右外眦、鼻尖、左颊部)没有变化

(3)操作注意事项:①化学剥脱术操作时,应根据具体皮损特征掌握治疗深度和面积,遵循"宁浅勿深""酌情分次"的治疗原则,并且操作速度宜缓慢。②涂于皮肤表面的剥脱剂可被部分吸收,有时会产生不良反应。当大面积使用剥脱制剂时,药物对心、肝、肾功能可有影响,严重者可致心律失常。因此,对于大面积皮肤病损患者,可采取分次剥脱治疗,如全面部剥脱患者可分2次操作,且操作时可口服泼尼松片剂等药物以减轻组织肿胀等不良反应。苯酚制剂剥脱时应采取心电监测措施。③用棉签或牙签蘸药液时量要适中,不可过多。涂药时应准确无误,勿将药液溢出或涂到正常皮肤上,以免破坏正常皮肤。对于深度剥脱,涂药时注意避开毛发区,如头发、眉毛等,以免损伤毛囊。在邻近唇红缘部位的皮肤病损涂药时,勿将药液涂到唇黏膜部。涂眼周和下颌部皮肤时,切勿反复涂布,以免剥脱层次过深。如果在治疗过程中,药液不慎接触了病损范围以外的组织,应立即用乙醇或水冲洗,以减轻药液的腐蚀作用。④操作时嘱患者闭眼,以免药液流入眼内。一旦不慎药液进入眼内,或眼泪流出时将药液弥散入眼内,应立即用生理盐水冲洗角膜和结膜。⑤对于凸出皮面的病损,如汗管瘤、睑黄疣,可采用60%的三氯醋酸点涂;而对于平覆于皮肤的病损,则不能使用三氯醋酸溶液,以免出现表浅性瘢痕,此时选用苯酚溶液外涂治疗,一般不会留下瘢痕。⑥化学剥脱术在功效和作用上与磨削术极其相似,甚至在某些适应证的选择都是一致的,因此,在临床实践中两者可以联合应用、互相补充以达到更好效果。磨削术磨削的深浅掌握主要依赖术者的经验,化学剥脱术的深浅度则根据药液的浓度和剂量来控制。对于面部某些磨削深度不易掌握的部位,如眼睑部、口周、发际处等,由于皮肤较薄或处于交界线,则采用化学剥脱术安全。在行全面部的磨削或冷冻术后,往往在唇红缘、发际等部位出现肤色反差区,此时可联合应用化学剥脱术,以使反差区色泽趋近一致。

(五)化学剥脱的术后护理

化学剥脱剂是一种具有腐蚀性的化学药物,患者涂覆后往往出现一些不良反应。据临床观察,剥脱过程中可能出现刺痛、灼热、瘙痒、水肿、红斑、水疱、糜烂、结痂、干裂、鳞屑、色素变化、瘢痕形成、诱发感染、一时性痤疮加重等不同程度的皮损与不适。为预防这些不良反应发生,涂药后即应给予抗感染、抗过敏、抑制色素沉着等对症处理,术后口服维生素C、维生素E及氨甲环酸持续1个月。化学剥脱术后的护理非常重要,与术后恢复及并发症的发生关系密切。护理过程中的主要注意事项如下。

1. 术区结痂后让痂皮自行脱落,切忌强行撕脱或以粗质毛巾擦脱。否则易出现色素沉着或加重色素沉着;若损伤新生皮肤,可能遗留瘢痕。在临床治疗中为缩短疗程,可做高压氧治疗使痂皮提前脱落,且可以减轻术后色素沉着。

2. 施行片状剥脱的区域,在痂皮完全脱落之前应保持清洁干燥。若术区结痂后出现干裂疼痛等不适,可外涂一薄层软化剂,如红霉素软膏、凡士林或新霉素软膏以缓解局部症状。

3. 施行点状剥脱者,术后24h内应保持清洁干燥,24h以后可正常洗脸,但动作轻柔,勿用粗糙毛巾擦拭。

4. 术后24～48h尽量避免食用海产品、刺激性食物。

5. 忌服避孕药、含雌激素药物和光敏性药物,如磺胺类、四环素类、补骨脂、白芷及利尿药等。

6. 术后坚持对皮肤进行保湿,且至少6个月以内(潮红皮肤未退色之前)避免强烈日晒,外出时应配用具有强效日光防护作用的化妆品。

(六)化学剥脱术的并发症及对策

1. *灼伤性损害*　直接的灼伤表现为皮肤发红、水肿、刺痛、紧绷、脱屑等;间接灼伤主要是指日光对治疗区皮肤的刺激(使用含果酸的护肤品,会增加皮肤对紫外线的吸收)。若局部症状明显,可以冷敷;若皮肤红肿持续时间较长,可给予一些非甾体类抗炎药物对症处理。

2. *过敏反应*　以红斑、水肿、渗出、糜烂或发痒等局部反应为表现。但也有少数可有全身性反应,如哮喘、喷嚏、会阴水肿等。对于出现局部反应明显者,予以2%硼酸局部湿敷;如出现严重的过敏反应,及时停用果酸并对症处理。

3. *色素沉着*　化学剥脱术后容易出现色素沉着反应,术后6个月内一过性色素沉着的发生率可达30%～60%,其程度与剥脱深度、皮肤质地、术后护理等因素密切相关。临床观察显示,色素沉着在东方人群更多见。因此,有学者提出黄色人种皮肤宜施行浅层化学剥脱术。青年人比中年人的色素反应重,但恢复快;而经常日晒及皮肤黝黑者反应较重,且恢复慢;肤色白及室内工作者则反应轻。色素沉着的程度还与病变本身的性质有关。如表皮基底层遭受破坏的疾病(扁平疣、老年斑),其术后常发生色素过度沉着。为防止色素沉着反应，剥脱术后的护理非常重要，必须坚持避免日光照射。因皮肤表浅层结痂脱落后，新生皮肤处于粉红色的愈合阶段，在此期间如果接触紫外线照射就容易产生色素沉着。

4. *粟丘疹* 剥脱皮肤的上皮再生时，皮肤附件形成的小颗粒状的上皮囊肿即称为粟丘疹。常发生于剥脱术后 1 个月，其发生率不高。如有发生，可用软而多孔的湿海绵轻轻擦洗，每日 2～3 次，如果无效，可用针或 11 号解剖刀尖挑除。

5. *瘢痕* 轻、中度化学剥脱损伤仅限于表皮及真皮浅层，一般不留瘢痕。但如果操作不当而损伤真皮深处，或局部皮肤结缔组织增生能力异常，术后常遗留萎缩性或增生性瘢痕。文献报道化学剥脱术后增生性瘢痕的发生率为 1%～2%，一般发生于术后 3～4 个月。瘢痕好发于上唇和颊部。笔者采用苯酚化学剥脱术治疗雀斑 10 000 余例，未出现瘢痕现象，可能与药物配方的选择与调制、操作方法有关。为防止瘢痕产生，应严格掌握适应证并选择合适的剥脱剂，操作规范且仔细。受术者在脱痂阶段均不可强行撕痂，应让局部组织修复后待痂皮自行脱落。如果产生增生性瘢痕，可局部外用皮质类固醇激素软膏、抗瘢痕凝胶或局部注射激素治疗，使瘢痕消失或减少到最小程度。

6. *复发* 化学剥脱术后原病变的复发率较磨削术、冷冻术、电灼术、激光术等方法低，雀斑等易复发。术后复发可能与室外工作或在施行化学剥脱术的操作中涂布不均匀、药液渗透不到位等因素有关。术后复发时间 90% 发生在 2 年后，且数量少、程度轻。

7. *皮肤敏感* 术后皮肤潮红，皮肤对风、紫外线和温度变化敏感性增加，可持续数周至数月之久。

（赵启明）

第五节 注射美容

一、注射美容概述

1. *注射美容的定义* 注射美容是指将药物或制剂注射到人体内而达到美容或整形目的的操作。广义的注射美容包括局部注射、全身注射（肌内注射和静脉注射）用药、微针注射（美塑注射）等所有注射操作，注射的制剂除了肉毒素和充填剂以外，还包括一些和美容及年轻化有关的生长激素类的药物、性激素类的药物、糖皮质激素类药物、硬化剂、美白剂等。而本章节讨论的是狭义的注射美容，主要是指肉毒素注射和皮肤充填剂注射两大类项目，它们是目前整形美容专科使用最广泛的注射操作。

非手术美容操作主要由注射美容、激光美容操作等构成，在注射美容的操作中，主要由肉毒素注射和充填剂注射两大类组成，而目前充填剂的主流制剂就是透明质酸。由图 29-13 可以清楚地看到这几类操作的近 10 年发展趋势，美国整形外科医师学会 ASPS 统计，2010 年美国非手术操作、肉毒素注射、充填剂注射分别达到了 11.6 百万、5.4 百万、1.8 百万人次。

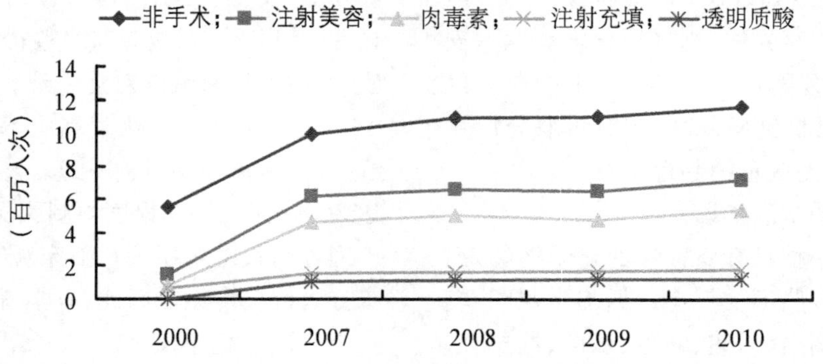

图 29-13 非手术治疗各项目的比较

（数据引自 ASPS）

2. 注射美容的发展　应用注射充填剂的历史基本上和整形外科的历史相同，百年前就有报道使用液状石蜡注射面部充填和丰胸的记载，此后有使用硅胶油注射的记录，而后各种可供注射充填的材料不断开发出来，并且逐渐提纯和细化了充填剂，可以注射在皮下甚至真皮内，以改善皮肤的皱纹和凹陷。由于注射美容比手术创伤小、恢复快，目前越来越受到医患双方的欢迎，使用量不断增大。

美容类操作近年来快速增长，根据 ASPS 的统计数据显示，2000－2010 年 10 年间美容类操作的例数增加了 332%。在美容类操作中，非手术类操作约占 80%，其中数量最多的就是注射美容。近年来，注射美容的例数急剧上升，2000 年注射美容只占非手术治疗例数的 26%，而最近 5 年一直保持在 60%左右（表 29-5），成为非手术治疗中最大的一个部分。

表 29-5　注射美容在非手术治疗中的百分比（数据来自 ASPS）

年份	非手术（百万例）	注射美容（百万例）	百分比（%）
2000	5.5	1.44	26.2
2007	9.96	6.15	61.7
2008	10.9	6.6	60.6
2009	10.97	6.52	59.4
2010	11.56	7.15	61.9

如果将整形外科的业务内容笼统地分为修复类手术、美容类手术、注射美容、其他非手术操作四大部分，按 ASPS 提供的数据进行统计，注射美容占整个整形外科治疗总例数的 48%（图 29-14），由此可见，注射美容已经成为整形外科的一个新的分支，并且是患者人数最多的一类项目。

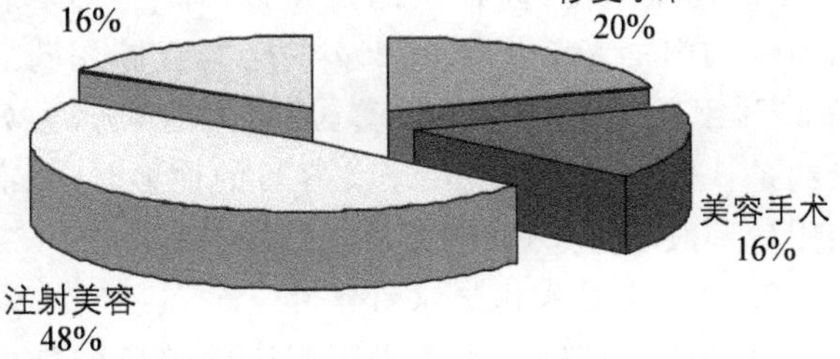

图 29-14　近 5 年整形外科治疗例数的分布（数据引自 ASPS）

3. 注射美容的特点

（1）微创性：注射美容对机体造成的创伤非常小或几乎无创，属于非手术治疗。注射美容的微创性和手术相比是显而易见的，有时甚至比激光治疗的创伤还小。注射美容一般仅在皮肤上留下几个细小的针眼，偶尔在注射后会有轻度的疼痛、瘀斑或水肿等注射反应，几天后即可消退，对求美者或患者的工作和生活没有太大影响。所以，这种微创性大大激励了人们接受注射的积极性，无论是医师还是患者，都比较乐意选择注射美容。

（2）专业性：和手术相比，注射美容虽然相对简单，但它是属于医疗操作范畴，必须由具备医疗美容资质的医师、在医疗机构内操作，如此才能最大限度地确保医疗安全。同时，操作的医师还需要有非常扎实的医学知识和临床经验，使美容效果达到最大化。

（3）美容性：注射美容的服务对象绝大多数是身体健康的求美者，其目的是塑造容貌美和体形美、提高自信心和治疗心理障碍。注射美容的要求通常由求美者提出，医师可给予一定的建议。此外，需要注意的是，美容注射后效果的评判很大程度上也取决于求美者的主观判断，缺少客观的评判标准。

（4）消费性：绝大多数注射美容属于非必需的消费，尤其是目前国内的各种注射美容材料或制剂都比较昂贵，所以注射美容的需求量和该地区的经济水平也有密切的关系，人们只有在基本需求满足之后，才会出现注射美容方面的需求。

4. 肉毒素类制剂的发展现状　肉毒素（Botulinum toxin）是近年来整形美容临床应用人数最多的注射针剂，在所有整形美容操作中占第一位，且增长很快。据 ASPS 统计，2000 年肉毒素注射例数为 0.79 百万例，而 2010 年已经达到 5.38 百万例，增长 580%。

最早的肉毒素制剂是美国的 Botox（保妥适）和英国 Dysport，中国于 1993 年自行生产了衡力（BTX-A），此后还有日本的 CsBot 等其他国家的肉毒素制剂。美国 FDA 于 1989 年批准肉毒素应用于神经肌肉疾病，2002 年批准应用于治疗皱纹。中国 SFDA 于 1997 年批准国产肉毒素的临床应用，2010 年批准美国的 Botox 可以应用于临床。目前我国可以使用的肉毒素制剂有国产的“衡力”和美国产的“保妥适”两种，衡力的稳定剂是明胶，保妥适的稳定剂是人血白蛋白，目前还缺少两者之间比较研究的数据。

肉毒素在美容方面的应用也越来越广，除了消除皱纹以外，还逐渐应用于面部提升、轮廓整形、瘢痕治疗、促进毛发生长等多个方面,有理由相信肉毒素今后的应用会更多,会得到更多求美者的认可。

5. 皮肤充填剂的发展现状　皮肤充填剂的应用是非手术整形美容的重要组成部分,在注射美容中,皮肤充填剂的注射例数仅次于肉毒素,约是肉毒素的 1/3,据 ASPS 统计,2010 年美国皮肤充填剂注射总数达到 177 万人次,其中使用透明质酸类制剂 120 万人次。皮肤充填剂的使用历史要远长于肉毒素,且注射材料也随着科技的发展而出现很大的变化。图 29-15 显示了近些年常用注射材料的使用趋势,从中可以看出,2004 年前最常用的注射材料是胶原类制剂,而目前已经被透明质酸类制剂所取代。不难预测,如果今后出现更好的充填剂,透明质酸类制剂也将被替代。

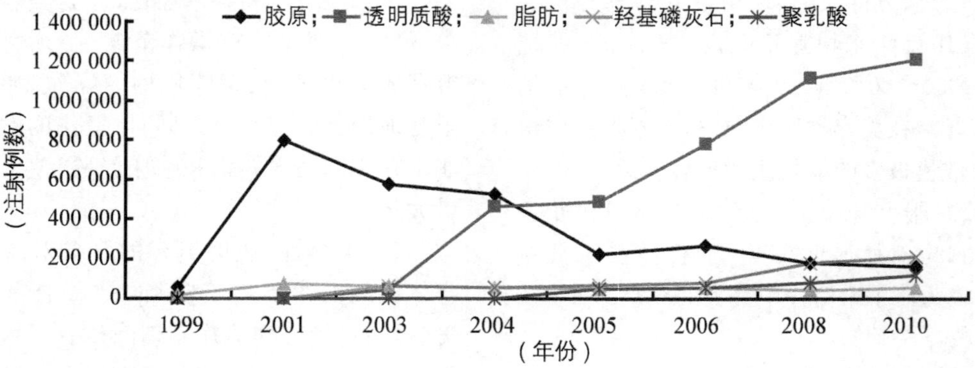

图 29-15　常用注射充填剂的使用趋势

(数据引自 ASPS)

与国外相比,我国的皮肤充填剂应用时间较短,胶原类制剂基本就没有被允许在国内使用,美国 FDA 于 2003 年批准使用的透明质酸制剂,在我国一直到 2009 年才有一个剂型获得批准。国外允许使用的皮肤充填剂有数十种之多,而我国获准使用的充填剂产品却只有"瑞蓝 2 号"(透明质酸)、"爱贝芙"(牛胶原+PMMA)、"双美胶原蛋白"(猪胶原)、"EME 逸美"(羟丙基甲基纤维素+透明质酸)等为数不多的寥寥数个。所以临床医师和求美者可以选择的余地非常之小,大大限制了充填剂的临床使用和临床研究。

6. 注射医师及注射场所的要求

(1)医师的资质要求:注射医师要具备中华人民共和国医师执业证和中华人民共和国医师资格证,部分省市还规定要同时具备"美容主诊医师证"。

(2)医师的素质要求:要具有美学修养、解剖学知识、整形美容外科学知识、急救知识、处理并发症的能力、与患者沟通能力等各方面的知识及技巧。

(3)注射地点要求:必须而且只能在医疗机构(诊所、门诊部、医院)内进行。

二、肉毒素注射

1. 肉毒素简介

(1)发展历史:1895 年首次分离出肉毒杆菌,1920 年提取了粗制的肉毒素,1946 年提纯了结晶状的肉毒素,1978 年首次应用于临床,用于治疗斜视,此后还被应用于治疗面部痉挛和睑痉挛。1987 年开始应用于美容领域,用于治疗面部皱纹。2002 年被美国 FDA 批准使用在皱眉纹治疗,2004 年批准使用在多汗症治疗。

(2)生物学特性:肉毒素是最强的生物毒素之一,是肉毒杆菌产生的外毒素,有 A、B、C1、C2、D、E、F、G 等 8 种抗原型,C2 型是细胞毒素,其余均为神经毒素,其中以 A 型毒力最强,目前用于临床治疗的主要是 A 型肉毒素。

(3)衡量单位:肉毒素的剂量以"单位(U)"表示,1U 的肉毒素是指体重 20g 的小鼠腹腔用药后的 50%致死剂量,按体重计算,成年人的 50%致死量约是 3 000U,所以应用于美容目的注射时,单次使用量一般不宜超过 200U。

2. 肉毒素对人体组织的作用

(1)松弛骨骼肌:肉毒素可阻断骨骼肌的神经传导,使骨骼肌产生松弛或麻痹。肉毒素与运动神经末梢有特异性亲和力,作用在神经肌肉的接头处,阻断神经介质的传递,抑制乙酰胆碱的释放,导致骨骼肌发生失神经性松弛或麻痹。如作用于面部表情肌,则面部皮肤的皱纹可变浅或消失;如作用于成团的肌肉如咬肌或小腿肌肉,则肌肉团会缩小，可改变体表的轮廓。

（2）抑制各种腺体：肉毒素对各种腺体都可产生抑制作用，如汗腺、涎腺等。

（3）抑制疼痛：对感觉神经作用产生止痛作用；还可缓解肌肉紧张性疼痛、带状疱疹性疼痛等；治疗偏头痛。

（4）对血管的作用：抑制使血管扩张的神经，治疗血管扩张性疾病。

（5）作用时间：肉毒素注射后 2～3d 肌肉开始出现松弛，在 7～14d 作用明显，此后可以维持 3～6 个月。

（6）肉毒素对组织的作用逐渐消失的原因：肉毒素是一种蛋白质，会随着时间而逐渐代谢和失活；机体可产生新生的神经末梢突触，恢复神经和肌肉的连接；机体可能产生抗体，从而影响再次注射的疗效时间。

（7）肉毒素阻断神经的机制：和运动神经或交感神经末梢表面的受体结合；进入神经末梢内与酶复合物结合；分裂 SNAP-25 蛋白，抑制神经递质乙酰胆碱的释放；最终阻断神经信号的传递。

3. 肉毒素在整形美容方面的应用

（1）减轻面颈部皱纹：肉毒素注射可以减轻由肌肉收缩引起的动态皱纹，常用的有额纹、眉间纹和鱼尾纹等。值得一提的是，由于某种未知的原因，注射肉毒素的部位，皮肤会变得光泽细腻，更加提高了美容效果。

（2）缩小肌肉：通过注射肉毒素后，引起肌肉的局部失神经支配，产生失用性的萎缩而体积缩小。常用于注射咬肌和小腿肌肉群，起到缩小面下部宽度和小腿宽度的作用。

（3）改变面部容貌：通过精确注射面部的一些特定肌肉，改变肌肉的动态平衡，调整口角和眉毛等面部特征的位置，使面容年轻及美化。对于一些面部有缺陷的患者，比如由于肌肉过度牵拉引起的露牙笑、鼻头低垂等，注射肉毒素后可以改善容貌。

（4）多汗症及腋臭：注射肉毒素后可以抑制汗腺的分泌，达到治疗的效果。

（5）肌肉痉挛：眼睑痉挛和面肌痉挛的患者，通过注射肉毒素可以马上起到缓解的作用。

（6）抑制瘢痕：有实验显示肉毒素可以抑制瘢痕的形成，软化增生的瘢痕。

4. 肉毒素使用的注意事项

（1）药典标明的适应证是“肌肉痉挛”或“眉间纹”，其他应用均属于“标签外用药”。

（2）注射前要给患者充分的告知及知情同意书签字。

（3）男性患者肌肉较强壮粗大，用量偏大、维持时间较短。

（4）注射场所内必须配备氧气和肾上腺素等急救设备及药品。

（5）目前国家规定肉毒素必须开具纸质处方，患者须实名并标明身份证号码。

（6）肉毒素注射的危险区域有面中部（可引起面部表情异常）、上睑及眉区（可引起上睑下垂或眉形异常）、颈前部（可引起发音及吞咽困难）、口唇（可引起语言不清晰）。

5. 肉毒素使用的禁忌证

（1）精神心理疾病等不适合美容治疗的患者。

（2）严重的全身性疾病者。

（3）孕妇及哺乳期妇女、12 岁以下的儿童。

（4）对肉毒素以及所有其他成分（比如人血白蛋白、明胶等）有过敏史的患者。

（5）肌肉性疾病如重症肌无力及上睑下垂者。

（6）近期在使用氨基糖苷类抗生素者。

（7）某些特定人员需慎用，如依靠面部表情或发声工作的人。

6. 肉毒素制剂的保存和配制　肉毒素是一种蛋白质，其制剂是冻干粉剂，冷藏或冷冻保存，2～8℃可保存 2 年，−5～−20℃可保存 3 年。每瓶剂量为 50U 或 100U，按临床需要使用生理盐水溶解稀释，达到 40～100U/ml 的浓度用于注射。溶解肉毒素时应缓慢温和操作，避免出现大量的气泡，因为肉毒素在空气和液体的交界面上有可能出现结构的改变，从而导致效力的降低。肉毒素溶解后尽量一次用完，剩余部分可置于冷藏箱内，尽快使用。一般不主张使用利多卡因溶液稀释肉毒素。

7. 肉毒素的注射方法

（1）定点设计：在面部平静和表情 2 种状态下对需要注射的部位仔细观察，并使用记号笔对注射点进行精确的标记，由于肉毒素的作用半径在 5mm 左右，所以相邻 2 个注射点之间的间距一般在 10mm 左右。此外还需注意在面部或肢体两侧的定点要保持对称。

（2）麻醉：肉毒素注射一般不需麻醉，对于敏感患者，可以使用 5% 利多卡因软膏涂抹或神经阻滞麻醉，注射前冷敷也有助于减轻注射疼痛。

（3）器械：可选用胰岛素注射用带针注射器，或使用 1ml 的注射器配 30G 或 4 号、5 号针头。

(4)制剂浓度：肉毒素的常用浓度为 40～100U/ml，即 100U 一瓶的肉毒素可以溶解在 1～2.5ml 的生理盐水中。同样的注射剂量，如果使用不同浓度的肉毒素，注射的容量是不同的（表 29-6）。

表 29-6 两种不同浓度的肉毒素配制法剂量和容量的关系

浓度	2U	4U
100U/ml	0.02ml	0.04ml
40U/ml	0.05ml	0.1ml

(5)注射剂量：除皱注射常用的单点注射剂量是 2～4U，肌肉缩小注射的单点剂量是 10～20U，单人单次的注射总量一般控制在 100U 以内（表 29-7）。注射剂量需要精确控制，更重要的是左、右两侧相同注射点的剂量应该相等，以避免出现效果不对称。需要注意的是，由于男性肌肉通常比女性强壮粗大，所以对男性的注射剂量应该比女性患者高 50%甚至 100%。一般认为，相同剂量条件下，小容量多点注射比大容量单点注射效果更均匀；相同剂量条件下，高浓度低容量比低浓度高容量作用范围更精准。

表 29-7 常用的注射剂量、容量及点间距

用途	注射层次	点间距	单点剂量	单点容量
皱纹、多汗	皮内注射/皮下注射*	5～10mm	2～5U	0.02～0.05ml
肌肉肥大	肌内注射	>10mm	<20U	<0.3ml

(6)注射深度：注射深度的控制非常重要，对于动力性皱纹，理论上讲应该注射在肌内，但是面部许多部位的肌肉菲薄，针头难以准确达到肌内。往往采用皮内注射或皮下注射，待药液自行扩散至肌肉层内，如眼轮匝肌。有时为了避免注射后作用过深过泛，也可采用皮内注射，以期肉毒素自然扩散后其作用范围恰到好处，如皱眉肌的尾部。对于以缩小肌肉为目的的注射就比较简单，由于此类肌肉一般都比较粗大，如咬肌或腓肠肌，直接注入肌内即可。

(7)注射后处理：注射之后应在医院留观 15～30min，以防一旦出现不良反应可以及时处理。注射后不要揉搓或用力按摩注射部位，以免将药物扩散到周围肌肉，造成不需要的效果。

(8)再次注射：肉毒素的再次注射一般需要在前一次注射后的 3～6 个月，不可短时间内重复多次注射，以免引起机体产生抗体。

8. *肉毒素的疗效时间* 注射后 48h 左右即可出现肌肉松弛或麻痹的效果，可维持 4～6 个月甚至更长，所以一般注射后 2d 即可出现动态皱纹减弱的效果。肌肉缩小的效果一般要 1 个月左右开始出现，其原因是肌肉收缩减弱或停止而导致的萎缩，效果可以维持 6～12 个月，更长效果的保持需要注意减少该肌肉的运动及负荷。

9. *临床常用的注射项目*

(1)鱼尾纹：由外眦部眼轮匝肌收缩造成。眼轮匝肌起自眶骨内侧壁，止于眼睑及眼周皮肤，呈环形位于眼裂周围，分为眶部和睑部，分布在眼眶及眼睑的皮下。可以在外眦部的眼轮匝肌部位注射 3～8 点，每点 2U（图 29-16）。图中的圆点是必注射点，三角点为辅助注射点，如果患者的皱纹范围较大，可进行注射。注射前嘱患者用力眯眼，观察鱼尾纹的范围，按此范围标记注射点，以保证注射点能作用到整个鱼尾纹的范围。注意①不要注射到下睑正下方部位或颧骨以下部位，以避免其作用扩散到面中部肌肉如颧大肌，使口角或颊部下垂以及笑容僵硬；②内眦部的皱纹如果比较严重，可以在皱纹集中处注射 1～2U（参见图中内眦部的三角点）；③部分鱼尾纹特别严重的患者，注射后由于轮匝肌的外部松弛，中内侧的轮匝肌收缩加强，使

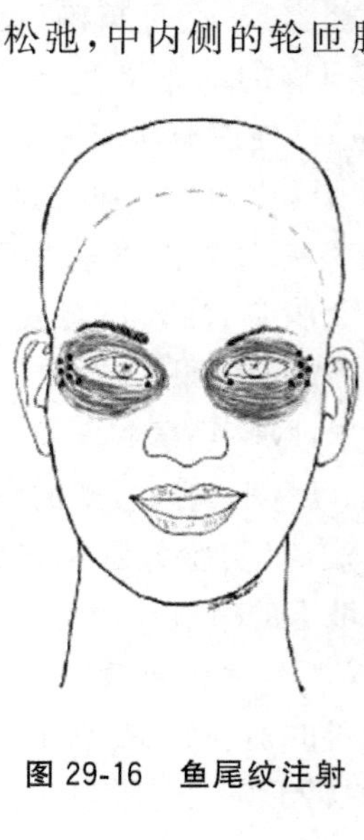

图 29-16 鱼尾纹注射

得下睑正下方的皱纹会出现异常加重;④少数内外眦均注射的患者,轮匝肌松弛后可引起眼袋的凸显;⑤患有干眼症的患者要慎用,防止进一步抑制泪腺的分泌;⑥注射要尽量位于浅层,30°进针,当针尖进入皮肤即可进行注射。

(2)眉间纹:由皱眉肌、降眉肌、降眉间肌收缩造成,这 3 块肌肉位于前额中间的下部,在额肌的深面,它们收缩可形成眉间和鼻根部的皱纹。皱眉肌是横斜行的,起自眶内上缘的额骨,斜向外上止于眉中部上缘的皮肤。收缩时可以形成眉间纵向的皱纹,降眉肌和降眉间肌是纵行的,从鼻根部的鼻骨向上到达眉间的皮肤,收缩时可形成眉间下部和鼻根部横行的皱纹。可以在肌肉处注射 5～7 点,一般每点 4U,眉上两点注射 2U(图 29-17)。图中的圆点是必注射点,三角点为辅助注射点,注射前嘱患者用力皱眉,以确定注射的范围,在眉间肌肉最厚处对称注射 3～5 点,在眶上孔附近的眉上方找到用力皱眉时出现的"酒窝"(图中的 X 点位置),在此处注射 2U。注意①在眉间部可垂直进针,当感觉针头碰到阻力(颅骨)时停止,开始注射;②眉上方 X 点处需斜行进针,做皮内注射;③为防止药液扩散至眶内,注射时可用手指抵住注射点下方;④额肌的外侧是调整眉梢高低的关键点,如果注射量大或注射点低,可以降低眉梢,反之,可提高眉梢。

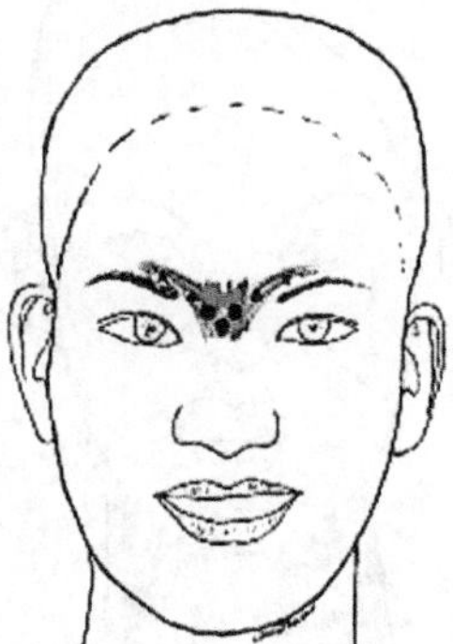

图 29-17　眉间纹注射

(3)抬头纹:又称额纹,由额肌收缩造成。额肌的上缘起自帽状腱膜,止于眉上方的皮肤,和眼轮匝肌处在同一平面,分左、右 2 片,均匀分布在额部的皮肤深面。去除额纹可在额肌的肌内注射 4～8 点,每点 2U(图 29-18)。图中的圆点为必注射点,如果皱纹较重或前额较高,则可加注射 2 点(图中

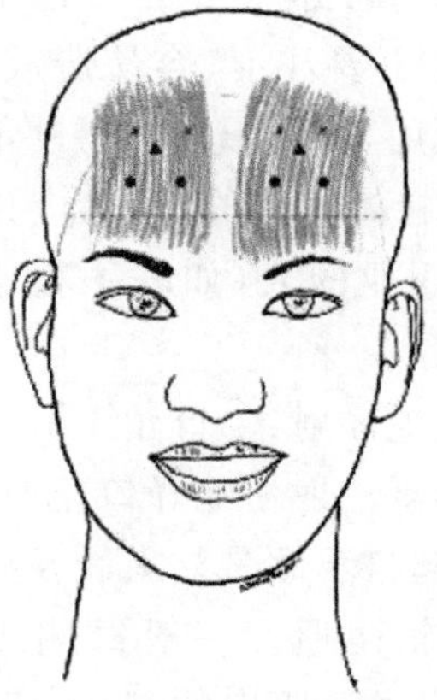

图 29-18　抬头纹注射

的三角点);如果额部较宽,则可加注射 4 点(图中的 X 点)。注射前嘱患者用力上抬眉毛,观察额纹的范围和深度。注意①注射点要高于眉上缘 1.5cm 以上(图中的虚线),以免药液下渗而影响到上睑提肌,造成上睑下垂;②部分患者有上睑下垂症状,长年累月的额肌收缩造成额纹的加深,这类患者如注射肉毒素后可能会引起上睑下垂的症状突显;③注射点和注射量要左、右对等,以免出现眉毛外形左、右不对称;④注射时容易出现额部正中多于两侧,眉毛的外侧会出现上挑;⑤需深部肌内注射,垂直进针碰到阻力(颅骨)时停止,开始注射;⑥对于二次修整的患者,如果做微细调节,可以做低剂量的皮内注射,以减缓药力作用。

(4)口周纹:中、老年人的口周会出现放射状的细小皱纹,是由于口轮匝肌的收缩造成的,口轮匝肌呈环形围绕口周,可以在口轮匝肌内注射少量的肉毒素(图 29-19),舒缓皱纹。一般注射 2 点或 4 点或 6 点,单点剂量 1～2U,注射在唇缘 5mm 以内。注意①从小剂量开始尝试,必须注意左、右两

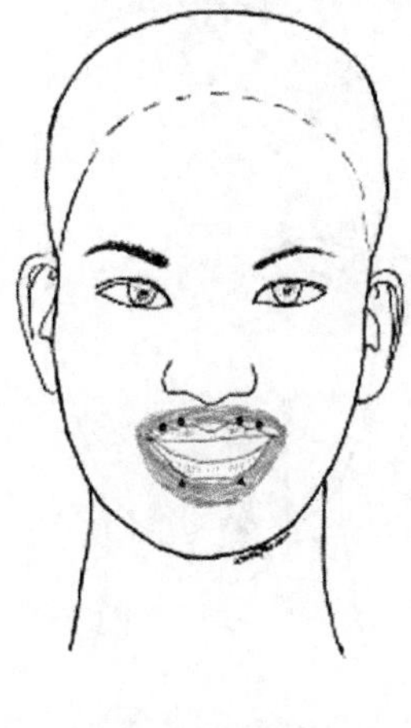

图 29-19　口周纹注射

侧的绝对对称;②上唇正中不要注射,会造成唇峰平坦;③口角处不要注射,容易造成口角下垂及流口水;④下唇慎用,容易影响口唇功能;⑤注射后短期内可能会影响爆破音的发声,应该告知,因此不要给以声音为职业的人(如歌手和老师等)做口唇部的注射。

(5)面部其他注射:①口角上调:年龄增长后口角会下垂,肉毒素注射松弛降口角肌可以使口角上提。降口角肌起自下颌骨外斜线及颏结节,止于口角部皮肤及口轮匝肌。一般每侧1点,每点1~2U,注意尽量注射至肌肉的起始部(图29-20中的三角点),如果注射至口角附近,容易累及内侧的降下唇肌,引起下唇歪斜;累及笑肌引起口角歪斜;甚至引起口轮匝肌的松弛,影响口角闭合。②颏部皱坑。许多中年人会在用力抿嘴时颏部出现皱坑,显示出老年人的外观,这是由于肥厚的颏肌收缩所致。颏肌起自下颌骨颏部,止于其浅层的皮肤,在颏肌的深部注射肉毒素,可以明显改善这种情况(图29-20中的圆点)。一般注射2~3点,每点2~3U。注意左、右对称,深部注射至肌层。③眉尾上调:中年人的眉毛外侧容易下垂,可以在眉尾深部的眼轮匝肌上注射少量的肉毒素,松解轮匝肌对眉毛的下拉力,使眉梢上移。一般注射1~2点,每点1~2U。可先注射圆点处,如需加强效果,可追加注射三角点处(图29-21)。④鼻背纹。又称作"兔纹",由鼻肌收缩造成,鼻肌起自梨状孔外缘,止于鼻背筋膜。在极度皱眉或耸鼻子的时候,鼻背部会出现纵行的皱纹,可以在鼻背两侧的皱纹处对称注射2点,每点1~2U,浅层注射。⑤露牙笑:是由于提上唇鼻翼肌收缩力量过大造成,此肌肉起自上颌骨额突及眶下缘,止于上唇及鼻翼,层次较浅。可在此肌肉的起点附近即鼻背两侧各注射1~2U。

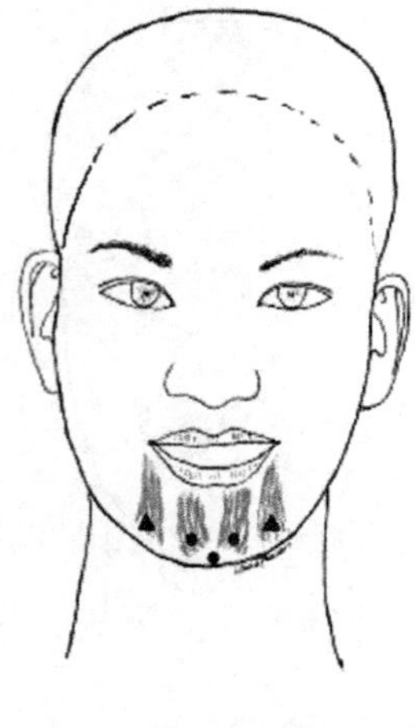

图 29-20 口角下垂颏部皱坑注射

⑥抬高鼻尖。可以使用肉毒素松弛降鼻中隔肌,来达到抬高鼻尖的效果。此肌肉起自上颌骨切牙窝,止于鼻小柱和鼻底交界处的真皮,大笑时可下拉鼻尖。在鼻小柱底部单点注射2U。

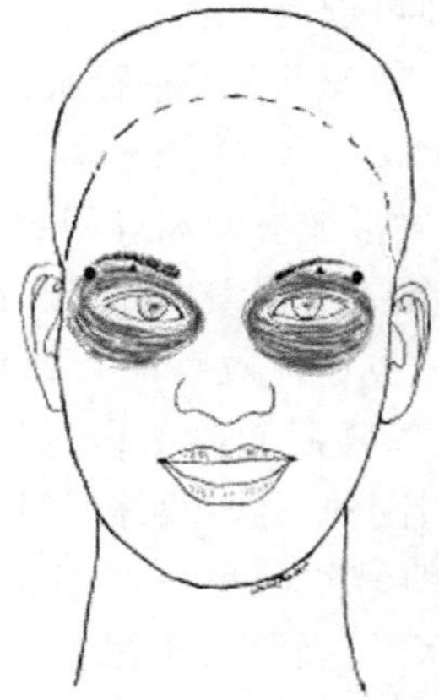

图 29-21 眉尾上调注射

(6)颈部皱纹:颈部皱纹和颈阔肌有关,此肌肉起自锁骨区的三角肌和胸大肌筋膜,止于下颌骨下缘、下唇和口角部。颈部纵行的皱纹是由于颈阔肌长期收缩所致的条索,可以使用肉毒素注射松解。一般在条索深部的肌内多点注射,间隔10mm,每点2U(图29-22)。注意不可注射过深,注意避开声带附近,以免引起发声异常。

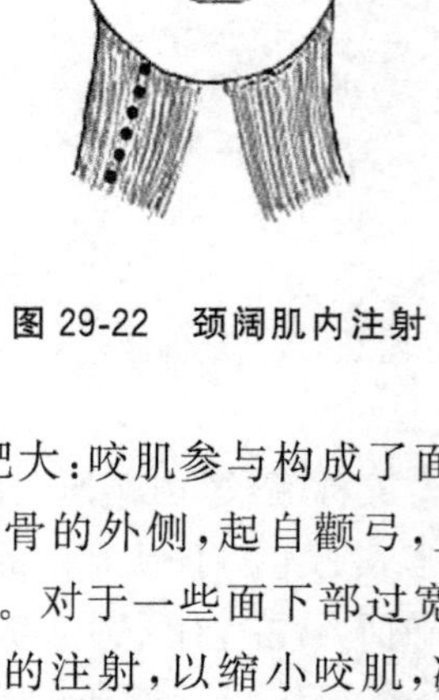

图 29-22 颈阔肌内注射

(7)咬肌肥大:咬肌参与构成了面下部的宽度,咬肌位于下颌骨的外侧,起自颧弓,止于下颌支和下颌角的外缘。对于一些面下部过宽的求美者,可以进行肉毒素的注射,以缩小咬肌,减小面下部的宽度。一般每侧注射25~50U,分3~5点注射(图29-23),两侧合计不超过100U。注意:①注射点要在耳屏和口角连线的下方，并且需要注射在肌肉深部，如果注射过浅或过高，容易影响到表情肌，造成面部表情不对称，最常见的是口角歪斜；②注射后约 1 个月起开始出现咬肌缩小，效果会持续 6 个月以上；③注射后应该减少咀嚼运动及咬合过硬的食物，以免抵消肉毒素的缩小作用；④注射后咬合力量会下降约 50%或以上，对于一些坚硬的食物难以咀嚼，部分患者会出现颞肌代偿性肥大。

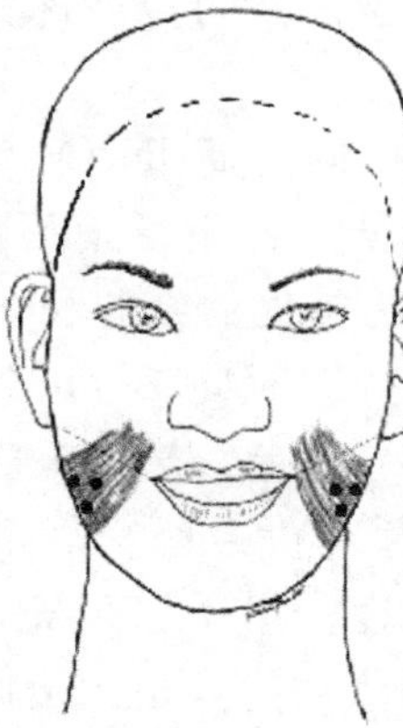

图 29-23　咬肌缩小注射

(8)小腿粗大：对于小腿比较粗大的女性，可以注射肉毒素缩小小腿肌肉。主要注射在浅层肌肉即小腿三头肌的腓肠肌内，可以缩小肌肉，使小腿外形轮廓减小。腓肠肌的 2 头分别起自股骨内、外上髁，下行合并成跟腱，止于跟骨。肉毒素注射于肌肉最厚的区域，在注射前站位标记注射点，注意两侧对称，一般每侧注射 6～12 点，每点 5～8U，双侧合计 100～200U，注射深度 1.5cm 左右。

(9)多汗症：常见的是腋下多汗症，对于轻中度的腋臭效果也很好。在腋下有腋毛的区域进行多点皮内注射，点点间隔 10mm，每点 2U，每侧腋下注射不超过 50U，双侧注射 100U 以内。此注射法也适用于手掌多汗症，但手掌注射必须要浅，注射在皮内，注射过深会影响到手部的肌肉活动和精细功能。

10. 肉毒素注射的不良反应及并发症

(1)局部注射反应：疼痛、水肿、瘀斑等，一般无需处理，数天内即可消退。

(2)肌肉松弛反应：注射部位的肌肉松弛无力，如咀嚼无力等。

(3)邻近的正常部位被误作用：多由于肉毒素向周围扩散，导致不需要作用的部位也产生肌肉松弛。最常见的是影响面部的肌肉，导致表情不自然、上睑下垂、复视、表情不对称、眉毛位置不佳、发音异常等。

(4)过敏反应：由于肉毒素是一种蛋白质，其制剂中的稳定剂是人血白蛋白或明胶等，都具有抗原性，有可能引起过敏反应。

(5)免疫抗体反应：机体对肉毒素可能会产生抗体，导致再次注射时效果不佳。据报道抗体产生的发生率最高可达 5%左右，抗体作用可持续 3 年以上。

(6)全身严重反应：极少数人由于对肉毒素反应过度敏感或注射量过大，都可能导致全身的严重反应，甚至危及生命。

(7)远隔效应：肉毒素局部注射后，在身体的其他部位出现轻微的不良反应，如全身乏力、头痛恶心等全身症状。其机制还不清楚，有推测认为可能是肉毒素进入血液循环或是进入神经系统导致的全身反应。

(8)其他不良反应：注射部位麻木、畏光流泪、头痛、额部紧绷感、邻近部位皱纹加深、轻度下睑外翻、暴露性角膜炎等。

11. 肉毒素注射不良反应及对策

(1)一般的注射反应：可以在注射时使用最细小的针头、注射后局部压迫片刻、冷敷。

(2)上睑下垂：在注射额纹时，在眉上 1.5cm 内不要注射，以免作用到上睑提肌。如果出现轻度的上睑下垂的症状，一般等待数月后会自行恢复。如果症状严重并影响生活和工作，可在白天使用拟交感神经的滴眼剂如苯甲唑啉和萘甲唑啉，以促进神经末梢释放去甲肾上腺素，提高 Müller 肌的兴奋性，以拮抗眼睑下垂的症状。

(3)复视：在眼周注射时需要避开眼球，细心准确，避免注射过量，尤其要注意不要注射过深，使药液进入眼眶达到眼球周围的眼外肌。出现复视一般只能等待其自然恢复。

(4)表情异常：在注射面部各个注射点时，需要注意不要注射大容量，不要注射到皮下深层，以免药力扩散过快。表情异常往往在注射后数天出现，一般 1～2 个月会逐渐恢复自然。

(5)发音异常：一般都由于喉部注射后作用过深引起，需要等待数月后自然恢复。

(6)作用外延：为了确保注射后作用的局限，需要注意注射剂量、注射容量、注射层次 3 个因素，在可能起效的前提下，使用最小的注射剂量、高浓度低容量、注射到皮内，可以将肉毒素的作用局限到最小的范围内。反之，如果将高剂量高容量的肉毒素注射到皮下，就很容易引起作用范围的失控。

(7)过敏反应：在注射场所必须配备肾上腺素和氧气等必要的抢救药品及设施，注射后嘱患者在医院留观15min以上。对于高敏患者可以在注射前做皮试，以确保安全。

(8)免疫抗体反应：抗体产生还无法预测，应该尽量不要短时间重复大量给药，容易引起抗体产生。对于产生抗体的患者，可以改用其他类型的肉毒素，如B型肉毒素。

(9)远隔效应及严重全身反应：在可以起效的前提下，尽量减少给药量，以防止出现不必要的不良反应。其发生还无法预防，如果出现危及生命的全身严重的反应，需要立即抢救，使用抗毒素及血液透析等全身性的治疗。

三、皮肤充填剂注射

皮肤充填剂(Dermal Filler)是一类可用于皮肤或皮下注射的凝胶状物质，主要用于修复面部或体表的静态皱纹和凹陷。充填剂注入后可使皱纹和凹陷恢复平整，甚至可以调整面部和身体的轮廓，从而达到整形及美容的效果。按2010年ASPS统计的使用例数，排名前5位的皮肤充填剂分别是透明质酸、羟基磷灰石、胶原、聚乳酸、自体脂肪。各种不同充填剂的成分、降解时间、适应证、注射层次都有所不同，常用的皮肤充填剂参见表29-8。

(一)皮肤充填剂的种类

1. 动物胶原类

(1)牛胶原：代表产品为美国McGhan公司1976年生产的胶原制剂，1981年获得FDA批准。制剂内95%～98%为Ⅰ型胶原，其余为Ⅲ型胶原，疗效持续时间一般为3～5个月。产品主要有3种剂型，即ZydermⅠ，重量浓度3.5%，用于真皮及真皮浅层的注射；ZydermⅡ，重量浓度为6.5%，用于真皮深层的注射；Zyplast，3.5%的胶原配以戊二醛，抗原性更小，用于皮下充填注射，无须过度校正。

(2)爱贝芙(含有PMMA微球的牛胶原)：在欧洲的商品名称为Artecoll，在美国的商品名为Artefill，2002年5月获得中国SFDA的批准，2006年11月获得美国FDA批准，属于永久充填剂。

(3)猪胶原：代表产品为中国台湾Sunmax公司生产的“双美胶原蛋白”，2010年获得中国SFDA的批准。

2. 人体组织及细胞制剂

(1)自体胶原蛋白：由Collagenesis公司制造，来源于患者自身的皮肤组织。$20cm^3$皮肤组织可以制备1ml的3.5%的胶原注射液。适应证为浅皱纹，注射于真皮浅层。优点是无须试验，疗效长于牛胶原。缺点为供区损失，制备成胶原液后需立即使用(供区的皮肤组织可以冷冻保存，待使用前制备胶原)。

(2)人类胶原：制造商INAMED公司。2003年FDA批准，是惟一被批准使用的人类胶原制剂。来源于新生儿包皮的细胞株，扩增培养后获取的胶原。疗效持续时间2～5个月。Cosmoderm，含有0.3%利多卡因。要过矫。Cosmoplast：人体胶原和戊二醛交联，有更长的吸收时间和更高的强度。用于深层充填，无须过矫。和牛胶原比较，最大的优点是无须皮试，没有动物源性的致病性。

(3)同种异体皮肤制剂：尸体皮的真皮粉，LifeCell公司制造。成分为不含活细胞的冻干尸体真皮片(Alloderm)或粉(Cymetra)。真皮粉掺水后用于注射。优点是无须皮试。缺点是比较黏稠，针头要粗，易过矫。适应证：深皱纹。

(4)自体脂肪：来自于患者自身，由医师抽取和制备，离心或去除体液的自体脂肪颗粒。优点是自体组织，无排斥，费用低廉。缺点为吸收率高，需要再次注射；颗粒较大，不适合于皮肤浅层的注射。

(5)脂肪干细胞(adipose stem cells)：来自于患者自身，由医师提取和制备，经过胶原酶作用后，从自体脂肪内提取脂肪前体细胞，立即注入体内。成分为脂肪前体细胞。优点是来源可靠，干细胞含量高，是骨髓组织的1000倍，约每毫升脂肪内含有40万个脂肪前体细胞。无须实验室内的细胞培养传代操作。缺点是缺少足够长时间的临床观察及足够多的病例证实。

(6)自体血浆蛋白：来自患者的血液，通过离心、加热等步骤制备。成分为自体血浆内的纤维蛋白。制作过程，抽取一定量的自体血浆，经过离心、加热后得到凝胶状蛋白。优点是自体成分，没有排斥反应，可吸收。缺点为疗效6个月左右，需要重复注射。

(7)自体成纤维细胞：来自于患者的小片皮肤

培养增殖，由医师提取，在实验室里培养扩增，一些公司会提供代为培养的服务。成分为体外扩增培养的成纤维细胞。制作过程，自体真皮内的成纤维细胞，体外扩增至数千万个，注射至皱纹部位。优点是自体细胞，疗效长达 22 个月，理论上讲细胞冷冻保存后无限期使用。缺点为体外培养及扩增后回植的操作需要医学伦理委员会批准后才能临床应用。

3. 人工合成或提取类制剂

(1)硅胶：代表产品产自美国 Dow-corning 公司。成分为人工合成的多聚体，内含硅石(Silica)，根据聚合方法的不同，可以制作成液态、凝胶状或固态。适应证：高纯度的液态硅胶可用于永久除皱，临床多应用于艾滋病晚期病人的组织凹陷充填。缺点：容易滥用，并发症多。美国 FDA 批准使用的剂型有 Silikon-1000 和 Silikon-5000。

(2)聚乳酸(polyactic acid，PLA)。合成类制剂，制造商：Biotech 公司。代表产品是 Scuptra 和 NewFiller，冷冻干燥，可溶于水，生物降解，无免疫源性，无需皮试。适合于深浅两层的除皱，需要重复注射。临床多用于艾滋病患者的组织填充，目前的使用量排在第 4 位。

(3)羟基磷灰石。近年来使用量有所增加，2010 年的使用量已经超过胶原类制剂，排到第 2 位，仅次于透明质酸类制剂的使用量。其代表性的产品为 Franksville 公司制造的 Radiesse，微细的颗粒的悬浮在多糖的凝胶内，FDA 已经批准使用多年，主要用于牙齿、骨骼、膀胱、颈部、声带的植入。另一个产品 Radiesse FN 为细小的羟基磷灰石颗粒悬浮凝胶，适用于皮肤深部的充填，无需皮试，持续时间达到 2～5 年。优点：持续时间长，被称为半永久充填剂(semi-permanent)。缺点：注射时疼痛较明显。

(4)组合类制剂。代表产品如我国爱美客公司生产的“EME 逸美”，由羟丙基甲基纤维素和透明质酸混合而成，属于可降解类充填剂，于 2009 年获得 SFDA 的批准。

(5)透明质酸类制剂。为目前使用量最大的充填剂，详见后述。

4. 按降解时间分类

(1)非永久性充填剂：①胶原类制剂，包括牛胶原及人胶原，降解时间平均 3～5 个月；②人体组织类制药，真皮粉、筋膜粉、自体血浆蛋白等，降解时间 3～6 个月；③透明质酸类制药，降解时间平均 6～12 个月；④聚乳酸，降解时间约 6 个月；⑤羟基磷灰石，半永久充填剂，降解时间 2～5 年。

(2)永久性充填剂：①液态硅胶，完全不可降解；②爱贝芙，其内含有的 PMMA 颗粒，不可降解，永久停留在体内；③Dermalive/Dermadeep，由透明质酸和丙烯酸混合而成的水凝胶；④自体组织及细胞移植，如自体脂肪、自体成纤维细胞、自体脂肪干细胞移植等，组织一旦存活将永久停留在注射部位。

各种充填剂见表 29-8。

(二)皮肤充填剂的临床应用

1. 皮肤充填剂的作用机制　皮肤充填剂的主要作用是增加组织量，也可称为组织增容剂，其作用机制有二：一是通过注入充填剂直接增加组织容量；二是通过刺激周围正常组织，产生纤维增生或血管纤维网，达到组织增容的效果。前者是注射后即时产生的效果，后者是通过刺激逐渐形成的，颗粒状的充填剂更容易引起这种组织增生的刺激作用。

2. 皮肤充填剂的临床应用要点

(1)患者筛选：初诊时即应将有关知识和注意事项告知患者，并同时询问病史，排除有可能出现过敏反应和其他不适合注射的危险患者。

(2)选择合适的充填剂：不同充填剂的颗粒大小及降解时间不同，要根据情况正确选用。对于较大的凹陷或萎缩性瘢痕，可选用高密度的、降解时间长的充填剂；而对于浅表的凹陷和细小的皱纹，应该选用小颗粒的、非永久性的充填剂。最好初次治疗时先使用可吸收性的充填材料，如果患者满意并要求长期疗效，再更换成长效的充填剂，因为这样会更加安全。可吸收的充填剂比较安全，而永久性的充填剂性价比较高。

(3)充填层次准确：对于深皱纹和组织凹陷，注射层次在真皮深层和和皮下(图 29-24)；对于浅皱纹或浅凹陷，需要注射至真皮深层内。注射方法也很重要，可以使用线状、点状、扇形、交叉注射等(图 29-25)。

表 29-8　各种充填剂一览表

成分	制剂	降解时间	适应证	优点	缺点
透明质酸	Restylane Hylaform Captique Juvéderm	6～12 个月	深浅皱纹 鼻唇沟 组织凹陷 丰唇	无须皮试 无须冷藏 可酶降解	注射疼痛 （含麻醉药产品除外）
羟基磷灰石	Radiesse	2～5 年	深沟、唇	无须皮试	疼痛
牛胶原	Zyderm Zyplast	3～5 个月	小皱纹 深皱纹、沟、唇	无痛	时间短 皮试冷藏
猪胶原	双美	数月	皱纹	疼痛轻	皮试冷藏
牛胶原＋PMMA	爱贝芙 Artecoll/Artefill	永久	深皱纹及凹陷 鼻唇沟	疗效长	皮试冷藏 肉芽肿
人胶原	Cosmoderm Cosmoplast	3～5 个月	小皱纹 深皱纹、沟、唇	无痛	时间短 冷藏
聚乳酸(PLA)	Sculptra	1～2 年	凹陷 深皱纹	无须皮试	分次校正
自体脂肪	医师抽取	永久存活	组织凹陷	完全相容	颗粒粗、吸收
异体真皮粉	Cymetra	5～7 个月	唇、瘢痕、沟	无须皮试	疼痛
异体筋膜粉	Fascian	3～6 个月	唇、深部缺损	无须皮试	结果不稳定
自体血浆蛋白	自制	3～5 个月	皱纹及凹陷	无须皮试	抽血
羟丙基甲基纤维素/透明质酸	EME 逸美	数月	额纹鼻唇沟等	无须皮试	疼痛
硅胶油	Silikon-1000 Silikon-5000	永久	深凹陷、皱纹、瘢痕	无需皮试、便宜	并发症多
HA/HEMA	Dermalive Dermadeep	永久	鼻唇沟、唇	无须皮试	结节
自体脂肪干细胞	实验室制备	永久存活	凹陷、皱纹	自体细胞	操作复杂
自体成纤维细胞	实验室制备	永久存活	皱纹	自体细胞	操作复杂

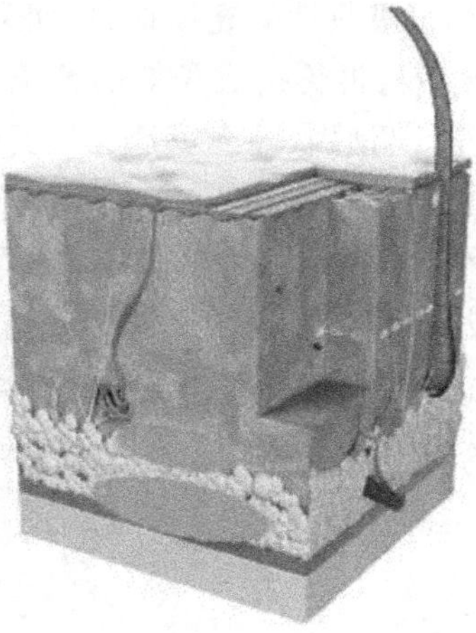

图 29-24　注射物填充的不同层次

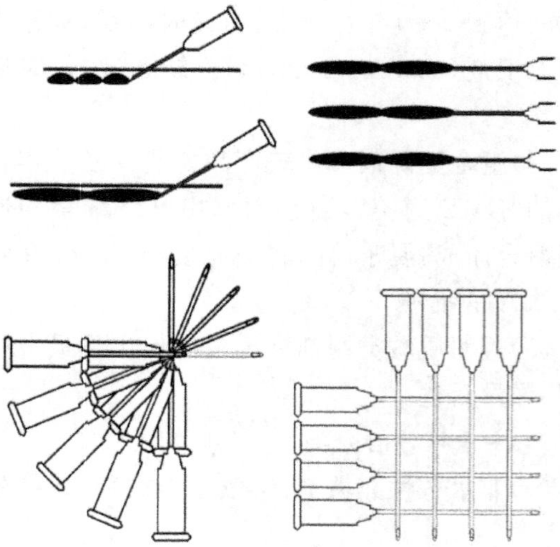

图 29-25　不同的注射方法

(4)正确的注射量:有些充填剂注射后吸收较快,需要有过度矫正(overcorrection),如胶原制剂有些充填剂无需过矫,如透明质酸。所以在使用前必须充分了解产品的特性,按说明书正确使用。

(5)恰当的注射间隔:不同的充填剂在组织内的降解时间从数月到数年不等。一般来说再次充填应该在上一次充填物还没有完全吸收之前进行。

四、透明质酸类制剂

(一)透明质酸的基本知识

1. 提取来源　透明质酸(Hyaluronic acid)是1934 年美国的眼科教授 Karl Meyer 自牛眼的玻璃体内首先发现。其提取方法主要有:①动物组织提取法。从鸡冠或牛眼玻璃体内提取,通过脱脂、脱水、浸泡、过滤、蛋白消化、纯化后提取,其提取率仅1%左右。②人工合成法。通过天然酶聚合反应,利用多糖聚合后分解纯化制备,成本低但产品不纯。③细菌发酵法。细菌荚膜中的主要成分就是透明质酸。选取合适菌种,使用葡萄糖发酵,杀灭细菌后过滤除去菌丝和杂质,沉淀后可得到高纯度的产品,目前临床应用的透明质酸大多来自于此法。

2. 理化特性　透明质酸是一种广泛存在于自然界的多糖分子,在人体内多存在于皮肤和结缔组织内,它是一种细胞外基质,除了为组织提供体积和容积以外,还是维持组织稳定、结合和弹性的重要因素。在不同的生物体内,透明质酸的分子结构都是相同的,没有物种间的差异。

3. 生物特性　透明质酸的吸水能力非常强大,可以与相当于自身重量 500～1000 倍的水相结合,形成有黏弹性的液体。在 70kg 重的人体内仅含有干重 15g 的透明质酸。透明质酸的降解速度很快,人体内每天有 1/3 的透明质酸要更新,所以如果注入自然状态的透明质酸无法在组织内长久存留,会在酶的作用下降解为水和二氧化碳。为了延长存留时间,使用化学键将这些透明质酸交联成大分子的凝胶,可以延缓其降解。

4. 医学应用　透明质酸在我国香港、台湾地区被称作“玻尿酸”,其临床应用已有几十年的历史,1962 年即应用于眼科,用于房水及玻璃体腔内的注射充填,此外还应用于骨科的关节腔内注射,但这些制剂是未交联的单纯透明质酸,只能维持数天的时间。而应用于皮肤充填的透明质酸是交联制剂,其降解时间可达 6 个月以上,用于皮肤皱纹和凹陷的充填。

5. 制剂特点　和其他种类的充填剂相比,透明质酸制剂有等容降解、动态黏稠度和透明质酸酶降解 3 个显著的特点:①等容降解。透明质酸的容积在降解的过程中是基本不变的,并不是随着分子的降解而逐渐缩小的。当一部分透明质酸分子降解后,剩余的透明质酸分子可以吸收更多的水,以保持其体积不变,直到大多数的分子都降解以后,其体积才会缩小及消失。这一特性使其在临床上表现为充填部位的容积一直能够维持在 95%以上,直到最后在短时间内完全降解吸收(图 29-26)。②动态黏稠度。透明质酸的黏稠度和外界压力和温度成反比,即压力越大、温度越高其黏稠度越低。所以透明质酸在注射器加压注射时,黏稠度会下降,使之容易通过细小的针头,顺利到达组织内,到达注射部位之后,可以重新回到原来较大的黏稠度,恢复成凝胶状。③透明质酸酶。透明质酸可以很快被透明质酸酶降解,对于注射过多的情况,可以在结节处注射透明质酸酶。

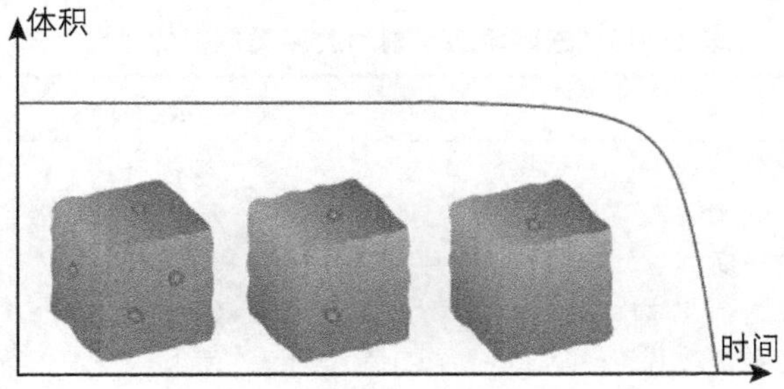

图 29-26　透明质酸的等容降解特性

(二)透明质酸皮肤充填剂

最早应用于临床的制剂是瑞典产的 Restylane,在欧洲和加拿大从 1997 年即开始使用,2003 年 12 月获得 FDA 批准,该产品提取自链球菌发酵法,是近年来透明质酸类充填剂的代表产品,使用量一直是最大。早期美国生产的制剂是 Hylaform,此产品提取自鸡冠,目前已很少使用,取而代之的是来自于细菌发酵法的 Captique。目前,另一个常用的产品是法国产的 Juvéderm,其使用量逐年增长。国外可以使用的透明质酸制剂有数十种,而我国 SFDA 仅于 2009 批准了 Restylane 的第 2 型(即“瑞蓝 2 号”)制剂(表 29-9),新的制剂审批正在等待之中。由于透明质酸制剂的优点和疗效逐渐得到了医患双方的认可,临床的需求也在不断增长,可以预见逐渐会有更多的透明质酸制剂被允许在我国使用。

表 29-9 常见的几种透明质酸制剂

	Restylane	Hylaform	Captique	Juvéderm
来源	链球菌发酵	鸡冠	链球菌	链球菌
交联物质	环氧化物	联乙烯砜	联乙烯砜	环氧化物
交联率	1%	20%	20%	6%～8%
浓度	20mg/ml	5.5mg/ml	5.5mg/ml	24mg/ml
颗粒大小	250～400U	500U	500U	非颗粒
产品出现(年)	1997	1980	2004	2001
FDA 批准	2003.12	2004.4	2004.12	2006.6
制造商	Q-Med(瑞典)	Genzyme(美国)	Genzyme(美国)	Allergan

透明质酸制剂从2004年起一直是临床使用量最大的皮肤充填剂，而在此之前最常用的产品是胶原。与胶原类制剂比较，透明质酸具有无抗免疫源性、无须皮试、无须冷藏保存、非动物源性(提取自链球菌)、疗效时间长、无须过校等诸多优点，此外，对于不慎注射过多的情况，还可以使用透明质酸酶进行降解，起到微调整的作用(表 29-10)。

表 29-10 透明质酸制剂和胶原类制剂的比较

	胶原	透明质酸
免疫源性	有	无
材料来源	动物(牛、猪、人等)	基本为非动物
维持时间	3～5个月	6～12个月
注射前皮试	要	无须
注射过校程度	150%～200%	无须
过敏反应比例	3%	<0.4%
保存方法	冷藏	常温
注射时疼痛度	较轻	较重

(三)透明质酸制剂的适应证

1. *深浅皱纹* 面部的各种深浅皱纹，选用不同颗粒大小的制剂注射。

2. *鼻唇沟* 鼻唇沟修整注射。

3. *面部轮廓* 颞部凹陷、眶睑沟、上睑凹陷、眶颧区凹陷、面颊部凹陷、耳垂过小等。

4. *软组织凹陷* 头面部及身体表面的各种外伤性及先天性凹陷、凹陷性瘢痕。

5. *鼻部* 鼻根、鼻尖、鼻背的低平、鼻小柱不足等。

6. *口唇部* 口角上翘的注射、木偶线的注射、丰唇等。

7. *颏颈部* 颏部外翘或下延不足、颈部横纹。

8. *乳房* 乳腺下注射大颗粒透明质酸丰胸，国外有较多的使用报道。

(四)透明质酸的注射方法

1. *注射针剂* 透明质酸制剂一般每支0.5ml或1.0ml，也有10ml装的超大颗粒的制剂，制剂在出厂时就已经消毒并封装在注射器内，注射前只需取出注射器，安装好针头即可使用。

2. *设计消毒* 一般采用坐位进行设计，标记出需要注射的范围和部位，常规消毒。

3. *注射体位* 常用仰卧位或半卧位，便于患者平静地接受注射，有些特殊部位如眶睑沟等注射时需采用坐立位，需要患者大胆的配合。

4. *疼痛控制* 透明质酸制剂内一般不含有麻醉药，尽管注射针头很细，注射时仍会感到疼痛。可以采取表面麻醉或冰敷的方法减轻疼痛。

5. *注射技巧* 注射可以采用点状、线状、扇形、交叉等方法，注射时要注意动作轻柔，避开血管，尽量避免形成不必要的损伤。边退针边注射比较容易控制。

6. *注射层次* 以真皮中、深层为主，根据具体情况可以调整至真皮浅层和真皮深层甚至皮下。透明质酸注射层次应该位于真皮层，如果注射过深，则可能会因吸收过快而导致效果缩短；如果注射过浅则容易形成结节或肤色异常，初学时应遵循“宁深勿浅”的原则。

7. *注射剂量* 透明质酸制剂无需过度校正，所以在注射时只要达到预期效果即可，不要过多注射，一旦注射过多，形成的隆起或结节需要数月才能消退，初学时应遵循“宁少勿多”的原则。

8. *固定塑形* 在一些活动部位如鼻唇沟，需要在注射后使用胶布粘贴固定1～2d，以减少该部位的活动，防止注射物移动。透明质酸制剂疗效的保持时间和注射部位有关系，活动的部位比如唇部，疗效持续时间会短一些，3～6个月。而不运动的部位如额部，疗效持续时间较长，可达到12个月甚至更长。

（五）透明质酸的常用注射部位

1. *面颈部皱纹* 面颈部皱纹的注射设计比较简单，只需注意注射层次的准确即可。注射时沿着皱纹的走向，从皱纹的一端逐针注射，直到达皱纹的另一端，一般采用线状注射。注射的层次多位于真皮深层，必要的时候可以在真皮浅层做少量补充，但要注意不可在浅层注射过多，否则容易形成结节。需要提醒的是，有些多年形成的深皱纹非常顽固，即使注射再多的充填剂也不能达到完全消失的效果，这一点也要充分告知患者，以免患者期望值过高和注射后不满意。注射时患者取仰卧位，光线斜打，不要太亮，操作者用左手拇指和示指沿皱纹的垂直方向挤压皱纹，使皱纹显示得更清楚，以便注射。注射后轻轻按压注射部位，将注射物铺平。

2. *鼻唇沟* 鼻唇沟的注射层次比皱纹深，需要注射在真皮深层和皮下层 2 个层次，一般每侧的注射量为 0.5～1.0ml。注射时患者仰卧位，操作者左手将颊部向鼻翼侧推挤，将鼻唇沟显露得更清楚，从鼻唇沟尾向鼻翼方向逐渐注射推进。如果鼻唇沟的表面同时有浅皱纹，则先做浅皱纹内的真皮浅层注射，再做鼻唇沟的注射。采用扇形注射法，以鼻唇沟尾部为圆心，向鼻翼侧放射（图 29-27），将大部分充填物注射到鼻唇沟的正中线周围，宁可偏向内侧，也不要偏向外上侧，以免注射物进一步上移。注意不要遗漏鼻翼底部及外侧的局部凹陷（图 29-27A 处）。鼻唇沟的注射最好一次就达到充分的剂量，使患者看到良好的效果。重要的是必须做注射后的局部固定，用透明的胶布将鼻唇沟部位粘贴 2d 以上，以抵抗上唇动作时对充填物的上移作用，尤其是目前在我国只能使用瑞蓝 2 号透明质酸制剂，其颗粒较小，更需要做注射后的固定。否则会发现注射后鼻唇沟并没有明显改善，而其外上方的颧颊部却更突出了。

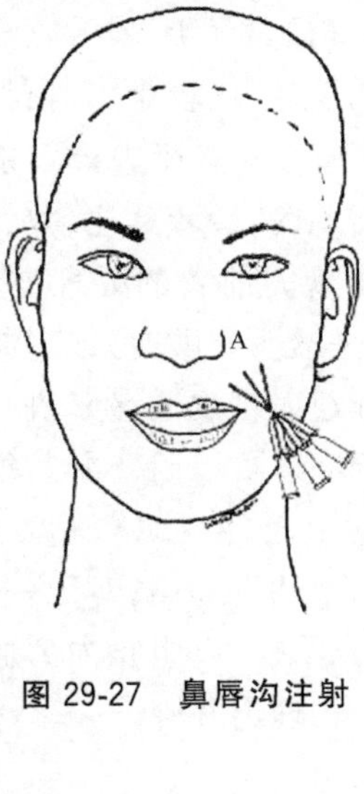

图 29-27 鼻唇沟注射

3. *唇部* 唇部的深皱纹使用充填剂效果较好，用短线状的注射法，上唇的浅皱纹可联合使用激光和肉毒素。如果是丰唇，可沿唇线做真皮深层和中层的注射，以突出唇线。对于唇体的增厚注射，上唇可在唇珠和两侧最厚的红唇部位做黏膜和肌肉间的注射，下唇可在两侧最厚的红唇部位做黏膜和肌肉间的注射，一般上、下唇可各注射 0.5ml。对于人中不显的患者，可以做人中部的真皮深层线条状注射（图 29-28）。如患者要求显示注射效果，或医师没有把握或无法预判断时，可以使用含少量利多卡因的生理盐水做模拟注射。患者取坐位或者仰卧位均可，一边注射一边用镜子和患者交流，可以充分满足患者的要求。

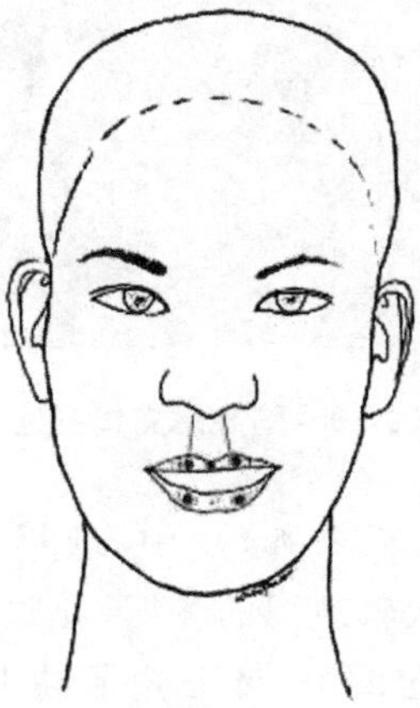

图 29-28 丰唇注射

4. *眉间纹、抬头纹* 眉间纹和抬头纹应首选肉毒素治疗，对于那些在没有皱眉和抬眉动作时也表现出来的过深眉间纹和抬头纹，需要使用充填剂进行治疗。眉间纹和抬头纹的注射相对比较简单，一般做真皮深层及皮下层的注射，眉间部一般需要 0.5ml 的剂量，一条横贯整个额部的抬头纹需要 0.5～1.0ml 的充填剂。可以和肉毒素一起注射，一般先注射充填剂，冷敷片刻后再注射肉毒素，如此可以避免肉毒素注射引起的肿胀干扰皱纹的判断，且肉毒素注射后不宜做局部的按压及推挤。注射技巧同皱纹注射。比较深的眉间纹和额纹很难通过一次注射达到消失的程度。对于一些伴有眉间凹陷的患者，可以同时做眉间皮下充填，以丰满眉间的“印堂”部位。

5. 眶睑沟及上睑凹陷注射　这2个部位的注射难度较大，患者的满意率比较低，需要有良好的解剖知识和注射技巧。注射时患者最好采用坐立位，背部和头部靠墙固定，正对光源，最好是漫射的窗户光，可以使双侧的凹陷外观一致。将充填剂做点状注射到眶骨内缘（图29-29），在深层注射可以使皮肤表面的充填效果非常平整。在深层注射后，还会有少部分区域如内眦部充填不足，可以做皮下注射微调整，但注射量必须要少，以免出现皮下包块，有时候平视时没有的包块会在仰视时出现。所以可以在注射后嘱患者睁眼做眼球的上下转动，以检查充填物是否有包块出现。单侧眶睑沟的注射量0.1～0.3ml。上睑凹陷的注射方法近似于眶睑沟，充填物还可以注入眶隔内。

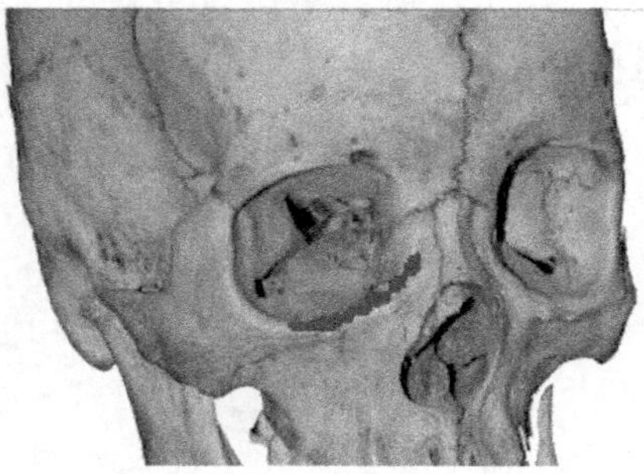

图29-29　眶睑沟充填剂注射

6. 眶颧区（苹果肌）　中、老年人变化比较明显的就是眶颧区软组织的萎缩，使眶下方的倒三角区域不丰满甚至凹陷，此三角形的上边是眶睑沟、内侧边是鼻唇沟上方的隆起、外侧边是颧骨隆起，边长1.5～2cm。目前对此区域的流行叫法是"苹果肌"，事实上在人体内并不存在这块肌肉，大概是因为年轻人在笑容时此区域会像苹果一样圆润饱满。此部位的注射层次较深，位于皮下甚至骨膜表面，（图29-30）注射时可取坐位，便于观察即时的注射效果。左手轻按患者头部，后靠在墙壁等固定物上，以充分保持静止，针头垂直或稍斜进入皮肤深层或到达骨膜，在确认针头不在血管内的情况下，在三角区的中部分1～3点进行点状注射，一般每侧0.5～1ml，轻轻按摩以均匀铺开，直至外观平整。注射后该部位胶布固定2d，以免表情过多使充填物移动。注意此三角区的中间部位深部是眶下孔，注射点应位于眶下孔的上方的眶缘处，避免针头刺入位置过低而误伤眶下血管神经。

7. 耳垂　耳垂的注射比较简单，只需在耳垂前后皮肤层的中间注射，左手拇指、示指2指捏住

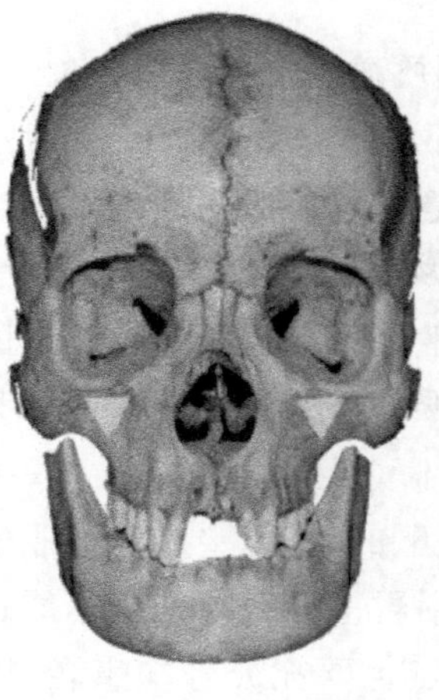

图29-30　苹果肌充填剂注射

耳垂，针头从耳垂边缘进入耳垂正中，在中间层缓慢扇形注射，同时要轻轻揉挤耳垂，使充填物散开，直至耳垂丰满，一般每侧耳垂0.25～0.5ml。注意注射速度缓慢不要出现皮肤苍白的现象。

8. 乳房　用于乳房注射的透明质酸产品在国内还没有批准，在国外已经应用了数年，常用的产品是瑞蓝的最大颗粒型Macrolane，颗粒直径可达10mm，产品分装在10ml的注射器内，使用18号长针头注射。患者取仰卧位，操作者左手轻提乳腺，将针头从乳腺边缘插入至腺体深层，缓慢注射。注射层次在乳腺和胸大肌之间，注射在一个区域内，然后按摩塑形。一般每侧注射100ml，据报道可维持2年左右。

总之，不同的注射部位，其注射物颗粒大小、注射层次、注射量、注射方法、体位都有其特殊之处（表29-11），需要熟练掌握。

（六）充填剂注射后的不良反应及并发症

任何皮肤充填剂在注射后都会产生注射部位的肿胀、皮肤发红和瘀斑等现象，一般都会在1周内自然消退，但如果注射后2周还没有消退，则应该考虑可能是并发症，比较难以对付的并发症主要有结节和肉芽肿，两者需要进行鉴别诊断，前者是注射后早期就出现的，后者是注射后数月后在所有注射部位同时出现。前者的处理方法是注射透明质酸酶（充填剂是透明质酸时）或者是手术去除，后者需要采用局部注射糖皮质激素进行缓解，氟尿嘧啶和激素的混合注射可以阻止异常细胞的聚集，并可预防激素注射引起的组织萎缩。皮肤表浅的肉芽肿可以使用激素软膏外用；对于一些较小的肉芽肿，可以使用激光治疗，以阻止内部血管的形成，外科手术不适合于处理肉芽肿。

表 29-11　常用注射部位的注射特点

注射部位	颗粒大小	注射量	注射层次	注射方法	体位
面部浅皱纹	小颗粒	0.05ml/cm	真皮中层	线状	仰卧
面部深皱纹	中、小颗粒	0.1ml/cm	真皮深层	线状	仰卧
鼻唇沟	中颗粒	每侧 0.5～1ml	真皮深层、皮下层	扇形	仰卧
抬头纹	中、小颗粒	0.1ml/cm	真皮深层	线状	仰卧
眉间纹	中、小颗粒	0.1ml/cm	真皮深层	线状	仰卧
丰唇	中颗粒	单唇 0.5ml	黏膜肌肉间	点状	坐位
眶睑沟	中颗粒	每侧 0.1～0.3ml	皮下层、骨膜表面	点状	坐位
上睑凹陷	中颗粒	每侧 0.1～0.3ml	眶隔、骨膜表面	点状	坐位
眶颧区/苹果肌	中颗粒	每侧 0.5～1ml	皮下层、骨膜表面	点状	坐位
耳垂	中、小颗粒	每侧 0.25～0.5ml	皮下层	点状	仰卧
乳房	大颗粒	每侧 100ml	乳腺肌肉间	点状	仰卧

透明质酸不良反应的出现率仅 0.06%，注射方法的改进可以大大减少不良反应的出现率。尽管透明质酸相当安全，一般的并发症也是可逆性的，但也要注意预防严重的并发症，比如慢性肉芽肿、脓肿，甚至由于栓塞血管造成失明或脑梗死等。有个案报道皮试阴性的患者出现迟发性的过敏反应，在需要大剂量注射的部位可以考虑分次注射。在鱼尾纹部位的皮下结节是比较难以控制的，因为该部位的皮肤菲薄，注射时极易出现结节，只能通过不断提高注射技术来加以改善。

1. *注射后的正常反应*　皮肤发红、轻度肿胀、注射部位瘀斑、轻度疼痛。可以采用注射前的麻醉、注射后的按压和冷敷等减轻症状、加快消退。

2. *毛细血管扩张*　注射部位的毛细血管可能会扩张而且会导致注射部位的蓝色条印，它们通常出现在真皮内注射充填物的时候，可以用 IPL 或激光治疗。

3. *注射不对称*　需要在注射时做到等量同层次注射，如果出现不对称，可做二次注射修整，一般在 1 个月后矫正。

4. *充填不足*　充填不足的常见原因是注入层次过深，常见于那些应该做真皮内注射的患者，如果把充填剂注入真皮深层甚至皮下脂肪层，则会造成皮肤表面的凹陷和皱纹充填不足，注入深层的那部分充填剂可以说是浪费掉了。也有注射层次准确，而注射量确实不够的情况，比如有时候患者出于经济情况考虑要求减少注射量，或仅仅是要求做一个尝试性的注射，这类情况可以在注射 1 个月以后做补充注射。

5. *充填过多*　较少发生，一般出现在一些需要过度矫正的注射材料，比如胶原类制剂或脂肪颗粒注射，为了预防此类情况发生，可以遵循“宁少勿多”的原则。对于透明质酸注射过多者，采用透明质酸酶进行局部的注射，可以快速降解。透明质酸酶的使用浓度是 150U/ml，在隆起的结节内注射，约 30min 即可见到结节或包块的缩小。据报道 100U 的酶可以降解 1ml 的透明质酸。

6. *过敏反应*　非常少见，有抗原性的充填剂如胶原类制剂在注射前应该做皮试。过敏性休克更为罕见，但有报道。有统计报道 1%～3%的患者对胶原过敏，0.1%的患者对透明质酸过敏。这种过敏表现在皮试后的 30min 内在注射部位出现红、肿、热。在面部这种红肿出现在第 2 天并且延续 3～7d，可以使用全身性的激素治疗。

7. *皮肤发白*　如果注射层次太浅、注射太快、注射量太大，会阻碍真皮血管网的血流，造成皮肤发白。在注射痤疮瘢痕的时候这是正确的。但这种发白在 5～10min 后会消失，皮肤恢复血供。发现注射部位皮肤发白应立即停止注射，按摩皮肤，待色泽恢复后再做缓慢地注射。

8. *注射部痤疮*　如果充填物注射到真皮乳头层甚至更浅层，那么可能会刺激皮脂腺形成痤疮一样的变化，这种堆积的充填物必须要排出体外。另外，慢性的肿胀和红斑也是一个早期的反应。

9. *口腔疱疹*　多见于丰唇注射以后，约有 1/3 的患者嘴唇内带有口腔单纯疱疹病毒，在这一类患者病毒可能会被注射充填物所激活。最好的治疗方法是刺破水疱，并使用抗病毒药物软膏涂抹。

10. *充填物迁移*　小颗粒的充填物注射在面部表情丰富的部位如鼻唇沟，则容易发生迁移，应该在注射后使用胶布粘贴注射部位1～2d，以减少注射部位的表情，而且要提醒患者在注射后不要大笑和大口咀嚼。

11. *结节或隆起* 往往由于注射过浅或注射过多引起，也可由于注射部位（如口唇及鼻唇沟）的长期运动挤压造成。在注射后早期嘴唇部的肌肉运动可以将注射物堆挤成隆起，线状的注射物可以被挤压成为串珠状。充填剂注入了口轮匝肌可造成口角部位的结节。这些部位应该使用多点及微量的注射法，并且在注射后使用胶布外固定数日。处理方法是外科手段（抽吸、摘除、磨削等）去除，如果是透明质酸引起的可以使用透明质酸酶注射降解充填物。

12. *皮肤坏死* 通常见于将注射物注射于真皮下的同一点，充填物被注入了真皮下的动脉内。使用颗粒状的充填物时不要在同一点上大量注射，不要用力过大地注射，针头必须一边移动一边注射。如果已经出现皮肤色泽加深或发黑，则需要及时做热敷按摩理疗等积极治疗，最大限度地减少皮肤坏死的范围。

13. *注射后失明* 任何注射充填剂注入眼动脉都会引起失明，这种情况极其罕见。其发生的原因是滑车动脉和眼动脉是相通的，在注射充填物时不慎进入了眼动脉。这种情况只有当针头停留在血管内大量注射才会造成，应该在确定针头不在血管内再注射、或不断地移动针头同时注入皮肤充填剂。

14. *增生性瘢痕* 那些有瘢痕体质的人，比如非洲人和亚洲人可能会对真皮内的注射产生瘢痕反应。对于这种情况可以使用瘢痕内注射激素进行治疗。数周后就会平整。

15. *结节性肉芽肿* 原因不明，发生率很低，在0.01%～1%。并不是注射之后立刻出现的，往往是在注射后期（半年至数年）在所有的注射部位同时出现。治疗方法是立即进行结节内的激素注射，不要使用全身性的激素治疗，一般不使用外科手术切除。结节性肉芽肿并不是一种过敏反应，而是对肥大细胞记忆的突然刺激造成的，所以有研究认为出现肉芽肿的患者治愈后可以再次接受同一种充填剂的注射。

16. *迟发性炎症反应* 任何充填剂在注射后数年可能出现注射区域的红、肿、感觉异常，特别是在那些痤疮瘢痕和唇缘注射的患者，其原因可能是局部的刺激作用导致的，因为这种情况并不是在所有的注射部位同时产生的，对于这种情况可以使用光子治疗或者在病变区域使用曲安西龙（去炎松）。

17. *脂肪萎缩* 原因不明，有学者曾经报道过5例患者出现了面部脂肪萎缩，其症状很像艾滋病患者的面部表现。患者在鼻唇沟内注射了可吸收充填剂（透明质酸、new-fill、frofill、水凝胶、二次透明质酸）后9个月出现了两侧颊部萎缩。

从时间上分类，注射充填剂的并发症可以分为早期和晚期，表29-12详细罗列了这些并发症。

表29-12 注射充填物的早期和晚期并发症一览

早期并发症（数日）	红斑、水肿、敏感、瘀斑、瘙痒、丘疹、急性过敏、疼痛、色泽异常、过矫结节、矫正不足、皮肤坏死、感染、失明、疱疹
晚期并发症（数周至数年）	慢性炎症、迟发性过敏反应、结节、不对称、歪斜、移位、增生性瘢痕、毛细血管扩张、炎性肉芽肿、无菌性脓肿、脂肪萎缩、色泽改变

（七）皮肤充填剂并发症的应对措施

1. *术前充分告知* 注射前要和患者充分沟通，讲明充填剂的优缺点，告知可能出现的并发症，使患者了解该充填剂的优缺点。

2. *详细了解病史* 包括有无抗凝血药物服用、有无疱疹史、有无过敏史、有无其他充填剂注射史等。

3. *选择合适制剂* 绝大多数情况下，首先应该选用可降解的充填剂，这样即使患者不满意也不会造成永久性的问题。甚至可以先注射一些生理盐水或利多卡因，预先演示注射后的效果，这一方法特别适合于面部小缺陷的纠正，或者是鼻背部轻度抬高以增加鼻额角的患者。

4. *熟悉解剖结构* 熟悉解剖才能达到良好的注射效果，尤其是一些深解剖层次的注射，比如眶睑沟等，可以避免误伤和误注射。

5. *掌握注射技术* 绝大部分并发症都和注射技术不良有关，尤其是在使用长效充填剂和永久性充填剂时，更需要强调注射技术的重要性。初学者应该牢记“宁少勿多和宁深勿浅”的原则，以规避风险。

6. *及时进行处理* 需要和患者保持沟通顺畅，

一旦出现了不良反应或并发症，就可以果断和及时地面对和处理，早期处理可最大程度地避免不良反应的扩大和恶化。

(八)充填剂注射后的肉芽肿

1. 肉芽肿的分类　根据皮肤注射填充剂后不良反应的报道，异物肉芽肿的发生率为 1/100～1/25 000。异物性肉芽肿是异物引起的一种过敏反应，多见于对异物过敏素质者。其主要临床表现为皮肤注射填充剂后，注射部位出现结节或斑块，并可伴随色素沉着和炎症反应。根据异物肉芽肿的临床表现，可分为以下 3 类。

(1)囊腔型肉芽肿：多发生在凝胶类充填剂如胶原蛋白、透明质酸等注射后，临床表现为无菌性脓肿，色红及结节较硬。脓肿范围小且位置表浅。肉芽肿常在注射后 1 年出现，并在 1 年内自动消失，其周围存在大量巨细胞。

(2)水肿型肉芽肿：因注射液体类充填物所致，如硅胶、聚丙烯酰胺等。注射后某一时间肉芽肿出现突然，肿胀范围广泛，其周围有单核细胞和炎症细胞浸润。

(3)硬化型肉芽肿：由微粒性充填物如聚甲基丙烯酸甲酯、聚乳酸微粒等引起。硬化性肉芽肿一般出现在注射 6 个月至 3 年后，病灶部位局限且呈现淡蓝色。组织学显示置入体被巨噬细胞和巨细胞浸润，肉芽肿周围有较多成纤维细胞和胶原纤维，少有炎性细胞。

2. 肉芽肿的诊断与鉴别诊断　要认真鉴别普通结节和肉芽肿的不同，因为它们的临床表现和病理表现都是不一样的(表 29-13)。因为激素对于细胞聚集的炎性肉芽肿是有效的，但对于充填物颗粒聚集而成的结节是无效的。

表 29-13　肉芽肿和结节的区别

	肉芽肿	结节
发生时间	注射后半年至数年突然发生	注射后 1～2 个月水肿消失后慢慢出现
位置	在所有的注射部位同时出现	单发，位于面部肌肉附近，特别是在口唇部
大小	逐渐长大到豆子大小，皮肤颜色有变化，水肿	持续的保持小豆子大小
边界	边缘像手指一样长入周围组织，边界不清	有纤维包膜边界清楚
持续时间	如果不治疗 1～5 年后会消失	直至注射材料被吸收，永久性注射材料除外
组织学	异物性肉芽肿，可见注入的材料的颗粒或微球	异物性反应，颗粒和微球聚集
治疗	尽早使用病灶内或全身性激素治疗	激素治疗无效，必须要等待自行吸收或手术切除
原因	不明	注射技术错误

3. 肉芽肿的治疗

(1)类固醇：局部注射类固醇可治疗细胞增殖导致的肉芽肿，可减少细胞的增生和浸润，抑制成纤维细胞产生胶原。地塞米松可干扰Ⅰ型和Ⅲ型胶原的合成和分解，减少胶原纤维的数量。临床试验证实 1∶1的利多卡因与曲安西龙混合物 40mg，或甲泼尼龙(最大剂量 40mg)、倍他米松(最大剂量 5mg)进行局部注射，可以取得良好的效果。如效果不佳，可增加曲安西龙或倍他米松的剂量，每周需进行 1 次治疗；也可使用曲安西龙联合干扰素注射。

在注射过程中应该感到明显的阻力，则表示注射在肉芽肿内部，当阻力变小时就应停止注射。局部激素治疗可造成 20%～30%的患者皮肤萎缩。

(2)抗有丝分裂剂：每 3 周 1 次，在肉芽肿部位注射氟尿嘧啶、倍他米松、利多卡因(不含肾上腺素)的混合物，可减轻肉芽肿引起的疼痛和红肿，并可在注射数周内缩小肉芽肿的大小。浓度为 50mg/10ml 的氟尿嘧啶 1.6ml 与 7mg/ml 的倍他米松 0.4ml 混合，不仅可抑制肉芽组织增殖，减少细胞损伤，而且可激活胶原酶的活性。局部注射博来霉素(1.5U/ml)对瘢痕疙瘩、肥厚性瘢痕和异物肉芽肿也同样有效。

(3)糖皮质激素：在肉芽肿形成的 3～6 个月，注射 3～6 次糖皮质激素可达到一定疗效。如症状复发，可单独使用曲安西龙或倍他米松治疗。全身使用的药物剂量应高于局部注射的剂量。其中，泼尼松的初始剂量为每日 30mg，复发时可用至每日 60mg。疗效满意后，每日加用布洛芬 1800mg，连续服用 16 周。

由硅胶填充剂引起的全身多发性肉芽肿的患者，可用米诺环素 100mg，每日服用 2 次。相关研究显示，24 周持续使用赛洛克每日 200～600mg 可治疗前额的肉芽肿。此外，秋水仙碱、异维甲酸和多西环素也具有同样疗效。激素和环孢菌素可治疗牛胶原引起的急性过敏反应。他克莫司软膏可治疗环状肉芽肿,缓解过敏反应的局部症状。他克莫司与环孢菌素都可在抑制 T 细胞激活的同时,释放肥大细胞和嗜碱粒细胞的成形介质。

(4)联合应用:笔者常用的联合应用方法是使用氟尿嘧啶(2.5mg/0.1ml)、倍他米松(7mg/1ml)、利多卡因(25mg/1ml)进行肉芽肿内注射,3～4 周重复注射,疗效比较明显。

(5)激光治疗:使用治疗血管扩张的激光,可阻断肉芽肿表面和深部的新生血管、软化结节、缩小深层肉芽肿的体积。较小的非炎症性肉芽肿可使用波长为 532nm 的激光进行治疗。而对于较大的炎症性肉芽肿,1 064nm 激光的疗效较好。

(6)外科手术:一般不使用手术治疗肉芽肿,有人甚至说手术是禁忌。手术无法减轻肉芽肿的症状,贸然切除容易形成皮肤瘘管、瘢痕、甚至导致畸形。

五、自体颗粒脂肪移植

自体脂肪颗粒注射移植术,是指将身体内脂肪颗粒通过抽吸和注射从一个部位移植到另一个部位,从而改变面部或身体轮廓的手术方法。脂肪一般都取自皮下脂肪较厚的部位,如腹部、臀部、股或上臂等处,用负压吸脂法将脂肪吸出,经过处理后得到纯净的脂肪颗粒,注射移植到组织凹陷的区域内。

1. *历史和背景* 应用自体脂肪颗粒移植治疗组织缺损和发育不良已有较长的历史,Neuber 在 1893 年首先报道切取小块的脂肪,移植到组织缺损的部位治疗面部组织缺损;此后 Lexer 在 1910 年报道成功使用自体脂肪移植治疗半侧颜面部萎缩和面部凹陷;1950 年 Peer 发现移植的脂肪颗粒有 50%以上会被吸收,而未存活的脂肪颗粒有可能出现液化、坏死、感染、结节和囊肿等,这些并发症限制了此技术的发展。

20 世纪 80 年代脂肪抽吸技术及肿胀麻醉技术的出现,使得自体脂肪注射移植成为一个常用的注射美容手段,据 ASPS 统计,脂肪注射在所有注射充填病例中占 3%～10%,在注射充填中排第 5 位。在我国由于可以使用的充填剂很少,所以脂肪注射充填的比例应该远高于美国。脂肪移植的优点是获取容易、价格低廉、来源充足且具良好组织相容性,是治疗组织不足性畸形和组织凹陷的常用方法,特别是对于面、体部软组织凹陷及半面萎缩等治疗方面,取得了十分良好的效果。

2. *脂肪移植的理论基础* 关于脂肪移植后的转归存在着两种认识,一种是 1923 年 Neuhof 提出的宿主细胞代替论,认为移植的脂肪细胞不会存活,而是由宿主间质细胞吞噬降解脂肪细胞所释放的脂质,变成新的脂肪组织;另一种是 1956 年由 Peer 提出的细胞存活理论,认为部分移植的脂肪细胞能够成活,并最终能保留在移植体内。随着研究的深入及前脂肪细胞理论的提出,脂肪细胞存活论受到较多的认可。

目前已经认识到,脂肪移植所提取的脂肪组织中包括 10%的前脂肪细胞,它是一种具有强大增殖能力的多功能间质干细胞,对游离脂肪细胞的成活起着重要的作用。一般认为移植后无微血管的脂肪组织相对缺血,最初数天的营养来自于受区的周围组织,脂肪干细胞在缺氧条件下可释放血管形成因子,并可分化为血管内皮细胞,表现为成血管特性,促进微血管重塑,直到建立新的微循环,存活的脂肪细胞在凋亡后也会被脂肪干细胞的下一代所取代。

3. *影响脂肪移植存活率的因素*

(1)供受区的选择:供区脂肪组织内的脂蛋白酶(LPL)高的移植后存活率高,人体不同部位脂肪组织的 LPL 活性存在差异,大腿及臀部的 LPL 活性最高,其次为下上腹部,所以多选用躯干的下半部作为脂肪移植的供区。选择受区时需考虑局部血供的情况,最好选择血供丰富的部位或层次进行移植。以利于脂肪的存活。

(2)取材方法:取材对脂肪细胞的损伤程度是决定脂肪细胞远期是否成活的重要因素之一。早期的脂肪移植都是采用脂肪团块,移植后常出现内部的缺血、坏死,形成钙化灶等。和脂肪团块相比,负压吸引取得的脂肪颗粒更容易存活。脂肪抽吸的负压大小和吸脂针的直径和脂肪存活有关,多数学者主张负压不超过 0.05MPa,针管直径应在 4mm 以下,以控制脂肪颗粒的大小和减少细胞的破坏。

(3)细胞处理方法:脂肪获取后需要做移植的前处理:可使用盐水或林格液对抽出脂肪洗涤后沉淀,取上浮的脂肪用于注射;也可用吸水纸吸除抽吸物中的血液后,直接灌入注射器内进行注射;还可使用离心法去除抽取物内的液体,以获取更纯化的脂肪,用于注射。究竟哪一个方法更好,至今也没有定论。

(4)注射方法：抽取的脂肪颗粒清洗后应尽快移植，等待时间不应超过 1h。一般单次注射总量＜400ml，单个部位注射＜100ml，若超过此注射量会明显影响脂肪颗粒的存活率。注射原则是将脂肪颗粒均匀分散在受区组织中，尽量选择多点多渠道分散注射，每个点注入量不超过 1ml，应避免将大量的脂肪集中注射在一个部位，注射后按摩抚平。

(5)适应证：自体脂肪颗粒移植有广泛的适应证，注射层次较一般的皮肤充填剂深，通常注射于皮下层甚至更深层的组织内。主要包括面部凹陷性缺损或畸形、单侧或双侧颜面萎缩、面部软组织发育不良、手术或外伤导致的局部凹陷、抽脂手术后的不平整等；也可用于先天性乳房发育不良，哺乳后乳房萎缩，双侧乳房大小不对称等情况。

4. 禁忌证

(1)受区供区组织有炎症或感染病灶。

(2)重要脏器有病变或糖尿病患者不能耐受手术者。

(3)患免疫系统或造血系统疾病者。

(4)月经期、妊娠期或哺乳期妇女。

(5)心理准备不足或有不切合实际的要求者。

(6)精神疾病患者。

(7)未成年儿童。

5. 操作方法

(1)评估设计：术前仔细测量受区部位凹陷范围与程度，术者与患者充分沟通以确认填充部位的范围及容量，标记其范围，估计所需脂肪量。

(2)脂肪采集：按 0.9%生理盐水 500ml＋2%利多卡因 15ml＋0.1%肾上腺素 0.3ml 配成局部肿胀麻醉药，在预定的供脂区范围内注射至肿胀，用 20ml 或 10ml 注射器连接 2～4mm 径单孔抽脂管抽取脂肪至足够量。将抽取的脂肪颗粒用生理盐水反复清洗至纯黄白色颗粒脂肪，注射器直立放置，分层后将下层液体成分及上层液化脂肪弃除，留下浓缩的颗粒脂肪备用，也可用离心机将脂肪和液体分层，提取脂肪注射。也可以将抽取的脂肪用特制的无菌吸水纸吸除血液，直接灌注入注射器，进行注射。

(3)脂肪注射：将准备好的脂肪分装至注射器内，从大注射器分装入小注射器的时候可以使用转换器(图 29-31)，面部注射时常用 1ml 注射器，躯干部或乳房注射常用 5ml 注射器(图 29-32)，因为小注射器推注时压强比较大，容易将脂肪注入受区，此外也容易控制注射速度。将受区的进针点局部浸润麻醉后，采用内径 1～2mm 的钝针头进行注射。针尖端从受区的边缘进针，进行多点多渠道注射，做线形和扇形注射，宜边退针边缓慢注射。将脂肪均匀分散地注射于受区，注射后局部轻压至平整，防止局部凹凸不平，一般可超量注射 30%左右。

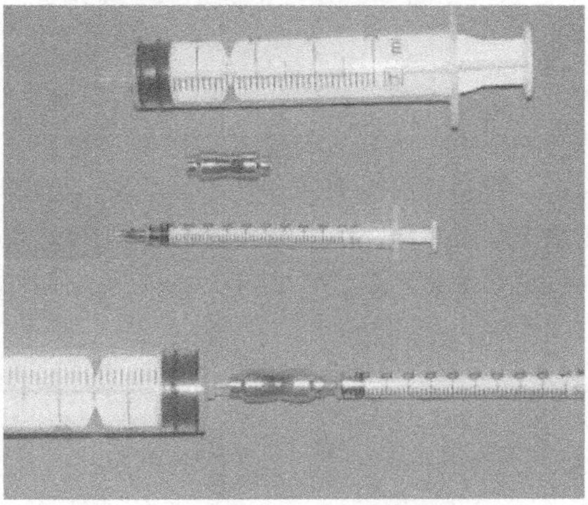

图 29-31　注射转换器，两头接上不同大小的注射器

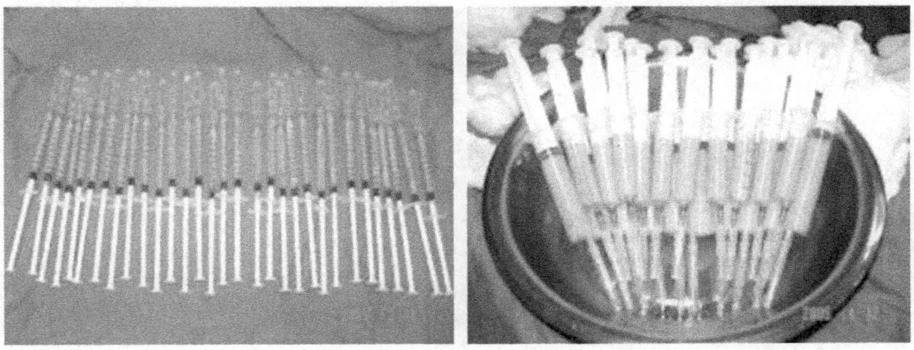

图 29-32　大排灌满脂肪的注射器

（4）术后护理：抽吸量＜20ml 的患者术后供区加压包扎 1 周左右即可，若脂肪抽吸量大可适当延长加压包扎时间，并穿紧身衣进行塑形，防止供区血肿、血清肿或局部凹陷。

6. 术后注意事项

（1）术后减少供区受区的活动，以利于恢复及消肿。

（2）术后 6 个月内尽可能使用弹力绷带加压包扎，避免血肿及血清肿。

（3）常规抗感染治疗预防感染。

（4）术后 1 个月内禁止受区按摩，避免影响局部微循环。

7. 并发症

（1）感染及血肿：在面部血供丰富的区域进行脂肪移植需特别注意出血问题，小血管的损伤可造成持续的出血，并形成血肿。操作过程中脂肪颗粒被污染或移植量过大可造成局部甚至全身性的感染，需要严格遵循无菌操作。

（2）填充不足或过量：许多患者不满意是因为多次移植后充填量仍不能达到患者的要求，移植效果不可预测的问题一直是自体脂肪移植的难点，这可能与局部血供情况只能营养有限的移植脂肪细胞有关。脂肪填充过量表现为手术区域的臃肿往往是由于移植脂肪存活率大大高于预期所致，常见于血供良好的面颊部或唇部，有些部位移植脂肪继续生长甚至出现脂肪瘤样的隆起性改变。

（3）脂肪液化或形成结节：部分脂肪在移植后可能因慢性缺血导致液化坏死，或形成结节、钙化灶等，如发生在乳腺部位，可与乳腺良、恶性肿瘤混淆，干扰临床诊断。

（4）脂肪栓塞：是最严重的并发症，大的脂肪栓塞可造成急性肺梗死，并导致生命危险；小的脂肪栓塞可影响到局部的血供，造成不良后果，如局部皮肤缺血坏死、脑梗死和失明等。所以应在注射时使用钝针头、注射前回吸确认针头不在血管内、缓慢注射，以避免此类严重并发症的发生。

8. 脂肪移植的发展趋势

（1）脂肪干细胞的应用：发展趋势主要是脂肪干细胞（脂肪前体细胞）的应用，脂肪内的干细胞含量是骨髓的 1 000 倍，而且来源丰富，这些干细胞具有多向分化的能力，可以分化成脂肪、骨骼、神经等组织，对于整形外科的未来有巨大的意义。

（2）大剂量脂肪移植：单部位超过 100ml、单次超过 400ml 的大剂量脂肪移植对临床医师来说一直是个挑战，如果大剂量脂肪移植能够方便快捷地实施，移植后脂肪能很好地存活，且不会出现局部钙化及结节等不良反应，则今后脂肪移植完全可能替代假体隆胸。

（吴湖帆　吴　华）

第 30 章

眼部美容整形外科相关解剖学

一、眼眶的解剖

骨性眼眶呈四棱锥形，有四个壁和一个开放的底，此即眶口。左右内侧壁呈平行位，外侧壁呈大约 90°的倾斜位，下壁几乎呈水平位，上壁向后下倾斜达其尖部。眼眶壁由 7 块骨构成，即额骨、蝶骨、颧骨、上颌骨、腭骨、泪骨和筛骨等。

眼眶前缘周围构成四方形，眶缘骨质坚厚。外缘由颧骨及额骨的颧突构成；上缘由额骨构成，其内 1/3 处为眶上切迹，有眶上神经及眶上血管通过；内缘由额骨的内角突及上颌骨的前突所构成；下缘由颧骨及上颌骨构成。

眼眶分为上、下、内、外四壁。眶上壁主要由额骨眶部构成。额骨眶部极薄，尤其是由额叶脑回压迹所形成的凹窝部位。前部外上方为泪腺窝，容纳泪腺和其后方的部分脂肪组织。眼眶鼻侧上方距眶缘 4mm，为上斜肌的软骨性滑车附着处。眶内侧壁由上颌骨额窦、泪骨、筛骨纸板及小部分蝶骨体组成。其前方由上颌骨额突与泪骨组成的卵圆形凹陷即泪囊窝，位于前后泪嵴之间，内眦韧带分为两束分别附着于前后泪嵴上。眶下壁由颧骨、腭骨和上颌骨构成。下壁厚 0.5～1.0mm，分隔眼眶与上颌窦。眶下缘下方 4mm 处开口，即眶下孔，其内有眶下神经和血管通过。眶下管在行程中和前上牙槽管，通过相应的血管和神经。眶外侧壁由前方的颧骨和后方的蝶骨大翼构成。眶外侧缘骨质坚实，其上部眶缘明显向前隆突，可保护眼球。眶外缘稍后，有眶外侧结节，是睑外侧韧带与外直肌固定韧带、提睑肌腱膜和眼球悬韧带附着处。眶外侧壁内为外直肌，其上方为泪腺神经和动脉(图 30-1)。

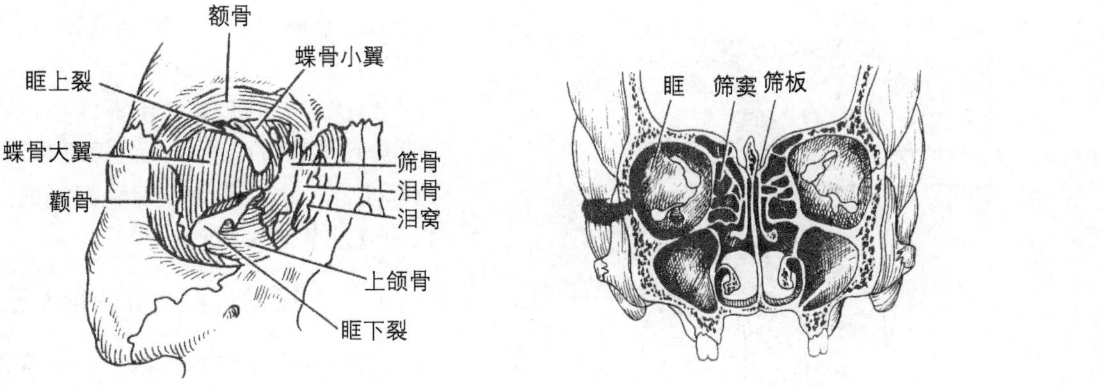

图 30-1 眶周骨性结构

眶内容物主要是眼球、眶脂肪和筋膜囊、肌肉等。

视神经孔位于眶尖蝶骨体内，除视神经外，眼动脉及颈动脉丛的交感神经穿过该孔。眶下裂位于蝶骨大翼眶板与眶底外缘接触处，为眶下神经、眶下动脉、颧神经、眼下静脉与颚血管丛吻合支的通道。

眼外肌为骨骼肌，共 6 根，分别是 4 根直肌(内直肌、外直肌、上直肌、下直肌)，2 根斜肌(上斜肌、下斜肌)。

二、眼睑的基本结构

眼睑是具有保护作用的皱襞，位于眼球前方，可使眼球表面保持湿润状态，并保持角膜的透明性。眼睑可调节进入眼球的光线，避免过强光对眼球的刺激。眼睑闭合时，可使睑裂呈密闭状态。

眼睑可分为上睑和下睑。上睑以眉与额部皮肤分开；下睑下方则无明显界限，只在相当于眶下缘处逐渐移行于颊部皮肤。

睑缘为睑的游离缘，宽约 2mm，前缘呈钝圆，后缘呈直角并擦过眼球表面，睑缘在纵行方向上被一条灰色的缘间沟分为前带和后带，缘间沟是皮肤与结膜的结合线，称为“灰线”。在前带上具有 2～3 行睫毛。

上下睑缘之间的裂缝称睑裂。上下睑内外端连接部分别称为睑内侧连合和睑外侧连合。睑裂的内侧端（鼻侧端）称内眦；外侧端（颞侧端）称外眦。外眦呈锐角，距眶缘 5～7mm。内眦比较钝圆，在它与眼球之间的区域有一粉红色椭圆形小隆起，称泪阜。其外侧有一新月形结膜半月皱襞。在靠近内眦端，相当内侧 1/6 与外侧 5/6 交界处，有一结节状小隆起，称泪乳头。其中央有小孔，称泪点。上下泪点分别朝向下后和上后开口。

眼睑通常可为 5 层，由外向内依次为：皮肤、皮下组织、肌层、睑板和睑结膜。临床上常将其分为浅深两层，浅层为皮肤、皮下组织和肌层；深层为睑板和结膜（图 30-2）。

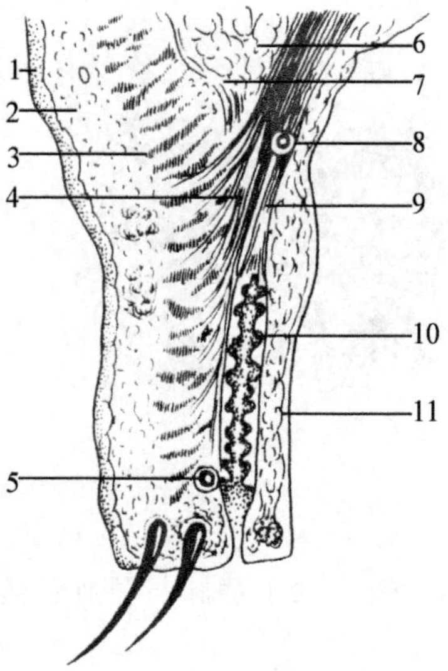

图 30-2　眼睑的解剖

肌层即眼轮匝肌的睑部纤维，形成一个跨过眼睑的椭圆形膜片，并扩展至额、颞和颊部；可分为 3 部分：①眶部：较厚，形成一个由同心圆纤维构成的外环，纤维的起止点均在睑内侧韧带和邻近的额骨和上颌骨，不间断地绕过眼的外侧。上部纤维与额肌及皱眉肌相混合。②睑部：由起自睑内侧韧带上面和深面以及邻近骨面上的纤维构成，越过睑板前面并在外侧连合处彼此交织而形成睑外侧缝。③泪部：位于泪囊后方且借泪筋膜与之分开，主要起自泪后嵴。两束纤维沿上下泪小管走行并抵睑板，甚至达睑外侧缝。眼轮匝肌受面神经支配，其作用是闭眼，睑部轻度收缩可眨眼。

眼睑内除含有眼轮匝肌纤维外，尚含有上睑提肌止于上睑的纤维，受动眼神经支配，此肌作用是上提上睑。上睑提肌起自视神经孔的上方并在上直肌上方，沿眶上壁向前行走，逐渐呈扇形散开，形成上睑提肌腱膜。中央纤维分散穿过眼轮匝肌，止于上睑皮肤和睑板中 1/3 和下 1/3 分界处，两侧形成肌腱分别附着于外侧颧结节（上睑提肌外角）和后泪嵴（内角）。

睑内侧韧带长 4mm，宽 2mm，从上颌骨额突，泪沟稍前方，行经泪囊表面（但借泪筋膜与之分开），抵止于两睑板的内侧端，其下缘极易触及。睑外侧韧带长 7mm，宽 2mm，将睑板外侧端连于颧骨的一个小的结节上。

睑板是眼睑的支架，由埋藏睑板（Meiborn）腺并形成眼睑“骨骼”的纤维组织构成。睑板长 30mm，厚 1mm，上睑板高约 8mm，下睑板高约 5mm；睑板略呈船形。前凸后凹，藉内、外侧韧带固定于内、外眦眼眶深部。

眶隔（睑筋膜）起始于眶缘，向菲薄的睑板周缘会聚，且被相应眼睑的上睑提肌和下直肌的前部纤维所贯穿。内侧附着于泪囊窝深面（后方），外侧则抵颧骨结节浅面（前方）。

三、眼睑的血管和淋巴管

眼睑内存在许多互相吻合的血管，血液供应丰富，愈合能力较强。

1. 眼睑的动脉　眼睑的动脉来源于面动脉和眶动脉两个系统。面动脉系统来自颈外动脉，有面动脉、颞浅动脉和眶下动脉及其分支；眶动脉系统来自颈内动脉，有鼻背动脉、额动脉、眶上动脉和泪腺动脉及其分支。眼睑的浅层组织由动脉分支吻合形成的动脉网所营养；深部结构由这些动脉形成的四个动脉弓来供应。每个眼睑都有一个睑缘动脉弓和一个周围动脉弓。

2. 眼睑的静脉 上眼睑有睑板前静脉丛，收集睑板前浅层组织的血液，睑板后静脉丛则收集睑结膜的血液。两个静脉丛的血液则以其所在位置注入相应的静脉弓。每个眼睑均有与动脉弓相应的静脉弓。静脉弓向内侧注入内眦静脉，最后至面静脉；向外侧则回流至颞浅静脉及泪腺静脉，最后至颈外静脉。眶部的深静脉经眼静脉汇入海绵窦，面部的深静脉则回流至翼丛。眼部静脉与面部静脉之间存在许多吻合支与颅内相交通。

3. 眼睑的淋巴管 分浅深两组。浅部淋巴管收集皮肤及眼轮匝肌的淋巴并形成睑板前淋巴丛；深部淋巴管则收集睑板及结膜的淋巴，形成睑板后淋巴丛。眼睑的内、外侧分别有深浅两条淋巴干。内侧浅淋巴干收集下睑内侧 1/2、上睑内侧 1/4 和内眦部的淋巴，至颌下淋巴结；内侧深淋巴干收集下睑结膜内侧 2/3 及泪阜的淋巴至颌下淋巴结。外侧浅淋巴干收集上睑外侧 3/4 和下睑外侧 1/2 的淋巴注入耳前淋巴结；外侧深淋巴干收集上睑结膜和下睑外侧 1/3 的淋巴，亦注入耳前淋巴结。

四、泪器的解剖

泪器可分为分泌部和导管部，前者包括泪腺和结膜内的副泪腺；后者包括泪点、泪小管、泪囊和鼻泪管。还有介于两部之间的结膜囊、泪阜、结膜半月壁和泪湖。

1. 泪腺 泪腺长约 20mm，宽约 12mm。可分为上、下两部，两部间隔以提上睑肌筋膜，但并不完全分开，或通过提上肌展部的后缘互相延续。上部（又称眶部）位于眼眶上外方的泪腺窝内，下部（又称睑部）相当于上部的 1/3 大小，居于上睑板上缘，紧靠结膜穹窿。

2. 泪道可分为骨性泪道和膜性泪道两部分 骨性泪道包括泪囊窝和鼻泪管。泪囊窝位于眶内侧壁的前下部，由前方上颌骨的泪前嵴和后方泪骨的泪后嵴及泪沟共同构成。骨性鼻泪管为泪囊窝向下延续的骨性管道，下通下鼻道。其外侧壁由上颌骨的泪沟构成，内侧壁由泪骨的降突和下鼻甲的泪突构成，比较薄弱。上口相当于眶下缘水平，下口位于下鼻道前、中 1/3 交界处。膜性泪道包括泪点、泪小管、泪囊和膜性鼻泪管。泪点位于上、下眼睑内侧的两个开口，正常情况下，上、下泪点与眼球保持接触，并浸于泪湖之中，保持泪液不断回流。泪小管向内侧引导泪液汇入泪囊窝内的泪囊。泪囊长约 10mm，前后径 5～6mm，左右径 3～4mm，下端与鼻泪管相移行。鼻泪管长约 15mm，是泪囊下方延续而来的膜性管道，管径约 4mm，位于骨性鼻泪管内。鼻泪管与泪囊连结处较为狭窄。鼻泪管分为两部分，位于骨性管腔内的骨内部，长约 11mm；骨性管腔以下的鼻内部，长约 4mm。鼻泪管下端开口一般在下鼻道处上方。

第一节 眼的美学标准

不同的民族、不同的时代有不同的美学标准。现代中国人多以大而圆、有重睑的眼为美，而古代中国人则多以细而长、单眼皮的眼为美，“柳眉杏眼”颇受古人赞美。西方人对东方人眼的审美观似乎与古代中国人相似。其实，在现代美学上，一对美丽的眼需要符合许多标准，包括眼的形态、色泽、位置和神态等。形态、色泽、位置是构成眼静态美的要素，而神态则是反映眼动态美的要素。

东方人的上睑在以下几个方面和西方高加索人种的眼睑有别：①上睑提肌纤维不发达，仅分布于睑板上缘和其前面，很少分布于上睑皮肤，缺乏上睑皱襞，而高加索人种的上睑由于有上睑皱襞的存在，眶部和睑部分界明显；②眼睑皮肤比西方人厚；③睑板较狭小；④眶部睑板前脂肪使睑缘上方皮肤下垂内翻，睁眼时睫毛不上翘；⑤约半数人群存在内眦赘皮；⑥东方人的眼眶不如西方人的深大，后者眶周高耸，使得其整个眼部形态较东方人深邃。眼睑的美学标准及眼部手术术后效果判定是一个复杂的问题，对眼睑的多指标测试显示，重睑较之单睑更接近美学标准。

一些东方学者的眼美学数据如下：

1. 睑裂长度为 23～28mm，上下眼睑的最大距离为 8～12.5mm，眼裂长宽比值为 3.0～3.6，重睑的幅度为 1.5～3mm。

2. 两内眦间距是以一只眼为美，应为两眼外眦间距的 1/3，内眦呈锐角以 48°～55°为宜。

3. 两外眦角与颜面侧缘间距离为 19～24mm，外眦睑裂角为 60～70°。

4. 外眦高于内眦 2～3mm，外眦角稍稍上翘，内外眦连线与水平线夹角以 10°左右为美，即俗称的“丹凤眼”，是女性美型眼的标准。

5. 角膜为椭圆形，直径为12～13.6mm，睁眼时上睑覆盖角膜上缘1～2mm。

高加索人种的年轻男性上睑皱襞距睑缘6～8mm，女性为8～10mm。亚洲人，上睑皱襞的高度变化较大，由于提上睑肌腱膜附着点低和前下方存在腱膜前脂肪，因此皱襞位置很低或缺如。皱襞的出现是提上睑肌的纤维肌肉组织向眼睑皮肤延伸的结果，在较为深陷的眼，或发生提上睑肌撕裂时，上睑皱襞距睑缘的距离可达8～13mm(图30-3)。

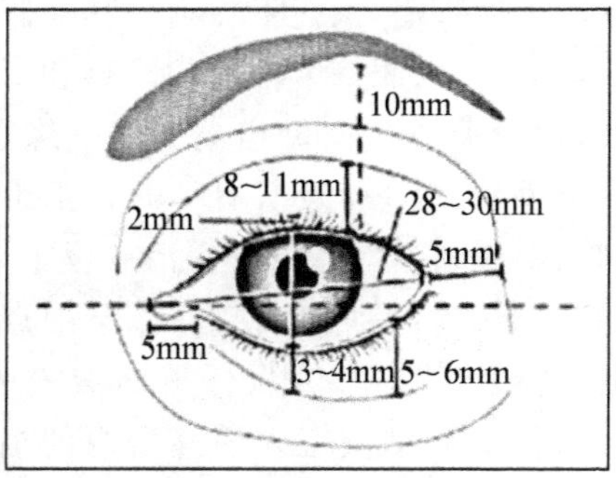

图30-3　眼部正常参数

一般认为标准的脸型，其长宽比例协调，符合“三停五眼”为美学的标准。“三停”是指脸型的长度，从发际到下颏的距离分为三等份，即从发际到眉、眉到鼻尖、鼻尖到下颏各分为一等份，各称一停，共“三停”。“五眼”是指脸型的宽度，双耳间正面投影的宽度为五只眼裂的宽度。除眼裂以外，内眦间距为一眼裂宽度，两侧外眦角到耳部各有一眼裂宽度，其长共五眼宽度，称“五眼”。“三停五眼”标准为最古典的面部美学标准，东西方均有类似标准(图30-4)。近代学者的研究证明这一标准具有很多误差，而且依种族的不同，美学的标准亦有变动，但这也说明比例协调是美的内涵，面部各部分相互比例接近这一标准，就会有美感，反之就有缺陷感，眼的美学标准也不例外。

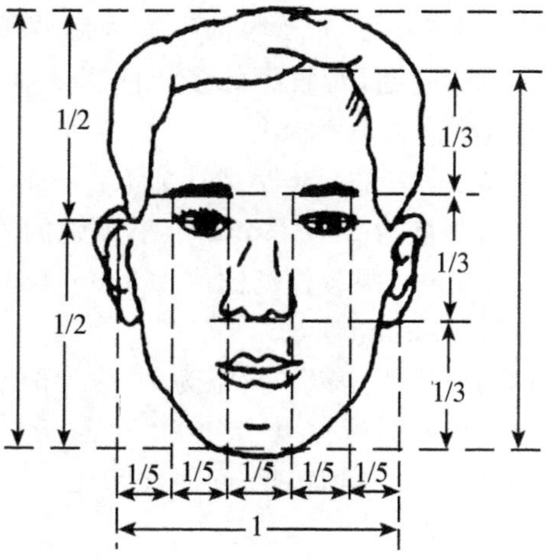

图30-4　“三停五眼”标准示意

黄金比例标准：黄金比例被认为是自然界中最协调的比例，该比例与功能的完美实施具有密切关系。生物学家统计指出，美的睑裂宽度与口角间宽度之比为0.618，外眦至眉梢的距离与外眦至颧弓距离之比为0.618。

年轻人的上睑，正常情况下很少表现皮肤松弛(dermatochalasia)。皮肤松弛或冗余是上睑衰老的最重要特征。在年轻人，眶外侧皮肤也没有“鱼尾纹”，下睑没有细小皮肤皱纹。年轻人的下睑表现为垂直距离短而凹，而且凹陷的下睑与凸起的颊部之间的交界点位置较高，位于眶隔前区。而老年人，此交界点位置下降到下眶缘区。年轻人的下睑，在眼睑和颊部有一平滑连续的过渡区，下眶区没有膨出、沟槽或色素沉着征象(图30-5)。随着衰老，由于覆盖眶缘的皮下脂肪萎缩或向下迁移，眶缘呈现出进行性骨骼化改变。脂肪下垂导致颊凸起消失。而且伴随衰老，下睑出现色素沉着或“黑眼圈”，伴有或不伴有眶下沟出现。眶隔张力减弱和延长导致眶脂肪假性疝出，形成下睑袋。在眼轮匝肌和颧脂肪垫交界处可能出现或不出现鼻颧沟和颧睑沟，深的鼻颧沟被认为是缺乏美感的表现。眼睑水肿、下睑眼轮匝肌收缩以及随衰老而发生的颧脂肪垫下降会加重鼻颧沟。衰老导致的眶脂肪萎缩或行睑成形术时去除脂肪过多，与眼睑凹陷或眶骨骼化相关。下睑膨隆是由眶脂肪疝出、眼轮匝肌肥大或皮下组织水肿所致。细小皱纹的出现是

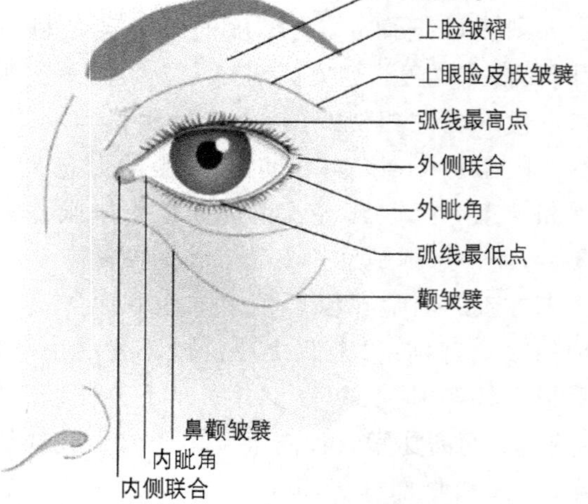

图30-5　正常眼部及周围外观

皮肤缺乏弹性的反映。下睑缘应紧贴眼球，位于角膜下缘。巩膜暴露过多是下睑松弛的征象之一。伴随衰老出现的皮肤水平皱褶或“笑纹”，可能是眼轮匝肌垂直缩短的结果（图 30-6）。

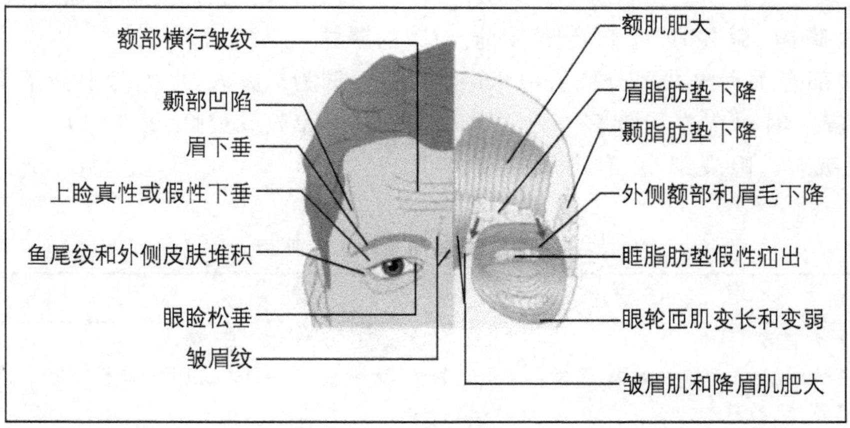

图 30-6　衰老所致眼周改变

眉区由皮肤、毛囊、皮脂腺、肌肉和脂肪组成。一般认为，外侧稍高的弓形眉毛是年轻容貌的特征之一，而且女性的眉毛位置高于男性。在女性，理想的眉毛位置在眶上缘上方，其最高点位于角膜外侧缘和外眦之间。而在男性，较为平直且位于眶上缘水平的眉毛比较好看。眉毛通常更为浓密，而且向外侧并不逐渐减少。眉毛下方有一脂肪垫，外侧更明显，这使外侧眉毛易于移动。随年龄增长眉下脂肪垫有萎缩的趋势，导致外侧眉毛下垂。随衰老发生的眉毛下垂几乎是不可避免的，但下垂的严重程度存在个体差异。外侧眉毛下垂导致的上睑外侧松垂，在某种程度上加重了上睑皮肤冗余的征象。

第二节　美容性重睑术

眼睑成形手术无论在东方还是西方国家均为最常见的美容外科手术，尤其对于单睑较多见的东方女性，重睑术一直居于美容外科手术的首位，占门诊手术总数的 60％以上。重睑术能形成较宽的上睑皱襞、去除多余松垂的皮肤和上睑臃肿的脂肪。配合内眦赘皮矫正术，令睑裂增大、睫毛上翘、眼更有立体感，常可明显改善眼的外貌，并赋予眼这一“心灵的窗口”更多灵性。近年来，随着重睑术患者数量的逐年增多，开展美容性重睑术的医院和美容诊所也日趋增多，同时对手术效果的要求也不断提高，各种创新的、改良的重睑成形手术方法亦层出不穷，但所遵循的基本原理和操作要点是基本一致的。

虽然重睑术的手术操作并不复杂，但也是出现并发症较多的一类手术，想达到满意的手术效果，对整形美容外科医师无论从技术细节到审美观上都有较高的要求。本节重点从重睑形成的原理，重睑术的适应证、禁忌证，重睑皱襞的设计原则，手术方法，并发症及防治等几方面做了介绍和总结。

一、重睑的解剖学特点及重睑形成的机制

（一）东、西方民族重睑形成的解剖学特点及外形差异

了解具有重睑人群的上睑解剖学特点有助于理解重睑形成的机制。西方人几乎均为重睑，少见单睑者；而东方人中则单睑和重睑均较常见。这是由西方高加索人种和东方蒙古人种上睑的解剖学差异造成的。

1. 西方民族眼睑解剖学特点及眼睑外形特点

睑板宽 10～12mm，睑裂长 30～34mm。提上睑肌有垂直和放射形肌纤维附着于睑板上缘并穿过眼轮匝肌附着于睑板前的皮肤。眶隔紧密，眶隔内脂肪少。多缺乏内眦赘皮，因此西方人大多数有明显而宽大深在的上睑皱襞。睑裂大、眼睑薄、上眶区凹陷。睫毛角度上翘，内眦间距小，睑缘与眉弓间距较近。

2. 东方民族眼睑解剖学特点及眼睑外形特点　睑板窄，宽7～9mm。50％人缺少提上睑肌肌纤维伸展至睑板前方的皮肤面。上睑脂肪丰富，存在于上睑皮下、眶隔膜内、眼轮匝肌下及睑板前。50％东方人于内眦部有垂直向并部分掩盖泪阜的皮肤皱褶-内眦赘皮。因而东方民族多半上睑肥厚，50％缺少上睑皱襞。睑裂细小，有内眦赘皮。两眼内眦间距较宽，睫毛角度较平，睑缘与眉弓间距较远。

(二)东方人单睑和重睑在解剖学和形态学上的差异

同为东方人，也因为上睑解剖学上的差异，从而显示单睑或重睑(表30-1)。

表30-1　单睑与重睑的区别

	单睑	重睑
眼裂	较短、较窄	较宽、较长
皮肤	较厚、多有下垂遮盖睑缘、无横行皱襞	较薄、无下垂，有一个(或多个)横行皱襞
皮下组织	较多	较少
眼轮匝肌	较发达	不发达，尤其是睑板前较薄弱
肌后脂肪	较多	很少或无
睑板	较薄、较窄	较厚、较宽
提上睑肌腱膜	不发达，仅分布到睑板上缘和前面	较发达，除分布到睑板上缘和前面外，还有纤维穿过睑板前的肌肉至皮下(重睑线处)
眶隔膜	与提上睑肌筋膜融合位置较低	与提上睑肌腱膜融合位置较高，常在睑板上缘以上
眶脂肪	常脱垂于睑板前	无眶脂肪脱垂于睑板前
内眦赘皮	多伴有	无

(三)重睑形成的重要解剖学因素

目前认为重睑是否形成及重睑的形态、高低与上睑的局部解剖结构，特别与提上睑肌纤维与皮肤的附着情况，及眶隔与提上睑肌的融合位置有密切关系。

1. 提上睑肌与睑板前皮肤的附着情况　提上睑肌自眶尖总腱环发出，在上直肌上方沿眶上壁向前走行，至上眶缘处呈扇形展开为提上睑肌腱膜，提上睑肌腱膜有4个附着点：①大部分纤维附着于整个睑板上缘，并伸展到睑板前面中1/3和下1/3交界处。②在高加索民族有大股垂直、放射形纤细的纤维穿过眼轮匝肌，附着于上睑皮下，睁眼时提上睑肌收缩，附着线以下的皮肤被牵引向上张力增大，而附着线以上皮肤则悬垂向下折成皮肤皱襞，外观上形成重睑(俗称双眼皮)。东方民族却缺乏这样的纤维附着。③提上睑肌的肌鞘附着在上穹窿的结膜。④提上睑肌向眶外侧延伸形成其内外角。前两点与重睑的形成有密切关系。

若提上睑肌部分纤维未能穿过眼轮匝肌附着于上睑皮下，或者提上睑肌力量不足(如上睑下垂患者)，当睁眼时提上睑肌纤维主要牵拉睑板向上，而上睑皮肤不被牵引，则呈单睑外观。

2. 眶隔与提上睑肌腱膜的融合部位　眶隔与提上睑肌腱膜融合部位在睑板上缘上方，这样腱膜前间隔的眶脂肪向下扩展受到限制，不影响提上睑肌腱膜纤维穿过眶隔及眼轮匝肌而附着于上睑皮下，从而形成重睑。反之，眶隔与提上睑肌腱膜的融合部在睑板前面，或接近睑缘，眶脂肪下垂至睑板前从而影响了提上睑肌腱膜与上睑皮下的联系，从而形成单睑。

(四)东方人重睑皱襞形成机制的相关争议

一些学者通过对东方人上睑的深入解剖学研究，认为东、西方人重睑皱襞形成机制可能不尽相同。上睑提肌腱膜纤维穿过眼轮匝肌附着于睑板前方皮肤，肌肉收缩，睑板前方皮肤随之上提，形成重睑皱襞，这一理论适合于高加索人种，不完全适合蒙古人种。他们在对重睑尸体进行组织切片染色检查中未发现提上睑肌有肌纤维分布至上睑皮肤皱褶处。重睑的皱襞的形成可能是由于上睑皮肤、眼轮匝肌在眶部和睑板前部两者间的质地、薄厚差异、及眶隔脂肪的凸起和睑板前组织相对平坦间的差异而形成。

(五)美容术形成重睑的原理

1. 美容性重睑术的原理是根据单睑与重睑的

解剖学特点形成的。

(1)通过手术使提上睑肌腱膜纤维或睑板与上睑重睑线处皮肤粘连固定，在睁眼时，提上睑肌收缩将睑板与粘连线以下的皮肤提起，而粘连线以上的皮肤则松弛下垂并折叠形成皱襞，出现重睑。

(2)切除眼轮匝肌及去除睑板前及眶隔内脂肪，使单睑更接近重睑的解剖学特点。

2. 根据双重睑形成的机制，双重睑成形术的操作要点。

(1)将睑板前眼轮匝肌剪去一些，使睑板前的皮肤能与睑板黏着或靠近。

(2)将上睑皮肤真皮与提上睑肌的腱膜或睑板缝合固定，缝合时采用皮肤-睑板-皮肤或皮肤-腱膜-皮肤的方式。

(3)对于下移至睑板上缘之下或睑板前面的眶隔脂肪，进行适当剪除。

二、适应证与禁忌证

(一)适应证

1. 凡身体健康、精神正常、无心理障碍的求美者，由于睑裂细小、上睑皮肤悬垂于睑缘、睫毛平直，或上睑臃肿的单睑，主动要求手术者。

2. 原为重睑者，由于上睑皮肤、肌肉和眶隔松弛，眶脂下垂，原重睑皱襞下方皮肤松弛，呈多层皱襞，重睑皱襞变浅者。

3. 原本是重睑者，但重睑皱襞窄、浅，睫毛平直，眼睑缺少立体感。

4. 两眼不对称，表现在先天性上睑皱襞一无一有，或两眼皱襞宽窄不一，睑裂大小不一。

5. 轻度上睑内翻倒睫者。

(二)禁忌证

1. 精神不正常或有心理障碍，对自身眼睑条件缺乏认定，而一味追求不切合实际的重睑形态者。

2. 有出血倾向的疾病和高血压病，以及心、肺、肝、肾等重要器官的活动性和进行性疾病的患者，尚未控制的糖尿病和传染性疾病患者。

3. 先天性弱视，内眼或外眼及眼周有急、慢性感染疾病尚未被控制和自愈者。

4. 面瘫睑裂闭合不全者。

5. 各种原因的眼过突，或眼睑退缩者。

6. 家属坚决反对者。

7. 睑下垂者。

三、术前检查和准备

1. 术前应仔细观察睑裂的大小及形状、眼睑是否臃肿，眼睑和眼周皮肤的质地及松弛情况、睑板的宽度、睑缘到眉弓的距离、外上眶缘和眉弓是否过突、泪腺有无脱垂以及有无内眦赘皮。需做术前摄影，以待与术后情况比较。

2. 如有结膜炎、睑缘炎、严重沙眼者，必需治愈后才能手术，眼周有炎症者暂缓手术。术前 1d 滴抗生素眼药水，2/d。

3. 详细了解手术者的年龄、职业、心理状态和对手术的要求。

4. 询问健康情况，对有出血倾向病史的受术者要检查血小板计数和出、凝血时间，对中、老年手术者必要时需测血压和心电图，如有轻度异常，在术前要对症用药。

5. 避开月经期。

6. 妊娠前期(3 个月)和妊娠后期(3 个月)暂缓手术。

7. 术前 7～10d 停服类固醇激素和阿司匹林等抗凝药物。

四、重睑皱襞的设计原则

重睑皱襞线的设计要根据受术者的脸型、睑裂高度、职业、社会环境、化妆习惯及个人要求等原因综合考虑，但可遵循一些基本的设计原则。

1. *重睑皱襞的宽度*　重睑皱襞的宽度取决于睑板的宽度。东方人的上睑板宽度 7～9mm，故重睑皱襞不宜做得太宽，给人以不自然的感觉。一般女性取 6～8mm，男性取 5～6mm。

(1)对于年轻人、皮肤不松弛者，测量时令受术者轻闭双眼，上睑皮肤不可绷紧，取自然状态。这一点很重要，由于上睑皱襞在皮肤绷紧情况下测量，和在自然状态下测量，因皮肤弹性会有 1～2mm 的误差。

(2)对于上睑皮肤松弛者，测量时应将上睑皮肤轻轻抚平，否则在松弛状态下测量，皱襞的宽度会比测量的数据宽的多，术后发生上睑皱襞过高，或上睑皱襞虽不高，但在切口下方的皮肤过于松弛，睫毛不能向前上外翘，重睑不完美。

2. *重睑皱襞的弧度及长度*

(1)皱襞线的内端离内眦角 5mm，睑裂的内中 1/3 交界处为最宽点，外眦部的皱襞线距睑缘还应再宽 1～2mm，即呈广尾形(或称开扇形)，以利于淋巴回流，减少术后水肿。

(2)皱襞线应与上睑缘弧度平行，且与睑缘全长一致。上睑皮肤松弛者，因要切除一条松弛皮肤，故皱襞线在外眦部可略作延伸，一般情况下最好不要超过外眦隐裂(即眶缘)，否则重睑术的瘢痕不能隐没在皱襞中，会在外眦部显露。

3. *重睑皱襞线的形态*　一般分广尾形、新月形、平行形3种类型(图30-7)。在切开法重睑成形术中，广尾形适用于绝大多数单睑手术者。新月形往往设计于埋线法和缝线法术式中，对睑裂细短，有轻度内眦赘皮者，可设计平行形皱襞线，及皱襞线之内端越过赘皮约1mm，位于赘皮上外方，但是皱襞宽度一定不能太宽，一般5～6mm，而且内眦皮肤必定要与睑板内端上缘固定。

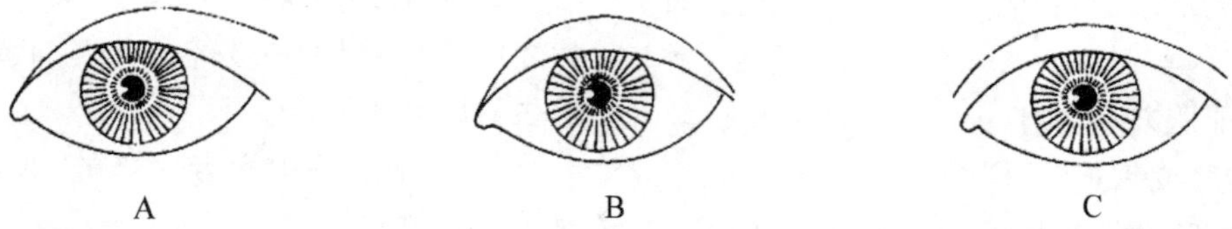

图30-7　重睑成形术皱襞线设计的3种类型

A. 广尾形；B. 新月形；C. 平行形

五、重睑手术操作技术

重睑成形术的手术方法有数十种，但归纳起来可分为3类：切开睑板固定法、缝线法和埋线法。

(一)切开睑板固定法

优点：能调节和改变上睑各层次的组织结构，可以解决眼睑存在的许多复杂问题，如上睑皮肤松弛、睫毛内翻、上睑臃肿、眶脂下垂、眶隔松弛、泪腺脱垂、外上眶缘隆突等；形成后的重睑稳固而又持久、皱襞深、富有立体感。

缺点：需要熟悉眼睑解剖，施术者要有整形外科手术操作的基础，一旦出现不良的手术效果和并发症，很难做到尽善尽美的矫正；手术后切口线的瘢痕3～6个月内比较明显，随着时间的推延而逐渐消退；上睑肿胀时间较长。

1. *手术设计*　标画切口线，用亚甲蓝或甲紫根据重睑皱襞设计原则画出切口线标志。

一般年轻人的单睑手术者不需要切除一条上睑皮肤，只有在以下4种情况下才需要切除：①上睑皮肤松弛，悬垂于上睑缘前，睫毛平直；②典型的蒙古人种上睑，俗称肿泡眼；③上睑板窄6～7mm，而受术者要求重睑皱襞略宽些；④眉弓隆突，眉毛下垂，眼眶陷者。

对年轻人的上睑，如果需要去除皮肤，一般都在2～3mm。测量方法：令受术者取坐位，将一根回形针适当弯曲后，内折第一条切口线皮肤到睑板上缘水平，见皱襞上方的皮肤悬垂于回形针前面，将悬垂的皮肤在皱襞水平做一标记，一般在标记线下2mm，与第一条切口线平行，画出第二条线，然后夹持两条标记线之间的皮肤，以睫毛略有翘动为度(图30-8)。如此反复测试，精确确定切除上睑皮肤的量。对于上睑松弛的老年患者，在下一节会详细介绍。

2. *麻醉*　手术在1%利多卡因加适量肾上腺素局部浸润麻醉下进行。

注意事项：局部麻醉药液不宜过多和注射过深，一般做切口线全长肌下注射1.5～2.0ml。如注射过多过深，会导致上睑提肌被麻醉而出现一过性睑下垂，影响术中对两眼上睑皱襞宽度和弧度的对比观察。

3. *切口*　用11号尖刀片沿重睑线切开皮肤。如需行皮肤切除者则同时切开第二条切口线。

注意事项：除需切除一条上睑全长松弛皮肤者外，一般切口都不需要切到内眦尽头，因为内眦容易生长瘢痕，内眦部的眼轮匝肌可以通过皮下隧道剪除。

4. *分离*　提起切口线下方皮肤，在肌肉和皮下组织之间分离，两侧达内、外眦，下方之睑板上缘2mm左右位置。

注意事项：①皮肤不能分离过于菲薄，更不能将皮肤洞穿，否则由于皱襞下方皮肤收缩，会影响皱襞宽度；②分离达睑缘时注意勿损伤睑缘部的毛囊和睫毛肌，如损伤会导致睫毛脱落和生长错乱，一般要离开睑缘1～2mm；③眼睑血供丰富，以压迫和血管钳钳夹或电凝进行止血，除有较大的动脉性出血，一般不用结扎，以免线头引起肉芽增生。

5. *修剪眼轮匝肌和睑板前组织*　将分离好的切口下方皮肤向下翻转，暴露睑板前眼轮匝肌，剪

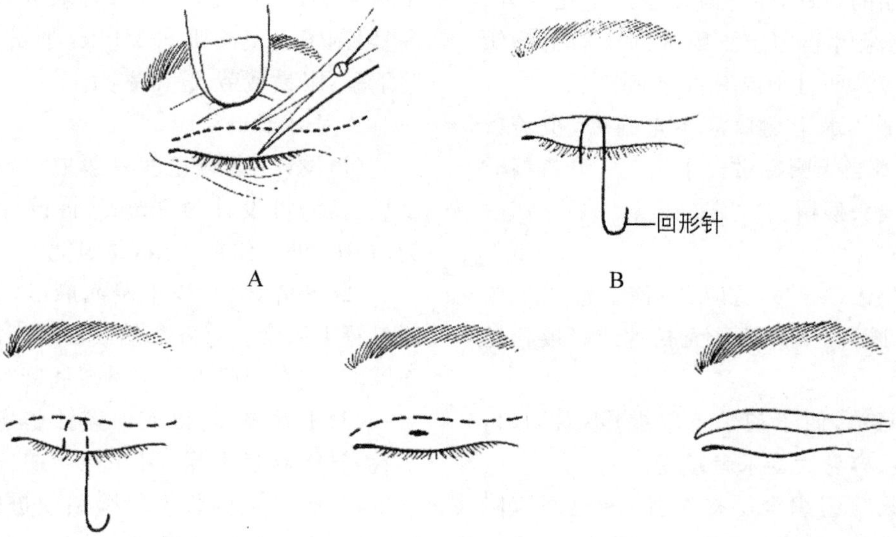

图 30-8　测量上睑皮肤切除的宽度

A. 画重睑皱襞线；B. 用回形针内折第一条切口线；C. 将第一条切口线内折达睑板上缘水平；D. 将悬垂的皮肤在皱襞线水平做一标记；E. 在标记线下 2mm，与第一条切口线平行，画出第二条线

除一条睑板前眼轮匝肌。

注意事项：①避免肌肉在过度提起状态下剪除，以致误伤提上睑肌腱膜，引起术后睑下垂；②修剪后睑板上应留有薄薄一层结缔组织，因为睑板一旦裸露，会使皮肤与睑板固定缝合时有困难，而且睑板前方皮肤与裸露的睑板贴合，虽然形成的重睑皱襞比较深而稳固，但有矫揉造作之感。

6. 切取眶脂　去除眼轮匝肌后即暴露眶隔，如眶脂肪饱满则行眶脂肪切除。一般轻压眼球于眶脂最突出部，剪开一 0.3～0.5cm 的眶隔切口，上眼睑有内、中两个脂肪球，剪开脂肪球包膜，轻压眼球，黄色晶莹的脂肪会自动疝出。用血管钳夹住疝出的眶脂肪，切除眶脂肪后止血。眶隔不需缝合。

注意事项：①打开和修剪眶隔时，注意避免提上睑肌腱膜损伤；②眶脂不宜做过分提拉，疝出多少，剪除多少，不能过多切除，以免上睑凹陷；③眶隔创面应隐藏于眼轮匝肌下，以免皮肤和眶隔粘连而形成皱褶和张眼时有牵拉感；④去除外侧脂肪时，需仔细与脱垂的泪腺鉴别，避免泪腺损伤。

7. 切口缝合　以上操作完毕，用压迫或电凝仔细止血，然后缝合，缝合方法有两种。

(1)第一种方法：用 5-0 丝线或 6-0 尼龙线在上睑中、内 1/3 交界处，即睑裂最宽处缝合第一针，缝针先穿过睑缘侧皮肤，然后扣住睑板上缘下 1mm 处的上睑提肌腱膜，缝针再从另一侧创缘上穿出皮肤。调节皱襞宽度及睫毛上翘情况均较适宜后，可按睑板上缘的弧度逐次如第一针一样缝合，一般缝合 5～6 针。

(2)第二种皮肤缝合方法：与第一种相同，只是皮缘的真皮与睑板上缘下 1mm 处的腱膜固定，一般也是缝 5～6 针，采用的是 6-0 可吸收缝线。表皮可用 7-0 尼龙线间断或连续缝合。

注意事项：

(1)扣着腱膜的高度之所以要在睑板上缘下 1mm，是因为睑板上缘为 Müller 肌的附着部位，具有丰富的血管网，缝合时一旦穿破血管，血肿进入 Müller 肌内，会引起暂时性睑下垂，一般持续几周到 3 个月才能恢复。

(2)扣着腱膜的宽度约 1mm，扣除过宽，术后淋巴回流障碍，水肿明显，消退迟缓。

(3)缝合时带的皮肤越少越好，这样术后上睑皱襞瘢痕纤细不明显。

(4)缝针扣着腱膜的高度略高于皱襞宽度 1～2mm，睫毛可以上翘，但不会外翻，这样更能增添眼部的美感。

(5)应明确重睑皱襞的宽度，不在于手术前设计的睑板前皮肤的宽度，而关键在于扣着上睑提肌腱膜的高度。

(6)外眦末端的一针，除外眦皮肤严重松弛外，一般不与眶外侧缘骨膜固定。因为固定后上睑皱襞线条生硬不自然，而且上睑有沉重感。

8. 术后处理　术毕切口涂少量眼膏，覆盖敷料，加压24h，手术当天嘱冷敷。术后5～6d拆线时要仔细，不能有线头残留。

(二)缝线法

1. 适应证和优缺点　适应证：该法适用于睑裂大、眼睑薄、无臃肿、上睑皮肤无松弛或轻度松弛而无内眦赘皮者。

优点：操作简单，便于初学者掌握；不做切口，术后无明显瘢痕，容易为受术者接受。

缺点：由于眼睑组织全层被结扎，淋巴回流障碍，故术后水肿明显，不过一旦拆线，水肿会很快消退。手术不能切除松弛的上睑皮肤和眶脂，因而对"肿眼泡"者不适用。适应证范围小。

2. 原理　此方法形成的重睑是依靠组织对缝线的反应，在睑板上缘上睑提肌腱膜与皮肤之间形成由内上到外下的斜向纤维粘连，但形成的纤维往往是多少不一。

少者一旦瘢痕松解，皱襞即变浅或消失；多者常致皱襞过高，难以改低，如果贯通结扎的位置过高，限制了上提睑肌和Müller肌的活动度，可导致睑下垂，眼易疲劳，睁眼费力。

3. 手术操作

(1)设计：皱襞宽度一般取8mm，若皮肤有轻度松弛者，可设计为9mm。将设计的皱襞线等分为内、中、外3组或4组，每组宽3～4mm。

(2)麻醉：眼睑皮下浸润麻醉，1%利多卡因加适量肾上腺素。穹窿部结膜面可应用1%丁卡因表面麻醉，或在结膜下做少量浸润麻醉。

(3)手术操作：以亚甲蓝针刺各设计点。翻开上睑，暴露睑板上缘，用6 * 14的三角双针穿1号丝线，一根针从睑板上缘睑结膜进针，通过眼睑组织全层，由皱襞皮肤标记点出针。另一根针自同一组的另一点的睑板上缘黏膜面进针，同样通过眼睑全层，从相应的皮肤点出针。如此形成一个"U"形褥式缝合，当第三或第四针褥式缝合完毕，为了促进粘连牢固，将每组缝线如拉锯样抽动十余次，以增加创伤，为防止缝线勒破皮肤，嵌入皮下，可在打结前镶入一根棉条或橡皮条，这样有利于拆线方便。术后7d拆线(图30-9)。

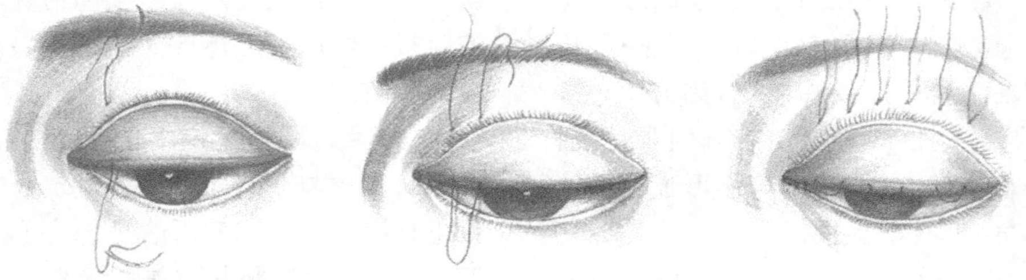

图30-9　缝线法手术示意

A. 缝线法第一针缝线穿行；B. 第一对褥式缝线；C. 共行三组或四组褥式缝线

(三)埋线法

1. 适应证和优缺点

(1)适应证：该法适用于睑裂大、眼睑薄、无臃肿、眼睑皮肤无松弛而张力正常、无内眦赘皮的年轻人。

(2)优点：操作简单，易于掌握；创伤小，结扎线固定于上睑真皮和睑板前或睑板上缘上睑提肌腱膜间，皱襞外形自然；无切口，术后组织反应小，不影响工作，易于被受术者接受。一旦失败尚可用原法或改用切开法弥补修整，不留后遗症。

(3)缺点：上睑皱襞容易变浅、变窄；如病例选择不当，或技巧掌握不好，上睑皱襞容易消失；线结容易松脱，导致手术失败；线结埋入过浅，易外露或形成小囊肿；病例选择范围较切开法狭窄。

如果上睑轻度臃肿，受术者坚决要求埋线法术式，则可以先在上睑皱襞外1/3处做小切口，去除眶脂。

2. 埋线法原理　是利用缝线将提上睑肌腱膜或睑板与皮下组织结扎粘连固定而形成重睑。

3. 手术技术与步骤　埋线重睑法方法繁多，有一针法、三针法、四针法等间断埋线法及连续编织法等，但原理基本相同。在众多埋线方法中进行选择时，除应考虑重睑必须持久外，留在菲薄的上睑组织中的缝线异物反应越少越好。现仅例举两种。

(1)连续埋线法

①定点画线。基本原则与切开法相似，一般皱襞高度定在 7～8mm。最高点定在睑裂正中线之外 2mm 处。内侧点起自内眦角上方，外侧点定在外眦角上方 3～4mm 处。根据此三点位置画出一条自然的弧线。

②用尖刀在画线处做 4～5 个长约 2mm 皮肤小切口。

③用 7-0 尼龙线做返回式褥式缝线。首先从外侧点皮肤切口进针，缝线稍挂睑板，再从第二个皮肤切口出针。依次缝针穿出内侧点后，再从原点进针返回至外侧点出针。最后将线结打在皮肤切口下，皮肤小切口只做对合不必缝合(图 30-10)。

(2)间断埋线法：

手术操作：

①将欲做睑皱襞处画 A-B、C-D 及 E-F6 个点。

②与连续埋线法相同，只是埋线间断进行。即：缝针从 A 皮肤穿入，挂经睑板再从 B 穿出。又从 B 穿入，经皮下再从 A 穿出。依次完成 C-D 及 E-F 的缝线。缝线打结同上(图 30-11)。

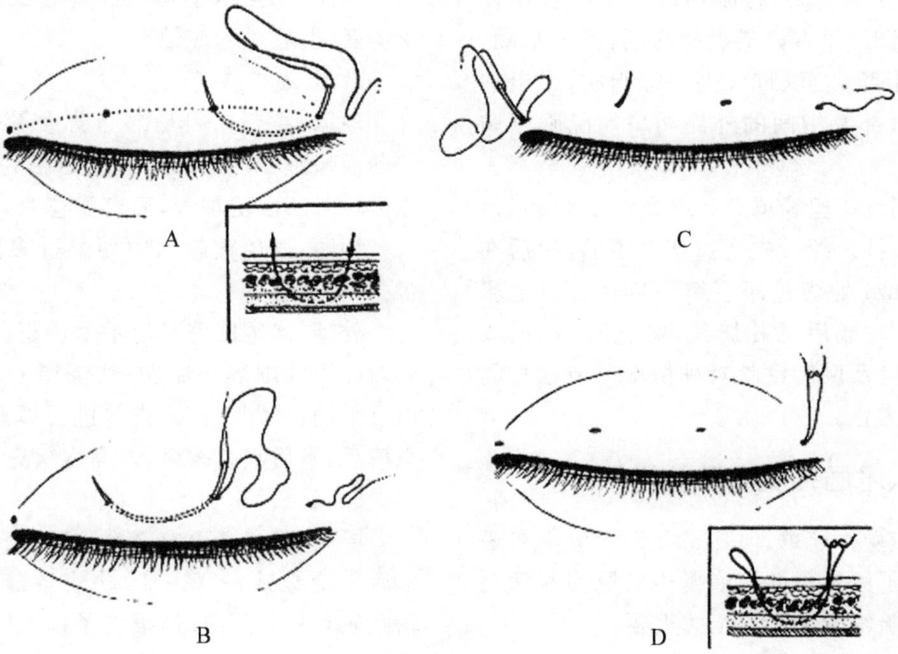

图 30-10　连续埋线法示意

A、B. 从一侧进针；C. 原针眼返回；D. 原点结扎

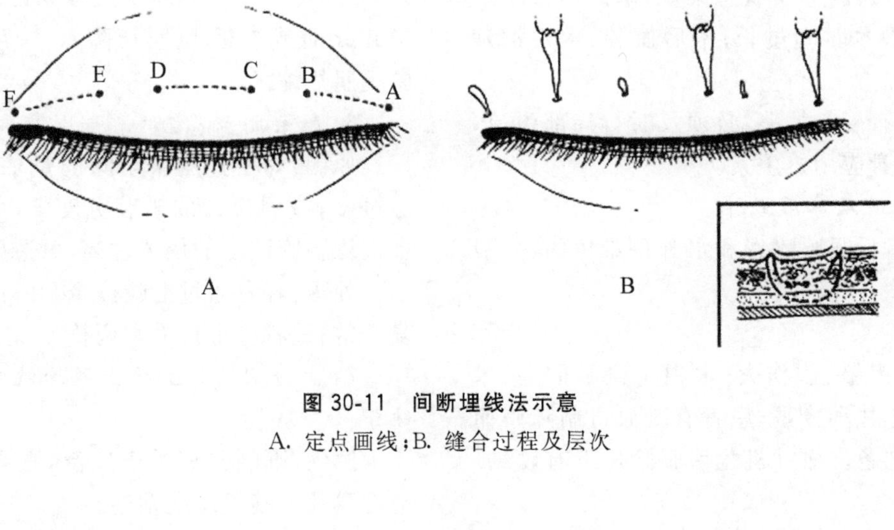

图 30-11　间断埋线法示意

A. 定点画线；B. 缝合过程及层次

(四)小切口切开法

小切口切开法具有切开法和埋线法的双重优点,即双重睑形成可靠而持久,且术后反应较轻,瘢痕不明显。亦被很多整形医师和患者选择。

1. 适应证　上睑较饱满、皮肤不松弛者。

2. 手术技术与步骤

(1)切口线设计及麻醉同切开法重睑术。

(2)做小切口:在设计线的近内眦、外眦及中间两点各做1条3mm长的小切口。

(3)剪除部分眼轮匝肌:用有齿镊提起切口周围的眼轮匝肌,并予以剪除。

(4)切除部分眶脂肪:将眼球向后上方轻压使眶隔突出于切口下,用有齿镊提起眶隔,剪开眶隔。轻压眼球使眶脂肪突至切口,提起眶脂肪,予以剪除。一般在内眦部及中间的外侧切口切除眶脂肪即可。

(5)缝合:用5-0丝线或7-0尼龙线缝合切口,每个切口缝合1针。缝针先通过切口下唇,然后在切口上方1～2mm处横过深层组织再从切口上唇皮肤出针。4针完成后结扎缝线,结扎时,根据双重睑的弧度、高度及两侧重睑对称情况调节结扎的松紧,直到满意为止。

六、术后并发症及防治

重睑术虽然操作简单,但却是并发症发生率最高的手术之一,了解各种并发症发生的原因并学会正确处理,对重睑术术者来说至关重要。

(一)切开法重睑术并发症

1. 感染　总的来说,由于眼睑血供丰富,抗感染力强,感染是比较少见的。

原因:受术者有严重的沙眼、结膜炎、睑缘炎,以及术区周围有疖肿等皮肤感染灶;术区消毒不严密;手术粗暴、手术时间过长;术后血肿、术后护理不当等。

处理:一旦有感染征兆,必须及时行局部引流,尽早拆线,并全身应用抗生素。

2. 水肿、血肿及球后血肿

(1)水肿:术后眼睑瘀青和水肿是难免的,一般1周即消退。

(2)血肿

原因:手术粗暴、创伤大;术中止血不彻底、术后未注意加压包扎和冷敷;患者有凝血机制障碍而术前未做充分准备。血肿机化后眼睑皮下有硬结,影响手术效果。

预防:预防为主,术中严格止血,轻柔操作。

(3)球后出血

原因:切除眶脂肪时未能彻底止血,术后残端退缩至眶内而致眶内出血,严重者可致失明。

预防及处理:术中切除眶脂肪要止血。一旦发生,处理困难。可采取常规止血措施,应用高渗药等降低眶压。若症状加重者,应拆除缝线,引出积血。

3. 眼睑瘢痕

原因:不良的切割技术和粗糙的缝合都会造成明显瘢痕。

预防:加强术中切割和缝合技术;瘢痕体质的求美者,美容手术应慎重。

4. 上睑凹陷

原因:主要原因是眶脂肪大量被切除,上睑皮肤薄而呈眶凹。凹陷最明显处在上睑沟中央部,眼球上转时凹陷更加深,面容显苍老。

预防:避免重睑术中切除过多眶隔脂肪,疝出多少,切除多少。

处理:严重凹陷者可手术矫正。可取自体同侧或对侧眼睑眶隔内脂肪,切成脂肪颗粒进行充填,也可采用自体脂肪、真皮等进行填充。但游离组织充填后,术后吸收较多,常需多次充填。

5. 睑下垂

原因:①患者原有轻度睑下垂,术前检查疏忽,术后重睑皱襞一宽一窄,缺陷显露;②术中在去眼轮匝肌和打开眶隔时,损伤了提上睑肌腱膜。或是腱膜与眶隔有广泛粘连。

处理:轻度下垂可试将眶隔和腱膜粘连松解,如无效,按外伤性睑下垂处理。术后早期发现,可打开切口找到提上睑肌断端进行缝合固定;晚期发现,于术后3～6个月做睑板切除术或睑板-结膜-Müller肌或睑板-腱膜切除术;中度下垂者可做上睑提肌短缩术。

6. 睑裂闭合不全

原因:对松弛皮肤切除的量估计错误,皮肤切除过多;或因设计的皱襞宽度低,而皮肤切口与睑板上缘腱膜固定的位置过高,可造成上睑外翻。

处理:轻者通过上睑按摩和时间推移会逐步恢复正常;重者应重行手术调整。

7. 上睑回缩和上睑出现除皱襞线外的不规整皱褶

原因:眶隔分离过于广泛,眶隔被修剪的创面与腱膜及皱襞线皮肤粘连。

预防：在修剪松弛下垂的眶隔时，应保留眶隔的后唇，将其创面置于眼轮匝肌的覆盖下。

8. 角膜损伤及眼球贯通伤

原因：术者操作失误，可致眼球贯通伤，亦可因视网膜血管栓塞，造成球后血肿而引起术后失明，是十分严重且十分罕见的并发症。

9. 上睑皱襞消失或变浅

原因：①如在拆线后即刻出现此类情况，大多是由于操作时误将睑下垂认为正常上睑而行重睑术；②如数周或数月后消失或变浅，尤其在内、外眦部。是因为睑板前脂肪和筋膜组织未去除或修剪不足，睑板前皮肤和睑板间未能牢固贴附黏着；③也可能是皱襞线皮肤未能与上睑提肌腱膜扣着固定，而是扣着了眼轮匝肌或低垂的眶隔。

处理：对于术前即为睑下垂的患者可行睑下垂矫正术。对于睑板前组织修剪不足者，可再次行重睑术，去除残留的睑板前组织，重新固定皮肤与提上睑肌腱膜。

10. 重睑皱襞过高

原因：①重睑线设计高度过高；②缝合固定腱膜的高度不是在睑板上缘而是完全在腱膜上；③眶隔修剪过多，眶隔与腱膜及皮肤粘连。因此除重睑皱襞过高，上睑外形不自然且怪异外，还表现为睁眼费力，并呈轻度上睑下垂。

处理：手术矫正。①沿应按正常皱襞宽度取6～7mm，切开皮肤，视情况可切除新切口与原切口间的皮肤及瘢痕组织；②将原皱襞处皮肤、眼轮匝肌、眶隔及上睑提肌腱膜间的组织粘连彻底松解，直至睁眼时皮肤皱襞消失为止，尤其要松解眶隔和腱膜间的粘连、嘱睁眼平视时，上睑缘可上提达正常位置；③打开眶隔，松解出眶脂，以其下缘可抵达皮肤切口为度；④用 6-0 可吸收线穿经切口下缘真皮，与从眶隔后缘分离下来的腱膜断端和脂肪下缘，间断缝合 3～4 针，然后间断缝合皮肤。

利用脂肪组织形成位于上睑提肌与眼轮匝肌及皮肤之间的隔膜，加以阻断粘连，以稳定疗效。如在第一次重睑术时做过眶隔脂肪切除，只能取自体筋膜或真皮或脂肪做隔膜，但往往由于移植物的纤维化而难获得理想的上睑外形。

11. 皱襞过窄

原因：由于皱襞线设计过窄或切口皮肤与腱膜固定位置过低，或因上睑松弛皮肤未切除，悬垂于皱襞线前下方。

处理：手术矫正。矫正手术可切除上睑松弛皮肤，将切口皮肤固定到睑板上缘。

12. 皱襞宽度两眼不对称

原因：与皱襞的画线设计、切割技术、固定睑板的高度有关。但由于手术创伤、血肿、术后水肿等情况，在近期也能出现两眼重睑皱襞不对称。

处理：不要急于矫正，一般术后 3～6 个月排除一切不稳定因素后，才可考虑第二次手术。

(二)缝线法术后并发症及处理

1. 水肿　术后水肿明显，一旦拆线，水肿很快消退。

2. 感染　多为线头感染，一旦发现，应尽早拆线。

3. 上睑皱襞变浅或消失　因缝线黏合点的瘢痕松解所致，可用同法或切开睑板固定法再次做重睑成形术。

4. 皱襞高低不平　由于几组缝线结扎力量不均匀所致，或缝线的结点和皮肤相应点不在同一平面，或同组的两个结膜针刺点不在同一平面所引起。

5. 上睑皱襞过高　因上睑皱襞宽度测量时的错误或睑板上缘结膜的穿针点过高所致，如早期发现，应尽早松解，用切开法重行重睑术。如粘连已很牢固，则按切开睑板固定法中上睑皱襞过高的并发症处理。

(三)埋线法术后并发症及处理

1. 重睑线变浅或消失　为较常见并发症。可因缝线未能确实扣着睑板前腱膜；埋入缝线的线结过紧，"割断"已挂住的腱膜；线结松脱或缝线断裂等原因。可用同法或其他方法再次做重睑术，一般不留后遗症。

2. 皮下囊肿　多为线结埋入过浅；结扎时将上皮组织嵌入皮下形成表皮囊肿；或线结周围感染等原因所致。可去除线结，有感染者，尽早切开排脓。

3. 角膜损伤　操作不熟练，容易擦伤角膜。

4. 血肿　操作不熟练、粗暴，尤其在内眦部容易刺破内眦血管丛引起皮下血肿。需立即压迫，嘱术后冷敷，3d 后改为热敷。

第三节　内眦赘皮矫正术

一、概　述

内眦赘皮是内眦部垂直向的皮肤皱襞，将内眦角遮盖。赘皮的存在遮掩了内眦的正常外形甚至部分视野，病人的内眦间距明显加宽，即内眦间距大于两瞳孔间距的一半，或内眦角在鼻正中线到瞳孔中心连线中点的外侧，往往显现鼻梁宽阔，有损容貌。19 世纪和 20 世纪初都认为内眦赘皮是内眦部皮肤过多所致，曾有人仅将内赘部梭形和箭头样皮肤切除，结果疗效不佳，不久局部又形成瘢痕，赘皮复发。目前一般认为内眦赘皮是内眦部皮肤垂直方向缩短紧张所致，所以问题的症结在于组织的重新排列，而不在于切除赘皮本身，合理的矫正手术是用皮瓣转位来加大垂直方向皮肤长度，缓解垂直方向的张力，这是内眦赘皮外科治疗方法上的一个突破。

二、内眦赘皮的分类

内眦赘皮的分类分为先天性和后天性两种，临床以先天性多见。

(一)先天性内眦赘皮

先天性内眦赘皮是一种常见病，多为双侧性，具有人种特点，是蒙古人种的种族特征，属显性遗传。赘皮常伴有典型的蒙古人种型上睑，上睑臃肿，无上睑皱襞，上睑皮肤悬垂于眼睑边缘的前方，遮盖睑缘 0.5～1mm，眼平视时睫毛下垂，睑缘与眉弓间距离远。Uchida 统计日本成年人赘皮发生率为 60%，马来西亚华人为 50%，以小儿较多见，随着年龄增长和鼻部发育，内眦赘皮逐渐减轻，至 10 岁左右渐稳定，一般无需治疗。只有在青春期仍留有明显内眦赘皮者，而且影响了容貌外观、患者有治疗要求时，才需手术矫正。

先天性内眦赘皮的分型可分为 4 型：①睑型赘皮：起自上睑，经过内眦到下睑，与鼻颊皱襞融合一起。②睑板型赘皮：起自上睑皱襞，至内眦部消失。③眉形赘皮：起自眉弓部，向下延伸至泪囊皮肤。④倒向型赘皮：起自下睑，经过内眦向上延伸到上睑。

倒向型内眦赘皮常合并睑下垂，它不会随着鼻梁发育而消失，所以在矫治睑下垂前，必须先矫正此型赘皮。这种睑下垂的原因，部分是因为上睑提肌发育不全，部分是因为睑裂缩小，与倒向型赘皮的机械牵引所致。如果不解除这种拉力，单纯行睑下垂矫正术则很难成功。

(二)后天性内眦赘皮

后天性内眦赘皮多由于各种外伤所致，形成粗大条索状或蹼状瘢痕，也可由局部感染所致。

三、内眦赘皮的手术治疗

(一)手术时机

1～3 型内眦赘皮常常单独存在，幼年较显著，随鼻梁发育渐减轻或消失，因此手术一般在青春期后(12－14 岁)进行。程度比较轻，外貌影响不大者，可不考虑手术。对于合并睑下垂的倒向型内眦赘皮，可提前在 2 岁后进行内资赘皮矫正，5 岁左右行睑下垂矫正。

(二)麻醉与体位

患者取仰卧位，成年人多可用局部麻醉，儿童因配合程度较差，多全身麻醉或基础麻醉加局部麻醉。

(三)手术方法与步骤

1.“Z”成形术　适用于轻度内眦赘皮，缺点是“Z”改形术后有斜形瘢痕通过内眦部，由于瘢痕挛缩，可能产生新的由手术引起的外伤性内眦赘皮。

手术步骤：用亚甲蓝标记内眦赘皮的纵轴线，在线两端各设计一方向相反呈 60°的三角瓣。麻醉后，沿标记切开皮肤及皮下组织，并进行剥离。分离完成后，两个皮瓣互相换位，用 5-0 丝线缝合。术后加压包扎 24h，口服抗生素，术后 7d 拆线(图 30-12)。

2.“V-Y”成形术　适用于较严重的内眦赘皮及内眦间距增宽者。

手术步骤：在内眦部做“Y”形切口，“Y”的两臂与上下睑缘平行，“Y”长轴在内眦角平面，向鼻侧延伸，其长度依赘皮程度而定(“Y”形两短臂应超过赘皮纵形皱褶线)。切开后皮下分离。将“Y”形切口缝成“V”形，可行皮下缝合以减少皮肤张力。术后加压包扎 24h，口服抗生素，术后 7d 拆线(图 30-13)。

3. 双“Z”成形术　适用于较严重的内眦赘皮，也可矫正倒向型内眦赘皮。

手术步骤：沿内眦赘皮皱襞切开皮肤及皮下组

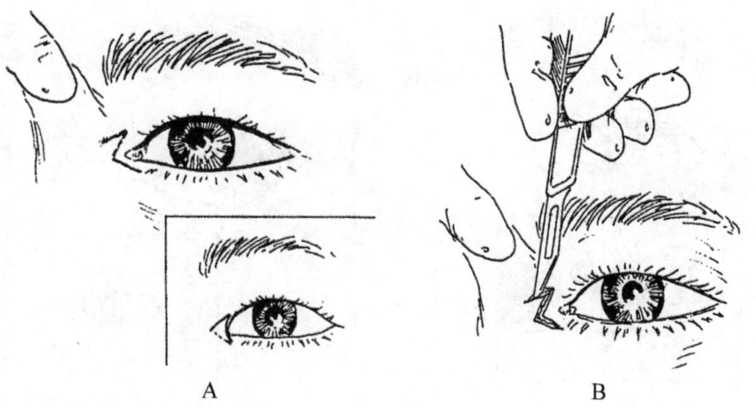

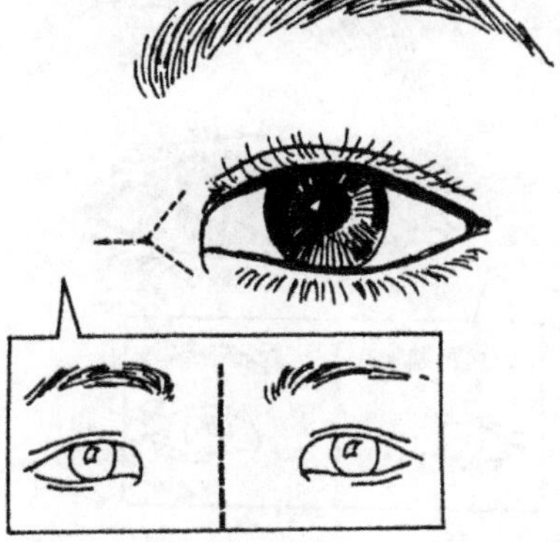

图 30-12　"Z"成形术

A. 以赘皮皱襞的游离缘为轴，将局部皮肤向鼻侧牵拉，显露出内眦角后，标出两臂，切口呈"Z"形（亦可于内眦区切除"V"形皮肤）；B. 按"Z"形切口切开皮肤，分离出两上三角皮瓣

图 30-13　"V-Y"成形术

织，在内眦角处向内向上、向下做垂直上下睑缘的切口，长度为 1/2 皱襞。在皱襞切口上、下端各做一斜向上、下睑的切口，其长度亦为 1/2 皱襞。所形成的双"Z"皮瓣，分离后转位缝合。术后加压包扎 24h，口服抗生素，术后 7d 拆线（图 30-14）。

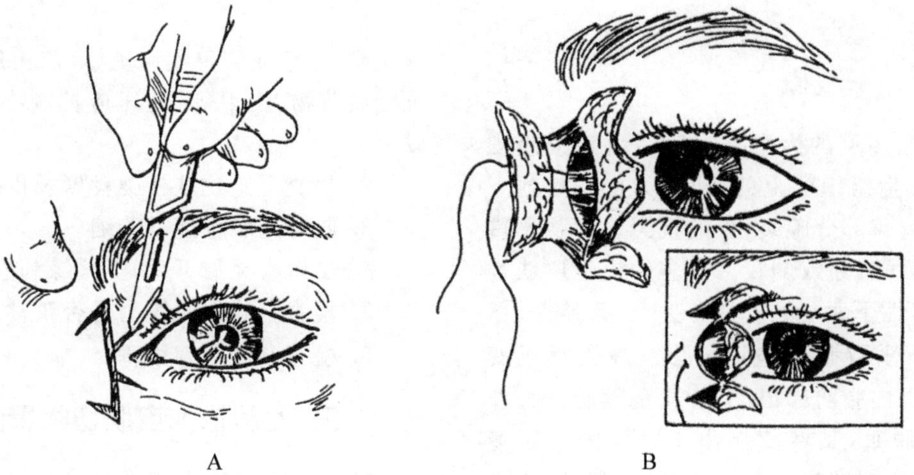

图 30-14　双"Z"成形术

A. 在内眦部设计两个相对连接的"Z"形切口，切开皮肤做皮下分离；B. 暴露内眦韧带，用缝线将其向内牵拉后，经皮肤穿出，垫纱布卷结扎固定

4. 墨氏内眦赘皮矫正术　适用于严重的内眦赘皮。对于有明显内眦间距增宽和睑下垂及小睑裂综合征者，此法可为当前效果最好的方法之一。其缺点是手术后内眦部瘢痕较明显，但大多数于 1 年后趋向不明显。

手术步骤：原位注视时，瞳孔中央与鼻梁中线连线的中点为设计的内眦所在部位 P 点。将内眦赘皮皮肤拉向鼻侧，使赘皮消失，以内眦角为 P′点。连接 P-P′，在此连线中点 O，向上下睑各做一 60°的直线，其长度短于 P-P′连线 2mm；于此二直线末端向鼻梁各做一 45°的直线，长度也短于 P-P′线 2mm，然后从内眦角距睑缘 3mm 向上下睑做短于 P-P′线 2mm 的弧线。沿标记线切开皮肤深达眼轮匝肌，游离皮瓣。将 4 块组织瓣适当修剪，互换位置，先将 P、P′点缝合，余做间断缝合。对于伴有睑下垂的先天性小眼症患者，应先行内眦韧带缩短和墨氏内眦赘皮矫正术以及外眦成形术，增大睑裂横径。2～6 个月后，再行上睑下垂矫正术，以增大睑裂高度。术后加压包扎 24h，口服抗生素，术后 7d 换药（图 30-15）。

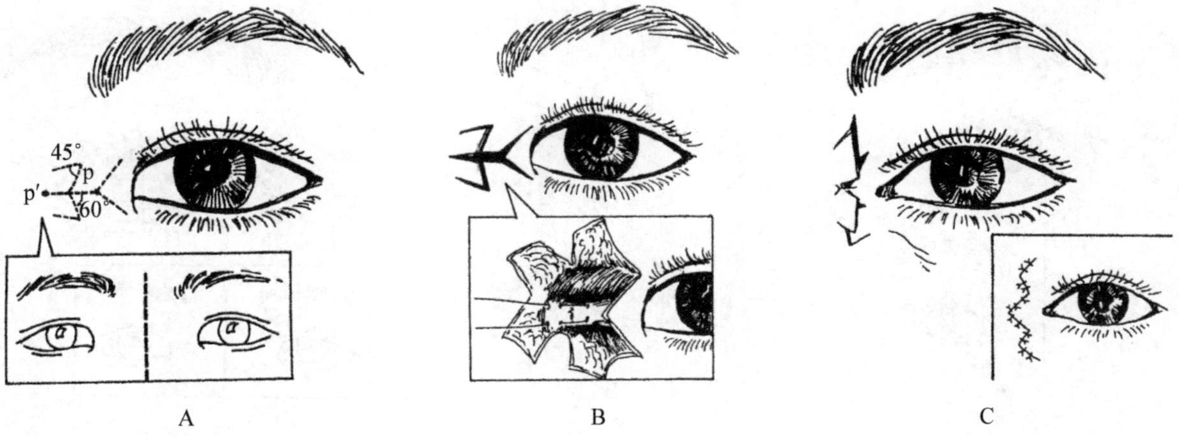

图 30-15 墨氏内眦赘皮矫正术

A. 分别标出内眦角位置 p 点及新内眦角位置 p′,连接 pp′,pp′线中点两侧做两斜形切口,并与 pp′线内侧成 60°,其长度短于 pp′2mm 在切口末端各做与之成 45°的切口长度与之相等,在 p′点沿上下睑缘各做等长的切口;B. 切开皮肤后,仔细剥离,暴露内眦韧带,用不锈钢丝向内拉紧后固定于鼻骨上钻出的小孔中;C. 将形成的四块皮肤组织瓣做修剪,互易位置,间断缝合

第四节 上睑松弛

一、概 述

上睑松弛最多见的为中、老年者,由于眼睑皮肤增龄老化,发生组织学上的变化,如皮肤松弛下垂,超过睑缘,遮盖部分睑裂,影响视野。松弛严重者睑缘被推移内翻,导致倒睫。过多的松弛皮肤堆积,上睑呈重力性下垂,眼睑皮肤变薄,无弹性,出现皱褶,外眦下垂致睑裂呈三角形。眼轮匝肌变薄,眶隔松弛,眶内脂肪膨出,上睑显现臃肿。另外亦常伴有泪腺脱垂,某些病例由于眶隔内脂肪萎缩,上睑沟和眉下区凹陷。也可因为外侧脂肪垫未萎缩退化,覆盖于外侧眶缘上,于上睑外眦部形成檐盖状膨隆。眶周组织也因老化而眉下垂,外眦出现鱼尾纹和鸡爪纹。眼睑皮肤松弛,下垂和臃肿,可由多种原因引起,也可发生于任何年龄。如局部变态反应、月经周期的影响、遗传因素、饮酒过度、过多或过少的睡眠,以及甲状腺、心脏、肾疾病等,均可引起眼睑皮肤松弛,但其往往不稳定且为非进行性。中、老年者上睑松弛的矫正不仅能够改善眼部外形、减轻老态,尚有拓宽视野、矫正倒睫等治疗意义。

二、术前准备

1. 术前需了解患者的一般情况,有无高血压、糖尿病、心脑血管等疾病史,术前 1 周禁用扩血管、抗凝血药物、激素等,血压应控制在 150/98mmHg 以下。

2. 检查上睑皮肤松弛程度及皮肤弹性。

3. 脂肪是脱垂还是萎缩。

4. 了解有无眉下垂,上睑缘和眉毛间的距离。

5. 检查上睑提肌肌力是否正常。

6. 检查有无泪腺脱垂。

三、上睑松弛皮肤切除量的测定

这是上睑整形术成败的关键之一。首先要标出皱襞线的高度。因为老年人皮肤弹性差,所以在测皱襞宽度时必须将上睑皮肤略提紧。如不做重睑术,皱襞宽度取 7～8mm;若需做重睑术,取 6～7mm,因为中、年老者重睑需自然。测定皮肤松弛的方法:第一标志线标记:以亚甲蓝标记皱襞线,皱襞线内端起自内眦,最高点位于上睑内中 1/3 交界处,然后平行于睑缘,达外眦部时应略斜向颞上方,顺鱼尾纹方向,根据皮肤松弛情况,比年轻人需去皮者略做延长,但不能超过眶外侧缘 5mm 或眉梢,此线即为一波浪形曲线(图 30-15,图 30-16);第二标志线标记有两种方法:①用无齿镊夹持皱襞线上方上睑皮肤,以睫毛略有挑动为度,画出第二条标志线,此线方向与第一条线一致,外眦部呈弧形(图

30-17，图 30-18）；②设计第一条皱襞线后，局部麻醉下按标志线切开皮肤，锐性分离切口线下方皮肤达睑缘，剪除睑板前眼轮匝肌，修剪部分睑板前筋膜，暴露睑板的上下缘。眶隔松弛、眶脂肪脱垂者，可切除眶脂脱垂部分，不做过度提切，修剪松弛的眶隔。然后令受术者睁眼平视，将切口上方眼睑皮肤轻轻抚平，以自然状态覆于切口上，由此可以显示出上睑皮肤多余的量。

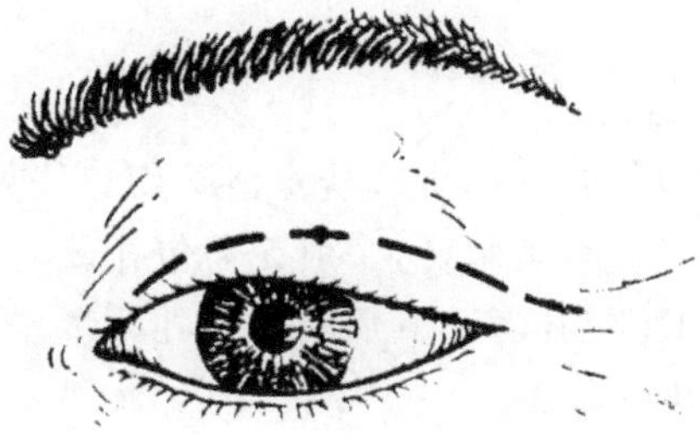

图 30-16　第一标志线标记

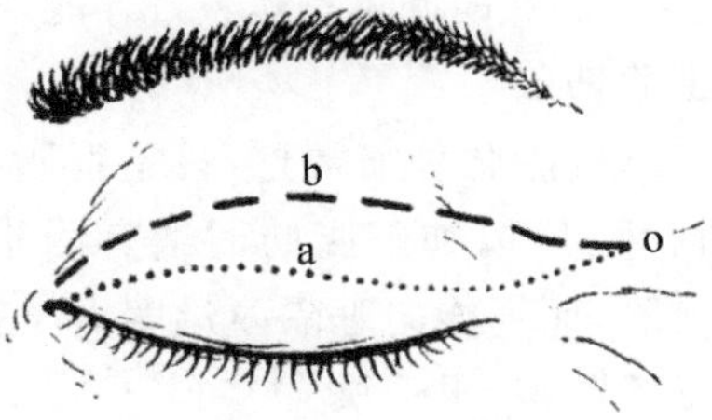

图 30-17　第二标志线标记

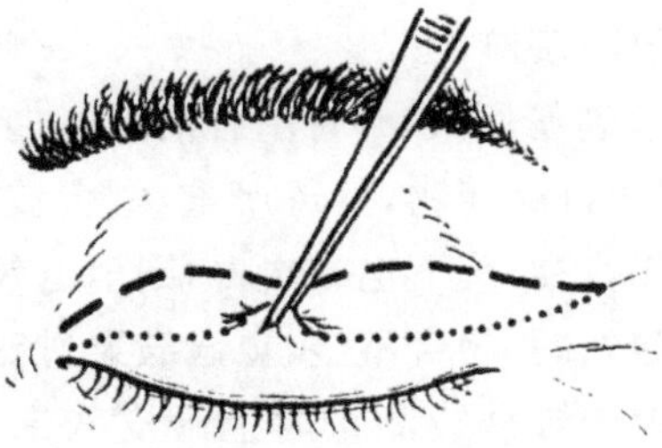

图 30-18　切开前第二标志线标记法

四、手术方法

单纯的上睑皮肤松弛，原为重睑的患者，应以原有的重睑皱襞线为基线，切除皱襞线上方的松弛皮肤。如原有的重睑皱襞过窄，皱襞线下方的皮肤可重新设计皱襞宽度，一般取 7～8mm（图 30-19）。在新设计的皱襞线上方切除一条松弛皮肤，于睑板上缘剪除一条眼轮匝肌（图 30-20），适量去除膨出的眶隔脂物（图 30-21）将切口下缘真皮和睑板上缘腱膜固定 3～4 针（图 30-22），切口直接用 7-0 尼龙线间断缝合（图 30-23），术后 5～7d 拆线。

上睑皮肤松弛的单睑患者，可设计 7～8mm 高的皱襞线，切除松弛皮肤，一切操作步骤按切开重睑成形术进行。

如有泪腺脱垂，应将脱垂之泪腺复位到眶外上方泪腺窝内，将泪腺包膜与眶骨骨膜固定 1～2 针。如为上睑提肌肌力不足，老年性睑下垂者，需行上睑提肌缩短术。

年老或体质较弱的、晨起上睑常有水肿的患者，如上睑皮肤严重松弛，皮肤弹性差而原为单睑，本人要求术后眼睑形态自然，恢复快，则可行不做睑板固定的重睑术。手术要点是设计 7～8mm 高的皱襞线，切除皱襞线上方松弛皮肤，分离切口线下方皮肤直达睑缘，剪除睑板前方眼轮匝肌，充分暴露睑板，修剪睑板前方筋膜和上睑提肌腱膜达睑板上缘，睑板上仅留一薄层平整的结缔组织，使睑板前方的皮肤能与睑板平整地、良好地贴服。如有眶脂肪脱垂，可切除眶脂肪，如有眶脂肪萎缩，上睑沟凹陷，可同时将自体脂肪颗粒充填于眼轮匝肌和眶隔之间。切口直接间断缝合，术后 5～7d 拆线。

如果内眦皮肤松弛，皱褶较多，内眦可设计成燕尾形。为减少内眦部瘢痕，燕尾形切口用 7-0 尼龙线缝合，术后 5～7d 拆线。如内眦有明显的皮肤松弛型赘皮，可于内眦部做新月形、三角形或“W”形皮肤切除。

外眦下垂，除切除松弛多余的皮肤外，还可在外眦部设计“Z”成形，以增强手术效果。

如仅有上睑皮肤松弛，则切除上睑松弛皮肤，于上睑外眦部设计一块三角瓣，按“Z”成形原则，将外眦角上提，进行交叉缝合；如仅有下睑皮肤松弛，可按下睑成形术方法切除一条松弛的下睑皮肤，上睑按常规皱襞线画线，于外眦部做一附加切口，形成外眦部两块对偶三角瓣，交位缝合；如上下睑皮肤都有松弛，先按常规标志出松弛皮肤切除之外形线，然后设计一斜臂，连接上下眼睑设计线。按设计线切除多余皮肤，外眦两个三角瓣按“Z”成形原则，交位缝合。

1. 术中注意要点

（1）切开皮肤无脂肪饱满前凸者，不要强行提

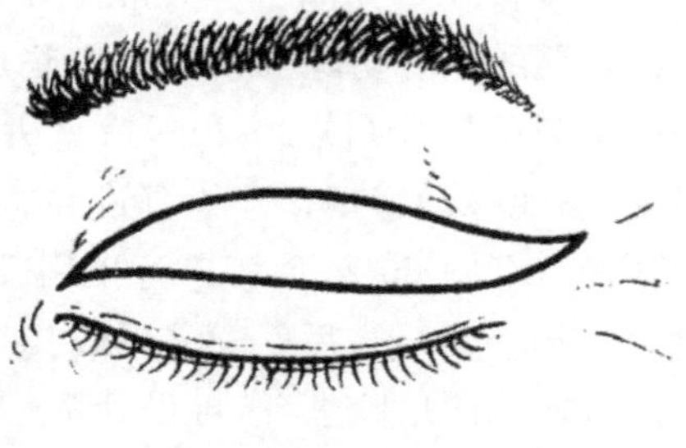

图 30-19 切口线设计

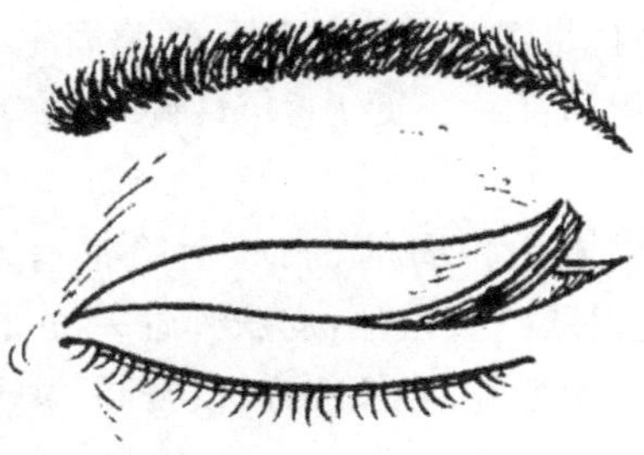

图 30-20 切开皮肤

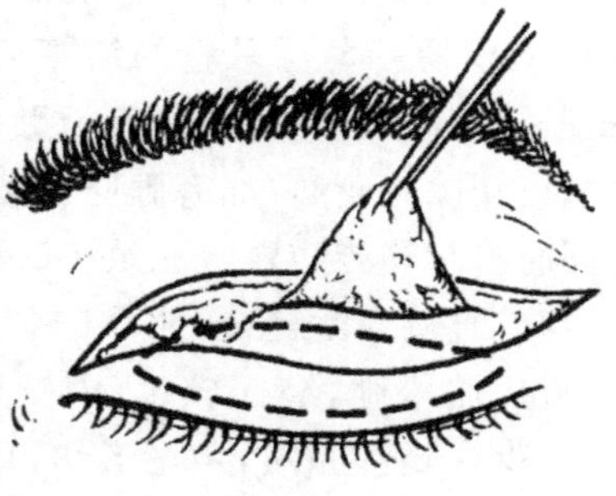

图 30-21 去除部分眼轮匝肌和眶隔脂肪

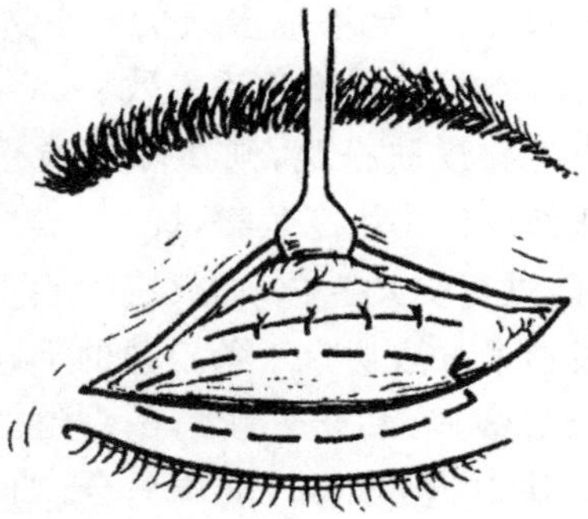

图 30-22 固定切口下缘真皮和睑板上缘腱膜

出脂肪，以免术后眼窝凹陷。

(2)加强缝合眶隔时，注意不要牵带提肌腱膜。

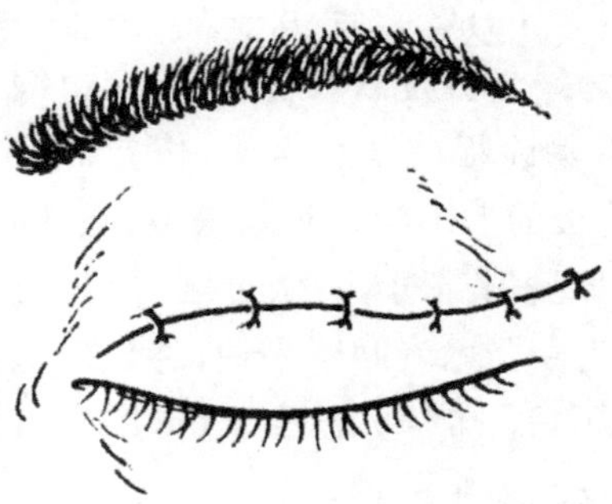

图 30-23 切口间断缝合

2. 术后处理

(1)术后前 2d 用生理盐水清除切口线处血痂，然后涂少量金霉素眼膏，一般无需包扎。

(2)加压包扎者 24h 后去除包扎绷带。

(3)7d 后拆线。

五、术后并发症及处理

(一)水肿

中、老年尤其是皮肤弹性差的手术者，重睑术后淋巴回流迟缓，肿胀时间可长达数月才能恢复自然。

(二)上睑凹陷

老年人眶内脂肪萎缩常见，只是眶脂肪因为眶隔松弛而脱垂，所以如眶脂肪回纳有困难，只能将脱垂部分剪除，而不能向眶隔内过度提拉剪切。

(三)眼睑紧缩，眼干燥

术后 2 周左右，少数患者会出现眼干燥，眼睑有紧缩感。这是由于手术瘢痕挛缩所致，2～3 个月后会自行消退，可嘱患者行局部按摩和热敷，加速消除症状。

(四)眼睑瘀斑

为手术创伤所致，1 周左右消退。如患有高血压，长期服用抗凝药物，瘀斑严重，常会波及整个眼周甚至颊部，球结膜下也有出血，则消退较慢。

(五)睑外翻、闭合不全、重睑皱襞过宽

都是由于皱襞线测量时上睑皮肤未做抚平提紧，以及切除上睑皮肤过多所致。

(六)球后出血

为罕见的并发症。原因有操作粗暴、止血不彻底、眶脂包膜血管损伤或脂肪球内大血管损伤等。术后患者眼睛胀痛，眼球突出，应及时打开眶隔，消除血肿和止血，否则后果严重，会因视神经受压而致失明。

第五节　眼袋整复术

眼袋(palpebral bags,eyelid pouches)是指因眶脂肪向前膨出而形成的袋状眼睑畸形(baggy eyelids deformity),上下眼睑均可发生,但以下睑最为常见。通常所说的眼袋一般指下眼袋。眼袋多见于 40 岁以上中、老年人,男、女均可发生,常伴有下睑皮肤松弛。部分年轻人也可发生,多与家族遗传有关,一般下睑皮肤松弛不明显。眼袋的出现是中面部衰老的主要特征之一,因此一些中老年人希望去除眼袋,以期恢复年轻的容貌;一些年轻患者更希望去除眼袋,以免显得早衰。社会需求的增加,促进了眼袋整复术的发展。目前,眼袋整复术已成为国内外最常开展的美容手术之一,而且随着对眼袋成因认识的不断深入,新的眼袋整复术式亦在不断出现。

一、眼袋的形成原因

早期人们认为,眼袋的形成是眶隔脂肪过多和下睑皮肤松弛所致。近年来,一些学者的研究提示,眼袋的发生是眶脂肪量与下睑支持结构之间的正常平衡关系遭受破坏的结果。眼眶为容纳眼球及其附属器的锥形空腔,前口大、后端尖,四壁为骨性结构,眶口为软组织所覆盖。由于重力作用,眶脂肪有向前疝出的倾向,但在眶脂肪量正常的年轻人,这种倾向被强韧有力的下睑支持结构(包括外眦腱、睑板、眶隔、眼轮匝肌、皮肤等)所阻止,故不至形成眼袋。当眶脂肪过多或眶脂肪不多但下睑支持结构随衰老变得松弛薄弱时,支持结构便不足以阻止眶脂肪疝出,于是眼袋形成。由此可见,先天性眶脂肪过多可导致眼袋形成;眶脂肪不多,甚至减少,但衰老引起的下睑支持结构松弛薄弱也可导致眼袋形成。近年来,有学者提出眼球支持结构随衰老而发生的张力下降在眼袋形成中起着一定的作用。因为眼球支持结构张力下降可致眼球下沉,使其与眶下壁之间的间隙变小,结果压迫眶脂肪向前疝出。最近,又有人提出眶颧韧带松弛亦参与了眼袋的形成。眶颧韧带起源于眶缘下,穿过眼轮匝肌止于睑颊移行处皮肤的真皮层。随着衰老,松弛的下睑皮肤、肌肉、眶隔和眶脂肪悬垂于相对固定的眶颧韧带上从而形成袋状畸形。基于上述研究,有学者将眼袋分为原发性与继发性两类。前者主要由先天性眶脂肪过多所致,多见于年轻人,在眼袋病例中所占比例少于 10%。后者主要由下睑支持结构老化所引起,多见于 40 岁以上的中老年人。

二、眼袋的临床表现

皮肤老化通常从 30 岁开始,随年龄增长而日趋明显。其老化速度具有明显的个体差异,并受到内外环境因素综合作用的影响。眼睑皮肤是人体最薄皮肤之一,眼又是处于人体最显露的部位,所以眼睑皮肤的老化症状最容易被察觉和受到人们的重视。

由于下睑皮肤、眼轮匝肌、眶隔和眦韧带等结构的薄弱、松弛及张力减退。因而在下睑外观上呈现异常和畸形。临床表现为下睑皮肤松弛、堆积,眶内脂肪脱出垂挂呈袋状,外眦位置下移,下睑缘与眼球贴合不紧密,下睑缘弧度增加,下泪点外移溢泪。皮肤松弛严重者,由于重力可导致睑球脱离,下睑外翻;也可因下睑缩肌(下睑筋膜、腱膜和 Müller 肌的总称)无力,眶隔和下睑皮肤松弛,不能对抗睑板前眼轮匝肌收缩而使睑缘内卷、倒睫。因此下睑整形术和上睑整形术同样居中、老年者整形术之首位。

三、眼袋整复术

术前准备

因为眼袋整形术大多为中、老年者,所以要与上睑整形一样详细询问老年病病史,并在术前 1 周禁用类固醇激素、扩血管和抗凝血药物。检查下睑皮肤、眼轮匝肌松弛程度及脂肪突出的位置。一般脂肪突出最明显的为中、内两个脂肪球,大部分青、中年者外侧脂肪球无明显突出。

由于眼袋的临床表现呈多种形式,如以皮肤肌肉松弛为主要特征的下睑垂挂畸形,或以眶内脂肪突出为主要特征的下睑臃肿。不同的具体情况,应采用不同的手术方法,但手术的目的都是使松弛的各层组织得以修复和加强。

1. 经结膜入路眶脂肪切除法

(1)适应证:本法仅适应下睑眶脂肪脱垂而皮肤松弛不显著者。

(2)手术步骤

①翻转下睑,1%利多卡因 1ml 下穹隆结膜下浸润麻醉后距睑板缘 2～3mm 处切开结膜 1～1.5cm(图 30-24)。

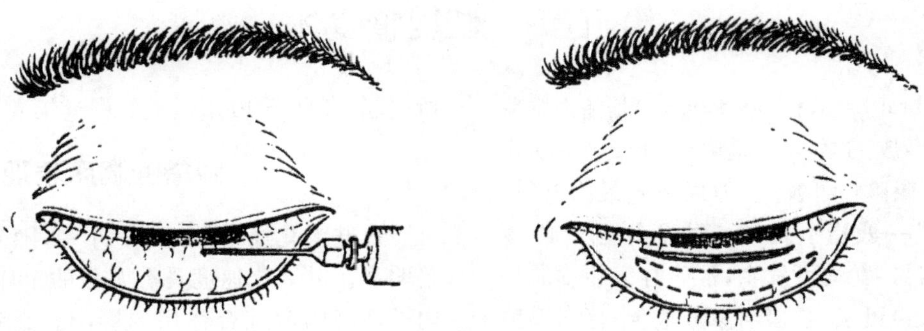

图 30-24　下穹隆结膜下浸润麻醉，切开结膜

②用小弯剪分离切缘结膜，即可见浅黄色眶脂肪膨出。

③剪开眶脂肪外膜，轻牵出各组眶脂肪（图 30-25），对年轻病人，眶脂肪确实过多者，分别去除，仔细止血。

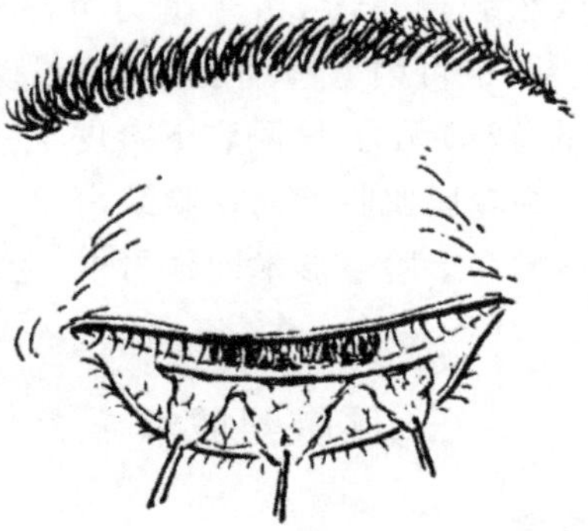

图 30-25　剪开眶脂肪外膜，牵出各组眶脂肪

④以 7-0 丝线间断缝合结膜切口 1～2 针（图 30-26）。也可不缝合切口，于下穹隆内涂抗生素眼膏即可。

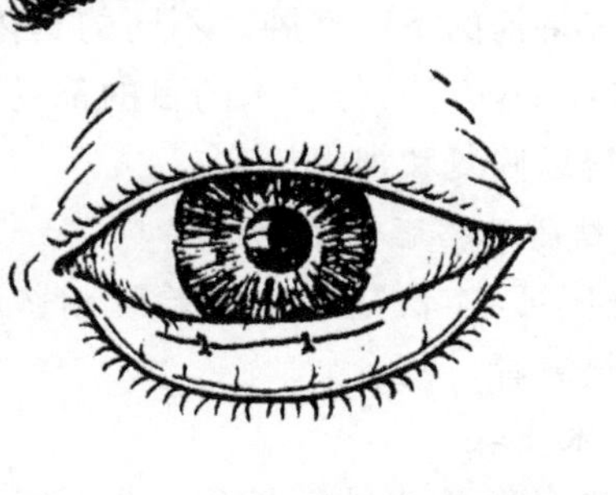

图 30-26　间断缝合结膜切口

（3）术后处理

①结膜囊内涂少量金霉素眼膏后加压包扎 24h。

②每日滴抗生素眼液 1～2 次。

③4d 拆除结膜切口缝线，拆线时可滴 1%丁卡因 1～2 滴。

2. 经皮肤入路皮瓣法

（1）适应证：下睑有眶脂肪膨出体征，同时皮肤皱纹较多，但无明显眼轮匝肌松弛和泪槽畸形的患者。

（2）手术步骤

①自下泪点下 2～3mm 处平行睑缘划线，至外 1/2 时略向下移，至外眦时此线约距外眦 4mm，然后折向外下方鱼尾纹方向伸延 4～5mm，此为切口线（图 30-27）。

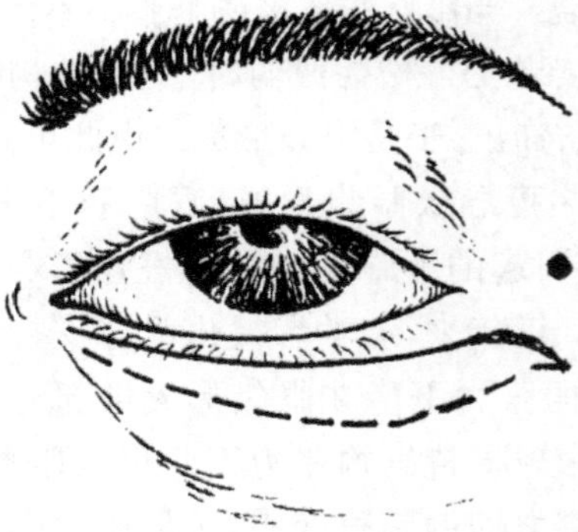

图 30-27　切口设计

②以 1%利多卡因浸润麻醉下睑切口及下睑待分离区域。

③沿切口线切开皮肤、皮下组织。

④以细弯剪，在皮肤与眼轮匝肌间潜行剥离至下眶缘水平（图 30-28），止血。

⑤下牵切口皮肤，显露睑板下区，在标记的凸出部，分开眼轮匝肌纤维（图 30-29），显露眶隔。

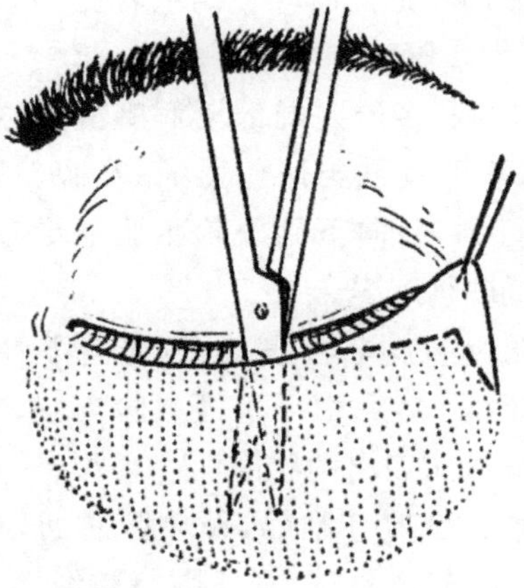

图 30-28　潜行剥离范围

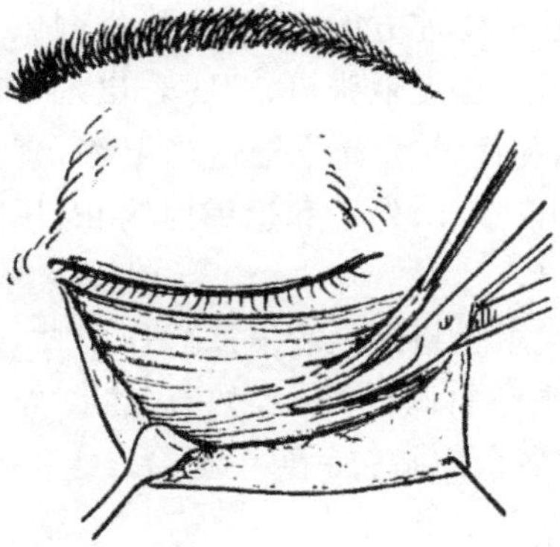

图 30-29　显露眶隔

⑥于眼轮匝肌瓣中部横行剪开，显露眶隔。

⑦打开眶隔，轻轻按压眼球，去除过多的脂肪。

⑧缝合眶隔（过松弛者可加强缝合；眶隔无明显松弛者，可不缝合眶隔）。

⑨眼轮匝肌松弛者，可于近睑缘处去除 1 条眼轮匝肌（图 30-30）或做眼轮匝肌的折叠缝合。

⑩嘱患者睁眼向上看，使分离的下睑皮肤平铺于眼轮匝肌上（图 30-31），去除超出切口线部分的皮肤。为准确去除多余皮肤，防止去除过多，可先在中、外 1/3 交界处剪开预切皮肤（图 30-32），其宽度以尽力向上看时，下睑切缘缝合无张力为度。然后再由一端沿上切缘弧度剪除多余皮肤（图 30-33）。

⑪6-0/7-0 丝线间断缝合皮肤（图 30-34）。

（3）术后处理：切口涂少量抗生素眼膏，加压包扎。24h 后去除敷料，7d 后拆线。

（4）术中注意要点

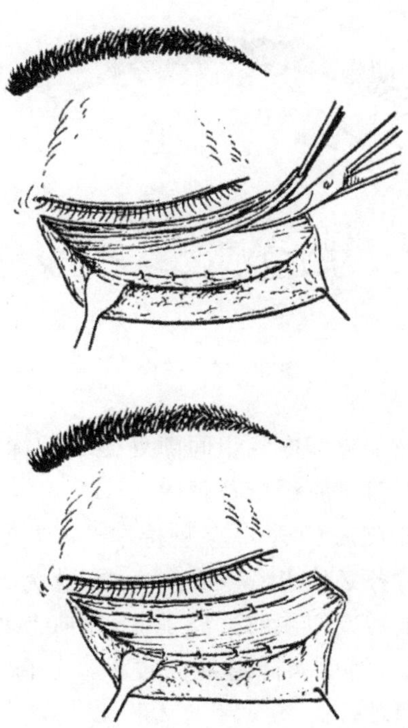

图 30-30　眼轮匝肌去除或折叠缝合

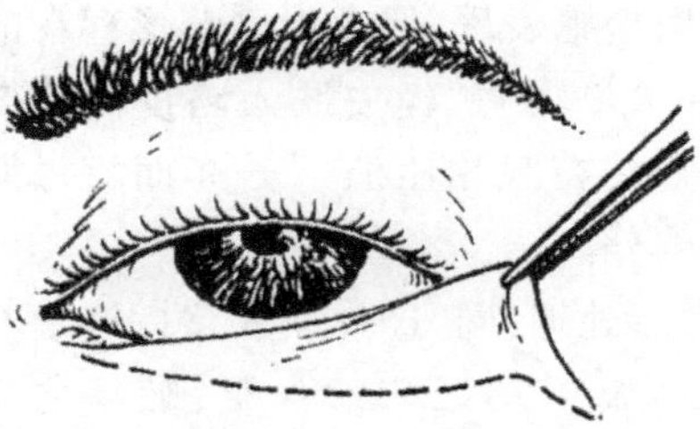

图 30-31　分离的下睑皮肤平铺于眼轮匝肌上

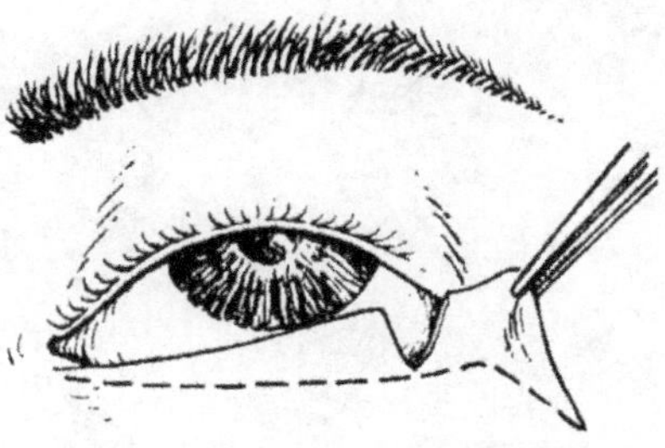

图 30-32　剪开预切皮肤

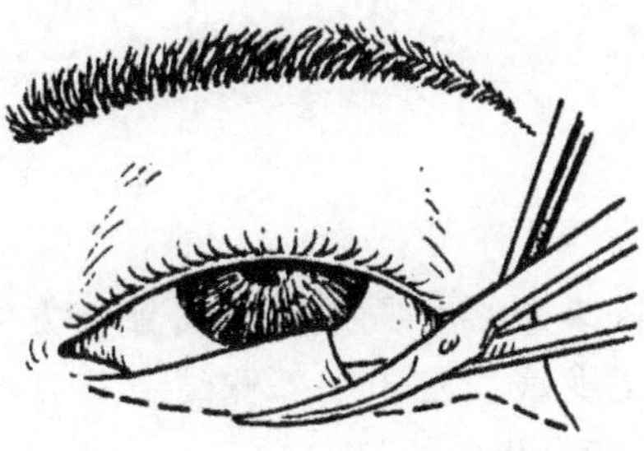

图 30-33　剪除多余皮肤

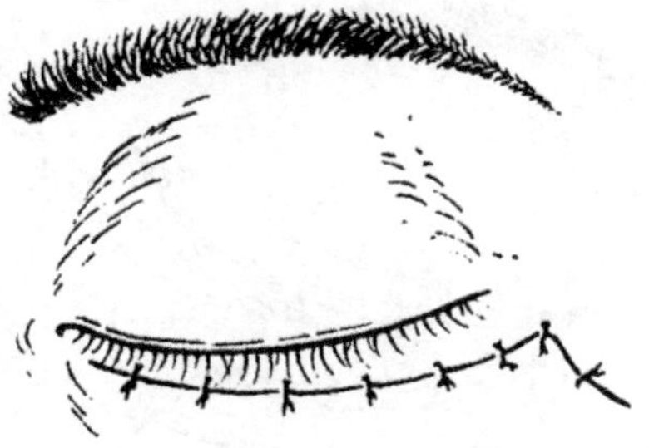

图 30-34　缝合

①勿在中央和内侧组间隙处做锐性深层分离，以免损伤下斜肌肌纤维及腱膜。

②下睑皮肤的去除应坚持“宁少勿多”原则。切除皮肤时务必使患者双眼向上看(此为下睑皮肤最大需要量)，或切除前试缝 1 针，以向上看时无睑球分离为度，然后切除缝线间皮肤。切除过量，矫正将十分困难。

3. *经皮肤入路肌皮瓣法*

(1)适应证：下睑有眶脂肪膨出体征，伴有明显的皮肤肌肉松弛表现，但无泪槽畸形存在的患者。

(2)手术步骤同“经皮肤入路皮瓣法”，除步骤 4，分离时直接在眼轮匝肌下分离而不做眼轮匝肌与皮肤间的分离。

(3)术后处理：同“经皮肤入路皮瓣法”。

4. *经皮肤入路眶脂肪保留、眶隔重置法*　见图 30-35。

(1)适应证：下睑眶脂肪膨出、皮肤肌肉松弛和泪槽与睑颊沟畸形同时存在的患者。

(2)手术步骤：

①以 1%利多卡因局部浸润麻醉后，经睫毛下皮肤切口，切开皮肤与眼轮匝肌，在眼轮匝肌与眶隔之间进行剥离，向下到眼轮匝肌下缘，向外达颧突，形成皮肤-肌肉瓣。

②用眼睑拉钩将皮肤-肌肉瓣向下牵拉，暴露眶隔与眶下缘，然后用手指经上睑皮肤轻压眼球，观察下睑眶脂肪疝出的状况。

③沿眶下缘剪开眶隔，释放眶脂肪，再次用手指经上睑皮肤轻压眼球，观察眶脂肪经切开的眶隔下缘向外疝出的状况，如眶脂肪过多，做部分切除。

④将眶隔下缘连带释放出的眶脂肪下端缝合固定于眶下缘下方 3～5mm 处的骨膜上，以缩紧眶隔和填充眶下缘前方的凹陷区，然后嘱患者睁眼向上凝视并最大程度地张口，此时若出现下睑缘外翻或退缩，则将眶隔重置位置适当上移，直至做上述动作时不出现下睑外翻和退缩时为止，以免术后发生下睑易位。

⑤再次用手指经上睑皮肤轻压眼球，观察是否仍有眶内脂肪自眶隔疝出，如有，将该处眶隔剪一小口，切除多余的脂肪后再予缝合。

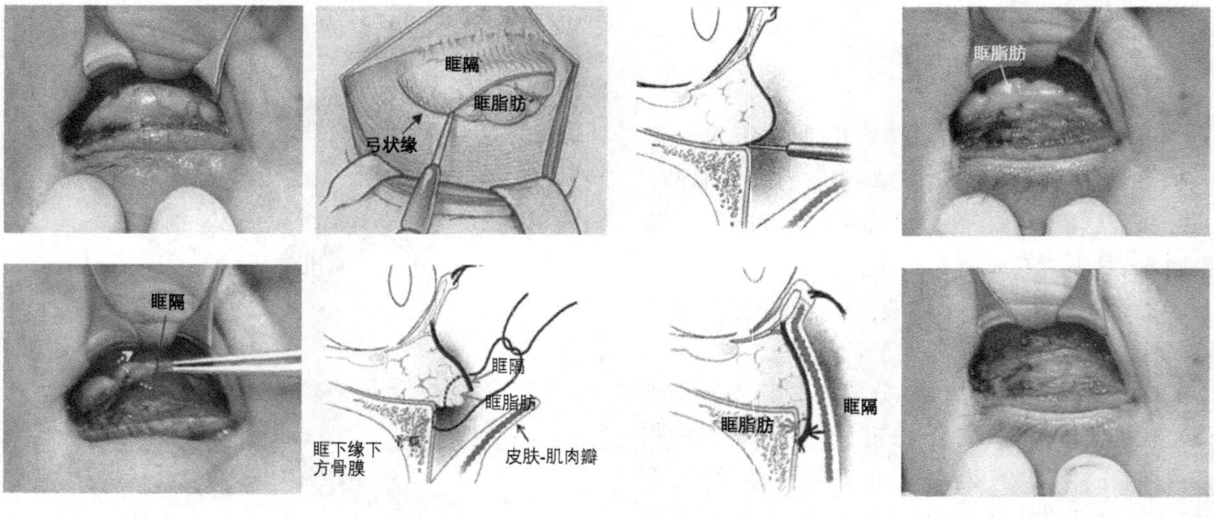

图 30-35　经皮肤入路眶脂肪保留、眶隔重置

⑥切除多余的皮肤肌肉，将外眦下方的眼轮匝肌用 5-0 尼龙线固定于眶外侧结节前方的眶缘骨膜上，然后缝合皮肤切口。

⑦术后下睑轻压包扎。

(3)术后处理：切口涂少量抗生素眼膏，加压包扎。24h 后去除敷料，7d 后拆线。

(4)术中注意要点：打开眶隔后应谨慎操作，避免损伤下斜肌肌纤维及腱膜。

5. 经结膜入路眶脂肪保留、眶隔重置法

(1)适应证：本法仅适应下睑眶脂肪膨出、皮肤肌肉松弛和泪槽与睑颊沟畸形同时存在而皮肤松弛不显著者。

(2)手术步骤：

①翻转下睑，以 1%利多卡因下穹隆结膜下浸润麻醉后距睑板缘 2～3mm 处切开结膜 2～3cm。

②用小弯剪分离切缘结膜，即可见浅黄色眶脂肪膨出。

③于眶脂肪的间隙由后向前下方分离，达眶隔后眶下缘水平。向两侧分离，显露眶下缘。

④沿眶下缘剪开眶隔，释放眶脂肪，并自下眶缘在眼轮匝肌下分离 4～5mm，用手指经上睑皮肤轻压眼球，观察眶脂肪经切开的眶隔下缘向外疝出的状况，如眶脂肪过多，做部分切除；

⑤以 7-0 丝线间断缝合结膜切口 1～2 针。也可不缝合切口，于下穹隆内涂抗生素眼膏即可。

(3)术后处理

①结膜囊内涂少量抗生素眼膏后加压包扎 24h。

②每日滴抗生素眼液 1～2 次。

③4d 拆除结膜切口缝线，拆线时可滴 1%丁卡因 1～2 滴。

(4)术中注意要点：在眶隔后分离时应谨慎操作，避免损伤下斜肌肌纤维及腱膜。

四、术后并发症及处理

(一)眼干燥

由于下睑缘伤口瘢痕收缩，下睑轻度退缩，睑裂轻度闭合不全所致。一般数月后随着瘢痕松解，症状会逐渐好转和消退。在这段时间内应白天滴抗生素眼药水，睡前涂抗生素眼膏。术中注意操作要细致和轻柔，避免过多应用电刀和电凝。

(二)溢泪

由于伤口水肿和收缩，对泪液排流产生机械性干扰所致，一般发生在术后数天，症状随局部水肿消退而消失。

(三)角膜损伤

主要是由于手术不细致而引起的误伤。因此术中要注意用湿棉球轻压止血，忌用大块干纱布擦血。对手术操作不熟练者，使用电刀时可用湿棉球保护角膜。

(四)血肿

可以发生在皮下、肌肉内和眶隔内。皮下淤血多见于下睑做皮下和眼轮匝肌之间锐性分离者。肌肉内出血多见于分离下睑肌皮瓣或眼轮匝肌松弛矫正术后。眶隔内出血多因去眶脂时止血不完善引起。当术后受术者有眼球胀痛、局部肿胀淤血严重，下睑穹隆结膜有淤血、上抬等情况时，都要警惕眶隔内出血，必须及时打开眶隔清除血凝块和止血，否则血液渗入球后可能会因血肿压迫视神经而导致失明。皮下和肌肉内血肿也会因机化形成硬结，影响手术效果。所以术中仔细止血是关键。

(五)下睑凹陷

发生原因和处理方法：

1. 由于眶脂去除过多，包括切除了部分球后脂肪。

2. 受术者本身是深凹的眼型，有比较隆突的下眶缘，术前未做仔细检查(这种眼型的受术者不应去除眶脂)，应该将隆突的眶缘修整，即于下睑板下缘切开眼轮匝肌，暴露眶下缘，切开和剥离眶下缘骨膜，用球形骨钻将隆突的下眶缘修整。对下眼袋明显，眶下缘凹陷以眶下缘的中、内侧为更显著者，可按常规眼袋整形术式暴露眶隔膜，在眶隔膜和眼轮匝肌之间进行锐性分离，清晰和完整地暴露眶下缘，在眼轮匝肌深面紧贴眶下缘骨膜向下分离达眶下孔平面。轻压眼球，眶隔向前膨隆呈弓状，于膨隆高点处横形切开眶隔膜，可见多余的眶隔脂肪自然疝出。如脂肪过多，可做少量切除，大部分保留，稍游离，将它铺平，充填于眶下缘 5mm 范围内。如眶下缘中、内侧的凹陷明显，充填量可多些，用 5-0 丝线将脂肪与眶下缘稍下方(不超过 5mm 范围内)的骨膜缝合固定，其余眼轮匝肌瓣的提紧、多余眼轮匝肌和皮肤的切除及切口缝合，都按常规操作。

(六)外眦粘连

这是由于设计的切口在外眦部不是平行下睑缘并转向外下，而是延向外上，以致术后瘢痕增生的结果。一旦发生需做赘皮切除“Z”成形术整复。

(七)睫毛脱落

眼袋整形术的切口应在下睑缘下 1～1.5mm，如过于贴近睫毛缘，会因损伤毛囊而致睫毛脱落或生长错乱。

(八)下睑皱襞

下睑缘出现像重睑样皱襞，这是由于下睑板前眼轮匝肌被切除，皮肤与睑板粘连之故。

(九)下睑退缩

由于眶隔修剪过度和缝合过紧，睑缘向后方牵拉的角度过大所致。正常人在原位注视时，下方角膜恰与下睑缘平齐，下睑退缩时下方巩膜部分暴露，如退缩明显应将眶隔缝合松解。该部分内容将在第 11 节详细介绍。

(十)感染

因眼睑血供丰富，感染较为少见，但一旦发生，后果是严重的，应该全身用药以控制感染，局部应尽早拆线及引流。

(十一)睑球脱离、下睑外翻

是最常见的并发症，容易发生在巨大型眼袋受术者或老年性皮肤弹性差的受术者。所以在下睑松弛切除量的测定时必须细致、慎重，并经反复确认后再进行裁剪，对经验不足者以定点分段切除为稳妥。一旦发生，轻微者可局部按摩以促使下睑皮肤松解，一般数月后即可复原。中度者，可做下睑灰线劈开，前层和后层各切除一块三角形组织后创口行相嵌缝合，收紧下睑；或将眼轮匝肌瓣向外上眶缘提吊固定；或利用上睑旋转皮瓣、鼻侧皮瓣、颧部皮瓣矫正外翻，严重者需游离植皮矫正之。

(十二)双眼不对称、切口偏低、瘢痕显露、手术效果不佳等

这些都是因为手术切口设计不对称、设计不当、缝合粗糙和脂肪球切除过多或不足，或对松弛皮肤的切除量估计不足、下睑前壁提紧不足等原因所造成。

第六节　睑下垂矫正术

一、睑下垂的定义、病因及分类

(一)定义

通常来讲，正常人在无额肌参与情况下双眼自然平视时，上睑覆盖角膜上方 1.5～2mm。因各种先天或后天因素造成的上睑睑缘位置低于此界线，即可诊断为睑下垂。上睑下垂时，由于上睑部分或全部遮盖视野，病人往往通过将额肌过度收缩或仰视来摆脱这一干扰，结果常导致额部皱纹增加，眉缘距增宽，久而久之甚至引起颈部肌肉或颈椎的畸形。因此，睑下垂不仅对患病者的视觉功能造成很大的影响，还会影响患者的外观，也给患者带来巨大的心理负担。

(二)按病因分类

睑下垂从不同角度有多种分类方法。无论何种分类各有其优缺点。

1. 先天性睑下垂　单纯性睑下垂是由于提上睑肌发育异常而致其功能减弱，甚至丧失，不伴有外肌功能障碍以及眼睑或其他部位畸形的睑下垂。临床大部分先天性睑下垂属于此类。另外，临床上尚有一些除睑下垂外合并有其他异常的病人，如睑下垂伴上直肌部分麻痹者，此类病人据文献报道，有 5%～6%的提上睑肌发育不良者伴有上直肌功能下降。先天性小睑裂综合征，即除睑下垂外，还伴有小睑裂、倒向型内眦赘皮，内眦间距增宽，也有人称为 Komoto 综合征。下颌—瞬目综合征(Macus—Gunn 综合征)，即静止时一侧眼睑下垂，当咀嚼、张口或下颌朝向对侧移动时，下垂的上睑突然上提，甚至超过对侧高度。

2. 后天性睑下垂

(1)神经源性

①动眼神经麻痹可因动眼神经的病变所致。这种睑下垂可单独存在，但更多的还伴有眼外肌麻痹和瞳孔异常。其病变的性质可以是发育异常，也可以是外伤、肿瘤、炎症、血管病变所致。

②后天获得性 Horner 综合征为交感神经麻痹的部分症状，多见于颈部手术、外伤与甲状腺病症患者。因 Müller 肌的交感神经受到损害，导致 Müller 肌麻痹而睑轻度下垂，此类病人通常同时患有小睑裂、眼球内陷以及瞳孔缩小。此 4 种症状构成 Horner 综合征，或称之为交感性上睑下垂。

(2)肌源性

①重症肌无力此类在肌源性睑下垂中最为常见。是神经肌肉交接处神经递质传递发生障碍。睑下垂通常为首发症状，可以是单侧或双侧，睑下垂有典型的“昼轻夜重”和“疲劳”现象，新斯的明试验或 Tensilon 试验可做鉴别。

②进行性肌营养不良症是一种由遗传因素引起的慢性进行性疾病，眼疾型仅仅是其 5 型临床分型中较为少见的一种，呈进行性双眼睑下垂和眼外肌麻痹。

(3)腱膜性睑下垂由各种原因所致的提上睑肌腱膜损伤都可导致睑下垂，统称为腱膜性睑下垂。这是临床上多见的一种睑下垂，可由外伤及老年腱膜的退行性病变所致，后者见于老年人皮肤松弛、腱膜弹性减退、眶隔薄弱等情况。

(4)机械性睑下垂上睑肿瘤中最为常见的有神经纤维瘤、血管瘤、淋巴管瘤等都可使上睑重量增加，引起机械性睑下垂。

(5)假性睑下垂由于眼眶内容量减少，如眼球萎缩、眼球摘除、眶底骨折造成眼球后陷等，导致上睑缺乏支撑而下垂。外观显示睑呈下垂状态，但客观检查提示提上睑肌功能正常，上睑的真实位置也正常。

(三)按睑下垂程度分类

睑下垂分轻、中、重度，一般采用测量睑缘高度或瞳孔被遮挡程度两种方法判断。

1. *按睑裂高度分*　除去额肌作用，测量双眼在平视位、向上看和向下看三个不同位置的睑裂高度，如果双眼差别在 2～4mm 为轻度下垂，5～7mm 为中度下垂，>7mm 为重度下垂。

2. *按上睑遮挡瞳孔的程度划分*　除去额肌力量，正常人睑缘位于瞳孔上缘和角膜上缘之间。若上睑缘位于瞳孔上缘，其下垂量为 1～2mm，称为轻度下垂；上睑缘遮盖瞳孔上 1/2，下垂量为 3～4mm，称为中度睑下垂；如果上睑缘下落到瞳孔中央水平线，其下垂量为 4mm 或 4mm 以上者，称为重度睑下垂(图 30-36)。

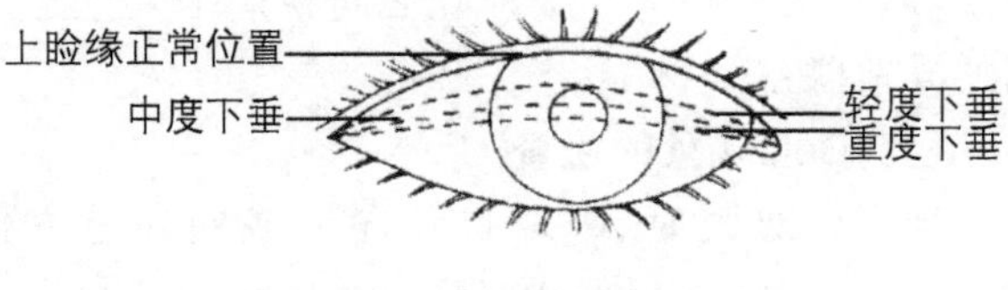

图 30-36　上睑下垂的分度

二、睑下垂相关的应用解剖和生理

(一)提上睑肌

提起上睑的肌肉主要是提上睑肌、Müller 肌，额肌可看作是提上睑肌的协同肌，有一定的提上睑作用。各种原因引起的提上睑肌或 Müller 肌功能不全或丧失均可导致不同程度的睑下垂。

提上睑肌为起自眶尖肌肉总腱环之上方，在上直肌的上方，额神经的下方沿眶上壁向前行走，并逐渐呈扇形散开，形成提上睑肌腱膜。在到达上睑板上缘时(东方人往往在睑板前面)，与眶隔纤维互相融合。腱膜的大部分纤维附着于睑板前面，并延伸到睑板中 1/3 与下 1/3 交界处。部分腱膜纤维通过眼轮匝肌与上睑皮下发生联系，即产生上睑皱襞，俗称双眼皮。睑下垂的病人，由于提上睑肌肌力差，往往无上睑皱襞。

提上睑肌近上眶缘处，其肌鞘增厚形成上横韧带，又称节制韧带或称 Whitnall 韧带，它通常位于提上睑肌前面，也可包围着肌肉。韧带的颞侧部分扩展到眶部泪腺，鼻侧部分与滑车筋膜相连，在一定程度上起着限制上睑过分运动的作用，同时也是提肌肌腹与腱膜移行部的标志，还可以改变提上睑肌收缩力的方向，使之由后前向转为上下向，有利于上睑上提。

(二)Müller 肌的解剖与生理

是很薄小的平滑肌，上下睑各一，肌肉在眶隔深层。上睑平滑肌较宽，它起自上睑板上缘上方约 12mm 处提上睑肌腱膜后面，止于上睑板上缘，此肌肉受交感神经支配，其作用是协助提上睑肌开大睑裂。在惊恐、愤怒时此肌收缩，使睑裂明显开大，麻痹或受炎症侵袭时，可导致上睑呈轻度下垂状态。交感神经疾病也可引起 Müller 肌功能受损导致轻度睑下垂，称为 Horner 综合征。

(三)额肌的解剖与生理

额肌是帽状腱膜的延续部分，通过帽状腱膜与枕肌相连。额肌止于眉部皮肤深层，没有骨性附着点，其肌纤维呈纵行走向。在睑下垂的情况下，额肌是提高上睑的重要肌肉，但它提上睑的作用，必须通过皮肤、皮下组织和眶隔的传递，所以在提高上睑时眉毛一起上抬，眉部与发际间的距离变短。而各种利用额肌的睑下垂矫正术，则是使额肌直接与睑板发生联系，从而达到并加强其提上睑作用。额肌由面神经支配，如果面神经麻痹，则不能选用利用额肌的手术。

(四)眼轮匝肌的解剖与生理

眼轮匝肌是眼睑的括约肌，眼轮匝肌可看作为提上睑肌的拮抗肌，眼轮匝肌痉挛时可引起假性睑下垂。眼轮匝肌根据部位不同可分为睑板前轮匝肌、眶隔前轮匝肌及眶部轮匝肌。

三、睑下垂的术前检查和测量

(一)睑下垂病因学检查

1. 新斯的明试验或 Tensilon 试验以确定是否为重症肌无力所致。用新斯的明 0.5～1mg 肌内注射或颞侧皮下注射。30min 至 1h 肌力明显恢复者，即可确定诊断。Tensilon 试验：静脉注射 tensilon 2mg(15min 前注射 1mg 阿托品)1min 后观察上睑高度，如配合肌电图检查效果更显著。

2. 可卡因和肾上腺素试验或 10%去氧肾上腺素试验可除外交感神经性下垂和测试 Müller 肌功能。

3. 咀嚼下颌运动试验用以排除 Macus-Gunn 综合征，当将口张开，或下颌移向对侧时，睑裂开大；反之，睑下垂。

4. 排除全身情况，必要时需请神经内、外科医师会诊，或借助 B 超、X 线、CT、磁共振等影像学检查。

(二)提上睑肌肌力的测定

提上睑肌肌力的大小对手术方式的选择具有重要作用，因此，正确测量提上睑肌肌力十分重要。提上睑肌肌力测量方法如下：用拇指向后压住患侧眉部，嘱病人尽量向下注视，用直尺零点对准上睑缘，再嘱病人尽量向上看，睑缘从下向上提高的幅度(mm 表示)即为提上睑肌肌力。

根据临床手术选择的需要。可将肌力分为 3 级：良好(≥10mm)；中等(4～9mm)；弱(≤4mm)。一般来说，肌力越差，下垂越明显。

(三)睑下垂量的测定

首先必须明确通常情况下，正常人在自然睁眼原位注视时，上睑睑缘位于瞳孔上缘与角膜上缘之间中点水平，即上睑缘覆盖上方角膜 1.5～2.0mm。对单侧眼患者来说，下垂量的测定很简单：测量原位时的两侧睑裂高度，两者之差即为下垂量。

(四)上睑迟滞

正常人当眼球下转时，上睑随着眼球下转而下落。在先天性睑下垂患者，由于提上睑肌外角、内角或上横韧带太紧，或提上睑肌纤维化，当眼球下转时上睑不能随之下落，即为上睑迟滞。这种情况只出现在先天性睑下垂的病人，而其他类型患者无此现象。因此，可作为与其他类型睑下垂鉴别的重要依据。值得注意的是，这种现象手术后不会消失可造成睡眠时睑裂闭合不全，这时，手术矫正量要保守一些。

(五)上直肌及其他眼外肌检查

先天性睑下垂常伴有上直肌麻痹或不全麻痹，或同时有下斜肌功能不全，以至 Bell 现象消失。遇此情况手术纠正量要减少一些，尽可能减轻或消除手术后的眼睑闭合不全。外伤性或神经源性睑下垂还可以伴有其他眼外肌麻痹而出现复视，这时，下垂的上睑会掩盖复视症状，如要矫正睑下垂，则需先解除复视症状，否则，睑下垂矫正后病人复视更趋明显。

(六)额肌肌力的测定

嘱患者向下看，额肌伸展放松，将直尺零点置于眶缘眉弓下缘处，再嘱其尽力向上看，额肌收缩，眉部上提，观察眉下缘上提毫米数，即额肌运动幅度。

测定额肌的力量，可预测利用额肌的手术后效果，一般情况下，额肌肌力＞7mm 者，预后较好；＜7mm 则较差，额肌肌力很差或面神经受损造成的面瘫或周围性面瘫，均不能选择利用额肌的手术。

(七)Müller 肌功能测定

将浸有 1∶1000 肾上腺素和 5%可卡因的小棉片置于上穹窿，或 10%去氧肾上腺素滴于上穹窿，10min 后如上睑提高，说明 Müller 肌有功能。为了除外下睑 Müller 肌兴奋致下睑下移而造成对睑裂宽度的影响，可测量试验前后瞳孔中央反光点至上睑缘的距离。

(八)下颌-瞬目联带运动现象

是一种特殊类型的先天性睑下垂，特征是在静止时一侧睑下垂，当患者咀嚼、张口或下颌朝向对侧方向移动时，下垂的上睑可突然上提，甚至超过对侧的高度。其原因可能是由于三叉神经核的翼外神经部分与提上睑肌神经核区域间存在着异常联系，或三叉神经与动眼神经之间在周围发生运动支的异常联系。

(九)Bell 现象的检查

当闭合双眼时，眼球自动向上或向外上方偏斜，是一种正常生理保护现象，称 Bell 现象。有些情况下，术前 Bell 现象存在，术后由于疼痛，眼轮匝肌不收缩，Bell 现象可暂时消失。先天性睑下垂常伴有上直肌麻痹，或同时伴有下斜肌功能不全，以致 Bell 现象消失，遇此情况，手术量要保守。

四、上睑下垂手术时机的选择

由于睑下垂引发的病因、程度、发生时间及单侧或双侧，视力受损程度等不同情况，手术时间选择不尽一样。

(一)先天性上睑下垂手术时间的选择

1. 先天性重度睑下垂　一般以在 3—5 岁以后手术为宜；若双侧者为预防仰视抬颌，脊柱后弯畸形发生及视力下降和弱视形成可考虑在 1 岁左右手术；单侧者如不伴有其他必须提前矫正的畸形可推迟到入学前手术。

2. 先天性中度睑下垂　提上睑肌尚存在部分功能，瞳孔未被眼睑全部遮挡，视物可用额肌替代提高上睑，视力一般较好，可在入学前手术治疗。但为了改善外观及减少精神上的负担，也可早些时候手术。

3. 先天性轻度睑下垂　眼外观无明显影响和无视力障碍，手术可等到患者能在局部麻醉下接受手术或待年龄更大些给予手术矫正。

4. 上睑下垂伴有眼外肌麻痹　患眼视力尚可，要考虑术后有否复视发生可能，一般应先矫正斜视后再行睑下垂矫正术。

5. 先天性睑下垂伴有眼部或其他部位异常者　Komoto 综合征应分期手术，一般最好先矫正内眦赘皮、小睑裂、塌鼻梁等畸形，待后期行睑下垂矫正。但特殊情况下也可各种畸形一次矫正完成。Marcus-Gunn 综合征大部分随年龄增长症状逐渐减轻或消失，如青春期以后睑下垂仍无改善，方可考虑手术治疗。

(二)后天性睑下垂的手术时间的选择

1. 因全身疾病所造成的睑下垂　必须检查原因并予以治疗，全身疾病全愈或病情稳定在 6～12 个月以上方可考虑手术治疗。

2. 动眼神经麻痹性睑下垂　在系统的非手术治疗 1 年左右认为确无恢复可能时才可考虑手术治疗。伴有眼外肌麻痹术后可发生复视者，应先矫正斜视，再考虑矫正睑下垂。

3. 外伤性睑下垂　提上睑肌撕裂或断离、骨折移位压迫应立即手术；如果顿挫伤性或血肿压迫伤及神经末梢或提上睑肌等，应该经过一段时间的非手术治疗，一年以上病情稳定，确实无自行恢复可能后才可以手术治疗。

4. 重症肌无力性睑下垂　经全身药物治疗病情停止稳定，睑下垂固定不变，1 年后在考虑手术。

5. 机械性和老年性睑下垂　视情况采取积极态度，在治疗原发病基础上，同时解除睑下垂症状。

五、睑下垂手术方式的选择

(一)睑下垂手术的目的

矫正睑下垂的目的在于提高上睑，恢复正常的睑裂高度，使视轴摆脱下垂上睑的干扰，在考虑功能同时尽可能达到美容目的。理想的手术结果应达到下列要求：①两侧上睑在原位注视时及运动时基本对称，包括上睑皱襞及睑缘弧度自然对称，双侧眉毛高度一致等；②视轴完全暴露，并保持正常的眼睑开闭及瞬目；③睡眠时眼睑闭合正常；④睫毛不因手术而变得杂乱或被破坏，无睑内翻或睑外翻，无结膜脱垂；⑤术后不干扰泪液分泌。由于患者情况各不相同，而且每一种术式都有其优点和不足之处，所以实际工作中很少能达到完全理想的程度。

(二)手术方式的选择

任何一种矫正睑下垂的手术方式都不可能适合于所有睑下垂病例。因此，在认真做好术前检查，掌握好手术时机的基础上，更重要的是选择一种最适合于病人的手术方式。手术方式的选择主要根据患者的提上睑肌肌力，参考下垂量来决定。

1. 提上睑肌肌力＜4mm 时，应选择利用额肌力量的手术。此类手术方法繁多，悬吊的材料也多种多样，目前最常采用的额肌瓣悬吊术和阔筋膜悬吊术。

2. 提上睑肌肌力 4～9mm 时，应选择做提上睑肌缩短术。

3. 提上睑肌肌力≥10mm 时，既可做提上睑肌缩短术，也可选择做提上睑肌折叠术。

六、睑下垂手术方法

(一)利用提上睑肌力量的手术方法

利用提上睑肌力量的手术适用于所有类型的提上睑肌功能良好的病人。提上睑肌力量的手术方法包括：提上睑肌短缩术和提上睑肌折叠术。

1. 提上睑肌短缩术　适用于有少量提上睑肌功能的肌源性睑下垂。在切除腱膜的时候可以同时切除其下方的 Müller 肌。切除量取决于眼睑下垂的程度以及提上睑肌的功能。切除的量在术前就要明确，可以参照如下经验来指导操作(表 30-2)。

表 30-2　提上睑肌短缩术前操作指导

下垂量	提上睑肌肌力	切除量
中等(3mm)	良好(8～12mm)	中等(14～17mm)
中等(3mm)	一般(5～7mm)	较大(18～22mm)
中等(3mm)	差(≤4mm)	最大(23～26mm)
严重(≥4mm)	一般(5～7mm)	最大(23～26)
严重(≥4mm)	差(≤4mm)	极量(27～30mm)

这些仅仅是一般的参照标准，对于经验少的医师比较实用，但也需要针对特殊的病人进行适当的调整。需要清楚的是，切除的量越大，导致术后“兔眼”以及上睑迟滞现象就越严重。提上睑肌短缩术有两种手术入路，下面介绍具体手术方法。

2. 经皮肤切口的提上睑肌短缩术

手术方法：

(1)2%的利多卡因加适量的肾上腺素局部浸润麻醉。

(2)皮肤切口:用亚甲蓝画出上睑重睑线,沿画线位置切开皮肤、皮下组织,直达眼轮匝肌表面。

(3)切除睑板前轮匝肌:皮肤切开后,稍许分离,于切口下切除睑板前一条宽3～5mm眼轮匝肌。

(4)暴露睑板前提上睑肌腱膜和眶隔膜。

(5)剪开眶隔膜,暴露提上睑肌腱膜和节制韧带。

(6)分离提上睑肌,于睑板上缘横向切断提上睑肌(腱膜)和Müller肌。

(7)在反复比照好睑裂高度后,缩短提上睑肌至适当位置,并打活结固定,再次嘱病人平视,观察睑裂高度至满意。切除多余的提上睑肌。

(8)皮肤缝合形成重睑。

术后处理:①术后2d首次换药,观察伤口及睑位矫正;②7d拆线;③术后酌情应用抗生素,止血药。

3. 经结膜切口提上睑肌缩短术

手术方法:

(1)麻醉方法,同经皮肤切口法。

(2)用眼睑拉勾和睑缘牵引缝线翻转上睑,充分暴露上穹窿部结膜。

(3)在睑板上缘上2～3mm处水平剪开穹窿部结膜并沿结膜与Müller肌之间向上仔细分离,直达穹窿顶部。

(4)于结膜切口两端分别纵行将Müller肌和提上睑肌腱膜剪一小口,用剪刀从一侧小切口伸进,在腱膜表面向另一侧做钝性分离。继而用蚊氏钳从切口一端伸进,另一端穿出,将提上睑肌腱膜和Müller肌夹住。

(5)在睑板上缘与蚊氏钳之间横行剪断腱膜和Müller肌,用剪刀分离,使腱膜与眶隔膜完全分开至所需高度。

(6)剪断节制韧带内外角使提上睑肌完全松动。

(7)测量出所需切除提上睑肌的长度。在准备切除处上方2mm处,做内、中、外三对从后向前引出的三对褥式缝线,切除多余之肌肉。将三对褥式缝线从后斜向前下穿过上方睑板,经眼睑于皮肤面相当于重睑线处穿出。将缝线结扎于小橡皮片上。

(8)穹窿部结膜切口用丝线连续缝合。

(二)利用额肌力量的手术评价及方法介绍

手术方法:

1. 额肌瓣悬吊矫正术　额肌瓣矫正手术,是将额肌下端游离制成额肌组织瓣并将其下移,直接与上睑板缝合固定,直接利用额肌收缩,抬举上睑达到矫正下垂目的。

适应证:提上睑肌功能极差(肌力在4mm以下)或完全丧失的各类先天性和后天性重度睑下垂以及其他术式失败等,只要额肌功能良好者均适用。

手术方法:

(1)上眼睑切口,按重睑手术设计并做上睑皮肤切口,深达上睑板表面,并切除切口下宽约4mm一条轮匝肌,露出睑板。

(2)自上睑皮肤切口处沿轮匝肌表面向上分离,达眶缘后继续向上在额肌与皮下组织间剥离,直达眉毛上方20～25mm处,宽25～35mm。

(3)在眼睑皮肤切口处,用拉勾将切口上缘向眉部牵拉,在切口内于眉部下缘将额肌横行切开,直达肌下骨膜表面,宽15～20mm。然后沿额肌深面与骨膜之间向上分离,将额肌自骨面分开掀起,将额肌与骨膜分离。

(4)剪开额肌两侧制成额肌舌状瓣,瓣长一般为20～25mm,宽15～20mm。

(5)将额肌舌状组织瓣通过轮匝肌肉下隧道,下移引至睑板中部,调整适当高度,用3-0丝线将肌瓣与睑板褥式缝合固定三针。观察上睑缘位置和弧度,一般使上睑缘位于角膜上缘上1～2mm为宜。术中观察满意后,可适当再增加缝线加强固定。

(6)缝合上睑皮肤切口,形成重睑。

2. 提上睑肌腱膜瓣-额肌吻合术　本法通过术中制作提上睑肌腱膜瓣和额肌片状组织瓣并将两者吻合固定,利用额肌收缩,抬举上睑,达到矫正睑下垂目的。是利用额肌瓣的改进术式,术中额肌剥离范围小,损伤轻,术后重睑形成自然美观、效果可靠持久。

适应证:①提上睑肌肌力完全或近于完全消失的先天性重度睑下垂。②外伤性或眶部手术后并发的重度睑下垂。③其他矫正术或失败者。④Murcus—Gunn综合征。

手术方法:

(1)按重睑术设计上睑皮肤切口线,单侧者依据需要或按健侧重睑线设计;

(2)制作提上睑肌腱膜瓣:按设计切开上睑皮肤、分离皮下达眼轮匝肌表面,暴露睑板前表面。将皮肤切口上缘向上拉开,暴露睑板上缘及眶隔附着缘,横行剪开眶隔,沿提上睑肌腱膜表面向上分离，直到充分暴露节制韧带（Whitnalls 韧带）。

（3）在节制韧带下缘横行切开提上睑肌腱膜，宽约 15mm，自此切口在提上睑肌腱膜、Müller 肌与结膜之间向下分离，达睑板上缘附近。然后于切口两端向睑板上缘方向斜形切开，形成“舌”形提上睑肌腱膜瓣。

（4）制作额肌片状组织瓣：参照额肌瓣悬吊术方法制作额肌片状瓣，只是额肌瓣制作不必过长。

（5）提上睑肌腱膜瓣与额肌吻合固定，牵引提上睑肌腱膜瓣，通过眶隔膜后隧道向上与额肌瓣相吻合，牵拉提上睑肌腱膜瓣达适当高度，观察睑缘位置与弧度，一般使上睑提高，睑缘位于角膜缘上 1～2mm 为宜。然后用 3-0 丝线将提上睑肌腱膜瓣与额肌瓣褥式缝合固定。

（6）缝合皮肤切口，形成重睑。可做下睑牵引缝线，向上牵引下睑，遮闭睑裂，以防止暴露性角膜炎发生。

七、睑下垂手术后的并发症及处理

睑下垂矫正术后常见并发症有以下几种。

（一）矫正不足

在先天性睑下垂病例，矫正不足甚为常见，可能由于手术方式选择不当，如提上睑肌肌力缺如，而选提上睑肌缩短术，术后会逐渐出现矫正不足，或者在提上睑肌缩短术中缩短量不足；又如利用额肌的手术，缝线固定位置不好，或术后轮匝肌强烈收缩（见于不合作儿童）都可造成缝线松动，导致矫正不足。

预防矫正不足的关键在于术前做详细的检查，根据检查结果选择合适的手术方式。切忌用单一的手术方式治疗不同提上睑肌肌力的各种类型睑下垂。适当的过度矫正也是预防睑下垂手术矫正不足的一种方法。

（二）矫正过度

矫正过度也是睑下垂手术比较常见的并发症。如果出现矫正过度，可做以下处理：①术后 2 周内发现矫正过度，可用手向下按摩上睑，或嘱病人闭眼后用手压住上睑，再努力睁眼，如此反复训练 2～3 个月，常能奏效。②如矫正过度超过 3mm，特别是出现角膜并发症时，需及时手术。手术后早期，可将创口打开将提上睑肌或额肌瓣或筋膜固定于睑板上的缝线，向上移位，结扎缝线时松一些，如仍不能矫正可按上睑退缩手术做巩膜移植术或提上睑肌延长手术。③如果术后 3 个月仍存在矫正过度，可采用内路睑板-腱膜切断术予以处理：用眼睑拉钩翻转上睑，在睑板上缘下 2mm 水平全长切开睑结膜及睑板，深度超过提上睑肌及眶隔，再于睑缘置一牵引缝线，向下牵拉上睑，使切口裂开，裂开的高度应比上睑所要求下降的高度大 1 倍。用胶布将牵引线固定于颊部，次日换药时观察上睑高度，调整缝线牵引力量。

（三）眼睑闭合不全

利用额肌的手术以及缩短量大的提上睑肌缩短术，手术后必然会出现眼睑闭合不全，而腱膜修复手术、睑板—Müller 肌切除术、腱膜折叠术及小量提上睑肌缩短术，一般不会出现眼睑闭合不全。轻度眼睑闭合不全，往往在睡眠时出现，如 Bell 现象有或在手术时做 Frost 缝线，一般不致造成角膜炎的发生。但如术前检查即发现患者 Bell 现象不存在，或者术后患者因疼痛眼轮匝肌不收缩，可使 Bell 现象暂时消失，遇到这些情况，眼睑闭合不全可能产生角膜炎并发症。为了避免角膜炎并发症的发生，术前检查及选择适当的手术方式，尤其是术后的护理至关重要，睡前涂大量抗生素眼膏，固定 Frost 缝线辅助闭合睑裂。随着时间的推移，眼睑闭合不全会逐渐改善或消失。对 Bell 现象缺失者，手术矫正量应保守。

（四）暴露性角膜炎

造成暴露性角膜炎的原因为眼睑闭合不全、Bell 现象缺失、泪液分泌减少，后者主要见于老年人或医源性睑下垂病例。如有内翻倒睫更易造成角膜损害。暴露性角膜炎多出现在下方角膜。一旦出现角膜炎症，下睑做 Frost 缝线，涂大量抗生素眼膏，经非手术治疗 1～2d 后如病情未见好转，应果断将上睑复位，使眼睑能自然闭合，3 个月后再考虑手术矫正。

（五）上睑迟滞

利用额肌的手术及大量提上睑肌缩短术后，都必然会出现上睑迟滞现象。在先天性睑下垂中，大多数患者术前就已存在上睑迟滞现象，术后更加明显，随着时间推移上睑迟滞会有所改善，但不会完全消失，也无治疗方法。

（六）睑内翻倒睫

各种额肌悬吊术、提上睑肌缩短术以及睑板-Müller 肌切除术都可能出现睑内翻倒睫，特别是内侧眼睑的内翻倒睫，这多由于提上睑肌腱膜在睑板上的附着点或筋膜、额肌瓣在睑板上的附着点太低所造成。预防的方法是将在睑板上的缝线，缝在中、上 1/3 处，结扎时不宜过紧。另外上睑皮肤切口宜低些，关闭皮肤切口，特别是内侧要与睑板上缘带一针，使内侧睑缘略呈外翻状，此外，在有内翻倾向的病人，可在近内侧睑缘皮肤做一褥式牵引缝线，在组织肿胀而造成内翻时，牵引此缝线，用胶布固定在额部。待组织肿胀消退后，这种由于手术反应所造成的睑内翻也会消退。

（七）睑外翻

睑外翻是睑下垂矫正手术中少见的并发症，往往由于穹隆部结膜水肿脱垂、外眦成形术后外眦韧带离断，眼睑水平张力过低，以及提上睑肌腱膜或额肌瓣在睑板上的固定缝线结扎过紧所致。轻者产生睑球分离，明显者可产生真正外翻。如发生睑外翻，需调整缝线并处理脱垂的结膜。

（八）穹窿部结膜脱垂

见于提上睑肌缩短术，如果缩短量大，分离超过上穹窿部，破坏了上穹窿悬韧带，加之手术造成组织水肿、出血致使结膜脱垂。预防方法是手术时不要过度分离结膜与提上睑肌腱膜。手术结束前检查穹窿，结膜有无脱垂，如有明显脱垂可用 5-0 号可吸收缝线在穹窿部做 2～3 对褥式缝线穿至切口皮下结扎。严重者需剪除部分脱垂的结膜。

（九）上睑重睑线不对称

由于画线时两侧高低即不对称，或由于缝合皮肤切口时，缝线穿过皮下组织高低不一致，或结扎缝线时松紧不一所造成。更多见的原因是单侧上睑下垂，虽然画线高低两侧基本对称，但由于矫正不足，致使下垂眼双重睑过宽，因此，手术前应正确估计术后矫正效果。

（十）睑缘成角畸形或弧度不佳

在筋膜悬吊术中，筋膜各臂的牵引力不均匀或固定于睑板上的位置不当，或穿过层间睑板缝线跨度过长，而结扎时又太紧都会造成睑缘弧度不佳或成角畸形。为此，在任何睑下垂手术结束前，一定要检查睑缘的弧度。如发现不理想，必须耐心地调整缝线或筋膜的牵引力。直至满意为止。

（十一）其他

可能发生感染、睫毛丧失及血肿形成。如用线做悬吊材料，还可出现迟发型感染。睫毛丧失主要由于分离睑板时太接近睑缘，破坏了睫毛毛囊。血肿形成主要见于额肌瓣悬吊术，由于术中制作做额肌瓣时损伤眶上血管或其分支所造成。因此，在制作额肌瓣时注意避免损伤周围血管。

第七节　小眼症矫正术

一、小眼症概述

（一）概念

小眼症，又称睑裂狭小综合征 blepharophimosis-ptosis-epicanthus inverse syndrome，BPES）或小睑裂综合征（small palpebral fissure syndrome），指睑裂长度及宽度均较正常缩小，是一种以独特的先天性眼睑异常为特征的眼部疾病，该病可以散发，也可伴发身体其他部位一种或多种发育缺陷，其中以女性患者伴发卵巢功能早衰最为多见。

小眼症包括 Kohn—Romato 综合征和 HKomoto 综合征。Kohn—Romato 综合征又称眼睑四联征。1921 年 Kohn 和 Romato 最先描述本病特征。1875 年 Galerowsk 首先报道 Komoto 综合征，1921 年 Komoto 做了详细描述。Kohn—Romato 和 Komoto 具有相近的特征，都具有睑下垂、小睑裂、反向型内眦赘皮、内眦间距增宽等特征，同时部分病例伴有全身异常。该综合征患者国外少见，国内较常见，命名目前尚不统一，有称小睑裂综合征、睑四联征、Komoto 综合征及 Vignes 综合征等，现今较通用的名称为先天性小睑裂综合征。

（二）病因

1. 遗传　先天性小睑裂综合征是一种常染色体显性遗传病，多发生于自发的基因突变，有家族性。根据其遗传方式可分为两型：I 型：普通型。由父亲传代，女性患者伴有不孕症，外显完全，外显率为 100％。Ⅱ型：父、母亲传代机会相等，不完全外显，外显率约为 96.5％。

2. 染色体异常　Harrsr 等（1995）用标记物对 2 例先天性小睑裂综合征家系（呈常染色体显性遗传分布）做全血的细胞连锁分析，推断本病的基因位点可能在 3q，并得出发生率为万分之一，完全外显。张为民等（2001）对一个 BPES I 型家系的致病基因进行基因连锁、染色体定位研究，对染色体 3q 区域 4 个微卫星标记进行连锁分析，未见患者在这 4 个位点有缺失，但发现该家系与 3q22—24 区域的位点紧密连锁。由于标记位点之间距离较大（20～30cm），尚不能确定致病基因。Crispuni 等（2001）

用定位克隆方法发现小睑裂综合征的致病基因是位于染色体 3q23 的 FOxL2 基因，同时用原位杂交方法观察 FOxL2 的表达，发现在小鼠发育状态下的眼睑和成熟卵巢具有选择性高表达。Baere 等多国临床和基础研究人员通过对包括荷兰、美国、意大利、中国、日本等国家的 BPES Ⅰ型、Ⅱ型家族，难以分型的 BPES 家族及散发病例的 FOxL2 基因进行突变分析，发现 FOxL2 上存在 21 个相关突变点及 1 个微小缺失，而 200 位正常人和家系中的非患病者则没有这些突变。因而确定了 FOxL2 基因与本病相关。

（三）患病率

先天性小睑裂综合征在我国较为常见，胡诞宁教授报道睑下垂 20 个家系中，5 个家系为本病，占 25%。北京同仁医院收治先天性睑下垂患者 125 例，其中小睑裂综合征占 6.6%。北京协和医院曾报告过 7 年收治的小睑裂综合征 21 例，5 例具有两代遗传史。国外发病率约占先天性上睑下垂的 3.5%。

二、小眼症的临床表现

（一）眼部特征

1. 双侧性，双眼睑裂明显狭小　正常国人睑裂长度为 25～35mm，睑裂高度为 7～12mm，此病症者睑裂长度仅为 20mm 或小于 20mm。

2. 上睑下垂　该患者提上睑肌功能明显缺乏，提上睑肌无力，常表现为重度完全性睑下垂，患者视物常借助于皱额、耸眉、仰头来完成，故形成畸形外观。

3. 内眦赘皮并伴有内眦间距增宽，内眦赘皮多为反向型　内眦赘皮由下睑向上延伸，与下睑连成一线，呈新月形，向下止于上睑的睑板部。

4. 其他眼部表现

（1）下睑外翻：患者上下睑皮肤皮下脂肪增厚，缺乏弹性，皮肤不足而下睑外翻。

（2）睑板短小，泪阜外移，偶有泪小点闭锁。

（3）屈光不正和弱视：由于完全性重度睑下垂、睑裂狭小，患者视力发育受影响，多数有屈光不正及弱视。

（4）无重睑：此类患者均无重睑。

（二）全身特征

1. 半侧颜面发育不良。

2. 侏儒症。

3. 高颧弓，鼻梁发育差，鼻背塌陷。可有耳畸形，包括低耳、垂直耳、反旋耳、耳郭畸形等。

4. 女性不孕症，偶发于Ⅰ型者。

5. 一般智力正常，偶有轻度智力发育障碍。

三、小眼矫正术的术前评估

术前一定要追查其家族史，除患儿检查外，必要时家族成员亦需检查。

1. 全身检查　除常规儿科查体、肝肾功能检查外，还要注意检查耳、鼻畸形情况及患儿智力状况。

2. 眼部检查

（1）眼部常规检查包括视功能，裂隙灯及眼底检查，并检查患者眼外肌情况及屈光状况。

（2）眼部主要特征检查

①睑裂大小测量，包括双侧睑裂长度及宽度测量。

②内眦赘皮程度及类型判定。

③睑下垂情况判定：包括提上睑肌肌力测量，睑下垂程度测量。

④双侧内眦点测量，内眦间距测量。

（3）眼部其他异常：判定下睑外翻是否存在，外翻程度测量。泪小点情况判定等。

四、小眼症的治疗

（一）治疗原则

先天性小睑裂综合征严重影响患儿面部外观，患者大多睑下垂严重，提上睑肌肌力很弱，有些患者可因代偿性的仰头、皱眉而产生习惯性头后仰、额头皱纹等异常情况。由于其视功能低下，对儿童生活亦有很大影响。但随年龄增长儿童鼻骨逐渐发育，情况可能有所改善，因此多主张不宜过早手术整复，在学龄前手术较适宜。一般认为睑裂开大术以 3 岁为宜，反向型内眦赘皮则可提前于 2 岁左右进行。矫正小眼症，宜先做内外眦成形术，开大睑裂并矫正内眦赘皮，必要时还需做内眦韧带固定术以增宽眶距，此术后 3～6 个月局部情况稳定后再行睑下垂矫正手术。分行 2 次手术可以避开水平方向和垂直方向上张力的相互牵引，2 次手术间隔时间应不低于 3 个月。

（二）手术方法

1. 内眦成形、睑裂开大加内眦赘皮矫正术　先天性小睑裂综合征患者内眦赘皮多为反向型，并伴有内眦间距增宽。对于轻度反向型内眦赘皮不伴有内眦间距增宽者可采用“L”形皮肤切除术矫正。中、重度内眦赘皮伴有内眦间距增宽者可选用“Y-

V"成形术、Stallard 双"Z"术及 Mustard 内眦成形术。

(1)"L"形皮肤切除术适应证:仅适用于下睑反向型内眦赘皮不伴有内眦间距增宽者,一般小睑裂综合征者少用(手术方法详见第五节)。

(2)"Y-V"成形术适用于中度内眦赘皮及内眦间距增宽者,但睑裂开大的作用不明显。

(3) Mustard 内眦成形术适用于中、重度内眦赘皮、内眦间距增宽者,此方法不仅可缩短内眦间距,矫正内眦赘皮尤其是反向赘皮,而且可达到睑裂开大的作用。但此术式术后内眦部皮肤瘢痕明显,随时间推移,瘢痕可渐减轻,尤其于 2 岁左右手术者,术后 1 年左右瘢痕即不明显(手术方法详见第五节)。

2. 外眦成形术　单纯性外眦部切开术,仅将外眦角剪开,无论缝合与否均很快恢复原状,因此不适用于先天性小睑裂综合征,如欲永久开大睑裂,则需用行外眦成形术。

3. 上睑下垂矫正术　内外眦成形术后,3～6 个月待局部情况稳定后再行睑下垂矫正术。因为先天性小睑裂综合征患者往往睑下垂量大,提上睑肌肌力很差,因此,单纯的提上睑肌缩短术往往不能解决问题,一般常用额肌瓣悬吊术来矫正。由于术后部分患者会出现暂时性或永久性睑裂闭合不全,睡眠时更加明显,因此,睡眠时必须涂抗生素眼膏以保护角膜,术后 2d 加压包扎有利于减轻深处肿胀,防止血肿形成。同时白天患眼视物有利于减轻患眼眼轮匝肌的痉挛。

第八节　睑内翻

一、睑内翻发病机制及病因

(一)定义

睑内翻是指任何形式的睑缘向内卷曲所致的睑缘位置异常。上下睑缘的正常位置依靠眼睑前后层之间的相互关系,两者之间的关系变化可导致眼睑的内翻或外翻。

(二)病因及发病机制

睑内翻可由许多疾病引起,但其产生的机制是眼睑前后层之间的相互平衡关系。眼睑在功能上可分为前、后两层。前层由皮肤和眼轮匝肌组成,后层由结膜和睑板组成。前后两层在眼睑边缘紧密结合,然而两者之间可滑动,两者之间的关系变化可导致眼睑的内翻或外翻。眼睑睑缘位置的正常,首先要依赖眼睑有一足够的水平张力维持,尤其对于下睑而言;其次是眼睑前、后层之间力量的平衡。眼睑后层的瘢痕促使眼睑睑缘卷曲朝内,而前层的相对缩短则可造成眼睑的向外旋转,两者力量之间的对抗结果,决定了眼睑的最终位置是内翻还是外翻。下睑睑板较窄,缺少像上睑提肌和睑板肌(Müller 肌)那样维持睑缘稳定的结构,仅有 Müller 肌和下睑缩肌腱膜,而下睑眼轮匝肌发育良好,故睑内翻常见于下睑。对于眼睑松弛,水平间的睑缩短手术,因其提高了眼睑水平向张力。因而无论对于内翻或者外翻均是合适的。在设计每一个具体的睑内翻手术时,事先估计眼睑的水平向张力及眼睑前后层关系是相当重要的。

一旦睑缘内翻,睫毛、睑板腺体分泌液和睑缘皮肤触及眼球,造成角膜和球结膜的损伤,轻者有异物感、疼痛、流泪等症状,重者特别是瘢痕性睑内翻可造成角膜炎性浸润和溃疡,可致视力严重减退,甚至失明。

二、睑内翻的分类

睑内翻依据发病原因分为退行性睑内翻、先天性睑内翻、瘢痕性睑内翻和痉挛性睑内翻。

(一)退行性睑内翻

1. 产生机制　退行性睑内翻又称老年性睑内翻。随着年龄的增长,眼睑的皮肤、眼轮匝肌及下睑缩肌腱膜等组织都变得松弛,下睑缩肌腱膜系统不能再保持下睑缘稳定,睑板失去正常组织的支持所形成的内翻,或眼轮匝肌收缩时,将睑缘推向内而形成内翻。而上睑尽管皮肤也松弛下垂,但同时睑板也在增大,平衡了上睑双层之间的力量,保持了睑缘的稳定。因此退行性睑内翻多见于下睑,上睑罕见。

2. 临床诊断　退行性睑内翻的临床诊断诊断不难,随着下睑缩肌腱膜的断裂,下睑与下直肌之间的相连关系被打破,导致下睑移动作用的减弱,便出现了"睑迟滞"现象,尤其在向下注视时更明显。通过检查可发现此类患者下穹窿可见一条平行于下睑线的白色条纹。此即为下睑缩肌腱膜的断裂线。"睑迟滞"现象和下穹窿的白色条纹有助于对下睑缩肌腱膜断裂的诊断。

矫正睑缘内翻，翻转睫毛和睑缘离开角膜，阻止两层之间的滑动，使下睑缩肌腱膜恢复张力，增强睑板下缘的稳定性。

（二）先天性睑内翻

先天性睑内翻相对少见但症状轻微，通常伴有内眦赘皮，睑缘部轮匝肌过度发育或睑板发育不全所引起。儿童时期，在角膜没有受到损害或倒睫症状不明显时，可等到其成年后再手术治疗；如果出现角膜损害或症状明显时，就要手术切除前层组织。如果去除量不足，睑内翻容易复发。

（三）瘢痕性睑内翻

1. *产生机制*　瘢痕性睑内翻是由于各种原因引起的睑结膜或睑板瘢痕收缩，尤其在睑板下沟处的瘢痕或睑板肥厚变形，瘢痕收缩造成的眼睑后层明显比前层缩短，而导致睑缘内卷，睫毛内倒的状态。睫毛触及眼球，结膜摩擦刺激，轻者引起异物感、充血、流泪等眼部刺激症状，重者角膜感染、溃疡，视力严重减退，甚至失明。

2. *病因*　病因主要有严重的沙眼、结膜炎症、天疱疮、化学性或物理性外伤、肿瘤术后瘢痕形成等原因。

3. *治疗*　瘢痕性睑内翻是持久的，不经手术不可能治愈。延误治疗只会造成对角膜更大的损害。治疗不仅要外翻睑缘，还要添加移植物以增加眼睑后层的高度，使朝内卷曲的睑缘重新回到正常位置。由于上下睑结构及功能的区别，下睑为了抗拒重力的作用，需要硬的支撑物，通常选择硬腭，鼻中隔软骨，耳郭软骨。由于硬腭组织具有同睑板相似的弹性及有光滑的黏膜表层，因而硬腭黏膜作为睑后层理想的延长移植材料是非常合适的。

（四）痉挛性睑内翻

痉挛性睑内翻是由于炎症刺激引起眼轮匝肌特别是睑缘的肌纤维反射性痉挛所致睑缘内转而形成的眼睑内翻。这种内翻是暂时性的，眼睑本身无病变，一旦炎症消退，即可恢复正常，或者选用肉毒素治疗，不需手术治疗。而有一些老年性患者睑内翻属于慢性痉挛性睑内翻，往往需要手术治疗。

三、治疗方法

（一）外翻缝合术或下睑穹窿皮肤穿线术

1. *适应证*　适合退行性睑内翻、痉挛性睑内翻、先天性睑内翻。可单独应用，也可以和其他方法联合应用。

2. *手术过程*　局部麻醉下做 3 对褥式缝线，每对缝合线两针间隔 3mm，从下穹窿结膜进针，穿过筋膜、眶隔、绕至睑板与肌层之间，在睫毛下 1～2mm 处皮肤穿出。3 对缝合线分别位于下睑中央、中外及中内 1/3 交界处。垫以小棉卷垫或硅胶管，拉紧缝线，至睑缘轻度外翻后结扎。

3. *术后处理*　术后 2d 换药一次，术后 5～7d 拆线。

4. *术后并发症*　如矫正过度，可将矫正过度处之缝线提前拆除。如矫正不足，可重复手术或选择其他方法修复。

（二）皮肤轮匝肌切除术

1. *适应证*　先天性睑内翻、退行性睑内翻。

2. *手术过程*　全身麻醉或结膜囊表面麻醉及 2%利多卡因溶液局部浸润麻醉。局部麻醉前需用眼科镊夹持下睑皮肤以估计皮肤切除量，注意皮肤切除勿过量。从下泪点略外侧开始，根据切除量用亚甲蓝画线，使切除的皮肤呈新月形。沿画线切除皮肤，同时将其下的睑板前轮匝肌也切去一条，皮肤切口用 5-0 号丝线做间断缝合。对较重的患者，可将缝线在下睑板下缘处穿过睑板的组织，再结扎。如患者皮肤松弛并不明显，可仅于睑缘下方切开皮肤，经剥离后切除一条睑板前轮匝肌，再缝合。

3. *术后处理*　术后眼局部涂抗生素眼膏，纱布绷带加压包扎，术后第 2 天换药 1 次，术后 7d 拆除缝线。

4. *术后并发症*　如矫正过度，多由于切除皮肤过多造成，可将缝线提前拆除，按摩并观察 6 个月，再决定是否手术修复。如矫正不足，可重复手术或选择其他方法修复。

（三）眼轮匝肌缩短术

1. *适应证*　退行性睑内翻。

2. *手术步骤*　结膜囊表面麻醉及 2%利多卡因局部浸润麻醉。在距睑缘 2mm 处行一与睑缘平行的皮肤切口，在皮下剥离至距睑缘 4～5mm 处，分离出一条宽约 8mm 的轮匝肌，将 3-0 号丝线或 6-0 号可吸收缝线，经过睑板下缘，由后向前分别穿出该轮匝肌，两针间隔 6～8mm，剪去中间 3～4mm 轮匝肌后结扎缝线。如果皮肤松弛明显，也可同时切除部分皮肤，切口用 5-0 号丝线间断缝合。

3. *术后处理*　术后眼局部涂抗生素眼膏，纱布绷带加压包扎，第 2 天换药 1 次，术后 7d 拆除缝线。

4. *术后并发症* 如矫正过度，多由于切除皮肤过多造成，可将缝线提前拆除，按摩并观察6个月，再决定是否手术修复。如矫正不足，可重复手术或选择其他方法修复。

(四)Schimek 法

1. *适应证* 通过手术使下睑缩肌腱膜恢复张力，增强睑板下缘的稳定性，适合退行性睑内翻。

2. *手术步骤* 结膜囊表面麻醉及2%利多卡因局部浸润麻醉，在下睑睫毛缘之下3mm，距中央3～4mm之鼻侧，用剪刀剪一皮肤小切口，切口垂直或横行均可。在颞侧外眦角之外2cm，高过外眦角水平之上5mm的地方，行另一皮肤小切口。将这2个切口的创缘做皮下潜行分离。颞侧切口分离至露出眼轮匝肌的起止部与颞部筋膜，睑部切口分离至露出眼轮匝肌。从睑部切口提起一束眼轮匝肌纤维．并以3-0号丝线或6-0号可吸收缝线将其缚紧，缝线两端穿过一个10号大三角半弯针，自睑部切口穿过，沿皮下推至额部切口，穿出皮肤。抽去大三角针，改用一个小针穿带一端缝线，缝扎于颞部切口内面的颞肌筋膜上。当拉紧缝线的时候，内翻的睑缘即回复原位。拉紧的程度以使眼睑呈轻度外翻为准，结扎缝线，剪短线头，让其自行缩入埋藏于皮下组织之内。5-0号丝线间断缝合皮肤切口。

3. *术后处理* 术后眼局部涂抗生素眼膏，纱布绷带加压包扎，第2天换药1次，术后7d拆除缝线。

(五)Hotz 法

1. *适应证* 该手术主要是从睑板的前面把变形肥厚的睑板削平或做一条楔形切除，以恢复睑板的正常形态，从而改变睑缘位置及睫毛方向，达到矫正目的。本术式适用于重度瘢痕性上睑内翻病例，特别是睑板明显变厚、弯曲变形，眼睑皮肤松弛的患者。对于其他术式失败及伴有角状畸形的睑内翻以及有角膜炎症的病例也多选用此术式。本术式虽然操作较复杂，手术时间长，出血较多，但由于术后效果可靠，不易造成睑缘角状畸形，且手术同时能处理松弛上睑皮肤、术后能形成重睑，故临床医师多喜采用。

2. *手术步骤* 结膜囊表面麻醉及2%利多卡因局部浸润麻醉。浸润麻醉药超过内外眦角，包括整个眼睑。将眼睑护板插入穹窿部，以保护角膜及帮助术中压迫止血。在距睑缘3mm处，与睑缘平行切开眼睑皮肤，切口长达内、外眦角。切线上下分离，暴露出眼轮匝肌。切除一窄条睑板前轮匝肌。分开肌肉，露出睑板，以尖刀将变厚部分睑板削薄，达到正常厚度为止。注意，睑板以削薄至正常厚度为原则，在与皮肤切口相当位置做尖端向结膜，底宽2～3mm，平面呈梭形，侧面呈楔形的睑板切除，使睑板缝合后稍向前转折，但勿切穿。皮肤切口缝合时第1针放在中央，先穿过皮肤创缘下唇，次穿过睑板切口上唇，后从皮肤创缘上唇穿出皮肤。以同样方法缝合第2～5针。注意，缝线在睑板上部的高低与矫正的程度有关系，缝线位置越高，睑缘被拉起越高，矫正程度越大。缝睑板上部时要避免缝到提上睑肌腱膜上。缝线位置要等距对称，结扎力量均匀，以免愈合之后造成睑缘角状畸形。结扎时先结扎中央缝线，然后再依次结扎其余缝线。除非老年人，眼睑皮肤松弛过多，一般禁忌切除眼睑皮肤。下睑内翻矫正时，因下睑板较窄，不宜做睑板楔形切除，通常将肥厚的睑板切薄，变平坦。

3. *术后处理* 术后眼局部涂抗生素眼膏，纱布绷带加压包扎，第2天换药1次，术后7d拆除缝线。

4. *术后并发症*

(1)矫正不足：内眦部睑板薄弱，缝线未横穿睑板，因而无力。或者皮肤切口过高。如术中发现矫正不足，可将缝线收紧些结扎。如还不理想时，应拆除该部位缝线重新缝合。缝合时应将带睑板的几针尽量缝得靠睑板上缘的边缘处。缝线在眦部的睑板上缘处一定要横缝，仍感不足，可将缝线全部缝在睑板上缘的睑板眶韧带上。如仍不满意，可做局部的灰线切开。

(2)睑缘外翻：术中可调整缝线位置，术后可提前拆线。

(3)睑缘角状畸形：术中修正睑板切口或重新调整缝线结扎的松紧度，术后应切开原切口，修正向上牵拉的瘢痕组织，重新缝合。

(六)灰线切开充填术

1. *适应证* 该手术尤其适用于内翻程度在整个睑缘不一致的病例，以及在做过其他内翻手术后还有部分内翻未能矫正的病例。它可以与其他瘢痕性睑内翻矫正术同时施行，也可单独施行，灰线切开后植入物一般为保存的角膜、巩膜、阔筋膜。切下的睑板或唇黏膜。植入后可使该处睑缘略为增厚，使内卷的睫毛离开眼球表面。

2. *手术步骤* 结膜囊表面麻醉及2%利多卡

因溶液局部浸润麻醉，切开内翻矫正术未能完全矫正处的睑缘灰线，深约 2mm。切口应超过残留内翻的两端，但在内侧应距离泪点至少要有 2mn，以避开泪小管。取一条宽约 1.5mm，长与灰线切口长度相等的植入物（如保存的角膜、巩膜、阔筋膜，切下的睑板或唇黏膜）修剪成楔形，嵌入灰线切口。用 6-0 号可吸收缝线做连续缝合，缝线应穿入植入物的创口缘，将线头结扎在睑缘前层，以免触及角膜和结膜，亦可做间断缝合。

3. *术后处理*　术后眼局部涂抗生素眼膏，纱布绷带加压包扎，第 2 天换药 1 次，术后 7d 拆除缝线。

（七）睑板、睑结膜游离移植术

1. *适应证*　适用于严重的瘢痕性睑内翻的病例，特别是那些经过多次手术睑板、结膜已有明显畸形或缩短的病例。该手术可以增加睑板、睑结膜的垂直长度，松解眼睑内层对睑缘的牵引，使内卷的睑缘得以复位，而且可以继续保持睑板对眼的支持作用。移植的睑板、睑结膜取自同侧或对侧的上睑。

2. *手术步骤*　以下睑内翻为例：结膜囊表面麻醉及 2%利多卡因溶液浸润麻醉，同侧或对侧上穹隆及眼睑皮下浸润麻醉。用牵引缝线翻转下睑，距睑缘 2mm 处行一与睑缘平行的睑结膜、睑板切口，直至暴露眼轮匝肌，于切口两侧睑板下将睑板与眼轮匝肌分离，形成一能容纳新月形睑板、睑结膜片的植床区，植床区中央最宽处 2～3mm。用牵引缝线翻转上睑，于上睑中部切取 2～3mm 宽的新月形睑板、睑结膜片、在上睑结膜睑板缺损处做睑板与其下的轮匝肌分离，然后用 6-0 可吸收缝线连续缝合切口，两端线头穿过眼轮匝肌从皮肤面穿出，如果结扎后上睑有内翻倾向，缺损处也可不予缝合，让结膜上皮逐渐增生覆盖，将切取的上睑睑板、睑结膜片移植于下睑植床区，平展对合创缘后，6-0 号可吸收缝线间断或连续缝合。观察下睑弧度是否满意，如下睑较对侧为高，说明移植片太宽；如下睑变直，缺乏应有的弧度，则提示移植片中央部分太宽，都必须修剪移植体后再行植入，直到满意为止。

3. *术后处理*　术后眼局部涂抗生素眼膏，纱布绷带加压包扎，第 2 天换药一次，术后 7d 拆除缝线。

第九节　睑外翻矫正术

一、概　述

睑外翻表现为眼睑和眼球脱离密切接触，泪小点与眼球不能贴附，睑结膜向外翻转外露。由此可并发睑结膜干燥、充血、肥厚甚至角化，导致睑缘糜烂、变形及睫毛生长错乱、脱落等。上睑只有当皮肤缺失较多时才发生外翻，而下睑由于睑板窄小且受重力影响，所以易发生外翻。上睑外翻时，由于眼睑闭合不全，容易发生暴露性角膜炎；如果同时发生下睑外翻，眼睑完全不能闭合，角膜失去保护，裸露角膜会因干燥，发生溃疡，形成白斑，妨碍视力，甚至失明。

二、分　类

睑外翻可分为先天性、痉挛性、退行性、麻痹性和瘢痕性 5 种。临床上以麻痹性和瘢痕性最为常见。

（一）退行性眼睑外翻

老年人眼轮匝肌功能减弱，眼睑皮肤及内、外眦韧带松弛使睑缘不能紧贴眼球，以及下睑的重力作用使之下坠引起。另外，下睑缩肌的断裂可引起垂直方向的松弛，导致睑缘稳定性下降，许多患者有泪小点外翻和泪溢，患者为擦去眼泪而频繁擦拭眼睛，从而进一步牵拉眦部韧带而加重病情。以上因素的联合作用导致退行性睑外翻的发展。

仅见于下睑。轻者仅有睑缘离开眼球导致溢泪，部分患者有泪小点外翻。重者部分或全部睑结膜暴露在外，睑结膜干燥粗糙，高度肥厚角化，严重睑外翻致睑裂闭合不全、暴露性角膜炎或角膜溃疡。

（二）麻痹性眼睑外翻

仅见于下睑。面神经麻痹而致眼轮匝肌收缩功能丧失，常见于听神经经瘤、腮腺肿瘤、面部外伤等引起面神经的麻痹，眼轮匝肌缺乏神经支配而使肌肉紧张性下降，致下睑缘下垂。

（三）瘢痕性眼睑外翻

主要与受损上睑或下睑垂直方向的缩短有关。病因包括外伤-机械性外伤和热烧伤，眼睑的化学伤、爆炸伤、肿瘤切除及眼睑手术操作不当等遗留瘢痕，眼睑的各种疖肿感染等。缩短前层的皮肤疾病，如皮肤癌、带状疱疹，结节病、Stevens—Johnson综合征、鱼鳞病和硬皮病，均可以导致瘢痕性睑外翻。瘢痕收缩牵引使睑缘离开眼球，睑结膜部分或全部向外翻转。

更常见于下睑，轻者仅有睑缘离开眼球导致溢泪，重者睑缘外翻，伴有泪小点的外翻，部分或全部睑结膜暴露在外，睑结膜干燥粗糙、肥厚角化，严重睑外翻致睑裂闭合不全、暴露性角膜炎导致角膜溃疡。

(四)先天性眼睑外翻

极为少见，常伴有其他眼部先天异常，可为单侧，也可为双侧。

三、手术治疗

(一)睑板、睑结膜梭形切除术

1. 适应证　轻度下睑外翻，泪点外露。

2. 禁忌证　严重瘢痕挛缩性下睑外翻。

3. 术前准备　手术前2～3d抗生素眼液滴眼。如有急性炎症，应先行治疗，待炎症退后方可手术，等待手术期间需予滴抗生素眼药水，夜间用抗生素眼药膏涂布。

4. 麻醉　局部浸润麻醉。

5. 手术步骤(图30-37)

(1)将泪道探针从泪点探入泪小管。

(2)距泪小管0.5～1.0cm设计梭形标记，长7～8mm，最宽2～3mm，最宽处对准下泪点。

(3)按标记梭形切除睑结膜、睑板。

(4)用6-0无创伤缝线间断缝合。

(5)抗生素眼膏涂眼，纱布包扎。

6. 术中注意要点　注意防止损伤泪小管。

7. 术后处理　术后48～72h后换药，术后5d拆线。

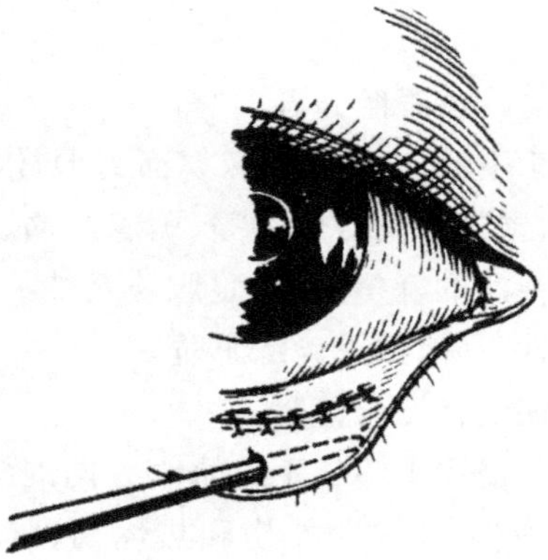

图30-37　睑板、睑结膜梭形切除术

8. 主要并发症　泪小管损伤，矫正不足或过甚。

(二)V-Y成形术

1. 适应证　下睑中部轻度外翻无广泛瘢痕者。

2. 禁忌证　下睑有深而广泛的瘢痕者。

3. 术前准备　同“睑板、结膜梭形切除术”。

4. 麻醉　局部浸润麻醉或眶下神经阻滞麻醉。

5. 手术步骤

(1)于距下睑缘0.5～1cm设计V形切口(图30-38)。

(2)切开皮肤、皮下组织，皮下松解，潜行分离，使下睑缘恢复与眼球接触，切口两侧做皮下分离。

(3)将三角瓣向上推，用3-0缝线将创口缝成Y形(图30-39)。

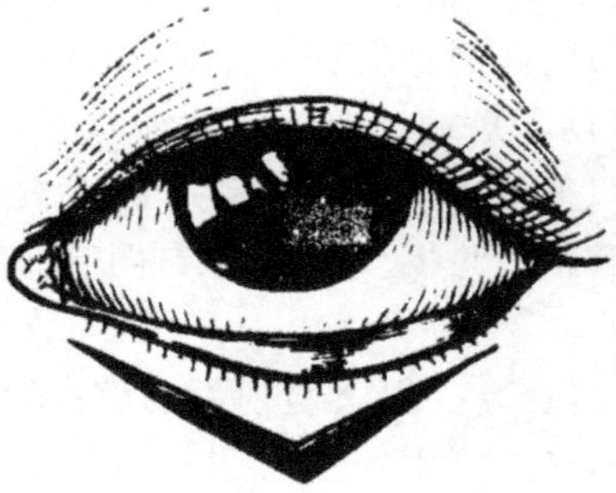

图30-38　V-Y成形术手术切口

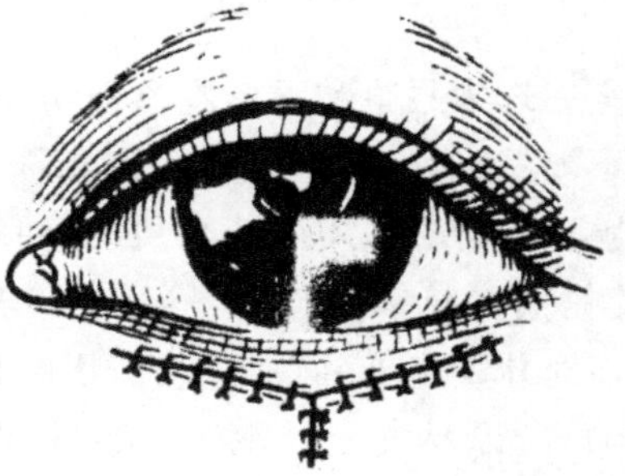

图30-39　X-Y成形术后

(4)创口常规包扎。

6. 术后处理　术后5～7d拆线，口服抗生素药物。

7. 主要并发症　切口瘢痕挛缩，再度引起睑外翻。

(三)邻位皮瓣转移修复术

1. 适应证　轻度瘢痕性下睑外翻。

2. 术前准备　同“睑板、结膜梭形切除术”。

3. 麻醉　同“V-Y成形术”。

4. 手术步骤

(1)距灰线 3mm 做切口标记，颞部或鼻侧面部按缺损估计大小设计皮瓣(图 30-40)。

(2)在牵引线牵引下，切开下睑缘皮肤、皮下组织，彻底松解挛缩，使睑缘复位(图 30-41)。

(3)按标记形成颞或鼻侧面部皮瓣(图 30-42)。

(4)皮瓣旋转修复睑部创面，皮下、皮肤逐层缝合，皮瓣供区直接拉拢缝合(图 30-43)。

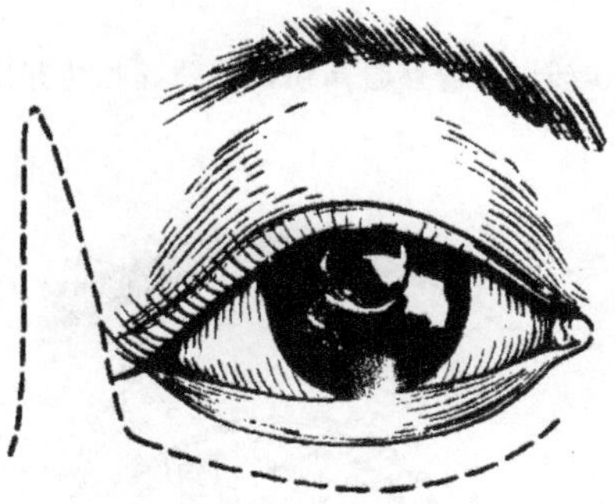

图 30-40　颞部皮瓣转移修复切口设计

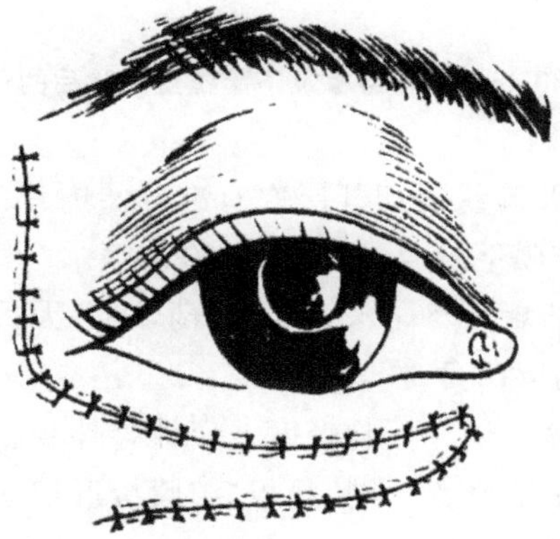

图 30-41　颞部皮瓣转移修复术后

(5)伤口略加压包扎，眼内涂抗生素眼膏并予包扎。

5. 术中注意要点　充分松解挛缩瘢痕。

6. 术后处理　术后 1d 换药，注意皮瓣血供，术后 7d 拆线。

7. 主要并发症　皮瓣坏死或部分坏死，引起睑外翻。

(四)游离植皮整复术

1. 适应证　严重的瘢痕性睑外翻，角膜、结膜无急性炎症。

2. 禁忌证　伴有急性结膜炎，或慢性泪囊炎应先行治疗，待炎症消退后方可手术。

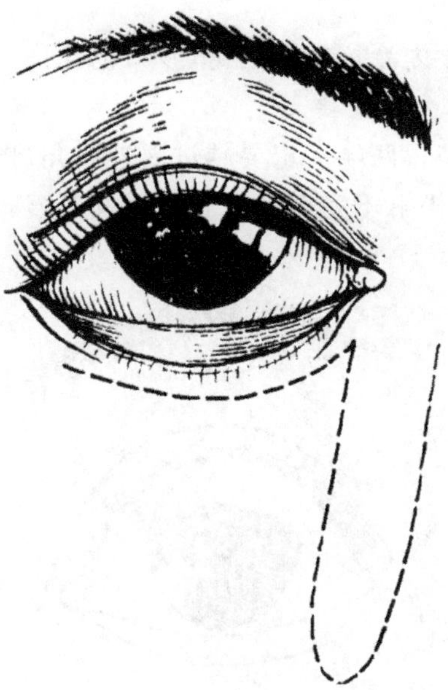

图 30-42　按标记形成鼻侧面部皮瓣

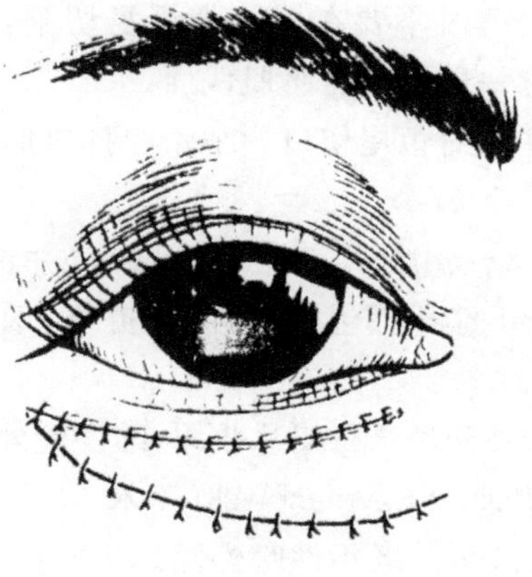

图 30-43　皮瓣供区直接拉拢缝合

3. 术前准备　抗生素眼药水滴眼 3d。

4. 麻醉　局部浸润麻醉或眶下神经阻滞麻醉。

5. 手术步骤

(1)切口设计：切口距睑缘为 3mm，与睑缘平行，两端应超过内外眦水平线，附加切口并使之呈鱼尾状。

(2)睑缘缝 1～2 针做牵引。

(3)切开皮肤，松解挛缩的筋膜组织。松解要充分，使上睑缘可牵达下眶缘，下睑缘可牵达上眶缘。创面彻底止血。

(4)按创口大小形状，于耳后或锁骨上或上臂内侧取全厚皮片，移植修复眼睑创面。

(5)用 3-0 丝线间断缝合皮片，打包加压包扎。

(6)眼内涂抗生素眼膏,纱布包扎。

6. 术中注意要点

(1)切口两端一定要越过内外眦角(图 30-44),否则瘢痕松解不完全及术后易再发挛缩。

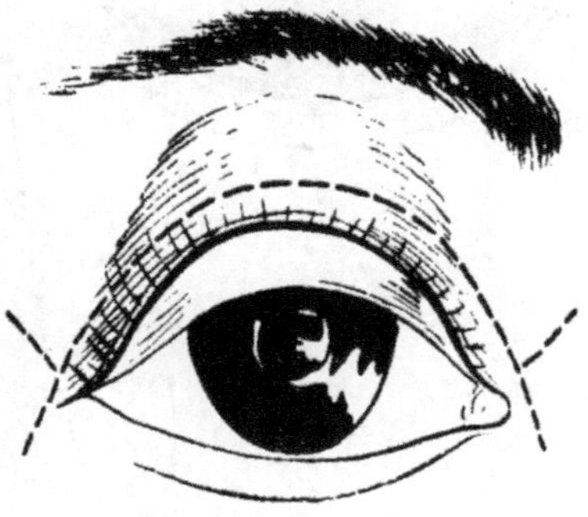

图 30-44 切口设计

(2)松解时不要在同一处反复切割,应在不同位置,深度一般在眼轮匝肌浅面。

(3)注意对鱼尾切口两个角的打包加压。

7. 术后处理

术后 3～5d 打开双眼绷带敷料,并清洁双眼,术后 6～8d 打开打包敷料,间断拆线,术后 10c 可全部拆线。

8. 主要并发症 皮片收缩,继发睑外翻。

(五)Kulfint-Szymanowski 手术

1. 适应证 老年性睑外翻。

2. 术前准备 同"睑板、结膜梭形切除术"。

3. 麻醉 局部浸润麻醉。

4. 手术步骤

(1)切开外 2/3 下睑缘灰线,劈成内、外两片,外片含皮肤肌肉,内片含结膜、睑板。

(2)内片中央部分切去一个底朝睑缘的小三角瓣,宽度以睑缘缝合后能紧贴眼球为度。

(3)将下睑外眦角切口向外延长切开皮肤,其长度较切除的三角瓣基底长 2～3mm(图 30-45)。

(4)再从外眦角向下以延长切口线为底,切除三角形皮肤。

(5)于下睑外半部做肌层下分离。

(6)5-0 丝线缝合睑板三角创面及下睑拉至外眦后的创缘(图 30-46)。

(7)眼内涂以抗生素眼膏,绷带轻压包扎。

5. 术中注意要点 睑缘切口依外翻程度向内

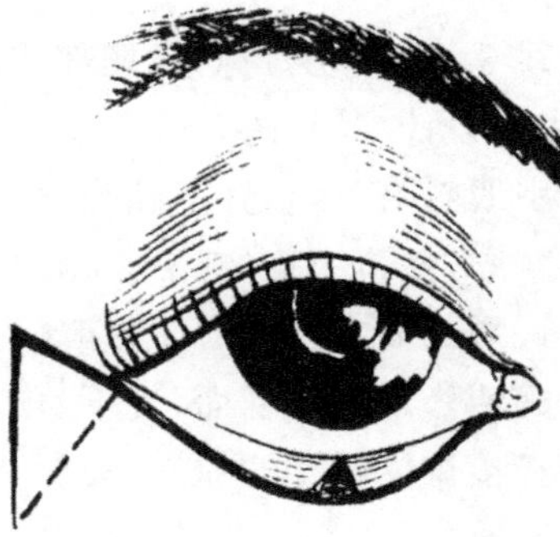

图 30-45 下睑外眦角切口向外延长切开皮肤

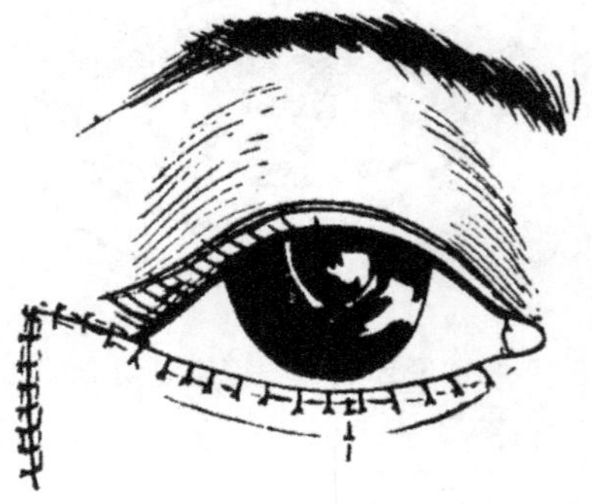

图 30-46 缝合睑板及下睑拉至外眦后的创缘

延长,劈开睑缘时切开层次宜准确。内片的三角形创面做结膜下缝合,不要穿透睑结膜。

6. 术后处理 术后 3d 换药,第 7 天拆线。

(六)Imre 手术

1. 适应证 下睑轻度老年性睑外翻。

2. 术前准备 同"睑板、结膜梭形切除术"。

3. 麻醉 同"Kuhnt-Szymanowski 手术"。

4. 手术步骤

(1)在下睑外翻程度最大部分沿灰线劈成内外两片(图 30-47)。

(2)在内片切除一小三角形组织瓣,以消除外翻为度。

(3)于外片切去一个皮肤眼轮匝肌三角组织瓣,大小与内片的三角相等,两个三角瓣不在同一平面上(图 30-48)。

(4)分别缝合内外片的三角创面和睑缘切口。

(5)眼内涂抗生素眼膏,绷带轻压包扎。

5. 术中注意要点

6. 术后处理

7. 主要并发症 同"Kuhnt-Szymanowski 手

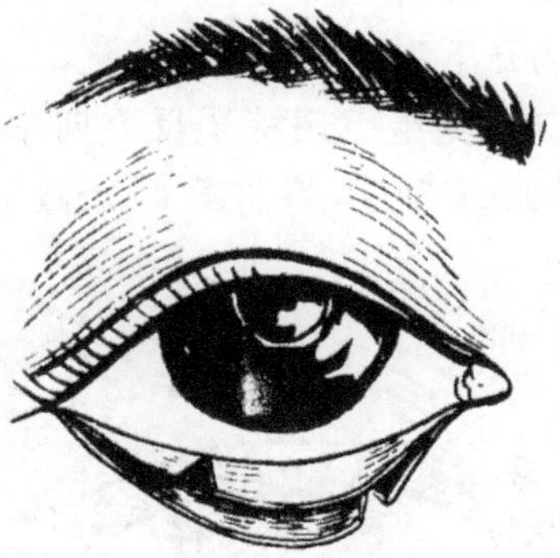

图 30-47　将下睑沿灰线劈成内外两片

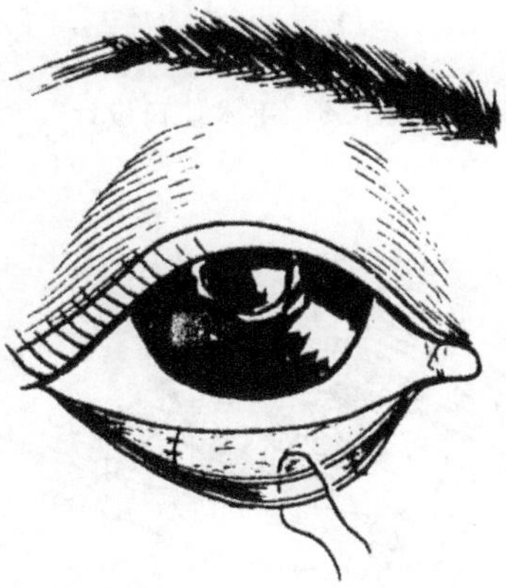

图 30-48　于外皮片切去一个皮肤眼轮匝肌三角组织瓣

术”。

(七)外眦韧带悬吊术

1. 适应证　下睑较严重的老年性睑外翻。

2. 术前准备　同“睑板、结膜梭形切除术”。

3. 麻醉　同“Kuhnt-Szymanowski 手术”。

4. 手术步骤

(1)外眦角水平切开至眶缘(图 30-49),暴露外眦韧带下支并在其与上支联合处附近剪断。

(2)向颞上方牵引下睑,恢复下睑正常张力,标记下睑缘上与上睑缘的交叉点(图 30-50)。

(3)自交叉点向颞侧,切除睑缘及睫毛,将皮肤与眼轮匝肌间稍做分离,V 形切除此处过度松弛的睑板后结膜。暴露眼外侧眶缘,于外眦韧带上支做一扣眼,游离的外眦韧带下支穿过扣眼,与眶缘骨膜褥式缝合固定(图 30-51)。

(4)外眦部眼角创缘用垂直褥式缝合,垫以凡士林纱布打包固定,其余伤口间断缝合(图 30-52)。

(5)眼内涂抗生素眼膏,绷带轻压包扎。

5. 术中注意要点　如严重的睑缘外翻,可同

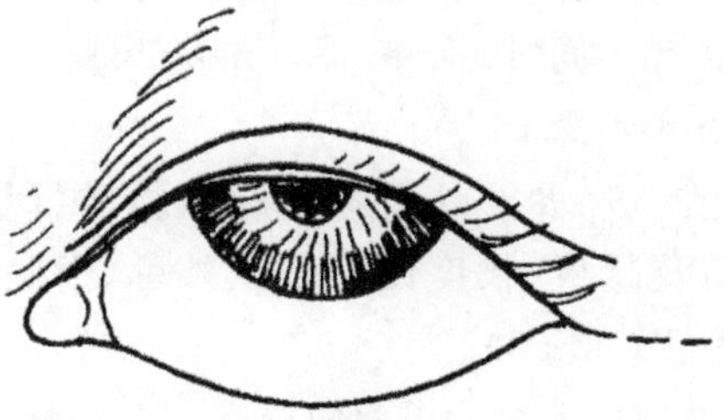

图 30-49　外眦角水平切开至眶缘

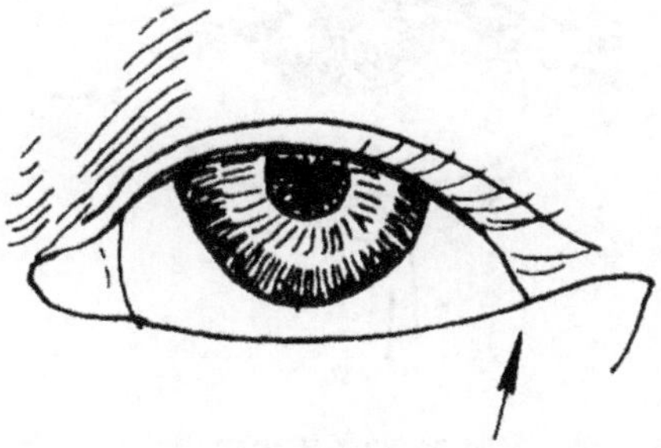

图 30-50　标记下睑缘上与上睑缘的交叉点

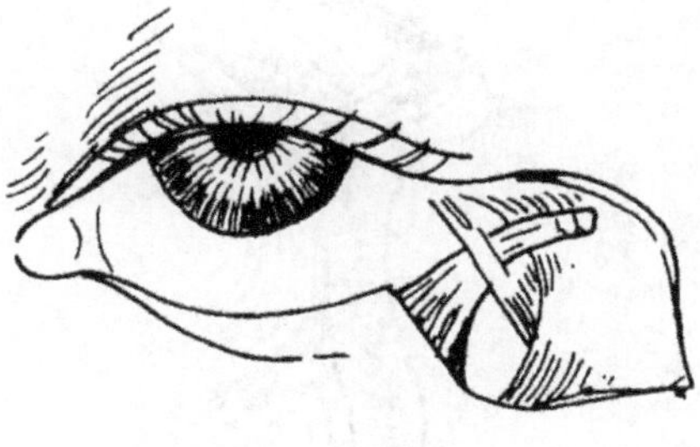

图 30-51　将外眦韧带固定于眶缘骨膜

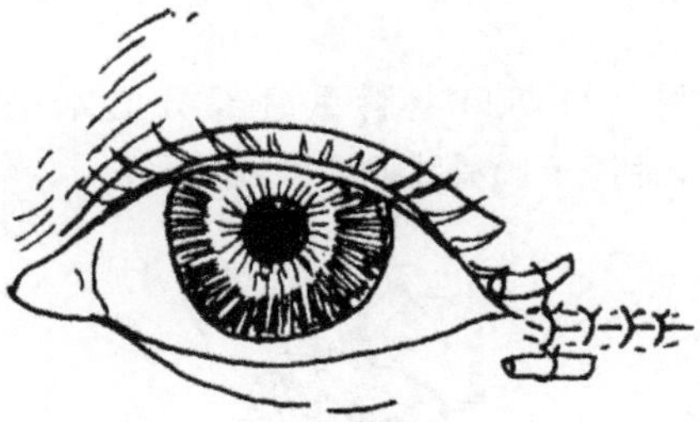

图 30-52　缝合打包固定

时距睑缘 3.5mm 切除宽约 5mm 的下睑结膜及肌肉。

6. 术后处理

7. 主要并发症　同“Kuhnt—Szymanowski 手术”。

(八)Lazy-T 法

1. 适应证　下睑中度老年性睑外翻。

2. 术前准备　同“睑板、结膜梭形切除术”。

3. 麻醉　同“Kuhnt—Szymanowski 手术”。

4. 手术步骤

(1)泪小管水平以下做下睑结膜横行切口，切透睑结膜及睑板，长度以能矫正外翻、下睑缘贴近眼球为度(图 30-53)。

(2)沿切口下唇睑板前做分离，上提(图 30-54)。

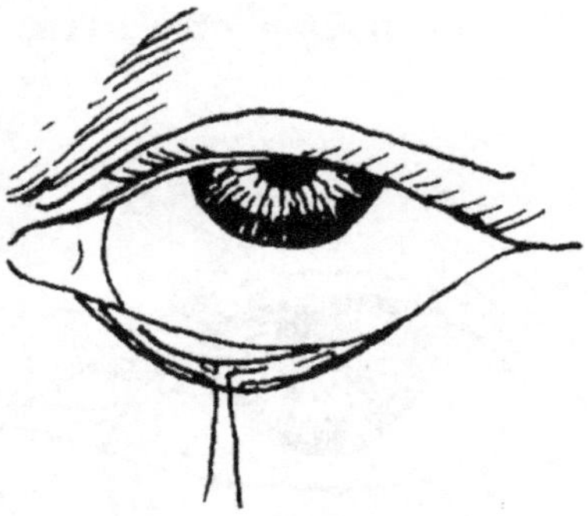

图 30-53　手术切口

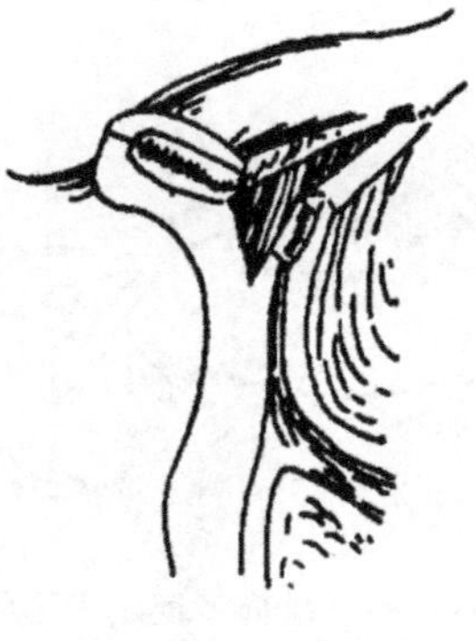

图 30-54　沿切口下唇睑板前做分离，上提

(3)将其与切口上唇重叠部分沿水平方向切除、缝合，矫正下睑外翻(图 30-55)。

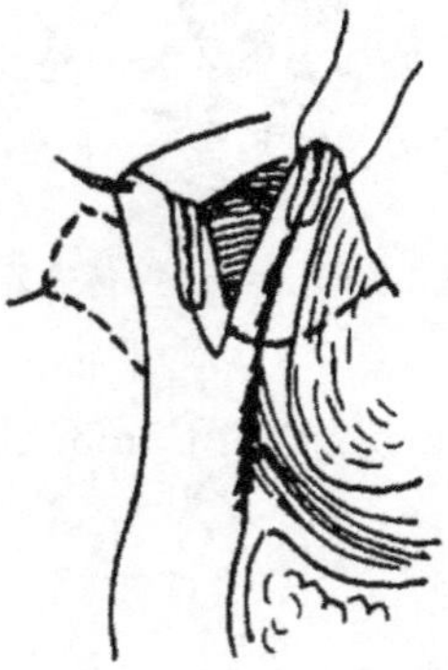

图 30-55　将与切口上唇重叠部分沿水平方向切除

(4)于泪小点外侧做垂直切口，从睑缘至下睑穹隆，全层切开下睑(图 30-56)。

(5)切口两侧组织用镊子反方向水平牵引，使下睑缘紧贴眼球为度，将重叠部分做三角形切除(图 30-57)。

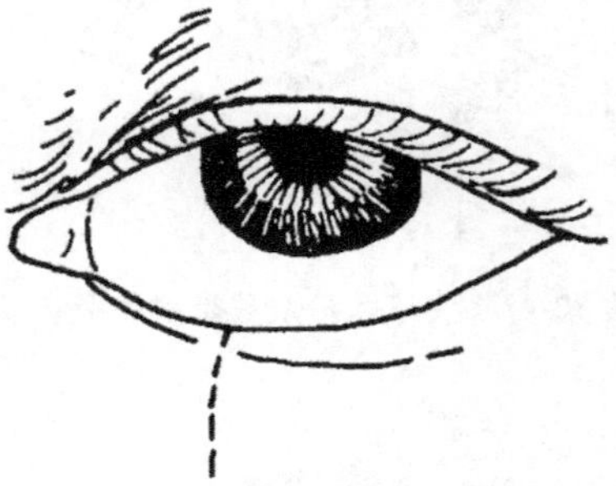

图 30-56　手术切口设计

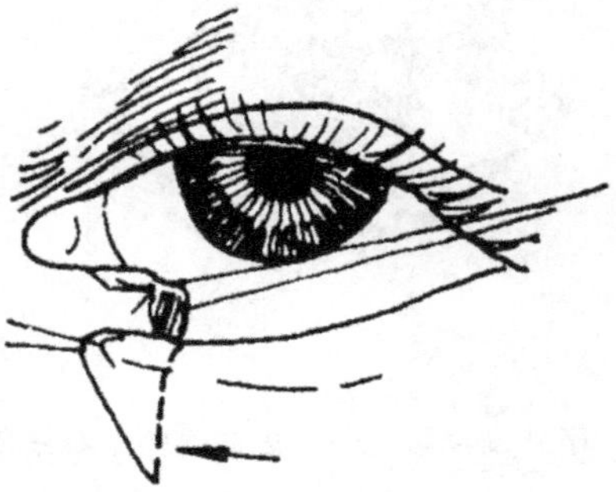

图 30-57　切除多余组织

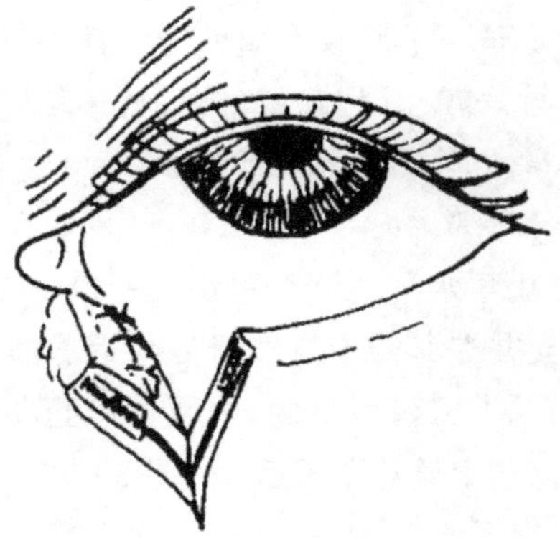

图 30-58　缝合睑结膜睑板，睑缘全厚缝合

(6)用可吸收缝线间断缝合睑结膜睑板，睑缘全厚缝合(图 30-58)。

(7)皮下眼轮匝肌对合缝合。间断缝合皮肤，并将睑缘缝线残端固定于皮肤缝结内(图 30-59)。

(8)眼内涂抗生素眼膏，绷带轻压包扎。

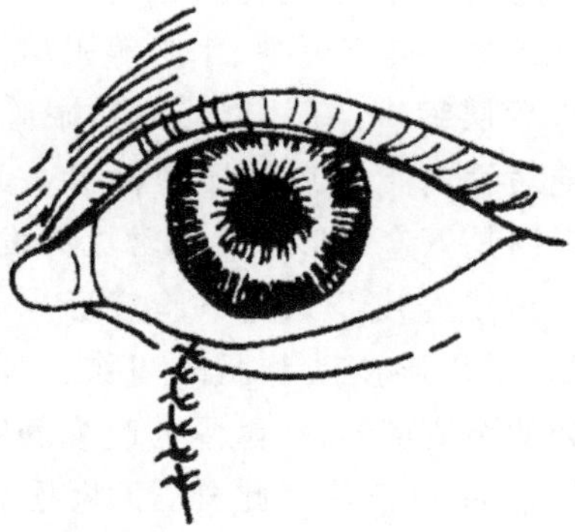

图 30-59　皮下眼轮匝肌对合缝合

5. 术中注意要点　如为老年性严重睑外翻，可将此法与外眦韧带固定或悬吊术结合应用，可达满意效果。

6. 术后处理

7. 主要并发症　同“Kuhnt—Szymanowski 手术”。

(九)筋膜悬吊术

1. 适应证　麻痹性睑外翻。

2. 术前准备　同“睑板、结膜梭形切除术”。

3. 麻醉　局部浸润麻醉。

4. 手术步骤

(1)于外眦外上方颞肌部或发际内做 1cm 长的切口，分离暴露颞肌，再于内眦部的内上方鼻骨处做一小切口。

(2)将引针从颞部切口皮下插入，经下睑板前面，从内眦部切口穿出(图 30-60)。

(3)自股部取宽 3～5mm，长 15cm 的阔筋膜条，用引针从鼻侧引出至颞侧，鼻侧用 3-0 不可吸收线将筋膜缝于鼻骨骨膜上，收紧颞侧筋膜，使睑外翻及睑闭合不全得到矫正。在保持张力情况下用 3-0 不吸收线将筋膜缝于颞筋膜上，然后缝合皮肤切口(图 30-61)。

5. 术中注意要点　皮下隧道应在睑板前且尽量接近睑缘，缝合颞侧时应注意保持张力。

6. 术后处理　皮肤缝线术后 7d 拆除。

7. 主要并发症　睑外翻复发。

在进行睑外翻术式的选择时，要针对睑外翻产生的原因设计手术方案。如瘢痕性睑外翻主要是由于皮肤瘢痕挛缩引起，松懈瘢痕，修复皮肤缺损即可。而老年性睑外翻是由于轮匝肌、眦韧带力量减弱，在重力作用下出现外翻的，因此，需要通过收紧加强下睑横向韧带或肌肉的力量来矫正外翻。对于瘢痕性睑外翻，有的瘢痕局限在睑区，修复松解后的皮肤缺损，尽量使色泽质地一致，局部皮瓣修复效果更好些。但如果眼睑以外的额、颊等有大范围瘢痕，皮肤缺损较多，那么除了进行彻底的松解外，为了防止再次发生睑外翻，最好辅以鱼尾状切口。

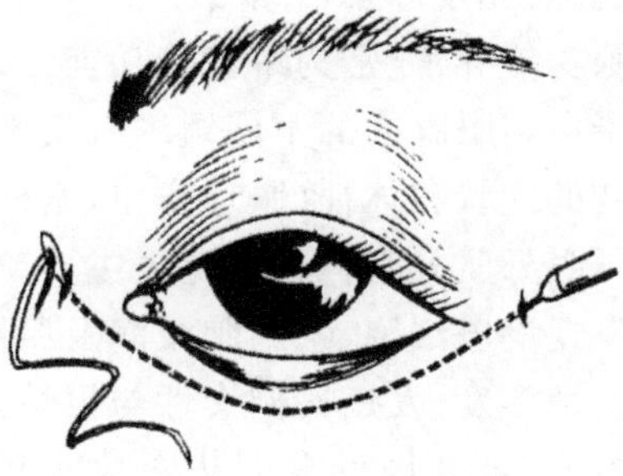

图 30-60　引针皮下走行轨迹

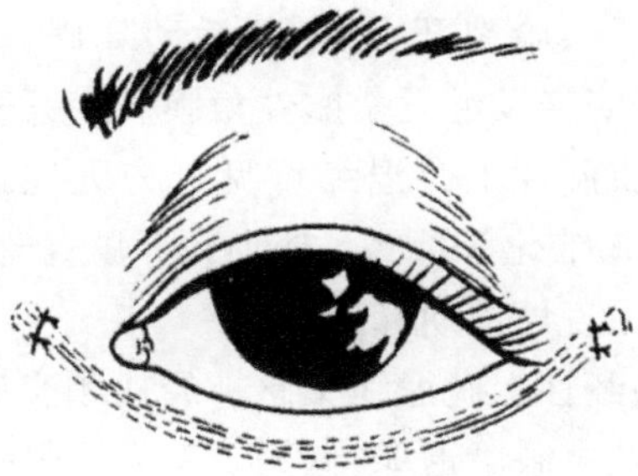

图 30-61　筋膜固定、缝合

第十节　睑退缩矫正术

一、概　述

眼睑退缩多发生于上睑，也可发生于下睑或上睑同时发病。可单眼或双眼同时发生，眼睑退缩发生后，主要临床表现是：外眦角变钝、内移，睑裂变圆，巩膜过度显露，且在向上凝视时加重；严重者睑裂闭合不全伴有畏光、流泪等眼刺激症状，而且可造成角膜和结膜暴露、干燥、角膜上皮脱落，甚至造成角膜浸润。因此眼睑退缩的治疗不单纯为改善外观，对保护角结膜的功能亦有重要意义。

（一）概念

上睑退缩：正常人双眼平视时上睑位于角膜缘下1～2mm。如上睑位置高于此界限，上睑高于角膜上缘而致巩膜部分外露者。

下睑退缩：正常双眼平视时下睑位于角膜下缘，由于各种原因致下睑缘位置下降，下方巩膜部分暴露者。

（二）发病原因

1. 上睑退缩的发病原因　上睑退缩主要是由于Müller肌或提上睑肌功能过强所致，主要分为以下几类。

（1）肌源性：最常见者为甲状腺相关眼病性眼睑退缩，90％的眼睑退缩是由于毒性弥漫性甲状腺肿（Graves病）所致。Graves病为自身免疫性疾病，促甲状腺素免疫球蛋白结合于甲状腺受体位点导致甲状腺功能异常（常为甲状腺功能亢进），同样的免疫球蛋白与眼眶内的不同组织有交叉反应，引起眶部病变的症状和体征（眼球突出，眼外肌病变、眼睑退缩），眼外肌是眶内自身免疫主要靶器官，病理学上可发现淋巴细胞、浆细胞浸润及肌纤维的增生。本病女性多发，发病比例女性与男性之比约为4∶1，大多数Graves病者有甲状腺功能亢进症状，眼眶病变可出现在该症状之前、之中或之后。但其中10％的患者甲状腺功能正常，称为眼型Graves病。临床上除上睑退缩外，还有上睑迟落、眼睑水肿、眼球突出、睑裂开大、眼球活动障碍、眼外肌受累、视神经病变及继发暴露性角膜病变等表现。

其他肌源性上睑退缩可见于先天性提上睑肌和上直肌纤维化等所致，少见于肌强直营养不良、家族性肌强直性周期麻痹等。

（2）神经性上睑退缩交感神经或颈交感神经节受刺激时发生眼睑退缩，偶见于先天性眼睑退缩。

（3）机械性眼睑退缩由眼睑外伤、手术、炎症、肿瘤，上直肌、下直肌或提上睑肌手术后使提上睑肌缩短致机械性眼睑退缩，高度近视、水眼、机械压迫等亦可引起眼睑退缩。

2. 下睑退缩发病原因　常由于下睑后层下睑缩肌和下睑交感神经紧张性增强引起的相对或绝对缩短所致。同上睑退缩一样，最常见病因为甲状腺相关性眼睑退缩，90％的下睑退缩是由于Graves眼病所致，相对的后层缩短及交感神经紧张性增加导致。患者可伴有或不伴有甲状腺功能异常，10％的患者甲状腺功能正常，此型称为眼型Graves病。其次病因可能为下睑松弛，包括下睑轮匝肌力量减弱及下眶隔的松弛等，可为先天性下睑退缩亦可为后天性下睑退缩。高度近视、水眼等眼球突出引起相对性下睑后层缩短。而眼睑外伤、眼睑错位、机械压迫等绝对性的下睑后层缩短都可引起下睑退缩。下睑退缩是下睑成形术后的常见并发症之一，尤其好发于传统经皮肤入路下睑成形术后。常见的原因包括：①下睑皮肤和肌肉切除过多；②眶隔与眶脂肪处的瘢痕挛缩；③眶隔与睑囊筋膜瘢痕性融合；④中面部下降等。此外，下睑松弛（lower eyelid laxity）及突眼伴平颊者，是导致下睑退缩的高危因素。

二、眼睑退缩术前评估

（一）眼睑退缩的手术时机

眼睑退缩的手术目的主要为维持视功能及保护角膜，其次是恢复外观。手术应在停止药物或其他非手术治疗，眼睑退缩稳定半年以上进行。甲状腺相关性眼病，常需要一种以上的手术，首先要行眶减压术，减压后眼眶及眼球的相对位置常会改变，上睑常会更为后退。如有垂直斜视者，应先行斜视矫正，因下直肌的后退可导致下睑位置改变，因此眼睑退缩手术应于眶减压及斜视手术后进行。外伤或眼睑手术后引起者亦应稳定半年后进行。

（二）眼睑退缩术前评估

1. 常规实验室检查　甲状腺有关检查。

2. 眼部常规检查　视功能检查、屈光测定、角膜结膜检查及眼底检查。眼部B超和CT检查。

3. 眼睑退缩量的测量　上睑退缩：原位注视时上方巩膜暴露1～2mm为轻度，3～5mm为中度，5mm以上为重度。下睑退缩：原位注视时下方巩膜暴露1～2mm为轻度，3mm为中度，3mm以上为重度。

但以上的分度方法主要是针对突眼所致下睑退缩的，可能并不适用于眼袋术后或外伤所致下睑退缩程度的评估，因为它没考虑到瘢痕组织或组织的缺损引起的下睑伸展性变差的问题。

笔者在临床工作中借鉴Patipa的“指推法”，将眼袋整复术后并发的下睑退缩分为轻、中、重三度（图30-62），并提出了不同程度下睑退缩的主要成因：①当用一个手指在外眦部向上轻推下睑，即可使退缩的下睑满意复位，为轻度退缩。这种状况多由外眦腱松弛所致。②当用两个手指，一个在外眦处，另一个在瞳孔下方的下睑缘向上轻推下睑，才能使退缩的下睑满意复位，为中度退缩。此种状况的发生除于外眦腱松弛有关外，下睑中层即眶隔和

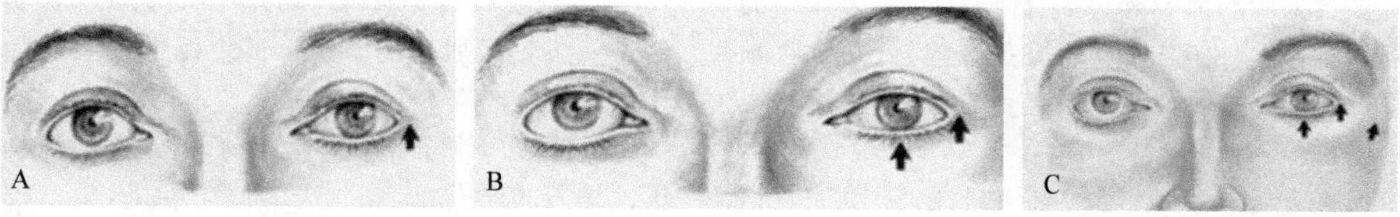

图 30-62　Patipa"推指法"
A. 轻度退缩；B. 中度退缩；C. 重度退缩

眶脂肪部位的瘢痕挛缩往往是更重要的原因。③当用三个手指，一个在外眦处，另一个在瞳孔下方的下睑缘，第三个在颧突区，向上轻推才能使退缩的下睑满意复位，则为重度退缩。导致这种状况发生的原因，不仅包括外眦腱松弛和下睑中层瘢痕挛缩两种因素，还与颧颊部下垂有着密切关系。

4. 眼外肌情况，双眼位及眼球运动的测量，斜视存在与否，尤其是垂直斜视。上睑迟落的测定。

5. 眼球突出情况的判定。

6. 睑裂闭合情况：术前记录如下情况：①眼睑位置，第一眼位时，下睑缘位于 6 点位角膜缘的位置，上睑缘位于角膜上缘位置；②下睑是否有内翻或外翻的存在；③睑裂闭合不全情况；④是否有眼睑组织缺损；⑤角膜暴露情况。

三、上睑退缩的手术治疗

上睑退缩手术矫治目的是减弱和缓解提上睑肌和 Müller 肌的作用，以使上睑恢复至正常位置。常用方法有 Müller 肌切除、切断术，提上睑肌延长、后徙术，板层睑板联合提上睑肌后徙术等，有时单纯一种方法不能使上睑下降至理想位置，可同时两种或多种方法联合应用。

(一) Müller 肌切除术

适应证：适用于轻度上睑退缩，单纯 Müller 肌切除可矫正 2mm 上睑退缩，如行提上睑肌中央腱膜部分切断，可矫正 3～4mm 的上睑退缩。

如单纯行 Müller 肌切除术多采用后路法

手术方法：

1. 麻醉：2%利多卡因及 0.75%布比卡因等量混合(含 1∶100 000 肾上腺素)，上穹隆部结膜下浸润麻醉。

2. 翻转上睑并做睑缘牵引线。

3. 于睑板上缘做结膜切口，贯穿睑板全长。

4. 以显微弯剪将结膜与其附着紧密的 Müller 肌分离，直至穹隆部。

5. 将 Müller 肌自睑板上缘附着点处剪开，Müller 肌与提上睑肌附着较疏松，因此很容易剪开。

6. 以肌肉镊夹住 Müller 肌，然后将其剪除。

7. 嘱患者坐位，检查上睑位置，观察上睑高度及弧度。如仍矫正不足，可行提上睑肌部分切断。

8. 结膜以 8-0 可吸收线间断或连续缝合。

9. 术后加压包扎 24～48h，口服止血药、消炎药。

注意事项：①麻醉时，麻药要紧贴结膜注入，以达到水化分离结膜与 Müller 肌的作用；②术中应取坐位观察眼睑位置，观察眼睑的外观、弧度、高度等，及有无内眦或外眦抬高；③术中应过矫 2～3mm，术后眼睑位置多上升 2mm 左右。

(二) 提上睑肌中央腱膜切断术

适应证：适用于轻度上睑退缩，退缩在 2～3mm 者。

手术步骤：

1. 麻醉　2%利多卡因及 0.75%布比卡因等量混合(含 1∶100 000 肾上腺素)行上睑皮下及上穹隆结膜下浸润麻醉。

2. 以重睑切口切开皮肤，切除睑板前一条轮匝肌。

3. 打开眶隔，将眶脂肪上推后暴露提上睑肌腱膜前表面。

4. 自上睑板缘切断提上睑肌-Müller 肌复合体中央部分，保留两侧角的完整性。切断的程度以临床观察上睑位置为标准。

5. 嘱患者坐位，观察上睑位置及弧度，如欠矫可将中央切口向内或外侧扩大，必要时应切断提上睑肌外角。

6. 皮肤以重睑成形方式缝合。眶隔不用缝合。

7. 术后处理同上，6d 拆除皮肤缝线。

(三) 提上睑肌-Müller 肌延长术

适应证：适用于中、重度上睑退缩(>2mm)者。

尽量采用局部麻醉手术，因眼睑受重力作用的影响，在卧位和坐位时眼睑位置有差异，必要时术中可行坐位观察。如为双眼患者可双眼同时手术。

手术步骤：

1. 麻醉前以亚甲蓝画出切口线，采用重睑切口，如健眼为重睑则以其为标准画线，如健眼无重睑者，可考虑行患侧上睑退缩手术同时行健眼的重睑手术。

2. 麻醉　2%利多卡因及0.75%布比卡因等量混合(含1∶100 000肾上腺素)行上睑皮下及上穹隆结膜下浸润麻醉。

3. 沿重睑切口切开皮肤，切除睑板前宽约3mm的一条轮匝肌。

4. 打开眶隔，将眶脂肪上推或将眶脂肪烧灼后部分切除，暴露提上睑肌前表面。

5. 测量睑板上缘处提上睑肌腱膜的宽度，将其分成三部分，中央部分占1/2，两侧各占1/4，以亚甲蓝标记。中央部分的高度以退缩量而定，即保留2mm矫正上睑退缩1mm。

6. 沿画线部分剪断提上睑肌腱膜，将两端的肌肉缝于提上睑肌中央部分上端。

7. 嘱患者坐位，观察上睑位置及弧度。

8. 皮肤以重睑形成方式缝合。

9. 术后处理　加压包括48h，全身应用抗生素及止血药3d，7d拆线。

注意事项：①术中提上睑肌腱膜中央部分要恰好位于中央，否则可能会影响上睑弧度；②术中应将提上睑肌内外角切断，以防上睑两侧畸形；③术毕应过矫2mm，上睑应位于角膜下3mm左右。

四、下睑退缩的手术治疗

由于下睑退缩的原因和程度各不相同，应根据具体情况选择不同的手术方式。下面仅介绍几种下睑退缩的常用手术方法。

(一)下睑缩肌后徙切断术

适应证：适用于轻度下睑退缩，一般可矫正2mm的下睑退缩。

手术步骤：

可采用内路和外路两种方法，本文中仅介绍外路法。

1. 切口设计　麻醉前以亚甲蓝画线，采用经典下睑袋切口。

2. 麻醉　尽量采用局部麻醉，以便术中观察。行下睑缘皮下及下穹隆结膜下浸润麻醉。

3. 按设计的皮肤切口切开皮肤，去除下睑板下缘处一条轮匝肌宽约2mm，于睑板中央置下睑牵引线。

4. 打开下眶隔，将眶脂肪向下推，此时可暴露下睑缩肌的前表面。

5. 沿下睑板下缘处分离下睑缩肌，将下睑缩肌完全分离直至下穹隆。此时下睑缩肌已游离。

6. 将下睑缩肌后徙缝合于下穹隆处结膜面或将下睑缩肌于穹隆水平处切断。此时嘱患者坐位以观察下睑位置，以下睑位于下方角膜缘上0.5mm为宜。

7. 以6-0可吸收线缝合眶隔。

8. 皮肤以6-0丝线间断或连续缝合。

9. 术后加压包扎24或48h，术后抗炎、止血治疗，6d拆除皮肤缝线。

(二)硬腭黏膜移植下睑退缩矫正术

适应证：适用于中、重度下睑退缩，尤其是长期配戴厚重义眼而致机械压迫性下睑退缩伴下穹隆浅者。

手术步骤：

1. 麻醉　全部病例采用局部麻醉手术，2%利多卡因及0.75%布比卡因等量混合(含1∶100 000肾上腺素)行下穹隆结膜下浸润麻醉。

2. 翻转下睑，并于睑板中央置牵引线。

3. 于下睑板下缘处切开结膜及下睑缩肌复合体至下睑板全长，用有齿镊夹住下睑缩肌边缘，断开与上方的全部粘连以造成下睑缩肌结膜复合体的完全后退。

4. 硬腭黏膜的切取：患者张大口，以氯已定(洗必泰)消毒口腔。2%利多卡因(含1∶100 000肾上腺素)注射于供体部位。

5. 用镰状刀平行于前磨牙及磨牙，并于其内侧约7mm处切开硬腭，向前长约25mm。第二切口位于中线旁，长度与第一切口相同，然后切取硬腭。(如需提高下睑2mm，所需移植片的宽度应为3mm)

6. 供区创缘处以0号丝线缝合4～6针，创面覆以碘仿纱条，缝线结扎将碘仿纱条固定。

7. 修剪硬腭移植片下面的脂肪。用6-0可吸收线将移植片的下缘缝于结膜下睑缩肌复合体上，上缘则与上方的睑板下缘缝合。无眼球者结膜囊内置入透明眼模。

8. 上、下睑缘中央2/3后唇做创面，行睑粘连术。

9. 术后处理：加压包扎48h，每日以洗必泰漱口共 3 周，口腔内碘仿纱条 10d 拆除。口服消炎止血药 6d。术后 3 个月行睑裂切开后配制义眼。

（三）外眦锚着术

外眦锚着术（Lateral canthal anchoring）是为了确保眼睑在外眦部牢固附着而采用的一项基本技术。在行下睑成形或经下睑切口中面部提升术时，它是确保控制眼睑位置和维持眼睑功能必须掌握的技术之一。适当的外眦锚着术可有效地预防或矫正术后下睑退缩、确保眼睑闭合、改善或维持适当的眼睑形状。

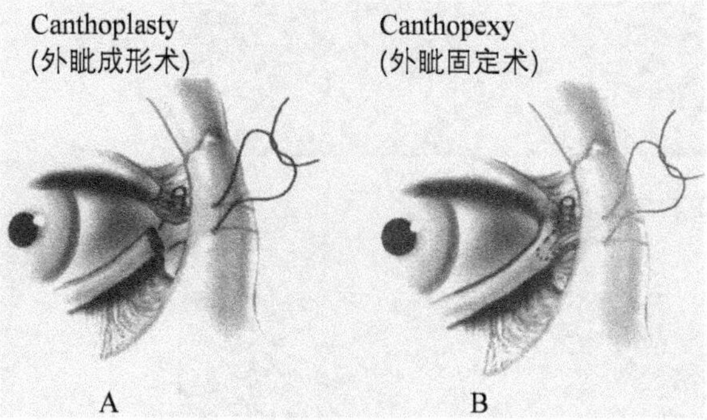

图 30-63　外眦成形与外眦固定术示意

A. 外眦成形术；B. 外眦固定术

外眦锚着术可分为非松解性外眦锚着术（lateral canthal anchoring without lysis）和松解性外眦锚着术（lateral canthal anchoring with lysis），前者又称外眦固定术（lateral canthopexy），后者又称外眦成形术（lateral canthoplasty）。后者与前者的主要区别在于切开外眦角和缩短眼睑（图 30-63）。目前常用的非松解性外眦锚着术包括经眦眦固定术、睑板折叠术和外侧支持带悬吊术等，松解性的包括 3mm 外眦切除术、外侧睑板条技术等。

对无下睑水平方向松弛的轻度下睑退缩者，可单独应用经眦眦固定术；对伴有下睑水平方向松弛的轻度下睑退缩者，可单独应用外眦成形术（3mm 外眦腱切除成形术，或外侧睑板条技术）；对无下睑水平方向松弛的中度下睑退缩者，可联合应用经眦眦固定术和 Hamra 下睑成形术；对伴有下睑水平方向松弛的中度下睑退缩者，可联合应用外眦成形术和 Hamra 下睑成形术；对重度下睑退缩或下睑外翻者，可联合应用外眦成形术、Hamra 下睑成形术和经睑颊提升术。具体步骤与操作方法如下：

1. *经眦眦固定术*（transcanthal canthopexy）　操作时可在眶外上方的上睑皮肤做长约 0.5cm 的横切口，用眼科剪沿切口方向向下分离显露骨膜；也可经下睑成形术切口将眶外侧的眼轮匝肌与深面的骨膜分离，并用眼睑拉钩将其向上牵拉，显露眶外上缘的骨膜；在外眦角灰线处用尖刀做约 2mm 长的小切口，用 4-0 的双针尼龙线由外眦角切口进针经外眦韧带由内向外作 U 形缝合，缝针由眶外上缘的骨膜穿出；轻拉缝线两端，使下睑缘上移复位，并在适当的张力下打结（图 30-64）。术中应使重新固定的外眦角高于内眦角 2mm，否则应调整缝线穿出眶骨骨膜的位置。术后双眼轻压包扎 48h，5～7d 拆线。

2. *外侧睑板条技术*（lateral tarsal strip procedure）　操作方法：经下睑成形术切口将眶外侧的眼轮匝肌与深面的骨膜分离，并用眼睑拉钩将其向上牵拉，显露眶外上缘的骨膜，切开外眦、松解外眦韧带。下睑缘外侧端去除皮肤与结膜，暴露出睑板，末端切除少许（3mm 左右），用 4-0 尼龙线将其缝合至外侧眶壁的骨膜上（图 30-65），调整外眦的高度和张力。术后双眼轻压包扎 48h，第 5～7 天拆线。

3. *外眦锚着术联合 Hamra 下睑成形术*　先行 Hamra 手术，沿原下睑切口切开皮肤及眼轮匝肌，在眼轮匝肌与眶隔之间进行剥离至眼轮匝肌下缘形成皮肤肌肉瓣，用眼睑拉钩将其向下牵拉，显露眶隔及眶下缘；用眼科剪刀由外向内沿眶下缘剪开眶隔，释放眶脂肪，操作中注意保护下斜肌，此步骤称为弓状缘释放；松解眶隔与眶脂肪间的瘢痕粘连；用 5-0 的无损伤缝线将眶隔下缘连带释放出的眶脂肪下端缝合固定到眶下缘稍下方的骨膜上。此时，根据下睑是否存在水平方向上的松弛，决定施行外眦锚着术的种类，如存在，应用外侧睑板条技术，否则行经外眦固定术。最后，将外眦下方下睑皮肤-肌肉瓣的眼轮匝肌缝合悬吊到眶外上缘的骨膜上，分层缝合肌肉与皮肤，多余的可适当予以切除（图 30-66）。

4. *外眦成形术联合 Hamra 弓缘释放技术和经下睑切口颊提升术*　沿原下睑成形术切口瘢痕切开皮肤与眼轮匝肌，在眼轮匝肌与眶隔之间剥离至眶下缘下方 2～3mm 处；剪开眶隔，释放眶脂肪，沿眶下缘弧度切开上颌骨及颧骨骨膜，行骨膜下剥离，下至眶下孔下方 1～2cm，内达梨状孔边缘，外到颧骨体前方，剥离过程中注意保护眶下神经、血管。然后，在骨膜下剥离区的内、外和下缘切开骨膜，与眶下缘处骨膜切口相连，形成皮肤-眼轮匝肌-骨膜瓣。按上述外侧睑板条技术（图 30-67）完成外

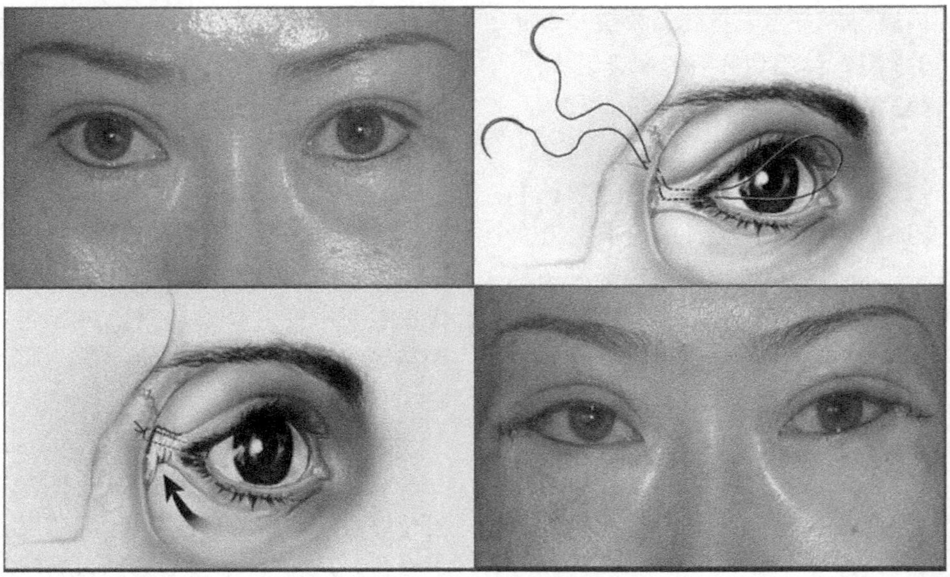

图 30-64　经眦眦固定矫正轻度下睑退缩

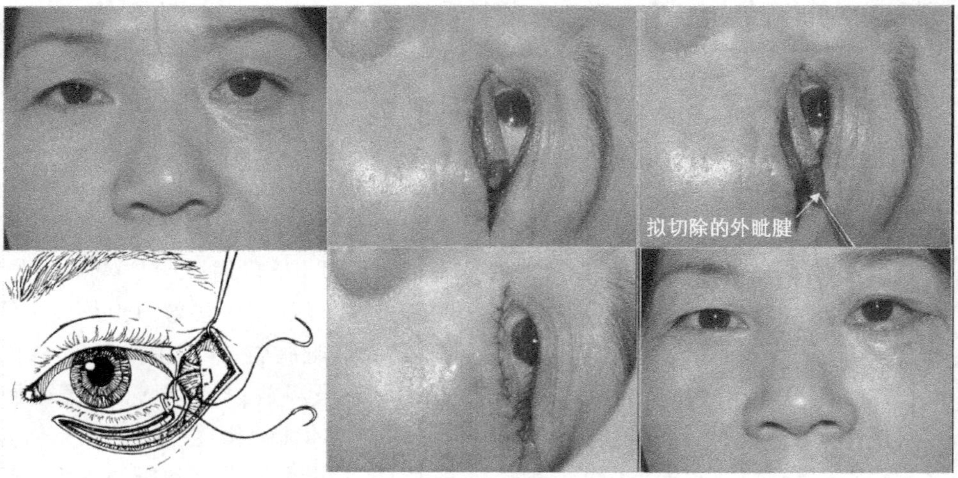

图 30-65　外侧睑板条技术矫正轻度下睑退缩

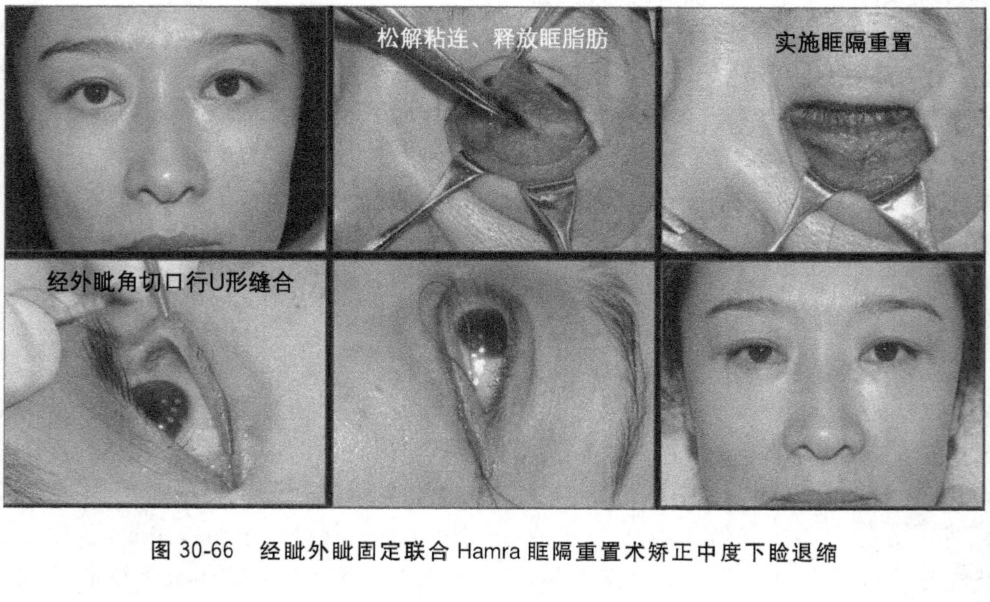

图 30-66　经眦外眦固定联合 Hamra 眶隔重置术矫正中度下睑退缩

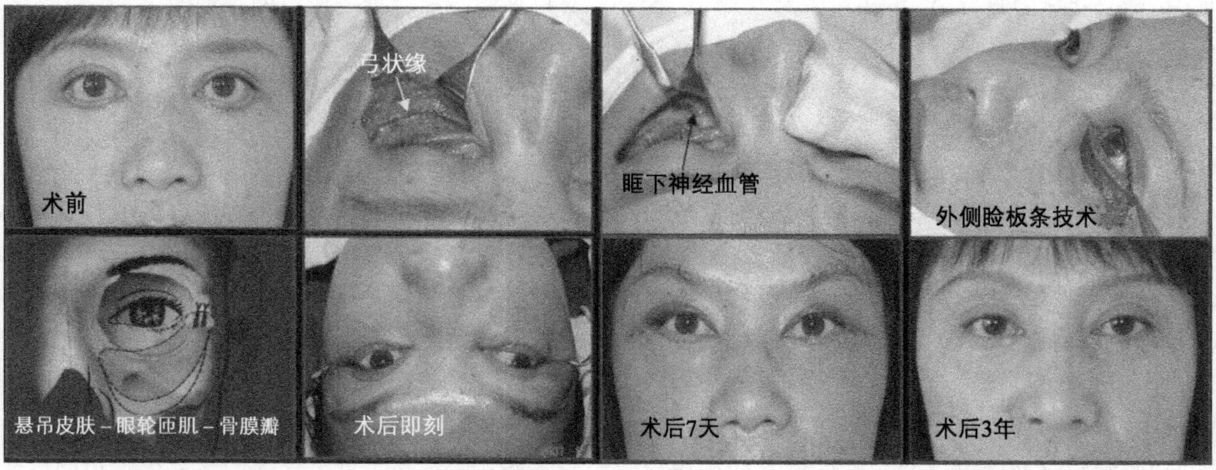

图 30-67　外眦成形联合 Hamra 弓缘释放技术和经睑颊提升术矫正下睑外翻

眦成形术，然后以 4-0 尼龙线将皮肤-眼轮匝肌-骨膜瓣外上端牢固缝合在外侧眶缘适当位置的骨膜上，向外上方悬吊下睑及颊部。分层缝合切口，轻压包扎眼部 3d，术后第 5～7 天拆线。

第十一节　睑缺损修复术

眼睑是眼球的屏障，它具有保护眼球表面、防止外伤、保存泪膜（泪膜对视力的清晰度非常重要）和眼泪的分泌（眼泪的分泌依赖于眼睑运动的泵效应和通常的泪腺分泌）等特殊而重要的保护功能。此外，由于眼睑位于人面部显要的位置，轻度的畸形就可能对人面部的外观造成较大影响。因此眼睑缺损的修复在形态和功能上都有很高的要求。

一、眼睑缺损的分类

眼睑缺损可分为先天性与后天性两大类。先天性眼睑组织缺损较少见，主要因胚胎发育过程中胚叶发育缺陷所致，多见于上睑，常为双侧性，缺损程度不一，且常伴有其他眼周组织畸形，如眉畸形、鼻畸形等。外伤和眼睑肿瘤切除是后天性眼睑组织缺损最常见的原因。眼睑肿瘤有良性与恶性之分。前者最常见的是色素痣，后者最常见的是基底细胞癌。良性肿瘤的切除范围包括病变组织边缘 1～2mm的正常组织，恶性肿瘤的切除范围通常包括病变组织边缘 5～10mm 的正常组织，睑板腺癌通常需行全层切除。恶性肿瘤切除术中，最好做冷冻切片病理检查，以证实肿瘤组织切除的彻底性。

眼睑分为前后两层，前层（anterior lamella）主要是皮肤、眼轮匝肌和眶隔，附着在眶缘的外面和前面；后层（posterior lamella）包括睑板、下睑缩肌、结膜和向内附着于眶缘里面的腱板腱。根据组织缺损所涉及的解剖层次，可分为部分层次缺损（多为前层组织缺损，如皮肤缺损、皮肤-眼轮匝肌缺损等；单纯后层组织缺损极为少见）和全层缺损。

根据缺损所在部位，则可将眼睑缺损分为：上眼睑缺损、下眼睑缺损、内眦部缺损、外眦部缺损和上述不同部位的组合缺损。

眼睑缺损程度的判定对选择修复方法有着重要的意义。通常将上下眼睑横径小于或等于睑缘全长 1/4（老年人不超过 1/3）的缺损可通过分离周围组织直接缝合的缺损称为轻度缺损；上下眼睑横径大于 1/4（老年人大于 1/3）而小于或等于睑缘全长 1/2（老年人不超过 2/3）的缺损称为中度缺损；上下眼睑缺损横径大于睑缘全长 1/2（老年人大于 2/3）的缺损称为重度缺损。目前，对于内、外眦部缺损程度的划分尚无较为统一的分类方法。有学者提出根据缺损的相对大小和修复方法的选择做出缺损程度分类可能较为合理，但此种分类方法又常取决于创面周围健康组织的情况、术者的经验和习惯术式等诸多因素，因而仍有待临床检验和进一步完善。

二、眼睑缺损修复方法的选择

眼睑缺损修复总的原则是：在修复效果相同或相近的前提下，同物相济、就简避繁、就近避远。具体而言，能直接缝合修复者，不用组织移植修复；能用眼睑自身组织修复者，不用其他组织修复；能用眼睑局部皮瓣修复者不用远位皮瓣或皮片修复；能用带蒂皮瓣修复者不用游离皮瓣修复。

眼睑缺损的修复取决于缺损的部位、广度和深度。对于较小范围的眼睑前层或全层缺损常可直接拉拢缝合。较大缺损的修复方法包括皮肤、黏膜组织游离移植、局部皮瓣、轴形带蒂皮瓣移植和游离皮瓣移植。由于局部皮瓣运用缺损部位相邻或相近组织进行修复，其组织结构、色泽、质地最接近缺损组织，因而局部皮瓣是眼睑缺损修复的首选方法。此外，眼睑及周围组织的松弛度以及面部组织良好的血供也为眼睑缺损的局部皮瓣修复提供了很好的前提条件。

眼睑缺损修复常用的局部皮瓣类型包括：推进皮瓣（包括 A-T 皮瓣、Burow 楔形皮瓣）、枢轴皮瓣（包括改良菱形瓣、易位皮瓣）、皮下组织蒂皮瓣（包括以眼轮匝肌为蒂的下睑“风筝”皮瓣、以皮下组织为蒂的鼻唇沟皮瓣）、额鼻皮瓣、交睑皮瓣等。

局部皮瓣类型的选择和设计主要是依据眼睑缺损的部位、大小、形态、层次以及缺损周围可有效动员的组织量。不同年龄阶段的患者有明显差异，因为缺损周围可动员的组织量与正常皮肤组织量及皮肤松弛程度明显相关，如小儿组织量相对较少，而老年人皮肤松弛，组织更易于动员。在皮瓣设计时应充分考虑患者各方面的相关因素。

不同部位、不同严重程度的眼睑组织缺损修复方法的选择各有特点：

（一）眼睑部轻度缺损

涉及睑缘的全层轻度缺损如形成楔形创面可直接拉拢缝合，对眼睑形态影响较小；但对于缺损组织相对较少的前层轻度缺损，直接缝合易出现眼睑后层组织的变形致使睑结膜不能很好地贴附眼球，因而可运用 A-T 皮瓣或单侧的眼睑推进皮瓣修复创面以避免直接缝合带来的眼睑畸形。

（二）眼睑部位中度缺损

对于前层缺损者，最常用的皮瓣是以眼轮匝肌为蒂的“风筝”皮瓣或以皮下组织为蒂的鼻唇沟皮瓣，后者主要用于修复下睑的组织缺损。对于高度不超过睑板最上缘的中度上睑前层缺损，沿重睑线设计单侧或双侧以眼轮匝肌为蒂的风筝皮瓣可达较满意的修复，如对侧为单睑，可同时行对侧眼的重睑术。对于全层缺损者，除修复前层组织外，后层组织的缺损可以易位睑板结膜瓣加以修复，必要时可做眼睑全层推进瓣以缩小创面。

（三）眼睑部重度缺损

眼睑部重度缺损多为全层缺损。对于单纯前层缺损者，在局部皮瓣无法直接修复时，可考虑以全厚皮片移植覆盖创面。对于大于 1/2、小于 2/3 眼睑全长的全层缺损，运用交睑皮瓣常可获得较好的眼睑修复效果。对于广泛的全层缺损者，后层组织的重建是关键。此类缺损常需运用局部皮瓣（上睑或下睑桥式睑板结膜推进瓣、）或远位皮瓣（如：逆行或顺行的以颞浅血管为蒂的岛状皮瓣）联合硬腭黏膜移植或口腔黏膜移植进行修复。也有术者联合异体睑板移植进行广泛眼睑全层缺损的修复。

（四）内眦部缺损

由于内眦部及鼻背部范围相对较小，单纯的内眦部缺损多可以局部皮瓣加以修复。利用以眼轮匝肌为蒂的“风筝”皮瓣进行直接修复，由于所需推进距离较远，修复较大缺损时有一定困难，且易出现明显的眼部形态改变，可以结合额鼻皮瓣、改良菱形瓣、鼻唇沟易位皮瓣或以皮下组织为蒂的鼻唇沟皮瓣进行修复。由于额部、鼻部皮肤明显厚于眼睑及内眦皮肤，因而可在不过度损害血供的情况下修薄皮瓣或通过二期手术修薄皮瓣。在全层缺损时，后层组织的重建也是必不可少的。

（五）外眦部缺损

单纯外眦部缺损较少见，常同时累及眼睑部或眶外侧区域。外眦部周围组织相对松弛，且除外眦角外，其他部位的缺损对眼睑形态影响相对较小。可以利用眶外侧的皮肤软组织修复外眦前层缺损。最常使用的局部皮瓣包括：Burow 楔形皮瓣、“风筝”皮瓣和改良菱形瓣等。但由于眶外侧皮肤及皮下组织较外眦部厚，术后多需行二期手术修薄皮瓣。此外，运用以皮下组织为蒂的鼻唇沟皮瓣最远亦可达下睑外眦范围。当缺损为全层且合并眶外侧组织缺损时，可以眼睑全层推进瓣联合易位睑板结膜瓣和以眼轮匝肌为蒂的“风筝”皮瓣修复外眦部缺损。眶外侧缺损可直接以全厚皮片移植加以修复。

（六）涉及多眼睑单位的缺损

对于涉及多个眼睑单位的组织缺损可将复杂的缺损区域按眼睑分区加以分割，根据各分区缺损的情况，以尽可能小地改变眼睑形态为原则，联合应用 1 种或多种、多个皮瓣进行分区修复，常可达到较好的修复效果。对于不能以一个或多个局部皮瓣完全修复的广泛眼睑缺损，仍应首先考虑使用局部皮瓣进行部分眼睑分区的修复，缩小创面并重建尽可能多的眼睑单位，有利于提高眼睑最终的修复效果。对于合并有眶周骨外露或骨缺损的大面积缺损，需行骨移植，并常联合游离皮瓣移植加以修复。常用的游离皮瓣有以尺动脉或桡动脉为蒂的前臂皮瓣、以尺侧上副动脉为蒂的上臂内侧皮瓣和以旋股外侧动脉降支为蒂的股前外侧皮瓣等。游离皮瓣移植可提供面积较大的带有丰富血供的组织用以覆盖创面。术后创面臃肿的情况常需二期修整以改善外观。

三、常见修复方法

（一）直接缝合法

1. *适应证*　适用于下眼睑缺损不超过全睑长的 1/4，老年人不超过 1/3。

2. *术前准备*　术前 3d 抗生素眼液滴眼；如有急性炎症，应给予适当治疗，待消除病灶后即予手术。待术期间，白天滴抗生素眼液，夜间涂布抗生素眼膏。

3. *麻醉*　局部浸润麻醉。下眼睑修复可采用眶下神经阻滞麻醉。

4. *手术步骤*

（1）于睑缺损处切除瘢痕，使缺损呈 V 形（图 30-68）。

（2）缺损两侧眼睑沿灰线劈开为分别含结膜睑板和肌肉皮肤的内外两片，向内、外眦方向进行适当分离后，分别缝合，并使内外两片的缝合后创缘不在同一平面（图 30-69）。

（3）用 5-0 尼龙线将内片做结膜下缝合，缝线不穿过结膜，外片分别缝合肌层及皮肤（图 30-70）。

（4）抗生素眼膏涂眼，敷料轻压包扎。

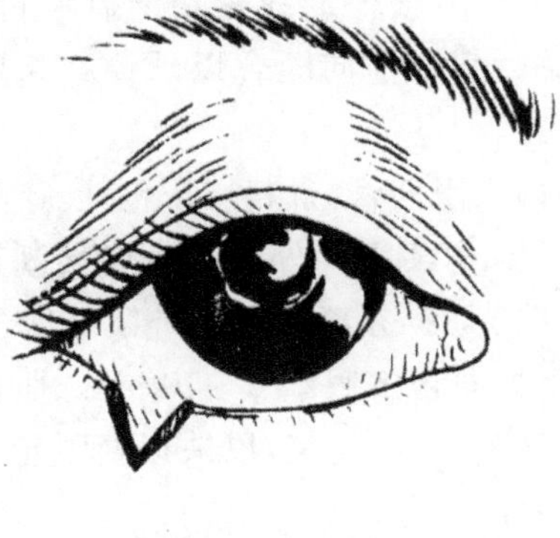

图 30-68　切除瘢痕

5. *术中注意要点*　将内外两片组织分别错开缝合，避免缝合线在同一平面上甚为重要，可防止术后出现睑缘切迹畸形。

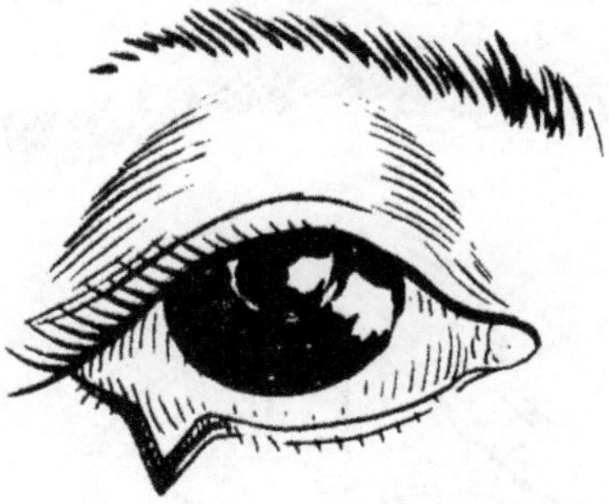

图 30-69　沿灰线劈开眼睑

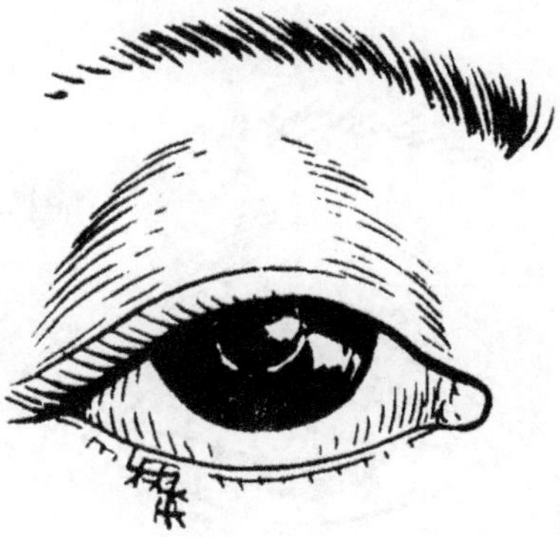

图 30-70　缝合

6. *术后处理*　术后 5～7d 拆线。

（二）推进式睑板结膜瓣加皮瓣修复眼睑术

1. *适应证*　眼睑缺损超过全眼长度的 1/4 但小于 1/2。

2. *术前准备*

3. *麻醉*　同“直接缝合法”。

4. *手术步骤*

（1）修剪睑缺损边缘，切除瘢痕组织。

（2）在缺损处沿肌层与睑板间分离至穹隆部。按缺损形状切开分离的睑板睑结膜，即形成睑板结膜瓣。瓣蒂部两侧附加切口，各切除一块三角形结膜，其大小以睑板结膜瓣推进修复睑缺损部能缝合为度（图 30-71）。

（3）将睑板结膜瓣镶嵌于睑缺损部。先将睑板结膜瓣的睑板徙前并与残存睑板左右各做褥式缝合固定。睑结膜下间断缝合，缝线不可穿透睑结膜（图 30-72）。

（4）于皮肤侧同样设计形成推进皮瓣，两侧也各切除三角形皮肤组织。将皮瓣推进嵌入睑缺损部，于睑缘处缝合固定，再缝其余切口的皮下组织和皮肤（图 30-73、图 30-74）。

(5)眼内涂抗生素眼膏,敷料轻压包扎。

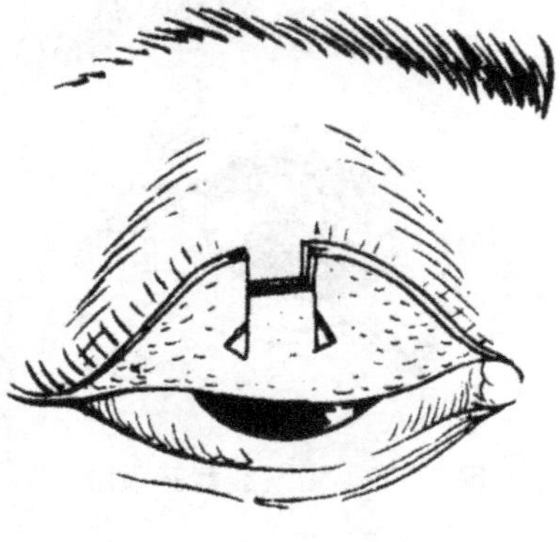

图 30-71　形成睑板结膜瓣

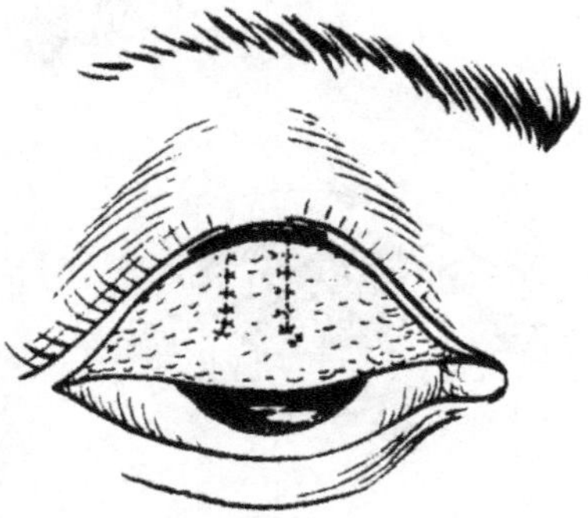

图 30-72　将睑板结膜瓣镶嵌于睑缺损部

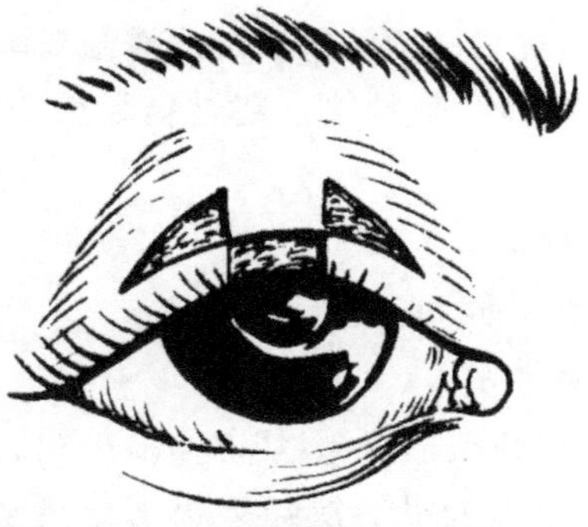

图 30-73　皮肤侧设计形成推进皮瓣

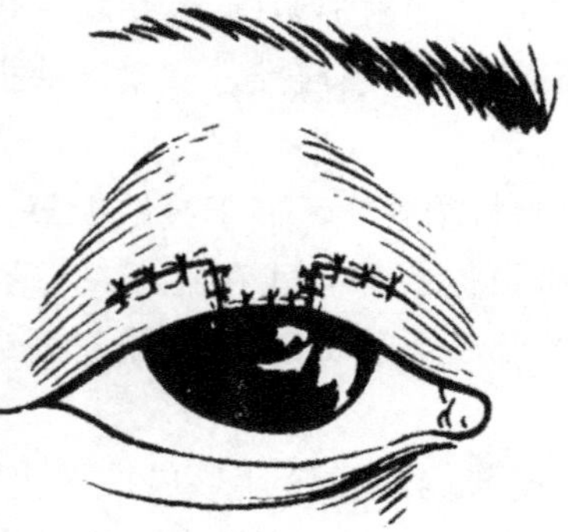

图 30-74　缝合

5. 术中注意要点

(1)形成睑板结膜瓣时,在穹隆部剥离结膜要充分,使之足以推进达到睑缘而无张力。

(2)皮肤侧的推进皮瓣修复缺损部,也不可有过大张力,必要时可加植全厚皮片减小其张力。

(3)缝合时注意睑缘的正常弧度形成。

6. 术后处理　术后5～7d拆线,眼内涂抗生素眼膏。

(三)外眦及韧带切开松解缝合眼睑修复术

1. 适应证　眼睑缺损的水平宽度<1cm。

2. 术前准备

3. 麻醉　同“直接缝合法”。

4. 手术步骤

(1)修剪睑缺损呈“V”形。

(2)根据缺损是上睑或下睑,在距外眦角0.5cm处的灰线做1cm长与之垂直切口,用剪刀插入分离外眦韧带脚及轮匝肌,然后予以剪断,但不切开结膜。将睑缺损外侧组织向缺损部推进牵拉(图30-75)。

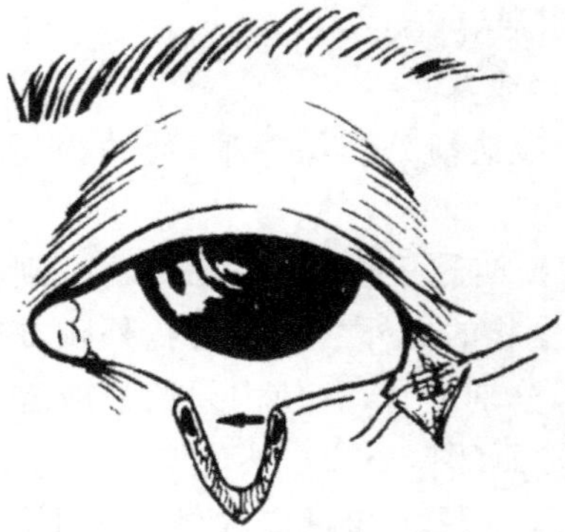

图 30-75　将睑缺损外侧组织向缺损部推进牵拉

(3)用6-0无损伤缝线逐层缝合睑部组织,外眦角部的垂直切口横向缝合以延伸其长度(图30-76)。

(4)眼内涂眼药膏,敷料轻压包扎。

5. 术中注意要点　外眦韧带脚切断前需将周围结膜、皮肤、肌肉分离。切断外眦韧带下脚或上脚可以水平方向松解眼睑5～10mm。肌肉分离切断的宽度视缺损大小而定,以缺损处眼轮匝肌能无张力缝合为度。

6. 术后处理　术后5～7d拆线。

(四)半圆形推进皮瓣法眼睑修复术

1. 适应证　睑缺损达睑缘全长1/4以上者。

2. 术前准备

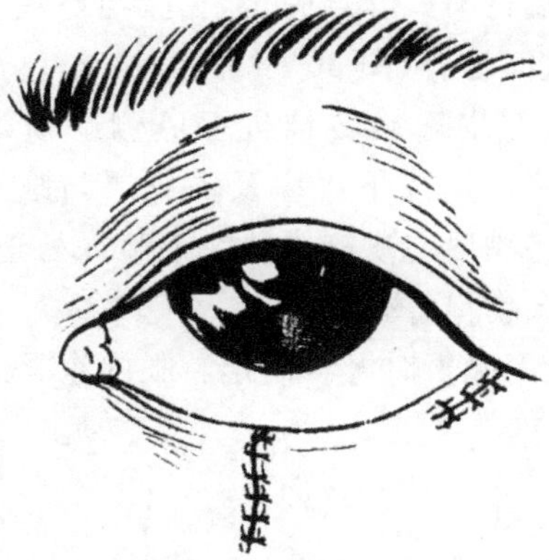

图 30-76　缝合

3. 麻醉　同“直接缝合法”。

4. 手术步骤

(1)在颞侧设计直径约 20mm 的半圆形皮瓣，皮瓣的内侧与外眦相接(图 30-77)。

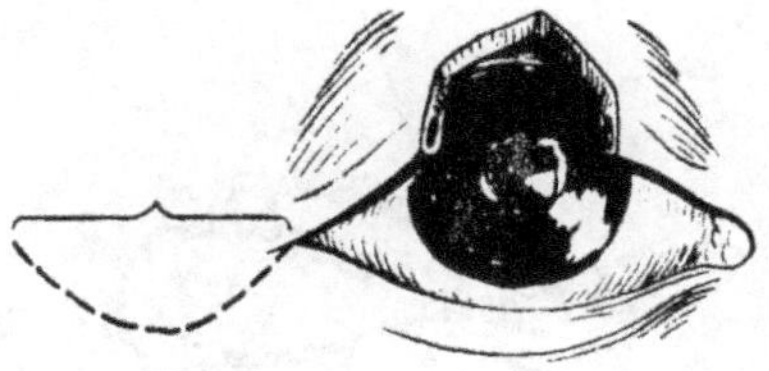

图 30-77　手术设计

(2)切开皮肤皮下组织形成皮瓣，潜行分离。暴露外眦韧带并切断睑缺损侧的外眦韧带脚及睑结膜(图 30-78)。

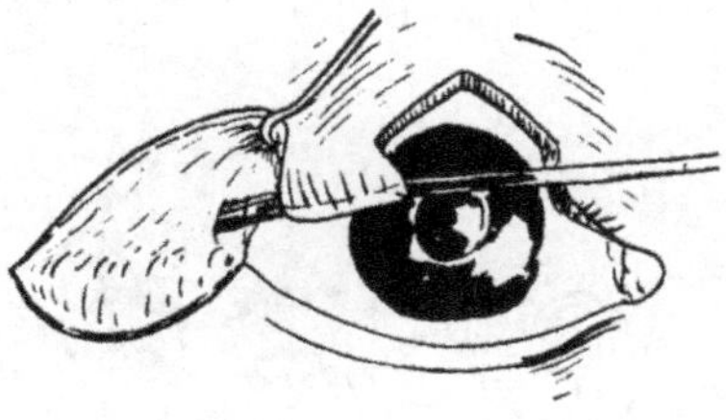

图 30-78　暴露外眦韧带并切断睑缺损侧的外眦韧带脚及睑结膜

(3)将缺损部的颞侧部分眼睑连同半圆形皮瓣向内侧旋转，分别缝合睑板及皮肤肌肉层(图 30-79)。

(4)剥离穹隆部结膜并向前移，衬于旋转皮瓣内面的睑结膜缺损区，与皮瓣睑缘连续缝合。

(5)旋转皮瓣与外侧眶缘内面骨膜间缝合固定。伤口缝合(图 30-80)。

(6)眼内涂眼膏，用敷料加压包扎。

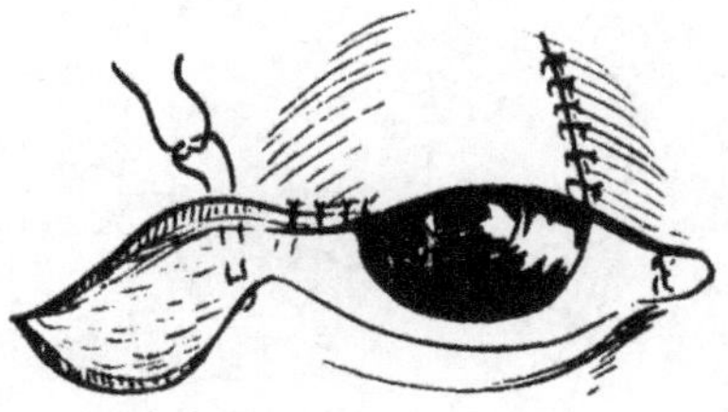

图 30-79　将缺损部的颞侧部分眼睑连同半圆形皮瓣向内侧旋转

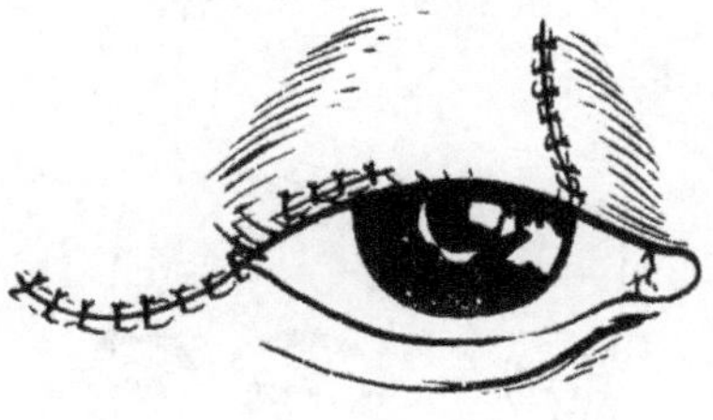

图 30-80　缝合

5. 术中注意要点　皮瓣旋转前需充分剥离，切断外眦韧带脚，结膜需剥离到穹隆部才能充分松解前移修复缺损。

6. 术后处理　术后 5～7d 拆线。

(五)颞部推进皮瓣眼睑修复术

1. 适应证　下睑缺损大于全睑缘长度的 1/4 而小于 1/2。

2. 术前准备

3. 麻醉　同“直接缝合法”。

4. 手术步骤

(1)将缺损区边缘修剪成“V”形，自外眦角向颞部发际方向弧形切开，外端附加“Z”字形切口(图 30-81)。

(2)颞部皮瓣形成，皮下剥离松解。暴露外眦韧带下脚并切断。

(3)将睑外侧组织向内推移至缺损内侧缘并分层缝合固定(图 30-82)。

(4)穹隆部结膜剥离前宜做皮瓣衬里修复睑结膜，并与皮瓣睑缘侧缝合。

(5)“Z”字形三角瓣交错缝合，以防日后直线挛缩。

(6)眼内涂抗生素眼膏，局部敷料轻压包扎。

5. 术中注意要点　同“半圆形旋转皮瓣法”。如下睑缺损较大，可结合黏膜软骨片移植修复睑板结膜层，以增强支撑。

6. 术后处理　术后 5～7d 拆线。

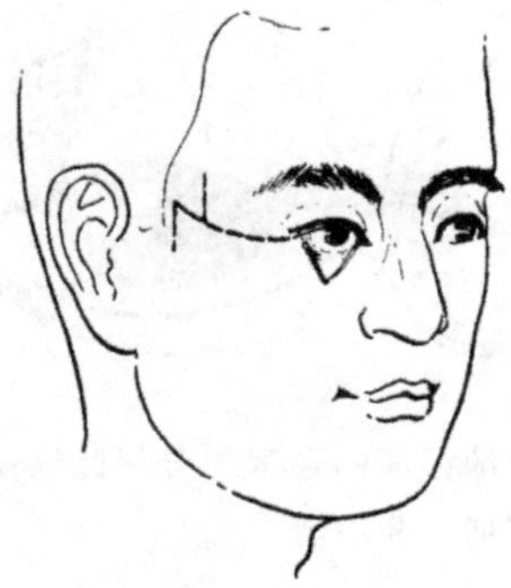

图 30-81 手术设计

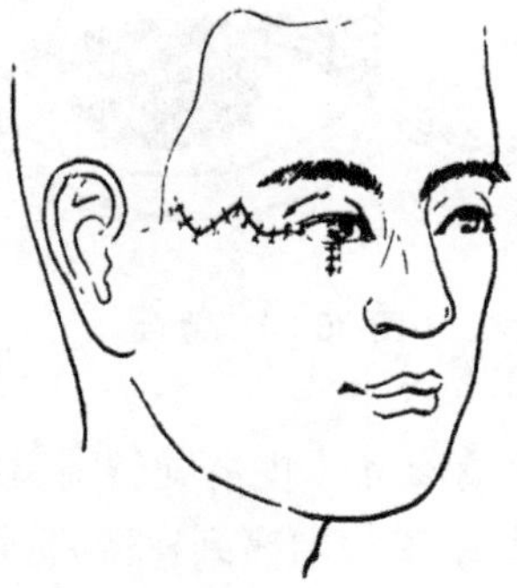

图 30-82 将睑外侧组织向内推移至缺损内侧缘并缝合

(六)Mustarde 颊部旋转皮瓣眼睑修复术

1. 适应证 下睑次全或全缺损。

2. 术前准备 同“直接缝合法”。

3. 麻醉 全身麻醉或基础麻醉加局部浸润麻醉。

4. 手术步骤

(1)下睑缺损修成三角形,三角形的鼻侧缘近于垂直。

(2)设计颊部旋转皮瓣切口,从外眦部斜向颞上方(平眉毛水平),至发际前转向下,沿耳前与颊部间的皱襞垂直向下至耳垂处(图 30-83)。

(3)切开皮肤皮下组织,皮下潜行分离,至皮瓣旋转后能覆盖下睑缺损为度。

(4)于鼻中隔一侧的前下方,距鼻小柱和鼻梁>6mm 距离做切口,切开黏膜、软骨,达对侧软骨膜下层,并在对侧软骨膜下行广泛剥离,达 1.5cm×2cm 大小后,切取黏膜软骨片。两侧鼻孔填以碘仿纱布,让其自然上皮化愈合。将切取的黏膜软骨片的软骨削切至约 1.5cm 厚度。

(5)将移植的黏膜软骨片适当修剪后,软骨与下睑板残端行褥式缝合固定,黏膜与下穹隆结膜用 5-0 可吸收线缝合(图 30-84)。

(6)颊部皮瓣旋转推进至鼻侧缺损缘,用 4-0 丝线分别将皮瓣皮下组织及真皮层与眶缘骨膜缝合固定。将黏膜与皮瓣皮肤在下睑缘处连续缝合,并缝合其余伤口(图 30-85)。

(7)上下睑暂时缝合固定。眼内涂眼药膏。

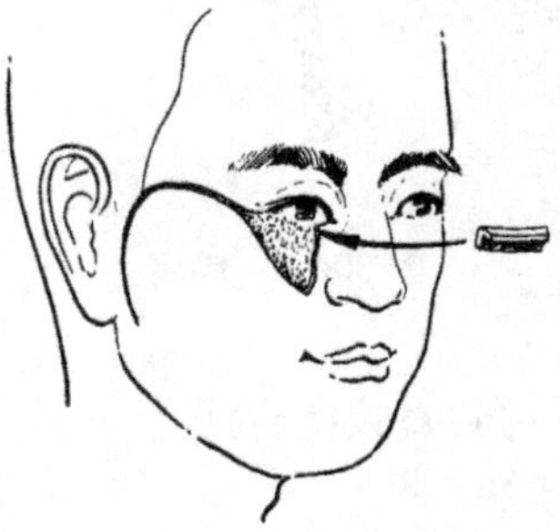

图 30-83 设计颞部旋转皮瓣切口

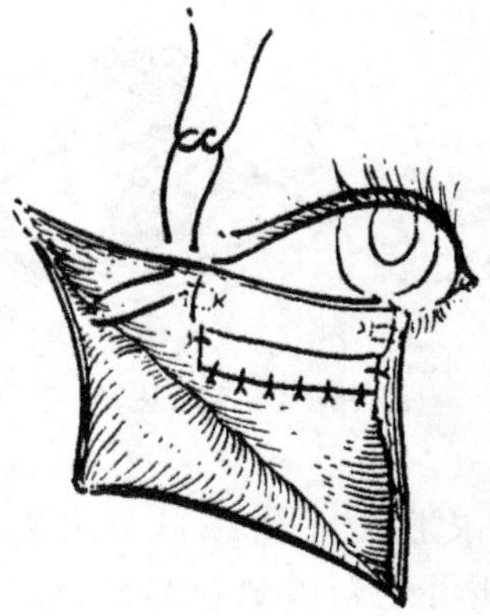

图 30-84 软骨与下睑板残端缝合

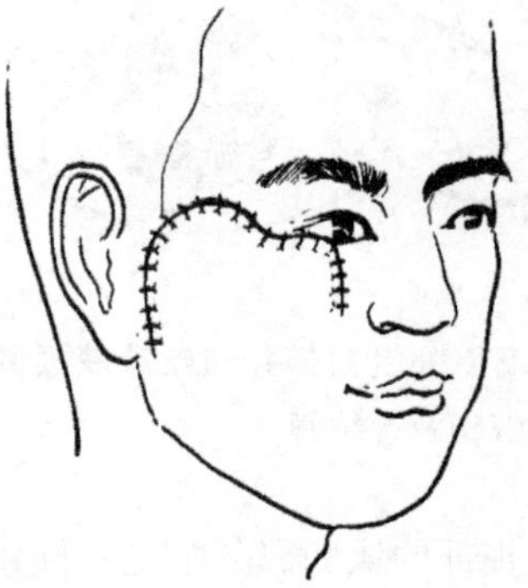

图 30-85 颞部皮瓣旋转推进至鼻侧缺损缘,缝合

5. 术中注意要点 皮瓣下潜行分离时止血须细致彻底,注意避免损伤面神经颞额支。

6. 术后处理 术后第 5 天拆除上下睑缝合固

定线及伤口缝线。颊部缝线 7d 拆除。

(七)前额岛状皮瓣修复下睑缺损

1. 适应证　下睑次全或全缺损。

2. 术前准备　同"直接缝合法",此外还需用多普勒听诊标记颞浅动脉额支。

3. 麻醉　全身麻醉或基础麻醉加局部浸润麻醉。

4. 手术步骤

(1)标记颞浅血管额支,并按睑缺损形状大小,设计额部颞浅动脉岛状皮瓣(图 30-86)。

(2)沿颞部颞浅动脉及额支走行标记线切开,找到动静脉血管束,保留血管旁 0.5cm 组织形成血管蒂,切取并掀起皮瓣。

(3)于血管蒂近端与下睑缺损部间做皮下隧道,大小以皮瓣能顺利通过为度,将皮瓣转移至下睑缺损部位。

(4)切取、修剪鼻中隔黏膜软骨片,其切取方法见"Mustarde 颊部旋转皮瓣眼睑修复术"的手术步骤。

(5)将黏膜软骨片与下睑睑板残端褥式缝合固定修复睑板结膜缺损区,其前面覆盖岛状皮瓣修复下睑肌肉皮肤缺损。将皮瓣皮下组织与眶缘骨膜缝合固定。缝合睑部伤口(图 30-87)。

(6)额部皮瓣供区植中厚皮,打包固定。

(7)眼内涂抗生素眼膏,伤口加压包扎。

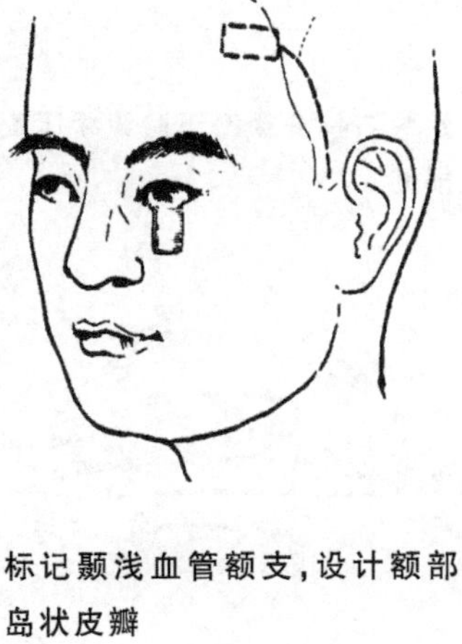

图 30-86　标记颞浅血管额支,设计额部颞浅动脉岛状皮瓣

5. 术中注意要点　游离血管蒂时勿损伤血管,蒂须足够长使移位后无张力,转移时避免扭曲、受压。

6. 术后处理　术后 5d 拆眼部缝线,额部植皮区 10d 拆线。

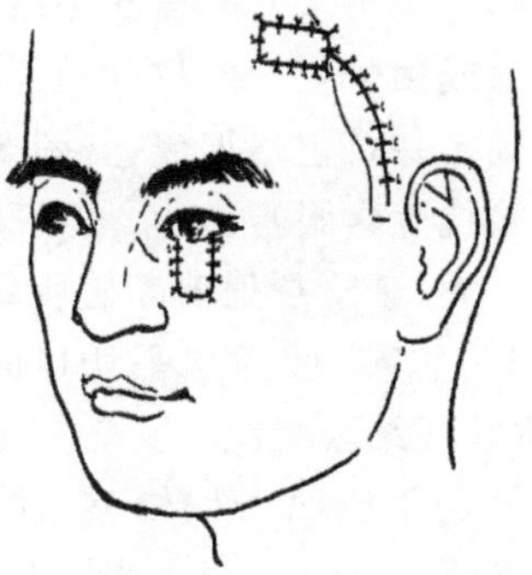

图 30-87　缝合

(八)Hughes 睑板结膜瓣下睑再造术

1. 适应证　下睑缺损超过 1/2 或全部缺损者。

2. 术前准备　同直接缝合法。

3. 麻醉　同"直接缝合法"。

4. 手术步骤

(1)测量缺损长与宽,并将缺损边缘进行修剪(图 30-88)。

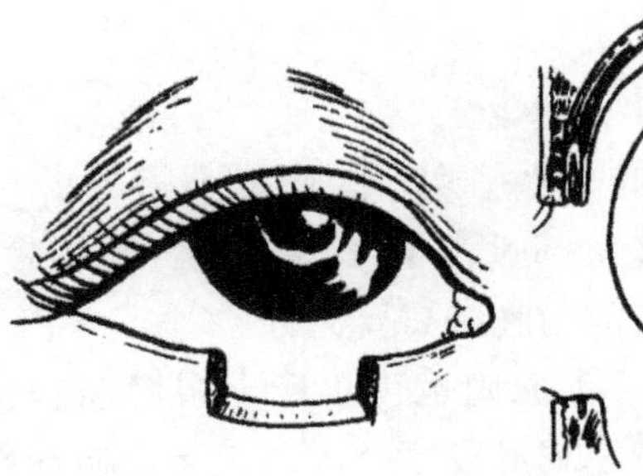

图 30-88　测量缺损长与宽,并将缺损边缘进行修剪

(2)上睑翻转,在睑结膜距睑缘 4～5mm 做水平切口,其长与下睑缺损长度一致,两端各做睑板、睑结膜的垂直切开,切口延伸至穹隆部。

(3)于睑板部与轮匝肌及 Müller 肌间充分分离,形成睑板结膜瓣(图 30-89)。

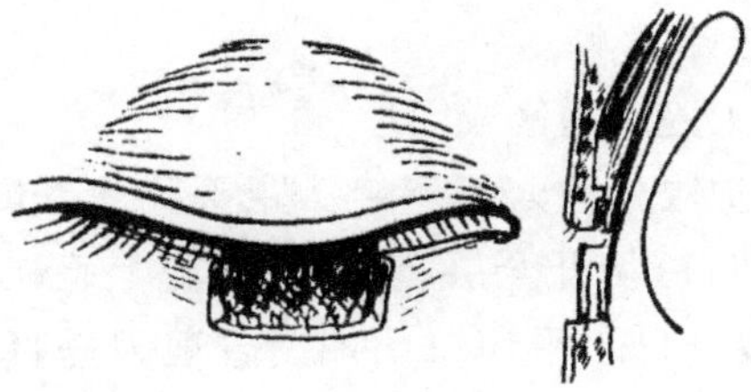

图 30-89　形成睑板结膜瓣

(4)将上睑的睑板结膜瓣移至下睑缺损处,睑板与睑板褥式缝合,其结膜与下睑结膜残端用 8-0

尼龙线连续缝合，线头从下睑皮肤穿出。

(5)取耳后或锁骨上全厚皮片植于睑板结膜瓣上，皮片缝合固定并打包略加包扎(图30-90)。

(6)眼内涂抗生素眼膏。

(7)术后8周，于睑裂处剪断睑板结膜瓣，切口略向上弯曲，以适应上睑原水平切口的弧度，并使下睑保留较多睑板结膜组织。

(8)剪开处的下睑缘予以修整，使结膜比睑板长1～2mm，以便多余睑结膜将来角化形成下睑缘的灰线。

(9)眼内涂抗生素眼膏。

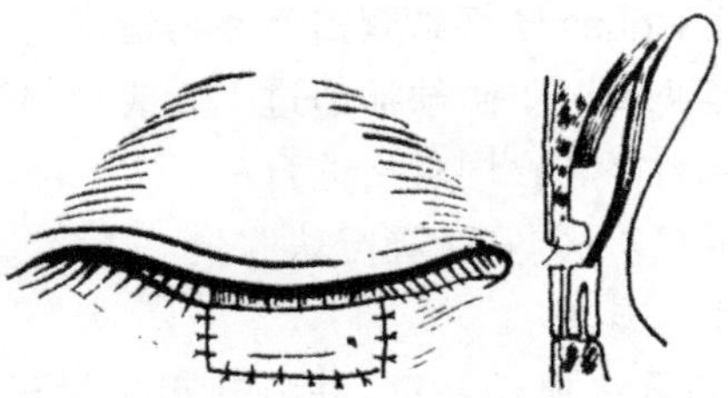

图30-90 缝合打包固定包扎

5. 术中注意要点

(1)上睑板水平切口距睑缘不得少于4mm，否则上睑板残留部过少会发生畸形。制作睑板结膜瓣时上穹隆部结膜游离要充分。

(2)此手术原则也可用于上眼睑缺损修复，即将下睑睑板结膜形成复合瓣移植至上睑缺损部，其余手术操作与上述相同。

6. 术后处理

第1期手术后白天眼内滴抗生素眼药水，夜间涂布眼膏。10d拆除皮片缝线。

(九)Cutler-Beard桥式瓣法修复上睑缺损

1. 适应证　上睑中部次全或全缺损。

2. 术前准备　同直接缝合法。

3. 麻醉　同"直接缝合法"。

4. 手术步骤

(1)上睑缺损修成矩形。

(2)护眼板伸入下穹隆。距下睑缘5mm做下睑水平切口，切开全层，切口长度与上睑缺损水平宽度一致。自水平切口两端用直剪刀垂直向下全层剪开下睑至下穹隆在颊部隆起之上处，即形成皮、肌、睑板及结膜的组织瓣(图30-91)。

(3)自组织瓣剥离睑板结膜层，形成睑板结膜瓣，穿经下睑缘桥下面达上睑缺损处，用6-0可吸收线与上睑残存结膜缘连续缝合(图30-92)。

(4)取耳软骨，其形状与上睑缺损一致，将软骨片嵌入上睑内外侧睑板残端间褥式缝合固定，软骨上缘与上睑提肌腱膜缝合，可防止再造的上睑术后发生睑内翻。

(5)全厚组织瓣皮肤肌肉层与上睑缺损残留对应组织间断缝合。

(6)8周后，在下睑缘稍上方，用直剪刀剪断全厚瓣，形成上睑缘，用5-0无创伤缝线缝合上睑缘及下睑伤口(图30-93，图30-94)。

(7)术毕眼内涂抗生素眼膏。

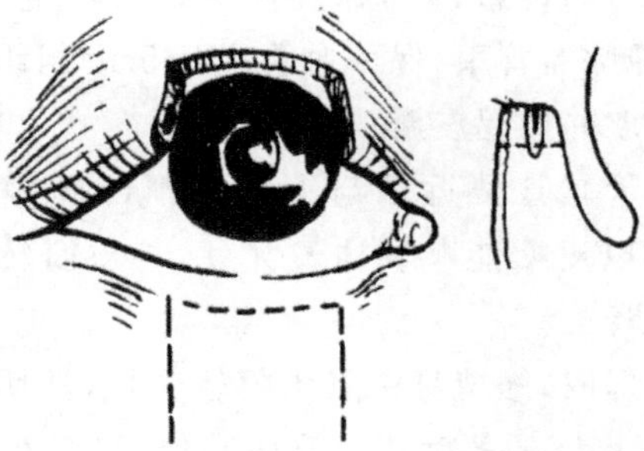

图30-91 形成皮、肌、睑板及结膜的组织瓣

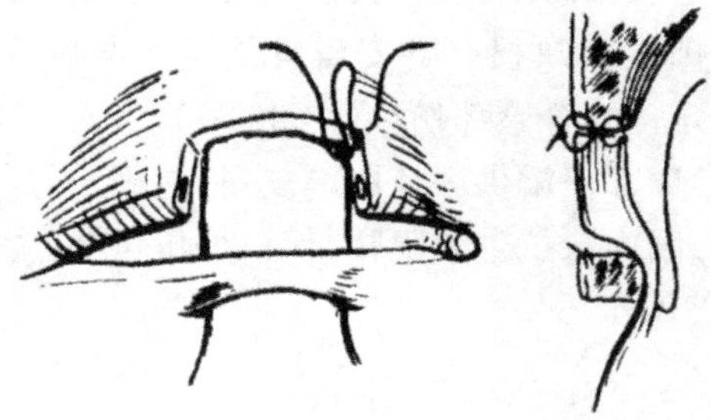

图30-92 睑板结膜瓣穿经下睑缘桥下面达上睑缺损处

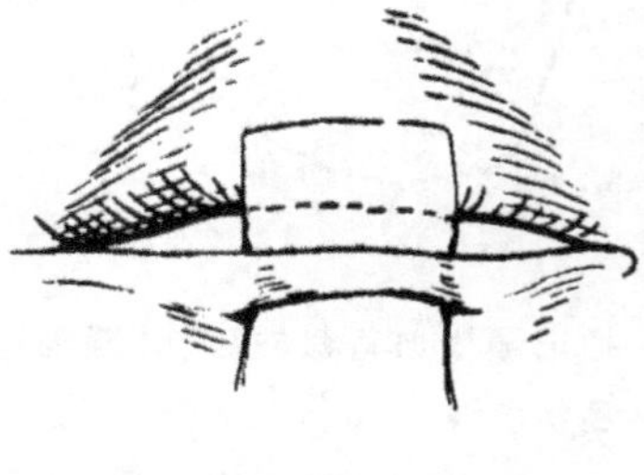

图30-93 剪断全厚瓣

5. 术中注意要点　下睑的水平切口距下睑缘不得少于5mm，否则易伤及睑缘动脉。

6. 术后处理　同"Hughes睑板结膜瓣下睑再造术"。

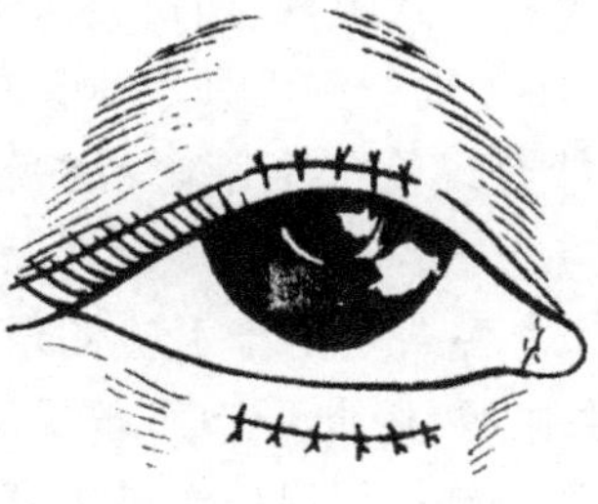

图 30-94　缝合

7. 主要并发症　下睑外翻，因下睑皮肤垂直径变短及被重力牵拉。

(十)旋转交叉带蒂组织瓣上睑成形术

1. 适应证　上睑缺损达全睑缘长度的 1/3 者。

2. 术前准备　同直接缝合法。

3. 麻醉　同“直接缝合法”。

4. 手术步骤　手术分两期完成：

(1)将上睑缺损修剪成三角形。

(2)于下睑设计蒂在内眦角侧、宽约 5mm、面积略小于上睑缺损的三角形组织瓣。按标记全层切开，掀起包含眼睑的全厚组织瓣(图 30-95)。

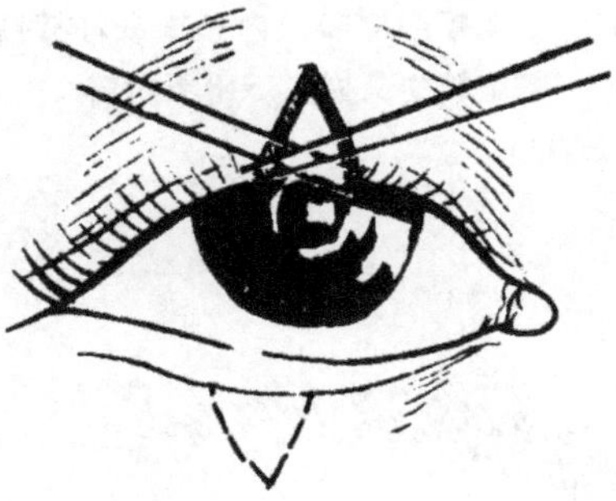

图 30-95　手术设计

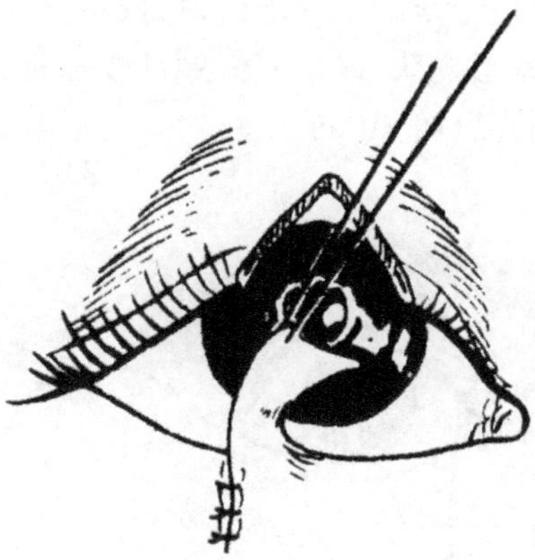

图 30-96　皮瓣旋转

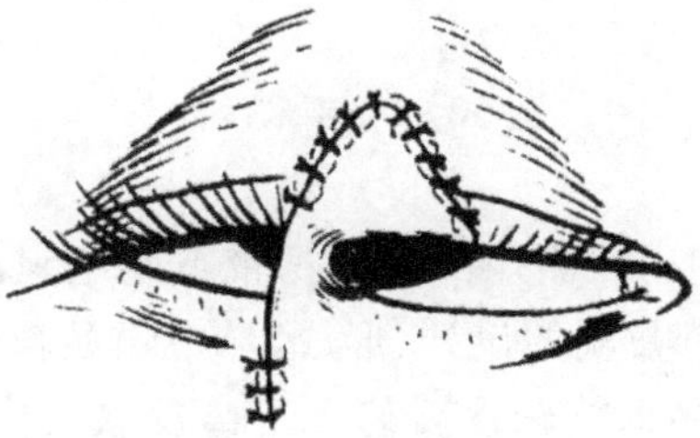

图 30-97　缝合

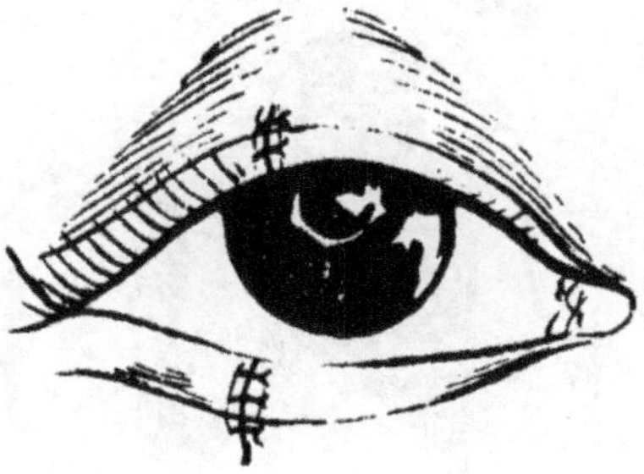

图 30-98　二期断蒂

(3)将皮瓣旋转 180°，使皮瓣三角顶端嵌于上睑缺损区，交叉皮瓣各层与上睑对应组织精细缝合，下睑供区分层直接拉拢缝合(图 30-96，图 30-97)。

(4)上下睑做临时性缝合，眼内涂眼膏。

(5)术后 3～4 周行第 2 期手术，即将旋转组织瓣的蒂部于下睑缘水平切断。

(6)将创缘修整对合缝合(图 30-98)。

(7)眼内涂抗生素眼膏，敷料包扎患眼。

5. 术中注意要点　组织瓣的形状，可根据上睑缺损形状而异，但组织瓣的蒂宽不得＜5mm，以免损伤睑缘动脉，造成组织瓣缺血坏死。也不要过于偏内眦部，防止伤及泪道系统。

6. 术后处理　同“Hughes 睑板结膜瓣下睑再造术”。

7. 主要并发症　眼裂较狭小，必要时行外眦部成形术。

(十一)墨氏(Mustarde)全上睑成形术

1. 适应证　上睑全缺损。

2. 术前准备　同“直接缝合法”。

3. 麻醉　全身麻醉或基础麻醉加局部浸润麻醉。

4. 手术步骤　手术分期完成。

(1)修剪缺损边缘切除瘢痕组织。

(2)按缺损形状大小，设计蒂在外眦角下方、蒂宽＞6mm 的下睑瓣。下睑瓣两纵行切口延长在其下方相交成为三角形。在颞侧颧颊部设计舌状皮瓣。此皮瓣与下睑组织瓣蒂部相连接。

(3)按设计全层切开下睑，形成下睑全层瓣，切去下方三角形皮肤，以便颞侧颊部皮瓣推进修复不致出现“猫耳”(图 30-99)。

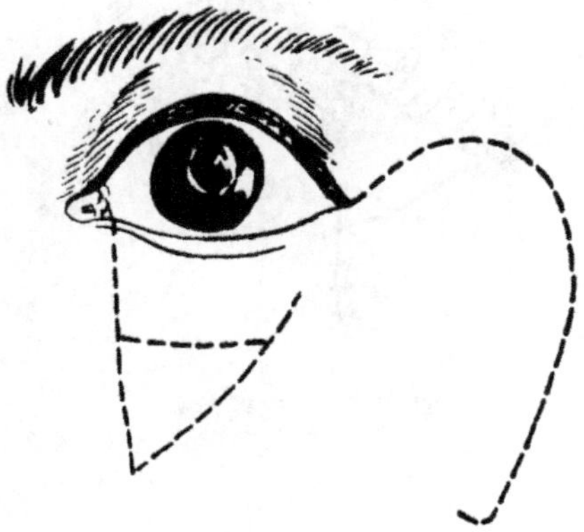

图 30-99　手术设计

(4)利用颞侧颊部皮瓣携带下睑组织瓣(图 30-100)。颊部皮瓣的设计、形成，鼻中隔黏膜软骨片切取移植及颊部旋转皮瓣修复下睑皮肤肌肉缺损，见“Mustarde 颊部旋转皮瓣”手术步骤的(2)～(6)。

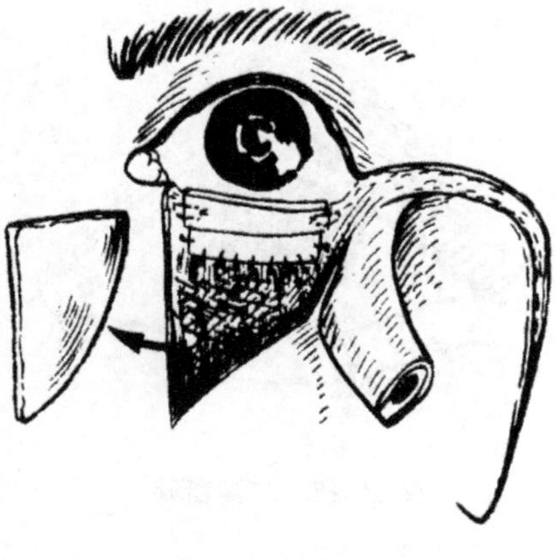

图 30-100　利用颞侧颊部皮瓣携带下睑组织瓣

(5)颞侧颊部皮瓣向内侧推进，同时将下睑瓣 180°旋转，交叉嵌入上睑缺损区。将睑板与上睑提肌残端缝合，并与内外眦处眶缘骨膜缝合固定。下睑瓣与上睑缺损缘的各层组织相对应缝合(图 30-101)。

(6)眼内涂抗生素眼膏，伤口轻压包扎。

(7)术后 3～4 周行第 2 期手术，将睑瓣蒂部切断，睑缘对齐缝合以恢复上下睑缘的自然弧度(图 30-102)。

5. *术中注意要点*　由于下睑瓣通过蒂部依赖颊部皮瓣提供血源，因此下睑瓣蒂要宽些，切忌扭曲损伤，使颊部皮瓣尽量保证血供丰富。

6. *术后处理*　同“Mustarde 颊部旋转皮瓣眼睑修复术”。

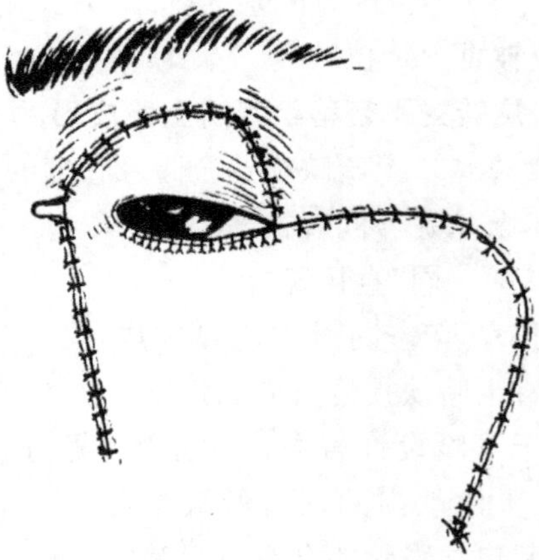

图 30-101　颞侧颊部皮瓣向内侧推进，同时将下睑瓣旋转交叉嵌入下睑组织瓣

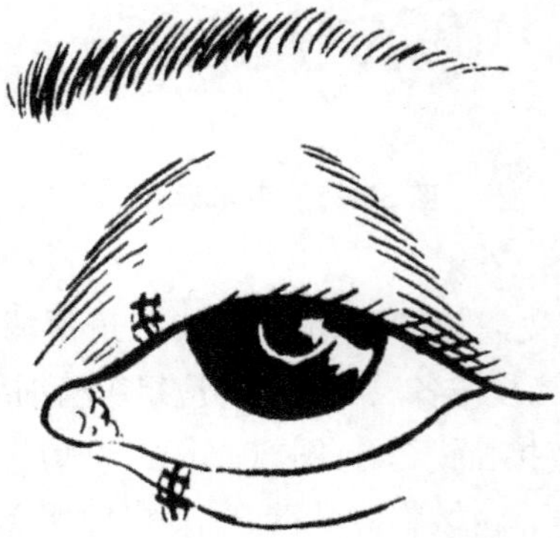

图 30-102　二期断蒂

第十二节　眼睑凹陷矫正术

一、概　述

眼睑凹陷是指因各种原因引起的眶周组织量缺失而表现出的眼睑向内塌陷所形成畸形。主要表现为眼睑不同程度的向内塌陷畸形，上睑凹陷以睑板上方与眶上缘之间的区域最为明显，表现为凹

坑样，有的呈横向的沟槽状，有时于直立位时更明显，下睑凹陷可表现为下睑局部或全下睑凹陷，个别可仅表现为泪槽及眶下缘凹槽样凹陷。上睑及下睑凹陷可同时存在，并且某些重度眼睑凹陷可同时合并眶周骨骼的发育不良或缺陷畸形。

(一)病因

1. 先天性眼睑凹陷畸形　因种族和地区人种解剖生理上的特性所致。如西方人种和我国两广地区民族眶隔紧密，眶隔脂肪少，与蒙古族比较，上睑就显得凹陷。部分患者的眼睑自出生时就因眼睑眶隔内脂肪缺乏，或眼眶骨骼等发育的异常而表现为眼部明显凹陷，同时可伴有眼球内陷或突出。

2. 后天性眼睑凹陷畸形

(1)中老年性眼睑凹陷畸形：人面部衰老主要表现为面部除骨骼以外的软组织的萎缩，松弛及下移，表现于眼周时眶内容除松弛下垂外，还可表现为向下睑的移位，因而组织量减少，外观仅表现为上睑的凹陷，年轻时不明显，但是随着年龄的增长，上睑逐渐塌陷，呈现出上睑皮肤瘪缩，眼球上方组织缺乏，形成上睑凹陷畸形。而在下睑可于早期仅表现为泪槽的凹陷，可位于眶下缘的内侧或沿眶下缘呈半月形凹陷畸形，无全下睑凹陷或睑袋形成。

(2)医源性眼睑凹陷畸形

①眼球摘除术后眼睑凹陷：眼球摘除后上睑凹陷发生率比较高，据统计占 30%。其原因是上睑凹陷因眶内容物减少所致。当眼球摘除后，如不及时于眶窝内充填某种植入物以替补眼球容积，则由于组成眼窝的眶壁不变，软组织部分因重力与自身弹性收缩作用而自然地向内陷落，致使原有的提睑力量部分地转变为向内牵引的作用力。眼球摘除后，四条直肌向眶尖部退缩，尤其是上直肌、提上睑肌在失去眼球的撑托后，向后退缩，支点下移也是导致上睑凹陷的一个重要原因。由于重力关系，眶内软组织向眶底沉积，造成眶上部软组织减少，而形成上睑凹陷。原眼球所在部位的创面肉芽生长在愈合过程中及其后的纤维组织收缩，以及有时发生的眶隔脂肪组织的萎缩等多种因素是进一步促使眼睑凹陷加重的因素。此外，长期葡萄肿的眼球压迫眶脂肪造成眶脂肪萎缩、吸收；手术或外伤使眶脂肪萎缩；外伤伴有眶底骨折，眶内容嵌入上颌窦、不仅使眶内组织容积减少，同时使眶容量由于眶底向下移而增大，这些都加剧了上睑凹陷。

②睑成形术后继发眼睑凹陷：行上下睑成形术时去除了过多的肌肉或眶隔内脂肪，或手术操作粗暴，组织损伤重，术后于皮肤、肌肉、眶隔及深部脂肪之间形成粘连，使眼睑出现不正常的凹陷。

③其他眼部肿瘤肉芽肿等疾病行手术切除术后继发局部凹陷畸形。

(3)外伤性上睑凹陷畸形：因眼睑外伤后组织粘连导致眼睑凹陷，或因眼部外伤使眼眶部骨折，软组织嵌入眶周或眼球移位等原因，导致眼睑凹陷畸形。

(4)感染或其他治疗引起的凹陷畸形：因眶周软组织或骨骼感染引起组织萎缩或粘连导致局部凹陷畸形；眶周血管瘤经药物注射或核素照射治疗后的组织萎缩，瘢痕化而导致的凹陷畸形。

(二)分类

从正常的轻度凹陷到严重的眼睑凹陷，并无明显界限，目前尚无统一的分类方法予以区别。

孙宝珊等认为对于常见的上睑凹陷可根据形态分类如下：

1. 轻度上睑凹陷　眶睑沟有轻度凹陷，上睑外观不饱满，显得单薄，在无眼球突出的情况下对眼部外观无负面影响，无需手术纠正。若有眼球突出，可使眼球突出更显明显。

2. 中度上睑凹陷　眶睑沟有中度凹陷，上睑外观瘪缩，使上睑显出眼球的轮廓，若眉弓较平坦可使眼球略显突出，中度上睑凹陷使患者略显衰老、憔悴、疲惫，对眼部美学有一定的负面影响。

3. 重度上睑凹陷(上睑凹陷畸形)　眶睑沟明显凹陷，上睑外观明显瘪缩，即使眉弓突出者也不能掩盖眼球上部清晰的球状轮廓，眉弓不突出者眼球更显突出，重度上睑凹陷使眼部形象明显疲惫、衰老和憔悴，对眼部美学有较大的负面影响。

(三)预防

预防眼球摘除后的上睑凹陷，主要是将上直肌依附于适当解剖位置，使上直肌、提上睑肌不向后退。其次填补眶内因眼球摘除而丧失的体积。上述两点通过眼球摘除时在肌锥内放置植入物即可以实现。眼球摘除术后的上睑凹陷矫正手术，不仅使患者又增加一次手术的痛苦，而且矫正术本身要比眼球摘除同时放置植入物难得多，效果也不及后者。所以眼球摘除同时肌锥内放置人工或自体的植入物应逐渐取代单纯眼球摘除术，前者不仅可避免上睑凹陷，而且可以明显地增加义眼活动度，防止义眼凹陷。

预防睑成形术后继发眼睑凹陷，主要术前进行详细检查评估，对于本身即为深凹眼型患者不应去除眶脂肪，术中处理时要掌握好切除的眶隔脂肪和轮匝肌切除的量，如术中发现眼睑有明显的凹陷，可将切除脂肪重新回植。切忌盲目向外牵拉眶脂肪或向深部随意掏剪，尤其在处理下睑内外侧脂肪和上睑中央脂肪时更应慎重。

二、手术方式的选择

(一)适当调整义眼形状和大小

眼球摘除术术后发生的轻度上睑凹陷，有时可采用调整义眼形状和大小的方法予以矫正。但应尽量减轻义眼重量和体积大小，否则伴随义眼重量增加，在立位时，义眼向前下方垂坠力也增加，久而久之将导致组织松弛，出现下穹窿变浅，下睑下垂外翻等畸形，并且不能矫正，反而加重睑凹陷程度，义眼也易滑脱。故此种方法的适应证应严格掌握。为防止义眼重量增加可特制出“中空”型义眼，或依据结膜囊腔形状对义眼进行局部修矫改变。

(二)充填物眶内植入术

此法原理是将人工材料或自体材料等各种植入物植入眶窝内原眼球所处位置。以补充因眼球摘除后丧失的眶内容空间，以预防和治疗上睑凹陷畸形。此法适用于中度和重度的上睑凹陷伴义眼内陷的病例。

眶内植入物眼窝充填术，在眼球摘除时，若没有禁忌证，最好同时进行，不仅手术方便，植入容易、位置准确，利于植入物保持稳定及预防上睑凹陷发生，而且还可使日后安装的义眼获得理想的外形和活动性，形态逼真，美容效果更好。

若因有禁忌证或其他原因不能一期同时行眶内充填术，应择期行二期植入，但难度大，而且术后效果也不如一期植入理想。

如眼球摘除后因没能行一期眶窝充填术，而伴发上睑凹陷畸形明显，合并有结膜囊腔缩窄者，应同时行结膜囊成形术或先行结膜囊成形术后，再择期行眶窝充填术。

严重的上睑凹陷畸形(甚至整个眶窝塌陷)，虽经眶内植入物充填术矫治，但有时效果仍可能不尽如人意。如遇此种情况，可于眶窝充填术后半年，局部稳定后，行上睑内真皮或脂肪植入等方法予以补充矫治。

眶内植入充填术具体方法及有关问题请参阅相关章节内容。

(三)上睑内组织移植充填术

因眼球摘除后所发生的眼睑凹陷畸形的根本原因是眶内容物体积不足，故上睑内充填组织不能解决根本问题，只对凹陷程度很轻的病例能改善外形，或作为眶内充填不足时的一种补充。其原理是将真皮、筋膜或真皮脂肪、筋膜脂肪复合组织或单纯脂肪组织等游离移植于上睑组织内，充实填高上睑，使凹陷程度减轻。其中以真皮或真皮脂肪瓣为首选，其吸收程度较单纯脂肪小，筋膜因厚度不足较少选用。

1. *真皮充填术*　充填真皮常取自下胸部及下腹部，因上睑充填时所需真皮量不大，且臀背部真皮较厚。根据凹陷程度，估计真皮充填所需层数，一般不超过3层为宜，因超过3层后中间真皮易因营养障碍发生坏死。

真皮切取方法有两种：①用取皮刀切取刃厚皮片，但不要离断皮片，在无表皮区切下所需面积的真皮，然后将表皮复位缝合，加压包扎；②连同表皮、真皮一并取下，创面拉拢缝合，切下的真皮瓣去除表皮和皮下脂肪。

手术步骤如下：首先切取适宜大小皮片备用。于重睑线或眉缘下做横弧形切口，长度为睑裂长度的1/2～2/3即可，必要时按重睑线全长切开(图30-103A)。切开并分离眼轮匝肌一定长度，并在其下剥离至眶隔表面(图30-103B)。其范围下自睑板上缘附近，上至眶上缘，内外侧可超过眼内外眦达眶内缘。压迫片刻并止血，勿伤及提上睑肌。将切取真皮片裁剪成新月形大、中、小三块，其面积形状应与上睑凹陷的凹坑大致相适应(图30-103C)。为力求精确起见，可于术前按凹坑形状在上睑皮肤上标记大、中、小三个新月形，用X线胶片按形剪成三片消毒备用。术中切取真皮片后即可按形裁剪。为防止术后周边出现棱角或充填物轮廓，真皮片周边应削薄。于眼轮匝肌下将小片置于凹坑底部，周边以5-0丝线缝合固定，中片置于中央，同法缝合固定；大片置于外部，不便缝合时，可于内、外侧及上、下各选几点褥式缝合穿出皮肤、垫小纱布卷结扎固定。单眼加压包扎(图30-103D)。

术后处理：术后3～5d首次更换敷料，创面清洁消毒，继续适当加压包扎，7d拆线。为预防感染，减轻术后反应，防止继发出血等可选择使用抗生素、激素、止血药等药物。

术后由于上睑重量增加和局部创伤反应，往往会发生暂时性睑下垂，不需特殊处理，随时间推移都可自行恢复。

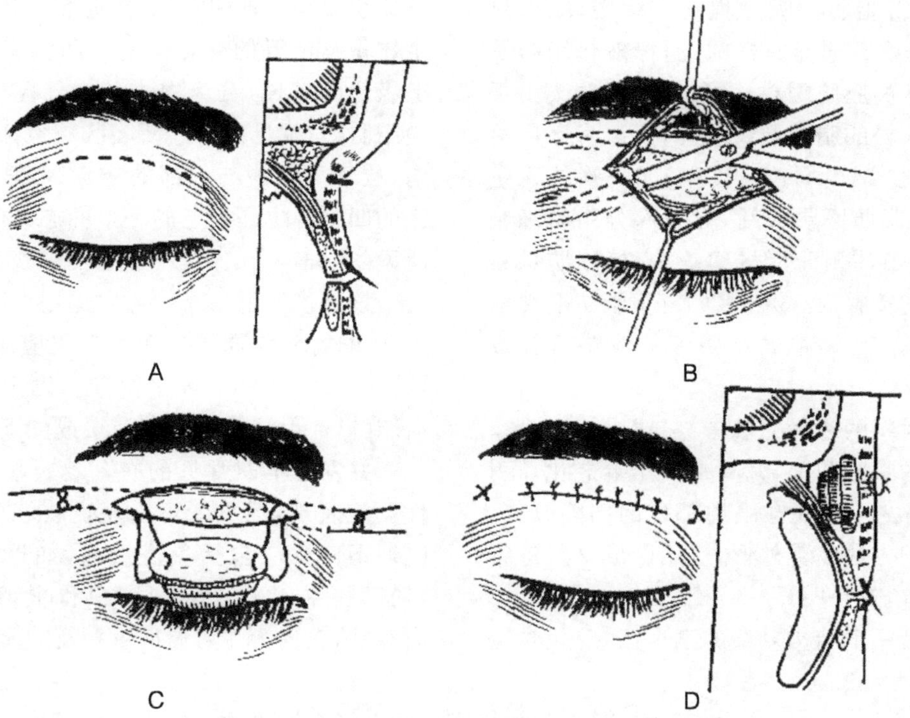

图 30-103　上睑凹陷真皮移植充填术

A. 眉下切口；B. 眼轮匝肌下分离；C. 将真皮植入轮匝肌下缝合固定；D. 缝合皮肤切口

2. 脂肪移植法　脂肪组织比较柔软，容易塑型，但移植后易被吸收，吸收率最高可达 1/2 以上，如脂肪小叶和脂肪球的完整性被破坏，则易发生液化性吸收或坏死。为了减少移植后脂肪吸收量，除手术操作轻巧，不过多的损伤脂肪小叶外，不要用多块脂肪组织充填，应尽量用整块组织移植。或可用邻近组织带蒂脂肪瓣移植物方法进行修补；亦可利用脂肪复合移植法，即真皮脂肪瓣移植法或脂肪-筋膜移植法。由于脂肪组织抗感染的能力极差，故术中必须严格无菌操作。

(1)游离脂肪移植法：游离脂肪移植常于腹部、臀部切取。切开皮肤后剪取其脂肪组织。切取脂肪块的大小应比需要充填的凹陷大 20%～40%，以防手术后期吸收影响其疗效。在凹陷一侧切开皮肤及皮下组织，并进行广泛的钝性分离，然后将游离脂肪组织移植于分离的腔隙内。如邻近凹陷区的脂肪组织较厚，能被利用时。亦可切取成带蒂的脂肪瓣充填于凹陷处，缝线固定，缝合皮肤切口，压迫包扎。

(2)颗粒脂肪移植法：随着脂肪抽吸术不断革新发展已日趋完善，脂肪颗粒注射移植近年来已被广泛应用于临床。其手术操作简单、安全、痛苦小，患者更易接受。

此方法适用于轻、中度上睑凹陷伴义眼安放后内陷者，此外，老年性或手术成形后的上睑凹陷畸形也可采用脂肪颗粒充填法矫正。

手术方法：供区可选腹部，抽吸部位选择在脐旁。麻醉后，在抽吸区域边缘做 2mm 长切口，深达皮下，然后用 20ml 注射器装上 16～18 号针头，通过切口刺入皮下，将注射器拉成负压，在皮下反复抽吸。抽吸出组织含有颗粒脂肪、液化脂肪、纤维组织和血液，将抽吸出组织复方氯化钠溶液（林格液）反复冲洗，血液成分及破坏的脂肪液排出。最后，注射器内残留淡黄色的脂肪组织。5ml 注射器于上睑外眦部注射点 0.1ml 局部麻醉药浸润麻醉，沿重睑线做 2mm 长切口，深达皮下，进针至内眦部位，通过切口将洗净的颗粒脂肪组织缓缓注入凹陷部位皮下。注射量根据凹陷程度而定，一般为 1～1.5ml，推进脂肪要均匀，因为脂肪组织中有生理盐水及考虑术后脂肪组织的吸收，故注入量以凹陷超过矫正 10%～20%为宜。如注射量不足可于 3 个月后进行第 2 次注射。

术后处理：腹部抽吸区域加压包扎，上睑敷料覆盖 1～2d。常规应用抗生素、激素等药物。术后

5～7d 拆线。

手术要点：①脂肪抽吸过程动作缓慢，减少对脂肪细胞的损伤；②选择完好的，滤掉液化脂肪及纤维组织和血液的脂肪颗粒；③移植的脂肪会出现中心性聚集及疏松的脂肪组织收缩，所以术区应给与适当加压包扎，减少周边区凹陷；④一次注入量不宜过多，否则脂肪不易成活，导致部分脂肪细胞变性液化；⑤分散注射于受区组织中，使脂肪颗粒与受床有充分的接触面；⑥为避免由于脂肪变性液化导致的体积减少，移植的脂肪颗粒应略矫枉过正。

(四)合成材料的注射充填法

对于轻度的眼睑凹陷，尤其是因年龄老化而引起的面部容积改变，表现在眼周部位的凹陷改变，可通过非手术的方法改善外形，应用合成材料进行的充填操作简单，效果明显。

眶周区域是一个结构复杂的三维区域，包含上下眼睑及其邻近支撑结构。由于年龄的增长上下睑体积减少出现凹陷，而邻近区域软组织也随之发生体积及位置的变化。上睑凹陷主要以睑板与眶上缘之间区域，分为中央及内外侧三部分，对应上睑脂肪垫，常见的下睑凹陷区域包括下眼睑的眶下沟，位于下眼睑与颊部的连接区，其下方约眶下孔区的凹陷区也是衰老的一个标志，该区域包含通常所说的泪槽。

该部位注射填充物通常选用可吸收性填充剂，如透明质酸、胶原蛋白等。首先应用 2%利多卡因与 1∶200 000 肾上腺素溶液行眶上及眶下神经阻滞麻醉，注射层次可位于肌层或皮下层。

并发症早期常见的有药物过敏反应，红、肿急性炎症表现，严重者可出现皮肤坏死等不良反应，晚期不良反应包括免疫反应，如迟发的变态反应(局部红肿、水肿、感觉异常)和非变态反应性异物肉芽肿，表现为注射局部可触及的质硬结节等。

第十三节　内眦韧带断裂修复术

正常睑裂大致呈水平位，内、外眦韧带是保持睑裂长度与外形的关键。内眦韧带分上下两股分别连接上、下睑板的内侧，同时又分为前后两叶。前叶较粗大，附着于前泪嵴；后叶较菲薄，附着于后泪嵴，有牵引睑板向后的力量(图 30-104，图 30-105)。由于内眦韧带附着于眶骨内缘较前的位置，所以受伤机会较外眦韧带多。鼻部和内眦部的挫裂伤常可引起内眦韧带断裂，一般表现为：内眦向外向前移位，患侧内眦部到鼻中线距离较对侧增宽；泪囊区较对侧隆起；将外眦向外用力牵引时，于内眦部不能扪及索条状韧带。如内眦韧带断离时间较长，内眦皮肤松弛，则呈现外伤性内眦赘皮。该部位的损伤也常伴有鼻骨、上颌骨及筛骨等的骨折和移位，以及泪囊和泪道的损伤。

一、手术时机

通常在损伤后发现有内眦韧带断裂一期行内眦韧带断裂整复术；如不能一期修复，则通常在术后6～12 个月局部瘢痕组织软化后再进行矫正。

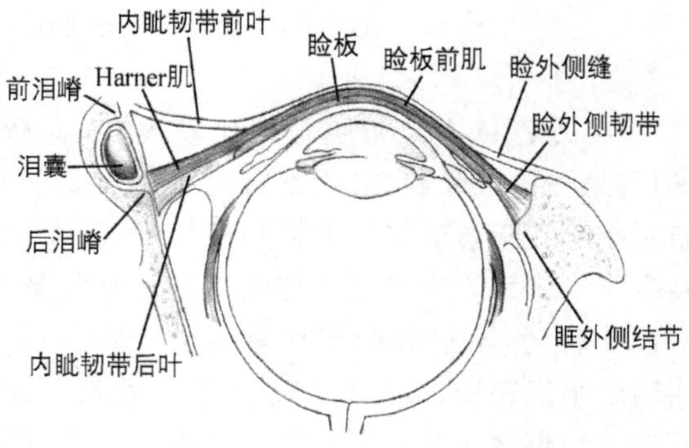

图 30-104　眼部解剖示意

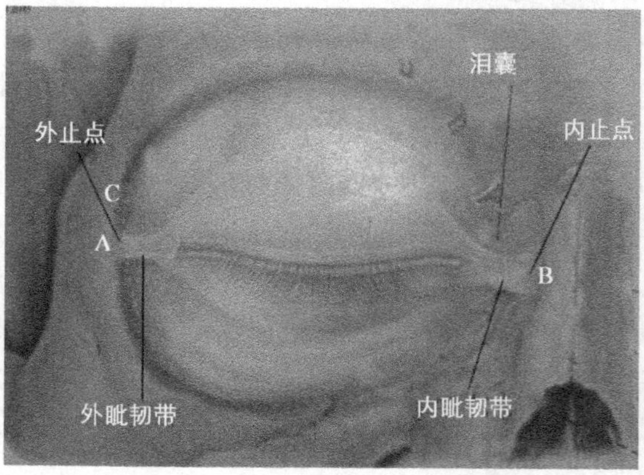

图 30-105　内外眦韧带解剖示意

二、内眦韧带断裂修复术

(一)缝合法

以 0 号丝线或 3-0 尼龙线将内眦韧带的两断端缝合。如鼻侧端消失，也可将内眦韧带近内眦断端缝于鼻根部骨膜上(图 30-106)。缝线结扎前要测量内眦距离，矫正不满意则要调整缝线松紧度。此方法虽然简单，但因内眦韧带粗大，用丝线的力量将其重新固定于鼻侧骨膜上，难以维系内眦的形态和位置，多数患者术后会出现一定程度的回退，因此采用时应注意适当的过矫。

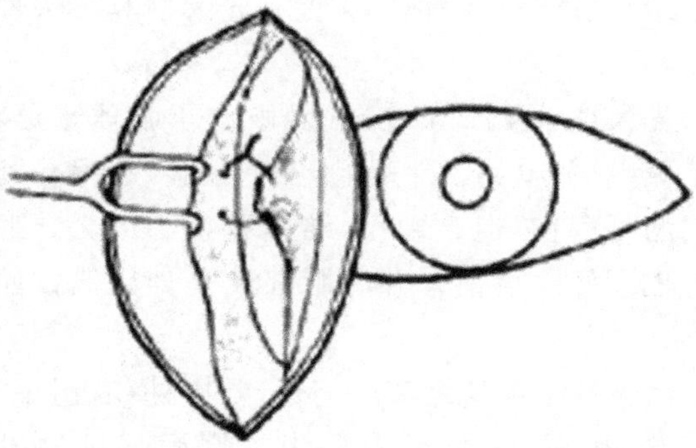

图 30-106　内眦韧带断裂整复术

(二)内眦韧带骨固定法

当内眦韧带断端无法找到时，需行内眦韧带骨固定。在松解内眦韧带周围粘连组织后，以骨钻在鼻骨侧面泪嵴的位置钻两个小孔或在内眦韧带相应位置较为牢固的泪前嵴骨壁上拧入钛钉。将金属丝线的一端穿过小孔或缠绕于钛钉上，另一端穿过内眦韧带断端，拉近金属丝的两端并拧紧，尽可能使内眦角靠近骨壁，剪断多余结扎丝前观察双眼内眦的位置是否对称(图 30-107)。如无法在泪前嵴固定钛钉，则可使用小型钛板固定于骨壁，结扎丝穿过钛板来连接内眦角。由于金属丝对内眦韧带有一定的切割作用，因此可采用内置韧带捆扎法固定断端，并适当地过矫。

患者如伴有鼻部及眶部骨折，应去除已游离的碎骨片，在骨折复位固定或植骨后同时进行内眦韧带固定。如合并有睑下垂或泪道损伤者，通常选择在术后 6～12 个月局部瘢痕组织软化后再进行相应矫正手术。

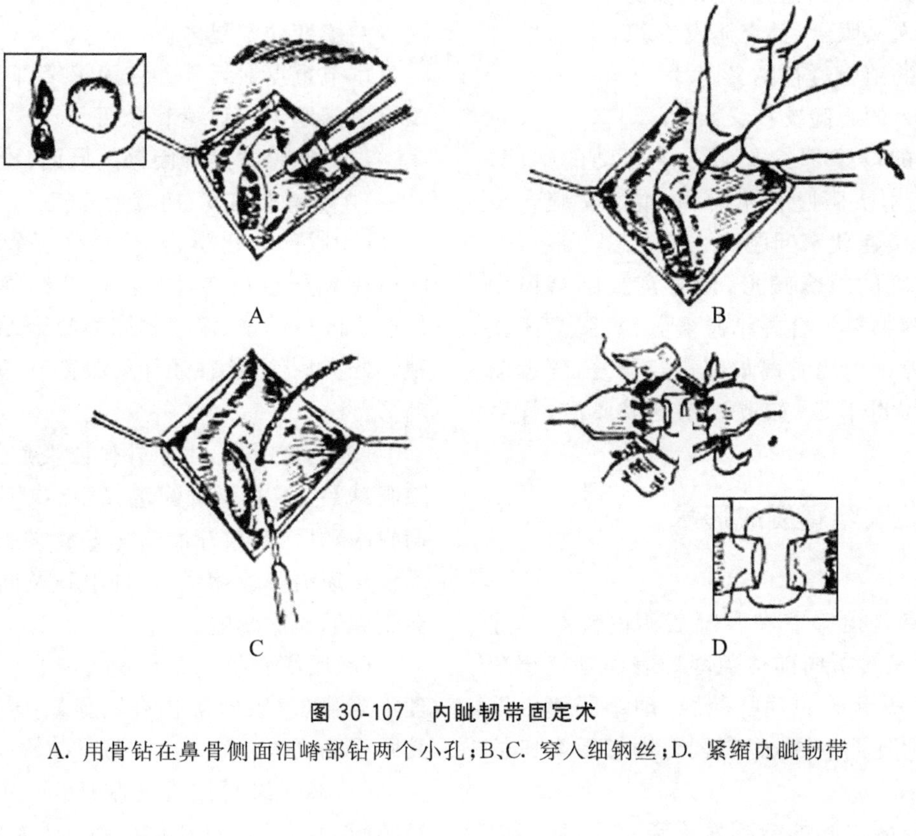

图 30-107　内眦韧带固定术

A. 用骨钻在鼻骨侧面泪嵴部钻两个小孔；B、C. 穿入细钢丝；D. 紧缩内眦韧带

第十四节　眼窝再造术

一、引　言

眼窝是指眼球所在的凹陷的部分。传统意义上的眼窝再造术(Reconstruction of eye socket)是指为矫正结膜囊缩窄和闭锁、恢复结膜囊腔使之能安装义眼、增加容貌美的手术,又称之为结膜囊成形术(Plasty of the cul-de-sac)。

多数眼窝问题,或者与失去眼球后的容积缺乏有关,或者与失去眼球后的眼窝狭窄、挛缩有关。眼窝再造术就是围绕上述两个问题进行针对性重建。

故广义的眼窝再造术可以理解为对于各种先天性或后天性原因造成的眼球缺失或眼窝畸形,为安装与健侧对称的义眼,而在装置义眼前进行的各种植入义眼空间再造手术。

眼窝再造术总手术原则:

在无眼球存在的情况下,结膜囊狭窄常与许多病理情况同时存在,造成眼窝畸形。要全面综合进行眼窝再造,必须做到:

1. 眼眶壁如果不完整,应予以修复。
2. 眶内植入义眼台,补充眼窝容积。
3. 足够大的结膜囊存纳义眼片。
4. 一定张力的眼睑支撑义眼片。
5. 足够深的穹隆部给义眼一个运动的空间。一般来说,应先解决眼眶骨折问题,继之义眼台植入,最后解决结膜囊狭窄问题。
6. 对于重度的眼窝畸形,即眼窝或眶窝极度凹陷严重眶内容物缺失合并结膜囊狭窄,眼窝闭锁的眼窝再造可考虑应用游离皮瓣进行修复,邻近动脉皮瓣可能组织量不足(如颞浅动脉筋膜瓣,耳后组织瓣)。

二、结膜囊成形术

(一)概述

正常结膜囊是由附着在眼睑后面的睑结膜连续穹窿结膜后,又转折向前覆盖眼球表面延续至角膜缘部,闭眼时所形成的囊状腔隙,即结膜囊。结膜囊通过睑裂与外面沟通,睑裂闭合即结膜囊口的闭合。

由于各种原因引起的结膜囊狭窄变浅、变小而使义眼不能置入的称之为结膜囊缩窄,严重者结膜囊完全或近于完全消失则特称为结膜囊闭锁。

由于结膜囊缩窄或闭锁的患者大多已无眼球,即使有眼球也大多萎缩或无视力。导致容貌缺陷,给患者造成极大的心理精神压力,而迫切要求矫正治疗。

结膜囊成形术的主要目的就是恢复结膜囊腔,安装义眼,改善容貌。依据结膜囊缩窄程度,手术可分为部分结膜囊成形术和全结膜囊成形术。

结膜囊缩窄、闭锁广义上有先天性和后天性两种。

先天性者见于无眼球、隐眼或小眼球畸形,多为单侧,双侧罕见。外观上,上下眼睑、睫毛等解剖结构均可存在,但睑裂小,结膜囊狭小或无。眶腔发育也不好。往往合并有眼部或全身其他方面的畸形。

后天性结膜囊缩窄或闭锁,常因外伤、感染、眼部病变、眶骨、上颌骨骨髓炎或因眶部肿瘤术后行放射治疗或因眼球摘除后处理不当等原因所致。

临床上后天性结膜囊缩窄或闭锁较多见,其中又以结膜变缩窄更多。

本节重点对后天性结膜缩窄、闭锁的手术治疗及有关问题予以讨论和介绍。

(二)结膜囊缩窄闭锁的原因、预防及处理原则

1. 结膜囊缩窄、闭锁的原因

(1)眼部的化学伤、热烧伤、爆炸伤,不仅可使眼球受到严重损伤,同时睑、球结膜也受到广泛损伤产生睑球粘连,瘢痕收缩面导致结膜变缩窄或闭锁。此类病例,往往还伴有眼部和额面部其他损伤畸形。

(2)儿童时期,由于外伤或炎症使眼球萎缩,摘除眼球后,不能及时配戴义眼,或因眼球恶性肿瘤摘除眼球后,行放疗而未能安放义眼者。这类病例不仅出现结膜囊缩窄,而且眼眶及同侧面部发育也会受到明显的影响。

(3)眼眶骨折或眼眶发育异常未及时处理或处理不当,以及眼睑外伤有明显缺损及瘢痕畸形,使义眼不能置入。

(4)某些绝对期青光眼病例,由于多次手术或经结膜表面进行睫状体电凝、或冷凝术,最终仍不能控制眼压而摘除眼球,由于电、冷凝结果造成的

结膜瘢痕收缩，使眼球摘除术后结膜囊缩窄而不能装入义眼。

(5)不适当的外眦成形术及外眦切开术，可造成下睑松弛、下垂、外翻、使下穹窿变浅。

(6)义眼过大过重，做工粗糙，边缘不光滑，损伤结膜或继发感染后产生瘢痕，造成结膜囊缩窄。

(7)义眼台脱出，破坏了结膜囊的完整性，也可造成结膜囊缩窄。

2. 结膜囊缩窄、闭锁的预防　在了解结膜囊缩窄原因的基础上，对结膜囊缩窄的预防可遵循以下原则。

(1)行眼球摘除术时，应减少组织损伤，防止术后瘢痕收缩，而且手术中应尽量多保留球结膜。

(2)眼球摘除后应及时配戴义眼。尤其是儿童若摘除眼球后，更应及早配戴合适义眼，而且还应随着年龄的增长对不合适的义眼及时更换。不但可以防止结膜囊收缩变窄，而且还可减轻眼眶发育畸形。

(3)眼球摘除术配戴义眼的大小应合适，过大过重的义眼，日久可致下睑松弛，下穹窿变浅。配戴义眼日久后，若出现义眼不合适情况，应及时寻找原因进行处理，必要时应重配义眼。

(4)外眦成形术时，应防止损伤外眦韧带，以避免下睑松弛下垂。

(5)对眼眶骨折伴眼眶畸形者，应及时复位，以免影响结膜囊成形。对眼睑全层缺损及眼睑错位畸形者应及时修整，以维持结膜囊正常形态，需要时应在结膜囊内放入支撑物或合适眼膜，防止结膜囊变形或缩窄。

(6)在眼部遭受外伤、热烧伤、化学伤后，在挽救视力的同时，早期就应注意采取各种措施以预防和尽量减轻睑球粘连和结膜囊缩窄。

(7)配戴义眼后，应注意定时取出清洗，并经常应用抗生素眼液滴眼，以预防炎症发生。若一旦配戴义眼后分泌物增多，结膜囊内充血、糜烂、疼痛等炎症表现，应及时取出义眼，抗生素治疗，待炎症消退后再戴义眼。

3. 结膜囊缩窄、闭锁的处理原则　结膜囊缩窄闭锁的患者大多已无眼球，即使有眼球也大多萎缩，视功能丧失。因此手术的主要目的是恢复结膜囊腔，能够安装合适的义眼，以改善容貌。少数病例有眼球存在且残存部分视功能，其手术目的在于再造结膜囊腔、维护眼球完整性，尽可能恢复一定视力。

由于结膜囊缩窄的成因、程度不同，因此在处理时应依不同情况和手术目的而选择不同处理方法，可按以下原则进行。

(1)对于由外伤、热烧伤、化学伤后所致的结膜囊缩窄闭锁，手术时间一般应至少在伤后 6 个月至 1 年后进行。但也不能单纯以时间长短来决定，更主要的是要依据局部瘢痕组织是否软化为原则，当局部瘢痕组织仍很坚硬时是不适宜手术的，否则手术难以成功。

(2)单纯性结膜囊成形术时，一定要做到术前准备充分，合理设计，术中操作正确无误；术后处理适当，努力做到一次手术成功，以减少因手术失败而再次手术给患者造成不必要的痛苦。

(3)结膜囊缩窄若同时伴有眼睑缺损或位置异常时，应首先整复眼睑，使之恢复正常形态，然后再行结膜囊成形术。

(4)由于下睑松弛，使义眼下坠而自行滑出，不易保持在结膜囊内者、应先行下睑松弛矫正术。

(5)如结膜囊缩窄不明显，仅下穹窿变浅或伴上穹窿向后上倾斜者，可先试行放置不同形状的特制眼模加以矫正或先通过缝线等方法加深下穹窿予以矫正。

(6)由于眶骨骨折移位或眶骨缺损，发育畸形等造成眶腔狭窄，应允予以处理，以利于结膜囊的成形。

(7)部分结膜囊成形术时，应首选自体唇黏膜游离移植，也有采用异体巩膜和中厚皮片进行移植修补的。

(8)全结膜囊成形再造术时，由于唇黏膜取材面积不够受限，故一般多采用中厚皮片移植，手术简便、更易于成功。

但在有眼球存在和有视功能的全结膜囊成形术时，若条件允许应尽可能争取采用唇黏膜移植，不够时可取颊黏膜予以补充。若因某种原因不能移植黏膜时，则只能采用中厚皮片移植进行结膜囊再造。

(9)眼球功能尚存在，用角膜移植手术可能恢复一部分视力的，原则上应在结膜囊成形术成功后，再行角膜移植术。但也有学者在采用唇颊黏膜移植结膜囊成形同时应用干燥保存角膜或新鲜角膜行板层角膜移植，目的为改善角膜形态，恢复或部分恢复角膜透明性或为以后增进视力的穿透性角膜移植而改良基底。

三、部分结膜囊成形术

(一)成形器扩张法

适用于配戴义眼不当或未及时配戴义眼，结膜无缺损，结膜及结膜下瘢痕并不明显或单纯结膜囊收缩变浅、狭窄者，对此可将大小不同的结膜囊成形器，置入结膜囊内，以此扩张变平、变浅的结膜囊穹窿部。从小号成形器开始，每隔 3～4d 更换 1 次较大号的。

利用结膜囊成形器四周较薄的边缘，逐渐将穹窿部压迫扩张成一凹沟，一般扩张 2～3 周后、多能置入薄壳眼模或小号义眼。

(二)眼模扩张法

适用于配戴义眼不当或未及时配戴义眼，结膜无缺损，结膜及结膜下瘢痕痕并不明显，结膜囊形状及上、下穹窿存在的部分单纯性结膜囊收缩、狭窄者，也可用于先天性小眼球或无眼球畸形的治疗。

眼模的制作

用牙科镶牙用的牙托粉和厚度为 2mm 的有机玻璃制成。眼模中央钻 2 个穿心孔，以便于放置眼模时用器械夹持及做结膜囊冲洗时用，也可用于插入小木棒固定眼模时用。

具体的治疗方法与成形器扩张法相同。

(三)眶内瘢痕切除

某些轻度结膜囊缩窄，其原因不是由于结膜缺损，而是因眶内瘢痕与结膜粘连，使结膜活动度减小、弹性丧失所致。可切除眶内瘢痕、恢复结膜的弹性和生理位置。

手术在局部浸润麻醉或全身麻醉下进行(图 30-108)。

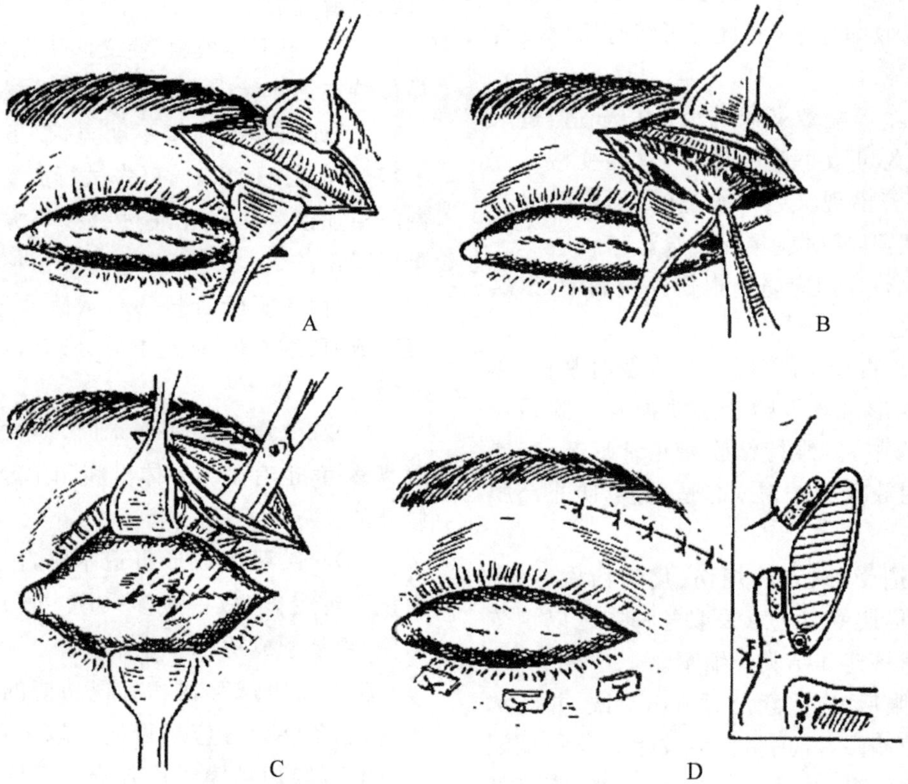

图 30-108　眶内瘢痕切除

A. 弧形切开外上部眶缘皮肤；B. 分离暴露眶骨膜；C. 切开骨膜进入眶内；D. 缝合骨膜及皮肤切口。通过下穹窿做三对褥式缝线，在皮肤面结扎

1. 在眶上缘外侧做 3cm 长的弧形切口。分离眼轮匝肌，暴露眶外上缘骨膜，向上方分离。

2. 距眶缘 3～4mm 切开骨膜，切口与眶外上缘平行。

3. 将骨膜向眶内方向剥离，注意推开泪腺。在已剥离的骨膜上做一 2.5cm 纵行切口。外直肌位于此切口的颞侧，上直肌、提上睑肌及额神经位于此切口的鼻侧。

4. 从骨膜切口伸入眼科弯剪，钝性剥离，把结膜与眶深部组织之瘢痕分离，切除。眶内瘢痕特别是眶中央部及眶底下方的瘢痕尽可能切除，使眶内组织面平整，不要呈锥形。如果眶内组织向眶尖退缩，可能造成术后下穹窿变浅。在切除眶内瘢痕组织时注意勿损伤提上睑肌等肌肉组织。

5. 压迫止血。

6. 观察结膜组织松解情况，若活动度及弹性增加，提示瘢痕切除已获满意效果。

7. 复位骨膜并缝合骨膜切口，分层次缝合轮匝肌及皮肤切口。

8. 于下穹窿做三对褥式缝线，经眶下缘骨膜从下睑皮肤穿出，结扎于橡皮垫上。

术后处理

术后结膜囊内用凡士林纱条填塞或放置眼模，加压包扎。术后 7d 拆线，继续弹力绷带加压包扎 2～3 周，取出眼模置入合适义眼。

（四）下穹窿缝线复位术

眼球摘除后，义眼安装了一段时间或长期配戴过大义眼致下穹窿变浅或平坦，造成义眼不能置入，或装后易滑出。平视时义眼位置不正常，下缘翘起，影响外观，而结膜则无明显瘢痕，结膜囊缩窄不明显。但往往伴有上穹窿深而向后上方倾斜。可采用以下几种手术方法进行矫正。

1. 眶缘埋藏缝线复位法（图 30-109）

（1）局部浸润麻醉。在下睑缘下 1.5mm 处，平行睑缘切开皮肤，切口与睑缘等长。向下潜行分离至眶缘处，用刀柄由结膜囊侧向下撑起穹窿部结膜，由皮肤的切口内即可看到被顶起的结膜下瘢痕组织条索。用剪刀精心剪除瘢痕组织，注意切勿剪透结膜。紧贴结膜下穹窿向后分离，使结膜充分游离。

（2）用 3-0 号丝线由皮肤切口内眶下缘前侧坚硬的结缔组织处进针，然后与相对应的下穹窿结膜下组织出针，以此做三对褥式缝线。缝线位置既不能离睑缘太近（太近易形成下睑外翻），也不能穿破结膜（因是埋入缝线）。结扎三根褥式缝线后，下穹窿的凹陷即可形成。缝合皮肤切口，将义眼的背面涂抗生素眼膏后，置入结膜囊内。

术后处理

5～7d 可拆除皮肤缝线，抗生素眼液滴眼。

2. 下穹窿—眶缘-皮肤缝线复位法（图 30-110）

（1）表麻加局部浸润麻醉。在结膜囊底部水平线外眦部结膜处做一垂直小切口，用弯组织剪由此切口伸入，充分分离结膜下组织，游离球结膜，向下越过下睑睑板下缘，直达下方眶缘骨膜。

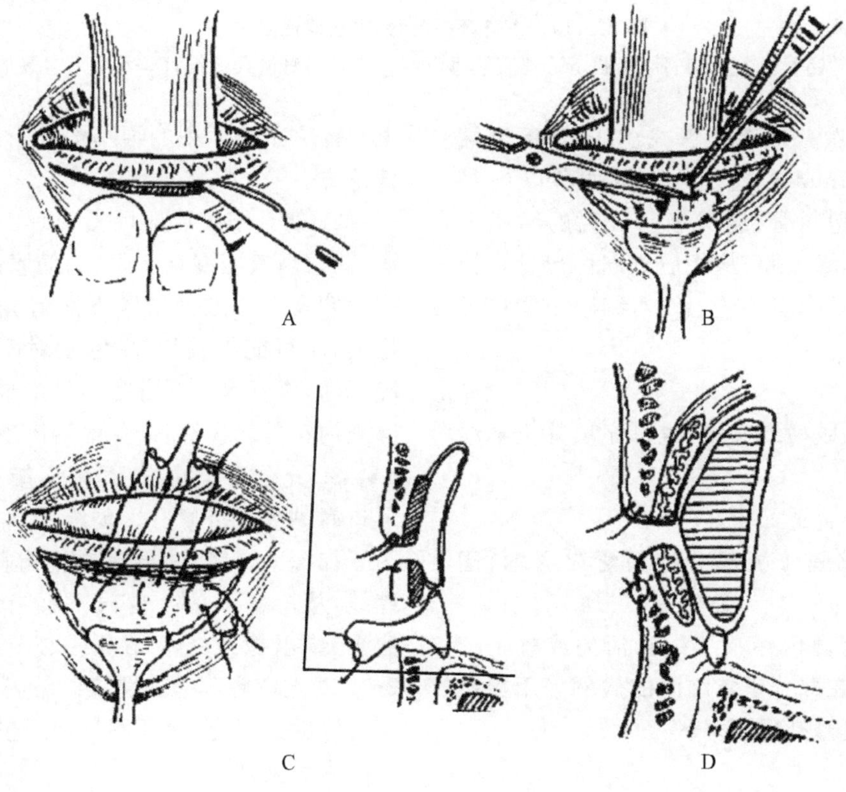

图 30-109　眶缘埋藏缝线复位法

A. 切开皮肤；B. 剪除结膜瘢痕组织；C. 褥式缝合；D. 装入义眼

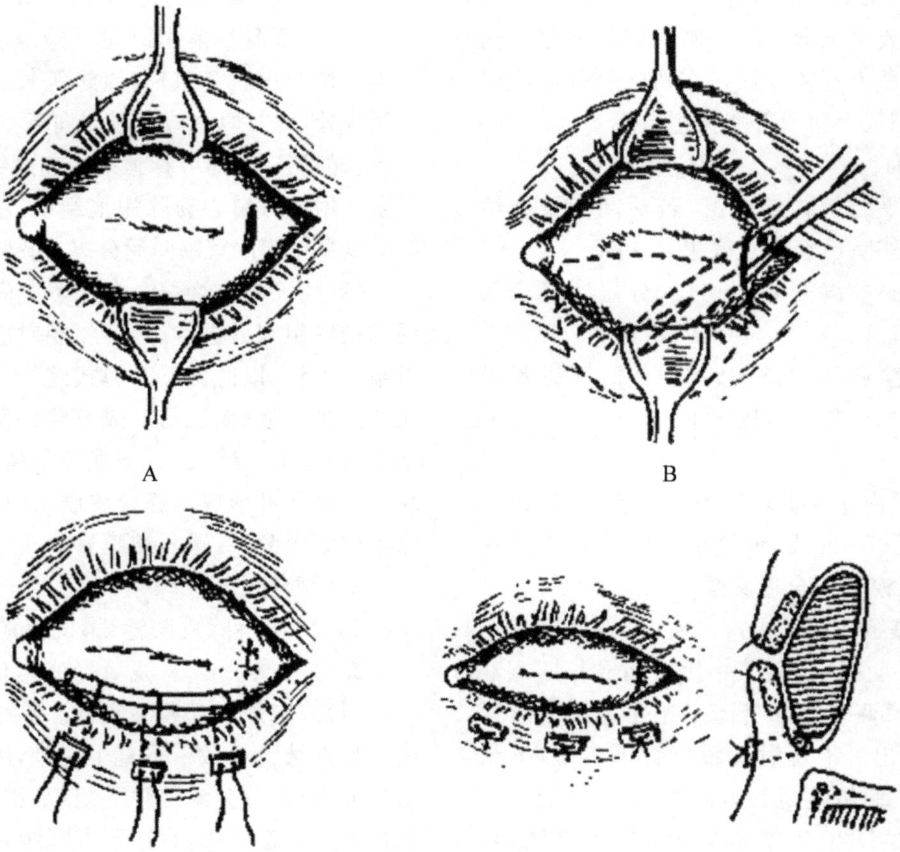

图 30-110　下穹窿—睑缘-皮肤缝线复位法

A. 外眦部做结膜垂直切口；B. 结膜下分离直达眶下缘；C. 做三对褥式缝线；D. 术后下穹窿形成侧面观

(2)用 1 号线做三对双针褥式缝线，从下穹窿部睑板下缘 5～6mm 处进针，线环底套以内径 2mm 的硅胶管或塑料管，缝针经已分离的结膜下空腔向下穿过下眶缘骨膜，从相应皮肤面出针。拉紧缝线，分别结扎于橡皮小垫上。对结膜小切口可做间断缝合。

术后处理

结膜囊内置入眼模或义眼，也可充填凡士林纱布。

根据情况调换合适义眼。

(五)利用唇黏膜移植部分结膜囊成形术(图 30-111)

适用于上下穹窿因瘢痕收缩。消失或整个结膜囊缩小，但尚存在部分正常结膜的病例采用唇黏膜移植进行结膜囊修补成形。

手术方法：

1. 表麻加局部浸润麻醉，从结膜囊中央或稍偏下方，做一从由内到外眦的水平切口。其切口高低视结膜的多少而定，如结膜尚多，做中央切口，使上穹窿完全由原来的结膜构成。如结膜少，则切口偏下方。

2. 切开结膜后即可发现眶内特别是眶底部充满着瘢痕，其间混杂有眶脂、筋膜甚至肌肉。然后，向两侧及上下方做结膜下潜行分离达眶缘并松解瘢痕，尽可能将其切除，特别对眶底瘢痕一定要清除干净，否则术后下穹窿不易形成。但切忌过多切除眶内正常软组织，以免术后出现上睑凹陷畸形。

3. 充分压迫止血后，根据结膜缺损面积大小，取口唇黏膜进行修补。创缘用 5-0 丝线间断缝合。为了加深下穹窿部，同时在下穹窿做 2～3 对褥式缝线，从穹窿部进针，穿过下眶缘骨膜，从下睑皮肤穿出，垫以橡皮条后结扎。必要时也可按同法做 2～3 对上穹窿部褥式缝线。结膜囊内置入眼模，上下睑缘粘连缝合，单眼绷带加压包扎。

术后处理

全身应用抗生素、激素类药物，3～5d首次换药，以后隔日换药 1 次，10d 拆除缝线，继续加压包扎2～3个月，此期间定期从睑缘遗留缝隙中进行

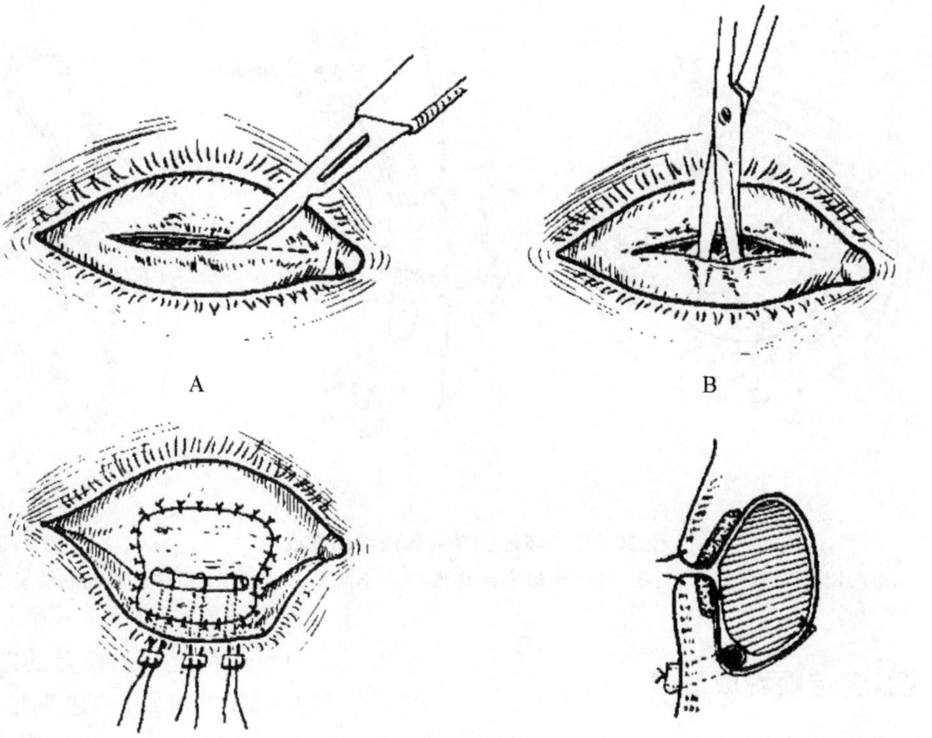

图 30-111 唇黏膜移植部分结膜囊成形术

A. 在结膜囊正中水平切开结膜；B. 分离松解结膜下粘连；C. 缺损处用唇黏膜进行修补，做褥式缝线，形成下穹窿；D. 黏膜与骨膜粘连形成下穹窿

结膜囊冲洗。3 个月后剪开睑缘粘连，取出眼模，置入合适的义眼。

（六）环形皮管置入法结膜囊成形术（图 30-112）

此法适用于穹窿部结膜普遍消失，只存留部分结膜囊底部和上下睑结膜的结膜囊缩窄病例。术后在结膜囊底部中央区眼肌蒂前保留有残存的结膜，并向前突起，居于结膜囊中央，可以活动，可带动义眼。

手术方法：

1. 自上睑穹窿部由内向外切开穹窿部结膜，再将切口向外眦继而转向下穹窿，最后经内眦转至上穹窿内侧切口，整个切口呈环形。

2. 沿切口向眶缘分离结膜下组织，切除瘢痕组织。下穹窿和内外眦部分离达眶缘，上方分离以不损伤提上睑肌为度。分离后使结膜囊主要是穹窿部得以充分展开，形成一个环形的创面，使结膜囊腔明显扩大。

3. 测量环形创面组织缺损的长度和宽度，并依据其长度和宽度，选取相适合的预先消毒过的塑料或高分子合成材料的管状物，其直径一般为 8～10mm，长度为 7～8cm。

4. 于大腿内侧切除相应长度和宽度的中厚皮片，将皮片的表皮面向内，创面侧朝外包裹于管状物的外面，将皮片边缘连续缝合。并将包有皮片的管状物两端对合缝合形成一个圆形环形皮管。

5. 将环形皮管放置于结膜囊腔内的环形创面内，将上下穹窿、内外眦部及结膜囊底部中央部的残留结膜覆盖在环形皮管表面，缝合结膜创缘。使环形皮管埋藏在结膜之下。若环形皮管附近结膜缺少而不能完全覆盖皮管，也可将附近结膜就近缝于环形皮管之皮面上。

6. 结膜囊内填充油纱条，单侧绷带加压包扎。

术后处理

术后全身应用抗生素和激素类药物。5～7d 首次换药，结膜囊内继续用油纱条填充并加压包扎。术后 10d 拆除结膜缝线，2 周后切开结膜及环形皮管的内侧缘，取出环状管状物，结膜囊内继续放置充填物（义眼模）。因术后移植环形皮片仍继续收缩，为稳妥起见，加压包扎时间仍需延长，待 3 个月后再安装定型义眼。

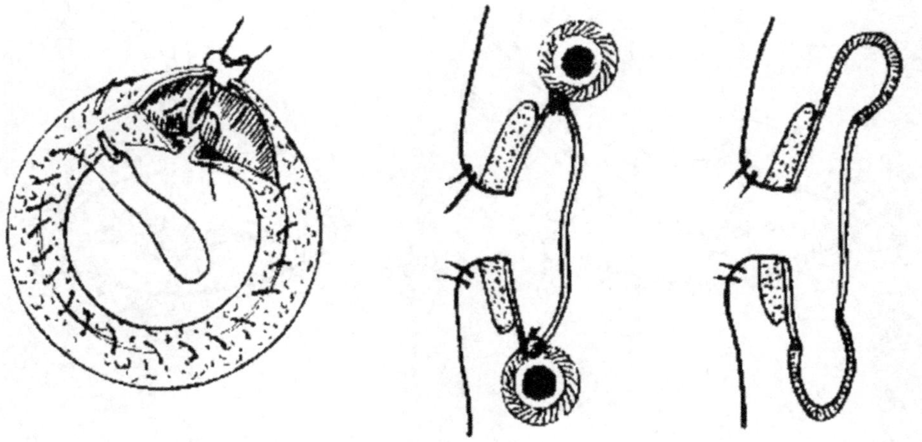

图 30-112　环形皮管置入法结膜囊成形术

A. 皮片翻转包缝环形物；B. 将皮片包裹的环形物置于眼窝；C. 取出环形物，形成皮性囊腔

四、全结膜囊成形术

全结膜囊成形术也称全眼窝再造术。适用于结膜囊因某种原因造成的完全或近于完全消失、闭锁的病例。

其中多数病例是由于外伤、感染，尤其是热烧伤、化学伤等造成眼部损伤。广泛的睑球结膜坏死、粘连、瘢痕形成而引起。甚至伴有上下睑缘粘连或其他畸形。而且多数眼球遭到严重破坏而被摘除，即使眼球存在也萎缩失明。

此外，有的是因为先天性无眼球、隐眼或幼儿期因外伤摘除眼球，或因眼部恶性肿瘤摘除眼球后行放射治疗而未能及时安装义眼等原因引起。此类病例患者不但结膜囊狭窄缩小，无法安装义眼，而且往往伴有眶骨和面部发育等畸形。

对于结膜囊完全或近于完全消失、闭锁的病例，只能采用全结膜囊重建再造术予以治疗。

（一）无眼球眼眶发育不全的结膜囊再造术

先天性无眼球、隐眼、小眼球或幼儿期眼球摘除后，均可引起眼眶发育停止。表现为面部发育不对称，患侧眼眶小、眼睑短小、结膜囊浅小、眶内组织萎缩、眶周塌陷。

术前拍眼眶正位片，测出两眶差值，供扩眶术参考。制备丙烯酯塑料眼模、规格 33mm×21mm×14mm(女性可各小 2mm)。备术中应用。

手术方法

1. 扩大眼眶、结膜囊再造

(1)用甲紫(或亚甲蓝)画线、标出需要扩大的眼眶入口的大小位置。从残存的结膜囊中央梯形切开结膜及结膜下组织，长达两侧画线处，分离并剪除全部残留结膜组织(如有隐眼一并摘除)，造成上、下穹窿。内、外眦两侧分离暴露眶缘骨膜，沿眶缘切开骨膜，分离并暴露眶骨，凿去内、外侧壁部分眶骨，扩大骨腔。眶外侧壁较厚可多凿掉一些。内侧壁较薄不必凿得过多过深，一般将眶缘凿成弧形即可。凿好的眶腔大小以能宽松地放入眼模为度。眶骨面用上、下方游离的软组织覆盖，盐水纱布充填眶腔。

(2)取大腿内侧中厚或全层皮片，其大小、形状为 2 倍于眼模之大小。将皮片表皮朝内包裹塑料眼模。用 6-0 无损伤线连续缝合皮缘，置入 1∶4000 庆大霉素盐水液中浸泡 5min。

(3)眶腔内充分止血后，将皮片包裹的眼模植入眶腔内(凸面向前，平坦面向后)，上、下睑缘部粘连缝合，单眼加压包扎。

(4)术后 10d 拆除睑缘缝线，继续加压包扎，3～6 个月后切开愈合的黏着睑缘，安装义眼。

2. 颞肌及帽状筋膜眼睑凹陷充填　眶周凹陷明显的患者，在眼眶扩大术后三个月(睑裂切开前)施行颞肌及帽状腱膜眼睑凹陷充填术。

(1)局部麻醉下行发际内半冠状切口，皮下剥离、暴露颞肌及帽状筋膜，按所需要长度及宽度切开并分离额部帽状筋膜及前 1/2 颞肌瓣。

(2)用帽状筋膜充填上、下睑，翻转颞肌充填颧颞部：外眦眶缘部附加横行切口，皮下潜行分离上、下睑及颧额部凹陷区，将制好的肌、筋膜瓣经过皮下隧道从眶缘切口穿出，用剪刀从筋膜瓣的末端呈燕尾状剪开成两条，分别充填上、下睑，将筋膜瓣铺平，做皮外固定。皮肤切口间断缝合。

(3)术后 48h 换药，1 周拆线。并行睑裂切开，取出眼模清洁眼窝，安装义眼。

(二)闭锁性无眼球的结膜囊再造术

无眼球的结膜囊闭锁多是由于眼部热、化学伤等导致的严重后遗症，其结膜囊再造是个十分棘手的问题。手术时间，不仅限于时间概念上要在伤后 6 个月至 1 年，更主要的是要看局部的瘢痕组织是否软化为原则，当局部瘢痕组织仍很坚硬时是不适宜手术的，否则手术必然失败。其修补材料需用较大，口唇黏膜多显不足，只有选用中厚或全厚皮片移植才能达到修补目的。

1. 局部浸润麻醉后，切开上、下睑缘的闭锁性瘢痕粘连。充分分离和切断结膜囊内的瘢痕索条和牵拉带，去除瘢痕组织，但有时为了作为眼睑的支持物及眼窝底的充填物，也有必要保留其部分瘢痕组织。向下分离可深达眶下缘；颞侧分离到外眦韧带后面的眶外缘；鼻侧到内眦韧带后面的眶内缘，注意勿伤及泪囊；上方自内外眦角分离到眶上缘，部分清除中央部的瘢痕，切勿伤及提上睑肌。

对上、下睑板内面的瘢痕组织亦应清除，直到暴露正常组织。对新形成的眼窝内高低不平的眶脂肪及其他软组织应尽量整理修复，使眼窝底部平坦。

2. 用热盐水纱布填塞新形成的眼窝，压迫止血。

3. 用取皮刀，在大腿内侧或腹部、切取中厚皮片 6cm×8cm^2 按照制好的模型，进行皮片剪裁，将其制成多角形，相应角分别缝合，制成皮性结膜囊(皮肤上皮面在内，皮下组织面朝外)，把眼模置入皮性结膜囊中，然后将包含眼模的皮性结膜囊植入眼窝内。将上、下睑缘的后唇与皮性结膜囊的上、下缘边对边做褥式缝合。做上下睑缘粘连缝合，单眼绷带加压包扎。

术后处理

1. 术后酌情应用抗生素、激素、止血药、维生素类药物。

2. 术后 5～7d 首次换药，10d 拆除睑缘缝线，其余眼窝内缝线不拆待其自行脱落。

3. 继续加压包扎 3 个月左右，此期间定期从睑缘间隙进行结膜囊冲洗，为抵抗移植皮片收缩，可酌情延长加压包扎的时间，6 个月后剪开睑缘粘连，取出眼膜，置入合适义眼。

(三)闭锁性有眼球存在的结膜囊再造术(图 30-113)

1. 依据眼球及视功能情况采取不同手术方式

结膜囊消失闭锁若眼球存在的病例，在行结膜囊眼窝再造术时，应根据眼球及视功能情况而采用相应的手术方法。

一种情况是眼球虽存在，但已萎缩，视功能完全丧失。对此类病例，若眼球有炎症表现应先摘除眼球或行眼内容剜出后再按无眼球手术方法进行眼窝再造。若眼球无炎症表现应保留眼球，采用游离中厚皮片移植行眼窝再造，由于皮片与眼球前部粘连，术后皮性结膜囊收缩轻，安放义眼后活动较好，美容效果也较理想。其手术方法也基本同无眼球眼窝再造术，只是应选择一个弧度与眼球表面相适应的薄壳眼模做填充支撑物。手术成功后取出眼模再安放合适的薄壳义眼。

另一种情况是眼球存在，而且尚有一定视功能，对此类病例手术目的在于保存眼球的完整性，同时恢复再造结膜囊，为进一步治疗角膜病变奠定良好的基础。

2. 闭锁性眼球功能存在的结膜囊再造术

手术方法

(1)术前准备，检查眼睑与眼球粘连及结膜囊腔闭锁情况，眼球运动程度，眼球硬度及光感、光定位情况。有条件术前最好行眼部 B 超或 CT 检查，以便详细了解眶区及眼球情况。准备数枚大小不同的，弧度与眼球表面一致的薄壳眼模，眼模中央可挖空成圆形，孔径大于角膜直径。以供术中选择应用。

(2)沿上下睑缘之间切开瘢痕粘连的睑裂，用锐性和钝性分离相结合方法在眼球角巩膜表面向上下穹窿、内外眦部充分分离粘连，一直到眶缘附近。切除眼睑内侧及眼球表面的瘢痕组织，使眼睑与角膜、巩膜表面充分离开。若眼外肌有粘连也一并予以分离，达到眼睑复位、结膜囊腔充分扩开，眼球运动自如的程度。操作最好在手术显微镜下进行，以确保不损伤角膜、巩膜和眼外肌。

(3)取薄壳义眼模试放入新扩展开的囊腔中，判定囊腔大小是否够大、薄壳义眼大小和弧度是否合适，修正后选择合适眼模备用。

(4)依据新形成囊腔大小，切除适当大小的唇黏膜(若唇黏膜不够，可切取部分颊黏膜补充。若因某种原因不能移植唇黏膜，则只能用中厚皮片移

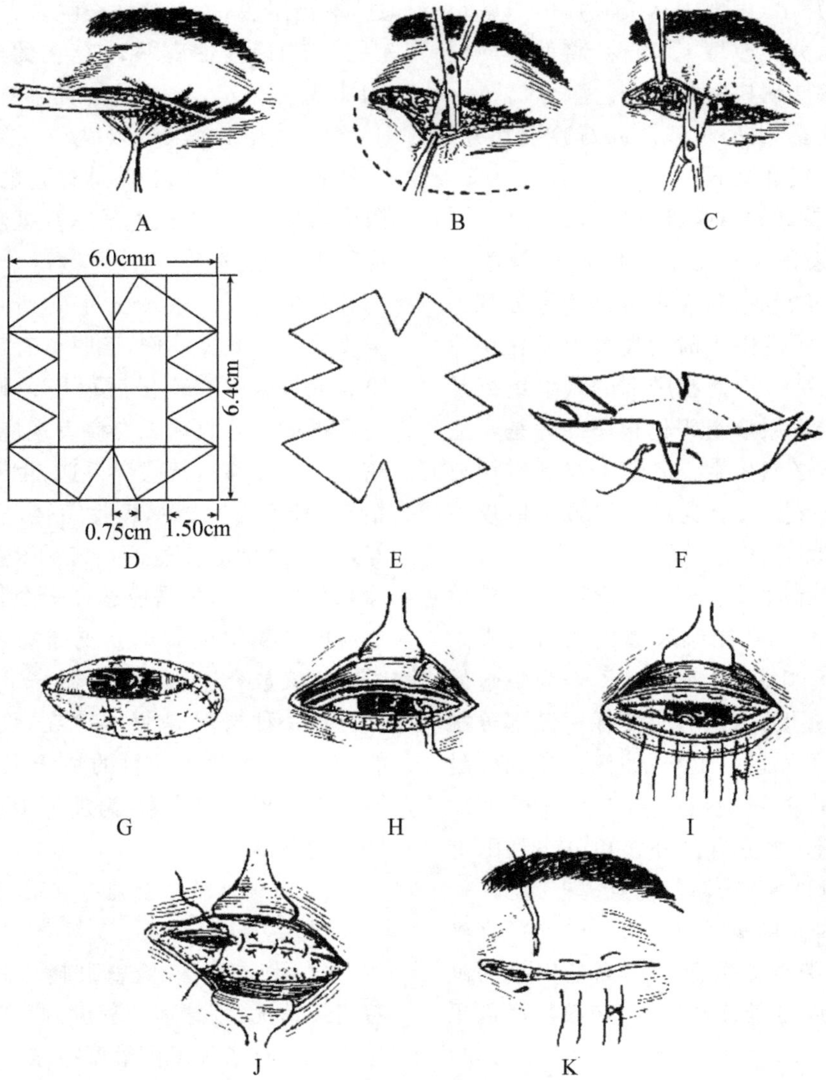

图 30-113　闭锁性无眼球结膜囊再造术

A. 切开上、下睑缘闭锁性瘢痕；B、C. 向四周分离形成新的眼窝；D、E. 将切取的皮片，按图制成多角形；F. 将剪裁后的皮片缝合制成皮性结膜囊；G. 将眼模置入皮性结膜囊内；H、I. 将带有眼模的皮性结膜囊置入眼窝内；J、K. 缝合上、下睑缘后唇和前唇闭合睑裂

植，但效果不如唇黏膜好）。并用移植的黏膜将薄壳眼模包裹缝合，使黏膜表皮面朝内，创面向外。然后将已黏膜包裹的眼模置入新形成的囊腔内，放置时最好将黏膜结合缝线处与睑裂方向一致。

（5）睑裂处做两个部位的粘连性睑缘缝合。单眼适度绷带加压包扎。

术后处理

（1）术后全身酌情应用抗生素、激素、止血药、维生素类药物。

（2）术后 5～7d 首次换药，10d 拆除睑缘缝线。

（3）继续加压包扎。2 个月后重新切开睑缘粘连，取出薄壳眼模检查结膜囊重建情况。剪除修正敷盖在角膜表面的黏膜，再根据角膜和视功能情况采取进一步的治疗措施。一般此类病例，结膜囊再造成功后，都需要在此基础上行角膜移植术，视力才可望有所恢复。

（4）黏膜移植再造的结膜囊，术后存在着眼干燥症的严重问题，因此应经常应用人工泪液等滴眼液给予湿润，以缓解眼部干燥症，维护残存的视力。

五、结膜囊成形手术的注意事项

无论采用唇黏膜、皮片或异体巩膜移植行结膜囊成形术，都存在移植能否成活和术后移植物继发性收缩的问题。

为确保移植物成活，尽量减少术后结膜囊的收缩，除应遵循结膜囊成形术的处理总体原则外，还应在手术中和手术后注意以下问题：

1. *手术时尽量切除结膜下的瘢痕组织*　剥离范围必须达到眶缘附近。以便使移植物的四周部分与眶缘附近的坚韧组织粘着，对术后对抗移植物收缩有重要作用。

2. *注意内外眦部的形成*　正常结膜囊除上下穹窿呈深兜状以外，内外眦部也呈凹兜状，也可称作内外眦部“穹窿”，只不过浅些而已。如果内外眦部无穹窿形成，则术后也难置入合适义眼或义眼易从眦部滑出。因此术中剥离时向外应到眶外缘，向内应剥离到内眦深部，移植修补时应按正常的形态补足形成内外眦角的内侧穹窿。

3. *术中移植物面积要充足*　使重建的结膜囊比正常的结膜囊要适当大些，以代偿术后移植物的收缩。

4. *术中应用的眼模应质地稳定*　无毒无刺激，而且形态和弧度要适宜，表面光滑。一般采用弹性硅橡胶或用丙烯酸甲脂材料做成的眼模为好。

5. *术后必须对眼窝内施加足够的压力*　使植入的移植片能紧贴在眶壁附近的组织上，为此术后应行绷带加压包扎，而且要持续较长的时间。但压力不可过大，以免造成移植物缺血坏死。

6. *有移植物的结膜囊成形术应常规行睑缘粘连性缝合*　此种缝合，对于移植片成活，对抗继发性收缩，防止眼模意外脱出，均具有重要作用。

7. *术后应尽量延长加压包扎*　睑缘粘连及眼模取出的时间，以对抗移植物的收缩形成满意的新的结膜囊腔。尤其是取出眼模后，应及时重新置入或置入合适义眼。如取出眼模后不及时重新放入填充物，移植物有可能收缩变狭，而影响最终效果。

8. *结膜囊成形术后应常规应用抗生素及激素类药物*　因此类手术创面大，操作时间长，有受区和供区两部分创面。与其他无菌手术相比，易发生感染，术后反应也较重。故术中除注意无菌操作技术，加强预防措施外，应在术后应用预防感染和减轻反应的药物。

9. *一般结膜囊重建成功后，结膜囊都有一定程度的收缩，应依据结膜囊的最终情况，安装合适的义眼*　若手术失败，甚至连最小的义眼也不能置入，而需再手术时、应在第一次手术后 6～12 个月待局部情况稳定后再重新进行。

六、特殊型眼窝再造术

（一）视网膜母细胞瘤术后眼窝再造术

视网膜母细胞瘤是一种原发于视网膜组织的恶性眼内肿瘤，治疗手段虽然有多种，如温热，冷冻、放疗等，但摘除眼球仍不失为治疗的主要手段。由于眼球摘除较早及术后放疗，常导致眶区凹陷、眼眶及额部发育不全、结膜囊狭窄、眶部软组织萎缩。以往单纯做 HA 眼座或皮片移植结膜囊成形术，极易造成 HA 眼座暴露或移植皮片坏死，导致手术失败。近年来，运用带颞浅动脉的颞浅筋膜瓣，大大改善了眼眶局部的血供，提高了手术的成功率。用带颞浅动脉的颞浅筋膜瓣先期覆盖在狭窄的结膜下以改善局部血供及眼窝凹陷，为二期行黏膜或中厚皮片移植结膜囊成形术提供良好的植床；应用耳后筋膜皮瓣移植来修复眶区凹陷伴部分结膜囊狭窄，该手术简化了手术步骤，术中可同时矫止眼眶凹陷，也可同时充填眶缘部或颞部植片（如高密度聚乙烯）以矫正眶缘畸形或颞部凹陷，还可同时矫正结膜囊狭窄，减少了病人的痛苦。

（二）重度眼窝畸形的再造

以往的文献有众多眼窝成形术的报道，但多局限于单纯的眼窝凹陷矫正或单纯的结膜囊狭窄眼窝成形，如采用羟基磷灰石义眼座、真皮脂肪、Medpor 等眶内植入矫正单纯眼窝凹陷，采用游离皮片、唇黏膜移植或动脉皮瓣矫正单纯结膜囊狭窄或闭锁。但对于重度的眼窝畸形，即眼窝或眶窝极度凹陷严重眶内容物缺失合并结膜囊狭窄，眼窝闭锁的一期矫正，可显组织量不足。这时可选用游离皮瓣移植进行结膜囊再造（如前臂桡动脉游离皮瓣，肩胛区游离皮瓣，上臂外侧游离皮瓣）。

游离皮瓣眼窝再造术的适应证和手术时机

1. 恶性肿瘤眶内容物摘除术后 2 年以上肿瘤无复发并无全身转移者。

2. 外伤后眶内容物缺失或眶内容物摘除术后眼窝畸形，眶窝内无或仅有极少量的软组织残存，但保存有完整或部分上下眼睑者。

3. 视网膜母细胞瘤术后半侧颜面发育畸形伴眼窝畸形患者，眼窝极度凹陷，结膜囊重度狭窄或闭锁，义眼无法安放。

血管吻合部位的选择

以往学者采用游离皮瓣移植填充眶窝再造眼窝时选择颞浅动静脉作为受区血管。对于经过放射治疗的患者，颞浅动静脉并不是最佳的受区血管，术后经过放射治疗，颞浅动静脉一般管径较细，术中吻合困难，手术失败风险大。这时可选择采用颌下切口，选取颈部血管作为受区血管，此区域内血管丰富，选择余地大。术后未经放射治疗，颞部血管条件好，还可以采用颞部血管。

（三）心包移植结膜囊成形术

李金凤、刘德成（2009 年），刘凤霞、刘德成（2007 年）报道用心包移植用于结膜囊成形术的应用取得满意的效果。笔者对 26 例结膜狭窄者利用心包移植结膜囊成形，取得了满意的效果，除 1 例感染、另 1 例粘连外未发现心包融解或排异反应。术后 1 周出现原结膜上皮爬行至心包面，30～60d 结膜全部覆盖心包。心包由纤维心包和浆膜心包组成，浆膜心包分脏壁两层，壁层与纤维心包紧密相连，脏层紧贴心肌表面。浆膜表面被覆一层间皮，间皮深面为薄层结缔组织。它具有生物相容性、无抗原性，有减轻炎性反应、抑制纤维细胞组织增生和新生血管形成等作用。移植后心包膜需受眼表上皮细胞增生、移行并覆盖才能完成眼表病灶的上皮化；同时心包膜组织中所含的各种利于促进眼表组织正常修复的活性成分，保存后是否出现效价衰减或其他尚待观察研究。所以心胞膜只能用于部分眼表疾病的移植，不能用于全眼再造。

心包采集及保存、使用

生前检查乙肝 5 项指标阴性、丙肝抗体阴性、肝功能正常，HIV 检查阴性，无污染，无心包疾病的自愿者。死后 0.5 h 内取心脏包膜在无菌操作下用平衡盐溶液冲洗净血液，放入庆大霉素（1600U/ml）平衡盐溶液中浸泡 15 min，再于平衡液中浸泡 5 min，取出将上皮面朝上，剪成 30mm×40mm 大小，放入 100%甘油瓶内，密封放入 4℃冰箱保存。使用时从瓶内取出，用生理盐水冲去甘油，再浸泡入 300U/ml 庆大霉素 BSS 液中，复水 30min 后即用。

手术方法：常规松解切除瘢痕，上或下穹窿的加深处置。取甘油保存相应大小的心包，平衡液冲洗，洗净甘油，再置入 300U/ml 庆大霉素 BSS 液中复水 30min。心包浆膜面向上，以 10-0 尼龙线将心包与结膜无张力缝合，心包浆膜面与组织充分接触，结膜组织不覆盖心包片，无积血，无空腔。术毕结膜下注射地塞米松 2 mg。结膜囊放置透明眼模，单眼绷带加压包扎 48 h 换药，连续 1 个月局部 0.1%的氯霉素地塞米松混合液滴眼，每日清洗眼模 1 次。结膜不拆线，3 个月后定做义眼片。

手术注意事项：①术中应充分分离结膜下粘连机化组织，切除增生的瘢痕组织，使义眼台的运动功能得到恢复；②术中应彻底止血防止心包下积血，以免引起心包缺血溶解及瘢痕组织的形成，最好止血方法用凝血酶，涂于创面压迫止血，禁用灼烧或肾上腺素等，这样可防止再次瘢痕形成及局部缺血的现象发生；③术中缝合的心包要牢固且与结膜下组织充分接触；结膜与心包缝合要对合良好，同时注意心包浆膜面向上，这样才能保证结膜上皮向心包生长；④确保上下穹隆部分充分恢复才能有利于义眼的植入，同时注意分离上穹隆结膜勿损伤上睑提肌，否则会引起上睑下垂；⑤尽量保留上、下穹隆部均有充分的自体结膜组织，以确保留残余的结膜干细胞组织，才能保证结膜上皮向心性生长；⑥重建穹隆后要放置有孔透明眼模以便于观察结膜上皮向心包生长，同时有利于抗生素等眼药水的点入；⑦术后要用高效免疫抑制药类眼药水，预防排斥反应的发生。

人心包移植具有以下优点：①取材方便；②不必由自体眼球取结膜；③适用于任何形状和大小的结膜缺损；④易操作，在其灭菌脱水状态下，易于按结膜缺损的形状精确修剪，一经复水后则更容易缝合，比羊膜、结膜移植操作更为容易；⑤具有生物相容性、无抗原性，不会发生排斥反应。

心包膜的不足之处：①其厚度比羊膜、结膜大得多，可能会阻止上皮向心包浆膜表面移行覆盖；②术后早期心包移植片的白色外观影响美容；③愈合时间长；④不适用于抗代谢药物治疗的病例；⑤不能用于全结膜眼表再造。虽有这些不足之处，但经临床应用研究表明，心包移植安全可靠、无排斥、感染等并发症出现，同时安全有效，操作简便，是一种可供选择的治疗眼表疾病缺损的术式。

（四）脱细胞异体真皮基质移植结膜囊成形术

脱细胞组织基质是通过化学除垢剂脱去组织中的所有细胞、抗原、脂质及可溶性蛋白质等物质，保留具有完整外观形态和组织学及超微结构的不溶性基质成分，主要包括胶原、弹性蛋白、非胶原糖蛋白、蛋白多糖和糖胺多糖。作为一种组织代替物，脱细胞组织基质不仅可以维持组织的正常构型，还可以为细胞再生提供支架，同时因为除去了引起免疫反应的细胞成分，而降低了排斥反应的发生概率。利用 ADM 重建狭窄的结膜囊，能为受体的结膜扩张并移行于其上提供支架，从而形成光滑表面，达到结膜囊的重建。

应用 ADM 具有如下优点：①来源方便不受限制，还可以根据缺损面积的大小选择不同的规格；②质地柔软，易塑形，可以任意修剪，弹性好，易缝合操作；③组织反应性低，术后反应轻，无排斥反应及溶解现象，具有良好的生物相容性；④新生组织可迅速生长，可与自体组织紧密结合，使结膜上皮快速向中心移行；⑤免受自体组织移植造成的损伤和痛苦，简化了手术步骤，降低了手术风险，即便是植片坏死脱落也不会产生严重后果。

结膜囊狭窄程度不同，ADM 结膜重建手术效果也不同。轻度和中度结膜囊狭窄的病例均得到有效的治疗，结膜囊成形术后可以配戴合适的义眼。ADM 作为“底物移植”要慎重用于Ⅲ度结膜囊狭窄和不能用于全结膜囊闭锁，因为其必须依赖于周边正常的结膜上皮组织。

手术中应注意的事项：①术后换药不要过早，加压包扎能使 ADM 均匀受压于植床上，能防止眼球转动以避免牵动移植片并能固定义眼座防止球后和创面渗血；②对重度结膜囊狭窄，结膜上皮破坏严重者要同时进行结膜干细胞移植和尽量争取用自体皮肤移植；③缝合结膜下眼球筋膜囊时，表面要平整，有利于 ADM 铺平；④ADM 和筋膜囊间要排尽气体和渗液，筋膜囊面彻底止血，ADM 与植床间缝合要紧密，不留死腔；⑤上下眼睑缝合要牢固，尤其是结膜囊重度狭窄者；⑥尽可能保持结膜组织，避免造成结膜组织丢失；⑦充分松解结膜下瘢痕组织，直至眼模能自如放入。但分离上方中1/3穹隆时不能达上眶缘，避免损伤上睑提肌。

（五）羊膜移植结膜囊成形术

羊膜移植近几年已广泛应用于眼表重建，保存羊膜用于治疗眼表疾病有以下优点：①羊膜是人体中最厚的基底膜，含有高浓度的碱性细胞生长因子和干细胞生长因子，有利于上皮细胞的分化、移行，并能加强基底上皮细胞的附着和防止上皮细胞凋亡；②在甘油保存情况下，无羊膜细胞，仅为基底膜，不表达 HLA 抗原，术后不会发生免疫排异反应；③羊膜具有抗纤维化、抗新生血管的作用；④羊膜具有抗炎作用，术后很少引起感染。

随着保存羊膜在结膜囊成形术中的进一步使用，一些学者认为用低温或 500g/L 的甘油脱水保存的羊膜其上皮细胞已经灭活，羊膜组织中所含有的各种有利于促进眼表组织正常修复的活性成分保存后可能会出现效价衰退。Yang 等报道，用新鲜羊膜对结膜囊狭窄患者行羊膜移植结膜囊成形术，所有羊膜移植均成活，术后随访未发现植片感染、挛缩、以及免疫排斥反应和羊膜溶解，手术均获得成功。

新鲜羊膜的上皮化比保存羊膜要迅速，而且新鲜羊膜的溶解时间比保存羊膜要迟，可提供更长的眼表稳定时间，有利于结膜上皮的生长。单层羊膜移植由于较薄，手术过程中和术后支撑物的压迫均易使其破裂，影响手术效果。

有学者作了改进，采用 2～3 层新鲜羊膜，增加羊膜的厚度，术中羊膜不会破裂，操作极感容易，固定牢靠，即使肉眼操作也很方便。术毕时再在结膜囊放置支撑物加压在羊膜上，使羊膜贴合更好。我们在术后随访中发现双层羊膜中底层羊膜已成活并与下面的组织融合，而表面的羊膜则逐渐溶解。研究组中采用此改良术式，Ⅰ度、Ⅱ度结膜囊狭窄手术成功率为 100%，Ⅲ度结膜囊狭窄手术成功率达 95%。Ⅲ度结膜囊狭窄患者手术成功率与Ⅰ度、Ⅱ度结膜囊狭窄患者比较，其差异无显著性意义（$P>0.05$）。

羊膜移植术中应注意的事项：①羊膜要充分覆盖结膜边缘，为结膜创缘上皮增生创造条件；术中须牢固的缝合固定结膜缺损创面羊膜植床，确保羊膜与筋膜组织紧密贴合，不留死腔或积血；②充分分离结膜到眶缘，术中尽可能切除结膜下瘢痕组织，软化结膜组织，以放置眼模后，结膜囊深浅合适、眼睑可闭合为宜；术中注意保护好相对健康的结膜组织，必须要有残存的结膜作为上皮细胞生长的源泉；③术后换药不要过早，加压包扎能使羊膜均匀受压于植床上，能防止眼球转动以避免牵动移植片，我们建议术后 5d 换药；④术后早期结膜囊成型不稳定，过早安装义眼会造成结膜囊再狭窄，术后 3 个月时上皮生长牢固，抗摩擦力强，适合安装义眼；⑤术后眼睑缝合牢固，尤其是重度结膜囊狭窄患者。我们采用褥式缝合上下结膜囊狭窄时行部分结膜囊成形术一直采用的是唇或颊黏膜、异体巩膜、中厚皮片移植，都存在移植物能否成活和术后移植物继发性收缩的问题。

羊膜采集与保存、应用　均为本院健康足月产妇。

检查：乙肝三系、甲肝抗体、抗艾滋病抗体、康华反应等均阴性，生化各项正常。剖腹产取出胎盘后，无菌条件下，剥取包括绒毛膜的羊膜，生理盐水冲洗血液，庆大霉素生理盐水溶液（8 万 U/

100ml),浸泡 5min。切取 30mm×40mm、40mm×50mm 两个规格,分别保存于纯甘油容器内,温度为-4℃。

取甘油保存相应规格之羊膜,用平衡液冲洗复水,庆大霉素平衡溶液(8 万 U/100ml)浸泡 5min,仔细剥离绒毛膜,羊膜上皮面朝上,5-0 丝线间断缝合。

七、眼窝填充术

眶内植入物填充术也称眼窝填充术

(一)眶内植入物的作用

眼球摘除或眼内容剜出术时,除眶内炎症及眼或眶内恶性肿瘤不允许做一期眼窝成形手术的情况外,可同时在眶内放置植入物,并在此基础上安装义眼,不但能预防和减少各种眼部畸形和后遗症的发生,而且能获得良好的美容效果。

若眼球摘除或眼内容剜出术后,眶内不放置植入物,而直接安装义眼,临床实践证实,不久后往往发生上睑凹陷和义眼后陷等畸形,而且义眼转动不灵活,美容效果多不理想。为此,常常需要重新矫正。

鉴于上述原因,在行眼球摘除或眼内容剜出术时,若条件允许,目前多主张同时于眶内放置植入物。

眶内放置植入物的作用:一是补充丢失的眶内容物,预防和减少各种眼部畸形和后遗症的发生。二是植入物放置后能使贴附的义眼有最好的外形及最大的活动度,从而能比较理想的改善美容外观。

眶内填充术可分为早期(Ⅰ期)植入和晚期(Ⅱ期)植入两种。Ⅰ期植入指在行眼球摘除或眼内容剜出术同时放置眶内植入物。Ⅱ期植入是指在眼球摘除或眼内容剜出术当时没有安置眶内植入物,以致术后出现一系列眼部畸形或后遗症,影响外观美容,而需晚期采用眶内植入物填充手术进行矫正解决。

(二)眶内植入物填充术的基本手术方法

1. 眼球摘除时巩膜包盖义眼台植入术。
2. 眼内容物剜出术时义眼台植入术。
3. 眼内容物剜出的晚期眼窝填充术。
4. 已行眼球摘除术的晚期眼窝填充术。

(杨 超 邢 新 邵 英 张 舵)

参考文献

[1] 林茂昌.现代眼部整形美容学.西安:世界图书出版西安公司,1997.

[2] 喻长泰,涂慧芳.临床眼整形与重建手术学.武汉:湖北科学技术出版社,2007.

[3] 徐乃江,朱惠敏,杨丽.实用眼整形美容手术学.郑州:郑州大学出版社,2003.

[4] 李冬梅.眼部整形美容手术图谱.北京:人民卫生出版社,2008.

[5] 虞昊,张毅,金国华,等.颅眶孔和眶外侧沟的应用解剖学研究.中国临床解剖学杂志,2011;29(5):485-488.

[6] 杨亚益,李圣利,蒋朝华.眼睑淋巴管分布的显微解剖研究.组织工程与重建外科,2011;7(2):100-103.

[7] 付思祺,宋建星,杨超.眶隔的形态学结构及其在眼袋形成中的作用.解剖学杂志,2010;33(4):524-526.

[8] 唐欣,严义坪,李海东等.岛状鼻侧软骨黏膜瓣的解剖学研究及临床应用.中国美容医学,2009;18(4):442-444.

[9] 李国萍,陈绍春,武要洪,等.颏下逆行岛状皮瓣修复眼窝缺损的解剖学研究.口腔颌面外科杂志,2010;20(1):10-12.

[10] 赵天兰,程新德,熊绍虎,等.以睑缘动脉弓为蒂的睑缘复合组织瓣的解剖学及临床应用.中华医学美学美容杂志,2008;14(3):148-151.

[11] 何彦津,刘琳,赵惠芬,等.眼眶 CT 成像的基本结构和解剖.中华现代眼科学杂志,2004;1(2):121-123.

[12] 陈永春.皱、降眉肌与面神经颞支关系的解剖学研究进展.齐齐哈尔医学院学报,2007;28(11):1359-1360.

[13] 李云峰,郑永生,孙强.颞浅动脉及其微血管在眼睑缺损修复中应用的解剖学研究.中国美容医学,2007;16(3):331-333.

[14] 朱瑞东,熊绍虎,王琛.眼轮匝肌蒂皮瓣修复眼睑及睑周组织缺损的解剖学基础.实用全科医学,2007;5(3):191-192.

[15] 刘坤祥,薛黔,刘永.眼周围肌的应用解剖.解剖与临床,2007,12(1):11-13.

[16] 姜方震,程健.睑袋整形应用解剖及手术进展.国际眼科纵览,2006;30(5):319-322.

[17] 潘安娜,郑刚,于纪.老年鱼尾纹除皱术的解剖学研究.中国老年学杂志,2006;26(2):189-190.

[18] 晏泽,侯文明.上睑外侧肥厚臃肿下垂的临床解剖学研究.中国临床解剖学杂志,2006;24(4):384-386.

[19] 欧阳武,肖曦,游东珍.根据解剖分区及其亚分区行眼周年轻化手术.中国美容医学,2006;15(7):805-806.

[20] 李保锴,张艳清,翟丕力.经皮肤入路的眼轮匝肌瓣悬吊法下睑袋修复术.中国美容医学,2006;15(3):284.

[21] 程健.睑袋整形应用解剖及手术进展.现代实用医学,2006;18(2):70-72.

[22] 邢新.皮瓣移植实例彩色图谱.2 版.沈阳:辽宁科学技术出版社,2011.

[23] 郭恩覃.现代整形外科学.北京:人民军医出版社,2000.

[24] 王炜.整形外科学.杭州:浙江科学技术出版社,1999.

[25] (美)莫伊,(美)芬彻.眼睑成形术.美容皮肤科实用技术.邢新,郭伶俐,译.北京:人民军医出版社,2009.

[26] 林大焕.现代韩国眼部美容成形术.郑永生,翻译.北京:人民军医出版社,2009.

[27] 王海平,穆雄铮,吴毅平.面部分区解剖图谱:手术原理与整形实践.吉林:辽宁科学技术出版社,2011.

[28] 亓发芝.美容外科学.北京:中国医药科技出版社,2006.

[29] 王殿龙,周建富.内眼角的美学修复.中国美容医学,2009;18(5):624-625.

[30] 张聚栋.眼型重塑——重睑成形手术的综合思考.中国美容整形外科杂志,2008;19(1):18-19.

[31] 孙宝珊.从东西方人种眼部美学不同特点探讨上睑凹陷的美学缺陷和原因.中国美容医学,2006;15(9):1040-1042.

[32] 葛菲,王金玉,邓红燕,等.新疆维吾尔族美貌女性面部软组织形态测量研究.实用口腔医学杂志,2006;22(4):492-495.

[33] 姜如蓉.眉的结构与美学标准.医学美学美容,1997;6:59-59.

[34] 邢新,皮瓣移植实例彩色图谱.2 版.沈阳:辽宁科学技术出版社,2011.

[35] 郭恩覃.现代整形外科学.北京:人民军医出版社,2000.

[36] 王炜.整形外科学.杭州:浙江科学技术出版社,1999.

[37] 范先群.眼整形外科学.北京:北京科学技术出版社,2009.

[38] Henry M. Spinelli, Amy Lewis, Ebby Elahi. Atlas of Aesthetic Eyelid and Periocular Surgery, Publisher: Saunders. 2004.

[39] 林茂昌.现代眼部整形美容学.西安:世界图书出版西安公司,1997.

[40] 冯传波,胡志奇.Z 成形法内眦赘皮矫正的临床应用.中国美容整形外科杂志,2011;22(9):543-545.

[41] 申五一,黄高敏,李培琪,等.重睑成形术同期菱形切口并三角形皮瓣插入法矫正内眦赘皮.中国美容整形外科杂志,2011;22(9):545-547.

[42] 谭章梅,黄泽春,王庭阔,等.改良横一字法内眦赘皮矫正术在内眦与重睑同期手术中的应用.中国美容医学,2011;20(8):1197-1198.

[43] 刘玲,李战强,杜太超,等.横向倒 L 形法内眦赘皮矫正结合重睑成形术的临床应用.中华医学美学美容杂志,2011;17(3):218-219.

[44] 杨雪,杨松林.内眦赘皮解剖成因及其手术治疗.中国美容医学,2011;20(4):699-701.

[45] 高莎莎,王飚,丛国辉,等.重睑联合内眦赘皮矫正术的解剖研究及临床应用.中国美容医学,2011;20(3):379-381.

[46] 牛进宝,李高中,申鸿.小切口重睑成形术同期内眦赘皮矫正.中国美容医学,2011;20(2):204-206.

[47] 罗定安,赵月强,王松山,等.提升内眦角的 Y-V 成形术矫治内眦赘.中华医学美学美容杂志,2010;6:380-382.

[48] 徐恒.睑缘切口结合鼻侧腱膜固定在内眦赘皮矫正中的应用.中国医药导报,2010;7(32):148-149.

[49] 陈辉,张继忠,曹丽娜.重睑术同期非连贯法矫治内眦赘皮应用体会.中国美容医学,2010;19(10):1463-1465.

[50] 周莉萍,李岩,张志华,等.倒 L 形切口联合内眦韧带折叠矫正中重度内眦赘皮.中华医学美学美容杂志,2010;4:274-275.

[51] 杨云霞,曲妙轩,李静林,等.两种内眦开大手术方法的临床应用分析.中国美容医学,2010;19(7):952-954.

[52] 童燕萍,叶建华.成形法内眦赘皮矫正同期重睑成形术.实用医学杂志,2010;11:1993-1994.

[53] 安可忍,庞建华,李风浩,等.重睑成形联合反向"Z"字成形术矫正内眦赘皮.中国美容整形外科杂志,2010;2:100-101.

[54] 王飚,柳大烈,陈兵,等.内眦韧带的解剖研究及其在内眦赘皮矫正术中的应用.中国美容医学,2009;18(11):1635-1637.

[55] 周宏初,章一新,谭谦.无明显瘢痕的内眦赘皮修复术.中华医学美学美容杂志,2009;5:340-341.

[56] 李静,黎冻.中老年人上睑松弛皮肤的改良整复.中国美容医学,2010;19(12):1783-1784.

[57] 艾红梅,欧阳天祥,闫迎军.外段一点埋线术治疗原有重睑线的中青年上睑松弛.中国美容医学,2010;19(10):1456-1457.

[58] 张晋光,何乐人,庄洪兴.眉下切口切改眉形及矫正上睑松弛 90 例.中华整形外科杂志,2010;5:379-381.

[59] 李永忠.上睑松弛矫正术方法探讨.中国美容医学,2010;19(4):510.

[60] 崔子伟,杨颖,王卫东.经重睑切口行眉上提术治疗上睑松弛伴眉下垂.中国美容医学,2009;18(12):1754-1755.

[61] 毕国华,肖志波,张淼波,等.梯形去皮法重睑成形术矫治老年性上睑皮肤松弛.中国美容整形外科杂志,2009;20(11):679-680.

[62] 刘晓冰,徐永成,赵一锦.眉下垂与上睑松弛修复手术的关联.中华医学美学美容杂志,2009;2:135-136.

[63] 张冀满,李清红.眉上缘切口眼睑匝肌 U 形悬吊并连续埋线矫治上睑松弛.中国美容医学,2009;18(9):1264-1265.

[64] 关娟.老年性上睑松弛及睑袋整形手术效果分析.中国美容医学,2008;17(8):1143-1145.

[65] 金锦姬,韩基虎,金光善.切除上睑松弛皮肤加埋线法重睑成形术的临床应用.中国美容整形外科杂志,2010;5:305-306.

[66] 林泉,王笑英,张睿花,路来金.改良眼眉部整形术治疗中老年女性上睑松弛 71 例的效果.中国老年学杂志,2010;30(7):895-897.

[67] 王丽妮,张灵,唐美华.中老年人上睑松弛术式的选择.黑龙江医药科学,2007;30(5):43.

[68] Hamra ST(2004)The role of the septal reset in creating a youthful yelid-cheek complex in facial rejuvenation. Plast Reconstr Surg 113:2124-2141(discussion 2142-2144).

[69] Patel BCK, Patipa M, Anderson RL, McLeish W(1997)Management of postblepharoplasty lower eyelid retraction with hard palate grafts and lateral tarsal strip. Plast Reconstr Surg 99:1251-1260.

[70] McCord CD, Boswell CB, Hester TR (2003)Lateral canthal anchoring. Plast Reconstr Surg 112:222-237.

[71] 邢新,郭伶俐.面部年轻化手术体会.中国美容医学,2006;15(11).

[72] 邢新,杨超.睑袋整复术进展与需要把握的几个问题.中华医学美学美容

杂志,2006;12(5).

[73] Rizk SS, Matarasso A (2003) Lower eyelid blepharoplasty:analysis of indications and the treatment of 100 patients. Plast Resconstr Surg 111:1299-1306.

[74] 邢新,薛春雨,睑袋整复术进展. 中华医学美学美容杂志,2003;9(5).

[75] 邢新,欧阳天祥,李军辉. 眶隔缩紧在改善睑袋整复效果中的作用. 中国实用美容外科杂志,2004;15(4).

[76] Garcia RE, McCollough EG. (2006) Transcutaneous lower eyelid blepharoplasty with fat excision:a shift-resisting paradigm. Arch Facial Plast Surg 8:374-384.

[77] Lowe JB, Cohen M, Hunter DA, Mackinnon SE. (2005) Analysis of the nerve branches to the orbicularis oculi muscle of the lower eyelid in fresh cadavers. Plast Reconstr Surg 116: 1743-1749[discussion 1750-1751).

[78] 杨超,邢新. 下睑成形与重建的若干问题探讨. 中国美容整形外科杂志,2011;22(9).

[79] Schaefer AJ, Schaefer DP. Classification and correction of ptosis. In Stewart WB, Surgery of the eyelid, Orbit and Lacrimal System. San Fransico:American Academy of Ophthalmology. 1994:84-133.

[80] Ana Rosa Pimentel de Figueiredo. Blepharoptosis. Seminars in Ophthalmology. 2010:25(3),39-51.

[81] Chen WP. Oculoplastic Surgery. New york:Thieme. 2001:75-89.

[82] 易有望,钟君. 关于先天性睑裂狭小综合征的手术诊疗总结. 中国民族民间医药杂志,2010;19(20):50.

[83] 樊云葳,于刚,吴倩,等. 先天性小睑裂综合征临床手术疗效分析. 中华眼视光学与视觉科学杂志,2010; 12(3):229-233.

[84] 祖冬梅,禹国江,李俊彦,等. 小睑裂综合征的综合矫治体会. 中国美容医学,2010;19(6):842.

[85] 唐建兵,李勤,柳大烈,等. 小睑裂综合征的治疗体会. 中国美容医学,2010;19(3):416-417.

第 31 章

鼻整形与美容

第一节　临床应用解剖

鼻位于面部中央隆起呈三角形锥状，富有很强的立体感，是人体的重要器官，具有呼吸、嗅觉、防护、反射、共鸣等生理功能。鼻分为外鼻、鼻腔、鼻窦三部分，外鼻上端狭窄，向下逐渐宽大丰满，是面部最突出器官。由于鼻位于面部正中的显要位置，其形态完整、比例协调对容貌的端正完美至关重要，鼻的形态美与丑不但决定着人的容貌特征，而且还表现出人的智慧和性格，故鼻区美容整形手术为美容外科的重点之一。

正常鼻的形态、大小、长短因种族不同而不同。白种人的鼻梁较高，鼻较大；黄种人的鼻较扁；黑种人的鼻翼较（宽）大。同一民族也因人而异。美的鼻必须与整个脸形及其他五官形态相协调才是最恰当的。外鼻的大体解剖如图 31-1 所示其各部位的命名为：鼻尖、鼻小柱、鼻孔、鼻翼、鼻槛。

侧位：鼻尖、鼻背、鼻根以及额鼻角、鼻唇角。

图 31-2 所示为与外鼻相关的肌肉：额肌、前鼻肌、上唇方肌、鼻孔压肌、鼻中隔降肌和鼻中隔提肌。

图 31-3 所示为外鼻的支撑结构：依次为鼻骨、筛骨垂直板、犁骨、侧鼻软骨、大翼软骨、鼻中隔软骨。

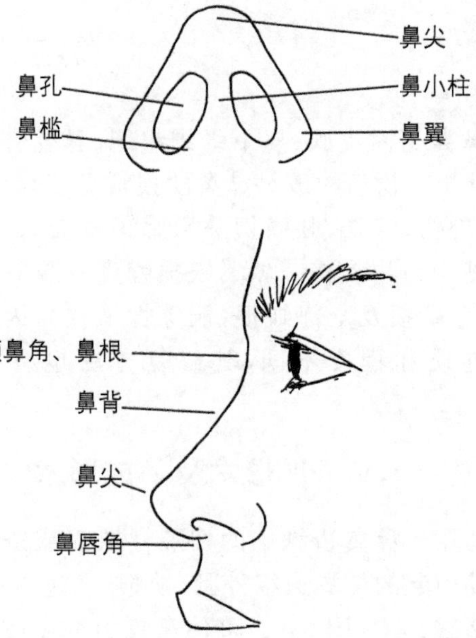

图 31-1　外鼻大体解部

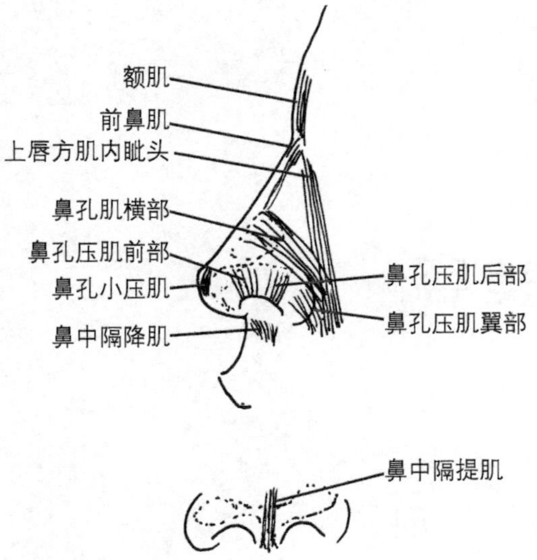

图 31-2 外鼻相关肌肉

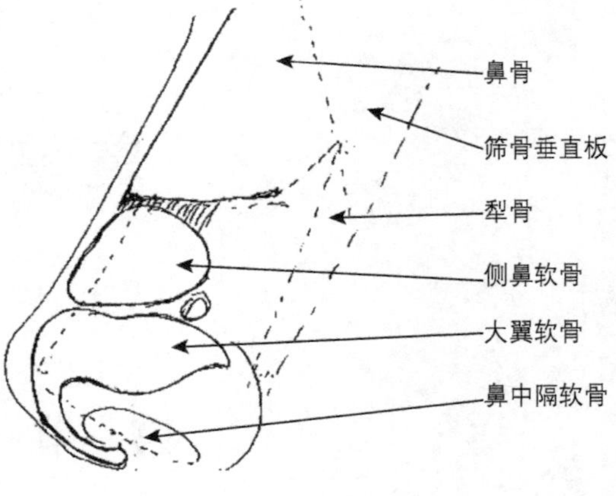

图 31-3 外鼻支撑结构

第二节 鼻翼缺损修复

鼻翼是由皮肤、皮下纤维组织、鼻软骨和鼻前庭鳞状上皮层所构成。鼻翼缺损常见于烧伤、创伤(包括外伤、咬伤、肿瘤切除)、感染及先天性畸形,少数见于动物咬伤。鼻翼缺损程度有鼻翼边缘缺损、部分缺损及全部缺损(洞穿性缺损),因鼻翼缺损的性质和程度不同,其修复方法也有很大差别。

一、V-Y 成形术及 Z 成形术

适用于鼻翼边缘小的切迹样缺损或条索状皮瓣挛缩引起的鼻翼边缘外翻、缺损,通过 V-Y 成形术或 Z 成形术(图 31-4)可使鼻翼边缘皮瓣下降至正常位置。

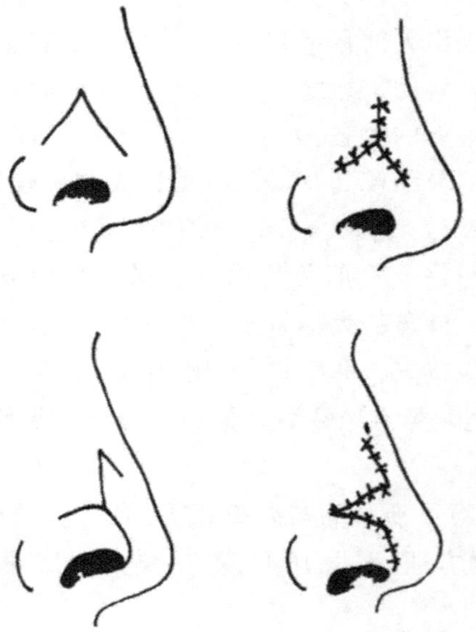

图 31-4 V-Y 成形术和 Z 成形术

二、局部皮瓣翻转法

适应用于鼻翼缘缺损,残存鼻翼缘瘢痕组织已软化。自缺损鼻孔上方设计一大小与形态适当的皮瓣,以残存鼻翼缘为蒂,将皮瓣向下翻转形成鼻翼衬里及鼻翼缘,若下降的鼻翼缘仍不够理想,可再进行剥离,于鼻骨下方切断黏骨膜,使之成为衬里。其外部缺损用全厚皮片修复(图 31-5)。

三、鼻下端皮瓣转移法

此法适用于鼻翼小缺损或裂隙形缺损,较大缺损忌用。自缺损侧 2mm 处做一切口并向上延伸至鼻唇沟,将缺损处皮肤向内翻转,作为衬里。于缺损的另一侧切除瘢痕组织,缝合衬里。于切口内侧沿鼻孔缘做平行切口,在健侧鼻孔上缘剥离鼻尖部皮瓣,并将鼻小柱上端正中切除一三角形皮肤,将鼻尖部皮瓣向患侧滑行覆盖于缺损外,分层缝合(图 31-6)。

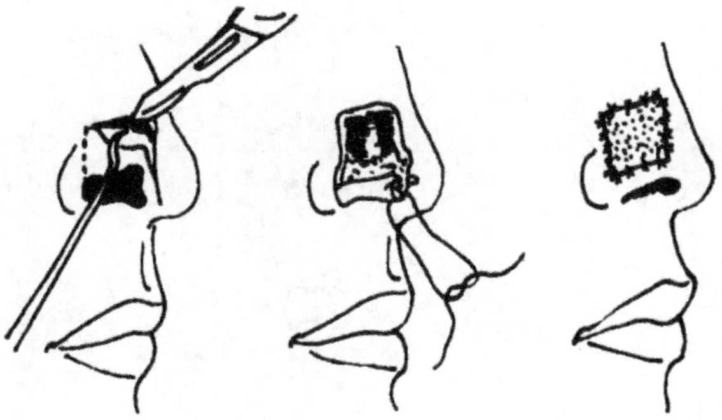

图 31-5　局部皮瓣翻转及全厚皮片移植修复鼻翼缺损

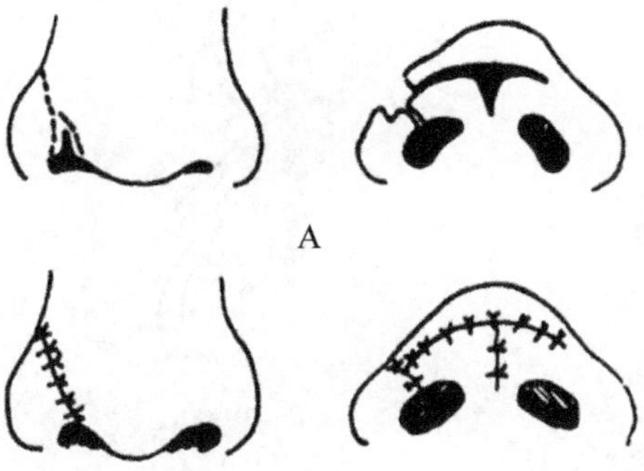

图 31-6　鼻下端皮瓣修复鼻翼缺损
A. 设计切口；B. 缝合后

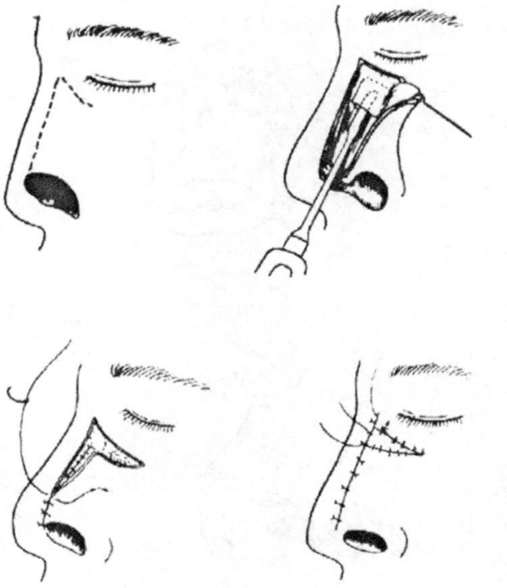

图 31-7　局部皮瓣修复鼻翼缺损(一)

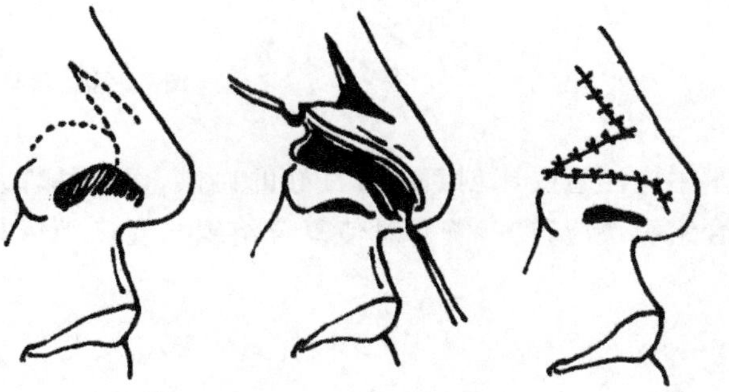

图 31-8　局部皮瓣修复鼻翼缺损(二)

四、缺损边缘皮瓣修复鼻翼

适用于较小的或裂隙形的缺损而黏膜完好者。手术时在鼻尖部向上切开鼻翼全层，并在内眦处沿下睑弧形走向切开，将鼻翼缝于尖，形成正常鼻孔，下睑部创面用中厚或全厚皮片修复(图 31-7)。或在缺损侧鼻翼设计"Z"形切口，切开皮肤及皮下，将局部组织向下转移形成圆形鼻孔，再由"Z"字上部的皮瓣转移到供区(图 31-8)。

五、鼻唇沟皮瓣法

适用于鼻翼缺损范围大者，鼻唇沟部皮肤紧张者忌用。按鼻翼缺损大小在鼻唇沟处做舌状皮瓣，掀起皮瓣，待切除缺损处 2～3mm 瘢痕组织后，将鼻唇沟皮瓣转移至缺损部位缝合。若为洞穿性缺损时，需植皮修复衬里；伴有骨缺损时，还需行骨移植术。一般需 2 次手术才能完成。即先切开并剥离设计的鼻唇沟区皮瓣，将适当大小的全厚皮片移植至鼻唇沟区皮瓣创面上，或将包含耳郭软骨的缝合组织瓣移植于鼻唇沟皮瓣创面上(皮肤面做衬里)，再将皮瓣原位缝合。第 2 次手术按正常步骤于 2 周后进行(图 31-9)。

六、耳郭复合组织移植

当鼻翼全层部分缺损不能采用局部或邻近组织修复时，采用耳郭复合组织移植是一种比较理想的修复方法。本法适用于面积较小的鼻翼缺损。手术方法：先将鼻翼瘢痕组织切除并形成良好的受床(图 31-10A)；根据创面的大小、形状及要修复的程度，选择同侧耳郭的耳轮脚、耳郭上段或耳后耳甲窝部位按设计线切开、修整切下的复合组织块(图 31-10B)；将耳郭复合组织片移植于鼻翼创面，先用 5-0 丝线或可吸收线将鼻翼软骨和耳郭软骨缝合固定数针后再分别缝合皮肤面和黏膜面，使移植组织与受床密切对合(图 31-10C)；鼻孔内适当填塞，鼻翼部伤口覆盖凡士林纱布敷料，用纱布固定。

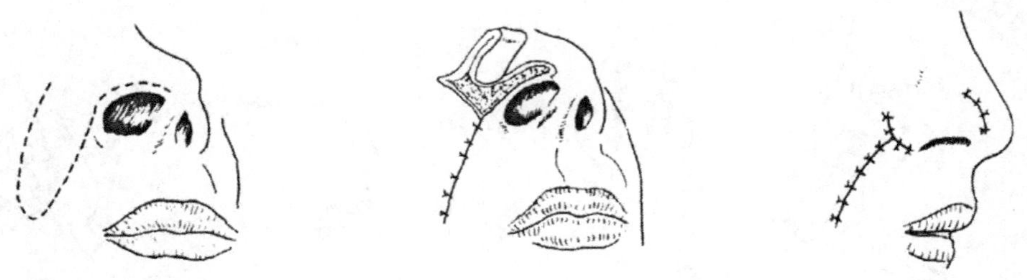

图 31-9　鼻唇沟皮瓣修复鼻翼缺损

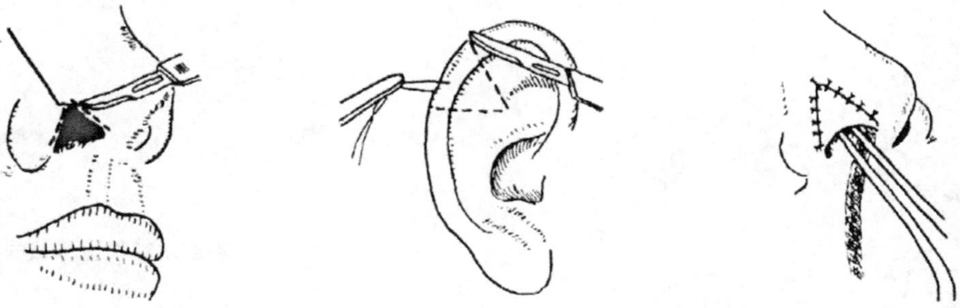

A　　B　　C

图 31-10　耳郭复合组织修复鼻翼缺损

术中应注意受床创面应有良好的血供，切取耳郭复合组织块应整齐，缝合时使复合组织与受床面密切对合（图 31-10）。

第三节　鼻缺损修复术

鼻部遭受严重外伤、烧伤、感染或肿瘤切除造成大部、全部缺损或毁损畸形时，均应考虑做全鼻再造。该手术包括衬里、外被皮肤和鼻支架三个主要组成部分修复。一般说全鼻再造的效果比局部组织修复的效果更好，但这一点有时病人难以理解，需耐心说服。

鼻缺损的原因较多，局部情况不尽相同。治疗时应全面考虑，统一计划。一般应首先修复其他部位，如唇、颊、脸或颌部畸形，然后再进行全鼻再造，以确保获得稳定的外形。

全鼻再造的方法较多，所需的皮肤组织主要是皮瓣或皮管移植，常用的为额部皮瓣、上臂皮管、肩胸皮管以及带血管蒂或吻合血管的游离前臂皮瓣等。额部皮瓣与鼻部邻近，色泽相仿，质地适中，易于塑形，为鼻缺损修复的最佳供区。近 20 年来由于皮肤软组织扩张术的普遍开展，使额部的皮肤预先扩张，然后再行全鼻再造，不仅鼻尖鼻翼不易出现血供障碍，且额部供区创面不需植皮，能直接缝合，避免了植皮术后色素沉着、凹陷性瘢痕，在全鼻再造上是一个新的进步。目前扩张后额部皮瓣法已逐渐成为全鼻再造的首选方法，有取代传统的额部皮瓣法的趋势。

额部皮瓣组织薄、致密而坚韧，该区接受颞浅动脉、眶上动脉、滑车动脉等多血管血液供应，血供丰富。因此，前额部可以形成多种形式皮瓣用于全鼻再造（图 31-11），术后色泽和功能恢复较为理想，外形稳定，后期挛缩小。

一、额部皮瓣鼻再造

（一）二期额正中皮瓣法

1. 第 1 期手术

（1）皮瓣设计：以鼻形稍加放大的布样，皮瓣的瓣部宽度为 6.0～7.5cm，其远端呈三叶状，每个叶状瓣横径应为 2.0～2.5cm，叶状瓣的根部至远端 1.5～2.0cm，其中间一个叶状瓣用于形成鼻小柱，两个侧位叶状瓣形成鼻翼。反复试验转移，检查其

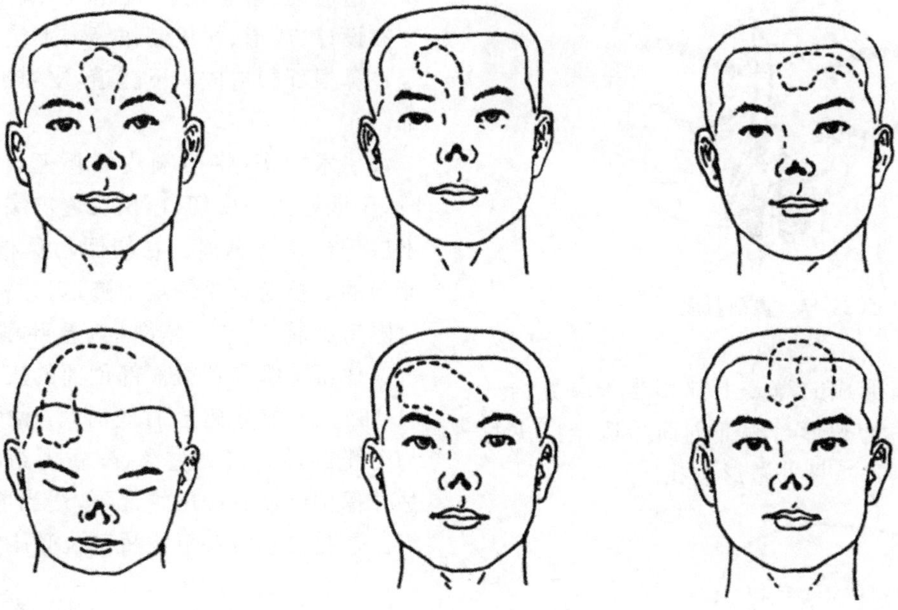

图 31-11　前额皮瓣鼻再造的形式

长度是否合适，然后在额正中描画皮瓣轮廓，蒂部位于眉间（图 31-12）。设计要点是：先测量颜面宽度，其 1/4 宽为鼻基底宽，再通过颜面横宽的中点，选出鼻小柱的基点，然后经此点做面部的垂直正中线；再通过鼻小柱基点做面部水平线，定出鼻小柱、鼻孔和鼻翼软骨外侧脚的宽度。

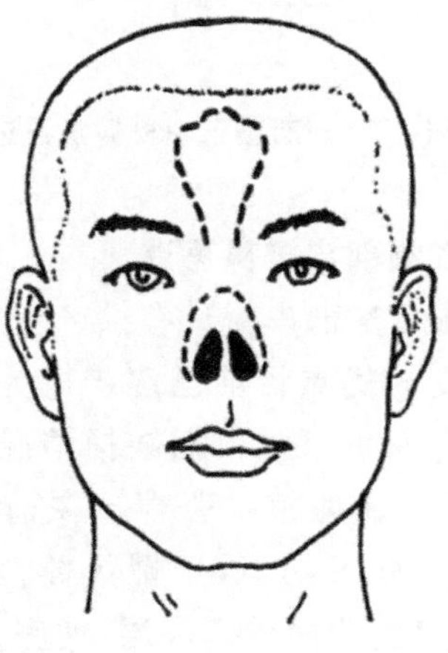

图 31-12　皮瓣设计

（2）形成额部皮瓣：按术前布样设计线切开皮肤、皮下组织直至额肌下，边切边止血。在切开时应略向皮瓣边缘外侧偏斜，使皮瓣边缘的皮下组织略超出皮肤切缘，以便转移后与鼻部受区缝合时创缘接触增大，有利于愈合。在颅骨骨膜浅面剥离，至眉间部用钝性剥离，此时要特别小心勿损伤供血动、静脉。掀起皮瓣后观察其血供情况，如血供良好，手术操作继续进行，将皮瓣内相当于鼻翼沟部的脂肪组织切成脂肪瓣，缝于皮瓣内相当于鼻尖部的皮下组织上（图 31-13），创面止血。

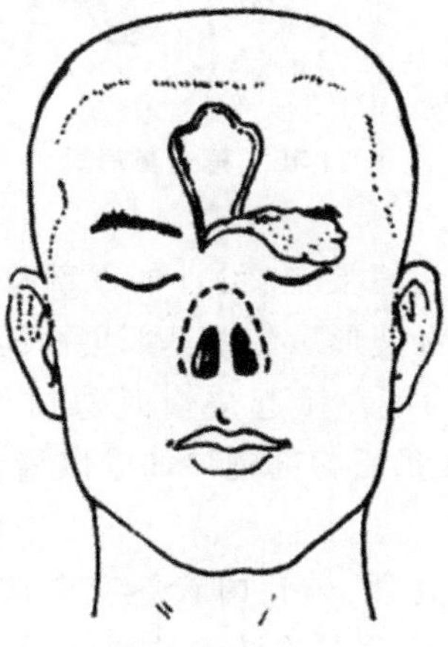

图 31-13　皮瓣形成

（3）鼻部的衬里：于鼻根部起始处，沿鼻两侧切开并翻转残鼻局部皮瓣，从上方翻下的皮瓣创缘与两侧翻转的黏膜侧创缘缝合。如鼻中隔尚完整，则将其两侧黏膜适当分离，与下翻皮瓣所做纵切口两缘缝合，如此可使再造全鼻左右鼻道及鼻孔相分隔（图 31-14）。延长翻转皮瓣时做的切口至鼻翼软骨脚基部的位置，于鼻前棘部向上翻转一弧形皮瓣。

（4）皮瓣转移鼻成形：先将鼻部创缘稍事分离，然后将额部皮瓣远端三个叶状瓣折叠形成鼻翼及鼻小柱，旋转至鼻部，调正位置与鼻部创缘缝合，再

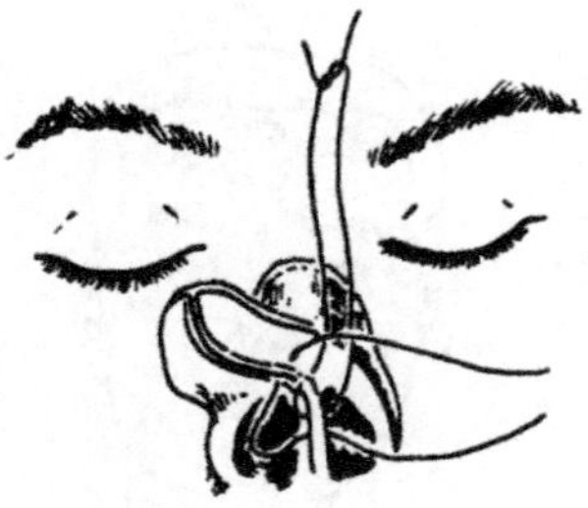

图 31-14　鼻部衬里

用直三角针将新形成的鼻翼上部相当于鼻翼沟处横行贯穿缝合一针塑形。额部创面另取全厚皮片移植覆盖(图 31-15),鼻部塑形包扎。

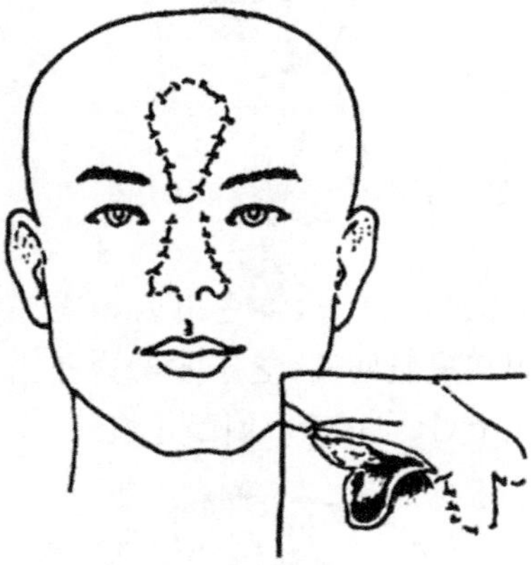

图 31-15　再造鼻形成

(5)术中注意要点:设计的额部皮瓣远端不宜过狭窄,使其经塑形后鼻翼基部创面能与原鼻翼基部创面对合为度。掀起皮瓣时勿损伤蒂部血管。皮瓣转移鼻成形后蒂部创口如难以缝合,可暂以刃厚皮片覆盖。

(6)术后处理:鼻孔内置卷有碘仿纱条的橡皮管,以维持鼻孔形态及鼻道的通气,鼻背两侧置纱布卷固定,防止血肿,有利于伤口愈合,维持鼻体形态。额部以绷带缠扎,10d 拆线。

2. 第 2 期手术　在第一期手术后 3～4 周进行。手术将额部皮瓣的蒂部切断,如原来在鼻上部做斜行切口时,应注意保留原来的皮肤,以利修整鼻根部。术后鼻孔内以预制的塑料管置于其内支撑 3 个月。鼻外形多能达到较满意程度。

额部供皮区在短时间内有低凹现象,但经过一段时间后可逐渐丰满,表面皮肤色泽可随时间而改善。

(二)一期额正中皮瓣法

一期额正中皮瓣再造全鼻是不需另行断蒂手术。适应证、禁忌证、术前准备、麻醉与体位,以及皮瓣设计、成形、衬里制作等与上法相同,所不同的是在鼻根部制造成皮下隧道,皮瓣经隧道转移至鼻部。

手术操作:将前额皮瓣掀起至眉间或稍下方时,于该处做一横切口,仅切透皮层,然后紧贴真皮下层进行锐性剥离。在眉间与鼻根创缘间形成一菲薄的皮桥及宽松的皮下隧道,并将额正中皮瓣通过隧道旋转 180°至鼻部,与鼻部创面相应部位缝合。皮桥上缘与覆盖额部创面的皮片边缘缝合(图 31-16)。术中分离至眉间时,注意勿损伤血管蒂。为防止旋转时张力过大、皮桥下组织过多,在看清楚并保护好血管蒂的情况下,适当剪断一些皮下组织。包扎时千万注意皮桥部位受压情况。

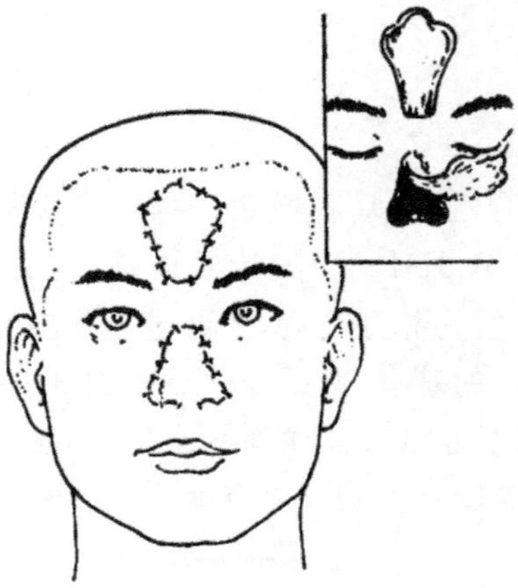

图 31-16　一期额正中皮瓣法再造鼻

(三)扩张额部皮瓣鼻再造

由于扩张后额部皮瓣具有供区皮肤充裕、供区创面无需植皮的优点目前已逐步成为全鼻再造的首选方法。一期手术时根据缺损情况及局部条件设计皮瓣,于额部埋植扩张器。在前额发际上方 2～3cm 处做一弧形切口,于帽状腱膜或额肌下进行钝性剥离,直达眉间骨膜浅层,彻底止血后,放入 100～150ml 的长方形或圆形扩张器,负压引流 3～4d,缝线可于术后 7～8d 拆除。扩张 2 个月左右至所需容量并维持数月后行二期手术,皮瓣较少收缩。二期手术方法如皮瓣设计、形成等与前述相同。

二、前臂皮瓣全鼻再造

(一)前臂岛状皮瓣

本方法适用于前额狭窄,不接受额部皮肤扩张术或不接受采用额部皮瓣进行鼻再造者。前臂远段皮肤广泛瘢痕或桡动脉、尺动脉、掌动脉弓有损伤者不宜使用。

1. 手术方法

(1)皮瓣设计:前臂远侧以桡动脉为轴,依鼻形及大小纵向设计三叶状皮瓣,(4～7)cm×9cm,为使转移后肢体固定方便,皮瓣尾端可酌情向上延长。

(2)掀起皮瓣:手术可在驱止血带下进行。沿标线切开皮瓣周边,结扎切断桡动脉及其伴行静脉远端,向近侧掀起包括桡动脉及其伴行静脉在内的前臂岛状皮瓣(图 31-17),向桡侧旋转 90°,蒂部皮缘缝合数针固定。松开止血带止血。前臂创面及岛状皮瓣蒂部裸露面另取中厚皮片移植覆盖。

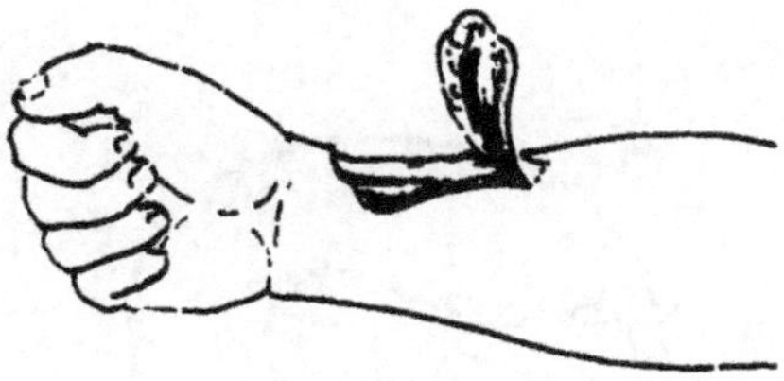

图 31-17　前臂岛状皮瓣形成

(3)皮瓣转移鼻成形:翻转并缝合残鼻皮瓣,形成衬里,必要时植入支持物。将前臂置于额部,岛状皮瓣覆盖鼻部创面,远端折叠成鼻翼、鼻端及鼻小柱,分别与鼻部相应位置缝合,全鼻成形(图 31-18)。

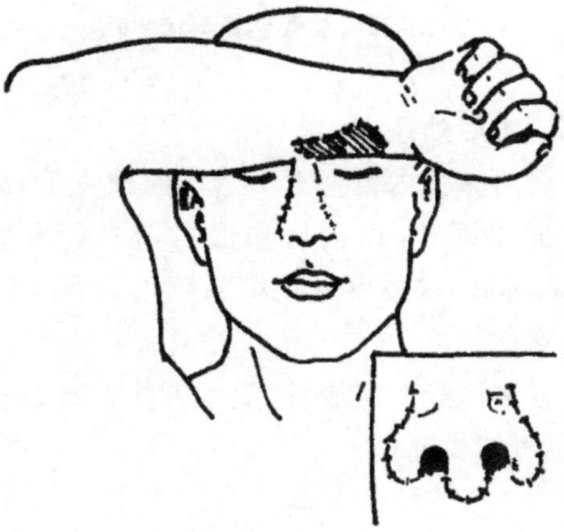

图 31-18　皮瓣转移再造鼻成形

2. 术中注意点　分离血管蒂不必过长,以防止转移后蒂部迂曲。鼻部、前臂以及皮瓣创面彻底止血。

3. 术后处理鼻孔内置卷有碘仿纱条的橡皮管,拆线后改用预制的塑料管。前臂与额间垫纱布后用绷带固定,不宜缠扎过紧,1 周后去除,进行关节按摩及限制性活动。术后 10d 拆线;3 周断蒂,修整复合鼻根及前臂创口完成全鼻再造。

(二)前臂游离皮瓣法

适应证为单纯鼻缺损,要求一次手术完成全鼻再造,前额发际低狭或不接受额部皮瓣进行全鼻再造者。但不适用于前臂皮肤广泛瘢痕,桡动脉、尺动脉、掌动脉弓损伤或血管性疾病,面颌部、颞部血管病损而无适宜受区血管者。

1. 手术方法

(1)皮瓣设计:依鼻形状及大小在前臂远段掌桡侧设计三叶状皮瓣,尾端向掌尺侧,三叶状瓣向桡侧。

(2)皮瓣切取:手术在驱血止血带下进行。切开皮瓣周缘,结扎切断桡动脉及伴行静脉和头静脉远端,在血管深面掀起皮瓣,继续向上游离桡动脉与伴行静脉及头静脉 12～15cm,随时结扎切断其细小肌支(图 31-19),松驱血带止血。

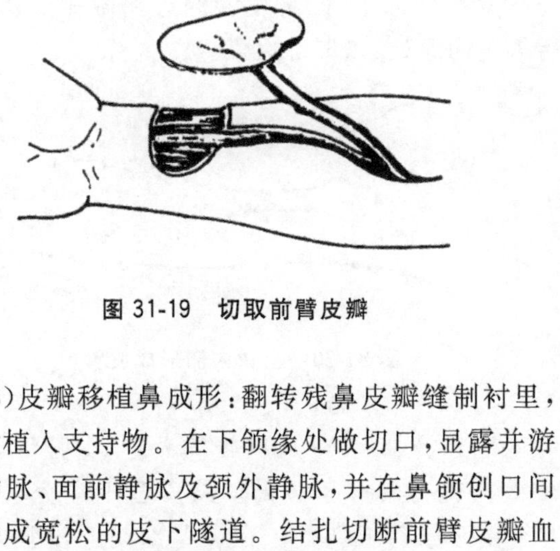

图 31-19　切取前臂皮瓣

(3)皮瓣移植鼻成形:翻转残鼻皮瓣缝制衬里,必要时植入支持物。在下颌缘处做切口,显露并游离面动脉、面前静脉及颈外静脉,并在鼻颌创口间剥离形成宽松的皮下隧道。结扎切断前臂皮瓣血管蒂近端,取下前臂皮瓣,前臂创面进行中厚皮片移植后压力包扎。将前臂皮瓣置放于鼻部,血管自皮下隧道引至颌部创口,依次吻合头静脉与颈外静脉、桡静脉与面前静脉、桡动脉与面动脉。皮瓣血供重建之后全鼻成形,缝合创口。

2. 术中注意点　为确保移植之皮瓣有良好的血供,除应保证血管吻合可靠以外,尚应注意鼻颌间皮下隧道要宽敞,防止组织水肿压迫血管。

3. 术后处理

(1)鼻孔内置卷有碘仿纱条的橡皮管支撑。

(2)给予血管扩张药物。如罂粟碱 30mg,3/d 肌内注射;低分子葡聚糖 250ml 静脉滴注,2/d,5d

后可停药。

(3)10d 左右拆除各手术区缝线。

三、皮管法

除额部皮瓣、前臂皮瓣的多种形式应用于全鼻再造以外，还有皮管法如上臂皮管、肩胸皮管、腹部皮管等。在前额皮瓣条件不满意，或患者不同意用前额皮瓣进行全鼻再造时，可采用上臂皮管、肩胸皮管等部位皮管进行鼻再造。

皮管转移全鼻再造手术分期进行，大体上需经历皮管制备、皮管转移、鼻成形等，其步骤与前额皮瓣法类似，所不同的是先形成皮管，再转至鼻部。现以上臂皮肤为例介绍如下。

(一)手术方法

1. 第 1 期手术(皮管成形术) 按鼻形在一侧上臂前内侧设计一皮管，一般为(10～12)cm×(7～8)cm，设计确保皮管有足够的长度和宽度。蒂部以上臂中上 1/3 为宜(图 31-20)。皮管形成后其创面应行中厚皮片移植覆盖。在皮管成形术后 2～3 周施行皮瓣延迟术，即将皮管的近端做弧形切开，然后再缝回原处，以训练血供。

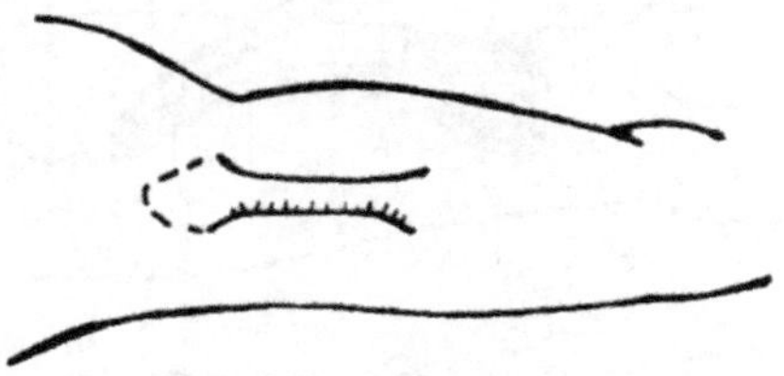

图 31-20 上臂内侧形成皮管

2. 第 2 期(管形皮瓣转位术) 皮管延迟术后 2～3 周施行转移于鼻部。将皮管上端完全切断，并解剖开修剪成斜面。在鼻背部切开皮肤或翻转鼻部皮肤，向下形成皮瓣，将其移至鼻部，行褥式缝合，外用石膏做体位固定(图 31-21)。

3. 第 3 期(皮管断蒂术) 皮肤转移 2～3 周时，经皮管血循环训练，证实皮管血供良好时才可断蒂。将皮管自上臂处断蒂，缝合断端。为了让皮管获得更好的血供也可先不做手术，将皮管挂于鼻部，完全由鼻背供给营养 3 周。

4. 第 4 期(全鼻再造术) 剖开皮管舒平，按预先设计的鼻三叶瓣与受区缝合，形成再造鼻(图 31-22)。

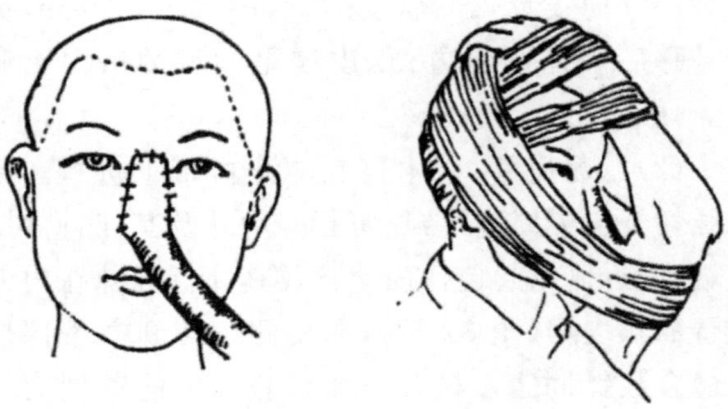

图 31-21 皮管转移至鼻部

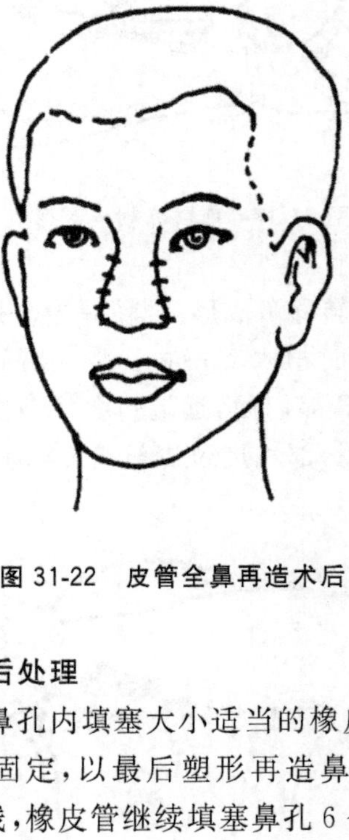

图 31-22 皮管全鼻再造术后

(二)术后处理

术后两鼻孔内填塞大小适当的橡皮管，外侧用纱布卷加压固定，以最后塑形再造鼻。术后一般 10d 左右拆线，橡皮管继续填塞鼻孔 6 个月左右，以通气与支撑。

该方法治疗时间漫长，受术者体位难以让人接受，故尽可能少使用。

第四节 鼻孔整形美容

一、鼻孔不对称

鼻孔大小不一，可能是先天性的，例如唇腭裂的患者常同时伴有鼻孔大小不一。后天性鼻孔大小不一，可由疾病、外伤、烧伤、瘢痕挛缩等原因而引起。矫正鼻孔大小不一时，必须设计好手术方案。常用的手术方法有鼻唇沟皮瓣 Z 成形术(图 31-23)、双弧成形松解术等(图31-24)；若一个鼻孔

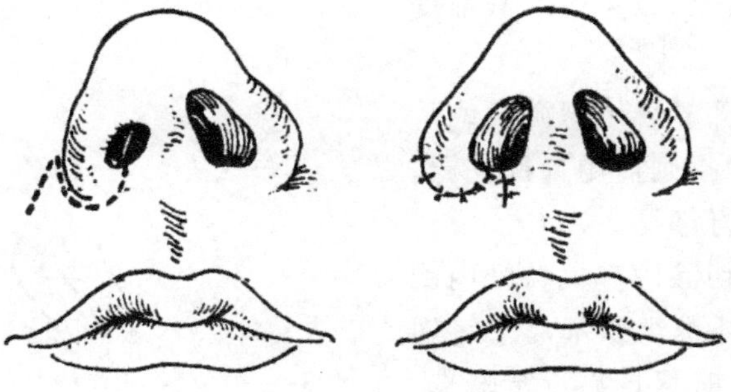

图 31-23　鼻唇沟皮瓣 Z 成形术矫正单侧小鼻孔畸形

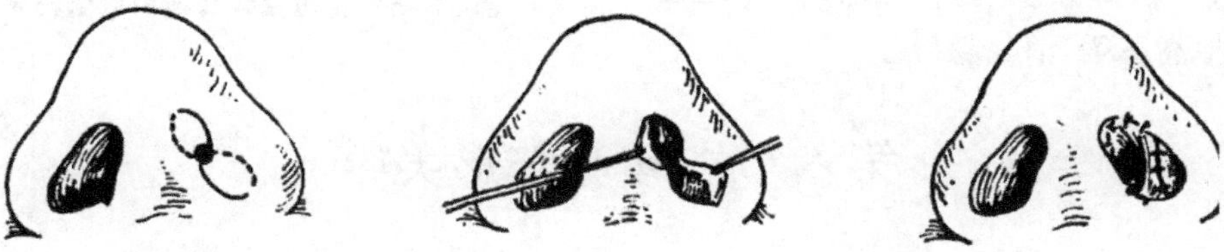

图 31-24　双弧成形术松解鼻孔瘢痕

狭窄，则首先是解决狭窄问题，同时兼顾矫治两鼻孔大小不一。

若只是一侧鼻孔比正常标准大，则可将大鼻孔缩小，使两鼻孔大小一致。手术方法有多种，简单而基本的方法是在大鼻孔的底部做一梭形皮肤切除，缝合后鼻孔即可缩小。

二、前鼻孔狭窄及闭锁的矫治

鼻孔狭窄和闭锁不仅影响呼吸、嗅觉和发育，而且影响整个面部的发育。鼻孔狭窄和半球闭锁有先天因素外，大多由外伤、烧伤、烫伤或感染等后天因素而引起。前鼻孔狭窄或闭锁，尤其是前鼻孔的瘢痕性狭窄或闭锁者，外貌上更需要整形美容。

此项美容整形手术基本上以恢复鼻的正常功能为主要目的，同时也要充分考虑照顾到鼻的美容。此种手术虽比较简单，但做得很理想却非常难。许多病例手术后效果很好，时间稍长又由于瘢痕收缩等原因再度狭窄。

对轻度狭窄或闭锁者，可在鼻孔缘处施“Z”成形术，以将鼻孔开大，术后于鼻孔塞外包凡士林纱布的硅胶管固定，防止收缩而再度狭窄。若瘢痕组织较多时，则只能将其切除，然后在鼻孔处做皮瓣，取耳后断层皮片移植，皮片内面向外裹于选择好的与鼻孔大小相当的硅胶管上，在皮片的上缘再缝合几针以固定牵引线，通过管内自下口穿出来，然后放入移植处，使皮片的下端与鼻孔缘缝合固定良好。术后 10d 拆线，硅胶管应再放置半年，以防止植皮再度收缩，引起狭窄。每天取出管子清洗干净后，再放至鼻孔，以防止感染。

第五节　先天性鼻裂

常见为鼻正中裂、鼻侧裂和鼻尖隐裂。

临床表现：先天性面正中裂畸形较轻者为鼻小柱和鼻尖部增宽，正中有沟形凹痕，两鼻孔间距增大。较重者为两鼻孔间距远，鼻下部完全分裂，鼻梁部宽平，呈眶距增宽形态。

先天性鼻侧裂：常表现为一侧，或双侧鼻翼局部的全层裂开，裂隙两侧的鼻翼常有轻度的移位和变形。

先天性鼻尖隐裂：则表现为鼻尖正中垂直方向的皮肤切迹或凹陷，鼻尖和鼻小柱略宽。

诊断：依据患者的病史、临床表现、物理检查以及影像学检查即可诊断本病。

治疗方法：严重的鼻正中裂可沿沟形凹痕的两侧缘做切口，切除凹陷部的皮肤和皮下组织。经切口向左右剥离，以充分暴露鼻骨、鼻侧软骨和鼻翼软骨等。然后将互相分离的软骨向中线牵拉缝合。

如组织缺损严重可行额部扩张术，以扩张的额部皮瓣修复鼻部缺损。

鼻侧裂的治疗：多采用耳郭复合组织游离或带蒂移植的方法。严重的组织缺损则需用局部皮瓣、游离植皮、额部皮瓣等方法进行修复。

鼻尖隐裂的手术方法：①切除两鼻翼软骨内侧脚之间的软组织，包括脂肪、纤维组织等。②将两内侧脚行贯穿褥式缝合，缝合时尽量靠近穹隆部，达到提高鼻柱高度(图 31-25)。

对于鼻尖隐裂明显者，可在穹隆部切断内侧脚软骨，或充填肋软骨、耳软骨及组织代用品充填鼻尖隐裂部位，以抬高鼻梁，消除隐裂。

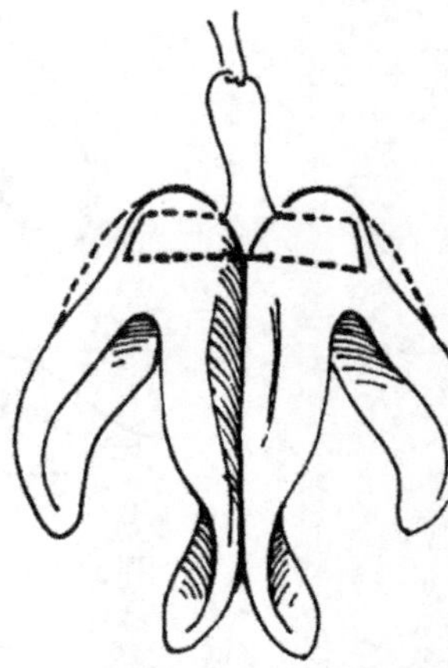

图 31-25　将鼻翼软骨两内侧脚行贯穿褥式缝合

第六节　鞍鼻整形美容

一、定　义

鼻背不同程度低于鼻尖点到鼻根点连线的高度、鼻尖相对上翘的形态称为鞍鼻。病因分为：先天性和继发性鞍鼻。先天性鞍鼻：无明显致病因素，成年后鼻骨仍发育不良。继发性鞍鼻：因创伤、感染或特殊感染导致骨折、鼻中隔软骨纤维化甚至骨质、黏膜、皮肤破坏而呈现鞍鼻形态。

二、临床表现

临床上鞍鼻按其畸形程度分轻、中、重度 3 类。轻度：鼻背轻度凹陷，最大凹陷程度小于鼻尖鼻根点连线下 3mm。中度：最大凹陷程度在鼻尖鼻根点连线下 3～7mm，鼻尖上翘，常伴有鼻骨或鼻中隔软骨的畸形。重度：鼻背严重凹陷，鼻背短缩，鼻尖上翘呈靴形。常伴有鼻骨、鼻中隔软骨的畸形。

三、诊断要点

1. 了解是否有外伤、感染病史。

2. 鼻背凹陷，鼻尖相对上翘。

四、治疗方案

1. 对轻度和中度的鞍鼻可以采用人工鼻假体、自体骨或软骨移植的隆鼻术予以矫正。

2. 对重度鞍鼻，首先要广泛松解鼻背及其周围的皮肤，整复衬里以增加鼻的长度，再于鼻背皮下植入自体骨、软骨或人工鼻假体。

附：e-PTFE 隆鼻手术操作规程

(一)禁忌证和适应证

1. 鼻部有感染期痤疮，或毛孔粗大及皮脂腺分泌旺盛。

2. 鼻部有明显增生性或萎缩性瘢痕。

3. 月经期。

4. 全身健康状况不良。

除禁忌证和心理问题外，其他条件均可被认为是 e-PTFE 隆鼻的手术适应证。

(二)手术设计程序

1. 与患者商议确定术后鼻外形。

2. 设计鼻假体外形，使之符合术后鼻外形的需要。

(三)术前消毒准备：

1. 医师和助手均必须经刷手程序后方可实施手术操作。

2. 如手套有滑石粉，必须将其冲洗干净。

3. 患者手术前须洗脸。

4. 面部、鼻腔前庭及鼻腔部位可用碘仿消毒 2～3 遍。

(四)雕刻假体

1. 如 e-PTFE 假体则雕刻时间不宜过长，不可频繁地扭曲和折叠假体。

2. 假体鼻尖部的截面积至少要大于 $4mm^2 \times 4mm^2$。

(五)麻醉

局部浸润麻醉：使用 2% 利多卡因 5ml(加 1∶200 000 的肾上腺素)注入鼻骨骨膜浅层。麻醉药注入 5～7min 后再实施手术。

(六)切口

可选择一侧鼻孔内上缘切口,如e-PTFE假体则建议选用鼻尖鼻小柱间V形切口。

(七)剥离

1. 自切口沿鼻翼软骨表面分离,至鼻根部应于鼻背筋膜下分离。分离的腔穴要大于假体宽度1cm。

2. 可先用硅胶假体先塞入分离的腔穴试用。

3. 以生理盐水冲洗腔穴、压迫止血5min。

(八)假体放入腔穴,用鼻骨骨膜剥离子将假体舒平。

(九)缝合切口

切口缝合前需于患者坐位时检查假体植入位置是否正常。后以7-0丝线间断缝合切口。

(十)术后处理

1. 压迫止血。

2. 胶布外固定。

3. 鼻夹板或石膏外固定。

4. 必要时使用鼻塞。

5. 术后常规口服抗生素。

(十一)拆线

术后6d拆线。用碘酒、乙醇消毒切口,拆线务必彻底,不留线头。

五、并发症防治

1. *感染* 隆鼻术后早期感染极少发生,只要认真处理假体,遵守无菌操作原则一般都能顺利愈合。如果假体穿破皮肤或黏膜,则可发生继发感染,遇有此情况时应及时取出假体并应使用抗生素。术后早期发生血肿须立即进行相应处理,以免继发感染。

2. *假体外露* 假体过长或过厚可穿破皮肤或黏膜,出现假体外露。只要遵循假体长度合体,厚薄适中,置入"L"型假体时鼻小柱部假体不应长于鼻小柱实际长度等原则,这一并发症就不难避免。

3. *假体移动、偏斜* 分离腔隙过浅或歪斜是其主要原因。因此,手术操作时应确定在鼻背筋膜下分离并向上垂直分离腔隙。

4. *隆鼻过高* 东方民族在鼻根区有一自然弧度,若隆鼻过高,使人一眼即可看出是手术隆高的鼻梁,表现不自然。术中须结合面区整体与鼻部外观情况精心雕刻假体,使其置入后妥帖、美观、自然。

5. *皮肤发红和"光照阴影"* 其出现是由于剥离的皮瓣较薄,或厚薄不一致,或剥离的腔隙较小所致。如果使用钝头眼科小剪,准确掌握剥离层次,开始紧贴软骨表面操作,越过拱点后剪开骨膜,再贴骨面推剥,上述并发症即可避免。

6. *鼻假体移动及"漂浮感"* 主要是将假体置入皮下,位置过浅引起。改正的方法是将假体取出,重新置入到鼻背深筋膜下。

7. *排斥反应* 主要表现为无痛性肿胀、抗生素治疗无效、切口不愈合,甚至有皮肤破溃流淌血浆样液体。遇有此情况发生,应及时取出假体,以免病情加剧。

第七节 驼峰鼻及鹰钩鼻美容整形术

一、定 义

鼻背中部向上隆起,形似驼峰。驼峰鼻多在青春期后开始发生,多系鼻骨发育过度,严重者同时伴有鼻中隔软骨发育过度,少数与鼻部外伤后骨质增生有关。驼峰鼻常伴有长鼻畸形。鼻尖部过长,鼻尖低垂,形似鹰喙,故称鹰钩鼻。鼻中隔软骨和大翼软骨发育过度是主要原因。高加索人种鹰钩鼻的发生率高于蒙古人种。

二、临床表现

鼻背中部向上隆起,超过鼻尖点至鼻根点连线水平。根据鼻背隆起的程度,临床分为轻、中、重3类:轻度:鼻背隆起的上端低于内眦连线水平。中度:鼻背隆起的上端达内眦连线水平。重度:鼻背隆起的上端超过内眦连线水平。

鹰钩鼻临床表现在青春期后逐渐发生。鼻尖部过长,鼻尖低垂,鼻唇角远小于90°。鼻孔常呈狭长形。鹰钩鼻常伴有驼峰鼻畸形,鼻背隆起呈凸弯状,视觉上会加重鹰钩鼻的感觉。

三、诊断要点

1. 了解鼻背隆起发生时间,有无鼻背外伤史。

2. 鼻背中部向上隆起,超过鼻尖点至鼻根点连线水平。

3. 鼻尖部过长,鼻唇角远小于90°为鹰钩鼻表现。

四、治疗方案

1. 手术截除鼻背隆起部分　包括：鼻骨和鼻中隔软骨。

2. 闭合截骨后鼻背创面　方法一：根据驼峰鼻的分类选择相应的截骨路线，截断鼻骨与上颌骨额突的连接，将两侧鼻骨向中线闭合。方法二：将截除的鼻骨修剪后回植。方法三：鼻假体置入直接覆盖截骨创面。

3. 鹰钩鼻需切断肥大增生的鼻中隔降肌　在口轮匝肌深层紧贴上颌骨切牙窝上方切断鼻中隔降肌。

4. 修正切除过多的鼻尖部皮肤　切除上述软骨组织后，轻者鼻尖部皮肤无明显变化；重者鼻尖部皮肤显然多余，一般无需特殊处理，任其自行回缩。如果有明显的多余皮肤，可将其修剪成纠正后鼻尖的形态。

5. 缝合固定　将两侧大翼软骨内侧脚与鼻中隔软骨缝合固定。将鼻背顶端两侧的大翼软骨与两侧侧鼻软骨缝合固定。

五、驼峰鼻整形术

（一）术前准备

除必要的常规检查外，医师应对患鼻进行仔细观察和测量。观察鼻中隔有无弯曲或偏斜，鼻腔与鼻旁窦有无感染，如有异常则需治疗后，方可进行手术。术前3d用抗生素滴鼻，修剪鼻毛。测量鼻梁隆起的高度，以及鼻尖异常的长度。先在鼻根至鼻尖顶部的下方2mm画一连线，连线的上部即为手术应切除多余的鼻骨及鼻中隔软骨（图31-26），再推动鼻尖使鼻唇角达到90°～100°，然后标明其与静止状态鼻尖位置的差距，即为要缩短的鼻尖长度，也就是要切除鼻中隔软骨的量。术前应和受术者共同商量设计手术方案，达成共识后用亚甲蓝将上述设计线标记在鼻背部相应的部位。

（二）手术步骤：

手术矫正的基本方法是遵循 Joseph 鼻孔内进路的全鼻整形术，或 Anderson 与 Ries 鼻孔外路全鼻整形术的术式原则进行。手术原则包括截取骨峰、缩窄鼻背、修整鼻下部。若伴有严重鼻中隔偏曲时，应先行鼻中隔矫正术。

1. 标出骨峰预截除线　从鼻根至鼻尖画一连线，线以上部分即为应截除部分。

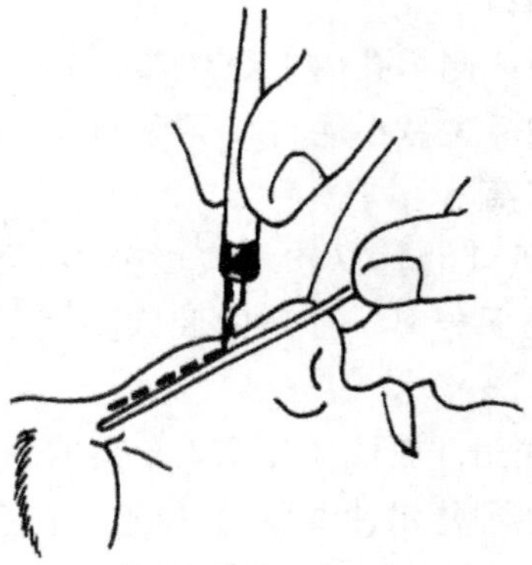

图 31-26　画出截骨标志线

2. 切口　在鼻翼软骨和鼻侧软骨之间做双侧鼻内切口，对棘状突起较高者，可选鼻小柱下1/3和双侧鼻前庭切口，以使术区充分暴露，便于操作。

3. 剥离　用圆钝弯剪在鼻翼软骨和鼻骨表面做广泛的全鼻梁的皮下分离。在预截除的骨峰部位应行骨膜下分离。

4. 截除骨峰　用鼻锯从右向左，再从左向右锯断骨峰，钳出骨块。术者站于右侧，助手在头位固定，用力应稳、准、轻、快，截开线力求左右一致，不平整处用骨凿或骨锉修平。骨峰也可用骨凿直接铲除。

5. 缩窄鼻背　通过鼻孔内或鼻端鸟状切口，于梨状窝的边缘做一小切口，插入骨膜剥离子，将上颌骨额突与其表面的骨膜、肌肉同皮肤一起分离，凿断上颌骨。凿骨时应注意保护鼻腔侧的骨膜和黏膜，以维持骨片的稳定性。双手执纱布将两侧鼻骨向中间推压至造成骨折，缩窄鼻背。（图31-27，图31-28，图31-29）。

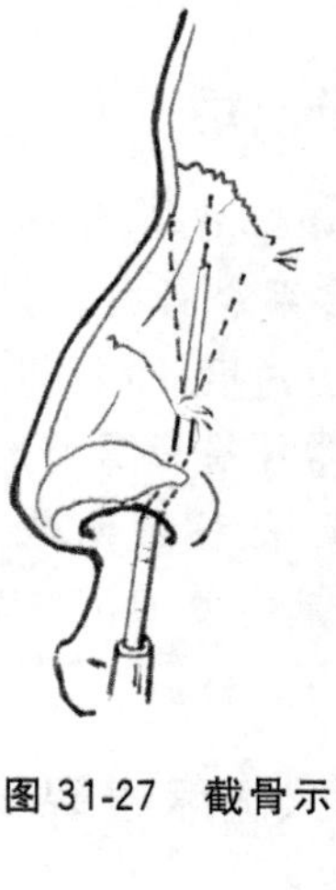

图 31-27　截骨示意

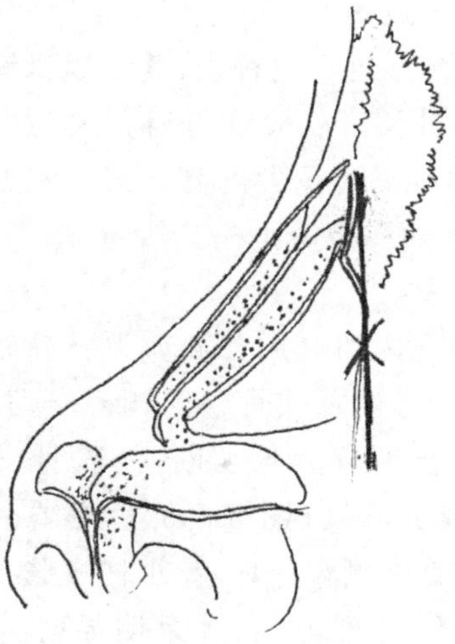

图 31-28　鼻背和鼻基底截骨示意

6. 鼻尖修整　鼻尖过长者，将鼻侧软骨下端自切口内拉出，参照术前测量所需要缩短鼻尖的量，适当切除鼻侧软骨下端；鼻尖下垂者，可在鼻翼软骨内侧脚的后面将鼻中。隔软骨前端适当去除一部分，再将鼻翼软骨与鼻中隔软骨缝合固定以抬高鼻尖；鼻翼宽大者，可将鼻翼软骨上缘自切口内拉出后，将其上缘和外侧适当去除一部分。

7. 术后处理　鼻腔内碘仿纱条填塞做内固定，鼻外用牙模胶塑形固定。患者头高脚低位卧床，应用抗生素预防感染。术后第 3 天抽出鼻腔内纱条，鼻外固定 2 周后去除，数个月内防止外鼻碰撞。

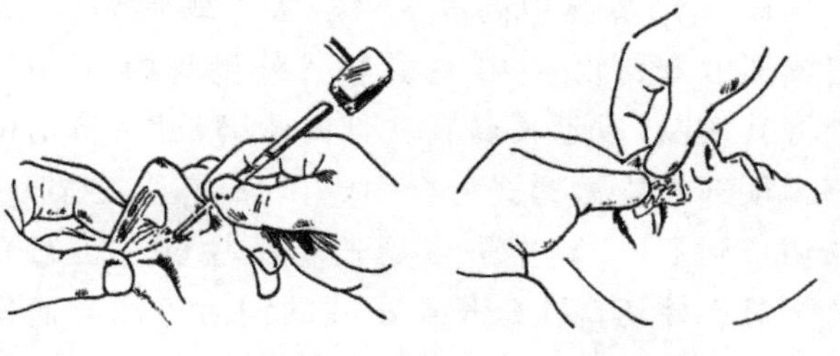

图 31-29　驼峰鼻整形术
A. 上颌骨鼻突截骨；B. 缩窄鼻背部

8. 并发症及处理

(1)出血、感染：术中止血、消毒不彻底，术后抗感染不及时均可造成此并发症。处理宜用止血药物及抗生素，并保持鼻腔引流通畅。

(2)矫正不足：骨与软骨去除不足是主要原因。术中仔细检查、及时处理。必要时可在术后 3 个月重新手术矫治。

(3)阶梯畸形：缩窄鼻背时，外侧截骨位置过高造成。术中两侧截骨应在鼻骨基底部进行，可避免此畸形发生。

(4)鞍鼻畸形：术中鼻骨与软骨去除过多所致。可行隆鼻术矫正。

第八节　鼻头及鼻尖美容术

鼻尖的形态、轮廓及其完整性在外鼻整体的形态中占有重要地位。鼻尖具有非常明确的界限定义，即：纵向为鼻背前端最凹点到鼻头与鼻小柱的折返点；横向为鼻背前端左右最高凸起点，4 点之间连线形成正菱形(图 31-30)。有关鼻头的概念，目前尚无明确的定义，它是指鼻前端部分，同时包括了鼻尖及部分鼻翼范围。

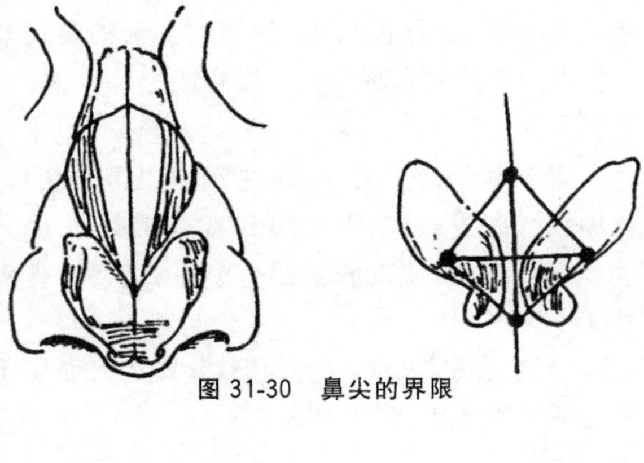

图 31-30　鼻尖的界限

鼻尖鼻翼的整形正引起越来越广泛的重视。鼻尖畸形多系先天性，有家族遗传倾向，也见于后天性原因如外伤、感染、肿瘤切除所致的缺损等。鼻尖肥大、圆钝、低平，鼻尖过高、鹰钩鼻、鼻尖隐裂等均需进行美容整形。西方人的鼻尖、鼻头畸形较常见，人们对生活的水准追求又较高，因此鼻尖、鼻头美容手术在欧美国家开展的较为普及。近几年来，我国要求手术者逐渐增多，今后其增长趋势会越来越明显。

一、鼻尖美容术

(一)鼻尖圆钝及低平

一般认为鼻尖的美学高度为鼻梁长度的 1/2，黄种人和黑种人的鼻尖往往达不到理想的高度，表现为圆钝、低平，是种族特征之一。此种畸形可以单独存在，也可伴有鼻小柱过短或鞍鼻同时存在。

其手术原则是使鼻尖抬高、变窄,并延长鼻小柱。

手术方法:

1. 缩窄鼻翼抬高鼻尖做鼻尖部蝶形切口,分离解剖出鼻翼软骨,在鼻翼软骨外侧脚内、中 1/3 处将其切断,以延长鼻翼软骨内侧脚长度;将两内侧脚顶部靠拢做褥式缝合固定,形成鼻尖支架,皮肤切口可行 V-Y 推进以延长鼻小柱(图 31-31)。V-Y 鼻小柱切口在延长鼻小柱的同时可能会遗留较明显的瘢痕,影响美观,手术时应慎重选择。

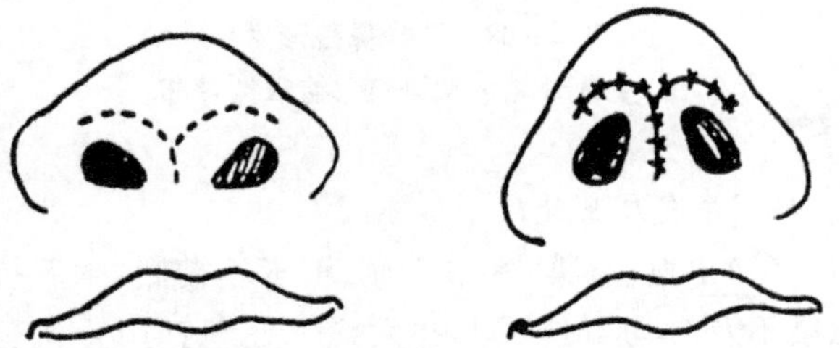

图 31-31　鼻小柱 V-Y 推进缝合

2. 鼻尖部支撑物植入东方人的鼻翼软骨比较单薄,支撑功能较差,通常需在鼻尖和鼻小柱内移植一块鼻中隔软骨或耳软骨作为鼻尖、鼻小柱的支撑(图 31-32),以取得较理想的美容手术效果。支撑物也可选用组织代用品如"L"形硅胶假体、PTFE 等。

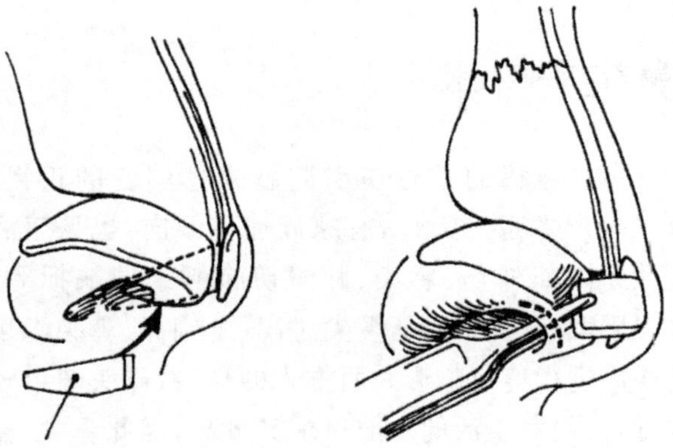

图 31-32　鼻中隔软骨移植支撑鼻小柱、鼻尖或单独支撑鼻尖

切口有鼻小柱旁或鼻小柱垂直切口。鼻翼软骨或组织代用品应在鼻外先行雕刻,并选择合适的植入部位。充填的支撑物可选用块状,即鼻尖一块、鼻小柱一块,也可用雕刻成鼻尖、鼻小柱相连的"L"形,手术时充分分离鼻尖、鼻小柱间隙,支撑物良好的就位和固定(与鼻翼软骨内侧脚缝合)是保证手术效果的关键步骤之一。

(二)鼻尖过高

鼻尖过高多见于白种人,其形成机制主要是鼻翼软骨增生过长。一般认为当鼻尖高度超过鼻长度的 1/2,即可视为鼻尖过高。其手术原则是降低鼻尖高度,同时缩短鼻小柱。

手术方法:

1. 经鼻孔内切口用分离剪刀将鼻软骨与皮肤及黏膜分离,将鼻翼软骨外侧脚挑出切口外,在软骨表面做数行平行软骨切断,使软骨支撑张力减弱,以降低鼻尖高度(图 31-33)。必要时还可适量切除鼻翼软骨内侧脚软骨,鼻小柱皮肤多余不明显时可不做任何处理,皮肤多余明显时可利用 Y-V 推进或切除部分皮肤以缩短鼻小柱。

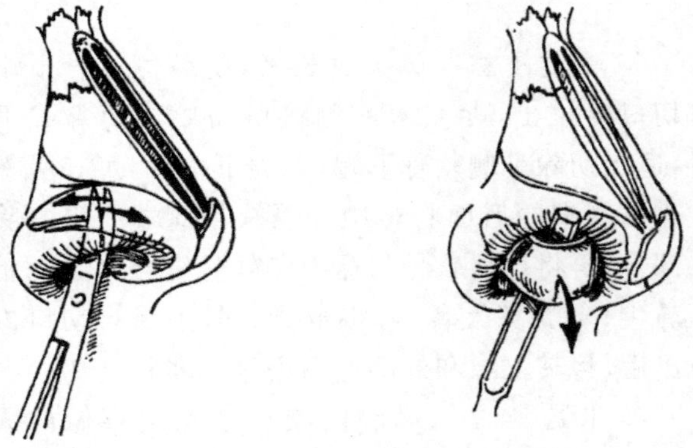

图 31-33　将鼻翼软骨分离后抽出,在软骨面做数行平行软骨切断,部分切除等处理

2. 将鼻软骨与皮肤和黏膜分离后,直接部分切除鼻翼软骨外侧脚的上部和内侧脚的下部以缩短鼻尖高度。

二、鼻头美容手术

鼻头肥大包括软组织增生肥厚和鼻翼宽大和/或肥大,有人将其称之为"蒜头鼻"。鼻头肥大缩小是较常见的鼻头美容手术,鼻头缩小的手术原则为切除鼻头增生、肥厚的软组织;切除多余的鼻翼软骨。软组织肥厚和鼻翼宽大可联合或分别手术。

手术方法:

1. 软组织切除　采用鼻小柱和鼻孔联合切口,将鼻翼软骨和皮肤、皮下组织分离,切除鼻头部分的过多皮下组织,使皮肤直接包裹鼻翼软骨,鼻头即可缩小。

2. 鼻翼基底部切除　适用于鼻翼宽大而皮下组织肥厚不明显者(图 31-34)。

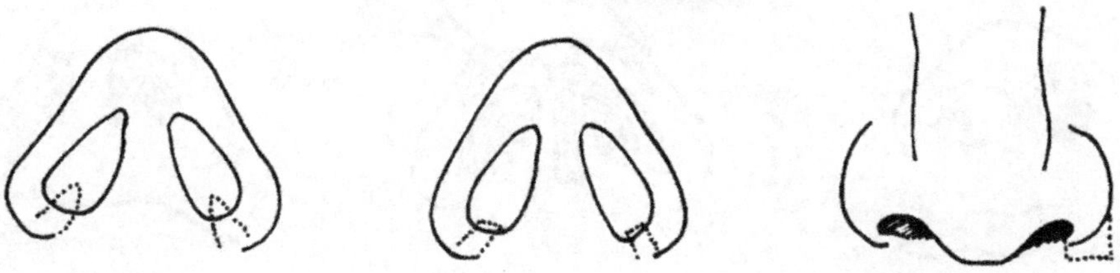

图 31-34　鼻翼基底部分组织切除

3. *鼻翼及部分鼻翼软骨切除*　沿鼻翼软骨外侧脚的前缘做鼻孔边缘及鼻翼基底切口，视鼻翼肥厚及宽大情况酌情切除部分肥厚软组织及鼻翼软骨(图 31-35)，对鼻翼肥大者，常用的方法是将其鼻翼软骨切除一部分，使两鼻翼间距缩小，从而达到鼻翼变小的目的。

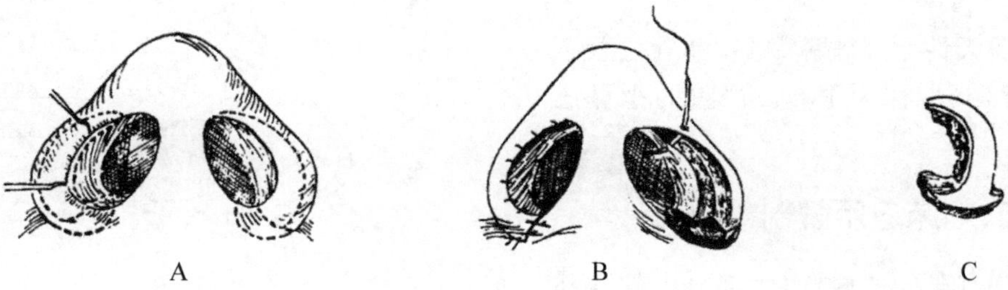

图 31-35　鼻翼及部分鼻翼软骨切除

A. 切口设计；B. 切除后缝合；C. 切除组织

第九节　鼻小柱及鼻孔美容术

鼻小柱畸形常见的有鼻小柱过宽过短、鼻小柱倾斜、鼻小柱下垂等，多系先天性畸形。

(一)鼻小柱过宽过短

对于单纯的鼻小柱过宽者，只需在鼻孔内缘将新月形的过多组织切除即可(图 31-36)；同时有鼻小柱过宽过短者可在做梭形切除的同时将两侧鼻翼软骨内侧脚拉拢缝合，使鼻小柱宽度减少，同时增高鼻柱高度(图 31-37)。

(二)鼻小柱过低

鼻小柱过低有多种手术方法，常用的为“V-Y”成形法，以及局部皮瓣法(矩形瓣、四叶皮瓣、推进皮瓣、鼻翼皮瓣等)。在缺损组织较多的情况下，可以采用耳郭全层复合组织移植法，即移植鼻小柱基底部，使鼻小柱增高。

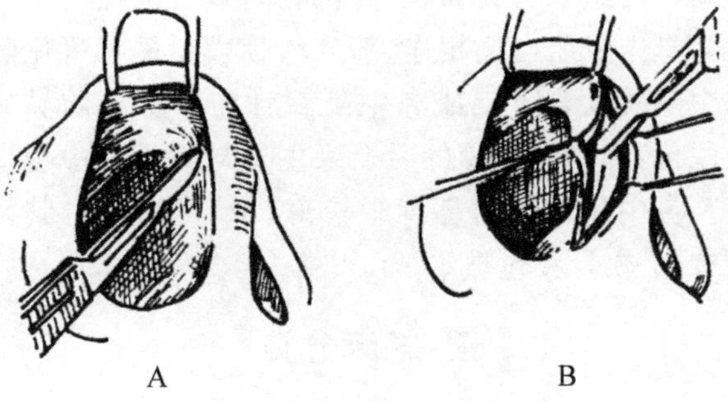

图 31-36　切除鼻孔内侧过多组织

A. 切口；B. 新月形切除

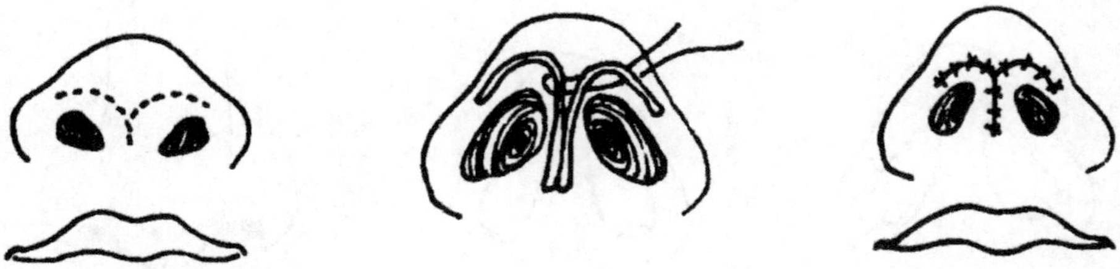

图 31-37 鼻翼软骨内侧脚拉拢缝合，增加鼻小柱高度

第十节 歪 鼻

一、定 义

因先天性和后天性原因致鼻中隔、鼻骨位置不正，临床可见鼻背偏斜，称为歪鼻。严重的歪鼻还会引起通气障碍。

二、临床应用解剖

鼻中隔构成固有鼻腔的内壁，大部分由软骨部和骨部组成。软骨部鼻中隔由隔背软骨的鼻隔板组成。鼻中隔软骨的鼻背缘与鼻外侧软骨借纤维结缔组织相连；鼻中隔软骨的犁骨缘嵌入犁骨前上缘的凹槽中，犁骨缘的前缘借纤维结缔组织与上颌骨前鼻嵴紧密相连，合并有软骨段歪鼻者鼻中隔软骨底部常脱离此凹槽，底边的后部以舌状突起嵌插于筛骨正中板与犁骨之间。鼻中隔软骨的前缘有纤维结缔组织与大翼软骨内侧脚相隔，前缘的下方有降鼻中隔肌与之相连，部分软骨段歪鼻者可见降鼻中隔肌发育不良或鼻中隔软骨前下缘在前鼻嵴处脱位；鼻中隔软骨的后上缘主要与筛骨正中板衔接。鼻中隔软骨的鼻背缘较薄，犁骨缘较厚，其两侧有黏-软骨膜包被。

三、临床分类

按病因可分为：先天性和后天获得性歪鼻。后天性常见于：外伤、炎症、肿瘤等因素所致歪鼻。按外鼻解剖部位可分为骨性、软骨段和混合型歪鼻。如仅有鼻中隔软骨偏斜称为软骨段歪鼻。按形态可分为：直线性偏斜、“C”形和“S”形歪鼻（图 31-39）。

四、诊 断

根据病因、解剖（X 线、CT、MRI）和形态可得到诊断。

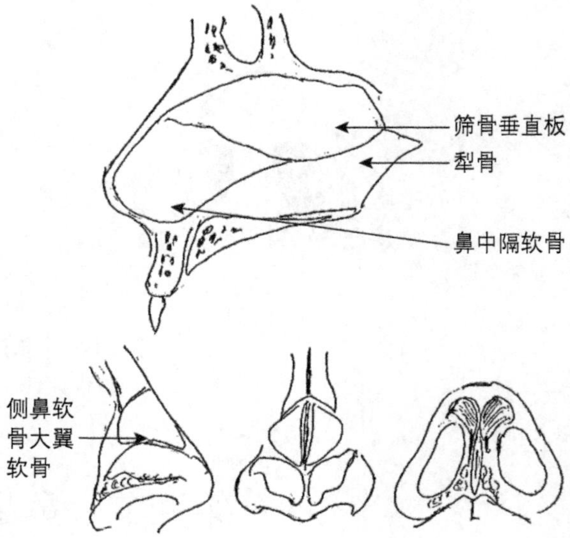

图 31-38 鼻中隔临床应用解剖

鼻中隔软骨段畸形合并软骨段歪鼻的解剖和临床检查有以下特点：

1. 从外鼻的形态区分多为直线型和 C 型歪鼻。其临床诊断方法是从两内眦的中点至人中的连线上观察鼻背的偏斜是从鼻中隔软骨与鼻骨之间起始的，而非从鼻根端起始。

2. 鼻尖与鼻翼构成的三角形两翼不对称。这种不对称并非两侧鼻翼长度不同，而是两侧大翼软骨构成鼻尖点扭曲。

3. 多伴有鼻小柱歪斜和两侧鼻孔形态不对称。与唇裂继发鼻畸形不同，其两侧鼻孔的周长无明显不对称。

4. 多伴有鼻中隔软骨后上缘脱位。临床检查从鼻孔中可以观察到鼻中隔软骨脱位以及鼻中隔软骨后上缘滑脱到一侧鼻孔，并可在一侧鼻腔中观

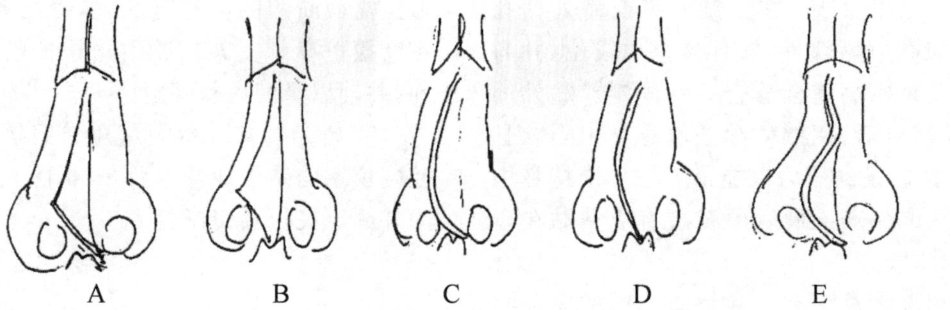

图 31-39

A. 为直线型偏斜 伴前鼻嵴脱位；B. 为直线型偏斜 无前鼻嵴脱位；C. 为C型偏斜 伴前鼻嵴脱位；D. 为C型偏斜 无前鼻嵴脱位；E. 为S型偏斜 伴前鼻嵴脱位

察到偏斜的鼻中隔软骨。

5. 术前用无齿镊摆正鼻中隔软骨可见歪鼻有被矫正的趋势。通过外鼻解剖形态的检查可以在术前对歪鼻畸形的主要病因做出正确的诊断。

骨性歪鼻或混合型歪鼻多为外伤所致，其形多为“S”形或鼻根段的偏斜，鼻背偏曲且有倾斜，鼻下段的畸形同鼻中隔软骨段歪鼻相同。

五、手术方法(鼻中隔软骨段歪鼻)(摇门式手术)

1. *切口* 选择鼻中隔软骨凹侧面鼻前庭内侧缘切口或在鼻腔较大侧，切口上至鼻前庭穹隆部，下至前鼻嵴底部。切开黏-软骨膜。

2. *分离* 首先自切口向鼻中隔软骨凹侧面分离黏-软骨膜(C型弯曲的凹面或直线偏斜鼻腔较小侧)，使鼻中隔软骨与黏-软骨膜完全分离，保留对侧黏-软骨膜不分离，或在对侧鼻中隔软骨的鼻背缘、犁骨缘和前缘做部分分离，保留该侧软骨的中部和后方与黏-软骨膜的部分连接。分离鼻中隔软骨两侧黏-软骨膜时上方必须越过其鼻背缘向两侧鼻黏膜穹隆部继续分离4～5mm，鼻中隔软骨犁骨缘的黏-软骨膜分离也要超过其与犁骨的交界线，即在犁骨上分离4～5mm的黏-软骨膜(图31-40)。

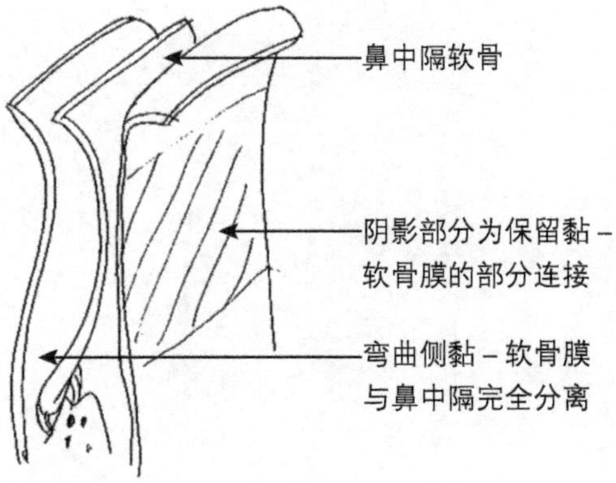

图 31-40 分离黏-软骨膜

3. *矫正弯曲* 在鼻中隔软骨成角或弯曲最凹出处以垂直于鼻背的方向切开全厚软骨，长度略大于成角或弯曲的长度。如弯曲的范围较大可间隔切开2～3刀。如同时伴有水平方向的成角或弯曲畸形，也可同时在水平方向切开软骨。切开软骨时勿穿透对侧黏膜。

4. *游离鼻中隔软骨* 将鼻中隔软骨鼻背缘与鼻外侧软骨的纤维连接切断；于鼻中隔软骨与犁骨缘交界处切开。再将游离的鼻中隔软骨前缘周围的降鼻中隔肌和纤维结缔组织切断，使鼻中隔软骨与其鼻背缘、犁骨缘和前缘的周围组织脱离关系，仅保留鼻中隔软骨后上缘与筛骨正中板相连，进而能使鼻中隔软骨以后方为蒂在无明显张力的情况下左右自由摆动，成功的矫正和游离鼻中隔软骨的标志是摆在中线位游离的鼻中隔软骨不自动回位(图31-41)。

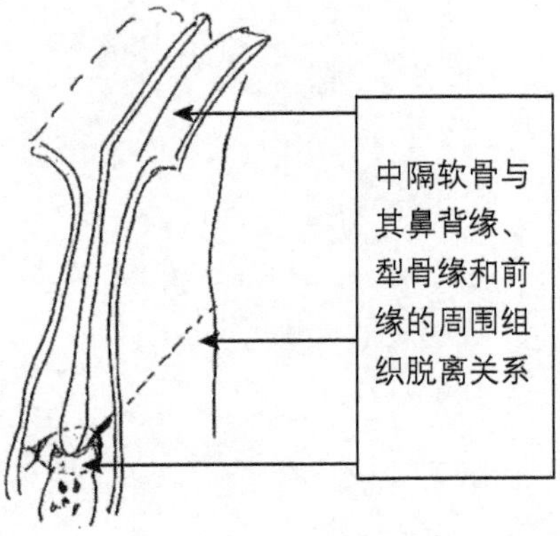

图 31-41 游离鼻中隔软骨

5. 固定　①内固定：在上颌骨鼻前嵴处钻孔将上端游离的鼻中隔软骨，软骨移至中线位，并与中隔软骨犁骨缘残端缝合缝合一针固定。②外固定：缝合黏膜切口后，用碘仿纱条填塞鼻中隔软骨两侧鼻腔，填塞纱条的压力以能最大程度维持鼻中隔软骨于中立位为准。最后用胶布直接粘贴在鼻背皮肤上束缚固定。

6. 骨性歪鼻之鼻骨部分的矫正　同驼峰鼻相似。需截断两侧鼻骨基底、鼻骨之鼻背的骨折处，重新摆正鼻骨支架。鼻中隔软骨段的歪鼻矫正同前，并辅以鼻腔内外固定。

7. 术后处理　常规使用口服抗生素一周。鼻腔内填塞的碘仿纱条术后 5d 拆除。术后 6～7d 拆除外固定夹板及切口缝 线。

（李　东　殷国前）

第 32 章

耳郭整形与美容

第一节　耳郭再造术的发展历史

耳郭再造术(Auricle reconstruction)是治疗先天性小耳畸形和后天获得性耳郭缺损的主要术式之一，通过局部的皮瓣和筋膜瓣、肋软骨支架或其他人工材料支架置入、游离植皮等手段塑造出具有三维立体形态的耳郭，达到治疗目的。耳郭再造术在整形外科领域是极富挑战性的手术，而且涵盖了多项整形外科的基本技术，具有一定的难度和复杂性。有关耳郭修复的历史早在公元前六百年的古印度《吠陀经》中就有记载。1870 年国外学者就尝试了利用皮瓣卷曲形成耳郭的全耳再造术。直到 Gilles 医师(1920)将肋软骨经过雕刻制成耳郭形状的支架置入到残耳后乳突区皮下，再经过一段时间再将耳郭从颅侧壁掀起，利用颈部的皮瓣转移修复掀起后形成的耳后创面，重建颅耳沟，形成具有立体感的耳郭，才开创了全新意义上的耳郭再造术的历史，并成为整形外科治疗小耳畸形的先驱者。Pierce 医师(1930)进一步改良 Gilles 的术式，在掀起的耳郭后面保留一层筋膜组织，耳后筋膜表面及乳突区创面上进行游离皮片移植而形成耳颅沟，再用颈部皮肤形成细小的皮管重建耳轮结构，此方法完成的再造耳郭进一步提高了观赏性。总体看，再造耳郭美容效果仍欠如人意，加之手术的次数多，颈部遗留瘢痕明显，而一直未被更多的医师所接受。

直到 20 世纪 50 年代中后期，Tanzer 在总结前人经验的基础上，经过不断的临床探索，大胆创新，形成了独具特色的经典四期法耳郭再造术：即耳垂转位、取肋软骨雕刻成耳支架置入皮下、掀起耳郭游离植皮、耳屏及耳甲腔成形。每期手术间隔数月。Tanzer 医师四期法技术成为现代整形外科耳郭再造术的标志。继 Tanzer 医师后又有很多医师对经典的四期法进行了改良，其中 Brent 医师第一期采取肋软骨雕刻成耳郭支架并置入残耳后乳突区皮下，然后再分期进行耳垂转位、耳屏再造及从颅侧壁掀起耳郭并植皮，他认为如果先行耳垂转位后产生的瘢痕组织干扰支架与皮肤的附贴，影响再造耳郭的效果。另外日本学者 Fukuda 医师改良 Tanzer 的四期法为二期法耳郭再造，第一期将耳垂转位、采取肋软骨并雕刻成耳郭支架置入残耳后乳突区皮下、加深耳甲腔及再造耳屏合在一起完成，第二期手术在 6 个月后再将耳郭从颅侧壁掀起，并在耳后和乳突区创面植皮，完成耳郭再造。同时巴西学者 Avelar 医师、美国学者 Tegtmeier 医师(1977)分别报道了利用颞浅血管为蒂的颞顶筋膜瓣翻转并包被肋软骨雕刻而成的耳郭支架，再结合局部皮瓣加之筋膜表面游离植皮的方法进行一次成型的耳郭再造术。中国学者宋儒耀教授(1979)提出了一种全新的一期法全耳再造术，就是用一蒂在前的乳突区残耳后皮瓣覆盖软骨支架的前侧，再用该皮瓣延伸的皮下组织筋膜瓣包被软骨支架的后侧，在创面上游离植皮，完成耳郭再造术。该方法疗程短、效果好，被国内的多数学者所接受并进行了适当的改良。宋业光教授(1981)在此基础上又设计出在残耳后乳突区掀起一蒂在前的皮瓣和一蒂在前的皮下组织筋膜瓣，即所谓的双瓣，并将雕刻的肋软骨耳郭支架置于两瓣之间，皮瓣覆盖支架的前面，筋膜瓣从后面包被支架的后侧，两瓣在耳轮处瓦合，并在筋膜瓣上游离植皮，完成耳郭再造。20 世纪 70 年代，由于皮肤软组织扩张器的出现和在临床的广泛应用，一些学者利用扩张器进行残耳后乳突区皮肤的扩张，并完成耳郭再造。直到1989年，庄洪兴教授将扩张器技术与一期法的双瓣耳郭再造技术巧妙地结合在一起，开创了利用皮肤扩张器法耳郭再造的新技术。手术分三期完成，第一期残耳乳突区皮下置入皮肤软组织扩张器，第二期扩张器取出、雕刻的自体肋软骨耳郭支架置入耳郭再造，第三期耳甲腔或耳道成形（含中耳重建）和耳屏再造。该方法克服了一期法耳郭再造的缺点，使再造的耳郭边缘被无毛皮肤覆盖，耳郭的结构更加清晰，不显臃肿，皮肤边缘的坏死率大大降低。该方法被国内同行广泛应用于临床，并取得了满意的疗效，成为当今世界上完成耳郭再造术样本量最多的手术方法。

再造耳郭支架材料的选择也是成功再造耳郭的关键因素。近一个世纪，有些学者采用新鲜或保存的同种异体肋软骨或异种软骨作为支架材料，并有成功的报道，但因软骨吸收等问题而未能广泛应用。还有些学者利用医用硅橡胶作为耳郭支架材料。医用硅橡胶因具有组织相容性良好、不吸收变形、减轻患者痛苦等优点，曾一度获得应用。但由于覆盖的皮肤组织较薄，常常会出现支架外露、脱出等并发症，也未能普遍推广。近些年临床常用的Medpor（高密度聚四氟乙烯）材料，也被作为耳郭再造的支架，同样由于该材料质地硬，经常出现感染外露现象，应用的学者越来越少。

近十几年来，随着组织工程技术的兴起，特别是在组织工程软骨的研究中取得了很大的进步，也为耳郭支架材料的来源提供了新的途径。1997年，Cao YL 等利用分离获得的软骨细胞在裸鼠体内构建出具有人耳结构和形状的三维立体软骨组织，被誉为组织工程研究发展中的重要里程碑之一。目前已可通过计算机 CAD/CAM 技术以患者健侧耳郭轮廓为模板，获得与之形状和尺寸完全一致的个体化的三维立体可降解耳郭支架材料，将软骨细胞接种到这种支架材料上，经过体外培养，可形成与正常耳郭模型相似度达85%的具有耳郭样外形的软骨组织，而且其生物力学强度、组织学以及软骨特异性分子的含量等都接近正常软骨组织。虽然该技术仍需进一步深入研究，但目前的研究发现也为耳郭再造的临床应用提供了试验和理论基础。

总之，虽然目前人们努力对耳郭支架材料进行革新，但仍没有一种材料或技术可以完全替代自体肋软骨在耳郭再造中的应用，利用自体肋软骨作为耳郭再造的支架仍是目前临床工作中最可靠、完美的选择，并被绝大多数的临床医师所接受。

第二节　耳郭应用解剖

耳郭位于头颅两侧，左右对称，其上端与眉上的水平线平齐，下端与经过鼻底的水平线平齐，与颅侧壁约成30°。耳郭前外侧面皮肤较薄，皮下组织少，与软骨膜紧密粘连；后内侧面皮肤稍厚。前后侧面皮肤中间为耳郭软骨，耳郭软骨为弹性软骨，其弹性较强，而且耳郭软骨外形复杂。正是由于这种皮肤菲薄和耳郭软骨的复杂外形，使得耳郭再造变得十分困难。将耳郭软骨从耳郭皮肤下完整剥离出来后可以发现耳郭软骨几乎与外耳外形一致，仅仅是耳垂部没有软骨组织的存在，取而代之的是纤维脂肪组织。这种组织结构的差异也给耳垂再造增加了难度，单纯采用软组织重建耳垂往往难以得到良好的外形和长期的效果，目前常用的方法是在雕刻耳支架时在支架底部添加耳垂形状的软骨支架。

耳郭的血液供应十分丰富，主要来自颈外动脉的颞浅动脉和耳后动脉。其中颞浅动脉主要分布于耳郭前面、耳郭和外耳道；而耳后动脉分布于耳后内侧面，并发出分支穿过耳郭软骨分布于耳郭外侧面。耳郭的静脉位于动脉浅面，在三角窝等处形成静脉网，最后汇聚成耳前静脉，注入颞浅静脉。耳郭后内侧面的静脉注入耳后静脉。耳郭淋巴回流，特别是后内侧的淋巴，大部分汇集于耳后淋巴结，少数汇入腮腺淋巴结。

耳郭部的神经分布十分复杂，神经之间形成稠密的神经网分布于耳郭皮肤。耳郭感觉神经主要为来自颈丛的耳大神经。来自三叉神经下颌支的耳颞神经分布于耳郭前外侧面上部的皮肤，而枕小神经则分布于耳郭后内侧面上部的皮肤；除此之外，尚有迷走神经耳支和面神经耳支分布于耳甲和三角窝等处皮肤。理解耳郭神经分布有助于更好地进行局部麻醉。Brent 医师建议可以在耳垂部注射阻断耳大神经，待其起效后沿耳颅沟向上，至耳郭顶部转向下，达耳屏处依次注射局麻药，最后阻断迷走神经，以达到减少患者痛苦的效果。

第三节　耳郭畸形总论

耳郭畸形(deformities of the auricle):分为先天性耳郭畸形(Congenital deformities of the auricle)和后天获得性耳郭畸形(Acquired deformities of the auricle)。先天性耳郭畸形是第一、二鳃弓综合征面部表现的症状之一,主要是耳郭各种不同形式和程度畸形、缺如,或赘生物及瘘管等,有时伴有耳道的狭窄和闭锁。导致先天性耳郭畸形的病因目前并不十分明确,但通过基础研究、临床观察以及病史采集和分析整理发现:遗传因素与该病的发生有关,特别是易感基因学说认为发生耳郭畸形与家族遗传易感性有关;药物和感染也会影响孕早期胚胎的发育,从而导致胎儿的耳郭畸形;环境污染如射线、化学物质等均可对胎儿早期的发育构成威胁,并导致耳郭畸形的发生。后天获得性耳郭畸形指由于创伤、烧伤、感染和肿瘤等因素造成的耳郭部分或全部的缺失和(或)形态不同程度的变形及正常解剖结构的消失。耳郭畸形严重影响患者的外观和部分功能,同时也给患者及家属造成一定的心理负担。

先天性耳郭畸形表现形式多种多样,其中包括一侧或双侧的全部耳郭缺如,亦称无耳畸形;耳郭的部分或大部缺如,代替以仅有花生米或腊肠样的残耳或耳郭部分结构缺失,通常我们称之为小耳畸形;还有就是耳郭大部分存在但耳郭扁平,上半部分低垂、前倾,耳轮结构消失或不明显,对耳轮形态异常,临床中常见招风耳、贝壳耳、杯状耳(垂耳、卷曲耳、环缩耳)、隐耳(埋没耳、袋耳)、猿耳(猩猩耳);另外耳垂畸形亦属耳郭畸形范畴之中,表现为耳垂分裂、耳垂粘连、耳垂的部分或大部缺失;附耳畸形主要指位于耳屏周围的赘生组织,其形式多种多样,通常内含软骨组织,同时也会伴有耳屏的畸形及耳屏形态异常;耳前瘘管在耳郭畸形中也较常见,常有家族史,瘘管口较小,常位于耳屏前上方近耳轮脚处,亦可位于耳前的其他部位,瘘管的管道狭窄,可以弯曲、分支,多属盲管,内衬复层鳞状上皮,管内常有乳酪样分泌物溢出,如并发感染偶有脓性分泌物;先天性耳郭肥大也属耳郭畸形,一种是先天性大耳(巨耳),表现为耳部过度的发育,较正常明显增大,但基本结构存在,比例也无失调,此类耳畸形较少见,另一种是由于耳郭的神经纤维瘤、黑痣或血管畸形等病理因素造成的耳郭异常肥大,常常随着年龄的增长、病变的加重而出现。

后天获得性耳郭畸形主要包括耳郭的部分和全部缺损,由于致伤的原因不同,常常在缺损区遗留瘢痕组织,给耳郭修复再造时的皮瓣设计带来一定的困难。通常锐器伤、咬伤造成的缺损以部分缺损为主,耳甲结构保留较完整,而烧烫伤、撕脱伤造成的耳郭损伤较严重,并常常波及耳周皮肤组织;耳郭皮肤肿瘤(如基底细胞癌等)切除后造成的缺损较局限,修复手术相对容易;另外,由于长期反复挤压(摔跤、柔道运动员)创伤出现的耳郭软骨无菌性炎症造成的软骨坏死吸收或软骨化脓性感染均可导致耳郭皱缩,正常解剖结构大部分消失,外观呈献不规则的沟回,触之硬韧无弹性,状如菜花,也称为菜花耳。

耳郭畸形的临床诊断较容易,只是有时几种先天性耳郭畸形合并存在,如招风耳伴贝壳耳畸形,杯状耳同时伴有轻度的小耳畸形,隐耳伴轻度的卷曲耳畸形等,但临床诊断时应该首先对最明显的畸形进行诊断,然后再对轻度畸形进行诊断,不能忽略。

耳郭畸形的治疗是依据畸形的类型选择术式。小耳畸形、无耳耳郭缺损主要选择不同方法的耳郭再造术,如:Tanzer 法、Brent 法、扩张器法等;招风耳、杯状耳、隐耳的矫正手术方法较多,各有千秋,常根据术者对某种术式的熟练程度及对畸形程度的判断而定,无千篇一律的方法可循。

第四节　先天性耳郭畸形总论

一、耳郭的胚胎发育

临床上小耳畸形的患者家属非常关心患者的听力状况,有的家属认为患者的患侧听力肯定是完全丧失的,也有家属认为仅仅在皮肤上打个孔就可以使听力恢复正常。这些误解的产生是由于患者家属对耳发育整个过程的不了解所导致的。面对这些情况,医师往往需要向家属做些耳郭胚胎发育方面的知识介绍，因此对于医师来说，了解耳郭胚胎发育的知识也是十分必要的。

人的外耳和中耳与内耳来源于不同的胚胎组织。外耳和中耳来源于第一鳃弓(下颌弓)、第二鳃弓(舌骨弓)。在胚胎第6周，下颌弓和舌骨弓各出现3个小丘，至第6周末，这6个分开的小丘相互融合，其中下颌弓的3个小丘形成耳轮前缘小部分、耳轮脚和耳屏，舌骨弓的3个小丘形成耳轮后缘大部分、对耳轮和耳垂。下颌弓和舌骨弓之间的第一鳃沟形成外耳道。而人类的内耳则起源于内胚层，其发生首先开始于第3周。先天性耳郭畸形是指由于遗传、病毒感染等原因导致的耳郭先天性的发育不良。小耳畸形的患者往往是第一、二鳃弓发育障碍引起的，因此多数累及外耳和中耳，而内耳较少累及。有文献报道只有10%的小耳畸形患者伴有内耳发育不良，而且内耳发育不良的状况也较轻微。也就是说，先天性小耳畸形主要伴发传导性听力障碍，Brent报道在25年研究中，1500例小耳畸形患者中只有3例患者听力完全丧失，通常患侧的听力阈值在40～60分贝之间，而正常人耳的听力阈值可以达到20分贝以下。由于小耳畸形患者内耳发育影响较小，其听觉的骨传导作用可在一定程度上弥补听力的障碍，因此甚至于双侧小耳畸形患者常常也可保留一定的听力。然而对于双侧小耳畸形患者需要在出生后几周内接受耳鼻喉科医师的听力矫治，以促进其语言功能的发育。促进骨传导的听力矫治方法的不足之处在于容易给患儿贴上一个听力障碍的标签，对患儿心理发育产生影响，目前认为，最理想的解决方法还是采用手术的方式矫正听力障碍。当然对于单侧的小耳畸形的患者，其健侧听力功能足以代偿患侧的不足，而且随着生长发育，患者也可以逐渐适应，Brent报道有88.9%的单侧小耳畸形患者，不行中耳听力重建手术也可以具有较好的听觉功能。由于听力重建术的并发症发生率较高，因此对于单侧小耳畸形的患者往往不建议同时采用听力重建手术治疗。

除耳郭和中耳外，第一鳃弓还可发育成上颌骨、下颌骨、颧骨、咀嚼肌、下颌舌骨肌、二腹肌前腹、三叉神经等；第二鳃弓还可发育成颞骨茎突、二腹肌后腹、耳肌、表情肌、面神经、茎突舌骨肌等。人类面部生长发育最迅速的时期是胚胎第48周末，这个时期也是发育畸形出现的关键时期。这个时期第一、二鳃弓具有组织学的相似性，因此病原体、遗传因素等不良因素可以对其产生相同的影响，从而使第一、二鳃弓发育形成的组织在不同程度上产生畸形表现，这样的畸形被称为第一、二鳃弓综合征。

二、病因学

各种先天性耳郭畸形之间是相互关联的，而且是具有遗传性的。Rogers研究表明小耳畸形、杯状耳和招风耳三种先天性耳郭畸形之间存在着形态学、解剖学和遗传学等方面的相关性。有文献报道，附耳、耳前瘘管、耳郭的卷曲畸形和耳聋具有显性遗传的特性。Tanzer通过对43例小耳畸形患者家族史的研究发现，25%的小耳畸形患者的家属中有第一、二鳃弓综合征的病史，其中有4例为小耳畸形患者。Brent通过对1000例小耳畸形患者家族史的研究发现，4.9%患者的直系亲属中有严重的耳郭畸形的病例，另有6%的患者的直系亲属中有附耳等轻微的耳畸形病例，而在远亲中耳郭畸形的发生率则上升到10.3%。另外还有1.2%的患者的直系亲属中虽然耳郭发育良好，但有下颌和面神经发育不良的病例。Takahashi和Maeda通过171例患者的家系进行研究发现小耳畸形的遗传机制是染色体畸变，这种畸变的在后代当中的重复发生率为5.7%，而如果一对夫妇有两个小耳畸形的患儿，那么小耳畸形在其后代中再次出现的可能性则可上升至15%。

除了遗传因素外，胚胎发育时期中关键血管缺损或出血也是导致小耳畸形发生的重要原因。McKenzie和Craig以及Poswillo认为胚胎发育过程中镫骨动脉缺损或局部组织出血导致的局部组织缺血是影响耳郭正常发育的原因。除此之外，病毒感染、药物等也与小耳畸形的发生有关。比如，妊娠3个月内感染风疹病毒可导致耳聋和小耳畸形；镇静药、枸橼酸克罗米芬和维A酸等，据报道也与小耳畸形的发生有关。

三、诊　断

先天性耳郭畸形从临床表现来说是变化多样的，目前分类方法也有多种，目前国际上应用较多的是Tanzer分类法，该分类方法根据治疗方式和胚胎发育特点将先天性耳郭畸形分为五类，具体如下：

1. 无耳畸形。

2. 完全性耳郭发育不良(小耳畸形)

(1)伴有外耳道闭锁。

(2)不伴有外耳道闭锁。

3. 耳郭中 1/3 发育不良。

4. 耳郭上 1/3 发育不良。

(1)杯状耳畸形。

(2)隐耳畸形。

(3)耳郭上 1/3 完全发育不良。

5. 招风耳畸形。

第五节　先天性小耳畸形

一、概　述

先天性小耳畸形(Microtia):是胚胎发育期受多种因素的影响,使第一鳃弓和第二鳃弓表面的 6 个丘状隆起(Hillocks)异常融合,从而导致耳郭形成不完全。根据外观形态表现对先天性小耳畸形分度,Ⅰ度:耳郭的大部分解剖结构存在,但轮廓较正常侧小;Ⅱ度:耳郭的多数解剖结构消失或无法辨认,残留的结构尚存部分耳垂,形态各异,但大多数外观呈现花生状、腊肠状和舟状,大多伴耳道闭锁、耳甲腔消失,此类型最多见;Ⅲ度:残留的组织仅仅呈现小的赘皮、凸起,也称小耳症。先天性小耳畸形常常伴发同侧的下颌骨、颧骨、颞骨发育不良。同时偶有伴发同侧面神经发育不良所致部分面神经功能障碍。另外一些面部的综合征,如 Treacher-Collins 综合征等也会伴有小耳畸形的临床表现。先天性小耳畸形是我国四种体表重大出生缺陷之一。国内外对发病率的报道有很大的差异,国外为 1∶6000(Grabb,1965),我国为 1∶3439(刘国兴,1978),5.18 万(朱);男性的发病多于女性,比例男∶女为2∶1(Dupertuis,1959),而日本学者的数据是 3∶2。先天性小耳畸形的右、左、双侧均可发生,其比例为右∶左∶双侧为5∶3∶1(Dupertuis,1959),日本学者为 5∶3∶2。

先天性小耳畸形的临床诊断较容易,值得注意的是分度诊断较重要,部分Ⅰ度的小耳畸形可以利用复合组织移植的方法进行治疗,而不一定选择耳郭再造的方法。先天性小耳畸形的治疗方法很多,主要是通过局部皮瓣、筋膜瓣并结合肋软骨移植的方法进行分期的耳郭再造术。早在古代就有关于应用残耳周围无毛发皮肤修复耳郭缺损的记载,近代也有很多医师尝试耳郭再造术,均未成体系,但给后人留下了很多宝贵的经验。直到 Gilles 医师在 20 世纪 20 年代利用雕刻的肋软骨形成耳郭形状的支架置入小耳畸形侧的乳突皮下,并通过分期手术的方法完成耳郭再造术,他在小耳畸形整形外科治疗技术上的贡献具有开创性,同时为以后耳郭再造方法的发展奠定了坚实的基础。现代利用自体肋软骨移植并结合局部皮瓣、筋膜瓣进行的分期法耳郭再造技术源于 Tanzer 医师创立的术式,目前国内外常规采用的分期法耳郭再造、扩张器法耳郭再造均借鉴了 Tanzer 医师的方法。

对于先天性小耳畸形患者何时选择耳郭再造术,要从心理方面和生理方面考虑。从心理方面,小耳畸形患儿及家长对此种缺陷均存有心理负担,同时患儿上学后也会引起同学的嘲讽,很容易影响到患儿的心理发育,造成患儿性格孤僻、自卑等,使患儿的身心健康受到极大的伤害,所以手术应尽早,至少考虑在学龄前;而从生理方面,首先,耳郭一般在儿童 9—10 岁时就接近成年人耳郭的大小,6 岁儿童的耳郭略小于成年人期,另外从软骨发育的组织量上考虑,6 岁左右儿童肋软骨完全满足雕刻耳郭支架的需要。综上所述,结合国内外学者多年的临床经验,绝大多数患儿可以考虑 6 岁是进行耳郭再造术的理想时机。先天性小耳畸形伴有同侧耳道闭锁的患者,如果是单侧,多数学者认为应优先考虑进行耳郭再造术,然后再考虑患侧是否进行外耳道、中耳重建,提高听力的手术,因为患侧尚存部分听力,健侧听力正常,对患儿语言发音并无大的影响,也可以满足患者的正常生活需要;如果是双侧,则应首先对患者的听力进行测评,并与耳科医师共同制定治疗方案,以决定手术的先后顺序,针对这种情况,掌握的原则是听力的提高要比形态的恢复更重要。对于小耳畸形伴有同侧颜面短小畸形的患者,进行下颌骨延长或颧骨延长的手术可以与耳郭再造术同时进行,也可以同颌面外科医师探讨,根据具体情况决定耳郭再造和骨延长术的先后顺序。针对患侧面部软组织发育不良的矫正手术如自体脂肪移植等,从患者的发育和供区组织量方面考虑,最好在成年后进行。对中年以上患者,年老体弱并出现肋软骨钙(骨)化失去弹性的患者,应考虑佩戴赝复体义耳;目前国内外学者也在进行非创伤性的赝复体义耳暂时佩戴工作,主要针对手术时机不成熟的幼儿期,以最大限度降低患儿心理压力，待手术时机成熟再进行耳郭再造；也可作为患者根本不愿意接受手术造成创伤时的无奈之举。

关于耳郭再造术的耳支架的选择，也是耳郭再造术的关键，国内外的学者也进行了大量的研究和临床应用，主要包括软骨类如同种异体肋软骨和异种软骨，替代的材料类如尼龙编织物、硅胶类等，均由于软骨吸收和材料类支架的外露、感染等问题而未能普及。目前，国内大多数学者认为选择自体肋软骨作为耳郭再造的支架是最安全、可靠的。有关组织工程方面的耳郭支架的研究仍然处于试验阶段，在种子细胞来源和形成的耳支架软骨的生物力学方面还有很多问题需要进一步地探讨，一旦获得突破将为临床耳郭再造开辟美好的应用前景。

二、皮肤扩张法耳郭再造术

皮肤扩张法耳郭再造术(Skin expansion technique for ear reconstruction)是把皮肤扩张术运用到先天性小耳畸形和后天获得性耳郭缺损患者中，并将扩张的皮瓣、筋膜瓣和软骨支架等有机地结合起来进行耳郭再造的一种方法，亦称扩张法耳郭再造术。20 世纪 70 年代末，美国 Radovan 医师研制出皮肤软组织扩张器，并将其应用于临床，取得了令人鼓舞的效果。皮肤扩张技术逐渐为整形外科医师所认识并广泛应用于整形外科领域。20 世纪 80 年代初 Brent 医师报道了应用皮肤扩张器治疗先天性小耳畸形。庄洪兴医师自 1984 年开始关注并思考将该技术与我国的一期法耳郭再造技术相结合。直到 1989 年将自行设计研发的肾形扩张器应用到耳郭再造术中，经过数以万计的临床应用，基本解决了耳郭再造术中乳突无毛区皮肤组织量不足、皮肤臃肿、皮瓣血供障碍等问题。目前皮肤扩张法耳郭再造术已经成为我国最具特色的耳郭再造术之一。该术式术后效果良好，为国内同行广泛借鉴和应用，也得到国外同行的认可。自 20 世纪 90 年代，也有很多国内外学者不断地将扩张法耳郭再造术进行改良，主要是对扩张器置入的层次和扩张器的容量进行调整，但万变不离其宗，此类术式的关键技术大同小异。

皮肤扩张法耳郭再造术的适用范围包括各种先天性小耳畸形及外伤性耳郭缺损，特别是对于残耳后发际线较低的患者。

具体操作是一期为耳后扩张器置入：在耳后发际内 0.5cm 做 4cm 纵行切口，于皮下浅层做潜行分离，上方至发际内 1.5cm，前方至残耳处，下方至残耳垂根部，分离面积略大于扩张器基底，彻底止血，将皮肤扩张器(容量 50～150ml，肾形)置入皮下，定期注水扩张，疗程 1～2 个月。一期手术是进行后续耳郭再造术的基础，应予以特别关注。注意定期注入生理盐水，注意观察扩张皮肤的血供情况。根据扩张皮肤的薄厚、血供状况和伸展度动态调整注入生理盐水的总量。扩张期间注意保护扩张皮肤，避免外伤、蚊虫叮咬、疖肿、感染等。二期为自体肋软骨耳郭再造：根据所需软骨量依次取下第 7、8、6、9 肋软骨雕刻耳郭支架，注意避免发生气胸。以耳后扩张皮肤前缘为蒂，将扩张皮肤向前掀起，形成耳前皮瓣。耳后切口外开 1.5cm，与头皮内切开耳后筋膜，向前掀起，形成耳后筋膜瓣。注意保证这两个瓣血供良好。将雕刻好的三维立体肋软骨支架置入耳前皮瓣与耳后筋膜瓣之间，耳后皮肤创面以薄中厚皮片覆盖。三期为耳甲腔加深、耳屏重建、抬高再造耳高度：耳甲腔处反“C”形切口，切除皮下多余软组织及不规则软骨团块，深度达颅骨外膜，加深耳甲腔。将“C”形皮瓣反折向前，重建耳屏。耳甲腔皮肤创面以薄中厚皮片覆盖。如需抬高再造耳高度，可于耳后垫入软骨块，耳后创面植皮覆盖。

该方法的常见并发症包括血管血栓造成局灶性皮肤坏死；过度扩张、皮肤坏死或外伤导致扩张器外露；身体其他部位的化脓感染，如扁桃体炎或扩张区皮肤毛囊炎所致感染；由于扩张器质量问题或注水误穿造成的扩张器渗漏。这些并发症随着医师实践经验的增加，其发生率会显著降低。

三、Tanzer 法耳郭再造术

Tanzer 耳郭再造术分为四期：1959－1978 年，Tanzer 应用自体肋软骨雕刻成三维立体耳支架，通过四期完成耳郭再造，取得了良好的形态效果，成为现代经典耳再造术式的基础。手术大致分四期完成。

第一期：耳垂转位术。残留的耳垂转移到正确的解剖位置。

第二期：耳支架构建。切取自体肋软骨并雕刻耳支架。从软骨膜下切取对侧的 6～8 肋软骨，具体雕刻方法见 Brent 法，即第 6、7 肋软骨作为基底和对耳轮，第 8 肋软骨作为外耳轮，然后用钢丝固定，再将雕刻、构建成功的耳支架埋置于乳突区皮下。

第三期：颅耳角构建。掀起耳郭，创面游离植皮。将前期构建的耳支架从乳突处皮下掀起，耳后皮肤向前推进及耳后全厚皮片移植。

第四期：耳屏与耳甲腔再造。通过对侧耳的皮肤和软骨复合移植来再造耳屏和耳甲腔。后来Tanzer改进了方法，将耳垂转位和耳支架放置在乳突区皮下一期完成，但仍主张四期法，以避免耳垂的血供发生问题。

四、Brent法耳郭再造术

尽管与Tanzer法在治疗顺序上有细微的差异，但Brent的方法与Tanzer很相似，采用的是三期或四期法。

第一期：自体肋软骨耳支架的构建和埋置

1. *再造耳的定位*　用X线胶片按健侧耳的形态，大小和三维结构绘制出正常耳的构建模板，尽量模仿正常侧的解剖结构，然后把膜片翻转并缩小几个毫米，这是考虑到手术时覆盖在软骨表面的皮肤的厚度。耳垂的改变取决于残存耳垂组织的质量与组织量。在发际线很低的患者，如果是双侧小耳畸形的患者，就不用考虑受否会带毛发这个问题，在单侧小耳畸形患者，Brent主张再造一略小的耳朵以避免外耳轮带毛发，同时在正常侧耳的耳舟切除一新月形的组织使再造耳和正常侧对称。为了使再造耳的位置与正常侧相称，利用鼻，外眦和耳垂的位置来定位，测量出健耳外耳轮上嵴点、耳垂下缘点分别至健侧外眦、鼻翼外缘点的距离，依此距离以患侧外眦和鼻翼外缘点为基准定出患耳外耳轮上嵴点和耳垂下缘点，按耳模轮廓定出乳突区皮瓣分离范围及耳垂皮瓣转位位置。但在半侧颜面短小的患者，面部的不对称会影响到再造耳的定位，在这种情况下，外眦很少会被认为可靠的再造耳定位标记点，Brent建议参考健侧耳的上嵴，即将再造耳的上嵴和健侧耳的上嵴置于同一水平为标准。

2. *应用肋软骨构建耳支架*　肋软骨的切取范围一般为患耳对侧的6、7、8肋软骨，为了防止肋软骨切取后胸廓的畸形发育，Brent主张保留联合部的上缘嵴及胸骨柄的连接处，以防残余的肋软骨外翘，对于年龄较大的患者，为了防止软骨的钙化而脆性增加导致浮肋弯曲再造外耳轮时断裂，Brent主张将外耳轮同耳的整体部分相连进行雕刻和耳支架的重塑。但外耳轮与对耳轮之间的立体感会受到影响。通常取对侧6和7肋软骨联合作为构建支架的基底，作为浮肋的第八肋软骨固定于基底形成外耳轮。Brent通常在软骨基底上过度加强结构以补偿因较厚的皮肤覆盖形成的三维结构的不足。软骨之间拼接固定可用细的钢丝或4-0、5-0的尼龙线，所有的线结固定于耳支架的底部。Brent认为，尼龙线的外露概率和可能遇到的麻烦远小于钢丝。耳屏的再造有时可以合并在第一期，用片状的肋软骨，一端固定于耳支架对耳屏的位置，另一端通过弯曲与外耳轮的耳轮脚通过缝线固定，再造耳屏。

3. *再造耳区皮下腔隙的剥离和耳支架的埋置*

耳支架完成后，开始分离解剖再造耳区的皮下腔隙，切口放置在残留耳的后下面，解剖分离前用1∶200 000肾上腺素的生理盐水行皮下注射，一方面可以减少解剖分离时的出血，另一方面，分离区域注水后使解剖间隙疏松，容易分离，解剖乳突区皮肤组织腔隙要保留真皮下血管网，腔隙要解剖的足够大，皮下分离区域的范围一般应大于实际耳支架2cm，使皮肤覆盖软骨支架时没有任何张力。构建的支架放置在乳突区皮肤组织分离形成的腔隙后，通过负压吸引，使皮肤与耳支架紧密贴附，负压管一般放置两根，一根位于耳支架下，一根通过耳支架前缘放入耳甲腔的位置，放置负压吸引可以吸出残余的积血和积液，用来使皮肤下面与构建支架紧密贴紧而呈现出外耳轮廓形态，一般负压引流管放置3～5d。Brent发现这样可以减少早期打油钉方式所引起的并发症。在他的最初15例病例中，33%的患者出现皮肤坏死和感染，自从应用负压引流，这些并发症大大减少，不到1%。值得提醒的是：传统的油钉法已被否定，因为油钉的固定不能有效的再现耳支架的轮廓，同时容易出现皮肤坏死的严重并发症。耳垂在第一期并不转位，在第一期手术中把轮廓分明的支架放置在一个未受任何破坏的皮肤腔隙中，这可以最大限度地减少皮瓣血供障碍的可能性，正是这个细节与Tanzer不同，后者先进行耳垂转位。

第二期：耳垂转位。Brent认为这时进行耳垂转位更安全和容易，能更好地把耳垂与已构建的支架进行衔接。这一期通常在耳支架构建后的数月进行。Brent早期将耳垂转位术与软骨支架成形和置入术分开，后来会通过“V”“U”或“W”形切口，将耳垂后乳突区皮瓣向前转移覆盖再造的耳屏和对耳屏位置，可以在取出残耳软骨的同时，同期进行耳垂的转位。但Brent认为，Ⅰ期耳垂转位术会降低耳垂的高度，缩小耳垂的面积。因此，对于年轻女性希望拥有较大耳垂以便挂置耳环的，应将耳垂转位术放在Ⅱ期进行。

第三期：颅耳角的再造。这一期施行的是把耳支架从乳突区掀起以使外耳轮突出。切口沿着外耳轮边缘数毫米处切开，切至耳后筋膜层，解剖分离层次位于构建耳支架的深面，将再造耳向前掀起，解剖直至到比较满意的突出度。

耳后头皮向前推进减少创面，残留创面通过中厚断层皮片移植来覆盖。皮片移植后打包加压。术后10d拆除缝线，但这种传统的植皮方法往往导致再造耳回缩，颅耳角变浅。Brent建议，外耳翻起位置的稳定通过在耳后支架下放置一片埋置的肋软骨再包裹筋膜来实现。在Ⅰ期应用肋软骨进行耳支架雕刻塑型的同时，将半月形的支撑肋软骨放置于再造耳区域后的头皮内，以备再造颅耳角时使用。这样既避免了再次切取肋软骨的创伤，且寄养的肋软骨也获得了良好的血供。

第四期：耳屏的再造：这期主要施行的是耳屏的重建，耳甲腔的加深及与健侧对称的调整，主要是确保在正位时与健侧对称。耳屏的重建通过健侧耳前切口切取对侧耳甲腔的复合皮肤和软骨移植。通过耳前"J"形切口，皮肤软骨复合组织插入以形成新生的耳屏，同时去除皮下组织加深耳甲腔。双侧小耳畸形患者，Brent主张利用耳甲腔前皮瓣，方法类似与Kirkham描述的方法，但增加了一块软骨作为支撑。Brent跨越25年间行1200例耳再造手术，通过长达18年的长期随访证实了手术方法的安全性和可重复性。Brent同时提出，只要局部血管解剖清晰且无较大变异，在操作安全的情况下，可以将第二期和第三期合并。该术式步骤较多，历时较长，但相对Nagata术式而言，并发症较少，手术成功率也较高。也有人认为该术式对屏间切迹和耳屏等的雕刻效果不佳。

对于Brent方法批评的最主要方面在于达到最终效果之前的手术次数多。这牵涉到手术造成的病痛和费用。对于大多数小耳畸形患者，Brent用四期法，但是，如果患者的耳部局部血管解剖允许安全地操作，Brent有时会把耳垂转位和耳支架翻起同时操作。Nagata法的支持者强调Brent法中耳屏重建形态不满意。在缺乏经验的新手，复合皮肤软骨移植会收缩，耳屏后空洞消失，甚至整个耳屏消失。早期，Brent应用对侧正常耳甲复合组织移植及对侧耳后皮片移植来完成再造耳的耳屏再造。他认为这样可以在缩小健侧颅耳角同时，使再造耳颅耳角与健侧接近。后来，Brent应用肋软骨在Ⅰ期耳支架成形时将再造耳耳屏和对耳屏预先制备在耳支架上，这种方法对于健侧耳甲腔较浅或双侧小耳畸形患者具有明显优势。

对于Brent法批评的声音还在于他的方法缺乏耳甲腔，耳屏间切迹和对耳屏轮廓，没有耳轮脚的完全重建。耳甲腔无法分开为耳甲和耳甲艇。这个缺点可以通过另外的手术来加深耳甲腔而达到所期望的效果。另外，在耳甲腔的皮肤移植，如果皮肤不是从对侧耳或头皮切取，皮片成活后色素沉着比较严重，使最终效果大打折扣。由于皮片收缩，再造的颅耳沟会变浅，导致再造耳突出度减少，这个问题可以通过移植比较厚的皮片来缓解，最好是全厚皮片，或者通过把耳后皮肤推进到颅耳沟，皮片移植仅为耳后创面来缓解。

五、Nagata法耳郭再造术

Nagata法主要分2期。在1993年这个方法第一次被广大学者了解，随后在不同类型的小耳畸形(如耳垂型，小耳甲腔型，耳甲腔型，无耳，低发迹线)上有些技术上的改进。这个方法证实了在再造耳中，除了耳轮，耳轮脚，对耳轮和耳甲腔等亚单位结构外，耳屏和耳屏间切迹也是非常重要且可以重新构建的结构。

第一期：肋软骨耳支架构建和耳垂转位，乳突区皮瓣的解剖

将肋软骨形成的耳支架连同形成的耳屏放置在乳突区皮下组织形成的腔隙中，同时行耳垂转位是该期手术的目的。Nagata法的第一期手术相当于Brent的前三期手术。不同于Brent的切取对侧三根肋软骨，Nagata切取同侧的6～9四根肋软骨。除了6、7联合处外，软骨膜留在原位。Nagata构建三层软骨支架，每一层代表不同的平面，最底层为耳甲艇和耳甲腔，第二层为对耳轮脚，三角窝和耳舟，最后外耳轮，对耳轮，耳屏和对耳屏为最上面一层。四根肋软骨的作用分别是：6～7肋软骨完成底板的构建，8肋软骨完成外耳轮和耳轮脚的构建，9肋软骨完成对耳轮，对耳轮上、下脚的构建，余下的肋软骨完成耳屏，对耳屏和耳屏间切迹的构建。由于Nagata采用特殊的三维耳模进行辅助雕刻，因此成型后的支架已经涵盖耳郭重要的解剖结构，无需像Brent术式进行耳屏及耳甲腔重建，该术式的第一期实际上相当于Brent术式的第一、第二和第四期。Nagata术式的优点在于历时短，耳郭雕刻

比较精细,但同时也更容易出现皮瓣坏死、支架暴露以及胸廓畸形等并发症。Kawanabe 和 Nagata 提出,保留肋软骨膜以及用剩余软骨填塞术腔,可以减少胸廓畸形的发病率。

Nagata 法局部乳突区皮瓣的解剖:解剖乳突区皮下组织腔隙要保留真皮下血管网,腔隙要解剖的足够大,皮下分离区域的范围一般应大于实际耳支架 2cm,使皮肤覆盖软骨支架时没有任何张力。应用 Nagata 法分离乳突区皮下组织腔隙时,耳甲腔部位的皮肤和皮下组织之间要保留一个皮下蒂,大小以不阻碍耳支架顺利旋转到位为标准,蒂部宽度约 2mm,长度约 5mm,进一步保证皮瓣远端血供。Nagata 的手术设计,分离耳区腔隙时同时完成耳垂的转位。分离层次位于皮下层,手术中需仔细操作,保留真皮下血管网,尽量保护皮瓣血供,对于耳甲腔型的患者,覆盖耳支架的皮肤会多余,应根据皮瓣的血供,进行综合判断,切除多余的皮肤。分离耳区腔隙时要把残存的小耳内的软骨全部去除。该方法的关键在于:通过“Z”改形,一期完成耳垂转位,同时将分离后的耳垂后皮瓣,连同乳突区的皮瓣和再造耳屏处的皮瓣共同覆盖耳支架,然后通过负压使皮瓣和构建的软骨支架完全贴附,负压引流管一般放置 3～5d。

第二期:颅耳角的构建

Nagata 术式与 Brent 术式在颅耳角重建这一期的明显不同之处在于,前者在第 2 步中植入小块新月形软骨于耳颅角处,以避免耳郭向颅骨侧内收。Nagata 在第二期手术时从胸部的原切口进入,切取第 5 肋软骨构建新月形的颅耳角支撑软骨,但有些学者认为,该新月形的软骨可以在第一期手术时完成制备,并埋置在头皮下等,第二期手术时再取出,这样可以避免在二期手术时再次切取肋软骨,从而减少痛苦。

沿再造耳的边缘,旁开 5 mm 切开皮肤致浅筋膜层,将再造耳由后向前分离致耳甲腔的背面,放置,固定新月形的颅耳角支撑软骨,用钢丝或尼龙线固定。在再造耳的上方,切开头皮,解剖颞浅筋膜,将颞前筋膜向下反转,覆盖在颅耳角的支撑软骨外,用 6-0 的可吸收线固定。从枕部切取刃厚皮片覆盖创面,打包加压。8～10d 拆除加压包。

Nagata 法全耳再造在目前耳再造领域中应用非常广泛。其优点在于手术周期少,再造耳能最大限度地构建,展现出各个亚单位解剖结构。但皮瓣坏死的发生率较 Brent 法高,再造耳结构过于凸显以及二期手术时通过牺牲颞浅筋膜覆盖支撑软骨等方法是 Nagata 法值得商榷和改进的内容。

六、一期法耳郭再造术

一期法耳郭再造术(one-shot auricle reconstruction)指通过一次手术再造出含有耳垂、耳颅角和耳甲腔的具有立体感的耳郭,有时也包括同期进行外耳道成形、中耳重建在内的手术。该方法避免了分期法耳郭再造术治疗时间长、费用高等缺点,但再造耳郭稍显臃肿,细微解剖结构不十分明朗,耳轮边缘带有较多的毛发,使该方法在临床应用中受到一定的限制。

一期法耳郭再造术的适应证为用于先天性小耳畸形和后天获得性耳郭缺损的患者。对于先天性小耳畸形的患者,残耳遗留较多,耳后乳突区特别是上半部分无毛发区较大且皮肤较薄者适用此法;对后天获得性耳郭缺损者,缺损的部位较小,耳后乳突区皮肤薄者较适用。治疗方法:主要分为三种术式,一种是 Avelar(1977)等应用以颞浅血管为蒂的包括颞顶区的筋膜瓣,向下翻转包埋肋软骨雕刻而成的立体耳支架,筋膜瓣表面利用游离植皮的方法覆盖;另一种是宋儒耀医师(1979)提出的用一个蒂在前的乳突区残耳后皮瓣覆盖立体软骨耳支架的前面,用由该皮瓣远端延伸出来的一个皮下组织筋膜瓣包裹立体软骨耳支架的后面,并在其表面游离植皮;宋业光(1981)设计出在残耳后乳突区掀起一个蒂在前方的皮瓣和一个蒂在前方的皮下组织筋膜瓣,筋膜瓣的范围要超出皮瓣范围 1～2cm,然后将雕刻好的肋软骨耳郭支架置入两瓣之间,皮瓣覆盖支架的前面,筋膜瓣从后面包被支架并固定于支架的耳轮边缘,与皮瓣的边缘瓦合,筋膜瓣和乳突区的创面利用游离植皮覆盖。这种一期法耳郭再造的技术也被后来称之为“双瓣法耳郭再造术”。

该方法的注意事项包括术中要特别注意保护血管蒂的完整性;另外设计双瓣的手术要遵循任意皮瓣的设计原则,蒂宽与皮瓣(筋膜瓣)长度之比最好控制在 1∶1.5,不要超出 1∶2为佳,术中解剖要保持剥离平面的一致性,尽量避免对蒂部的损伤,保证蒂部完整性。

七、其他耳再造术

Medpor 材料全耳再造:目前在耳再造领域中除了应用自体肋软骨作为耳支架的材料以外,也有部分学者应用 Medpor 材料完成全耳再造。

Medpor 是一种医用级线性高密度的多孔聚乙烯生物材料，20 世纪 40 年代起就已被用于人体置入，试验和临床研究表明该材料无毒性，组织相容性好，置入人体后血管和组织可以长入。

Medpor 支架耳再造方法的优缺点：Medpor 作为耳郭支架材料其优点主要体现在：①组织相容性好，基本无排斥反应；②Medpor 由线性多孔高密度聚乙烯（甲基乙烯酸甲脂聚合物）材料制成，其空隙容积占材料的 50%以上，术后活体组织长入杉料空隙内，与周围组织紧密结合，术后位置稳定，表面无阴影；③耳郭支架预制，轮廓清晰，外形逼真，立体感强，三角窝，舟状窝等细微结构体现明显。手术可周期短，痛苦小，可一期完成，手术年龄最小可到 4 岁。它的不足是：技术要求较高，颞浅筋膜的解剖分离，对血管网要求保留完整。其主要缺点是材料质地偏硬，再造耳郭缺乏柔韧可屈曲的生理特性，且相比肋软骨支架，其外露率比较高。

手术方法

1. *Medpor 支架的制作雕刻* Medpor 耳郭支架由包括对耳轮、耳甲腔后壁、耳垂的耳基架和外耳轮两部分构成，包括“Y”形耳基和“C”形耳轮两部分。从健侧耳郭取模后，按照模片切削修整支架的两部分，使两个部件组装后在成年人其大小略比健侧耳郭小 3～5mm，在儿童可参考其父母正常的耳郭比照健侧做适当放大。将 Medpor 支架的“C”形耳轮部分与“Y”形耳基部分焊接在一起，构成再造耳郭的支架备用。

2. *筋膜瓣切取* 颞顶部切口线及取筋膜瓣区皮下注射含 1∶200 000 肾上腺素的生理盐水溶液。沿切口线顺毛囊方向切开头皮至毛囊下，在颞浅筋膜浅层锐性分离掀起头皮瓣，分离范围为 12cm×13cm。用电刀在颞浅筋膜和颅骨骨膜浅层分离切取包含颞浅血管在内的颞浅筋膜-帽状筋膜瓣，大小为 10cm×12cm，实际大小根据再造耳的大小决定。筋膜瓣及供区仔细止血。缝合头皮切口，头皮瓣下置负压引流管。

3. *残耳处理* 斜形切开残耳垂，使形成蒂在下的窄蒂耳垂组织瓣，将其剖开呈袋状。按设计做皮肤切口，皮下锐性分离，向耳前掀起蒂在前的薄型皮瓣。剔除残存耳软骨，加深耳甲腔。

4. *Medpor 耳支架的定位和固定* 一侧全耳再造者，再造耳支架的定位主要根据健侧耳郭的高低，同时结合患侧耳甲腔及残耳的位置确定。双侧均需全耳再造者，则可按“平行四边形法”定位。耳支架被正确定位后，以 4-0 丝线分两点将之固定于乳突区深筋膜或骨膜上，注意适当调整颅耳角。

5. *Medpor 耳支架的覆盖* 支架构成后，分别采用下列 3 种方法覆盖：①耳前方为蒂的耳后皮瓣及其下方耳后筋膜瓣包裹支架；②以耳上方颞部为蒂的耳后筋膜皮瓣向前上方旋转覆盖支架；③颞浅筋膜瓣翻转包裹支架，筋膜表面植皮。组织覆盖后，持续负压吸引，以使软组织紧贴于支架表面，形成凸凹分明的耳郭细微结构。

6. *耳郭成形* 将预制 Medpor 耳支架的耳基部用 4 号丝线缝合固定于乳突区深筋膜，注意使安放位置、耳颅角须与健侧对称。将颞筋膜瓣翻转 180°覆盖耳支架，筋膜瓣切缘与创面缝合使筋膜瓣包裹整个支架。筋膜瓣下置放负压引流管，在耳后下方皮肤戳孔，引流管经皮下导出并做缝线固定。将引流管接负压后，耳郭的外形结构及凹凸轮廓立即显现。如有漏气耳郭外形则不能出现，需在漏气处再行筋膜瓣与创面的缝合，直至不存在漏气。将支架耳垂部分插入剖开的残耳垂袋中。切取足够大小的中厚或全厚皮片，贴附于筋膜瓣上并做缝合。皮片外用敷料加压打包固定，注意打包的压力不宜过大，只要达到皮片与筋膜瓣组织贴合并稍有压力即可。

八、耳再造手术常见并发症和处理

耳郭再造是目前修复小耳畸形最可靠的方法，但由于耳郭复杂的组织结构及解剖学特点，要再造一个逼真的耳郭外形极其困难。手术并发症是影响耳郭再造成功的重要因素。因此分析和研究不同术式并发症出现情况、原因、特点以及相应预防处理，对手术最后的成功至关重要。

1. *气胸* 发生在切取肋软骨时损伤胸膜，造成气胸或血气胸。如果是由有经验的医师操作，一般很少发生。但有时为了更多的保留软骨膜，尤其为了保留肋软骨后侧软骨膜时，气胸发生概率较大。切取肋软骨时，操作不仔细也是并发气胸原因之一。因此，切取肋软骨时在软骨膜下剥离保留肋软骨前面和侧面软骨膜，同时谨慎操作，可以防止此情况发生。另外，手术一旦发生气胸，应及时给氧，缝合破损胸膜，必要时放置闭式引流。

2. *胸壁畸形* 如果切取肋软骨过多，特别是 6 和 7 联合处切除较多，易引起胸壁畸形。据统计，在 10 岁或更小年龄做耳再造，胸壁畸形率可达

64%，年龄再大的儿童发生率20%。Brent主张保留联合部的上缘嵴及胸骨柄的连接处，以防残余的肋软骨外翘，如果切取的肋软骨的骨膜完全去除的话，会引起胸部凹陷和畸形，所以要在切取肋软骨的供区保留一部分软骨膜，最好保留完整的软骨膜，以有利于软骨的再生，同时减少胸壁畸形。

3. 感染 这是最严重、最难处理的并发症，比较少见。主要有以下原因：无菌操作不严格、血肿形成、筋膜瓣坏死、支架外露等。典型表现为耳部红斑，水肿或少量的渗液或流水，少数情况会出现疼痛或发热。防治原则为术前细致的外耳清洁，术中严格无菌操作，避免血肿形成，术后预防性抗生素应用；发生严重感染及时引流，并立即应用抗生素，避免再造耳受压，一旦感染不能控制将使软骨液化、外露。

4. 软骨外露和断裂 早期主要与皮瓣、筋膜瓣、皮片坏死或感染有关，晚期主要与外伤、持久压迫、筋膜瓣或皮片收缩、支架组织相容性不良或排异有关。另外，手术后不适当包扎等因素也是导致软骨外露原因之一。软骨断裂主要发生在外耳轮，尤其对于年龄较大，肋软骨钙化严重患者，应用浮肋再造外耳轮较易断裂。

在Brent方法中发生软骨外露往往是由于软骨表面不光滑，导致与皮肤之间张力过大，将皮肤顶破。这种软骨外露往往发生在外耳轮缘比较多见；另外，局部皮肤存在瘢痕，导致血供障碍，也是软骨外露常见原因。无论软骨外露面积多大，建议通过局部皮瓣转移进行覆盖，覆盖时应注意扩大原有创面面积，使创口边缘血供是健康良好的，转移覆盖的皮瓣与创面的缝合应无张力，可通过几个局部皮瓣转移完成覆盖。

软骨支架外露在应用扩张器和颞浅筋膜瓣行全耳再造时发生比率较高，应用扩张器发生的软骨外露是由于在修剪包膜囊时发生皮瓣血供障碍或皮瓣张力太大引起。如发生，可通过局部筋膜瓣尤其是颞筋膜瓣转移覆盖。颞筋膜瓣法发生软骨外露，主要是颞筋膜瓣血供障碍引起，如软骨外露较大，只能游离对侧颞筋膜瓣、游离大网膜瓣等来进行处理。在手术中要保证筋膜瓣或皮瓣血供，防止坏死；防止血肿形成，避免感染；避免筋膜瓣或皮瓣、皮片过紧；注意保护再造耳，避免外伤或长时间受压；同时选择组织相容性良好的耳支架。

耳支架部分外露者可进行修补。如小于1cm的小面积软骨外露，同时无感染征象，可通过局部伤口换药保守处理。如果较大的软骨外露，一定要用局部皮肤或筋膜瓣覆盖暴露的支架，防止进一步发展。

5. 筋膜瓣坏死 由于颞浅动脉和颞浅静脉存在一定变异，据Park报道，颞浅筋膜瓣由颞浅动脉支配比例为88.2%，而颞浅静脉比例为66.7%，因此血管变异是导致颞浅筋膜瓣坏死原因之一，另外，颞浅筋膜瓣在解剖至头颅项部时，筋膜瓣与头皮间非常致密，给解剖带来极大困难，或血管解剖变异；术中损伤血管，也是导致颞浅筋膜瓣远端坏死主要原因之一；设计不当，筋膜瓣面积没有足够大，缝合后筋膜瓣过紧，导致包裹耳支架时张力过大也是导致筋膜瓣坏死原因；同样筋膜瓣上植皮打包，包扎固定不当，加压过紧，压迫筋膜瓣或血管蒂；也是原因之一。或者血肿形成也会导致筋膜瓣坏死。为防止此并发症发生，术前仔细探测筋膜瓣轴心血管走向；操作仔细，避免损伤主要血管；筋膜瓣要足够大，防止缝合后筋膜瓣过紧；包扎固定适中，避免血管蒂部受压；彻底止血，充分引流，防止血肿形成；筋膜瓣坏死，皮片往往不能成活，应及时处理，一旦发生，修复方法同软骨外露并发症处理。

6. 结扎钢丝或缝线的外露 应用耳软骨支架进行全耳再造，固定耳支架的钢丝或缝线有时会穿出皮肤或外露，其原因有钢丝或缝线断开，钢丝结位没有隐藏在耳支架后面，一旦发生钢丝或缝线外露，如没有感染，只需剪掉外露钢丝或剪除外露丝线。

7. 皮肤坏死 皮肤坏死可以出现在扩张器耳再造手术和Medpor耳支架全耳再造术中以及部分Nagata法耳再造手术中。由于扩张器将乳突区皮肤扩张后会遗留较厚的包囊，这种包囊将直接影响皮肤与耳支架之间紧密贴附，影响皮肤对耳支架的直接血供。因此，必须彻底剪除包囊，但包囊的处理有时会直接影响皮肤血供，导致皮肤坏死。所以，谨慎处理包膜囊是避免皮肤坏死的关键。在Medpor耳支架应用中，皮肤坏死导致Medpor外露比率较高。主要原因：应用Medpor材料进行全耳再造，往往不能受压；否则，皮肤破损机会将大大增加。皮瓣长宽比例不当，或转移后张力大；损伤皮瓣供养血管或术后皮瓣蒂部扭转；筋膜瓣血供不良或坏死；术后皮片固定不佳；血肿形成都会导致皮肤坏死。遵守皮瓣设计原则，保证皮瓣良好血供；确保筋膜瓣的良好血供；彻底止血，良好固定，避免血肿形成；皮瓣或皮片表层坏死时，应保留泡皮，避免干燥。全层坏死时，应及时清创，皮瓣转移或游离植皮覆盖创面。

8. *颅耳角的外形欠佳* 表现为颅耳角过大或过小，一般来说，颅耳角过小比较常见。主要出现在一期耳支架埋入后，进行二期颅耳角再造后期颅耳角回缩引起的。主要原因如耳支架雕刻时未形成正常的颅耳角；支架固定时未形成正常颅耳角，或术后变形、移位，颅耳角改变；皮瓣或筋膜瓣过紧不能形成正常颅耳角；术后未良好塑形；术后筋膜、皮片或皮瓣挛缩；耳支架吸收变形等。解决方法是在二期颅耳角再造时，将再造耳掀起后，在颅耳角处放置一小块软骨，皮瓣或筋膜瓣应有足够的大小；选用较厚的断层皮片或全厚皮片移植；使用稳定不易变形的支架材料以防再造耳回缩。

9. *再造耳的解剖轮廓欠佳* 再造耳解剖轮廓包括耳轮、对耳轮上下脚、三角窝、耳甲腔、耳屏和对耳屏等，解剖轮廓欠佳主要原因是耳支架雕刻粗糙，立体感不强，负压吸引不充分或局部皮肤条件弹性不好，覆盖组织过多，使再造耳臃肿，或与耳垂处衔接不自然等。因此，耳支架雕刻好坏，皮瓣剥离层次及负压吸引能否有效保持是全耳再造成功关键。

10. *再造耳异位畸形* 主要原因是由于术前未准确定位；术中因组织移位致标记线位置相对改变；术中固定不可靠，术后移位；标记线因手术操作而消失；术中健耳暴露差，对比困难等。防治措施是术前仔细设计，准确定位；术中不受设计线移位的影响，并与健侧耳对比，准确定位后固定；进行不在一条直线上三点固定，对于残耳位置不当应进行移位。

11. *支架吸收，变形或排异* 根据文献及笔者的经验而言，如果没有外力压迫或感染发生，肋软骨支架一般不会发生软骨吸收的情况。如果有上述因素存在，则有可能发生，但发生概率不定。如果软骨吸收明显，引起形状改变，需要重新移植软骨。为避免上述情况发生，雕刻肋软骨时应尽量顺其自然弧度，厚度适中；避免将软骨置于瘢痕受区，避免缝线过紧，软骨避免受压，预防感染发生。Medpor 支架理化性质较稳定，可避免支架变形；发生排斥反应时应及时取出耳支架。

12. *再造耳色素沉着* 游离皮片移植，色素沉着；皮瓣血供不佳，二期愈合后色素沉着；移植的皮肤本身颜色较深，与面部颜色相差较大。游离植皮时选用较厚的中厚皮片或全厚皮片；尽量选择邻近区域作为供皮区，用皮瓣覆盖，愈合后颜色变化较小；确保植皮或皮瓣的一期愈合；术后避免强阳光直接照射；避免局部使用类固醇激素；早期的色素沉着者不必急于治疗，部分病例随着时间推移可有所好转。

13. *再造耳毛发残留* 耳后无发区面积过小；扩张器位置不当，头皮的扩张多于无发区皮肤的扩张。对于耳后无发区过小者采用颞蒂耳后皮瓣或筋膜瓣覆盖表面植皮耳再造术；扩张器埋植时，应以耳后无发区为中心，尽量扩张无发区皮肤；毛发残留者后期可行毛囊电解，激光脱毛或手术去除毛囊，但效果较差。

由于外耳解剖结构复杂多变，要使再造耳轮廓清晰、形态逼真，将外耳 10 多项解剖结构表现得淋漓尽致，的确还有很多工作要做，全耳再造是整形外科器官再造中最具挑战性的部分。

第六节 杯状耳

杯状耳是一种主要以耳郭上半部分前倾、卷曲、位置偏低等为特征的耳郭畸形，可遗传，又称卷曲耳、垂耳、环缩耳。杯状耳畸形对患者外形影响较大，甚至会影响佩戴眼镜，因此需早期治疗，目前采用非手术治疗或手术整形修复。非手术治疗主要适用于患侧耳郭与正常侧大小相近并将卷起的部分向上后方翻起后呈现的解剖结构与正常侧相似的婴幼儿患者，利用人工制作的硅胶弹片耳郭畸形矫治器，固定矫正 6～8 周便可以达到治疗目的，这一时期耳郭软骨在外力对作用下具有一定的塑性能力。手术矫治的方法适用于非手术治疗无效或畸形较重的患者，较常用的方法是在耳郭背侧面距耳轮缘至少 1～2cm 处做平行于耳轮缘的切口，分离暴露卷曲的耳郭软骨，将其适当舒展，同时游离部分耳郭软骨反折固定，最后缝合创口。值得注意的是，杯状耳的手术方式需根据其畸形严重程度进行个性化治疗，治疗原则如下：对于耳郭卷曲和耳郭长度减少均不明显的杯状耳畸形，可以采用划痕法提高耳郭长度；对于耳郭卷曲显著而耳郭长度减少不明显的杯状耳畸形，可以单纯去除过度卷曲的耳郭或部分反折耳轮缘软骨的方法矫正；对于患侧耳郭小于正常侧耳郭不超过 1/4 者，可以采用患侧耳软骨畸形矫正和(或)对侧耳郭复合组织游离移植来增加患侧耳郭的大小;对于患侧耳郭大于超过 1/4 者,进行部分耳郭再造术是理想的选择。

第七节　隐　耳

隐耳是一种耳郭上半部的先天性畸形,临床表现为耳郭上半部埋入颞部头皮下,耳郭上半部耳颅角缺失,用手指轻拉耳郭上部可显露埋入皮下的耳郭全貌,松开则回缩为原样。该畸形在日本人中发病率较高,中国人也较常见,欧美地区则少见。患者男∶女约为2∶1,左侧∶右侧约为1∶2,双侧发病者约占患者总数的 40%。1 岁以内的婴儿可采用非手术治疗方法,如采用根据耳郭上部外形特殊制作的外夹板矫形。1 岁以后的患者多需要采用手术治疗的方法。手术治疗的关键是显露埋入皮下的耳郭软骨,并充分松解造成耳郭软骨与颅侧面粘连的纤维结缔组织,同时将造成耳郭软骨背曲的纤维结缔组织也进行充分松解,由此产生的创面通过局部皮瓣旋转和游离植皮进行覆盖。而对于重度的隐耳畸形患者往往存在耳郭软骨的发育不良以及其他畸形,需要对相关畸形进行矫正。

第八节　招风耳

招风耳是一种较常见的先天性耳郭畸形,主要是由于发育过程中对耳轮折叠异常所致,表现为耳甲和耳舟间的夹角大于 90°,一般在 150°以上。若耳轮缘也未形成卷曲,整个耳郭平坦无卷曲,则将这种严重类型的招风耳称为贝壳耳。另外,耳甲软骨过度发育也是招风耳畸形的一个特点,导致耳郭中 1/3 部位过度突出,耳甲软骨过度发育可作为一种独立的畸形或与对耳轮的畸形并发出现。招风耳畸形部分具有家族遗传史,单侧和双侧均可出现。

为了不影响患儿心理发育,一般可在 5—6 岁进行手术治疗,原则是重建对耳轮、对耳轮脚及三角窝,减少耳甲壁的宽度,矫正过分前倾的耳垂。具体手术方式很多,但应根据患者畸形的特点设计手术方式,而不应该千篇一律。如以对耳轮缺失导致的上 1/3 的耳畸形,可采用加强对耳轮隆起的方式解决;以耳甲过度发育导致的中 1/3 的耳畸形,可采用切除多余耳甲软骨或缝合固定的方法解决;以耳垂前倾为主的下 1/3 的耳畸形,则耳轮下缘软骨矫形或耳后皮肤修整的方式处理。目前的手术方法中以重建对耳轮隆起为主要目的。Converse 法及其改良的方法较多,其基本原理为改变耳郭软骨前外侧表面或改变耳郭软骨后内侧表面,特点是不对耳郭软骨进行切开处理,手术后的效果较理想,但存在一定的术后复发;另外较为常用的手术方法是在耳后内侧面纵行切开,并梭形切除部分皮肤,然后沿对耳轮长度切开耳郭软骨,将其向背侧反折缝合形成对耳轮隆起,分层缝合创口,此法术后效果理想,几乎无复发,但该术式对耳郭软骨的处理稍显复杂,如果处理的不好会导致术后外形欠佳,需再次手术矫正。

第九节　耳垂畸形

耳垂再造术(Reconstruction of the Earlobe)是修复耳郭耳垂部缺损的再造术,也包括耳郭下1/3缺损的修复手术。耳垂和耳郭下 1/3 部分的缺如是较常见的耳郭畸形,其原因包括先天性耳垂及耳郭下 1/3 缺损和外伤造成的耳垂缺损,临床中还是以创伤后出现耳垂缺损为多见。耳垂缺损基本上无任何功能障碍,主要是影响美观,还会影响妇女佩戴耳饰。适应证:耳垂缺损均可通过耳垂再造术进行修复,但对有严重瘢痕体质的患者要慎重选择。

耳垂畸形的治疗方法是耳垂再造术选择再造耳垂形态时,首先以正常侧耳垂为参照,另外要考虑再造耳垂的形态与耳郭的总体形状保持协调;对双侧耳垂缺损要注意再造耳垂的定位;对耳垂缺损较大甚至达到耳郭下 1/3 缺损,且面部软组织量不足时,要结合软骨移植进行耳垂再造术。

耳垂再造的手术方法很多:局部皮瓣法应用较广泛,包括耳后乳突区双弧形皮瓣折叠法、Converse皮瓣结合植皮法、耳后双瓣法、Brent乳突倒转波形皮瓣法和Zenteno Alanis的纵向三角瓣法等。

1. 应用前面为蒂的乳突区皮瓣一期修复　在耳后乳突区设计一双叶皮瓣,为防止术后回缩,每叶要比健侧耳垂设计稍大些,后时要更大些。然后掀起此皮瓣,将其折叠形成耳垂,再切除耳郭下部缺损边缘处的瘢痕组织,将创缘与新形成的耳垂上缘缝合。掀起皮瓣后遗留的创面,可以直接拉拢缝合或移植全厚皮片。

2. Converse法耳垂再造　在耳后乳突区设计一个皮瓣,皮瓣应大于健侧耳垂的1/3。掀起皮瓣后,将其后上部分与耳轮缘上创面缝合,然后在皮瓣背面及乳突区创面上进行全厚皮片移植。由于术后皮片收缩,会将皮瓣边缘卷向耳后内侧面。而形成比较自然的耳垂形态。

3. Brent法耳垂再造　按照健侧耳垂的大小、形态,在耳的乳突区设计一个"尾"状分叉皮瓣,皮瓣可稍大些。将皮瓣向前上方掀起,相互折叠缝合形成耳垂。乳突供瓣区创面可直接拉拢缝合,耳后部分创面行全厚皮片移植。

4. Zenteno Alanis法耳垂再造　按照健侧耳垂的大小与形态,在相当于耳垂位置的下方,设计一蒂在上方的纵向三角皮瓣,将皮瓣前上方旋转形成耳垂,掀起皮瓣形成的创面直接拉拢缝合。

局部皮瓣法再造耳垂的方法设计灵活、适用,但其缺点是在乳突区或颈上部遗留明显瘢痕或植皮区;乳突区皮肤扩张法结合肋软骨支架的置入也是耳垂再造的方法之一,可以在耳后乳突区偏下方置入50ml的扩张器,待注液扩张完成后,再取少许肋软骨雕刻成支架,并取出扩张器,在扩张的皮肤上设计局部皮瓣和(或)耳后乳突区筋膜瓣完成耳垂再造术,此法的优点是对耳垂完全缺损及耳郭下1/3缺损者较为适用,而且耳后瘢痕均可置于隐蔽部位,多数情况下不需植皮,缺点是疗程较长,约2个月,再造的耳垂虽然形态饱满但较硬韧,也不适于术后穿孔佩戴耳饰;复合组织游离移植法也可以进行部分耳垂再造,但此法需要取健侧的耳垂复合组织,而且该方法要求健侧耳垂较大,患侧耳垂缺损较少,缺点是在健侧耳垂遗留少许瘢痕,移植的复合组织在患侧成活后会出现皱缩现象,该方法应用较少。

其注意事项包括局部皮瓣法偶尔会出现皮瓣部分血供障碍,在设计皮瓣时应特别注意;另外再造的耳垂欠丰满,需二次手术解决。

第十节　获得性耳郭缺损与耳郭损伤

耳郭由于切割伤、撕脱伤、咬伤等损伤,可造成获得性耳郭缺损。耳郭损伤后需立即进行早期处理,只要还有少量皮肤相连,特别是耳后动脉主干未被切断时,都应进行原位缝合;对于长度不超过1cm的完全离断的小块耳郭组织,也可进行原位缝合;对于大块耳郭离断不可进行原位缝合,可采用显微外科技术吻合血管后回植;对于无法进行早期耳郭再植的病例,可采用取出离断耳郭的皮肤组织,将耳郭软骨缝合到缺损处的耳郭软骨残端,通过筋膜瓣覆盖和缺损处植皮的方式治疗;如仍无法原位再植者,可在获取离断耳郭所有皮肤组织后,将耳软骨埋置于耳后乳突区或腹壁皮肤下,作为后期耳郭再造术的软骨支架。

耳郭损伤后如早期处理不当或未做处理后,会遗留不同程度的耳郭缺损,需进行整形手术治疗。根据耳郭缺损的部位不同采用不同的手术方式。

外伤性全耳郭缺损与先天性小耳畸形的治疗方法稍有不同。这是由于外伤性缺损中局部皮肤缺损较先天性的要严重,因此获得充足的质地柔软正常、具有良好血供的局部皮肤是成功进行耳再造的必要条件。但是局部皮肤的条件因创伤性质和严重程度的不同而差异很大,因此治疗的方法也就各有不同。对于局部皮肤瘢痕形成不明显或耳郭离断面整齐的患者,可直接采用周围皮肤覆盖耳郭支架而不必植皮;当局部撕裂伤、严重烧伤或枪伤导致局部皮肤瘢痕明显时,需要先将局部瘢痕切除,创面植皮覆盖后,再行耳郭支架置入术;而当局部皮肤存在严重瘢痕而无法植皮时,单纯采用耳郭软骨支架置入往往很难获得良好的外形,往往需要采用局部筋膜瓣包裹支架。除此之外,皮肤组织扩张器有利于扩张局部皮肤增加所需皮肤量,但要避免扩张器外露等并发症的发生。

对于无法采用耳郭支架置入术治疗的患者也可采用佩戴义耳来装饰。义耳(prosthetic ear)是利用人工材料制成形态、质感、颜色仿真的人造耳郭,用来掩饰因耳郭畸形或缺损导致美容方面的缺陷。伴随赝复体的发展,纸、皮革、铁、铜、金、乳胶、硬塑料、软塑料等多种材料都曾经用于制作义耳,20 世纪 70 年代后硅橡胶以其弹性佳,化学性能稳定,逐渐取代了其他材料,成为耳赝复体制作的主流材料。制作方法:种类很多,目前广泛使用并最具有代表性的是 Brane Mark 等使用的"三步"灌注法:制作模具,根据对缺损部位的构思,制作出一个带有钛移植物的缺损部位的工作台石膏模具,以对侧健耳的印模为蓝本,指导缺损耳蜡模的雕刻,对于双耳缺失的患者,根据患者面部形态选择适合的耳形,然后从蜡膜翻制成石膏模具,这个石膏模具就是以后翻制硅胶铸型的模具,它可以保留供以后翻制同样的铸型之用,高级硅胶赝复物的着色是在硅胶固化以前加入颜料完成的;制作框架。框架是接受义耳的部分,棒夹框架一般用金合金棒制成;丙烯酸树脂涂膜,丙烯酸树脂涂膜用于包裹夹子或磁铁,把这种丙烯酸树脂整合到义耳中固定于框架上。随着计算机技术在现代医学中应用范围的扩大,费时费力且仿真度较差的传统手工雕刻逐渐为计算机辅助快速成型技术所取代。佩戴义耳需要牢固固位,能够适应剧烈活动。金属钛可以产生持久的骨整合,而且可穿过皮肤而不发生软组织感染,因此现在临床上均采用钛合金骨整合种植体支持固位。骨整合种植体由固定装置、桥基和中心螺丝钉三部分组成。

临床操作包括固定装置置入和桥基及义耳赝复体安装。术前行计算机断层扫描(CT)以确定植入骨的骨床厚度及硬膜与乙状窦的邻近关系,了解面神经管的行程,减少植入前钻孔时穿入乙状窦、硬膜,以及损伤面神经的可能,并准备好患耳的压模、诊断性蜡模和透明外科模板。术中切口右侧多选择在 8 时和 11 时的位置,左侧一般在 4 时和 1 时的位置;于外耳道口后方约 3cm 处做切口,分离皮肤及皮下组织,直至骨骼;先钻一小骨孔以评估骨质情况及骨的厚度,触及软组织即应停止,避免伤及乙状窦和硬膜,如果骨质合适,完成钻孔;选择钛置入体,旋转固定装置进入并扭紧,然后将螺丝帽旋入固定装置与其内的螺纹相接合,关闭切口。桥基安装在第一期手术 3 个月后进行,在原植入体旁切开皮肤暴露固定装置,在植入体上面的皮肤做切口,以使桥基能够旋入固定装置内。第二期手术 4～6 周以后,待组织愈合后安置赝复物。上述骨整合程序可视具体情况而定,一、二期手术可以合并完成,桥基安装后,可以使用中心螺钉将框架固定,义耳赝复物可以当时,也可以延迟安置。适用范围:用于烧伤、外伤等造成的全耳郭缺失,耳后乳突区皮肤局部瘢痕严重者;先天或后天性耳郭缺失经手术再造形态不良或失败者;耳部肿瘤切除术后经过放射治疗的患者;年老体弱不能耐受重大手术,或不愿接受多次整形手术者;不愿意接受自体组织耳郭再造的耳缺损患者。注意事项:由于可能并发皮肤软组织感染,种植体松动、脱落,皮炎,因此应指导患者每日清洁桥基周围皮肤,定期清洁义耳;告知患者晚上睡眠时应取下义耳;义耳的颜色与周围皮肤难以一致,而且在患者的肤色是随情绪、气温、季节的变化而变化的;义耳的色泽会随着使用而褪色、发黄;义耳有脱落的可能;不能进行潜水等运动,以避免发生感染;后期费用较高,每 1～2 年需要更换义耳一次。

临床上遇到的大部分耳郭缺损属于部分耳郭缺损。对于部分耳郭缺损需要充分利用局部剩余组织,对于缺损的软骨组织可采用同侧或对侧耳甲软骨或复合组织游离移植来修复缺损。较小的耳轮缺损可直接拉拢缝合;较大的耳轮缺损需充分游离整个耳轮及耳轮沟的耳轮复合组织瓣,通过 Antia-Buch 双向推进法缝合缺损。较小的耳郭上 1/3 缺损可采用对侧耳郭符合组织游离移植修复;较大缺损可应用耳甲皮肤软骨复合组织瓣转移修复。耳郭中 1/3 缺损为最常见的耳郭部分缺损部位,可通过邻近的耳后乳突区皮瓣覆盖创面;或采用隧道法带蒂皮瓣移植修复耳郭缺损;也可以通过皮肤扩张器扩张局部皮肤,在应用皮瓣推进法包裹支架;也可采用颈部皮管修复;如局部皮肤均为瘢痕组织无法应用时,可采用颞浅筋膜瓣覆盖缺损。耳郭下 1/3 缺损主要包括耳垂缺损,修复方法参见本章第九节耳垂畸形。

第十一节 耳郭肿瘤

耳郭肿瘤分为良性和恶性两类。耳郭良性肿瘤包括皮脂腺囊肿、光化学角化病、老年性疣、乳头状瘤、淋巴管瘤、黑色素细胞痣、脂肪瘤、平滑肌瘤、软骨瘤等,主要治疗方式是采用手术的方法完整切除肿瘤，并最大限度保持耳郭的外形。耳郭瘢痕疙瘩的治疗将在其他章节详细讲解。

耳郭恶性肿瘤约占皮肤恶性肿瘤的5%，在欧美地区主要以基底细胞癌和鳞状细胞癌为主，少部分为恶性黑色素瘤。基底细胞癌较少发生颈部淋巴结转移，而大约有1/3的鳞状细胞癌和恶性黑色素瘤会出现颈部淋巴结转移。对于恶性肿瘤的治疗需要采用扩大切除，若有淋巴结转移或肿瘤较大则需全耳郭切除加周围软组织切除以及颈部淋巴结清扫。放射治疗对于抑制耳郭肿瘤复发和转移作用不大，而且耳郭组织对放疗的耐受性也较差，因此不作为常规治疗的方法。患有耳郭恶性肿瘤的患者往往年纪较大，常常不能耐受耳郭再造手术，因此可选择佩戴义耳来修饰外形。对于适合进行耳郭再造术的患者，需要在肿瘤治愈后再行耳郭再造术，以防肿瘤复发。

（张如鸿　蒋海越）

第 33 章

面部皱纹及轮廓的整形与美容

第一节　面部除皱手术的历史与现状

青春期之后，或是中年之后，人体表面的软组织，也包括深层骨组织，会发生老化松弛及萎缩等改变，可引起包括面颈部，眶周(上、下睑及眉等)，乳房，腹部及四肢皮肤的皱纹、松弛和萎缩性变化等。去除面颈部皱纹的外科技术称为除皱术(rhytidoplasty)或面部提升术(face lifting)，又称面部提紧术。

除皱手术技术经历了一个由简到繁、分离平面由浅到深的发展过程。Hamra(1992)和高景恒(1994)将除皱手术技术的发展划为三代成形的手术技术，即皮下分离提紧的第一代技术，皮下分离加表浅肌肉腱膜系统(SMAS)分离提紧的第二代技术，深部除皱术和其后的复合除皱术的第三代技术。按照分离平面的深度，也有人将骨膜下除皱术称为第三代除皱术。

20 世纪初就有了面部除皱外科手术的记载。1901 年，Hollander 描述了耳前后切口的下面部除皱术。20 世纪 20 年代后期开始出现了皮下分离的第一代除皱术。1926 年，Noel 和 Hunt 分别报道了冠状切口的前额皮下分离除皱术，Rees 等于 20 世纪 30 年代进行了多例前额皮下分离除皱术。至 20 世纪 60 年代，面颈部皮下分离的全面部除皱术已在西方国家成为流行的安全美容手术，在我国北京及上海也开展了这类手术。

到了 20 世纪 70 年代，产生了 SMAS 下分离的第二代除皱技术，使面颊下颌区、颈部等外形得到明显改善。1974 年，Skoog 首创了 SMAS 悬吊技术，将皮肤和 SMAS 作为一个单位推进，产生皮肤持久提升的效果。1976 年，Mitz 和 Peyronie 首次报道了 SMAS 的较详细的解剖学研究结果。

此后的 30 多年，对 SMAS 的研究和应用成为除皱外科的焦点，从而使 SMAS-颈阔肌提紧术成为安全的除皱技术而被广泛应用。在各种复杂的 SMAS 提升术流行的同时，也出现了一些操作简单的 SMAS 提升术，如小切口除皱术(“S”提升术)(short-scar face lift)，限制性 SMAS 提升术又称为外侧 SMAS 切除术(lateral SMASectomy)。Hamra 于 20 世纪 90 年代提出深部平面除皱术(Deep plane rhytidectomy)和复合除皱术(Composite rhytidectomy)。深部平面除皱术在进行了限制性的皮下分离后，下面部行 SMAS 下分离，向上到颧突，再转移到颧大肌表面，暴露眼轮匝肌和颧大肌，向内达到和超过鼻唇沟，向下分离到下颌缘，在颈阔肌下分离，保留颈阔肌在此皮瓣上，形成包括皮肤、颊部皮下脂肪、颈阔肌的皮肤-肌肉瓣。深部平面除皱术利用清楚的解剖层次，安全可靠地到达鼻唇沟区，术后并发症小，术后效果自然、持久，但恢复期较长。复合除皱术在进行皮下、SMAS-颈阔肌下分离后，提升复位了包括颈阔肌、颧脂肪垫和眼轮匝肌的复合性肌皮瓣，同时保持它们之间及它们和皮肤的正常解剖关系。为缩短下睑的垂直长度，同时避免外侧“扫把样”畸形，Hamra 提出向上向内方向提升睑-颊复合体。通过眼轮匝肌瓣，或颧大肌-眼轮匝肌瓣，进行眼轮匝肌复位，缩短下睑长度。为了进一步获得效果更佳的年轻化的睑-颊形态，并消除因衰老导致的眶周明显的骨性显露，Hamra 还提出在实施复合除皱术的同时应用弓状缘释放、眶隔重置技术向下移动眶隔脂肪和眶隔，同时向上移动眼轮匝肌和颊部组织，形成窄而浅的眼眶。

Bahman认为Hamra的方法对改善面中部老化的效果也不完善。他提出了多层次除皱术。其要点是在皮下和SMAS下均广泛分离，且超过鼻唇沟，形成独立的皮瓣和SMAS-颈阔肌瓣。分别向上提紧这两个独立的组织瓣，能够去除更多的松弛皮肤，同时能更加有效地改善鼻唇沟和颊部软组织松垂。术后效果维持时间更长。Tessier1989年最早实施开放性骨膜下中面部提升术。手术过程：冠状切口，眶外侧颞浅筋膜下分离，暴露颞深筋膜。切开颞深筋膜浅层达颧弓，在颧弓骨膜下、上颌骨前壁分离，到鼻唇沟和龈唇沟。为避免损伤面神经颞支，向外侧的骨膜下分离不超过颧弓的内1/3。游离释放了上颌骨和颧骨上的软组织。向上、外侧方向提升骨膜、肌肉和SMAS筋膜，并固定于颞深筋膜，矫正松弛的颧肌和颊部软组织，使鼻唇沟区域平坦光滑。

Ramirez等1991年改良了此技术，称其为"扩大的骨膜下面部提升术"。Ramirez认为将软组织从整个颧弓分离，中面部软组织会更好地提升与塑形。与Psillakis相同，Ramirez沿颞深筋膜达颧骨，但他在颧弓上2～3cm切开颞深筋膜浅层，分离到达颧弓，分离骨膜和其上的软组织。Ramirez将面神经颞支保留在颞浅筋膜内，他报道28个病人中只有1例发生暂时性面神经麻痹症状，1个月后恢复。Ramirez1994年报道了同时行下睑切口的内镜下面部提升术。颞区做切口，内镜指引下于颞浅筋膜下分离。同时做下睑和口内黏膜切口，内镜下行骨膜下分离。骨膜下分离达到整个颧弓，并扩大分离到咬肌上缘1cm。将骨膜、颧大肌、眼轮匝肌下脂肪、皮肤等缝合固定于颞深筋膜上，悬吊中面部。Anderson等提出类似Ramirez的技术，但骨膜下分离限制在颧弓前1/3，以避免损伤面神经颞、颧支。

Hester1996年也报道了通过睑成形术切口行中面部悬吊，但他认为此术式要求行外眦固定术以避免睑外翻和眼睑易位。并于2000年改良了此术式，以降低术后并发症。Hester结合解剖学研究和临床实践得出以下结论：①直接垂直提升、固定面中部软组织，可完全矫正眶下区域和下睑衰老形态，并获得自然的、年轻化的中面部效果；②骨膜下分离是中面部手术最安全的平面；③比较两种悬吊固定方法：一种向上外侧方向直接缝合固定颧部"肌韧带"皮瓣于外侧眶缘骨膜及颞筋膜，或者缝合眼轮匝肌下脂肪（SOOF，sub-orbicularis oculi fat）和其他纤维脂肪组织到眶下缘及颞深筋膜，前者固定效果更可靠。经下睑面中部悬吊手术操作：①经皮在眶隔前分离到眶下、外侧缘；②骨膜下分离和释放中面部软组织；③用外眦成形或固定术支持下睑；④处理眶隔后脂肪；⑤垂直方向提升和固定中面部软组织；⑥保守地去除下睑眼轮匝肌和皮肤。

近来，大量的文献报道关注于颧脂肪垫悬吊以纠正鼻唇沟的加深，从而恢复面部轮廓重现年轻面容。颧脂肪垫近似于三角形位于皮下脂肪组织，和眶部、颊部脂肪垫不同。三角形的底部位于鼻唇沟，顶部位于颧突，在皮肤和SMAS筋膜浅层之间。它是面部皮下脂肪中最厚的一部分，与皮肤连接紧密，而与SMAS筋膜连接疏松。当皮肤松弛时它就会向下和向前移动。因此，将颧脂肪垫与SMAS筋膜分离并牢牢固定于皮肤，当斜向上方的颞部悬吊时，会非常有助于整个中面部尤其是鼻唇沟部位的改善。Owsley等已成功地将颧脂肪垫上提术作为中面部年轻化手术的辅助技术，经常在标准的皮下分离除皱术中应用。中面部除皱术在SMAS筋膜平面分离至眼轮匝肌外缘和颧大肌、颧小肌处，然后在直视下向上分离至眼轮匝肌下缘，向下分离至上颌骨，达到颧脂肪垫的下方，向前分离至鼻唇沟，最后颧脂肪垫完全游离于SMAS筋膜。这时应注意分离间隙上方为眶隔，下方为上颌骨，前方为鼻唇沟。将颧部脂肪垫的顶部沿垂直于鼻唇沟的方向上提到颧突处的筋膜位置并与咬肌缝合，也可将颧部脂肪垫上提悬吊至颞浅筋膜和（或）眶外侧壁骨膜。

Little William提出年轻化面孔的特点是上、面中部丰满，斜面观呈优雅、流畅的曲线。若想实现健康、有活力的青春面孔，就必须强调软组织的容量分布。Little William 2000年提出通过面部软组织的容量雕刻（Volumetric sculpture）恢复面部的青春曲线（Youthful curve），即三维年轻化手术。Little William通过颧部皮下组织折叠术进行容量雕刻，将异位的组织框架复位：软组织悬吊、提升，眉悬吊到正常位置，提升口角，恢复睑-颊交界到正常位置，复位面中部软组织容量。他将以往中面部提升术以减轻鼻唇沟为中心转向通过面部软组织雕刻，恢复面部形态为中心。其次是眶周、口周问题。最后是解决鼻唇沟问题。

在许多有经验的外科医师中，关于选择最好的外科技术方面，却有着相当多的争议。选择基于诸多因素，有关技术方面的争论则多集中在分离的范围和平面。毫无疑问,较广泛、较深平面的分离要承担较多并发症的风险,以及较长时间的恢复期。提倡小范围、浅部平面分离者,认为手术结果也能持久;或者认为较低的并发症发生率是支持小范围、浅平面分离的正当理由。然而小范围、浅平面的各种术式,近期效果总是存在这样或那样的局限性;远期效果也总不尽如人意。因此,除皱技术和与其相关的面颈部解剖学研究,近年来有了长足的进展。

与国外相比,国内除皱术开展较晚,但发展较快。张涤生、赵平萍等(1984)发表了《面部提紧术112 例报告》,其中首例开展是在 1965 年,大部分是在 1980 年以后进行的。高景恒(1987)将 SMAS-颈阔肌除皱技术用于临床。宋业光(1990)报道了骨膜下分离的除皱术。王志军等人的科研团队从1989 年就致力于面部除皱手术与面部相关解剖学方面的研究,报道了中国人 SMAS、面部韧带、面部脂肪分区、颞中筋膜、鼻唇沟区域、颧脂肪垫、面神经分支与吻合、腮腺外面神经走行平面与集中吻合、面神经的角神经、面部老化特征等的研究结果,提出了 SMAS 的 3 种不同构成区域及 SMAS 的解剖学定义,并提出 SMAS 腱膜性部分作为表情肌的"中间腱"假说;提出了鼻唇沟的组成、分区及解剖学定义;提出了 SMAS 两级递进式除皱手术;提出了面部老化评分标准等。

随着时代的进步,人们生活水平的提高,越来越多的人们开始关注自己的容颜,面部年轻化手术会越来越多地受到求美者和医师的重视。而对面部精细解剖学的研究有待深入。我们要从面部衰老的特征出发,明确面部老化特征的生理、病理、生物学特性,并针对老化特征进行相关的解剖学研究,结合老化特征与解剖学的研究结果,设计针对性的手术方案。再根据老化特征的改变来评价手术效果。这样才可以有根据的评定手术方法的科学性和有效性。面部老化表现的产生,是多方位、多向性的,是十分复杂的过程。所以真对老化特征的面部年轻化手术,需要多种手术技术和材料的联合应用,才能真正地达到面部年轻化的良好效果。

第二节　皮肤老化的病理和面颈部老化的临床表现

一、皮肤老化的病理改变

皮肤老化是人体老化的外部表现,与遗传、年龄(自然老化,又称时程老化)及紫外线照射(光老化)密切相关。皮肤老化的主要病理改变是皮肤变薄,弹性降低,皮下组织萎缩,深层软组织结构松弛下垂,另外也有肌肉及其附着区结构进行性萎缩等。皮肤的自然老化引起表皮、真皮厚度变薄。而光老化早期虽有厚度的轻度增加,但由于光老化与自然老化同时进展,因此皮肤总的趋势是变薄。表皮细胞渐呈扁平,角质层水合能力下降,正常角质层含水量为 10%～15%,老年人仅为正常的 75%,所以皮肤表现为干燥。真皮细胞也渐呈扁平,真皮纤维母细胞合成胶原纤维能力下降,胶原含量逐渐下降。婴儿及年轻人的皮肤,I 型胶原含量约占70%,Ⅲ型胶原占 30%;当皮肤老化时,两者比例逐渐倒置。真皮内弹力纤维变性,失去弹性,真皮乳突层的弹力纤维网减少甚至消失。

真皮胶原纤维合成减少和弹力纤维变性,是皮肤老化引起皱纹、松弛及下垂的主要原因。由于皮脂腺与汗腺上皮萎缩,皮脂和汗液分泌明显减少,皮肤表面的水脂乳化物不足,以致皮肤中和碱性物质能力下降,表面粗糙、干裂。另外,老年人皮下脂肪减少,失去支持作用,加上重力因素,引致皮肤皱襞形成和下垂。从总体定量的角度看是组织量减少和松弛。前已述及,影响皮肤老化的因素除遗传、自然老化过程外,尚与环境因素明显相关。其中重要的一项是光化性损害——光老化,病理改变主要是真皮上部弹性物质广泛沉积,胶原纤维嗜碱性变,弹性纤维分解,表现为皱纹粗而深,皮肤松弛。因此,过度日光浴者或长期户外工作者,皮肤往往过早老化。此外,有证据表明,吸烟者面部皮肤皱纹的发生与增加程度是非吸烟者的 5 倍。人体皮肤老化还与机体营养、代谢等相关。如维生素A,维生素 C,维生素 E 和硒作为食物中的抗氧化剂,可保护机体不受正常代谢产物自由基的损伤,起到抗衰老作用。若缺乏上述成分,则会影响正常代谢,自然会加速皮肤老化。另外,情绪变化如忧愁过度能加速皮肤老化;较强烈、频繁的表情肌收缩易出现面颈部皱纹;肥胖的人突然消瘦易导致松垂。

二、面颈部老化的临床表现

(一)面颈部皱纹

由于皮肤、皮下组织及肌肉各种老化的病理改变呈进行性加重，面颈部皱纹形成。Guy 等将面部老化的皮肤皱纹分为自然性皱纹、动力性皱纹、重力性皱纹和混合性皱纹（图 33-1）。

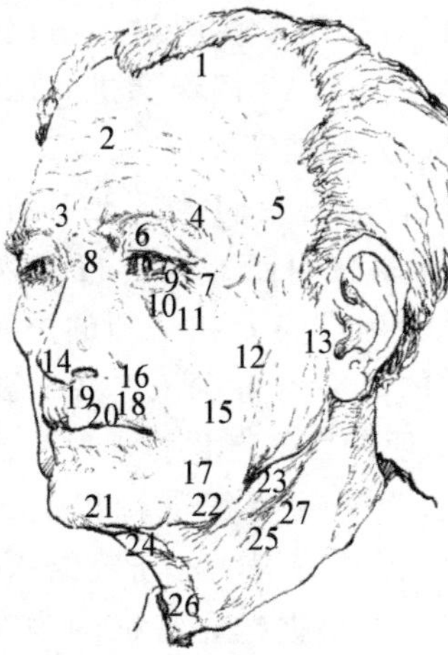

图 33-1　面颈部老化皱纹示意

1. 毛发稀疏和发际后退；2. 前额皱纹和下垂；3. 眉间皱纹；4. 眉下垂；5. 颞部皱纹和下垂；6. 上睑松垂；7. 外眦皱纹；8. 鼻根皱纹；9. 下睑松垂和皱纹；10. 下睑脂肪假性疝出；11. 颧袋形成；12. 颧颊部皱纹；13. 耳前皱纹；14. 鼻尖下垂；15. 颊袋和脂肪萎缩；16. 鼻唇沟脊；17. 颌前皱纹和囊袋；18. 口周皱纹；19. 上唇变薄变长；20. 唇红变薄和萎缩；21. 颏下脂肪下垂和后退；22. 颊部皱纹；23. 颈部皱纹；24. 颏下脂肪堆积；25. 颈阔肌囊袋；26. 颈部正中皱纹；27. 颌下腺下垂

1. 自然性皱纹（orthostatic lines）　又称体位性皱纹，多位于颈部，呈横向弧形，与生理性皮纹一致。自然性皱纹与皮下脂肪堆积有关。随年龄增长，皱纹加深，纹间皮肤松垂。

2. 动力性皱纹（dynamic lines）　因表情肌的长期收缩所致。额肌收缩产生前额横纹，在青年时即可出现。鱼尾纹是由于眼轮匝肌的收缩作用引起，也称笑纹。某些女性 20 岁时已开始显现鱼尾纹，可能与多笑有关。眉间垂直皱纹是皱眉肌的作用。鼻根部横纹是降眉肌的作用。鼻中隔降肌收缩产生鼻小柱横形皱纹。口轮匝肌收缩产生口周的细密纵向皱纹，多在 40—50 岁时出现。

3. 重力性皱纹（gravitative lines）　即在皮肤及其深面软组织松弛的基础上，再由于重力的作用而形成皱襞和皱纹。重力性皱纹多分布在眶周、颧弓、下颌区和颈部。上睑皮肤松弛形成细密皱纹，严重者下垂形成三角眼，甚者影响视力。颈部皮肤、皮下和颈阔肌松弛，可形成“羊腮”或称“火鸡颈”。

4. 混合性皱纹（combination lines）　由多种原因引起，机制较复杂，如鼻唇沟处的皱纹。口周皱纹可由多种因素所致。

（二）面部老化特征

随着年龄的增长，面颈部逐渐老化，面部解剖学、组织学将随之发生改变。杨柠泽等对成年人面中下部老化特征进行了统计学研究，主要有以下几个方面：泪槽畸形（tear trough deformity，TTD）、眶颊沟（orbit-malar fold，OMF）、颊中沟（mid-cheek fold，MCF）、鼻唇沟（nasolabial fold，NF）、口下颌沟（Labiomandibular Fold，LF）、颊沟（cheek groove，CG）下颌缘形态（submaxilla line，SL）、面颊部皱纹（cheek stripe，CS）（图 33-2）。制定面中下部衰老评分量表（表 33-1），对面中下部老化表现及程度进行全面系统的评估。

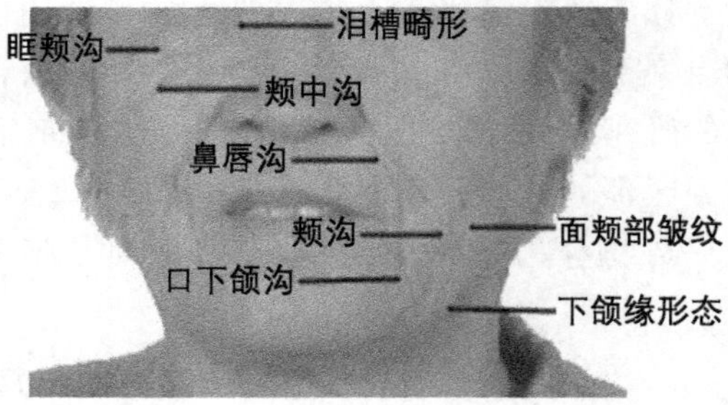

图 33-2　面中、下部老化特征示意

总的来说，随着年龄的增长，无老化者明显减少，老化评分量表中的各项目的发生率逐渐增加。研究结果显示，18—25 岁年龄组无老化者占 80%，随着年龄增长无老化者逐渐减少，到 56—65 岁年龄组无老化者占 0%。最早出现的老化特征是 NF1（18—25 岁年龄组的出现率为 15%），26—35 岁年龄组出现最多的是 NF1、NF2 和 NF3（64.5%、34% 和 2.5%）。36—45 岁年龄组在 NF1、NF2 和 NF3 出现率明显升高（88.5%、67.5% 和 24.5%）的基础上，TTD、OMF1、OMF2、MCF 和 SL1 出现率均明显增加（36%、15%、12%、29%和 44%）。46—55 岁年龄组无老化者几乎消失，并且超过 90%的人出现 NF1，NF2 和 SL1，同时其他各项老化特征均明显增加，TTD、OMF1、OMF2、MCF 和 SL1 出现率进一步明显增加（72%、51%、48%、51.5%和 84.5%）。与低年龄组相比 LF1 明显增加（39%）。56—65 岁年龄组，各项老化特征的出现率均非常高，近 50%的人出现了 CS。TTD、OMF1、OMF2、NF1、NF2、LF1 和 SL1 的发生率均高于 90%。

表 33-1　面中下部衰老评分量

评分项目	标准	分值
泪槽畸形(TTD)	泪槽畸形形成	1 分
眶颊沟(OMF)	眶颊沟水平部出现(OMF1)	1 分
	眶颊沟垂直部出现(OMF2)	1 分
颊中沟(MCF)	颊中沟形成	1 分
鼻唇沟(NF)(将鼻翼外侧至口角外侧的鼻唇沟平均分为上、中、下三段,及延续段)	上段鼻唇沟皱褶或脊的出现(NF1)	1 分
	中段鼻唇沟皱褶或脊的出现(NF2)	1 分
	下段鼻唇沟皱褶或脊的出现(NF3)	1 分
	鼻唇沟皱褶或脊向颏沟延续(NF4)	1 分
颏沟(CG)	颏沟的出现	1 分
口下颌沟(LF)(将口下颌沟平均分为上、中、下三段)	上段口下颌沟的出现(LF1)	1 分
	中段口下颌沟的出现(LF2)	1 分
	下段口下颌沟的出现(LF3)	1 分
下颌缘(SL)	下颌缘曲线不流畅(SL1)	1 分
	下颌缘出现囊袋样改变(SL2)	1 分
面颊部皱纹(CS)	面颊部皱纹的出现	1 分
	总计:	15 分

对其评分值进行了初步分度:无老化:总分=0 分;轻度老化:0<总分≤5;中度老化:5<总分≤10;重度老化:10<总分≤15;无老化者主要发生在 25 岁以下,轻度老化者主要发生在 26—45 岁,中度老化者集中在 46 岁以上,而重度老化者主要集中在 56 岁以上。

经过直线回归分析建立了回归方程,针对某个就医者可以根据年龄计算出他的标准评分,与实际评分相比可以评估该就医者的老化程度。通过对就医者进行术前术后的评分,计算患者的治疗有效率,对手术效果进行定量评估。

回归方程为:女性:老化总评分=0.30×年龄-7.45;

男性:老化总评分=0.24×年龄-5.83;

患者治疗有效率(单位时间)=(术前评分-术后评分)/术前评分(单位时间)

第三节　面部除皱术相关解剖学

面部除皱技术的发展史,也是面部解剖学研究的发展史。可以说,每一项新的技术或术式的出现,都是在其相关的解剖学研究成果基础上完成的。因此,要熟悉和掌握每一项除皱技术,均需熟悉和掌握相关解剖学的内容,这样才能避免并发症的发生,并能提高手术效果。

一、鼻唇沟的解剖学与老化

鼻唇沟的长度和深度等形态学方面的个体差异较大,它是面中部显现老化的最重要征象,其形成机制比较复杂。

(一)鼻唇沟的局部解剖

1. 鼻唇沟区域脂肪分布　鼻唇沟内侧真皮与表情肌之间有致密结缔组织相连,无脂肪组织。鼻唇沟外侧真皮与表情肌之间有脂肪组织,脂肪团大,呈黄色,脂肪深面有筋膜,各脂肪团间有致密结缔组织连接肌肉与真皮。

2. 鼻唇沟区域的表情肌　鼻唇沟是鼻肌横部、提上唇鼻翼肌、提上唇肌、眼轮匝肌和颧小肌、颧大肌、降口角肌 7 块表情肌在皮肤上止点的连线区域,SMAS 与组成鼻唇沟的 7 块表情肌同属同一层次。

3. 鼻唇沟起止点、分段及在体表标记点

(1)鼻唇沟起于鼻肌横部在鼻翼上缘皮肤的止点处，终止于降口角肌在口角外侧皮肤的止点处。提上唇鼻翼肌、提上唇肌、颧小肌、眼轮匝肌等肌纤维止于鼻唇沟中间段皮肤。

(2)从解剖学角度考虑表情肌在鼻唇沟处皮肤的止点及收缩对鼻唇沟的改变，可将鼻唇沟分为上中下三段。上段(鼻肌横部区)：是鼻肌横部在鼻唇沟皮肤的止点区域。中段(提上唇肌区)：是提上唇鼻翼肌、提上唇肌、眼轮匝肌和颧小肌在鼻唇沟皮肤止点的区域。因为眼轮匝肌纤维有的与提上唇肌融合，有的与颧小肌融合，有的单独几束止于鼻唇沟区域；颧小肌不是恒定出现，出现概率(16/20)，又在提上唇肌表面的下 2/3 处止于皮肤，所以将中段定义为提上唇肌区。下段(蜗轴区)：颧大肌、降口角肌在鼻唇沟皮肤止点的区域。

(3)鼻唇沟体表标记及测量(表 33-2、表 33-3、表 33-4)。

表 33-2　鼻唇沟上段体表标记数据(mm，$\bar{x}\pm S$)

形态学标志	起点到正中线水平距离	起点到鼻翼上缘垂直距离	最上点到鼻翼上缘垂直距离	止点到鼻翼外侧缘水平距离	长度
鼻唇沟上段(鼻肌横部区)	14.32±0.97	6.52±0.74	8.45±0.66	5.58±0.65	20.38±0.74

注：鼻唇沟上段的起点为鼻肌横部在皮肤上的止点，止点是提上唇鼻翼肌在皮肤上的止点

表 33-3　鼻唇沟中段体表标记数据(mm，$\bar{x}\pm S$)

形态学标志	起点到鼻翼外侧缘水平距离	止点到鼻翼外缘水平距离	止点到口角垂直距离	长度
鼻唇沟中段(提上唇肌区)	5.70±0.62	14.84±0.73	20.21±0.56	17.13±0.57

注：鼻唇沟中段的起点为提上唇鼻翼肌在皮肤上的止点，止点是提上唇肌或颧小肌在皮肤上的止点

表 33-4　鼻唇沟下段体表标记数据(mm，$\bar{x}\pm S$)

形态学标志	起点到鼻翼外缘水平距离	起点到口角垂直距离	止点到口角水平距离	止点到口角垂直距离	长度
鼻唇沟下段(蜗轴区)	14.67±0.54	20.21±0.60	7.49±0.76	8.76±0.65	20.81±0.70

注：鼻唇沟下段的起点为提上唇肌或颧小肌皮肤止点，止点为降口角肌在口角外下方皮肤上的止点

(二)鼻唇沟的形成

鼻唇沟是面部老化比较明显的区域，平均在 25 岁时便逐渐形成了。随着年龄的增长，面部会出现皮肤松弛，增加鼻唇沟深度，鼻唇沟皱褶延长。颊部软组织松垂，增加了鼻唇沟脊的高度，颏下出现重层、正常颌线中断等面部轮廓的改变。鼻唇沟的老化是进行性改变的，在人的一生中鼻唇沟皱褶是随着年龄的增长而加深、延长。皮肤的老化，肌肉的松弛、下垂，过多的面部表情活动，都会使鼻唇沟与鼻唇沟脊高度差增加，鼻唇沟皱褶延长。

1. 脂肪垫　颧脂肪垫和颊脂肪垫由于退行性变和重力的作用而增加了鼻唇沟脊的高度，颧脂肪垫老化时，向前向下移位，使鼻唇沟皱褶延长，呈现束带样改变。临床上早有通过提升颧脂肪垫来消除鼻唇沟深陷的报道。

2. 皮肤固定结构　Nash 认为面部深层固定结构与皮肤真皮之间的固定结构使面部软组织处于正常的解剖位置，其分布模式与解剖部位有关。因此，在面部等需要皮肤相对稳定的部位，皮肤韧带较多，与重要结构间的纤维隔有关，颧弓下缘皮肤固定结构，颧骨下缘皮肤固定结构，当它们随着年龄增长而松弛时，颧部组织结构会下移，向鼻旁堆积而加深鼻唇沟。

3. 骨质脱钙　现在普遍认为由于人体老化后骨质脱钙、吸收，骨性隆起吸收后肌张力下降，附着点下移，皮肤深筋膜弹性下降而出现松弛，如颧小肌、提上唇肌等肌肉附着点下移而引起鼻唇沟加深、颊部松弛。临床上提出骨膜下剥离术，该术式

适用于 40 岁左右的中年人。1995 年 Arun 用 MRI 方法直接测量了面中部软组织，发现老年人颧脂肪垫及皮肤逐渐下垂，而提上唇肌无明显变化，从而形成了较深的鼻唇沟。笔者认为是提上唇肌比颧小肌粗大，肌纤维短，与骨面接触范围大，也有可能颧小肌比提上唇肌附着点下移明显。此外，面部的老化不仅表现为骨质萎缩，而且还有特定部位的骨质增生。如颧骨突出给人以面容憔悴、衰老的感觉，因此有人提出在除皱时应同时去掉增生的颧骨。

4. 面部表情　微笑会使鼻唇沟皱褶加深，当人们开始微笑时，上唇朝着鼻唇沟的方向向后牵拉，唇在鼻唇沟处遇到阻力，加上厚厚的颊部脂肪的原因，鼻唇沟加深。鼻唇沟分成上中下段，上段：鼻肌横部区。鼻肌横部收缩可使鼻唇沟上段皮肤降低，增加鼻唇沟深度，但改变较弱。中段：提上唇肌区，提上唇鼻翼肌、提上唇肌、眼轮匝肌和颧小肌收缩可使鼻唇沟中段皮肤向上移位，增加了中段鼻唇沟深度。但由于提上唇鼻翼肌走行的方向使得上段鼻唇沟深度也增加。由于眼轮匝肌只有单独几束止于鼻唇沟中段皮肤，所以提上唇鼻翼肌、提上唇肌、颧小肌是影响鼻唇沟上、中段的主要肌肉。袁志伟等更进一步发现表情肌长期反复运动使得皮肤皮下组织与 SMAS-表情肌之间产生剪切应力及向下相对位移。组织结构的较大差异，也是鼻唇沟形成的原因之一，鼻唇沟部位上下两种质地、结构密度相差较大，两者之间产生相对运动，形成了鼻唇沟皱褶。

对鼻唇沟组织、解剖学的深入了解，可以有效地阐明鼻唇沟区域的功能结构，并为面部老化，尤其是中面部老化做出正确的术前诊断和术后效果评估提供理论依据。

二、面颈部皮下脂肪分布特点

面颈部各区皮下脂肪量有较大差异，可分为多脂肪区、少脂肪区和无脂肪区(图 33-3)。

(一)多脂肪区

多脂肪区位于鼻翼外平均 1.9cm、口角外上平均 1.8cm 处，是皮下脂肪最厚的部位，平均厚 0.8cm，一般在鼻唇沟外上方。这里的皮下脂肪位于由表情肌围成的三角形凹窝内，窝的上界是眼轮匝肌下缘；内侧界是上唇的表情肌；外侧界是颧肌。窝底有面动脉终末支、上唇动脉以及面神经颊支分支等通过。此凹窝的下内方恰好是多脂肪区和无脂肪区的分界线，该界线的表面解剖标志是鼻唇沟。这种解剖学特点似乎是鼻唇沟形成的机制之一，由此能解释肥胖即可形成明显的鼻唇沟，消瘦也可形成明显的鼻唇沟，前者是由于“鼻唇隆起”，后者是由于皮肤松垂所致。不同原因引起的鼻唇沟加深，可采用不同的方法矫治。如系由“鼻唇隆起”引致，可采用局部梭形切除、吸脂、除皱术辅以吸脂等方法。如果是因消瘦皮肤松垂引致，则可采用除皱术、局部用筋膜、脂肪、胶原、透明质酸充填和颧脂肪垫上提手术等方法。

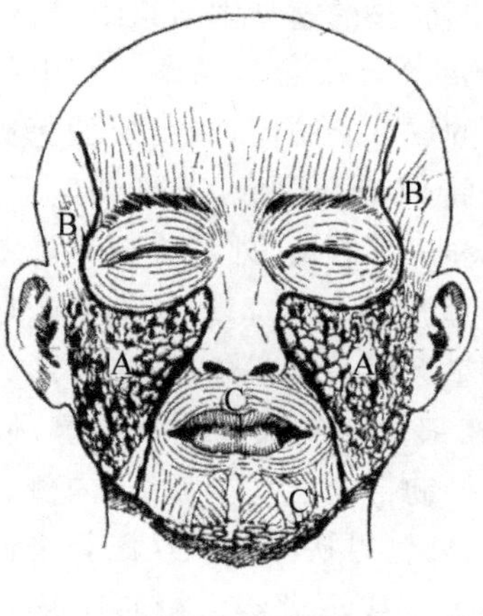

图 33-3　面颈部皮下脂肪分布特点

A. 多脂肪区；B. 少脂肪区；C. 无脂肪区

(二)少脂肪区

颞区缺乏皮下脂肪。在皮肤和颞浅筋膜之间，仅有少量的薄层脂肪分布。为此，如颞区除皱的手术入路选择颞浅筋膜浅面分离，则需注意如下问题：①在发际内时略偏向深层，以保护浅层的毛囊不受损伤；②达发际外时略偏向浅层，以免损伤面神经颞支。

耳垂下及乳突下区域是第二个少脂肪区。这是颈阔肌-耳韧带所在部位。术中分离只能采取锐性方法，既要注意不能分破皮肤，又要小心避免损伤仅有薄层 SMAS 覆盖的耳大神经、颈外静脉等结构。

(三)无脂肪区

口轮匝肌和眼轮匝肌表面几乎无皮下脂肪分布，真皮和轮匝肌纤维直接连结。因此这两个部位容易产生短小细密的皱纹；并且在上唇的口轮匝肌和提上唇鼻翼肌的上外缘，一方是真皮和其深面的多量脂肪相对疏松连结，另一方是真皮与肌纤维紧密连结，两者交界线即为前述的鼻唇沟。另外，额肌表面也几乎少有皮下脂肪分布。手术中，在少脂肪区和无脂肪区以锐性分离为主，其他区域以锐钝结合方法分离。

(四)颧脂肪垫的解剖学与组织学

1. 颧脂肪垫的位置和组成　面中部皮肤下方存在一较厚的皮下脂肪层,脂肪层的上界位于下睑眼轮匝肌支持韧带上层缘,下界到达下颌缘,内侧界为鼻唇沟和口下颌沟,外侧界至耳屏前。这一皮下脂肪层的厚度不均匀,增厚的区域即为颧脂肪垫。该脂肪垫近似一个三角形,三角形的尖位于口角外下方,在部分老年人可达下颌缘;底部沿下睑眼轮匝肌支持韧带上层呈一弧线;内侧界为鼻唇沟和口下颌沟;外侧界从颧大肌在颧骨表面的止点区到达口角外下方或下颌缘。颧脂肪垫系由较强韧的纤维结缔组织组成的网状结构,其间有较大的脂肪颗粒。沿鼻唇沟水平方向牵拉,使颧脂肪垫纤维网络更加紧密,垂直方向牵拉,使颧脂肪垫纤维网络变的疏松,纤维网之间距离增大。

2. 组织学观察　把颧脂肪垫分为 12 个区(图 33-4),在 12 区内取标本进行 V.G 染色,通过图像分析软件测定颧脂肪垫中纤维结缔组织含量,结果:在颧脂肪垫的 12 区中,3、6 区的纤维结缔组织含量最高(表 33-5),在组织学上观察,3、6 区几乎"纤维化"。

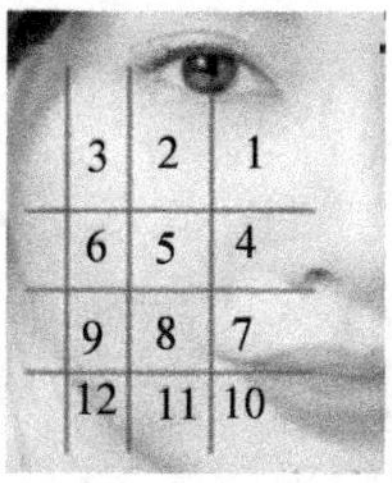

图 33-4　颧脂肪垫分为 12 个区示意

表 33-5　颧脂肪垫的 12 区中纤维结缔组织含量(%,$\bar{x}\pm S$)

分区	纤维结缔组织含量
1 区	10.56±0.84
2 区	6.35±0.97
3 区	21.65±2.47
4 区	5.01±0.84
5 区	8.56±2.20
6 区	20.44±5.57
7 区	7.37±0.88
8 区	5.73±1.96
9 区	9.21±7.16
10 区	5.24±1.52
11 区	6.56±2.23
12 区	6.76±2.87

三、面部皮肤支持韧带的特点及意义

面部皮肤支持韧带与手指的 Grayson 韧带和 Cleland 韧带的功能相似,是皮肤和 SMAS 与周围组织结构的固定装置 Furnas(1989)描述了颧弓韧带、下颌骨韧带、颈阔肌-耳韧带和颈阔肌-皮肤前韧带。除皱术中,有必要通过离断和重建某些韧带,达到最大程度的提紧效果(图 33-5)。

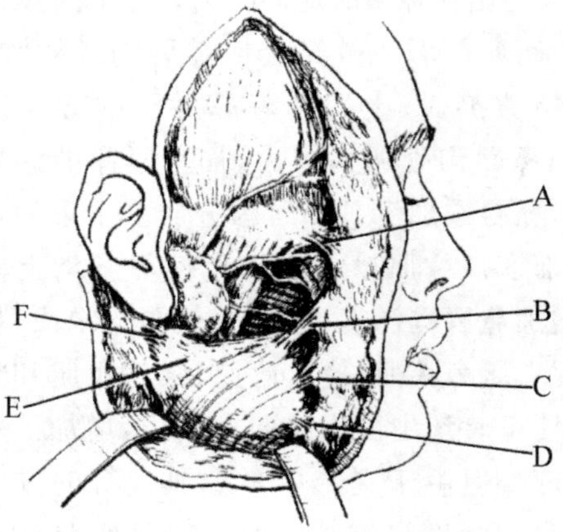

图 33-5　面部皮肤支持韧带

A. 颧弓韧带;B. 颈阔肌-皮肤前韧带;C. 笑肌;D. 下颌骨韧带;E. 三角致密区;F. 颈阔肌-耳韧带

(一)颧弓韧带

颧弓韧带(Zygomatic ligaments,ZL)为 2～3 束腱性致密结缔组织束带,位于耳屏间切迹游离缘前方 4.3cm 处,恰好在颧小、大肌起始部后方,起始于颧弓前端下缘,穿过各层软组织抵止到真皮。神经血管和 ZL 毗邻关系密切:①面神经颧支通过 ZL 下方,到达韧带前方的颧小、大肌和眼轮匝肌深面;②面横动脉多数经过 ZL 的下方,少数穿过韧带中部,如经过下方则距离韧带下缘不超过 1.0cm;③细小的感觉神经支和面横动脉分支伴随 ZL 斜向浅面的皮下、皮肤,面神经颞颧支和面横动脉走行于 ZL 附近时位于 SMAS 的深面。

除皱术中分离无论是在皮下还是在 SMAS 下进行,均需在皮下剪断 ZL,才能获得较充分的提紧。在韧带存有血管时,常需要在直视下止血。

(二)下颌骨韧带

下颌骨韧带(Mandibular ligaments,ML)位于下颌体前 1/3 的条状区域,在下颌骨下缘之上 0.6cm,距下颌角点 5.3cm,ML 起始于下颌体骨面,穿过肌层和皮下脂肪抵止于真皮。ML 由平均 12 束(18～15 束)的结缔组织小带组成,小带呈双排平行并列。如欲矫治颌下颈阔肌松垂和"火鸡颈"畸形，需剪断 ML。

(三)颈阔肌-耳韧带

颈阔肌-耳韧带(Platysma-auricular ligaments，P-AL)是指颈阔肌后上缘连于耳附近的一层薄的但坚韧的结缔组织结构。该结构在颈阔肌后缘、上缘均与面部 SMAS 相接，此 SMAS 愈近耳垂周围皮肤时愈薄且致密。耳垂附近特别是下方、下后方，SMAS 及腮腺包膜、胸锁乳突肌腱纤维、颈阔肌悬韧带等组织结构紧密融接，在耳垂下后方形成一略呈尖向下的三角形致密区。将连结于颈阔肌后上缘与致密区的那部分 SMAS 称为 P-AL。SMAS 及 P-AL 等各层组织紧密愈着，需锐性分离。将 P-AL 离断后，要把断端重新拉紧固定在三角形致密区，或乳突区的筋膜、骨膜上，此即韧带的重建技术，以保持颈阔肌的弓状后上缘形态，提紧颈阔肌。

(四)颈阔肌-皮肤前韧带

颈阔肌-皮肤前韧带出现率低，约为 20%，起于颈阔肌前上缘，斜向前上止于浅层的真皮。皮下潜行分离时，颈阔肌-皮肤前韧带可能将分离平面导向分离层次过浅，致使分离层次错误。

(五)SMAS-颧颊部韧带

SMAS-颧颊部韧带(SMAS-malar ligaments，SMAS-ML)也称咬肌皮肤韧带。该韧带纵向排列于咬肌前缘。最上一组偏后，位于耳下基点前 4.2cm 的咬肌起始部表面，其余的均位于下颌角点前 3.9cm 的垂线上。SMAS-ML 由多条致密结缔组织束带组成，平均 6.8 束，粗细不等，长短各异，最上和最下两组短而粗韧，中间的较细长薄弱。最上一组多为 1 束(1～2 束)，起于近咬肌起始部的咬肌筋膜表面，斜向前、浅方向，止于 SMAS。最下一组多为 2 束(1～3 束)，起自下颌体近上缘骨面，斜向上、浅方向，止于颈阔肌。中间的几束起于咬肌筋膜前缘或(和)颊咽筋膜，分别在颊脂肪垫的上、后、下缘走向浅面的 SMAS。SMAS-ML 与神经、血管的关系较密切。最上一组的上方紧邻面神经颧支和面横血管分支。少数情况下，血管经过韧带的下方。腮腺管也横行于最上一组的附近。最下一组的上方有面动脉、面前静脉经过，下方有面神经下颌缘支经过。有时血管、神经通过韧带的束与束之间，中间的几束排列于咬肌前缘，因此，面神经颊支由后向前通过这种栅栏样结构到达前方的颊脂肪垫浅面(图 33-6)。

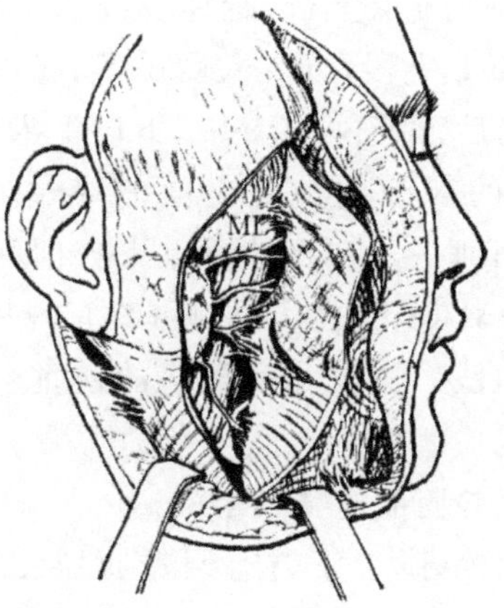

图 33-6 SMAS-颧颊部韧带

国外已有文献报道，除皱术中离断 SMAS-ML，证实对矫治面内侧区老化征象包括鼻唇沟十分有效。同时应十分注意勿损伤面神经分支。

(六)颈阔肌悬韧带

颈阔肌悬韧带(suspensory platysma ligaments，SPL)位于腮腺、颌下腺与胸锁乳突肌前缘之间，上段位于腮腺与胸锁乳突肌之间，附着在 SMAS 的深面；下段位于下颌角及颌下腺与胸锁乳突肌之间，附着在颈阔肌深面。SPL 由双层纤维性筋膜构成，前层为腮腺包膜与颌下腺包膜相互移行部分，后层是增厚的胸锁乳突肌纤维鞘。深面从上到下分别起始于茎突下颌骨韧带表面，茎突舌骨肌、二腹肌后腹表面；浅面附着在 SMAS(上段)和颈阔肌(下段)的深面(图 33-7)。SPL 和附近的神经、血管关系密切：①面神经颈支出腮腺叶下极，紧贴韧带前面下降一段距离后，分支入颈阔肌；②颈外静脉在韧带后方的胸锁乳突肌浅面下降；③耳大

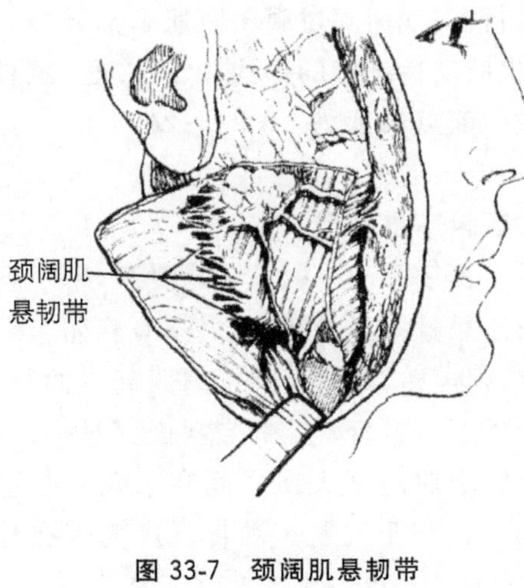

图 33-7 颈阔肌悬韧带

神经在韧带后方前上行，距耳垂点2.0～3.6cm范围内斜穿SPL上段，分支入腮腺等；④面前静脉沿颌下腺上缘后行穿过SPL中、下段汇入颈外静脉。另外，颈丛的部分皮神经也向前穿过SPL下段。SPL的作用似乎是在下颌角上下方向深面牵拉悬吊颈阔肌-SMAS，保持了颈侧区具有的从低到高的圆滑美感曲线。皮肤和颈阔肌的松垂会破坏此区域的曲线美。

(七)眼轮匝肌支持韧带

在眶内侧、眶上下方有眼轮匝肌支持韧带，而眶外侧无眼轮匝肌支持韧带。下睑眼轮匝肌支持韧带分为两层。眶上眼轮匝肌支持韧带与眶下眼轮匝肌支持韧带的上层连续环绕眶周约270°，呈“非闭合环”。眼轮匝肌支持韧带的非闭合环内侧与眼轮匝肌共同起于眶内缘，穿过眼轮匝肌止于皮肤。非闭合环外侧分别起于额骨和眶骨前壁，穿过眼轮匝肌止于皮肤。下睑眼轮匝肌支持韧带上层在内侧起于眶缘，在距眶外缘16.10±0.43mm处起于眶骨前壁，眼轮匝肌支持韧带外端距离外眦角的垂直距离为17.44±0.49mm。下睑眼轮匝肌支持韧带下层起于眶前壁，沿提上唇肌起点走行，终止于上唇提肌起点的外侧，穿过眼轮匝肌及眼轮匝肌上的颧脂肪垫止于皮肤。眼轮匝肌支持韧带上层起点在眶骨前壁的部分与颧骨皮韧带围成近似三角形的区域，此区域有大量纤维起于颧骨骨膜止于其浅面的眼轮匝肌，被称为颧袋三角。

(八)颧骨皮韧带

颧骨皮韧带起源于颧骨表面骨膜，似一列间断的纤维束沿颧骨排列，纤维束之间有脂肪组织填充形成膜状，较坚韧，内至提上唇肌起点的外侧，斜向外上方走行，向浅面穿过眼轮匝肌眶部纤维和颧脂肪垫，以皮肤支持韧带的形式止于皮肤。颧骨皮韧带在骨膜的起点长度为21.92～24.37mm，宽度为2.19～3.40mm。

(九)颧骨下皮韧带

颧骨下皮韧带起于颧骨下缘骨膜，似一列间断的纤维束沿颧骨排列，纤维束之间有脂肪组织填充形成膜状，强度差，向内至提上唇肌起点的外下方。整体斜向外下方走行。此韧带深面穿过提口角肌，向浅面在颧小肌与颧大肌之间穿过颧脂肪垫以皮支持带的形式止于皮肤。颧骨下皮韧带在骨膜的起点长度为10.39～12.22mm，宽度为1.79～2.29mm。

(十)颊上颌韧带

颊上颌韧带起于提上唇肌在上颌骨起点的下方，斜向外下方走行，似一列间断的纤维束，纤维束之间有脂肪组织填充形成条束状，不坚韧。深层有提口角肌穿过，浅层有颧小肌与颧大肌穿过，向表面穿过颧脂肪垫以皮支持带的形式止于皮肤。在颊肌表面还有一些纤维束止于颧脂肪垫而不止于皮肤。起于颊肌表面止于皮肤的韧带长为5.13～7.38mm，宽为1.74～3.28mm。起于上颌骨的韧带长为10.14～13.86mm，宽为1.12～1.45mm。

四、表浅肌肉腱膜系统

在面部皮下脂肪层的深面，存在一个浅层的连续的解剖结构，由肌肉、筋膜、腱膜组织排列构成，称为表浅肌肉腱膜系统(SMAS)。

(一)SMAS的延伸范围

SMAS向上过颧弓和颞浅筋膜延续，进而通过颞浅筋膜再向上和帽状腱膜连续，向前上接眼轮匝肌、额肌，向后上接耳上肌、耳后肌和帽状腱膜。SMAS向下移行为颈阔肌。颧颊区的SMAS向前接眼轮匝肌和颧肌外缘；颈阔肌向前连接颧肌和口周肌。耳垂下方颈阔肌后缘以后移行为胸锁乳突肌浅面的颈浅筋膜；耳前SMAS向后渐薄融入耳-面移行处的皮下和耳郭、外耳道的软骨膜。在耳-面移行的纵形带状区中，SMAS与深面的腮腺筋膜和浅面少量的致密皮下组织紧密结合，形成纵形致密区。最近有人将其称为腮腺皮肤韧带。

(二)SMAS的各部构成

依各部位SMAS结构，可将其分为3种区域。

1. 肌性区域　SMAS的肌性区域包括额肌、眼轮匝肌、颧大小肌和颈阔肌所占据的范围。颈阔肌上缘能到达的高度个体差异极大，绝大部分的颈阔肌上缘位于耳下点的水平或以下1.8cm的水平。耳屏游离缘距颧大肌外缘5.0cm。颧肌上段和眼轮匝肌略偏后，颧肌下段略偏前。肌性部分多数较发达，耐牵拉。

2. 腱膜性区域包括　胸锁乳突肌区、耳前区、颞区。

(1)胸锁乳突肌浅层的颈浅筋膜与颈阔肌连续，少数情况(约15%)下肉眼见其中有横形肌束。光镜下见颈浅筋膜由多纤维的致密结缔组织构成，薄且与深浅面界线不清，内有不连续的肌束。因此认为胸锁乳突肌浅面的颈浅筋膜符合SMAS的结构特征，称为胸锁乳突肌区SMAS。为了治疗耳下颈侧区的膨出松垂，需将胸锁乳突肌区 SMAS 连同颈阔肌一并分离，然后作成双叶瓣向后上悬吊固定在乳突区筋膜－骨膜上。此法兼有重新紧缩颈阔肌－耳韧带和治疗耳下颈侧区膨出松垂的双重作用。操作时要注意保护位于 SMAS 和胸锁乳突肌之间的耳大神经与颈外静脉。

(2)耳前区 SMAS 腱膜性范围上至颧弓下缘，下至颈阔肌上缘，平均距离为 3.6cm，后界是耳屏的垂线，前界是颧肌外缘，距离为 5.0cm。耳前腱膜性区域中肉眼可见散在肌束，多是横形，也有纵形。光镜下见 SMAS 内有不连续的横形肌束，薄而致密，与皮下组织和腮腺筋膜无明显分界。术中分离此区的 SMAS 时，其深浅面均需锐性分离。

(3)颞区的颞浅筋膜在颧弓水平续 SMAS，再向上移行为帽状腱膜。颞浅筋膜前下部接眼轮匝肌，前上部接额肌，后部接耳后肌及其腱膜，并通过耳后肌、帽状腱膜与枕肌相连。镜下见颞浅筋膜由致密结缔组织构成，其中有连续的肌层。因此颞浅筋膜符合 SMAS 的结构特征，称为颞浅筋膜 SMAS。颞浅血管、耳颞神经及其分支由下向前上走行过程中，开始在颞浅筋膜的深面、深层，逐渐到中层、浅层及至皮下，即边走行，边分支，边斜向浅层。

上述各腱膜性区域的 SMAS 致密坚韧，耐牵拉。

3. 混合性区域　40％的人存在着混合性区域。该区域位于颧肌下半附近的颊脂肪垫浅面，通常为包括颧大肌下 1/2 外缘在内的 1.6cm 宽的带状范围。其结构特点是：薄的纤维膜连结着纵形、横形肌束，膜的浅、深面有多量的脂肪。

(1)纵形肌束：为颧大、小肌下半薄弱且渐分束处，最终编入口轮匝肌。另一纵形肌束是笑肌，与颧大肌后缘之间也分开一段距离并以薄膜和脂肪连接。

(2)横形肌束：颈阔肌的前缘渐薄弱且分束，编入口轮匝肌。

(3)膜浅面的脂肪：指鼻唇沟外上方的丰富皮下脂肪，即鼻唇隆起的外下部分。

(4)膜深面的脂肪：包括颊脂肪垫，尚有通过其间的面神经颊支。

该混合性区域的肌束与肌束间易分离，薄弱的纤维膜又不耐牵拉，因此也称此区为“SMAS 的薄弱区”。这种情况下很容易造成分离平面错误而误入颊脂肪垫，损伤面神经颊支。组织切片示颊脂肪垫区表面的皮下脂肪明显厚于其他部位。皮下脂肪的深面由后向前分别是 SMAS，颧肌。SMAS 与颧肌缘相接，两者在同一平面，颧肌浅面的皮下脂肪中未见有 SMAS 或其他筋膜结构。没有明显薄弱区的情况或者是由于颧肌发达，始终未分离成束连至口周肌；或者是因为颈阔肌发达，厚密的颈阔肌前缘和颧肌、口周肌相汇。

SMAS 的延伸范围和各部构成见(图 33-8)。

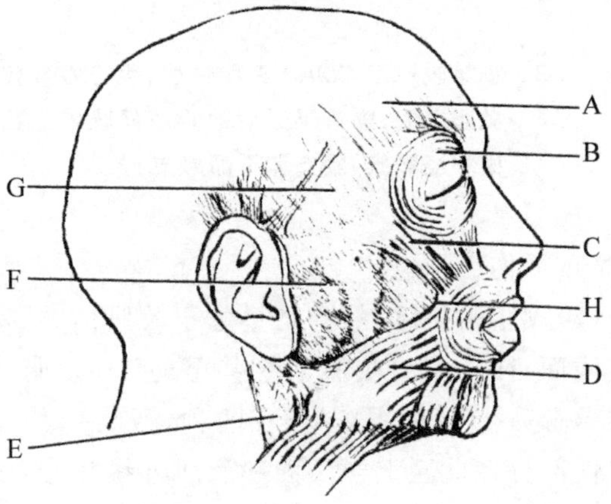

图 33-8　SMAS 的延伸范围和各部构成

A. 额肌；B. 眼轮匝肌；C. 颧肌；D. 颈阔肌；E. 胸锁乳突肌；F. 耳前区；G. 颞区；H. 混合性区域

(三)SMAS 与深、浅面组织结构的关系

1. SMAS 与浅面组织的关系 SMAS 浅面是皮下脂肪层，面部皮下层的脂肪各部位厚度不均。

2. SMAS 与深面组织结构的关系 SMAS 深面的脂肪量很少(颊脂肪垫区除外)，不能构成一个连续的脂肪层。面部各区 SMAS 深面的情况叙述如下。

(1)腮腺区：腮腺筋膜浅面几乎没有脂肪，SMAS 和腮腺筋膜连接紧密，耳屏前的腮腺筋膜与 SMAS 连接更为紧密。腮腺筋膜是纤维性的薄膜，很少能单独被完整剥离，往往愈着在 SMAS 深面，一同从腮腺实质上被分离下来，在腮腺前缘移行于较疏松的组织，面神经分支在这一层次中向前行进。

(2)咬肌区：咬肌筋膜浅面有薄层脂肪，或分布在咬肌上端，或分布在咬肌下端，中段脂肪量较少。咬肌区的 SMAS 与腮腺 SMAS 连接疏松，易被分离破碎(图 33-9)，咬肌区 SMAS 下往往可见隔着半透明的咬肌筋膜深面的面神经颧颊支。但在正常人体中，各结构间分隔不明显，解剖时要十分小

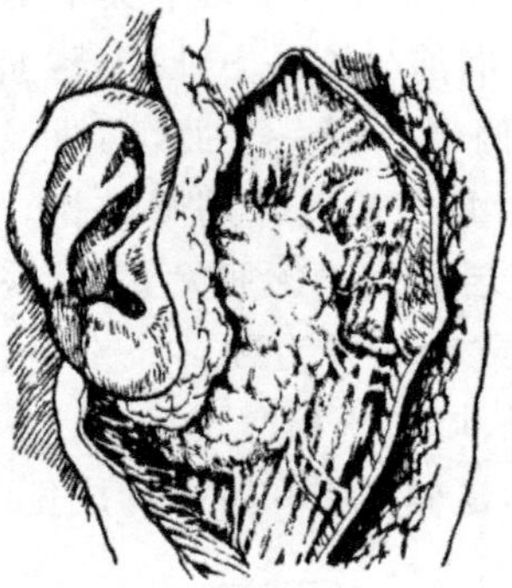

图 33-9 腮腺咬肌区 SMAS 深面情况，示 SMAS 被掀起之后，隔着半透明的咬肌筋膜能见到面神经颧支、颊支和下颌缘支

心，防止损伤面神经。

(3)颊脂肪垫区：颊脂肪垫位于咬肌前方、颊咽筋膜浅面，往往掩盖咬肌前缘甚至前 1/3。脂肪垫外被薄膜。此区的 SMAS 有两种情况：一是耳前腱膜性部分在此区上半浅面和颧肌外缘相接；二是此区下半浅面恰是 SMAS 的混合性区域。这些“接合部”带来的问题首先是相对薄弱不耐牵拉；其次是解剖分离平面相对不规则。这两点都易使分离平面错误而误入颊脂肪垫、损伤面神经分支和面血管分支的机会增加，故应按阶梯状除皱技术在此区后部转向浅层的皮下层中分离。

(4)颧弓区：SMAS 与颧弓浅面愈着较疏松，原因是面神经颞支过颧弓浅面时被颞中筋膜衬覆，在神经支周围有多量脂肪包绕。SMAS 与颧弓骨膜间存在着颞中筋膜、颞深筋膜浅层。

(5)颞区：颞浅筋膜 SMAS 深面的组织结构以颞浅动脉额支为界，上下有所不同：上方是帽状腱膜下疏松结缔组织，下方是颞中筋膜及其中的面神经颞支。颞浅筋膜 SMAS 容易被钝性分离。颞浅筋膜与颞中筋膜只是结构上的不同，浅筋膜是致密结缔组织，中筋膜是疏松结缔组织，两者之间无明显的分界。

(6)胸锁乳突肌区：此区内的 SMAS 与胸锁乳突肌纤维鞘紧密愈着，需锐性分离。耳大神经行于两者之间。近乳突区时，SMAS 和胸锁乳突肌纤维鞘及胸锁乳突肌抵止腱纤维，三者几乎融为一体，不能解剖分离。

(7)下颌、颌(颏)下区：颈阔肌 SMAS 深面除各种韧带外，余部与深面组织结构连接疏松，尤其是下颌缘下方，很容易钝性分离。值得注意的是：颈阔肌深面和下颌体骨膜之间有一紧密的愈着点，位于下颌角点前 3.9cm 处，恰在 SMAS-颧颊部韧带最下束的下方。下颌缘支及其分支通过该愈着点之间走向前方。如需矫治颌(颊)下松垂、皱纹，则应在剪断下颌骨韧带的同时，分离该愈着点，并注意保护下颌缘支。

五、颞区筋膜结构特点

在颞区的皮下组织和颞肌之间由浅入深的结构是：颞浅筋膜、颞中筋膜、颞深筋膜浅层、颞浅脂肪垫(常称颞部脂肪垫)及颞深筋膜深层和颞深脂肪垫(常称颞部脂肪垫上部)。

(一)颞浅筋膜

颞浅筋膜是 SMAS 过颧弓向颞区的延伸，是致密结缔组织性筋膜并含有肌性成分。颞浅筋膜 SMAS 富含血管，其浅面与真皮之间有少量皮下脂肪组织。在颞浅动脉及其额支的前下方，颞浅筋膜深面是颞中筋膜，两者易被锐、钝性分离，但有面神经后位颞支(颞支Ⅰ、Ⅱ)在颧弓上方 1.0～1.5cm 跨越两层之间，从颞中筋膜进入颞浅筋膜的耳前肌，发支支配耳前肌和在耳前肌中前上行到达额肌深面。在颞浅动脉及其额支的后上方，颞浅筋膜借腱膜下疏松结缔组织与颞深筋膜相隔，极易钝性分离而并未跨越神经血管。

(二)颞中筋膜

颞中筋膜是一层多脂肪的筋膜性结构，由疏松结缔组织构成。后下方在腮腺上缘和颧弓浅面附近较厚，向上向前渐薄，至颞浅动脉及其额支的后上方时消失在腱膜下疏松结缔组织中。眼轮匝肌外缘附近亦较薄，移行为眼轮匝肌深面的筋膜。但颞中筋膜这一层次结构定义，尚有争议。

颞中筋膜来自腮腺筋膜。从腮腺上缘起始，包覆着面神经颞支及各神经支之间的脂肪，走向前上方。颞支先是在其中偏深层，斜向前上方时渐浅出。后位颞支先浅出到耳前肌和额肌；前位颞支在眼轮匝肌外缘稍外方浅出到眼轮匝肌和与眼轮匝肌相接处的额肌。许多神经支至眼轮匝肌深面才浅出进入肌层，后位颞支浅出颞中筋膜进入耳前肌的位置不恒定，平均在颧弓上方 1.0～1.5cm。它们的分支分布到耳前肌和额肌。颞中筋膜的浅面是颞浅筋膜 SMAS，深面与颞深筋膜浅层之间隔有帽状腱膜下疏松结缔组织的延续部分，极易钝性分离。颞中筋膜的重要临床意义在于面神经颞支行于其中。由此可以说明如下两点：①小心在颞中筋膜浅面(包括颧弓浅面部分)分离可以获得颧弓上下连续的 SMAS 瓣;②SMAS 各部分中均无面神经主干走行,但有分支进入 SMAS 的各肌性部分完成支配功能。在接近眼轮匝肌外缘时,已有部分神经支陆续浅出颞中筋膜到达颞浅筋膜 SMAS 深面,应在直视下钝性分离。

(三)颞深筋膜浅层

颞深筋膜起始于颞上线,向下覆盖颞肌。在颞浅脂肪垫上缘处,颞深筋膜分为浅深两层,位于颞浅脂肪垫浅面的称为颞深筋膜浅层(下简称浅层)。它在颞浅脂肪垫上缘与深层愈着处称融合线。因脂肪垫上缘形态不同,融合线可呈斜向后下的直线状、弓向上的弧线状和曲线状。最高点距颧弓上缘 3.7cm。

浅层沿脂肪垫浅面向下,过颧弓浅面后与咬肌筋膜连续,与颧弓骨膜间剥离时不易被分开。该层次一般情况下不宜进入,此处分离易损伤面神经分支。向前方在眶上缘和外缘处与颞深筋膜深层融合后移行为骨膜,向后至颞窝后界骨膜。浅层在颧弓上 1.0～1.5cm 范围内较薄弱。浅层的浅面隔着腱膜下疏松结缔组织与颞中筋膜相接,两者极易分离。深面是颞浅脂肪垫,可被钝性分开。但是,脂肪垫中有横形的脂肪间隔,它间断地附着在浅层的深面。

(四)颞浅脂肪垫

颞浅脂肪垫(superficial temporal fat pad, STFP)位于颞深筋膜的浅深层之间。其前上大部分由脂肪组织构成,后下部分是致密结缔组织筋膜板,它来自 STFP 中的横形脂肪间隔。STFP 上界和融合线一致,下界是颧弓上缘,前界到达颞窝的前界,后方至耳屏点前 2.4cm 时移行为上述的致密结缔组织筋膜板。浅垫的后、上部较薄,前、下部较厚,最厚处位于眼轮匝肌外缘附近,眼轮匝肌外缘点深面处厚度为 0.42cm。STFP 有两种特别成分:①横形脂肪间隔;②较粗的弓形颞中静脉。和其他部位的脂肪间隔不同,STFP 中的间隔致密,附着在颞深筋膜浅层或深层。这些横形间隔向后下延伸就成为 STFP 中非脂肪成分—结缔组织筋膜板。STFP 中有较粗的颞中静脉,由前上弓形走向后下,斜穿颞深筋膜深层,并有可能进入颞深脂肪垫,最后注入颞浅静脉中。弓形颞中静脉的最高点距颧弓上缘 2.4cm,整个情形如同框架围绕着 STFP,它接受眼轮匝肌、颞肌和颞浅、深脂肪垫的静脉属支,最后注入颞浅静脉。此外,STFP 中有较多的微小动脉分支。

(五)颞深筋膜深层

由融合线向下,颞深筋膜分出颞深筋膜深层(下简称深层)。它向下分隔颞浅、深脂肪垫,在颧弓上缘移行为颧弓深面和上缘的骨膜。深层向前至颞窝前界和眶上、外缘,与颞深筋膜浅层融合后移行为骨膜,向后至颞窝后界与前界情况相同。深层为致密的腱膜性组织,较浅层厚。深层的浅面是 STFP,本应很容易分离,但由于前述的横形脂肪间隔附着,故需锐、钝性结合才能分离。

(六)颞深脂肪垫

颞深脂肪垫(deep temporal fat pad,DTFP)与 STFP 相比,较薄较小,其中混杂有颞肌肌束。DTFP 上界最高处距颧弓上缘 1.8cm,前界近眶外缘,后界至耳轮脚附近,向下过颧弓深面与颊脂肪垫相连。耳前 3.0～4.0cm,颧弓上 0.8～1.0cm 范围内较厚,厚度 0.36cm。DTFP 的浅面是颞深筋膜深层,两者之间有薄层颞肌,深面是颞肌和颞肌肌腱。DTFP 中有较丰富的细小动脉网,近上缘附近有较多的静脉支,回流到 STFP 中的弓形静脉。颞区筋膜结构(图 33-10)。

六、面神经腮腺外分支

(一)面神经分支走行平面及毗邻关系

1. *颞支*　各颞支出腮腺上缘进入颞区后有来自腮腺筋膜的包覆,各神经支之间围有亮黄色的脂肪,此层结构即颞中筋膜。各颞支在颞中筋膜中斜向前上,开始是后前排列关系,逐渐转变成上下排列关系。随着颞中筋膜愈向上前愈薄,各颞支也渐走向浅层,这种趋向浅层的概率,后位颞支大于前位颞支。光镜下显示在颧弓上 0.5cm 时,各颞支仍位于颞中筋膜深层,距离浅面的颞浅筋膜平均 0.3～0.5cm;距皮面平均 0.7～0.8cm。颧弓上 1.5cm 时,颞浅筋膜中出现耳前肌,颞中筋膜已较薄,后位颞支渐浅出颞中筋膜到达耳前肌深面,并有分支进入该肌;前位颞支仍在颞中筋膜中,但偏浅层走向前上。到达额肌、眼轮匝肌外缘附近,后位颞支及其分支由耳前肌进入额肌深面;前位颞支及其分支陆续浅出颞中筋膜进入眼轮匝肌深面(图 33-11)。

2. *颧支*　各颧支在腮腺上前缘浅出后,于颧弓下前行,通常此处的腮腺前缘最突出,而颧肌起始部又最靠后,所以颧支到达颧肌的行程很短。颧支一般位于咬肌筋膜间,菲薄的咬肌筋膜浅面是

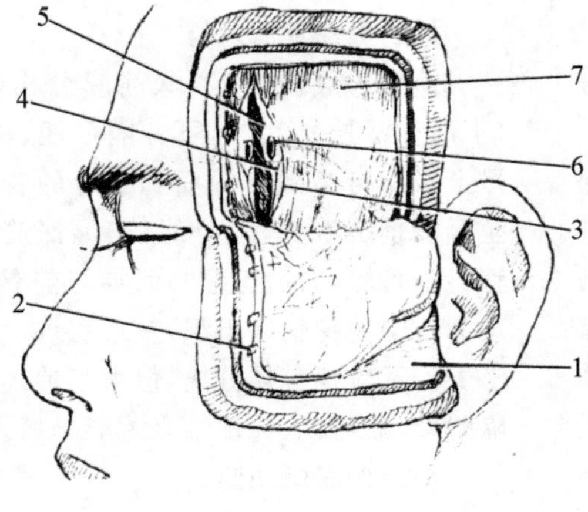

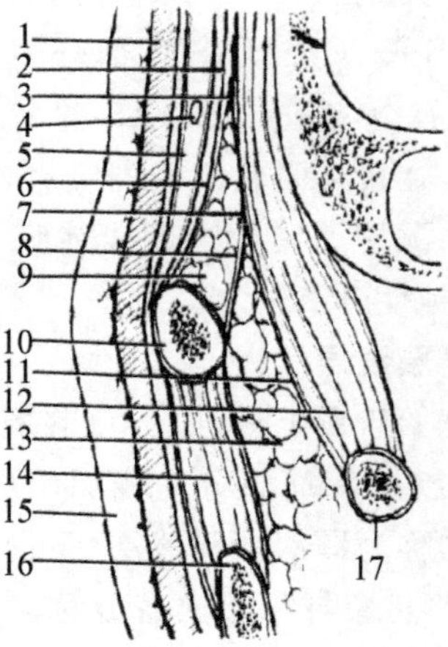

图 33-10 颞区筋膜结构

A. 颞部筋膜结构

1. 颞浅筋膜；2. 颞中筋膜下组织；3. 颞深筋膜浅层；4. 颞深筋膜深层；5. 颞浅脂肪垫；6. 颞中静脉；7. 融合线；

B. 颞部筋膜结构剖面

1. 颞浅筋膜(SMAS)；2. 颞深筋膜；3. 融合线；4. 前额支；5. 颞中筋膜；6. 颞深筋膜浅层；7. 颞深筋膜深层；8. 颞深筋膜深层的浅层；9. 颞浅脂肪垫；10. 颧弓；11. 颞深筋膜深层的深层；12. 颞肌；13. 颞深脂肪垫(颊脂肪垫上段)；14. 咬肌；15. 皮肤；16. 下颌骨；17. 喙状突

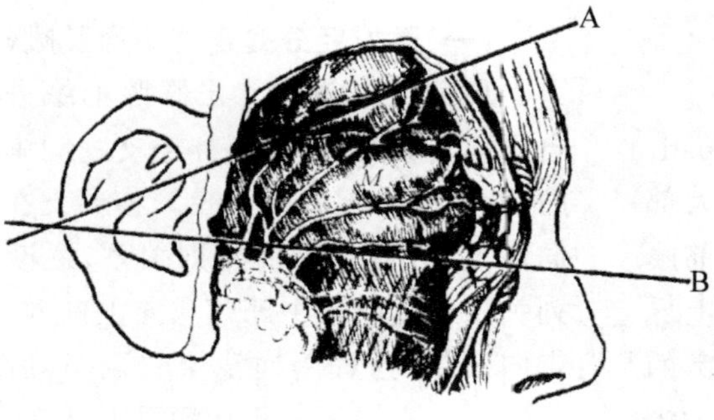

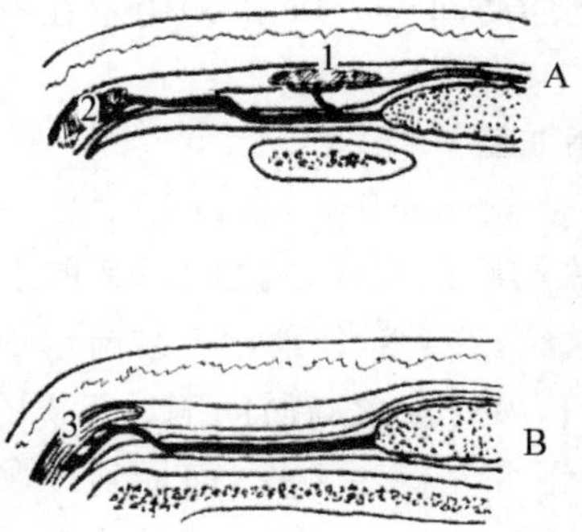

图 33-11 面神经颞支与颞中筋膜的关系

A. 前位颞支后穿出并分支到眼轮匝肌；B. 后位颞支提前穿出颞中筋膜分支到耳前肌和额肌；1. 耳前肌；2. 额肌；3. 眼轮匝肌

SMAS 的腱膜性部分。多数情况下，颧弓下方的腮腺-咬肌交界处有薄层脂肪分隔 SMAS 和咬肌筋膜。

上位颧支分支经过颧弓韧带的束间走向前方；下位颧支分支经过颧弓韧带下缘附近走向前方。颧支在颧弓下方 1cm 范围内向前行进，面横动脉主干及其分支伴随着颧支。此区 SMAS 下分离时，面横动、静脉可作为颧支的标志。

3. *颊支* 各颊支与咬肌筋膜关系最为密切，也较复杂。咬肌筋膜的厚薄上、下不一致，上前部分较薄弱，下后部分较厚韧。各颊支与咬肌筋膜关系有两种情况：①颊支位于筋膜的深面，至咬肌前缘时穿出到达颊脂肪垫浅面(65%)；②颊支位于筋膜间，在咬肌中、前带时陆续浅出到 SMAS 深面，而且上位颊支要比下位颊支提前穿出咬肌筋膜(35%)。因此，SMAS 下分离时，咬肌下半神经支不受损伤的保险系数远大于上半神经支。

颊支常出现上、中、下颊支，在颊脂肪垫区，较多的颊支分支进行吻合形成颧颊支吻合、颊支吻合，又有更多的分支走向表情肌深面和颊脂肪垫中。此区域的神经支多属于“二级吻合”后和“末级吻合”后分支，数量较，浅面被覆着 SMAS 与颧肌的接合部及薄弱区。

4. *下颌缘支*　在面血管后方的下颌缘支均有厚韧咬肌筋膜覆盖，咬肌筋膜与 SMAS 之间尚有薄层脂肪间隔。跨面血管时，下颌缘支穿出咬肌筋膜有多量分支经过面血管的深浅面。在面血管前方附近，神经穿过颈阔肌在下颌体上的愈着点和 SMAS-颧颊部韧带的最下组，到达颈阔肌和下颌体之间，陆续分支入下唇肌。

5. *颈支*　刚浅出腮腺的一段距离是垂直下降，浅面与颈阔肌之间有薄层疏松结缔组织。越过面前静脉的浅面斜向前下到达颌下腺鞘膜与颈阔肌之间，陆续分支进入颈阔肌。颈支在下颌角至颌下腺的一段距离时邻颈阔肌悬韧带的前方。

(二)面神经的角神经支

皱眉肌受面神经的双重神经支配，颞支在眉水平经过眼轮匝肌深面进入并支配皱眉肌。面神经颊支接受颧支后共同组成角神经。角神经跨越内眦支配双侧皱眉肌、降眉肌和降眉间肌。

按照角神经的形成及分支将角神经分为Ⅰ、Ⅱ、Ⅲ型。颊支形成复杂的吻合网后又开始形成集中吻合再分支向内眦方向走行，形成单一的角神经，并接收从眼轮匝肌中穿出的颧支，称为角神经Ⅰ型(20%)；颊支吻合网与颧支吻合网在“四肌间隙”中形成一支角神经，称角神经Ⅱ型(20%)；在“四肌间隙”中形成角神经为上下两支时，称为角神经Ⅲ型(60%)。①三种类型的角神经在眶下部都走行在眼轮匝肌支持韧带的下方，在内眦部都在眼轮匝肌支持韧带的内侧，并与内眦血管伴行。②角神经在内眦韧带水平上方 2.19～4.28mm 就开始有分支进入降眉肌或降眉间肌。角神经有反折支进入提上唇鼻翼肌，最上的入肌点距内眦角下方垂直距离为 6.89～9.38mm。

七、表情肌

(一)表情肌的特点

1. 表情肌属于皮肌，位置较浅，起于骨止于皮肤，甚至完全不固着于骨上。

2. 表情肌表面不覆盖深筋膜(颊肌除外)，肌纤维固着于皮肤，当其收缩时，直接引起皮肤的运动。

3. 表情肌收缩时，使面部皮肤拉紧，改变其形状和外观，产生喜、怒、哀、乐各种表情。当其松弛时，有弹性的皮肤就返回原来的状态，故面肌的对抗作用较弱。

4. 表情肌主要集中于面部的眼、耳、鼻、口周围，这些肌肉有些是环形的，具有括约作用；有些呈辐射状，具有开大作用。人类由于语言关系，口周围的肌肉出现了高度分化。

(二)表情肌的分群

按表情肌的位置，可分为以下 5 群：①颅顶肌。包括枕肌和额肌。②外耳肌。包括耳上肌、耳前肌和耳后肌。③眼周围肌。包括眼轮匝肌、皱眉肌和降眉肌。④鼻肌。包括鼻孔压缩肌、鼻孔开大肌、鼻中隔降肌、鼻棘肌、鼻背肌和提上唇鼻翼肌。⑤口周围肌。浅层包括口轮匝肌、上唇方肌、颧肌、笑肌和三角肌；中层包括犬齿肌和下唇方肌；深层包括切牙肌、颏肌和颊肌(图 33-12、图 33-13)。

1. *颅顶肌*　位于颅顶部皮下，与颅部的皮肤和皮下组织共同组成头皮。头皮与颅顶的骨膜借疏松组织相隔，故颅顶肌收缩时，头皮可前后移动。颅顶肌属于阔肌，其肌腹分为两部，后部叫枕肌，前部叫额肌，二肌腹之间联以帽状腱膜。该膜覆盖颅顶中部，为一坚韧的纤维板，与头部皮肤紧密结合为一层，膜的两侧部分为耳上肌及耳前肌的起点，并有部分纤维移行于颞浅筋膜。

(1)枕肌位于枕部两侧的皮下，起自上项线的外侧半和乳突部上面，肌纤维斜向上外方，移行于帽状腱膜的后缘。此肌向后方牵引帽状腱膜，与额肌共同作用时，使睑裂开大。枕肌受面神经的耳后支支配。

(2)额肌居于额部皮下，宽阔菲薄，较枕肌发达。该肌起自帽状腱膜(该膜分为两层，包绕额肌的上部)，肌纤维向前下方，止于眉部皮肤并和眼轮匝肌相互交错。其深面的筋膜，止于眶上缘的上部。该肌内侧的肌纤维下部与对侧者相连，上部稍微分开。此肌两侧共同作用时，向前牵拉帽状腱膜，使头皮向前，并使额部皮肤产生横纹(如仰视或惊讶时)，上提眉部眼睑，使眼睁开，所以该肌是眼轮匝肌的拮抗肌。额肌受面神经颞支支配。

2. *外耳肌*　在人类属于退化肌，位于耳郭周围。

(1)耳上肌：是外耳肌中最大的一块肌，呈三角形，肌腹阔而薄，起自帽状腱膜，抵止于耳郭软骨。作用为上提耳郭。

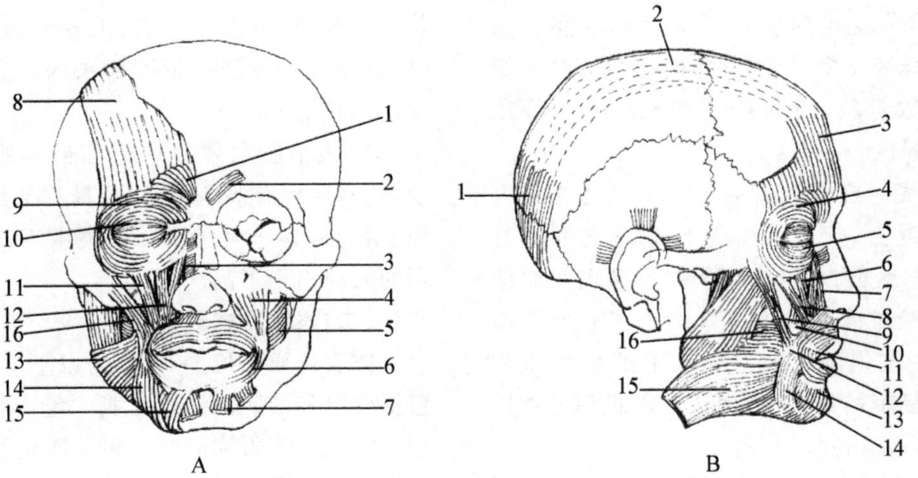

图 33-12　表情肌示意

A　1. 降眉肌；2. 皱眉肌；3. 鼻肌；4. 口角提肌；5. 颊肌；6. 口轮匝肌；7. 颏肌；8. 额肌；9. 眼轮匝肌眶部；10. 眼轮匝肌睑部；11. 颧小肌；12. 上唇提肌；13. 笑肌及颈阔肌；14. 口角降肌；15. 下唇降肌；16. 颧大肌

B　1. 枕肌；2. 帽状腱膜；3. 额肌；4. 眼轮匝肌眶部；5. 眼轮匝肌睑部；6. 上唇提肌；7. 提上唇鼻翼肌；8. 颧小肌；9. 颧大肌；10. 口角提肌；11. 口轮匝肌；12. 蜗轴；13. 下唇降肌；14. 口角降肌；15. 颈阔肌及笑肌；16. 颊肌

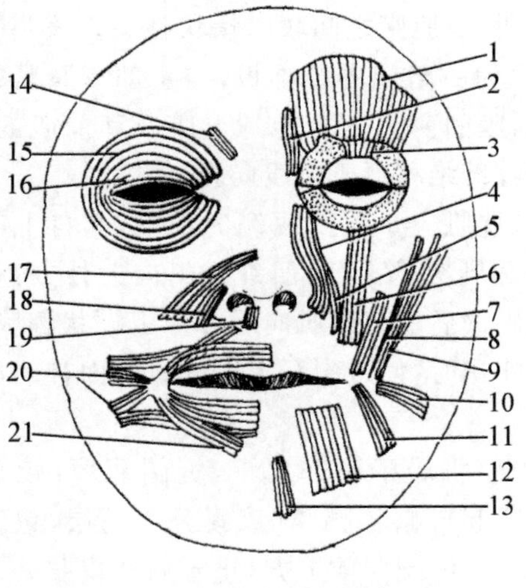

图 33-13　表情肌示意

1. 额肌；2. 降眉肌；3. 上睑提肌；4. 提上唇鼻翼肌；5. 鼻孔开大肌；6. 上唇提肌；7. 口角提肌；8. 颧小肌；9. 颧大肌；10. 笑肌；11. 口角降肌；12. 下唇降肌；13. 颏肌；14. 皱眉肌；15. 眼轮匝肌眶部；16. 眼轮匝肌睑部；17. 鼻横肌；18. 鼻翼肌；19. 鼻中隔降肌；20. 颊肌；21. 切牙肌

(2)耳前肌：较小，常缺如，起自帽状腱膜，止于耳郭软骨前部。作用为牵引耳郭向前。

(3)耳后肌：起自乳突外面，止于耳部软骨后面。作用为牵引耳郭向后。

3. 眼周围肌

(1)眼轮匝肌围绕睑裂周围的皮下，为椭圆形扁肌，深面紧贴于眶周骨膜和睑筋膜的浅面。该肌分眶部、睑部及泪囊部。

眶部：为三部分中最大的，位于最外周部分，在眼眶的前面。肌纤维起自睑内侧韧带及其周围的骨性部，肌束呈弧形，弓向外侧。在外眦处，上、下部肌纤维相互交错止于皮肤，部分肌纤维移行于邻近诸肌(如额肌和上唇方肌)。作用是使眶部周围皮肤产生皱纹(包括鱼尾纹)，使眉下降，上提颊部皮肤，使睑用力闭合。

睑部：位于眼睑皮下，起自睑内侧韧带及其邻近的骨面，肌纤维弓向外侧，在睑外侧韧带附近，上、下睑的肌束相互会合，止于睑外侧韧带。肌束很薄，其深面穿插上睑提肌。作用为眨眼，并能舒张额部皮肤。

泪囊部：位于睑部深面，起自泪骨的泪后支和泪囊的深、浅面，弓向外侧，与睑部肌纤维结合。作用为使眼睑紧贴于眼球上，防止外来异物侵入和藏于结合膜囊内，同时使泪囊扩大，囊内产生负压，以促进泪液流通。

眼轮匝肌受面神经的颞支和颧支支配。

(2)皱眉肌位于眼轮匝肌眶部和额肌的深面，

两侧眉弓之间，起自额骨鼻部，肌纤维斜向上外，终于眉部皮肤。该肌收缩时牵眉向下，使鼻根部皮肤产生纵沟，出现皱眉的表情。皱眉肌受面神经颞支支配。

（3）降眉肌是额肌的延续部分，起自鼻根部，向上终于眉间部皮肤。该肌收缩时牵引眉间部皮肤向下，使鼻根部皮肤产生横纹。

4. 鼻肌

（1）鼻孔压缩肌位于外鼻下部的两侧皮下，在上唇方肌深面，起自上颌骨尖牙及外侧门齿的齿槽，肌纤维先斜向上外方，然后绕过鼻翼渐增宽，弯向内方，在鼻背与对侧者借腱膜相连。该肌收缩时使鼻孔缩小。

（2）鼻孔开大肌居于鼻孔压缩肌的内侧部，较弱小。肌纤维向上止于鼻翼软骨的外侧面。该肌收缩时牵引鼻翼向下外方扇动，尚能使鼻孔开大。

（3）鼻中隔降肌分深、浅两部，浅部起自口轮匝肌；深部起自上颌骨内侧门齿的齿槽嵴，止于鼻中隔软骨的下面。作用为牵引鼻中隔下降。

鼻肌均由面神经颊支支配。

5. *口周围肌是一复杂的肌群*　其中只有口轮匝肌是环形的，余肌皆呈放射状排列。为便于叙述，人为地将表情肌划分为浅、中、深三层，实际上这三层是相互掩盖、相互交错的。

（1）浅层

①口轮匝肌位于口裂周围的口唇内，为椭圆形的环形扁肌，上至外鼻，下至颏结节的上方。肌纤维部分起自下颌骨及下颌骨的门齿窝，部分起自口角附近的黏膜和皮肤内，部分肌纤维是颊肌、尖牙肌、颧肌和三角肌的延续。其他所有至口周围的肌肉，皆交错编织于该肌内。口轮匝肌收缩时可使口裂紧闭，并可做努嘴、吹口哨等动作；若与颊肌共同动作，可做吸吮动作。一侧面瘫时，该肌张力消失，口涎外溢，同时努嘴、吸吮、吹口哨等动作皆丧失。口轮匝肌受面神经颊支和下颌缘支支配。

②上唇方肌位于眶下部的皮下，上部肌束被眼轮匝肌遮盖。起点分三部分：内侧部，为该肌的最内侧部分，起自上颌骨额突的下部，平梨状孔上缘附近；眶下部，居该肌的中部，最宽，起自眶下缘至眶下孔之间的部分；颧部，是该肌的最外侧部分，肌纤维部分起自颧骨前面，部分由眼轮匝肌眶部延续而来。这三部分肌纤维向下集中于上唇，终止于上唇、鼻翼和鼻唇沟附近的皮肤内。该肌收缩时上提上唇，牵引鼻翼向上，使鼻孔开大，同时使鼻唇沟加深。上唇方肌由面神经颊支支配。

③颧肌位于上唇方肌的外下侧，起自同名骨的前面，肌束斜向内下方，终于口角的皮肤和颊黏膜，部分肌纤维移行于口轮匝肌。颧肌又分为颧大肌及颧小肌两部分。该肌收缩时牵拉口角向上外方活动，呈现笑容。

④笑肌由少数横形肌束构成，部分起自腮腺咬肌筋膜，部分起自鼻唇沟附近皮肤，还有部分肌束与颈阔肌后部肌束相连。肌束向内侧，集中于口角，终止口角皮肤，并和三角肌结合。该肌收缩时牵引口角向外侧活动，显示微笑面容。

⑤三角肌又称口角降肌，位于口角下部皮下，呈三角形，起自下颌骨下缘（自须结节至第1磨牙之间的部分），肌束斜向上内方，遮盖须孔，逐渐集中于口角，部分肌纤维终止于口角皮肤，部分肌纤维移行为犬齿肌，部分肌纤维至上唇移行于口轮匝肌。该肌收缩时使口角下垂，产生悲伤、不满和愤怒的表情。三角肌受面神经下颌缘支支配。

（2）中层

①尖牙肌又称口角提肌，位于上唇方肌和颧肌的深面，起自眶下孔下方的犬齿窝，肌束斜向下外方，集中于口角，部分肌纤维终于口角皮肤，部分肌纤维与三角肌结合，部分肌纤维至下唇，移行于口轮匝肌。该肌收缩时上提口角。尖牙肌受面神经颊肌支支配。

②下唇方肌又称下唇降肌，位于下唇下方两侧皮下，外侧部分被三角肌遮盖，起自下颌体前面的斜线，肌束斜向内上方，与口轮匝肌相互交错，终于下唇的皮肤及黏膜。下唇方肌收缩时使下唇下降，产生惊讶、愤怒的表情。

（3）深层

①切牙肌：位于口轮匝肌的深面，上下各二，起自上、下颌骨侧切牙的牙槽峪与尖牙牙槽峙之间，肌束向外侧终于口角皮肤及黏膜。切牙肌收缩时牵引口角向内侧。

②颏肌：又称颏提肌，位于下唇方肌的深面，起自下颌骨侧切牙及中切牙的牙槽峪部，肌束向内下方渐增宽，与对侧者靠近，终于颊部皮肤。该肌收缩时上提颊部皮肤，使下唇前送。颊肌由面神经下颌缘支支配。

③颊肌：位于面的深部，被尖牙肌、颧肌、笑肌和三角肌遮蔽，内面贴于口腔黏膜，为一长方形扁肌。起点呈弧形，起自下颌骨颊肌峙、上颌骨牙槽突的后外面及颊咽缝。起自上述各部位的肌束，向

前至口角，部分终于口角皮肤，部分混入口轮匝肌，其中一部分肌纤维于口角后部上下交叉。该肌中部，对着上颌第2磨牙附近处，被腮腺管所贯穿。颊肌与口轮匝肌共同作用，能做吸吮、鼓腮、吹口哨等动作。在咀嚼时，颊肌与舌共同协作，使食物在上下列牙齿之间磨碎。该肌瘫痪时，食物便堆积于口腔前庭内，在卒中患者若见有食物堆积于口腔前庭，则是颊肌瘫痪的佐证。在表情动作中，颊肌收缩使口裂向两侧张大，例如在大哭和大笑时；单侧收缩使口角拉向同侧。该肌与咬肌之间隔以筋膜（颊咽筋膜），为表情肌中唯一被有筋膜者。颊肌受面神经颊肌支支配。

第四节　面部除皱手术的安全分离平面

根据面颈部解剖特点，目前的除皱技术有3个安全分离平面：皮下脂肪层、SMAS下层和骨膜下层。

一、皮下层分离

面颈部在皮下脂肪层分离行除皱术是第一代除皱术。该术操作简单、安全，术后反应轻微，对鼻唇沟治疗效果较好。但因其未将老化松垂的深部组织复位，故术后远期效果不持久。

二、SMAS和帽状腱膜下层分离

SMAS从额颞部下延至颈部，是连续的解剖层次，且面神经分支均走行于其深面的结构中，故SMAS下的大范围分离是安全的。其分离平面为：额部是在帽状腱膜下、耳前在颊部的SMAS下、颈部在颈阔肌下分离。考虑到颞浅血管走行在颞浅筋膜SMAS内，加之面神经颞支在颞区的走行特点，因此颞区分离保持在颞浅筋膜SMAS的浅面或深面均是安全的，但深面分离应停止在额肌和眼轮匝肌外缘附近，以免损伤浅出入肌的面神经分支。SMAS下分离悬吊的手术技术，称为第二代除皱术。

三、骨膜下分离

面部老化包括皮肤、肌肉、脂肪的全部软组织松垂，丧失了年轻时与骨骼的平衡关系。随着从眶周、上颌骨、颧骨体和部分颧弓及鼻骨上的骨膜下剥离，将额颞部、颧颊部、眉鼻部和唇部等部位的全层软组织上提拉紧，使面部的肌肉起止点提紧，起到面部软组织松弛部分全面提紧的作用。这种第三代除皱技术操作复杂，如有较熟练的颅面外科技术，可避免该手术损伤大、反应重等缺点。但该技术适用于上半或上2/3面部除皱。

第五节　面部除皱手术适应证、术前准备及麻醉

一、适 应 证

除皱手术并非“有求必应”，而需要严格选择适应证。其标准的确定要考虑：①面颈部老化的部位、性质、程度；②年龄；③全身健康状况；④受术者的动机、心理状况等因素。

（一）面颈部老化状况

老化改变包括前已述及的松垂和皱纹，这些改变有部位、性质、程度的不同。一般来讲，除皱手术对于明显的前额横纹、鱼尾纹、耳屏前纵纹以及颊、颌下松垂者，效果确切可靠；对于重力性皱纹的术后效果较持久；对于动力性皱纹如额纹、鱼尾纹的近期效果良好。目前的除皱技术对于鼻唇沟的治疗仍不理想，而对于上、下唇的纵纹则仅是略有改善。

传统的拉皮除皱术，仅是紧缩皮肤，效果也仅能保持2～5年。目前的除皱技术矫治了与老化改变有关的许多组织，如脂肪、肌肉及面颈部的其他深部组织，同时能紧缩皮肤。对于许多人，手术效果是持久的，脂肪的再松垂和肌肉的再松弛是有限度的，但皮肤会随着时间推移而复发松弛。现代除皱技术究竟能使除皱效果维持多长时间？国内外的普遍认识是5～10年。

（二）年龄

除皱手术的适宜年龄为40—60岁。有面部老化改变而要求除皱，笔者为其进行除皱的受术者年龄为29—76岁。手术不能阻止老化的发展，但能治疗和预防老化征象。随着主客观需求的变化，30—40岁者要求做除皱术的人逐渐增多，但应只将其列为小范围局部手术的相对适应证。

(三)全身状况

受术者应无重要脏器如心、脑、肝、肺、肾等病变;为非瘢痕体质;无皮肤病和血液系统疾病;高血压病、糖尿病等经内科治疗已得到有效控制。处于消瘦期时效果优于处于肥胖期,长脸型者优于宽脸型者。

(四)心理状况

随着社会的进步和医学模式的转变,了解并掌握要求美容手术者的心理状况和求医动机,已成为评价手术效果的标准之一,除皱手术也不例外。术前需仔细了解受术者的要求、动机,排除存在异常心理状态者,如:①期望值过高,要求脱离实际者;②作为解决爱情、婚姻或事业中存在的问题者;③顺应周围人的要求者等。另外,对于正处在人生重要转折点的受术者,应劝其度过这段时期后再来手术。接诊时即应讲清除皱手术的主要方法步骤和预期效果,也应告知手术技术的局限性及手术并发症,这样可避免一部分适应证的选择错误,也使受术者有了必要的思想、心理准备。

二、术前准备

面部除皱手术术前准备包括常规的询问病史、体格检查及除皱术前特殊准备等。

(一)询问病史

大部分除皱患者需住院治疗,所以需按常规询问病史。询问时应特别注意以下几点:①出血性疾病史;②用药史;如曾服用阿司匹林、双嘧达莫、维生素E和激素类,以及中药人参、丹参等,应停用5～10d方可手术;③月经史。手术时间最好安排在月经中期。

(二)体格检查

按住院患者常规做物理检查和实验室检查。尤应注意下述化验指标正常者方可施行除皱手术:①血红蛋白量;②出、凝血时间和凝血酶原时间;③肝功能;④血、尿糖值等。

(三)特殊准备

术前照相包括面颈部正位、侧位及45°斜位。根据情况可加摄颈阔肌位,显示颈阔肌索带,即保持明显的前额横纹、鱼尾纹、耳屏前纵纹以及颊、颌下松垂者,效果确切可靠;对于重力性皱纹的术后效果较持久;对于动力性皱纹如额纹、鱼尾纹的近期效果良好。目前的除皱技术对于鼻唇沟的治疗仍不理想,而对于上、下唇的纵纹则仅是略有改善。

传统的拉皮除皱术,仅是紧缩皮肤,效果也仅能保持2～5年。目前的除皱技术矫治了与老化改变有关的许多组织,如脂肪、肌肉及面颈部的其他深部组织,同时能紧缩皮肤。对于许多人,手术效果是持久的,脂肪的再松垂和肌肉的再松弛是有限度的,但皮肤会随着时间推移而复发松弛。现代除皱技术究竟能使除皱效果维持多长时间?国内外的普遍认识是5～10年。

三、麻　醉

面颈部除皱术可采用全麻插管、局部浸润麻醉加基础麻醉或局部浸润麻醉。麻醉药为利多卡因和布比卡因加用1∶200 000肾上腺素溶液。皮肤切口采用0.5%利多卡因加1∶200 000肾上腺素液;皮下分离区采用0.25%利多卡因加1∶200 000肾上腺素溶液。另外亦可选用0.25%利多卡因100ml加入0.375%布比卡因5～10ml以增强麻醉时效。

肾上腺素的作用主要是止血、延缓局部麻醉药的吸收等,因此可增加利多卡因用量至10～15mg/kg。近年报道的用于腹部去脂的肿胀技术是一种新的局部麻醉肿胀技术,使用的利多卡因浓度为0.1%～0.5%。由于局部低浓度麻醉药的超量注射(肿胀注射),使得麻醉效果不减且增加,止血效果增强,分离更容易。但在面部除皱手术时,局部麻醉药中的肾上腺素用量应控制,肾上腺素浓度过高可造成面部分离皮瓣坏死,以及患者情绪紧张等。

第六节　面部除皱手术的切口和术式选择

面部除皱手术术式的选择取决于皮肤松弛改变和皮肤皱纹的部位,一般可分为四种基本术式:①前额除皱术;②颞部除皱术;③面颈部除皱术;④中面部除皱术。临床上根据具体情况灵活选用或结合应用。切口的选择则是根据所选用的术式和患者发际情况而定。

一、切口选择

(一)额部切口

1. *发际切口*　适于前额高者(7cm以上)。切口设计:沿额发际或发际内1～2mm,在额颞发际交界处进入发际内(颞发际内切口),或接颞发际切口。该切口除使前额减低外,分离范围相对减少,但切口显露是其缺点。

2. *发际后切口*　适于前额低者(6cm 以下)。切口沿额发际后 5～6cm,即颅面外科冠状切口,能使前额增高,切口隐蔽,虽然分离范围相对增大,但是如果头皮夹使用确当,可减少出血。

(二)颞部切口

1. *发际切口*　适于眉梢与鬓角之距离较大者。切口沿颞发际或发际内 1～2mm 弯向下后。术后眉梢与鬓角之距离明显变小,而且该切口较显露,术前须向患者讲明。

2. *发际内切口*　适于各种患者,而鬓角与眉梢距离较小者只能选此切口。切口设计:沿颞发际内 4～7cm 的凸向后的弧形切口。该切口隐蔽,但术后鬓角缩窄或消失,分离范围增大。

(三)耳前、后切口

此切口的变化有三点:①耳屏前或耳屏后切口均可采用,但均需注意保护耳屏软骨免受损伤;②耳后切口可设计在颅耳沟的下 2/3,或颅耳沟稍上方的耳郭侧;③由耳后切口转沿枕发际斜向下 4～6cm,也可进入枕发际 2～4cm。

除皱手术常用手术切口见图 33-14。

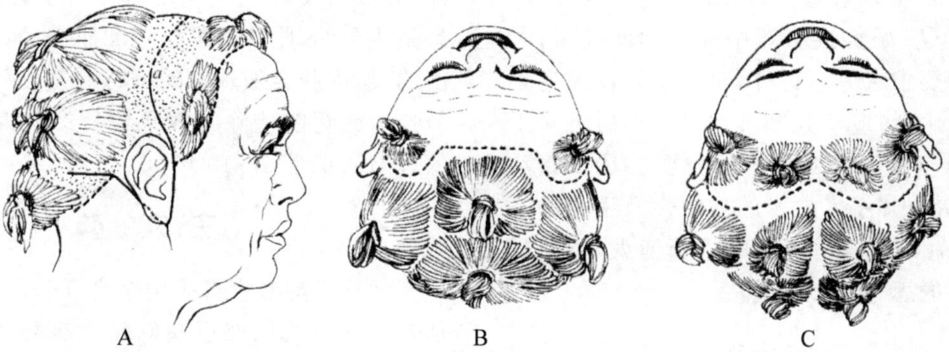

图 33-14　除皱手术常用手术切口

A. 额颞部发际缘或发际后切口,耳前、后切口;B. 发际后切口;C. 额发际切口,颞发际后切口

二、术式选择

(一)额部除皱术

采用冠状切口或额发际切口,治疗前额皱纹、眉间皱纹、鼻根横纹及眉和上睑的皮肤松弛(或称老年性三角眼),即面部上 1/3 除皱术。

(二)额颞部除皱术

额颞部除皱术亦称上 1/2 面部除皱术。将上述切口下延至颞区,既治疗上述皱纹改变,又可矫治面中 1/3 部的皮肤松弛。

(三)颞部除皱术

做颞发际或发际内切口,并适当下延至耳前,用以矫治面上、中 1/3 的皮肤松弛效果确切。如果手术处理得当,还可提高外眦和眉梢水平。

(四)面颈部除皱术

可将颞区切口延伸至耳前和耳后。该术式适用于面颈部广泛的皱纹改变,包括面上部及眼周皮肤松弛、颧颊部松垂、鼻唇沟明显、颌颈部松垂和皱纹(也称"羊腮"或"火鸡脖子")。

(五)全面颈部除皱术

将前述各术式结合应用一次完成即全面颈部除皱术,以治疗面颈部整体皮肤及皮下软组织松垂。该术式的优点是避免局部除皱术后术区与非术区的不协调外观。但因切口长,分离区广泛且不在同一平面上,操作步骤较多,加之出血较多等而致手术时间延长,使受术者负担增加,故宜择情而定。

(六)中面部除皱术

中面部除皱术即 Faivre(1989)报道的眶下区除皱术。做下睑缘切口,分离眶下区骨膜及软组织,能够补充颞面部除皱术对眶下区的提紧不足。

(七)复合除皱术

Hamra(1992、1998)在深部除皱术基础上提出了复合除皱术的概念和手术技术,后经积累经验和完善技术而写成专著出版。手术技术要点是形成包括眼轮匝肌、颧脂肪、颈阔肌在内的复合肌皮瓣,提紧并重新固定。而复合的另一含义是将额部除皱术、上下睑成形术、颏部成形术等与面颈部除皱术结合应用，一次完成。

（八）骨膜下除皱术

骨膜下除皱术即通过冠状切口入路（也可辅以口内入路），在前额、眉区、眶周、颧弓上下、上颌骨等骨膜下分离，然后将分离的软组织全部提紧固定，以矫治全层软组织松垂，恢复软组织与颅面骨的正常解剖关系。骨膜下分离区以外的部位仍采用皮下或 SMAS 下分离并提紧。

（九）除皱术的辅助手术

根据不同需要，可在除皱术中加用其他辅助技术，如吸脂、皮肤磨削、假体填充以及皮肤扩张术等。其目的是完善或增强除皱手术效果。改变，又可矫治面中 1/3 部的皮肤松弛。

第七节　面部除皱手术的外科技术

一、额部除皱术

额部除皱术能消除或改善前额、眉间、鼻根皱纹，矫治鱼尾纹，矫治眉与睑下垂。其手术步骤如下。

（一）头皮瓣分离

按前述方法设计切口线和麻醉。平行于毛根毛囊斜形切开头皮至帽状腱膜下疏松组织，边切开边用止血钳或头皮夹止血。额区在帽状腱膜下锐、钝性剥离；颞区在颞深筋膜浅层表面锐性剥离，直达眶缘及眉间，如果采用骨膜下除皱，则在至眶上缘 20cm 时，可切开骨膜，以骨膜剥离子在骨膜下剥离，到达眶缘、鼻骨、颧骨、上颌骨外上方骨膜下。

（二）处理表情肌

将头皮瓣向下翻转，充分显露眉间鼻根部。在中线切开帽状筋膜和腱膜，显露皱眉肌和降眉肌。细心将它们切断或部分切除。如是切除则应注意两点：①慎勿过分切除，以免造成此区缺损，导致术后鼻根部凹陷畸形；②切断外侧的皱眉肌时注意保护眶上血管神经束，后者邻近皱眉肌的抵止点（图 33-15）。然后，在眶上缘水平以上的额肌明显处，纵横切断帽状腱膜和额肌，注意避开眶上血管神经束。如额纹过深，可用电刀切除眶上缘 1.5～2.0cm 以上的部分额肌，或切断横形额肌，增加额瓣延展长度和提供愈着创面的作用（图 33-16）。额肌切除者的术后效果优于单纯额肌切断者。需注意切除额肌时层次准确，不损害脂肪组织，以防术后额区凹凸不平。同时，两侧额肌应部分保留，以防止额肌功能丧失。

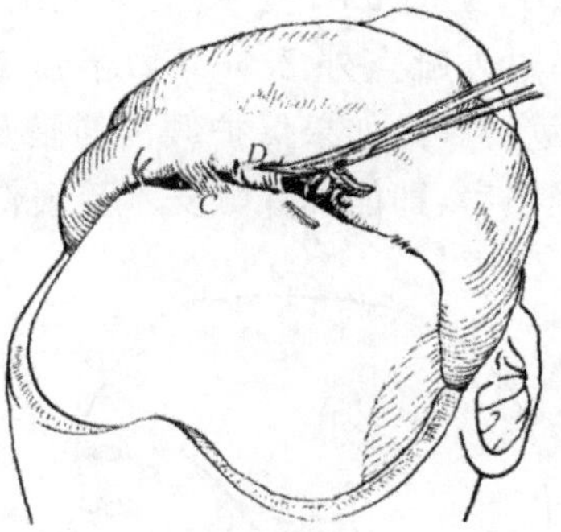

图 33-15　额部除皱术时切除降眉肌和皱眉肌

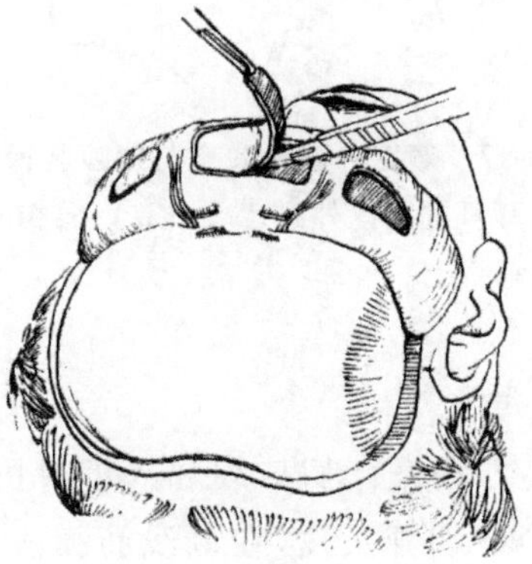

图 33-16　额部除皱术时切除部分额肌

（三）拉紧头皮瓣，缝合切口

向上并向后拉紧头皮瓣，先行 4 点固定：第一点在中央，此点张力较小；第二点在眉梢垂直对应处，此点张力最大；第三点在眉梢水平对应处（耳轮脚附近）；第四点位于眉中点垂直对应处，第三、四点处张力适中。调整眉的高度需十分注意双侧的对称性。固定方法：拉紧头皮瓣，在预固定点切开前缘至与后切缘吻合处，用 3-0 涤纶线缝合帽状腱膜和皮下组织，再缝皮肤。固定且双侧对称后，切除多余头皮，分两层间断闭合切口，针距不可过密（8～10mm）。

在上海，则多采用 3 定点头皮提紧固定，俗称 Key-Suture，即关键缝合点。在顶部中央做第一点提紧固定，第二、三点定点缝合在双侧耳郭上方颞部，即外眦平面上方，决定皮肤提紧的松紧度，然后缝合其他部位头皮。

二、颞部除皱术

(一)安全区和危险区的确定

颞区面神经的安全区有两层含义,即在皮下分离是安全的,此处没有面神经分支;其次是在SMAS层下分离,有安全范围。

颞区面神经的安全、危险区警戒线是面神经颞支的体表投影线。简化确定此线的方法是连接下述各点所成的弧线:耳屏前1.7cm(A)、外眦水平外5.1cm(B)、眉梢水平外3.5cm(C),以及眉梢垂线上2.1cm(D),见图33-17。线前为危险区,线后为安全区。另过外眦点外2.9cm做半弧是为眼轮匝肌外缘,此危险区内如果保护颞浅筋膜及其下的疏松组织不受损害,即能确保颞支不受损伤。

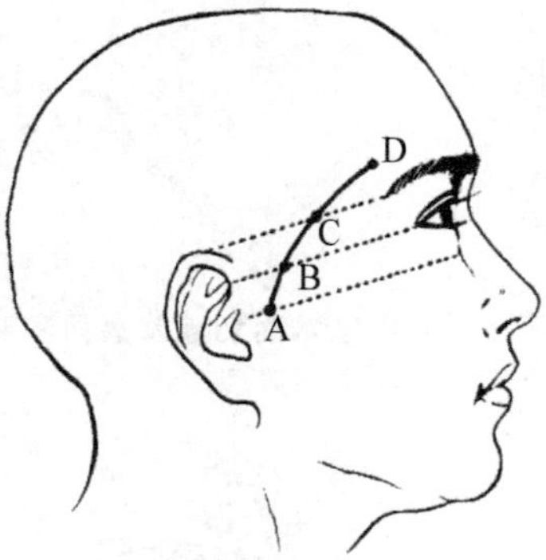

图33-17 颞区分离时安全与危险区警戒线

A. 耳屏前;B. 外眦水平外;C. 眉梢水平外;D. 眉梢垂线上

(二)分离

按前述方法设计切口线和局部麻醉。平行于毛根毛囊斜行切开头皮,在颞浅筋膜浅面锐、钝性分离,正确掌握分离层次。过浅损害毛囊毛根,可致术后秃发;过深如进入颞浅筋膜内,可致出血较多;至于进入颞中筋膜内损伤面神经颞支,则属于解剖不熟悉造成的分离平面错误,应谨慎避免。

(三)处理眼轮匝肌

在皮下分离至额肌、眼轮匝肌外缘,在眼轮匝肌浅面再做细心分离,断肌纤维与真皮下的连结。对于鱼尾纹较重者这种分离很有效。止血后处理眼轮匝肌,方法有二:①在眼轮匝肌外缘做3～5针放射状外牵拉缝合,借以舒展眼轮匝肌,提高上睑和外眦。这是多种外科整形书籍曾介绍的方法,但这一操作易损伤面神经支配,勿轻易选用。②在眼轮匝肌外缘外1.0cm处,平行于肌外缘半环形切开颞浅筋膜-SMAS,至颞中筋膜表面,后者为疏松结缔组织。然后在颞浅筋膜-SMAS下锐、钝性分离筋膜-眼轮匝肌瓣。此平面分离较容易,但近眼轮匝肌外缘和肌深面时,能见到细小的面神经分支进入肌肉,故采用钝性分离,保护这些入肌的神经分支。视鱼尾纹程度决定眼轮匝肌下分离范围为0.5～1.5cm。分离毕,将颞浅筋膜-眼轮匝肌瓣外牵拉紧与外切缘对合缝合,切除多余部分或重叠缝合固定(图33-18)。这是一项容易损伤面神经颞支的操作,一般情况下此处除皱不宜暴露面神经向眼轮匝肌的分支。Triner(1998)提出"哨兵"静脉的概念,见到"哨兵"静脉后,在肉眼下或内镜下的分离即应停止。"哨兵"静脉是颞浅静脉的末梢部分,位于额骨-上颌骨联合的眶外侧及颧-上颌骨联合上方区域的颞深浅筋膜之间。在该"哨兵"静脉的内侧,即是面神经颞支入肌点,此处不宜分离,以防止神经损伤。

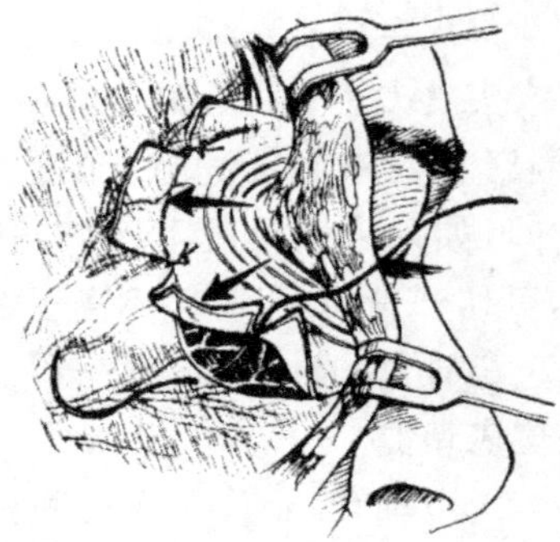

图33-18 眼轮匝肌-颞浅筋膜SMAS瓣的形成与缝合

(四)拉紧皮瓣,缝合切口

首先在外眦水平对应处固定一针,这一针决定了外眦的高低。拉紧头皮皮肤瓣,边切边缝,分皮下、皮肤闭合切口。发际外皮肤用5-0尼龙线或5-0丝线缝合。

三、面颈部除皱术

面颈部除皱术可用以治疗颧颊部、下睑和颈部的皮肤松弛与皱纹,矫治鱼尾纹和鼻唇沟深陷。其操作方法及步骤如下。

(一)安全区和危险区的确定

颊颌区关于面神经的安全区与危险区警戒线,即为SMAS层下腮腺周缘的轮廓线。较简单的确定方法是过耳屏点向前和向下分别做水平线及垂直线,再于此坐标系中标出如下各(X,Y)(2.2,1.0),(3.4,1.7),(2.7,4.0),(1.7,6.0),各值的单位是厘米。弧形连接上述4点即成腮腺轮廓线。

线前方为危险区，线后方为安全区（图 33-19）。

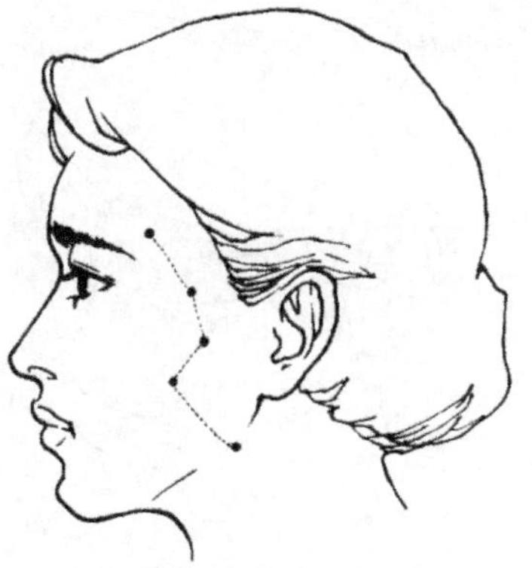

图 33-19　颊颌区分离时安全与危险区警戒线

（二）皮下潜行分离

设计耳前、耳后切口线，行局部浸润麻醉。首先从画线上端的颞部至耳垂切开皮肤，在颞颧颊区皮下潜行分离，范围大致是眼轮匝肌外缘、颧大肌外缘（耳屏游离缘前 5.0cm）和鼻唇沟的曲线外侧。如鼻唇沟明显，分离范围宜超过鼻唇沟，以离断相应表情肌在沟的真皮深层的附着部。剪断颧弓韧带和下颌骨韧带，它们分别位于耳屏间切迹前方 4.3cm 处和下颌角前 5.3cm 处。颧颊区分离后以湿纱布填塞止血，操作转向耳后与颌下颈部。耳后沿画线切开皮肤后，在乳突附近和胸锁乳突肌区分离。耳后区 SMAS 浅面有很少的皮下脂肪，SMAS 与真皮连结，需锐性分离。到了颌下颈区则可钝锐结合在颈阔肌浅面分离。颈部分离范围视松垂畸形程度而定，最大可达颈中线附近，但需注意皮肤及皮下组织有一定厚度，防止因分离过浅造成皮肤坏死或部分坏死，术后皮肤花斑形成。

面颈部皮下分离结束，直视下仔细止血。最常出血的部位是颧弓韧带处（面横动脉分支）、鼻唇沟附近（上唇动脉分支）和下颌角后的胸锁乳突肌浅面（颈外静脉属支）。可采取电凝止血和缝扎较大出血点等多种止血方法。

（三）SMAS-颈阔肌瓣的形成和提紧、固定

沿耳前皮肤切口前 0.5cm 和颧弓下缘下 1.0cm，切开 SMAS，形成三角形 SMAS 瓣。在腮腺筋膜表面即安全区内锐性分离 SMAS，尽量不剪破腮腺筋膜，以免术后并发腮腺瘘。过了腮腺周缘到达易损伤面神经的危险区后，采取钝锐结合方法在咬肌筋膜表面分离，直到腮腺前缘。分离到此为止，只有很有经验的医师可继续向内侧分离。在咬肌上、下端附近常有薄层脂肪覆于咬肌筋膜表面，而咬肌中段则可透过咬肌筋膜见到面神经颊支。SMAS-颈阔肌瓣的分离范围，向前可至颧大肌外缘，向下至颌下颈区上部。不可由 SMAS 下分离延至颧肌下平面，这样定会损伤面神经颧肌支。在耳垂下前 0.5cm 处，SMAS-颈阔肌瓣的后下切口，用刀以 40°切向后下达胸锁乳突肌后缘处，即切断颈阔肌-耳韧带。胸锁乳突肌区 SMAS 剥离以锐性为主，所以更应注意避免损伤耳大神经。如 SMAS 瓣分离超出咬肌前缘时，在咬肌前缘切断 SMAS-颧颊部韧带（或称咬肌皮肤韧带），注意慎勿损伤颊支，没有经验者不要进行这一操作。除胸锁乳突肌区外，其他部位的 SMAS-颈阔肌瓣剥离少有出血，应谨慎进行电凝和结扎止血（图 33-20A）。

SMAS 颈阔肌瓣的提紧固定有两个要点：①以较大的力量将 SMAS-颈阔肌瓣提向后上，在耳屏前的颧弓根处，以 3-0 涤纶线将 SMAS 瓣的后上角固定在颧弓根表面的骨膜上，缝两针。此处固定作用最大，但不能超过耳屏游离缘向前 1.7cm 的范围，因 1.7cm 向前的颧弓浅面已开始有面神经颞支经过。也可将 SMAS-颈阔肌瓣向后上提紧固定在颞浅筋膜上，这种方法固定的 SMAS 瓣时间久了有可能再松垂。也可采用双重固定的方法。②重建颈阔肌耳韧带。将耳垂下方掀起的 SMAS-颈阔肌瓣拉向后上，以 3-0 涤纶线固定在耳垂下后方的三角形致密区；或固定在乳突区的筋膜、骨膜上（图 33-20B）。最后剪除 SMAS 颈阔肌瓣的多余部分，两切缘对合缝合，应避免重叠缝合，以防产生局部膨隆。缝合后的 SMAS-颈阔肌瓣的前端和下端，时常会产生“猫耳朵”，应注意修平。

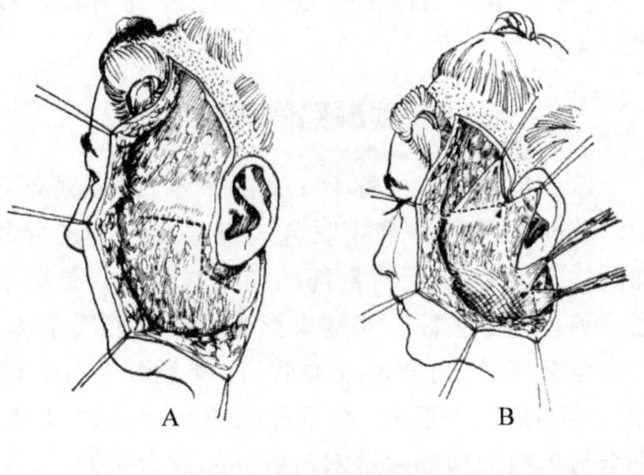

图 33-20　SMAS-颈阔肌瓣的形成和提紧、固定

A. SMAS 瓣的形成，颈阔肌-耳韧带离断；B. SMAS 瓣的颧弓骨膜固定，韧带的重建

(四)皮肤瓣提紧,闭合切口

将皮肤瓣向后上方以中等张力提紧,行 3 点剪开固定:①外眦水平相对处。此点决定了外眦的上斜高度(根据患者的要求而定)。②耳后乳突区。此点的张力最大,要充分展平颈部、耳垂等处的多余皮肤。③耳垂部位。此点的适当处理决定了术后新形成的耳垂形态。切除多余皮肤,并分皮下、皮内和皮肤进行多层细致缝合(图 33-21)。

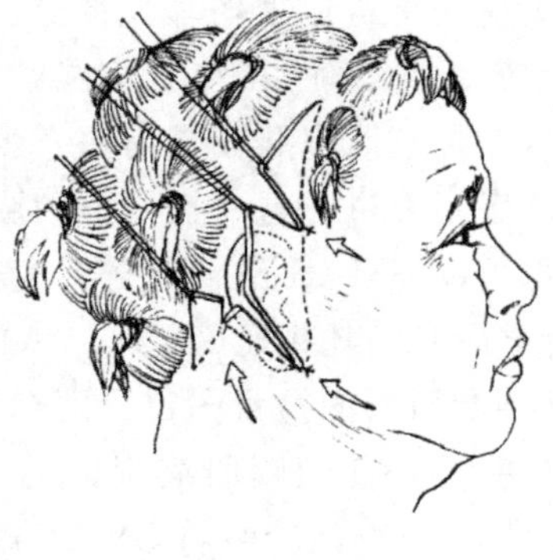

图 33-21 皮肤瓣提紧,闭合切口:先行外眦水平对应处、耳后乳突区及耳垂部位的 3 点剪开固定

四、中面部除皱术

中面部除皱术即改良 Faivre 技术。沿下睑睫毛下 2mm 横行切开皮肤,通过眼轮匝肌达眶下缘,切开眶缘骨膜,在骨膜下分离上颌骨与部分颧骨体的表面,向下可达 4cm 处,注意勿损伤眶下血管神经束。分离后,向上提紧骨膜及软组织,将分离的骨膜提紧重叠缝合,眼轮匝肌瓣固定缝合在眶外侧骨膜上,皮肤提紧缝合。中面部除皱术可补充额、颞、面部除皱术的不足,使鼻唇沟上部深陷沟变浅。另外,这也是矫治睑袋及轻度下睑外翻的常用技术。

五、额颞部除皱术

额颞部除皱术也称上 1/2 除皱术,即将额部除皱术式与颞部除皱术式联合应用。方法是先行颞部的皮下层分离,后行额部的帽状腱膜下或骨膜下层分离。两个平面分离结束形成颞浅中筋膜蒂瓣,称为颧颞额带,内含颞浅血管、面神经颞支(图 33-22)。皱眉肌、降眉肌、额肌和眼轮匝肌等的处理,完全与单独的额部除皱术与颞部除皱术相同。

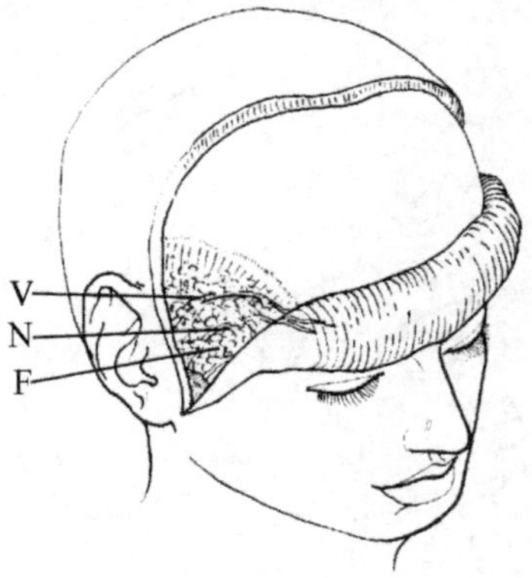

图 33-22 颧颞额带的形成

V. 颞浅血管;N. 面神经颞支;F. 颞中筋膜

六、额颞面部除皱术

额颞面部除皱术切口是将上述的额颞部除皱术之切口向下延至耳垂下沟水平。术中形成较小的 SMAS 瓣,上提固定。此术式因无耳后切口,所以常有多余的软组织和皮肤堆积在耳垂周围,术后需要 1~3 个月才能平复。此术式比较适合于男性短发者。

七、颞面颈部除皱术

颞面颈部除皱术也称扩大下 1/2 除皱术,是临床上最常选用的术式之一,可治疗眶周皮肤松弛、面颊部松垂和皱纹,矫治鼻唇沟、颌颈部松垂和皱纹等畸形。扩大的下 1/2 除皱术是将颞部除皱术式与面颈部除皱术式联合应用。术中分离层次上下统一,形成 SMAS-颈阔肌瓣。离断和重建颈阔肌-耳韧带、处理眼轮匝肌等操作方法参见上述有关部分。

八、全面颈部除皱术

全面颈部除皱术是将上述的额、颞、面颈部除皱术联合应用,一次完成。手术操作始于颞部,然后下延至面颈部,再转至前额,从而完成全面颈部除皱术。术中操作的步骤较多,如眼轮匝肌的治疗、SMAS-颈阔肌瓣的形成和提紧固定、颈阔肌-耳韧带的重建,以及皱眉肌、降眉肌、额肌的切断或部分切除等。分离平面各部位有别,如额部在帽状腱膜下和骨膜下平面,颞部在颞浅筋膜的浅、深面,面颈部在皮下和 SMAS-颈阔肌下等。再加上全长切口的分层细致缝合,致使手术时间长达 3~4h。手术创伤大且时间长,致使患者负担加重,体质较差者尚需输血。因此,若选择全面颈部除皱术,要求有较高技术水平的术者和较好身体状况的患者。如不具备上述条件,宜行分期手术完成。

九、复合除皱术

复合除皱术是 Hamra 在其深部除皱术基础上发展而成的除皱技术。复合除皱术的适应证包括颧颊部与颌颈部严重老化松垂及复杂的二次手术等。复合除皱技术的显著特点在于：通过手术使患者的面颈部整体年轻化。复合除皱术是在第二代除皱手术基础上的深化。

(一)复合除皱术的概念及内容

复合除皱术是指掀起一个复合肌皮瓣，该瓣的蒂部是下面部的颈阔肌及其面动脉、上面部的眼轮匝肌及其眶下血管。复合瓣的血供允许了过大的张力，这在皮下分离的皮肤瓣是不可能的。双蒂肌皮瓣的掀起，使面部三种深部结构—眼轮匝肌、颧脂肪垫和颈阔肌，恢复相互间的解剖关系。总之，通过下述简表和图，可知复合技术的主要功能及与以往技术的对比情况(表 33-6、图 33-23)。

表 33-6　各种除皱技术的比较

手术技术	解剖改变
皮下分离	只是皮肤拉紧
皮下分离＋SMAS-颈阔肌技术	皮肤拉紧、颈阔肌复位
深部平面除皱术	皮肤拉紧、颈阔肌复位、颊脂肪复位
复合除皱术	皮肤拉紧、颈阔肌复位、颊脂肪复位、眼轮匝肌复位

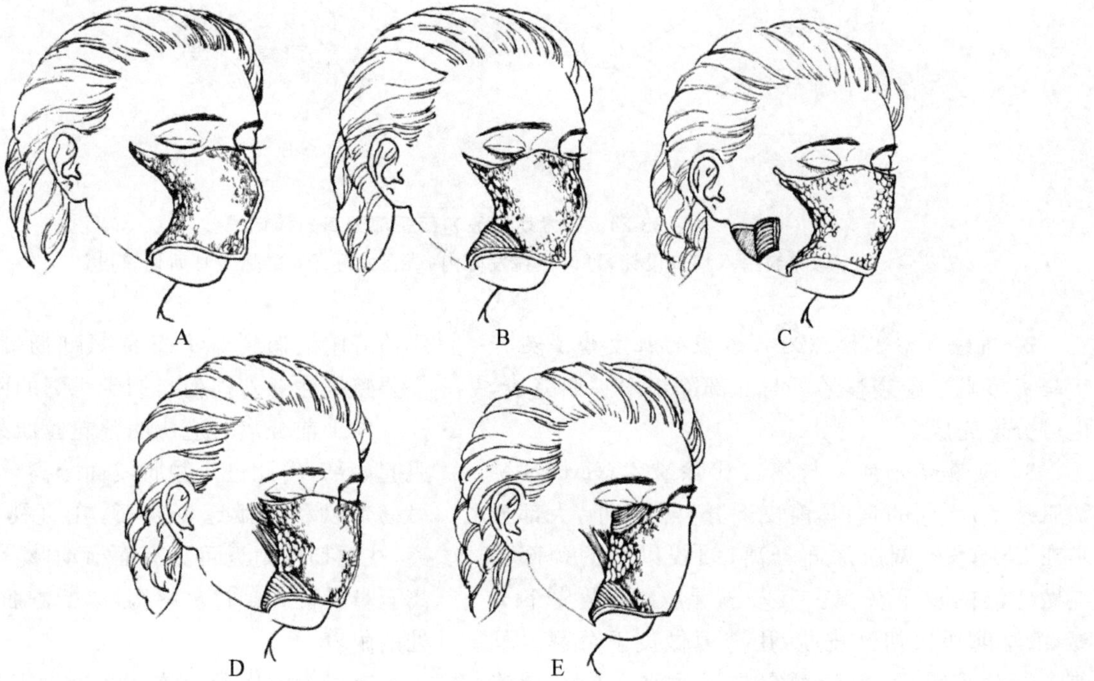

图 33-23　各种除皱手术包括在组织瓣中的解剖成分

A. 皮下分离术；B. Skoog 除皱术；C. 加用 SMAS 技术的皮下分离除皱术；D. 深部平面除皱术；E. 复合除皱术

眼轮匝肌、颧脂肪垫和颈阔肌的松弛改变发生在 40 岁以后。它们向下移位，造成与皮肤的关系、各自之间的关系发生异常变化，逐渐出现以下老化征象：眼轮匝肌松垂产生颧部弦月征——睑袋表现之一；颧脂肪松垂产生鼻唇沟，其后方继发凹陷；颈阔肌松垂破坏了颌、颏、颈部的正常轮廓线。

这三种解剖成分需在同一复合瓣中被掀起，术中获得均等的提升和复位，如此才能达到恢复它们固有的解剖关系的目的。复合除皱术的另一个含义是：将全面颈部除皱术与下睑成形术，甚至上睑成形术和颏成形术等数种技术结合应用，一次完成。

(二)手术操作

术前可标记要复位的深部组织成分,即眼轮匝肌、颧脂肪垫和颈阔肌的体表投影,以及标记出颧肌和皱眉肌的体表投影。

手术在全麻插管或局部麻醉下进行。

1. *画线标记下颌线和颏下皱褶线* 颌线标记十分重要,因为其上方是在SMAS-颈阔肌下分离,下方是在颈阔肌浅面分离,还需画出颈部皮下分离的下界。从颧突斜向后下至耳垂前2.0cm的斜线,代表着面部皮下分离(外侧)和颈阔肌下分离(内侧)的界线,这条线的后下延线大致是颈阔肌颈部后缘。画线是术中的解剖分离指导线(图33-24A)。

如切口不经过耳屏后方,则耳前画线要位于耳屏前,以防破坏耳屏。耳后切口位于颅耳沟的稍上方之耳郭后面皮肤上,以钝角弯向发线内。该角度越大,耳后皮肤坏死的可能性越小。如患者前额很高(超过7cm),其前额切口做在发线上,或发线内1~2mm,这样头发长出后会紧邻切口线,将面部切口线与额部切口线弧形连接。在下睑睫毛下2mm画切口线(图33-24B)。

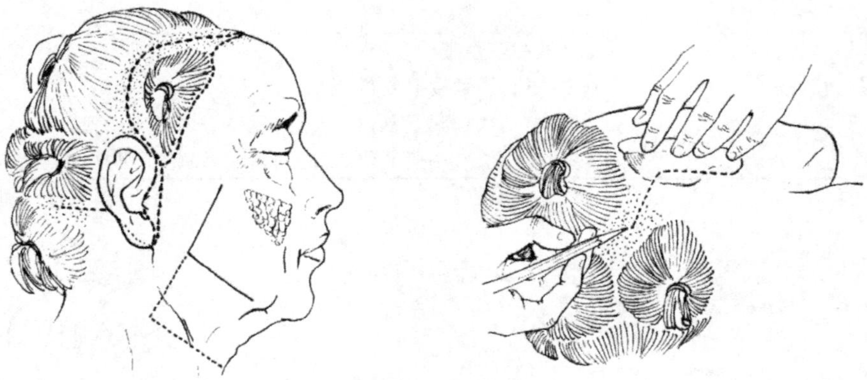

图33-24 手术切口线和面颈部分离的标记线

A. 除皱手术切口设计,可设计在发际内,或在发际缘;B. 除皱耳后切口设计

2. *下睑成形术按照治疗睑袋的肌皮瓣法施行下睑成形术* 睑袋整形可与面部除皱术一期完成,也可分期完成。

3. *面颈部分离* 与第二代除皱术(SMAS-颈阔肌技术)不同的是:耳前皮下分离范围小,大部分是在SMAS-颈阔肌深面分离;颌线以下的颈部单纯做广泛的皮下分离。其步骤是:①先做皮下分离,沿耳前切口切开皮肤,用剪刀做皮下分离。耳前皮下分离范围:前至颧突与耳垂前2.0cm的连线,向上到颧弓,向下至颌线。耳前区皮下分离结束后,行颞区皮下分离,然后转向耳后、颈部皮下分离。按耳后画线切开皮肤,组织剪朝下分离,以保持皮瓣厚度。在颌线水平以下一直分离到颈中线,见到颈阔肌后缘时注意保持颈部分离在肌上平面。要特别注意防止分离的皮肤瓣太薄,影响其血供。②SMAS-颈阔肌下分离。上述皮下分离结束后回到耳前分离区,切开SMAS和颈阔肌后缘,以剪刀在SMAS-颈阔肌下分离,此平面无大血管。至咬肌前缘附近遇到SMAS-颧颊部韧带,需将其剪断,但要特别注意勿损伤与韧带毗邻的面神经颊支。

向上前分离时应辨明眼轮匝肌外缘和颧大、小肌起始部,由此进入颧肌浅面分离。这时要离断颧弓韧带以利于掀起复合瓣,在直视下行颧肌上分离,注意韧带附近可见有面横动脉分支。颧肌上分离至鼻外侧并越过鼻唇沟,离断颧肌在鼻唇沟真皮处的附着。

有经验的医师可在术中将眼轮匝肌保留在皮肤瓣上,以确保真正的双蒂复合瓣血供。如术前辨明有明确的眼轮匝肌松垂所致的弦月样畸形,则可在直视下剪除小部分眼轮匝肌下缘,但必须保持颧脂肪的完整性,否则会遗留永久性畸形。

最后将耳屏前腮腺表面软组织切除或剪除少许,目的是使术后此区域产生凹陷的正常外貌。此时,半侧分离及成形结束。以同样方法分离和成形对侧。

4. *额部分离* 复合除皱术的额部分离及表情

肌(皱眉肌、降眉肌和额肌)的处理,与标准的额部除皱术基本相同(参见"额部除皱术")。

至此,额、面、颈部瓣已完全移动,向上外方向牵拉复合瓣,三种老化成分均在瓣上重新复位(图33-25)。

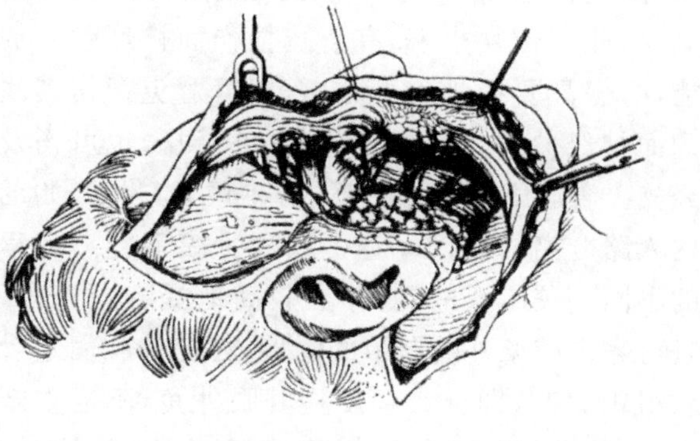

图 33-25　复合肌皮瓣经多平面分离后被掀起示意

5. 颏颈部整形　Hamra 提出的复合除皱术,在颏颈部切开整形的手术操作不适合于中国人。因为:①颏下切口瘢痕遗留,难被中国人接受;②中国人少有西方人那种严重的"火鸡颈"畸形,多数的颏颌下松垂可通过颈侧方进行颈部 SMAS-颈阔肌瓣后提紧而矫正。

6. 闭合切口　朝外上方向提紧复合瓣,将面部颈阔肌后缘上提固定在耳垂前的腮腺筋膜上,能有效地使颈阔肌复位。

以较大力量上提瓣的上部分,张力传递到颧大小肌、鼻和上唇,颧脂肪被拉向后上方而复位,下睑的眼轮匝肌也随同复位。在耳轮上点剪开皮瓣,真皮对筋膜缝合。缝合时要包括深筋膜,防止耳上部前拉移位。注意此时大量皮肤上提,鬓角会被暂时上移约 3cm。耳后皮瓣以中等张力上提,适当的张力可使耳垂附近没有猫耳畸形。切除多余皮肤,横褥式连续缝合皮下,但上切缘钟距均小于下切缘。准确对合发线,间断缝合皮肤。

在双侧眶上缘横置一条引流管,开始闭合额部切口。首先额正中缝 1 针,防止双侧不对称。以较大张力上提额部瓣,这种张力直接传导到眶外侧、颧区,舒展了眶外侧区的多余软组织。在额颞切口交界处是闭合切口的第 2 针。颊部瓣向上拉,颞部鬓角瓣向下拉,随即切除鬓角下多余的无发皮肤,使鬓角恢复到原来的位置(图 33-26)。在眉水平对应处缝第 3 针。然后调整所需眉的高度,使双侧眉对称,即在眉中点垂直对应头皮处缝第 4 针,在眉内端垂直对应处无张力下缝第 5 针。先缝帽状腱膜减张,再连续缝合头皮皮肤。

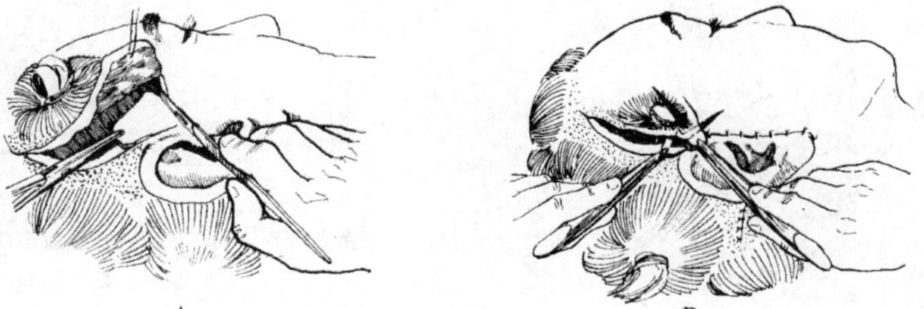

A　　　　B

图 33-26　闭合额颞部切口并使鬓角复位

A. 将颊部瓣向上拉,颞部鬓角瓣向下拉,确定皮肤切除量;B. 切除鬓角下多余的无发皮肤

最后关闭下睑成形切口。将眼轮匝肌在骨膜上对合 1～2 针。第 1 针是将肌深面与近眶下缘的骨膜提紧缝合,复合瓣即会向上内方向推进。第 2 针位于外眦部的骨膜上,悬吊更下外的眼轮匝肌,此时可见膨隆的眼轮匝肌已变得平整。将切缘的皮肤潜行分离 1～2mm,然后将皮肤切口缝数针,不需密缝,否则影响引流。

各切口均涂以抗生素膏,清洗外耳道,敷料包扎。

十、骨膜下除皱术

骨膜下除皱术已有十余年的历史(Tessier,1980),近年来又有了新的发展。上半面部骨膜下除皱是一较易操作的技术,技术及解剖熟练的医师可减少术后反应,减少手术并发症。此处简要介绍改良的骨膜下除皱技术。

（一）麻醉

手术在全麻插管下进行。为了止血和易于分离，可同时将前额、面颊与颈部的软组织进行肿胀浸润。

（二）口内入路分离

最先开始的人路是通过尖牙窝。以电刀做一小的横切口，电刀分离上颌骨前方的软组织约1cm，然后用骨膜剥离子掀起上颌骨表面骨膜，向内侧至鼻骨表面，上至眶下缘，外侧到颧骨表面和颧弓前段(图 33-27)，避免损伤眶下神经。可做盲视分离，也可做较大的切口在直视下分离。一旦骨膜和表面的软组织被游离，用锐利的骨膜剥离子分离颧骨和上颌骨表面软组织与咬肌的某些附着。在口内操作，将骨膜剥离子推进到颧弓，然后转向颧弓下剥离，转动切割以切断肌纤维与咬肌筋膜在颧弓下缘附着的联系。操作是在腮腺导管和面神经颊支之深面进行，所以重要的是避免分离进入浅层。此阶段没有必要完全离断咬肌，因为在后来的冠状入路时将会完成。闭合口内黏膜切口，也可推迟此缝合，待到全部手术完成时，宜再次检视创口，置引流后再缝合。

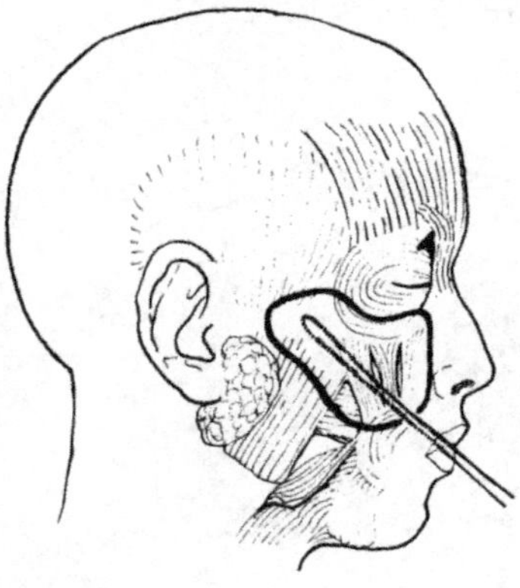

图 33-27　骨膜下除皱术经口内入路分离范围

（三）冠状入路分离

视患者前额高度采用前额发际绒或发际内冠状切口，双冠状瓣被掀起。在颞部头皮内，切口延向上，然后弯向下，终于耳前，与下部的联合除皱术切口接续。如手术仅限于骨膜下提升，切口可留在耳后。切开后，在帽状腱膜下分离。分离到眉上2～3cm时，切开骨膜至骨表面，外侧切开颞深筋膜浅层。通过筋膜的切口微弯向下，延伸到耳轮脚顶部与耳屏两点的中间水平，此处至少应在颧弓后段上1～2cm。

通过颞深筋膜浅层的切口是重要的，因其避开了损伤面神经颞支及颧支的危险。分离或者在颞浅脂肪垫的浅层，或者在其深层，它们均会通向颧弓。这是分离的关键步骤。到达颧弓后，从其上缘的骨膜深面锐性分离骨膜(图 33-28)。全长颧弓表面骨膜被完全游离，再继续向颧骨体下缘行骨膜下剥离，此部位须小心，有直接损伤面神经颧支的可能性，但只要在骨膜下分离，即可避免损伤其浅层的面神经分支；另一面若有过度牵拉，也可伤及神经支。骨膜下剥离到达眶周，在眶下方与开始的口内入路分离的腔隙相通。眶周骨膜下剥离有程度的不同。较广泛的剥离，会较高地提起眼外角，而且可完全游离外眦韧带的附着，在提升和固定骨膜软组织瓣时，即会大幅度提升眼外角，不需重新固定，也能获得优良的远期效果，所有上述操作如在带有冷光源的拉钩直视下操作，能增加手术的安全性，也可在内镜下操作。

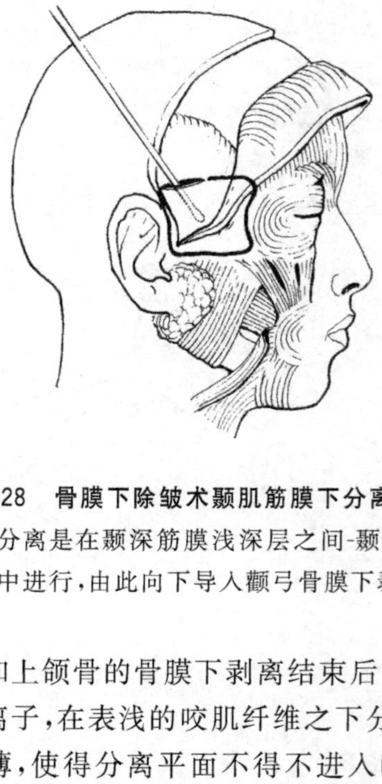

图 33-28　骨膜下除皱术颞肌筋膜下分离示意

分离是在颞深筋膜浅深层之间-颞浅脂肪垫中进行，由此向下导入颧弓骨膜下剥离

颧骨和上颌骨的骨膜下剥离结束后，换用锋利的骨膜剥离子，在表浅的咬肌纤维之下分离。因咬肌筋膜很薄，使得分离平面不得不进入咬肌内，而在最表浅的下面进行。面神经颊支和腮腺导管跨过咬肌表面，分离时易致损伤，因此要强调精细地操作(图 33-29)。没有经验者应避免这一步操作。

最后分离的部位是眉间。在鼻背表面分离骨膜，向外侧游离皱眉肌、降眉肌于鼻骨的附着区，上唇提肌和口角提肌没有骨膜附着，也采取这种操作游离。

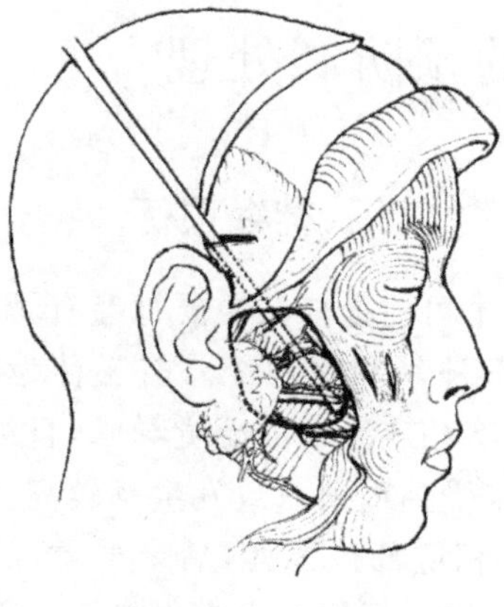

图 33-29　骨膜下除皱术咬肌浅层分离范围

至此骨膜下剥离全部完成，但组织仍未彻底移动，这是由于有纤维组织仍附着在耳软骨、颞下颌关节等部位。以组织钳向上牵拉组织瓣，可证明上述附着。也有人使用锐利的骨膜剥离子，通过"后切"，游离这些后端附着部。这种"后切"是在瓣的深面，从颞深筋膜浅层上的切口之后端开始，向下延伸直到组织瓣被完全游离。剥离的下限由于靠近面神经主干而受到限制。"后切"不要向下超过耳屏水平（图 33-30）。

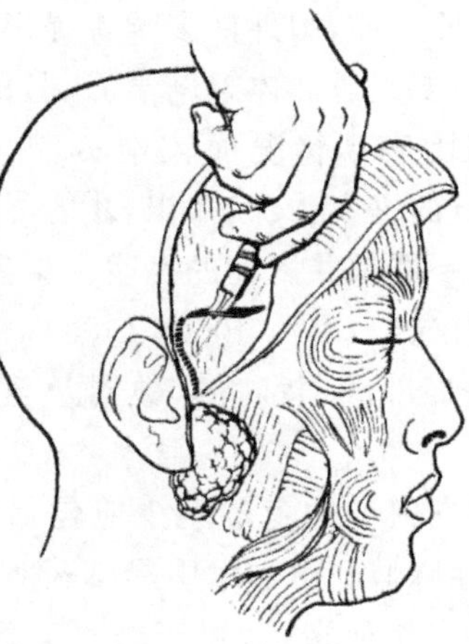

图 33-30　骨膜下除皱术的"后切"操作
在组织瓣的深面，从上到下锐性剥离

在耳软骨、颞下颌关节等部位的纤维附着。

最后的操作步骤是处理前额肌肉，参见"额部除皱术"。

（四）闭合切口

将游离的组织瓣用力向上牵拉，张力主要在组织瓣的外侧部，因为手术的主要目的是提升中面部，而非前额。切除多余皮肤时，按原切口的样子，即斜切口以减少毛囊损伤。分层减张缝合。

如计划做下面部除皱术，可按多种标准术式进行，如 SMAS 颈阔肌技术。颊部的皮下分离尽量少些，因颊部皮肤与 SMAS 的附着被分离，会降低深层骨膜下提升的有效性。

十一、除皱术中辅助操作技术的应用

（一）皮肤扩张器的应用

Man（1989）报道在除皱术中应用扩张器反复扩张分离的皮瓣。在面颈部除皱术中，将适当大小的扩张器置于已分离的皮瓣下，暂时缝合切口，注水扩张，至皮瓣显白、指压血管反应缓慢时止。扩张 2～3min 后放水恢复皮瓣血供。如此反复数次，能增加切除的皮肤宽度，借此提高除皱术效果。从理论而言，该方法安全、简单、有效，但实际上并未获得广泛接受和应用。

（二）吸脂术的应用

除皱术中多有应用吸脂术者，对下颌下、颏下和颈区堆积的皮下脂肪进行抽吸，可明显提高除皱术效果。

（三）局部假体充填技术的应用

Binde 等（1990）报道于颧颊区置入硅胶假体行充填术做隆颧，因西方人颧弓平坦者较多见，对东方人种，此术式很少采用。除皱术中，选择上颊龈沟的口内入路，在上颌骨或颧突表面骨膜下，置入切削成形的硅胶块，以治疗局部凹陷，增加术后的丰满美感。Hamra（1992）在他的"复合除皱术"中，以硅胶假体行隆颧术。但是，颧颊区的假体置入术，如用口内入路，不易准确置于预定位置，且固定困难，一旦发生纤维囊挛缩，可致面部形态改变，所以应慎重采用此项技术。Tobin（1993）报道了骨膜下提升术中，于冠状入路在颧颊区置入假体，可以固定，从而克服了该技术中的上述某些缺点。

（四）颊脂肪垫切除术的应用

老年性松垂改变可累及颊脂肪垫，致使颧颊部的丰满隆起下移，加重了"腮区悬垂"的老化形态改变。Matarasso（1991）报道了颊脂肪垫切除技术。除皱术中 SMAS 瓣掀起后，在咬肌前缘辨明面神经颊支，在颊支之间剪开脂肪垫的包膜，牵拉并切除移位下垂部分的颊脂肪垫，断端结扎或电凝止血。颊脂肪垫切除术可单独使用，但需于口内入路进行。

第八节　面部除皱手术并发症的预防和处理

除皱手术因分离层次多而复杂，分离平面广泛，所以理论上讲难免会发生各种并发症。在实践中须积极预防并发症的发生，及早并认真处理已发生的并发症，这应包括在提高除皱术的技术水平和术后效果的各种课题研究中。下面叙述除皱手术中常见、重要并发症的发生原因及处理要点。

一、血　肿

血肿是除皱术后最常见的并发症，发生率各家报道不一，总体为0.9%～8%。Baker等(1977)报道为4%～5%，较大血肿发生率是3.7%，男、女之比为2∶1。Pitanguy报道男性之血肿发生率高达7.7%，2～20ml的小血肿发生率是10%～15%。除皱术并发血肿，往往于术后10～12h出现。临床表现为疼痛加剧，患侧面部饱满，眼睑、口唇肿胀，颊黏膜瘀斑。如有上述表现，应即刻打开包扎，见有皮肤张力明显增高，感觉减退或麻木，即有血肿可能。如检视证明有波动感，则可证实。一旦确诊，应立即拆开数针缝线引流，或者穿刺抽吸，然后加压包扎。

除皱术后并发血肿的原因是：

1. 血压增高：Morehead和Tobin(1993)进行回顾性研究，分析了除皱术后并发血肿的原因，初步得出结论：术中和术后血压升高是并发血肿的最主要原因。为此应避免各种能使患者血压升高的因素，如术中的麻醉、给药、情绪紧张，及术后的疼痛、咳嗽、呕吐等。

2. 术中止血不彻底、术后包扎不妥：除皱术中应熟悉易出血的部位，并行结扎止血，如额颞部除皱术的颞浅血管额、顶支，颧弓韧带附近的面横动脉分支，及下颌角后下部位的颈外静脉属支等。如术中渗血较多，放置引流片或负压引流管是防止血肿形成的可靠方法，应于术后24h或48h拔除。手术结束要求轻加压包扎，压力均匀，于耳郭后、前额等部位放置适量纱布衬垫以防压伤。

3. 术前患者曾服用某些药物如阿司匹林、保泰松、激素类等消炎药，以及双嘧达莫、氯贝丁酯、维生素E等血管扩张药和抗凝药。服用上述药物者，须于术前停用2周方可手术，术后1周再继续服用。术前两天常规应用维生素K 10mg肌内注射，1/d，是有益的。

二、神经损伤

除皱手术可能损伤的主要神经有耳大神经、眶上神经、眶下神经和面神经。前三种为感觉神经，因损伤后仅有相应区域的感觉异常，且终能代偿或恢复，所以未受到重视而致发生率较高。面神经永久性损伤致相应部位面瘫，后果严重，故而外科医师十分重视，因此损伤发生率也较低。下面分别叙述有关问题。

1. 关于面神经损伤问题依据面神经的分支、走行、吻合及分布特点，考虑关于面神经支的安全性包括两方面内容。一是区域问题。面神经通过逐级反复分支，数量逐级放大，支配范围增大，所以受损代偿作用增强。从这个意义上讲，如以腮腺浅出部位算作中心，由此越向外周，面神经支的安全性越大。二是走行平面问题。越向中心，走行平面越深，起保护作用的组织、结构增多而安全性增大。外科医师若能熟悉关于面神经的解剖学知识，掌握除皱手术的各种技术，则永久性面神经损伤的发生几乎罕见。鉴于此，国外许多学者提倡新开展某种除皱技术时，要经过尸体解剖学习、验证，这在国内许多医院都因客观情况而较难实现，因此必须学习、掌握已有的书本、文献知识，才能尽量避免面神经支损伤这一严重并发症的发生。事实上，其发生率国外报道仅为0.9%(Bake，1983)。多数的面神经支损伤是局部的、暂时的，数周乃至数月均能恢复。

面神经支损伤的范畴至少应包括如下三个概念：①暂时性麻痹。由于术中局麻药对某一神经支的异常阻滞作用所造成，可于数小时后完全恢复。②神经力弱。因表情肌附近的少数小分支离断所造成。前已述及，在SMAS下分离至额肌、眼轮匝肌和颧肌外缘时，须钝性分离，或者分离平面转浅进入皮下脂肪层中。神经力弱一般只有主观感觉而无客观表现，常在临床中遗漏。③永久性面瘫。由于某神经支(干)离断造成。越是靠近腮腺浅出部位，损伤后的累及范围越大、麻痹程度越深。如术中确认有神经支(干)被离断，应即行神经吻合术；如术后发现面瘫，一经确诊并辨明损伤部位后，则尽早行探查神经修复术。这是治疗该严重并发症的最有效措施。

除皱手术中造成面神经损伤尤其是前额肌支的损伤最常见，笔者所在医院已处理前额肌支一侧永久性损伤5例。引起前额及眉不对称、健侧前额横纹明显高于患侧、患侧横纹消失眉降低时，唯一的处理方法是在入肌点处切断健侧额肌支。

2. 关于感觉神经损伤问题眶上神经伴眶上血管经眶上孔（或切迹）达额部，分支分布于上睑、结膜、额部骨膜和颅顶部的皮肤。额部除皱术时，掀起冠状瓣至眶上缘上1cm时，改行骨膜下剥离，容易见到眶上孔（眶上缘中、内1/3交界处）及穿出的眶上血管神经束。如此可避免眶上神经的损伤。眶下神经与眶下动脉伴行，自眶下孔穿出至面部散开，分布于下睑皮肤及结膜、鼻外侧鼻前庭的皮肤、上唇及附近颊部的皮肤和黏膜。眶下孔位于上颌骨前面尖牙窝的上方，距眶下缘的距离，成年男性平均为8.9mm，成年女性平均为8.4mm，骨膜下立视剥离时常能见到。耳大神经绕胸锁乳突肌后缘，向前上方，斜越胸锁乳突肌表面，向下颌角方向走行，沿颈外静脉后侧，与其平行上升，其表面被SMAS（颈阔肌或颈浅筋膜）覆盖。上行到达腮腺表面时，分成前、中、后三部分终末支，分布到腮腺咬肌区皮肤、腮腺、耳郭后面及乳突部皮肤。耳大神经损伤后，耳郭后面下部皮肤有明显的麻木。除皱术中分离此区SMAS瓣时，往往见到耳大神经，宜在神经表面保留薄层组织。重建颈阔肌-耳韧带时，应避免缝扎耳大神经。如有耳大神经损伤，应于术中即时吻合。

三、皮肤坏死

除皱术并发较大面积全层皮肤坏死少见，小面积和表浅坏死则时有发生。发生的原因如下：①血肿未得到及时处理而导致感染、皮肤坏死，故应积极预防和及时处理发生的血肿。②皮肤瓣分离过薄损伤血供，除可引起皮肤坏死外，还易产生真皮粘连的畸形改变。所以术中分离应掌握皮肤瓣分离的正确均匀厚度，根据要求和不同部位，宜带适量皮下脂肪。③吸烟者皮肤坏死发生率高于不吸烟者，有报道高达12倍（Rees，1984）。另外，张力过大亦可造成缝缘坏死、电刀误烧局部可致点状坏死等。

皮肤的表浅坏死仅遗留色素异常。全层坏死面积较大者，经积极处理控制后，可于3～4周内行皮片移植术。

四、秃　发

除皱术后并发明显秃发的发生率为1%～3%。秃发常见原因如下：①头皮瓣分离过薄，损伤了毛囊，或使用电刀分离时损伤了毛囊；②张力过大，缝缘瘢痕形成，毛囊变性；即使无明显张力，若边距过宽、针距过密，也能引起缝缘秃发带，但此种情况亦有3～6周后细发再生者。鉴于上述原因，头皮瓣分离时不宜使用电刀；应掌握正确的平面，保留一定量的皮下脂肪（内有毛囊）；通过缝合帽状腱膜减张；缝头皮时边距应仅涉及两排毛发，针距以6～7mm为宜。

五、增生性瘢痕

除皱手术切口瘢痕增生常位于耳垂周缘和乳突区。原因之一是皮肤缝合张力过大。上述两部位是面颈部除皱术的关键固定点，是张力集中部位。缝合时可做深层褥式上提缝合减张，切口分层缝合减张。深层可用深部打结的缝合方法，以减轻缝线反应引起的瘢痕增生。如有缝缘瘢痕增生的迹象时，可采用曲安奈德20～40mg，做瘢痕边缘注射，每周1次，连续3～4周，对一些病例有减轻瘢痕的作用。

六、色素沉着

色素沉着发生在血肿、瘀斑部位，因含铁血黄素积淀所造成。多数情况需6～8个月消退，个别病例可持续更长时间。治疗无显效，故应积极预防能导致皮肤瘀斑、血肿形成的各种因素，如影响皮肤瓣血供的术式等。防止血肿形成的各种因素即能防止色素沉着的发生。

七、明显的疼痛

除皱术后少有明显的术区疼痛甚至剧痛，如发生则提示有血肿可能。耳郭和额区的火辣样疼痛，提示有包扎压迫过紧的可能，应及时检视是否有足够的敷料衬垫耳后和额区，否则可能发生受压坏死。Banshery（1990）报道一病例，于除皱术后2周时因腮腺瘘引起颊部胀痛，经压迫包扎后痊愈。

八、感觉异常

除皱术后，在耳大神经分布区如颊部、耳垂附近、耳郭后面下部等区域的皮肤有感觉迟钝或麻木，可持续数天至数周。如感觉丧失，长达数月无恢复趋向，则提示有耳大神经离断，若再有断端痛性神经瘤的症状和体征，即可确诊。应手术切除神经瘤，吻合离断的神经。经额部冠状切口后，多有头皮感觉迟钝、麻木、瘙痒等异常情况，这是由于眶上神经分支在切口区被离断所致。个别还有切口区顽固性麻木、奇痒的报道。这些都是行冠状切口、帽状腱膜下分离的缺点之一，需进一步研究解决。

第九节　面部轮廓整形及美容

面部轮廓美是人类形体美的首要条件及最显著的标志，也是一个人一定行为、文化特征的外表征象。面部轮廓与面部软组织特别是骨组织的结构及形态相关，有人将蛋形面孔、柳叶眉、新月眼、秀鼻、樱桃口作为女性妩媚、清秀、恬静、和善、温柔的面容轮廓，而将方形面孔、宽额、蚕眉、大眼、耸鼻、大口、方形下巴作为男性刚强、威武的面容。面部轮廓形态美在不同民族、不同年龄层次有不同的美学内涵，并随不同的时代文化背景而有一定的变迁。面部轮廓的形态也可因先天性或后天性因素而破坏，包括骨及软组织结构和功能的破坏。

面部轮廓整形及美容是用外科技术进行面部软组织、骨组织的修整，使其恢复正常形态、功能或给予美化，近年来称为面部轮廓外科（facial contouring surgery）。笔者应用显微外科技术、颅面外科技术进行了数以百计的面部轮廓整形。查阅1990－1998年网络中有关面部轮廓外科的文献有160余篇，其中涉及面部先天性畸形、外伤后畸形、肿瘤切除后面部轮廓畸形的修复，以及面部轮廓的美容整形等，因此，从目前使用"面部轮廓整形及美容"这一名词的实质内容而论，它几乎包含了面部整形的各个方面。随着颅面外科、面部显微修复外科及面部美容外科的发展，面部轮廓外科的概念将会得到进一步深化与发展。

关于面部轮廓外科的定义，目前尚未取得学术界的共识。我们将面部轮廓外科的定义局限于面部轮廓整形美容，笔者认为：面部轮廓外科应是研究人体面部轮廓美学标准，用外科方法修复和改善获得性面部轮廓缺陷，或使正常面部形态得到美学的完善。而先天性面部骨结构轮廓畸形的整形，应属于颅面外科范畴。

本章仅就因头颅、颧弓、下颌形态引起面部轮廓变化而进行的整形及美容进行叙述。

一、颧弓缩小整形

在面部轮廓形态中，蛋形面孔轮廓被认为是能给人以慈祥、和蔼的美感，颧弓的肥大或高耸则正好破坏了上述的美感。用外科手术方法可使面部骨骼轮廓改形。颧弓高耸或肥大，表现为面部中1/3向前或同两边凸出，面部上 1/3 及下 1/3 凹陷低平，使面部显得粗犷，而失去和谐的美感，这种脸形在东方人群中较为多见，常有人要求改变这种面形，特别是女性颧弓肥大、高耸，显示出男性化倾向者。在一些地区内，由于封建意识的影响，常视女性颧弓肥大为不吉利的面容，因此要求进行颧弓缩小整形的女性远较男性为多，他们要求将颧弓肥大的菱形面部轮廓变成蛋形面形。

引起颧弓高耸、肥大以先天性因素居多，而外伤、面部血管瘤、淋巴管瘤及骨纤维结构发育不良等，可引起一侧或双侧颧弓良性肥大畸形或不对称，需进行手术矫正。

（一）适应证

1. 颧弓良性肥大引起面部轮廓不良。

2. 外伤性或骨纤维结构发育不良，造成一侧或双侧颧弓肥大或两侧不对称。

3. 可医治的血管瘤、淋巴管瘤及神经纤维瘤等引起的颧弓肥大。

4. 无心、肾、肝、肺及血液系统等重要器官疾病，心理状况良好，年龄在60岁以下者。

（二）禁忌证

1. 因颧弓区恶性肿瘤引起颧弓肥大者。

2. 伴有心、肺、肝、肾或血液系统疾病者。

3. 年龄超过60岁。这不是手术的绝对禁忌证，而是手术的相对禁忌证。

4. 伴有心理障碍者。

（三）手术设计

颧弓缩小设计是目前较难测量的，我们可采用电脑模式图与受术者取得一致意见后再进行手术。手术前做以下测量是必要的，包括两侧颧弓最高点的距离，两侧颞窝、额骨、颧骨间距离及两侧上颌骨颧骨缝间的距离等，以便于手术前后进行对比。

（四）手术种类

颧弓缩小整形的手术方法以日本、韩国及我国报道较多。手术方法种类依手术切口及截骨方法的改进而加以区分。

1. 按手术切口种类分类:包括冠状切口、口内颊沟切口、口内切口加耳前小切口及冠状切口加口内颊沟切口等。

2. 按颧骨截骨方法分类包括颧骨截骨移位、颧骨突削平、颧骨突磨平及颧骨上颌骨 3 处截移位法等。

对于 30 岁以上的患者,颧弓缩小整形多半与面部骨膜下除皱同时进行。

(五)术前准备

1. 进行全身体格检查,排除手术禁忌证。

2. 女性应该在月经期后进行手术。

3. 术前常规应用维生素 K,10mg/d,连用 3d。

4. 摄头颅正、侧位片及颧弓位片,有条件者可进行颧弓 CT 摄片。

5. 测量颧弓宽度、面上 1/3 宽度及颧弓凸度。

6. 采取冠状切口或耳前切口者,术前常规用 1∶5 000～1∶2 000 苯扎溴铵洗头 3d;口腔内切口者,术前洁齿并做口腔清洁。

(六)双侧颧弓缩小的手术方法及步骤

手术方法以笔者所施行的截骨缩小整形方法为例。

1. 麻醉取气管内插管全身麻醉,经鼻腔插管。

2. 切口

(1)颧弓缩小加面中、上部骨膜除皱患者取冠状切口。

(2)颧弓向侧方及前方凸出严重,或需要进行骨膜下除皱者,采用冠状切口加口内切口。

(3)单纯性颧弓向侧方明显凸出或伴有向前方凸出者,采用耳前切口加口内切口。

(4)颧弓凸出不严重,只需削除或磨平部分颧骨者,采取口内切口。

(5)切口下做局部膨胀法浸润麻醉,以便于减少出血和利于手术操作。采用 0.1%～0.25%利多卡因加 1∶200 000 肾上腺素浸润切口周围皮下或黏膜下。

3. 冠状切口暴露颧骨:切开头皮,从一侧耳轮脚到另一侧耳轮脚,直达帽状腱膜下掀起头皮,两侧在颞浅筋膜深层掀起头皮。以下步骤为:①在两侧眉弓嵴切开骨膜,进入额骨骨膜下。用骨膜剥离子分离颅骨膜,直达眶上缘,凿断眶上孔下缘骨桥,游离眶上血管神经束。②继续分离眶内骨膜,达眶内 1.0cm。③在额骨颧突处,切开颞深筋膜浅层,在颞深筋膜深浅层之间进入颧骨弓的骨膜下,分离颧骨的外表面和内表面及下缘的骨膜。④颧骨弓分离的前缘达眶外侧缘,颧骨弓分离的后缘在颞颌关节前方。⑤颧骨下边缘的骨膜与咬肌附着点相连,不易分离,需用弯形骨膜剥离子剥离。⑥在颧弓与上颌骨相连区域的后方用骨膜剥离子分离上颌骨颧突后的骨膜,及上颌骨翼突的部分骨膜。⑦在眶下外侧,分离上颌骨颧突前方的骨膜。

本术式⑤、⑥、⑦步骤的骨膜分离操作不易,可采用口内切口。特别是患有淋巴管瘤、血管瘤或骨纤维结构发育不良的颧弓肥大患者,可采用口内附加切口。这对颧弓下缘及上颌骨颧突内、外侧骨膜分离的暴露较为方便。上述操作完成后,颧弓前面、内面、下面及上颌骨颧突前面、内面的骨膜沟已被分离,颞肌前方的附着区被游离。

4. 额骨截骨,颧弓缩小(3 处截骨)

(1)颧弓前方截骨在额骨颧突及上颌骨颧突中部,距眶腔外侧缘 0.6～0.8cm 处,于垂直方向截断颧骨。

(2)颧弓后方截骨在颞下颌关节前方 0.6～0.8cm 处,截断颧弓后方。完成(1)、(2)步骤截骨后,颧骨已完全游离。有时颧弓下缘骨膜不完全分离,则颧骨下方有软组织相连的蒂部,可提供切断颧骨的血供。

(3)上颌骨颧突截骨在完成上述截骨后,有时颧弓下部尚显得凸出,即面中 1/3 前凸矫正尚不明显,我们创造了进行上颌骨外侧方截骨使面部轮廓美化,但需注意切勿切开上颌突,慎勿损伤眶下神经。

(4)颧骨旋转移位及固定将截下的颧骨向上提起 1～1.5cm,使部分颧弓骨充填于颞窝,并向后旋转 15°～30°,而使凹陷的颞窝部分显得丰满、平坦、自然。从上颌骨颧突取下来的一块楔形骨片可遗弃,或插到旋转的颧骨及额骨颧突截区之间,用细钢丝或微型钢板螺丝钉固定上提及旋转的颧骨。

5. 骨膜下除皱完成颧骨截骨,颧弓缩小的操作后,提紧上半面皮肤、SMAS 及骨膜,剪除多余头皮皮肤,以达到骨膜下除皱的目的。颧弓缩小加骨膜下除皱的手术效果远比一般性骨膜下除皱效果为优,这是由于颧弓缩小手术进行了上半面部广范围的骨膜下分离,使上半面部皮肤、肌止点及 SMAS 松弛得到矫正,而且因为颧弓上移,颧弓下缘附着的软组织也提紧,所以达到了上、下面部全面提紧的效果。

(七)单侧性颧弓肥大的缩小整形

单侧性颧弓肥大是因体表肿瘤,如血管瘤、淋巴管瘤所引起,需要同时切除血管瘤、淋巴管瘤。对这类患者,术前应仔细进行X线平片、CT及三维CT片分析,在了解了血管瘤侵犯骨的范围后再进行手术,必要时做被侵蚀的颧骨截除。

上颌骨的骨纤维结构发育不良,常引起一侧颧骨肥大、两侧面部不对称。确诊后可采用冠状切口加口内切口,做肥大侧颧弓截骨缩小整形,同时对患侧上颌骨前突部分进行片状截骨,手术效果良好。手术过程中遇有出血,可采用纱布进行暂时性填塞。

(八)术后处理

面部帽状腱膜下置负压引流,并包扎3d。术后常规使用抗生素5d,8~10d拆线。

(九)并发症的预防及处理

1. 出血颧弓缩小整形手术可发生头皮切开及颞浅血管切断后的出血,这些出血表浅,易于控制。在分离颧弓前后骨膜及颧弓截骨时,也容易发生出血,多半在颞深筋膜深、浅两层分离时,易发生颞深静脉损伤出血,应予控制。遇有出血较多而不易控制时,可采用明胶海绵充填或纱布充填压迫,可达到止血的目的。

2. 面神经损伤在笔者数十例的颧弓缩小整形中,没有发生过面神经损伤的并发症。因此,只要手术医师熟悉面神经解剖,是可以避免这种并发症的发生。面神经颞支或颧支容易发生损伤,术中注意头皮切口是在耳前起始,并在颞浅筋膜下及帽状腱膜下分离头皮,颞支即不会损伤。颧支损伤往往是因为在分离颧骨骨膜时损伤了颧弓下方1cm范围内的软组织,颧支在此横行向前方,所以在分离颧弓骨膜时,应用骨膜剥离子仔细分离骨膜,不要损伤下方的神经。

3. 术后张口困难:因颧弓截骨或骨膜分离时伤及颞下颌关节,或是因为截骨后骨固定不良,可影响颞下颌关节的活动。

4. 术后面部轮廓不良颧弓高耸肥大的受术者,常伴有下颌角肥大,应同时设计进行下颌角缩小整形,否则即使颧弓缩小了,下颌角肥大仍存在,面孔呈倒梯形,会让人产生不快。

二、颧弓扩大整形

(一)概述

颧弓扩大整形是西方民族施行的一种术式,这是因为西方人面容中1/3没有明显的标志性凸出,所以就有人要求进行颧弓扩大整形。由于外伤性颧骨骨折、颧部凹陷,也可进行颧骨扩大及再造整形。在颅面畸形中,Treacher-Collins综合征畸形以颧眶发育不良为特征,也以矫正眶颧畸形为主要内容。其方法也是颧骨扩大整形及眶发育不良的眶扩大和再造。作为美容性质的颧弓扩大整形,主要是采用自体组织或代用品植入。

(二)手术切口及颧弓扩大方法

颧弓扩大整形最常用口内切口,也可用耳前切口或冠状切口,尚可采用睑下缘切口等。手术方法根据手术切口及种植材料而有所区别。

1. 颧骨截骨植骨颧弓扩大整形　手术方法类同颧弓缩小整形,多半采用冠状切口或口内切口,该切口手术暴露较好,颧骨截骨植骨时骨固定较易操作。切开皮肤,暴露帽状腱膜及眉弓嵴,在骨膜下分离,暴露颧骨,于额骨颧突及上颌骨颧突处截骨,并在颧骨后给予部分截骨或完全截骨,使颧骨弓扩大,于前方植骨,颧骨截骨植骨处以微型钢板固定。

2. 组织代用品移植额弓扩大整形　可采用耳前小切口及下睑缘切口,在眶下缘骨膜下分离放置组织代用品。常用的置入假体有硅橡胶颧弓假体、颧弓膨体聚四氟乙烯,以及颧弓多孔聚乙烯,上述三种高分子化合物都有颧弓假体成品出售。另外亦可用块状种植物根据所需的形态进行塑形置入。

三、下颌角肥大方形面孔整形及颏成形

对下颌角的形态,东方人与西方人的审美观点有所区别,东方女性希望下颌角圆而隐蔽,正如东方四大美女西施、貂蝉、杨贵妃、王昭君的面部轮廓一样呈卵圆形。下颌角肥大使面部呈方形,方形面孔或下颌角肥大是女性男性化的面容;颏部的美学形态是圆形,似靴形头部,轻度前倾,因此要求改变方形面部轮廓进行下颌角缩小,或进行颏成形,是为了使面部轮廓显示女性妩媚、清秀、恬静、和善、温柔的外貌,这是东方人美容整形的重要内容。使方形面孔整形成卵圆形面孔,可以通过下颌角缩小整形、咬肌肥大整形及颊脂肪垫摘除等得到矫正。

(一)下颌角缩小整形

1. 适应证　下颌角骨性肥大、咬肌肥大。

2. 手术设计　手术设计时需与受术者取得下颌角缩小范围的共识。电子计算机模拟设计是一较为客观的方法,可进行下颌角正、侧位片摄片以

估计下颌角切除范围，但手术医师应在术前就使受术者认识到：手术设计只能是手术结果的预测，不能用手术结果来对手术设计进行分分毫毫的检测，因为手术过程中会使手术设计的有些内容不能完全达到；而双侧下颌角经过手术后应该缩小，并且两侧应该相对对称，这是手术设计及手术结果应达到的共同目标。

3. 术前准备

(1)摄头颅正、侧位片及下颌骨全景片，检查下颌角肥大程度及咬肌肥大状况。

(2)行下颌角缩小整形电子计算机模拟设计。

(3)做洁齿准备。

(4)术前应用维生素 K 10mg 肌内注射，1/d，连续 3d。

4. 手术方法

(1)麻醉：采用全身麻醉气管内插管，经鼻腔插管，或在局部麻醉下手术。全身麻醉也应在切口区注射 0.1%～0.25%利多卡因加 1∶200 000～1∶100 000的肾上腺素，以减少出血。局部麻醉：口外切口采用 1%利多卡因加 1∶100 000 或 1∶200 000 的肾上腺素，做下齿槽神经阻滞，每侧注入 1.5～2.0ml 局部麻醉药液，并采用 0.5%～1%的利多卡因加 1∶100 000或 1∶200 000 的肾上腺素，在下颌支颊黏膜做浸润麻醉。

(2)手术切口：有口内切口、口外切口、口内切口加口外小切口等三种形式。采用口内切口或口内切口加口外小切口两种方法较好，但手术操作较复杂。口外切口是下颌角后方切口，因局部切口瘢痕明显，当今已很少采用。笔者采用除皱的耳前切口完成 100 余例下颌角手术。

(3)手术步骤：除皱手术的同时，分离 SMAS-颈阔肌瓣后暴露咬肌。将面神经下颌缘支Ⅰ、Ⅱ分别牵向上、下方，水平方向钝性分离咬肌，大范围显露下颌角、下颌体。以微动力系统切除或磨除预计范围的下颌角和下颌体。冲洗干净骨质并彻底止血后，切除部分咬肌并缝合。

(4)颊脂肪垫后上方提紧：颊脂肪垫摘除少数患者可进行颊脂肪垫摘除术。在除皱手术中充分分离 SMAS 下的脂肪垫，但不离断，并将分离出的颊脂肪垫向后上方充分提紧，缝合固定于腮腺表面。

(二)颏成形

颏成形用于颏部后缩者，可采用下颌骨颏部截骨前移颏成形或假体置入颏成形等手术方法。

1. 下颌骨颏部截骨前移颏成形

(1)麻醉：用 1%～2%的利多卡因加 1∶200 000 的肾上腺素行双侧下齿槽神经阻滞麻醉。

(2)切口：切开颏部唇颊沟黏膜，直达肌肉及骨膜。在齿龈边缘留有 1.0cm 的黏膜及其下方的肌肉，便于手术结束创口闭合时的缝合。

(3)截骨前移颏成形：用骨膜剥离子分离颏部骨膜达颏部下缘，造成左右 5～6cm 长的下颌骨暴露区，用来复锯或摆动锯做颏部截骨，使颏部截骨前移，用微型钢板螺钉固定，或钢丝结扎固定。颏部前移范围应根据患者的缺陷情况而随机设计。遇有颏部后缩又短小者，可采用颏延长，即在颏部截骨时于截骨间隙中植入骨片，用微型钢板螺钉固定，或钢丝结扎固定。缝合肌肉及黏膜，加压包扎。

2. 假体置入颏成形　除了截骨前移颏成形外，也可采用假体置入颏成形。

(1)麻醉：用 1%～2%的利多卡因加 1∶200 000 的肾上腺素行双侧下齿槽神经阻滞麻醉。

(2)切口：切开颏部唇颊沟黏膜，直达肌肉及骨膜。在牙龈边缘留有 1.0cm 的黏膜及其下方的肌肉，便于手术结束创口闭合时的缝合。

(3)制造颏部假体置入间隙：用骨膜剥离子分离颏部骨膜达颏部下缘，造成左右 5～6cm 长的下颌骨暴露区，置入假体。假体有硅橡胶颏成形假体、聚四氟乙烯颏成形假体，以及多孔聚乙烯颏成形假体等。缝合肌肉及黏膜，加压包扎。

四、除皱术同时完成填充术

东方人和西方人的面部轮廓大不相同，东方人缺少面部立体感，笔者在除皱手术的同时，完成额部、颞部、颧弓等区域的填充术，使面部轮廓更佳清晰、自然、和谐。

(一)软组织游离移植充填眉弓和颞部

在 SMAS 除皱术的同时，将切除的 SMAS-颈阔肌瓣修剪后，按眉弓和颞部的凹陷情况进行填充。将颈阔肌面朝下，带有脂肪面朝上，间断缝合固定。

(二)额部填充

在额部除皱手术同时，根据额部的凹陷情况，多选用厚 1mm 或 2mm 的 ePTFE 补片进行填充。填充范围：上至额、颞发际内，下至眶上缘。

(杨柠泽　王志军)

参考文献

[1] 王志军,高景恒.面部表浅肌肉腱膜系统的解剖学研究.实用美容整形外科杂志,1992,3(3):115.

[2] 王志军,高景恒.颜面除皱术的解剖学研究及手术进展.中华整形烧伤外科杂志,1993,9(4):292.

[3] 王志军,高景恒,李吉.面神经腮腺外分支及吻合.实用美容整形外科杂志,1993,4(2):92.

[4] 王志军,高景恒,王毅彪,等.关于除皱术中面神经安全区与危险区.中华医学美容杂志,1995,1(1):5.

[5] 张涤生,等.面部皮肤提紧术 112 例报告.上海医学,1984,7:621.

[6] 高景恒.除皱手术的进展.实用美容整形外科杂志,1990,1:37.

[7] 周安,李高峰,王志军.埋没导引缝合颧脂肪垫提升术的解剖学研究[J].中国美容整形外科杂志,2010,3,21,(3):149-152.

[8] 陈灿,王志军,张晨,等.除皱手术相关解剖学研究进展[J].中国美容整形外科杂志,2010,21(3):152-155.

[9] 王志军,王娜.除皱术同时完成面部改形术[J].中国美容整形外科杂志,2009,20(12):71.

[10] 王志军,王娜,张晨,等.两级递进式提紧浅表肌腱膜系统除皱术[J].中华医学美学美容杂志,2006,12(6):335-338.

[11] 王志军,王娜.如何理解面部老化与除皱术[J].中国美容整形外科杂志 2007,18(5):321-323.

[12] 王志军,高景恒.除皱术的实质是提紧术[J].中国实用美容整形外科杂志,2005,16(5):257-258.

[13] 王志军,王娜,胡刚,等.面神经腮腺外分支的解剖学研究及其临床意义[J].组织工程与重建外科杂志,2006,2(1):31-34.

[14] 王志军.浅谈除皱术[J].,实用美容整形外科杂志,2001,12(1):1.

[15] 王志军,汪晓蕾,文小泉,等.内窥镜除皱术[J].实用美容整形外科杂志,2001,12(1):2-6.

[16] 王志军,高景恒,彭庆星,等.容貌美的软组织形态结构基础[J].实用美容整形外科杂志,2001,12(6):283-285.

[17] 王志军,高景恒.除皱技术的研究尚需深入开展[J].实用美容整形外科杂志,2002,10,13(5):225-226.

[18] NingZe Yang, BinWang, Zhijun Wang. The investigation in the Asia adult aging features and facial aging scoring system of the middle and lower face Plastic and Reconstructive Surgery August 2011. Volume128. Number2. Viewpoint 77e-78e.

[19] 杨柠泽,王滨,王志军,等.面神经的角神经解剖学研究[J].中华整形外科杂志,2010,5,26(3):221-224.

[20] 杨柠泽,王滨,王志军,等.成人面中下部衰老特征及评分量表的研究[J].中国美容整形外科杂志,2010,21(7):416-419.

[21] 马岩,杨柠泽,王志军,等.鼻唇沟的解剖学研究[J].中华医学美学美容杂志,2011,6,21(3).

[22] Furnas DW. The retaining ligaments of the cheek. Plast Reconstr Surg, 1989, 83:11.

[23] Goldberg RA, McCann JD, Fiaschet ti D, et al. What causes eyelid bags? Analysis of 114 consecutive patients. Plast Reconstr Surg, 2005, 115: 1395-1402.

[24] Furnas DW. Festoons, mounds, and bags of the eyelids and cheek[J]. Clin Plast Surg, 1993, 20:367.

[25] Yousif N J, Gosain A The nasolabial fold:an anatomic and histologic reappraisal. Plast Reconstr Surg, 1994, 93: 60-69.

[26] Pessa j, Garza P, Love V, et al: The Anatomy of the Labiomandibular Fold [J]. Plast Reconstr Surg, 1998, 101 (2), 482-486.

[27] Pessa jE: An algorithm of facial aging [J]. Plast Reconstr Surg. 2000 Aug, 106(2):479-488.

[28] The Cross-Cheek Depression: Surgical Causeand Effect in the Development of the "Joker Line" and Its Treatment Plastic and Reconstructive Surgery November 2008: 1543-1552.

[29] Keith Robertson Facelift, Mid Face [J]. Plast Surg, 2002, 72(1):21-32.

[30] Owsley JQ. Lifting the malar fat pad for correction of prominent nasolabial folds [J]. Plast Reconstr Surg, 1993, 91(3):463-474.

[31] Nash LG, Nicholson PH, et al. Skin ligaments: Regional Distribution and Variation in Morphology. Clinical Anatomy, 2004, 17(4):287-293.

[32] Arun K, Gosain MD. A dynamic analysis of changes in the nasolabial fold using magnetic resonance imaging: implicationsfor facial rejuvenation and facial animation surgery [J]. Plast Reconstr Surg, 1996, 98(4):625.

[33] Heinrichs HL. Subperiosteal Face Lift: A 200-Case, 4-Year Review [J]. Plast Reconstr Surgery, 1998, 102(3):843-855.

[34] Rubin LR. The Anatomy of the nasolabial fold: the keystone of the smiling mechanism [J]. Plast Reconstr Surg, 1999, 123(2):678-691.

[35] 袁志伟,杨佩英,冯光珍.鼻唇沟除皱术的局部解剖学与临床应用研究[J].中华整形烧伤外科杂志,1999,15(4):271-273.

[36] Caminer DM, Newman MI, Boyd JB. Angular nerve: new insights on innervation of the corrugator supercilii and procerus muscles. Plast Reconstr Aesthet Surg, 2006, 59(4):366-372.

[37] Antonio T. Subperiosteal lifting. Aesth Plast Surg, 1991, 15:155.

[38] Binde WJ. Submalar augmentation: A procedure to enhance thytidectomy. Ann Plasr Surg, 1990, 24:200.

[39] Faivre J. Subpalpebral lifting. Am J Cosmet Surg, 1989, 6:71.

[40] Gonzalez-Ulloa M. The history of thytidectomy. Aesthet Plast Surg, 1980, 4:1.

[41] Hamra ST. The deep-plane thytidectomy. Plast Reconstr Surg, 1990, 86:53.

[42] Hamra ST. Composite thyridectomy. Plast Reconstr Surg. 1992, 90:1.

[43] Knize DW. I. imited incision forehead lift for eyebrow elevation to enhance upper blepharoplasty. Plast Reconstr Surg, 1996, 97:1334.

[44] Man D. Stretching and tissue expansion for thytidectomy: An improved approach. Plast Reconstr Surg, 1989, 84:561.

[45] Matarasso A. Buccal fat pad excision: Aesthetic improvement of the mid-

face. Annals of i} lastic Surgery, 1991, 26:413.

[46] Mendelson BC. Correction of the nasolabial fold: Extended SMAS disection with periosreal fixation. Plast Reconstr Surg, 1992, 89(5):822.

[47] Morehead JM, Jobin HA. Postrhytidectomy hemaroma. anesthesia. and blood pressure: A retrospective analysis. Am J Cosmet Surg, 1993, 10(1):25.

[48] wsley JQ. IJifting the malar fat pad for correction of prominent nasolabial folcls. Plast Reconstr Surg, 1993, 91(3):163.

[49] Owsley JQ, Jr. SMAS-platysma face lift: A bidirectional cervicofacial thytidectomy. Clin Plast Surg, 1983, 10:429.

[50] Psillakis JM, et al. Subperiosteal approach as an improved concept for correction of the aginu fac: e. Plfifif RvrnnqfrSurg, 1988, 82:389.

[51] Ramirez. The subperiosteal thytidectomy: The third-generation face-lift. Ann Plast Surg. 1992, 28:218.

[52] Ramirez, et al. The extended subperiosteal facelift: A definitive soft rissue remocleling for facial rejuvenation surgery. Plast Reconstr Surg, 1991, 88:2278.

[53] Ruess W, Owsley JQ. The anatomy of the skin and fascial layers of the face in aesthetic surgery. Clin Plast Surg, 1987, 677:14.

[54] Satch K. Mandibular contouring surgery by angular contouring combined with genioplasry in Orientals. Plast Reconstr Surg, 1998, 101:461-472.

[55] Tessier P. F′ ace lifting and fronral thytidecromy. In; J. F. Ely (Ed), Transacrions of the 7th international congress of Plastic and Reconstructive Surgery, Rio r)e laniero, 1980:393.

第 34 章

乳房整形与再造

第一节　乳房整形与再造的外科概述

一、乳房整形与再造外科的主要治疗内容

乳房整形与再造外科的主要治疗内容包括乳房过小、乳房肥大、乳房下垂、乳房缺损、乳头缺损、乳头内陷、乳头肥大、副乳症、男性乳房发育等与乳房形态相关的缺陷及异常。

二、乳房整形与再造主要的手术种类

目前乳房整形与再造主要的手术种类包括：乳房增大术(隆乳术)、乳房缩小术、乳房上提术、乳房再造术、乳头再造术、乳头内陷矫正术、乳头缩小术、副乳切除整形术、男性乳房切除整形术等。

三、乳房形态缺陷及异常的病因

乳房形态缺陷及异常的原因有些是先天性的，如乳房发育不良、Poland综合征、副乳、先天性乳头内陷等；也有些与激素、代谢、药物、生育、哺乳、减肥、衰老等后天性因素有关，如乳房萎缩、乳房下垂、乳头肥大、男性乳房发育等；还有些与肿瘤、创伤、外科手术等有关，如：乳癌术后的乳房缺损、人工材料注射隆乳导致的乳房畸形等；但实际上许多乳房缺陷与畸形的病因是多方面的，如乳房肥大等；有些目前还不是很清楚。

四、与乳房整形与再造外科相关的解剖学

乳房的血管来源包括乳廓内动脉的穿支(乳内动脉)、肋间动脉、胸外侧动脉、胸肩峰动脉。

乳头乳晕的神经支配：乳头乳晕的神经支配是多源性的，其中最重要的是第四肋间神经外侧支的前皮支。

第二节　小 乳 症

一、基本概念

各种原因引起的乳房体积不足通常被称为“小乳症”，表现为胸部平坦、乳房扁平或伴轻度下垂。其原因以乳房发育不良或哺乳后、减肥后的乳房萎缩最为常见。主要治疗手段包括人工乳房假体置入隆乳术和自体脂肪注射隆乳术。人工乳房假体隆乳术是通过置入人工乳房假体使乳房增大的手术方法，也是目前最常用的和最成熟的乳房增大技术，适合于绝大多数要求增大乳房的患者。

二、人工乳房假体

人工乳房假体由外壳和填充物组成。从外壳表面性状上，人工乳房假体可分为光面、毛面两大类；从填充材料上，人工乳房假体有盐水假体、硅凝胶假体等，目前主要以硅凝胶假体为主；从形态上，人工乳房假体可分为圆形假体和解剖形假体两种；其他还有表面有聚胺酯涂层的聚胺酯假体，外囊为硅凝胶、内囊可充注盐水的双囊假体等。

有相关报道认为，毛面假体能够有效降低腺体后隆乳包膜挛缩的发生率。但目前这一说法仍然

存在争议，需要更长期的观察研究进一步证实。

三、切口入路

乳房假体置入最常用的切口选择有三个，乳房下皱襞切口、乳晕切口以及腋窝切口。

乳房下皱襞切口位于新的乳房下皱襞，恰好处于乳房下的皮肤反褶处，在乳房较大时可被乳房下极遮掩。经乳房下皱襞切口通路最短、可在直视下操作、止血彻底、腔隙剥离精确、组织损伤小、术后疼痛小、恢复快、并发症少。但该切口入路位于胸部正面，部分中国女性不能接受。

乳晕切口位于乳晕边缘，形成的切口瘢痕通常不明显。经乳晕切口入路可实现直视下剥离和止血，腔隙剥离精确、术后疼痛较小、恢复较快。但该入路对乳腺组织有一定损伤，乳晕感觉异常的风险较其他切口略大。

腋窝切口隐藏于腋窝顶部，方向与皮肤皱褶一致，只要没有瘢痕增生，通常不明显。但经腋窝切口通路较长，只能在盲视下进行钝性操作，剥离腔隙不准确，创伤较大，术后疼痛较重，需包扎固定、限制上肢活动，术后恢复时间较长，假体移位、不对称等并发症发生率较高，且一旦需要二次手术，多需要变更切口。

内镜辅助下的腋窝切口入路，可将盲视变为直视，并可用电刀进行锐性分离，从而大大减少了组织创伤，提高了对剥离精度和出血的控制，并且可以经腋窝切口实现双平面操作，从而提高了手术效果，减少了并发症。

四、假体的置入层次

依据假体的被覆组织厚度可以选择乳腺后平面、胸大肌筋膜下平面、胸大肌下平面以及双平面等层次。

乳腺后平面要求患者乳房有较好的组织厚度，选用的假体直径不超过患者乳房的直径。

乳腺后平面术式简单、手术时间较短、不需要离断肌肉、手术创伤相对较小、术后疼痛轻，恢复快，且能避免胸大肌下隆乳所致的假体变形、变硬等并发症。但该平面的包膜挛缩的发生率高于其他平面，当年龄增长或减肥时，易发生假体的覆盖组织不足、假体轮廓显现、可触及假体及乳房下垂等情况。胸大肌下平面能够为假体提供最充足的组织覆盖，适用范围广，尤其适用于那些组织覆盖较薄的小乳患者。胸大肌的覆盖使假体的轮廓不易显露，使乳房上极更为自然，假体不易下垂移位，假体皱褶及包膜挛缩的发生率明显较低。其缺点则主要源于肌肉收缩所致的并发症，包括肌肉收缩可能导致假体变硬、变形、移位等。其手术创伤较大，术后疼痛十分明显，且术后恢复时间较长。

双平面法即在合适的水平离断胸大肌，使假体的上极覆盖于胸大肌之后，而下极直接位于乳腺腺体下方。双平面技术较好地结合了腺体下及胸肌下隆乳的优点，同时从一定程度上减轻了胸肌下隆乳与肌肉收缩相关的并发症，包括假体的转位、变形、变硬及移位，明显的术后疼痛，手术创伤大、上极覆盖不足等缺点，但是在组织厚度较差的病例容易导致下极覆盖不足。

胸大肌筋膜下平面：胸肌筋膜能够为假体提供额外的承托，从而防止假体的下垂移位，能很好避免或减轻胸大肌下及乳腺下平面所带来的一些缺点，如手感较硬、假体变形、假体移位等。但胸肌筋膜的剥离不易完整，需要更长的手术时间并增加了出血风险，对于胸部组织覆盖太薄的患者来说，往往不能提供足够的组织覆盖。

五、乳房假体隆乳术的并发症

乳房假体隆乳术的并发症包括：感染、切口瘢痕、切口延迟愈合、切口色素脱失或色素沉着、血肿、血清肿、乳头乳晕感觉障碍、包膜挛缩、假体破裂、假体皱褶、假体可触及、假体外露、假体异位、外形大小不满意、手感不佳、两侧不对称、胸肌收缩畸形、连体乳房、双泡畸形。

六、包膜挛缩

严格地讲，包膜挛缩并非假体隆乳术的一个并发症，而是假体置入术必然面临的风险。包膜挛缩的发生原因尚不清楚，目前还没有预测、预防和彻底解决的方法。虽然目前有学者认为腔隙过小、异物、感染、血肿可能会诱发或加重包膜挛缩，但起决定因素的仍然是患者对异物的反应。目前包膜挛缩尚无特效的治疗方法，主要的外科治疗手段是包膜切除术。包膜挛缩分级（表 34-1）。

表 34-1　包膜挛缩的分级

Baker Ⅰ	乳房手感柔软正常
Baker Ⅱ	乳房手感略硬，可很容易触及假体
Baker Ⅲ	乳房手感硬并呈现假体外观
Baker Ⅳ	乳房坚硬、变形，可伴有疼痛和触痛

第三节 乳房肥大

乳房肥大是一种常见的乳房畸形，表现为非妊娠、哺乳期的乳房体积过大、下垂，可伴有乳晕增大，多为双侧；严重者可有皮肤湿疹、乳房浅表静脉显露、颈肩部疼痛、甚至伴有脊柱畸形，影响日常活动。

乳房肥大多数为发育性，也见于生理性肥胖，以及病理性，如多乳腺间质肿瘤、多发乳腺纤维瘤、垂体肿瘤等。

乳房缩小术是对巨乳症的一系列症状的治疗手段。目前常用的主要术式包括：垂直切口法、双环切口法、倒 T 切口法等。对于肥胖引起的乳房肥大可采用乳房吸脂术或与乳房缩小术结合乳房吸脂术。

乳房缩小术式繁多，但是几乎所有的术式都包括三几个基本的组成部分。

1. 切除多余的腺体组织。
2. 切除多余的皮肤及皮下组织。
3. 将乳头乳晕移位到新的正常位置。
4. 重新对乳房进行三维塑形。

所有的乳房缩小术式都将瘢痕设计于乳房的下半，以使其能够被衣物遮盖。人们设计了很多术式来缩短瘢痕的长度，甚至消除下皱襞部位的横行瘢痕。目前较为广泛采用的是垂直切口的乳房缩小术，该术式将乳头的蒂部设计于上方或内侧，该蒂部在去除表皮的同时注意保留真皮下的毛细血管网。去除乳腺中央及下部的腺体并重新塑形，最终的瘢痕形态呈垂直的直线。对于严重的乳房肥大患者来说，其过长的蒂部可能会影响乳头的血液供应，对于这部分病例，应该将乳头进行游离移植至合适的位置。

乳房缩小术的并发症包括乳头位置过高、乳头的感觉减退，乳头坏死（少见），皮肤坏死，血肿以及脂肪坏死。其中脂肪液化坏死可能导致乳房内的瘢痕性硬块，需和乳腺肿瘤相鉴别。乳房缩小术的远期并发症包括无法哺乳以及乳房下极膨出形成的假性下垂。

第四节 乳房下垂

乳房下垂是指乳房体积正常或偏小，但乳房皮肤过度松弛，表现为乳房上极空虚、乳房下极向下突出、乳头位置下移。乳房下垂由于乳腺腺体萎缩或脂肪组织体积缩小等引起，多见于哺乳后、减肥后。

乳房下垂的程度一般是按照乳头到乳房下皱襞（IMF）的相对位置进行划分的。1 级是指乳头低于正常但位于乳房下皱襞上方。2 级是指乳头位置位于乳房下皱襞下方 3cm 以内。3 级是指乳头位于乳房下皱襞下方超过 3cm。

另外，还有一种乳房下垂乳头位置下移并不明显，但乳房下极向下突出，乳房最低点的位置低于乳房下皱襞，称为假性乳房下垂。

乳房下垂的治疗原则：首先要评估患者对现有乳房体积的大小是否满意。如果患者认为体积过大，则应按照乳房缩小来处理；如果患者感觉大小合适，则行乳房上提术；如果患者认为体积不足，则首先采用假体置入或脂肪移植的方法使乳房体积达到患者期望的大小，但通过假体或脂肪移植矫正乳房下垂的程度是十分有限的，对于中度以上的乳房下垂很难单纯通过假体隆乳术进行矫正。若仍未完全解决下垂问题，则应进一步实施乳房上提术。

乳房上提术和乳房缩小术不同，后者是为了矫正过大过重的乳房，而乳房上提术则是对乳房进行三维形态的重塑，不切除或者仅切除小部分腺体组织。但是其手术原则相同，都要对皮肤进行塑形，并且矫正乳头的位置。新的乳头位置应该被设计在位于乳房中线上的乳房下皱襞的对应位置。根据患者的乳房下垂程度不同，皮肤切口的设计亦有所不同。较小的切口设计是仅仅在乳晕上方做新月形切口或者环乳晕切口去除皮肤，对于中度以上的乳房下垂，通常需要增加垂直切口甚至 Wise 切口（切口瘢痕呈倒 T 形）。环乳晕切口对于乳房上提的作用是有一定限度的，过多地通过乳晕切口去除皮肤会导致乳房中央扁平、乳晕周围放射状皮肤皱褶、切口瘢痕增宽等并发症。采用垂直切口可以形成较挺拔的锥形乳房形态，但对于需要较大面积皮肤切除的严重下垂患者，只能采用倒 T 形切口。总之，下垂越严重，需要去除的皮肤越多，切口瘢痕相应地也就越长。

第五节　乳房再造

一、乳房再造的适应证

1. 先天性乳房缺失(如Polunds综合征)。

2. 外伤或外科手术导致的乳房组织缺损或部分缺损(如烧伤后瘢痕限制造成的乳房不发育或发育不良、乳房单纯切除手术后的乳房缺损等)

3. Ⅰ、Ⅱ期乳癌行乳癌切除术后,无复发倾向和远处转移,全身情况良好,各项检查指标正常。如二期再造必须在放疗结束至少半年以后。

二、乳房再造的术前评估

乳房再造手术的成功有赖于对患者各方面情况的准确判断和把握。一般术前评估内容包括:肿瘤学情况、全身情况、心理状况、对手术的期望、健侧乳房的形态和体积、受区条件、供区条件、血管检查、住院时间及费用、可能出现的风险及并发症。只有术前对患者的情况进行准确的评估,才能选择最适合患者的乳房再造术式,降低手术风险,提高再造效果。

三、乳腺癌切除术后乳房再造的时机

进行乳房再造的时机可分为:即刻乳房再造、择期(二期)乳房再造、分期即刻乳房再造

1. *即刻乳房再造*　即在乳腺癌切除的同时完成乳房再造。其优势在于:切除与再造一次完成、减少了患者痛苦、节省了时间和费用,无乳房缺失的心理创伤。另外,局部组织条件优于二期再造。适合于术后不需要放疗的乳癌切除患者。

2. *择期(二期)乳房再造*　是在乳腺癌切除完成以及放、化疗结束后再进行乳房再造。由于受到瘢痕、放疗等影响,受区皮肤组织弹性较差、血管硬化,局部条件较差。但患者对手术的依从性和耐受程度会有所提高。比较适合于在乳腺癌切除的同时尚未准备好接受乳房再造,以及患者的一般情况不能耐受在乳腺癌切除同时进行乳房再造的病例。

3. *延期即刻乳房再造*　或称为基于扩张法的分期即刻乳房再造,通过二次以上的手术分期完成即刻乳房再造。在乳腺癌切除的同时,于胸部受区置入组织扩张器或可扩张乳房假体,经过一段时期的组织扩张,再通过皮瓣或假体置换扩张器,完成乳房再造。

分期即刻乳房再造通过扩张避开了放疗过程对假体的损伤以及胸部皮肤的瘢痕粘连和回缩,从而最大限度地为二期自体组织移植及假体置入保留了受区皮肤条件。适合于乳腺癌切除术后需要进行放疗,或不能确定是否接受放疗的病例,以及患者一般情况不能接受即刻乳房再造,需要简化手术及缩短手术时间的患者。

四、乳房再造的常用方法

随着乳腺癌治疗的多样化,乳房再造的方法也随之发展的多种多样。乳房再造的主要目的是通过再造缺失的乳房皮肤与体积,重塑乳房的外形,最终达到两侧对称的效果。从获取皮肤与体积的方式上,乳房再造的方法基本上可归为四类。

1. *皮瓣移植*　皮瓣既可以提供一定的皮肤面积,又可提供适当的组织体积。常用的皮瓣包括腹直肌肌皮瓣、背阔肌肌皮瓣、扩大背阔肌肌皮瓣、腹壁下动脉穿支皮瓣等。其优点为再造乳房手感与正常乳房接近,经二期修整手术可以达到与对侧形态基本一致,有一定程度的动感,远期可与对侧变化同步,且没有人工材料的后顾之忧。但皮瓣的采取有供区损伤和瘢痕、创伤较大、手术时间长、对技术要求高、手术风险大。适合于全身条件好、组织缺损较重、不接受人工材料以及对远期效果要求较高的患者。

背阔肌肌皮瓣(latissimus dorsi myocutaneous flap,LDM)是乳房再造的常用方法之一。该皮瓣血管恒定,血供充沛,皮瓣移植后容易成活,手术相对安全可靠;同时背阔肌蒂部可以充填腋窝区的组织缺损,重建腋下皱襞。但背阔肌肌皮瓣提供的皮肤面积和组织量十分有限,常需与假体联合应用,此时背阔肌肌皮瓣的主要作用是修补皮肤缺损和提供足够面积的肌肉覆盖假体。术后主要的并发症包括:皮瓣血供障碍、皮瓣部分坏死、背部供区血清肿等。

横行腹直肌肌皮瓣(Transverse Rectus Abdominis Myocutaneous flap,TRAM)是以单侧的腹直肌为蒂,携带脐水平以下的横行腹部皮瓣,经皮下隧道转移至胸部受区再造乳房。其血供良好,可提

供的组织量大，不需加用乳房假体；同时还可以达到腹壁整形的双重手术效果，是应用非常广泛的一种乳房再造术式。但是TRAM皮瓣乳房再造术后会在下腹部留有一定长度的手术切口瘢痕，TRAM皮瓣的血供范围有限，携带过多组织可能出现部分皮瓣坏死，术后对腹部肌力会产生一定程度的影响，术后可能出现腹壁疝、腹壁膨隆等并发症。对于有生育的要求、不能接受腹壁切口瘢痕、有长期腹内压增高的患者不宜采用。

腹壁下动脉穿支皮瓣（deep inferior epigastric perforator flap，DIEP）是对横形腹直肌肌皮瓣的改进，它以腹壁下动静脉为蒂，术中将腹壁下动静脉及其主要穿支从腹直肌中分离出来，将下腹部皮肤及皮下组织完全游离并转移至胸部受区，与胸廓内血管或胸背血管吻合。其最大优点是保留腹直肌及其前鞘的完整性，基本不影响腹壁功能，避免了术后腹壁薄弱及腹部疝的发生。缺点是手术操作难度大，要求显微外科技术，手术时间长，出现皮瓣血供障碍的概率高于肌皮瓣。术前要仔细检查和评估供受区血管情况，以确定手术设计、缩短手术时间、减少皮瓣血供障碍的风险。

2. *人工乳房假体置入*　人工假体能够提供一定的体积，修复乳房体积和形态的缺失。单纯应用假体置入的方法手术简单、损伤小、没有供区损伤、不需要塑形等。但其手感、大小和形态很难与健侧乳房完全匹配，可能面临假体相关的并发症，远期形态固定，无法与健侧乳房变化同步。

单纯应用人工乳房假体进行乳房再造适用于对大手术耐受性较差、不需要接受放疗、没有皮肤缺损或缺损较小、留有足够的皮肤松弛度、皮下组织厚度大于0.5cm、胸大肌完整的即刻再造，尤其适合单纯乳腺切除术、保乳手术同时行对侧预防性单纯乳腺切除的病例。乳癌术后二期再造因皮肤弹性较差、皮下瘢痕粘连等情况，一般很难单纯应用假体进行再造。部分Polunds综合征在皮下组织厚度、皮肤弹性等局部条件较好的情况下也可直接采用人工乳房假体置入的方法。

采用假体进行乳房再造时，应首选解剖型乳房假体，术后乳房外形更趋近于正常组织，效果优于圆形乳房假体。应将假体置于胸大肌后方，并在胸大肌外侧置于前锯肌筋膜深面，以保证假体表面有最大的组织覆盖，减少切口愈合不良时假体直接外露的风险。当组织覆盖不足时，也可采用脱细胞异体真皮对缺少肌肉覆盖的部分进行修补。

3. *皮肤组织扩张*　通过皮肤扩张过程可产生额外的皮肤面积，从而在一定程度上修复乳房皮肤缺失。该手术创伤小、时间短、方法简单，有可能避免供区以及再造乳房的"补丁样"外观。适合于在组织覆盖厚度较好、皮肤缺损宽度小于4cm的二期乳房再造。也常用于乳腺癌切除术后可能需要进行放疗以及患者耐受性较差的分期即刻乳房再造。

4. *自体脂肪颗粒移植*　通过多次自体脂肪移植可以逐步在乳房缺失的区域提供再造所需要的体积并形成乳房形态。在更多的情况下，可以利用自体脂肪颗粒移植的方法对初期再造的乳房或健侧乳房进行大小及形态调整，以使两侧对称。适合于有脂肪供区来源的双侧乳房再造或再造乳房的修整。

5. *以上方式的组合*　例如背阔肌肌皮瓣与假体联合乳房再造，皮肤扩张后用假体或者皮瓣置换扩张器的乳房再造、假体置入结合自体脂肪颗粒注射移植的乳房再造等。

五、乳头乳晕再造

乳头乳晕再造是乳房再造的最后一个步骤。目前常用的乳头再造方法包括健侧乳头部分移植和局部皮瓣乳头再造术两类。局部皮瓣再造乳头的适应证更为广泛，主要包括星形瓣、对偶瓣，箭式瓣等。乳晕再造多采用文刺的方法，已很少采用皮片移植或黏膜移植的方法。

（栾　杰）

第35章

脂肪抽吸术与腹壁整形

第一节 概 述

一、脂肪抽吸术的概念

脂肪抽吸术(lipoaspiration)是利用各种设备,如负压吸引、超声波、高频电场以及激光等物理手段,通过皮肤的小切口,将人体局部皮下脂肪抽出,达到局部减肥或改善体型的目的,并且可结合脂肪颗粒注射移植等技术,供其他部位的体型塑造。该技术微创、损伤小、恢复快、不遗留明显的体表瘢痕,因此受越来越多的追美者的欢迎。

二、脂肪组织学特征

脂肪细胞是脂肪组织的结构单位、主要功能是储存与动员脂类。脂肪细胞的大小随所含脂类的多少而定,一般直径在20～120μm之间,最大可达200μm,体积可相差数百倍。一般人体的脂肪细胞有$(2.5\sim5)\times10^{10}$个,而肥胖者可达9.05×10^{10}个。女性皮下脂肪细胞自上而下逐渐增大,面颊部脂肪细胞直径为$(67.8\pm10.5)\mu m$,上腹部为$(76.3\pm15.1)\mu m$,下腹部为$(97.2\pm14.0)\mu m$,臀部为$(105.9\pm16.2)\mu m$,与女性皮下脂肪组织的分布规律有相关性。

脂肪组织的分类及特点

人体脂肪组织分布广泛,但有区域性。正常情况下,绝大部分皮下层、网膜系膜、肾周围及骨髓等处有大量的脂肪沉积,称为“储存脂肪”。相反,阴囊以及耳郭等处的皮下层,始终不出现脂肪组织。

人体脂肪组织分为白色脂肪组织(white adipose tissue)和棕色脂肪组织(brown adipose tissue)。

1. 白色脂肪组织的沉积 新生儿及幼儿,白色脂肪组织均匀连续地分布于皮下层。随年龄增长,在性激素及肾上腺皮质激素调节下,其分布则发生相应的变化,某些区域增厚,表现为男女体形上的特征。成年女子则在胸部、臀部及股前部更为丰富。成年男子腹部脂肪尤其是内脏脂肪多于女性,在颈部、第七颈椎背侧、三角肌及肱三头肌区、腰骶区及臀部皮下层也特别发达。为此有时亦称为雌性型(gynoid type)及雄性型(android type)体脂分布。女性绝经期后,此种差异逐渐减轻,主要由女性臀部脂肪减少伴内脏脂肪增多所致。在机体需要情况下,这些部位的脂肪,被氧化供能。另外,在大关节区、眼眶、手掌、足掌等处的脂肪组织,主要起支持保护作用,一般情况下不被动用,仅在长期禁食时才有减少。

脂肪组织在人体内的分布有性别差异,雌激素影响女性脂肪组织的特殊分布。按理说,激素随血流运行,各处脂肪组织的激素水平应该一致,之所以形成特殊分布,可能是遗传决定不同部位的脂肪细胞对性激素的敏感性不同。此外,在使用过量肾上腺皮质激素时,可引起颈下区及面部脂肪发育,形成满月脸等特殊外形,可能该处脂肪组织对肾上腺皮质激素有特殊敏感性。控制脂肪代谢的较高级中枢是丘脑下部,如果大鼠丘脑下部腹内侧核遭到破坏,脂肪细胞体积增大,出现肥胖症。

2. 棕色脂肪组织的沉积 棕色脂肪组织分布在肩胛间区、腋窝、颈后三角、颈背、甲状腺附近、颈动脉鞘及肾门附近、自主神经节及嗜铬组织周围。出生后第一年开始减少,男孩比女孩消退得慢,有时青春期还可在白色脂肪中发现棕色脂肪小岛。年老者,患有慢性消耗性疾病或长期饥饿,棕色脂肪又可在新生儿时分布过的区域重新出现。

3. *脂肪组织的细胞成分* 脂肪组织包括脂肪细胞,脂肪前体细胞和微血管内皮细胞等,为脂肪组织的主要成分。

(1)成脂肪细胞(adipoblast):这种细胞具有分裂并分化为成熟脂肪细胞的能力、为脂肪细胞的干细胞。常存在于人体胚胎和发育期。最近研究认为成年人皮下脂肪含有成脂肪细胞。

(2)前脂肪细胞(preadipocyte):又称脂肪细胞前体(adipocyte precursor),即不成熟的脂肪细胞。这种细胞在形态上不易与成纤维细胞区别,细胞较小,具有分化发展为成熟细胞的能力。

(3)脂肪细胞(adipocyte):为发育成熟的脂肪细胞。细胞内含有脂质,其直径在 30～120μm,是人体内最大的结缔组织细胞。每个细胞至少有根毛细血管、神经为无髓鞘神经、释放去甲肾上腺素、作用于α受体收缩血管、作用于β受体则使脂类水解。其功能为储能、供能、产热、参与代谢及免疫功能的调节。成熟的脂肪细胞在缺血和营养不足的情况下可释放出胞内脂质成分,逆分化为前脂肪细胞。

(4)其他细胞:微血管内皮细胞(Endothelicyte),外膜细胞(Peri-cyte),成纤维细胞(Fibroblast),肥大细胞(Mastocyte)等。

正常成年人脂肪组织由脂肪细胞及其周围基质成分构成。脂肪细胞周围基质成分由胶原纤维、弹性纤维、基质细胞(巨噬细胞、肥大细胞、周皮细胞)以及神经血管组成。每个脂肪细胞至少有 1 根毛细血管相连,多个脂肪细胞被纤维组织隔包裹为脂肪小叶。纤维隔起支持和间隔脂肪小叶的作用。在皮下某些部位的脂肪组织被皮下筋膜包裹分隔为深浅两层。

脂肪细胞的多少取决于脂肪细胞的平均体积和细胞数量,前脂肪细胞的分裂和分化才使脂肪细胞数目增加,而前脂肪细胞和脂肪细胞的凋亡则脂肪细胞的数目就会减少。

三、皮下脂肪组织的解剖特点及其分布

(一)皮下脂肪的结构特点

人体的脂肪绝大部分分布在皮下,即所谓的皮下脂肪。皮下脂肪的积蓄堆积可致体形的改变。随着脂肪抽吸术的兴起,人们需对皮下脂肪有更深入的认识。许多学者为此潜心研究。20 世纪 90 年代初,Illouz 通过研究发表了“脂肪表层的研究”一文,从而对皮下脂肪的结构有了更深的认识。他将皮下脂肪分为深浅两层,认为这两层脂肪存在明显的差异,各具有独特的特征。

1. *浅层脂肪*(Aroelar Layer) 又称晕层,Illouz 认为浅层脂肪来源于外胚层,具有较高的活性。浅层脂肪紧靠皮肤,可随皮肤移动。浅层脂肪位于真皮与浅筋膜的纤维隔里。在浅筋膜和真皮之间有弓状皮肤支持韧带分隔为小房,弓状隔上与真皮下与浅筋膜牢固结合,弓状隔富有弹性,其间的脂肪细胞肥大时,其隔也随之扩大,由于两端结合牢固,仅能向小房的两侧扩张,体重减轻时又恢复原状。这一结构对皮肤的收缩性至关重要(图 35-1)。

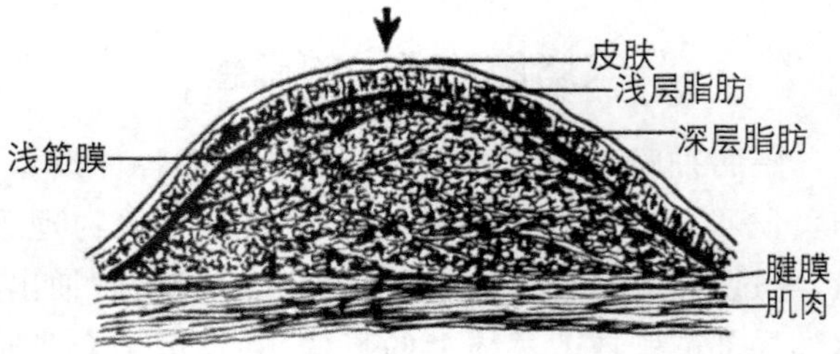

图 35-1 表明对抗皮肤收缩的变形结构(由完整的浅层脂肪构成)

传统观念认为,脂肪抽吸主要是吸除皮下筋膜以上和浅筋膜以下的深层脂肪,保留真皮下至浅筋膜之间的浅层脂肪。Gasparottim 提出新的观点,他认为浅层吸脂可以明显改善体型并且对皮肤松弛者起到皮肤紧缩的作用,他把吸脂的适应证扩展到任何年龄和皮肤松弛类型,认为浅层吸脂后皮肤薄更易回缩。北京黄寺美容外科医院王英勇等的经验认为:在浅层脂肪层吸脂时不能抽得过浅,一般需保留皮下 3～4mm 的脂肪,且在吸脂时吸引口应向下方,严禁吸引口向上,以保护真皮下血管网和皮肤的正常血供。他们认为在浅层脂肪吸脂可以破坏深浅层之间的弓状结构,因为这种弓状结构对抗了皮肤的收缩,且阻碍了脂肪的滑动和调整,而浅层吸脂时这种抽吸的隧道破坏了弓状结构,使对抗皮肤的回缩力减弱了,从而促进了皮肤的回缩。

浅层脂肪存在于身体的各个部位,正常时其厚度约 1cm,在膝部和胫前更薄一些,其厚度因个体或部位不同有差异。肥胖时浅层脂肪可增至 2～3 倍。浅层脂肪含有丰富的血管、淋巴管、汗腺和神经。

浅层脂肪容易合成、储存和分解，随体重的改变而改变，属于代谢性脂肪。

2. *深层脂肪*(Lamellor Layer) 称板状层脂肪。深层脂肪来源于中胚层，位于深浅筋膜之间。由大脂肪球组成，松散地嵌在筋膜间隙之间，在皮肤及深层筋膜之间有垂直的纤维隙和神经血管穿支通过。深层脂肪主要功能是储存能量，机体在长期饥饿时提供能量。深层脂肪容易合成但不易分解，这与遗传有关，属于静止性脂肪。

深层脂肪仅在身体的某些部位存在(图 35-2)，腹部的中下区、髂窝大转子区、大腿上 1/3 内侧、上臂的前外和后侧、小腿后部及踝部等区域。在前胸后背、腹股沟区、髂嵴、臀皱襞和乳房皱襞均无深层脂肪层。

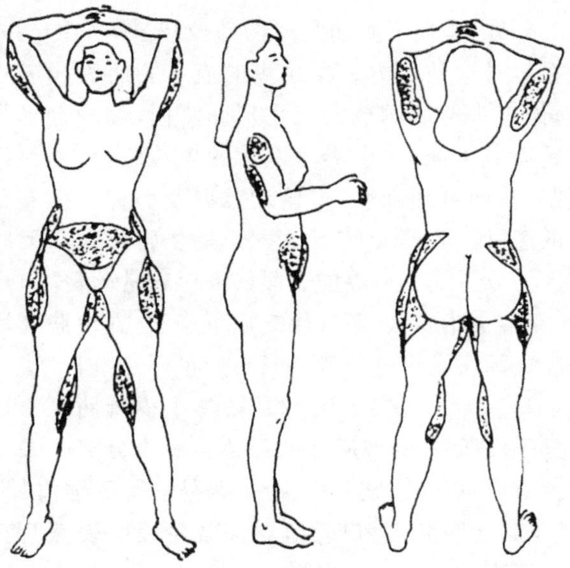

图 35-2 人体深层脂肪的分布

在肥胖时人的深层脂肪增厚比浅层脂肪层明显，一般深层脂肪层(板层)增厚是正常的 8～10 倍，浅层脂肪层(晕层)增厚仅为正常的 2～3 倍。肥胖主要表现为深层脂肪层增厚。

(二)皮下脂肪的性别差异和年龄变化

皮下脂肪分布随年龄的增长而变化，皮下脂肪的分布还有性别的差异，我们掌握这些特点后将有利于更好的吸脂塑形。

1. *男女性皮下脂肪分布的差别* 男性和女性皮下脂肪堆积部位有明显的区别，这是和遗传和激素的作用有关。

男性与女性皮下脂肪差异在皮下脂肪的组织解剖上。Nurnbeger 和 Maller 认为皮下脂肪存在有两种类型的筋膜结构。女性的筋膜(即皮肤支持带)是垂直分布，将浅层脂肪分隔成柱状，支持带上真皮下与浅筋膜牢固结合，脂肪细胞柱上方呈乳头状突起延伸至真皮层。男性真皮厚而皮下脂肪薄，其筋膜呈扁平交叉，将脂肪分隔成多边形。男性的纤维隔薄弱，真皮又厚，故不产生奶酪样畸形。而女性为脂肪乳头状突起的肥大和垂直的支持带与皮肤紧密相连，相应的出现突出和凹陷，形成女性皮肤的奶酪样畸形(图 35-3)，表现在皮肤表面呈橘皮样或波浪形细微或粗糙的不规则的凹凸不平，其特征如填塞过度的枕头，盘状突起间隔线形凹陷。

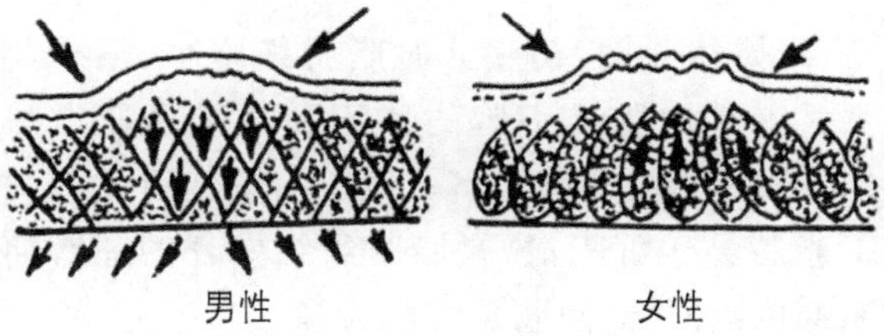

图 35-3 皮下脂肪筋膜结构的性别差异

男性皮下脂肪堆积以颈项部、躯干的背部、腰部以及上腹部较明显，男性腹部脂肪沉积隆起，多数男性上腹内的大网膜肥厚，外观上中上腹隆起明显，呈“啤酒肚”(图 35-4)。

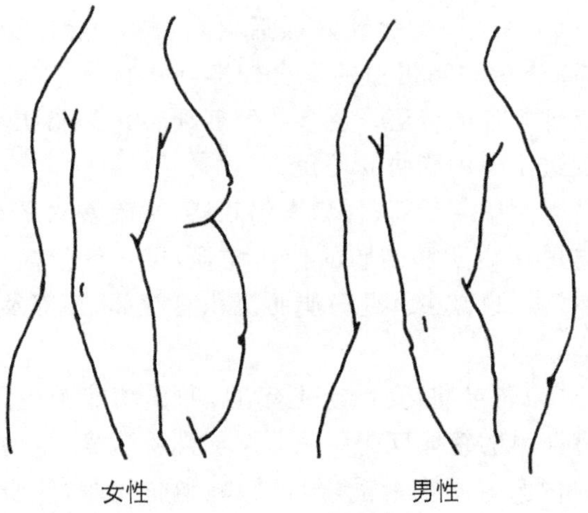

图 35-4 肥胖时男女皮下脂肪积聚体型上区别

女性皮下脂肪首先沉积在臀部，然后脂肪逐渐向腹部、下腹部、胸部乳房及大腿等部位，形成典型的“臀型肥胖”。

根据女性皮下脂肪沉积部位不同将女性肥胖的分为以下几型。

(1)匀均性肥胖型：这种女性肥胖特点是皮下

脂肪全身呈均匀增多。其形成原因是在婴幼儿时期营养过剩，致使脂肪细胞数目倍增，周身均匀分布，至成年以后呈均匀性肥胖体型。

(2)臀型肥胖：此型为多次生育的妇女，因反复妊娠、临产，骨盆宽大，脂肪在臀部堆积过多，造成臀型肥大。

(3)腹型肥胖：中年女性活动少，坐时多，脂肪容易沉积在腹部及大网膜，形成腹型肥胖。

2. *皮下脂肪沉积随年龄而变化* 皮下脂肪的沉积与年龄变化关系十分密切，在人的一生中有几个时期变化较为明显，分别是婴幼儿期、青春期、中年期以及老年期。

(1)婴幼儿期：初生儿时脂肪细胞小、很少，在出生后1年内脂肪细胞的体积和数量迅速增加。婴幼儿时期饮食营养丰富、活动少，吃饱后就睡，故皮下脂肪易于沉积，这是脂肪组织发育的旺盛期，沉积部位以面部、四肢及腹部为多。

(2)青春期：进入青春期后，体内的卵巢和睾丸功能增强，性激素分泌旺盛，女性体内雌激素可促使皮下脂肪含量增加；男性体内雄激素使蛋白的合成增加。这一期胃纳好，食欲旺盛，能量摄入较多，体内的合成代谢超过分解代谢。脂肪合成堆积增多，男性腰背部，女性则以臀部和大腿皮下脂肪沉积明显。

(3)中年期：女性妊娠后，体内雌激素分泌增加，高热量和高蛋白的饮食较多，强制性增加饮食以保证乳汁的分泌。更多的营养便转化为脂肪，这样促进了体内脂肪的堆积。

人至中年后，其性激素仍旺盛，性激素水平高，机体的蛋白质和脂肪的代谢增强，摄入热量高，活动少消耗也减少。此时脂肪沉积有腹部、腰部及臀部。

(4)老年期：女性至更年期，卵巢功能消退，但指挥卵巢的垂体反而大量分泌促性腺激素，从而导致体内激素平衡紊乱，同样影响脂肪代谢，使脂肪沉积于腹部、腰背部及臀部。男性也可因睾丸功能消退，体内内分泌平衡紊乱，脂肪沉积增多，集中在腰和腹部。

(三)皮下脂肪在全身的分布

皮下脂肪在全身各部位的分布不同，有的部位只有浅脂肪层，有的部位却无皮下脂肪，有的部位深浅脂肪层均有，我们在吸脂时都应有所了解。

1. *面部的皮下脂肪分布*(图 35-5) 面部的皮下脂肪分布有较大的差异，根据其分布的情况可分为三个区：即多脂肪区、少脂肪区及无脂肪区。

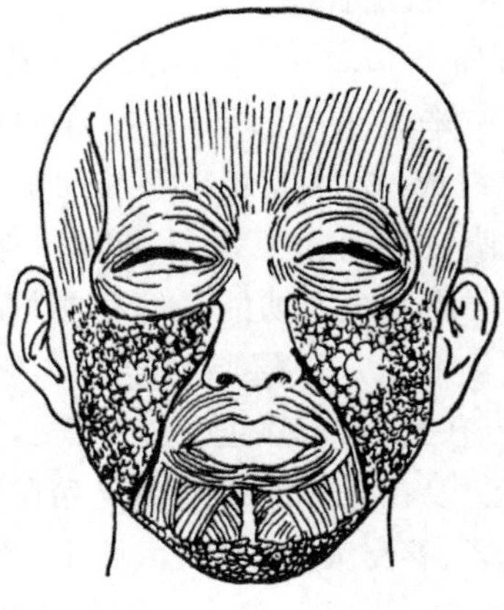

图 35-5 面部脂肪分布

(1)多脂肪区：鼻翼外平均1.9cm、口角上平均1.8cm处，是皮下脂肪最厚的部位，均厚0.8cm，一般在鼻唇沟外上方。在这里的皮下脂肪为浅层脂肪，位于表情肌围成的三角形凹窝内，窝的上界是眼轮匝肌下缘，内侧界为上唇的表情肌，外侧界为颧肌，窝底有面动脉，上唇动脉以及面神经颊支分支的通过。此凹窝的下内方恰是多脂肪区和无脂肪区的分界线。该界的表面解剖标志是鼻唇沟。

(2)少脂肪区：颞区缺乏皮下脂肪，在皮肤和浅筋膜之间仅有少量的薄层脂肪分布。

耳垂下及乳突下区域是第二个少脂肪区。这里是颈阔肌-耳韧带所在的部位。术中分离时采取锐性分离，以免损伤耳大神经、颈外静脉等结构。

(3)无脂肪区：口轮匝肌和眼轮匝肌表面几乎无皮下脂肪分布。真皮与口、眼轮匝肌纤维直接联络。因此这两个部位易产生短小细密皱纹。并且，在上唇的口轮匝肌和提上唇鼻翼肌的上外缘，一方是真皮和其深面的多量脂肪相对疏松连接，另一方是真皮与肌纤维紧密连接，两者交界即鼻唇沟。另外，鼻背、眉区、额肌表面也几乎少有皮下脂肪分布。

2. *颈部的皮下脂肪分布* 颈部前面皮肤较薄，整个前面皮下浅层脂肪分布均匀。颈部皮下脂肪被颈阔肌分隔为颈阔肌肉外脂肪垫，颏中线处最厚，两侧变薄，脂肪抽吸只能抽吸颈阔肌外脂肪垫。

在前有下颌袋，此处为颈前方脂肪最多的部位，抽吸从耳下行切口，抽吸后外形改变的效果尚可。

3. *项背部皮下脂肪* 项背部的皮肤厚且坚韧，皮下纤维隔也非常发达，项背部的脂肪为棕色脂肪细胞，此类细胞血供丰富，其间被纤维隔包裹非常致密，虽然有浅层和深层脂肪层，但吸出脂肪不多，外形改观不明显。

4. *前胸及乳房皮下脂肪分布* 前胸部无深层脂肪沉积，而浅层脂肪可导致多个沿肋骨走向的带状突起，上方的脂肪带延至腋下。胸前部是吸脂的相对禁忌部位。

乳房在女性较为特殊，乳头及乳晕附近较薄，而在腺体周围的皮肤较厚。乳腺内的脂肪组织是呈囊状包于乳腺周围，形成半球样的整体，这层囊状的脂肪组织叫脂肪囊。脂肪囊的发育程度个体间有很大差异。脂肪的多少是决定乳房大小的主要因素之一。巨乳宜于抽脂缩乳。

在腺体后面，深筋膜与胸大肌之间是一层脂肪组织，这一层是相对无血管区，脂肪组织疏松地分布在其间，称为乳房后间隙(图 35-6)。

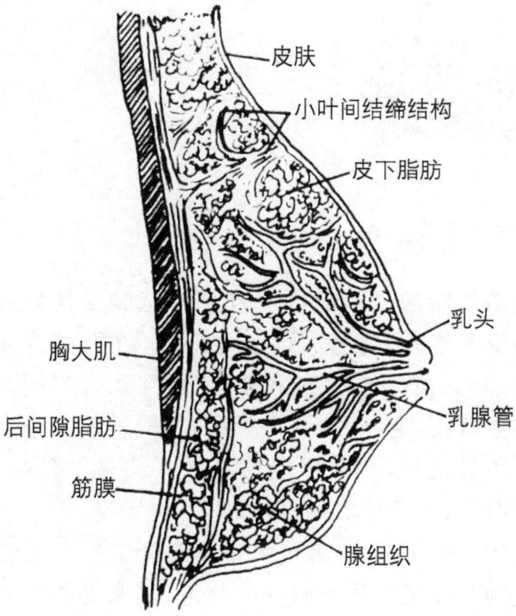

图 35-6 乳腺的矢状切面

5. *上肢的皮下脂肪分布* 上肢的三角肌区有较厚的深层脂肪，上臂的后外侧亦有较薄的深层脂肪。上臂的内侧皮肤较薄，仅有少量浅层脂肪，前臂及手的皮下浅脂肪均薄而少。

6. *腹部的皮下脂肪分布* 腹部是皮下脂肪堆积的重点部位，在肥胖的男性上腹丰满，除了有上腹部皮下脂肪堆积外，主要是腹腔内的大网膜肥厚。女性肥胖则以中下腹皮下脂肪堆积为主。在解剖结构上，脐以上的上腹部只有浅层皮下脂肪，无深层皮下脂肪，且浅层脂肪的纤维隔很多，抽吸时有一定的阻力。而脐以下的皮下脂肪却有深浅两层，下腹部的纤维隔相对减少。浅层的弓状结构韧带多，故在下腹部吸脂时可用小吸管吸，破坏浅层脂肪上的弓状韧带，使松弛的皮肤回缩更好。下腹部的膨隆由腹壁肌肉松弛，腹腔内容的增多以及皮下脂肪堆积三方面的原因所致，抽脂只能减少皮下脂肪的堆积。但下腹部吸脂术后效果较为明显。

7. *腰部的皮下脂肪分布* 无论男女，腰部都是容易沉积脂肪的部位，腰部接侧腹部，后与背部及髋部相接，皮下脂肪既有浅层又有深层脂肪层，其间无重要的血管分布，是吸脂效果较佳的部位。

8. *髋及臀部皮下脂肪分布* 髋部及臀部均有浅层及深层皮下脂肪。皮下脂肪堆积较多。脂肪组织过多可使臀部下垂及臀下沟变浅，给人以下坠笨重之感。此外臀下沟的形态与坐骨皮肤韧带(Charpy 韧带)密切相关。该韧带仅止于臀下沟的中部时，臀下沟呈短线状，臀部的形态较为美观。臀部松弛或韧带附着过紧过长者，皮下脂肪堆积多，则在臀皱襞下形成“香蕉样畸形”(图 35-7)。

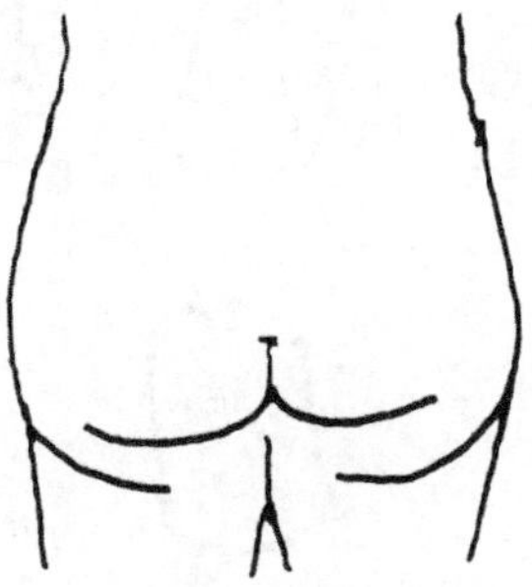

35-7 臀皱襞和香蕉样畸形

根据臀部皮下脂肪堆积部位可将臀部肥胖分为 5 型(图 35-8)。

Ⅰ型：臀上型。皮下脂肪堆积在臀上髋腰部，呈“小提琴样畸形”(图 35-9)。

Ⅱ型：皮下脂肪堆积在大转子上下部位，臀外侧凸起，呈“骑士臀”。

Ⅲ型：臀下型。皮下脂肪堆积在臀的下半部臀皱襞以下，形成第二条皱襞，其形似香蕉，故称“香蕉样畸形”。

Ⅳ型：均匀型。整个臀部皮下脂肪呈均匀的沉积。

Ⅴ型：混合型。皮下脂肪堆积在臀的上下部，呈上宽下窄或伴有臀下垂。

9. *股部皮下脂肪分布* 该部位的深层脂肪是

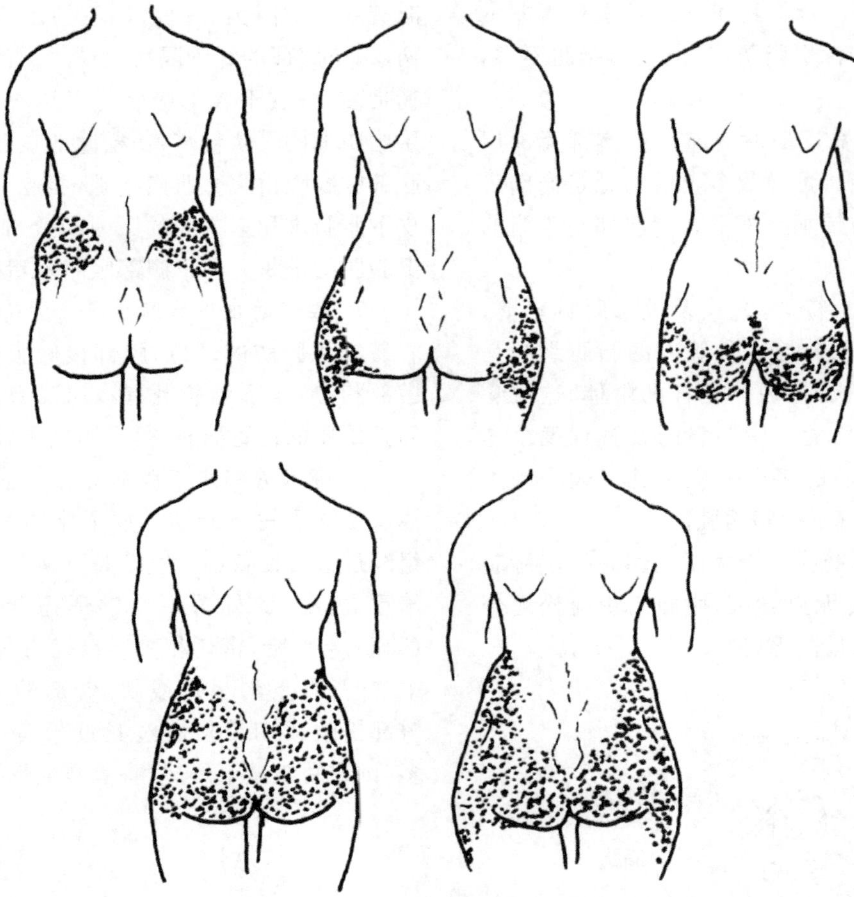

图 35-8　女性臀部皮下脂肪堆积的临床分型

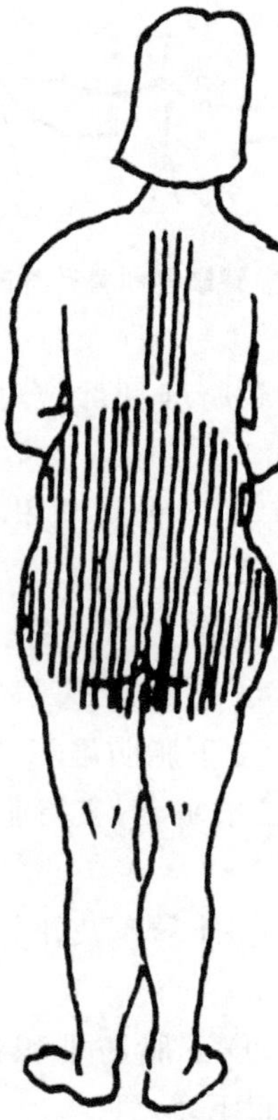

图 35-9　小提琴样畸形

在股的外侧部和股的内侧堆积。肥胖女性容易在此部位形成较厚的浅深二层脂肪。在股的内侧皮肤较薄，又位于阴唇的下方，脂肪堆积过多则两股间间隙消失，走路时可摩擦致伤。股外侧区最容易产生脂肪堆积，也是吸脂塑身效果明显的部位，此区应做深、浅两层吸脂。

10. 膝、小腿及踝部皮下脂肪分布　此区仅以膝内侧有深层脂肪与股内侧相连，其余的部位均有少量的皮下浅层脂肪分布，小腿后侧脂肪不多。吸脂时注意是否为肌肉肥厚。

四、肥胖的病因及分类

肥胖是指机体以脂肪的形成贮存过多的能量，使体内的脂肪增加所造成体重过重。肥胖症是由特定的生化因子引起一系列进食调控和代谢紊乱的慢性代谢性疾病，对健康和长寿具有不良的作用，与遗传、环境、行为、膳食结构等多种因素有关。目前，肥胖已是全球首要的健康问题。世界卫生组织建议用体质指数来确定。体质指数(Body mass index，BMI)等于体重(kg)除以身高的平方(m^2)。根据这一指数，中国医学科学院首次提出适合中国人的肥胖标准：中国人正常体重指数(BMI)上限不应大于 22.6，体重指数(BMI)大于等于 24 为超重，大于 28 为肥胖，男性腰围大于等于 85cm、女性大于等于 80cm 为腹部肥胖。根据此标准即使保守估计，我国目前至少有 2 亿～3 亿超重者，3 000万～4 000万肥胖者。肥胖可以引起许多疾病：高血压、高血脂、冠心病、缺血性卒中(脑梗死)、糖尿病、乳腺癌、直肠癌、前列腺癌、睡眠呼吸暂停综合征、痛风以及骨质疏松等。

肥胖分为继发性肥胖和单纯性肥胖两种。继发性肥胖是以某种疾病为原发病的症状性肥胖，此类肥胖仅占肥胖患者的 5%以下，多见于一些内分泌疾病，如皮质醇增多症、甲状腺功能减退症，胰岛细胞瘤、下丘脑性肥胖等。此时肥胖仅是原发病的变现之一，而非疾病的主要表现，通常都有一些激素水平的异常，因此要做激素水平的检查，对这类肥胖应针对原发病进行治疗，否则不能达到减肥的目的。而单纯性肥胖是普通常见的大多数人的肥胖。其病因及发病机制目前还不十分清楚，可能为遗传因素、饮食习惯和行为等多种因素综合作用的结果。这些因素通过生化、饮食和行为多种途径影响人体与脂肪代谢有关的激素，导致身体内脂肪的堆积。

第二节　脂肪抽吸术及腹壁整形术简史

人类社会的发展史也是人类追求美的历史，对人体美的追求推动了美容整形外科的发展，除脂塑身手术是其中最具代表性的技术之一。正如整形外科在近代的发展历程一样，除脂手术也是一门起步较晚而发展迅速的外科技术。19 世纪以前，人们既没有进行外科手术的条件，更没有应用手术切除脂肪进行体型美容的意识，只有通过简单的饮食调整、身体锻炼配合服饰化妆来美化体态。随着现代科学技术的发展与思维观念的进步，西医外科在多个领域的不断开拓与成熟，人们意识到可以通过手术的方法去除体表多余或堆积的脂肪来进行体型的修改与重塑。

从 19 世纪末世界上第一例脂肪切除整形术开始，除脂手术经历了多种探索与曲折才逐渐成熟，并随着医学科学技术的发展而不断进步。除脂整形外科的发展历程大致可分为三个阶段：第一阶段从 19 世纪 90 年代到 20 世纪 60 年代，主要是单纯的皮肤脂肪切除整形术，即将体表堆积的皮肤脂肪切除进行减肥与体型雕塑，此间也开始了脂肪抽吸术的初步尝试；第二阶段从 20 世纪 70 年代到 90 年代，以脂肪抽吸整形术为主，并在肿胀麻醉技术的基础上获得极大发展，逐步取代皮肤脂肪切除成为除脂减肥的主要方法；第三阶段自 20 世纪 90 年代后开始，超声、电子辅助吸脂等多种现代新技术的产生，使除脂塑身手术得到进一步完善与发展。

下面主要从腹壁整形术和脂肪抽吸整形术方面介绍去脂、吸脂减肥术的发展简史。

一、腹壁整形术简史

外科手术的目的之一是切除各种病变组织，恢复人体正常的形态与功能。脂肪堆积虽不是一种疾病，但对除脂减肥术来说也是切除的对象。早期的除脂手术就是采用切除的方法，将体表多余和堆积的脂肪组织连同表面松弛的皮肤切除，以达到苗条躯体和减肥塑身的目的。腹部、臀部、四肢是体型的主要构成部分，也是脂肪堆积的常见部位，切脂整形主要在这些部位进行。

腹部脂肪切除整形术：腹部是皮下脂肪最容易堆积的部位，大多数人最早发生、最常见的肥胖部位也在腹部。腹壁整形是除脂塑身手术的主体与重点，也是其他部位去脂整形手术发展的基础。又称皮肤脂肪切除腹壁整形术和腹壁成形术(adbominal wall plasty)，它是常见的整形美容手术之一，即用手术的方法切除腹部堆积的多余脂肪组织和松垂的皮肤，紧缩松弛的腹壁肌肉筋膜，已达到腹壁减肥、恢复正常腹部形体美的目的。因为腹部皮肤脂肪切除整形术的发展主要是围绕其切口方式的不断改进而进行的，所以下面就以该手术的切口为线索介绍这段发展史。

腹部皮肤脂肪切除整形术最早开始于脐疝修补术。早在 1890 年，法国的 Demars 与 Marx 在修复腹部巨大脐疝时，楔形切除部分腹壁脂肪与皮肤，以处理下垂松弛的腹壁，终于完成疝修补。虽只报道了一个病例，却开始了应用外科手术进行去脂塑身的尝试。从此以后在欧洲尤其是法国和德国，这种腹部脂肪切除手术也与疝修补手术同时进行的报道逐渐增多，许多医师相继报道了不同术式的腹壁皮肤脂肪切除。1899 年美国的 Kelly 沿脐周横向梭形切除腹壁皮肤脂肪，并将这种手术命名为腹壁脂肪切除术（Abdomino-lipectomy），标志着在外科领域正式确立除脂塑身手术的地位。此后开展切脂整形手术的数量不断增加，各种术式经历了多次改良，使手术方法也不断完善：一方面切口方式不断改进以尽可能有效去除脂肪及减少术后切口瘢痕对外观的影响；另一方面不仅要实现去除多余脂肪的目的，还要保留脐部并同时纠正腹壁肌肉与筋膜松弛以达到更佳的塑身效果。许多医师相继发表了各种术式报道，总结分析基本操作方法是在腹肌鞘上部广泛切除包括皮肤在内的皮下脂肪组织。后来，一些整形外科医师又在探索一种新的治疗方法，1970 年以前，主要通过皮肤脂肪切除术进行塑造。这种方法导致两个常见医学美容后遗症的出现，第一是出现一个较长的、愈合较差且难于隐藏的瘢痕；第二个后遗症是瘢痕两侧脂肪重新出现增生。对于皮肤脂肪切除的患者来说，除了产生一个明显的瘢痕外，这种手术的结果是一种畸形代替了另一种畸形。由于皮肤脂肪切除术导致较多的瘢痕，所以股部、膝部和踝部被列为禁区。出于上述原因，在以后的 10 年中，又发展了“塌陷”技术，即皮下脂肪去除术，就是后面将重点讲到的吸脂术。尽管这样，腹壁皮肤脂肪切除整形术并没有被完全淘汰，仍然有它的适应证。如局限性腹部脂肪过多征、腹壁松弛、腹壁松弛伴较多的患者所接受。自 20 世纪 80 年代以来，随着脂肪抽吸术在欧美及至全球的流行，脂肪切除术和脂肪抽吸术联合应用，使腹部的除脂塑形更趋完美。

腹部脂肪切除整形术的发展过程中，形成了四个主要切口方式即横切口、纵切口、横纵切口和局部切口方式。

1. **横切口** 1899 年 Kelly 开始的腹壁皮肤脂肪切除采用横向梭形切口，即以脐为中心，水平梭形切除部分腹壁皮肤及皮下脂肪，切口缝合后为位于脐水平的横形线状瘢痕；1912 年 Morestein 也采用同样的方法进行腹壁脂肪切除；1923 年 Thorek 设计在脐上或脐下（上下腹区域）的横向梭形切口切除皮肤脂肪而保留了脐部；1928 年 Delbet 应用水平矫正的方法，在横切口的边角做辅助切口，以避免缝合后切口两端的皮肤皱褶；从 1931 年 Flesch-Thebesius 的横切术式强调在中腹区切除皮肤脂肪时保留脐部，到 1938 年 Mornard 开始移动脐部的方法，即将脐部与拟切除的皮肤脂肪组织分离，然后在移位后的腹壁皮瓣的新位置重新开孔固定，使切除皮肤脂肪的范围与位置不受脐部的影响，以后的各种腹壁皮肤脂肪切除术都在移位保留肚脐的要求上进行；1957 年 Vernon 在横切口两侧设计三角形辅助切口以矫正缝合后两侧的皮肤“猫耳”皱褶；1959 年 Dufornentel-Mouly 在横切口切脂后加以脐部正中的皮肤收紧；1960 年 Barsky 将横切的下端切口设计为曲线形，与下腹部双侧腹股沟的线条平行一致以减轻术后瘢痕对外观的影响，以后 Gonzales-Ulloa（1960）、Vilain（1964）、Callia（1965）、Serson（1971）、Lagache（1971）、Regnault（1972）也采用下边为曲线形的横切口；1974 年 Barandi 正式提出“W”切开技术（W-technique），即下方的切口线呈“W”形，使术后切口瘢痕隐蔽在双侧腹股沟皱褶与阴毛区内，以后的手术均在“W”切口的基础上进行改进，尤其是 1975 年 Gnault 提出的低位“W”切口成为腹壁脂肪切除整形较为固定的术式；1972 年 Rebello 介绍反向腹壁皮肤脂肪切除整形术，即将横切口设计在腹壁上缘沿乳房下沟切开；1979 年 Baroudi 应用反向腹壁切口联合进行乳房缩小及腹壁去脂整形术。

各种低位横切口法是目前临床上进行腹壁脂肪切除整形常用的方法，应用最广泛的是低位“W”切口，此外还有低位水平切口、低位曲线切口等。该术式瘢痕最隐蔽，适于纠正垂直方向的脂肪堆积与皮肤松弛，但对腰部及骨盆的外形改善不理想，需要进行腹壁肌肉筋膜的收紧等来进行弥补。

2. **纵切口** 1901 年 Spaulding 在脐两侧（左右腹区）垂直梭形切除皮肤脂肪，切口缝合后为脐两侧的纵形线状瘢痕；1916 年 Babcock 进行中央纵梭形切口切除皮肤脂肪，缝合后为腹壁正中的纵形切口线；1918 年 Shepelman 在中央纵梭形切开时保留了脐部；1926 年 Kuster 在中间纵切口的四周做辅助切开，以避免缝合后切口两端的皮肤皱褶；1973 年 Fischel 在纵行切开线的上下端做三角形的辅助切口，以消除切口缝合后上下的皮肤“猫耳”皱褶，可切除较大范围的皮肤脂肪。纵形切口适用于腹壁有大量垂直方向的脂肪堆积和皮肤松弛，可以收紧腰部，显示苗条的腰身曲线与骨盆外形，还可同时纠正腹部多毛症，但纵切口留下的瘢痕较明显，其应用不及横切口广泛。

3. **横纵联合切口** 1893 年 Rockay 采用腹部倒“T”形的横竖联合切口切除腹壁皮肤脂肪，即同时进行位于下腹部的横形切开及腹正中的纵行切开，缝合后切口呈倒“T”形瘢痕线；1909 年 Weinhold 设计腹部正中的三叶状切口；1955 年 Galtier 进行以脐为中心的横竖联合“十”字形切口；1967 年 Barraga 设计保留脐部的倒“T”形切口，其横形切口线与腹股沟韧带方向一致。横纵联合切口适用于大量腹壁脂肪堆积，同时有伴有横向与纵向的皮肤松垂，需要切除组织较多的患者。但术后瘢痕较大而明显，而且横竖联合切开形成的皮瓣尖端容易坏死。

4. *局部切口*　除了以上三种基本的切口方式外，还有一些针对小面积脂肪堆积手术的局部切口方式，如 1972 年 Elbaz 设计的脐周环形切口、1975 年 Glicenstein 设计的马蹄形切口等。由于脂肪抽吸技术对小面积脂肪堆积的良好效果，局部切口的皮肤脂肪切除现在已很少使用。

二、脂肪抽吸术的历史

由于皮肤脂肪切除的方法会在身体表面留下较大的瘢痕而对外观造成不良的影响，因而人们不断寻求小瘢痕的闭合式手术，试图用小切口将皮下脂肪吸出而达到减肥的目的。Bornjtorp 认为人体成年后脂肪细胞的数目保持不变，如将脂肪细胞抽出后，可以减少脂肪组织量而且肥胖不会复发，成为脂肪抽吸减肥的理论基础。

（一）闭合式除脂手术的早期探索

1921 年法国的 Charles Dujarrier 开始进行脂肪抽吸的初步尝试，他用刮宫器械刮除一名芭蕾舞演员膝部与腓部的脂肪，不幸的是，由于损伤了股动脉导致下肢坏死与感染，造成下肢截肢；Grazer 也尝试过小切口刮除皮下脂肪，但因感染造成手术失败，因此以后很长的一段时期内没有进行闭式脂肪刮除手术。此间只在 20 世纪 40 年代美国的 Pangman 用小的子宫刮匙进行刮除颏下脂肪的局部除脂术。在经历了几十年的沉寂之后，闭合式除脂手术才再度兴起。1960 年联邦德国的 Joseph Schrudde 发明了一种新的脂肪刮除技术，应用刮宫器从踝部皮下刮出脂肪取得成功，他将其称之为脂肪撕除（lipoexeresis）或脂肪移除（fat removal）。其后的十余年他还对 150 多名患者进行了膝、臀及大腿等部位的脂肪刮除手术，均取得满意的效果。

（二）负压脂肪抽吸术的发展

1974 年意大利的 Arpad Fischer 和 Georgio Fischer 用尖头吸管连接旋转型负压吸引器抽吸皮下脂肪，标示着脂肪抽吸外科技术的正式诞生；1976 年瑞典的 Kesselring 设计一种新的尖头金属吸管，长约 40cm，吸管末端做成边缘内陷带刃的长形吸孔，脂肪组织吸入侧孔后被切断吸出，吸管连接约 50.66kPa 的真空泵进行大转子区的皮下脂肪抽吸，获得良好的疗效。由于他们采用的都是大管道抽吸，在皮下形成较大的空腔，并切断了大的血管、神经、淋巴管等，术后并发症很普遍，包括血肿、血清肿、皮肤坏死、感染等，Fischer 报道的血清肿的发生率在 30%。1977 年法国的 Illouz 通过对人体皮肤脂肪组织的解剖研究发现，皮下脂肪分为深浅两层，局部脂肪堆积主要是深层脂肪细胞肥大的结果，在皮肤和深筋膜间有垂直的纤维组织隔与神经血管穿支，应尽可能保持皮肤与皮下组织之间垂直纤维隔的联系以及保留血管、淋巴管的完整，他将吸管改良为直径为 1.0cm 的圆头管，获得满意的抽吸效果与最小的并发症。Kesselring 的技术称为“锐性技术”(sharp)，在皮下形成一个较大的空腔；Illouz 的技术称为“钝性技术”(dull)，形成皮下隧道，保留皮肤与深层组织的纤维隔联系（图 35-10）。

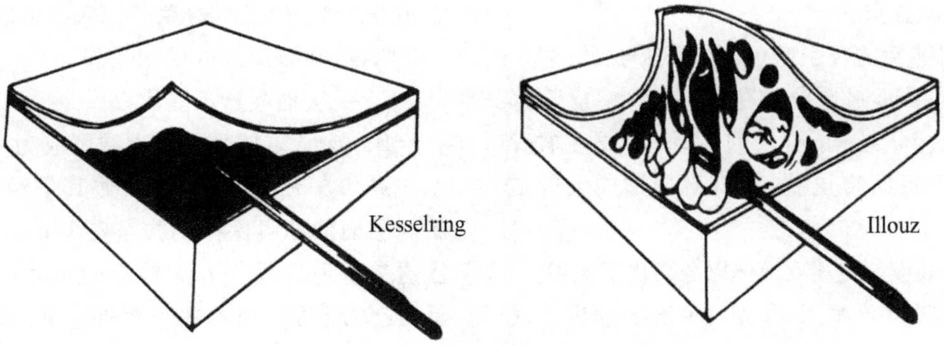

图 35-10　Illouz 与 Kesselring 技术的区别

自从 Illouz 改良抽吸管后，许多学者对吸管在大小形状、内腔直径、尖端构造等方面进行了更多的改进。Elam 设计一种“眼镜蛇(cobra)”状吸头，吸脂更加有效，而且冲击与创伤较小；1983 年 Illouz 再次将吸引管进行改进，形状类似导尿管，有一个较大的内腔与钝头，27cm 长，只容许进入到深层脂肪组织进行抽吸；1984 年 Baroudi 设计一种新的尖吸引头，更容易把持，损伤更小，长度直径与 Illouz 的吸引管相似。Pinto 认为理想的吸引管应能够高效抽吸、易于操作、滑动性好、最小创伤，并使医师发挥最佳的技术、能力与速度，他将吸管头部反复进行了多次改良：1982 年设计一种带小孔隙的、小内腔的精致吸管，直径大约 2mm，能够直接进入浅层的蜂窝组织进行抽吸；1986 年发明一种穿通管(perforating cannulae)，长度与管腔直径多样可变，用于深层或浅层组织的抽吸；1989 年发明一种三尖孔的吸引管，其中两个孔平行分布，称为 pinto 管(pinto cannulae)，可以进行大量吸引而不会产生皮肤凹陷，尤其适于抽吸腹部、背部与转子区；1990 年设计一种平头管(flat cannula)，适用于瘢痕分离、隧道建立与脂肪注射；1993 年设计一种带压舌板状头的吸管，便于进入真皮下脂肪，称为鸭嘴状吸管(duck-beaked cannula)或压舌板样吸管(spatula-shaped cannula)；1994 年设计一种带环形尖端的吸管，没有侧吸孔，直径 2mm，称为环形管(ring-shaped cannula)，其环形尖的边缘可破坏脂肪小梁。Pinto 在改良吸管的同时提出浅层抽吸技术(superficial technique)，可进行真皮下浅层脂肪组织抽吸，扩展了脂肪抽吸的适应证与范围。1990 年 Grazer 设计一种三面有孔的吸管，能够更快速抽吸脂肪，但是初学者应注意小心使用，避免术后造成较大的凹陷；Robles 发明一种带尖斜面头的吸引管，直径很小，非常适合于表浅脂肪的精确抽吸(图 35-11)。

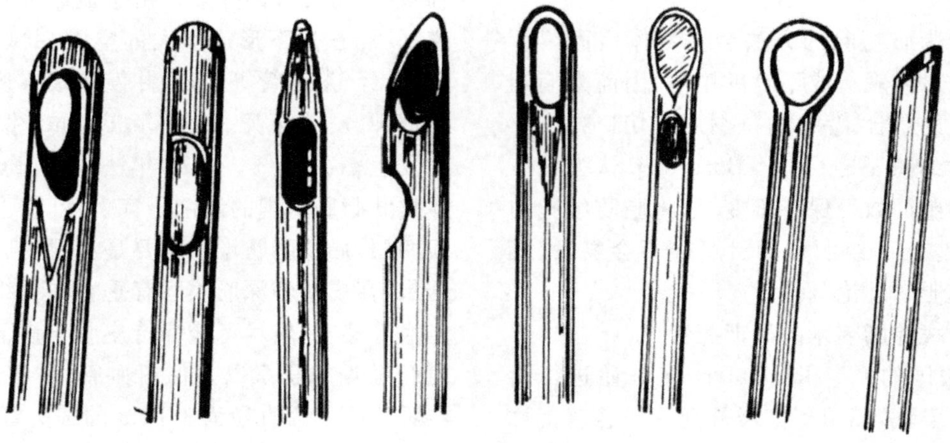

图 35-11　各种吸管的改进

除对吸引管进行改良外，Illouz 还对脂肪抽吸术提出以下基本要点。

1. 仅使用钝性的吸引管(钝的管道与吸孔)。

2. 在不同层面制造隧道进行抽吸，使皮下形成海绵状或蜂窝状结构；要来回运动，不要左右移动，不要在一个层面将皮肤切断，不要形成大的皮下空腔。

3. 在进行抽吸前先注入液体以分离皮下组织。

4. 手术抽吸位置要深，保留 1～2cm 的皮下浅层脂肪，因为它们包含淋巴管，对皮肤的外观与弹性恢复是不可缺少的，移除浅层脂肪还会导致粘连，抽吸时根据导管上的标记保持抽吸孔向下方。

5. 切口远离抽吸部位同时要便于操作，将瘢痕隐藏在自然皮纹线，避免围绕瘢痕的凹陷畸形。

6. 规则而深入的抽吸操作。

7. 一次抽吸量不要太多。

Illouz 脂肪抽吸的基本原则成为后来脂肪抽吸术改进与发展的理论依据，尤其是钝性抽吸技术、不同层面的抽吸保持皮肤与皮下联系、皮下组织灌注这三个理论是 Illouz 对吸脂技术改进的重要贡献，成为脂肪抽吸术的革命性进步，奠定了现代脂肪抽吸外科的基础。

(三)局部肿胀麻醉技术促进脂肪抽吸术的成熟

1977 年，Illouz 使用低张盐水注射到抽吸区的皮下脂肪组织，即所谓"湿性技术"（wet technique），以前不加任何液体的直接抽吸则称为"干性技术"（dry technique）。干性技术即不灌注任何液体，直接在皮下抽吸脂肪，这种方法手术时间短，可以较精确地估计抽吸量，但损伤大，出血较多，出血量占抽吸量的 40%～50%。湿性技术将液体注入皮下，与干性技术相比出血少、损伤小、更易于抽吸，Illouz 最初使用的溶液包含低张盐水和玻璃酸，浸润至皮下深层造成"脂肪溶解"（lipolysis），破裂的脂肪细胞与溶解的脂肪组织较容易被吸出，又称为"夹层水化"（dissecting hydrotomy），这种注水肿胀吸脂的方法被认为是经典的脂肪抽吸（classical liposuction）。

1984 年 Hetter 通过测定手术前后的血细胞比容证实灌注液中加入少量的肾上腺素可以更有效减少出血。此后 Grazer、Mathews 等介绍含有肾上腺素、利多卡因的溶液进行手术；Dolsky 与 Fetzek 的临床实验也证实在灌注液中加入肾上腺素可显著减少出血量。1986 年 Fodor 进一步发展湿性技术，他提出超湿性技术（superwet technique），将注射量增加，注射与预计抽吸脂肪相同量的含肾上腺素的盐水。

在以上理论的基础上，1987 年美国的 Klein 发明了肿胀麻醉技术（tumescent technique），即将大量稀释的、含有肾上腺素的利多卡因溶液浸润至皮下（超出预计抽出量的 2～3 倍），使抽吸的组织变得肿胀与坚硬后进行抽吸手术，而且将以往利多卡因的用量由 5～7mg/kg 体重增加到 35mg/kg 而没有显著的并发症（浓度在 0.05%～0.1%），大大超过规定的用量，扩大了抽吸的范围。由于其安全性高、组织损伤轻、出血少、麻醉时效长，获得良好的效果。该技术取代了干性或湿性技术，促进了脂肪抽吸技术的蓬勃发展，以后的各种吸脂手术都是在肿胀麻醉的基础上进行。同年 Mckayw 提出在肿胀液中加用碳酸氢钠中和 pH，可减轻注射时的疼痛；Toledo 通过术后监测血电解质变化，发现大量使用生理盐水可能导致水中毒和电解质紊乱，而提出改用复方氯化钠溶液能较好避免这些并发症的发生。干性技术的每升抽吸物中有 200～400ml 血液丧失，湿性技术为 100～300ml，肿胀技术仅 6～7ml。以前的脂肪抽吸后会丧失大量的血液，一般抽吸量在 1000ml 以上者均需自体输血，而 Klein 技术诞生后达到以往方法抽吸量的 5～7 倍而不用输血，失血量显著减少，并且还可减少麻醉药的用量，安全有效，极大地促进脂肪抽吸外科的发展。

第三节　脂肪抽吸术的适应证和禁忌证

吸脂手术在全身各个部位都可以实施，术式多种多样，所用的器械与设备的种类繁多。受术者的体型各不相同，脂肪堆积的程度也不一样，对减肥塑身的要求也不一致，因而每个手术都要根据具体情况选择最佳的手术方法进行。

一、吸脂对象的选择

求术者群体一般可分为病态性肥胖与健康性肥胖。病态肥胖者体型显著臃肿，大量脂肪堆积凸出，行动不便，具有行手术减肥的明确指征；健康肥胖者只有局部轻度的皮下脂肪增厚与堆积，生活与工作没有显著的影响，也没有脂肪过度堆积所带来的不良反应，完全是为美化与重塑体型而行手术。当然两者间也没有绝对的界限，只要存在脂肪过多，体型外观不佳，有减肥要求者均可实施手术。但还须具备良好健康的生理与心理条件，行非手术疗法无效，没有影响手术的系统性疾病的条件下才能实施手术吸脂。

二、吸脂手术的适应证

1. 局部脂肪显著堆积，影响体型曲线。
2. 皮下脂肪过多伴有皮肤松弛应脂肪切除，皮肤弹性好或轻度松弛行脂肪抽吸。
3. 肥胖体型要求手术减轻体重者。
4. 单纯性肥胖伴有局部皮下脂肪显著增厚。
5. 药物与非手术疗法减肥无效者。
6. 50 岁以上者严格掌握适应证。

三、吸脂手术的禁忌证

1. 患有心血管、消化、呼吸系统的慢性疾病。
2. 急、慢性传染病的发病期。
3. 瘢痕体质者。
4. 女性患者有妊娠要求不能行腹壁切脂整形。
5. 凝血功能不佳者。
6. 身体发育未成熟的青少年。
7. 长期服用激素、抗凝药等的服药期。

8. 深静脉血栓或下肢静脉曲张者。

9. 服用皮质激素引起的病理性肥胖。

10. 女性患者在妊娠期或月经期。

四、不适宜应用手术吸脂或效果不理想的几种情况

1. 腹部肥胖膨隆由腹腔内脂肪堆积形成(多为男性患者)。

2. 单纯性肥胖、弥漫性皮下脂肪增厚。

3. 局部的隆凸畸形主要由肌肉增厚形成。

4. 表面皮肤显著松弛或弹性较差者不宜实施脂肪抽吸术。

五、不宜实施吸脂手术的几类不良心理

1. 对自身体型状况没有正确的认识,仅仅是见他人手术效果好而要求手术,盲目追求纤细的身材。

2. 认为吸脂不是手术,进而认为术后不应该有任何并发症者。这类患者没有对手术的正确认识,往往在出现一些一般的手术并发症后不能正确对待与处理,更无法与医师进行配合治疗。

3. 与杂志画报上的明星、模特身材相比较,要求按照这些人的身材标准进行手术者。

4. 自己没有手术减肥的要求,是家人或朋友的怂恿来进行手术者。

5. 对手术效果的要求过于完美,期望值太高,甚至提出具体应该减少的体重或躯体周径的数据。

由于吸脂术是一种美容性手术,与其他外科疾病如肿瘤的手术有很大的区别,是对健康人进行的一种非必须性的手术,因此有更高的要求,适应证的选择自然要更严格。接受除脂术者多数是基本健康者,但多为肥胖者,术中大量血液、体液丧失,以及补液、麻醉、手术创伤等,都具有一定的危险性。身体质量指数可作为肥胖者进行美容手术危险性预测参考指标。身体质量指数(Body mass index,BMI)是指以人的体表面积除体重所得的值,用 kg/m^2 表示,它是评估与正常人相比体重过重的一种客观标尺,这种标尺是预测肥胖者接受手术时可能产生危险性的一种参考数据。按 BMI 可将人群分为 6 种类型:

第一型	瘦型	18.5～19.9
第二型	正常型	20～25
第三型	超重型	25.1～29.9
第四型	肥胖型	30.0～34.9
第五型	病态肥胖	35.0～39.9
第六型	极端肥胖	≥40.0

如果其 BMI 大于 35,其发生呼吸抑制等危险性为正常人的 3～4 倍。三型以上的人群在进行吸脂手术时要注意手术的安全。

第四节　脂肪抽吸术的辅助装置

吸脂术最初是利用负压真空泵做辅助装置开展脂肪抽吸术,为提高吸脂效率、减少并发症,许多学者不断引进技术设备,发明了不少辅助吸脂技术,以下将逐一介绍:

一、负压辅助吸脂

负压脂肪抽吸术是利用负压真空泵,通过吸管吸出脂肪,达到体形塑形目的的技术。1977 年法国的 Illouz 医师在巴黎首创的,国内负压脂肪抽吸术始于 20 世纪 80 年代中、后期。早期的脂肪抽吸术分"锐吸法"和"钝吸法"及"干吸法"和"湿吸法"。所谓的"干吸法"就是在全部麻醉或局部麻醉下,直接对治疗部位进行脂肪抽吸,它的唯一优点是能比较精确地判断治疗的结果,容易掌握脂肪的去除量,达到双侧对称的目的,但此法失血较多,占抽出物的 40%～50%,所以没有被进一步接受和发展。目前,已很少有人采用此法吸脂。所谓的"湿吸法"就是在全身麻醉或硬膜外麻醉下,在治疗部位先注射 2%利多卡因溶液(1∶200 000 肾上腺素)及脂肪溶解酶等,然后进行抽吸,由于利多卡因溶液和肾上腺素的作用,减少了病人术后疼痛及术中出血,采用此法吸脂的失血量占抽出物的 20%～30%。在"湿吸法"的基础上,klein 于 1980 年发明了"肿胀法",它较之传统的"湿吸法"有着明显的优势,它可以不需要全身麻醉、硬膜外麻醉或静脉麻醉,大大减少了病人术后不适及术中失血,术后恢复快(图 35-12)。因此,肿胀技术成为今日负压吸脂术及其他吸脂术的基础。早期"锐吸法"去脂术即所采用吸头管径粗,尖端锐利,吸孔位于吸头顶端或前端,吸孔大,边缘锐利,通过"切、割、刮"等作用吸出脂肪,抽吸的压力在 0.5 个大气压已充分。因其对血管和神经损伤大,出血多,术后出现并发症概

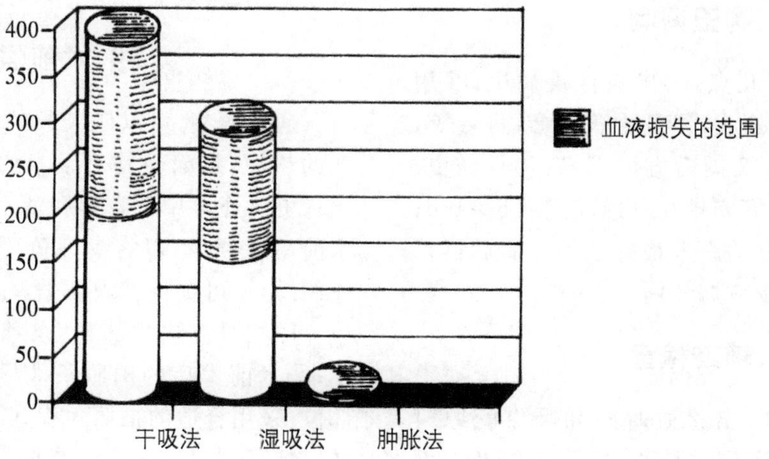

图 35-12 不同的吸脂技术血液损失的范围比较

率高，甚至出现严重的并发症如：脂肪栓塞综合征而导致死亡等。此外运用锐性技术抽吸后皮下形成腔隙，愈合后形成不规则韧带状的瘢痕，牵拉形成皮肤外观凹凸不平。因此，目前“锐吸法”已很少采用。目前，负压脂肪抽吸术大多采用管径细的钝性吸头，即钝性法负压脂肪抽吸术。负压抽吸术进入了低创伤去脂的崭新时期。

负压吸脂术适合于大多数以减肥和塑形为目的的求术者，且负压吸引设备便宜，不同层次的医疗机构均可开展。

二、超声辅助吸脂

超声波的空化效应能选择性破碎低密度的脂肪组织，使之乳化分解，而高密度的皮肤、血管、神经等组织则较完好地保留，与单纯的负压吸引相比吸脂效率更高，损伤更小；此外超声能刺激真皮深面，促进松弛皮肤回缩提紧。由于以上良好特性，超声辅助吸脂已成为吸脂术的主要辅助方法之一。

三、电子辅助吸脂

其原理是两个针式电极间形成高频电场，在组织内产生热作用，使脂肪细胞破裂为液态后便于吸出。该技术不需肿胀麻醉，仅插入细小的电极导管，因此皮肤表面几乎不留瘢痕，而且电场对皮肤还有紧缩作用。但该方法吸脂效率相对较低，能在临床上得到广泛应用。

四、振动辅助吸脂

是近年来发展起来的一种较高效率的吸脂方法，其原理是通过兼做手柄的共振发生器，使与之相连接的脂肪抽吸管产生低频高幅往复式振动。由于不同组织的固有频率不同，振动频率接近脂肪组织固有频率，可与脂肪组织发生共振，而不与血管及神经组织等发生共振；易于将脂肪组织破碎并吸出，且损伤较小。

五、激光辅助吸脂

该技术的原理是将激光束置入抽吸管的内腔，激光可将吸入的脂肪组织切断并凝固脂肪组织的滋养血管，起到止血的作用从而减少失血。另外，激光还可通过刺激胶原收缩促进术后皮肤的回缩。

吸脂术的发展初期曾引起较多争议。但长期的临床实践证明了其良好的效果与可靠的安全性，现已被广大整形外科医师和患者接受，且其应用范围还在不断扩大。另外，不断产生的各种现代新科技手段也将进一步促进吸脂术的发展。

第五节 吸脂术的术前准备

吸脂术的术前准备包括常规的病史询问、体格检查及一些特殊准备等。

一、病史询问

应特别注意以下几点：①出血性疾病史；②用药史：如阿司匹林、激素类，以及中药人参、丹参等，上述药物应停药至少 2 周后方可手术；③月经史：女性患者手术时间最好安排在月经前或后 5～10d；④吸烟史：有吸烟嗜好的患者最好戒烟 2 周后再行手术；术后也继续至少戒烟 2 周。

二、辅助检查

主要检查血常规、出凝血时间和凝血酶原时间，对于年龄较大者还应进行心电图、血压及血糖等的检测。

三、局部检查

局部检查的目的是检查皮下脂肪的量以及皮肤的质量（弹性、回缩性），并进行手术预后的判断。

1. 皮下脂肪量的检查　术前应对皮下脂肪的厚度有充分的了解并做好记录，术中作为对比参考。常用方法为用拇指和示指相距 5cm，将测量部位的皮肤和皮下组织捏起，捏皮肤的力量要适中，连续 3 次，取其平均值，该平均值的 1/2 即是该处皮下脂肪的厚度。

2. 皮肤质量的检查　术前应检查皮肤松弛的程度及皮肤弹性，以进行手术预后的判断。检查方法主要有以下几种：①外观检查：局部皮肤是否有凹凸不平、松弛下垂等，如有则说明皮肤质量较差；②皮肤回缩试验：提起皮肤后，松开皮肤观察皮肤的回弹速度，回弹速度快者皮肤弹性好，否则说明皮肤弹性差；③收缩试验：令腹部肌肉收缩，观察腹壁凸出变化的情况，如凸出程度变化较小，表明皮下脂肪较多，吸脂效果好；如凸出程度变化较大，则表明腹壁肌肉松弛或腹腔内容物膨出，皮下脂肪相对较少，吸脂效果可能不理想。

四、术前照相

通过照相，可以使患者对自己的形体有比较客观的认识，从而使其对手术的要求更加现实合理。照片资料还可用于教学和学术交流。另外，通过手术前后对照，可以客观评价手术效果，如果发生医疗纠纷，还可提供客观证据。

照相时应注意以下几点要求：①尊重患者的隐私；②术前术后的拍照条件尽量相同；③根据手术部位，采用合适的拍照角度；④对有特殊情况者，应加以特写，如“奶酪”样畸形、皮肤皱褶、局部瘢痕等。

五、患者的心理准备

美容手术的患者一般要求比较苛刻，因此术前必须让患者做好充分的心理准备，主要包含以下两个方面的内容：

1. 对自身体型的客观认识　患者首先必须正确认识自身的体型状况及其与标准体型之间的差距。尤其是对一些片面过分追求苗条体型的年轻女性，更需在术前耐心加以解释，使其对健美身材有一个正确的认识，放弃不切实际的想法。

2. 对吸脂术的认识　患者必须认识到吸脂术也是一种外科手术，也会造成出血与损伤，可能出现感染等并发症。而且吸脂术并非一种小手术，皮肤表面虽然只有很小的切口，但在皮下也会造成较大的创伤，甚至比许多普通外科手术的危险性更大。另外，由于各种主客观条件的限制，实际的手术效果与患者的期望会有一定的差距。因此医师必须明确患者的要求，根据其身体的具体情况与拟实施的手术方式，如实客观地向患者交代手术实际能够达到的效果以及术后可能出现的并发症。

第六节　脂肪抽吸术的麻醉

一、吸脂术麻醉的特点

1. 麻醉时间长　一个部位的脂肪抽吸常在 0.5～1h，而一次抽吸常涉及多个部位，因此与一般的美容手术相比，吸脂术常需要较长的时间。

2. 体位特殊多变　不同部位的手术要求相应的不同体位，因此吸脂术的体位多种多样，包括仰卧位、侧卧位、俯卧位及一些特殊体位等，而且术中往往还需要变换体位，这给麻醉带来了一定的困难。

3. 组织液丧失较多　脂肪抽吸过程中随着脂肪的吸出，伴随有大量体液的丧失。另外，虽然体表切口很小，但其皮下创面很大，也会有大量的组织液渗出。因此吸脂术可伴有大量的组织液丧失。

4. 受术者身体条件特殊　肥胖患者常伴有高血压、心功能不全、糖尿病等疾病，另外，肥胖者还容易存在脂肪肝及肝功能损害，造成凝血功能障碍。上述这些都给麻醉与手术增加了风险。

5. *局部麻醉多，并由手术医师实施*　吸脂术一般在局部麻醉下进行，这些局部麻醉均由手术医师实施。因此手术医师必须具备麻醉的基本理论与技术，尤其是专门针对脂肪抽吸的肿胀麻醉技术。

二、麻醉方式选择

吸脂术常用的麻醉有局部肿胀麻醉、全身麻醉和神经阻滞麻醉。麻醉方式的选择取决于手术方法与手术大小，并与医师的习惯、经验、技术熟练程度有关，简便易行，安全性高，术后恢复快，费用也较低。对过于焦虑、恐惧的患者还可加用强化麻醉。

对于大面积、多部位的脂肪抽吸，如行局部肿胀麻醉所用的麻醉药会超过安全剂量，最好采用全身麻醉。全身麻醉通用性好，痛苦较小，且易于管理，但对设备条件与技术要求较高，所用费用也较多。对于腰腹和四肢部位的脂肪抽吸，可采用神经阻滞麻醉，包括硬膜外麻醉、腰麻或臂丛麻醉及其他周围皮神经阻滞麻醉。神经阻滞麻醉时患者处于清醒状态，术中可与手术医师交流，麻醉效果也较好。

即便是采用全身麻醉或神经阻滞麻醉，手术区域也应注射肿胀液，以达到肿胀技术的其他效果。

三、局部肿胀麻醉

局部肿胀麻醉的出现使脂肪抽吸术得以广泛应用和发展。20世纪70年代末期，Illouz将Convers的皮下灌注技术发展为湿性技术，引入脂肪抽吸术中，之后不断改进完善，最终导致了超湿性技术、肿胀技术的产生。近年来，肿胀技术被广泛应用于脂肪抽吸术、颜面除皱术、体表肿胀切除术、腋臭切除、扩张器的埋置、皮肤瘢痕切除、头皮瓣转移术等其他体表手术。麻醉效果好，解剖层次清晰、损伤小、出血少、术后恢复快，取得了良好的效果。

局部肿胀麻醉，是指将大量含肾上腺素及利多卡因的溶液灌注到皮下，使皮下脂肪组织变得肿胀与坚硬后再进行抽吸的一种技术。对局部的脂肪抽吸术，肿胀麻醉仍是目前首选的麻醉方法。

(一)肿胀麻醉液的配制

1. *利多卡因*　利多卡因常规局部麻醉规定用量一次一般不超过400mg，而肿胀麻醉技术中最大用量为35mg/kg，大大超过了规定的用量。使用超剂量的利多卡因而不会发生中毒的原因主要有：①肾上腺素的应用使局部血管收缩，利多卡因吸收减慢；②脂肪与利多卡因有亲和性，可延缓吸收；③利多卡因浓度低(0.05%～0.15%)；④利多卡因皮下注射后大部分随脂肪抽吸而吸出。

2. *肾上腺素*　肾上腺素可以减少出血，还能减缓利多卡因吸收、延长麻醉时效。常规肾上腺素的安全剂量成年人在0.5mg/30min，而肿胀麻醉中总量可达到2～3mg。由于肿胀液中肾上腺素的浓度很低(一般在1∶1 000 000～1∶2 000 000)，一般不会发生毒副作用，很少出现心率增快和血压升高的表现。但高血压患者慎用。

3. *碳酸氢钠*　碳酸氢钠可碱化利多卡因，缓冲肿胀液的酸度，明显减少麻醉药浸润时的刺痛感；还可加快利多卡因的弥散能力，延缓利多卡因的吸收，增加麻醉效果并延长麻醉时效。但过量使用可导致术后呕吐，严重者还可出现代谢性碱中毒。

4. *复方氯化钠液*　以前多使用生理盐水或低渗液作为基础灌注液，但大量使用可能会导致水中毒和电解质紊乱，而复方氯化钠液能较好避免这些并发症发生。因此，使用肿胀液量较大时应采用复方氯化钠溶液作为基础灌注液。

(二)肿胀液的注射

先以少量0.5%利多卡因局部浸润手术切口，在皮肤做小切口后用注水管插入皮下脂肪组织内，徒手或使用注液泵将配制的肿胀液进行加压注射，注射速度以50～80ml/min为宜。灌注量根据吸脂面积大小和皮下脂肪厚度而定，一般认为不少于预计抽出量的1～1.5倍，直至抽吸区局部组织发白、变硬。麻醉作用产生后即可开始进行脂肪抽吸。天冷时最好加热肿胀液至38～40℃，尤其是大量肿胀液灌注时，温热的肿胀液不仅有利于皮下血管收缩，还可避免患者出现寒战与体温下降。

四、局部肿胀麻醉注意事项

1. 利多卡因及肾上腺素浓度不宜过高。

2. 多部位吸脂时，应待抽吸完一个部位后再在下一个部位注射膨胀液，不应所有部位都注射完膨胀液后再行抽吸，尽可能减少单位时间内麻醉药的用量。

3. 肥胖合并高血压及心功能不全者慎用肾上腺素。

4. 术中随时注意患者的神志情况，及早发现和处理可能出现的问题。

第七节　脂肪抽吸术操作过程

负压吸脂术是开展得最早的一种吸脂方法，直到现在也是应用最为广泛的一种方法。最简便的注射器吸脂就是负压吸脂，当然绝大多数还是使用连接负压吸引器的负压吸脂术。下面以负压吸脂术为例简述吸脂术的操作过程。

1. *标记*　一般站立位时用甲紫或记号笔进行吸脂区标记，标记要牢靠，双侧要对称，重点抽吸部位要突出标记。

2. *消毒铺巾*　根据不同的吸脂部位采取相应合适的体位（如采用全身麻醉或硬膜外麻醉则先行麻醉），常规消毒铺巾。

3. *切口的选择及保护*　切口的选择应遵循隐蔽和便于操作的原则。另外，为了保护切口缘，术中可在切口表面涂抗生素眼膏，以减少摩擦损伤，也可用专门的切口保护器。术毕时如有必要也可切除受损的切口缘，确保切口一期愈合。

4. *注射肿胀液*　在标记区域注射肿胀液，注射量视部位和局部皮下容积而定，直至局部肿胀发白变硬。

5. *抽吸*　从小切口插入抽吸管进行抽吸，抽吸时应注意以下几个方面。

（1）采用活塞式往复运动“扇形”抽吸技术，在同一平面形成扇形隧道网，禁忌抽吸管横向移动，以免过多损伤皮下纤维隔和血管、神经。

（2）最好从两处或多处进针，交叉抽吸，抽吸的扇形隧道相互交叉。禁忌同一隧道反复抽吸，以免过度抽吸或形成凹陷。

（3）抽吸时应注意抽出物的颜色，出血多时应改变抽吸方向。

（4）抽吸要适度，这一方面指每个部位的抽吸要适度，一方面指抽吸的总量要适度。为保持皮肤的手感和质地，一般保留 0.5cm 厚度皮下脂肪。另外，手术部位越多，失血也越多，其危险性也就越大。一般不主张多部位及超大量吸脂，这样不仅会增大手术的危险性，还会因手术者的疲劳而影响手术效果。

（5）观察术区及边缘是否光滑平整，必要时可用较细的抽吸管仔细修整，修整完毕即可结束抽吸。

抽吸结束后，双手环形挤压抽吸部位，尽量排空皮下的肿胀液，也可采用体位引流法进行排空。常规放置引流，缝合切口。术区覆盖纱布和棉垫后适当加压包扎，外套紧身弹力服。

一般术后第 2 天更换敷料，拔除引流，引流物较多者可适当延长放置引流的时间。术后 7d 拆线，继续穿戴紧身弹力服 3～6 个月；有条件者可行理疗按摩，以促进恢复。

第八节　各部位脂肪抽吸操作要点

一、面、颌和颈区吸脂术

面、颌和颈区吸脂的切口分别位于颞区发际内、耳垂沟后，鼻前庭和颌下（图 35-13）。为避免损伤面神经，面部抽吸的层次应位于 SMAS 的浅层（图 35-14）。颌和颈区抽吸前，要注意区别脂肪层是位于颈阔肌浅层还是深层，为避免摄伤血管、神经，一般只抽吸颈阔肌前脂肪，抽吸时注意内侧勿损伤颈前静脉，外侧勿损伤颈外静脉。

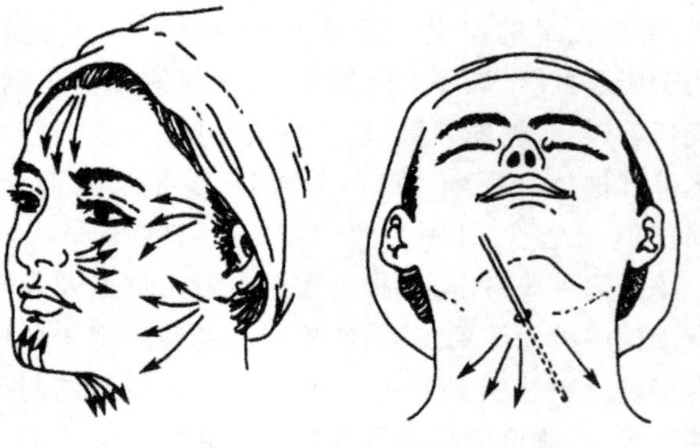

图 35-13　面颈部抽吸入路

二、上肢和胸部的吸脂术

上肢脂肪抽吸的切口分别位于肘部和腋部，肘部入路时，要远离尺神经沟，以避免损伤上臂的主干神经和血管，抽吸层次要在深筋膜浅层进行（图 35-15）。

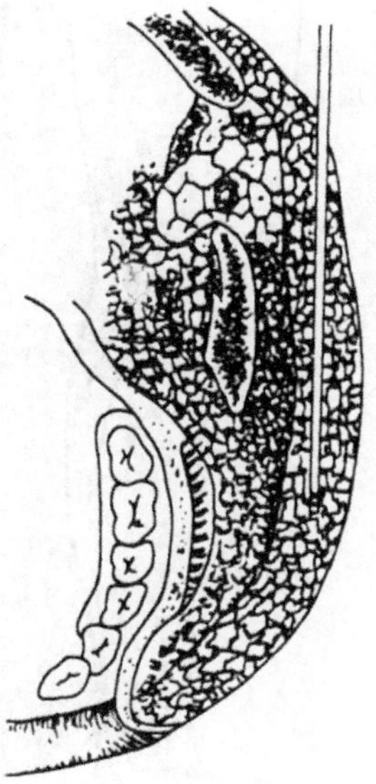

图 35-14 面部抽吸层次断面

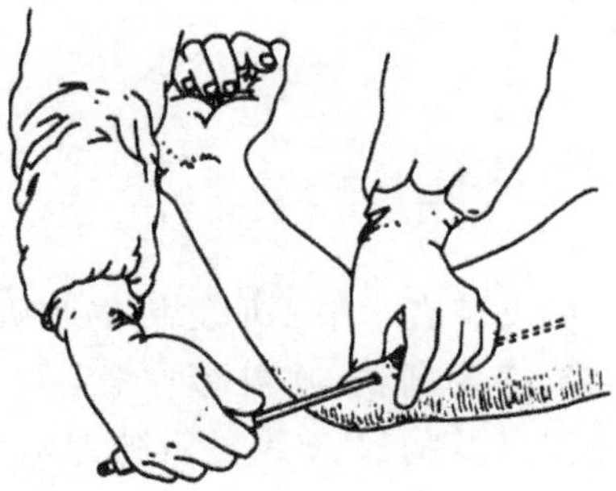

图 35-15 上肢脂肪抽吸

三、乳房吸脂术

肥大乳房有三种类型：腺体型、脂肪腺体型和单纯脂肪型，对于后两者，可采用吸脂术。乳房抽吸的切口入路一般选择在乳房下皱襞和乳晕边缘，其抽吸层次应位于皮下脂肪层。此区脂肪致密，多利用 3mm 以下的抽吸管，常需高压抽吸。对中、重度乳房肥大者，可在乳房缩小术的同时进行乳房脂肪抽吸。

四、腹部吸脂术

上腹部脂肪抽吸多选择脐周切口，下腹部脂肪抽吸多选择耻骨上切口。生育过的妇女下腹正中两侧腹直肌分开距离较宽，此区内腹壁较薄，抽吸时勿使用暴力，以免抽吸管穿入腹腔。腹壁浅血管区和脐周血管区抽吸时应注意在浅层进行，以免损伤此区血管，其他区应进行浅层和深层的全层均匀抽吸(图 35-16)。

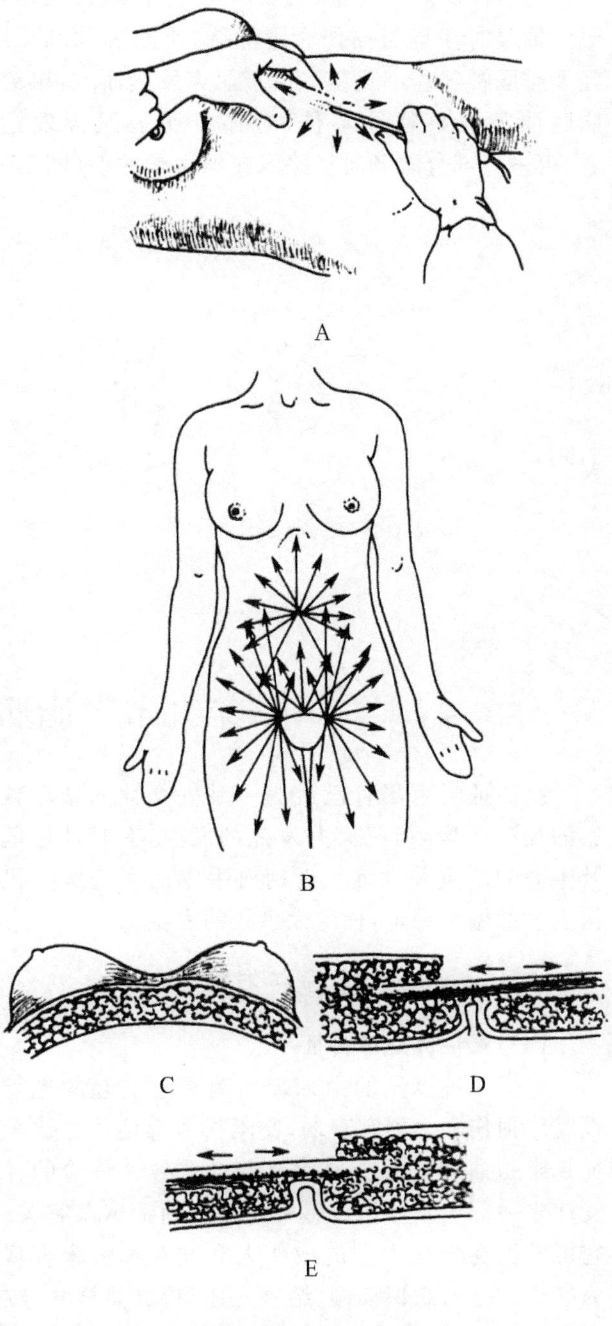

图 35-16 腹部吸脂入路及层次 A,B,C,D,E

五、臀、髋和股部吸脂术

此区脂肪抽吸的切口多选择在臀沟、腹股沟、骶尾部。此区同腹部一样具有浅层(蜂窝层)和深层(板状层)脂肪组织，因此，此区脂肪抽吸要进行全层抽吸。

六、小腿吸脂术

小腿吸脂切口多选择在腘窝和内外踝，抽吸层次以抽吸浅层脂肪为主，必要时可进行深层脂肪抽吸。抽吸时注意勿损伤大隐静脉、小隐静脉、隐神经及腓肠神经。小腿粗多由于肌肉发达而致，单纯脂肪抽吸效果往往不佳，对伴有明显肌肉发达者，可进行部分腓肠肌切除术或肉毒素注射(图 35-17)

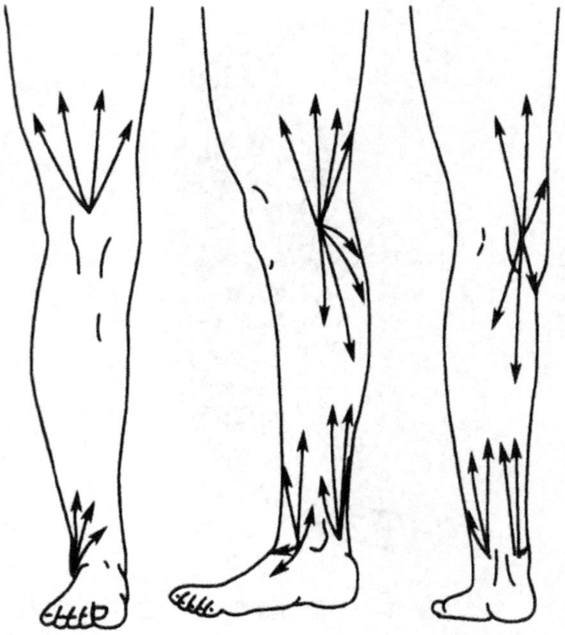

图 35-17 下肢脂肪抽吸

第九节 脂肪抽吸术的并发症

脂肪抽吸术尽管已成为一种安全性的塑形减肥的治疗手段，但仍有并发症的发生，有时甚至危及生命的严重并发症。近期对手术的实施医疗机构卫生部做出规定，杜绝大事故的发生。

一、全身并发症

(一)毒性休克综合征

它是一种少见的由葡萄球菌毒素引起的进行性组织损伤和多器官衰竭，文献报道毒性休克综合征是脂肪抽吸术后少见而有着潜在致命危险的并发症之一。与术后伤口感染金黄色葡萄球菌有关。它可发生在任何性别的成年人和儿童。临床表现为高热、头痛、意识模糊、结膜充血、猩红热样疹、皮下水肿、呕吐、水样便、少尿、急性肾衰竭、肝功能不全、DIC 和严重的持续性休克。对于毒性休克综合征这一疾病的认识是治疗的关键，一旦诊断明确应及时、彻底地进行清创，大剂量抗生素及必要的支持治疗。避免这种有潜在极大危险性并发症的关键在于预防，而严格无菌操作是预防的关键。

(二)脂肪栓塞综合征

脂肪抽吸术后所致的脂肪栓塞并不多见。国内李畅民报道一名因肥胖在硬膜外阻滞麻醉下行脂肪抽吸术的女患者术中不明原因的呼吸困难、发绀、血压下降、心率增快、血红蛋白急剧下降、皮肤和结膜出血点以及胸部 X 线显示肺部不均匀密度增加等征象。高度怀疑并发肺脂肪栓塞。目前大多数学者认为脂肪栓塞综合征的发病机制是“瀑布效应”补体激活，粒细胞聚集，自由基毒性氧离子释放导致了肺损伤。补体的激活由低氧、坏死组织暴露的抗原和血流灌注不足所触发。因此脂肪栓塞综合征由脂肪抽吸术中产生的循环系统中的脂肪形成栓子所引起。

(三)术后贫血

脂肪抽吸术皮肤切口虽小，但皮下创伤范围甚广，术中出血颇多。国外报道术中血压下降 2.67kPa 以上者占 73%。究其原因主要是由于术中短时间内失血量过多未能及时输血所致，脂肪抽吸术是一种大手术，应该重视失血问题，如果抽吸范围较大，一次抽吸量较多，术中和术后应给予适当输血。

(四)死亡

同其他整形手术相比，脂肪抽吸术的死亡率较低，通常是由肺栓塞、感染、呼吸系统疾病引起。有学者认为选择病人时应将心脏和呼吸系统的慢性疾病作为吸脂术的禁忌。

（五）其他

心律失常、深静脉栓塞等都是脂肪抽吸术后少见而严重的并发症。Rorich报道1984－1989年行脂肪抽吸术患者935例、手术部位75 951处，发生心律失常者为2例。Gilliland报道从1990－1997年360例行该项手术的患者发生深静脉栓塞者为2例。此外在美国加利福尼亚州和内华达州报道使用“湿性法”进行脂肪抽吸术后发生利多卡因中毒。

二、局部并发症

（一）坏死性筋膜炎

此为一种广泛的软组织感染并以快速进行性浅筋膜坏死并伴随大量周围组织的逐渐损害为特征，另外还可出现大疱和坏疽。据报道其死亡率为34%，也是脂肪抽吸术后一种少见而有着潜在致命危险的并发症。目前还没有文献报道它的发生率，临床表现为弥散性皮肤瘀斑，血性大疱和进行性皮肤坏死。Giuliano等把坏死性筋膜炎明确地分为2型：Ⅰ型是由非A族链球菌属、厌氧菌包括肠杆菌混合感染引起的；Ⅱ型是由A族B溶血性链球菌和葡萄球菌引起的。Ⅰ型坏死性筋膜炎发展迅速。据报道脂肪抽吸术后出现坏死性筋膜炎的病人发生毒性休克综合征的可能性很大。诊断通常根据症状确定。确诊后必须及时进行清创，使用广谱抗生素和支持治疗。避免病人术后发生坏死性筋膜炎的关键是术前充分准备，铺单要严密，术中严格无菌操作，术后使用抗生素预防感染。

（二）血肿及血清肿

Pitman报道脂肪抽吸术后血肿及血清肿发生率为2.4%，国内为2.9%。多因加压包扎不当和引流不畅所致。国内彭福仁等报道小的血肿用正红花油局部反复擦拭后可自行吸收。大的血肿需反复抽吸后局部加压包扎，但完全消散所需时间较长，故关键在于预防。因此，术后3d内弹性加压服不能随意松脱，若弹力不足可以软敷料垫于其下。另外，术后48h内常规留置引流管持续负压引流也是有效的预防血肿的措施。

（三）皮肤坏死

脂肪抽吸术所致的皮肤坏死不多见，Pitman报道发生率为0.2%，国内为1.77%。其主要原因是抽吸过浅损伤真皮下血管网所致。预防措施主要在于尽量保护真皮下血管网的完整，一般应保留真皮下1～2cm厚的脂肪层，抽吸时吸头切忌面向皮面反复抽吸。

（四）暂时性感觉减退

为抽吸术中损伤皮肤感觉神经末梢所致，不需任何处理，一般3～6个月后自行恢复。

（五）切口感染或延期愈合

由于吸头反复摩擦及负压直接吸引严重损伤切口边缘所致。因此手术操作过程中，吸管进出皮肤切口时应关闭负压。如果发生皮肤挫伤，应将切口边缘0.5cm宽的皮肤组织切除后再行缝合。

（六）皮肤凹凸不平和不对称

其原因是抽吸量不均，隧道深浅不一所致，另外还与局部皮肤弹性好坏有关。故在操作中应掌握抽吸的层次使其在同一平面，随时注意左右对比。对皮肤弹性差者应采取抽吸与切除相结合的方法。

（七）皮肤瘀斑

多于术后当天或次日出现，可自行消退，活血化瘀治疗效果好。

（八）其他

Drillerad报道由于抽吸术后包扎过紧或穿戴弹性套服加压过大而造成局部皮肤过敏、皮炎，皮肤溃疡、溃疡后色素沉着等。此外还可并发脂质性肉芽肿，其形成大概与脂肪组织挫伤后坏死液化有关，表现为可触及但无痛的皮下肿物，如伴发脂膜炎可有疼痛，肿物较大时多需手术切除。

脂肪抽吸术是当前国内外比较流行的一项体形整形手术，国内已有不少医院相继引进并开展此项技术，疗效可靠，术后并发症的发生率分别为1.0%、0.66%，后遗症和二次手术发生率为4.7%。统计数字表明抽吸术后并发症，尤其是严重并发症的发生率很低，因此脂肪抽吸术作为一种塑形手术有着较高的安全性和有效性，被越来越多的整形外科医师和患者所接受。

第十节　腹壁整形术

腹壁整形术已有100多年的历史、历经了许多重大的发展，手术不再是简单切除多余的腹部皮肤、脂肪组织，然后缝合。现在多结合腹部脂肪抽吸术、根据患者的外形、个体要求、健康状况采取一系列的治疗手段，达到塑造形体的效果。开始做腹壁整形术前，必须了解掌握腹壁的解剖结构，才能更好地实行手术，减少并发症。

一、腹壁的应用解剖

(一)腹壁的境界和分区

腹壁的上界为剑突和肋缘，下界为耻骨联合、腹股沟及髂嵴，外界是从肋缘垂直下行至髂嵴最高点的连线。为了便于描述，临床上常将腹壁用通过脐的垂直线和水平线分为左上腹、左下腹和右上腹、右下腹四个部分。

(二)腹壁的层次

腹壁由浅至深共有皮肤、浅筋膜、肌肉、腹横筋膜、腹膜上筋膜和腹膜六层结构，其中与腹壁整形术关系密切的主要为腹壁浅三层。

1. *皮肤层*　腹壁皮肤与皮下组织连接疏松，具有较大的膨缩性和移动性。这些解剖特点一方面成为腹部膨隆、体型改变的基础条件，另一方面也便于腹壁手术后直接缝合和提供皮肤与皮瓣。另外，腹部皮肤的张力线为横行，因此如有可能手术切口尽量选择横向，以减轻手术后的瘢痕。

2. *浅筋膜层*　主要由疏松结缔组织和脂肪组织构成，与身体其他部位相比，脂肪较厚，其厚度随人的肥胖程度有较大差异。该层中包含有腹壁浅层的血管、淋巴管和皮神经。

3. *肌肉层*　主要由位于腹前正中线两侧的腹直肌及其外侧的腹外斜肌、腹内斜肌和腹横肌组成。腹直肌位于腹白线两侧，上宽下窄，起于剑突及第5、6、7肋软骨的前面，止于耻骨联合和耻骨嵴。腹直肌鞘分为前后两层，前鞘由腹外斜肌腱膜和腹内斜肌腱膜的前层组成，后鞘由腹内斜肌腱膜的后层和腹横肌腱膜组成。白线位于腹前正中线上，由两侧腹直肌鞘纤维彼此交织而成，坚韧而少血管。经白线的正中切口出血少，但愈合后瘢痕不牢固。腹外斜肌起于第5～12肋骨外侧，起始部呈锯齿状，与前锯肌和背阔肌相交错，肌纤维从外上方斜向内下方走行，在髂前上棘与脐连线附近移行为腱膜，参与组成腹直肌前鞘前壁，在正中线止于白线。腹内斜肌位于腹外斜肌的深面，起于腹股沟韧带外侧、髂嵴和腰背筋膜，肌纤维向上呈放射状，上部纤维止于下3个肋软骨及肋骨下缘，大部分肌纤维移行为腱膜，参与组成腹直肌鞘的前后层，最后止于腹白线。腹横肌位于腹内斜肌深面，较薄弱，起于下6个肋软骨的后面、腰背筋膜、髂嵴和腹股沟韧带的外侧1/3，肌纤维呈横向走行，在腹直肌外线处移行为腱膜，腱膜上部参与腹直肌后鞘的组成，腱膜下部参与腹直肌前鞘的组成，止于腹白线。

(三)腹壁的血管　分为浅、深两组

1. *浅组血管*　浅动脉可分为三组，腹侧壁组主要有来自肋间后动脉、肋下动脉和腰动脉的分支，比较细小；正中线附近的腹前壁组主要有来自腹壁上、下动脉的分支；下半部则有起自股动脉的腹壁浅动脉和旋髂浅动脉。浅静脉较丰富，吻合成网，在脐区尤为明显。脐以上的浅静脉经胸腹壁静脉回流入腋静脉，脐以下的浅静脉经腹壁浅静脉汇入大隐静脉，再回流入股静脉。

2. *深组血管*　包括腹壁上下血管、旋髂深血管、下5对肋间后血管和4对腰动脉。腹壁上动脉由胸廓内动脉在第6肋间隙处分出，经胸肋三角入腹直肌鞘，在腹直肌与腹直肌后鞘之间下行，在脐旁与腹壁下动脉吻合。腹壁下动脉起自髂外动脉的前壁，斜向内上进入腹直肌。腹壁的深静脉与同名动脉伴行。

(四)腹壁的淋巴也分浅、深两组

浅淋巴管与浅血管伴行，脐以上者汇入腋淋巴结，脐以下者则汇入腹股沟浅淋巴结。腹壁上部的深淋巴注入肋间淋巴结或胸骨旁淋巴结，腹壁中部者注入腰淋巴结，腹壁下部者则注入髂外淋巴结。

(五)腹壁的神经

第7～12胸神经和第1腰神经的前支斜向前下，行于腹内斜肌与腹横肌之间，至腹直肌外侧缘进入腹直肌鞘，沿途发出肌支支配腹前外侧壁诸肌。其前皮支向前依次穿过腹直肌和腹直肌鞘前层，分布于其表面的皮肤，外侧皮支在腋中线的延长线处穿腹外斜肌浅出，分布于腹外侧壁的皮肤。它们在分布上有明显的节段性，如第7肋间神经分布于剑突平面，第10肋间神经分布于脐平面，第1腰神经分布于腹股沟韧带的上方。

二、腹壁整形术式的分类

腹壁整形除脂术的主要对象是腹壁松垂及腹壁脂肪过多者。脂肪仅限于腹壁堆积的腹壁脂肪过多症，主要发生在中年以后，并且以下腹部为主，其次为上腹部或全腹部。女性多在妊娠或生育后出现肥胖，并可留有灰白色妊娠纹或色素沉着。局限性的腹壁脂肪过多症，多合并皮肤、肌肉、肌鞘的松弛以及内脏下垂。腹部皮肤脂肪切除的方法有各种术式，其基本操作方法是在腹肌鞘上广泛切除

包括皮肤在内的皮下脂肪组织。这种手术方法早在 1890 年，法国的 Demars 和 Marx 就报道了 1 例在修复巨大脐疝时切除腹壁皮肤和脂肪的病例，美国的 Kelly(1899) 称之为皮肤脂肪切除。1905 年，法国的外科会议上有类似的病例报道，Desjardins 切除腹部皮肤和脂肪重达 22.4kg。1911 年，Amedie Morestin 报道 5 例腹部横向椭圆形切除，同年 Jolly 提出低位横向椭圆形切除。Schepelmann (1918—1924 年) 主张纵向中线切除，从剑突到耻骨联合。其后腹部皮肤脂肪切除技术演变为纵向中线切除、横向切除、联合纵向和横向切除(混合切除)以及局部切除，形成 4 种切口分类。

(一)横切法

由 Kelly 医师最初实施的，是以脐为中心的横向梭形切除腹部皮肤与脂肪的手术方法。以后经过不断的改良发展。目前采用的移动脐部的手术方法是 1938 年由 Mornard 发明的。Vernon 为矫正切除术后所形成的“猫耳朵”，又在两侧进行了三角形的辅助切开。Baroudi 发明了“W”切开法，其下方的切开线呈“W”形，以阴毛上缘的正中为“W”的顶点，在腹股沟韧带外 1～3cm 处将切开线延长。Regnault 又将“W”的外侧切开线向下移至腹股沟韧带上。前述的方法强调上下切开线的长度应相同，而 Vilain 则发表了下切开线应明显短于上切开线的方法。缝合后使其外观呈现落日状，所以也称为落日状切开，这种切口术后瘢痕较小。目前使用较多的是各种低位横切口，尤以 Baroudi 设计的“W”形切除术最为常用。

(二)纵切法

主要是用来改善生育后的腹壁松弛及皮肤上的妊娠纹。Spaulding 是最早在脐两则实施纵切开手术者。Babcock 则是最早实施中央纵切手术者。Shepelman 采用了保留脐部的较长的纵切除法。Fischel 在切开线上下端线部追加辅助切开以避免切口上下端形成“猫耳朵”，这种方法可在较大范围内切除皮肤和脂肪，因此，至今仍被广泛应用。纵切法的优点可使腰部曲线变美，术后皮瓣坏死的机会少，还可切除脐上的妊娠纹，缺点是术后切口瘢痕明显。

(三)混合切除法

即横切法与纵切法的联合型。可沿横向、纵向及任何方向切除脂肪组织，具有术后易形成瘢痕、皮瓣尖端坏死等缺点。术中以脐部为中心做“十”字形切开和保留脐部的倒“T”形横切开法，后者其切开线与贯通上下的正中纵切线和腹股沟韧带一致。

(四)局部切除法

通常用于切除局部脂肪组织，其优点是术后瘢痕小。Elbaz 的以脐部为中心做“唱片样”皮肤切开术，用于切除脂肪。除此之外还发明了马蹄形切除术，目的是切除下腹部的脂肪，其瘢痕在术后可为阴毛所遮掩。另外还有为除去脐下的松弛皮肤设计的腹部皮肤提紧术。

三、腹壁整形的适应证及禁忌证

腹壁整形术从历史发展的观点来看，是一项并发症发生率很高的手术，且少数并发症是严重的，因此，对患者要进行严格的选择。

(一)适应证

局限性腹部脂肪过多症、腹壁松弛、腹壁松弛伴较多妊娠纹以及严重肥胖症者。

(二)禁忌证

1. 有急慢性传染病或严重器质性病变者。
2. 未婚青年女性或以后仍有妊娠要求者。
3. 腹壁存在明显瘢痕，可能影响皮瓣远端血供者。
4. 瘢痕体质者。
5. 精神或心理状态异常，对手术效果要求不切实际者。

四、腹壁整形的术前准备

(一)详细了解健康状况

术前进行全面的身体检查及追问病史，对全身的重要脏器的功能进行全面估计，如心血管功能等。

必要时需查清体内潜在性疾病，尤其对 60 岁以上的老年人，应特别注意有无高血压、高血脂、高血糖等。腹部减肥成形的患者需特别注意其呼吸功能，尤其对以胸式呼吸为主者，以防止术后腹式呼吸受限，胸式呼吸不能完全代偿引起通气不足而致成人呼吸窘迫综合征。对腹、腰、髋部肥胖的患者要注意冠状动脉粥样硬化性心脏病等潜在疾病的可能，从而可预防和减少并发症的发生率。对中、重度肥胖的患者，需特别注意鉴别是否为病态性肥胖。对病态肥胖患者更重要的是治疗原发病，而不是首先考虑减肥。

(二)术前检测

手术前准备与一般外科手术相同，包括对患者进行血液常规检查及生化检查、尿液常规检查、心电图及 X 线检查。肥胖患者常有心血管系统、肝胆、内分泌及呼吸系统的疾病，术前也应给予充分认识并进行相应的检查和治疗。

(三)停药、戒烟

为防止出血，对长期服用抗凝药、血管扩张药及激素类药的患者，术前 1～2 周要停用，如阿司匹林、维生素 E、双嘧达莫等。为避免血栓形成还应停服避孕药。术前需戒烟 1～2 周，术后继续至少戒烟 1～2 周则更好。

(四)手术切除和抽吸量的估计

1. 减肥部位和周径的测定。

2. 了解腹壁松弛及脂肪堆积的程度并做出标记。让患者分别呈仰卧位和直立状态，在腹壁完全松弛的情况下，估计出切除皮肤及皮下组织的多少，确定切口位置、长度及宽度，并做出标记。标记内容包括术前站立位标出抽吸范围、抽吸部位皮下重要的神经管走行及切口部位的选择等。对于腹直肌分离的患者，可让其仰卧，上举大腿，使腹直肌处于收缩状态，然后将手掌置于两腹直肌之间以确定肌鞘分离的程度，并判断肌张力的大小。

五、腹壁整形的手术操作要点

(一)全腹壁整形除脂术

1. 术前设计(图 35-18)

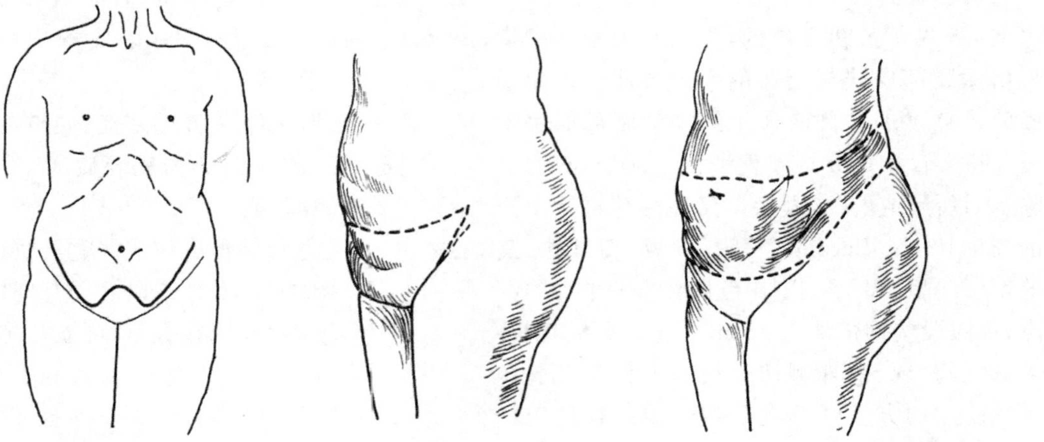

图 35-18　全腹壁整形除脂术术前设计

A. 沿两侧髂前上棘、腹股沟韧带上 2cm 至耻骨联合上画出“W”形切口线；B、C. 画出去除部分的标志线

(1)患者取平卧位，沿两则髂前上棘、腹股沟韧带上 2cm 至耻骨联合上画出“W”形切口线。“W”的两臂可位于髂嵴上或髂嵴下，采用两臂在髂嵴上的切口有利于髂窝的塑形。有人喜欢用倒“T”形切口，此种切口对髂腰部塑形优于“W”形切口，但会增加下腹正中瘢痕。

(2)患者取站立位，估测多余的皮肤量，画出去除部分的标志线。根据脐上皮肤松弛的情况确定腹壁皮瓣游离的范围，以展平腹壁皮肤为宜，剥离范围不宜过大，否则容易引起切口上唇正中处皮瓣坏死。

2. 手术步骤

(1)切开：沿标记的切口线切开皮肤与皮下脂肪浅筋膜，达到深筋膜浅层两侧切口，切开时要注意结扎腹壁浅动脉和防止损伤腹股沟部较大的血管。切除切口线与去皮线之间的皮肤及皮下脂肪。

(2)皮肤分离：根据需要(如果腹部脂肪层较厚)，沿切口进行脂肪抽吸，以便塑造腹部形态。然后在腹壁深筋膜浅层(即沿肌膜表面)用电刀进行分离，直到剑突和两侧肋弓。分离到脐部时，在脐孔周围，以腹直肌鞘为基底，脐韧带为蒂，呈环形切开肚脐周围的皮肤及皮下组织，使之与周围的皮肤和浅筋膜分离。注意在肚脐周围保留较多的脂肪即保留较多的血管，以保证脐部皮肤的血供。游离完皮瓣将腹壁皮肤展平。

(3)腹壁缩紧缝合：在分离解剖完成之后即皮瓣游离完成后，观察患者腹部的肌肉及筋膜是否松弛。对腹直肌分离的患者进行腹壁缩紧缝合。首先间断缝合拉紧腹直肌鞘，必要时再缝合上腹直肌前鞘。有时在下腹两侧需要转移腹外斜肌筋膜瓣，两侧腹外斜肌行 8 字缝合，以便再次缩紧下腹。

以上步骤见图 35-19，图 35-20。

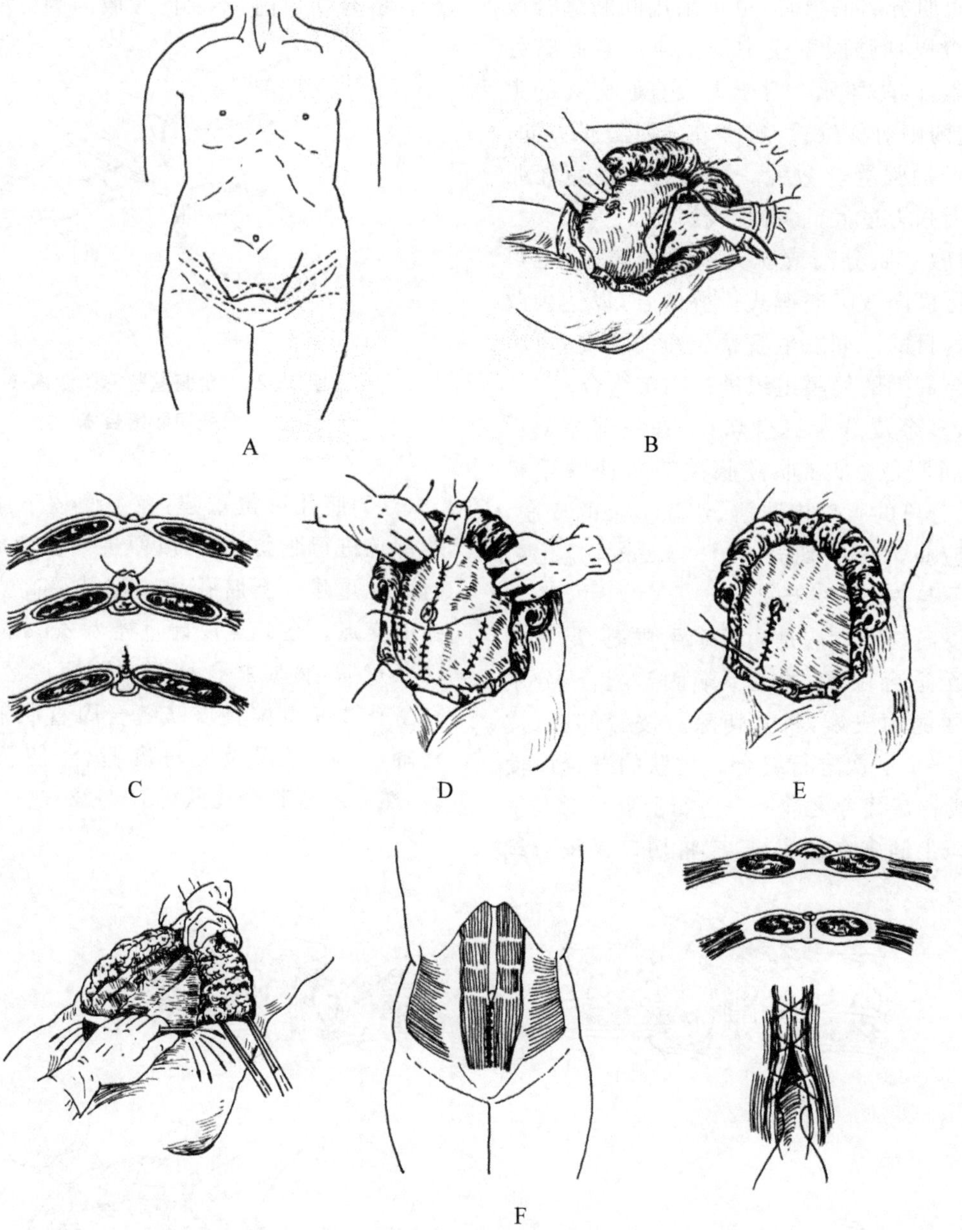

图 35-19　全腹壁整形除脂术步骤

A. 切口选择；B. 皮瓣分离层次；C、D、E. 腹壁肌肉的缝合及周围脂肪的抽吸；F. 全腹壁整形除脂术主要步骤

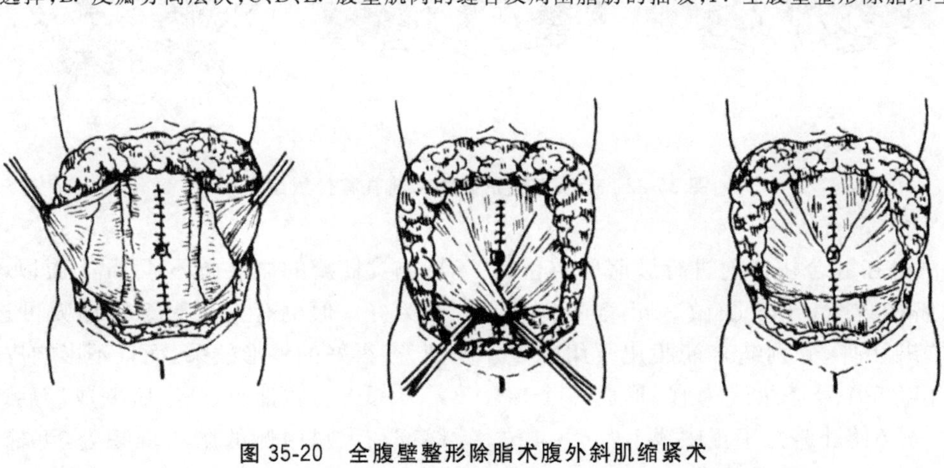

图 35-20　全腹壁整形除脂术腹外斜肌缩紧术

对有腹直肌分离的患者，也可采用间断缝合或水平褥式缝合以加强腹壁正中部。应注意肚脐处不要缝合过紧，以防坏死。对于无腹直肌分离的患者，可在腹壁两则对称位置，顺腹外斜肌腱膜方向，将松弛的腹壁加强缝合数针。缝合时应注意无张力。否则会因张力过大，而将缝线崩断。

另外，对腹直肌分离或肌力较弱的患者，也可根据情况进行横向或纵向褥式折叠缝合，以达到改善腰部曲线的目的。如发生脐蒂过短的情况，可将脐下软组织与周围的筋膜组织进行固定缝合。

(4)切除多余皮肤及缝合切口：在腹壁缩紧后将患者置于屈腹位(即屈曲髋膝关节)，使腹壁松弛，向下拉紧分离的腹部皮肤瓣，切除多余的皮肤，并于脐孔相应腹部皮肤切开 2.0～3.0cm，定位脐孔。缝合皮下与皮肤(图 35-21)。

另一种皮瓣切除方法是向下牵引皮瓣，沿正中线切开皮瓣至适合位置，并在下端固定缝合，分别向外下牵引两侧的皮瓣，将其切除。按深筋膜、皮下组织、皮肤三个层次进行缝合。皮肤的缝合应使用 1-0 号丝线。在缝合之前应先进行肚脐的移位。

切除切口上唇多余的皮瓣，应将切口无张力缝合。缝合切口前，不要向腹股沟侧游离皮瓣。

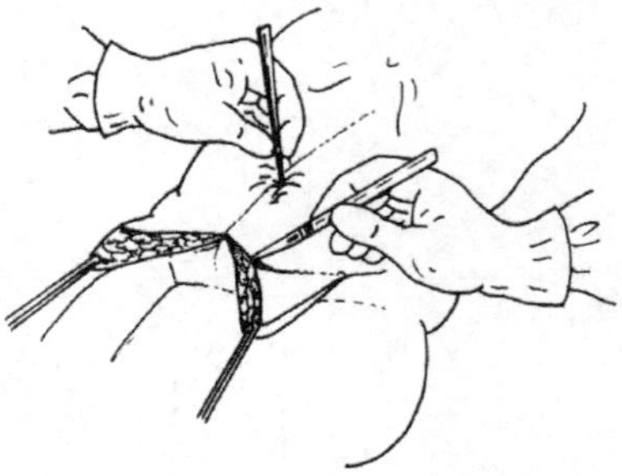

图 35-21 全腹壁整形除脂术多余皮肤切除缝合术

(5)脐孔移位重建：在上腹皮下脂肪浅筋膜较厚部位进行脂肪抽吸，以便进一步塑形上腹后再进行脐孔重建。新脐孔位于髂嵴最高点连线与腹中线的交点。在此点设计直径为 2cm 的圆形切口，切除其皮肤，将原脐孔移至皮肤切口区并定位缝合。在脐孔 3、9 点位将皮肤缝合腹直肌前鞘上使脐孔外翻，6、12 点仅做皮对皮缝合，使脐孔如同青壮年，然后缝合其余皮肤(图 35-22)。

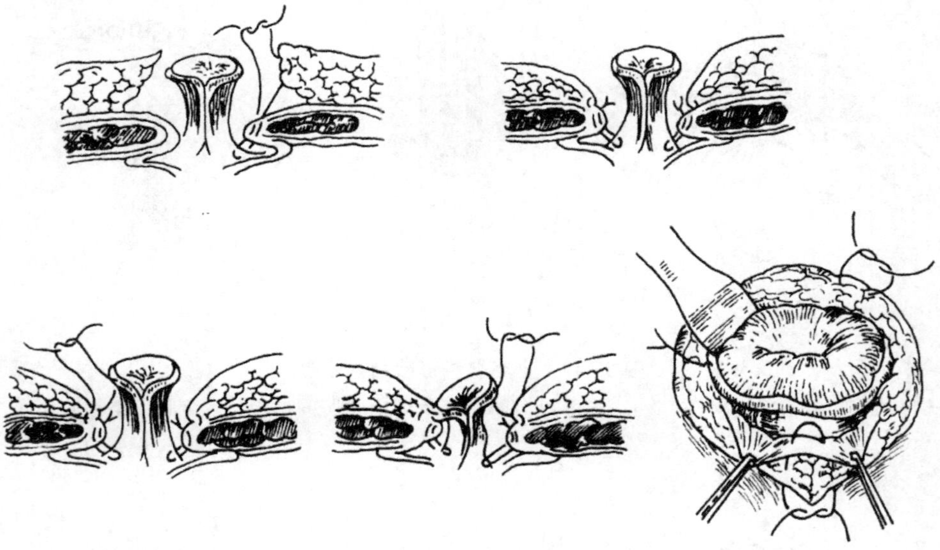

图 35-22 全腹壁整形除脂术脐孔移位重建术

另一种方法是在缝合切口前进行肚脐的移位，在相当于原肚脐的位置，于皮肤做 2cm 宽的横切口，并用拉钩拉出肚脐，分别缝合筋膜皮下组织及皮肤，皮肤缝合以 5-0 号涤纶线为宜，形成一个新的肚脐。注意：务必使肚脐位于正中线上。

(6)脂肪抽吸塑形：上腹脂肪抽吸，有人认为会影响皮肤瓣的血液循环，因此上腹以不进行脂肪抽吸为好。但也有人认为细管抽吸可进一步塑形上腹，获得好的整形效果，而且不影响皮肤的血供。

邻近脂肪抽吸，是在腹壁成形后，对在髂腰部、髋部和大腿内侧的脂肪堆积处，可辅以脂肪抽吸，使其获得更好的塑形效果。

(7)引流和加压包扎:一种方法是在切口两侧各置一根负压引流管。另一种方法是缝合后可从两则腹股沟切开小口,插入硅胶引流管。总之最好采用闭式负压引流,为防止局部出血或形成血肿,应在腹部放置较厚的纱布,以适度的弹力绷带进行加压包扎。注意包扎时应使躯干与大腿形成屈曲状态(图 35-23)。

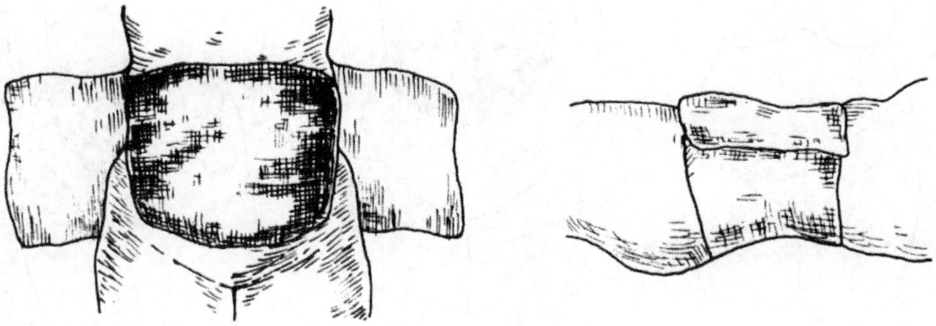

图 35-23 全腹壁整形除脂术术后包扎

3. 术后处理

(1)若进行脂肪抽吸应记录抽吸量,其他处理同常规术后处理。

(2)应采取轻度半卧位 1 周。

(3)根据引流管内引流液的颜色和引流量,确定拔管日期。在无淋巴瘘的情况下,以手术后 4d 拔管为宜。如果发现有淋巴瘘,应待腹壁愈合牢固后再拔管。

(4)一般加压包扎 7d。术后 5～7d 可解除弹性绷带。

(5)常规静脉滴注抗生素 3～5d。

(6)术后 1 周可间断拆线,9d 后可全部拆线,术后 3 个月内应使用护腰加以固定。

(7)术后 48h 可离床活动。术后 1 周可恢复正常生活,4 周后可恢复体育活动。

(二)下腹壁整形除脂术

某部分患者仅有下腹部脂肪堆积、松垂等畸形,可采用全腹壁整形除脂术的切口,分离仅达脐部。也可同时进行下腹部的脂肪抽吸和下腹壁缩紧缝合,切除多余皮肤,以达到腹部塑形的目的。如脐孔无移位,则此种术式剥离范围小,对下腹畸形明显者可达到塑形目的(图 35-24)。

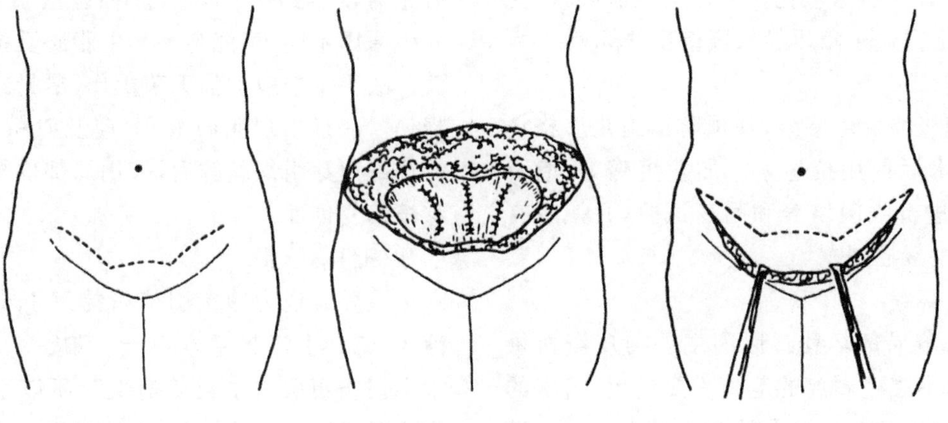

图 35-24 下腹壁整形除脂术

(三)上腹壁整形除脂术

某些特殊病例适合于上腹壁整形除脂术。这类患者的肥胖和畸形主要表现在上腹。切口位于乳房下皱襞。其分离范围仅在上腹,脐孔可移位,也可不移位,根据需要而定。其他具体操作与全腹壁整形除脂术相同,个别情况需同时进行乳房缩小术。当然也可以利用此切口进行全腹壁成形术(图 35-25)。

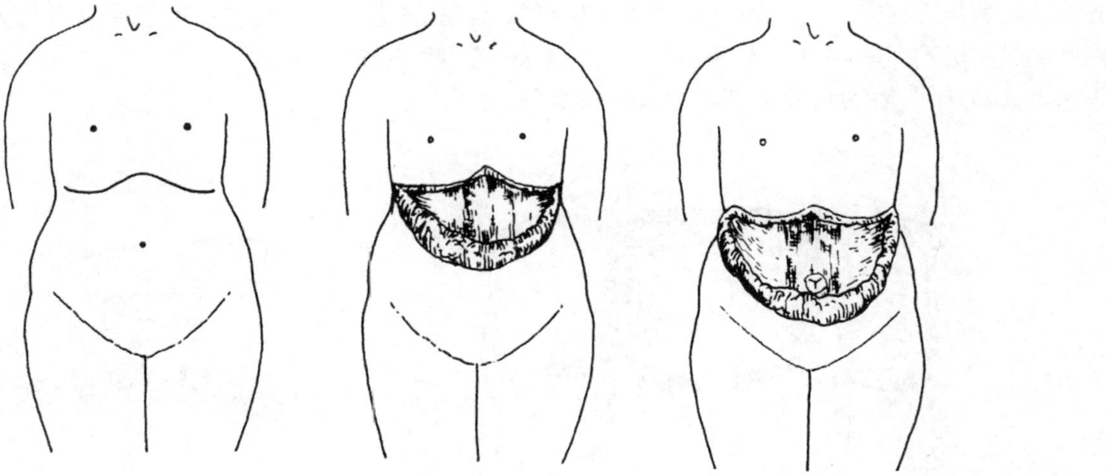

图 35-25 上腹壁整形除脂术

六、腹壁整形术后并发症及其处理

本节仅就腹壁整形除脂术(不含吸脂)中主要常见的术后局部并发症防治进行简要叙述,吸脂术等术后并发症诊断治疗预防,可参阅本书有关章节。

(一)血肿

常发生于手术后24h内,表现为局部疼痛肿胀和瘀斑。是引起术后感染的重要原因。一般与手术中止血不彻底有关。因此,手术中必须进行可靠的彻底止血,较大的血管应使用结扎法进行止血。术后要进行可靠的加压包扎。一旦出现血肿,应立即排除,否则会因血供障碍导致腹壁皮肤坏死。

(二)感染

脂肪组织极易发生感染,其预防措施是严格消毒术野,并在术后使用抗生素。如发生感染,应及时查找原因,进行细菌培养和耐药试验,并使用有效、足量的抗生素控制。

(三)皮瓣坏死

常见于皮瓣局部坏死。原因主要与皮瓣血供有关。故手术中腹壁剥离的范围不要过大,组织的切除不要过多,以防切口缝合的张力过大。一旦发生皮瓣坏死,应及时切除坏死组织,待出现新鲜肉芽组织后,采用皮片移植修复创面。

(四)切口裂开

原因主要与切口缝合的张力过大有关。故手术后避免做引起腹部过伸的动作。一旦发生切口裂开,应立即清创缝合。必要时在切口两侧做减张缝合。

(五)肚脐错位

主要表现为肚脐位置过高、过低或偏位。其主要原因与手术中肚脐定位不准确有关。所以手术中向下牵拉皮瓣时,应保持两侧对称,以适当的拉力展平皮瓣。注意不要过度向下牵拉皮瓣。切开皮瓣显露肚脐时,应在肚脐的正上方横向切开。如果手术后发现肚脐移位,可待其自然调整。必要时,通过手术将脐茎重新移至正常位置。

(六)脂肪液化

一般发生在手术后4～5d,表现为切口处红肿、有张力,可触及波动感,能抽出淡黄色的皂化液。发生原因不明,可能与手术中脂肪受损伤或污染有关。故手术中应加强无菌操作,尽量减少对组织的损伤。一旦出现脂肪液化,应及时敞开切口引流,待局部肉芽组织新鲜后,采用局部皮瓣转移或皮片移植修复创面。

(七)淋巴漏

主要表现为腹壁引流管持续引出多量淡黄色液体,每日引流量基本恒定,不减少。其原因与手术中损伤腹股沟淋巴管有关。所以手术前设计去皮线时要留有余地,不要因切口缝合张力过大而向腹股沟侧游离皮瓣。一旦发生淋巴瘘,应保持引流通畅,尽量让腹壁大部分创面先愈合,使淋巴瘘成为窦道后再拔引流管。

七、血栓性静脉炎及肺动脉栓塞

是腹部脂肪切除术中最严重的并发症,根据

Grazer 的报道，血栓性静脉炎发生率为 1.1%，肺动脉栓塞的发生率为 0.8%，且肺动脉栓塞的死亡率也较高。因此，凡有心脏及血管系统疾病的患者，尽可能避免做此手术。妇女患者在术前及术后均应禁服避孕药。

八、瘢　痕

由于伤口过紧，有时可能产生明显的增生性瘢痕，多数于半年后逐步减轻。其治疗方法可按增生性瘢痕的治疗原则进行处理。

九、皮肤感觉异常

主要是由于感觉神经受到损伤所致。术后出现腹部皮肤知觉迟钝和麻木感，一般可在半年左右恢复正常。

（李世荣）

参考文献

[1] 李世荣、姜世正. 除脂塑身整形外科. 成都：四川科技出版社，2004.

[2] 李世荣. 整形外科. 北京：人民卫生出版社，2009.

[3] 戚可名、王阳. 临床脂肪抽吸技术. 郑州：郑州大学出版社，2003.

[4] 全骥，译. 腹壁整形手术图谱. 北京：人民卫生出版社，2011.

[5] Jeffrey S. Dover MD 主编，邢新，译. Procedures in Cosmetic Dermatology：Liposuction 脂肪抽吸—实用整形技术. 北京：人民卫生出版社，2008.

第36章

内镜在整形美容外科的应用

一、历　史

1992年，Vasconez医师率先报道了内镜技术在美容外科除皱术中的应用。经过近20年的发展，内镜技术在整形外科领域，已被逐渐应用于更广的范围，借助内镜切取肌瓣，筋膜瓣，软骨，埋置皮肤软组织扩张器等均有所报道，尤其内镜隆胸手术及内镜腹壁整形术和提眉术取得了很大的进展。虽然对其术后效果的稳定性尚存在一些争议，但内镜在整形美容外科领域的应用范围及效果已逐渐得到检验和确认，技术日臻成熟！

二、内镜的基础设备

1. 内镜　硬质内镜和纤维内镜。内镜的夹角一般分0°，15°，30°甚至45°，直径2.4～10mm。根据手术可视腔隙的大小及手术的不同需要决定选用不同直径和角度的内镜。整形外科一般采用硬质内镜，其包括一个物镜，一个目镜以及一个光源耦合器。将光导纤维连接到光源耦合器，来自冷光源的光线经光导投射并照亮手术视腔，通过安装在目镜的视频摄像机，发送图像到监视屏上，医师可以在显示屏上观察到放大的内部组织结构，进行镜下操作。

柔性纤维内镜因柔软脆弱，容易损坏，且传导的光线量相对较小，较少应用于整形外科。

2. 内镜支持系统

(1)光源和光导纤维：内镜所需的强大光线来自于独立的光源系统，通过光导纤维连接到内镜的光源接头(光源耦合器)，照亮手术视腔。光导纤维扭曲折叠会引起纤维的断裂破坏，影响光的传输，手术中要予以注意和保护。

(2)摄像机：摄像机是内镜系统中最重要的部分。其核心部分是感应镜片，可把光线信号转变成电信号，通过与内镜镜头的连接，传送到显示器和录像设备，显示和记录高清晰影像。

(3)显示器：显示器是内镜系统的最后组成部分，通常放在内镜设备专用固定车的上方，与手术医师视线基本保持水平位置，并可根据需要调整方向和位置。显示器根据分辨率的水平扫描线数量来分级，标准医用高分辨率显示器扫描线在400～560。

(4)图像视频存贮设备：摄像机都可接录像系统，方便手术图像的拍摄、贮存、复制及回放。

(5)内镜设备固定推车：装配放置内镜设备的固定专用推车，可自由移动或固定，方便医师的操作和观察。

3. 配套手术器械　不同类型不同部位的手术所需的器械不同，大致与开放性手术一样，有些必须加以改进以适合内镜下操作的特殊要求。其中有两样内镜鞘套和内镜拉钩是内镜整形外科手术所必需的。

内镜鞘套是内镜的一个套管，可以保护内镜避免损伤。并可在某些较小的手术腔穴内起牵拉、分离和维持腔穴的作用。

内镜拉钩则是内镜鞘套和拉钩的组合，用于牵开和维持较大的手术视腔，所以通常选用的内镜直径也较大，并可包含有冲洗和抽吸的专用侧向通道。

三、内镜技术的人员准备

即使是经验丰富的整形外科医师，如果没有使用过内镜，他在这一方面也是新手。在内镜手术的术野下解剖结构关系的判断以及操作的技术动作和常规手术是不同的，需要一个练习和熟练地掌握过程。所以，在开展内镜手术以前，医师和相关护士必须做好这方面的技术准备。

1. *整形医*　接受正规的内镜整形外科培训课程。

熟悉内镜系统的各部分器械功能，了解器械的组装和放置。

认真观看研究相关手术录像教学资料。

观摩学习其他医师的手术全过程。

在有经验的医师的帮助指导下开展初期的内镜手术。

组成一个完整的手术团体。

2. *手术室护士*　接受厂家或专业人员的技术培训。

学习拆装器械设备。

熟悉各部分器械名称、功能。

了解器械设备正确的摆放位置。

观摩手术时仪器的使用全过程。

学习设备使用手册，能解决基本使用中的技术问题。

四、内镜手术的适应证

所有的内镜手术都可以利用开放性手术来解决。所以在决定采用内镜手术之前，必须确认采用内镜手术术式是否比开放性术式更加适合患者。

1. 手术部位在内镜下可以安全有效暴露手术视野，方便现有的内镜设备进行操作。

2. 切口设计的位置是否比开放手术更好？

切口如果可以设计在远离手术区域又不影响功能和外观的部位，使用内镜就是适合的。

3. 切口较小又能达到开放性手术较大切口的效果，使用内镜的微创优点就会很突出。

4. 只有合适的组织条件下才能采用内镜技术。如面部皮肤量松弛不多，不需切除皮肤组织，只需切除或切断部分表情肌以消除动态皱纹，使用内镜就很有意义；如果皮肤松弛明显需要切除的组织量较多，则必须采用开放性切口。

5. 内镜手术作为微创手术的一种，手术时间缩短当然是其追求的目标。主要在于切口的缩短节省了手术缝合的时间。但内镜手术因其镜下操作的复杂性，尤其是在新手的初期，手术时间可能会超过开放性手术。但随着技术的熟练，内镜手术的时间一般不会比开放性手术长。

6. 某些情况下没有内镜的可视条件，手术无法进行或会冒更大风险，则采用内镜技术非常有意义。如内镜下皱眉肌切除，小的切口同样可以完成，如果不采用内镜技术，尽管同样小的切口条件，切除皱眉肌会很可能损害到滑车神经和眶上神经。

7. 内镜手术会偶有紧急情况下向开放性手术转变的可能，设计内镜手术时需具备在紧急情况下可以向开放性手术转变的条件。

五、内镜手术的基本技术

1. *切口定位*　内镜手术的优点之一是切口可以远离术区，便于切口瘢痕的隐藏。切口小，仅能容纳内镜套管的尺寸即可。切口位置的设计及切口的多少取决于手术操作的便利性。

2. *剥离形成视腔*　最初的视腔，可以在直视下剥离。待确定正确的解剖层次后，进一步的视腔可以在内镜可视引导下进行。

3. *插入内镜*　切口边缘分开，形成初步的视腔以后，即可将内镜接上套管或拉钩，牵开或撑起组织，准备下一步扩大视腔。注意不可将内镜直接接触皮肤，因光源的高温会引起灼伤。

4. *调整视野*　通过移动或旋转内镜，可以调整内镜视野，看清术区不同位置，放大或缩小观察目标的结构。

5. *扩大视腔*　在内镜的可视条件下并借助内镜拉钩或套管的牵引作用，可以利用手术剥离器械，通过另一个切口插入，分离扩大视腔。

6. *止血*　剥离过程中遇到出血时，一般采用电凝止血。电凝时避免烧灼周围组织及皮肤。

7. *排烟*　内镜拉钩或内镜鞘套上带有吸烟孔，可在电刀分离或电凝止血时及时吸出烟雾，避免视野模糊。

8. *冲洗*　内镜拉钩一般附带冲洗接口，方便视腔的冲洗。

9. *避免器械拥挤*　如果从某一切口进入的器械过多不方便操作，可以依靠拉钩牵开切口，或直接扩大切口，必要时增加切口。

10. *缝合打结*　内镜整形手术的腔内打结的机会不多，但是必需的，医师必须做专门的训练和准备。缝合打结处距切口缘距离较短时，可以按照类似开放性手术的方法打结；而距离较长时，则可借助专门设备如打结器来完成。

11. *手术结束，关闭伤口*　视腔分离完成，止血充分，视野干净，医师即可在内镜可视条件下进行肌肉的切除、移植物置入，结构的折叠等。然后如一般手术那样，放置引流，关闭伤口，结束手术。

六、内镜技术在三大领域的应用

(一)内镜提眉术

内镜技术最早应用在眉提升术。其基本原理是:额部及眉周围的老化主要表现为额横纹、眉间纹形成、眉毛下垂、睑下垂。通过小切口插入内镜镜头及其他专用器械,在内镜的可视放大作用下调整肌肉的平衡性,消除额部及眉间皱纹,并提升眉毛及松弛的上眼睑皮肤。达到年轻化的目的。

1. 适应证　额部横纹;眉间纵纹;眉下垂;眉毛不对称;上眼睑皮肤松弛。

额头过凸或前额过高会影响到内镜器械的操作,皮肤过松或额部皱纹过深会影响到术后效果。但这并非内镜提眉术的绝对禁忌证。

2. 术前准备

(1)人员准备:具有内镜手术资质和技术的医师。

手术室护士了解和熟悉内镜仪器的功能和使用,熟悉医师工作程序。

(2)特殊器械准备:一般内镜设备,包括通常为4～5mm直径/30°的内镜;鞘套;摄像机/录像机;光源;显示器等。

(3)手术器械:特殊的包括 多种骨膜剥离子;内镜抓持钳(活检钳);长柄手术刀。如需做皮瓣固定还需要钻孔器械。

3. 手术技术　患者仰卧位,头略抬高;医师位于患者头侧以方便操作。显示器置于医师左前方或右前方。

(1)切口:通常额部发际线后3个1.5～2cm切口,与发际线垂直或平行。一个正中切口,两个旁正中切口。切口处无需理发。

(2)麻醉:采用局部麻醉或全身麻醉。局部浸润麻醉采用1%利多卡因+1:100 000肾上腺素;60～80ml。

(3)分离:局部浸润麻醉后,切开三个切口,在骨膜下分离,向下达眶上缘,两侧达颞融合线。注意避免损伤眶上神经血管束。此操作也可在盲视下进行。

(4)肌肉切除:在距眶上缘2cm处切开骨膜,在骨膜前分离眉毛内侧及眉间,显露出深层的斜行的皱眉肌和纵向的降眉肌、降眉间肌,以活检钳咬除部分肌肉。注意镜下操作时避开滑车上神经及眶上神经的分支。另可在眶上神经血管束之间和之外切断额肌,此点与冠状除皱类似,只是在内镜下操作。

(5)止血和引流:活动出血机会很少,必要时可小心电凝止血。小的创面渗血可置引流管引流,24h后拔出。

(6)如欲进一步上提额部和眉毛,可在颅骨外板打孔置入可吸收钉或螺钉,上提额部皮瓣进行暂时或永久固定。

(7)缝合伤口。

术后护理:

1. 必要的镇痛和镇静措施。

2. 24h后拔除引流。

3. 加压包扎5d。

术后常见并发症

内镜提眉术的并发症相对少而轻微,包括:

血肿,感染,轻微凹陷,伤口及悬吊固定区域少量脱发,因滑车上神经或眶上神经损伤引起的额部皮肤或头皮麻木,少见但较为严重的面神经颞支损伤导致的抬眉功能受限。

(二)内镜隆胸术

基本原理:腋下入路内镜辅助隆胸术最为常见。不仅操作方便,更可以在内镜下做精准的腔隙分离,保证腔隙位置及大小的合适;也方便控制可能的出血。同时,在做双平面隆胸时,也可以借助内镜做准确的胸大肌下缘的切断,充分松解胸大肌对假体的束缚作用。

适应证:绝大多数隆胸患者都适合做内镜辅助隆胸术。

术前准备

1. 人员准备　具有内镜手术资质和技术的医师;手术室护士了解和熟悉内镜仪器的功能和使用,熟悉医师工作程序。

2. 特殊器械准备　一般内镜设备,包括通常为20cm长,10mm直径/30°的内镜;带冲洗器和吸烟器的内镜拉钩;摄像机/录像机;光源;显示器等。

手术器械:长柄的铲形电刀或钩形电刀;普通的乳房拉钩及乳房剥离子。

手术技术

患者仰卧位,双臂外展,医师位于患者外展的上肢头侧以方便操作。显示器置于患者手术床尾。

1. 标记。术前标记出腔隙分离的界限,乳房下皱襞位置。

2. 麻醉。多数全身麻醉,少数采用局部麻醉加静脉麻醉。

3. 切口。经腋窝皱襞切开。

4. 分离。经切口分离至胸大肌外侧筋膜，打开进入胸大肌下，以乳房剥离子做广泛分离。

5. 插入内镜拉钩，在内镜直视下分离切断腔隙周围索条，止血；在标记的胸大肌下极位置以电刀做胸大肌纤维切断，显露乳腺腺体，形成双平面分离。

6. 假体置入，手术床抬高，患者半卧位下检查假体位置是否合适，必要时重新调整腔隙。

7. 留置引流管，缝合伤口，加压包扎。

术后护理

隆胸术后会有疼痛，2～3d 必要的镇痛措施。

引流少于 30ml 时拔除引流管。

戴弹性绷带 1 周。

2～3 周后开始上肢活动。

术后常见并发症

与常规隆胸并发症相似，包括血肿，感染，疼痛，气胸，假体移位，包膜挛缩等。特殊的有电刀切断胸大肌引起的皮肤灼伤，以及胸大肌切断位置不当造成的皮肤表面假体皱褶等。

(三)内镜腹壁整形术

基本原理：需要做腹壁整形术的患者，绝大部分都要切除较多的皮肤和软组织而适合做开放性的腹壁整形术。只有一小部分人仅有腹肌的松弛和轻微的皮肤多余，不需做较多的组织切除，适合在内镜下操作进行肌肉的折叠和缝合，使腹部平坦。

适应证：腹肌的松弛但皮肤只有轻微松弛，没有或仅少量脂肪堆积的相对年轻的患者。所有皮肤软组织过于松弛的患者都不适合做内镜腹壁整形术。

术前准备

1. 人员准备　具有内镜下进行操作的医师；手术室护士了解和熟悉内镜仪器的功能和使用，熟悉医师工作程序。

2. 特殊器械准备　一般内镜设备，包括内镜；鞘套；摄像机/录像机；光源；显示器等。

手术器械：光导拉钩；长柄的持针器；内镜用电凝器、吸雾器；肌肉折叠专用缝合线。

手术操作

患者仰卧位，两腿分开躺在 Y 形手术台上，医师正对会阴部切口，头略抬高；医师位于患者头侧以方便操作。显示器置于患者头部上方，医师的前方。

1. 切口　会阴部横形切口或纵向切口，4～5cm；脐部周围整个切开，方便脐以上分离。

2. 麻醉　手术可采用全身麻醉、腰麻。如伴有腹部脂肪少量堆积需做局部吸脂术，可加局部肿胀浸润麻醉。

3. 分离　经会阴切口，在光导拉钩牵开辅助下几乎可以在直视下分离到脐部；经脐切口光导拉钩牵开组织，在内镜下分离至剑突。分离层在皮下，腹直肌前鞘前，两侧至腹直肌前鞘的外侧缘。

4. 肌肉折叠缝合　脐以上肌肉折叠操作在内镜下进行，脐以下在直视下进行。以结实的缝合线，可以是尼龙或涤纶缝合线做连续折叠缝合，到达脐水平时缝合线要缝至腹直肌前鞘的外侧，然后继续向下缝合至会阴。

5. 止血和引流　对血管穿支进行小心的电凝止血。留置引流管。

6. 缝合伤口　脐部伤口适当修整后缝合，分层缝合会阴伤口，加压包扎。

术后护理

必要的镇痛和镇静措施。

保持半卧位 7～10d，24～48h 后拔出引流，穿弹力腹带 2～3 周，4～6 周后恢复正常体力活动，但需每天下床行走，活动下肢，防止下肢静脉血栓形成。

术后常见并发症

血肿；血清肿；皮肤吸脂后不平整；皮肤坏死；切口缘损伤，术后瘢痕增生；最为常见的是腹直肌分离复发，效果不佳，有的需再次手术。

（李健宁　谢宏斌）

第 37 章

手的解剖、检查及功能评定

第一节　手的功能解剖

人类的手具有非常精确而又复杂的功能，其相关的解剖学包括臂丛神经，以及从肩胛带到指端的各类结构，结合本专业特点仅介绍腕和手部的功能解剖。

一、手的功能

(一)手的姿位

1. 休息位　当睡眠或休息时，前臂及手部肌肉松弛，此时手呈现出一种特殊的自然状态，称之为休息位。表现为腕关节背伸 10°～15°，轻度尺偏，拇指尖靠近示指中节桡侧，其余四指呈半曲状，且指尖指向舟骨结节(图 37-1)。当被动屈、伸腕关节时，各手指将随之出现相应的伸、屈动作。正确了解手的休息位及其变化是诊断和治疗手部伤病的重要基础。如某指屈肌腱断裂，该指在休息位时不半屈反而伸直；当用腱移植术修复屈肌腱时，将其调节到休息位作吻合，其张力最佳。

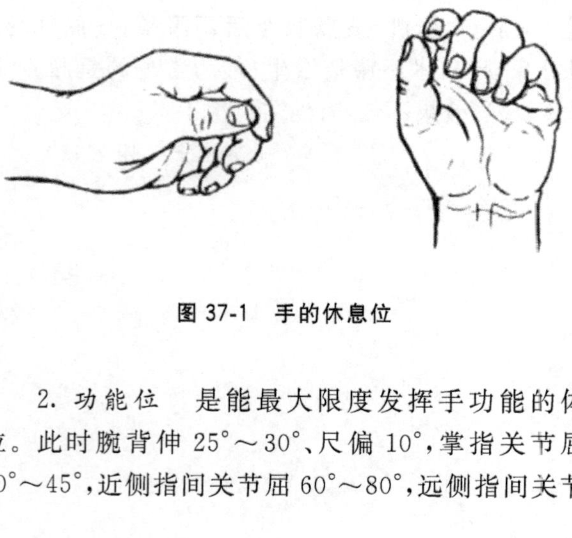

图 37-1　手的休息位

2. 功能位　是能最大限度发挥手功能的体位。此时腕背伸 25°～30°、尺偏 10°，掌指关节屈 30°～45°，近侧指间关节屈 60°～80°，远侧指间关节屈 10°～15°，拇指的腕掌关节充分外展，拇指呈对掌位，其他四指分开。如将一个网球握在手中，即可基本体现出功能位的状态(图 37-2)。在临床工作中，手部骨折的复位或指关节融合均应置于功能位。

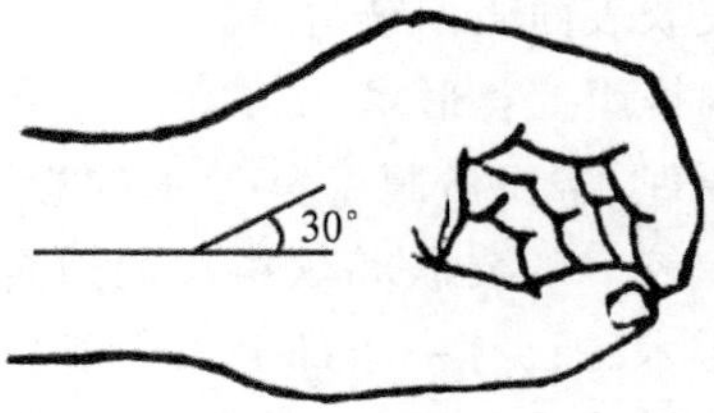

图 37-2　手的功能位

(二)手的运动功能

1. 捏持　是手指的精细动作，包括指腹捏持、指尖捏持和拇、示指的侧方捏持，以及多指的抓捏、旋扭等动作。

2. 握　是手指和手掌用力屈曲的结果，用于粗重工作时。

3. 提　是手指用力屈曲持物的动作。

4. 夹　即两手指彼此靠近持轻细物体的动作。当伸直夹物时，主要是掌侧骨间肌收缩；当指关节屈曲夹物时，则是掌侧骨间肌和屈指肌共同收缩的结果。

5. 推　腕关节背伸，手掌触物，前臂和上臂肌肉共同用力的动作。

6. 弹拨　是指端突然而急剧的屈、伸动作，可两指协同，也可单指进行。多见于某些弦乐演奏及生活动作中，与指甲的存在关系较大。

了解手的动作除在手伤病时体检用外，还在手康复的作业训练中有重要意义(图 37-3)。

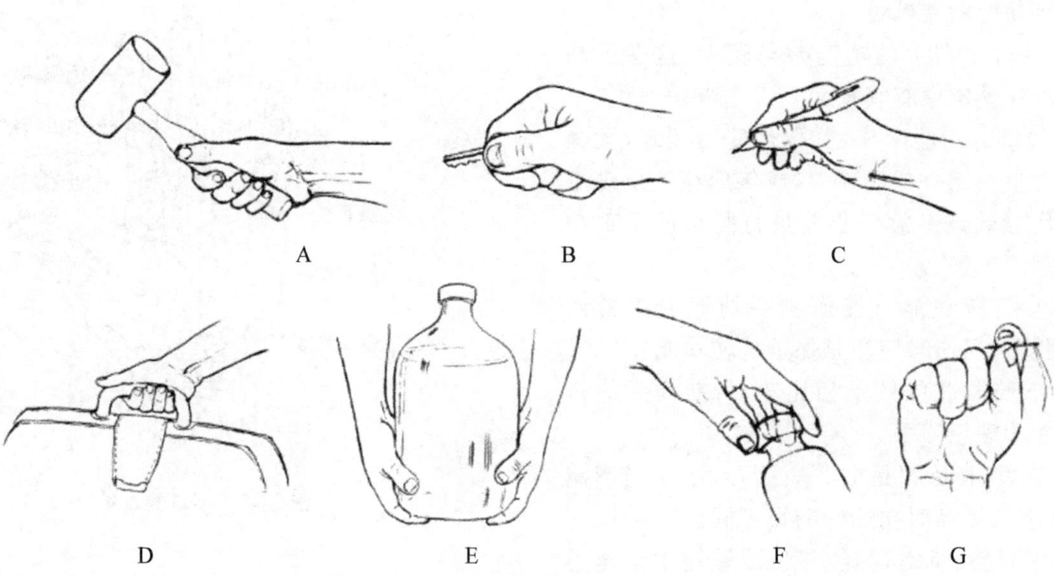

图 37-3　手的各种动作

A. 握；B. 旋；C. 执；D. 提；E. 搬；F. 拧；G. 捏

（三）手的感觉功能

手掌侧的感觉，特别在指端是人体最为敏感的部位，有利于完成手的复杂功能。手除具有灵敏的痛、温、触、压等感觉外，实体感觉是其特殊之处。实体感觉是上述各种感觉以及生活经验积累，通过大脑综合分析后的一种特殊功能，使人类能在不用眼看的情况下，仅靠手的接触就可辨别出是何种物体，并做一些精细动作。当指腹皮肤缺损行皮片移植术后，有可能恢复粗大的感觉，但实体觉却不能恢复。强调手的感觉功能是为了在手损伤后修复手术中应重视感觉神经的修复。

（四）手的功能分区

从手的结构和功能看可划分为三个部分：①Ⅰ区包括拇指及大鱼际区，主要是对掌、对指功能；②Ⅱ区包括示、中指及相应的第 2、3 掌骨，可协同拇指的对指功能；又因第 2、3 掌骨相对固定，其纵轴与桡骨纵轴接近重合，故起到力的转递作用；③Ⅲ区包括环指、小指、小鱼际及第 4、5 掌骨，其主要功能是加强握力，形成横弓（图 37-4A），也有将其分为 4 个区的（图 37-4B）。

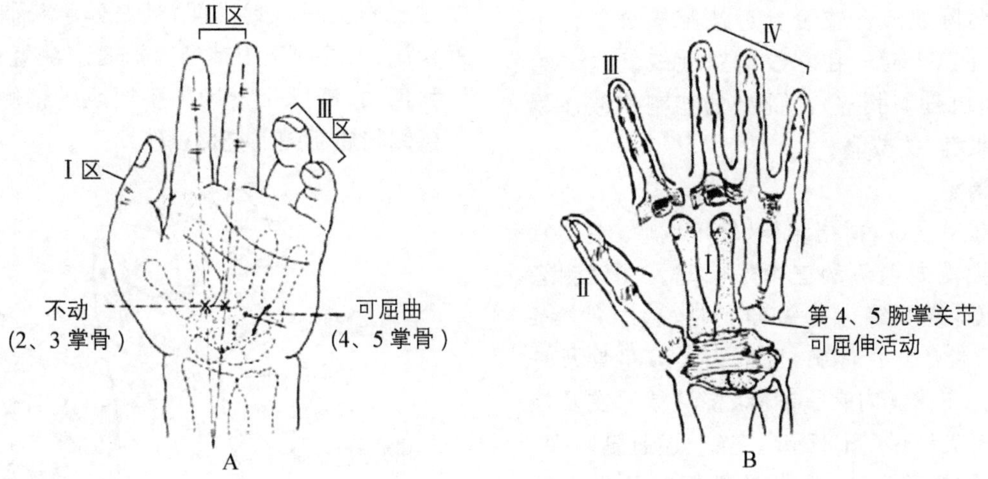

图 37-4　手的功能分区

(五)手功能的特殊性

1. 利手与非利手的功能差异较大,这在手功能重建及医疗鉴定中有其意义。

2. 手的部分功能障碍,其代偿能力较强,尤其是小儿期发生的部分功能障碍,成年后往往出现令人惊异的代偿效果。故对小儿进行复杂的手部功能重建术宜慎重。

3. 前臂旋转功能直接影响手功能的正常发挥,在处理前臂损伤时应注意保护旋转功能。

4. 与下肢假肢的效果相比较,目前尚无能恢复手部功能的理想假手。

5. 上肢短缩(特别是上臂短缩)对手功能影响较小,这与下肢短缩时功能影响大不同。

6. 利用肌腱、肌肉、神经移位或移植术重建手部功能的研究和应用较下肢多、也更为深入。

二、手的表面解剖

(一)指纹

手指腹的皮纹各不相同,有强化指腹感觉等作用,是刑事侦查中的一种重要依据。随着指端修复中植皮或皮瓣的广泛应用,使指纹发生变化,成为法医鉴定中一个值得注意的问题。

(二)掌纹

手指近、远侧指间关节处皮纹基本与关节线平行,指根部皮纹则在近节指骨基部水平,远离掌指关节,远侧掌横纹则与掌指关节水平相近。掌中横纹是掌浅弓血管的弧形最高点。大鱼际皮纹与中指尺侧纵轴线的交点相当于掌深弓血管的远端和正中神经大鱼际肌支分支处。近侧腕横纹平行于桡腕关节节面(图 37-5)。在掌纹的深面缺乏皮下组织,直接与屈肌腱鞘相连,故此处的切割伤往往累及腱鞘及屈肌腱、关节囊。

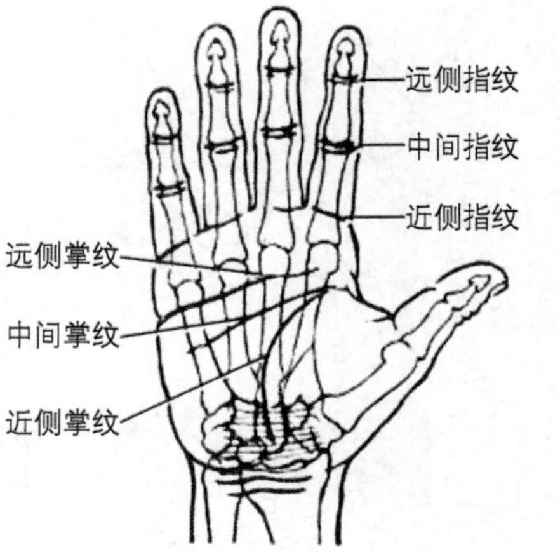

图 37-5 手掌侧皮纹

(三)鼻烟窝

腕关节在中立位,拇指背伸、轻度内收,在腕背桡侧可见一尖端向远侧的三角形凹陷。其尺侧缘为拇长伸肌腱,桡侧缘为拇短伸肌腱,远端是第 1 掌骨基部,近端是桡骨茎突,底部为大多角骨及舟骨结节背侧。在此窝内有头静脉、桡动脉深支及桡神经的拇指皮支经过(图 37-6)。当上述肌腱断裂,鼻烟窝轮廓变得不清晰,而舟骨骨折时鼻烟窝肿胀,并出现压痛。

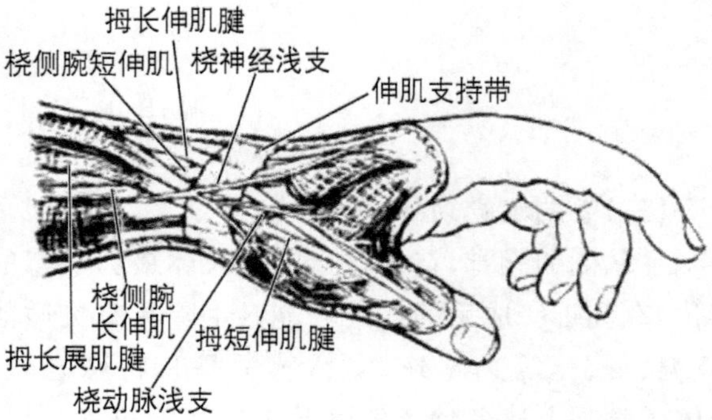

图 37-6 鼻烟窝的结构

(四)腕掌侧肌腱

腕关节于中立位,用力握拳,此时在腕横纹处可见到、摸到几根弦状隆起的肌腱:正中最明显者为掌长肌腱,其桡侧为桡侧屈腕肌腱,前臂尺侧缘为尺侧腕屈肌腱;在尺侧腕屈肌腱和掌长肌腱之间为中、环指的指浅屈肌腱。正中神经则位于掌长肌腱与桡侧腕屈肌腱之间,且略偏掌长肌腱侧,其位置较浅,做腕部正中神经阻滞时应注意此点。尺神经和尺动、静脉位于尺侧腕屈肌腱桡侧,桡动脉位于桡侧腕屈肌腱的桡侧(图 37-7)。

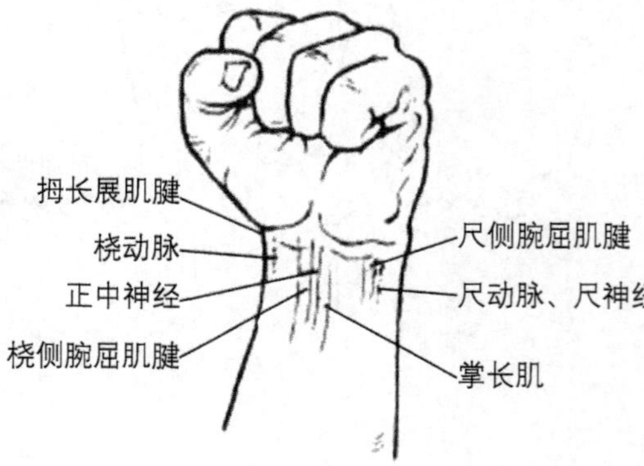

图 37-7 腕掌侧表面解剖

(五)肌性标志

手掌桡侧隆起是大鱼际肌,尺侧为小鱼际肌,手背各掌骨间为背侧骨间肌。当正中神经或尺神经损伤后这些肌肉相应地萎缩。

(六)骨性标志

豌豆骨位于腕横纹远侧和小指尺侧纵轴的交点,它与远侧的钩骨共同成为腕横韧带的附着点之一,而尺神经和尺血管紧邻其桡侧。舟骨结节位于腕横纹远侧与中指桡侧纵轴的交点上,它是示、中、环、小指自然屈曲时的纵轴交点,这在掌、指骨骨折复位时判断是否有旋转移位的重要标志。桡骨茎突和尺骨茎突易于看到和扪及,是了解有无骨折移位、畸形以及桡腕关节、尺桡下关节是否稳定的标志。此外,桡骨茎突处压痛可提示伸拇短肌腱、外展拇长肌腱腱鞘炎;尺骨茎突远侧压痛则可能有三角软骨或韧带损伤。

(七)虎口

位于第 1、2 掌骨间的软组织间隙称之为虎口,以相当于拇、示指间的指蹼。皮肤下面在背侧为第 1 背侧骨间肌,掌侧为拇内收肌。正常虎口可外展约 90°,其存在有利于拇指对掌、对指功能的发挥和加强握力。如内收肌挛缩或皮肤瘢痕挛缩使虎口狭窄,将明显影响手的功能。虎口背侧皮肤感觉是桡神经的单一支配区,常用于判断有无桡神经损伤的标准之一。

三、手的功能解剖

(一)皮肤的特点

1. 掌面皮肤

(1)在皮内及皮下有大量的神经末梢结构及复合神经网,故感觉特别敏感。指腹表皮内的 Meissner 小体对轻微触觉敏感,而下方存在的 Merkel 触盘感受一般触觉;真皮内 Ruffini 小体与热感觉有关,Krause 小体与冷感觉有关;真皮深层的环层小体与压力觉有关,而痛觉则由末梢的无髓鞘纤维传导。

(2)没有毛发及皮脂腺,故持物较稳定。由此也提示手掌侧包块不能诊断为皮脂囊肿。

(3)角质层特别厚,增加对物理损伤的抵抗力。

(4)真皮与深筋膜或骨膜(指端或关节)有一种复杂的纤维筋膜结构相连,并形成细小间隔,脂肪阻滞充填其间,与骨膜相连者又称为骨皮韧带。因此使得掌侧皮肤移动性较小,利于持物。掌侧皮肤缺失用其他部位皮瓣或皮肤移植修复后缺少此种结构,捏持细小或圆形物体易于滚动、滑落。

(5)掌、指横纹有利于手指屈曲活动。在先天性痴呆症(Mongolism)时常见缺乏或走向异常。

2. 手背皮肤

(1)皮肤较薄,主要是角质层和透明层,皮下组织少而静脉和淋巴管多。故较易创伤,炎症时容易扩散、肿胀明显。

(2)皮肤弹性好,移动性大,有利于手指充分屈曲。

(二)指甲

是指端的一种特殊结构,它包括甲板、甲床、甲基质、甲上皮(Cuticle)、甲下皮(Hyponychium)、甲半月(Lunula)和内侧的甲沟。甲板是表皮角质层的衍生物,而皮肤的颗粒层、棘细胞层和基底层则转化为甲基质和甲床。甲半月的形成尚不太清楚。甲上皮与甲根背侧表皮相连,甲下皮则是指甲游离缘处甲床延伸部分,与指端皮肤相连(图 37-8)。指甲的功能有:①甲床与指骨骨膜紧密相连,甲板坚硬,故是远节指骨的良好保护层,也是远侧指骨骨折后的一种天然外固定物;②防止指腹软组织向背侧旋转,而使指端有良好的捏持功能;③指腹所受压力被指甲阻挡,并产生一反作用力使指腹受压更明显,起到增加指腹感觉强度的作用;④可辅助完成生活中的一些特殊动作,如剥果皮、搔抓、解绳结和弹拨小物体等;⑤指甲也是人体美的重要修饰部分。缺乏指甲的手指会给人一种怪异的感觉。

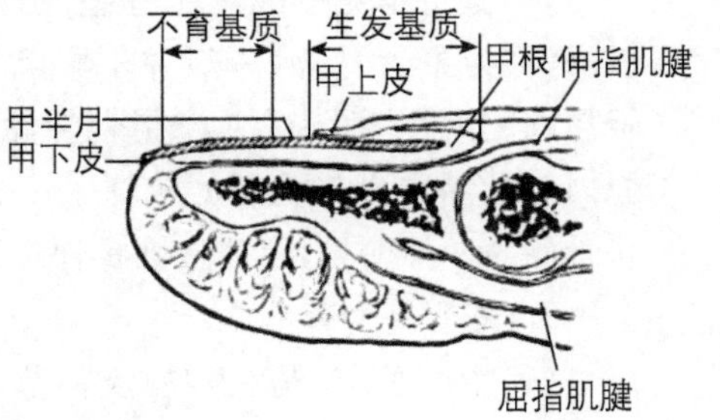

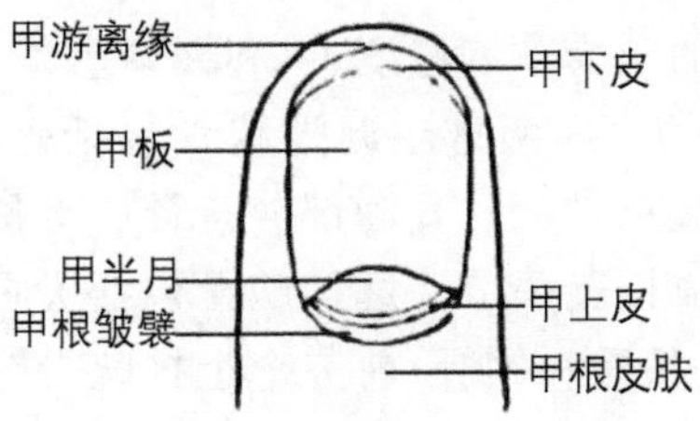

图 37-8　指甲的结构

(三)掌腱膜

掌腱膜是位于手掌皮下组织深面的一层坚实的筋膜，近侧与掌长肌腱和腕横韧带相连，远侧分为4束止于示、中、环、小指腱鞘和掌指关节侧副韧带上。中央呈三角形较厚，两侧变薄，延伸为大、小鱼际筋膜。掌腱膜与皮肤之间有纵行纤维相连，起到固定手掌皮肤作用，便于握物。由于掌腱膜坚韧，手掌深部感染难以向掌侧穿出，故炎症表现在手背更为明显。又因掌腱膜与屈肌腱鞘相连，当其挛缩时，可使手指掌指关节屈曲，不能伸直(图37-9)。

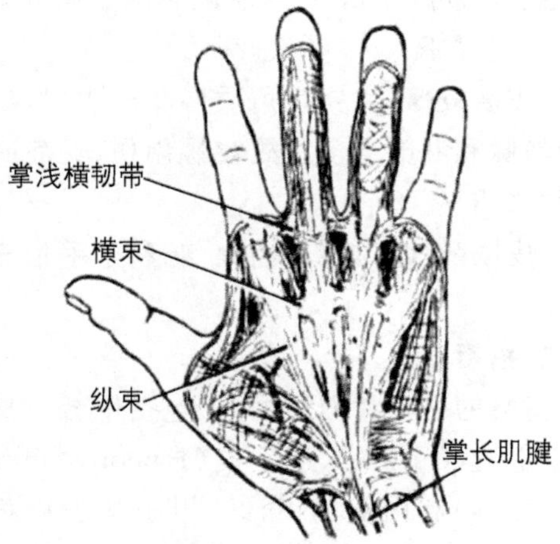

图37-9 掌腱膜

(四)骨、关节和韧带

1. 骨

(1)指骨：除拇指仅有近、远节指骨外，其他四指均由近、中、远三节指骨组成。从指骨的纵断面看，背侧呈一直线，而掌侧呈轻微的弧形凹陷，这可能与屈肌腱较为粗大有关。从横断面看，均呈向背侧突出的双屈线。

(2)掌骨：有5根掌骨，其纵断面形态近似指骨，而横断面则近似于底边向背侧的三角形。这种结构使得手背皮下的掌骨面较平滑，较少表面组织的摩擦和损伤；而掌面三角形间隙容纳掌侧骨间肌，以尽可能少的减少掌侧厚度，以利握物。

(3)腕骨：分近、远两排。近排腕骨包括舟骨、月骨、三角骨和豌豆骨。月骨和部分舟骨的近侧对应桡骨下端，形成桡腕关节。远排腕骨包括大多角骨、小多角骨、头状骨和钩骨，前三个远排腕骨分别与第1、2、3掌骨，钩骨与第4、5掌骨形成掌腕关节。临床上以舟骨、月骨、大多角骨问题较常见，与其解剖结构有一定关系：①舟骨大部分均是关节软骨面，仅在腰部后方及前方有血管经桡腕韧带进入骨内，故腰部或近端骨折易发生近侧骨块的缺血坏死。而腰部外侧面在腕关节桡偏时可直接受到桡骨茎突的撞击，是发生骨折的解剖基础。舟骨的化骨中心可为两个或更多，当为两个时则形成双舟骨变异，刚好在腰部一分为二，常易误诊为陈旧骨折。②月骨的尺、桡、远、近侧均是关节软骨面，血供来自掌、背侧韧带的小血管，当完全脱位韧带断裂或慢性损伤血管闭塞时均可产生缺血性坏死。月骨是由两个化骨中心融合而成，如不融合，小的一个称为月上小骨。偶尔月骨与三角骨融合为一，但两者之间仍存在一假性骨折线，这些均值得注意。③大多角骨有三个关节面，最重要的是与第一掌骨形成的马鞍状关节，它是各掌指关节中活动度最大的关节，直接影响拇指功能。大多角掌面偏内有一个沟，桡侧腕屈肌腱通过其间；背面有两个隆起，拇长伸肌腱由此经过。

(4)籽骨：在拇指掌指关节的掌侧有两个小的籽骨，而拇长屈肌腱就在这两个籽骨之间经过。若籽骨位置异常，则发生先天性腱鞘炎的概率增加。此外，还可在拇指指间关节、示指和中指掌指关节掌侧，偶尔在环、小指掌指关节处发现籽骨。

(5)副骨：手部副骨均在腕骨附近，文献报道数目较多，但临床工作中并不常见。了解可能出现的副骨对腕部骨病损的鉴别诊断有其意义(图37-10)。

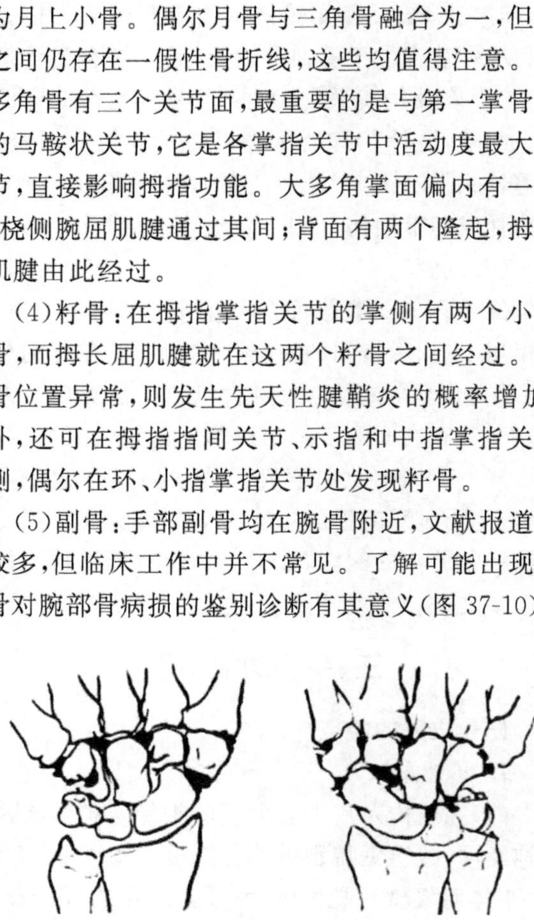

图37-10 腕骨的副骨

(6)其他少见情况　①一些儿童指骨骨骺密度极高，称为象牙骨骺，一般并不影响指骨发育，不能轻易判定为骨骺炎；②儿童指骨骨骺可能呈锥状，其原因与骨骺中央供血不足有关。一般认为，单指锥状骨骺为一种变异，而多指锥状骨骺常属病理性。

2. 关节和韧带

(1)指间关节：是一种屈戌关节，除拇指仅一个外，其他四个手指均有近侧和远侧两个指间关节。指间关节的关节囊较薄弱，靠四周的韧带和肌腱加强其稳定性。在侧方有从指骨头侧上方斜向前下至另一指骨基底部的侧副韧带加强。侧副韧带可分为束状部和扇形部，后者又称为副侧副韧带。侧副韧带的束状部在伸直位时松弛，屈曲时紧张，故指间关节在伸直位固定过久，松弛的束状部挛缩，手指就难以屈曲。反之，副侧副韧带在伸直位较紧张，屈曲位松弛，但由于它较薄弱，其制动位置对关节活动影响不大，故侧副韧带挛缩时仅切除束状部即能矫正畸形(图 37-11)。在关节掌面有掌侧副韧带，该韧带中、远侧部分由纤维软骨板组成，远端与指骨骨膜相连，近侧部分为纤维组织与近端指骨骨膜相连，两侧与副侧副韧带连接。在指间关节屈曲时主要是近侧纤维膜发生皱褶，而软骨板不会变形，从而保证了屈指肌腱在软骨板表面的正常滑动。正因为掌侧副韧带远端是由软骨板与骨膜相连，两者抗张力强度差别较大，故其发生撕裂机会就大大超过近端的纤维膜与骨膜相连处。

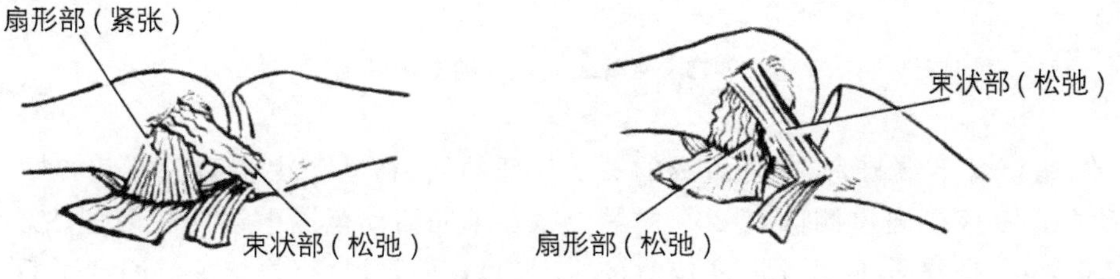

图 37-11　指关节侧副韧带

A. 指间关节伸直位；B. 指间关节屈曲位

(2)掌指关节：属于多轴球窝关节，除屈、伸动作外，在伸直位可有一定程度的侧向活动。拇指掌指关节还有轻度的旋转动作。掌指关节的韧带结构与指间关节基本相同，但侧副韧带的作用显得更为突出，而掌侧软骨板的强度却较指间关节薄弱。拇指掌指关节处的籽骨是被包裹在副侧副韧带与软骨板连接处内，如有必要切除籽骨时，则应同时修复副侧副韧带和软骨板的连接处。

(3)掌骨头横韧带：在 2～5 掌骨头之间有 3 条掌骨头横韧带，宽约 1cm，与相邻的掌侧软骨板相连。该韧带的主要作用是握物时控制掌骨不能过度分散，从而加强握力。在韧带的掌侧有指固有血管、神经束，背侧是骨间肌腱膜经过。第 1、2 掌骨头之间无此种结构，以利虎口的开大和拇指活动。

(4)掌骨间关节：在 2～5 掌骨基底部的侧方有三个掌骨间关节，是一种矢状面的微动关节，其关节囊与掌腕关节相通。在关节的掌侧和背侧分别有韧带加强。

(5)掌腕关节：由掌骨基底部与远排腕骨所形成的关节，其组成关系前面已描述。在掌腕关节中第 2、3 掌腕关节最稳定，很少活动；环指掌腕关节有 15°左右屈、伸；小指掌腕关节有 30°左右屈、伸活动。拇指掌腕关节特别重要，有屈、伸、收、展和部分旋转动作，该关节一旦强直在非功能位，拇指大部分功能即将丧失。

(6)腕骨间关节：包括近、远排腕骨间关节(腕中关节)和各个腕骨之间关节两种。腕中关节由于近、远排腕骨位置不在同一平面，故其关节线如一开口较大的“U”形，其尺侧较平缓，桡侧较直。当舟骨腰部骨折后，腕中关节的活动力线就通过骨折线，是影响骨折愈合原因之一(图37-12)。各腕骨间关节较多，彼此之间以骨间韧带和掌、背侧的韧带相连，血供也从这些韧带进入各个腕骨。腕掌侧桡腕韧带(桡头、桡月、桡舟等韧带)和头钩韧带之间有一间隙，刚好是月骨的远侧部，是掌侧韧带结构的薄弱区。此间隙在腕背伸时变大，掌屈时变小，故过度背伸位受力时，月骨易从此间隙向掌侧脱位(图 37-13)。

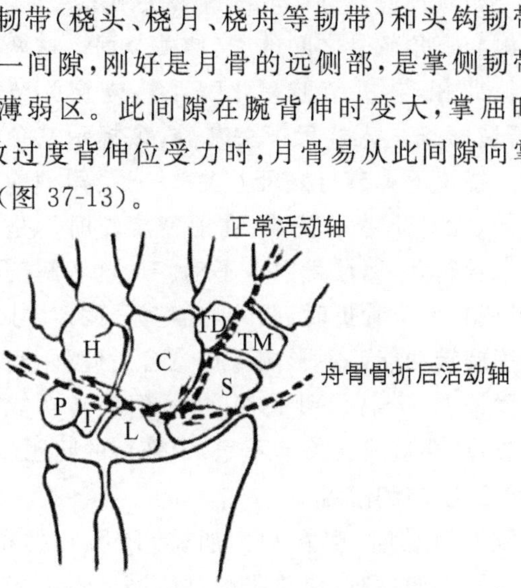

图 37-12　腕中关节力线和舟骨骨折后力线的变化

TM. 大多角骨；TD. 小多角骨；C. 头状骨；H. 钩骨；S. 舟骨；L. 月骨；T. 三角骨；P. 豌豆骨

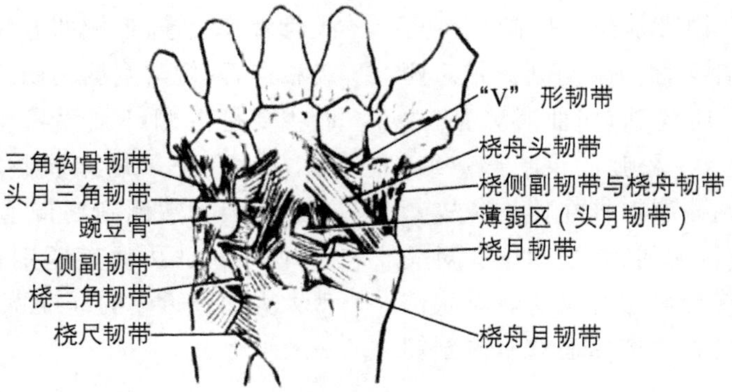

图 37-13　月骨掌侧脱位的解剖基础

(7)桡腕关节：是桡骨下端与舟、月骨组成的关节。其桡骨下端关节面存在向尺侧倾斜 20°、向掌侧倾斜 15°的生理角度，是桡骨下端骨折复位时的一个重要标志，也与腕部的正常活动范围有关。腕部的屈、伸动作由桡腕关节和腕中关节共同完成，在不同活动范围上述两关节所占比率不同(图 37-14)。即是说，行桡腕关节固定术后，腕部仍保留一部分屈、伸动作。

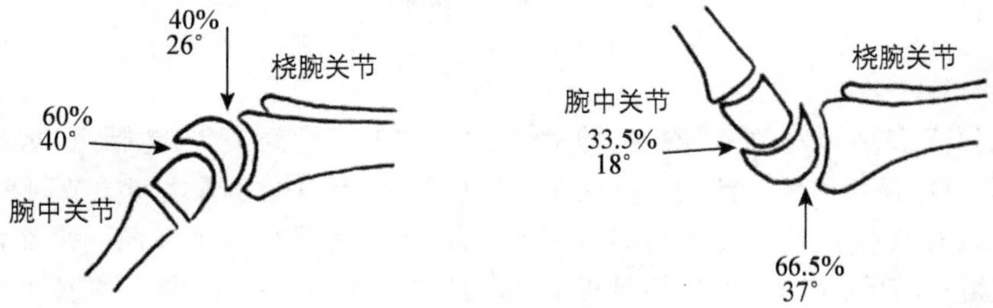

图 37-14　腕关节屈、伸活动时，桡腕关节和腕中关节的活动度

(8)桡尺下关节：包括两个部分：一是尺骨头环状面与桡骨尺侧切迹构成的旋转关节面；二是尺骨头远侧与三角软骨之间的屈、伸关节面。这两个关节面彼此相连，关节腔呈"L"形。桡腕关节造影时，若造影剂进入桡尺下关节腔，多提示三角软骨破裂。桡尺下关节与桡尺上关节一道，司理前臂旋转功能，无论上或下关节，在前臂旋转时均是桡骨围绕尺骨转动，而尺骨固定不动。从这一解剖特点看，尺桡骨干双骨折时，两骨均需坚强固定，才能早期训练旋转功能又不影响骨折愈合。此外，当前臂旋转障碍时，若行尺骨头切除，不但旋转功能改善不明显，还会造成腕关节不稳，带来新的问题。

(五)肌肉和肌腱

肢体活动时，存在动力肌、协同肌和拮抗肌。如动力肌为伸指肌，伸腕肌则是协同肌。由于手部功能复杂，为了充分完成功能或在修复功能障碍时，均应注意不同肌组的作用。

1. *前臂旋转肌*　前臂旋后动作主要由正中神经支配的旋后肌产生，但在屈肘位时，肱二头是协同肌；而在伸肘位时，拇长、短伸肌和拇外展长肌起到协同肌的作用。旋前动作由正中神经支配的旋前圆肌和旋前方肌控制，其他肌肉的协同作用不明显。当前臂肌缺血性挛缩时，旋前方肌易受累及从而产生旋前位固定畸形。

2. *屈腕肌*　动力肌为正中神经支配的桡侧屈腕肌和掌长肌，以及由尺神经支配的尺侧屈腕肌。所有的屈指肌均为协同肌。掌长肌腱细长，约 14cm，是自体肌腱移植时的首选材料，也是重建拇指对掌、外展及第 1 背侧骨间肌功能的可选择的移位肌腱之一。当桡神经损伤后将屈腕肌腱移位到手背侧，可重建指总伸肌功能。

3. *伸腕肌*　包括桡侧腕长、短伸肌及尺侧腕伸肌，均由桡神经支配。伸指肌为其协同肌。桡侧伸腕长肌腱移位可重建拇指对掌及环、小指指间关节伸直功能。尺侧伸腕肌腱移位可重建拇指内收及屈曲功能。

4. 屈指肌　前臂屈指肌分深、浅两层。浅层为正中神经支配的指浅屈肌，起屈近侧指间关节作用。其解剖特点是四条指浅屈肌腱完全独立，而肌腹部分也可基本分开，特别是环指的指浅屈肌具有独自的肌膜包裹。因此，示、中、环、小指可分别屈曲近侧指间关节。利用这一特点，指浅屈肌腱移位（特别是环指）重建拇指对掌功能，可不屈曲其他手指而单独使拇指完成外展对掌动作。深层有指深屈肌和拇长屈肌。指深屈肌桡侧部分由正中神经支配，尺侧部分由尺神经支配，能屈曲近、远侧指间关节。到示指去的指深屈肌是独立的，故示指可单独屈曲，而到中、环、小指的指深屈肌腱在起始部连成一片，故该三指不能各自独立屈曲。拇长屈肌是一个完全独立的单羽状肌，由正中神经支配。它的腱索上无蚓状肌附着，故在手掌部断裂后近端回缩较多，需扩大伤口才能找到。也正因为如此，在指部断裂后，可利用前臂下段肌腱的延伸性，直接将近侧断端前移到拇指末节重建其功能，无需行腱移植术。

5. 内在肌

（1）大鱼际肌：包括拇短展肌、拇短屈肌、拇对掌肌和拇内收肌。拇短展肌由正中神经支配，其功能除使拇指外展之外，还有部分纤维止于伸拇肌腱膜，故有协助伸拇作用。在重建拇外展功能时，移位腱止点应从拇指近节指骨基部桡侧越过指背固定在尺侧，以保证伸拇力量不致减弱。拇短屈肌浅头为正中神经支配，而拇内收肌为尺神经支配。此外，由于拇短展、拇短屈、拇对掌肌及拇内收肌斜头纤维走行方向与虎口较为垂直，仅拇内收肌横头和第 1 背侧骨间肌与虎口方向平行，故虎口扩大矫形术中，以切断后两部分肌肉的腱止点为主，如剥离肌止点太多，术后拇内收能力将减弱，且重建的虎口呈深凹的“V”形，极不美观。

（2）小鱼际肌：包括浅层的掌短肌和小指展肌，深层的小指短屈肌和小指对掌肌，均由尺神经支配。掌短肌收缩可使小鱼际皮肤下凹，并有轻度外展小指作用；小指展肌除外展小指外，还因部分纤维止于小指指背腱膜，故可协助屈掌指关节和伸指间关节，表现出类似蚓状肌的作用；小指短屈肌止于近节指骨的掌尺侧，故有屈掌指关节和外展小指的双重作用；小指对掌肌起到使小指和拇指相互捏持作用。

（3）骨间肌：分掌侧骨间肌和背侧骨间肌两组，均由尺神经支配。掌侧骨间肌共 3 块，为单羽状肌，它收缩时使示、环、小指向中指靠拢；背侧骨间肌有 4 块，为双羽状肌，它收缩时使示、环指离开中指，同时可使各掌骨相互接近的作用。小指和拇指的外展分别由各自的外展肌控制（图 37-15）。

（4）蚓状肌：共 4 条，分别起于掌部指深屈肌腱外膜的纤维结缔组织上。第 1、2 蚓状肌为单羽状肌，起于示、中指指深屈腱桡侧，其腱索绕过掌指关节桡侧与骨间肌腱索共同形成伸肌腱膜的侧索，由正中神经支配；第 3、4 蚓状肌为双羽状肌，起于中一环指、环一小指指深屈肌腱的相邻两侧，其腱索同样参与形成伸指腱膜的侧索，由尺神经支配（图 37-16）。蚓状肌的单一动作是使掌指关节屈曲，指间关节伸直。但在生活活动中，它是与骨间肌，特别是掌侧骨间肌共同产生作用，由于这种协调作用，手指才能完成许多精细动作。一旦蚓状肌、骨间肌麻痹，目前的功能重建方法均不能满意地恢复手指的精细功能。尺神经损伤时，骨间肌和 3、4 蚓状肌麻痹，手指关节的动力失衡，出现环、小指掌指关节过伸，指间关节屈曲的爪状畸形；正中神经损害时虽有 1、2 蚓状肌麻痹，但骨间肌正常，手指的屈伸肌力仍能相对平衡，基本上不出现爪状畸形。

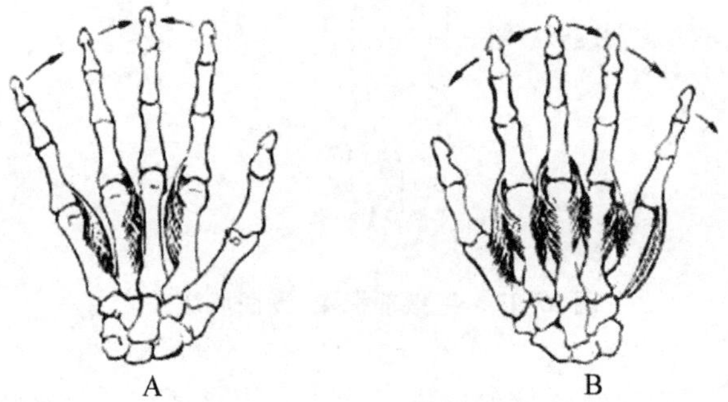

A　　　　B

图 37-15　骨间肌

A. 骨间掌侧肌；B. 骨间背侧肌

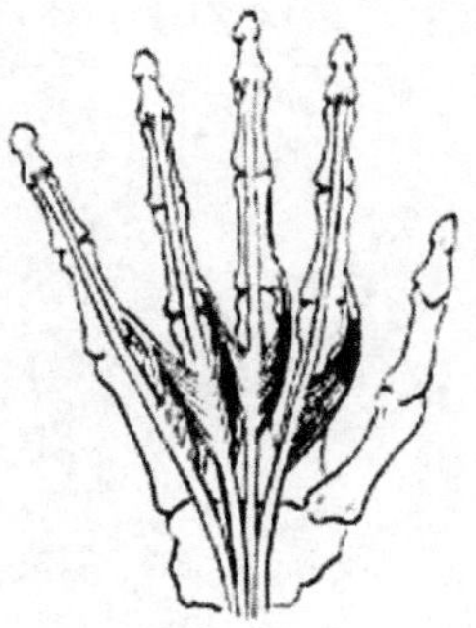

图 37-16　蚓状肌

6. 屈指肌腱　共有9条，除拇指仅1条外，其他四指各有深、浅腱1条。浅腱末端分为两条止于中节指骨掌面两侧，深腱在其下方通过止于远侧指骨基部掌面(图37-17)。屈指肌腱的腱纤维表面有腱内膜，多条纤维合成腱索，表面覆以束膜。肌腱的血管神经束即分布在肌腱后1/2的内膜和束膜之间，因此行肌腱吻合时，缝线宜穿过肌腱中部而在前方打结，以减少对肌腱血供的影响。整个肌腱外面包以腱外膜，在有腱鞘部分腱外膜表面还有一层滑膜，其分泌的滑液有利于肌腱的营养。无腱鞘部分腱外膜周围尚有一层薄的疏松结缔组织，在做腱游离移植时，应将移植腱和这一层疏松结缔组织膜一道完整取下，这样移植腱不易和新腱床直接粘连，有利肌腱滑动。

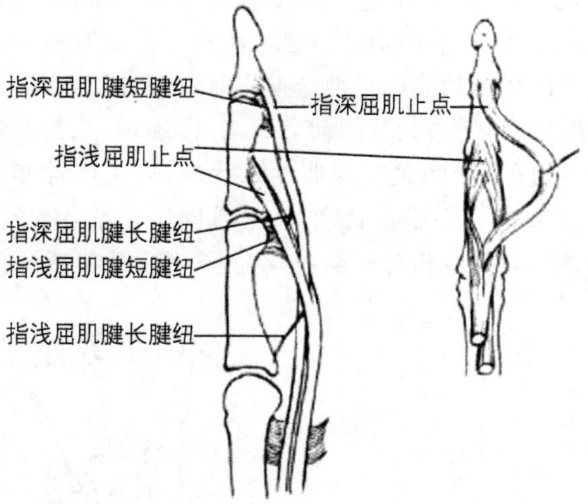

图37-17　手指部指深、浅屈肌肌腱

手部屈肌腱根据解剖特点可分为5个区，对临床工作有一定指导意义。Ⅰ区即腱末端区，从中节手指到深腱止点，此区仅有深腱，损伤后修复效果良好。Ⅱ区即鞘管区，过去也称“无人区”，包括从远侧掌横纹到中节指骨的浅腱止点之间。此区腱鞘窄而厚，深、浅腱彼此重叠，损伤修复后粘连机会大，效果较差。Ⅲ区即手掌区，从腕横韧带远侧到屈肌腱鞘的止点。蚓状肌即在本区内附着在深腱的表面。由于腱周疏松结缔组织较多，又有肌肉覆盖，故本区腱修复后效果较好。Ⅳ区即腕管区，9条屈肌腱被紧密地包容在坚实的腕管内。屈肌深、浅腱有尺侧滑囊包裹，而拇长屈腱为桡侧滑囊包裹。9条肌腱排列为3层，浅层为中、环指浅腱，中层为示、小指浅腱，深层为拇长屈腱和4条深腱。此区内如多条肌腱在同一平面断裂，修复后彼此粘连机会较大，影响手指精细动作。Ⅴ区即前臂区，从肌肉肌腱交界处到腕管近侧。本区疏松结缔组织较多，即使是同一平面多条肌腱断裂，也易用腱周组织或筋膜瓣将吻合口分隔，而减少彼此粘连。拇长屈肌腱分区与上述分区基本相同，仅因拇指无中节指骨，第Ⅱ区变得较短。但因拇指的掌指关节拇长屈肌腱的两侧各有一个籽骨，形成一个小的骨纤维管道，修复后的肌腱容易在此处产生粘连。

过去文献强调第Ⅱ区屈肌腱损伤后不宜一期修复，自显微外科技术发展以后，加之各种预防粘连措施的开展，目前对任何部位的屈肌腱损伤均可一期修复，包括深、浅腱和腱鞘同时修复，并取得良好的效果。

指屈肌腱在手部的滑动幅度各指有一定差异，了解此点对肌腱修复或移植具有临床指导意义(表37-1)。

表37-1　屈指肌腱在手部各关节的滑动幅度(单位：mm)

		远侧指间关节	近侧指间关节	掌指关节	腕关节	腕掌关节	共计(mm)
示指	浅腱	0	16	16	16		48
	深腱	5	20	15	16		56
中指	浅腱	0	16	26	46		88
	深腱	5	17	23	38		83
环指	浅腱	0	11	21	40		72
	深腱	5	12	15	45		77
小指	浅腱	0	8	17	40		65
	深腱	3.5	11	5	45		64.5
拇指			12	8	23	20	

7. 指屈肌腱鞘和滑囊

(1)指屈肌腱鞘：内层为滑膜性腱鞘，外层为纤维性腱鞘。滑膜性腱鞘分为两层，直接覆盖在肌腱表面者为脏层滑膜，在纤维性腱鞘内面者为壁层滑膜，肌腱移动是两层滑膜间的移动。滑膜性腱鞘从掌指关节近侧开始，直至肌腱的远侧止点，但拇指的滑膜性腱鞘与桡侧滑囊相通，小指则与尺侧滑囊相通(图 37-18)。纤维性腱鞘并非一完整管道，呈不规则节段性分布，在关节及指骨部形态各不相同。由于纤维性腱鞘与指骨骨膜相连，形成骨纤维管，故可使屈肌腱在滑动时不离开骨面，保证充分屈指，也可挤压滑液进入腱纤维内，给予其营养。通常将纤维性腱鞘称为滑车，2～5 指滑车分为环形和交叉形两类，前者 5 个，后者 3 个，拇指滑车仅 3 个，两个环形一个斜形。由于滑车功能特别，故在行腱移植术时需同时选择性修 1～2 个滑车，以保证上述功能的完成(图 37-19)。

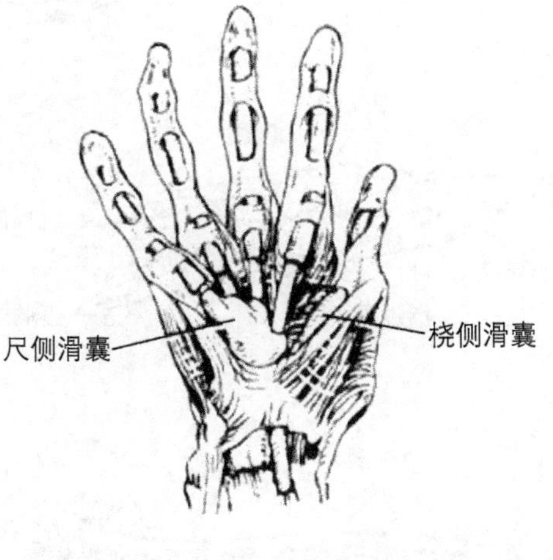

图 37-18　手掌侧腱鞘和滑囊

(2)腱系膜和腱纽：两者都是滑膜性腱鞘包裹肌腱后与深部组织的连系部分，因此都在肌腱的背侧。这种结构在掌、腕部呈长片状称为腱系膜，在手指腱鞘内呈节段性分布称为腱纽。腱系膜和腱纽内包含进入肌腱的血管、神经和淋巴管。在指深、浅屈肌腱的止点附近腱纽呈三角形，较恒定，称为短腱纽。在这两种肌腱的近侧尚有细长的长腱纽，其位置、形态和数目变异较大，通常有 1～3 条(图 37-20)。由于腱鞘内屈肌腱纽是血供通道，故屈肌腱的血供也呈节段性，这点在行单纯浅腱切除时甚为重要，除应注意保护深腱的腱纽外，还应保留浅腱的短腱纽，因为多数深腱的长腱纽起于浅腱的短腱纽。

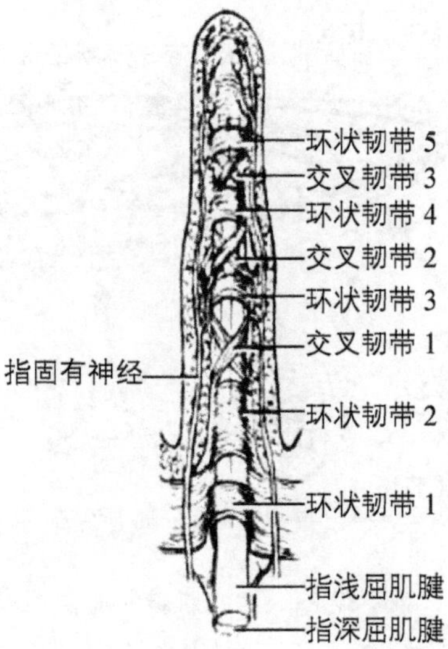

图 37-19　屈指肌腱滑车

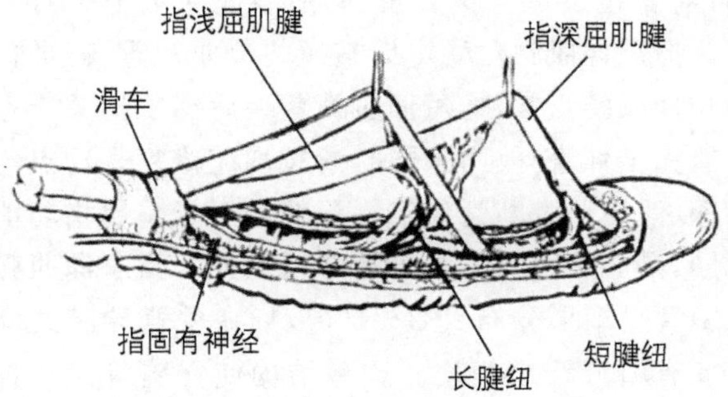

图 37-20　屈指肌腱腱纽

(3)滑液：滑液除了润滑肌腱、减少物理损伤外，主要对指屈肌腱的前部 1/2 无血管区提供营养。随着显微外科技术的发展，肌腱的切割伤修复同时，也能修复腱鞘，这对肌腱的愈合及减少粘连带来明显好处。

(4)腱鞘和指血管、神经的关系：由于指屈肌腱在掌指关节和指间关节处的结构不同，经腱纽进入肌腱的血管方式也不一样。在掌指关节附近，仅有浅腱的长腱纽，故指固有血管分支经此进入浅腱，而该处深腱无血管进入；在近侧指间关节指固有血管分支则经浅腱的短腱纽再进入深腱长腱纽，同时供应深、浅腱；而在远侧指间关节没有浅腱，血供是由深腱的短腱纽进入深腱(图 37-21)。我们在腱鞘内注入亚甲蓝时，发现各指间关节附近有横行细小通路与指血管、神经束相连接，亚甲蓝由此通道流出将指血管、神经束节段性染色，这点可解释指屈肌腱鞘内麻醉的方法的机制。

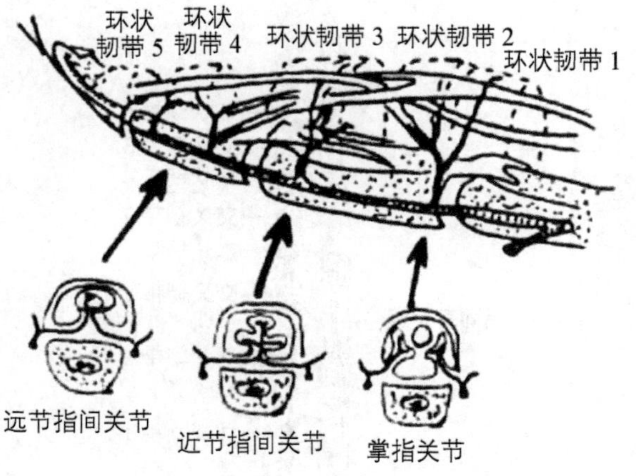

图 37-21 屈指肌腱的血供

8. 指伸肌腱

(1)手背指伸肌腱:拇指有指长、短伸肌腱各一条,前者止于远节指骨基部,后者止于近节指骨基部。拇短伸肌腱对稳定拇掌指关节非常重要,即使拇长伸肌腱正常,拇短伸肌腱断裂后拇掌指关节也不能完全伸直,故两腱同时断裂均应修复。这点与指深、浅屈肌腱断裂仅修复深腱后不影响屈指功能不同,是非手外科医师容易忽视之处。指总深肌腱在腕背呈扇形分布到 2～5 指,且在手背伸腱之间彼此有斜行纤维相连。这种结构使在腕背某一伸肌断裂后,断腱手指尚可因其邻近伸腱牵拉下使其掌指关节有一定伸直功能。此外,示指和小指尚各有 1 条独立的固有伸肌腱,它们都位于伸指总腱的尺侧,当伸指总腱断裂或肌麻痹后示指和小指仍能伸直,这一现象称为 Horns 征。在拇长伸肌腱陈旧性损伤时,示指固有伸肌腱是最常用的移位腱。

(2)指背伸肌腱:由于比较薄故称为指背腱膜,是一个比较复杂的指背解剖结构。指背腱膜由指总伸腱、骨间肌和蚓状肌腱索共同组成。指总深肌腱在近节指骨背侧延续部称为指背腱膜中央腱,止于中节指骨近侧,主要起到伸掌指关节和近侧指间关节作用;骨间肌腱经掌骨头横韧带背侧,蚓状肌腱经掌骨头横韧带掌侧向远侧行走,在近节指骨侧方两者会合成指背腱膜的外侧腱,然后分出一内侧索加入中央腱。在相似水平中央腱亦分出外侧索加入外侧腱,然后外侧腱绕过近侧指间关节侧方,移行到中节指骨背侧,最后尺、桡两侧的外侧腱会合止于远侧指骨背侧基底部,主要起到伸远侧指间关节和协同伸近侧指间关节的作用。在接近外侧腱止点,两条侧腱之间有横行的三角韧带相连,而在近侧指间关节两侧浅面有一层较薄的纤维组织,它绕过外侧腱在中央腱止点附近会合,该结构的斜行部称为 Cleland 韧带,横行部称为 Grayson 韧带。以上 3 种韧带均起到防止外侧腱过度移位和协调近、远节指间关节的功能(图 37-22)。指背腱膜的功能发挥有赖于与指屈肌力的平衡和指总深肌与骨间肌、蚓状肌力的平衡,特别是后者更为重要(表 37-2)。当骨间肌、蚓状肌力减弱将发生爪形手畸形(掌指关节过伸,指间关节屈曲);当两者肌力过强则出现鹅颈畸形(掌指关节和远侧指间关节屈曲,近侧指间关节过伸);中央腱止点断裂或内侧索、三角韧带及 Cleland 韧带破裂可发生纽孔畸形;指背腱膜止点断裂则发生锤状指畸形(图 37-23)。

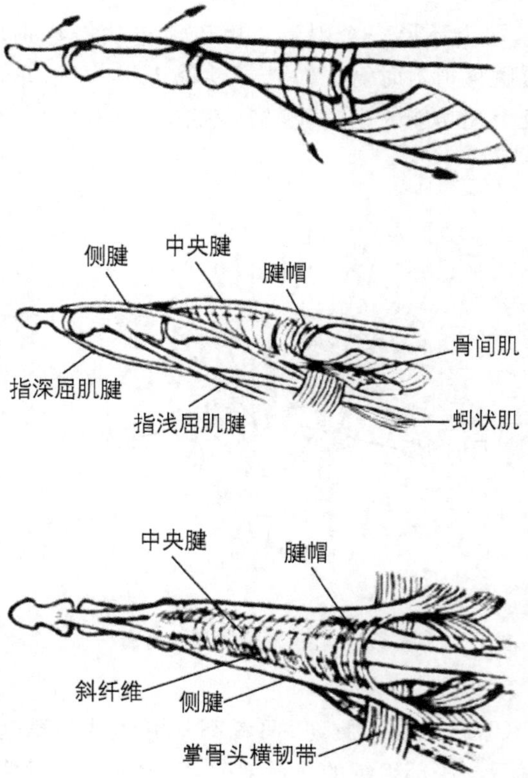

图 37-22 指背腱膜

表 37-2 手指关节肌力平衡因素

	伸展力/屈曲力
掌指关节	指总深肌/骨间肌、蚓状肌、指深屈肌、指浅屈肌
近侧指间关节	指总深肌、骨间肌、蚓状肌/指深屈肌、指浅屈肌
远侧指间关节	骨间肌、蚓状肌/指深屈肌

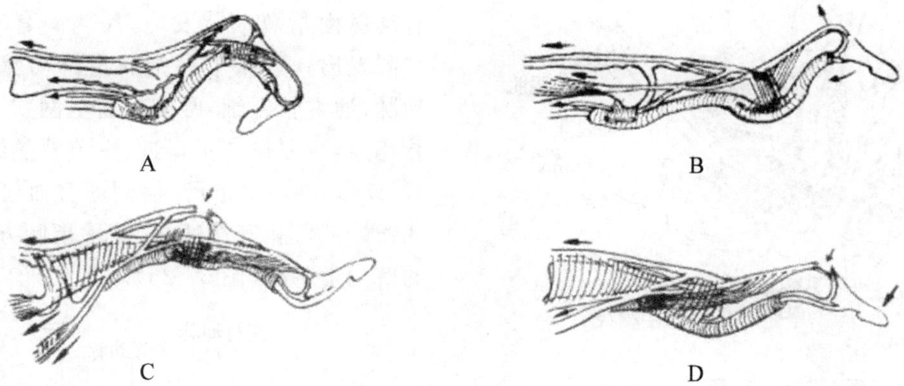

图 37-23　指背腱膜病变所致的畸形

A. 爪形指；B. 鹅颈畸形；C. 纽孔指；D. 锤状指

拇指指背腱膜是以拇长伸腱为主体，桡侧加入拇外展短肌腱索，尺侧加入拇收肌腱索。拇短伸肌腱主要是稳定掌指关节，以利拇长伸肌充分发挥伸拇功能。临床工作应注意的是，在拇指近节指骨背侧，上述腱索彼此呈膜状相连，仅主腱处略增厚。当拇长伸肌腱在该部位断裂时，不了解此点者常向近侧去寻找"回缩"的断端，由于有腱索与邻近肌腱相连，这一部位的拇长伸腱断裂后不会产生明显回缩，往往切口近侧一增厚的腱膜就是近断端。

(六)骨纤维管

1. 腕管　是腕部最主要的骨纤维管，其顶部是腕横韧带，后壁为桡腕关节和腕中关节，桡侧壁是舟骨结节和大多角骨结节，尺侧壁为豌豆骨及钩骨钩。腕管内有指屈深肌、浅肌腱各 4 条，拇长屈肌腱 1 条和正中神经。指屈肌腱被尺侧滑囊、拇长屈肌腱被桡侧滑囊包裹，而正中神经在滑囊之外，位置最为表浅(图 37-24)。如腕管腔变小(如骨折移位)、内容物体积增大(如滑囊炎)或出现新的内容物(占位性包块、变异肌腹)，则腔内压力增加，在长期屈伸活动中首先受到这种压力变化影响的就是正中神经，从而出现相应的神经功能障碍。

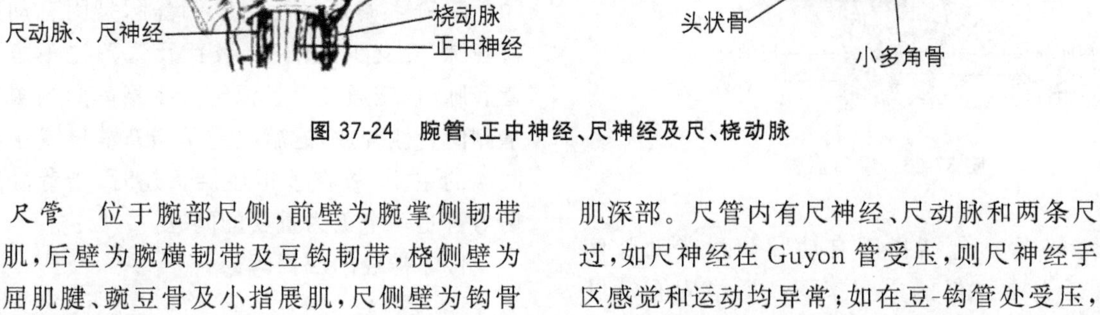

图 37-24　腕管、正中神经、尺神经及尺、桡动脉

2. 尺管　位于腕部尺侧，前壁为腕掌侧韧带及掌短肌，后壁为腕横韧带及豆钩韧带，桡侧壁为尺侧腕屈肌腱、豌豆骨及小指展肌，尺侧壁为钩骨钩。尺管可分为近、中、远三段，近段称为 Guyon 管，相当于尺神经深、浅支分叉处；中段称为豆-钩管，是豌豆骨和钩骨钩部的一段斜形间隙，为小指短屈肌覆盖；远侧段称为对掌肌管，位于小指对掌肌深部。尺管内有尺神经、尺动脉和两条尺静脉经过，如尺神经在 Guyon 管受压，则尺神经手部支配区感觉和运动均异常；如在豆-钩管处受压，则仅有内在肌功能障碍而无感觉异常；如在对掌肌管受压除无感觉障碍外，小指外展肌功能往往没有障碍(图 37-25)。

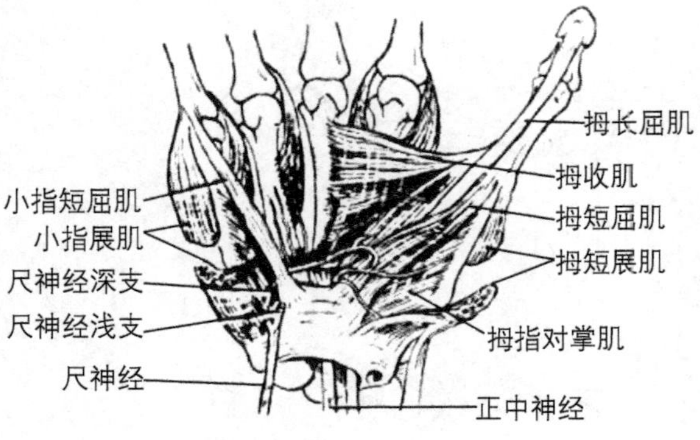

图 37-25 尺管

(七)血管的解剖特点

1. 掌弓　尺、桡动脉的终末支在手掌形成深、浅二弓,以保证手的血供(图 37-26)。掌浅弓有60%主要由尺动脉终末支供血,30%是尺、桡动脉终末支均衡供血,其他10%为各种少见变型。掌深弓以桡动脉终末支为主形成,95%与尺动脉终末支吻合,形成完整深弓,其余5%桡动脉终末支不与尺动脉吻合。值得注意的是浅弓有变异,深弓也常不完整,如尺、桡动脉之一突然不能供血,则将导致手的相应半侧缺血坏死。故在做尺或桡动脉结扎或尺、桡动脉皮瓣时,应常规预先检查掌弓是否完整。

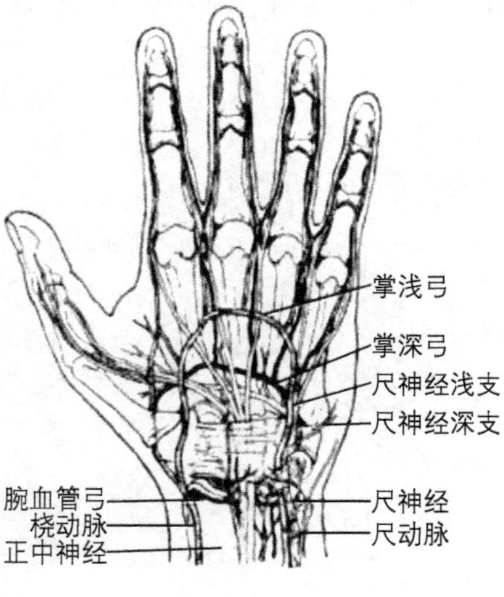

图 37-26 掌弓血管

2. 指动脉　包括指固有动脉和指背动脉两种,前者是手指血供的主要来源。拇指固有动脉80%来源于桡动脉浅支发出的拇主要动脉,而拇指背动脉多数由桡动脉浅支本身及其分支第1掌背动脉而来。示指桡侧固有动脉多由掌深弓或深、浅两弓共同发出,而尺侧固有动脉则由指总动脉发出;中、环指固有动脉由指总动脉发出;小指桡侧固有动脉由指总动脉发出,尺侧固有动脉由深、浅弓共同发出。这4个手指的指背动脉均来源于掌背动脉,通常较纤细,两侧交通呈网状,且与指固有动脉相通,主要供应手指近、中节背侧结构的血液(图37-27)。每一手指尺、桡侧固有血管均在关节附近和指端部位相互交通,这是手指侧方逆行岛状皮瓣的解剖学基础(图 37-26)。

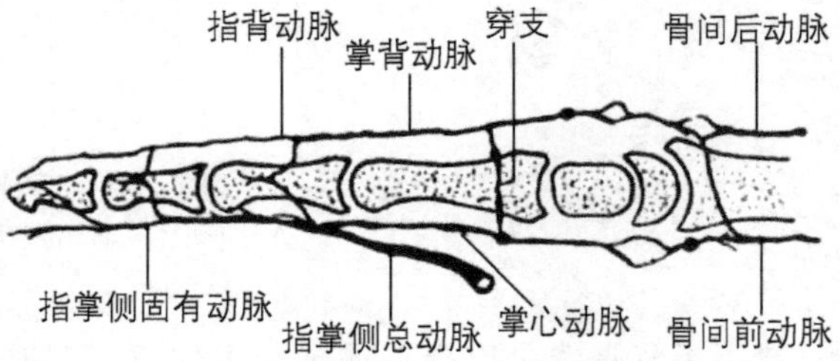

图 37-27 手指动脉血供

3. 掌背动脉　共4条。第1掌背动脉由桡动脉浅支发出,2～4掌背动脉由掌深弓的穿支和腕背动脉网的交通支吻合形成。各掌背动脉在指蹼处与指总动脉有交通支,由此可在手背形成以某一掌背动脉为轴心的顺行或逆行皮瓣。由于第1掌背动脉位置较恒定,终末支达示指背侧,故可以其为轴形成有4～5cm长血管蒂的岛状皮瓣,用来修复虎口或拇指背侧的皮肤缺损。

4. 骨间背侧动脉　是骨间总动脉的背支,为前臂伸肌群的营养血管。在其上段有较多皮支供应前臂背侧皮肤,其末梢与尺、桡动脉的腕背支和掌深弓的穿支形成腕背血管网。因此可利用前臂背侧近端皮肤,以骨间背动脉远侧为蒂做成逆行岛状皮瓣修复手背皮肤缺损,较用尺、桡动脉为蒂的皮瓣创伤小,且不牺牲主要血管。

5. 手指静脉　手指掌侧静脉是固有动脉的伴行静脉,分支少且细小,数目及位置也不恒定。指背静脉粗、交通支多且恒定。手指静脉内瓣膜是由掌侧向背侧开放,这就决定了指背静脉是手指血液回流的主干,故在手指血供重建时,指背静脉的通畅与否是一个极为重要的问题。

(八)神经的应用解剖

1. 尺神经

(1)尺神经在前臂独立支配的肌肉仅尺侧腕屈肌,该肌肌力强,而尺神经的肌支主要在近端肌腹处,故临床上可以切断该肌在豌豆骨的止点,逆行分离至血管、神经束入肌腹处,将腱端上移至上臂,这是一种重建屈肘功能的良好方法。

(2)尺神经在前臂中下段分出掌侧皮支，支配手掌尺侧感觉；在腕关节近侧 5～7cm 处分出手背皮支，支配手背尺侧及环、小指近节背侧皮肤感觉。故腕背部尺神经损伤时上述部位感觉仍然存在。

(3)腕尺管内尺神经分为深、浅二支。深支支配小鱼际肌、骨间肌、3 及 4 蚓状肌、拇内收肌及拇短屈肌深头；浅支支配掌尺侧近掌指关节及小指、环指(多为尺侧)的皮肤感觉。

(4)尺神经对手部精细功能支配占主导地位，当其与正中神经同时在前臂发生缺损后，有时牺牲正中神经来修复尺神经，而正中神经损害后的对掌功能障碍可用腱移位术来纠正。

2. 正中神经

(1)前臂正中神经肌支支配除尺侧腕屈肌和指深屈肌尺侧头以外的所有屈肌，以及旋前圆肌、旋前方肌。

(2)手部正中神经肌支支配除拇内收肌和拇短屈肌深头以外的大鱼际肌支诸肌，以及 1、2 蚓状肌。大鱼际肌支多数在出腕管后即分出，手掌刺伤时较易受损。蚓状肌支较纤细，少有单独损伤。

(3)正中神经皮支支配手掌桡侧及桡侧三个半手指感觉。大鱼际及掌心皮支是在腕管近侧发出，而拇、示、中指及环指桡侧皮肤分支均在手掌处先形成指总神经，再分为指固有神经到相应手指。

3. 桡神经

(1)前臂桡神经干仅包括从肱骨外上髁到旋后肌上缘这一段，无主要分支。肱桡肌及桡侧腕长伸肌支 95%起于肱骨外上髁上方，故前臂桡神经损伤能保持大部分伸腕功能。

(2)桡神经前臂肌支又称为骨间背神经，从桡神经干分出后即进入旋后肌管。旋后肌上缘通常为肌性和腱性组织共同形成，完全是腱性者(称为 Frohse 弓)仅 1/5，旋后肌下缘多为腱性组织。骨间背神经通过的旋后肌这一潜在性间隙称为旋后肌管(图 37-28)。神经容易在此管的上、下缘受压而出现所有的伸指肌、尺侧伸腕肌及旋后肌的麻痹。

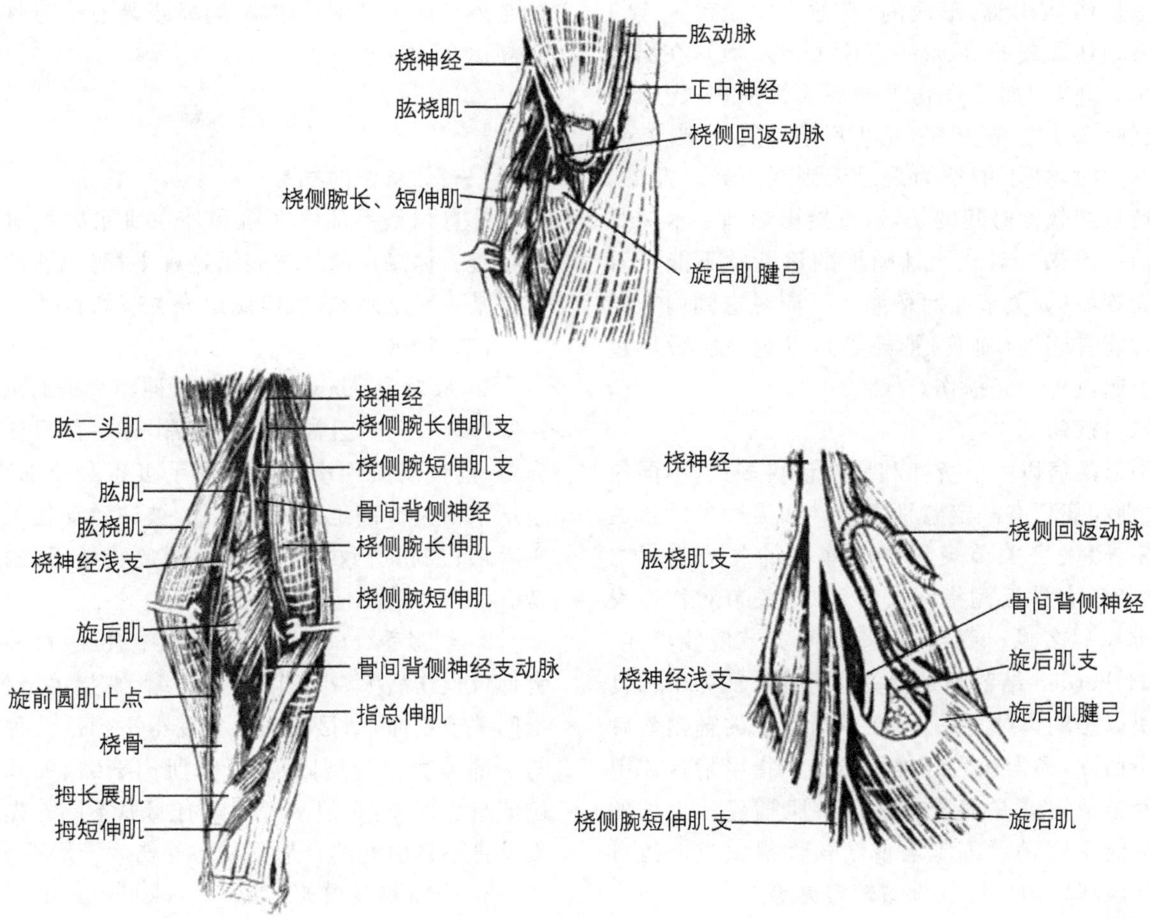

图 37-28　旋后肌管及相关结构

(3)桡神经浅支在肘关节下缘由桡神经干发出,下行支配腕背桡侧、手背桡侧、虎口、及拇、示、中指近节背侧的皮肤感觉。

4. 前臂皮肤的感觉神经　前臂皮肤的感觉神经均是从上臂神经干发出的皮支。值得注意的是,前臂掌面偏桡侧的皮肤感觉不是正中神经、桡神经支配,而是肌皮神经的一终末支(前臂外侧皮神经)支配。同样,偏尺侧皮肤,是前臂内侧皮神经支配。

5. 前臂的交通支　前臂及手部正中神经和尺神经之间常有不同程度和类型的交通支,这点在电生理检查中较为重要。临床上仅单根神经损伤,而电生理检查结果除此神经受损外,另一根神经也有部分功能障碍。此时除考虑肢体外伤水肿、炎症、失用等因素外,还应注意到两神经之间分支交通问题。此点在术前诊断及法医学鉴定中有一定意义。

第二节　手部检查及诊断

手部检查和诊断与人体其他部位相同,包括病史、物理等检查和特殊检查等项目。有的检查和诊断内容已在功能解剖中提到,以下重点介绍与手部伤病相关性较大的问题。

一、病　史

(一)畸形

首先应分清是先天性或后天性,在多数情况下易于区别,某些病例易于混淆。如产伤所致颈5、6神经根损伤(Erb瘫)形成的“受贿手”,或颈8、胸1神经根损伤形成的“爪形手”(Klumpke瘫),在出生后即可发现,但属于产伤类的后天性损伤;先天性拇指腱鞘窄狭之“扳机手”出生后不易发现,当1～2岁注意到时,并不能认为是后天因素所致。此外,出现畸形到就诊时间的长短,直接影响到手术的难易和治疗效果。对先天性畸形的诊断常不能只看到表面现象(如关节屈曲挛缩),而应考虑到内在结构也可能有问题(血管、神经等),以免一次矫形过度而引起血管神经损伤。

(二)疾病

手部疾病以关节炎症和良性包块多见,不同年龄、性别和病程有一定鉴别意义。如男性拇掌指关节反复、骤发之关节炎可能是痛风的关节表现之一;中老年女性近侧指间关节、掌指关节对称性炎症以类风湿多见;老年人远侧指间关节慢性炎症,出现Heberden结节则是骨关节病的特征。手部良性包块以腱鞘囊肿多见,但在手指掌侧的腱鞘囊肿常较小而硬,易误诊为纤维性结节。指甲附近或甲下痛性结节可能是血管球瘤。沿肌腱蔓延生长的包块可能是腱鞘巨细胞瘤或结核性滑膜炎。指骨膨胀性破坏以内生性软骨瘤较多见等。

(三)创伤

外伤是手部损害中最常见,又最复杂的问题,诊断较容易,治疗和功能重建却较为困难。在病史中需详细了解致伤原因,这里值得强调的是应对高压注射伤和动物咬伤,特别是人咬伤予以重视,这类小型伤口处理不当极易发生难以控制的感染和组织坏死、致伤环境,包括污染程度和污染物性质、初期处理过程,以及从受伤到接受治疗的时间等,此外,尚应了解伤员有无影响组织愈合或存在易感因素的疾病,如糖尿病、动脉硬化症、类风湿病、结核病及慢性肝病等。笔者曾比较有无全身性疾病的手外伤患者的术后感染率,发现伴有全身性疾病者高达25%。

二、检　查

(一)休息位的异常

休息位是手部内在肌和外在肌张力相对平衡的位置。休息位的异常表示这种平衡失调,通常发生在某一肌腱断裂、肌组麻痹或关节僵直时。

(二)畸形

1. 爪形手(claw hand)　尺神经病损的爪形手局限在环、小指,且被动活动正常,伴手部尺侧感觉异常;前臂缺血性挛缩之爪形手可累及全部手指,包括掌指关节甚至腕关节在内,被动活动也无法改善畸形;烧伤所致爪形手掌面瘢痕明显,且病史清楚。

2. 铲形手(apade hand)　正中神经、尺神经两者低位损伤后大、小鱼际肌均萎缩,掌指关节伸直,指间关节屈曲,掌弓消失手掌变得平坦。此种畸形与手部伸直位管型固定过久,肌肉萎缩、关节伸直位僵直表现类似,但两者病因有明显不同。先天性受发育不良引起的铲形手易与外伤后铲形手区分。

3. 手指鹅颈畸形(swan neck deformity)　常是手内在肌挛缩的典型表现,多发生在骨筋膜室综合征、脑性瘫痪,类风湿关节炎时掌指关节向尺侧偏斜，骨间肌被动牵张等情况下；也可是多种原因使指总伸腱张力增加或指浅屈腱、近侧指间关节掌板破裂失去关节平衡所致。拇指的鹅颈畸形则多为拇长伸腱止点断裂、拇短伸腱过度牵拉所引起。手背烧伤后畸形，也是引起手指鹅颈畸形的常见原因。

4. 手指纽孔畸形(Boutonniere deformity)　指背腱膜的中央腱断裂或侧腱向掌侧滑脱，即产生纽孔畸形。外伤、烧伤时常见的致因。有时因类风湿关节炎累及伸指结构，使其松弛也可出现这种畸形。

5. 锤状指　是指背腱膜远侧止点断裂或远节指骨背侧基底部撕脱性骨折引起，常伴有近侧指间关节轻度过伸表现。

6. 拇内收畸形　虎口瘢痕挛缩、正中神经损伤、拇外展肌麻痹等，均可发生拇内收畸形。过去最常见的是在合谷穴位注射药物，使拇内收肌缺血性挛缩所致，严重者因第 1 背侧骨间肌亦萎缩，而同时出现示指向桡侧偏斜。目前这种注射法引起的拇内收畸形已较少见。

7. 猿手　低位正中神经损害后大鱼际肌萎缩，拇指对掌功能消失，只能屈指，如猿猴手的外观和动作。

(三)肿胀

手掌急性炎症肿胀明显，掌侧较硬且压痛剧烈，手背肿胀较手掌重，呈凹陷性水肿，但压痛较轻。腱鞘感染呈带状压痛特征。拇指与小指可分别通向桡侧滑膜囊，和尺侧滑膜囊蔓延至腕部。与炎性肿胀相比，手部腱鞘囊肿多数质地较硬，小而局限，特别是腕背部有时误诊为骨性包块。腕掌侧腱鞘囊肿或结核性滑膜炎可经腕管至掌心或前臂呈葫芦状，后者在挤压时可感到包块内有不规则粒状物滑动。鱼际部的海绵状血管瘤压之有弹性，皮肤可见淡蓝色或暗红色痕迹。类风湿结节多在指背皮下，质硬，有一定活动度。手部植入性囊肿多与皮肤粘连，质中，原损伤处常有色素沉着。

(四)关节活动

手指、腕的关节活动范围与个人的工作性质有关，做精细工作者活动范围较大，而粗重劳动者活动范围较小。因此，不同资料记载的手部关节正常活动范围略有差别。对每一个病人来说，评定伤手关节活动的障碍程度，最佳标准是与健侧手相同关节比较，只有在双手受伤时才参考有关的正常平均值(表 37-3)。

表 37-3　手部各关节活动范围平均值

	屈	伸	内收	外展
腕关节	70°～80°	60°～70°	20°～40°	10°～20°
近侧指间关节	80°～90°	0°	0°	0°
远侧指间关节	70°～80°	0°	0°	0°
掌指关节	80°～90°	0°～20°	30°	30°

注：①中指掌指关节无内收、外展功能；②腕关节的内收、外展是上肢处于解剖位(手掌向前)判断；③掌指关节的内收、外展是以靠近或离开中指为标准判断

1975 年 Eaton 所提出测量关节活动范围是判断肌腱修复后效果的关节主动活动总测法，也是关节功能判断的一种良好方法。过去测定指尖到掌心距离的方法虽然简单，但存在手指屈曲挛缩畸形时指尖虽距掌心很近，两关节功能却很差的问题，总测法就完全排除了这种因素。总测法内容包括：

TAF(Total Active Flexion)，即主动屈曲范围＝掌指关节和近、远侧指间关节主动屈曲度数的和；

TEL(Total Extension Lack)，即主动伸展缺失＝掌指关节和近、远侧指间关节伸直不足度数的和；

TAM＝TAF－TEL；

TAM%＝(患侧 TAM÷健侧 TAM)×100＝100%为优，＞75%为良，＞50%为可，＜50%为劣。

(五)一些特殊的体征

1. Allen 试验　是检查腕部尺、桡动脉以及形成的掌弓有无阻塞或先天性缺陷的手法。检查时令患者紧握拳以驱出手部血液，然后检查者用双拇指压迫腕部尺、桡动脉，此时再令病人伸指，可见手部变得苍白。如检查者放松尺或桡动脉，手掌全面恢复红色表示尺或桡动脉干及掌弓均通畅；如检查者放松对桡动脉的压迫，手掌未变红润，表示腕部桡动脉有阻塞，如仅桡侧手部红润，则提示掌弓阻

塞或缺陷。同样,仅放松对尺动脉的压迫则是检查尺动脉和掌弓是否通畅(图 37-29)。

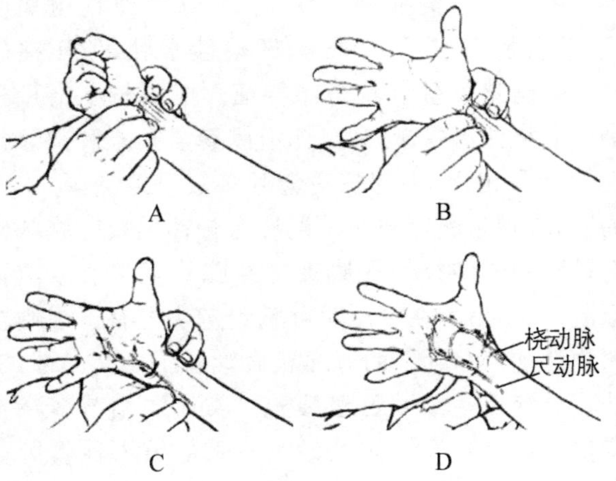

图 37-29　Allen 试验

A. 患者握拳;B. 双拇指压迫腕部尺、桡动脉;C. 放松压迫;D. 尺、桡动脉应用解剖

2. Finkelstein 试验　也叫握拳尺偏试验。令患者屈拇指后握拳,腕关节尺偏,此时桡骨茎突处疼痛为阳性,提示了拇屈短肌腱和拇外展长肌腱在桡骨茎突处的腱鞘炎(图 37-30)。

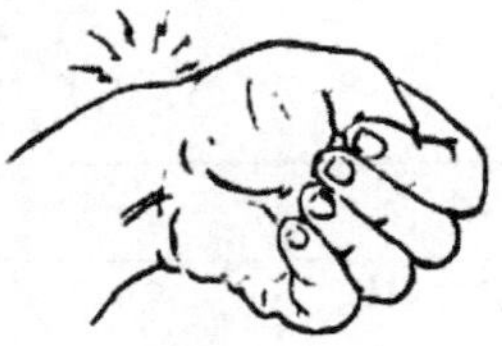

图 37-30　Finkelstein 试验

3. Froment 试验　尺神经损伤后由于拇内收肌麻痹,患者利用拇长屈肌收缩来代偿部分内收功能,又因拇短屈肌及拇外展短肌部分麻痹使拇掌指关节不稳而呈过伸状态,故令患者用拇、示指做侧方捏持或指腹捏持一小物体时,出现患侧拇指指间关节屈曲、掌指关节过伸现象(图 37-31)。

4. Phalen 试验　患者双腕对称性屈曲,如一例有腕管综合征,则因腕管容积变小而进一步压迫正中神经,在 2min 内出现手部正中神经支配区麻木或针刺样异常感觉(图 37-32)。

5. Tinel 征　在神经损伤点进行叩击,如出现向该神经支配区的放射痛为阳性。其意义有两点:一是判定神经再生所达到部位及再生速度;二是了解神经瘤的位置。

6. 掌短肌放射　用力压迫腕部豌豆骨桡侧,

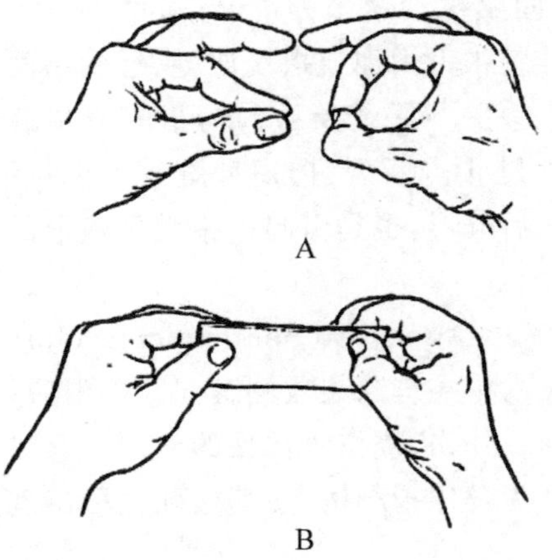

图 37-31　Froment 试验

A. 右手 Froment 征阳性,左手正常;
B. 拇、示指捏纸,右手阳性,左手正常

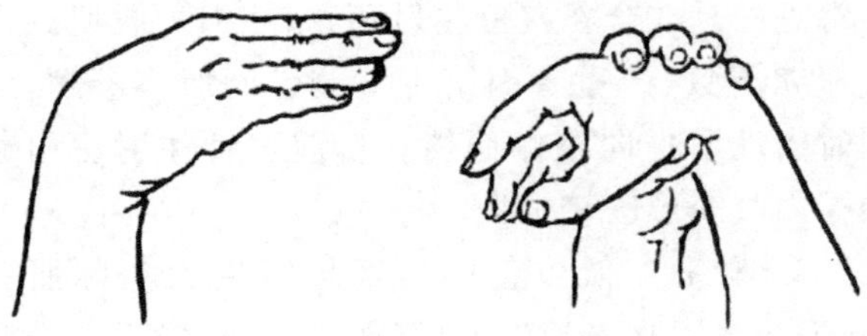

图 37-32　Phalen 试验

刺激尺神经引起掌短肌收缩,小鱼际皮肤出现散在凹陷。如尺神经在腕部近侧损伤,则无此现象。

7. 两点鉴别试验　是了解皮肤精细感觉的方法。手指是人体皮肤最敏感部位之一,分辨两刺激点距离的能力最强,最小分辨距离仅 2mm。在检查时用双足规,其两尖端同时轻触皮肤,且两刺激点连线最好与手指纵轴平行。正常两点鉴别觉不同人、不同职业者差异较大,故应采用自身健指对比。神经损伤后,两点分辨能力随神经恢复而加强。

8. 茚三酮试验　是检查手部皮肤是否出汗,以反映自主神经功能情况。先将检查手在强白炽灯下照射数分钟,然后将指腹压在涂过茚三酮药液的试纸上,如出现清晰的指纹,则表明手指汗腺功能正常,即自主神经功能正常。也可用碘酊涂患指,待干燥后再撒上一层面粉,然后把手指置于强光下照射加温,如出汗则见面粉变蓝色,否则不变色。此法简单、易行,对缺乏相应设备单位最为实用。

三、特殊检查

(一)X 线平片

X 线平片是检查手部各骨及关节形态、结构和位置的基本方法，这里想强调的是重视 X 线投照位置。手指可通过正、侧位片充分显示出来，而掌骨在侧位片上重叠较多，需行掌侧和背侧斜位摄片方可分别显示。舟骨的轴位片是了解全貌的良好办法。腕背伸位 45°投照可显示钩骨钩，这种投照方式是诊断钩骨钩骨折的唯一位置。CT 和 MRI 仅在个别情况下用于腕部检查，并非常规方法。

(二)关节镜

用 1.5～3mm 的关节镜可对腕关节进行检查。可通过关节镜了解关节软骨情况和有无三角软骨破裂；进行腕关节不稳的原因检查，了解是否有腕骨间韧带损伤；并可进行滑膜观察和活检等。此外，通过关节镜行腕管切开减压，腱鞘炎引起的粘连松解，并可注入药物防止粘连，以及行桡骨下端关节内骨折块直视下复位同时经皮克氏针固定等治疗。由于腕关节腔比较小，操作难度较大，目前国内开展尚不普遍。

(三)超声多普勒检查

超声多普勒检查是一种无损伤性的血流检查法。由于仪器制作水平的提高，可查出手指小血管的通畅度、血流速度，以及鉴别动、静脉等。

(四)发射型计算机断层图像检查

发射型计算机断层图像检查(ECT)，能早期发现手部骨骼有无病变，较 X 线检查可提早诊断 3 个月左右。此外，尚可协助诊断手部血管瘤和淋巴管瘤。利用核素行血管造影对尺、桡动脉较有效，而手部小血管则欠清晰。

(五)B 型超声

高频探头的 B 型超声可分辨手部包块的物理性质，比邻关系，有助于鉴别诊断和术前手术方案的准备。还可显示出血管形态、走行方向和在超声监控下行包块诊断性穿刺。由于该法对病人无损害，易于重复，是一种实用和易普及的方法。

(六)电生理检查

1. 肌电图　用于鉴别肌肉收缩功能障碍是神经源性、肌源性、神经-肌接头性或心因性，也可作为神经损害治疗后疗效判定的重要方法。肌电图的检查结果与施术者的神经肌肉解剖知识关系较大，病人能否充分配合检查也是一个重要因素。必要时临床医师应参与检查，并向施术者详细介绍临床体检情况、相互配合以便得出准确结论。

2. 神经传导速度　包括运动神经传导速度(MCV)和感觉神经传导速度(SCV)两种。运动神经传导速度(m/s)等于近端潜伏期减去远端潜伏期除两刺激点间的距离；感觉神经传导速度等于刺激点到记录点的潜伏期除刺激点到记录点的距离。同一神经近端传导速度较远端快，成年人比小儿和老年人传导速度快。神经损伤后，其传导速度减慢，这是一种特异性的病理表现，不受患者主观因素的影响。在神经受到粘连或压迫时，有时运动神经传导速度可在正常范围内，但感觉神经传导速度已减慢，刺激后的潜伏期延长，波幅变低，其诊断意义较大。

3. 体感诱发电位(SEP)　是躯体感觉系统的某一点受到刺激后在该系统的特定通路上任何部位均能检测出的生物电反应。周围神经损伤后 SEP 将出现一些特征性表现：①神经断裂后感觉神经动作电位不能测出。如为不完全性损伤，即使少数轴索与中枢保持联系，也可记录到一级体感皮层原发电位。②当神经损伤后大部分恢复时，可做出基本正常的神经传导速度和肌电图，但此时做跨越原损伤点的 SEP，也能发现感觉神经动作电位消失。③神经损伤恢复期，跨越损伤点的感觉神经动作电位测不到，而相应的一级体感皮层原发电位能记录到，这是感觉神经纤维已经再生的证据。由此可作为判断神经再生，并用以了解神经再生速度的方法。④当神经为压迫性损害时，在受压点以远刺激相应的神经支配区，可见一级体感皮层原发电位波幅降低、潜伏期延长和时程增宽。刺激压迫点近侧，SEP 则在正常范围。

第三节　手部功能评定

近年来，我国手外科发展较快，断指再植、拇指再造，以及肌腱、神经和骨与关节重建等各种手术都有广泛开展，并有较高水平，但对各种手术的疗效如何评价，按什么标准评判则意见不一。长期以来，国内缺乏统一的手部功能评定标准，而采用美国 Swanson 及 AMA 法，这一方法尚不能完全代表我国手部功能评定标准。1989 年，我国手外科学会根据在广州手部功能评定标准专题研讨会，同时决定由笔者所在科室于1990年进行国人正常手部测量，提出了国人手部形态及手指、手腕关节活动正常值，为国人手部功能评判提出一个正常参考值。现将我们测量的结果和美国 Swanson 及 AMA 手部功能评定介绍如下。

一、评判方法

上肢的功能评定应包括手部解剖、外观、功能等几方面。以确切反映患者手部功能的状况。上肢的解剖损害的评判是来源于病史和对患者的仔细检查，外观评判是关于患者及社会对其伤情的反应。功能评判包含的内容较多，也是最重要的，它反映了功能情况和从事日常生活活动的能力。

对每个患者来说，一份检查全面而又记录完整的手术前和手术后随访检查记录表，前者是治疗程序的选择依据，而后者是疗效评定的依据，也是医务工作者总结经验教训不可缺少的宝贵资料。为了使功能评判标准统一，故而须在制订标准的同时，有必要对有关疾病和外伤的检查与记录有个统一的格式，以便使其逐步标准化与规格化，表37-4、表37-5可供参考使用。该表格包括患者一般情况、诊断、病史、实验室检查和治疗概要的记录；并列出各种试验和测量，画出手掌侧和背侧损伤情况的草图。表中的条目用于记录各关节的活动范围和力量、握拳的式样、进行日常生活活动能力以及活动状况，常见的临床异常，列名并标以数码作为备注及索引。

拍摄一套标准的照片，包括手指屈、伸、抓、捏时手的各面观。连续的图片或各种功能试验有助于评判患者对日常生活功能需要的适应性。

标准的X线片检查是记录的一部分，包括手和腕关节的后前位、侧位及斜位片。这些摄片必须是3个月以内拍摄的。为了显示畸形程度常希望摄解剖放大摄片，但不必强求。X线电影照相术有助于显示手指和腕关节的活动范围。

（一）解剖检查

检查应包含对整个肢体和其全部结构，包括皮肤、甲床、神经血管结构、肌肉、肌腱、骨和关节.及两侧肢体环状面的测量。手指检查包括拇指、示指、中指、环指和小指，对每一关节的状况，了解有无滑膜炎，有无骨关节不稳定、半脱位、僵硬、挛缩、侧偏畸形及其的程度等。

（二）活动范围

测定关节活动范围应设置关节活动中立位为0°的原理，所有关节活动的测量都从0°为起始位，关节活动的角度测量有助于判断关节运动度。主动活动由全部屈肌或、伸肌肌力获得；被动活动的测量要克服正常的软组织对运动的阻力，在指关节约为0.5kg的力。

伸是指反向于屈曲朝向0°起始位的运动，可见于手指、肘、膝关节的伸直运动中，如果伸超过0°起始位则称为过伸，用正号表示过伸度数。从某一屈曲位不能完全伸至0°起始位，为伸直运动缺陷，用负号表示角度。例如：一手指有15°～45°屈曲挛缩，记为－15°～45°。手指关节过伸15°至屈曲45°，记为＋15°～45°。

手指各关节运动的测量应该用表格形式记录，并用角度表示其运动范围。当测量远侧关节时，近侧关节应置于中立位或伸直位。指距和其强度也要测量。

拇指运动的测量包括桡侧外展、内收、屈、伸、对掌、前移和后移。

腕关节运动的测量包括背伸、掌屈、桡偏和尺偏活动。

肘、肩关节运动的测量包括屈、伸、旋前、旋后、外展、内收、前屈和后伸及旋转的活动范围。

（三）握和抓的力量检查

握和抓的力量可以利用测力仪检查，也可以采取与检查者自己的力量对比测量前臂和手力量。对一只力量虚弱的手也许要改用血压计。血压计的袖带卷成直径5cm的圆柱，并充气至6.6kPa（50mmHg），当握紧袖带，超过6.66kPa的部分就记录下抓的力量。年龄、营养状况、疼痛、疲劳、一天内不同的时间以及病人合作情况等都成为可影响抓握力量的因素。

（四）肌力检查

1912年，Lovett根据肌肉收缩时对抗阻力的大小，将肌力以百分率表示分成6级。

100％：5级，表示正常肌力。

75％：4级，表示肌肉能对抗部分阻力时带动关节运动。

50％：3级，表示肌肉能对抗肢体地心引力的运动，但不能对抗阻力。

25％：2级，表示在排除地心引力情况下，肌肉能带动关节运动。

10％：1级，表示肌肉仅能做微弱收缩，无关节运动。

0％：0级，表示肌肉无任何收缩。

表 37-4　手部疾病术前或术后检查记录

姓名:________　姓别:□男　□女　日期:________　出生年月:________

地址:______________　职业:________　优势手:□左　□右　医院:________　检查者:____________

诊断:____

治疗计划或手术方法:________________________________　手术日期:____________

发病日期:____________________________

发作部位:____

检查下列是否都齐全:□X-ray　□照片　□电影　□放射电影图像

[运动幅度(ROM)使用中立位-0]

(代号 1～25 表示观察和测量到的异常)

(严重程度用 a、b、c 表示轻、中、重;进而用代号 1～25 表示种类)

拇指	拇指使用代号:1、2、3、9、14、19、22		外展(第 1、2 掌骨间的角度) 内收(指末节靠近第 5 掌指关节横纹的距离) 对掌(指末节远离第 3 掌指关节横纹的距离)		
	代号		关节	ROM	
	右	左		右	左
			外展		
			内收		
			对掌		
			MP		
			IP		
	手指代号:3～15、19、22～25			ROM	
示指			MP		
			PIP		
			DIP		
	DIP 屈纹到掌横纹距离(cm)				
中指			MP		
			PIP		
			DIP		
	DIP 屈纹到掌横纹距离(cm)				
环指			MP		
			PIP		
			DIP		
	DIP 屈纹到掌横纹距离(cm)				
小指			MP		
			PIP		
			DIP		
	DIP 屈纹到掌横纹距离(cm)				
腕	代号:3、7～14、19、20、22、23				
			屈		
			伸		
			尺偏		
			桡偏		

临床异常的代号:

1. 拇指鹅颈畸形
2. 拇指纽扣指
3. 半脱位-脱位
4. 手指鹅颈畸形
5. 手指纽扣指
6. 手内肌紧张
7. 尺偏
8. 桡偏
9. 关节强直
10. 不稳定
11. 肌腱断裂
12. 缩窄性腱鞘炎
13. 滑膜肥大
14. 运动时弹响
15. 伸肌腱半脱位
16. 内翻角
17. 外翻角
18. 旋转畸形
19. 糜烂
20. 关节间隙狭窄
21. 软骨下硬化
22. 关节活动时疼痛
23. 神经压迫
24. 血管炎
25. 结节

抓握模式:检查是否有能力			
抓		右	左
圆柱体	2.5cm		
	5cm		
	7.5cm		
	10cm		
球形体	5cm		
	7.5cm		
	10cm		
	12.5cm		

力量:□Lb(磅)　□kg　□kPa		右	左
指腹捏	示指		
	中指		
	环指		
	小指		
侧捏或匙捏			
夹			

肌力测定

桡 N　肱桡 M_　桡侧腕长短伸 M_　旋后 M_
指总伸 M_　尺侧腕伸 M_　拇长展 M_
拇短伸 M_　拇长伸 M_
示指固有伸 M_　小指固有伸 M_

正中 N　旋前圆 M_　旋前方 M_　桡侧腕屈 M_
掌长 M_　指浅屈 M_　拇长屈 M_
指深屈 M_　拇短展 M_　拇指对掌 M_
拇短屈 M_　第 3、4 蚓状 M_

尺 N　尺侧腕屈 M_　拇深屈 M_　拇收 M_
小指展 M_　小指短 M_　小指对掌 M_
拇短屈 M 深头_　蚓状 M_　骨间掌侧 M_
骨间背侧 M_

感觉损害或截断手指平面

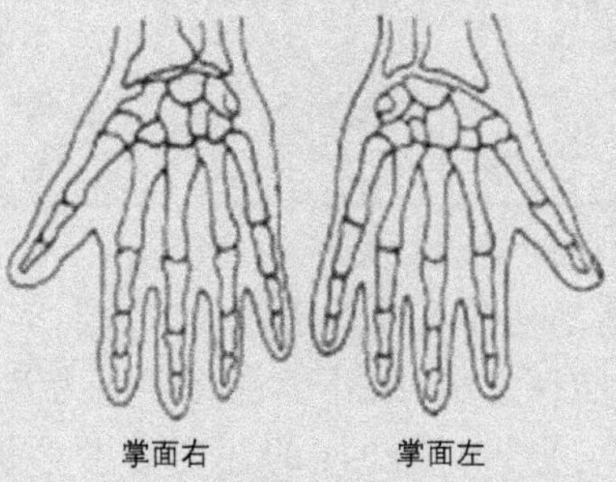

掌面右　　掌面左

注:MP 代表掌指关节,IP 代表指间关节;PIP 代表近节指间关节;DIP 代表远节指间关节

表 37-5　手外伤术前或术后手功能检查记录

姓名：________　年龄：________　日期：________　优势手：________

职业：________　X-ray ________　照片：________

病史：

肩关节：左　　右	腕关节：左　　右	周径：左　　右
向前________	背屈________	肱二头肌________
向后________	掌屈________	前臂________
外展________	桡偏________	前臂：旋前________
内收________	尺偏________	旋后________
内旋________	肘关节：屈________	握力：左________
外旋________	伸________	右________

拇指		MP	IP			功能损害%
	屈			外展(第1、2掌骨间的角度)		
	伸			内收(末节靠近第5掌指关节的距离)		
	关节强直			对掌(末节远离第3掌指关节的距离)		
示指		MP	PIP	DIP	指腹屈纹到中间掌横纹	
	屈					
	伸					
	关节强直					
中指	屈					
	伸					
	关节强直					
环指	屈					
	伸					
	关节强直					
小指	屈					
	伸					
	关节强直					

代号：

总计%________

1. 截肢
2. 瘢痕
3. 皮肤-皮下组织缺损
4. 甲床损伤
5. 主要神经缺损：R. M. U.
6. 指神经束缺损
7. 神经痛
8. 疼痛和肌腱
9. 骨损伤
10. 关节损伤
11. 屈肌腱缺损
12. 伸肌腱缺损
13. 韧带损伤
14. 感觉——拣物试验

两点分辨觉

茚三酮试验(发汗试验)

15. 握

抓

捏——指腹

指尖

指侧

钩——远端

近端

摇

16. 最大改善
17. 康复需要
18. 进一步治疗
19. 分类

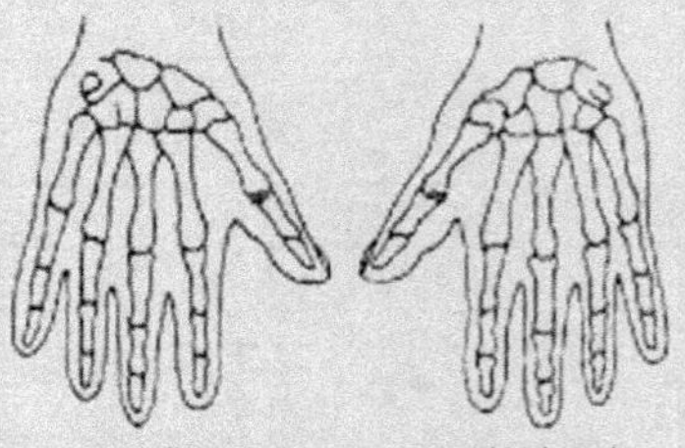

右手的背面或左手的掌面　　左手的臂面或右手的掌面

注：运动程度按左/右记录

将运动功能分为 M_5、M_4、M_3、M_2、M_1 和 M_0 6级，是评定运动功能恢复最常用的方法。

在手功能评定中，国外学者对手握力及指捏力量测定的平均值，对手功能的评定有参考价值(表37-6～表37-10)。

表 37-6　握力与职业关系(100 例)　(Swanson)

职　业	握力(kg)			
	男　性		女　性	
	正　手	反　手	正　手	反　手
技术工作	47.0	45.4	26.8	24.4
坐着工作	47.2	44.1	23.1	21.1
手工工作	48.5	44.6	24.2	22.0
平　均	47.6	45.0	24.6	22.4

表 37-7　握力与年龄关系　(Swanson)

年　龄	握力(kg)			
	男　性		女　性	
	正　手	反　手	正　手	反　手
20	45.2	42.6	23.8	22.8
20—30	48.5	46.2	24.6	22.7
30—40	49.2	44.5	30.8	28.0
40—50	49.0	47.3	23.4	21.5
50—60	49.9	43.5	22.3	18.2

表 37-8　三指捏力与职业关系(100 例)　(Swanson)

职　业	握力(kg)			
	男　性		女　性	
	正　手	反　手	正　手	反　手
技术工作	7.3	7.2	5.4	4.6
坐着工作	8.4	7.3	4.2	4.0
手工工作	8.5	7.6	6.1	5.6
平　均	7.9	7.5	5.2	4.9

表 37-9　不同手指的指肚捏力(100 例)　(Swanson)

手　指	握力(kg)			
	男　性		女　性	
	正　手	反　手	正　手	反　手
示　指	5.3	4.8	3.6	3.3
中　指	5.6	5.7	3.8	3.4
环　指	3.8	3.6	2.5	2.4
小　指	2.3	2.2	1.7	1.6

表 37-10　指侧捏力与职业关系(100 例)　(Swanson)

职　业	握力(kg)			
	男　性		女　性	
	正　手	反　手	正　手	反　手
技术工作	6.6	6.4	4.4	4.3
坐着工作	6.3	6.1	4.1	3.9
手工工作	8.5	7.7	6.0	5.5
平　均	7.5	7.1	4.9	4.7

(五)感觉检查

手的感觉是手功能极为重要的部分,手没有感觉,犹如人没有眼睛一样。手的综合感觉能识别物体、传播情感,双目失明者还可用手读书、识字等。

手的感觉检查最简单的方法是观察手指饱满度是否有汗。凡是陷落及干燥者,均为神经损伤的表现。

1. 手指体积试验　这是测定手指神经断裂修复后手指饱满程度变化的试验。末节手指的体积测量是通过排水试验,以末节手指指间关节的屈侧及背侧横纹为界测定排水量。该方法较麻烦,而且不够准确,较少应用。

2. 汗泌试验　这是检查神经有无损伤的方法,也是检查神经康复与否的早期证据。汗泌试验有两种方法,即碘淀粉试验及显微镜放大下观察泌汗情况。

3. 两点分辨觉及移动两点分辨觉测定　两点分辨觉,特别是移动两点分辨觉测定是检查手指感觉简单易行而且有效的方法。这种检查方法是纯粹感觉检查法。其他如闭眼拣物试验及"活动时间测定法",虽然同是检查感觉的方法,但都是以运动功能良好为依据的。

两点分辨觉可用圆规来检测,而运动两点分辨觉则可应用回形针,弯成两只脚,将其尖端粗糙的倒刺予以磨平,调节回形针两脚间的距离,即可进行测定。先将回形针两只脚并拢,沿着手指的一侧由近心端向远心端滑动,询问患者是一点在移动还是两点在移动;然后再将回形针两只脚间的距离分开 5～8mm,由近心端向远心端移动,询问患者感觉。当患者知道这种检查方法后再从另一手指正式开始检查,先从 5～8mm 开始,然后再缩小距离,直到 2mm 为止。有时患者不能清楚地回答是一点移动还是两点,则可重复试验数次,直到多数回答相雷同时为止。

移动两点分辨觉的正常值:李迪仁(A. Lee Dellon)对 32 名 4—83 岁的 39 只正常手进行测定,拇指指肚移动两点分辨觉为 2.0mm 左右,正手与反手并没有区别;手指尺侧与桡侧类同,与性别及年龄没有明显的关系。该试验常用于神经修复后的效果检查,也可用于神经压迫症候群的诊断依据。

4. 其他检查　尚有触、痛、冷、热觉检查及音叉检查等。

神经的检查可依据运动及感觉的缺乏状况决定神经损伤的程度。神经感觉的测定包括触痛、过敏、灼痛等,发汗试验(茚三酮试验)是测定神经功能的重要方法,两点分辨觉是测定触觉灵敏度的有效手段。正常的拇指分辨觉在 1～4mm,两点分辨觉大于 18～20mm 时,应考虑为触觉完全消失。闭眼检物试验是手指综合性感觉功能的测试方法。

检查时让患者闭眼，用手辨别物体，检查他闭眼时有无识别回形针、大头针、塑料制品、螺钉螺帽等物品的能力，两点分辨觉在12mm以内，则有分辨物体能力（表37-11～表37-14）。

表37-11　两点分辨觉正常值(mm)

作　者	手指掌面			
	末节手指	有老茧手指	中指手指	近节手指
Moberg	2～4	4～6		4～6
Parry	0.5～4		1～6	4～6
Gellis，Pool	2～4			
Millesi，Rinderer	1.5～6			

表37-12　两点分辨觉正常值(mm)

作　者	手指背面		
	末节	中指	近节
Parry	1～6	1～8	1～12
Gellis，Pool		2～7	

表37-13　两点分辨觉正常值(mm)

作　者	手　背		手　掌		
	手　背	虎　口	大鱼际区	中　部	小鱼际区
Moberg	8～11				
Parry			4～11	4～15	5～9
Gellis，Pool		5～15	4～8	4～15	4～8

表37-14　检物试验识别物体的平均时间　(parry)

被识别物体	平均识别时间(s)	被识别物体	平均识别时间(s)
小硬币	2	钥　匙	2
大硬币	3	回形针	2
塑料块	4	软木塞	2
小木块	5	火柴棒	2
砂　纸	2	螺丝钉	2
橡皮筋	1	安全别针	2

手部感觉功能是手功能的一半。第二次世界大战期间，将感觉分为0～5级。1954年，英国医学研究会将该法加以修改完善，制定了0～4级的分级法（S_0、S_1、S_2、S_2^+、S_3、S_3^+、S_4）。该法已为多数学者采纳，成为目前常用的感觉评定方法。

S_0：感觉缺失。

S_1：深感觉缺失。

S_2：部分浅痛觉和触角恢复，可保护伤指免受损伤。

S_2^+：同S_2，但有感觉过敏现象。

S_3：浅痛觉和触角恢复，无皮肤感觉过敏现象。

S_3^+：同S_3，有良好的定位能力，两点分辨觉接近正常。

S_4：感觉正常。

（六）疼痛的评价

疼痛可以定义为："由传入神经刺激引起伴随个体感情状态的并被其过去的经验、诱导和精神状态所修饰的一种不舒适的感觉"，其基础是许多不同成分的复合物。检查可以确定疼痛是由于解剖异常，还是与神经功能失调的其他病症有关，或者是假装的。疼痛所致的持久性功能损害的确定，要在最适当物理调整和最大的医疗恢复后才可决定。

与近中枢脊神经病变有关的疼痛可以按其对完成动作的干扰情况而分级：①最弱（0%～25%），即是否不适？②轻微（26%～50%），即是否干扰活动？③中度（51%～75%），即是否阻碍活动？④重度（76%～100%），即是否阻碍活动并引起苦恼？疼痛或不适所致功能减损的百分率，可以与评判该部位感觉缺失或截指时功能减损类似的分级（例如有严重诱因的病人可以100%的丧失肢体的实用价值）。

（七）手的外观检查

手的外观检查含有被动和主动的成分。当休息时正常手的体位，作为被动外观，该体位是通用的人工手模仿的形态。而当手在空间运动时的体位是主动外观。医师按手休息和做动作时的体位评价手的外观，手的瘢痕、僵硬、关节不平衡、旋转畸形等应记录在手的外观检查中。

二、评判标准

（一）截肢（指）损害评判

整个上肢的截肢或100%的上肢缺失，被定为整个人体功能的伤失60%。肘部肱二头肌远端附着处水平截肢，一侧上肢的功能丧失95%；掌指关节近侧水平的截肢，一侧上肢的功能伤失90%（图37-33）。

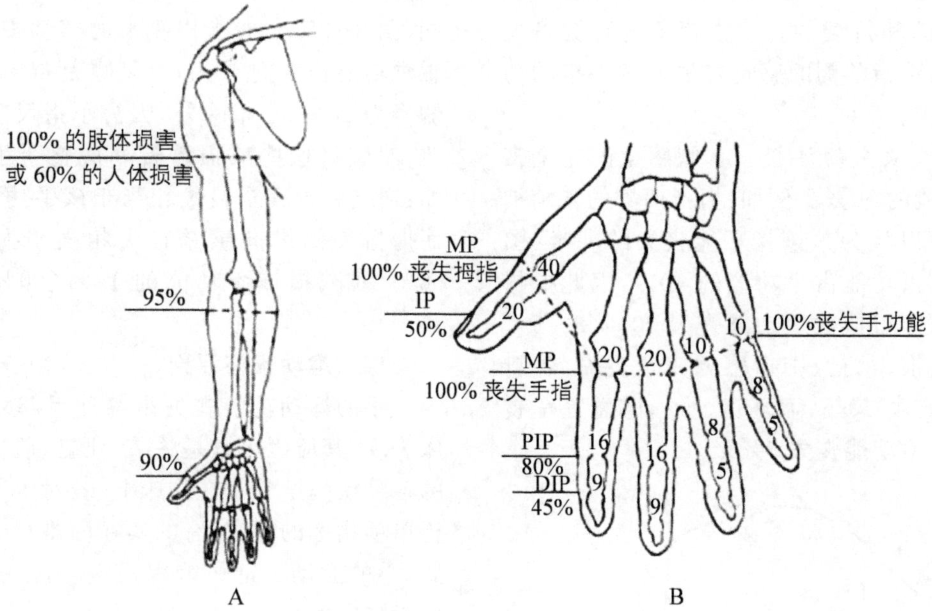

图 37-33　不同截肢平面对手指、手、单侧上肢及上肢功能损害百分比图解

手指和拇指截指，一侧手的功能丧失100%，或一侧上肢的功能丧失90%，因为一侧上肢的缺失相当于整个人体功能的丧失60%，所以当一侧上肢的功能伤失90%时，等于整个人体功能的伤失54%。通过这种计算方法，可以计算出手各部分缺损，对于上肢甚至对整个人体损害及功能伤失的关系。

手的拇指及手指的功能关系如下：在整个手功能中，拇指占40%；示指及中指各为20%；环指和小指各为10%（图37-33B）。

手指的各部所占的整个手指的功能百分比如下：拇指的近节和远节各占拇指功能的50%，其他手指的远节和中节各占该指功能的40%，近节占该指功能的20%（图37-34）。

根据手指的各部所占的整个手指的功能百分比，可以计算出手指各部分缺损，对于整个手、上肢甚至对整个人体损害及功能伤失的关系。例如：示指完全性缺损，表示该手缺失功能20%，示指PIP截指，表示示指功能缺失80%，相当于整个手功能缺失16%（80%×20%）；遇有多个手指的缺失时，将各部分功能缺失相加，计算得出总和，可反映出与整个手功能缺失的程度。例如：一侧拇指完全性截指，该缺损等于一侧手功能缺失40%，伴有示指DIP水平截指，该示指手功能缺失40%，而示指功能占手功能的20%，也就是示指DIP水平截指，造成一侧手功能缺失8%（40% ×20%），所以一侧拇指完全性截指，加示指远节指间关节水平截指，造成整个手功能丧失48%。

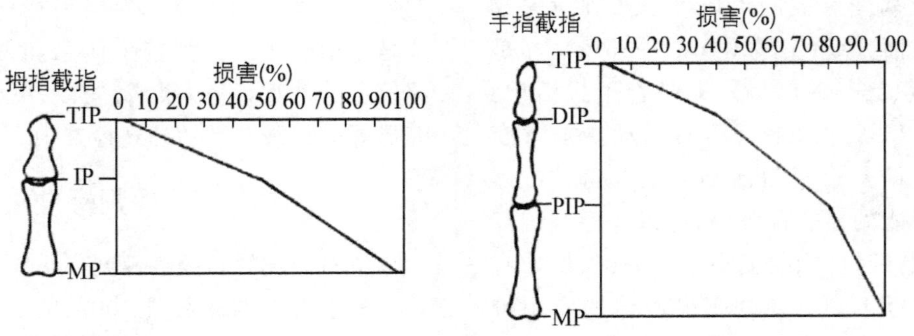

图 37-34 拇指和其他手指截指的损害百分率

(二)感觉损害评判

任何由感觉障碍、疼痛、不适所致的功能缺失必须是不含糊的和持续的。手指背侧的感觉丧失不是致残性的,手指掌侧的感觉丧失才对手指的功能起致残性作用。

1. 感觉完全丧失的评判　掌侧感觉的完全丧失认为减损功能的50%。例如:拇指两侧的末梢神经功能丧失,可以认为是该指功能丧失的一半(图37-35),由于拇指功能占手功能的40%,因此拇指感觉完全丧失,即可造成手功能丧失20%(50%×40%)。以此类推,示指、中指感觉完全丧失,各自造成于手功能丧失10%,而环指、小指感觉完全丧失,各自造成于手功能丧失5%。

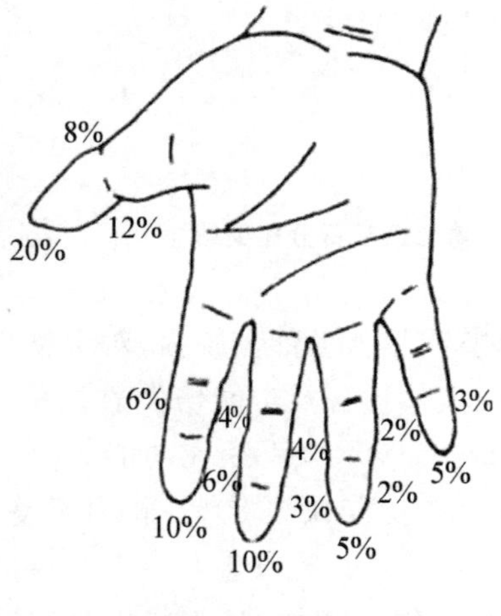

图 37-35 感觉损害

手指感觉完全丧失对整个手的损害值,感觉丧失按截指损害的50%计算

2. 节段性(横向性)感觉丧失　用手指各部分所占手功能的百分比来计算。例如:拇指IP的感觉丧失,相当于从IP关节截指,功能丧失一半(50%×50%),即拇指功能丧失25%,或相当于整个手功能丧失10%(25% × 40%)。

3. 纵向型感觉丧失　因手指两侧感觉功能的相对重要性不同,其感觉丧失造成手功能损害也不同(图37-35)。拇指桡侧半的感觉丧失,造成拇指感觉功能损害的40%,而尺侧为60%;其余手指尺侧半为40%,小指除外,因为小指尺侧半感觉更重要;然后将这些减损再转算成整个手的关系。例如:拇指感觉完全丧失相当于该手功能减损20%,而拇指尺侧纵向感觉丧失相当于拇指感觉减损60%,即减损该手功能的12%(60% × 50% × 40%)。

(三)运动损害评判

手的运动功能丧失是各种手部疾病的最终临床表现,其原因可以是关节、肌腱、肌肉、神经、血管的各种疾病所致。在临床上,若对上述因素逐一进行单项指标的评定,有的实在困难且又不现实。因此,手的运动失能影响因素很多,不少学者一直在探索临床的综合评定。

多少年来,有关手的运动失能,Boyes、Litchmon、Paslay、Vant、Heiple、White、Tubiana等提出了不同的评定方法。认为Swanson在AMA,即"四肢和腰背持续性损伤评判"的基础上,结合Boyes的直线测量法提出的公式"A%+B%×(100%-A%)=A%+B%的复合值"的评定方法较为系统和实用,且为国际手外科学会所认可。我国亦推广使用该方法。

1. 手指功能损害评判的"A=E+F"方法　按照AMA指导,关节强直和屈曲损害值的计算是假定正常的背伸在MP和IP关节都是0°。Swanson提出了一种对背伸能力的评判补偿方法,他对MP关节正常的向上20°过伸作了特别的补偿。

一个关节运动的幅度,是从最大背伸到最大屈曲运动所构成的角度总和。在确定运动幅度时,测量极度运动并用小写字母V表示如下:$V_{屈}$(Vflex)

＝可达到的最大屈曲；$V_{\text{伸}}$（Vext）＝可达到的最大背伸。

掌指关节运动幅度（V）：MP 关节正常的运动幅度为 0°～90°，计值为 $V_{\text{屈}}=90°$ 和 $V_{\text{伸}}=0°$，表示没有运动损害。对正常 MP 关节的过伸将在后面讨论。

关节屈曲丧失度（F）：计算关节屈曲度减少时丧失的屈曲度用 F 表示，相当于理论上最大的 $V_{\text{屈}}$ 减去测量到的 $V_{\text{伸}}$ 值（图 37-36）。对一个伸 0°、屈 60°的 MP 关节，屈曲丧失度可表示为：F＝90°（最大 $V_{\text{屈}}$）－60°（测量到的 $V_{\text{屈}}$）＝30°。

关节背伸丧失度（E）：如果有背伸 20°的缺失，则 $V_{\text{伸}}=20°$（图 37-37）。丧失的背伸运动用 E 表示，相当于测量到的 $V_{\text{伸}}$ 值减去理论上最小的 $V_{\text{伸}}$ 值。对于一个缺少 20°背伸的 MP 关节，其背伸丧失可表示为：E＝20°（测量到的 $V_{\text{伸}}$）－0°（最小 $V_{\text{伸}}$）＝20°。

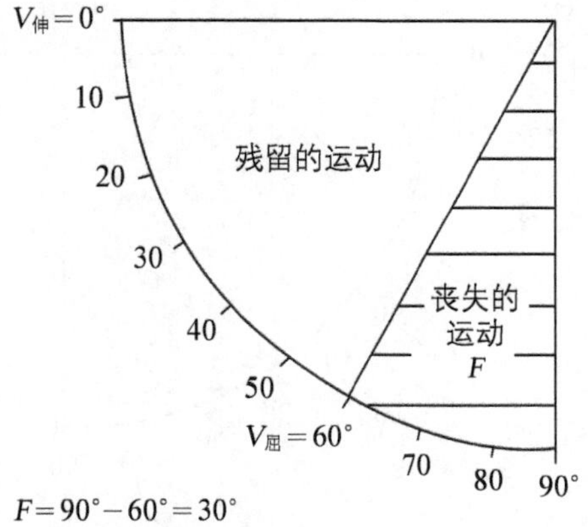

$F=90°-60°=30°$

图 37-36　一个具有伸 0°到屈 60°运动范围的 MP 关节，丧失的屈曲程度（F），相当于理论上最大屈曲角度（90°）减去测量到的屈曲角度（$V_{\text{屈}}=60°$），即 F＝90°－60°＝30°

关节强直（A）：屈曲度减少时，$V_{\text{屈}}$ 减小，而背伸损害时，$V_{\text{伸}}$ 增大。这两个值最终可停留在同一角度点上，即 $V_{\text{伸}}=V_{\text{屈}}$，此时关节强直（图 37-38）。关节运动完全丧失用 A 表示。这并不是指关节强直发生在这一运动角度，而是表示由此强直而引起的背伸度减少（E）和屈曲度减少（F）的总和。关节运动的完全丧失可表示为：A＝E＋F。如果关节强直于 40°，$V_{\text{伸}}=V_{\text{屈}}=40°$；E（背伸丧失）＝40°；F（屈曲丧失）＝90°－40°＝50°，A（整个运动丧失）＝40°＋50°＝90°。

应该注意到，A 值反映了关节运动总的丧失并且总是与该关节正常运动幅度的角度数相等。对 MP 关节无论强直发生在运动弧的什么地方只要

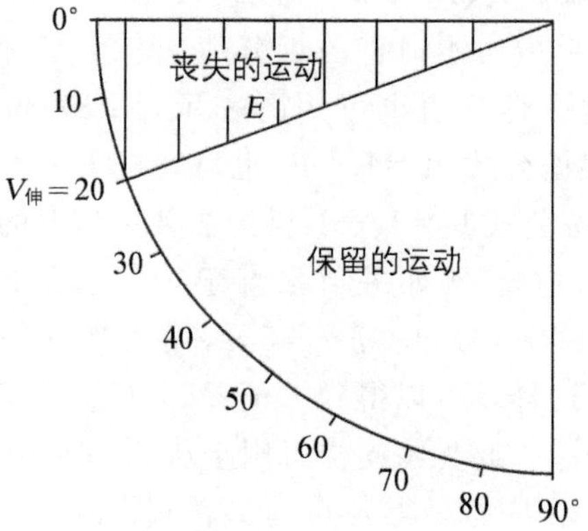

$E=20°-0°=20°$　　　$V_{\text{屈}}=90°$

图 37-37　MP 关节丧失的背伸程度（E）相当于测量到的背伸角度（$V_{\text{伸}}=20°$）减去理论上的最小背伸角度（0°），即 E＝20°

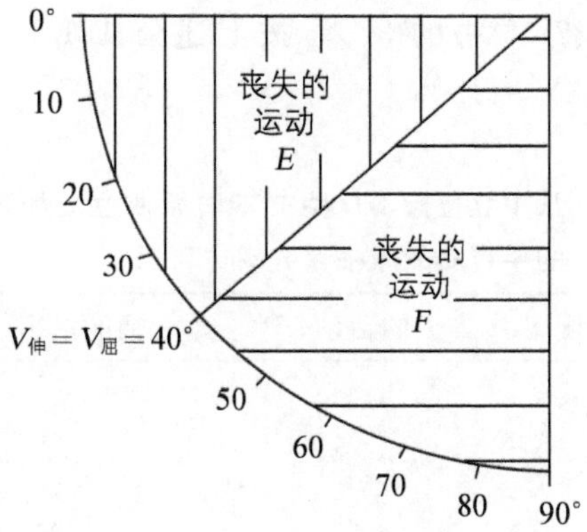

图 37-38　关节强直时的运动完全丧失（A）

相当于伸丧失（E）40°加屈曲丧失（F）50°，即 A＝90°

$V_{\text{屈}}$ 等于 $V_{\text{伸}}$ A 总是等于 90°；强直在 30°位，A＝30°（E）＋60°（F）＝90°；强直在 80°位，A＝80°（E）＋10°（F）＝90°。

手指功能损伤，可以由背伸的缺失（E）和（或）（屈）曲的缺失（F），或关节功能完全丧失（A）引起。这样，手指功能损害的百分比可以各自称作 I_E、I_F、I_A，这些是在检查时测得角度 V 的功能。I_E 为伸直角度，I_F 为屈曲损害，I_A 为强直损害。更专业化一点，损伤的百分率可表示为：I_E 是 $V_{\text{伸}}$（测量到的最小背伸角度）的功能，当 $V_{\text{伸}}$ 达到其理论最小值（例如 MP 关节为 0°）时，I_E 为 0%；I_F 是 $V_{\text{屈}}$（测量到的最大屈曲角度）的功能，当 $V_{\text{屈}}$ 达到其理论最大值（在 MP 关节为 90°）时，I_F 为 0%；当 $V_{\text{屈}}=V_{\text{伸}}$ 时，$I_A=I_E+I_F$。

功能损害用百分率表示，并且将受影响部分的功能丧失反映到 100% 刻度上，AMA 指导提供了

屈曲功能缺失(F)和关节强直(A)所致 MP 关节从 0°～90°手指功能损害的百分值(表 37-15 和表 37-16)。这一百分值也可用图表示(图 37-39、图 37-40)。根据公式 A＝E＋F(也可写成 E＝A－F)我们可以按公式 $I_E = I_A - I_F$ 得到在某一角度的背伸功能损害(I_E)。例如关节强直于 30°位，根据 AMA 表格(表 37-16)，I_A 等于 45%，而 I_F 等于 37%(表 37-15)，这样就可以得到 I_E 值：45%(I_A)－37%(I_F)＝8%(I_E)。此步骤同样可用于从 0°～90°运动弧上每一角度，从而获得各自的 I_E 值(图 37-41)。如果关节伸损伤 40°，I_E＝54%(I_A)－31%(I_F)＝23%。I_E 是 $V_{伸}$ 的功能，并且当 $V_{伸}$＝0°或 E＝0°时达 0%。但是 AMA 指导没有考虑 MP 关节的过伸直，所以我们将 AMA 指导(表 37-15)的 I_F 值稍加改良，以计算被认为也是正常的 MP 关节过伸 20°的值(图 37-42)。这样关节强直于 30°位时，I_F 就由 33%替换了表 37-15 中的 37%，按上述公式 $I_E = I_A - I_F$ ＝ 45%－33%＝12%。

表 37-15 从中立位起 MP 关节不同屈曲位功能丧失所致的手指功能减损百分率

屈曲角度	丧失的运动(F)	功能损害(%)
0°	90°	55
10°	80°	49
20°	70°	43
30°	60°	37
40°	50°	31
50°	40°	24
60°	30°	18
70°	20°	12
80°	10°	6
90°	0°	0

表 37-16 MP 关节不同强直位引起的手指功能损害百分率

关节强直角度	功能损害(%)
0°	55
10°	52
20°	48
30°	45
40°	54
50°	63
60°	72
70°	82
80°	91
90°	100

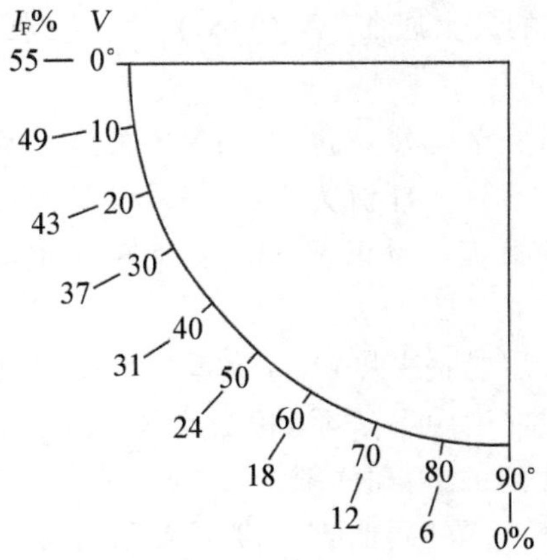

图 37-39 屈曲功能丧失(F)引起的手指功能减损百分率 I_F 表示，现将 AMA 的 I_F 值(表 37-15)转换成弧形运动。如果 $V_{屈}$＝40°，F＝50°，相应的 I_F＝31%。I_F 是 $V_{屈}$ 的功能，并且当 $V_{屈}$＝90°或 F＝0°时达到 0%

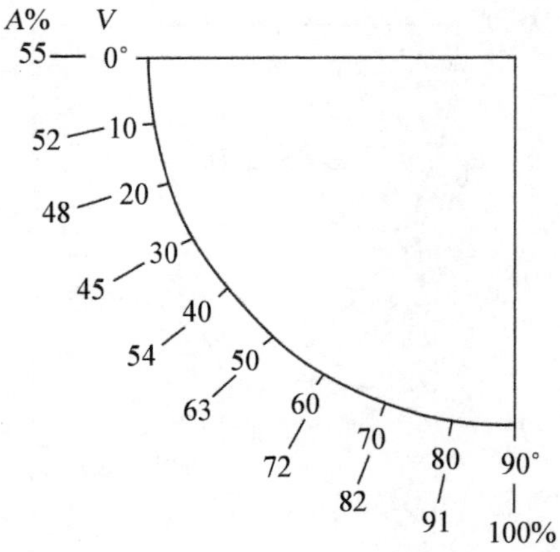

图 37-40 关节强直(A)引起的手指功能减损百分率用 I_A 表示，现将 AMA 的 I_A 值(表 37-16)转换成弧形运动。如果关节强直在 40°位，A＝E(40°)＋F(50°)＝90°，I＝54%

I_E 的衍生是十分重要的，它提供了 I_E 和 I_F 两者的数值以便正确估价功能损伤的百分率，这不仅是反映了运动丧失的度数，更重要的是反映了在手指运动弧中失能的位置。

举例：一个 MP 关节有 30°的活动幅度，假设从伸－10°到屈 40°，其功能损害没有伸－50°到屈 80°时严重。伸－10°到屈 40°的 MP 关节 I_E＝7%，I_F＝27%，总的损害为 34%；而伸－50°到屈 80°的 MP 关节，I_E＝41%，I_F＝6%，总的损害为 47%。MP 关节强直在 30°位，也就是功能位，I_A 达最低值＝12%(I_E)＋33%(I_F)＝45%；若强直在 80°位，损害程度就严重得多：85%(I_E)＋6%(I_F)＝91%(I_A)，参见

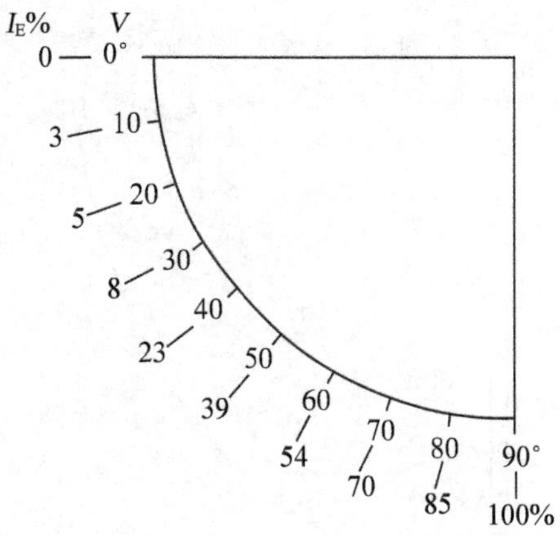

图 37-41　I_E 按公式 $I_A=I_E+I_F$ 或 $I_E=I_A-I_F$，得出各角度的值

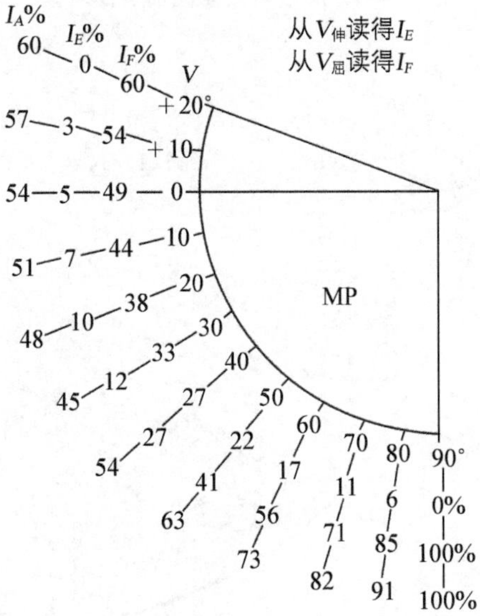

图 37-42　MP 关节功能损害百分率，IA 在 30°或其功能位时最低(45%)。图中包括了过伸位畸形的功能损害百分率

图 37-42。

手指、拇指、腕、肘和肩关节的功能丧失损害图表都由上述基本公式衍生出。

示、中、环、小指功能损害评判：在图 37-42、图 37-43、图 37-44 中，表示每个指关节(MP、PIP、DIP)3 种不同的功能损害(I_A、I_F和 I_E)。每一关节的功能位取自 AMA 指导并加上过伸的资料。在一个正常的手，MP 关节可以有过伸 20°，丧失这一过伸功能，只标出了很小的损害百分率，MP 关节在伸 0°位时，$I_E=5\%$(图 37-42)。PIP 和 DIP 关节正常伸为 0°，所以这些关节在伸 0°位时 $I_E=0\%$。然而，将这些关节的过伸角度考虑进去，可以使我们在关节强直发生于过伸位时定出屈曲功能损害率，例如：PIP 关节强直于 30°位定为 80%的功能减损。

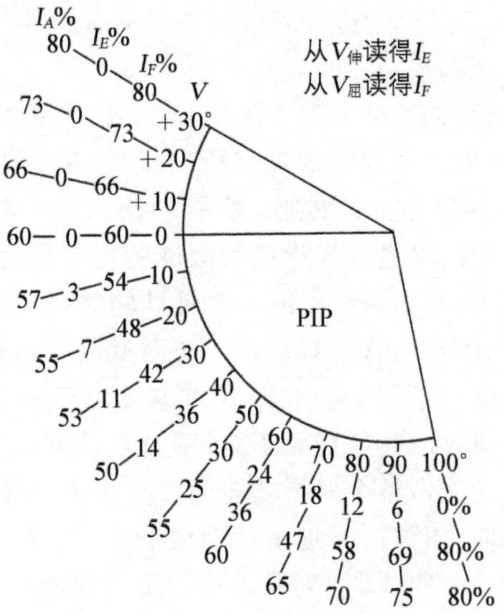

图 37-43　PIP 关节功能损害百分率，PIP 关节的功能位是 40°，在此角度 I_A 最低(50%)。图中包括了过伸位畸形的损害值

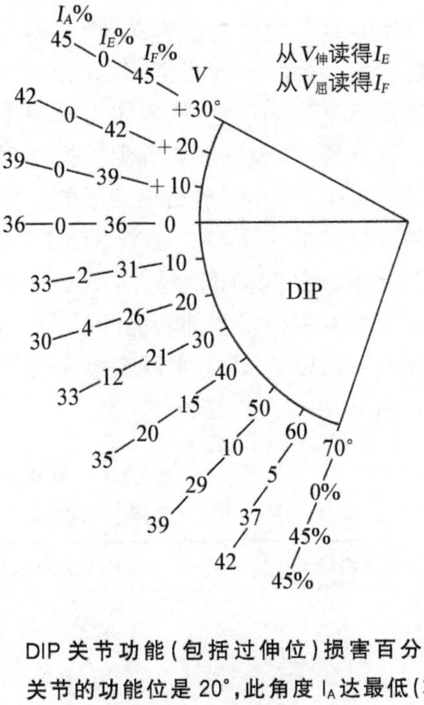

图 37-44　DIP 关节功能(包括过伸位)损害百分率，DIP 关节的功能位是 20°，此角度 I_A 达最低(30%)

关节强直的功能减损(I_A)：每个关节强直所致的功能减损(I_A)，在功能位角度达最低值。MP 关节 I_A 在 30°时=45%；PIP 关节 I_A 在 40°时=50%；DIP 关节 I_A 在 20°时=30%。

图 37-42 可用作测量运动幅度，并对其功能减损进行评价。例如－20°～60°的 MP 关节活动，这一角度的背伸损害在 I_E 标志的一行查看，即 I_E 为10%的背伸损伤；屈曲损害要在 I_F 标志的一行查看，即 I_F 为 17%；这一病例的功能损害总计为 10%＋17%＝27%。

拇指功能损害评判：拇指占整个手功能的40%，并由三个方面的功能所组成：①MP 和 IP 关节的屈、伸功能；②内收、外展功能；③对掌功能。内收功能的测量以拇指最大限度的内收位时，测量拇指 IP 关节掌侧纹到第 5 掌骨远侧掌横纹的最小距离，以厘米计算。对掌功能的测量以拇指最大限度的掌侧外展时，拇指 IP 关节掌侧纹到第 3 掌骨远侧掌横纹之间的最大距离，用厘米计算。这 3 个方面的功能占整个拇指功能的百分比为：MP 和 IP 关节的伸/屈共占拇指运动功能的 20%，内收占拇指运动功能的 20%，对掌占拇指运动功能的 60%。

拇指内收和对掌功能的损害：从 图 37-45、图 37-46 显示，整个拇指功能的损害，是通过将拇指每一功能值相加而获得。拇指内收功能的测量是从拇指 IP 关节掌侧纹到远侧掌横纹与小指 MP 关节处的直线距离。在图 37-45 中，曲线表明内收功能减损百分率与这一内收功能有关，而不是与整个拇指的功能有关。内收占拇指全部功能的 20%，故图中的损害百分率要乘以 20%才能得到整个拇指功能减损的百分率，如表 37-17 所示。拇指对掌功能的测量时从拇指 IP 关节掌侧纹到远侧掌横纹与中指 MP 关节处的最大距离。在图 37-46 中，曲线表明损害百分率与对掌功能有关而不是与整个拇指功能有关。对掌占拇指全部功能的 60%，故图中的损害百分率要乘以 60%才能得到整个拇指功能减损的百分率，如表 37-17 所示。

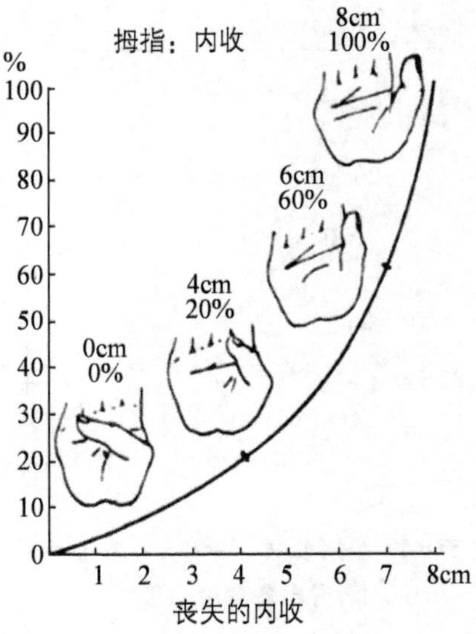

图 37-45 拇指内收功能损害的测量

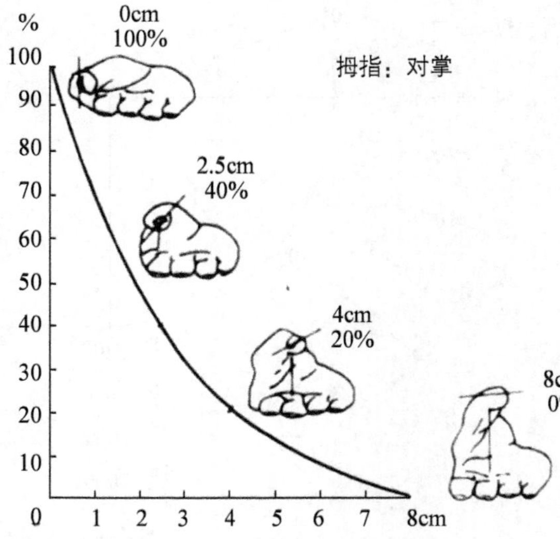

图 37-46 拇指对掌功能损害的测量

表 37-17 内收和对掌损害对整个拇指功能减损的百分率

（采用了内收和对掌分别占拇指功能的 20%和 60%的概念）

距离(cm)	拇指内收功能损害值(%)	拇指对掌功能损害值(%)
0	0	60
1	0	42
2	1	29
3	3	19
4	4	12
5	6	7
6	8	3
7	13	2
8	20	0

拇指屈和(或)伸或者关节强直功能的损害:因丧失屈和(或)伸或者关节强直所致的 MP 和 IP 关节损伤百分率由图 37-47 和图 37-48 表明,这些功能占拇指全功能的 20%,拇指 MP 和 IP 关节功能位确定为屈 20°,因此其 I_A 值在此角度最低,为 7% 的强直损害。

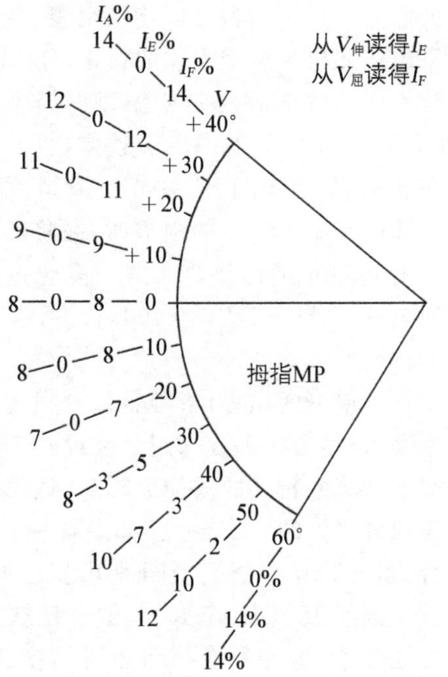

图 37-47 拇指 MP 关节丧失屈、伸功能或强直时对手功能损害的百分率,功能位定在 20°

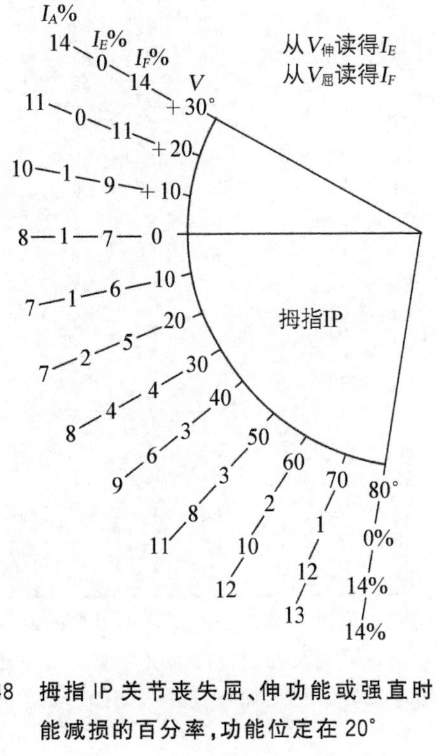

图 37-48 拇指 IP 关节丧失屈、伸功能或强直时对手功能减损的百分率,功能位定在 20°

在实际使用中,每部分功能可以按图 37-45～图 37-48 和表 37-17 评判,确定每一个直接损害值对整个拇指功能的影响,然后将这些个别的值直接相加得出拇指的全部功能减损,而不用复合表。

2. *腕关节功能损害评判* 腕关节损害的评判由运动的丧失或关节强直决定。在全幅度的关节运动时,掌屈、背伸功能两者占腕关节功能的 70%,图 37-49 中的数字再乘以 70% 即为整个腕关节功能减损的百分值。腕关节正常的运动范围是从背伸 60°到掌屈 60°;主要功能在背伸 10°到掌屈 10°,关节强直的功能损害百分率在此角度间最低,或 I_A =50%。在全幅度的关节运动时,桡、尺偏功能两者占腕关节功能的 30%,图 37-50 中的数字再乘以 30% 即为腕关节功能减损值。侧偏的功能包括尺偏(I_{UD})和桡偏(I_{RD}),尺偏是中立位 0°～20°,桡偏是中立位 0°～30°。正常的运动范围是桡偏 20°到尺偏 30°;功能位是尺偏 0°～10°,关节强直功能损伤百分率在此角度间最小,或 I_A =50%。

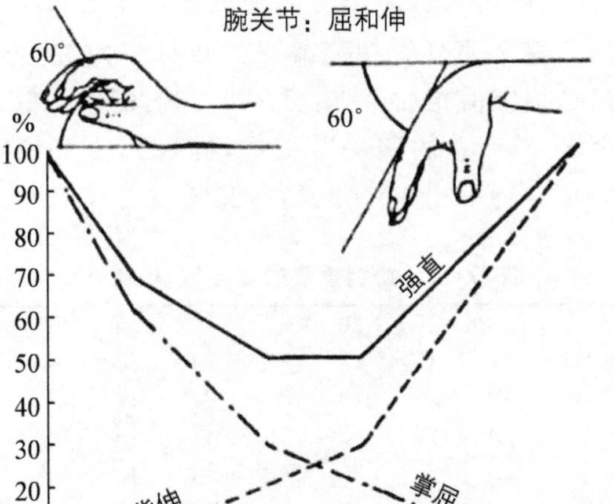

图 37-49 腕关节屈、伸功能减损百分率

腕关节丧失背伸和掌屈能力引起的功能减损,按图 37-49 计算,再乘以 70%。桡、尺偏的损害值按图 37-50 计算,再乘以 30%。这两个数值相加得出腕关节功能的全部减损,其对整个上肢的功能减损情况通过再乘以 60% 而获得。

举例:假定运动幅度为屈 50°至伸 30°和桡偏 10°至尺偏 15°,从图 37-49 中可以查出 I_F =5%、I_E =15%,其屈伸功能损害 20%,再乘以 70%(屈、伸的功能值),以反映其对腕关节的功能减损为20%

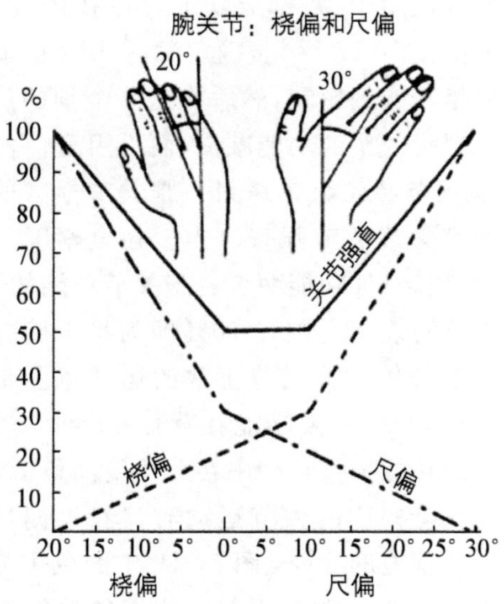

图 37-50 腕关节桡、尺偏功能减损百分率

×70%＝14%。从图 37-50 中可以发现 I_{RD}＝10%、I_{UD}＝20%，其桡、尺偏损害 30%，再乘以 30%（桡、尺偏的功能值），对腕关节的功能减损为 30%×30＝9%。整个关节的功能减损的百分率由屈、伸和桡、尺偏损害值相加所得：(I_F+I_E)×70%＋$(I_{RD}+I_{UD})$×30%＝总的腕关节减损，即(5%＋15%)×70%＋(10%＋20%)×30%＝23%。

3. 手部多关节功能损害的复合评判　每一手指的失能，无论是由于丧失运动、感觉、力量还是截肢，都要被评判，然后将这些个别的评判再加起来可转换成对手的影响，对手的损害总和相当于全部功能减损。累积损害时包括了整个手指，例如在合适的损伤表里，百分数关系是最小的部分关联着下一个较大部分。这一步骤可以连续反复，从而任何损害都可以描述出对整个人体的损害。

复合不同损害的方法是依据每一损害在受损后（例如 DIP 关节），不是作用于整体（例如手指），而是存在于局部（例如 PIP 关节和末梢）的原理。当在某一部位有 1 个以上的损害时，在将其转算至更大部位前必须先进行复合。这一复合值的确定按照下列公式：A%＋B%×(100%－A%)＝A%＋B%的复合值。

除非只是单一的损害，否则各部分损害用实际的百分率表示，然后四舍五入到最接近的 5%；在全部损害都已计算并转换成同样分母后，最终的损害值用精确到最接近的 5%表示。如果有 3 个以上的值要复合，可先选两个进行复合得出复合值，这一步骤可以无限重复。表 37-18 提供了反映整个手指损害的复合值，这些复合值可以再转换成对手、上肢或整个人体的损害。

表 37-18 功能损害的复合值(增值 5%)，基于公式：A%＋B%×(100%－A%)＝A%＋B%之复合值

	5	10	15	20	25	30	35	40	45	50	55	60	65	70	75	80	85	90	95
5	10	15	19	24	29	34	38	43	48	52	57	62	67	72	76	81	86	91	95
10	15	19	24	28	33	37	42	46	51	55	60	64	69	73	78	82	87	91	96
15	19	24	28	32	36	41	45	49	53	58	62	66	70	75	79	83	87	92	96
20	24	28	32	36	40	44	48	52	56	60	64	68	72	76	80	84	88	92	96
25	29	33	36	40	44	48	51	55	59	63	66	77	73	78	81	85	89	93	96
30	34	37	41	44	48	51	55	58	62	65	69	72	76	79	83	86	90	93	97
35	38	42	45	48	51	55	58	61	64	68	71	74	77	81	84	87	90	94	97
40	43	46	49	52	55	58	61	64	67	70	73	76	79	82	85	88	91	94	97
45	48	51	53	56	59	62	64	67	70	73	75	78	81	84	86	89	92	95	97
50	52	55	58	60	63	65	68	70	73	75	78	80	83	85	88	90	93	95	98
55	57	60	62	64	66	69	71	73	75	78	80	82	84	87	89	91	93	96	98
60	62	64	66	68	70	72	74	76	78	80	82	84	86	88	90	92	94	96	98
65	67	69	70	72	73	76	77	79	81	83	84	86	88	90	91	93	95	97	98
70	72	73	75	76	78	79	81	82	84	85	87	88	90	91	93	94	96	97	99
75	76	78	79	80	81	83	84	85	86	88	89	90	91	93	94	95	96	98	99
80	81	82	83	84	85	86	87	88	89	90	91	92	93	94	95	96	97	98	99
85	86	87	87	88	89	90	90	91	92	93	93	94	95	96	96	97	98	99	99
90	91	91	92	92	93	93	94	94	95	95	96	96	97	97	98	98	99	99	100
95	95	96	96	96	96	97	97	97	97	98	98	98	98	99	99	99	99	100	100

注：如果有 3 个以上的值需要复合，先选两个进行复合得出结果，得出的复合值再与第 3 个值复合得出总的复合值。这一过程可以不断重复，直到全部初始值复合为一个值。两个值按表中水平栏与纵栏交叉处的值即为复合值。这一复合值再与第 3 个值复合到最终值。例如 DIP 损伤 30%、PIP 损伤 20%以及 MP 损伤 25%，相加如下：30%(DIP)＋20%(PIP)＝44%，44%＋25%(MP)＝69%，即手指的复合损害值为 69%

举例：假定拇指功能损害，MP关节幅度伸－10°、屈40°，IP关节活动幅度伸－20°、屈曲50°、内收达4cm、对掌达3cm，同时有腕关节功能损害，幅度掌屈50°、背伸30°、桡偏10°、尺偏15°，其复合功能损害按以下方法求得。拇指功能损害，MP损害从图37-47查出：$I_F=3\%$、$I_E=0\%$、$I_A=3\%$；IP损害从图37-48查出：$I_F=3\%$、$I_E=2\%$、$I_A=5\%$，拇指内收损害从表37-17查出为4%，拇指对掌损害从表37-17查出为19%，拇指伸屈复合损伤：MP损伤＋IP损伤＝3%＋5%×(100%－3%)＝7.9%。因拇指伸、屈功能损害是拇指3个方面功能的20%，所以7.9%×20%＝1.6%。拇指伸、屈、内收、对掌复合损伤按复合公式（或表37-18）计算，1.6%＋4%×(100%－1.6%)＝5.5%，5.5%＋19%×(100%－5.5%)＝23.5%。拇指的损害再转换到手的功能损害，即23.5%（拇指损害）×40%（拇指占手功能百分率）＝9.4%；再转算到占上肢功能损害，9.4%（手功能损害）×90%（手占上肢功能百分率）＝8.5%。

（王　炜）

参考文献

[1] 丁自强，裴国献．手外科解剖与临床．济南：山东科学技术出版社，1993：141-169．

[2] 上海市伤科研究所．手部创伤的处理．上海：上海人民出版社，1976：1-13．

[3] 北京积水潭医院．手外科学．北京：人民卫生出版社，1978：37-62．

[4] 刘缅，王树寰，侍德．国人手部测量正常值范围探讨．中华手外科杂志，1993，9(3)：129．

[5] 安洪，蒋电明，倪卫东．屈指肌腱鞘内麻醉及机制探讨．中华麻醉学杂志，1994，14(6)：453．

[6] 李贵存，赵林，侍德．手功能评定标准专题讨论会纪要．中华外科杂志，1990，28(8)：478．

[7] 李贵存，赵林，侍德．手功能评定标准专题讨论会纪要．中华外科杂志，1990，28(9)：566．

[8] 吴阶平，裘法祖．黄家驷，外科学．5版．北京：人民卫生出版社，1992：1961-1965．

[9] 陆裕朴，褚晓朝，殷琦．手部神经功能检查．手外科杂志，1990，6(2)：84．

[10] 侍德．手部肌肉功能检查．手外科杂志，1990，6(2)：92．

[11] 赵林，侍德．手功能损害的评判．手外科杂志，1990，6(2)：104．

[12] 曹来宾．骨与关节X线诊断学．济南：山东科学技术出版社，1981：84-86．

[13] 田岛达也．手の机能的解剖学．外科治疗，1962，7(5)：501．

[14] 齐藤英彦．腱手术の基础としこの腱滑动距离の检讨．日整会志，1972，46：479．

[15] Furnas，D. W. The sign of horns Brit. J. Plast. Surg，1978，31：263．

[16] Ochiai，N. Vascular anatomy of flexor tendon I vincular system. J Hand Surg，1979，4：321．

[17] Peter DS，David，AF. The nails in disease. 4th Edit. London：William Heinemann Medical Books，1986：1-18．

[18] Swanson AB，Hagert CG. Evaluation of impairment of hand function. J Hand Surg，1983，8(5)：709．

[19] Taleisnik J. Posttraumatic carpal instability. Clin. Orthop，1980，149：73．

第38章

先天性手及上肢畸形

先天性畸形的英文名词有多种表达：

“先天性残缺”(congenital deformities)；

“先天性畸形”(congenital malformations)；

“先天性失调”(congenital disorders)；

“出生缺陷”(birth defects)等。

先天性手及上肢畸形是人类千变万化先天性畸形中的一部分，手及上肢畸形也是千变万化，而且可能伴有全身性其他畸形。手及上肢畸形是严重影响人类健康，和影响健康成长的重要的因素。“手及上肢畸形学”是一门学科，有关文献数以万计，手及上肢畸形新的病种和新的综合征及其发生学以及治疗康复方法还在不断发现。手及上肢畸形病因还大部分不明；在我国，创伤显微修复手外科，取得了可喜的成果，令世界瞩目，但是有关手及上肢畸形及继发畸形预防和功能及美学修复重建还远远不能令人满意。笔者将先天性畸形手外科称作“整形手外科”或是“整形美容手外科”的一部分。近几十年来，先天性畸形手外科的研究，不仅仅在中国，而且在世界范围内，进展都不大，人们对先天性手及上肢畸形的认识还有很多空白，不仅是在基础研究，病因学研究方面不足，而且在临床研究方面也有许多难题，对于许多先天性手及上肢畸形的治疗还没有良好的方法，例如，对于先天性断肢(指)，尺、桡侧球棒手，风吹手(windblown)的治疗，以及先天性巨指、肢的治疗等，都还很不能令人满意。

人类的手具有非常精确而又复杂的功能，是人类的智慧、劳动工具，是交际、生活和生存工具，手及上肢形态、功能良好与否，是衡量人们生存质量生活质量的重要标准。加强先天性手及上肢畸形的基础和临床研究是手外科医师和整形外科医师的重要职责。

第一节　手及上肢胚胎发育

一、肢体的发育

约在胚胎发育的第26天，于胚胎两边的腹外侧壁上，近颈节根部，相当于第5～7颈椎处，各出现一个中胚层隆起，外覆以外胚层，此即上肢肢芽(upper limb buds)，到第28天，上肢肢芽可明显被看到(图38-1、图38-2)。

肢芽由中胚层的间充质组织及其外表的一层外胚层构成。在肢芽出现的早期，肢芽顶部的外胚层形成顶端外胚层嵴，研究证明，外胚层嵴直接影响并控制着肢体的发育及分化。有些肢体畸形，最早就是由于顶端外胚层嵴的分化不全或损伤等因素而起始的。肢体的发育是按近端向远端的顺序而发展的。在第28～30天，上肢肢芽增粗，并向体侧弯曲，第31～32天，上肢肢芽可分辨出圆柱形的近端及扁平的远端部分，后者称手板。在第33天，上肢肢芽已能区分出上臂、前臂及手板(hand plate)，而且在手部可分别看出手的分段结构，即腕、手板及指板，但此时各手指之间没有任何分指迹象(图38-3、图38-4)。

胚胎第35天左右，上肢肢芽指板出现了手指间隔痕迹，中胚层组织在肢芽中已可见到形成肌肉及骨的组织，但是，在这阶段还不能对骨及肌肉组织进行区别。到胚胎的第37天左右，上肢肢芽的发育经过鳍状、浆状，发育成有痕迹手指，其外观如蹼状，称为蹼状手指，并出现了肘部(图38-5、图38-6)。

胚胎第39天，手掌面面相对，至第43～45天，

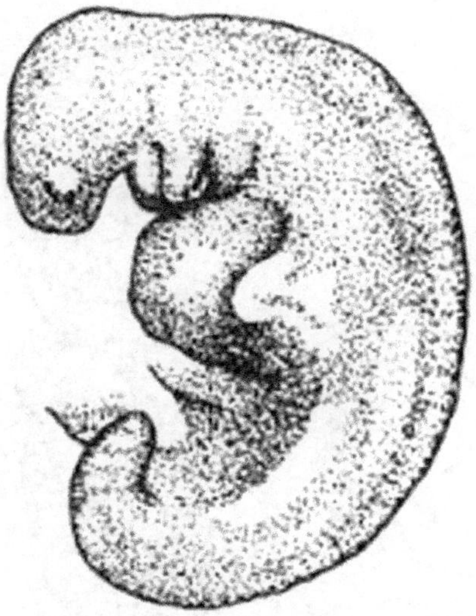

图 38-1　胚胎第 26 天左右，长 3.5mm，在腹侧出现了上肢肢芽的痕迹

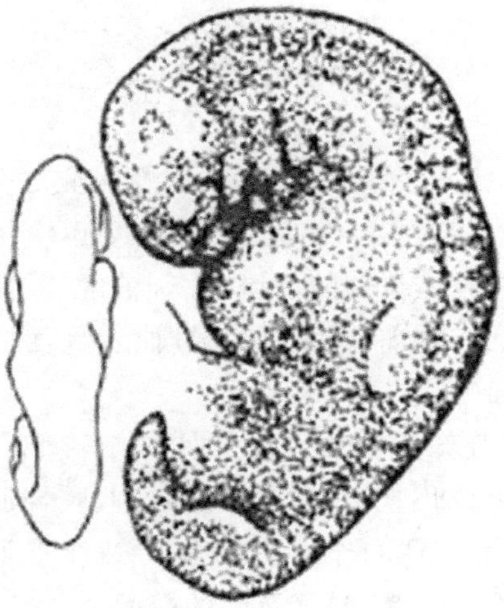

图 38-2　胚胎第 28 天，长 4～5mm，上肢肢芽已明显可见

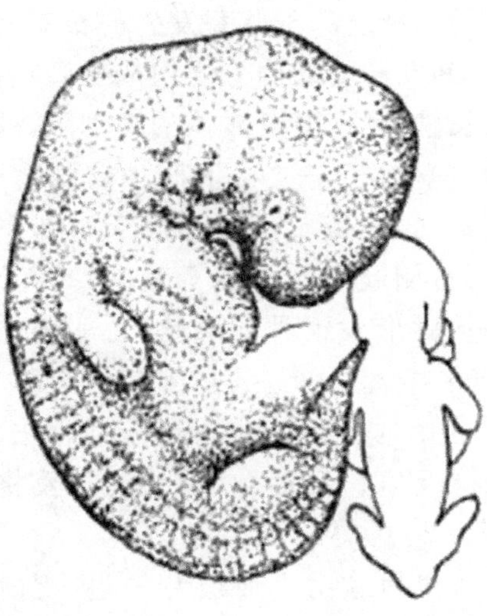

图 38-3　胚胎第 28～30 天，长 6～7mm，上肢肢芽已有分节

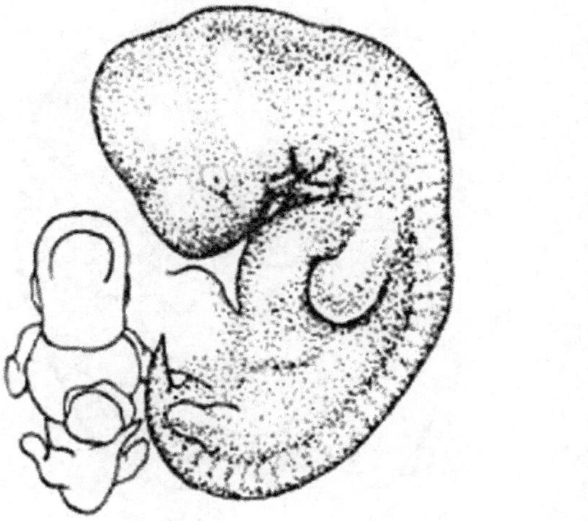

图 38-4　胚胎第 33 天，长 8～11mm，上肢肢芽可分区为上臂、前臂及手板，下肢肢芽也呈现分段结构

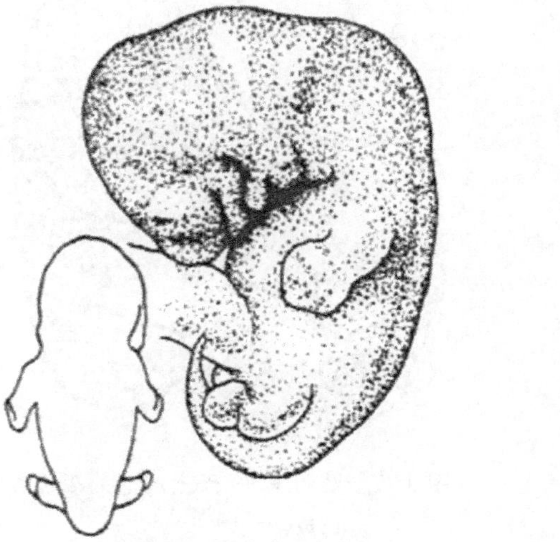

图 38-5　胚胎第 35 天左右，长 11～14mm，手板有分指痕迹

手指开始分化，增大成形，此时神经从脊髓进入肢芽的间充质组织中，而且肌肉成分也明显可见，其余间充质组织先演变成软骨组织雏形，再骨化成骨。56d 胚胎上肢发育成形（图 38-7、图 38-8、图 38-9）。

随着肢体长度的增加，骨逐渐形成，成肌细胞聚集，然后分化成肢体的肌群，这些肌群分为背侧的伸肌群和腹侧的屈肌群。在胚胎第 7 周，肢体的大部分结构均已形成，并出现了关节，特有的肌群及个别肌肉也能够被分辨出来。肢体由伸向胚胎腹侧方向，开始向相反方向旋转，最初，肢体的屈肌面向胚胎的腹侧，伸肌面向胚胎的背侧。无论是上

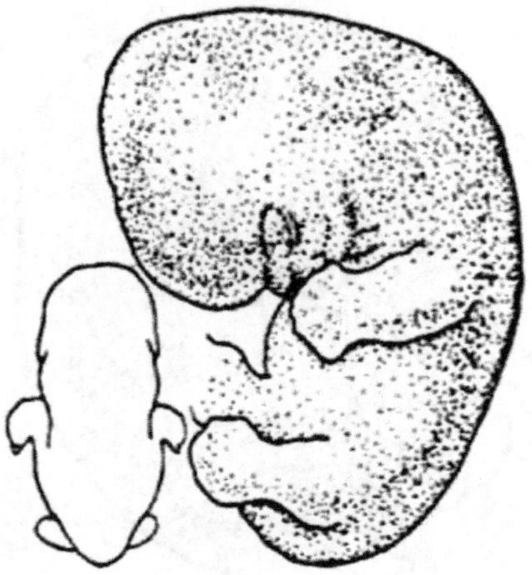

图 38-6 胚胎第 37 天，上肢肢芽的上肢肢芽手板已有明显的分指，呈蹼状手指

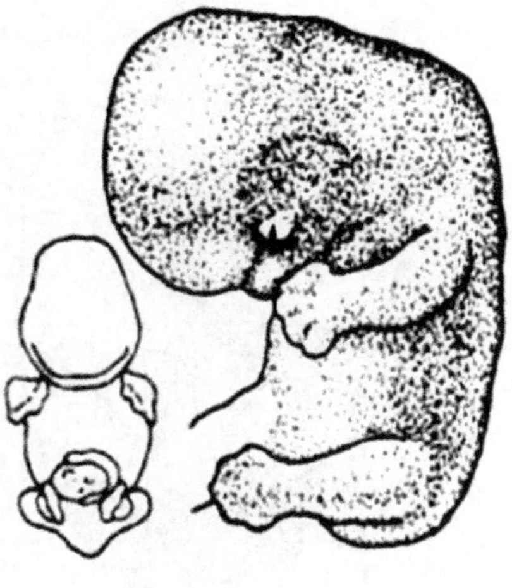

图 38-7 胚胎第 39 天上肢的外表发育已成形

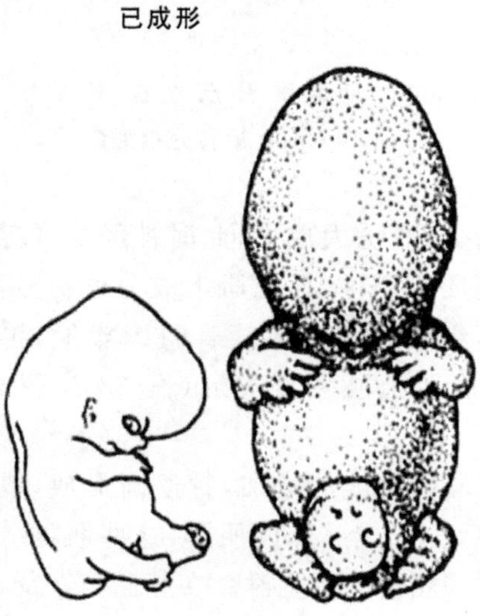

图 38-8 胚胎第 40～42 天，长 21～23mm，手指分指已完成

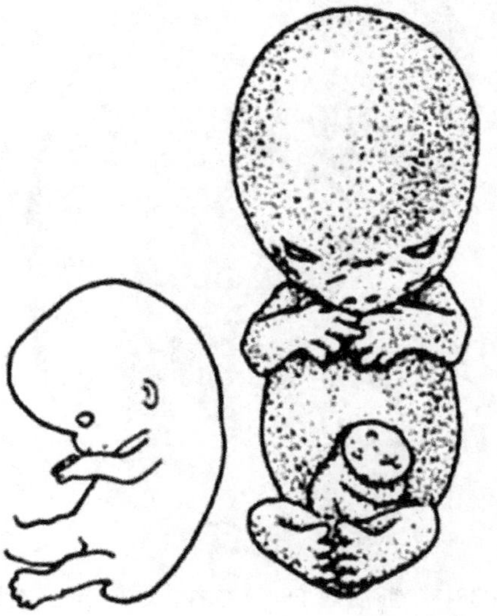

图 38-9 胚胎第 45 天左右，长 17～20mm，手掌长 25～27mm，上、下掌呈相对位置

肢肢芽或是下肢肢芽，都有头侧及尾侧之分。头侧是近胚胎头部的一侧，尾侧是指近胚胎尾部的一侧，前者在肢体长轴的前缘，称轴前缘，后者称为轴后缘。因此，轴前缘面向头端，轴后缘面向胚胎尾端(图 38-10)。

上肢沿着其长轴方向向外侧旋转 90°，其结果是，肘部由原面向外侧转向背侧，上肢伸肌群的位置也转向了手臂的外侧及背面，原来上肢肢芽的腹侧面，变成了上臂、前臂及手的前面。

二、肢体的血管发育

肢体的动脉起源于肢芽发生的相应体节的节间动脉，节间动脉的外侧分支构成血管丛，它们沿着肢体的长轴生长，形成肢体的轴动脉，肢体的动脉来自轴动脉及其分支。上肢轴动脉的来源左、右侧略有不同，左侧轴动脉起源于颈部左第 7 节间动脉，而右侧起源于右第 7 节间动脉及第 4 动脉弓。轴动脉形成锁骨下动脉，向下延伸进入上肢，靠近正中神经下行，到达前臂骨间膜前面，在其行进过程中，血管发育成为腋动脉、肱动脉、骨间掌侧动脉及掌深弓动脉，而尺动脉及桡动脉则出现较晚。

肢体的浅静脉由上肢肢芽的边缘静脉形成。随着上肢肢芽手指的分化而成为指排列时，上肢轴

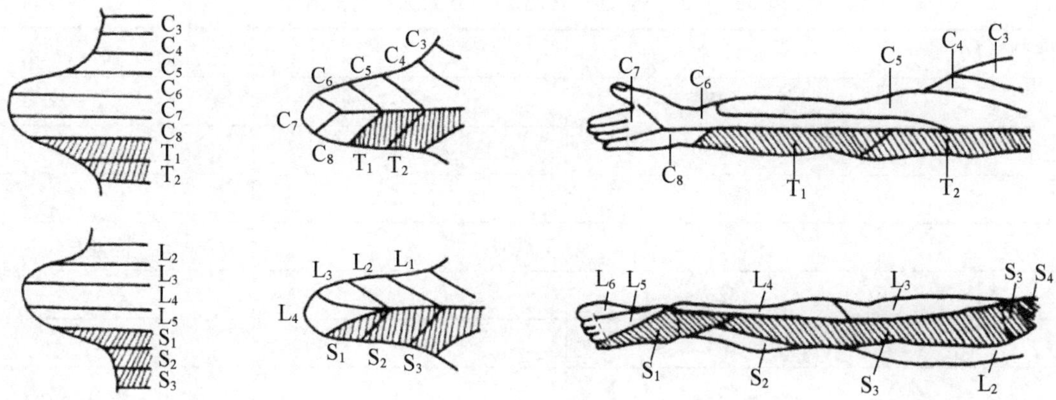

图 38-10　成年人上、下肢皮神经支配分布及胚胎时期神经发育过程的关系

前缘的边缘静脉，即上肢头侧的静脉发展成为头静脉，而轴后缘的边缘静脉，即上肢尾侧的静脉发展成为贵要静脉。在成年人，其静脉的位置正是证明了肢体在胚胎发育过程中有过旋转的阶段。

三、肢体的神经发育

随着胚胎体壁（外胚层及体壁中胚层）的发育，脊神经也随之进入肢体。成年人肢体的皮肤感觉是严格按照不同脊神经的来源而分区的，即按皮节分布，每一个皮节界限的划定，是依每一个分区脊神经及相应的交感神经支配而确定的。

肢体的神经来自各自的神经丛，进入上肢的臂神经丛由来自颈下段及胸上段的脊神经前支所构成。这些神经在向肢体行进过程中重新分束组合，构成不同的神经干及神经束，它们既是解剖学上的单元，又是一定的功能单位，如臂丛神经的内侧束及外侧束以支配屈肌群为主，而臂丛神经的后束则以支配伸肌群为主，不过也有例外情况，如肱肌的神经支配，既有来自支配屈肌群的肌皮神经，又有来自支配伸肌群的桡神经。

第二节　手及上肢先天性畸形的发病率和病因

手及上肢先天性畸形是一类常见病，其发生率约为 0.1%。笔者等（1982）曾调查了上海市区 35 万新生儿的出生记录，手及上肢畸形的发生率为 0.085%，由于医院新生儿出生记录不完整，实际发生率可能要高于此。欧洲报道，肢体畸形发生率是 59.1∶10 000 新生儿，在人体先天性畸形中，肢体畸形占 26%。Lamb（1982）报道手及上肢畸形的发生率为 0.18%，由于同一新生儿可能有两种以上手及上肢畸形，故其实际发生率为 0.109%，Ivy 报道的上肢畸形发生率高达 0.8%。Woolf 等报道了 1951—1967 年盐湖城存活婴儿畸形发生率为 1∶1064。

手及上肢畸形可单独出现，或伴有多种上肢畸形同时出现，也可能是多种综合征表现的一部分。Froster（1993）对英国哥伦比亚地区 120 余万新生儿的肢体畸形进行了分析，发现桡骨纵向性缺损的病例伴有其他畸形的发生率达 77%，而存活婴儿伴发畸形的为 48%。Froster 报道了 1 213 913 名出生存活婴儿中，24 例因羊膜束带导致机体缺损，这组婴儿中共有肢体缺损 659 例，羊膜束带致肢体缺损发生率为 0.019‰。Giele（2001）报道了西澳大利亚地区 11 年先天性畸形手的发病率，是 1∶506。其中 46% 伴有其他畸形；51% 是双手畸形；17% 是多发性手畸形。最常见的是分化障碍，占 35%；孪生畸形为 33%；形成障碍 15%。白种人和黑种人没有区别。

除了总体发病率以外，各类手及上肢先天性畸形的发病率分类统计研究较少，Cheng 等在 1987 年，统计了 8 个诊所的 1673 例上肢先天性畸形状况，对各类手及上肢先天性畸形做了统计，有些内容可供参考（表 38-1）。

表 38-1　8 个诊所的 1673 例上肢先天性畸形状况

畸形类别	病例数	%	比率范围
横向性缺失	128	5.0	0.7～32.5
纵向性缺失	410	16.0	6.6～37.3
发育不良	291	11.3	4.3～19.3
环状狭窄	120	4.7	0.9～6.5
赘生	626	24.3	2.4～35.9
巨肢，巨指	22	0.9	0.5～2.1
分化障碍	442	17.1	8.3～26.4
移位	166	6.6	2.5～16.0
软组织缺失	366	14.2	1.2～21.3

Flatt，A(1994)在他的"先天性畸形手的治疗"一书中记录了 2758 例先天性畸形各类手畸形的发生率，是有意义的(表 38-2)。

表 38-2　各类手畸形的发生率(按发生率为序)

畸形类型	病例数	百分比(%)
并指	501	18.2
多指(全部)	403	14.6
桡侧多指	184	6.7
尺侧多指	142	5.1
中央多指	77	2.1
指屈曲畸形(Camptodactyly)	189	6.9
断肢，全部	186	6.8
断肢，断手/断指	80	2.0
断肢，断臂/断前臂	76	2.8
断肢，断腕	30	1.1
指侧屈畸形(Clinodactyly)	151	5.5
短指畸形	143	5.5
桡侧球棒手	127	4.6
中央缺失(分裂手)	106	3.9
拇指发育不良	97	3.5
交叉性并指(Acrosyndactyly)	92	3.3
弹响指(Trigger digit)	63	2.3

（续　表）

畸形类型	病例数	百分比(%)
Apert 综合征	62	2.3
Poland 综合征	60	2.2
环状狭窄	56	2.0
肌肉肌腱缺失	49	1.8
肌肉肌腱畸形	45	1.6
拇指缺失	39	1.4
尺侧(骨)发育不良	34	1.2
尺侧手指掌骨缺失	32	1.2
尺桡骨融合	30	1.1
尺侧球棒手	28	1.0
全手发育不良	27	1.0
巨指/肢	26	0.9
三节指骨拇指	24	0.8
海豹手(Phocomelia)	19	0.7
拇指缺失	19	0.7
桡侧(骨)发育不良	18	0.6
指骨融合(Symphalangia)	15	0.5
其他	117	4.2
合计	2758	100.0

手及上肢畸形伴有的其他畸形有心血管畸形、造血系统疾病、消化道畸形、颜面畸形、颅脑畸形、泌尿生殖器畸形及下肢畸形等。

约 5%的先天性上肢畸形是综合征的一部分(Lamb、Wynne-Davies and Soto,1982)。随着遗传学的发展,人们发现手畸形与综合征的关系如下:48 种综合征有并指畸形,36 种综合征有指侧屈畸形,20 种综合征有指屈曲畸形,18 种综合征有短指畸形。笔者发现,实际比这些统计数字还要多一些,就以指屈曲畸形为例,有一半以上的患者是不同综合征的症状之一。

McGuirk(2001)分析了 1972－1974 年以及 1979－1994 年波斯登地区 161 252 名存活的以及死胎婴儿,肢体畸形发生率为 0.69∶1000,其原因有:①单纯基因突变,家族遗传,以及已知的综合征(24%);②染色体畸变(6%);③致畸剂造成畸形(4%);④血管性损害(35%);⑤原因不明(32%)。

对上肢先天性畸形真正的发病机制还知之甚少。目前有两种观点:一种观点认为,发育过程从一开始就是被基因编程好的;另一种观点认为,发育是序列的生物化学和物理作用的结果,并且受到四维时空的影响。这在畸形的发生上就导出了基因决定论和环境决定论。然而更多的资料表明,多数畸形是两种因素共同作用的结果,环境因素影响的意义更大。笔者更相信,有些手及上肢畸形是一开始被基因编程好的,例如:指屈曲畸形,指侧屈畸形，分裂手和一些并指畸形等，常常有明显的家族遗传倾向，另外，环境因子可导致基因突变或改变基因的正常表达，例如桡侧球棒手可能属于这一类，基因的缺陷在一定环境因素的作用下才会出现畸形。

在笔者治疗的患儿中，追询到一家族中，有明显的并指遗传病史，问及祖辈 5 代，共有直系亲属 38 人，有 21 人是先天性并指畸形，发生率为 55.3%，均是中、环指并指。其中双手中、环指并指 19 例，占 90.5%，单手中、环指并指 2 例，占 9.5%；男性 9 例，占 42.9%；女性 12 例，占 57.1%；男性双手中、环指并指 8 例，男性单手中、环指并指 1 例；女性双手中、环指并指 11 例，女性单手中、环指并指 1 例。而且，在中、环指并指畸形的类型上相似，大多是中、环指完全性并指，并且是指甲合并，末节指骨融合(图 38-11、图 38-12)。

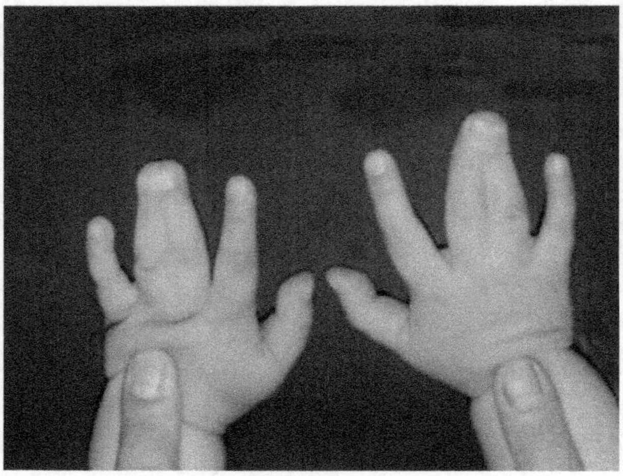

图 38-11　女童，2 岁半。中、环指完全性并指，指甲粘连，有家族史，患儿的母亲，外祖母均是中、环指完全性并指，及其直系亲属中，有 21 人是中、环指完全性并指

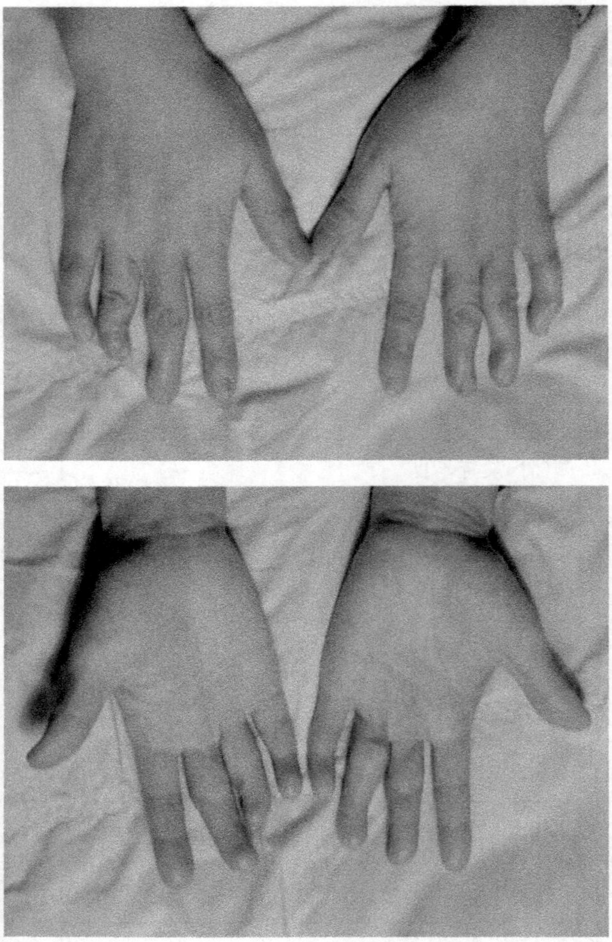

图 38-12　上述女孩的母亲，双手中、环指完全性并指手术后，手掌及手背观

上肢先天性畸形的病因非常复杂，大致可分为遗传因素和环境因素两大类。

遗传因素包括：①染色体异常：是指染色体数目或结构异常。因其大多数导致流产、死产，故临床病例并不多见。②基因突变：10%～15%的先天性畸形由基因突变引起，但大多数基因突变并不引起先天性畸形。基因突变分为多基因突变和单基因突变。多基因突变可产生多种先天性畸形，但单基因突变有时也可产生多种缺陷，如由单一显性基因引起的尖头并指(趾)畸形。上肢先天性畸形多为单基因遗传，遗传方式有常染色体显性或隐性遗传和伴性遗传。隐性遗传常无明显家族史，性连锁隐性遗传表现为男性发病，女性为致病因子携带者。

引起先天性畸形的环境因素即致畸因子(teratogen)，其在胚胎期内最易引起先天性畸形，常见的致畸因子有：①生物因素：如风疹病毒、巨细胞病毒、弓形虫、单纯疱疹病毒、亚洲流感病毒、流行性腮腺炎病毒、梅毒螺旋体等。②物理因素：电离辐射是强烈的致畸因子，甚至可影响到第 3 代。动物实验中，体温的升高和降低都可引起肢体畸形。③化学因素：许多药物都有致畸作用如沙利度胺(反应停)及其他许多镇静药、多数抗癌药、口服避孕药等。尤其是沙利度胺，曾在 1957－1961 年导致德国和欧洲几千名儿童产生无肢、短肢等畸形。此事件也推动了对先天性畸形的病因及病理研究。此外，有机汞、杀虫药等环境因素也是重要的致畸因子。④其他因素：如母体糖尿病、慢性乙醇中毒、营养素缺乏都可导致胎儿畸形。此外，胎儿在宫内被羊膜束带或纤维环束缚也可产生宫内截肢(指);因子宫畸形,羊水过少,过多,亦可导致先天性畸形;也有报道地中海贫血造成指动脉栓塞,产生先天性截指病例。

第三节 手及上肢先天性畸形的分类

上肢先天性畸形纷繁复杂,建立上肢先天性畸形的完整的分类系统,有助于对该类疾病形成认识,有利于临床治疗的规划设计,有利于临床治疗的研究和其病因研究,有利于手及上肢先天性畸形知识的传播,学术交流。

手及上肢先天性畸形的分类,有手及上肢先天性畸形的总体分类,每一种手及上肢先天性畸形,又可分为不同类型。至今尚没有一个很完全的分类方法,第一,由于手及上肢先天性畸形在形态上千变万化,其发生和发展是没有终止的;第二,表现在功能缺陷上各有特点;第三,解剖结构的发育缺陷,以及在成长发育过程中,畸形发生和发展在变化,有的尚未被人们所认识;第四,手及上肢先天性畸形常伴有其他畸形,也是变化多端,虽然许多学者进行了不断发现和补充,但是还不断有新的复合畸形出现;第五,在手及上肢先天性畸形的病因方面,尚有许多待研究。这一切说明,手及上肢先天性畸形的分类是一项复杂的任务,手及上肢先天性畸形的发生和发展在变化之中。至今,全世界手外科学界,尚没有一个完善的手及上肢先天性畸形分类系统。但当前世界上手外科整形外科医师们所采用的 IFSSH-Swanson(International federation of Society for Surgery of Hand)手及上肢先天性畸形分类系统,是较为完善的分类方法,虽然没有包罗万象,不能涵盖所有的手及上肢先天性畸形,但它是能涵盖大部分手及上肢先天性畸形的分类方法。它是结合了先天性上肢畸形胚胎学,病因学,解剖学的特点,并根据形态学和结构上的特点进行分类,较为系统和详尽。现将手及上肢先天性畸形分类介绍如下:(括号内是注释或是笔者的附加说明,或是笔者的认识)。

Ⅰ类:肢体形成障碍(Failure of Formation of parts)(图 38-13)。

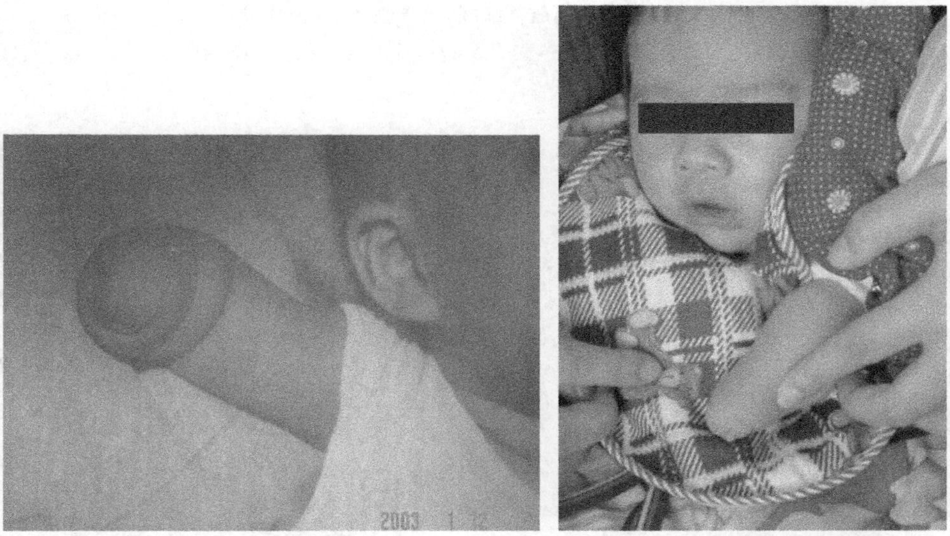

图 38-13 先天性手及上肢畸形

肢体形成障碍(横向型),先天性断肢(指)畸形,左:先天性断前臂畸形,右:先天性断腕畸形

(一)横向型肢体缺损(先天性断肢)Transverse arrest(congenital amputations)

1. 肩水平 无肢畸形。

(1)肩以下缺上肢畸形(先天性无肢症)。

(2)锁骨以下缺上肢畸形。

2. 上臂水平(先天性断上臂) 臂以下缺上肢畸形。

(1)肘上高位肢体缺失。

(2)肘上低位肢体缺失。

3. 肘水平(先天性断肘) 肘以下缺上肢畸形。

4. 前臂水平(先天性断前臂)　前臂以下缺上肢畸形。

(1)肘下高位肢体缺失(图 38-13)。

(2)肘下低位肢体缺失。

5. 桡腕关节水平(先天性断腕——桡腕关节水平)　腕以下缺肢畸形(无手症)。

6. 腕骨水平(先天性断腕——腕骨水平)　腕骨以下缺手畸形。

(1)近排腕骨下缺手畸形。

(2)远排腕骨下缺手畸形。

7. 掌骨水平(先天性断掌)　无指畸形(图 38-14)。

8. 指骨水平(先天性断指)　手指缺指畸形。

(1)近节水平缺指畸形。

(2)中节水平缺指畸形。

(3)远节水平缺指畸形。

(二)纵向型肢体缺损(Longitudinal arrest)

1. 桡侧纵列(轴前)(Radial Ray Deficiency)

桡侧纵列缺损畸形(桡侧球棒手)(图 38-15)(图 38-16)。

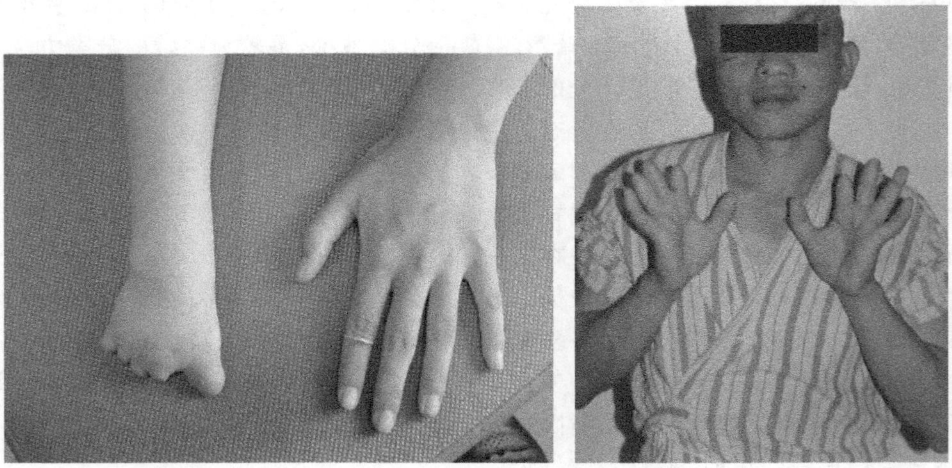

图 38-14　横向型肢体缺损,先天性断肢(指)畸形

左,先天性断指畸形;右,先天性断指畸形伴环状狭窄综合征

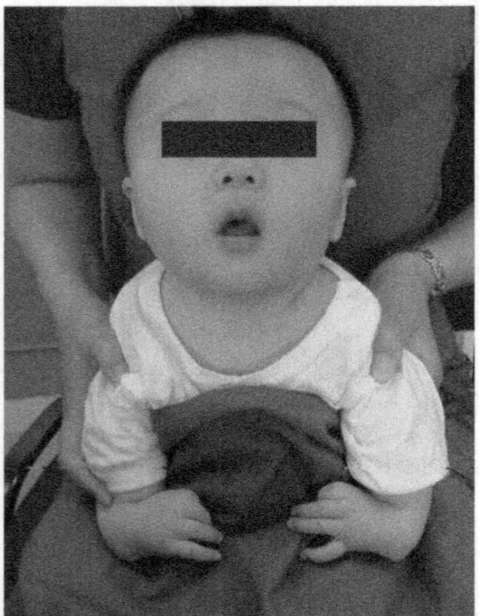

图 38-15　桡侧纵列缺损畸形(桡侧球棒手),双侧

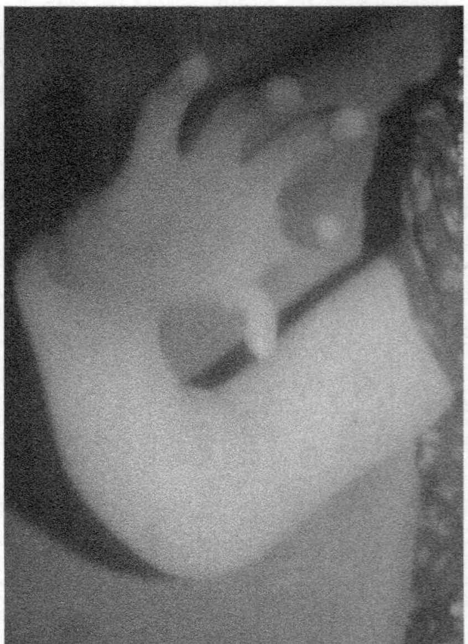

图 38-16　桡侧纵列缺损畸形(桡侧球棒手),右侧

(1)正常桡骨型
①拇指发育不良(功能型)。
②拇指发育不良(无功能型)。
③拇指缺失。
(2)桡骨发育不良(桡骨细小,但完整)
①拇指发育不良(功能型)。
②拇指发育不良(无功能型)。
③拇指缺失。
④Madelung's 畸形。
⑤其他。
(3)桡骨部分缺失(远端缺失)
①拇指发育不良(功能型)。
②拇指发育不良(无功能型)。
③拇指缺失。
(4)桡骨完全缺失
①拇指发育不良(功能型)。
②拇指发育不良(无功能型)。
③拇指缺失。
(5)其他
①大鱼际发育不良或缺失。
②伸肌发育不良或缺失。
③屈肌发育不良或缺失。

2. 尺侧纵列(轴后)(Ulna Ray Deficiency) 尺侧纵列缺损畸形(尺侧球棒手)。
(1)正常尺骨
①掌骨指骨发育不良。
②掌骨发育不良指骨缺失。
③掌骨指骨均缺失。
(2)尺骨发育不良(尺骨细小,但完整)
①掌骨指骨发育不良。
②掌骨发育不良指骨缺失。
③掌骨手指均缺失。
(3)尺骨部分缺失
①掌骨指骨发育不良。
②掌骨发育不良指骨缺失。
③掌骨手指均缺失。
(4)尺骨完全缺失
①掌骨指骨发育不良。
②掌骨发育不良指骨缺失。
③掌骨手指均缺失。
(5)尺骨缺失合并肱桡关节融合。
(6)小鱼际肌缺失或发育不良。
(7)伸肌缺失或发育不良。
(8)屈肌缺失或发育不良。

3. 中央纵列(Central Ray Deficiency) 中央列缺损畸形(分裂手)(图 38-17),(图 38-18),(图 38-19),(图 38-20),(图 38-21)。
(1)典型分裂手
①掌骨存在手指发育不良。
②掌骨发育不良手指缺失。
③掌骨手指均缺失。
(2)非典型性分裂手
①并指型分裂手。
②多指型分裂手。
③单指型分裂手。
④其他。

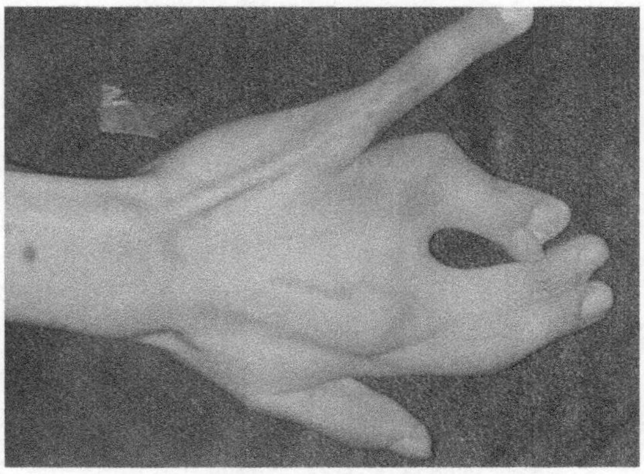

图 38-17　多指并指分裂手,六指分裂手

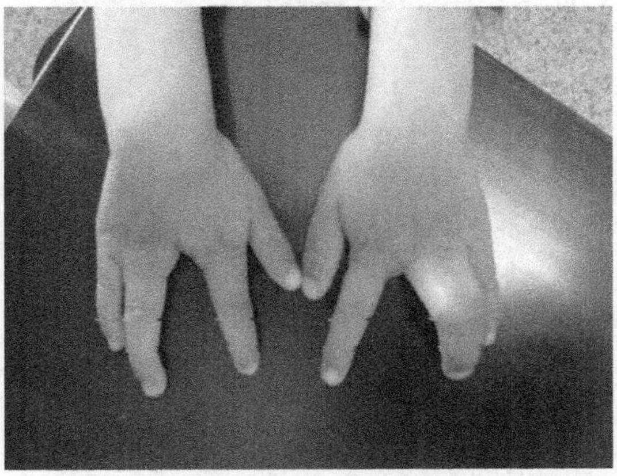

图 38-18　四指,五指分裂手

4. 中空性发育受阻(居中节段纵向性缺损)
(1)海豹手(图 38-22)
①近端型(上臂缺失)。
②远端型(前臂缺失)。
③完全型(上臂前臂缺失)。

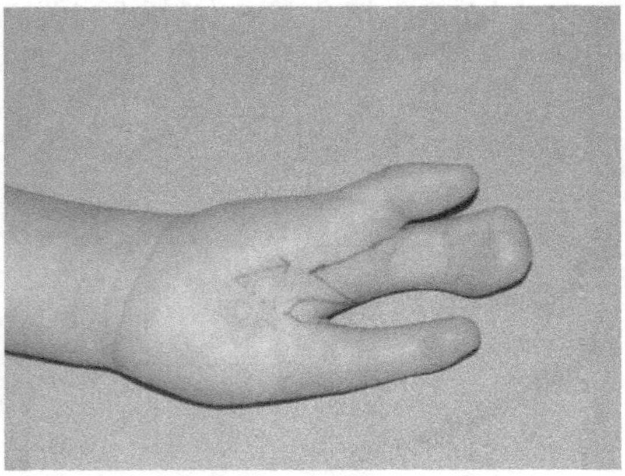

图 38-19　三指分裂手

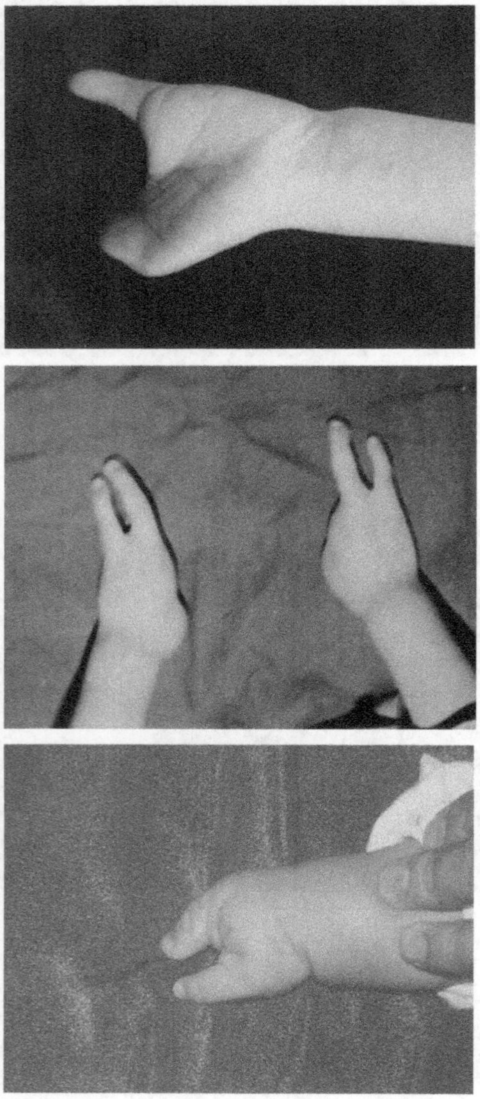

图 38-20　不同类型的两指分裂手

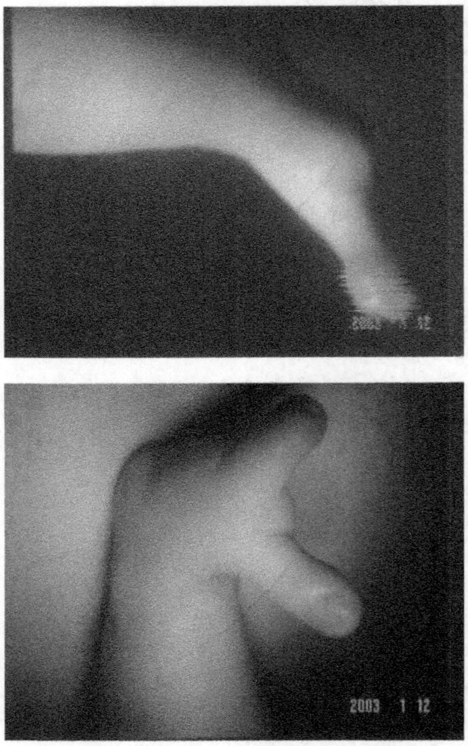

图 38-21　一指分裂手。一指分裂手(上图)，该患者伴有两趾分裂足(下图)

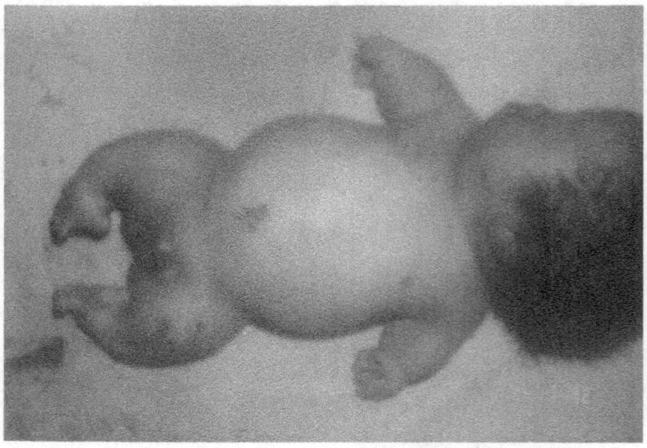

图 38-22　中空性发育受阻(居中节段纵向性缺损)，海豹手、足。死婴

(2)其他。

Ⅱ类：肢体分化分离障碍(Failure of Differentiation of parts)。

(一)罹及软组织性

1. *多部位散发性*　多发性关节弯曲(包括先天性多关节屈曲畸形)(图 38-23)。

(1)重度。

(2)中度。

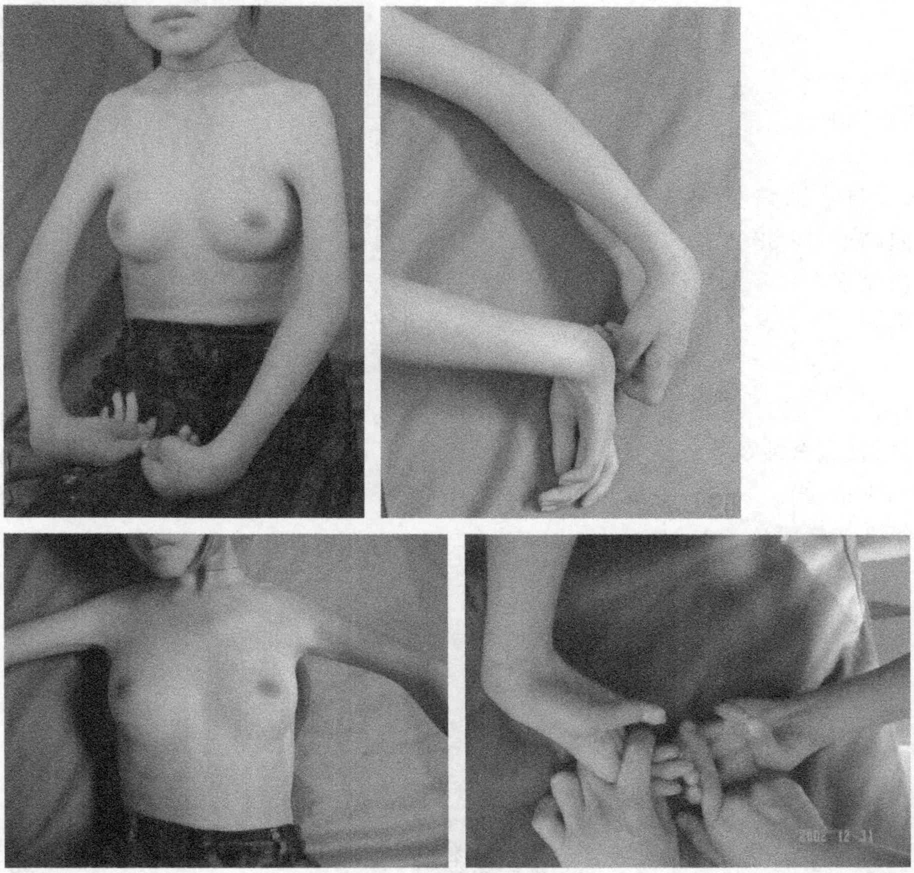

图 38-23　是一罕见的先天性多发性伸肌发育不良多关节屈曲畸形，笔者未见类似病例文献报道。该病例手畸形的形态类似双侧桡侧纵列缺损畸形(桡侧球棒手)，但不是桡侧球棒手。表现为：①多发性伸肌发育不良，三角肌、肱三头肌、伸拇指、伸手指肌发育不良。②多处关节屈曲畸形。腋蹼，腕关节，拇指、所有手指屈曲畸形，手的形态类似尺侧偏斜的掌挛缩(“风吹手” windblown hand)，而大小鱼际肌发育尚好

(3)轻度。

2. 肩水平

(1)耸肩畸形(肩未下降，undescended shoulder)Sprengel's 肩(图 38-24)。

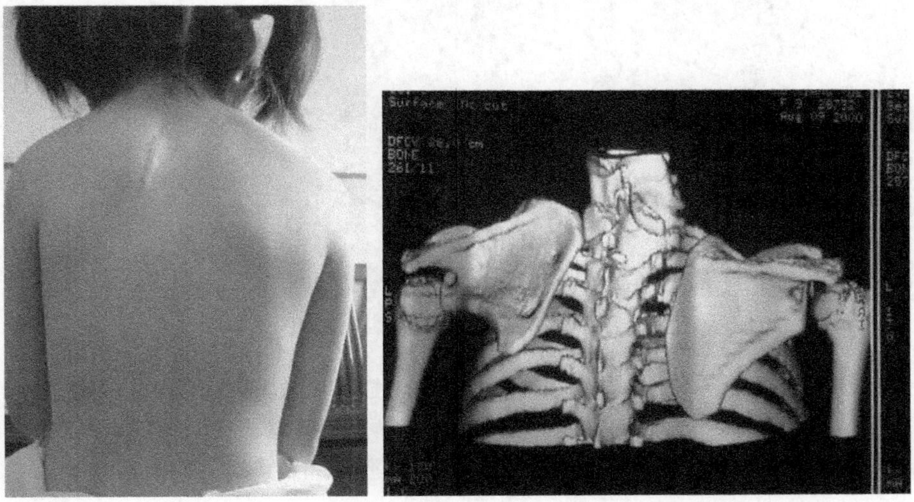

图 38-24　耸肩畸形(肩未下降，undescended shoulder)

左．Sprengel's 肩患者背侧观，右．Sprengel's 肩三维影像片

(2)胸肌缺失(含 poland 综合征)(图 38-25)(图 38-26)。

①胸大肌缺失。

②胸大小肌缺失。

③其他。

3. 肘和前臂水平　肌畸变(aberrant muscle)。

(1)手长屈肌畸变(图 38-27)。

(2)手长伸肌畸变。

(3)手内肌畸变。

(4)其他。

4. 腕和手水平

(1)皮肤性并指(完全性及不完全性)

①桡侧型(第 1 指蹼)。

②中央型(第 2、3 指蹼)。

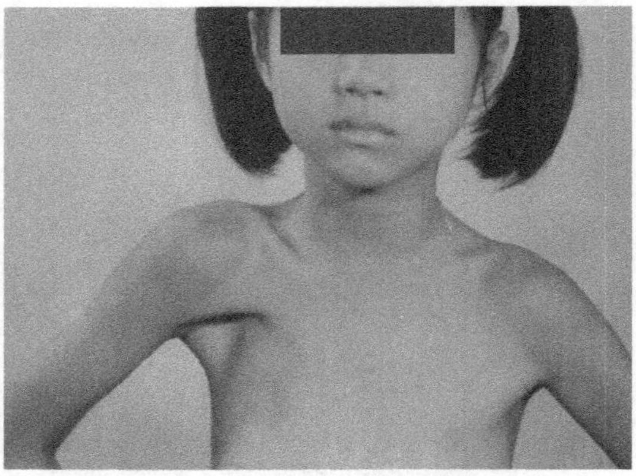

图 38-25　胸肌缺失(poland 综合征),女孩,右侧 poland 综合征,单侧短指并指畸形,胸大、小肌发育不良,乳房发育不良,腋蹼

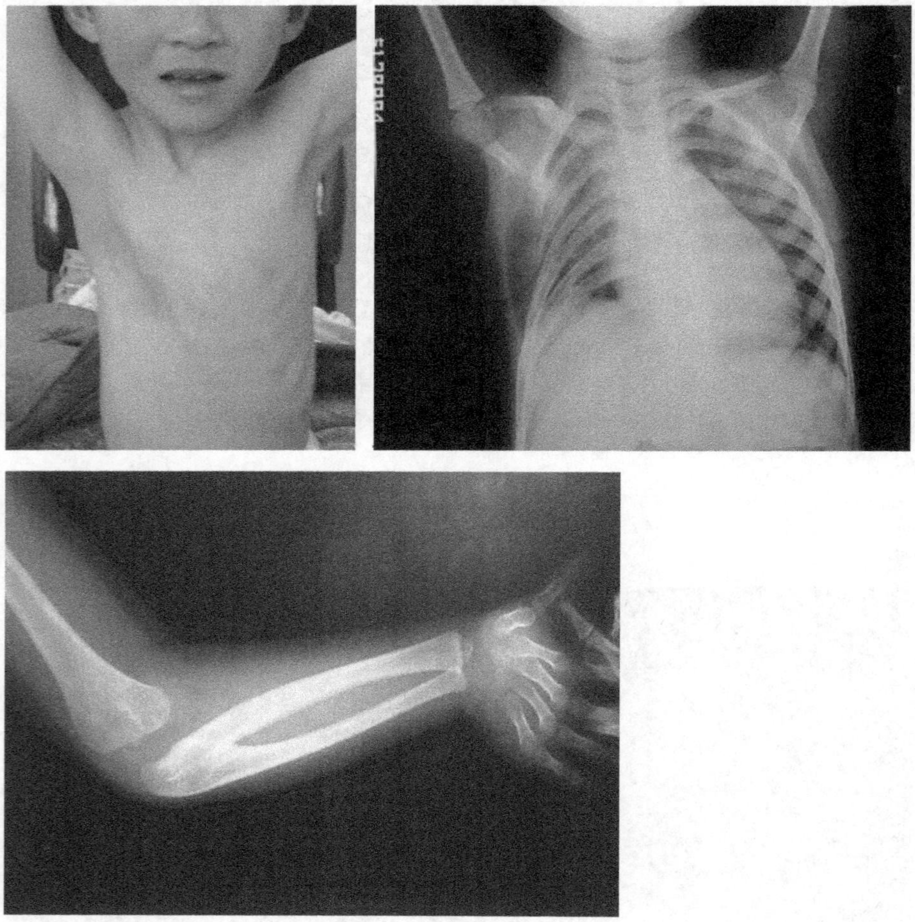

图 38-26　胸肌缺失,胸廓畸形,多发性骨关节畸形,是临床上少见到的一种的综合征:右侧胸肌缺乏,2、3、4、5、6 肋骨部分缺损,呼吸时有胸廓膨出,或凹陷畸形。伴有多发性骨畸形,尺、桡骨融合,腕骨发育不良,指骨畸形。类 poland 综合征

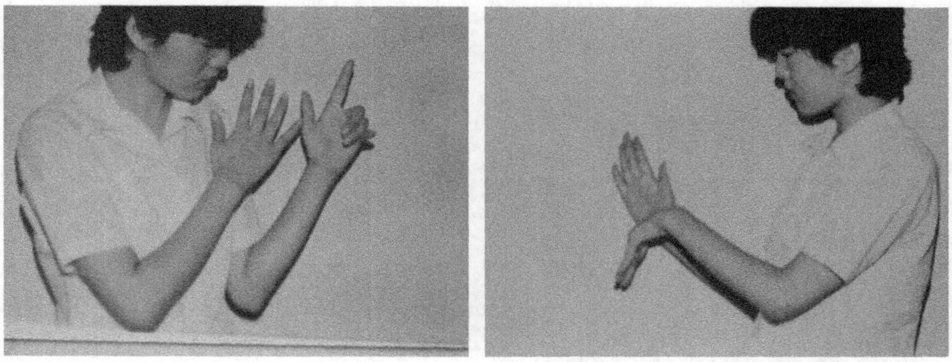

图 38-27　肌畸变(aberrant muscle):手长屈肌畸变。17 岁,女性,左手中、环、小指不能伸直,当左手屈曲腕关节时,中、环、小指才能伸直。手术中发现,中、环、小指屈肌腱短缩,肌腱、肌肉组织外观良好,将肌腱延长后,手畸形被矫正

③尺侧型(第 3 指蹼)。

④联合型(①+②或③)。

(2)先天性屈曲畸形(先天性指屈曲畸形 Camptodactyly)

①小指(图 38-28)。

②其他指。

(3)掌心拇指畸形(thumb-in-palm defority)

(4)非骨性偏指畸形(肌肉韧带关节囊发育不良致关节松弛)。

桡/尺侧

①单独指偏斜。

②尺侧偏斜(含"风吹手" windblown hand)(图 38-29)。

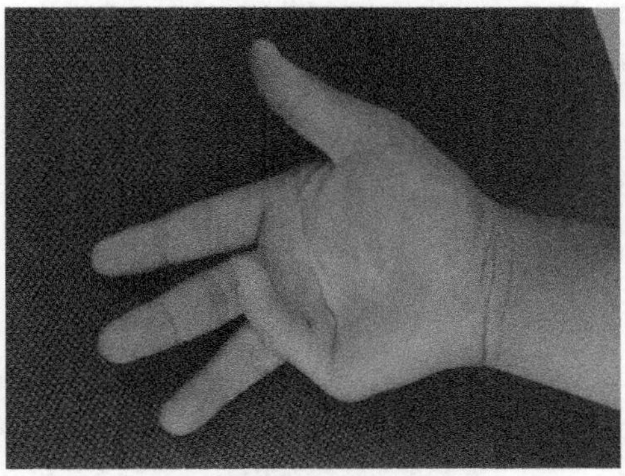

图 38-28　先天性屈曲畸形(先天性指屈曲畸形 Camptodactyly),指屈曲畸形

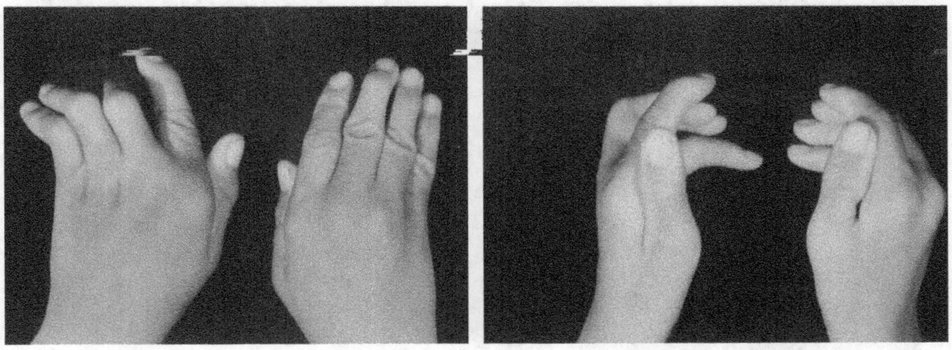

图 38-29　尺侧偏斜畸形(windblown hand,笔者称其"风吹手",或称"柳条手"。)将其归纳为先天性掌筋膜挛缩,其实,在病理解剖上,这不仅仅是先天性掌筋膜挛缩,还伴有皮肤、筋膜、腱膜、肌腱、关节韧带的挛缩畸变等

③其他。

(5)先天性扳机指/拇。

(6)其他。

5. 皮肤和附属器

(1)翼状腋蹼肘蹼畸形(Pterygium)又称翼蹼状综合征(Pterygium syndrome)。

(2)皮肤发育不良。

(3)杵状指甲畸形(图 38-30)。

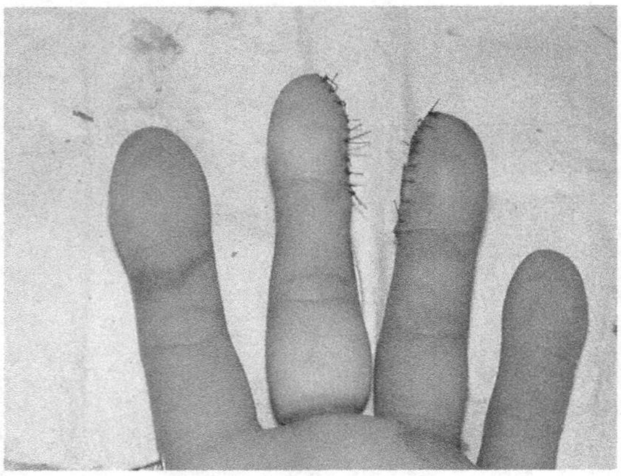

图 38-30 先天性杵状指畸形，中、环指已经进行整形外科手术，示指、小指还是杵状指畸形

(4)长甲畸形。

(5)其他。

(二)罹及骨性(含掌侧指甲－反甲畸形 tusk nail deformity)

1. 肩水平

(1)先天性肱骨内弯。

(2)其他。

2. 肘水平　肘关节融合(图 38-31)。

①肱骨桡骨骨融合。

②肱骨尺骨骨融合。

③肘部完全性骨融合。

3. 前臂水平

(1)近端桡尺关节融合

①有桡骨小头脱位。

②无桡骨小头脱位。

(2)远端桡尺关节融合。

4. 腕和手

(1)腕骨骨融合(图 38-31)

①月骨-三角骨。

②头骨-钩骨。

③舟骨-月骨。

④其他。

(2)掌骨骨融合

①环指-小指掌骨骨融合。

②其他。

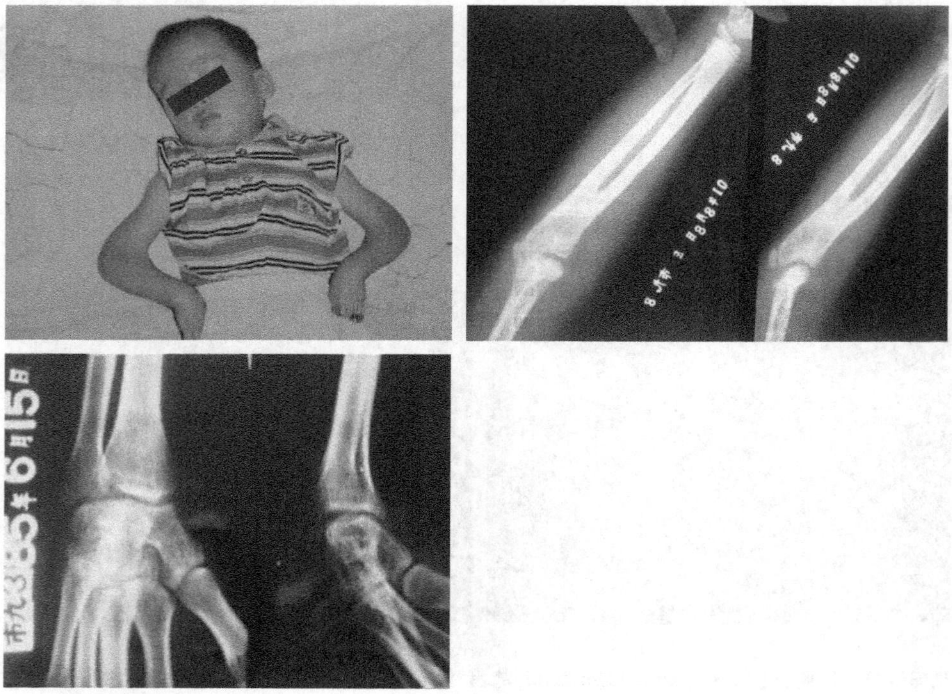

图 38-31 显示两个病例，肘关节近端尺桡关节骨融合，及 X 线片显示近端尺桡关节骨融合，腕关节骨融合

(3)指骨骨融合

①桡侧型(第 1、2 指)。

②中央型(第 2、3 指或第 3、4 指)。

③尺侧型(第 4、5 指)。

④铲形手(mitten hand 含 Apert 综合征)(图 38-32)。

⑤其他。

(4)指关节融合(symphalangia)

①远侧指间关节融合。

②其他。

(5)先天性指侧屈畸形(clinodactyly)(图 38-33,图 38-35)先天性指侧屈畸形(骨性)(图 38-34)。

①小指(包括三角指骨畸形)。

②拇指(包括三角指骨拇指畸形)。

③其他指。

(6)多节畸形

①三节指骨拇指畸形(图 38-36)。

②其他。

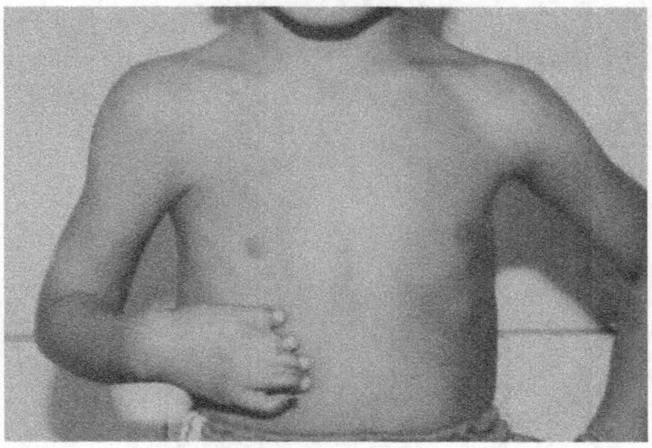

图 38-32　铲形手(mitten hand)

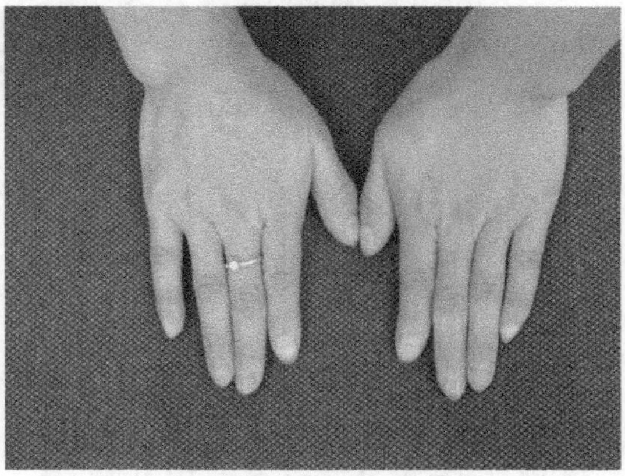

图 38-33　先天性指侧屈畸形(clinodactyly)示指、小指指侧屈畸形

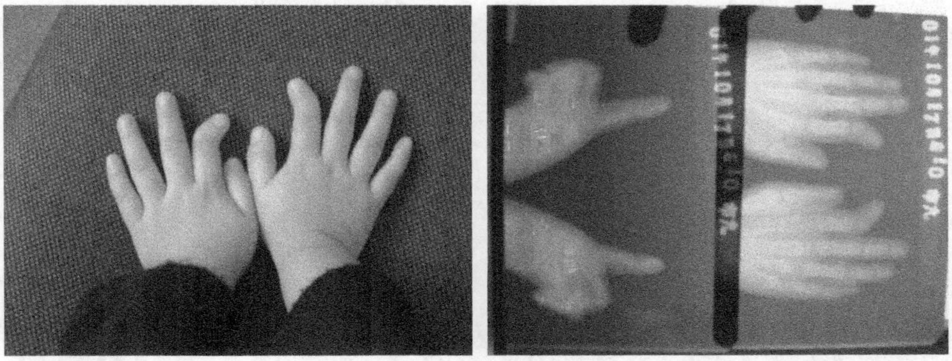

图 38-34　先天性指侧屈畸形(clinodactyly),双手示指指侧屈畸形,是由于双手示指中节指骨三角形指骨畸形

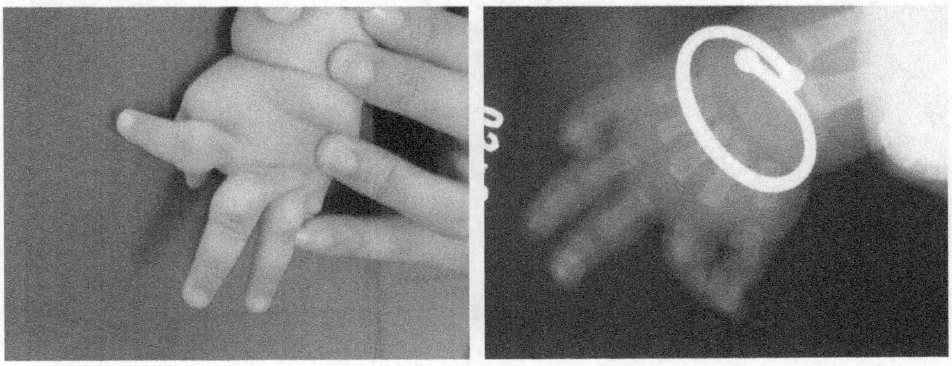

图 38-35　先天性指侧屈畸形(clinodactyly)

右手示指指侧屈畸形,有骨、关节、肌肉、腱膜、韧带畸变

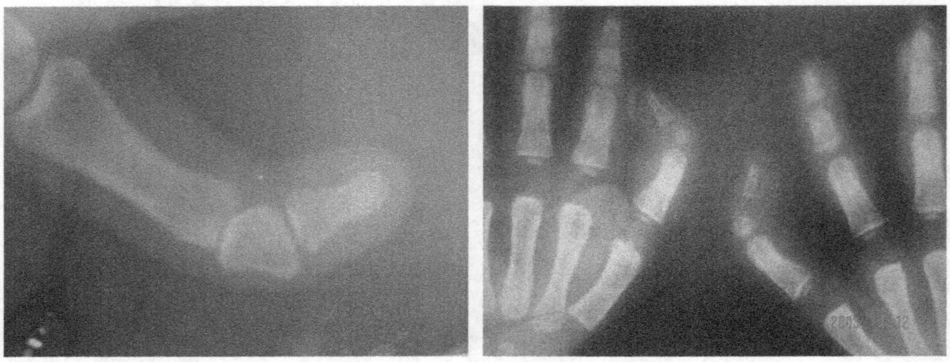

图 38-36 三节指骨拇指畸形

(三)先天性肿瘤致畸

1. 脉管系统

(1)血管瘤。

(2)脉管畸形

①毛细血管类畸形:葡萄酒色斑、其他。

②静脉性畸形。

③静脉淋巴管畸形。

④动脉性畸形(含 A-V 瘘)。

⑤淋巴性。

⑥其他。

2. 神经源性

(1)神经纤维瘤。

(2)神经母细胞瘤。

(3)其他。

3. 结缔组织源性

(1)幼稚腱膜纤维瘤(juvenile apomeurotic fibroma)。

(2)其他。

4. 骨骼(不含过度生长综合征)

(1)骨软骨瘤病(包括多发性遗传性外生骨疣)。

(2)内生软骨瘤病。

(3)纤维结构发育不良。

(4)骨骺异常。

(5)其他。

Ⅲ类:孪生畸形(Duplication)。

1. 整个肢体(赘生手)

2. 双肱骨

3. 双桡骨

4. 双尺骨

(1)镜影手(mirror hand)(图 38-37)。

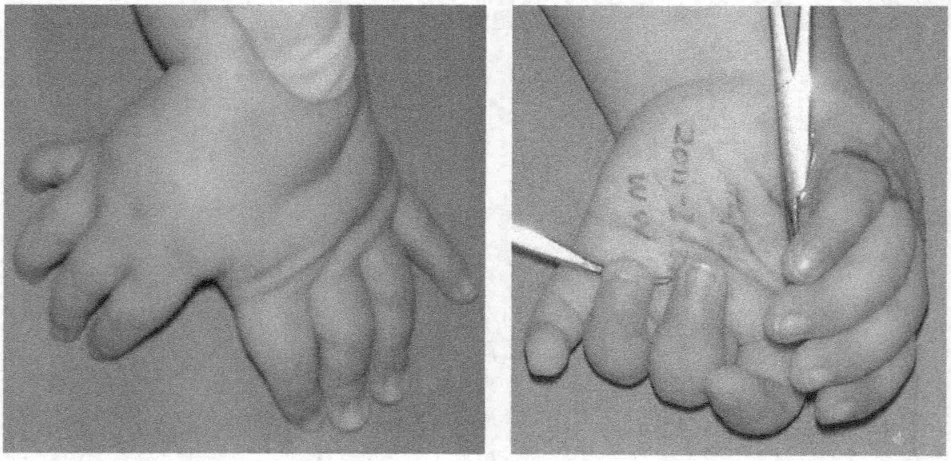

图 38-37 双尺骨,镜影手畸形(mirror hand)

(2)其他。

5. 多指 多指畸形。

(1)桡侧(轴前壁)(拇指多指,或复拇畸形)。

(2)中央。

(3)尺侧(轴后壁)(小指多指)。

(4)复合性(同时存在上述两者之一)。

6. 骨骼重复(多余骨骼畸形)

(1)拇指纵列。

(2)示指纵列。

(3)其他

Ⅳ类:生长过度(Overgrowth)。

1. 整个肢体

(1)半身发育过度(hemihypertrophy)。

(2)伴有脉管畸形(图 38-38)。

(3)其他。

2. 部分肢体

(1)伴有脉管畸形。

(2)其他。

3. 手指 巨指畸形(图 38-39,图 38-40,图 38-41)

(1)伴有脉管畸形。

(2)伴有神经纤维瘤。

(3)伴有骨软骨骨疣。

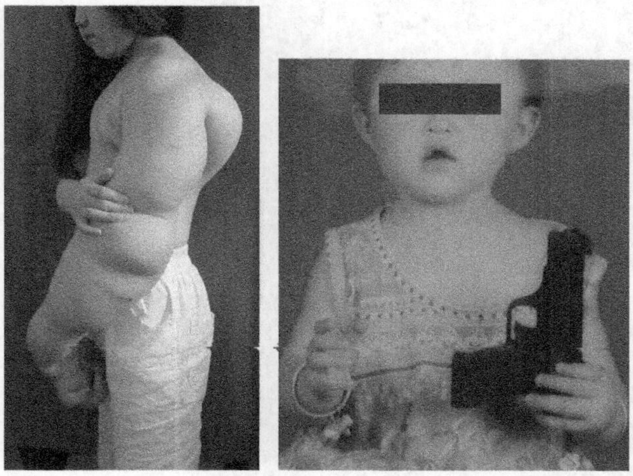

图 38-38 生长过度(Overgrowth),整个肢体发育过度,6 岁,女孩,整个左上肢,包括肩部,肩胛骨、肩胛骨表面,及肩胛骨胸廓间软组织无序生长(左图),但在此 5 年前,患儿 1 岁时,左右上肢相差悬殊不大(右图)

Ⅴ类:低度发育(Undergrowth)。

1. 整个肢体

2. 前臂及手低度发育

3. 手

(1)全手发育不良。

(2)部分手发育不良。

4. 掌骨 掌骨短小畸形。

(1)第五掌骨。

(2)其他。

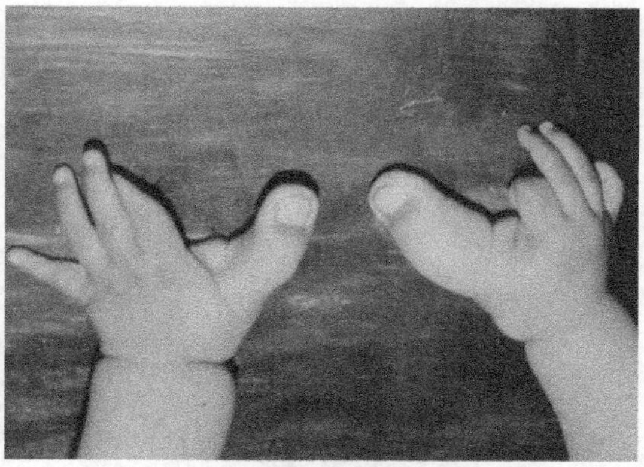

图 38-39 巨指畸形,1 岁,男孩,双手拇指巨指畸形

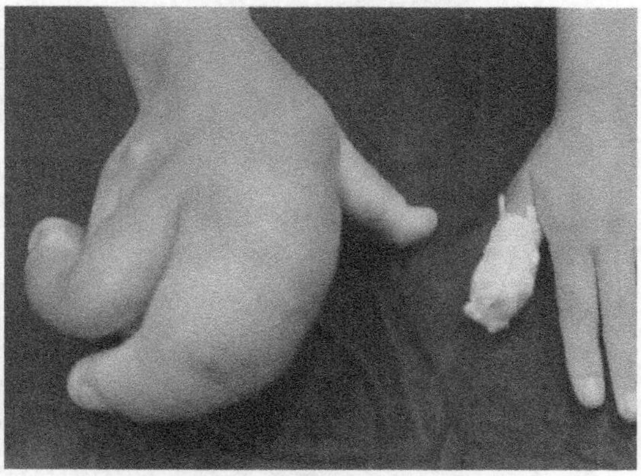

图 38-40 右手巨指畸形,示指、中指巨指畸形

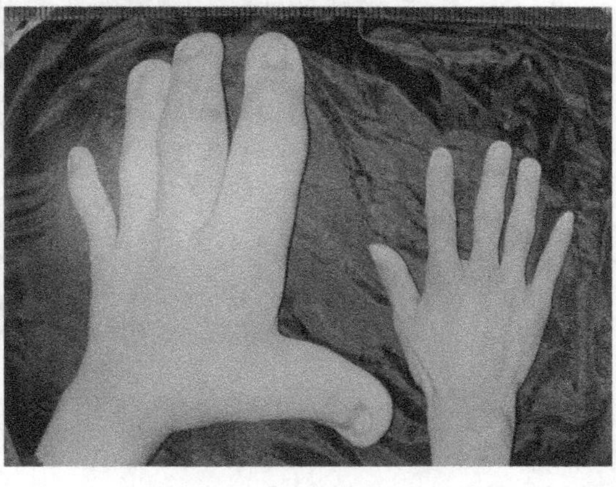

图 38-41 左手巨指畸形,拇指、示指、中指、环指巨指畸形

5. 手指

(1)短指并指畸形

①伴有胸肌缺失(Poland 综合征)(图 38-42)。

②无胸肌缺失。

(2)短指畸形

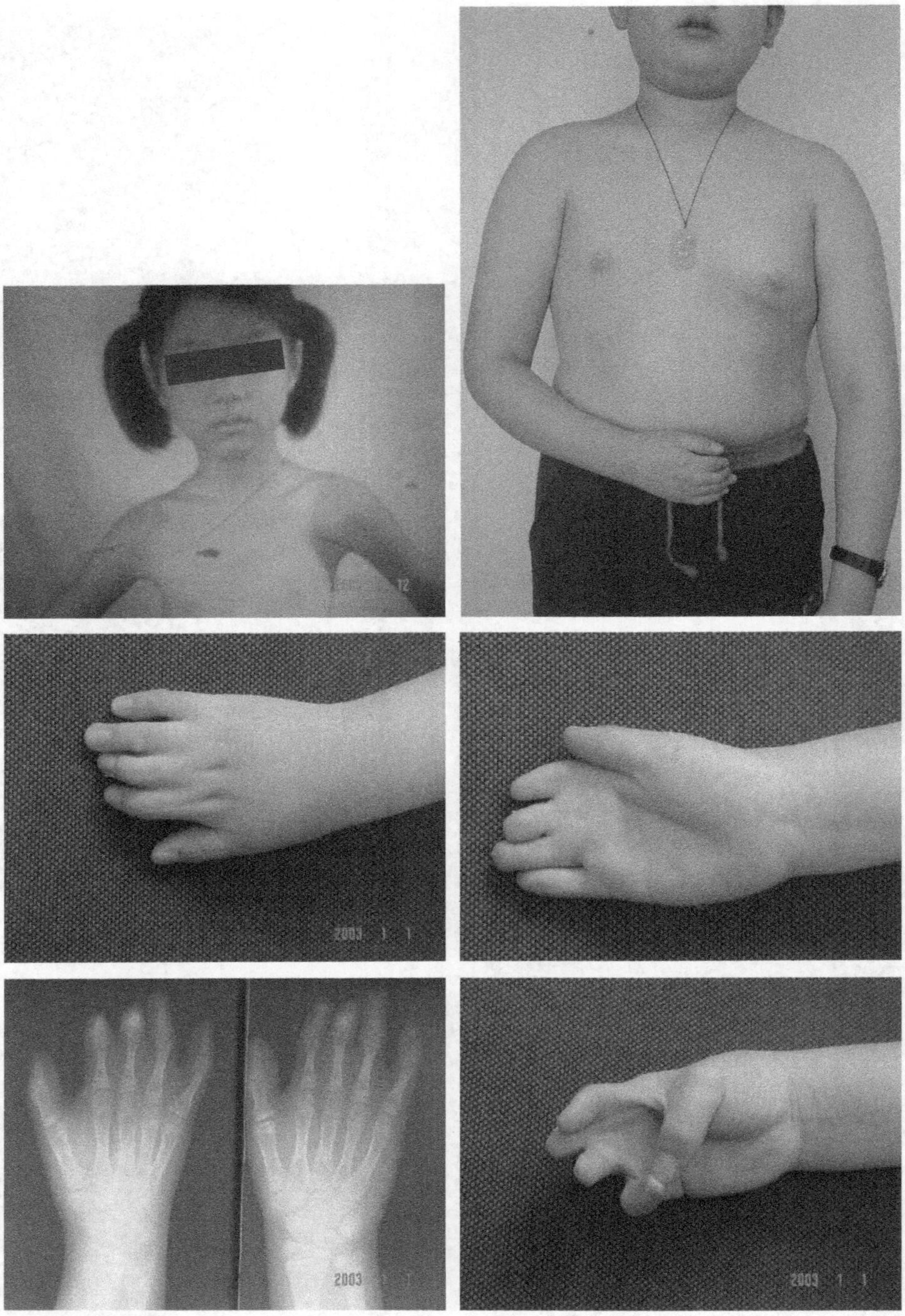

图 38-42　短指并指畸形，伴有胸肌缺失(Poland 综合征)

①中节指缺失(中节短小短指畸形—brachmesophalangia)。

②两节或多节指骨缺失。

③近节或远节指骨缺失。

④其他。

Ⅵ类：环状缩窄综合征(Constriction ring syndrome)

1．局灶性坏死

(1)缩窄带(部分或一周)

①有淋巴水肿。

②无淋巴水肿。

(2)指端并指(acrosyndactyly)。

2．宫内截肢(指)

(1)腕。

(2)手掌。

(3)指骨。

(4)伴有(1)＋(2)或(2)＋(3)。

(5)其他。

Ⅶ类：全身性骨骼畸形和综合征（General skeletal abnormalities and syndrome）

（Holt Oram 综合征　　Holt Oram syndrome）
（口哨面形综合征　　Whistling face syndrome）
（颅-面-体综合征　　Cranio-facio-corporal syndrome）
（眼齿指综合征　　Oculodentadigital syndrome）
（口面指综合征　　Oro-facio-digital syndrome）
（Arskog 综合征　　Arskog's syndrome）
（Teebi-Shalfout 综合征　　Teebi-Shalfout's syndrome）
（Robinow 综合征　　Robinow's syndrome）
（CHARGE 综合征　　CHARGE syndrome）
（Gordon 综合征　　Gordon's syndrome）
（外胚层缺指唇裂综合征　　Ectrodactyly ectodemal cleft lip syndrome. EEC-syndrom）
（Shprintzen-Gordberg 综合征　　Shprintzen-Gordberg's syndrome）
（Fryns 综合征　　Fryns's syndrome）
（Klippel-Frenaunay 综合征　　Klippel-Frenaunay's syndrome）
……

IFSSH 手及上肢先天性畸形的分类系统，是当今较为实用的分类方法，但它还不是尽全尽美的，De Smet L 等(1997)分析了上肢先天性畸形 650 个病人，925 只手，涉及 1013 个手部畸形，合并畸形有 26.7%，能纳入分类的有 86%，难以分类的，占 6.6%，无法分类的有 7.8%。虽然如此，这个分类方法是当今被整形外科医师，手外科医师，骨科医师最为推荐的分类方法。

第四节　手及上肢先天性畸形手术治疗时机的选择

一、手术治疗时机选择的原则

手及上肢先天性畸形何时进行手术最为适宜这是国内外学者常感困惑的议题。早期手术治疗矫正畸形是重要原则，有利于患儿的身心发育，有利家长身心健康。但是，早期手术又应考虑到外科手术技术的可能性、安全性、取得最佳疗效的可能及远期疗效的预测等，尚应考虑患儿免疫系统及其他重要脏器发育状况对手术的影响。综合以上各项影响因素选择适当的手术时期，笔者认为手及上肢先天性畸形治疗时机的选择原则如下：

1. 争取在婴、幼儿时期进行手及上肢先天性畸形的整形，有利于被修复的手及上肢解剖结构及功能的发育重建，有利于患儿的心理发育，有利家长身心健康，有利于减少手术后局部的瘢痕残留。

2. 早期手术应具备手术及麻醉的安全性。手及上肢先天性畸形常伴有心血管、消化道、泌尿系统及呼吸系统的畸形存在。这对麻醉及手术的安全性会带来影响，在婴幼儿时期手术宜选择矫正主要脏器畸形为先。另一方面，多发性手及上肢先天性畸形在婴幼儿时期手术时宜分期进行，以保证其安全性，并达到形态、功能良好效果。

3. 婴、幼儿时期的手术应考虑到手及上肢畸形的组织结构细小，给修复手术带来困难，外科医师应根据设备条件，及本身的技术能力，决定是否要在婴幼儿时期进行手术。只要有精细的手外科器械及显微外科器械和设备，细小组织结构的整形再造均能完成，特别是国内众多的整形外科医师，手外科医师，大部分经过显微外科的训练，这已不能成为选择婴幼儿时期手术的障碍。

4. 选择婴幼儿时期进行矫正畸形手术，是否会影响手及上肢先天性畸形术后的正常发育，是使医师们困惑的主要内容。这应根据不同病种选择不同时机手术，同时又要权衡各类畸形对患儿手功能及身心发育的影响程度，以决定是否早期手术。

5. Netscher(1990)总结了 60 余位学者有关手及上肢先天性畸形手术时机选择的论述，提出婴幼儿免疫系统发育不全，需推迟手术。从我们对唇裂、腭裂及许多手及上肢先天性畸形整形的经验中，从出生后数小时到数月手术矫正，并不因为患儿本身免疫系统发育不全而影响手术的效果。因此，婴幼儿时期手术，不必因免疫系统发育不全而推迟手术。

6. 笔者是赞成婴儿早期进行手术矫正的，除非有些畸形随着生长会减轻畸形的病例，可以延期手术矫正，例如，先天性板机指等。对于纵向性形成障碍，绝大多数形成障碍，手指挛生畸形，肿瘤性指畸形，环状狭窄，以及一些低度发育的畸形等，都可以在出生后几个月内进行手术矫正。尚有些病例需要先进行非手术康复治疗的，包括有些挛缩性畸形病例，需先进行夹板，支架固定等辅助物理治疗的患儿，也应争取在2岁以前手术矫正。延缓手术，会影响手术矫正的效果，例如先天性掌挛缩，即“风吹手”畸形（windblown），就是这样的病例。下图显示“风吹手”畸形，不同年龄手术效果不一样（图38-43、图38-44）。

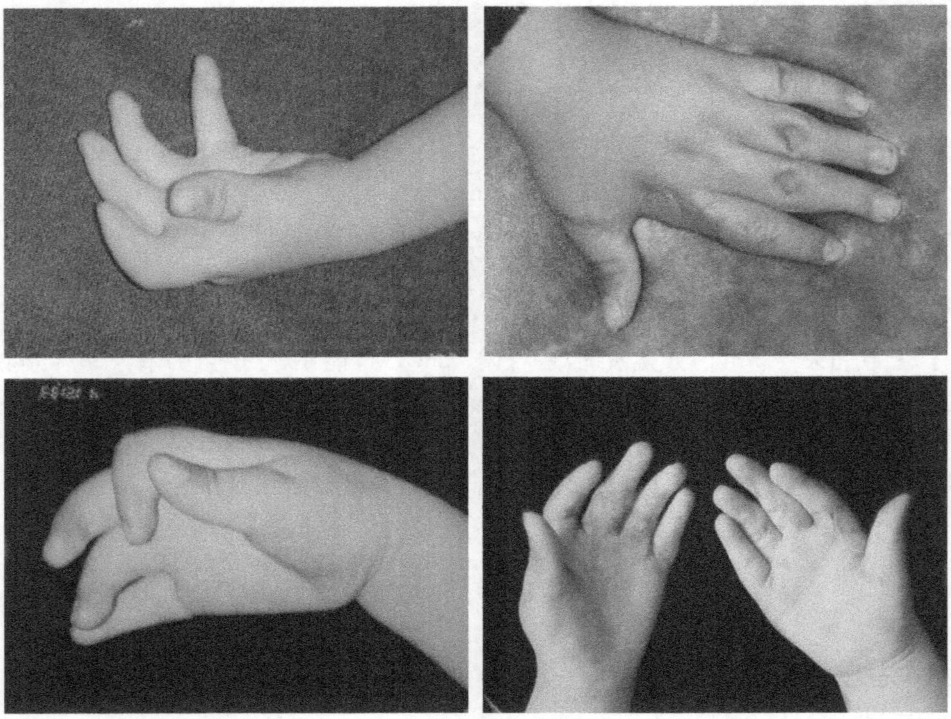

图38-43 女孩，4岁，双侧“风吹手”，在进行了夹板治疗后，进行手术治疗。上左，左手手术前，上右，左手手术后。下左，右手手术前，下右，双手手术后效果良好

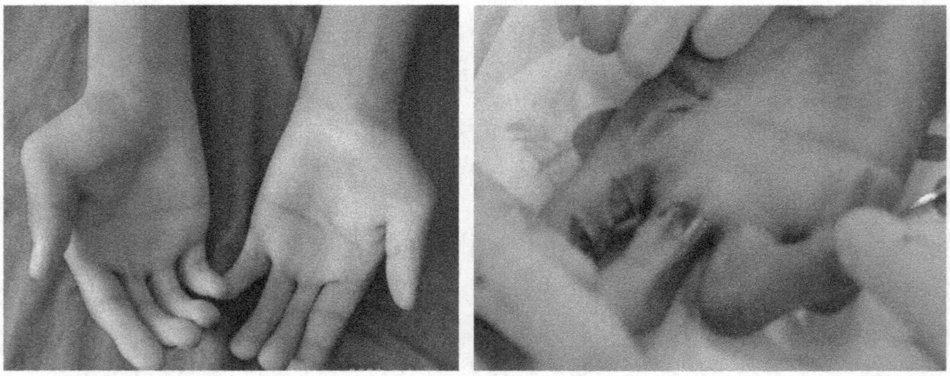

图38-44 男性14岁，双手“风吹手”，没有上述女孩严重，但是，在手术过程中可见手指（中指）血管、神经束十分紧张（左图），难以使手指屈曲矫正

二、手术治疗时机的选择

1. 在出生后3～6个月进行的手及上肢先天性畸形的整形　在出生后3～6个月进行的手及上肢先天性畸形的整形包括下列几个病种及情况：①因严重的手及上肢先天性畸形影响手及上肢的功能或危及肢体存活的患儿，如有严重的肢体环状狭窄，不尽早予以手术矫正可能造成患肢狭窄远端的严重淋巴水肿，甚至因并发症而产生坏疽。②手及上肢先天性畸形病情很轻，只需进行简易手术，即能矫正畸形改善功能的。如第7型复拇指畸形，没有其他手部关节畸形的桡侧多指或尺侧多指畸形。③能在2～4h矫正的手部畸形，如分裂手畸形、部分移位生长的赘生手畸形、单纯性并指及部分的手发育不良、拇指发育不良、拇指再造等。甚至包括镜影手等需要做拇指再造等复杂手术的案例，笔者也选择在生后7个月患儿具有抓捏，握持功能时，进行矫正手术。

2. 在2岁内进行的手及上肢先天性畸形的整形　这是手及上肢先天性整形手术治疗的主要时机，许多先天性畸形都应争取在这一阶段做第一次整形手术，或完成整个畸形的矫正，包括拇指发育不良的整形，拇指再造、拇内收畸形的肌腱转移修复矫正，复杂复拇指畸形的修复，复杂的并指畸形、多指畸形、镜影手的手术治疗，桡侧球棒手或尺侧球棒手的整形，复杂分裂手的整形，较轻的肢体环状狭窄整形，以及部分的“风吹手”的整形等。

但需注意，如果是可能影响到骨骺破坏或者影响其血供的手术，则宜推迟整形手术时期。

3. 2岁以后进行的手及上肢先天性畸形的整形　包括骨、关节融合的畸形、巨指(肢)畸形、“风吹手”畸形、指屈曲或侧屈畸形、复杂的赘生手畸形、短指(肢)畸形等。先天性腱鞘狭窄也宜在2岁以后进行，因为很多先天性腱鞘狭窄在2—3岁前有自愈的可能。

第五节　先天性拇指畸形

先天性拇指畸形是先天性上肢畸形中较为常见的畸形。Emtim(1959)报道在先天性上肢畸形中，有拇指畸形的占16%。

拇指畸形常见于上肢轴前性纵向型形成障碍，如桡侧球棒手中的拇指畸形，是因为手部的第1纵列发育不良，表现为拇指发育不良。

单纯性先天性拇指畸形，是指孤立的先天性拇指畸形，包括先天性拇指缺失、拇指发育不良、各种类型的拇指内收畸形、掌心拇指畸形、三角指骨拇指畸形、三节指骨拇指畸形、复拇指畸形、先天性拇指腱鞘狭窄、先天性大鱼际肌缺失、拇指环状狭窄等。

多种先天性手部畸形可伴有拇指畸形，如桡侧球棒手、手发育不良中的铲形手畸形、分裂手畸形、并指畸形、镜影手畸形、“风吹手”畸形等，均在不同程度上伴有拇指的发育不良和畸形的存在。

在有些全身性畸形以及一些综合征中，常可伴有拇指畸形，如心血管畸形、泌尿生殖器畸形、肌肉骨骼畸形等，又如以末节手指纤细及发育不良为特征的Holt Oram综合征、Fanconi综合征，以末节手指短、扁平、阔为特征的Apert尖头并指综合征，以及Poland短指并指畸形伴有胸大肌缺失的综合征等。

第六节　先天性拇指发育不良

一、先天性拇指畸形概述

先天性拇指畸形是一大概念，先天性拇指发育不良是先天性拇指畸形的一部分，而且是其中的主要部分。

先天性拇指发育不良表现为先天性拇指畸形，是先天性上肢畸形中最为常见的畸形。Emtim(1959)报道在上肢先天性畸形中，有拇指畸形的占16%。我们40多年的临床实践中感到，拇指畸形的发生率占手畸形的比率，要比Emtim统计的比率还要高得多。这是由于：①几乎是先天性上肢分类学的每一部分，均可发生先天性拇指畸形；②大部分的手畸形都伴有拇指畸形；③先天性畸形手的治疗中，如果伴有拇指畸形，恢复了拇指的功能，即恢复了手的主要功能。

对于先天性拇指发育不良，笔者在本文中，企图尽可能根据自身几十年的经验，和尽可能收集到的资料，较完全的进行叙述，但是，无论是从其病因学探索而言，或是从形态的多样性来描述，或是对于畸形的分类方法来论证，以及对于其治疗方法上来探讨，都有一些难以解决的疑惑，和无法叙述完全的遗憾。笔者只能认为：至今，先天性拇指发育不良还在发展中。

先天性上肢畸形分类学的每一部分，几乎均可发生先天性拇指畸形。

1. 肢体形成障碍（failure of formation of parts）

（1）横向型肢体缺损（Transverse arrest，congenital amputations）（先天性断肢）可发生先天性断手，或先天性断拇指畸形。

（2）纵向型肢体缺损（longitudinal arrest）无论是桡侧纵列缺损畸形（轴前）（radial ray deficiency）（桡侧球棒手），或是尺侧纵列缺损畸形（轴后）（ulna ray deficiency）（尺侧球棒手）均可能表现为拇指发育不良，或是拇指功能不同程度的障碍。

（3）中央列缺损畸形（central ray deficiency）（分裂手）中，拇指的畸形也常见。

2. 肢体分化分离障碍（failure of differentiation of parts）

（1）罹及软组织性的多发性关节弯曲（先天性多关节屈曲畸形）；在耸肩畸形（肩未下降，undescended shoulder）、胸肌缺失（含 poland 综合征）、肘和前臂水平肌畸变（aberrant muscle）中的手长屈肌畸变或手长伸肌畸变，以及手内肌畸变等，均可能在拇指畸形中发生。

在皮肤性并指（完全性及不完全性）或先天性屈曲畸形（先天性指屈曲畸形）（camptodactyly）中，掌心拇指畸形（thumb-in-palm defority）或非骨性偏指畸形（肌肉韧带关节囊发育不良致关节松弛）中，或是其中的：单独指偏斜、尺侧偏斜（含"风吹手" windblown hand），几乎都可能有拇指畸形，在先天性扳机指/拇也不例外。

（2）罹及骨性的畸形：腕骨骨融合；掌骨骨融合；指骨骨融合；指关节融合（symphalangia）；元天性指侧屈畸形（clinodactyly）；多节指骨畸形等，均可在拇指中出现。

（3）先天性肿瘤致畸中，无论是：脉管系统；神经源性；结缔组织源性；骨骼性的骨软骨瘤病（包括多发性遗传性外生骨疣）、内生软骨瘤病、骨骺异常等，均可发生在拇指，表现为拇指畸形或发育不良。

3. 孪生畸形（duplication） 整个肢体；双尺骨中的镜影手（mirror hand）畸形；多指畸形的桡侧（轴前壁）拇指多指，或复拇畸形；骨骺重复（多余骨骺畸形）的拇指纵列骨骺重复畸形等，均有拇指畸形。

4. 生长过度（overgrowth） 生长过度可发生在整个上肢体，或部分肢体，或发生手指生长过度均可发生在拇指。

5. 低度发育（undergrowth） 可能伴有拇指畸形。

6. 环状缩窄综合征（constriction ring syndrome） 可能发生有拇指环状缩窄畸形。

7. 全身性骨骼畸形和综合征等 都可能伴有拇指畸形。

单纯性先天性拇指畸形是指孤立的拇指先天性畸形，包括先天性拇指缺失、拇指发育不良、各种类型的拇指内收畸形、掌心拇指畸形、三角指骨拇指畸形、三节指骨拇指畸形、复拇指畸形、先天性拇指腱鞘狭窄、先天性大鱼际肌缺失、拇指环状狭窄等。

在有些全身性畸形以及一些综合征中，如心血管畸形、泌尿生殖器畸形、肌肉骨骼畸形等，常可伴有拇指畸形。如以末节指手指纤细及发育不良为特征的 Holf-Oram 综合征、Fanconi 综合征、以末节手指短、扁平、阔为特征的尖头并指 Apert 综合征，以及短指并指畸形伴有胸大肌缺失的 Poland 综合征等。

二、先天性拇指发育不良的表现和分类

拇指发育不良（thumb hypoplasia）是指从拇指短小畸形到拇指完全缺失，为先天性拇指畸形中主要部分，可以是单独存在的畸形，也可能是综合征的症状之一。

（一）病因

拇指发育不良的病因和其他手及上肢先天性畸形一样，原因不明。有人观测到在胚胎发育过程中，可能是由于胚胎肢芽形成缺陷所致，其发病机制与桡侧球棒手相似，也可能是肢芽在发育过程中分化障碍所引起。几十年前，沙利度铵（thalidomide）作为一种镇静药物在市场上销售，妊娠妇女服用后，分娩出相当多的手及上肢先天性畸形的婴儿。人们还观察到遗传也是重要因素。笔者曾收治一例拇指缺失的患儿，其家族中四代有 6 例拇指发育不良，4 女 2 男，患儿为 6 指畸形，拇指缺失，其外祖母及母亲均为 5 指手，拇指缺失。另外还收治了一名先天性拇指缺失的患儿，其父先天性左拇指缺失，右拇指为三节指骨拇指畸形。

（二）分类

从拇指短小畸形到拇指完全缺失，均属于拇指发育不良。

拇指发育不良无论是从形态学，或是从解剖结构的变异，或从病因学而言，都是变化多端的。为了区分各类不同的拇指先天性畸形，为了拇指先天性畸形的治疗方法的选择，为了有关拇指畸形信息的传布，有多名作者根据拇指发育不良程度不同，对于拇指发育不良进行了分类，笔者分别将①Blauth 拇指发育不良的分类；②Bayne 拇指发育不良的分类；③Manske 拇指发育不良的分类；④王炜拇指发育不良的分类法，叙述如下。

1. **Blauth 分类法**　Blauth(1967)根据拇指发育不良的程度不同，将拇指发育不良分为 5 度。

Ⅰ度：拇指形态上轻微变小，但拇指的所有结构都存在，因此，拇指的功能基本存在。

Ⅱ度：拇指明显发育不良，形态及功能不全，大鱼际肌发育不良，拇指内收，虎口狭窄，掌指关节尺侧侧副韧带松弛，拇指各骨结构存在，但较小，拇指较小，稳定性较差。

Ⅲ度：鱼际肌缺失，手外肌发育异常，骨发育不良。Manske，以及 McCarroll(1992)又将其分为 a、b 两级。

Ⅲ a：第一掌骨近乎正常。

Ⅲ b：第一掌骨明显发育不良。

Ⅳ度：蚕样浮动性拇指。拇指末端骨存在，但严重发育不良，掌骨缺失，软如蚕样的拇指仅以很小的皮桥与手相连，在皮桥内存有神经和血管，浮动性拇指完全没有功能。

Ⅴ度：拇指完全缺失。

2. **Bayne 分类法**　Bayne(1982)也将拇指发育不良分为 5 类。

Ⅰ度：短拇指畸形。

Ⅱ度：内收拇指畸形。

Ⅲ度：外展拇指畸形。

Ⅳ度：浮动性拇指。

Ⅴ度：拇指完全缺失。

短拇指畸形主要是原发性骨结构性发育不良，拇指的长度比正常短，其功能有不同程度的丧失。

在拇指短小畸形中，X 线片显示掌骨短而细时，可能伴有心血管系统、胃肠道或脊柱的畸形。Fanconi 综合征的短拇指畸形，则伴有造血系统疾病。当拇指短小，掌骨短而扁阔时，可能伴有营养不良性侏儒、进行性骨化性肌炎或手-足-子宫综合征。当拇指短小仅表现近节指骨短而扁阔时，常常是短指畸形，包括拇指短，各手指的中节指骨也粗短，呈现短指及指蹼过浅畸形。远节拇指指骨短小扁平的短拇畸形可单独存在，也可能是综合征的症状之一，如 Apert 综合征。

短拇指畸形的表现及并发症多种多样，Bayne(1982)根据掌骨及指骨的形态及大小，他又将短拇指畸形可分为下列亚型，这种分类方法是很有价值的(表 38-3)。

表 38-3　短拇指畸形的亚型

掌骨-短掌骨和细掌骨
不同程度的孤立存在
伴有脊柱，心脏，以及消化系统的畸形
伴有造血系统性疾病(Fanconi's 综合征)，全血细胞减少、血小板减少、伴桡骨缺损(TA 综合征)
Holt-Oram 综合征，手部明显的畸形伴有造血系统、泌尿生殖系统、心脏或其他肌肉骨骼的畸形
Juberg-Hayward 综合征
掌骨-短掌骨和扁掌骨
Cornelia de Lange 综合征，手-足-子宫综合征
营养不良性矮小症(dystrophic dwarfism)
进行性骨化肌炎(myositis ossificans progressiva)
近节指骨短扁
短指症(brachydactyly)
远节指骨短扁
短指症(brachydactyly)
Rubinstein-Taybi 综合征
Apert 综合征，尖头并指(趾)畸形
Carpenter 综合征

在上述分类中，第一、二、三类均是短拇指畸形，在第二、三类畸形的描述中，将短拇指畸形的功能缺陷描述得较为详细，具有实用价值。

短拇指畸形除了掌骨及指骨短小外尚有其他畸形，Manske(1995)总结了其他学者报道的短拇指畸形，并将这种畸形纳入拇指发育不良ⅢA型中(表38-4)。

表38-4 先天性短拇指畸形病理表现

作者	病例数	虎口畸形	尺侧副韧带松弛	鱼际肌发育不良	手外肌异常伸肌腱缺失	屈肌腱缺失	屈肌腱异常互相联合异常
Tupper(1969)	4	×	×	×	×	×	×
Strauch(1976)	7	×	×	×	×	×	×
Nevaiser(1979)	10			×	×	×	×
Blair(1981)	1		×		×	×	×
Blair(1983)	1	×	×	×	×	×	×
Fitch(1984)	3		×		×	×	×
Rayan(1984)	4	×	×	×	1/4	3/4	2/4
Lister(1991)	11		×	×	×	×	
Manske(1995)	13	×	×	×	8/13	6/13	6/13

注：这类畸形，作者命名为拇指发育不良ⅢA型

笔者40多年收治或会诊的先天性短拇指畸形近百例，除了Manske(1995)总结其他9名作者报道的54例短拇指畸形伴有的虎口畸形、尺侧副韧带松弛、鱼际肌发育不良、手外肌异常中出现伸肌腱缺失、屈肌腱缺失、屈肌腱异常、互相联合异常外，还常发现有第一掌腕关节和大多角骨发育不良，第一掌骨发育不良或发育异常，拇指近节指骨或远节指骨发育异常等。除了文献报道的掌指关节尺侧副韧带松弛外，也还可见到掌指关节的尺侧副韧带的短缩，桡侧也如此。在表38-5引用Manske(1995)13例短拇指畸形中，伴有手外肌腱互相联合异常的有2/13，在笔者近百例手术经验中，手外肌腱互相联合异常发生的比例很高，肌腱联合异常可表现为拇指伸屈肌腱之间有异常联合，也可表现为拇指和其他手指之间肌腱联合异常。

Manske拇指发育不良的分类：

拇指发育不良的分类中，Manske(1995)的分类法是前人的分类法的补充，简单扼要，但不完整，具有一定的参考价值(表38-5)。

表38-5 拇指发育不良的分类

第一类	拇指小、短、细
第二类	拇指虎口狭窄，鱼际肌发育不良，掌指关节不稳定
第三类	除了第二类表现外尚表现：A. 手外肌腱异常，掌骨发育不良，掌腕关节稳定；B. 手外肌腱异常，部分掌骨发育不良，掌腕关节不稳定
第四类	浮动性拇指
第五类	拇指缺失

3. 王炜拇指发育不良的分类　王炜先天性拇指发育不良的分类。为了有利于治疗方案的选择，将拇指发育不良分为下列5类(1990)。

Ⅰ度：先天性拇指全缺损。

Ⅱ度：多指型拇指缺失。

Ⅲ度：浮动性拇指。

Ⅳ度：无功能性短拇指畸形。

Ⅴ度：功能不全短拇指畸形。

经过多年的实践，我们对上述分类方法进行了补充和完善。我们的依据是：①根据拇指先天性发育不良的形态特征；②依据拇指畸形的解剖结构发育缺陷；③根据拇指发育不良在患者手先天性畸形中占有的份量；④有利于拇指先天性发育不良的治疗方法的选择。以此，我们新的拇指发育不良分类

为：

Ⅰ度：先天性拇指全缺损。

Ⅰa 度：拇指完全缺失，四指性拇指缺失，拇指发育不良。又可分为手指发育良好型Ⅰa 度拇指发育不良，和手指发育不良型Ⅰa 度拇指发育不良。

Ⅰb 度：拇指完全缺失，三指性拇指缺失，拇指发育不良。又可分为手指发育良好型Ⅰb 度拇指发育不良，和手指发育不良型Ⅰb 度拇指发育不良。

Ⅰc 度：拇指完全缺失，二指性拇指缺失，拇指发育不良。即二指分裂手。

Ⅰd 度：拇指完全缺失，一指性拇指缺失，拇指发育不良。又称一指分裂手。

Ⅱ度：多指型拇指缺失。

Ⅱa 度：拇指完全缺失，五指性拇指缺失，拇指发育不良。又可分为手指发育良好型Ⅱa 度拇指发育不良，和手指发育不良型Ⅱa 度拇指发育不良。

Ⅱb 度：拇指完全缺失，六指性拇指缺失，拇指及鱼际肌发育不良。又可分为手指发育良好型Ⅱb 度拇指发育不良，和手指发育不良型Ⅱb 度拇指发育不良。

Ⅱc 度：拇指完全缺失，七指以上拇指缺失，拇指发育不良。又被分类为镜影手。

Ⅲ度：浮动性拇指。

Ⅳ度：无功能性和严重功能不全性短小拇指畸形。

Ⅳa 度：外展型拇指发育不良。

Ⅳb 度：功能不全短拇指畸形。

（三）临床表现

我们的先天性拇指发育不良分类，是以拇指发育不良的程度依次罗列。

拇指完全缺失，包括拇指近、远节指骨、第 1 掌骨、掌腕关节缺失，大鱼际肌缺失。无论是在结构上，或是在形态上，均表现拇指先天性缺损。

过去，几乎所有作者，关于拇指先天性发育不良的分类中，都仅将四手指性的拇指缺失定为Ⅴ度拇指发育不良，即严重拇指发育不良。笔者诊治了数以百计的拇指先天性发育不良病例，认为：在分类学上仅将四指性拇指缺失定为最严重的拇指发育不良是不完全的，尚有先天性三手指畸形拇指缺失，先天性二手指畸形拇指缺失，和先天性一手指畸形拇指缺失畸形等。虽然有的作者将先天性三手指畸形拇指缺失、二手指畸形拇指缺失和一手指畸形拇指缺失畸形，划定为分裂手畸形。但笔者认为，这类畸形，无论是从形态特点和结构缺陷来分析，或治疗方法的选择而言，都是以先天性拇指发育缺损为显著特点。因此，这些畸形应属于拇指完全缺失，即严重的第一类拇指发育不良。因此，笔者将在Ⅰ度拇指发育不良分为下列几种类型：

Ⅰa 度拇指发育不良：拇指完全缺失，近、远节指骨、第 1 掌骨、掌腕关节缺失，鱼际肌缺失，四指性拇指缺失拇指发育不良。并有“手指发育良好型Ⅰa 度拇指发育不良”，和“手指发育不良型Ⅰa 度拇指发育不良”（图 38-45）。

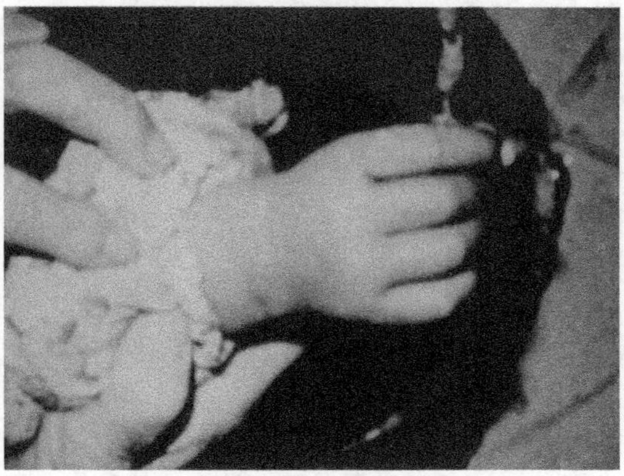

图 38-45(1)　Ⅰa 度拇指发育不良

四指性拇指缺失拇指发育不良。拇指完全缺失，近、远节指骨、第 1 掌骨、掌腕关节缺失，鱼际肌缺失，但手指发育良好。属于手指发育良好型Ⅰa度拇指发育不良

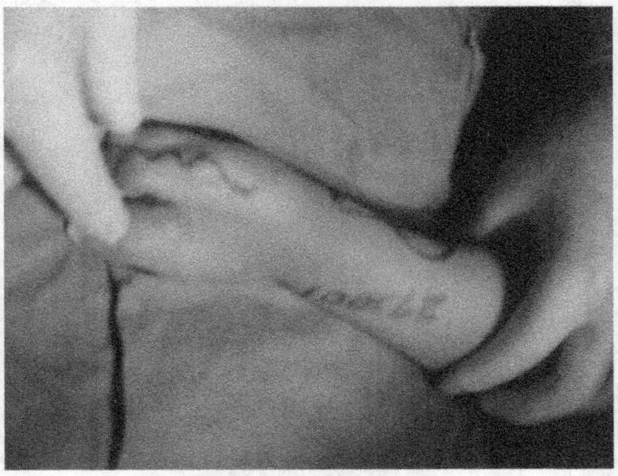

图 38-45(2)　四指性拇指缺失，拇指发育不良，手指发育不良，铲形手。合并有 1、2 手指及 3、4 手指并指，是“手指发育不良型Ⅰa 度拇指发育不良”

Ⅰb 度拇指发育不良：拇指完全缺失，近、远节指骨、第 1 掌骨、掌腕关节缺失，鱼际肌缺失，三指性拇指缺失拇指发育不良。有“手指发育良好型

Ⅰb度拇指发育不良”，和“手指发育不良型Ⅰb度拇指发育不良”(图 38-46)。

Ic 度拇指发育不良：拇指完全缺失，近、远节指骨、第 1 掌骨、掌腕关节缺失，大鱼际肌缺失，二指性拇指缺失拇指发育不良(图 38-47)。又可归类为二指分裂手。

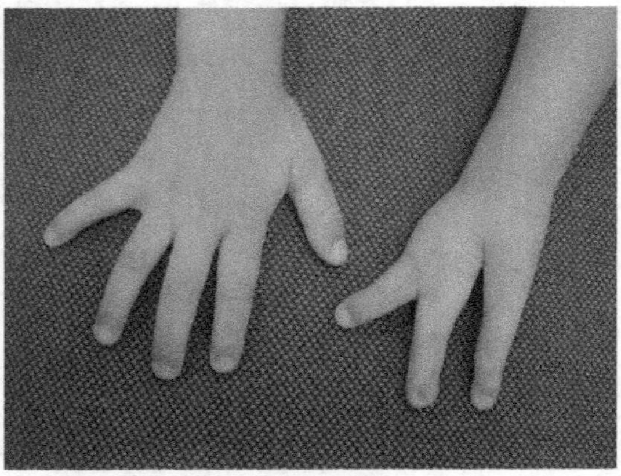

图 38-46(1)　右手正常，左手Ⅰb 度拇指发育不良，三指性拇指缺失拇指发育不良。拇指完全缺失，拇指的近、远节指骨、第 1 掌骨、掌腕关节缺失，鱼际肌缺失，“手指发育良好型Ⅰb 度拇指发育不良”。有人归类为三指分裂手

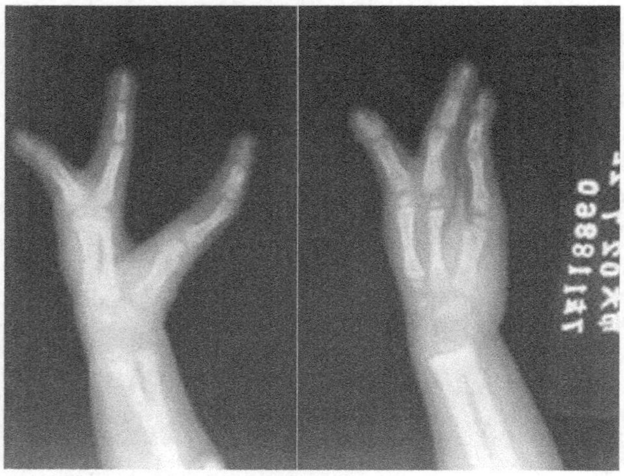

图 38-46(2)　Ⅰb 度拇指发育不良，三指性拇指缺失拇指发育不良。拇指完全缺失，拇指的近、远节指骨、第 1 掌骨、掌腕关节缺失，鱼际肌缺失。X 线片显示，桡侧手指是手指，表现为第一指为三节指骨手指，第一手指的掌骨为手指性掌骨，骨垢(骨后)位于掌骨远端，为“手指发育良好型Ⅰb 度拇指发育不良”

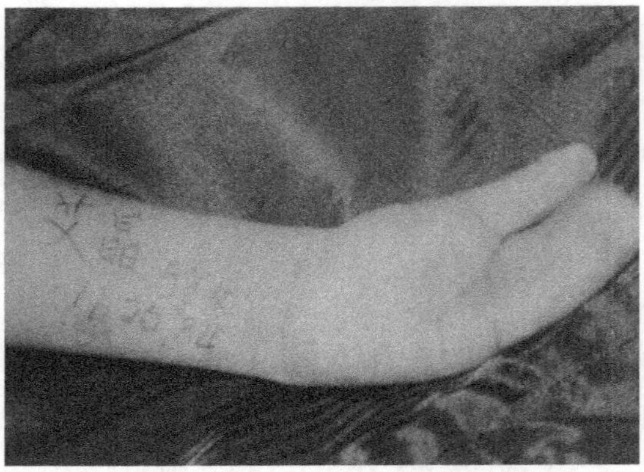

图 38-46(3)　三指性拇指缺失拇指发育不良，该患儿伴有颅面畸形即 Crouzon 综合征。伴有手指发育不良，2、3 手指并指。属于“手指发育不良型Ⅰb 度拇指发育不良”

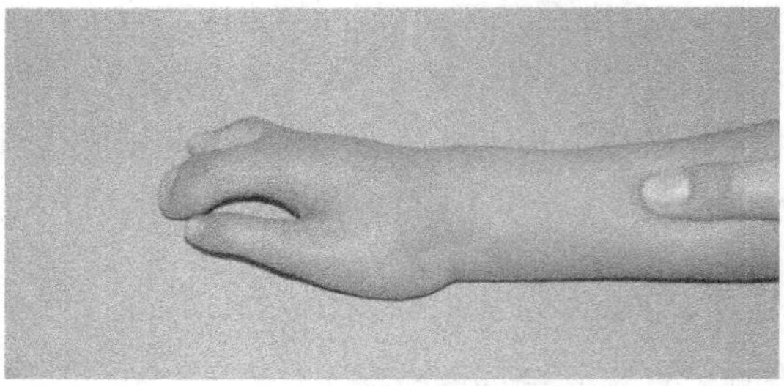

图 38-46(4)　三指性拇指缺失拇指发育不良，伴有手指发育不良，2、3 手指不完全性并指，中指为宽扁手指。属于“手指发育不良型Ⅰb 度拇指发育不良”

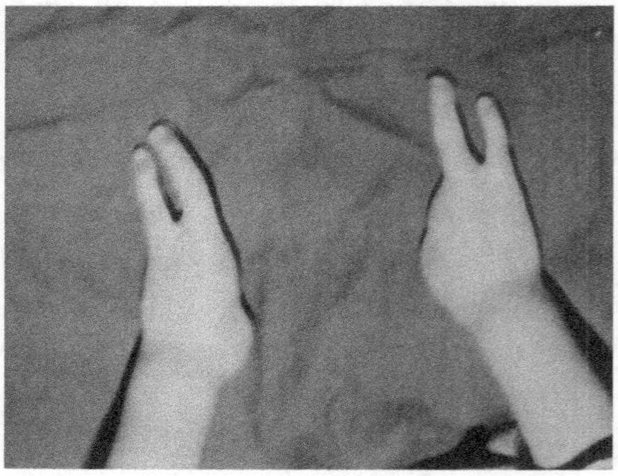

图 38-47　Ⅰc 度拇指发育不良

拇指完全缺失，远节指骨、第 1 掌骨、掌腕关节缺失，鱼际肌缺失，二指性拇指缺失拇指发育不良。又有学者将这类拇指缺损，归类为二指分裂手

Ⅰd 度拇指发育不良：整个手仅存有一个手指。拇指完全缺失，近、远节指骨、第 1 掌骨、掌腕关节缺失，鱼际肌缺失。一指性拇指缺失拇指发育不良。又可称为一指分裂手（图 38-48）。

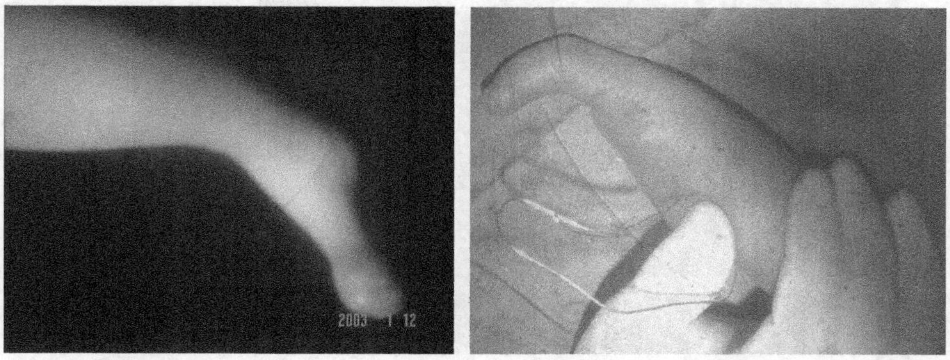

图 38-48(1)　Ⅰd 度拇指发育不良

整个手仅存有一个手指。拇指完全缺失，近、远节指骨、第 1 掌骨、掌腕关节缺失，鱼际肌缺失，一指性拇指缺失拇指发育不良。又可称为一指分裂手

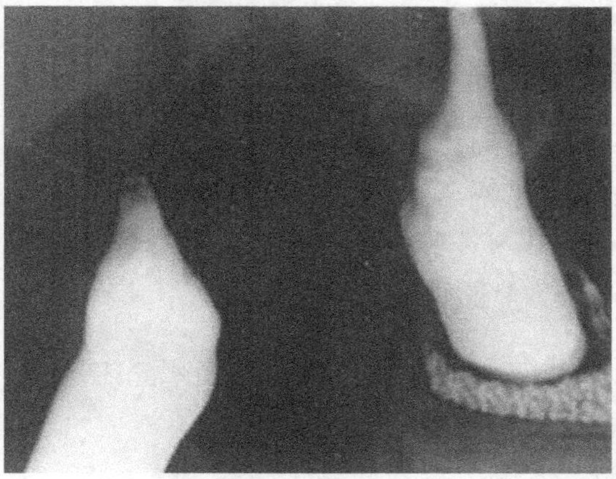

图 38-48(2)　Ⅰd 度拇指发育不良

双手均是仅存有一个手指。一指性拇指缺失拇指发育不良。又可称为一指分裂手

关于多指性拇指缺损，在过去，几乎所有作者，都将多手指性拇指缺损分类为多指畸形。我们认为，多指型拇指缺失，其畸形手的特点主要是拇指缺损，又有多指畸形，治疗的关键要点是再造拇指，同时多指切除。以五指性拇指缺失，拇指发育不良为例，患儿并不存在多指，手指数目没有增加，表现的最显著的特点是拇指缺损。因此，我们将多指型拇指缺失，定为Ⅱ度拇指发育不良。我们发现，这类畸形常有家属遗传倾向，特别是Ⅱa 度拇指发育不良：拇指完全缺失，五指性拇指缺失，拇指发育不良。以及Ⅱb 度拇指发育不良：拇指完全缺失，六指性拇指缺失，拇指发育不良。

Ⅱa 度拇指发育不良：拇指完全缺失，五指性拇指缺失，拇指发育不良。又可再区分为：①手指发育良好，五指性拇指缺失，拇指发育不良[图 38-49(1)]；②手指发育不良，五指性拇指发育不良，或拇指缺失，或拇指短小[图 38-49(2)]。

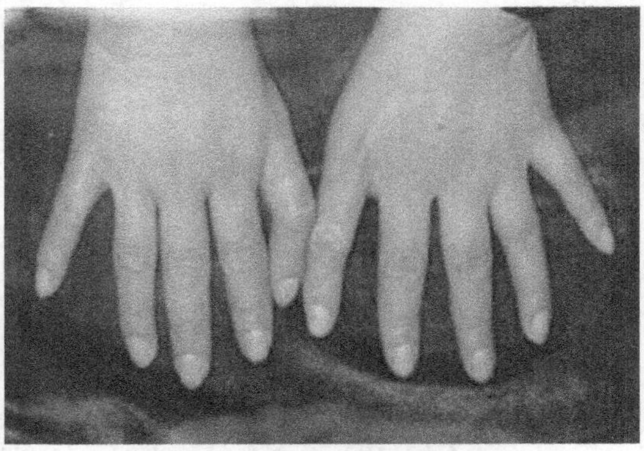

图 38-49(1)　Ⅱa 度拇指发育不良

拇指完全缺失，五指性拇指缺失，手指发育良好。属于“手指发育良好型Ⅱa 度拇指发育不良”

从以上病例可以看到，其特征是拇指缺损，或拇指存在，拇指发育不良，但在分类学上存在易混淆之处，如图 38-49(1)显示的拇指发育不良，有人将其划入多指畸形。笔者认为：这类畸形手的手指数并没有增加，主要是拇指缺失。而且，治疗方法不能单纯进行多指切除，必须进行缺损拇指再造。在图 38-49(2)、(3)显示的 4 个病例中，以全手发育不良为特征，表现为手及手指发育不良，并指短指，五指性拇指缺失或发育不良。这类畸形的治疗原则首要的是拇指再造。

Ⅱb度拇指发育不良：六指性拇指缺失，拇指

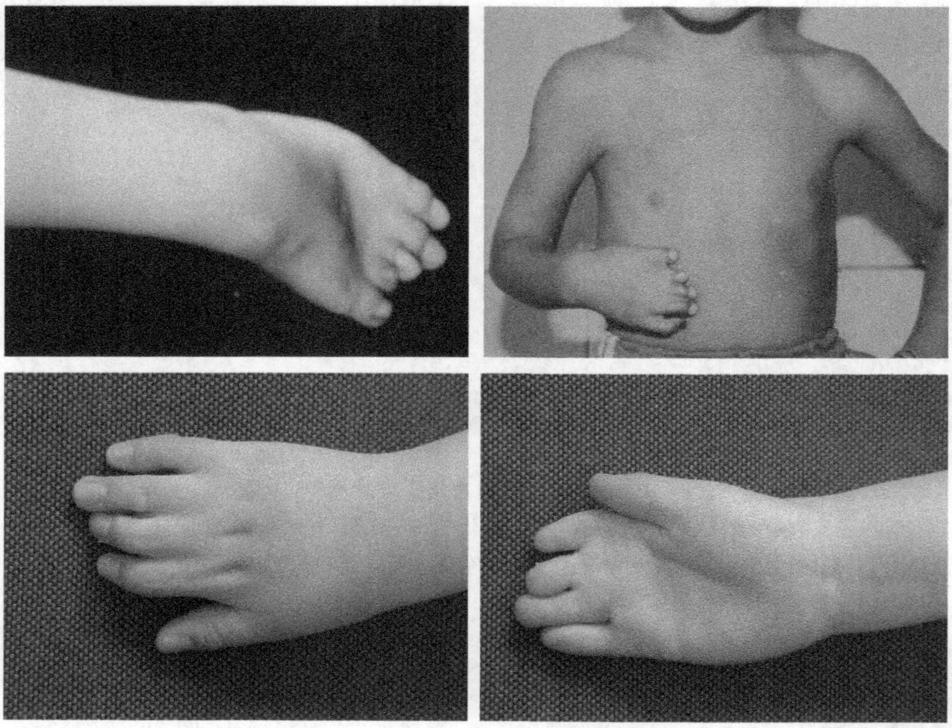

图 38-49(2) Ⅱa度拇指发育不良

上图示拇指完全缺失，五指性拇指缺失，手指也严重发育不良。属于"手指发育不良型Ⅱa度拇指发育不良"，俗称"铲形手"。下图显示Ⅱa度拇指发育不良，五指性拇指发育不良，手指也严重发育不良，第一指蹼狭窄，其他手指不完全并指，是Poland综合征

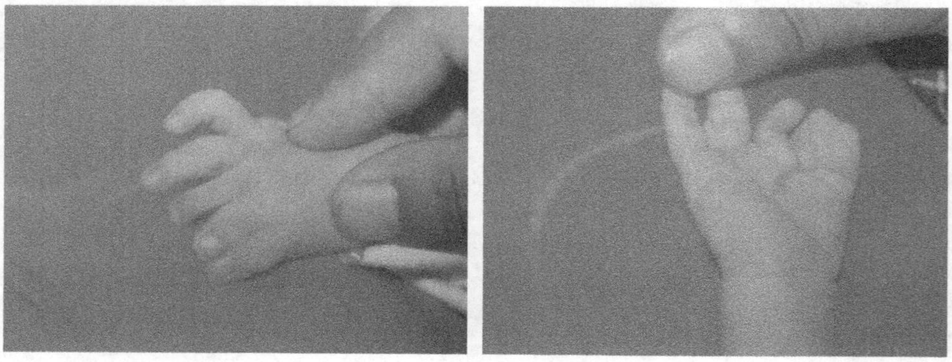

图 38-49(3) Ⅱa度拇指发育不良

拇指完全缺失，五指性拇指缺失性拇指发育不良，手指也严重发育不良。属于"手指发育不良型Ⅱa度拇指发育不良"

发育不良。从形态或结构上，均表现为拇指完全缺失[图 38-50(1)]。这类拇指发育不良常是显性遗传，可能母亲、外祖母是Ⅱa度拇指发育不良，儿子是Ⅱb度拇指发育不良[图 38-50(2)]。

Ⅱc度拇指发育不良：七指以上拇指缺失，拇指发育不良。从形态上或结构上，均表现为拇指完全缺失[图 38-51(1)]、[图 38-51(2)]。

镜影手是一种超常的多指型拇指缺损，在传统的先天性畸形手的分类上，超常的多指型拇指缺损，被命名为镜影手。但笔者认为，这类畸形的特点是多指，拇指缺损，在治疗方法上是，切除多指，拇指再造。而且主要是拇指再造。因此，笔者更愿意将这类畸形分类在拇指缺损的一类畸形之中。[图 38-51(3)]。

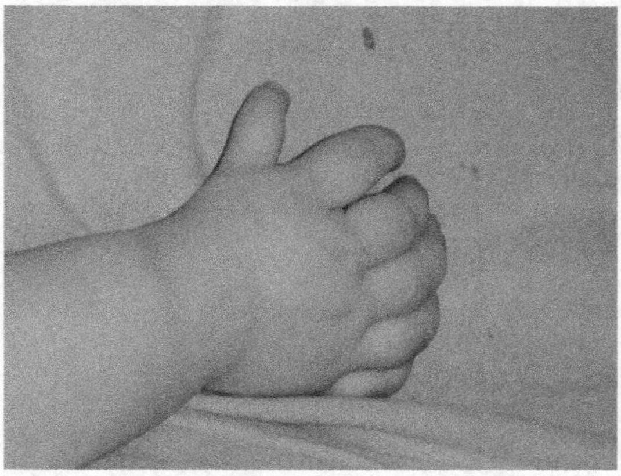

图 38-50(1)　Ⅱb 度拇指发育不良

六指性拇指缺失，拇指发育不良。无论是从形态上，或是结构上，均表现为拇指完全缺失

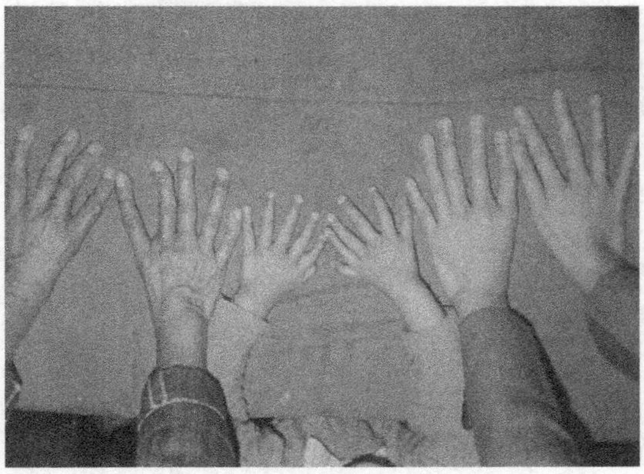

图 38-50(2)　Ⅱb 度拇指发育不良

六指性拇指缺失，拇指发育不良。无论是从形态上，或是结构上，均表现为拇指完全缺失。母亲和外祖母是Ⅱa 度拇指发育不良，儿子是Ⅱb 度拇指发育不良

Ⅲ度拇指发育不良：浮动性拇指：桡侧有一软如蚕样的拇指，拇指末端指骨及近节指骨存在，但非常细小，严重发育不良，掌骨缺失，掌指关节及掌腕关节缺失。浮动性拇指可以仅以较多的皮桥与手相连，在皮桥内存有神经和血管，也可以表现为仅以很小的皮桥与手相连，完全没有功能[图 38-52(1)]。

Ⅳ度拇指发育不良：无功能性和严重功能不全性短小拇指畸形。拇指尖细，位置异常，拇指的末端不能达到示指指间关节附近，鱼际肌发育不良。这类拇指可能是掌骨短小，也可能是单独孤立存在的畸形。不同程度的短拇畸形有不同的形态及功能缺陷。按其形态及位置，又可分为下面几种亚型。

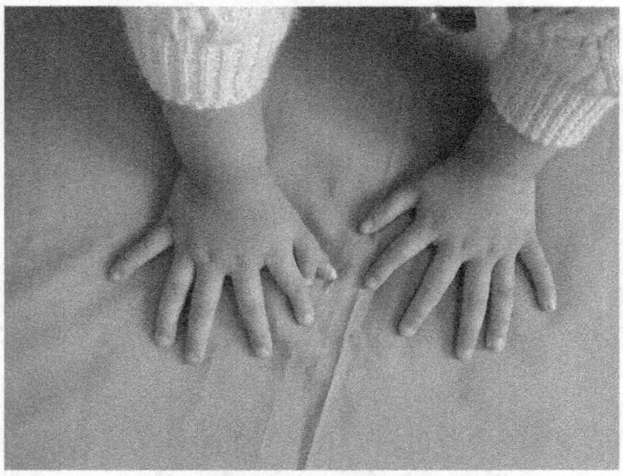

图 38-51(1)　Ⅱc 度拇指发育不良

七指以上拇指缺失，拇指发育不良。无论是从形态上，或是结构上，均表现为拇指完全缺失。右手七指，或是称右手六指复拇指畸形，左手六指

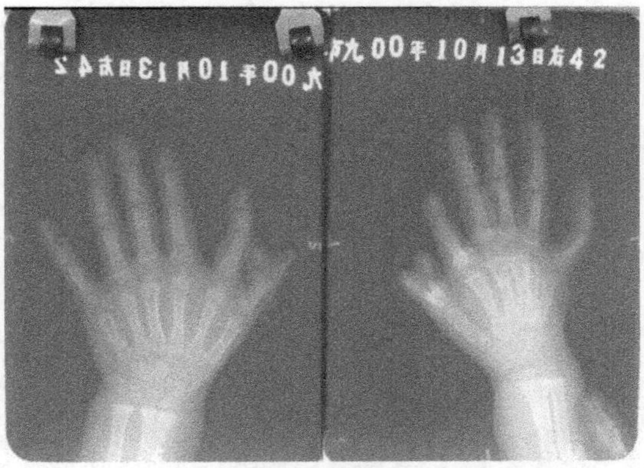

图 38-51(2)　Ⅱc 度拇指发育不良

拇指完全缺失，七指以上拇指缺失，拇指发育不良。右手七指或称六指复拇指畸形，左手六指。X 线片显示：桡侧手指为均为手指，虽然桡侧第一手指指骨为两节指骨，但是，第一掌骨为手指型掌骨

Ⅳa 度拇指发育不良：外展型拇指发育不良。拇指尖细，位置异常，X 线片显示，第一掌骨及拇指指骨发育不良。为无功能性和严重功能不全性拇指畸形[图 38-52(2)～(5)]。

Ⅳb 度拇指发育不良：内收型拇指发育不良。拇指短小、细或扁阔；虎口狭窄或畸形；鱼际肌发育不良；掌指关节不稳定，尺侧副韧带松弛；指伸肌腱发育不良或缺失；指屈肌腱缺失或发育不良等(图 38-53)。

Ⅴ度拇指发育不良：功能不全短拇指畸形。拇指较短小，拇指粗细接近正常，拇指功能近乎正常(图 38-54)。

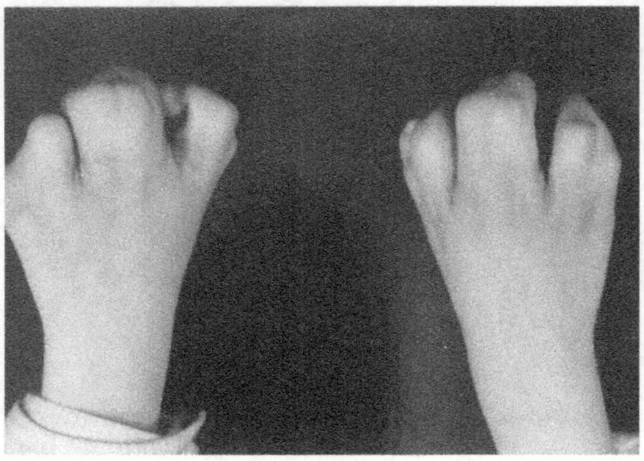

图 38-51(3)　Ⅱc 度拇指发育不良

七指以上拇指缺失，拇指发育不良。无论是从形态上，或是结构上，均表现为拇指完全缺失。在分类学上，这类畸形又称为镜影手

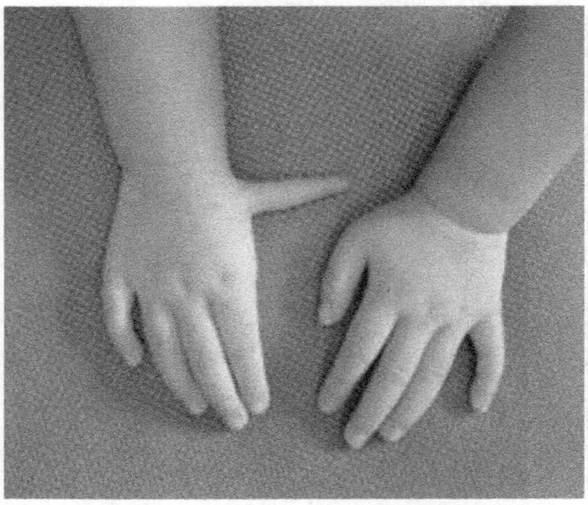

图 38-52(2)　Ⅳa 度拇指发育不良

外展型拇指发育不良。拇指存在，鱼际肌发育不良。为无功能性和严重功能不全性拇指畸形

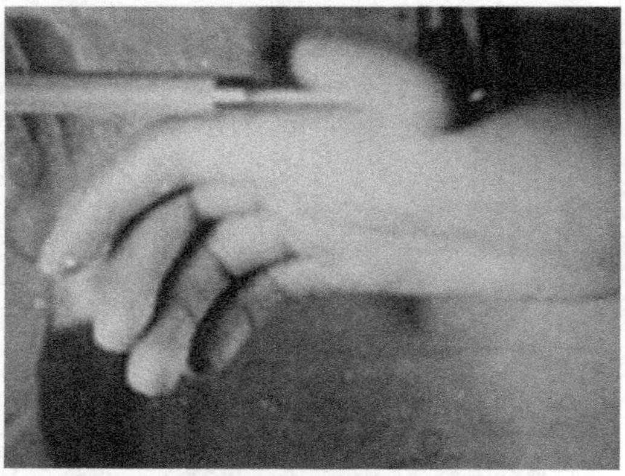

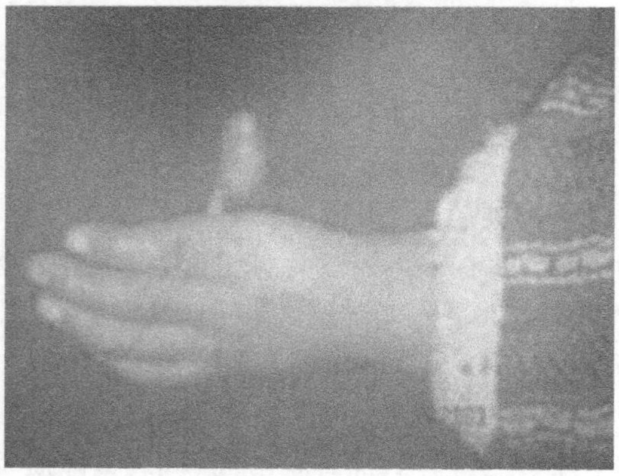

图 38-52(1)　Ⅲ度拇指发育不良(浮动性拇指)

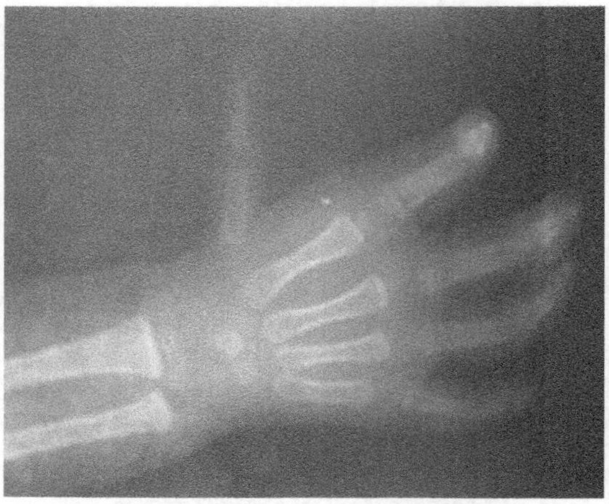

图 38-52(3)　Ⅳa 度拇指发育不良

外展型拇指发育不良。X 线片显示：第一掌骨存在，掌骨细短，生发中心在掌骨的近心端，指骨发育不良，末节指骨缺失

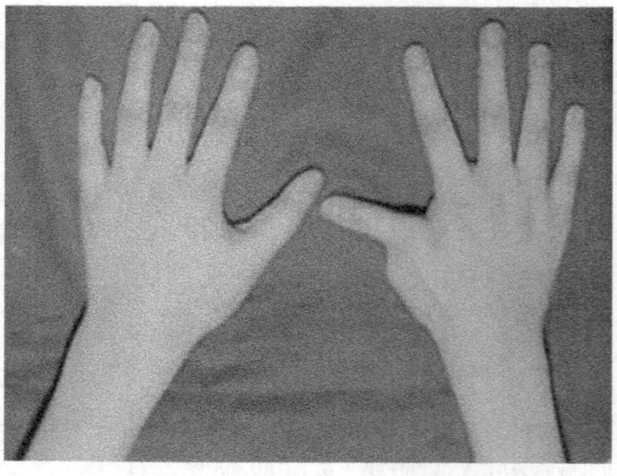

图 38-52(4)　Ⅳa 度拇指发育不良

外展型拇指发育不良。拇指虽然存在，鱼际肌发育不良。为无功能性和严重功能不全性拇指畸形

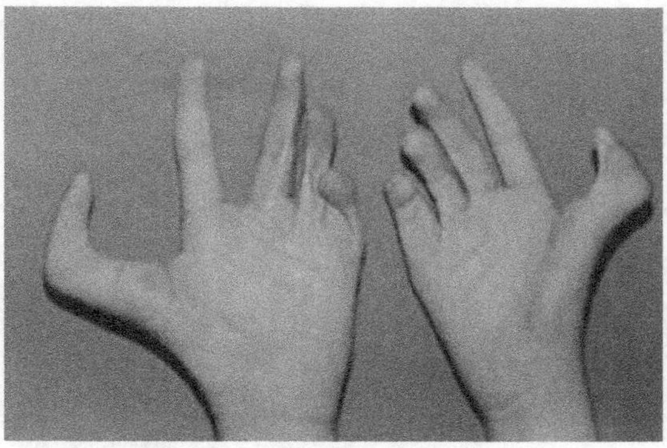

图 38-52(5)　Ⅳa 度拇指发育不良

外展型拇指发育不良。为三节拇指，鱼际肌发育不良。为无功能性和严重功能不全性拇指畸形

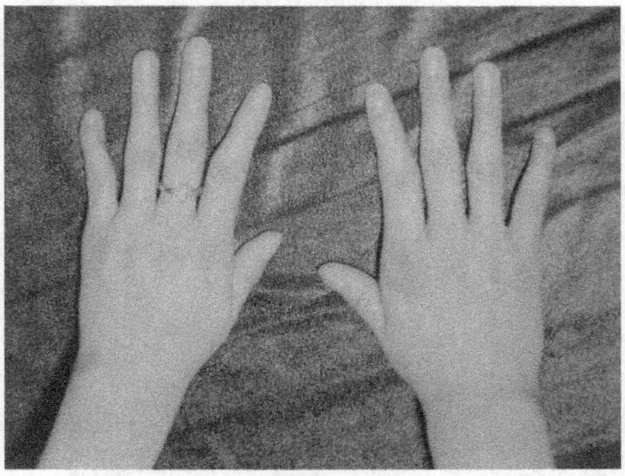

图 38-53(1)　Ⅳ b 度拇指发育不良

内收型拇指发育不良。双拇指内收，发育不良。功能不全性拇指畸形，示指小指指侧弯畸形

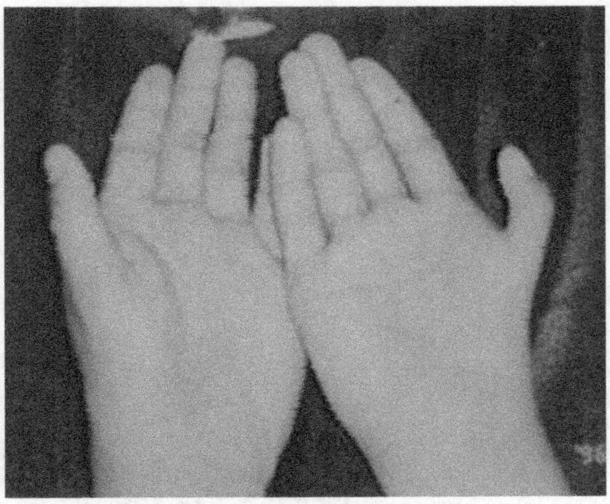

图 38-53(2)　Ⅳb 度拇指发育不良

内收型拇指发育不良。右拇指内收畸形，大鱼际肌发育不良。功能不全性拇指畸形

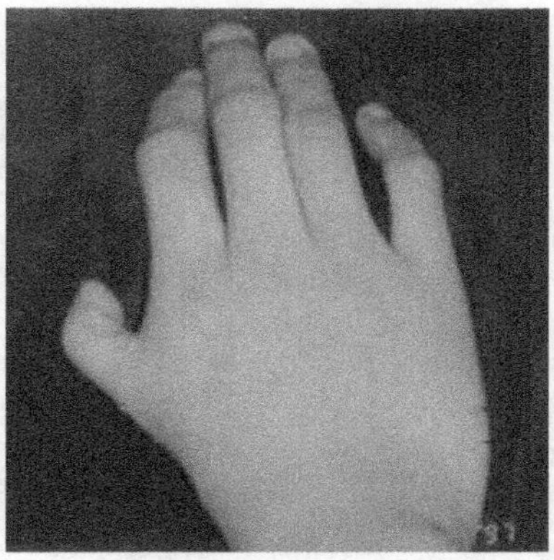

图 38-53(3)　Ⅳb 度拇指发育不良

内收型拇指发育不良。右拇指内收畸形，拇指发育不良。鱼际肌发育不良。功能不全性拇指畸形

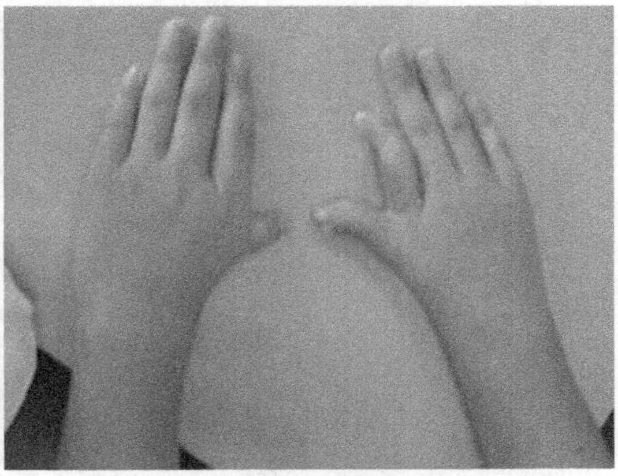

图 38-53(4)　Ⅳb 度拇指发育不良

内收型拇指发育不良。双拇指内收畸形，拇指发育不良。鱼际肌发育不良。功能不全性拇指畸形

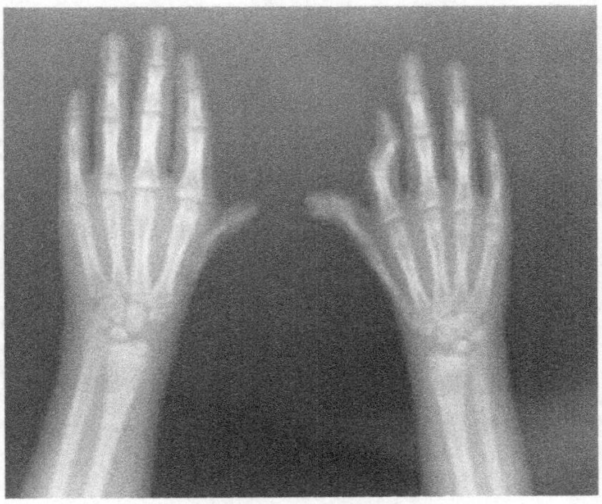

图 38-53(5)　Ⅳb 度拇指发育不良

X 线片显示双手内收型拇指的第一掌是“手指型掌骨”

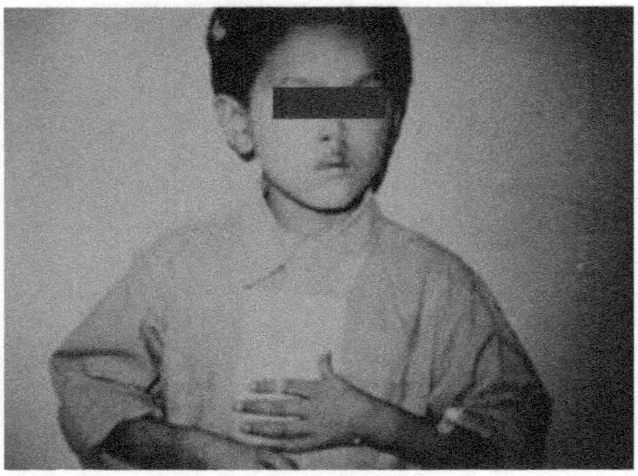

图 38-53(6)　Ⅳb 度拇指发育不良

内收型拇指发育不良。双拇指内收畸形，拇指发育不良。鱼际肌发育不良伴有先天性唇裂

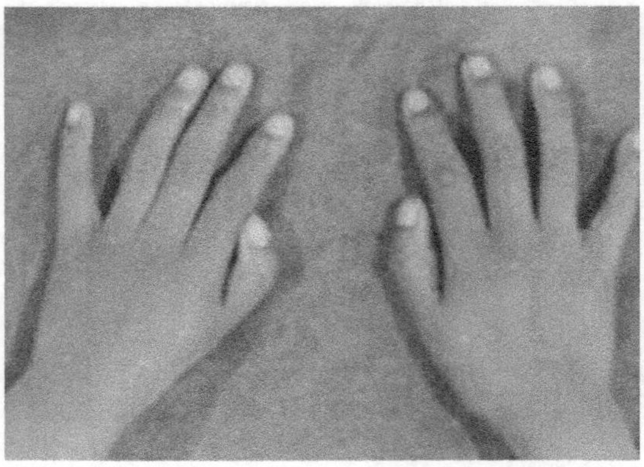

图 38-53(7)　Ⅳb 度拇指发育不良

内收型拇指发育不良。双拇指内收畸形，拇指发育不良。鱼际肌发育不良。拇指的部位正常，但第一指蹼狭窄，拇指指间关节成角畸形。为功能不全性拇指发育不良

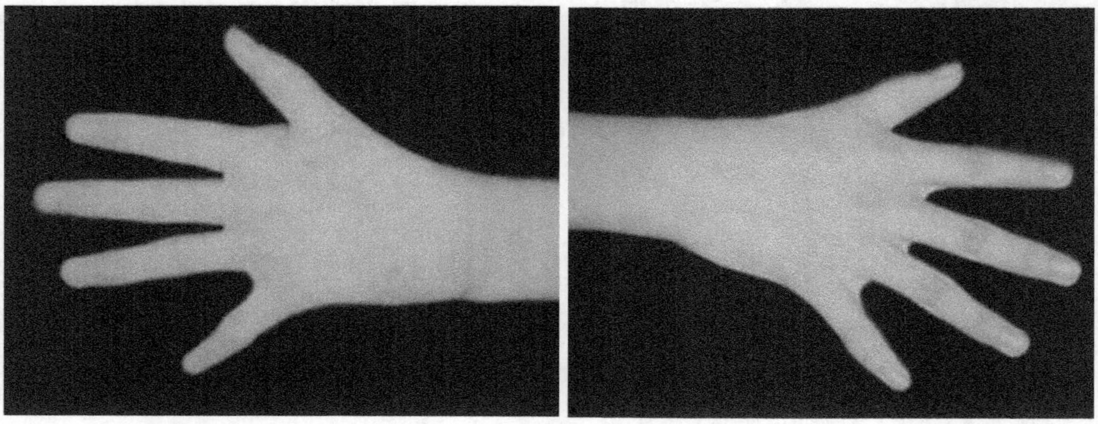

图 38-53(8)　Ⅳb 度拇指发育不良

内收型拇指发育不良。双拇指内收畸形，拇指发育不良。鱼际肌发育不良。拇指的部位正常，为功能不全性拇指畸形

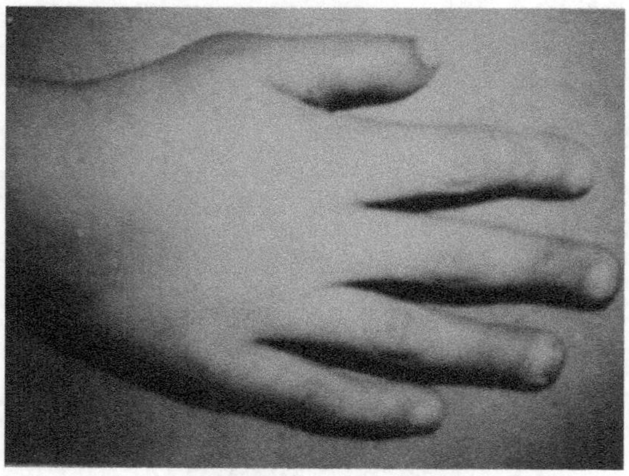

图 38-54(1)　Ⅴ度拇指发育不良

功能不全短拇指畸形。拇指较短小，拇指粗细接近正常，拇指功能近乎正常

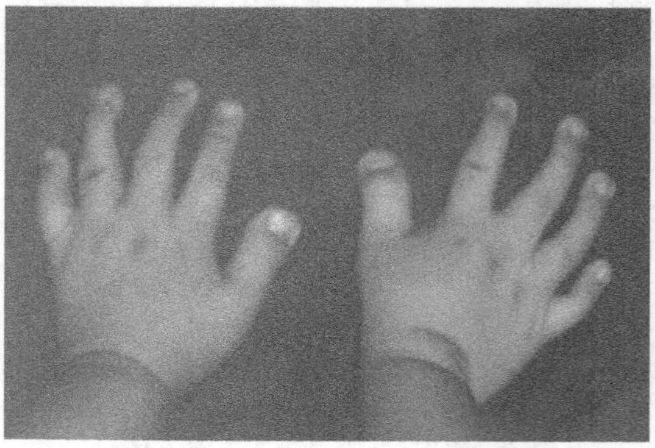

图 38-54(2)　Ⅴ度拇指发育不良

拇指较短小，其他手指也较短小。拇指粗细接近正常，拇指功能近乎正常

下面(图 38-55)及(图 38-56)虽然显示有拇指发育不良,但是拇指存在,大鱼肌存在。从形态上或是从组织结构上来分析,这类畸形,宜列为分裂手畸形。

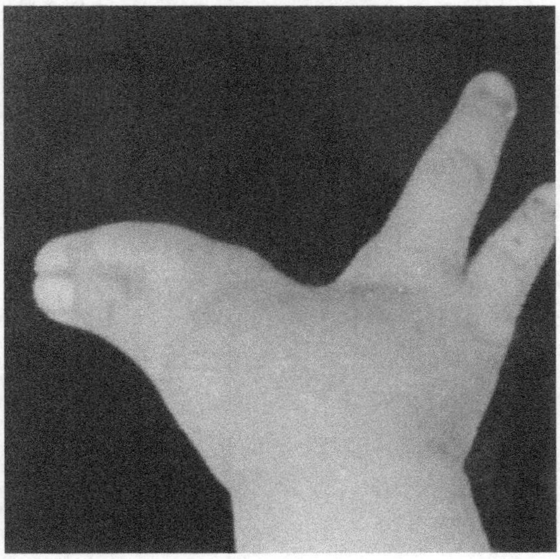

图 38-55　四指分裂手,伴有拇指发育不良

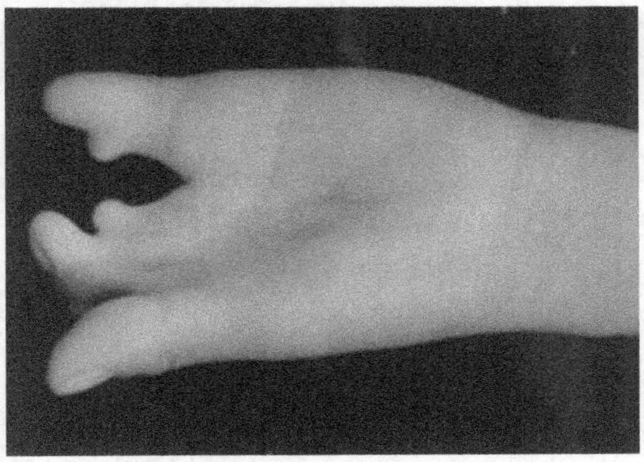

图 38-56　五指分裂手,伴有拇指发育不良

三、先天性拇指发育不良的治疗

先天性拇指发育不良临床表现的缺陷是多种多样的,因此,治疗方法也是多种多样。其治疗包括两方面,一是拇指缺损的功能和外形再造;二是拇指功能不全的功能重建。前者适应于笔者先天性拇指发育不良分类法的第一、二、三类拇指发育不良,以及部分第四类拇指发育不良。后者适应于笔者先天性拇指发育不良分类法的第四、五类拇指畸形,或 Manske 分类法的第二、三类拇指畸形,即短拇指畸形的功能重建。

(一)拇指功能再造概述

先天性拇指发育不良的治疗的目的是拇指再造,或拇指功能和外形的重建和再造。

先天性拇指发育不良拇指再造的方法有:示指拇指化、桡侧第一手指拇指化,第一掌骨指化,第一指蹼再造,即虎口再造,和足趾移植拇指再造,或其他皮瓣、植骨拇指再造等。

在临床上,拇指缺损包括先天性和后天性拇指缺损,后天性拇指缺损可分为 6 类,相关的拇指再造的方法很多(表 38-6),这些手术方法可作为先天性拇指发育不良的手术方法的选择参考。

先天性拇指发育不良的拇指再造,有其特殊性。患者年龄幼小,手部可能伴有血管、神经、骨、关节、肌肉、肌腱、韧带、筋膜、腱膜等多处、多种组织发育不良和畸形。因此,手术方法的选择,应考虑这些因素。拇指先天性发育不良的拇指再造,以手指拇指化为首选的手术方案。在手指拇指化的手术设计中,包含有示指拇指化,桡侧手指拇指化,桡侧手指掌骨指化,虎口加深等。足趾移植也是可选择的手术方案,有关文献已报道了多例先天性拇指缺损足趾移植再造。其作者强调,随访结果令人满意,证明其功能良好,移植的足趾能随年龄成长而生长。但是笔者认为:足趾移植拇指再造对于拇指先天缺失不应是首选的适应证,仅是一种可考虑的手术方法。足趾移植拇指再造的最佳适应证是第三类或第四类拇指缺失,和轻型第五类拇指缺失(图 38-57 王炜拇指缺损分类)。而先天性拇指缺失,往往是第六类拇指缺失,即拇指缺失范围包括了第一掌腕关节,这类拇指缺损采用足趾移植后,再造的拇指功能较差。

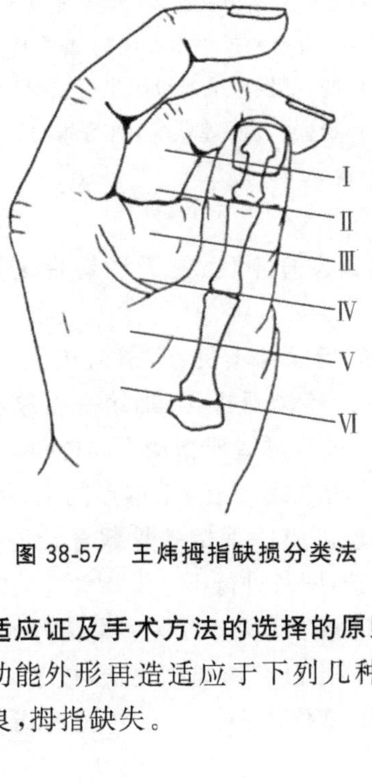

图 38-57　王炜拇指缺损分类法

(二)适应证及手术方法的选择的原则

拇指功能外形再造适应于下列几种先天性拇指发育不良,拇指缺失。

表 38-6　拇指缺损再造手术方法(主要适用于后天性拇指缺损的再造)

缺损类型	手术方法
Ⅰ、Ⅱ型	①拇指延长术 ②甲床移植术 ③部分足趾移植术 ④拇甲瓣或第二足趾甲瓣移植术 ⑤V形趾蹼皮瓣
Ⅲ型	①拇指延长术加掌骨指化 ②拇指背及指蹼皮瓣瓦合移植 ③足趾移植术 ④拇甲瓣或第二足趾甲瓣移植术 ⑤V形趾蹼皮瓣移植术 ⑥掌骨指化 ⑦皮管加植骨 ⑧拇指背及指蹼皮瓣瓦合移植
Ⅳ型	①第二足趾移植术 ②扩大第二足趾移植术 ③拇指背及指蹼皮瓣瓦合移植 ④拇甲瓣或第二足趾甲瓣移植术 ⑤V形趾蹼皮瓣移植术 ⑥䠀趾或扩大䠀趾移植术 ⑦手指转位 ⑧前臂皮瓣加植骨 ⑨皮管加植骨
Ⅴ、Ⅵ型	①扩大第二足趾移植 ②扩大䠀趾移植 ③手指转位 ④扩大拇甲瓣或第二足趾甲瓣移植术 ⑤前臂皮瓣加植骨 ⑥皮管加植骨 ⑦皮管、植骨加足趾移植

注:拇指再造的手术方法很多,每一种方法有一定的适应证,同时对各类拇指缺损手术方法的选择上,因拇指缺损的病因,缺损程度,可供移植的组织供区状况而定。同时患者的年龄、职业、性别及心理状况,对拇指再造方法的选择亦有一定的影响

Ⅰ度拇指发育不良:先天性拇指全缺损,拇指再造方法选择。

Ⅰa度拇指发育不良:示指拇指化手术。或是桡侧第一手指转位拇指化,加第一指蹼再造,即虎口再造,同时进行再造拇指动力功能重建。

Ⅰb度拇指发育不良:基本点同上,示指拇指化手术。或是桡侧第一手指掌骨截骨转位拇指化,加第一指蹼再造,同时进行再造拇指动力功能重建。

Ⅰc度拇指发育不良:有手术治疗和安装假肢两种。可选择足趾移植拇指再造,或是采用手指拇指化手术,即是桡侧第一手指转位拇指化,加第一指蹼再造,修复和再造的手形如龙虾钳样,可达到对指功能良好,能重建大部分拇指功能,但形态不佳。由于现在假肢制造技术的发展,采用义肢安装,是一外形好,又有一定功能的优良的选择。

Ⅰd度拇指发育不良:有手术治疗和安装假肢两种。可优先考虑的是选择足趾移植拇指再造。但是,这类分裂手,常常伴有分裂足,而且,常可能发生足背动脉发育不全,或是手部血管异常,容易招致移植足趾手术失败。笔者曾进行两例Ⅰd度拇指发育不良,拇指完全缺失,即一指分裂手,足趾移植拇指再造,一例良好,另一例移植足趾拇指再造远端坏死。为了手功能再造,选择进行单手指切除,采用前臂分叉术,也是可考虑的方案。但是,由于现在假肢制造技术发展,采用假肢安装,是一外形好,又有一定功能的优良的选择。

Ⅱ度拇指发育不良:多指型拇指缺失,拇指再造方法选择:

Ⅱa度拇指发育不良:桡侧第一手指掌骨截骨转位拇指化,加第一指蹼再造,即虎口再造,同时进行再造拇指动力功能重建,和再造拇指的外形美学重塑。

Ⅱb度拇指发育不良:多指切除,桡侧第二手指转位,拇指化,加第一指蹼再造,即虎口再造,同时进行再造拇指动力功能重建,和再造拇指的外形美学重塑。被计划切除的多余手指,手术者在手术设计时应考虑将切除多余指的肌腱,韧带,骨关节,皮肤作为移植组织的供区,以修缮再造拇指的外形和功能。

Ⅱc度拇指发育不良:桡侧第二或其他适当手指转位拇指化,多指切除,加第一指蹼再造,同时进行再造拇指动力功能重建,和再造拇指的外形美学重塑。手术时应考虑将切除多余指的肌腱、韧带、骨、关节、皮肤作为移植组织的供区,以修缮再造拇指的外形和功能。伴有其他手指并指畸形时,可一次或多次手术。

Ⅲ度拇指发育不良:浮动性拇指手术方法为示指拇指化,加第一指蹼再造,同时进行再造拇指动力功能重建,浮动拇指切除,或保留部分浮动拇指组织,作为再造拇指的外形美学重塑的组织移植供区。

Ⅳ度拇指发育不良:无功能性和严重功能不全性短小拇指畸形。

Ⅳa度拇指发育不良:无功能性和严重功能不全性拇指畸形,外展型拇指发育不良。手术方法选择。

1. 无功能的外展拇指全切除，或部分切除，桡侧第一手指转位拇指化，加第一指蹼再造，同时进行再造拇指动力功能重建。外形丑陋又无功能的外展拇指全切除或部分切除，部分切除外展拇指是为了利用保留部分组织，作为再造拇指的外形美学重塑和功能重建的组织移植供区。

2. 发育不良的外展型拇指如具有可利用的第一掌骨，或有可利用的第一掌腕关节时，可考虑进行足趾移植，或扩大足趾移植，拇指再造。遇有拇指手指发育较好，又有较好的掌腕关节，可选有部分足趾，或跖趾关节，趾蹼皮肤，加部分跖骨移植，进行掌指关节再造，掌骨再造，和虎口再造。

3. 发育不良的外展型拇指，具有可利用的指骨和掌骨时，可利用原有指骨和掌骨，矫正骨、关节畸形，做拇指的形态和功能再造。

Ⅳb 度拇指发育不良：无功能性和严重功能不全性拇指畸形，内收型拇指发育不良。手术方法选择：

1. 无功能的内收拇指全切除或部分切除，桡侧第一手指转位拇指化，加第一指蹼再造，即虎口再造，同时进行再造拇指动力功能重建。无功能的内收拇指全切除或部分切除，作为再造拇指的外形美学重建的组织移植供区。

2. 发育不良的内收型拇指具有可利用的第一掌骨，或有可利用的第一掌腕关节，可考虑进行足趾移植，或扩大足趾移植，拇指再造，或跖趾关节，趾蹼皮肤，加部分跖骨移植，进行掌指关节再造，掌骨再造，和虎口再造等。

Ⅴ度拇指发育不良：根据功能及外形损害状况进行对症治疗，或无须治疗。

(三)拇指再造手术方法

1. 示指拇指化手术　包括示指拇指化手术，或桡侧第一手指拇指化手术。

(1)手术时机选择：1 岁是婴幼儿手拇指握持发育完成之时，在这时期前完成拇指再造是一合理的选择。只要患儿全身状况良好，早期手术是适宜的，一般可在 1—3 岁时手术。Buck-Gramcko 曾报道为仅 11 周的婴儿进行这类手术。笔者赞成，只要具有麻醉安全的条件，在婴儿早期进行手术矫正是应该的，但是婴儿时期做拇指再造，应予慎重。

(2)术前准备：这类畸形可能伴有其他器官的异常，特别是心血管系统畸形，消化系统畸形，及血液系统发育不良等，术前应检查并予以确诊，排除手术禁忌证。

肢体血管发育异常也是常见的伴发症，需仔细检查。笔者发现：桡动脉缺失，常见于桡侧球棒手拇指缺损，指固有血管发育不良，常见于一指分裂手，即Ⅰd 度拇指发育不良或两指分裂手，即Ⅰc 度拇指发育不良。手部受区桡动脉缺失的病例，常伴有较粗大的正中动脉，只要手术中注意保护转移手指的血管不受损伤，一般情况不致造成转移手指的坏死。

指固有血管发育不良，常见于一指分裂手或两指分裂手。手术前应进行必要的检查，了解手及手指的血管状况，并将手术可能发生的意外向家属解释清楚。

进行足趾移植拇指再造时，无论是足趾移植的供区，或是手部的受区，均可能伴有血管发育不良，术前应对供区、受区血管状况有所了解，并将手术可能发生的意外向家属阐明。

(3)手术方法属性：先天性拇指缺失的手指拇指化手术，属显微修复手术，该类手术宜在婴幼儿时期进行，患儿仅有 1—3 岁，肌腱及血管、神经十分细小，需借助手术放大镜或手术显微镜，才能有效准确无误地进行。该手术也适用于桡侧球棒手拇指缺损再造，同时，这类手术又是整形外科和美容外科手术，无论是在手术皮瓣设计或骨、关节处理，以及切开、缝合方法，都应该贯彻整形外科、美容外科、和显微外科原则：微创操作，美学雕塑，使手术效果达到形态功能良好。

(4)手术设计要点：手术的要点是依先天性拇指缺损的病理缺陷的不同情况，了解其病理解剖，进行修复和重建。这几类拇指发育不良的畸形中，共同的病理缺陷和病理解剖特点是：①第 1 掌骨缺如，或严重发育不良；②缺少一个能在三个轴方向活动的马鞍形的第 1 腕掌关节；③拇指指骨缺失或严重发育不良；④缺少一个宽阔的第 1 指蹼；⑤大鱼际肌群缺失或严重发育不良；⑥拇伸、拇屈及拇展长肌缺失或严重发育不良；⑦常伴有整个手及前臂的血管、神经的发育不良；⑧准备转位再造拇指的食指尖细，形态及功能不良。

上述解剖缺陷，都是先天性拇指发育不良拇指再造手术中予以考虑替代和矫正的内容。

(5)手术设计及手术过程

示指转位拇指再造的皮瓣设计：示指转位拇指再造的皮瓣设计中，兼顾拇指再造，及虎口再造。

Ⅱa 度拇指发育不良拇指再造皮瓣设计：在手背及手掌，设计 5～6 个转移皮瓣。其步骤如下：

①测定正常拇指从指尖到腕掌关节的距离，以决定再造拇指的长度(AB)，也就是示指指间关节近端到腕掌关节的距离。在转移手指背上标志出AB，A点位于指尖，B点位于手指背侧掌指关节近端，即再造的腕掌关节的位置。

②在手掌桡侧边缘再造拇指腕掌关节处定点C，作为再造的第1腕掌关节的部位。按照皮瓣设计线画好手术切口。C、B点用亚甲蓝针头刺入皮肤标志。

③转移手指背侧近侧指间关节近端，设计皮瓣1、2，为逆行皮瓣，以近侧指间关节横纹部为蒂，皮瓣1小于皮瓣2。转移后的皮瓣1、2骑跨在皮瓣3之上，皮瓣1转位构成再造拇指的鱼际部皮肤，皮瓣2转位构成再造拇指的手背部分。

制备手背皮瓣1、2：按切口线切开皮肤，在皮瓣1的尺侧缘掀起中指侧的皮瓣，分离、切断、结扎和中指相连的皮下静脉。皮瓣2和皮瓣1的近心端的皮下静脉网尽可能保护好不要损伤，有利于移植示指的静脉回流。在伸指肌腱的表面，将皮瓣1、2掀起。在掌指关节的近端约1.5cm处切断指总伸肌腱，远端分为三束，近端用3-0丝线缝合标志，备用。

④在手掌桡侧边缘，设计皮瓣3为再造拇指的桡侧缘，皮瓣3的大小是根据再造拇指的大小而定，皮瓣3是一个三角形皮瓣，三角形皮瓣的底边约为再造拇指周径的1/2。该皮瓣插入1、2皮瓣之间。

⑤在手指掌侧面设计皮瓣4，其远端距离指间关节横纹0.5cm以上，用于再造第1指蹼的基底部。皮瓣4适宜大一点，将构成再造拇指的虎口，皮瓣3和皮瓣4的大小可根据手部皮肤组织量互相调剂，在多手指拇指缺损的病例，可将多指拟将切除的皮肤，制成和皮瓣4相连组织瓣，可以作为虎口再造的皮肤来源。

⑥皮瓣5的近端距指间关节掌侧横纹0.5～1.0cm，该皮瓣参与构成第一指蹼，即再造拇指尺侧缘的基底移行部。

在手掌沿皮瓣设计线切开皮肤，掀起皮瓣4。在再造拇指皮瓣5的近心端切开皮肤，解剖指血管神经束，予以保护，分别用动脉血管夹阻断示指、中指的指总动脉，示指尺侧固有动脉及中指桡侧固有动脉。在阻断这些动脉后，中指及示指血供不受影响时，可安全地切断、结扎中指桡侧固有动脉，转移再造拇指的示指拥有尺侧及桡侧固有动脉两条动脉血供。示指和中指之间的指总神经向近心端劈开，使转移的示指有足够的移动范围。

⑦对于多指的病例，可利用准备切除的多指所提供的血管神经束岛状皮瓣，增加再造拇指的指腹面积和容积，即为皮瓣6。

这类皮瓣设计适用于六指或五指手拇指缺损的拇指再造(图38-58)。

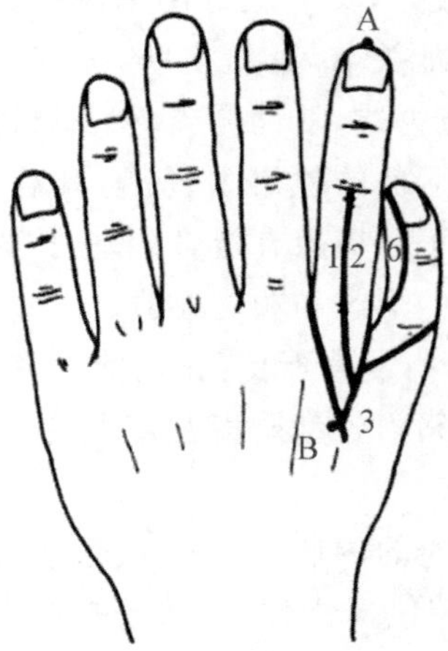

图38-58(1)　Ⅱb度拇指发育不良

拇指完全缺失，六指性拇指缺失，拇指发育不良。示指转位，拇指再造，手背切口设计："AB"＝再造拇指的长度，设计手背皮瓣1、2、3

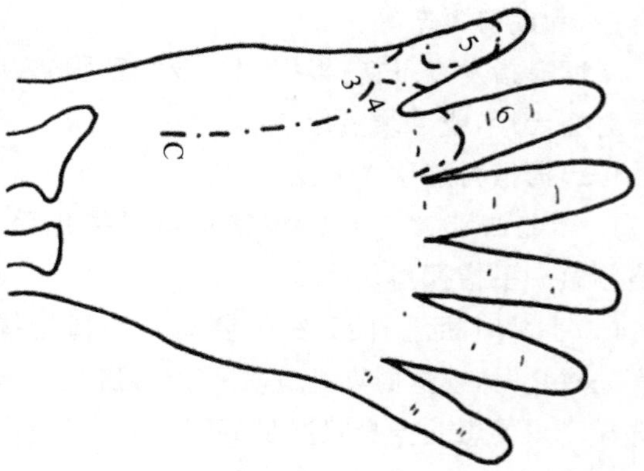

图38-58(2)　Ⅱb度拇指发育不良

拇指完全缺失，六指性拇指缺失，拇指发育不良。示指转位，拇指再造。手掌切口设计："C"为再造拇指的腕掌关节处，设计皮瓣3、4、6，皮瓣5设计在切除的手指上，为血管神经皮瓣，用于加大再造拇指的指腹

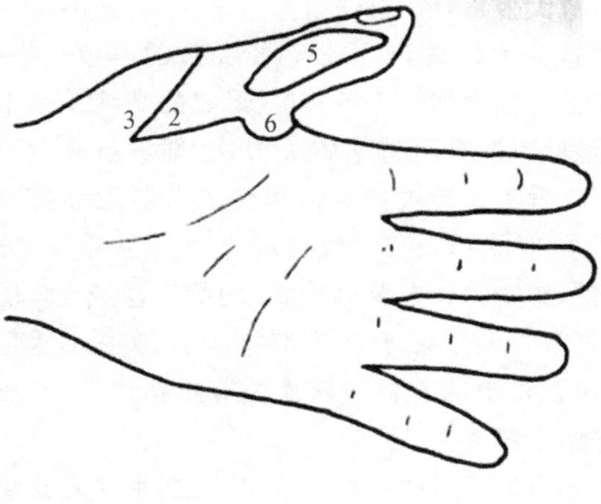

图 38-58(3)　Ⅱb 度拇指发育不良

拇指完全缺失，六指性拇指缺失，拇指发育不良。示指转位，拇指再造，手术后结果

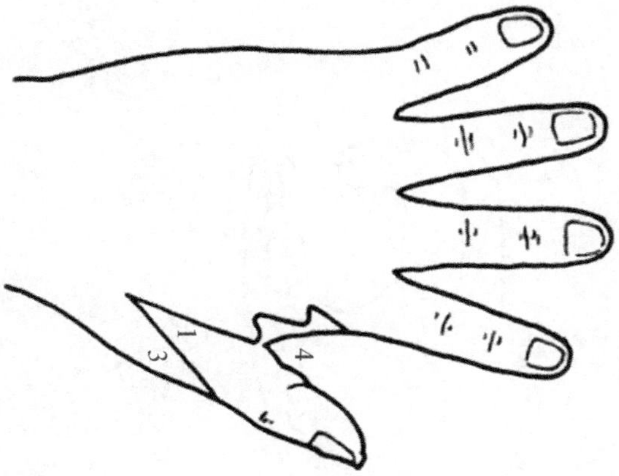

图 38-58(4)　Ⅱb 度拇指发育不良

拇指完全缺失，六指性拇指缺失，拇指发育不良。示指转位，拇指再造，手术后结果

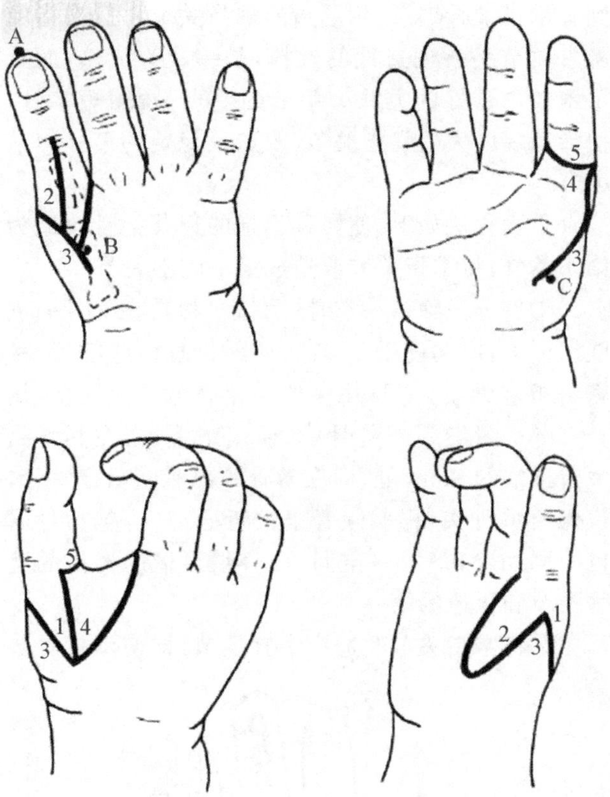

图 38-58(5)　Ⅰ 度拇指发育不良拇指再造

Ⅰa 度拇指发育不良，四指性拇指缺失，拇指发育不良拇指再造的皮瓣设计

Ⅰ度拇指发育不良拇指再造皮瓣设计：适合于Ⅰa 度拇指发育不良，即四指性拇指缺失，拇指发育不良拇指再造的皮瓣设计，和Ⅲ度拇指发育不良：浮动性拇指，示指转位拇指再造的皮瓣设计。

皮瓣设计方法和Ⅱb 度拇指发育不良，示指转位拇指再造类似，只是皮瓣设计略有差别。

①测定正常拇指从指尖到掌腕关节的距离，以决定再造拇指的长度（AB），在转移手指背上标志出 AB，A 点位于指尖，B 点位于指背掌指关节近端，即再造的腕掌关节的位置。

②在手掌桡侧边缘再造拇指掌腕关节处定点 C，作为再造的第 1 掌腕关节的部位。

③转移手指背侧近侧指间关节近端，设计皮瓣 1、2 为逆行皮瓣，以手指背近侧指间关节横纹部为蒂，皮瓣 1 小于皮瓣 2。皮瓣 1、2 骑跨在皮瓣 3 之上，皮瓣 1 转位构成再造拇指的鱼际部皮肤，皮瓣 2 转位构成再造拇指的手背部分。

④在手掌桡侧边缘，设计皮瓣 3 为再造拇指的桡侧缘，皮瓣 3 的大小是根据再造拇指的大小而定，皮瓣 3 是一个三角形皮瓣，三角形皮瓣的底边约为再造拇指周径的 1/2。该皮瓣插入 1、2 皮瓣之间。

⑤在手指掌侧面设计皮瓣 4，其远端距离指间关节横纹 0.5cm 以上，用于再造第 1 指蹼的基底部。皮瓣 4 适宜大一点，将构成再造拇指的虎口，皮瓣 3 和皮瓣 4 的大小可根据手部皮肤组织量互相调剂。

⑥皮瓣 5 的近端距指间关节掌侧横纹 0.5～1.0cm，该皮瓣参与构成第一指蹼，即再造拇指尺侧缘的基底移行部。

第 1 掌骨及掌腕关节重建：再造第 1 掌骨及腕掌关节重建是拇指再造的关键步骤。德国学者 Buck-Gramcko 对此设计做出了贡献。笔者应用这一技术，进行了数十例先天性拇指缺损的再造，感到将示指掌骨缩短，用示指的掌指关节再造拇指的腕掌关节是一创造性的选择，是一较为成熟，而且手术效果良好的方法。手术的要点是：缩短掌骨，使活动幅度大的掌指关节，改造成稳定的第一腕掌关节。

手术方法如下：使转移手指的近节指骨改造为第1掌骨，将掌指关节改造成第一腕掌关节。

①部分截除第一掌骨（示指掌骨）：在手背的皮肤切口下，掀起皮瓣1、2，在切断指总伸肌腱后，暴露示指掌骨干，牵开并保护手背静脉不受损伤，用4～6mm精细手外科骨凿，或用来覆锯，在其掌指关节近端约8mm处，即在掌骨颈部截断示指掌骨，仅保留掌骨头，再截除骨干的近心部分，包括骨膜也一同切除，形成一空间，可容纳再造的拇指的腕掌关节和再造的第一掌骨。

②将掌指关节改造为掌腕关节：即使示指骨头改造成大多角骨。仅保留示指掌骨头，还不足以使其改造为大多角骨，由于示指关节的掌板较松弛，其屈伸的幅度达115°～120°，形成的掌腕关节不稳定，显然不适合再造掌腕关节，必须进行改造。使示指掌骨头旋转过伸90°，可使关节侧副韧带及掌板紧缩，使掌指关节变成稳定的"腕掌关节"。方法是将示指掌骨头向背侧旋转，用细钢丝或3-0尼龙线，将掌骨断端和示指近节指骨背侧基底缝合固定，矫正松弛的掌板和紧缩关节侧副韧带，形成稳定的第1腕掌关节。

③再造拇指的掌腕关节定位：在手背皮肤切开处，用静脉拉钩拉开手背静脉，暴露手掌"C"点，用细钢丝或3-0尼龙线，将掌骨头缝合固定到相当于大多角骨的位置上（图38-59），缝合时，要使再造的拇指处于对掌位。

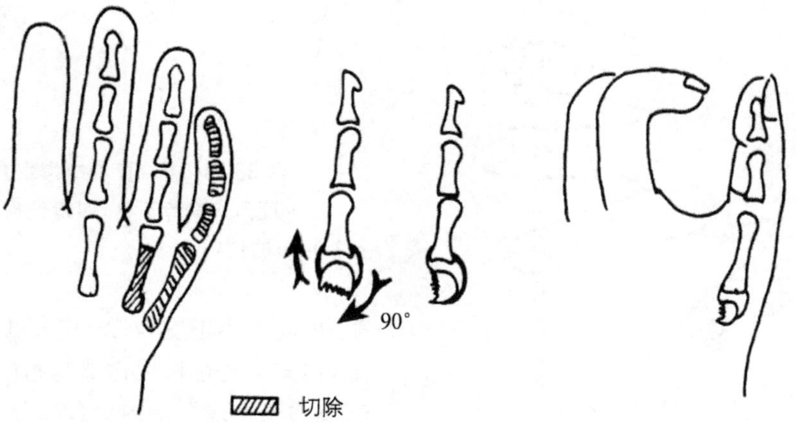

图38-59 左图及中图第1掌骨及掌腕关节重建；右图示拇指化手指对掌位重建

拇指化手指对掌位重建：拇指化手指再造的腕掌关节，需使再造的拇指处于对掌位。再造拇指外展80°～90°，并使再造拇指的指腹冠状位旋前45°，呈对掌位，能与其他四指相对（图38-59）。示指再造的拇指，可做自旋，即轴向旋转135°～140°（图38-60），手术结束时，并以此方位包扎固定。

拇指化手指的动力重建：这是拇指再造的重要环节，示指的屈指肌腱转移后成拇长屈肌及拇短屈肌，指屈肌腱转位后，任其术后自行短缩。伸指肌腱转位后切断，使其缩短缝合，行使拇长伸肌功能，示指固有伸肌改向固定在近节指骨底部，行使拇长展肌功能。背侧骨间肌与转位手指的伸腱桡侧束缝合，变成拇短展肌。掌侧骨间肌与伸腱尺侧束缝合，行使拇收肌功能。手术方法是：在手指背分离

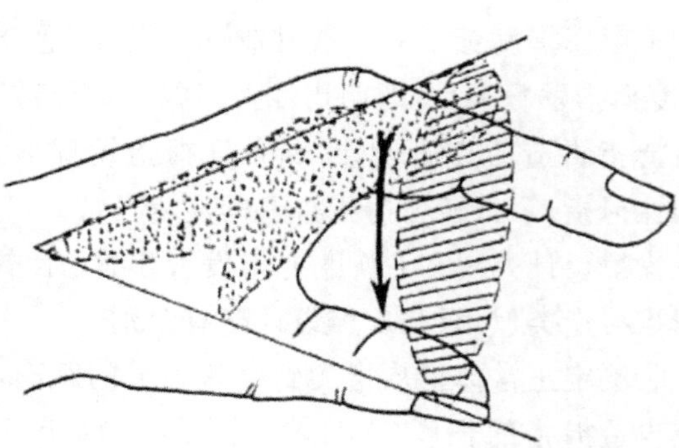

图38-60 拇指化手指对掌位重建，原手的示指旋转到对掌位，向掌侧旋转90°。示指再造的拇指，做自旋，即轴向旋转135°～140°。形成和其他手指成对掌位

出示指指伸肌腱的腱帽，将其在近节指骨的近心端切断，将切断的肌腱远端分成三束，中央一束与示指指总伸肌腱近端缝合，内外两束分别与再造的拇内收肌及拇展短肌腱缝合，示指固有伸肌改向固定在近节指骨底部，改造成拇长展肌(图 38-61)。

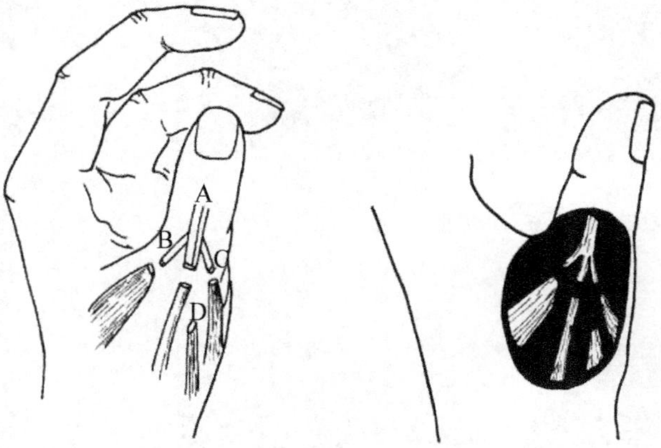

图 38-61　拇指手术示意

A. 拇长伸肌腱缩短；B. 掌侧骨间肌代内收拇肌；C. 背侧骨间肌代拇展短肌；D. 示指固有伸肌，代拇展长肌

术后支具及功能训练：再造的第 1 掌腕关节不够稳定，并且肌腱转移后愈合需要一定时间，因此术后宜用静力支具保持拇指对掌位，维持 4～6 周，以后进行功能训练。

典型病例：

例 1：男，2 岁。Ⅰa度拇指发育不良：拇指完全缺失，四指性拇指缺失，拇指发育不良。桡侧第一手指转位拇指再造(图 38-62)。

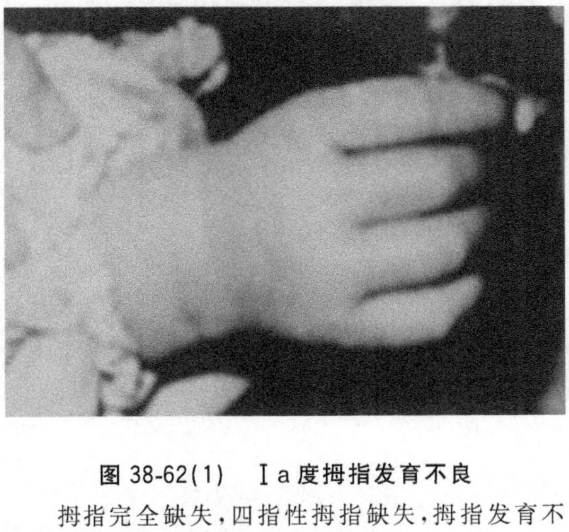

图 38-62(1)　Ⅰa 度拇指发育不良

拇指完全缺失，四指性拇指缺失，拇指发育不良。桡侧第一手指转位拇指再造，手术前手背观

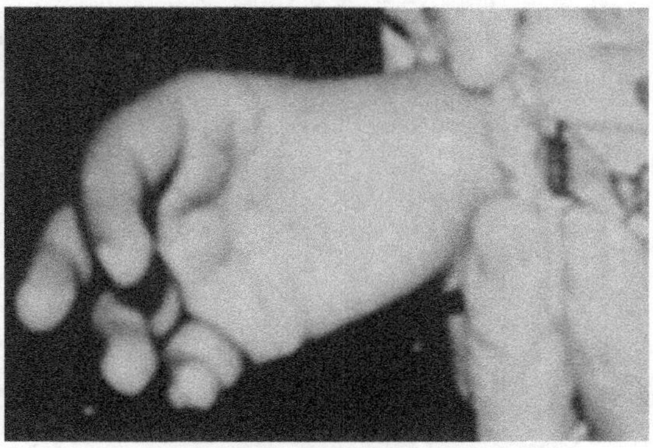

图 38-62(2)　手术前手掌观

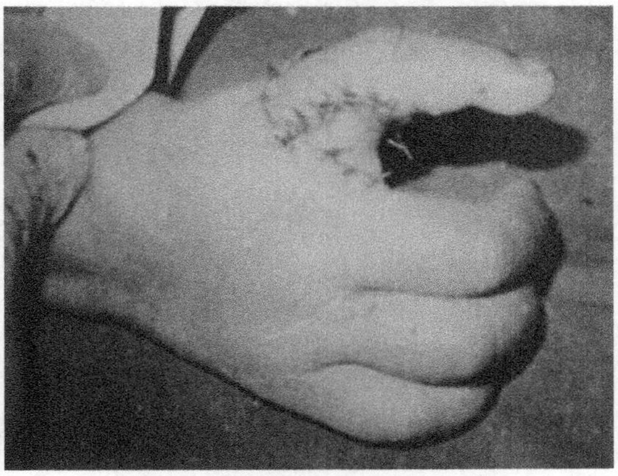

图 38-62(3)　桡侧第一手指转位拇指再造手术后手背观

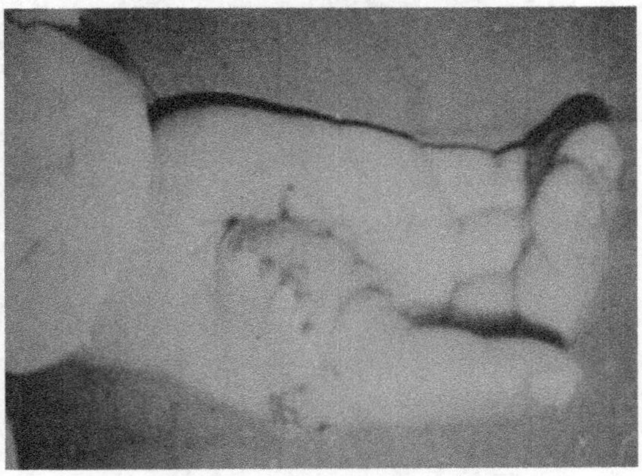

图 38-62(4)　桡侧第一手指转位拇指再造后

例 2：男，1 岁，Ⅱb 度拇指发育不良：拇指完全缺失，六指性拇指缺失，拇指发育不良。示指的形态和大小适宜，单纯进行示指转位拇指再造，多指切除(图 38-63)。

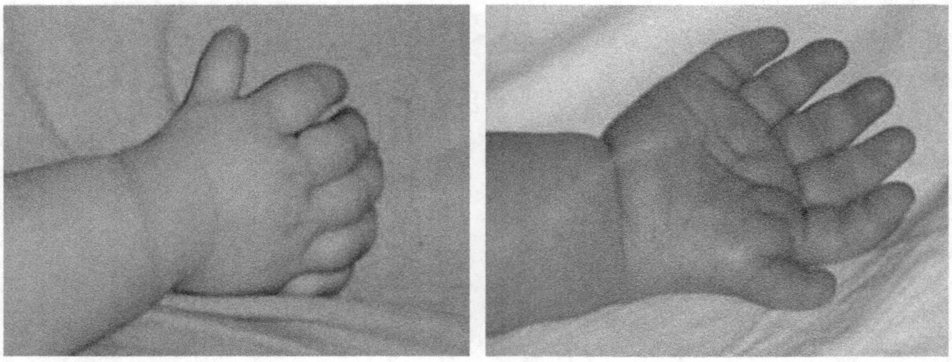

图 38-63(1)　六指性拇指缺失,男,1 岁,手术前

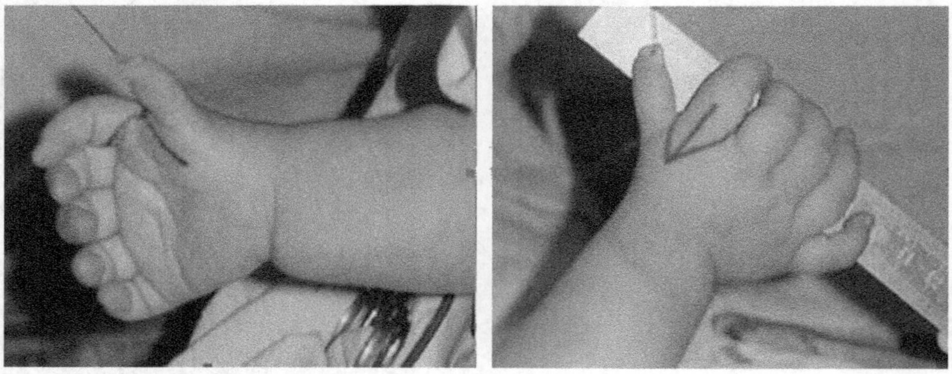

图 38-63(2)　行多指切除,示指转位拇指再造。示皮瓣设计

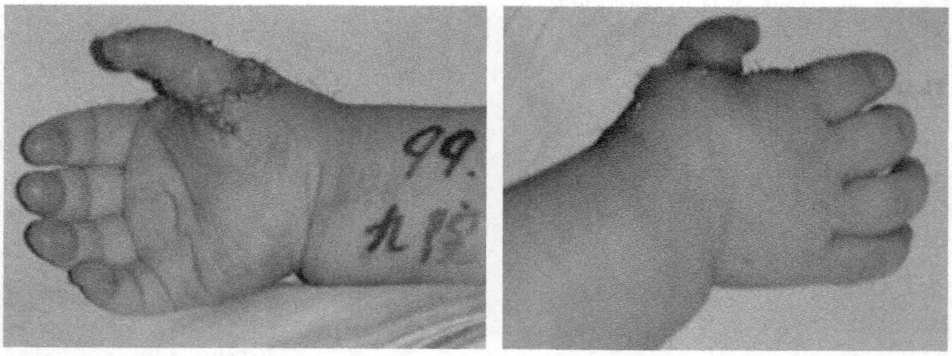

图 38-63(3)　手术中皮瓣设计

例 3:男,3 岁。Ⅱb 度拇指发育不良:拇指完全缺失,六指性拇指缺失,拇指发育不良。有明显的家族遗传病史。外祖母是五手指拇指发育不良,母亲也是五手指拇指发育不良。采用多指切除,桡侧第二手指转位拇指再造(图 38-64)。

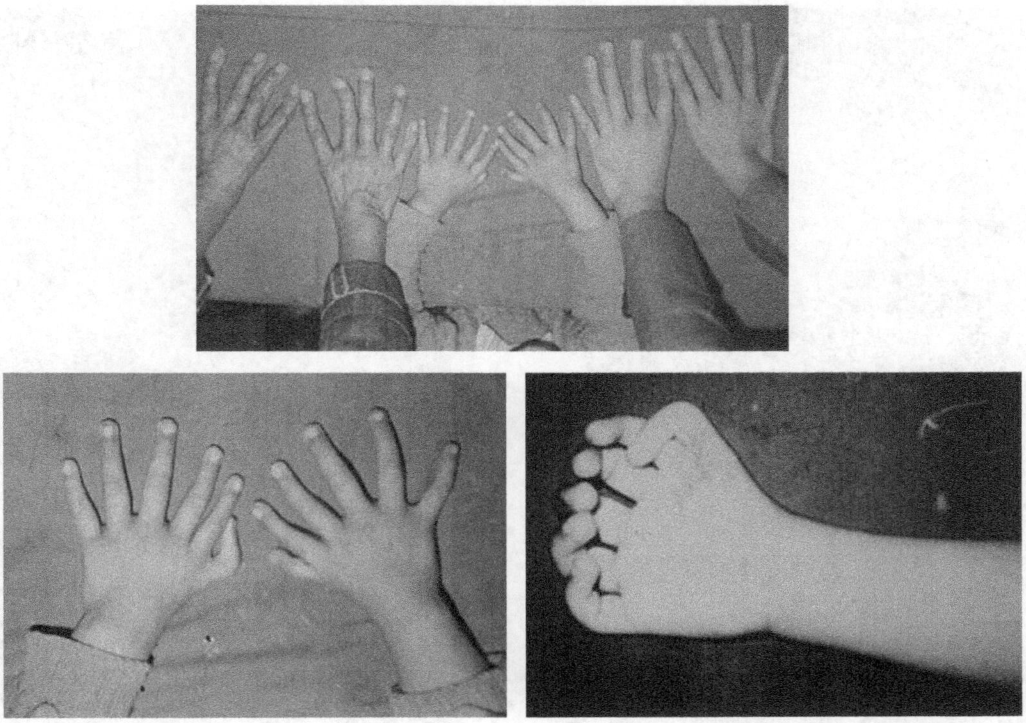

图 38-64(1)　手术前

上图：中央是患儿手，左侧是外祖母手，右侧是母亲手。左图：是患儿双手，手背观。右图右手，六手指，拇指缺损，手掌观

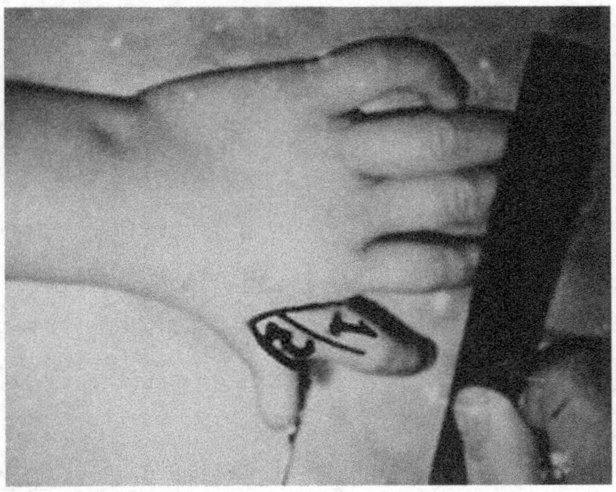

图 38-64(2)　桡侧第二手指转位拇指再造手术设计：转移手指背侧近侧指间关节近端，设计皮瓣 1、2，为逆行皮瓣，以近侧指间关节横纹部为蒂，皮瓣 1 小于皮瓣 2。从皮瓣 2 的顶端到手指尖的长度，是再造拇指从指尖到腕掌关节的长度

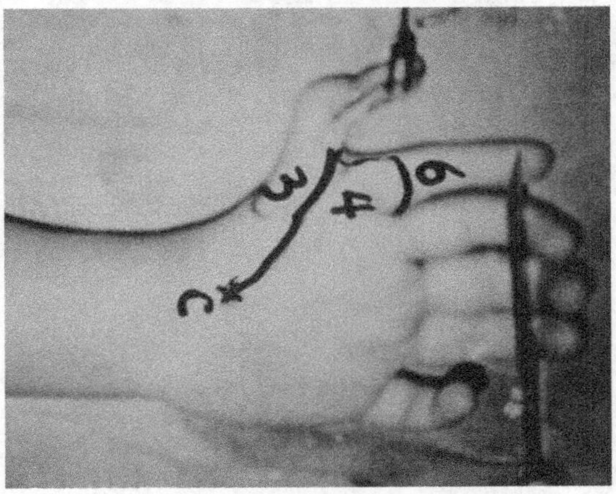

图 38-64(3)　桡侧第二手指转位拇指再造手术设计：在手掌桡侧边缘再造拇指掌腕关节处定点 C，作为再造的第 1 掌腕关节的部位。在手指掌侧面设计皮瓣 4，其远端距离指间关节横纹 0.5cm 以上，用于再造第 1 指蹼的基底部。在手掌桡侧边缘，设计皮瓣 3 为再造拇指的桡侧缘，插入 1、2 皮瓣之间。皮瓣 6 的近端距指间关节掌侧横纹 0.5～1.0cm，该皮瓣参与构成第一指蹼，即再造拇指尺侧缘的基底部

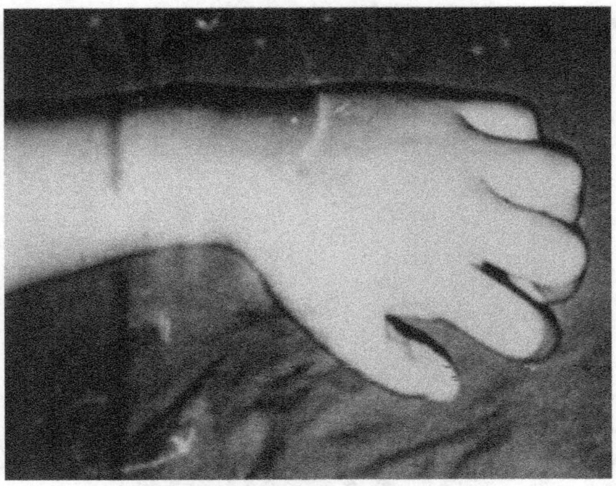

图 38-64(4) 桡侧第二手指转位拇指再造手术后

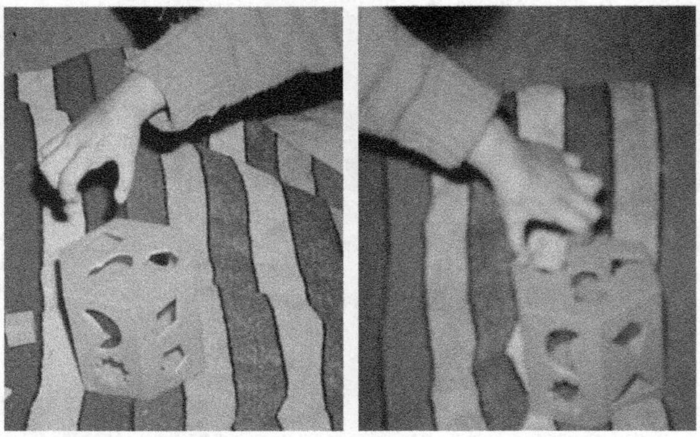

图 38-64(5) 桡侧第二手指转位拇指再造手术后再造的拇指形态及功能近正常

例 4：Ⅲ度拇指发育不良：浮动性拇指。手术切除浮动性拇指，示指转位拇指再造（图 38-65）。

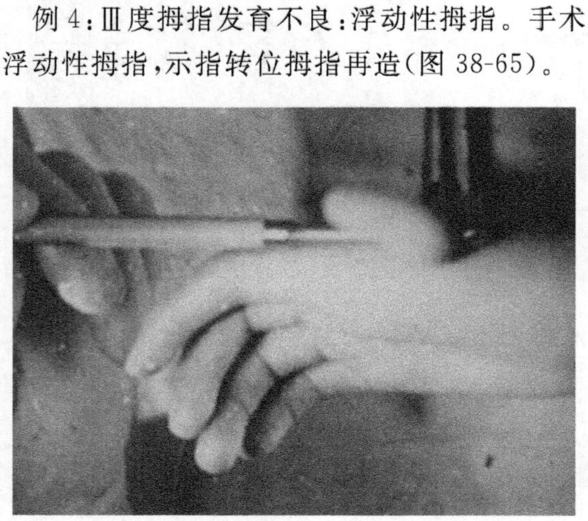

图 38-65(1) 手术前

2. 足趾移植拇指再造 足趾移植不是先天性拇指缺损拇指再造的首选方法，但是足趾移植对于先天性拇指发育不良适应于：

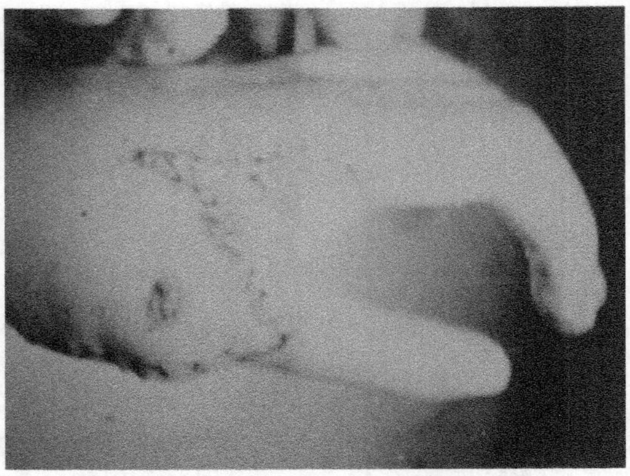

图 38-65(2) 浮动性拇指，示指转位拇指再造术后

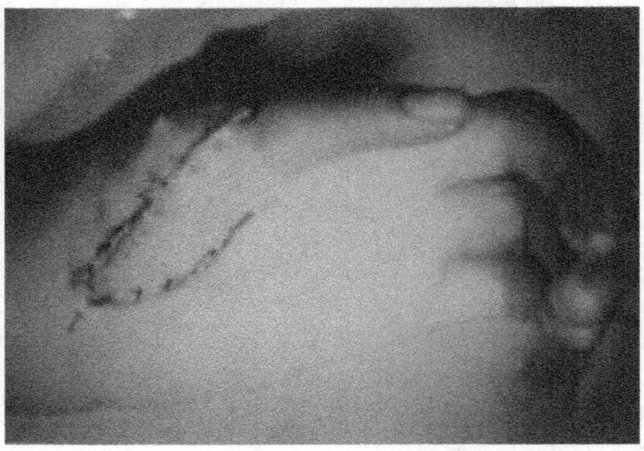

图 38-65(3) 浮动性拇指，示指转位拇指再造术后

Ⅰc 度拇指发育不良：拇指完全缺失，二指性拇指缺失，拇指发育不良（又可被分类为二指分裂手。）

Ⅰd 度拇指发育不良：拇指完全缺失，一指性拇指缺失，拇指发育不良（又可称为一指分裂手）。

3. 桡侧手指转位拇指化手术 适应证：这主要适应Ⅰb 度拇指发育不良：拇指完全缺失，三指性拇指缺失。

遇有拇指发育不良是手发育不良的表现之一时，即是Ⅱa 度拇指发育不良的第二类，五指性拇指缺失，手发育不良，拇指缺损，其他手指短小，发育不良。一些综合征手部畸形的治疗，如 Apert 综合征等也可选择桡侧手指转位拇指化手术。

手术方法：桡侧手指转位拇指化手术，基本与示指拇指化手术类同。由于这类拇指发育不良，伴有其他手指发育不良、虎口狭窄，或并指畸形等，手术方法与示指拇指化有所区别。重要的是第一指蹼再造较为困难，因为，这类畸形手的局部没有足够的皮肤和皮下组织用于第一指蹼再造，必须考虑远处皮瓣移植。由于这类拇指发育不良，总是伴有手指短小，因此，桡侧手指转位拇指化手术时，可以保留原手指的长度，仅做第一掌骨截骨转位，虎口再造。这类病例，常伴有其他手指的发育不良、短小、扁平、并指，或存有三角形指骨畸形，在手术设计中应予以考虑矫正。手术设计常常因人而异，可同时或是分期完成。

例 1：女，5 岁，Ⅰb 度拇指发育不良：拇指完全缺失，铲形手，三指性拇指缺失，三手指均发育不良，2，3 手指并指[图 38-66(1)]。

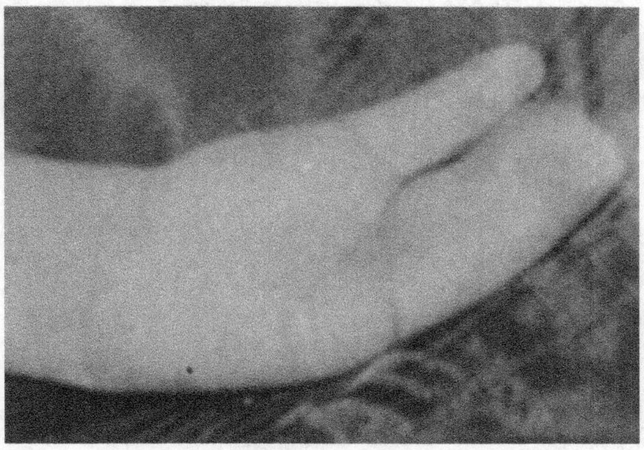

图 38-66(1)　术前手掌面观

于 1984 年 11 月 26 日手术。手术设计：桡侧手指转位拇指化，第一掌骨截骨旋转，逆行骨间背侧皮瓣转移，虎口再造，在当时，这是一勇敢的手术设计，因为，设计和施行逆行骨间背侧皮瓣转移是史无前例的(或许这是逆行骨间背侧皮瓣移植在临床上最早应用的案例)。手术前，采用多普勒检查手背及腕背动脉可靠径路，在手背设计逆行骨间背侧皮瓣，用亚甲蓝绘好。手术在全身麻醉下进行，第一指蹼切开加深。然后，第一掌骨中部截骨，旋转到对掌位固定，逆行骨间背侧皮瓣移植，再造虎口[图 38-66(2)、(3)]。再造虎口还可以选用下列

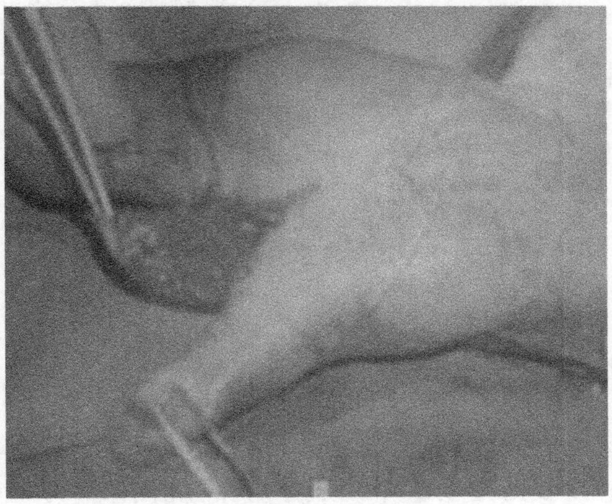

图 38-66(2)　设计逆行骨间背侧皮瓣转移，虎口再造

皮瓣移植，如：前臂逆行桡侧皮瓣移植，前臂逆行尺侧皮瓣移植，腹股沟游离皮瓣移植，上臂内侧或外侧游离皮瓣移植，足背游离皮瓣移植等。

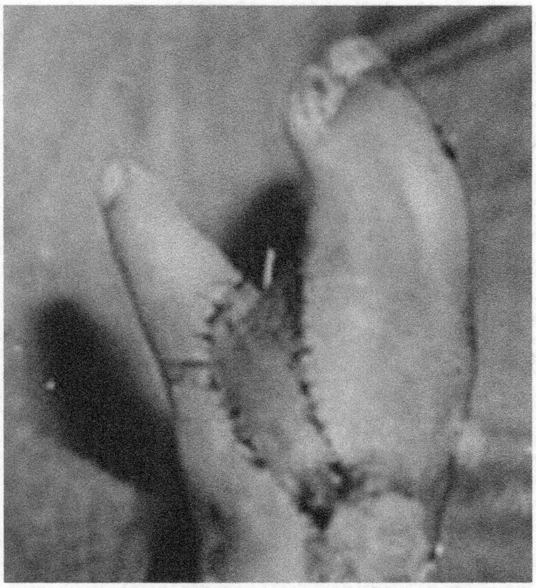

图 38-66(3)　桡侧手指转位拇指化，第一掌骨截骨旋转到对掌位，逆行骨间背侧皮瓣转移，虎口再造，骨间背侧皮瓣转移供区缺损，游离植皮修复。手术后观，2、3 手指并指留待二期整形

例 2：女，3 岁。Ⅰa 度拇指发育不良的手发育不良型：拇指完全缺失，铲形手，四指性拇指缺失，四手指均发育不良，1，2 手指及 3，4 手指并指。

手术设计：第 1，2 手指并指分指；第一掌骨截

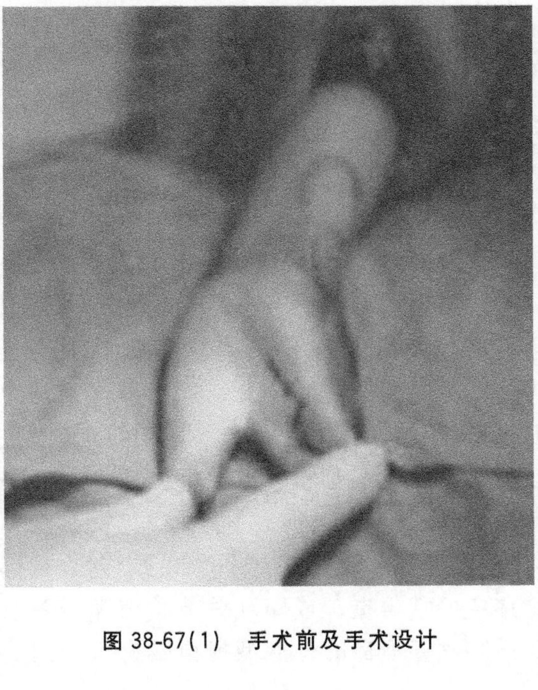

图 38-67(1)　手术前及手术设计

骨，旋转对掌位固定，拇指再造；前臂逆行筋膜瓣移植，第一指蹼再造，即虎口再造；第3，4手指并指分指等（图38-67）。

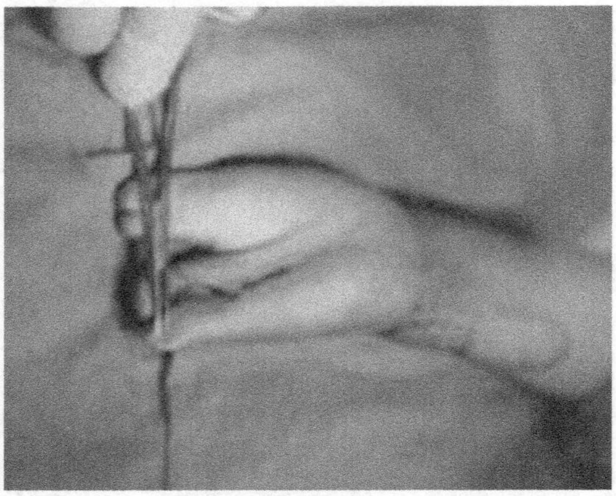

图38-67（2） 手术正面观

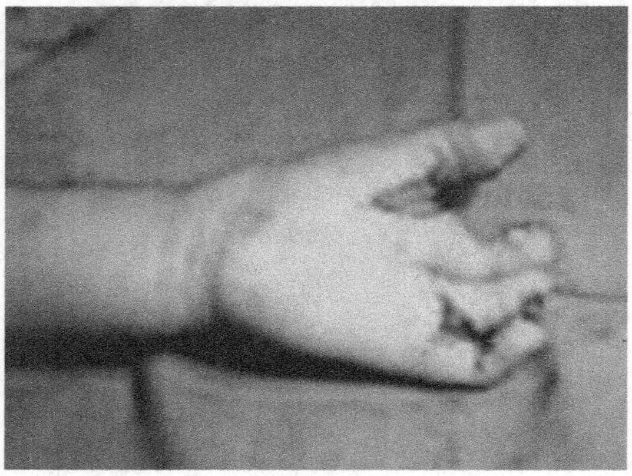

图38-67（3） 第1、2手指并指分指；第一掌骨截骨，旋转对掌位固定，拇指再造；前臂逆行筋膜皮瓣移植，第一指蹼再造，即虎口再造；第3、4手指并指分指。手术后功能形态良好

Ⅳa度拇指发育不良：无功能性和严重功能不全性拇指畸形，外展型拇指发育不良。手术方法选择：①无功能的外展拇指全部或部分切除，桡侧第一手指转位拇指化，加第一指蹼再造，同时进行再造拇指动力功能重建。部分切除外展拇指是为了利用保留部分组织，作为再造拇指的外形美学重塑和功能重建的组织移植供区。②发育不良的外展型拇指如具有可利用的第一掌骨或第一掌腕关节时，可考虑进行足趾移植，或扩大足趾移植，或部分足趾移植拇指再造。或跖趾关节移植掌指关节再造等。③发育不良的外展型拇指具有可利用的指骨和掌骨时，可利用原有指骨和掌骨，矫正畸形，做拇指的形态和功能再造。

例3：女性，16岁，右手Ⅳa度拇指发育不良：外展型拇指发育不良。严重功能不全性和拇指外形畸形。右拇指外展，屈曲畸形，虎口狭窄，大、小鱼际肌发育不良，拇指屈、伸、内收、外展、对掌功能严重功能障碍。X线片上，掌指关节发育尚可。臂丛麻醉下进行，在拇指掌指关节背侧设计舌状皮瓣带蒂移植，转移到拇指掌指关节桡侧的纵切口内，再进行掌指关节整形。在切开皮肤皮下组织后，暴露拇指伸肌腱帽，切开伸腱帽，缩短拇长伸肌腱，切断掌指关节尺侧侧副韧带，延长桡侧掌指关节侧副韧带，克氏钢针掌指关节固定（图38-68）。

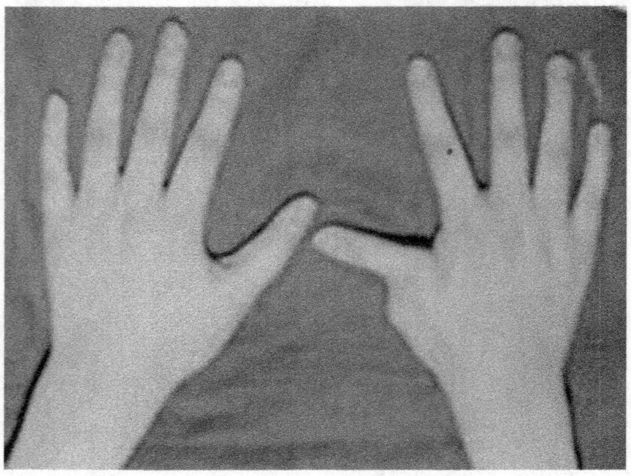

图38-68（1） 右手Ⅳa度拇指发育不良，术前手背观

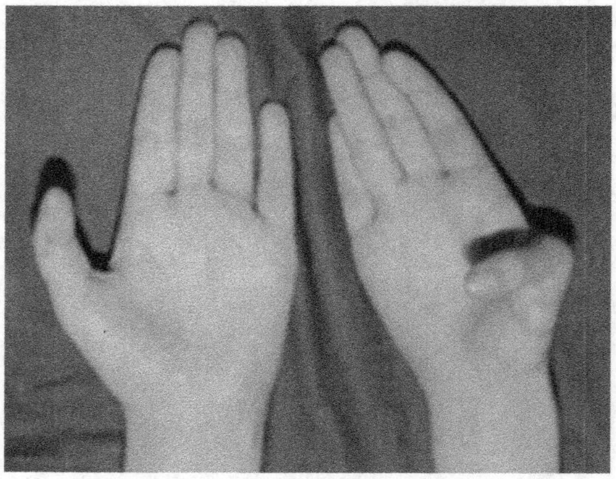

图38-68（2） 右手Ⅳa度拇指发育不良，术前手掌观

Ⅳb度拇指发育不良：无功能性和严重功能不全性内收型拇指发育不良。手术方法选择：①无功能的内收拇指全切除或部分切除，桡侧第一手指转位拇指化，加第一指蹼再造，同时进行再造拇指动

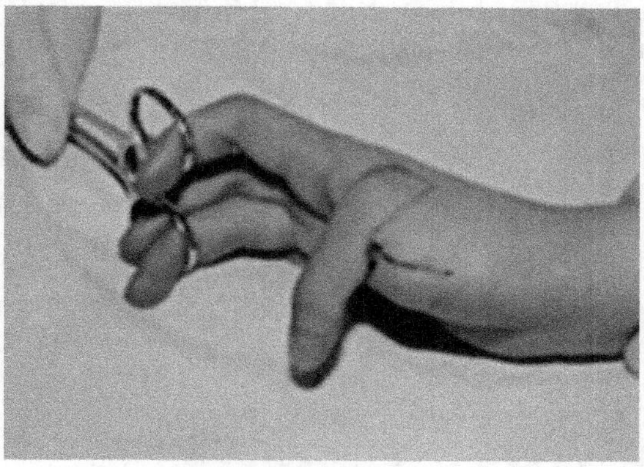

图 38-68(3)　手术设计

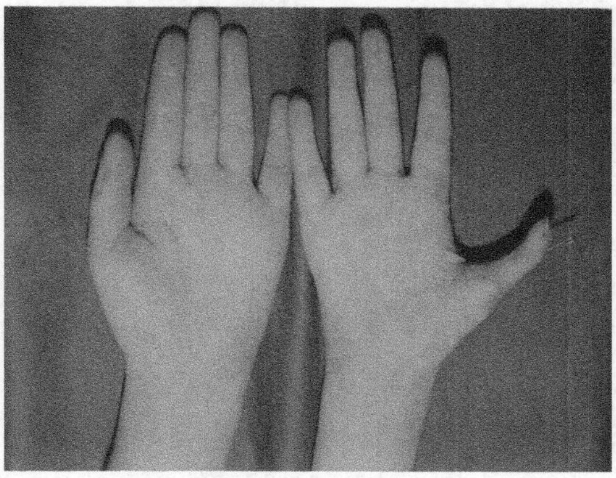

图 38-68(4)　手术后效果

力功能重建。无功能的内收拇指的组织作为再造拇指的外形美学重建移植供区。②发育不良的内收型拇指具有可利用的第一掌骨，或第一掌腕关节，可考虑进行足趾移植，或扩大足趾移植拇指再造。

4. 短拇指畸形及功能缺损的矫正　针对：①拇指短小；②虎口狭窄；③手内肌发育不良；④手外肌发育不良；⑤掌指关节不稳定，常表现为尺侧侧副韧带松弛。有下列手术可供选择。

(1)拇指指骨、掌骨延长：手术在全身麻醉或臂丛麻醉下进行。手术方法是将指骨或掌骨中段梯形、斜形或横形截骨，在其两端置入骨延长器的臂，将其插入外置的延长器上，每日或每隔 1～2d 延长 1mm，根据需要决定要延长的长度。骨延长达到目标后，外固定支架继续使用 3 周，直至愈合；也可在截骨后行髂骨移植，术后克氏针固定 6 周，骨愈合后拔除钢针。但指骨或掌骨截骨后进行髂骨移植，常因为没有足够的空间，使骨移植发生困难。

(2)虎口畸形的矫正：包括第一指蹼加深，"Z"成形，游离植皮，逆行骨间背侧皮瓣移植或前臂逆行桡侧皮瓣、前臂逆行尺侧皮瓣、腹股沟游离皮瓣、上臂内侧或外侧游离皮瓣、足背游离皮瓣移植等。

(3)手外肌发育不良的治疗：手外肌发育不良包括拇伸肌发育不良及拇屈肌发育不良。前者多选择示指固有伸肌腱转移，也可选用桡侧腕长伸肌作为动力腱。如果仅表现为拇长屈肌腱与拇长伸肌腱装置间的异常肌腱联合，可将异常肌腱联合切除或切断。如为屈、伸拇指的力量还不足，也可合并进行肌腱转移。拇长屈肌发育不良多半选用环指指浅屈肌腱转移。拇长伸肌力量不良，可选用示指固有伸肌腱转移。

(4)手内肌发育不良的治疗：主要是鱼际肌发育不良，宜对对掌肌重建。可选择环指指浅屈肌腱转移或尺侧腕伸肌腱转移。

(5)掌指关节尺侧侧副韧带松弛：采用侧副韧带前移固定，也可采用腱膜移植、侧副韧带重建。术后掌指关节处于伸直位，克氏针固定 3 周，拔除钢针后白天可进行功能活动，夜晚继续用支具制动 3 周。

第七节　先天性拇指内收和屈曲畸形

先天性拇指内收、屈曲畸形在疾病的特性上是两种概念，但是，先天性拇指内收畸形常伴有拇指屈曲畸形，因而，在此论述为先天性拇指内收和屈曲畸形(congenital flexion-adduction defofmity of the thumb，congenital clasped thumb)，即通常叙述的先天性拇指内收畸形。先天性拇指内收畸形(the congenital adducted thumb)是以拇、示指间指蹼狭窄或过浅为主要特征，在形态上显示虎口狭窄，拇指的内收、屈曲，外展、对掌功能不同程度的发生障碍。其病因至今不明，可能是由于拇伸肌腱发育不良，或拇屈肌腱挛缩，也有是其他手内肌挛缩所致。其病理机制是由于部分手内肌或手外肌发育不良或异常，及其引起的继发性损害，造成拇指内收和屈曲，以及第 1 指蹼的功能及外形缺陷。它也可能是整个拇指发育不良，以拇指内收畸形为特征。

先天性拇指内收和屈曲畸形中，拇指的狭窄性腱鞘炎，也以先天性拇指内收和屈曲畸形为特征，但常在做被动伸展时，拇指内收和屈曲畸形被矫正。

Bayne(1982)将拇指内收畸形划入拇指发育不良的系列。Bayne叙述的拇指发育不良拇指内收畸形，伴有拇指发育不良，或伴有大鱼际肌发育不良，也有人称此类畸形为握拇畸形(Thumb-clutched-hand)，或称为掌心拇指畸形。其实这是先天性拇指发育不良内收畸形的一种，笔者将这类畸形纳入拇指先天性发育不良类。尚有拇指先天性屈曲畸形，伴有其他四手指的屈曲畸形，这类畸形，不宜划入先天性拇指内收畸形，笔者称此为"风吹手"或"柳条手"，即手windblown畸形(图38-69)，这类畸形将在另外章节叙述。

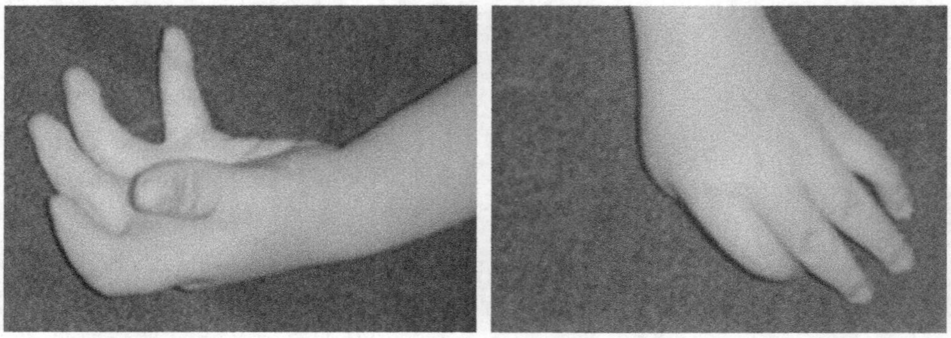

图38-69 "风吹手"或"柳条手"

一、临床表现

新生儿出生后，均表现为一定程度的拇指内收，拇指握于手掌之中，呈握拇状，一般在1岁以后消失。

先天性拇指内收畸形表现为虎口狭窄，静态时拇指呈屈曲、内收。拇指外展能力降低或消失，第1、2掌骨间隙变窄，虎口间皮肤、皮下组织、筋膜紧缩，缺少外展松弛的余地，并伴有拇指手内肌或手外肌发育不良或迷路。有时还可能伴有拇指指骨、掌骨、掌指关节、指间关节、掌腕关节发育不良及关节韧带松弛等。由于病理解剖及临床表现不同，笔者将先天性拇指内收和屈曲畸形分为下列几类：①拇伸肌腱发育不良性拇指内收畸形；②拇短屈肌挛缩性拇指内收畸形；③第1背侧骨间肌挛缩性拇指内收畸形(笔者案例，未见文献报道)；④拇指发育不良拇指内收畸形；⑤先天性扳机拇指畸形。

1. *拇伸肌腱发育不良性拇指内收畸形* 由于拇长伸肌和(或)拇短伸肌发育不良所致，其程度不同，畸形状况有所区别。拇长、短伸肌腱可能完全缺失，但常常表现为肌腱发育不良，为一层薄的膜状组织，以致伸肌无力，这是握拇畸形的一种。亦可表现为拇指内收，掌指关节屈曲畸形，第1、2掌骨间隙狭小。在国外文献描述的拇指内收畸形中，以这类畸形为主。笔者虽然也医治了多例这类拇指内收畸形，但相对多见的是由于拇短屈肌挛缩引起的先天性拇内收畸形。除了拇长伸肌和(或)拇短伸肌发育不良引起拇指内收畸形外，还可伴有指伸肌腱发育不良，造成指屈曲畸形(图38-70)。

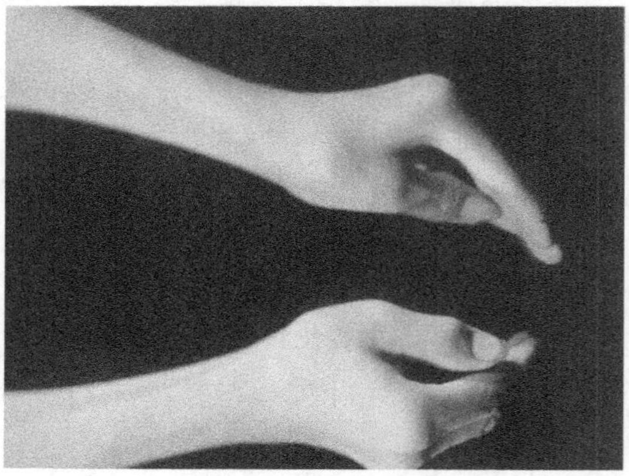

图38-70 拇长伸肌和拇短伸肌发育不良，引起拇指内收畸形，伴有指伸肌腱发育不良，造成指屈曲畸形

2. *屈肌挛缩性拇指内收畸形* 表现为第1指蹼狭窄、过浅，拇指掌指关节屈曲，拇指位于手的掌面，也表现为握拇指畸形，将内收的拇指拉向外展位时，有较大的抵抗力。拇长、短伸肌常常发育良好，也可能薄弱。拇指主动与被动外展功能受限，但鱼际肌发育良好。这类畸形在病理上主要是拇

短屈肌的挛缩，多半仅表现为拇短屈肌深头的挛缩，有时深、浅两头均挛缩，可同时伴有拇收肌的挛缩，而后者多半是继发的（图 38-71）。

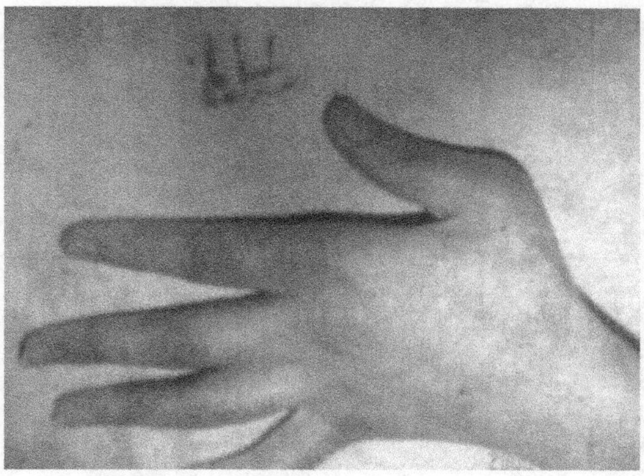

图 38-71　屈肌挛缩性拇指内收畸形，拇指屈曲，内收，拇指轮廓形态正常。大鱼肌发育良好

3. 第 1 背侧骨间肌挛缩拇指内收畸形　这是一类罕见的先天性拇内收畸形，尚未见文献报道。在后天性拇内收畸形中，我国较为常见的是由于合谷穴位药物注射，或其他外伤造成第 1 背侧骨间肌坏死，瘢痕挛缩引起。笔者曾见到两例先天性的第 1 背侧骨间肌挛缩性内收畸形，出生后即有拇内收畸形，没有第 1 背侧骨间肌损伤病史，也没有第 1 指蹼药物注射史，其特点为：第 1 指蹼狭窄、过浅，第 1、2 掌骨间隙狭窄，示指呈外展位，处于桡侧偏斜位，使其内收时有明显的张力感。拇指掌指关节微屈，拇伸、拇屈肌及鱼际肌正常。手术中发现，第 1 背侧骨间肌肌腹软，色红润，没有瘢痕坏死征象，但肌腱粗短，光泽良好（图 38-72），被动内收，使其恢复正常中立位时，有明显的阻力。

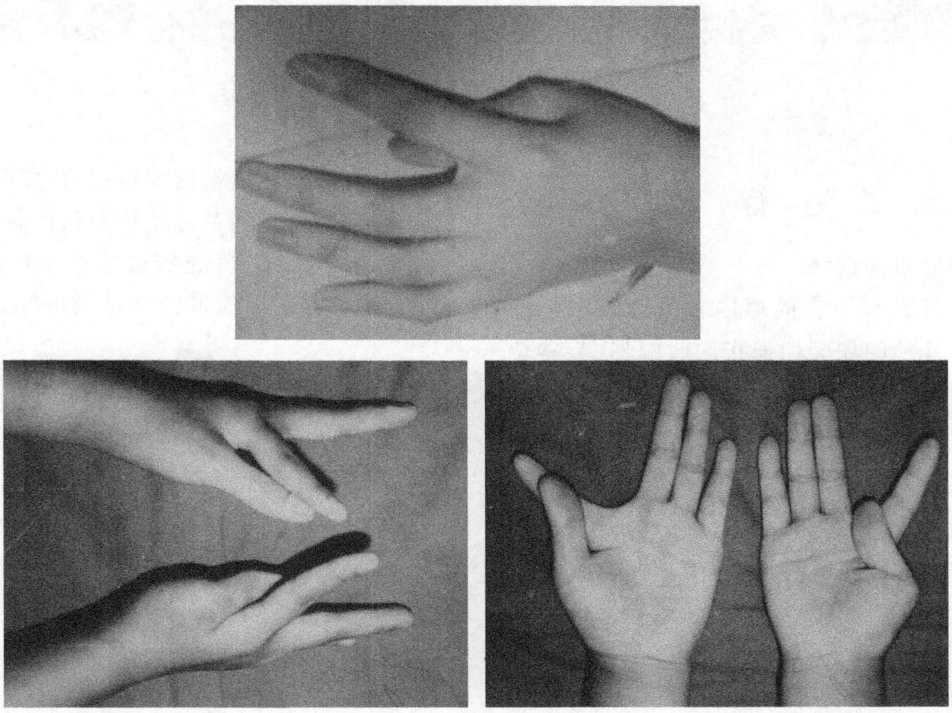

图 38-72　两例先天性拇指内收畸形，均是双手先天性拇指内收畸形，病因是由于第 1 背侧骨间肌挛缩，示指外展，拇指内收畸形

4. 拇指发育不良拇指内收畸形　先天性拇内收畸形伴有功能不全的短拇指畸形，第 1 掌骨及拇指近、远节指骨，掌指关节存在。以第 1 指蹼狭窄或过浅为主要表现，常同时伴有拇指短、小、细，第 1 掌骨及拇指指骨发育不良，鱼际肌发育不良，掌指关节不稳定，以及拇长屈肌腱止点变异，造成拇指指间关节屈曲不完全，或没有屈曲功能，拇伸肌腱多正常（图 38-73）。

5. 先天性扳机拇指畸形　表现为一时性拇指内收畸形，属于另一类拇指畸形，详见本章第 9 节。

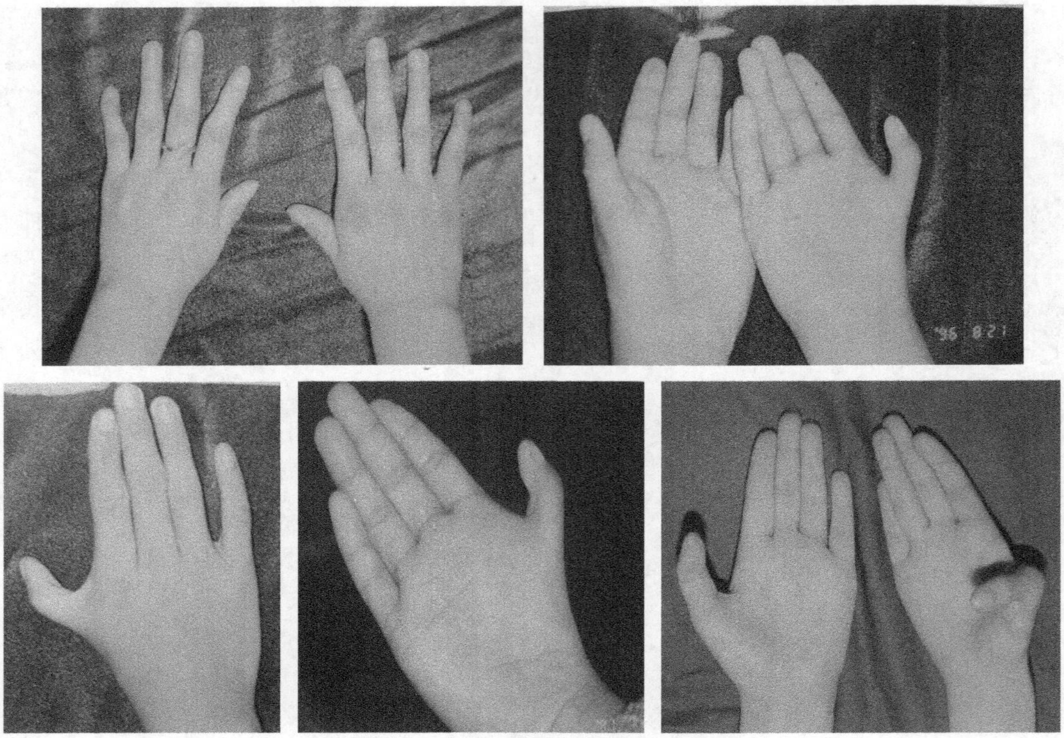

图 38-73 几种类型的拇指发育不良拇指内收畸形

二、治 疗

(一)治疗时机的选择

先天性拇指发育不良的拇内收畸形宜在婴幼儿时期手术。其他的先天性拇指内收畸形,为避免误诊,常在1岁之后进行,因为1岁以内的婴儿,其拇指内收是正常现象。婴儿时期的拇指内收屈曲畸形,常表现为屈肌挛缩,可采用夹板支具治疗。手术前应确诊是否为真正的先天性拇指内收畸形。先天性扳机拇指畸形,也可呈现拇指屈曲及轻度内收畸形,呈握拇状况,应予区别,而先天性扳机拇指有自愈的可能。

(二)拇指内收畸形虎口挛缩的治疗方法

先天性拇指内收畸形虎口挛缩的治疗,是指拇指软组织的功能修复。包括两方面,即开大虎口,包括皮肤、皮下组织缺损的修复和肌肉、肌腱、筋膜、腱膜、关节韧带挛缩的矫正,以及动力功能的重建。

1. 皮肤、皮下组织缺乏或挛缩的矫正 目的是开大虎口,矫正挛缩,修复皮肤及皮下组织缺损。修复方法首选的是第1指蹼区"Z"字成形,即对偶三角皮瓣转移,此法简单易行,效果良好。其次是示指背侧皮瓣转移,也是较好的选择,即在示指近节指背设计蒂在近端的旋转皮瓣,修复虎口皮肤缺损。尚有选用骨间背侧动脉岛状皮瓣移植者,是修复虎口区皮肤缺损的较好选择(图 38-74、图 38-75)。也可采用其他带蒂皮瓣、游离皮瓣移植。

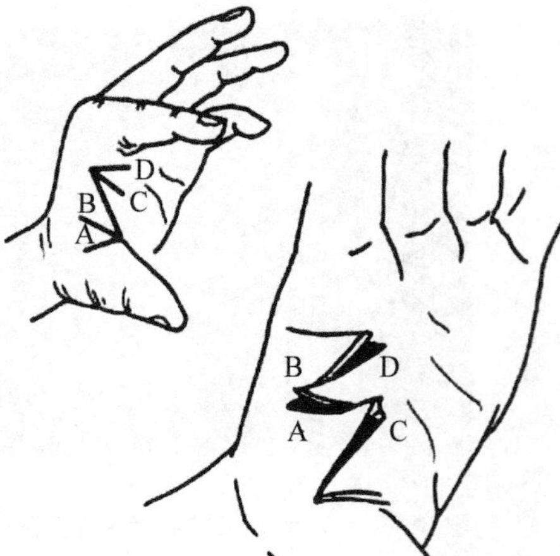

图 38-74 虎口狭窄,4 瓣整形(双"Z"字成形术)

2. 挛缩肌肉矫正和动力功能重建 为加深虎口,有时需要切断拇收肌的横头,如仍不能矫正,可切断拇收肌的部分斜头。如拇长屈肌或拇长伸肌

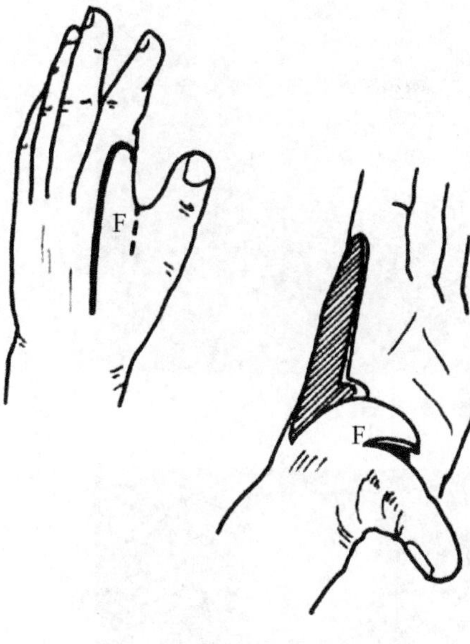

图 38-75　虎口狭窄，示指背皮瓣移植

发育不良，可选用环指指浅屈肌腱或示指固有指伸肌腱转移。掌指关节不稳定或挛缩者，可行掌指关节侧副韧带的修复或重建（详见拇指发育不良章节）。

（三）拇伸肌腱发育不良的拇指内收畸形治疗

其治疗为开大虎口，皮肤、皮下组织缺损的修复及伸拇指动力重建。

1. 开大虎口及软组织缺损修复　方法同上。

2. 拇指伸展动力功能重建　可采用示指固有伸肌腱转移、肱桡肌转移加游离肌腱移植、桡侧腕长伸肌转移加游离肌腱移植等方法。

（四）屈肌挛缩拇指内收畸形的治疗

即主要是切断或延长挛缩的拇短屈肌腱，轻者只需切断拇短屈肌的深头，即可矫正畸形。严重者需切断或延长拇短屈肌的深、浅头，或合并进行挛缩的拇收肌部分止点切断，以扩大第 1 指蹼，可达到满意的效果（图 38-76）。

（五）屈肌挛缩拇指内收畸形的非手术治疗

婴儿时期的拇指内收屈曲畸形，常表现为屈肌挛缩，可采用夹板支具治疗。婴儿在 6 个月以内，拇指为屈曲和内收，呈握拇状态，如果到 1 岁仍呈现拇指屈曲内收状态不改善，可采用支具矫正，使第 1 指蹼扩大。支具使第 1 掌指关节处于外展伸直位，夹板支具应根据畸形被矫正的状况进行调整，可每 6 周更换 1 次，维持 3～6 个月。如果毫无改善可采取手术矫正。如果夹板支具应用后症状改善，则可继续使用支具维持数月。

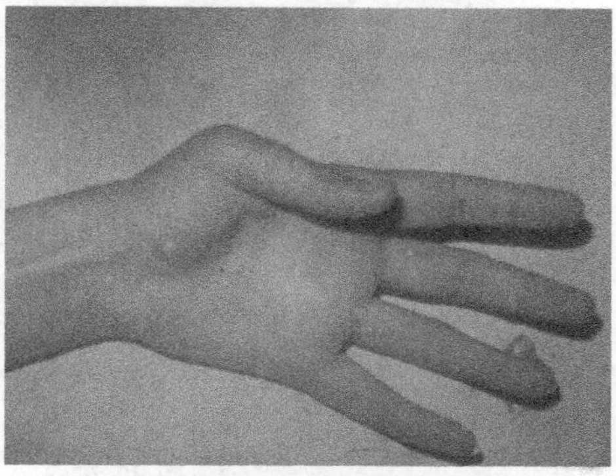

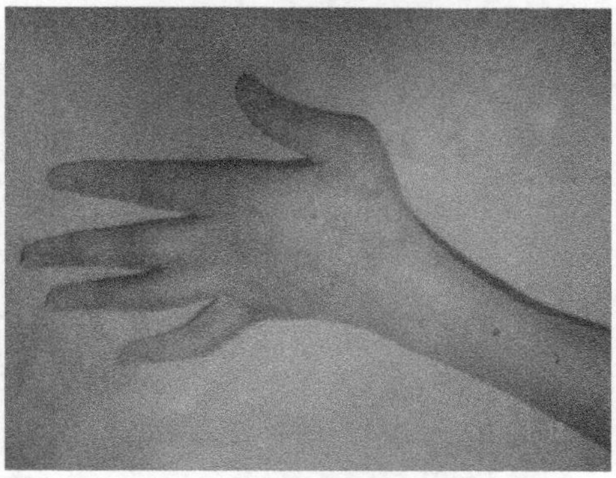

图 38-76(1)　屈肌挛缩拇指内收畸形，手术前

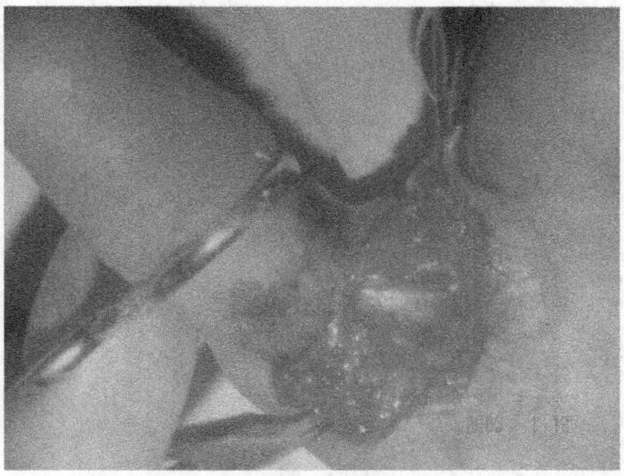

图 38-76(2)　屈肌挛缩拇指内收畸形，手术中，切断拇指短屈肌腱深头

（六）第一背侧骨间肌挛缩拇指内收畸形的治疗

这种畸形较为少见，术前的准确诊断是前提，治疗内容主要是解除挛缩。

在示指掌指关节桡侧做一“S”形切口，显露挛缩的第 1 背侧骨间肌，在肌腱上做“Z”形切口，延长肌腱，矫正示指桡侧偏斜畸形。一般情况下，第 1 背侧骨间肌延长后，拇指内收畸形即被矫正。如果在肌腱延长后仍存在示指桡侧偏斜，则可做示指掌指关节侧副韧带松解，矫正畸形，术后用克氏钢针

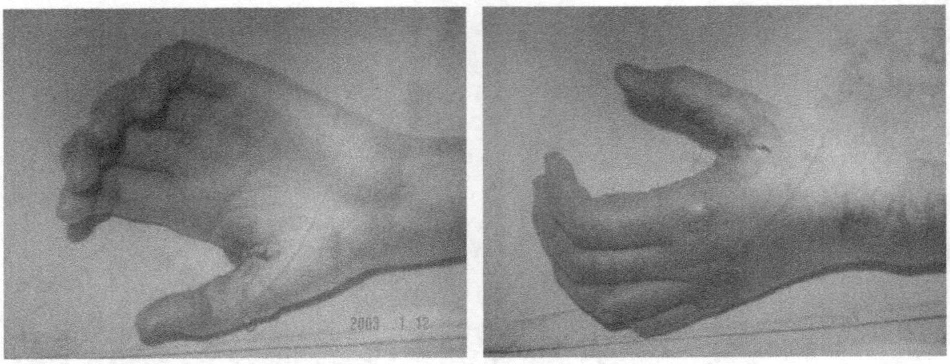

图 38-76(3)　屈肌挛缩拇指内收畸形，手术后

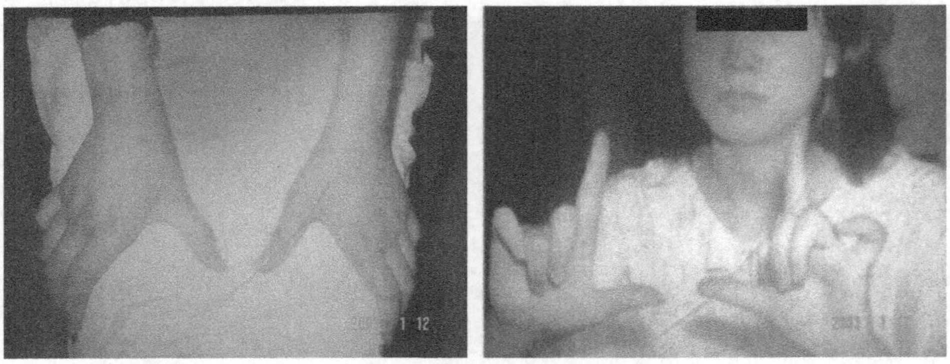

图 38-76(4)　屈肌挛缩拇指内收畸形，手术后功能良好

暂时固定掌指关节 2～3 周。遇有因皮肤、皮下组织短缺造成虎口狭小者，则做相应的“Z”字成形术，或皮肤移植(图 38-77)。

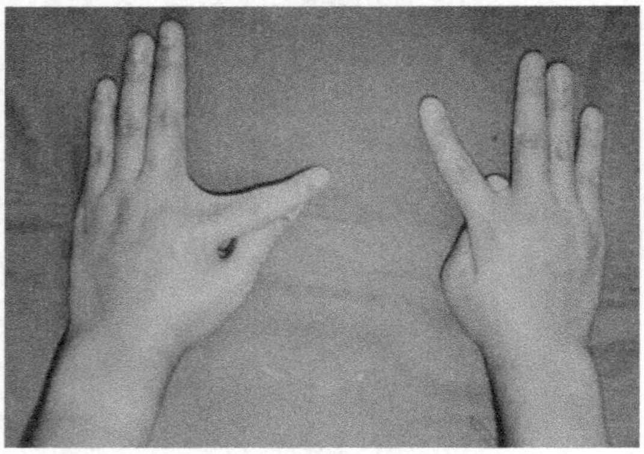

图 38-77(1)　第一背侧骨间肌挛缩拇指内收畸形，手术前

(七)拇内收畸形矫正的术前术后处理

拇内收畸形是由手内肌挛缩或手外肌发育不良所致。手术矫正后常有第 1 指蹼回缩的倾向，为防止畸形复发，严重的拇内收畸形可用克氏钢针架于第 1、2 掌骨指间，维持 3～4 周，然后应用支具扩大虎口 3 周。但一般情况下可采用夹板支具维持手术治疗的效果，以防止畸形复发。支具维持 3

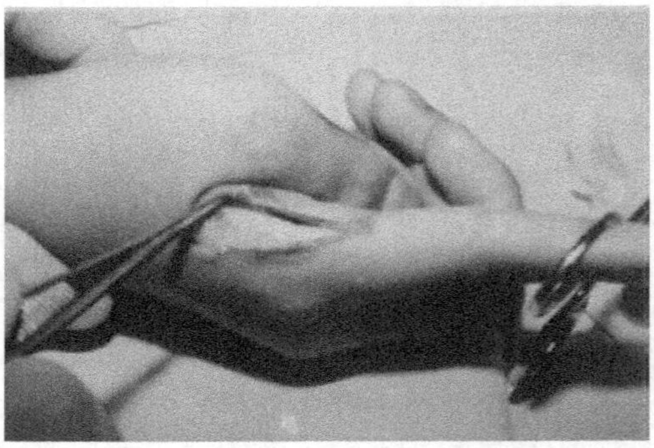

图 38-77(2)　第一背侧骨间肌挛缩拇指内收畸形，显露挛缩的第一背侧骨间肌肌腱，进行延长

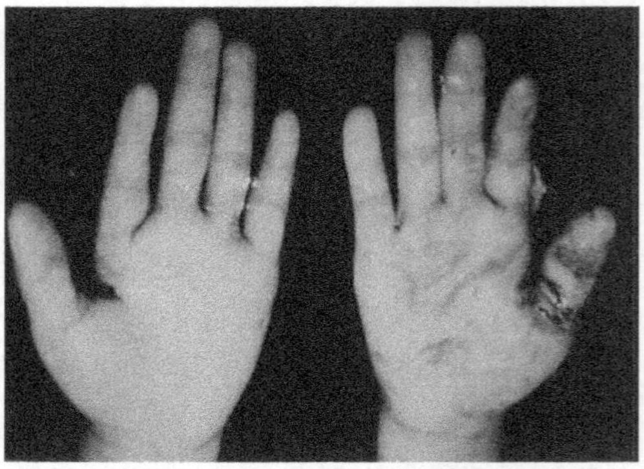

图 38-77(3)　第一背侧骨间肌挛缩拇指内收畸形，虎口开大，皮瓣转移，皮肤移植手术后

周，3 周后如果效果不良，可白天活动，夜晚用支具维持，应用 3 个月左右。夹板支具不仅是术后防止畸形复发的工具，而且可作为术前准备，扩大第一指蹼，以提高手术效果。

第八节　复拇指畸形

复拇指畸形（Thumb duplication）是一种较为多见的手部先天性畸形之一，表现为拇指孪生，或拇指桡侧多指，或拇指尺侧多指。因此，在分类学上被划入“孪生畸形”或“多指畸形”，又称为“桡侧多指”（Radial polydactyly），并将它划为“多指畸形”，虽不确切，但常见于文献之中。笔者认为称为复拇指畸形（Thumb duplication）较为确切。其一，复拇指畸形以拇指畸形为主，例如：Ⅰ型复拇指畸形，仅仅表现为拇指指甲宽阔，其他结构和形态如同正常拇指；其二，大多数复拇指畸形都有发育较好的鱼际肌群，又常伴有宽阔的虎口；其三，绝大多数复拇指畸形的第一掌骨存在，而且属于“拇指型掌骨”，即骨骺位于掌骨的近心端；第四，大多数复拇指畸形的指骨是拇指型的两节指骨，只是表现为不同程度的发育不良，而手指型指骨的复拇指畸形多数见于本文复拇指畸形分类的Ⅵ型和Ⅶ型。因此，称复拇指畸形为多指畸形是不够完善的。显然，称其为复拇指畸形更为确切。

复拇指畸形的发生率报道相差较大，有报道为 0.008%，也有报道为 0.018%。

一、临床表现

复拇指畸形的临床表现变化多端，但有一定的规律性。

复拇指畸形是在拇指的部位赘生一个以上的拇指或手指。可仅在一只手出现，也可发生在双手。

（一）复拇指畸形的部位

复拇指畸形可在拇指的桡侧或尺侧或拇指两侧。复拇指畸形的两个拇指常不等大，且均有不同程度的发育不良和畸形。复拇指可为二节指骨的拇指，也可能为三节指骨多指或有三角形指骨。

（二）复拇指畸形的形态及称谓

复拇指畸形的两个拇指常不等大，笔者称其为“主次型复拇指畸形”；一个较大的拇指，其大小、形态、功能接近正常；另一个拇指较小，其大小、形态、功能与正常拇指相差悬殊。从治疗方法的选择上考虑，其中较大的拇指被称为“主干拇指”，或“存留拇指”；而另一细小的拇指，拟被切除，被称为“赘生拇指”。有时复拇指的两个拇指是大小形态相似的孪生拇指，被称作为“镜影拇指”。对于复拇指畸形中的两个拇指伴有指间关节、掌指关节的侧屈、掌屈或成角畸形的，称作为“龙虾钳复拇指”畸形。

（三）复拇指畸形的分类

复拇指畸形的分类方法较多，Wassel（1969）将复拇指畸形分类为 7 型［图 38-78（1）］。Wood（1978）将其又分为几种亚型［图 38-78（2）］。

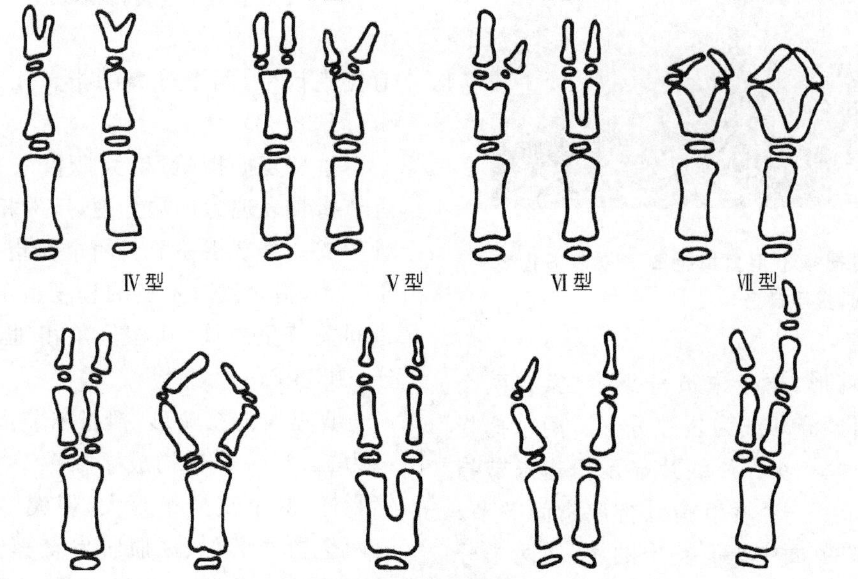

图 38-78(1)　复拇指畸形 Wassel 分类

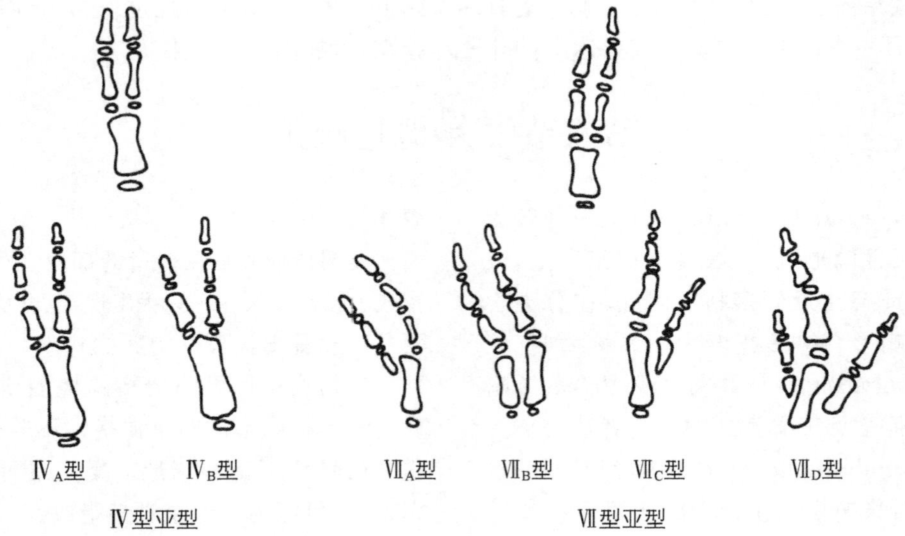

图 38-78(2)　复拇指畸形亚型

Ⅰ型复拇指畸形：拇指末节远端分裂为二，有两个拇指末节指尖，整个拇指末节的根部及近节拇指仍为单一拇指。也可为拇指末节分裂为二，或是一个增宽的扁平的拇指，但拇指末节指腹或指甲可见分裂为二的痕迹。X线片显示末节指骨远端分裂为二，近端相并，末节指骨呈Y形。轻者仅表现为拇指末节宽扁，指甲增宽，扁平，中央有分裂为二的凹槽(图 38-79)。

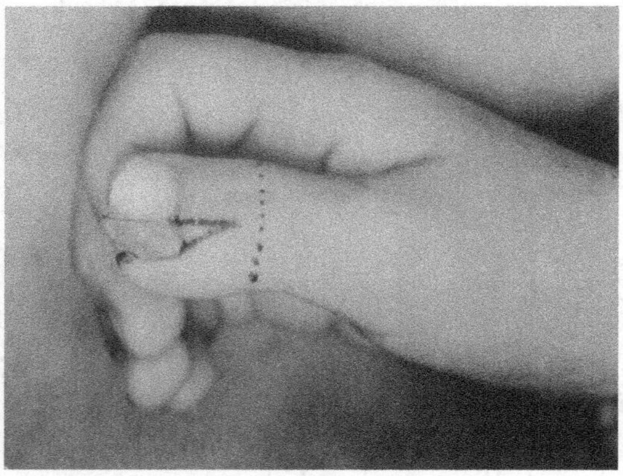

图 38-79(1)　右拇指Ⅰ型复拇指畸形末节拇指宽阔，指甲畸形

Ⅱ型复拇指畸形：拇指末节分裂为二，有两个指尖，两指甲间明显分开或为裂隙分开。两个拇指可能等大，也可一大一小。X线片显示拇指末节指骨完全分裂为二，与一个近节指骨构成指间关节，近节指骨的指间关节面中央有突出的嵴，使两个分裂的远节指骨分离。只在指间关节的桡侧及尺侧

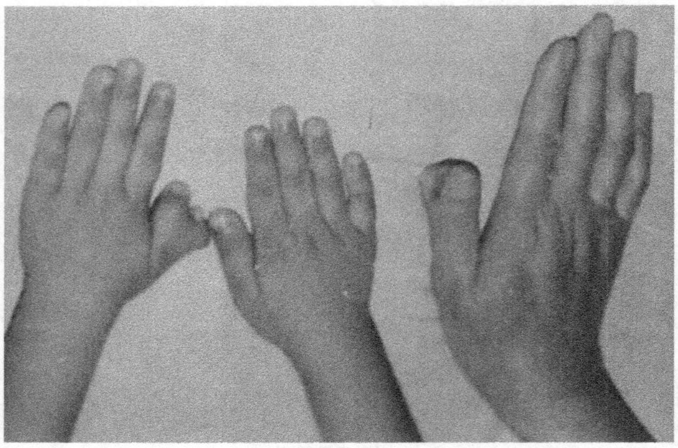

图 38-79(2)　母子两人均为复拇指畸形母亲右拇指Ⅰ型复拇指畸形。儿子左拇指Ⅲ型复拇指畸形，右拇指Ⅰ型复拇指畸形

有侧副韧带，两个分离的指骨相邻面，没有侧副韧带(图 38-80)。

Ⅲ型复拇指畸形：为拇指末节指骨分离为二，近节指骨表现为远端分裂，近端相连，呈Y形，与掌骨形成一个掌指关节。两个拇指可能等大，也可能不等大，指骨发育不良的程度也不一。两个拇指的指间关节呈外展，互相呈角相对，复拇指类龙虾钳样(图 38-81)。

Ⅳ型复拇指畸形：拇指末节指骨及近节指骨分裂为二，与一掌骨构成掌指关节，分叉的拇指可呈镜影样，两个复拇指等大，但大多数不等大。常伴有两个拇指的伸、屈肌腱发育异常，两拇指指间关节向相对面屈曲，相对的两拇指成龙虾钳样。掌指

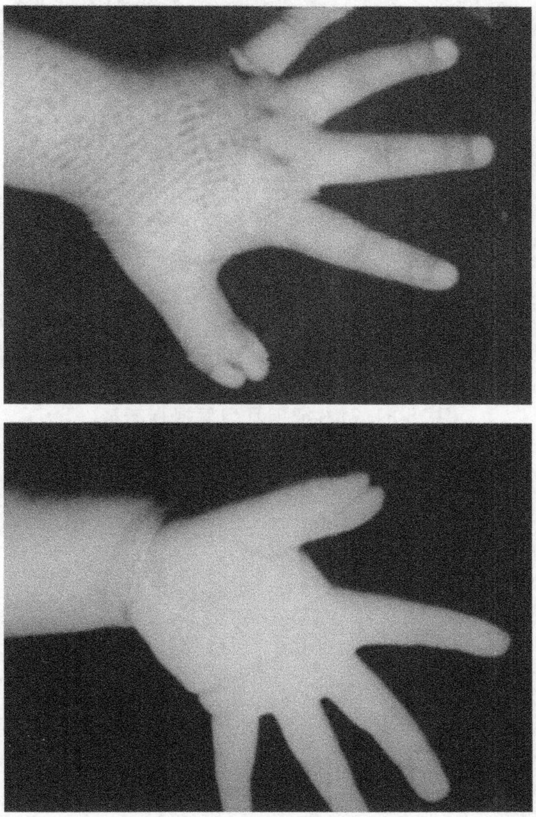

图 38-79(3)　左拇指Ⅰ型复拇指畸形
两拇指不等大，伴有拇指及其指甲发育不良

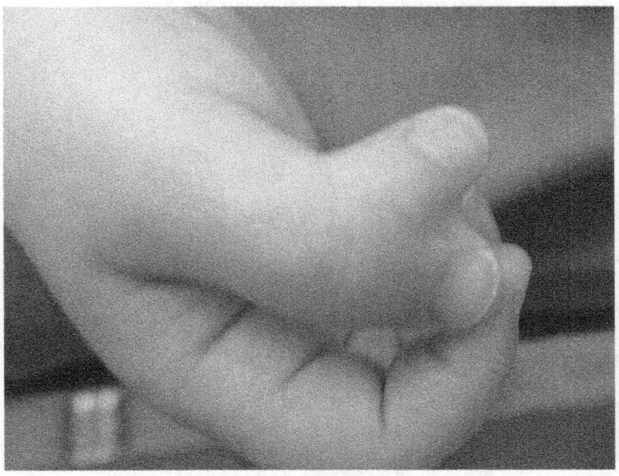

图 38-80(1)　右拇指Ⅱ型复拇指畸形

关节的桡侧及尺侧有完整的侧副韧带，两相邻的近节指骨和掌骨间侧副韧带缺失(图 38-82)。

Ⅴ型复拇指畸形：拇指末节指骨、近节指骨均分裂为二，第 1 掌骨不完全分离，掌骨远端分离为二，近端相并。因此，有两个掌指关节，近端掌骨构成一个第1腕掌关节，两个拇指均发育不良，大小

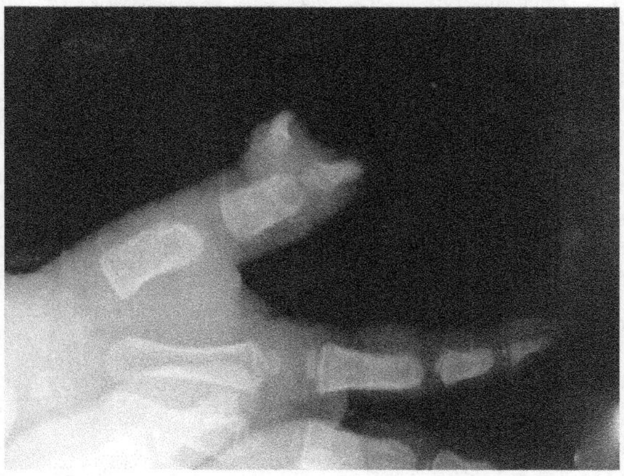

图 38-80(2)　右拇指Ⅱ型复拇指畸形 X 线片，示末节指骨分开

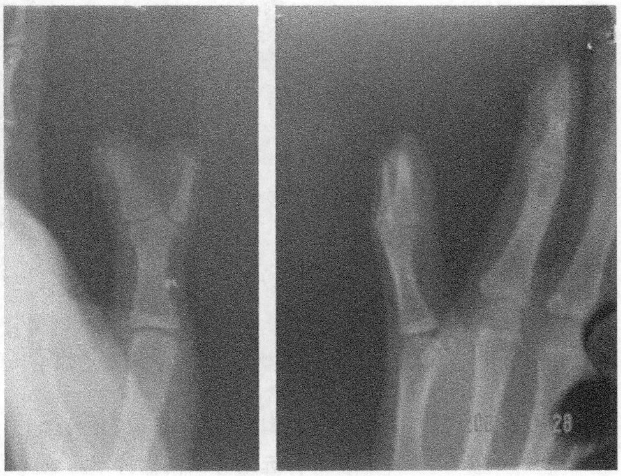

图 38-80(3)　右拇指Ⅱ型复拇指畸形 X 线片，示末节指骨分开，近节指骨远端中央有嵴

不一，或呈虾钳状(图 38-83)。

Ⅵ型复拇指畸形：拇指指骨及掌骨均成双成对存在，两拇指皮肤、皮下组织、肌腱、韧带、关节均发育不良。两复拇指的形态及组织结构变化多样，但是，两拇指常可区分为"主干拇指"和"赘生拇指"(图 38-84)。

Ⅶ型复拇指畸形："主干拇指"或"存留拇指"为桡侧多指，拇指指骨存在，并有部分掌骨存在。赘生指掌骨与另一发育较好的掌骨侧面形成不稳定相连。拇指桡侧的多指可位于手桡侧的不同平面上。拇指及其桡侧多指呈不同程度的发育不良和畸形(图 38-85)。

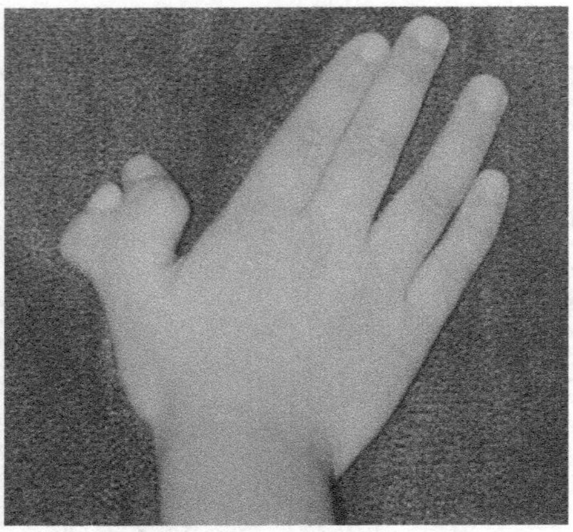

图 38-81(1)右拇指Ⅲ型复拇指畸形

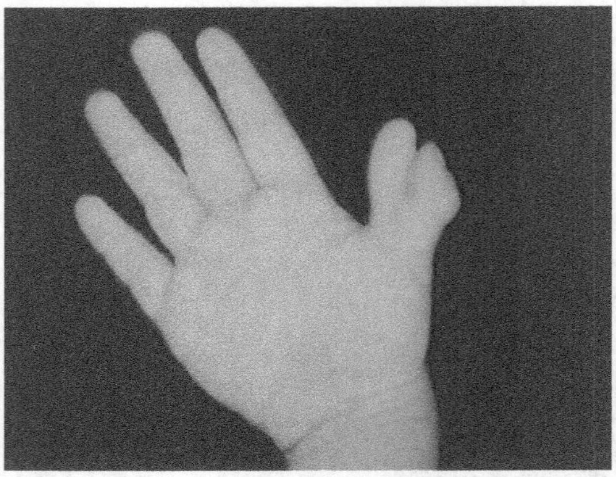

图 38-81(2)右拇指Ⅲ型复拇指畸形

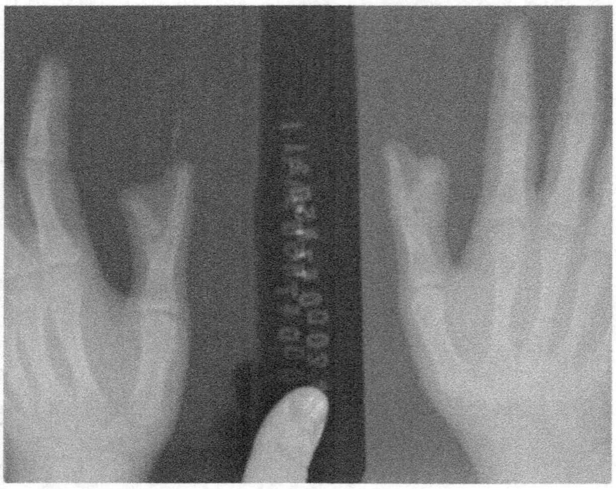

图 38-81(3)　Ⅲ型复拇指畸形 X 线片,示末节指骨分离为二,近节指骨远端分叉,且近节指骨远端分叉两部分不等长

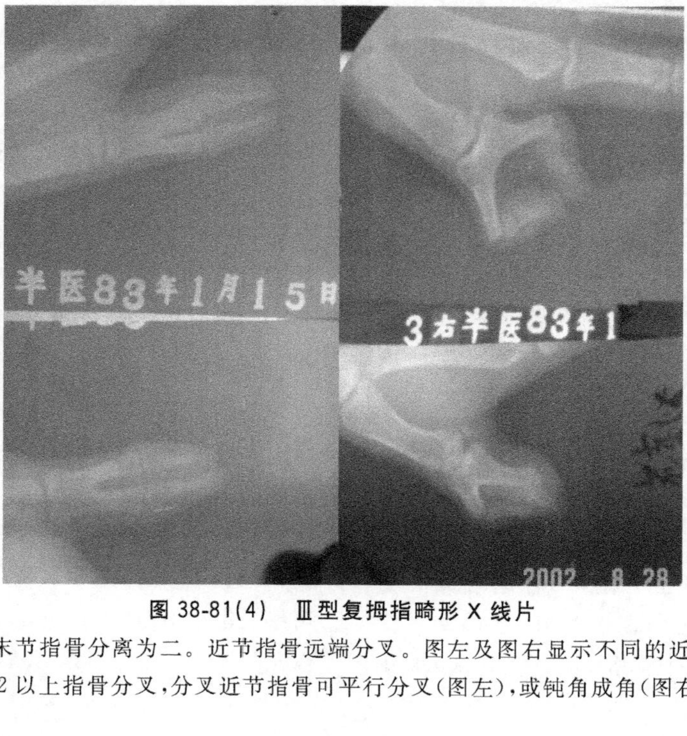

图 38-81(4)　Ⅲ型复拇指畸形 X 线片

示末节指骨分离为二。近节指骨远端分叉。图左及图右显示不同的近节指骨远端 1/2 以上指骨分叉,分叉近节指骨可平行分叉(图左),或钝角成角(图右)

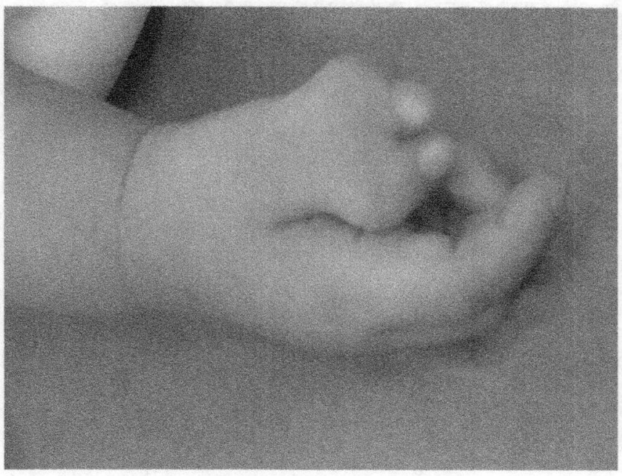

图 38-82(1)　右拇指Ⅳ型复拇指畸形手背观。复拇指的两拇指成虾钳样

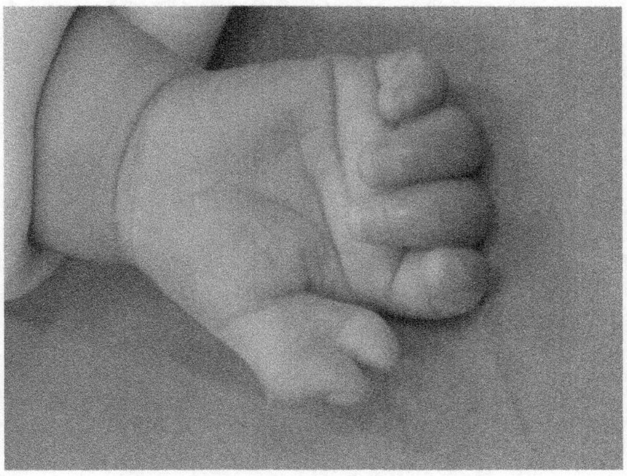

图 38-82(2)　右拇指Ⅳ型复拇指畸形(手掌观)

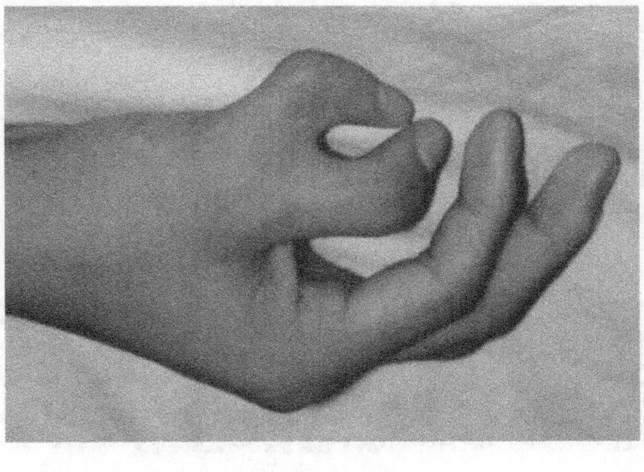

图 38-82(3)　右拇指Ⅳ型复拇指畸形手背观,复拇指的两拇指成虾钳样

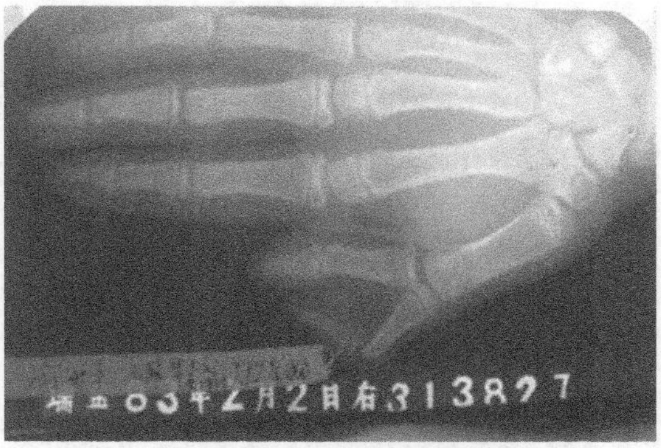

图 38-82(4)　Ⅳ型复拇指畸形,上述病例的 X 线片

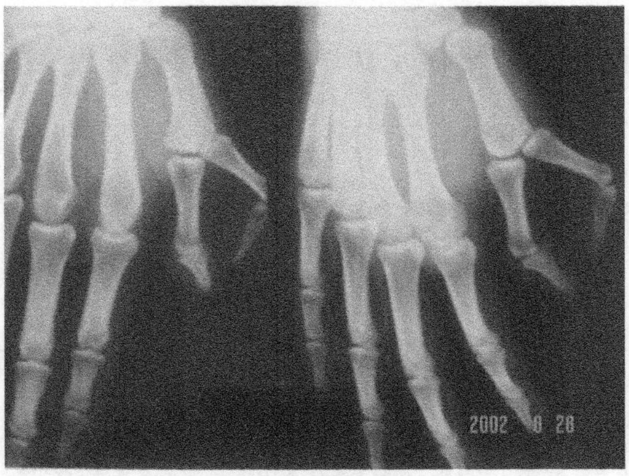

图 38-82(5)　Ⅳ型复拇指畸形 X 线片

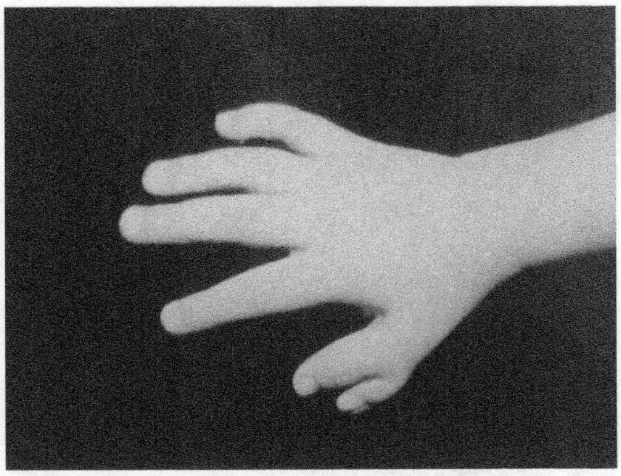

图 38-83　Ⅴ型复拇指畸形

拇指末节指骨、近节指骨均分裂为二,第1掌骨不完全分裂,掌骨远端分裂为二,近端相并

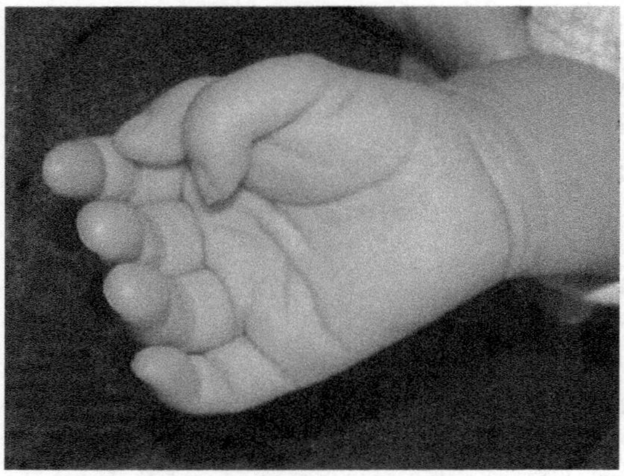

图 38-84(1)　右手Ⅵ型复拇指畸形

指骨及掌骨均存在，双拇指发育不良

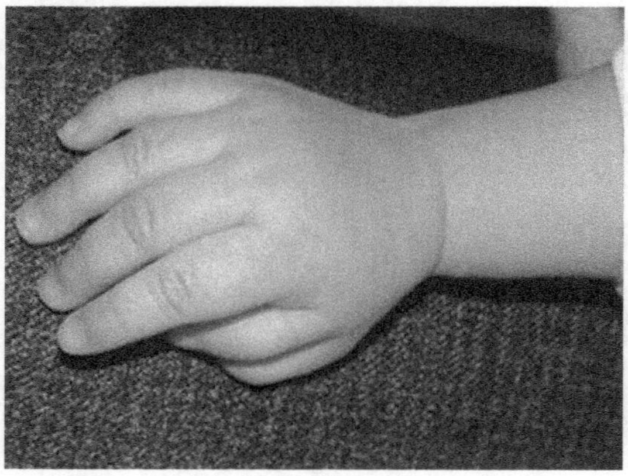

图 38-84(2)　右手Ⅵ型复拇指畸形

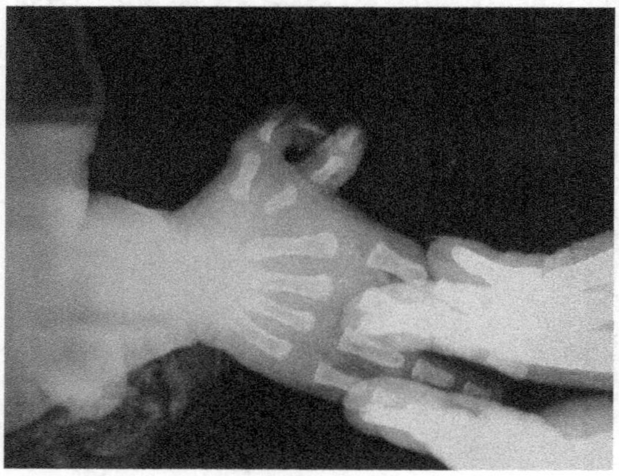

图 38-84(3)　Ⅵ型复拇指畸形

X线片显示：双拇指指骨和掌骨均发育不良

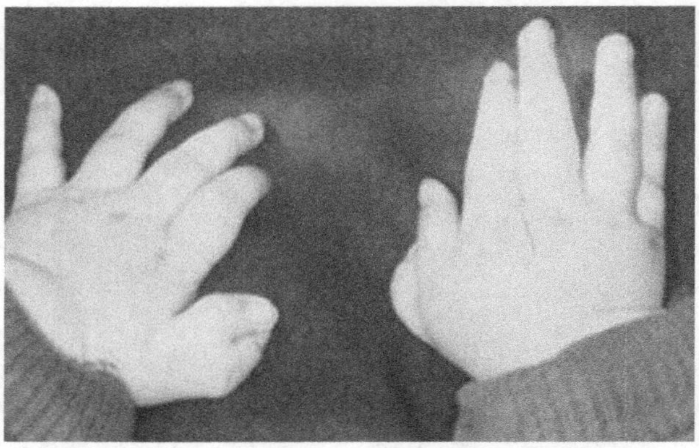

图 38-84(4)　双手复拇指畸形

左手Ⅴ型复拇指畸形，右手Ⅵ型复拇指畸形：双拇指发育不良

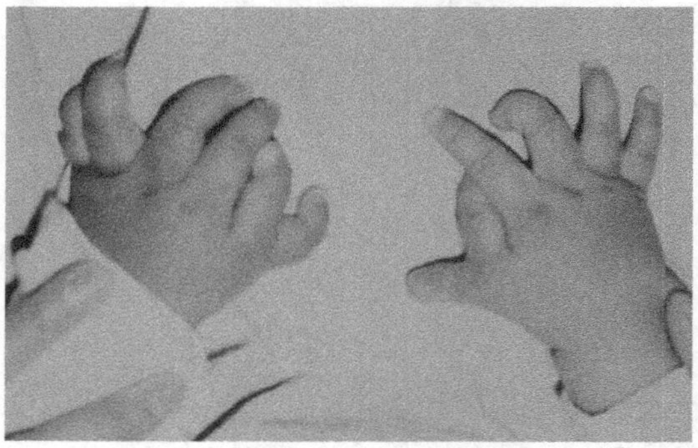

图 38-85(1)　双手Ⅶ型复拇指畸形

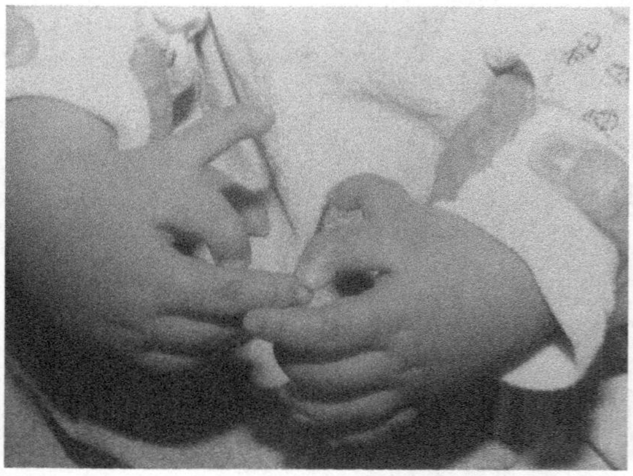

图 38-85(2)　Ⅶ型复拇指畸形

呈桡侧多指，指指骨孪生，并有部分掌骨存在

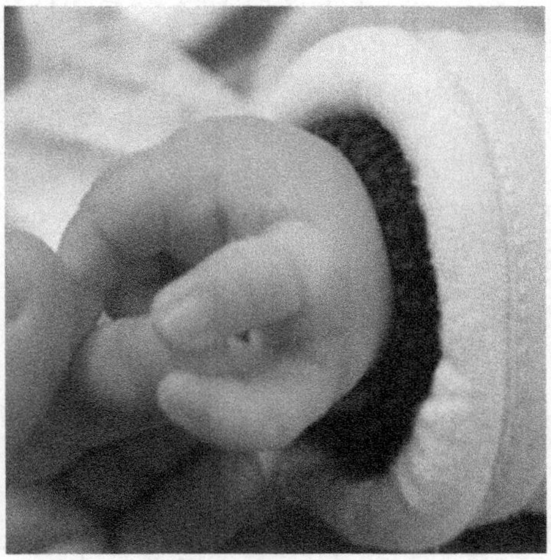

图 38-85(3)　Ⅶ型复拇指畸形

呈桡侧多指，指骨、掌骨孪生，为三节指骨多指

二、病理表现

由于拇指的各组织成分的病理变化，复拇指畸形临床表现呈多样性。

1. 指骨及指间关节的变化

(1)复拇指畸形指骨的病理表现为数量、形态及其联合结构的病态。有两节指骨拇指，即近节指骨和远节指骨，也可能是存在三节指骨。在三节指骨中，可能是形态如手指指骨的三节指骨，也可能是中节指骨为三角形指骨。有发育正常的指骨，也有细小的指骨，有短扁指骨或增粗的指骨，存留拇指与赘生拇指的指骨之间，可独立存在，也可有不同程度的融合。

(2)指间关节的关节面可以是正常的铰链式，也可能是不同程度的偏斜、移位、脱位。关节两侧侧副韧带的健全程度以及紧张度不一致，常表现为桡侧拇指的指间关节桡侧侧副韧带或尺侧拇指的尺侧侧副韧带较为松弛。因此，复拇指畸形的桡侧复指的指间关节常常在不同程度上向尺侧侧屈，尺侧复指指间关节可不同程度上向桡侧侧屈，手术时应注意矫正。

2. 掌骨及掌指关节的变化　复拇指畸形的掌骨可存在数量、形态及其联合结构的病理改变。

(1)掌骨和指骨的数量：复拇指的拇指的掌骨多半为一个，见于Ⅰ、Ⅱ、Ⅲ型和Ⅳ型复拇指畸形；也可能为掌骨孪生，见于Ⅴ、Ⅵ、Ⅶ型复拇指畸形。掌骨的结构，可为拇指型或指骨型，即掌骨的骨化中心位于掌骨的远端，或是短小的掌骨。如为两个掌骨，则可能分别存在不同程度的融合，如Ⅴ型复拇指畸形。

(2)掌指关节：可为正常的掌指关节，也可在一个掌骨远端形成两个掌指关节。这种情况下掌指关节的关节面位于掌骨远端的桡侧及尺侧面，两个关节面分别向桡侧或尺侧偏斜 15°～60°，掌骨远端两掌指关节面中央有嵴，使复拇指的两拇指分别向桡侧及尺侧偏斜。Ⅰ～Ⅲ型复拇指畸形掌指关节的侧副韧带发育良好，Ⅳ型以后的复拇指畸形常出现桡侧侧副韧带(包括侧副韧带即束状部及扇形部)发育不良或松弛。Ⅳ型复拇指畸形，其桡侧拇指掌指关节的尺侧侧副韧带缺失，尺侧拇指掌指关节的桡侧侧副韧带缺失，在矫正手术时应予以重建。

3. 肌肉及肌腱的异常

(1)鱼际肌发育不良：复拇指畸形，特别是手指型掌骨的复拇指畸形常伴有鱼际肌缺失。对拇指的对掌功能的影响较大。除了手内肌不同程度的发育不良外，尚有短拇展肌止点的异常，表现为不同程度的松弛，矫正时应重建肌止点。

(2)手外肌发育不良：复拇指畸形的拇长伸肌腱及拇长屈肌腱远端，分离为二，拇长伸肌腱及拇长屈肌腱的止点位置异常，不是位于末节指骨的中央，而是分别止于桡侧复指及尺侧复指末节指骨的相邻侧。由于拇长伸肌腱及拇长屈肌腱移位，偏向复拇指的相对侧，还可使两个拇指指间关节或掌指关节向相对侧侧屈。拇长伸肌腱与拇长屈肌腱间的异常腱联合，成为复拇指畸形指侧屈、掌屈或指扭曲畸形的解剖基础。同时产生拇指伸、屈功能受限，或伸屈力量发育不良。这类肌腱结构的异常，久而久之，是造成复拇指指间关节，或掌指关节结构异常的继发性原因，这也是笔者推荐患儿早期手术治疗的重要原因。在整复手术时需注意矫正，宜将异常联合结构切断或切除及移位或选择动力再造。

三、治　疗

复拇指畸形的治疗目的是尽可能地恢复其正常的解剖结构，达到外形及功能的重建。治疗原则是：切除赘生拇指，保留近似正常的存留拇指。矫正存留拇指的细小，即采用赘生拇指的血管神经岛状皮瓣，修复存留拇指的皮肤、皮下组织缺损，其肌腱移植修复关节侧副韧带。孪生拇指畸形，可将两个镜影拇指合二为一，重建一个新拇指。

(一)Ⅰ、Ⅱ型复拇指畸形的治疗

1. 复拇指整合术　用于Ⅰ、Ⅱ型复拇指畸形中镜像拇指畸形，部分Ⅲ、Ⅳ型复拇指整合术。即将两个拇指合并术切除多余的皮肤、指骨、肌腱等。

皮肤及指甲切口：在指甲的最凸出处印中央区，从甲缘到甲根做纵形切口，甲根部拇指背侧皮肤做三角形切口。指腹做“Z”形或锯齿形切口，切口的尖端宜保留主干拇指的指纹中心罗纹。皮肤切口直达指骨，切除皮肤时应保留较多的皮下组织，使整形再造的指腹形态饱满，并注意保护指神经血管（图 38-86）。

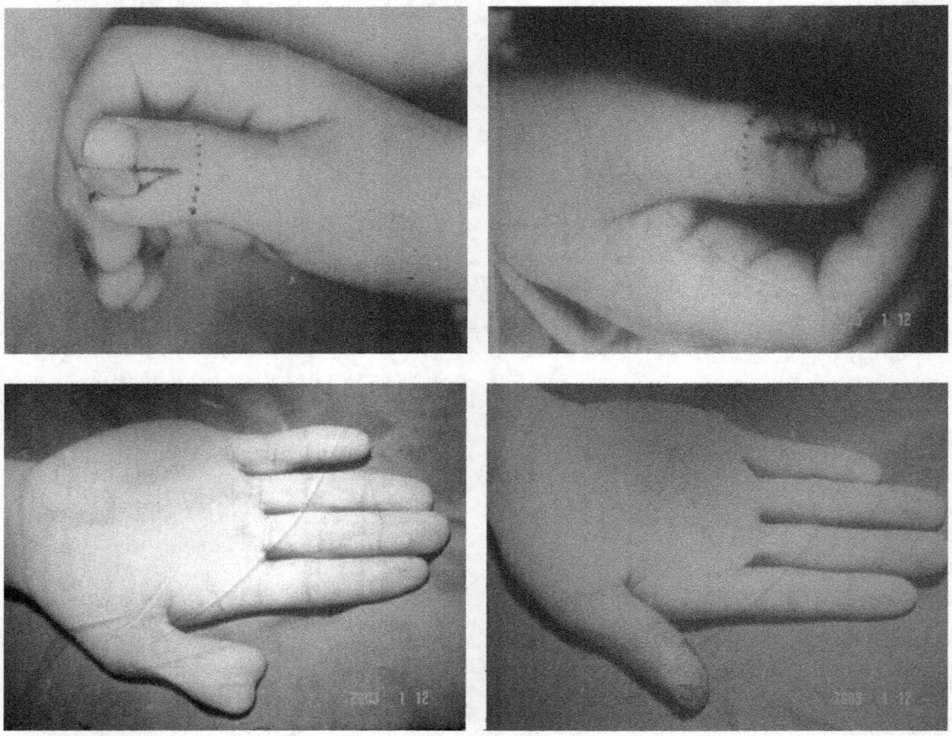

图 38-86　Ⅰ型复拇指畸形的治疗

皮肤缝合：使两个切除一半的拇指相对缝合，注意使桡侧拇指轻度旋前 10°～15°，尺侧拇指轻度旋后 10°～15°，使形成的新拇指有饱满的指腹，并使形成的指甲的弧度平滑，尽可能避免指甲存留中央凹沟畸形。

指骨截骨：解剖远节指骨，在指骨纵轴中线截除桡侧拇指远端指骨的尺侧半，以及尺侧拇指远节指骨的桡侧半，用两根克氏钢针横向固定或用细钢丝或 1～4 号丝线，将两远节指骨结扎，合二为一[图 38-87(1)]。

肌腱及关节韧带修复重建：Ⅱ型复拇指畸形采用复拇指整合手术时，应行指间关节侧副韧带整形，达到指间关节的稳定。拇指伸屈肌腱亦需合二而一。

某些Ⅲ、Ⅳ型复拇指也可采用此术式，但是术后指间和掌指关节屈、伸不良[图 38-87(2)]。

2. *赘生拇指切除存留拇指整形*　适用于两拇指不等型的复拇指畸形。不等的复拇指畸形的手术方法为切除较小的拇指，对存留拇指进行整形。

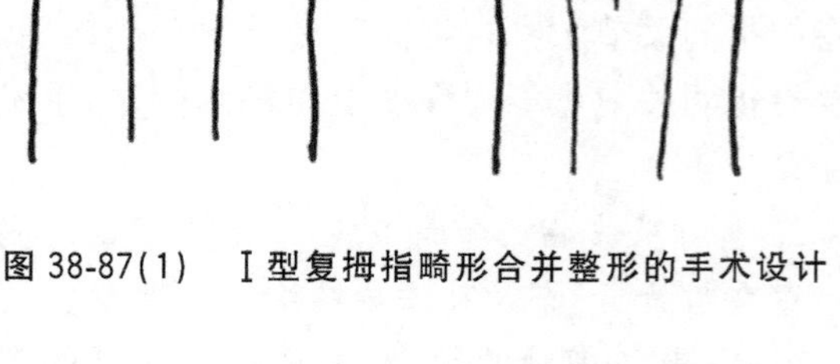

图 38-87(1)　Ⅰ型复拇指畸形合并整形的手术设计

皮肤切口：于复拇指指背做“Z”形皮肤切口，或三角形切口，切除赘生拇指的指甲、甲皱及部分指背皮肤。

指骨及指间关节整形：截除赘生的远端指骨以及近节指骨的指间关节处膨出部，在切除指骨时注意保留其侧方的骨膜及侧副韧带，供截除赘生远节

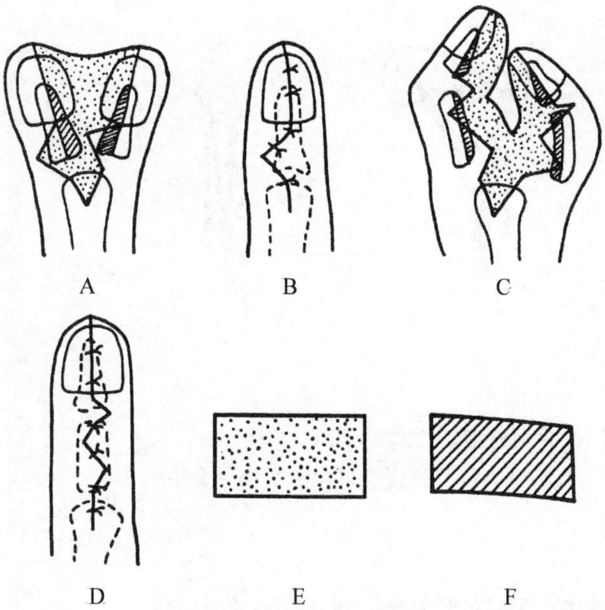

图 38-87(2)　复拇指合并整形

A. Ⅱ型复拇指合并整形，手术设计；B. Ⅱ型复拇指合并整形，手术结果；C. Ⅳ型复拇指合并整形，手术设计；D. Ⅳ型复拇趾合并整形，手术结果；E. 切除的皮肤及皮下组织；F. 解除的指骨

指骨后，指间关节的侧副韧带的修复所用。注意切除赘生拇指的骨骺，以防手术后局部指骨增生。为保证修复的指间关节的稳定性，宜用克氏钢针于指间关节伸直位固定 3 周。

皮肤缝合：在切除赘生拇指时，保留其部分指腹皮肤，用以覆盖存留拇指侧方的创面，使存留拇指加大，近乎正常。

Ⅱ型复拇指畸形的治疗，有时可采用赘生拇指部分切除，存留拇指整形。其适应证是有一拇指形态及功能接近正常，手术方法是切除赘生拇指，存留拇指的指间关节桡侧侧副韧带再造，及存留拇指皮肤修整(图 38-88)。

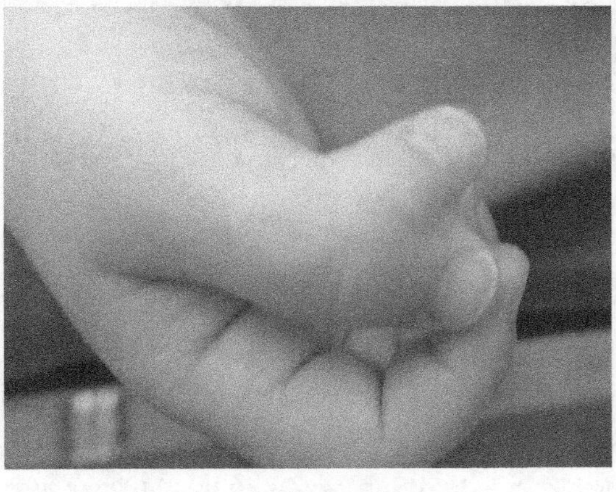

图 38-88(1)　Ⅱ型复拇指畸形手术前

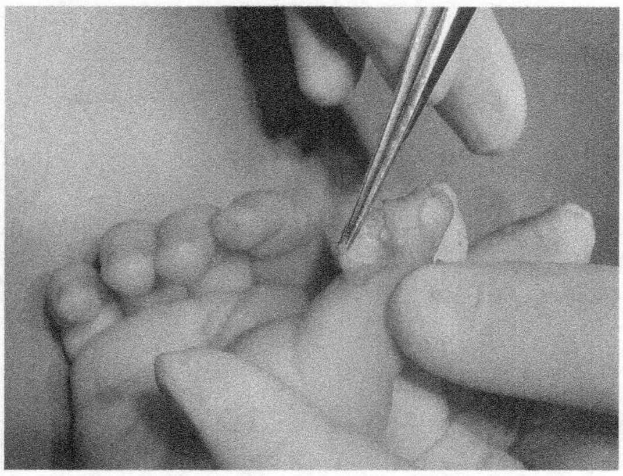

图 38-88(2)　Ⅱ型复拇指畸形指间关节侧副韧带重建

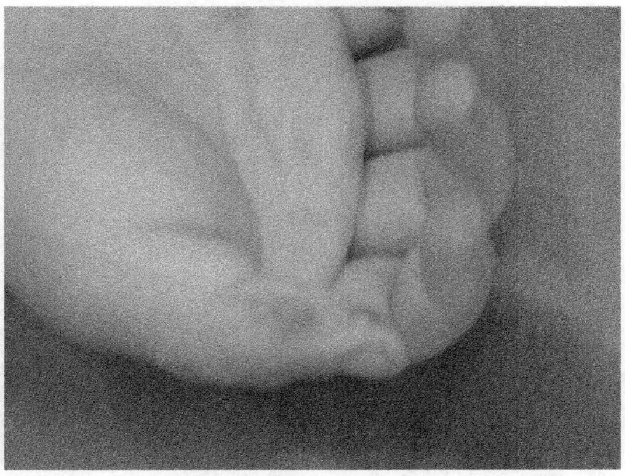

图 38-88(3)　Ⅱ型复拇指畸形手术后

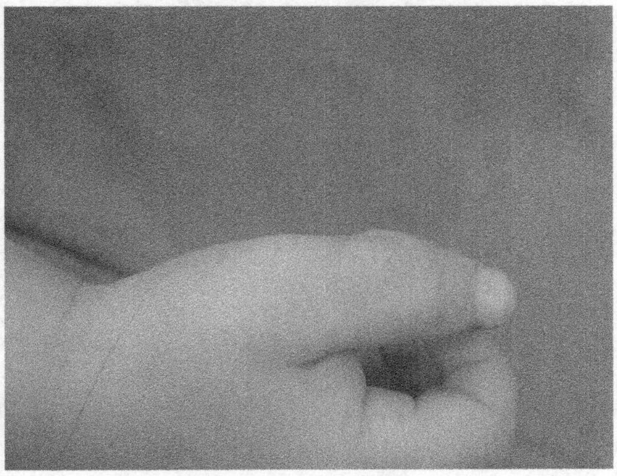

图 38-88(4)　Ⅱ型复拇指畸形手术后

(二)Ⅲ、Ⅳ型及Ⅴ、Ⅵ型复拇指畸形的综合整形

手术原则：用整形外科、美容外科、显微外科、手外科综合技术，对复拇指进行整形、美化、和再造。再造的拇指在形态和功能上，将与正常拇指相近。有时，复拇指畸形矫正手术后，与正常拇指相比，可达到惟妙惟肖的程度(图 38-89)。

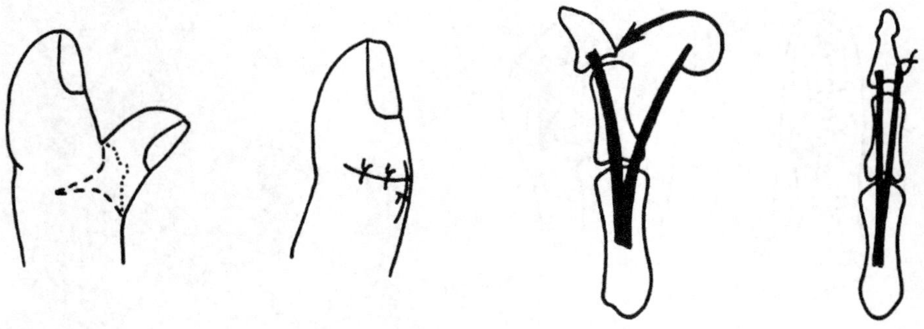

图 38-89(1) Ⅳ型复拇指畸形，赘生拇指切除术

A. Ⅳ型复拇指畸形皮肤切口设计；B. 手术结果；C、D. 将赘生拇指的拇长伸肌腱转移，矫正指尖关节侧偏

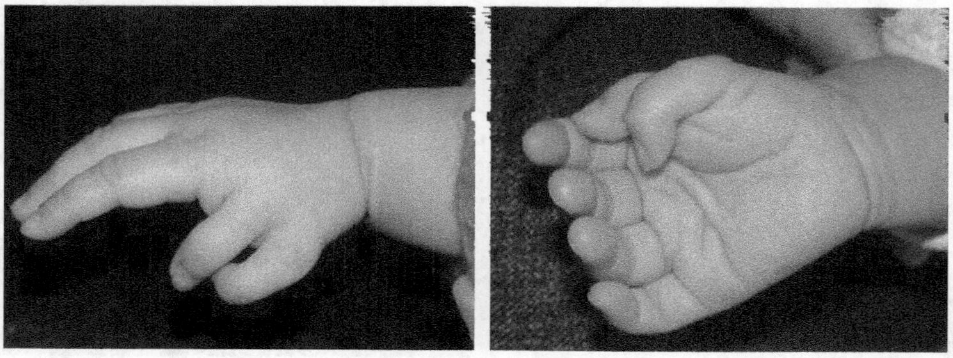

图 38-89(2) Ⅴ型复拇指畸形的综合整形手术前

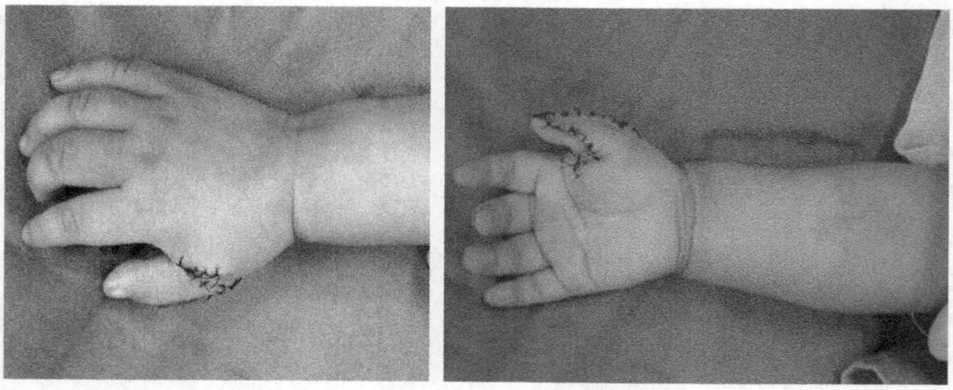

图 38-89(3) Ⅴ型复拇指畸形的综合整形手术后

Ⅲ、Ⅳ型或Ⅴ、Ⅵ型复拇指畸形的综合整形手术，不应理解仅为多余手指的切除。手术的本质是利用复拇指原有的骨、关节、皮肤、肌腱、韧带，进行组织移植，做拇指的形态和功能的再造，由于手术在婴儿时期进行，因此，这类手术应是整形外科、美容外科、显微外科、手外科技术的综合使用。

这两类复拇指畸形的治疗原则及方法是复拇指畸形矫正的基本术式，可用于其他类型复拇指畸形的矫正和二期复拇指的整形(图 38-90)。

手术方法：Ⅲ、Ⅳ型或Ⅴ、Ⅵ型复拇指畸形的两个拇指常常不等大，称之为主次型复拇指畸形。手术时切除赘生拇指，保存存留拇指。由于存留拇指

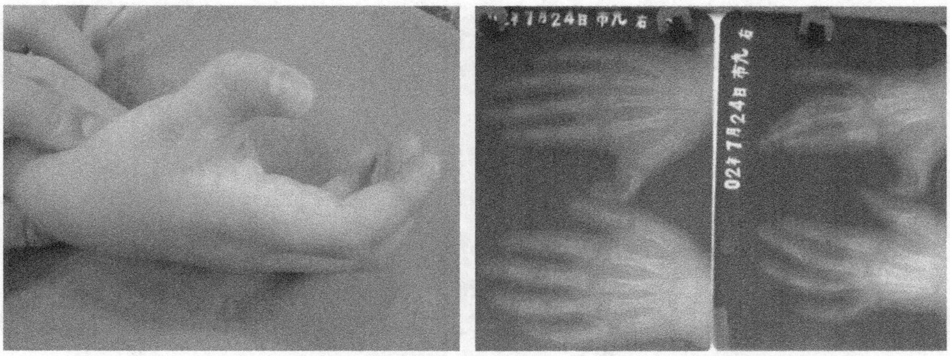

图 38-90　复拇指畸形手术后，指间关节需要进行二期修复和重建

较小，可充分利用赘生拇指的血管神经岛状皮瓣加大存留拇指。这两类复拇指畸形，指骨发育不良程度不一，造成指间关节的扭曲，称之为扭曲型复拇指畸形。手术中要同时进行肌腱、韧带和骨关节畸形矫正。

1. *赘生拇指切除术*　适用于主次型复拇指畸形，且存留拇指的大小、形态、功能近似正常拇指。

手术切除赘生拇指，并切除其指骨及相应的指间关节。如系Ⅳ、Ⅴ、Ⅵ型，其掌骨也存在畸形，在切除赘生拇指时，应切除赘生的掌骨。一般情况下，Ⅳ型复拇指畸形，在赘生拇指的近节指骨基底部切除后，尚应切除其掌骨的突出部分，以防止术后存留的掌骨头凸出和掌指关节畸形(图 38-91)。

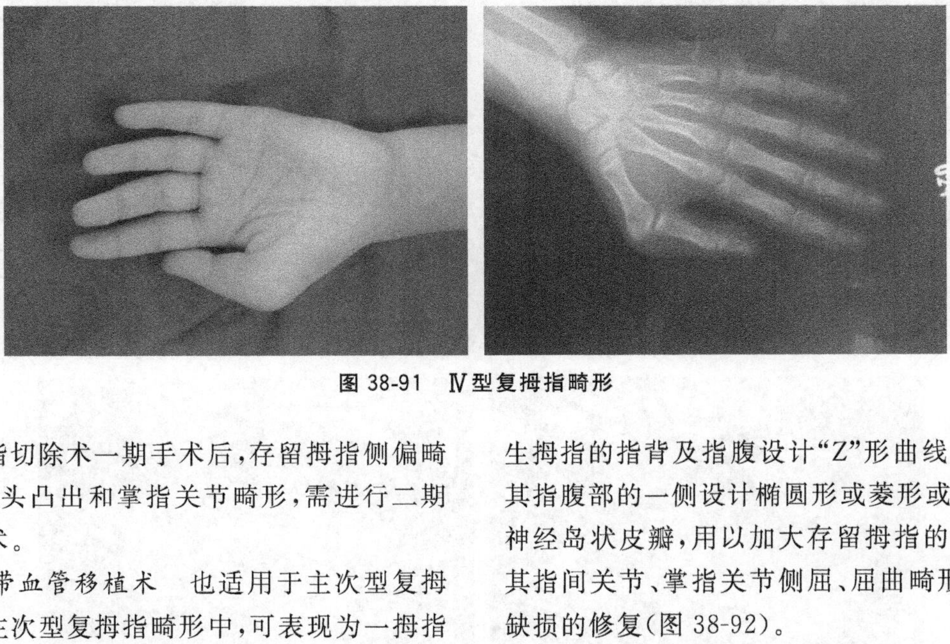

图 38-91　Ⅳ型复拇指畸形

赘生拇指切除术一期手术后，存留拇指侧偏畸形，存有掌骨头凸出和掌指关节畸形，需进行二期整形外科手术。

2. *拇指带血管移植术*　也适用于主次型复拇指畸形。在主次型复拇指畸形中，可表现为一拇指远端游离部分发育较好，但与掌骨形成的掌指关节不佳，而另一拇指近端发育较好，可形成一宽阔虎口，可采用远端发育较好的拇指，进行带血管神经转移移植，移植到近端有良好的掌指关节的截除拇指的基底部。

3. *复拇指畸形的综合整形*　适合于Ⅲ型到Ⅶ型各类复拇指畸形的整形。

综合整形的手术包括：赘生拇指切除，利用赘生拇指的血管、神经岛状皮瓣、肌腱、骨、关节，以及其关节周围的侧副韧带，对存留拇指进行皮肤、骨、关节、韧带以及肌腱动力功能的重建。

(1)赘生拇指血管、神经岛状皮瓣的准备：在赘生拇指的指背及指腹设计“Z”形曲线皮肤切口，在其指腹部的一侧设计椭圆形或菱形或多边形血管、神经岛状皮瓣，用以加大存留拇指的指腹，并用于其指间关节、掌指关节侧屈、屈曲畸形矫正后皮肤缺损的修复(图 38-92)。

(2)指屈曲、侧屈畸形的矫正：赘生拇指切除后，存留拇指的掌指关节或指间关节的屈曲或侧屈畸形，应予以矫正。

屈曲及侧屈畸形由四方面的因素造成：①骨的数量、形态以及关节面、关节囊畸形；②关节两侧的侧副韧带发育不良，两侧支持力不平衡；③屈、伸肌腱的止点位置异常及肌腱迷路；④皮肤及皮下筋膜结构和组织分布的异常等。在扭曲型复拇指畸形中，上述因素常常同时存在，构成了复拇指畸形变化的多样性。

指骨及掌骨的整形：赘生拇指的骨关节切除后，存留拇指的扭曲畸形应尽可能得到矫正。重要

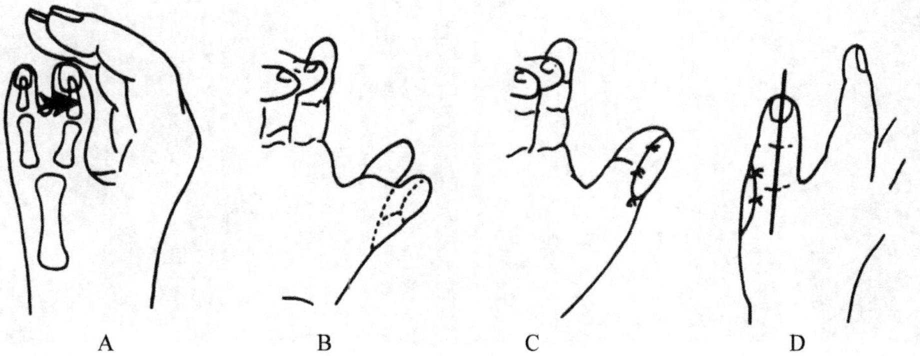

图 38-92 赘生拇指血管、神经岛状皮瓣的准备及移植

A. 赘生拇指上设计血管神经岛状皮瓣；B. 将设计血管神经岛状皮瓣移植到存留拇指上；C、D 手术完成后的结果

的原则是要进行指骨及掌骨的截骨矫正，应注意的是，在指骨或掌骨截骨时，要尽可能防止关节软骨损伤。通常进行近节指骨、掌骨的楔形截骨或楔形植骨，使偏斜的指间关节或掌指关节的平面成为水平位，能与其他手指相对。截骨或植骨后，用克氏钢针固定，也可采用钢丝结扎，或以微型钢板固定。在截骨过程中应注意关节侧副韧带的保护，以作为关节稳定性及畸形修复的组织来源。

指间关节及掌指关节的整形：Ⅲ型及Ⅳ、Ⅴ、Ⅵ型、或Ⅶ型复拇指畸形中，切除了赘生拇指后，可造成指间关节或掌指关节的外形的不协调。Ⅲ型复拇指是粗大的近节指骨，与细小的存留拇指的远节指骨构成不稳定的指间关节；而Ⅴ型复拇指是粗大的掌骨，与细小的存留拇指的近节指骨构成不稳定的掌指关节。对于这两类畸形，需要分别截除膨出的近节指骨的远端指间关节面（Ⅲ型），或截除膨出的掌骨远端的掌指关节面（Ⅴ型），使再造的指间关节或掌指关节形成流线型，无膨出部分。但在截除时，应注意保护侧副韧带，以便于切除赘生拇指后进行侧副韧带的修复，使关节得到稳定性的修复。Ⅳ、Ⅵ型、或Ⅶ型复拇指畸形，也有类似的问题，需进行矫正。

在指间关节及掌指关节整形中，尚有两侧侧副韧带紧张度不平衡，以及掌板的紧张或松弛等因素。需在术前一一有所判断，在手术中予以修复和矫正（图 38-93）。

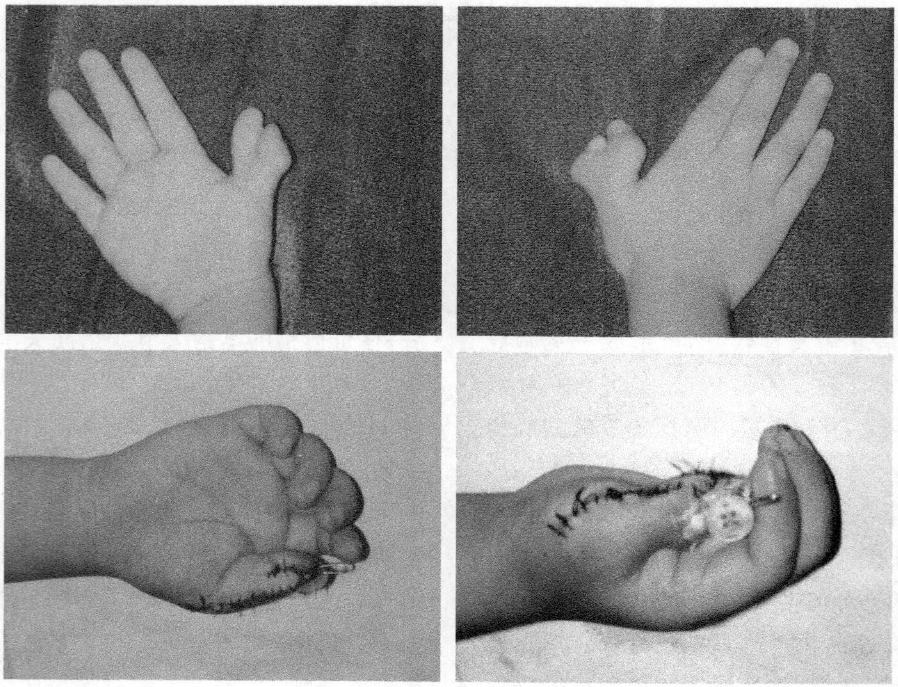

图 38-93 Ⅲ型复拇指畸形

指间关节及掌指关节整形，采用克氏钢针固定，手术前后

肌腱畸形的矫正及修复：Ⅲ、Ⅳ型复拇指畸形及Ⅴ、Ⅵ、Ⅶ型复拇指畸形中，常常存在拇长屈肌及拇长伸肌腱止点的异常，其止点不是位于末节指骨的中部，而是位于两拇指的相邻侧面。因此这两肌腱的作用除了伸、屈拇指的指间关节、掌指关节以外，还使其侧屈。为矫正这种畸形可采用两种术式。一是将赘生拇指的拇长屈肌腱及拇长伸肌腱切下，旋转移植到存留拇指末节指骨的相对侧，重新建立止点，以平衡屈、伸拇指肌腱的动力轴的方向。另一术式是将赘生拇指及存留拇指的拇长伸肌及拇长屈肌腱从其止点上取下，合并为一，重新止于存留拇指末节指骨的中央，这一手术在实际操作不易，因为复拇指畸形整形的患儿年龄较小，加之肌腱发育不良，肌腱十分细小，只有具有丰富的显微外科技巧的医师，才能准确地完成手术。

手内肌腱的移位：在切除赘生拇指时，将拇短展肌连同近节指骨基底的骨膜一起剥离，保留其足够长度，其内尚不包括掌指关节的侧副韧带，将其与存留拇指的近节指骨基底部固定，重建止点，用克氏钢针做掌指关节暂时固定。

在复拇指畸形的拇指整形中，龙虾钳样Ⅳ型复拇指畸形的修复较平行性复拇指畸形的修复困难（图 38-94）。

Ⅳ型复拇指畸形典型病例（图 38-95）。

Ⅳ型主次型复拇指畸形的整形修复中，多采用桡侧的赘生拇指的组织来修复尺侧的存留拇指。存留拇指较大时，赘生拇指的血管、神经岛状皮瓣，仅仅用来修复存留拇指的掌指关节的皮肤缺损（图 38-96）。

有时，Ⅴ、Ⅵ、Ⅶ型复拇指畸形中，利用上述复拇指畸形的综合整形技术，手术方法反而较为简单，手术效果较好（图 38-97）。

（三）复拇指畸形的二期修复

复拇指畸形的二期修复，类同于复拇指畸形的综合技术。应根据皮肤，皮下组织缺损的程度，选择组织移植，对于骨、关节畸形，及肌腱、韧带、关节偏斜畸形进行相应的矫正。典型病例是Ⅳ型复拇指畸形手术后畸形的修复（图 38-98、图 38-99）。

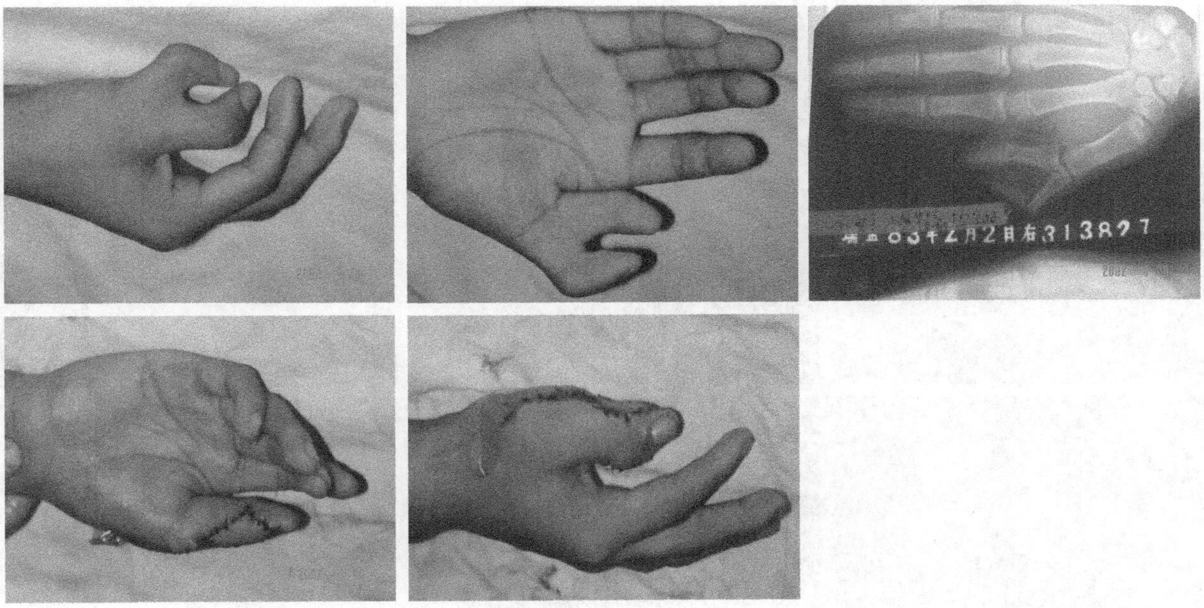

图 38-94(1)　Ⅳ型复拇指畸形

龙虾钳拇指畸形，综合整形手术前、后

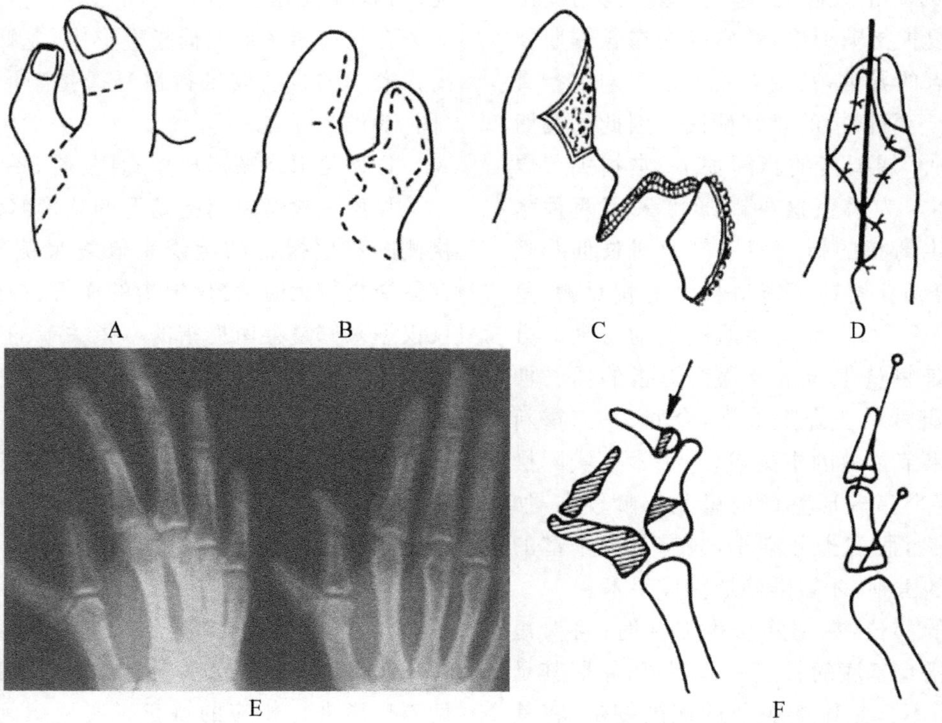

图 38-94(2) Ⅳ型复拇指畸形综合整形手术前、后

A、B. 复拇指畸形皮肤切口设计；C、D赘生拇趾的血管神经岛状皮瓣及其移植的结果；E、F. 骨及关节整形

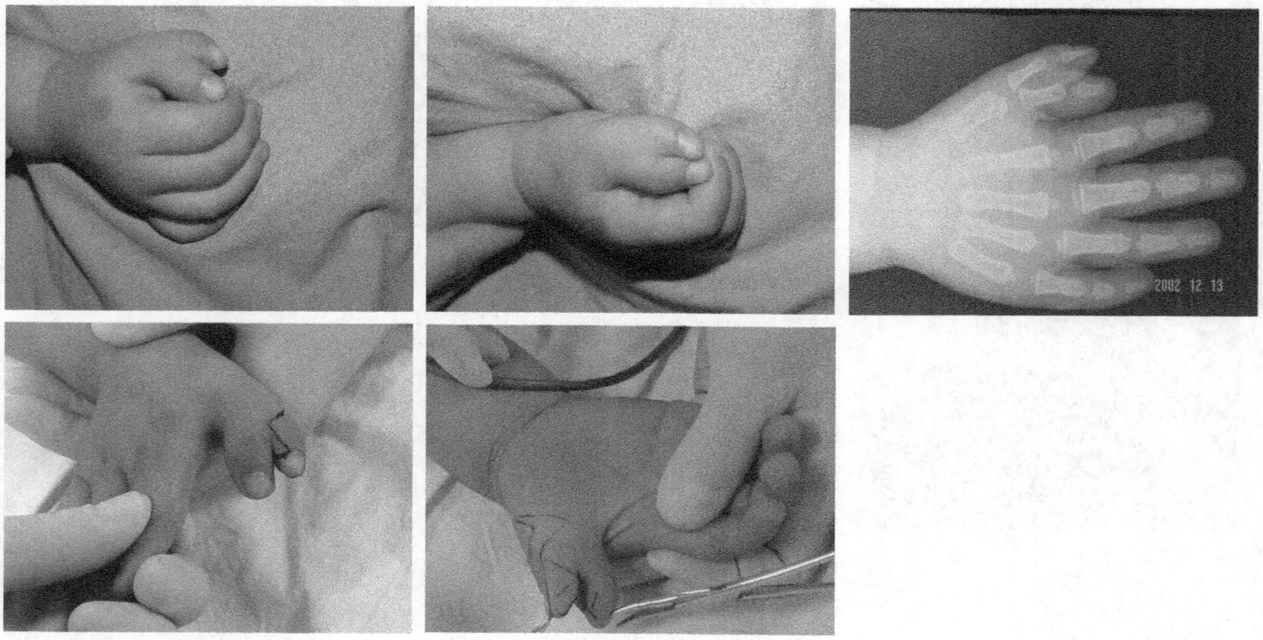

图 38-95(1) Ⅳ型复拇指畸形，主次型复拇指畸形

X线片及手背、手掌侧皮肤切口设计。在赘生拇指的指腹桡侧，设计血管、神经岛状皮瓣

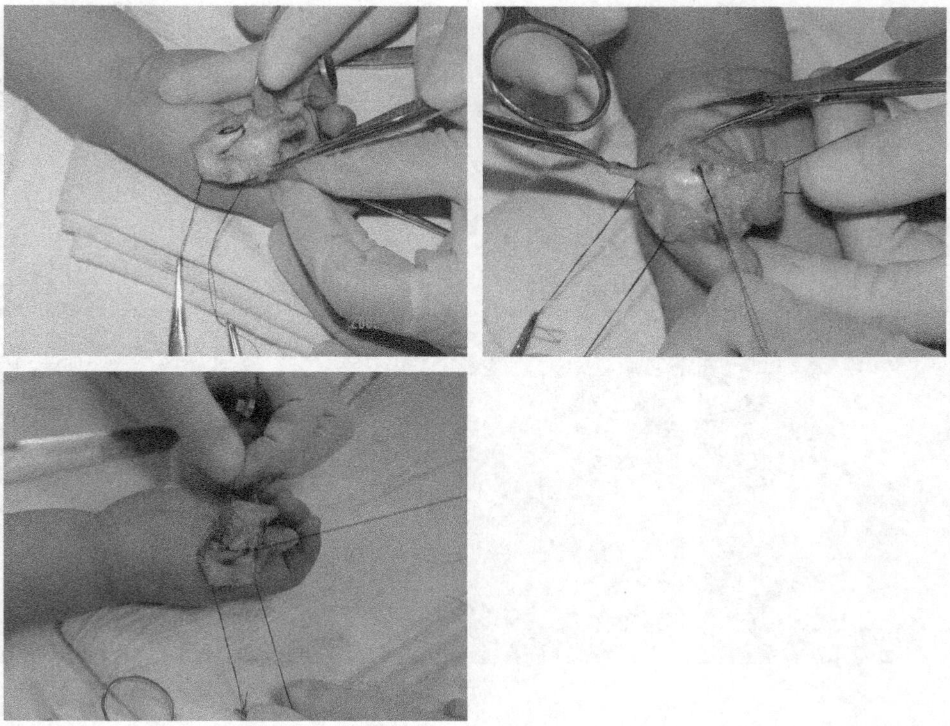

图 38-95(2)　Ⅳ型复拇指畸形，主次型复拇指畸形

肌腱、韧带、及掌指关节整形。在赘生拇指的掌指关节的桡侧拇长伸肌腱上，设计舌状肌腱瓣；在赘生拇指的掌指关节的桡侧设计并切取桡侧掌指关节侧副韧带，用丝线提起；切除赘生拇指后，将桡侧拇长伸肌腱上的一舌状肌腱瓣，以及赘生拇指的桡侧掌指关节侧副韧带，修复和重建存留拇指的掌指关节的稳定结构

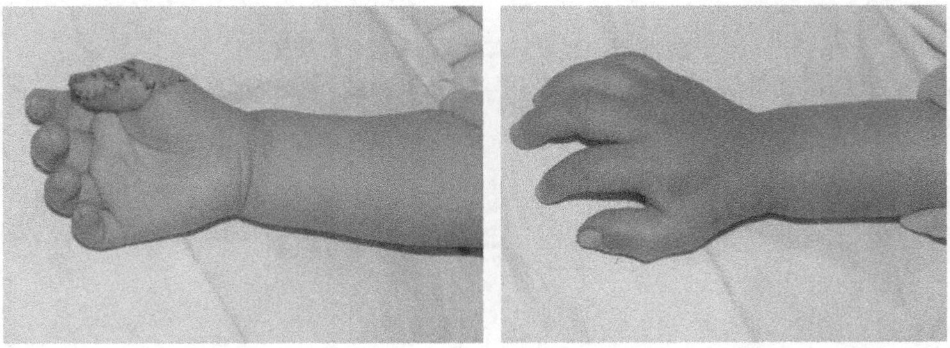

图 38-95(3)　Ⅳ型复拇指畸形，主次型复拇指畸形，手术结果

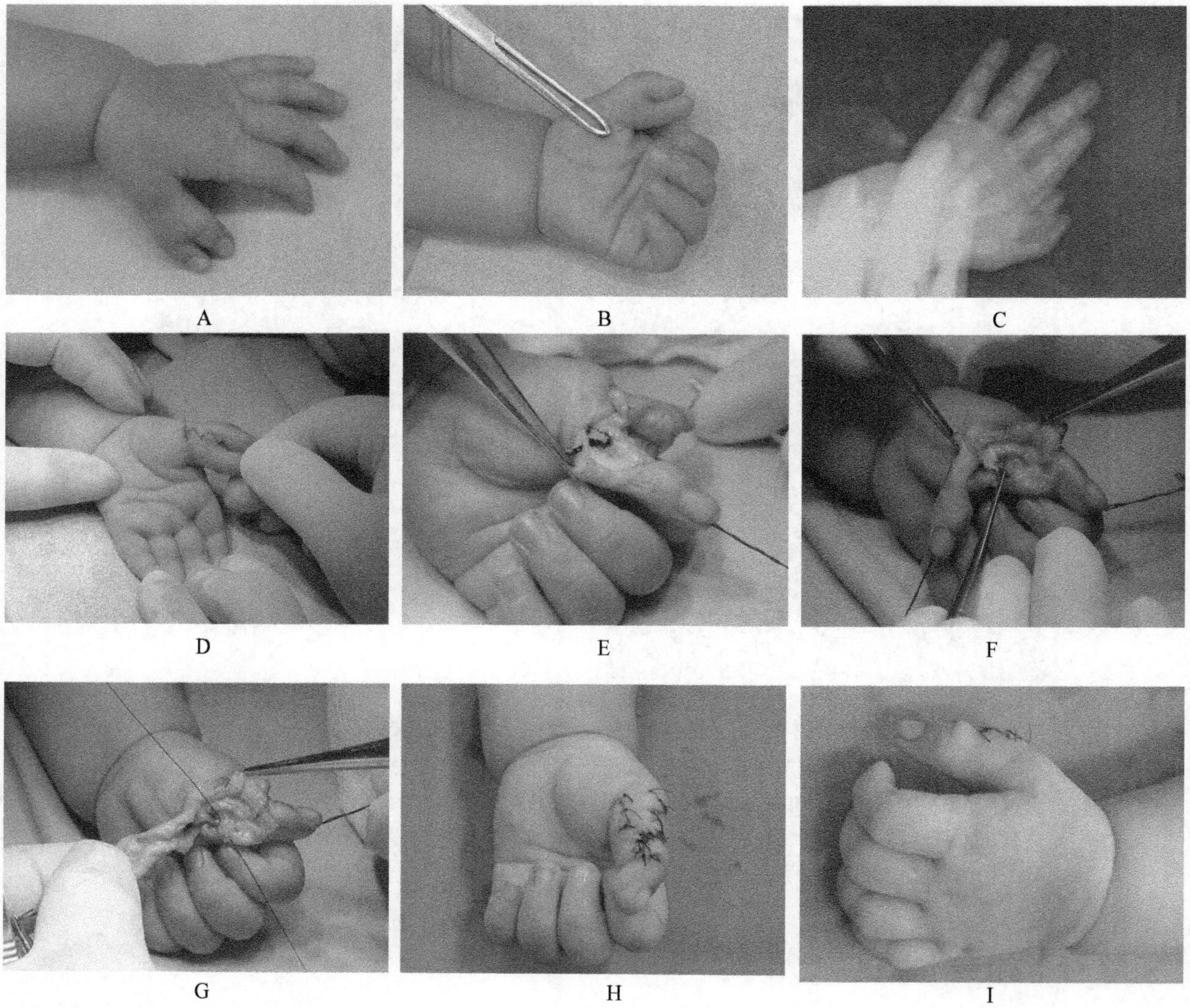

图 38-96 Ⅳ型主次型复拇指畸形的整形

A～C. Ⅳ型复拇指畸形手术前；D～G. 皮肤切口设计，及移植肌腱、韧带的准备和修复；H～I. Ⅳ型复拇指畸形手术后

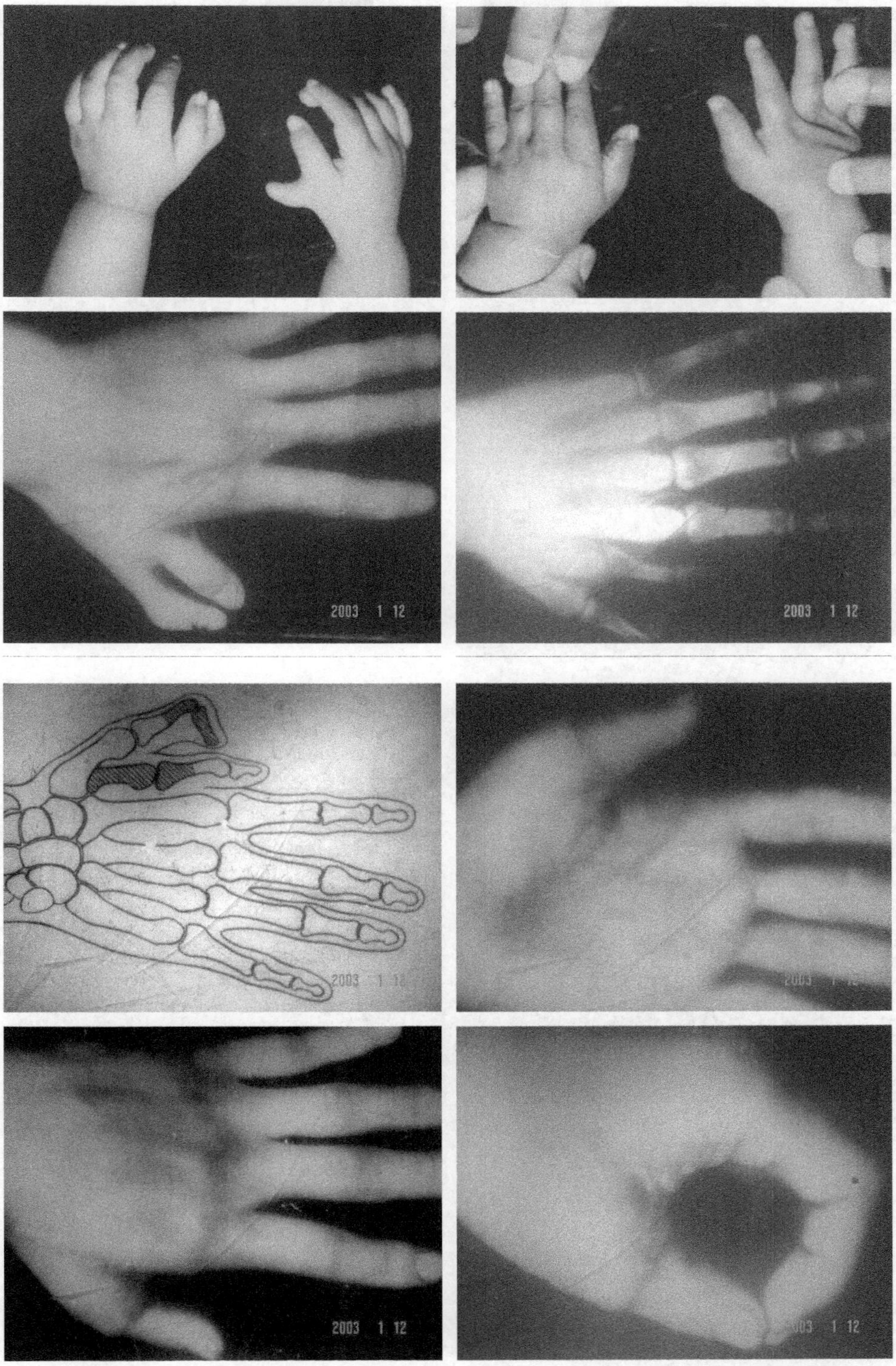

图 38-97　左手Ⅳ型复拇指畸形，右手Ⅶ型复拇指畸形术前及手术后结果

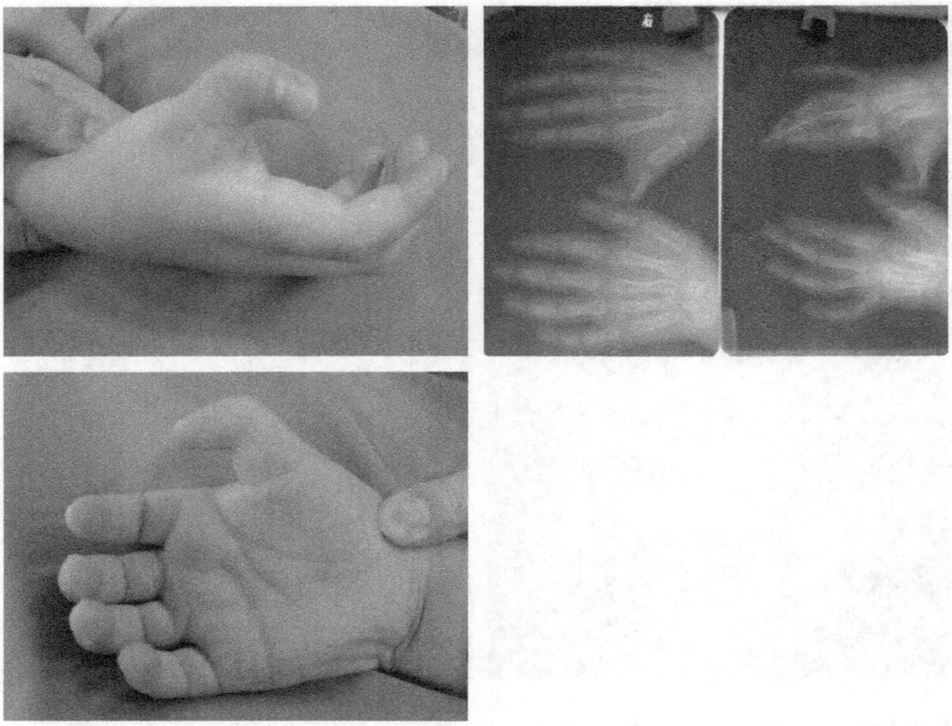

A 手术前

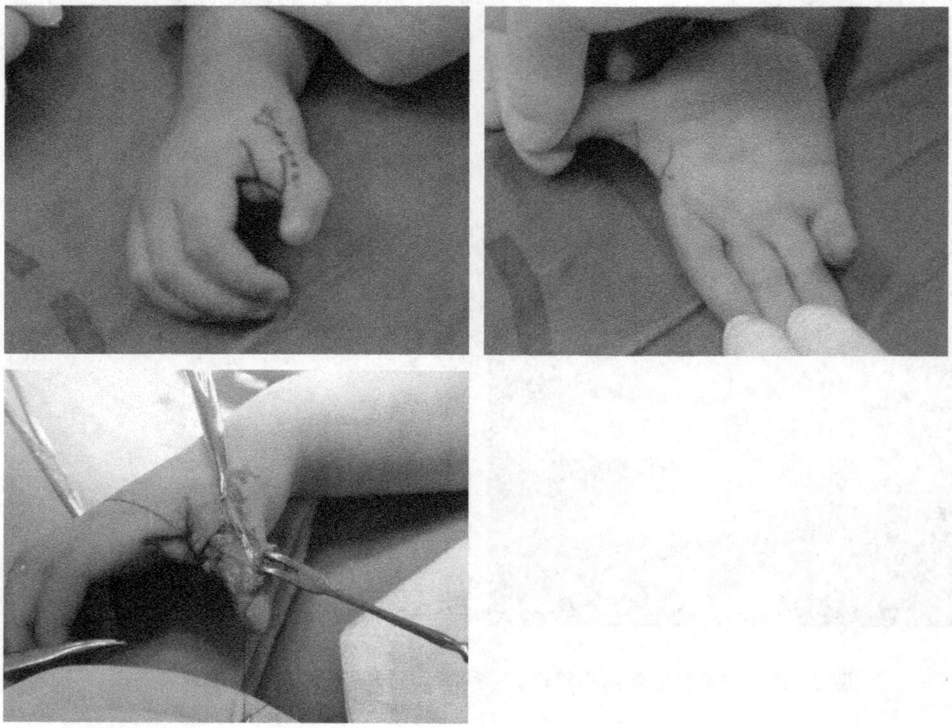

B 二期修复

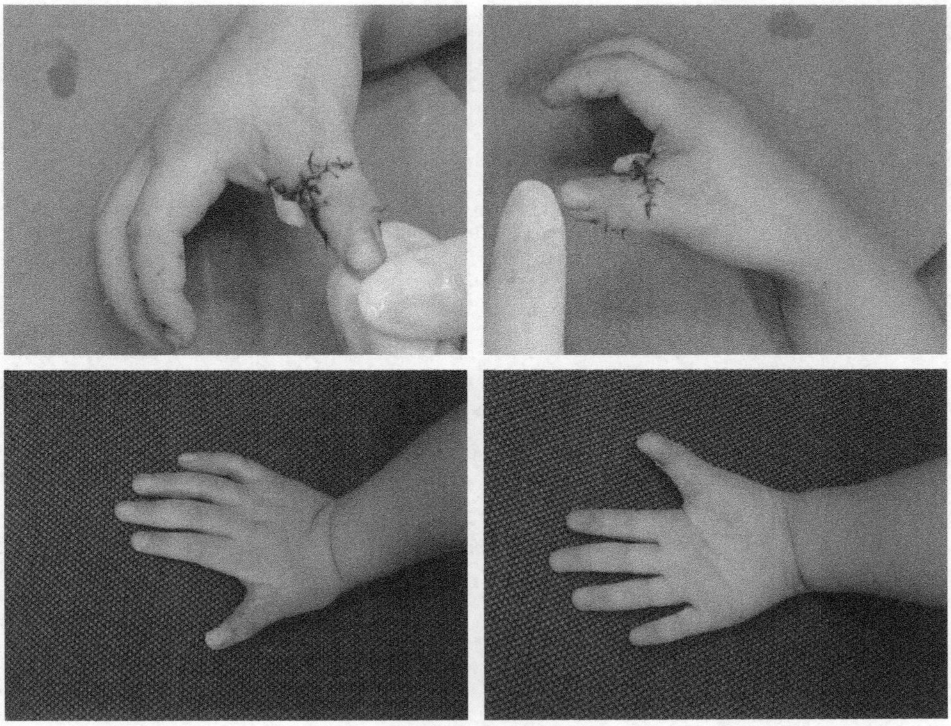

C 手术后及手术后 3 周

图 38-98　复拇指畸形的二期修复

手术中的虎口开大的皮肤切口设计，指骨、掌骨截骨矫正，及肌腱修复重建

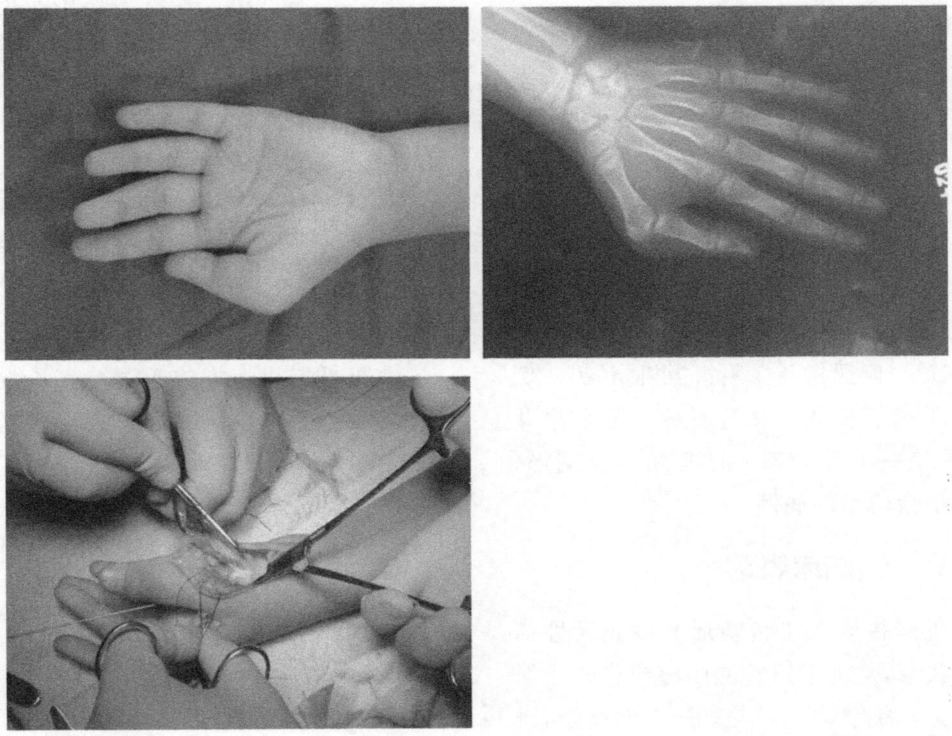

图 38-99(1)　Ⅳ型复拇指畸形手术后畸形，手术前和手术设计

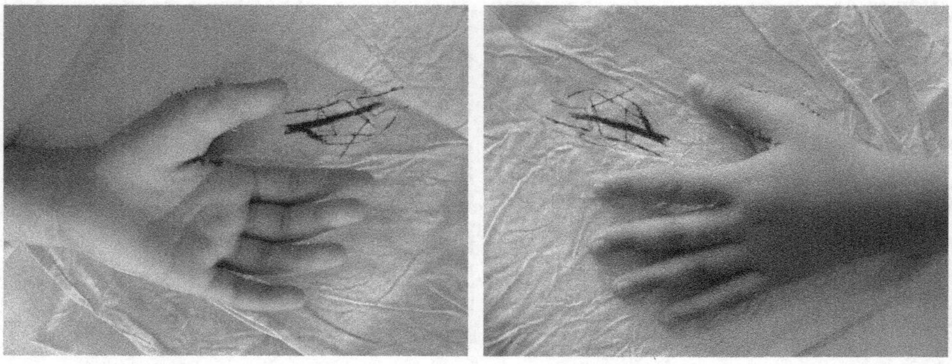

图 38-99(2)　Ⅳ型复拇指畸形手术后畸形手术后

第九节　先天性扳机拇指(手指)畸形

Notta(1850)最先描述了先天性扳机指畸形。先天性扳机指畸形(congenital trigger digit)以先天性扳机拇指畸形最为常见。由于拇指或手指屈伸时有枪械扳机样阻挡感,因此将其称为扳机拇指或扳机指。

先天性扳机指的发生率约占先天性手及上肢先天性畸形的 2.2%。Flatt(1977)、Ger(1991)统计先天性扳机指的发病率为 0.05%。

先天性扳机拇指与扳机指多为单独发生,也可能是既有扳机拇指又有扳机指,多半为单独性,个别患儿为多发性。Steenwerckx(1996)报道的 41 例先天性扳机拇指及扳机指畸形中,33 例为扳机拇指(其中 10 例是双侧性的,10 例为右拇指,13 例为左拇指),7 例为扳机指,1 例为多发性扳机指。Rodgers(1994)报道的一组病例中,73 个儿童有 89 只拇指扳机指,其中 5 个儿童中有 11 个手指患有扳机指,1 个儿童一侧拇指及 3 手指扳机指,另 1 例儿童有多发性手指扳机指。在笔者的十多名患儿中,几乎都是只有一只手或双手的扳机拇指畸形,很少伴有扳机手指畸形的病例。

一、临床表现

先天性扳机拇指或扳机指畸形又称先天性拇指或手指腱鞘狭窄,是由于拇长屈肌腱或指长屈肌腱纤维鞘壁先天性狭窄,即 A_1 滑车先天性增厚,腱鞘狭窄,造成拇长屈肌腱或指长屈肌腱在狭窄的腱鞘内滑动时受阻,拇指或手指掌指关节、指间关节伸直时,有枪械扳机样阻挡感,故称之为扳机指,久之,滑动受阻的屈肌腱近端肥大呈结节样。有关该病的发生原因目前有不同的论述。在 Rodgers 及 Wasters(1994)61 例扳机拇指及 9 例扳机指的病理分析中,发现腱鞘狭窄结节并不多见。其中 60 例扳机拇指、扳机指中仅有肌腱结节增厚,包括拇指 50 个、手指 9 个、7 例肌腱结节增厚伴腱鞘增厚及 1 例腱鞘增厚,肌腱没有结节;1 例拇指有腱鞘囊肿,另 1 例有肌腱结节、腱鞘增厚及腱鞘囊肿。

获得性扳机指与先天性扳机拇指或手指的病变相似,以腱鞘狭窄为主要病因。

先天性扳机拇指或扳机指的临床表现为:拇指或手指屈伸活动时,在 A_1 滑车处有一逸脱的感觉,即检查者用手指扪及 A_1 滑车处,有一阻挡物突然通过的感觉。严重时,拇指或手指不能主动伸直,被动地拉直拇指或手指时,有结节滑动及逸脱感觉,或者屈曲的拇指难以被动伸直,甚至伴有拇内收畸形。

先天性扳机拇指或手指被家长发现的时间是各有区别的,有的新生儿于生后十几天之内即可被发现有扳机指畸形,但大部分患儿的扳机指畸形是在 1 岁之后才被发现的。

先天性扳机拇指或手指畸形有时有家族遗传病史。

二、治　疗

(一)非手术治疗

扳机拇指有时可以自愈。一般对 2 岁以上儿童有明显拇指扳机样阻碍者,可进行手术治疗。如果不甚严重,可试用夹板数月,使拇指处于伸直状态,观察其疗效。

(二)手术治疗

扳机拇指或扳机指的手术取掌指关节横纹，或手指的基底部横形切口，暴露拇长屈肌腱鞘或指屈肌腱鞘，纵行切断或切除部分 A_1 滑车，使肌腱暴露，直到屈伸拇指或手指没有阻挡为止。幼儿 A_1 滑车切开约 0.5cm，成年人切开约 1.0cm。手术过程中注意不要伤及指神经及血管。也可用腱鞘刀切开狭窄的腱鞘，但这是在小切口下进行，有误伤指神经之虑，不如采用 0.6～1.0cm 的皮肤横切口，做直视下手术，使操作既方便又安全。

第十节　多指畸形

先天性多指畸形(congenital polydactyly)是指正常手指以外的手指赘生，或者是手指的指骨赘生，或是单纯软组织成分赘生，或是掌骨赘生等，均属于多指畸形的范围。这是先天性手及上肢畸形中最多见的一类，约占先天性上肢畸形的 39.9%(梁秉中，1982)。其发生率约为 0.1%。

一、临床表现

多指畸形是一目了然的。并指多指畸形的患者，有时表现为手指扁阔，外表不见多指，仅有指骨或掌骨赘生，需借助 X 线摄片予以诊断。

多指分为桡侧多指(轴前多指)、中央多指及尺侧多指(轴后多指)3 类，以尺侧多指最为多见。桡侧多指属于拇指畸形一类(参见本章第八节“复拇指畸形”)。

尺侧多指(ulnar dimelia)因赘生指包含的组织成分不同，可分为 3 类：①软组织多指，多指中没有骨、肌腱等组织；②单纯多指，多指中含有指骨、肌腱等；③复合性多指，不仅含有指骨、肌腱等，且包括掌骨孪生。

尺侧多指可伴有多种其他畸形，如并指、三节指骨拇指、唇裂、多囊肾、肛门闭锁、胫骨缺失、侏儒、膀胱外翻、脊柱畸形、心脏病、眼缺失、耳聋、脑积水、慢性肾炎、性功能减退、指甲发育不良等。

中央多指多伴有并指畸形，常为双侧性，命名为多指并指。中央多指并指常属于分裂手畸形的一种(参见本章第十六节“分裂手畸形”)。

二、治　疗

(一)治疗时机

单纯性多指，特别是尺侧单纯性多指，没有掌骨及掌指关节赘生，宜在婴儿 3～6 个月完成手术治疗。复合性多指，如桡侧复合性多指以及中央多指并指等，手术时间可推迟，但仍应争取在 2 岁前完成，以利于家长在心理上早日得到安慰，患儿亦不致有心理障碍。

(二)手术方法

单纯性多指做多指切除及局部皮肤整形。复合性多指除了多指切除以外，还需进行多余掌骨的全切除或部分切除。掌骨切除的多少根据患手的形态、功能重建的要求而定。在切除多指的同时，有时需进行关节、骨畸形矫正、关节韧带修复及皮肤整形等。

中央多指常常伴有并指畸形，血管、神经的变异屡有发生，切除赘生指时，应避免损害存留指的血供及神经支配，以防止存留指坏死。为此，对中央多指切除时，有人采取分两次进行，一次切除多指，可在婴儿 6 个月时进行，第二次可在孩子较大的时候再做截骨或植骨矫形及侧副韧带修复等。但是如能掌握较好的显微外科技巧，术前对手指血供情况有充分了解，一次手术即可达到切除赘生指，并使骨、关节、韧带、肌腱畸形得以矫正。

第十一节　多节指骨畸形

多节指骨畸形(hyperphalangism)是指正常指骨以外的指骨赘生。正常手的指骨数目分布从桡侧到尺侧是 2、3、3、3、3，超过这种指骨分布的属多节指骨畸形。

一、临床表现

多节指骨畸形常发生于拇指的先天性畸形中，很早即有记载。早在 1559 年，Columbi 就描述了有两个指间关节的拇指。Dubreuil-Chambardel(1925)报道的 74 例多节指骨畸形中，有 42 例是五指畸形手，这类患者往往有家族史，32 例是复拇指畸形。多余的指骨可能是类似正常形态的指骨，如五指畸形手；也可能是多余指骨呈三角形，由于三角形指骨的存在，拇指或手指呈现成角畸形。由于赘生指骨外形如同希腊字母“δ”，因此一般称之为 Delta 畸形（参见本章第十六节“分裂手畸形”）。

三角形指骨也可发生在其他手指如小指的中节指骨，及环指的近节指骨、掌骨畸形中。

三角形指骨常被发现于一些典型的分裂手畸形中，如两指手、龙虾钳样手的拇指，常有拇指三角指骨畸形、中央并指伴有环指三角形指骨；Apert 综合征有时出现示指三角形指骨，小指侧弯畸形则可能是小指三角形指骨所致。

三角形指骨畸形可伴有其他畸形，如并指、多指、分裂手、分裂足、指节融合、尺侧球棒手、Apert 综合征、Poland 综合征等，尚可伴有侏儒、阔拇指综合征及 Holt-Oram 综合征等。

二、治　疗

多节指骨拇指畸形，可通过手指拇指化手术进行矫正（参见本章第六节“先天性拇指发育不良”）。

复拇指畸形中出现的三角形指骨的矫正方法同一般的治疗方法。

单独发生的拇指或小指三角形指骨畸形，其功能损害较小，患者较多的是要求改善其外形。

（一）截骨楔形植骨矫正

Wood（1977）对三角形指骨做中央截骨，然后进行楔形植骨矫正畸形（图 38-100、图 38-101）。

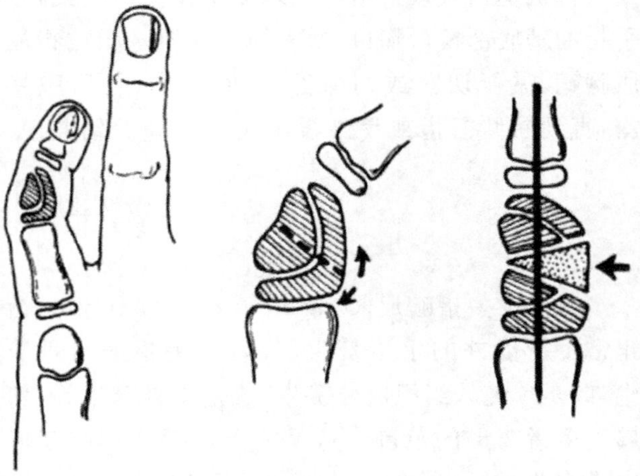

图 38-100　三角形指骨畸形，Flatt 截骨植骨技术（仿 Green，Operative Hand Surgery，1982）

A. 术前；B. 截骨设计；C. 植骨及固定

也可采用 Smith（1977）方法，方法与上述相似，植骨来源于废弃的多余指骨（图 38-102）。

（二）反向楔形截骨植骨术

这是将三角形指骨在其界面长的一侧做楔形截骨，移植到界面短的一侧，以矫正手指的成角畸形。

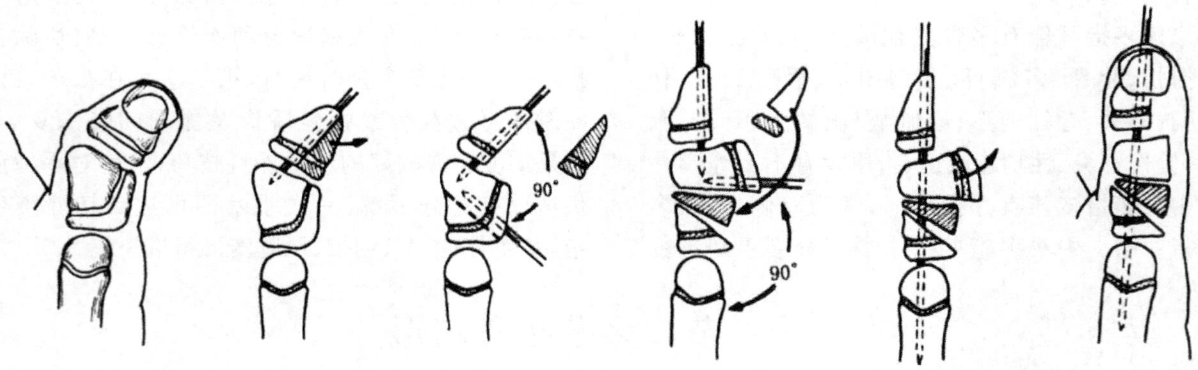

图 38-101　三角形指骨畸形，Wood 法截骨植骨技术

A. 术前；B. 截下远节指骨；C、D. 植骨；E. 截除畸形部分指骨；F. 手术结果

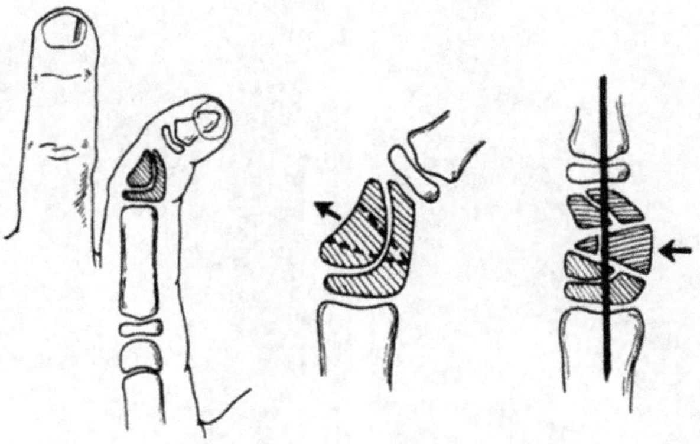

图 38-102　三角形指骨畸形，Smith 截骨植骨技术

第十二节　镜影手畸形

镜影手（mirror hand）是指手的大部分成分出现孪生畸形，包括 3 个以上手指或掌骨的赘生，这有别于多指畸形。其形态如同镜影与手同时存在于一个前臂的远端，成为原位赘生手。赘生手的成分位于手的尺侧，因此又称为尺侧多肢。

一、临床表现

镜影手是一种罕见的上肢畸形，又称双尺骨畸形，表现为双尺骨和手指重生畸形（图 38-103）。

笔者将在前臂下有 6 个、7 个、8 个、9 个或 10 个手指的多指畸形也归入这类畸形中叙述，这类畸形其掌骨也可能有 7 个、8 个、9 个或 10 个。前臂往往短小，尺骨或孪生，拇指缺失。文献中描述镜影手多半为单侧性，笔者在几十年中共诊治了 7 例镜影手，6 例为双侧性。1 例为男性，12 岁，双手均为镜影手，每一只手均有 10 个手指，而且双足也是镜影足，每一只足各有 10 个足趾，未治。另 1 例为女性，14 岁，右手为 8 个手指，左手 7 个手指，伴有并指畸形，进行了手术治疗（图 38-104）。

二、治　疗

镜影手的治疗常需根据畸形手的解剖结构个别设计。手术内容包括多余手指及掌骨切除、拇指再造。拇指再造手术是用手指拇指化的术式，同时进行第 1 指蹼再造，除此以外，还需进行手掌、手背皮肤整形，以及肌腱转移、手指手内肌转移和动力功能修复和重建。这是一项较为复杂的手术设计过程，可多项手术一次完成，目的是使孪生手经过手术后，达到外形及功能近乎正常。但是对于伴有多手指并指的患者，镜影手的矫正手术可分期进行，先进行拇指再造、多余手指切除，3 个月后进行并指畸形分指术。

1. *手术方法*　即切除多余手指，截骨转位拇指重建。在桡侧第一指设计一舌状皮瓣，与保留的第四指外侧切口相连，在掌背形成 V 形切口，掀起桡侧舌状皮瓣，在掌侧切口中，分离准备切除的第一、二、三指的指神经、指动脉，分别结扎及切断，然后切断相应的屈指肌腱。在背侧的切口中，从远端切断各指的伸指肌腱。显露第一、二、三、四指的掌骨，切开骨膜并剥离。将第一、二指从掌骨基底离断，第三指从掌骨中 1/3 处离断，将三个赘生指切除。第四指在掌骨中 1/3 处做“Z”形截骨，旋前 20°，移位于第三掌骨残端，用克氏针予以固定。使新形成的拇指处于对掌位，用两条切断的伸肌腱移位到拇指的伸肌腱上，以加强伸拇力量。用部分切断的骨间肌缝合到重建拇指的掌指关节桡侧关节囊上，重建拇指的外展功能。

2. *操作注意事项*

（1）切除赘生指时，勿损伤保留指的神经血管束，以免影响重建拇指的血液循环及皮肤感觉。

（2）截骨转位重建拇指时，新拇指应处于对掌位，用保留的骨间肌重建拇指的对掌功能。

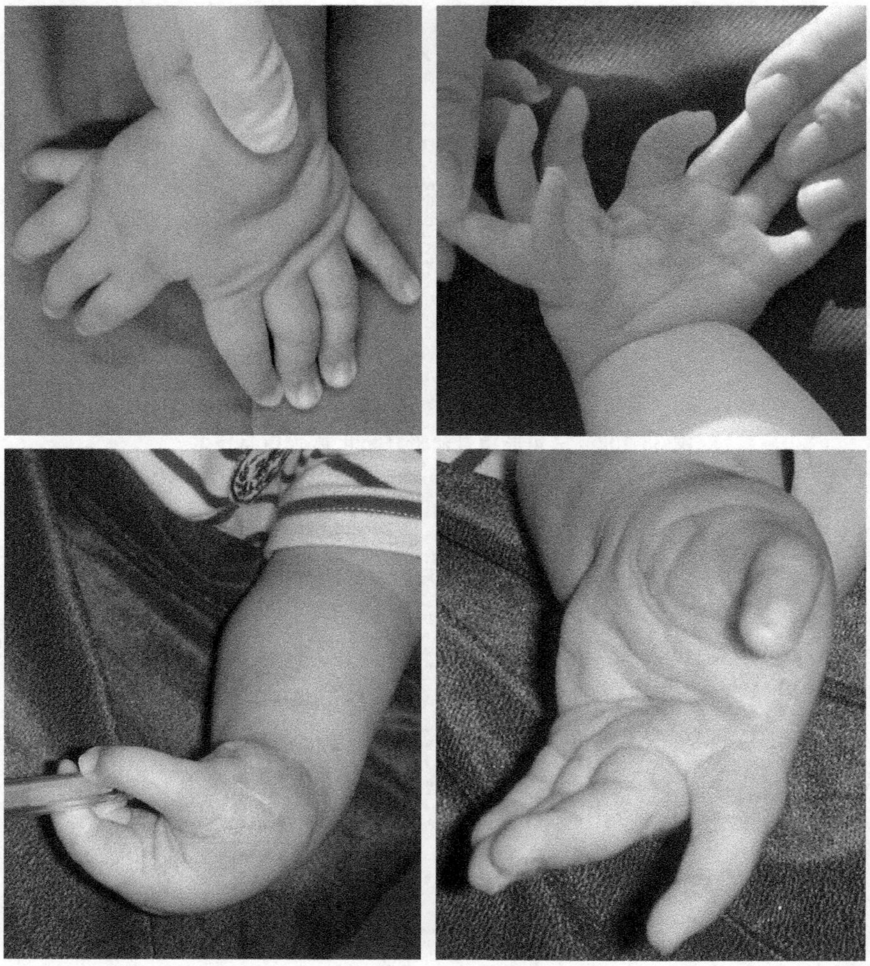

图 38-103　镜影手

6 个月男性婴儿，左手双尺骨，镜影手畸形，手术前及手术后 3 个月

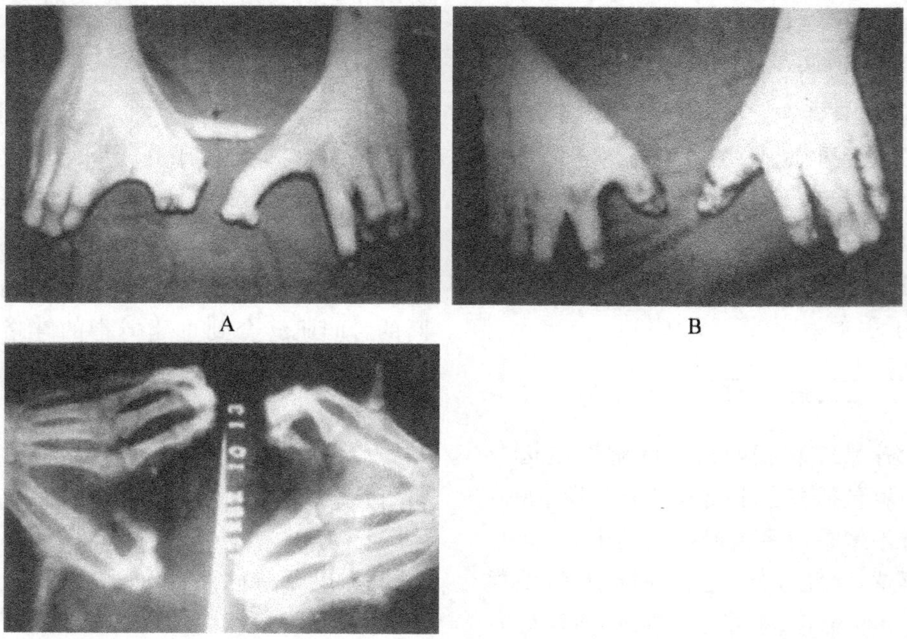

A　B

C

图 38-104　镜影手

A. 术前；B. 术后；C. X 线片

第十三节　先天性赘生手畸形

一、概　述

先天性赘生手畸形（congenital superfluous hand、congenital extra-hand）是指手的部分或全部生长于躯干的其他部位，而患者往往具有正常的双手，赘生手具有手的部分或全部特征，但不具有功能，常与深部组织相连，该病例十分罕见。笔者曾治疗1例赘生手畸形的患儿，男性，14岁，如一海豹手赘生的手，附着于项部 $C_{6\sim8}$、T_1 区域，伴有脊柱裂，赘生的手无活动功能。全身其他器官未见畸形，无家族遗传史，智力发育良好，手术切除赘生手，效果良好（图38-105）。花明学报道一例女孩，11个月，出生时即见背部相当于 $T_{7\sim9}$ 节段处有一直径约5cm的软组织肿块，其表面有五处大小不等、深浅不一的陷窝。其上游一指状物，指尖向下，长约8cm。外观呈三指节，指横纹清晰，无主动活动功能。末端的指甲和指腹与正常一样（图38-106）。X线片显示 $T_{7\sim9}$ 为裂椎，$T_{6\sim11}$ 脊柱裂并杵状棘突。

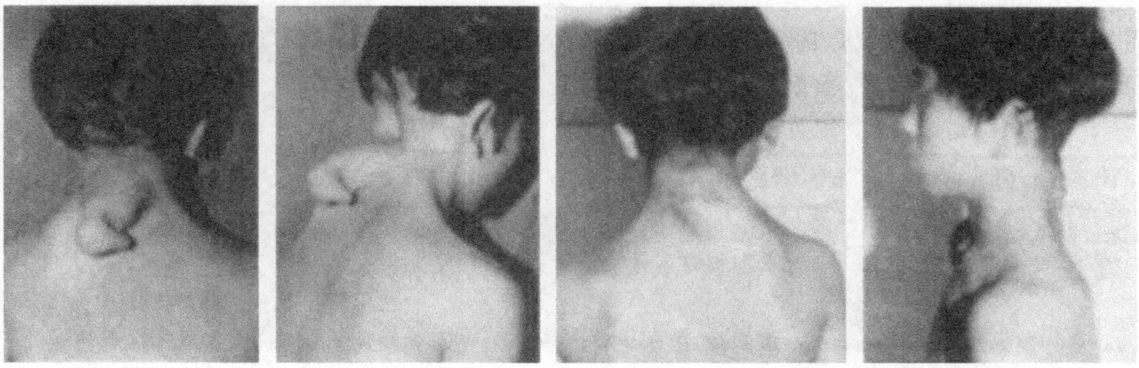

A　B　C　D

图 38-105　项部赘生手畸形

A、B. 术前；C、D. 术后

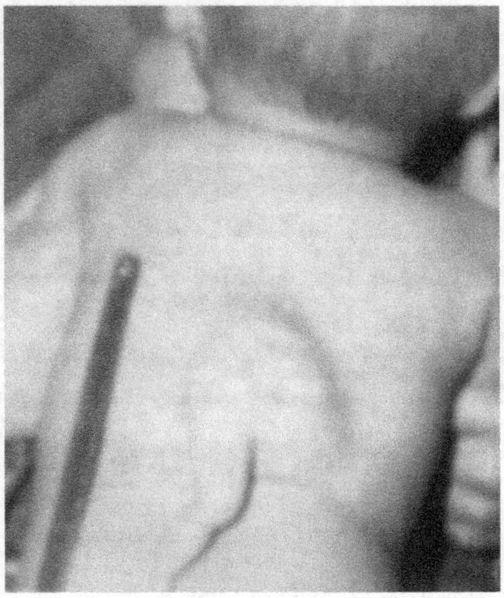

图 38-106　先天性赘生手

二、病因和病理

可能与肢芽或外胚层在形成的早期受到特殊的损害而部分发生分裂有关。赘生手具有手的全部或部分结构特征，如骨支架；但缺乏手的动力系统，如肌腱等。按 Swanson 分类属于肢体重复畸形。

三、治　疗

先天性赘生手治疗上应从美容的角度出发，将赘生手切除整形。如遇与深部组织相连，手术切除时应注意勿伤及深部组织，单纯切除赘生手即可。

第十四节　先天性并指畸形

一、定义及发病率

定义:两个以上手指的组织结构先天性完全性或不完全性相连,称为先天性并指畸形(Syndactyly)。

并指是上肢先天性畸形中最多见的病种之一,发生率为 0.33‰~0.5‰(Buck-Gramcko,1988)即为新生儿的 1∶2000~1∶3000。先天性并指中有半数的患儿为双侧性并指。一般而言,男孩多于女孩,也有报道说,男孩和女孩之比为 1∶1。白种人多于黑种人,中、环指并指较为多见。

并指可以单独出现,也常常是手部很多先天性畸形的症状之一,以中、环指并指畸形最为多见(50%±),其次是环、小指并指(30%±),示、中指并指(15%±)以及拇、示指并指(5%±)。没有见到有关多手指并指畸形发生率的报道。

在多种先天性手发育不良中,如 Apert's 综合征、分裂手畸形、短指畸形、多指畸形以及在许多综合征中都可见到并指畸形(图 38-107,图 38-108,图 38-109,图 38-110)。

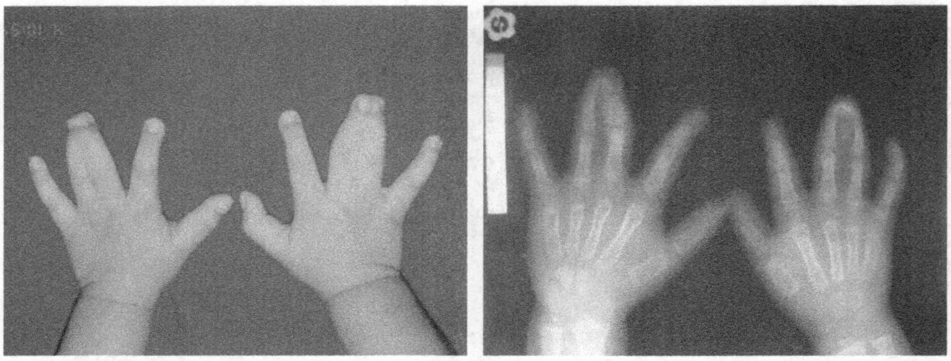

图 38-107　男,3 岁　中、环指完全性并指,指甲粘连。右图:X 线片显示中、环指末节指骨融合,右手中、环指末节指骨间有多指指骨,左手中指中节及末节指骨增粗畸形

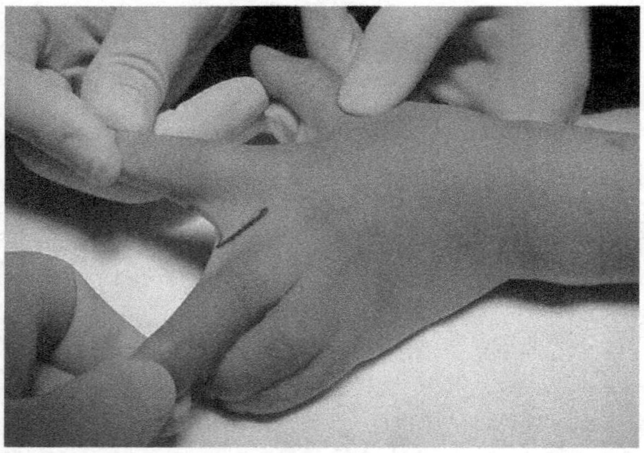

图 38-108　示指、中指不完全并指

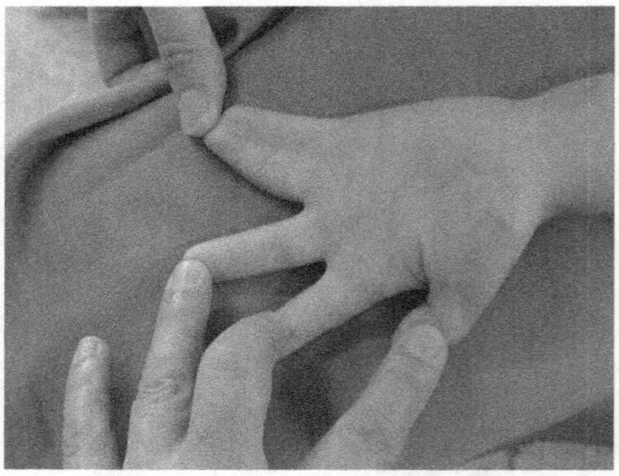

图 38-109　环、小指并指

二、病因和病理

并指畸形的病因不明。约有 10%的患者有家族史,有家族史的并指畸形,常出现 在中、环指并指,伴有 2~3 足趾并趾畸形。

并指畸形是胚胎发育异常所造成。上肢芽出现在胚胎 24~26d,手指出现在 41~43d,手指的分开出现在 52~53d。并指的致病原因尚不明了,并指畸形病理表现。

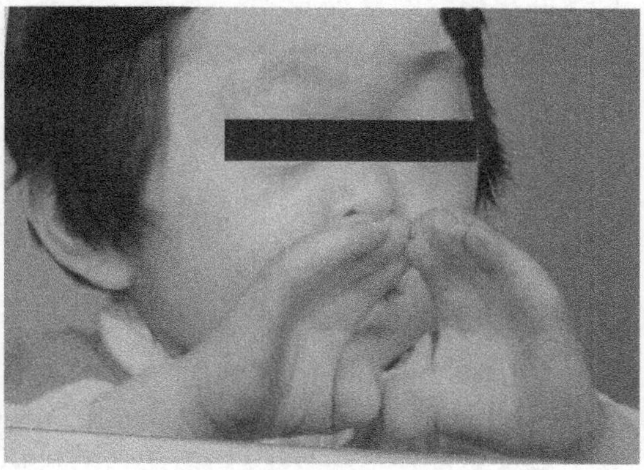

图 38-110 Apert's 综合征，伴有并指畸形

(一)皮肤短缺

并指表现为手指相邻两侧的皮肤及皮下组织较正常为少，有人计算，并指两手指的周圈皮肤覆盖较正常手指少 22%。笔者认为并指畸形的皮肤的短缺程度是和并指畸形程度有区别的，并手指基底部的指蹼区皮肤短缺最为明显。因为并指畸形的种类和程度不一样，因此，皮肤缺损的情况也变化多端，不完全性并指皮肤缺损较少，完全性并指皮肤缺损较多，指骨和掌骨融合性并指，皮肤缺损更多。

(二)骨骼畸形

单纯性并指的指骨、掌骨及相应的关节均正常。复杂性并指伴骨畸形，复杂性并指的骨骼畸形分为原发性骨畸形及继发性骨畸形。

1. *原发性骨畸形*　表现为多样性，有两个并指间的指骨或掌骨骨融合、指骨和(或)掌骨发育不良、指间关节融合或强直，或有三角形指骨存在，多指存在，或在两并指指骨间，或掌骨间有形态变化的骨桥相连，后者更多见于复杂分裂手并指畸形，以及多种综合征中的手畸形。

2. *继发性骨畸形*　是由于指骨或掌骨畸形，引起静力性或动力性的力量影响，使患儿手指骨的生长过程受到限制。这种影响可以是骨融合畸形，造成指骨的生长迟缓或生长方向改变；或是软组织的短缺牵张影响指、掌骨的生长，造成指、掌骨长度不足、关节侧弯或屈曲畸形等。这种手生长发育过程中的畸形状况发展的原因尚待研究。

(三)血管、神经畸形

在不完全并指中，很少发生并指血管、神经的畸形。在完全性并指中，由于并指畸形组织结构病理解剖变化多端，因此，血管、神经畸形的规律性难以恒定。并指的指血管、神经有时正常存在，有时血管神经的畸形迷路分布，或一侧缺如，因此，在多手指并指畸形进行分指手术时，不能一次分离多手指并指，以防因血管畸形，造成分离手指的坏死。如果是铲形手(Apert 综合征)或“无指手套并指”，通常是先分离边缘手指的指蹼，然后，再分离中间的并指。即使是单纯性并指，也可能有指血管畸形存在，会造成手指分离手术后手指末端指尖坏死。采用血管造影，激光多普勒或超声多普勒，或磁共振检查，或指动脉的物理检查，对相连的手指动脉状况的存在与否会有所帮助。手术医师在并指畸形手术矫正前，对于复杂并指畸形的血管、神经的畸形应有所估计和认识，并应向病人及其家属阐明并指畸形可能伴有指血管神经畸形可能，在分指手术后产生手指远端坏死等并发症。

(四)手部其他结构的畸形

文献中叙述的并指畸形多半是叙述皮肤，骨骼，血管，神经畸形等，在笔者的临床经验中感觉到，并指畸形特别是复杂性并指畸形，常合并有关节，关节周围的支持结构，如：韧带、筋膜、腱膜以及肌腱和肌腱周围的支持结构的发育不良和畸形，其实，这些结构的发育不良和畸形，对手指畸形造成的功能影响，较单纯皮肤相连造成的手功能损害要严重。

(五)伴发全身其他部位的畸形

并指畸形是多种综合征的临床表现之一，文献记载有 48 种综合征的临床表现中有并指畸形，而且，新的综合征还在被发现，这些综合征的病理变化和临床表现，都是并指畸形的伴发病理变化和症状。

三、临床表现

并指畸形可单独存在，或和多种手畸形如多指，短指，手指屈曲畸形等同时存在。多指并指畸形的表现症状，特别是在一手包含 6～10 手指畸形中，常存有不同程度的蹼状并指和手指屈曲畸形，笔者称其为“蜘蛛手畸形“。在全手发育不良的”铲形手”畸形，和一些综合征如 Apert 综合征伴有的手部畸形中，并指畸形是其临床表现之一。

(一)皮肤性并指

临床上最常见是中、环指并指，表现为中指和环指皮肤相连，两手指之间的皮肤完全相连称为完全性并指，皮肤不完全相连的并指，称为不完全性并指。不完全并指可以是手指近端并指，也可以是手指远端并指，这类并指的近端手指常有不同程度的发育不良和畸形。手指远端并指，常表现为末节指骨远端融合。在手指远端并指中，有时是示指和环指或小指并指，这类并指通常有短指畸形，称其为交叉性并指畸形。

（二）并指骨、关节畸形

并指畸形的骨关节畸形表现多样，包括并指间指骨骨融合掌骨骨融合和指骨、掌骨等发育异常：

并指相邻的两手指，可仅仅是皮肤相连，亦可以相邻的指骨融合，或相邻的掌骨融合。并指的掌骨和指骨在形态上，结构上，以及数量上，都可能发生发育异常。

掌骨融合：较多的表现为环指-小指掌骨骨融合并指，在环指-小指掌骨骨融合的病例中，可表现为第四、五掌骨近端合二为一，远端分叉，或部分或大部分或全部掌骨融合。掌骨融合也发生在其他手指的掌骨之间，较多见于多指并指。

指骨融合：相融合指骨可以是指端末节指骨融合，也可是近节指骨或是中节指骨融合，或是三节指骨均融合，X线检查可见两手指的指骨合并为一，常见合并指骨较正常指骨为粗和宽或短。由于指骨融合常合并有关节，关节韧带，关节周围的支持结构，以及肌腱和肌腱周围的支持结构的发育不良和畸形，可形成手指短小，或细小，或弯曲，或侧曲畸形等。

（三）并指畸形的指甲畸形

并指畸形的指甲畸形，既可能是两指甲合二为一，也可是两指甲合并，但中间有不同深度的沟槽，也可表现为并指的两指甲存在，但甲沟发育不良等。

（四）并指畸形的功能障碍

并指畸形的形态及结构畸形变化很大，因此并指畸形的功能障碍也表现各异。一般认为，单纯性并指畸形在临床上是属于结构畸形较为单纯的一类畸形，而复合性并指，由于并指畸形的形态及结构变化大，其功能缺陷的表现也是较难描述，因此，文献上很少见到关于并指畸形功能障碍的多样性进行叙述，这是由于并指畸形的功能障碍几乎涉及手功能障碍的各个方面。拇指示指并指，造成拇指食指功能障碍，示指中指并指，造成示指中指功能障碍；中指环指并指，造成中指环指功能障碍；环指小指并指，造成环指小指功能障碍，全手并指，造成全手功能障碍。

（五）并指畸形的分类

并指畸形的形态结构分类：是按畸形的形态，部位，畸形的结构以及伴发畸形进行并指分类。

1. 皮肤性并指

(1)桡侧型并指（第1指蹼1、2指并指）。

(2)中央型并指（第2、3指蹼并指）。

(3)尺侧型并指（第4、5指蹼并指）。

(4)联合型并指（1+2或3型并指）。

在上述皮肤性并指畸形中，因为手指间皮肤相连的范围不一样，又分为完全性皮肤性并指和不完全性皮肤性并指。

2. 掌骨骨融合性并指

(1)环指-小指掌骨骨融合并指。

(2)其他掌骨骨融合并指。

3. 指骨骨融合并指

(1)桡侧型指骨骨融合并指（第1、2指指骨融合并指）。

(2)中央型指骨骨融合并指（第2、3指或第3、4指指骨骨融合并指）。

(3)尺侧型指骨骨融合并指（第4、5指指骨骨融合并指）。

(4)其他指骨骨融合并指。

4. 复合性并指，或复杂性并指　一般概念中，皮肤型并指被称为单纯性并指，其他均称为复合型并指。

在上述的分类中，尚有较多的并指畸形不能被涵盖，笔者以为用“复合型并指”或“复杂性并指”容纳其他较为合适。临床上见到的并指畸形是变化多端的。很多病例来院就诊原因，常常是在临床上需要治疗的并指畸形，但在症状上及分类学上，又属于别类手畸形，或是不同类型的综合征，如：分裂手畸形并指，Apert′s综合征的手畸形，poland综合征的缺指并指，手指发育不良性短指交叉性并指，手发育不良性并指等，其主要表现和治疗目的是并指畸形的分指手术。

在复合型并指畸形手中，除了相邻手指的皮肤、结缔组织相连外，尚有骨、神经、血管或肌肉、肌腱的相连。在复合性并指中，尚包含并指伴有指屈曲畸形，指侧弯畸形，指节骨融合（Symphalangism）及短指指节骨融合畸形（Brachysymphalangism），并伴有手指成分发育不良等，复合性并指畸形常有两种以上畸形出现在一只手上。

1. 多指并指（图38-111）

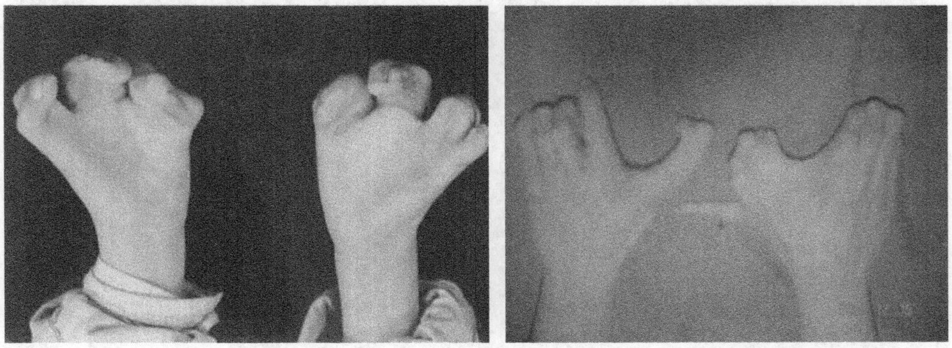

图 38-111　多指并指，镜影手

2. 分裂手并指（图 38-112，图 38-113，图 38-114，图 38-115）

3. 短指并指和短指交叉并指（图 38-116，图 38-117）

4. 指并指，含 Poland 综合征，桡侧纵列缺损合并并指等（图 38-118，图 38-119）

5. 铲形手（mitten hand，含 Apert 综合征）或称“无指手套并指”（图 38-120）

6. 手发育不良并指（图 38-121）

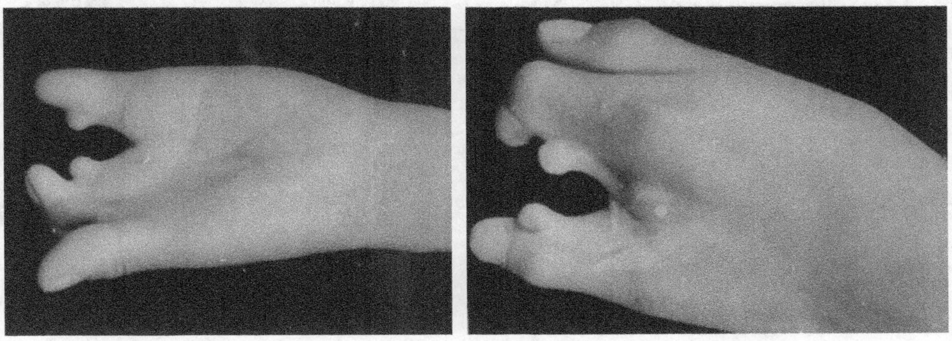

图 38-112　是多指分裂手畸形，但主要治疗要点是第一指蹼和中、环指指蹼并指分指及功能手指再造

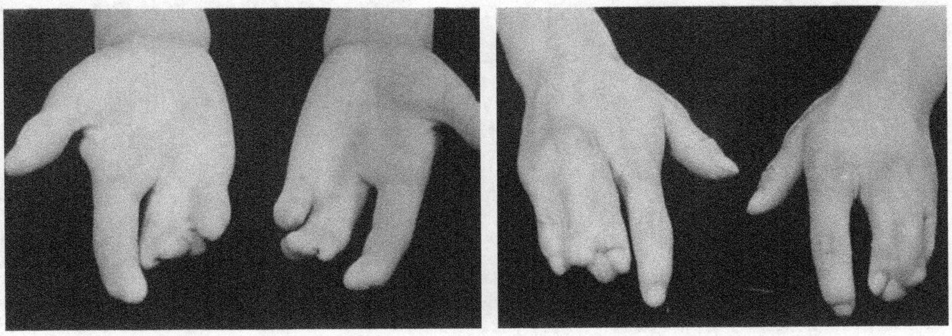

图 38-113　是多指分裂手，并指畸形，治疗的主要内容是分指手术及手指功能再造

根据并指的表现形态不同、功能损害不同，并指又可分为下列几类：

1. 不完全并指　仅是相邻手指的部分组织相连，可表现为指蹼变浅，或是部分并指，或是指端并指等。

2. 完全性并指　从手指基底到指尖完全相连。

3. 单纯性并指　仅有相邻手指的皮肤、结缔组织相连。

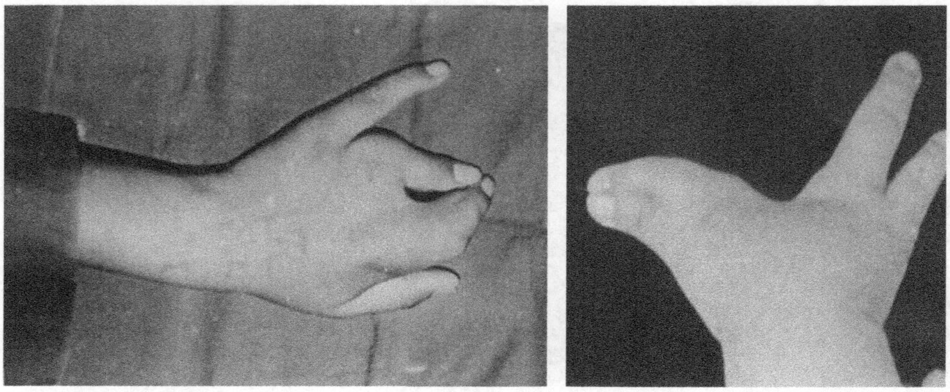

图 38-114　是四指分裂手，并指畸形。治疗是以分指术和手指功能再造等为主要内容

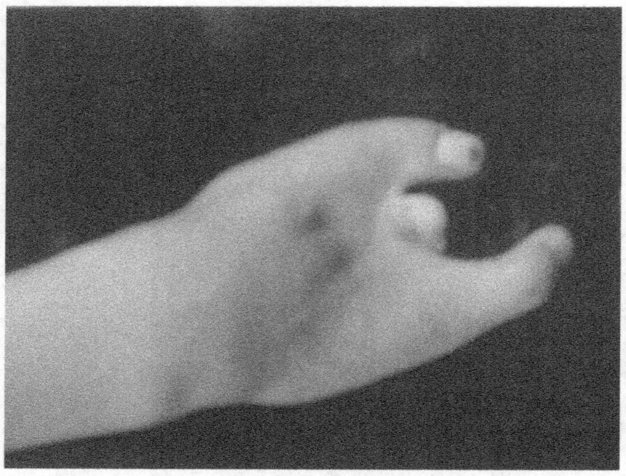

图 38-115　三手指分裂手，主要治疗内容是分指手术和手指功能再造等

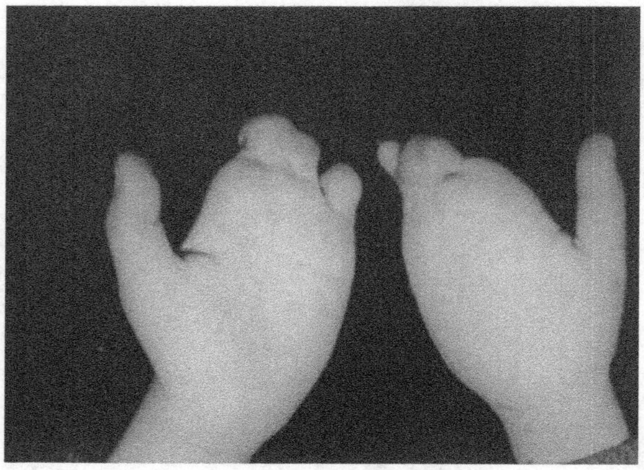

图 38-117　短指交叉并指，手发育不良

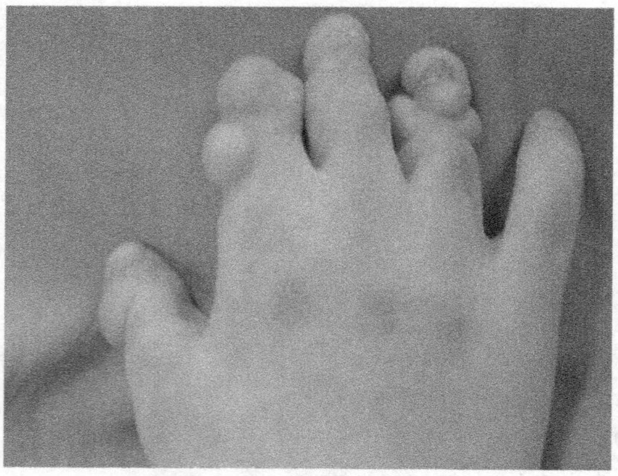

图 38-116　短指并指，伴有手指环状狭窄

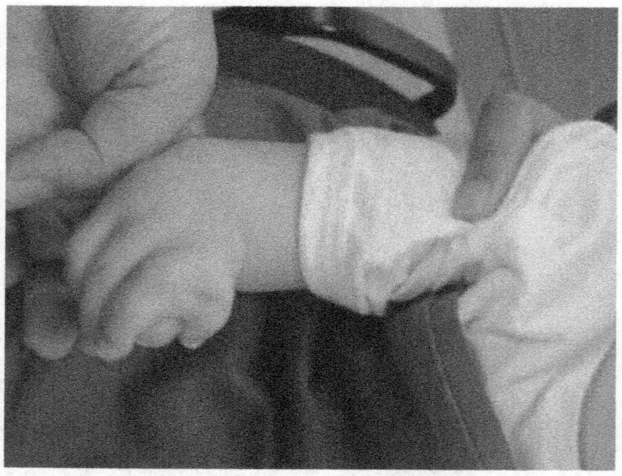

图 38-118　缺指并指，桡侧纵列缺损，合并 1、2 指并指指发育不良

4. 复合性并指（复杂性并指）　单纯性并指的症状除了外形上的损害外，主要是妨碍手指的外展及内收。复合性并指的损害，则根据病变状况的差异，表现出不同的症状。

（六）并指畸形损害程度的分级及评定

所有的手及上肢先天性畸形，均存在不同程度的外形及功能上的损害，如何来衡量其畸形及损害程度，是整形外科、手外科医师共同关心的事情。Eaton 和 Lister(1990)对先天性并指畸形程度的分级就是一个有价值的尝试。

畸形损害程度的分级包括三部分：指蹼粘连程

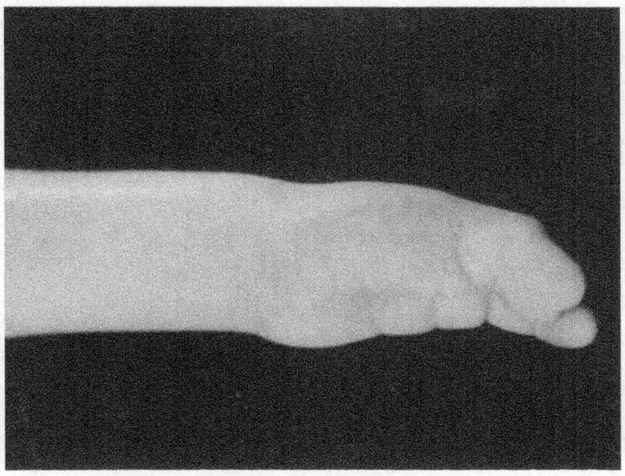

图 38-119　缺指并指，Poland's 综合征。手畸形的治疗目的，是并指畸形分指术和拇指功能再造

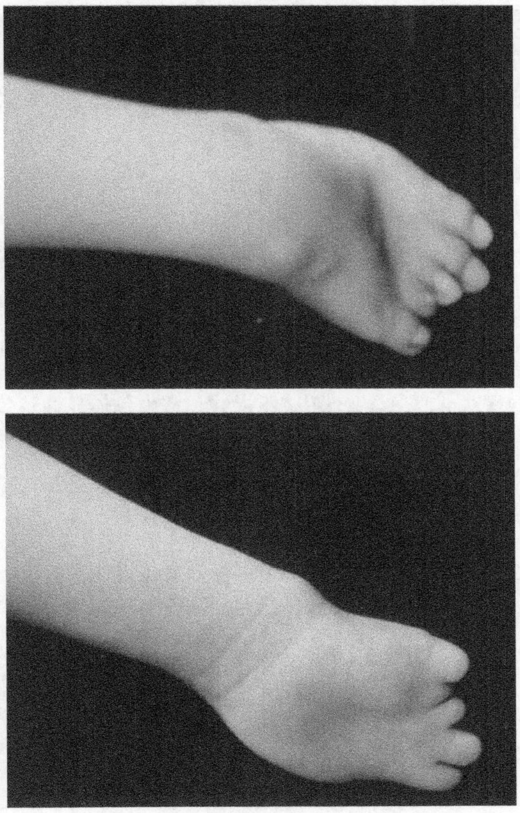

图 38-120　铲形手，或称“无指手套并指”，手畸形的治疗内容，是并指畸形分指术和拇指功能再造

度分级、骨结构畸形及活动范围分级、形态损害分级等。笔者认为：一种较为理想的并指畸形损害程度的分级方法，还应根据手部畸形形态、功能缺陷程度来分级，即根据手功能评定的方法，测定手各部的主动活动范围（TAM）及被动活动范围

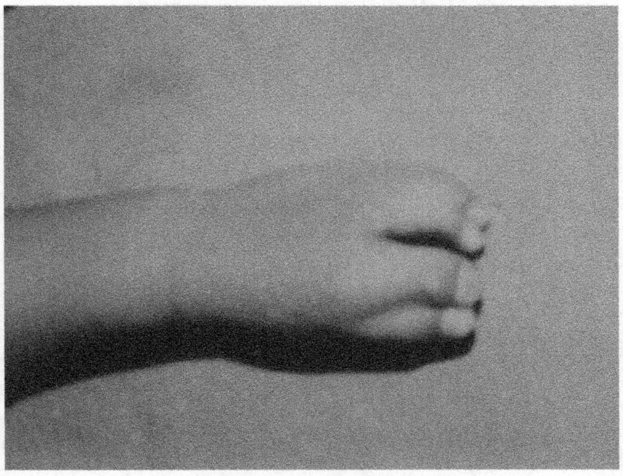

图 38-121　手发育不良并指，手畸形的治疗内容是并指畸形分指术和拇指功能再造

（TPM），加上缺陷程度进行分级，但从客观上对于一个 1—2 岁的就诊患儿来说，要取得这些数据是不容易的。因此，Eaton 和 Lister 的这一分级方法，是目前一简单易行的分类方法。它不仅可用于手术方法的选择，而且可以作为手术效果的评定依据。

指蹼粘连程度分级：

测量较长的手指，取其手指完全伸直及外展位时，测量指蹼到掌骨头距离与掌骨头到指尖距离之比例。其标准为：

1. Ⅰ度　并指范围 ≤1/8 掌骨头到指尖距离。

2. Ⅱ度　并指范围在 1/8～1/4 掌骨头到指尖距离。

3. Ⅲ度　并指范围在 1/4～1/8 掌骨头到指尖距离。

4. Ⅳ度　并指范围在>3/8 掌骨头到指尖距离。

主动外展范围的分级：

1. Ⅰ度　拇-示指外展≥60°；手指外展≥30°。

2. Ⅱ度　拇-示指外展 45°～60°；手指外展 20°～30°。

3. Ⅲ度　拇-示指外展 30°～45°；手指外展 10°～20°。

4. Ⅳ度　拇-示指外展<30°；手指外展<10°。

主动伸指或屈指损害程度的分级：

以伸指不足及屈指不足的厘米数来测量，拇指则以外展功能失去的厘米数测量：

1. Ⅰ度　指伸或指屈范围减少在 0.5cm 以下。

2. Ⅱ度　指伸或指屈范围减少为 0.5～1.0cm。

3. Ⅲ度　指伸或指屈范围减少为 1.0～2.0cm。

4. Ⅳ度　指伸或指屈减少范围大于 2.0cm。

形态损害分级：

1. Ⅰ度　正常外观。

2. Ⅱ度　接近正常。

3. Ⅲ度　明显可看出畸形。

4. Ⅳ度　严重畸形，或是经手术前后形态没有变化。

即使如此，也很难将变化多端的并指畸形全部覆盖。

（七）综合征伴发的并指畸形

多种综合征伴发的并指畸形已在复合性并指畸形中描述。

并指畸形既可以是单独出现的畸形，也可能是其他畸形的症状之一，在多种手发育不良畸形中，并指是重要表现之一，在分裂手畸形中，表现有并指畸形很常见，尚有多指并指、短指并指、指端交叉并指、肢体环状狭窄合并并指、铲形手手发育不良并指等。在很多综合征中，并指也是症状之一，如前已叙述的 Apert 综合征、Poland 综合征等。文献记载有 48 种综合征的临床表现中有并指畸形。部分综合征伴有并指畸形列表（表 38-7）如下。

表 38-7　伴有并指的综合征

综合征	临床表现	遗传特征
Poland 综合征	单侧短指并指畸形，胸大、小肌胸骨头发育不良，乳房发育不良，腋蹼	未定
Apert 综合征	狭颅症，眶距增宽症，突眼症，上颌骨发育不良，智力迟缓，复杂指端并指	常染色体显性遗传
Saethre-Chotzen 综合征	狭颅症，眶距增宽症，突眼症，上颌骨发育不良，不完全性单纯性并指	常染色体显性遗传
Waardenberg 综合征	尖头畸形，面口不对称，腭裂，耳畸形，鼻畸形，单纯性短指并指畸形，偶有末节指骨分裂	常染色体显性遗传
Pfeifer 综合征	短头畸形，宽，短拇指及大足趾畸形伴有三节指骨单纯性并指	常染色体显性遗传
Summit 综合征	尖头畸形，各种类型手足畸形	常染色体显性遗传
Noack 综合征	尖头畸形，巨大拇指畸形，大足趾多趾，并指（趾）	常染色体显性遗传
Carpanter 综合征	尖头畸形，下颌骨发育不良，平鼻，智力迟缓，单纯性中、环指并指	常染色体显性遗传
Oculodentaldigital 综合征（眼齿指综合征）	小眼畸形，小角膜畸形，青光眼，小鼻，小鼻翼，小牙及牙釉质发育不良，中、环指并指	常染色体显性遗传
Orofaciodigital 综合征Ⅰ（口面指综合征Ⅰ）	系带发育不良，裂舌，裂腭，唇中裂，下颌沟槽，牙槽突起，牙齿异常，上颌骨发育不良，单纯性并指。男性易死亡	X 链显性遗传
Crofaciodigital 综合征Ⅱ（口面指综合征Ⅱ）	裂舌，唇中裂，牙槽裂，下颌骨发育不良，并指	常染色体遗传
Acropectorol-vertebral 综合征	并趾，小足趾多趾，掌骨/骨融合，胸骨突出，隐性脊柱裂，智力迟缓，颅面畸形，拇指-示指并指	常染色体遗传

1. Poland 综合征（PS）　是一种早已见报道过的罕见的先天性畸形。包括一侧胸肋骨发育不良，一侧胸大肌，胸小肌及同侧上肢发育不良，女性总是伴有乳房发育不良。手发育不良表现为患手短小，并指及短指。患儿父母常常因为患儿有先天性并指而来就诊。其病因常认为是锁骨下动脉系列畸形。女性常常发生在右侧。

笔者在临床上见到 20～40 例，Poland 综合征，笔者见到的女性病例，也多是发生在右侧。下图是一例 9 岁女童，单侧短指并指畸形，手发育不良，胸大、小肌发育不良，乳房发育不良，腋蹼（图 38-122A）。和一例男性儿童，10 岁，Poland 综合征，发生在右侧，胸大、小肌发育不良，乳房发育不良，右手发育不良，短指并指，X 线摄片显示，手发育不良，2、3、4、5 手指中节指骨发育不良。除了虎口狭窄，拇指功能及形态接近正常，对指及对掌功能良好（图 38-122B、C）。

沙特阿拉伯作者 Al-Qattan（2001）复习了文

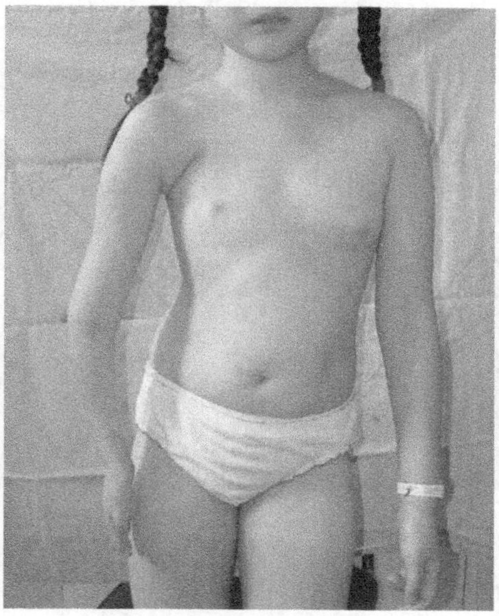

图 38-122A　9 岁女童，右侧单侧短指并指畸形，手发育不良，右侧胸大、小肌发育不良，乳房发育不良，腋蹼

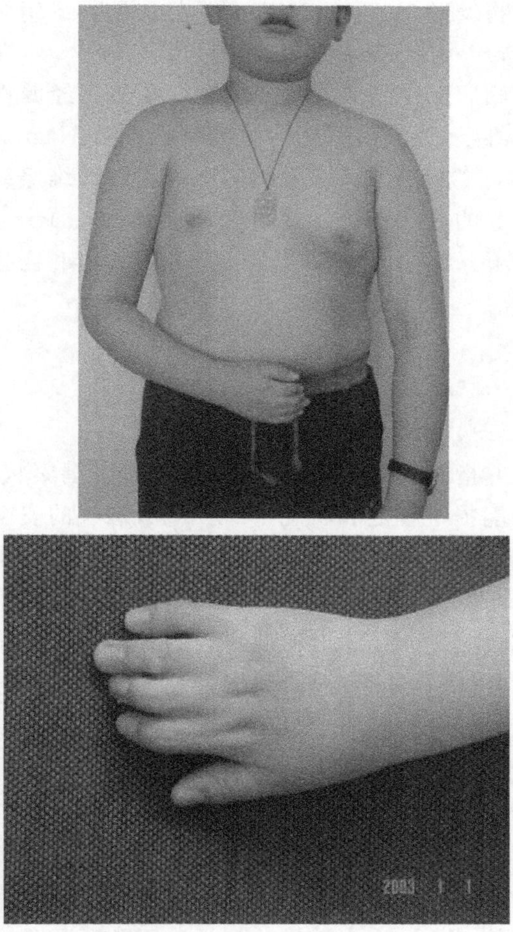

图 38-122B　男性儿童，10 岁，Poland 综合征，右侧胸大、小肌发育不良，右手发育不良，短指并指

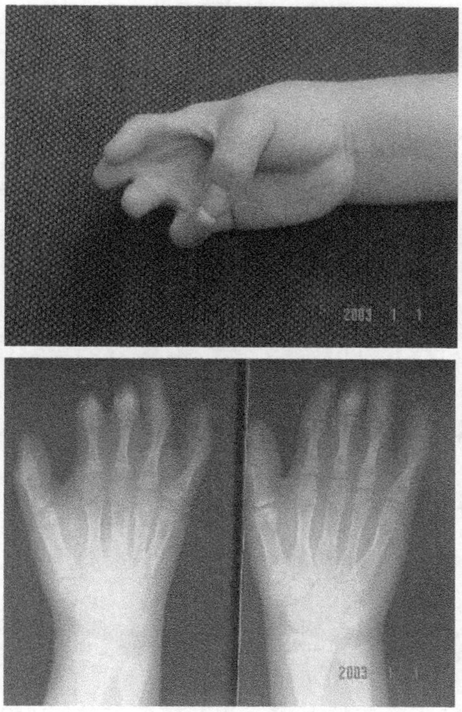

图 38-122C　右手发育不良，短指并指，X 线摄片显示，手发育不良，2、3、4、5 手指中节指骨发育不良。虎口狭窄，但拇指功能及形态接近正常，拇指对指及对掌功能良好

献，综述 Poland 综合征 20 例，症状表现除了胸大、小肌发育不良，乳房发育不良等外，又将其手部畸形分类为 7 型。

在文献复习中，没有见到 Poland 综合征有关伴有多发性骨畸形的病例。笔者发现一例罕见的胸部和手部发育不良病例。可能是一种新的综合征：6 岁男性，右侧胸大、小肌缺失，伴有多发性骨畸形，胸廓畸形，2、3、4、5、6 肋骨部分缺损，呼吸时有胸廓膨出，和凹陷畸形。锁骨发育不良，尺、桡骨融合，腕骨发育不良，指骨畸形，但患侧手形态近似正常。类 Poland 综合征，又不同于 Poland 综合征，Poland 综合征一般只有胸部软组织畸形，因此，笔者见到的这一病例具有特殊性（图 38-123）。

Rebelo N 等（2002）报道了 71 例儿童 177 个并指畸形，51 例是没有伴发其他畸形的并指，14 例伴有其他畸形，6 例儿童为 Apert 综合征，6 例 Apert 综合征儿童均是散发病例，一例伴有腭裂，另一例有癫痫。

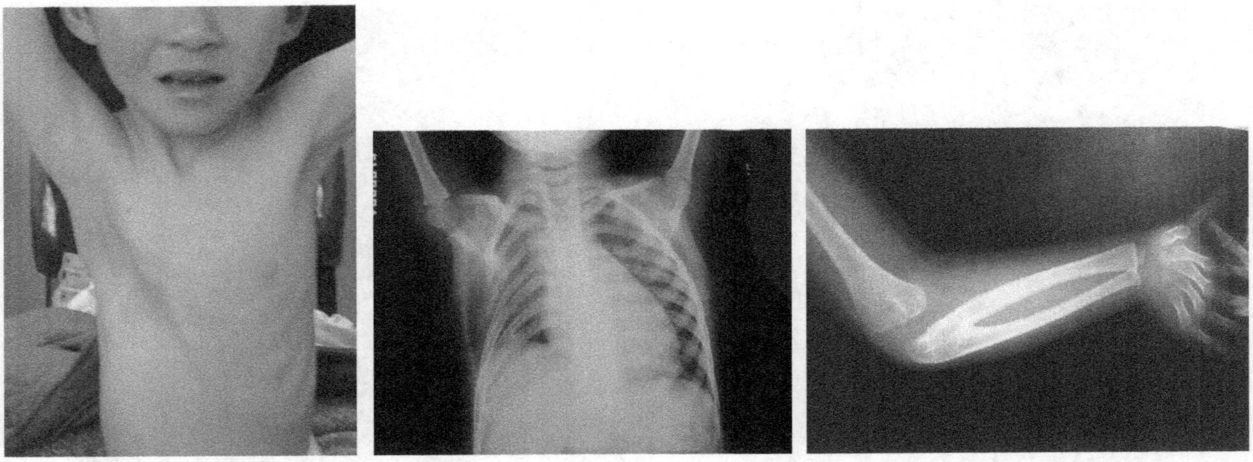

图 38-123 右侧胸肌缺失，胸廓畸形，多发性骨关节畸形。右侧胸肌缺乏，第 2、3、4、5、6 肋骨部分缺损，呼吸时有胸廓膨出，或凹陷畸形。伴有多发性骨畸形，尺、桡骨融合，腕骨发育不良，指骨畸形

2. Apert 综合征　Apert 综合征常就诊的一个主要原因是并指。

Apert 综合征又称尖头并指综合征(Acrocephalosyndactyly)，由法国神经学家 Apert 于 1906 年报道，是一较为罕见的综合征，发生率约是 1/80 000 儿童，其特征是颅缝早闭、突眼、中脸部发育不良，及对称型并指(趾)症。属于常染色体显性遗传。Apert 综合征的颅面形状与 Crouzon 综合征类似，但有些特征不同，头形前后扁而高，前囟门突出，眼眶上缘低陷，上颌骨发育不足，腭弓高而窄，常合并继发腭裂，有前牙开合，病人易伴患痤疮(acne)、动眼神经麻痹、睑下垂、额部皮褶及大耳垂等特征。

Apert 之上肢较短，常见第二、三、四指骨性粘连，只有一个共用指甲，手如同戴了无指手套。拇指及小指亦有不同程度的畸形。所有指间关节均粘连，但指掌关节仍可活动。足趾通常有类似手指的畸形。手、足的畸形均左右对称。

诊断以临床检查及家族史(常为散发型)即可确定，辅以颅部 X 线及 CT 片。手、足 X 线片可确定手、足畸形之骨病变。

3. Bardet-Biedl 综合征(BBS)　或称为 Bardet-Biedl 病，是一种正染色体隐性遗传性疾病。这是上一表格中未纳入的综合征。表现为腹部肥胖，智力迟缓，肢体畸形，包括并指畸形，短指畸形，或多指畸形。视网膜营养不良，色素性视网膜病变，性功能减退，或性腺发育不良。Iannello S，(2002) 报道了一个家庭 3 例 Bardet-Biedl 综合征(BBS)两姊妹，一兄弟(66 岁，64 岁，54 岁)Bardet-Biedl 综合征(BBS)可能发生并指畸形，但症状各异。

4. 神经源性脂肪纤维组织增生巨指并指　神经源性脂肪纤维组织增生引起的进行性巨指并指(Progressive macrosyndactyly)，是一种少见的并指巨指畸形。一般而言，神经源性脂肪纤维组织增生(nerve territory-oriented lipofibromatosis)在笔者的临床上见到的只是——进行性的神经源性脂肪纤维组织增生，引起巨肢，没有并指。Nagarajan G，(2002)则报道了一例神经源性脂肪纤维组织增生引起的进行性巨指并指(Progressive macrosyndactyly)。这类并指畸形的治疗兼顾并指和巨指的矫正。

四、并指畸形的治疗

(一)治疗时机的选择

并指的治疗时机是根据患儿的全身健康状况，手功能损害程度和状况，并指部位，麻醉的安全度及家长的要求而定。虽然 Jones K(1984)等提出在 4 岁前手术。笔者认为，如果情况允许，应在患儿 5～6 个月进行手术，特别是拇指示指并指，宜早期手术分指，有利于手指、拇指发育。其他并指分指手术也可在 5～6 个月进行手术。有时由于骨融合并指，手术可以推迟，但手术应尽可能在 2 岁以内进行。如果由于一些别的原因需要推迟手术，但应尽可能在进托儿所之前，或进学校之前完成治疗。

单纯皮肤并指畸形仅仅是将手指分开，手术方法简单，但是，手术效果达到近乎正常还是不容易的。早期手术可能给手术带来一定的难度，采用显微外科技术，即使是初生儿的并指分指手术，在技

术上是不困难的，关键是分指手术采取准确皮肤"Z"形切口，无张力缝合，皮瓣修复指蹼，皮肤缺损需要皮片移植。如果有可能，经验丰富的医师可为初生后不久的患儿安排并指分指术。多手指并指或是复合性并指的矫正手术需要分次进行，防止一次全部分指手术，造成有的手指部分或全部坏死。在手术次序的安排上，宜将矫正拇指骨畸形，矫正拇、示指分指畸形，以及环、小指并指分指术安排在前面，中、环指并指分指安排在后面。在复杂性并指的矫正中，伴有骨融合畸形的并指分指，手术时间可安排得后一些。

(二)适应证及治疗条件

1. 患儿全身状况良好，能承受全身麻醉或阻滞麻醉或局部麻醉。

2. 应有并指畸形的X线摄片检查结果，了解骨关节畸形状况。

3. 有条件应进行指动脉的物理检查，必要时应进行超声多普勒检查，或激光多普勒，或磁共振检查，有利了解并指畸形的血管状况。

4. 需要整形的手及手指皮肤正常，局部没有破溃感染。

5. 没有凝血机制障碍，或出血性疾病。

6. 手术者有经验进行治疗，施行手术的医院有精细的整形手外科及显微外科的器械。

(三)禁忌证及手术前准备

并指畸形的矫正是选择性手术，应在手术条件具备的情况下施行手术，由于并指畸形矫正手术常是由患儿的父母，或其监护人提出来的，因此，手术与否是由患儿的父母，或其监护人决定。

1. 全身健康状况不良，有严重的伴发畸形，有碍并指畸形手术的进行。

2. 手及手指皮肤有破溃或感染或手部手术局部血供不良，可能造成手术后手指血供障碍。

3. 复合性并指及多指并指，需要分次手术，并可能因指血管神经畸形，分指手术可能造成手指部分或全部血供障碍，而不被家属所理解时。

4. 复合性并指，伴有骨关节的畸形，虽经手术，畸形并不一定能完全矫正，手术后可能达不到正常手的形态和功能，有时为了矫正畸形，可牺牲次要或无功能的手指，重建重要功能手指的功能，这应使家属理解。因此，在家属期望矫正内容超过现状，又无法理解手术设计方案的，也是手术的禁忌证。

(四)并指畸形的手术治疗

并指分指整形外科手术，在技术上是不困难的，关键是精细微创的显微外科手术，防止血管、神经损伤。手术方法是分指；"Z"形切口；无张力缝合；皮瓣修复指蹼；皮肤缺损需要皮片移植。

1. *不完全并指整形外科治疗*　不完全并指整形外科治疗的目的加深指蹼，有良好的皮肤覆盖，使新造的指蹼形态良好，和正常指蹼相似并外观协调。多半表现为指蹼过浅，周围皮肤正常，有转移皮瓣使用的供区，多半应用局部皮瓣转移再造指蹼，不用皮片移植。

可用"Z"成形、双"Z"成形、双"Z"加V-Y成形、双"Z"加矩形瓣推进成形、双方向V-Y成形，以及指侧舌状瓣成形等。

"Z"成形是并指畸形治疗中常使用的而且有效的手术方法，手术容易掌握，由于"Z"成形的灵活性很大，可谓变化无穷，要熟练掌握它是需要长期实践才能达到。

单"Z"成形，又称对偶三角皮瓣成形或交错三角皮瓣成形(图38-124A)这适应于Ⅰ度并指，并指范围≤1/8掌骨头到指尖距离。

在指蹼设计"Z"形切口手术设计：以并指指蹼缘线或为"Z"成形轴，在两侧各做一斜行切口，称为臂，轴与双臂形成方向相反的两个三角形皮瓣，切开皮肤后，制成两个对偶的三角形皮瓣，使两个三角形皮瓣，互相交换位置缝合，能延长了轴线距离，即松解了张力，达到解除并指畸形的目的。两个皮瓣的角度以60°为最佳，易位后延长的距离最多，达75%，45°者增长50%，30°者增长25%。超过90°的对偶皮瓣互相转位较困难，"Z"形皮瓣的两三角皮瓣，可以角度相等，也可制成一个角度大，另一个小些，称为不对称的"Z"成形术。这是最常选用的手术设计。并以此为基础有许多演变，包括双"Z"成形，连续"Z"形术，四瓣、五瓣、六瓣等。

以此为基础有许多演变，包括双"Z"成形，连续"Z"形术，四瓣、五瓣"Z"成形术等。"Z"形皮瓣的两臂长度通常可为0.5～1.0cm 1.5～2.0cm。注意"Z"成形术的两臂切口，不一定是制成直线，而可依据皮纹的变化，而成弧形或流线形。

双"Z"成形(图38-124B、C)，俗称四瓣法。由于双"Z"成形，增加了延长轴线距离，较单"Z"成形为佳。图38-124B为交错四瓣法，图38-124C为镜影式两个相对的"Z"成形，是又一种四瓣法，适合于Ⅰ～Ⅱ度并指的整形手术，但较多适合Ⅰ度并指。

Y-V 成形术或 V-Y 成形术，也常在并指畸形矫正中应用。

Y-V 成形术被应用到并指皮肤整形术中，是设计皮肤 Y 形切开，V 形缝合，增加横向的长度，达到矫正并指畸形的目的。V-Y 成形术是设计皮肤 V 形切开，制成使三角形皮肤组织松解，退回到需要的位置，Y 形缝合即达到组织复位。

多个 Y-V 成形术，可较大的增加皮肤的横向长度，达到矫正并指畸形的目的(图 38-124D)。

矩形瓣推进加"Z"成形，在手背设计一个矩形推进皮瓣，在指蹼掌侧，设计一个单"Z"成形，加深了并指畸形矫正的深度，适合于Ⅰ～Ⅱ度并指的整形手术(图 38-124E)。

Y-V 成形术加双"Z"成形，就构成了五瓣成形。指蹼中部设计皮肤 Y 形切开，V 形缝合，增加横向的皮肤长度，达到矫正并指的目的，为了增加向的皮肤长度，在 Y-V 成形的两侧，各设计一个横单"Z"成形，达到矫正并指畸形的目的。图 38-124F，是蒂部在手掌的 V 形三角形皮瓣 Y-V 成形术，加双"Z"成形构成五瓣成形。图 38-124G，是蒂部在手背的 V 形三角形皮瓣 Y-V 成形术，加"海鸥"瓣双"Z"成形的五瓣成形。

手指侧方指蹼舌状皮瓣旋转移植，加深指蹼，这是笔者常用于烧伤性不完全性并指的手术设计，也可用于先天性并指畸形的矫正，手术设计简单，易行。其实，这也可归纳为"Z"成形的一种(图 38-124H)。

2. 完全性并指整形外科治疗　完全性并指整形外科治疗目的如下：分开并指；良好的皮肤覆盖；指蹼再造；指端修复；甲皱再造等。遇有指骨融合的病例，需要分开融合指骨，指端皮瓣覆盖。

(1)并指分开技术：手掌手背分指切口采用并指皮肤"Z"形切口，使相合并的两手指分开(图 38-125A)，忌用直线切口，否则容易引起直线瘢痕挛缩。在分指切口采用"Z"形切口时，注意使手掌、手背三角形皮瓣能准确无误的对合。有时手掌和手背的三角形皮瓣不能无张力缝合，宜移植皮片修复，保证有良好的无张力皮肤覆盖。

(2)指蹼再造技术：指蹼再造是并指畸形修复好坏的关键步骤，选择皮瓣覆盖为最佳。指蹼再造皮瓣修复方法很多，笔者较多应用指蹼基底部手掌侧及手背侧三角形皮瓣交互插入。手背及手掌的三角形皮瓣基底位于掌指关节的水平，三角形皮瓣的底不超过两侧掌指关节的中线，三角形皮瓣的高

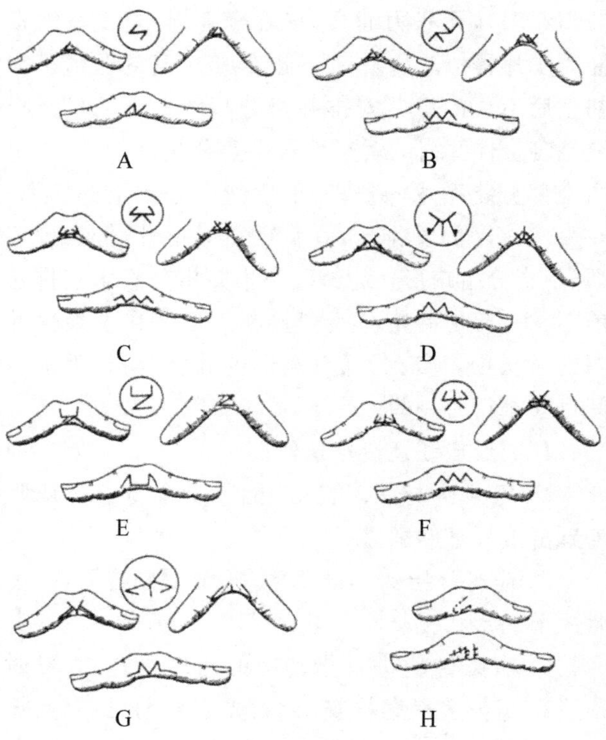

图 38-124　不完全性并指蹼整形技术

A. 指蹼单 Z 成形；B. 交错四瓣法，反方向双 Z 成形；C. 镜影式两个相对的 Z 成形；D. V-Y 及 Y-V 成形；E. 矩形瓣加 Z 成形；F. 蒂部在手掌的 Y-V 加双 Z 成形——五瓣成形；G. 蒂部在手背的 V-Y 成形加海鸥瓣成形；H. 指侧舌状瓣转移

度约等于掌指关节到指间关节距离的 2/3(图 38-125A)。

亦可设计手掌、手背 V-W 皮瓣指蹼再造(图 38-125B)；手背矩形皮瓣插入手掌指蹼再造(图 38-125C)；手背矩形皮瓣加手掌横行矩形皮瓣指蹼再造(图 38-125D)；或以掌侧三角形皮瓣，V-Y 成形插入手背指蹼再造等(图 38-125E)。为使再造的指蹼有足够的深度，三角形皮瓣或矩形皮瓣的蒂部基底，应超过正常指蹼的水平线，为达到指蹼有足够的深度，应注意勿损伤指神经、血管，因为，并指畸形可能有指总血管分叉位置畸变，手术者应予重视。

(3)第一指蹼再造：是并指畸形手术整形外科技巧重要方面，特别是对于铲形手(含 Apert's 综合征)或称"无指手套并指"的虎口再造，手术设计的重要方面是选用局部皮瓣修复，详见拇指先天性畸形，及拇指内收畸形的治疗。

(4)并指畸形的指端修复和再造：指端修复和

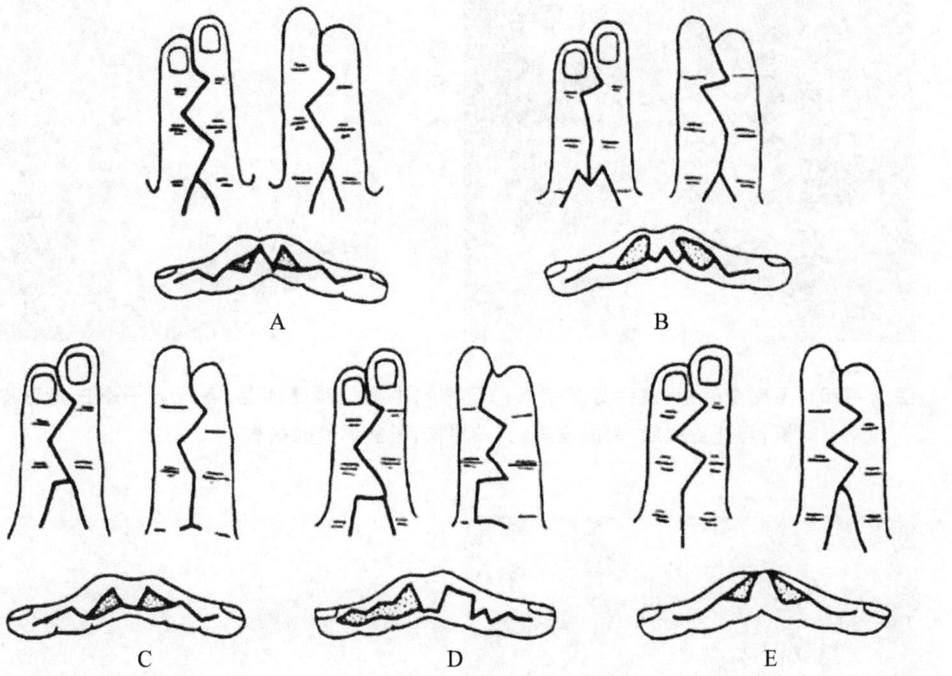

图 38-125　完全性并指整形技术

A. 两手指分开，双三角皮瓣法；B. V-W 皮瓣再造指蹼；C. 手背矩形皮瓣；D. 手掌横行矩形皮瓣；E. 掌侧三角皮瓣，V-Y 成形

再造的目的是使指端暴露的指骨有皮瓣覆盖；指端甲皱再造；指端形态良好。手术设计包括 Buck-Granmko 设计的指端舌状旋转皮瓣，及笔者设计的指背舌状旋转皮瓣两种。见并指畸形的指端修复和再造典型病例(图 38-128，图 38-129，图 38-130)。

(5)不完全并指及完全性并指整形的典型病例：患儿，男性，4 岁，左手示指、中指不完全并指，Ⅰ度并指。小指、环指完全性并指(图 38-126)(图 38-127)。

不完全并指的手术：在手背示指和中指指蹼基底部设计三角形皮瓣，皮瓣尖端在中指桡侧，皮瓣蒂部位于示指尺侧，三角形皮瓣的一边位于并指的指蹼缘，另一边位于中指桡侧缘。在手掌的示指和中指指蹼基底部设计另一三角形皮瓣，皮瓣尖端在示指尺侧，皮瓣蒂部位于中指桡侧，三角形皮瓣的一边位于并指的指蹼缘，另一边位于示指尺侧缘(图 38-126)。按设计切开皮肤后，制成皮瓣，仔细先钝性再锐性分离皮瓣，保护指神经，指血管不受损伤，两个三角皮瓣交叉移植，覆盖再造的指蹼。

完全性并指整形手术：环指、小指并指，在手背并指皮肤上设计 6 个三角形皮瓣，指蹼基底部设计另一个三角形皮瓣。在手掌并指皮肤上设计 7 个三角形皮瓣，指蹼基底部设计一个三角形皮瓣，并在小指尖端设计一舌状皮瓣，蒂部位于环指侧，用于修复环指侧方甲皱(图 38-127)。

并指畸形的指端修复和再造典型病例。

指端修复和再造的目的是使指端暴露的指骨有皮瓣覆盖；指侧方甲皱再造。手术设计包括 Buck-Granmko 设计的指端舌状旋转皮瓣(图 38-128)，由于患儿手术年龄较小，指尖可供皮瓣移植皮肤有限，难以在指尖设计和切取两个皮瓣，因此，笔者设计的是指背舌状旋转皮瓣加指端舌状皮瓣修复中、环指邻近侧甲皱缺损(图 38-129)。

患儿，女性，2 岁半，环指、中指完全性并指，末节指骨指甲融合，经过分指，及指端皮瓣整形，在中指、环指手背设计 4 个三角形皮瓣，基底设计一指蹼三角形皮瓣，在中指指甲近端，设计一舌状皮瓣，蒂部位于环指末端，用于再造环指桡侧甲皱。在中指、环指手掌设计 4 个三角形皮瓣，基底设计一指蹼三角形皮瓣，在环指末端，设计一舌状皮瓣，蒂部位于中指末端，用于修复环指及中指末端，再造中指尺侧甲皱。分指后，手指侧方皮瓣不足以修复缺

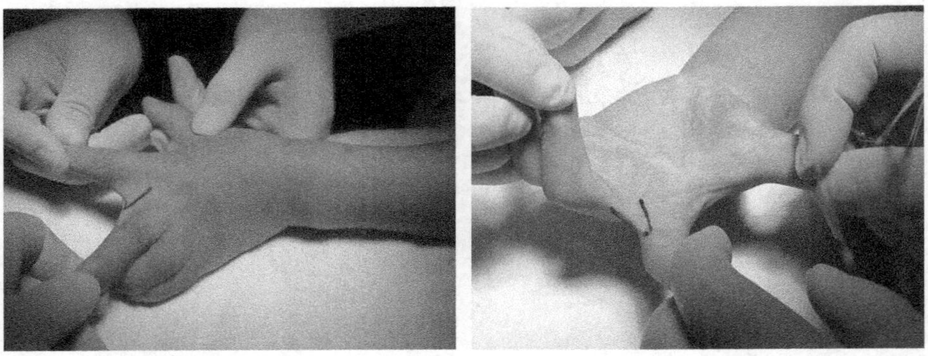

图 38-126 不完全并指，在手背及手掌的示指和中指指蹼基底部，各设计一个三角形皮瓣，切开皮肤后，制成皮瓣，交叉移植，覆盖再造的指蹼

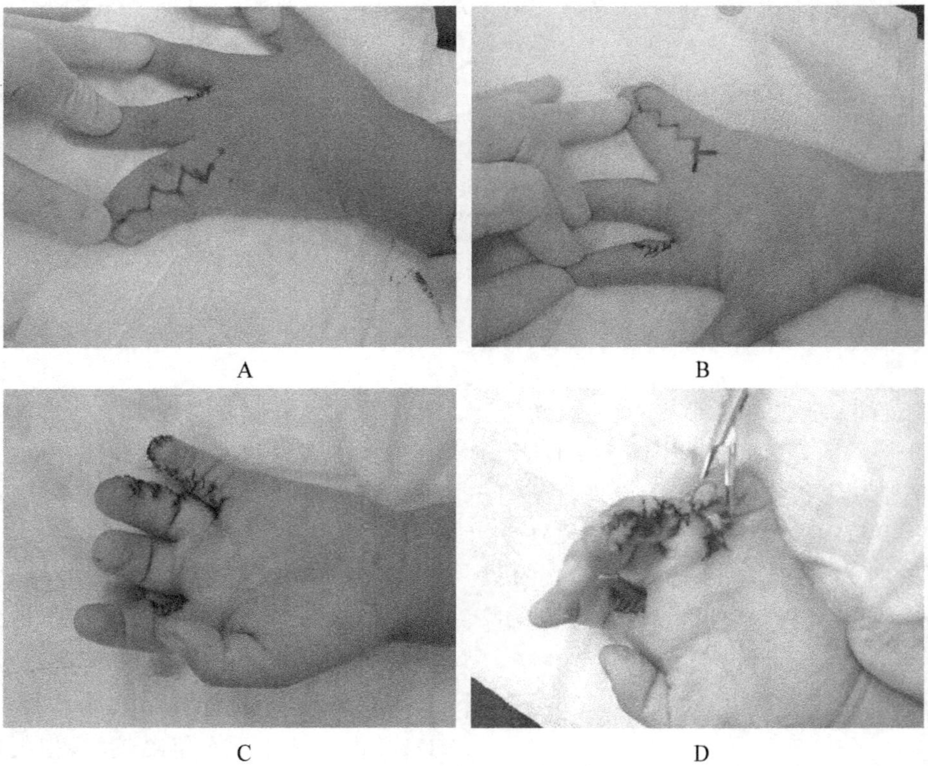

图 38-127 完全性并指整形，在并指手背设计 6 个三角皮瓣，基底部一个三角形皮瓣。在并指手掌设计 7 个三角皮瓣，指蹼基底一个三角形皮瓣，并在小指尖端设计一舌状皮瓣，蒂部位于环指侧，用于修复环指侧方甲皱

A、B. 是完全性并指手术设计，也是不完全并指手术后。C. 是完全性并指手术后；D. 显示环指指端皮瓣修复环指侧方甲皱手术结果

损，采用皮片移植修复（图 38-130）。

3. *交叉性并指畸形及其整形外科手术治疗*

交叉性并指是临床上常见的并指畸形之一，这类并指畸形的特点如下：①这类并指畸形常伴有短指畸形，手指短小，常常是远节、中节指骨缺损，或远节指骨缺损，中节指骨短小发育不良，掌骨发育良好；②四个手指末端交叉相连，可表现为软组织相连，或伴有不同程度的指骨融合；③常常伴有手指和拇指环状狭窄畸形；④拇指指骨、掌骨、大鱼际肌往往发育良好；⑤往往是双侧手有畸形（图 38-131）。

交叉性短指并指畸形的整形外科手术宜在半岁到 2 岁施行。

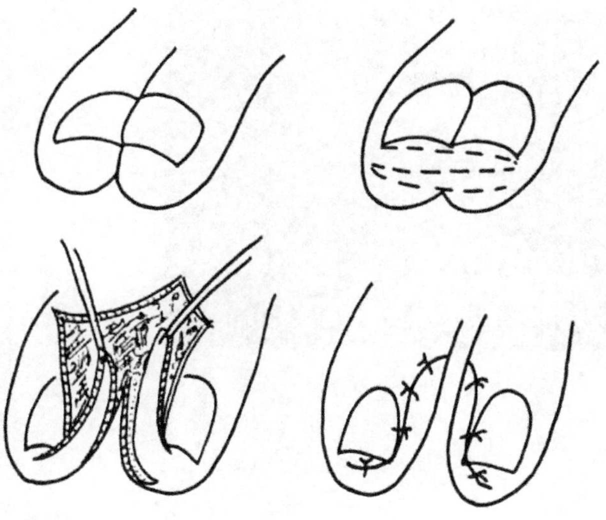

图 38-128 指端舌状旋转皮瓣，修复指端缺损，再造甲皱

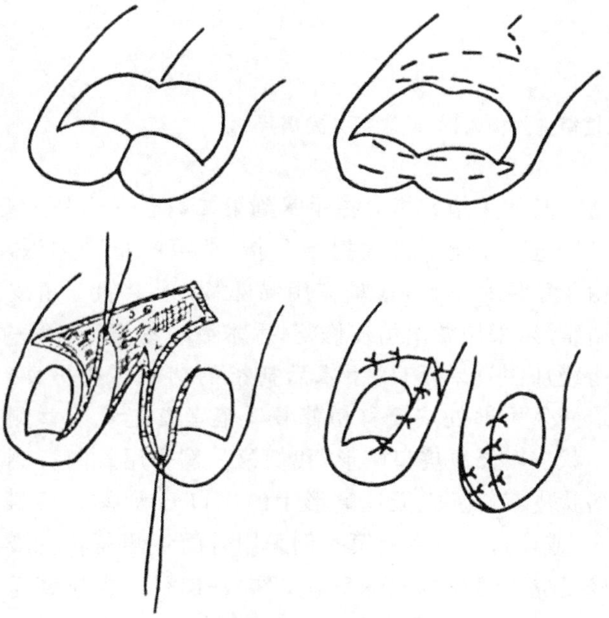

图 38-129 指背舌状旋转皮瓣，加指端舌状皮瓣修复指端缺损，再造甲皱

手术原则是修复和再造主要手指的功能，必要时需牺牲较少功能的手指增加重要手指长度。四个手指并指的分指术，有时需分次进行。

典型病例整形外科手术举例：

患儿，女性，1 岁半，双手交叉性短指并指畸形，右手示指、环指、小指交叉性短指并指畸形，手指发育不良，拇指近节环状狭窄。左手示指、中指、环指交叉性短指并指畸形。

患儿的父母亲要求先进行右手交叉性短指并指畸形整形手术。

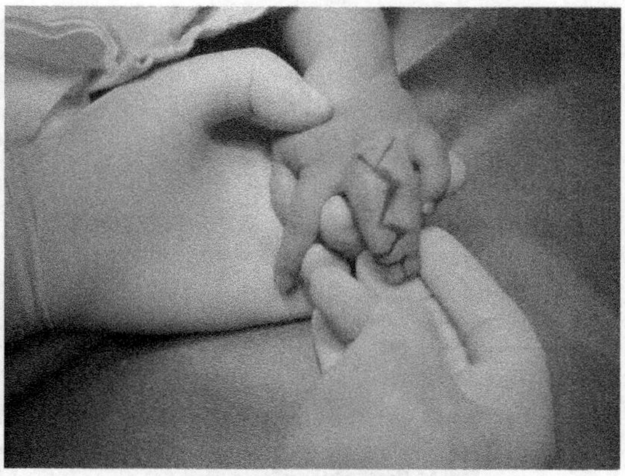

图 38-130A 患儿，女性，2 岁半，环指、中指完全性并指，末节指骨融合，在中指、环指手背设计 4 个三角形皮瓣，基底设计一指蹼三角形皮瓣，在中指指甲近端，设计一舌状皮瓣，蒂部位于环指末端，用于修复环指末端，再造环指甲皱

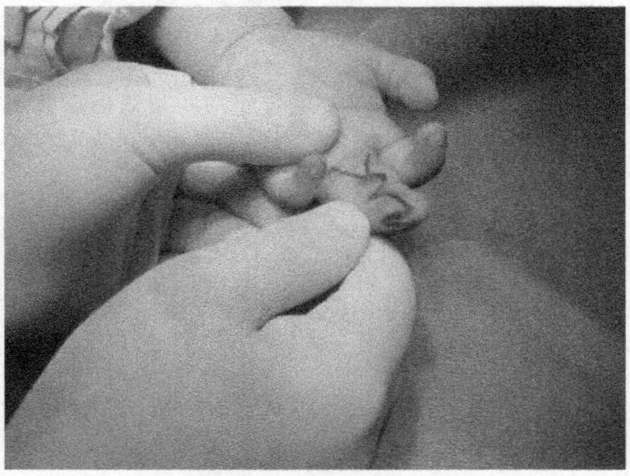

图 38-130B 在中指、环指手掌设计 4 个三角形皮瓣，基底设计一指蹼三角形皮瓣，在环指末端，设计一舌状皮瓣，蒂部位于中指末端，用于修复中指末端，再造中指甲皱

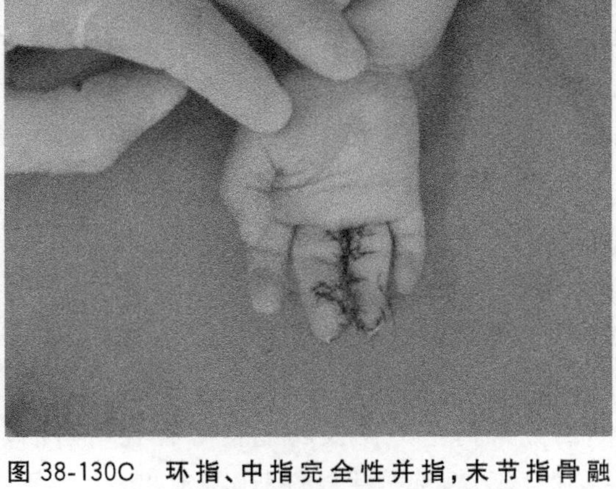

图 38-130C 环指、中指完全性并指，末节指骨融合，中指、环指指端用皮瓣修复手术后

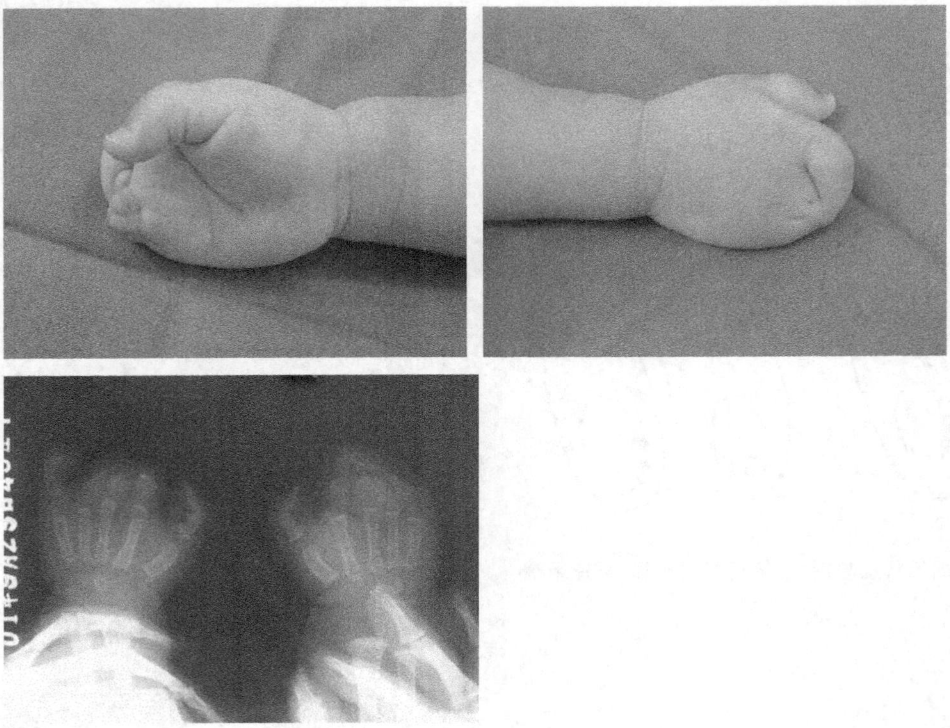

图 38-131 交叉性短指并指畸形。显示右手交叉性短指并指畸形，及双手 X 线摄片

拟进行右手并指分指，示指功能及形态再造。手术在全身麻醉下进行。手术的难点在于右手示指并指，示指尺偏畸形，除了并指分指外，必须进行示指尺偏矫正，需对示指掌指关节结构调整，因此，分指手术后，指蹼需要采用皮瓣修复，进行示指环指小指分指后，示指中指指蹼加深，示指尺偏矫正，在右手背设计梭形皮瓣，约 1cm×3cm，是筋膜皮瓣，修复示指中指指蹼(图 38-132)。

4. *铲形手(含 Apert 综合征)或称“无指手套并指”的整形外科治疗*　我们收治了 10 余例 Apert 综合征手发育不良的铲形手的治疗。手术或称“无指手套并指”的整形。对于 Apert 综合征，以及手发育不良的铲形手，或称“无指手套并指”的并指畸形的治疗根据手畸形状况而定。Poland 综合征手部畸形的治疗原则类似于此。

(1)铲形手，或称“无指手套并指”的整形，即 1～5 指并指，在 6 个月至 2 岁进行手术矫正，包括拇指分指虎口再造，并进行第一掌骨截骨，旋转对掌位固定，拇指功能再造。可同时进行 5～4 并指分指术。5～6 个月后进行其他并指的分指术。

(2)如果拇指形态及功能良好存在，但虎口狭窄，手发育不良，部分手指缺损，只有 2～3 个手指，并且是并指，宜先进行 1～2 指并指分指术，虎口再造。其他手指并指分指手术到第二期进行整形。

这类手畸形的大拇指分指，即第一指蹼加深，由于手发育不良，很难应用局部“Z”形对偶三角皮瓣整形，采用游离植皮修复，手术后容易挛缩，第一指蹼加深效果不良，手术后拇指的功能再造不良，最好采用远处皮瓣移植修复。笔者首选骨间背侧岛状皮瓣修复虎口畸形，我们第一例采用骨间背侧岛状皮瓣修复先天性畸形手的虎口开大是在 1984 年，或许这是世界上第一例采用骨间背侧岛状皮瓣修复虎口畸形的临床案例(图 38-133)。或前臂逆行皮瓣或逆行筋膜皮瓣修复虎口，拇指功能再造(图 38-134)。也可选用上臂内侧皮瓣，腹股沟皮瓣，上臂外侧皮瓣等游离移植修复虎口。详见拇指发育不良治疗。

Chang J.(2002)报道了斯坦福大学 1986－1996 年，10 例 Apert 尖头并指综合征手畸形系列矫正经验。在一岁时，进行边缘手指分指，然后进行中指分指，及拇指截骨转位，必要时进行植骨。在 10 例 Apert 综合征手畸形矫正中，共进行了 53 个指蹼分指，49 个截骨，用局部皮瓣及腹股沟皮肤移植修复皮肤缺损。拇指的拇指截骨转位，进行植骨时，在尺骨近端取骨片，或在别处取骨。所有病例均取得良好的效果。

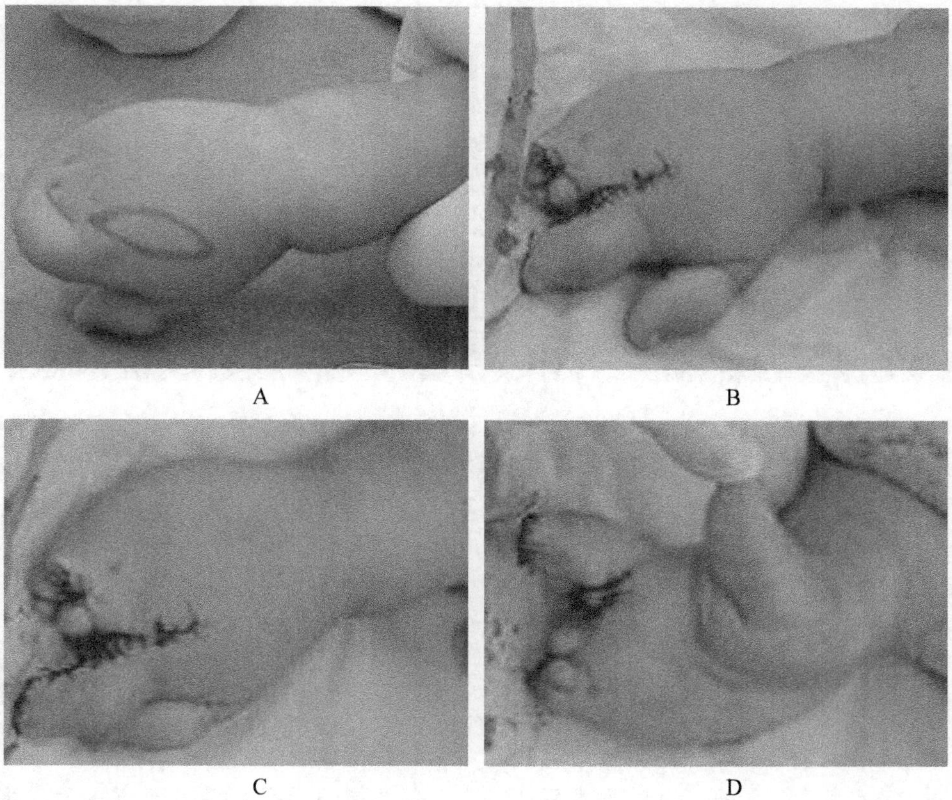

图 38-132　交叉性短指并指畸形整形手术

A. 手术前,及皮瓣设计;B、C、D. 手术后

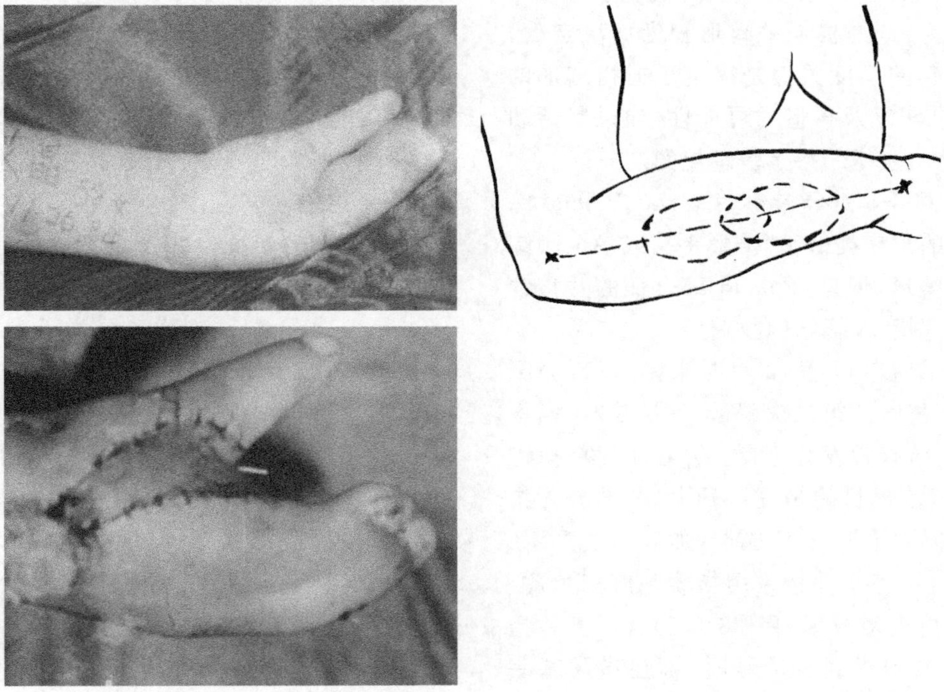

图 38-133　Apert 综合征,第一掌骨截骨转位,拇指功能再造,虎口再造,用骨间背侧岛状皮瓣修复虎口,上手术前,左下,皮瓣设计,右下,手术后

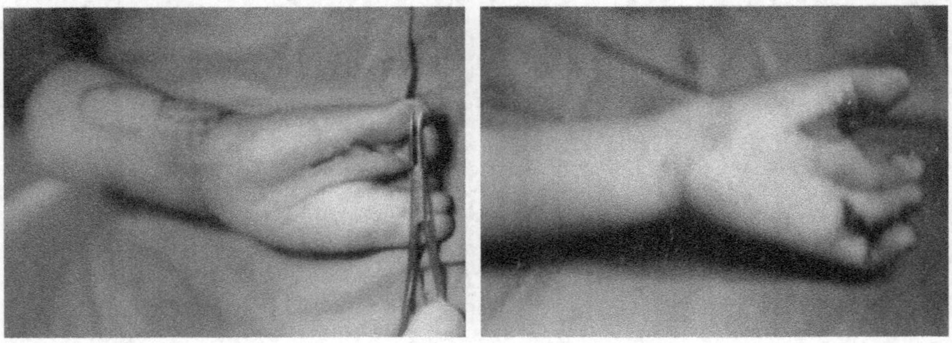

图 38-134　Apert 综合征，前臂逆行筋膜皮瓣修复虎口，拇指功能再造

圣地亚哥的 Dao KD(2002)报道了两例 Apert 综合征手畸形矫正中，拇指成角畸形矫正，避免做拇指指骨截骨。方法是采用将外展拇短肌的异常止点切除转位，即将外展拇短肌在远节指骨桡侧的异常止点分离，重新移植到近节指骨桡侧缘。切开掌指关节囊，切除掌骨头尺侧凸出的软骨，月克氏针固定。手术后 1～5 年，和 5～6 年访，手术后 X 线片及临床证明，这在矫正 Apert 综合征拇指成角畸形是有效的。

Rebelo N 等提出对 Apert 综合征并指畸形的治疗目标是：使患儿在学龄前手功能达到 45%～65%。笔者认为，这是根据手畸形程度而决定的，手术后功能重建的程度关键是决定于拇指畸形的程度，和拇指可修复及再造的可能性，如果拇指动力解剖结构存在，手术结果是较理想的。

5. Poland 综合征并指畸形的治疗　Poland 综合征并指畸形的治疗类似于"铲形手"，或 Apert 综合征手畸形的整形，但是，Poland 综合征的并指常常是不完全性并指，及拇指内收畸形。

典型病例，男孩，11 岁，2 岁时来院就诊，因家长顾虑直到 11 岁时才第二次就诊，虎口狭窄，四指不完全并指，中节指骨发育不良。并在 11 岁时，进行第一次手术，治疗目的是虎口开大，及部分并指分指术。虎口开大采取 Y-V 成形，加双 Z 成形术，即五瓣成形术，不完全并指采用指蹼基底三角瓣，加并指侧方三角皮瓣成形(图 38-135)。由于并指的指总动脉分叉到指固有动脉时，不在指蹼基底部，必须切断其中的一条指固有动脉，才能保证分指完全，因此，保留一并指，待再次手术修复(图 38-136)(图 38-137)。

五、并指手术的错误及并发症

并指畸形的二期手术治疗：

并指畸形手术后需要再次手术多数有下列几种原因：多指并指，必须分次手术；并指分指第一次手术后指蹼再造缺少正常深度；并指分指手术后手指直线瘢痕挛缩；手指侧偏；手指屈曲；手指侧屈；虎口狭窄等。最常见的是指蹼再造缺少正常深度；手指直线瘢痕挛缩。

并指畸形的二期手术治疗的典型病例：女性，13 岁，右手示指、中指完全性并指手术后，是在患儿 5 岁时手术矫正。检查发现：示指、中指瘢痕性掌挛缩，第二指蹼瘢痕，指蹼过浅，伸示指、中指受限，同侧上臂，前臂有 2cm×8cm 的取皮片的瘢痕(图 38-138)。

第一次手术后，完成了分指手术，但手术功能重建不完全，手术者是进行了分指手术，进行了第二指蹼再造，并进行了游离皮片移植修复，几乎该进行的手术，手术者全部完成了，但手术效果不尽满意，原因有二：其一，是指蹼再造时移植皮片的量不够；其二，是分指手术采用的切口，曲线延长不够。再次修复手术是采取指蹼加深，三角形皮瓣交叉，并移植皮片修复指蹼皮肤缺损，示指、中指掌挛缩 Z 成形术(图 38-139)。

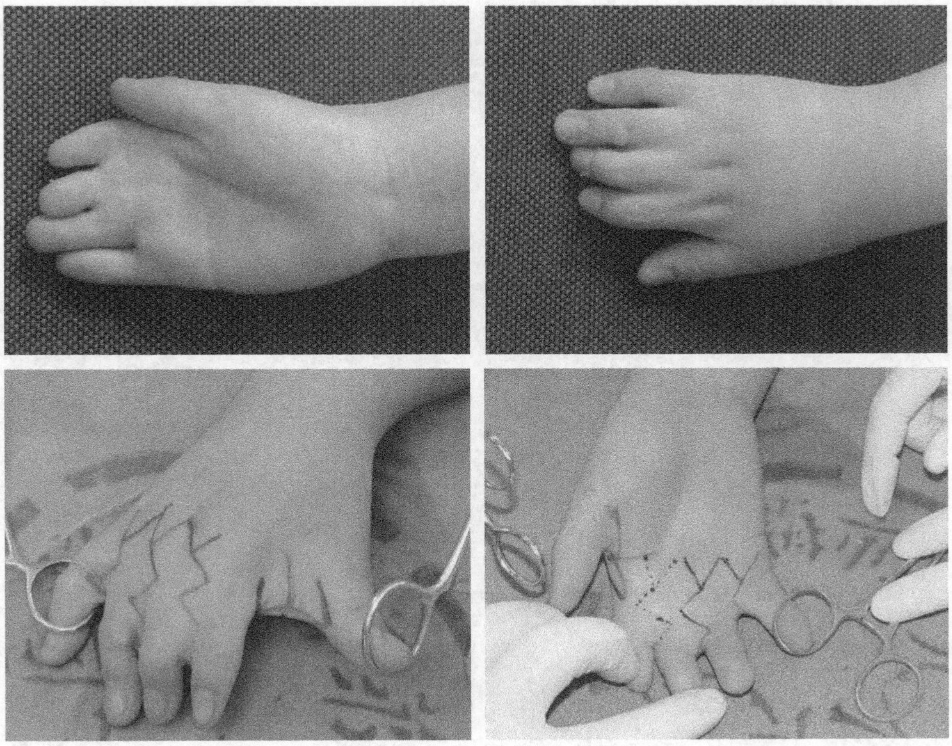

图 38-135　左上、右上：Poland 综合征，男孩，11 岁，2 岁时来院就诊，11 岁时才第二次就诊治疗。左下、右下，虎口狭窄，四指不完全并指。手术设计。虎口开大采取 Y-V 成形，加双 Z 成形术。不完全并指采用指蹼基底三角瓣，加并指侧方三角皮瓣成形。因估计到并指的指总动脉分叉到指固有动脉时，不在指蹼基底部，必须切断其中的一条指固有动脉，才能保证分指完全，所以示指、中指并指，待二期修复

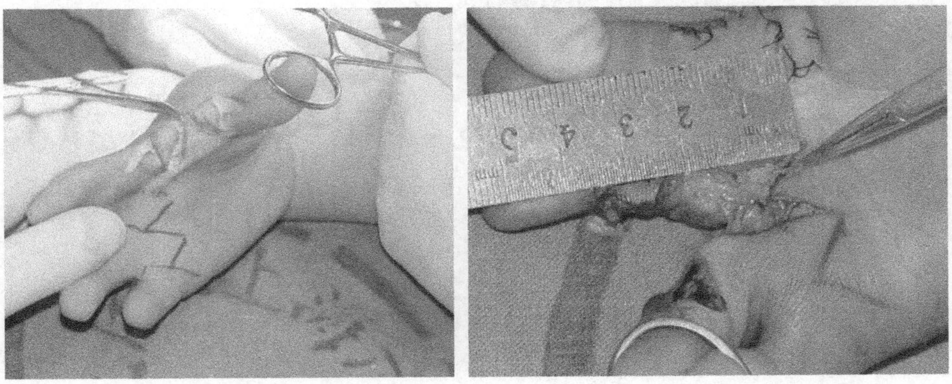

图 38-136　左图：虎口五瓣成形术皮肤缝合前。右图：并指的指总动脉分叉到指固有动脉时，远离指蹼基底部约 1.6cm，必须切断其中的一条指固有动脉，才能保证分指完全，因此，保留中指-示指并指，待再次手术修复

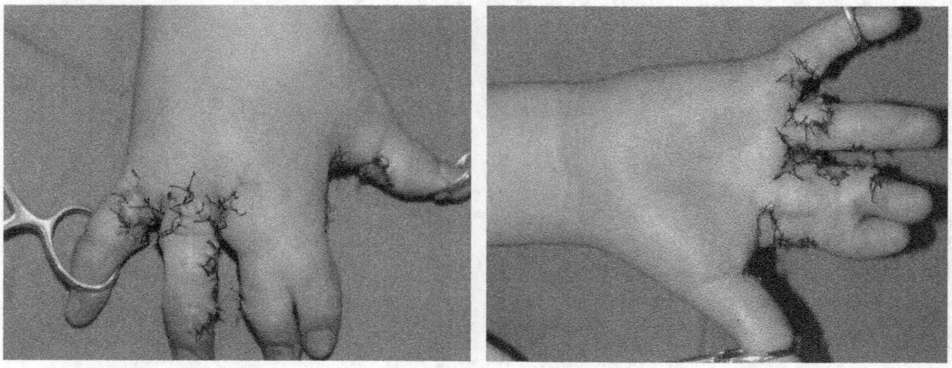

图 38-137　Poland 综合征，并指分指，第一次手术后

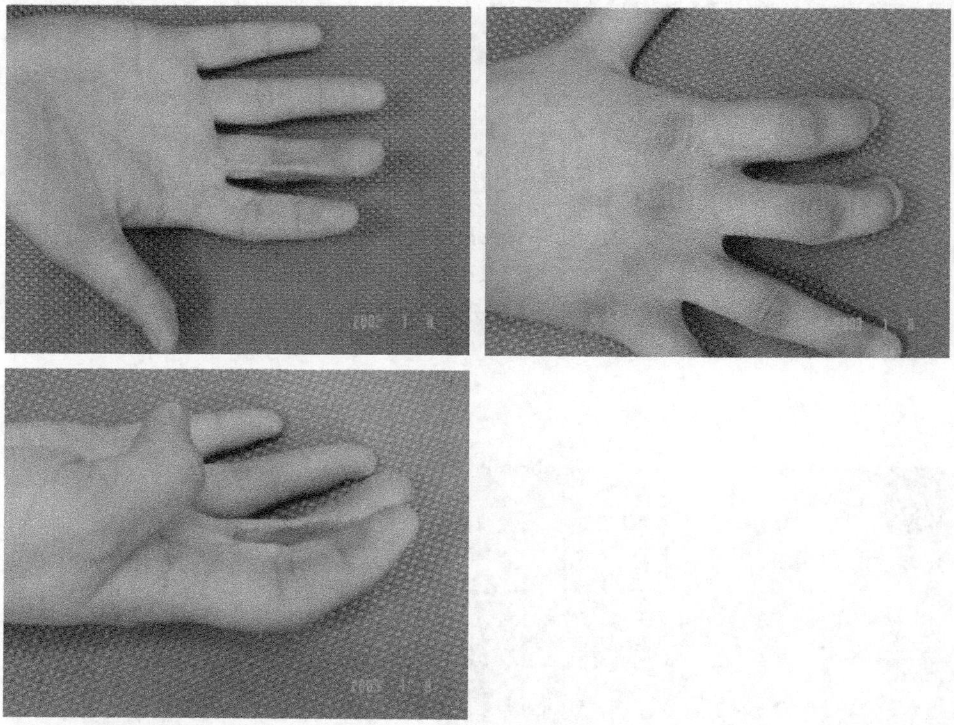

图 38-138　右手示指、中指完全性并指手术后，示指、中指瘢痕性掌挛缩，第二指蹼瘢痕，指蹼过浅

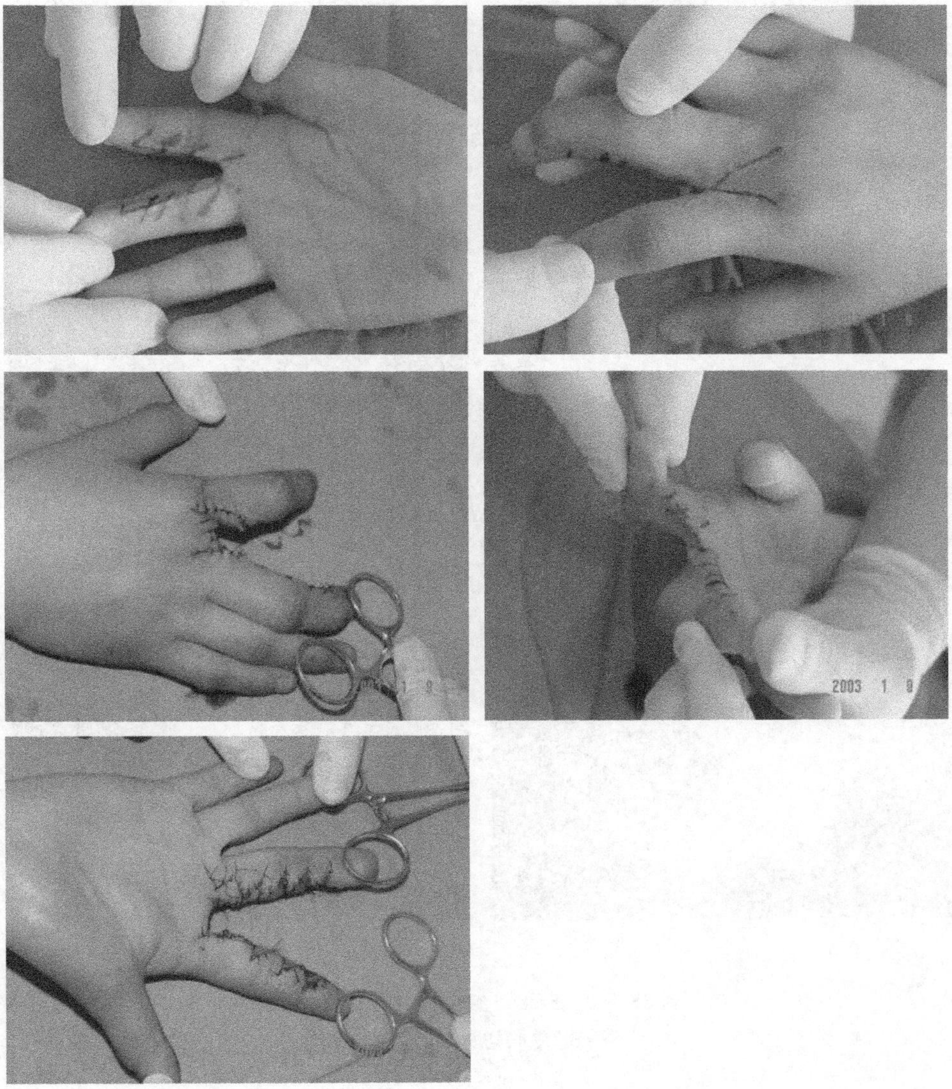

图 38-139　并指畸形的二期手术治疗的手术设计及手术后结果

第十五节　手及手指发育不良

由于手及手指的低度发育造成的手及手指短小畸形，称为手及手指发育不良。手及手指发育不良既是单独的症候群，又可出现在许多其他综合征之中，如 Apert 综合征、Poland 综合征等，而且除了巨肢(指)症以外，几乎所有的先天性上肢畸形均可伴有不同程度的手及手指发育不良。拇指发育不良也属于手及手指发育不良，基于其治疗的特殊性，已将它列为专题论述。

一、临床表现

本病以手及手指的短小为特点，可以是单纯性的手指指骨短小，也可以是掌骨短小造成的短指畸形。轻的短指畸形其外形或功能近乎正常，仅有一节指骨或一掌骨，或某肌腱、肌肉发育不良。严重手发育不良的病例，其手指如肉赘，形如豆状附着在手掌远端，除了皮肤、皮下组织外，没有骨关节及肌腱、肌肉成分，或是有短指存在，指端呈不同程度的并指。

单手指形的铲形手，或是 Apert 综合征、Poland 综合征中的手部发育不良，均有典型的并指畸形，这类畸形有时被划入并指畸形范围。

二、治　疗

并指畸形的分指术是这类畸形必须最先考虑

的手术；骨延长术，包括指骨延长及掌骨延长，是矫正短指畸形的主要手术；铲形手往往有大鱼际肌存在，使并联的桡侧指拇指化是简单有效的手术；严重的手发育不良，因手指缺失，可进行足趾移植，做拇指及中指再造，或拇指、中指及环指再造。

病例：男性，8 岁，Poland 综合征，铲形手。在全身麻醉下手术，进行铲形手分指，第 1 掌骨指化，截骨旋转至对掌位，虎口用局部皮瓣修复，不足之处以游离植皮修复(图 38-140)。

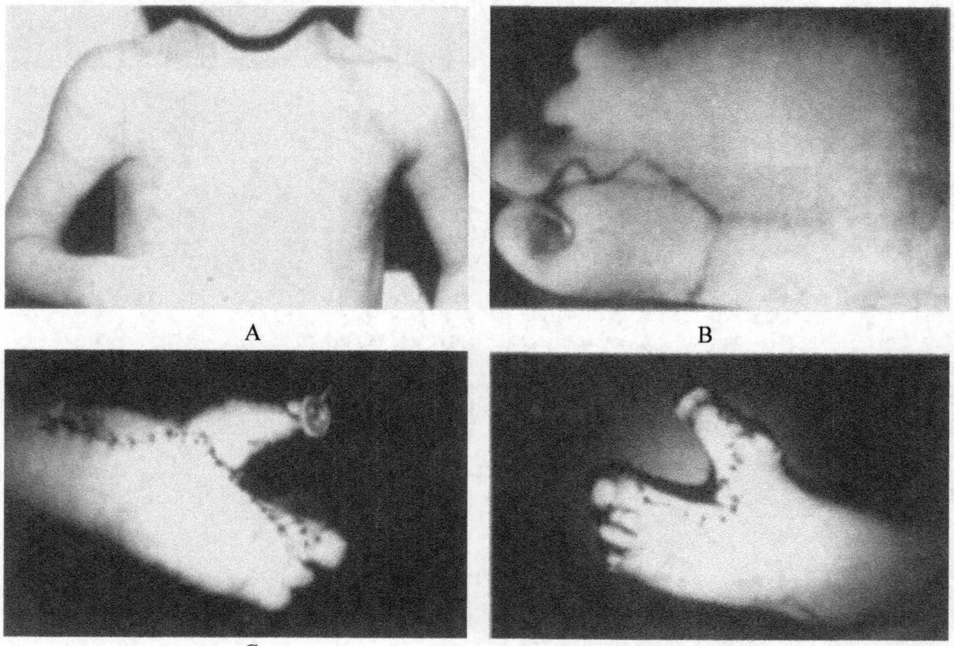

A　　B

C　　D

图 38-140　Poland 综合征，铲形手分指

A. 术前；B. 皮肤切口设计；C、D. 术后

第十六节　分裂手畸形

分裂手(cleft hand)是因为手分裂成尺、桡侧两部分而命名，在胚胎发育期，由于中央纵裂发育不良所致。典型的病例为中指缺失，伴有第 3 掌骨发育不良或缺失。分裂手又命名为缺指畸形、少指畸形等。龙虾钳手(lobster claw hand)畸形也属于分裂手畸形。分裂手畸形的发生率为 0.0011%～0.004%。

一、病　因

分裂手有明显的遗传特征。20 世纪 90 年代以来，很多学者报道了分裂手是一种染色体病，常表现为染色体结构异常。分裂手畸形常常与分裂足同时发生，也可见于综合征症状中的一种畸形表现。

典型分裂手的染色体畸变发生在染色体 7q21.3～q22.1 区。大多数学者认为发生在染色体 7q21.2～q21.3 区。染色体畸变的出现率达 96%，并且畸变的染色体至少有两区。

分裂手也可出现在罕见的染色体单体综合征中。Vogeles(1994)报道了 1 例 3 岁男孩，21 单体综合征，表现为血小板较少、分裂手、面部发育不良、智力中度障碍。Cobben(1995)发现 1 例分裂手伴有右臂血管畸形的男孩，染色体分析发现是 7 号染色体倒位，为 p22q21.3。

二、临床表现

分裂手表现为手指及手掌在手中部分裂为尺、桡侧两部分。不仅因为手指缺失程度及掌骨发育缺陷程度不一而表现出不同的症状，而且由于伴有不同程度的并指、多指、掌骨的赘生及指骨的赘生，或赘生掌骨、指骨之间互相融合，使临床症状也呈多样化。很多学者企图对此进行分类，以指导临床治疗，但至今仍没有一种完善的分类方法。

分裂手一般可笼统地分为典型分裂手及非典型分裂手两大类。

(一)典型分裂手

在典型分裂手中可表现为：①掌骨、指骨发育不良；②掌骨发育不良，手指缺损；③掌骨及手指均缺损。由于缺损及发育不良程度不一，可表现为：

1. 五指分裂手　手分裂为尺、桡侧两部分，五指均存在，手中部有一深大的第 3 指蹼。第 3、4 掌骨分离，掌骨头间韧带缺失，第 3、4 掌骨头间隙明显增宽，指蹼基底部位于或越过掌骨颈部。中指正常或发育不良，其发育不良的程度不一，轻者中指较为细小，严重时完全没有功能。这类分裂手只是中指功能不全，其他指功能良好，此类患者手的功能近似正常。

2. 四指分裂手　手分裂为尺、桡侧两部分，中指缺损，或只在第 2 指蹼基底部存有中指残迹，第 3 掌骨发育不良，或部分或全部缺损，手掌分裂为两部分。

3. 三指分裂手　手分裂为尺、桡侧两部分，仅存有拇指、环指及小指，表现为示、中指缺失，也可表现为中、环指缺失，可伴有第 2、3 掌骨不同程度的发育不良或缺失，或第 3、4 掌骨不同程度的发育不良或缺失。

4. 两指分裂手　手分裂，仅存有尺侧或桡侧边缘的两只手指。两手指形态及功能类似拇指及小指。两手指指间关节向中央侧屈畸形，其拇指多半向尺侧成角畸形，有三节指骨，中间指骨呈楔形，称为三角形指骨拇指。小指的指深屈肌腱常常缺失，两指间有蹼状组织相连，第 2、3、4 掌骨有不同程度的发育不良或缺失，即使如此，如果患手的大鱼际肌群存在，畸形手的残存功能仍可完成日常生活活动。由于中部手指残缺，手的外形似龙虾钳，故俗称龙虾钳手。

5. 单指分裂手　仅小指存在，其他四指均缺失，桡侧掌骨及手掌有不同程度的缺失，仅存的小指的指骨及掌骨也常为异常发育，呈成角畸形，指间关节及掌指关节结构异常，并且活动也不正常。这类畸形常常与两趾分裂足同时发生(图 38-141、图 38-142、图 38-143)。

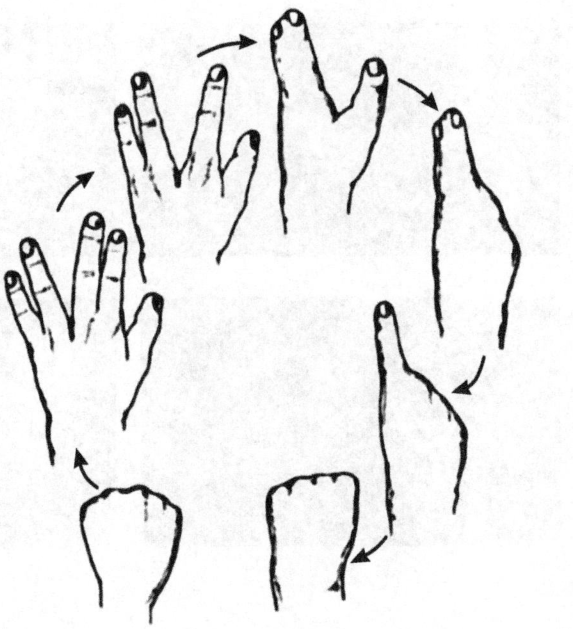

图 38-141　典型分裂手的分型

在两指分裂手及三指分裂手畸形中，有时表现为桡侧的拇指、示指或中指缺失，仅存尺侧两三个手指；或是尺侧的小指、环指或中指缺失，仅存有桡侧的拇指、示指或中指两三个手指，一般学者将这些畸形也划入分裂手范围。其实，这类病例无论从诊断还是治疗方法的选择上来看，如果将仅存拇、示指的病例列入尺侧缺损手范围，将仅存环、小指的病例划入桡侧缺损手范围，或许更为适宜。

(二)非典型分裂手

1. 多指分裂手　具有典型分裂手的特征，手分裂成尺侧及桡侧两部分，中央纵裂的手指及掌骨有不同程度的发育不良，但同时出现多指畸形。多指多半位于中央纵裂区，其掌骨呈赘生掌骨；或掌骨远端分叉，呈“Y”形，一根掌骨上支撑两个手指；或两根掌骨支撑一个手指；或赘生掌骨、赘生指骨与邻近的掌骨、指骨融合，呈现较粗较扁的掌骨及指骨畸形。此类分裂手也可伴有复拇指畸形。

2. 并指分裂手　具有典型分裂手的特征，中央纵裂的指骨及掌骨有不同程度的发育不良或缺损。其并指可出现在拇、示指，也可出现在环、小指之间。有时还伴有腕骨融合及尺桡骨融合等。

Tada(1981)报道了 89 例分裂手畸形，典型分裂手有 63 例，占 71%；非典型分裂手中多指分裂手有 6 例，占 7%；并指分裂手有 20 例，占 22%。

为了便于治疗方法的选择，将分裂手按虎口状况来分类，具有一定的参考价值(表 38-8)。

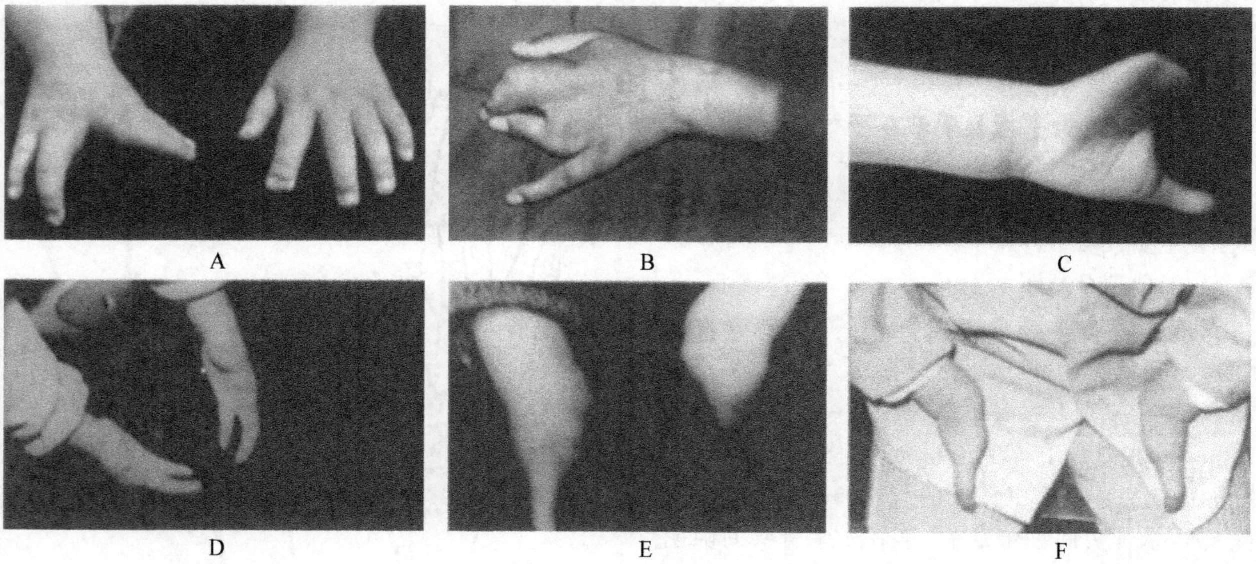

图 38-142　典型分裂手病例

A. 双侧分裂手；B. 四指分裂手；C. 两指分裂手（拇、小指型）；D. 两指分裂手（环、小指型）；E、F. 单指分裂手

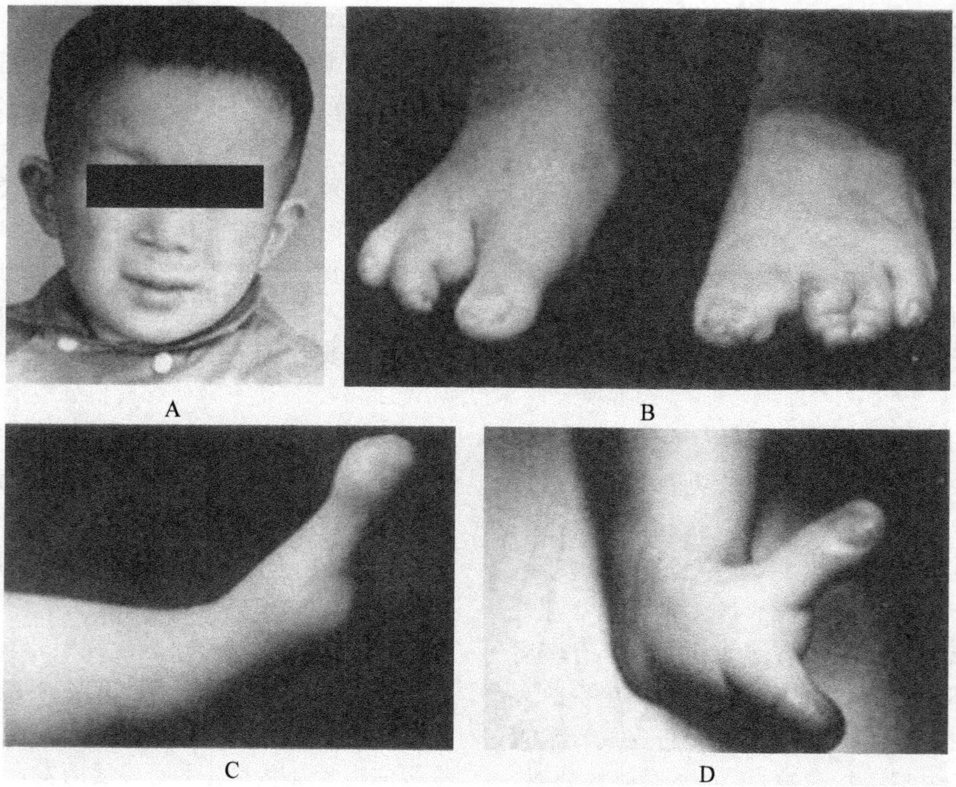

图 38-143　分裂手伴发畸形

A、B. 分裂手伴有唇裂（已修复）及分裂足；C、D. 单指分裂手，伴两趾分裂足

表 38-8　Manske 分裂手畸形虎口状况分类

分型	表　现	特　征
Ⅰ	正常指蹼	虎口正常，不狭窄
Ⅱ A	指蹼轻度狭窄	虎口轻度狭窄
Ⅱ B	指蹼严重狭窄	虎口严重狭窄
Ⅲ	并指性指蹼	拇、示指并指，虎口消失
Ⅳ	合并指蹼	示指缺失，虎口与手裂合并
Ⅴ	指蹼消失	拇指成分缺失，尺侧排手指存在，没有虎口

分裂手多半是双侧性的，它常常与分裂足同时发生，有时是综合征的一部分，如 Carpenter 综合征、Robinow 综合征、缺指外胚层综合征等，分裂手是其重要特征。分裂手的其他伴发畸形有唇裂、腭裂、先天性心脏病、血管畸形、无肛畸形、无甲畸形、指甲发育不良、白内障、耳聋、腘疝、肾盂积水、长骨(胫骨)缺损及肢体脱位等。

三、治　疗

分裂手以手术治疗为主，手术宜在婴幼儿时期完成。由于分裂手畸形病变表现多样，其治疗方法也很多，具体分述如下。

(一)分裂手合并术

分裂手合并术适用于典型的五指分裂手及四指分裂手。手术包括分裂指蹼合并及掌骨头间韧带再造。在分裂的裂隙桡侧及尺侧手指近节指骨基底部各设计一个三角形皮瓣，切开皮肤，掀起皮瓣，暴露第 2、4 掌骨，或第 3、4 掌骨，或第 2、3 掌骨的相对面，在掌骨颈部钻孔，用 0.25～0.5mm 直径的软质细钢丝(即 33～25 号)或 3-0 的尼龙线使分离的两掌骨向中央靠拢，达到掌骨头间韧带再造的目的。最后将分裂手裂隙两侧的三角形皮瓣相互插入缝合，根据裂隙闭合后的情况，切除多余的皮肤(图 38-144)。

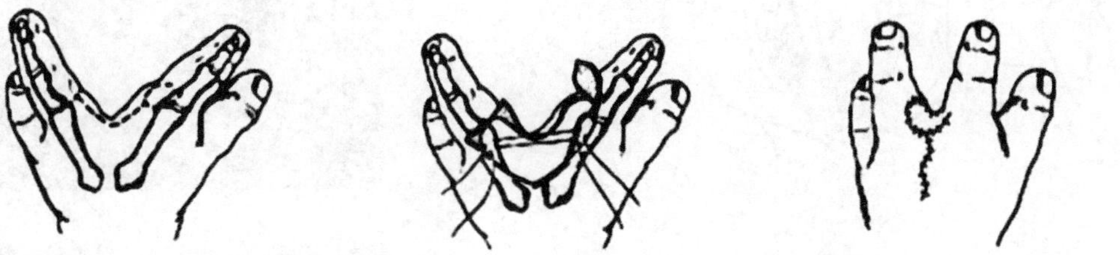

图 38-144　分裂手合并整形

(二)虎口再造及分裂手截骨矫正术

虎口再造及分裂手截骨矫正术适用于四指分裂手、三指分裂手畸形以及并指分裂手畸形。本手术包括：①分裂指蹼合并；②第 2 掌骨截骨移位中指再造，或第 2 掌骨截骨移位拇指再造，骨间肌及拇内收肌整形；③虎口皮瓣转移修复等。Snow 和 Litter(1967)以及 Miura 和 Komada(1979)报道的手术方法，较全面地反映了这 3 方面的手术目的(图 38-145、图 38-146)。

关于虎口的再造，根据畸形的不同应设计不同的手术方法。笔者早在 1984 年即设计骨间背侧动脉岛状皮瓣，对一病例进行虎口再造。患儿，女性，5 岁，右手三指分裂手畸形，拇指缺失，仅存尺侧中、环、小指，环、小指并指畸形。术中将第 3 掌骨截骨、旋转移位行拇指再造，设计了骨间背侧动脉岛状皮瓣，做虎口再造，或许这是最早使用骨间背侧动脉岛状皮瓣移植修复虎口的案例。手术后早期，移植皮瓣静脉回流发生障碍，术后 2 周皮瓣全部成活，患手捏持功能良好(图 38-147)。除此以外，尚可采用示指背侧岛状皮瓣、指蹼皮瓣及远处皮瓣转移做虎口再造。

(三)手指整形及手指再造

手指整形及手指再造用于两指分裂手及单指分裂手。

两指分裂手可呈现功能尚可的龙虾钳手，两指之间有较宽的指蹼，残存的两手指有一定的钳夹、对掌和旋转功能，一般无须进行手术矫正，可安装装饰性假手。对两指分裂手中仅存有尺侧环、小指

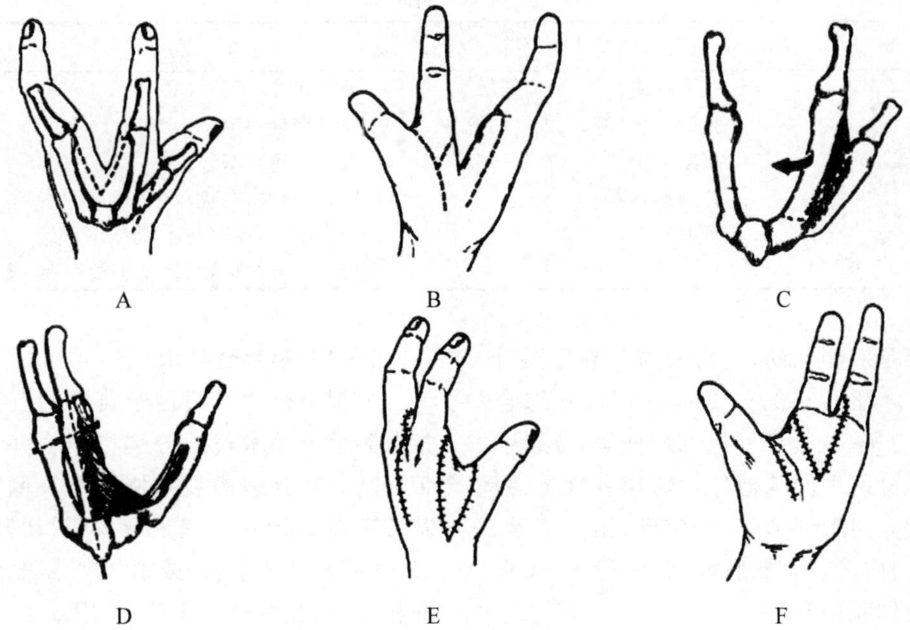

图 38-145　第 2 掌骨移植，虎口再造术（Snow，Litter 技术）

A、B. 手背及手掌手术切口设计；C. 掌骨截骨移位；D. 掌骨截骨移位及掌骨头间韧带重建；E、F. 手术完成

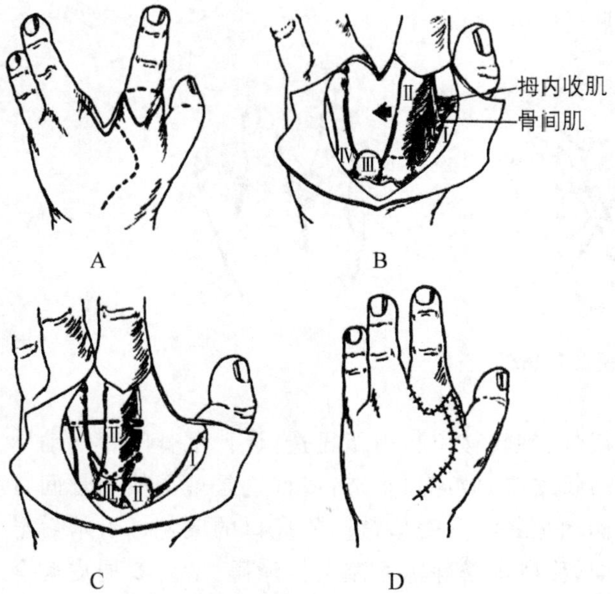

图 38-146　第 2 掌骨移植，虎口再造术（Minura，Komada 技术）

A. 手术切口设计；B. 第 2 掌骨截骨转位；C. 第 2 掌骨转位移植后固定；D. 术后结果

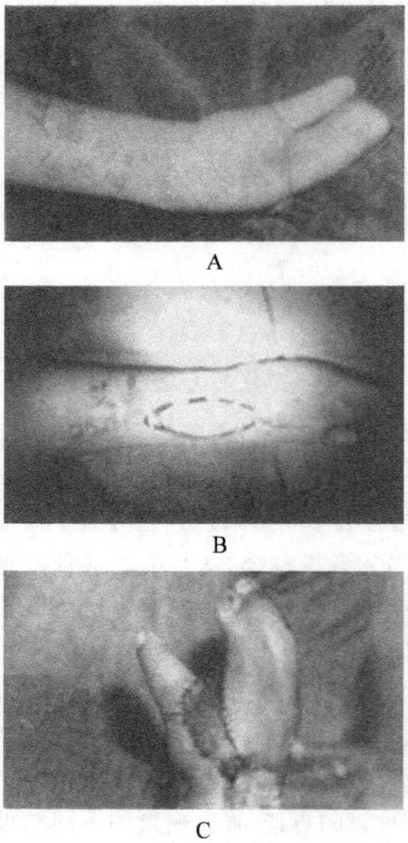

图 38-147　骨间背侧岛状皮瓣移植，修复三指分裂手，虎口再造

A. 术前；B. 皮瓣设计；C. 术后 5d

的病例及功能较差的龙虾钳手，可进行手指再造，或拇指再造，或拇指延长等。拇指再造的方法可采用局部手指转移、足趾移植或赝复性假指再造等。

龙虾钳手的拇指常呈三角形，可做拇指截骨或植骨整形矫正其畸形，并改善其功能。但需注意，龙虾钳手有时虽然呈三角形拇指畸形，但其功能尚存，矫正了三角形拇指畸形，可能会造成拇指不能与其他手指对指，从而失去对指对掌功能，因此这种手术应慎重考虑。

单指分裂手功能很差，治疗主要是采用足趾移植做对掌指重建，但是由于单指分裂手总是和两趾分裂足同时出现，可供移植的足趾有限，而且供足的血管也有畸形，可伴有足背及足底动脉弓的缺失，故移植前宜做血管造影，以了解供足状况。笔者在临床中，曾遇有 2 例单指分裂手做足趾移植，1 例移植成功，1 例移植足趾远端 1/3 坏死。

（四）多指或并指分裂手的治疗

多指或并指分裂手，根据病变情况可做多指或赘生掌骨切除、手部内在肌肉整形、并指畸形矫正等，以改善外形及功能。

第十七节　桡侧球棒手畸形

一、概述及发病率

先天性桡骨缺如和发育不良（congenital absence and hypoplasia of radius），通常表现为手及前臂短小，桡骨部分或全部缺损，尺骨向桡侧弯曲，舟骨、大多角骨发育不良或缺失、软组织发育不良，拇指缺失或发育不良，或示指发育不良，示指中指并指或短小，手及腕向桡侧偏斜，前臂向桡侧弯曲，形如曲棍球棒，故称为曲棍球棒手，又称为桡侧球棒手（radial club hand）。由于手向桡侧偏斜，整个前臂、手、拇指及手指的主动活动受到严重限制，手的形态和功能很差，是一种严重的上肢先天性畸形（图 38-148）。本病由于手及前臂桡侧纵列发育不良（radial ray deficiency），在病理上表现为上肢轴前的骨骼结构、肌肉、肌腱、筋膜组织、关节、韧带结构、神经、血管等均受侵犯，是一种复合性先天性上肢畸形。几乎涉及手、腕、前臂、肩、或其他的器官。这类畸形可伴有心脏或消化器官等畸形。在手及上肢先天性畸形的分类学上属于形成障碍中的桡侧缺损，因此又称为桡侧缺损手或称作桡侧发育不良。

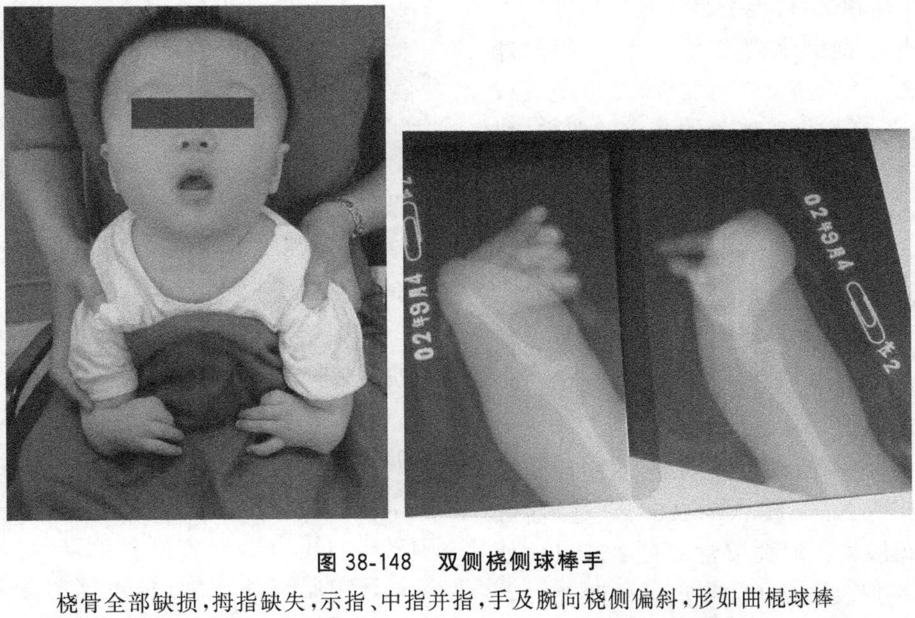

图 38-148　双侧桡侧球棒手

桡骨全部缺损，拇指缺失，示指、中指并指，手及腕向桡侧偏斜，形如曲棍球棒

Petit 在 270 年前，即 1733 年报道了第 1 例手及前臂桡侧缺损的病例。Petit 描述了一例新生儿，双上肢畸形，手及前臂桡侧缺损的尸体解剖详细资料。其记录的资料，几乎和现在的描述一样详细，在 Gupta（2000）编著的《The Growing Hand》一书中有关于 Petit 描述病例的双上肢畸形的图片和文字记录。Gruber（1865）文献复习报道了 14 例。Antonelli（1905）进行文献复习报道 114 例。Kato（1924）文献复习报道 253 例。桡侧球棒手是一罕见的上肢先天性畸形，其发病率为每 3 万～10 万个存活的新生儿中有 1 例。Birch-Jensen（1950）统计了 400 万人群中，其发生率为 1∶55 000 新生儿。Temtamy and McKusick（USA）报道桡侧球棒手在新生儿中的发病率为 0.03∶1000；Bod（匈牙

利）等报道桡侧球棒手的发病率为 0.09：1000；Kallen and Tamerek（瑞典）报道桡侧球棒手的发病率为 1000：0.08。有报道，男性较多，白种人较多。在笔者见到和治疗的桡侧球棒手也在 15 例到 20 例左右，在中国这类疾病较少见。

二、病因、病理及临床表现

1. 病因　有关桡侧纵列发育不良，或桡侧球棒手的病因已讨论了百余年，至今不明。遗传性因素已早有报道，虽然遗传因素还未明确，但笔者相信，遗传缺陷可能是重要原因。放射性损伤、病毒感染、化学性因素、药物及营养不良等均可造成这类畸形。thalidomide 镇静药造成桡侧球棒手畸形者屡有报道。Saunders（1950）在研究中发现，在鸡胚胎的肢芽外胚层嵴顶部制造缺损，其结果是鸡翅膀发育中形成桡侧发育不良。在 Gupta（2000）编著的《The Growing Hand》一书中记载有人进行畸形机制的研究中发现，母鼠服用一种治疗慢性骨髓性白血病的药物 busulfan（白消安，二甲磺酸丁酯）后，可产生类似于桡侧纵列发育不良的畸形。Gupta（2000）记录，在怀孕 4～7 周，肢体发育时期，周围不良环境的影响，作用于外胚层嵴顶部，可能引起畸形。

2. 病理解剖　桡侧纵列发育不良，或桡侧球棒手在病理上表现为桡骨、桡侧腕骨、拇指缺失或不同程度的发育不良。位于桡侧的相应的肌肉、肌腱、筋膜、血管、神经、皮肤、皮下组织表现为短缺和畸变。D′Arcangelo 在 Gupta（2000）的《The Growing Hand》一书中，对于桡侧球棒手的病理解剖，综合许多文献，其详细描述很有参考价值。

（1）上臂：可能较正常上臂为短，常见的可表现为肱骨头、滑车、鹰嘴窝浅表畸形，肱骨结节间沟，冠状沟，内上髁或末端肱骨缺失等。

（2）肘部：肘部主动活动范围减少，屈肘活动比伸肘活动减少更为明显。Heikel（1959）记述，前臂的旋前、旋后活动缺失。肘关节常常在 2 岁以内处于伸直位强直，一般在长大后，逐步可使肘关节主动或被动屈曲 90°。这可能与肘关节结构及屈肘肌肉止点发育不良有关。

（3）前臂：前臂短小，尺骨通常只有正常侧长度的 60%。末端骨骺出现晚而闭合早。由于桡骨缺失，手和腕部从尺骨末端骨骺移位，滑向尺骨末端的桡侧缘。尺骨骨干弯向桡侧，这与桡骨发育不良或缺失有关。Lamb（1977）曾报道 117 例桡侧球棒手，其中，在出生时仅有 4 例有尺骨弯曲。

纤维原基是一种纤维组织，是由于桡骨发育不良，或桡骨部分缺失而残留的结构，这可能是造成前臂与腕部之间弯曲力源。小多角骨，月骨，豌豆骨发育不良较少（10%）。大部分病例中头状骨、钩状骨、小多角骨正常。

（4）腕部和腕骨：在桡骨全缺失或部分缺失中，有 80%～100% 舟骨和大多角骨缺失。尺骨和腕骨构成尺侧脱位的尺腕关节（图 38-149）。

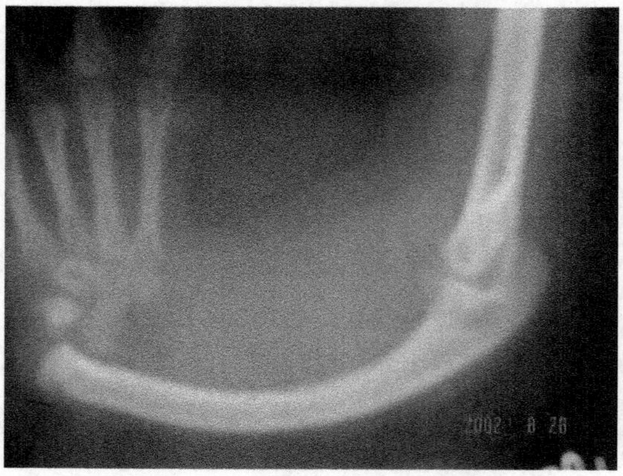

图 38-149　前臂短小，尺骨短，手及腕部滑向尺骨末端的桡侧缘。尺骨骨干弯向桡侧。舟骨和大多角骨缺失

（5）第一掌骨、拇指及其他手指：拇指畸形在桡侧纵列发育不良畸形中常见，Heikel（1959）统计，在桡骨完全缺失中拇指缺失有 60%；桡骨发育不良中，有 30% 拇指缺失，其他则是拇指发育不良，或是残留。Lamb 观察到，在他的病例中有 86% 有拇指缺失。第一掌骨在拇指缺失或是残留拇指中，常常是缺失的，舟骨和大多角骨也缺失。

其他手指通常是正常的。手指的掌指关节通常也正常，但是示指及第二掌骨近端可能发育不良，示指呈旋前，或旋转，在笔者的病例中，曾有一患儿显现示指、中指并指（图 38-150）。

（6）上臂肌肉畸变、胸大肌的起点或止点异常：胸大肌的锁骨或肋骨部可能缺失，胸小肌一般正常。三角肌可能正常，也可能与肱肌或三头肌融合，喙肱肌起点常与肱二头肌短头融合。肱二头肌常异常，在桡骨完全缺失时，肱二头肌长头常缺失，仅止于纤维束，短头虽然存在，或与喙肱肌融合。

肱肌可以正常，或低度发育或缺失，但常为其起点和肱二头肌融合，没有单独的止点，而是和指伸总肌的起点合并。二头肌常正常，但可能与周围的肌肉融合。

（7）前臂肌肉畸形严重：旋前圆肌常常缺失，旋

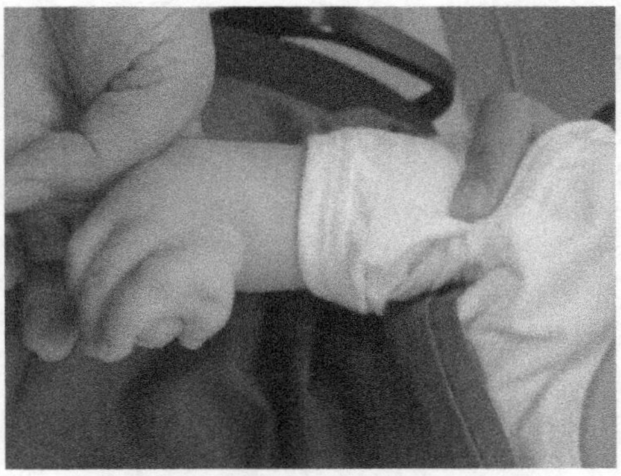

图 38-150　桡侧纵列发育不良畸形

示指发育不良，示、中指并指

前圆肌也可能和肱二头肌、肱肌、桡侧腕屈肌或掌长肌融合。

在全桡骨缺损的病例，肱桡肌通常缺失。如肱桡肌存在，则可能发育不良，或者和桡侧腕长伸肌、桡侧腕短伸肌融合，或者肌肉止点异常，即止于腕骨或尺骨。

掌长肌常缺失，但如果存在则与指浅屈肌或其他屈肌融合。

在桡骨部分或全部缺失的病例中，可有桡侧腕屈肌缺失。如果桡侧腕屈肌存在，其几乎均为畸形，或与其他肌肉融合。

指浅屈肌通常存在，但可能与指深屈肌融合、萎缩或缺陷，其桡骨的起点缺失，到示指的肌腱缺失。指深屈肌常正常，但示指的指深屈肌腱常常缺失，有报道其肌腱止点在中节指骨基底部。

尺侧腕屈肌几乎均正常。旋前方肌常完全缺失，旋前圆肌常缺失，仅在桡骨近端存在时，该肌可能会存在。桡侧腕长、短伸肌可能缺失，或者与指总伸肌或肱桡肌融合。

指总伸肌常存在，但常与桡侧腕长伸肌和小指伸肌融合。有报道指总伸肌的止点异常，止于近节指骨基底部。示指固有伸肌常缺失，如果存在，则其止点异常。尺侧腕伸肌通常正常存在，如果异常，为其起止点异常。或与指总伸肌、尺侧腕屈肌融合。

蚓状肌和骨间肌一般情况正常，但常有第一蚓状肌和第一背侧骨间肌缺失。小鱼际肌大都正常，拇指的手外肌，包括拇长屈肌，拇展长肌，拇长伸肌，拇短伸肌常缺失；如果其存在，则严重发育不良。拇指手内肌，包括拇短展肌、拇收肌、拇短屈肌、拇指对掌肌通常缺失；如果存在则严重发育不良，其起点、止点异常，示指和中指的掌骨为其异常止点（图 38-151～图 38-154）。

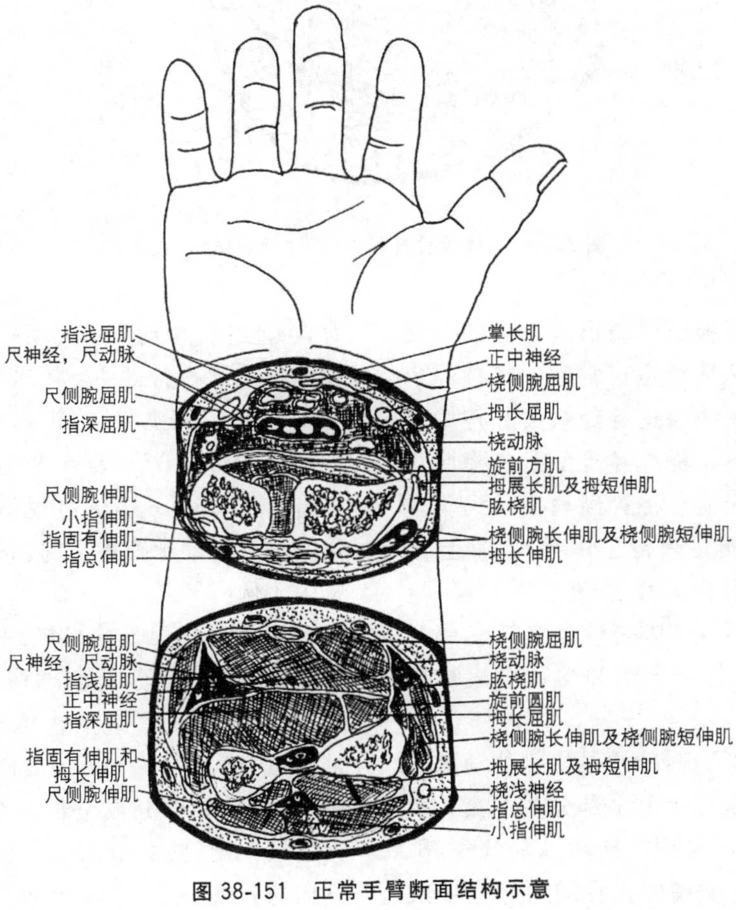

图 38-151　正常手臂断面结构示意

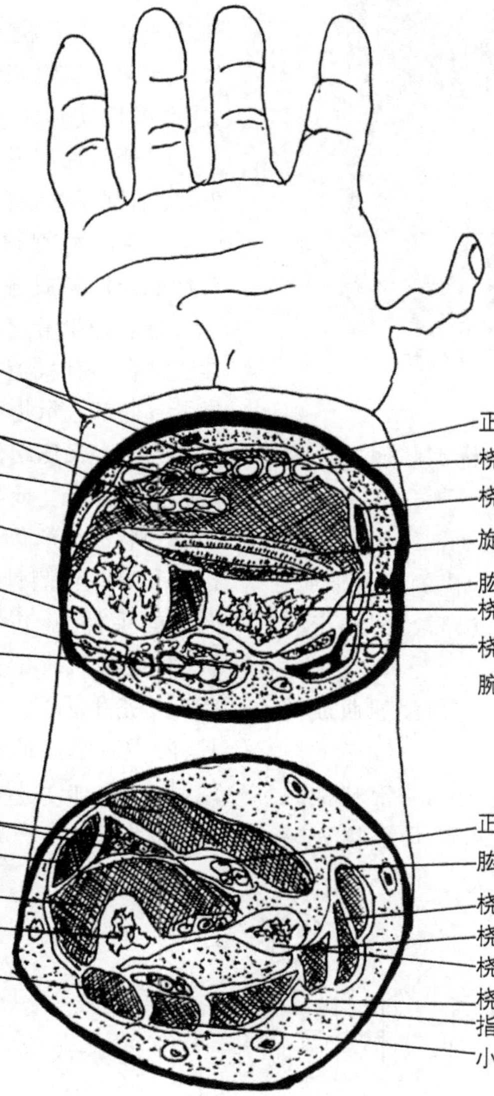

图 38-152　桡骨发育不良，手臂断面结构示意

(8)神经异常：主要神经的畸形是常见的。文献描述大多数病例臂丛神经是正常的。尺神经也是正常的。大多数病例的肌皮神经缺失。正中神经支配上臂前面的肌肉。桡神经支配了三头肌之后在肘关节就成为终末支。桡神经浅支缺失。前臂桡侧及手部感觉支配是来自正中神经，而且与尺神经的感觉神经相吻合。称为桡-正中神经，这一神经较通常为粗。因为，其中包含桡神经感觉支和正中神经，这常在前臂末端和腕部浅表被发现。

(9)血管异常：动脉系统，特别是桡侧的动脉异常。肱动脉常存在，可能在上臂上部分成两支。尺动脉通常正常，可能偏向桡侧。桡动脉常缺失，即使存在，口径也很小，搏动微弱。骨间动脉过度发育，可能替代桡动脉和尺动脉。掌深弓及到示指的桡侧指动脉常常缺失。有学者进行血管造影研究发现，桡动脉缺失 6 例(46%)，发育不良 5 例(38%)，有正中动脉存在的 10 例(77%)，掌浅弓缺失有 2 例(15%)，掌深弓很小或缺失 12 例(92%)。拇指桡侧指动脉缺失 5 例(38%)，示指桡侧指动脉缺失 1 例(8%)。

3. 临床表现及病理解剖动力异常机制

(1)前臂畸形：桡侧球棒手的临床表现非常具有特点，特别是严重的桡侧球棒手的临床表现非常显著，简直是一目了然的。表现为患侧前臂短小弯曲，桡骨部分或全部缺失，尺骨弯向桡侧，尺骨远端突出，腕关节向尺骨桡侧完全脱位，手指的方向与尺骨的纵轴成角畸形。严重的桡骨全缺

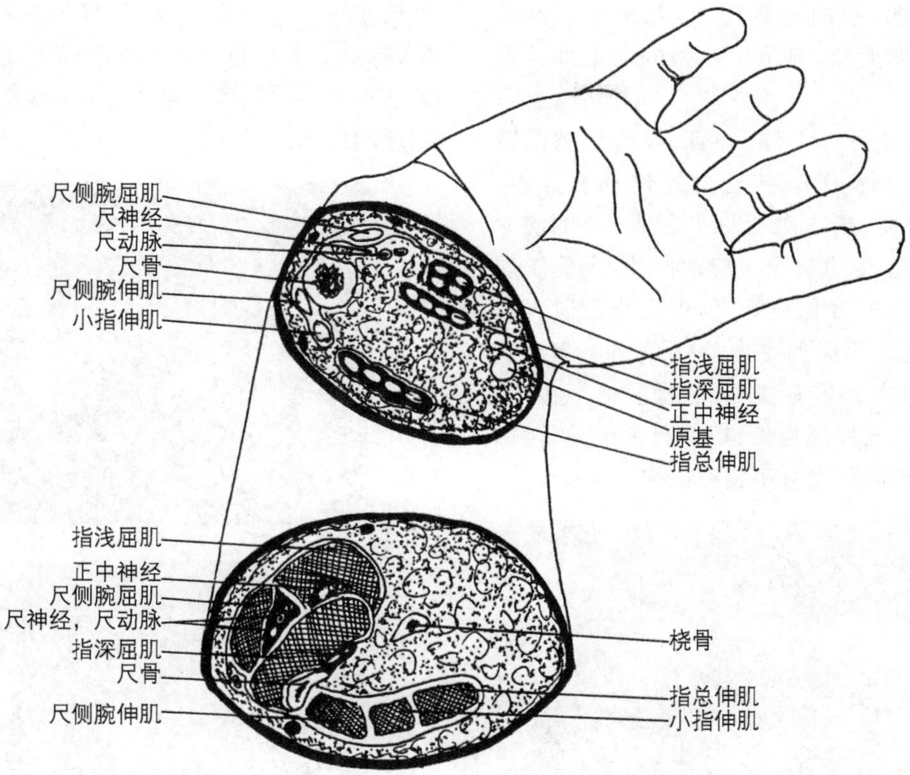

图 38-153　桡骨部分缺损，手臂断面结构示意

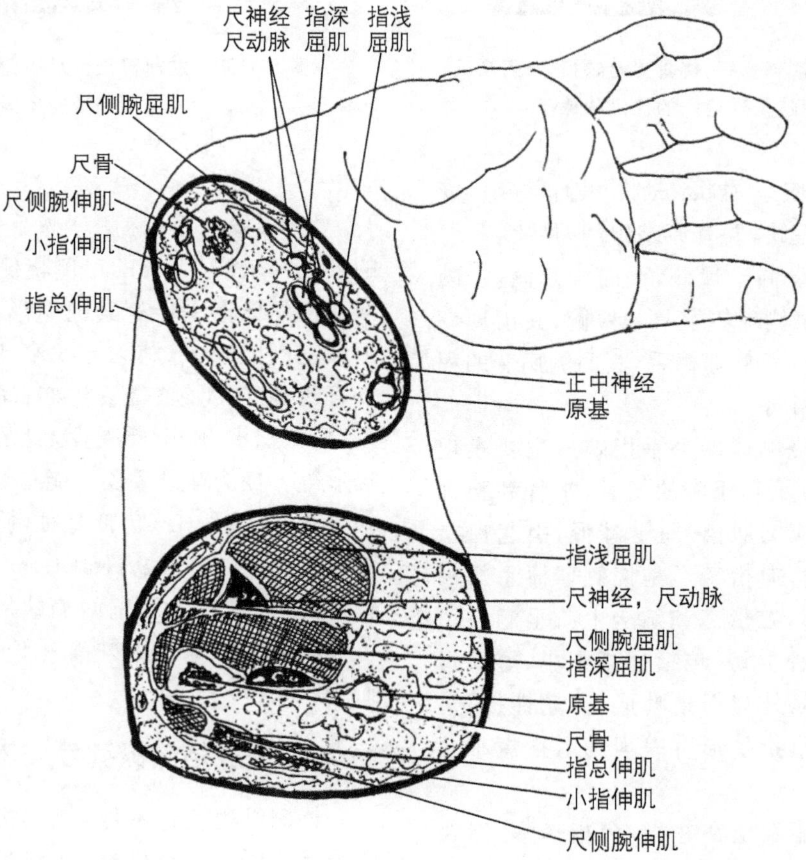

图 38-154　桡骨完全缺损，手臂断面结构示意

损，尺骨弓形弯曲，手向桡侧弯曲，几乎和前臂平行，手指尖端指向肘窝，显示出典型的曲棍球棒形（图 38-155）。

凡是起源于肱骨外上髁、桡骨、骨间膜的前臂肌肉，以及起源于拇指掌、指骨的肌肉都有异常。旋前圆肌常常缺失，或与肱二头肌、肱肌、桡侧腕屈肌或掌长肌融合。但也有报道旋前圆肌、尺侧腕屈肌、桡侧腕屈肌往往分化较好，但由于桡侧肌肉的起、止点异常，这些肌肉使手向桡侧偏斜。起源于肱骨外上髁的肌肉多半有变异，肱桡肌虽存在，但是桡侧腕屈肌，以及桡侧腕长、短伸肌多半异常，因此屈、伸无力。鱼际肌发育不良或缺失。

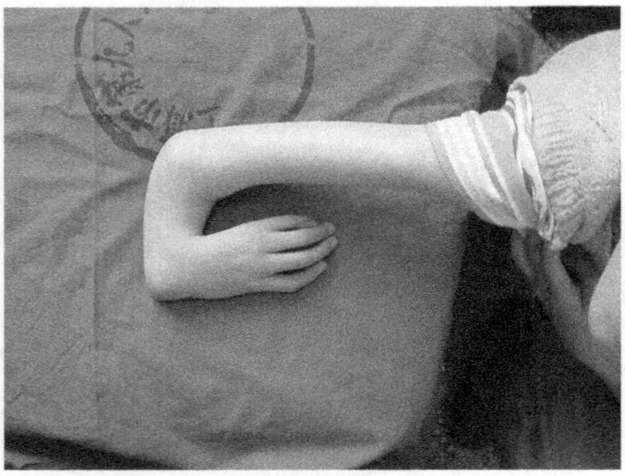

图 38-155　右侧桡侧球棒手，桡骨完全缺损，尺骨弯曲不明显，呈现典型的桡侧球棒手

前臂桡侧的皮肤呈蹼状，皮肤、皮下组织、筋膜、腱膜、肌腱明显短缺，并有原基组织，使手、前臂桡侧组织的张力明显高于尺侧，手向桡侧倾斜，腕关节向桡侧脱位。桡侧球棒手常为双侧，其出现率在 38%～58%。如为双侧球棒手，其两侧病变的程度和畸形类型常不相同。

(2)手指畸形：桡侧球棒手手指畸形主要表现为拇指及示指畸形，及其相应的指骨、掌骨和腕骨畸形；拇指、示指相应的肌肉、肌腱畸形，引起拇指及示指的形态异常。拇指畸形是桡侧球棒手的一大特征，其拇指畸形，在形态和结构上几乎涵盖了拇指发育不良的各种类型，包括拇指细小，短拇指畸形，内收拇指畸形，外展拇指畸形，浮动性拇指，拇指完全缺失等。示指畸形可表现为示指短小及发育不良等。

桡侧球棒手可能发生在并指、多指畸形，但在文献中罕见类似报道。笔者见有一例男孩，一侧为典型桡侧球棒手，而另一侧为复拇指畸形；另一例男孩左手桡骨发育不良，桡骨短小，掌骨及指骨赘生，有 7 个掌骨和 7 个手指，类似于镜影手，十分罕见（图 38-156）。除了轴前多指，笔者还见到多桡骨畸形的桡侧缺损手。

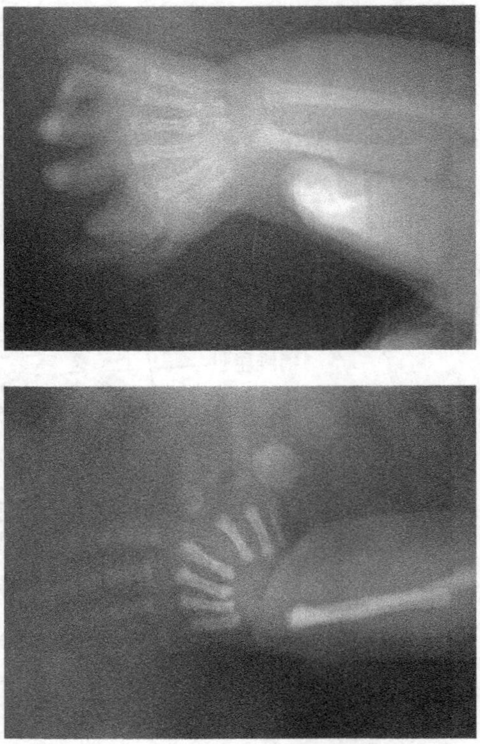

图 38-156　左前臂桡骨短小，左手有 7 个掌骨和 7 个手指的多指畸形，类似于镜影手

(3)伴发畸形：桡侧球棒手伴发其他器官畸形的发生率较高，40%的单侧桡侧球棒手，或 77%的双侧桡侧球棒手伴有其他畸形。可伴有心血管畸形如室间隔缺损、肺动脉狭窄或胃肠道畸形、气管食管瘘、肛门闭锁、腹股沟疝，尚有小头畸形、智力减退、脑积水、血小板减少，以及其他肌肉、骨骼的畸形等。桡侧球棒手还可能是综合征的症状之一，如 VATERR 联合（包括脊柱畸形、肛门闭锁、气管食管瘘及桡骨畸形）；Holt-Oram 综合征，是一种染色体病，表现为心脏室间隔缺损及桡骨缺损，其染色体畸变位于 12q；另外尚有 Fanconi 综合征（各类血细胞减少）等。

三、桡侧纵列发育不良分类

桡侧纵列发育不良的临床特征及病变程度变化很大，有的学者对桡侧球棒手进行了分类。Michelle(1999)对 1923－1996 年的 119 例病人，196

肢体桡侧纵列发育不良进行分析，并对 104 例病人，181 肢体进行分类。

N 型：桡骨正常，腕骨正常，拇指发育不良。

O 型：桡骨正常长度，桡侧腕骨畸形。

Ⅰ型：桡骨缺损 2mm 以上。伴有腕骨发育不良。

Ⅱ型：桡骨发育不良。

Ⅲ型：桡骨发育不良，远端缺损。

Ⅳ型：桡骨完全缺损。

82%的病人拇指发育不良，近端尺桡关节融合，或桡骨头脱位，在Ⅰ型中可见的比例占 44%。

按本书的分类，这类畸形可分为：桡侧纵列（轴前）(radial ray deficiency)和桡侧纵列缺损畸形（桡侧球棒手）。

(1)正常桡骨型

①拇指发育不良（功能型）。

②拇指发育不良（无功能型）。

③拇指缺失。

(2)桡骨发育不良（桡骨细小，但完整）

①拇指发育不良（功能型）。

②拇指发育不良（无功能型）。

③拇指缺失。

④Madelung's 畸形。

⑤其他。

(3)桡骨部分缺失（远端缺失）

①拇指发育不良（功能型）。

②拇指发育不良（无功能型）。

③拇指缺失。

(4)桡骨完全缺失

①拇指发育不良（功能型）。

②拇指发育不良（无功能型）。

③拇指缺失。

(5)其他

①大鱼际发育不良或缺失。

②伸肌发育不良或缺失。

③屈肌发育不良或缺失。

多数学者按桡骨缺损的程度将桡侧纵列发育不良分为 4 型。

Ⅰ型：桡骨远端短缩：桡骨远端骨骺延迟出现，生长缺陷，造成桡骨远端短缩。桡骨畸形较小，患手在腕关节有足够的支撑，因此没有桡侧弯曲畸形。桡骨的近端正常，肘关节活动正常，亦有报道为桡骨近端或远端发育不良者。拇指有不同程度的发育不良，桡侧腕骨发育不良，这类患者多半以拇指畸形而就诊（图 38-157）。

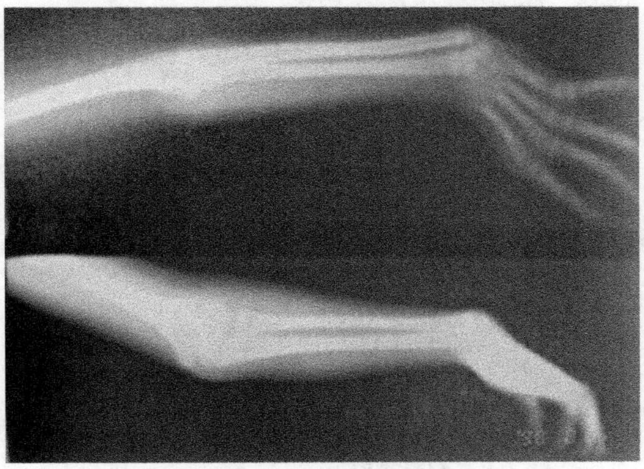

图 38-157　Ⅰ型桡侧球棒手

桡骨远端缩短，生长缺陷，桡骨畸形较小，拇指缺失

Ⅱ型：桡骨发育不良：前臂短小，桡骨远、近端的骨骺存在，但均有发育不良。桡骨弯曲并细小，桡侧腕骨及拇指有不同程度的发育不良。腕关节向桡侧脱位，呈球棒形，尺骨增粗，弯向桡侧，这类患者早期应采用石膏或塑料支架矫正畸形（图 38-158）。

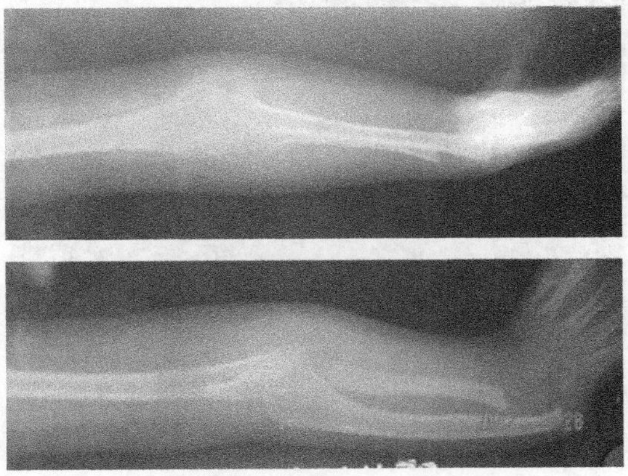

图 38-158　Ⅱ型桡侧球棒手

桡骨近端骨骺存在，发育不良，桡侧腕骨及拇指不同程度发育不良，腕关节向桡侧脱位，尺骨弯曲增粗，弯向桡侧

Ⅲ型：桡骨部分缺失：桡骨部分缺失可发生在桡骨的远端、中段或近端。以远端或中段 1/3 缺损为多见。由于桡骨近端存在，提供了肘关节的稳定性，远端桡骨的缺损，造成手向桡侧脱位，尺骨增粗，弯向桡侧，呈典型的球棒畸形。在笔者的 8 例患者中，有 5 例属于这类。这类患者拇指及桡侧腕骨缺失或严重发育不良。

Ⅳ型：桡骨完全缺失：Bayne 认为这类畸形最

为常见，表现为前臂短小，患手明显偏向桡侧，完全失去支撑。腕骨与尺骨远端的桡侧有假关节形成，尺骨增粗，向桡侧弯曲，前臂桡侧软组织挛缩，呈蹼状畸形，拇指及桡侧腕骨缺失或严重发育不良（图38-159、图38-160、图38-161、图38-162）。

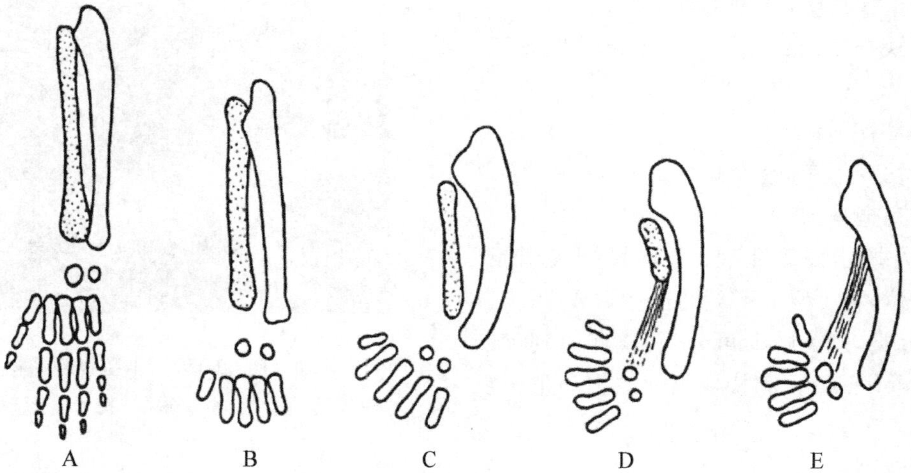

图38-159　桡侧球棒手桡骨发育状况及分类

A. 正常；B. Ⅰ型；C. Ⅱ型；D. Ⅲ型；E. Ⅳ型

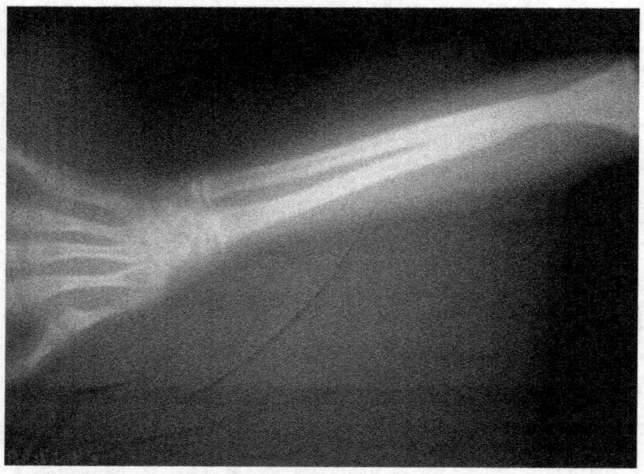

图38-160　桡侧球棒手

桡骨发育类似正常，拇指发育不良。Ⅴ型桡侧球棒手

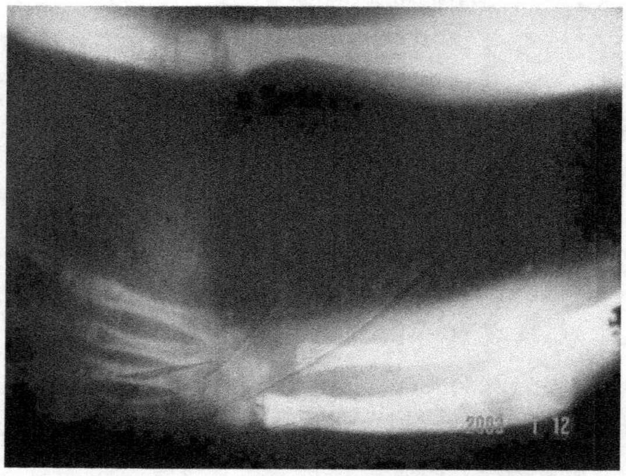

图38-161　Ⅰ型 桡侧球棒手

桡骨远端短缩，桡骨远端骨骺延迟出现，生长缺陷，拇指缺失

除了上述分类外，尚有下列畸形，应包括在分类之中，笔者暂且将其分类为Ⅴ型及Ⅵ型。

Ⅴ型：桡骨接近正常，拇指发育不良（图38-160）。

Ⅵ型：桡侧纵列发育不良，伴有是轴前多指，类似于镜影手，或是多桡骨畸形的桡侧缺损手（图38-156及图38-162）。

四、桡侧球棒手治疗

桡侧球棒手的治疗包括手术治疗和非手术治疗两部分，整个治疗过程称为系列治疗，或系统治疗。

桡侧球棒手的非手术治疗可在出生后即进行，也可推迟到生后2～3个月开始。应用支具矫正前臂曲棍球棒样畸形，以减少尺骨的弯曲及软组织挛缩。

桡侧球棒手的系列治疗，应分期进行。根据病变严重程度及畸形的状况而采取相应的对症治疗。即早期支具矫正畸形，2岁左右做腕关节中心化手术及拇指再造，腕部软组织缺失的修复及动力腱的再造，以后再进行尺骨弯曲矫正等。

1. *前臂支具的应用*　前臂支具适用于Ⅱ、Ⅲ、

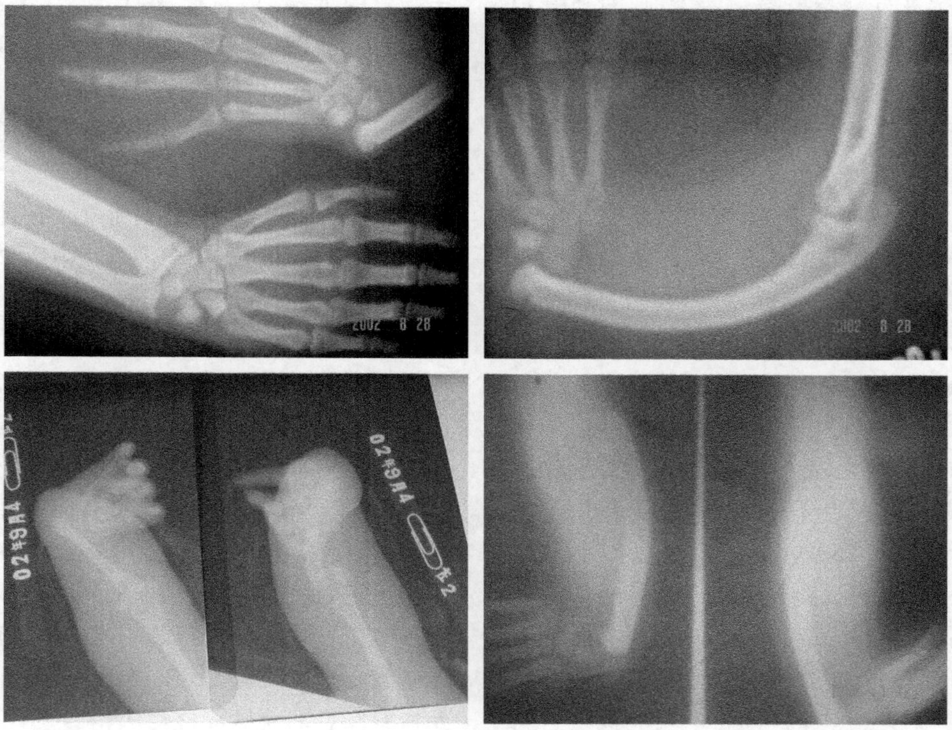

图 38-162　Ⅳ型桡侧球棒手

桡骨完全缺失，前臂短小，手明显地偏向桡侧，完全失去支撑；腕骨与尺骨远端的桡侧有假关节形成，尺骨增粗，向桡侧弯曲；前臂桡侧软组织挛缩，呈蹼状畸形，拇指及桡侧腕骨缺失

Ⅳ型畸形，早期应用支具既可协助矫正前臂桡侧弯曲及腕关节向桡侧脱位，又可使桡侧短缩的软组织拉长，作为手术前准备。前臂支具也是手术后为保持腕关节稳定的重要措施。矫正支具的使用应坚持到骨发育成熟为止，在手术后可白天让患手活动，于夜晚应用支具。支具应随着骨的发育及畸形矫正的状况不断地予以调整和更换（图 38-163）。

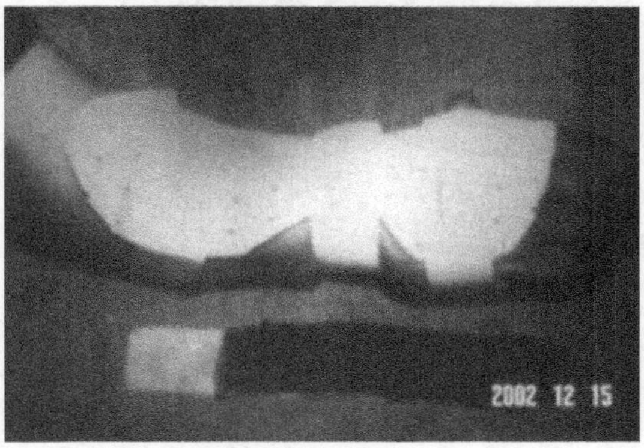

图 38-163　桡侧球棒手，前臂支具的应用

2. *手术治疗原则*　桡侧球棒手的解剖结构及形态畸形严重，因此，手术治疗的主要目的为改善手及前臂功能。如手术治疗既改善功能，又能改善外形则更好，但不宜将改善外形作为主要目的。成年人桡侧球棒手，虽然外形丑陋，但具有能完成日常生活及劳动的能力，则无手术必要。

手术治疗的内容包括腕关节桡侧脱位的矫正、尺骨弯曲畸形矫正、桡侧软组织挛缩矫正、桡骨缺损的再造、拇指缺损的再造或拇指功能不全的修复等。

3. *手术时机的选择*　无论是腕关节中心化手术，还是拇指缺损的示指拇指化手术，均可在生后 6 个月进行。

4. *手术方法*

(1)腕关节尺骨中心化手术：是矫正患手曲棍球棒畸形的重要手术，手术的目的是矫正腕关节脱位及尺腕假关节畸形。

①切口：国外有人采用腕关节背侧在尺骨突出处的横楔形切口，该切口显露范围广，也可同时切除尺骨头处多余的皮肤。笔者则采用腕关节背侧尺骨突出区“S”形纵切口，该切口腕关节显露良好，尺骨头区多余皮肤不必切除，其在术后可以自行调整。采用该切口的目的是有利于桡侧皮肤短缺的

修复，并在同时进行示指拇指化手术时，对血管损伤较少，不影响远端转移皮瓣的血供。

②尺骨头的显露及移位：切开皮肤，保护头静脉，显露尺侧腕伸肌及尺侧腕屈肌，并注意保护尺神经腕背支，显露腕骨与尺骨头的远端及桡侧的关节囊。由于尺骨头超越了腕关节，可于前臂桡侧挛缩的蹼状皮肤做"Z"字成形，或进行皮肤及前臂深筋膜层在不同平面上的横向或楔形切开，于桡侧皮肤缺损区行 V-Y 整形。在克服皮肤短缺后，切开腕关节囊，暴露尺骨头。

③尺骨中心化：将尺骨头削成后前后位的楔形，切除部分月骨，或切除全部月骨，在腕关节中央制成后前位楔形空隙，将尺骨头插入到月骨部位，用两根克氏针固定。其中一根穿过第 3 掌骨、头状骨入尺骨，另一根斜穿过腕骨及尺骨。国外有人还同时做关节周围韧带修复。术后 6～8 周去除克氏针，进行功能训练。腕关节脱位矫正后应用支具维持，防止球棒畸形复发，直到骨骺生长完成。也可采用钢板螺钉固定于腕关节功能位。Watson(1984)在腕关节中心化手术时，不切除任何腕骨。我们的经验是，对Ⅲ、Ⅳ型患者，如不切除腕骨，不缩短尺骨，由于尺骨较长，是不易进行尺骨中心化手术的。只有在修复桡侧皮肤短缺并进行相应的桡侧肌腱延长时，可以不切除腕骨。

(2)尺骨桡侧化手术：由 Buck-Gramcko(1990)提出桡侧化手术(radiolization)这一名词。其方法是游离腕骨及尺骨头，矫正腕关节脱位，使尺骨位于腕骨的近端，用克氏钢针穿过第 2 掌骨进行固定，目的是使尺腕关节脱位矫枉过正，为了使其稳定，缩短松弛的尺侧腕伸肌，或将其止点前移；桡侧腕伸肌腱及桡侧腕屈肌腱也转移到尺侧腕伸肌腱止点处，以加强背伸及矫正桡偏的力量，达到矫正畸形后肌力的平衡。经过对 23 例的随访，最长的为 23 个月，效果均良好。

(3)软组织挛缩的矫正：轻型病例只需做"Z"字成形及肌腱延长，严重者则可考虑应用局部或远处皮瓣转移，或植皮修复。但考虑到这类患者手术范围广泛，相当复杂，故较少再采用游离皮瓣移植修复皮肤的短缺，以缩短手术时间。

(4)桡骨支撑组织的重建：Ⅱ、Ⅲ型畸形由于桡骨缺损，可采用游离腓骨移植，同时在腓骨上携带一块皮瓣，在修复桡骨缺损的同时修复桡侧皮肤缺损。这是一项较为复杂的手术，手术前对于移植骨及腓骨皮瓣的位置、形态、相互关系、血管蒂的部位及血管吻合的受区部位均应精心设计，方能达到既修复桡骨缺损又能修复桡侧皮肤短缺的效果。桡骨再造后，在矫正尺腕关节脱位后，有时克氏针固定不可靠，需要用钢板螺钉固定腕关节于功能位。

笔者曾应用腓骨-皮瓣移植修复桡侧皮肤缺损，同时进行桡骨缺损再造，不切除腕骨进行尺骨腕关节复位，示指拇指化拇指再造。上述手术均一期完成(图 38-164、图 38-165)。

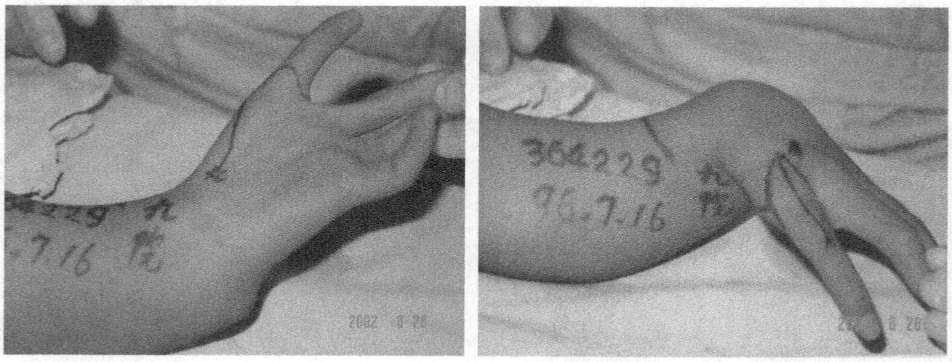

图 38-164　双手桡侧球棒手

右侧为Ⅰ型，左侧为Ⅳ型。左侧桡侧球棒手及示指拇指化的切口设计

(5)尺骨弯曲的矫正：可与腕关节尺骨中心化同时完成，也可分期进行。在前臂背面尺侧、尺骨中段弯曲区做纵"S"形切口，暴露尺骨背面，做楔形截骨，以矫正尺骨弯曲畸形(图 38-166)。

典型病例：男性，4 岁，右侧Ⅲ型桡侧球棒手，右拇指Ⅳ度缺失。1988 年 9 月第一次进行尺骨中心化手术，4 个月后进行示指拇指化手术。

(6)骨延长术：Ⅱ、Ⅲ型桡骨发育不良的病例

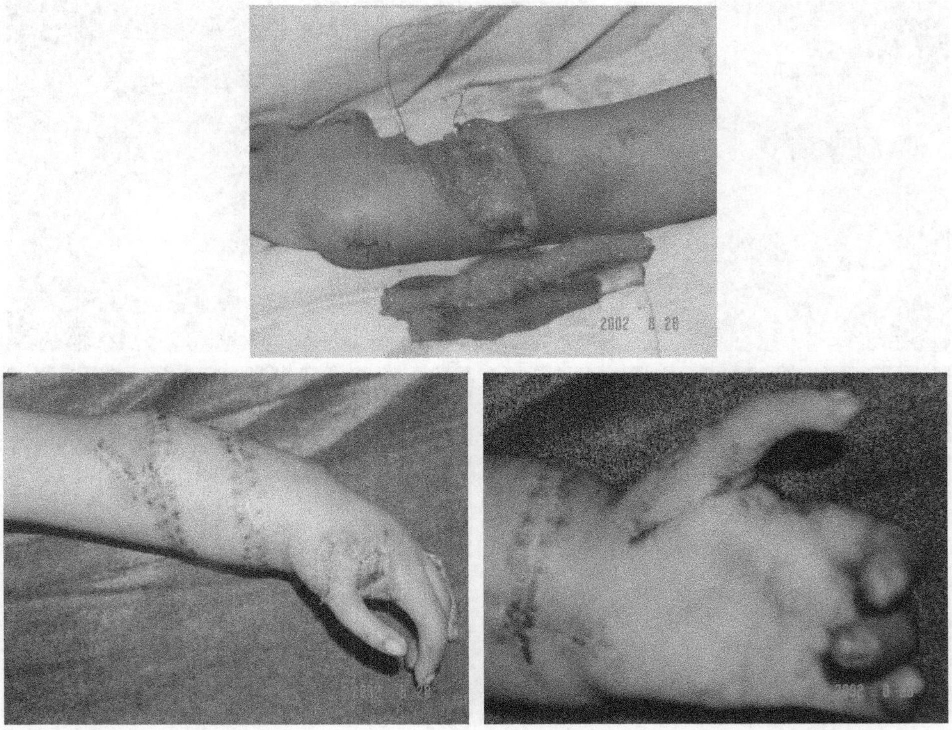

图 38-165　腓骨骨皮瓣移植准备血管吻合(下图显示手术后 2 周)

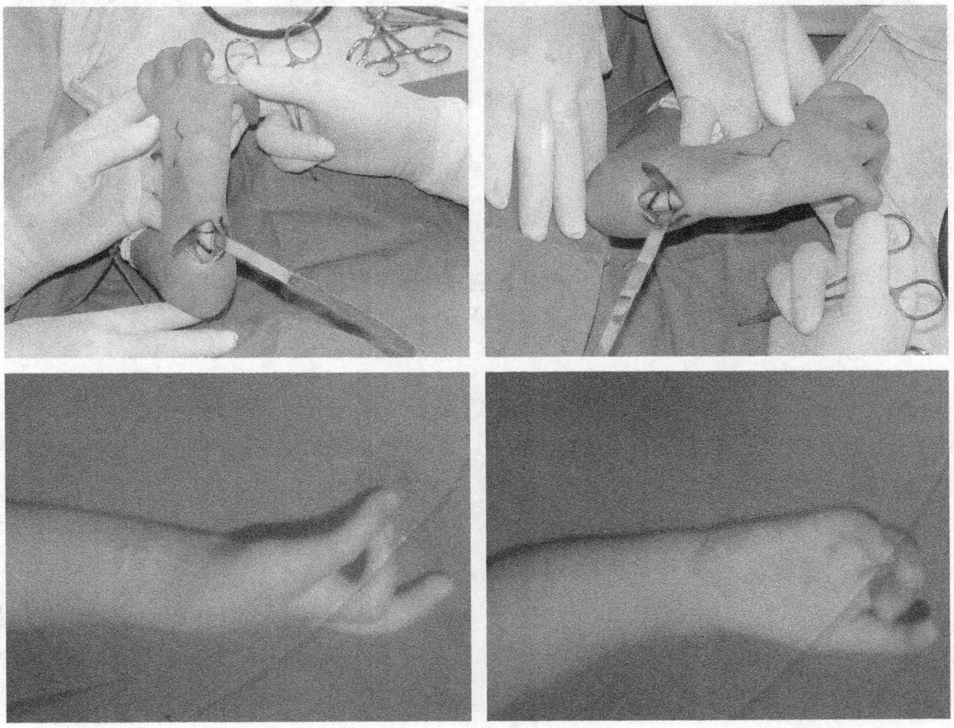

图 38-166　桡侧球棒手尺骨弯曲矫正

上图示尺骨中段截骨及尺腕关节脱位矫正;下图示第一期手术完成后

中,采用桡骨骨延长术,是矫正桡骨发育不良和短缩的可供选择的方法(图 38-167)。

(7)拇指缺损及畸形的修复再造:腕及前臂畸形矫正后,或在矫正的同时,可进行拇指缺损的再造或拇指畸形的矫正。拇指再造首选的方法是示指拇指化,其方法见本章第六节"先天性拇指发育

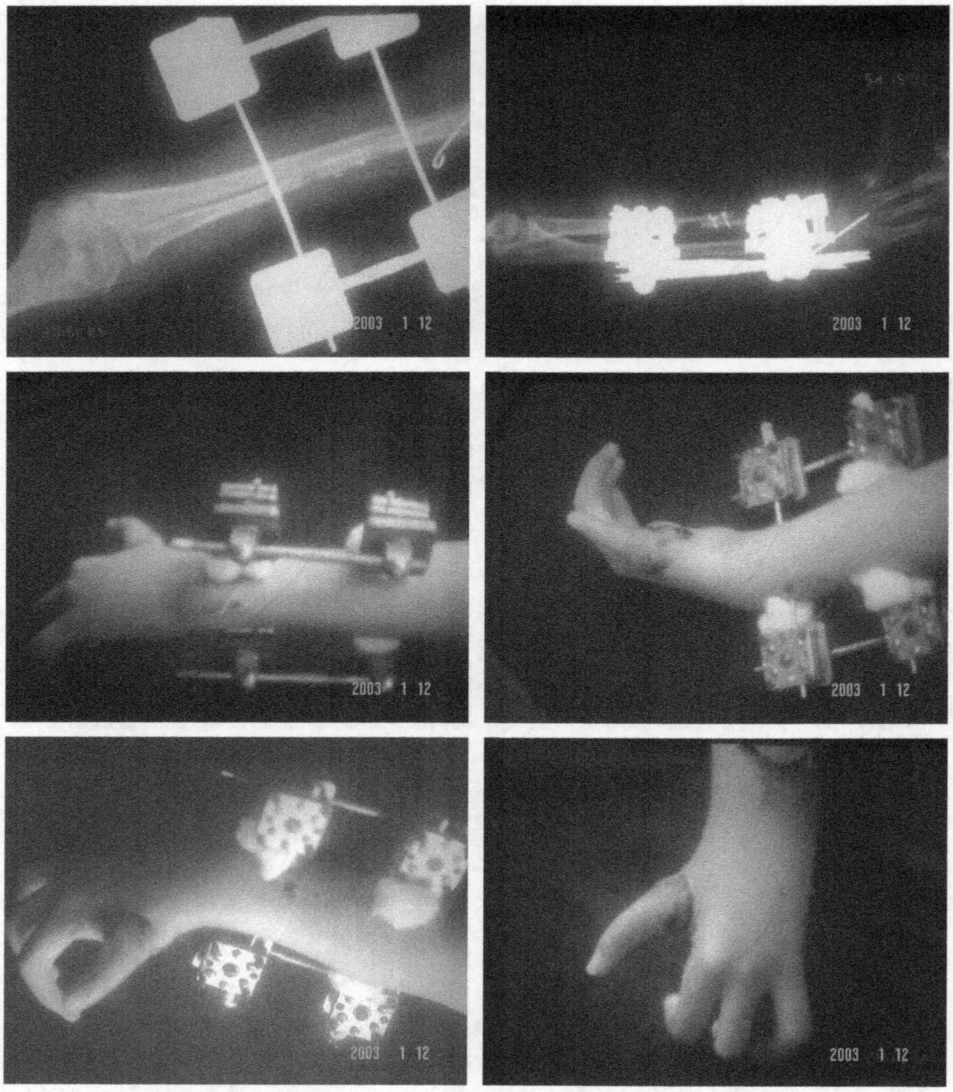

图 38-167　左侧Ⅱ型桡侧球棒手及拇指缺失

桡骨安置骨延长器，延长桡骨，以及示指拇指化拇指再造

不良”的治疗。

(8)笔者的外科技术：笔者的治疗桡侧球棒手的手术技术主要为：尺骨中心化手术；拇指再造；桡骨短缩的处理；必要时进行尺骨弯曲矫正。

①尺骨中心化手术：是矫正桡侧球棒手腕关节桡侧脱位的主要手术。

尺骨下端采用腕背“S”形切口，暴露广泛，又便于设计腕背部的转移皮瓣。切开皮肤，显露尺侧腕伸肌及尺侧腕屈肌，保护尺神经腕背支，暴露超越腕关节尺骨头远端，使尺骨头削成后前位的楔形，切除月骨，将尺骨骺置入月骨部位，用两根克氏针固定，一根穿过第 3 掌骨经头状骨入尺骨，另一根针穿过掌骨经腕骨入尺骨。术后 6～8 周拔除克氏针，夜晚应用外支架制动。这种尺骨中心化手术后，腕关节仍有部分活动。如用钢板螺钉固定，则宜在腕关节功能位固定。

②拇指再造：笔者的病例均进行示指拇指化手术，见本章第六节。

③桡骨延长或游离腓骨-皮瓣移植桡骨再造：本组有 1 例患儿被选用游离腓骨-皮瓣移植，腓骨长 8cm，带有皮瓣，腓骨端支架腕关节，近端游离置于尺肱关节的平面，尺腕关节行关节囊松解，矫正尺腕关节脱位，骨-皮瓣用以修复腕关节桡侧皮肤短缺区，用两根克氏针固定尺腕关节及再造的桡腕关节 6 周。

④必要时进行尺骨弯曲矫正。

第十八节　尺侧球棒手畸形

因尺侧纵列发育不良导致手、前臂尺侧的骨、软组织发育不良，手及前臂向尺侧偏斜，形如高尔夫球棒，故命名为尺侧球棒手(ulnar club hand)。尺侧缺损手的发生率与桡侧缺损手之比约为 1∶3.6，较桡侧缺损少见。因此，本病更为少见。

一、病理及临床表现

临床特点是前臂短缩、内旋，向尺侧弯曲，尺骨部分缺失或完全缺失，尺侧手掌及手指发育不良，或完全缺失，尺侧腕骨缺失，腕关节呈细长，桡骨远端与剩下的腕骨构成关节，桡骨短缩，向尺侧弯曲，手向尺侧偏斜。肘关节的功能障碍较为明显，从部分活动受限到完全僵直。肘关节的稳定性取决于尺骨近端的发育状况。偶尔有桡骨肱骨融合或尺骨肱骨融合。

与桡侧球棒手相比，本病有以下特点：①遗传倾向不明显，多为散发病例；②并发的畸形多限于肌肉骨骼系统，如胫腓骨局限性缺损、马蹄足、脊柱侧弯、先天性关节脱位、髌骨缺如，而较少与综合征相关；③手部畸形严重，仅 11%病例有正常手指成分，1/3 病例伴有并指，半数以上病例有拇指发育不良，缺指，对应的掌骨也常缺如；④腕部常较稳定，偏斜较少，常小于 30°，1/4 病例有掌骨融合，骨化中心出现迟；⑤Ⅱ型尺侧球棒手较为多见，占 2/3，严重桡骨弯曲与腕偏斜并不常见，腕偏斜与前臂尺骨原基多不相关，而与前臂肌肉发育不良的程度有关，故常规切除尺骨原基并不能收到早期效果；⑥尺动脉常缺如，但尺神经常出现，多位于纤维原基下方；⑦肘部常不稳定，出生时常有桡骨小头脱位，屈伸尚可，但旋转受限，严重者有肱桡骨融合；⑧多为单发，仅 1/4 病例有对侧肢体畸形。

尺侧球棒手可合并有并指畸形、马蹄足、腓骨发育不良、髌骨缺失、股骨发育不良、脊柱裂及下颌骨缺失等。

二、分　类

1. Ⅰ型尺骨发育不良　尺骨存在，远端或近端尺骨骨骺发育不良，骨生长缓慢，尺骨有轻度移位，桡骨轻度弯曲，这种病变属于非进行性。手部畸形表现为尺侧手指及手掌发育不良，严重者完全缺失。

2. Ⅱ型，部分尺骨未发育　尺骨远端或中段 1/3缺失，尺骨的近端与肱骨形成相当稳定的关节，桡骨远端的尺侧半生长缓慢，弯向尺侧，桡骨头与头状骨构成关节，或是向外侧后方脱位。尺骨远端有尺骨原基存在，原基没有纵向生长，牵引桡骨及腕骨使手向尺侧偏斜移位(图 38-168)。

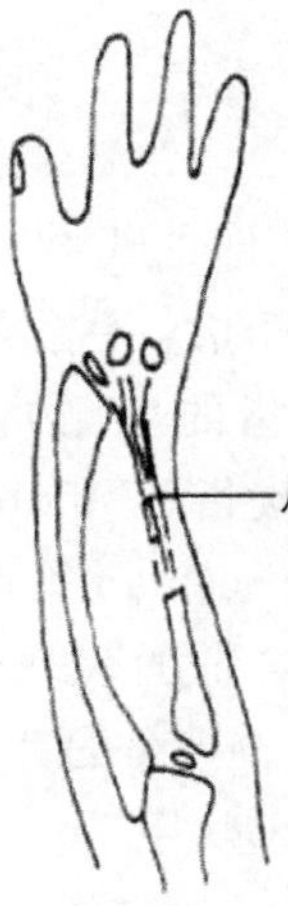

图 38-168　尺侧球棒手

3. Ⅲ型，尺骨全部未发育　尺骨完全缺失，没有尺骨原基的牵引，因此相对而言桡骨远端是直的，手没有向尺侧移位，或轻度移位，桡骨小头常常是脱位的，肘关节不稳定，尺侧手指、手掌及腕骨缺失，对这类患者的确诊需进行仔细检查，以发现肘部有无部分尺骨存在，只有 1 岁以上的幼儿才能借助于 X 线摄片确定。

4. Ⅳ型，肱桡骨骨融合　肱骨与桡骨骨融合、固定，桡骨弯曲，常有尺骨原基存在，附着在桡骨末端的骨骺上，引起桡骨尺侧部分受压，使桡骨弯曲生长，弯向尺侧，手向尺侧移位。

三、治　疗

根据畸形状况作手术设计。Ⅱ型、Ⅳ型畸形均存有尺骨原基，可在婴儿 6 个月之前切除原基，并尽可能彻底切除，防止手及前臂弯曲畸形的发展。尺骨原基的切除，远端到腕骨部分，包括附着于桡骨远端骨骺处的原基，但宜保护尺动脉及尺神经不受伤害。在原基切除时，可同时做软组织挛缩的矫正，这样可使患手处于良好的直线位置，并使腕骨与桡骨末端形成较稳定的连接。

桡骨已弯曲畸形的Ⅳ型年长儿童，在桡骨近端做楔状截骨，使手及前臂伸直。由于这类患者肱骨桡骨已融合固定，造成肱骨内旋畸形，可做肱骨反旋转截骨矫正畸形。

桡骨小头脱位影响肘关节的伸展及旋前、旋后时，如有足够长的尺骨存在，则可做桡骨小头切除。

对于Ⅱ型畸形，尺骨原基被切除后，可同时通过原来尺侧的切口，经过骨间膜，做桡骨截骨，使桡骨的远端与尺骨的近端结合，用克氏钢针固定，术后 6 周再做桡骨近端切除。该手术易伤及骨间背侧神经，必须仔细操作。术后应用石膏管型，在最初的 2 周用长管型石膏，换敷料拆线后改用短臂石膏管型 2 个月，然后应用短臂夹板支架，直到学龄儿童时期。

如有并指畸形应尽早修复，若拇、示指并指，除了进行分指外，尚需进行第 1 掌骨截骨转位形成对掌位。

第十九节　先天性掌挛缩

先天性掌挛缩，即“风吹手（Windblown hand）”，是一种先天性拇指、手指及手掌的屈曲畸形，伴有掌指关节及手指的尺侧偏斜。早在 1897 年，Biox 即描述了“风吹指（Windblown fingers）”的畸形特点。1938 年，Freeman 等首先报道了该畸形是颅面-手-足畸形综合征的表现，也有人称此畸形为先天性手指尺偏征。当今的大多数文献中，均习惯把此种畸形称为“风吹手”。笔者在三十余年的整形外科临床实践中，医治了这类畸形有十多例，过去曾称此病为先天性掌腱膜挛缩，其实手术过程中发现掌腱膜没有明显挛缩增生表现。因其形如风吹柳枝，故又曾称为“柳条手”畸形等。按其形态特征，笔者认为称此病为先天性掌挛缩较为恰当。

先天性掌挛缩可单独存在，也可以是综合征的症状之一，即口哨面形综合征或颅-面-体综合征的症状之一。

本畸形与手指屈曲畸形、指侧屈畸形及握拇指畸形、掌心拇指畸形等可归于一类，都具有挛缩畸形的特征。

一、病因及临床表现

本病与遗传缺陷有关。有人曾对南非种族中的先天性掌挛缩畸形进行遗传学研究，发现与染色体遗传基因病变有关。

先天性掌挛缩及指侧偏畸形出生时即出现，随着年龄的增长，其畸形更引人注目。笔者发现，它不是像有的文献报道的只见于 3－4 岁的儿童，还包括 16－17 岁的青年和三十余岁的成年人，其病变的特点及程度相似。

拇指内收屈曲畸形，居于掌心，被动伸展拇指时有张力，虎口狭窄。示、中、环、小指有不同程度的屈曲畸形，被动伸直手指时，手掌皮肤及其下方结构有明显的张力。各指蹼均过浅，呈蹼状，拇指及各手指常较正常人短，示、中、环、小指掌指关节向尺侧偏斜，并且掌指关节呈轻度旋前畸形。伸拇及伸指肌力正常或减弱，在各手指屈曲畸形中，其病理变化涉及掌指关节、近侧指间关节及远侧指间关节屈曲畸形、伸直受限，但常以近侧指间关节为甚，表现为纽孔畸形。“风吹手”畸形总是双侧性的。

在手术中可发现，拇指及手指屈曲畸形，主要是皮肤的短缺，手指血管神经束也缩短。手术矫正时应考虑这些病理因素，手指血管、神经的短缩是妨碍矫正指屈曲畸形的障碍，因此，对患手于手术前做较长时间的被动牵引是有益的，但是一般患儿很难坚持。在矫正掌指关节屈曲畸形的手术中，如果做掌指关节的掌板前移，可有助于矫正掌指关节屈曲畸形。各手指伸腱装置的中轴线偏向尺侧，掌指关节背侧的伸腱装置表现为桡侧的网状韧带宽松，尺侧较紧。

除了手畸形外，可能伴有前臂肌肉发育不良。足部畸形也可与本畸形伴发，表现为曲棍足、摇柄足及足趾跖挛缩等。亦可伴有面部表情呆板，如有面具样，或小口畸形，外观如同吹口哨形，以及胸部、肩部不对称及脊柱侧弯等。

二、治　疗

宜早期进行治疗，可在 2 岁内予以手术治疗，手术前可采用夹板矫正手指屈曲及侧偏畸形，但由于患儿不易合作，要取得良好效果比较困难。儿童期手术治疗以进行短缩畸形的软组织矫正为主，青年及成年人患者只有配合截骨矫正才能取得较好的效果。

(一)拇指屈曲及内收畸形的矫正

首先是切开挛缩的皮肤,矫正拇指屈曲畸形,并扩大虎口,使拇指被动达到桡侧外展位。其皮肤缺损可采用局部Z成形,或示指背侧旗状皮瓣转移,或骨间背侧岛状皮瓣移植,或游离植皮修复,或游离皮瓣移植、远处带蒂皮瓣移植等。

拇指屈曲内收畸形不仅是由于皮肤的短缩,且指血管神经束亦短缩,拇短屈肌的挛缩是一个较为重要的原因,常需做拇短屈肌腱的延长,但该手术延长范围有限,故往往剥离该肌止点,使肌肉止点前移。拇短屈肌止点前移后,被动伸展拇指时,可能仍有较大的张力。笔者较多采用的是掌指关节掌板前移,矫正拇指屈曲畸形。术后可做掌指关节伸直位暂时性克氏针固定3周,钢针拔除后再采用夹板固定,直到畸形改善。对于严重的拇屈曲畸形病例,拇长屈肌的延长也可考虑选用,拇长屈肌腱的延长,宜在前臂施术。

(二)手指屈曲畸形及指蹼过浅的蹼状畸形的矫正

手指屈曲畸形及指蹼过浅,与手掌及手指掌侧皮肤短缺、血管神经束短缩有关。手指掌侧做"Z"成形或加V-Y整形,皮肤缺损区可采用游离植皮修复。指蹼蹼状畸形的整形类似轻型并指畸形的矫正,详见本章十四节"先天性并指畸形"。

手指屈曲畸形有两种情况。一是手指掌指关节屈曲向尺侧偏斜,伴有近节指间关节的屈曲畸形,指间关节的屈曲畸形类似纽孔样畸形的发生机制,笔者采用两侧侧束对合缝合,使其向中央靠拢,对矫正指间关节屈曲畸形有一定的效果。另一种情况是掌指关节屈曲,伴有近节指间关节伸直畸形,类似于手内肌阳性,笔者采用掌指关节背侧伸腱装置的网状韧带切除,有利于矫正畸形。根据该畸形的机制,做蚓状肌前移或骨间肌肌腱延长,也是可以考虑的手术方案,但是这些治疗不宜在一次手术中完成。

即使完成上述手术后,手指的被动伸直仍有较大张力,是因屈肌腱有较大张力之故,故对于成年人,做掌骨缩短,不但矫正了手指屈曲畸形,而且有助于掌指关节侧偏及内旋畸形的矫正,是最为简单易行的手术。

(三)掌指关节尺侧偏斜及内旋畸形的矫正

掌指关节尺侧偏斜的矫正,轻的可采用伸腱装置的整形,即在伸腱帽的尺侧做纵行切开,桡侧做折叠缝合,以矫正伸指肌腱轴线向尺侧偏斜的解剖畸形。为保证此整形的手术效果,可做掌指关节伸直位暂时性克氏针固定3周,拔除钢针后,继续用支架,白天自由活动,夜晚佩戴。经过这些手术之后,畸形多半明显矫正(图38-169)。尽管如此,有时矫正畸形仍不完善,较彻底的手术仍是掌骨部分切除,做旋转固定,以矫正尺偏及内旋畸形(图38-170)。

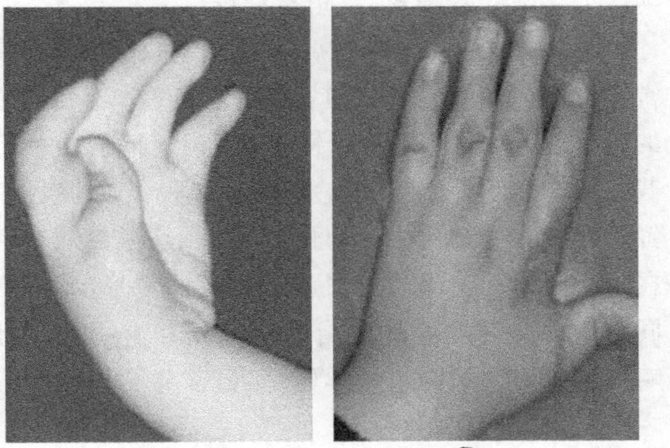

A　　　　B

图38-169　"风吹手"整形

A. 患者4岁半,双手"风吹手"畸形,拇指屈曲,内收畸形,掌指关节侧偏畸形;B. 经过拇短屈肌腱松解,虎口开大,示指背皮瓣转移,各手指掌侧皮肤及软组织挛缩松解术后支架应用,手术后7个月随访结果

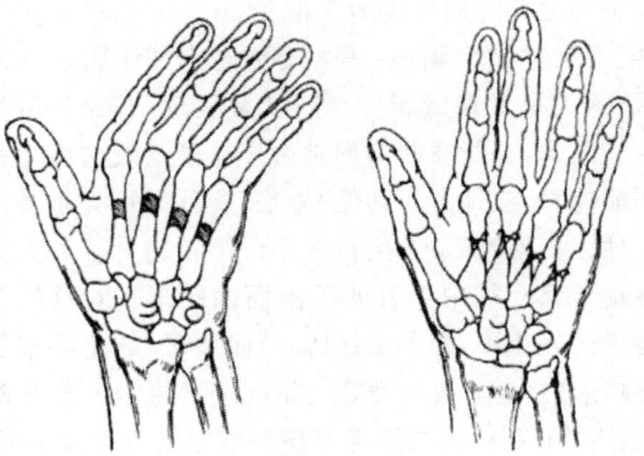

图38-170　掌骨截骨矫正"风吹手"畸形

第二十节　先天性手指屈曲畸形

先天性手指屈曲畸形(Congenital camptodactyly)是一种相当常见的先天性手部畸形。从形态学上观察,所有伴有手指屈曲的畸形,均属于先天性手指屈曲畸形。它可能是由于原发性软组织结构异常,或分布异常所致,而相应的骨、关节结构改变,只是继发性的,也可能是原发于骨、关节结构异常而造成的手指屈曲畸形。在临床实践中,往往把原发性骨、关节结构异常造成的手指屈曲畸形,归纳入如多节指骨畸形、三角指骨畸形等。

近年来,文献描述该病与遗传的关系中,既有常染色体显性遗传的报道,也有常染色体隐性遗传的论述,尚有染色体间隙性缺失、染色体易位的记载,近亲婚姻子女造成这类畸形的报道也屡见不鲜。在笔者的临床中,有母亲、女儿、外祖母同时存在环指末节手指屈曲畸形或小指屈曲畸形的,亦有同胞姐弟同时发生眼齿指综合征并伴有手指屈曲畸形者。对该病的遗传学研究,目前尚在不断深入之中。

一、病理及临床表现

先天性手指屈曲畸形表现为手指的屈曲、伸直功能缺失或不全,较多发生在中、环、小指;可单独发生于一个手指,或发生在近节指间关节,也可发生在远节指间关节。

临床上将先天性手指屈曲畸形分为三类。第一类为婴儿时期发生的手指屈曲畸形,这类畸形男性、女性发生率相似;第二类为青春期手指屈曲畸形,这类患者在青春发育时期被发现,其家长可能告知医师,手指屈曲畸形是由于孩子跌跤造成手指不能伸直,或是由于其他“外伤”所致。这类患者以女性为多见,并常发生在右手。第三类为各种先天性畸形综合征中伴有的手指屈曲畸形。对这三类畸形的发生率,Figuera(1993)回顾了 59 例手指屈曲畸形的病例:第一类婴儿期的手指屈曲畸形为 24 例,占 40.7%;第二类青春期手指屈曲畸形为 5 例,占 8.5%;第三类综合征中的手指屈曲畸形为 30 例,占 50.8%。在临床上,第三类手指屈曲畸形的发生率可能还要高一些,因为许多综合征伴有手指屈曲畸形,就诊时,可能是因为综合征的症状突出而掩盖了手指屈曲畸形(图 38-171)。

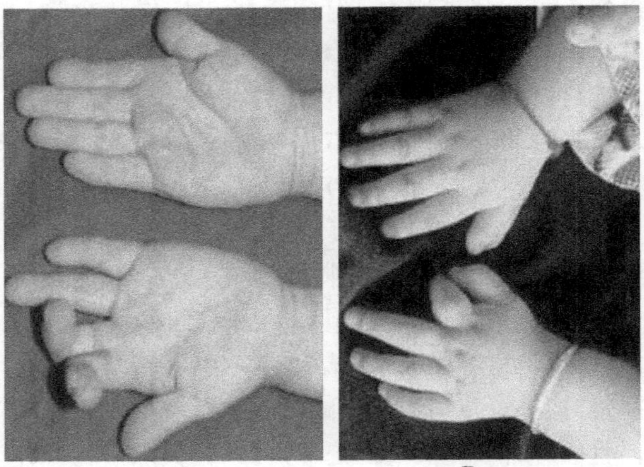

A　　　　B

图 38-171　手指屈曲畸形

A. 左手示、中指屈曲畸形;B. 左手示指屈曲畸形

许多综合征都伴有手指屈曲畸形。如口面指综合征,表现为并指及手指屈曲畸形、牙齿畸形、牙齿发育不良、牙釉质发育不良等。Aarskog 综合征有指屈曲畸形、小手畸形、眶距增宽、鼻孔朝前、上唇宽、阴囊围巾样包在阴茎上方等表现。Guadalajaro 指屈曲综合征,有宫内生长缓慢的病史,表现为侏儒、异样面形、指屈曲及骨骼畸形。Teebi-Shalfout 综合征,表现为颅面畸形、毛发异常、屈指畸形、单侧性小眼症及肾畸形。脑肝肾综合征,是 Hug AH(1997)报道的一种新综合征,伴有骨畸形、指屈曲畸形、面部畸形及进食、呼吸困难等。Tel Hashomer 指屈曲综合征(THCS),有指屈曲畸形、房间隔缺损及腹股沟疝。Crisponi(1996)报道了南三散汀 12 个家系 25 年中发现 17 例新生儿患有双侧指屈曲畸形,伴有牙关紧闭,唾液分泌过多,面部畸形,面部肌肉痉挛,在受刺激时或哭喊时发生,安静时渐渐消失。该综合征尚未命名,大部分患者在生后数周到数月因高热死亡。在 Crisponi 报道的 17 个病例中,仅 2 例存活,1 例是 14 岁女孩,有智力障碍。Robinow 综合征,表现为面部畸形、中空性短肢畸形、短指畸形、指屈曲畸形、复拇指畸形、阴蒂发育不良及足畸形。Prasad(1997)报道的 Charge 综合征中,伴有指屈曲畸形及指侧屈畸形,还有胫骨凹陷、半胫骨发育不良、球棒足畸形等。Gordon 综合征,包括手指屈曲畸形、手指侧屈畸形、正中腭裂、双侧听力消失、脊柱后侧凸,面部畸形有内眦赘皮、鞍鼻、小口,以及隐睾等。外胚层

缺指唇裂综合征也伴有手指屈曲畸形。Verma(1996)报道的家族性纤维性胸膜、浆膜综合征中，伴有严重的手指及足趾屈曲畸形。Shprintzen-GoRdberg 综合征有狭颅症，伴指屈曲畸形。Stratton(1993)报道的 Fryns 综合征有双侧横膈缺损、十二指肠闭锁、气管软化及指屈曲畸形。Schrander-Stumpel(1992)报道了 1 例 16 岁女孩下颌骨发育不良伴有手指及足趾进行性屈曲畸形。Van Maldergem(1992)报道了眼-鼻-面畸形伴手指屈曲及侧屈畸形。Klippel-Trenaunay 综合征也伴有指屈曲畸形。另外尚有指侧屈畸形(clinodactyly)，是遗传倾向较明显的先天性手畸形(图 38-172)。

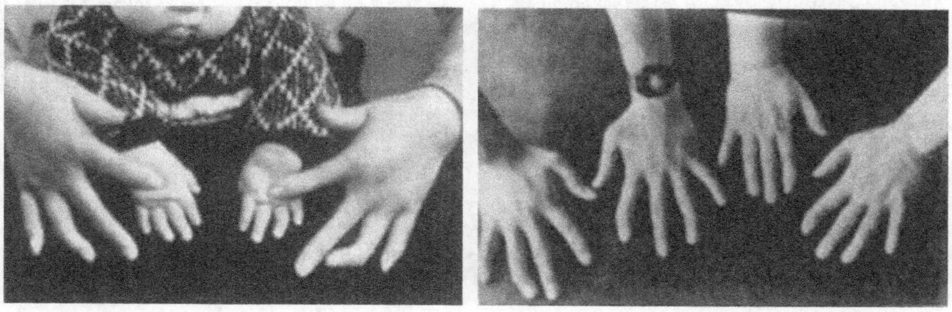

A　　　　B

图 38-172　指侧屈畸形

A. 母亲及儿子均存在双手环指末节指侧屈畸形；B. 母亲双手环指及示指末节指侧屈畸形，女儿左右手示指末节指侧屈畸形

除了上述综合征外，很多先天性手畸形中也伴有手指屈曲畸形，如并指畸形、多指畸形、复拇指畸形、分裂手畸形、手及手指发育不良、巨指(肢)畸形、"风吹手"畸形等。

先天性手指屈曲畸形的病理解剖是由以下几种情况引起的：①屈指肌腱异常，是因先天性指浅屈肌腱和(或)指深屈肌腱的短缩，或止点异常，或发育不良引起。这类患者在腕关节屈曲时，手指屈曲畸形即消失。②蚓状肌异常，有蚓状肌起点异常，如蚓状肌附着在指浅屈肌上或腕横韧带上，或蚓状肌萎缩，也可能是其止点异常，止于蚓状肌管的侧方等。③掌板短缩及异常。④皮肤及皮下增生的韧带结缔组织结构异常。

二、治　疗

许多轻型病例只存在手指末节屈曲畸形，除了外形上稍有缺陷，几乎不影响功能，甚至连乐器演奏家或电脑操作者也可照常工作，无需进行治疗。需要治疗的患者，手术治疗及非手术治疗的内容如下。

1. 指屈肌腱延长　是因指深及指浅屈肌腱短缩造成的指屈曲畸形，可在前臂做指深及指浅屈肌腱"Z"形延长，也可以只保留指深屈肌腱的功能，两套肌腱只保留一套，使肌腱延长，这特别适用于指浅屈肌发育不良的病例(图 38-173)。

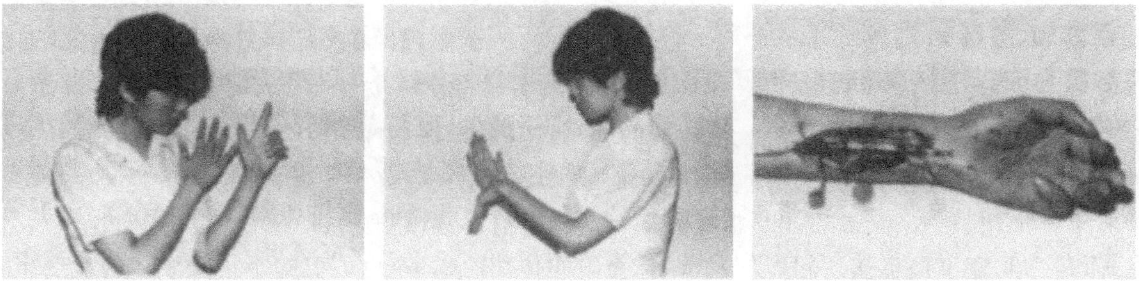

A　　　　B　　　　C

图 38-173　指浅屈肌挛缩指屈曲畸形

A. 中、环、小指屈曲畸形；B. 屈腕时指屈曲畸形消失；C. 中、环指指浅屈肌切断后，指屈曲畸形消失

2. 异常指浅屈肌腱切除　有的病例因指浅屈肌异常附着于掌筋膜及屈指腱鞘上，或掌横韧带上，应予切除异常附着点，矫正畸形。

3. 掌筋膜及挛缩结构松解　皮肤短缺者，可做游离植皮或皮瓣修复。

4. 蚓状肌起点移位　如果是蚓状肌起于指浅屈肌造成指屈曲畸形的，可将其移植到指深屈肌腱上。

5. 环、小指指浅屈肌腱移植　遇有环、小指屈曲畸形因蚓状肌发育不良所致，可采用指浅屈肌腱转移，以代替蚓状肌功能。

6. 掌板松解或前移　做掌板松解或前移，以矫正指屈曲畸形。

7. 楔形截骨矫正畸形　遇有近节指间关节屈曲，无法进行动力肌腱修复或转移矫正者，可进行近节指骨楔形截骨，以矫正指屈曲畸形。

8. 非手术治疗　亦是一项选择。有学者报道采用物理治疗，可使20％的先天性手指屈曲畸形得到矫正，因此，牵引、动力性夹板或静力性夹板，以及手指理疗等，仍是非肌腱短缩性手指屈曲畸形最先考虑的治疗方法。

第二十一节　先天性巨肢(指)畸形

单个或多个手指或伴有手掌、肢体超常发育，表现为手指、肢体异常增长肥大，称之为先天性巨肢(指)畸形(Macrodactyly)或巨肢(指)症。它是最少见的上肢畸形之一。

一、临床表现

巨肢(指)症的病因尚不明了。在临床上将巨肢(指)症区分为两大类：真性巨肢(指)症或称原发性巨肢(指)症，及继发性巨肢(指)症或称获得性巨肢(指)症。此症可导致外形丑陋、功能不良及神经压迫等症状。

(一)真性巨肢(指)症

手指的各种成分普遍超常发育，增长而且肥大，包括皮肤、皮下脂肪组织、神经、血管以及骨组织成分异常生长。可以是单个手指或多个手指过度增长、整个肢体过度增长、肢体节段过度增长或半侧身体过度增长等(图 38-174)。

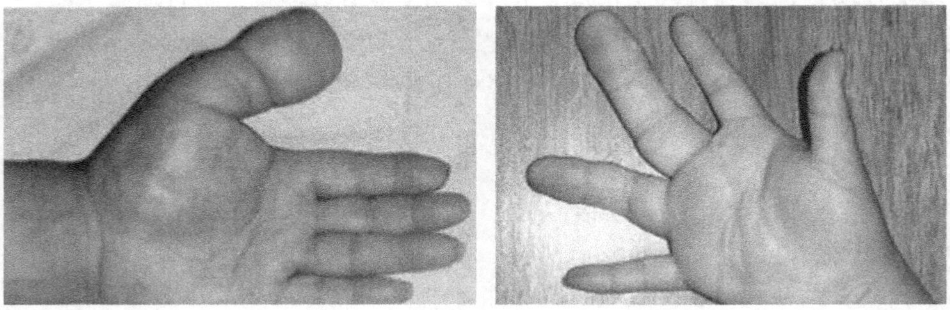

A　　　　B

图 38-174　先天性巨肢(指)症

A. 拇指巨指；B. 中、环指巨指

在真性巨肢(指)症中，又可分为常态巨肢(指)症及进行性巨肢(指)症两种类型。前者是出生时即显现有手指增粗、增长；后者是出生时手指不一定肥大，而是在儿童早期迅速增粗、增长。临床上以进行性真性巨肢(指)症为多见。示指巨指或两个以上手指巨指较为常见。

(二)继发性巨肢(指)症

继发性巨肢(指)症是指由于其他全身性或部位性疾病所引起肢体的异常发育和增长过度。垂体功能亢进可引起肢体肥大；上肢的血管瘤、淋巴管瘤、神经纤维瘤、动-静脉瘘及脂肪组织增生等占位性的疾病，也可引起手指及肢体的过度生长，形成巨肢(指)畸形。

二、治　疗

巨肢(指)的治疗至今尚无良策，较多的是以切除增生的组织为主，也有应用遏止骨骼生长的骺板切除术。

(一)软组织切除术

切除过度生长的软组织，使巨肢(指)体积缩小。为防止手指术后血供障碍，手术分两期进行，一次切除一半多余的皮肤及皮下组织，相隔3周以上，再切除另一半。多半选用手指侧方锯齿形切口，分离指血管及指神经，切除手指掌侧或背侧多余的脂肪组织，在手指皮肤血供不受影响的情况下，尽可能多地切除皮肤及皮下组织。

(二)神经剥离及神经减压

有的巨指症与指神经的生长有关，因此在剥离、切除皮肤及皮下组织的同时，应切除指神经的分支，保留指神经的主干，以达到治疗目的。

巨肢(指)症伴有正中神经生长失控时，造成正中神经在腕管受压。做腕管松解，可使正中神经减压。

(三)截骨术及骨骺遏止术

指骨或掌骨的过度生长，形成过长及过粗或弯曲畸形，使用截骨术可使骨缩短，或变薄，或矫正弯曲畸形。较多使用的是使指骨缩短，截除指骨的远端，或截除关节做关节融合。为使手指变薄或变窄，可做纵向截骨，这适用于拇指指骨的整形。由于纵向截骨，涉及到肌腱附着处的移位，故操作不易。楔形截骨可矫正弯曲畸形。

骨骺遏止术可阻止骨的纵向生长，多半采用手指侧面切口，用高速电钻破坏骨骺骺板，或用骨凿做骨骺截除。

(四)截指术

对严重影响功能及外形的巨指，无法采用上述方法时，可选用截指术。

第二十二节　先天性环状缩窄带综合征

先天性环状缩窄带综合征(Congenital ring syndrome)，是指肢体或手指的不同节段上出现环状缩窄带畸形，该处肢体或手指皮肤环状凹陷，直径缩小。环状缩窄的肢体或手指可单独发生，也可多发性存在，还可以伴有指端的并指畸形或指端缺损。肢体或手指环状缩窄的远端可出现严重的淋巴水肿。

肢体或手指环状缩窄带畸形的治疗方法简单，而且效果良好。切除缩窄的带状皮肤，在缩窄的近、远端，设计“Z”形对偶三角皮瓣转移，术后缩窄畸形即可被矫正，并且远端的淋巴水肿也能逐渐消退(图38-175)。

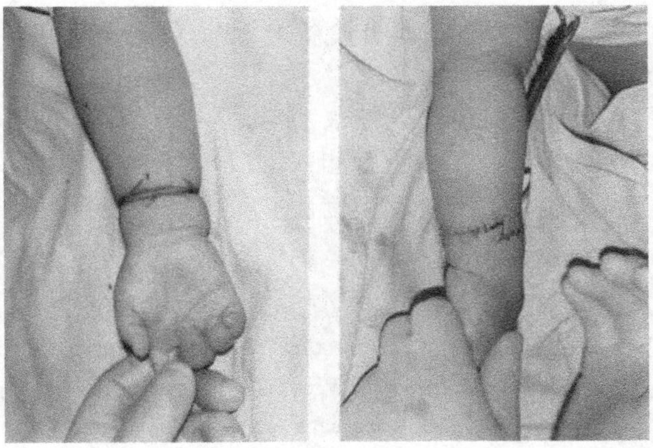

A　　B

图38-175　先天性环状缩窄带综合征

A. 前臂环状缩窄，手术设计；B. 术后

第二十三节　先天性缺肢(指)畸形

先天性肢体横向性缺失，称之为先天性缺肢(指)畸形(Congenital ectrodactyly)。

一、临床表现

先天性断肢(指)可发生在任何水平，从先天性无肢症到先天性缺指畸形。断肢(指)的水平往往与肢体环状狭窄水平类似，但两者病因不同。先天性缺肢(指)可分为下列几种：先天性断臂以下、前臂以下、肘以下、腕以下、掌以下缺肢及缺指畸形等(图38-176)。

先天性缺肢(指)常可能伴有脑积水、脊柱裂、脑脊膜膨出、马蹄足、尺桡骨融合及桡骨头脱位等。由于先天性断肢(指)常伴有骨骼、肌肉的缺乏及畸形，因此，在制订治疗方案时应有所考虑。

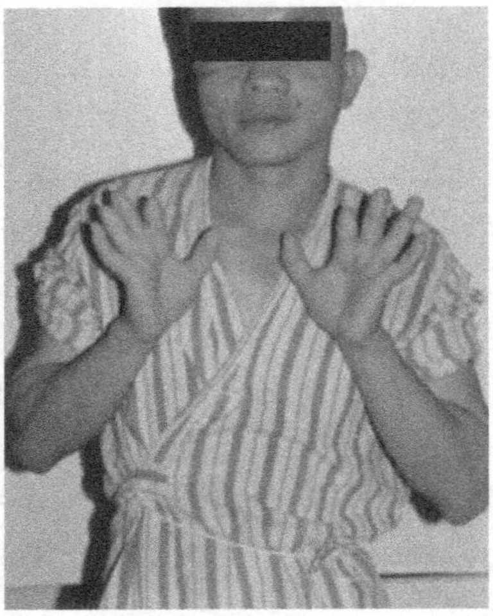

图 38-176　先天性缺指及头部环状缩窄带，似是羊膜束带所致

二、治　疗

无肢（指）症几乎无法治疗。安装义肢（指）可对某些先天性断臂、前臂、腕以下缺肢及缺指畸形，起到功能上补偿和外形上改善的作用。

对双侧性低位先天性断前臂、腕以下缺肢者，可采用前臂分叉术（Krukenberg 手术），特别是双目失明者，其不失为一良好的选择。

有条件的先天性断掌以下缺肢和缺指，可采用足趾移植等手术进行拇指或手指的再造。

做肢体骨延长术，对多种水平的缺肢（指）均有帮助，可作为治疗性手术，或是作为其他手术（如足趾移植）的准备手术。

第二十四节　海豹手畸形

因上臂或前臂不同程度的中空性缺损，导致畸形手如海豹肢体，而被命名为海豹手（Phocomelia）。

上臂与前臂完全缺失，手与肩相连，称之为完全性海豹手。手与上臂相连，或与肘相连，称之为不完全性海豹手。沙利度胺亦是本畸形的致病因素之一。

海豹手中很少有手术指征，如果有部分肢体存在，而且有较粗的管状骨，可做骨延长术，以增加肢体的长度。为增加海豹手的稳定性及长度，可采用锁骨转移或腓骨移植等手术。

（王　炜）

■参考文献

[1] Giele H, Giele C, Bower C, et al. The incidence and epidemiology of congenital upper limb anomalies: a total population study. J Hand Surg [Am], 2001 Jul, 26(4): 628-34.

[2] McGuirk CK, Westgate MN, Holmes LB. Limb deficiencies in newborn infants. Pediatrics, 2001 Oct, 108(4): E64.

[3] Flatt, AE. The care of congenital hand anomalies, 2nd edn. St Louis: Quality Medical Publishing, 1994.

[4] Swanson AB, Swanson GD, Tada K. A classification for congenital limb malformation. J Hand Surg [Am], 1983 Sep, 8(5 Pt 2): 693-770.

[5] De Smet L, Matton G, Monstrey S, et al. Application of the IFSSH (3)-classification for congenital anomalies of the hand; results and problems. Acta Orthop Belg, 1997 Sep, 63(3): 182-8).

[6] American Society for Surgery of the Hand Map of Hand Surgery *Developed by the Hand Surgery Map Task Force* copyright 2001 taken from internet.

[7] 王炜. 整形外科学. 杭州：浙江科学技术出版社，1999.

[8] 王炜. 镜影手治疗. 内部资料，2011.

[9] 王炜. 整形外科学. 杭州：浙江科技出版社，1999：1249-1303.

[10] Winter RM, Tickle C. Syndactylies and polydactylies: embryological overview and suggested classification. Eur J Hum Genet, 1993, 1(1): 96-104.

[11] Mentzel HJ, Seidel J, Sauner D, et al. Radiological aspects of the Poland syndrome and implications for treatment: a case study and review. Eur J Pediatr, 2002 Aug, 161(8): 455-459.

[12] Al-Qattan MM. Classification of hand anomalies in Poland's syndrome. Br J Plast Surg, 2001 Mar, 54(2): 132-136.

[13] Rebelo N, Duarte R, Costa MJ,. Acrocephalosyndactyly-the coalesced hand. Eur J Pediatr Surg, 2002 Feb, 12(1): 49-55.

[14] Iannello S, Bosco P, Cavaleri A, et al. A review of the literature of Bardet-Biedl disease and report of three cases associated with metabolic syndrome and diagnosed after the age of fifty. Obes Rev, 2002 May, 3(2): 125-135.

[15] Nagarajan G, Deshpande A, Supe A. Progressive macrosyndactyly due to nerve territory-oriented lipofibromatosis: a case report. Surgery, 2002, Apr, 131(4): 468-469.

[16] Jones K. Normal standards. In Smith′s recongnizable patterns of human malformation. Philadephia: WB Saunders Co, 1984:695.

[17] Chang J, Danton TK, Ladd AL, et al. Reconstruction of the hand in Apert syndrome: a simplified approach. Plast Reconstr Surg, 2002 Feb, 109(2): 465-470.

[18] Dao KD, Shin AY, Kelley S, et al. Thumb radial angulation correction without phalangeal osteotomy in Apert′s syndrome. J Hand Surg [Am], 2002 Jan, 27(1): 125-132.

[19] Guzanin S, Zabavnikova M, Kacmar P, et al. Surgical treatment of hand syndactyly in Apert syndrome Chir Orthop Traumatol Cech, 2001; 68(4): 249-255.

[20] 王炜. 整形外科学. 杭州: 浙江科技出版社, 1999.

[21] Kato K. Congenital absence of the radius. With review of literature and report of three cases. J Bone Joint Surg, 1924, 22: 589-626.

[22] Lamb, DW. Radio club hand. A continuing study of sixty-eight patients with one hundred and seventeen club hands. J Bone Joint Surg, 1977, 59A (1): 1-13.

[23] Michelle A. James, H. Relton McCarroll Jr, et al. The spectrum of radial longitudinal deficiency: A modified classification. J Hand Surg, 1999, 24A: 1145-1155.

[24] Charles A., Steven JK., Loray AD, et al. Functional outcome after centralization for radius dysplasia. J Hand Surg, 2002, 27A: 118-124.

[25] Hulsbergen-Kruger S, Preisser P, Partecke BD. Ilizarov distraction-lengthening in congenital anomalies of the upper limb. J Hand Surg [Am], 1992, 17(6): 1064-1072.

[26] Buck-Gramcko D. Radialization as a new treatment for radial club hand. Handchir Mikrochir Plast Chir, 1982, 14(3): 186-190.

[27] 王炜. 肢体的发育. 见: 宗铁生. 人体胚胎学. 北京: 科学出版社, 1987: 335-338.

[28] 王炜. 手部畸形. 见: 吴阶平, 裘法祖. 黄家驷外科学. 第五版. 北京: 人民卫生出版社, 1992: 2002-2030.

[29] Dobys JH, Doyle JR, Von gillern TL, et al. Congenital anomalies of the upper extremity. Hand Clinics, 1989, 5(3): 321.

[30] Ezaki M. Radial polydactyly. Hand Clinics, 1990, 6(4): 577.

[31] Froster UG, Baird PA. Congenital defects of the limbs in Stillbirths: Data from a population-based study. Am J Med Genet, 1993, 46(5): 479.

[32] Green DP. Operative Hand Surgery. New York: Churchill Livingstone, 1982.

[33] Kelikia H. Congenital deformities of the hand and forearm. Philadelphis: W. B. Saunders, 1974.

[34] Kleinman WB. Management of thumb hypoplasia. Hand Clinics, 1990, 6: 617.

[35] Manske PR, et al. Type III A hypoplastic thumb. J Hang Surg, 1995, 20A: 246.

[36] Manske PR, Halikis MN. Surgical classification of central deficiency according to the thumb. Web J Hand Surg, 1995, 20A: 687.

[37] Oqino T, Ishii S, Takahata S, et al. Long-term results of surgical treatment of thumb polydactyly. J Hand Surg, 1996, 21A: 478.

[38] Urban MA, Osterman AL. Management of radial dysplasia. Hand Clinics, 1990, 6(4): 589.

第 39 章

手及上肢外伤的处理

在手及上肢外伤中，开放性损伤最常见。其组织损伤的程度，不仅是皮肤的切割、挫伤或撕脱，而且常伴有深部骨折、关节脱位、肌腱、神经、血管的损伤等。只有灵活运用骨科、整形外科、显微外科技术，加以正确及时的康复治疗，才能实现手及上肢外伤外形与功能满意的恢复。在治疗过程中，不仅要关注手部的损伤情况，还要注意全身其他伴发损伤的处理，如果伴有其他重要脏器的损伤而必须优先处理时，应尽量保留有活力的手部组织以等待后期修复。在修复损伤的组织结构时，还需关心患者的心理变化。

手的姿势有休息位和功能位。手的休息位是手处于自然放松状态的姿势。此时，手内在肌、外在肌、关节囊和韧带的张力处于相对平衡的状态。特征为：腕关节背伸 10°～15°，轻度尺偏；掌指关节和指间关节半屈曲位，从示指到小指，越向尺侧屈曲程度越大；各指尖指向舟骨结节；拇指轻度向掌侧外展，指腹接近或触及示指远侧指间关节桡侧。手的功能位是手可以随时发挥最大功能的位置。特征为：腕关节背伸 20°～25°，轻度尺偏；拇指处于对掌位，掌指关节和指间关节微屈曲；其他手指略分开，掌指关节及近侧指间关节半屈曲，远侧指间关节轻微屈曲，各指的关节屈曲位置较一致。外伤后，在功能位固定，可使伤手保持最大的功能。

手外伤病史的采集重点要关注受伤时间、地点和方式。由于伤口感染会随受伤时间的延长而加重，手外伤应在 6～8h 处理。受伤地点将提示伤口沾染的类型。在相对清洁的环境中（如厨房）的伤口，清创的范围要远远小于战伤的伤口。受伤方式将提示外力的方向和组织损伤的严重程度。

一、常见的损伤方式和特点

1. *刃器伤*　特点：切割伤口整齐、污染轻，常造成大量神经、肌腱、血管断裂，出血量大；可导致指端缺损，断指，断肢。如果是刺伤，伤口小、损伤深，污染物可以被带入深部组织内，导致异物存留、腱鞘等深部组织感染。

2. *压砸伤*　常因重物和机械打击手指或手掌、肢体所致。特点：伤口不规则，伴有皮肤、甲床等软组织挫裂伤，可以伴有骨折。严重者可以造成手及上肢的各种组织毁损。

3. *撕脱伤*　常是由于肢体及手被重物、机器挤压，手及近端肢体保护性回拉所致。特点：神经常被抽成鼠尾状，血管束长段损伤、肌腱可由肌腹部抽出，常伴有关节的开放性脱位及撕脱骨折。

4. *贯通伤*　常由子弹、锐器高速贯穿手部或肢体所致。特点：伤口不大、损伤深在，可以伴有深部神经、肌腱、血管、骨骼损伤，并导致异物存留。

5. *火器伤*　常由鞭炮、雷管爆炸、高速弹片损伤所致。特点：伤口不整齐，损伤范围广泛，常致大面积皮肤及软组织缺损和多发粉碎性骨折；污染重，坏死组织多，容易发生感染。

6. *注射损伤*　可以继发于高压液体引起的皮肤穿透伤、化疗药物的治疗性注射或各种麻醉药成瘾者的自我注射。特点：根据注射剂的成分不同，损伤结果各异，常引起感染，局部软组织慢性硬化，可造成严重的组织缺血和坏死。

二、检　查

对于手外伤的检查应该在患者清醒的情况下，即进行麻醉或使用止血带之前进行。检查时为获得对受伤程度的准确判断，应在光线充足并且伤者呈仰卧位的情况下进行，主要包括以下方面。

1. *皮肤血供的检查*

(1)颜色与温度：如损伤局部呈苍白、青紫且皮温低，表示皮肤血供不良。

(2)毛细血管回流实验：按压皮肤表面时，皮色变白，松开按压的手指，皮色很快恢复红色者，表示活力良好；皮色恢复缓慢，甚至不恢复者，则表示活力不良。

(3)皮瓣条件：皮瓣的形状大小、长宽比，以及皮瓣的方向也影响损伤后血供的恢复。一般来说，舌状皮瓣及双蒂的桥状皮瓣活力良好，分叶状或多角状皮瓣其远端部分活力常较差，缝合后其尖端部分易坏死。此外，蒂在肢体近端的其活力优于蒂在远端者。

(4)皮肤边缘出血情况：修剪皮肤边缘时，有点状鲜红渗血，表示皮肤活力良好；如皮肤边缘不出血，或流出暗紫色血液者，其活力差。

2. *肌腱损伤的检查*　肌腱断裂表现出手的功能位发生改变，如屈指肌腱断裂时该手指伸直角度增大，伸指肌腱断裂时则表现为该手指屈曲角度增大，同时伴有该指的主动伸屈障碍。如指深、浅屈肌腱断裂，该手指呈伸直状态。掌指关节背侧近端的伸肌腱断裂则掌指关节呈屈曲位，近节指骨背侧伸肌腱损伤则近侧指间关节呈屈曲位，而中节指骨远端背侧的伸肌腱断裂则手指末节屈曲呈锤状指畸形。同一关节功能有多条肌腱参与者，其中一条肌腱损伤可不表现出明显的功能障碍。

屈指肌腱的检查方法为，固定伤指中节，让病人主动屈曲远侧指间关节，若不能屈曲则为指深屈肌腱断裂。固定除伤指以外的其他指，让病人主动屈曲近侧指间关节，若不能完成则为指浅屈肌腱断裂。若指深、浅屈肌腱均断裂时，该指两指间关节不能屈曲。检查拇长屈肌腱功能时，则固定拇指近节，让病人主动屈曲指间关节。

手部骨间肌的功能是手指内收和外展，以及屈曲掌指关节和伸指间关节，因此，即使指深、浅屈肌腱均断裂时，掌指关节仍能屈曲。

3. *神经损伤的检查*　手部外伤时所致的神经损伤主要表现为手部感觉功能和手内在肌功能障碍。其主要表现为：正中神经：拇短展肌麻痹所致拇指对掌功能障碍及拇、示指捏物功能障碍，手掌桡侧半、拇、示、中指和环指桡侧半掌面，拇指指间关节和示、中指及环指桡侧半近侧指间关节以远背侧的感觉障碍。尺神经：骨间肌和蚓状肌麻痹所致环、小指爪形手畸形，骨间肌和拇收肌麻痹所致的 Froment 征，即示指用力和拇指对指时，呈现示指近侧指间关节明显屈曲，远侧指间关节过伸及拇指掌指关节过伸、指间关节屈曲，以及手部尺侧、环指尺侧和小指掌背侧感觉障碍。桡神经：腕部以下无运动支，仅表现为手背桡侧及桡侧两个半手指背侧近侧指间关节近端的感觉障碍。

4. *血管损伤的检查*　手部血液循环状况和血管损伤可通过手指的颜色、温度、毛细血管回流试验和血管搏动来判断。如皮色苍白、皮温降低、指腹瘪陷、毛细血管回流缓慢或消失，动脉搏动消失，表示为动脉损伤。如皮色青紫、肿胀、毛细血管回流加快，动脉搏动良好，则为静脉回流障碍。

手部主要靠尺动脉和桡动脉供血。尺、桡动脉在手掌部有掌浅弓和掌深弓相互沟通，手掌的两动脉弓完整时，尺、桡动脉的单独损伤，很少会引起手部血液循环障碍。Allen 试验可检查尺、桡动脉通畅和两者间的吻合情况，方法为：让病人用力握拳，将手中血液驱至前臂，检查者用两只手拇指分别用力按压前臂远端尺、桡动脉，不让血液通过，再让病人伸展手指，此时手部苍白缺血，然后放开压迫的尺动脉，让血液通过，则全手迅速变红。重复上述试验，然后放开压迫的桡动脉，全手也迅速变红。若放开尺动脉或桡动脉压迫后，手部仍呈苍白，则表示该动脉断裂或栓塞。

5. *骨关节损伤的检查*　局部疼痛、肿胀及功能障碍者，应疑有骨关节损伤。如手指明显缩短、旋转、成角或侧偏畸形及异常活动者则可确诊为骨折。凡疑有骨折者应摄 X 线片，了解骨折的类型和移位情况，为其治疗做准备。因此，摄 X 线片应列为手外伤的常规检查。除摄正、侧位 X 线片外，特别是掌骨在侧位片时重叠，应加摄斜位片。

检查腕关节和手指各关节功能时，以关节完全拉直位为 0°。各关节活动范围存在个体差异，且尚无精确的统计数字，检查时应注意双侧对比。正常情况下，腕关节掌屈 50°～60°，背伸 50°～60°，桡偏 25°～30°，尺偏 30°～40°。两腕关节活动度的对比，可将两手掌合拢用力伸腕和两手背合拢用力屈腕。分别观察双侧腕关节的掌屈和背伸活动度的差异。拇指掌关节屈伸范围大者可达 90°，一般为 30°～40°，指间关节为 80°～90°。拇指外展即拇指与手掌平行方向伸展为 90°，内收至示指近节桡侧为 0°。拇指对掌以拇指指腹与小指指腹对合为标准。

手指掌关节屈曲 80°～90°，过伸 0°～20°；近侧指间关节屈曲 90°～100°，伸 0°；远侧指间关节屈曲 70°～90°，伸 0°。手指以中指为中心，远离中指为外展，靠拢中指为内收，内收外展的活动度为 30°～40°。

三、初步处理

目的是止血，减少创口进一步污染，防止加重组织损伤和迅速运转。手外伤的急救包括止血、创口包扎和局部固定。

1. 止血　局部加压包扎是手部创伤最简便而有效的止血方法，即使尺、桡动脉损伤，加压包扎一般也能达到止血的目的。手外伤时采用腕部压迫或橡皮管捆扎止血，阻断了手臂静脉回流，不能完全阻断动脉血流，出血会更严重。因此，这种方法是错误的。大血管损伤所致大出血应采用止血带止血。应用气囊止血带缚于上臂上 1/3 部位，记录时间，迅速转运。压力控制在 250～300mmHg，如时间超过 1h，应放松几分钟后再加压，以免引起肢体缺血性肌挛缩或坏死。放松止血带时，应在受伤部位加压，以减少出血。缚于上臂的橡皮管止血带易引起桡神经损伤，不宜采用。

2. 创口包扎　用无菌敷料或清洁布类包扎伤口，防止创口进一步被污染，创口内不要涂用药水或敷消炎药物。

3. 局部固定　转运过程中，无论伤手是否有明显骨折，均应适当加以固定，以减轻病人疼痛和避免进一步加重组织损伤。固定器材可就地取材，因地制宜，采用木板、竹片、硬纸板等，固定范围应达腕关节以上。

四、治疗原则

1. 早期彻底清创　清创的目的是清除异物，彻底切除被污染和失去活力的组织，使污染创口变成清洁创口，避免感染，达到一期愈合。清创越早，感染机会越少，疗效越好。一般应争取在伤后 6～8h 进行，时间较长的创口应根据污染程度而定。清创应在良好的麻醉和气囊止血带控制下进行，无血手术可使解剖清晰，避免损伤重要组织，缩短手术时间，减少出血。

清创时，从浅层到深层，顺序将各种组织进行清创。创缘皮肤不宜切除过多，特别是手掌及手指，避免缝合时张力过大。挫伤的皮肤注意判断其活力，以便决定切除或保留。深部组织应既保证清创彻底，又尽可能保留肌腱、神经、血管等重要组织。对于高压注射性损伤，注射物可以沿肌间隙蔓延，引起较大范围组织坏死，应结合 X 线片显示的异物范围进行清创，力求彻底。

2. 正确处理深部组织损伤　清创时应尽可能的修复深部组织，恢复重要组织如肌腱、神经及骨关节的连续性，以便尽早恢复功能。创口污染严重，组织损伤广泛，伤后时间超过 12h，可仅做清创后闭合创口，待创口愈合后，再行二期修复。但骨折和脱位原则上均应立即复位固定，为软组织修复和功能恢复创造有利条件。影响手部血液循环的血管损伤亦应立即修复。

3. 一期闭合创口　创口整齐，无明显皮肤缺损者采用直接缝合。但创口纵行越过关节、与指蹼边缘平行或与皮肤垂直者，应采用“Z”字成形术的原则，改变创口方向，避免日后瘢痕挛缩，影响手部功能。张力过大或有皮肤缺损，而基底部软组织良好或深部重要组织能用周围软组织覆盖者，可采用自体游离皮片移植修复。皮肤缺损而伴有重要深部组织如肌腱、神经、骨关节外露者，不适于游离植皮，可根据局部和全身情况，选择应用局部转移皮瓣，邻近的带血管蒂岛状皮瓣，传统的带蒂皮瓣如邻指皮瓣、前臂交叉皮瓣、上臂交叉皮瓣、胸、腹部皮瓣等或吻合血管的游离皮瓣移植修复。

少数污染严重，受伤时间较长，感染可能性大的创口，可在清除异物和明显坏死组织后用生理盐水纱布湿敷，观察 3～5d，再次行清创、延期缝合或植皮。

4. 正确的术后处理　包扎伤口时用柔软敷料垫于指蹼间，以免分泌物浸泡皮肤而发生糜烂，游离植皮处应适当加压。用石膏托将患肢固定，以利修复组织的愈合。一般应于腕关节功能位、掌指关节屈曲位、指间关节微屈位固定。如关节破坏，日后难以恢复活动功能者，手部各关节应固定于功能位。神经、肌腱和血管修复后固定的位置应以修复的组织无张力为原则。固定时间依修复组织的性质而定，如血管吻合后固定 2 周，肌腱缝合后固定 3～4 周，神经修复后根据有无张力固定 4～6 周，关节脱位为 3 周，骨折 4～6 周。抬高患肢，防止肿胀。

应用破伤风抗毒血清，并用抗生素防止感染。术后 10～14d 拆除伤口缝线，组织愈合后尽早拆除外固定，开始主动和被动功能锻炼，并辅以物理治疗，促进功能早日恢复。需二期修复的深部组织，根据创口愈合和局部情况，在 1～3 个月进行修复。

(1)手部骨折与脱位：治疗目的是保持和恢复关节活动功能。治疗原则为早期准确复位和牢固的固定，闭合创口防止感染引起的关节功能障碍，早期功能锻炼防止关节僵直。

无论创口情况和损伤的严重程度如何，骨折与关节脱位均应立即处理。关节脱位复位后，应注意关节侧副韧带和关节囊的修复。掌、指骨骨折应立即复位，并根据情况用克氏针做内固定，且克氏针应尽量不穿入关节，以免影响关节功能。亦可采用微型钢板螺钉固定。

末指指骨骨折，多无明显移位，一般无需内固定。末指指骨远端的粉碎性骨折可视为软组织损伤处理。如有甲下血肿，可在指甲上刺孔引流，达到减压和镇痛的目的。

(2)肌腱损伤：肌腱是手部关节活动的传动装置，具有良好的滑动功能，肌腱损伤将导致严重的手部活动功能障碍。

肌腱损伤，有良好的皮肤覆盖时，均应进行一期修复。伸指肌腱无腱鞘，具有腱周组织，位于手背的疏松皮下组织中，术后粘连较轻，断裂后均主张一期修复，且术后效果良好。屈指肌腱，特别是从中节指骨中部到掌横纹，即指浅屈肌腱中节指骨的止点到掌指关节平面的屈肌腱鞘起点，亦称“无人区”，对于新鲜的均匀切割伤，要求深浅肌腱同时修复，一期关闭腱鞘。对于肌腱挫裂伤，则考虑浅腱切除，修复深腱，腱鞘开放或扩大成型。为防止修复后肌腱发生卡压，可以对相应滑车进行预防性切开。

近年来，对肌腱的愈合机制有了较为深入的理解，大量研究发现，肌腱可以内源性愈合，力学刺激对于增加 DNA 合成、促进肌腱胶原形成具有重要意义。这推动了肌腱修复方法从强调对合面平整向提升修复肌腱的力学性能转变。高强度的肌腱缝合方法加上早期的保护性主被动功能训练成为肌腱修复的重要原则。肌腱主要核心缝合技术有改良 Kessler、Augmented Becker、Cruciate、Savage 及 M-Tang 法(图 39-1)，周边缝合技术有连续、内置 Cross-stitch(Wang)、Halsted 法等(图 39-2)。一般核心缝合使用 4-0 缝线，周边缝合使用 6-0 缝线。

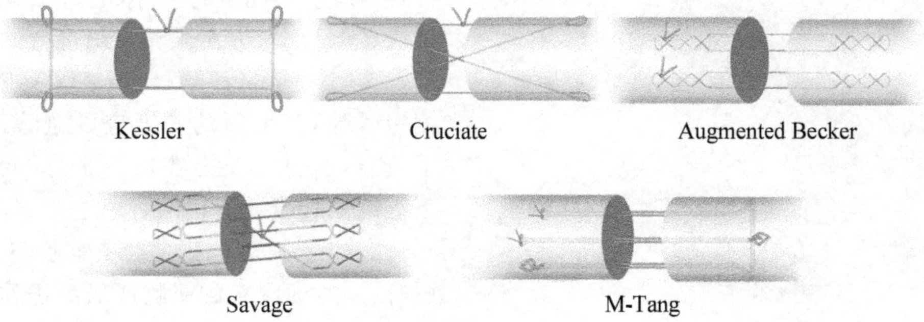

图 39-1　肌腱核心缝合技术

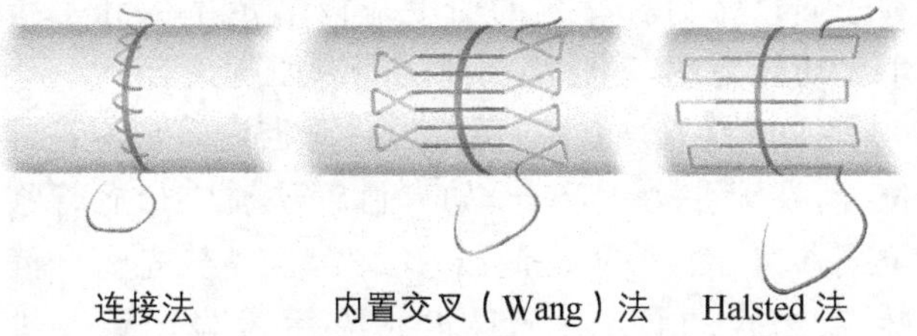

图 39-2　肌腱周边缝合技术

屈肌腱术后锻炼计划推荐采用保护性主被动活动相结合的锻炼方式。用手部支具保持腕关节于屈曲 20°，掌指关节屈曲 60°，指间关节伸直。术后 72h 即开始主、被动屈指训练，要求术后第 1 周主动屈曲近侧指间关节(PIP 关节)30°，远侧指间关节(DIP 关节)10°。术后第 2～3 周主动屈曲 PIP 关节 80°～90°，DIP 关节 50°～60°。锻炼过程中适时采用保持掌间关节(MP 关节)屈曲下 DIP 关节伸展训练以消除关节僵硬。3.5 周后拆除外固定，转变为完全主动屈指，并尽可能屈曲到最大幅度。

(3)神经损伤：对于新鲜切割伤口，在彻底清创后，神经应在无张力下吻合。对于严重污染，广泛组织缺损的伤口，神经缺损应在创面消灭后尽快修复。短距离神经缺损用自体神经(如腓肠神经等)直接桥接，长段神经缺损可以选择自体神经的电缆式移植。近年来，神经探查的时限有所缩短，通常 3 个月内观察，结合肌电图检查没有恢复迹象，就应手术探查，重新吻合或选择神经移植。

五、断指(肢)再植

外伤所致肢体断离，没有任何组织相连或仅有残存的损伤组织相连，称为完全性断肢(指)。肢体骨折或脱位伴 2/3 以上软组织断离、主要血管断裂，不修复血管远端肢体将发生坏死的称不完全性断肢(指)。

现场急救包括止血、包扎、保存断肢和迅速转运。完全性断指(肢)近端的处理同手外伤的急救处理，不完全性断指(肢)应注意将肢体用木板固定。如需远距离运送，则应采用干燥冷藏法保存，就是将断指(肢)用无菌或清洁敷料包好，放入塑料袋中再放在加盖的容器内，外周加冰块保存(图 39-3)。但不能让指(肢)体与冰块直接接触，以防止冻伤，也不能用任何液体浸泡。到达医院后，立即检查断指(肢)，用无菌敷料包好，放在无菌盘中，置于 4℃冰箱内，若为多个手指，应分别予以标记，按手术程序逐个取出，以缩短热缺血时间。但不能放入冷冻层内，以免冻坏指(肢)体。

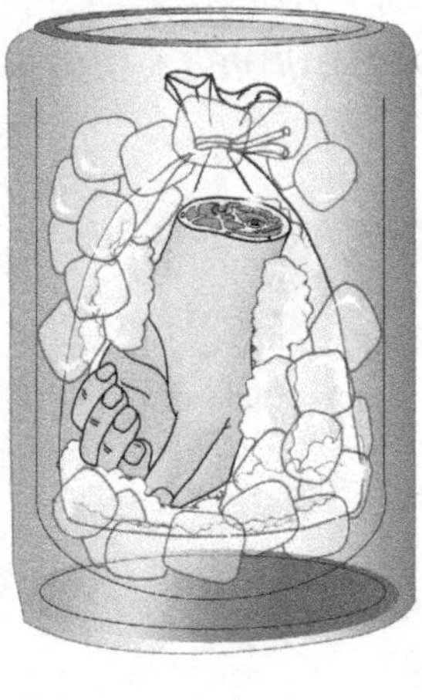

图 39-3 断手的保存(干燥冷藏法)

(一)断肢(指)再植的适应证

1. 全身情况良好是断指(肢)再植的必要条件，若有重要器官损伤应先抢救，可将断肢置于 4℃冰箱内，待全身情况稳定后再植。

2. 指(肢)体的条件：与受伤的性质有关，切割伤再植成活率高，碾压伤和撕脱伤相对较差。

3. 再植的时限：再植的时限与断肢的平面有明显关系。再植时限原则上越早越好，一般以 6～8h 为限，如伤后早期开始冷藏保存，可适当延长。上臂和大腿离断，时限宜严格控制。

4. 离断平面：末节断肢再植的成功，使目前断肢再植已无明显的平面限制，断成两段的断指亦可以再植。

5. 年龄：老年人断肢(指)机会较少，且多有慢性器质性疾病，是否再植应慎重。

6. 双侧上肢或下肢，或多个手指离断，可组织多人同时手术。原则是先再植损伤较轻的肢体，如有必要可行异位再植。多个手指离断应先再植拇指，并按手指的重要性依次再植。

(二)禁忌证

1. 患全身性慢性疾病，不允许长时间手术，或有出血倾向者。

2. 断肢(指)多发性骨折及严重软组织挫伤，血管床破坏严重，血管、神经、肌腱高位撕脱者。

3. 断肢经刺激性液体及其他消毒液长时间浸泡者。

4. 在高温季节，离断时间过长，断肢未经冷藏保存者。

5. 病人精神不正常，本人无再植要求且不能合作者。

(三)手术原则

1. *彻底清创*　除遵循一般创伤的清创原则外，要仔细寻找和修整需要修复的重要组织，如血管、神经、肌腱，并分别予以标记。在肢体血液循环恢复后，需再次对无血供的组织进行彻底切除。

2. *重建骨的连续性，恢复其支架作用*　修整和缩短骨骼，其缩短的长度应以血管、神经在无张力下缝合，肌腱或肌肉在适当张力下缝合，皮肤及皮下组织能够覆盖为标准。

3. *缝合肌腱*　重建骨支架后，先缝肌腱再吻合血管，一方面缝合的肌腱或肌组织作为适当的血管床，有利于吻合血管张力的调节。另一方面可避免先吻合血管再缝合肌腱时的牵拉对血管吻合口的刺激和影响。通常先缝合伸肌腱，再修复屈肌腱以利于调整张力。缝合的肌腱应以满足手部和手指主要功能为准，不必将断离的所有肌腱缝合。

4. *重建血液循环*　将动、静脉彻底清创至正常位置，在无张力下吻合，如有血管缺损应行血管移位或移植，动、静脉比例以 1:2为宜，一般先吻合静脉，后吻合动脉。血管吻合应在手术显微镜下进行。

5. *缝合神经*　神经应尽可能一期缝合，并应保持在无张力状态，如有缺损可行神经移植修复，可采用神经外膜缝合或束膜缝合。

6. *闭合创口*　再植的创口应完全闭合，皮肤直接缝合时，为避免环形瘢痕，可采用“Z”字成形术，如还有皮肤缺损，应立即采用中厚或全厚皮片覆盖创面或采用局部皮瓣转移修复。

7. *包扎*　应使用多层松软敷料包扎，指间分开，指端外露，便于观察血液循环。

（四）术后处理

1. 一般护理。病房应安静、舒适，室温保持在 20～25℃。局部立灯照射，以利观察血液循环并可局部加温。抬高患肢，使之处于心脏水平面，严防寒冷刺激，严禁吸烟及他人在室内吸烟，防止血管痉挛发生。

2. 密切观察全身反应。一般低位断肢和断指再植术后全身反应较轻。高位再植，特别是缺血时间较长的，除了注意因血容量不足引起休克和再植肢体血液循环不良外，还可能因毒素吸收而出现高热、烦躁甚至昏迷，血压下降，尿量减少和血红蛋白尿，甚至出现无尿，均应及时加以处理，必要时可截除再植的肢体。

3. 定期观察再植肢体血液循环，及时发现和处理血管危象。观察指标包括：皮肤颜色、皮温、毛细血管回流试验、指（趾）腹张力及指（趾）端侧方切开出血等。应每 1～2 小时观察 1 次，与健侧对比。如果颜色变成苍白，皮温下降，毛细血管回流消失，指腹干瘪，指腹切开不出血，则表示动脉血供中断。如颜色由红润变成紫灰色，指腹张力降低，毛细血管回流缓慢，皮温降低，指腹侧方切开缓慢流出暗红色血液，则是动脉血供不足的表现。如指腹由红润变成暗紫色，且指腹张力高，毛细血管回流加快，皮温从略升高而逐渐下降，指腹切开立即流出暗紫色血液，不久又流出鲜红色血液，且流速较快，指腹由紫逐渐变红，则是静脉回流障碍。

血管危象由血管痉挛或栓塞所致，一旦发现应解开敷料，解除压迫因素，应用解痉药物如罂粟碱等。有条件者，可行高压氧治疗。经短时间观察仍未见好转者，多为血管栓塞，应立即行手术探查，去除血栓，切除吻合口重新吻合。

4. 防止血管痉挛，预防血栓形成　除保温、镇痛、禁止吸烟外，还可适当应用抗凝解痉药物。罂粟碱有利于血管痉挛的解除，右旋糖酐-40（低分子右旋糖酐）可以预防血栓形成。一般不用肝素。

5. 应用适当抗生素预防感染。

6. 肢体成活，应积极进行主动和被动功能锻炼，并适当辅以物理治疗，促进功能康复。若有肌腱、神经需二期修复者，应适时尽早修复。

六、特殊类型的断指再植

特殊类型的断指再植术，即不同于条件较好及常规情况下的一般断指再植术。此类断指情况特殊，伤情复杂，再植难度大，技术要求高，需一定的技术力量、特殊的技术手段方能顺利实施再植及保证手术成功。主要包括小儿断指、末节断指、多指断指、多平面断指、旋转撕脱离断性断指、老年人断指、妊娠晚期断指、哺乳期断指、液体浸泡断指等。

（一）末节断指再植

末节手指血管解剖恒定，两侧指固有动脉沿指深屈肌腱的腱鞘两侧向远端走行，在指深屈肌腱止点以远形成指远侧掌横弓。约在甲半月线水平发出 3～5 条终末支，相互吻合成网，分布于指腹和甲床，终末支的外径为 0.1～0.3mm，可供再植吻合。末节指背静脉起于指甲两旁，经甲襞走向近侧，在甲根以近汇成末端静脉。掌侧静脉常位于指腹中央或偏尺侧，外径为 0.2～0.4mm。

Yamano 末节断指分区Ⅰ区为指动脉远侧掌横弓以远的区域；Ⅱ区为远侧指间关节至指动脉远侧掌横弓之间的区域；Ⅲ区为中节指骨远侧 1/3 处至指间关节的区域（图 39-4）。根据是否能在掌侧找到供吻合用的静脉，Yamano 将Ⅰ区断指分为三型：Ⅰ型为甲半月线处的离断，正好伤及指动脉弓，在指腹侧能够找到供吻合用的静脉；Ⅱ型为甲半月线以远的离断，掌侧难于找到适宜吻合的静脉，指动脉弓发出的终末支也受到损伤；Ⅲ型为指端的斜行离断，掌侧有时也难于找到供吻合的静脉。Ⅰ区的断指，指骨不做缩短对血管吻合无影响。清创时注意用 1:1000苯扎溴铵溶液冲洗骨端，用细克氏针做内固定。Ⅰ型和Ⅲ型断指可在掌侧找到供吻合用的动、静脉，直接吻合。Ⅱ型损伤，如果离断创面整齐，可以原位缝合。Ⅱ区的损伤，如果指间关节有骨折或骨缺损，可做关节融合。儿童应保护骨骺，尽量不做关节融合，以免影响手指发育。该区动脉直径 0.2～0.5mm，静脉直径为 0.3～0.6mm，血管吻合并不十分困难。Ⅲ区损伤，应以缩短中节指骨为主，尽量保存远侧指间关节，修复屈、伸指肌腱，以利术后恢复活动（图 39-4，图 39-5）。

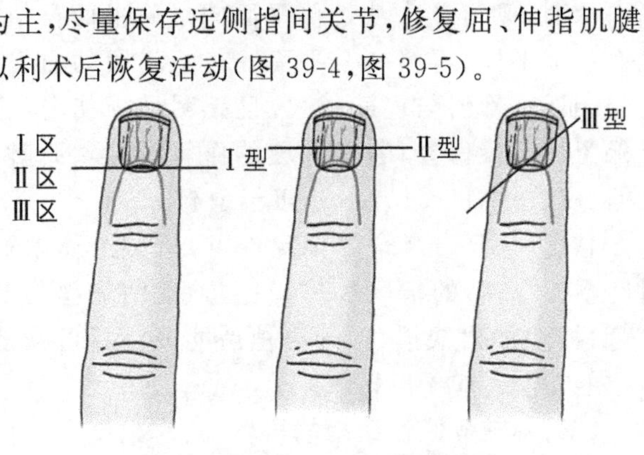

图 39-4　Yamano 末节断指分区

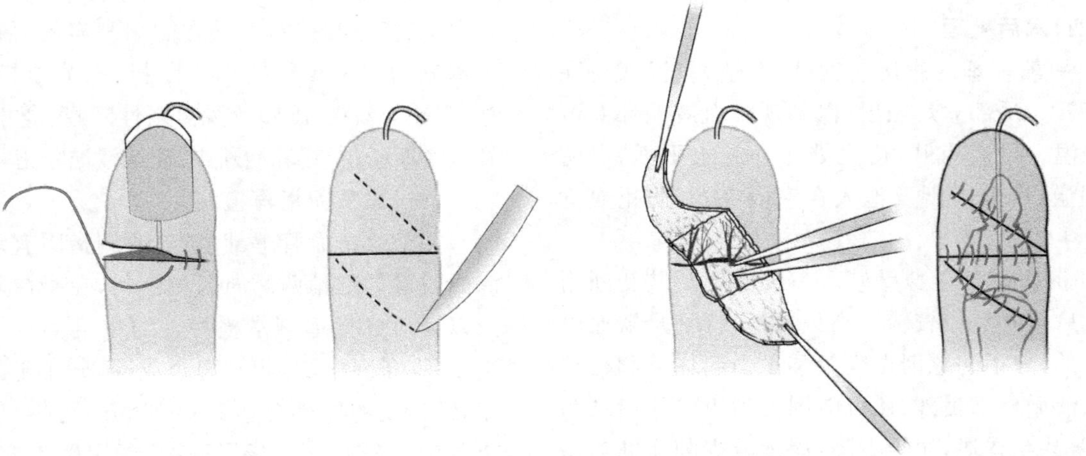

图 39-5　末节断指再植的血管显露

总之，手指末节组织少，低血流量供给即可成活。远侧指间关节即使做融合，对整个手指的功能影响亦不大。末节指神经丰富，稍加吻接即能恢复满意的感觉功能。末节指再植后指腹多显饱满，外形美观。末节断指，只要指体条件允许，应力争再植。

（二）手部多平面离断的再植

手部多平面离断是指包括腕、掌、指 3 个部位的 2 个以上平面的离断。分 5 种类型。

1. 断腕、断掌并断指。
2. 断腕并断掌。
3. 断掌并断指。
4. 手掌多平面离断。
5. 手指多平面离断。

主要功能手指的指体节段损伤较重，可将完整的次要功能手指离断节段移位至主要功能手指再植。若系单一手指离断血管、神经、皮肤挫伤严重或缺损较长时，则可采用邻指相应组织移位修复；邻指难以取材时，则应行游离移植修复。单纯手指多平面离断时，应先对远端平面在“无血状态”下进行再植。若系腕部、掌部或同时合并指部多平面离断再植时，则可依次从近侧平面向远侧平面再植，通血一个平面，再植一个平面。若中间段的血管、神经、肌腱、骨骼与皮肤较长，且无明显损伤者，应予保留行分段修复；若中间段的血管、神经、肌腱、骨骼、皮肤较短（<1.5cm），可予舍弃。

总之，只要患者全身情况许可，指（肢）体缺血时间不长，离断的指（肢）体尚完整，无明显挫伤及血管、神经抽出缺损，预计再植后能成活并可恢复一定的功能者应予以再植。

（三）旋转撕脱性断指的再植

手指被高速旋转的机械缠绕和强力牵拉而造成离断，是此类损伤的特点。肌腱常从腱腹结合部断裂拉出，神经多呈鼠尾状从近端抽出一段，血管多在离断平面附近断裂。

对于拇指旋转撕脱性断指，用示指固有伸肌腱及环指指浅屈肌腱或掌长肌腱，分别移位于拇长伸肌腱及拇长屈肌腱；将第二掌背静脉及示指桡侧指动脉移位，分别修复拇指背侧静脉及拇指指动脉；将示指尺侧指神经移位与拇指尺侧指神经吻合。也可以进行血管和神经的游离移植。一般认为，环、小指的旋转撕脱性断指多不考虑再植。能否再植成功取决于是否有可供转位或移植的组织。

（四）小儿断指再植

12 岁以下儿童的断指再植手术。

小儿手指的血管非常细薄。抗拉力小，容易痉挛。再植时应尽量少缩短骨骼，注意保护骨骺，一般不做关节融合。血管吻合时尽量在上肢气性止血带下进行而不用血管夹。术后患儿应以飞机形胸、臂石膏夹板妥善制动，给予 3～5d 镇静药。术后观察与护理非常重要。

在断指再植手术中还可以灵活应用以下方法重建血供：①利用一侧动脉分支重建动、静脉血供，即将动脉 Y 形分支一个切断与静脉吻合；②借道回流法，保留优势动脉于背侧，在远侧指间关节近侧结扎优势动脉，使血液经优势动脉结扎部以远流入静脉；③静脉动脉化；④利用邻指皮瓣进行再植指体静脉引流；⑤非显微血管吻合法再植，如将离断指体去表皮后进行皮下埋藏，用筋膜瓣将断端覆盖后把离断指体做帽状缝合等。

（王　斌）

第 40 章

手及上肢肌腱损伤

第一节　指屈肌腱损伤

一、指屈肌腱的解剖学构成与分区

1. 指浅屈肌、指深屈肌及拇长屈肌

(1)指浅屈肌是前臂肌前群的第 2 层，起自肱骨内上髁、尺骨和桡骨的屈侧，肌束在前臂的中段分为四股，形成浅、深两层；其中浅层肌肉向下移行为中指、环指的肌腱，而深层肌肉移行为示指和小指的肌腱。部分个体的小指指浅屈肌的肌腱缺如。

(2)指深屈肌位于前臂肌前群的第 3 层，起自尺骨近侧 1/3～1/2、骨间膜及深筋膜；其肌腹可分为两部分，其中外侧部分主要起自骨间膜，形成一独立的肌腱至示指；而内侧部分粗大，形成至中、环、小指的肌腱。

(3)拇长屈肌位于指深屈肌的桡侧，起自桡骨中 1/3 的屈侧及骨间膜，其肌腱位于肌腹的一侧，形成单羽状肌。

2. 示、中、环、小指屈指肌腱的解剖学分区　1983 年，Kleinert 和 Verdan 依据不同部位屈指肌腱的解剖学特点，将其划分为 5 个解剖学区域，用于指导临床修复方法的选择(图 40-1)。

(1)Ⅴ区：肌肉-肌腱移行处至腕管近侧入口的一段肌腱。此区肌腱断裂修复后发生粘连的机会少；而且即使存在轻度粘连，由于腕部皮肤柔软松弛，对屈指肌腱滑动的影响也较小，多不需要松解。

(2)Ⅳ区：位于腕管内的一段肌腱。在腕管内，中指、环指的指浅屈肌腱位于示指和小指指浅屈肌腱的浅面，而拇长屈肌腱和指深屈肌腱则位于指浅屈肌腱的深面。在修复Ⅳ区的屈指肌腱时，多需要"Z"字切开腕横韧带，在修复术后将腕横韧带延长缝合，以避免腕管狭窄。

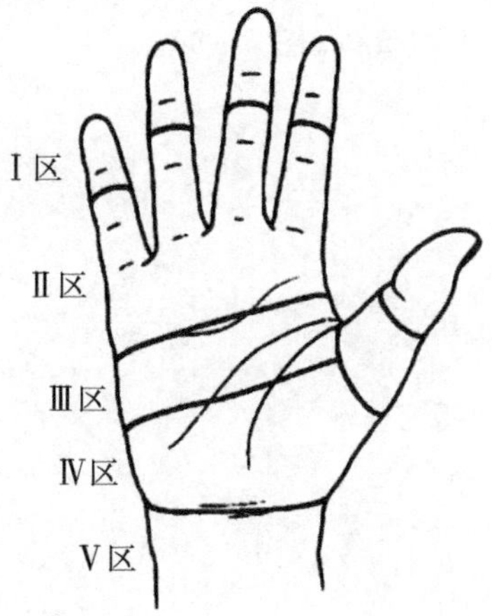

图 40-1　指屈肌腱的解剖学分区

(3)Ⅲ区：位于腕横韧带的远侧缘至远侧掌横纹(掌骨颈水平)，即指纤维鞘管的起始处。在Ⅲ区，指浅屈肌腱位于指深屈肌腱的浅面；掌浅弓位于指浅屈肌腱的浅面，而掌深弓位于指深屈肌腱的深面。指深屈肌腱在腕横韧带以远有蚓状肌附着。蚓状肌起始于指深屈肌腱，向远侧走行，抵止于指伸肌腱的桡侧侧束。

(4)Ⅱ区：起始于远侧掌横纹，即纤维鞘管起始处，至中节指骨的中部，即指浅屈肌腱的抵止点。

在Ⅱ区，指浅屈肌腱和指深屈肌腱共同走行于狭窄的纤维鞘管内。依据纤维鞘管纤维的走行方向，鞘管可以分为 5 个环形滑车(annular pulleys)和 3 个交叉滑车(cruciform pulleys)。滑车的命名由近及远；环形滑车的 A1，A3，A5 滑车分别位于掌指关节、近侧指间关节和远侧指间关节，分别附着于相应关节的掌板；A2 滑车位于近节指骨的近侧半,A4 滑车位于中节指骨的中 1/3。交叉滑车则分别位于 A2 和 A3 之间(C1)、A3 和 A4 之间(C2)、A4 和 A5 之间(C3)(图 40-2)。

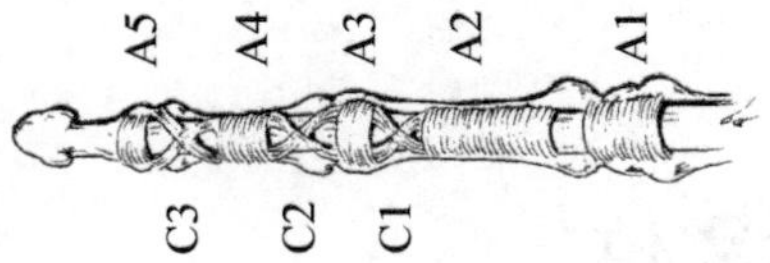

图 40-2 屈指肌腱的滑车

(5)Ⅰ区:由中节指骨的中点,即指浅屈肌腱的抵止点,至指深屈肌腱在末节指骨的抵止点处。在Ⅰ区只有指深屈肌腱存在。

3. 拇长屈肌腱的解剖学分区　拇长屈肌腱亦划分为 5 个解剖学区域,其Ⅴ区位于腕横韧带的近侧,Ⅳ区位于腕管内(图 40-3)。

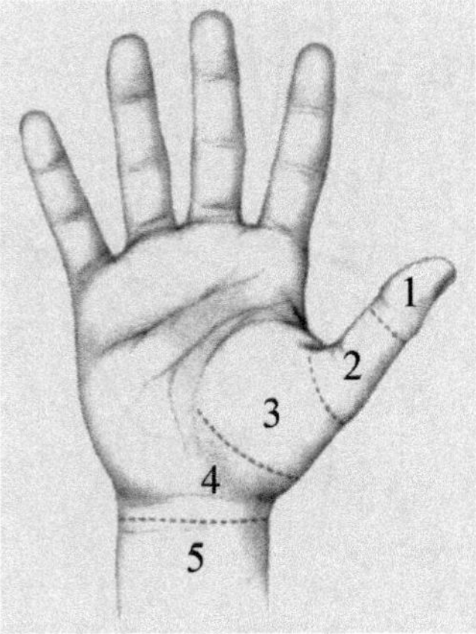

40-3 拇长屈肌腱的解剖学分区

Ⅲ区:位于腕横韧带以远,拇指掌指关节以近。在Ⅲ区,拇长屈肌腱走行于拇短屈肌两头之间。

Ⅱ区:位于拇指的掌指关节和指间关节之间。在拇指的Ⅱ区存在纤维鞘管;鞘管起始于掌指关节,止于指间关节。依据其纤维走行方向,拇指的纤维鞘管可以分为 2 个环状滑车(annular pulleys)和 1 个斜行滑车(oblique pulleys)。其中 A1 滑车位于拇指的掌指关节,附着于掌指关节的掌板,是主要的滑车;A2 滑车位于拇指的指间关节,并附着于指间关节的掌板;两者之间为斜行滑车(图 40-4)。

拇长屈肌腱如果在Ⅱ区或Ⅲ区发生断裂,其近侧断端常发生明显回缩,在原创口内很难找到肌腱的近侧断端。肌腱断端可回缩到拇短屈肌两头之间,或腕横韧带以近;因此,需要在手掌沿大鱼际纹

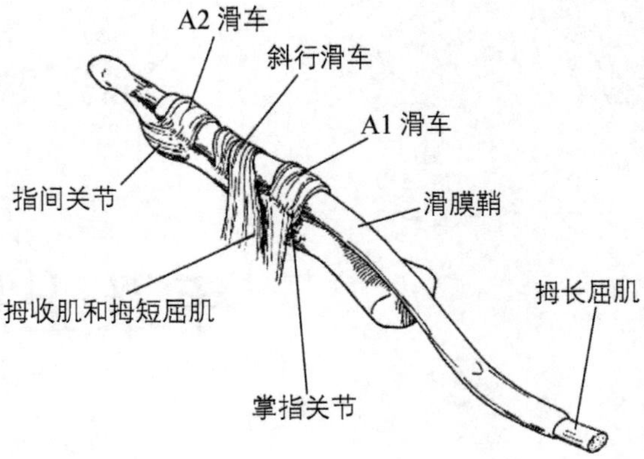

图 40-4 拇长屈肌腱鞘滑车

做弧形切口,在拇短屈肌两头之间显露肌腱断端;如果肌腱回缩至腕横韧带以近,需要在腕前区沿桡侧腕屈肌腱的桡侧做纵行切口,在桡动脉与桡侧腕屈肌腱所构成的间隙深面,显露拇长屈肌腱的近侧断端。

Ⅰ区:位于拇指指间关节以远,无纤维鞘管包绕。由于在拇长屈肌腱抵止点处存在短腱纽,因此拇长屈肌腱在Ⅰ区断裂后,近侧断端通常不会回缩,可以直接修复。

二、指纤维鞘管内屈肌腱的结构与营养

1. 腱纽的构成

(1)短腱纽:指纤维鞘管内的短腱纽有 2 个,分别位于指深屈肌腱和指浅屈肌腱的抵止点处。短腱纽向掌侧连接屈肌腱抵止点的背侧,向背侧分别连接远侧指间关节(指深屈肌腱)和近侧指间关节(指浅屈肌腱)的掌板;其近侧为游离缘(图 40-5)。

(2)长腱纽:长腱纽的位置多变,数目不定。指浅屈肌腱多有 2 个长腱纽,位于近节指骨的中 1/3 处,而指深屈肌腱的长腱纽为 1 个或 2 个,位置不定。

2. 屈肌腱的结构　纤维鞘管内的屈肌腱是由纵向排列的胶原纤维构成。超微结构研究进一步证实,肌腱内的成纤维细胞沿肌腱的长轴分布,其周围为独特的细胞外基质所包绕。基质成分包括微纤维蛋白-2(fibrillin-2)、Ⅳ型胶原蛋白和多功能蛋白聚糖(versican)。

鞘管内屈肌腱的表面有滑膜包绕,形成滑膜鞘;滑膜鞘的脏层覆盖在肌腱的表面,形成腱外膜,而壁层内衬于纤维鞘管的内壁,两层滑膜在纤维鞘管的近端和远端分别反折形成盲囊状。滑膜鞘内

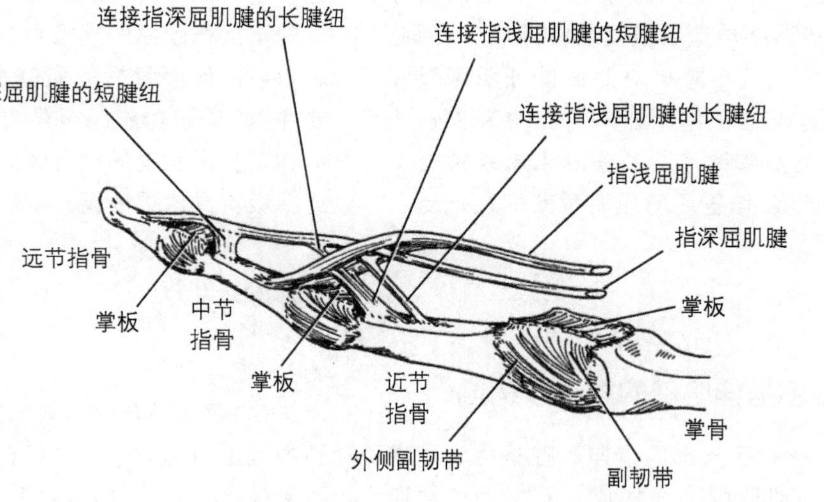

图 40-5　指纤维鞘管内的腱纽

的滑膜腔有滑液，利于肌腱滑动。

3. 纤维鞘管内屈肌腱的营养　纤维鞘管内肌腱的营养来源于血液灌注(local vascular networks)和滑液扩散(synovial fluid environment)两种方式。

肌腱的血液灌注是通过长、短腱纽完成。腱纽内的血管来源于两侧指固有动脉在关节附近所发出的梯状(ladder)分支。肌腱的滑液扩散是通过手指的屈、伸运动改变滑液腔内的压力完成。滑液内的营养物质及肌腱的代谢产物可以通过滑膜腔内压力的变化而被动完成交换。目前研究证实：肌腱背侧的营养主要通过血液灌注来完成，而其掌侧是通过滑液扩散营养。

三、肌腱愈合过程及愈合机制

肌腱愈合过程可分为 3 个连续阶段，分别为炎症期(inflammatory phase)、纤维形成期(fibroblastic phase)和塑形期(remodeling phase)。在炎症期，来源于周围组织的炎症细胞移行到损伤区，吞噬坏死组织和血块；在纤维形成期，成纤维细胞在损伤区增生，合成胶原及其他细胞外基质成分；最后，在塑形期，新生的胶原纤维沿肌腱的长轴轴向排列。

肌腱愈合机制有两种：外源愈合机制和内源愈合机制。

外源愈合机制是指来源于周围组织的炎症细胞和成纤维细胞侵入损伤区，促进损伤肌腱的修复。内源愈合机制是指促进损伤肌腱修复的炎症细胞和成纤维细胞来源于肌腱内部及腱周组织。临床所见的肌腱愈合是这两种愈合机制的联合表现。

四、屈肌腱断裂修复原则

基于近年文献，屈肌腱断裂后的外科修复原则如下：

1. 断裂的屈肌腱应采用核心缝合＋腱周缝合修复　修复后的肌腱断端应具备一定的抗张能力，以便于术后早期功能练习预防肌腱粘连；核心缝合(core sutures)的目的即在于此。目前有多种经生物力学证实有效的核心缝合方法，其中多数手外科医师应用的核心缝合方法是 kessler 缝合，该缝合方法具有操作简便的优点。汤锦波等提出在行核心缝合时，每一肌腱断端的理想抓持长度应为 0.7～1.0cm。核心缝合的缝线多选用 3-0 或 4-0 缝线。

修复后的肌腱除了要具备抗张能力外，还应光滑；特别是在Ⅱ区，局部膨大的肌腱断端在狭窄的纤维管道内很难滑动，必然会造成手指的屈伸运动障碍。因此，在核心缝合完毕后，肌腱断端应行腱周缝合(epitendinous suture)，目前多采用连续码边缝合。腱周缝合多采用 6-0 缝线。

2. 肌腱修复后的抗张能力与核心缝合的数量成正比　研究证实，4 股或更多股的核心缝合可以提供更强的抗张力，因此目前多主张在修复屈肌腱时做两个 kessler 缝合。

非吸收编织缝线有利于瘢痕组织的长入，有助于肌腱愈合；但非吸收编织缝线亦可造成细菌存留，如果一旦感染，必然造成缝线的排斥反应；因此其抗感染能力差。近年随机对照试验证明可吸收缝线与非吸收缝线的术后断裂率相同，均为2%。

3. 修复后的屈肌腱术后应早期主动或被动功能练习　研究证实，修复后的屈肌腱断端在承受一定程度的张力时可以增加断端部位的胶原沉积，并有助于沉积胶原的重组和塑形，因此术后早期功能练习可以使修复后的肌腱更为强壮。但有一点需要注意，早期功能练习虽可使肌腱断端愈合良好，但亦延长了肌腱的愈合时间，因此术后需要石膏托或夹板支具保护6周。

第二节　指伸肌腱损伤

一、手指部指伸肌腱的解剖学构成

示、中、环、小指手指部的指伸肌腱是由手外在肌肌腱和手内在肌肌腱共同构成。其中手外在肌肌腱来源于指总伸肌、示指固有伸肌和小指固有伸肌；手内在肌肌腱则来源于3块掌侧骨间肌、4块背侧骨间肌及4块蚓状肌。

1. 骨间肌和蚓状肌　骨间肌起始于相邻掌骨干，向远侧走行，在近掌指关节水平形成肌腱，并经掌骨深横韧带（deep transverse metacarpal ligament）的背侧、掌指关节屈伸旋转中轴线的掌侧，参加手指部伸指肌腱的构成。骨间肌肌腱在行程中发出纤维参与构成矢状束。另外，掌侧骨间肌在中指上没有止点，而背侧骨间肌在小指上没有止点。蚓状肌起始于指深屈肌腱的桡侧，在近掌指关节水平形成肌腱。蚓状肌肌腱行经掌指关节桡侧、关节屈伸旋转中轴的掌侧、掌骨深横韧带的屈侧，与骨间肌肌腱融合形成手内在肌肌腱，并参与构成手指部伸指肌腱。因此，在掌指关节的尺侧，手内在肌肌腱由骨间肌肌腱单独构成；而在其桡侧，手内在肌肌腱则由骨间肌和蚓状肌肌腱共同构成。

2. 手指部伸指肌腱的解剖学结构（图40-6）

（1）来源于手外在肌的伸指肌腱在经掌指关节后，走行于近节指骨的背侧；在行经其近、中1/3交界处，手外在肌伸指肌腱分为三束，形成1条中央束和2条侧束。

（2）来源于手内在肌的内在肌肌腱，在行经掌指关节旋转中轴的屈侧进入近节指骨侧方后，于其近、中1/3交界水平，分为1条内侧束和1条外侧束。在接近近节指骨颈水平，其内侧束加入手外在肌伸指肌腱的中央束，形成联合中央束；同时外侧束加入伸指肌腱的侧束形成联合侧束。

（3）联合中央束沿近节指骨的中线继续向远侧走行，行经近侧指间关节后抵止于中节指骨基底背侧。

（4）两条联合侧束则行经近侧指间关节屈伸旋转中轴的背侧，走行于中节指骨的背侧，并在中节指骨的中、末1/3交界水平，相互融合，形成终末腱束抵止于末节指骨基底的背侧。

3. 手指部伸指肌腱的附着韧带

（1）三角韧带：三角韧带位于中节指骨近侧半的背侧，由横行纤维构成，连接两侧的联合侧束；其作用在于保持联合侧束位于中节指骨的背侧，防止在近侧指间关节屈伸时出现滑脱。

（2）横行支持韧带：横行支持韧带位于中节指骨的近侧半，由横行纤维构成，连接联合侧束与近侧指间关节的掌板及屈指肌腱腱鞘。横行支持带位于斜行支持带和近侧指间关节侧副韧带的浅面，其作用在于防止联合侧束向背侧的滑脱。

（3）斜行支持带：斜行支持带位于手指侧方，起始于近节指骨颈处的屈肌腱鞘，行经近侧指间关节旋转中轴的掌侧，抵止于中节指骨颈水平的联合侧束。由于斜行支持带处于近侧指间关节旋转中轴的掌侧、远侧指间关节旋转中轴的背侧，因此可以作为腱固定装置动态协调近侧和远侧指间关节的运动。

综上所述，手外在肌的伸指肌腱通过矢状束抵止于掌指关节的掌板，通过中央束抵止于中节指骨基底的背侧，通过侧束抵止于末节指骨基底的背侧。在部分个体，伸指肌腱在近节指骨基底背侧亦有止点。因此，手外在肌肌腱是支配示、中、环、小指掌指关节背伸的唯一肌腱；而指间关节的伸指功能则受到手内在肌和手外在肌的双重支配。在上臂桡神经损伤时，虽然由于其所支配的指总伸肌、示指固有伸肌、小指固有伸肌瘫痪而出现示、中、环、小指的掌指关节背伸障碍，但是，由于由尺神经所支配的手内在肌功能正常，仍然可以完成指间关节的伸指功能。

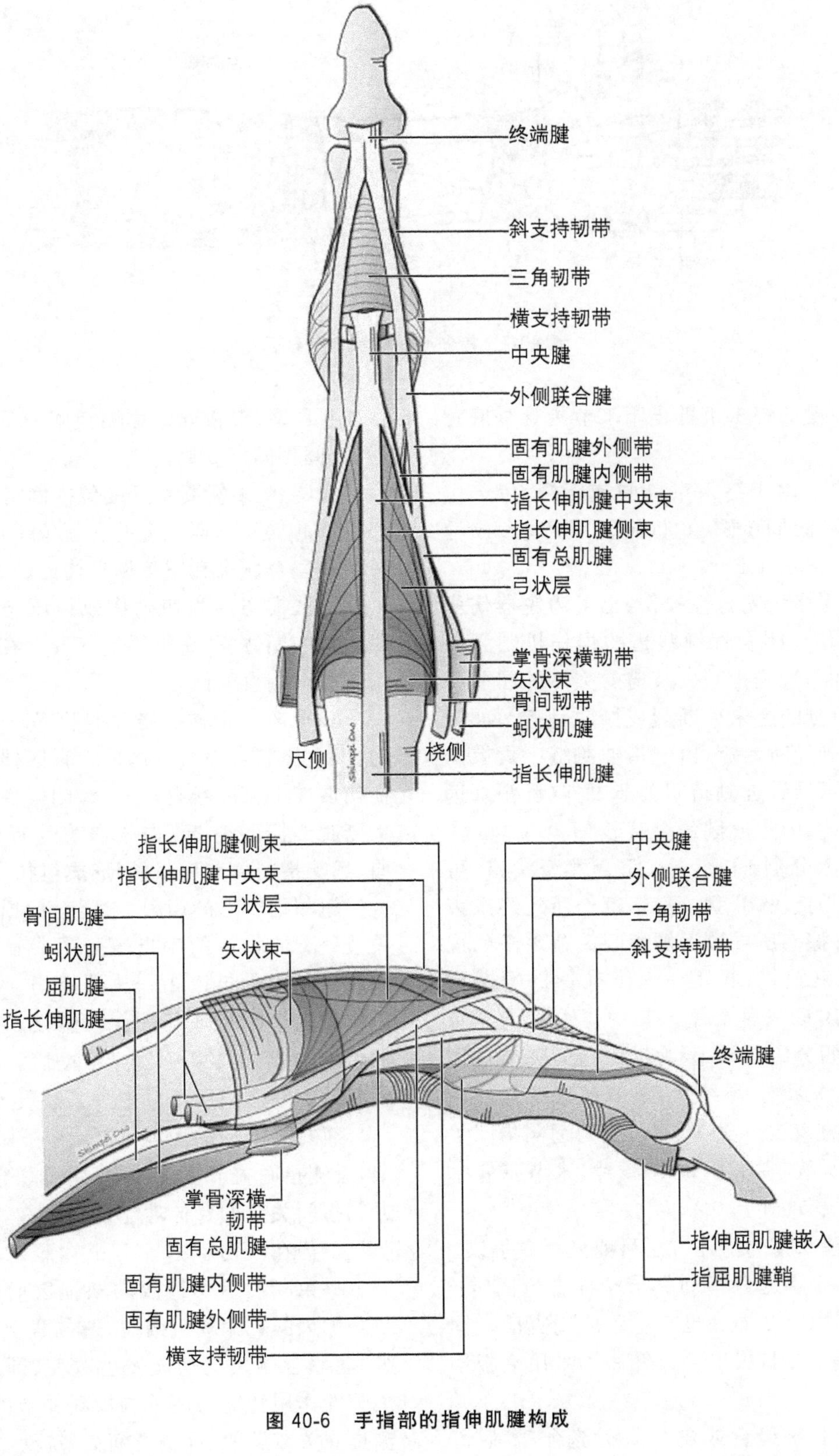

图 40-6　手指部的指伸肌腱构成

二、指伸肌腱的分区及损伤后治疗原则

Kleinert 和 Verdan 于 1993 年根据不同部位指伸肌腱的解剖学特点，将手部、腕部及前臂的伸肌腱划分为 8 区。其命名由远而近，奇数区位于相应关节表面，而偶数区则位于相邻关节之间（图 40-7）。

1. Ⅰ区　指伸肌腱的Ⅰ区位于远侧指间关节

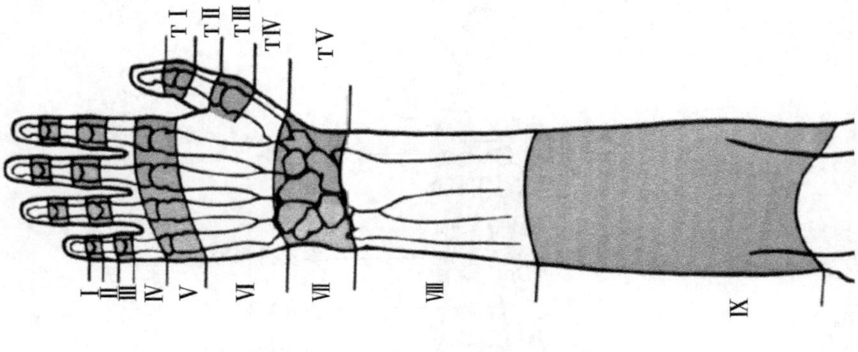

图 40-7 指伸肌腱的解剖学分区

的背侧,指伸肌腱的终末束抵止于末节指骨基底背侧。

在Ⅰ区损伤,由于终末束撕脱或断裂,可产生远侧指间关节屈曲畸形,主动伸直障碍,形成锤(槌)状指畸形(Mallet Finger)。

锤状指畸形多为闭合性损伤,也可为锐器伤所致的开放性损伤。闭合性锤状指的损伤机制为手指处于伸直位时,远侧指间关节遭受突然的屈曲暴力,导致指伸肌腱的终末束断裂或撕脱骨折。如果锤状指不能得到及时治疗,由于指伸肌腱中央束向近侧的牵拉而可导致近侧指间关节过伸(反张)、远侧指间关节屈曲,即形成鹅颈指畸形。

锤状指临床分型:Ⅰ型——闭合性锤状指,可伴有小的撕脱骨折块;Ⅱ型——切割伤所致终末束断裂;Ⅲ型——擦伤所导致远侧指间关节水平的皮肤、皮下、终末束缺损;Ⅳ型——伴有骨折的锤状指,又分为A,B,C三种类型。其中ⅣA型为儿童末节指骨的干骺分离;ⅣB型为远侧指间关节过屈位损伤所致,在矢状位X线片,末节基底背侧的骨折块占关节面的20%～50%;ⅣC型为远侧指间关节过伸位损伤所致,在矢状位X线片,末节基底掌侧的骨折块占关节面的50%以上。

文献中对锤状指的治疗方法目前尚存在争议。

Ⅰ型:多主张将远侧指间关节于伸直位固定6周后,再在夜间固定2周。也有主张应用克氏针固定远侧指间关节6周,拔出克氏针后再采用夹板固定2周。

Ⅱ型:采用8字缝合或皮肤肌腱缝合;术后固定远侧指间关节于伸直位6周,随后再在夜间固定2周。

Ⅲ型:需要一期皮瓣修复,肌腱缺损可以在一期或二期修复。

ⅣA型:手法闭合复位夹板固定3～4周。

ⅣB型:夹板固定远侧指间关节于伸直位6周后,夜间再固定2周。

ⅣC型:多需要切开复位内固定。

2.Ⅱ区　指伸肌腱的Ⅱ区位于中节指骨背侧,有两条联合侧束和三角韧带构成。

Ⅱ区损伤多为切割伤或挤压伤。断裂的伸指肌腱需一期修复,夹板固定6周。在修复时注意其两侧联合侧束的修复。

3.Ⅲ区　指伸肌腱的Ⅲ区位于近侧指间关节的背侧,由联合中央束构成。Ⅲ区损伤可为开放性损伤造成中央束断裂,也可为闭合性损伤造成中央束撕脱或撕脱骨折;临床表现为近侧指间关节屈曲、远侧指间关节反张,即形成纽扣指畸形。

纽扣指畸形的病因:①闭合性损伤。近侧指间关节处于伸指位的手指遭受屈曲暴力造成中央束撕脱或撕脱骨折。②开放性损伤。切割伤或烧伤造成中央束断裂或坏死。③感染。皮下或关节内的感染造成中央束断裂。④炎症。类风湿关节炎或其他炎症疾病所造成中央束断裂。

纽扣指畸形的病理机制:在中央束损断裂的早期,近侧指间关节出现肿胀,由于联合侧束完整,其近侧指间关节的背伸功能仍然存在,纽扣指畸形不明显。但在损伤后10～14d,由于近节指骨头嵌顿于中央束断裂后所造成的缺损区而造成连接两侧联合侧束的三角韧带撕裂,造成联合侧束的掌侧滑脱,使联合侧束的功能发生改变,即由伸近侧指间关节的作用转变为屈近侧指间关节的作用,造成近侧指间关节屈曲、远侧指间关节反张。

如果纽扣指畸形不能得到及时有效的治疗,位于近侧指间关节的横行支持带会出现挛缩,进一步造成联合侧束向掌侧滑脱,使其位于近侧指间关节旋转中轴的屈侧,进一步加重近侧指间关节的屈曲畸形。同时,位于手指侧方的斜行支持带也发生挛缩，进一步加重远侧指间关节的反张，进而形成僵硬的纽扣指畸形，治疗非常困难。

闭合性纽扣指畸形的手术指征包括：①伴有中节指骨基底撕脱骨折的纽扣指畸形；②近侧指间关节僵硬；③非手术治疗失败的病例。

常用的治疗方法是将断裂的中央束缝合于中节指骨基底背侧，或通过肌腱移植重建中央束，并以克氏针固定近侧指间关节于伸直位 10～14d，然后以伸直夹板固定 4 周。

4. Ⅳ区　指伸肌腱的Ⅳ区位于近节指骨的背侧，掌指关节以远，近侧指间关节以近。Ⅳ区损伤多为开放性损伤，以 5-0 缝线 8 字缝合后，夹板固定 6 周。

5. Ⅴ区　指伸肌腱的Ⅳ区位于掌指关节的背侧。至示、中、环、小指的指总伸肌腱在行经相应掌指关节时，为矢状束(Sagittal bands)包绕。在掌指关节水平，矢状束从相应关节的两侧起始于掌指关节的掌板，位于关节侧副韧带的浅层，分别从关节的桡侧和尺侧与指伸肌腱连接。其作用是固定指伸肌腱于掌指关节的背侧中线，防止在关节屈伸运动时出现滑脱。矢状束的远端形成弓状，连接指伸肌腱的中央束和侧束。

Ⅴ区损伤多为开放性损伤，如拳击到牙齿所造成的损伤；其损伤多进入掌指关节，需要手术仔细探查和灌洗。在灌洗以前，应做细菌培养，并在细菌培养回报以前应用广谱抗生素以预防关节感染。术后夹板固定腕关节于背伸 30°、掌指关节屈曲 20°。

6. Ⅵ区　指伸肌腱的Ⅵ区位于掌指关节以近，腕背伸肌支持带以远，即手背。

(1)指伸总肌腱在出第 4 个腕背骨纤维鞘管后，呈扇形分散走行，分别至示、中、环、小指；但在行近掌指关节时，彼此之间存在腱间联合。其中示指和中指指伸肌腱之间的腱间联合被命名为腱间联合 A；连接中指和环指指伸肌腱的腱间联合被命名为腱间联合 B；腱间联合 C 则连接环指和小指的指伸肌腱。

(2)示指固有伸肌腱和小指固有伸肌腱出腕背股纤维鞘管后，分别走行于示指指伸肌腱的尺侧和小指伸指肌腱的桡侧。在部分个体，支配小指的指总伸肌腱缺如，小指的伸指要靠小指固有伸肌腱完成。

(3)拇长展肌腱、拇短伸肌腱及拇长伸肌腱在出腕背骨纤维鞘管后，形成解剖鼻烟窝的桡侧界和尺侧界，分别抵止于第 1 掌骨基底、近节指骨基底及末节指骨基底。因此，拇指掌指关节的背伸受拇短伸肌腱支配，而拇长伸肌腱支配拇指指间关节的背伸。

Ⅵ区损伤多为开放性；由于指伸肌腱之间存在腱间联合，在腱间联合以近断裂的肌腱功能常可被邻近完整的肌腱代偿，因此多需要手术探查明确。断裂的肌腱采用 8 字缝合，术后夹板固定腕关节及掌指关节于背伸位 4～6 周。

7. Ⅶ区　指伸肌腱的Ⅶ区位于腕关节背侧、伸肌支持带的深面。

浅、深两层伸肌向下移行为伸指肌腱，经由桡骨远端背侧、伸肌支持带下方 6 个骨纤维鞘管进入手背。伸肌支持带与桡骨远端背侧所形成的骨纤维鞘管是重要的术中解剖学标志，对于腕关节手术入路的选择及腕背切割伤的治疗至为重要。腕背骨纤维鞘管内容物由桡侧向尺侧依次为 ①拇长展肌腱和拇短伸肌腱；②桡侧伸腕长、短肌腱；③拇长伸肌腱；④指总伸肌腱及示指固有伸肌腱；⑤小指固有伸肌腱；⑥尺侧腕伸肌腱。

Ⅶ区损伤多为切割伤。在修复时注意保留部分腕背伸肌支持带，以防止术后肌腱呈“弓弦”状弹起。

8. Ⅷ区　指伸肌腱的Ⅷ区位于腕背伸肌支持带的近侧，前臂的背侧，即前臂伸肌群。前臂伸肌群分为浅、深两层。其中浅层包括桡侧伸腕长肌、桡侧伸腕短肌、指总伸肌、小指固有伸肌和尺侧腕伸肌，共 5 块肌肉；起始于肱骨外上髁及髁上嵴。深层肌肉也是 5 块，起始于肱骨外上髁、尺骨和桡骨近侧及骨间膜，包括旋后肌、拇长展肌、拇短伸肌、拇长伸肌及示指固有伸肌。

Ⅷ区损伤多为开放性。修复方法可采用 8 字缝合。但在腱腹联合处，肌腱的修复较为困难。

（路来金）

第41章

手及上肢神经损伤

第一节 周围神经损伤后的病理生理与手术操作要点

一、周围神经损伤后的病理生理

周围神经损伤后的病理生理改变决定了其临床表现、预后及治疗方法。临床多采用 Sunderland-5 度分类法对周围神经损伤程度分类。

Ⅰ度损伤：神经失用(neurapraxia)或称神经传导阻滞(conduction block)。轻度损伤造成一段神经发生脱髓鞘改变，轴索保持其解剖学连续性，无瓦勒变性(wallerian degeneration)，但其功能丧失。临床上出现肌肉麻痹，但无肌肉萎缩现象。由于无神经再生，因此不存在进行性 Tinel 征。电生理检查可以发现损伤部位以远的神经传导正常，但在损伤部位存在神经传导速度下降。Ⅰ度损伤在损伤后 3 个月内可以自行恢复功能，无需手术治疗。临床上较为常见的病例是星期六麻痹(上臂桡神经麻痹)。

Ⅱ度损伤：轴索断裂(axonotmesis)。损伤造成神经轴索断裂，损伤部位以远的轴索发生沃勒变性。但轴索周围的支撑结缔组织(神经内膜、神经束膜及神经外膜)完整。由于断裂轴索周围的神经导管完整，因此轴索可以沿神经导管再生并到达相应的靶器官。临床上Ⅱ度损伤多见于挤压伤或牵拉伤。由于存在神经再生，因此临床检查存在进行性 Tinel 征，代表再生的神经前沿。此类损伤不需手术治疗，可以自行恢复。恢复的时间取决于损伤部位距离靶器官的距离。

Ⅲ度损伤：轴索断裂＋神经内膜断裂。损伤神经的神经束膜和神经外膜完整。此类损伤由于存在神经内膜断裂，因此神经束内形成一定的瘢痕，影响轴索的再生。Ⅲ度损伤不需要手术治疗，其功能可自行恢复，但多不完全。由于存在神经再生，因此存在进行性 Tinel 征。

Ⅳ度损伤：轴索断裂＋神经内膜断裂＋神经束膜断裂。损伤神经的神经外膜完整。此类损伤由于神经干内部结构广泛损伤，造成神经干内部存在广泛的瘢痕，严重影响断裂轴索的再生；因此，临床检查不存在进行性 Tinel 征。Ⅳ度多见于高能量损伤，如摩托车车祸或枪伤等，需要手术治疗。

Ⅴ度损伤：神经干断裂(neurotmesis)。临床检查不存在进行性 Tinel 征，需要手术治疗。

二、周围神经手术操作要点

依据目前文献，周围神经手术有以下原则应予以遵循以保证最佳疗效。

1. 术中应用电生理监测，避免使用长效肌松药。周围神经损伤术中，应用刺激电极可以判断损伤神经及拟利用的供体神经的功能。如果刺激损伤神经，其相应的支配肌肉无收缩代表该神经损伤严重；如果产生肌肉收缩，代表神经的传导功能正常。术中应用电生理监测应注意以下两点：①术中不使用长效肌松药；②术中止血带的应用时间应短于 1h，以避免短暂的神经失用，不利于术中判断神经的功能。

2. 手术操作在止血带控制下，保证手术野无血。术中需要延长手术切口，在神经损伤区的远侧和近侧分别显露正常神经干，然后沿神经干向损伤区解剖“会师”。

3. 对断裂的神经干在缝合前需要彻底地清创。对于断裂的神经用锐利的刀片呈“面包片样”切除其断端神经瘤，直至健康的神经束外露。在切割过程中应避免对神经的挤压。

4. 新鲜切割伤所致的神经断裂采用神经外膜缝合　缝合时应根据神经干内神经束的排列模式、神经外膜表面供养血管的走行方向对断裂神经的远、近端对位。

5. 神经缝合要求缝线越细越好、针数越少越好，只要达到神经束无外露即可，同时在缝线打结时不宜过紧，避免影响神经局部血液循环。

6. 神经断端的缝合要求无张力，即使存在轻度的张力，亦应行神经移植修复，避免神经吻合口存在张力。在神经修复后，应被动屈伸邻近关节，检查神经吻合口的张力，以避免因术后关节运动造成吻合口断裂。对于存在张力的神经吻合口应行神经移植修复。

7. 对于连续性创伤性神经瘤，应在神经瘤的近侧和远侧正常神经干表面切除神经外膜，在手术放大镜下解剖神经干内的神经束组，沿神经束组向损伤区"会师"。如果损伤区的远、近端神经束组之间连续性存在则予以保留；如果中断则予以切除，行插入式神经移植。

8. 神经移植采用多股插入式神经移植，移植材料可以为腓肠神经、前臂外侧皮神经等（图41-1）。在前臂远端，正中神经和尺神经干内神经束形成神经束组，根据神经束组的排列模式对位。多股插入式神经移植不同于电缆式神经移植：①插入式神经移植是将移植材料连接于远、近神经断端内相似的神经束组之间；②在缝合移植材料与神经束组时，在手术放大镜下（3.5×），采用10-0无创缝合线缝合一针即可；③移植的神经材料之间应彼此分开，并置于健康的组织床上，有利于移植神经获得血液循环，避免移植神经坏死。

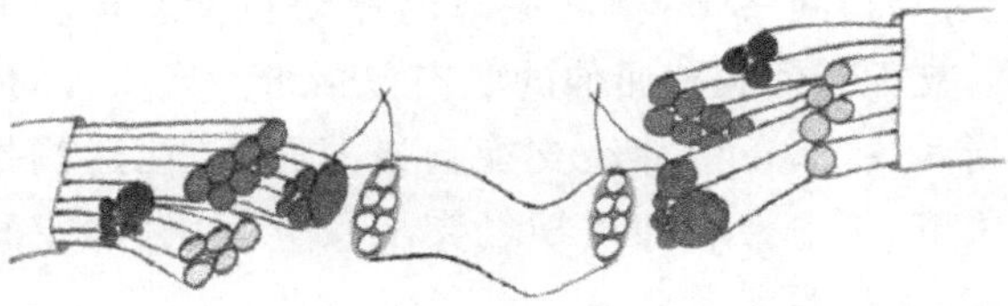

图41-1　多股插入式神经移植

9. 作为移植材料的皮神经应反向缝合，避免新生神经纤维长入皮神经的侧支。

10. 止血带时间近1h需要松止血带，以盐水纱布压迫创面止血0.5h，对于大的活动出血以双极电凝止血。

11. 手术完成后，石膏托固定损伤部位附近的关节10d。

第二节　成年人创伤性臂丛神经损伤

一、术前病理学检查

在询问病史、确定致伤原因及损伤时间后，对怀疑臂丛神经损伤的患者，在进行辅助检查以前应对损伤肢体做详细的病理学检查，明确瘫痪的肌肉，进而判定臂丛神经是否存在损伤，并确定臂丛神经损伤的平面（锁骨上或锁骨下）。

以下为患肢病理学检查要点：

1. 检查患肢是否存在明显的肌肉萎缩（如三角肌、肱二头肌及手内在肌等）。

2. 检查上肢各关节（肩关节、肘关节、前臂、腕关节、掌指关节及指间关节）是否存在挛缩与僵硬，并记录各关节被动活动范围。

3. 由近及远检查支配上肢各关节运动的肌肉是否瘫痪，并应用BMRC肌力分级系统（british medical research council muscle grading system）记录所检查的肌肉肌力（格式为X/5）。根据瘫痪的肌肉可以推断损伤的神经，再结合臂丛神经的解剖确定臂丛神经损伤的平面。

（1）肩关节：肩关节的运动包括耸肩、肩外展、内收、前屈、后伸、内旋和外旋，每一动作均有相应的肌肉参与和支配。支配肩关节的肌肉包括斜方肌（耸肩，副神经支配）、三角肌（肩外展、前屈、后伸，腋神经支配）、冈上肌（肩外展，肩胛上神经支配）、冈下肌（肩外旋，肩胛上神经支配）、胸大肌锁骨头（肩内收，胸外侧神经支配）、胸大肌胸肋头（肩内收，胸内侧神经支配）、背阔肌（肩内收，胸背神经支配）。

（2）肘关节：肘关节的运动包括屈肘、伸肘。支配肘关节的肌肉包括肱二头肌（屈肘，肌皮神经支配）、肱肌（屈肘，肌皮神经支配）、肱三头肌（伸肘，桡神经支配）、肱桡肌（屈肘，桡神经支配）。

（3）前臂：前臂的运动包括前臂旋前和旋后。支配前臂旋转的肌肉包括旋前圆肌和旋前方肌（旋前，正中神经支配）、旋后肌（旋后，桡神经支配）。

（4）腕关节：腕关节的运动包括屈腕和伸腕。

支配腕关节屈伸的肌肉包括3块伸腕肌(桡侧腕长、短伸肌及尺侧腕伸肌,伸腕,桡神经支配)、3块屈腕肌(正中神经支配的桡侧腕屈肌和掌长肌,尺神经支配的尺侧腕屈肌)。

(5)掌指关节:掌指关节的运动包括屈指和伸指。支配掌指关节屈伸的肌肉包括指总伸肌(伸掌指关节,桡神经支配)、骨间肌(屈掌指关节,尺神经支配)。

(6)指间关节:指间关节的运动包括屈指和伸指。支配指间关节屈伸的肌肉包括指浅屈肌(屈近侧指间关节,正中神经支配)、指深屈肌(屈远侧指间关节,正中神经和尺神经支配)、骨间肌(伸指间关节,尺神经支配)。

(7)拇指:拇指的运动包括拇指指间关节屈曲和伸直、拇指掌指关节的屈曲和伸直、拇指对掌和外展、拇指内收。支配拇指运动的肌肉包括①拇长屈肌(屈拇指指间关节,正中神经支配)、拇长伸肌(伸拇指指间关节,桡神经支配);②拇短屈肌(屈拇指掌指关节,正中神经和尺神经双重支配)、拇短伸肌(伸拇指掌指关节,桡神经支配);③拇短展肌和拇对掌肌(拇指外展和对掌,正中神经支配)、拇内收肌(拇指内收,尺神经支配)。

4. 按颈神经皮节分布检查患肢的感觉障碍,进一步确定诊断。

5. 检查患肢的血液循环,尤其是桡动脉的搏动,必要时行上肢血管彩超检查,观察锁骨下动脉、腋动脉和肱动脉的血流速度和流量。在锁骨上、下探查臂丛神经时,原已损伤的血管在术中极易破裂出血,而且在上肢血液循环不良时,修复、重建的神经亦生长不良。因此,术前对患肢血液循环的检查至为重要。

6. 特殊检查:胸锁乳突肌后缘、锁骨上窝及锁骨下 Tinel 征;Horner 征等。

二、辅助检查

1. X线影像学检查:颈椎、胸片、锁骨、肩胛骨及可能伴随的上肢骨折。

2. 神经传导速度及针刺肌电图检查。

3. B超检查膈肌的运动功能。

三、臂丛神经损伤类型

组成臂丛神经的颈神经与脊髓之间的连续性决定了手术方案的选择。如果连接脊髓与颈神经之间的根丝(rootlets)断裂,称为节前损伤(preganglionic injuries),又称为根性撕脱伤。节前损伤的颈神经已失去活力,不能作为神经动力源(nerve source)重建损伤神经的功能。对于根丝连续性存在的颈神经损伤称为节后损伤(postganglionic injuries),即颈神经断裂;此时的颈神经经过清创显露健康神经束后可以作为神经动力源重建损伤神经的功能。因此,术前和术中对颈神经节前损伤与节后损伤的判断至为重要。

根据目前文献,判断颈神经节前或节后损伤的金标准仍然是 CT 脊髓造影(computed tomography myelography,CTM)。在臂丛神经损伤后3~4周,行 CT 脊髓造影,如果在相应的椎间孔显示假性脊膜膨出(pseudomeningocele),则高度怀疑节前损伤。

四、手术时机

在成年人臂丛神经损伤,失神经支配的神经肌肉接头处的运动终板多在1年内发生纤维化,理论上瘫痪肌肉需要在1年内重新获得神经支配(Reinnervation)。因此,目前较为一致的手术探查时间为伤后3~6个月。对于高度怀疑根性撕脱伤的患者,手术时间可提前到损伤后3~6周。

五、臂丛神经损伤后上肢功能重建的优先顺序

成年人创伤性臂丛神经损伤后,其神经功能重建的优先顺序为:①肘关节的屈曲功能;②肩关节的外展功能和外旋功能;③手的保护性感觉功能;④腕关节和手指的屈伸运动功能,最后是手内在肌功能。术前根据瘫痪肌肉及神经功能重建的优先顺序,制定手术方案,选择最佳动力源重建需要优先重建的关节功能。

六、神经功能重建手术方案的选择

1. 节前损伤　对于节前损伤,可供选择的手术方案包括神经移位术、肌肉和肌腱移位术及关节融合术。由于颈神经已从脊髓上撕脱,无残留神经根或残留神经根无功能,无法应用神经移植修复;因此,对于根性撕脱伤,神经移位术是最为常用的治疗方法。神经移位术依据所利用的神经位于臂丛神经内外而分为丛外(臂丛神经外)神经移位术和丛内(臂丛神经内)神经移位术。目前临床证明有效的丛外神经移位术包括脊髓副神经移位术、肋间神经移位术、膈神经移位术和健侧 C_7 神经移位术。丛内神经移位术包括尺神经部分束支移位术、正中

神经部分束支移位术和桡神经内侧头肌支移位术。

2. 节后损伤　对于节后损伤，插入式神经移植是较为常用的手术方法。将残留的健康颈神经根，通过插入式神经移植，连接于下游支配靶器官的受区神经。常用的重建方案是：C_5 神经（神经移植）重建肩胛上神经或腋神经，C_6 神经（神经移植）重建肌皮神经，C_7 神经（神经移植）重建桡神经。对于不全损伤的臂丛神经节后损伤亦可采用神经移位术治疗。

第三节　小儿分娩性臂丛神经损伤

一、分娩性臂丛神经损伤分型

1. 上臂丛神经损伤（Erb 麻痹，Erb's palsy）　C_5，C_6，C_7 神经损伤。新生儿上臂丛神经损伤的原因是分娩时新生儿的颈部受到侧方过屈外力，造成颈肩分离所致，例如在头先露时肩难产。瘫痪的上肢呈现"索小费"样姿态：肩关节内收，上臂内旋，肘关节伸直，前臂旋前，腕关节屈曲。此种类型的分娩性臂丛神经损伤在临床上最为常见。

2. 全臂丛神经损伤　C_5，C_6，C_7，C_8，T_1 神经损伤。新生儿全臂丛神经损伤时，整个上肢包括手部呈现松弛瘫。其损伤机制与 Erb 麻痹一样，为颈肩分离，但所遭受的暴力更大。

二、造成分娩性臂丛神经损伤的危险因素

分娩性臂丛神经损伤的发生率为 0.38～3/1000 个活产婴儿。根据文献，目前认为可造成分娩性臂丛神经损伤的危险因素如下：

1. 与新生儿有关的危险因素　新生儿体重＞4kg，胎儿的体位，如臀位分娩。

2. 与产妇有关的危险因素　孕妇身材矮小、肥胖、妊娠糖尿病、先兆子痫、年龄＞35 岁、产妇骨盆异常。

3. 与分娩有关的危险因素　肩难产、分娩时采用助产设备等。

三、病理学检查及辅助检查

在对患儿检查前，应详细记录患儿母亲的妊娠史、妊娠糖尿病史、分娩体位、新生儿体重、分娩方式及分娩时是否应用助产器等。同时应记录患儿生后有无新生儿窒息病史、锁骨及肱骨有无骨折、有无 Horner 征、有无斜颈及膈神经麻痹等。

1. 患侧上肢运动功能检查与评价　文献中对分娩性臂丛神经损伤患儿的运动功能检查与评价存在争议；主要原因是患儿不能配合检查，检查结果可重复性差。

目前文献中被证实具有可重复性、可靠性和准确性的产瘫患儿评分标准是加拿大多伦多儿童医院所提出的主动运动评分法（active movement scale，AMS）（表 41-1）。主动运动评分法不是评价具体每块肌肉的肌力，而是着眼于患肢的每个关节，分别评价患儿①肩关节外展、内收、前屈、内旋和外旋；②肘关节的屈肘和伸肘；③前臂的旋前和旋后；④腕关节屈腕和伸腕；⑤手指的屈指和伸指；⑥拇指的伸拇和屈拇。一共 15 个动作。

表 41-1　加拿大多伦多儿童医院主动运动评分法

观察	肌力
消除重力时：	
无肌肉收缩	0
肌肉有收缩，但无关节运动	1
关节运动范围≤其正常运动范围的 1/2	2
关节运动范围＞其正常运动范围的 1/2	3
关节运动范围＝其正常运动范围	4
承受重力时：	
关节运动范围≤其正常运动范围的 1/2	5
关节运动范围＞其正常运动范围的 1/2	6
关节运动范围＝其正常运动范围	7

在应用主动运动评分法检查和评价患肢时，下列原则需要遵循：①患儿的某个动作评分如果在 4 分以上就必须先能够达到 4 分。即所检查的关节在消除重力时可完成该关节正常运动范围动作。②关节的正常运动范围是指其被动运动范围。例如在肩关节存在挛缩畸形时，肩关节的外展范围是指其可达到的最大外展范围。③对关节运动的评价必须是患儿年龄适宜范围内的运动，以健侧的主动运动范围作为对照。④手指的伸指功能检查其掌指关节。手指屈指功能检查整个掌指关节、指间关节的联合运动，采用下列公式计算：手指的屈曲＝（休息时指端距手掌的距离－屈指时指端距手掌的距离）÷休息时指端距手掌的距离×100%。⑤手指屈伸运动的评分以其最好指的评分为准。

2. 辅助检查　尽管针刺肌电图和神经传导检查广泛应用于小儿产瘫的检查，但其临床意义一致受到质疑。主要原因是电生理检查的结果与临床理学检查不符，用以误导临床医师，延误治疗。

新生儿臂丛神经损伤后，其上肢肌肉的失神经表现在损伤后 5d 即可出现，在 4 个月时瘫痪肌肉的失神经表现消失，并出现大量新生电位，容易造成临床医师的迷惑。

四、分娩性臂丛神经损伤的自然病史及 Narakas 产瘫分型

分娩性臂丛神经损伤的手术时机一致存在争议，其原因在于对产瘫患儿的自然病史不清。目前尚无确切研究可以指明哪些产瘫患儿可以自发恢复其上肢功能，哪些患儿非手术治疗不能恢复功能。众所周知，并非所有的产瘫患儿均需要手术治疗，其中 70%～92%的患儿在一定时间内可以恢复正常的上肢功能。从神经损伤的组织病理学角度可以解释上述现象，即在 Sunderland Ⅰ、Ⅱ、Ⅲ度损伤时，损伤神经的轴索传导功能或再生可以自发完成。由于缺乏大样本资料，目前无法根据临床表现判断其自然病程。

Narakas 于 1978 年根据神经损伤部位、Sunderland 神经损伤分度及自然病程三者之间的相关性，提出了一个判断自然病程预后的分类标准，有助于产科医师、新生儿科医师对产瘫患儿的预后做出判断(表 41-2)。需要强调的是，Narakas 分型不能作为分娩性臂丛神经损伤患儿的手术指征，只能用于预后判断。同时应用 Narakas 产瘫分型的时间是出生后 2 周以后。

表 41-2　Narakas 产瘫分型

类型	损伤的神经根	Sunderland 分度	临床表现	自然病程预后
Ⅰ	C_5，C_6	Ⅰ、Ⅱ度	肩关节瘫痪 肘关节不能屈曲	>80%患儿可自发恢复正常
Ⅱ	C_5，C_6，C_7	Ⅰ～Ⅴ度	肩关节瘫痪 肘关节不能屈曲	60%的患儿肩肘关节功能可以自发恢复
Ⅲ	C_5，C_6，C_7，C_8，T_1 Horner 征(－)	Ⅰ～Ⅴ度 C_5，C_6 完全断裂	患肢呈松弛瘫	30%～50%患儿的肩肘关节可以恢复正常；多数患儿的手功能可以恢复正常
Ⅳ	C_5，C_6，C_7，C_8，T_1 Horner 征(＋)	Ⅰ～Ⅴ度 C_5～T_1 不同程度的断裂或撕脱	患肢呈松弛瘫	非手术治疗患儿的肩、肘、腕及手功能不能恢复正常；预后差

根据 Narakas 产瘫分型，我们可以看到，在<20%的Ⅰ型、40%的Ⅱ型、50%～70%的Ⅲ型、100%的Ⅳ型产瘫患儿需要手术治疗，否则会留下严重的残疾。

五、手术时机与指征

对伴有 Horner 征的全臂丛损伤，文献中一致的意见是在 3 个月内手术探查。

但对于不全损伤，其手术时机尚有争议。多数学者认为，对于最终需要手术治疗的患儿应尽早手术以最大化其手术疗效，但目前存在的难题是不能早期区分哪些患儿需要手术治疗而哪些不需要手术治疗。

1. 以 Gilbert 为代表的根据肱二头肌功能恢复的时间作为手术指征。

Gilbert 等提出：产瘫患儿的肱二头肌在生后第 3 个月，即 60d 后，如果无任何恢复征象，预示其自然预后差，需要手术治疗。

部分学者认为，如果按 Gilbert 的观点，会存在部分患儿过度医疗的问题，即其中存在部分患儿可以自行恢复其功能，不需手术。Al-Qattan 等在一组病例的研究中，将 Gilbert 的 60d 观点推迟至 90d，观察到 11 例患儿是在生后 60～90d 出现肱二头肌功能恢复的征象，对其跟踪观察发现这 11 例中的 5 例未经手术上肢功能完全恢复，而另外 6 例的肘关节功能恢复正常，但肩关节功能恢复差。因此，Al-Qattan 认为对出生后 90d 肱二头肌功能无恢复的患儿应行手术探查。Waters 等则将手术探查的时机设定在 120d。

2. 以 Clarke 为代表的选取多组肌肉恢复时间

作为手术指征。

Clarke等选取多个关节主动运动评分作为手术探查指征。其具体方法是：

在患儿3个月时，对其肘关节的屈曲、肘关节的背伸、腕关节的背伸、手指的背伸及拇指的背伸5个关节运动做主动运动评分，然后按表41-3转换成相应分数并相加。根据其统计学研究结果，如果转换分数<3.5，患儿保守治疗的预后差，被认为具有手术探查指征；其错误预测率为5%，较Gilbert的方法（错误预测率为12%）明显降低。

表41-3　加拿大多伦多儿童医院主动运动评分转换表

主动运动评分	转换分数
0	0
1	0.3
2	0.3
3	0.6
4	0.6
5	0.6
6	1.3
7	2.0

六、一期臂丛神经手术探查

1. *术中对连续性神经瘤的处理*　连续性神经瘤是分娩性臂丛神经损伤术中最为常见的一种组织病理学表现。神经瘤可以包括 C_5，C_6 或 C_5，C_6，C_7。文献中对连续性神经瘤处理意见一致，即神经瘤切除+神经移植重建损伤神经。

2. *术中对神经根节前、节后损伤的判断*　在切除连续性神经瘤后，对神经根残端活力的判断至为重要。如果神经根为节前损伤，如术中见到背根神经节、神经根丝或椎间孔空虚，均代表节前损伤，此时的神经根残端不能用作神经动力源。相反，如果神经根残端为节后损伤，则可以作为丛内神经移位的神经动力源。

3. *神经功能重建优先顺序*　分娩性臂丛神经损伤的神经功能重建优先顺序不同于成年人创伤性臂丛神经损伤，其优先顺序为：①以最好的神经动力源重建手内在肌功能，即首先重建下干或内侧束；②其次重建肘关节的屈曲功能；③最后重建肩关节功能。

第四节　胸廓下口综合征

一、胸廓下口综合征的定义及分类

胸廓下口综合征（thoracic outlet syndrome，TOS）是指在第1肋上方、锁骨后方因软组织或骨性因素压迫臂丛神经及锁骨下血管而引起的一组症候群，可以表现为锁骨下动脉、锁骨下静脉或臂丛神经受压而产生血管和（或）神经症状，因此可以分为动脉型、静脉型和神经型三种胸廓下口综合征。其中神经型TOS占所有病例的90%以上，动脉型少于1%，静脉型占3%。

二、临床表现

1. *动脉型TOS*　动脉型TOS表现为手指缺血而引起手指苍白、寒冷，并伴有手部感觉异常和疼痛。动脉型TOS常与颈肋或异常的第1肋相关，因此对疑为动脉型TOS的患者应常规拍摄颈部X线片。动脉型TOS所表现的临床症状与动脉栓子有关；栓子的来源是锁骨下动脉瘤或狭窄的锁骨下动脉远端的附壁血栓。因此，其手指的苍白、寒冷是由于栓子栓塞远端动脉所致，而非Raynaud现象。

2. *静脉型TOS*　静脉型TOS又称为佩-舍综合征或肌紧张后血栓形成，通常与上肢的过度劳累有关。临床表现为上肢肿胀、发绀，肩部和胸部的浅表静脉纡曲、扩张，并可伴有肢体酸痛。静脉型TOS的原因是锁骨下静脉阻塞所致。

3. *神经型TOS*　神经型TOS多见于青年和中年女性，男女比例近1∶3。其起因与颈肩部的轻度外伤或劳损所引起的颈部肌肉痉挛或纤维化有关，多见于小提琴手、横笛演奏者、程序输入员、装配线工作人员等。临床表现为颈、肩及上肢疼痛和感觉异常，通常主诉上肢无力，有时伴有枕部头痛。神经型TOS的典型特点是上述症状出现于上肢运动后，而不是在运动中，此点有别于多数骨科疾病。例如，患者主诉在白天从事体力劳动后，晚间出现患肢的疼痛、麻木；但如果白天不从事劳动，晚间肢体无上述症状。部分患者伴有手部出现Raynaud现象、苍白、寒冷等，易与动脉型TOS混淆。神经型 TOS 的 Raynaud 现象与臂丛神经 C_8、T_1 来源的交感神经过度兴奋有关。在神经型 TOS，患者的上肢无明显的感觉减退或消失，无明显的肌肉瘫痪，但有时存在肌肉失用性萎缩。患侧的锁骨上窝及前斜角肌表面存在压痛，并常可诱发患肢症状。

神经型 TOS 的临床诊断多依据病史和理学检查。不需要电生理检查、血管造影等客观检查支持，但需要与腕管综合征、颈椎病、肘管综合征及肩关节疾病相鉴别。

三、治　疗

1. 神经型 TOS 的手术指征　已确诊的神经型 TOS，经 3～6 个月的局部理疗、休息而症状无缓解，且严重影响日常工作、睡眠和生活的患者，可以考虑手术治疗。

2. 手术方法　除了术前明确的颈肋或第 1 肋异常，通常不需要做第 1 肋切除。目前主张经锁骨上切口行前斜角肌和中斜角肌的次全切除术。

第五节　肘管综合征

一、应用解剖

尺神经的神经纤维来源于 C_8 和 T_1 神经。C_8 与 T_1 神经合成下干，下干在锁骨后分为前股和后股，其中前股形成内侧束，尺神经是内侧束的终末支。

1. 尺神经出腋腔后位于上臂屈侧、肱动脉的后内侧。在上臂中点附近，尺神经穿臂内侧肌间隔进入上臂伸侧，在臂内侧肌间隔后方走行，表面为 struthers 弓覆盖。struthers 弓(arcade of struthers)位于臂内侧肌间隔的后方，起始于肱骨内上髁近侧 8cm，平均长度 5.7cm，是由肱三头肌内侧头和臂内侧肌间隔之间的深筋膜所构成。struthers 弓是尺神经在肘部的潜在卡压点之一。

2. 尺神经在肘上 3cm 水平穿出 struthers 弓，位置表浅，继续在臂内侧肌间隔的后方向远侧走行。臂内侧肌间隔起始于肱骨内上髁，终止于背阔肌平面的小结节嵴。在尺神经前置后，臂内侧肌间隔可以成为另一个卡压点。

3. 在肱骨内上髁近侧 3cm 范围内，尺神经走行于尺神经沟内，位置表浅，可在皮下触及。在此区域，尺神经可被肥大的肱三头肌内侧头或异常的滑车上肘肌(anconeus epitrochlearis)所卡压。滑车上肘肌存在于 3%～28%的个体，肌肉起始于尺骨鹰嘴内侧，抵止于肱骨内上髁。

4. 在肘关节水平，尺神经走行于由肱骨内上髁和尺骨鹰嘴的内侧缘所形成肘管内，连接两者之间的韧带称为 Osborne 韧带，又称为肘管支持带(cubital tunnel retinaculum)。

5. 在肘管的远侧，尺神经进入尺侧腕屈肌两头之间。连接尺侧腕屈肌两头的腱膜称为 osborne 筋膜。osborne 韧带和 osborne 筋膜共同构成了肘管的"顶"，是造成尺神经卡压的主要结构。肘管的"底"是由肘关节内侧关节囊和内侧侧副韧带所构成。

综上所述，尺神经在肘部存在 5 个潜在卡压点，由近及远分别是：struthers 弓、臂内侧肌间隔、肥大的肱三头肌内侧头(或异常的滑车上肘肌)、osborne 韧带和 osborne 筋膜。

二、临床表现与诊断

肘管综合征的诊断依赖于病史和病理学检查。患者通常主诉环指尺侧半和小指麻木或有麻刺感，患手不灵活或笨拙。病理学检查发现环指尺侧半、小指及手背尺侧出现感觉减退或消失；在严重病例会出现手内在肌萎缩、骨间肌和拇内肌麻痹等。在肱骨内上髁的远、近侧 2cm，叩击尺神经可发现尺神经的卡压位置。

肘关节屈曲试验及肘关节屈曲压迫试验可以为阳性。肘关节屈曲试验阳性是指在肘关节屈曲 130°时出现尺神经分布区的麻木和麻刺感。肘关节屈曲压迫试验阳性是指在肘关节屈曲的同时，在肱骨内上髁的后方压迫尺神经，尺神经分布区出现麻木和麻刺感。

三、治疗方法

对于出现骨间肌瘫痪(夹纸试验阳性)、拇内收肌瘫痪(froment 征阳性)及手内在肌明显肌肉萎缩的患者应及早手术治疗。目前临床多采用的手术方法为尺神经皮下前置术。

第六节　腕管综合征

一、应用解剖

腕管位于手掌根部，介于桡骨远端和掌骨基底之间；其桡侧缘由舟骨、大多角骨、桡侧腕屈肌腱及其腱鞘所构成，尺侧缘由钩骨钩、豌豆骨、三角骨构成；屈肌支持带连接其桡侧缘和尺侧缘。屈肌支持带由三部分构成：近侧为前臂深筋膜，中间为腕横韧带，远侧为大、小鱼际肌的腱膜联合。腕管内走行的内容物为正中神经、4条屈指深肌腱、4条屈指浅肌腱及屈拇长肌腱。正中神经在腕管内位置表浅，直接位于腕横韧带的深面。

正中神经在腕横韧带以远发出感觉支和运动支（返支）。返支的发出位置及走行在不同个体存在解剖学差异：①返支在46%的个体在腕横韧带以远由正中神经主干发出；②在54%的个体返支在腕横韧带的深面由正中神经主干发出。在腕横韧带深面发出的返支，在31%的个体返支走行于腕横韧带的深面，经其远侧缘进入鱼际肌；而23%的返支则穿过腕横韧带进入鱼际肌。因此，在做腕管松解术时，应沿腕横韧带的尺侧缘切开，以避免损伤正中神经的返支。

正中神经的主干在距近侧腕横纹5cm处发出掌皮支，掌皮支发出后沿掌长肌腱和桡侧腕屈肌腱之间向远侧走行；在进入掌根部后，走行于腕横韧带的浅面皮下组织内。在行腕横韧带切开时，应注意避免损伤掌皮支，防止术后切口疼痛。

二、临床表现及诊断

腕管综合征的诊断依赖其病史与病理学检查。患者主诉桡侧三个半指麻木或有麻刺感。病理学检查发现桡侧三个半指的指端感觉减退或消失；在严重的患者可以出现拇指对掌障碍。

特殊检查包括腕部Tinel征（特异性为94%）和Phalen试验（敏感度为71%）。

三、治　疗

腕管综合征的非手术治疗包括腕关节中立位夹板固定及腕管内注射皮质类固醇。非手术治疗3个月无症状缓解者，行腕管松解术。

第七节　骨间后神经综合征和桡管综合征

前臂骨间后神经在肘部走行过程中受到不同因素的卡压，可以产生两种不同的卡压综合征，即以疼痛为临床表现的桡管综合征和以伸肌群瘫痪为表现的骨间后神经综合征。

一、应用解剖

1. *桡神经的走行*　桡神经由来源于C_5、C_6、C_7、C_8的神经纤维构成；C_5、C_6神经构成上干，C_7神经构成中干，C_8、T_1神经构成下干；在锁骨后上、中、下干分为前股和后股；3个后股构成后束。在胸小肌后方，后束发出其终末支，桡神经是后束终末支的延续。桡神经出腋腔后，走行于肱骨后方的桡神经沟；在上臂外侧的中、下1/3交界处，桡神经穿过臂外侧肌间隔，由上臂的伸侧进入屈侧，并走行于肱桡肌和肱肌之间。桡神经在肱桡关节上、下3cm范围内分为骨间后神经和桡神经浅支。其中桡神经浅支走行于肱桡肌深面，而骨间后神经则经肱桡关节的屈侧，穿过旋后肌进入前臂伸侧，支配前臂背侧的伸肌群。

2. *桡管构成及潜在卡压点*　桡管是指肘关节外侧肌肉所构成的一个潜在间隙，起始于肱桡关节，终止于旋后肌的远侧缘，总长度约5cm；其内走行桡神经及骨间后神经。桡管的外侧壁为肱桡肌和桡侧伸腕长、短肌的近侧，内侧壁为肱肌和肱二头肌腱，后壁是肱桡关节囊及旋后肌的深层。

骨间后神经在桡管内走行过程中可被以下5个解剖结构所卡压，由近及远分别是：①桡骨小头前方的纤维束带；②桡侧返血管（Henry血管襻）；③桡侧腕短伸肌的近侧腱性缘；④旋后肌的近侧缘（Frohse弓）；⑤旋后肌的远侧缘。除上述结构外，骨间后神经也可被桡管内的脂肪瘤、腱鞘囊肿、肿胀的关节滑膜等占位性病变所压迫而产生症状。

二、桡管综合征

1. *临床表现*　桡管综合征表现为桡管区疼痛，即肘关节外侧弥漫性肌肉痉挛痛或酸痛；疼痛在前臂反复旋转时加重，而在休息后减轻。病理学检查可以发现在肱骨外上髁远侧 4cm 处存在压痛，其压痛点不同于肱骨外上髁炎的压痛点。有一点值得注意，虽然桡管综合征是由于骨间后神经受压所致，但不出现前臂伸肌群瘫痪，仅表现为疼痛。

桡管内利多卡因注射试验可以用于鉴别桡管综合征与肱骨外上髁炎。首先以 1%的利多卡因注射入肱骨外上髁处，如果疼痛缓解，可以诊断为肱骨外上髁炎。如果疼痛不缓解，以 1%的利多卡因注入桡管，如果疼痛缓解且出现骨间后神经麻痹，即可诊断为桡管综合征。

电生理检查对于桡管综合征无诊断意义。

2. *治疗*

(1)非手术治疗：口服非甾体类镇痛药、休息，夹板固定肘关节屈曲位、腕关节背伸位、前臂旋后位有助于缓解症状。

(2)手术治疗：对于非手术治疗无效的患者，经桡管内利多卡因注射试验阳性，可行桡管松解术。桡管松解术的有效率可达 60%～70%。

三、骨间后神经综合征

1. *临床表现* 骨间后神经综合征的患者早期亦表现为肘关节外侧疼痛，但在一段时间后疼痛消失，出现伸指(拇)障碍。伸指障碍可表现为指伸肌的不全麻痹或完全麻痹。由于支配桡侧腕长伸肌的肌支在肘上发出，因此骨间后神经综合征的患者伸腕功能正常，但在伸腕时出现桡偏。病理学检查可以发现桡侧腕短伸肌、尺侧腕伸肌、指总伸肌瘫痪。

电生理检查可以发现骨间后神经支配的肌肉瘫痪，有助于建立诊断。

2. *治疗* 对已出现指伸肌瘫痪的患者应行桡管探查术。术中松解桡管内的 5 个潜在卡压点。对于术中发现的连续性神经瘤应予以切除，行插入式神经移植术。

（路来金）

第42章

手及上肢神经瘫痪后的运动功能重建

手及上肢神经瘫痪后的运动功能多采用肌腱移位来重建。肌腱移位是利用可牺牲的(Expendable)、且有功能的肌肉-肌腱单元(Muscle-tendon unit),通过重置肌腱抵止点,替代瘫痪肌肉的功能,重建重要关节的运动功能。

一、肌腱移位的指征

手及上肢神经损伤后,其治疗策略是一期神经修复,以期达到瘫痪肌肉神经再支配的目的;而肌腱移位多用于不可修复的(Irreparable)周围神经损伤。目前,下列情况被认为是不可修复的神经损伤:①臂丛神经根性撕脱伤(节前损伤);②采用神经缝合、神经移植或神经移位修复的周围神经损伤,术后18个月运动功能未恢复或未完全恢复;③神经损伤后晚期就诊,预计在神经修复后、神经再支配前,瘫痪肌肉的运动神经-肌肉接头可能会发生纤维化的患者。

除上述指征外,下列情况也考虑采用肌腱移位的方法治疗:①创伤造成支配重要关节运动的肌肉毁损;②脊髓损伤、脑瘫及脊髓灰质炎等中枢神经系统损伤或疾病所导致的肌肉瘫痪;③陈旧性肌腱断裂,由于断裂肌腱的肌腹挛缩、纤维化,即使修复断裂的肌腱也无法恢复肌肉的收缩功能。

二、肌腱移位的前提与原则

在应用肌腱移位术重建瘫痪关节运动功能前,患肢应具备下列前提条件:①瘫痪关节柔软,被动关节运动范围正常,构成关节的骨骼无骨折或骨不连,关节周围无皮肤缺损;②瘫痪关节周围存在可牺牲的有功能肌肉-肌腱单元,而且在其移位后不会造成其原支配关节功能障碍;③在拟移位肌腱所行经的组织床附近无炎症及水肿,以保证其术后良好的滑动。

在设计肌腱移位术时,下列原则应予以遵循:

1. 拟移位肌肉-肌腱单元的肌力应与瘫痪肌肉相接近,以避免术后因肌力不足而达不到手术效果或因肌力过高而导致关节肌力失衡。目前临床评价肌肉的肌力采用相对强度(Relative strength),而不是绝对强度,即用相对强度比较移位肌肉与瘫痪肌肉的肌力。桡侧腕屈肌、指屈肌(包括指屈浅肌和指屈深肌)、3块腕伸肌(包括桡侧腕伸长肌、桡侧短腕伸肌和尺侧腕伸肌)、旋前圆肌的肌力相对强度为1;肱桡肌和尺侧腕屈肌的相对强度是2;指总伸肌的相对强度是0.5;拇长展肌、拇短伸肌、拇长伸肌及掌长肌的相对强度是0.1。

2. 拟移位的肌肉-肌腱单元的滑动范围应与瘫痪肌肉相接近,以达到支配关节运动的目的。在成年人,3块腕屈肌(桡侧腕屈肌、掌长肌及尺侧腕屈肌)和3块腕伸肌(桡侧腕长、短伸肌、尺侧腕屈肌)的滑动范围是33mm;指总伸肌的滑动范围是50mm;指屈肌(指屈浅、深肌)的滑动范围是70mm。但在某些情况下,患肢没有与瘫痪肌肉在滑动范围的方面相匹配的肌肉可作为供区时,需要考虑利用肌腱固定效应(Tenodesis effect)来增加移位肌肉的滑动范围。例如在应用腕屈肌重建伸指功能时,由于腕屈肌的滑动范围为33mm,而指总伸肌的滑动范围为50mm,移位后屈腕肌收缩(33mm)不能充分伸指(50mm),就需要同时屈腕来利用腱固定效应达到完全伸指的目的。

3. 拟移位的肌肉-肌腱单元的应呈直线到达新的抵止点,以发挥其最大肌力。生物力学证实,肌肉-肌腱单元走行方向如果成角,将使其肌力下降1级(BMRC);因此,临床上尽可能使移位的肌肉-肌腱单元呈直线到达抵止点。例如,应用旋前圆肌移位到桡侧腕短伸肌重建伸腕功能时,应将桡侧腕伸短肌肌腱切断，使其与旋前圆肌的走向一致，使其发挥最大肌力；如果不切断桡侧腕短伸肌，旋前圆肌的走向则与桡侧腕短伸肌形成钝角，会使其肌力折损。

4. 根据临床目的选择移位的肌肉-肌腱单元的抵止点。如果临床目的是恢复瘫痪关节的运动范围而对其力量要求不高时，肌腱抵止点的位置离关节旋转中轴越近越好；相反，如果以恢复关节屈伸力量为临床目的，其肌腱抵止点应远离关节旋转中轴，此时关节主动运动范围减小，但屈伸力量增加。因此，肌腱抵止点的选择应根据临床目的，需要平衡关节运动范围与力量两者之间的关系。

5. 选择与瘫痪肌肉相协同的肌肉-肌腱单元作为动力源。所谓协同肌是指在正常情况下共同参与某一关节的某一动作的几组肌肉。例如在正常状态下，腕关节屈腕的同时可以出现手指的伸指动作，在伸腕的同时可以出现屈指的动作；因此，腕屈肌与指伸肌是协同肌，腕伸肌和指屈肌是协同肌。选择协同肌重建瘫痪肌肉的目的是方便移位术后大脑的重新认定，便于术后康复。

6. 所移位的肌肉-肌腱单元只能用于重建瘫痪关节的一个功能。一个肌肉-肌腱单元只能用于重建一个功能，否则可造成肌力下降和相互干扰现象，不能达到重建关节运动功能的目的。例如，不能以一条腕屈肌移位于指总伸肌来同时恢复伸直和伸腕的功能；正确的做法是一条腕屈肌只能用来重建伸指功能。如果受区有多个功能需要重建，而供区动力源又不足时，可以考虑肌腱固定术或关节融合术解决次要功能。

7. 重视移位的肌肉-肌腱单元肌张力的调整，应使其处于最大张力的80%，以利于其肌力的发挥。在移位的肌肉-肌腱单元与受区相缝接前，应先将关节被动理想位置，例如在腕关节背伸功能重建时，在缝接供区与受区肌腱前，先将腕关节被动置于45°，然后再向远侧牵拉拟移位的旋前圆肌，使其肌张力处于最大张力的80%后再与受区的桡侧腕短伸肌腱缝合。在缝合2针后，松开腕关节的支撑，观察腕关节在移位肌腱的牵拉下是否可以处于30°；如果达不到30°代表其肌张力不足，需要调整。由于在移位术后，肌肉-肌腱单元常会发生皮下滑动或移位，容易造成肌张力不足，因此术中仔细检查移位肌肉的肌张力至为重要，如果不理想，应及时调整。

三、常用的肌腱移位术

（一）桡神经损伤

桡神经损伤依据其损伤位置位于肘上和肘下分为高位桡神经损伤（肘上桡神经损伤）和骨间后神经损伤（肘下），两者之间的区别在于伸腕功能是否存在。

1. 临床表现　肘上桡神经损伤后，患肢出现垂腕、垂指；检查可发现由桡神经所支配的肱桡肌、3块腕伸肌（桡侧腕长、短伸肌、尺侧腕伸肌）、指总伸肌、拇长展肌、拇短伸肌及拇长伸肌瘫痪。

骨间后神经损伤后，患肢出现垂指，但伸腕正常；仔细观察可以发现患腕在伸腕时出现桡偏。检查可以发现由骨间后神经支配的尺侧腕伸肌、指总伸肌、拇长展肌、拇短伸肌及拇长伸肌瘫痪。

2. 桡神经瘫痪后的功能重建　桡神经损伤或骨间后神经损伤在神经修复（神经缝合或神经移植）术后18个月，如果瘫痪肌肉功能未得到恢复，应考虑行肌腱移位术。其中桡神经损伤需要重建伸腕、伸指和伸拇功能；骨间后神经损伤后需要重建伸指和伸拇功能。

前臂可作为动力源的肌肉-肌腱单元包括正中神经支配的旋前圆肌、桡侧腕屈肌、掌长肌及屈指浅肌，和尺神经支配的尺侧腕屈肌。在行伸腕与伸指功能重建时，术中一般先重建伸指、伸拇功能，后重建伸腕功能，目的在于术中利用腕关节的被动运动观察肌张力是否适当。

(1)伸指功能重建（图42-1）：一般选取桡侧腕屈肌作为动力肌重建伸指功能，保留尺侧腕屈肌。桡侧腕屈肌的相对肌力为1，滑动范围是33mm；指总伸肌的相对肌力是0.5，滑动范围是50mm。桡侧腕屈肌经皮下绕尺骨进入前臂背侧与指总伸肌缝合。

患者仰卧位，上臂上止血带。在前臂远端屈侧，沿桡侧腕屈肌腱的桡侧，由腕横纹开始向近侧做长约14cm的纵行切口。切开皮肤、皮下，显露桡侧腕屈肌。向远侧切开桡侧腕屈肌腱的腱鞘；为增加肌肉的滑动范围，向近侧切开桡侧腕屈肌肌腹表面的深筋膜，并用手指在肌腹的深面及两侧向近侧游离肌肉。

在前臂的背尺侧，由尺骨小头的桡侧缘起始向近侧做长约10cm的纵向切口。切开皮肤、皮下，在腕背伸肌支持带的近侧显露指伸肌（指总伸肌、示指固有伸肌和小指固有伸肌）肌腱。切除小指固有

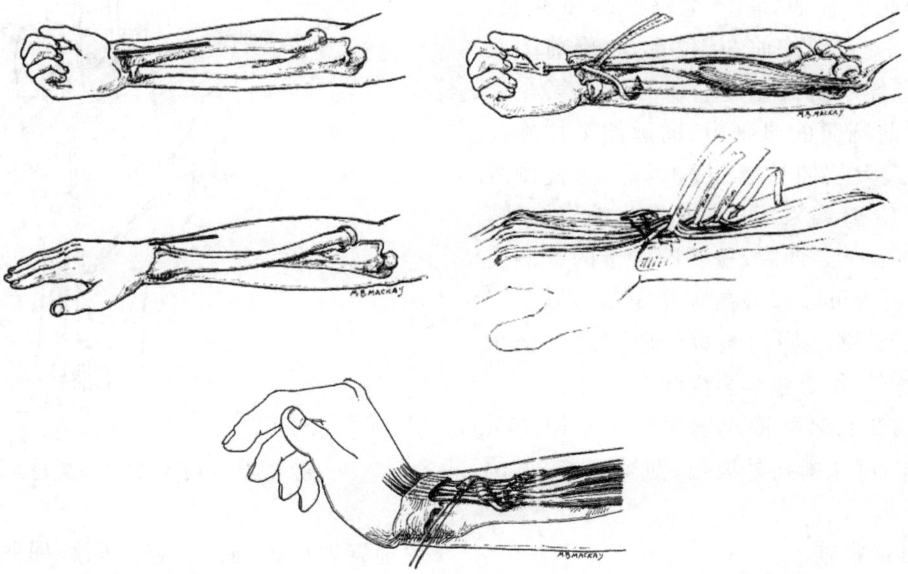

图 42-1　桡侧腕屈肌移位重建伸指功能

伸肌腱和指总伸肌腱之间的部分肌间隔，在相同的张力下，褥式缝合指总伸肌、小指固有伸肌和示指固有伸肌腱，以便于编织缝合。

在桡骨结节处切断桡侧腕屈肌腱，通过皮下组织向尺侧绕尺骨转移至前臂背侧切口。在腕关节背伸 45°、掌指关节完全伸直位，将桡侧腕屈肌腱与指伸肌腱编织缝合。在缝合时注意调整肌肉张力：向近侧牵拉指伸肌腱，同时向远侧牵拉桡侧腕屈肌使其达到最大拉伸长度的 80%。在缝合完第 1 针后，松开腕关节和掌指关节的支撑，检查肌肉的肌张力。一般在腕关节中立位时，各指的掌指关节可完全伸直，而腕关节背伸 45°时各指可以完全屈曲代表肌张力适当，否则应予以调整。

(2)伸拇功能重建(图 42-2)：拇长伸肌及掌长肌的相对强度均为 0.1，因此多选用掌长肌作为动力肌重建伸拇功能。在前臂屈侧切口内显露掌长肌，并沿肌肉向近侧游离肌腹，在腕横纹水平切断掌长肌腱。在前臂背侧切口内，在 Lister 结节尺侧显露拇长伸肌腱，并切开其鞘管，在拇长伸肌腱的腱腹联合处，切断拇长伸肌腱。将拇长伸肌腱经皮下组织移位于前臂屈侧切口。在腕关节背伸 45°、拇指的掌指关节和指间关节完全伸直位，向远侧牵拉掌长肌腱使其达到最大肌张力的 80%后，将掌长肌腱与拇长伸肌腱编织缝合。缝合 1 针后，松开腕关节，观察肌张力是否合适。一般在腕关节中立位时，拇指可以完全伸直，背伸 45°位时拇指可以完全屈曲代表肌张力适宜。

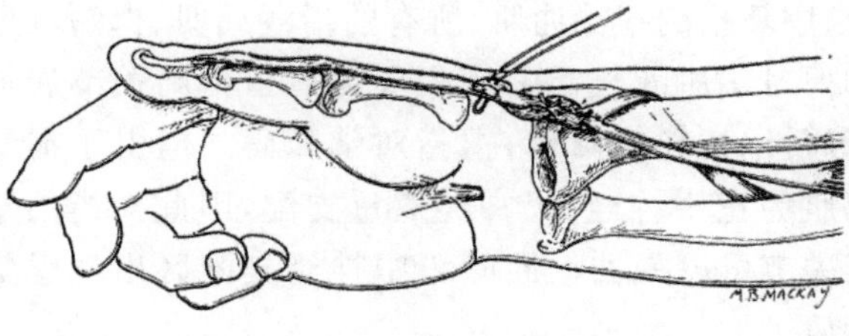

图 42-2　掌长肌移位重建伸拇功能

(3)伸腕功能重建(图 42-3)：伸腕功能重建多采用旋前圆肌作为动力肌移位至桡侧腕短伸肌。

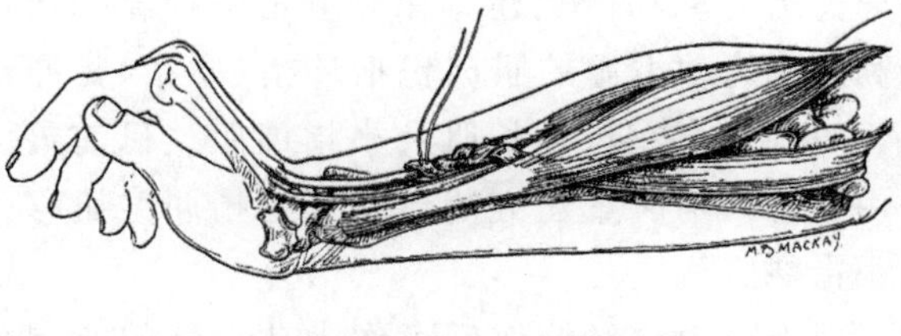

图 42-3　旋前圆肌移位重建伸腕功能

在前臂屈侧切口内，于桡骨中 1/3 段、肱桡肌与桡侧腕长伸肌之间的肌间隙深面显露旋前圆肌的肌腱止点。以骨膜剥离子剥离旋前圆肌的肌腱抵止点，并保留一段桡骨骨膜与旋前圆肌的肌腱相连；沿旋前圆肌走行方向向近侧解剖、分离旋前圆肌肌腹，增加旋前圆肌的滑动范围。

在前臂背侧切口内，显露桡侧腕短伸肌，并在其腱腹联合处切断。将旋前圆肌通过皮下组织，跨过肱桡肌、桡侧腕长伸肌，移位至桡侧腕短伸肌。在腕关节背伸 45°、前臂旋前 30°位置，将旋前圆肌肌腱与桡侧腕短伸肌腱编织缝合。在缝合第 1 针时，注意调整旋前圆肌的肌张力：向远侧牵拉旋前圆肌，使其达到最大拉伸长度的 80%后，与桡侧腕短伸肌肌腱缝合。缝线采用 3-0 非吸收编织缝线，行褥式缝合。在缝合 2 针后，松开腕关节的掌侧支撑，检查腕关节是否可以保持在背伸 30°，否则予以调整。旋前圆肌肌腱与桡侧腕短伸肌腱之间至少需要两个编织缝合，每个缝合至少缝合 4 针。

术后前臂屈侧石膏托固定腕关节于背伸 45°、掌指关节完全伸直位、拇指外展位、前臂旋前 30°位 4 周。

（二）正中神经损伤

正中神经损伤按其损伤部位在肘关节上下分为高位正中神经损伤和低位正中神经损伤。

1. *临床表现*　高位正中神经损伤的部位在肘上，正中神经所支配的旋前圆肌、旋前方肌、拇长屈肌、中环指的指深屈肌、所有的指浅屈肌、拇短展肌和拇对掌肌瘫痪。临床表现为拇指指间关节屈曲障碍，示指屈指障碍，拇指对掌障碍。但由于拇短屈肌为正中神经、尺神经双重支配，因此拇指的掌指关节可以屈曲。同时正中神经支配区出现感觉障碍。

低位正中神经损伤位于肘下，主要表现为拇指的对掌障碍。

2. *正中神经瘫痪后的功能重建*　正中神经损伤后 18 个月，拇指对掌功能未得到有效恢复，可以考虑拇指对掌功能重建。在肘下正中神经损伤可以利用作为动力源的肌肉包括环指（中指）指屈浅肌、示指固有伸肌、掌长肌及小指展肌。目前最为常用的对掌功能重建方法包括环指指屈浅肌移位和小指展肌移位。

肘上正中神经损伤后可作为动力源的肌肉包括示指固有伸肌及小指展肌做对掌功能重建。而拇指屈指功能可以通过肱桡肌移位重建。

(1)环指屈指浅肌移位术（图 42-4）：患者仰卧位，上臂上止血带。在环指的近节掌侧做斜行切口。切开 A1 滑车后，屈曲环指的近侧指间关节，在环指指屈浅肌腱分叉处的近侧切断指屈浅肌腱。在前臂屈侧，沿尺侧腕屈肌腱的桡侧，由远侧掌横纹开始向近侧做纵行切口。在切口内显露尺侧腕屈肌腱和环指的指屈浅肌腱。将环指指屈浅肌腱由前臂切口内抽出。将尺侧腕屈肌腱纵行劈开直至豌豆骨水平。以远端为蒂，切断其桡侧半，长约 6.3cm。在尺侧腕屈肌腱的远端穿孔，使桡侧半肌腱穿入，形成环状滑车。

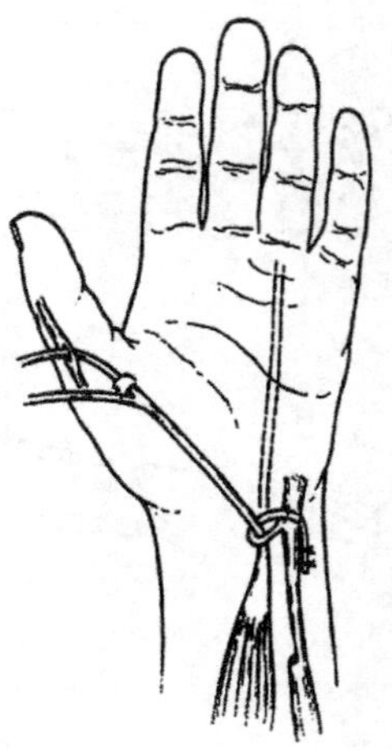

图 42-4　指屈浅肌移位重建对掌功能

以拇指的掌指关节为中心，在拇指的桡背侧做 C 形切口，切口起自拇指指间关节以近，向拇指掌侧延伸，经拇指的掌指关节后，沿大鱼际表面皮纹向背侧延伸。切开皮肤、皮下，保护皮神经。在拇指近节背侧显露拇长伸肌腱，在掌指关节表面显露指背腱膜及拇短展肌腱。将环指指屈浅肌腱穿入尺侧腕屈肌腱所形成的滑车后，沿拇短展肌肌纤维走向，经皮下移位至拇指背侧切口。肌腱抵止点缝合于拇短展肌腱的抵止点。

在腕关节中立位，并使拇指处于完全对掌位后，向远侧牵拉环指的指屈浅肌腱，使其达到最大张力的 80%后与拇短展肌腱缝合。在腕关节背伸 45°时拇指可处于对掌位，而在腕关节中立位时拇指可以完全伸直代表肌张力适当。调整张力后，将移位的肌腱、拇短展肌腱缝合于拇指的掌指关节囊，以防止其皮下滑脱。

术后以前臂背侧石膏托固定 4 周，使腕关节于屈曲 30°、拇指处于外展位。

(2)小指展肌移位术：沿小指展肌的桡侧缘，由豌豆骨近侧至小指掌指关节尺侧做弧形切口，由远及近游离小指展肌。在小指近节指骨基底处切断小指展肌的两个止点，然后由远及近在小指展肌的深面向近侧解剖直到豌豆骨附近。在豌豆骨附近，应注意由尺动脉所发出的小指展肌肌支，该肌支由小指展肌的桡侧进入肌肉，因此，应在小指展肌的桡侧、豌豆骨以远寻找血管神经蒂。切断小指展肌在豌豆骨上的起点，但保留其位于尺侧腕屈肌腱的起点，将肌瓣翻转约 170°，通过皮下，沿拇短展肌走行方向转移至拇指掌指关节的桡侧切口。在拇指外展位，将小指展肌缝合于拇短展肌腱。

（三）尺神经损伤

尺神经损伤亦可按其损伤部位分为肘上（高位）尺神经损伤和肘下（低位）尺神经损伤。

1. *临床表现*　肘下尺神经损伤后可造成手内在肌瘫痪、小指及环指尺侧半感觉消失，表现为爪形手畸形、手骨间肌和拇收肌萎缩。检查可见小指不能主动内收（即 Wartenberg 征阳性）、Froment 征阳性、夹纸试验阳性。

高位尺神经损伤后，除了表现低位尺神经损伤的症状外，还出现尺侧腕屈肌及环、小指的屈指深肌瘫痪，表现为环、小指末节主动屈曲障碍。但在高位尺神经损伤患者爪形手表现不明显。

2. *尺神经瘫痪后功能重建*　为避免骨间肌、拇收肌萎缩和纤维化，尺神经损伤后应早期进行神经修复。但在损伤后 18 个月，手内在肌功能未得到恢复，应考虑肌腱移位术重建手内在肌功能。手内在肌功能重建包括瘫痪的骨间肌功能重建和瘫痪的拇收肌功能重建。

（1）骨间肌功能重建：较为常用的骨间肌功能重建方法有两种：一是以环指或中指的指屈浅肌作为动力源；二是以桡侧腕长伸肌作为动力源；根据患者情况适当选择。

①环指指屈浅肌腱移位术：患者仰卧位，上臂中段上止血带。在环指近节的桡背侧做纵行切口，长约 3cm。切开皮肤、皮下组织后，向环指近节的屈侧分离，显露指屈肌腱腱鞘。在近侧指间关节附近切开腱鞘，显露指屈浅肌腱。在其腱分叉处切断环指的指屈浅肌腱。在手掌的近侧掌横纹处沿横纹走向做长约 5cm 的切口，分离皮下组织后，将环指的指屈浅肌腱抽出。沿肌腱末端将其分为 4 等份，并向近侧延伸形成 4 条腱束。

在示指近节的背尺侧、中指和小指的背桡侧各做一长约 3cm 的纵行切口，显露指伸肌腱的联合侧束。将环指屈肌腱所形成的腱束通过相应指别的掌骨横韧带屈侧的蚓状肌管引入指背侧切口内。在腕关节屈曲 30°、掌指关节屈曲 90°、指间关节 0°位，向远侧牵拉环指的指屈浅肌腱，使其达到最大肌张力的 80%后，将腱束与伸指肌腱的联合侧束缝合。术中注意调整各指的肌张力使其等同。

术后石膏托固定腕关节于中立位、掌指关节屈曲 90°、指间关节完全伸直位 4 周。

②桡侧腕长伸肌腱移位术：患者仰卧位，上臂中段上止血带。在第 2 掌骨基底做长约 2cm 横行切口，显露桡侧腕长伸肌腱止点，并予以切断。在前臂背侧中段做长约 5cm 的纵行切口，分离皮下，显露桡侧腕长伸肌，并将其由近侧切口抽出。

由足背切取 2 条长约 10cm 的趾长伸肌腱作为肌腱移植材料，并将其编织缝合于桡侧腕长伸肌腱的远端，2 条趾长伸肌腱的末端再劈开形成 4 条腱束。在示指的背尺侧，中指、环指和小指的背桡侧分别做长约 3cm 切口，显露伸指肌腱的联合侧束。

以蚊式钳在指背侧切口内通过掌骨头横韧带的屈侧经掌骨间隙至腕背切口内，将腱束牵至指背侧切口。在腕关节屈曲 30°、掌指关节屈曲 90°、指间关节 0°位，向远侧牵拉肌腱，使桡侧腕长伸肌的肌张力达到其最大张力的 80%后，将腱束与指伸肌腱的联合侧束缝合。术中注意调整各指的肌张力使其等同。术后石膏托固定腕关节于中立位、掌指关节屈曲 90°、指间关节完全伸直位 4 周。

（2）拇收肌功能重建：拇收肌功能重建的动力源可以选择肱桡肌或桡侧腕短伸肌。

肱桡肌移位术（图 42-5）。仰卧位，上臂上止血带。沿前臂桡背侧做纵行切口，起始于桡骨茎突，长约 8cm。切开皮肤，保护头静脉及桡神经浅支，显露肱桡肌，在桡骨茎突切断肱桡肌，并向近侧分离肱桡肌的肌腹，增加其滑动范围。

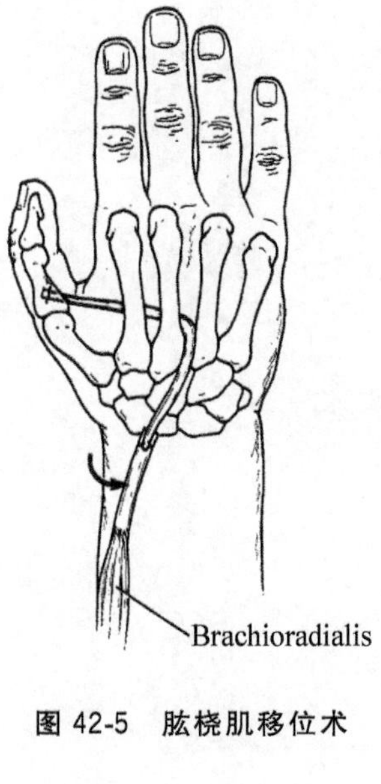

图 42-5　肱桡肌移位术

在前臂屈侧切取掌长肌腱 10cm，在拇指掌指关节的尺侧做长约 3cm 的弧形切口，显露拇收肌腱的止点，将掌长肌腱缝合于拇收肌腱的止点。在手背第3掌骨间隙处做横行切口，长约3cm，显露第3掌骨间隙的近侧，并在萎缩的骨间肌开窗。将掌长肌腱沿拇收肌的走行方向，通过拇收肌和第1背侧骨间肌之间，由第3掌骨间隙穿出。

在腕关节中立位，拇指内收位，将掌长肌腱与肱桡肌远端编织缝合。术后拇指内收位、腕关节背伸30°石膏托外固定。

（路来金）

第 43 章

拇指及手指缺损与再造

第一节　拇指缺损及拇指再造的概述

拇指能外展，对掌，与其余手指相对，准确而有力地完成握、捏等动作。拇指占手功能的 40%。拇指缺失后即严重影响手的捏、握、抓功能。但拇指健在，其他四指全缺或部分缺失，同样也会影响手的功能。因此，再造拇指或其他四指同样重要。缺失手指的再造，可以达到重建和改善残手功能的目的。从理论上说任何手指的任何缺损都有再造的必要。虽然目前的手指再造方法很多，但十分满意者却很少，加上再造过程中任何失误都可造成手术的失败，故非所有手指的缺失，均需进行再造手术。临床上应该根据残指的长度、残端情况，以及患者的年龄、职业、工作及仪表的实际需要，考虑相应的手术方法。

长期以来，外科医师在为失去拇指或其他手指的病人恢复运动、感觉和外形兼备的功能重建方面做出了巨大的努力。特别是对拇指的缺失，过去曾有许多重建方法，包括残端提升法、手指或残指移位法、示指转位代拇指方法等，由于足趾在解剖、组织结构上与手指有相似性，人们便很自然地想到应用足趾组织来再造拇手指。早在 1897 年，奥地利医师 Nicoladoni 开创了足趾移植再造拇指的先例，他通过带蒂移植分期手术的方法将第 2 足趾移植到拇指上，使丧失的拇指重新获得了功能与外形。以往不少学者也尝试做了相类似的手术。但是，由于再造的拇指术后血供与感觉极差，色泽暗紫，易受损伤等缺点，加上手术须分多次进行，带蒂转移时手足用石膏长时间固定于强迫体位，病人难以接受，故此术式未能获得推广。

随着显微外科吻合血管技术的问世和发展，通过一次手术便可把足趾移植到手上再造拇指或手指。足趾可以取自单足也可取自双足，再造指可为单个、多个，甚至全部 5 个手指。Buncke 于 1964 年用恒河猴做实验，通过血管吻合，将踇趾移植到拇指位置上，首先获得动物实验的成功，为临床应用奠定了基础。以后，Cobbett（1969，英国）、Buncke（1973，美国），Tamai（1974，日本）等学者先后在临床上获得成功。1966 年 2 月 13 日，上海华山医院与中山医院协作，在杨东岳、汤钊猷带领下，成功地完成了世界第 1 例第 2 足趾游离移植再造拇指手术。由于采用了显微外科技术，全面地修复了静脉、动脉、神经、肌腱与骨骼等，完全克服了带蒂移植的缺点。手术一次完成，再造后拇指的血供、感觉与外形等均较为理想，使足趾移植再造拇指、手指发生了划时代的变化。

目前，许多学者广泛地应用足趾移植再造拇手指这一术式，并不断地发展与改进。在应用解剖学方面，钟世镇、徐达传等更详细地描述了第 2 足趾显微外科解剖，为临床提供了理论依据。在临床方面，张涤生、王炜（1978）应用扩大的第 2 足趾移植及 V 形皮瓣移植来再造拇指；Foucher（1980，法国）根据不同的伤情，采用拼合、裁剪、扭卷等方法，使再造拇指、手指的外形更接近正常；Morrison（1980，澳洲）创用踇甲皮瓣移植包绕髂骨条再造拇指的新方法；中国台湾魏福全（1988）对切取的踇趾及甲皮瓣采用趾骨纵行锯去一部分，对趾腹进行裁剪缩小，使再造拇指的外形可以“以假乱真”。于仲嘉（1983）利用 1 条动脉（足背动脉）同时切取踇甲皮瓣及第 2、3 足趾联合移植再造拇指及 2 个手指，被称为“中国手”。在针对第 1 跖背动脉作为供血动脉的变异，顾玉东、孙博（1988 年）提出对 Gilbert Ⅲ

型者，创用第 2 套供血系统的方法。潘达德，程国良等采用以第 1 跖底动脉供血的方法来解决供血动脉变异问题，同时将足趾移植再造拇指广泛应用于急诊，获得更好的治疗效果。

足趾移植再造拇、手指在技术上日臻完善，已经提高到新的阶段，拇、手指的部分缺损也可以再造，手术做到微型化，“缺什么，补什么”“缺多少，补多少”。针对供血动脉的变异，采用短蒂移植方法来解决。足趾移植拇指、手指再造，已得到普遍共识，认为这是目前拇指、手指缺损修复重建术中最为理想的一种术式。当前许多医院已展开，但仍须注意其成活率，努力达到百分之百。其次是在扩大手术时，如多趾移植、复合组织移植时，应避免或减少供区并发症的发生，如术后不影响足的穿鞋、负重、行走功能。

关于同种异体足趾移植方面，上海市第一人民医院整形外科黄硕麟、侯明钟从 20 世纪 80 年代开始，应用游离自体踇甲瓣皮瓣包裹冷冻异体骨肌腱复合组织再造拇、手指 300 余例，具有不牺牲足趾，再造拇、指外形较满意的优点。但由于长期随访发现异体骨关节变性吸收等问题，目前尚未在临床上得到普遍推广应用。在组织工程再造拇手指方面的研究，目前仍处于探索阶段，期望有新的突破。

手或拇、手指的再造，既要重建和恢复手功能，同时还要重视再造拇、手指和手的整形美学效果。成功的手术是手功能恢复的关键，正确的术后处理和功能锻炼，则是功能恢复的保证，不容忽视。为了外形更美观，有的学者在切取踇趾或踇趾皮甲瓣时进行修剪，使再造拇指有更接近正常外形和大小的指甲。有的学者还主张二期手术切除移植足趾的膨隆部皮下脂肪，做皮肤成形术，以满足患者对手部的整形要求。

第二节　拇指缺损的分度及再造适应证

良好的拇指缺损的分类是拇指再造手术方法选择的基础，可以明确缺损的部位、程度、缺损的解剖结构，及有利于手术方法的选择。在 20 世纪，学者们对这个问题没有达成一致的意见，专家们各抒已见。如 Serafin 提出 3 度分类法，梁秉中、王澍寰、津下健哉提出 4 度分类法，张涤生提出 6 类分类法，程国良、顾玉东提出 10 类分类法。目前国内常用的是 4 型和 6 度分类法。两者不同之处，前者将掌指关节以远分成 4 型，对治疗特别是结合传统治疗方法的选择较合理；而后者对选择足趾移植较简便。从全面制定治疗方案，故建议采用 6 度分类法。

一、拇指缺损的四型分类法

Ⅰ型：自近节指骨远端或指间关节以远缺损。

Ⅱ型：自掌指关节以远缺损。

Ⅲ型：经掌骨缺损。

Ⅳ型：整个拇指连同大多角骨缺损。

二、6 度分类法

拇指缺损后，为便于选择再造方法，张涤生将拇指缺损分为 6 度，该分类法是一种简便、实用的分类方法，笔者以此分类法作为区别拇指缺损程度及选择再造手术方法的依据(图 43-1)。

Ⅰ度：拇指末节缺损，甲根以远缺损。

Ⅱ度：拇指指间关节以远缺损。

Ⅲ度：近节指骨中部以远缺损。

Ⅳ度：掌指关节水平以远缺损。

Ⅴ度：第 1 掌骨中部以远缺损。

Ⅵ度：第 1 掌骨基底及腕掌关节以远缺损。

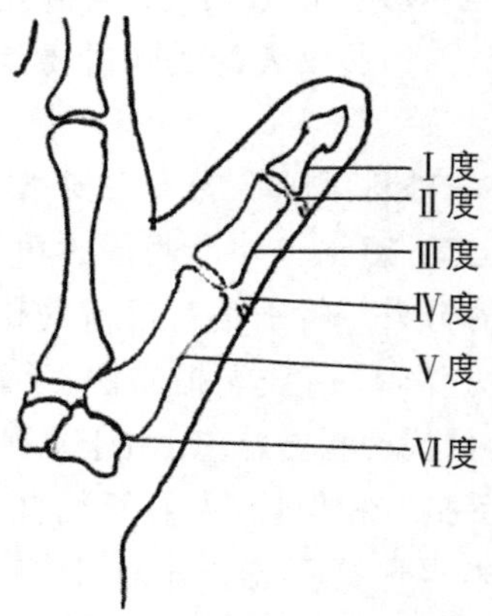

图 43-1　6 度分类法

三、拇指截指的标准分类法

拇指截指的标准分类法及手术修复方法是中华手外科学会 1999 年温州会议制定通过的，将拇指截指分为三类，每类分两个区即 A 区 B 区。

(一) Ⅰ类　拇指末节缺损

A 区：拇指指甲及指端 1/2 缺损。

B区:拇指末节完全缺损。

(二)Ⅱ类　拇指近节缺损

A区:拇指近节指骨远端1/2缺损。

B区:拇指近节指骨全缺损。

(三)Ⅲ类　拇指掌骨缺损

A区:掌骨远端缺损。

B区;掌骨全缺如。

四、拇指再造的适应证与选择再造拇指方法的原则

自采用第二足趾再造拇指以来,已成为拇指再造的基本方法和最佳选择,但因适应证掌握不严而出现这样和那样的缺点,甚至有失败的教训,故对适应证的掌握应非常重视。首先必须根据缺损类型、时限、职业和技术条件确定缺损拇指的再造方法。应该是:用传统方法与用显微外科方法再造拇指有同样效果的,则应采用前者;用不吻合血管的再造拇指方法能达到吻合血管再造拇指同样效果的,则应采用不吻合血管的拇指再造。在决定采用吻合血管方法再造拇指,必须考虑受区有良好的接受吻合的血管,吻合的血管的管径,回流静脉也必须正常,而且还需注意供体的条件,足趾是否正常、足趾的血管情况以及局部有无瘢痕等;还需考虑患者的职业,如患者是以行走为主要职业,如田径运动员、山区的农民等,采用足趾移植再造拇指将给患者带来不可忽视的影响。

顾玉东将最佳手术指征定为四条:①拇指掌指关节平面或伴有第一掌骨缺损的拇指缺失;②2～5指全缺损时,双趾移植术;③2～5指中有3个手指缺损时,移植单指以增加手指三定点抓物的稳定性;④全手指缺损时可做一足为供体的踇趾甲瓣及第一趾或三趾移植再造用,或双足为供体的单趾移植,分别再造拇指与手指。潘达德认为再造适应证不能强求统一,小儿、残废者、职业或个人兴趣需要、美容要求、特殊心理状态均需加以个别考虑。

对于不同程度的拇指缺损或缺如,程国良认为可选用不同形式的足趾组织移植施行再造。拇指Ⅰ度缺损,虽功能丧失不多,但对不同人群将造成不同的心理影响,从事精细工种及手指美观的角度都有着重要意义,凡要求再造者可选用踇趾末节部分移植,采用吻合趾-指动静脉重建血液循环的方式施行再造,可获得以假乱真的效果。拇指Ⅱ度缺损,丧失拇指功能的50%及一侧手功能的20%,应予以再造,残端粗大者可选用踇趾末节移植再造,而残端较细者可选用第二趾移植再造。拇指Ⅲ度缺损,是选用对侧第二趾移植再造的最佳适应证。拇指Ⅳ度缺损,已丧失拇指功能100%,丧失手功能40%,是拇指再造的绝对适应证,以带跖趾关节的对侧第二趾移植再造为首选,若造成部分虎口挛缩或皮肤缺损可选用带舵样足背皮瓣及跖趾关节的第二趾移植施行再造与修复。拇指Ⅴ度缺损,为使手术一期成功,减少病人多次手术的痛苦,可选用带菱形足背皮瓣及跖趾关节的对侧第二趾移植并行对掌功能修复与重建。拇指Ⅵ度缺损,再造方式同Ⅴ度缺损,仅骨架形成有别,可将第二跖骨固定于大多角骨、舟状骨或第二掌骨的桡侧以形成骨性对掌位。拇指Ⅳ度～Ⅵ度缺损,以切取带跖趾关节的第二趾移植再造,术中应注意跖板前移缝合固定及对掌功能修复与重建的手术操作,防止跖趾关节过伸畸形。

五、再造拇、手指的目的要求

再造拇手指的目的主要是为了恢复手的功能,兼顾外观。通常有以下具体要求。

1. *要有足够的长度*　拇指需长5～6cm,即略短于正常的拇指;其他指需长7～8cm,即相当于原来手指近侧两节的长度。无论拇指还是其他手指,再造长度应根据伤手实际情况而定。当全手缺失时,再造长度可适度减短以满足对指功能即可。

2. *位置适当*　再造拇指的位置,应处于外展对掌位。这在单纯性拇指缺损时较易达到,而对复合性拇指缺损Ⅵ度以上者,由于鱼际部肌缺损难以再修复,此时应将再造的掌骨放置在对掌位固定或形成假关节,拇指的掌指关节及指骨间关节位置以伸直位较佳。再造其他手指的位置应与健指相适应,并能与拇指对指,掌指关节与指骨间关节置以屈曲30°为宜。

3. *血供良好*　用足趾移植或踇甲瓣移植再造的拇指或其他手指,其血供最为满意;用局部转移或带蒂皮瓣再造拇指血供尚属良好;用皮管再造拇指血供较差,在寒冷地区不宜选用。

4. *感觉灵敏*　没有感觉的手指不仅常易致伤(烫伤、刺伤),而且功能也严重受限,尤其是指尖的捏物与抓握。没有感觉的协助,手指很难完成有协调的动作。在各种再造方法中感觉恢复以手指(残)指移位的最理想,足趾与踇甲瓣移植者次之,皮管移植者最差。

5. *屈伸有力*　有力的屈伸是手指运动功能的

重要方面。对拇指而言,处于掌侧外展位即使没有屈伸活动,其功能也属良好;但对其他指而言,一个没有屈伸活动的手指,有时会比没有手指时功能更差。

6. *外形美观* 以往过分强调功能第一而忽视外形,应逐渐树立外形与功能并重的观点。实质上,没有外形,也就失去功能。无论男女、老少,有一个外形美观的再造手指,才会无忧无虑地最大限度地去应用。

7. *成功多牺牲少* 无论什么方法再造手指都要建立在90%以上的成功把握上,离开这一条,再好的方法对病人不仅是无效的而且是有害的。用任何方法都应把对病人带来的痛苦与牺牲降到最低限度,不能因再造手指而增加新的痛苦与新的伤残,更不能失大于得。

六、拇指再造时机的选择

传统的拇指再造是在拇指缺损的后期进行,显微外科发展的早期,也是在后期做第二足趾移植再造拇指。随着显微外科技术的不断提高,在不少医院已能作为急诊阶段的拇指再造。但为了提高再造的成功率,应根据不同情况选择恰当的时机仍很重要。根据手术的时机可分为三个阶段:即急诊一期拇指再造;延期即拇指截断后的3～7d做拇指再造;如失去上述二个时机则采用后期再造。如何选择上述三个时机,可根据以下情况:

1. *急诊一期拇指再造* 是指受伤后经术前充分准备,立即做缺损拇指再造,这一时机适用于以下情况:全身情况好,无严重全身合并伤与休克或临近休克;受伤拇指缺损符合Ⅰ～Ⅴ型,且创面伤情不复杂局部;创面污染不严重,并排除厌氧菌感染;就诊及时,且有再造拇指的技术条件。

2. *延期拇指再造* 是指急诊清创后创面不能立即行拇指再造,经3～7d的观察后进行。这一时机适用于以下情况:受伤后患者有其他合并伤、休克或临近性休克;局部情况复杂,急诊行拇指再造对患者影响较大;创面污染严重,特别是不能排除厌氧菌感染,急诊处理单位无条件,经清创后转到有条件医院,而失去急诊再造时机。具有以上情况之一者,就不宜在急诊情况下做再造拇指,应做局部彻底清创后用抗生素液覆盖创面,包扎观观察3～7d,进行复查,如有条件再做拇指再造。

3. *后期拇指再造* 是指失去急诊与延期拇指再造时机,先消灭创面,到后期再进行拇指再造。这一时机是以下情况所造成:早期未能得到正确处理,失去急诊与延期再造拇指的时机由于病情严重,短期内不能得到纠正;由于局部污染严重,经早期消灭创面,3～7d的观察感染仍未得到控制;急诊或延期再造拇指失败。基于以上原因使患者失去延期再造拇指的时机,则采用换药等方法先消灭创面,到后期选择适当时机再做拇指再造。最后尚须提醒的是,拇指缺损后做拇指再造,只是为拇指功能恢复创造了条件,而术后的康复训练是功能恢复不可缺少的环节。

七、带足背皮瓣的足趾移植拇、手指再造

带足背皮瓣的足趾组织移植拇、手指再造应视伤情及再造修复的需要设计。大致有:

1. 带瓶样足背皮瓣的第二趾移植,适用于拇、手指缺损伴背侧大面积皮肤缺损。

2. 带菱形足背皮瓣的第二趾移植。适用于拇指Ⅴ～Ⅵ度缺损的再造与虎口修复。

3. 带舵样足背皮瓣的第二趾移植,适用于拇指Ⅳ度缺损的再造 虎口修复。

4. 带足背皮瓣的踇趾甲皮瓣移植,适用于拇指皮肤套状撕脱伴虎口桡背侧大面积皮肤缺损的急诊再造与修复。

5. 也可采用带不规则足背皮瓣的足趾组织移植施行不同形状皮肤缺损的再造与修复。术中应重视对供区创面的处理。

第三节 第二足趾游离移植拇指和手指再造

拇、手指缺损会不同程度地影响手的对捏与抓握功能。拇、手指缺失以后,即使是部分缺失,也会给患者带来心理上的创伤和工作生活上的困难。重建拇指、手指的功能与外形可以减少病人的痛苦。

第二足趾游离移植拇指再造是我国杨东岳等于1966年创用,它为拇指再造提供了一个较理想的新方法。此法适用于拇指Ⅱ、Ⅲ度缺损,特别是伴有2个指以上缺损者。此外,4个指缺损者亦可用此法再造手指。游离第二趾也可为手再造提供手指。

第二足趾较长,外形接近拇指,切除第二趾及

第二跖骨头对走路功能外形影响很少。方法：切开皮肤，向远端游离足背动脉、大隐静脉、趾屈、伸肌腱及趾神经并高位切断，离断跖趾关节或跖骨颈，完全游离足趾，移植于拇指处。克氏针交叉固定骨骼于对掌位，分别与拇指屈伸肌腱、指神经及桡动脉、头静脉吻合，一次完成再造手术。再造的拇指，不但外形较好，感觉运动功能亦较满意，但技术上要求较高。

有关足趾移植术中血管的分型，目前普遍采用的是 Gilbert 的分型法。

第一跖背动脉在第一跖骨间隙的位置按 Gilbert 分为三型。

Ⅰ型：第一跖背动脉走在第一背侧骨间肌表面（Ⅰa）或者浅层纤维之间（Ⅰb），达到第一跖骨间隙远端走在跖横深韧带背面，移行为趾背动脉。均可顺利切取足趾。

Ⅱ型：第一跖背动脉位置较深，常起于足底深支下部。如果动脉于第一跖骨间隙远侧 1/3 处移行至骨间肌表面为Ⅱa 型；如果走行于骨间肌内并且于足底深支还发出一细小动脉走行于骨间肌表面则为Ⅱb 型。均能顺利切取足趾。

Ⅲ型：第一跖背动脉细小，外径小于 1mm，不足以提供相对趾的血供，甚至缺如。

根据第一跖背动脉在趾蹼处进入第二趾血管与进入踇趾血管粗细的比例：

（1）分叉型：进入第二趾血管口径＝进入踇趾口径。

（2）主干型：进入第二趾血管口径＞进入踇趾口径。

（3）细支型：进入第二趾血管口径＜进入踇趾口径。

顾玉东等指出，在血管变异中最常见的是第一跖背动脉过细，最容易忽略的是第一跖背动脉以细支型进入第二趾，故第一跖背动脉分型应在传统的 Gilbert 分型基础上把该动脉的粗细与远端趾蹼间动脉的不同分支类型结合在一起，这样才更有利于指导临床的应用。

针对第一跖背动脉的变异，顾玉东提出“第 2 套供血系统”及王成琪等提出“4 种血管吻合重建血供法”建立第二趾血供。跖底动脉从血管起源及走行位置均较足背动脉及跖背动脉变异少，为足趾移植成功及扩大适应证创造了条件。对第二趾血供的显微解剖学研究表明：第一跖底动脉与第一跖背动脉在对第二趾的血供及第一第二趾间血供分配上无显著差异。但第一跖底动脉位置及走行恒定，到第二趾的分支较第一跖背动脉略粗，变异少，是第二趾移植合适的供血动脉。另外跖底动脉走行在跖骨或足底内在肌表面，不像第一跖背动脉变异时，走于肌肉深面甚至跖骨间探面，因此游离跖底动脉较跖背动脉容易，选用跖底动脉作移植的供血动脉在足背动脉缺损时，也能保证移植足趾的成活。

1. 适应证。拇指缺损或先天性拇指缺如，第二足趾完好，同意施行足趾移植拇指再造者。

2. 禁忌证

（1）全身情况不能耐受手术者。

（2）局部有感染灶，术后可能发生感染者。

（3）第二趾因创伤、手术及其他疾病影响移植者。

（4）因职业需要，不宜采用足趾移植再造拇指者。

3. 手术操作步骤

（1）麻醉。根据供区和受区需要选用合适的麻醉方式。

（2）体位。平卧位，上肢外展位。

（3）根据拇指缺损程度及局部情况，采用不同切口切开皮肤，向两侧掀起并充分松解。于掌侧找到两侧指神经瘤并分离至正常指神经；于指背及掌侧分别锐性松解拇长伸肌腱及拇长屈肌腱，以恢复正常肌腱弹性；咬除指骨或掌骨残端硬化骨并开通髓腔；于鼻烟窝做横切口，显露头静脉及桡动脉腕背支，与拇指残端间贯通皮下隧道。

4. 据受区不同切口，第二趾背侧和跖侧采用相应的切口，并向足背延长切口（图 43-2）。

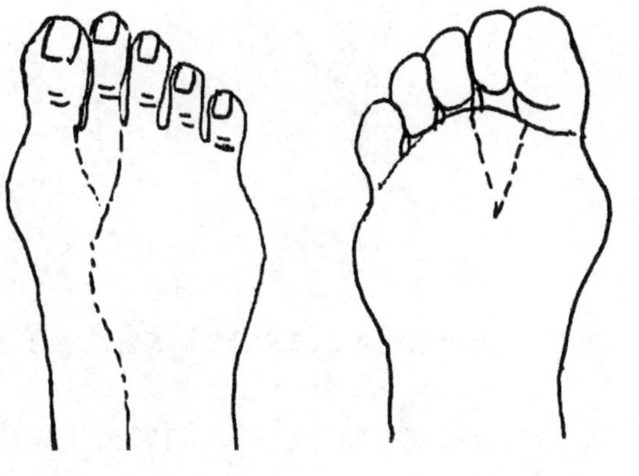

图 43-2　切口设计

5. 切开皮肤，自远向近分离与第二趾相连的跖背静脉、足背静脉弓及大隐静脉，切断结扎与上述静脉无关的分支并游离之（图 43-3）。

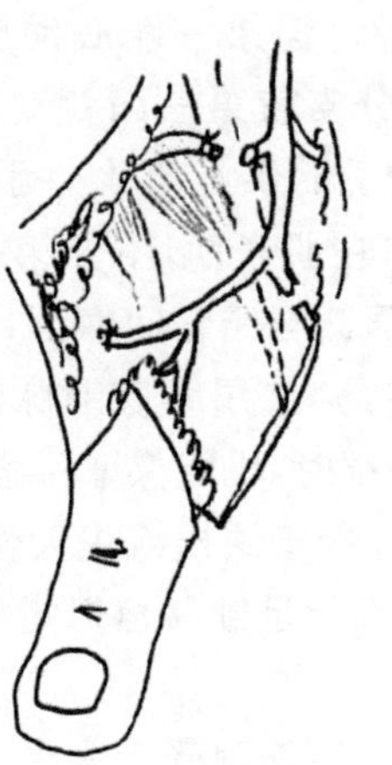

图 43-3　游离静脉

6. 十字韧带下切开足背动脉鞘，切断短伸肌腱，沿足背动脉由近向远分离至第一跖骨间隙近端，小心切断结扎与足底深支相伴的静脉，沿足背动脉走向找到足底深支及第一跖背动脉并分离之。切开第一趾蹼，切断结扎分向趾腓侧的趾背动脉、趾底动脉及相伴的静脉，以保持第一跖背动脉，第二趾胫侧趾背动脉及趾底动脉的连续性及完整性。

7. 切开第二趾蹼皮肤，切断结扎第二和第三趾间动脉及静脉交通(图 43-4)。

8. 高位切断第二趾趾长伸肌腱及趾短伸肌腱，分离切断第一及第二趾背侧骨间肌(图 43-5)。

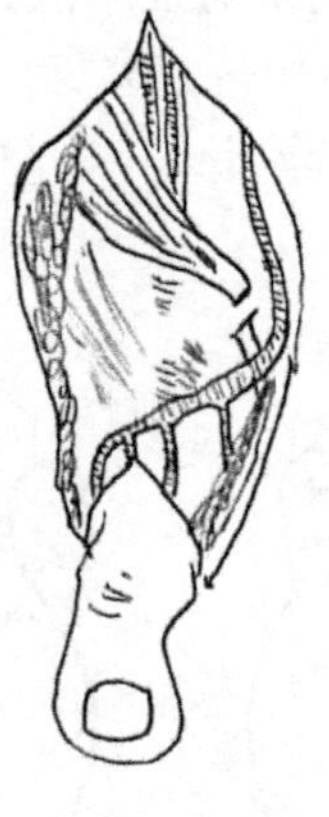

图 43-4　切断结扎第二、三趾间动脉及静脉交通

9. 第二趾跖侧做“V”形切口，切断结扎两侧静脉，掀起“V”形皮瓣，找到两侧趾底神经，并向近端分离趾总神经至足够长度切断并标记之。

10. 于跖趾关节离断或第二跖骨适当平面截断跖骨，切开趾屈肌腱鞘管，尽高位切断趾屈肌腱，充分游离第二趾组织，在保护足背动脉、第一跖背动脉连续性的前提下切断结扎足底深支，此时除足背动脉及大隐静脉相连外，其余组织均已离断。松开止血带，沿上述血管外敷罂粟碱或利多卡因，足趾用温水湿敷，约经 10min 趾体恢复血液循环(图 43-6)。

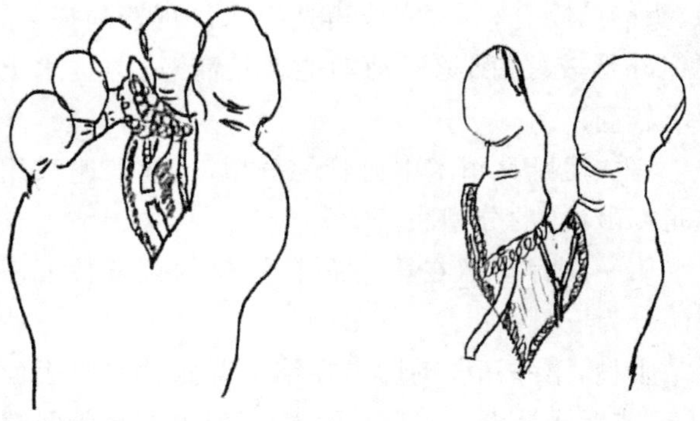

图 43-5　高位切断第二趾趾长伸肌腱及趾短伸肌腱，分离切断第一及第二趾背侧骨间肌，游离第二趾组织

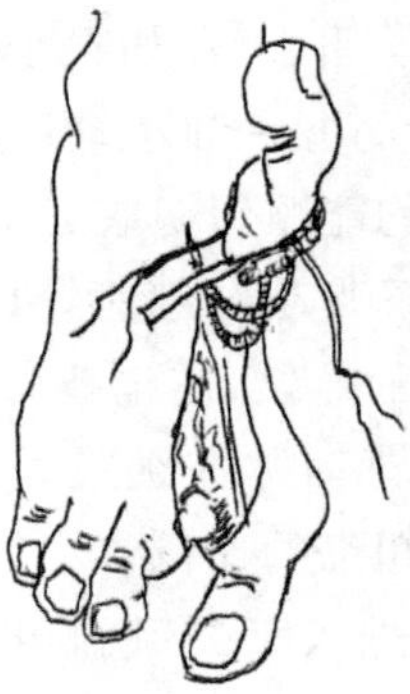

图 43-6　游离第二趾组织

11. 移植再造。受区若已准备结束，足背动脉及大隐静脉于高位结扎切断，把第二趾移植至受区，供区创面直接缝合。

(1)骨骼固定：根据拇指缺损程度及再造长度需要，对拇指残端及第二趾近节趾骨或跖骨做必要的骨缩短，将第二趾置于拇指位并使两侧皮肤能在无张力下缝合为前提，做骨骼固定并缝合骨膜(图 43-7)。

(2)肌腱修复：先修复伸肌腱，后修复屈肌腱。张力调节于休息位。拇指于掌指关节平面近侧缺损者应修复拇短伸肌腱。拇长伸肌腱与屈肌腱缺损者，可选示指固有伸肌腱移位代拇长伸肌腱，环指指浅屈肌腱移位代拇长屈肌腱。拇指于掌骨部缺损者，应注意修复或重建拇对掌功能。

(3)神经修复：两侧(足)趾(手)指神经均应在

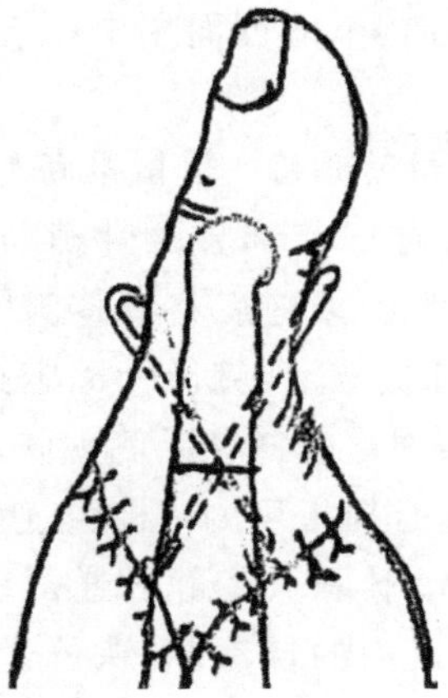

图 43-7　骨骼固定

无张力下缝合。若拇指近端指神经撕脱缺损，可将示指尺侧指神经移位与第二趾两侧趾底神经缝合修复。

（4）血管修复：足背动脉及大隐静脉通过皮下隧道于鼻烟窝与桡动脉及头静脉行端端缝合重建第二趾的血液循环（图 43-8）。

12. 注意事项

（1）术中遇第一跖背动脉细小或缺如及足背动脉缺如时，可采用足背动脉的足底深支，即第一跖底动脉或第 2 套供血系统切取足趾。

（2）术中发现血管变异，无法移植时，可改用其他方法。

（3）拇短展肌缺损者，宜行拇对掌功能重建。

（4）术中如出现血管危象，应及时查明原因，予以处理。

（5）移植的足趾动脉可与受区尺动脉、指总动脉、拇主要动脉及指固有动脉吻合。

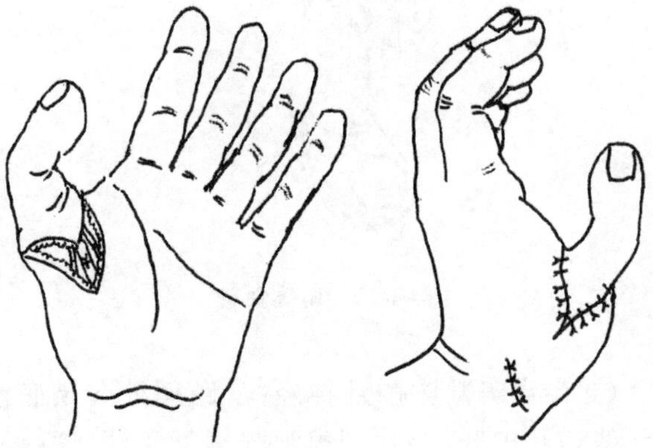

图 43-8　血管修复

第四节　踇甲皮瓣移植再造拇指术

自 1980 年 Morrison 采用踇趾甲皮瓣加髂骨块移植再造拇指获得成功以来，该方法已成为临床拇指再造常用的方法之一。如果适应证选择得当，再造的拇指功能与外观均能达到理想的程度，与第二趾移植再造拇指相比其外形更佳。

一、适应证

1. 拇指皮肤套状撕脱伤：指骨、关节、肌腱等尚健全者，是采用踇甲皮瓣修复拇指的最佳适应证。

2. 拇指离断再植失败者：在指骨尚未完全坏死前，可以早期切除坏死的软组织，保留一定长度的指骨关节行踇甲皮瓣移植再造拇指。

3. 拇指Ⅲ度以内缺损。

二、手术方法

1. *踇甲皮瓣的游离*　一般切取同侧踇甲皮瓣。

（1）皮肤切口：切口始于踇趾趾尖中线外侧一点，离趾甲边缘约 3mm，并与之平行；踇趾足底切口亦始于趾尖，向近侧弧形延伸，踇趾趾端与胫侧舌状皮瓣基底的宽度约为 1.5cm（图 43-9）。

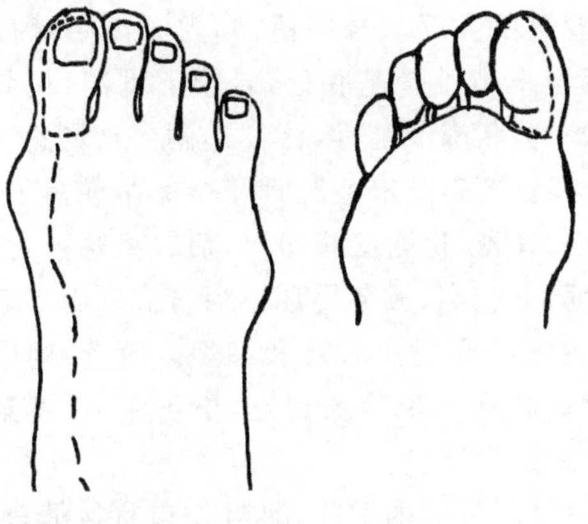

图 43-9　切口设计

（2）游离静脉：沿标记线切开踇趾背侧及足背侧皮肤，游离踇甲皮瓣以近的皮下浅静脉、足背静脉弓及大隐静脉，切断结扎无关静脉分支。

（3）游离动脉：按切取第二趾手术相同的方法游离足背动脉、第一跖背动脉，于第一趾蹼处切断结扎由第一跖背动脉分向第二趾胫侧的趾背及趾底固有动脉，保留第一跖背动脉分向踇趾腓侧的趾背及趾足底固有动脉的完整性。遇 GilbertⅢ型时，游离解剖第 2 套供血系统：足背动脉-足底深支-第一跖底动脉-踇趾腓侧趾底、趾背动脉(图 43-10)。

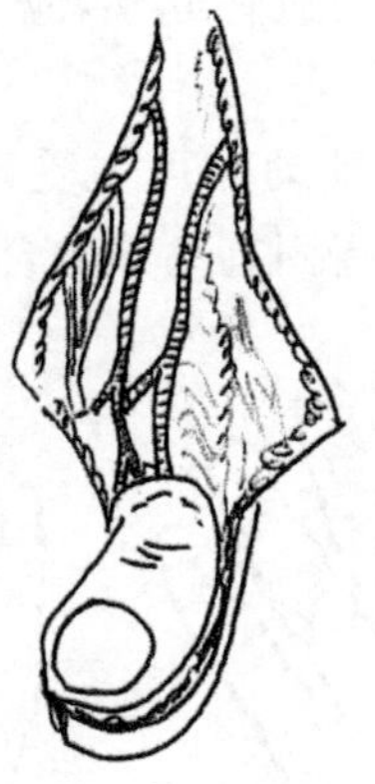

图 43-10　游离血管

(4)游离踇趾腓侧趾神经：从趾蹼处向足底沿标记线切开皮肤，寻找到踇趾腓侧趾底固有神经。若需游离更长的神经，可切断跖骨深横韧带，在背切口内找到并切断趾总神经，并切断分至第二趾胫侧的神经。

(5)游离踇甲皮瓣：自内向外，从近侧向远侧游离背侧踇甲皮瓣，锐性将皮瓣从踇长伸肌腱和屈肌腱鞘表面游离至远节趾骨基底部。

(6)甲床的处理随手术设计的不同而异，差别在于是否将踇趾末节部分远侧趾骨保留在皮甲瓣内，一般保留为好。若保留，则先游离舌状皮瓣的远侧部至末节趾骨基底处，骨膜下剥离，用骨剪从甲根水平剪断末节趾骨，让其远侧半连同踇甲皮瓣一起游离。若踇趾末节趾骨完全保留在足上，则加深踇趾末节胫、背侧皮肤切口，切口直达趾骨，甲床处做骨膜下剥离，掀起甲床。后分离踇甲皮瓣的外侧部，注意不要损伤血管和神经。至此，踇甲皮瓣与足背动脉和大隐静脉相连，松止血带，罂粟碱和温热盐水湿敷解痉。

(7)供区创面的关闭：足背伤口直接缝合；将踇趾胫侧舌状皮瓣的远侧部翻转覆盖裸露的末节趾骨末端和背侧，剩下的创面用中厚皮片移植覆盖，打包加压包扎。

2. *踇甲皮瓣的移植*　受区准备好后，踇甲皮瓣断血管蒂，将踇趾末节部分趾骨稍缩小，皮瓣远端胫侧的皮下组织稍修剪后将离体踇甲皮瓣移至受区，套入拇指骨支架上，克氏针固定趾骨末端与支架，使拇指指腹对指位缝合胫侧皮肤，再缝合趾、指皮肤，于镜下缝合拇指尺侧指神经-踇趾胫侧趾底固有神经。足背动脉和大隐静脉通过皮下隧道分别与鼻烟窝处切口内的桡动脉、头静脉吻合，重建踇甲皮瓣血液循环。

三、注意事项

1. 拇指骨关节支架的重建　方法有下列几种。自体骨关节：此类为拇指脱套伤或断指再植失败后，利用原有的拇指骨关节，甚至加上肌腱，术后功能和外形满意；自体髂骨条：适合于保留掌指关节的拇指再造，拇指功能和外形较满意，但无指间关节活动；自体趾骨及其关节、肌腱：术时利用供足第二趾的趾骨及其关节和屈伸肌腱，术后功能和外形较好，但手术复杂，手术时间延长，供区损伤较大；异体趾骨及其关节、肌腱：骨关节有吸收和慢性排斥反应，长期效果欠佳。

2. 供区创面的处理　传统的踇甲皮瓣切取后，因甲床处末节趾骨骨质外露，直接植皮后易坏死，故踇趾末端创面的覆盖多采用咬除部分末端趾骨，舌状皮瓣翻转覆盖骨质裸露处，其余创面再植皮。

3. 现多采用改良的踇甲皮瓣切取术，即踇甲皮瓣带部分末节趾骨，其优点为：手术损伤甲床的可能性减小；充分利用原来在关闭供足创面需要切除的踇趾末节趾骨的远侧部分与自体指骨或髂骨连接，使指骨或髂骨床不易发生骨质吸收；由于甲床与远侧趾骨没有剥离，故再造拇指的指甲较稳定；如果拇指Ⅰ、Ⅱ度缺损，则再造时直接用连在踇甲皮瓣上的末节趾骨与拇指残留的指骨固定构成新拇指的骨支架，就不必移植髂骨块。

第五节　踇甲皮瓣与带指神经血管蒂岛状皮瓣联合移植再造拇指

一、适 应 证

为拇指皮肤脱套伤，不需植骨，肌腱及关节存在；其次是掌指关节以远，拇指Ⅱ～Ⅲ度缺损；对Ⅳ度拇缺损的患者不愿意做第二趾移植者，也可采用本法。

二、麻　醉

臂丛神经阻滞麻醉。

三、手术方法

1. 拇指再次清创后找出拇主要动脉或桡动脉、拇指背静脉或头静脉。

2. 切取中指尺侧或环指桡侧带指神经血管蒂岛状皮瓣，面积根据拇指皮肤缺损大小而定，皮瓣移位后创面用带真皮下血管网的皮片植皮。

3. 切取一块髂骨，其大小根据缺损情况而定。

4. 切取带血管的蹋甲皮瓣，动脉血管可以是第一跖骨背动脉，或足背动脉或跖底动脉，根据受区动脉的口径而定。术中蹋趾背甲皮瓣带末节趾骨的远侧一半，可改善血供，促进骨愈合。蹋趾背创面用中厚皮片植皮。

5. 将髂骨嵌入拇指指骨后，用 1 根克氏针贯穿固定。如带末端趾骨则与髂骨一起固定。

6. 将部分蹋趾背甲皮瓣与带指神经血管蒂岛状皮瓣瓦合包绕髂骨后再对端吻合动、静脉，重建血液循环(图 43-11)。

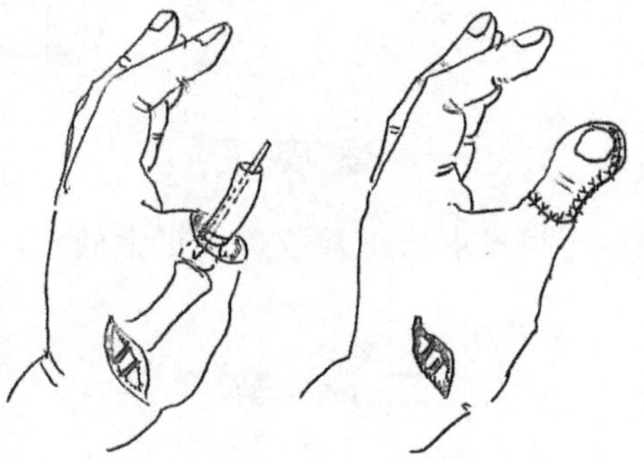

图 43-11　蹋甲皮瓣与带指神经血管蒂岛状皮瓣联合移植再造拇指

四、注意事项

切取蹋趾背甲皮瓣时要非常小心，既不要损伤甲床，又要保留骨膜，这样多数植皮可以成活，如处理不当，趾骨表面植皮容易失活。如切取蹋趾背甲皮瓣时带末节趾骨远端的一半，甲床与趾骨不分离，有利甲床成活，在趾背植皮容易成活。

第六节　拇指残端提升术

一、适 应 证

适应于拇指皮肤正常或接近正常的Ⅱ～Ⅲ度缺损者。

二、麻　醉

臂丛神经阻滞及高位硬膜外阻滞麻醉。

三、手术方法

在拇指残端根部做一环形切口，适当游离指背静脉及掌侧血管神经束达拇指主要动脉近端，将远端皮肤连同肌腱一起从指骨骨膜下剥离，形成一个拇指远侧带血管神经的帽状皮瓣，用咬骨钳修正指骨残端露出髓腔，取一髂骨块修成长约 2cm 骨条，修整后插入指骨髓腔内克氏针固定，将帽状皮瓣复位套入植骨块上，创面用中厚皮片移植，加压包扎(图 43-12)。

四、注意事项

1. 一般指骨可加长 1～1.5cm，但术中应视血管神经张力而定，不可勉强过长，以免影响远端血液循环。

2. 加压包扎用力应适中，以免压迫血管，影响远端血液循环。

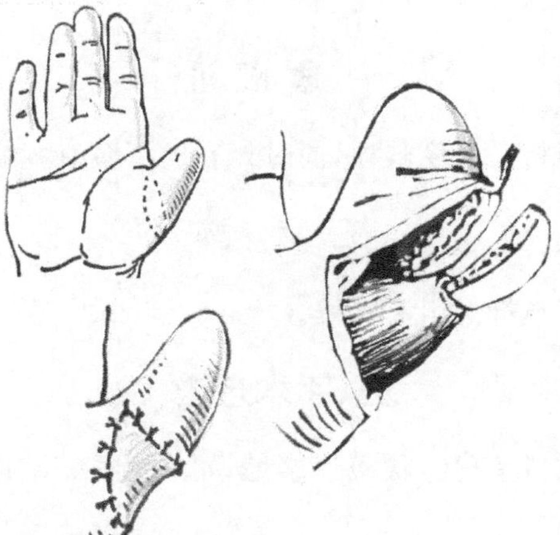

图 43-12　拇指残端提升术

第七节 掌骨延长术

一、适应证

适应于拇指皮肤正常或接近正常的Ⅰ～Ⅱ度缺损者。

二、麻 醉

臂丛神经阻滞麻醉及局部浸润麻醉。

三、手术方法

用骨延长器来增加第一掌骨长度再造拇指。骨切开部位通常在第一掌骨基底，如果部分近节指骨存在，掌指关节需固定来防止将来的屈曲畸形，骨切开术后几天即可利用延长装置进行掌骨延长，每天可延长1～1.5mm，在达到合适的长度后，分离间隙应行植骨和内固定术来促进愈合和早期功能锻炼。由于在掌骨延长过程中，虎口最低处亦被向远侧推移，故在延长术后应行虎口"Z"字成形术来加深虎口（图43-13）。

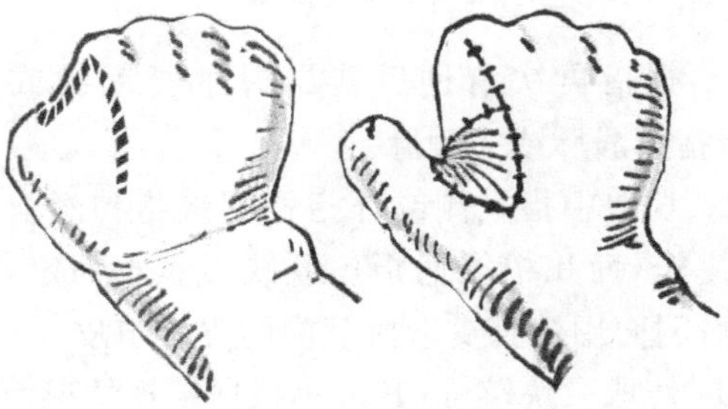

图 43-13 掌骨延长术

四、注意事项

1. 术前行残指皮肤提升训练，使该部皮肤松软有弹性，有利于牵伸延长。

2. 截骨远端先横穿牵引针，以防截骨后远端骨块太小而使穿牵引针困难。

3. 截骨平面靠近近侧干骺端以利植骨愈合，同时也可防止太小的远端骨块因牵伸而发生骨折。

4. 牵伸速度以不影响患指血供和神经功能为度。

5. 牵伸过程中，适当保温和制动，以防血管痉挛和扭曲而影响患指血供。术式可发生远侧皮肤坏死和骨不连。

第八节 虎口加深术

一、适应证

拇指呈Ⅱ度缺损，同时伴有虎口瘢痕挛缩。

二、麻 醉

臂丛神经阻滞麻醉。

三、手术方法

虎口呈现线状瘢痕挛缩，可采用"Z"字成形加深虎口相对的拇指延长。若同时伴有拇内收肌挛缩，造成皮肤缺损者，可在第二掌骨背侧设计一皮瓣做局部转移，供区创面用中厚皮片移植，加压包扎。

由于该手术拇指实际长度并不增加，功能外形改善欠佳，目前该手术很少单独应用，多与其他手术联合使用。

第九节 拇指植骨交臂皮瓣拇指加长术

一、适应证

拇指近端及残端皮肤正常的Ⅲ度拇指缺损。

二、麻 醉

臂丛神经阻滞麻醉。

三、手术方法

根据所需要延长的长度在残指背侧至残端设计一逆行舌状皮瓣，两侧至侧中线，自深筋膜下将皮瓣由近端向指端掀起，修整指骨残端并取一髂骨块修成与指骨粗细相近似，长度略短于舌状皮瓣的骨条，用克氏针纵行贯穿固定于残端指骨上，于对侧前臂设计一带蒂皮瓣，以交臂皮瓣覆盖创面完成手术。术后 2～3 周断蒂。

四、注意事项

若拇指残端有贴骨瘢痕，不宜采用此手术，可选用其他方法。

第十节　拇指植骨示指背侧岛状皮瓣移位拇指加长术

一、适 应 证

适应证同拇指背侧皮瓣翻转植骨交臂皮瓣移植拇指加长术，但示指及手背皮肤必须正常。

二、麻　醉

臂丛神经阻滞麻醉。

三、手术方法

拇指背侧翻转皮瓣的设计切取方法及植骨均同交臂皮瓣法，示指背侧皮瓣的切取：取拇指背侧创面做一布样，然后在示指近节背侧及手背处画出皮瓣范围及血管蒂的切口线。沿血管蒂切口线切开皮肤，解剖游离第一掌背动脉伴行静脉及神经，然后自远端及两侧于深筋膜下将皮瓣掀起，使其与血管蒂相连，经皮下隧道引至拇指背侧创口缝合皮瓣。手背供区用中厚皮片移植加压包扎。

第十一节　髂骨植骨皮管形成拇指再造术

一、适 应 证

适用于拇指Ⅲ度缺损，虎口无瘢痕挛缩。

二、麻　醉

臂丛神经阻滞麻醉及局部浸润麻醉。

三、手术方法

1. *髂骨植骨*　切除拇指残端皮肤，显露近节指骨基底残端，咬除残端造成一个新鲜骨创面，于髂嵴切取所需长度的髂骨块，修整后用克氏针贯穿固定于指骨残端上。

2. *皮管形成*　于对侧上胸部锁骨下区或对侧于下腹壁设计皮管。方法：以健侧手指周径及长度，长度各加 0.5～1.0cm，于锁骨下画出顺行或下腹壁画出逆行带蒂皮瓣切口线，切开后自深筋膜以浅掀起皮瓣尽量修薄，止血后，将两侧皮缘对合缝成管状，并缝合供区创面。然后将皮管套入拇指植骨的骨条上，皮管远端与拇指残端创口皮缘缝合，2 周后开始做皮管断蒂训练。3～4 周后行皮管断蒂。断蒂后皮管无感觉，为使再造拇指恢复感觉，可于半年后行中指或环指血管神经束岛状皮瓣转位修复(图 43-14)。

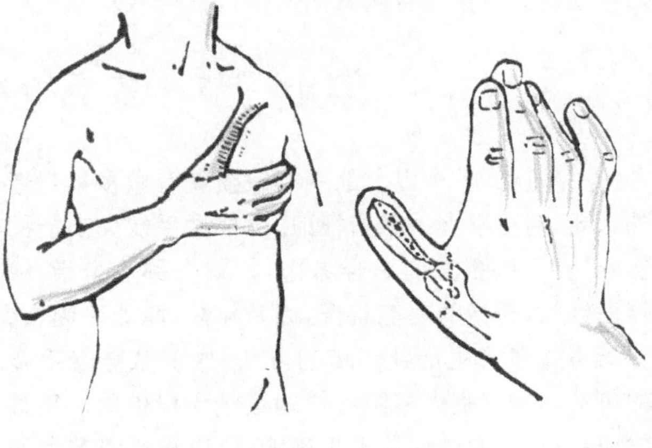

图 43-14　髂骨植骨皮管形成拇指再造术

第十二节　示指转位拇指再造术

一、适应证

拇指Ⅳ-Ⅴ度缺损，手掌及示指近端无明显损伤或畸形者。

二、麻　醉

臂丛神经阻滞或高位硬膜外阻滞麻醉。

三、手术方法

先在示指及拇指根部背侧设计一个不规则的Y形切口，示指背侧呈Y形、拇指背侧略呈弧形，并把虎口包括在内，示指掌侧做环形切口。皮肤切开后先在拇指背侧显露出拇长及拇短伸肌腱。于示指背侧游离出与示指相连之静脉，并连同深筋膜一起带上。切断示、中指指蹼韧带及掌骨头横韧带，在掌侧小心游离示指的桡侧血管神经束及示、中指的指总动脉及神经，结扎并切断至中指的指固有动脉。劈开第1指总神经，分别从近止点切断第1背侧骨间肌及掌侧骨间肌。根据再造拇指长度，在不同平面截断第2掌骨或示指近节指骨及伸指肌腱。用一段截下的第二掌骨修剪成一骨栓，做示指与拇指连接时的髓内固定用。将示指移位于拇指处，并调整至对掌位，用骨栓做内固定，缝合修复拇长伸肌腱，拇短展肌与第1背侧骨间肌止腱处缝合以修复移位指对掌功能。将第1背侧骨间肌移位缝合在示指尺侧原第1掌侧骨间肌附丽处及部分掌指关节囊上。最后将2块皮瓣互换位置后缝合，以形成虎口（图43-15）。术后石膏托固定6周。

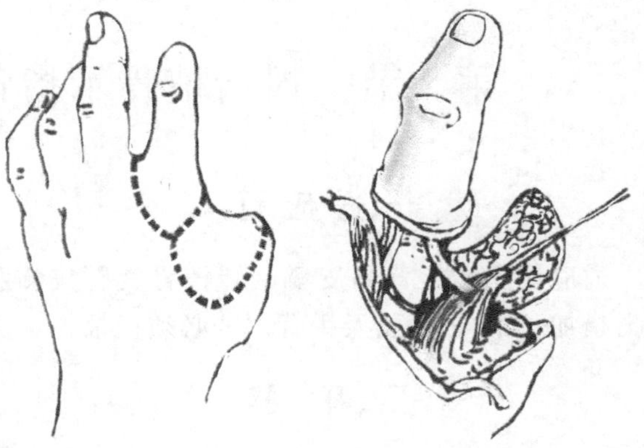

图43-15　示指转位拇指再造术

四、注意事项

1. 术中避免损伤血管神经束，游离后的血管神经束要有足够的长度以利转位。

2. 移位指应呈对掌位，不可过长或过短，其指端以在中指近侧指间关节平面为宜。

3. 要重视示指移位后手指指间关节伸屈功能的重建。

第十三节　多手指及手指部分缺损的再造

一般认为两个以上的手指缺损就有做多指再造的必要，但在掌握手术指征时，要根据手缺失功能的实际情况，从多方面综合考虑，如缺失哪一个指，缺损的平面，拇指的功能状况，以及年龄，职业等因素。手指再造多采用足趾移植的方法，这就意味着手指的再造都是以丧失相同数量的足趾为代价的。很显然，缺一补一的做法是不正确的，应以再造强有力的对掌手指为第一目的，有条件时可进行个别手指再造，如示、中指或中、环指再造。

手指部分缺损再造，可选用第二～四足趾节段性移植再造。具体选用哪个足趾，要根据手指外形、优势指动脉，趾体大小、长度、趾腹外形和趾甲的大小等综合因素决定。趾甲较指甲小，趾腹较指腹凸起，要尽量选择趾甲大的、趾腹扁平的作为供趾，使再造手指与其他手指相协调，做到相对一致；需要长度者选用较长的第二趾，末节再造可选用趾腹扁平外形较好的第三、四趾。示指以尺侧指动脉较粗，应选用对侧第二趾，而环指以桡侧指动脉较粗则选同侧第二趾，以便能与第二趾胫侧较粗的趾底动脉相对应吻合。再按受区手指皮肤、血管神经、肌腱及骨关节缺损情况，有目的切取足趾各种组织，以满足再造的需要而达到缺什么补什么，缺多少补多少的要求。程国良认为手指缺损大致可分以下几种方式再造：①单一手指末节至近侧指间关节缺损，虽失能不多，但从美观及对心理影响的角度，不少病人还是选择再造，根据手指外形以选第二或第三趾移植，采用吻合趾-指动脉重建血液循环方式施行再造；单一小指缺损不宜再造；示、中指或中、环指同时缺损，无论从美观及功能论是选双第二趾移植吻合趾-指动、静脉重建血液循环实施再造的适应证；示、中、环、小指于同一平面的缺损，虽造成较多失能，由于手指尚保留一定的功能长度且平面较齐，只要病人积极训练适应使用，可不予以再造。②造成近节基底以远的单指缺损应视伤情而定，单一示、小指缺损可不予以再造；单一中、环指缺损要求再造者应视第二趾的长度而定，若第二趾较长，可选用带烧瓶样足背皮瓣的第二趾移植再造；若第二趾较短，可选双第二趾节段桥接移植再造；无再造要求者，为改善外形可于掌骨头下截除，皮肤修整缝合，以消除手指缺损的缺陷；造成中、环指同时缺损，明显影响手的外形及功能，若第二趾较长可选用带烧瓶样足背皮瓣的双第二趾移植再造中、环指；若第二趾较短，仅选择再造中指，可采用双第二趾节段桥接移植再造，环指可在掌骨头下截指，皮肤修整缝合或小指在掌骨段截断移位于第四掌骨，以消除手指缺损的缺陷；造成示、中、环、小指于同甲面缺损，应视残端伤情而定，仍保留指蹼者，可选双第二趾移植再造示、中指或中、环指；若无指蹼者可选对侧第二、三趾一并移植再造示、中指或中、环指，不宜从足上切取四个足趾同时移植再造。③造成单一手指于掌骨部缺损，可于残部做修整缝合以减少手指缺陷；造成示、中指或示、中、环指于掌骨部 时缺损，应视环、小指或小指与拇指的对指代偿功能而定，否则可采用第四、五或第五掌骨截骨移位于第三、四掌骨或第四掌骨，使手指与拇指接近以利对捏功能，不宜采用足趾组织移植再造；若造成示、中、环、小指于掌骨部同时缺损要求再造者，可选双第二趾带跖趾关节移植再造示、中指或中、环指，并注意跖板前移及蚓状肌功能重建的手术操作，以消除跖趾关节过伸畸形。

第十四节　拇指再造术后的功能锻炼

近年来多数学者逐渐认识到，足趾游离移植再造拇手指不仅是为了成活，而获得良好的外形和功能更为重要，因此在手术方法上不断改进。如血管解剖方法，有的包含有周围组织，有的则完全裸露血管。骨骼固定方法各自不同，传统的克氏针固定需穿过关节，不利于功能锻炼。而钢丝十字交叉固定或克氏针交叉固定较好，不穿过关节，达到早期进行功能活动的效果。与此同时还应注意肌腱、神经修复等。术后做好功能练习的指导，加强理疗、体疗等一系列的康复工作，恢复手的最大功能。拇指是通过移植足趾和(或)踇趾皮甲瓣来再造的。那么，手指再造术后要如何功能锻炼？具体介绍如下。

1. 术后用石膏托将腕关节保持在背伸位，留出掌指关节和指间关节，使各手指处于屈曲位做伸直和屈曲活动。对慢性水肿可间断穿戴弹性手套，用辅助工具进行锻炼。经常抬高和活动患肢是基本的方法。

2. 屈伸掌指关节，指间关节和腕关节练习　用健手或他人帮忙固定一个关节，主动屈伸另一关节至最大限度，做拇指的对掌，外展，内收等动作，以及用健手帮助患手腕做背伸、掌屈、尺偏和桡偏活动。用力握拳和伸指以锻炼掌指关节和指间关节。用一组大小不同的物体，练习从大到小将其捏起，以锻炼再造指的对掌捏物功能，循环练习至关节部位有轻微酸痛为止。

3. 抗阻力练习。可用捏皮肤及挑拉橡皮筋等方法，用力要足够大，每次持续 10s，重复 10～20 次，2/d。

4. 虎口开大训练。轻度可在自己大腿撑压来逐渐增大虎口。较重者可用专门虎口牵引器进行牵引。

5. 练习执笔、筷、扣纽扣等技能训练。主动在日常生活中使用患指，如配合中药熏洗效果更佳。还可进行物理治疗：包括超短波疗法、音频电疗法和石蜡疗法。

6. 感觉恢复训练　依次训练保护觉、定位觉、形状觉、织物觉，最后进行触觉的脱敏训练。

（沈尊理　沈　华　侯明钟）

参考文献

[1] Cobbett JR. Free digital transfer report of a case of transfer of a great toe to replace an amputated thumb. J Bone Joint Surg, 1969, 51 B:677-679.

[2] 杨东岳，等. 第二趾游离移植再造拇指 40 例报告. 中华外科杂志，1977, 15:3.

[3] Morrison WA. Neurovascular free flaps from the foot for innervation of the hand. J Hand Surg, 1978, 3:235-242.

[4] 张涤生,王炜,吴晋宝,等.应用第二足趾、足背皮瓣(包括二者合并)修复手部缺损.上海医学,1979,2:282-285.

[5] 张涤生.显微修复外科学.北京:人民卫生出版社,1985:255.

[6] 侯明钟,黄硕麟,严才楼,等.足拇指甲皮瓣手术的足部问题.中华显微外科杂志,1987,10:75.

[7] Cobb TK, Stocks GW, May WF, et al. Thumb reconstruction by metacarpal lengthening after traumatic loss at the level of the interphalangeal joint. Orthop Rev, 1990, 19:47-64.

[8] Brunelli GA, Brunnelli GR. Reconstruction of traumatic absence of the thumb in the adult by pollcization. Hand Cl in, 1992, 8:141-145.

[9] 顾玉东.足趾移植再造拇指与手指的回顾与进展.中华显微外科杂志,1992,15(3):134-135.

[10] 于仲嘉,睦述平,曾炳芳,等.双足第2、3足趾移植再造4指.中华显微外科杂志,1993,16(1):29-31.

[11] 王成琪,范启申.足趾移植再造拇指和手指257例分析.中华显微外科杂志,1993,16(2):106-107.

[12] 侍德.拇指再造若干问题的讨论.中华手外科杂志,1995,11(4):219-220.

[13] 顾玉东,陈德松,张高孟,等.足趾移植再造拇手指400例报告.中华手外科杂志,1995,11(4):200-203.

[14] 程国良,方光荣,潘达德,等.不同程度拇、手指缺损采用不同形式的足趾组织移植再造与修复[J].中华手外科杂志,1995,11(4):200-203.

[15] Wei FC. Toe to hand transf er. Clin Plast Surg, 1996, 23(1):103-116.

[16] 顾玉东,王树寰,侍德.手外科手术学.1版.上海:上海医科大学出版社,1999:635-646.

[17] Lee KS, Park JW, Chung WK. Thumb reconstr uction with a wrap-around free flap according to the level of the amputation. J Hand Surg (Am), 2000, 25 (4):644-650.

[18] 程国良,潘达德,杨志贤,等.第二足趾拇指手指化的几个技术问题.中华外科杂志,1987,25:272-276.

[19] 程国良,潘达德.手指的再植与再造.北京:人民卫生出版社,1997:227.

[20] 王炜.整形外科学.杭州:浙江科学技术出版社,1999:1469-1471.

[21] 程国良.不同形式的足趾移植拇、手指再造与修复.中华显微外科杂志,2002,25(1):8-9.

[22] 王成琪,王剑利,王增寿,等.足趾移植再造拇指及手指541例.中国修复重建外科杂志,1997,11(6):350-352.

[23] 侯书健,程国良,方光荣,等.游离足趾移植再造与修复手指缺损.中华手外科杂志,2001,17(4):212-214.

[24] 于仲嘉,黄玉池.跗趾皮甲瓣和第二、三足趾联合移植再造拇、手指58例报告.实用手外科杂志,2001,15(2):73-75.

[25] 侯明钟,黄燮青,贾万新,等.自体第二足趾与异体手指复合组织移植.中华显微外科杂志,2002,25(4):255-257.

[26] 周礼荣,蔡仁祥,王炜,等.跗甲皮瓣与带指神经血管蒂岛状皮瓣联合移植再造拇指.中华显微外科杂志,2001,24:165-166.

[27] 曲智勇,程国良,郝铸仁.实用手外科手术学.北京:人民军医出版社,2003:263-263.

[28] 王增涛,蔡锦方,曹学成,等.趾腓侧皮瓣嵌入第二趾改形法再造拇手指.中华手外科杂志,2002,18(1):20-22.

[29] 侯明钟.冷冻异体指复合组织联合自体甲皮瓣移植拇指再造术.整形再造外科杂志,2005,2(4):244-249.

第 44 章

手及上肢瘢痕，瘢痕挛缩畸形

手及上肢瘢痕、瘢痕挛缩畸形是我国整形外科的常见疾病，常造成患者的手部及上肢的功能障碍，因此进行恰当的治疗是非常必要的。

常见的病因有烧伤、皮肤撕脱伤、挤压伤、骨筋膜室综合征、先天性血管畸形、动物咬伤等。其中最常见的原因是烧伤，包括火焰烧伤、高温液体烫伤、高温器具接触烫伤或烧伤、酸碱等腐蚀性溶液灼伤、放射线损伤及电击(烧)伤等。这些损伤造成上肢皮肤、皮下组织和其他组织创伤，以及组织坏死性炎症，创伤愈合后即形成瘢痕及瘢痕挛缩畸形。

第一节　腋胸部及上臂瘢痕、瘢痕挛缩

腋胸部及上臂瘢痕因其表现及损害程度不同可分为：

一、上臂及肩部散在性瘢痕

由于瘢痕散在且面积较小，多半只影响外形，没有或少有挛缩畸形，因此没有或只有轻度功能损害，常采用非手术疗法医治。为了外观需要，可做瘢痕分次切除、局部皮肤改形使瘢痕小，也可采用组织扩张法，减少瘢痕切除后组织愈合的张力，防止瘢痕的复发。

二、环上臂的瘢痕及瘢痕挛缩

较广泛的上臂瘢痕呈环上臂瘢痕挛缩，它可能围绕上臂的全部或部分，除影响外观外，局部常呈硬板样，影响肘部或肩部的活动，并可造成瘢痕远端静脉及淋巴回流障碍，宜进行手术治疗。手术目的为解除挛缩的环状瘢痕，修复皮肤缺损。手术多采用游离植皮，也可采用局部皮瓣转移或远端皮瓣移植进行修复。手术设计需注意：环状挛缩瘢痕切除后，切口边缘进行“W”成形或“Z”成形，防止术后植皮边缘发生缩窄样瘢痕挛缩。

三、腋胸部瘢痕及蹼状瘢痕挛缩

腋部瘢痕最常发生于深度烧伤后，偶见于行腋窝淋巴结清扫、腋臭切除术后及外伤。腋胸部瘢痕因其组织缺损范围不同，可呈现 3 种不同形式：轻度为腋部蹼状瘢痕挛缩、腋部条索状瘢痕挛缩；中度为腋胸瘢痕挛缩粘连；重度为臂胸瘢痕挛缩粘连。

1. 腋部蹼状瘢痕挛缩

(1)病因及临床表现：因颈部、胸部、腕部成片的深二度或三度烧伤后瘢痕愈合挛缩所致。早期瘢痕充血，上肢活动自如，数月后瘢痕挛缩，逐步使臂外展受限，上臂前方或后方与胸前壁或后壁的软组织缺损，瘢痕愈合后，造成蹼状瘢痕挛缩。发生在腋前壁及腋前线区域的蹼状瘢痕挛缩，称为腋前壁蹼状瘢痕挛缩；发生在腋后壁及腋后线区域的蹼状瘢痕挛缩，称为腋后壁蹼状瘢痕挛缩。它们可单独存在，也可同时存在。腋部蹼状瘢痕常伴有胸部、颈部及背部皮肤软组织缺损和瘢痕挛缩，由于蹼状瘢痕牵拉，造成肩外展、前屈、后伸及旋转各方位活动受限，有时伴有颈部瘢痕牵拉和挛缩畸形，在女性可伴有乳房移位或乳房发育障碍等。

(2)治疗：治疗目的是解除挛缩瘢痕，进行缺损组织的修复。肩关节是一个多轴的广泛活动的关节，故在软组织缺损的修复方法上，须选择具有正常伸展功能的软组织修复缺损区，尽可能采用局部皮瓣转移修复缺损。

“Z”字成形术：适用于腋窝条索状或蹼状瘢痕，

挛缩不十分严重，或范围不广泛，且周围有较多正常皮肤组织者。选用单“Z”成形术或双“Z”、多“Z”成形术，可解除挛缩，矫正畸形。在双“Z”成形术中，可选择顺方向双“Z”成形术或逆向双“Z”成形术，俗称四瓣成形术。对于肩关节活动外展60°以上受限的病例，小“Z”成形术往往不能矫正畸形，可选择大的对偶三角瓣转移修复，有时也采用双“Z”成形术加V-Y成形，即五瓣成形术。

在腋部蹼状瘢痕“Z”成形术中，由于设计的对偶三角皮瓣常伴有浅二度或深二度烧伤，即真皮浅层或真皮深层也有烧伤，为防止转移的三角皮瓣部分坏死，在制成对偶三角皮瓣转移时应注意下列几点：①将对偶三角皮瓣的尖端制成半圆形，避免锐角；②转移的对偶三角皮瓣应包括深筋膜，使皮瓣有较丰富的血供；③用低能量的电刀精细分离皮瓣，仔细止血，防止术后转移皮瓣下血肿，影响皮瓣的血供；④转移的对偶三角皮瓣的形态避免锐角，宜在45°以上，使三角皮瓣的底边较宽，高与底边的比例为1或小于1，转移的三角皮瓣要足够大，进行无张力缝合，如果不能保证无张力缝合，其皮肤缺损区域可行游离植皮；⑤进行血供较差的三角皮瓣转移手术时，局部麻醉药中不加或少加肾上腺素。

局部皮瓣转移加游离植皮：腋前壁和腋后壁同时有蹼状瘢痕挛缩，这类病例肩关节功能障碍较大，肩外展幅度可小于60°，采用多“Z”成形术，由于组织缺损较多，不能彻底解除挛缩畸形，在治疗上往往需要游离植皮，或合并其他皮瓣移植，以解除挛缩畸形。

轴型皮瓣：适用于瘢痕广泛，或行腋窝淋巴结清扫并行放射治疗所致的严重瘢痕挛缩畸形，仅依靠邻近的任意皮瓣覆盖有困难时。可选用肩胛旁皮瓣、侧胸皮瓣、背阔肌皮瓣、侧腹部岛状皮瓣-肋间外侧皮瓣。

瘢痕切除、松解植皮术：适用于重度畸形。瘢痕切除应彻底，挛缩松解要充分，使肩关节恢复外展位与正常活动范围。手术操作过程中切忌用暴力牵拉强求复位，以免造成臂丛神经损伤；慎勿损伤经腋部走向上肢的神经和血管主干；瘢痕过大，不能完全切除时，应于四周做多个辅助切口，创缘应呈锯齿状，以防止直线瘢痕挛缩。

2. *腋部条索状瘢痕挛缩*

(1)临床表现：累及范围可从颈部、锁骨部越过腋前部由上臂前内侧向远端延伸，甚至可越过肘关节屈曲面一直到达前臂。当头颈部旋转或环上肢活动时，可出现一条条索状瘢痕，条索两侧的皮肤或瘢痕组织尚处于较松弛的状态。

(2)治疗：治疗原则是解除挛缩的瘢痕，不必进行瘢痕全部切除，以恢复功能为主要目的。修复方法可采用连续“Z”成形术，或选用V-Y皮瓣推进术加“Z”成形修复手术，即五瓣成形术。手术中必须注意在三角皮瓣分离时，应包括深筋膜在内，以防止皮瓣远端坏死。在手术中，还可利用有表浅瘢痕的软组织制成转移皮瓣。经过局部皮瓣转移后局部尚存有创面者，需植皮修复腋胸部片状瘢痕挛缩。

3. *腋部片状瘢痕挛缩*

(1)临床表现：常由于上肢及胸背部三度烧伤后局部瘢痕愈合所致。腋窝前后壁、胸侧壁存在不同程度的瘢痕及瘢痕挛缩，使腋窝变浅或消失，或埋在瘢痕之中。腋窝部分或大部分损毁，在手术修复时，不能采用一般的“Z”成形术矫正。由于瘢痕挛缩严重，臂外展明显受阻，肩部外展、内收、前屈、后伸及旋转活动受限，外展活动范围小于60°。

(2)治疗：由于瘢痕范围广、腋窝受损害、组织缺损多，应采用局部瘢痕切除法治疗。在瘢痕切除时可能会看到藏有污垢的部分腋窝皮肤存在于瘢痕之中，应彻底切除周围瘢痕，再进行清洗、消毒，作局部皮瓣转移修复，使上臂能外展90°以上。首选的是胸外侧皮瓣或背阔肌肌皮瓣移植，也可选择肌瓣移植加游离植皮，或肩胛旁皮瓣转移加植皮。移植的皮瓣安放在腋下胸部，横过腋后壁到腋前壁，在上壁内侧及胸部的皮肤缺损区进行游离植皮修复。虽然也可以完全采用游离植皮修复缺损，但游离植皮术后易发生再度挛缩，使畸形矫正不够彻底，有条件的病例宜采用皮瓣移植修复腋窝，其余区域游离植皮修复，术后功能改善较好。术后将上臂于外展位包扎。

4. *臂胸瘢痕挛缩粘连*

(1)临床表现：这是腋胸部烧伤后瘢痕挛缩最为严重的一类。烧伤范围波及胸前、后、侧壁，以及腋窝、上臂和肩部，由于早期没有及时有效地医治，使得上臂、胸侧壁广泛皮肤缺损，造成上臂内侧与胸侧壁瘢痕愈合，多为严重烧伤所致。临床表现为上臂内侧及前后方广泛瘢痕与胸前后壁及侧壁广泛瘢痕连成一片，上肢外展严重受限，外展及内收功能丧失殆尽或是在30°以内。有时腋窝也全部消失，或腋窝部分健康皮肤埋于瘢痕之中。由于皮肤皮脂腺及汗腺排泄不畅，常常造成局部炎症或脓肿形成，并屡屡复发。这类畸形多半见于没有及时进行早期治疗的边远地区的儿童。

(2)治疗：宜早期进行治疗，以矫正畸形、修复缺损，不要按常规等到瘢痕愈合半年即瘢痕"成熟"后再进行手术，即使局部有小的残留创面，也可早期进行整形手术。

这是整形外科较为常见的手术，但患者又有明显的功能障碍，故需认真地进行术前准备及设计手术方案，具体实施时宜注意以下几点。

①早期治疗：防止肩关节粘连或异位骨化症，如不早期治疗，病程持久的病例，可造成肩关节难以康复的畸形，特别对中、老年患者更宜早期治疗。

②术前准备：首先是局部皮肤的清洁处理，这类病例可能有部分腋窝皮肤埋藏在瘢痕之中，腔穴中污垢成堆，术前应设法清除。植皮或移植皮瓣的供区应列入术前准备之列。其次是防止手术过程中失血过多。有些病例挛缩范围较广，瘢痕松解及瘢痕切除时失血较多。在术前可常规使用维生素K_1 10mg，肌内注射连续3d，以增强机体凝血酶的功能，有效地减少术中出血；在手术过程中可应用一定量的局部麻醉药加肾上腺素。只要准备充分，这类手术一般是无需输血的。但对手术范围广、时间长的患者，应在术前备血。手术前还应准备好术后使用的功能支架。

③术设计及术中处理：这类病例胸前后壁及上臂内侧或其周围均是瘢痕，术中应注意：首先彻底松解挛缩瘢痕，使上臂外展达90°以上，不必做广泛的瘢痕切除，只做挛缩瘢痕松解。对那些影响挛缩松解的部分瘢痕及藏积污垢的瘢痕洞穴则应切除。其次选择皮瓣移植修复腋窝及其周壁，使肩关节下方有一个具伸展弹性的组织作覆盖。常用背阔肌肌皮瓣或背阔肌岛状肌皮瓣修复、肩胛旁皮瓣或岛状肩胛旁皮瓣移植、岛状胸外侧皮瓣旋转修复等。男性病例还可采用胸大肌肌皮瓣修复。腹直肌岛状肌皮瓣移植也在可选择之列，其对伴有腹壁松弛的女性尤为适用。其三腋窝用皮瓣修复后，其周围的皮肤缺损区可采用游离植皮修复。其四有经验的医师采用游离植皮修复，也可取得满意的效果，重点是要加强术后的功能锻炼。在瘢痕松解中，其周边的切口采用锯齿状切口，以防止术后植皮区周边的直线切口引起挛缩的再复发。

带有创面及腋下脓肿病例的处理有的病例埋于瘢痕中的腋窝藏有污垢或脓肿，或局部有创面，需进行彻底清除。其方法称为3∶2∶1清洗，即局部用3次肥皂水盐水轻柔清洗，2次1∶2000的苯扎溴铵或1∶2000的洗必泰清洗，在充分隔离下切除感染灶，再用1次1∶2000的苯扎溴铵或1∶2000的洗必泰清洗，然后更换器械及手术巾。植皮和皮瓣移植完成后，于皮瓣及皮片下注入0.5%氯霉素溶液，这是一种反复但有效的处理感染性创口的方法。

④术后处理腋部瘢痕挛缩修复术后，除常规外科手术后处理之外，均需将上臂固定于外展90°位置对于单纯使用皮瓣转移修复的病例，术后早期(第3天)在没有出血的情况下，就可鼓励患者逐步进行肩部自主活动。对于用游离皮片移植修复的病例，术后常规需要用支架将上臂固定于外展位，2周后移植皮片成活，白天去除支架，进行上臂外展的功能锻炼，夜间连续佩戴支架3个月，防止腋部植皮片的继发性挛缩。对于臂胸瘢痕挛缩粘连时间较长的严重病例，因腋部瘢痕挛缩继发周围深部肌肉和肌腱组织挛缩，术中无法完全松解和外展上臂，术后第3周可用活动牵引支架进行连续上臂外展牵引，牵引后4～6周，可达到松解挛缩的目的。

第二节　肘部及前臂瘢痕、瘢痕挛缩

一、临床表现

肘部及前臂瘢痕、瘢痕挛缩多半是烧伤的后遗症，也可能是其他创伤、严重炎症或缺血性坏死的后遗症。由于致病原因不同，损伤的深度、范围不同，其临床表现也不同。根据其临床表现的差异，可将肘部及前臂瘢痕、瘢痕挛缩分为以下几种。

(一)肘部屈侧及前臂蹼状瘢痕挛缩

由于肘屈侧较为广泛的皮肤组织缺损，瘢痕愈合后致挛缩畸形。轻型病例瘢痕范围狭窄，从上臂下端到肘窝延及前臂上端，影响肘部的完全伸展，伸肘时肘窝中央有蹼状或索状瘢痕牵引，肘部伸展受限，但常常亦能伸展到180°，屈肘功能没有障碍。较重的病例，挛缩的瘢痕也呈狭长形，但范围较广，可从颈部到胸部，延及上臂，下降到肘窝并波及前臂及腕关节屈侧面，为一细长相连的索状瘢痕挛缩带，在肘窝区常较重一点，呈蹼状挛缩畸形。

(二)肘部及前臂伸侧瘢痕挛缩

是以肘部伸侧损害为主的瘢痕挛缩。轻型病例瘢痕范围限于肘关节伸侧，向上不超过上臂下端的1/3。这类病例若仅是增生性瘢痕，一般只有屈肘受限，不能屈曲到90°以上，没有严重的功能障碍。由于肘关节的经常活动，肘伸侧常常皲裂出血，或呈硬板一块。严重的病例，损伤程度较深，涉及上臂、肘及前臂的肌腱和骨关节，呈萎缩性瘢痕的外观，屈肘及伸肘都可能受限，有伸肘肌群及肌腱与瘢痕粘连；损伤范围较广。虽然损伤程度不深，但波及上臂及前臂伸侧的大部，因上臂及前臂具有代偿功能的正常皮肤软组织较少，肘关节的屈曲明显受限，波及前臂及腕部的瘢痕挛缩，可影响到腕关节的功能。

（三）环肘瘢痕挛缩

是肘部伸侧、屈侧皮肤及相关组织均受损害的瘢痕挛缩，一般都存在明显的伸肘、屈肘功能损害。轻型病例仅有深二度烧伤后的皮肤损害，表现为增生性瘢痕，损害范围也不超过上臂的下1/3及前臂的上1/3。虽然环肘瘢痕如同盔甲一样围肘一圈，伸肘、屈肘活动受限，但日常功能活动常能完成。严重的病例表现为：①瘢痕挛缩范围广泛，上方超过上臂的1/2，下方超过前臂的1/2；②损害的程度较深，伤及肌肉、肌腱，骨、关节、肘关节功能受到严重障碍，甚至出现关节强直。

（四）烧伤后肘部异位骨化症

烧伤后肘部异位骨化症是肘部烧伤后软组织内产生骨化，造成肘关节活动受限直至肘关节强直的一种病症。

二、治　疗

（一）非手术治疗

范围较小的增生性瘢痕挛缩，对肘关节屈伸没有明显功能障碍的病例，可采用非手术治疗，包括理疗（如音频、石蜡疗法、超短波、涡流浴及弹力绷带包扎等）、局部外用软化瘢痕的膏药、局部注射类固醇药物及应用放射疗法等。

（二）手术治疗

肘部瘢痕挛缩的手术治疗类同于腋部瘢痕的治疗。其治疗原则如下：对蹼状瘢痕挛缩采取切除索条状的挛缩瘢痕，用“Z”成形术矫正挛缩畸形。对于严重的、范围较广的蹼状瘢痕挛缩，单纯的“Z”成形不能彻底消除挛缩畸形，可在皮肤缺损区做游离植皮。

在肘部、前臂及腕部伸侧和环肘部瘢痕挛缩的治疗中，对于损害仅限于皮肤及皮下组织层在深筋膜表面的组织，可做瘢痕部分或全部切除，矫正挛缩畸形，用游离植皮进行修复，植皮区边缘做成锯齿状，防止术后再挛缩。由于肘关节是功能活动区域，供移植的皮片应有一定的厚度，可取中厚皮片移植。对于瘢痕挛缩同时有深部肌腱、肌肉、骨、关节损害的病例，切除瘢痕矫正挛缩后常伴有肌腱、肌肉、骨、关节外露，宜选用皮瓣进行修复，可选用局部皮瓣转移、远处带蒂皮瓣转移或游离皮瓣移植。背阔肌岛状肌皮瓣、胸侧壁任意皮瓣、季肋部轴型皮瓣，及以第9、10、11肋间动脉穿支做血供的轴型皮瓣、胸外侧皮瓣或腹直肌肌皮瓣等，均是可供选择的移植皮瓣。为了减少腹部皮瓣供区的瘢痕，可用组织扩张器进行预扩张，再进行腹部皮瓣移植。

（三）术后处理

关节活动区瘢痕挛缩畸形矫正后，涉及肘关节区的瘢痕挛缩，植皮术后应放置夹板，以防止挛缩，并应进行物理治疗，包括音频、石蜡疗法、加压包扎等。

第三节　手部瘢痕、瘢痕挛缩

一、病　因

手部瘢痕及瘢痕挛缩的病因是多样的，其中以烧伤最为常见。在人体烧伤中，手部烧伤占60%，而且严重的手烧伤可使手的全部功能丧失。瘢痕及瘢痕挛缩轻者只影响手的形态，造成丑陋的外观，重者可使手的功能完全丧失。

烧伤对手的损害几乎可涉及手的所有结构，包括皮肤、皮下组织、血管、神经、肌肉、肌腱、骨、关节及韧带等。烧伤造成的瘢痕挛缩畸形，主要有瘢痕性并指、拇内收畸形、手指关节畸形、瘢痕性爪形手、瘢痕性掌挛缩以及烧伤手残缺性畸形等。

烧伤后手部畸形可有原发性损害，即因组织结构的损毁造成手的畸形，也可由于原发性损害没有及时修复，或无法进行及时修复，形成了瘢痕愈合，以及血管、神经、肌腱、肌肉、骨、关节等附属装置的挛缩，产生各种类型的继发性畸形。因瘢痕挛缩力量的逐渐增大，可引起继发性关节扭曲、肌腱拉长或短缩，严重的还会造成骨生长受限及压迫性损伤等。

二、手部烧伤瘢痕挛缩的处理原则

第一，早期治疗。手瘢痕挛缩到晚期（手烧伤半年以后），常伴有手部肌腱及骨、关节继发性损害，会造成治疗上的困难，因此手部烧伤瘢痕挛缩不能等到瘢痕处于静止状态时（即“成熟”时）再做整形。

第二，在治疗方法的选择上，应尽可能地切除挛缩瘢痕，解除挛缩，恢复正常的解剖结构、层次及位置，对缺损的组织，应尽可能做相应的组织移植修复。

第三，在术后应用手部支架及康复治疗，这是巩固疗效和扩大疗效的重要措施。忽视术后的康复治疗，可使手术的效果完全丧失，而且有些患者可能会因此失去再治疗和改善功能的机会。

第四节　瘢痕性并指及瘢痕性拇指内收畸形

手背部深二度以上的烧伤，如果没有进行有效的治疗，会引起手背部不同程度的瘢痕及瘢痕挛缩，轻者手背部散在的瘢痕仅影响外观。瘢痕成片存在可形成瘢痕性并指或瘢痕性拇指内收畸形等。

一、瘢痕性并指畸形

（一）临床表现

手背部、手指背及拇指背部的深二度及浅三度烧伤，如未得到及时的治疗，造成局部感染及瘢痕愈合，形成指蹼瘢痕，可构成不同程度的瘢痕性并指。一般发生在示、中指间，或中、环指间，或环、小指间，或波及全部指蹼。瘢痕性并指可表现为指蹼变浅，也可表现为近节指并指，或全部并指。这类患者亦常有指伸肌腱损害，如伸指中央腱断裂，或指背瘢痕挛缩，呈现鹅颈畸形等。瘢痕性并指可分以下两种类型。

1. 完全性瘢痕并指　手背及指背烧伤后瘢痕愈合，造成真正完全性瘢痕并指是很少见的，凡是手指近 1/2 以上或全部瘢痕并指，均包括在完全性瘢痕并指之内。

2. 蹼状并指是指瘢痕性并指仅波及手指近节长度 1/3 或更少范围，两指间有蹼状瘢痕相连。

（二）治疗

瘢痕性并指宜手术治疗。切开挛缩瘢痕，进行游离植皮修复。因指蹼要求用较松弛的皮肤再造，故应尽可能用局部小皮瓣覆盖指蹼中部，以防术后挛缩，重现并指。单纯性手背及拇指背烧伤，在指蹼深处，常藏有正常皮肤及皮下组织，可将其制成舌状皮瓣，用以修复瘢痕性并指的指蹼。

完全性瘢痕并指的治疗是切除瘢痕，用游离植皮修复，植皮修复的手术技巧中，应注意防止植皮的挛缩。一般情况下，瘢痕并指的手指掌面还保留有部分正常的皮肤，在指蹼中部纵行切开少许手掌皮肤，将游离植皮的一边制成三角形，插入手掌的创面内，形成指蹼。但更多的是利用残存指蹼制成一等腰三角形皮瓣，蒂位于手掌侧，将三角形瓣插入手背部而形成指蹼。三角形皮瓣侧方的创面，可用游离植皮修复，这种术式可防止并指再发。

蹼状并指常可采用局部皮瓣转移修复，有时需加小块植皮。蹼状并指往往在两手指间隙的尺、桡侧存在正常的皮肤，可设计指蹼舌状皮瓣。皮瓣设计在手指侧方，蒂在手指根部，皮瓣一般为 0.6～1cm 宽、1.5～2cm 长，手术操作方便，术后功能恢复良好。

二、瘢痕性拇指内收畸形

（一）临床表现

瘢痕性拇指内收畸形，简称拇内收，是发生在拇、示指间的瘢痕性并指。因烧伤损伤的程度不同，拇内收畸形可分为轻、中、重 3 型。

1. *轻型拇内收畸形*　由深二度烧伤所致，仅造成皮肤损伤、瘢痕挛缩。皮下组织筋膜层、肌腱、骨及关节没有原发性损害，虎口轻度挛缩，呈蹼状瘢痕，拇指外展功能轻度受限，拇指桡侧外展幅度大于 2cm（拇指桡侧外展时，拇指指间关节横纹的尺侧端到示指掌指关节横纹桡侧点的最大距离）。

2. *中型拇内收畸形*　由于深二度烧伤后感染或三度烧伤没有作早期处理，可造成皮肤、皮下筋膜层被瘢痕所替代，并有部分肌腱、肌肉损害，拇指的掌指关节、指间关节及其周围的韧带继发性损害。虎口间隙明显狭小，瘢痕挛缩，瘢痕与下方的手内肌粘连，拇外展功能严重受限，桡侧外展幅度在 0.5～1.9cm。如伴有拇指背烧伤瘢痕，则呈现指间关节或掌指关节过伸畸形，或造成掌指关节半脱位或全脱位。

3. *重型拇内收畸形* 由于拇、示指间深二度烧伤，拇、示指的背侧及掌侧皮肤、皮下组织、筋膜、肌腱和肌肉受到损害。第1指蹼间隙消失，被坚实的瘢痕组织替代，拇指主动及被动的外展功能均丧失，或主动、被动桡侧外展范围小于0．5cm。拇指本身因受伤情况不同，可造成拇指部分缺损、肌腱损伤，以及指间关节、掌指关节脱位或关节强直等。

4. *拇指背烧伤后瘢痕挛缩* 不仅可造成拇指内收畸形，而且会造成拇指指间关节及掌指关节畸形，表现为指间关节及掌指关节过伸畸形，严重的可使掌指关节向背侧半脱位或全脱位，有时伴有拇指伸肌腱的损害。由于拇指背深二度烧伤，伤及肌腱、骨或骨膜，瘢痕愈合可致指间关节或掌指关节强直，主动及被动活动消失或少有活动。X线检查可见关节间隙狭窄、关节面毛糙或消失、骨质疏松等。

（二）治疗原则

1. 轻型拇内收畸形。因虎口区手掌皮肤没有损害，可利用虎口区手掌皮肤向手背转移，即采用蹼状瘢痕的“Z”成形术、双“Z”成形术（四瓣法）或双“Z”加V-Y成形术（五瓣法）等修复指蹼。术时要彻底松解挛缩瘢痕做“Z”成形。皮肤不足之处可做局部皮瓣转移或植皮修复。

2. 中型拇内收畸形。除了采用手掌部三角形皮瓣旋转修复以外，还会剩下创面，应用植皮修复。由于虎口修复采用了较多的游离植皮，术后需采用手部功能支架、理疗及进行功能训练，以防止移植皮片挛缩。如果除了瘢痕性拇内收外，手背皮肤良好，可采用示指旗状皮瓣转移，或采用前臂逆行岛状皮瓣转移修复。伴有虎口手掌区烧伤者，则采用带蒂皮瓣或游离皮瓣修复。

3. 重型拇内收畸形。包括拇内收虎口挛缩的矫正，拇指指间关节、掌指关节、腕掌关节畸形的矫正，拇指内收、外展动力功能的重建及虎口区皮肤覆盖修复等。

4. 拇指背烧伤后瘢痕挛缩应矫正拇指指间关节及掌指关节畸形，皮肤缺损应该采用皮瓣修复。

（三）常用手术方法

1. *轻型拇内收畸形*

术前准备：除了全身性准备同其他烧伤整形外，局部皮肤准备也很重要。由于这类患者手功能不良，拇指指蹼内及瘢痕内常藏有污垢，术前应仔细清洗。麻醉采用臂丛或全身麻醉，并在止血带下手术。

“Z”成形术是轻型拇内收畸形的主要术式。对于虎口区及手掌、手背瘢痕较多的患者，“Z”成形术不一定能矫正畸形，可采用局部皮瓣转移，或加游离植皮修复。“Z”成形的纵轴设计在虎口的游离缘，其两臂分别位于手掌及手背的皮肤上，三角瓣的夹角以45°～60°为宜，两三角瓣可等大，也可不等大，具体视局部需要而定。为增加拇指桡侧外展的能力，可进行双“Z”成形术，或双“Z”加V-Y成形术。

2. *中型拇内收畸形及重型拇内收畸形* 这两类畸形不能仅仅依赖“Z”成形矫正，必须借助皮瓣移植或游离植皮修复。麻醉在臂丛阻滞麻醉或全身麻醉下施行手术。

手术方法与步骤如下。

(1)松解挛缩瘢痕：①设计“W”形瘢痕边缘切口线；②在止血带下切除影响拇指外展的瘢痕，皮下用电刀切割，电凝仔细止血；③切开挛缩筋膜；④切断拇内收时拇指近节指骨基底部的横头止点，用轻柔力量使拇指桡侧外展。经过上述处理如果仍不能使挛缩的虎口外展，则可以采用钢丝牵引，或以弹簧式支架，架于第1、2掌骨之间，术后持续牵引虎口挛缩解除后采用游离植皮修复，术后加压包扎，10～14d拆线。为防止术后挛缩，采用皮瓣修复。

(2)轴型皮瓣移植：手背部可供旋转移植的轴型皮瓣有示指背旗状皮瓣、第2掌骨骨间背侧动脉轴型皮瓣，可顺行或逆行移植。用皮瓣移植修复拇内收畸形，矫正挛缩较彻底，手术后拇指挠侧外展的伸展性较大。如果手内外肌及拇指骨、关节状况良好，可以使内收畸形得到完全矫正。

(3)逆行岛状皮瓣移植术：可采用的逆行岛状皮瓣有骨间背侧动脉岛状皮瓣、前臂桡动脉（或尺动脉）岛状皮瓣等。骨间背侧动脉岛状皮瓣移植对供皮区损害较小，因此具有较广泛的适用范围。

(4)游离皮瓣移植：是修复中型及重型拇内收畸形的良好选择。在技术条件允许的医院，采用游离皮瓣移植修复中、重型拇内收畸形，优于局部轴型皮瓣或逆行岛状皮瓣移植。这是由于虎口区所需皮瓣的面积较小，远处供皮区可以一期拉拢缝合，因此游离皮瓣移植后，移植供区几乎没有后遗症，移植皮瓣的厚度也适中。这类皮瓣的宽度往往小于4cm，它避免了采用前臂逆行岛状皮瓣移植后前臂供区的损害。可选用的有下腹壁皮瓣、髂腹股沟皮瓣、上臂内侧皮瓣及上臂外侧皮瓣等。

(5)拇指指间关节及掌指关节畸形的矫正：①

切除瘢痕,解除挛缩,用局部皮瓣或游离皮瓣移植覆盖创面。术后用克氏针固定指间关节或掌指关节于伸直位,或屈曲 15°功能位 3 周,防止过伸畸形的再发。②指间关节、掌指关节强直畸形,常采用关节功能位融合,以改善拇指的功能。③指间关节、掌指关节强直畸形,常伴有第 1、2 掌骨间隙缩窄,主要见于重型拇内收畸形。治疗时可将第 1、2 掌骨分开后,使拇指处于掌侧外展位(对掌位),于第 1、2 掌骨间架桥植骨融合固定,或采用第 1、2 掌骨间牵引。

第五节 手背烧伤瘢痕挛缩

手背烧伤瘢痕挛缩,即烧伤爪形手畸形,是我国常见的手畸形,由于深二度、三度烧伤,早期没有进行妥善的治疗而造成。因烧伤后手瘢痕挛缩,手形如"爪"样,故命名为烧伤爪形手畸形。

一、病理、临床表现及分型

根据损伤程度及畸形表现,可将烧伤爪形手畸形分为 3 型。

(一)轻型爪形手

深二度烧伤后,涉及表皮及大部分真皮层,但未伤及皮下组织及筋膜层,肌腱、骨、关节也未受到损害,此时即为轻型。临床表现为手背瘢痕增生及挛缩,增生的瘢痕可在皮下筋膜层上滑动,伴有掌指关节过伸畸形,过伸畸形在 30°以内,伸腱没有损伤,掌指关节的主动及被动活动受到损坏,但其活动度大于 60°,可伴拇内收畸形,手掌的横弓变浅。

(二)中型爪形手

中型爪形手由深二度烧伤后感染或三度烧伤所致,大部分皮下组织、浅深筋膜及部分肌腱或腱周组织受损,骨、关节及其周围的韧带有继发性损害。瘢痕增生、挛缩,并与皮下筋膜层及肌腱粘连,无法移动。掌指关节过伸可达 30°～90°,掌指关节呈半脱位,关节侧副韧带继发性挛缩,掌指关节掌屈功能丧失,在过伸范围内可做 30°～60°的被动活动。中度拇内收畸形,手掌平坦,横弓明显变浅或消失,纵弓变浅。

(三)重型爪形手

重型爪形手由三度烧伤所致,伤及皮下筋膜及肌腱,或伤及骨、关节,并伴有严重的继发畸形。手背瘢痕多半平坦、光滑,紧贴在骨及肌腱上。掌指关节过伸,呈半脱位或全脱位,侧副韧带严重挛缩。伸指肌腱部分或全部损毁,手指过伸,几乎没有被动活动。手掌的横弓及纵弓消失,拇指呈严重内收畸形。

二、治　疗

轻型爪形手及绝大部分中型爪形手均可采用游离植皮修复,而少数伴有伸指肌腱广泛损伤的病例,及重型爪形手,则需行皮瓣或皮管移植修复。

(一)游离植皮在烧伤爪形手治疗中的应用

对轻型及中型爪形手,宜在止血带下切开瘢痕边缘的皮肤,用电刀切除挛缩瘢痕。手术切口的设计应避免直线切口。特别是在手掌侧面,宜做曲线或"Z"形切口,边缘避免做直线切口,以防止术后植皮边缘发生直线瘢痕挛缩。指蹼及虎口修复,也应采用"Z"成形术加植皮。在切除挛缩瘢痕后,用盐水纱布热敷,直到完全止血,再进行中厚皮片或厚中厚皮片移植,并且均匀加压包扎。烧伤爪形手治疗中应用游离植皮修复,手术方法并不复杂,但手术完成后的加压包扎十分重要,直接关系到手术的成败。大部分烧伤爪形手均属于轻型及中型爪形手,肌腱的原发性损伤较少涉及,因此大部分病例均可采用游离植皮修复,但应注意以下几点。

1. 游离植皮的皮肤厚度手部游离植皮选择中厚皮片移植,以 0.4～0.5mm 较为合适,移植后容易成活,术后较少挛缩,少有色素沉着,且功能较好。

2. 游离植皮的供区选择大腿内、外侧较好,也可选择腹部、胸侧壁,这些供区较为隐蔽,供区的瘢痕有衣物遮盖。在皮源较少的情况下,可选择背部、臀部或头皮作为供区。

3. 游离植皮的拼接成人的手背宽度在 12cm 左右,加上手的尺、桡侧边缘烧伤瘢痕,植皮的宽度超过 13～14cm,而一般取皮机取下的皮片宽度只有 6cm 或 10cm,因此皮片移植时要拼接。一般宜纵行拼接,以拇指及虎口区为一单元,4 个手指为另一单元,拼接线位于第 2 掌骨的桡侧缘。

4. 指蹼的修复:烧伤爪形手必然伴有各个指蹼间的瘢痕挛缩。宜在各指蹼正常区做深入指蹼的切口,使移植皮片在指蹼区有三角形皮片经手背边缘插入手掌指蹼,并深入到手掌区,或局部进行小皮瓣修复。

5. 指背烧伤瘢痕的处理手背烧伤常伴有指背烧伤瘢痕挛缩，为使植皮区平整，将指背与手背植皮分开进行。

6. 手掌边缘植皮的设计已如前述，手掌边缘切口应做成“Z”形或“W”形，将皮片边缘制成多个三角形皮片插入手掌边缘切口，三角形高 1cm 左右，太小不能预防移植皮片边缘挛缩。

7. 小指掌指关节过伸畸形的处理：无论轻型或中型爪形手，多半伴有第 5 掌指关节过伸畸形，且常继发小指展肌腱向手背滑脱有关。小指展肌腱原来位于第 5 掌指关节中点的掌侧，其作用是外展小指及轻度屈曲小指。烧伤后手背瘢痕挛缩，掌横弓消失，小指展肌腱滑向手背，小指展肌的作用变为伸小指掌指关节。因此在治疗上要纵行切开第 5 掌指关节的腱帽，使小指展肌腱复位，予以固定，并在手掌尺侧缘设计一蒂在远端的舌状皮瓣，修复第 5 掌指关节腱帽切开区，使掌指关节屈曲 30°，用克氏针固定 2～3 周。

8. 植皮区的止血要彻底，可反复多次，然后植皮。有经验的医师可在止血带下植皮，包扎后再放松止血带，但这种方法有一定风险，如果术后出血，常会造成移植皮片的部分或全部坏死。

9. 植皮区的包扎　手背植皮的包扎是手术成败的关键。包扎时应注意以下几点：①包扎宜在继续麻醉下进行；②手部包扎要有两名医师进行；③用松软纱布条逐条放在虎口及各指蹼区；④包扎包括手指及腕部，并将手指尖暴露在外，以观察手指血供；⑤外层用弹力绷带较重加压包扎；⑥患儿包扎后要套以石膏托，特别是伴有腕部植皮的患儿，要对腕部制动。

10. 拆线手背植皮宜在 10～14d 后打开敷料，拆线。在拆线前宜观察手指血供，嗅包扎敷料有无异味，以便早期发现感染。如有感染应尽早打开敷料，进行对症处理。

11. 康复治疗植皮后的理疗、功能支架的应用及功能训练是取得良好效果的重要环节，术后治疗应坚持 3～6 个月。

（二）皮瓣移植在烧伤爪形手治疗中的应用

皮瓣移植多用于严重爪形手及部分中型爪形手伴有肌腱及骨、关节损害的病例。伴有肌腱及骨、关节损害的病例，不能采用游离植皮修复，因为游离植皮修复后会造成肌腱粘连，骨、关节外露，或造成游离植皮坏死，所以必须采用皮瓣移植。

皮瓣移植分为带蒂皮瓣移植和游离皮瓣移植两种。

1. *带蒂皮瓣或皮管移植*　常用的带蒂皮瓣有局部带蒂皮瓣和远处带蒂皮瓣两种。局部带蒂皮瓣移植有前臂逆行岛状皮瓣移植、前臂逆行筋膜瓣移植加植皮等。远处带蒂皮瓣移植，常选用下腹部或侧腹部（脐旁）带蒂皮瓣或皮管。但远处带蒂皮瓣移植，常由于严重爪形手伴有严重掌指关节过伸、半脱位或全脱位，矫正后有克氏针固定，而造成皮瓣设计及移植的困难，术前应有充分的估计。皮管移植曾是修复严重爪形手的重要术式。第一期手术采用侧腹壁双蒂皮管，3 周后进行第二次手术，皮管的一端接在拇指腕掌关节近端；经过 3～4 周后进行第三次手术，将皮管的另一端接在四指的腕掌关节处；第四次手术是在第三次手术后 3～5 周以后，将皮管一剖为二，一半修复拇指及虎口，另一半修复其他 4 个手指。

2. *游离皮瓣移植*　用于烧伤爪形手，特别是对重型爪形手的修复，不失为一良好的选择。常选用的游离皮瓣有足背皮瓣、上臂外侧皮瓣、股外侧皮瓣、下腹部皮瓣、髂腹股沟皮瓣、股前外侧皮瓣、肩胛皮瓣、颞浅筋膜瓣加植皮等。20 世纪 70 年代及 80 年代中期曾采用前臂皮瓣或小腿内侧皮瓣移植修复爪形手，由于这两个供区损伤较大，目前已较少采用游离皮瓣移植及颞浅筋膜瓣移植的手术方法。

（三）掌指关节畸形的矫正

烧伤爪形手在不同程度上都伴有掌指关节畸形，表现为掌指关节向背侧半脱位。这是由于手背部烧伤，皮肤缺损，瘢痕挛缩，造成伸指肌腱短缩及掌指关节侧副韧带短缩，因此，做好掌指关节畸形的矫正，是治疗烧伤爪形手的重要环节。一般情况下，只要切断侧副韧带包括斜行及横行两部分，即可矫正畸形；如果还不能矫正掌指关节半脱位，则需要做掌指关节背侧关节囊切开，或伸指肌腱延长。采用掌指关节侧副韧带切断矫正，术后需用克氏针掌屈位暂时固定 2～3 周。

掌指关节半脱位或全脱位，大部分均可采用侧副韧带切断矫正和复位，只有在重型爪形手时，不一定会见效。对其必须采用掌骨部分切除，再以筋膜包绕，形成假关节，以达到治疗目的。该手术后虽可维持手指掌屈位，但关节活动一般都不满意。

(四)指间关节畸形的矫正

爪形手指间关节畸形包括指间关节屈曲位强直、纽孔样畸形、鹅颈畸形及锤状指等。指间关节屈曲强直畸形，如果伸、屈肌腱良好，可采用指间关节掌板松解。如果已无关节间隙，或伸腱严重损害，指背皮肤又不良，则可做指间关节功能位融合。纽孔样畸形及鹅颈畸形则应行肌腱修复及术后适当的位置制动，才能保证手术成功。对锤状指则应分析病因，进行对症治疗，但其较易复发，必要时可做末节关节融合。

第六节　手掌烧伤瘢痕及瘢痕挛缩

手掌部皮肤角质层厚，真皮及皮下组织坚韧，耐热能力强，手掌部烧伤远比手背少见。手掌烧伤瘢痕及瘢痕挛缩常见于热压伤，在治疗上十分棘手，而且手掌部很小的瘢痕都可能影响手的功能，因此，手掌烧伤瘢痕及瘢痕挛缩的治疗较为复杂。因手掌部皮肤构造的特殊性，即皮肤具有稳定性，弹性较小，所以手掌部瘢痕切除后创面的修复也具有特殊性。

一、临床表现

全手掌瘢痕挛缩，多见于儿童，成年人多为机器热压伤所致，表现为呈握拳样，瘢痕挛缩不仅波及手掌皮肤，而且还可包括手指腹侧皮肤。严重的可伴有肌腱损毁，或骨、关节的损害。少数病例可发生正中神经腕部受压，造成烧伤后腕管综合征。

二、治　疗

手掌瘢痕挛缩是由于早期处理不当所致，应早期清创，做皮肤缺损的修复。

治疗原则

晚期手掌瘢痕挛缩应切除瘢痕，彻底解除继发性挛缩畸形，切除或切开挛缩的掌筋膜。伴有掌指关节屈曲挛缩者应做掌板松解；伴有正中神经受压者应做腕管松解；伴有屈肌腱短缩的，术后用动力性功能支架矫正。如果肌腱严重短缩，妨碍屈曲矫正，可考虑在前臂部做屈肌腱延长，但前臂肌腱延长，有时易造成手内肌阳性畸形，故术前应有充分估计，并采取相应治疗。

1. *皮肤修复的选择*　手掌皮肤缺损游离植皮修复后，容易发生植皮区的收缩，影响外形及功能。虽然皮瓣修复手掌有外观臃肿及皮肤滑动等缺点，但在矫正手掌挛缩畸形中，特别是掌筋膜层也被烧伤的病例，仍是较好的选择。儿童时期的瘢痕性手掌挛缩，采用全厚皮片或厚中厚皮片移植，远期的外形及功能都能近乎正常。而在成年人的全手掌挛缩修复中，薄的游离植皮的效果常不能令人满意，需要用厚中厚皮片移植修复。

2. *手掌皮肤缺损皮瓣移植的选择*　前臂桡动脉逆行岛状皮瓣修复手掌皮肤缺损，术后手的功能及外形良好，但前臂供皮区瘢痕明显，且损伤桡动脉，目前已很少应用。目前，用骨间背侧岛状皮瓣移植修复手掌，虽然也造成前臂供区瘢痕，但由于不牺牲前臂的主要血管，而被广泛地选用。

远处带蒂皮瓣或是皮管移植，仍是手掌部皮肤缺损修复的有效术式。皮瓣供区可选择在下腹部、髂腹股沟、侧胸部及上腹部等。过去有取自胸部或另一侧上臂者，由于这些都是人体容易裸露的部位，一般情况下还是以不选用为好。

皮瓣修复后，有些患者由于手掌部臃肿，外形及功能欠佳，择期需进行皮下脂肪切除，即皮瓣修薄术。用游离皮瓣做手掌部皮肤缺损的修复，笔者曾选用足背皮瓣、足底内侧皮瓣、大腿外侧皮瓣、大腿前外侧皮瓣、下腹部皮瓣等。前 3 种皮瓣移植，术后功能及外形良好。肩胛皮瓣及一些肌皮瓣移植后，常臃肿，故不宜选用。

对手掌及手指腹侧皮肤同时缺损的病例，采用前臂逆行筋膜瓣加植皮修复，效果良好。另外采用颞浅筋膜吻合血管游离移植加植皮修复，也有较好的效果。

第七节　烧伤后残缺手畸形

烧伤后残缺手畸形是严重的手畸形，包括残余的手背、手掌均有瘢痕挛缩，又伴有数个手指或全部手指缺损。单个拇指缺损，其他手指存在一个以上的，可行拇指再造。全手指缺损的，由于周围瘢痕挛缩，并伴广泛的肌腱、骨、关节损害，则可采用虎口开大、掌骨指化，使患者恢复一些夹持功能。烧伤后残缺手畸形中，遇有手完全缺损的患者，行单纯的掌骨指化、第 1 指蹼间切开植皮，由于皮片收缩，往往后期效果不良，则可以考虑前臂骨间背侧逆行岛状皮瓣移植进行修复，能取得较好的效果，或可用前臂桡侧逆行岛状皮瓣进行修复。前臂分叉术是全手指缺损手功能再造的一种选择。安装假肢也是一种恢复烧伤残手功能及外形的重要途径。

（潘　宁　吴冬梅）

第 45 章

掌腱膜挛缩症

掌腱膜挛缩症(Dupuytren contracture)是一种进行性不可逆性增生性的组织纤维变性病,多见于老年人。主要累及掌腱膜与指筋膜。发病的掌腱膜出现坚韧的结节与索带,当病变蔓延至指筋膜时,手指屈曲挛缩、伸直受限。最早描述此病的是1610年的Plater,1823年Cooper称其为掌腱膜挛缩。1832年Baron Dupuytren才提出创伤的理论及腱膜多处切断的治法,因而被冠以Dupuytren挛缩症称呼而沿用至今。

一、流行病学

据很多文献记载,本病在欧洲白色人种中最多见,而且欧洲患者中1/3有家族史;黄色人种少见,黑色人种更少见。该病常见于50－70岁的患者,男性发病率是女性的10倍左右。

二、掌腱膜的解剖特点

掌腱膜位于手掌中部,是皮肤下面的三角形筋膜样组织,被覆在屈指肌腱及蚓状肌的表面。腱膜的近端同腕横韧带的远侧与掌长肌腱相连。掌腱膜的两侧逐渐变薄,构成大鱼际筋膜与小鱼际筋膜。掌腱膜由近及远呈扇形散开,分成4条纵行的纤维束,称为腱前束,抵止于掌远侧横纹以远的皮肤,部分纤维止于屈指腱鞘上。在接近掌骨头的部位,掌腱膜纵束的深层有横行纤维连接,浅层也有薄的横行纤维连接,称为掌浅横韧带。在掌指关节平面,腱前束两旁的纵行纤维位于指神经血管束浅层及中央,然后斜向手指侧方,称为螺旋束。该束在掌指关节边上向背侧绕过神经血管束,旋转90°,止于手指的侧方指膜。螺旋束的这种走向在它挛缩时,就会把指神经血管束向前牵拉到手指中线,手术切除螺旋束时,应注意不要损伤移位的神经血管束。手掌内的掌腱膜向皮肤发出短的垂直纤维,与浅筋膜和皮肤相连,在掌心及粗皮纹处最为明显。约在手掌的远侧1/3处,掌腱膜又向深层发出长的垂直纤维,与骨间肌筋膜相连,并与掌骨一起构成4个肌腱的纤维鞘管,其中通过屈指肌腱。另外在掌骨间隙及各指桡侧,又形成4个膜状的蚓状肌管,其中通过蚓状肌和手指的神经血管束。腱前束的远侧有一横行纤维,与前束之间无筋膜联系,称为游移韧带或蹼间韧带,组成指蹼筋膜。一部分纤维向远侧与手指的侧方指膜相连。这样在游移韧带近侧、掌浅横韧带远侧与腱前束之间有一个指蹼间隙,填满了脂肪垫,既保护了深层的神经血管束,也是神经血管束的定位标记。掌腱膜延伸到手指部,其纵行纤维大体分成3束:中央束在手指掌侧,通过纤维脂肪组织与手指全长的皮肤相连;两侧束则连于肌腱的纤维鞘管、指骨膜和指关节囊上,但未连到远侧指关节,故该关节很少受到掌腱膜挛缩的牵连。除了纵行纤维外,在手指的近节与中节,还有一薄层的横行纤维,从腱鞘中线越过神经血管束的浅面,抵止于皮肤,称为Grayson韧带。在指骨的侧方又有短的斜行纤维经神经血管束背面,抵止于皮肤,称为Cleland韧带。这两条韧带的纤维均与侧方指膜的纤维混合。造成手指挛缩屈曲的病变主要位于螺旋束、侧方有Grayson韧带、Cleland韧带纤维、侧束与中央束,均在手术切除之列。

从以上描述可见,掌腱膜在掌部、指部及指蹼部都与皮肤、皮下组织紧紧连成一层坚韧的骨皮韧带屏障结构,使手在抓握物体时皮肤不易滑移,握物稳健有力。掌腱膜的纵形纤维束又能协助手指屈曲活动。这层屏障亦保护了其深层的神经血管束和肌腱等重要组织,使这些组织不易被损伤和压迫。

三、病　因

本病的病因不明,但与本病发病关系密切的因素则有下列几种。

1. *人种与家族遗传基因的作用* 本病是欧洲白色人种的多见病，而有色人种此症少见。Iing 认为其发病是一个显性遗传基因的作用，该氏报告发病者 68%有家族史，Luck 报道却是 23.4%。

2. *某些慢性病的可能诱因* 本病并发糖尿病、癫痫、肝硬化、肺结核、痛风、风湿病的也不少见。上海黄硕麟等报道的 37 例中，41%有慢性心肺疾病，特别是肺结核占了 7 例。

3. *外伤与性别的影响* 1948 年，Skoog 在掌腱膜挛缩征的病变组织中发现胶原纤维破裂，毛细血管出血，提出微损伤概念，认为该病与手部的慢性损伤有关。男女发病比率为 7∶1～15∶1。

4. *局部缺血缺氧的影响* 血供不足及吸烟也可能是该病的致病因素。电镜下看，掌腱膜挛缩症的皮下结节主要由成纤维细胞簇集而成，缩窄的微血管周围有大量成纤维细胞分布。电镜下确认这些细胞都是成肌纤维细胞。对于成纤维细胞的增殖，Murrell 提出自由基学说，认为遗传、性别及年龄老化等因素，可使血管壁增厚，管腔狭窄，造成局部缺血缺氧，类似乙醇中毒样，能使 ATP 分解产生自由基，促进成肌纤维细胞增殖。成肌纤维细胞又产生大量的胶原，形成索带导致挛缩。在细胞增殖的过程中释放自由基，反过来进一步刺激成肌纤维细胞增生，再产生大量胶原沉积，造成微血管缩窄缺血、组织缺氧，形成恶性循环。掌腱膜挛缩症的病因目前仍不清楚。手术切除病变组织，并不能完全防止病症的复发与扩散，只有消除引起成肌纤维细胞增殖的原因及抑制其收缩，才能根本上治愈本症。

四、病理分期与临床分型

(一)病理分期

病理组织在光镜观察下主要成分为成纤维细胞与胶原纤维。随着病情进展，两者在各部位的比例也随之发生变化。按细胞的形态、增殖及胶原纤维的数量，在病理上可以分为 3 期。

1. *早期(浸润期)* 在掌横纹与环指纵轴交界处出现皮下结节，光镜下结节为大量簇集成团的成纤维细胞与胶原纤维，偶见有丝分裂，血管周围有炎性细胞浸润，但无纵形索带形成。

2. *增殖期(活动期)* 皮下结节变扁，纵形索带形成。若侵犯手指，则患指呈屈曲性挛缩，光镜下见纤维细胞极化，有核分裂，胶原纤维多数属于Ⅲ型(正常者为Ⅰ型)。随着纤维组织的成熟，血管逐渐减少直至消失，被侵袭的皮肤角化层增厚，棘皮层变薄。

3. *晚期(残余期)* 结节的形状消失，留下质硬的纤维索带，光镜下已无细胞形状可见，只是一致密的瘢痕组织，被表皮角质层覆盖。Ⅲ型胶原纤维减少，Ⅰ型胶原纤维增多。长期的屈曲位，使手指的皮肤、神经、血管、关节囊发生继发性挛缩。病变周围的皮下脂肪、汗腺、淋巴管等组织被挤压消失。

(二)临床分型

为指导临床治疗及选择手术方法，各学者对本病进行了分型。

1. Meyerding 分级法。0 级：手指无屈曲挛缩，仅有手掌结节。Ⅰ级：只见一手指屈曲挛缩。Ⅱ级：屈曲挛缩波及一手指以上，各手指的屈曲挛缩角度总和小于 60°。Ⅲ级：至少有一手指的屈曲挛缩在 60°以上。Ⅳ级：全部手指均有屈曲挛缩。此分法提出较早，简单实用，被很多学者所引用。

2. Sennwald 以病变组织的解剖位置为依据，将本症分为 5 级。0 级：手掌内有皮下结节，无索带。Ⅰ级：除了手掌有结节外，还出现索带，但索带末超过掌指横纹。Ⅱ级：病变超过患指的近侧指关节。Ⅲ级：病变已达患指中节，未超过远侧指横纹。Ⅳ级：病变越过远侧指横纹到末节。本分法简单，对选择治疗有参考价值。

3. 黄硕麟根据受累的关节和手术效果将本症分成 4 型。Ⅰ型：仅在手掌的皮下摸到结节。Ⅱ型：手掌存在结节，又出现挛缩索带，但未累及掌指关节(MP)与近节指间关节(PIP)。Ⅲ型：在Ⅱ型基础上 MP 受累，PIP 正常。Ⅳ型：在Ⅲ型程基础上又累及 PIP。黄氏认为对Ⅰ、Ⅱ型可以行非手术治疗，Ⅲ型需要手术治疗，Ⅳ型必须尽快手术治疗。因为 MP 即使屈曲挛缩到 90°也是可以纠正的。而引起任何程度的指关节屈曲挛缩，其病变进展迅速，则较难纠正。

五、临床表现与诊断

1. *临床表现* 本病以男性多见，据 Luck 的报道，平均发病年龄，男性为 56.5 岁，女性为 61.1 岁。发病早期，手掌内出现一个或多个皮下结节，不痛不痒或仅于晨起有僵硬感，结节常在掌远侧横纹与环指纵轴的交界处，继之出现索带，延至手指时，患指屈曲挛缩。结节与皮肤粘连形成皱褶，加上索带牵扯，呈现半月形凹陷。很多患者不是因为手指伸不直求医，而是怀疑手部“长瘤子”或“生癌”去就诊，也常常被误当成纤维瘤、神经纤维瘤、脂肪瘤或腱鞘囊肿等医治。本病最易侵犯环指与小指，受累手指的近侧指关节背侧常存在指节垫。手指长期屈曲者，皮肤皱褶内积聚污秽，常潮湿发臭。本症也可合并跖腱膜(足底结节)增厚，其发生率据Larsen的报道为5%，Yost的报道为3%。此外，3%的患者有阴茎海绵体间隔增厚或结节增生，即Peyronie病。约50%病例双手同时或在1年内先后发病。病情进展缓急不定，有很快发展的，也有许多年不变的，但从无自行缓解消失者。据Skoog报道，双手发病占55%，右手为29%，左手为16%，右手与左手之比为2∶1。

2. 诊断　对40岁以上的男性及50岁以上的女性，尤其是60—70岁的老年人，手上出现皮下结节、索带，环、小指不能伸直，应当怀疑到本症。通过仔细询问病史及体格检查，摄颈椎正、侧位X线片，可以了解颈椎有无退行性变。对于无法鉴别的纤维瘤等，需做活体组织病理切片明确诊断。由外伤及感染所遗留的手部瘢痕性挛缩，从病史上不难区分。此外尚需与先天性关节挛缩症相鉴别，先天性关节挛缩症挛缩的关节较多，虽然皮肤有短缩，但是皮肤的质地和厚度无明显改变，也不和深部组织粘连，更不会出现皱褶和凹陷。

六、治　疗

治疗原则：以手术切除病变组织，矫正畸形，恢复功能，防止复发为主。手术的时机和方式需依据病情轻重、功能障碍的程度、患者的年龄、职业以及病变区域皮肤条件综合权衡决定的。

病变早期，相当于Meyerding分法与Sennwald分法的0～1级、黄硕麟分法的Ⅰ～Ⅱ型，可行保守治疗。口服大量维生素C、维生素E，以抑制结缔组织增生。对手掌的结节、索带病变组织，局部注入曲安奈德1ml及1%利多卡因液1ml，也可用胰蛋白酶5～10mg或玻璃酸酶1500～3000U，注入局部。每5～7天重复1次，可望暂时缓解症状，但仍极易复发，应每3个月复查1次。本症的主要治疗手段是手术，一般用臂丛神经阻滞麻醉，在充气止血带下操作。常做的手术方法如下。

(一)部分掌腱膜切除术

1. 适应证　①环、小指的掌指关节与近侧指关节受累屈曲挛缩；②病情较重，进展较快者；③掌腱膜挛缩症的好发素质者。

2. 操作要点　切口：横切口、单“Z”形切口或多“Z”形切口、“V-Y”形切口、“W”形切口。全部操作在直视或放大镜下进行，先找到神经血管束，给予保护。然后暴露掌腱膜的挛缩部分及其纵束、螺旋束和纤维间隔，全部用锐性切除，纠正受累的手指尽量到能被动伸直的位置。若手指仍不能伸直，可能存在Checkrein韧带(近侧指关节的掌板与指骨头的连接纤维)与侧副韧带的掌侧纤维挛缩未纠正，应当暴露并切断。有时尚需松解腱鞘，才能伸直手指。闭合切口前，将手抬起，压迫伤口，放开止血带，保持10min，然后彻底止血。放置引流条或引流管，棉垫适当压力加压包扎，掌面石膏托将腕关节及手指维持伸直位。本手术精确有效，复发率也不比掌腱膜全切除术高，因此很多医师都乐于采用。

(二)掌腱膜全切除术

1. 适应证　①年纪较轻，特别是掌腱膜挛缩症的好发素质者；②病情进展快；③病变广泛，多手指罹患，对皮肤粗厚无弹性者，尚需于腱膜切除后植皮。

2. 操作要点　切口：横切口、“L”形切口、倒“L”形切口、锯齿形切口。沿切口切开皮肤后，在掌腱膜浅层仔细剥离皮瓣达全腱膜范围，结扎掌浅弓穿支，暴露4个肌腱纤维鞘管及4个蚓状肌管的垂直纤维与手指的中央束、侧束及螺旋束，全部给予锐性切除，直到屈曲的手指能被动伸直为止。必要时也须切断Checkrein韧带与侧副韧带掌侧纤维，松开腱鞘。若皮肤与病变组织紧密粘连，可将皮肤与腱鞘一并切除。皮肤缺损可移植全厚皮片，也可用局部移行皮瓣修复。本手术病变切除彻底，效果可靠，但手术复杂，并发症多，术后的复发率与掌腱膜部分切除术相比无明显优势。

(三)掌腱膜切除游离植皮术

1. 适应证　①病变区皮肤条件差，不能保留，关节屈曲挛缩严重，原有皮肤已无法覆盖创面；②患者年龄小病变重，复发可能性大；③已行掌腱膜切除后复发者。

2. 操作要点　尽量切除病变组织，皮肤切口平行手的皮纹或在手的侧方，垂直于指蹼，避免术后瘢痕挛缩。术中将掌腱膜表面的皮肤一并切除，尽量切除通往深层的纤维，同时注意保留肌腱表面软组织，便于利用这些组织进行游离植皮，保障植皮存活。

(四)截指术

在小指尺侧，螺旋束的近端与小指展肌相连，肌肉收缩使该束如肌腱样牵拉小指屈曲，造成比环指更严重的屈曲挛缩，纠正更加困难，效果亦差。但小指的功能只占手功能的10%，当罹患的小指严重屈曲挛缩影响其他手指活动时，对于老年人，不如将小指的骨-关节-肌腱-指甲一并切除，留下有神经血管营养支配的手指皮瓣去修复手掌的皮肤缺损创面，这也是一种实用方法。对于严重挛缩的近侧指间关节可以考虑关节融合术，这样会产生手指短缩，但是避免了截指后产生痛性神经瘤的潜在并发症。

(五)手术注意事项

1. 手掌皮肤皱褶及半月形凹陷内积聚的污秽，必须在术前清洗干净。若有皮肤糜烂，需外敷抗生素直到愈合后才进行手术，以免感染。

2. 手术需在充气止血带下进行，才能使术野清晰。戴手术放大镜把能看清的病变组织切除干净。术毕放松止血带仔细止血，应用双极电凝器止血，可减少结扎线结的遗留。

3. 切口缝合时需注意不要在手指的关节屈面留下直的中线瘢痕，切口应调整成锯齿状缝合。

4. 需用多根橡皮条从手掌创面不同方向引流，掌心以折叠成团的纱布按压，外加厚的敷料均匀包扎，以防止血肿。术后48h去除引流物，检查伤口有无血肿，皮瓣颜色如何。对于开放技术的手掌横切口，厚敷料可在术后第5天去除，换敷料。

5. 挛缩屈曲的手指扳直后，尚需用弹性支架牵引保护，防止手指屈曲复发，伸展支架在术后夜间约需间断使用3个月。

(六)术后并发症的处理

1. *血肿* 这是最常见的早期并发症。术后患者伤口持续疼痛，又有低热，应打开敷料检查，必要时拆线，引流血肿。

2. *皮肤尖角及边缘坏死* 病变的皮肤本来血管就少，剥离后血供更差，若在张力下缝合，极易造成皮肤坏死。对失活的皮肤应当切除植皮或采用开放技术，让皮肤无张力松开，自然愈合。

3. *误伤指神经与血管* 由于螺旋束的挛缩，指神经血管被向前、向中央牵拉移位，故术中易误伤神经与血管。神经一旦切断应立即吻接，血管可结扎止血。

4. *切口延迟愈合* 当切口缝合有张力或皮肤血供较差时，其愈合的时间也较长，一般应在术后2周拆线。过早拆线切口裂开，应按开放技术处理。

5. *复发* 病变组织切除不彻底，年轻的患者或本症的好发素质者，术后容易复发，需再次手术纠正。对于环、小指近侧指关节屈曲复发者，也可考虑做指关节融合术。

七、预　后

影响本病预后的因素有以下几点：①遗传：有家族史者本症的发病较早较快。②性别：女性的发病年龄比男性晚，而且进展缓慢。③乙醇中毒及癫痫：患者并发本症，往往病情较重、发展迅速、术后复发率高。④病变的部位与范围：双手发病，特别是存在指节垫与跖筋膜挛缩者，病情进展快，复发率高。手尺侧的手指发病比桡侧的手指发病进展快。同一个手指掌指关节挛缩比近侧指关节挛缩的矫正效果更好。同样近侧指关节挛缩，小指比环指的预后更差。

(沈尊理　张兆峰　侯明钟)

参考文献

[1] 王澍寰. 手外科学. 2版. 北京：人民卫生出版社，1990：477-479.

[2] 李承球，宋知非，孙贤敏. 掌腱膜挛缩症(13例报告). 中华骨科杂志，1989，9(4)：265.

[3] 杨克勤，过邦辅. 矫形外科学. 上海：上海科学技术出版社，1986：694-695.

[4] 顾玉东. 手的修复与再造. 上海：上海医科大学出版社，1995：119-123.

[5] 郭巨灵. 临床骨科学：骨病(四). 北京：人民卫生出版社，1989：650-654.

[6] 黄一雄，侯明钟. 中国人掌腱膜挛缩症的若干流行病学问题，实用手外科杂志，1998，12(1)：43.

[7] 阚世廉，费起礼. 掌腱膜挛缩症. 手外科杂志，1986，2(2)：35.

[8] 沈尊理，黄一雄，郭效朋，等. 掌腱膜挛缩症中手指屈曲畸形治疗的临床研究. 中国美容整形外科杂志，2010，21(12)：725-727.

[9] Badalamente MA, Hurst LC, Grandia SK, et al. Platelet-derived growth factor in Dupuytren′s disease. J Hand Surg, 1992, 17A: 317-322.

[10] McCash CR. The open palm technique in Dupuytren′s contracture. Brit J Plast Surg, 1964, 17: 271.

[11] McIndoe SA, et al. The surgical management of Dupuytren′s contracture. Am J Surg, 1985, 95: 197.

[12] Murrell GAC, Francis MJ, Howlett CR. Dupuytren′s contracture fine structure in relation to aetiology. J Bone Joint-Surg, 1989, 71B: 367-373.

[13] Robert M, McFarlane MD. Dupuytren′s disease: Relation to work and injury. J Hand Surg, 1991, 16A: 775.

[14] Rombouts JJ, et al. Prediction of recurrence in the treatment of Dupuytren′s disease: Evaluation of a histologic classifi-cation. J Hand Surg, 1989, 14A: 644-652.

[15] Skoog T. The pathogenesis and etiology of Dupuytren′s contracture. J Plast

Reconstr, 1963, 31: 258-267.

[16] Yih Liu, Winby York-kwan Chen. Dupuytren's disease among the Chinese in Taiwan. J Hand Surg, 1991, 9: 779.

[17] Dias JJ, Braybrooke J. Dupuytren's contracture: An audit of the outcomes of surgery. J Hand Surg Br, 2006, 31: 514-521.

[18] Engstrand C, Borén L, Liedberg G. Evaluation of activity limitation and digital extension in Dupuytren's contracture three months after fasciectomy and hand therapy interventions. J Hand Ther, 2009, 22: 21-27.

[19] Swartz WM, Lalonde DH. MOC-PS CME article: Dupuytren's disease. Plast Reconstr Surg, 2008, 121: 1-10.

[20] Shaw RB, Chong AK, Zhang A. Dupuytren's disease: History, diagnosis and treatment. Plast Reconstr Surg, 2007, 120: 44-54e.

[21] Keith E. Brandt. An Evidence-Based Approach to Dupuytren's Contracture. Plast. Reconstr. Surg, 2010, 126: 2210.

第46章

淋巴水肿

第一节 定 义

淋巴水肿是指淋巴系统因外部或本身的病变而导致的淋巴液回流受阻进而在组织间隙内滞留所导致的水肿。淋巴水肿可以单独发生，也与其他局部病变或者全身严重的综合病症共存。发生在四肢的周围型淋巴水肿最为常见，也可累及外生殖器和面部。一般来说淋巴水肿进展缓慢，呈渐进性发展。患病组织常伴有慢性炎症，纤维化及脂肪沉积等病理改变。急性淋巴管及周围组织炎是淋巴水肿最常见的并发症。淋巴水肿目前还不能被根治，晚期患肢异常增粗可形同大象腿而致残。在世界卫生组织所列的常见病中淋巴水肿排在第11位。

第二节 解 剖 学

一、各级淋巴管

从组织学上分类，淋巴系统可分成以下部分。

1. *毛细淋巴管* 皮肤和黏膜的淋巴系统起始于一个纤细、多孔的网状毛细管，位于组织间隙的结缔组织。其一端是盲端，另一端互相交汇成毛细淋巴管网。与毛细血管相比，毛细淋巴管的管径更大（$>100\mu m$）且不规则。肠道毛细淋巴管位于细胞间隙由纤维细胞构成网状结构内。与皮肤毛细淋巴管相似，肠道毛细淋巴管内皮细胞的连接也呈重叠状，形成单向瓣膜。内皮细胞的腔外侧有锚丝附着。但组织间隙充满水分压力增高时，锚丝受牵拉后瓣膜开放，组织间液随即流入。淋巴流的动力源于组织间隙内压及血液循环系统间的压力差。

2. *前集合淋巴管* 前集合淋巴管的管径大约$150\mu m$，负责将周围毛细淋巴管来源的淋巴输送到集合管。前集合淋巴管内有瓣膜以保证淋巴的单向流动。其组织结构变化较大，有的前集合淋巴管没有平滑肌，有的具备平滑肌和胶原外膜。

3. *集合淋巴管* 集合淋巴管是肌性内皮管，管径$100\sim600\mu m$。管壁具有与静脉类似的三层结构，即内膜层，中层或肌层，外膜层。内层由内皮细胞和基底膜组成。中层最厚由2～3层平滑肌以及弹力纤维和胶原纤维组成，管壁的瓣膜处没有平滑肌，通常浅表淋巴管的肌层比深部淋巴管的厚，周围淋巴管的肌层比中央淋巴管的厚，近心端和远心端之间的淋巴管又称淋巴结，淋巴的流动方向取决于远侧端瓣膜的关闭和近侧端瓣膜的开放。浅表的集合淋巴管与较大的皮静脉伴行，在皮静脉的深层集合淋巴管形成广泛的淋巴束。其引流范围与所伴行的静脉相似。相邻的淋巴管之间有连接。深部的淋巴管与动脉和静脉伴行并且彼此连接形同绳索梯。深部淋巴管的管径较浅部的大。

4. *淋巴干及其分布* 淋巴干的肌层较集合淋巴管厚（图46-1）。下肢的集合淋巴管经腹股沟淋巴结伴髂血管继续上行成髂淋巴干，经髂淋巴结上行经的淋巴淋巴结后成腰干。一根或数根肠系膜浅淋巴管汇合成肠淋巴干。左右腰干与肠道淋巴干汇合在第2腰椎的水平形成乳糜池，这就是胸导管的开始。肠淋巴干也可能直接汇入胸导管。左上肢的集合淋巴管汇集到腋部经过腋淋巴结形

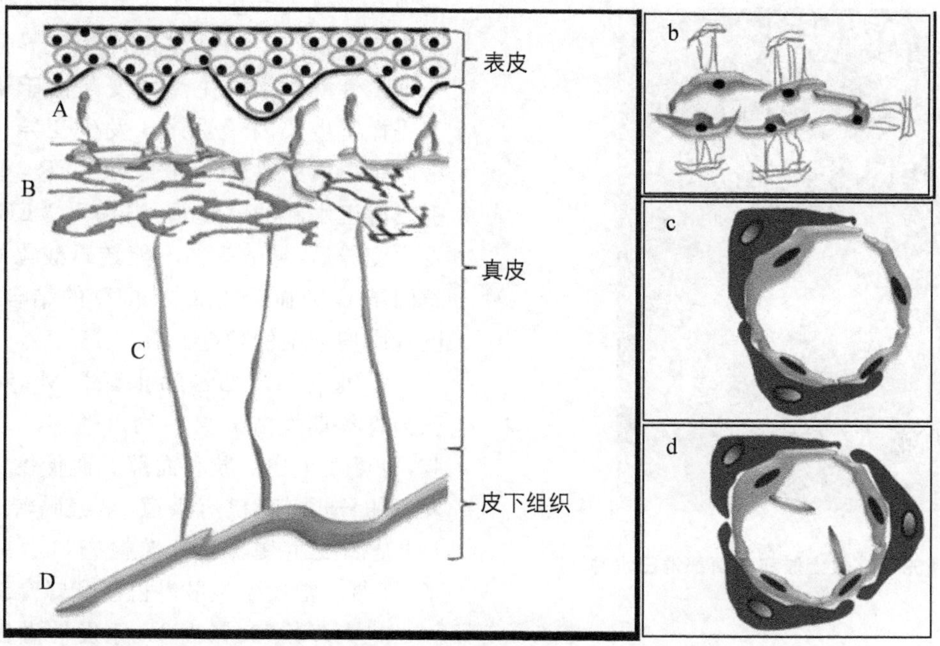

图 46-1　皮肤淋巴管的结构和形态

注：A. 表皮；B. 毛细淋巴管网；C. 前集合淋巴管；D. 集合淋巴管

成左锁骨下淋巴干，后者可直接注入左静脉角。右上肢的集合淋巴管经腋淋巴结形成有锁骨下淋巴管后形成右锁骨下淋巴干，然后与来自头颈部的淋巴干汇成右淋巴管注入右侧静脉角。

5. 胸导管　胸导管是最大的淋巴干，收集下半身和腰背部深层，脊柱旁胸膜，纵隔后方以及左上半躯干和左上肢的淋巴。据报道每天流经胸导管的淋巴 2～4L。胸导管起始于 T_{10}～L_2，在纵隔的后方上行，最后注入左颈静脉角（95%），或右颈静脉角（1%），或两侧颈静脉角（4%）。胸导管的起始部是乳糜池，长度为 3～8cm。

二、淋 巴 结

淋巴结通常成组，或沿血管形成链，沿淋巴回流的途径排列。人体有淋巴结 600～700 枚。随年龄的增长淋巴结的体积缩小但数量不变。淋巴结的形态有椭圆、肾形、球形及纺锤状。不同部位的淋巴结间形态也有差异，如腹股沟淋巴结较大且圆，髂外淋巴结呈椭圆形又大，髂内淋巴结小而圆。淋巴结的大小依赖于病人年龄，病情，淋巴结的功能状况而可有较大的差异。成年人的淋巴结大小一般为0.2～3cm，特别大的淋巴结通常预示有病变。大多数淋巴结埋藏在脂肪组织中。淋巴结是淋巴系统中的重要成分，具有多项功能。淋巴液经输入淋巴管进入淋巴结，再经输出淋巴管排出。输入淋巴管可以是周围来的集合淋巴管，也可以是淋巴结之间的连接分支。淋巴结的充盈功能在淋巴系统的功能检查如 MR 淋巴造影和淋巴闪烁造影中发挥重要作用。

第三节　病因学和分类

淋巴水肿根据病因不同分为原发性和继发性两大类。

一、原发性淋巴水肿

原发性淋巴水肿没有明确的发病诱因。出生时或出生不久即发病的又称先天性淋巴水肿。原发性淋巴水肿大多发生在下肢，以单侧多见，上肢发生较少，还可发生在面部（以半侧多见）和外生殖器（阴囊，阴茎，大小阴唇），呈多部位发病（图 46-2，图 46-3，图 46-4）。少数原发性淋巴水肿有家族遗传史。根据发病时间的不同遗传性淋巴水肿又分为以下几种。

1. 遗传性淋巴水肿Ⅰ型或 Nonne-Milroy's 病　特征为出生时或不久即发病。病变可累及下

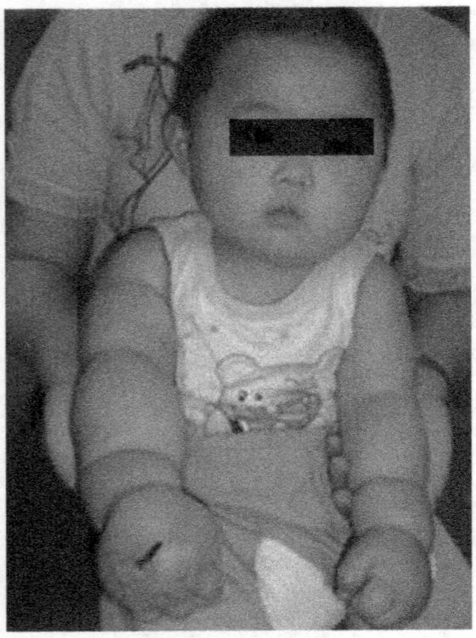

图 46-2　先天性双上肢和左面部淋巴水肿

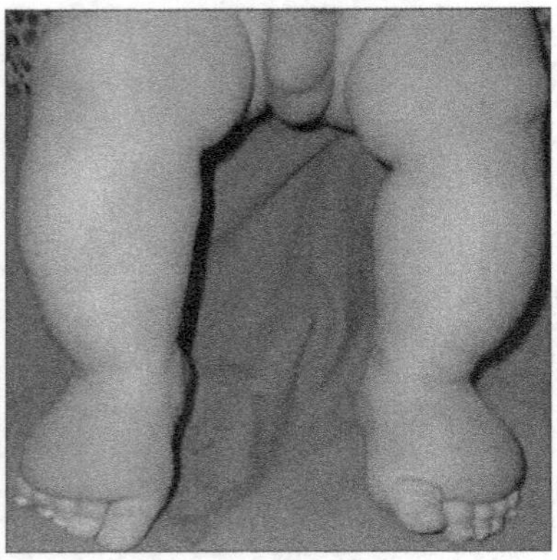

图 46-3　先天性双下肢淋巴水肿

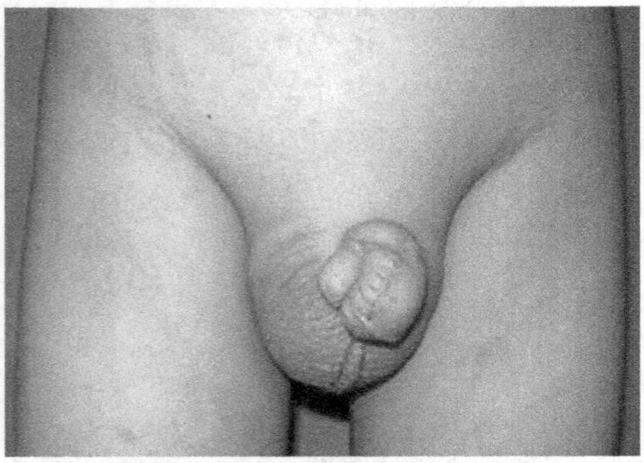

图 46-4　先天性会阴部淋巴水肿

肢、上肢，生殖器及面部。淋巴管和淋巴结发育不良或缺失。近年的研究发现血管生长因子 3 的受体(VEGFR 3)与淋巴管的发育密切相关。对患 Nonne-Milroy 病的几代家族成员所做的基因普查发现有部分成员基因有改变，即编码血管生长因子受体 3(VEGFR 3)的基因产生变异。因此至少部分遗传性淋巴水肿Ⅰ型病变是由于第五对染色体编码血管生长因子受体 3 发生变异并由此造成其编码蛋白质的改变。对于 VEGFR 3 基因编码变异引发淋巴水肿的解释是：当编码 VEGFR 3 的基因发生变异后，导致受体不能转磷酸化而影响血管生长因子 C 和血管生长因子 D 的结合，进而影响淋巴管内皮细胞的功能。

2. 遗传性淋巴水肿Ⅱ型或 Meige 综合征　特征为青春期发病。男女均可遗传。水肿常见于下肢，也可发生在上肢和面部。遗传性淋巴水肿Ⅱ型发病的分子基础已有报道，是编码转录因子 FOXC 2 的基因发生变异。影像检查显示患肢淋巴管扩张、纡曲。常发生患肢淋巴管和蜂窝织炎。

绝大多数(90%以上)原发性淋巴水肿病例并无家族遗传性史。发病原因不明。一般将 35 岁前发病的称为早发性(Lymphedema praecox)，35 岁以后发病则称为迟发性(Lymphedema tardum)。早发性常在 10—20 岁发病。水肿最先出现在足背和踝部，70%的病例为单侧，经过数月或数年蔓延至整个小腿，较少波及大腿。

按淋巴管的病理改变分类，原发性淋巴水肿可以分为：

1. 淋巴管发育不良(Hypoplasia)　浅表集合淋巴管和淋巴结数量减少，淋巴管管径小。此型最为常见。

2. 淋巴管过度发育(Hyperplasia)　毛细淋巴管和集合淋巴管均受累，较正常粗大，管腔扩张，瓣膜功能不全，也可能有管壁平滑肌收缩功能不全。通常伴有区域(如腹股沟，髂淋巴结)淋巴结数目增多和体积增大。

3. 淋巴管缺失(Aplasia)　此类畸形不太可能导致整个肢体的淋巴管的缺失。可以表现为前集合淋巴管难以观察到，但是深部淋巴管却扩张显影。

淋巴结的病变也可表现为发育不良如数量少，体积小，或缺失，以及过度发育如体积增大等病理类型。同一患肢的淋巴管和淋巴结可以同时患病，或者单独表现，病理类型可以相同，也可能完全不同。

二、继发性淋巴水肿

此类淋巴水肿有多种原因。常见的有外科手术，恶性肿瘤和恶性肿瘤根治术，外伤和细菌和寄生虫感染等。这一类淋巴水肿既是临床通常称为阻塞性淋巴水肿。

1. *恶性肿瘤根治术后淋巴水肿*　临床上恶性肿瘤根治术后的淋巴循环障碍较为常见。上肢的淋巴水肿最常见于乳腺癌术后。摘除腋部淋巴结是导致淋巴回流阻断的直接原因，如果手术后接受放疗，则水肿发生的概率和严重程度均增加。乳腺癌术后淋巴水肿的发生率为 20%～30%。近年乳腺癌在我国大城市已跃升至妇女恶性肿瘤的第一位，发病率达到 13/10 000，因此乳癌根治术和放疗后发生的上肢淋巴水肿的患病总人数也必然随之增加(图 46-5)。下肢的水肿多见子宫颈癌和子宫内膜癌，卵巢癌，前列腺和睾丸及膀胱恶性肿瘤根治术清扫了髂淋巴结和腹股沟淋巴结以及放疗后。大多水肿发生在一侧肢体。根治术后淋巴水肿可发生在术后的数月，数年甚至数十年后。手术后至水肿发生的期间又称潜伏期，潜伏期长短差异的原因尚不清。肿瘤根治术后的淋巴水肿是我国目前继发性淋巴水肿的主要类型。

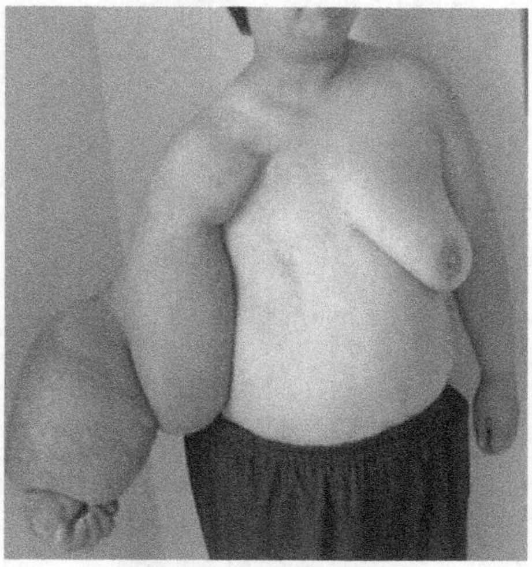

图 46-5　乳腺癌根治术后上肢淋巴水肿

2. *外科手术后淋巴水肿*　常见于大隐静脉剥离术后。因为患者的静脉系统已经有病变，淋巴管再受损伤，所引发的水肿往往源自血管和淋巴管循环的双重障碍。近年来由于心脏冠状动脉旁路移植术的日益普及，切取移植用的下肢浅表静脉后引发的供肢淋巴水肿也陆续报道。腹股沟淋巴结摘除术也是继发性下肢淋巴水肿的常见原因，而淋巴结摘除的原因可能仅仅因为淋巴结的炎症。此类淋巴水肿也可归为医源性淋巴水肿，往往发生在术后早期。因腹股沟淋巴结肿大疼痛而做淋巴结摘除也是外科手术造成的继发性淋巴水肿的原因之一。水肿一般在淋巴结摘除后立即发生，而且不会自行消退。病理检查结果往往显示“淋巴结炎症”。因此实施淋巴结摘除术前必须慎重，单纯的淋巴结肿痛，不应成为摘除手术的适应证。

3. *感染后淋巴水肿*　感染后淋巴水肿可由细菌，真菌和寄生虫感染后引发。丝虫性淋巴水肿是世界范围内发病人数最多的继发性淋巴水肿。估计全球有数亿人患病。丝虫经蚊子叮咬后传播，其幼虫-微丝幼寄生在淋巴系统，引起淋巴管和淋巴结复发性炎症，导致淋巴结纤维化和淋巴管闭塞和淋巴水肿。新中国成立后对丝虫病采取的有效的预防和治疗取得了很好的效果。世界卫生组织(WHO)于 2007 年已确认我国消灭了丝虫病。在我国丝虫感染引发的淋巴水肿新病例已经多年未见，目前的患者多为五十、六十年代遗留的老病人。真菌感染(足癣)和细菌(常见致病菌为 A 型溶血性)引发的反复发作的淋巴管及周围软组织炎症(丹毒)也可诱发淋巴水肿。炎症可破坏淋巴结和淋巴管的结构，使之发生纤维化和管腔闭塞，导致淋巴回流受阻和组织水肿，是目前我国常见的感染性淋巴水肿的类型。

4. *外伤后淋巴水肿*　严重的外伤，如较大范围的软组织(皮肤，肌肉)缺损伴有或不伴有骨折，由于创伤深且范围大，浅表淋巴管甚至深部淋巴管的也损伤和缺失，留下大面积或者是环状的紧贴骨头的瘢痕，可以造成远端肢体淋巴水肿，以下肢多见。创伤痊愈早期水肿可不立即发生，经过一段潜伏期，时间可长达数年。

5. *恶性肿瘤淋巴水肿*　恶性肿瘤本身可以阻塞淋巴管或淋巴结而引发淋巴水肿。肿瘤细胞可以穿透淋巴管壁而占据管腔或转移至淋巴结从而阻断淋巴回流。此外肿瘤本身也可能压迫淋巴管而阻挡淋巴循环。原发性的和复发性的恶性肿瘤均可能引发淋巴水肿。远位或全身恶性肿瘤可转移至髂淋巴结和腹股沟淋巴结引起的下肢水肿。来源复杂，包括鼻咽癌，肺癌，肠癌，肝癌，胃癌和淋巴瘤。区域(盆腔)肿瘤如子宫内膜癌，子宫颈癌，前列腺癌，阴茎癌等也可转移至腹股沟淋巴结，引发淋巴水肿。因癌症转移淋巴结引起的下肢淋巴水肿往往病程较短，也称急性淋巴水肿。淋巴结内因为肿瘤侵犯造成导致输入淋巴管回流受阻，多数肢体远端如足背、小腿、最先出现水肿，水肿为凹陷性，呈进行性发展。由于原发性病变往往比较隐匿，患者最初因为下肢水肿而就诊。MR淋巴造影可见下肢集合淋巴管明显扩张，交通支开放，深筋膜浅层积水。最有意义的发现是腹股沟淋巴结增大，结构不均匀，造影剂在淋巴结内充盈不均匀，部分淋巴结内充盈缺损，提示淋巴结内有占位性病变。原发病灶不清时应进一步做血清肿瘤标记物的检查，或做肿大淋巴结针吸细胞学检查，PETCT检查寻找原发病灶。恶性肿瘤引发的淋巴水肿应积极治疗原发病。

第四节　临床表现和临床分期

淋巴水肿的典型的临床表现是体表局部软组织肿胀，多发生在四肢，也可发生在外生殖器或面部。早期水肿多见于肢体的远端，如足背，踝周或手背。淋巴水肿一般呈渐进性缓慢发展。随病程的延续水肿逐渐加重。慢性淋巴水肿组织都伴有慢性炎症，患肢的皮温较正常的高，大多数病人有过数次或频繁的丹毒发作史。每一次的感染都加重水肿。晚期因患肢（患部）因组织纤维化和脂肪沉积而异常增粗，导致象皮腿样畸形甚至残疾。

根据临床表现肢体淋巴水肿大致分为四期（国际淋巴学会2009年制订）。

0期：此期水肿尚未发生，也称为潜伏期。

Ⅰ期：发病早期，特点是用手指按压水肿部位，会出现局部的凹陷，又称呈凹陷性水肿（图46-6），抬高患肢水肿可减轻。

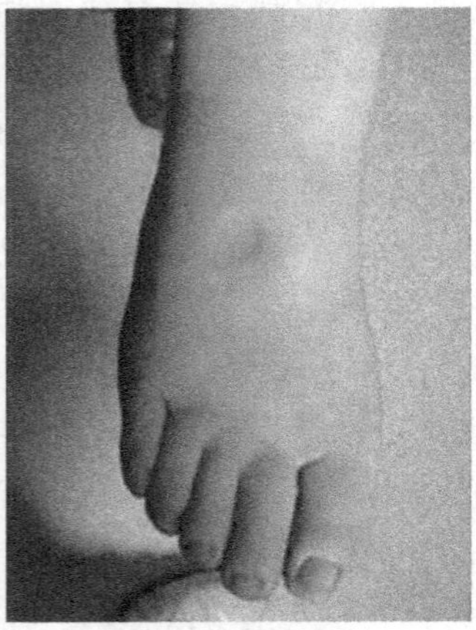

图46-6　足背凹陷性水肿

Ⅱ期：水肿较明显，患肢抬高后水肿不能缓解，由于此阶段组织发生纤维化和脂肪沉积，组织不再松软，水肿可呈非凹陷性。

Ⅲ期：患肢增粗明显，组织变硬，水肿呈非凹陷性，抬高患肢水肿完全不能缓解。皮肤粗糙，角化，疣状增生。皮下纤维化和脂肪沉积明显，晚期呈象皮腿（图46-7）。

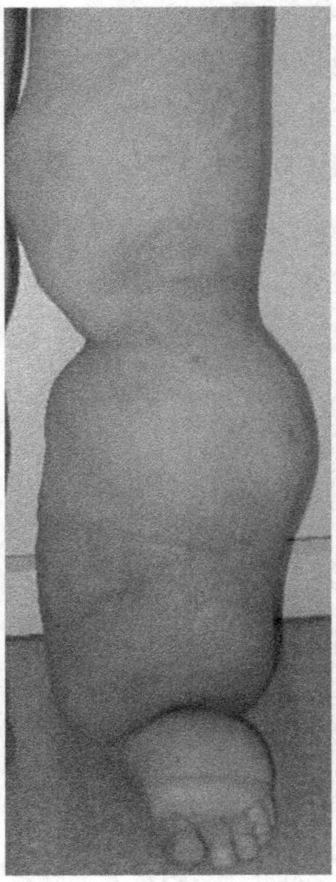

图46-7　晚期下肢象皮肿

第五节　诊断与鉴别诊断

一、淋巴水肿的诊断

1. *病史*　了解有无水肿家族史，发病的年龄（出生时发病或青春期发病），病程进展速度，持续时间，有无丹毒感染以及过去的治疗史等信息有助于原发性淋巴水肿的诊断。了解有无外伤，外科手术，恶性肿瘤根治手术和放疗，复发性淋巴管蜂窝织炎等病史有助于继发性淋巴水肿的诊断。

2. 体征　观察水肿的部位和范围，是否凹陷性，有无皮肤角化，疣状增生，皮肤的颜色及色素沉着，皮肤的温度，有无静脉曲张，皮肤溃疡和淋巴液渗漏。

3. 淋巴水肿肢体的测量　淋巴水肿肢体的测量很重要，它能反映病变的程度，可以判断治疗的效果。以下几种方法较常用。

(1)周径测量：最常用也是最简便的测量手段。其方法是在肢体的不同部位固定几个位点，用皮尺做周径测量并记录(图 46-8)。例如在上肢可以选择：虎口，腕横纹上 5cm，肘横纹上、下各 15cm；下肢可以选择：趾蹼上 5cm，踝关节上 5cm，髌骨上、下各 15cm。具体操作时应注意同一个病人使用同一个皮尺，每次测量时使用同样的张力以保证所的数据的可信性。如果要做病肢体积的计算，可以选择每 4cm 或 10cm 做周径测量，然后计算出肢体的体积。以每 4 公分测量的计算为例，对一个圆柱体来说计算的公式：$V=\pi r2\ h$，V 是体积，r 是半径，h 是圆柱体的高，π 是常数。当周径等同于 2πr，圆柱体的高是 4 时 $V=C2/\pi$。

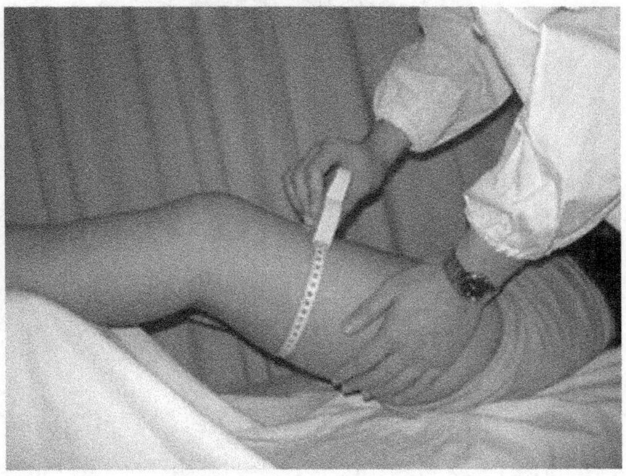

图 46-8　肢体周径测量

(2)水置换测量：最古老的测量方法之一。用此法可以获知肢体的体积。方法是将被测肢体置于盛满水的容器内，记录水平面的高度，取出肢体后观察水的容积的变化，从而计算出患肢的体积。此法的优点是避免了用皮尺测量时张力使用不均导致的每次测量间差异的缺陷。不足之处是不能获知病患肢体不同部位的周径及其变化，而且特别粗大的肢体难以被置入测量容器中。

(3)人体生物成分分析仪测量水分：最新的检查手段，近年来在临床逐步推广。检查方法简单且精确(图 46-9)。原理是通过对体内生物电阻的测量获知机体各部位组织内的水分，脂肪，肌肉等的含量。其优点是可以比较精确的反映水肿肢体内的水分，水分与脂肪的比例，得到量化的数据。可同时作两侧肢体以及上下肢间的比较。此项检查不仅可以用作淋巴水肿的诊断，还可以与脂肪性肿胀做鉴别，更重要的是可以做治疗前后的水肿变化的较精确的比较。

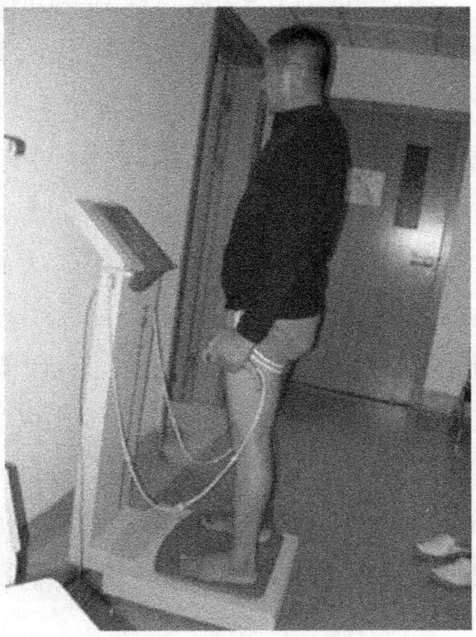

图 46-9　生物电阻水分测量

4. 影像检查　根据病史和临床体征，淋巴水肿的诊断一般不困难。但是借助影像诊断，可以详尽地了解受累淋巴系统(淋巴管和淋巴结)的病变性质以及明确组织水肿的部位和程度以及纤维化，脂肪沉积等病理改变，全面了解患肢的病理改变，提高诊断水平。

(1)直接淋巴造影(Direct lymphangiography)：由 Kinmonth 在 20 世纪 50 年代首创。是一种创伤性检查方法。首先需在皮下注射亚甲蓝，然后在手背或足背部做皮肤切口，在显微镜下辨认分离出蓝染的淋巴管后注入碘化油，然后摄 X 线片。在造影剂注射过程中和注射后立即摄片可以观察到盆腔，腹膜后的淋巴管和淋巴结。直接淋巴造影被视为淋巴系统显像的经典方法，因为淋巴管和淋巴结的形态能清晰分辨。然而由于分离淋巴管的难度较大，成功率不高；其次是创伤性的检查，碘化油对淋巴管的内皮有损害作用，往往造成被检淋巴管的损伤甚至闭塞，因此直接淋巴造影是“一次性”的检查，难以重复。碘化油有可能引起肺栓塞，甚至死亡。直接淋巴造影现在已很少被采用。

(2)核素淋巴造影或淋巴闪烁造影(Lymphoscintigraphy)：近 30 年来应用最广的影像诊断

方法。采用核素锝(^{99m}Tc)标记的大分子如右旋糖酐作显影剂，在指(趾)蹼皮内或皮下注射后可被起始淋巴管摄取。检查的程序是造影剂注射后立即采用γ射线照相机来探测淋巴管和淋巴结中结合的放射性核素。然后要求病人行走或握拳，加速显影剂吸收，1h，12h 或 24h 后重复摄片检查。探测仪能够将γ射线转变成光闪。这些闪光组合成图像。原发性淋巴水肿的闪烁显像变化有淋巴回流缓慢或停滞，淋巴管不显影，显影剂向表皮反流，扩散，甚至显像区淋巴管和淋巴结均不显影。继发性淋巴水肿早期多有淋巴扩张，多条侧支淋巴管显影。但是对于非早期淋巴水肿来说，无论何种类型，显影剂注射后淋巴管或淋巴结不显影是共同的特征。淋巴闪烁造影的优点是无创伤，较安全，易重复。淋巴闪烁造影是动态性的检查，反映淋巴管和淋巴结的输送功能。其不足是影像的分辨率不高(图 46-10，图 46-11)，对淋巴系统(淋巴结和淋巴管)的形态显像不如直接淋巴造影，而且检查耗时长。

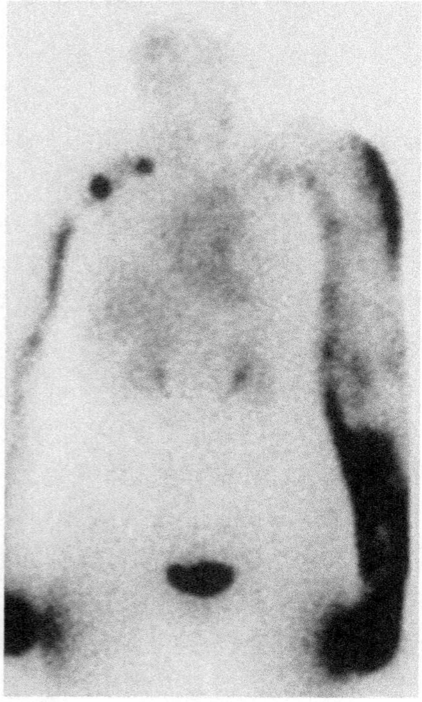

图 46-10　左上肢继发性淋巴水肿核素造影图像

造影剂在前臂和上臂多处滞留，淋巴管显示不清

(3)三维动态 MR 淋巴造影(3 D dynamic MR lymphangiography)：近 2～3 年发展的新型淋巴系统影像检查手段。采用钆贝葡胺等顺磁造影剂，指(趾)蹼皮内注射后，采用 3.0T 磁共振仪三维容积内插快速绕相梯度回波 T1W 动态增强成像进行动

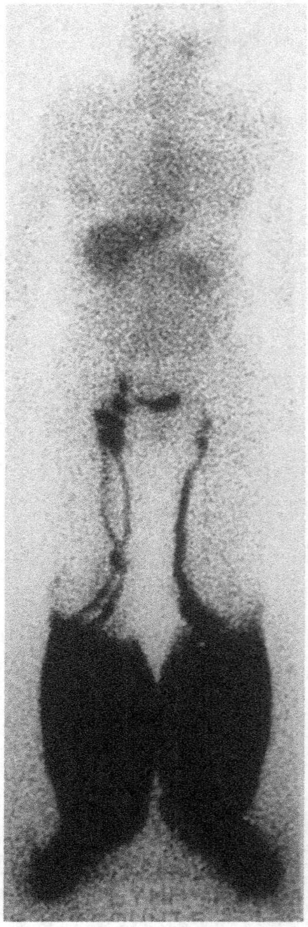

图 46-11　双下肢淋巴水肿的核素淋巴造影图像

小腿造影剂滞留，淋巴管辨别不清。左腹股沟淋巴结显影数目少，形态显影不清晰

态扫描。造影剂能够被毛细淋巴管快速摄取，被持续增强的淋巴液能够突显淋巴管和淋巴结的结构形态。跟踪被增强的淋巴液的流动，可以计算单位时间内淋巴液在淋巴管内的流动速度。动态跟踪淋巴结内造影剂的充盈状况，不仅能显示淋巴结的结构变化，还能量化淋巴结输送淋巴液的功能。整个检查在 1～1.5h 完成。相比较以往的影像检查，MRI 淋巴造影分辨率高，能清晰显现淋巴管和淋巴结的结构变化。图 46-12 显示 MRI 淋巴造影观察到的继发性和原发性淋巴水肿淋巴管的形态改变，图 46-13 显示 MRI 淋巴造影对淋巴管输送功能的观察。图 46-14 显示 MRI 淋巴造影能清晰显示病变淋巴结的形态和结构的改变。图 46-15 显示的是动态 MRI 淋巴结造影对淋巴结输送淋巴液功能的所作精确地观察。与以往的影像检查方法比较，MRI 淋巴造影无放射性，检查耗时短，易重复，而且

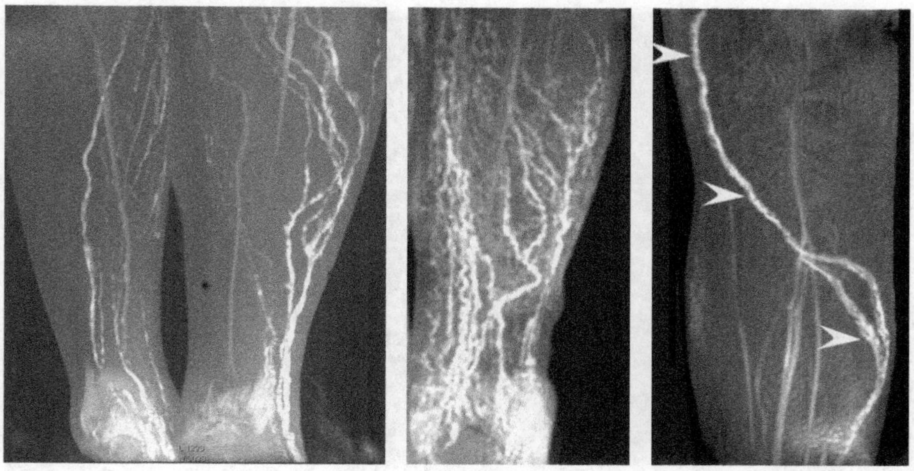

A　　B　　C

图 46-12　MRI 淋巴造影观察到的原发性和继发性淋巴水肿淋巴管的形态改变

A. MRI 淋巴造影清晰显示左下肢继发性淋巴水肿浅表扩张的淋巴管；B. 原发性下肢淋巴水肿淋巴管增生扩张型；C. MRI 淋巴造影显示原发性下肢淋巴水肿淋巴管减少型，单支淋巴管显影（箭头显示显影的淋巴管）

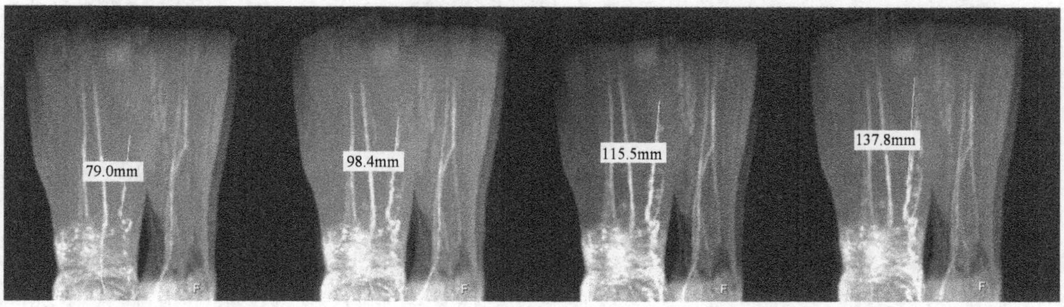

图 46-13　皮内注射造影剂后对被增强的淋巴液在淋巴管内的流速所作的实时观察

更精确，更敏感的反映淋巴系统形态和功能状况。此项检查能显著提升周围淋巴循环障碍疾病的诊断水平，有助于临床医师选择个性化的治疗方法，也利于跟踪治疗效果，以及研究发病机制。淋巴造影适合各类型的淋巴水肿，原发性和继发性淋巴水肿的诊断，也适合较复杂的淋巴水肿相关综合征（如 K-T 综合征）以及淋巴管畸形（如淋巴管瘤）的诊断和鉴别诊断。MRI 淋巴造影能同时检查患肢的水肿状况。有利于鉴别静脉性，全身因素引发的水肿，和静脉-淋巴混合型水肿。

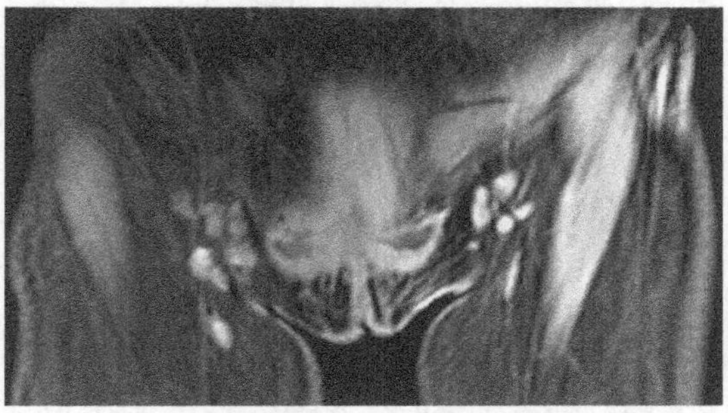

图 46-14　MRI 淋巴造影显示病变淋巴结形态和结构改变

MRI 淋巴造影显示右侧腹股沟淋巴结外形不规整，质地不均，造影剂在部分淋巴结内不完全充盈。左侧未患病淋巴结均匀完全充盈，外形整，质地均

二、淋巴水肿的鉴别诊断

1. 静脉性水肿　慢性静脉疾病是常见下肢肿胀和皮肤溃疡的原因，容易与慢性淋巴性水肿相混淆，也有相当多的病人同时患有两个循环系统的疾病，如果同时存在静脉性和淋巴性水肿，又称混合性水肿，治疗上因兼顾两种疾病。静脉性水肿生成的原因是慢性静脉功能不全。临床特点有：可有跛

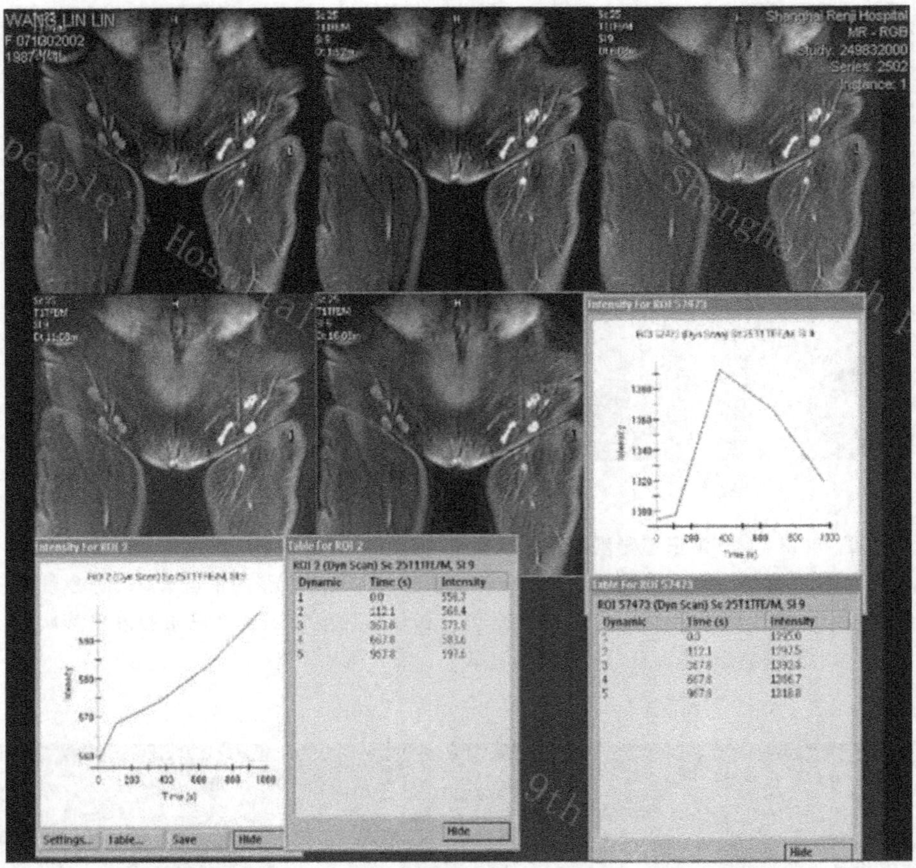

图 46-15 动态 MRI 淋巴造影实时显示淋巴结内造影剂的流入和流出状况，反映淋巴结的输送功能

行步态，皮肤色深，有血铁色沉着，皮下组织纤维化，非凹陷性水肿，皮肤萎缩，皮肤溃疡。大多数病人有静脉曲张和瓣膜关闭不全。

2. *脂肪性水肿* 此类肿胀并非是真正的水肿，肢体的增粗多为皮下脂肪的增加，主要为女性。体征特点是：双侧自髂前上棘到踝关节的对称性的肿胀，脚背无肿胀，非凹陷性肿胀，无蜂窝织炎，触摸有疼痛，皮肤易挫伤。

3. *心源性水肿* 由心功能衰竭引发，特点为：肢体末端水肿，多为双侧，凹陷性水肿，抬高肢体后水肿可完全消失，一般无疼痛，起坐呼吸或呼吸困难，颈静脉怒张，同时有其他心脏的异常体征。

4. *深静脉栓塞* 急性深静脉栓塞的特点有：起病急，通常是单侧水肿，如栓塞部位高也会出现双下肢水肿，患肢疼痛，Homan 征阳性，可能致命，静脉造影可以发现栓塞部位。

第六节 治 疗

周围淋巴水肿的治疗方法分为非手术治疗和手术治疗。无论是手术或非手术治疗，患肢皮肤清洁护理，功能锻炼和弹性绷带，护套的使用都是必需的。

非手术治疗

1. *物理治疗*

(1)综合物理治疗(complex decongestion therapy CDT)：又称综合消肿治疗，主要是手法淋巴引流(manual lymph drainage MLD)，这是近 20 年来国际上使用最广，疗效较好的淋巴水肿的非手术治疗方法。适用于成年人和儿童。治疗分两阶段，第一阶段的治疗包括：手法淋巴引流，功能锻炼，多层弹性绷带包扎；第二阶段的治疗目的是巩固前期的治疗效果，包括使用低弹性弹力袜或弹力手套，皮肤护理和功能锻炼。手法淋巴引流(图 46-16)最初由丹麦医生 Vodder 在 20 世纪 30 年代首先用于治疗肿大的淋巴结。20 世纪 80 年代德国医生 Foeldi

将此项技术加以改良和发展，增加了弹性绷带包扎，皮肤护理和功能锻炼等辅助治疗，形成了目前被广泛接受的综合消肿治疗。手法淋巴引流的实施方法包括对体表（包括躯干和肢体）淋巴系统沿淋巴回流方向和途径做轻柔的按压和按摩。治疗顺序是：先躯干后肢体；先健侧后患侧；先按压区域淋巴结（锁骨上、腋窝、腹股沟），然后按其引流区域的淋巴管走向做按摩。通过上述治疗促进周围淋巴液向中央淋巴系统的回流，达到减轻和消除患病肢体组织水肿的作用。手法引流结束采用低弹性的绷带（三级压力）（图 46-17）对患肢进行包扎。对

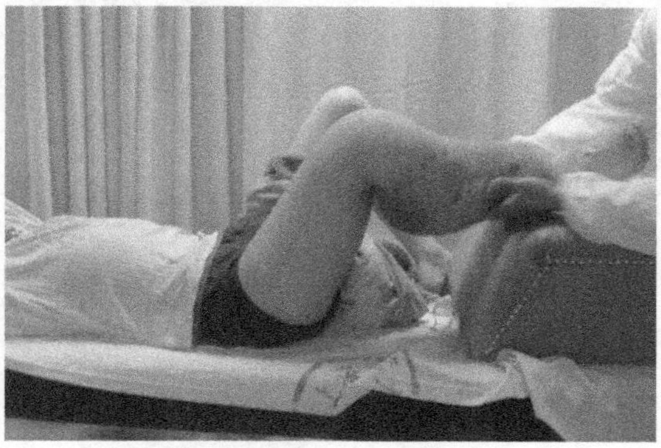

图 46-16　手法淋巴引流

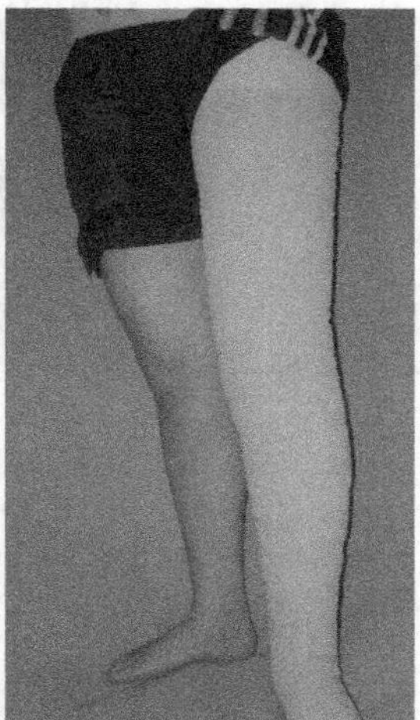

图 46-17　患肢弹性绷带包扎

大多数病人，包括象皮肿的患者，经过 1 个疗程（20 次）的治疗，坚持使用弹性包扎，都能够明显减小患肢的体积，减少皮肤感染。如果在治疗后第 2 年进行第 2 个疗程的治疗，则效果更加明显。图 46-18 显示的是右下肢象皮肿患者，组织纤维化明显，经过 2 个疗程的手法引流综合治疗，患肢体积缩小明显。图46-19所示上肢继发性淋巴水肿患者，经过

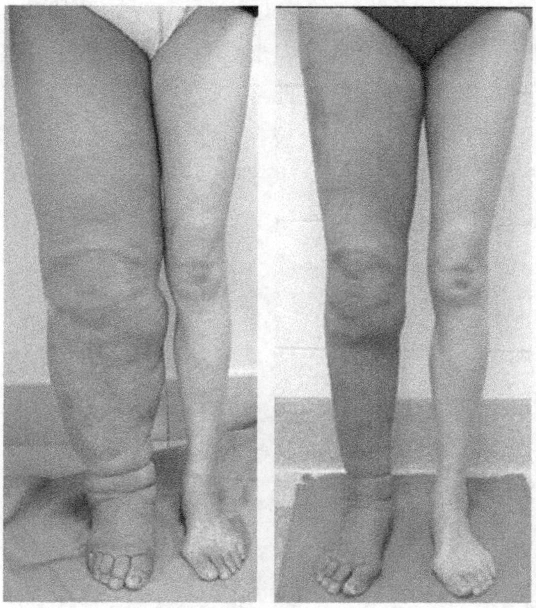

A　　B

图 46-18　患者女，46 岁，原发性右下肢淋巴水肿 20 年，患肢增粗，并伴有组织纤维化
A. MLD 治疗前；B. MLD 治疗 2 个疗程后水肿显著消退

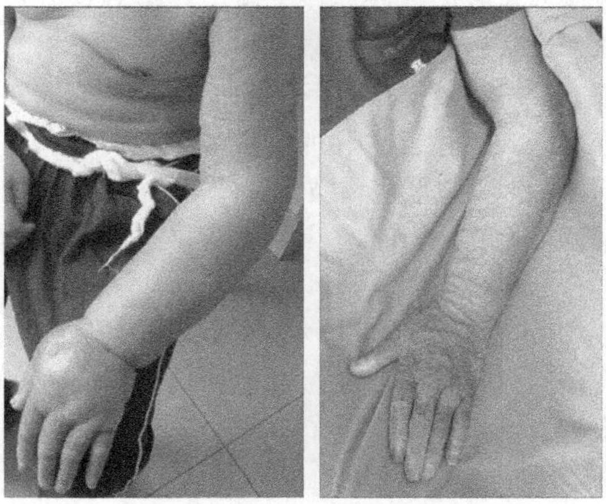

A　　B

图 46-19　患者男，50 岁．，左上肢继发性淋巴水肿 2 年
A. MLD 治疗前；B. MLD 治疗 1 个疗程后患肢水肿基本消退

20 次手法引流综合治疗，水肿基本消退。少数病人治疗后患肢体积缩小后遗留松弛的皮肤可做手术局部切除。一般情况下松弛的皮肤在持续使用弹性包扎的情况下会逐步收缩，恢复良好的外形。

(2)序贯加压空气泵:原理是利用多腔隙的可充气的肢体套,由远心端向近心的腔隙逐个的充气,产生对治疗肢体的由远向近侧的梯度压力,促使集聚在组织中的水分向肢体近心端的回流,达到治疗作用(图 46-20)。此项治疗操作简便,易行。缺点包括治疗后水肿液被挤向肢体根部和会阴部,造成近心端水肿加重。长期使用压力计治疗可加重患肢纤维化。

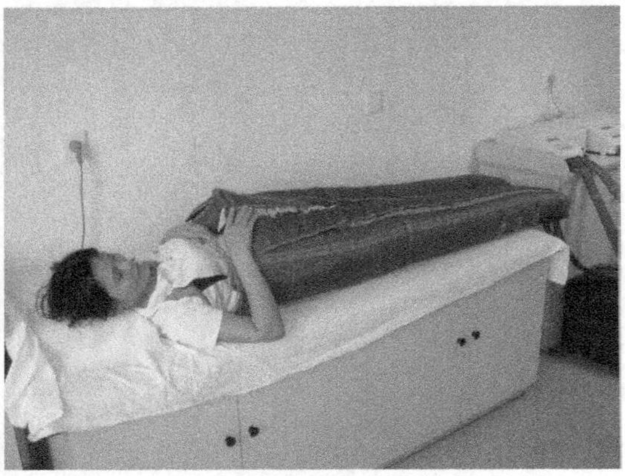

图 46-20 序贯加压空气泵治疗下肢淋巴水肿

(3)热疗:采用特制的远红外和微波热疗仪,热疗是利用不同产热装置(图 46-21,图 46-22)产生的热效应增加肢体皮肤和皮下组织的温度达到促进肢体淋巴水肿消除的效果。热疗的另一个明显效应是减少丹毒发作的次数和减轻其程度,因此辐射热疗对感染性淋巴水肿的治疗效果更明显。热疗的不足之处是只能用作肢体治疗,对于淋巴水肿常波及躯干(如臀部)或外生殖器等部位无用。热疗不适合治疗儿童的淋巴水肿。

2. 药物治疗

(1)利尿药:早期和短期的使用利尿药可以缓解水肿。但是长期使用有可能造成水、电解质的紊乱,也无助于淋巴水肿的治疗。不应将利尿药作为淋巴水肿的治疗手段。

(2)中药组方:采用具有消肿,活血,抗炎的中药组方剂,能增加机体免疫功能的中药组方消除和明显减轻外科手术(肿瘤根治术后)的急性淋巴水肿,明显降低丹毒并发症的发作频率,减轻发病程度,还具有抑制纤维化,控制病程发展的作用。

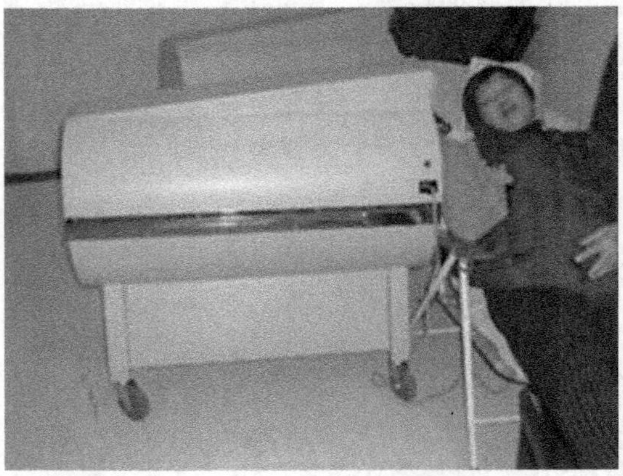

图 46-21 远红外治疗仪治疗上肢淋巴水肿

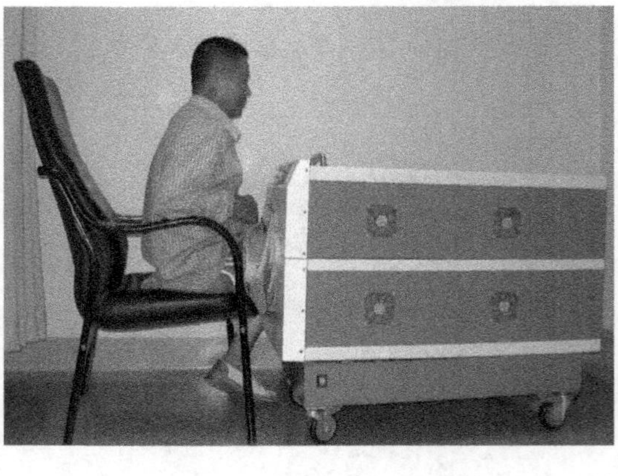

图 46-22 远红外治疗仪治疗下肢淋巴水肿

第七节 淋巴水肿并发症的诊断、治疗和预防

1. 感染并发症的诊断,治疗和预防 皮肤淋巴管和淋巴结担负起防御外界侵入的微生物和病原菌的重要功能。由于淋巴回流障碍,肢体淋巴水肿组织的免疫防御功能下降,由于复发性丹毒(Erysipelas)和蜂窝织炎(Cellulites)是淋巴水肿最常见也是危害最大的并发症。治疗和预防复发性皮肤组织感染是医师和病人都要面对和重视的问题。常见致病菌为 A 型溶血性链球菌,最常见于下肢。上肢继发性淋巴水肿也可见皮肤蜂窝织炎(图 46-23)。丹毒的临床表现特征是:起病急,寒战,继之发高热,还伴有不适、恶心、头痛、患部皮肤的疼痛、红和热,且有清楚界限的病损(图 46-24)。临床上可见每月甚至每周发作丹毒的病例,严重的感染还可能引起败血症。频发的淋巴管皮肤周围炎症,是淋巴水肿最常见的并发症,在多数情况下它与淋巴水肿共存,互为影响,形成水肿→

炎症→加重水肿和纤维化→炎症更频发的恶性循环。因此，有效地预防和控制炎症是治疗淋巴水肿的重要环节。

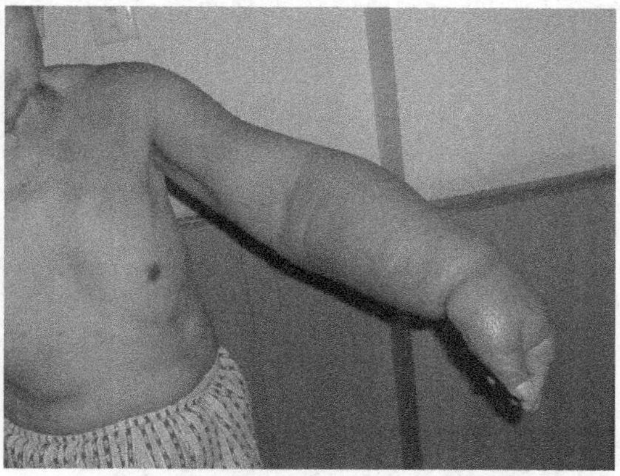

图 46-23　左上肢皮肤急性蜂窝织炎

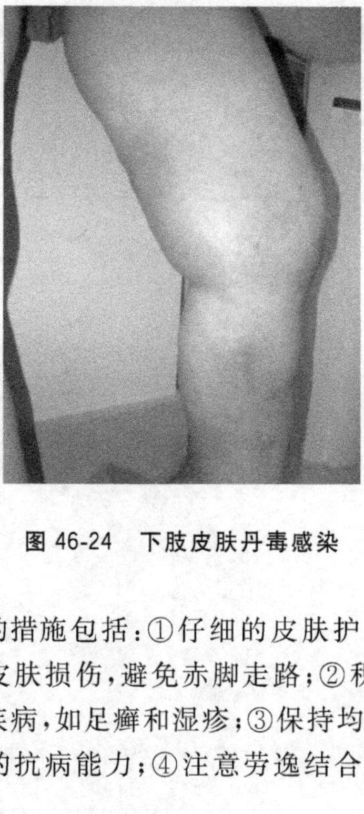

图 46-24　下肢皮肤丹毒感染

预防的措施包括：①仔细的皮肤护理，防止任何可能的皮肤损伤，避免赤脚走路；②积极治疗已有的皮肤疾病，如足癣和湿疹；③保持均衡的营养，提高机体的抗病能力；④注意劳逸结合，避免过度疲劳。

炎症一旦发生，或出现身体不适等先驱征兆，应尽快就医，采用抗生素治疗，避免延误治疗带来败血症等严重的后果。青霉素类抗生素静脉或肌内注射是治疗链球菌感染的有效方法，若加上甲硝唑，则治疗作用更强。治疗时间至少为 7～10d。如果届时局部的红肿还未退尽，笔者的经验是(相应的)采用清火和增强免疫力的中药进一步治疗，常获得良好的效果。因为抗生素的毒副作用难以长期应用，而中药确实是预防和控制丹毒的良药，实际上一些已经研究的比较多的具有增强免疫功能和消肿的中药，无论是单味还是复方，长期服用可以有效地预防和控制丹毒的发生。作者治疗的病人中有的长期服用数年的，明显降低了丹毒发作的次数，减轻了发病时的症状和病变的程度。国外学者采用长效青霉素定期注射也有良好的预防作用。在我国，长效青霉素已不生产。作者认为合适的中药完全可以起到预防的作用。

2. 淋巴水肿恶性变　淋巴管肉瘤(Lymphangiosarcoma)，又称 Stewart-Treves 综合征。多继发于广泛的乳腺癌根治术后广泛且病期长的上肢淋巴水肿。多发生在经典的乳腺癌根治术后。临床表现为皮肤紫色或红色结节连成片状，背侧皮肤多见。可出现溃疡，继而发生广泛坏死。较快发生转移。发病原因不清。近年来，乳腺癌手术范围趋向保守，乳腺组织部分切除加上放疗，淋巴管肉瘤的发生率减少。有效的治疗是截肢，如有远处转移需做化疗。近期报道采用抗血管生长的抗肿瘤药也有效。

手术治疗

1. 显微外科手术　此类手术的目的是建立淋巴液回流入血液系统的通路。要求手术者需具备精细的手术技巧和淋巴学的知识。淋巴显微外科手术至今没有约定俗成的手术方式和适应证的选择。

(1)淋巴循环重建手术：取自体健侧下肢集合淋巴管或隐静脉移植填补缺损的淋巴管，重建和恢复中断的淋巴管回流通路。此类手术，尤其是淋巴管移植，能够恢复淋巴系统的生理性功能，远期效果较好。由于需要取健侧下肢集合淋巴管，此手术适用于早期的单侧继发性下肢淋巴水肿或双上肢继发性淋巴水肿。手术方法简介如下。

①上肢继发性淋巴水肿：先从大腿取集合淋巴管，正常的大腿淋巴管可达 16 根，手术取 2～3 根，长 30cm。在患肢的受区腋窝部分离出上臂淋巴管和颈部受区淋巴管，然后与移植的淋巴管做无张力端-端吻合。

②下肢继发性淋巴水肿：适用于单侧淋巴水肿。从对侧未患病下肢取淋巴管，移植到患侧，与其上行的淋巴管做无张力吻合。

静脉移植桥接缺损的淋巴管是另一种选择，静脉可取自下肢隐静脉或上肢的头静脉，长度可达 7～15cm。

(2)淋巴循环改道手术：包括淋巴管-静脉和淋巴结-静脉分流手术。将淋巴管与邻近的静脉做端-端或端-侧吻合，或将淋巴结包膜与邻近静脉吻合，将患部淋巴管和淋巴结内的淋巴液导入静脉。此类手术的前提是静脉系统没有病变，瓣膜功能良好，没有关闭不全。手术方法简介如下：

①下肢淋巴水肿：淋巴管-静脉吻合-术前肢体远端皮下注射亚甲蓝，下肢淋巴水肿选择在腹股沟下方做切口，辨认被蓝染的淋巴结的输入管，与邻近的静脉做一个或多个吻合。淋巴结-静脉吻合的手术切口也选在腹股沟区，先游离淋巴结，在靠近输出管一侧将淋巴结斜行切断，保留其输入淋巴管和与输入管相连的淋巴结组织，将淋巴结内的实质挖除，保留淋巴结包膜，然后将包膜与邻近的静脉做端侧吻合。

②上肢淋巴水肿：切口选在上臂掌侧中 1/3 段，多选择浅表淋巴管，也有人选择深部淋巴管做吻合。深部淋巴管与肱动脉和静脉伴行，可与肱静脉的分支做吻合。

③术后处理：包括：使用低分子肝素 6 周，消炎和抗生素治疗 1 年，穿着弹力袜，皮肤清洁护理，有效地行走等肌肉锻炼。

经验表明，在影像检查了解患肢淋巴管的分布和结构的情况下，早期的继发性淋巴水肿可作为显微淋巴外科手术适应证。前提是淋巴影像检查浅表或深部淋巴管至少有一支可见，有部分淋巴结可见。淋巴造影未见淋巴管，皮肤有炎症，淋巴管发育不良型原发性淋巴水肿应被视为手术的禁忌证。

由于静脉与淋巴管的内压存在差异，术后静脉血可能反流入淋巴管，可能造成吻合口闭塞，术后远期效果不理想。到目前为止，还没有远期吻合口通畅率的较大规模的结果令人信服的临床研究报道。主要问题在于：一是对此手术的适应证还没有较为统一的意见；二是术后吻合口通畅率的如何精确判断；其三吻合口闭塞的确切原因；其四如何区分手术与其他辅助治疗如弹性绷带包扎，手法淋巴引流，抗生素应用在治疗效果中各自所起的作用。

2. 脂肪抽吸术　近年来陆续报道采用脂肪抽吸手术(Liposuction)适用于治疗原发性和继发性淋巴水肿。应用比较多的是晚期的上肢的继发性淋巴水肿，脂肪沉积明显，综合消肿治疗(手法淋巴引流)效果不佳，以及患肢淋巴管闭塞不适合作显微外科手术治疗的病例。下肢的继发性淋巴水肿的脂肪抽吸治疗也有报道。术后早期的效果比较明显(图 46-25，图 46-26)。要获得良好的术后效果，脂肪抽吸手术后病人需长期妥善使用低弹性的绷带包扎，包扎的时间和压力的强度较一般性的保守治疗要高，并且需要经验丰富的团队合作。适应证的选择和长期效果还需进一步观察和确定。早期病例不宜采用，在未做详尽检查，如淋巴系统造影，不清楚患肢淋巴系统病变(淋巴管是否存在)的情况下，也不主张手术，以免损伤浅表淋巴管。

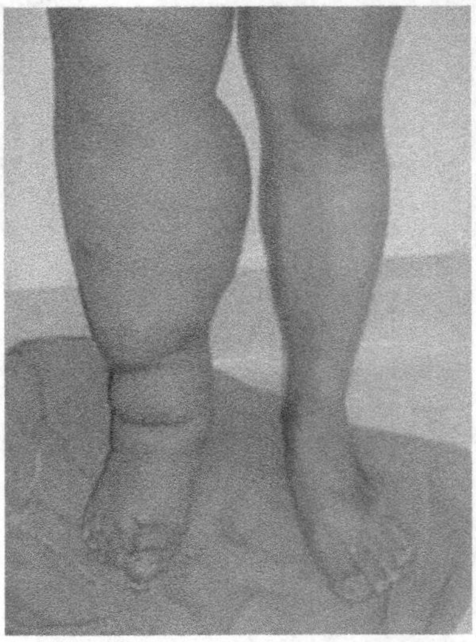

图 46-25　手术前

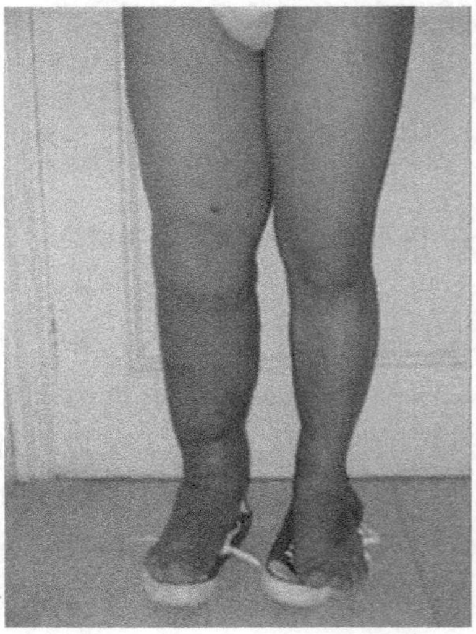

图 46-26　脂肪抽吸后

3. 外科切除术　单纯切除病理组织的手术又称“减负荷”(Debulking)手术，即切除淋巴水肿增生的皮肤和皮下组织，主要用于治疗晚期病例。过去常用的治疗肢体“减负荷”手术是 Charles 手术，切除全部小腿皮肤病理组织达深筋膜后，将游离皮片回植。此项手术的缺点是皮下集合淋巴管也一并切除了，需注意的是不要将肿大的淋巴结也切除，否则会加重淋巴水肿。虽然术后早期减负效果较明显，但是远期的效果(外形和功能)较差，因为彻底切除病变组织后小腿体积缩小明显，与大腿和健侧肢体在外形上反差过大难以令人满意。更重要的是由于淋巴回流障碍并未因此手术得到改善，覆盖在深筋膜上的皮片易形成不稳定瘢痕，瘢痕疙瘩，淋巴液渗漏，慢性溃疡甚至癌变，未切除皮肤发生急性感染等并发症(图46-27)，因此，除非是非常晚期的准备截肢的病例，否则 Charles 手术不应该再用于治疗下肢淋巴水肿。

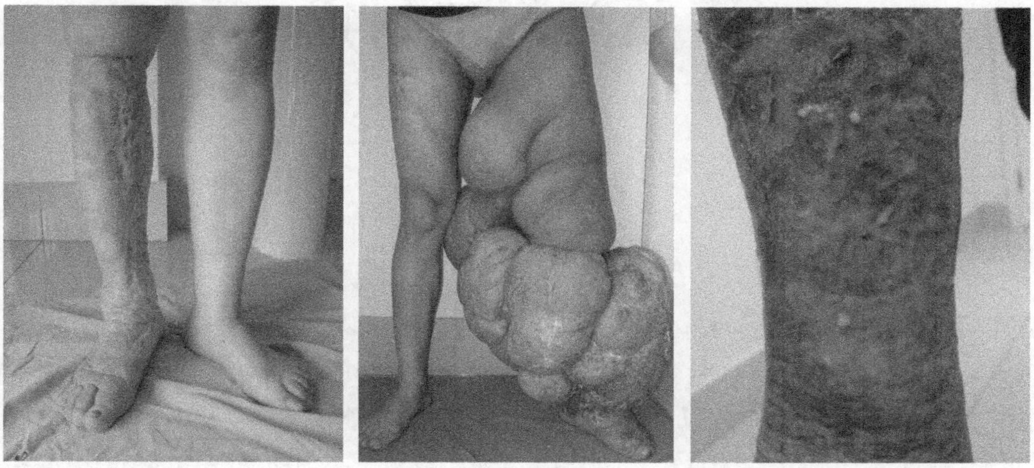

A　　B　　C

图46-27　术后并发症

A. Charles 手术后小腿不稳定瘢痕；B. Charles 手术后小腿植皮区瘢痕疙瘩增生；C. Charles 手术后植皮区乳糜液渗漏

单纯切除病理组织的手术仍适用于治疗晚期的外生殖器淋巴水肿，包括大小阴唇和阴囊。一般对此类手术的要求有：①术前应用抗生素；②术前2周用具有消毒作用的肥皂清洗皮肤；③卧床抬高患肢或臀部2周；④术中游离睾丸，切除多余的皮肤和鞘膜，切除已闭塞的耻骨区淋巴管；⑤术后卧床抬高肢体和阴囊；⑥抗生素应用1个月；⑦弹性绷带包扎。

曾经被采用的带蒂大网膜移植到患侧腹股沟，以期建立深浅淋巴管之间的交通和改善患肢淋巴回流的手术，所报道的病例数少，远期疗效不确切，也应该被摒除。总之，淋巴水肿的手术治疗历史比保守治疗的历史要久远，但是发展缓慢，一是因为淋巴系统病理变化复杂，临床缺乏先进的影像分类诊断技术，因此绝大部分手术带有盲目性，导致远期疗效和满意度低；二是由于专科很少，病人分散，对各项手术难以获得权威的可靠的结论。

（刘宁飞）

第 47 章

下肢畸形与缺损

第一节 概 述

下肢外科的历史主要由下肢创伤特别是战伤的处理发展而来。在 Celsus(公元前 25—50 年)后的几个世纪中逐渐形成了封闭创口的原则,即清除异物、彻底止血、仔细缝合。18～19 世纪,分别由 Pierre-Joseph Desault(1744—1795)和 Ollier(1825—1900)在创伤处理中应用了具有重要意义的“清创术”和肢体制动“石膏管”。在第一次世界大战后期及以后的一段时间里,Orrorr 确立了创伤处理中引流的重要性。Trueta 在前人经验的基础上,发展了彻底清创术后石膏管制动的处理方法,降低了肢体的感染率。第二次世界大战中进一步明确了清创术和肢体制动的下肢创伤处理原则,并引入抗生素治疗、复苏术、无菌操作技术和建立血库等,降低了肢体创伤后的死亡率和骨髓炎的发生率,使创伤处理趋于成熟。

20 世纪 60 年代,Jacobson 首先运用小血管(1.6～3.2mm)显微外科吻合技术并获得成功,此后,显微外科基础研究和临床应用得到迅速发展。利用显微外科技术,可成功地处理许多以往难以治疗的下肢软组织缺损。随着下肢解剖研究的深入,发展了一些新的下肢皮瓣,其中有些对小腿下端缺损的修复起了良好作用,这使肢体创伤后的功能恢复比以往有了明显的提高,而小腿下 1/3 段软组织缺损的修复,传统上视为难题。现代整形外科技术,已显示出在复杂创面处理、局部形态与功能重建中的良好作用。下肢整形外科治疗,已涉及到先天与后天性肢体畸形、下肢慢性溃疡、慢性骨髓炎、下肢肿瘤、周围血管疾病及其并发症,以及一些系统性疾病引起的下肢病变。随着临床各亚科的专业化发展,整形外科医师应与更多的专科医师合作,处理各类下肢问题。

在下肢整形外科处理中,有必要认识下肢解剖、生理功能及病理变化的基本特征:行走与负重是下肢最基本的功能,与上肢相比,其功能性修复技术要简便的多,只要解决创面稳定的软组织覆盖和重建必要的感觉功能,就可恢复一定的肢体功能。下肢功能位处于下垂位,静脉淤滞、慢性水肿较上肢常见,在组织修复中,静脉回流不畅是移植失败的常见原因。下肢有较高的动脉硬化发生率,皮瓣移植术前,应对下肢动脉功能作认真评价。下肢神经干较长,神经损伤修复后,神经再生需时较长,在复杂的下肢修复术前,应预计神经功能恢复的可能性,不必为建立一个无功能的肢体而付出代价。胫骨是主要的负重骨,与股骨相比,其缺乏富含血供的软组织环境,骨折后易出现骨不连结和局部感染。因此,早期良好的软组织覆盖很重要。由于骨筋膜间室为封闭性结构,在下肢严重创伤后,尤其是伴有血管损伤者,易发生骨筋膜间室综合征。下肢感觉的缺乏常会成为其他继发疾病的病因,在足底重建中,感觉恢复是必须考虑的内容。

皮肤血供方式概念的更新,特别是皮肤穿支血管解剖学研究的深入,使下肢不断有新的穿支皮瓣推出。在临床应用时,应同时考虑受区功能修复的需要及供皮区功能与形态受损害的代价,全面评价手术的价值。虽然下肢整形外科技术已有长足进步,但肢体与生命相比,随时都应把抢救生命放在首要位置。肢体发生严重感染、坏死等严重并发症时,应及时进行相应处理,必要时行截肢手术,以保全生命。

第二节　下肢解剖概要

一、动脉解剖

在腹股沟韧带近端，髂外动脉发出腹壁下动脉和旋髂深动脉。以腹壁下动脉为蒂，可形成腹直肌肌皮瓣(Pennington，1980)和不带腹直肌的下腹壁皮瓣；以旋髂深动脉为蒂，可形成髂骨肌皮瓣(Taylor，1982)。腹股沟韧带下方，股动脉发出腹壁浅动脉和旋髂浅动脉。腹壁浅动脉构成腹壁下皮瓣(Shaw、Pagne，1946)；旋髂浅动脉形成髂腹股沟皮瓣(McGregor、Jackson，1972)，也称髂腰皮瓣。阴部外浅动脉构成阴股沟皮瓣。腹股沟韧带下方约 4cm 处，股动脉分为股深动脉和股浅动脉。股深动脉发出旋股外动脉、旋股内动脉和 4 支穿支动脉，股深动脉提供大腿主要血供。旋股外侧动脉横支为阔筋膜张肌肌皮瓣血管蒂，股薄肌肌皮瓣由旋股内侧动脉供血。第一穿支动脉在股后方与臀上、下动脉有丰富的吻合；第三穿支动脉为最大的穿支，供应大腿外侧方的皮肤。在大腿深筋膜的浅面，有丰富的血管丛，可在多方位形成筋膜皮瓣(图 47-1)。股浅动脉在腱裂孔近端发出降膝动脉后，进入腘窝为腘窝动脉，降膝动脉向下经膝内侧延续为隐动脉，与隐神经伴行，支配小腿内侧半皮肤，该部为隐动脉神经皮瓣区(Acland，1981)。

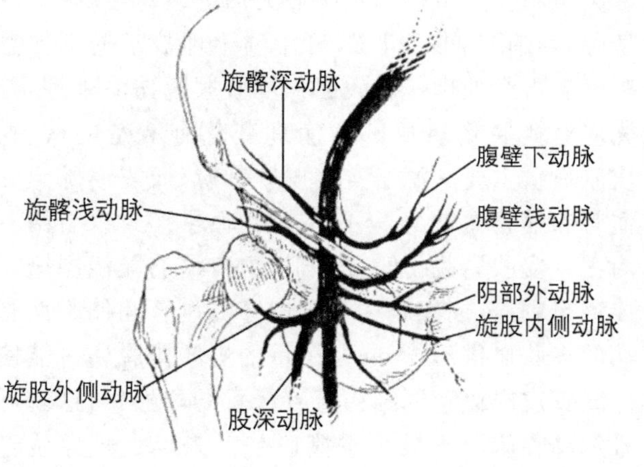

图 47-1　腹股沟区动脉解剖

腘动脉在腘窝部发出腓肠内侧、腓肠外侧动脉和数支皮动脉浅支，以外侧、中间皮动脉浅支较为恒定，在小腿后区可形成筋膜皮瓣。腓肠内、外侧动脉分别沿腓肠肌内、外侧头向下行走。腘动脉主干向下分为胫腓干和胫前动脉。胫腓干分为腓动脉和胫后动脉(图 47-2)。腓动脉在小腿中、下段有数支穿支血管，供应小腿外侧皮肤，这些穿支动脉的上行支与腓肠外侧皮动脉浅支相吻合。该区可分别以穿支动脉及皮动脉浅支为血管蒂，形成局部逆行皮瓣及岛状皮瓣，修复膝周围及小腿远端皮肤软组织缺损(李柱田等，1989、1995)。胫后动脉经内踝后至足底，分为足底内侧和外侧动脉。胫前动脉至足背近端进入足背动脉。

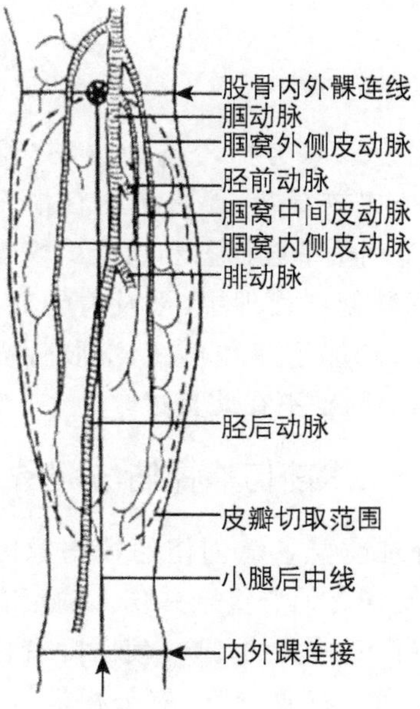

图 47-2　小腿后区筋膜皮瓣供血动脉解剖

足背动脉多数情况下分为两支，即第一跖背动脉和跖深动脉。以足背动脉为血管蒂可形成足背皮瓣，修复足部及远位缺损。以第一跖背动脉为血管蒂可组成游离足趾皮瓣，修复手指缺损。跖深动脉穿过第一、二跖骨头之间，与足底外侧动脉吻合形成跖深弓。足底循环以足底外侧动脉供血占优势。在足底常以足底内侧动脉为蒂，构成足底内侧皮瓣，修复同侧或对侧足跟及足底负重部位缺损。

二、神经解剖

下肢运动神经由坐骨神经、股神经和闭孔神经组成。坐骨神经来源于 L_4、L_6 及 S_1、S_2、S_3 神经根，股神经和闭孔神经来源于 L_2～L_4 脊神经根。股神经在股动脉外侧经腹股沟韧带下方进入股部

(大腿),支配股四头肌和缝匠肌。闭孔神经与闭孔动脉伴行,穿过闭孔,支配股收肌群。坐骨神经经坐骨孔,穿梨状肌下孔进入股后区,发出分支支配股二头肌、半腱肌和半膜肌,在近腘窝区分为胫神经和腓总神经,它们支配小腿的肌群。

胫神经在后深骨筋膜间室与胫后动脉伴行,支配后深、浅筋膜室的肌肉,至内踝后发出内侧根支,进入足底分为足底内侧和外侧神经,支配足底肌群。腓总神经紧靠股二头肌内侧向下行走在股二头肌与腓肠肌外侧头之间穿出腘窝,绕腓骨小头分为深浅2支。腓深神经在骨筋膜前室与胫前血管伴行,支配骨筋膜前室的4块肌肉,腓浅神经支配腓骨肌群。

下肢的感觉除股上部外,由上述神经的感觉支支配。小腿内侧半皮肤的感觉,由股神经发出的隐神经支配;第一趾蹼区的感觉,由腓深神经支配;足底的感觉,由胫神经的3个终末支支配;跟内支在皮下较为浅表,紧靠皮下行走,支配足跟区皮肤。足底内、外侧神经,分别行走在踇外展肌与趾短屈肌、趾短屈肌与小趾展肌之间的肌间沟内,足底内侧神经占优势,支配足底大部分皮肤和内3个半足趾;足底外侧神经,支配足底外侧皮肤和外1个半足趾。足底感觉为足功能所必需,足底缺损重建中,应尽可能恢复足底感觉功能。

第三节　下肢创伤

下肢创伤以暴力撞击伤为主,交通事故占多数,创伤往往比较复杂,伴有多器官损伤。早期正确的处理,有利于下肢形态和功能的恢复。整形外科医师在下肢创伤处理中,涉及清创处理、软组织缺损的修复、功能重建和再植,下肢骨创伤处理及骨支架重建等问题不在此赘述。

一、术前伤情评估与准备

创伤处理前要了解创伤的致伤原因、部位、范围、严重程度和有无严重合并伤。确定有无危及生命的严重损伤是首要的,这可使医师有机会挽救危重患者的生命。在急诊室,应予积极抗休克治疗,选择使用广谱抗生素和破伤风抗毒素,必要时请有关科室的医师会诊。初步检查创面,止血包扎后简易固定,行必要的实验室检查、放射学检查、超声波检查等,以提供诊断依据,掌握伤情,拟定治疗计划,推测预后,并以此为依据与患者及家属协商,争取患者方面的配合治疗,这是进一步治疗的必行步骤。在伤情估计中,应注意深部软组织损伤的程度可能比外观表现要重得多。在排除危及生命的严重并发症及休克初步控制后,将患者转入手术室行清创术。

二、清 创 术

清创术是下肢创伤处理中最基本的步骤。清创处理正确与否,直接关系到预后,因此清创应由有经验的医师主持。清创开始前要耐心地反复冲洗创面,以减轻创面污染,这对预防术后感染有重要意义。麻醉后要再次周密地检查创面情况,了解需清除什么、保留什么、伤情是否与术前拟定的手术方案相符,针对新情况制订完善的手术计划。术中探查要仔细、全面,有时表面情况尚好,其实深部组织已严重受损,只有进入深层结构方可发现受损组织。探查由受伤中心部位向周围展开,对受损的肌肉要观察损伤的程度;完全丧失功能的肌肉,建议行整块肌肉切除,以免肌肉断端出血及局部形成瘢痕愈合。探查附近的知名血管、神经和肌腱,确定其有无损伤。对下肢创伤较重,特别是疑有血管损伤者,应行骨筋膜间室切开减压,以防止骨筋膜间室综合征。清创要彻底,同时更应爱惜每一块存活的组织。严重挫伤及明显失活的组织,原则上应切除,对有疑问的组织,可用温生理盐水局部加温观察后再行处理。对大面积皮肤撕脱伤的处理,首先应对撕脱伤后局部的病理变化有清楚的认识。皮肤血供主要来源于直接皮肤动脉、肌皮动脉穿支血管和筋膜血管丛,下肢皮肤的血供形式以后两者为主。皮肤撕脱伤时,皮下组织自深筋膜浅层撕脱或潜行剥离,彻底破坏了肌皮穿支血管和筋膜血管丛的皮肤血供形式,同时严重的皮肤撕脱伤可能使皮肤真皮内血管网结构遭致严重的碾挫伤,这就不难解释临床上下肢严重撕脱伤后未经处理原位缝合时出现的继发性血管栓塞,进而不可避免地会出现皮肤、皮下组织的坏死。因此,在大面积皮肤撕脱伤的处理中,不应存有侥幸、姑息的思想,在急诊治疗中,应及时请有经验的医师参与指导,正确判断皮瓣的血供,妥善处理未完全撕脱的皮瓣及利用撕脱的皮肤组织修剪后回植于创面,这是大面积皮肤撕脱伤的处理原则。清创时须注意清除创区内的所有异物，孤立性大块异物容易取出，散在性细小异物清创时较困难，不能因清除异物而增加损伤，甚至损伤重要神经、血管，造成医源性损伤。

清创术后处理：加强创面管理，包括及时更换敷料、抬高患肢、选择使用有效抗生素等。注意患者全身情况的调整，创伤患者术前失血较多，应及时补充血液中的胶体成分及提高血红蛋白，这对减轻创面的水肿，增强组织的修复力可能有利。对严重肢体创伤患者应监测水及电解质、酸碱平衡，动态观测肾功能变化，及时防治骨筋膜间室综合征。在患肢出现危及生命的并发症时，应考虑截除患肢。术后尽量不用激素类药品，因其可抑制毛细血管芽的生长而影响移植皮片转红。

三、创伤后创面软组织覆盖

创面覆盖是下肢创面处理中的重要环节。在显微外科技术和皮瓣研究深入发展之前，要完成复杂的创面覆盖是不可能的。创面处理的效果，能反映出整形外科医师对现代外科技术掌握的程度。稳定合理的创面覆盖，有利于下肢功能的恢复。

下肢创伤后的创面覆盖，没有统一的方法可循，应根据具体情况，灵活运用所掌握的技术，兼顾功能与形态的统一，尽早施行创面覆盖，变开放性损伤为闭合性损伤是创面修复的准则。创面覆盖的时机，多数学者赞同一期创面覆盖，因为早期创面覆盖可以降低创面感染的机会，防止创面干燥带来的不利影响，减少局部瘢痕愈合，有利于早期进行功能锻炼。如患者全身情况或局部条件不允许，也可考虑延期创面覆盖。创面覆盖的常用方法有以下几方面。

（一）游离皮片移植

清创后创面有良好的血供，包括有完整的骨膜和肌腱腱膜；或延期创面肉芽组织生长良好，组织培养菌落数低，这类创面可行游离皮片移植修复，皮片的厚度以中厚为宜。在供区充裕的情况下，应行大张皮片整块移植，这有利于局部形态和创面愈合后的稳定性。邮票状植皮，因其外观及稳定性均较差，故应少用。如果考虑皮源不够或为大面积创面，为节省皮源，可行网状皮移植。网状皮移植的特点是：①以较小的皮源，覆盖较大的创面；②网状皮可较好地贴敷于下肢不平整的创面；③网状皮移植后，便于引流网眼间创面，1 周后渐由上皮覆盖，这对改善大面积创面患者的全身情况见效较快。网状皮的缺点是，晚期局部瘢痕挛缩较明显，其外观形态介于大张植皮与邮票状植皮之间，在关节活动区不宜使用网状皮移植。一期新鲜创面和延期肉芽创面均可用网状皮移植。在无网皮机的情况下，大张皮片打洞移植也是临床上常用的方法。

（二）撕脱皮肤回植

撕脱皮肤组织如未受明显碾挫伤，保存方法恰当，且撕脱时间不太久（常温下不超过 12h），可将完全撕脱的皮肤经适当处理及修薄后回植于创面。处理方法为：清洗撕脱组织后，用 1∶1000 苯扎溴铵溶液浸泡消毒 20min，再用鼓式取皮机或组织剪修成中厚皮片，有时也可将处理后的中厚皮片打孔或制成网状皮，以增加覆盖面积及创面的引流作用。在处理撕脱伤中常会遇到大片皮肤软组织已明显撕裂但未撕脱（潜行撕脱伤）的情况，这种创面如直接原位缝合，常出现大片皮肤软组织坏死和感染。处理这种潜行撕脱伤可由创缘开始，向周围修剪，清除皮下明显受损的组织，将近创缘无血供的皮肤修剪成中厚皮，直至有良好的血供为止。在操作困难时，可向创缘远侧做附加切口，这样可避免将撕裂的组织盲目地切下处理。修剪中如能保留完好的真皮下血管网，将有利于手术后外观的丰满。

（三）皮瓣移植

下肢创伤中如有重要的血管、神经、肌腱外露，关节区的复杂创伤或创面不宜行游离植皮时，应行皮瓣修复。下肢创面的皮瓣修复以局部皮瓣为主，必要时可选用游离皮瓣或交腿皮瓣。修复下肢创面常用的游离皮瓣有背阔肌肌皮瓣、肩胛区皮瓣、阔筋膜张肌肌皮瓣、股前外侧皮瓣等。

四、下肢血管伤

（一）血管损伤的表现

下肢血管伤有切割、碾挫、挤压、撕脱伤等，其中除切割伤外，血管损伤往往伴有明显的下肢软组织及骨损伤。下肢主干血管损伤后会造成严重失血、骨筋膜间室综合征等，严重者会出现失血性休克或肢体远端的缺血性坏死。因此，对肢体主干血管伤应予及时妥善处理。血管损伤的类型有以下方面。

1. *血管完全断裂*　即指创伤后血管完全断裂。其临床表现受血管断裂部位、局部创伤形式及就诊时间等因素的影响。具体表现为：局部喷射性大出血，迅速出现出血性休克或死亡；局部广泛张力性血肿，肢体远端严重缺血甚至坏死。有时会发生下肢虽存在主干血管的断裂，但就诊时创面出血已止的现象，这与血管断裂后随即发生血管痉挛或短缩、血管内膜卷缩、血压下降、局部组织压迫等因素，促使血管断端血栓形成有关。在清创探查中常可发现断裂的主干血管。

2. *血管部分断裂* 即指创伤后血管有明显破裂伤但未离断。这种血管损伤自凝止血性较差，常造成严重大出血、休克甚至死亡。局部多有明显血肿，早期误诊未予修复者，中后期可出现搏动性血肿和假性动脉瘤，在局部留下隐患。

3. *血管挫伤* 创伤后血管壁延续性尚好，但血管内膜和(或)管壁肌层组织由于挫伤而发生挫裂或分离，管壁组织内出血。轻度血管挫伤可不影响血管功能，严重者因内膜卷缩，管壁组织内出血，导致局部形成血栓或小栓子脱落而引起远端小血管栓塞，造成血供障碍。静脉管壁较薄，受挫伤后易造成血栓形成，引起回流障碍。手术探查时可见局部管壁有挫伤痕，管壁饱胀，触之硬实，远端血管变细，搏动明显减弱。

4. *血管痉挛* 由于动脉管壁受创伤刺激因素作用后，使动脉外膜中交感神经纤维过度兴奋，管壁肌层持续收缩所致。血管痉挛可限于受伤部位数厘米的长度，也可累及远端血管，乃至小动脉、毛细血管和远处的侧支循环。下肢易发生痉挛的动脉为股动脉的下 1/3、腘动脉和胫后动脉。下肢血管痉挛发生在腘动脉段以上者，可出现肢体远端明显缺血表现。血管痉挛持续时间长者可达 24h 以上，下肢远端有明显缺血表现者，应给予局部理疗及使用解除血管平滑肌痉挛的药物。

(二)下肢血管损伤的修复

对大腿部主干血管(如股动脉、股深动脉等)的损伤均应行即刻修复，重建血管的连续性。小腿由腘动脉分为 3 支主干血管，即胫前动脉、胫后动脉和腓动脉。虽然只要保留 1 条主干血管的完整性，就可维持小腿的血供需要，但在临床上，仍应争取修复每一条主干血管。血管伤的诊断，通过临床体检及清创术中的探查，多可确定，但也会存在血管受挫伤或钝击伤后的血管内膜损伤，未即刻表现出肢体循环障碍，而是随血管内膜病变的进一步加重，逐渐出现临床症状。血管损伤与骨筋膜间室综合征存在内在联系，骨筋膜间室综合征会加剧血管损伤，因此在下肢血管损伤的诊断中，还应对下肢创伤患者进行动态观察，肢体远端动脉搏动存在，并不能排除血管损伤的存在。血管损伤手术前后的经皮动脉造影，可为诊断提供准确的依据。血管损伤的修复，可遵循周围血管损伤的处理原则，在此不加赘述。

五、下肢神经损伤

下肢严重创伤，常伴有较广泛的神经损伤，加之下肢神经干较长，伤后神经组织再生较困难。因此，下肢神经损伤后，恢复常不完全，但并不能因此而忽视下肢神经损伤的探查及处理。相反，应采取积极主动的措施，争取一期神经修复，以期获得术后良好的功能恢复。下肢神经损伤有 3 种情况：①伴发于下肢创伤；②继发于下肢缺血和骨筋膜间室综合征；③医源性损伤。由切割伤造成的神经损伤因其创面条件较好，应争取在 72h 内完成神经的吻接修复术，多可获得满意的术后效果。严重创伤造成的神经损伤，在清创术后如无神经缺损，应行一期端端吻合。如有明显神经缺损(>4cm)需行神经移植修复时，应考虑以下条件：明确神经损伤的确切范围；受损神经支配的终板应完整；创面有良好的软组织覆盖；污染不严重。如不能满足这些条件，可将断端神经做标记后，待二期处理。钝性伤后局部神经功能缺失，可在局部肿胀期后行探查术。一期神经修复术后，逾期未出现神经恢复征象时，应行再次探查术。少数在终板前离段的神经，可将神经近端直接置于终板区的肌肉内或皮下，也可获得较好的修复效果。对继发性的神经损伤，则应以预防为主，及时排除病因争取早诊断、早治疗。下肢神经修复后，其感觉功能的恢复优于运动功能，在下肢神经修复时，必须注意足底感觉功能的修复。

六、跟腱断裂伤

跟腱断裂伤分开放性和闭合性断裂两种。开放性跟腱断裂，有局部创面，常合并其他肌腱、神经、血管甚至骨骼损伤。闭合性跟腱断裂，多是在跟腱退行性变的基础上，足部突然发力，导致跟腱组织不胜负荷所引起。在跟腱断裂确诊后，应立即行跟腱修复术，以免近端跟腱组织上移、挛缩，造成二期修复困难。常用的修复方法有直接缝合术和肌腱瓣修补术。

(一)直接缝合术

沿跟腱内侧做纵行切口，长约 10cm，充分显露跟腱断端，以利刀修齐，在屈膝位 30°、踝跖屈 20°位，用细线间断缝合(图 47-3)，并以不锈钢丝加强缝合。术后于屈膝、踝跖屈位石膏固定 6 周。

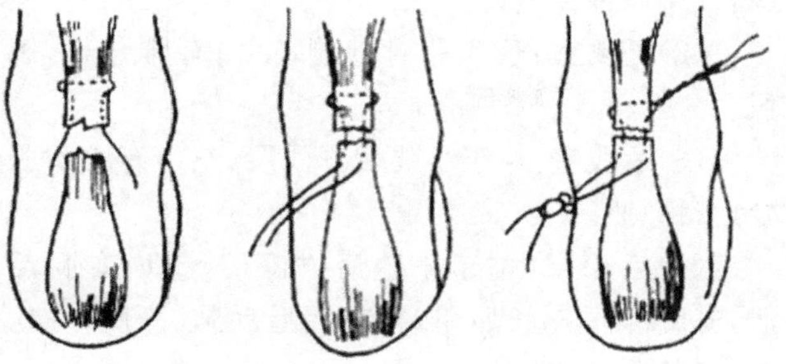

图 47-3　跟腱断裂直接缝合

(二)肌腱瓣修补术

从跟腱近端切取一蒂朝远端的腓肠肌肌腱瓣，其蒂基底距断端 1～1.5cm，翻下后缝合至远端断端(图 47-4)。术后同样用石膏固定 6 周。

七、下肢创伤并发症

由于长时间失血性休克未纠正及创伤后创面处理不当等，可导致下肢创伤后出现一些严重的并发症。

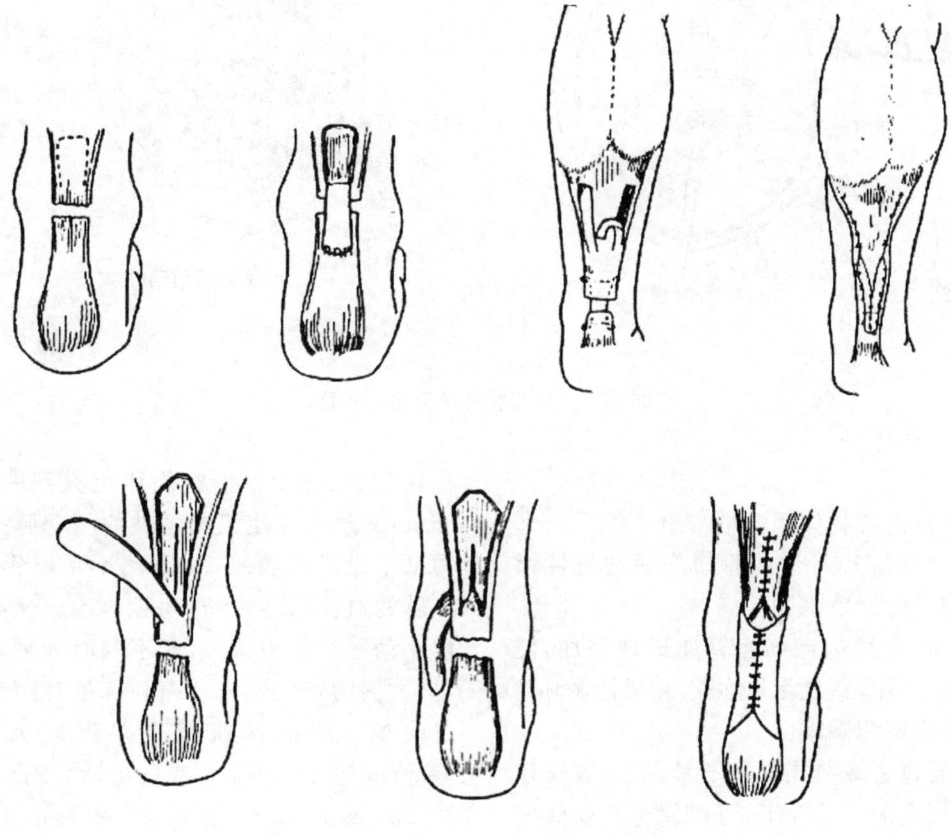

图 47-4　跟腱断裂肌腱瓣修补术

(一)感染

感染常发生于严重组织损伤、创面严重污染、清创不彻底，或撕脱伤直接原位缝合而发生继发性坏死的创面。局部感染不但会加重局部组织损伤，影响肢体的功能恢复，重者可致感染性休克、急性肾衰竭而危及患者生命。对感染应着重预防，注意清除创面污染及异物，术中严格无菌操作，避免交叉感染，彻底清除坏死组织，对撕脱伤绝不可只简单地原位缝合。对污染重、局部坏死组织多的创面，应及时清除坏死组织并注意创面引流。发生感染后应选用敏感抗生素，局部加强换药处理。

(二)下肢骨筋膜室综合征

四肢的肌肉被其周围的肌间隔、骨间膜及骨骼所包绕和分隔，形成筋膜室。当肢体受压，筋膜室内组织压升高，足以损害室内肌肉和神经的血供，而导致一系列症状和体征时，即谓骨筋膜室综合征。

大腿和上臂的筋膜较薄，富有弹性，且较松弛，受压后不易发生筋膜室综合征；而小腿和前臂的筋膜厚韧，缺乏弹性，且均有双骨和骨间膜，使筋膜室的容积难以耐受增加，故易发生筋膜室综合征。

1. 小腿骨筋膜室解剖概要　小腿共有4个筋膜室。

(1)前室：位于小腿前外侧，胫腓骨之间。室内有胫前肌，𧿹长伸肌，趾长伸肌，并有胫前动脉、静脉，及腓深神经通过。

(2)外侧室：位于腓骨外侧，室内有腓骨长、短肌。

(3)后浅室：位于小腿后方浅层，室内有腓肠肌及比目鱼肌。

(4)后深室：位于小腿后方深层，室内有胫后肌，𧿹长屈肌，𧿹长屈肌，并有胫后动脉、静脉，腓动脉、静脉通过(图47-5)。

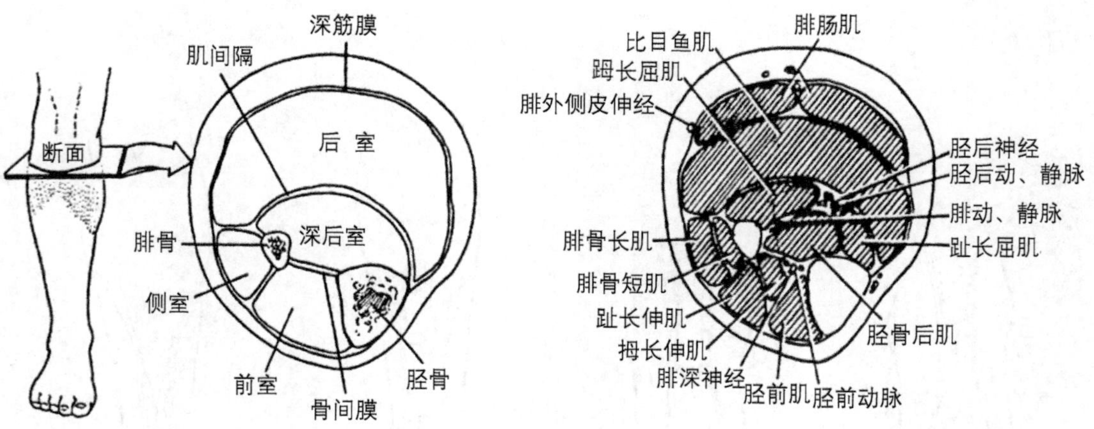

图47-5　小腿骨筋膜室解剖示意

2. 病因

(1)骨筋膜室内容物体积骤增

①损伤炎症反应和毛细血管损伤后通透性增加，使室内肌肉发生严重水肿。

②肌肉缺血，使肌肉毛细血管通透性增加，使肌肉体积和组织压剧增，发生缺血-水肿恶性循环。

(2)骨筋膜室容积骤减

①敷料包扎过紧或包扎时虽不紧，但随着损伤性组织水肿继续发展的情况下，可以使包扎变紧或更紧形成压迫。

②严重的局部受压，例如小腿被重物长时间压迫。

3. 临床表现　早期临床表现以局部为主。

(1)疼痛 下肢创伤后持续性剧痛，且进行性加剧，为本综合征最早期症状，是筋膜室内神经受压和缺血的信号。

(2)患肢、趾呈屈曲状态，肌力下降，牵伸趾时，可引起剧痛是为肌肉缺血的早期表现。

(3)患肢肤温偏高，略红，有压痛，触诊感室内张力增加。

(4)足背动脉存在，毛细血管充盈时间正常，应注意，骨筋膜室内组织压上升到一定程度小腿55mmHg，就能使肌肉血供的小动脉关闭，但此压力低于患者的收缩压，因此不足以影响肢体主干动脉的血流，此时足背动脉搏动虽然存在，但肌肉内小动脉已关闭缺血，若不及时处理，缺血继续加重，发展为缺血性肌挛缩和坏疽，症状和体征也随之改变。缺血性肌肉主要表现为“5P”：剧痛(pain)，苍白(pallor)，或发绀，大理石花纹，感觉异常(paresthesia)，肌肉麻痹(paralysis)，无脉(pulselessness)。

4. 治疗　总的治疗原则是立即解除外固定及敷料，尽早施行切开减压，一般采用内或外侧纵切口，或两侧切口进行充分减压(图47-6)，严重者可通过腓骨切除或解压4个筋膜室。

(三)急性肾衰竭

创伤后急性肾衰竭与多种因素有关。肢体挤压伤、失血性休克、低血压、清创不彻底继发感染及不适当使用血管收缩药物等，均可能引起创伤后急性肾衰竭。预防急性肾衰竭的措施，包括及时抗休克治疗、彻底清创、及时清除血肿和坏死组织、防治骨筋膜间室综合征以及防治感染等。一旦出现急性肾衰竭，应给予正规内科治疗及加强局部坏死、感染病灶的处理。

（四）脂肪栓塞综合征

脂肪栓塞综合征主要表现为由脂肪栓子所引起的脑部和肺部栓塞症状。以低氧血症为显著表现，即发生呼吸困难、咳嗽、发绀、神志不清、谵妄和昏迷，上胸和颈根部可出现皮下瘀点，X 线胸片可出现暴风雪样改变，痰和尿中可检出脂肪滴。治疗以对症处理为主，并使用人工呼吸机，予以低分子右旋糖酐 500ml，每天 2 次，应用激素和广谱抗生素。

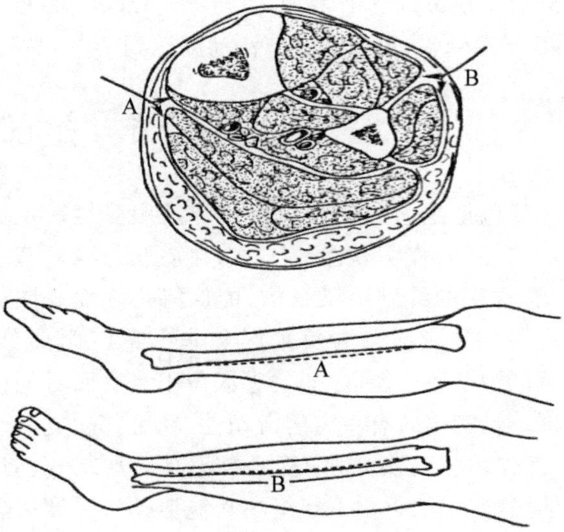

图 47-6　小腿骨筋膜室切开切口示意
A. 内侧纵切口；B. 外侧纵切口

第四节　下肢瘢痕的晚期修复

下肢瘢痕多由创伤、烧伤、电击伤等引起。早期未经良好的皮肤软组织覆盖所致的瘢痕性愈合、大片瘢痕或长形条索状瘢痕等，常有明显挛缩，影响下肢的活动功能，严重者可累及下腹和会阴部，给患者造成生活上的困难和精神上的痛苦。下肢瘢痕有时虽然不引起明显下肢功能障碍，但却明显有损于局部形态。另外，由于瘢痕组织的防卫功能较差，在瘢痕区常会出现反复磨损、糜烂和慢性溃疡，有时还伴有反复感染，甚至造成淋巴管炎及象皮肿。下肢瘢痕治疗的目的，按本质区别可分为三个方面：①松解挛缩，复位异位组织，恢复局部功能；②行瘢痕切除、改形，改善局部形态；③切除伴有慢性疾病的瘢痕组织，消除恶变的隐患。在大面积瘢痕处理中，常遇到供区不足的问题，此时应以功能修复为主，将皮肤质量较好的大张皮或游离皮瓣置于关节活动区，其余可用网状皮片修复，也可根据情况分次手术治疗。随着皮肤扩张技术的临床应用，其在以改善下肢外观为目的的下肢瘢痕处理中逐渐显出较好的临床应用价值，分次将充分扩张的皮肤软组织转移，可以缩小局部瘢痕区。

一、腹股沟区瘢痕的治疗

腹股沟区瘢痕常由烧伤或电击伤引起。瘢痕挛缩程度与烧伤深度和面积有关，严重者伴有下腹壁挛缩、脐明显移位，以及会阴部畸形和髋关节活动受限等。严重的腹股沟区瘢痕，不但影响下肢功能，而且会影响会阴区器官功能和腹壁妊娠能力。小面积轻度挛缩患者的治疗并不困难。大面积严重挛缩患者的处理较为复杂，挛缩松解后的创面，在近腹股沟区，如创面较浅者，以整张中厚皮或全厚皮移植修复；创面深、有重要血管神经外露者，应以股外侧区皮瓣或游离皮瓣覆盖，以确保腹股沟部的功能恢复，皮肤扩张术也有良好的效果。

二、腘窝瘢痕的治疗

腘窝在下肢解剖及功能活动中占重要地位，其瘢痕不仅影响膝关节的活动功能，而且常伴有长期不愈的溃疡及反复感染，须予妥善处理。轻度条索状或蹼状瘢痕，可用“Z”成形术和五瓣成形治疗。腘窝片状瘢痕松解后创面不深者，可行大张皮移植，移植时应注意避免创缘直线瘢痕。创面深而伴有重要结构外露者，应以皮瓣移植修复。隐动脉皮瓣和小腿中、上段的皮瓣，可用于腘窝创面的修复，局部缺乏皮瓣供区时，可行游离皮瓣修复。常用的皮瓣有肩胛皮瓣、股前外侧皮瓣等。对严重的腘窝挛缩瘢痕，尤其是病程长者，其松解较困难，其中对已有血管、神经挛缩者，宜采用瘢痕切开松解，持续牵引的方法治疗，创面可部分植皮或先用人工皮、冻干皮或凡士林纱布覆盖。持续牵引在成年人多采用跟骨或胫骨牵引，重量从 1～2kg 开始，待患者适应后重量可以逐渐增加，直至 5～6kg，一般经过 6～8 周的牵引，可使膝关节活动度达到 70°～175°。儿童也可用皮肤牵引，一般 3～4kg 即可将挛缩伸展。

第五节　足部软组织缺损的修复

足包括足背、足底、双侧足踝及跟腱区。足底面皮肤厚实，皮下软组织丰富，在皮肤与深筋膜之间，有致密的纤维小梁结构，能保持足底面皮肤的稳定性。足底面分为负重区和非负重区两部分。负重区为足底功能区，非负重区位于足底跖弓间内侧部。足背皮肤有一定的滑动性，在足部功能活动中，其作用相对次要，修复要求不高。足踝及其后部的跟腱区，缺乏皮下组织在功能活动中受摩擦影响较大，要求创面修复后有较好的稳定性。

一、足背部软组织缺损的修复

足背为非主要功能区，其软组织修复的主要目的是创面覆盖，创面如无骨或肌腱外露，可以游离植皮修复创面。如创面存在不利于植皮的因素时，可考虑以足背皮瓣转移修复，或以远位皮瓣修复。临床中常见的飞背晚期瘢痕，常引起不同程度的足背挛缩和仰趾畸形，在行瘢痕切除、挛缩松解后，以游离植皮修复创面，创缘应做成锯齿状以避免直线瘢痕。为矫正仰趾畸形，需行克氏针内固定于趾屈位 4～6 周，术后可获得满意疗效。

二、足踝及跟腱区缺损的修复

足踝及跟腱区，在足部功能活动中张力较大，软组织缺损修复后，要求有较好的稳定性。在此区的瘢痕往往伴有反复磨损、糜烂，形成慢性创面或慢性溃疡，影响足的功能活动。下肢静脉淤血性溃疡和神经营养不良性溃疡，也往往累及此区。对该区软组织缺损的修复，应力争在去除病因的基础上，切除瘢痕组织或慢性溃疡，以小腿逆行皮瓣、足部皮瓣或跟外侧皮瓣等局部皮瓣修复。有时也可考虑以交腿皮瓣或游离皮瓣进行修复。

附：跟腱延长术（Achilles tendon lengthening）

在行跟腱区缺损修复的同时，有时需对挛缩的跟腱行延长术。在跟腱的内侧做纵行切口，游离跟腱后，在矢状面做"Z"形切断，胫侧半的跟腱在其抵止部；跟骨结节上方横行切开，腓侧半在肌腱与肌腹交界处切断，使踝关节背伸 5°～10°位时，缝合固定延长的跟腱，分层缝合创面（图 47-7）。术后，足踝部用石膏固定于背伸 5°～10°位 6 周。

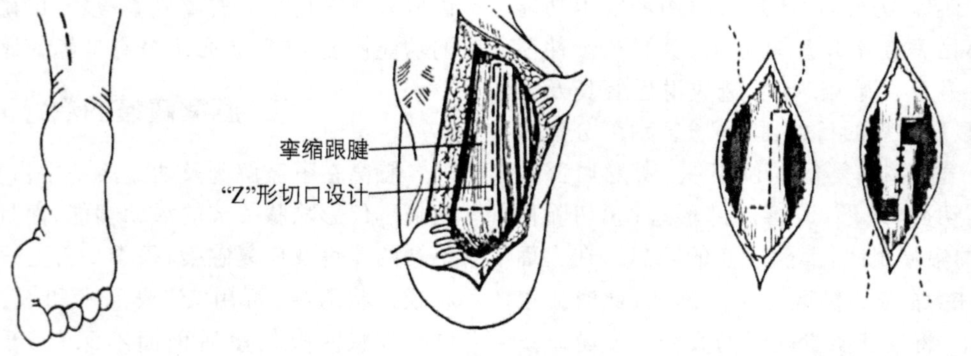

图 47-7　跟腱"Z"形延长术

A. 皮肤切口设计；B. 挛缩跟腱 Z 形切口设计；C. 缝合

三、足底软组织缺损的修复

足底面皮肤软组织的特殊解剖结构与其负重、耐磨的功能相适应，类似的解剖结构只有手掌部，而手掌的功能较足底要重要很多。足底负重面的理想供区是跖弓间内侧区，这种供区是有限的，因此在修复中，无论是行岛状瓣移植，还是游离瓣移植，均应谨慎操作，以争取手术成功。如无足底内侧供区，可考虑以足背皮瓣、足底浅层肌瓣或其他游离感觉性皮瓣修复足底负重区的缺损。总之，在足底负重区缺损的修复中，感觉的恢复是必需的。

第六节　下肢再植

下肢再植的目的是为了使患者重获有感觉，无痛的下肢，且能保持下肢负重、稳定的姿势和步态。选择有适应证的伤者可提高成功率。

一、下肢断肢的程度

完全离断伤：肢体远侧完全离体，远近端无任何组织相连。

不完全离断伤：伤肢断面有完全骨折或脱位，相连的软组织少于断面的 1/4，主干血管断裂或栓塞者仅有损伤的肌腱相连，残留相连的皮肤不超过周径的 1/8。

二、下肢再植的适应证

1. 离断肢体的时间　一般认为可离体肢体持续 6h 以内可以恢复再灌注，因此断肢后＞6～8h 后不能再植，但需保存离断肢体在 4～10℃温度下，缺血耐受时间可延缓。

2. 主干血管损伤的程度　对远近端主干血管内膜完好无严重裂伤，近端动脉具有喷力，远端静脉经肝素液灌洗后，要有较好的回流。宁可用血管移植来修复血管缺损，也不要利用内膜明显损伤的血管。血管床有严重损伤者，也不适合再植。

3. 肌肉损伤程度　断端及周围要完整，肌束间无纵行分离，肌肉组织在缺血 2～4h 后，功能出现异常，4～12h 肌肉失活、坏死，不宜再植。当肢体离断后，有肌群、肌腱严重损伤，难以修复者应放弃再植。

4. 骨损伤　离体肢体在清创后与健侧相差＜8cm 才有再植适应证，有大关节毁损者也应放弃再植。

5. 神经损伤　当主干神经缺损过长，或毁损广泛难以修复或估计术后又难以恢复功能者，不考虑再植术。

三、下肢再植术的要点

1. 分两组同时进行。在断肢近侧放置气囊止血带控制出血，彻底清创，清楚异物和无活力组织，截除不规则两端骨骼。

2. 查找并辨别下肢主干动脉、静脉、神经，在确定修复可能损伤固定断肢骨骼支架的连接。

3. 争取在 6～8h 修复主干动脉、静脉，重建离断肢体血循环。

4. 无张力下修复主干神经。

5. 对断肢的筋膜预防性切开，尤其是小腿骨筋膜室切开后再做软组织修复或覆盖。

6. 术后良好的外固定和断肢再植术的监测和护理。

第七节　先天性下肢畸形

下肢先天性畸形的发生，分类，命名的复杂性，几乎与上肢相似，在上肢发生的先天性畸形也同样可在下肢发生，但外科治疗的意义远不如手的重要。

一、赘　趾

赘生趾的处理原则同赘生指相同。

二、并　趾

通常不主张做分趾术，因术后形成的趾蹼易藏污秽、潮湿、糜烂或感染。

三、巨　趾

巨指(趾)症是神经生长异常所致，以手指或足趾体积增大为特征的先天性畸形，在四肢先天性畸形中的发生率很低，约为 0.9%。

该病最初由 Von Klein 首次提出，巨指(趾)肥大包括指骨或趾骨、肌腱、神经、脉管、皮下脂肪、指甲和皮肤等，但是否包括掌骨或跖骨目前仍存在争议。巨指和巨趾之间的区别和联系是目前的研究热点。研究发现巨指中常见肥大扭曲的指神经，而巨趾则以软组织和骨组织均增大为主要临床表现，而累及神经的很少见。该病的双侧肢体患病率很低。巨指各指的发生率按示指、中指、拇指、环指、小指依次下降，受累手指常发生在掌侧。而对于巨趾，第一、二、三趾常发生并趾畸形，第二趾的发生率最高。巨指(趾)症不包括一些疾病的伴发局部肥大，如 Proteus 综合征、多发性神经纤维瘤病、Ollier 病(先天性多发内生软骨瘤病),Mafucci 病、骨肥大性毛细血管瘤综合征、先天性淋巴管性水肿等。

(一)分类

早在 1967 年,Barsky 就对相关文献进行了复习,将巨指分为两种类型:一种是静止型,即出生时就出现,但与其他手指或足趾呈比例关系增长;另一种是进展型,其生长速度远远超过正常手指或足趾。肥大的原因可能是脂肪组织浸润。这种分类方法一直沿用至今。

(二)发病机制

巨指(趾)的发病机制目前仍在研究中,没有形成定论。Allende 认为此病和多发性神经纤维瘤有关。认为骨膜上神经的多发神经纤维瘤导致了骨破坏和再生,并主张多发神经纤维瘤是局限性的快速生长的唯一原因。但是,Thorne 报道了 13 例病人,没有一个有临床或组织学上的多发神经纤维瘤的特征。还有一种观点认为是脂肪瘤的变异。Dennyson 认为这个理论很有吸引力,因为巨指(趾)都表现出纤维脂肪组织的增生,巨指中更为显著的特征是肥大,扭曲的掌神经及其分支在巨趾中很少见。但是,受累的手指大部分都发生在掌侧,故神经源学说仍不能被完全否定。Keret 曾报道了一个同时患巨指和巨趾症的病例,其巨指中神经受累,而巨趾中却没有发现神经异常。所以,最新的观点是 Syed 等所代表的,虽然巨趾的主要损害是过度增殖蓄积的脂肪组织,巨指的损害是神经,但是,不管它们的基本损害是什么,最终的结果是生长抑制因子的缺乏或局部内因子的表达,导致了手指或足趾的所有成分的过度生长。

(三)治疗方法

在治疗目的上,由于手指和足趾的功能不同,而且两者有明显不同的病理学改变,所以最新的观点是强调巨指和巨趾症的区别对待。巨指的治疗目的是减少巨指在长度和周径上的差异,并通过分期的减脂术纠正侧弯,同时,强调保留指尖感觉和掌指关节的活动。因此治疗必须是个体化的,很多因素应该考虑,比如巨指的类型、进展程度和年龄。而巨趾治疗目的则相对简单,主要是形成无痛的、美观的可以舒适穿鞋的足。巨趾的常用治疗方法:骨骺停止术或趾骨部分切除术、软组织切除术等。

四、蹈外翻

足部最常见到的畸形,是指第一趾跖关节外展角度>15°的成角畸形。女性居多,男女发病之比可达 1∶40。

畸形程度与临床症状常不一致,无症状者常以足外形而就医。该畸形的发生可为先天性,也可是获得性。

(一)病因

发生的因素较多,在青少年的蹈外翻病人,常有家族性的发病倾向,获得性者与长期穿着高跟鞋或狭窄的光头皮鞋有重要关系,穿着这种非生理性的鞋子,久站、久行后,第一楔骨和跖骨受非生理性压力而内向移位,连带第一趾骨基底也内移,致使第一、二跖骨间的夹角加大,在第一跖骨头内侧可形成骨赘和滑囊炎,严重者,第二足趾被挤压足趾背侧而形成钟状趾。

(二)临床表现

蹈趾向外偏斜,第一跖骨头却明显向内突出粗大,可形成慢性滑囊炎,有触痛及行走痛,第二趾可变性成钟状趾及生理鸡眼。

近几年来,年纪较轻的患者,虽未出现临床症状,但要求足形美而就医者增多。

(三)手术治疗

1. 术后需摄 X 线双足正、侧位片。根据①跖趾关节外屈角度大小;②脱位程度;③第一跖骨头骨赘大小;④第二趾受挤压有无钟状趾存在等作出全面评估及选择。

2. 手术方法:较常应用的手术包括 McBride 手术,Keller 手术和跖骨截骨术。

①McBride 手术是一种软组织矫正术,为一种较合乎生理的手术方法,适用于蹈外翻角在 15°~25°,第一及第二跖骨夹角<13°,年龄在 30—50 岁的患者。手术特点是将蹈内收肌在近第一跖骨头止点上完全切断,以此来减轻蹈趾的外翻力。

②Keller 手术:适用于蹈外翻角在 30°~45°,第一及第二跖骨夹角<13°,第一趾跖关节退行性变化明显,年龄在 55—70 岁的患者。手术特点是切除蹈趾近节趾骨的近端 1/3,使蹈趾短缩,将蹈收肌腱和外侧关节囊挛缩一并解除,使其松弛,使畸形得以矫正。

第八节　下肢慢性溃疡

下肢慢性溃疡好发于小腿下 1/3，胫前区及趾端，足跟。临床表面为经久不愈或反复溃破的伤口，自愈性很少，常需病因及局部外科的治疗。

下肢慢性溃疡日久后，治疗不当，创面过度增生可发生癌变，增加了疾病的复杂性和风险。

不同病因的慢性溃疡，各有特点，了解病史，检查溃疡发生的部位，伤口的特点，以往治疗效果等，不难诊断。但对特殊感染性溃疡，恶性溃疡需通过化验或病理检查才能确诊。

一、创伤性溃疡

常发生于各种外伤愈合后瘢痕上发生的溃疡或放射损伤后的伤口。这类伤口周围与瘢痕组织或萎缩变薄的皮肤，血液循环差，肉芽组织贫乏，难以愈合。这类溃疡恶变较其他慢性溃疡发生率高，因此需要切除慢性溃疡，选择富有血供的皮瓣修复。

二、静脉淤血性溃疡

这种慢性溃疡由大、小隐静脉曲张或深静脉栓塞后引起，血液淤滞，血液含 O_2 下降，皮肤退行变易发生湿疹，及外伤后不愈而致伤性溃疡，好发于小腿下 1/3 内侧胫前，溃疡浅在，基底平或稍凹，周围可见纡曲怒张之静脉及色素沉着。

通过对曲张的大隐静脉或小隐静脉高位结扎和剥脱术，疗效较好，对轻症曲张静脉或抽拨后残留之静脉可选择硬化剂注射闭塞曲张之静脉。

注射硬化剂有 5%鱼肝酸钠，3%十四羟基硫酸钠和 5%油酸乙醇胺溶液供选用，要分段直接注入曲张静脉，然后用弹性绷带包扎 1 周，2 周后可重复注射，注射量要求根据药物说明书中规定的用量。

通过上述治疗后，较小的下肢慢性溃疡可通过换药愈合，但对直径大于 5cm 的溃疡常需通过皮肤移植治愈。

三、动脉供血不足性溃疡

由于下肢中小动脉痉挛或阻塞，可致下肢发生小腿、足局部缺血性干性坏死，甚至肢体坏疽，造成这种慢性溃疡的动脉疾病有：血栓闭塞性脉管炎（Buerger 病），下肢动脉硬化性闭塞症（简称 ASO 或 PAD），这两种周围动脉疾病晚期常有下肢慢性溃疡或足趾坏疽。

治疗这类溃疡或肢体坏疽，常需做截肢（趾）术，及相关外科手术如 Buerger 病需做腰交感神经节切除，动、静脉转流术，经皮腔内血管成形术（PTA）合并支架术，是首选治疗下肢 ASO 的治疗方法。

四、糖尿病性溃疡

糖尿病足溃疡是最普遍的糖尿病下肢并发症，据估计 15%的糖尿病患者病程中会发生下肢溃疡。神经病变，足部畸形，过高的足跖压力，血糖控制不良，长病程，男性等都是足部溃疡产生的危险因素。

溃疡多发生在足底负重区及易受摩擦处，溃疡有潜在性液化无效腔。

治疗这种溃疡首先要控制糖尿病，将血糖及糖化血红蛋白稳定在正常范围内，加强局部换药、创面渗出减少，感染控制后，可切除溃疡用皮瓣修复为首选。

五、恶性溃疡

包括原发性癌性溃疡及慢性溃疡恶变，前者常见鳞癌，基底细胞癌，恶性黑色素瘤。溃疡恶变多发生在慢性溃疡经久不愈的基础上。溃疡恶变时间不定，长短不一，长者可达 40～50 年，恶性溃疡需做病理检查，确诊后，根据病变大小，厚度进行扩大切除，确立局部无瘤化后可选择皮片或皮瓣修复。根据病变的恶性程度考虑是否需要淋巴引流区域淋巴结清扫术及化疗、放疗等。

六、神经营养性溃疡

由于截肢，外周主干神经完全损伤后，下肢支配区感觉下降，失神经营养后，因局部受压过久，烫伤，外伤等致伤因素可以在下肢发生慢性难治性溃疡。一旦发生，应加强护理，预防溃疡扩大，向深部扩展可选择皮（肌）瓣修复。

七、特殊感染性溃疡

多由结核、梅毒、真菌等所致。需做检验或病理检查。确诊后应做相关病因治疗，及局部处理。溃疡面积较大，难以自愈者应在全身药物有效治疗后施行溃疡切除及皮肤移植修复。

八、负压封闭引流技术在下肢创伤和慢性溃疡治疗的应用

负压封闭引流（vacuum sealing drainage，VSD）技术的原理是将具有亲水性的PVA聚乙烯酒精水化VSD材料覆盖于创面，再以医用半透膜封闭外表与周围正常皮肤，与外环境隔绝，然后通过引流管与负压源连通，形成一个完整的负压封闭引流系统，以促进创面的愈合。

VSD技术于1993年被德国ULM大学创伤外科Fleschmann博士首先应用于创伤外科领域，1994年引入我国，应用于临床。1995年美国医师Argenta LC发明了类似的技术，在美洲地区称为VAC（vacuum assisted closure）技术。由于VSD技术5～8d换一次药，一方面减少了病人的痛苦和医药费用，另一方面也减轻了医护人员负担，在全世界范围内很快得到了广泛的应用。

（一）适应证和禁忌证

1. VSD技术在整形外科的适应证

（1）各种烧伤、创伤后创面。

（2）难愈性创面，包括糖尿病足、压疮等。

（3）各类组织瓣转移前的创面准备。

（4）植皮及植皮区的保护。

2. 禁忌证

（1）具有活动性出血的创面或凝血功能障碍的病例。

（2）存在大量坏死组织、未经清创的创面。

（3）癌性溃疡创面。

（4）创周并发湿疹等病。

（二）VSD在慢性创面中的作用机制

1. *减轻创面组织水肿，去除炎性介质* 充分引流水肿液，稳定组织细胞外环境，便于组织细胞修复；同时VSD引流及时去除炎性介质的堆积，减少机体组织对毒性产物的重吸收，避免机体对水肿液和炎性介质的回收而导致的一系列病理反应，如MODS等。

2. *促进创面血液循环* 研究表明VSD能显著提高创面微循环血流速度，扩张微血管，从而增加创面血供，为局部组织带来了创面修复过程中必需的氧和营养物质。

3. *抑制细菌繁殖* 密闭材料为免疫细胞发挥吞噬、杀灭细菌提供了良好的局部环境，进而有利于创面感染的预防，减少交叉感染的可能。

4. *促进肉芽组织生长* 应用VSD后，一方面持续的负压状态刺激了毛细血管增生，另一方面也维持了局部湿润或潮湿的环境，促使肉芽组织快速地生长。

5. *促进创面愈合* VSD一方面保护了创面，预防了感染，另一方面也通过负压对创缘形成的自然物理牵拉力，促进纤维细胞的分裂增殖，从而加速了创面的愈合。

（三）VSD技术的临床应用

1. *清创* 仔细检查伤口，彻底清除创面及腔隙中失活的组织、脓液、异物。根据各组织的特点修复受损组织，如血管、神经、肌腱、骨关节等

2. *清洁创周皮肤* 用生理盐水将周围血污擦拭干净，将创周坏死角质揭除，再用75%乙醇擦除残留的消毒液、皮脂、角质、皮屑等，便于半透明的专用薄膜粘贴。

3. *覆盖VSD材料* 依据创面大小剪切VSD材料，覆盖创面。创面较大时可用“串联法”以满足需要；创面较深时，需将VSD材料填塞至腔隙底部，不留死腔。

4. *贴膜* 应用特制的半透膜材料密封创面，半透膜的覆盖范围要包括至少2cm以上的创缘健康组织。

5. *连接负压源* 一般情况负压保持在125～450mmHg（0.017～0.060Mpa）。创面渗出较少时，使用压力偏小；创面渗出较多时，使用压力偏大。吸引方式可用持续吸引或间断吸引两种。

（四）封闭负压引流技术在慢性创面中的应用

充分清创、控制感染、增加血流灌注、护理创面和去除压力是治疗慢性溃疡的关键措施。其他治疗方式，如普通换药、高压氧治疗、及目前比较常用的湿润疗法，很难同时满足这几个条件，而VSD技术基本上满足了以上几个改善糖尿病溃疡局部环境的各个要求。在这个高效的引流系统中，创面上的渗出物和坏死组织将非常及时地被清除，被引流区内可达到“零积聚”状态，创面能够很快地获得清洁的环境；即使有较大的腔隙存在时，腔隙也将因高负压的存在而加速缩小。同时，半透性薄膜和泡沫材料组成的复合型敷料，使局部环境更接近生理性湿润状态；高负压同时有利于局部微循环的改善和组织水肿的消退，并刺激肉芽组织生长。负压封闭引流技术，对于创伤外科来说，极大地提高了创面修复的成功率。

Eneroth通过对文献回顾和综述，认为负压吸引治疗对糖尿病肢体溃疡是一种安全有效、并降低

截肢率的有效方法。Blume等对比负压吸引技术和目前在美国占优势的水凝胶或藻酸盐湿润治疗技术，发现负压吸引技术在112d内治愈率明显高于湿润疗法，截肢率也低于后者，而在6个月时感染率、蜂窝织炎和骨髓炎等并发症两者没有统计学差异，因此其认为负压吸引治疗总体来说优于后者。

（马　奇）

■参考文献

[1] 王和驹，等. 带腓肠神经伴血管蒂逆行岛状皮瓣. 中华显微外科杂志，1996，19(2)：82.

[2] 毛宾尧. 足外科学. 北京：人民卫生出版社，1992：155-166，171-175，206-209，240-243，459-461，519-529，592-597，610-625.

[3] 朱盛修. 现代显微外科学. 长沙：湖南科学技术出版社，1994：254.

[4] 李吉，等. 大腿前中皮区皮瓣游离移植解剖学基础. 临床解剖学杂志，1986，3：152.

[5] 李林，等. 腓动脉穿支为蒂的腓肠外侧皮动脉逆行岛状皮瓣的应用解剖. 中华整形烧伤外科杂志，1995，11(1)：23.

[6] 李世骐. 旋髂浅、深血管的解剖与临床应用的体会. 中华显微外科杂志，1986，3：153.

[7] 杨志明. 带血管蒂组织瓣移位术. 重庆：重庆出版社，1988：131.

[8] 何明武，等. 动脉外侧皮支岛状筋膜皮瓣修复下肢软组织缺损. 中华整形烧伤外科杂志，1994，10(4)：256.

[9] 汪良能，高学书. 整形外科学. 北京：人民卫生出版社，1989：891.

[10] 张放鸣. 足底肌瓣血管神经的显微解剖. 中华显微外科杂志，1987，10：92.

[11] 张肇祥，陈维佩. 使用创伤急救手术学. 北京：人民军医出版社，1994：139.

[12] 郭恩覃，等. 小腿内侧(胫前滋养血管皮支)游离皮瓣. 中华整形烧伤外科杂志，1994，10(2)：89.

[13] 熊树明，等. 阔筋膜张肌血管和神经供给. 广东解剖学通报，1982；4：143.

[14] 黎鳌，杨果凡，郭恩覃. 手术学全集：整形和烧伤外科卷. 北京：人民军医出版社，1996：989.

[15] Amarante J，Caxta H，Reis T，et al. A new distally based fasciocutaneous flap of the leg. Br J Plast Surg，1986，39：338.

[16] Barday TL，Cardoso E，Sharpe DT，et al. Repair of lower leg injuries with fasciocutaneous flaps. Br J Plast Surg，1982，35：127.

[17] Fogdestam Ⅰ，Donski PK. Distally based fasciocutaneous flap from the sural region. Scand J Plast Reconstr Surg，1983，17：191.

[18] Hidalgo DA，Shaw WW. The anatomic basis for plantar flap design：clinical applications. Plast Reconstr Surg，1986，78：637.

[19] James W，Smith MD，Sherrell J，et al. Plastic Surgery. Fouth edition. Little Brown and Company，1991：1259.

[20] Josephg，McCarthy MD. The trunk and lower extremity. In：Plastic Surgery，volume 6. W. B. Saunders Company. 1990：4029.

[21] Moscona AR，Gorrin-Yehudain J，Hirshowitz B. The island fasciocutaneous flap：a new type of flap for detects of the knee. Br J Plast Surg，1985，38：512.

[22] Yaermchuk MJ，Brumback RJ，Marson PN，et al. Acute and definitive management of traumatic osteocutaneous defects of lower extremity. Plast Reconstr Surg，1987，80：1.

[23] 王炜，等. 整形外科学. 杭州：浙江科技出版社，1999：9.

[24] 赵敏译，现代整形外科治疗学. 北京：人民卫生出版社，2007：7.

[25] 黄家驷. 外科学. 北京：人民卫生出版社，2008：10.

[26] 陈孝平. 外科学. 北京：人民卫生出版社，2010：8.

[27] 张涤生. 整复外科学. 上海：上海科技出版社，2002：1.

[28] Phillipe N Blondeel. Perforator Flap. United States of America：by Quality Medical Publishing. Inc，2006.

[29] 裘华德. 负压封闭引流技术. 北京：人民卫生出版社，2008.

第 48 章

男性外生殖器畸形和缺损

第一节　尿道下裂

一、概　述

尿道下裂的词义是来源于希腊的词汇“hypo”和“spadon”，意思是指在下方的裂隙。

（一）发病率与病因

尿道下裂是常见的男性泌尿生殖系统的先天性畸形。尿道下裂的发生率较高，而且有逐年上升的趋势。国人每出生 125～600 个男孩中就有一个尿道下裂患儿。其发病原因仍不清楚，目前的研究表明尿道下裂的发病既有遗传学的因素，亦有环境的原因。一般报道有 1/3 的患者可查到病因，为原因不明的性分化不良，是 20 余种性分化不良疾病的症状之一。

在动物学领域，泌尿与生殖系统大都是密不可分，而且都是被保护在一个安全的隐蔽部位。大自然对生物的选择是无情的，物竞天择，适者生存。生物本身都在顽强地繁衍着自己的后代，延续着自己的种系。因而，现存动物的泌尿与生殖系统是完善的，但同时又是极度脆弱的，容易受到外界的刺激和干扰而发生畸变，尤其是在环境污染日趋严重的情况下。

（二）尿道下裂学

对于尿道下裂的研究，涵盖了遗传性，环境因素影响致病，胚胎学，组织学、组织化学、解剖学、内分泌科学、外科学、临床流行病学、组织工程学、以及大白鼠尿道下裂动物模型的建立等基础研究等，因此被称为“尿道下裂学”。

（三）患者求治心切

尿道下裂患者主要表现为尿道外口异位，阴茎背侧包皮堆积，严重者，阴茎向下弯曲，不能站立排尿，成年后不能进行正常的性生活；轻度者，虽无弯曲，但形态不佳。给患者的身心发育造成不良影响。病变是羞对人言的隐私部位，关系着男性的尊严，求治心切。

（四）强调综合系统治疗

对于尿道下裂的治疗，应该是综合系统治疗，在内分泌科学的专家紧密合作下，外科医师抛弃单纯的手术观点，适时适度地进行内分泌科学的干预与治疗，促进阴茎及其他外生殖器的发育，从而更加提高了尿道下裂患者的医疗质量和效果。

（五）尿道下裂的成功治疗是极具挑战性的手术

到目前为止，文献记载的手术治疗尿道下裂的方法就有 350 种之多，这说明，尿道下裂的患者多，涉足尿道下裂治疗的医师也多，手术修复方法都不完善。我们现在应用的修复尿道下裂的手术方法处处显示着先贤不断探索，追求成功，辛勤奉献的身影。

尿道下裂的成功治疗是极具挑战性的手术，其技术含量高，其手术并发症及失败率较高。这也就使得很多外科精英涉足该病的治疗，寻找机遇。每当人类遇到难题，处于两难抉择的境地时，总有哲学来指点迷津，继续发展之路。因此，我们从哲学的认识论角度来审视尿道下裂的手术治疗方法，发现：遵循整体论、综合系统集成的方法论和组合创新学原理，运用整形外科学的原则与技术，可以大大提高了手术成功率，减少了并发症。

（六）整形外科医师治疗尿道下裂的优势

从整形外科的角度看，尿道下裂疾病的本质是既有组织缺损、又有组织移位，而没有组织过多。整形外科的研究方向是组织移植，整形外科医师对于疾病治疗方案确定前的习惯性诊断思维方式，是首先要明确该疾病的本质是什么？组织缺损、组织移位，还是组织过多。因此，整形外科医师治疗尿道下裂是理所当然的，势在必行。整形外科技术操作保证了组织移植的科学性和合理性，能够保证皮瓣带蒂转移的成活，能够保证黏膜/皮片游离移植的成活。整形外科医师治疗尿道下裂，可以根据具体情况，采取多种不同部位来源的组织，遵循组合创新学原理，采用耦合法重建尿道。能够做到足量补充缺损组织，缺什么补什么，缺多少补多少，补了就能成活。这对于组织缺损严重，特别是反复手术失败后，组织匮乏的"尿道下裂残废"患者来说，是有效的治疗办法。

诊治流程见图 48-1。

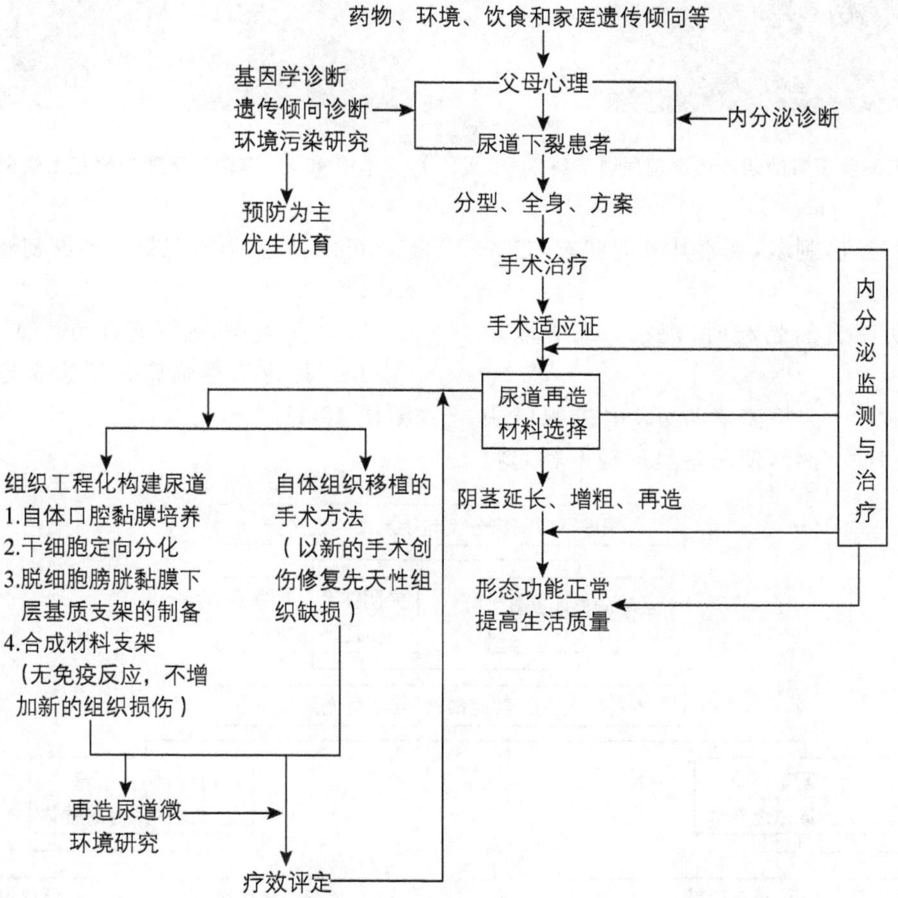

图 48-1　尿道下裂诊治流程

二、尿道下裂的临床分型及其对于手术治疗方案选择的意义

（一）尿道下裂的临床分型的重要性

临床分型应该立足有利于手术治疗方案的选择，是为了治疗而诊断分型，以便于手术前做好充分的准备，医家与患者都能从临床诊断分型了解手术修复的难易程度。

而依据尿道外口开在不同的位置的表象，分为不同的类型的传统、习惯的分型方法，不能够提示手术治疗方案的选择，因而没有实际临床应用价值。因为尿道外口位置正常的单纯阴茎下弯患者实际上也是尿道下裂的一种临床表现形式，必须首先确定其阴茎下弯的程度，然后决定用什么方法再造尿道进行手术治疗。

无阴茎下弯的尿道下裂，其手术治疗方案比较简单。

伴有阴茎下弯的尿道下裂相对比较复杂。

其诊断应该书写为，例如：

尿道下裂 无阴茎下弯 阴茎远端型(图 48-2)。

尿道下裂 有阴茎下弯 阴茎阴囊型(图 48-3)。

其他，依此类推。

（二）阴茎下弯的存在与否的初步判定方法

对于尿道外口异常的尿道下裂患者，应该采用

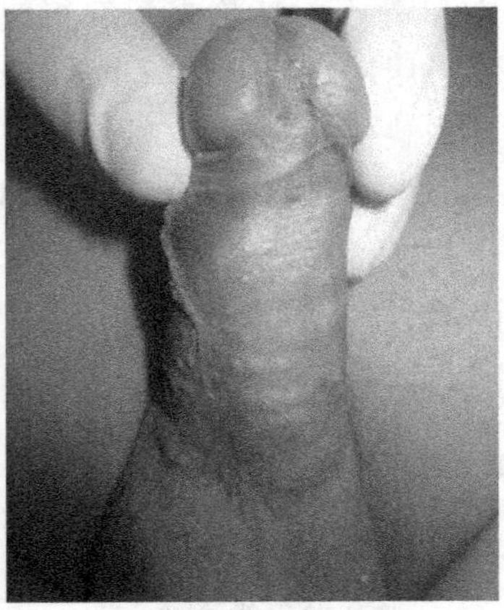

图 48-2　无阴茎下弯的阴茎远端型尿道下裂

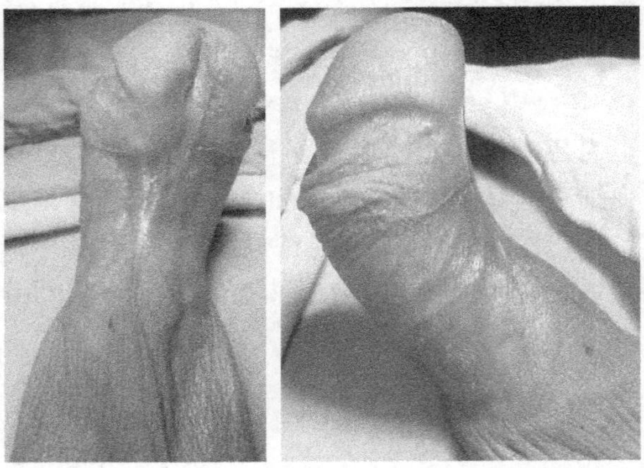

图 48-3　有阴茎下弯的阴茎远端型尿道下裂

无创的医疗手段检查，刺激，观察其勃起状态，首先确认有无阴茎下弯。

1. 等待其阴茎自然勃起时，观察。或听取家长及本人的描述。

2. 借助于触诊——检查者以示、中指触压阴囊部海绵体至耻骨联合处，使阴茎呈现轻度勃起状态。可以勃起，但不坚挺。能够初步判断有无阴茎下弯。

3. 手法刺激，令阴茎自动勃起。

(三)尿道下裂临床分型诊断与手术适应证选择(图 48-4)

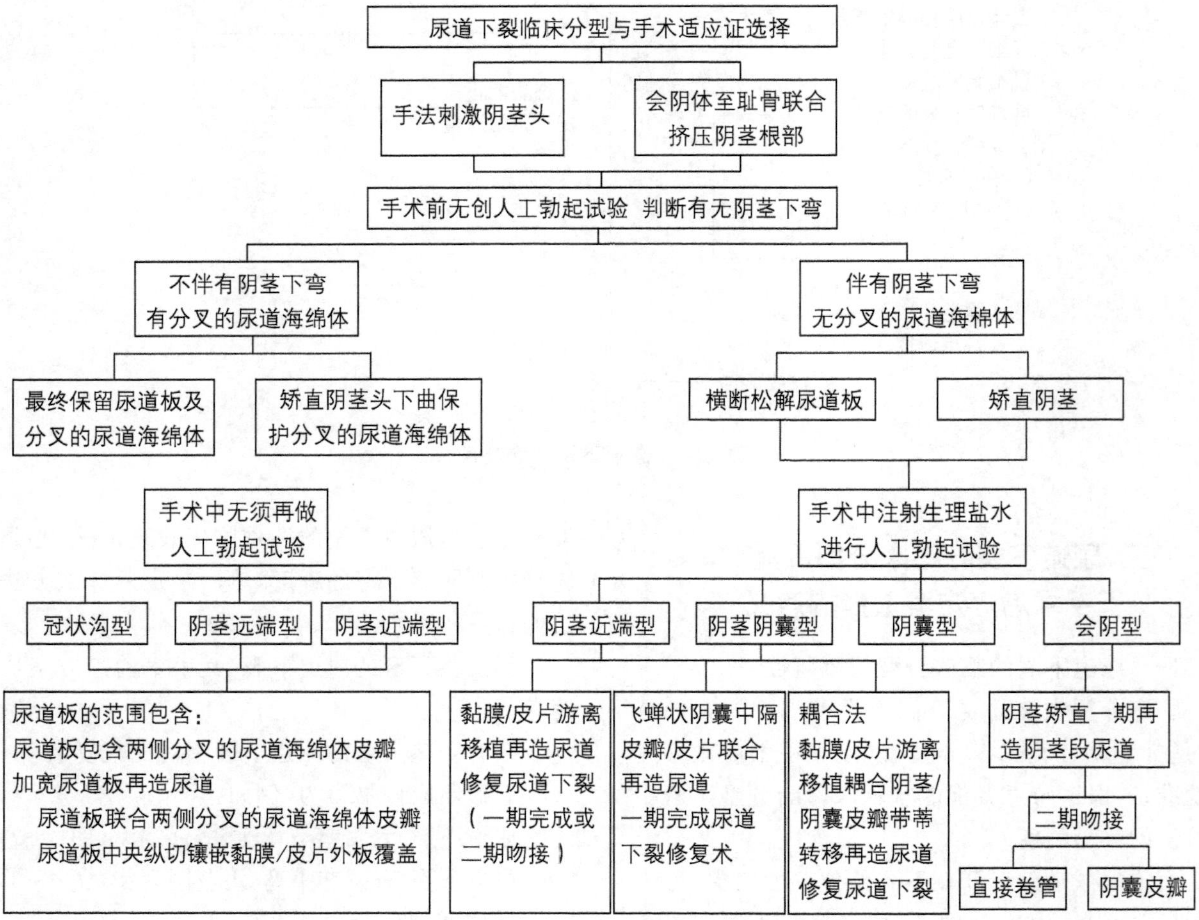

图 48-4　尿道下裂临床分型与手术适应证选择

三、尿道下裂的应用解剖学

(一)无阴茎下弯的尿道下裂——"尿道板"的解剖学及其成形尿道的临床意义

无阴茎下弯的尿道下裂的尿道外口远端,尿道缺损,代之以"尿道板"。也就是在尿道下裂患者腹侧存在着"应该发育成尿道的组织",起自尿道外口,止于阴茎头。由于发育方面的原因,在青春期以前,这块组织多呈现"板状",也有呈现"沟状"者,习惯上在文献中统称其为"尿道板"。实际上这块组织常常呈现"沟状",故应该称其为"尿道沟"。

文献中所谓"尿道板"组织,没有论及两侧(左右)宽窄的范围。

没有接受过手术治疗的无阴茎下弯的尿道下裂患者中,"应该发育成尿道的组织",即所谓"尿道板"组织,仅是没有尿道海绵体的正常纤维结缔组织,含有丰富的血管平滑肌、腺体和神经,其平滑肌和结缔组织具有很强的延展性。其中胶原纤维及弹性纤维含量正常,具有弹性,也有充足血供。由于尿道板血供丰富,保留利用尿道板成形尿道的手术在无阴茎下弯的尿道下裂治疗中被广泛应用。这样,保持尿道板连续性可减少成形管状尿道出现的高并发症。

(二)有阴茎下弯的尿道下裂患者——不存在尿道板组织

对于有阴茎下弯的尿道下裂患者,阴茎腹侧组织表面是由移位的阴茎头下皮肤组织与下裂的尿道外口黏膜连续构成,其深部组织是造成阴茎下弯的纤维条索,以挛缩的纤维结缔组织为主,是没有尿道海绵体的非正常纤维结缔组织,其中胶原纤维及弹性纤维含量比例低,弹性差,血供不良。必须彻底切除、松解、对移位的阴茎头下皮肤组织与下裂的尿道外口黏膜组织进行复位,以达到尿道下裂修复手术中的第一步——充分矫直阴茎。

(三)尿道海绵体分叉及其临床意义

正常情况下,尿道海绵体包裹着尿道,延续至阴茎头海绵体。尿道下裂患者,其尿道海绵体整体终止在尿道外口近心端,长度不定。

无阴茎下弯的尿道下裂——存在有分叉的尿道海绵体,其尿道海绵体在尿道外口近心端,距尿道外口 1cm 处终止、分叉(图 48-5)。两侧分叉的尿道海绵体不完全对称,分叉后,在尿道板(沟)两侧前行至阴茎头海绵体,也有至冠状沟平面纤维化者,导致阴茎头下屈。

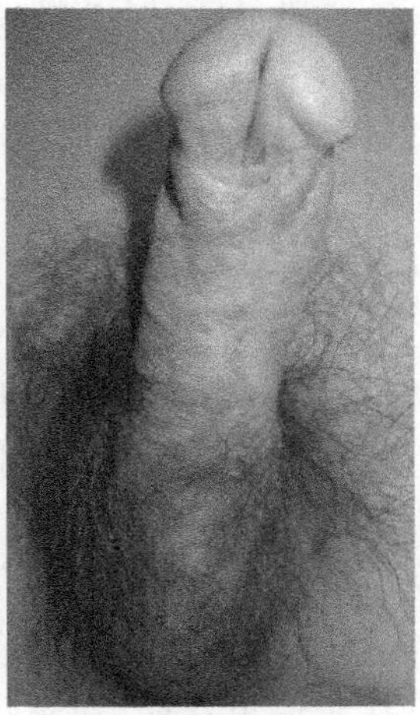

图 48-5 无下弯的阴茎远端型尿道下裂,示尿道沟及分叉的尿道海绵体

(四)有阴茎下弯的尿道下裂——不存在分叉的尿道海绵体

有阴茎下弯的尿道下裂患者,不存在分叉的尿道海绵体,是没有尿道海绵体的非正常纤维结缔组织,而代之于造成阴茎下弯的纤维条索,实际上是挛缩的纤维结缔组织,其中胶原纤维及弹性纤维含量比例低,弹性差,血供不良(图 48-6)。

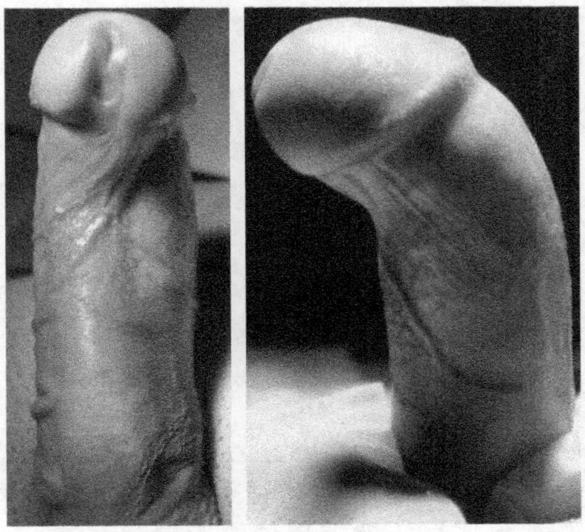

图 48-6 有下弯的阴茎远端型尿道下裂,无尿道板、沟结构,无尿道海绵体分叉

但是在阴茎近端型、阴茎阴囊型尿道下裂患者的尿道外口旁有畸形的血管,推测应该是没有发育成熟的分叉的尿道海绵体,保护好后,可以供应阴茎腹部两侧皮瓣的血供,用于再造尿道。

(五)无阴茎下弯的尿道下裂患者——尿道板与分叉的尿道海绵体的联合应用

对于没有接受过手术治疗的无阴茎下弯的尿

道下裂患者来说，应该包括“尿道板(沟)”两侧的分叉的尿道海绵体及其浅层的皮肤、皮肤下组织。“尿道板”的范围包含：尿道外口远端的皮肤—尿道板(沟)及其深部组织，以及两侧分叉的尿道海绵体在内的皮肤组织，向前延续至阴茎头下方。

无阴茎下弯的尿道下裂修复手术时，可以保护分叉的尿道海绵体，保留并联合利用尿道板(沟)全部皮肤瓣卷管，并拢分叉的尿道海绵体，成形尿道，完成解剖学修复。即保留利用尿道板的尿道成形术，这样就提高了尿道下裂修复手术的成功率。

对于没有接受过手术治疗的无阴茎下弯的尿道下裂患者来说，所谓板状的“尿道板”组织，也就是“应该发育成尿道的组织”，不应该只是通常现代文献中所描述的0.6～0.8mm宽度的组织。

(六)阴茎下弯充分矫直的必要性和重要性

尿道下裂修复手术中，阴茎下弯矫直的必要性和重要性是公认的、首要的，不可忽视及不可替代。不能采用阴茎背侧白膜折叠——短缩阴茎的方法，以追求达到矫直阴茎腹侧下弯的目的，从而就使得本来就发育不良的阴茎变得更为短小，无异于削足适履。因为我们已经有极其成熟的方法与技术保证和可利用的材料，充分矫直阴茎，并且能够再造阴茎充分矫直后的尿道。

采用阴茎背侧白膜折叠，矫直阴茎的方法，有其严格的适应证选择，不可任意扩大应用范围。

有阴茎下弯的尿道下裂患者，运用整形外科学原则与技术，采用组织移植的方法——黏膜/皮片游离移植与皮瓣带蒂转移——或是两者耦合，或是分别单独应用，在阴茎充分矫直后，进行缺损尿道的重建，已经有极其成熟的经验，完全可以达到满意的效果。

四、尿道下裂初治手术——尿道成形术分类

(一)无阴茎下弯的尿道下裂修复手术——保留、利用尿道板，成形尿道

无阴茎下弯尿道下裂包括：大口型、冠状沟型、阴茎远端型、阴茎型，常伴有阴茎头下弯。通过阴茎头翼状组织瓣掀起，可以同时矫正阴茎头下弯，并同时成形阴茎头及尿道外口。

1. *尿道板直接卷管成形尿道*　无阴茎下弯的尿道下裂初治患者，采用尿道板直接卷管成形尿道手术时，要求其有一定的宽度，足以成形标准的尿道，不能过窄。在1岁以后的婴幼儿，其最小宽度以大于6mm为妥。其参考标准是成形尿道内的支撑导尿管为6Fr时，可以自由插入、拔出，而无阻力。随着年龄的增长，宽度适当加大，均以自由通过相应年龄段的导尿管为标准，以免再造后的尿道狭窄。

(1)包含一侧或两侧皮瓣的尿道板直接卷管成形尿道(图48-7)平行纵切尿道板皮肤，在尿道外口近心端横行切开皮肤，两侧皮肤瓣内含有分叉的尿道海绵体，可以在白膜浅层掀起，向中线翻转，接续原尿道外口。以皮肤瓣成形尿道方式缝合。

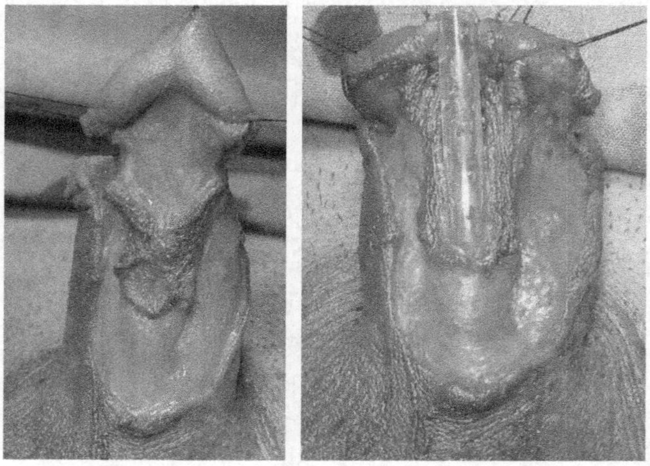

图48-7　包含一侧或两侧皮瓣的尿道板直接卷管成形尿道

(2)尿道板中央镶嵌包皮内板皮片或口腔黏膜片成形尿道。在尿道板中央纵切松解后的创面，镶嵌采取自口腔(唇、颊、舌)的黏膜片或包皮内板皮片，以游离移植方式褥式(门钉)缝合、固定。然后卷管再造尿道：平行纵切尿道板皮肤，在尿道外口近心端横行切开皮肤，两侧皮肤瓣内可能含有分叉的尿道海绵体，可以在白膜浅层掀起，向中线翻转，接续原尿道外口。以皮肤瓣成形尿道方式缝合。

2. *保留尿道板，加盖法组建尿道*　加盖法是指无阴茎下弯的轻型尿道下裂初治病例，可以保留尿道板作为尿道的背侧，采取局部带蒂皮瓣转移、翻转，形成尿道的腹侧，与尿道板共同重建完整的尿道。对于手术失败后，已经矫直阴茎，重建了尿道板的患者，也可以采取局部带蒂皮瓣转移、翻转，形成尿道的腹侧，与已经重建的尿道板共同组建完整的尿道。

(1)尿道口蒂纵行岛状皮瓣翻转加盖法适应证(图48-8)。

①没有做过手术的原发尿道下裂病例，适合于尿道缺损较短的阴茎头下型，冠状沟型尿道下裂。

②已经做过尿道下裂修复手术，尿道外口复

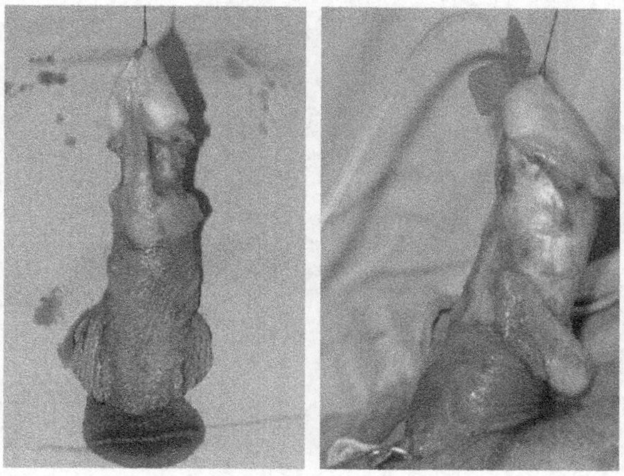

图 48-8　尿道口蒂纵行岛状皮瓣翻转加盖尿道板法再造尿道修复无下弯的阴茎远端型尿道下裂

裂，仅尿道开口在阴茎头下或冠状沟者，阴茎皮肤不缺少，有松动度。

尿道口蒂翻转岛状皮瓣的血供，来源于尿道外口两侧及其下方阴茎腹侧的筋膜血管蒂，可靠。联合脱套的阴茎皮肤袖筒状整体前移修复尿道下裂。翻转加盖的尿道外口下方阴茎纵行岛状翻转皮肤瓣与整体前移的脱套的袖筒状阴茎皮肤瓣之间不做剥离。

(2)尿道口蒂侧方皮瓣横行翻转加盖法。尿道口蒂翻转岛状皮瓣的血供，来源于尿道外口两侧及其下方阴茎腹侧的筋膜血管蒂，可靠。尿道口黏膜与其一侧的侧方皮瓣之间不做表皮切开。联合脱套的阴茎皮肤袖筒状整体旋转，覆盖创面，修复尿道下裂。翻转加盖的尿道外口侧方阴茎岛状翻转皮肤瓣与整体旋转脱套的袖筒状阴茎皮肤瓣之间不做广泛剥离。

尿道口蒂侧方皮瓣与纵行皮瓣的切取选择：是取尿道口蒂侧方岛状皮瓣还是取尿道口蒂纵行岛状皮瓣翻转加盖，成形尿道，须依据局部皮瓣质量、切取方便程度和便于阴茎整体皮肤瓣对创面的覆盖面积而定。

(3)包皮内外板整体皮瓣旋转加盖法适应证：适合于没有做过手术的阴茎型(近端型)、阴茎头下型，冠状沟型原发尿道下裂初治病例，包皮量较充裕者。

只因采用单纯尿道板再造尿道的材料不足，阴茎皮肤及包皮内外板皮肤量较多，可以充分利用。用于再造尿道腹侧而加盖的岛状内板皮瓣，与阴茎皮肤瓣及外板皮肤瓣形成一个整体，仅做真皮下松解、不做广泛剥离，外板皮瓣顺势旋转覆盖阴茎腹侧创面，加被覆盖，完成尿道下裂修复。保证了血供不受影响，也没有漏尿的缝隙。

(4)阴囊中缝皮肤岛状皮瓣翻转加盖法适应证：适合于没有做过手术的原发阴茎近端型、阴茎阴囊型尿道下裂初治病例，阴茎皮肤量相对较少。

只因采用单纯尿道板再造尿道的材料不足，如果扩大成形尿道的皮肤瓣，阴茎腹侧创面的覆盖材料就彰显不足。从而借助于阴茎根部——阴囊中缝岛状皮肤瓣翻转加盖成形尿道，就解决了材料不足的问题。阴茎阴囊中缝岛状皮肤瓣的血供来源是阴茎阴囊的浅筋膜带。阴茎阴囊中缝岛状皮肤瓣的掀起，只是松解切断中缝深部的纤维条索隔。

(二)有阴茎下弯的尿道下裂修复手术——阴茎充分矫直后，组织移植，再造尿道

1. 飞蝉状阴囊中隔皮瓣/皮片联合再造尿道一期完成尿道下裂修复术(图 48-9)

适应证：

①没有做过手术的原发阴茎阴囊型尿道下裂初治病例，伴有阴茎下弯者，阴囊发育良好，矫直后即刻同时一期完成尿道下裂修复手术。

②做过手术的阴茎阴囊型尿道下裂再治病例，已经矫直者，手术虽然失败，阴茎皮肤保留较多，阴囊发育良好者。

著名已故整形外科学专家李世瀛 1982 年报道，阴囊中隔血管神经蒂岛状皮瓣再造尿道一期完成尿道下裂修复手术，从此大大提高了尿道下裂修复手术的成功率。其缺点是再造尿道内有毛发生长而出现再造尿道结石等并发症。但是，应用阴囊中隔血管神经蒂岛状皮瓣再造尿道一期完成尿道下裂修复手术，确实是一种可靠的选择，对于再造尿道材料严重匮乏者，有其适应证。况且在手术前，采用整形美容外科的脱毛技术，再进行尿道下裂的修复手术，可以避免其并发症发生。

运用整形外科学的原则与技术，把阴囊中隔的皮肤形成飞蝉状阴囊中隔皮瓣(蝉体)联合皮片(蝉翼)再造尿道，也是耦合法再造尿道思维的延续。通过整形外科学的原则与技术，把没有毛囊的阴囊中隔的皮肤形成带有血管蒂的皮瓣，再造尿道的腹侧，而阴囊中隔皮瓣两侧带有毛囊的阴囊皮肤，经过整形外科学技术的修剪，形成中厚皮片，不再含有毛囊(毛囊被保留在阴囊供区原位)，再造尿道的背侧，紧贴在阴茎腹侧白膜。这样形成的阴囊中隔

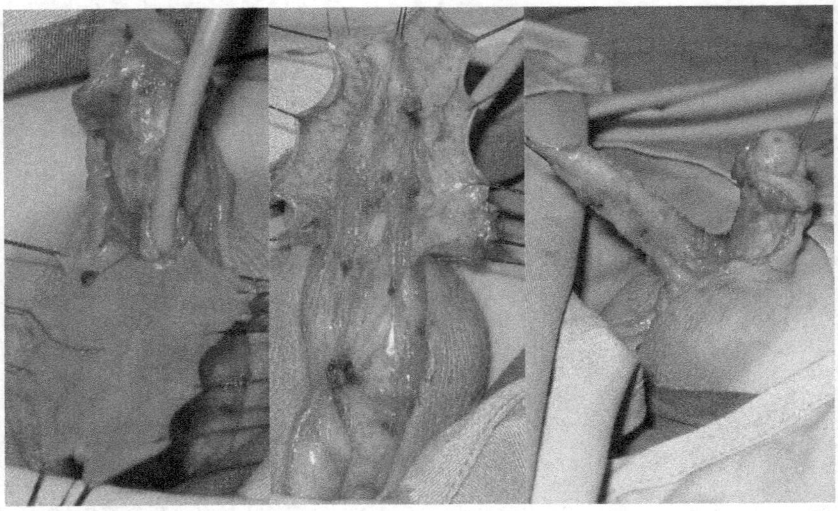

图 48-9 蝉状阴囊中隔皮瓣/皮片联合再造尿道一期完成尿道下裂修复术

皮瓣联合皮片，展开后，状如飞蝉，中隔皮瓣如蝉体，两侧皮片如蝉翼。再造尿道后，可以完整成管。经过整形外科学技术的缝合包扎处理，能够保证成活。

2. 黏膜/皮片游离移植再造尿道修复尿道下裂（图 48-10）

（一期完成或二期吻接）：适应证广泛，适合于再造尿道材料不足的各型尿道下裂；但是其条件要求严格，就是阴茎皮肤瓣要完整，无瘢痕，或是瘢痕已经软化。诸如：

①伴有阴茎下弯的会阴型及阴囊型尿道下裂初治患者，在矫直阴茎下弯的同时，再造阴茎段尿道，二期吻接。

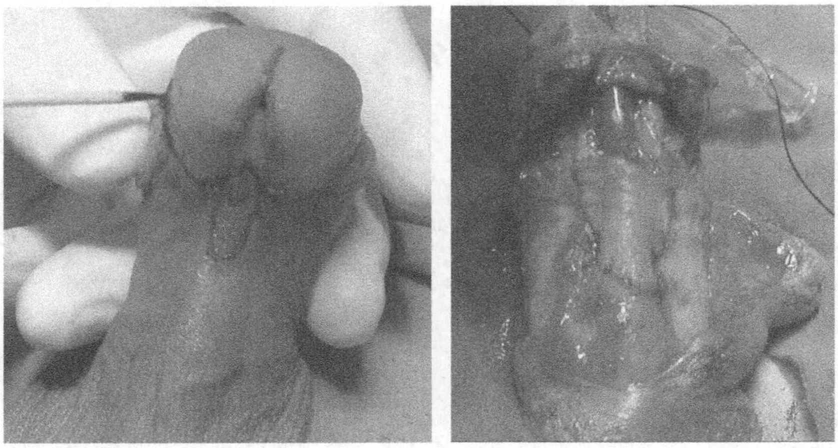

图 48-10 口腔黏膜游离移植再造尿道修复有下弯的阴茎远端型尿道下裂

②各型尿道下裂患者的分期手术，二期吻接。

③伴有阴茎下弯的各型尿道下裂的初治患者。

④已经矫直阴茎，阴茎皮肤完整的再治患者，通过阴茎腹侧皮肤瓣下隧道再造尿道，二期吻接。

⑤掌握了切取黏膜/皮片技术，能够胜任黏膜/皮片游离移植技术者，一期完成尿道下裂修复手术。

黏膜/皮片供区：

口腔黏膜：唇、颊、舌。

皮片：包皮内板皮肤片、阴囊皮肤片、耳后皮肤片。

保证黏膜/皮片游离移植成活的关键技术是：再造尿道内用软弹带侧孔硅胶管支撑，阴茎体外用高弹管型网状绷带持续包扎的双弹力包扎。

3. 耦合法再造尿道一期完成尿道下裂修复术

口腔黏膜/内板皮片游离移植耦合阴茎/阴囊局

部皮瓣带蒂转移再造尿道修复尿道下裂。

黏膜/皮片与局部皮瓣供区：

黏膜/皮片来源：口腔黏膜：唇、颊、舌。

皮片：包皮内板皮肤片、阴囊皮肤片。

局部皮瓣：

阴茎皮瓣：包皮内板岛状皮瓣。

阴茎侧方畸形血管蒂皮瓣。

阴茎侧方纵行皮瓣。

阴囊中隔皮肤瓣。

(1)口腔黏膜(舌、唇、颊)/内板皮片游离移植耦合阴茎侧方(或纵行)岛状局部皮瓣带蒂转移再造尿道修复尿道下裂。

(2)口腔黏膜(舌、唇、颊)/内板皮片游离移植耦合阴囊中隔岛状局部皮瓣带蒂转移再造尿道修复尿道下裂。

①口腔黏膜(舌、唇、颊)/皮片游离移植耦合阴茎侧方(或纵行)岛状局部皮瓣带蒂转移再造尿道修复尿道下裂。

②口腔黏膜(舌、唇、颊)/皮片游离移植耦合阴囊中隔岛状局部皮瓣带蒂转移再造尿道修复尿道下裂(图 48-11)。

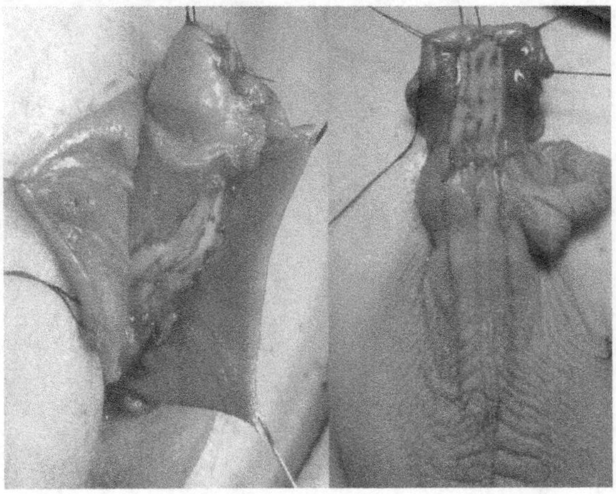

图 48-11　口腔黏膜/包皮内板皮片游离移植耦合阴茎侧方蒂纵行皮瓣/阴囊中隔皮瓣再造尿道修复尿道下裂

(三)重度尿道下裂的治疗

1. 概述　重度尿道下裂包括：阴囊型尿道下裂和会阴型尿道下裂，其手术修复存在一定的困难。

该型尿道下裂一般存在比较明显的阴茎下弯，尿道缺损严重，阴囊常呈分裂状，有时伴有阴茎阴囊转位，周围皮肤组织不发育不良。该型尿道下裂的治疗需要从会阴或阴囊到阴茎头新建很长的一段尿道，同时要矫治阴茎弯曲和阴茎阴囊转位。

对于单纯性重度尿道下裂，手术治疗原则是分期进行手术，关键是充分矫直下弯的阴茎，促进阴茎发育。然后再行尿道的重建。

由于尿道下裂是 10 余种疾病的临床表型之一，对于重度尿道下裂患儿，外生殖器发育不良，性别难于识别，需要与内分泌科学、遗传学和病理学专家等合作做全面检查，只有当其性别决定基因(SRY)、染色体(46XY)等检查确定其本质性别为男性时，根据详细的检查预测患儿的性发育潜力，协助家长决定患儿的抚养性别，才可以按照男性尿道下裂进行分期修复手术。同时与内分泌科学专家协商制定手术治疗与适时药物治疗的计划方案。

重度尿道下裂常见的并发症：尿道下裂常见的合并症有腹股沟斜疝、隐睾、阴茎阴囊转位、前列腺囊、阴茎扭转及小阴茎、蹼状阴茎、重复尿道及上尿路畸形等，少数的尿道下裂病人合并肛门直肠畸形。尿道下裂越严重，伴发并发症的发生率也越高。

对于尿道下裂并发症，有时需要请小儿外科或泌尿外科学专家进行治疗。

2. 外科手术的时机　作为男孩喂养时，如果患儿存在隐睾，最好在初次进行性腺活检时就同时使其下降到阴囊。男孩的阴茎弯曲和尿道下裂的矫治一般在患儿出生后 10～18 个月开始进行。可以一期或分期完成其尿道成形术。当患儿成年后如果阴茎发育较小，可考虑行阴茎延长、增粗术。当阴茎过小，难以实现性交时，也可以在成年后考虑进行阴茎再造术。

3. 手术治疗原则

(1)阴囊型尿道下裂的手术治疗：阴囊型尿道下裂根据阴茎阴囊发育水平和原始尿道口位置，可以分为阴囊近端型和阴囊远端型尿道下裂两大类。阴囊远端型尿道下裂尿道外口位于阴囊前端，阴茎阴囊的发育比较正常，阴囊近端型尿道下裂其尿道外口位于阴囊后端，阴茎明显弯曲常伴有阴茎阴囊的发育不良，有时睾丸也存在发育不良情况。因此，阴囊型尿道下裂的治疗必须注意两个方面，一是阴茎的发育，一是充分矫直阴茎的前提下进行尿道重建。

对于阴囊近端型尿道下裂，阴茎阴囊发育不良者，多主张分期进行手术，这样一方面可以在阴茎矫直后应用一段时间的 HCG，以促进阴茎阴囊的发育，同时也可以简化手术过程，提高手术成功率。

(2)会阴型尿道下裂的手术治疗：会阴型尿道下裂是尿道下裂中最为严重的一种类型，也是所占比例较少的类型，其尿道外口位于阴囊后方的会阴处，一般伴有明显的阴囊分裂和明显的阴茎阴囊的发育不良，患者多半伴有阴茎短小表现，个别患者伴有隐睾、疝气等症状。会阴型尿道下裂的治疗最困难，因为其组织匮乏最为严重，且需要再造的尿道组织最长，经常出现手术失败和并发症。尽管有些学者尝试进行一期尿道成形术，对于会阴型尿道下裂，分期手术是比较明智的选择。

分期手术的含义有五重：一是充分矫直阴茎，补充足够的再造尿道组织材料；二是在矫直阴茎后，可以应用 HCG 等内分泌治疗，促进阴茎阴囊的发育；三是用药后观察局部移植物的生长状态，如果二期手术时发现其生长速度较慢，造成阴茎弯曲复发，可以再次进行阴茎矫直，并补充移植组织，以保证阴茎的正常发育，达到最大功能的发挥；四是把复杂难治的手术简单化，保证了步步手术的成功；五是当治疗尿道下裂的临床经验不多时，分期手术是最为明智的选择。

五、阴茎皮肤瓣脱套与阴茎腹侧创面的覆盖

(一)阴茎皮肤瓣脱套

阴茎皮肤瓣脱套是尿道下裂修复手术的第一步重要操作。共同点是阴茎背侧的脱套操作，均距离冠状沟缘 3mm 处环形切开，在 Buck 筋膜浅层，剥离、脱套至阴茎根部，注意保护，不伤及血管。腹侧由于尿道下裂分型不同，脱套操作各异。

1. 无阴茎下弯的尿道下裂，准备尿道板卷管成形尿道者，除去卷管用的尿道板皮肤瓣外，腹侧在尿道外口近端，尿道海绵体浅层，掀起阴茎皮肤瓣，至阴茎根部。

2. 无阴茎下弯的尿道下裂，准备加盖法组建尿道者，必须保护好加盖用的阴茎/阴囊岛状皮肤瓣源自阴茎/阴囊的筋膜血管蒂，与尿道板相连接的皮肤不予切开。

3. 有阴茎下弯的尿道下裂，必须彻底切除、松解阴茎腹侧挛缩的纤维条索，充分矫直阴茎。

(二)阴茎腹侧创面必须选用皮肤瓣覆盖

原因在于避免阴茎下弯复发，防止尿瘘发生。

1. 初治手术阴茎创面的覆盖

(1)脱套的阴茎皮肤瓣整体向腹侧旋转(图 48-12)。

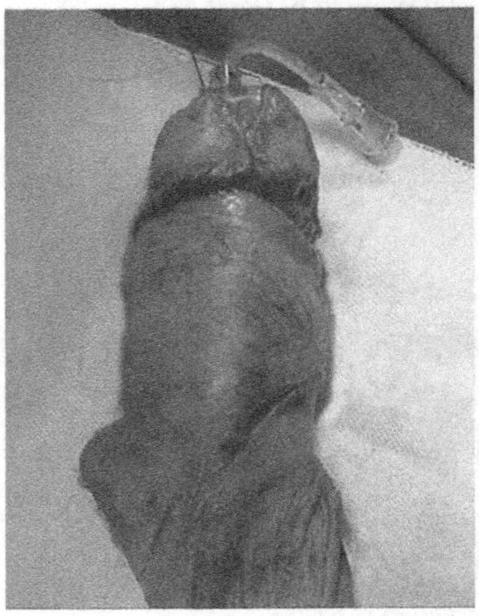

图 48-12 脱套的阴茎皮肤瓣整体向腹侧旋转

(2)脱套的阴茎皮肤瓣背侧正中远端剪开，使之分叉，形成皮肤瓣，向腹侧旋转、包裹阴茎。

(3)阴囊皮肤瓣带蒂转移覆盖阴茎腹侧创面。

2. 反复手术，治疗失败，阴茎皮肤量匮乏者(图 48-13)。

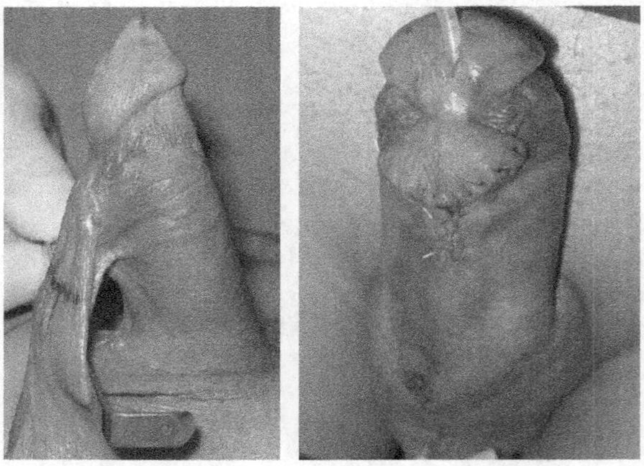

图 48-13 多次手术失败后阴茎皮肤量匮乏——阴囊皮瓣包埋阴茎创面

(1)阴茎背侧皮肤正中全长纵行切开、松解，皮肤片游离移植，覆盖阴茎背侧创面，阴茎两侧皮肤瓣向腹侧转移、包裹阴茎。

(2)阴茎-阴囊创面贴合，皮肤缘缝合，封闭创面。由于阴囊形成阴囊皮肤瓣带蒂转移后，阴囊皮瓣的血供常常出现障碍，甚至出现阴囊皮肤瓣坏死。其原因是“受阴囊为多重血液供应”研究结论的影响，而忽略了其特殊性，另外就是忽略了手术后的包扎、固定，任其睾丸、阴囊向下牵拉，阴茎勃起上翘，从而影响了阴囊皮肤瓣的血供。

六、防瘘尿层

尿瘘是常见的并发症，尿瘘形成的本质是再造尿道覆盖材料不足，或者不可靠(图 48-14，图 48-15)。

防瘘尿层材料来源如下：

1. 阴茎皮肤浅筋膜，去除多余的内板皮片，尽量保留浅筋膜，与阴茎皮肤一起整体向腹侧转移。

2. 睾丸鞘膜瓣转移。

3. 阴囊筋膜瓣转移。

4. 防瘘尿层缝合法。

上述筋膜瓣或鞘膜瓣全层、全长覆盖再造尿道，特别注意尿道成形缝合线的完整覆盖。

在再造尿道皮肤瓣/皮片/黏膜与阴茎腹侧覆盖皮肤瓣之间嵌入以支持线牵拉的上述筋膜瓣或鞘膜瓣的远端，至尿道外口水平，在阴茎皮肤垫片-尿道支撑管之间，以尼龙线做“三明治”贯穿褥式缝合，15d 后拆线。

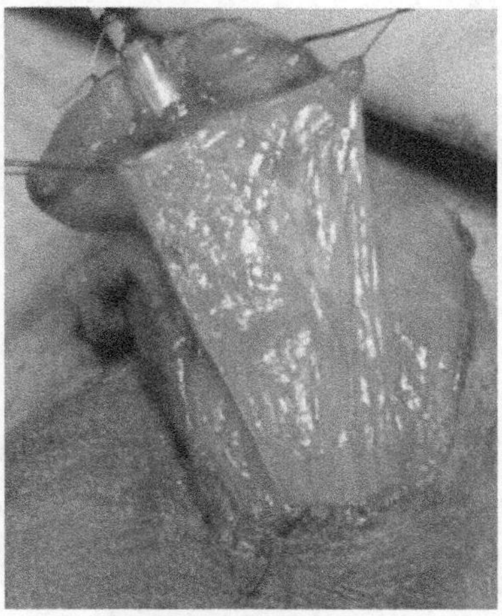

图 48-14　睾丸鞘膜瓣覆盖再造尿道防瘘

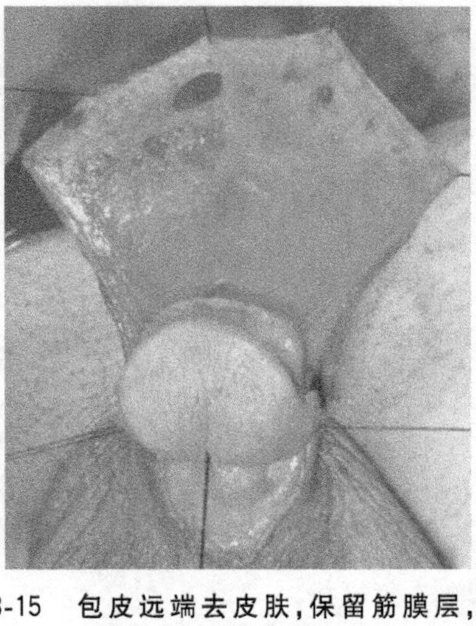

图 48-15　包皮远端去皮肤，保留筋膜层，转移至腹侧覆盖再造尿道防瘘

七、引　流

1. 外科手术要求在关闭创口后，在手术野放置引流条。目的是：引流积血、积液，使组织紧密靠拢、贴合，预防感染，促进组织愈合。

2. 引流条放置的操作要求是：手术野创面全长放置，保证引流有效，不造成副损伤，又不能影响愈合。

3. 阴茎阴囊组织比较松软、薄弱，引流条的放置更应准确。

采用“预留丝线牵引橡皮条手术野全长放置法”，可以达到上述目的。其操作方法是：缝合关闭皮肤切口前，在贯穿跨过全长手术野创口内，放置 1 根顺直的 4 号丝线，皮肤切口缝合完毕后，高位切口外的丝线端，系紧预先备好的橡皮引流条一端，牵拉低位切口外的丝线的另一端，进入手术野，拉出橡皮引流条系线端，剪去橡皮引流条手术野高位多余部分，就完成了手术野全长的低位橡皮条引流(图 48-16A，图 48-16B)。

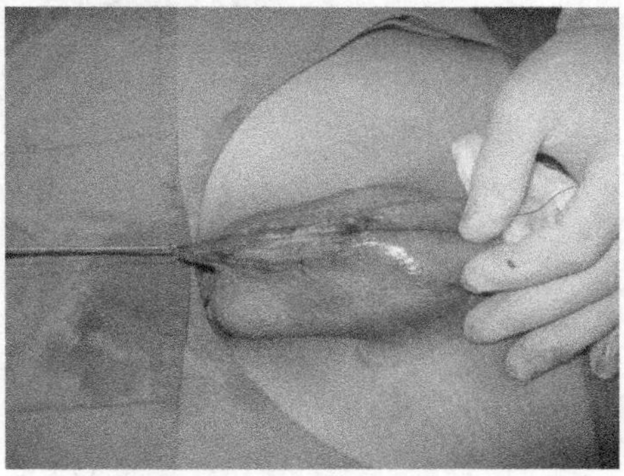

图 48-16A　预留丝线牵引橡皮条全长放置法

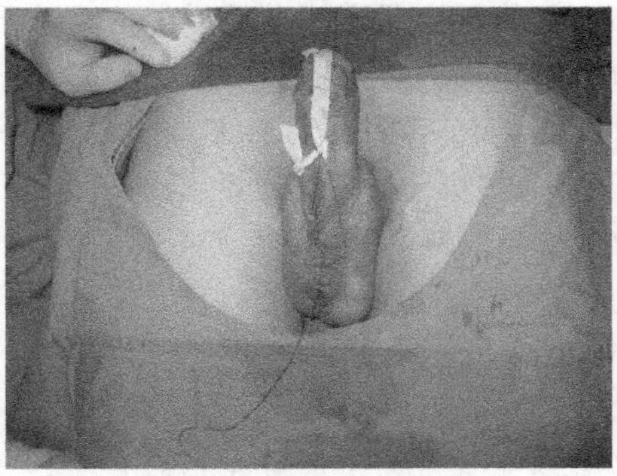

图 48-16B　预留丝线牵引橡皮条全长放置法

八、耦合法再造尿道与双弹力包扎

尿道下裂修复手术(图 48-17)。

(一)耦合法再造尿道

1. 定义　耦合法再造尿道是指对于全尿道缺损时,采取黏膜/皮片游离移植于阴茎腹侧白膜,形成新的再造尿道的背侧半,采取阴茎/阴囊局部皮瓣带蒂转移,形成新的再造尿道的背侧半,黏膜/皮片与阴茎/阴囊局部皮瓣之间的两侧缝合,形成新的完整的管状尿道。

2. 优点　传统的尿道再造方法,其一采取黏膜/皮片游离移植,其次采取阴茎/阴囊皮瓣的带蒂转移再造缺损尿道,材料的使用各有其优缺点,但是属于单一思维,其手术后并发症较高,因为提供的材料有限,不足以形成正常宽度的尿道,而且对于供区也会造成继发性的形态畸形或者功能障碍。而耦合法再造尿道,采取黏膜/皮片游离移植形成尿道的背侧半,贴服于阴茎白膜,采取阴茎/阴囊皮瓣的带蒂转移形成尿道的腹侧半,增加了阴茎腹侧组织厚度,减少了尿瘘的发生。

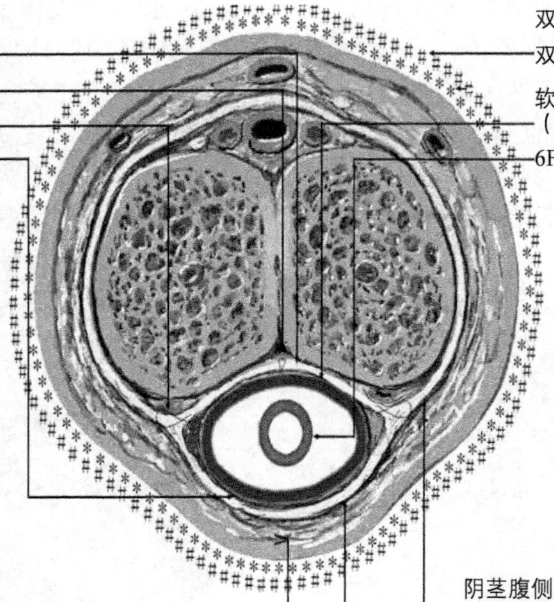

图 48-17　耦合法再造尿道与双弹力包扎示意

3. 哲学思维基础　对于组织缺损严重、甚至组织匮乏的尿道下裂患者,沿袭传统方法,不能形成足够宽畅的再造尿道。遵循哲学的互补方法论及组合创新学原理、运用整形外科学原则和技术。把两种不同结构、不同来源的组织材料合而为一,形成新的事物,执行新的功能,组合成新的尿道,从而完善地修复尿道下裂,保证了尿道下裂修复手术的成功,扬利抑弊,体现了 1 ＋ 1 ＞ 2 的组合创新思维和哲学理念。

(二)包扎

1. 尿道下裂修复手术后包扎的重要性与特殊性　包扎是保证外科手术成功的一个重要的组成部分,不当或错误的包扎常导致手术的失败,阴茎部位手术后的包扎更为重要。

尿道下裂手术后包扎的特殊性:阴茎的生理特性是勃起状态和疲软状态交替进行,而且勃起和疲软时的阴茎长度和粗细相差甚大,这就给阴茎手术后的包扎增加了难度。

2. 尿道下裂手术后包扎的目的与包扎敷料的必备条件

(1)包扎的敷料有一定的弹性,使阴茎内手术创面紧密贴合,形成持续均匀的压力包扎,在阴茎生理性勃起时,给予阴茎体积的涨大有充分的余地;采用双面黏性的软聚硅酮伤口接触层敷料,结合高弹管型网状绷带进行自阴茎根部至阴茎头部的压力递增梯度包扎。

(2)形成自龟头向阴茎根部逐渐递减的压力梯度,不影响动脉供血,利于静脉与淋巴回流,减少术后包皮肿胀，并有利于渗出液的引流。控制由于阴茎皮肤缝合处张力过高而创口裂开。

(3)敷料带有黏性，包扎确实可靠，不随阴茎的生理性勃起和疲软状态的交替进行而脱落。

(4)包扎敷料不能过厚，便于手术部位的观察。

(三)尿道下裂修复手术后的双弹力包扎

双弹力包扎是指：尿道下裂修复手术后，在手术重建的尿道腔内放置了软弹带侧孔硅胶支撑管，形成由再造的尿道管腔向阴茎体组织内的持续均匀的弹力支撑，手术后阴茎体皮肤外采用美皮贴——高弹性管型网状绷带联合包扎，形成由阴茎体皮肤外向阴茎体组织内的持续均匀的弹性压力。两者相互作用，共同完成了尿道下裂修复手术后，对于重建的尿道-防瘘层筋膜覆盖-阴茎皮肤瓣覆盖的各个重建组织之间的持续均匀的压力包扎，使各个组织之间贴合紧密，没有死腔，没有淤血，没有错动，这也是黏膜/皮片游离移植成活的必需条件，从而保证了完善的愈合，保证了尿道下裂修复手术的成功。

对于阴茎的圆柱状外露部分，在修复尿道下裂时，除了阴茎海绵体之外，均经过手术进行了组织结构的重组。通过双弹力包扎，依附于阴茎海绵体，使之愈合成为有功能的整体阴茎(图 48-18)。

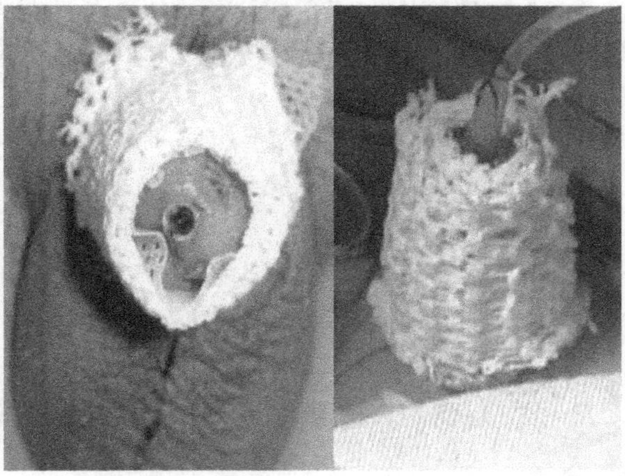

图 48-18　双弹力包扎

九、手术后尿液引流

膀胱造口，尿流改道，一般不需要。除非反复手术失败，局部愈合条件差，尿路感染机会多，再次手术后需要膀胱——尿路经常灌洗者。

(一)早期排尿的意义

根据再造尿道手术后细菌微生态的研究，造成感染的细菌首先是原驻在菌，细菌繁殖的最高峰是在术后的第 4 天，成年人感染机会最高，小儿皮肤比较清洁，感染机会较少。再造尿道手术后，再在造尿道内都会存留渗出的血液，是细菌的最好培养基，应该及时清除。清除的方法就是由内向外的自主排尿。手术后 3d 之内，不宜排尿，以免尿液沿缝合切口外渗，此时需要经尿道自膀胱内引流出尿液。待组织内的纤维蛋白，渗出到切口内，变成纤维蛋白原弥合切口时，再排尿，就不会造成尿外渗。

(二)带支撑管排尿

支撑管是由医用硅胶材料制成、质软富有弹性、中空带侧孔、与尿道腔径相匹配的特制薄壁软管，放置在再造尿道内对其起支持作用。管腔可容纳 6～10Fr 导尿管或由头皮针管制作的导尿管通过以允许术后早期的留置导尿而避免膀胱造口。尿道内分泌物可通过侧孔排至管腔，继而随尿流排出体外。支撑管的外向弹力与阴茎外弹力网套的内向收缩力合力使各层组织紧贴，无死腔，利于愈合(图 48-19)。

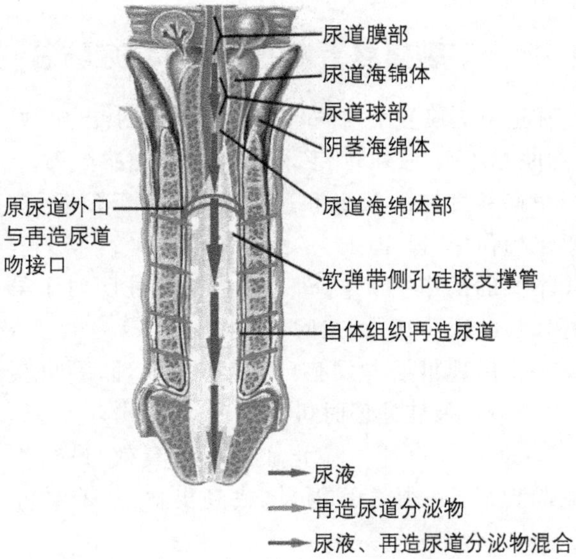

图 48-19　带支撑管排尿示意

拔除经支撑管内放置的导尿管后，带支撑管排尿，既保证了排尿的通畅有效，在尿液高速排出时，对于支撑管外、再造尿道内形成了负压虹吸作用，又有利于引流出再造尿道内存留的血液、分泌物等(图 48-20)。

因而，带支撑管早期排尿是手术后尿液引流的最佳方式。

1. 小儿(<12 岁)：术后 3d 拔除导尿管，带支撑管自行排尿。

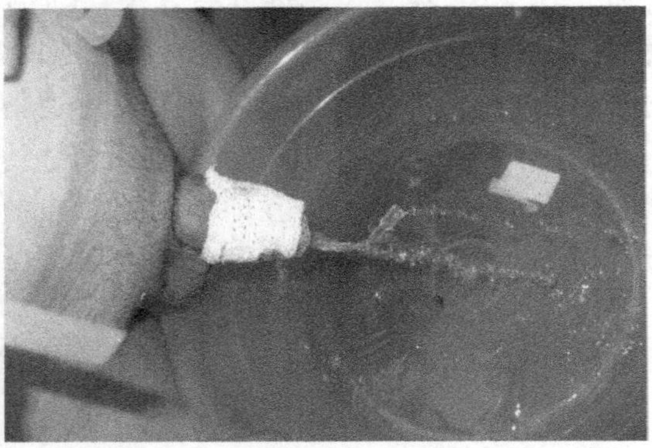

图 48-20　带管排尿自尿道内冲洗出的分泌物及陈旧渗血

2. 成年人(>12 岁)术后第 5 天,带支撑管自行排尿。

采用皮瓣再造尿道者,术后 10d 拔除支撑管;采用黏膜/皮片或其微粒游离移植再造尿道者,术后 15d 拔除支撑管,以保证对于黏膜/皮片组织游离移植的持续压迫愈合作用。

十、尿道下裂修复手术的早期并发症防治

尿道下裂修复手术的早期并发症包括:出血、血肿、皮肤瓣坏死、尿外渗、手术野感染、尿路感染等。

早期并发症的减少和避免,关键在于预防,在于手术操作中,操作细节的到位。

本文的操作细节中,每一步操作都注明对于早期并发症的预防作用,在此不再赘述。

一旦出现早期并发症,均应积极处理,不可侥幸等待,错失最佳处理时机。

1. *出血与血肿*　靠止血药不能奏效,进行性出血与血肿,必须打开创口,找到出血点,有效止血。

2. *尿外渗*　及时进行尿流改道及尿液的有效引流,解决再造尿道狭窄。

3. *手术野感染*　加强手术野创口的引流及局部处理,及时清洗与更换敷料,伴有发热时全身应用抗生素。

4. *尿路感染*　伴有发热时全身应用抗生素。碱化尿液,增加尿量。保证尿路通畅,鼓励自主排尿。

5. *皮瓣坏死*　不急于处理,需观察、等待其自行脱落。或是界限清楚时,予以清创处理。待创面愈合半年后,再遵照执行外科学原则与技术进行整治移植。

6. *尿瘘*　对于单纯的小尿瘘——滴尿或是细线状漏尿,在没有合并感染和组织坏死,也没有再造尿道狭窄的情况下,可以进行尿瘘单纯缝合手术。方法是:选择适当麻醉,刮除瘘孔边缘的表皮,应用 6-0 单丝尼龙线——皮肤垫片贯穿缝合,10d 拆线。常常可以避免 2 次住院,修复尿瘘。

十一、失败的尿道下裂再修复

(一)失败的尿道下裂再修复时机

失败的尿道下裂一般在手术半年后,才能再次进行修复。再造尿道的狭窄,导致排尿困难的急诊引流尿液不再此列。

由于手术者水平参差不齐,尿道下裂患者手术后,失败的表现形式多种多样。本文仅就具有代表性的临床表现及其治疗方式进行探讨。

(二)失败的尿道下裂一般的表现形式

1. 阴茎阴囊局部没有多余的材料可以利用再造尿道。

2. 阴茎腹侧满布瘢痕,尿道外口仍然在原来位置。

3. 阴茎下弯没有被矫直,弯曲到不能被接受的程度。

4. 再造的尿道狭窄,影响正常排尿。常见的是吻合口狭窄、再造尿道外口狭窄以及再造的全尿道狭窄。

5. 尿瘘,单个或多个。

6. 再造尿道存在憩室(第二膀胱)。

(三)治疗措施

1. 阴茎阴囊局部没有多余的材料可以利用再造尿道:首选口腔黏膜——舌、颊、唇黏膜,次选耳后皮片、膀胱黏膜,游离移植再造尿道。

2. 阴茎腹侧满布瘢痕,尿道外口仍然在原来位置:

(1)12 岁以下儿童,阴囊皮片游离移植,预制尿道板,准备卷管成形尿道。

(2)青春期后成年人进行阴囊皮瓣转移,恢复阴茎腹侧完整皮肤瓣,准备形成隧道,进行隧道内移植黏膜,再造尿道。

(3)也可以将阴茎背侧及两侧的皮肤瓣向阴茎腹侧转移,在阴茎背侧的创面进行皮肤游离移植,皮片来源于隐蔽部位的体皮。

①阴茎下弯没有被矫直,弯曲到不能被接受的程度:这是尿道下裂修复手术中,首先要解决的关键问题。治疗方式是彻底切除松解阴茎腹侧挛缩

的纤维、瘢痕。如果已经成形尿道，是由于再造尿道过短造成的阴茎弯曲，则应该再采取组织移植的办法加长尿道。

②严格掌握阴茎背侧白膜折叠的方法，矫直阴茎，采用阴茎背侧白膜折叠的方法，试图矫直下弯的阴茎，是不可取的！

阴茎背侧白膜折叠矫直下弯的阴茎需严格选择适应证。应该是：阴茎有一定的长度，阴茎海绵体腹侧白膜及海绵体瘢痕较重，阴茎海绵体不对称，采用其他方法已经不能完全矫直阴茎。

③整形外科学原则与技术的应用是失败性尿道下裂再修复成功的保证。

由于运用了整形外科学的原则与技术，经过多次手术失败的尿道下裂均可以再次修复，恢复功能。即使是海绵体断裂者，也可以修复。因此不再存在“尿道下裂残废”之说。当然，失败的尿道下裂患者的再次修复，需要多次组织移植手术，不可能一次完成（表 48-1，图 48-21，图 48-22）。

表 48-1　失败的尿道下裂再修复

初治失误					
阴茎下弯			包皮		阴茎腹侧
矫直没有			切除过多		明显瘢痕
			遗留问题处理		
腹侧瘢痕切除			阴茎再矫直		覆盖健康组织
			组织缺损		
阴茎腹侧组织			阴茎皮肤		尿道组织
			分期分步组织移植		
	重建尿道板		腹侧皮瓣覆盖		黏膜移植组织尿道
耳后全厚皮片	包皮内板	阴囊	阴囊	阴茎皮瓣	黏膜的半开放半封闭潮湿
全厚皮片	全厚皮片	全厚皮片	带蒂皮瓣	腹侧转移	不适合于做覆盖
				背侧植皮	
镶嵌黏膜再造尿道		<7 岁		覆盖创面	舌、唇、颊
		儿童首选		准备隧道	再造尿道

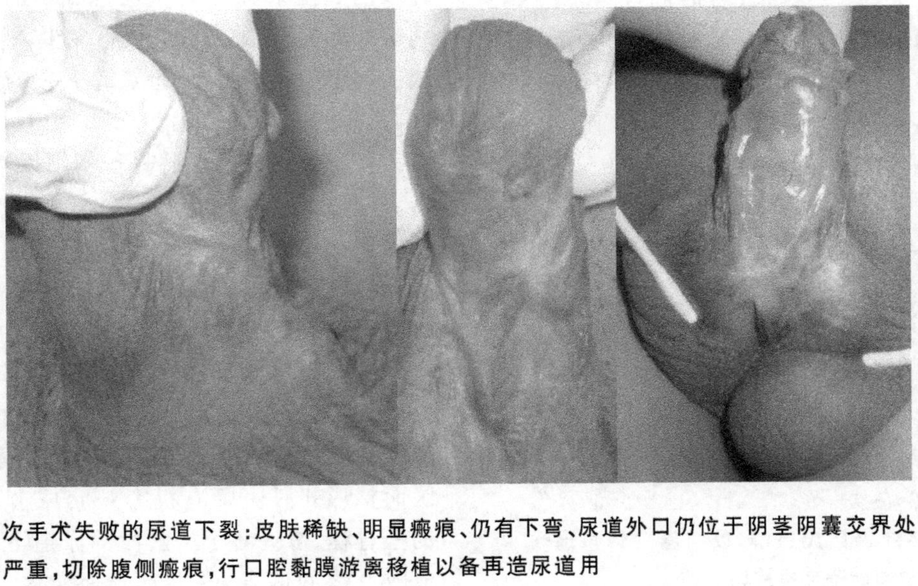

图 48-21　多次手术失败的尿道下裂：皮肤稀缺、明显瘢痕、仍有下弯、尿道外口仍位于阴茎阴囊交界处，且尿道口狭窄严重，切除腹侧瘢痕，行口腔黏膜游离移植以备再造尿道用

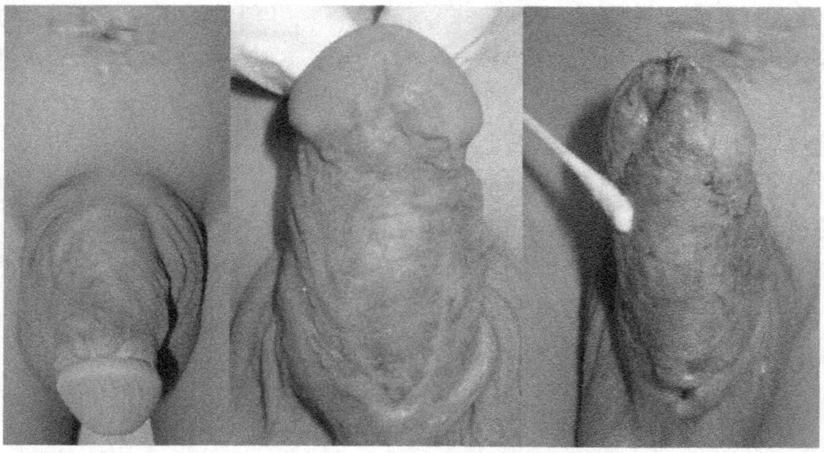

图 48-22 尿道下裂术后，皮肤匮乏，以口腔黏膜游离移植预制尿道，二期再行尿道吻接

(四)应用阴囊带蒂皮肤瓣修补阴茎腹侧尿道缺损

1. 适应证　再治病例，阴茎远端尿道腹侧缺损，阴茎腹侧巨大尿瘘，含二期吻接的病例。阴茎皮肤瓣量不足以覆盖阴茎腹侧创面。

2. 阴囊带蒂皮肤瓣的成形与转移夹蒂　采用阴囊皮肤全层切开，形成阴囊岛状皮肤瓣，作为再造尿道的腹侧半，阴茎沿已经存在的再造尿道背侧半边缘切开，阴囊皮肤瓣向阴茎缺损尿道覆盖后，阴茎与阴囊创缘贴合，间断缝合，内侧皮瓣组建尿道，外侧皮瓣封闭创面。阴囊皮瓣始由阴囊供血。

3. 阴囊带蒂皮肤瓣的夹蒂训练与断蒂　手术3周后，夹蒂训练：以肠钳钳夹阴囊侧皮瓣，每次10min，1/d。以阻断阴囊侧供血，令阴茎侧向成形尿道的阴囊皮瓣供血。7d后，如阴囊皮瓣无血供障碍，则进行夹蒂试验：延长夹蒂时间，严密观察阴囊皮瓣有无血供障碍，逐步增加夹蒂时间，至夹蒂4h，阴囊皮瓣仍无血供障碍时，即可以进行二期手术断蒂，切断掀起阴囊侧阴囊皮肤瓣，从而完成了阴囊皮肤瓣向阴茎腹侧的转移(图 48-23)。

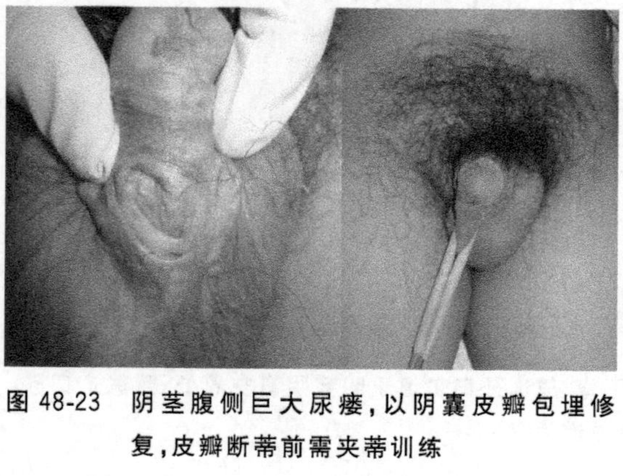

图 48-23　阴茎腹侧巨大尿瘘，以阴囊皮瓣包埋修复，皮瓣断蒂前需夹蒂训练

十二、整形外科学原则与技术在尿道下裂修复手术中的应用

(一)整形外科学治疗尿道下裂的姻缘与优势

从整形外科的角度看，尿道下裂疾病的本质是既有组织缺损、又有组织移位，而没有组织过多。整形外科的研究方向是组织移植，整形外科医师对于疾病治疗方案确定前的习惯性诊断思维方式，是首先要明确该疾病的本质是什么？组织缺损、组织移位，还是组织过多。因此，整形外科医师治疗尿道下裂是理所当然的，势在必行。如果不能足量补充缺损组织，彻底矫正组织移位，即使能够勉强重建尿道，也不可能获得良好的形态和功能。整形外科技术操作保证组织移植的科学性和合理性　整形外科治疗尿道下裂，可以根据具体情况，采取多种不同部位来源的组织进行成功的移植。能够做到缺什么补什么，缺多少补多少，补了就能成活。成功的组织移植保证了尿道下裂畸形矫正的彻底性，是手术成功的关键。

(二)整形外科医师具备精细手术的素质

尿道下裂表现的部位太小，需要精细准确的无创操作，整形外科医师经历了这方面严格的基本训练，具备这方面的素质要求。而且手术时习惯于带着手术放大镜进行操作，能够做到万无一失。

(三)整形外科治疗尿道下裂没有年龄限制

整形外科收治患者没有年龄限制，整形外科治疗着从出生到成年人各个年龄段的尿道下裂患者，因而整形外科医师有机会观察尿道下裂患者治疗的全过程，掌握各个年龄段的尿道下裂患者对治疗成败反馈的信息，掌握其心理变化，从而能够不断地反省、矫正自己的治疗方案和技术弱点。同一患者从儿童到成年人都可以在整形外科接受综合序列的治疗，有利于进行长期疗效的评价与信息反馈。

（四）整形外科医师具备多学科综合训练基础

整形外科的治疗内容包含了从头到足的身体各个部位，治疗的疾病常与其他学科交叉，整形外科医师善于向各科医师学习，汲取其优点。整形外科涉及多学科的基础和临床知识，从而可以相互借鉴、相互启发，可以广泛的整合相关学科的知识、技能，丰富自我、创新和发展手术技术与方法，解决尿道下裂治疗的难题。

（五）从单一组织再造尿道的尴尬到耦合法再造尿道成功的嬗变是哲学思维的进步

尿道下裂手术修复的根本问题是缺损尿道的再造。常用于再造尿道组织材料的选择　根据物以类聚，同物相济原则，再造尿道的材料首选会阴局部的组织，如阴茎阴囊皮肤、包皮和尿道板等，因为其中雄激素受体的分布较高，生长潜力好，最适合修复与重建尿道，可以实现与阴茎同步发育。其次为口腔黏膜组织，包含唇、颊、舌黏膜，这类组织移植易成活，成活后弹性佳，有利于尿道功能的重建；而且供区隐蔽，切取后，无继发性的形态畸形和功能障碍。其他部位的皮肤也可以采用。鉴于会阴局部组织量有限，单一组织再造尿道组织量常有不足，多种组织组合应用是一种良好的选择。

尿道下裂修复手术的瓶颈是采取单一组织再造尿道时的组织量不足。当今学术界再造尿道时，普遍采用的传统治疗方法，一是局部皮瓣带蒂转移再造尿道；二是黏膜/皮片游离移植再造尿道修复尿道下裂，均是单一求同思维。单一组织供区常难以提供充足组织材料以形成宽敞通畅的再造尿道，组织切取后供区的继发性的形态畸形和功能障碍等问题使手术实施者无可奈何。因此，单一组织再造尿道的材料来源不足为尿道下裂修复手术的瓶颈。即便单一组织供区可提供充足的组织量，要保证皮肤或黏膜游离移植形成管状尿道的成活，也需要深谙整形外科游离移植技术；局部皮瓣带蒂转移由平铺形成管状尿道时，其张力的增加和血流动力学的改变，对再造管型尿道的血液循环有影响。所以，以单一组织如：局部皮瓣带蒂转移、皮肤或黏膜游离移植等再造尿道修复的尿道下裂患者，并发症发生率较高，如：尿瘘、尿道狭窄、憩室等。甚至导致手术失败。

局部皮瓣带蒂转移耦合皮肤/黏膜游离移植再造尿道修复各型尿道下裂，是基于整形外科学原则、技术和组合创新学原理的新型治疗方法，缘于综合集成思维，其鲜明的优点是解决了尿道下裂手术修复中缺损尿道再造材料组织量来源不足的根本问题。局部皮瓣带蒂转移耦合皮肤或黏膜游离移植再造尿道是以整形外科学基本技术为支撑，将两种来源不同、结构相近的组织材料（局部皮瓣带蒂转移、皮肤或黏膜游离移植）耦合在一起，形成功能目的一致的新事物—新的再造尿道，充分体现了1＋1＞2 的系统论原理。

（六）整形外科技术在尿道下裂治疗中的应用

1. 促进再造尿道组织的愈合

（1）再造尿道组织的愈合特点：再造尿道不易愈合，不单与局部细菌含量高、容易受性腺分泌液/尿液污染、组织疏松容易水肿等因素相关，而且与局部组织的缝合特点相关。一般说对合的创缘两侧组织接触面越厚、组织血供越好、覆盖组织量越多、缝合组织张力越小，越容易愈合。

（2）再造尿道的三维立体缝合技术：缝合尿道是增加创缘两侧组织接触面厚度、预防尿瘘：将再造尿道组织进行三维定位，进行三维立体缝合，可以分别划定 X 轴、Y 轴和 Z 轴（图 48-24）。为了增加愈合机会，避免尿瘘出现，应该增加 Z 轴的组织缝合接触量，鉴于再造尿道组织的厚度是有限的，应该适当拉动 X 轴的筋膜组织，通过缝合使之转变成为 Z 轴的组织，以增加创缘两侧组织的接触量。

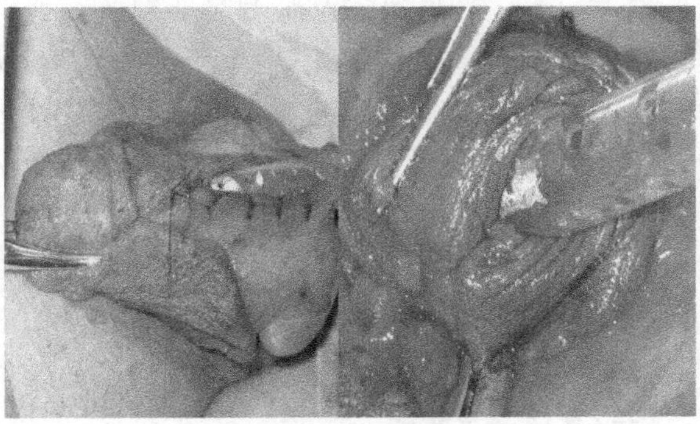

图 48-24　X,Y,Z 轴三维缝合技术

皮片/黏膜片游离移植耦合局部皮瓣带蒂转移成形尿道的四点缝合法：采用皮片/黏膜片游离移植耦合局部皮瓣带蒂转移再造尿道时，必须注意其缝合方法，才能保证皮片/黏膜片的成活和预防尿瘘的产生，其具体操作要领就是要强调四点缝合法：即进针应该顺序穿过以下四点：皮片/黏膜片—

阴茎白膜—皮瓣的皮下筋膜—皮瓣的皮肤。

(3)再造尿道的三维立体缝合线的提拉捻压打结法：尿道内壁的缝合要求对合严密，以增加其防水性能，除了适当地减小针距和三维立体缝合以外，进行X-Z轴缝合线的Y轴的提拉捻压打结法，可以保证两侧皮肤创缘的外翻对合。

2．有助于提高尿道下裂修复手术成功的措施总结　我们通过大量的临床实践发现，尿道成形的成败，关键在于局部组织的成活、组织的防水性和感染问题的恰当解决。组织成活需要良好的血供、较低的组织张力和可靠的固定包扎；组织的防水性依赖于良好的缝合技术、多层次的覆盖；感染的解决方案关键在于充分的引流，可以采用术前充分的消毒、术中经常的冲洗、术后早期的尿液引流——内冲洗疗法、再造尿道支架引流、早期排尿冲刷尿道和合理应用抗生素等措施。创口全长的无创引流条放置和有效彻底引流，防止诱发感染的积液与血肿形成。

（李森恺）

第二节　尿道上裂和膀胱外翻

一、概　述

与尿道下裂相反，尿道上裂英文释义“epispadias”的词根“epi”与“spadias”意指“上方的裂隙”。

尿道上裂是以尿道外口位于阴茎背侧的异常位置为特征的较罕见的泌尿系统先天性畸形，多合并膀胱外翻。系胚胎4～10周期间泄殖腔闭合障碍，局部无中胚层组织填充，阴茎背侧、腹壁下部、膀胱前壁等发育停滞所致。泄殖腔膜破溃位置及时间的异常决定了膀胱外翻尿道上裂系列(exstrophy-epispadias complex，EEC)的各种类型：尿道上裂(epispadias，E)、典型膀胱外翻(classical bladder exstrophy，CEB)、泄殖腔外翻(exstrophy of the cloaca，CE)。其中典型膀胱外翻占50%～60%，尿道上裂占30%，其他10%为泄殖腔外翻及其他畸形如膀胱上裂合并重复膀胱等。泄殖腔外翻表现为膀胱、肠管外翻，脐膨出，自直肠、尿道、阴道排出尿液、粪便及气体。外翻组织中，中间是肠黏膜，两侧是膀胱黏膜。男性可合并阴茎缺如、阴囊缺如、双阴茎、阴囊分裂；女性可有阴蒂缺如、阴蒂分裂。此外，尚可合并骨盆畸形、骨骼异常、脊髓膜膨出(图48-25，图48-26)。

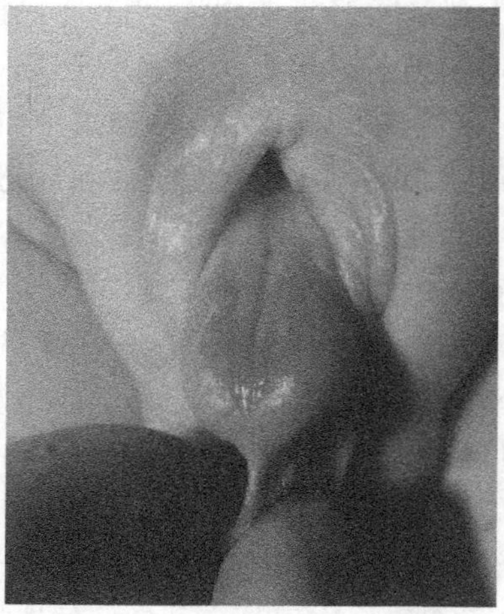

图48-25　男性尿道上裂患儿

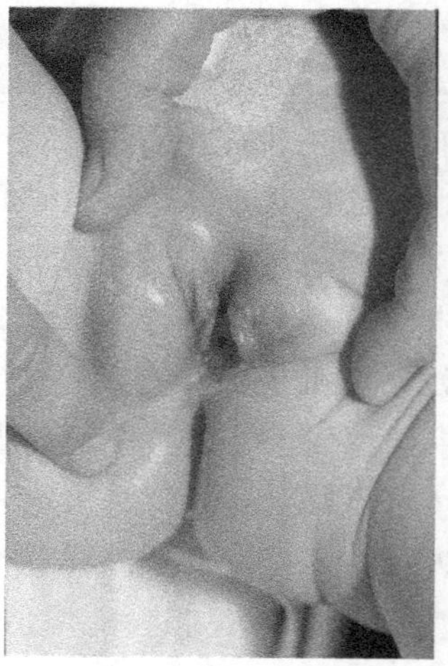

图48-26　女性尿道上裂患儿

(一)发病率与病因

尿道上裂的发生率远较尿道下裂为低，二者相比约为1∶150，亦可见于女性，男女之比为(3～4)∶1。国际出生缺陷监测系统情报所1987年一项调查显示，10万名新生儿约有2.4名尿道上裂患儿，而另有文献报道约5万名新生男婴中有1名尿道上裂患儿(David A. Diamond，1995)。双亲正常的患儿其同胞再患尿道上裂的概率为0.3%～2.3%。

单纯尿道上裂罕见，在膀胱外翻尿道上裂系列中仅占30%左右。其胚胎学基础与膀胱外翻相同。尿道上裂合并膀胱外翻的发病率为2.1～4/10万。

尿道上裂病因仍未明确，可能与接触环境中致畸因素引起染色体畸变有关。

(二)病理改变

尿道上裂的病理改变包括以下几方面。

1. 尿道位置反常，位于阴茎海绵体背侧。

2. 尿道背侧壁有不同程度缺损，缺损处成为尿道沟(尿道板)，其上为尿道黏膜覆盖。

3. 阴茎畸形　阴茎头扁而宽，呈铲状，有时分裂成两半。阴茎因背侧有纤维组织条索及短缩的阴茎悬韧带牵拉而背曲甚至紧贴腹壁。阴茎海绵体左右两支分离。阴茎发育短小，包皮堆积于腹侧，而背侧缺乏。

4. 尿道括约肌发育障碍引起尿失禁，膀胱失用性萎缩。输尿管口常位于不正常的三角区的外侧，几乎垂直入膀胱，约 90% 有膀胱输尿管反流。

5. 女性表现为阴蒂对裂，阴唇分开，间距增大及耻骨联合分离，可分为部分型和完全型，以完全型多见并伴尿失禁。

(三)临床分型

男性尿道上裂根据尿道开口的部位可分为三型：①阴茎头型，少见。尿道外口位于冠状沟，阴茎头背侧"V"形裂开。畸形程度轻，无明显功能影响，患者较少就医。②阴茎型，亦少见。尿道外口位于阴茎体背侧冠状沟至耻骨联合之间。尿道外口以远阴茎背侧扁平，被覆黏膜，两侧阴茎海绵体分离。包皮堆积于腹侧，而背侧短缺。阴茎向背侧弯曲紧贴耻骨联合部，有阴茎痛性勃起影响性生活，排尿不便，严重者伴有尿失禁。③阴茎耻骨型，即完全型，是尿道上裂中较多见的一型，常合并有膀胱外翻，治疗困难。阴茎发育短小，尿道全程裂开而致阴茎背侧扁平或有纵行凹陷，被覆红色黏膜称之为尿道板，阴茎海绵体分离，严重时有阴茎头分裂。阴茎因背侧纤维组织条索及短缩的阴茎悬韧带牵拉而背曲。严重者有膀胱前壁及局部腹壁裂开，耻骨联合亦呈不同程度的分离。前列腺缺如。膀胱内腔经腹壁缺口与外界直接相通，尿液持续外溢，常继发严重的泌尿系感染。女性尿道上裂轻度者表现为阴蒂和阴唇分裂，尿道外口偏向头侧；中度者，尿道全长沿背侧完全裂开。重度者亦表现为部分膀胱前壁及局部腹壁裂开。

(四)临床表现

除外观异常外，尿道上裂的主要临床症状为尿失禁，但并非见于全部患者。产生尿失禁的原因：①尿道括约肌发育不良：尿道外括约肌及膀胱颈后尿道括约肌的缺损或分裂；②膀胱发育不良，容量小；③尿道变短及尿道平滑肌张力缺失，尿道阻力下降。男性阴茎头型及轻度阴茎型患儿往往表现为外观异常而很少发生尿失禁，较重度阴茎型和阴茎耻骨型，尿失禁的发生率各为 75% 和 95%，耻骨下型则有完全性尿失禁。女性尿道上裂大部分有尿失禁。

(五)治疗

外科手术为主要治疗手段，男性阴茎型患儿年满 1 周岁即可手术。伴尿失禁或阴茎耻骨型者，需行括约肌功能重建等较复杂手术，则宜待年龄较大再施术。

由于存在阴茎背曲、尿道短、阴茎海绵体分离且短、皮肤缺乏、尿道括约肌发育不良、膀胱外翻等问题，尿道上裂的修复手术包括阴茎弯曲矫正、尿道修复、阴茎海绵体成形、膀胱颈成形、括约肌成形和膀胱外翻矫治。术前要综合考虑，手术应争取一期修复成功，再次手术易失败。如阴茎短小，可给予庚酸睾酮 25mg 肌内注射，每个月 1 次，共 3 个月，以促进阴茎发育。

女性尿道上裂的修复，重点在于修复分裂的阴蒂和阴道前庭。如伴有尿失禁或膀胱外翻时，其治疗原则和男性相同。

二、各型尿道上裂手术治疗概述

(一)远端型尿道上裂的手术治疗

远端型尿道上裂(包括阴茎头型及阴茎型)的修复包括阴茎背曲矫直、尿道成形、阴茎海绵体成形、皮肤覆盖等步骤。尿道成形方法与远端型尿道下裂相似。对于存在尿道板且长、宽度足够的病例，可用切开尿道板两侧，游离尿道板黏膜直接卷管成形尿道，或应用 Young 法成形尿道。对于近端的尿道上裂，多采用阴茎腹侧全厚皮瓣重建尿道。若阴茎皮肤量不能同时满足尿道成形和阴茎覆盖的需要时，亦可采用皮片或黏膜游离移植成形尿道。再将分裂的阴茎头及分离的阴茎海绵体于尿道背侧合并成形。

(二)完全型尿道上裂的手术治疗

尿道的重建和复位与阴茎型相同。此型往往阴茎发育更差，可与尿道成形术同期完成阴茎延长术，伴阴茎海绵体分离及阴茎头分裂须同期完成修复。此外，如果尿道上裂一直延伸至膀胱颈并伴有尿失禁，尚须完成膀胱颈(括约肌)成形及膀胱扩容以重建有功能的膀胱，这对治疗尿失禁是必要的。

(三)修复术式概述

1. 阴茎背曲矫直　沿包皮内板环形切口切开，于浅、深筋膜间剥离将包皮脱套至阴茎根部，将阴茎背侧的纤维条索分离、切断或切除，部分游离尿道板黏膜，并将附着于耻骨降支上的两侧坐骨海绵体肌和阴茎悬韧带适当分离或切断，充分矫直阴茎。

2. 尿道成形术　尿道成形术与尿道下裂相似。术式多种多样，要求充分矫正阴茎背曲畸形，正位尿道口，使外观接近正常，排尿通畅。

(1)游离尿道板直接卷管成形尿道(Cantwell法)：于尿道板两侧平行纵切并向内侧剥离，将尿道板黏膜游离，包裹支撑管缝合成管状形成尿道，而后切开阴茎海绵体间隔，将成形后尿道转移至阴茎腹侧。此法操作相对简单，但游离的尿道板黏膜易缺血坏死(图 48-27)。

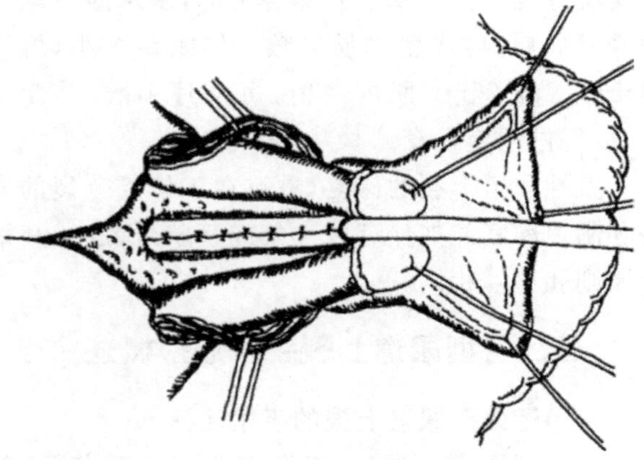

图 48-27　游离尿道板黏膜卷管成形尿道

(2)Young法成形尿道：此法不完全游离尿道黏膜可避免尿道板坏死，缺点是可能导致阴茎 90°扭转。沿阴茎背侧裂部尿道黏膜与阴茎皮肤的交界线做 2 条纵向平行切口，并于尿道外口的近侧和阴茎头部各以弧线切口将 2 条平行切口相连。从一侧切口经阴茎海绵体间隔向深部剥离，直达阴茎腹侧的皮下，并向两侧皮下稍行剥离。另一侧切口的深度则仅及该侧阴茎海绵体的浅面，也略行皮下剥离。然后将两平行切口的内侧创缘互相只做皮下缝合，即可形成尿道。尿道以皮下组织蒂和该侧阴茎海绵体相连，维持血液循环。随即将两侧分离的阴茎海绵体相向向内旋转并互相缝合固定，以使尿道随阴茎海绵体的滚动而转入阴茎腹侧皮下的位置。将尿道外口缝合至阴茎头的顶端。

(3)阴茎腹侧皮瓣成形尿道：采用横裁包皮瓣法，横裁阴茎腹侧包皮宽 1～1.2cm，保留浅筋膜内的血管蒂，缝合成管转移到阴茎背侧，近端与原尿道口吻合，远端穿过阴茎头隧道在阴茎头顶部做正位尿道口。

若采用纵行、斜行阴茎皮瓣卷管成形尿道，则在阴茎腹侧完成卷管后，其近端穿越阴茎海绵体间隔与原尿道口吻合，远端于阴茎头顶部做正位尿道口。

3. 阴茎延长术　单纯尿道上裂如有耻骨联合分离，两侧阴茎海绵体附着于相互远离的耻骨引起阴茎上弯，阴茎短。切断纤维条索、阴茎悬韧带矫正阴茎背曲后，自耻骨支上部分游离阴茎海绵体脚并向外牵拉，将两侧阴茎海绵体重新定位并拢缝合，以延长阴茎。需注意从耻骨支上游离阴茎海绵体脚时，要保留后 1/3 不脱离耻骨支，紧贴耻骨面做锐性分离以防止损伤来自 Alcock 管的阴部神经血管束。

4. 膀胱颈成形术　将修复尿道时绕过尿道外口的弧线切口从正中向耻骨联合上方的腹壁延长，显露膀胱颈部，广泛游离膀胱颈两侧肌肉组织并向中线拉拢缝合覆盖于修复的尿道背侧，以紧缩膀胱颈部。如膀胱颈前壁松弛膨隆，可楔形切除一块膀胱颈前壁组织后缝合，再缝合两侧的肌肉组织使之紧缩，将该部浆膜肌层内翻缝合可延长尿道 3～4cm，完成该处尿道成形后，再将周围肌肉、纤维、韧带组织交叠缝合于其表面以加强括约尿道的作用。

另外，也可不行膀胱前壁楔形组织块切除，而用浆肌层折叠缝合法，使膀胱颈部缩窄。并利用耻骨下局部韧带样的纤维组织形成组织瓣，缝合包绕覆盖于后尿道前壁。经过如此操作后，与两侧阴茎海绵体夹持的尿道共同形成自膀胱颈至后尿道一段较长的富有弹性和括约功能的管道。不仅可以增强控制排尿的功能，还可防止术后再度出现松弛膨隆现象。

术后控制排尿功能的恢复，和膀胱容量、膀胱肌层发育程度、排尿和控制排尿功能的协调有密切关系。长期失用而萎缩的膀胱容量小，控制排尿更困难，术后将需要漫长的功能锻炼和恢复过程，故切勿过早的作出手术失败的结论。

5. 尿道括约肌成形术　对于膀胱颈成形术后仍不能控制排尿的病例，可移转股薄肌肌瓣代替括约肌。股薄肌为一带状长肌，位于大腿内侧，部位表浅，始于耻骨下支的前缘，垂直下行，越股骨内髁后，肌腱呈鱼尾状分叉，止于胫骨内髁稍下方的骨面。源于闭孔神经和股深动、静脉的神经血管分支组成供养该肌的神经血管束，于肌肉起点稍下方进入肌腹。在肌肉体表投影位置做数个横行小切口，经这些切口显露并分段游离股薄肌，切断其止点形成以起始部为蒂的肌瓣，慎勿损伤神经血管束。环绕阴茎根部剥离形成皮下隧道，将股薄肌瓣引入隧道内，环绕阴茎一周，以其游离腱端缝合于对侧内收大肌的起点肌腱上。肌瓣须保持适当的张力。经导尿管注入生理盐水 200ml 后，缓缓拔除尿管，轻压下腹部，如无尿液溢出，即表示张力适度。

6. *阴茎创面覆盖*　将阴茎腹侧包皮于正中纵行切开形成 2 个皮瓣，转移到背侧并交错覆盖创面，若阴茎皮肤量不足以覆盖创面时，可纵行切开阴茎根部背侧的阴阜处皮肤向阴茎推进，“Z”字成形闭合创面。

（四）术后并发症

术后有皮瓣坏死、切口裂开、尿瘘、尿道狭窄等并发症，其处理与尿道下裂基本相同。

三、阴茎海绵体分离重组法矫治尿道上裂

（一）适应证

阴茎型尿道上裂，已控制尿失禁的复杂型尿道上裂患者。

（二）解剖基础

尿道上裂阴茎血供有如下特点：①尿道海绵体发育不良甚至缺如，阴茎头实际上是由两侧阴茎海绵体远端膨大形成；②左右阴茎海绵体背侧各有一套阴茎背深动、静脉及神经束；③由于两侧阴茎海绵体分离和阴茎头裂开，既隔断两侧阴茎背动脉之间的吻合，又分开两侧阴茎头海绵体的自身血供交通，且因尿道海绵体发育差，分布于尿道海绵体的尿道球动脉及尿道动脉存在畸形，对阴茎头供血意义不大，因此阴茎头的血供实质上是左右阴茎海绵体血供各供一侧。

（三）术式特点

根据上述解剖特点，可于阴茎背侧正中纵行切开，将分裂的阴茎头及分离的阴茎海绵体左右分离，而不至于导致其缺血坏死。将其分离分别矫直后于重建的尿道背侧合并重组。其优点：矫正阴茎上曲省时、彻底；可完全转移新尿道至阴茎腹侧，尿道口开口正位；术后阴茎头及阴茎体形态良好。

（四）手术步骤

此术式可分期或一期完成。

1. *游离尿道板黏膜、矫正阴茎背曲并延长阴茎*　沿尿道板黏膜与皮肤交界处做切口，绕过尿道外口近端呈 U 形，于白膜层浅面游离尿道板黏膜，一并游离近端正常的尿道海绵体达阴茎根部。沿冠状沟做环形切口，于浅筋膜、Buck 筋膜之间分离将阴茎皮肤脱套至阴茎根部，充分暴露阴茎海绵体，达阴茎悬韧带。切除其背侧纤维索带，矫正阴茎上曲。切断悬韧带使阴茎伸直延长，若延长不满意，则可将两侧海绵体自耻骨上剥离，使其部分脱离耻骨而延长。

2. *阴茎头整形及尿道成形*　沿阴茎正中纵行剖开分离阴茎头及左、右阴茎海绵体，将已游离之远端尿道海绵体及尿道板黏膜转移至阴茎海绵体腹侧，置入多孔硅胶管，以尿道板黏膜包绕之，用 6-0 单乔线缝合成管状形成新尿道。彻底切除左、右阴茎海绵体上纤维索带组织，必要时可自两侧耻骨支上分离左、右两侧海绵体脚，靠拢后在背侧白膜上间断缝合并打结，使其合二为一。注意在左、右阴茎海绵体背部外侧进针，勿损伤其背侧血管神经束，阴茎海绵体重组后阴茎体形态由扁平变成柱状。将新尿道置于阴茎海绵体腹侧，6-0 单乔线与海绵体缝合固定，将已剖开之阴茎头包绕远端新尿道并缝合，形成正位的尿道开口，缝合后扁平阴茎头变为圆锥状。自支架管内置入头皮针管制作的导尿管留置导尿。

3. *修复阴茎创面*　将脱套的阴茎皮肤自正中劈开或旋转至阴茎背侧包绕阴茎创面，5-0 单丝尼龙线全层间断缝合（图 48-28，图 48-29）。

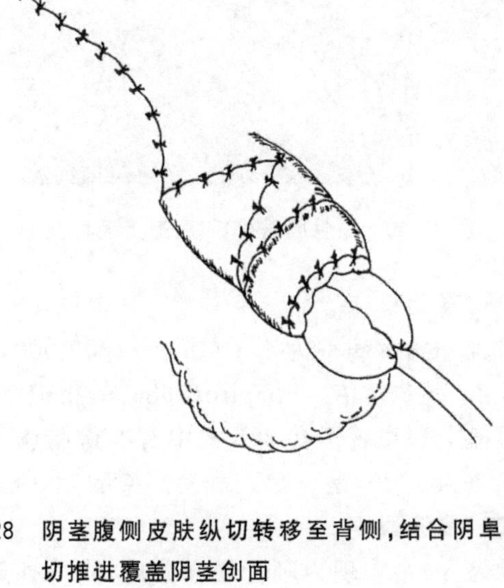

图 48-28　阴茎腹侧皮肤纵切转移至背侧，结合阴阜皮肤纵切推进覆盖阴茎创面

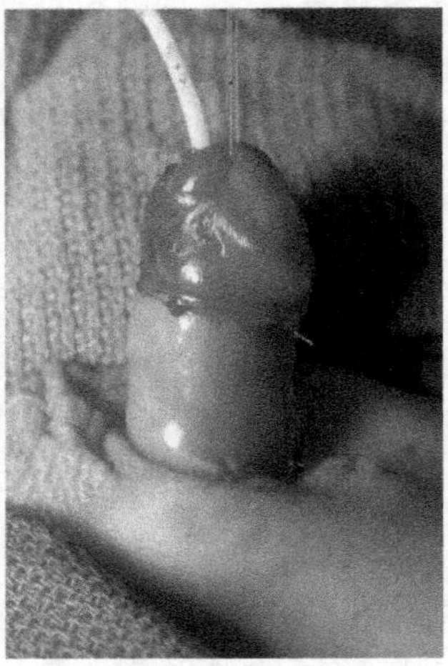

图 48-29　阴茎型尿道上裂术毕

(五)术后处理

术后常规抗感染治疗,术后 3d 起间断行尿道内冲洗,术后 10d 拔除导尿管,患儿自行排尿。

四、膀胱外翻

典型膀胱外翻畸形更加严重,下腹壁中线结构闭合不全,表现为下腹壁部分缺损,耻骨联合分离,膀胱前壁缺失、内腔外翻(图 48-30,图 48-31)。可伴有上尿路发育不全,如不纠正可导致上尿路感染、输尿管扩张、肾盂肾炎直至肾功能不全而夭折。膀胱外翻常可发展成膀胱癌。

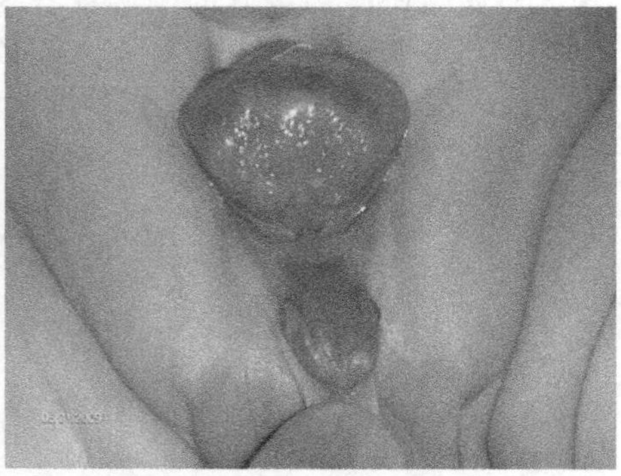

图 48-30　男性膀胱外翻-尿道上裂患儿

(一)发病率

膀胱外翻发病率为 1/10 000～1/50 000,男性为女性 1.7～2.3 倍。Shapiro(1984)等报道膀胱外翻和尿道上裂患者子女 225 人中有 3 例膀胱外翻,其发病率为 1/70,是正常人群发病率的 500 倍。

(二)临床表现

骨骼异常:表现为耻骨联合分离、髋骨外旋、耻骨支外旋及外转。患儿初学步时有摇摆步态,以后

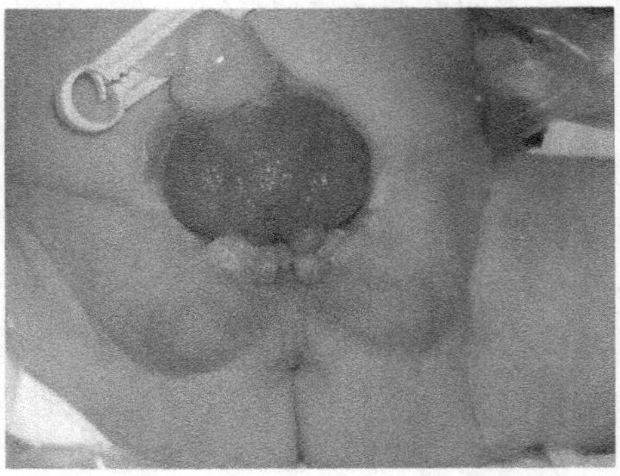

图 48-31　女性膀胱外翻-尿道上裂患儿

多可自行矫正。

下腹壁软组织异常:脐结构不明显且位置偏下,合并脐疝时表现为局部的一个隆突。其下方腹壁局部全层缺损,为外翻的膀胱或肠黏膜所占据。男性患儿常合并腹股沟斜疝。

泌尿系统异常:膀胱前壁缺如,后壁外翻,膀胱内腔直接与外界相通。表现为在分离的耻骨联合上方呈一粉红色肿块,有时可见两侧输尿管口,间断喷尿。外翻的膀胱黏膜出生时正常,生后因长期暴露于外界,黏膜可有鳞状上皮化生、炎性水肿、炎性息肉。因长期炎性刺激致膀胱壁纤维化及膀胱失用性萎缩,膀胱容量缩小。上尿路一般正常,也可合并马蹄肾、肾发育异常、一侧肾缺失、巨输尿管等。输尿管下端一般从膀胱下外侧垂直进入膀胱,背侧没有肌肉支持,功能性膀胱修复后几乎 100% 有膀胱输尿管反流。一般认为需同时做抗反流输尿管移植。生后膀胱黏膜水肿、感染、纤维化可致输尿管膀胱连接部梗阻,输尿管下段扩张。

生殖系统异常:男性患儿呈完全性尿道上裂表现。尿道背侧壁缺如,耻骨联合分离致两侧阴茎海绵体脚分离很宽故阴茎变短。阴茎严重背曲。严重阴茎短小者需考虑变性手术。女性患儿表现为尿道阴道短,阴道口前移并常有狭窄,阴蒂对裂,阴唇阴阜分开。子宫、输卵管、卵巢一般正常,有时有副中肾管结构重复。

肛门直肠异常表现为会阴短平,肛门前移紧靠尿生殖膈,可伴肛门狭窄、直肠会阴瘘或直肠阴道瘘。如有提肛肌、坐骨直肠肌以及外括约肌异常,可引起不同程度的肛门失禁或脱肛。

(三)手术治疗

手术治疗目的是修复下腹壁缺损和外翻膀胱,重建控制排尿功能,保护肾功能,在男性重建外观

接近正常并有性功能的阴茎。手术方式一类为膀胱切除，尿流改道进入回肠或结肠，修补腹壁缺损，或把输尿管移植于乙状结肠，外生殖器畸形的矫正可以同期进行或稍后进行。尿流改道可使患者有一定的节制能力，但50%的膀胱外翻患者有大便失禁(这种失禁在婴儿时不能估计)。此种术式的远期效果不尽如人意，许多患者早期死于感染和并发症。另一类为功能性膀胱修复，重建一定程度的排尿节制、预防下尿路梗阻及膀胱输尿管反流。功能性膀胱修复应为首选。

1. 功能性膀胱外翻修复　出生后 72h 即可行膀胱成形，不需做截骨术。3－4 岁时做抗反流输尿管移植、尿道延长、膀胱颈紧缩成形术。两期手术之间修复尿道上裂。尿道上裂修复术前可肌内注射睾酮(25mg/次)每月 1 次，共 3 次，促进阴茎发育。也有学者主张在 8～18 月龄时做双侧髂骨截骨及膀胱成形。也可一期完成髂骨截骨、膀胱成形、抗反流输尿管移植、膀胱颈紧缩成形和尿道上裂修复术。还可于患儿 2～4 个月龄时行骨盆外牵引术以减轻耻骨分离。

髂骨截骨术：俯卧位，骶髂关节外侧纵切口，达髂骨翼。上起髂后上棘下至坐骨切迹，全层凿开髂骨翼骨质，保存前侧骨膜使耻骨联合能在中线对合或仅余 1cm 以内间隙。术后双下肢悬吊牵引加用宽带将骨盆向上悬吊，亦有作者用外固定架固定骨盆。髂骨截骨术可与膀胱成形同期或于数日前进行。双侧髂骨截骨术的优点有：①耻骨联合对合可减小闭合腹壁缺损的张力；②把尿道放入骨盆环内可减小输尿管膀胱角及重建膀胱颈后便于悬吊尿道；③使尿生殖膈及提肛肌靠拢，协助排尿控制。

膀胱成形术：仰卧位，沿外翻膀胱边缘切口，头侧向上延长包绕脐部，在精阜远侧横断尿道板，后尿道和膀胱下缘两侧皮肤做矩形皮瓣。沿两侧脐动脉在腹膜外游离膀胱到骨盆底部膀胱颈水平。游离两侧皮瓣，在精阜远端完全切断尿道板，显露耻骨间束，局部注射 1∶200 000 肾上腺素可减少出血。将尿道板近端、前列腺与海绵体分离使膀胱能复位到骨盆内。显露海绵体组织，从耻骨支上游离两侧海绵体并于中线缝合以延长阴茎及矫正上弯。两侧皮瓣用 6-0 Dexon 线、或其他可吸收线做“Y”形缝合，用以修复尿道板缺损和加宽后尿道。可吸收线缝合膀胱，留置双侧输尿管支架管。缝合膀胱颈和后尿道，尿道内留置导尿管，必要时膀胱内置蕈状管造口。从两侧耻骨上分离耻骨间束，缝合耻骨间束包绕前列腺部尿道。缝合腹横筋膜，强力线(用 Maxon 线或粗丝线)褥式缝合耻骨联合，防止缝线切割损伤尿道。逐层缝合腹壁各层，脐带置于切口上端或结扎切除。多数作者主张在出生后 72h 内做膀胱成形。手术时需注意新生儿特点，保温，减少及补充失血量。出生后 72h 内关闭膀胱的优点：①膀胱壁柔软易于复位；②尽早使膀胱黏膜不受外界刺激，避免一系列继发改变和失用性膀胱萎缩；③不必做髂骨截骨；④有助于排尿控制。出生后 72h 以后手术需做髂骨截骨方能关闭骨盆环，术后牵引或外固定 3～4 周使之有牢固的纤维性愈合。双侧输尿管支架管留置 1～2 周，尿道支架管留置 2～3 周。

膀胱颈重建、抗反流输尿管膀胱吻合及悬吊膀胱颈　原下腹正中纵切口或下腹横纹切口，腹膜外显露膀胱前壁纵行切开。双侧输尿管口插入支架管做标记。Cohen 法从膀胱内游离下段输尿管，在黏膜下横行隧道内向对侧推进 2.5～3cm，做输尿管膀胱再吻合。或从膀胱外侧找到输尿管，在入膀胱处切断，远端结扎，近端引入膀胱经黏膜下隧道做吻合。其目的在于抗反流和便于裁剪膀胱三角区重建膀胱颈。裁剪三角区中部矩形宽 1.5cm 黏膜缝合成管长约 3cm，著将两侧去黏膜形成 2 个三角形肌层瓣。新膀胱颈须能通过 10～12F 支架管。重叠缝合三角区肌层瓣紧缩膀胱颈，即 Young-Dees-Lead-better 术式。为使膀胱颈与尿道间形成一定角度，增加尿道阻力，用 Marshall-Marchetti 手术或带蒂腹直肌及筋膜鞘悬吊新膀胱颈。手术后留置双侧输尿管支架管 1～2 周，膀胱造瘘管 2～3 周。

膀胱外翻功能性修复术后功能控制训练十分重要，首先使患儿有尿意感方可能控制排尿。有部分患儿需一段时间清洁间歇导尿，不宜短期内评价手术效果或决定再次手术。术后需定期复查静脉尿路造影、B 型超声、排尿性膀胱尿道造影，了解上尿路情况及有无膀胱输尿管反流。如膀胱容量过小，可考虑用肠管扩大膀胱。膀胱功能性修复患者中约 10%因尿失禁而做尿流改道。排尿控制与膀胱容量、顺应性，肌肉弹性等多因素有关。男性青春期前列腺发育，排尿控制可有显著改善。经膀胱功能性修复的女性患者妊娠后宜行剖宫产，以防产后尿失禁及子宫脱垂。已做尿流改道者，宜经阴道分娩，以免产生腹腔并发症。部分女性患者成年后性活动前可能需做阴道成形术。

2. *尿流改道*　膀胱功能性修复后仍不能控制排尿或仍有反复严重的尿路感染及肾输尿管积水可考虑尿流改道手术。目前常用方法有回肠膀胱术、乙状结肠膀胱或回盲肠膀胱术。可控性回肠膀胱的手术要点是将旷置肠管对系膜缘剖开并重建，形成容量大、压力低的储尿囊。选择回肠或阑尾做流出道，并做隧道或内翻乳头增加阻力，使流出道内压力峰值高于储尿囊的压力峰值，达到可控目的。尿流改道术后同样需要定期检查静脉尿路造影、B型超声、血生化检查，结肠膀胱患者还需定期做内镜检查，以期尽早发现可能发生的肿瘤。

(四)术后并发症

膀胱外翻-尿道上裂合并症修复术后并发症有：完全性切口裂开（图48-32）、膀胱脱垂（图48-33）、膀胱出口梗阻、膀胱或肾结石、海绵体或阴茎头部分坏死（图48-34）。预防感染、充分动员切口周围组织减低切口张力有助于预防切口裂开、膀胱脱垂。

截骨术的并发症有失血、固定钉（外固定装置）或钢丝缝合部位感染、股神经部分瘫痪、骨不连、复发耻骨分离等。

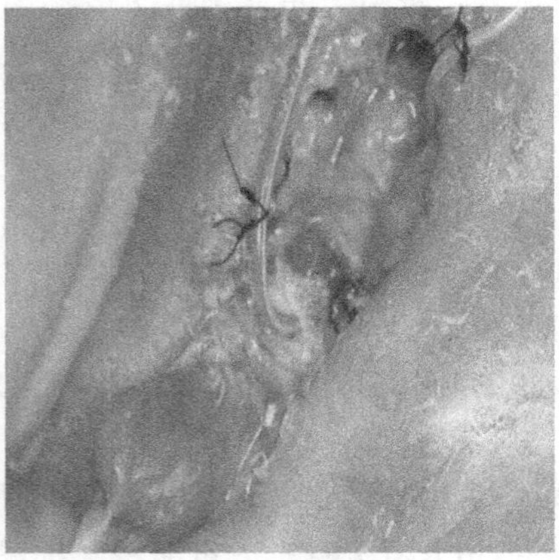

图48-32　膀胱外翻闭合术后切口裂开

五、肌（皮）瓣在膀胱外翻修复中的应用

(一)概述

为修补下腹壁缺损，重建膀胱功能，一般采用髂骨截骨、骨盆成形术以降低腹壁缺口闭合张力，再行膀胱内翻缝合、膀胱颈紧缩成形及尿道上裂修复，手术复杂而疗效不甚满意。

对于耻骨分离不太严重的病例，也可不行髂骨截骨术，而转移皮瓣、肌皮瓣或肌瓣至缺损区，在无张力下修复腹壁缺损，并增加逼尿肌的功能。可供

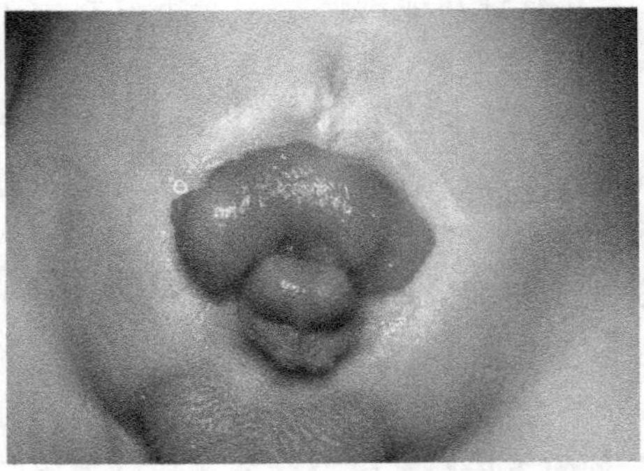

图48-33　术后膀胱脱垂

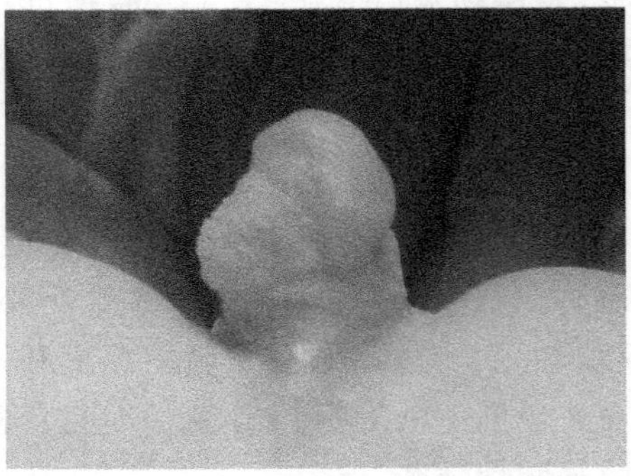

图48-34　术后半侧阴茎头缺失

应用的带蒂组织瓣有腹壁皮瓣、腹直肌瓣、肌蒂阔筋膜张肌肌皮瓣、岛状股前外侧皮瓣等。

应用上述皮瓣修复术式有以下优点：①手术操作相对简单、安全、创伤小；②不需行髂骨截骨术，便可无张力修复腹壁缺损；③能较好地恢复排尿控制功能；④应用腹直肌瓣加强下腹壁缺损区可以避免局部膨出。

(二)肌蒂阔筋膜张肌岛状肌皮瓣修复膀胱外翻

1. *解剖基础*　阔筋膜张肌位于大腿前外侧，缝匠肌和臀中肌之间，起于髂嵴前部外唇，肌腹扁而短，包于阔筋膜两层之间。在大腿上、中1/3交界部位移行为髂胫束，止于胫骨外髁。主要滋养血管为旋股外侧动脉升支，血管从肌腹深面入肌，入肌点约在髂前上嵴下方8cm处，同时有数支边缘支由肌间隙直接进入皮肤，供养全肌及肌表面的大腿外侧皮肤及部分髂嵴。

在髂前上棘至髌骨外缘连线的后方设计皮瓣。一般上界达髂前上棘上方20mm，前后界可超过阔筋膜张肌前缘和后缘20mm，下界在膝上50mm。最大可切取范围150mm×400mm。

2. *手术操作*　患者取平卧位，采用气管插管全身麻醉，供瓣侧臀部垫高。沿外翻膀胱黏膜边缘切

开达皮下，切除部分膀胱黏膜组织并向膀胱两侧分离，行膀胱内翻缝合术，缝合膀胱颈部括约肌及局部皮下组织完成膀胱颈重建。自耻骨支上部分游离两侧阴茎海绵体脚并向外牵拉，将两侧阴茎海绵体重新定位合并缝合，以延长阴茎，继续缝合分裂的龟头。在女性则为缝合会阴前庭及两侧阴唇。在两侧腹外斜肌外缘弧形切开腹外斜肌腱膜并连同腹直肌前鞘向中线分离形成带在中线的腱膜前鞘组织瓣，向内侧翻转重叠缝合于腹壁缺损区，创面应用一侧阔筋膜张肌肌蒂肌皮瓣转移覆盖。

以髂前上嵴至胫骨粗隆为轴线，以髂前上嵴下 8cm 为旋转轴点，旋转轴点至下腹部创面的距离为皮瓣蒂长，设计一侧阔筋膜张肌肌蒂肌皮瓣。沿设计线切开大腿外侧皮肤、皮下及阔筋膜，先切断阔筋膜张肌的肌腹与髂胫束移行部，提起阔筋膜张肌肌皮瓣的远端，沿阔筋膜张肌与股直肌之间向上钝性分离，在髂前上棘下 60～90mm 处，股外侧肌的前方，解剖暴露出旋股外侧动、静脉的升支和分布到阔筋膜张肌的肌支。然后将股直肌和缝匠肌向内牵拉，进一步暴露分离出阔筋膜张肌的血管蒂，使其适当延长。术中注意进入阔筋膜张肌后缘的臀上神经肌支和臀上动脉深支。

形成以肌肉皮下组织为蒂的阔筋膜张肌肌皮瓣，将肌皮瓣通过局部皮下隧道转移至下腹部创面上，3-0 可吸收缝线缝合固定阔筋膜于腹壁缺损区，逐层缝合皮瓣与创缘皮下及皮肤，阔筋膜下放置负压引流管并固定。供瓣区用中厚皮片移植覆盖。

3. *术后处理*　术后 72h 拔除皮瓣下引流管，术后 10～14d 视情况拆线，术后 2 周拔除膀胱引流管，切口愈合后拔除导尿管恢复自主排尿。

（李森恺）

第三节　阴茎缺损及阴茎再造

阴茎由于其特有的解剖结构与生理功能，致使其在因创伤、肿瘤切除或先天性畸形等原因导致的缺损以及性别转换术时，用组织移植的方法重建阴茎的结构和功能异常困难。因此，阴茎再造整形是外生殖器整形领域中最具有挑战性的手术之一。阴茎缺损会造成患者生理和心理上的巨大痛苦，应当予以再造，以恢复正常排尿及生殖功能。随着体表显微解剖学研究的发展，皮瓣移植及显微外科技术在器官再造中的应用，阴茎再造整形在方法技术上均有很大提高。

一、阴茎再造术的历史与现状

阴茎再造术的先行者 Bagoras 首先于 1936 年采用腹部皮管转移的方法再造阴茎成功，此后数十年，皮管法一直是阴茎再造术的主要方法。皮管法在重建阴茎外形的同时，还可再造阴茎体内的尿道，恢复男性站立排尿的功能。但皮管移植需多次手术，要分期进行，在治疗过程中，任何一个步骤或环节的并发症，都有可能导致整个治疗计划的失败。20 世纪中叶，随着显微外科技术的兴起和发展，以及人们对皮瓣血供模式与皮瓣血管源研究的不断深入，使轴型皮瓣法成为整形外科领域的热点。皮管法因其固有的缺点，逐渐被临床学者摒弃。采用腹壁或髂腹股沟带血管筋膜蒂的皮瓣再造阴茎，标志着阴茎再造术从最初的皮管法发展到轴型皮瓣法。轴型皮瓣对再造阴茎的血供有更好的保证，手术可以一次完成。1982 年，Puckett 等首次报道了将显微血管吻合技术引入阴茎再造术，采用腹股沟游离皮瓣再造阴茎体。1981 年高学书等及 1982 年张涤生等分别采用前臂游离皮瓣法再造阴茎，这一方法业已成为当今世界阴茎再造最为经典的术式之一。我国整形外科工作者在此领域做出了创造性的贡献，建立了多种一期阴茎再造的方法，其中，经临床上应用证明是成功、可行的方法有：下腹壁正中皮瓣法、前臂游离皮瓣法、髂腹股沟骨皮瓣法、腹壁双血管蒂皮肤筋膜瓣法、脐旁皮瓣法、阴茎残端或小阴茎龟头与前臂皮瓣串联游离移植法等。除上述方法外，国内外文献尚见有应用上臂外侧皮瓣、三角肌区皮瓣、腓骨骨皮瓣吻合血管移植及旋股外侧血管蒂股前外侧岛状皮瓣、阔筋膜张肌肌皮瓣转移等完成阴茎再造手术成功的病例报道。

阴茎再造整形的技术进展主要体现在 4 个方面：①在轴型血管供区设计切取轴型血管蒂皮瓣，通过带蒂转移或吻合血管远位移植，使再造阴茎体和尿道的皮瓣一次手术即可移转到位，完成阴茎一期再造。克服了以往皮管法需行皮管成形，多次转移方能到位再行阴茎再造的多期手术的缺点。②在轴型血管供血的同一皮瓣上，利用其一部分皮瓣形成尿道，利用其另一部分皮瓣形成阴茎体。这一设计较好地解决了阴茎再造中最为棘手的尿道重建难题，也简化了阴茎再造中阴茎体和尿道成形的手术操作。除此之外，在阴囊发育良好的病例中，利用阴囊纵隔血管神经蒂皮瓣再造尿道，也是阴茎再造中解决尿道重建的一个可供选择的方法。③在上述两项技术改进的基础上，切取皮瓣时携带一块与皮瓣相连的骨块，如髂腹股沟皮瓣包含一块髂骨、腓骨骨皮瓣携带一块腓骨形成骨皮复合组织瓣作为再造阴茎的支撑体。这样，包括阴茎体、尿道、支撑物三位一体的全阴茎再造即可一次手术完成。由于所携带的骨组织在转移中具有良好的血供，术后不发生吸收，因此，有更为良好的支撑功能。④将阴茎残端或小阴茎龟头通过与前臂皮瓣串联吻合血管、神经游离移植再造阴茎，重建具有感觉及勃起功能的龟头，达到外形逼真、功能良好的效果。

不同轴型皮瓣再造阴茎各有优缺点。理想的再造阴茎应满足以下要求：①再造阴茎外形、长度、粗细接近正常；②阴茎体及尿道无毛，排尿通畅；③尿道开口于再造阴茎顶端，能站立排尿；④有一定的硬度或勃起能力，能够满足性生活的需要；⑤供区无继发功能障碍；⑥良好的感觉功能。

腹壁双血管蒂岛状皮瓣再植阴茎的优点是具有双重血管供血，血供范围大，手术简便，转移方便，供区隐蔽。缺点是腹壁浅血管变异或缺如者有一定发生率，给手术带来困难，腹部脂肪较厚者形成的阴茎较粗大，过于肥胖者不能应用此皮瓣。

脐旁岛状皮瓣再植阴茎的优点是血管解剖位置恒定，口径粗，皮瓣血供较前者更可靠，手术成功率高，血管蒂长，转移方便，供区隐蔽。由于皮瓣位置较腹壁双血管蒂皮瓣偏向外侧，皮瓣相对较前者薄，有利于手术成功。但皮下脂肪过厚者形成的阴茎仍较粗大为其缺点。

髂腹部岛状皮瓣再造阴茎的优点是旋髂浅血管恒定，血供可靠，解剖容易，操作简单方便。皮瓣还可同时携带有血供髂骨条作阴茎支撑体。该皮瓣较前两种皮瓣薄，再造阴茎外形佳，一般不出现过于粗大。

阴股沟皮瓣再造阴茎的优点是皮瓣较薄，既使是肥胖者，再造的阴茎也不致粗大。皮瓣内含有髂腹股沟神经的皮支，半年内再造的阴茎即有完好的神经感觉，而腹部皮瓣及前臂皮瓣再造的阴茎有的5～10 年仍无感觉。阴股沟皮瓣供区创面可直接缝合，部位最隐蔽。缺点是皮瓣在转移过程中要消耗 5cm 作为蒂部，所以皮瓣要相应加长，为确保手术成功，需先期进行皮瓣延迟或形成皮管，第二期将皮瓣掀起完成阴茎再造，手术需二次完成。

前臂皮瓣再造阴茎的优点是皮瓣薄，血供好，形成的阴茎体适中，还可将小阴茎的龟头吻接到阴茎体的前端，形成带有感觉的龟头。但前臂皮瓣需要吻接血管，手术操作复杂，有失败的可能性，前臂供区有碍美观为其缺点，但在体胖或其他皮瓣不能选用时，应用此皮瓣再造阴茎还是值得的。

二、前臂皮瓣游离移植阴茎再造

前臂皮瓣游离移植阴茎再造（Forearm flap free transfer for the penis reconstruction），包括前臂桡侧皮瓣游离移植阴茎再造和前臂尺侧皮瓣游移植阴茎再造两类。尚可包括前臂骨皮瓣游离移植阴茎再造。这是一种手术操作方便、术后形态良好的经典术式，由张涤生、高学书等于 1984 年首先报道，至今仍被国内外广泛采用，并被称为中国方法（Chinese method）。该术式的主要优点如下：①皮瓣供血血管恒定、粗大、蒂长、易与受区血管吻合；②皮瓣面积大、皮下组织薄、易切取与塑形；③再造之阴茎外形较好、可有感觉；④手术可一期完成。

（一）适应证

该方法适用于阴茎外作性次全或全缺损、阴茎严重发育不良而不能进行正常性交者，及变性术阴茎再造等。

（二）手术方法与步骤

手术分两组进行。一组切取肋骨、做受区准备，另一组切取前臂皮瓣。

1. 尿流改道，耻骨上膀胱造口。

2. 切取肋软骨。在胸部切取肋骨及肋软骨，长 9.0～10.5cm、宽 1.5cm，备用，作为阴茎支撑物。

3. 前臂皮瓣设计。以桡动脉、桡静脉及头静脉为蒂，设计长 10～12cm 宽 12～14cm 的皮瓣。阴茎再造包括阴茎体再造、尿道再造。将前臂皮瓣分为三部分：桡侧部分宽 2.5～3.5cm，其血供最好，作为尿道再造的皮瓣；尺侧部分宽 9～10cm，作为阴茎体再造的皮瓣。桡、尺侧皮瓣之间留有 0.5cm 宽的去表皮区域。

4. 阴茎体的预制。解剖皮瓣的动、静脉蒂，将桡侧皮瓣皮肤向内翻转，制成尿道；将尺侧皮瓣皮肤外翻，使尿道包埋在桡侧皮瓣内，并将肋骨包埋在皮瓣内，制成阴茎体部。前臂创面以游离皮片修复。

5. 受区准备。解剖尿道口及前臂皮瓣的移植床，在腹股沟韧带下方股动脉跳动区，解剖股动脉及股静脉的分支。可选用股深动脉、或腹壁浅动脉，或旋髂浅动脉与桡动脉端端吻合，或端侧吻合。选用大隐静脉的属支与头静脉、贵要静脉及桡动脉的伴行静脉吻合。从腹股沟韧带下方制造遂道与会阴部相通，作为移植皮瓣血管的遂道。

6. 预制阴茎体移植阴茎再造。将前臂皮瓣预制的阴茎体游离移植到会阴部，将皮瓣蒂部的血管通过遂道到达腹股沟下方股动脉跳动区。先进行预制阴茎体与会阴部定位缝合，安插导尿管，再吻合动、静脉，证明血管吻合良好后，吻合尿道，将阴茎支撑物与会阴部组织缝合固定，然后缝合皮肤图 48-35。

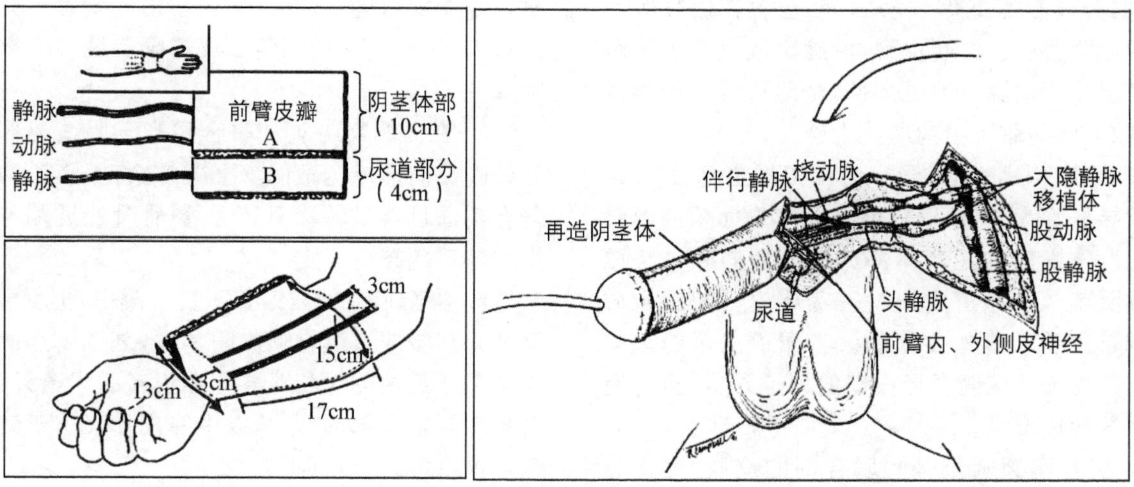

图 48-35　前臂皮瓣游离移植阴茎再造

三、脐旁皮瓣阴茎再造术

脐旁皮瓣以腹壁下动脉及其脐旁皮穿支为营养血管，其血管解剖恒定，供血范围广，血管蒂长，用以再造阴茎成功率高，供区隐蔽，可一期完成尿道和阴茎体的再造。利用这一皮瓣再造阴茎，不受会阴部及下腹部皮肤条件的限制，在会阴及下腹部烧伤后有大片瘢痕的病例，是一种较理想的再造选择方法。

四、腹壁双血管蒂皮肤筋膜瓣阴茎再造术

腹壁双血管蒂皮瓣是以腹壁浅动脉、旋髂浅动脉供养的纯皮动脉供血的皮肤筋膜瓣，由于血管蒂同时包含两支动脉，故皮瓣的血供丰富，且因血管位置浅在，切取皮瓣亦较容易，供瓣区创伤小，切取皮瓣后供区无功能影响，可以一次手术完成阴茎再造。

五、髂腹股沟皮瓣阴茎一期再造术

髂腹股沟区皮瓣主要由旋髂浅血管和腹壁浅血管供养，以旋髂浅血管及其分支为轴型血管设计切取皮瓣可以岛状形式转移于耻骨联合部进行阴茎再造，若切取皮瓣时，同时切取一条与皮瓣相连系的髂骨骨块，可形成髂腹股沟皮骨瓣再造阴茎，并使再造阴茎包含具有良好血供的支撑物。髂腹股沟皮瓣再造阴茎手术中尿道重建可以三种形式完成：一是同一皮瓣分成两个部分，一部分形成尿道，另一部分形成阴茎体。二是利用阴囊纵隔血管蒂皮瓣形成尿道。三是利用腹壁浅血管蒂的下腹部皮瓣形成尿道。髂腹股沟区皮瓣再造阴茎的主要优点是：①该区皮瓣的皮下组织较薄，形成阴茎的外形不臃肿，即使肥胖患者也可选用；②容易切取髂骨骨块使之包含在皮瓣内作为再造阴茎的支撑物，不需切取肋软骨。由于骨块与皮瓣相连而有良好的血供，术后吸收少，远期效果好。以下介绍三种该区皮瓣做阴茎再造的方法。

（一）髂腹股沟皮瓣加硅胶棒置入法阴茎再造

1. 皮瓣设计。用多普勒血流仪测听画出旋髂浅动脉深浅分支的走行，以其为轴设计皮瓣，皮瓣起点至股动脉上旋髂浅动脉发出点间的距离略大于旋髂浅动脉在股动脉上发出点至耻骨联合部的距离。皮瓣分两部分，一部分长 10cm，宽 8～10cm，供作阴茎体，另一部分长 11cm，宽 3cm，供作尿道。两部分皮瓣间 0.5cm 部分拟去表皮以作形

成阴茎时缝合用。

2. 在腹外斜肌腱膜及髂骨骨膜浅面，以外端向蒂端掀起皮瓣。当分离皮瓣至髂骨上内下方1～2cm处，可见旋髂浅动脉的浅支穿阔筋膜进入皮瓣，需将阔筋膜切开，切断结扎旋髂浅动脉的深支，在阔筋膜深面循旋髂浅动脉向近心端解剖。

3. 切开皮瓣起始部至卵圆窝部皮肤、皮下组织，解剖分离显露旋髂浅静脉，使包含在髂腹股沟皮瓣的血管蒂内。提起皮瓣，沿旋髂浅血管主干解剖分离至其股动脉上的分离部，至此形成以旋髂浅动、静脉为蒂的髂腹股沟岛状皮瓣。

4. 尿道和阴茎体成形。将皮瓣尿道部分用14号硅胶导尿管为支架，以皮内缝合使皮面朝内卷缝成尿道。将皮瓣的阴茎体部分以皮面向外包绕尿道形成阴茎体。尿道皮瓣与阴茎体皮瓣间置入硅胶棒或自体肋软骨作支撑物。将尿道皮瓣的远端与阴茎体皮瓣远端缝合形成新的尿道外口，至此完成全阴茎的成形术。

5. 切开卵圆窝至耻骨联合部的皮肤，皮下分离一受纳皮瓣血管蒂的皮下"隧道"。将再造阴茎转移缝合于耻骨联合部相当于正常阴茎根部的位置。环形切开原尿道外口的皮肤，其内环创缘与再造尿道近端的创缘做间断皮内缝合完成尿道吻接。缝合切口，供瓣区移植中厚皮片封闭创面。

(二)髂腹股沟皮骨复合瓣＋阴囊中隔蒂皮瓣阴茎再造

本方法以旋髂浅血管为蒂的髂腹股沟骨皮复合瓣做成再造阴茎的支撑物和阴茎体，以阴囊中隔血管蒂皮瓣作再造阴茎的尿道，适用于阴囊发育良好，中隔血管蒂皮瓣的宽度、长度可敷再造尿道者。

1. 以旋髂浅动脉为轴在髂腹股沟区设计皮骨复合瓣，皮瓣长11cm，宽10cm。皮瓣起始点至旋髂浅血管的股动脉起点的距离略大于旋髂浅动脉的股动脉起点至耻骨联合部的距离。

2. 先于卵圆窝部纵行切开皮肤、皮下，解剖分离显露大隐静脉及其属支旋髂浅静脉。在其外侧深面切开股动脉鞘，解剖分离旋髂浅动脉并确认其走行方向。然后从远端向蒂端在深筋膜下掀起皮瓣。在髂后上棘处用锯切取一条长5～8cm，宽约1cm的髂槽骨块，注意使该骨块与皮瓣连系而不使两者分离，以保障其血供。形成髂腹股沟骨皮瓣后，按前述方法分离旋髂浅动、静脉蒂至卵圆窝部。

3. 以阴囊中缝为轴设计形成尿道的皮瓣，使原尿道外口位于皮瓣内。皮瓣长8～10cm，宽2～2.5cm。先切开中隔皮瓣一侧的阴囊皮肤及肌膜，用示指和拇指将睾丸固定于切口外侧，向中隔深部分离，即见中隔血管束，同法做对侧切开分离，将阴囊中隔血管蒂皮瓣掀起。注意与阴囊中缝皮瓣相连的纵隔筋膜蒂内需保留2～3个来自阴囊后动脉的血管分支，以确保皮瓣的血供。

4. 以导尿管作支架，用5-0丝线将中隔皮瓣两侧切缘做皮内缝合，卷成皮面朝内的管道。原尿道外口处，用所设计的三角形皮瓣翻转缝合完成尿道吻接。

5. 在卵圆窝与耻骨联合相当于阴茎根部之间做钝性分离形成宽敞的皮下隧道，将髂腹股沟骨皮复合瓣通过隧道转移至受区，髂骨骨块近端与阴茎海绵体残端缝合固定。

6. 将新形成的尿道置于复合瓣中，把复合瓣皮面朝外包绕尿道缝合形成阴茎体，复合瓣远侧创缘与新尿道远端创缘相对缝合形成新的尿道外口，缝合再造阴茎根部的切口，以中厚皮片移植于髂腹股沟皮瓣供区封合创面。

(三)髂腹股沟骨皮复合瓣加腹壁浅血管蒂下腹部皮瓣阴茎再造

本方法以髂腹股沟骨皮复合瓣作尿道，适用于阴囊发育不良不敷尿道再造之用者。

1. 用多普勒血流仪测出腹壁浅动脉及旋髂浅动脉的走行，按前述方法设计并切取以旋髂浅动脉为蒂的髂腹股沟骨皮瓣。以腹壁浅动脉为轴设计尿道皮瓣，长10cm，宽2.5～3cm，皮瓣近端至腹壁浅动脉的股动脉起点的距离略大于腹壁浅动脉的股动脉起点至阴茎根部的距离。

2. 切开供作尿道的下腹壁皮瓣，掀起皮瓣并切开近端皮瓣的皮肤，继之向下延长切口至卵圆窝部。解剖分离腹壁浅动、静脉，注意使血管蒂周围带少量皮下组织，至此，形成了以腹壁浅血管为蒂的岛状下腹部皮瓣。

3. 距原尿道外口0.5cm处做环形切口，在此切口与卵圆窝切口间钝性分离一宽敞皮下隧道，分别将髂腹股沟骨皮瓣与下腹壁皮瓣通过隧道转移至耻骨联合部阴茎根部位。

4. 下腹部皮瓣皮面向内以皮内缝合形成尿道。其近端与原尿道外口内环创缘缝合吻接尿道。

5. 将髂腹股沟骨皮瓣包绕尿道，使皮面向外缝合形成阴茎体，髂骨骨块近端缝合固定于阴茎海绵体残端。供尿道皮瓣创面直接拉拢缝合，髂腹股沟骨皮复合瓣创面以中厚皮片移植封闭之。

六、下腹部正中皮瓣法阴茎再造术

下腹部正中皮瓣法再造阴茎是利用以双侧腹壁浅动脉供养，蒂位于耻骨联合部的下腹正中皮瓣作为再造阴茎的阴茎体，利用阴囊中隔皮瓣再造尿道的一期阴茎再造手术，皮瓣具有良好的血供，且因皮瓣内包含髂腹下神经的前皮支，故再造阴茎有较好的感觉，整个再造手术一期即可完成。根据阴囊中隔皮瓣可供形成尿道的条件，可按以下两种方式完成阴茎再造手术。

（一）下腹部正中皮瓣联合阴囊中隔皮瓣再造阴茎

本术式以下腹部正中皮瓣作阴茎体，以阴囊中隔皮瓣作尿道，适用于阴囊发育良好，形成的中隔皮瓣有足够的宽度和长度可供尿道再造者，手术步骤如下。

1. 在阴茎根部尿道外上方，以腹白线为轴线，设计一位于耻骨联合部的单蒂皮瓣，长11～15cm，宽8～11cm，皮瓣内包含左、右侧腹壁浅动、静脉和髂腹下神经的前皮支。于阴囊中隔部设计尿道皮瓣，长10cm，宽3cm，使尿道外口包含在近端皮瓣内。

2. 按设计切开下腹堂正中皮瓣上极和两外侧缘，从腹直肌鞘浅面由远端向蒂端掀起皮瓣至耻骨联合部。

3. 从尿道外口插入14号导尿管，切开阴囊中隔皮瓣切口，并向尿道口侧掀起以尿道口部为蒂带的单蒂皮肤筋膜瓣，注意皮瓣必须包含一定厚度的筋膜及阴囊前动、静脉神经。以导尿管为支架，皮内间断缝合使皮面朝内卷缝成尿道。

4. 在再造尿道蒂部与原尿道开口吻接处上方的下腹部正中皮瓣上，用剪刀分离皮下组织形成一可通过中隔皮瓣所形成尿道的孔隙。将下腹部正中皮瓣向下翻转，把再造尿道通过孔隙带出置于翻转的下腹部正中皮瓣的肉面上。切取自体肋软骨，雕塑成10cm×1cm×1cm的条块，置于再造尿道旁皮瓣的组织面上，并同下腹壁正中皮瓣的皮下组织缝合数针包埋之。

5. 腹壁皮瓣两侧线在背侧相对缝合包绕尿道和肋软骨形成阴茎体。再造尿道的远端与阴茎体皮瓣的远端缝合形成新尿道外口和阴茎头。耻骨上皮瓣供区以中厚皮片移植闭合创面。

（二）下腹部正中皮瓣联合部分阴囊中隔皮瓣阴茎再造术

该术式适用于阴囊发育不良，阴囊中隔皮瓣不敷再造尿道所需的长度时选用。此种情况，可利用阴囊中隔皮瓣形成再造阴茎的近端段尿道，而利用下腹正中皮瓣远端携带另一较小的皮瓣供作再造阴茎的远端段尿道，手术步骤如下。

1. 于下腹正中设计皮瓣，长13cm，宽12cm部分供作阴茎体，其一侧远端所携带的另一皮瓣长6cm，宽3cm部分供作远端段尿道，皮瓣内包含双侧腹壁浅动脉、静脉和髂腹下神经的前皮支。于阴囊中缝部设计中隔皮瓣，皮瓣长4cm，宽3cm，使原尿道口包含在皮瓣内。

2. 切开阴囊中隔皮瓣并掀起之，以皮面向内皮内缝合法卷缝成近端段尿道。以腹直肌前鞘浅面自上向下掀起下腹正中皮瓣直至耻骨联合部。

3. 于阴囊中隔皮瓣形成的尿道与原尿道外口缝接处上方，在下腹正中皮瓣上分离一孔隙，将形成的近端段尿道通过此孔隙引出于下腹正中皮瓣的肉面，将下腹部正中皮瓣向下翻起。

4. 将下腹部正中皮瓣一侧携带的小皮瓣向内面折叠翻转，使皮面向内以间断皮内缝合形成远端段尿道并与近端段尿道吻接，置放自体软骨条或硅胶棒于下腹正中皮瓣的内面，将其近端与阴茎海绵体残端做缝合固定。

5. 将下腹部正中皮瓣皮面向外包绕再造尿道缝合形成阴茎体，将再造尿道皮瓣远端创缘与下腹正中皮瓣远端创缘缝合形成新的尿道外口。下腹正中皮瓣供区以中厚度片移植封闭创面。做会阴部造口行尿液分流。

（江　华　林子豪　吴包金）

第四节　阴茎延长术

阴茎延长术是根据不同男性的生理特点和（或）延长需求，取适当位置切断阴茎上的浅悬韧带和深悬韧带，使埋藏在体内的阴茎海绵体分离出来，采用内填外拔的缝合技术，使阴茎体外部分得以延长3～5cm的手术。这种手术不仅可使阴茎延伸至接近正常的长度，而且有正常的勃起和感觉功能。

一、解剖学基础

阴茎的固定装置主要有阴茎浅悬韧带和阴茎深悬韧带。前者位置较浅，为腹壁浅筋膜深层在中线部增厚形成的致密结缔弹性纤维束，起始于耻骨联合上方5～6cm处的腹白线，纤维束向下附着于阴茎深筋膜，在阴茎根部宽约3.1cm，厚约0.4cm，切断后可使阴茎向外延长3.2～5cm；后者位于前者深部，两韧带间约有1cm的疏松结缔组织，深悬韧带呈底朝下的三角形致密结缔组织纤维束，附着于耻骨联合前下半部与阴茎筋膜之间，两侧为疏松结缔组织间隙，该韧带强韧而短，宽约0.5cm，厚约2.5cm，切断1/3～1/2，可使再延长约1.0cm；如将阴茎海绵体脚自耻骨支剥离其全长的1/2，可使多延长约2cm。理论上切断阴茎悬韧带，可延长阴茎有效工作长度3～5cm。

二、适应证

1. 中国成年男性阴茎正常长度常态下为7.1cm±1.5cm，勃起时为13.0cm±1.3cm。根据阴道解剖和女性生理特征，若阴茎发育不良、勃起时长度不足10cm，坚决要求手术延长者，且长期性生活不和谐难以满足女方性要求者，可做阴茎延长手术。

2. 阴茎外伤，部分离断者。阴茎大部分缺损，勃起时长度一般仅为3～5cm，既往常规做阴茎再造手术，然而再造的阴茎目前尚无正常的勃起和感觉功能。采用阴茎海绵体延伸术，切断阴茎浅、深韧带至耻骨弓处，使埋藏于耻骨联合前方的海绵体成为游离部分，从而增加阴茎的有效长度，再用腹股沟岛状皮瓣修复海绵体被延长后的皮肤损伤创面。这种术式不仅可使阴茎延伸至接近正常的长度，而且有正常的勃起和感觉功能。

3. 小阴茎勃起时，其长度和周径在5～8cm，睾丸体积大于6ml时，在做阴茎加粗术的同时做阴茎延长术，有利于阴茎的形态接近正常。

4. 先天性阴茎异位畸形，根据病情采用阴茎延长术，使阴茎延长并复位。

5. 对阴茎静脉瘘性阳萎，做阴茎背深、浅静脉结扎的同时做阴茎延长术，常能取得更好的疗效。

6. 男性假两性畸形，睾丸发育良好，或尿道下裂患者阴茎发育不良。

三、禁忌证

1. 会阴区及尿道有炎症。

2. 有心理障碍者。

四、手术方法及步骤

（一）普通阴茎延长术

1. 术前清洗会阴、备皮，取平卧位，局部浸润麻醉、局部阻滞麻醉、硬膜外麻醉或全身麻醉，常规消毒，铺无菌巾。

2. 于阴茎根部做弧形、“M”形、“W”形或其他形状切口，切开皮肤，按手术前设计线切开皮肤及浅筋膜，游离皮瓣，此时可见阴茎部有2～3条皮下浅静脉，该静脉切断后不会引起阴茎的血液回流障碍；向耻骨方向分离，显露阴茎浅悬韧带，分离韧带两侧的疏松结缔组织和浅筋膜，紧贴耻骨联合将韧带完全切断。再向深部分离至深悬韧带，切断部分深悬韧带以达至阴茎深静脉为限。切断深悬韧带时，避免损伤阴茎深静脉，以防造成静脉血回流障碍，导致阴茎坏死。游离出阴茎海绵体脚30～50mm，进一步延长阴茎，彻底止血。可选用不同的局部皮瓣包绕阴茎根部和封闭创面，常用的皮瓣有阴股沟皮瓣、下腹壁皮瓣等。

（二）阴茎延长加牵引术

1. 术前准备及术中切口选择、阴茎悬韧带切断等操作同“普通阴茎延长术”。

2. 自阴茎根部创面向阴茎远端剥离，于阴茎背侧皮肤与白膜之间形成隧道。

3. 阴茎根部白膜上缝尼龙线，线两端经皮肤与白膜间的隧道自包皮远端穿出，以备牵引。局部皮瓣包绕阴茎根部和封闭创面。

4. 以300g左右的重量牵拉牵引线，做阴茎牵引。术后7～14d拆除阴茎牵引线。视患者耐受能力，拆线时间可适当提前或延后。

（三）内镜阴茎延长术

适用于阴茎基本正常，尤其是未做包皮环切，而要求延长者。

1. 术前清洗会阴、备皮，平卧位，局部浸润麻醉。

2. 于耻骨上方做2个1～2cm的切口，分别放入内镜和手术器械，在内镜下解剖分离出阴茎浅悬韧带，紧靠耻骨联合切断阴茎浅悬韧带并切断部分深悬韧带。缝合切口，术后进行牵引。

（四）V-Y成形阴茎延长术

1. 在耻骨联合稍下方的阴茎根部做一“V”形切口，其尖端向包皮方向。

2. 切开皮肤、皮下浅筋膜、深筋膜，显露 阴茎悬韧带。

3. 分离韧带两侧的疏松结缔组织，在靠近耻骨联合处将浅悬韧带切断。

4. 再钝性分离至深悬韧带，切开、分离直至暴露阴茎背深静脉，向下牵拉阴茎，原悬吊耻骨联合的阴茎根部向外延伸出 2～6cm 在切口处放置橡皮片引流条达切口底部。

5. 牵引使阴茎两侧海绵体向中位靠拢，将深部结缔组织、两侧皮下组织向中间拉拢缝合。

6. 使“V”形皮肤瓣呈“Y”形缝合。

7. 加压包裹阴茎和手术切口处。

(五)小阴茎畸形延长术

1. 于阴茎头缝一牵引线，尿道插入 F8 号导尿管。

2. 在阴茎基底部做环形切口，将阴茎皮下组织充分游离，显露阴茎体分叉处。

3. 于阴茎基底部与阴茎干长处的阴囊皮肤处做横行小切口，在两切口间使皮下连通，将牵引线和导尿管一并将阴茎拖过连通道，冠状沟皮肤创缘与阴囊皮肤缝合，用可吸收线缝合阴茎基底部切口，半年后施行第二期手术。

4. 尿道外口插入 F8 号导尿管，缝合固定于阴茎头上，围绕阴茎头在阴囊处做宽于阴茎干的 U 形皮肤切口，切至皮下组织，然后将附着在阴茎干组织的皮下一并游离，再缝合阴囊皮肤。将阴茎处皮瓣包绕在阴茎的侧面缝合，有张力时，采用减张缝合，然后用凡士林等纱布包扎。

五、术后处理及注意事项

1. 术后卧床休息，沙袋压迫止血，并用弹力绷带包扎以减轻阴茎水肿。

2. 应用抗生素预防感染。酌情口服已烯雌酚，减少阴茎勃起。

3. 手术后 2～3d 换药，拔除引流条，术后 2 周内间断拆线，术后 4 周禁止性生活。

4. 术中注意保护阴茎背侧神经血管及阴茎海绵体，封闭阴茎根部创面时注意消灭无效腔。

5. 手术后 24h 内，注意观察阴茎的血供，一旦发现血供障碍，应及时分析病因，并采取相应措施。

（江　华　林子豪　吴包金）

参考文献

[1] 王炜. 整形外科学. 杭州：浙江科学技术出版社，1999：247-261.

[2] 侯春林，顾玉东. 皮瓣外科学. 上海：上海科学技术出版社，2006：576-715.

[3] 朱盛修. 现代显微外科学. 长沙：湖南科学技术出版社，1994：310-327.

[4] 李吉. 皮瓣和肌皮瓣显微外科解剖学. 北京：人民卫生出版社，1993：126-147.

[5] 何清濂，林子豪，刘琪. 双血管腹壁筋膜带皮瓣一期阴茎再造术. 中华医学杂志，1987，100：255-259.

[6] Puckett CL, Reinisch JF, Montie JE. Free flap phalloplasty. J Urol, 1982, 128：294-297.

[7] Kao XS, Kao JH, Ho CL, et al. One-stage reconstruction of the penis with free skin flap：report of three cases. J Reconstr Microsurg, 1984, 1：149-153.

[8] Chang TS, Hwang WY. Forearm flap in one-stage reconstruction of the penis. Plast Reconstr Surg, 1984, 74：251-258.

[9] 林子豪. 性器官再造与整形. 中国实用美容整形外科杂志，2005，16(1)：59-62.

[10] 袁相斌. 阴茎再植及再造的临床经验. 中华显微外科杂志，1992，22(1)：19-21.

[11] Garaffa G, Raheem AA, Ralph DJ. An update on penile reconstruction. Asian J Androl, 2011 May, 13(3)：391-394.

[12] Babaei A, Safarinejad MR, Farrokhi F, Iran-Pour E. Penile reconstruction：evaluation of the most accepted techniques. Urol J, 2010, 7(2)：71-78.

[13] Yang M, Zhao M, Li S, Li Y. Penile reconstruction by the free scapular flap and malleable penis prosthesis. Ann Plast Surg, 2007, 59(1)：95-101.

第 49 章

性别畸形和易性病

第一节　概　述

性别是指性的差别，即男女两性的区别。这种差别体现在遗传、解剖、生理、代谢、心理、社会等生物学及社会学的各个方面，“性别”一词也因而被演绎出多层次的概念，如遗传学性别（染色体性别）、解剖及生理性别、心理性别、社会性别（包括公民性别、抚养性别、自认性别）等，这些性别概念既相互区别又相互联系。个体的正确性别必须以染色体（核性别）、外生殖器、生殖道、性腺这四方面的表现协调一致为基础，而社会因素及个体心理因素对性别的形成与完善亦具重要影响，一般也应该与上述几方面保持一致。如果染色体、外生殖器、生殖道及性腺等出现矛盾现象，就产生性别畸形。性别畸形往往由于外生殖器的异常而被发现，因而对于一个外生殖器属男属女难以区分的个体，性别畸形的诊断一般较为容易，但要对此类患者的性别进行鉴别和认定，有时却非常困难，这时需要仔细的询问病史、周密的体格检查、核型鉴定与性染色质检查，以及相应的物理及生物化学检查、内镜和影像学检查、剖腹探查等，根据检查结果综合分析来确定。性别畸形的治疗非常复杂，尤其对性别选择应进行多方面的综合考虑，应从解剖、功能及心理与社会因素等进行综合判定。切忌仅凭外生殖器外形及染色体性别贸然确定性别取向，性别取向是选择一切治疗方法、决定治疗最终效果的前提。

易性病患者的生理性别一般是正常的，即其染色体性别、外生殖器、生殖道和生殖腺四者是一致的，但患者对自己生理性别的认同发生障碍，通常认为自己属于另一种性别群体中的一员。他们相信自己认定的性别是正确的，而与生俱来的解剖生理性别是错误的，因而强烈要求改变躯体的性征和性器官，使自己成为自我认定的心身合一的完整个体。易性病及其治疗尚是一个有争议的问题，但它作为一个客观存在的疾病，要求现代医学必须认真面对，并加以研究和适当处理。

第二节　性　别

正常情况下，性别的判定是一件非常简单的事，但当性分化异常，出生后外生殖器性别混淆，青春期第二性征与性腺性别、染色体性别不相符合，抚养性别发生错误时，性别的甄别与判定却可成为一项极其复杂的工作。因此对性别的分化、发育与形成进行深入的研究与全面的认识十分重要。人类对性别决定机制的研究历史很长，但真正取得突破性进展则只是近半个世纪的事。现在人们可以从多个层次研究与理解性别及其形成机制。

一、染色体性别

正常人体细胞中含有 23 对染色体，其中 22 对为常染色体，1 对为性染色体。男性性染色体为 XY，女性为 XX。染色体性别决定性腺性别，男性为睾丸，女性为卵巢；性腺性别决定表型性别，即男、女生殖器官在结构方面的差异及第二性征。三者互相依存、谐调统一，其中任何一个环节发生异常，均可导致性分化异常。在以上三种因素中，染色体性别在性分化中起决定性作用。

性染色质，又称 X 小体、X 染色质、巴氏小体。女性间期细胞核中的两条 X 染色体，只有一条有转录活性，另一条则失去转录活性，并形成固缩状态，染色很深，紧贴在核膜内侧缘，大小约 1μm，其形态为平凸形、馒头形或三角形等，称为性染色质。而正常男性中却无。性染色质检查可初筛性染色体病及鉴别性别，对两性畸形可辅助诊断。

在亲代生殖细胞形成过程中，经过减数分裂，产生两个子代细胞，分别获得亲代细胞一半的染色体。男性一个亲代细胞的两条性染色体彼此分离，产生两种类型的精子，一类是带 X 染色体的精子和另一类带 Y 染色体的精子。而女性一个亲代细胞的两条性染色体彼此分离后，则只产生一种带 X 染色体的卵子。受精时，若带 X 染色体的精子和卵子结合，则产生性染色体为 XX 的受精卵；而带 Y 染色体的精子与卵子结合，则产生染色体为 XY 的受精卵。具有 XY 或 XX 染色体的受精卵再分别进行与性别有关的分化发育，直到形成完整的性别。这一过程保证了子代形成过程中染色体数量的恒定。性染色体数量的异常将导致性别形成的异常。

除染色体数量要保持恒定外，其结构也必须保持正常。研究表明，Y 染色体的短臂上携有睾丸分化因子(TDF)，它是雄性特异的组织相容性抗原，即 H-Y 抗原，其作用就是使性腺向睾丸演化。因此当 H-Y 抗原存在且结构正常时，性腺即分化为睾丸，胚胎将发育为男性；而当 H-Y 抗原的缺失或出现异常时，就有可能出现表型性别与染色体性别的不一致，即可能出现 XY 女性或 XX 男性。

X 染色体的生物功能比 Y 染色体复杂，除与性别分化有关外，它还与体格特征形成有关。两条正常的 X 染色体是卵巢发育必不可少的。X 单体、X 长臂或短臂部分缺失者，卵巢均呈条索状，故认为 X 染色体的长臂和短臂上均含有与卵巢分化有关的基因。

X 或 Y 染色体数量与结构异常，称为性染色体异常。染色体数目异常，包括不分离畸形、嵌合体和非整倍体；染色体形态和结构的畸变，以缺失、等臂、环形、易位等较为多见。

二、性腺性别

性腺性别是在性腺水平上表现的性的差别(女性性腺是卵巢，男性性腺是睾丸)。性腺通过产生分泌激素，对性别的分化发育，以及与性有关的结构、功能的形成发挥调节作用。

人类在胚胎发育早期，男女生殖腺均起始于中胚层的生殖嵴，原始生殖腺分为皮质与髓质两部分，在 XY 或 XY 染色体的诱导下，分别向睾丸或卵巢发育。在男性胚胎中，因为有 Y 染色体及 H-Y 的存在，髓质发育、皮质退化而形成睾丸，在女性胚胎中，皮质发育、髓质退化而形成卵巢。

睾丸间质细胞在 LH 的作用下不断产生一定量的雄激素，经血液循环输送至靶器官。它在胚胎发育期能保证男性胎儿进行正常的性分化；青春期刺激睾丸及副性器的生长发育并促进第二性征的出现；成年期对促进和维持男性功能起决定性作用，保证精子生成和成熟。

卵巢的颗粒膜细胞在 FSH 作用下，在排卵前产生了雌激素的第一个高峰，排卵后在 LH 作用下，卵泡膜细胞除分泌大量的孕激素外，也分泌一定量的雌激素，产生雌激素的第二个高峰。雌激素通过血液循环，输送至靶器官，如乳腺、子宫内膜、阴道上皮等发挥其生物效应。

三、生殖器性别

生殖器官包括内生殖器及外生殖器两部分，男女截然不同。因此，人们通常靠外生殖器形态来判定婴儿的性别，一般都不致发生错误。性分化异常患者往往存在不同程度的内、外生殖器畸形，外生殖器的畸形容易被发现。然而在胚胎发育过程中，男女两种性别的外生殖器都来源于共同的始基，使畸形外生殖器常常介于男女之间，所以容易造成性别混淆和抚养性别错误。

无论是男性还是女性，在胚胎早期都发生一对中肾管和一对苗勒管，这两对管道将分别发育成男性或女性生殖管道故称原始生殖管道，它们和中肾小管在男性和女性中发生不同的改变，有的继续发育成有用的内生殖器官，有的则退化。中肾管在男性逐渐演变为附睾管、输精管、精囊管及射精管，在女性消失。存留的中肾小管在男性演变为睾丸输出管，在女性，头端未消失的部分形成卵巢冠和泡状附件。苗勒管在男性大部分消失，尾端形成前列腺囊和精阜，头端形成睾丸附件；在女性形成输卵管、子宫和阴道。

男女外生殖器共同始基于生殖结节、生殖隆突和尿道襞。睾丸间质细胞产生的睾酮对外生殖器的发育起着重要作用：当有睾酮的作用时，原始的外生殖器即向男性方向演变，生殖结节演变为阴茎，尿道襞演变为阴茎海绵体，两侧生殖隆突合在一起成为阴囊，并使睾丸下降到阴囊内；当缺少睾酮的作用时，原始外生殖器有自然向女性演变的倾向，造成阴茎发育短小似阴蒂样，两侧生殖隆突未合拢而呈女性大阴唇样，发育不良的睾丸降入其中等异常。睾酮分泌严重障碍时可以完全发育呈女性外生殖器状态。相反，女性胚胎发育过程中若受到大量雄激素的作用，如在先天性肾上腺皮质增生症产生过多时，由于雄激素的产生过多，或母体妊娠期服用含有雄激素的药物，女性阴蒂可以增大似阴茎状，两侧大阴唇融合成为阴囊状等畸形。

四、激素性别

体内的激素，尤其是性激素水平表现着明显的性别特征，而性别的分化与发育受性激素及其相关激素如皮质类固醇激素的调节与影响。

女性的性腺是卵巢，主要分泌雌激素。雌激素是含18个碳原子的类固醇激素，与其他类固醇不同之处是其结构环为酚，故具有酸性。在体内的重要的雌激素有雌二醇、雌三醇和雌酮三种，其中雌二醇的活性最高，雌酮次之，雌三醇最弱。一般认为雌二醇是真正分泌的雌性激素，雌三醇则只是雌二醇的代谢产物。

男性的性腺是睾丸，主要分泌雄激素。雄激素是含有19个碳原子的类固醇激素。具有雄激素活性的类固醇有多种，重要的有睾酮、雄烯二酮、脱氢表雄酮和雄酮四种，其中以睾酮的活性最高。

雄激素与雌激素除来源于性腺外，还可来源于肾上腺皮质。它们在生物合成时与肾上腺皮质产生的皮质激素来源于共同的原料——胆固醇，因而它们三者又被统称为甾体类激素。参与其合成的酶系统也基本上一致，除11和21羟化酶是肾上腺皮质所特有的之外，其余的酶系统均为睾丸、卵巢和肾上腺皮质所共有。而且，在生成过程中既相互联系、又互为中间产物，任何一种酶的缺陷或代谢障碍时，都可以直接或间地接影响另外两个腺体的功能和另外两种激素的生物合成或作用(图49-1)。

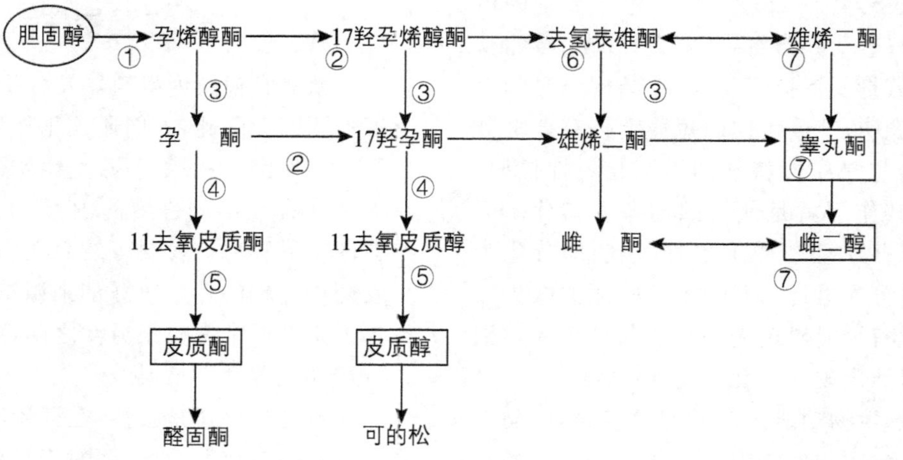

图49-1 甾体类激素的生物合成流程

①20,22-羟化酶-碳链酶系统；②17α羟化酶；③3β羟脱氢酶；④21羟化酶；⑤11β羟化酶；⑥17,20-碳链酶；⑦17β氧化还原酶

实验室对雌激素有较多的间接检测方法，而检测雄激素则主要靠放射免疫测定。雌激素的间接测定方法包括：通过阴道涂片观察角化细胞所占的比例来判定雌激素的水平；通过宫颈黏液、羊齿状结晶形成的程度判定雌激素的高低。直接测定法放射免疫测定法，可准确测定血中雌激素和睾酮的含量。正常女性血中雌二醇：卵泡期36～48pg/ml、排卵期390～810pg/ml、黄体期110～306pg/ml。正常男性血中睾酮：(570±150)pg/ml。

五、脑性别

中枢神经系统某些部位也有男女性别上的差异，即所谓脑性别。

女性丘脑下部存在促性腺激素释放激素(GnRH)的两个中枢，一个是“持续中枢”，一个是“周期中枢”。周期中枢是女性所特有的，它控制卵巢周期和月经周期。男性只有持续中枢。中枢神经系统在其发展过程中，丘脑下部、视前区、杏仁核及大脑边缘系统等特定部位均有雄激素受体。有研究表明，人脑分化的时间是在外生殖器分化完成以后。总之在不同性别的个体，人脑有不同的结构与功能，在性别分化过程中，它也毫不例外地打上了性别的烙印。相信随着研究的不断深入，有关脑与性别的关系会逐渐被阐明。

六、心理性别与性取向

心理性别与和生理性别有着截然不同的意义。心理性别也叫"性别认同"，是指人们对自己是"男人"还是"女人"的一种主观感觉，也就是从懂事起，对自我性别的确认，因此又叫自认性别。在大多数情况下，生理（遗传）上是男性的人，性别认同也是男性；生理上是女性的人，性别认同也是女性。然而，当生理性别和性别认同不相符时，当事人就会产生一种不安的"性别焦虑"。而这种持续的负面情绪正是许多易性人接受变性手术的原因之一。

社会性别是性别的社会属性。婴儿出生时，由接产医护人员认定性别，填写出生证，向公安户籍管理部门登记的性别为公民性别。孩童在成长过程中，父母按认定的性别抚养其成人的性别为抚养性别。公民性别、抚养性别、自认性别三者通常是一致的。在各种性别畸形和易性病时，就会表现不同类型的不一致。

第三节　性别畸形及相关综合征

如前所述，性别畸形（或性别异常）主要体现在染色体、性腺及内外生殖器几方面的异常。染色体性别畸形指 X 或 Y 染色体数量与结构异常所致的性别畸形，包括曲细精管发育不良（Klinefelter 综合征）、性腺发育不全（Terner 综合征）、混合性腺发育不全、真两性畸形及 XX 男性综合征；性腺性别畸形指染色体正常，因多种原因造成性腺分化异常所致的畸形，其性腺性别与染色体性别和表型性别不一致，包括纯性腺发育不全、无睾丸综合征；外生殖器性别畸形指染色体及性腺均正常，由于甾体激素合成、作用及反应异常，影响生殖器原基的演变过程，造成各种不同的外生殖器畸形。除以上按病因及发病机制的分类方法外，临床上比较习惯沿用按性别进行分类的方法。

一、男性假两性畸形

男性假两性畸形的共同特点是：性染色体为 XY，性染色质阴性，具有睾丸组织，畸形主要表现为发育程度不等的女性内生殖器与外生殖器。

（一）睾丸女性化综合征

睾丸女性化综合征是较为常见的一种男性假两性畸形，属于 X 连锁隐性遗传性代谢性疾病，与 X 染色体上决定雄激素受体位点上的基因发生突变有关。由于靶细胞上不能产生相应的受体，性激素不能与受体结合，激素作用障碍，所以不能发挥生物效应。这时即使血液中有足够量的雄激素，亦不能与靶细胞结合，从而影响患者向男性化方向发展。但体内雌激素受体正常，睾酮能经芳香化酶作用转变为雌激素，而雌激素的作用使第二性征呈女性表现。

根据体内雄激素受体缺陷的程度将睾丸女性化综合征分为完全型与不完全型两种，这两种类型虽然都有遗传性，但一个家族中只会产生一种类型的缺陷。完全型者第二性征（女性）发育良好，对外源性雄激素不敏感；不完全型者第二性征发育较差，表现不同程度的男性化，如阴蒂增大等，对外源性雄激素敏感。

临床检查可见发育正常的睾丸组织及发育良好的附睾。病理学检查：完全型者曲细精管发育良好，偶见精母细胞，未见支持细胞和精子细胞。基底膜无增厚及玻璃样变，间质细胞量少，分散或呈小簇分布；不完全型者曲细精管萎缩，退变严重，管腔闭锁，支持细胞和生殖细胞消失，基底膜增厚，玻璃样变，间质细胞呈大片状增生。

本病患者典型者呈女性体态，青春期呈现女性第二性征，因此往往以女性抚育长大，因原发闭经、不孕而就诊。乳房发育，但乳腺组织较正常女性为少，脂肪组织相对较为丰富，乳头稍小，乳晕稍淡，无腋毛。完全型者皮肤细腻，身材同一般女性，外阴发育良好，与正常女性几乎毫无区别，无阴毛，故又称"无毛女"，阴道发育良好，深度正常，但阴道为盲端，无宫颈宫口，盆腔空虚。大多在腹股沟内可查及睾丸组织；不完全型者皮肤粗糙，身材高于一般女性，外阴发育存在不同程度畸形，阴蒂增大，有少许阴毛，睾丸组织一般位于阴唇内，阴道短浅或呈泌尿生殖窦，盆腔空虚。

染色体检查核型为 46，XY，口腔黏膜检查染色质阴性，荧光小体（Y 染色质）阳性。血睾酮水平正常或高于正常男性，雌激素水平相当于卵泡期，阴道脱落细胞检查亦相当于月经周期的卵泡期雌激素水平。盆腔超声、MRI及腹腔镜等检查显示盆腔空虚无子宫和卵巢。

(二)17β-还原酶缺陷

由于17β-还原酶缺陷，致使脱氢表雄酮(DHA)不能转化为雄烯二酮及睾酮，造成体内DHA堆积。DHA是一种弱雄激素，由于该酶缺陷的程度不同而表现出不同程度的男性体态，阴毛阴茎等亦得到相应的发育。

临床表现为身材修长，男性体态，可有不同程度的男性化表现，皮肤粗糙，有喉结、乳房不发育。在腹股沟或阴囊内可触及到发育不同程度的睾丸组织。阴毛分布呈男性型，阴茎发育欠佳，有的比阴蒂稍长。尿道下裂呈阴茎阴囊型或会阴型，阴道短浅或呈泌尿生殖窦，盆腔空虚无子宫卵巢。

染色体核型为46，XY，X染色质阴性。血清雌二醇及睾酮均表现明显低下，超声及MRI检查无子宫及卵巢。

(三)5α-还原酶缺陷

5α-还原酶缺陷是一种常染色体隐性遗传病，以男性生殖器官发育不全为特征。正常情况下，睾酮进入前列腺等组织的细胞内，在5α-还原酶作用下先转变成双氢睾酮(DHT)，它的生理活性比睾酮还大，可能是这些细胞内的真正性激素。胎儿在第20周左右，泌尿生殖窦需在双氢睾酮作用下发育为前列腺、阴茎、尿道与阴囊。当缺乏5α-还原酶缺陷时，不能将睾酮转化为双氢睾酮，前列腺不发育，外生殖器分化不全。

临床表现为出生后只见酷似阴蒂样的阴茎，长1～2cm，呈会阴型尿道下裂，睾丸发育极差，往往位于腹股沟内。生殖隆突、尿道襞均未发育。盆腔空虚无子宫和卵巢。青春期开始发育，睾酮分泌增多，男性征改变明显，肌肉发达，声音低沉，睾丸下降，相当阴囊处增大、着色，出现皱褶。阴茎长大，发育并能勃起。相反前列腺仍不见长大，面部无须，乳房不发育。

实验室检查：染色体核型为46，XY，X染色质阴性，血浆睾酮正常或稍高。

二、女性假两性畸形

女性假两性畸形的共同特点是：性染色体为XX，性染色质阳性，具有卵巢组织，畸形主要表现为程度不等的男性化。

(一)21-羟化酶缺陷

本征属先天性肾上腺皮质增生症，发病率占该症患者的90%。21-羟化酶缺陷，使孕酮向醛固酮和17羟孕酮向皮质醇的转化过程受阻，结果一方面使醛固酮和皮质醇生成障碍，另一方面通过反馈性调节机制使垂体前叶分泌ACTH增加，刺激肾上腺皮质增生，加速代谢过程，造成皮质醇前身物质堆积，这些堆积物质遂通过17-羟孕烯醇酮途径转化为脱氢表雄酮、雄烯二酮和睾酮，造成雄激素产生增多。

21-羟化酶缺陷症患者为女性遗传型，有卵巢、女性内生殖器及阴道，但其外生殖器则表现为不同程度的男性化。少数发生在男性的病例，主要表现为性早熟。通常按酶缺陷程度将本征分为两种亚型。

单纯男性化型(代偿型)，特点为21-羟化酶缺陷的程度较轻，皮质醇合成相对不足，但并没有完全失去合成皮质醇的能力，不伴醛固酮合成障碍，因而无失盐表现，故本型临床表现以雄激素增多的表现为主。

1. 外生殖器畸形与第二性征异常　女性患者出生时，阴蒂增大甚至可酷似男性，尿道与阴道的开口异常，严重时两者可开口于一个共同的生殖窦，甚至尿道开口于阴蒂顶端而常被误认为尿道下裂。由于大量雄激素的作用，2－5岁女性患儿即可出现阴毛，4－7岁即见腋毛和逐渐增长的体毛。阴毛呈男性分布，上达脐周，下达肛周，两侧达腹股沟外侧。皮肤粗糙，甚至出现痤疮，8－10岁出现喉结，声音低沉。原发闭经，女性第二性征未发育，呈男性状态，骨骼、肌肉发达，身体强壮有力，乳房不发育。男性患者出生时生殖器无明显畸形，只有阴茎稍大，随年龄增长，阴茎逐渐长大，甚至3－4岁儿童阴茎似成年人，呈“早熟性巨大生殖器”畸形，睾丸却呈不成熟状态，常与年龄相符，与增大的阴茎极不相称，前列腺发育较快，阴茎容易勃起。2－3岁即出现阴毛，4－7岁出现腋毛，最早3岁即可出现胡须，体毛增多，5－10岁出现喉结，皮肤粗糙，甚至出现痤疮，4－8岁音调变得低沉，全身肌肉、骨骼发达，呈“小大力士”体态。

2. 生长迅速和骨骺早期愈合　大量雄激素的作用使蛋白合成及骨基质形成增加，骨成熟加快，患儿10岁前比同年龄生长迅速，但10岁以后，因骨骺早期愈合，生长缓慢，最后身材反而矮于正常人。

3. *抵抗力低下*　由于皮质醇缺乏而使应激能力下降，抵抗力低下。

4. *皮肤色素沉着*　因 ACTH 反馈性产生增多，促进黑色素细胞的分泌，患者常表现出皮肤色泽黑或黏膜色素沉着，缺陷越严重，色素沉着越明显。

实验室检查：24h 尿 17-酮类固醇、尿三醇排出量明显升高；女性雌激素低下表现，如阴道涂片以中、底层细胞为主，放免测定示雌激素水平低下、垂体功能亢进，FSH 增高；皮质醇浓度下降。

（二）男性化伴失盐型

男性化伴失盐型（失代偿型），特点为 21-羟化酶缺陷的程度较代偿型严重，皮质醇和醛固酮的合成均受阻。故除代偿型所具有的雄激素增高外，还伴有醛固酮合成减少所引起的失盐和电解质紊乱表现。

临床上表现为电解质紊乱，主要是失盐。常见于婴儿期，儿童期少见，成年更少见。一般在出生后 2 个月内逐渐或突然发病。最常见的症状是拒食、不安、呕吐、腹泻、体重下降、嗜睡、脱水、甚至休克。低血钠、高血钾等严重电解质紊乱，致使二氧化碳结合力降低引起酸中毒，如不及时抢救，往往因循环衰竭而死亡。本病发病率并不低，但幸存下来寥寥无几。幸存者往往喜食盐，1 岁左右开始，3 岁以后这种失盐综合征逐渐消失。

除了失盐症状外，同样具有单纯男性化型的体征，不同之处是在开始 1～2 年由于电解质紊乱使生长和骨成熟比较缓慢，典型的生长迅速和骨骺早期愈合开始的比较晚。

实验室检查：与单纯型基本相同，尿 17-KS 增高，孕三醇增高，但 17 羟类固醇排出量降低，还伴有低血钠、高血钾表现。

（三）17α-羟化酶缺陷

17α-羟化酶缺陷属常染色体隐性遗传性疾病，由于 17α-羟化酶缺陷，孕酮不能转化为 17-羟孕酮，致皮质醇产生明显不足，而孕酮、皮质酮、11-去氧皮质醇产生过多。后两者过多可引起钠潴留、血压升高，并有排钾作用引起低血钾；其次由于 17α-羟化酶缺乏使孕烯醇酮不能转变为 17-羟孕烯醇酮，致使雌激素和雄激素产生均受到阻碍。

临床表现常有性腺功能低下，无第二性征发育，有低钾性碱中毒、高血压等表现。临床上女性多见，由于在胚胎期女性发育并不需性甾体激素作用，其表型为正常女性，但常见原发性闭经、无阴毛、高血压表现。男性患者，表现不同程度的男性化不足，或为完全男性假两性畸形，或会阴型、阴囊型尿道下裂，或呈非男非女外生殖器，内生殖器仍为男性；在部分酶缺陷时，青春期可发生乳房女性化。由于皮质酮去氧皮质酮分泌多，并不发展到肾上腺功能不足。

实验室检查孕酮及孕烯醇酮的代谢产物孕二酮均增加，而 17 酮类固醇、17 羟类固醇均明显减少或缺乏，雌激素、雄激素均明显低下，而使垂体功能亢进，FSH 升高。染色体核型女性为 46，XX，男性为 46，XY。

三、真两性畸形

在同一人体内有睾丸及卵巢两种组织并存，可分别分布在两侧，或在同一个性腺内含有两种性腺组织称为卵睾。据统计，两侧均为卵睾者占 20%，一侧为卵睾，另侧为卵巢或睾丸者占 40%，两侧分别为睾丸或卵巢者占 40%。一般卵巢位于左侧，睾丸位于右侧。性腺的位置倾向于该性腺的原来位置。卵睾内卵巢和睾丸多位于性腺两端，彼此分界清楚。核型 70%为 46，XX，10%为 46，XY，其余为嵌合体，46，XX/46，XY，45，XO/46，XY 等。染色体 46，XX 者并无 Y 染色体，出现睾丸发育可能是因有 Y 染色体衍生的基因所致。

单以外生殖器往往难以决定性别。约 3/4 以男孩抚育，但多数为尿道下裂。50%以上有阴唇阴囊不完全融合。仅 10%以下有正常男性外生殖器。表型性别呈女性者约 2/3 有大的阴蒂，多数有尿生殖窦。内生殖管道类别与邻近性腺一致。附睾邻近睾丸，但 2/3 患者无完整输精管。近卵睾的生殖道 2/3 为输卵管，1/3 为输精管。卵睾中睾丸成分越多发生输精管的可能性越大。卵巢通常在正常位置，睾丸与卵睾可位于睾丸下降过程中的任何位置，常合并斜疝。睾丸组织可存在阴囊、腹股沟管或腹腔内，其概率各占 1/3。大多病例有发育不良的子宫。

青春期约 70%患者可出现乳腺增大明显，24.5%发育欠差，5.5%不发育。50%有月经来潮。表型男性者表现为周期性血尿。25%～50%患者有排卵现象，仅 1.2%有精子生成。曾有报道切除卵睾后，表型男性与女性均有生育可能。

对于真性两性畸形，仅根据临床表现与染色体检查仍不能进行诊断。由于两侧性腺结构不同，往往需要行两侧性腺探查与活检。

四、Klinefelter综合征

本病由 Klinefelter 于 1942 年首先发现而得名，又称先天性睾丸发育不全或小睾丸症，也有称曲细精管发育不全。因配子发生时，染色体减数分裂而性染色体不分离，导致染色体的数目异常。

发病率约占男性的 1/800，患者儿童期无任何症状，青春期后出现临床症状，外观男性，表现为体型瘦高，手距大于身长，劳动力比一般男性差；睾丸小而硬，直径约 2cm，睾丸曲细精管萎缩退变，上皮玻璃样变，无精原细胞，间质细胞正常，阴茎亦较短小，不育。男子性征发育不良，体毛稀少，大部无须，喉结发育欠佳约有 25%患者乳房发育。

核型最常见为 47，XXY，可有智力迟缓及甲状腺功能异常或糖尿病，仍有男子性心理及正常性能力；此外还有 48，XXXY，48XXYY，49，XXXXY，46，XY/47，XXY 等。血清睾酮水平低下，FSH 增高明显。

五、Turner综合征

又称先天性性腺发育不全或先天性卵巢发育不全，因 1938 年 Terner 首先发现而称 Turner 综合征。因父代精子或母代卵子在减数分裂时，性染色体 X 或 Y 遗失，或是受精后有丝分裂缺陷的结果。

畸形发生于女性，发病率约为 2700 名女婴中有 1 例。青春期前难以发现。主要体征为：身材矮小；第二性征不发育，乳间距宽，乳头发育不良，乳腺未发育，无阴、腋毛生长；生殖器官未发育，外阴呈幼儿型，前庭黏膜发红、薄弱，阴道窄小且短浅，无子宫或小三角形、片状子宫，原发无月经；躯体畸形或异常，上颌狭，下颌小而内缩，耳畸形低位，后发际低，有颈蹼，盾状胸；骨骼异常改变，骨质疏松，骨骺延期愈合，骨龄小于年龄，肘外翻，手与足背面有淋巴管扩张性水肿，指甲发育不良，第四、五掌骨短小；智力低下；伴发脏器畸形，10%～20%有先天性心脏畸形，以主动脉缩窄最常见；皮肤纹理改变，部分病人呈贯通手。

性腺为一条细长的结缔组织。在成年人，这种性腺呈漩涡排列象卵巢皮质，但没有能辨认的生殖细胞或颗粒细胞。虽然有女性生殖结构的始基，但如不治疗，则输卵管、子宫、阴道、外生殖器和乳腺终身保持在婴儿（幼稚）状态。

本病核型最常见为染色体的数目异常，为 45，XO，约占患者的 50%；另一种为嵌合体，约占患者的 1/4，45，XO/46，XX，但无结构异常；其余为 X 染色体结构异常，或同时还伴有嵌合体，如染色体长臂或短臂缺失等。可见的嵌合体核型有 45，XO/46，XY，45，XO/47，XXY，45，XO/47XYY，47，XXX/46，XX/45，XO，等，临床表现取决于哪一种细胞系占优势。雌激素水平明显低下，阴道涂片以底、中层细胞为主，宫颈黏液无羊齿状结晶，放免测定雌激素水平均在 30pg/ml 以下，促性腺激素明显升高，这是卵巢功能低下致使垂体功能活动代偿性升高所致。

第四节　性别畸形的诊断

性别畸形的临床表现千变万化，非常复杂，目前国内外尚无未形成一种既统一又科学的分类方法，因此对性别畸形的诊断也十分困难。有些表型性别较为明确，如 Klinefelter 综合征，性腺发育不全、睾丸女性化等；有些畸形的鉴别诊断则较为因难，如真两性畸形、混合性腺发育不全、女性假两性畸形、男性假两性畸形等。在诊断工作中，以下几方面尤应注意。

一、病史与体格检查

患者一般以尿道下裂、隐睾、阴蒂肥大等外生殖器畸形或不育、无月经、男性乳房发育等性腺异常表现为原因就诊。

由于性别畸形在很多情况下属于遗传传性疾病，因此还必须询问家族史，不仅了解有无与患者相似病史，而且包括有无其他形式发育异常，如不育、闭经、多毛以及母亲妊娠期间服用药物，如雄激素、孕酮等历史。

在体格检查中除注意体态、毛发分布、有无脱水、乳腺发育外，性腺的触诊及详细的外生殖器检查十分重要。乳晕、阴唇阴囊皱襞色素沉着过多，提示先天性肾上腺皮质增生；如在阴唇阴囊皱襞或阴囊内有性腺时，可排除女性假两性畸形（因卵巢下降至阴囊内很罕见），一般睾丸质地较软，卵巢则较硬，如性腺一部分软而另一部分硬时，则卵睾可能性较大；鉴别尿道下裂的阴茎与肥大的阴蒂，可

根据系带来区别，通常阴茎腹侧中有一条系带，而阴蒂腹侧中线两侧各有一条系带。

二、性染色质检查

正常女性细胞核的性染色质可在口腔黏膜细胞、阴道细胞、尿沉淀细胞、皮肤组织等处查到，称为性染色质阳性。正常男性多不能查到，称为性染色质阴性。要注意的是，这种方法的假阳性与假阴性率较高。

三、染色体检查

染色体的研究分析包括：总数、性染色体、异常染色体等。目前最常用的材料为周围血液的白细胞或取骨髓进行培养，亦可用睾丸及皮肤组织，为了避免遗漏嵌合体，检查的组织应在两种以上。利用荧光显微镜检测 Y 染色体是更准确更快速的方法，但也有假阴性。1987 采用特别 DNA 探针来表达异常结构 Y 染色体的 DNA 来鉴别。更直接准确的方法是从末梢血中测染色体补体、嵌合体结构和染色体结构。

四、生化检查

各种生化检查有助于先天性肾上腺皮质增生症的诊断。血 17-羟孕酮水平增高可达 2000mg/dl 以上，表明 21 羟化酶缺陷。也可测尿内 17-酮类。血孕烯醇酮与脱氢表雄酮升高则意味着 3β 羟类固醇脱氢酶缺陷。C-21 和 C-19 类固醇缺乏为 20，22 碳链酶缺陷。皮质酮、脱氧皮质酮水平升高为 17-羟化酶缺陷。C-19 类固醇不足和 C-21 前体类固醇升高为 17，20 碳链酶缺陷。睾酮生物合成能力往往通过 HCG 试验检测。用 HCG2000U/d，连续 4d，血雄烯二酮增加，为 17β 羟类固醇脱氢酶缺陷。在注射 HCG 后，血睾酮与二氢睾酮比率＞30，可考虑 5α 还原酶缺陷。

应用皮肤活检或成纤维细胞培养，有助于雄激素阴搞综合征的诊断。

五、H-Y 抗原的血清免疫学检查

这是确定有无 Y 或含有男性决定基因的 Y 碎片的一种较敏感的试验。正常男性的染色体和生殖细胞均有 H-Y 抗原，而女性有染色体和生殖细胞则不含这种物质。H-Y 抗原与睾丸分化和和男性发生有密切关系，因此，若细胞染色体检查未见 Y，而应用血清免疫学方法测定 H-Y 抗原为阳性，则仍可说明具有男性决定基因。

六、内镜和影像学检查

利用内镜和放射学造影检查了解尿生殖窦、内生殖管道、肾上腺和腹内性腺。有子宫和输卵管存在可排除因雄激素合成或作用障碍导致的男性假两性畸形。也可用超声波、CT、MRI 探查肾上腺、性腺、子宫和输卵管。在经过一系列的检查及化验仍不能确定性别畸形的类型时，需做剖腹探查术与性腺活组织检查以便确诊。在探查时应做性腺及其可疑组织的快速冷冻切片检查。这对及时确定诊断和决定治疗方案是必不可少的。如发现性腺为分叶状或硬度不同时，则各部分都应采取标本，以免遗漏。

七、其　他

性别异常除了要考虑遗传性别、性腺性别、外生殖器性别外，还要注意自认性别和社会性别。近年来，我们在实践中发现，对于有些病例，自认性别和社会性别比生理性别更为重要。

第五节　性别畸形的治疗原则

性别畸形的治疗是一个十分复杂的问题，主要涉及性别的选择和内外生殖器的重建，以及第二性征的维持等。

一、性别的再认定

所有的性别畸形都存在性别再认定问题，即选择为男性或女性的问题。性别的选择没有规律可循，除要参考患者有关性别的遗传、解剖、生理等生物学检查结果外，还必须结合患者的年龄、社会性别、外生殖器形态及本人与家长的意愿来决定。

对于外阴表现有性别异常的婴儿，应及早作出病因诊断，尽早（一般在 2 岁以内）确定性别，采取积极措施，争取获得与生理性别一致或较为合理的性心理发育和性别角色的形成。

在多数情况下，性别畸形的早期发现与正确诊断是很困难的。这不仅是由于有些外生殖器官畸形在年幼阶段不易引起家长的注意或不被家长认识，有些畸形异常征象要到青春期甚至婚后才表现

出来，还由于性别畸形属于个人及家庭的隐私不愿张扬而延误了及早诊治。以至于就诊时，患者大都已经根据其外生殖器形态特征确定了社会性别，并按这个性别抚养、成长，建立起相应的性心理和性别角色。在治疗上企图改变这一性别必将引起病人心理上极大的刺激，生活和工作上造成极大不便。所以在性别选择时，不能仅仅依据生物学检查结果，必须充分重视和尊重其既定的社会性别。不过实际上，社会性别的认定往往能得到外生殖器形态的支持。

然而，既定的社会性别并非绝对不能改变。在选择性别时，患者本人的意愿应充分予以重视，而患者对于性别选择的趋向与其年龄、文化程度、职业、经济条件以及既定的社会性别等多种因素有关，以能满足尽可能正常的性生活，方便参与社会生活为宗旨。过去的观点倾向于尽量使性别畸形患者成为女性，主要依据为成为女性的手术较容易施行，但随着阴茎再造术的不断成熟，这一观点应予以纠正。手术的难易程度一般不应成为性别选择的依据。

值得一提的是，性别选择或再认定还涉及复杂的伦理学问题，有关这方面的问题有待于不断深入的认识与探索。

二、切除性腺与补充激素

对于性腺的切除与否和切除时机，主要就以下几个方面进行综合考虑。

1. 比较性腺存在与性腺切除对青春期第二性征形成的影响。在性别确定后，如在青春期有相反的第二性征发生，则应将相反的性腺切除，否则应在期待的男性化征或女性化征完全形成后再切除相反的性腺。如在男性假两性畸形（睾丸女性化综合征等），外生殖器官为女性型，若选择女性性别时，应保留睾丸至青春期后出现女性化再切除睾丸；如外生殖器官为混合型或为男性型，选择女性性别，则应尽量在童年切除睾丸。在真两性畸形，如一侧为睾丸另侧为卵巢时，尽早切除相反的性腺是合理的；如为卵睾，则很难将两部分分离并将其中一部分切除，这时如女性化征较为明显，则也应保留睾丸至青春期女性化比较完全时再切除睾丸部分。

2. 性腺存在的部位。主要指睾丸存在的部位，如已确定为男孩，但不能将睾丸移至阴囊，应将其切除，以避免睾丸的恶性变发生；当确定为女孩时，位于腹股沟或阴唇内的睾丸易于受损伤，也应切除之。

对于由先天性肾上腺增生引起的男性化（女性假两性畸形），应用糖皮质类固醇治疗，可使患者向正常女性发育，甚至可有月经来潮及生育能力。除此之外的性别畸形，在性腺切除后，当表现有既定性别相应的性激素产生不足时，都必须给予适当的内分泌治疗。

另外，对认定为男性性别但存在乳腺发育时，应将乳腺切除，并通过适当整形手术使乳房男性化；而对已认定为女性但有异常喉结发育时，也需进行喉结切除术。

三、内、外生殖器官的处理与重建

（一）内生殖器官的切除

与所认定性别不相适应的结构，如输卵管、子宫、输精管等，最好在剖腹探查时将其切除，对部分患者，这是性别选择的决定性步骤。这一手术应尽可能在2—3岁时施行。阴道切除是一难度较大的手术，一般可俟成年时再做，而且届时可利用阴道黏膜作为阴茎再造术中后尿道成形的材料。

（二）外生殖器官的重建

外生殖器官的重建要达到的主要目的是，使外阴具有近乎所认定性别相适应的形态，并具有足够好的性功能。重要的外生殖器官重建手术包括阴茎再造术、阴道再造术及阴蒂整复术等。

阴茎再造术 可与患者协商选用腹壁轴型皮瓣或前臂游离皮瓣行阴茎再造术。可用阴道黏膜、小阴唇皮肤或阴囊皮肤设计组织瓣，黏膜或皮肤面向里翻转呈管状形成后尿道。若希望保留小阴茎或阴蒂的海绵体以保持较好的性功能，必须剔除龟头或阴蒂头部的上皮，以防癌变发生。

阴道再造术 应用阴股沟皮瓣行阴道再造术，尽量保留（即使是发育较差的）大小阴唇结构，使外阴更加接近女性。

阴蒂整复术 有些外科医师主张切除全部肥大的阴蒂，而实际上，阴蒂在性行为中发挥重要作用。因此，应该将阴蒂海绵组织大部分切除，将顶端部分组织做成带神经血管蒂的组织瓣加以保留，使之即有灵敏的感觉，又能勃起，从而保证阴道再造后良好的性功能。

第六节　易 性 病

对绝大多数人而言，其解剖学上的性与其心理上的性别是协调一致的。医学上将极少数人尽管知道自己的解剖学和生理学性别，却在心理上感觉自己是异性，并迫切渴望改变自己的解剖学性别的现象，称之为易性病。

因此，易性病是一种性别认同障碍性疾病。此病患者厌恶自己的身体，他（她）们不断对自己的性别及外生殖器产生否认态度，若被恋爱及工作方面的问题所困扰时，心理长期处于应激状态，使他（她）们表现出一些负性情绪反应，如情绪不稳定、焦虑、恐惧、悲观与孤独等。

与本章介绍的其他性别畸形或性别异常性疾病相比，易性病的病因、发病机制、诊断和治疗原则存在根本性区别，故另节作简要介绍。

易性病的同义词还有，易性癖、变换性别癖或性别转换征等。我国变性手术先驱何清濂教授首先提出易性病命名，他认为易性病可能不仅仅是心理上的异常，其发病应该是复杂、多种生物学因素作用的结果，是一种人们还不能全面认识的疾病。而易性癖的叫法，是把这一现象当做后天养成的恶习，甚至是反自然的亵渎行为。因此，命名为易性病，将其列入疾病的范畴，不仅有助于表达该疾病的本质，还有助于尊重患者的人格和尊严，有助于对其进行深入、全面的科学研究。随着社会的进步与宽容，易性病已经逐渐被越来越多的人所理解和认同。

一、病　因

易性病发病的原因不清，迄今的一些看法仅仅是通过一些临床资料进行分析和综合得出的假说，缺少实验和询证医学的验证。

遗传因素可能与易性病发生有关，但资料和研究不够充分。

有报道指出，血浆中睾丸水平在易性病中男性患者偏低，女性患者偏高，而更多的报告则表明，男女易性病患者血浆睾酮均无明显变化。因此，性激素水平的差异似乎并非易性病发生的原因。

性器官，尤其外生殖器与性身份有着密切的关系，但性器官的大小、形态异常与本症的发生未发现有必然的联系。

相当数量的学者认为，产生易性病的原因是父母对幼小儿女按异性打扮或抚养，或在异性人群中成长而形成，女性易性病则可由于对男性刚强、独立生活的向往等而渐渐定性，这种现象虽较普遍存在，需要强调预防，但在现实生活中，绝大多数一生扮演女角的演员，并没有改变他们对自身性别的认同；另外有很多男性假两性畸形患者，从小被错误切除睾丸、阴茎，按女孩打扮抚养，形式上已成为“标准女性”，但青春期后，他们的心理特征仍为男性，一旦了解自己的生理性别，会坚决要求恢复男性的生理特征。

所以，个体的性别认同，并不取决于生殖器官的发育情况、也不取决于血液激素水平，有可能取决于下丘脑或更高级中枢。同时，高级神经中枢的功能应该受制于染色体上的性基因，性基因的启动和作用，才是个体自我性别认同的决定因素。因此，虽然目前无法明确易性病发病的生物学机制，但可以明确的是，易性病的产生并不仅仅是人体发生心理变异。

二、临床表现

典型的易性病患者，3－5 岁萌发，到青春期发生剧变，认定自己是异性。性器官解剖生理与认定性别的矛盾与冲突，使其终日笼罩在困惑中，到十六七岁，病程加重，确认自己错生性别。男性认为自己应该是女性，女性认为自己是男性，衣着、举止、爱好、志向都出现异性化。为解决性别认定的矛盾和冲突，持续、炽烈地要求改变性别。

由于变态的心理与行为非强制性，不易为人们所觉察，通常没有暴力行为，对社会无害。患者精神状态无显著异常，在青少年期常表现学习能力超群，但随年龄增长，心理负担加重，成绩下降。工作能力、事业心均与常人无异，有些有过人才智。习俗认为结婚有可能缓解病状，结果病情轻者，对婚嫁生育得过且过，生活质量低下，病情严重者多会不堪婚后生活而离婚。

男性易性病患者自幼喜爱针线活，稍大后偷着异装，异性打扮，模仿女性各种行为举止。视胡须、喉结、阴茎和阴囊（睾丸）等为累赘。

女性易性病者，幼时即有男性行为和趋向，喜欢并努力模仿男性举止行为。青春期性成熟后，内心矛盾增加，厌恶月经，视乳房为多余之物，用胶布粘贴、用铁片或砖头压迫、用刀片切割等多种方法隐藏乳房。女性易性病多于男性易性病患者。

三、诊　断

易性病的诊断主要取决于本人的主诉和病史。体征、化验及其他检查多无帮助，无客观标准作依据。必须反复询问病史，通过多方式、多层次沟通，根据所得信息进行分析，审定甄别。成年人中易性病诊断不难成立，而青少年易性病患者的诊断必须慎之又慎。

在诊断易性病时，需要与同性恋和异装癖相鉴别。同性恋者的性伙伴关系中，是从自己的生殖器上得到快感，没有切除外生殖器的要求，而易性癖者的性伙伴关系一般是追求自身心理上的满足或心身合一，往往不让性伙伴触碰自己的外生殖器；易性癖者虽然也像异装癖者一样穿异性服装、做异性打扮，但完全是出于心理上的需要，觉得自己就是个异性，因此在穿着异性服装时并不引起性兴奋，而异装癖者则在穿着异性服装时，伴有引起性兴奋、得到性满足的特点。排除其他精神疾病所导致的类似表现。

1. 深信自己是真实的异性，终身感觉是异性中的一员。

2. 声称自己是异性，躯体发育并非异性，更非两性畸形。

3. 深恶痛绝自身的生理特征和生殖系统，如乳房、月经、阴茎、睾丸等。

4. 强烈要求医学改变躯体成为自己认定的性别。

5. 着同性装束感觉痛苦，着异性服装感到满足。

6. 恼恨别人看成现有属性，对理解自己是异性感到宽慰。

7. 对同性可产生同性异性恋，而确认自己应该是异性。

8. 要求变性不是单独追求性行为，更非是厚此薄彼。

9. 认为现有性别的生活方式如演戏，改变性别的目标坚定而恒定。

四、鉴别诊断

因在发病原因及临床表现上有交叉，易性病容易与异装癖和同性恋，以及精神分裂症相混淆。实质上是不同的。是否要求变性，是易性病与异装癖和同性恋的根本区别。

易性病者着异性服装，目的是在形式上使外表符合其自我认定性别，取得部分心理平衡，而非追求性满足。易性病在成年后出现同性异性恋，把自身作为异性来爱恋同一性别的人，双方以理解、同情、真诚、崇高要求相待。他自己认为他们之间的关系是正常恋爱关系，而在他人看来，这样的相恋形式与同性恋类似。

异装癖者对自己的生物学性别持肯定态度，无变性要求，属于性行为异常，多见于男性。性定向指向异性，对性交有兴趣，着异性服饰可出现性兴奋或性满足。偶有要求变性者，当明白变性手术实质后，则不再求变性手术。

同性恋者对自我性别认同，无变性要求，性定向指向同性，以同性个体作为性爱对象。同性恋以男性为多，他们分别扮演着主动、被动两种角色，性行为完全是宣泄性欲，同性恋中固定情侣很少。同性恋者并不着异装，即使扮作异性姿态，仍注重同性气质。

精神分裂症患者，有的表现变性妄想，但会把变性手术视为一种有魔力的治疗方法。他们避免正视自己问题的焦点，想入非非，工作和学习茫然，当不能满足变性要求时，恼怒激动强烈且缺乏理智，呈现精神分裂症妄想症表现。

五、治　疗

性别转换是一个多学科合作才能完成的高难度医疗项目，其中涉及 5 个关键环节：①正确诊断与评估；②心理治疗或咨询；③(以自己期望的性别)变性生活体验；④内分泌激素治疗；⑤外科(变性)手术等。

(一)外科手术治疗

变性手术，是指通过整形外科手术(组织移植和器官再造)使易性癖病患者的生物学性别与其心理性别相符，即切除其原有的性器官并重建新性别的体表性器官和第二性征。

由于无客观指标，易性病的诊断仅以病史为主，患者年龄、性格、职业、文化背景、家庭生活环境等差异甚大，术后面临复杂的社会环境难以预测，因此，作出变性手术的决定必须慎之又慎，具体实施过程中存在着难以解决的弊端，需要进一步研究和探索。

严重的易性病患者，心理和药物治疗往往是无效的。为缓和自觉性别与生物学性别的激烈矛盾，促使心理平衡有利，经过长期观察、甄别，确认无误后进行变性手术是目前唯一有效的治疗手段。然而一定要让患者充分认识到变性手术是不可逆的，把自身的性解剖结构改变成异性结构，从现有性别角色变为异性角色，这是人生所有改变中最激烈的。由于变性手术是涉及重大伦理问题的医疗技术，按我国现行医疗技术临床应用管理规范，已被纳入第三类医疗技术目录进行严格控制管理。

1. *手术前患者必须满足的条件*　对变性的要求至少持续 5 年以上，且无反复过程；术前接受心理、精神治疗 1 年以上且无效；未在婚姻状态；年龄大于 20 岁，是完全民事行为能力人；以期待的性别作为社会性别进行生活、工作 2 年以上，证明确实能够适应者；无手术禁忌证。

2. *手术前患者必须提交的材料*　当地公安部门出具的患者无在案犯罪记录证明；有精神科医师开具的易性癖病诊断证明，同时证明未见其他精神状态异常；经心理学专家测试，证明其心理上性取向的指向为异性，无其他心理变态；患者本人要求手术的书面报告并进行公证；患者提供已告知直系亲属拟行变性手术的相关证明。

上述材料须纳入病历资料。

3. *手术方法概要*　变性术包括切除原有内、外生殖器，再造新性别的体表生殖器官以及重要的相关第二性征。

男性转变为女性的变性手术，包括阴茎、阴囊及睾丸切除术，阴道再造术、阴蒂成形术、阴唇成形术，以及喉结缩小整形术、隆乳术等。

女性转变成男性的变性手术非常复杂，需多次手术才能完成。手术包括：卵巢、输卵管、子宫和阴道的切除，阴茎再造术，乳腺切除、乳房乳头男性化整形术，以及喉结成形术。

具体手术方式，可参考本书相关章节。

从原则上讲，适用于外伤后阴茎缺损的阴茎再造方法都可以用于女变男的阴茎再造，但因为女性尿道开口与男性畸形尿道开口的解剖结构差异较大，所以再造尿道近端与自身尿道的吻合与前者的处理存在较大差别。第一，女性尿道的开口位置靠后，需要再造尿道的近端更加突出于阴茎体近端，这样才有利于尿道外口与再造尿道的吻合；第二，女性尿道开口与再造尿道近端吻合部位容易形成膨大，排尿时容易在此处形成尿液"潴留"，另外，在行导尿术时，导尿管容易在此膨大处遇阻，盲视下难以将导尿管插入女性尿道致导尿困难。

适用于先天性阴道缺如的阴道再造方法原则上也都适用于男变女的阴道再造。但在行阴茎、阴囊和睾丸切除术时，要将阴茎头背侧部分组织制备成阴茎背侧动静脉为蒂的岛状组织瓣用于阴蒂成形。其次，还要系统地进行设计，将阴茎和阴囊皮肤用于大、小阴唇和阴道的再造。经过大量的临床病例随访观察，在诸多阴道再造方法中，用结肠再造阴道的效果获得患者更加广泛的认同，首先，再造阴道腔深度、直径和内在环境更接近生理性，其次，由于再造阴道的材料来源于结肠，阴茎和阴囊皮肤软组织用于女性外阴的成形，这样，从外形和生理功能上都比其他方法具有更多的优点。

女变男的女性乳房男性化手术，不能简单理解为乳腺切除术。对于乳房和乳头偏小者，可以能过乳晕切口切除乳腺，即可获得较好效果。对于乳房较大或很大，甚或伴乳房下垂者，手术往往非常困难。因为患者非常反对胸部留有明显切口瘢痕，所以，既要手术切口小而隐蔽，又要完全切除乳腺，并对乳房皮肤和皮下组织进行再塑形，复杂、多次才能完成的手术计划常常是必要的。

（二）内分泌治疗

近年，国外一些医疗权威机构制订了一系列激素治疗的指南，旨在为变性人内分泌治疗制定一套实践指导方案。这一方案指出，努力发育成具有所希望性别身体特征的变性人们，需要一种安全有效的激素疗法，包括：抑制先天内源性的激素分泌；为了实现性别渴望，保持性激素水平在正常范围内。因此必须提供一套内分泌治疗方案，并使之参与全程（为了变性外科手术，所进行的内分泌转换和决策）。由于青春期前儿童的变性诊断难以明确，所以不主张对青春期前的儿童进行内分泌治疗。指南建议，对于变性的青少年，应用促性腺激素释放激素替代物一直到 16 岁，以达到抑制青春期的目的，之后再给予异性激素。对于成年人变性者，需抑制内源性的激素分泌，维持适当性激素的生理量水平，实时监测以预防已知风险的发生。

1. *适应证*　激素治疗的对象应该是易性病者，但除此标准外，还需要排除精神性疾病，患者对激素治疗的知识、意义、优缺点和不良反应等都要有一个清醒的认识，同时，患者还需要接受心理治疗，以及变性生活体验至少 3 个月。对于青春期易性病患者，要求至少处于发育期（Tanner 分期）2 期，无干扰易性病诊断的精神性疾病，年龄需要在 16 岁以上。

2. *治疗药物*　男性向女性改变(M-F)：①雌激素各国使用雌激素的种类不一，建议使用不良反应小的天然雌激素。雌二醇，口服，2.0～6.0mg/d；贴剂，0.1～0.4mg，2周1次。②雄激素拮抗药主要包括两大类，一类是螺内酯，一类是达因-35。用法，螺内酯100～200mg/d；达因-35，50～100mg/d。GnRH促效剂3.75mg，皮下注射，每月1次。③孕激素不作常规推荐。

女性向男性改变(F-M)：①雄激素可以选择睾丸酯，或十一酸睾酮，如十一酸睾酮，口服，160～240mg/d；注射，1000mg，每12周1次。因为口服往往难以达到有效的血药浓度，故建议使用肌内注射。②雌激素拮抗药，如他莫昔芬。

3. *用药方法*　变性手术前，国外各个指南或医院的治疗规范都明确规定，施行变性手术前，患者至少要使用激素治疗1年。变性手术后，根据需求，一般需要长期维持激素治疗。

4. *不良反应*　激素相关肿瘤，如泌乳素瘤、乳腺癌、子宫内膜癌、卵巢癌、前列腺增生和前列腺癌；不育；内分泌功能异常；静脉血栓栓塞性疾病；骨代谢异常；心脏疾病；脂肪组织异常；肝功能异常；毛发异常；精神性疾病。

5. *注意事项*　任何接受外科变性手术的患者，都必须在手术前后接受激素治疗，术前至少使用1年。药物的不良反应因为目前制剂种类的更新而日趋减少。避免超常剂量的激素治疗，建议将患者的血激素水平维持在正常男性(F-M)或女性(M-F)的生理水平。变性手术至少需要心理医师、内分泌医师以及外科医师三类专业人员的合作，激素治疗需要在内分泌专家的指导下实施。

(三)心理治疗

目前，易性手术的各种方案都不是成熟的方案，在手术和各个方面和各个环节都存在诸多问题未很好解决，手术结果离患者的愿望还有很大距离。既然易性病的发病机制可能存在生理、心理和社会多方面的因素，强调教育、引导、早期心理干预仍然是必要的。易性病的处理不当，会导致一系列社会问题发生，有时还会产生法律上的麻烦。为此，不论结果如何，心理干预是不能忽视的，而且要贯彻在治疗前、治疗中、治疗后的全过程。同时，对于这种过去被社会所忽视的“新”的疾病，社会各界，包括法学、心理学、伦理、医学、社会学等要重视和加强相关的研究，并制定相应的指南，使易性病的诊断和治疗逐渐走向科学化、规范化。

(杨松林)

第 50 章

假肢与矫形器

假肢与矫形器是现代整形外科系统治疗中不可或缺的组成部分，是整形手术后辅助治疗与功能康复的重要手段。随着材料学、电子科学、生物力学等学科的发展，不断涌现出更加美观、更加实用、更加仿真的新型假肢与矫形器，整形外科医师学习和掌握各种类型假肢与矫形器的结构和原理及其适应证十分必要。

第一节　假　肢

假肢，也称“义肢”，是为恢复截肢者原有四肢的形态与功能，以代偿截肢造成的肢体部分缺损与功能缺失而制作和装配的人造肢体。假肢多采用铝板、木材、皮革、硅胶、塑料、高强度树脂、玻璃钢等材料制作，其关节采用金属部件，目前钛合金和碳素纤维材料已代替前述传统材料成为制作假肢的主要材料。

一、我国假肢的发展史

20 世纪 30 年代，伴随着少数大城市中个别医院内骨科专业的建立，支具室也同时组建，并开始安装由皮革、木材等材料制作的假肢和矫形器。所以，我国假肢和矫形器是与骨科专业同时起步的。当时，在少数大城市内也有外国人和私人开设的假肢厂，装配皮革与铝材制作的传统假肢，功能和外观都不佳。1945 年，张家口建立了解放区第一个假肢厂。

新中国成立后，全国各地陆续建立了归属民政部门管辖的假肢厂，在各省独家经营，安装以皮革、木材、铝板制作的传统假肢，技术主要来自欧洲、日本和前苏联。1959 年以后，前苏联的传统假肢技术在全国被广泛推广应用。20 世纪 60 年代初，青岛假肢厂开始生产供应我国第一个非手工制作而且批量生产的假肢标准件——橡胶足。尔后，上海假肢厂和辽宁假肢厂研制成功索控机械手，但其握力较小，功能有限。1963 年，中国科学院上海生理研究所开始进行肌电控制假肢的研究，于 1970 年研制成功我国第一个实用化的肌电控制假手，使用效果良好，并进行了小批量生产和安装。70 年代以前我国在假肢技术方面的研究非常薄弱。

1979 年以后，随着改革开放，引进国外先进的假肢技术，特别是引进了可大批量标准化生产的骨骼式假肢产品，使我国假肢技术有了一次飞跃，并使我国假肢行业开始走上现代假肢的道路。骨骼式假肢零部件使用方便，无需手工单个制作，现代假肢接受腔技术的引人使假肢安装效果大大提高。20 世纪 80 年代初我国肌电控制假肢的研究有了很大发展。1980 年，中科院上海生理研究所研制的三自由度肌电控制上臂假肢已达到实用化水平，临床使用效果良好，并于 1983 年批量生产。同时，清华大学研制出二自由度肌电控制前臂假肢，也开始批量生产。其后江苏假肢厂和辽宁假肢厂研制成功开关式电动假肢于 80 年代末投入生产。1986 年，成立了中国假肢协会；1989 年，成立了全国残疾人康复和专用设备标准化技术委员会；同年，民政部组织了普及型骨骼式下肢假肢定型，促进了骨骼式下肢假肢的生产。中科院上海生理研究所在 1988 年成功研制出具有微处理器，各关节可协调动作的自由度肌电控制全臂假肢的基础上，于 1992 年又推出新一代肌电控制假肢系列，成为国内主流产品以及首个进入国际市场的中国高科技假肢产品。1993 年，成立了国家假肢质量监督检验中心，加强了对假肢行业的管理。目前，除民政部门外，残联、卫生部门、民营企业等也纷纷加人假肢行业，而且，以德国 OTTOBOCK 公司、冰岛 OSSUR 公司、英国 BLATCHFORD 公司等为代表的外国公司和以中国台湾德林义肢为代表的中国香港特别行政区、澳门特别行政区和台湾地区的公司也纷纷进入内地假肢市场。到 2007 年，国内假肢生产、销售和安装机构从 20 世纪 70 年代初的 40 余家发展到 60 多家，每年安装假肢 46 000 千件。虽然我国目前假肢行业取得了很大发展和进步，但与发达国家相比，还有很大差距。由于假肢行业从业人员少，国家投入少，具有自主知识产权的产品少，国内假肢产品市场大部分仍被境外企业所占领。

近年来，随着我国经济发展，国家加大了知识创新力度，优质假肢产品也在不断涌现，相信我国假肢行业会以假肢直接与神经进行信息交换的神经接口技术这一该领域前沿研究为目标，深入开展假肢核心技术研发，努力提高产品竞争力，积极加强国际合作，在提升产品档次的基础上，争取在神经接口仿生手、高智能假肢等高端技术产品研发中取得突破。

二、假肢的种类

假肢可以分别按照使用部位与功用、使用时间以及动力来源分类。

(一)按假肢使用部位与功用分类

1. *上肢假肢*　包括假手指、假手掌、前臂假肢、肘离断假肢、上臂假肢和肩离断假肢等(图 50-1 至图 50-6)。上肢假肢属工作假肢，其结构轻巧，使用简单，能做日常生活和劳动中的简单动作。在早期上肢假肢的肢端有工具衔接器，装上专用的零件如钢夹、钢钩、螺丝刀等，就可以拿起笔、牙刷、匙叉等进行写字、刷牙、进食等操作。其外表需戴上手套伪装。近年来推出的仿真上肢假肢，并无肢端工具衔接器等装置，也无需佩戴手套做伪装，在开关控制下即可通过仿真手完成上述操作。

2. *下肢假肢*　包括足趾假肢、假足、塞姆假肢、小腿假肢、膝离断假肢、股部(大腿)假肢和髋离断假肢等(图 50-7 至图 50-11)。下肢主要的功能是承重和步行，正规的下肢假肢完全能达到这个要求。下肢行走中存在跌倒的危险性，故亦应考虑下肢假肢的安全性能。以往铰链式的假肢现在已逐渐被新颖的骨骼式假肢所替代，使用起来更加方便和稳定。

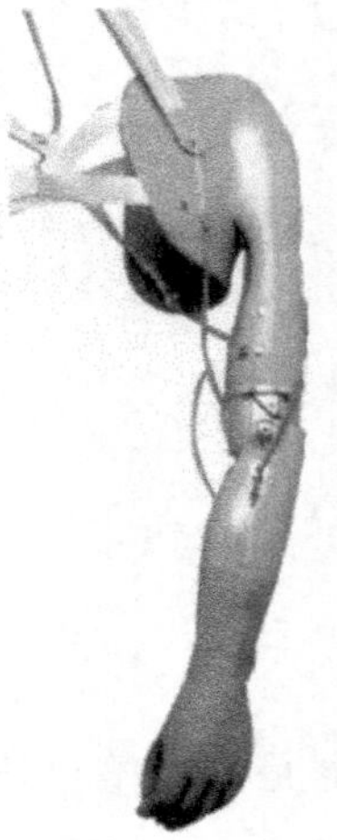

图 50-1　肩离断假肢

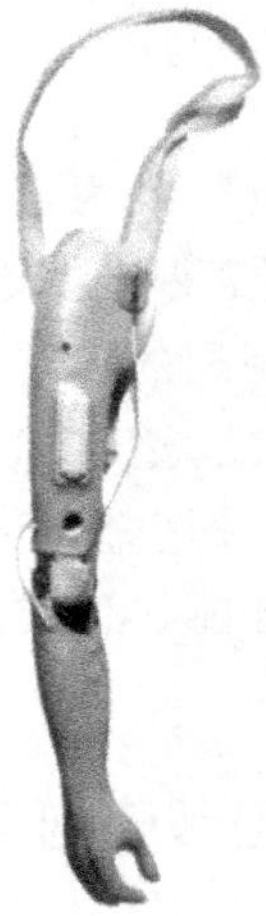

图 50-2　上臂假肢

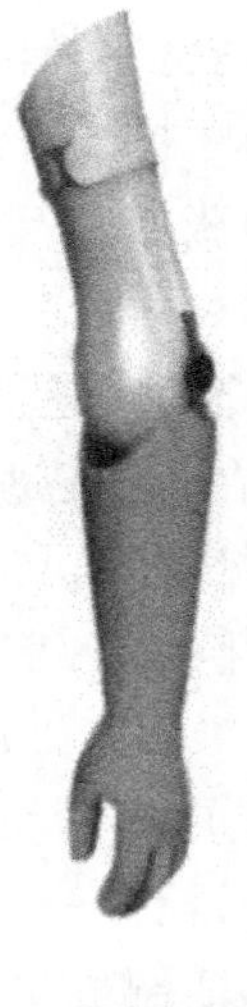

图 50-3　肘离断假肢

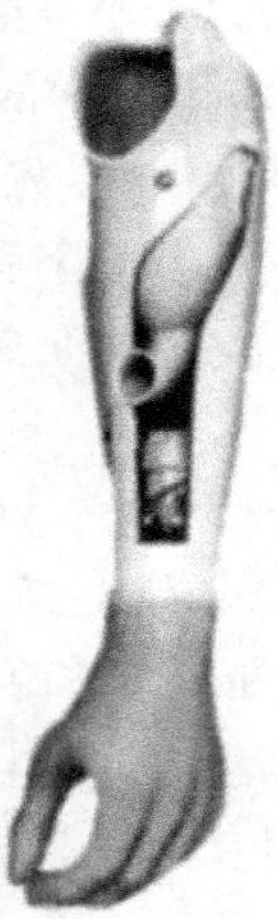

图 50-4　前臂离断假肢

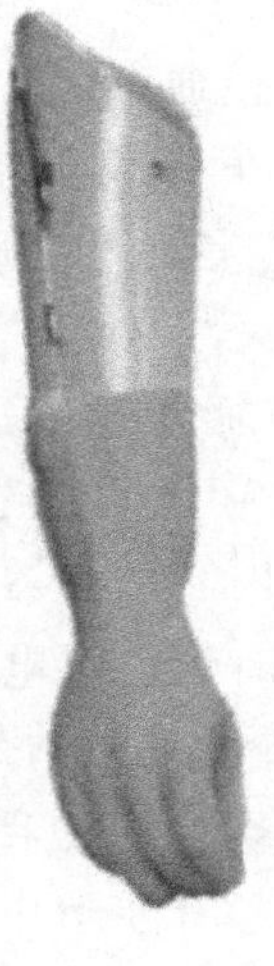

图 50-5　腕离断假肢

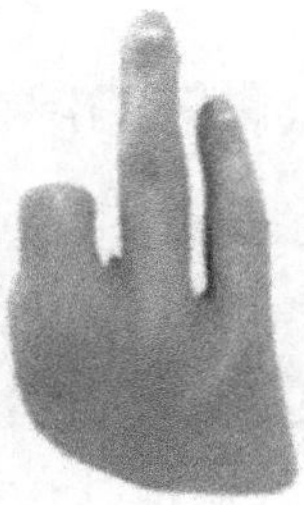

图 50-6　美容手指

3. 人工关节　包括人工膝关节、人工髋关节和人工脊柱等。

4. 装饰性假肢　此种假肢纯粹是为了美容需要，无任何功能。一般采用轻便材料以健侧肢体为样式仿造，其主要目的是弥补截肢侧的身体外形缺陷，减轻患者的精神压力。此外，假发、假眼、假耳、

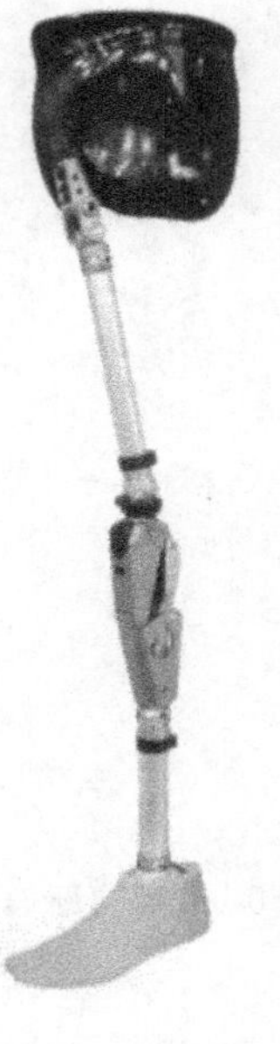

图 50-7　髋离断假肢

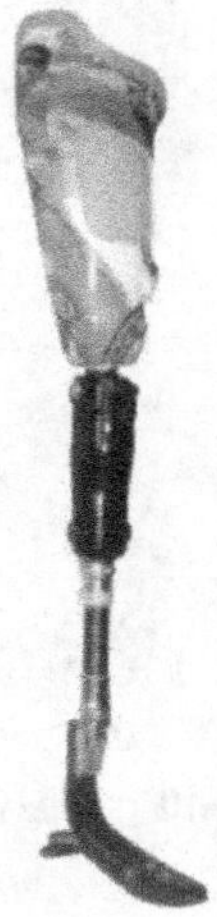

50-8　股部(大腿)离断假肢

假鼻、假牙、假乳和假臀等“义体”也属装饰性假肢的范畴。最近有学者将人造阴茎或人造阴道归属到“义肢”范畴。

(二)按假肢使用时间分类

1. 临时性假肢　截肢伤口一般 2 周完全愈合。临时性假肢主要是让患者暂时使用，以促进患肢消肿和减轻疼痛。上肢在截肢后 3 周，下肢在截肢后 5～6 周就可以装配临时性假肢。使用时采用宽绷带紧扎残端，促使软组织萎缩，使残肢早日定型，此举可为装配永久性假肢创造条件。此外，在临时性假肢装配和练习过程中，也有助于帮助患者逐步树立起与病残作斗争的信心。

2. 永久性假肢　一般在截肢术后 5～6 个月，

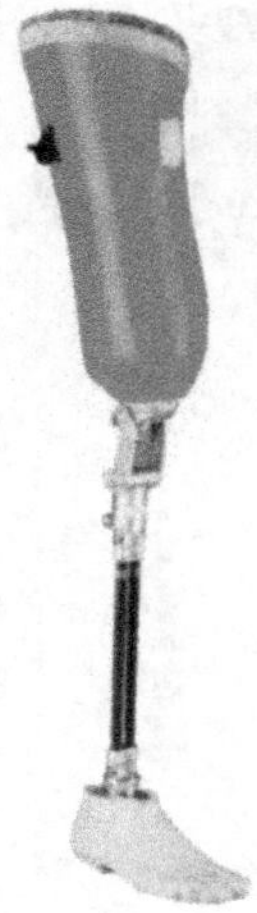

图 50-9 膝离断假肢

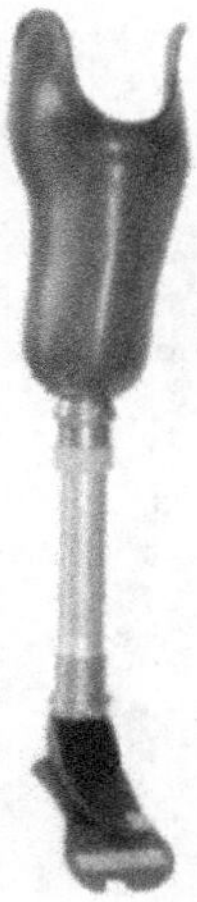

图 50-10 小腿假肢

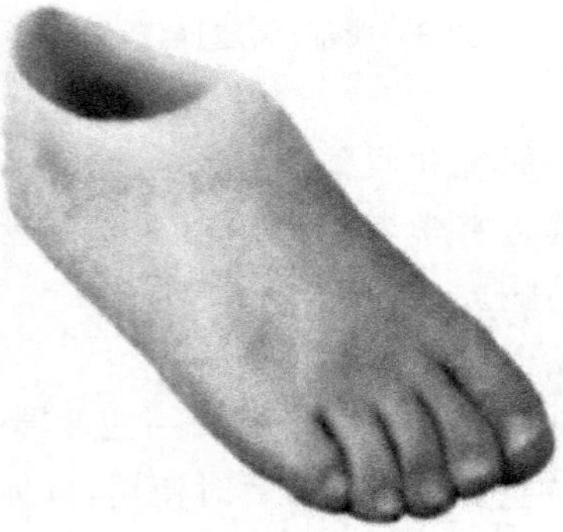

图 50-11 半足假肢

截肢后肌肉失用性萎缩，残肢体积缩小，残肢端定型。若残肢端关节活动良好，就可以按照残肢大小及局部组织的解剖生理情况，设计、装配永久性假肢。

（三）按假肢的动力来源分类

1. *肌动假肢* 利用躯干的胸大肌、肩胛带周围的肌肉或残臂的伸屈肌肉，先用皮肤包绕一部分肌腹，做成一个皮肌管。肌管系上假肢的牵引索，皮管内肌肉收缩牵拉索带，可带动假肢关节活动，以完成一定的功能。

2. *使用外部动力的假肢* 残肢无肌肉可利用，只能借助外部动力牵动假肢活动。按动力来源不同，又分电动假肢与气动假肢两种。

以假手为例，电动假手的电源为镍镉蓄电池，能启动微型直流电机。电池与电机均装在假肢内，利用肩肘活动开、关假肢的不同电钮，启动假肢上的机械传动装置，使手指张开与闭合、肘关节伸直与屈曲，活动灵活，可随意控制。气动假手是将液态 CO_2 装在钢瓶中随身携带，钢瓶的小管道与假肢上的微动气体阀门相通，靠气体冲出启动假手结构，完成一定功能。其结构比电动假手简单，费用较低，也容易维修，但是启动时噪声大，工作性能较差，随身携带钢瓶也不方便。

此外，还有一种肌电假手，它是利用前臂或上臂伸屈肌群收缩时产生的肌电生物电信号，由安置在皮肤上的电极引出，经过装在假肢内的微电脑系统放大处理后启动袖珍直流电机，带动假肢活动。大脑可以有意识地指挥肌肉收缩活动，进而也就能随意支配肌电假手动作。假手的手指完成一次张开与闭合称为一个自由度动作。肌电假手可以完成 3 个自由度动作，即手指张开与闭合、腕部内旋与外旋以及肘部伸直与屈曲，而且各关节的动作可以协调连续完成。

三、假肢的结构

根据假肢的种类与用途不同，其设计与制作的重点存在差别，以满足不同的功能需求。与此同时，还必须考虑到患者的年龄、性别、职业、个体条件等因素。此外，假肢制作时有不同种类的材料可供选择，目前多选择钛合金和碳素纤维材料。无论何种种类、用途与材料，假肢的基本结构类同，一般包括接受腔、悬吊与固定装置、骨架、终端和外壳等部分。

（一）接受腔

接受腔是残肢与假肢的连接部分，它必需稳定、准确地传导假肢与残肢的相互作用力，以利运动的控制。一般多采用合成树脂与多种增强纤维材料制成，内衬柔软而有弹性的皮革、泡沫塑料等

(图 50-12)。接受腔与残肢应紧密贴服以便均匀受力,尤其是肌电假肢,接受腔需精确适合残肢,从而保持假肢活动时电极紧贴在皮肤上。此外,残肢贴服接受腔时还需松紧适度,过紧会引起残肢循环障碍,过松则因无摩擦力而达不到承重目的。

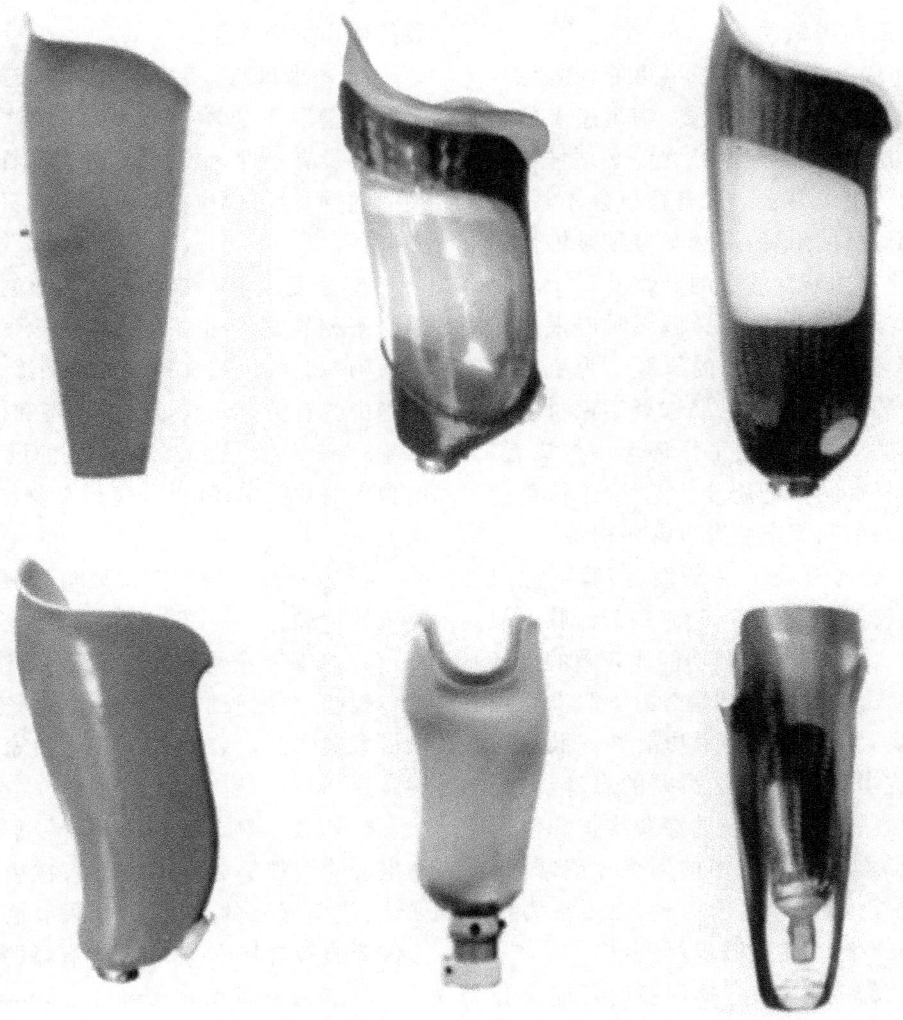

图 50-12 各种材料制作的接受腔

残肢在接受腔内的承重方式有骨突负重、残肢端承重和残肢的周径或侧方负重 3 种。接受腔壁上开有通气孔,用于引流残肢分泌的汗液。接受腔不能限制近侧的关节活动,随着残肢随体重增减或生长发育而发生的体积变化,接受腔也必须及时进行相应改变。

(二)悬吊和固定装置

假肢具有一定的重量和长度,只有牢固地固定在残肢或躯干上,才能发挥其杠杆作用。悬吊和固定装置是使假肢与身体连接牢固并传导动力的装置,有的悬吊和固定装置有真正的吊带与牵引索,有的则利用骨隆突卡合或吸着而不再加悬吊。

传统的装置绞链与裹套的假腿使用很不方便,限制了膝关节运动功能的发挥,现已被无膝关节金属绞链与无大腿皮勒的 PTB 以及后来推出的包膝式的髌韧带负重 PTS 假腿和 Müster 式小腿假肢所取代。

(三)骨架

骨架是假肢的主要承力和长度调节者,分为内骨架与外骨架。最早采用木柱,后来采用铝壳,现代多用金属管外套美容塑料罩。

(四)终端

上肢为手,形式多样,包括美容塑料手、用于持重的钩手、灵巧的多维机构手和肌电控制手等。下肢为足,有单轴运动和多轴运动的足,以及最新的储能足等。

（五）外壳

用于假肢的保护和美观。

四、假肢的选择

（一）患者方面的考虑

1．*患者的意愿* 使用假肢应尽可能恢复患者的生活方式，适合患者的工作需要，满足患者的使用能力和意愿。所以，在装配假肢之前必须详细了解患者各方面的情况与要求。对寿命可能不长，或不可能实际使用假肢的患者，应尽早装配装饰性假肢，并免去训练使用功能性假肢的麻烦。

2．*患者的工作性质* 在选择假肢时应根据工作性质不同选择不同材料制作的假肢。为从事重体力劳动的患者装配假肢，就需要选择用钢材制作的假肢；处于汽油等有机溶剂工作环境中的患者，不宜选择橡胶等材料制作的假肢。此外，工作负荷和强度与假肢的悬吊和固定装置也密切相关。

3．*患者的体能与智能* 一般而言，膝下假肢步行的能量消耗较正常步行多25％～45％，膝上假肢则多65％～100％，所以，心肺功能比较差的患者难以正常使用假肢。伴神经损伤者，由于肌肉失神经支配，肌力不良，就不适合使用功能性假肢。对缺乏学习能力，尤其是短期记忆力差的患者，不宜选择使用复杂的假肢，因为假肢的穿脱维护和使用均有一定的技巧，必须经过相当的训练才能掌握。假肢步行的感觉输入减少，平衡力差，需要视力代偿，若视力太差也不能使用假肢步行。

4．*患者的生活环境* 在选择假肢时还应充分考虑到患者的生活环境，如地面不平或过于光滑，使用假肢步行将会非常困难。对距离假肢中心较远的患者，宜选择不太需要维修的假肢。

5．*其他* 在选择假肢时除了要认真考虑上述因素外，还必须考虑到如下因素 ①患者的年龄：若年轻、运动量大，就要选择轻便、灵活的假肢；老年患者、运动量少，则适宜选择安全性高的假肢。②患者的性别：女性不适合选择体积较大的假肢，男性一般应当选择体积强大的假肢。③患者的身高和体重：每种关节都有适合的人群和适用的体重范围，体重大的患者在选择关节时要强调适用，否则会影响假肢的使用寿命；而体重较小者若选择适合体重较大者的关节就会感到很沉重，走路费力，也不易控制步态。④患者的活动量：若患者需要从事体力劳动则应选择耐用型假肢，若运动量大就应选择万向踝等。⑤根据假肢的价格与患者的经济状况量力而行。

（二）其他人员方面的考虑

假肢的制作、选择、装配、训练、使用、维修是一项系统工程，需要一组承人员参与完成才能保证假肢的使用达到满意的效果。

1．*手术医师* 手术医师在确定截肢平面时，在可能的情况下应尽可能考虑到装配假肢的需要。若局部没有条件，也不必像过去那样过度强调截肢平面的重要性，但应在手术后立即开始为装配假肢做准备。

2．*康复医师* 专长假肢的康复医师最了解康复与假肢的关系，也了解患者的全面情况，因此，康复医师是完成假肢选择、装配、训练、使用这项系统工程中各有关专业人员的协调者和仲裁者。

3．*假肢师* 假肢师是假肢的设计者和制造者，由独立的技师担任，也可能另有监督指导的工程技术人员。

4．*治疗师* 治疗师主要负责假肢装配后假肢使用的训练。

5．*家属* 家属与患者假肢的使用、维修密切相关。因此，装配假肢前必须考虑到家属的愿望，并取得家属同意。装配后也应教会家属使用和维护假肢。

6．*心理医师与社会工作者* 假肢的使用效果与患者的主观努力有关，所以，在患者选择、装配、训练、使用假肢的过程中，如果有心理医师或社会工作者的参与其中，将会产生有益的效果。

7．*保险公司或其他福利机构* 一般来说，假肢的价格不菲，一些新型材料制作的新型高智能、仿生假肢相当昂贵，大多数患者无法承受。因此，选择假肢时应充分考虑到患者的支付能力，最好通过保险公司或其他福利机构支付。

（三）安装假肢的残肢条件

装配假肢时应当考虑如下因素。

1．*残肢长度* 随着假肢制造技术的不断进步，尽管装配假肢的截肢平面目前已不再过度强调，但是适当的残肢长度对选择、安装一个功能与外形良好的假肢还是非常有益的。残肢长度过短，就无足够的杠杆力量和肌力去稳定与控制假肢；残肢长度过长，会妨碍假肢关节的置入，也容易导致残肢端循环障碍。一般来讲，成年人合适的截肢部位，前臂和上臂均在中、下 1/3 交界处；小腿从膝关节间隙至骨截端不短于 10cm，即胫骨结节下 5cm 与踝上 5cm 之间，腓骨上段比胫骨应短 1.5～2cm；大腿在中、下 1/3 交界处。

2. 残肢端有无不适感 残肢在接受腔内应能够耐受压力和摩擦,且无任何不适感。若残肢端内骨残端过尖或存在骨嵴突起,或发生神经瘤、局部感染炎症等情况,就会引起残肢端疼痛不适,影响假肢的安装与使用。

3. 残肢端瘢痕生长情况 截肢时应当尽量利用周围组织条件,按照截肢切口设计原则做切口,以便使切口以及伤口愈合后的瘢痕位于非压迫部位,若切口瘢痕增生过于显著则不利于装配假肢。

4. 残肢端外形 一般来说,按照截肢原则施术,将会确保残肢端保留有适量软组织,且外形呈现圆锥形。若残肢端肌肉保留过多,就会因局部臃肿而无法置入接受腔。

5. 残肢近端关节功能 残肢近端关节功能的好坏直接关系到假肢的安装和使用。若残肢近端关节挛缩强直,就无法安装假肢,即使安装,也无法正常使用。

总之,只要残肢端血供不良,不能耐受接受腔压迫与摩擦;或残肢端有骨刺、神经瘤;或残肢端伤口愈合欠佳,存在局部炎症等情况均不适宜装配假肢。除此之外,若患者年老体弱,活动能力差、无法承受假肢重量;或患有顽固性残肢痛、精神失常等病症而无法支配假肢活动时也属装配假肢的禁忌。

五、假肢使用的训练

(一)假肢训练的意义

假肢的使用效果不仅取决于截肢水平和假肢的设计,更重要的是取决于患者的体力和智力,因为在训练过程中的各个环节都有一些技巧,也需要通过反复练习增强对假肢的适应与使用能力,这需要患者具备一定的耐力与毅力。

(二)训练前准备

正式训练前,应使患者熟练掌握清洁残肢的方法,预防残肢皮肤出现任何问题。清洁残肢的具体方法是:每晚睡觉前应用温水+肥皂洗涤残肢,干毛巾蘸干,切忌擦干;然后局部外涂油脂;次日晨起局部外涂滑石粉。

残肢的衬套每晚也要采用软性肥皂洗涤,平放晾干后再用。接受腔每晚采用同法清洗擦干。各关节每 2～3 周润滑 1 次,擦拭干净后局部喷涂硅树脂。吊带与牵引索每周采用皮革皂清洗一次。

(三)手术后期训练

上肢假肢者,一般按照下列步骤进行训练:双上肢尽可能前伸以外展肩胛;肩胛靠拢以内收肩胛;耸肩以抬高肩胛;上臂尽可能前上举,侧上举,后伸和内外旋。以上动作每项重复 5 遍,每小时做 3～4 次(图 50-13)。

下肢假肢者,每天俯卧 4h 以预防髋膝挛缩,下肢下不得垫枕。俯卧位时,夹紧两侧臀肌并后伸残肢;仰卧位时,膝伸直抬起;侧卧位时,将残肢外展;同时,要训练残肢近侧关节全范围的主动活动。如此训练既可以增强肌力,又训练关节,但应逐渐增加活动量(图 50-14,图 50-15)。

(四)假肢前期训练

拆线后至佩戴假肢前,主要训练是将残肢端以一定的压力尽可能包紧,并且每 4 小时重新包扎 1 次,其目的是使残肢端与接受腔尽可能相匹配,另一方面,在包裹压力下配合伤口外用预防瘢痕的各种贴膜也更有利于有效预防瘢痕增生。与此同时,拍打残肢端以促进脱敏。一侧下肢截肢者,应学会单腿站立平衡或依靠拐杖站立行走(图 50-16 至图 50-19);双下肢截肢者,开始轮椅转移训练。

(五)假肢期训练

假肢期的主要工作是假肢的选型、处方、制作、修饰、佩戴和心理适应等。

下肢假肢训练自不负重开始,开始时先佩戴 15min 后脱下,逐渐延长到 30min,至患者无不适或不良反应则开始行走训练,实施该项训练必须在治疗师的指导、帮助和监护下进行。在此基础上,再开始生活和劳动技能的实用性训练。首先训练站立平衡,然后训练健腿迈步或退步,而且自一开始就要训练两下肢的步长和负重量相等(图 50-20 至图 50-22)。

上肢假肢训练自穿脱开始,后学习控制。学习控制时先训练利用假肢处理日常生活,再训练工作技能。

假肢部件损坏时及时送假肢师检修,患者不得自行修理。

(六)随访期的处理

佩戴假肢后必须定期随访,检查并处理皮肤破损、骨质过长等并发症,纠正不良姿势以避免形成习惯,填充因残肢软组织萎缩造成的接受腔空隙。佩戴后最初 1～3 个月的随访尤为重要。

(七)假肢使用的局限性

膝下截肢对行走功能影响较小,但也不可能完

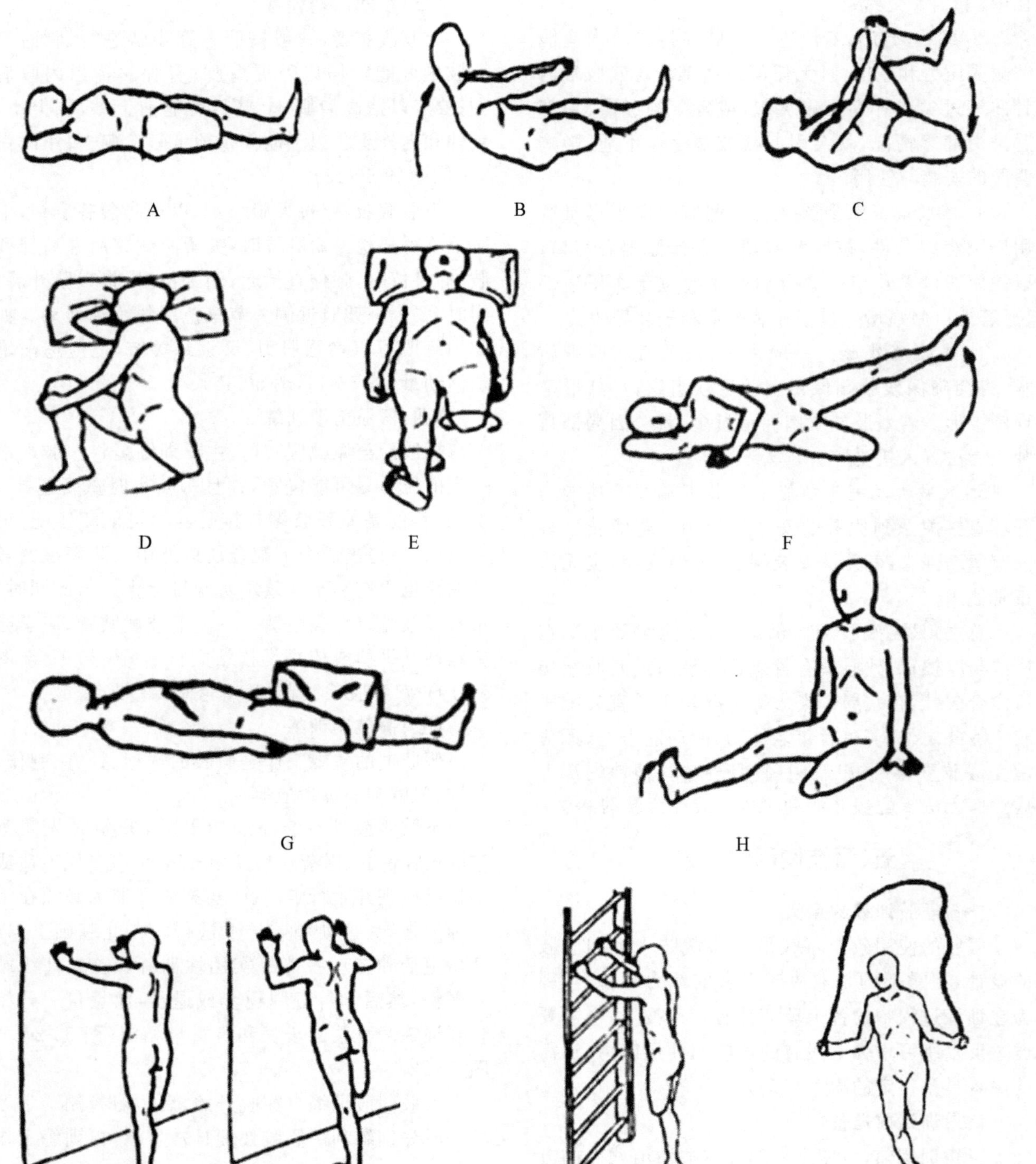

图 50-13　大腿截肢者残肢体操

A. 取仰卧位，腰部放松、紧贴床；B. 腰部压向床，抬起头肩部但不取坐位；C. 双手抱健侧膝，让健侧膝尽量贴近胸部，尽量使残肢后伸、贴床，但避免腰部离床；D. 手抱健膝屈曲健肢，取侧卧位，残肢向上，尽量伸直；E. 双肢内、外旋；F. 取残肢在下的侧卧位，身体变直，足尖朝上，抬高健肢；G. 双腿间置一小枕，用力夹挤小枕；H. 取坐位或仰卧位，使足呈内收背屈；I. 站在离墙壁 50～60cm 处，肘、膝伸直，双手顶住墙壁，保持直立位。逐渐屈曲双肘，但尽量保持足跟不离地；J. 双手紧握木梯蹦跳；K. 跳绳

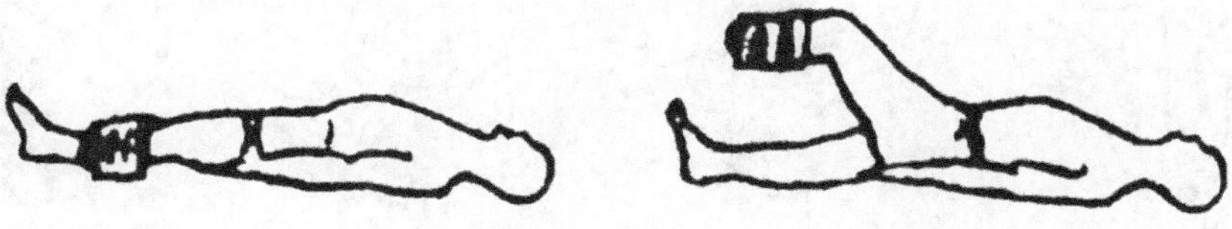

图 50-14　小腿截肢者，残肢捆沙袋训练伸直膝关节力量

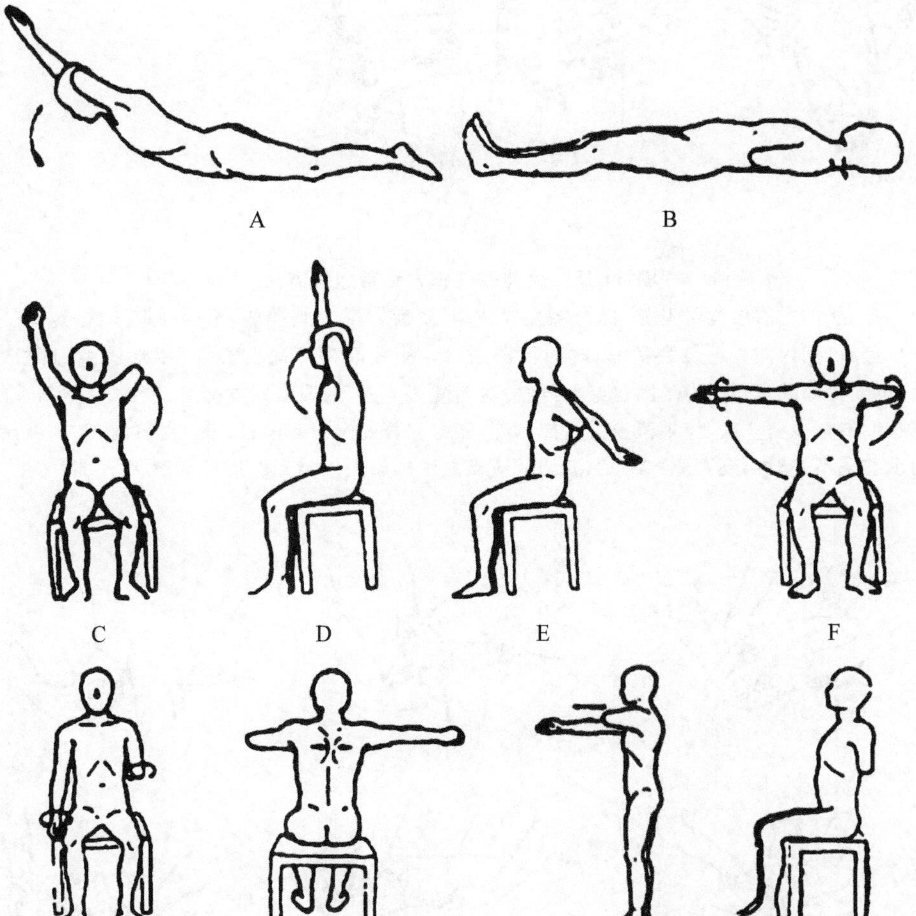

图 50-15　上肢截肢者残肢体操

A. 俯卧位，双上肢伸直位举过头顶，躯干后仰，胸部离开创面，缓慢进行多次；B. 仰卧位，双上肢平伸置躯干旁，后颈部用力压向创面；C. 坐在椅子上，双上肢从躯干旁的位置外展上举，尽可能高举；D. 双上肢从躯干旁位置开始向前平伸，逐渐上举，尽可能高举；E. 双上肢从躯干旁位置开始尽可能后伸；F. 双上肢从躯干旁位置开始外展到平肩的高度，前臂再外旋；G. 双上肢靠近躯干旁，尽量使双上肢内、外旋；H. 双上肢外展至肩高度，尽量向后伸，使双肩胛骨同时内收；I. 站立位，双上肢向前平伸至肩高度，然后向前推伸，使双肩胛骨外展；J. 尽量挺胸伸腰，做深呼吸

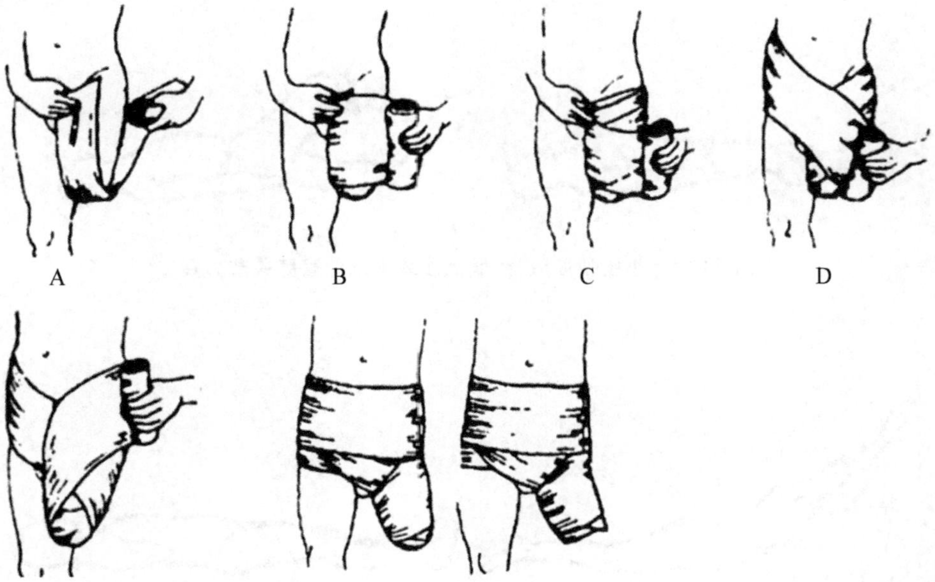

图 50-16　大腿残肢弹力绷带包扎方法

A. 从前方腹股沟部开始，完全绕过残肢端，到后方臀大肌沟部，至少往返 2 次；B. 在后方折返后，从内向外缠绕数次，以防向下滑脱；C. 从残端尖部向上方"8"字形缠绕，近松远紧，越到尖部越紧；D. 为了固定好，可绕过对侧髋部上方，在残端外方交叉；E. 从骨盆斜下的穗状绷带至少要 2 次，仔细覆盖会阴部，以防裸露部分的突出肌肉；F. 最后绕过腰部结束；右图示缠绕不好时出现两侧"尖角"，缠绕后应像左图样给人以整齐舒适外观

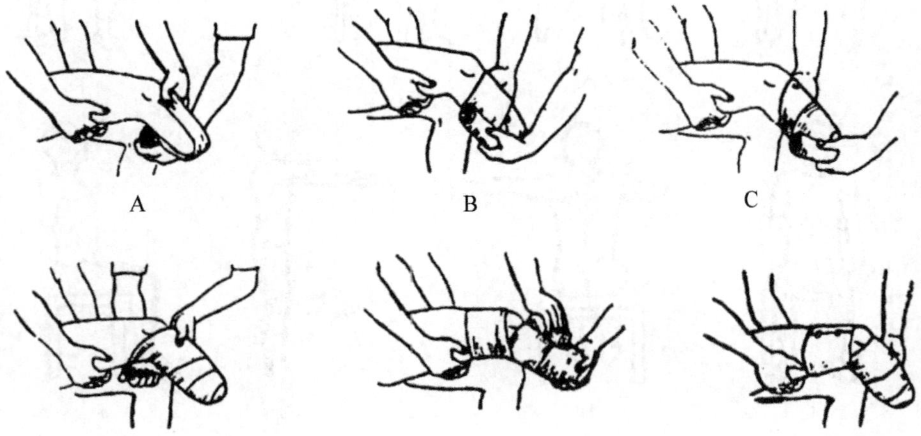

图 50-17　小腿残肢弹力绷带包扎方法

A. 前方从髌骨下方开始，后方到腘窝部，至少往返 2 次；B. 从后方折返绷带，然后从内向外环绕数次，以防绷带滑脱；C."8"字环绕残端尖部；D. 用本图的方式继续缠绕，最后绕到股骨踝上部分；E. 为不影响关节活动，髌骨应暴露在外；F. 越靠尖端缠的越紧，最后在膝上方结束

全正常。由于平衡能力差，膝上截肢者不能持重和长距离行走，上下楼梯和坡道也困难。因其屈膝不便而必需使患肢始终处于低位，即上坡时健肢先上，患肢跟进；下坡时患肢先下，健肢跟进。双侧髋关节离断者，使用假肢如同截瘫者，十分费力，所以，此类患者大多数选择装饰性假肢，并以轮椅代

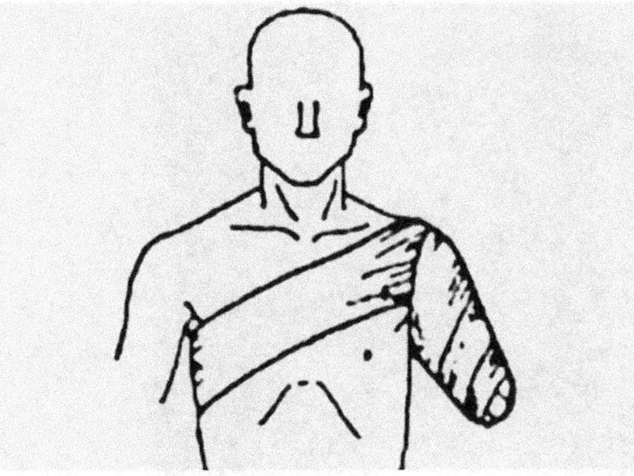

图 50-18　上臂残肢弹力绷带包扎方法

参照大腿残端缠绕方法，要领相同。为防止脱落环绕对侧腋上方

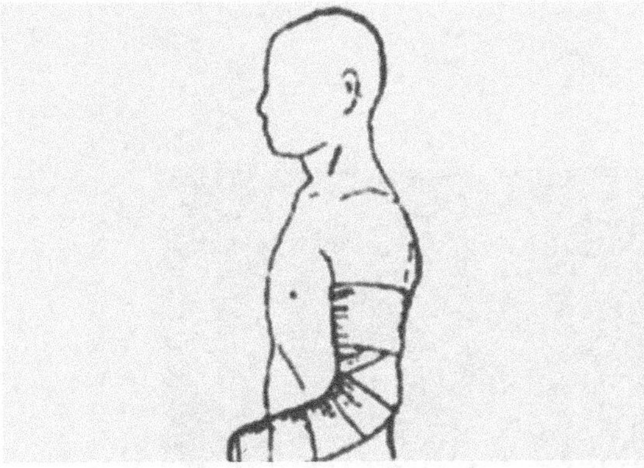

图 50-19　前臂残肢弹力绷带包扎方法

参照小腿残端缠绕方法，要领相同。为肘关节的活动，暴露肘后方

步，而不选择使用假肢行走。

六、装配假肢后的并发症及其处理

(一)皮肤并发症及其处理

1. 排汗与汗渍　截肢后体表面积减少，导致单位面积皮肤的排汗能力增强以达到人体的热平衡。而诸多制作假肢的材料透气性差，影响散热，结果造成假肢的汗渍，促进细菌和真菌的生长。汗渍还可将假肢接受腔材料溶解成为抗原，清洁剂本身也可能有抗原性，均可引起局部变态反应。潮湿皮肤的抗摩擦力减少，感觉能力也下降。

2. 擦伤　负重与摩擦既产热又擦伤皮肤。残肢皮肤与接受腔接触不良时容易造成皮肤擦伤，而假肢边沿以及假肢的活动与固定部分的交接处也是容易造成皮肤擦伤的部位。皮肤擦伤后由于小血管

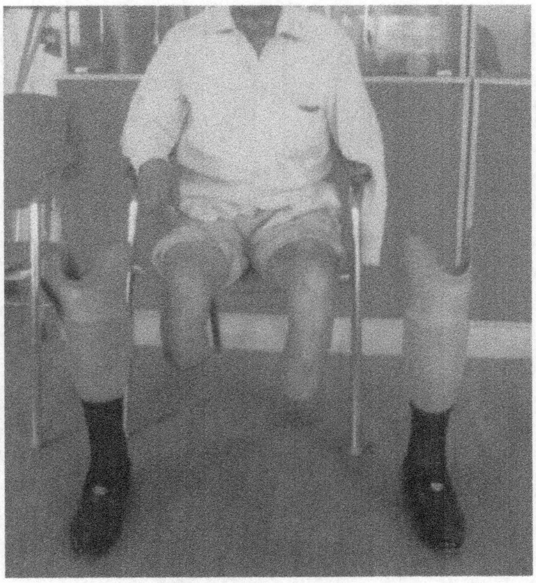

图 50-20　学会穿脱假肢

充血与出血形成暗褐色斑，或因汗腺导管损伤导致小泡或血疹形成，严重者可能发生化脓性汗腺炎。

处理：①制作假肢时应当考虑残肢端与接受腔的良好接触，以减少唧筒活动；外口和活动与固定部分的交接处修整适宜；尽可能选择透气性能良好的材料。②预防真菌感染可以选择5%甲醛清洗假肢并用乙醇擦干，晚上使用抗真菌药液，早上则使用粉剂。③全身使用抗胆碱能药物，局部用硫酸铜或甲醛即可减少汗腺分泌。④毛囊炎可用抗生素，或行切开引流。⑤中厚皮片移植导致的局部感觉迟钝或感觉过敏可以采用泡沫塑料、肢套、油性或粉状润滑剂，或手术处理。

(二)幻觉

幻觉是截肢后患者仍有肢体存在并伴局部刺痛、瘙痒等感觉，且时常企图用已被截肢的手搔抓或用已被截肢的腿行走。这是截肢后的正常现象，一般会在短期内迅速消失，但在少数患者可持续很长时间，甚至长达十多年。该现象有利于患者学习利用假肢。4 岁以前截肢者、先天肢体失能者、或截肢前早已丧失肢体功能者无此现象。幻觉的理论解释很多，一般认为是截肢前大脑皮质感觉的痕迹，这从大脑皮质感觉电位的分布即可得到证明。

幻痛指不存在的肢体的疼痛和严重感觉异常。幻觉属正常现象而幻痛则不正常，常见于压榨伤并延期截肢者，而伤后立即截肢者少见。幻痛可以持续也可以间歇发生，发生率早期严重者为 5%～10%，持续严重者约 1%，并有可能导致性格改变。

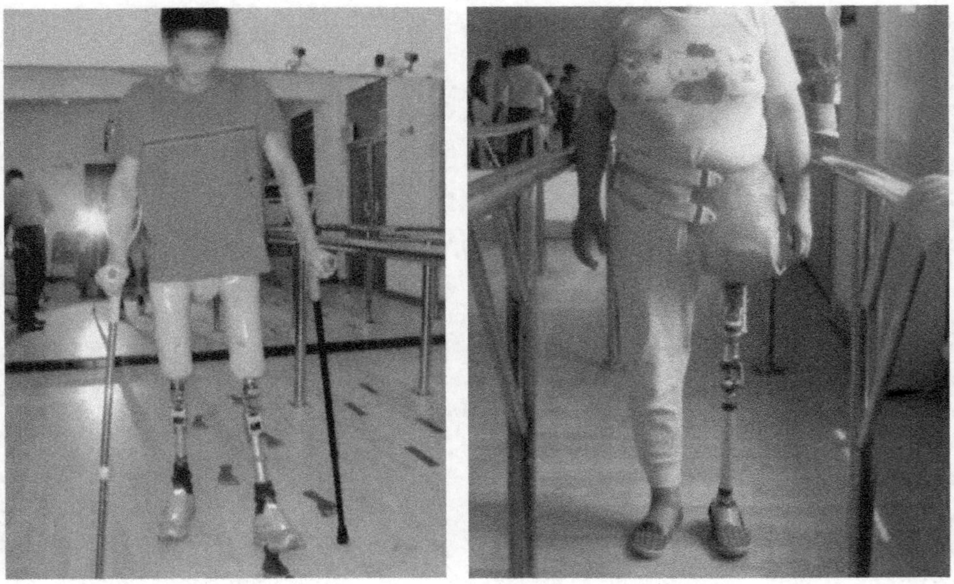

图 50-21 训练站立平衡

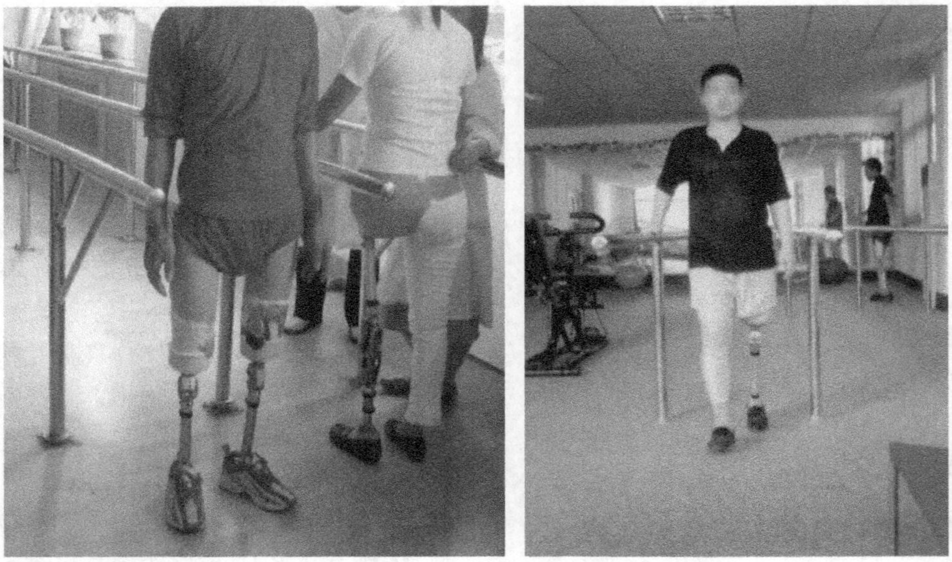

图 50-22 练习行走

幻痛的性质包括挤压痛、灼痛、紧缩痛等，可由排便、吸烟、激动等多种原因诱发，呈阵发性发作，持续约数分钟。幻痛产生的机制不明。一种假说认为肢体缺乏正常输入的抑制性影响，主要经过多突触途径经脊髓作用于脑干网状结构。截肢时由于大量感觉神经纤维被破坏，传入到达网状结构的抑制性影响减少，其结果是各级神经活动反复自我增强，当神经元池的兴奋达到一定水平后就产生兴奋性输出，从而导致幻痛出现。

处理：幻痛属内生性的，手术治疗、神经阻滞麻醉效果均欠佳，或效果短暂。

紧缩性幻痛可以采用对称的健侧肢体运动或两侧肢体同时进行对称性运动的方法进行治疗。虽然有时患肢的运动是意念性的，也可能缓解疼痛。超强电流刺激残肢和残肢的按摩、震颤、热疗都可能有效。闪电样幻痛是一种真正的刺激性神经痛，神经干的超声治疗、冷疗、激素注射均有效；因其发生短暂，全身麻醉性治疗没有必要。此外，残肢或幻肢烧灼性疼痛和坐卧不安性疼痛，肤色可以正常、发红或发钳，衣服与气流刺激均可诱发，患者常将残肢重重包裹以避免刺激，实为烧灼性神经痛。自主神经封闭治疗、抗胆碱治疗、镇痛药、经皮神经电刺激、针刺、电刺激均可减轻症状。交感神经切断可能有效，脊神经根切断和脑叶切除的效果可疑。

幻痛的预防包括术前告诉患者术后可能出现的幻觉是正常现象。术后应认真处理伤口，预防伤口感染；创面愈合后宜及早进行残肢局部拍击、按摩和震颤以及残肢的主动与被动运动和幻肢的意念性运动；尽早安装临时性假肢或装饰性假肢。出现幻痛以后首先尝试采用普鲁卡因封闭治疗，包括过敏区局部封闭、周围神经与神经根封闭等，也可行超声治疗、棘间韧带高渗盐水注射治疗。若普鲁卡因封闭治疗有效，则可考虑采用苯酚封闭。一切手术治疗均无长久效果，但躯体感觉大脑皮质切除有效。心理治疗有时有效。幻痛一旦消除，应尽早装配假肢，并进行积极的患肢运动以防幻痛复发。

（三）残肢痛

残肢痛指残肢端局部疼痛，其发生原因可能是因为神经瘤受压的结果，也可有残肢端瘢痕粘连与出现骨刺导致。

处理：首先是行局部保护，尽量用海绵等包裹残端以避免残端受压；其次可以用叩击、摩擦、按摩等方法脱敏；另外，可用经皮神经电刺激或神经封闭的方法治疗。手术切除神经瘤并保护好残肢端是治疗残肢痛的效果最确实的方法。因瘢痕粘连和骨刺引起的疼痛应当选择手术治疗或及时修整假肢。

（四）其他

1. *牵涉痛*　牵涉痛即可见于正常人，也可见于截肢者。若截肢者患有腰椎间盘突出症、髋关节炎或盆腔充血等病症，就可引起小腿和足部疼痛。

2. *残肢水肿*　早期水肿多由于静脉回流或淋巴回流障碍所致，一般通过修整假肢以使之与残肢端匹配而得到有效缓解。因心力衰竭、肾衰竭、化疗等引起的水肿属另一类原因，应行相应处理。

3. *残肢挛缩*　残肢挛缩并不少见，应当在截肢后立即进行受累和不受累关节的完全被动运动，每天 4 次，即使患肢疼痛也要进行。一旦挛缩形成，治疗极为困难，效果也不理想。

4. *骨质过度生长*　骨质过度生长可能是因为骨膜处骨刺形成，也可能是因为未成熟骨的真正骨生长而皮肤未相应生长所致。处理方法：若为骨刺，则首先可以行假肢修整以减少刺激，也可选用吸着性假肢代替插入性假肢，必要时可以采用手术治疗去除骨刺，术后用软骨或骨髓填补，以防再次局部复发。若为真性骨质过度生长，可以借助牵拉扩张皮肤的方法予以治疗。

5. *脊柱侧弯*　下肢长度不等时易产生脊柱侧弯。防治方法：注意双下肢长度是否相等；注意躯干运动范围的训练，对处于生长发育期的儿童患者尤为重要。

第二节　矫形器

矫形器又称支具，国际上统一称之为 ORTHOSIS，国内从 20 世纪 90 年代起统一称为矫形器。它是一种用于人体躯干、四肢表面的医用器具，通过支撑、固定机体达到治疗、改善和代偿骨骼肌肉及神经系统病变所致的机体功能障碍。它置于身体外部，旨在限制身体的某项运动，从而辅助手术治疗的效果，或直接用于外固定以达到非手术治疗的目的。若在外固定的基础上同时加上压点，就可以用于身体畸形的矫正治疗。

矫形器种类繁多，用途各异，多由木料、塑料、金属、橡胶、皮革、高分子材料等制成。随着低温、高温热塑性板材、聚乙烯、聚丙烯、复合树脂及其制品如聚乙烯泡沫塑料、复合海绵等新型材料的不断问世，应用生物力学理论设计的各类矫形器不断被开发，凭借其结构简单，轻巧耐用，穿戴方便，疗效可靠、可塑性强等优点，可以代替石膏广泛应用于临床。

支具按照不同使用部位，可以分为脊柱、肩、肘、腕、髋、膝、踝等八大类，其中以膝、肩、肘、踝支具应用最为广泛。现代康复支具完全可以满足术后制动、康复，功能恢复，控制关节渗出、本体感觉恢复等不同要求。常用肩关节支具包括万向轴肩外展支具和肩关节护具；肘关节支具分为动态肘关节支具、静态肘关节支具和肘关节护具；踝关节支具根据其作用分为固定、康复行走位和距小腿关节（踝关节）护具，从术后早期制动，关节功能恢复，到运动中控制距小腿关节（踝关节）内外翻，均可起到良好的治疗、康复作用。

一、矫形器的作用与分类

(一)矫形器的作用

1. 矫形器的作用　①稳定与支持:通过限制肢体或躯干的异常运动来保持关节的稳定性,恢复承重或运动能力;②固定与矫正:对已出现畸形的肢体或躯干,通过固定病变部位来矫正畸形或防止畸形加重;③保护与免负荷:通过固定病变的肢体或关节,限制其异常活动,保持肢体、关节的正常对线关系,对下肢承重关节可以减轻或免除长轴承重;④代偿与助动:通过某些装置如橡皮筋、弹簧等来提供动力或储能,代偿已经失去的肌肉功能,或对肌力较弱部分给予一定的助力来辅助肢体活动或使瘫痪的肢体产生运动。

2. 矫形器的不良反应　①肌肉萎缩和关节僵硬;②固定失败;③皮肤损伤;④心理依赖。

(二)矫形器的分类

1. 按部位分类

(1)上肢矫形器:根据功能分为固定性(静止性)和功能性(可动性)两大类。前者没有运动装置,用于固定、支持、制动。后者有运动装置,可允许肢体活动或控制、帮助肢体运动。

上肢矫形器的使用目的是保持肢体于功能位,提供牵引力以防止关节挛缩,预防或矫正上肢畸形,补偿上肢肌肉失去的力量以及辅助无力肢体运动或替代手的功能等。上肢矫形器包括肩矫形器、肘矫形器、前臂矫形器、腕掌矫形器、手部矫形器和上肢动态矫形器。

(2)下肢矫形器:下肢矫形器的主要作用是支撑体重,辅助或替代肢体功能,限制下肢关节不必要的活动,保持下肢稳定,改善站立和步行时姿态,预防和矫正畸形。选用下肢矫形器必须注意穿戴后对肢体没有明显的压迫,如用 KAFO 屈膝 90°时不能压迫腘窝,内侧会阴处无压迫;对下肢有水肿的患者矫形器不宜紧贴皮肤。

下肢矫形器包括髋矫形器、膝踝足矫形器 KAFO(长腿支具)、膝矫形器、踝足矫形器 AFO(小腿支具)、足矫形器。

(3)脊柱矫形器:脊柱矫形器主要用于固定和保护脊柱,矫正脊柱的异常力学关系,减轻躯干的局部疼痛,保护病变部位免受进一步的损伤,支持麻痹的肌肉,预防、矫正畸形,通过对躯干的支持、运动限制和对脊柱对线的再调整达到矫治脊柱疾病的目的。

分为固定用矫形器和矫正用矫形器两类。前者包括:颈胸矫形器、胸腰骶矫形器、治疗腰痛矫形器;后者包括:特发性脊柱侧弯矫形器、先天性脊柱侧弯矫形器、脊柱后凸畸形矫形器。

2. 按功能分类

(1)固定矫形器。

(2)矫正矫形器。

(3)代偿矫形器。

3. 按来源分类

(1)成品矫形器:快速简便,外观良好,价格相对便宜。

(2)定制矫形器:固定可靠,正对性强,合体,但需要一定制作周期,费工费时。

4. 按材料分类

(1)按制作矫形器的材料分为塑料矫形器、金属矫形器、纺织品类矫形器、合成复合材料矫形器、碳纤矫形器等。

(2)按制作矫形器材料的质地分为硬质矫形器与软式矫形器两种。

附:常用矫形器的命名及中英文对照

1. 上肢矫形器

肩肘腕手矫形器 Shoulder Elbow Wrist Hand Orthosis(SEWHO)

肘腕手矫形器 Elbow Wrist Hand Orthosis (EWHO)

腕手矫形器 Wrist Hand Orthosis(WHO)

手矫形器 Hand Orthosis(HO)

2. 下肢矫形器

髋膝踝足矫形器 Hip Knee Ankle Foot Orthosis(HKAFO)

膝矫形器 Knee Orthosis(KO)

膝踝足矫形器 Knee Ankle Foot Orthosis(KAFO)

踝足矫形器 Ankle Foot Orthosis(AFO)

足矫形器 Foot Orthosis(FO)

3. 脊柱矫形器

颈矫形器 Cervical Orthosis(CO)

胸腰骶矫形器 Thorax Lumbus Sacrum Orthosis(TLSO)

腰骶矫形器 Lumbus Sacrum Orthosis(LSO)

二、选择矫形器的原则与方法

(一)选择矫形器的原则

临床上一般根据肢体固定的范围和效果,矫形器的外观、重量与舒适度，矫形器的价格以及患者的自制力等因素选择矫形器。

（二）选择使用矫形器的方法

矫形器是医疗用品，选择、使用是否恰当对治疗效果有直接影响，所有的矫形器必须有医师处方才能使用。一般按照如下程序选择、使用矫形器。

1. *检查及诊断*　包括患者的一般情况、病史、体格检查，拟制作或穿戴矫形器部位的关节活动范围和肌力情况，是否使用过矫形器极其使用情况。

2. *矫形器处方*　医师根据检查结果开具处方，内容应当包括病人的基本信息、诊断、使用目的、矫形器名称、材料、固定范围、体位、作用力的分布、佩戴的时间及注意事项等。必要时可与矫形技师认真沟通后再做决定。

3. *装配前治疗*　主要是增强肌力，改善关节活动范围，提高协调能力，为使用矫形器创造条件。

4. *矫形器制作*　矫形技师根据医师处方完成矫形器的设计、测量、绘图、取模、制造、装配等程序。

5. *训练和使用*　矫形器正式使用前先试穿（初检），了解矫形器是否达到处方要求，舒适性及对线是否正确，动力装置是否可靠，并进行相应的调整。然后，教会患者如何穿脱矫形器，如何穿上矫形器进行一些功能活动。训练后，再检查矫形器的装配是否符合生物力学原理，是否达到预期的目的和效果，了解患者使用矫形器后的感觉和反应，这一过程称为终检。终检合格后方可交付患者正式使用。对需长期使用矫形器的患者，应每 3 个月或半年随访 1 次，以了解矫形器的使用效果及病情变化，必要时进行修改和调整。

6. *矫形器的评定*　矫形器处方交矫形技师配装或制作，病人戴用后应由处方医师检查评估是否符合治疗要求，固定可靠程度，对皮肤有无局部压迫。必要时返回矫形技师处进行修整。医师、康复师、矫形技师之间的密切合作方可充分发挥矫形器的作用。

三、矫形器的使用

（一）上肢矫形器

1. *肩矫形器*　在肩部三角肌、冈上肌瘫痪时，肩关节不能抬举与外展，上肢处于悬吊状态。上肢自身重量悬垂又使肩关节囊、肌腱、韧带被牵拉松弛，肱骨头处于半脱位状态。使用肩部外展矫形器支撑肩关节外展 60°～70°位，并可防止臂下垂。前臂与上臂之间的支架绞链，使肘关节仍然能在支架上伸屈活动，积极进行功能锻炼，恢复肌力。对于肌瘫不能恢复者，该矫形器应用到适合做三角肌手术或肩关节融合手术的年龄为止（图 50-23）。护肩则适用于肩部周围轻度软组织损伤、肩关节不稳定和习惯性肩关节脱位（图 50-24，图 50-25）。肩锁关节分离固定带适用于Ⅰ、Ⅱ度肩锁关节分离的保守治疗（图 50-26）。

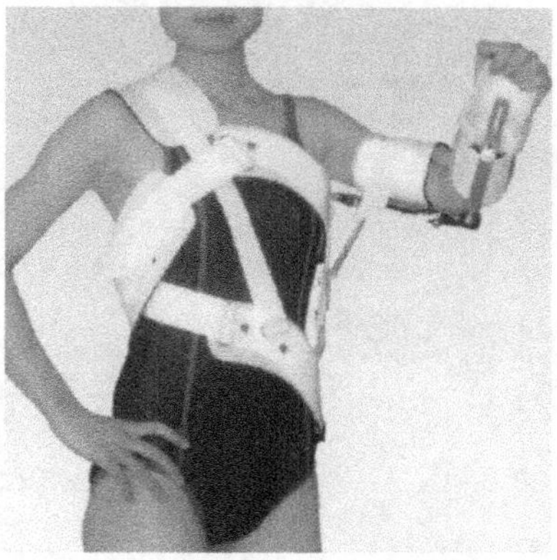

图 50-23　肩外展架矫形器（肩外展架）

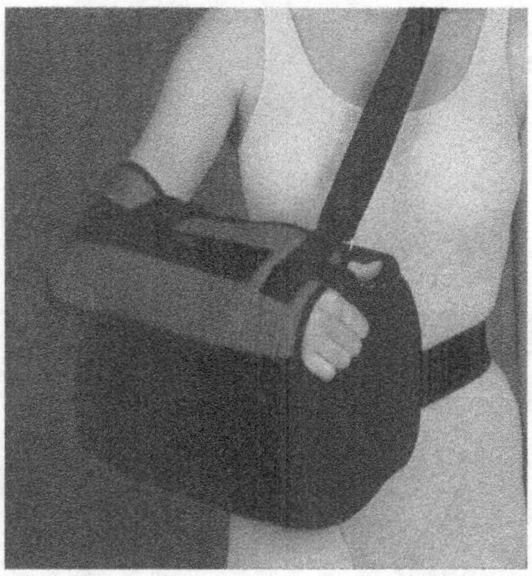

图 50-24　肩外展架矫形器（肩外展枕）

2. *肘矫形器*　肘关节周围肌肉瘫痪后，肘部处于下垂伸直的位置，用轻便的塑料或铝合金做的肘部带有绞链矫形器，可将肘部固定于功能位或需要的位置进行锻炼，恢复肌力。待肱二头肌手术后用护肘矫形器固定肘关节屈曲位直到肌腱牢靠愈合为止（图 50-27）。肘部瘢痕挛缩切除植皮后，夜间短期使用伸肘位矫形器可预防软组织再次挛缩。此外，网球肘带与护肘也可以用于辅助治疗相关疾病（图 50-28、图 50-29）。

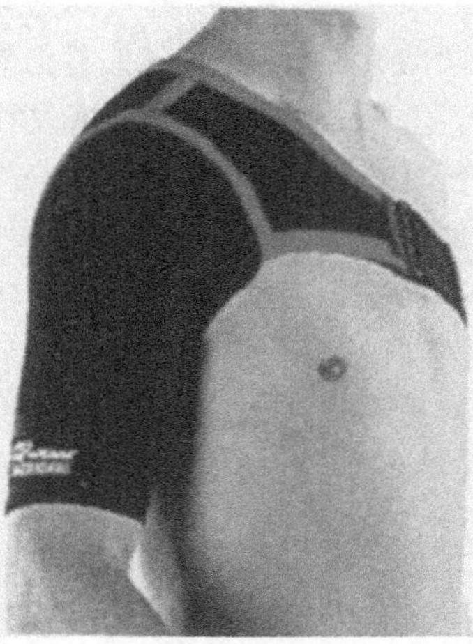

图 50-25　护肩

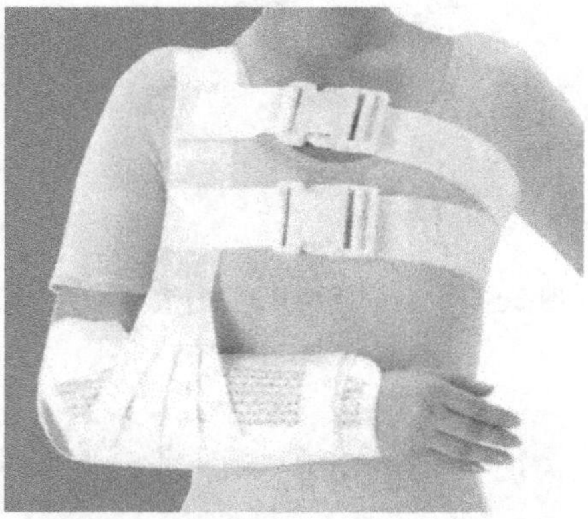

图 50-26　肩锁关节分离固定带

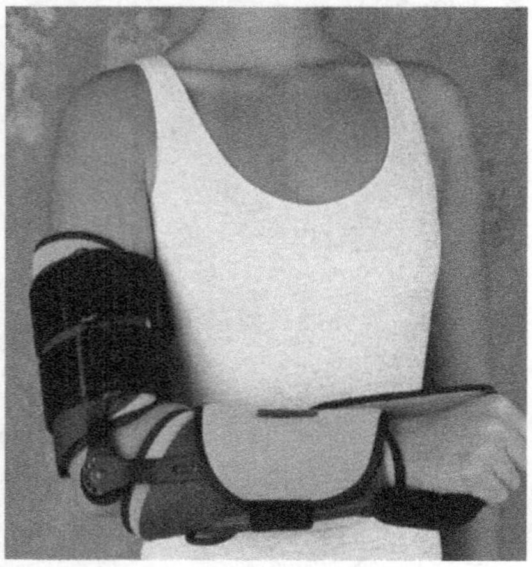

图 50-27　动度可调肘关节矫形器

3. 腕掌固定矫形器　因桡神经瘫痪、腕部韧带损伤、骨折等导致腕关节不能背伸，呈下垂位，护腕矫形器可使腕关节保持背伸 20°～30°、尺偏10°～

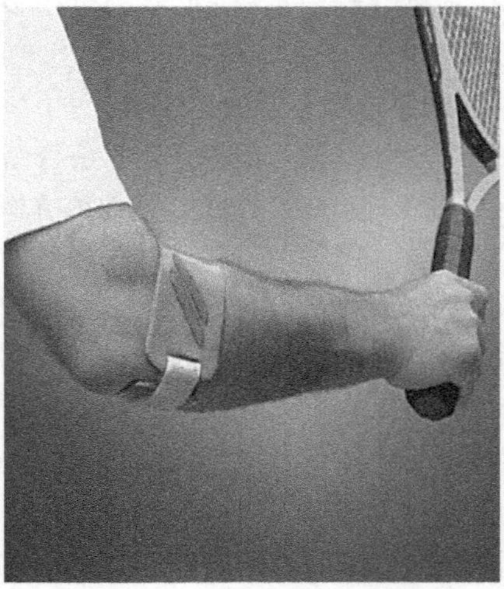

图 50-28　网球肘带

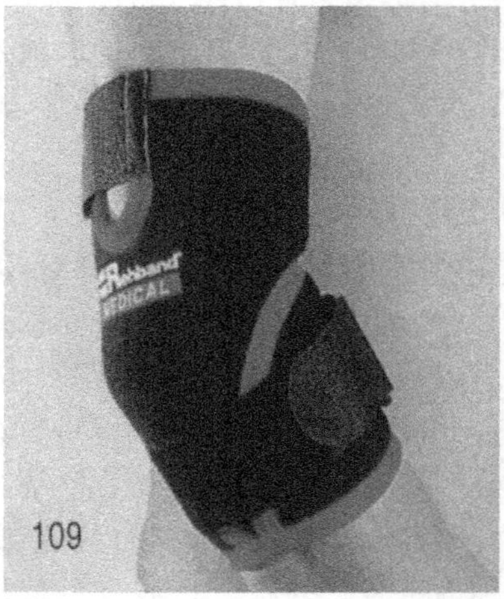

图 50-29　护肘

15°，并使拇指处于对掌位，如此治疗将有利于神经功能恢复及韧带与骨组织的修复。若桡神经功能不恢复，用腕屈肌腱转位替代伸腕伸指肌时，术后可应用伸腕伸指矫形器固定直到移位肌腱牢固愈合。正中神经或尺神经断伤缝接后及屈腕屈指肌腱缝接后，以屈腕屈指矫形器维持神经、肌腱的无张力缝合位置，并可在弹力牵引的保护下进行早期活动(图 50-30)。动态腕掌矫形器适用于术后粘连，腕部及掌指关节屈曲挛缩的预防及矫正(图 50-31)。

4. 手部矫形器　因关节囊挛缩、瘢痕挛缩、指屈肌挛缩引起手指屈曲或伸直畸形时，可以使用手部弹性矫形器，将手部挛缩的关节、手指固定在对抗位置，通过牵引纠正挛缩畸形(图 50-32 至图 50-

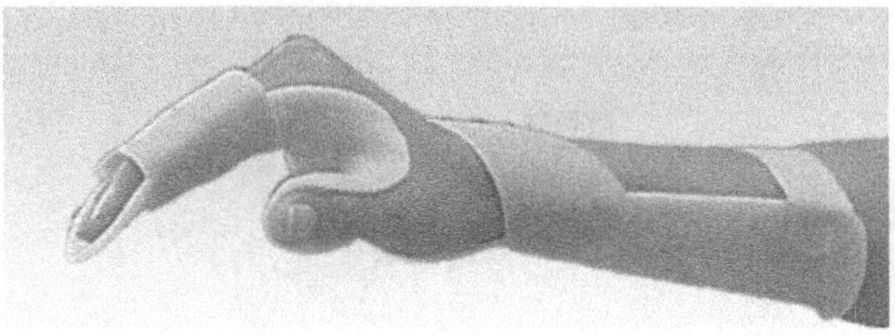

A

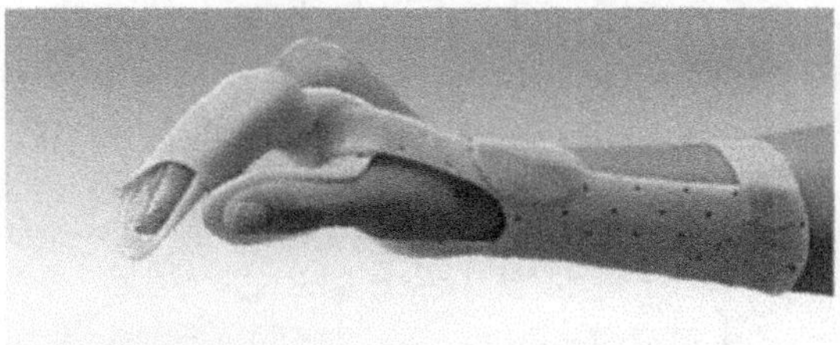

B

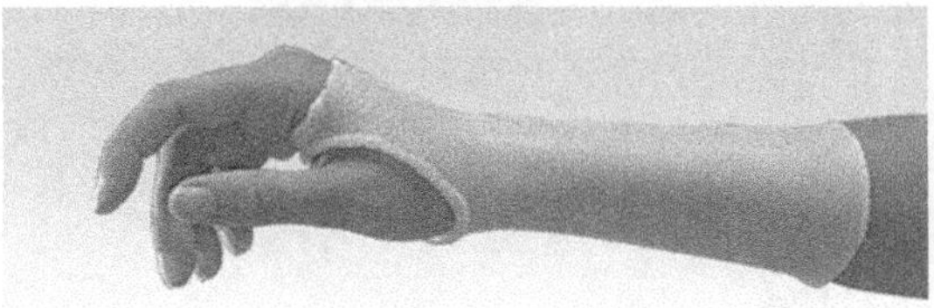

C

图 50-30　腕掌固定矫形器

A. 护腕矫形器；B. 成品腕掌矫形器可用于腕部骨折及腕管综合征；C. 用低温板材根据临床需要量体制作的腕掌矫形器

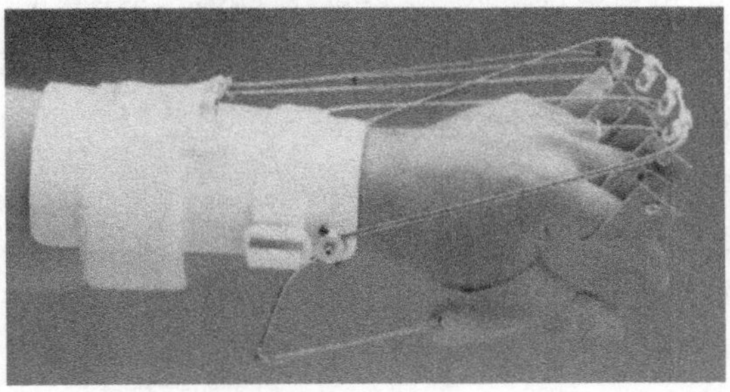

图 50-31　动态腕掌矫形器

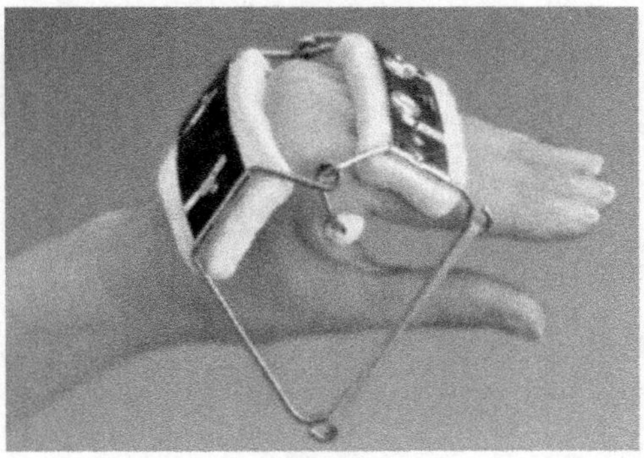

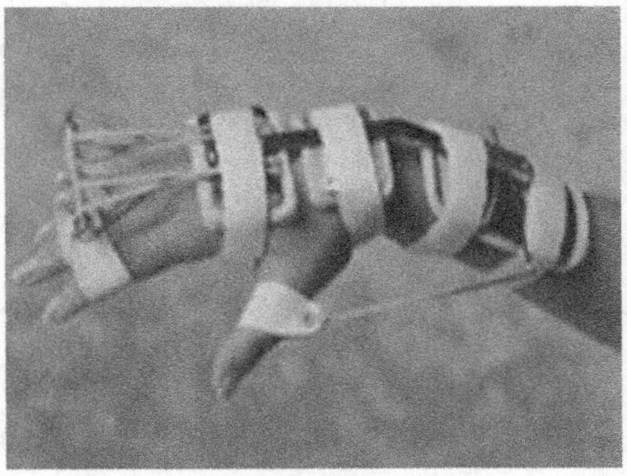

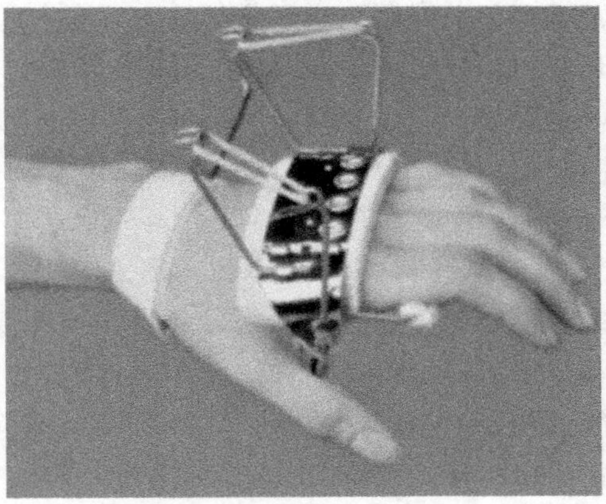

图 50-32　手部动态矫形器

36）。

5. 上肢动态矫形器　上肢动态矫形器是利用弹性材料矫正畸形、代偿肌肉功能，矫正及预防挛缩。使用中要注意衬垫可靠，弹力适度，防止皮肤压伤（图 50-37）。

6. 其他　上肢矫形器除以上各种类型外，其他还有专门用于骨折治疗的固定矫形器，可用低温板材现场制作，塑型温度 60～70℃（图 50-38、图 50-39）。

（二）下肢矫形器

1. 髋矫形器　因臀部肌肉瘫痪导致髋关节不稳定时，可以使用髋-大腿矫形器，固定在骨盆上稳定髋关节（图 50-40，图 50-41）。

2. 膝矫形器与膝踝足矫形器（KAFO，长腿支具）　膝关节周围肌肉瘫痪，致使膝关节出现屈曲、反屈、外翻、外旋等畸形，此时即可应用膝踝足矫形器，自大腿到踝部给予固定，这样既能防止膝部畸形，又能使膝部自然伸屈，并可行走（图 50-42，图 50-43）。膝固定性矫形器主要用于膝关节手术后固定（图 50-44），而膝运动性矫形器由高强度合金及碳纤树脂等合成材料制作，用于膝关节运动性损伤、膝十字交叉韧带及侧副韧带损伤后的康复期间

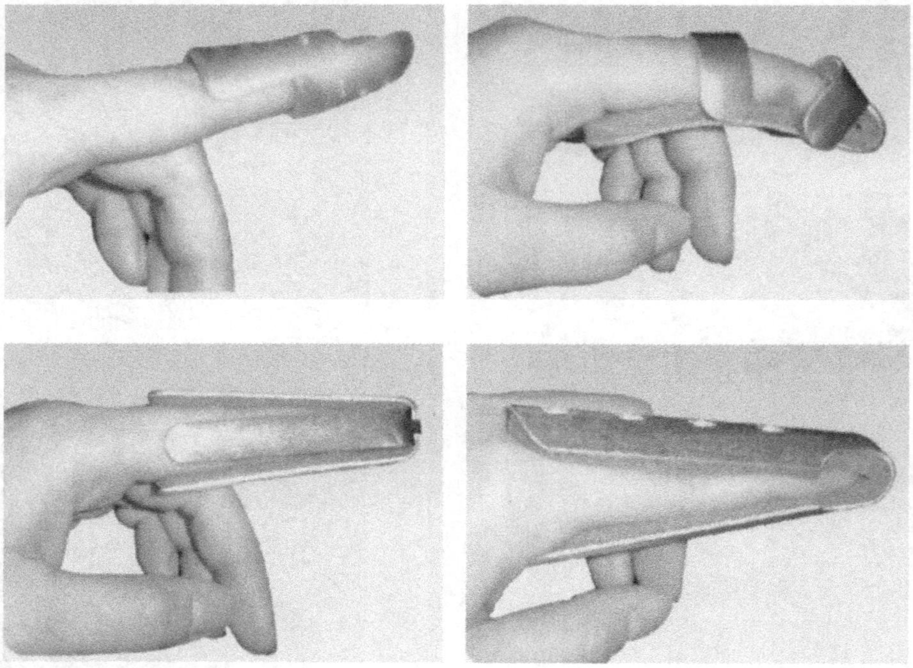

图 50-33　手指固定矫形器

限于运动时穿戴以防止再次受伤(图 50-45)。一种带卡盘式角度调节器护膝,适用于膝关节周围组织的急、慢性损伤以及术后固定康复训练(图 50-46)。此外,还有胫骨结节疼痛及髌骨半脱位患者用矫形器(图 50-47)和膝反屈矫形器(图 50-48)。

3. 踝足矫形器(AFO,小腿支具)　因踝部周围肌肉瘫痪或踝关节韧带损伤导致踝关节不稳定,使用踝足矫形器即可达到稳定踝关节,矫正足畸形的目的(图 50-49)。还有一种补高用矫形器假肢,在矫正小腿畸形的同时,具有弥补患肢短小的不足(图 50-50)。此外,动态踝足矫形器(DAFO)为美国理疗师 Nancy 所创,利用足底刺激,通过大脑反馈,减轻肌张力,用于脑瘫儿童及脑血管意外患者(图 50-51)。

4. 足矫形器　因足部肌力不平衡而导致的足畸形多种多样,如:马蹄足、内翻足、外翻足、跟行足或连枷足、下垂足等。足矫形器的应用可以协助矫正上述畸形,并防止畸形进一步发展(图 50-52),此外,足矫形器还可以矫治各种脚病,如:平足、跟骨痛、跖骨头疼痛等(图 50-53)。

5. 下肢免荷矫形器　免荷是指免除载荷。股(大腿)免荷矫形器以坐骨结节承重(图 50-54),小腿免荷矫形器以髌韧带及胫骨上端内侧承重(图 50-55),可根据临床需要制作完全免荷或部分免荷矫形器。

(三)脊柱矫形器

1. 固定用矫形器

(1)颈胸矫形器:颈部的解剖特点是活动度大,具有诸多血管以及气管、食管等重要结构。颈部易受损伤,也容易发生退行性变,矫形器中常用的三点压力系统和管状挤压均不适用于颈部。颈部固定较为困难,矫形器种类繁多,应根据临床需要、固定可靠程度、舒适程度,外观及价格选用。

颈托用于颈椎病、颈椎间盘突出症、颈椎半脱位及颈椎结核等病变,可限制颈部活动,减少颈部肌肉痉挛,减轻颈痛。先天性斜颈术后或颈部瘢痕切除植皮后,颈托能维持颈部于伸直位置,从而巩固治疗效果(图 50-56)。

固定颈椎是以肩背及躯干上部为基底,通过对头部的固定来取得;固定枕部、下颌部及额部,最可靠的固定是以颅钉穿入颅骨外板。头颈胸固定矫形器主要用于稳定性颈椎骨折及术后固定(图 50-57,图 50-58)。颈胸矫形器主要用于创伤、感染、肿瘤和畸形所致颈椎不稳定的非手术治疗及围术期治疗(图 50-59)。

头环背心矫形器,即海洛式支架(HALO-VEST)或海洛头环,分三种大小规格,有不锈钢、碳纤等材料制作。安装头环背心矫形器的进针位置:

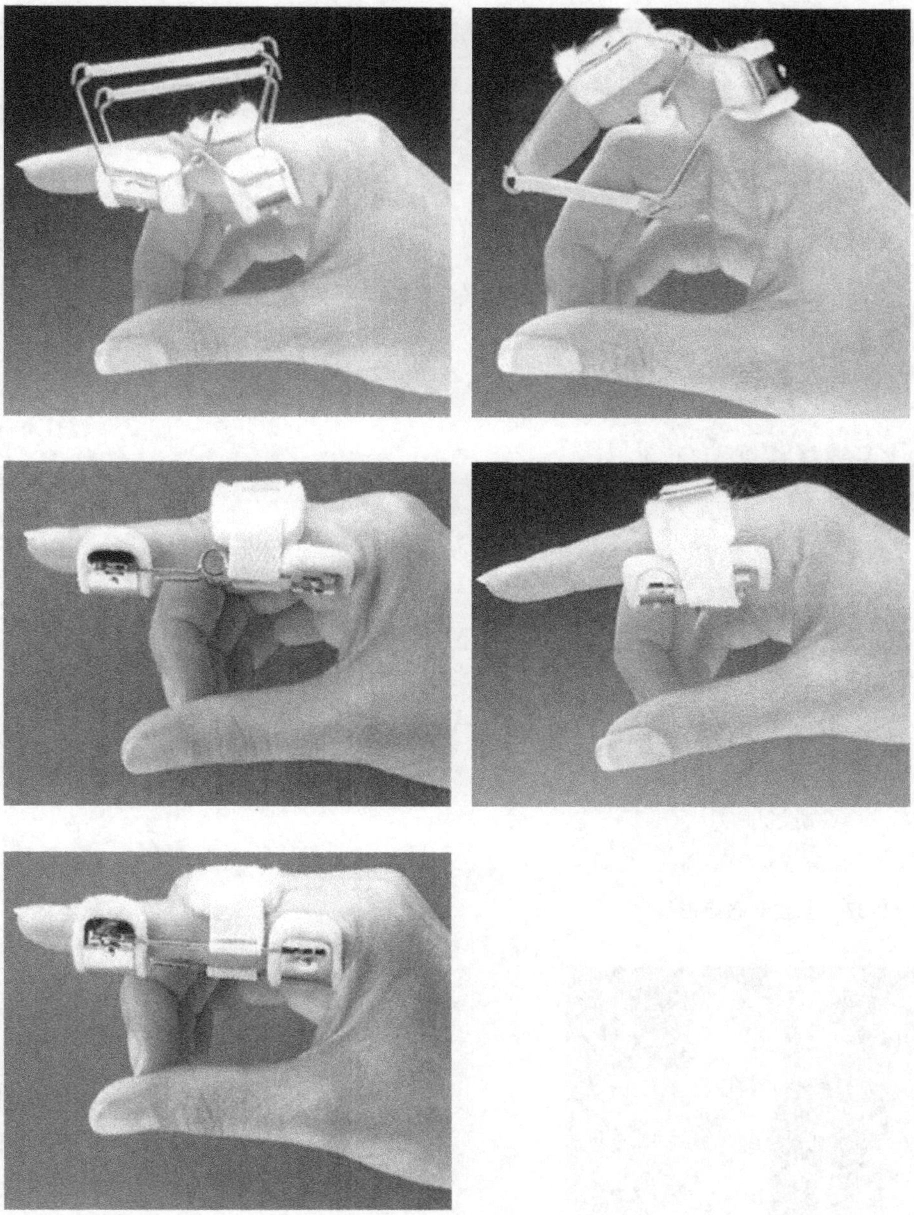

图 50-34 手指动态矫形器

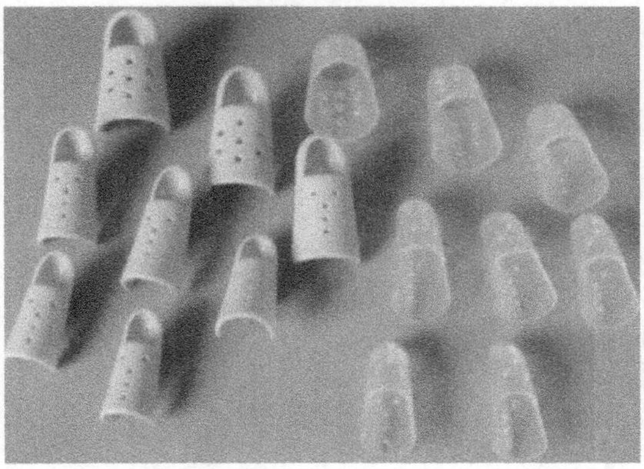

图 50-35 各种指套

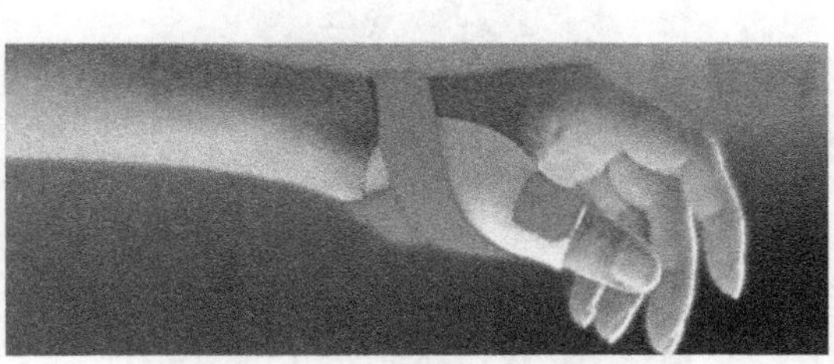

图 50-36 拇指固定矫形器

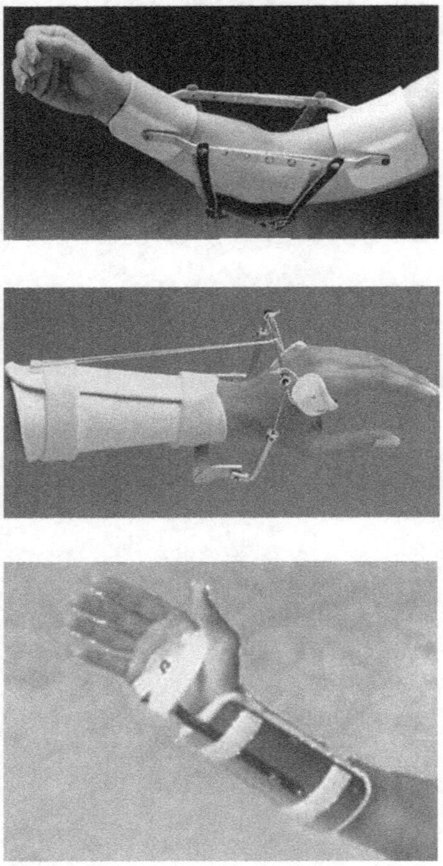

图 50-37　上肢动态矫形器

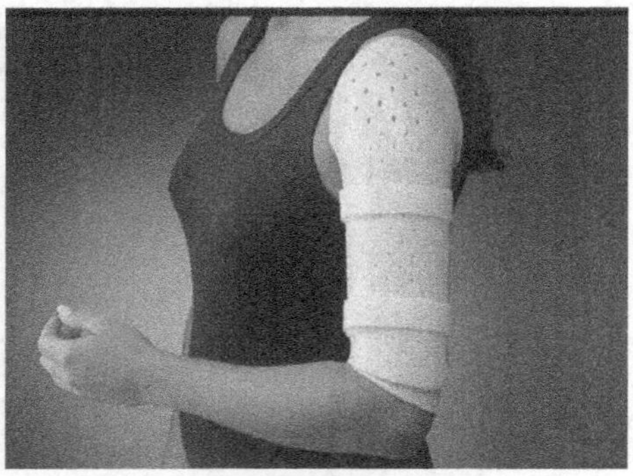

图 50-38　肱骨骨折固定矫形器

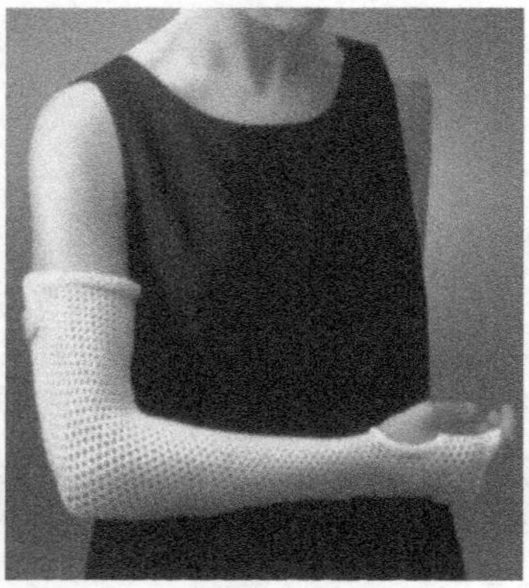

图 50-39　前臂及肘关节骨折固定矫形器

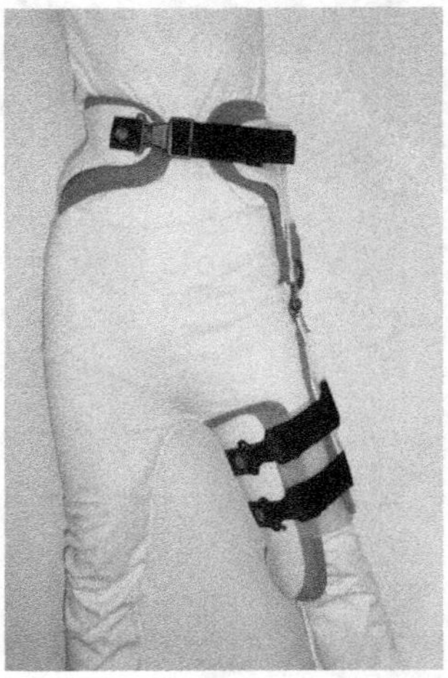

图 50-40　髋外展矫形器

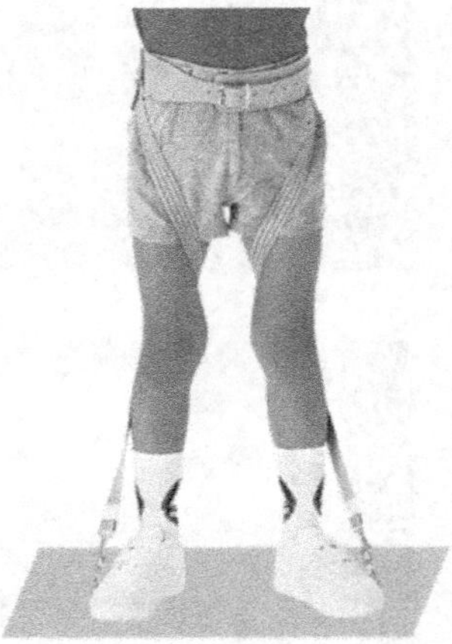

图 50-41　动态髋旋转矫形器

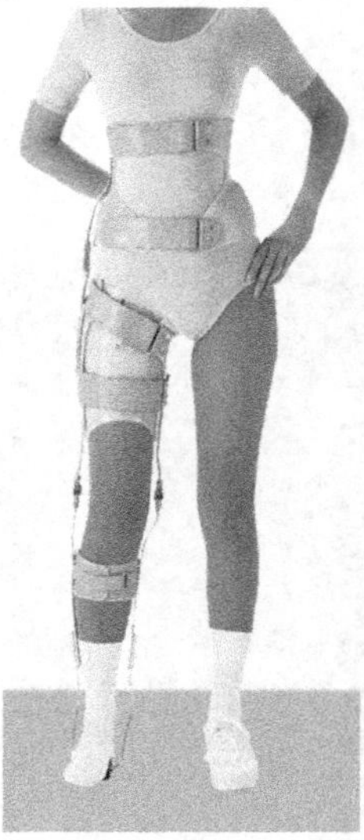

图 50-42　髋膝踝足矫形器(HKAFO)

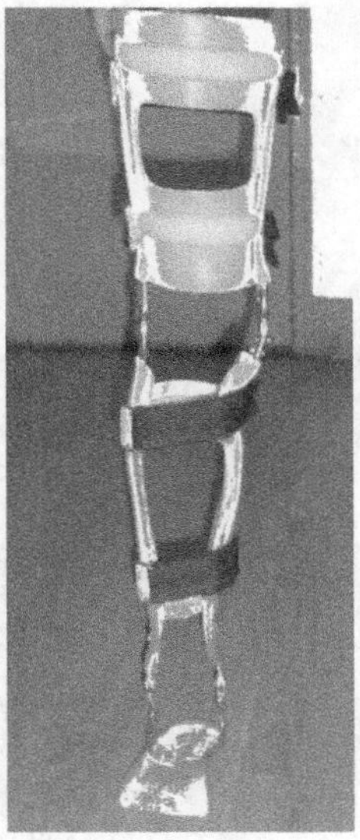

图 50-43　高强度聚丙烯量体制作长腿支具。根据临床需要配以不同功能膝铰链

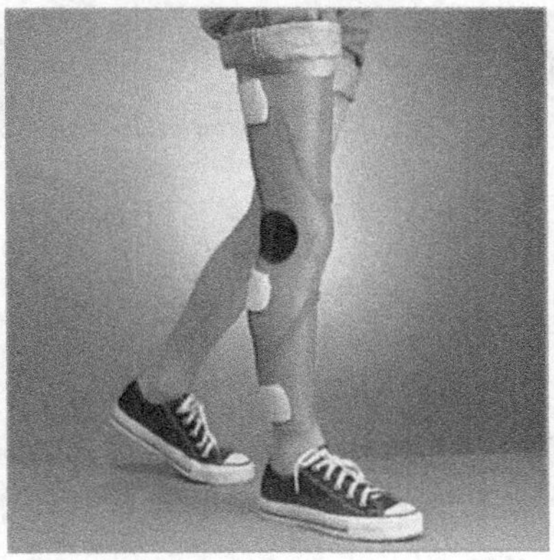

图 50-44　固定膝关节。主要用于膝关节手术后

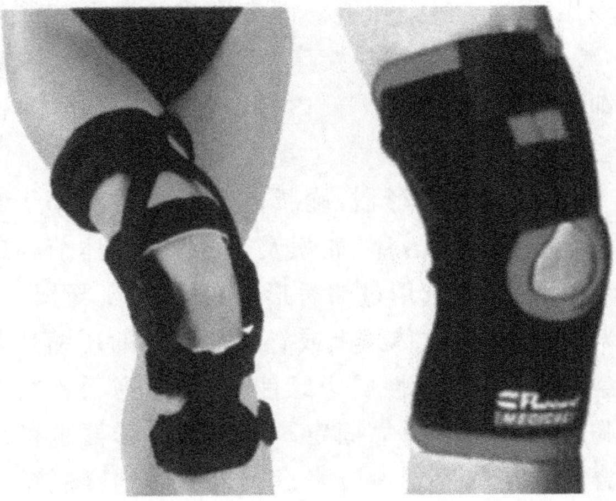

图 50-45　膝运动性矫形器

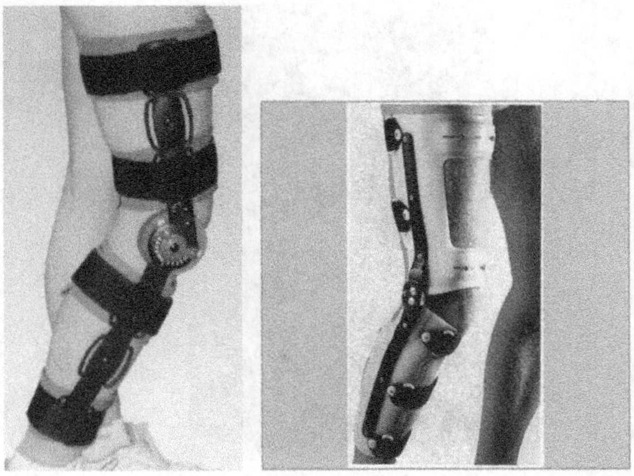

图 50-46　可调式膝关节矫形器(带卡盘式角度调节器护膝)

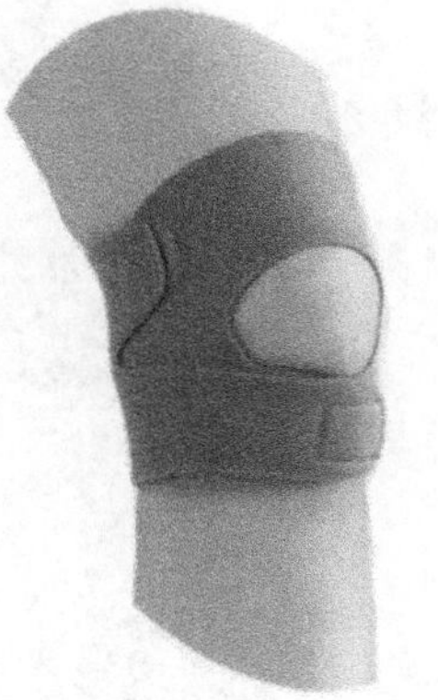

图 50-47　胫骨结节疼痛及髌骨半脱位患者用矫形器

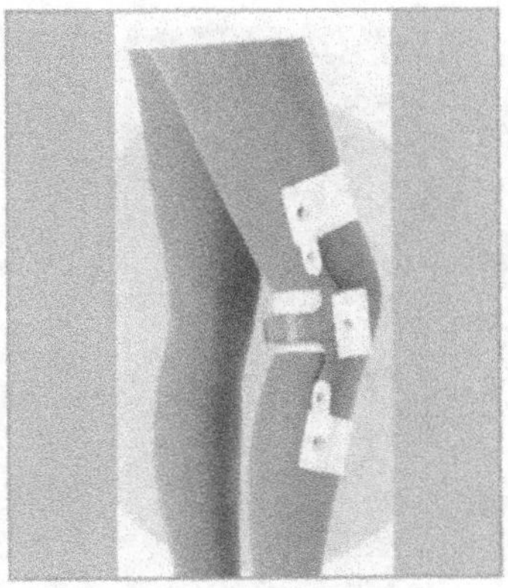

图 50-48　膝反屈矫形器

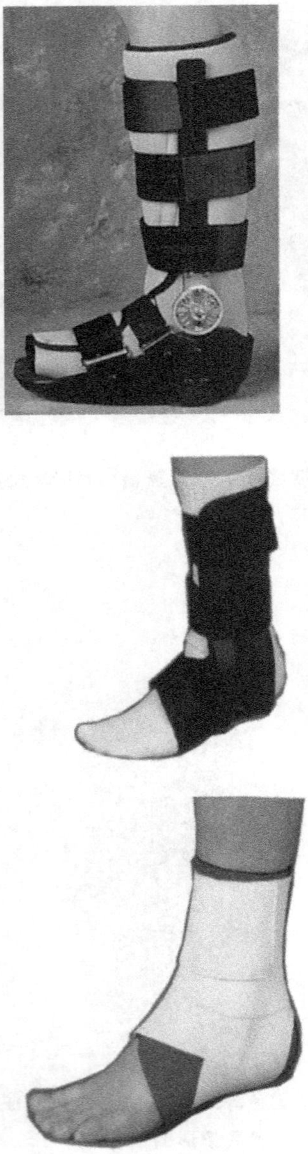

图 50-49 踝关节固定矫形器

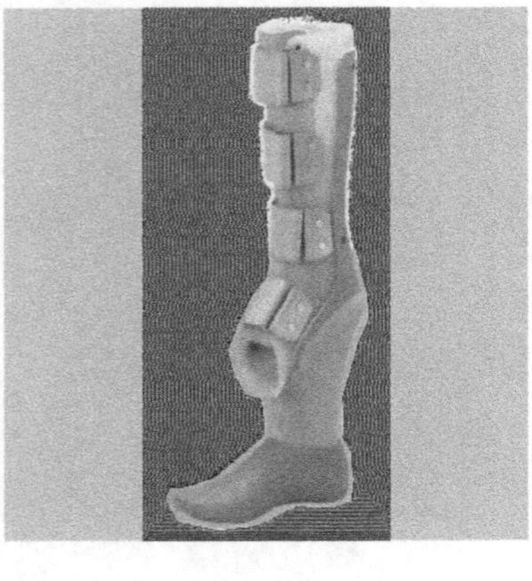

图 50-50 补高用矫形器假肢

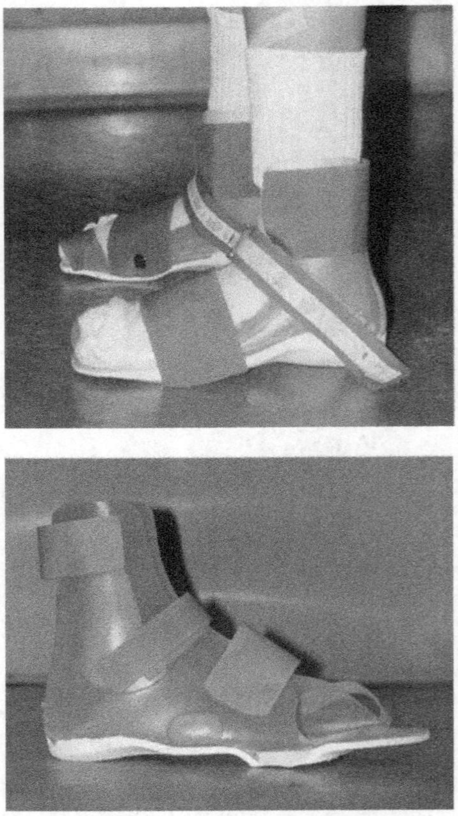

图 50-51 动态踝足矫形器(DAFO)

头环位于头颅周径最大处稍下方，下缘高于耳尖，前进针点在眉弓中外 1/3 处上方 1cm(安全区)避开眶上和滑车上血管与额窦，后进针点与前进针点呈对角线，耳尖后上 1.5～2cm，成年人使用 4 根颅钉，儿童则需要 8～12 根颅钉。由医师操作，2 名助手一名牵引头部，头环置于预定位置，暂时固定钉托，在预定进针位置交替拧入颅钉，带有扭矩测定的专用工具至额定扭矩。固定完成后刺开皮肤凹陷，减少皮肤坏死。连接床头牵引或背心，完成后立即摄 X 线片，调整，3d 内每日复查颅钉松紧(图 50-60)。

(2)胸腰骶矫形器：胸腰骶矫形器主要用于脊柱损伤后非手术治疗，如累及 1～2 个椎体前柱的压缩性骨折，可选用过伸矫形器(图 50-61 至图 50-65)。累及 2 个椎体以上或脊柱前中柱的压缩性及爆裂性骨折，稳定性属边缘性，如不考虑手术需采用胸腰骶矫形器可靠固定。胸腰骶矫形器也可用于脊柱损伤内固定融合术后康复期。胸腰骶矫形器可靠性强，重量轻、舒适，可有效防止脊柱伸屈、

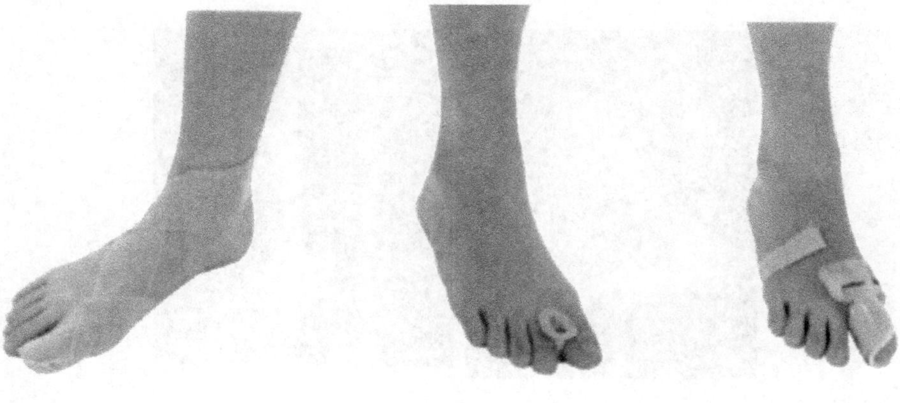

图 50-52　踇外翻矫形器

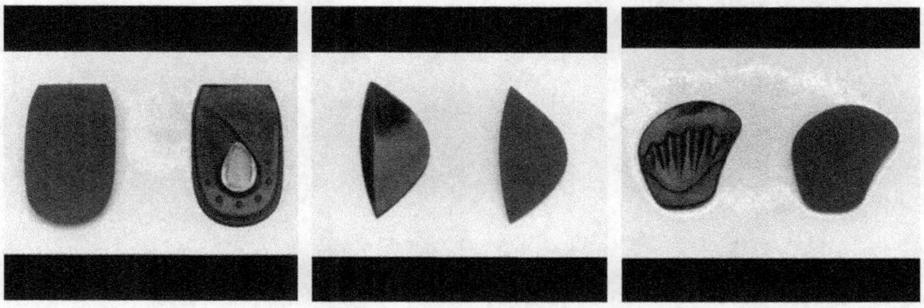

A　　B　　C

图 50-53　足矫形器

A. 跟骨垫；B. 纵弓垫；C. 横弓垫

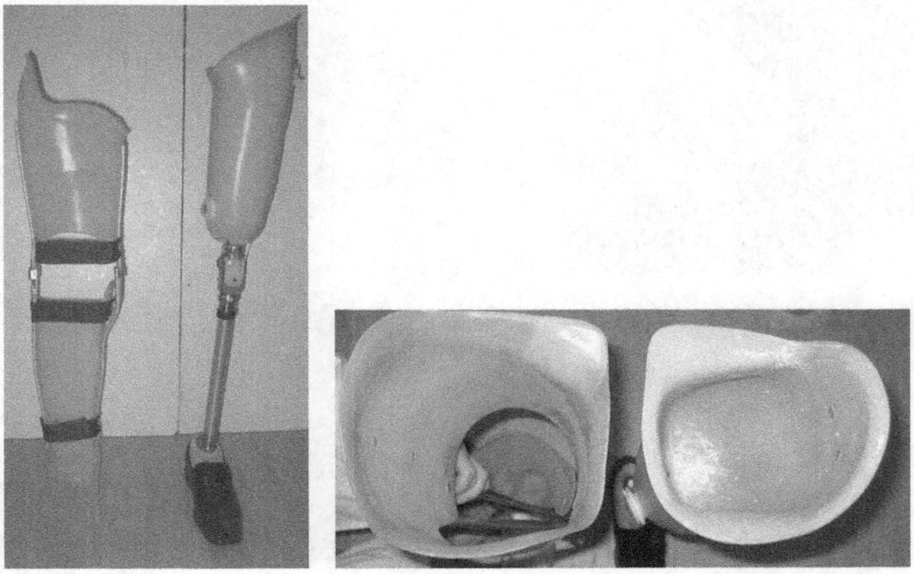

A　　B

图 50-54　股(大腿)免荷矫形器

A. 正面观；B. 上面观

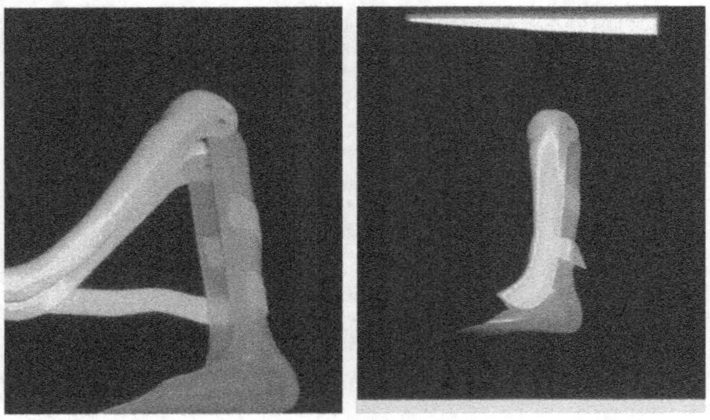

图 50-55　小腿免荷矫形器

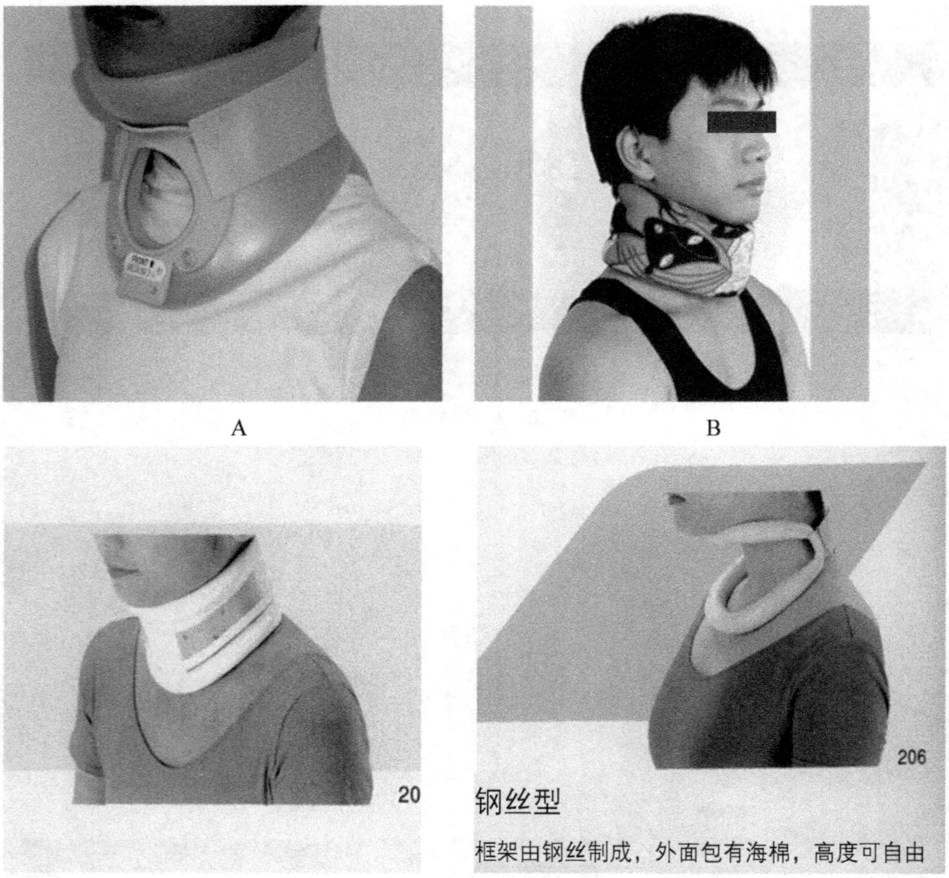

图 50-56　颈部矫形器(围领,CO)

A. 费城围领;B. 软围领;C. 硬围领;D. 钢丝围领

侧弯、旋转等,固定由 $T_6 \sim L_4$ 椎体,如固定 $L_5 \sim S_1$ 椎体,需加装单侧股(大腿)固定附件。

(3)治疗腰痛矫形器:据文献报道,80%以上的人在其一生当中的某个阶段都会遭受不同程度腰痛的困扰。治疗腰痛矫形器的问世为缓解和治疗腰痛发挥了重要作用。矫形器治疗腰痛的机制为:①限制腰椎活动,减轻腰腹肌负担及肌痉挛;②改变腰椎屈曲度,改变重力线,重新分配腰椎负荷;③增加腹压减少腰椎负荷 30%。临床上使用最多的治疗腰痛矫形器为软式矫形器,即腰围。主要适用于急性腰扭伤、退行性脊椎病变、腰椎间盘突出、脊椎滑脱等引起的腰痛。在选择腰围时,应当考虑其

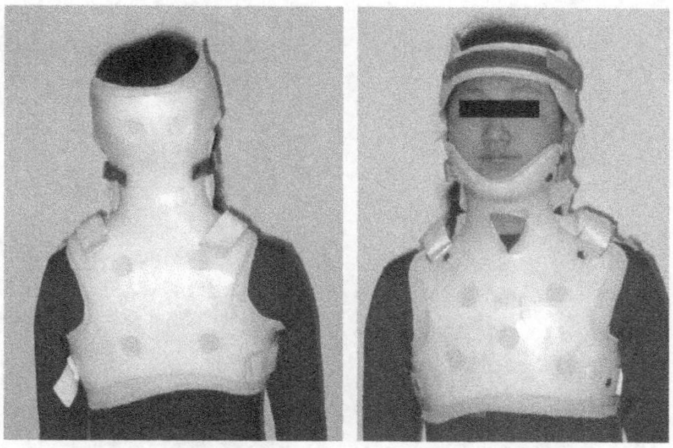

A　　　　　　　　B

图 50-57　模塑量体制作的头颈胸固定矫形器

A. 背面；B. 正面

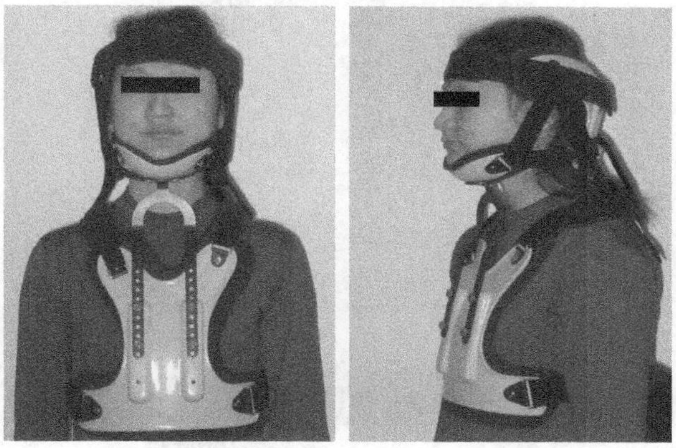

A　　　　　　　　B

图 50-58　进口成品头颈胸固定矫形器，其屈伸角度可调

A. 正面；B. 侧面

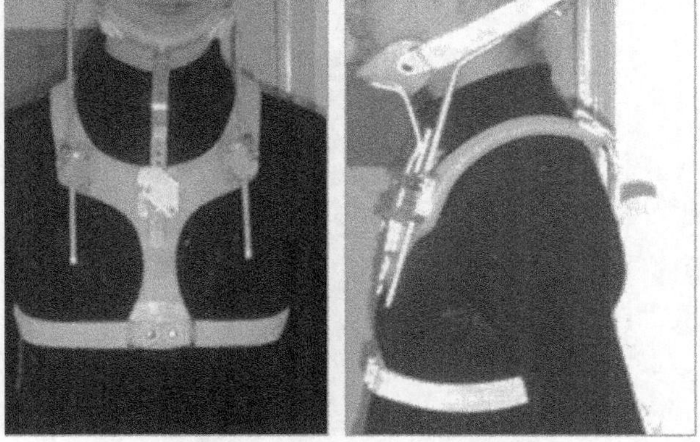

A　　　　　　　　B

图 50-59　颈胸矫形器——索米式(SOMI)支架，不用搬动患者即可固定

A. 正面；B. 侧面

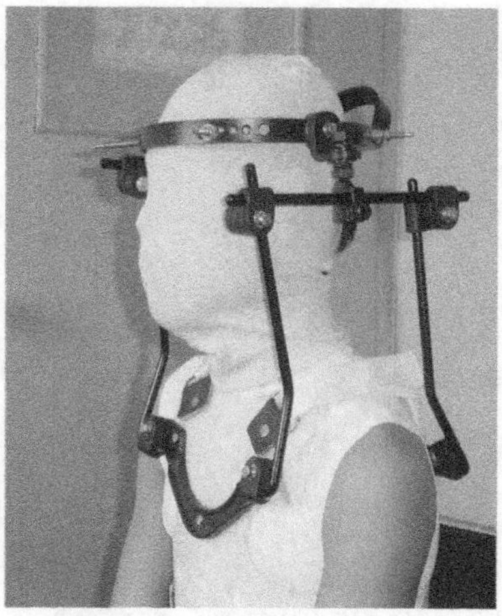

图 50-60　头环背心矫形器——海洛式支架(HALO-VEST)

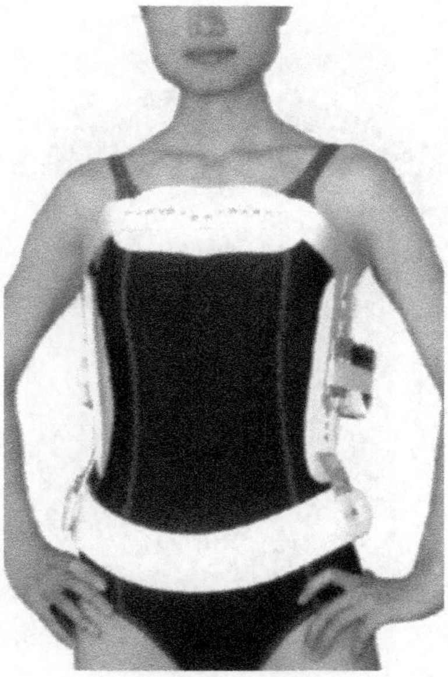

图 50-61　脊柱过伸矫形器

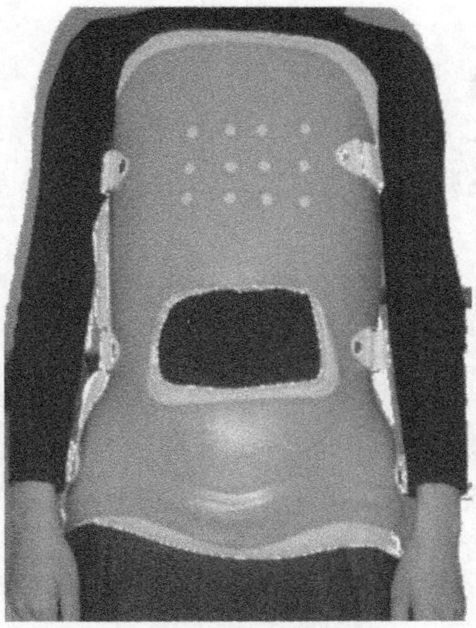

图 50-62　量体定做的胸腰骶固定矫形器

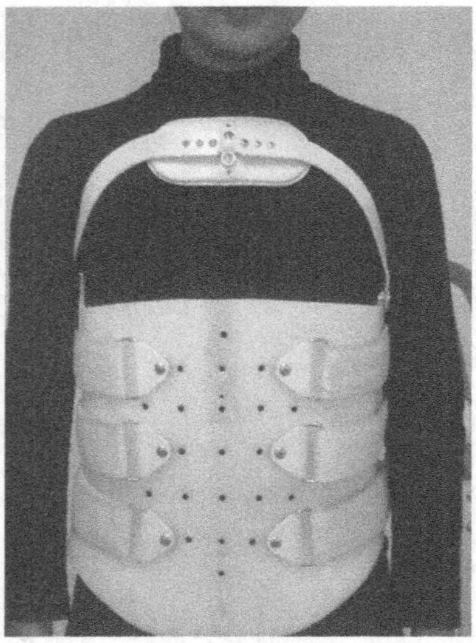

图 50-63 成品胸腰骶固定矫形器

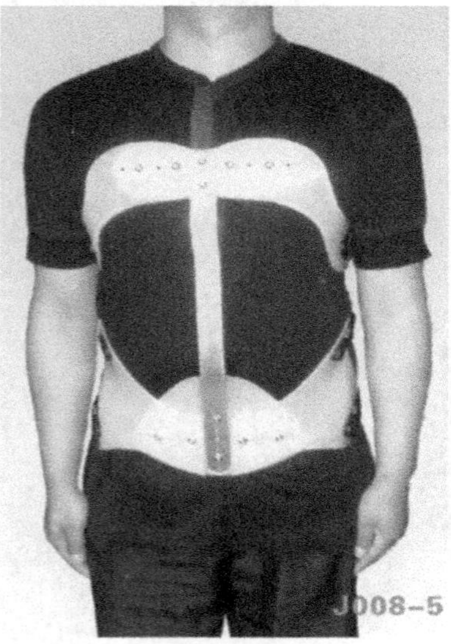

图 50-64 凉爽型脊柱固定矫形器

宽度、布料、网状、弹力、舒适度以及透气性，但硬质矫形器(图 50-66、图 50-67)的后方为框架，前方为腹垫，其治疗效果优于软式矫形器(图 50-68，图 50-69)。

应用矫形器缓解腰椎退行性变所致腰痛的机制为：①腰椎前凸增大时，负荷移向椎间小关节，椎间盘间隙增大，椎间盘突出部分减小，压迫减轻，疼痛缓解；②腰椎屈曲，负荷移向椎体，椎管拉长，狭窄改善，椎间小关节负荷减少，疼痛减轻；③减少骨盆前倾从而使腰前凸减少，使腰骶间剪力减小，缓解腰骶椎滑脱所致疼痛。

2. 矫正用矫形器

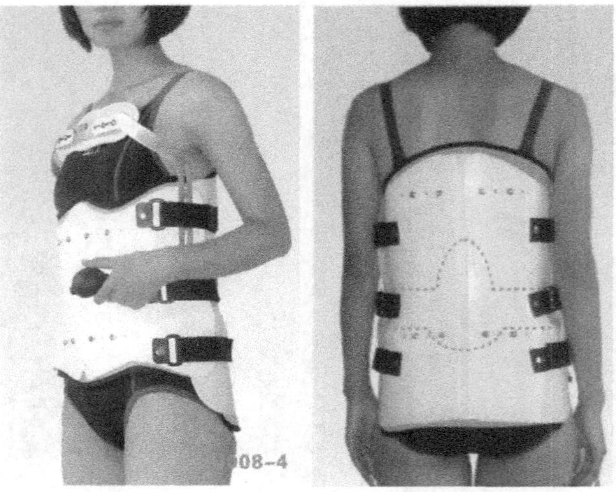

A　　　　B

图 50-65 气囊型脊柱固定矫形器

A. 斜面；B. 背面

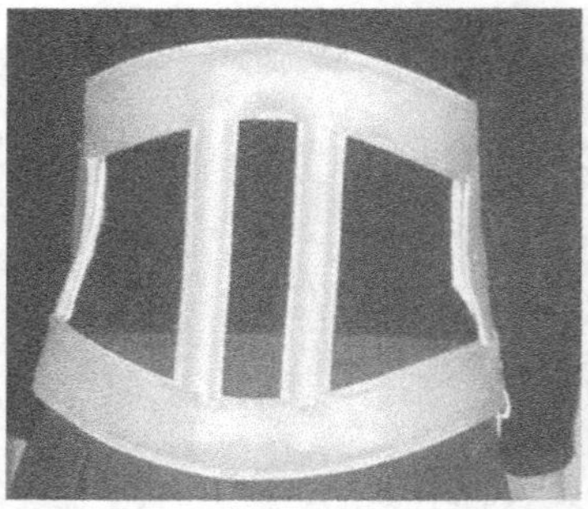

A

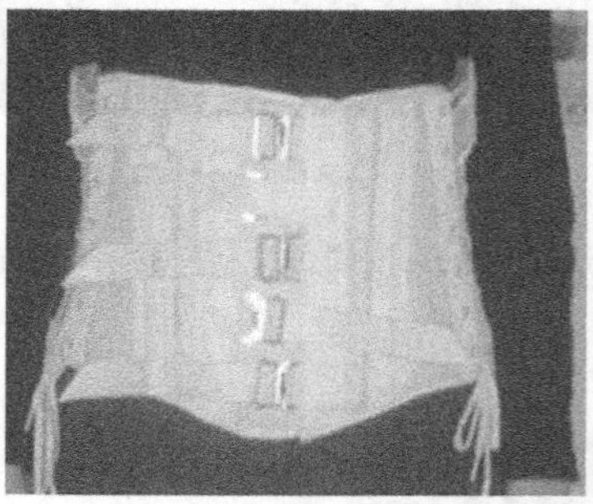

B

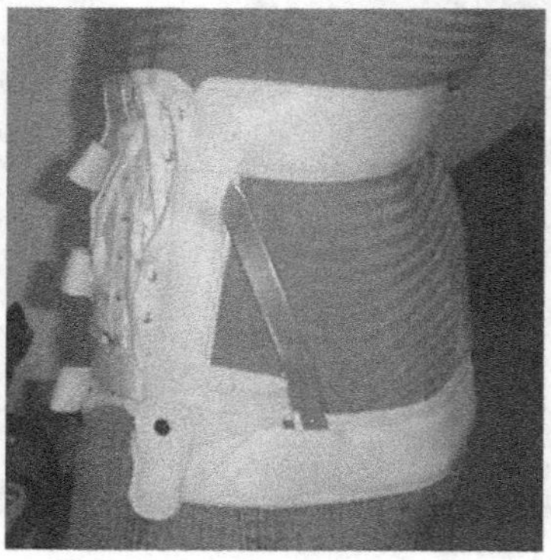

C

图 50-66 硬质腰骶矫形器

A. 奈特矫形器背面(Knight)；B. 奈特矫形器前面；C. 威廉姆斯矫形器(Wiliams)

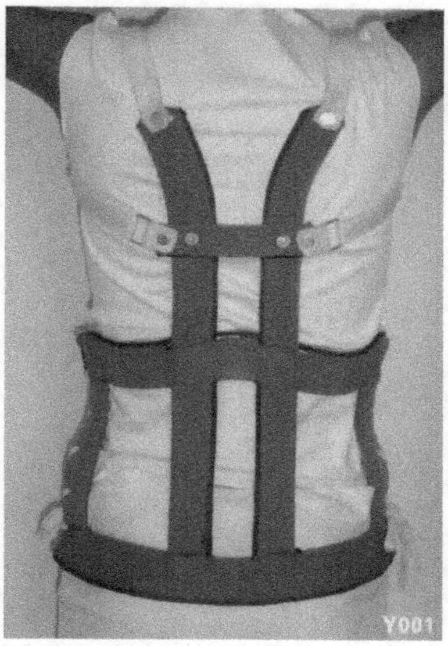

图 50-67　框架式腰骶矫形器

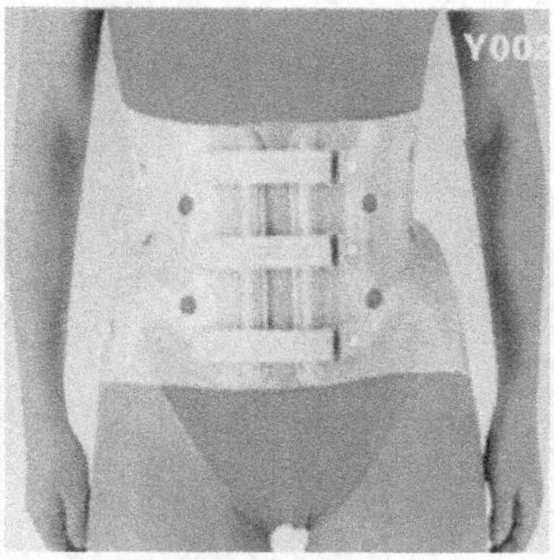

图 50-68　定制式腰骶矫形器

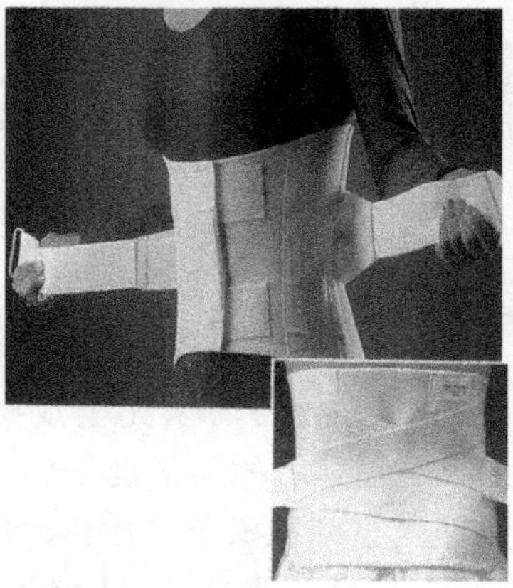

图 50-69　软式腰骶矫形器

(1)特发性脊柱侧弯矫形器：特发性脊柱侧弯分为青少年型(10 岁以上)，儿童型(4－10 岁)和婴幼儿型(0－3 岁)。轻中度的青少年型特发性脊柱侧弯是目前矫形器治疗的主要对象。对于儿童型特发性脊柱侧弯，矫形器智能控制其侧弯的进展，约有 50%最终需手术治疗。婴幼儿型者多为男性，以左侧弯为主，多数不进展，无需治疗。

有关特发性脊柱侧弯治疗适应证的统一标准尚在讨论之中，现一般广泛认同的标准是：20°以下观察，不作治疗；20°～29°10 岁以下立即用矫形器治疗，11－14 岁严密观察或矫形器治疗；30°～45°如骨骼尚未成熟，有一定柔韧性，可选用矫形器治疗；45°以上应手术治疗，暂时无法手术者可试用矫形器控制弯曲进展，以防角度快速增加，但不能替代手术(图 50-70)。

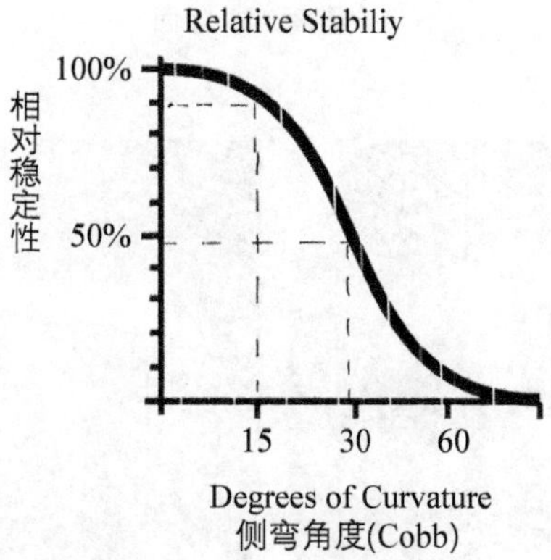

图 50-70　脊柱侧弯时弯曲度增大与稳定性减少的关系

矫形器的选择：10 岁以下建议用密尔沃基矫形器(Milwaukee)(图 50-71 至图 50-73)，其主要优点是：①作用切实可靠，特别是 T_6 以上；②可调性强，高度可随生长调整 15cm；③通气性好，对呼吸限制少；④外观差，日常生活受限较多。腋下型矫形器的特点为：①易被患者接受；②制作成本低，但技术要求高；③T_8 以下矫正效果与 Milwaukee 相同；④可调性小，身高增加后需重做(6～12 个月)；⑤通气性差，儿童长期全日戴用可影响胸廓发育。

矫形器戴用时间和随访：大部分主张每天 22h 戴用，鼓励多参加体育活动，做剧烈运动时可取下；10 岁以下全日戴用 1 年，复查如无进展，改为部分时间或夜间戴用，以利于儿童生长发育；查尔斯顿夜间腋下型侧弯矫形器就适用于夜间戴用；到青春期如有进展，再改为全日戴用。随访：根据年龄每 3～6 个月随访。尼龙搭扣每 3 个月更换；复查前夜取下矫形器，摄站立位 X 线片，再摄戴用 X 线片，

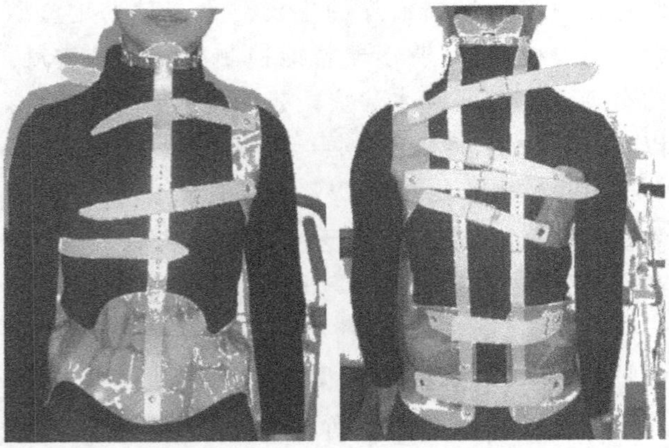

图 50-71　密尔沃基矫形器(Milwaukee)
A. 前面;B. 背面

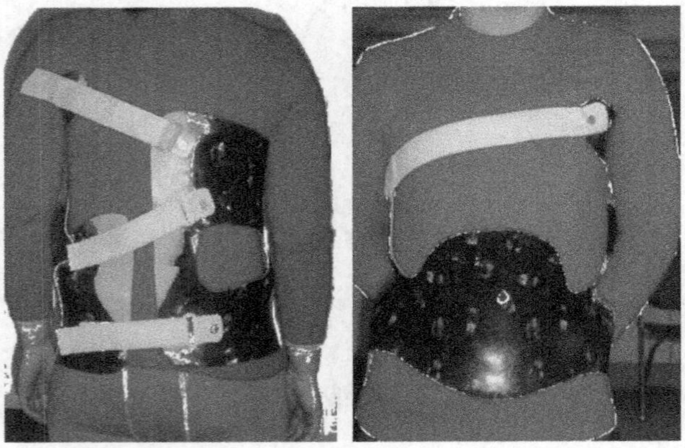

图 50-72　日本大阪医大型(OMC)腋下型侧弯矫形器
A. 背面;B. 前面

如矫正效果不佳,寻找原因,调整或更换。每人有专用随访表,每次复查填写。医生、矫形技师、患者及家长应密切配合,确保戴用时间及效果。

矫形器的治疗结束的判断:复查 2 次,身高不再增长(6 个月),弯曲度稳定,Risser 征 5 级;月经来潮 18 个月以上,逐减戴用时间;多主张 12 个月内分 3～4 次减时至完全停用,也有主张 6 个月分 2 次复查无进展停用。矫形器停用后,继续观察 2 年。

(2)先天性脊柱侧弯矫形器:先天性脊柱侧弯的治疗原则:①作用有限,骨性畸形不可矫正;②矫正继发弯曲及控制生长中继发弯曲进展;③推迟手术时间或手术后防止继发畸形发展;④不能把矫形器治疗作为替代手术的选择;⑤先天性脊柱后凸和

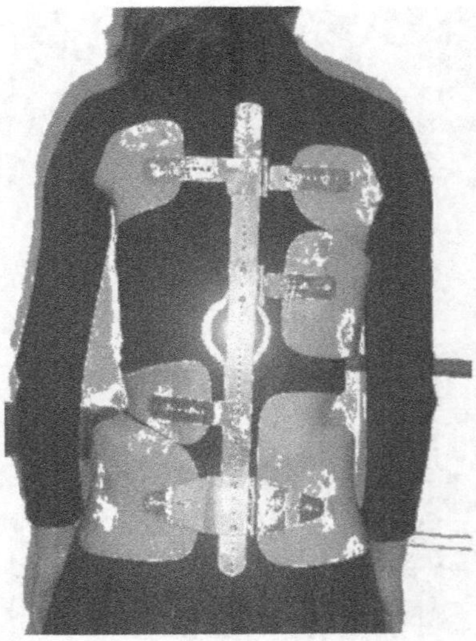

图 50-73　里昂式组件(Lyon)腋下型侧弯矫形器

前凸畸形单纯矫形器治疗无效。可选用波士顿型(图 50-74)或法国色努型脊柱侧弯矫形器(图 50-75)。

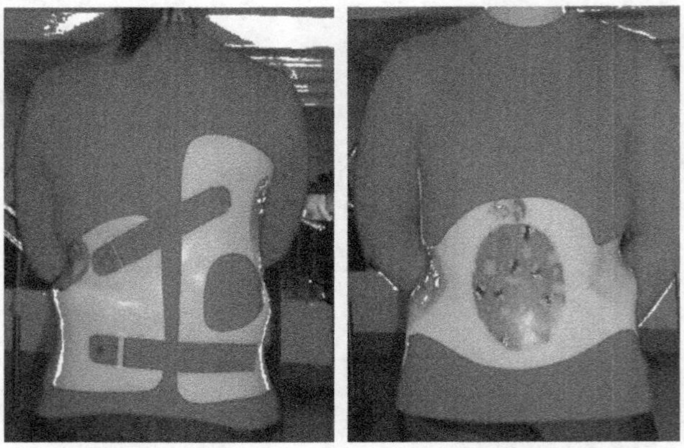

图 50-74　波士顿型腋下型侧弯矫形器
A. 背面;B. 前面

(3)脊柱后凸畸形矫形器:脊柱后凸畸形常伴有背痛,采用脊柱后凸畸形矫形器治疗效果好,适用于后凸 50°～70°,骨骼尚未完全成熟,理想为 Risser 3 度以下,有 40%的柔韧度,全日佩戴 1 年至 1 年半,渐减至夜间佩戴至骨成熟,可用密尔沃基矫形器或腋下型矫形器或 LSU 腋下型矫形器(图 50-76)。使用数周后背痛即可缓解,50%矫正度,远期随访常有 20°损失,因病变未能完全修复。

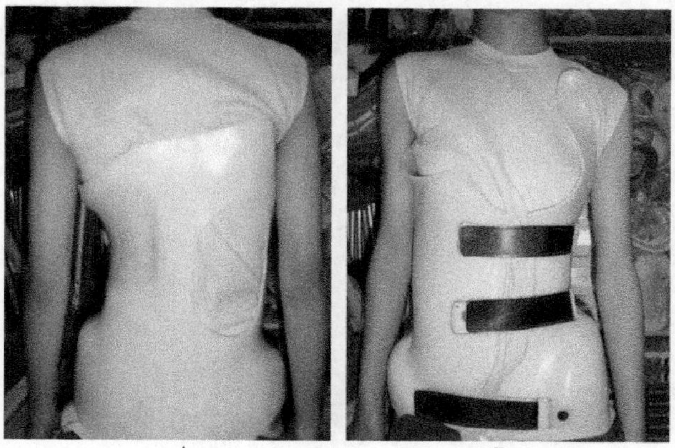

图 50-75　法国色努型(Cheneau)腋下型侧弯矫形器
A. 背面；B. 前面

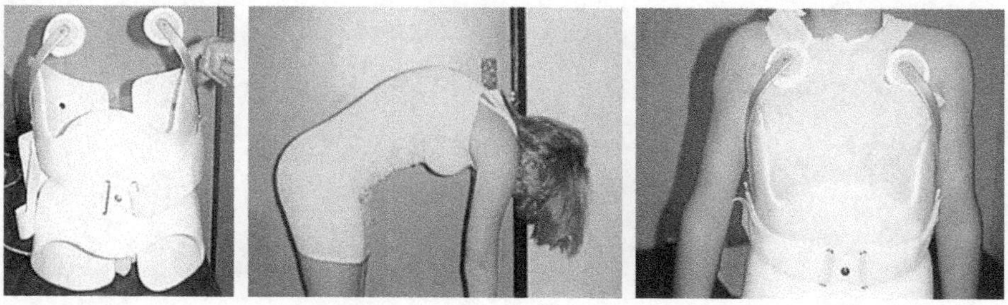

图 50-76　LSU 腋下型后凸矫形器矫正青少年脊柱后凸畸形

（刘　毅）

参考文献

[1] 罗永昭，孙为. 建国以来我国假肢的发展[J]. 中国矫形外科杂志，2009，17(17)：1325.

[2] 王人成. 假肢技术的研究热点及发展趋势[J]. 中国康复医学杂志，2005，20(7)：483.

[3] 王炜. 整形外科学[M]. 杭州：浙江科学技术出版社，1999.

[4] 黎鳌，盛志勇，王正国. 现代战伤外科学[M]. 北京：人民军医出版社，1998.

[5] 胥少汀，葛宝丰，徐印坎. 实用骨科学[M]. 北京：人民军医出版社，2005.

[6] 罗永昭，孙为. 现代实用假肢的进展和创新[J]. 中国矫形外科杂志，2011，19(2)：35.

[7] 罗永昭，孙为. 现代实用假肢的进展和创新[J]. 中国矫形外科杂志，2011，19(3)：31.

[8] 陶有平，吴继功，马华松，等. 支具治疗青少年特发性脊柱侧凸的研究进展[J]. 中国矫形外科杂志，2011，19(1)：44.

[9] 孙超，邱勇. 青少年特发性脊柱侧凸支具治疗的研究进展[J]. 中国脊柱脊髓杂志，2010，20(2)：100.

[10] 林志伟，王应球，喻锦成. 热塑矫形器及其材料在青少年特发性脊柱侧凸治疗中的应用[J]. 中国组织工程研究与临床康复，2010，14(1)：25.

[11] 尤爱民，雷万军，崔永光，等. 支具在创伤后肘关节功能障碍治疗中的作用[J]. 中国康复医学杂志，2009，16(1)24.

[12] 聂文忠，叶铭，王成焘. 脊柱侧凸个性化支具的生物力学研究[J]. 生物医学工程学杂志，2009，18(3)：76.

[13] 汪正宇，刘祖德，王成焘. 支具治疗青少年特发性脊柱侧凸有效性的研究进展[J]. 上海交通大学学报(医学版)，2008，28(4)：114.

[14] Horki P, Solis ET, Neuper C, et al. Combined motor imagery and SSVEP based BCI control of a 2 DoF artificial upper limb[J]. Med Biol Eng Comput. 2011, 49(5): 567.

[15] Wodlinger B, Durand DM. Peripheral nerve signal recording and processing for artificial limb control[J]. Conf Proc IEEE Eng Med Biol Soc. 2010, 2010: 6206.

[16] Horki P, Neuper C, Pfurtscheller G, et al. Asynchronous steady-state visual evoked potential based BCI control of a 2-DoF artificial upper limb[J]. Bi-

omed Tech(Berl),2010,55(6):367.

[17] Beaudreuil J, Bendaya S, Faucher M, et al. Clinical practice guidelines for rest orthosis, knee sleeves, and unloading knee braces in knee osteoarthritis [J]. Joint Bone Spine, 2009, 76(6): 629.

[18] Cooper BC, Kleinberg I. Relationship of temporomandibular disorders to muscle tension-type headaches and a neuromuscular orthosis approach to treatment[J]. Cranio, 2009, 27(2): 101.

学习培训及学分申请办法

一、《国家级继续医学教育项目教材》经国家卫生和计划生育委员会（现更名为国家卫生健康委员会）科教司、全国继续医学教育委员会批准，由全国继续医学教育委员会、中华医学会联合主办，中华医学电子音像出版社编辑出版，面向全国医学领域不同学科、不同专业的临床医生，专门用于继续医学教育培训。

二、学员学习教材后，在规定时间（自出版日期起1年）内可向本教材编委会申请继续医学教育Ⅱ类学分证书，具体办法如下：

方法一：PC激活

1. 访问“中华医学教育在线”网站 cmeonline. cma-cmc. com. cn，注册、登录。

2. 点击首页右侧“图书答题”按钮，或个人中心“线下图书”按钮。

3. 刮开本书封底防伪标涂层，输入序号激活图书。

4. 在个人中心“我的课程”栏目下，找到本书，按步骤进行考核，成绩必须合格才能申请证书。

5. 在“我的课程”-“已经完成”，或“申请证书”栏目下，申请证书。

方法二：手机激活

1. 微信扫描二维码 关注“中华医学教育在线”官方微信并注册。

2. 点开个人中心“图书激活”，刮开本书封底防伪标涂层，输入序号激活图书。

3. 在个人中心“我的课程”栏目下，找到本书，按步骤进行考核，成绩必须合格才能申请证书。

4. 登录PC端网站，在“我的课程”-“已经完成”，或“申请证书”栏目下，申请证书。

三、证书查询

在PC端首页右上方帮助中心“查询证书”中输入姓名和课程名称进行查询。

《国家级继续医学教育项目教材》编委会